《陈新谦新编药物学》

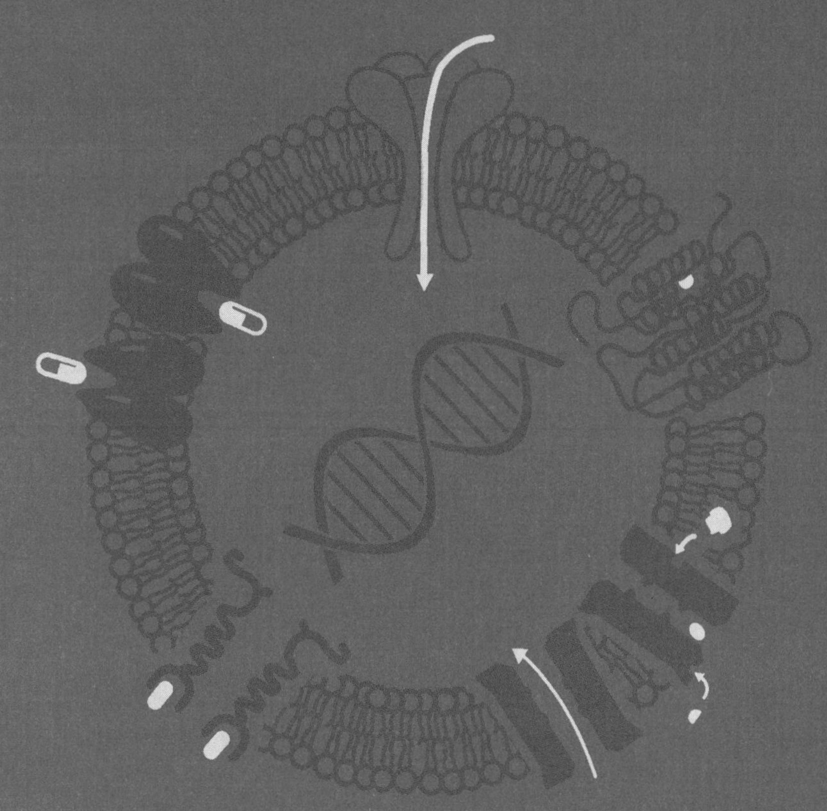

1951年

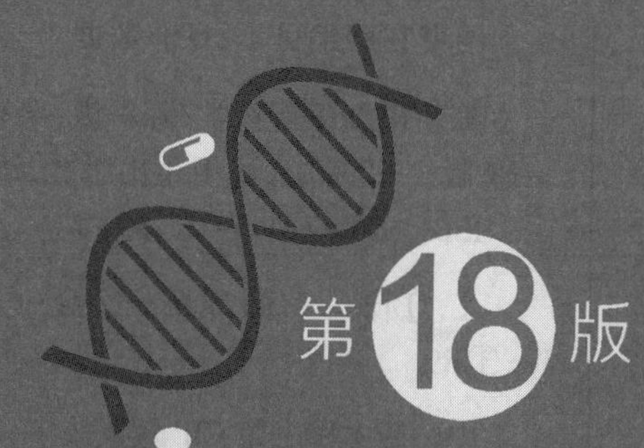

陈新谦

新编药物学

主　　编　陈新谦　金有豫　汤　光

副 主 编　李大魁　林志彬　李　林

执行主编　金有豫　李　林　梅　丹

主　　审　王汝龙

编　　委（以姓氏汉语拼音为序）　陈　奇　陈新谦　冯婉玉　胡　欣　金有豫　李　林　李大魁　李玉珍　林　阳　林志彬　鲁云兰　梅　丹　沈　素　汤　光　王家伟　王汝龙　王育琴　薛　明　翟所迪　张相林　张艳华　赵志刚　周　颖

本版撰稿人（以姓氏汉语拼音为序）　褚燕琦　戴媛媛　都丽萍　冯婉玉　胡　欣　金有豫　李　林　李大魁　李晓蓉　李学军　李玉珍　梁　雁　林　阳　林志彬　刘治军　鲁云兰　梅　丹　沈　素　汤　光　唐　彦　唐　玉　王家伟　王淑洁　王育琴　薛　明　杨宝学　翟所迪　张　波　张相林　张艳华　赵志刚　周　颖　邹　洋

人民卫生出版社
PEOPLE'S MEDICAL PUBLISHING HOUSE

图书在版编目（CIP）数据

陈新谦新编药物学/陈新谦,金有豫,汤光主编.
—18版.—北京:人民卫生出版社,2018
ISBN 978-7-117-27780-8

Ⅰ.①陈…　Ⅱ.①陈…②金…③汤…　Ⅲ.①药物学
Ⅳ.①R9

中国版本图书馆CIP数据核字(2018)第274627号

陈新谦新编药物学
第18版

主　　编: 陈新谦　金有豫　汤　光
出版发行: 人民卫生出版社(中继线 010-59780011)
地　　址: 北京市朝阳区潘家园南里19号
邮　　编: 100021
E - mail: pmph @ pmph.com
购书热线: 010-59787592　010-59787584　010-65264830
印　　刷: 人卫印务（北京）有限公司
经　　销: 新华书店
开　　本: 889×1194　1/16　**印张:** 76
字　　数: 3040千字
版　　次: 1951年6月第1版　2018年12月第18版
2021年2月第18版第2次印刷(总第53次印刷)
标准书号: ISBN 978-7-117-27780-8
定　　价: 198.00元
打击盗版举报电话: 010-59787491　E-mail: WQ @ pmph.com
（凡属印装质量问题请与本社市场营销中心联系退换）

951年…

新编药物学
历年版次

第 1 版	1951 年 6 月	（华东医务生活社）
第 2 版	1951 年 11 月	（华东医务生活社）
第 3 版	1952 年 1 月	（华东医务生活社）
第 4 版	1952 年 10 月	（华东医务生活社）
第 5 版	1952 年 11 月	（华东医务生活社）
第 6 版	1954 年 10 月	（人民卫生出版社）
第 7 版	1957 年 10 月	（人民卫生出版社）
第 8 版	1960 年 10 月	（人民卫生出版社）
第 9 版	1963 年 12 月	（人民卫生出版社）
第 10 版	1974 年 9 月	（人民卫生出版社）
第 11 版	1981 年 12 月	（人民卫生出版社）
第 11 版（增补版）	1983 年 3 月	（人民卫生出版社）
第 12 版	1985 年 12 月	（人民卫生出版社） （获 1986 年全国优秀畅销图书奖）
第 13 版	1992 年 1 月	（人民卫生出版社） （1996 年获第一届国家医药管理局优秀图书奖一等奖）
第 14 版	1997 年 7 月	（人民卫生出版社） （获 2000 年全国优秀畅销图书奖）
第 15 版	2003 年 4 月	（人民卫生出版社） （获 2003 年全国优秀畅销图书奖）
第 16 版	2007 年 1 月	（人民卫生出版社）
第 17 版	2011 年 1 月	（人民卫生出版社） （荣获“新中国 60 年最具影响力的 600 本书”奖——位居 23 种科技书第二）

注：华东医务生活社为人民卫生出版社前身

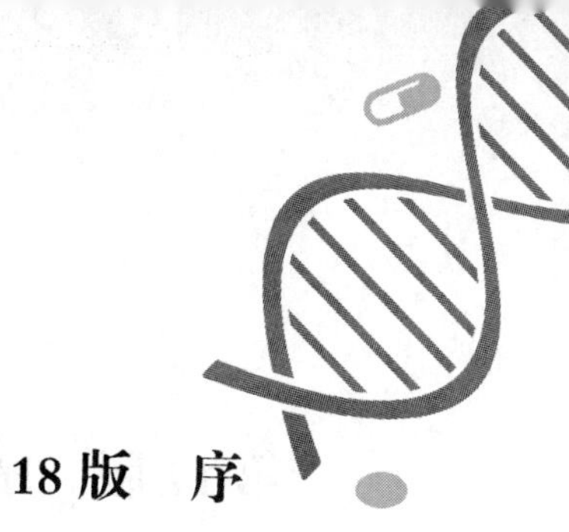

第18版　序

在新时代中国特色社会主义思想引导下，深入医改和实施健康中国战略，对我国医药工作者提出了新的要求。在这一形势下本版除了遵循一贯的“准（确）、新（颖）、实（用）、全（面）”的编辑方针以外，在内容方面更着重结合当前形势对医药工作者的要求进行修订。

在医改的“医疗、医保、医药的三医联动”改革工作中，医师和药师肩负重任，特别是医师和药师参与药物治疗过程中的“合理用药”方面，既要分工，又要合作，医师要按国家的各种规定，对患者用“好药”；药师则在患者获得药物后执行“药学监护”，指导患者“用好”药，这样既能使患者获得全面、有效和安全的药物治疗，又能按国家的规定贯彻合理用药原则。为达此任务，要求医务工作者具有救死扶伤的高度责任心，还要求全面掌握有关药物治疗的知识。

有鉴于此，《新编药物学》责无旁贷，修订时主要围绕以下重点：一是为了帮助药师更好地进行用药指导工作，在各章（节）的前言中，增加了与合理用药有关的医学知识；二是在药物品种上的推陈出新；三是在与合理用药有关的药物学内容方面，尽量做到有据可依进行“循证”，例如在【适应证】和【用法和用量】的内容方面，参考了国家批准的药品使用说明书。特别是在儿童用药的【用法和用量】，尽量得到充实。

在附录中已将以往多版收载的“妊娠危险性等级的药物检索表”取消，因为美国FDA已彻底取消此表。

2018年对于《新编药物学》来说是不平凡的一年，既是《新编药物学》出版的67周年，又是大力支持《新编药物学》出版的人民卫生出版社成立65周年，更是《新编药物学》的创始人陈新谦老先生的百岁大寿之年。为此，我们将书名改为《陈新谦新编药物学》以资传承和纪念。

曾参加本书17版修订工作的几位编者和主审者，因为各种原因未能继续本版的修订工作，在此向他们对本书所做的贡献表示由衷的谢意！

编者

2018年11月

第 17 版　序

值此《新编药物学》出版 60 周年之际和在我国深化医疗卫生体制改革的大好形势下，本书第 17 版即将与广大读者见面。60 年来，在作者的辛勤耕耘以及与出版者和读者的紧密联系，并在“准(确)、新(颖)、实(用)、全(面)”这一编写方针的指导下，本书得以不断地发展提高和修订再版，为读者提供了丰富的医药学知识，为我国的医药卫生事业做出了应有的贡献。因此，本书曾多次荣获全国优秀畅销图书奖，并于 2009 年被列为“新中国 60 年最具影响力的 600 本书”（本书为其中科技类 23 种图书之一）。这些殊荣，充分说明了本书 60 年来已奠定了广泛的读者基础，赢得了广大读者的厚爱和好评。同时也为第 17 版的编写修订创造了良好的条件。

第17版内容的编写修订根据我国深化医疗卫生体制改革的原则精神和国家食品药品监督管理局的相关要求，紧跟医药学科的发展和不断满足临床医师和药学工作者的需要，以安全合理使用药物为重点，在第 16 版基础上做了较大的补充和提高。同时，为便于检索和阅读，对第 17 版的编排和印制也做了较大的改进。具体修订调整如下：

1. 调整收载的药物品种　本版正文共收载药物近 2100 种。补充了第 16 版应该收载而被遗漏的药物品种以及自 2006 年以来国内上市的国产和进口的新药品种，如新型带状疱疹镇痛药等共 120 余种。删除了由于不良反应或毒性而被国家食品药品监督管理局（SFDA）淘汰的药物[仅被美国食品药品管理局（FDA）淘汰或制药企业召回者用文字注明，本版未予以删除]，如在我国撤市的抗肥胖症药西布曲明等共 3 种；删除了第 16 版列于章(或节)末表格中确已不再应用的药物，但为便于个别读者作历史性的检索，在相应的章或节末用文字注明了需了解的相关药物“可查阅本书第 16 版第 ×× 页”。为节省篇幅，对第 16 版中列于章(或节)末表格中仍在应用的药物，改为连续文字叙述，不列项目标题，以小一号字体排印。

2. 更新和充实相关内容　对各类药物的“综述性介绍”，根据临床的需求更新和补充该类药物药理学及药物治疗学方面的研究进展及分类等内容。并依据国内外药品管理机构（如 SFDA、FDA 等）正式发布的文件以及相关权威刊物如《药品不良反应信息通报》《中国药物警戒》等，特别针对有关药物安全有效方面的内容，予以修订充实了部分药物(如口服降血糖药胰岛素增敏剂类的罗格列酮等)的有关项目如“适应证”“用法和用量”“不良反应”“禁忌证”“注意”“药物相互作用”等内容。对个别药物的文字内容表述做了删繁就简和调整，使之更加简明、准确和富有条理性。书末全新修订了“附录三、儿科用药剂量表”和“附录五、按对妊娠的危险性等级的药物检索表”的内容。

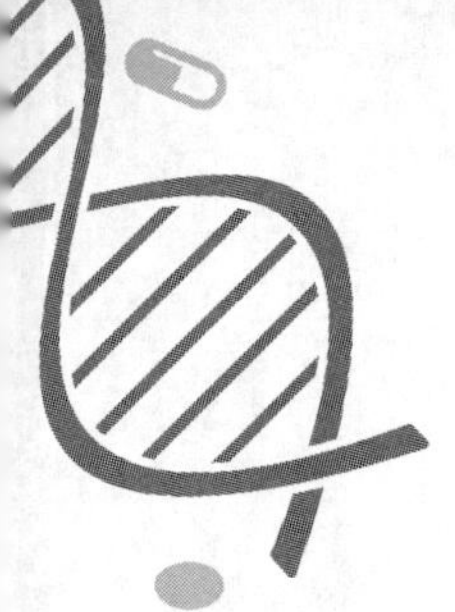

3. 完善药品标注　为了便于读者了解本版收载的药物哪些属于或列入《中华人民共和国药典》（2010年版）、《国家基本药物目录》（2009年版基层版）和《国家基本医疗保险、工伤保险和生育保险药品目录》（2009年版）收载品种，在相关药品名称的右上角分别标注了〔药典（一）〕、〔药典（二）〕、〔药典（三）〕、〔基（基）〕或〔医保（甲，乙）〕。

4. 调整篇章结构、药物内容项目和采用双色印刷　为使内容更加醒目，便于读者查找和阅读，全书正文编排结构改为15篇共83章，在每章正文之前列出本章目录。对具体药物的内容项目调整为“化学结构式”“其他名称”“性状”“药理学”“适应证”“用法和用量”“不良反应”“禁忌证”“注意”“药物相互作用”等项。对正文所有标题和具体药物的内容项目名称一律采用彩色印刷。同时，为了管理工作的需要，在多数药物品种下列出了该药的国际通用“ATC编码”。

总之，第17版无论在药物品种和内容或是编排结构等方面，较第16版有较大的提高。

姜之奇和姚婀老师参加本版的编辑工作，对她们付出的辛勤劳动表示感谢！

《新编药物学》的发展和提高离不开读者的关怀、批评和鼓励。我们衷心地希望和欢迎广大读者对第17版提出宝贵的意见和建议，使本书不断改进，更好地为大家服务！

编者

2010年12月13日

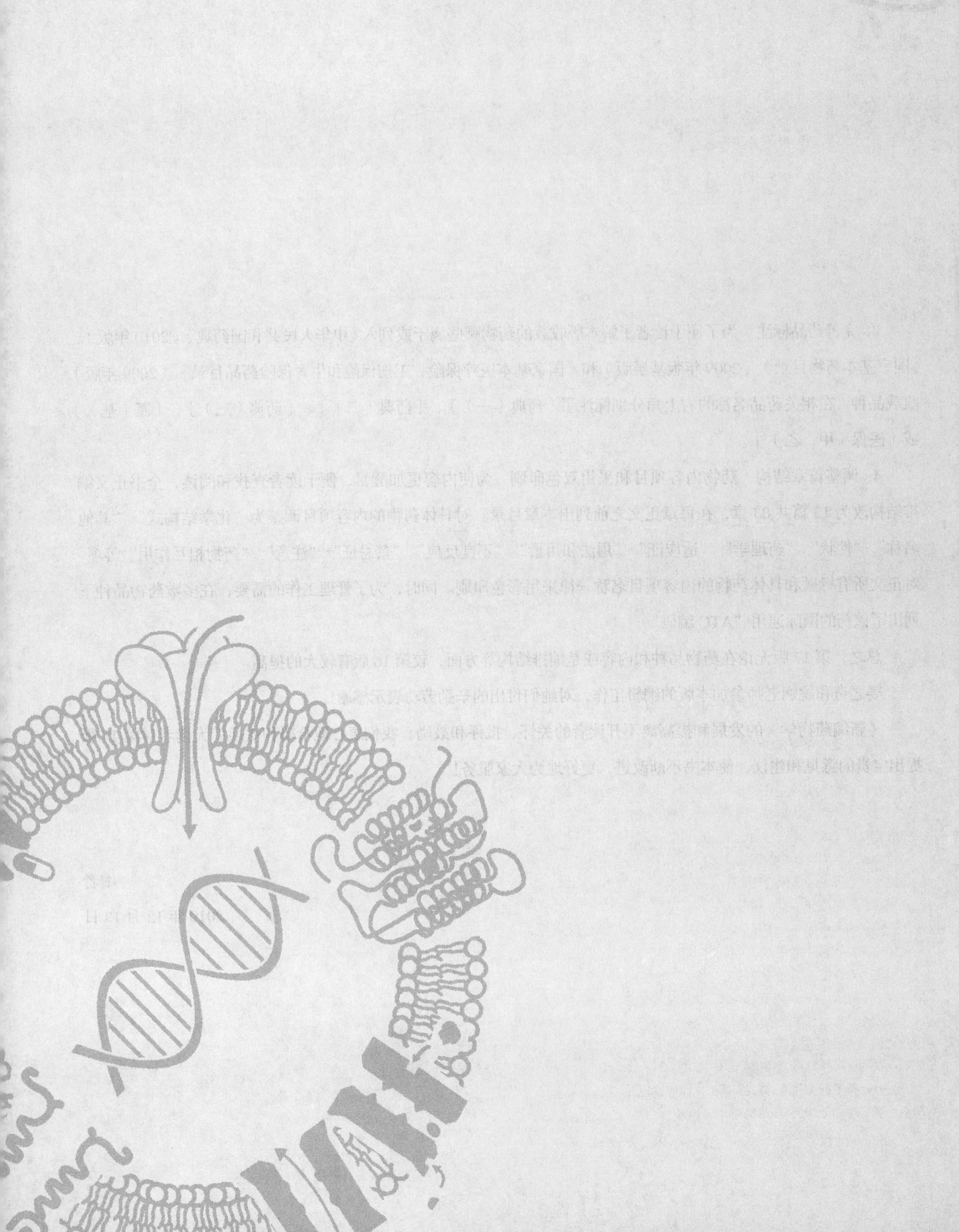

新 編 藥 物 學

陳 新 謙 編著

華東醫務生活社出版

1951. 6.

一九五一年六月出版
新編藥物學
編著 陳新謙
出版
發行 華東醫務生活社
社址：上海高安路五十二號
濟南緯二路三〇一號
印刷 濟南振業印刷廠
00001—10000

序

這本小書是在華東醫務生活社同志們的督促鼓勵之下，用了大約三個月的功夫，擠出課餘休息的時間匆忙寫成的。寫成以後，我雖幾次想把原稿從頭到尾好好整理一遍，但由於工作太忙，始終未能作到。甚至於到最後校對的時候，也沒有能仔細校閱，因爲我不巧又在南京生了病。現在檢討起來，實在覺得對不起讀者。

本書的主要對象是中級醫務人員。爲了不祇供給讀者一般基本的知識，而且還希望爲讀者預備下一些必要的學習提高的材料，因此在本書內，新藥介紹得比較多，附録材料也相當豐富、複雜；中級水平的讀者，可能一時還接受不了，甚至於還會嫌多、嫌亂。那末怎樣辦呢？如何才能使讀者讀起來方便呢？——我們是這麼辦：利用印刷上的條件，把藥品中最主要的（常用的）、次要的，以及比較不大重要的（比較少用到的），加以區分；我們在最主要的藥品之下，印上——，次要藥品的下面印着～～，比較不重要的藥品則不印什麼符號。這樣，讀者可以挑主要的藥品先學會，次要的以及比較不重要的，可作爲參考或留待以後學習。

此外，爲了行文簡潔，並讓讀者看書時方便輕快起見，所有作爲重量單位的 gm.（公分）都省掉了，而用得不多的 mg.（公絲）、c. c.（公撮）則仍然保留。

過去寫技術性教材的人，常常愛專繙某一外國（尤其是英美）的材料，不大照顧到本國的具體情況和需要，因此讀者讀起來就往往感覺隔膜；對實際工作的幫助也就不大。我寫本書時會注意到這一點，所以取材比較廣泛而有選擇，並特別注意搜集我國實際的材料。但由於材料來源的限制，加上自己對我國藥界情況了解的不够，「心有餘而力不足」，結果還是離理想很遠。

雖然是這麼粗糙的一本小書，也是在一些同志們的熱心幫助之下才得以完成的。首先要感謝的，是齊魯大學的張子聖、黄文興兩先生；承他們校閱本書原稿，並提出許多寶貴的意見。山東醫學院藥科的申作洵、王化雨二同志，在本書的校稿方面，曾盡過一些力量，尤其值得深深感謝。

最後，希望讀者在讀過本書後，把對本書的意見以及發現書中有問題的地方，寫信告知我們。如果本書萬一有改版的機會，我們相信，靠了讀者們的幫助，一定可以把它改好一些的。

陳新謙 一九五一年四月

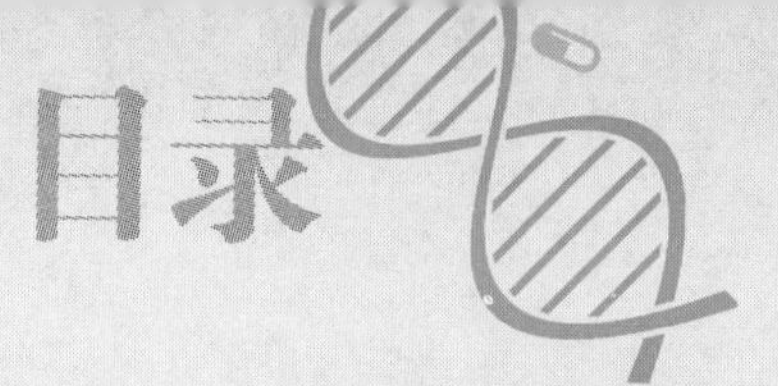

目录

第 1 篇
引论

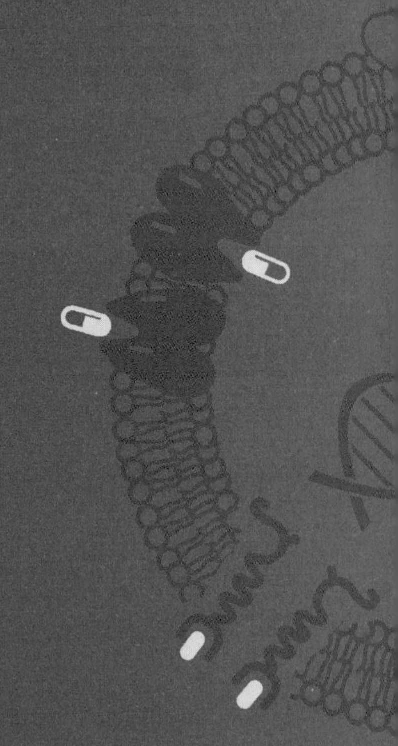

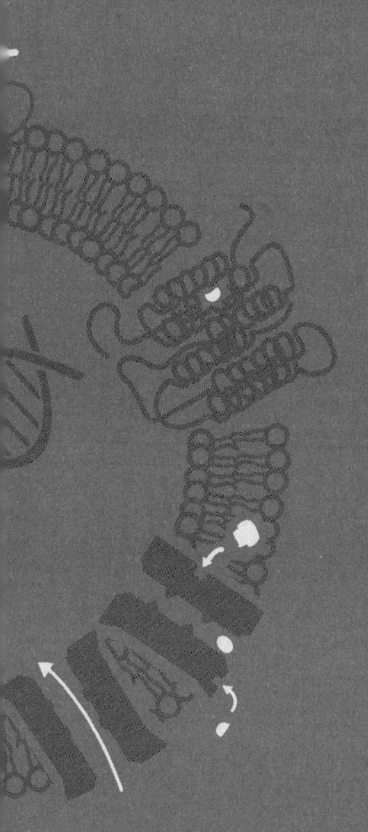

第 1 章
药物学总论

药物学是一门综合性学科。它包含药学许多方面的内容，并且与一些专门学科如药物治疗学、药理学、药剂学、药物化学等在内容上有一定程度的交叉，因此，它涉足的领域具有相当的广度，但深度往往不如各有关专门学科。尽管如此，药物学仍是一门实用性很强的学科，也在与时俱进和不断提高。虽然现在各级医药院校一般都没有开设药物学课程，但药物学类的书籍却大量出版，而且历久不衰，特别是本书长期出版，经历了 60 余年之久，这表明药物学仍具有强大的生命力，它拥有广大的医药专业读者，在获取基本医药知识、提高医疗和用药水平上发挥着不容忽视的作用。其所以能如此，是由于它的内容实用性强，能指导医疗、药学等方面的实际工作，满足广大医药人员学习、参考的需要。

1.1　我国药物学史

药物学是一门古老的学科，在西方是如此，在我国也是如此。我国医药起源很早，古代典籍有“伏羲氏尝味百草”“神农尝百草”之说，虽然伏羲、神农是否实有其人尚待确定，但肯定有人将前人的发现、经验进行归纳、总结和提高。这也表明我国早在原始社会，人们通过长期的生产、生活实践，已逐渐认识了某些植物、动物、矿物药的治疗作用。

根据现有史料，远在公元前 11 世纪以前的夏代和商代，我国就已有了酒和汤液的发明。周代的《诗经》《山海经》等著作中已收载许多种药物。长沙马王堆三号汉墓出土帛书《五十二病方》（据考证是公元前 3 世纪的写本）记载的药物达 242 种。秦汉之际，新的药物品种更是不断增加。西汉初年已有药物著作在民间流传。汉平帝元始 5 年（公元 5 年）曾征集天下通晓方术本草者来京师，“本草”已成为药物学的通称。《神农本草经》约成书于公元 1 ~ 2 世纪间。它总结了东汉以前的药物知识，是我国现存最早的药物学专书，收载药物 365 种。以后许多朝代都曾编修过本草。南北朝时陶弘景将《神农本草经》加以整理补充，汇编成《本草经集注》，药物由 365 种增加到 730 种，这是《神农本草经》以后药物学的又一次整理提高。显庆 2 年（公元 657 年）唐政府组织长孙无忌、苏敬等 20 余人编撰本草，并向各地征集药物标本，绘制成图，于显庆 4 年编成，收载药物 844 种，取名《新修本草》。这是我国第一部由国家颁行的药物学权威著作，有人认为它是世界上最早的一部国家药典。宋代官方与私人均从事本草的编修。宋初，政府曾组织编修《开宝本草》《嘉祐本草》和《图经本草》，并颁行全国。四川名医唐慎微独力编成《经史证类备急本草》（简称《证类本草》），收载药物达 1558 种，附单方验方 3000 余首，为保存我国古代本草史料作出了贡献。明代李时珍所编《本草纲目》，集历代本草之大成，收载药物 1892 种，附方 11 000 余首，共有插图 1160 幅，内容非常丰富。1596 年出版以后，不仅在国内广为流传，而且还陆续译成德、日、英、法文等文字，传播海外，成为国际上研究药学和生物学的宝贵参考资料。清代赵学敏编著《本草纲目拾遗》，收《本草纲目》未收载之药 700 余种，同时还博采国外及民间医药资料，内容很有参考价值。

鸦片战争（1840 年）以后，我国海禁大开，西方医药大量传入，从而于传统医药之外逐渐形成另一西方医药体系。反映在药物学著作方面，既有传统本草著述（如吴其浚的《植物名实图考》、屠道和的《本草汇纂》）和中西结合的生药学（如赵燏黄等的《现代本草——生药学》）的编撰，又有单纯介绍西方药物的著译作品，如傅约翰（亦译为傅兰雅）的《西药大成》及洪士提反的译作《万国药方》等。

以后，药物学著作的编撰出版逐渐增多，至新中国成立以前，陆续出版的有戴虹溥的《新体实用药物学》、梁心的《新纂药物学》、吴建瀛的《实用药物学》、顾学裘的《现代药物学》等，对普及西方药物知识起了有益作用。新中国成立以后，特别是改革开放之后，药物学书籍更如雨后春笋和百花争艳般地大量呈现。有的内容丰富，各具特色，对我国医药事业的发展起到重要的作用。

1.2 药物的来源及植物药的成分

1.2.1 药物的来源与分类

药物来源于自然界和人工制备（包括仿生药物），分为天然药物和人工制造（包括人工合成）药物。天然药物及其加工品包括植物药、动物药、矿物药及部分化学、生物制品类药物。采用人工方法合成天然药物的有效成分（如麻黄的有效成分麻黄碱），以及改造天然药物合成新的化学药品。依据《中国药典》将药物分为中药、化学药品和生物制品。

中药系指以中国传统医药理论指导采集、炮制、制剂，说明作用机制，指导临床应用的药物。值得一提的是青蒿素，青蒿素是从黄花蒿茎叶中提取的含有过氧基团的倍半萜内酯药物。20 世纪 70 年代初以屠呦呦为主的研究人员，从植物青蒿中分离得到抗疟有效单体，经过 21 例临床抗疟疗效观察，取得满意效果。1986 年 10 月获得我国卫生管理部门颁发的新药证书，同时课题组还首次发现了疗效更佳的青蒿素衍生物——双氢青蒿素，1992 年获得新药证书。青蒿素衍生物青蒿琥酯是我国研制的一类新药，2003 年 WHO 将青蒿琥酯载入国际药典五部第 3 版。2000 年以来世界卫生组织把青蒿素类药物作为首选抗疟药物。截至 2015 年全球危险人群中疟疾死亡率下降 60%。为此，屠呦呦荣获 2011 年拉斯克临床医学奖和 2015 年诺贝尔生理学或医学奖。

化学药品指用化学合成方法制得的药品。生物制品系指以微生物、寄生虫、动物毒素、生物组织作为起始材料，采用生物学工艺或分离纯化技术制备，并以生物学技术和分析技术控制中间产物和成品质量制成的生物活性制剂。它包括疫（菌）苗、毒素、类毒素、免疫血清、血液制品、免疫球蛋白、抗原、变态反应原、细胞因子、激素、酶、发酵产品、单克隆抗体、DNA 重组产品、体外免疫试剂等。目前抗生素、激素、酶仍按一般药品进行管理。

1.2.2 植物药中含有的主要有效成分

植物药有效成分的研究具有多方面的价值和意义，有利于明确药物作用的物质基础，阐明药物的作用机制，更是研发新药的基础。例如，从青黛中分离得到对慢性粒细胞白血病有效的靛玉红，从青蒿中分离得到具有明显抗疟效果的青蒿素，从北五味子中分离得到有较强降血清丙氨酸转氨酶的五味子丙素，从雷公藤中分离得到具有较强免疫抑制作用的雷公藤素甲，从人参中分离得到对原发性肺癌、肝癌有辅助治疗作用的人参皂苷 Rg_3 等。

目前在临床应用的植物药中主要有效成分及作用：

（1）生物碱：是一类含氮的碱性有机物质，大多数是无色或白色的结晶性粉末或细小结晶，味苦，少数是液体（如槟榔碱）或有颜色（如小檗碱）。在水中多数难溶，较易溶于有机溶剂如醚、三氯甲烷、醇等（但与酸化合成盐后，就易溶于水，能溶或稍溶于醇，而难溶于醚、三氯甲烷等）。这类成分一般都具有相当强烈的生理作用。重要的生物碱如：吗啡、可待因（含于阿片）、奎宁（含于金鸡纳皮）、咖啡因（含于茶叶、咖啡豆）、阿托品（含于颠茄等）、东莨菪碱（含于洋金花）、士的宁（含于番木鳖）、吐根碱（含于吐根）、麻黄碱（含于麻黄）、可卡因（含于古柯叶）、毒扁豆碱（含于毒扁豆）、毛果芸香碱（含于毛果芸香叶）、麦角新碱、麦角胺（含于麦角）、小檗碱（含于黄连、黄柏、三颗针等）、延胡索乙素（含于延胡索）、汉防己甲素（含于粉防己）等。

（2）多聚糖（简称多糖）：是由十个以上的单糖基通过苷键连接而成的，一般多聚糖常由几百甚至几千个单糖组成。许多中草药中含有的多糖具有免疫促进作用，如黄芪多糖。从香菇分离出的香菇多糖具有明显的抑制实验动物肿瘤生长的作用。鹿茸多糖则可抗溃疡。

（3）苷（配糖体；糖杂体）：是糖或糖的衍生物与另一称为苷元（配基）的非糖物质，通过糖端的碳原子连接而成的化合物。苷的共性在糖的部分，而苷元部分几乎包罗各种类型的天然成分，故其性质各异。苷大多数是无色无臭的结晶或粉末，味苦或无味；多能溶于水与稀醇，亦能溶于其他溶剂；遇湿气及酶或酸、碱时即能被分解，生成苷元和糖。苷类可根据苷键原子不同而分为氧苷、硫苷、氮苷和碳苷，其中氧苷为最常见。

氧苷以苷元不同，又可分为醇苷、酚苷、氰苷、酯苷、吲哚苷等，现简述如下：

1）醇苷：如具有适应原样作用的红景天苷和具有解痉止痛作用的獐牙菜苦苷均属醇苷。醇苷苷元中不少属于萜类和甾醇类化合物，其中强心苷和皂苷是重要的类型。含有强心苷的药物有洋地黄、羊角拗、夹竹桃、铃兰等。皂苷是一类比较复杂的苷类化合物，广泛存在于植物界，它大多可以溶于水，振摇后可生成胶体溶液，并具有持久性、似肥皂溶液的泡沫。皂苷是由皂苷元和糖、糖醛酸或其他有机酸所组成。按照皂苷被水解后所生成的苷元的结构，皂苷可分为两大类：甾体皂苷和三萜皂苷。薯蓣科薯蓣属许多植物所含的薯蓣皂苷元属于甾体皂苷；三萜皂苷在自然界的分布也很广泛，种类很多，如桔梗、人参、三七、甘草、远志、柴胡等均含有三萜皂苷。

2）酚苷：黄酮、蒽醌类化合物通过酚羟基而形成黄酮苷、蒽醌苷。如芦丁、橙皮苷均属黄酮苷，分解后可产生具有药理活性的黄酮；大黄、芦荟、白番泻叶等含有蒽醌苷，分解后产生的蒽醌具有导泻作用。

3）氰苷：氰苷易水解而产生羟腈，后者很不稳定，可迅速分解为醛和氢氰酸。如苦杏仁苷属于芳香族氰苷，分解所释出的少量氢氰酸具有镇咳作用。

4）酯苷：如土槿皮中的抗真菌成分属酯苷。

5）吲哚苷：如中药所含的靛苷是一种吲哚苷，其苷元吲哚醇氧化成靛蓝，具有抗病毒作用。

（4）黄酮：为广泛存在于植物界中的一类黄色素，大多与糖类结合为苷状结构存在。多具有降血脂、扩张冠脉、止血、镇咳、祛痰、减低血管脆性等作用。银杏、毛冬青、黄芩、陈皮、枳实、紫菀、满山红、紫花杜鹃、小叶枇杷、芫花、槐米、蒲黄等都含有此成分。

（5）内酯和香豆素（精）：内酯属含氧的杂环化合物。香豆素系邻羟基桂皮酸的内酯，为内酯中的一大类，单独存在或与糖结合成苷，可有镇咳、祛痰、平喘、抑菌、扩张冠脉、抗辐射等作用，含存于秦皮、矮地茶、补骨脂、蛇床子、白芷、前胡等。其他内酯含存于穿心莲、白头翁、当归、银杏叶等，具有各自的特殊作用。

（6）固醇：常与油脂类共存于种子和花粉粒中，也可能与糖结合成苷。β-谷固醇（黄柏、黄芩、人参、附子、天冬、铁包金等含有）、豆固醇（含于柴胡、汉防己、人参、款冬花、黄柏等）、麦角固醇（含于麦角、灵芝、猪苓等）及胆固醇（含于牛黄、蟾酥等）都属本类成分。

（7）木脂素：多存在于植物的木部和树脂中，因此而得名。多数为游离状态，也有一些结合成苷。五味子、细辛、红花、连翘、牛蒡子含此成分。

（8）萜类：为具有$(C_5H_8)_n$通式的化合物以及其含氧与饱和程度不等的衍生物。中草药的一些挥发油、树脂、苦味素、色素等成分，大多属于萜类或含有萜类成分。例如青蒿素是单环倍半萜；穿心莲内酯、银杏内酯及银杏总黄酮为双环二萜；雷公藤内酯是三环二萜；甜菊苷为四环二萜。

（9）挥发油（精油）：挥发油是一类混合物，其中常含数种乃至数十种化合物，主要成分是萜类及其含氧衍生物，具有挥发性，大多是无色或微黄色透明液体，具有特殊的香味，多比水轻，在水内稍溶或不溶，能溶于醇、醚等。其主要用途是调味、祛风、防腐、镇痛、通经、祛痰、镇咳、平喘等。含挥发油的中药很多，如：陈皮、丁香、薄荷、茴香、八角茴香、桂皮、豆蔻、姜、桉叶、细辛、白芷、当归、川芎、芸香草等。

（10）树脂：均为混合物，主要的组成成分是二萜和三萜类衍生物，有的还包括木脂素类。多由挥发油经化学变化后生成，不溶于水，能溶于醇及醚。如松香就是一种树脂。树脂溶解于挥发油，即为“油树脂”。油树脂内如含有芳香酸（如苯甲酸、桂皮酸等），则称为“香胶”或“树香”，也称作“香树脂”。

（11）树胶：是由树干渗出的一种固胶体，为糖类的衍生物。能溶于水，但不溶于醇，例如阿拉伯胶、西黄芪胶等。

（12）鞣质：从音译又名“单宁”。中药中含此成分较多的是五倍子、茶、大黄、石榴皮，其他树皮、叶、果实也常含有。鞣质多具收敛涩味，遇三氯化铁液变黑色，遇蛋白质、胶质、生物碱等能起沉淀，氧化后变为赤色或褐色。常见的五倍子鞣质亦称鞣酸，用酸水解时，分解出糖与五倍子酸，因此也可看作是苷。临床上用于止血和解毒。

（13）有机酸：本成分广泛存在于植物中，未熟的果实内尤多，往往和钙、钾等结合成盐，常见的有枸橼酸、苹果酸、甲酸、乳酸、琥珀酸、酒石酸、草酸、罂粟酸等。

（14）环肽：是指高等植物中主要由氨基酸肽键形成的一类环状含氮化合物，一般由2～37个L-构型的编码或非编码氨基酸组成。石竹科、荨麻科、番荔枝科、卫矛科、鼠李科、梧桐科、紫金牛科、马鞭草科、唇形科等植物中均含有。例如：茜草科类型环肽是一类具有强抗肿瘤活性的双环环六肽；菊科类型环肽astin-C是从我国传统中药紫菀中发现的环五肽。植物环肽具有多方面生物活性，包括抗肿瘤、抗HIV、抗菌、抗疟、镇静、抑制血小板聚集、抑制酪氨酸酶、抑制胰蛋白酶、抑制环氧化酶、雌性激素样、子宫收缩、免疫抑制、免疫调节生物活性。

（陈新谦　沈　素）

第2章 药物治疗的药理学基础(药物与机体的相互作用)

药物之所以能用于预防、治疗或诊断疾病,就在于药物与机体接触后,药物与机体之间可相互作用而产生特定的影响,它包括药物对机体(含病原体)的作用和机体对药物的作用;前者在药理学上属于药效学的范围,后者属于药物代谢动力学的范围。因此,药物与机体的相互作用就成为药物治疗的药理学基础。

2.1 药物的作用和药效学及其基本概念

2.1.1 药物对机体(含病原体)的作用

主要是对生理功能的兴奋或抑制。有些药物可使人体原有的生理功能加强,称为"兴奋",如咖啡因可兴奋被抑制的呼吸中枢;有些药物则使生理功能减弱,称为"抑制",如阿托品可使痉挛的胃肠平滑肌松弛。在人体内,同一药物对不同的器官可以产生不同的作用,例如肾上腺素对心脏呈兴奋作用,而对支气管平滑肌呈抑制作用(使其松弛)。

药物对病原体的作用,则主要是通过干扰病原体的代谢而抑制其生长繁殖,例如:青霉素可抑制细菌细胞壁的合成;氯霉素为抑制细菌核蛋白体的合成;氯喹则可同疟原虫的核蛋白结合(主要是与脱氧核糖核酸即 DNA 相结合)而抑制 DNA 的复制,使核酸合成减少,从而影响其生长繁殖。

2.1.2 药物的选择性作用

一种药物对于机体各器官组织的作用并不相同,往往是对某一个或几个器官组织的某些功能影响特别明显,而对其他器官组织的影响则并不突出。这就是药物的选择作用。例如氢氯噻嗪之于肾脏,苯巴比妥之于中枢神经系统,都具有选择作用。但选择作用是相对的,也就是说,一种药物可能在同一剂量下同时对几个组织或器官的功能都产生影响,但其作用的性质和强度可能有区别。

选择性高的药物,往往不良反应较少、疗效较好,临床可以有针对性地选用于治疗某种疾病。有些药物可能在小剂量时只选择作用于个别器官,大剂量时则引起较广泛的全身性毒性反应,故应注意剂量的掌握。

2.1.3 局部作用和吸收作用

药物应用于机体时,根据其发生作用部位的不同,可分为局部作用和吸收作用。前者系指药物在用药部位所呈现的作用(如普鲁卡因的局部麻醉作用),后者则指药物被机体吸收以后所呈现的作用(如服用氨氯地平后的降低血压作用)。

2.1.4 药效学和药物的作用机制

药效学(pharmacodynamics,PD)研究的内容是药物作用的强度与药量(量-效)和与化学结构(构-效)之间的关系以及作用机制。作用机制是指药物的作用原理,即阐明它与机体发生相互作用的始初位点和反应。随着科学技术的发展,对于药物作用机制的认识也逐渐深入,从最初的器官水平,经过组织、细胞水平而到了目前的分子水平,认识到药物对机体的作用,实质上就是药物的小分子与机体的某些大分子,例如酶、受体、离子通道、载体、抗体、细胞因子等,相互作用所产生的结果。这些位点就被人称为"靶点"。其中,对"受体学说"研究得较系统和深入,除了阐明药物的作用机制以外，还对阐明机体的生理和病理、发病机制，新药的研发以及指导合理用药起到重要作用。

2.1.5 受体学说

早年就有人曾提出，药物之所以能够发生作用，是由于它与机体效应器的某一部位相结合，这一部位当时被称为“接受物质”，以后又被称为“受体”（receptor）或“受点”（receptor site）。现已确知，“受体”是位于细胞膜或细胞内的一种蛋白质，能同体内神经传导介质、激素及其他内源性活性物质或某些药物相结合，从而引起一系列生化反应，表现为细胞或组织器官功能的兴奋或抑制。受体有高度的特异性。如和乙酰胆碱结合的受体，称为“胆碱受体”。受体还可有其亚型，如胆碱受体分成毒蕈碱型（M）和烟碱型（N）两类。前者可以分为 M_1、M_2、M_3、M_4、M_5等类；后者又分为两型：1型（N_1，又称N_N型）和2型（N_2，又称N_M型）。

已知的受体有胆碱受体、肾上腺素受体、多巴胺受体、5-羟色胺受体、吗啡受体（阿片受体）、组胺受体（包括组胺H_1受体和H_2受体），以及各种激素（如肾上腺皮质激素、性激素、胰岛素等）的受体等。

当然，并不是所有药物都是通过与受体结合而产生作用的，例如某些吸入性全身麻醉药，它们产生麻醉作用，据认为就不是通过与特殊受体的结合，而可能是由于它们易溶于类脂质，能浓集于富含脂质的神经组织，使神经细胞膜的通透性发生变化，从而引起神经冲动传导障碍。

既具有与受体结合的亲和力，又具有内在活性的药物，可以与相应的受体结合，并激动受体，继而产生一定的生物效应（如心脏收缩、腺体分泌等），这类药物称为受体激动药（agonist），如乙酰胆碱，可与胆碱受体结合并激动之。只具有与受体结合的亲和力，但不具有内在活性的药物，可以与相应的受体结合，但不能激动受体，甚至可以阻滞激动药与之结合而发生效应，这类药物称为受体拮抗药（antagonist）或阻断药，如阿托品，可以与胆碱受体结合而阻断乙酰胆碱与之结合，从而拮抗乙酰胆碱的效应。

药物与受体结合后，通过信号传导系统引起细胞的反应，这是一种重要的药物作用机制。

细胞膜上受体的数量或反应性可受其周围的生物活性物质或药物（激动药或拮抗药）的作用或浓度的影响而发生改变。上述药物或药物浓度高、作用过强或长期激动受体，可使受体数量减少，称为衰减性或向下性调节。反之，可使受体数量增多，称为上增性或向上性调节。向下性调节与机体对长期应用激动药或产生耐受性有关，如哮喘患者久用异丙肾上腺素治疗可以产生疗效降低；而向上性调节则与长期应用拮抗药后敏感性增加或撤药症状有关，如高血压患者应用普萘洛尔过程中突然停药则可引起反跳现象。

2.2 药物的体内过程和药物代谢动力学及其基本概念

2.2.1 药物的体内过程

药物进入机体后，药物在机体的影响下，可以发生一系列的运动和体内过程：如药物自用药部位被吸收进入（静脉注射则直接进入）血液循环；然后分布于各器官组织、组织间隙或细胞内；有些药物则在血浆、组织中与蛋白质结合；或在各组织（主要是肝脏）发生化学反应而被代谢；最后，药物可通过各种途径离开机体（排泄）；此即药物的吸收、分布、代谢和排泄过程。它们可归纳为两大方面：一是药物在体内位置的变化，即药物的转运，如吸收、分布、排泄；二是药物的化学结构的改变，即药物的转化（又称生物转化），亦即狭义的药物代谢。

由于转运和转化以致引起药物在体内（血浆内、组织内）的量或浓度的变化，而且这一变化可随用药后的时间移行而发生动态变化。众所周知，药物对机体的作用或效应的强弱是依赖于药物的体内浓度，因而上述各过程对于应用药物也就具有重要的意义。

2.2.1.1 药物的吸收

药物的吸收是它从用药部位转运至血液的过程。其吸收快、慢、难、易，可受多种因素的影响：

（1）药物本身的理化性质：脂溶性物质因可溶于生物膜的类脂质中而扩散，故较易吸收；小分子的水溶性物质可自由通过生物膜的膜孔扩散从而被吸收；而如硫酸钡，它既不溶于水又不溶于脂肪，虽大量口服也不致引起吸收中毒，故可用于胃肠造影。非解离型药物可被转运，故酸性有机药物如水杨酸类、巴比妥类，在酸性的胃液中不离解，呈脂溶性，故在胃中易于吸收。而碱性有机药物如生物碱类，在胃液中大部分离解，故难以吸收，到肠内碱性环境中才被吸收。改变吸收部位环境的pH，使脂溶性药物不离解部分的浓度提高时，吸收就会增加，例如用碳酸氢钠使胃液pH升高时，可使碱性药物在胃中的吸收增加，而酸性药物的吸收则减少。

（2）给药的途径：在组织不破损无炎症的情况下，除静脉给药（直接进入血流）外，吸收的快慢顺序如下：肺泡（气雾吸入）—肌内或皮下注射—黏膜（包括口服、舌下给药）—皮肤给药。

（3）药物浓度、吸收面积以及局部血流速度等：一般地说，药物浓度大、吸收面积广、局部血流快，均可使吸收加快。胃肠道淤血时，药物吸收就会减慢。

2.2.1.2 药物的分布

药物吸收入血后随血液循环向全身分布，有的分布均匀，有的分布并不均匀。有些药物对某些组织有特殊的亲和力，例如碘浓集于甲状腺中；氯喹在肝中浓度比血浆中浓度高约数百倍；汞、锑、砷等以及类金属在肝、肾中沉积较多，故在中毒时这些器官常首先受害。

药物分布至作用部位，必须透过不同的屏障，如毛细血管壁、血脑屏障、胎盘等。对于毛细血管壁，脂溶性或水溶性小分子易于透过；非脂溶性药物透过的速度与其分子大小成反比（大分子药物如右旋糖酐，通过毛细血管很慢，停留在血液中的时间较长，故可作为血浆代用品）；解离型药物较难透过。对于血脑屏障，水溶性化合物难以通过，脂溶性物质如乙醚、三氯甲烷等则易于通过。青霉素不易通过血脑屏障，进入脑脊髓液的概率很小，故用它治疗流脑时，必须加大剂量，才能保证脑脊液中有足够的浓度。对于胎盘,非解离型的高脂溶性药物,例如某些全身麻醉药、巴比妥类,易于通过,而高度离解或脂溶性低的药物,如季铵类、右旋糖酐,透过率则很低。妊娠期妇女用药时,必须考虑药物会不会通过胎盘进入胎儿体内而造成不良后果。

影响药物分布的另一个因素是药物与血浆蛋白质结合的能力。有一些药物在血浆中有一部分与血浆蛋白结合,有一部分则保持自由(未结合)状态。保持自由状态的药物可以通过生物膜。例如磺胺嘧啶与血浆蛋白结合率低,可分布到脑脊液中的量较多,故在治疗流脑时是首选药物。

2.2.1.3　药物的代谢

多数药物(并不是所有药物)在体内都要经过不同程度的结构变化——主要通过氧化、还原、分解、结合等方式进行。多数药物经过代谢,其药理作用可被减弱或完全丧失。也有少数药物只有经过体内代谢才能发挥有效作用(例如环磷酰胺本身并无活性,在体内经水解释出氮芥后才发挥抗肿瘤作用)。

药物代谢有赖于酶的催化,体内有两类催化酶,专一性的和非专一性的,前者如单胺氧化酶(氧化单胺类药物),后者主要为肝微粒体混合功能酶系统,又称肝药酶或简称为P-450,P-450酶系是一个超家族,其成员依次分为家族、亚家族和酶个体3级,常以缩写来表示:P-450的缩写为CYP;家族和酶个体均以阿拉伯数字表示;亚家族以大写英文字母表示。大部分药物是被CYP3A4所代谢。此酶系统个体差异很大。此外,某些药物(酶促剂)可增强P-450的活性;也有些药物(酶抑剂)可减弱P-450的活性,它们在药物相互作用方面很重要(见第3章“3.3 药物相互作用”部分)。

体内主要的代谢场所在肝脏,肝功能不全时,药物代谢必然受到影响,容易引起中毒。因此,对肝功能不全的患者用药须特别注意选择药物,并掌握适当剂量。

2.2.1.4　药物的排泄

药物最后都要从机体排出。肾脏是药物排泄的主要途径。当肾功能不全、尿少或无尿时,肾脏排泄药物的能力大大减弱,因此必须酌减药物用量与给药次数。在给予具有显著毒性不良反应的药物时,特别要注意患者的肾功能是否健全。

一般酸性药物在碱性尿中排泄较多,碱性药物则在酸性尿中易于排出。这一规律可用于某些药物中毒的治疗。例如,苯巴比妥是一弱酸,给予碳酸氢钠使尿碱化,即可使其排泄增加。水杨酸类如与碳酸氢钠同服,其排泄亦可增加,血药浓度则随之减低。故在治疗水杨酸类中毒时可给予碳酸氢钠,但在治疗风湿性关节炎需要保持一定的血药浓度时,则不宜与碳酸氢钠同服。氯化铵可使尿液酸性化,因而使碱性药物排泄增加。

各种药物排泄的快慢很不一致。一般说来,水溶性药物比非水溶性药物排泄快,挥发性药物比不挥发的药物排泄快。药物从机体排泄的快慢以其“半衰期”表示,即药物从血浆排泄其一半量所需的时间,例如青霉素排泄很快,其半衰期不超过0.5小时;水杨酸钠、碘化钾等排泄则较慢;溴化物以及某些重金属、类金属等排泄更慢,在血浆中排泄其一半量需1周以上时间。

一般药物可根据其排泄速度,或可按其半衰期确定其给药间隔时间(详见下文“药物代谢动力学”)。

药物的排泄除经肾脏外,也可通过其他途径排泄。排泄途径与合理用药关系密切。例如经肾排泄的药物,在应用时要考虑患者的肾功能。又如挥发性药物主要通过呼吸道排泄,在排泄时对呼吸道有刺激作用,当呼吸道有炎症等病变时应避免使用。口服后未被吸收的药物多随粪便排泄。有的药物(如洋地黄毒苷)被吸收后可经肝脏排入胆汁,再随胆汁进入肠中;进入肠中的药物可部分地被重新吸收,形成“肝肠循环”,未被重吸收者随粪便排泄,这就使药物排泄缓慢,作用延长,因此在此类药物中毒时,可采用阻断肝肠循环等措施以减少吸收,达到解毒的目的。药物也可由乳腺、汗腺排泄,如吗啡可通过乳腺排出,可能引起乳儿中毒,因此哺乳期妇女用药时须注意。

2.2.2　药物代谢动力学

药物代谢动力学(又简称药动学,pharmacokinetics,PK)是研究药物在体内过程中的药量及其随时间变化而变化的规律,并且从速度论的观点出发,建立数学公式和模型来阐明药物在体内的位置(隔室)、数量(或浓度)与时间的关系的学科。因此,它对于药理学、临床药理学、临床药学、药效学、药物设计以及生物药剂学等都具有指导意义,如根据药物的药物代谢动力学可以设计新药、改进药物剂型以提高其疗效或延长其作用持续时间、优选给药方案以发挥其最大疗效或减少毒副反应等。

下文介绍药物代谢动力学中的一些基本概念及其应用。

2.2.2.1　生物膜及药物转运

药物在体内的转运(吸收、分布、排泄)必须通过各种组织的细胞所组成的膜,如胃肠道黏膜、毛细血管壁、肾小管壁、肾小球、血脑屏障等;进入细胞则须通过细胞膜;在细胞内则又通过细胞器的膜,如溶酶体膜,进入细胞器。这种膜又统称为生物膜。因此,药物的转运实质上是药物通过生物膜的过程,故又称为跨膜转运,而“药物代谢动力学”的任务之一就是研究药物通过生物膜的运动“速度”,以它来获得药物在体内浓度随时间而变化的动态情况。

(1) 生物膜的结构特点:①细胞膜均由含量各占一半左右的脂质和蛋白质组成,还有少量的糖、核酸、金属离子等;②膜中的脂质主要是磷脂,呈双分子层,起支架作用,头部为亲水性,为磷酸甘油基团,向(膜)外表,尾部为两条尾巴的疏水性,为脂肪酸链,向(膜)内部;③蛋白质镶嵌于脂质分子中,有亲水性(极性)基团,向外表;有疏水性(非极性)基团,向内部;④膜上有孔道,贯穿膜内外;⑤药物可通过脂质、蛋白质或孔道而进行转运。

(2) 药物的跨膜转运:目前认为药物可以三种方式通过细胞膜(图2-1):一些脂溶性物质(X)由浓度高的一侧经脂质双分子层向浓度低的另一侧转运,是通过简单的扩散作用进行的(被动转运);一些非脂溶性物质(Y)从浓度高的一侧向浓度低的另一侧转运则有赖于细胞膜上一定物质的帮助(易化扩散);另一些物质(Z)从浓度低处经细胞膜转运到浓度高处,需要消耗能量(主动转运)。

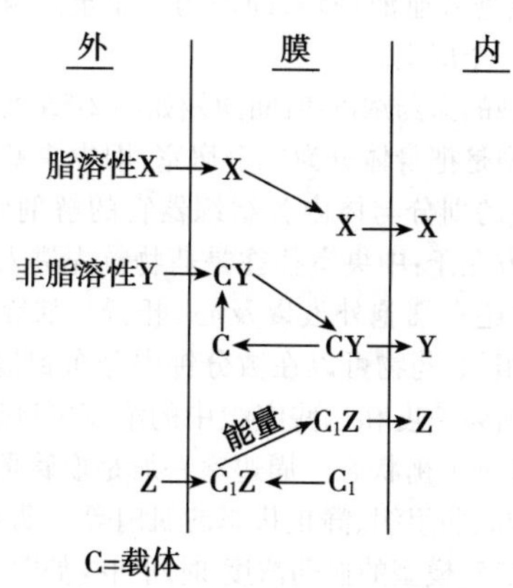

图2-1　药物转运模式图

1）被动转运：即药物按物理的简单扩散或滤过通过生物膜，并不消耗能量。

A. 简单扩散——为顺流转运，即药物从浓度高的一侧扩散到浓度低的另侧，其转运速度与膜两侧的浓度差成正比，待两侧浓度相等时，扩散就停止。大多数药物的转运方式属简单扩散。

药物的理化性质可影响扩散过程，脂溶性大、极性小者（如甾体激素、脂溶性维生素、生物碱、巴比妥类等）易于通过生物膜。

药物的解离度也可影响被动转运。药物多属弱酸或弱碱，它们在溶液中可部分解离为离子，部分呈未解离的非解离型。非解离型脂溶性大，易于扩散。因此，药物的解离常数（pK_a）与药物的转运有关。解离度与溶液的 pH 关系极密切，故溶液的 pH 也影响药物的被动转运（图2-2）。

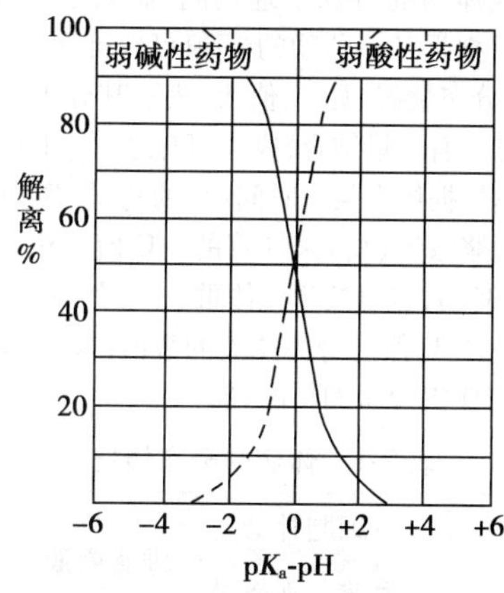

图2-2　溶液 pH 对药物解离度的影响

B. 滤过——药物通过亲水孔道的转运。这是在流体静压或渗透压的影响下，许多小的、水溶性的极性物质和非极性物质的转运方式。分子量大于 100～200 的物质通常不能通过这种亲水孔道。

2）易化扩散：是膜内载体促进代谢物（如葡萄糖、氨基酸等）扩散的一种方式，不耗能，也不能逆浓度差转运。药物很少以这种方式转运。

3）主动转运：为逆流转运，即药物可以由低浓度一侧转运到浓度高的另一侧（逆浓度梯度移行）。主动转运必须有细胞膜的载体，且消耗能，有饱和现象。如果两个类似的药物均由一种载体转运，则此二药之间还存在着竞争性抑制关系。主动转运与药物在体内的不均匀分布和自肾脏的排泄关系较大，与吸收的关系较小。

（3）被动转运的动力学——非解离型药物的透膜速度：被动扩散的速率取决于膜两侧的药物浓度梯度、药物在膜内（脂质）的溶解度、在膜内的扩散速度与膜接触的面积及膜的厚度等（图2-3）。

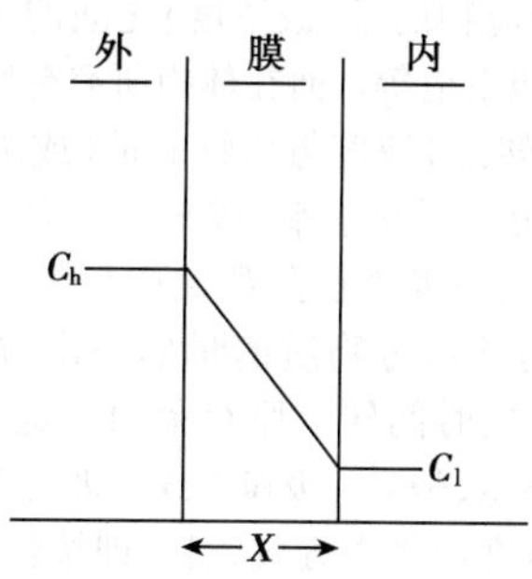

图2-3　药物被动扩散模式图

按 Fick 扩散定律，被动转运的速率为：

$$-\frac{dC}{dt}=DKS\frac{C_h-C_l}{X}=PS\frac{C_h-C_l}{X} \qquad (2\text{-}1)$$

式（2-1）中，D 为膜内扩散速率常数；K 为膜的脂质/水分配系数；S 为接触膜的表面积；X 为膜的厚度；C_h 为高浓度一侧的药物浓度；C_l 为低浓度一侧的药物浓度；$P=D\cdot K$ 为透过速率常数；t 为时间；C 为药物浓度。

由于 C_h 与 C_l 相比，C_l 可忽略不计

$$\therefore \quad -\frac{dC}{dt}=PS\frac{C_h}{X}$$

由于 $\frac{PS}{X}=k \quad \therefore -\frac{dC}{dt}=kC_h$ （2-2）

如将式（2-2）积分，则 $C_t=C_0\cdot e^{-kt}$ （2-3）

或 $\log C_t=\log C_0-\frac{k}{2.303}t$ （2-4）

式（2-3）和（2-4）中，C_0 为原浓度；C_t 为现浓度；k 为速率常数。t 为从 $C_0\rightarrow C_t$ 所经过的时间（小时）。

这是药物动力学中计算药物通过各种生物膜速度的一个最基本的公式。药物在体内的过程（吸收、分布、排泄等）各具有其特有的 k 值，如吸收速率常数、排泄速率常数等。它反映了浓度（C）和时间（t）的关系。

（4）主动转运的动力学：药物的主动转运涉及酶及载体系统，且耗能，其动力学与酶动力学相似，故常用米氏（Michaelis-Menten）方程式描述：

$$-\frac{dC}{dt}=\frac{V_{max}\cdot C}{K_m+C} \qquad (2\text{-}5)$$

式(2-5)中,V_{max}为理论上的最大速率,K_m为米氏常数,即转运速率为理论上最大速率的一半时的药物浓度,C为药物浓度。

若C远远大于K_m(即体内的药量远远高于体内的转运能力)时,K_m可省略不计,

则

$$-\frac{dC}{dt}=V_{max} \quad (2\text{-}6)$$

(5) 速度类型(动力学级次):如前所述,药物动力学是药物体内过程的速度论。在研究化学反应动力学时,从考虑反应速度与反应物的量(或浓度)之间的关系出发,分为零级、一级或多级反应等。而在体内研究药物动力学时,则从药物的移行(转运)速度与药物的量(或浓度)之间的关系,将转运速度分为零级速率(或零级动力学、非线性动力学)、一级速率(或一级动力学、线性动力学)。

转运速度与该部分物质的量的一次方成正比,即按指数转运(每单位时间转运原存量的一定百分比),如公式$-dC/dt=kC$所示,是为一级速率或一级动力学。

假若转运速度与零次方成正比,即按恒定的数量转运(在一定的时间内转运一定数量的药物),是为零级速率或零级动力学。

在通常的用药剂量下,大多数药物在体内的转运属简单的扩散,是属于一级速率过程。

2.2.2.2 房室概念及房室模型

(1) 房室概念:将药物给予机体后,它在体内可经过吸收、分布、代谢、排泄等过程,这些过程可用模式图(图2-4)表示。

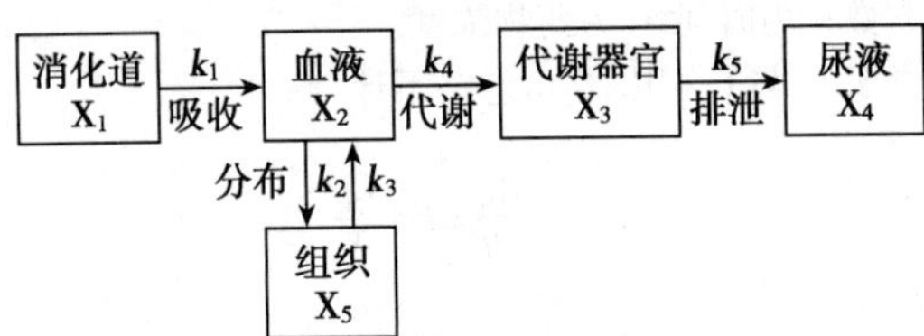

图2-4 药物的体内过程模式图

为了分析药物在体内运动(转运和转化)的动态规律,并以数学方程式加以表示,就需要建立一个模型来模拟身体(动力学模型),故将身体视为一个系统,并将该系统内部按动力学特点分为若干房室(隔室,compartment),也就是说,机体的模型是由一些房室组成,房室是模型的组成单位,而房室是从动力学(速率)上彼此可以区分的药物"贮存处"。

应当注意的是,房室的划分主要是根据药物在体内转运速率不同而概括为不同的房室,在解剖学上,身体并不存在这种房室。而身体中解剖位置上不同的各组织器官,只要药物在其间的转运速率相同,则被归纳成为一个房室。然而房室概念又是与体内各组织器官的解剖生理学特性(如血流量、膜通透性等)有一定联系的。

(2) 房室模型:根据药物代谢动力学特性,将房室数目分作一室(单室)、二室乃至多室模型。一室模型是指给药后,药物一经进入血液循环,即均匀分布至全身,因而把整个身体视为一个房室。

一室模型的血药浓度-时间曲线如图2-5A所示。

二室模型是把身体分为二个房室,即中央室与周边(外周)室。房室的划分与体内各组织器官的解剖生理学特性相联系的地方在于:中央室往往是药物首先进入的区域,除血浆外,通常还有细胞外液以及心、肝、肾、脑等血管丰富、血流畅通的组织,药物可以在数分钟内分布到整个中央室,而且药物的血浆浓度和这些组织中的浓度可以迅速达到平衡,并且维持于平衡状态。周边室一般是血管稀少、血流缓慢的组织(如脂肪组织、静止状态的肌肉等),药物进入这些组织缓慢。二室模型的血药浓度-时间曲线如图2-5B所示。

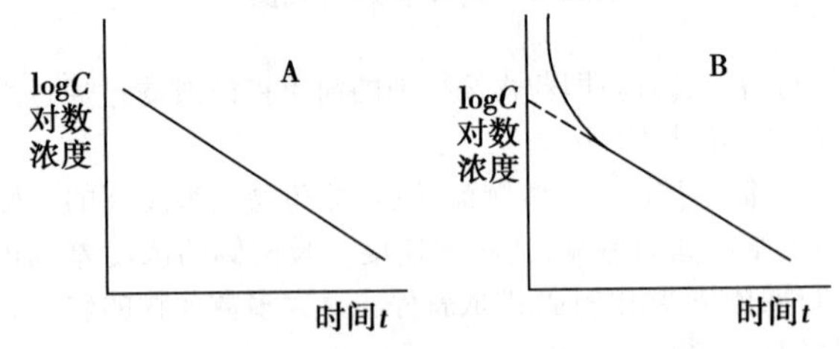

图2-5 血药浓度-时间曲线

A. 一室模型 B. 二室模型

对于一个具体药物来说是属于哪种房室模型的药物,这就要根据实验结果(血药浓度-时间曲线)来具体分析。

2.2.2.3 表观分布容积

房室的大小,用分布容积来表示。表观分布容积(apparent volume of distribution, V_d)是一个重要的药物代谢动力学参数,但其数值并非真正的身体中的容积,也就是说不应把它看成体内的特殊生理空间,而只是一种比例因素或数学概念。根据某一药物的V_d值可以推测它在体液和组织中的摄取、分布情况,如V_d值大,表示其分布广,或提示药物与生物大分子有大量结合,或兼而有之。V_d值小,表示分布有限。V_d值是根据体内某一时间(t)的药量(D_t)除以该时间的游离药物血浆浓度(C_t)来计算的。V_d值可按70kg的机体表达(如V_d=35L),也可按千克体重表达(如Δ'=0.5L/kg):

可将药物的V_d值与身体体液的数值(表2-1)进行比较,以推测药物在体内分布的情况,如:

表2-1 体液的分布情况

体液	细胞外液		细胞内液	总计
	血浆	血管外		
容量(L)	3	9	28	40
占体重(70kg)的百分比(%)	4	13	41	56

V_d=5L,表示药物基本分布于血浆;

V_d=10~20L,表示药物分布在体液中;

V_d=40L,表示药物分布于全身血浆和体液;

V_d=100~200L,表示药物大量贮存在某一器官或组织,

或药物与组织或血浆蛋白大量结合。

2.2.2.4 速率常数及消除速率常数

从以上所述可以看到,在药物代谢动力学研究中经常涉及通过生物膜的药量及其转运速率,而平衡情况以及达到平衡的速率最为人们注意。此外,还按照其转运速率的不同,把身体分为若干房室,并设想房室为一个均匀的系统,药物进入某一房室后,可在该房室内迅速地自由扩散;但在房室之间或房室内外则设想存在着屏障,其出入必须遵从一定的规律,出入的快慢用转运速率常数 k 表示,而且出与入的速率常数常不相等(图2-4)。

转运速率常数 k 值,是药物代谢动力学中的一项重要参数。它并不随时间而发生变化。用它可以定量地描述一个药物体内过程的快慢:k 值越大,说明转运速率越快。因此,k 值的大小,可用于体内过程的比较研究。

药物自机体或房室的消除速度常以消除速率常数(k_e)表示。某一药物的消除速率常数是从测定该药物的血药浓度并作血药浓度-时间曲线,确定其房室模型种类,按一定公式计算出来的。不同房室模型的药物消除速率常数的计算各不相同。

(1)一室(单室)模型的被动转运的药物消除速率常数的计算:一室模型的被动转运的药物消除如图2-6所示,其消除速率常数常用 k_{10} 或 k_e 表示。

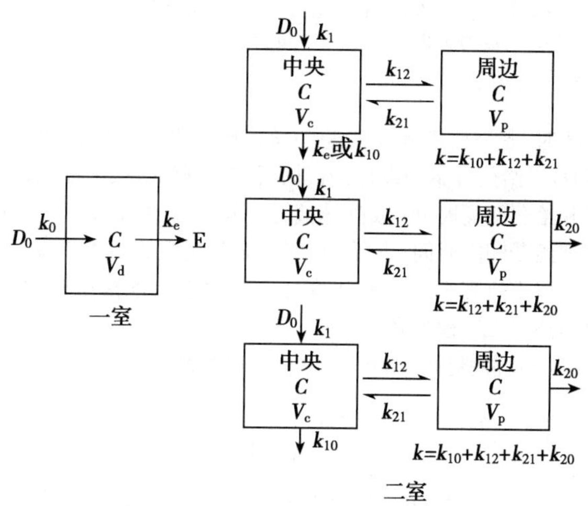

图2-6 一室和二室模型

其计算公式为

$$k_{10}(k_e)=\frac{(\log C_t-\log C_0)\times 2.303}{-t} \tag{2-7}$$

式(2-7)中,C_0 为原始血药浓度,C_t 为经过一定时间(t)后的血药浓度,t 为血药浓度由 C_0 变为 C_t 所经过的时间。

例如静脉注射某药物,其原始血药浓度为0.9mg%,经2小时后其血药浓度为0.7mg%,则其消除速率常数为:

$$k_{10}(k_e)=\frac{(\log 0.7-\log 0.9)\times 2.303}{-2}$$

$$=0.1256/\text{小时}(\text{或 } 0.1256\ \text{小时}^{-1})$$

(2)二室模型的被动转运的药物消除速率常数的计算:二室模型的药物消除如图2-6所示。各房室的消除速率常数常用 k_{12}、k_{21}、k_{10}、k_{20} 表示,计算方法同上,总消除速率常数(k)为各房室的消除速率常数之和。

2.2.2.5 半衰期

药物自体内消除半量(或药物浓度减少50%)所需的时间即为药物的半衰期(half life, $t_{1/2}$)。

一级动力学(一级速率)的半衰期可从药物血药浓度及消除速率常数计算:

$$\because \quad \log C_t=\log C_0-\frac{k}{2.303}t$$

$$\log C_t-\log C_0=-\frac{k}{2.303}t$$

$$\log\frac{C_t}{C_0}=-\frac{k}{2.303}t$$

如 t 为 $t_{1/2}$ 时,$\frac{C_t}{C_0}=0.5$

代入上式,$\log(0.5)=-\frac{k}{2.303}t_{1/2}$

$$t_{1/2}=\log(0.5)\times\frac{-2.303}{k}$$

$$=\frac{(-0.3010)\times(-2.303)}{k}=\frac{0.693}{k}$$

$$\therefore \quad t_{1/2}=\frac{0.693}{k}$$

零级动力学的半衰期则需用 $t_{1/2}=\frac{0.5C_0}{k_0}$ 公式计算,其中 k_0 为零级速率常数。

$t_{1/2}$ 是药物代谢动力学中很重要的、最基本的一个参数,它对制订给药方案和调整给药方案起着重要的作用。

(1)药物半衰期与其在体内蓄积量及其排泄量的关系如表2-2所示。

表2-2 药物半衰期与其在体内蓄积量及排泄量的关系

经过半衰期数	药物的排泄量	累加排泄*(或蓄积**)量
1	50%(100%×1/2)	50%
2	25%[100%×(1/2)^2]	75%[(50+100)×1/2]
3	12.5%[100%×(1/2)^3]	87.5%[(75+100)×1/2]
4	6.25%[100%×(1/2)^4]	93.8%[(87.5+100)×1/2]
5	3.13%[100%×(1/2)^5]	96.9%[(93.8+100)×1/2]
6	1.57%[100%×(1/2)^6]	98.5%[(96.9+100)×1/2]
7	0.79%[100%×(1/2)^7]	99.3%[(98.5+100)×1/2]

注:*一次给药后的排泄量的累加;**每隔一个半衰期给药一次后的蓄积量

(2)药物在血浆的坪值(或稳态血药浓度)和给药后到达坪值的时间:由于上述的关系,因此连续恒速滴注给药或按半衰期的间隔时间恒量给药，则须经过 4～5 个半衰期才能到达血浆坪值(药物的血浆浓度相对地稳定在一定的水平，称为稳态血药浓度 C_{ss})。C_{ss} 可分为 $\overline{C}_{ss}$(平均稳态血药浓度)、C_{ssmax}(稳态血药浓度峰值)及 C_{ssmin}(稳态血药浓度谷值)(见图 2-7)。增加用药量则只能增加血浆药物浓度，而不能加速到达坪值的时间。单位时间内用药量不变，只缩短给药间隔时间，只能减少血浆药物浓度的波动范围，也不能影响坪值和到达坪值的时间。如反复给药的间隔时间为一个半衰期，首次剂量加倍，则可迅速到达坪值(图 2-7)。

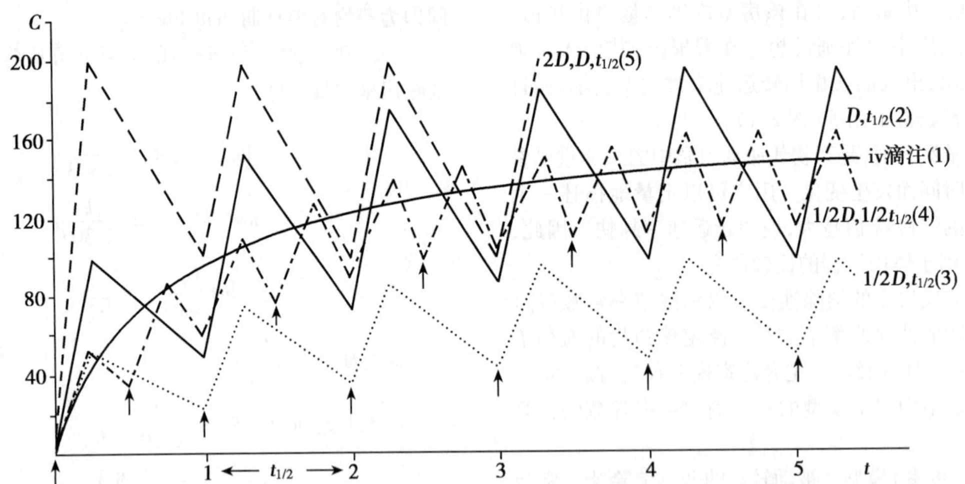

图 2-7　恒量、恒速(间隔)给药，到达稳态血药浓度(C_{ss})所需时间及稳态血药浓度高低和波动情况示意图

①剂量为 D，静脉滴注，到达 C_{ss} 需要 5～6 个 $t_{1/2}$；②剂量为 D，间隔时间为 1 个 $t_{1/2}$，到达 C_{ss} 需要 5～6 个 $t_{1/2}$；③剂量减少为 $1/2D$，间隔时间为 1 个 $t_{1/2}$，到达 C_{ss} 需要 5～6 个 $t_{1/2}$，但 C_{ss} 水平比②低；④剂量减少为 $1/2D$，间隔时间缩短为 1/2 个 $t_{1/2}$，到达 C_{ss} 仍需 5～6 个 $t_{1/2}$；但 C_{ss} 的波动比②小；⑤先给予负荷剂量 $2D$，再按间隔时为 1 个 $t_{1/2}$ 给予剂量 D，则即可达到 C_{ss}，但 C_{ss} 波动较大

(3) 肾功能衰退时给药方案的调整：一般情况下，药物的消除可有经肾及经肾外两个途径，因此，当肾衰竭、经肾的消除降至零时，药物仍可有经肾外的消除。肾功能衰退者，药物在其体内的 $t_{1/2}$ 也相应地延长，延长时间的多少与肌酐清除率有一定的关系。对肾功能衰退患者用药可按其肾功能(肌酐清除率)或药物在该患者的 $t_{1/2}$ 制订个体化的用药方案或调整给药方案。

2.2.2.6　生物利用度

生物利用度(bioavailability，F)是指药物剂型中能被吸收进入体循环的药物相对分量及速度，一般用吸收百分率或分数表示。《中国药典》中对于各种制剂的生物利用度均有规定，因此同一药物的制剂，由于各药厂的制造工艺不同、或同一药厂的生产批号不同的同一制剂，其生物利用度必须与《中国药典》的规定相一致。

2.2.2.7　一般药物的临床给药方案的设计和计算

研究药物代谢动力学的目的之一是根据药物的动力学参数及其方程式估算给药的适当剂量(D 或 X)、恰当的给药间隔时间(τ)以及在体内达到和维持平衡的稳态血药浓度(C_{ss})和时间，用以制订一般的给药方案。对具体的患者(个体化)制订给药方案时，则需考虑到该患者的具体情况(如肝、肾、心功能，有无酸、碱中毒，尿液 pH 等)加以调整。

但有些药物，例如抗菌药，由于它既是按一般药物的规律有其自身的药动学特点(参数)，但又有药物在体内产生抑菌或杀菌的作用(药效学)的特点，在制订抗菌药的给药方案时，既需要考虑其的药动学(PK)，也要考虑其药效学(PD)。给药方案的设计是根据所需达到的有效浓度制订剂量和给药间隔时间(或静脉滴注速度)，如可以固定剂量而调整给药间隔时间；也可固定给药间隔时间而调整剂量。

以下所列举的一些计算公式可用于一室模型药物，但也适用于二室模型者。

(1) 静脉滴注给药：一室模型静脉滴注公式：

$$k_0 = C_{ss} \cdot V_d \cdot k \text{ 或}$$
$$k_0 = C_{ss} \cdot \Delta' \cdot BW \cdot k \qquad (2\text{-}8)$$

式(2-8)中，k_0 为滴注速度；k 为消除速率常数；V_d 为表观分布容积；Δ' 为分布容积系数(V_d/体重)；BW 为体重(kg)。

例 1　以利多卡因静脉滴注治疗心律失常患者，期望能达到的稳态血药浓度为 3μg/ml，该患者体重 60kg，应该以什么滴注速度恒速滴注？利多卡因的 k=0.46/小时；V_d=100L(Δ'=1.7L/kg)。

计算：$k_0 = C_{ss} \cdot V_d \cdot k$=3μg/ml×100L×0.46/小时=3mg/L×100L×0.46/小时=138mg/小时=2.3mg/分钟。

例 2　上述患者，为了及早地使血药浓度达到稳态血药浓度，应先给予静脉注射负荷量多少？

静脉注射负荷量(D_0^*)=$C_{ss} \cdot V_c$，式中 V_c 为中央室表观分布容积，利多卡因的 V_c=30L。

计算：D_0^*=3μg/ml×30L=3mg/L×30L=90mg。

例 3　上述患者，如以 160mg/小时的速度滴注，要求达到血药浓度 3μg/ml,需持续滴注多少时间？利多卡因的 $t_{1/2}$ 为 1.5 小时。

$$按\ n(t_{1/2})=\frac{-2.303\cdot\log\left(1-\frac{C_{ss}\cdot V_d\cdot k}{k_0}\right)}{0.693}\ 计算$$

经过几个半衰期的滴注可达到稳态血药浓度。

$$n(t_{1/2})=\frac{-2.303\cdot\log\left(1-\frac{3\mu g/ml\times100L\times0.46/小时}{160mg/小时}\right)}{0.693}$$

$$=2.86$$

即经过 2.86 个半衰期。利多卡因的半衰期为 1.5 小时,所以需经过 1.5 小时×2.86 = 4.3 小时即可达到稳态血药浓度。

例 4 给患者静脉滴注羧苄西林,医生希望维持患者的血药浓度 15mg% 达 10 小时,需用药多少？该药的 $V_d=9L$, $t_{1/2}=1$ 小时。

$$计算:k_0=C_{ss}\cdot V_d\cdot\frac{0.693}{t_{1/2}}$$

$$k_0=15mg\%\times9L\times\frac{0.693}{1\ 小时}$$

$$=150mg/L\times9L\times0.693/小时$$

$$=935.55mg/小时$$

滴速为每小时 935.55mg,维持 10 小时则需用 9355.5mg(不包括从滴注开始至达到稳态血药浓度时所用的药量)。

(2) 口服给药:一室模型口服给药计算公式:

$$C=\frac{F\cdot X_0}{k\cdot V_\beta\cdot\tau}$$

$$\because\quad k=\frac{0.693}{t_{1/2}}$$

$$\therefore\quad C=\frac{1.44\cdot t_{1/2\beta}}{V_\beta}\cdot\frac{F\cdot X_0}{\tau}\qquad(2\text{-}9)$$

式(2-9)中,C 为血药浓度;F 为吸收率;V_β 为 β 相分布容积;X_0 为剂量;τ 为给药间隔时间;$t_{1/2\beta}$ 为 β 相半衰期;k 为消除速率常数。

例 1 给心律失常患者口服普鲁卡因胺,每 6 小时服药一次,期望其血药浓度达到 4μg/ml,问每次需服用多少？普鲁卡因胺的 $F=0.95$;$V_\beta=2L/kg$;$t_{1/2\beta}=3.5$ 小时;$k=0.198/$小时。

$$计算:C=\frac{1.44\cdot t_{1/2\beta}}{V_\beta}\cdot\frac{F\cdot X_0}{\tau},或\ C=\frac{F\cdot X_0}{k\cdot V_\beta\cdot\tau}$$

$$X_0=\frac{C\cdot V_\beta\cdot\tau}{1.44\cdot F\cdot t_{1/2\beta}}或\ X_0=\frac{C\cdot k\cdot V_\beta\cdot\tau}{F}$$

$$X_0=\frac{4\mu g/ml\times2L/kg\times6\ 小时}{1.44\times0.95\times3.5\ 小时}$$

$$=\frac{4mg/L\times2L/kg\times6\ 小时}{1.44\times0.95\times3.5\ 小时}=\frac{48mg/kg}{4.79}$$

$$=10mg/kg$$

$$或\ X_0=\frac{4\mu g/ml\times0.198/小时\times2L/kg\times6\ 小时}{0.95}$$

$$=\frac{9.504mg/kg}{0.95}$$

$$=10mg/kg$$

例 2 该患者体重 60kg,给予普鲁卡因胺片,每片 0.5g,每次 1 片,给药间隔时间应是多少？首次负荷剂量应给多少？

$$计算:\tau=\frac{F\cdot X_0\cdot1.44\cdot t_{1/2\beta}}{C\cdot V_\beta}或\ \tau=\frac{F\cdot X_0}{C\cdot k\cdot V_\beta}$$

$$\tau=\frac{0.95\times1.44\times3.5\ 小时}{4mg/L\times2L/kg}\times\frac{500mg}{60kg}$$

$$=\frac{2394mg\cdot 小时}{480mg}=4.99\ 小时$$

$$或\quad\tau=\frac{0.95\times500mg}{4mg/L\times0.198/小时\times2L/kg\times60kg}$$

$$=\frac{475mg}{95.04mg/小时}=4.99\ 小时$$

首次负荷剂量一般为维持量的一倍,负荷量应用 2 片。

(3) 肾功能低下(r.f.)者:按正常人的治疗方案进行调整剂量或给药间隔时间。部分药物在肾功能衰退时的 $k_{(r.f.)}$ 计算及 k 值,见表 2-3。

表 2-3 部分药物在肾功能衰退时的 $k_{(r.f.)}$ 计算及 k^{Δ} 值*

药名	$k_{(r.f.)}=a+b\times CL$		k^{Δ}	正常 $t_{1/2}$
	a	b	(小时$^{-1}$)	(小时)
乙酰地高辛	1	0.02	3	23
氨苄西林	11	0.59	70	1
羧苄西林	6	0.54	60	1.2
头孢噻吩	6	1.34	140	0.5
头孢噻啶	3	0.37	40	1.7
氯霉素	20	0.1	30	2.3
洋地黄毒苷	0.3	0.001	0.4	173
地高辛	0.8	0.009	1.7	41
多西环素	3	0	3	23
红霉素	13	0.37	50	1.4
庆大霉素	2	0.28	30	2.3
卡那霉素	1	0.24	25	2.75
林可霉素	6	0.09	15	4.6
甲氧西林	17	1.23	140	0.5
青霉素	3	1.37	140	0.5
苯唑西林	35	1.05	140	0.5
链霉素	1	0.26	27	2.6
四环素	0.8	0.072	8	8.7

注:本表摘自 Wagner JG: Fundamentals of Clinical Pharmacokinetics。

* 为了便于计算,本表中采用的 k^{Δ} 值较实际的药动学参数 k 值大 100 倍,例如氨苄西林的实际 k 值为 0.7 小时$^{-1}$

例 1 如上述患者肾功能低下，在该患者普鲁卡因胺的 $t_{1/2}$ 为 6 小时，如给药间隔时间不变，则应给予剂量多少？

计算公式：

$$X_{0(\text{r.f.})}=\frac{C\cdot V_{\beta}\cdot\tau}{1.44\cdot t_{½(\text{r.f.})}\cdot F}$$

$$=X_0\cdot\frac{k_{(\text{r.f.})}}{k}=\frac{t_{½}}{t_{½(\text{r.f.})}}\cdot X_0$$

$$X_{0(\text{r.f.})}=500\text{mg}\times\frac{3.5}{6}=292\text{mg}$$

例 2 对上述肾功能低下的患者应用普鲁卡因胺，如果给药剂量不变，则应将给药间隔时间改为多少？

计算公式：

$$\tau_{(\text{r.f.})}=\frac{F\cdot X_0\cdot 1.44\cdot t_{½(\text{r.f.})}}{C\cdot V_{\beta}}$$

$$=\tau\cdot\frac{k}{k_{(\text{r.f.})}}=\tau\cdot\frac{t_{½(\text{r.f.})}}{t_{½}}$$

$$\tau_{(\text{r.f.})}=4.99\text{ 小时}\times\frac{6}{3.5}=8.55\text{ 小时}$$

例 3 正常人应用庆大霉素为每 8 小时用 80mg。现有一肾功能低下患者，其肌酐清除率（CL）为 40ml/（min · 1.73m^2），如给药间隔时间不变，则剂量应调整为多少？

计算：

$$X_{0(\text{r.f.})}=X_0\cdot\frac{k_{(\text{r.f.})}}{k^{\Delta}}$$

$k_{(\text{r.f.})}=a+b\times\text{CL}$，其 a，b 值及本计算中的 k^{Δ} 值可查表（表 2-3，a 为肾外消除常数，b 为比例常数），如庆大霉素的 $a=2$，$b=0.28$，$k^{\Delta}=30$

$$X_{0(\text{r.f.})}=80\text{mg}\times\frac{(2+0.28\times40)}{30}=35.2\text{mg}$$

为了便于制订给药方案，一些药物的药物代谢动力学参数列于附录六，供参考。

2.2.2.8 体内药量的估计

一般可以采用药物代谢动力学的计算公式进行计算。下面介绍一种查表的方法。

（1）恒速恒量给药达稳态血药浓度后，不同时间的体存量或排泄量的估计：可以从表 2-4 查找，其中的 n 为达稳态血药浓度后的时间。

表 2-4 用药后在 $n/t_{1/2}$ 时的体存量（%）及排泄量（%）对照表

$n/t_{1/2}$	1/10	1/8	1/6	1/5	1/4	1/3	2/5	1/2	3/5	2/3	3/4	9/10	1	1.5	2	3	4
体存量（%）	93	92	89	87	84	79	76	71	66	63	59	54	50	35	25	12	6
排泄量（%）	7	8	11	13	16	21	24	29	34	37	41	46	50	65	75	88	94

例 1 给心功能不全患者（体重 60kg）应用洋地黄毒苷，给饱和量后，每日口服维持量一次，呈现较佳疗效，经血药浓度测定，其稳态血药浓度为 20ng/ml。此时，在每日给药前的体存量及排泄量各多少？如每日继续一次服用维持量 0.1mg 是否合适？洋地黄毒苷的 $t_{1/2}$ 为 120 小时；V_d 为 0.5L/kg；$F=0.9$。

达到稳态血药浓度时，体内的药物总量为（$C_{ss}\cdot V_d\cdot$ 体重）20ng/ml×0.5L/kg×60kg=0.6mg。

从表 2-4 查其 $n/t_{1/2}$ 为（24 小时/120 小时）1/5 的栏下得知其体存量为 87%或排泄量为 13%。故在第二次服药前（24 小时）的排泄量为 0.6mg×13% =0.078mg。

如按每日仅排出 0.078mg，但每日服用 0.1mg，可吸收入血 0.09mg（0.1mg×0.9），因此，服用 0.1mg 似乎稍大。

例 2 心功能不全患者按常规服用地高辛，到达稳态血药浓度后，每日服用一次地高辛，经过 6 小时、12 小时及 24 小时后，体存量各多少？地高辛的 $t_{1/2}$ 为 36 小时。

6 小时后的体存量，从表 2-4 中的 $n/t_{1/2}$ 为（6 小时/36 小时）1/6 栏下查得为 89%。同样，12 小时后的体存量（$n/t_{1/2}$=12 小时/36 小时=1/3）为 79%；24 小时后则为 63%。

（2）估计稳态血药浓度的峰值（C_{ssmax}）和谷值（C_{ssmin}）：在口服给药后，虽可达到稳态血药浓度，但实际上两次用药期间的浓度是有波动的，最高的为峰值，最低的为谷值。对于安全范围较小的药物，这两个值的距离与疗效和毒性反应的关系较大：峰值如高于有效浓度而接近毒性浓度或谷值低于有效浓度均属欠妥，因此需作出估计。其估计方法如下：

$$\text{稳态血药浓度的峰值}(C_{ssmax})=\frac{F\cdot D}{V_d}\cdot\text{累积系数}\tag{2-10}$$

式(2-10)中，累积系数可从表 2-5 查找，表中 τ 为给药间隔时间。

表 2-5 在 $\tau/t_{1/2}$ 时的累积系数

$\tau/t_{1/2}$	1/10	1/8	1/6	1/5	1/4	1/3	2/5	1/2	3/5	2/3	3/4	4/5	9/10	1	1.5	2
累积系数	14.9	12.1	9.17	7.73	6.29	4.85	4.13	3.41	2.94	2.70	2.47	2.35	2.17	2	1.55	1.33

稳态血药浓度的谷值（C_{ssmin}）= $C_{ssmax}\cdot n/t_{1/2}$ 时的体存量

式中，$n/t_{1/2}$ 可从表 2-4 中查找，其中 $n=\tau$。

例 给心功能不全患者口服地高辛，每日 1 次。为获得安全、有效的血药浓度 0.0005 ~ 0.002μg/ml，应服药量多少？按这一给药方法，其 C_{ssmax} 和 C_{ssmin} 各多少？地高辛的 $t_{1/2}$ 为36小时；$k=0.019$/小时；$V_d=350L$；$F=0.8$。

以平均稳态血药浓度（$\overline{C}_{ss}$）按公式 $\frac{D \cdot F}{\tau}=\overline{C}_{ss} \cdot V_d \cdot k$，求剂量（$D$）。

$$\overline{C}_{ss}=(0.0005\mu g/ml+0.002\mu g/ml)\div 2$$
$$=0.00125\mu g/ml$$
$$D=0.254mg$$

从表2-5中的 $\tau/t_{1/2}$ 为（24小时/36小时）2/3栏下查到累积系数为2.7。

$$C_{ssmax}=\frac{0.8\times 0.254mg}{350L}\times 2.7=0.0016\mu g/ml$$

从表2-4中 $n(\tau)/t_{1/2}$ 为（24小时/36小时）2/3栏下查到该时的体存量为63%。

$$C_{ssmin}=0.0016\mu g/ml\times 0.63=0.001\mu g/ml$$

因此，每日口服地高辛0.254mg，C_{ssmax} 未超过安全有效血药浓度的高限，C_{ssmin} 不低于其低限。

2.2.2.9 口服负荷剂量（D_L）的计算

为了迅速达到稳态血药浓度，可在首次剂量给予负荷剂量。一般情况下，如服药间隔时间（τ）与药物的 $t_{1/2}$ 相近，则首次剂量可按常量加倍；如相差稍大，可按下列公式计算：

$D_L=D\times$ 累积系数，式中累积系数可从表2-5中查找。或

$$D_L=\frac{C_{ssmax} \cdot V_d}{F}$$

例 给心律失常患者口服普鲁卡因胺，为达到稳态血药浓度4～8μg/ml，每5小时给药一次，应服用药物多少？为迅速达到稳态血药浓度，可给负荷剂量多少？普鲁卡因胺的 $t_{1/2}$ 为3.5小时；$k=0.198$/小时；$V_d=120L$；$F=0.95$。

按其 $\overline{C}_{ss}$ 为6μg/ml计算，应每次口服0.75g。从表2-5查得其累积系数约1.6。因此

$$D_L=0.75g\times 1.6=1.2g$$

按每次0.75g，每5小时服药一次，可求得其 C_{ssmax} 为9.5μg/ml。因此

$$D_L=\frac{9.5\mu g/ml\times 120L}{0.95}=1.2g$$

2.2.2.10 抗菌药给药方案的设计原理

对于抗菌药的临床用药方案的设计，由于其中涉及药物对病原菌的作用的问题，不能单纯从药物在人体的PK就可以进行，需要加入抗菌药对于病原菌作用的参数，即采用“PK/PD”结合的特定模型来设计。

抗菌药病原菌的抑制或杀灭的作用的最基本的PD参数是最低抑菌浓度（MIC）、最低杀菌浓度（MBC）和半数抑菌浓度（MIC_{50}）等。

也就是说，一般的药物对机体的作用持续时间与药物在体内存在的时间是高度相关的：血中的药物浓度降到低于有效浓度时可能就失效了，所以就可以根据这个时间（作为给药间隔时间）来补充。

但是还有一些药物（特别是抗菌药）的作用持续时间与药物在体内存在的时间相关性不大，而是取决（依赖）于抗菌药对病原菌作用的持续时间，即与血药浓度的下降关系不大，故这一现象又称为抗菌药的后效应（PAE），是指当药物浓度消失后、病原菌的生长仍然在一段时间内持续被抑制）。对于这些药物就需要采用“PK/PD”结合的特定模型来设计给药方案。

因此，抗菌药也就被分为“时间依赖性的”（多数β-内酰胺类、大环内酯类等）和“浓度依赖性的”（氨基糖苷类、氟喹诺酮类、两性霉素B、甲硝唑等）两类。但也有少数药物主要是时间依赖性的，同时也具有一定的浓度依赖性。

（金有豫）

第3章 合理使用药物

3.1 概述

合理使用药物一直是全世界关注的问题，因为药物的不合理使用不但是惊人的药物资源的浪费，而且更为关键的是还会引发因药物不良反应而带来的严重危害。

为此，世界卫生组织建议将合理使用药物作为国家药物政策的组成部分之一，并且科学地和较全面地提出合理使用药物的定义：患者能得到适合于他们的临床需要和符合他们个体需要的药品以及正确的用药方法（剂量、给药间隔时间和疗程）；这些药物必须质量可靠，可获得，而且可负担得起，对患者和社会的费用最低。

因此，合理使用药物不仅需要以药理学的基本理论指导，还需要遵照国家的有关规定（例如国家基本药物目录、治疗指南和临床路径等），对患者选择最佳的药品及其制剂，以及制定和调整适当的治疗方案。

3.1.1 合理选药

选择药物时，除了应该针对患者疾病的病理生理学选用药物作对症治疗或对因治疗，或两者结合起来考虑外（如对于过敏性休克宜采用具有收缩血管作用和舒张支气管作用的肾上腺素抢救，而对由于微循环障碍引起的感染中毒性休克，除解除休克状态外，还应选用相应的抗菌药进行对因治疗），还应该考虑患者是否属于特殊人群（如老人、妊娠期妇女等）和其机体功能（如肝、肾等）状态。

除了药物品种，制剂的选择也需要考虑。药物的制剂可因其制造工艺不同而影响其生物利用度，片剂的崩解度、溶出度等，也是重要的因素，它们均可影响疗效。

3.1.2 合理用药

在选择了最合适的药物之后，就要根据药动学的特点以及患者的机体情况制定给药方案，包括给药剂量、给药途径、给药间隔时间及疗程等；有时还需根据药动学参数来制定。在用药过程中需根据患者的情况进行调整。

药物的剂量是指用药量。剂量不同，机体对药物的反应程度不同，即药物的效应也不一样。如果剂量过小，就不会产生任何效应。将剂量加大至药物效应开始出现时，这一剂量称为阈剂量或最小有效量。比最小有效量大，并对机体产生明显效应，但不引起毒性反应的剂量，称为有效量或治疗量。引起毒性反应的剂量，称为中毒量。引起毒性反应的最小剂量称为最小中毒量。比中毒量大、能引起死亡的剂量称为致死量。

药物的治疗量或常用量，在国家有关文件中都有明确规定（如药品说明书等）。极量虽比治疗量大，但比最小中毒量要小。因此，极量对于大多数人并不引起毒性反应，但由于个体差异或对药物的敏感性不同，对个别患者也有引起毒性反应的可能。因此，除非在必要情况下，一般不采用极量，更不应该超过极量。

给药途径不同，可因其吸收、分布、代谢、排泄的不同而使药物的效应强弱不同，甚至可改变药理作用，如硫酸镁，深部肌内注射可产生中枢抑制，静脉给药治疗中重度妊娠高血压症、先兆子痫和子痫，而口服可导泻，外用则消肿。临床上主要依据病情和药物的特点决定给药途径。

给药间隔时间对于维持稳定的有效血药浓度甚为重要，如不按规定的间隔时间用药，可使血药浓度发生很大的波动，过高时可发生毒性反应，过低时则无效。尤其是在应用抗菌药治疗感染性疾病时更为重要，因为血药浓度在有效和无效浓度之间的波动，可导致细菌产生抗药性。按照药动学的规律，给药间隔时间、药物剂量和稳态血药浓度之间有一定的关系，因此，在实际应用药物时需按规定的间隔时间给药。

给药持续时间（疗程）可根据疾病及病情而定。一般情况下，在症状消失后即可停止用药，但在应用抗菌药治疗某些感染性疾病时，为了巩固疗效和避免耐药性的产生，在症状消失后尚需再应用一段时间的药物。对于某些慢性疾病，需长期用药，为了减少不良反应的发生，需按疗程规定用药。有的药物（如肾上腺皮质激素）在长期用药后需要停药时，不得突然停止，否则可导致症状加剧，又称“反跳”。

至于餐前还是餐后服药，则需从药物的性质和吸收、药物对胃的刺激、患者的耐受能力和需要药物发挥作用的时间等方面来考虑。易受胃酸影响的药物宜餐前服，对胃有刺激者则宜餐后服；又如糖尿病患者，应用短效胰岛素应在餐前15分钟注射，而用中效胰岛素时可在餐前30分钟注射。对于一些受昼夜节律影响的药物，则应按其节律规定用药时间，例如长期应用肾上腺皮质激素时可于早晨给药。

3.1.3 治疗药物监测与合理用药

治疗药物监测（therapeutic drug monitoring，TDM）是以药动学原理为指导，分析测定药物在血液（或体液）中的浓度，用以评价疗效或确定给药方案，使给药方案个体化，以提高药物治疗水平，达到临床安全、有效、合理地用药。尽管分析技术发展很快，但并非所有的药物都能够或需要监测血药浓度。如血药浓度和疗效相关性不好的药物、安全范围宽的药物、以及疗效显而易见的药物就不需要监测。有些由于技术条件还不能达到监测的需要。目前进行TDM的包括：血药浓度与药效关系密切的药物；治疗指数低、毒性反应强的药物，如茶碱、氨基苷类抗生素、抗癫痫药、甲氨蝶呤、锂盐等；具有非线性动力学特性的药物。这些药物用到某一剂量，体内药物代谢酶或转运载体发生了饱和，出现了一级和零级动力学的混合过程，此时剂量稍有增加，血药浓度便急骤上升，$t_{1/2}$明显延长，而产生中毒症状，此类药物如苯妥英钠、普萘洛尔等；药物的毒性反应与疾病的症状难以区分时，是因为给药剂量不足，还是因为过量中毒，如地高辛等；治疗如果失败会带来严重后果，如环孢素、他克莫司等；患有心、肝、肾和胃肠道等脏器疾患，可明显影响药物的吸收、分布、代谢和排泄的体内过程时，血药浓度变动大，需要进行监测。

3.1.4 药品不良反应

药品的不良反应是指在按规定剂量正常应用药品的过程中产生的有害而非所期望的、与药品应用有因果关系的反应。包括副作用、变态反应、毒性反应、药物的“三致”（致畸、致癌、致突变）、菌群失调、药物依赖性等，均属药品不良反应。分A、B两种类型。①A型不良反应是由药物固有作用的增强和继续发展的结果，具有可预测的特点，亦即一种药物在通常剂量下已知药理效应的表现。A型反应与剂量有关，发生率高，但病死率低，而且时间关系明确。②B型不良反应：这是与药物固有的药理作用完全无关的异常反应，而与人体的特异体质有关。常为免疫学或遗传学的反应，与剂量无关，且难预测；发生率低而病死率高。如过敏反应（如休克）等。

大多数药物都或多或少地有一些不良反应，特别是在长期使用以后或用量较大时，更容易在患者身上出现不良反应。即使像阿司匹林这样一般公认为比较安全的常用药物，久服也可诱发胃溃疡，或使胃溃疡恶化，导致胃溃疡出血和穿孔；长期服用还可引起缺铁性贫血，在少数患者可引起巨幼细胞贫血以及粒细胞减少、血小板减少；国内曾有1例因服用后引起血小板减少性紫癜而致死的报道；阿司匹林和其他水杨酸类药物偶可产生耳鸣、耳聋或眩晕以及急性肾小球坏死、肾乳头坏死、肾炎、血尿、蛋白尿、管型尿等；对特异质患者，小剂量亦可引起荨麻疹、血管神经性水肿、哮喘等反应。又如枸橼酸哌嗪是一种家庭普遍应用、毒性较小的驱虫药，但据报道，服量稍大也会产生头昏、头痛、恶心、呕吐、腹泻等症状。

一些新药，由于上市前病例数少，临床应用经验不足，存在局限性。因此新药上市后的安全性监测与再评价尤其重要。例如20世纪50年代在西欧市场上出售的新药沙利度胺作为镇吐药广泛应用于妊娠反应，引起8000多例畸形胎儿的悲惨后果，它至今仍用于预防和缓解麻风反应症状，与抗麻风药合用以减少反应或减轻反应程度，但禁用于妊娠早期。在日本，由于长期连续服用氯碘羟喹（加入成药中广泛出售），造成万余人患亚急性脊髓视神经炎的严重药害。国内一度曾应用呋喃西林内服治疗细菌性痢疾，临床陆续发现其毒性反应颇为严重，特别是多发性周围神经炎，在一组200例的报告中竟有6例出现，且此种中毒症状长久不易消除，因此禁用于内服。特别是新药的上市及上市后的管理问题值得注意，例如某些选择性环氧酶抑制药和抗糖尿病药的新药上市后发生过的一些争论，要求医生在使用新药时必须充分掌握有关资料，十分慎重地用药，并应密切观察患者用药以后的情况，尽量避免引起不良后果。对于宣传、推广新药，也必须持慎重的态度。

3.1.5 药物经济学与合理用药

药物经济学理论作为评价合理用药的方法，从药物成本和治疗效果两个角度出发，在较好疗效的基础上，降低用药成本，选出最佳的治疗方案。药物经济学（PE）评价是一种决策的方法，可以是前瞻性，也可以是回顾性的，需要有PE评价的指标来指导。成本与结果是药物经济学研究的两大最基本要素，药物经济学最常用的评价方法有4种：最小成本分析（cost-minimization analysis，CMA）、成本-效果分析（cost-effectiveness analysis，CEA）、成本-效益分析（cost-benefit analysis，CBA）、成本-效用分析（cost-utility analysis，CUA）。

医务人员在分析对比不同治疗方案、研究药学服务的经济价值、药事管理乃至新药研发中都可以利用药物经济学评价，从多角度综合考虑。

3.1.6 药物依从性与合理用药

药物依从性是指患者用药与医嘱的一致性，而从药物治疗的角度，药物依从性是指患者对药物治疗方案的执行程度。任何药物应用到患者身上时，均有一定的剂量、恰当的用药时间和次数、正确的给药途径、空腹或餐后服用和规定的疗程等一系列的要求。如果因为种种原因，患者在这一过程中任一方面上偏离了治疗方案的用药要求，都会导致不同程度的不依从性，从而影响治疗效果，而且可能会造成不良反应增加（尤其是擅自增加药物剂量或用药次数时），药效减弱或丧失（当用药剂量不足或减少用药次数时），从而使患者的病程延长，病情加重，甚至导致严重的药源性疾病。依从性下降的原因可包括治疗方案因素、患者因素和医务人员因素。

疾病的治疗需要医患双方的共同参与及配合，提高患者药物依从性需要医师、药师、护士和患者的共同合作才能有效地完成。优化药物治疗方案、规范调剂服务、加强对患者的用药指导、采取督导和提醒等措施可以有效提高患者依从性。

3.1.7 影响药效学或药动学的因素

药物有其固有的药效学或药动学特点，但也可因患者的个体、病原体，甚至环境条件、联合用药等因素而影响其效应，或使效应增强，或使效应减弱，甚至发生质的改变而使不良反应、毒性增强。因此，在用药时除根据药物的药理作用考虑以外，还应掌握诸多影响因素，以便更全面地合理使用药物。

这些因素可来自机体和药物两个方面，前者可表现为药物效应在量的方面，甚至质的方面的差异，后者主要表现为药物效应的增强或减弱。

3.1.7.1 机体方面的因素

机体方面的诸因素，如年龄、性别、精神状态、病理状态、遗传等可使药物效应发生差异，效应的差异可表现在不同的个体或同一个体的不同状态。这种差异可能由于作用部位的药物浓度不同所引起，也可能由于浓度相同但生理反应性不同所致。前者常称为药动学性（吸收、分布、代谢、排泄）差异，后者称为药效学性差异。发生差异的原因是多方面的。效应的差异在大多数情况下表现为效应的强弱或维持时间的不同，少数情况下，也可表现为质的不同，通常称为特异质反应。

年龄因素：许多生理功能、体液与体重的比例、血浆蛋白质的含量等可因年龄而异，主要表现在小儿和老人方面。小儿正处在全身各器官发育期间，如肝、肾、中枢神经系统的发育尚未完全，而使通过肝灭活、肾排泄的药物受影响，以致产生不良反应或毒性。老年人因器官功能日益衰退，亦可影响药物的代谢动力学产生血药浓度过高或作用持续时间过久。老年人用药依从性的原因，也会影响药物疗效和用药安全性。

性别因素：性别对药物的敏感方面差异并不显著，但由于男女的生理功能不同，如女性患者在月经、妊娠、分娩、哺乳期，用药就应注意。一般认为，月经期和妊娠期子宫对泻药和其他强烈刺激性药物比较敏感，有引起月经过多、流产、早产的危险。对妊娠和哺乳期的妇女，有些药物有可能通过胎盘进入胎儿，或经乳汁排出被乳儿摄入体内，引起中毒。还有一些药物可致畸胎或影响胎儿发育，故在妊娠期间用药应更慎重。精神因素：医护人员的语言、态度及患者的乐观或悲观情绪均可影响药物的疗效。安慰剂（指无药理活性的物质）对一些慢性疾病，如高血压、心绞痛、神经官能症等能产生一定的疗效，就是精神因素的影响。这方面的因素影响甚大，不可忽视。

病理状态：疾病可通过机体对于药物的敏感性的改变，以及通过药物在体内过程的改变，而影响药物的效应。如中枢神经受抑制时，可耐受较大剂量的中枢兴奋药，中枢神经兴奋时也可耐受较大剂量的中枢抑制药，如巴比妥类中毒时虽用大量中枢兴奋药也不易引起惊厥；而处于惊厥状态时则需要较大剂量的苯巴比妥才能对抗。某些慢性疾病引起的低蛋白血症会使奎尼丁、地高辛、苯妥英钠的游离型药物增多而作用加强或不良反应增多；肝功能不全可能使药物消除减少、血浆 $t_{1/2}$ 延长，如可使地西泮的 $t_{1/2}$ 由 46 小时延长到 106 小时；肾功能不全时，经肾排泄的药物，如青霉素、四环素、氯霉素等的排泄速率减慢，$t_{1/2}$ 延长。

遗传因素：药物效应的差异有些是由遗传因素对药动学或药效学的影响所致。遗传的基因组成差别构成了人对药物反应性的差异。遗传药理学就是研究机体遗传因素对药物反应的影响的学科。药动学个体差异的主要原因来自遗传因素，遗传因素对药动学的影响必然表现在药物作用强度和不良反应的差异。如双香豆素的血浆 $t_{1/2}$，在一卵双生个体之间相差无几，而在二卵双生个体之间可相差几倍。许多药物通过各种酶如 P-450、过氧化氢酶、单胺氧化酶、假胆碱酯酶、肝乙酰基转移酶等的转化而消除，因而遗传因素可影响这些酶对药物的转化。如在人群中有快乙酰化型和慢乙酰化型，在服用同样剂量的异烟肼后，前者的血药浓度较低、$t_{1/2}$ 较短，因而其多发性外周神经炎的发生率也较少；遗传性假胆碱酯酶缺陷的患者，应用常量的琥珀胆碱后作用持续时间可延长数十倍，且易中毒。遗传因素在不影响血药浓度的条件下也可因受体异常、组织细胞代谢障碍、解剖学异常而影响机体对药物起反应的差异。如华法林耐受者肝中维生素 K 环氧化物还原酶的受体与华法林亲和力降低而使药效降低；葡萄糖-6-磷酸脱氢酶（G-6-PD）缺陷者由于酶的缺乏以致在服用伯氨喹、阿司匹林、对乙酰氨基酚及磺胺类时易致变性血红蛋白性或溶血性贫血。

昼夜节律：以一定时间周期进行节律性的活动是生物界的一种普遍现象。在生物活动的时间节律周期中研究最多的是昼夜节律，即生物活动以近似 24 小时为周期的节律性变化。如体温、血压、肾上腺皮质激素的分泌及尿钾的排泄等。时辰药理学就是研究药物作用和体内过程的昼夜节律。例如人的肾上腺皮质激素分泌高峰出现在清晨；血浆皮质激素浓度在上午 8 时左右最高，其后血浆浓度逐渐下降，直到午夜零点降到最低值。因此，临床上根据这种节律应用皮质激素，可提高疗效，减少不良反应。再如高血压的治疗要根据患者的夜间高负荷血压或凌晨血压增高的不同而在不同时间给药。排泄速度也有昼夜节律，例如，水杨酸钠在上午给药排泄最慢，下午给药排泄最快。

3.1.7.2　药物方面的因素

药物的剂量、剂型、药物的相互作用、长期应用药物等均可影响药物的效应。前二者在“3.1.1 合理选药”已有叙述；药物的相互作用详见下文“3.3 药物相互作用”。此处仅就长期用药的影响进行讨论。

习惯性与成瘾性：均为连续用药引起的机体对药物的依赖性，连续用药后患者对药物产生精神上的依赖，称为习惯性，如果已经产生了躯体性依赖，一旦停药会产生戒断综合征，则称为成瘾性。

耐受性：连续用药后产生的药物反应性降低，叫作耐受性。药物长期用药后产生的耐受现象，是为后天耐受性；而某些人在第一次用药时就出现耐受现象，是为先天耐受性。在长期应用化疗药物后病原体（微生物或原虫）对药物产生的耐受性称为耐药性或抗药性。这是化学治疗中普遍存在的严重问题，应予重视。

撤药症状：某些药物长期用药后，机体对药物的敏感性产生变化，例如以普萘洛尔治疗高血压，突然停药可出现撤药症状。

3.2　特殊人群用药

特殊人群（special population）是指儿童、老年人及妊娠期妇女等。与一般人群相比，他们在药效学、药动学及临床用药方面存在特殊性，制定用药方案时应予关注。

3.2.1　儿童用药

儿童处于生长发育阶段，各年龄段体内的生理生化过程也有所不同，主要表现为生理性免疫力低下；新生儿食管下端贲门括约肌发育不成熟，控制能力差，常发生胃食管反流；新陈代谢旺盛，心率快；肾储备能力，肝功能持续发育，调节机制不完善等。因此药物在小儿体内的吸收、分布、代谢及排泄过程与成人有很大区别。

3.2.1.1　儿童药动学特点

1. 吸收　婴幼儿胃酸较低或缺乏，刚出生的新生儿由于胃中有碱性的羊水，胃内呈中性，出生后胃液 pH 逐渐降低，直到2～3岁才稳定在成人水平。因此，对酸不稳定的药物在婴幼儿时口服生物利用度高，如氨苄西林、阿莫西林等。新生儿胆汁分泌较少，脂肪消化能力不足，脂溶性维生素吸收较差。新生儿皮下脂肪少，不适合采用皮下注射给药。婴幼儿肌肉群小，当休克、心力衰竭等情况下肌内注射时，药物吸收慢而不规则；疾病情况改善后，因血流灌注增多，药物吸收呈迅速增加，血药浓度和毒副作用延长或增强。因此新生儿、婴幼儿如需注射，应以静脉给药途径为首选。新生儿及婴幼儿皮肤黏膜给药，因其皮肤角质层薄，药物较易经皮肤吸收，如外用硼酸粉可致毒性反应，有致死的报道。

2. 分布　新生儿和婴幼儿体液含量大，脂肪含量低而影响药物分布。脂肪含量少，使脂溶性药物分布容积降低，血浆中药物浓度升高，这是新生儿易致药物中毒的原因之一。药物与血浆蛋白的结合是影响药物作用的重要因素。小儿体内药物与血浆蛋白结合率比成人低，易产生过高的游离血药浓度，药物易进入组织细胞，药效加强并引起不良反应。另一方面，药物与胆红素竞争血浆蛋白结合位点可使游离胆红素浓度增高，引发黄疸，故1周内新生儿禁用磺胺类药物。小儿血脑屏障发育不完善，一些药物容易透过血脑屏障在脑组织中蓄积引起神经系统反应。如儿童注射头孢哌酮/舒巴坦可引起烦躁不安等精神症状。

3. 代谢　肝、肾是药物的主要代谢器官，由于婴幼儿的肝细胞酶系统发育尚未成熟，在酶参与下的氧化、还原、水解、结合反应能力弱，药物代谢缓慢、血中半衰期延长。如氯霉素等药物。

4. 排泄　婴幼儿的肾小球、肾小管的功能均未成熟，肾小球滤过率较低，肾小管重吸收、排泄、浓缩和稀释功能也较低，如以内源性肌肝清除率表示，每单位体表面积的肾小球滤过率仅为成人的30%～40%。

3.2.1.2　儿童给药剂量

小儿用药剂量比成人少，一般可根据年龄按成人剂量折算；对毒性较大的药物，应按体重计算，有的按体表面积计算。

1. 根据年龄折算：见表3-1。

表3-1　儿童用药剂量折算表

年龄	按年龄折算剂量（折合成人剂量）	按年龄推算体重（kg）
新生儿	1/10～1/8	2～4
6个月	1/8～1/6	4～7
4岁	1/3	1周岁以上体重可按下式计算：实足年龄×2+8=体重（kg）
8岁	1/2	
12岁	2/3	

2. 小儿剂量还可按年龄用下列公式求得

1岁以内用量=0.01×（月龄+3）×成人剂量

1岁以上用量=0.05×（年龄+2）×成人剂量

3. 根据体重计算　小儿用量=小儿体重×成人剂量÷60。小儿体重的推算见表3-1。此法简便易行，但年幼者求得的剂量偏低，年长儿求得的剂量偏高，应根据临床经验作适当增减。

4. 根据体表面积计算　根据体表面积计算用量比较合理，可避免按体重计算的缺点。用体表每平方米表达药量，适合于各年龄小儿，同样也适合于成人。

（1）体重30kg以下的小儿：小儿体表面积=体重×0.035+0.1，小儿用量=成人剂量×某体重小儿体表面积÷1.7，其中1.7为成人（70kg）的体表面积。

（2）体重30kg以上的儿童的体表面积，按下法推算，即体重每增加5kg，体表面积增加0.1m^2，如：35kg体表面积为1.1+0.1=1.2，40kg为1.3，45kg为1.4……但60kg则为1.6m^2，70kg为1.7m^2。

3.2.1.3　儿童合理用药注意事项

1. 优化给药途径　给药途径由病情轻重缓急、用药目的及药物本身性质决定。正确的给药途径对保证药物的吸收并发挥作用，至关重要。一般来说：①能口服或经鼻饲给药的小儿，经肠胃给药安全。有些药物如地高辛，口服较肌内注射吸收快，应引起注意。②皮下注射给药可损害周围组织且吸收不良，不适用于新生儿。③地西泮溶液直肠灌注比肌内注射吸收快，因而更适于迅速控制小儿惊厥。④由于儿童皮肤结构不同于成人，皮肤黏膜用药很容易被吸收，甚至可引起中毒，外用给药时应注意。

2. 减少和避免用药差错　用药差错可以发生在药物治疗中的多个环节，主要发生差错的环节包括：①用错患者；②用错药物；③用错剂量；④用错给药途径；⑤用错给药时间。由于医疗水平、管理制度的漏洞和医务人员及监护人个人疏漏导致的用药差错，对于儿童药物治疗的安全性可产生重大影响。

3.2.2　老年人用药

老年人因多病，治疗时应用药物的品种也较多，约有1/4老年患者同时用药4～6种，药物相互作用造成不良反应发生率增加（约15%），且其发生率与用药品种数成正比。不少药物在老年人比在青年人（指30岁以下）更易引起不良反应。因此老年人合理用药是药物治疗学重要问题之一。

3.2.2.1　老年人药动学特点

1. 吸收　口服药物经胃肠道的吸收多属被动转运，非解离型药物易被吸收而解离型不易被吸收，由于胃液的pH对弱酸或弱碱药物的解离度有一定的影响，因而可影响其吸收。在肠道吸收的药物，可受胃排空速度及肠蠕动的影响。此外，肠道血流量也可影响药物的吸收。老年人与青年人相比，其胃酸分泌减少，胃排空时间延长，肠蠕动减弱，血流量减少。老年人的这些变化，虽可影响药物的吸收，但经研究表明，大多数药物在老年人无论其吸收速率或吸收量方面，与青年人并无显著差异。需在胃的酸性环境水解而生效的前体药物，在老年人缺乏胃酸时，则其生物利用度大大降低。

2. 分布　影响药物在体内分布的因素有：血流量、机体的组分、体液的pH、药物与血浆蛋白的结合及药物与组织的结合等。在血流量方面，人的心排血量在30岁以后每年递减1%，血流量的减少可影响药物到达组织器官的浓度，因而有可能影响药物的效应，但这一因素与其他因素相比，不居重要地位。体液总量随年龄增大而减少，但减少的是细胞内液（它反映了功能细胞的减少），而细胞外液量并无改变，因而对药物的分布影响不大。30岁时，机体的非脂肪成分体重达峰值，随后则依年龄的增长而降低。在男性，30～50岁之间每年递减0.12kg，50岁以后，每年递减0.45kg，但脂肪成分体重在30岁以后则逐年递增。在女性，非脂肪成分体重的变化不像男性那么大，30岁以后每年递减0.2kg，但脂肪成分体重的增加却比男性明显。故在脂肪分布的药物，对女性老年人有特殊的意义，如地西泮在老年人的分布与性别就有很大的关系。

老年人血浆蛋白含量随年龄增长而有所降低，视营养状态、膳食及疾病状态而定。总体上对老年人，药物与血浆蛋白的结合率变化不大。在老年人单独应用血浆蛋白结合率高的药物时，血浆蛋白含量的降低对于该药在血浆中游离药物浓度的影响并不明显，而在同时应用几种药物时，由于竞争性结合，则对游离药物的血浆浓度影响较大。虽然在青年人也会有这种影响，但在老年人这种变化更大。例如未结合的水杨酸盐浓度，在未服用其他药物的老年人，占血浆总浓度的30%，而在同服其他药物的老年人则可增高至50%。药物在老年人的表观分布容积（V_d）可能因上述各因素而稍有变化。

3. 代谢　肝脏对药物的代谢具有重要的作用。老年人肝血流量减少，是使药物代谢降低的一个因素。25岁以后，肝血流量每年递减0.5%～1.5%，65岁老年人的肝血流量仅及青年人的40%～50%，90岁者则仅及30%。也有报道，20岁以后肝血流量每10年减少6%～7%。至于肝药酶（P-450）活性的变化，实验研究表明，在老年动物其活性随年龄的增长而下降，但在人尚缺乏直接的资料。在临床用药中，发现有些药物（特别是具有首关效应的药物）在肝脏的代谢受年龄的影响较大，但是，要提出它与年龄的关系却十分困难，因为对于肝脏代谢药物的功能，缺乏像肾功能那样（如肌酐清除率或肾小球滤过率等）的指标。虽然有人以安替比林的代谢（它可分布于全身体液，不与血浆蛋白结合，而完全经肝氧化清除）来反映肝药酶的活性，但影响安替比林代谢的因素很多，因此用它作为指标说明肝功能，其可靠性稍差。另外，老年人的功能性肝细胞减少，对药物的代谢也有一定影响。由上所述，给老年人应用被肝代谢的药物如氯霉素、利多卡因、普萘洛尔、洋地黄毒苷等时，可导致血药浓度增高或消除延缓而出现更多的不良反应，故需适当调整剂量。在给老年人应用某些需经肝脏代谢后才具有活性的药物时（如可的松在肝转化为氢化可的松而起作用），更应考虑上述特点而选用适当的药物（应使用氢化可的松而不用可的松）。

4. 排泄　肾脏是药物排泄的重要器官，老年人的肾脏组织、肾血流量、肾小球滤过率、肾小管分泌功能等变化均可影响药物的排泄，从而影响药物在体内的浓度和机体消除药物的时间。药动学在老年人用药的影响方面，排泄是较重要的因素。肾脏的重量在40～80岁之间要减少10%～20%，主要是由于肾单位的数量和大小减少了，如肾小球表面积减少，近曲小管长度及容量均下降。肾血流量，在40岁前无大变化，40岁以后每年递减1.5%～1.9%，65岁老年人的肾血流量仅及青年人的40%～50%。肾小球滤过率在50～90岁间可下降50%。肾小管分泌功能，以碘奥酮测定的结果表明，在30岁时为每分钟360mg/1.73m^2，而90岁则为每分钟220mg/1.73m^2。

老年人肾脏发生的上述巨大变化，大大地影响药物自肾脏的排泄，使药物的血浆浓度增高或延缓药物自机体的消除，$t_{1/2}$延长，从而老年人更易发生不良反应。因此，给老年人用药时，要根据其肾功能（肾清除率）调整用药剂量或调整给药的间隔时间。

3.2.2.2　老年人合理用药注意事项

1. 明确用药目的，严格掌握适应证　老年人用药原则是用最少药物和最低有效量治疗。如对便秘的老年人，有时只需调节生活习惯，增加活动和纤维素摄入，培养排便习惯，而不必长期使用缓泻药；又如对失眠、多梦的老年人，晚间节制烟酒、咖啡等其他精神兴奋因素，而不必应用中枢抑制药物。老年人应用某些药物时，不良反应更为常见，应用时应慎重或减量，如氟喹诺酮类药物易引起老年患者出现精神症状。

2. 给药方案个体化，必要时进行 TDM　许多药物在老年人体内半衰期延长。经肾排泄的药物可按肌酐清除率计算用药剂量；使用治疗窗窄的药物应积极进行血药浓度监测，避免药物中毒，如地高辛、万古霉素等。

3. 使用风险筛查工具，优化药物治疗方案　潜在不适当用药（potentially inappropriate medication，PIM）是指应用药物的潜在不良风险可能超过预期获益，是一类高风险药物。目前，国际上广泛应用 Beers 标准和老年人不适当处方筛查工具/老年人处方遗漏筛查工具（STOPP/START）针对老年人潜在不适当用药进行筛查。我国于 2017 年发布了《中国老年人潜在不适当用药判断标准》（附录三）《中国老年人疾病状态下潜在不适当用药判断标准》（附录四），较国外同类标准，更加关注我国实际用药情况。临床可使用本标准帮助识别老年患者用药方案中的风险，实用性和参考性强。

3.2.3　妊娠期妇女用药

妊娠期妇女服药率较高，据统计，妊娠期妇女在妊娠期间曾服用过至少一种药物者占 90%，至少 10 种者占 4%，某些药物可以通过胎盘屏障，即胎儿经胎盘从母体吸收和排泄药物，大多数均属被动转运。因此，妊娠期妇女用药不当则有可能影响胎儿发育甚至发生畸形。

3.2.3.1　药物对胎儿发育的影响

妊娠期妇女患病可以危及胎儿，应用药物治疗可间接地对胎儿生长发育有益，但有些药物也可对胎儿产生不利的影响。

1. 药物对胚胎期的不良影响　药物的致畸作用大多发生在胚胎期，既可使婴儿出生时已经畸形，具有形态上的缺损，如外形、体内器官以及某种组织因素或生化产物的缺损；也可使婴儿在出生后的发育过程中产生畸形。在前两个月中，胚胎进行细胞分裂、分化，产生各种细胞，组建各种组织、器官，这是发育中的稚嫩和敏感时期，对各种外界刺激的抵抗力、适应力很差，要十分注意安全，包括妊娠期妇女服药、接受辐射或接触其他有害因子等都会影响胎儿的正常发育：到第三个月末，各器官系统基本建成，已称为胎儿。因此在妊娠头 3 个月中给妊娠期妇女用药不当就有可能致畸，例如应用雌激素、孕激素、糖皮质激素、抗癫痫药、抗肿瘤药等。对于某些在实验动物具有致畸作用的药物，虽尚无临床致畸报道，但也以避免应用为宜。有些药物的致畸，如抗甲状腺药、降血糖药等，可能与其疾病本身有关。

2. 药物对胎儿的不良影响　从妊娠 3 个月后至出生前，已经形成的胎儿器官继续迅速生长发育。妊娠期妇女用药后，如通过胎盘进入胎儿体内，可能影响胎儿组织器官的发育和功能。实验研究表明胎儿在药效学方面，即胎儿对药物的反应，与新生儿或儿童并无差异，但在药动学方面有其特点，因而容易受到药物的影响。如四环素可积蓄于骨和牙齿，使胎儿骨生成延迟及牙釉质发育不全；链霉素可使听神经功能减退；抗癫痫药及地西泮可使胎儿慢性中毒，产生中枢抑制、凝血功能障碍等。

3.2.3.2　妊娠期妇女的药动学特点

妊娠时，机体形成了一个复杂的多房室单位，除母体本身外，还加上胎盘和胎儿，生理上产生了较大变化，这些变化随着妊娠时间而变异，并能影响药物体内过程。

1. 吸收　口服药物在胃肠道的吸收是药物发挥作用的基础。在妊娠期由于孕激素的水平增高可使胃酸分泌减少，胃排空时间延长，胃肠道平滑肌张力减退，蠕动减慢，影响药物的吸收。妊娠合并妊娠剧吐的患者，口服给药几乎是不能实现的。在妊娠中期，孕 32 ~ 34 周时，妊娠期妇女心脏的每搏输出量增加，外周血管阻力下降，药物在体内的转运和交换速率增大，这有利于药物的溶出和吸收。

2. 分布　妊娠期母体血容量增加幅度大于血液细胞的增加，血液被稀释；由于羊水和胎盘的增加和增大，使整体（母体和胎儿）的细胞外液增速大于细胞内液；妊娠期妇女血浆白蛋白浓度降低，影响药物的结合，而使游离血药浓度增加，对于有高蛋白结合率的药物，应注意其游离血药浓度。脂肪组织的增加影响脂溶性药物的血药浓度，增大分布容积。

3. 代谢　妊娠期间肝脏的微粒体酶活性下降，肝脏的生物转化功能下降，药物的清除减缓，半衰期延长；胆汁分泌减少，胆汁淤积，对经胆汁排泄和肝肠循环药物影响很大。

4. 排泄　随心排血量和肾脏血流量的增加，肾脏负担加重，肾小球滤过率增加，肌酐清除率增加，药物清除率也显著增加。但在妊娠晚期受体位影响或妊高症等疾病状态可能导致肾功能减低，而减缓药物的排泄，引起体内的蓄积。

3.2.3.3　胎儿的药动学特点

（1）吸收：大多数药物经胎盘转运进入胎儿体内；也有一些药物经羊膜转运进入羊水后而被胎儿吞饮，随羊水进入胃肠道被吸收入胎儿体内；从胎儿尿中排出的药物又可因胎儿吞饮羊水重新进入胎儿体内。形成羊水-肠道循环。经胎盘转运的药物进入脐静脉，脐静脉血在未进入全身循环前大部分先经过肝脏，故亦有首关效应。

（2）分布：胎儿的肝、脑等与体重比与成人者相比相对较大、血流多。药物进入脐静脉后，有 60% 血流进入肝脏，故肝内药物分布较多。胎儿的血脑屏障功能较差，药物易进入其中枢神经系统而较易受影响。胎儿血浆蛋白含量较母体为低。可使进入组织的自由型药物增多。

（3）代谢：胎儿的肝脏是代谢药物的主要器官，在肝中有催化氧化、还原和水解反应的酶类，但与成人相比，其代谢能力甚低。胎儿体内药物与葡萄糖醛酸的结合能力较弱，故对某些通过这一结合而解毒的药物，如水杨酸盐，易产生中毒。

（4）排泄：胎儿的肾小球滤过率甚低，因而肾脏排泄药物的功能差，更易延长药物及其代谢产物在胎儿体内的停滞时间。某些经过代谢后降低了原有脂溶性的药物（如地西泮等）不易通过胎盘屏障而使转运到母体血中的速度降低，以致在胎儿体内积蓄。

3.2.3.4 妊娠期妇女合理用药原则

妊娠期妇女以及备孕女性，应尽量避免或减少用药。具体的药物选择应参考药物说明书或已有的资料（附录五）。但是药物对妊娠期妇女及胎儿的影响，可根据妊娠的时期不同而不同。另外，上市新药中能确认对妊娠期妇女以及胎儿的安全性的药物较少。而动物实验证明无致畸性的药物大多无法证明对人无致畸性。因此，对妊娠期妇女用药，一般不推荐使用经验较少的新药，而推荐使用临床长期应用且被证实安全性的药物。总而言之，妊娠期妇女用药应遵循以下原则：①妊娠期，尤其在妊娠早期，尽可能避免用药；②选择在流行病学调查中被认为是安全的药物；③在利大于弊的情况下用药；④能单独用药就要避免联合用药；⑤尽量小剂量短疗程使用；⑥在用药的时候，获得患者的同意。

3.2.4 哺乳期的合理用药

3.2.4.1 药物从乳汁排出情况

几乎所有能进入母乳血液循环的药物均可进入乳汁，再通过乳汁转运被哺乳儿吸收。由于哺乳儿各组织器官及生理功能发育不完善，对药物的解毒和排泄能力低下，从而易引起中毒，故哺乳期患者用药应十分注意。

药物进入乳汁的机制有两种，一种机制为经过毛细血管壁进入细胞外液与细胞膜。血浆游离型的低分子量脂溶性药物，如安替比林能以被动扩散方式进入乳汁。另一种机制为与蛋白结合，通过主动转运方式进入乳汁，分泌到乳汁的量取决于药物的理化性质和药动学因素。多数药物从乳汁中排出浓度较低，每天排出量小于哺乳儿治疗量，一般不会引起不良反应。但有些药物从乳汁排出较高，如红霉素、氯霉素、磺胺甲噁唑、卡马西平、巴比妥类、地西泮等。

3.2.4.2 哺乳期合理用药原则

掌握适应证，尽可能选择已明确对哺乳儿较安全的药物；用药时间可选在哺乳刚结束，距下次哺乳最好间隔4小时以上；对于必须使用哺乳儿禁用或对哺乳儿影响不明确的药物时，需要暂停哺乳，停药6个半衰期以上重新开始哺乳；药物应用剂量较大或时间较长时，最好能监测哺乳儿血药浓度，调整用药和哺乳的间隔时间。

（沈素　程晟）

3.3 药物相互作用

3.3.1 定义

狭义的药物相互作用（drug interaction）是指两种或两种以上的药物同时或在一定时间内先后应用时，在机体因素（如药物代谢酶、药物转运蛋白、药物结合蛋白、药物基因多态性等）的影响下，因为彼此之间的交互作用而发生的药动学或药效学的变化，临床表现为药效增强或不良反应减轻，也可表现为药效减弱或不良反应加重。

在药物相互作用研究中，需要采用公认的参比药物，又称为指示药物（index drugs）。指示药物具有确定的药物相互作用特性，可以分为：①指示性肇事药物（index perpetrators），往往对药物代谢酶或药物转运蛋白有很强的抑制作用或诱导作用，主要用来考察试验药物是不是某个代谢酶（如CYP-450酶、Ⅱ相代谢酶等）或转运蛋白（如P-糖蛋白、有机阴离子转运多肽等）的敏感底物；②指示性底物药物（index substrates），往往是某个代谢酶或药物转运蛋白的敏感底物，试验药物对此酶或转运蛋白的抑制或诱导作用，都会导致指示性底物药物的药-时曲线下面积（AUC）或峰浓度（C_{max}）发生显著变化。

配伍相容性（compatibility）不属于药物相互作用的范畴。配伍相容性是指两种或多种药物在体外同一容器（输液袋、输液瓶、雾化装置等）中或同一输液管路中混合配伍时，发生的物理相容性（颜色变化、沉淀、相分离、pH变化、渗透压变化等）或化学稳定性（药物浓度变化、新化合物产生）的变化。如果存在物理不相容和（或）化学不稳定，则称之为配伍禁忌；如果存在物理相容性和化学稳定性，则是配伍相容。美国FDA在2017年10月发布的《药品生产企业临床药物相互作用研究-试验设计、数据分析、临床应用指南（草稿）》中指出："药物体外与其他药物混合或稀释相关的药物配伍禁忌（drug incompatibilities）信息不属于药物相互作用范畴，这些信息必须在【用法与用量】项下阐述，而不是在【药物相互作用】中"。

目前有学者把配伍相容性作为药物相互作用的一部分内容（所谓的药剂学相互作用），混淆了这两个概念，需要做一下区分，见表3-2。

表3-2 药物相互作用与配伍禁忌的区别

药物相互作用	配伍禁忌
体内过程	体外过程
有机体因素参与	无机体因素参与
涉及代谢酶、转运体和基因多态性	涉及光、热等因素
导致疗效和毒副作用的改变	导致药物的理化性质变化

不良药物相互作用（adverse drug interaction，ADI）不是药品不良反应。药品不良反应（adverse drug reaction，ADR）是指合格药品在正常用法用量下出现的与用药目的无关的有害反应。药品不良反应是药品固有特性所引起的，任何药品都有可能引起不良反应。而不良药物相互作用是因为药物合用导致药物疗效和毒副作用发生变化，本质上是因为药物代谢的抑制（药物相对过量）或药物代谢的诱导（剂量相对不足）。只有"药物相对过量"型的ADI最终表现形式为类似A型（剂量相关）的药品不良反应。但是不能描述为药物相互作用的表现形式就是ADR，因为ADR是正常剂量情况下发生的。与ADR相比，ADI通常是可以避免的，由已确定的不良药物相互作用导致的ADI就是一种医疗差错。

3.3.2 评估

相互作用导致的药动学或药效学变化可大可小，从临床应用角度来说需要确定是否具有临床意义：①临床应该避免合用；②临床应该调整给药方案，密切监测，谨慎合用；

③相互作用后果不具有临床意义，临床可以合用。

但是，目前判断一个药物相互作用是否具有临床意义，需要考虑多方面的因素：

（1）药物的安全性，包括安全指数（LD_5/ED_{95}）或者安全范围（ED_{95}到LD_5的距离）。由于存在基因多态性的问题，奥美拉唑20mg每日1次给药在受试者中AUC的大小差别可以达到11倍，而这个药物安全范围很宽，没有要求患者用药前检测CYP2C19的基因型，调整剂量。所以，当奥美拉唑与氟伏沙明合用时，虽然氟伏沙明使奥美拉唑的AUC变化在10倍以内，但是这个变化在个体差异的范围之内，不具有临床意义。

（2）药物相互作用的严重程度，根据FDA的指南草稿推荐，指示性肇事药物对敏感底物的抑制或诱导程度，可以分为强（strong）、中等（moderate）和弱（weak）三个层次。

强、中等、弱抑制剂的定义分别为：在特定的代谢通路中使敏感底物的AUC增加≥5倍、2倍≤AUC增加<5倍、1.25倍≤AUC增加<2倍。

强、中等、弱诱导剂的定义分别为：在特定的代谢通路中使敏感底物的AUC减少≥80%、50%≤AUC减少<80%、20%≤AUC减少<50%。

敏感指示性底物药物（sensitive index substrates）是指与公认的指示性抑制剂合用后，其AUC增加≥5倍；或者对于某一代谢酶，其慢代谢型（poor metabolizers）的AUC与正常代谢型（extensive metabolizers）的AUC相比增加≥5倍。中等敏感指示性底物药物是指合用某强指示性肇事药物时，其AUC增加2~5倍，或者慢代谢型与快代谢型的AUC增加2~5倍。如果一个敏感的底物与一个强抑制剂或强诱导剂合用，就可能存在临床意义的药物相互作用。

（3）对于某些治疗窗窄的药物，一般常规进行血药浓度监测，如地高辛、环孢素、他克莫司和一些抗癫痫药物。而华法林等可以通过检测INR值调整剂量。所以，对于这些药物，即使和其他药物存在临床意义的相互作用，也是可以通过调整治疗方法（给药剂量和给药间隔等）谨慎合用的。

常见的CYP-450酶抑制剂、敏感底物和诱导剂见表3-3、表3-4和表3-5。

表3-3 常见CYP-450酶抑制剂及其强度分级

代谢酶	强抑制剂（AUC增加≥5倍）	中等抑制剂（2倍≤AUC增加<5倍）
CYP1A2	环丙沙星，依诺沙星，氟伏沙明，扎鲁司特	甲氧沙林，美西律，口服抗凝药
CYP2B6	—	—
CYP2C8	氯吡格雷，吉非贝齐	地拉罗司，特立氟胺
CYP2C9	—	胺碘酮，非尔氨酯，氟康唑，咪康唑，罂粟碱
CYP2C19	氟康唑，氟西汀，氟伏沙明，噻氯吡啶，伏立康唑	—
CYP2D6	丁螺环酮，氟西汀，帕罗西汀，奎尼丁，特比萘芬	西咪替丁，西那卡塞，度洛西汀，氟伏沙明，米拉贝隆
CYP3A	波普瑞韦[1]，丹诺普韦/利托那韦[1]，埃替拉韦/利托那韦[1]，葡萄柚汁[2]，茚地那韦/利托那韦，伊曲康唑，洛匹那韦/利托那韦，泊沙康唑，利托那韦，沙奎那韦/利托那韦，替拉瑞韦，替拉那韦/利托那韦，醋竹桃霉素，伏立康唑 克拉霉素，地尔硫䓬，奈法唑酮，奈非那韦	阿瑞匹坦，西咪替丁，环丙沙星，克霉唑，环孢素，决奈达隆，红霉素，氟康唑，氟伏沙明，伊马替尼，维拉帕米

注：[1] CYP3A强抑制剂使敏感底物AUC增加≥10倍。[2] 葡萄柚汁因为品牌、浓度、饮用量、制备等不同，对CYP3A的作用差异很大。因此，有的研究列入强抑制剂，有的列入中等抑制剂

表3-4 CYP-450酶敏感底物

代谢酶	敏感底物
CYP1A2	阿洛司琼，咖啡因，度洛西汀，褪黑素，雷美替胺，他司美琼，茶碱，替扎尼定
CYP2B6	安非他酮
CYP2C8	瑞格列奈
CYP2C9	塞来昔布
CYP2C19	*S*-美芬妥英，奥美拉唑，*S*-兰索拉唑
CYP2D6	托莫西汀，地昔帕明，右美沙芬，依鲁司他，奈必洛尔，去甲替林，奋乃静，托特罗定，文拉法辛

续表

代谢酶	敏感底物
CYP3A	阿芬太尼[1],阿伐那非[1],丁螺环酮[1],考尼伐坦[1],达非那新[1],地瑞那韦[1],依巴斯汀[1],依维莫司[1],依鲁替尼[1],洛美他派[1],洛伐他汀[1],咪达唑仑[1],尼索地平[1],沙奎那韦[1],辛伐他汀[1],西罗莫司[1],他克莫司[1],替拉那韦[1],三唑仑[1],伐地那非[1] 布地奈德[2],达沙替尼[2],决奈达隆[2],依来曲坦[2],依普利酮[2],非洛地平[2],茚地那韦[2],鲁拉西酮[2],马拉维若[2],喹硫平[2],西地那非[2],替格瑞洛[2],托伐普坦[2]

注:[1] CYP3A4 敏感底物:合用指示性强抑制剂使 CYP3A4 敏感底物 AUC 增加≥10 倍;[2] 其他药物代谢也经过 CYP3A4,在评估药物相互作用时应给予考虑,如布地奈德等列入表格下面一行

表 3-5　临床常见 CYP450 酶诱导剂

代谢酶	强诱导剂	中等诱导剂
CYP1A2	—	苯妥英,利福平,利托那韦,烟草,特立氟胺
CYP2B6	卡马西平	依法韦仑,利福平,利托那韦
CYP2C8	(无)	利福平
CYP2C9	(无)	阿瑞匹坦,卡马西平,恩杂鲁胺,利福平,利托那韦
CYP2C19	利福平,利托那韦	依法韦仑,恩杂鲁胺,苯妥英
CYP3A4	卡马西平,恩杂鲁胺,米托坦,苯妥英,利福平,圣约翰草提取物[1]	波生坦,莫达非尼

注:[1] 圣约翰草提取物的诱导活性差异大,而且不同制剂(贯叶金丝桃素含量)活性不同

3.3.3　分类及其产生机制

广义的药物相互作用包括药物-药物相互作用、药物-食物相互作用、西药-中药相互作用、药物-疾病相互作用、药物-基因相互作用及药物-检验值相互作用。

从临床实用角度一般把药物相互作用分为药效学相互作用(pharmacodynamic drug interaction)和药动学相互作用(pharmacokinetic drug interaction)两大类。药动学相互作用也包含了药物代谢酶、转运蛋白等活性单元因为基因多态性导致的活性变化,因此药动学相互作用又称为代谢性药物相互作用(metabolic drug interaction)。

(1) 药效学相互作用:包括①疗效的相加、协同或拮抗作用;②药物毒副作用的相加、协同或拮抗作用。比如外周多巴脱羧酶抑制剂(卡比多巴或苄丝肼)和左旋多巴合用,能减少左旋多巴在外周代谢为多巴胺所导致的副作用,增加其在脑组织脱羧,变成多巴胺发挥疗效;β-内酰胺类抗生素与 β-内酰胺水解酶抑制剂合用增加抗感染疗效;磺胺类抗菌药物磺胺甲噁唑(SMZ)和甲氧苄啶(TMP)合用从多个途径阻断细菌叶酸的合成,增强抗菌效果。降压药氯沙坦(ARB 类)抑制了 RASS 系统,导致轻度的水钠潴留,利尿药氢氯噻嗪可以通过利尿进一步降低血压,同时氢氯噻嗪属于排钾利尿药,可以部分抵消氯沙坦对血钾的升高作用。临床某些特殊情况应用吗啡或哌替啶治疗肾绞痛或者胆绞痛时,常合用阿托品增加疗效,但是往往也增加了阿片类药物便秘和排尿困难的副作用,有时是患者难以耐受的便秘,这就属于副作用方面的相加或协同。

(2) 代谢性药物相互作用:即药物在吸收、分布、代谢和排泄方面存在药物相互作用。参与代谢性药物相互作用的机体因素主要包括:①药物代谢酶:Ⅰ相代谢酶 CYP-450、环氧化酶、羧酸酯酶等;Ⅱ相代谢酶 UDP-葡糖苷酸基转移酶(UGTs)、谷胱甘肽 *S*-转硫酶(GST)和甲基转移酶(MT)等;②药物转运蛋白:如 P-gp、BCRP、OATP、OAT、OCT 和 MATE 等;③药物代谢活性单元的基因多态性。

1) 药物代谢酶介导的药物相互作用:人或其他哺乳动物在生活中会有意或无意地接触到成千上万的化学物质、药物和环境中的污染物质。动物体内也会产生内源性有毒物质(如胆红素、甾体激素和儿茶酚胺类),这些成分蓄积后会对组织器官产生危害,也需要经由代谢酶解毒和排泄。动物机体在进化过程中形成了快速消除这些有害物质的体系,最大限度地减少这些物质蓄积对机体的损害。

一般来说,多数外源性物质是脂溶性的,如果不经过代谢,就不能有效地排出体外,会在脂肪组织中蓄积导致中毒。除个例外,脂溶性的外源性物质一般需要经过Ⅰ相氧化酶和Ⅱ相结合酶的处置,转化为更具水溶性的物质,才可以从尿液或胆汁中排泄出去。增加水溶性的代谢策略包括:①脱掉脂溶性的烷基;②增加亲水性的羟基;③水解酯键为羧酸;④增加亲水性的基团,如葡糖醛酸、硫酸、甘氨酸、谷胱甘肽等。最终的代谢结果就是增加药物的水溶性,便于药物及其代谢物通过水溶性的组织间隙汇总到胆汁或尿液中,被清除出去。当然,有些外排过程需要依赖外排转运蛋白的帮助。例如,治疗癫痫的药物苯妥英是极

难溶于水的，体内需要经过 CYP-450 酶催化苯妥英 4-羟基化，然后 4-羟基成为 UGTs 催化 UDP-GA 转移的底物，最终将一个强疏水性分子变成强亲水性物质，通过胆汁排泄，见图 3-1。

如果合并应用的多种药物，经过同一个药物代谢酶代谢，就存在竞争代谢(减慢彼此代谢，增加血浆暴露)的问题。如果一个药物能够抑制另一个药物代谢所依赖的酶，则能显著减慢另一个药物的代谢过程(增加血浆暴露量)；如果一个药物能够诱导另一个药物代谢所需要的酶，则能加快另一个药物的代谢(减少血浆暴露量)。所有的这些交互作用都会产生代谢酶相关的药物相互作用。参与药物代谢的Ⅰ相代谢酶和Ⅱ相代谢酶的种类和贡献度见图 3-2。

CYP
UGT+UDP-GA
苯妥英
(高脂溶性)
4-羟苯妥英
(弱水溶性)
苯妥英葡糖苷酸
(强水溶性)

图 3-1 苯妥英的Ⅰ相代谢和Ⅱ相结合过程

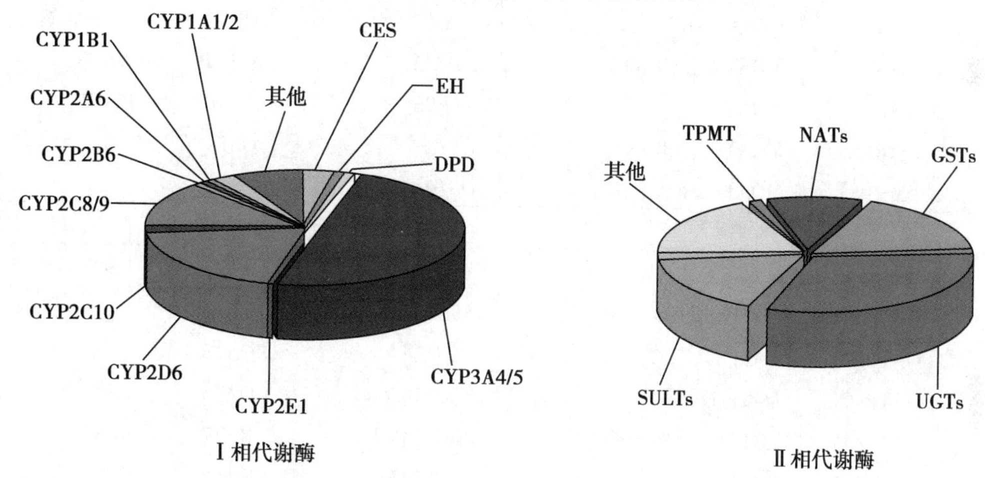

图 3-2 参与药物代谢的Ⅰ相和Ⅱ相代谢酶

2）药物转运蛋白介导的药物相互作用：转运蛋白(transporters)也称为转运体，是位于生物膜上的功能蛋白，几乎存在于所有的器官、组织中，控制基本营养素、离子进出细胞，外排细胞中的代谢废物、环境毒素、药物和其他外源物质，保持细胞内环境的相对稳态。

如果同时合用多种药物，而这些药物被同一转运体在体内转运分布，则可能因为竞争同一转运体而导致合用药物的血浆或组织浓度发生改变(增加或减少)，进而导致药物副作用或疗效的改变(中毒、增强或减弱)。比如肝细胞基底侧的摄取转运体有机阴离子转运多肽(OATP1B1)，可以主动从肝血窦(血浆)中摄取他汀类药物。而环孢素是 OATP1B1 抑制剂，合用能抑制肝脏对血浆中他汀类药物的摄取，升高他汀的血浆浓度，降低肝细胞内(胆固醇合成的主要场所)他汀浓度，导致他汀药物抑制胆固醇合成的作用减弱，而他汀血药浓度相关的肌病发生危险增加。

2007 年成立由制药界、学术界和 FDA 的专家组成的国际转运体联盟(International Transporter Consortium，ITC)，并在 2008 和 2012 年举行以“可致临床意义的药物相互作用的转运体的识别和描述”为重点的专题研讨会，建立了转运体介导的药物相互作用的体外研究标准。在发布的一系列白皮书中，首次确定 7 个最有临床意义的转运体：P-糖蛋白(P-gp)、乳腺癌耐药蛋白(BCRP)、有机阴离子转运多肽 1B1 和 1B3(OATP1B1 和 OATP1B3)、有机阳离子转运体 2(OCT2)、有机阴离子转运体 1 和 3(OAT1/OAT3)。后来又把多药和毒物外排转运体(MATEs)、多药耐药蛋白(MRPs)和胆盐外排泵(BSEP)补充到目录中。ITC 建议采用体外方法(如在过表达转运体的细胞系)研究某种游离药物对上述转运体的半数抑制浓度(IC_{50}值)，一旦某种药物在血浆或组织中的(游离)治疗浓度超过 IC_{50} 值时，建议对该药物进行体内研究。在这个研究中，选择安全、敏感的转运体底物或抑制剂至关重要。

转运体按照其转运功能不同大致分为两类：协助物质转移到细胞内的称为摄取转运体（uptake transporter），而将物质外排到细胞外的称为外排转运体（efflux transporter）。在药物跨膜转运领域，主要涉及2类超家族转运体：ATP结合盒（adenosine triphosphate-binding cassette，ABC）和溶质载体（solute carrier，SLC）超家族转运体，见表3-6。ABC超家族转运体都是主动转运体，依赖ATP水解功能驱动底物跨膜转运。这个超家族有49种已知基因，可以分为ABCA～ABCG共7个家族。最著名的ABC转运体是P-糖蛋白（P-gp，也称为ABCB1或MDR1，由*ABCB1*基因编码）。SLC超家族包括各种细胞膜上分布的易化扩散转运体、离子通道匹配的二级主动转运体（ion-coupled secondary active transporter）。某些转运体成为药物作用的靶点，如5-HT转运体（SERT，由*SLC6A4*编码）和多巴胺转运体（DAT，由*SLC6A3*编码）成为抗抑郁药如氟西汀、帕罗西汀的作用靶点。

表3-6 人类主要的摄取和外排转运体的基因和蛋白名称

基因名称	蛋白名称	曾用名称	基因名称	蛋白名称	曾用名称
ABC转运体					
ABCA1	ABCA1		*ABCC10*	MRP7	
ABCB1	MDR1	P-gp	*ABCC11*	MRP8	
ABCB4	MDR3	PFIC3，PGY3	*ABCC12*	MRP9	
ABCB11	BSEP	SPGP，PFIC2	*ABCG2*	BCRP	MXR
ABCC1	MRP1	MRP，GS-X	*ABCG5*	ABCG5	Sterolin-1
ABCC2	MRP2	cMOAT，DJS	*ABCG8*	ABCG8	Sterolin-2
ABCC3	MRP3	MOAT-D，cMOAT2	*ATP7B*	ATP7B	WD
ABCC4	MRP4	MOAT-B	*ATP8B1*	ATP8B1	PFIC1，FIC1，BRIC
ABCC5	MRP5	MOAT-C，ABC11	*OSTα*	OSTα	
ABCC6	MRP6	MOAT-E，PXE，ARA	*OSTβ*	OSTβ	
SLC转运体					
SLCO1A2	OATP1A2	OATP，OATP-A	*SLC22A8*	OAT3	Roct
SLCO1B1	OATP1B1	OATP2，LST-1，OATP-C	*SLC22A11*	OAT4	
SLCO1B3	OATP1B3	OATP8，LST-2	*SLC22A10/19*	OAT5	
SLCO1C1	OATP1C1	OATP-F	*SLC22A20*	OAT6	
SLCO2A1	OATP2A1	PGT	*SLC22A9*	OAT7	hUST3
SLCO2B1	OATP2B1	OATP-B	*SLC22A12*	URAT	RST
SLCO3A1	OATP3A1	OATP-D	*SLC10A1*	NTCP	
SLCO4A1	OATP4A1	OATP-E	*SLC10A2*	ASBT	IBAT，ISBT
SLCO4C1	OATP4C1	OATP-H	*SLC15A1*	PEPT1	HPEPT
SLCO5A1	OATP5A1	OATP-J	*SLC15A2*	PEPT2	
SLCO6A1	OATP6A1	OATP-I，GST	*SLC28A1*	CNT1	hCNT1
SLC22A1	1-Oct		*SLC28A2*	CNT2	SPNT，hCNT2
SLC22A2	2-Oct		*SLC28A3*	CNT3	hCNT3
SLC22A3	3-Oct	EMT，Orct3	*SLC29A1*	ENT1	
SLC22A4	OCTN1	ET	*SLC29A2*	ENT2	DER12，HNP36
SLC22A5	OCTN2		*SLC29A3*	ENT3	
SLC22A21	OCTN3		*SLC47A1*	MATE1	
SLC22A6	OAT1	NKT	*SLC47A2*	MATE2-K	H^+/阳离子逆向转运体
SLC22A7	OAT2	NLT			

注：ET（ergothioneine transporter）麦角硫因转运体；NKT（novel kidney transporter）新肾脏转运体；NLT（novel liver transporter）新肝脏转运体；Roct（reduced in osteosclerosis transporter）降低骨硬化转运体；IBAT/ISBT（ileal sodium dependent/bile acid cotransporter）回肠胆汁酸/钠依赖性共转运体；RST（renal-specific transporter）肾脏特异性转运体；SPNT（sodium-dependent purine nucleoside transporter）钠依赖性嘌呤核苷酸转运体

3.3.4 临床意义

药物相互作用的结果包括:期望的(desirable)、无关的(inconsequential)和有害的(adverse)。其中"无关的"占绝大多数,而临床最关注的是"有害的"药物相互作用(adverse drug interaction),如药物相互作用导致毒性增加,疗效降低。

代谢性不良药物相互作用在临床最常见,约占全部药物相互作用的40%,因此是我们关注的重点。而药效学相互作用一般可以根据药效学知识推测和预知,有时临床为了提高疗效,降低毒副作用而经常有意而为之进行药物联合应用,如氢氯噻嗪和氯沙坦合用增强降压作用,减少低血钾的发生;再比如环磷酰胺代谢产物对膀胱产生严重的刺激,而美司钠具有巯基,可与环磷酰胺毒性代谢产物丙烯酸结合,形成无毒的化合物经尿道排出,避免了膀胱炎的发生。

临床上有目的地利用代谢性药物相互作用来减少不良反应,或者提高药物治疗效果,或者减少医疗费用的例子较多,比如复方抗肿瘤药物替吉奥(由替加氟、吉美嘧啶、奥替拉西钾组成),替加氟在体内缓慢转变为5-FU而发挥抗肿瘤作用。二氢嘧啶脱氢酶(DPD)能灭活5-FU,而吉美嘧啶能可逆抑制DPD进而减慢5-FU的灭活,增强抗肿瘤作用,也减少替加氟的剂量。5-FU在肠道乳清酸磷酸核糖基转移酶(OPRT)作用下转变为5-FUMP,对肠黏膜产生破坏作用。奥替拉西钾能抑制消化道OPRT,降低5-FU的消化道毒性;再比如地尔硫䓬(CYP3A4中等抑制剂)与环孢素或他克莫司合用,减慢环孢素或他克莫司代谢,可以减少抗排异药物的用量,从而降低器官移植术后高昂的抗排异药物治疗费用。

因此,了解药物相互作用,可以规避有害的相互作用,充分利用有益的相互作用,实现安全、有效、经济的合理用药的目标。

(刘治军)

3.4 药品超说明书使用

3.4.1 "药品说明书之外的用法"概况

"超说明书用药"又称为"药品说明书之外的用法"(unlabeled uses,off-label use,out-of-label usage or outside of labeling),是国内外临床用药中普遍存在的现象,有时这一问题让医生在临床用药过程中处于进退两难的处境:一方面患者病情需要使用某种药品,另一方面该药品说明书又无该适应证,于是就涉及到了"药品说明书之外的用法"的问题。

众所周知,药品都有治疗作用和不良反应,即使正确使用,也会出现不良反应,绝对安全的药品是不存在的。在美国,《联邦食品、药品和化妆品法案》(Food, Drug, and Cosmetic Act,FDCA)和FDA等都要求制药公司为其药品的适应证提供安全性和有效性数据,这个过程大概需要10年。上市后药品若要更改说明书,制药公司也要为药品新的用法提供大量的安全性和有效性数据,FDA对这些数据进行严格审查,方可作出决定,这个过程也要花费大量时间和成本,许多制药公司都不愿意主动更改说明书,因此药品说明书不一定代表该药目前的治疗信息。另一方面,医生通过临床实践、专业讨论或文献报道获得了"药品说明书之外的用法",在FDA批准之前,"药品说明书之外的用法"在临床中往往已被广泛使用。

"药品说明书之外的用法"是指"药品使用的适应证、给药方法或剂量不在FDA批准的说明书之内的用法"。它的具体含义包括给药剂量、适应人群、适应证或给药途径等与药品说明书中的用法不同,"药品说明书之外的用法"通常是经过广泛研究、已有大量文献报道的。

甲氨蝶呤(methotrexate,MTX)为一很好例证。最初FDA批准MTX仅用于某些恶性肿瘤的化疗,随后其适应证扩展到治疗银屑病,在此之前,甲氨蝶呤治疗银屑病作为"药品说明书之外的用法"共导致15例患者死亡及其他不良反应,尽管如此,甲氨蝶呤依然是目前治疗银屑病的重要药物。1988年第42版 *Physicians Desk Reference*, *PDR* 中MTX的适应证包括恶性肿瘤和银屑病,1991年第45版中MTX的适应证又扩展到治疗类风湿关节炎。

另一个例子是环孢素(cyclosporine,CsA)。比较1997年第51版和2003年第57版 *Drug Facts and Comparisons* 中CsA说明书用法和说明书之外的用法,见表3-7。

表3-7 1997年第51版和2003年第57版 *Drug Facts and Comparisons* 中CsA用法比较

	说明书用法	说明书之外的用法
1997年,第51版	预防肾、肝、心脏的同种移植后的排斥反应	1. 预防胰腺、骨髓、心-肺联合移植后的排斥反应 2. 银屑病 3. 类风湿关节炎 4. 克罗恩病等
2003年,第57版	1. 预防肾、肝、心脏的同种移植后的排斥反应 2. 类风湿关节炎 3. 银屑病	1. 预防胰腺、骨髓、心-肺联合移植后的排斥反应 2. 克罗恩病等

从表3-7可见,2003年CsA的说明书用法增加了两种,即治疗类风湿关节炎和银屑病,而这两种用法恰恰是1997年"药品说明书之外的用法",说明,随着临床经验的积累、临床试验的验证,药品说明书用法会不断更新,正是"药品说明书之外的用法"使药品的应用不断扩展。

3.4.2 国内外对"药品说明书之外的用法"的相关政策

1982年4月,美国FDA对"药品说明书之外的用法"发表声明,原文如下:"《食品、药品和化妆品法》没有限制医生如何使用药物,对于上市后药品,医生的治疗方案、适应人群可以不在药品说明书之内,在某些情况下,医学文献报道的'药品说明书之外的用法'是合理的"。FDA 明确表示"不强迫医生必须完全遵守官方批准的药品说明书用法"。药品说明书用法往往滞后于科学知识和文献,若"药品说明书之外的用法"是根据合理的科学理论、专家意见或临床对照试验获得的,是为了患者的利益,没有欺骗行为,"药品说明书之外的用法"是合理的。

1992 年,美国医院药师协会(American Society of Hospital Pharmacists,ASHP)对"药品说明书之外的用法"发表了声明,文中指出,很多情况下,"药品说明书之外的用法"代表患者最需要的治疗信息,如果认为"药品说明书之外的用法"是"试验性的用法(experimental uses)",这将限制患者获得治疗的权利。"医生采取的治疗决定应与患者需要一致"是 ASHP 的基本原则。其他组织如医疗卫生财务管理处(Health Care Financing Administration)、美国蓝十字和蓝盾协会(the Blue Cross and Blue Shield Association of America)和美国医疗保险协会(Health Insurance Association of America)等发表的声明与 ASHP 的声明基本一致。

在美国,有关"药品说明书之外的用法"的权威资料有三种:*American Medical Association*:*Drug Evaluations*、*US Pharmacopoeia*:*Drug Information* 和 *American Hospital Formulary Service*:*Drug Information*。*American Medical Association*:*Drug Evaluations* 每年更新一次,它覆盖了药品在目前医疗专家中的各种用法,包括"药品说明书之外的用法",其序言中写道"FDA 批准的适应证往往滞后于文献、医疗实践"。*US Pharmacopoeia*:*Drug Information* 也是每年更新一次,书中"已接受的用法(accepted uses)"项下包括"药品说明书用法(labeled uses)"和"药品说明书之外的用法",美国药典委员会顾问小组根据目前的文献资料、临床实践中的用法及合理用药等知识将"药品说明书之外的用法"列为"已接受的用法"。"不可接受的用法(unaccepted uses)"项下包括"不合适的用法(inappropriate uses)""未被验证的用法(unproved uses)"及"过时的用法(obsolete uses)"等。

近年来,国内一些学术团体也在此方面做了大量积极、有意义的探索,形成共识。例如广东省药学会、四川省药学会临床药学专业委员会、中国药学会药物临床评价研究专业委员会、中华医学会儿科学分会、中国药理学会治疗药物监测研究专业委员会等学术团体发表了超说明书用药专家共识,推动了"超说明书用药"的循证评价和临床管理工作。

3.4.3 "药品说明书之外的用法" 相关问题

"药品说明书之外的用法"会引发一系列问题,如药品安全性和有效性、医疗责任和伦理学以及药品报销等问题。首先是药品的安全性和有效性问题。药品上市前需要经过严格的临床前试验和临床试验,只有当药品被充分数据证实安全和有效时,才会批准上市。上市后还要进行Ⅳ期临床试验和上市后药品观察,而大多数"药品说明书之外的用法"缺乏大量、科学的临床试验验证,因此其安全性和有效性是不确定的,仍需要进一步的验证。第二,医疗责任和伦理学问题。赫尔辛基宣言明确标明"若医生认为新的治疗方法能够治愈疾病、恢复健康或缓解痛苦,那么医生有权使用新的治疗方法"。"医生应对患者负责"也就是说医生的各种医疗决定都是为了患者的利益。尽管药品说明书是医生处方的主要依据,但是在某些情况下,药品说明书的信息并不能代表该药目前的治疗信息。FDA 也意识到某些"药品说明书之外的用法"是恰当的,可能代表着当前的标准治疗方法。当患者获得的利益大于可能出现的危险或目前没有替代治疗方法时,医生可以使用"药品说明书之外的用法"。医生应告知患者治疗步骤、预后情况及可能出现的危险,必要时应让患者或其监护人签署知情同意书。医生有权使用"药品说明书之外的用法",但是医生要对此负责,制药公司或政府不会对"药品说明书之外的用法"产生的不良反应负责。第三,药品报销问题。保险公司通常对"已接受的标准治疗"和说明书用法给予报销,对"药品说明书之外的用法"各国的政策差别很大。某些保险公司遵循 FDA 相关政策,对"药品说明书之外的用法"不予报销,这样会导致患者家庭经济负担增加。而有的保险公司遵循"美国医疗保险指南",该指南推荐治疗应根据专家讨论、参考文献或官方权威资料,如 *American Medical Association*:*Drug Evaluation* 和 *US Pharmacopoeia*:*Drug Information*,具体问题具体分析。

总之,"药品说明书之外的用法"在当前药物治疗中发挥重要的作用,有其存在的合理性。医生在使用"药品说明书之外的用法"时应注意以下 2 个问题:首先是用药目的。当用药目的仅仅是为了患者的利益,而不是试验研究,这就属于"创新治疗"的范畴,与 FDA 相关法规在伦理上和法律上赋予医生的权力一致;其次是患者知情权。任何医疗决定都是建立在知情同意的基础上,是否签署知情同意书取决于"药品说明书之外的用法"的危险程度、偏离标准操作的程度、用药目的以及当地医疗政策或规定等。

(张 波)

第4章 药物的制剂和贮存

4.1 药物的剂型和制剂

剂型是指适合于疾病的诊断、治疗或预防的需要而制备的不同给药形式。制剂是具体药品不同剂型的统称。制剂约有几十种，归纳如下：

4.1.1 液体制剂及半液体制剂

（1）溶液剂（liquor；solution）：一般为非挥发性药物的均相澄明溶液，供内服或外用，如亚砷酸钾溶液。合剂（mixture）是指饮片用水或其他溶剂，采用适宜的方法提取制成的口服液体制剂（单剂量灌装者也称"口服液"）如复方甘草合剂。

（2）煎剂（decoction）：是生药（中草药）加水煮沸所得的水溶液，如槟榔煎。中药汤剂也是一种煎剂。

煎膏剂（膏滋）系指饮片用水煎煮，取煎煮液浓缩，加炼蜜或糖（或转化糖）制成的半流体制剂。

（3）糖浆剂（syrup）：为含有药物或芳香物质的近饱和浓度的蔗糖水溶液，如远志糖浆。

（4）乳剂（emulsion）：是油脂或树脂质与水的乳状悬浊液。油为分散相（不连续相），水为分散媒（连续相），水包于油滴之外，称"水包油乳剂"（油/水），反之则为"油包水乳剂"（水/油）。水包油乳剂可用水稀释，多供内服；油包水乳剂可用油稀释，多供外用。

（5）酊剂（tincture）：是指生药或化学药物用不同浓度的乙醇浸出或溶解而得的醇性溶液，如橙皮酊。

（6）流浸膏剂（liquid extract）：是将饮片的醇或水浸出液浓缩（低温）而得的液体，通常每1ml相当于原生药1g，如甘草流浸膏。浸膏剂（extract）是将饮片的醇或水浸出液浓缩（低温）而得的半固体或固体，分稠膏和干膏，每1g相当于饮片或天然药物2～5g。

（7）洗剂（lotion）和冲洗剂：洗剂指含原料药物的溶液、乳状液或混悬液，常含有不溶性药物，供清洗无破损皮肤或腔道用，如炉甘石洗剂；冲洗剂（irrigation）供清洗有破损皮肤或腔道用，要求无菌，如呋喃西林冲洗剂。

（8）搽剂（liniment）：专供揉搽皮肤的液体药剂，是原料药物用乙醇、油或适宜的溶剂制成的液体制剂，有溶液型、混悬型、乳化型等，如松节油搽剂。

（9）其他：凝胶剂（gel）、灌肠剂（enema）、喷雾剂（spray）、气雾剂（aerosol）、甘油剂（glycerin）等，眼用制剂（eye drop）、鼻用制剂（nasal drop）、耳用制剂（ear drop）、注射剂（injection）等制剂常常使用液体制剂及半液体制剂。

4.1.2 固体制剂及半固体制剂

（1）散剂（powder）：为一种或一种以上的原料药物与适宜的辅料经粉碎、均匀混合而成的干燥粉末状剂型，供内服或外用，如痱子粉。

（2）颗粒剂（granule）：系指原料药物与适宜的辅料混合制成具有一定粒度的干燥颗粒状制剂。服时用开水或温开水冲服，如抗感冒颗粒。

（3）丸剂（pill）：系由原料药物与适宜的辅料制成的球形或类球形固体制剂，化学药丸分糖丸、滴丸等。滴丸是由原料药物与适宜的基质加热熔融混匀后滴入不相混溶、互不作用的冷凝介质中经收缩、冷凝而制成，如氯霉素耳用滴丸(耳丸)。中药丸剂又分蜜丸、水丸等。

(4) 片剂(tablet)：系由一种或多种原料药物与适宜的辅料制成的圆形或异形的片状固体制剂，如苯巴比妥片。以口服普通片为主，另有分散片、缓释片、泡腾片等。

(5) 膜剂(pellicle；membrane)：有几种形式，一种系指药物均匀分散或溶解在药用聚合物中而制成的薄片；一种是在药物薄片外两面再覆盖以药用聚合物膜而成的夹心型薄片；再一种是由多层药膜叠合而成的多层薄膜剂型。按其用途分有：眼用膜剂、皮肤用膜剂、阴道用膜剂、口服膜剂等，如毛果芸香碱膜、硝酸甘油膜、冻疮药膜、外用避孕药膜等。

(6) 胶囊剂(capsule)：系将原料药物或与适宜辅料充填于空胶囊或密封于软质囊材内制成的制剂，如吲哚美辛胶囊。

(7) 微型胶囊(microencapsulation)：简称"微囊"，系利用高分子物质或聚合物包裹于药物(固体或液体，有时是气体)的表面，使成极其微小的密封囊(直径一般为5～400μm)，起着遮盖或保护膜的作用，能掩盖药物的苦味、异臭，增加药物的稳定性，防止挥发性药物的挥散，如奥美拉唑制成肠溶微丸。

(8) 栓剂(suppositorium)：系供纳入人体不同腔道(如肛门、阴道等)的一种固体制剂，形状和大小因用途不同而异，熔点应接近体温，进入腔道后能熔化或软化。一般在局部起作用，也有一些栓剂，如吲哚美辛栓，经过直肠黏膜吸收而发挥全身作用。

起全身作用的栓剂具有如下优点：①通过直肠黏膜吸收，有50%～75%的药物不通过肝脏而直接进入血液循环，可防止或减少药物在肝脏中的代谢以及对肝脏的毒副作用；②可避免药物对胃的刺激，以及消化液的酸碱度和酶类对药物的影响和破坏作用；③适用于不能吞服药物的患者，尤其是儿童；④比口服吸收快而有规律；⑤作用时间长。但亦有使用不方便、生产成本比片剂高、药价较贵等缺点。

(9) 软膏剂(ointment)：系原料药物与油脂性或水溶性基质均匀混合制成的一种易于涂布在皮肤或黏膜上的半固体外用制剂，如氯化氨基汞软膏。

眼膏剂(eye ointment)：为专供眼用的细腻灭菌软膏，如四环素可的松眼膏。

(10) 乳膏(cream)：系指原料药物溶解或分散于乳状液型基质中形成的均匀半固体制剂。乳状液型基质是互不相溶的两种液体混合，其中一种液体以液滴状态分散于另一种液体中形成的非均匀相液体分散体系。由水相(W)、油相(O)和乳化剂组成。如氟氢可的松乳膏。

(11) 糊剂(paste)：为大量的原料药物固体粉末(一般25%以上)与适宜的油脂性或水溶性基质混合制成的制剂，如复方锌糊。

(12) 其他：还有硬膏剂(plaster)、海绵剂(sponge)、胶剂、固体分散体等。

4.1.3 药物传输系统

药物传输系统(drug delivery system，DDS)指人们在防治疾病的过程中所采用的各种治疗药物的不同给药形式。主要由微粒状的载体(主要由脂质体或聚合物组成)以及与它们相连的游离药物组成。目前，世界药物研发呈现出新化合物实体与药物递送系统齐头并进的新模式。药物传递系统的研究成为制药行业最前沿、最先进以及发展最快的领域之一。在20多年间，以缓控释给药系统(sustained-releaseand controlled-release system)、靶向给药系统(targeting drug delivery system)、经皮给药系统(transdermal drug delivery system)为代表的药物传输系统蓬勃发展，推动了一大批优秀产品的问世。新的药物传输技术具有使用更便利、安全性更高、功效更强以及药品生命周期更长的优势。

4.1.3.1 缓释和控释制剂

近年来缓控制剂的研发、应用成为临床应用的研究热点，是可以控制药物释放速率(缓慢地、恒速或非恒速)、时间及部位的制剂。制备时将药物置入一种人工合成的优质惰性聚合物中，制成内服、外用、植入等剂型。使用后，药物在体内或在与身体接触部位缓缓释放，发挥局部或全身作用。药物释放完毕，聚合物随之溶化或排出体外。本类剂型按其释放速率可分为缓释制剂及控释制剂。缓释制剂是指用药后可缓慢地非恒速释放；控释制剂是指用药后可缓慢地恒速或近恒速释放。

(1) 口服缓释或控释制剂：例如缓释片或控释片，其外观与普通片剂相似，但在药片外部包有一层半透膜。口服后，胃液通过半透膜，进入片内溶解部分药物，形成一定渗透压，使饱和药物溶液通过膜上的微孔，在一定时间内(例如24小时)恒速或非恒速排出。其特点是，释放速度不受胃肠蠕动和pH变化的影响，药物易被机体吸收，血药浓度平稳、持久，并可减少对胃肠黏膜的刺激和损伤，因而减少药物的不良反应。控释制剂有渗透泵技术，同时膜包衣技术、骨架技术、胃内滞留技术、生物黏附技术、离子交换技术广泛应用于缓释制剂。

此外，还可运用控释技术，将药制成缓释或控释糖浆、缓释或控释微粉剂，撒在软食物上(如果酱、米粥等)上服用，为小儿或咽下困难的患者服药提供方便。

(2) 控释透皮贴剂：这是一种用于贴在皮肤上的小膏药，其所含药物能以恒定速度透过皮肤，不经过胃肠道和肝脏直接进入血流。这种制剂属于透皮治疗系统(transdermal therapeutic system，TTS)，它由几种不同的层次组成：最外面是包装层，向内是药物贮池，再向内是一层多孔的膜，里面是一黏性附着层，此层上附有一保护膜，临用前撕下。贴膏贴上后，通过多孔膜，控制药物释放的速度。也可将药物混于聚合物之中，通过扩散作用缓缓释放出药物。临床使用的芬太尼透皮贴剂，72小时内可持续地、系统地恒速释放芬太尼，血清芬太尼的浓度逐渐增加，12～24小时达到稳定。

(3) 眼用控释制剂：如控释眼膜，薄如蝉翼，大小如豆粒，置于眼内，药物即可定量地均衡释放。国内近年试制的毛果芸香碱控释眼膜，置入1片于眼内，可以维持7天有效，疗效比滴眼剂显著，并且避免了频繁点药的麻烦，不良反应也少见。

氯霉素控释眼丸为我国首创的一种控释制剂，系根据我国传统药“龙虱子”设计的薄型固体小圆片，用先进的滴丸工艺制成。放入眼内后，能恒速释药10天，维持药物有效浓度，相当于10天内每8.4分钟不间断地滴眼药水一次，因此避免了频繁用药、使用不便的缺点。

4.1.3.2　透皮治疗系统

透皮治疗系统是区别于传统给药方式的一种新型给药系统，药物以恒定速度（或接近恒定速度）通过皮肤各层进入人体循环以达到全身或局部治疗的目的。按其结构可分为贮库型和骨架型两大类。通过破坏高度有序的胞间类脂质结构、角质蛋白相互作用和提升药物的油水分配系数，可以制备有效穿透皮肤的药物递送系统。

新型的渗透促进剂，如合成高分子材料、穿膜肽、挥发油等也表现出有效的促吸收效果。此外，合成前体药物以及利用电、超声波、激光、磁、热疗、微针和穴位给药等技术也可促进药物的透皮吸收，提高药物的生物利用度。

4.1.3.3　靶向给药系统

靶向给药系统（targeting drug system，TDS）指供助载体、配体或抗体将药物通过局部给药胃肠道或全身血液循环而选择性地浓集定位于靶组织、靶器官、靶细胞或细胞内结构的给药系统。可分为被动靶向、主动靶向、物理化学靶向。

（1）被动靶向：被动靶向是通过控制药物颗粒大小、控制表面电荷、选择不同表面化学性能的载体材料等来实现，属于被动靶向的载体有脂质体、微球、纳米粒、乳剂等微粒载体。

1）脂质体（liposome）：系指将药物包封于类脂质的双分子层内形成的微型泡囊，为类脂小球或液晶微囊。脂质体是最早用于靶向给药的载体，其生物相容性好，载药及靶向效果明确。随着载体材料的改进和修饰，相继出现免疫脂质体、长循环脂质体、前体脂质体、隐形脂质体、pH和热敏感脂质体等，现在抗体介导脂质体具有特异识别功能，对肿瘤细胞有明显靶向性。pH、温度敏感脂质体结合抗体、受体介导技术和磁性定位技术，可极大提高脂质体的靶向性。

2）微球（microsphere）：系用适宜高分子材料为载体包裹或吸附药物而制成的球体或类球型微粒，其粒径一般在1～500μm。微球可用于口服（如胃内漂浮、胃肠道黏附等）、鼻腔、眼内、肺吸入、注射等多种给药途径。根据其体内释药特性，微球制剂可分为速释型（肺吸入等）、缓控释型（口服等）和靶向型三大类。

3）微乳（microemulsion）：一般由油、水、乳化剂和助乳化剂组成，属于热力学稳定体系，适合于难溶性药物，特别是油状液体药物制剂的制备，其载药量较小（一般<15%）。乳化剂浓度高（有一定毒性）。

4）固体脂质纳米粒（solid lipid nanoparticle，SLN）：是由多种类脂质材料（如脂肪酸、脂肪醇等）形成的固体纳米级颗粒，具有缓释（口服、肌内注射、肺吸入、透皮等）和靶向作用。但载药能力有限（一般仅1%～5%），且存在类脂转晶或发生凝胶化等不稳定现象。

5）聚合物胶束（polymeric micelle，PM）：是由具有两亲性质的聚合物分子链卷曲形成的微粒。该微粒具有内部疏水（由聚合物疏水区组成）外部亲水（由聚合物亲水区组成）的特征，粒径一般<100nm。聚合物胶束包埋药物的能力与胶束和药物性质有关，胶束疏水链增长及药物疏水性增强有利于包埋，但疏水链过长使胶束粒径变大，易被网状内皮系统破坏，稳定性下降。

（2）主动靶向：主动靶向是利用抗原-抗体结合及配体-受体结合等生物特异性相互作用来实现药物的靶向传递。属于主动靶向的载体有抗体、转铁蛋白等。

主动靶向制剂主要包括：表面修饰的载药微粒如修饰的脂质体、微乳、微球、纳米囊等，前体药物制剂。前药是母药分子不活泼的衍生物，在体内能自发的或通过某些酶降解释放出活性的母药。物理化学靶向制剂是利用光、热、磁场、电场、超声波等物理信号，人为调控药物在体内的分布及释药特性，实现对病变部位的靶向。

3D打印技术又称快速成型技术，近年来被越来越多地应用于药剂学领域，用于制备含有活性药物的特殊固体剂型，在计算机的帮助下准确控制剂量，对于剂量小、治疗窗窄、不良反应大的药物可提高用药的安全性。结合不同类型和性质的辅料，制造出从简单到复杂的特定释药模式的药物高端制剂，改善患者用药的顺应性，提高治疗效果。

4.1.4　医疗机构制剂

医疗机构的制剂室或药厂，只有取得了《制剂许可证》或《药品生产企业许可证》以及制剂批准文号的，亦即确实具备有生产条件、确能保证产品质量的，才能进行制剂的生产，否则就违反了《中华人民共和国药品管理法》的规定。

制剂质量的优劣，直接关系到患者的健康，甚至生命安全，尤其是一些抢救危重患者的药物制剂更是如此。当患者已处在死亡边缘上，如果及时应用质量好的制剂，往往可以转危为安；相反，如果用了质量差的制剂，轻则使疾病恶化，重则危及生命。所以制剂人员在配制各种制剂时，务必以对人民负责的精神，认真准确地按照操作规程进行操作，以确保质量，并需按照有关规定逐项进行检查，合格者方可提供临床使用。

4.2　药品的贮存

各种药品在购入时，包装上均注明贮存方法，有使用期限的均注明失效日期，应密切注意。兹将各类药品的贮存方法简述于下。

4.2.1　密封贮存

密封系指将容器密封以防止风化、吸潮、挥发或异物进入。熔封或严封系指将容器熔封或用适宜的材料严封，以防止空气与水分的侵入并防止污染。

这类药品要用玻璃瓶密封贮存，瓶口要用磨口瓶塞塞紧或在软木塞上加石蜡熔封，开启后应立即封固，决不能用纸袋或一般纸盒贮存，否则易于变质，夏天尤应注意。这类药品包括：氢氧化钠、氢氧化钾、氯化钙、浓硫酸、酵母片、复方甘草片、干燥明矾、碘化钾、碘化钠、溴化钠、溴化钾、溴化铵、苯妥英钠片、卡巴克络片、含碘喉片、维生素B_1片、各种浸膏、胶丸、胶囊、胃蛋白酶、含糖胃酶、胰酶、淀粉酶、结晶硫酸钠、硫酸铜、硫酸亚铁、硫酸镁、硫酸锌、鱼肝油、薄荷油、丁香油、各种香精、芳香水、乙醇、乙醚、三氯化钾、氯乙烷、碘、浓氨溶液、亚硝酸乙酯醑、漂白粉、水合氯醛、樟脑以及各种酒精制制剂等(这类药品除密封外还应放于低温处)。

4.2.2 低温贮存

阴凉处:系指不超过20℃。冷处:系指2~10℃。

以下药品最好放置在2~10℃的低温处:

(1) 易因受热而变质的药品:如维生素 D_2、胎盘球蛋白、促皮质素、三磷腺苷、辅酶A、胰岛素、锌胰岛素(避免冰冻)、肾上腺素、塞替派、缩宫素、麦角新碱、神经垂体素等注射液,盐酸金霉素滴眼剂及各种生物制品(如破伤风抗毒素、痘苗、旧结核菌素)等。

(2) 易燃易炸易挥发的药物:这类药物除应置于低温处外,还应该注意密封,如乙醚、无水乙醇、挥发油、芳香水、香精、氯乙烷、三氯甲烷、过氧化氢溶液、浓氨溶液、亚硝酸乙酯醑、亚硝酸异戊酯等。

(3) 易因受热而变形的药物,如甘油栓等。

4.2.3 避光贮存

避光系指避免日光直射。遮光系指用不透光的容器包装,例如棕色容器或黑纸包裹的无色透明、半透明容器。

对光照敏感、光照后易失效的药品,其制剂应装在遮光容器内,如:葡萄糖酸奎尼丁、水杨酸毒扁豆碱、碘仿、盐酸肾上腺素、甲氧氯普胺、氨茶碱、氨酪酸、盐酸普萘洛尔、盐酸哌替啶、利多卡因、毛花苷C、去甲肾上腺素、氢化可的松、醋酸可的松等注射液、维生素C、解磷定、硝酸银等,应按说明书的要求置于阴暗处或不见光处贮存。

4.2.4 防止过期

有些稳定性较差的药品如抗生素、缩宫素、含糖胃蛋白酶、胰岛素、细胞色素C、绒促性素等,在贮存期间药效可能降低,毒性可能增高,有的甚至不能供药用。为了保证用药的安全和有效,对这类药品都规定了有效期。

药品的“有效期”是指药品在一定的贮存条件下,能够保持质量的期限。药品的有效期应根据药品的稳定性不同,通过稳定性实验研究和留样观察,合理制订。

药品有效期的计算是从药品的生产日期(以生产批号为准)算起,药品标签应列有效期的终止日期。

到效期的药品,应根据《中华人民共和国药品管理法》规定,过期不得再使用。

药品生产、供应和使用单位对有效期的药品,应严格按照规定的贮存条件进行保管,要做到近效期先出,近效期先用,调拨有效期的药品要加速运转。

生产厂在产品质量提高后,认为有必要延长有效期时,可向当地(省、自治区、直辖市)卫生行政部门提出申请,经管理部门批准后,可延长改订本厂产品的有效期。

对于有效期的药品应定期检查以防止过期失效;账卡和药品上均应有特殊标记,注明有效期,以便于查找。采用信息化手段有助于药品效期管理。

贮存药品时,除应注意以上所举各点外,还要注意:从原包装分出的药品,强酸要用玻璃塞瓶装;三氯甲烷不要用橡皮塞(以防橡皮塞中部分物质被溶出);标签一定要明显清楚,应有必要的检查,以防万一贴错;大输液不宜横放倒置,等,以确保药品质量和用药安全有效。

(陈新谦　沈　素)

第5章 药品和处方管理

5.1 《中华人民共和国药品管理法》

《中华人民共和国药品管理法》(下简称《药品管理法》)于1984年9月20日由全国人大常委会审议通过,2001年2月28日全国人大常委会修订通过。现行版本为2015年4月24日十二届全国人大常委会第十四次会议修改。

《药品管理法》的基本精神是国家对药品实行严格的监督制度,授权国家食品药品监督管理部门主管全国药品监督管理工作。对于药品的生产、经营、进口、包装、价格、广告等的管理监督都作了具体规定。对违反者的法律责任也做了规定,以便用法律手段保证本法的贯彻施行。

《药品管理法》总则中明确规定:“国家发展现代药和传统药,充分发挥其在预防、医疗和保健中的作用”“国家保护野生药材资源,鼓励培育中药材”。

针对某些地方和部门任意生产销售药品、质量没有保证的情况,《药品管理法》规定,必须由药品监督管理部门核发《药品生产企业许可证》《药品经营许可证》和《医疗机构制剂许可证》,并由国家药品监督管理部门统一审批全国的新药品种。对于麻醉药品、精神药品、毒性药品、放射性药品实行严格的特殊管理,既要保证医疗需要,又要防止产生流弊。同时对药品的包装、标签和说明书等都有明确的要求,以保护消费者的合法权益。

《药品管理法》是总结了新中国成立以来药品管理上正反两方面的经验并参考了国际上行之有效的一些做法而制定的。它是我国具有法律性质的药品法规。

5.2 药典及药品标准

药典(pharmacopeia)是一个国家记载药品标准、规格的法典。它规定了比较常用而有一定防治效果的药品和制剂的标准规格和检验方法,是药品生产、经营、使用和管理的依据。药典的内容一般包括两大部分。一部分是各种法定药物的名称、化学名、化学结构、分子式、含量、性质、鉴定、杂质检查、含量测定、规格、制剂、贮藏等项目;另一部分是制剂通则、一般的检查和测定方法、试剂等重要附录和附表。此外,并附有药品索引。

我国于1930年出版了《中华药典》。中华人民共和国成立以后,于1953年出版了《中华人民共和国药典》(简称《中国药典》);以后又出版了1953年版第一增订本(1957年)、1963年版、1977年版及1985年版,其后每5年出版一次,现已出版了2015年版。为了国际交流,于1988年首次出版了英文版的《中国药典》[Pharmacopoeia of the People's Republic of China(English Edition) 1988];随后于1992年、1997年、2000年、2005年、2011年、2017出版了英文版,今后也将继续与中文版同步出版新的英文版。

1953年版《中国药典》仅有一部,从1963年版起分为一、二两部。2005年版又增加了三部,2015年版由一部、二部、三部和四部构成。其内容大致如下:

“一部”正文收载中药药材和制剂。药材内容包括药名、性状、鉴别、含量测定、炮制、性味与归经、功能与主治、用法与用量、贮藏等。成方制剂内容有方名、处方、制法、性状、鉴别、检查、含量测定、功能与主治、用法与用量、注意、规格、贮藏等项。

“二部”收载化学药品、抗生素、生化药品及放射性药品等。正文在每一化学药品下记载药名、化学结构、分子式、含量、性状、鉴别、检查、含量测定、类别、贮藏、制剂等；每一制剂下记载内容略同，仅多规格一项。

“三部”收载生物制品，将原《中国生物制品规程》并入药典。

“四部”收载通则和药用辅料。此版药典重新建立规范的编码体系，并首次将通则、药用辅料单独作为《中国药典》四部。收载通则总计317个，其中制剂通则38个、检验方法240个、指导原则30个、标准物质和试液试药相关通则9个；药用辅料270种，其中新增137种、修订97种，不收载2种。

2015年版《中国药典》于2015年6月出版发行，2015年12月1日起正式执行。本版药典收载的品种有较大幅度的增加。共收载5608种，其中新增1082种。药典一部收载品种2598种，其中新增440种、修订517种，不收载7种；药典二部收载2603种，其中新增492种、修订415种，不收载28种；药典三部收载137种，其中新增13种、修订105种。

《中国药典》在药物名称方面，中文药名采用通用名，并规定药典收载的中文药名为法定通用名称；对其外文名称，中药仍采用拉丁名；西药则从实用性、国际通用性出发，取消拉丁名而改用英文药名，并与国际非专利名称（INN）相一致。

除药典外，我国还出版了《中华人民共和国卫生部药品标准》（简称《部标准》）和《国家食品药品监督管理局药品标准》（简称《局标准》）。自1985年版《中国药典》起对二部品种项下取消了以往药典中的“作用与用途”和“用法与用量”等，另编著《中华人民共和国药典临床用药须知》一书，版次与药典同步，以指导临床用药。书中对每一种药典收载的品种，从适应证、药理（药效学及药动学）、不良反应、注意事项、药物相互作用、给药说明、用法与用量、制剂与规格等方面进行论述。

5.3 国家基本药物

“基本药物”（essential drugs，essential medicines）是指疗效确切、毒副反应清楚、价格较廉、适合国情、临床上必不可少的药品。为规范药品生产供应及临床使用，我国卫生部和国家医药管理局首次于1981年8月颁布了《国家基本药物目录》（西药部分），遴选出国家基本药物278种。以后由《国家基本药物》编委会编写了《国家基本药物》一书（1984年出版），以便医疗单位和医药人员对“目录”中的每种药品有一基本了解，使其能按照实际情况合理用药，避免不合理使用。

国家基本药物领导小组办公室于1996年颁布了国家基本药物化学药品目录，并组织编写了相应的国家基本药物的手册。基本上每3年对目录进行一次调整。

国家发改委、卫生部等9部委2009年8月18日发布了《关于建立国家基本药物制度的实施意见》，这标志着我国建立国家基本药物制度工作正式实施。同时公布了《国家基本药物目录》（2009年版基层医疗卫生机构配备使用部分），共含307个品种：其中中成药102种，化学药品和生物制品205种。附加了《国家基本药物临床应用指南》（化学药品和生物制品）（2009年版基层部分）和《国家基本药物处方集》（化学药品和生物制品）（2009年版基层部分）及《国家基本药物临床应用指南》（中成药）（2009年版基层部分）。

《国家基本药物目录》（2012年版）于2012年9月21日卫生部部务会议讨论通过，自2013年5月1日起施行。为巩固完善基本药物制度，建立健全国家基本药物目录遴选调整管理机制，国家卫生计生等九部委对《国家基本药物目录管理办法（暂行）》（卫药政发〔2009〕79号）进行了修订，形成了《国家基本药物目录管理办法》于2015年2月13日发布。2015年再次公布了国家基本药物目录，共含520种，西药317种，中药203种。

2018年版国家基本药物目录已公布。共调入药品187种，调出22种，总品种由原来的520种增至685种，包括西药417种、中成药268种。

5.4 国家非处方药

非处方药物系指应用安全、质量稳定、疗效确切，不需医生处方在药房中即可买到的药物。它来源于一些欧美国家的民间柜台药（over the counter，OTC），故非处方药亦称“OTC”药物。购药者参考其说明书即可使用药品。

所谓“应用安全”，一般指：潜在毒性低，不易引起蓄积中毒；在正常用法与正常剂量下，不产生不良反应，或虽有一般的不良反应，但患者可自行觉察，可以忍受，且属一过性，停药后可迅速自行消退；用药前后不需特殊试验；不易引起依赖性、耐药性，不应掩盖病情的发展与诊断。这类药物不应有成瘾成分，抗肿瘤药、毒麻药、精神药物等可引起严重不良反应的药物不能列入。

非处方药制度最早在20世纪40年代出现，今已在许多国家如英国、美国、法国、德国、日本、西班牙、意大利、加拿大、瑞典、瑞士、澳大利亚、墨西哥、摩洛哥、韩国、马来西亚、泰国、印度尼西亚实行。

非处方药系由处方药转变而来。一种经过长期应用、公认确有疗效的处方药，若证明非医疗专业人员也能安全使用，经药监部门审批后，即可转变为非处方药。非处方药一般限制在一定的范围（如伤风感冒、咳嗽、头痛、牙痛、肌肉和关节疼痛、消化道不适等）内应用。

为进一步加强我国药品管理，方便患者治疗，节约药品资源，降低医疗费用，减轻国家财政负担，并与国际药品惯例接轨，我国决定实行处方药与非处方药分类管理、建立适合我国国情的处方药和非处方药制度。先后颁布了国家非处方药目录。

5.5 中国国家处方集

为了深入贯彻我国医疗体制改革，加强临床用药管理，指导合理用药，保障患者用药安全、有效、经济、适宜，卫生部组织编写并于2009年2月颁布了《中国国家处方集》。其中收录药物1336种，就临床上20个治疗系统中常见、多发病和以药物治疗为主的199种疾病提出了用药原则和具体治疗方案，规范合理使用药物。2013年颁布了《中国国家处方集·化学药品与生物制品卷·儿童版》。

5.6 处方管理办法

我国卫生部以卫生部令的方式于2007年公布实施《处方管理办法》以规范处方管理，提高处方质量，促进合理用药，保障用药安全。其内容共8章63条。并同时出版了《处方管理办法》，对有关条款进行了解释。

5.7 处方点评

2010年卫生部为提高处方质量，促进合理用药，保障医疗安全，颁布了《医院处方点评管理规范（试行）》。处方点评是根据相关法规、技术规范，对处方书写的规范性及药物临床使用的适宜性（用药适应证、药物选择、给药途径、用法用量、药物相互作用、配伍禁忌等）进行评价，发现存在或潜在的问题，制定并实施干预和改进措施，促进临床药物合理应用的过程。处方点评是医院持续医疗质量改进和药品临床应用管理的重要组成部分，是提高临床药物治疗学水平的重要手段。

5.8 处方审核

为规范医疗机构处方审核工作，促进临床合理用药，保障患者用药安全，国家卫生健康委员会、国家中医药管理局、中央军委后勤保障部三部门联合制定了《医疗机构处方审核规范》，2018年6月29日发布并执行。《医疗机构处方审核规范》共7章23条，对处方审核的基本要求、审核依据和流程、审核内容、审核质量管理、培训等做出规定。通过规范处方审核行为，一方面提高处方审核的质量和效率，促进临床合理用药；另一方面体现药师专业技术价值，转变药学服务模式，为患者提供更加优质、人性化的药学技术服务。药师是处方审核工作的第一责任人，赋予了药师明确的职责，发现严重不合理用药或用药错误时，应当拒绝调配。同时也对药师处方用药适宜性审核提出更高的要求。

5.9 药房的药品管理

为了保证医疗工作的顺利进行，确保患者的用药安全，按《中华人民共和国药品管理法》《中华人民共和国药品管理法实施条例》《麻醉药品和精神药品管理条例》《医疗机构药事管理规定》《抗菌药物临床应用指导原则》《处方管理办法》等规定，应对麻醉药品、精神药品、毒性药品、放射性药品实行严格的特殊管理。药品管理工作中，从过去对药品的上架、入柜、分装、补充、盘点等调剂管理模式，到目前逐渐发展为药品审核、调配、发药以及药品管理自动化信息化模式，减少了药品调剂差错，提高了工作效率，药房工作模式更加优化，管理更加科学、合理和精细。

（金有豫 沈 素 王丽丽）

第2篇 抗感染药物

本篇抗感染药物系指能杀灭或抑制引起人体感染的细菌、病毒和寄生虫的药物，包括抗生素、化学合成的抗菌药、抗结核药、抗麻风病药及抗麻风反应药、抗真菌药、抗病毒药、抗寄生虫药等。

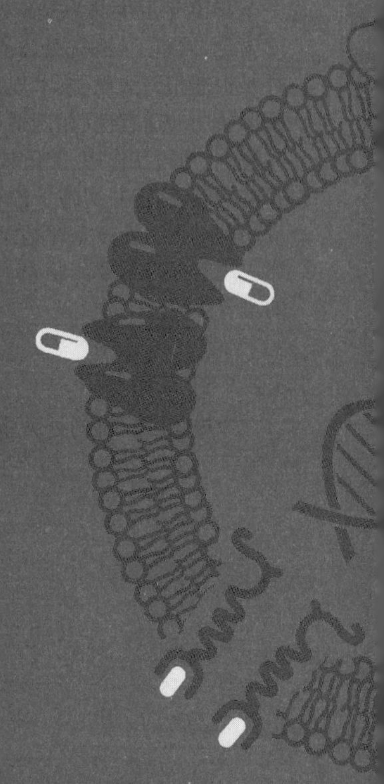

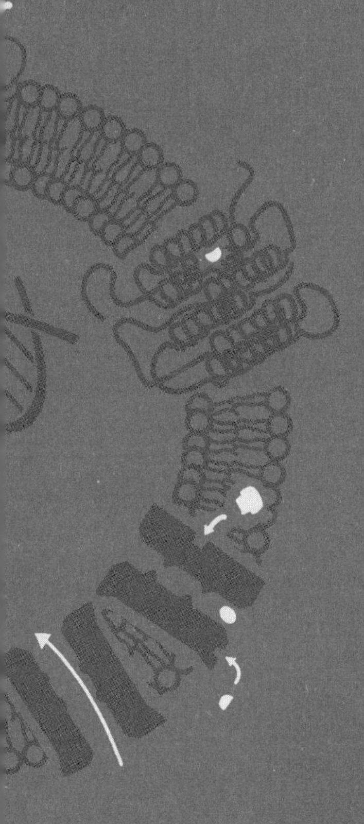

第6章 抗生素

6.1 概论

抗生素（antibiotics）系指由细菌、真菌或其他微生物在生活过程中所产生的具有抗病原体或其他活性的一类物质。本部分主要介绍具有抗微生物作用的抗生素。有些具有抗肿瘤或其他作用的抗生素则在有关章节介绍。

6.1.1 抗生素的分类

（1）β-内酰胺类：是指分子中含有β-内酰胺环的抗生素，青霉素和头孢菌素均属此类。还包括β-内酰胺酶抑制剂、氧头孢烯类、碳青霉烯类等。

（2）氨基糖苷类：如链霉素、庆大霉素、卡那霉素、小诺霉素等。

（3）四环素类。

（4）大环内酯类。

（5）林可霉素类。

（6）其他主要抗细菌的抗生素：如万古霉素、去甲万古霉素、杆菌肽、多黏菌素、磷霉素等。尚有卷曲霉素、利福平等，列入抗结核病药中介绍。

（7）抗肿瘤抗生素：如丝裂霉素、放线菌素 D、博来霉素、阿霉素等，参见第 69 章抗肿瘤药。

6.1.2 抗生素的合理应用

（1）选择有效药物：首先要掌握不同抗生素的抗菌谱，务必使所选药物的抗菌谱与所感染的微生物相适应。例如，青霉素的抗菌谱主要包括一些球菌和某些革兰阳性杆菌。链球菌是引起上呼吸道感染的重要病原菌，它对青霉素尚有一定程度的敏感性，所以可在适当情况下选用青霉素，也可考虑用红霉素、第一代头孢菌素或其他适当的药物。链球菌感染不宜用庆大霉素，因为链球菌对氨基糖苷类抗生素常是不敏感的，因而无效。

第二，要考虑细菌对药物的耐药性。随着抗生素的大量使用，细菌的耐药菌株相应增多。如葡萄球菌的多数菌株对青霉素、氨苄西林和抗假单胞菌青霉素耐药。淋球菌耐青霉素类的菌株也日益增多。一些曾经有效的药物逐渐失效（或减效）。所以，在选择药物时必须考虑细菌耐药性的发展。

第三，要考虑各种药物的吸收、分布等特性。透过血脑屏障性能好的药物，如氯霉素、磺胺、青霉素、氨苄西林等（后两者仅在脑膜受损时可透过），可用于中枢感染。而氨基糖苷类、大环内酯类等不易透过血脑屏障，则只宜用于中枢以外的感染。大环内酯类在胆汁中的浓度高于血清浓度，对治疗胆道感染有利，但氨基糖苷类的胆汁浓度甚低，因此氨基糖苷类不宜选用于胆道感染。青霉素类、头孢菌素类、氨基糖苷类在尿液中浓度甚高，对于敏感菌所致的尿路感染只要用低剂量就有效。

（2）应用方法合理：选定药物以后，还要根据其药动学/药效学（PK/PD）性质确定给药方案。如中效磺胺，应按照其 $t_{1/2}$ 间隔，1 日给药 2 次，过少就不能维持有效血药浓度，过多则可致蓄积中毒。具有抑菌性质的药物常要求在体液中保持一定的浓度，以维持其作用。而繁殖期杀菌性药物（青霉素、头孢菌素类）则要求快速进入体内，在短时间内形成高血药浓度（间歇冲击疗法），以发挥杀菌作用。

（3）防止不良反应：不良反应的发生主要原因有以下 4 个方面：

1）不适当地增大剂量或增加给药次数：均可导致药物蓄积而产生不良反应。

2）不适当地联合用药：同类药物的联合应用，除抗菌作用相加外，毒性也是相加的。如氨基糖苷类中同类药物联合应用，常导致其耳、肾和神经肌肉阻滞毒性增强。不同类的药物联合应用也可导致某些毒性增强，如氨基糖苷类和强效利尿药联合应用可导致耳毒性增强；氨基糖苷类和万古霉素类联合应用往往可导致肾毒性增强等。

3）不合理的给药方法：不合理的给药方法常可导致不良反应的产生。如氨基糖苷类药物若进入血流过快，可产生严重的不良反应，由于神经肌肉阻滞而导致呼吸抑制。因此，这类药物不可直接静脉注射，以免产生不良后果。

4）过敏反应：许多抗菌药物可致过敏反应，甚至发生严重的剥脱性皮炎、过敏性休克等。为了防止过敏反应的发生，用药前应了解既往药物过敏史。必要时可进行皮肤敏感试验来加以判断。

（4）避免引起病原菌的耐药性：病原菌产生耐药性而使药物失效是当前抗菌治疗中的一个大问题。一些常见的病原菌对常用的抗菌药物都有较高的耐药率。为此，要掌握病原菌对抗菌药物的敏感性，选用那些敏感率较高的抗菌药物。加强用药的目的性，不要无目的地应用。还要避免频繁地更换或中断抗菌药物以及减少抗菌药物的外用等。

6.2　青霉素类

6.2.1　分类

青霉素类是一类重要的β-内酰胺抗生素。它们可由发酵液提取或半合成制造而得。青霉素类按其抗菌活性是否同时具有抗革兰阳性菌和革兰阴性菌，可分为窄谱青霉素和广谱青霉素；按其结构特点，又可分为苄基青霉素、氨基青霉素、羧基青霉素、脲基青霉素等。具体分类见表6-1。

表6-1　青霉素类的分类

根据抗菌作用分类		代表性类别（化学分类）	代表性药物
窄谱青霉素	主要作用于G^{+}菌的青霉素	苄基青霉素类（天然）	青霉素（Penicillin）
		苯氧青霉素类（天然）	青霉素V（Penicillin V）
		异噁唑类青霉素（耐酶）	氯唑西林（Cloxacillin）
	主要作用于G^{-}菌的青霉素	脒基青霉素	美西林（Mecillin）
		甲氧基青霉素	替莫西林（Temocillin）
广谱青霉素	抗一般G^{-}杆菌广谱青霉素	氨基青霉素	氨苄西林（Ampicillin）
			阿莫西林（Amoxicillin）
	抗假单胞菌广谱青霉素	羧基青霉素	替卡西林（Ticarcillin）
		脲基青霉素	哌拉西林（Piperacillin）
			阿洛西林（Azlocillin）
			美洛西林（Mezlocillin）

6.2.2　抗菌作用原理

β-内酰胺类抗生素与细菌细胞膜上的青霉素结合蛋白（PBP）结合而妨碍细菌细胞壁黏肽的合成，使之不能交联而造成细胞壁的缺损，致使细菌细胞破裂而死亡。这一过程发生在细菌细胞的繁殖期，因此本类药物为繁殖期杀菌药。细菌细胞有细胞壁，而哺乳动物的细胞无细胞壁，所以青霉素类对人体细胞的毒性很低。

6.2.3　过敏反应

临床应用青霉素类时，较多出现过敏反应，包括皮疹、药物热、喉头水肿、血清病型反应、过敏性休克等，其中以过敏性休克最为严重。过敏性休克多在注射后数分钟内发生，症状为呼吸困难、发绀、血压下降、昏迷等，可在短时间内死亡。各种给药途径或应用各种制剂都能引起过敏性休克，但以注射用药的发生率最高。过敏反应的发生与药物剂量的大小无关。对青霉素类高度过敏者，虽极微量也能引起休克。对有青霉素过敏史的患者，宜改用其他药物治疗。

在应用青霉素前，应问清患者曾否用过青霉素，有无过敏反应史。对近期内用过青霉素者应了解确切的时间，无论成人或儿童，无论口服、静脉滴注或肌内注射等不同给药途径，应用青霉素类药物前均应进行皮试。停药72小时以上，应重新皮试。有下列情况的患者，应禁用青霉素皮试：①近4周内发生过速发型过敏反应者；②过敏性休克高危人群，如哮喘控制不佳，小剂量过敏原导致严重过敏反应病史等；③有皮肤划痕症，皮肤肥大细胞增多症，急慢性荨麻疹等皮肤疾病。

皮试液是由青霉素钠溶于等渗氯化钠注射液（500U/ml），以无菌操作法制成，现用现配，只限当日使用。目前国内有成熟应用多年的青霉素皮试剂供应，每瓶含青霉素钠2500U。使用该品仅需一次稀释，可节约操作时间、减少工作量，且避免因多步稀释可能导致的剂量误差、污染乃至由此导致的假阳性、假阴性。青霉素皮试剂以现配现用为佳，如需保存宜4℃冷藏，但时间不应超过24小时。

用75%乙醇消毒屈侧腕关节上方三横指（1岁以下儿童二横指）处皮肤，对乙醇敏感者改用生理盐水。抽取皮试液0.1ml（含青霉素50U），作皮内注射成一皮丘（儿童注射0.02～0.03ml），等待20分钟观察结果，如局部出现红肿，直径>1cm（或比原皮丘增大超过3mm）或局部红晕为阳性。对可疑阳性者，应在另一前臂用生理盐水做对照试验，呈阴性反应时才可用药。有时虽皮试局部呈阴性反应，但患者有胸闷、头晕、哮喘、皮肤发痒等症状出现，也不应给予药物。

应注意试验本身也可能引起过敏性休克。皮试前应准备好必要的急救药物。皮试期间对患者应密切观察，如发生休克，应立即肌内或皮下注射肾上腺素（1：1000肾上腺素，成人0.3～0.5ml；儿童0.01mg/kg，最大0.3ml，每15～20分钟可重复）。并根据需要进行输液、给氧、滴注肾上腺皮质激素（氢化可的松或地塞米松）、应用升压药和其他必要的急救措施。

皮试呈阴性者，在用药过程中也还有可能出现过敏反应。因此在注射药物后，应严密观察患者20分钟，无反应发生方可离开。遇有任何类型的过敏反应或患者主诉不适，应立即停止继续给药。如发生过敏性休克，应按上述方法进行急救。

青霉素类不同品种间存在着交叉过敏关系。青霉素类药物在应用前可用青霉素钠皮试液进行皮试。另有处方开写哪种青霉素就用哪种青霉素做皮试（供选用的试液浓度为500μg/ml）的意见，也是可行的。

6.2.4 青霉素类溶液的稳定性

青霉素类在干燥状态下相对稳定，遇湿即加速分解。青霉素类在水溶液中不稳定，放置时间越长则分解越多，不仅药效消失，而且产生的致敏物质也增多。所以，青霉素类药物，宜在临用前方进行溶解配制，以保证疗效和减少不良反应发生。

青霉素类在近中性（pH6～7）溶液中较为稳定，酸性或碱性增强，均可使之加速分解。应用时最好用注射用水或等渗氯化钠注射液溶解青霉素类。溶于葡萄糖液中可有一定程度的分解。苯唑西林等异唑青霉素有耐酸性质，在葡萄糖液中稳定。青霉素类在碱性溶液中分解极快。因此，严禁将碱性药液（碳酸氢钠、氨茶碱等）与其配伍。

青霉素〔药典(二);基;医保(甲)〕* Benzylpenicillin

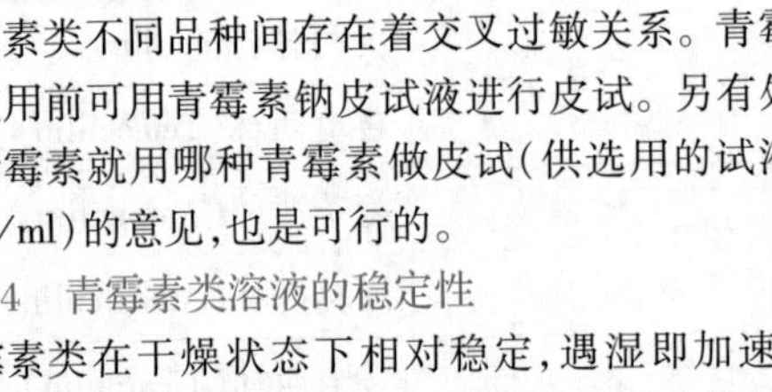

本品由青霉菌 *Penicillium notatum* 等的培养液中分离而得，是一种有机酸，可与金属离子或有机碱结合成盐。常用的有钠盐、钾盐、普鲁卡因盐和苄星盐。

【其他名称】青霉素钠，青霉素钾，苄星青霉素，普鲁卡因青霉素，青霉素G，Penicillin G。

【ATC编码】J01CE01（青霉素），J01CE08（苄星青霉素），J01CE09（普鲁卡因青霉素）

【性状】钠盐、钾盐均为白色结晶性粉末；无臭或微有特异性臭，有引湿性；遇酸、碱或氧化剂即迅速失效，水溶液在室温放置易失效。在水中极易溶解，在乙醇中溶解，在脂肪油或液状石蜡中不溶。普鲁卡因青霉素（Procaine Benzylpenicillin）为白色微晶性粉末；遇酸、碱或氧化剂等即迅速失效。在甲醇中易溶，在乙醇或三氯甲烷中略溶，在水中微溶。苄星青霉素（Benzathine Benzylpenicillin）为白色结晶性粉末。青霉素游离酸的pK_a为2.8。

青霉素钠0.6μg为1U，1mg相当于1670U。青霉素钾0.625μg为1U，1mg相当于1598U。

【药理学】在细菌繁殖期起杀菌作用，对革兰阳性球菌（链球菌、肺炎球菌、敏感的葡萄球菌）及革兰阴性球菌（脑膜炎球菌、淋球菌）的抗菌作用较强，对革兰阳性杆菌（白喉杆菌）、螺旋体（梅毒螺旋体、回归热螺旋体、钩端螺旋体）、梭状芽孢杆菌（破伤风杆菌、气性坏疽杆菌）、放线菌以及部分拟杆菌有抗菌作用。

青霉素不耐酸，口服吸收差，不宜用于口服。肌内注射吸收迅速，肌内注射100万U，血清浓度于0.5小时达峰值，约20U/ml；消除迅速，大部分由尿排泄，数小时从体内消除，$t_{1/2}$为0.5小时。

【适应证】青霉素用于敏感菌所致的急性感染，如：菌血症、败血症、猩红热、丹毒、肺炎、脓胸、扁桃体炎、中耳炎、蜂窝织炎、疖、痈、急性乳腺炎、心内膜炎、骨髓炎、流行性脑膜炎（流脑）、钩端螺旋体病（对本病早期疗效较好）、樊尚咽峡炎、创伤感染、回归热、气性坏疽、炭疽、淋病、放线菌病等。治疗破伤风、白喉宜与相应的抗毒素联用。

普鲁卡因青霉素吸收缓慢，肌内注射30万U，血药浓度峰值约2U/ml，24小时仍可测得。适用于梅毒和一些敏感菌所致的慢性感染。

苄星青霉素为青霉素的二苄基乙二胺盐，肌内注射苄星青霉素后，青霉素缓慢释放并被吸收，适用于预防风湿热复发，也可用于控制链球菌感染的流行。

【用法和用量】青霉素钠常用于肌内注射或静脉滴注。成人常用量：肌内注射，每日80万～200万U，分3～4次给药；静脉滴注，每日200万～1000万U，分3～4次；治疗细菌性脑膜炎时，剂量可增至每日2000万～3000万U，分4～6次静脉滴注。儿童常用量：肌内注射，每日2.5万～5万U/

* 为了便于读者了解本版收载的药物哪组属于或列入《中华人民共和国药典》（2015年版）、《国家基本药物目录》（2018年版）和《国家基本医疗保险、工伤保险和生育保险药品目录（2017年版）收载品种，在相关药品名称的右上角分别标注了〔药典（一）〕〔药典（二）〕〔药典（三）〕〔基〕或〔医保（甲、乙）〕。

kg,分3～4次;静脉滴注,每日5万～20万U/kg,分3～4次。当每日剂量超过500万U时应采用青霉素钠静脉滴注,每4～6小时1次。

青霉素钾通常用于肌内注射,由于注射局部较痛,可以用0.25%利多卡因注射液作为溶剂。钾盐也可静脉滴注,但必须注意患者体内血钾浓度和输液的钾含量(每100万U青霉素钾中含钾量为65mg,与氯化钾125mg中的含钾量相近),并注意滴注速度不可太快。

普鲁卡因青霉素仅供肌内注射,1次量40万～80万U,每日1～2次。

苄星青霉素仅供肌内注射,成人一次60万～120万U,2～4周1次;小儿一次30万～60万U,2～4周1次。

【不良反应】①常见过敏反应,包括严重的过敏性休克和血清病型反应、白细胞减少、药疹、接触性皮炎、哮喘发作等。②低剂量的青霉素不引起毒性反应。大剂量应用,可出现神经-精神症状,如反射亢进、知觉障碍、幻觉、抽搐、昏睡等,也可致短暂的精神失常,停药或降低剂量可恢复。对于少数有凝血功能缺陷的患者,大剂量青霉素可扰乱凝血机制,而致出血倾向。③普鲁卡因青霉素偶可致一种特异反应。注射药物当时或之后1～2分钟内,患者自觉有心里难受、濒危恐惧感、头晕、心悸、幻听、幻视等症状。一般无呼吸障碍和循环障碍,多数病例可出现血压升高(可与过敏性休克相鉴别)。一般不需特殊处理,症状维持1～2小时可自行恢复正常。用镇静药(地西泮)或抗组胺药(肌内注射苯海拉明20mg)有助于恢复。

【禁忌证】对本品或其他青霉素类药过敏者禁用。对普鲁卡因过敏者禁用普鲁卡因青霉素。

【注意】①以上几种青霉素都可导致过敏反应,用前要按规定方法(见前述)进行皮试。苄星青霉素因使用间隔期长,所以在每次用药前都要进行皮试。②重度肾功能损害者应调整剂量或延长给药间隔。③不宜鞘内给药。④青霉素钠盐或钾盐的水溶液均不稳定,应现配现用,必须保存时,应置冰箱中,以在当天用完为宜。⑤青霉素可安全地应用于妊娠期妇女;少量本品可经乳汁排出,哺乳期妇女应用青霉素后可使婴儿致敏,故宜暂停授乳。⑥老年人肾功能呈轻度减退,本品主要经肾排出,故治疗老年患者感染时宜适当减量应用。

【药物相互作用】①丙磺舒、阿司匹林、吲哚美辛、保泰松和磺胺药减少青霉素的肾小管分泌而延长本品的血清半衰期。②理论上氯霉素、红霉素、四环素类、林可霉素类、磺胺类等抑菌药可能减弱青霉素的杀菌作用,但是在球菌性脑膜炎时常与磺胺嘧啶钠联用;流感嗜血杆菌性脑膜炎时与氯霉素联用。③与华法林同用,可加强抗凝血作用。④同时服用避孕药,可能影响避孕效果。

【制剂】注射用青霉素钠:每支(瓶)0.24g(40万U)、0.48g(80万U)、0.6g(100万U)。

注射用青霉素钾:每支0.25g(40万U)。

注射用普鲁卡因青霉素:每瓶40万U(含普鲁卡因青霉素30万U及青霉素钾盐或钠盐10万U);每瓶40万U(含普鲁卡因青霉素60万U及青霉素钾盐或钠盐20万U)。

注射用苄星青霉素(长效青霉素,长效西林):每瓶120万U。

【贮法】贮存在干燥、凉暗处,勿置冰箱中,以免瓶装口吸潮。

青霉素V〔药典(二);医保(甲)〕

Phenoxymethylpenicillin

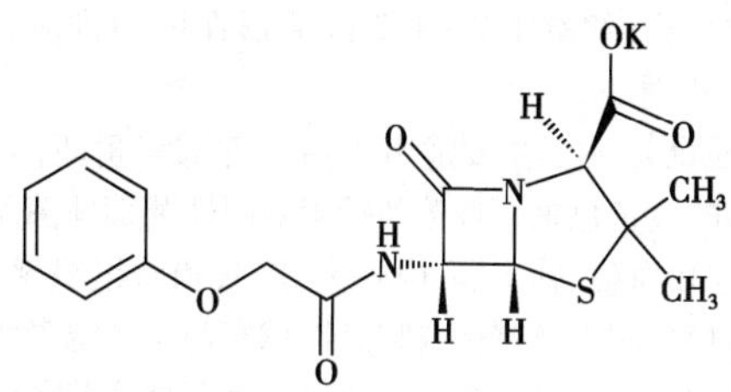

【其他名称】青霉素V钾,苯甲氧青霉素,Penicillin V。

【ATC编码】J01CE02

【药理学】青霉素V为苯氧青霉素,本品特点为耐酸、口服吸收明显优于青霉素,是临床广泛应用的口服青霉素,其钾盐的吸收较游离酸快而完全。本品的抗菌谱、抗菌作用均同青霉素钠。本品口服吸收良好,生物利用度约为60%,其吸收不受胃中食物的影响。口服后0.5～1小时达血药浓度峰值。在血浆中与血浆蛋白结合率较高。20%～40%经肾排泄。$t_{1/2}$为1小时。

【适应证】【不良反应】【禁忌证】【注意】【药物相互作用】均同青霉素。

【用法和用量】成人:口服。125～500mg(20万～80万U)/次,每6～8小时1次。

儿童:按体重,一次2.36～8.78mg/kg,每4小时1次;或一次3.54～13.21mg/kg,每6小时1次;或一次4.72～17.65mg/kg,每8小时1次。

【制剂】片剂(胶囊剂):每片(粒)125mg(20万U);250mg(40万U);500mg(80万U)。颗粒剂:每袋2g:0.125g(以青霉素V计)。

【贮法】密封、遮光、凉暗干燥处保存。

苯唑西林钠〔药典(二);基;医保(甲)〕

Oxacillin Sodium

【其他名称】苯唑青霉素钠,新青霉素Ⅱ,Bactocil。

【ATC编码】J01CF04

【性状】为白色粉末或结晶性粉末;无臭或微臭。在水中易溶;在丙酮或丁醇中极微溶解;在乙酸乙酯或石油醚中几乎不溶。本品游离酸的pK_a为2.8。水溶液的pH为5.0～7.0。

【药理学】 本品为半合成的异噁唑类，具有耐葡萄球菌青霉素酶的性质；不为金黄色葡萄球菌所产生的青霉素酶所破坏，对产酶金黄色葡萄球菌菌株有效；但对不产酶菌株的抗菌作用不如青霉素。

空腹口服本品 1g，于 0.5～1 小时血清浓度达峰值，约 12μg/ml。口服生物利用度为 30%～33%；肌内注射 0.5g，血清浓度于 0.5 小时达峰值，约 15μg/ml。在体内分布广，肝、肾、肠、脾、胸腔积液和关节囊液中均可达有效治疗浓度；在腹水和痰液中浓度较低；本品不易通过血脑屏障。进入体内的药物，约有 1/3～1/2 以原形在尿中排泄，$t_{1/2}$ 约为 0.4～0.7 小时。

【适应证】 本品主要适用于治疗青霉素耐药，而对本品呈现敏感的金黄色葡萄球菌和凝固酶阴性葡萄球菌所致的各种感染，如败血症、肺炎、心内膜炎、皮肤和软组织感染等，尚可用于治疗化脓性链球菌或肺炎链球菌与耐青霉素酶葡萄球菌属所致的混合感染。葡萄球菌对甲氧西林耐药者对本品也耐药，所以本品不适用于甲氧西林耐药葡萄球菌感染。

【用法和用量】 成人常规剂量：肌内注射，每日 4～6g，分 4～6 次给药；静脉滴注，每日 4～8g，分 3～4 次，治疗严重感染时，每日剂量可增加至 12g；口服，每日 2～4g，分 4 次，空腹服用。儿童剂量：每日 50～100mg/kg，分 2～4 次口服、肌内注射或静脉滴注。

【不良反应】 ①可出现胃肠道反应，如恶心、呕吐、腹胀、腹泻、食欲缺乏等，口服给药时较常见。大剂量应用可出现神经系统反应，如抽搐、痉挛、神志不清、头痛等。偶见中性粒细胞减少，对特异体质者可致出血倾向。偶见血清氨基转移酶升高。②尚可见药疹、药物热等过敏反应。少数人可发生白念珠菌继发感染。

【禁忌证】 对本品或其他青霉素类过敏者禁用。

【注意】 ①本品可致过敏性休克，用药前应作过敏试验。②严重肾功能不全者应减少给药剂量。③新生儿、肝肾功能严重损害者慎用。④目前缺乏本品对妊娠期妇女影响的充分研究，所以妊娠期妇女应仅在确有必要时使用。少量本品从乳汁中分泌，哺乳期妇女用药时宜暂停哺乳。

【药物相互作用】 ①丙磺舒可减少苯唑西林的肾小管分泌，延长本品的血清半衰期。②本品与西索米星或奈替米星等氨基糖苷类合用，对金黄色葡萄球菌和肠球菌具有协同作用，与氨苄西林联用对肠球菌亦具有协同作用。

【制剂】 注射用苯唑西林钠：每瓶 0.5g；1g（效价）。片剂（胶囊剂）：每片（粒）0.25g（按 $C_{19}H_{19}N_3O_5S$ 计）。

【贮法】 密闭、干燥处保存。

氯唑西林钠〔药典（二）；医保（甲）〕 Cloxacillin Sodium

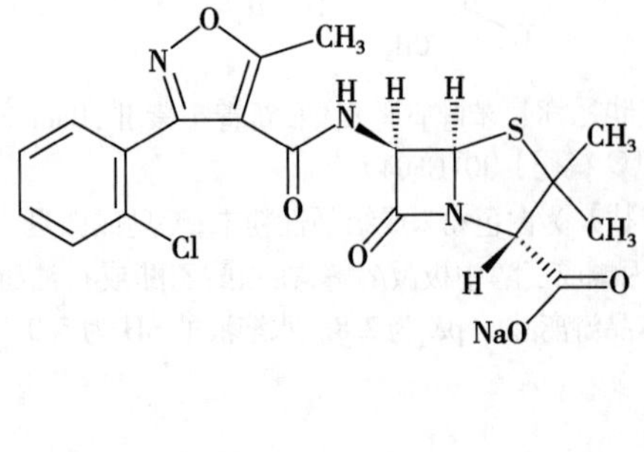

【其他名称】 邻氯青霉素钠，氯苯西林钠，氯唑青。

【ATC 编码】 J01CF02

【性状】 为白色粉末或结晶性粉末；微臭，味苦；有引湿性。在水中易溶，在乙醇中溶解，在乙酸乙酯中几乎不溶。本品游离酸的 pK_a 为 2.7，10% 水溶液的 pH 为 5.0～7.0。

【药理学】 本品为半合成的异噁唑类，对产青霉素酶的葡萄球菌具有抗菌活性。抗菌谱类似苯唑西林，对产酶金黄色葡萄球菌有抗菌作用，适用于葡萄球菌感染。

口服生物利用度 50%～75%。肌内注射 0.5g，0.5 小时血清浓度达峰值，约 18μg/ml。主要由肾脏排泄，尿药浓度可达数百至 1000μg/ml。本品蛋白结合率可达 95%，不易透过血脑屏障和进入胸腔积液。$t_{1/2}$ 约为 0.6 小时。

【适应证】 主要用于产酶金黄色葡萄球菌或不产酶葡萄球菌所致的血流感染、肺炎、骨髓炎或皮肤软组织感染等。但对耐甲氧西林金黄色葡萄球菌（MRSA）感染无效。

【用法和用量】 肌内注射：1 次 0.5～1g，1 日 3～4 次。静脉滴注：1 次 1～2g，溶于 100ml 输液中，滴注 0.5～1 小时，1 日 3～4 次。新生儿体重低于 2kg 者，日龄 1～14 天时每 12 小时按体重静脉滴注 25mg/kg，日龄 15～30 天时每 8 小时按体重静脉滴注 25mg/kg；体重超过 2kg 者，日龄 1～14 天时每 8 小时按体重静脉滴注 25mg/kg，日龄 15～30 天时每 6 小时体重静脉滴注 25mg/kg。口服剂量：每次 0.25～0.5g，1 日 4 次，空腹服用。小儿口服每日用量 30～50mg/kg，分 4 次给予。颗粒剂：口服，成人一次 0.5g，一日 4 次。小儿：14 天以内新生儿，体重低于 2kg 者，每 12 小时按体重 12.5～25mg/kg；体重超过 2kg 者，每 8 小时给药一次；3～4 周新生儿给药周期为 6 小时。

【不良反应】【禁忌证】【注意】【药物相互作用】 均参见苯唑西林钠。

【制剂】 注射用氯唑西林钠：每瓶 0.5g（效价）。胶囊剂：每粒 0.125g；0.25g；0.5g。颗粒剂：每袋 50mg。

【贮法】 密闭、干燥处保存。

氟氯西林〔药典（二）〕 Flucloxacillin

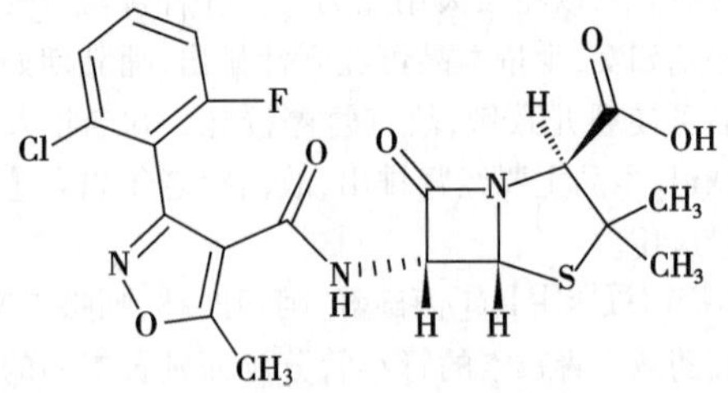

【其他名称】 氟氯西林钠，氟氯青霉素，奥狒林，世君宁，Flopen。

【ATC 编码】 J01CF05

【性状】 常用其钠盐，为白色或类白色结晶性粉末，易溶于水（1∶1），溶于乙醇（1∶12）或丙酮（1∶12）。

【药理学】 本品系半合成的异噁唑类青霉素。抗菌谱类似苯唑西林，本品对不产青霉素酶和产青霉素酶葡萄球菌具有抗菌活性。

口服生物利用度为 50%～70%，于给药后约 1 小时达血药浓度峰值,食物能减少和延迟氟氯西林吸收。肌内注射后0.5~1小时达血药浓度峰值,血清消除半衰期约为0.75~1.5小时。氟氯西林蛋白结合率为93%~95%。氟氯西林在组织和体液中分布与氯唑西林相似,但难以透过血脑屏障。部分药物在肝脏代谢,其原形和代谢产物均经肾排出。

【适应证】主要用于治疗产青霉素酶葡萄球菌所致的各种感染,如骨、关节感染,心内膜炎,腹膜炎,肺炎,皮肤、软组织感染等。也可用作为术后预防葡萄球菌感染,但对耐甲氧西林金黄色葡萄球菌(MRSA)感染无效。

【用法和用量】口服(用游离酸):常用量为每次250mg,每日3次;重症用量为每次500mg,每日4次,于食前0.5~1小时空腹服用。肌内注射:常用量每次250mg,每日3次;重症每次500mg,每日4次。静脉注射:每次500mg,每日4次,将药物溶于10~20ml注射用水或葡萄糖输液中使用,每4~6小时1次。1日量不超过8g。

儿童:《中国国家处方集·化学药品与生物制品卷·儿童版》推荐:

(1)产青霉素酶葡萄易球菌感染,包括外耳道炎、肺炎、脓疱病和蜂窝织炎。①口服:用于轻症感染,宜空腹口服给药,以饭前1小时为宜。<7天新生儿:一次25mg/kg,一日2次;7~21天新生儿:一次25mg/kg,一日3次;21~28天新生儿:一次25mg/kg,一日4次;1~2岁儿童:一次62.5~125mg,一日4次;2~10岁儿童:一次125~250mg,一日4次;10~18岁儿童:一次250~500mg,一日4次。②肌内注射:1个月~18岁儿童,一次12.5~25mg/kg(最大剂量500mg),每6小时1次。③静脉滴注:溶于5%葡萄糖或者0.9%氯化钠溶液,滴注时间30~60分钟或以上。≤7天新生儿:一次25mg/kg,每12小时1次;7~21天新生儿:一次25mg/kg,每8小时1次;21~28天新生儿:一次25mg/kg,每6小时1次;1个月~18岁儿童:一次12.5~25mg/kg(最大剂量1g),每6小时1次。严重感染时剂量加倍。

(2)骨髓炎、脑脓肿及葡萄球菌脑膜炎:静脉滴注给药。<7天新生儿:一次50~100mg/kg,每12小时1次;7~21天新生儿:一次50~100mg/kg,每8小时1次;21~28天新生儿:一次50~100mgkg,每6小时1次;1个月~18岁儿童:一次50mg/kg(最大剂量2g),每6小时1次。

【禁忌证】对本品及其他青霉素类过敏者禁用。

【注意】①有过敏性疾病史者慎用。②注射时勿与血液、血浆、水解蛋白、氨基酸以及脂肪乳配伍。③本品与氨基糖苷类、环丙沙星、培氟沙星等不可配伍。④2009年5月31日,美国食品药品监督管理局(FDA)和国际严重不良事件联合会(SAEC)发布,已确定一些患者使用氟氯西林后所引起的肝损伤与基因有关。⑤新生儿、妊娠期妇女、肝肾功能严重损害者慎用。⑥老年患者肾功能严重减退,需减量。

【不良反应】【药物相互作用】均参见苯唑西林钠。

【制剂】片剂(游离酸):每片125mg。胶囊剂:每粒250mg(按氟氯西林计)。注射用氟氯西林钠:每瓶500mg;1000mg。

【贮法】室温下密闭、避光贮存。

氨苄西林〔药典(二);基;医保(甲)〕 Ampicillin

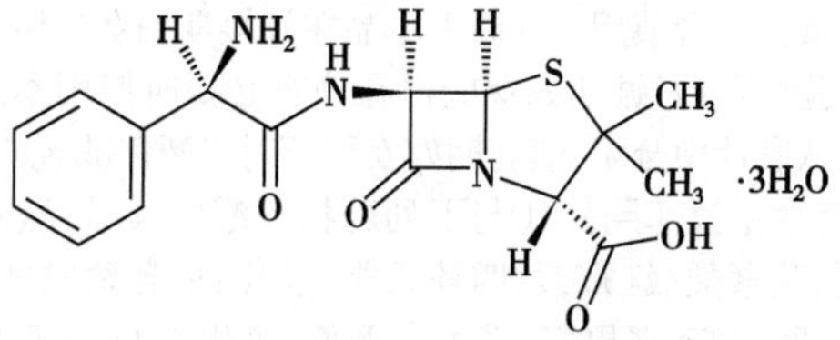

$\cdot 3H_2O$

【其他名称】氨苄西林钠,氨苄青霉素,安比西林,安必欣。

【ATC编码】J01CA01

【性状】为白色结晶性粉末;味微苦。在水中微溶,在三氯甲烷、乙醇、乙醚或脂肪油中不溶;在稀酸溶液或稀碱溶液中溶解。pK_a为2.5和7.3。0.25%水溶液的pH为3.5~5.5。其钠盐为白色或类白色的粉末或结晶;无臭或微臭,味微苦;有引湿性。在水中易溶,在乙醇中略溶,在乙醚中不溶。10%水溶液的pH为8~10。

本品在干燥状态下较稳定。受潮或在水溶液中,除发生降解反应外,还发生聚合反应,生成可致敏的聚合物。

【药理学】为半合成的广谱青霉素,其游离酸含3分子结晶水,供口服用;其钠盐供注射用。对革兰阳性菌的作用与青霉素近似,对绿色链球菌和肠球菌的作用较优,对其他菌的作用则较差。对耐青霉素的金黄色葡萄球菌无效。革兰阴性菌中淋球菌、脑膜炎球菌、流感杆菌、百日咳杆菌、大肠埃希菌、伤寒杆菌、副伤寒杆菌、痢疾杆菌、奇异变形杆菌、布氏菌等对本品敏感,但易产生耐药性。肺炎杆菌、吲哚阳性变形杆菌、铜绿假单胞菌对本品不敏感。

正常人空腹口服0.5g或1g,血清浓度2小时达峰值,分别为5.2μg/ml和7.6μg/ml。肌内注射0.5g,血清浓度于0.5~1小时达峰值,约为12μg/ml。体内分布广,在主要脏器中均可达有效治疗浓度。在胆汁中的浓度高于血清浓度数倍。透过正常脑膜能力低,但在脑膜发炎时则透膜量明显增加。在痰液中的浓度低。进入体内的药物,有80%以原形由尿排泄,$t_{1/2}$为1~1.5小时。

【适应证】本品主要用于敏感菌所致的泌尿系统、呼吸系统、胆道、肠道感染以及脑膜炎、心内膜炎等。

【用法和用量】口服:每日2~4g,分成4次服用;儿童每日50~100mg/kg,分成4次。肌内注射:1次0.5~1g,1日4次;儿童1日50~150mg/kg,分成3~4次。静脉滴注:1次1~2g,必要时可用到3g,溶于100ml输液中,滴注0.5~1小时,1日2~4次,必要时每4小时1次;儿童1日100~150mg/kg,分4次给予。

【不良反应】本品可致过敏性休克,皮疹发生率较其他青霉素为高,可达10%或更多。有时也发生药热。偶见粒细胞和血小板减少,少见肝功能异常,大剂量静脉给药可发生抽搐等神经症状。

【禁忌证】对本品或其他青霉素类过敏者禁用;传染性单核细胞增多症、巨细胞病毒感染、淋巴细胞白血病、淋巴瘤等患者避免使用。

【注意】①有哮喘、湿疹、荨麻疹等过敏性疾病,均应慎用。②用药期间如出现严重的持续性腹泻,可能是假膜性肠炎,应立即停药,确诊后采用相应抗生素治疗。③本品针剂应溶解后立即使用,溶解放置后致敏物质可增多。④本品在弱酸性葡萄糖液中分解较快,因此宜用中性液体作溶剂。⑤肾功能严重损害者慎用。⑥尚无本品在妊娠期妇女应用的严格对照试验,所以妊娠期妇女应仅在确有必要时使用本品。少量本品从乳汁中分泌,哺乳期妇女用药时宜暂停哺乳。

【药物相互作用】①与下列药物有配伍禁忌:氨基糖苷类、多黏菌素类、红霉素、四环素类、氯化钙、葡萄糖酸钙、肾上腺素、间羟胺、多巴胺、维生素B族、维生素C、含有氨基酸的注射剂等。②与阿司匹林、吲哚美辛和磺胺类药物合用,可减少本药的排泄,使血药浓度升高。③本品可加强华法林的抗凝血作用,降低口服避孕药的药效。

【制剂】胶囊剂:每粒0.25g。注射用氨苄西林钠:每瓶0.5g;1.0g。

【贮法】密闭、干燥处保存。

阿莫西林〔药典(二);基;医保(甲)〕 Amoxicillin

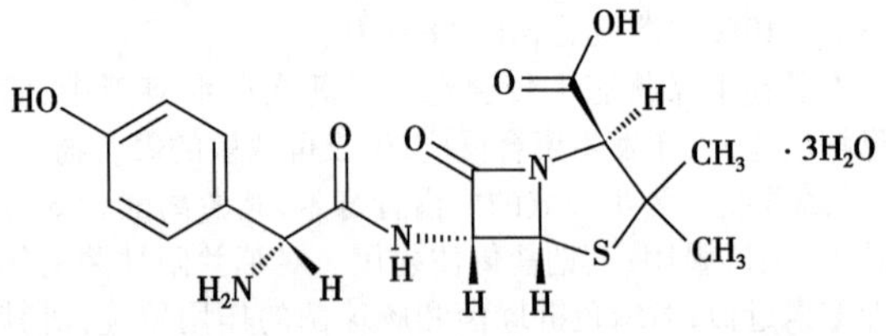

$\cdot 3H_2O$

【其他名称】羟氨苄青霉素,阿莫仙,益萨林,再林。

【ATC编码】J01CA04

【性状】为白色或类白色结晶性粉末;味微苦。在水中微溶,在乙醇中几乎不溶。pK_a为2.4、7.4和9.6。0.5%水溶液的pH为3.5~5.5。本品的耐酸性较氨苄西林为强。

【药理学】抗菌谱与氨苄西林相同,微生物对本品和氨苄西林有完全的交叉耐药性。本品口服吸收良好。服用同量药物,本品的血清药物浓度比氨苄西林高约一倍。

【适应证】常用于敏感菌所致的呼吸道、尿路和胆道感染以及伤寒等。

【用法和用量】口服:成人每日1~4g,分3~4次服。儿童每日50~100mg/kg,分3~4次服。

肾功能严重不全者应延长用药间隔时间;肾小球滤过率(GFR)为10~30ml/min者每12小时给药0.25~0.5g;<10ml/min者每24小时给药0.25~0.5g。

【不良反应】【禁忌证】【注意】【药物相互作用】参见氨苄西林。

【制剂】片剂(胶囊):每片(粒)0.125g;0.25g(效价)。

【贮法】遮光、密封保存。

哌拉西林钠〔药典(二);基;医保(甲)〕 Piperacillin Sodium

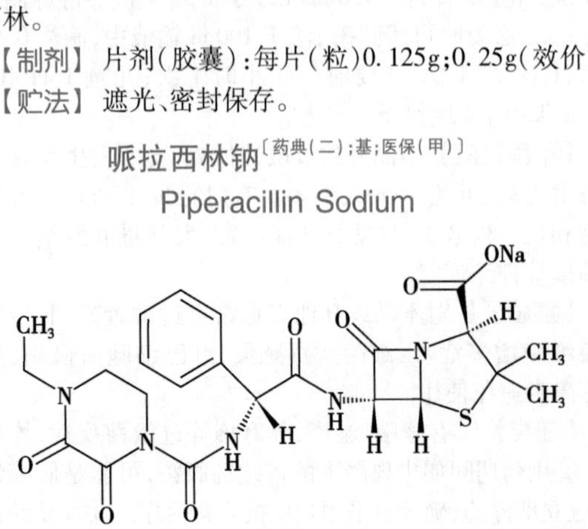

【其他名称】氧哌嗪青霉素,哔唑西林,哌氨苄青霉素。

【ATC编码】J01CA12

【性状】为白色或类白色粉末;极易引湿。在水或甲醇中极易溶解,在无水乙醇中溶解,在丙酮中不溶。10%水溶液的pH为5.0~7.0。

【药理学】为酰脲类青霉素类,具有抗假单胞菌活性。对革兰阳性菌的作用与氨苄西林相似,对肠球菌有较好的抗菌作用,对于某些拟杆菌和梭菌也有一定作用。对革兰阴性菌的作用强,抗菌谱包括淋球菌、大肠埃希菌、变形杆菌、肺炎克雷伯菌、铜绿假单胞菌、枸橼酸杆菌、肠杆菌属、嗜血杆菌等,对沙门杆菌、痢疾杆菌、一些假单胞菌(除铜绿假单胞菌外)、脑膜炎球菌、耶尔森杆菌等在体外也有抗菌作用,但其临床意义尚未明确。本品对β-内酰胺酶不稳定。

本品口服不吸收。肌内注射2g,血清药物浓度于0.5小时达峰值,约为36μg/ml。于30分钟内静脉滴注4g,即时血药浓度>200μg/ml,1小时的血药浓度≥100μg/ml,$t_{1/2}$约为1小时。体内分布较广,周围器官均可达有效浓度,在胆汁和前列腺液中有较高浓度。本品主要由肾排泄,12小时内尿中可排出给药量的1/2~2/3。

【适应证】本品主要适用于铜绿假单胞菌和各种敏感革兰阴性杆菌所致的败血症,呼吸道感染,尿路感染,胆道感染,腹腔感染,盆腔感染,皮肤、软组织感染。

【用法和用量】成人,中度感染,一日8g,分2~3次静脉滴注;严重感染,一次3~4g,每4~6小时静脉滴注或静脉注射。一日总剂量不超过24g。婴幼儿和12岁以下儿童的剂量为每日按体重100~200mg/kg。新生儿体重2kg以下者,出生后第1周每12小时50mg/kg,静脉滴注;第2周起每8小时50mg/kg;新生儿体重2kg以上者,出生后第1周每8小时50mg/kg,静脉滴注;第2周起每6小时50mg/kg。

【不良反应】注射局部引起静脉炎或局部红肿。消化系统反应有腹泻、恶心、呕吐,少见肝功能异常、胆汁淤积性黄疸等。可致皮疹,偶见过敏性休克。神经系统可见头痛、头晕、乏力等。少见肾功能异常,白细胞减少及凝血功能障碍。

【禁忌证】对本品或其他青霉素类过敏者禁用。

【注意】①有出血史、溃疡性结肠炎、克罗恩病或假膜性结肠炎者慎用。②长期用药应注意检查肝、肾功能。③动物生殖实验未发现本品有损害,但尚未在妊娠期妇女中进行严格对照试验以排除这类药物对胎儿的不良影响,所以妊娠期妇女应仅在确有必要时使用本品。④少量本品从乳汁中分泌,哺乳期妇女用药时宜暂停哺乳。

【药物相互作用】①丙磺舒阻滞本品的排泄,血药浓度升高,使作用维持较长。②与氨基糖苷类联用,对铜绿假单胞菌、沙雷菌、克雷伯菌、其他肠杆菌属和葡萄球菌的敏感菌株有协同抗菌作用。③与肝素等抗凝血药合用,增加出血危险。与溶栓药合用，可发生严重出血。

【制剂】注射用哌拉西林钠：每瓶0.5g；1.0g（效价）。

【贮法】密闭、在凉暗干燥处保存。

替卡西林　Ticarcillin

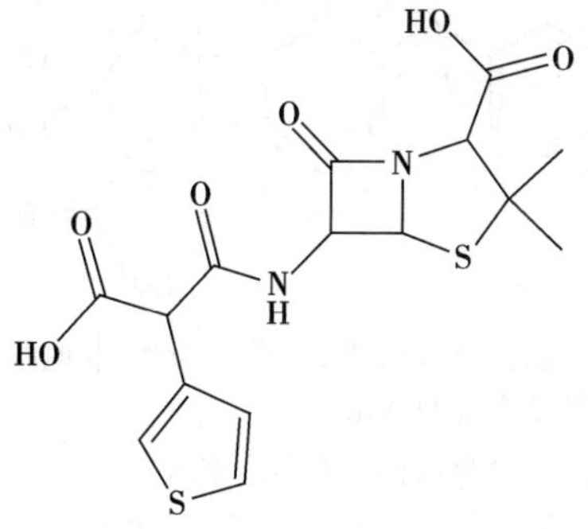

【其他名称】替卡西林钠，羧噻吩青霉素，的卡青霉素，铁卡霉素。

【ATC 编码】J01CA13

【性状】常用其钠盐，为白色或类白色结晶性粉末（冻干制品为饼状物），易溶于水。其游离酸的 pK_a 为2.5和3.4，水溶液无色或微黄色透明，pH为6.0～8.0。本品水溶液较为稳定。

【药理学】为半合成的抗假单胞菌青霉素。抗菌谱与哌拉西林近似，对革兰阳性菌的抑菌作用低于青霉素。对革兰阴性菌的抗菌活性强于羧苄西林。铜绿假单胞菌、变形杆菌、肠杆菌属、大肠埃希菌对本品较敏感，沙雷杆菌对本品耐药。铜绿假单胞菌易对本品耐药。

本品口服不吸收。肌内注射1g，血清药物浓度于0.5小时达峰值，可达31μg/ml。静脉注射3g，1小时血药浓度接近100μg/ml。体内分布较广，可渗透入脑脊液和胎盘，胆汁中浓度也较高。本品主要经肾排泄，90%以上的静脉给药量以原形自尿中排出。$t_{1/2}$ 约为70分钟。

【适应证】主要用于革兰阴性菌感染，包括变形杆菌、大肠埃希菌、肠杆菌属、淋球菌、流感杆菌等所致的呼吸道感染、腹膜炎、皮肤及软组织感染、尿路感染、败血症等，对尿路感染的效果好。对于铜绿假单胞菌感染，常需与氨基糖苷类抗生素联合应用。本品不耐β-内酰胺酶，对MRSA也无效。

【用法和用量】成人1日200～300mg/kg，分次给予或一次3g，根据病情每3、4或6小时1次。按每1g药物用4ml溶剂溶解后缓缓静脉注射或加入适量溶剂中静脉滴注0.5～1小时。泌尿系统感染可肌内注射给药，一次1g，每日4次，用0.25%～0.5%利多卡因注射液2～3ml溶解后深部肌内注射。儿童1日为200～300mg/kg，分次给予，每4～6小时给药1次。婴儿1日为225mg/kg，7日龄以下婴儿则为一日150mg/kg，均分3次给予。

【不良反应】【注意】【禁忌证】【药物相互作用】参见哌拉西林。

【制剂】注射用替卡西林钠：每瓶1g；3g；6g（效价）。

【贮法】密闭贮存。

美洛西林钠〔药典（二）；医保（乙）〕
Mezlocillin Sodium

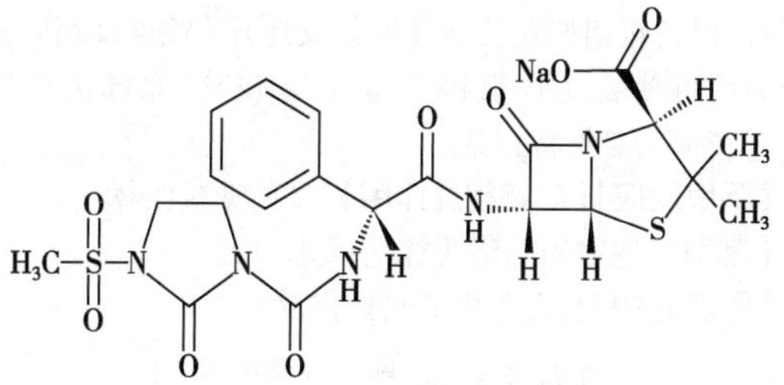

【其他名称】美洛林，磺唑氨苄青霉素钠，诺美，诺塞林。

【ATC 编码】J01CA10

【性状】为白色结晶性粉末，极易溶于水，溶液透明，无色或微灰黄色，在0.9%氯化钠液或5%葡萄糖液中尚稳定，但应在临用前配置为宜。

【药理学】本品对铜绿假单胞菌和大肠埃希菌、肺炎克雷伯菌、变形杆菌属、肠杆菌属、柠檬酸杆菌属、沙雷菌属等肠杆菌科细菌，不动杆菌属等非发酵菌，以及对青霉素敏感的革兰阳性菌有较强的抗菌活性。但铜绿假单胞菌等对本品的耐药性发展较快，与氨基糖苷类联合可对铜绿假单胞菌、沙雷杆菌、克雷伯菌等有协同抗菌作用，对MRSA无效。

静脉注射本品1g，即时血药浓度为149μg/ml；30分钟时为40μg/ml；2小时为5.3μg/ml；6小时为0.5μg/ml。静脉滴注3g（历时0.5小时），1小时和4小时的血药浓度分别为57μg/ml和4.4μg/ml。按3g静脉滴注，每4小时一次，连用7日，平均血药浓度超过100μg/ml，全过程血药浓度>50μg/ml。体内分布于腹腔液、胸膜液、支气管分泌物、骨及其他组织中，在胆汁中有较高浓度。本品很少透过血脑屏障，但脑膜炎时，可进入脑脊液中。本品可透过胎盘屏障，也有少量药物分泌至乳汁。本品主要由肾排泄，其中有<10%为代谢物。

【适应证】本品主要用于革兰阴性菌，如假单胞菌、克雷伯菌、肠杆菌属、沙雷菌、变形杆菌、大肠埃希菌、嗜血杆菌以及拟杆菌和其他一些厌氧菌（包括革兰阳性的粪链球菌）所致的下呼吸道、腹腔、胆道、尿路、妇科、皮肤及软组织部位感染以及败血症。

【用法和用量】用氯化钠液、葡萄糖液或乳酸钠林格液溶解后静脉注射或静脉滴注，也可肌内注射给药。

成人，每日2～6g；重症感染，每日8～12g，最大可增至15g。静脉滴注，每6～8小时一次。

儿童，按体重一日0.1～0.2g/kg，严重感染者可增至0.3g/kg，肌内注射一日2～4次。静脉滴注按需要每6～8小时一次，其剂量根据病情而定，严重者可每4～6小时静脉注射一次。

【禁忌证】对本品或其他青霉素类过敏者禁用。

【注意】①用药前须做青霉素皮肤试验，阳性者禁用。②本品与氨基糖苷类可互相影响活力，勿混合给药。③本品溶液贮存于冷处可析出结晶,可将容器置温水中使溶解后再应用。④本品可透过胎盘进入胎儿血液循环,并有少量随乳汁分泌,哺乳期妇女应用本品虽尚无发生严重问题的报告,但妊娠期妇女及哺乳期妇女应用仍须权衡利弊,因其应用后可使婴儿致敏和引起腹泻、皮疹、念球菌属感染等。⑤其他均参见青霉素。

【不良反应】【药物相互作用】参见哌拉西林。

【制剂】注射用美洛西林钠:每瓶1g。

【贮法】密封、在干燥凉暗处保存。

阿洛西林钠〔药典(二);医保(乙)〕

Azlocillin Sodium

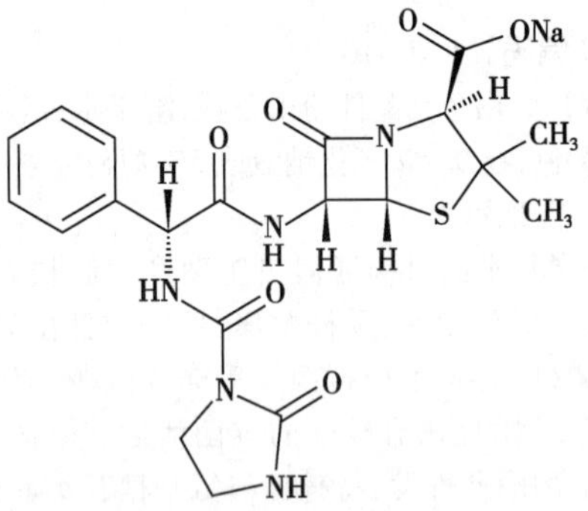

【其他名称】苯咪唑青霉素,阿乐欣,可乐欣。

【ATC编码】J01CA09

【性状】参见美洛西林钠。

【药理学】本品与美洛西林同为脲基青霉类,具有抗假单胞菌活性,比美洛西林在侧链上少一个甲硫酰基。本品的抗菌活性与美洛西林相似。快速静脉注射1g后5分钟时血药峰浓度为92.9mg/L,30分钟内静脉滴注本品5g,结束时血药浓度为409mg/L,$t_{1/2}$分别为0.7～1.1小时和1.2～1.8小时。体内分布良好,在支气管分泌物、组织液和创口渗出物中有较高浓度,但在骨骼中浓度甚低。对铜绿假单胞菌脑膜炎患者,每6小时静脉注射本品5g,脑脊液中药物浓度可达42～125mg/L(同期血药浓度为13.7～460mg/L)。血浆蛋白结合率约30%,给药量的大部分(50%～80%)由尿液排泄。

【适应证】主要用于铜绿假单胞菌与其他革兰阴性菌所致的系统感染,如败血症、脑膜炎、肺炎、泌尿系感染以及软组织感染。必要时可与氨基糖苷类联合以加强抗铜绿假单胞菌的作用。

【用法和用量】加入适量5%葡萄糖氯化钠注射液或5%～10%葡萄糖注射液中,静脉滴注。成人一日6～10g,严重病例可增至一日10～16g,一般分2～4次滴注。儿童按体重一日75mg/kg,婴儿及新生儿按体重一日100mg/kg,分2～4次滴注。

【禁忌证】对本品或其他青霉素类过敏者禁用。

【注意】用药前须做青霉素皮肤试验,阳性者禁用。静脉滴注时注意速度不宜太快。其他参见美洛西林。

【制剂】注射用阿洛西林钠:每支2g;3g;4g。

【贮法】密闭、干燥处保存。

磺苄西林钠〔药典(二);医保(乙)〕

Sulbenicillin Sodium

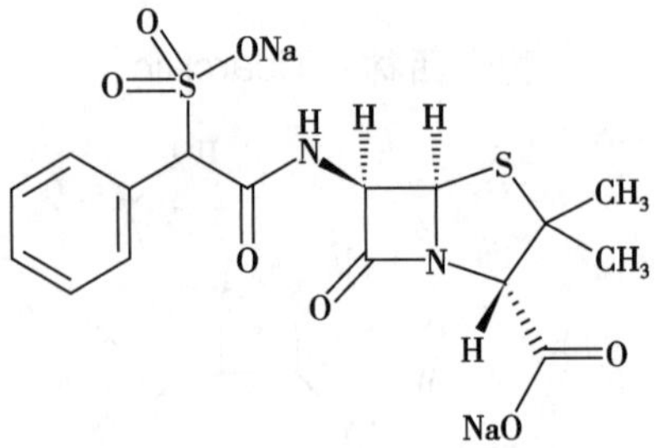

【其他名称】磺苄青霉素,磺苄西林,卡他西林,美罗。

【ATC编码】J01CA16

【性状】为白色或淡黄色冻干粉末。

【药理学】为广谱半合成青霉素类抗生素,对大肠埃希菌、变形杆菌属、肠杆菌属、枸橼酸菌属、沙门菌属和志贺菌属等肠杆菌科细菌,以及铜绿假单胞菌、流感嗜血杆菌、奈瑟菌属等其他革兰阴性菌具有抗菌作用。本品对溶血性链球菌、肺炎链球菌以及不产青霉素酶的葡萄球菌亦具抗菌活性。本品对消化链球菌、梭状芽孢杆菌在内的厌氧菌也有一定作用。

本品口服不吸收。肌内注射本品1g后半小时达血药峰浓度(C_{max}),为30mg/L。静脉推注2g后15分钟血药浓度为240mg/L。于1小时内和2小时内静脉滴注5g,滴注结束即刻血药浓度均大于200mg/L。血清蛋白结合率约为50%。本品广泛分布于胆汁、腹膜液、痰液、肺、胸壁、子宫、脐带、羊水中,其中胆汁中浓度可为血浓度的3倍。$t_{1/2}$约为2.5～3.2小时。24小时尿中药物排出量为给药量的80%。

【适应证】临床上用于敏感的铜绿假单胞菌、某些变形杆菌属以及其他敏感革兰阴性菌所致肺炎、尿路感染、复杂性皮肤软组织感染和败血症等。对本品敏感菌所致腹腔感染、盆腔感染宜与抗厌氧菌药物联合应用。

【用法和用量】成人,中度感染,一日8g,重症感染或铜绿假单胞菌感染时剂量需增至一日20g,分4次静脉滴注或静脉注射;儿童根据病情每日剂量按体重80～300mg/kg,分4次给药。

【不良反应】过敏反应较常见,皮疹、发热等;过敏性休克偶见,一旦发生,必须就地抢救,予以保持气道畅通、吸氧及给用肾上腺素、糖皮质激素等治疗措施。可见恶心、呕吐等胃肠道反应。实验室检查异常包括白细胞或中性粒细胞减少,血清转氨酶一过性增高等。大剂量用药可出现血小板功能或凝血机制异常,发生出血倾向。注射部位局部疼痛、硬结等。

【禁忌证】对本品或其他青霉素类过敏者禁用。

【注意】①有哮喘、湿疹、荨麻疹等过敏史者慎用。②用前必须皮试,可用青霉素皮试,也可用本品配成500μg/ml皮试液。③尚缺乏妊娠期妇女应用本品的安全性资料,妊娠期妇女应仅在确有必要时使用本品。

【药物相互作用】①丙磺舒可阻滞本品的排泄,血药浓度升高,使作用维持较长。②与庆大霉素联用,可相互增加对肠球菌的抗菌作用。

【制剂】注射用磺苄西林钠：每瓶1.0g；2g；4g。

【贮法】遮光，密闭，在凉暗干燥处保存。

6.3 头孢菌素类

头孢菌素类（cephalosporins）是以顶头孢霉（*Cephalosporium acremonium*）培养得到的天然头孢菌素C（cephalosporin C）作为原料，经半合成改造其侧链而得到的一类抗生素。部分品种也可由全化学合成途径获得。头孢菌素是目前临床应用最广泛的β-内酰胺类抗生素，根据抗菌谱、抗菌活性、对β-内酰胺酶的稳定性的差异，目前可将头孢菌素分为五代。

6.3.1 分类

（1）第一代头孢菌素：第一代头孢菌素是20世纪60年代初开始广泛应用于临床，主要作用于需氧革兰阳性球菌，包括β-溶血性链球菌、甲氧西林敏感葡萄球菌、肺炎链球菌、流感嗜血杆菌，但甲氧西林耐药葡萄球菌、耐青霉素肺炎链球菌和肠球菌属对其耐药。对革兰阴性菌作用较弱，对革兰阴性杆菌产生的β-内酰胺酶不稳定，对大肠埃希菌、肺炎克雷伯菌、奇异变形菌（吲哚阴性）等革兰阴性杆菌有一定抗菌活性。第一代头孢菌素对吲哚阳性变形杆菌、枸橼酸杆菌、产气杆菌、假单胞菌、沙雷杆菌、拟杆菌等微生物无效。

本代抗生素中常用注射剂品种有头孢唑林、头孢硫脒、头孢拉定等，常用的口服品种有头孢氨苄、头孢拉定、头孢羟氨苄等。

（2）第二代头孢菌素：第二代头孢菌素对革兰阳性球菌的抗菌活性较第一代相近或较低，而对革兰阴性杆菌的作用强，表现在：

1）耐酶性：对革兰阴性杆菌所产β-内酰胺酶的稳定性较第一代头孢菌素强。

2）抗菌谱：第二代头孢菌素的抗菌谱较第一代有所扩大，对奈瑟菌、部分吲哚阳性变形杆菌、部分枸橼酸杆菌、部分肠杆菌属均有抗菌作用。

第二代头孢菌素对假单胞菌属（铜绿假单胞菌）、不动杆菌、沙雷杆菌、粪链球菌等无效。第二代头孢菌素常用注射剂品种有头孢呋辛、头孢替安、头孢孟多等，主要口服品种有头孢克洛、头孢呋辛、头孢丙烯等。

（3）第三代头孢菌素：第三代头孢菌素对革兰阳性菌的抗菌效能普遍低于第一代（个别品种相近），对革兰阴性菌的作用较第二代头孢菌素更强。

1）抗菌谱：第三代头孢菌素的抗菌谱比第二代又有所扩大，对肺炎链球菌（包括耐青霉素菌株）、化脓性链球菌及其他链球菌属有良好抗菌活性；对大肠埃希菌、肺炎克雷伯菌、奇异变形菌等革兰阴性杆菌有较强的抗菌活性；对流感嗜血杆菌、脑膜炎奈瑟球菌、淋病奈瑟球菌及卡他莫拉菌作用强，对沙雷菌属、肠杆菌属、不动杆菌属及假单胞菌属的作用则不同品种间差异较大。对于粪链球菌、难辨梭状芽孢杆菌等无效。

2）耐酶性：多数第三代头孢菌素对β-内酰胺酶的稳定性较第一、第二代头孢菌素强。

第三代头孢菌素常用注射剂品种有头孢噻肟、头孢唑肟、头孢曲松、头孢他啶等，主要口服品种有头孢克肟、头孢泊肟酯等。

（4）第四代头孢菌素：抗革兰阳性和阴性菌更加平衡，对肠杆菌属和葡萄球菌属细菌的活性较第三代头孢菌素强；对革兰阴性杆菌产生的超广谱β-内酰胺酶（ESBLs）及染色体介导的Bush 1组β-内酰胺酶的稳定性优于第三代头孢菌素，对后者耐药的肠杆菌属、枸橼酸杆菌属、普罗威登菌属、摩根菌属及沙雷菌属对第四代头孢菌素仍呈敏感；对铜绿假单胞菌的活性与头孢他啶相仿；临床常用注射剂品种有头孢吡肟、头孢匹罗等。

（5）第五代头孢菌素：β-内酰胺类抗菌药物是治疗葡萄球菌感染的首选药物，但耐甲氧西林金黄色葡萄球菌（MRSA）都被认为对所有β-内酰胺类耐药。近年来新合成的一些头孢菌素类药物如：头孢罗磷（Ceftaroline）、头孢比普（Ceftobiprole）等对包括MRSA、甲氧西林凝固酶阴性葡萄球菌（Methicillin Resistant Coagulase-Negative Staphylococci，MRCNS）、青霉素耐药肺炎链球菌（Penicillin-Resistant Streptococcus Pneumoniae，PRSP），在内的多数革兰阳性菌具有较强的抗菌活性，对部分革兰阴性菌仍然具有良好的抗菌活性，称为“第五代头孢菌素”。

头霉素类（cephamycins），具有头孢菌素的母核，并在7位C原子上有一个反式的甲氧基，系由链霉菌（*S. lactamdurans*）产生的头霉素C（Cephamycin C）经半合成改造侧链而制得。头霉素类药物对革兰阳性菌的作用显著低于第一代头孢菌素，对革兰阴性菌产生β-内酰胺酶具有很高的稳定性，故对革兰阴性菌作用强。本类药物抗菌谱与第二代、第三代头孢菌素相近，但本类药物对厌氧菌如脆弱拟杆菌有较强的作用。头霉素类现已发展到第三代，第一代抗菌作用较弱，无临床价值；在国内应用的第二代头霉烯有头孢西丁和头孢美唑，第三代有头孢米诺。

氧头孢类（oxacephems）的结构类似头孢菌素，母核中的S原子为O原子所取代，并在7位C上也有反式甲氧基，如拉氧头孢，其性质与头孢菌素近似。本类药物对厌氧菌有较强作用。

6.3.2 头孢菌素类的不良反应

（1）过敏反应：头孢菌素可致皮疹、荨麻疹、血管神经性水肿、过敏性休克等。头孢菌素的过敏性休克类似青霉素休克反应。两类药物间呈现不完全的交叉过敏反应。应用头孢菌素时注意：①对青霉素过敏及过敏体质者应慎用，也曾有个别患者用青霉素不过敏而换用头孢菌素发生过敏。②头孢菌素用前是否要做皮试，无统一规定。有的产品在说明书中规定用前皮试，应参照执行。皮试液参考浓度300～500μg/ml，注射量为0.1ml。皮试结果的判断参见青霉素皮试的规定。③发生过敏性休克可参照青霉素休克同样处理。

（2）胃肠道反应和菌群失调：多数头孢菌素可致恶心、呕吐、食欲缺乏等反应。本类药物对肠道菌群抑制作用强，可致肠道菌群失调，引起维生素B族和维生素K缺乏，也可引起抗生素相关性腹泻,严重者可致假膜性肠炎。

(3) 肝功能异常:偶见一过性氨基转移酶、碱性磷酸酶、血胆红素等值的升高。

(4) 造血系统毒性:偶可致红细胞或白细胞减少、血小板减少、嗜酸性粒细胞增多等。

(5) 肾损害:绝大多数的头孢菌素由肾排泄,偶可致血液尿素氮(BUN)、血肌酐值升高、少尿、蛋白尿等。第一代头孢菌素肾损害作用最显著。头孢菌素与高效利尿药或氨基糖苷类抗生素合用,肾损害显著增强。

(6) 凝血功能异常:所有的头孢菌素都抑制肠道菌群产生维生素K,因此具有潜在的致出血作用。具有硫甲基四氮唑侧链的头孢菌素尚在体内干扰维生素K循环,阻碍凝血酶原的合成,扰乱凝血机制,而导致比较明显的出血倾向。在7位C原子的取代基中有—COOH基团的头孢菌素有阻抑血小板凝聚的功能,而使出血倾向更加重。凝血功能障碍的发生与药物的用量大小、疗程长短直接有关。

(7) 与乙醇联合应用产生双硫仑样反应:双硫仑为一种戒酒药,其能抑制乙醛脱氢酶的活性,使饮酒者体内乙醛蓄积产生严重不适而用于戒酒。含硫甲基四氮唑基团的头孢菌素(如:头孢美唑、头孢米诺、拉氧头孢、头孢哌酮等)有类双硫仑的功能。当与乙醇(即使很少量)联合应用时,也可引起体内乙醛蓄积,多表现为面部潮红、结膜充血、视觉模糊、头晕、恶心、呕吐、大汗、胸痛、急性肝损伤,严重者可致急性心衰及死亡。近年来,也有一些不含硫甲基四氮唑基团的头孢菌素,如头孢曲松引起双硫仑样反应的报道,其发生机制尚不明确,故临床应用头孢菌素时应禁止饮酒或使用含有乙醇的注射剂或口服制剂。

头孢唑林钠〔药典(二);基;医保(甲)〕

Cefazolin Sodium

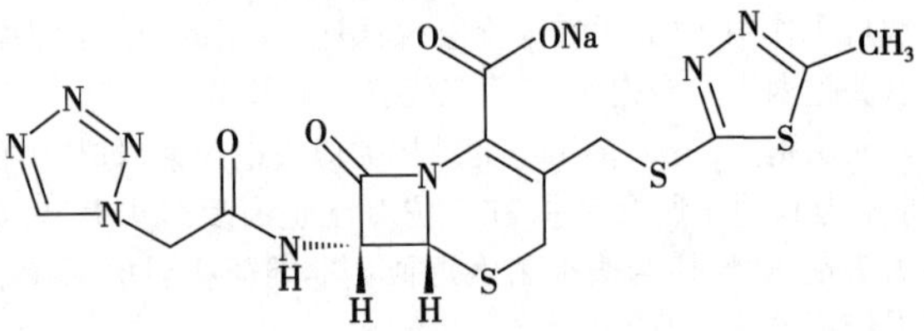

【其他名称】先锋霉素Ⅴ,西孢唑啉,凯复唑,赛福宁。

【ATC编码】J01DB04

【性状】常用其钠盐,为白色或类白色的结晶性粉末,无臭,味苦,极易溶于水,微溶于甲醇,极微溶于乙醇,不溶于丙酮、乙醚或三氯甲烷中。其游离酸的pK_a为2.5,溶液的pH为4.5~6(接近5.5)。水溶液较稳定,室温下可保存24小时;受冷常析出结晶,宜温热溶化后应用。

【药理学】为半合成的第一代头孢菌素。抗菌谱类似头孢氨苄,对葡萄球菌(包括产酶菌株)、链球菌(肠球菌除外)、肺炎链球菌、大肠埃希菌、奇异变形杆菌、克雷伯菌、流感嗜血杆菌以及产气肠杆菌等有抗菌作用。本品的特点是对革兰阴性菌的作用较强,对葡萄球菌的β-内酰胺酶耐抗性较弱。

本品通常用于注射。肌内注射1g,1小时血药浓度为64μg/ml;静脉注射1g,30分钟血药浓度为106μg/ml。成人的血消除半衰期$t_{1/2}$为1.5~2小时,老年人中可延长至2.5小时。除脑组织外,在全身分布良好,在胆汁中的浓度较低(为血清药物浓度的1/5~1/2)。本品以原形自肾脏排泄,6小时内排出给药量的60%,24小时内排出给药量的80%~90%。

【适应证】用于敏感菌所致的呼吸道、泌尿生殖系、皮肤软组织、骨和关节、胆道等感染,也可用于心内膜炎、败血症、咽和耳部感染。本品也可作为外科手术前的预防用药。

【用法和用量】成人常用剂量:静脉缓慢推注、静脉滴注或肌内注射,一次0.5~1g,一日2~4次,严重感染可增加至一日6g,分2~4次静脉给予。儿童常用剂量:一日50~100mg/kg,分2~3次静脉缓慢推注,静脉滴注或肌内注射。

【不良反应】常见皮疹、红斑、药物热、支气管痉挛等过敏反应,偶见过敏性休克。胃肠道反应有恶心、呕吐、食欲减退、腹痛、腹泻、味觉障碍等症状,偶见假膜性肠炎。用药后可出现暂时性肝功能异常。少数患者可能出现血红蛋白降低、血小板减少、中性粒细胞减少、嗜酸粒细胞增多,偶见溶血性贫血。对肾脏影响,少数患者可出现尿素氮、肌酸、肌酸酐值升高。

【禁忌证】对本品及头孢菌素类过敏者禁用,有青霉素过敏性休克史者禁用。

【注意】①青霉素过敏者慎用。②肌内注射偶可引起局部疼痛,静脉注射少数患者可引起静脉炎。③有的供肌内注射的注射剂内含利多卡因,不可注入静脉。④本品乳汁中含量低,但哺乳期妇女用药时仍宜暂停哺乳。⑤本品在老年人中半衰期较年轻人明显延长,应按肾功能适当减量或延长给药间期。⑥早产儿及1个月以下的新生儿不推荐应用本品。

【药物相互作用】参见头孢氨苄。

【制剂】注射用头孢唑林钠:每瓶0.5g;1g;2g。

【贮法】密封、在干燥凉暗处保存。

头孢硫脒〔药典(二);医保(乙)〕 Cefathiamidine

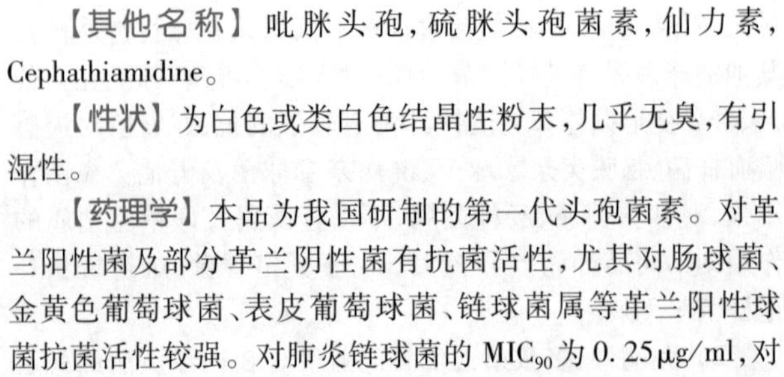

【其他名称】吡脒头孢,硫脒头孢菌素,仙力素,Cephathiamidine。

【性状】为白色或类白色结晶性粉末,几乎无臭,有引湿性。

【药理学】本品为我国研制的第一代头孢菌素。对革兰阳性菌及部分革兰阴性菌有抗菌活性,尤其对肠球菌、金黄色葡萄球菌、表皮葡萄球菌、链球菌属等革兰阳性球菌抗菌活性较强。对肺炎链球菌的MIC_{90}为0.25μg/ml,对

化脓性链球菌的 MIC_{90} 为 0.5μg/ml，对流感嗜血杆菌和肠球菌的 MIC_{90} 均为 2μg/ml，对金黄色葡萄球菌、表皮葡萄球菌和卡他莫拉菌的 MIC_{90} 均小于 8μg/ml。对耐甲氧西林的金黄色葡萄球菌和表皮葡萄球菌作用不及万古霉素和替考拉宁。

本品口服不吸收。静脉滴注 1g 后血药峰浓度为 68μg/ml，消除半衰期 $t_{1/2}$ 为 1 小时。肌内注射绝对生物利用度为 90.3%。体内分布，以胆汁中浓度最高，其次为肝、肾、脾、肺、胃、肠等，脑组织中浓度较低。药物在体内几乎不代谢，12 小时尿药累计排泄率 90%。血浆蛋白结合率为 23%。

【适应证】 用于上述敏感菌所引起的呼吸道、泌尿道、胆道、皮肤及软组织感染，对心内膜炎、败血症也有较好疗效。

【用法和用量】 成人：一日 2～4g，分 2～4 次给药，肌内注射或静脉滴注。严重者可增至一日 8g。儿童：一日 50～100mg/kg，分 2～4 次给药，肌内注射或静脉滴注。先用生理盐水或注射用水溶解后，再用生理盐水或 5% 葡萄糖注射液 250ml 稀释。

【不良反应】 本品偶见荨麻疹、哮喘、皮肤瘙痒、药物热、血管神经性水肿等。少数患者偶可出现中性粒细胞减少。可致丙氨酸转氨酶、碱性磷酸酶和血尿素氮测定值升高。偶可出现念珠菌、葡萄球菌等二重感染。

【禁忌证】 对本品及头孢菌素类过敏者禁用，有青霉素过敏性休克史者禁用。

【注意】 ①肾功能不全者应减量使用。②早期妊娠患者、溃疡性结肠炎、克罗恩病或假膜性结肠炎患者慎用。③本品可干扰尿糖反应，使 Benedict、Fehling 及 Clintest 试验出现假阳性反应。并可使直接血清抗球蛋白试验（Coombs test）出现阳性反应。

【药物相互作用】 参见头孢氨苄。

【制剂】 注射用头孢硫脒：每瓶 0.5g；1g。

【贮法】 密闭、干燥处保存。

头孢拉定〔药典（二）；医保（甲、乙）〕 Cefradine

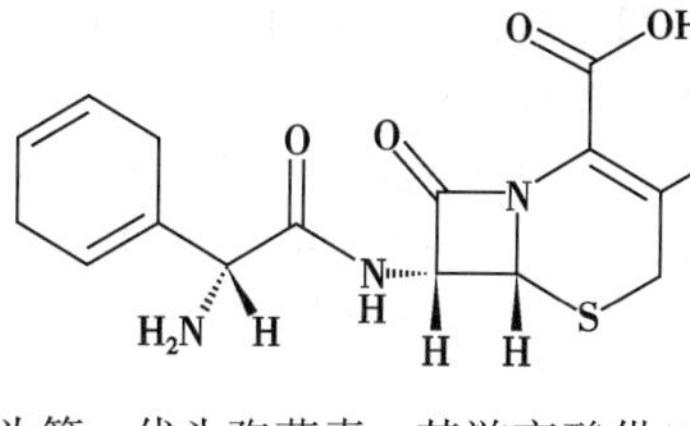

本品为第一代头孢菌素。其游离酸供口服。注射制剂有两种：一种是游离酸与无水碳酸钠的混合物（1∶0.315）；另一种是游离酸与精氨酸的混合物。

【其他名称】 头孢环己烯，先锋霉素Ⅵ，泛捷复，君必清，Velosef。

【ATC 编码】 J01DB09

【性状】 为白色或类白色的结晶性粉末；微臭。在水中略溶，在乙醇、三氯甲烷、乙醚中几乎不溶。pK_a 为 2.5 和 7.3。1% 水溶液 pH 为 3.5～6。在碱性物质存在时，游离酸容易溶解。

【药理学】 抗菌活性类似头孢氨苄，对金黄色葡萄球菌、溶血性链球菌、肺炎链球菌、大肠埃希菌、奇异变形杆菌、肺炎克雷伯菌、流感嗜血杆菌等有抗菌作用。

空腹口服 250mg 或 500mg，平均血药峰浓度于 1 小时内到达，分别为 9μg/ml 或 16.5μg/ml。食物延迟本品吸收，但不影响吸收总量。90% 药物在 6 小时内以原形由尿排泄，口服 250mg 后，尿药峰浓度可达 1600μg/ml。本品的肾毒性较轻微。

静脉注射本品 1g，5 分钟时血药浓度为 86μg/ml；15 分钟为 50μg/ml；30 分钟为 26μg/ml；1 小时为 12μg/ml；4 小时为 1μg/ml。

【适应证】 用于呼吸道、泌尿道、皮肤和软组织等部位的敏感菌感染。

【用法和用量】 口服：成人 1 日 1～2g，分 3～4 次服用。小儿每日 25～50mg/kg，分 3～4 次服用。肌内注射、静脉注射或静脉滴注：成人 1 日 2～4g，分 4 次注射；小儿 1 日量为 50～100mg/kg，分 4 次注射。肾功能不全者按患者肌酐清除率制订给药方案：肌酐清除率>20ml/min 者，每 6 小时服 500mg；15～20ml/min 者，每 6 小时服 250mg；<15ml/min 者，每 12 小时服 250mg。

【不良反应】 参见头孢唑林。长期用药可致菌群失调，维生素 B 族、维生素 K 缺乏，二重感染等不良反应。

【禁忌证】 对本品及头孢菌素类过敏者禁用。

【注意】 ①对青霉素过敏或有过敏体质者及肾功能不全者慎用。②国内上市后不良反应报道，使用本品可能导致血尿，95% 以上是由静脉注射用药引起的。儿童是发病的易感人群，儿童患者应用本品应谨慎并在监测下用药。③伴有肾功能减退的老年患者，应适当减少剂量或延长给药间期。④因本品可透过血-胎盘屏障进入胎儿血液循环，妊娠期妇女用药需有确切适应证。本品亦少量可进入乳汁，虽至今尚无哺乳期妇女应用头孢菌素类发生问题的报告，但应用时仍须权衡利弊。

【制剂】 片剂（胶囊剂）：每片（粒）0.25g；0.5g。干混悬剂：每支 0.125g；0.25g。

注射用头孢拉定（添加碳酸钠）：每瓶 0.5g；1g。

注射用头孢拉定 A（添加精氨酸）：每瓶 0.5g；1g。

【贮法】 置干燥、阴凉处，避免受热。

头孢氨苄〔药典（二）；基；医保（甲）〕 Cefalexin

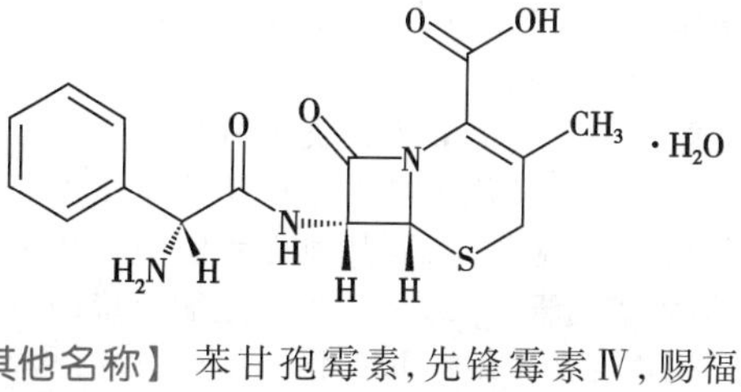

$\cdot H_2O$

【其他名称】 苯甘孢霉素，先锋霉素Ⅳ，赐福力欣，福林。

【ATC 编码】 J01DB01

【性状】 为白色至微黄色结晶性粉末；微臭。在水中微溶，在乙醇、三氯甲烷或乙醚中不溶。pK_a 为 2.5、5.2 和 7.3。水溶液的 pH 为 3.5～5.5。

【药理学】本品为半合成的第一代口服头孢菌素。除肠球菌属、甲氧西林耐药葡萄球菌外，肺炎链球菌、溶血性链球菌、产或不产青霉素酶葡萄球菌的大部分菌株对本品敏感。本品对奈瑟菌属有较好抗菌作用，但流感嗜血杆菌对本品的敏感性较差；本品对部分大肠埃希菌、奇异变形杆菌、沙门菌和志贺菌有一定抗菌作用。其余肠杆菌科细菌、不动杆菌、铜绿假单胞菌、脆弱拟杆菌均对本品呈现耐药。梭杆菌属和韦容球菌属一般对本品敏感，厌氧革兰阳性球菌对本品中度敏感。

本品口服吸收良好。空腹给药吸收率可达90%，口服0.25g、0.5g、1g，1小时的平均血清药物浓度分别为9μg/ml、18μg/ml、32μg/ml，6小时尚可测出。本品吸收后主要由尿呈原形排泄，8小时内可排出90%以上。口服0.25g后尿药峰浓度约1mg/ml。$t_{1/2}$约为0.6小时。

【适应证】适用于敏感菌所致的急性扁桃体炎、咽峡炎、中耳炎、鼻窦炎、支气管炎、肺炎等呼吸道感染、尿路感染及皮肤软组织感染等。本品为口服制剂，不宜用于重症感染。

【用法和用量】成人：1日1～2g，分3～4次服用，最高剂量一日4g，空腹服用。

儿童：《中国国家处方集·化学药品与生物制品卷·儿童版》推荐：口服给药。

（1）用于敏感菌所致的感染：①7天以下新生儿，一日25mg/kg（最大剂量125mg），分2次；7～21天新生儿，一日25mg//kg（大剂量125mg），分3次；21～28天新生儿，一日25mg/kg（最大剂量125mg），分4次；1个月～12岁儿童，一次6.25～12.5mg/kg，每6小时1次，重症感染时一次25mg/kg（最大剂量1g），一日4次。②1个月～1岁，一次125mg，一日2次；1～5岁，一次125mg，一日3次；5～12岁，一次250mg，一日2次；12～18岁，一次500mg，一日2～3次，严重感染时可加大剂量至一次1～1.5g，一日3～4次。

（2）预防反复发作的尿路感染：1个月～12岁儿童，一次12.5mg/kg，每天晚上口服1次。

【不良反应】服药后常见胃肠道反应，如恶心、腹泻、食欲缺乏等。少见皮疹、荨麻疹、红斑、药物热等过敏反应，偶见过敏性休克。用药后可出现暂时性肝功能异常。少数患者可能出现血红蛋白降低、血小板减少、中性粒细胞减少、嗜酸粒细胞增多，偶见溶血性贫血。对肾脏影响，少数患者可出现尿素氮、肌酸、肌酸酐值升高。

【禁忌证】对本品及头孢菌素类过敏者禁用，有青霉素过敏性休克史者禁用。

【注意】①在应用本品前须详细询问患者对头孢菌素类、青霉素类及其他药物过敏史，有青霉素类药物过敏性休克史者不可应用本品，其他患者应用本品时必须注意头孢菌素类与青霉素类存在交叉过敏反应的机会约有5%～7%，需在严密观察下慎用。一旦发生过敏反应，立即停用药物。如发生过敏性休克，须立即就地抢救，包括保持气道通畅、吸氧和肾上腺素、糖皮质激素的应用等措施。②肾功能严重损害者应酌减用量。③本品透过胎盘，故妊娠期妇女应慎用。④本品亦可经乳汁排出，虽至今尚无哺乳期妇女应用头孢菌素类发生问题的报告，但仍须权衡利弊后应用。

【药物相互作用】①与庆大霉素或阿米卡星联用，对某些敏感菌株有协同抗菌作用。②与丙磺舒合用，可抑制本品在肾脏的排泄，使血药浓度升高约30%。③与肾毒性药物如强利尿剂、氨基糖苷类、抗肿瘤药等同用，可增加肾毒性。④与华法林同用可增加出血的危险。

【制剂】片（胶囊）剂：每片（粒）0.125g；0.25g。颗粒剂：1g含药50mg。干混悬剂：每包0.5g；1.5g。

【贮法】遮光、密封，在凉暗处保存。

头孢羟氨苄〔药典（二）；医保（乙）〕 Cefadroxil

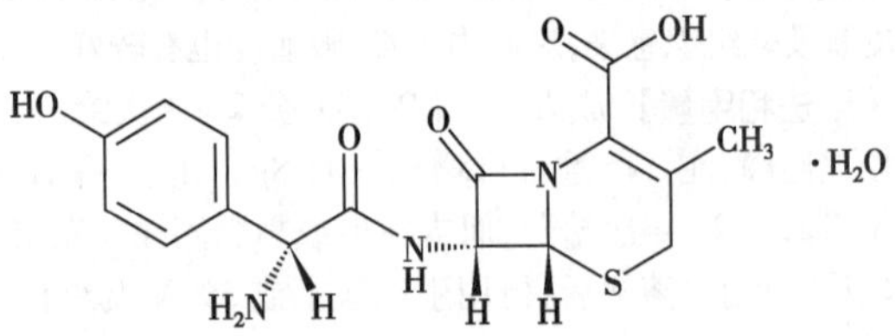

HO, O, O, OH, N, CH_3, $\cdot H_2O$, H, N, S, H_2N, H, H, H

【其他名称】羟氨苄头孢菌素，欧意，力欣奇。

【ATC编码】J01DB05

【性状】为白色或类白色结晶性粉末，有特异性臭味。在水中微溶，在乙醇、三氯甲烷或乙醚中几乎不溶。5%水溶液的pH为4～6。在弱酸性条件下稳定。

【药理学】本品为半合成的第一代口服头孢菌素。其作用类似头孢氨苄，对金黄色葡萄球菌、溶血性链球菌、肺炎链球菌、大肠埃希菌、奇异变形杆菌、肺炎克雷伯菌等有抗菌作用。

本品口服吸收良好，受食物的影响小，口服0.5g或1g后，平均血药峰浓度分别为16μg/ml或28μg/ml。消除半衰期（$t_{1/2}$）为1.5小时。有90%以上的药物由尿以原形排出，1次口服0.5g，尿药峰浓度可达1800μg/ml，有效浓度可维持20小时。

【适应证】用于呼吸道、泌尿道、咽部、皮肤等部位的敏感菌感染。

【用法和用量】成人平均用量：1日1～2g，分2～3次口服。小儿每日15～20mg/kg，分2次服。

肾功能不全者，首次服1g，以后按肌酐清除率制订给药方案：肌酐清除率为25～50ml/min者，每12小时服0.5g；10～25ml/min者，每24小时服0.5g；<10ml/min者，每36小时服0.5g。

【不良反应】【注意】【药物相互作用】参见头孢氨苄。

【制剂】片剂（胶囊剂）：每片（粒）0.125g；0.25g。

【贮法】遮光、密封、在干燥凉暗处保存。

头孢呋辛钠〔药典（二）；基；医保（甲、乙）〕 Cefuroxime

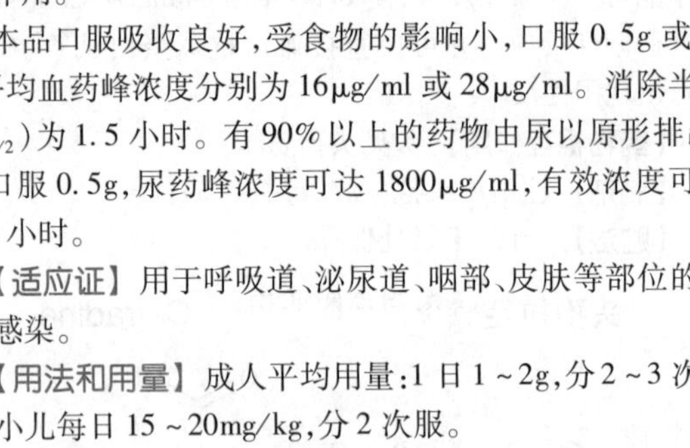

O, ONa, O, O, O, O, N, O, NH_2, N, H, S, N, H, H, OCH_3

【其他名称】头孢呋肟，新福欣，西力欣，伏乐新，达力新，Zinacef。

【ATC 编码】J01DC02

【性状】为白色或微黄色结晶性粉末，易溶于水。其水溶液，视浓度和溶剂的不同，由浅黄色至琥珀色。其游离酸的 pK_a 为 2.5，新制备液的 pH 为 6～8.5。

【药理学】本品为半合成的第二代头孢菌素。对革兰阳性菌的抗菌作用低于或接近于第一代头孢菌素。革兰阴性的流感嗜血杆菌、淋球菌、脑膜炎球菌、大肠埃希菌、克雷伯菌、奇异变形杆菌、肠杆菌属、枸橼酸杆菌、沙门菌属、志贺菌属以及某些吲哚阳性变形杆菌对本品敏感。本品有较好的耐革兰阴性菌的β-内酰胺酶的性能，对上述菌中耐氨苄西林或耐第一代头孢菌素的菌株也能有效。铜绿假单胞菌、弯曲杆菌、不动杆菌、沙雷杆菌大部分菌株、普通变形杆菌、难辨梭状芽孢杆菌、李斯特菌等对本品不敏感。

肌内注射 750mg，血药浓度达峰值时间约 45 分钟，平均浓度为 27μg/ml；静脉注射 750mg 或 1.5g，15 分钟血药浓度分别为 50μg/ml 或 100μg/ml，分别在 5.3 小时或 8 小时内维持 2μg/ml 的有效浓度，$t_{1/2}$ 约 80 分钟。约有 90% 的药物在 8 小时内由肾排泄，尿药峰浓度可达 1300μg/ml。

【适应证】临床应用于敏感的革兰阴性菌所致的下呼吸道、泌尿系、皮肤和软组织、骨和关节、女性生殖器等部位的感染。对败血症、脑膜炎也有效，也可作为外科围手术期预防用药。

【用法和用量】肌内注射或静脉注射，成人：一次 750～1500mg，一日 3 次；对严重感染，可按一次 1500mg，一日 4 次。应用于脑膜炎，一日剂量在 9g 以下。儿童：平均一日量为 60mg/kg，严重感染可用到 100mg/kg，分 3～4 次给予。治疗细菌性脑膜炎需予以更大剂量，每日 150～200mg/kg，分 3～4 次静脉滴注。肾功能不全者按患者的肌酐清除率制订给药方案：肌酐清除率>20ml/min 者，一次 0.75～1.5g，一日 3 次；10～20ml/min 者，一次 0.75g，一日 2 次；<10ml/min 者，一次 0.75g，一日 1 次。

【不良反应】常见皮肤瘙痒、胃肠道反应、血红蛋白降低、转氨酶和血胆红素升高、肾功能改变等。肌内注射可致局部疼痛。

【禁忌证】对本品及头孢菌素类过敏者禁用。

【注意】①对青霉素过敏或过敏体质者慎用。②有胃肠道疾病史者，特别是溃疡性结肠炎、局限性肠炎或抗生素相关性结肠炎者慎用。③本品可透过胎盘，也可经乳汁排出，妊娠期妇女、哺乳期妇女用药应权衡利弊。④老年患者肾功能减退，须调整剂量。

【药物相互作用】①不可与氨基糖苷类置同一容器中注射。②与高效利尿药（如呋塞米）联合应用，可致肾损害。

【制剂】注射用头孢呋辛钠：每瓶 0.75g；1.5g。

【贮法】遮光、密封、在干燥凉暗处保存。

头孢替安〔医保(乙)〕 Cefotiam

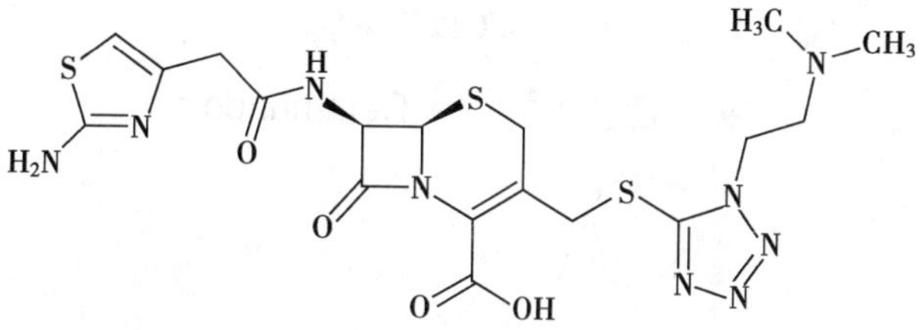

H_3C CH_3 N S N H_2N O H N S O N S N N N N O OH

【其他名称】盐酸头孢替安，头孢噻四唑，头孢噻乙胺唑，佩罗欣，泛司博林。

【ATC 编码】J01DC07

【性状】为白色或淡黄色结晶性粉末，略有特异臭，加水即泡腾溶解生成近中性的透明溶液。略溶于乙醇，不溶于丙酮、三氯甲烷中。

【药理学】本品为半合成的第二代头孢菌素，其抗菌作用特点是对革兰阴性菌有较强的抗菌活性，对β-内酰胺酶稳定性强于第一代头孢菌素。对革兰阳性球菌的作用与第一代相似或略差，但比第三代强。对伤寒沙门菌、淋球菌、大肠埃希菌、克雷伯菌、流感杆菌等有较强的抗菌活性。对肠道菌属、枸橼酸杆菌属、吲哚阳性的普通变形杆菌等也有较好的作用。对本药敏感的葡萄球菌、链球菌属和肺炎球菌也有抗菌活性。

口服不吸收，肌内注射生物利用度为 86%。静脉滴注 1g、2g 后，血药峰浓度分别为 75μg/ml 和 148μg/ml。药物体内分布，以痰、扁桃体、肺组织、胸腔积液、腹水、肾组织、前列腺、盆腔渗出液及胆汁中浓度较高。难以通过血脑屏障，血清蛋白结合率约为 8%。$t_{1/2}$ 为 0.6～1.1 小时。主要以原形经肾排出，给药后 6 小时尿排泄率为 60%～75%。

【适应证】用于敏感菌所引起的术后感染、烧伤感染、皮肤软组织感染、骨及关节感染、呼吸系统扁桃体炎、肺炎、支气管炎、泌尿道炎、前列腺炎、胆囊炎、胆管炎，以及子宫内膜炎、盆腔炎。

【用法和用量】成人：静脉给药，一日 1～2g，2～4 次缓慢静脉注射或静脉滴注；严重感染增至一日 4g。儿童：一日 40～80mg/kg，分 3～4 次静脉给药；重症时剂量可增至一日 160mg/kg。

【不良反应】本品引起过敏性反应，如皮疹、荨麻疹、红斑、瘙痒、发热、淋巴结肿大、关节痛，偶见过敏性休克。常见恶心、呕吐、腹泻等胃肠道反应。偶见红细胞、粒细胞或血小板减少，嗜酸性粒细胞增多。本品可致丙氨酸氨基转移酶及碱性磷酸酶升高，偶见胆红素、乳酸脱氢酶增高。肾功能损伤，偶见严重肾损害。可致菌群失常，并引起维生素缺乏。

【禁忌证】对本品及头孢菌素类过敏者禁用，有青霉素过敏性休克史者禁用。

【注意】①严重肾功能障碍者应慎用，肾功能不全时需减量。②妊娠期妇女、新生儿、早产儿均宜慎用。③老年人可发生因维生素 K 缺乏导致出血症状。

【药物相互作用】与氨基糖苷类有协同抗菌作用，但合用也可增加肾毒性。其他参见头孢呋辛。

【制剂】注射用盐酸头孢替安：每瓶 0.25g；0.5g；1g。

【贮法】遮光、密闭、30℃以下保存。

头孢孟多〔药典(二)〕 Cefamandole

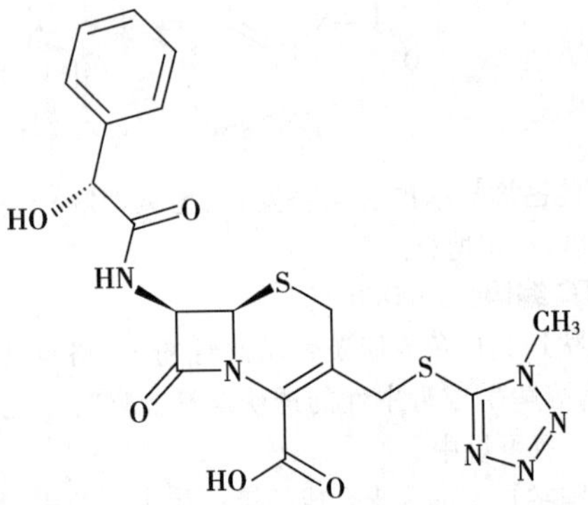

【其他名称】头孢孟多酯钠，头孢羟唑，猛多力，Mandol，Cefamandole Nafate。

【ATC 编码】J01DC03

【性状】为白色或类白色结晶性粉末，无臭，味微苦，有引湿性。

【药理学】头孢孟多酯钠为第二代头孢菌素类抗生素，进入体内后迅速水解为头孢孟多，两者体内抗菌作用基本相同。其作用特点是，抗革兰阴性杆菌和对革兰阴性杆菌β-内酰胺酶稳定性优于第一代头孢菌素但不及第三代。对革兰阳性球菌（包括产酶耐药金黄色葡萄球菌）的作用与第一代头孢菌素相似或略差，但强于第三代头孢菌素。本药对金黄色葡萄球菌、表皮葡萄球菌、β 链球菌、肺炎链球菌、大肠埃希菌、克雷伯菌、肠杆菌属、流感嗜血杆菌及梭状芽孢杆菌属、类杆菌属和梭状杆菌属等厌氧菌均有抗菌活性。对大多数沙雷菌属、不动杆菌属，假单胞菌属和耐甲氧西林金黄色葡萄球菌耐药。

肌内或静脉给药后，在体内迅速水解为头孢孟多。静脉注射和静脉滴注（1 小时）1g 后，即刻血药浓度分别为 104.7μg/ml 和 53.9μg/ml。在心、肺、肝、脾、胃肠、生殖器官中的浓度为血药浓度的 8% ~ 24%，肾、胆汁和尿液中的药物浓度分别为血药浓度的 2 倍、4.6 倍和 145 倍。蛋白结合率为 78%。主要以原形随尿液排出，少量经胆汁排泄。肌内注射和静脉给药半衰期分别为 32 分钟和 80 分钟，肾功能减退者半衰期延长。

【适应证】临床应用于敏感的革兰阴性菌所致的呼吸道、泌尿生殖系统、皮肤和软组织、骨和关节、咽耳鼻喉等部位感染以及腹膜炎、败血症等。对胆道和肠道感染有较好疗效。

【用法和用量】静脉注射和静脉滴注。成人一日剂量为 2.0 ~ 8.0g，分 3 ~ 4 次给药，一日最高剂量不超过 12g。皮肤感染、无并发症的肺炎和尿路感染，每 6 小时 0.5 ~ 1g。儿童根据感染程度，一日剂量为 50 ~ 100mg/kg，分 3 ~ 4 次给药。

【不良反应】本品偶引起过敏性反应，如皮疹、瘙痒、发热、嗜酸性粒细胞增多、药物热等。用药期间饮酒时可发生恶心、呕吐、头痛、面红、低血压及呼吸困难等反应，应戒酒。肌内注射可致局部疼痛，偶可产生血栓性静脉炎。可干扰凝血功能，大剂量时可致出血倾向，罕见中性粒白细胞减少、血小板减少。

【禁忌证】对本品及头孢菌素类过敏者禁用。

【注意】①过敏体质或对青霉素过敏者慎用。②禁与含乙醇药剂（如氢化可的松注射液）同用，以免引起醉酒样反应。③溶解后，由于产生二氧化碳，容器内部压力增高。④乳汁中本品含量甚少。妊娠期妇女及哺乳期妇女应用时应权衡利弊。⑤1 个月内的新生儿和早产儿不推荐应用本药。⑥老年患者肾功能减退，须调整剂量。

【药物相互作用】①与丙磺舒合用时，可使本药的肾清除减少，血药浓度升高。②与庆大霉素、阿米卡星合用，对某些革兰阴性杆菌在体外呈现协同抗菌作用，但也可增加肾毒性。③与红霉素合用，可使本药对脆弱拟杆菌的体外抗菌活性增加 100 倍。

【制剂】注射用头孢孟多酯钠：每瓶 0.5g；1g。1g 药物中添加碳酸钠 63mg。

【贮法】遮光、密封、凉暗处保存。

头孢尼西钠〔药典(二)〕 Cefonicid

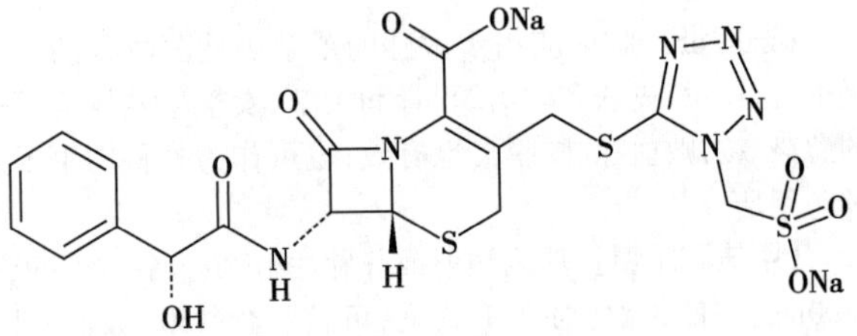

【其他名称】头孢羟苄磺唑钠，羟苄磺唑头孢菌素，优可新，Monocid。

【ATC 编码】J01DC06

【性状】为白色或类白色结晶性粉末，无臭，在水中溶解，在乙醇中微溶，在三氯甲烷或乙醚中几乎不溶。

【药理学】本品为第二代广谱、长效头孢类抗生素，抗菌谱与头孢孟多类似。对金黄色葡萄球菌、表皮葡萄球菌、肺炎链球菌、化脓性链球菌、无乳链球菌等革兰阳性菌，大肠埃希菌、肺炎克雷伯菌、雷氏普罗威登斯菌属、摩氏摩根菌、普通变形杆菌、奇异变形杆菌、流感嗜血杆菌等革兰阴性需氧菌有良好的抗菌活性。

静脉注射头孢尼西 1.0g 后，平均血浆峰值为 129 ~ 148mg/L。表观分布容积为 5.7 ~ 10.8L，与血浆蛋白结合率较高，约为 98%。可在大量组织和液体中，包括外科伤口液体、子宫组织、骨、胆囊、胆汁、前列腺组织、心耳，以及脂肪组织达到治疗浓度。以原形经尿道排泄，24 小时后尿液回收率为 84% ~ 98%。在正常肾功能患者中，静脉注射及肌内注射本品后，其血浆半衰期分别为 2.6 ~ 4.6 小时及 4.5 ~ 7.2 小时。本品与丙磺舒联用后，可导致血浆浓度峰值升高，且半衰期延长至 7.5 小时。在严重肾衰竭患者中，头孢尼西的半衰期延长至 65 ~ 70 小时。

【适应证】用于上述敏感菌所引起的下呼吸道感染、尿路感染、败血症、皮肤软组织感染、骨和关节感染。也可用于手术预防感染。

【用法和用量】一般轻度至中度感染成人每日剂量为1g，每天1次；在严重感染或危及生命的感染中可每日2g，每24小时给药一次；无并发症的尿路感染：每日0.5g，每24小时一次；手术预防感染：手术前1小时单剂量给药1g，术中和术后没有必要再用。必要时如关节成型手术或开胸手术可重复给药2天；剖宫产手术中，应在脐带结扎后才给予本品。

【不良反应】本品常见的不良反应为肌内注射时的疼痛感。发生率大于1%的不良反应有注射部位疼痛不适、静脉注射部位烧灼感、静脉炎。可有血小板增多或减少、嗜酸性粒细胞增多、白细胞减少、中性白细胞减少、溶血性贫血及肝功能异常。过敏反应有发热、皮疹、荨麻疹、瘙痒、红斑、肌痛、变态反应。胃肠道表现为恶心、呕吐、腹泻、假膜性结肠炎。偶见血尿素氮、肌酐值升高，间质性肾炎，少有急性肾衰竭的报道。中枢神经系统可有抽搐（大剂量或肾功能障碍时）、头痛、精神紧张。

【禁忌证】对本品及头孢菌素类过敏者禁用。

【注意】①用药期间应监测血常规和肾功能。②肝肾功能损害者、妊娠期妇女、哺乳期妇女、新生儿、早产儿及老年人均应慎用。

【药物相互作用】①与其他头孢菌素及氨基糖苷类抗生素联用时可能出现中毒性肾脏损害，应避免合用。②与丙磺舒联用时，可减慢肾排泄，提高血药浓度水平，毒性增强。③与强效利尿剂联用时，可导致肾毒性增加。④四环素、红霉素及氯霉素可降低本药的作用。

【制剂】注射用头孢尼西钠：每瓶0.5g；1g；2g。

【贮法】遮光、密封、凉暗干燥处保存。

头孢呋辛酯〔药典（二）；医保（甲、乙）〕 Cefuroxime Axetil

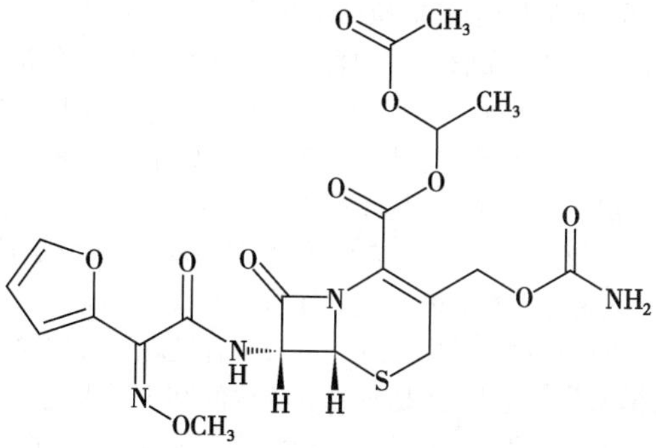

本品为第二代头孢菌素头孢呋辛的酯化制剂，口服后在肠黏膜及血中为酯酶分解生成头孢呋辛而起作用。

【其他名称】新菌灵，西力欣，伏乐新，Zinacef。

【ATC编码】J01DC02

【药理学】抗菌谱与头孢呋辛相同。本品的空腹生物利用度为36%，餐后上升为52%，口服后2～3小时可达最高血药浓度。

【适应证】临床应用于敏感菌所致的上、下呼吸道以及泌尿系统、皮肤和软组织等部位的感染。

【用法和用量】成人：每次口服250mg，每日2次，重症可服到每次500mg。儿童：口服。3个月～2岁儿童，一次10mg/kg（最大剂量125mg），一日2次；2～12岁儿童，一次15mg/kg（最大剂量250mg），一日2次；12～18岁儿童，一次250mg，一日2次。重症下呼吸道感染，剂量加倍。下尿路感染，剂量减半，一次125mg，一日2次。

【禁忌证】对本品及头孢菌素类过敏者禁用。

【注意】因不可压碎给药，应餐后整片吞服，故幼儿不宜用。其他可参见头孢呋辛。

【制剂】片剂（薄膜衣片）：每片125mg；250mg。胶囊剂：每粒125mg；250mg。

【贮法】密封、在干燥凉暗处保存。

头孢克洛〔药典（二）；医保（乙）〕 Cefaclor

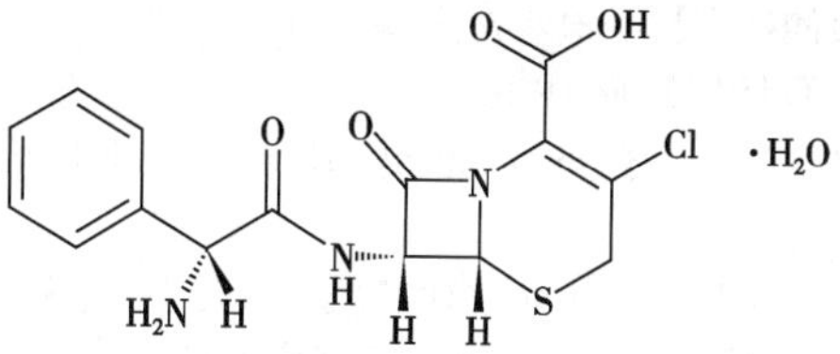

$\cdot H_2O$

【其他名称】头孢氯氨苄，希刻劳，新达罗，再克，Ceclor。

【ATC编码】J01DC04

【性状】为白色至微黄色粉末或结晶性粉末，略溶于水（1:100），在三氯甲烷、乙醚或甲醇中几乎不溶，2.5%水混悬液的pH为3～4.5，对胃酸稳定，遇碱逐渐分解。

【药理学】本品为半合成头孢菌素，抗菌谱较其他的第一代略广。抗菌活性与头孢唑林相似，对葡萄球菌（包括产酶菌株）、化脓性链球菌、肺炎链球菌、大肠埃希菌、奇异变形杆菌、流感嗜血杆菌等有良好的抗菌作用。

本品口服应用，空腹服0.25g、0.5g或1g，在30～60分钟内血药峰浓度分别为7μg/ml、13μg/ml或23μg/ml。主要分布于血液、内脏器官、皮肤组织中。脑组织中的浓度低。$t_{1/2}$为0.6～0.9小时，药物由尿呈原形排出，一次口服0.25g，尿药峰浓度可达600μg/ml，肾功能不全者半衰期稍延长。

【适应证】用于上述敏感菌所致的呼吸道、泌尿道和皮肤、软组织感染，以及中耳炎等。

【用法和用量】成人：口服，常用量为每次250mg，每8小时1次。重病或微生物敏感性较差时，剂量可加倍，但1日量不可超过4g。儿童：1日口服剂量为20mg/kg，分3次（每8小时1次）；重症可按1日40mg/kg给予，但1日量不超过1g。

【不良反应】参见头孢氨苄。长期应用可致菌群失调，还可引起继发性感染。

【禁忌证】对本品及头孢菌素类过敏者禁用。

【注意】①与青霉素类有部分交叉过敏性，对青霉素过敏者应慎用。②有胃肠道疾病史者，特别是溃疡性结肠炎、局限性肠炎或抗生素相关性结肠炎者慎用。③长期服用本品可致菌群失调，引发继发性感染。④与食物同用时，血药峰浓度仅为空腹用药的 50% ~75%,故宜空腹给药。⑤妊娠期妇女慎用。⑥本品可经乳汁排出,故哺乳期妇女应慎用或暂停哺乳。⑦新生儿的用药安全尚未确定。⑧肾功能不全患者慎用本品,必须应用时需减量。

【药物相互作用】参见头孢氨苄。

【制剂】胶囊剂(片剂):每粒(片)0.125g;0.25g。干混悬剂:每瓶 0.125g;1.5g。颗粒剂:每包 0.1g;0.125g;0.25g。

【贮法】遮光、密封、在干燥凉暗处保存。

头孢丙烯〔药典(二);医保(乙)〕 Cefprozil

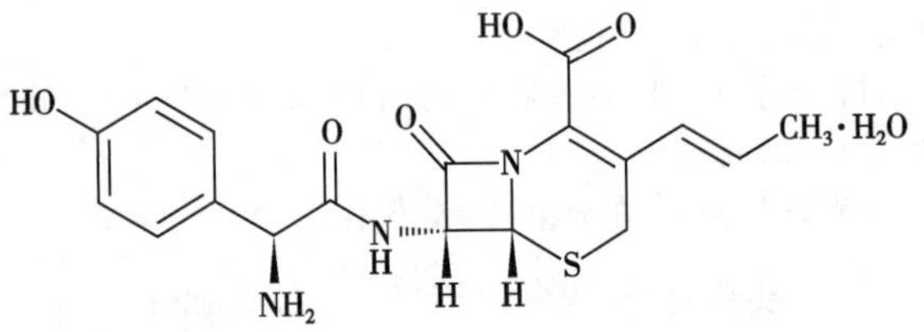

【其他名称】头孢罗齐,施复捷,Cefzil。

【ATC 编码】J01DC10

【性状】为白色至淡黄色结晶性粉末。其中顺式异构体含量约占 90%。

【药理学】本品为第二代口服头孢霉素,抗菌谱包括:金黄色葡萄球菌、卡他莫拉菌、流感嗜血杆菌(包括产青霉素酶株)等,尚包括李斯特菌、其他葡萄球菌、链球菌、粪肠球菌、枸橼酸杆菌、大肠埃希菌、肺炎克雷伯菌、淋球菌(包括产青霉素酶株)、奇异变形杆菌、沙门菌、志贺菌、霍乱弧菌、难辨梭状芽孢杆菌、痤疮丙酸杆菌等。本品对耐甲氧西林葡萄球菌、屎肠球菌、肠杆菌属、莫拉菌、普通变形杆菌、普鲁威登菌、不动杆菌、铜绿假单胞菌、沙雷杆菌和脆弱拟杆菌(大多数菌株)无效。

空腹服药吸收完全,尿药回收约 60%,血浆蛋白结合约 36%;$t_{1/2}$为 1.3 小时。

【适应证】用于敏感菌所致上呼吸道、下呼吸道、中耳、皮肤和皮肤组织、尿路等部位感染。

【用法和用量】成人(含 13 岁以上儿童):上呼吸道感染,每次 500mg,每日 1 次;下呼吸道感染,每次 500mg,每日 2 次;皮肤感染,250mg,每日 1 次(重危:每日 2 次)。儿童(2~12 岁):上呼吸道感染,每次 7.5mg/kg,每日 2 次;皮肤感染,每次 20m/kg,每日 2 次;中耳炎每次 15mg/kg,每日 2 次。肾功能不全:肌酐清除率<30mg/min 者,用量减半。

【不良反应】各种消化道症状,过敏主要为瘙痒和荨麻疹(可在用药期间,也可在停药后发生)、眩晕、活动过度、头痛、神经过敏、失眠、精神错乱、嗜睡,尚可致二重感染。偶见胆汁淤积性黄疸。检验结果改变:AST、ALT、ALP、胆红素值升高,白细胞值和嗜酸性粒细胞减少,BUN 和血清肌酐升高等。

【禁忌证】对本品及头孢菌素类过敏者禁用,有青霉素过敏性休克史者禁用。

【注意】①对青霉素类、青霉素衍生物、青霉胺及头霉素过敏者慎用。②65 岁以上老年患者用本药,与健康成人志愿者对比,AUC 增高 35% ~60%,肌酐清除率下降 40%,应予注意。③对青霉素过敏者、严重肾功能不全者慎用。④妊娠期妇女、哺乳期妇女慎用。

【药物相互作用】①与丙磺舒合用,可抑制本品在肾脏的排泄,提高血药浓度及延长血浆半衰期。②与克拉维酸同用,可增强本品对某些因产生 β-内酰胺酶而耐药的革兰阴性杆菌的抗菌活性。③与氨基糖苷类、抗肿瘤药或强利尿剂同用,可能增加肾毒性。④与氯霉素合用,可能有相互拮抗作用。

【制剂】①片剂:每片 250mg;500mg。②干混悬剂:每瓶 2.5g、5g,加水后成为 125mg/5ml 和 250mg/5ml。③胶囊剂:每粒 0.125g;0.25g。

【贮法】遮光、密封、凉暗干燥处保存。

头孢噻肟钠〔药典(二);医保(甲)〕 Cefotaxime Sodium

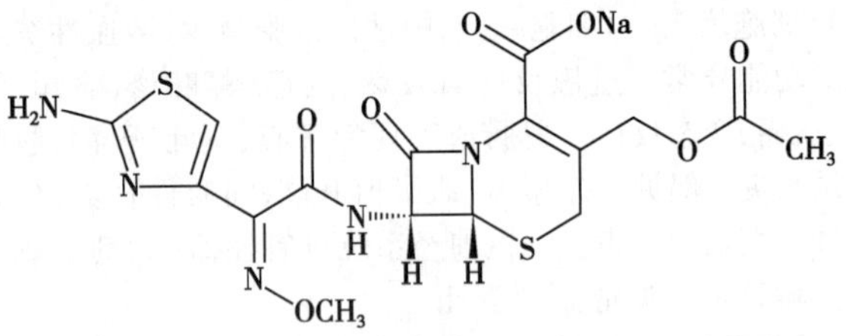

【其他名称】头孢氨噻肟,凯福隆,治菌必妥,泰可欣,Claforan。

【ATC 编码】J01DD01

【性状】为白色、类白色或淡黄白色结晶;无臭或微有特殊臭。在水中易溶,在乙醇中微溶,在三氯甲烷中不溶。10%溶液的 pH 为 4.5~6.5。稀溶液无色或微黄色,浓度高时显灰黄色。若显深黄色或棕色,则表示药物已变质。

【药理学】本品为半合成的第三代头孢菌素。对革兰阳性菌的作用与第一代头孢菌素近似或较弱,对链球菌(肠球菌除外)抗菌作用较强。对革兰阴性菌有较强的抗菌活性。奈瑟菌属、流感杆菌、大肠埃希菌、奇异变形杆菌、克雷伯菌、沙门杆菌等对本品甚敏感;枸橼酸杆菌对本品中度敏感;沙雷杆菌、吲哚阳性变形杆菌等对本品也有一定的敏感性。铜绿假单胞菌、阴沟杆菌、脆弱拟杆菌等对本品较不敏感。

在肠道中不吸收。肌内注射 1g,0.5 小时血药浓度达峰,约为 22μg/ml,6 小时降为 1.5μg/ml,$t_{1/2}$ 约为 1.5 小时,药物血浆蛋白结合率为 30% ~45%。体内分布面较广,支气管分泌物、中耳溢液、胸腔积液、脓胸脓液、腹水、胆囊壁、胆汁、骨组织中亦均可达有效浓度,不易透过正常脑膜,但脑膜有炎症时可增加透入量。在肝内代谢为活性较低的代谢物,连同一些原形物由尿排出,尿中有较高的有效浓度。

【适应证】适用于敏感细菌所致的肺炎及其他下呼吸道感染、尿路感染、脑膜炎、败血症、腹腔感染、盆腔感染、皮肤软组织感染、生殖道感染、骨和关节感染等。

【用法和用量】成人一日 2~6g,分 2~3 次静脉注射或静脉滴注;严重感染者每 6~8 小时 2~3g,一日最高剂量不超过 12g。治疗无并发症的肺炎链球菌肺炎或急性尿路感染,每 12 小时 1g。新生儿日龄≤7 日者每 12 小时 50mg/kg,出生>7 日者,每 8 小时 50mg/kg。治疗脑膜炎患者剂量可增至每 6 小时 75mg/kg,均以静脉给药。

【不良反应】过敏反应可致皮疹、发热、瘙痒等。消化系统出现食欲缺乏、恶心、呕吐、腹泻等。肝功能异常，一过性血尿素氮和肌酸酐增高。偶见白细胞、中性粒细胞、血小板减少，嗜酸性粒细胞增多。长期用药可致二重感染，如念珠菌病、假膜性肠炎等。

【禁忌证】对本品及头孢菌素类过敏者禁用。

【注意】①对青霉素过敏和过敏体质者慎用。②溃疡性结肠炎、克罗恩病或假膜性肠炎者慎用。③本品可经乳汁排出，哺乳期妇女应用本品时虽无发生问题的报告，但应用本品时宜暂停哺乳。④本品可透过血胎盘屏障进入胎儿血液循环，妊娠期妇女应限用于有确切适应证的患者。⑤婴幼儿不宜作肌内注射。⑥老年患者用药根据肾功能适当减量。

【药物相互作用】①与庆大霉素或妥布霉素合用，对铜绿假单胞菌有协同抗菌作用。②与阿米卡星合用，对大肠埃希菌、肺炎克雷伯菌有协同作用。③与氨基糖苷类、其他头孢菌素或强利尿剂同用，可能增加肾毒性。④与丙磺舒合用，可抑制本品在肾脏的排泄，提高血药浓度及延长血浆半衰期。

【制剂】注射用头孢噻肟钠：每瓶 0.5g；1g；2g。

【贮法】密封、在干燥凉暗处保存。

头孢唑肟钠〔药典(二)；医保(乙)〕

Ceftizoxime Sodium

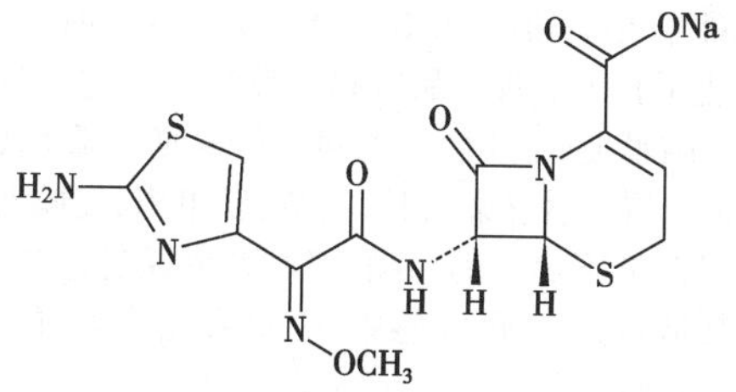

【其他名称】头孢去甲噻肟，益保世灵，Epocelin。

【ATC 编码】J01DD07

【性状】为白色至淡黄色结晶性粉末。

【药理学】本品为半合成的第三代头孢菌素类广谱抗生素。对多种革兰阳性菌和革兰阴性菌产生的广谱 β-内酰胺酶（包括青霉素酶和头孢菌素酶）稳定。对大肠埃希菌、肺炎克雷伯菌、奇异变形杆菌等肠杆菌科细菌有较强的抗菌活性，铜绿假单胞菌等假单胞菌属和不动杆菌属对本品敏感性差。对流感嗜血杆菌和淋病奈瑟球菌有良好抗菌作用。本品对金黄色葡萄球菌和表皮葡萄球菌的作用较第一、第二代头孢菌素为差。耐甲氧西林金黄色葡萄球菌和肠球菌属以及艰难梭菌对本品耐药。

肌内注射 0.5g 或 1.0g，1 小时后血药峰浓度 C_{max} 分别为 13.7mg/L 和 39mg/L。静脉注射 2g 或 3g，5 分钟后血药峰浓度 C_{max} 分别为 131.8mg/L 和 221.1mg/L。其广泛分布于全身各种组织和体液中，包括胸腔积液、腹水、胆汁、胆囊壁、脑脊液（脑膜有炎症时）、前列腺液和骨组织中均可达治疗浓度。蛋白结合率 30%。本品血消除半衰期（$t_{1/2\beta}$）为 1.7 小时。在体内不代谢，24 小时内给药量的 80% 以上以原形经肾排泄。

【适应证】用于治疗敏感菌所致的下呼吸道感染、尿路感染、腹腔感染、盆腔感染、败血症、皮肤软组织感染、骨和关节感染、肺炎链球菌或流感嗜血杆菌所致脑膜炎和单纯性淋病。

【用法和用量】静脉滴注或静脉注射。成人：一次 1～2g，每 8～12 小时 1 次；严重感染者的剂量可增至一次 3～4g，每 8 小时 1 次；治疗非复杂性尿路感染时，一次 0.5g，每 12 小时 1 次。6 个月及 6 个月以上的婴儿和儿童常用量：按体重一次 50mg/kg，每 6～8 小时 1 次。

【不良反应】常见皮疹、瘙痒和药物热等过敏反应、腹泻、恶心、呕吐、食欲缺乏等。常见碱性磷酸酶、血清氨基转移酶轻度升高、暂时性血胆红素、血尿素氮和肌酐升高等。偶见贫血（包括溶血性贫血）、白细胞减少、嗜酸性粒细胞增多，少见血小板减少。偶见头痛、麻木、眩晕、维生素 K 和维生素 B 缺乏症、过敏性休克。极少数病人可发生黏膜念珠菌病。偶见注射部位烧灼感、蜂窝织炎、静脉炎（静脉注射者）、疼痛、硬化和感觉异常等。

【禁忌证】对本品及头孢菌素类过敏者禁用。

【注意】①有胃肠道疾病病史者，特别是结肠炎患者应慎用。②一次大剂量静脉注射时可引起血管痛、血栓性静脉炎，应尽量减慢注射速度以防其发生。③本品溶解后在室温下放置不宜超过 7 小时，冰箱中放置不宜超过 48 小时。④动物实验中没有发现本品对生殖能力和胎儿有损害，但妊娠期用药的安全性尚不清楚，妊娠期妇女只在有明确指征时应用。⑤本品有少量可分泌至乳汁中，哺乳期妇女应用本品时应暂停哺乳。⑥6 个月以下小儿使用本品的安全性和有效性尚未确定。⑦老年患者常伴有肾功能减退，应适当减少剂量或延长给药间期。

【药物相互作用】①与丙磺舒合用时，可使本药的肾清除减少，血药浓度升高。②与氨基糖苷类有协同抗菌作用，但合用也可增加肾毒性。③与呋塞米等强利尿剂合用时，可致肾损害。

【制剂】注射用头孢唑肟钠：每瓶 0.5g；1g。

【贮法】密闭，在凉暗干燥处（避光并不超过 20℃）保存。

头孢匹胺钠 Cefpiramide Sodium

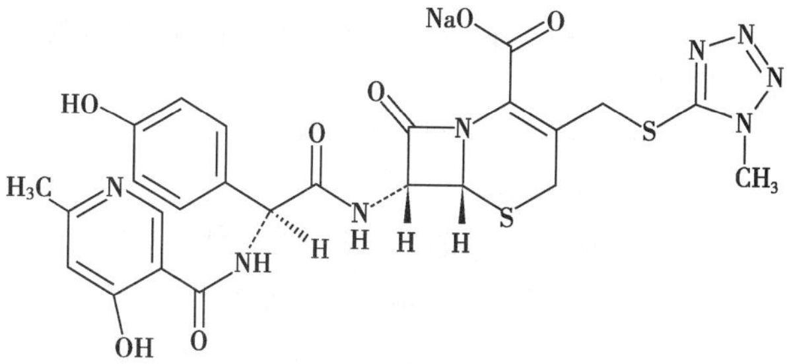

【其他名称】甲吡唑头孢菌素，头孢匹胺，先福吡兰，泰吡信，Tamicin。

【ATC 编码】J01DD11

【性状】为白色至淡黄白色结晶性粉末，无臭，味苦。极易溶于二甲基甲酰胺，易溶于水，微溶于甲醇，极微溶于乙醇，几乎不溶于三氯甲烷、丙酮、乙腈。

【药理学】本品为半合成的第三代头孢菌素，其作用特点是：对革兰阴性杆菌产生的β-内酰胺酶较稳定；对铜绿假单胞菌也具有较强的活性；对革兰阳性菌的作用超过其他第三代头孢菌素。对耐甲氧西林金黄色葡萄球菌无抗菌活性。

口服不吸收。静脉注射0.5g，血药峰浓度约为152μg/ml；肌内注射0.5g，5小时后血药浓度为50μg/ml，体内分布面较广，脑膜有炎症时药物可进入脑脊液。$t_{1/2}$约为4.4小时，主要以原形随尿液及胆汁排泄，分别为25%和30%。肝、肾功能不全者，胆道梗阻者及新生儿药物排泄时间延长。

【适应证】用于敏感菌所致的下呼吸道、胆道、泌尿道、生殖系统、皮肤和软组织等部位的感染及血流感染。

【用法和用量】成人，常用量为每天1～2g，分2次静脉注射或静脉滴注。难治性或严重感染时，根据不同症状可增至每天4g，分2～3次静脉滴注。

儿童，常用量为按体重每天30～80mg/kg，分2～3次静脉滴注。难治性或严重感染时，根据不同症状可增至每天150mg/kg，分2～3次静脉滴注。

【不良反应】过敏反应可致皮疹、发热、瘙痒等。消化系统出现食欲缺乏、恶心、呕吐、腹泻等。肝功能异常，一过性血尿素氮和肌酸酐增高。偶见白细胞、中性粒细胞、血小板减少，嗜酸性粒细胞增多。神经系统出现头痛、倦怠感等症状。长期用药可引起菌群失调、维生素K、维生素B缺乏。注射部位疼痛，甚至血栓性静脉炎。

【禁忌证】对本品及头孢菌素类过敏者禁用。

【注意】①对青霉素过敏和过敏体质者慎用。②溃疡性结肠炎、克罗恩病或假膜性肠炎者、服用抗凝血药者慎用。③本药尚未确立围生期给药的安全性，因此，当判断治疗的有益性超过危险性时，才可用于围生期妇女或有可能妊娠的妇女。④本药尚未确立对早产儿或新生儿的安全性。⑤老年人有时出现维生素K缺乏所致出血倾向。

【药物相互作用】①与氨基糖苷类合用，对肠杆菌属和铜绿假单胞菌的某些敏感菌有协同抗菌作用。②与氨基糖苷类、其他头孢菌素或强利尿剂同用，可能增加肾毒性。③禁止饮酒或含酒精的饮料。同时服用可出现颜面潮红、恶心、心动过速、多汗、头痛等症状，其机制尚不明确，可能是头孢结构上3位上连接的*N*-甲硫四唑硫代甲基引起的双硫仑样反应。

【制剂】注射用头孢匹胺钠：每瓶0.5g；1g。

【贮法】密封、避光、室温下保存。

头孢曲松钠〔药典(二)；基；医保(甲)〕
Ceftriaxone Sodium

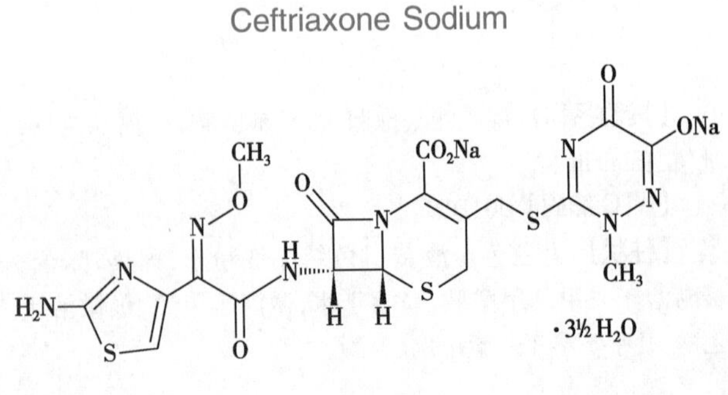

$\cdot 3\frac{1}{2}H_2O$

【其他名称】头孢三嗪，头孢嗪克松，头孢氨噻三嗪，罗氏芬，菌必治，罗塞秦，Rocephin。

【ATC编码】J01DD04

【性状】为白色或类白色结晶性粉末，溶于水，略溶于甲醇，极微溶于乙醇，水溶液因浓度不同而显黄色至琥珀色。其1%溶液的pH约为6.7。

【药理学】本品为半合成的第三代头孢菌素。抗菌谱与头孢噻肟近似，对革兰阳性菌有中度的抗菌作用。对革兰阴性菌的作用强，主要敏感菌有金黄色葡萄球菌、链球菌属、肺炎链球菌、嗜血杆菌属、奈瑟菌属、大肠埃希菌、肺炎克雷伯菌、沙雷杆菌、各型变形杆菌、枸橼酸杆菌、伤寒杆菌、痢疾杆菌、消化球菌、消化链球菌、梭状芽孢杆菌等。铜绿假单胞菌、肠杆菌属对本品也敏感。产酶金黄色葡萄球菌、耐氨苄西林的流感嗜血杆菌、耐第一代头孢菌素和庆大霉素的一些革兰阴性菌常可对本品敏感。但粪链球菌和耐甲氧西林的葡萄球菌对本品均耐药。

在消化道不吸收。肌内注射1g，血药浓度2小时达峰值，约为76μg/ml，到12小时尚有约29μg/ml。静脉滴注1g，历时0.5小时，滴完当时血药浓度约为150μg/ml，到12小时约28μg/ml，24小时约9μg/ml。体内分布广，可透过血脑屏障，并可进入羊水和骨组织。在体内不经生物转化，以原形排出体外，约2/3量通过肾脏，1/3通过胆道排泄，因此在尿液和胆汁中有很高的浓度。$t_{1/2}$为6～8小时。

【适应证】用于对本品敏感的致病菌引起的感染，如：脓毒血症；脑膜炎；播散性莱姆病（早、晚期）；腹部感染（腹膜炎、胆道及胃肠道感染）；骨、关节、软组织、皮肤及伤口感染；免疫机制低下病人的感染；肾脏及泌尿道感染；呼吸道感染，尤其是肺炎、耳鼻喉感染；生殖系统感染，包括淋病；术前预防感染。

【用法和用量】一般感染，每日1g，1次肌内注射或静脉注射。严重感染，每日2g，分2次给予。脑膜炎，可按1日100mg/kg（但总量不超过4g），分2次给予。淋病，单次用药250mg即足。儿童用量一般按成人量的1/2给予。肌内注射：将1次药量溶于适量0.5%盐酸利多卡因注射液，作深部肌内注射。静脉注射：按1g药物用10ml灭菌注射用水溶解，缓缓注入，历时2～4分钟。静脉滴注：成人1次量1g或1日量2g，溶于等渗氯化钠注射液或5%～10%葡萄糖液50～100ml中，于0.5～1小时内滴入。

【不良反应】参见头孢噻肟钠。

【禁忌证】①对本品及头孢菌素类过敏者禁用。②头孢曲松不得用于高胆红素血的新生儿和早产儿的治疗。③如果新生儿（≤28天）需要（或预期需要）使用含钙的静脉输液包括静脉滴注营养液治疗，则禁止使用本品，因为有产生头孢曲松-钙沉淀物的风险。

【注意】①青少年、儿童使用本品，偶可致胆结石，但停药后可消失。②对青霉素过敏和过敏体质者慎用。③本品不能加入哈特曼氏以及林格氏等含有钙的溶液中使用。④肾功能不全的患者肌酐清除>5ml/min，每日应用本品剂量<2g时，无须作剂量调整。⑤妊娠期妇女和哺乳期妇女应用头孢菌素类虽尚未见发生问题的报告，其应用仍须权衡利弊。

【药物相互作用】①与氨基糖苷类药合用，有协同抗菌作用，但同时可能加重肾损害。②本品与含钙剂或含钙产品合并用药有可能导致致死性结局的不良事件。③本药可影响乙醇代谢，使血中乙醛浓度升高，出现双硫仑样反应。④丙磺舒不影响本药的消除。

【制剂】注射用头孢曲松钠：每瓶 0.5g；1g；2g。

【贮法】遮光、密封、在干燥凉暗处保存。

头孢哌酮钠〔药典(二)〕 Cefoperazone Sodium

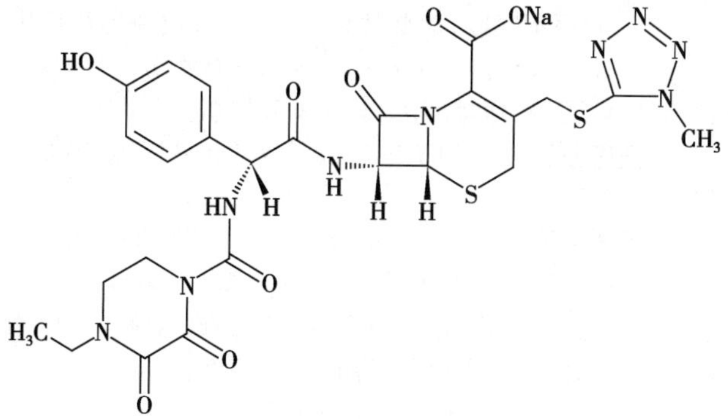

【其他名称】头孢氧哌唑，先锋必，Cefobid。

【ATC 编码】J01DD12

【性状】为白色至微黄色粉末或结晶性粉末；无臭，有引湿性。在水中易溶，在甲醇中略溶，在乙醇中极微溶解，在丙酮和乙酸乙酯中不溶。25% 水溶液的 pH 为 4.5 ~ 6.5。水溶液因浓度不同由无色到浅黄色。

【药理学】本品为半合成的第三代头孢菌素。抗菌活性与头孢噻肟相似。对革兰阳性菌的作用较弱，仅溶血性链球菌和肺炎链球菌较为敏感。对大多数的革兰阴性菌，本品的作用略次于头孢噻肟，对铜绿假单胞菌的作用较强。

口服不吸收，肌内注射 1g 后 1 小时，血药浓度达峰值，约为 65μg/ml。静脉注射 1g 后数分钟内血药浓度可达 175μg/ml。在 2 小时内滴注本品 1g，结束时，血药浓度为 100μg/ml，到第 10 小时约为 4μg/ml。$t_{1/2}$ 约为 2 小时。本品主要由胆汁排泄，在胆汁中有很高的浓度，约 25% 的头孢哌酮经肾脏排泄，本品还可以分布到胸腔积液、腹水、羊水、痰液中，在脑膜发炎时，可进入脑脊液。

【适应证】适用于敏感菌所致的各种感染如肺炎及其他下呼吸道感染、尿路感染、胆道感染、皮肤软组织感染、败血症、腹膜炎、盆腔感染等。

【用法和用量】肌内或静脉注射，成人 1 次 1 ~ 2g，1 日 2 ~ 4g。严重感染，1 次 2 ~ 4g，1 日 6 ~ 8g。小儿每日 50 ~ 150mg/kg，分 2 ~ 4 次注射。

【不良反应】参见头孢噻肟钠。可干扰体内维生素 K 的代谢，造成出血倾向，大剂量或长期用药时尤应注意。

【禁忌证】对本品及头孢菌素类过敏者禁用，有青霉素过敏性休克史者禁用。

【注意】①对青霉素过敏和过敏体质者慎用。②部分病人用本品治疗可引起维生素 K 缺乏和低凝血酶原血症，用药期间应进行出血时间、凝血酶原时间监测。同时应用维生素 K_1 可防止出血现象的发生。③本品可透过胎盘，少量可经乳汁排出，妊娠期妇女、哺乳期妇女用药应权衡利弊。④新生儿和早产儿应用本品时，应权衡利弊，谨慎考虑。

【药物相互作用】①与氨基糖苷类合用，对大肠埃希菌、铜绿假单胞菌某些敏感菌株有协同抗菌作用。②与非甾体镇痛药、血小板聚集抑制药合用，可增加出血的危险性。③与氨基糖苷类、其他头孢菌素或强利尿剂同用，可能增加肾毒性。④抗凝药或溶栓药同用，可干扰维生素 K 代谢，导致低凝血酶原血症。⑤本品化学结构中含有甲硫四氮唑侧链，故应用本品期间，饮酒或静脉注射含乙醇药物，将抑制乙醛去氢酶的活性，使血中乙醛积聚，出现嗜睡、幻觉等双硫仑样反应。因此在用药期间和停药后 5 天内，病人不能饮酒、口服或静脉输入含乙醇的药物。

【制剂】注射用头孢哌酮钠：每瓶 0.5g；1g；2g。

注射用头孢哌酮钠/舒巴坦(1∶1；2∶1；4∶1；8∶1)

【贮法】密封、在干燥凉暗处保存。

头孢他啶〔药典(二)；医保(乙)〕 Ceftazidime

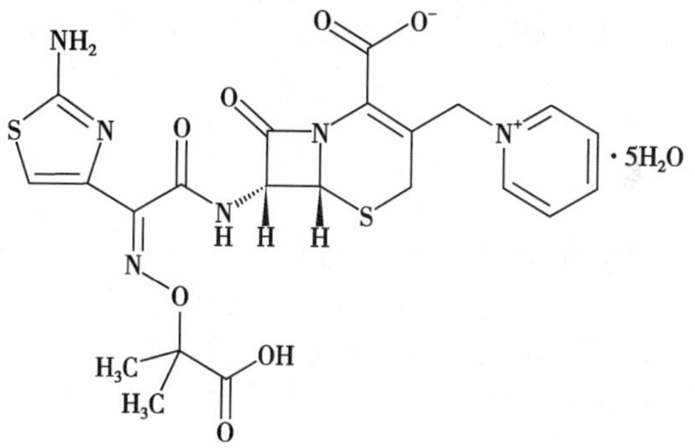

本品为半合成的第三代头孢菌素。制品为游离酸（五水化合物），并加有一定量的无水碳酸钠，制成注射剂供用。

【其他名称】头孢羧甲噻肟，复达欣，Fortum。

【ATC 编码】J01DD02

【性状】为白色或类白色结晶性粉末，加水即泡腾溶解生成澄明药液。因浓度的不同，药液可由浅黄色至琥珀色。新制备液的 pH 为 6 ~ 8。

【药理学】对大肠埃希菌、肺炎杆菌等肠杆菌科细菌和流感嗜血杆菌、铜绿假单胞菌等有高度抗菌活性。对于细菌产生的大多数 β-内酰胺酶高度稳定，故其对上述革兰阴性杆菌中多重耐药菌株仍可具抗菌活性。肺炎链球菌、溶血性链球菌等革兰阳性球菌对本品敏感，但本品对葡萄球菌仅具中度活性，肠球菌和耐甲氧西林葡萄球菌则往往对本品耐药。本品对消化球菌和消化链球菌等厌氧菌具一定抗菌活性，但对脆弱拟杆菌抗菌作用差。

口服不吸收，静脉注射 1g，0.5 小时血药浓度为 60μg/ml，1 小时为 39μg/ml，2 小时为 23μg/ml，4 小时为 11μg/ml，8 小时尚有 3μg/ml。$t_{1/2}$ 约为 1.8 ~ 2 小时。本品体内分布广，可进入胸腔积液、腹水、痰液、淋巴液、脑脊液中，在骨组织、胆汁、心肌中也有一定的浓度。本品在体内不代谢，由肾脏排泄，静脉给药后 24 小时内以原形自尿中排出给药量的 84% ~ 87%。

【适应证】用于敏感革兰阴性杆菌所致的败血症、下呼吸道感染、腹腔和胆道感染、复杂性尿路感染和严重皮肤软组织感染等。对于由多种耐药革兰阴性杆菌引起的免疫缺陷者感染、医院内感染以及革兰阴性杆菌或铜绿假单胞菌所致中枢神经系统感染尤为适用。

【用法和用量】成人:败血症、下呼吸道感染、胆道感染等,一日4~6g,分2~3次静脉滴注或静脉注射,疗程10~14日。泌尿系统感染和重度皮肤软组织感染等,一日2~4g,分2次静脉滴注或静脉注射,疗程7~14日。对于某些危及生命的感染、严重铜绿假单胞菌感染和中枢神经系统感染,可酌情增量至一日0.15~0.2g/kg,分3次静脉滴注或静脉注射。

儿童:《中国国家处方集·化学药品与生物制品卷·儿童版》推荐:静脉给药或深部肌内注射给药。肌内注射时可用1.5~3ml 0.2%盐酸利多卡因注射液配制。①新生儿,静脉滴注。<7天新生儿,一次25~50mg/kg,每24小时给药1次;7~21天新生儿,一次25~50mg/kg,每12小时给药1次;21~28天新生儿,一次25~50mg/kg,每8小时给药一次。②1个月~18岁儿童:一次25~50mg/kg,每8小时给药一次,最大剂量一日6g,静脉注射或滴注。③患有囊性纤维化并发肺部铜绿假单胞菌感染的1个月~18岁儿童,一次50mg/kg,每8小时给药一次,最大剂量一日9g,肌内注射、静脉注射或滴注。④肾功能损害者:当肌酐清除率每分钟<50ml/1.73m^2,应减少剂量。

【不良反应】少数患者可发生皮疹、皮肤瘙痒、药物热;恶心、腹泻、腹痛;注射部位轻度静脉炎;偶可发生一过性血清氨基转移酶酶、血尿素氮、血肌酐值的轻度升高。长期用药可发生菌群失调和二重感染。可引起念珠菌病及维生素K、维生素B缺乏。

【禁忌证】对本品及头孢菌素类过敏者禁用。

【注意】①对青霉素过敏或过敏体质者慎用。②本品遇碳酸氢钠不稳定,不可配伍。③对重症革兰阳性球菌感染,本品为非首选品种。④妊娠期妇女和哺乳期妇女应用头孢菌素类虽尚未见发生问题的报告,其应用仍须权衡利弊。⑤小儿一日最高剂量不超过6g。⑥65岁以上老年患者剂量可减至正常剂量的1/2~2/3,一日最高剂量不超过3g。

【药物相互作用】①与氨基糖苷类合用,有协同抗菌作用。②与氨基糖苷类、抗肿瘤药或强利尿剂同用,可加重肾毒性。③与氯霉素合用,有相互拮抗作用。

【制剂】注射用头孢他啶:每瓶1g;2g。

【贮法】密封、在干燥凉暗处保存。

头孢地嗪钠〔药典(二)〕 Cefodizime

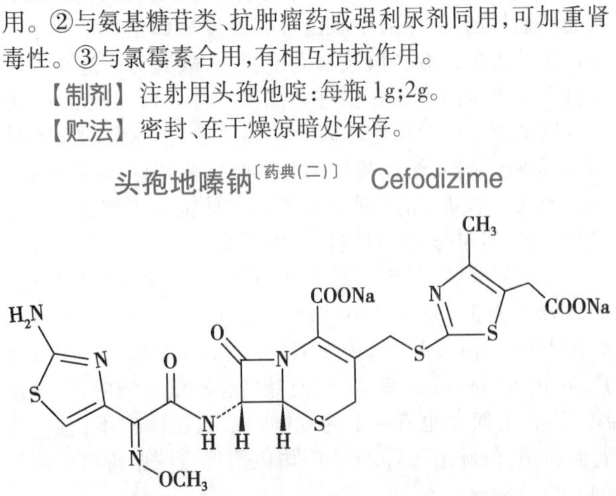

H_2N … COONa … CH_3 … COONa … OCH_3

【其他名称】头孢地嗪钠,莫敌,Modivid。

【ATC 编码】J01DD09

【性状】为白色至淡黄白色结晶性粉末,无臭或微有气味,味苦。极易溶于水,几乎不溶于乙醇或乙醚。

【药理学】本品为第三代头孢菌素,对革兰阳性菌及革兰阴性菌具广谱抗菌作用,如金黄色葡萄球菌、链球菌属(包括肺炎链球菌)、淋病奈瑟菌和脑膜炎球菌、大肠埃希菌、志贺菌属、沙门菌属、克雷伯菌属、流感嗜血杆菌等。本品对β-内酰胺酶较稳定,对MRSA无效。本品尚有免疫功能调节作用,可刺激淋巴细胞增生和分化,增强中性粒细胞、吞噬细胞和淋巴细胞的活性。

本品口服不吸收,静脉注射本品1g,即时血药浓度为215μg/ml,1~1.5小时为60~75μg/ml。体内分布良好,体内不降解,原形由尿排出,$t_{1/2}$约为2.5小时。

【适应证】临床用于敏感菌所致的下呼吸道、泌尿系感染。

【用法和用量】成人:每次1g(重症可用到2g),溶于注射用水10ml,再加入其他输液中,使成50~100ml,静脉滴注,每日2次。肌内注射:用注射用水4ml溶解,也可用0.5%~1%利多卡因注射液溶解,以减轻疼痛。

淋病的治疗只注射一次,用量0.5g。

【不良反应】本品偶可致过敏反应,ALT、AST和APH升高,血小板减少,嗜酸性粒细胞增多,白细胞减少,粒细胞缺乏以及消化道症状和二重感染等。

【禁忌证】对本品及头孢菌素类过敏者禁用。

【注意】①青霉素过敏者、妊娠期及哺乳期妇女慎用。②本品溶解后应立即应用,不宜存放。③其他参见头孢噻肟。

【制剂】粉针剂:每瓶1g;2g。

【贮法】密封、凉暗处保存。

头孢克肟〔药典(二);医保(乙)〕 Cefixime

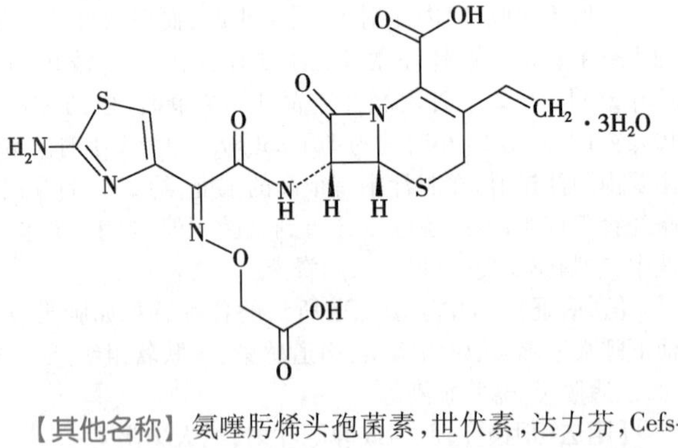

H_2N … OH … CH_2 · $3H_2O$ … OH

【其他名称】氨噻肟烯头孢菌素,世伏素,达力芬,Cefspan。

【ATC 编码】J01DD08

【性状】为白色至淡黄色结晶性粉末,无味,具轻微特异臭,易溶于甲醇、二甲亚砜,略溶于丙酮,在乙醇中微溶,几不溶于水、乙酸乙酯、乙醚、己烷中。

【药理学】本品为口服用的第三代头孢菌素类抗生素。具第三代头孢菌素的抗菌特性,其抗菌谱包括链球菌、肺炎链球菌、淋球菌、大肠埃希菌、克雷伯菌、卡他莫拉菌、沙雷杆菌、枸橼酸杆菌、阴沟肠杆菌、产气肠杆菌、流感嗜血杆菌等。对细菌性的大多数β-内酰胺酶稳定。

正常人1次空腹口服50mg、100mg、200mg,4小时血中药物水平达峰,分别为0.69μg/ml、1.18μg/ml、1.95μg/ml,$t_{1/2}$为2.3~2.5小时。儿童1次按1.5mg/kg、3.0mg/kg、6.0mg/kg空腹服用,3~4小时血药水平达峰,分别为1.14μg/ml、2.01μg/ml、3.97μg/ml,$t_{1/2}$为3.2~3.7小时。体内分布,以痰、扁桃体、颌窦、中耳分泌物及胆汁中浓度较高。0~12小时的尿排泄率为20%~25%,口服50mg,4~6小时尿液药物峰浓度为42.9%。

【适应证】用于上述敏感菌所引起的肺炎、支气管炎、泌尿道炎、淋病、胆囊炎、胆管炎、猩红热、中耳炎、鼻旁窦炎等。

【用法和用量】成人及体重为30kg以上的儿童:一次50~100mg,一日2次;重症1次口服量可增至200mg。体重为30kg以下的儿童:1次1.5~3mg/kg,一日2次;重症1次量可增至6mg/kg。

【不良反应】本品偶引起过敏性反应,如皮疹、瘙痒、发热、颗粒性白细胞减少、嗜酸性粒细胞增多、血小板减少;可致肝氨基转移酶及碱性磷酸酶升高;可致菌群失常,并引起维生素缺乏或二重感染,也可致过敏性休克。

【禁忌证】对头孢类抗生素过敏者禁用。

【注意】①对不能很好进食或非经口摄取营养者、高龄者、恶病质等患者慎用。②本品可干扰尿糖反应,使Benedict、Fehling及Clintest试验出现假阳性反应。并可使直接血清抗球蛋白试验(Coombs test)出现阳性反应。③妊娠期妇女、新生儿、早产儿慎用。

【药物相互作用】参见头孢氨苄。

【制剂】片剂:每片100mg。胶囊剂:每粒50mg;100mg。颗粒:每1g中含本品50mg(效价)。

【贮法】遮光、密封、凉暗处保存。

头孢泊肟酯[药典(二)] Cefpodoxime Proxetil

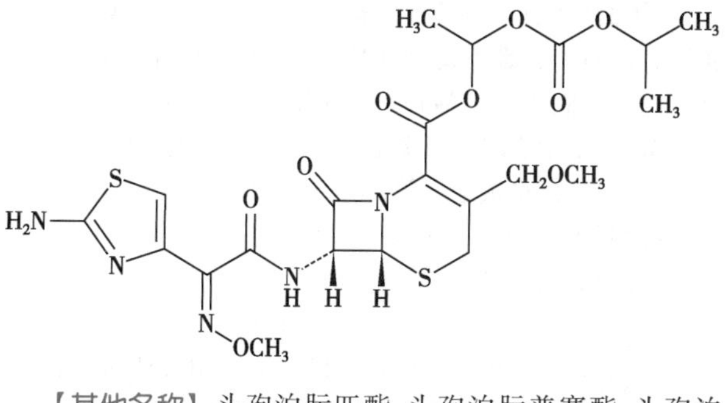

【其他名称】头孢泊肟匹酯,头孢泊肟普赛酯,头孢泊肟,博拿。

【ATC编码】J01DD13

【性状】白色至淡黄色粉末,无臭或稍有异气味,味苦。极易溶于甲醇或乙腈,易溶于乙醇,微溶于乙醚,在水中几乎不溶。

【药理学】本品为口服用的第三代头孢菌素,抗菌谱包括金黄色葡萄球菌、腐生葡萄球菌、肺炎链球菌、化脓性链球菌、大肠埃希菌、对产β-内酰胺酶及不产β-内酰胺酶的流感嗜血杆菌、肺炎克雷伯菌、卡他莫拉菌、产β-内酰胺酶及不产β-内酰胺酶淋病奈瑟球菌和奇异变形杆菌。此外,在体外有抗菌作用的菌尚有无乳链球菌和链球菌C、F、G组、枸橼酸杆菌、副流感嗜血杆菌、普通变形杆菌、普鲁威登菌、消化链球菌等。本品对耐甲氧西林葡萄球菌、多数的肠球菌株、铜绿假单胞菌和肠杆菌无效。

本品空腹口服,药物经水解生成活性物后有50%吸收进入循环,12小时内有29%~33%的原形药物进入尿液,本品在体内基本不代谢。

【适应证】用于敏感菌所致支气管炎、肺炎、泌尿系统、皮肤组织、中耳、扁桃体等部位的感染。

【用法和用量】成人(或>12岁儿童)用量:一般感染,每日200mg;中度感染,每日400mg;皮肤及皮肤组织感染,每日800mg,以上均分为2次服用。妇女淋球菌感染,服用单剂量200mg。儿童:每日10mg/kg,一般分为2次给予(单次剂量不超过400mg)。肾功能严重不全(肌酐清除率<30ml/min)者给药间隔延长至24小时(按以上每日剂量的一半),透析患者于透析后每周给药3次。

【不良反应】偶可致过敏,用药前应详细询问患者过敏史。可致人体菌群失调,引起消化道症状、维生素缺乏和二重感染。尚有眩晕、头痛、晕厥、腹痛、焦虑等。检验结果可见AST、ALT、γ-GT、ALP、LDH和胆红素一时性升高,各种形式的血象改变,Coombs试验阳性、血红蛋白减少和凝血酶原时间延长;尚可见血糖升高或降低,血清白蛋白或总蛋白降低,BUN和肌酐升高等。

【禁忌证】对青霉素或β-内酰胺类抗菌素过敏的患者禁用。对头孢泊肟过敏的患者禁用。

【注意】①应用利尿剂的病人慎用头孢泊肟酯。②严重肾功能不全者慎用。③妊娠期妇女、哺乳期妇女慎用。④肾功能不全者(肌酐清除率<30ml/min),剂量间隔延长至24小时1次。

【药物相互作用】①与丙磺舒合用,可抑制本品在肾脏的排泄,血药浓度升高。②与抗酸药或H_2受体拮抗剂使胃中pH升高,可降低本品的吸收和血药浓度,不宜合用。

【制剂】片剂:每片100mg;200mg。干混悬剂:每瓶1000mg,加水至100ml,得50mg(5ml)混悬剂。胶囊剂:每粒50mg。

【贮法】遮光、密封、凉暗干燥处保存。

头孢妥仑匹酯 Cefditoren Pivoxil

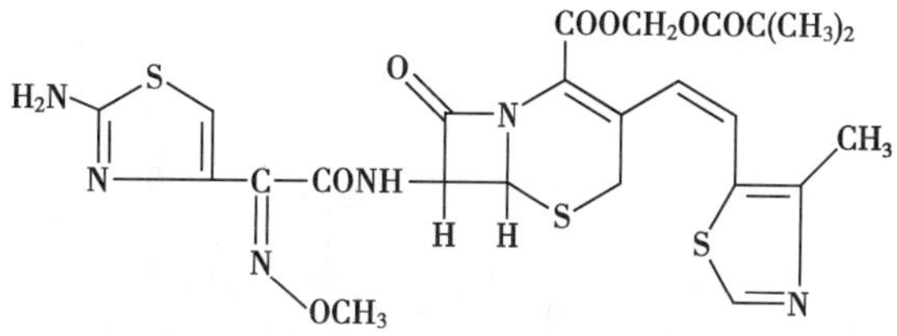

【其他名称】头孢托仑酯,美爱克,Meiact。

【ATC编码】J01DD16

【性状】为淡黄色粉末。

【药理学】本品为口服第三代头孢菌素。口服吸收后，被肠管壁酯酶水解代谢成活性的头孢妥仑而发挥抗菌作用。对金黄色葡萄球菌属、肺炎链球菌属等革兰阳性菌；大肠埃希菌、卡他莫拉菌、克雷伯菌属、变形杆菌属、流感嗜血杆菌等革兰阴性菌；消化链球菌属、痤疮丙酸杆菌、拟杆菌属等厌氧菌有抗菌活性。对耐甲氧西林金黄色葡萄球菌、多数肠球菌、铜绿假单胞菌和肠杆菌等无抗菌活性。

口服吸收后经胃肠道酯酶水解为头孢妥仑吸收入血。空腹服用，达峰时间约 1.5 ~ 3 小时，绝对生物利用度为14%。高脂肪饮食后服用，生物利用度提高。广泛分布于痰液、扁桃体组织、皮肤组织、乳腺组织、胆囊组织、子宫阴道、睑板腺组织及拔牙后创面等。蛋白结合率约 88%，体内几乎不经代谢，主要从尿和胆汁中排泄。消除半衰期为 1.3 ~ 2 小时，肾功能不全者半衰期延长。

【适应证】临床用于敏感菌引起的皮肤感染、乳腺炎、肛周脓肿、泌尿生殖系统感染、胆囊炎、胆管炎、中耳炎、鼻窦炎、牙周炎、睑腺炎、泪囊炎、咽喉炎、扁桃体炎、急慢性支气管炎等。

【用法和用量】口服：成人每次 200 ~ 400mg，一日 2 次，连续用药 10 ~ 14 天。肾功能不全者，肌酐清除率小于 30ml/min 者，每次用量不应超过 200mg，一日 1 次。肌酐清除率为 30 ~ 49ml/min 者，每次用量不应超过 200mg，一日 2 次。

【不良反应】常见有皮疹、瘙痒、荨麻疹、发热等过敏反应，恶心、呕吐、腹泻、腹痛、消化不良等胃肠道症状，嗜酸性粒细胞增多、白细胞减少。偶见尿素氮及血清肌酐值升高，转氨酶暂时性升高。长期用药可降低血清中肉毒碱浓度。

【禁忌证】对本品及头孢菌素类过敏者禁用。

【注意】①对青霉素类药有过敏史者慎用。②有降低血清中肉毒碱的报告。③严重肾功能不全者、妊娠及哺乳期妇女慎用。

【药物相互作用】①与氨基糖苷类或强利尿剂同用，可能增加肾毒性。②抗酸剂、H_2 受体拮抗剂可影响本药的吸收和疗效，不宜合用。③与高脂食物同服，可增加本药的吸收。

【制剂】片剂：每片 100mg；200mg。

【贮法】避光、密封，干燥处保存。

头孢他美酯〔药典(二)〕 Cefetamet Pivoxil

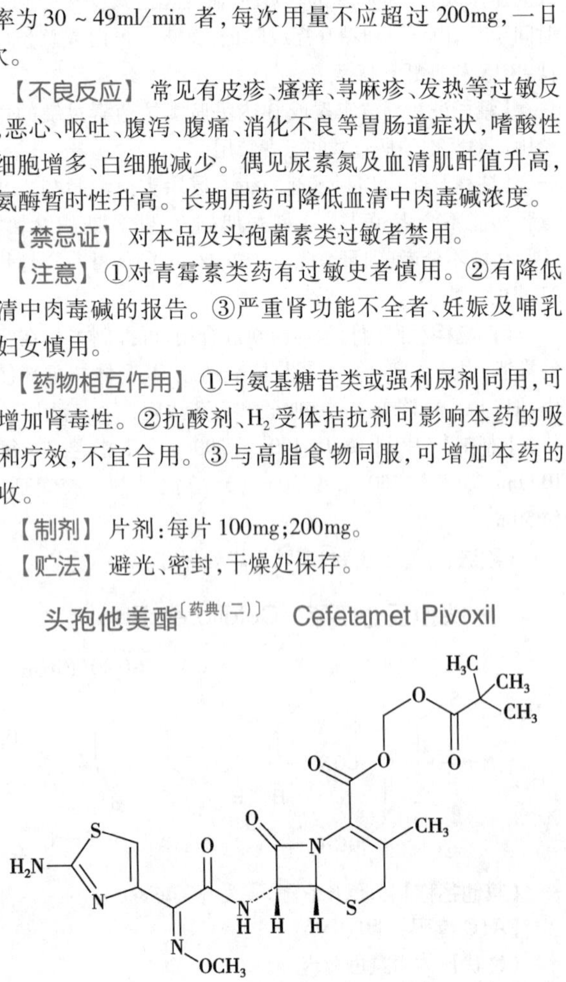

$$\text{H}_2\text{N}\text{-thiazolyl-C(=N-OCH}_3\text{)-CO-NH-cephem-(CH}_3\text{)-COO-CH}_2\text{-O-CO-C(CH}_3\text{)}_3$$

【其他名称】盐酸头孢他美酯，联邦赛福美，代宁，安素美，力欣美。

【ATC 编码】J01DD10

【药理学】本品为口服的第三代广谱头孢菌素类抗生素。本品对革兰阳性菌和革兰阴性杆菌的抗菌活性与头孢克肟相仿。本品对链球菌属（粪链球菌除外）、肺炎链球菌等革兰阳性菌；对大肠埃希菌、流感嗜血杆菌、克雷伯菌属、沙门菌属、志贺菌属、淋病奈瑟球菌等革兰阴性菌都有很强的抗菌活性。沙雷菌属、普通变形菌、肠杆菌属及柠檬酸杆菌属亦对本品敏感。铜绿假单胞菌对本品耐药，但洋葱伯克霍尔德菌对本品敏感。本品对 β-内酰胺酶稳定。

本品口服后，经过肠黏膜或首次经过肝脏时盐酸头孢他美酯被迅速代谢，在体内转变为头孢他美而发挥作用。本品随食物口服后，平均约 55% 的剂量转变为头孢他美。口服本品 500mg 后 3 ~ 4 小时，血药浓度达峰值（4.1±0.7）mg/L，分布容积为 0.29L/kg。约 22% 头孢他美与血清蛋白结合。本品 90% 以头孢他美形式随尿液排出，清除半衰期为 2 ~ 3 小时。

【适应证】本品主要用于敏感菌所致的中耳炎、鼻窦炎、咽炎、扁桃体炎等上呼吸道感染，慢性支气管炎急性加重、急性气管炎、急性支气管炎等下呼吸道感染，尿路感染如单纯性尿路感染、复杂性尿路感染、反复发作性尿路感染和肾盂肾炎，以及急性单纯性淋病奈瑟球菌性尿道炎等。

【用法和用量】饭前或饭后 1 小时内口服，成人和 12 岁以上的儿童，每次 0.36g，每日 2 次；12 岁以下的儿童，每次 7.3mg/kg，每日 2 次。肾功能不全患者：肌酐清除率>40ml/min，一次用 362.6mg，每 12 小时 1 次；肌酐清除率为 10 ~ 40ml/min 者，一次用 90.65mg，每 12 小时 1 次；肌酐清除率<10ml/min 者，首剂 362.6mg，后改为一次 90.65mg，一日 1 次。

【不良反应】常见腹泻、恶心、呕吐。偶有假膜性肠炎、腹胀、胃灼热、腹部不适、血中胆红素升高、氨基转移酶一过性升高等。偶有出现瘙痒、局部水肿、紫癜、皮疹等。偶有出现头痛、眩晕、衰弱、疲劳感等。偶有白细胞减少、嗜酸性粒细胞增多、血小板增多等，均为一过性反应。

【禁忌证】对本品及头孢菌素类过敏者禁用。

【注意】①对青霉素类药物过敏者慎用。②若发生严重过敏反应，应立即停药，并紧急治疗。③使用本品期间，由于对肠道微生物的影响可引起抗生素相关性腹泻，重者可发生假膜性肠炎。如发生假膜性肠炎应停药，并口服甲硝唑（或万古霉素）及对症支持治疗。④缺乏有关人类胎儿的临床数据，妇女妊娠期间，不推荐使用本品。⑤本品对新生儿的有效性和安全性尚无可靠的临床数据，需慎用。

【制剂】混悬剂：每包 90.65mg；181.3mg（按 $C_{14}H_{15}N_5O_5S_2$ 计算）。片剂（胶囊剂）：每片（粒）90.65mg；181.3mg（按 $C_{14}H_{15}N_5O_5S_2$ 计算）。分散片：每片 0.25g（按头孢他美酯计算）。

【贮法】遮光、密封，在阴凉（不超过 20℃）干燥处保存。

头孢吡肟〔药典(二);医保(乙)〕 Cefepime

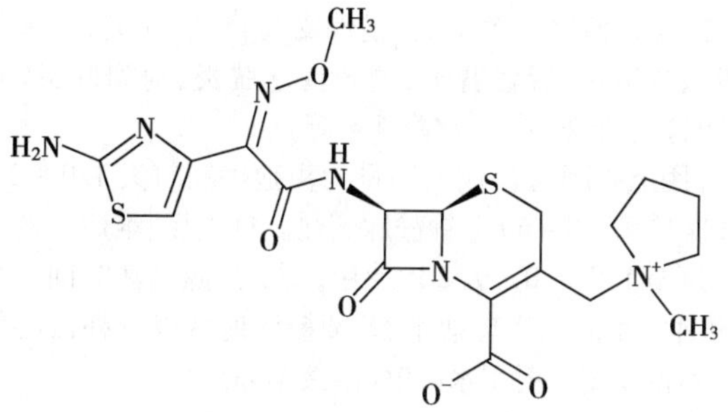

【其他名称】 盐酸头孢吡肟,马斯平,Maxipime。

【ATC编码】 J01DE01

【性状】 为头孢吡肟盐酸盐加有等当量的精氨酸混合物,外观为白色或浅灰黄白色粉末,加水溶解后得无色或琥珀色溶液,pH 4.0~6.0。

【药理学】 本品是对革兰阴性和阳性菌均有抗菌活性的第四代头孢菌素。经临床证实有效的细菌有:肠杆菌属、大肠埃希菌、肺炎克雷伯菌、奇异变形杆菌、铜绿假单胞菌、金黄色葡萄球菌(MRSA除外)、肺炎链球菌、化脓性链球菌;尚有在体外显示有抗菌作用的微生物有:表皮葡萄球菌(MRSE除外)、腐生链球菌、无乳链球菌、醋酸钙不动杆菌、枸橼酸杆菌、流感嗜血杆菌(包括产β-内酰胺酶株)、哈夫尼亚菌、卡他莫拉菌(包括产β-内酰胺酶株)、摩根杆菌、普通变形杆菌、普鲁威登菌、沙雷杆菌。本品对肠球菌、耐甲氧西林的葡萄球菌、黄单胞菌、嗜麦芽假单胞菌、难辨梭状芽孢杆菌无效。

静脉滴注本品(历时30分钟)0.5g、1g、2g即时的血药浓度分别为38.2μg/ml、78.7μg/ml、163.1μg/ml;经2小时后分别为11.6μg/ml、24.3μg/ml、44.8μg/ml;8小时后则为1.4μg/ml、2.4μg/ml和3.9μg/ml,V_d为(18±2)L,血浆蛋白结合率约为20%,在体内分布良好,在水疱液、痰液中均可达治疗浓度,在乳汁中浓度为0.5mg/1000ml。本品在体内少部分代谢,主要排泄途径为尿液。有85%药物以原形由尿排泄,在尿液中形成很高浓度。$t_{1/2}$约为2小时。老年人和肾功能不全者药物的半衰期延长。

【适应证】 用于敏感菌所致的下呼吸道、皮肤和骨组织、泌尿系、妇科和腹腔感染以及菌血症等。

【用法和用量】 常用剂量每日2~4g,分2次给予。治疗泌尿系感染每日2g,分2次给予。重症感染可用每日6g,分3次给予。可用0.9%氯化钠、5%~10%葡萄糖、0.16mol/L乳酸钠、林格液等溶解。溶解液在室温24小时内应用。2月龄~12岁儿童,最大剂量不可超过成人剂量(即每次2g剂量)。体重超过40kg的儿童的剂量,可使用成人剂量。一般40mg/kg,每12小时静脉滴注。

【不良反应】 出现局部刺激、二重感染、消化道反应、药热、头痛、恶心、呕吐等。检验结果变化有Coombs反应阳性、血磷下降、ALT和AST升高、嗜酸性粒细胞减少、凝血酶原时间异常,尚可见碱性磷酸酶、BUN、血钙、肌酐、血磷、血钾或总胆红素值升高,以及血钙、血细胞比容值、中性粒细胞、血小板或白细胞数下降。尚可有与其他头孢菌素类似的一些反应。

【禁忌证】 对头孢吡肟或L-精氨酸、头孢菌素类药物、青霉素或其他β-内酰胺类抗菌素有即刻过敏反应者禁用。

【注意】 ①本品的抗菌谱广,常可致菌群失调而引起二重感染(如假膜性肠炎及其他)。②肾功能不全者须调整用药剂量。③对2月龄以下儿童使用本品应谨慎。儿童深部肌内注射的经验有限。④妊娠期妇女、哺乳期妇女慎用。

【药物相互作用】 ①与氨基糖苷类合用,有协同抗菌作用。②与氨基糖苷类、抗肿瘤药或强利尿剂同用,可加重肾毒性。③本品不可与甲硝唑、万古霉素、庆大霉素、妥布霉素、奈替米星、氨茶碱等配伍应用。

【制剂】 注射用盐酸头孢吡肟:每瓶0.5g;1g;2g。

【贮法】 遮光、密闭、干燥凉暗处保存。

头孢匹罗〔医保(乙)〕 Cefpirome

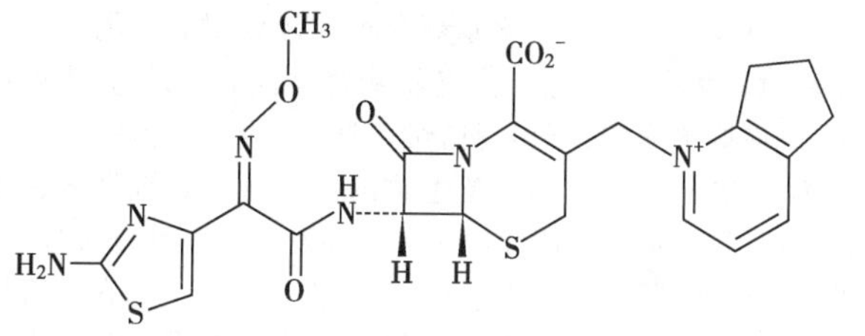

【其他名称】 硫酸头孢匹罗。

【ATC编码】 J01DE02

【药理学】 头孢匹罗为注射用第四代头孢菌素,对多种β-内酰胺酶稳定。本品对革兰阳性球菌和革兰阴性菌具广谱抗菌作用,多数革兰阳性球菌包括金黄色葡萄球菌和表皮葡萄球菌的产青霉素酶株对本品敏感,对葡萄球菌属抗菌活性也较第三代头孢菌素强。溶血性链球菌和肺炎链球菌对本品高度敏感。本品对甲氧西林耐药金黄色葡萄球菌和凝固酶阴性葡萄球菌的抗菌作用差。对肠球菌属的抗菌作用弱。本品对肠杆菌科细菌抗菌活性与第三代头孢菌素相近或更优。对产β-内酰胺酶而对第三代头孢菌素耐药的肠杆菌科细菌如阴沟肠杆菌有良好抗菌活性。对大肠埃希菌、肺炎克雷伯菌、变形菌属、普罗威登菌属、沙雷菌属等肠杆菌科细菌有强大抗菌活性。本品对铜绿假单胞菌的作用与头孢他啶相仿。对部分耐氨基糖苷类的铜绿假单胞菌对本品敏感。流感嗜血杆菌、淋病奈瑟球菌(包括两者中的产酶株)对本品高度敏感。本品对革兰阳性厌氧菌的活性较头孢西丁为弱;脆弱拟杆菌对本品的敏感性较差;本品对其他拟杆菌属和梭杆菌有一定抗菌活性。

单次静脉注射剂量1.0g后的血清平均峰值水平为80~90mg/L。剂量与药动学呈线性相关。分布容积为14~19L。多次给药后无蓄积。血清半衰期为1.8~2.2小时。血清蛋白结合率低于10%且为剂量依赖性。本品主要要经肾脏清除,80%~90%的药物可在尿液中出现。

【适应证】 本品主要用于敏感菌所致的下呼吸道感染、合并上(肾盂肾炎)及下泌尿道感染、皮肤及软组织感染、菌血症/败血症、中性粒细胞减少患者的感染。

【用法和用量】 成人常用剂量为每日2.0~4.0g,分2

次静脉滴注。菌血症/败血症、ICU严重感染、粒细胞缺乏及免疫缺陷者感染每次2g,每12小时1次。下呼吸道感染每次1~2g,每12小时1次。皮肤软组织感染及复杂性尿路感染每次1.0g,每12小时1次。肾功能损害患者:肌酐清除率20~50ml/min,首剂给予1.0~2.0g负荷剂量后,0.5~1.0g每12小时1次;肌酐清除率5~20ml/min,0.5~1.0g每24小时1次;肌酐清除率<5ml/min,每日给予0.5~1.0g,透析后即刻给予0.25~0.5g。

【不良反应】常见不良反应主要为皮疹和瘙痒等过敏反应,腹泻、恶心等胃肠道反应和血清肝酶(如AST、ALT、碱性磷酸酶)、γ-GT、乳酸脱氢酶(LDH)和(或)胆红素升高。较少见的不良反应有头痛、血栓性静脉炎、呕吐、注射局部反应、味觉改变、发热、头昏、便秘和腹痛。常见不良反应均短暂,停药后即消失。

【禁忌证】对本品及头孢菌素类过敏者禁用。

【注意】①本品与氨基糖苷类或袢利尿剂合用时应给予注意。所有该类患者均应监测肾功能。②疗程超过10天,则应监测血象,若出现白细胞减少,应中止治疗。③使用本品期间,由于对肠道微生物的影响可引起抗生素相关性腹泻,重者可发生假膜性肠炎。如发生假膜性肠炎停药,并口服甲硝唑(或万古霉素)及对症支持治疗。④在取得足够的临床经验前,本品禁止使用于儿童。⑤头孢匹罗可通过人的胎盘,因此妊娠期间应禁用本品。⑥本品可经人乳排出,故应中止本品治疗或停止喂乳。⑦老年患者肌酐清除率>50ml/min,无须调整剂量。

【制剂】注射用硫酸头孢匹罗:每支1.0g。

【贮法】遮光、密封,在阴凉(不超过20℃)干燥处保存。

头孢噻利 Cefoselis

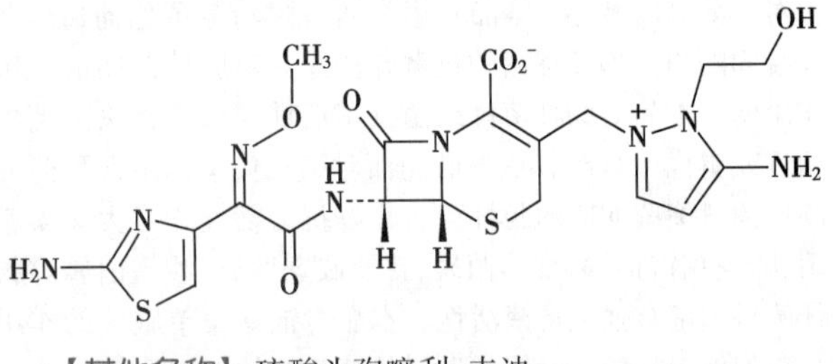

【其他名称】硫酸头孢噻利,丰迪。

【药理学】头孢噻利为注射用第四代头孢菌素,对多种β-内酰胺酶稳定。本品对革兰阳性球菌和革兰阴性菌具广谱抗菌作用,尤其是对革兰阳性菌中包括葡萄球菌属、肺炎球菌、链球菌,革兰阴性菌中包括假单胞菌属、大肠埃希菌、克雷伯菌、肠杆菌属、沙雷菌属、变形杆菌属、摩根菌属、普罗威登斯菌属有强抗菌作用,对厌氧革兰阳性菌消化链球菌属、厌氧革兰阴性类杆菌属也具抗菌力。

血浆浓度清除半衰期大约为2.8小时。肾功能障碍者血浆浓度半衰期随肾功能低下而延长。组织分布本品可分布于痰液、胸腔积液、前列腺液、胆汁、腹腔液、创伤浸出液、水疱液、骨盆死腔液、关节液、前房水、泪液等体液中,同时可良好地分布于前列腺、胆囊、女性生殖器、骨骼、耳鼻喉及口腔等组织器官。尿中未检测出代谢产物。排泄主要由肾脏排泄,尿中排泄率为99%以上(0~24小时)。

【适应证】本品主要用于敏感菌所致的败血症,皮肤软组织感染,骨髓炎、关节炎,慢性支气管炎、肺炎、肺脓肿等呼吸系统感染,肾盂肾炎、复杂性膀胱炎、前列腺炎,胆囊炎、胆管炎,腹膜炎,子宫附件炎等。

【用法和用量】成人用量为头孢噻利每天1.0~2.0g,分2次使用,30~60分钟静脉滴注。对重症、难治愈的感染可增量至1日4.0g,分2次使用,每次静脉滴注时间不少于60分钟。本品用生理盐水、葡萄糖注射液以及补液溶解使用。不得使用注射用水溶解(溶液不等渗)。

【不良反应】常见不良反应为轻微头痛,偶有血清丙氨酸转氨酶、天冬氨酸转氨酶轻度升高,多为一过性,停药后可缓解。个别患者出现嗜酸性粒细胞增多,白细胞一过性减少,痉挛、意识障碍。偶有荨麻疹、血管水肿、全身潮红等过敏性症状,严重者可有过敏性休克。

【禁忌证】对头孢噻利及精氨酸过敏者禁用。

【注意】①对青霉素类药有过敏史者、高度过敏体质者慎用,应用前详细询问过敏史,推荐用前皮试。②有中枢神经障碍的既往史或痉挛的患者慎用。③肾功能不全及需要肾替代治疗的患者,易发生痉挛,意识障碍等中枢神经症状,应根据肾功能障碍的程度减小剂量,加大给药间隔时间。④尚未明确本品对儿童用药的安全性,不推荐使用。⑤对于妊娠期妇女及有可能妊娠的妇女,应权衡利弊,慎用本品。⑥应避免哺乳期的妇女使用本制剂,不得不使用时,应避免哺乳。⑦老年患者肾功能降低,初始采用低剂量(1次0.5g),谨慎用药。

【制剂】注射用硫酸头孢噻利:每支0.5g。

【贮法】遮光、密封,在阴凉(不超过20℃)干燥处保存。

头孢西丁钠[药典(二);医保(乙)] Cefoxitin Sodium

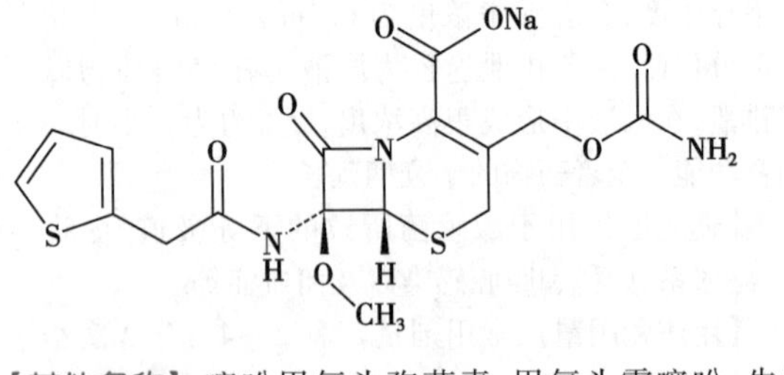

【其他名称】噻吩甲氧头孢菌素,甲氧头霉噻吩,先锋美吩,美福仙。

【ATC编码】J01DC01

【性状】为白色结晶性粉末,溶于水;水溶液呈浅琥珀色。其游离酸的pK_a为3.5,新制备液的pH为4.2~7.0。

【药理学】本品是由链霉菌*Streptomyces lactamdurans*产生的头霉素(cephamycin C,即甲氧头孢菌素C),经半合成制得的一类新型抗生素,其母核与头孢菌素相似,且抗菌活性也类似,习惯列入第二代头孢菌素类。对革兰阳性菌的抗菌活性弱。对革兰阴性菌作用强。对大肠埃希菌、克雷伯菌、流感嗜血杆菌、淋球菌、奇异变形杆菌、吲哚阳性变形杆菌等有抗菌作用。本品还对一些厌氧菌有良好的作用,如消化球菌、消化链球菌、梭状芽孢杆菌、拟杆菌(包括脆弱拟杆菌)对本品敏感。铜绿假单胞菌、肠球菌和阴沟杆菌的多数菌株对本品不敏感。

肌内注射1g,血药浓度于20~30分钟达峰值,约为24μg/ml;静脉注射1g,5分钟血药浓度为110μg/ml,4小时降为1μg/ml。$t_{1/2}$为0.7~1小时。约85%药物以原形于6小时内由尿排泄。肌内注射1g,尿药峰浓度可达3000μg/ml。

【适应证】临床应用于敏感的革兰阴性菌或厌氧菌所致的下呼吸道、泌尿生殖系、腹腔、骨和关节、皮肤和软组织等部位感染,也可用于败血症。

【用法和用量】成人:每次1~2g,每6~8小时1次。肾功能不全者按其肌酐清除率制订给药方案:肌酐清除率为30~50ml/min者每8~12小时用1~2g;10~29ml/min者每12~24小时用1~2g;5~9ml/min者每12~24小时用0.5~1g;<5ml/min者每24~48小时用0.5~1g。本品可肌内注射、静脉注射或静脉滴注。本品用于肌内注射,每克溶于0.5%盐酸利多卡因2ml;静脉注射时,每克溶于10ml无菌注射用水;静脉滴注时,1~2g头孢西丁钠溶于50ml或100ml 0.9%氯化钠注射液或5%或10%葡萄糖注射液中。

【不良反应】参见头孢呋辛。长期用药可发生菌群失调和二重感染。可引起念珠菌病及维生素K、维生素B缺乏。

【禁忌证】对本品及头孢菌素类过敏者禁用,有青霉素过敏性休克史者禁用。

【注意】参见头孢呋辛。

【药物相互作用】本品与多数头孢菌素均有拮抗作用,配伍应用可致抗菌疗效减弱。

【制剂】注射用头孢西丁钠:每瓶1g。

【贮法】密闭、干燥避光、室温下保存。

头孢美唑钠〔药典(二);医保(乙)〕
Cefmetazole Sodium

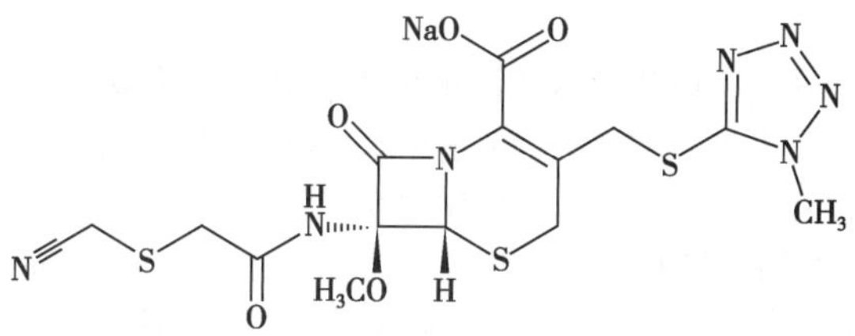

【其他名称】头孢甲氧氰唑,Cefmetazon。

【ATC编码】J01DC09

【性状】为白色或微黄色粉末或团块;几无臭;极易溶于水,易溶于甲醇,略溶于丙酮,微溶于乙醇。有引湿性。

【药理学】本品系第二代头霉素类半合成抗生素,抗菌活性与第二代头孢菌素相近。抗菌谱包括革兰阳性、阴性菌和厌氧菌,对葡萄球菌、大肠埃希菌、克雷伯菌、吲哚阴性和阳性变形杆菌、脆弱拟杆菌等有良好的抗菌作用。头孢美唑为头霉素类抗生素中对β-内酰胺酶最稳定者。

静脉注射1g,10分钟时血药浓度为188μg/ml;静脉滴注1g历时1小时,滴完时血药浓度为76μg/ml;静脉注射1g,6小时血药浓度为1.9μg/ml;而静脉滴注1g,6小时血药浓度为2.7μg/ml。$t_{1/2}$约为1小时。易透入子宫,在胆汁中也有较高浓度。在体内几不代谢,6小时内有85%~90%原形药物由尿排出,尿药浓度甚高。

【适应证】用于葡萄球菌、大肠埃希菌、克雷伯菌、吲哚阴性和阳性杆菌、拟杆菌等微生物的敏感菌株所致的肺炎、支气管炎、胆道感染、腹膜炎、泌尿系统感染、子宫及附件感染等。

【用法和用量】静脉注射或静脉滴注。成人,1日量为1~2g,分为2次;儿童,1日量为25~100mg/kg,分为2~4次。重症或顽症时,成人可用到1日4g,儿童可用到1日150mg/kg。溶剂可选用等渗氯化钠注射液或5%葡萄糖液,静脉注射时还可用灭菌注射用水(但不适用于滴注,因渗透压过低)。

【不良反应】可致过敏,出现荨麻疹、皮疹、药热等,偶可致休克。偶可致BUN升高,停药可恢复。嗜酸性粒细胞增多、白细胞减少以及红细胞减少。少数患者可有氨基转移酶和碱性磷酸酶升高。消化道不良反应有恶心、呕吐和腹泻等。极少数病例可致假膜性肠炎,也可致念珠菌二重感染。

【禁忌证】对本品及头孢菌素类过敏者禁用,有青霉素过敏性休克史者禁用。

【注意】①对青霉素类抗生素有过敏史的患者慎用。②进食困难,需要肠道外营养或一般情况恶化者由于无法通过饮食摄入维生素K,应用本品时可能出现维生素K缺乏的症状,因此须慎用本品。③应用本品时饮用含酒精的饮料,可能发生双硫仑样反应(面部潮红、心悸、眩晕、头痛和恶心)。④肾功能减退者应根据肾功能调整剂量。⑤本品在妊娠期妇女中的安全性尚未确立。妊娠期妇女应用本品时必须充分权衡利弊。⑥老年人容易发生各种不良反应,包括由于维生素K缺乏引起的出血倾向。所以老年人应用本品时必须密切观察。⑦早产,新生儿慎用。

【药物相互作用】参见头孢噻肟钠。

【制剂】注射用头孢美唑钠:每瓶0.25g;0.5g;1g;2g(效价)。

【贮法】密闭、在干燥凉暗处保存。

头孢米诺钠〔药典(二);医保(乙)〕 Cefminox Sodium

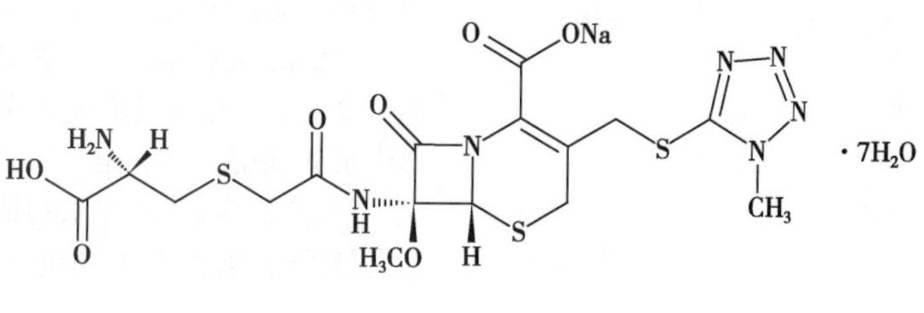

$\cdot 7H_2O$

【其他名称】氨羧甲氧头孢菌素,美士灵,Meicelin。

【性状】为白色或微黄白色结晶性粉末,溶于水,5%水溶液的 pH 为 4.5~6.0。

【药理学】本品为头霉素衍生物,其作用与第三代头孢菌素相近。对链球菌(肠球菌除外)、大肠埃希菌、克雷伯菌、变形杆菌、流感嗜血杆菌等有抗菌作用,特别是对拟杆菌等厌氧菌有较强作用。头霉素类对 β-内酰胺酶稳定。本品尚对细菌细胞壁中肽聚糖生成脂蛋白起妨碍作用。脂蛋白结构为革兰阴性菌所特有,因此,本品对革兰阴性菌的作用较其他同类药物为强。

静脉注射 0.5g 或 1g,注毕时血药浓度分别为 50μg/ml 和 100μg/ml。体内分布以腹水、子宫内膜、胆汁中浓度较高,痰液中浓度低。由肾脏排泄,在尿液中有甚高浓度,肾功能障碍者本品的排泄受阻,$t_{1/2}$约 2.5 小时。

【适应证】用于上述敏感菌所致的扁桃体、呼吸道、泌尿道、胆道、腹腔、子宫等部位感染,也可用于败血症。

【用法和用量】静脉注射或静脉滴注。成人每次 1g,1 日 2 次;儿童 1 次 20mg/kg,1 日 3~4 次。败血症时,成人 1 日可用到 6g,分 3~4 次给予。本品静脉注射,每 1g 药物用 20ml 注射用水、5%~10%葡萄糖液或 0.9%氯化钠液溶解。静脉滴注时,每 1g 药物溶于输液 100~200ml 中,滴注 1~2 小时。

【不良反应】偶可致过敏,有皮疹、发热等,也可致休克。可致肾损害,如血肌酐值上升,BUN 上升、少尿、蛋白尿等。血液系统毒性,可致血液有形成分的减少。肝酶升高,血胆红素升高及黄疸等也可发生。消化道症状有食欲缺乏、恶心、呕吐、腹泻等,菌群失常而致维生素缺乏和二重感染等也可发生。

【禁忌证】禁用于对头孢米诺或头孢烯类抗生素有过敏反应的病人。

【注意】①本品可能引起休克,使用前应仔细问诊,如欲使用,应进行皮试。做好休克急救准备,给药后注意观察。对 β-内酰胺类抗生素有过敏史的患者慎用。②饮酒后可发生双硫仑样反应,给药期间及给药后 1 周不得饮酒。③妊娠期妇女、新生儿、早产儿均宜慎用。④高龄患者可能出现维生素 K 缺乏引起的出血倾向。其他参见头孢呋辛。

【制剂】注射用头孢米诺钠:每瓶 0.5g;1g(效价)。

【贮法】密闭、避光保存。

拉氧头孢钠〔药典(二);医保(乙)〕
Latamoxef Sodium

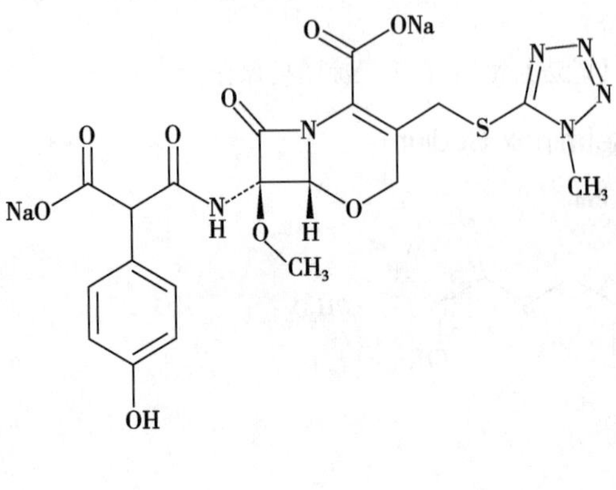

【其他名称】羟羧氧酰胺菌素,拉他头孢,噻马灵,Moxalactam,Shiomarin。

【ATC 编码】J01DD06

【性状】为白色至淡黄白色粉末或块状物,无臭。易溶于水和甲醇,微溶于乙醇,几不溶于丙酮、乙醚、三氯甲烷、乙酸乙酯或己烷等非极性溶剂中。本品水溶液的 pH 为 5.0~7.0。

【药理学】本品是半合成的氧头孢烯(oxacephem)类抗生素,抗菌活性与第三代头孢菌素相近。抗菌谱与头孢噻肟近似,对多种革兰阴性菌有良好的抗菌作用。大肠埃希菌、流感杆菌、克雷伯菌、各型变形杆菌、肠杆菌属、枸橼酸杆菌、沙雷杆菌等常对本品高度敏感。本品对厌氧菌(如拟杆菌),有良好的抗菌作用。此外,由于本品对 β-内酰胺酶稳定,微生物对本品很少发生耐药性。

肌内注射 1g,经 1 小时,血药浓度达峰值为 49μg/ml,到第 8 小时仍可保持 4.5μg/ml。静脉注射 1g,即时的血药浓度为 170μg/ml,到第 2 小时为 29μg/ml,到第 6 小时约为 6μg/ml。本品在体内分布广,可进入痰液、腹水、羊水、脑脊液中。通过肾脏和肝脏排出,在尿液和胆汁中浓度高。本品的 $t_{1/2}$为 1.8~2 小时。

【适应证】用于上述敏感菌所致肺炎、气管炎、胸膜炎、腹膜炎,以及皮肤和软组织、胆道感染、盆腔感染以及尿路等部位的感染,还可用于败血症和脑膜炎。

【用法和用量】肌内注射:1 次 0.5~1g,每日 2 次,用 0.5%利多卡因注射液溶解,深部肌内注射。静脉注射:1 次 1g,每日 2 次,溶解于 10~20ml 液体中,缓缓注入。静脉滴注:1 次 1g,每日 2 次,溶于液体 100ml 中滴入,重症可加倍量给予。儿童用量:1 日 40~80mg/kg,分 2~4 次。

静脉注射和静脉滴注可用等渗氯化钠溶液或 5%~10%葡萄糖注射液、灭菌注射用水、低分子右旋糖酐注射液等作溶剂,但不得与甘露醇注射液相配伍。

【不良反应】偶可致过敏性休克或其他过敏症状。其他不良反应有肾脏损害、血象改变、肝功能受损、胃肠道反应、菌群失调等。还可致出血倾向,剂量增大时尤甚。

【禁忌证】对本品过敏者禁用。

【注意】①对其他 β-内酰胺类过敏者、严重肾功能不全者及胆道阻塞患者慎用。②溶解后应立即使用,未用完的药液必须在冰箱中保存,在 24 小时内用完。③妊娠期妇女、哺乳期妇女、早产儿及新生儿慎用。

【药物相互作用】①与氨基糖苷类合用,有协同抗菌作用。②与氨基糖苷类或强利尿剂同用,可能增加肾毒性。③与肝素、华法林等合用,可增加出血的危险。

【制剂】注射用拉氧头孢钠:每瓶 0.25g;0.5g;1g。

【贮法】遮光、密封、凉暗处保存。

氟氧头孢钠 Flomoxef Sodium

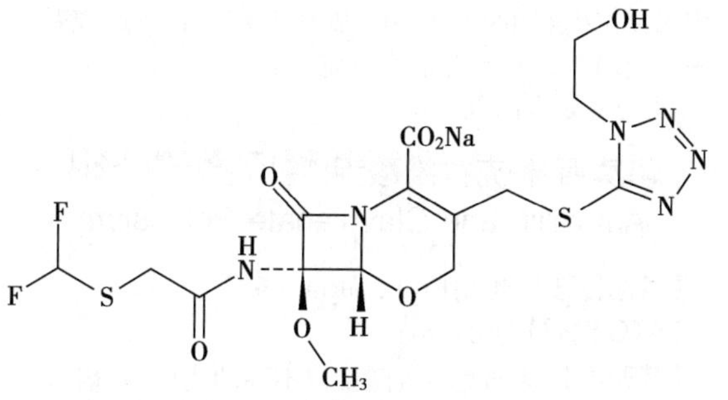

【其他名称】氟莫克西,氟莫头孢,氟吗宁,Fmox。

【性状】为白色至浅黄白色粉末或冻干物。无臭,极易溶于水或甲醇,溶于乙醇或无水乙醇,几不溶于乙醚。

【药理学】氟氧头孢对大肠埃希菌、克雷伯菌属、变形杆菌属等肠杆菌科细菌和流感嗜血杆菌、淋病奈瑟球菌、脑膜炎奈瑟球菌均具有良好抗菌作用,其抗菌活性与拉氧头孢相仿;对金黄色葡萄球菌、链球菌属等革兰阳性球菌抗菌活性则较拉氧头孢强,与头孢唑林相仿;对脆弱拟杆菌等厌氧菌抗菌活性与拉氧头孢相仿或略强。

本品静脉滴注 0.5g、1g 或 2g,历时 1 小时,最高血药浓度分别为 20μg/ml、45μg/ml 和 90μg/ml,$t_{1/2\beta}$分别为 73.4 分钟、49.2 分钟和 40 分钟。如以上量静脉滴注 2 小时,则最高血药浓度分别为 10μg/ml、24μg/ml 和 48μg/ml,$t_{1/2\beta}$分别为 46.2 分钟、57 分钟和 69 分钟。体内分布较广泛,可进入胆汁、痰液、腹水、骨盆死腔渗出液以及子宫及附属器官、中耳黏膜和肺组织中。体内少部分代谢,大部分(85%)以原形经肾排泄。肾功能减退者排出减少。

【适应证】用于上述敏感菌所致的咽炎、扁桃体炎、支气管炎、肺炎、肾盂肾炎、膀胱炎、前列腺炎、胆道感染、腹膜炎、盆腔炎、子宫及附属组织炎症、中耳炎、创口感染、心内膜炎及败血症等。

【用法和用量】轻症:成人 1 日量 1 ~ 2g,分成 2 次静脉注射;儿童每日 60 ~ 80mg/kg,分 2 次静脉注射或静脉滴注。重症:成人 1 日 4g,分 2 ~ 4 次用;儿童每日 150mg/kg,分 3 ~ 4 次用。

【不良反应】不良反应有肾功能减退(BUN 上升),造血系统变化(红细胞减少、粒细胞减少、血红蛋白降低、嗜酸性粒细胞增多、血细胞比容下降、血小板减少或增多,并罕见溶血性贫血),肝酶单项或多项上升,恶心、呕吐、腹泻、软便、假膜性肠炎(罕见),皮疹及瘙痒,过敏性休克,药物热,咳嗽、呼吸困难及肺 X 光影像改变症状,口腔炎,头晕、倦怠、血或尿淀粉酶升高以及注射局部静脉炎等。

【禁忌证】对本品过敏者禁用。

【注意】①对青霉素类过敏及过敏体质者慎用。②严重肾功能障碍者、依靠静脉营养者、高龄者及全身状态恶化者均应慎用。③对妊娠期妇女及新生儿的用药安全性尚未确定,一般不宜应用。④高龄者可因缺乏维生素 K 导致出血倾向。

【药物相互作用】与氨基糖苷类或强利尿剂同用,可能增加肾毒性。

【制剂】注射用氟氧头孢钠:每瓶 0.5g;1g;2g。

【贮法】密闭、避光保存。

6.4 β-内酰胺酶抑制剂及其与 β-内酰胺类抗生素配伍的复方制剂

6.4.1 β-内酰胺酶抑制剂

β-内酰胺酶抑制剂(β-lactamase inhibitors)是一类新的β-内酰胺类药物。病原菌对一些常见的β-内酰胺类抗生素(青霉素类、头孢菌素类)耐药的主要方式是其质粒传递产生 β-内酰胺酶,使一些药物 β-内酰胺环水解而失活。为了克服这种耐药性,除了研制具有耐酶性能的新抗生素外,还要不断寻找新的 β-内酰胺酶抑制剂。

抑制剂按其作用性质分为可逆性与不可逆性的两类。

可逆性竞争型 β-内酰胺酶抑制剂,如耐酶青霉素(甲氧西林、异噁唑类青霉素等),它们可与葡萄球菌的 β-内酰胺酶活性部分相结合起抑制作用,当抑制剂消除后,酶可以复活。它们对葡萄球菌有良好的杀灭作用,是产酶葡萄球菌感染的首选用药。

不可逆性竞争型 β-内酰胺酶抑制剂可与酶发生牢固结合而使酶失活,因而作用强。此类抑制剂不仅对葡萄球菌的 β-内酰胺酶有作用,而且对多种革兰阴性菌的 β-内酰胺酶也起作用。

本类抑制剂主要有棒酸(克拉维酸)、他唑巴坦和舒巴坦 3 种。它们可抑制 β-内酰胺酶Ⅱ、Ⅲ、Ⅳ、Ⅴ型,对Ⅰ型酶无效。这就使青霉素类、头孢菌素类的最低抑菌浓度(MIC)明显下降,药物可增效几倍至几十倍,并可使产酶菌株对药物恢复敏感。本类药物单独使用几无抗菌作用,与氨苄西林类联合,可使葡萄球菌、卡他莫拉菌、奈瑟球菌、嗜血杆菌、大肠埃希菌、肺炎克雷伯菌、军团菌、奇异变形杆菌、普通变形杆菌以及部分拟杆菌等产酶菌株对药物恢复敏感。与抗铜绿假单胞菌青霉素联合,除上述菌株外,还可使嗜麦芽假单胞菌、雷极普鲁威登菌(雷极变形杆菌)、司徒普鲁威登菌、摩根杆菌(摩根变形杆菌)、不动杆菌、沙雷杆菌、沙门菌、枸橼酸杆菌等产酶菌株对药物恢复敏感,对 MRSA 感染无效。

克拉维酸钾〔药典(二)〕 Clavulanate Potassium

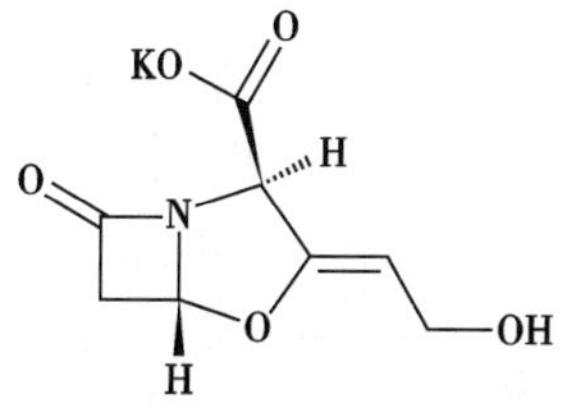

【其他名称】棒酸钾。

【性状】为无色针状结晶,易溶于水,水溶液不稳定。

【药理学】本品是由棒状链霉菌(*Streptomyces clavuligerus* 所产生的一种新型 β-内酰胺抗生素。仅有微弱的抗菌活性,但可与多数的 β-内酰胺酶牢固结合,生成不可逆的结合物。它具有强力而广谱的抑制 β-内酰胺酶的作用,不仅对葡萄球菌的酶有作用,而且对多种革兰阴性菌所产生的酶也有作用,因此为一有效的 β-内酰胺酶抑制药。

口服 125mg,1 ~ 2 小时内平均血药峰浓度为 2.3μg/ml,在 6 小时内,血清 AUC 为 5μg/(ml · h),$t_{1/2}$约为 1 小时。本品在体内分布较广,可渗入许多体液中,但在脑组织和脑脊液中浓度甚微。在 6 小时内,有 25% ~40% 药物以原形由尿排泄。

单独应用无效。常与青霉素类药物联合应用以克服微生物产 β-内酰胺酶而引起的耐药性,提高疗效。

舒巴坦钠〔药典(二);医保(乙)〕
Sulbactam Sodium

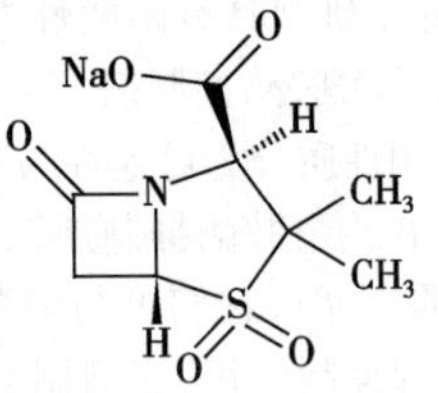

【其他名称】 舒巴克坦,青霉烷砜钠。

【ATC 编码】 J01CG01

【性状】 为白色或类白色结晶性粉末,溶于水,在水溶液中尚稳定。

【药理学】 本品为不可逆性竞争型 β-内酰胺酶抑制剂,由合成法制取。可抑制 β-内酰胺酶Ⅱ、Ⅲ、Ⅳ、Ⅴ等型酶(对Ⅰ型酶无效)对青霉素、头孢菌素类的破坏;与氨苄西林联合应用可使葡萄球菌、卡他莫拉菌、奈瑟球菌、嗜血杆菌、大肠埃希菌、克雷伯菌、部分变形杆菌以及拟杆菌等微生物对氨苄西林的最低抑菌浓度(MIC)下降而增效,并可使产酶菌株对氨苄西林恢复敏感;而单独应用则对淋病奈瑟球菌、脑膜炎奈瑟球菌、不动杆菌属有较强抗菌活性。

在消化道吸收很少,注射后很快分布到各组织中,在血液、肾、心、肺、脾、肝中的浓度均较高,主要经肾排泄,尿中有很高浓度,正常人脑组织中浓度甚低,$t_{1/2}$<1 小时。

单独应用仅对淋球菌和脑膜炎球菌的周围感染有效,但较少单独应用;常用其复方制剂,有关内容在下面"6.4.2 复方制剂"介绍。

【制剂】 注射用舒巴坦钠:每支 0.5g;1g。

他唑巴坦〔药典(二)〕 Tazobactam

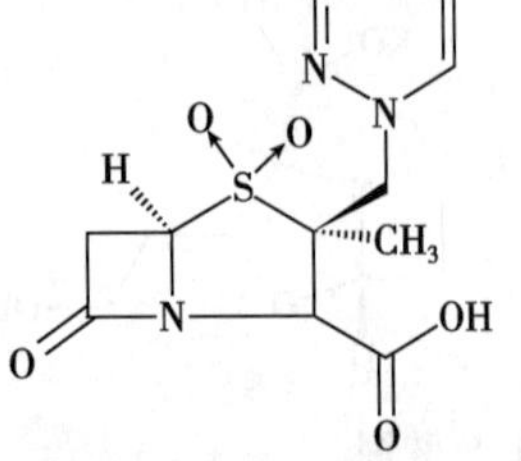

【其他名称】 三唑巴坦。

【ATC 编码】 J01CG02

【性状】 常用其钠盐,为白色或类白色结晶性粉末,水中溶解度 50mg/ml,为澄清无色溶液。

【药理学】 本品既属 β-内酰胺类抗生素,又为 β-内酰胺酶抑制剂,但其抗菌作用微弱;而具有较广谱的抑酶功能,作用比克拉维酸和舒巴坦强。临床上常与 β-内酰胺类抗生素联合应用。详见下文相关制剂。

6.4.2 复方制剂

阿莫西林-克拉维酸钾〔药典(二);基;医保(甲、乙)〕
Amoxillin and Clavulanate Potassium

【其他名称】 奥格门汀,Augmentin。

【ATC 编码】 J01CR02

【药理学】 为与克拉维酸钾以不同的比例(片剂为 2∶1、4∶1或 7∶1;注射剂为 5∶1)制成的复方制剂。阿莫西林与克拉维酸联合,可抑制葡萄球菌、流感嗜血杆菌、卡他球菌、大肠埃希菌、克雷伯菌、奇异变形杆菌、普通变形杆菌、淋球菌、军团菌、脆弱拟杆菌等微生物产生的 β-内酰胺酶对阿莫西林的破坏,因此对上述病原菌的产酶或不产酶株有效。本品还对不产 β-内酰胺酶的肺炎链球菌、化脓性链球菌、绿色链球菌、梭状芽孢杆菌、消化球菌、消化链球菌等也有抗菌作用。

【适应证】 用于上述敏感菌所致的下呼吸道、中耳、鼻窦、皮肤组织、尿路等部位感染。对肠杆菌属尿路感染也可有效。

【用法和用量】 一般感染:用 2∶1比例片,每次 1 片,每 8 小时一次。重症或呼吸道感染,用 4∶1比例片:每次 1 片,每 6 ~ 8 小时 1 次。注射应用见阿莫西林。

【注意】 因本品系青霉素类药物,用前需按规定进行皮肤试验。妊娠期妇女、哺乳期妇女均慎用。

【制剂】 片剂(分散片):每片 0.375g(2∶1);0.625g(4∶1);0.3125g(4∶1);0.475g(7∶1);1.0g(7∶1)。颗粒剂:每袋 0.1625g(4∶1);0.2285g(7∶1)。干混悬剂:每包 0.15625g(4∶1);0.2285g(7∶1);0.643g(14∶1)。

注射用阿莫西林钠-克拉维酸钾:每瓶 1.2g(5∶1)。

替卡西林钠-克拉维酸钾〔医保(乙)〕
Ticarcillin Sodium and Clavulanate Potassium

【其他名称】 羧噻吩青霉素钠-棒酸钾,替门汀,Timentin。

【ATC 编码】 J01CR03

【药理学】 为与克拉维酸钾以不同的比例(3∶0.1 或 3∶0.2)配伍的复方制剂。替卡西林联合可抑制大肠埃希菌、流感嗜血杆菌、卡他莫拉菌、克雷伯菌、奇异变形杆菌、普通变形杆菌、雷极普鲁威登菌(雷极变形杆菌)、摩根杆菌(摩根变形杆菌)、淋球菌、军团菌、脆弱拟杆菌等微生物产生的 β-内酰胺酶对替卡西林的破坏。因此,本品对上述病原菌的产酶或不产酶株均有较好的抗菌作用。对铜绿假单胞菌及其他假单胞菌、不动杆菌、沙雷杆菌、枸橼酸杆菌的产酶或不产酶株也有抗菌作用。本品对不产酶的脑膜炎球菌、拟杆菌、梭状芽孢杆菌、真杆菌属、梭菌属、消化球菌、消化链球菌、链球菌属等革兰阳性菌均有抗菌作用,但对耐药菌株引起的中枢感染无效。

替卡西林口服不吸收。静脉注射本品 3g,即刻达血药峰浓度 330μg/ml。半衰期平均为 70 分钟,蛋白结合率为

45%。本品体内分布广泛，肾功能正常者给药6小时后，约60%～70%以原形从尿中排出，肾功能不全者，尿中排泄减少，半衰期延长。

【适应证】本品适用于上述敏感菌引起的呼吸道、骨和关节、皮肤组织、尿路等部位感染以及败血症、骨髓炎和各种手术后感染。

【用法和用量】每次3g，每4～6小时1次，溶于13ml等渗氯化钠注射液或灭菌注射用水中，缓缓静脉注射，或溶于适量溶剂中静脉滴注，于30分钟内滴完。

【注意】本品为青霉素类药物，用前需做青霉素皮试。其他均参见替卡西林。

【制剂】注射用替卡西林钠-克拉维酸钾：每瓶1.6g（替卡西林计1.5g，克拉维酸计0.1g）；每瓶3.2g（替卡西林计3.0g，克拉维酸计0.2g）（替卡西林与克拉维酸为15:1）。

氨苄西林钠-舒巴坦钠〔药典（二）；医保（乙）〕
Ampicillin Sodium and Sulbactam Sodium

【其他名称】Unasyn Injection。

【ATC编码】J01CR01

【性状】为白色或类白色结晶性粉末，易溶于水，水溶液不稳定。

【药理学】是氨苄西林钠和舒巴坦钠的混合物，重量（效价）比为2:1。对葡萄球菌、卡他莫拉菌、淋球菌、大肠埃希菌、克雷伯菌、部分变形杆菌、脆弱拟杆菌等产酶和不产酶株均有较好的抗菌作用。对不产酶的肺炎链球菌、化脓性链球菌、绿色链球菌、梭状芽孢杆菌、消化链球菌等也有抗菌作用。

【适应证】可用于治疗上述敏感菌所致的下呼吸道、泌尿道、胆道、皮肤和软组织、中耳、鼻窦等部位感染。

【用法和用量】氨苄西林和舒巴坦钠以2:1（效价）的比率联合应用。肌内注射：1次0.75g（氨苄西林0.5g和舒巴坦钠0.25g），1日2～4次。静脉注射或静脉滴注：1次1.5g，1日2～4次。静脉滴注时以100ml等渗氯化钠液或注射用水溶解，滴注0.5～1小时。

【注意】用前应做青霉素皮试。对青霉素曾有过敏史者禁用。其他参见氨苄西林。

【制剂】注射用氨苄西林钠-舒巴坦钠：每支0.75g；1.5g[含氨苄西林钠和舒巴坦钠（重量效价比）2:1]。

【贮法】密闭、避光保存。

舒他西林〔药典（二）〕 Sultamicillin

【其他名称】Unasyn Oral。

【ATC编码】J01CR04

【药理学】本品为氨苄西林和舒巴坦（1:1分子比），以甲烯基相结合，形成具双酯结构的化合物，在体内经酯酶作用，分解析出氨苄西林和舒巴坦起联合的抗菌作用。常用其托西酸盐（sultamicillin tosilate）。口服后迅速吸收，约1小时血药浓度达峰值，$t_{1/2}$约1小时（或稍长）。体内分布和适应证见氨苄西林。

【用法和用量】1次375mg，1日2～4次，在餐前1小时或餐后2小时服用。

【注意】参见氨苄西林钠-舒巴坦钠。

【制剂】片剂：每片375mg（按$C_{25}H_{30}N_4O_9S_2$计）。胶囊剂：每粒125mg（按$C_{25}H_{30}N_4O_9S_2$计）；187.5mg（按$C_{25}H_{30}N_4O_9S_2$计）。

【贮法】密闭、避光保存。

哌拉西林钠-他唑巴坦钠〔药典（二）；基；医保（乙）〕
Piperacillin Sodium and Tazobactam Sodium

【ATC编码】J01CR04

【药理学】为哌拉西林钠与他唑巴坦钠以8:1的比例配伍的复方制剂。配伍后可使耐药菌恢复原来的敏感性，并拓展了抗菌谱，对一些革兰阳性菌也有效。两者联合的抗菌谱包括：大肠埃希菌、枸橼酸杆菌、克雷伯菌、肠杆菌属、普罗威登菌、摩根杆菌、沙雷杆菌、沙门菌、志贺菌、假单胞菌属（除铜绿假单胞菌外）、淋球菌、脑膜炎球菌等革兰阴性菌；葡萄球菌属（MRSA除外）、链球菌属（包括肠球菌）、棒状杆菌属、单核细胞增多性李斯特菌、奴卡菌属等革兰阳性菌；拟杆菌属（包括脆弱拟杆菌）、梭杆菌属、梭状芽孢杆菌属、消化链球菌和放线菌等厌氧菌。

【适应证】临床主要用于敏感菌所致下呼吸道、腹腔、妇科、泌尿、骨及关节、皮肤组织等部位感染和败血症。也可用于多种细菌的混合感染和患中性粒细胞缺乏者的感染。

【用法和用量】成人和12岁以上儿童的常用量为：每次4.5g，每日3次静脉滴注（滴注30分钟），也可静脉注射。

【不良反应】不良反应与哌拉西林近似，有皮肤和全身过敏反应、胃肠系统反应（较多见）、注射局部疼痛炎症、神经精神系统反应、高血压、水肿及发热等。

【注意】①对β-内酰胺类有过敏史者应十分谨慎。②肾功能不全者、妊娠期妇女、哺乳期妇女及儿童慎用。③长期应用应检查肝、肾功能和造血功能。其他参见青霉素。

【制剂】注射用哌拉西林钠-他唑巴坦：每支0.5625g；1.125g；2.25g；4.5g（8:1）。

【贮法】密闭、避光保存。

6.5 碳青霉烯类和其他β-内酰胺类

亚胺培南-西司他汀钠〔医保（乙）〕
Imipenem and Cilastatin Sodium

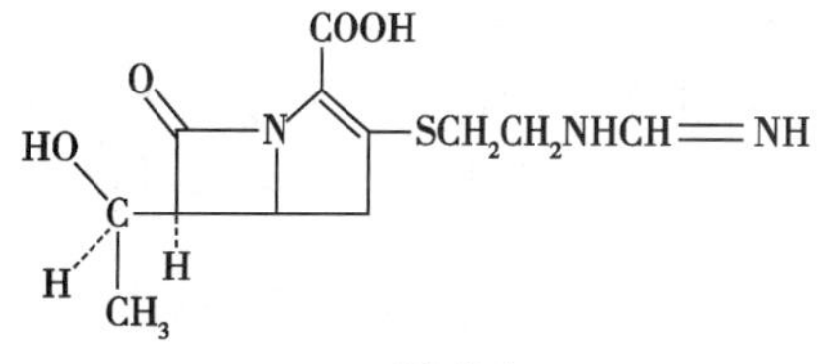

亚胺培南

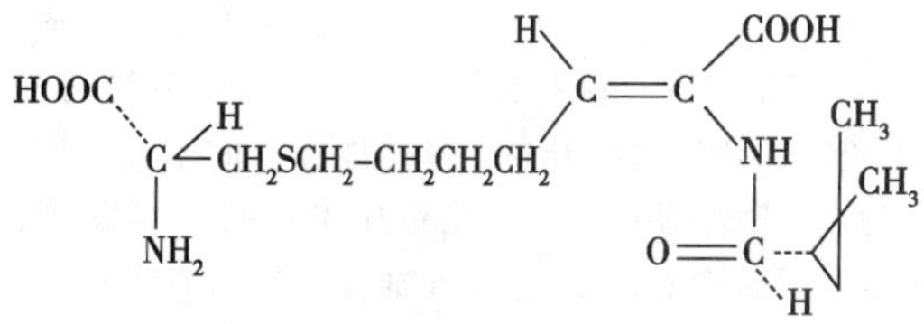

西司他汀

【其他名称】亚胺硫霉素-西拉司丁钠，伊米配能-西司他丁钠，泰能，Tienam。

【ATC 编码】J01DH51

【性状】亚胺培南为白色至浅茶色结晶性粉末，不引湿，遇紫外光线易变质，略溶于水，微溶于甲醇。西司他汀钠为类白色无定形物，有引湿性，极易溶于水或甲醇中。

【药理学】亚胺培南是硫霉素的脒基衍生物，固态在室温下较稳定，但可被人或其他动物近端肾曲小管刷状缘被肾去氢肽酶-Ⅰ灭活。临床上亚胺培南与等量去氢肽酶抑制剂西司他丁配伍使用，后者可减少亚胺培南被水解及其所形成代谢产物所致的肾毒性。西司他汀无抗菌活性或β-内酰胺酶抑制作用，亦不影响亚胺培南的抗菌作用。亚胺培南对革兰阳性、阴性的需氧和厌氧菌具有抗菌作用。肺炎链球菌、化脓性链球菌、金黄色葡萄球菌（包括产酶株）、大肠埃希菌、克雷伯菌、不动杆菌部分菌株、脆弱拟杆菌及其他拟杆菌、消化球菌和消化链球菌的部分菌株对本品甚敏感。粪链球菌、表皮链球菌、流感嗜血杆菌、奇异变形杆菌、沙雷杆菌、产气肠杆菌、阴沟肠杆菌、铜绿假单胞菌、气性坏疽梭菌、难辨梭菌等对本品也相当敏感。本品有较好的耐酶性能，与其他β-内酰胺类药物间较少出现交叉耐药性。

口服不吸收，静脉注射本品250mg、500mg和1000mg（均按亚胺培南计量）后20分钟，血药峰浓度分别为20μg/ml、35μg/ml或66μg/ml，蛋白结合率约为20%。体内分布以细胞间液、肾脏、上额窦、子宫颈、卵巢、盆腔、肺等部位最高，在胆汁、前列腺、扁桃体、痰中也有较多量，并有一定量进入脑脊液中。$t_{1/2}$约为1小时。

【适应证】用于敏感菌所致的腹膜炎、肝胆感染、腹腔内脓肿、阑尾炎、妇科感染、下呼吸道感染、皮肤和软组织感染、尿路感染、骨和关节感染以及败血症等。

【用法和用量】静脉滴注或肌内注射。用量以亚胺培南计，根据病情，1次0.25～1g，1日2～4次。对中度感染一般可按1次1g，1日2次给予。静脉滴注可选用等渗氯化钠注射液、5%～10%葡萄糖液作溶剂。每0.5g药物用100ml溶剂，制成5mg/ml液体，缓缓滴入。肌内注射用1%利多卡因注射液为溶剂，以减轻疼痛。

对肾功能不全者应按肌酐清除率调整剂量：肌酐清除率为31～70ml/min的患者，每6～8小时用0.5g，每日最高剂量为1.5～2g；肌酐清除率为21～30ml/min者，每8～12小时用0.5g，每日最高剂量为1～1.5g；肌酐清除率为<20ml/min者，每12小时用0.25～0.5g，每日最高剂量为0.5～1g。

【不良反应】本品可引起恶心、呕吐、腹泻等胃肠道症状，也偶引起假膜性肠炎。血液学方面的不良反应有嗜酸性粒细胞增多、白细胞减少、中性粒细胞减少、粒细胞缺少、血小板减少或增多、血红蛋白减少等，并可致抗人球蛋白（Coombs）试验阳性。对肝脏的不良反应有氨基转移酶、血胆红素或碱性磷酸酶的升高。肾功能方面的不良反应有血肌酐和血尿素氮的升高。但儿童用本药时常可发现红色尿，这是由于药物引起变色，并非血尿。也可发生神经系统方面的症状，如肌痉挛、精神障碍等。也可致过敏反应，如皮肤瘙痒、皮疹、荨麻疹、药热等。可引起注射部位疼痛、血栓性静脉炎等。

【禁忌证】对本药任何成分过敏者禁用。对β-内酰胺类有过敏性休克史者禁用。

【注意】①严重肾功能不全者、中枢神经系统疾病患者、过敏体质者慎用。②注射时应注意改换注射部位以防止发生血栓性静脉炎。③本品应在使用前溶解，用盐水溶解的药液只能在室温存放10小时，含葡萄糖的药液只能存放4小时。④婴儿、妊娠期妇女及哺乳期妇女使用本品应权衡利弊。

【药物相互作用】①氨基糖苷与丙戊酸盐合用会导致丙戊酸血药浓度降低，低于治疗范围，癫痫发作风险增加。②亚胺培南与更昔洛韦合用可引起癫痫发作。③本品不可与含乳酸钠的输液或其他碱性药液相配伍。

【制剂】注射用亚胺培南-西司他汀：每支0.25g；0.5g；1g（以亚胺培南计量）。其中含有等量的西司他汀钠。

【贮法】密闭、避光，室温下保存。

美罗培南〔药典（二）；医保（乙）〕 Meropenem

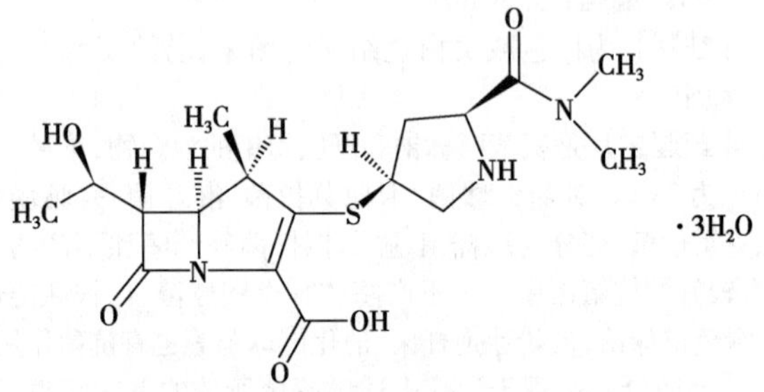

【其他名称】倍能，美平，海正美特，Mepem。

【ATC 编码】J01DH02

【性状】本品为白色至浅黄色粉末，略溶于水，几不溶于乙醇或乙醚。

【药理学】对大肠埃希菌和铜绿假单胞菌的青霉素结合蛋白（PBP）2、3、4和金黄色葡萄球菌的PBP 1、2、4有强的亲和力。抗菌谱与亚胺培南近似，经临床证实的有效菌有肺炎链球菌（耐青霉株除外）、绿色链球菌、大肠埃希菌、流感嗜血杆菌（包括产β-内酰胺酶株）、肺炎克雷伯菌、脑膜炎奈瑟球菌、铜绿假单胞菌、脆弱拟杆菌、丙酸消化球菌等。此外，在体外对下列菌显示明显抗菌作用：金黄色葡萄球菌和表皮葡萄球菌（包括产酶株）、不动杆菌、气单胞菌、弯曲菌、枸橼酸杆菌、阴沟肠杆菌、流感嗜血杆菌（耐氨苄西林和非产酶株）、哈夫尼亚菌、卡他莫拉菌（包括产酶株）、摩根杆菌、巴斯德杆菌、奇异变形杆菌、普通变形杆菌、沙门菌属、沙雷杆菌、志贺菌属、结肠炎耶尔森菌、多种拟杆菌、难辨梭状芽孢杆菌、真杆菌、梭杆菌等。本品对多数的β-内酰胺酶稳定（除金属β-内酰胺酶外）。本品不用于耐甲氧西林的葡萄球菌（MRSA、MRSE）感染，对李斯特菌无效。与其他碳青霉烯类显示交叉耐药性。

以0.5g或1g作30分钟静脉滴注结束时血药浓度平均为23μg/ml或49μg/ml，以上量作静脉注射给药后30分钟血药浓度平均为45μg/ml或112μg/ml。静脉给药500mg后

6小时血药浓度降为约1μg/ml。消除半衰期约为1小时,在12小时内约65%药物以原形自尿排泄,在用药后5小时内尿药浓度>10μg/ml。本品的血浆蛋白结合率约2%,药物易渗入各种组织及体液(包括脑脊液)达到有效浓度,肾功能不全者药物的尿排泄减少。并用丙磺舒可使$t_{1/2}$延长,AUC增大。

【适应证】用于敏感菌所致的呼吸道、尿路、肝胆、外科、骨科、妇科、五官科感染以及腹膜炎、皮肤化脓性疾病等。本品可适用于敏感菌所致脑膜炎。

【用法和用量】成人每日0.5~1g,分为2~3次,稀释后静脉滴注每次30分钟。重症每日剂量可增至2g。连续应用不超过2周。

本品每0.5g用生理盐水约100ml溶解,不可用注射用水。

肾功能不全时剂量:肌酐清除率为26~50ml/min时者,每12小时给药1.0g;肌酐清除率为10~25ml/min者,每12小时给药0.5g;肌酐清除率小于10ml/min者,每24小时给药0.5g。

儿童(3月龄以上的)推荐用量:周围感染20mg/kg,每8小时1次;脑膜炎40mg/kg,每8小时1次。

【不良反应】不良反应占用药者的<1%,其中腹泻(5%)、恶心和呕吐(3.9%)、头痛(2.8%)、皮疹(1.7%)、瘙痒(1.6%)、窒息(1.2%)和便秘(1.2%),其他尚有腹痛、药热、腹胀、背痛、肝功能异常、心脏症状、肺栓塞、低血压、晕厥、黄疸、贫血、外周水肿、缺氧、呼吸障碍、出汗、少尿、肾衰。本品尚可致多种神经、精神症状,尤其是对有癫痫史、细菌性脑膜炎和肾衰患者。注射局部的刺激反应也有时发生。

【禁忌证】对本药或其他碳青霉烯类抗生素过敏者禁用。

【注意】①对过敏体质可致过敏性休克,其他过敏反应者、曾有青霉素或头孢菌素过敏史者应慎用。②严重肝肾功能不全、癫痫、潜在神经疾患者慎用。③进食不良的患者或非经口营养的患者、全身状况不良的患者,有可能引起维生素K缺乏症状。④尚未确立本药在妊娠期给药的安全性,当判断利大于弊时,才可用于妊娠期或有可能妊娠的妇女。给药期间应避免哺乳。⑤尚未确立本药对低体重儿、新生儿的安全性。⑥老年人有时因维生素K缺乏而发生出血倾向。

【药物相互作用】与丙戊酸合用,可致后者血药浓度降低而导致癫痫复发。

【制剂】注射用美罗培南:每瓶0.25g;0.5g。

【贮法】密闭、在凉暗干燥处保存。

帕尼培南-倍他米隆〔医保(乙)〕
Panipenem and Betamipron

帕尼培南

倍他米隆

【其他名称】克倍宁,康彼灵,Carbenin。

【ATC编码】J01DH55

【药理学】本品是帕尼培南和倍他米隆的复方制剂。帕尼培南属于碳青霉烯类抗生素,其抗菌谱和作用性质类似美罗培南,具有对β-内酰胺酶高度稳定性和酶抑制作用。倍他米隆无抗菌活性,作为有机阴离子转移抑制剂,通过抑制帕尼培南向肾皮质转移,从而减少帕尼培南在肾组织中的蓄积,降低其肾毒性。本品对金黄色葡萄球菌、表皮葡萄球菌、大肠埃希菌、肺炎杆菌、流感杆菌、阴沟杆菌、变形杆菌、枸橼酸杆菌及类杆菌属等具有较强的抗菌活性,对铜绿假单胞菌有较强的作用。对军团菌、沙眼衣原体和肺炎衣原体无效。

静脉滴注0.5g,帕尼培南血药浓度为27.5μg/ml,倍他米隆为15.6μg/ml。血浆半衰期分别为70分钟和40分钟。24小时尿液中排出帕尼培南28.5%,倍他米隆9.7%。

【适应证】用于治疗敏感菌引起的呼吸系统、泌尿生殖系统、腹内、眼科、皮肤及软组织、骨及关节的感染。如急慢性支气管炎、肺炎、肺脓肿,胆囊炎、腹膜炎、肝脓肿,肾盂肾炎、前列腺炎、子宫内感染,角膜溃疡、眼球炎,丹毒、蜂窝织炎,骨髓炎、关节炎等。还可用于败血症、感染性心内膜炎等严重感染。

【用法和用量】静脉滴注:成人,一般感染,每次0.5g,每日2次,用不少于100ml的生理盐水或5%葡萄糖注射液溶解后,于30~60分钟内滴注;重症或顽固性感染,剂量为每次1g,每日2次,静脉滴注时间不少于1小时。儿童,每日30~60mg/kg,分2~3次,每次30分钟静脉滴注;严重感染可增加至每日100mg/kg,分3~4次。

【不良反应】常见的不良反应有腹泻、恶心、呕吐、食欲缺乏等胃肠道症状。偶见由于菌群改变引起的假膜性肠炎、口腔炎以及肝功能损害、皮疹、发热、抽搐等。罕见休克、急性肾功能不全、意识障碍、粒细胞缺乏症、溶血性贫血等。

【禁忌证】对本品过敏者禁用。正在使用丙戊酸的患者禁用。

【注意】①对青霉素类及头孢菌素类药物有过敏史者、过敏体质者、严重肾功能损害者慎用。②对妊娠期妇女或可能妊娠的女性患者,仅在治疗的有益性超过危险性时方可给药。哺乳期妇女应尽量避免使用,不得不使用时应终止哺乳。③本品对早产儿、新生儿的安全性尚未确立。④本品经肾脏排泄,老年患者生理功能低下者可能出现血药浓度的升高。老年患者有可能出现因缺乏维生素K而导致的出血倾向。

【药物相互作用】参见美罗培南。

【制剂】注射用帕尼培南-倍他米隆：每瓶 250mg；500mg。帕尼培南与等量倍他米隆配伍，以帕尼培南含量计。

【贮法】密闭、干燥、避光、室温保存。

厄他培南〔医保(乙)〕 Ertapenem

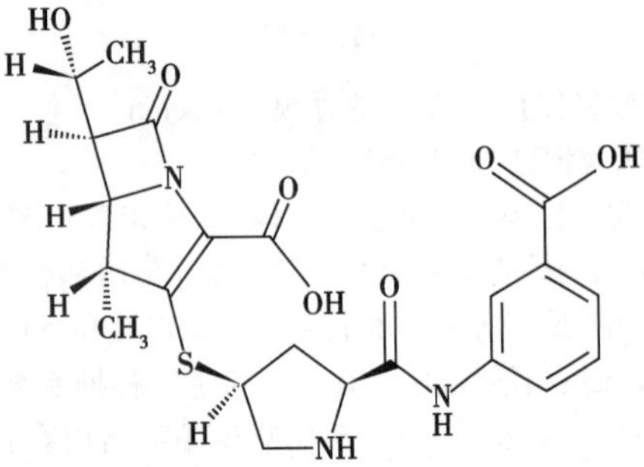

【其他名称】厄他培南钠，艾他培南，怡万之，Invanz。

【ATC 编码】J01DH03

【性状】本品为白色至类白色的冻干块状物。其水溶液为无色或淡黄色。

【药理学】本品属于碳青霉烯类衍生物，对革兰阳性菌、革兰阴性菌和厌氧菌均有抗菌作用，甲氧西林敏感葡萄球菌、肺炎链球菌、化脓性链球菌等以及肠杆菌属、嗜血杆菌属、卡他莫拉菌、脑膜炎奈瑟菌等对本品敏感，而 MRSA、肠球菌属、铜绿假单胞菌、不动杆菌均对本品耐药。本品对革兰阳性菌的抗菌活性略低于亚胺培南，对革兰阴性菌、流感嗜血杆菌和卡他莫拉菌的抗菌活性强于亚胺培南。

静脉滴注 0.5g，血药峰浓度为 71.3μg/ml。肌内注射 1g，C_{max} 为 67μg/ml，肌内注射生物有效率可达 90% 左右。蛋白结合率约 95%。半衰期为 4.5 小时，尿中和胆汁中分别排出 80% 和 20%，本品可经血液透析清除。

【适应证】用于治疗敏感菌引起的呼吸系统、泌尿生殖系统、腹腔、皮肤及软组织、盆腔等部位的感染。

【用法和用量】静脉滴注：成人，每日 1g，用不少于 100ml 的生理盐水稀释。肾功能不全者，肌酐消除率<30ml/min，每天剂量 0.5g。3 个月及以上的儿童每天 2 次，按 15mg/kg 给予肌内注射或静脉滴注，日剂量不超过 1g。

【不良反应】常见的不良反应有腹泻、恶心、呕吐等胃肠道症状。还可有静脉炎、头痛和女性阴道炎。癫痫发生率 0.5%，实验室指标有 ALT、AST、ALP 和肌酐值升高。

【禁忌证】对本品过敏者禁用。部分制剂使用盐酸利多卡因作为稀释剂，所以对酰胺类局麻药过敏的患者、伴有严重休克或心脏传导阻滞的患者禁止肌内注射。

【注意】①对青霉素类及头孢菌素类药物有过敏史者、过敏体质者、老年患者及严重肾功能损害者慎用。②与丙戊酸合用，可致后者血药浓度降低而导致癫痫复发。③本品不得与其他药物混合或一同滴注。不得使用含葡萄糖的溶媒稀释。④输液配制后应在 6 小时内使用。⑤不推荐在 3 个月以下的婴儿中使用本品。⑥妊娠、哺乳期妇女使用应权衡利弊。

【药物相互作用】参见美罗培南。

【制剂】注射用厄他培南：每支 1g。

【贮法】密闭、干燥、避光、25℃以下保存。

比阿培南〔医保(乙)〕 Biapenem

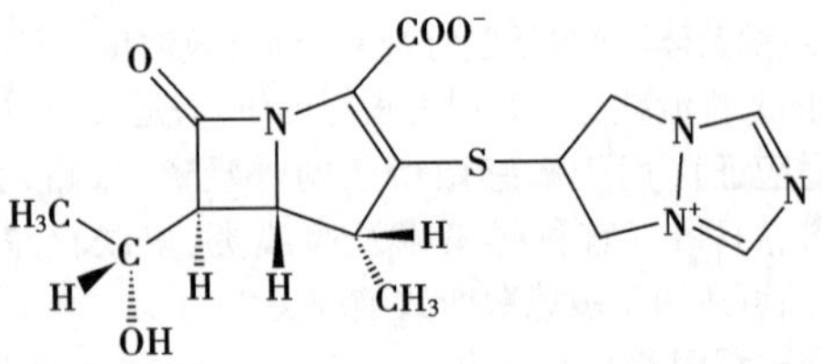

【其他名称】安信。

【性状】白色至微黄色结晶性粉末，无臭。

【药理学】本品属于碳青霉烯类抗生素，本品对革兰阳性菌的作用较弱，对革兰阴性菌的抗菌活性强于亚胺培南。对不动杆菌和厌氧菌作用强于头孢他啶。本品的肾毒性和中枢毒性低，不诱发癫痫发作。

健康志愿者静脉滴注本品 0.3g，C_{max} 可达 18.9μg/ml，AUC 为 27.2μg/(ml·h)，$t_{1/2\beta}$ 约为 1.1 小时，12 小时随尿液排出给药量的 61.5%。

【适应证】用于肠杆菌属、假单胞属、不动杆菌、枸橼酸杆菌、脆弱拟杆菌所致慢性呼吸道感染急性发作、肺炎、肺脓肿、腹膜炎、复杂性膀胱炎、女性生殖器感染。对某些革兰阳性菌也有效。

【用法和用量】静脉滴注：成人一般感染，每次 0.3g，每日 2 次。可根据病情增加剂量，但每日不可超过 1.2g。用 0.9% 的生理盐水或 5% 葡萄糖注射液稀释。

【不良反应】常见的不良反应有腹泻、恶心、呕吐、食欲缺乏等胃肠道症状和过敏反应。ALT、AST 值升高，嗜酸粒细胞增多等。

【禁忌证】对本品过敏者禁用。

【注意】参见美罗培南。

【药物相互作用】参见美罗培南。

【制剂】注射用比阿培南：每支 300mg。

【贮法】密闭、干燥、避光、室温保存。

法罗培南钠〔药典(二)；医保(乙)〕 Faropenem Sodium

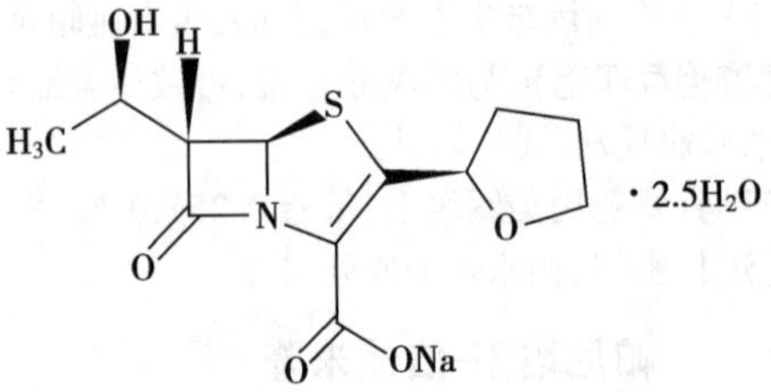

【其他名称】Farom。

【性状】除去包衣后呈类白色至微黄色结晶性粉末。

【药理学】本品是青霉烯类抗生素，对葡萄球菌、链球菌及流感杆菌、淋球菌、卡他莫拉菌的抗菌作用强，对厌氧菌的抗菌作用较强，对铜绿假单胞菌无效。

本品可口服吸收，单次口服 0.3g，血药峰浓度为 6.24μg/ml，半衰期约为 1 小时，大部分在体内分解，12 小时尿液中排出 5%。

【适应证】用于皮肤及软组织、呼吸系统、泌尿生殖系统及眼、耳、鼻、喉、口腔等部位的敏感菌感染。

【用法和用量】口服：成人常用量每次150～200mg，每日3次。重症每次200～300mg，每日3次。

【不良反应】常见的不良反应有腹泻、便软等胃肠道症状。还可见皮疹、发热等。

【禁忌证】对本品过敏者禁用。

【注意】①对青霉素类、头孢菌素类或碳青霉烯类药物曾有过敏史的患者慎用本品。②经口摄取不良的患者或正接受非口服营养疗法患者、全身状态不良患者，有时会出现维生素K缺乏症，故需予充分观察。③对妊娠期妇女及可能妊娠妇女，除非能够判断治疗益处超过潜在风险，否则不宜用药（有关妊娠期妇女用药的安全性尚未确立）。因本药可进入乳汁，使用本药期间避免哺乳。④儿童用药的安全性尚未确定。⑤高龄者可能出现因维生素K缺乏而引起的出血趋势，可能出现伴随有泻痢、软便的全身状况恶化，应仔细观察，有该类症状出现时停用本药，进行适当处置。

【药物相互作用】参见美罗培南。

【制剂】片剂：每片150mg；300mg。

【贮法】密闭、干燥、避光、室温保存。

氨曲南[药典(二)；医保(乙)] Aztreonam

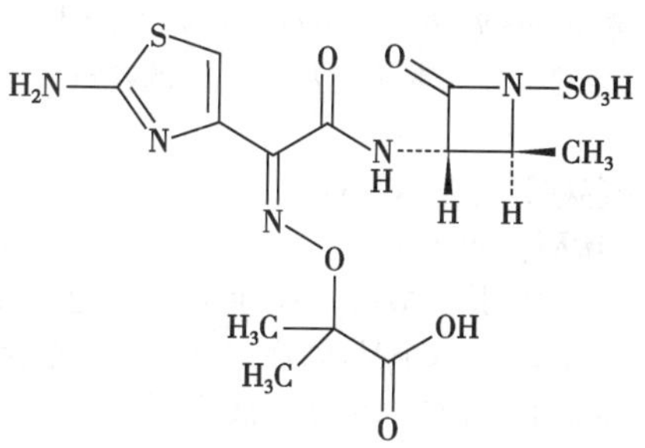

H_2N—噻唑环—C(=N—O—C(CH_3)$_2$—COOH)—C(=O)—NH—β-内酰胺环(N—SO_3H；CH_3)

【其他名称】噻肟单酰胺菌素，君刻单，Azactam。

【ATC编码】J01DF01

【性状】为白色至淡黄色结晶性粉末，加水猛烈振摇溶解，生成无色或浅灰黄色溶液，放置时可显浅品红色，pH 4.5～7.5。

【药理学】本品是一种单酰胺环类（monobactams）β-内酰胺抗生素。抗菌谱主要包括革兰阴性菌，诸如大肠埃希菌、克雷伯菌、沙雷杆菌、奇异变形杆菌、吲哚阳性变形杆菌、枸橼酸杆菌、流感嗜血杆菌、铜绿假单胞菌及其他假单胞菌、某些肠杆菌属、淋球菌等。与头孢他啶、庆大霉素相比，对产气杆菌、阴沟肠杆菌的作用高于头孢他啶，但低于庆大霉素；对铜绿假单胞菌的作用低于头孢他啶，与庆大霉素相近；对于质粒传导的β-内酰胺酶，本品较第三代头孢菌素为稳定。

口服不吸收，肌内注射1g，1小时血药浓度达峰值，约为46μg/ml，$t_{1/2}$约1.8小时；静脉注射1g，5分钟血药浓度约为125μg/ml，1小时约为49μg/ml，$t_{1/2}$约1.6小时。体内分布较广，在脓疱液、心包液、胸腔积液、滑膜液、胆汁、骨组织、肾、肺、皮肤等部位有较高浓度；在前列腺、子宫肌肉、支气管分泌物中也有一定浓度，在脑脊液中浓度低。主要由尿排泄，在尿中原形药物的浓度甚高。在乳汁中的浓度甚低，为血药浓度的1%，平均0.3μg/ml，1日间母乳内总量约0.3mg。

【适应证】用于敏感的革兰阴性菌所致的感染，包括肺炎、胸膜炎、腹腔感染、胆道感染、骨和关节感染、皮肤和软组织炎症，尤适用于尿路感染，也用于败血症。由于本品有较好的耐酶性能，因此，当细菌对青霉素类、头孢菌素类、氨基糖苷类等药物不敏感时，可试用本品。

【用法和用量】肌内注射、静脉注射、静脉滴注。成人，一般感染，每天3～4g，分2～3次给予；严重感染，1次2g，1日3～4次，1日最大剂量为8g；无其他并发症的尿路感染，只需用1g，分1～2次给予。儿童，每次30mg/kg，1日3次，重症感染可增加至1日4次给药，1日最大剂量为120mg/kg。肌内注射：每1g药物，加液体3～4ml溶解。静脉注射：每1g药物，加液体10ml溶解，缓慢注射。静脉滴注：每1g药物，加液体50ml以上溶解（浓度不超过2%），滴注时间20～60分钟。

注射时，下列药液可用作本品的溶解-稀释液：灭菌注射用水、等渗氯化钠注射液、林格液、乳酸钠林格液、5%～10%葡萄糖液、葡萄糖氯化钠注射液等。用于肌内注射时，还可用含苯甲醇的氯化钠注射液作溶剂。

【不良反应】有皮肤症状，如皮疹、紫癜、瘙痒等；消化道症状，如腹泻、恶心、呕吐、味觉改变、黄疸以及药物性肝炎；局部刺激症状，如血栓性静脉炎、注射部位肿胀；其他尚有神经系统症状、阴道炎、口腔损害、乏力、眩晕、出血等。

【禁忌证】对本品过敏者禁用。

【注意】①本品与青霉素类之间不存在交叉过敏反应，但对于青霉素过敏者及过敏体质者仍须慎用。②肾功能不全者应调整用药剂量。③本品对肝脏毒性不大，但对肝功能已受损的患者应观察其动态变化。④动物实验中未发现本品对胎儿损害和致畸作用，妊娠期妇女必须在有明确指征时应用本品。少量本品可在乳汁分泌，妊娠期妇女应用本品应暂停哺乳。⑤婴幼儿安全性尚未确定需慎用。⑥老年患者按其肾功能减退情况酌情减量。

【药物相互作用】①本品与氨基糖苷类（庆大霉素、妥布霉素、阿米卡星等）联合，对多数肠杆菌属和铜绿假单胞菌有协同抗菌作用，不可混合静脉滴注。②本品与头孢西丁，在体外与体内均有拮抗作用。

【制剂】注射用氨曲南：每瓶1g（效价）。内含精氨酸0.78g（稳定、助溶用）。

【贮法】密闭、避光保存。

6.6 氨基糖苷类

6.6.1 分类

氨基糖苷类（aminoglycosides），氨基糖苷类抗生素在其分子结构中都有一个氨基环醇环和一个或多个氨基糖分子，由苷键相连接，根据其不同的来源可分为天然和半合成两类。

（1）由链霉菌（*Streptomyces*）产生的抗生素：①链霉素类：包括链霉素与双氢链霉素（已停用）；②新霉素类：包括

新霉素、巴龙霉素、利维霉素(里杜霉素);③卡那霉素类:包括卡那霉素、卡那霉素B、妥布霉素,以及半合成品地贝卡星(双去氧卡那霉素)和阿米卡星(丁胺卡那霉素);④核糖霉素(威他霉素)等。

(2) 由小单孢菌(*Micromonospora*)产生的抗生素:①庆大霉素;②西索米星(西梭霉素)及半合成品奈替米星(乙基西梭霉素);③小诺霉素(沙加霉素)等。

氨基糖苷类主要作用于细菌蛋白质合成过程,使合成异常的蛋白、阻碍已合成蛋白的释放、使细菌细胞膜通透性增加而导致一些重要生理物质的外漏,引起细菌死亡。本类药物对静止期细菌的杀灭作用较强,为一类静止期杀菌剂。

氨基糖苷类的抗菌谱主要含革兰阴性杆菌,包括大肠埃希菌、克雷伯菌属、肠杆菌属、变形杆菌属、沙雷菌属、产碱杆菌属、不动杆菌、志贺菌属、沙门菌属、枸橼酸杆菌等。有的品种对铜绿假单胞菌或金黄色葡萄球菌,以及结核杆菌等也有抗菌作用。本类抗生素对奈瑟菌属抗菌作用较弱,对链球菌属和厌氧菌常无效。

细菌对本类药物的耐药性主要是通过质粒传导产生钝化酶而形成的。已知的钝化酶有乙酰转移酶、核苷转移酶和磷酸转移酶,分别作用于相关的碳原子上的 NH_2—或OH—,使之生成无效物(个别代谢产物仍具一定的抗菌活性)。一种药物能被一种或多种酶所钝化,而几种氨基糖苷类药物也能被同一种酶所钝化。因此,在不同的氨基糖苷药物间存在着不完全的交叉耐药性。产生钝化酶的质粒(或DNA片段)可通过接合方式在细菌细胞间转移,使原来不耐药的菌细胞产生耐药性。

6.6.2 不良反应

氨基糖苷类的毒副作用主要有:

(1) 耳毒性:前庭功能失调:多见于卡那霉素、链霉素、庆大霉素。耳蜗神经损害:多见于卡那霉素、阿米卡星。其他品种也均可引起。妊娠期妇女注射本类药物可致新生儿听觉受损,应禁用。

(2) 肾毒性:主要损害近端肾曲管,可出现蛋白尿、管型尿,继而出现红细胞,尿量减少或增多,进而发生氮质血症、肾功能减退、排钾增多等。肾毒性的大小次序为卡那霉素=西索米星>庆大霉素=阿米卡星>妥布霉素>链霉素。

(3) 神经肌肉阻滞:本类药物具有类似箭毒阻滞乙酰胆碱和络合钙离子的作用,能引起心肌抑制、呼吸衰竭等,可用新斯的明和钙剂(静脉注射)对抗。本类反应,以链霉素和卡那霉素较多发生,其他品种也不除外。患者原有肌无力症或已接受过肌肉松弛药者更易发生,一般应禁用。

(4) 其他:有血象变化、转氨酶增高、面部及四肢麻木、周围神经炎、视力模糊等。口服本类药物可引起脂肪性腹泻。菌群失调和二重感染也有发生。本类药物也可引起过敏反应,包括过敏性休克、皮疹、荨麻疹、药热、粒细胞减少、溶血性贫血等。

本类药物的毒性反应与其血药浓度密切相关,因此在用药过程中宜进行药物监测。

6.6.3 药物相互作用

(1) 与强利尿药(如呋塞米、依他尼酸等)联用可加强耳毒性。

(2) 与其他有耳毒性的药物(如红霉素等)联合应用,耳中毒的可能加强。

(3) 与头孢菌素类联合应用,可致肾毒性加强。右旋糖酐可加强本类药物的肾毒性。

(4) 与肌肉松弛药或具有此种作用的药物(如地西泮等)联合应用可致神经肌肉阻滞作用的加强。新斯的明或其他抗胆碱酯酶药均可拮抗神经肌肉阻滞作用。

(5) 本类药物与碱性药(如碳酸氢钠、氨茶碱等)联合应用,抗菌效能可增强,但同时毒性也相应增强,必须慎重。

卡那霉素〔药典(二)〕 Kanamycin

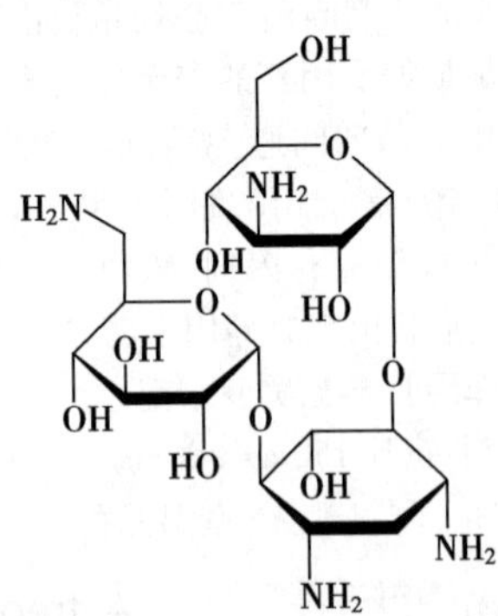

由链霉菌 *Streptomyces kanamyceticus* 所产生。卡那霉素有A、B、C三种组分。本品主要为A、B的含量在5%以下,C含量极少。

【其他名称】 硫酸卡那霉素。

【ATC编码】 J01GB04

【性状】 常用其硫酸盐,为白色或类白色结晶性粉末;无臭;有引湿性。在水中易溶,在三氯甲烷或乙醚中几乎不溶。单硫酸卡那霉素的12%水溶液的pH为7.0~9.0;硫酸卡那霉素(卡那霉素和其硫酸盐的分子比约为1:1.7)的30%水溶液的pH为6.0~8.0。水溶液稳定,于100℃,30分钟灭菌不损失效价。

【药理学】 大肠埃希菌、克雷伯菌、肠杆菌属、变形杆菌、结核杆菌和金黄色葡萄球菌的一些菌株对本品敏感。铜绿假单胞菌、革兰阳性菌(除金黄色葡萄球菌外)、厌氧菌、非典型性分枝杆菌、立克次体、真菌、病毒等对本品均耐药。微生物对本品与其他氨基糖苷类药物间存在有一定的交叉耐药性。

肌内注射0.5g,1小时血药浓度达峰,约为20μg/ml,$t_{1/2}$约为2.5小时,血浆蛋白结合率很低,分布容积 V_d 为(0.26±0.05)L/kg,用药后24小时内有90%的药物自尿中以原形排泄。本品较易渗入胸腔积液、腹水。在脑脊液中不能达到有效浓度。

【适应证】 口服用于治疗敏感菌所致的肠道感染及用作肠道手术前准备,并有减少肠道细菌产生氨的作用,对肝硬化消化道出血患者的肝性脑病有一定防治作用。

肌内注射用于敏感菌所致的系统感染,如肺炎、败血症、尿路感染等,常与其他抗菌药物联合应用。

【用法和用量】 肌内注射或静脉滴注:1次0.5g,1日

1～1.5g；小儿每日15～25mg/kg，分2次给予。静脉滴注时应将一次用量以输液约100ml稀释，滴入时间为30～60分钟，切勿过速。口服：用于防治肝性脑病，1日4g，分次给予。腹部手术前准备：每小时1g，连续4次（常与甲硝唑联合应用）后，改为每6小时1次，连服36～72小时。

【不良反应】不良反应见“6.6.2”。

【禁忌证】对本品或其他氨基糖苷类药物过敏者禁用。

【注意】氨基糖苷类药物的毒性与其血药浓度密切相关。为了防止血药浓度骤然升高，本品规定只可作肌内注射和静脉滴注，有呼吸抑制作用，不可静脉注射，以防意外。肾功能不全者、儿童、妊娠期妇女及哺乳期妇女均慎用。

【药物相互作用】①与其他氨基糖苷类药物联用，可增加耳毒性、肾毒性及神经肌肉阻滞作用。②与其他具有耳毒性、肾毒性、神经肌肉阻滞作用的药合用，可能使毒性增加。

【制剂】注射用硫酸卡那霉素：每瓶0.5g；1g。

注射液（含单硫酸卡那霉素）：每支500mg（2ml）。

滴眼液：8ml（40mg）。

【贮法】密闭、干燥处保存。

阿米卡星〔药典(二)；基；医保(甲)〕 Amikacin

本品为半合成的氨基糖苷类抗生素，将氨基羟丁酰链引入卡那霉素A分子的链霉胺部分而得。

【其他名称】硫酸阿米卡星，丁胺卡那霉素，阿米卡霉素。

【ATC编码】J01GB06

【性状】常用其硫酸盐，为白色或类白色结晶性粉末；几乎无臭，无味。在水中极易溶解，在甲醇、丙酮或三氯甲烷中几乎不溶。1%水溶液的pH为6.0～7.5。

【药理学】抗菌谱与庆大霉素相似，对大肠埃希菌、铜绿假单胞菌、吲哚阴性和阳性变形杆菌、克雷伯菌、不动杆菌、枸橼酸杆菌以及沙雷杆菌和肠杆菌的部分菌株有很强的抗菌作用。对于结核杆菌、非典型性分枝杆菌和金黄色葡萄球菌（产酶和不产酶株）也有很强的抗菌作用。其他革兰阳性球菌（包括粪链球菌）、厌氧菌、立克次体、真菌和病毒均对本品不敏感。本品的耐酶性能较强，当微生物对其他氨基糖苷类耐药后，对本品还常敏感。

药动学性质与卡那霉素接近。肌内注射7.5mg/kg后血药峰浓度可达18～25μg/ml。成人静脉滴注7.5mg/kg阿米卡星，给药时间为30分钟，血药峰浓度可达38μg/ml，1小时后降至18μg/ml，8～12小时后谷浓度低于2μg/ml。因此，对于重症患者应1日给药3次。本品的蛋白结合率低（约4%），V_d为(0.21±0.08)L/kg，$t_{1/2}$为1.8～2.5小时。体内分布状况与卡那霉素相近。用药后24小时内有94%～98%的药物在尿中以原形排泄，肾功能不全者排泄量显著减少。本品不易透过血脑屏障。

【适应证】临床主要用于对卡那霉素或庆大霉素耐药的革兰阴性杆菌所致的尿路、下呼吸道、腹腔、软组织、骨和关节、生殖系统等部位的感染，以及败血症等。

【用法和用量】肌内注射或静脉滴注：成人7.5mg/kg，每12小时一次，每日总量不超过1.5g，可用7～10日；无并发症的尿路感染，每次0.2g，每12小时一次；小儿，首剂按体重10mg/kg，继以7.5mg/kg，每12小时1次；较大儿童可按成人用量。

给药途径以肌内注射为主，每500mg也可用100～200ml输液稀释后静脉滴注，成人滴注时间通常为30～60分钟，儿童则为1～2小时。疗程一般不超过10日。

肾功能不全者首次剂量7.5mg/kg，以后则需要根据肌酐清除率调整剂量，使血药峰浓度保持在15～30μg/ml，谷浓度5～10μg/ml。

【不良反应】不良反应见“6.6.2”。

【禁忌证】对本品或其他氨基糖苷类药物过敏者禁用。

【注意】①本品的耳毒性和肾毒性与卡那霉素近似，对于肾功能减退、脱水、应用强利尿剂的患者以及老年患者均应谨慎使用。②对于铜绿假单胞菌感染，常需与抗假单胞菌青霉素（如哌拉西林等）联合应用。但两者不可置于同一点滴器中，以免导致互相失活。③本品干扰正常菌群，长期应用可导致非敏感菌过度生长。④妊娠期妇女、哺乳期妇女、早产儿及新生儿慎用。

【制剂】注射液：每支0.1g（1ml）；0.2g（2ml）。

注射用硫酸阿米卡星：每瓶0.2g。

【贮法】密闭、遮光、在阴凉处保存。

妥布霉素〔药典(二)；医保(乙)〕 Tobramycin

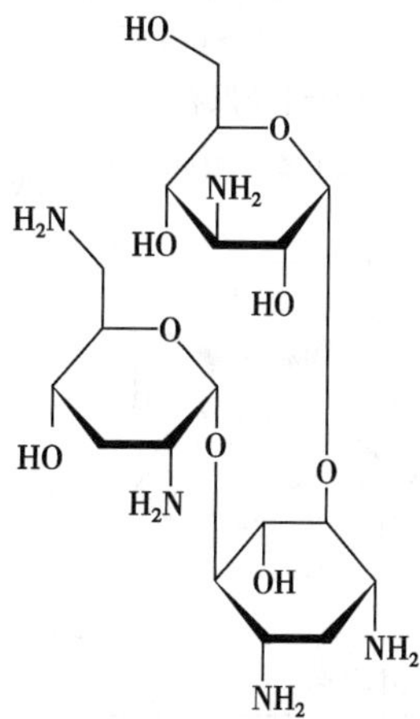

本品由 *Streptomyces tenebrarius* 菌所产生的雷布霉素（nebramycin）复合物中分离而得，系一种单一的氨基糖苷类抗生素。

【其他名称】硫酸妥布霉素，硫酸妥布拉霉素，艾诺，托百士，Nebcin。

【ATC 编码】 J01GB01

【性状】 游离碱为白色或类白色粉末，易溶于水(1∶1.5)，极微溶解于乙醇(1∶2000)，几不溶于三氯甲烷或乙醚，10%溶液的 pH 为 9～11。制造注射液时，加入适量硫酸，调节 pH 使接近 5.8。

【药理学】 抗菌谱与庆大霉素近似，主要包括革兰阴性杆菌，如铜绿假单胞菌、大肠埃希菌、克雷伯菌、肠杆菌属、吲哚阴性和阳性变形杆菌、枸橼酸杆菌和普鲁威登菌。对于铜绿假单胞菌的抗菌作用较庆大霉素强 3～5 倍。对庆大霉素中度敏感的铜绿假单胞菌对本品高度敏感。但对其他革兰阴性菌，本品的作用则低于庆大霉素。对金黄色葡萄球菌有抗菌作用，对链球菌无效。与庆大霉素有交叉耐药，仅有 10%对庆大霉素耐药菌株而对妥布霉素仍敏感。

药动学性质与庆大霉素近似。肌内注射 1mg/kg 后，血药峰浓度在 30～90 分钟后达到 4μg/ml。血浆半衰期 2～3 小时。

【适应证】 临床主要用于铜绿假单胞菌感染。如烧伤、败血症等。对其他敏感革兰阴性杆菌所致的感染也可应用。

【用法和用量】 肌内注射或静脉滴注，一次 1～1.7mg/kg，每 8 小时 1 次。静脉滴注时可将每次用量加入 50～200ml 溶媒中稀释成 1mg/ml 的溶液，于 30～60 分钟左右滴入。早产儿或出生 1 周以内的小儿：一次 2mg/kg，每 12～24 小时 1 次；其他小儿：一次 2mg/kg，每 8 小时 1 次。一般用药不超过 7～14 日。

滴眼，轻度及中度患者，每 4 小时 1 次，每次 1～2 滴点入患眼；重度感染的患者每小时 1 次，每次 2 滴，病情缓解后减量使用，直至病情痊愈。

【禁忌证】 对本品或其他氨基糖苷类药物过敏者禁用。

【注意】 ①一般认为，本品的血药峰浓度超过 12μg/ml 和谷浓度超过 2μg/ml 时易出现毒性反应。②对肾功能不全者，应进行血药浓度监测。③一个疗程不超过 7～14 日。④妊娠期妇女、哺乳期妇女、早产儿及新生儿慎用。

【制剂】 注射液：每支 80mg(2ml)。

【贮法】 密闭、在凉暗处保存。

庆大霉素〔药典(二)；基；医保(甲、乙)〕 Gentamicin

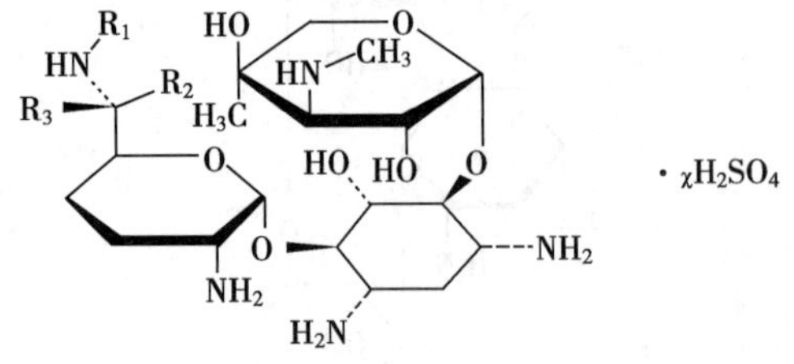

$\cdot \chi H_2SO_4$

庆大霉素	分子式	R_1	R_2	R_3
C_1	$C_{21}H_{43}N_5O_7$	CH_3	CH_3	H
C_{1a}	$C_{19}H_{39}N_5O_7$	H	H	H
C_2	$C_{20}H_{41}N_5O_7$	H	CH_3	H
C_{2a}	$C_{20}H_{41}N_5O_7$	H	H	CH_3

本品由小单孢菌 *Micromonospora purpura* 所产生，为一种多组分抗生素，含 C_1、C_{1a}、C_2 等组分，分子式为 $C_{60}H_{123}N_{15}O_{21}$。

【其他名称】 硫酸庆大霉素。

【ATC 编码】 J01GB03

【性状】 常用其硫酸盐，为白色或类白色结晶性粉末；无臭；有引湿性。在水中易溶，在乙醇、乙醚、丙酮或三氯甲烷中不溶。其 4%水溶液的 pH 为 3.5～5.5。本品 1mg 相当于 1000U。

【药理学】 对大肠埃希菌、产气杆菌、克雷伯菌、奇异变形杆菌、某些吲哚阳性变形杆菌、铜绿假单胞菌、某些奈瑟菌、某些无色素沙雷杆菌和志贺菌等革兰阴性菌有抗菌作用。革兰阳性菌中，金黄色葡萄球菌对本品尚可有一定敏感性；链球菌(包括化脓性链球菌、肺炎球菌、粪链球菌等)均对本品耐药。厌氧菌(拟杆菌属)、结核杆菌、立克次体、病毒和真菌亦对本品耐药。近年来，由于本品的广泛应用，耐药菌株逐渐增多，铜绿假单胞菌、克雷伯菌、沙雷杆菌和吲哚阳性变形杆菌对本品的耐药率甚高。

肌内注射本品 1.5mg/kg 后 30～60 分钟或静脉滴注(历时 30 分钟)同量药物 30 分钟时血药达峰，为 4～8μg/ml；谷浓度则低于 2μg/ml。V_d 为 0.25L/kg，$t_{1/2}$ 为 2～3 小时。本品注射后 24 小时内有 50%～93%药物以原形自尿排泄。

【适应证】 临床主要用于大肠埃希菌、痢疾杆菌、肺炎克雷伯菌、变形杆菌、铜绿假单胞菌等革兰阴性菌引起的系统或局部感染。治疗腹腔感染及盆腔感染时应与抗厌氧菌药物合用，临床上多采用庆大霉素与其他抗菌药联合应用。与青霉素(或氨苄西林)合用可治疗肠球菌属感染。用于敏感细菌所致中枢神经系统感染，如脑膜炎、脑室炎时，可同时用本品鞘内注射作为辅助治疗。

【用法和用量】 肌内注射或静脉滴注：一次 80mg，或按体重一次 1～1.7mg/kg，每 8 小时 1 次；或一次 5mg/kg，每 24 小时 1 次。疗程为 7～14 天。静脉滴注时可将一次剂量加入 50～200ml 的 0.9%氯化钠注射液或 5%葡萄糖注射液中，一日 1 次静脉滴注时加入的液体量应不少于 300ml，使药液浓度不超过 0.1%，该溶液应在 30～60 分钟内缓慢滴入，以免发生神经肌肉阻滞作用。小儿一次 2.5mg/kg，每 12 小时 1 次；或一次 1.7mg/kg，每 8 小时 1 次。疗程为 7～14 日，期间应尽可能监测血药浓度。口服：一日 240～640mg，分 4 次服用；小儿每日 5～10mg/kg，分 4 次服用，用于肠道感染或术前准备。

【注意】 ①本品血药峰浓度超过 12μg/ml，谷浓度超过 2μg/ml 以上时可出现毒性反应，对于肾功能不全者或长期用药者应进行药物监测。②本品一日量宜分 2～3 次给药，以维持有效血药浓度，并减轻毒性反应。不要把一日量集中在 1 次给予。③毒性反应与卡那霉素近似，因剂量小，故毒性反应稍轻。但若用量过大或疗程延长，仍可发生耳、肾损害，应予以注意。④对链球菌感染无效。由链球菌引起的上呼吸道感染不应使用。⑤有抑制呼吸作用，不可静脉注射。⑥妊娠期妇女、哺乳期妇女、早产儿及新生儿慎用。

【药物相互作用】①与其他氨基糖苷类药物联用,可增加耳毒性、肾毒性及神经肌肉阻滞作用。②与神经肌肉阻滞剂合用,可加重神经肌肉阻滞作用,导致肌肉软弱、呼吸抑制等症状。③与卷曲霉素、顺铂、依他尼酸、呋塞米或万古霉素(或去甲万古霉素)等合用,或先后连续局部或全身应用,可能增加耳毒性与肾毒性。④与头孢噻吩、头孢唑林局部或全身合用可能增加肾毒性。

【制剂】注射液:每支 20mg(1ml);40mg(1ml);80mg(2ml)。片剂(缓释片):每片 40mg。颗粒剂:每袋 10mg。

庆大霉素珠链:系由塑料制的小珠,串联成链。含有庆大霉素,放置脓腔中,缓慢地释放药物起局部抗菌作用(1mg=庆大霉素 1000U)。

【贮法】密闭、凉暗处保存。

西索米星〔药典(二)〕 Sisomicin

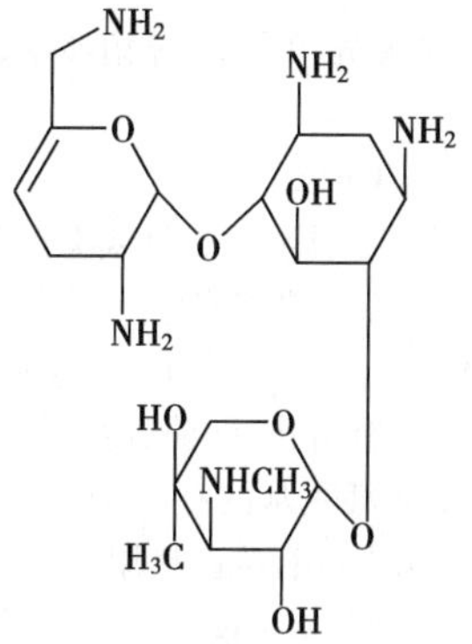

本品由小单孢菌 *Micromonospora inyoensis* 所产生的一种氨基糖苷类抗生素。结构与庆大霉素 C_{1a} 相近似,主要区别在于紫霉胺 $C_{4'}$ ~ $C_{5'}$ 间为双键。

【其他名称】硫酸西索米星,西梭霉素,西索霉素。

【ATC 编码】J01GB08

【性状】常用其硫酸盐,为白色或黄白色结晶性粉末,有引湿性,迅速溶于水,几不溶于乙醇,溶液右旋性,其 4% 水溶液 pH 为 3.5 ~ 5.5。

【药理学】抗菌谱与庆大霉素近似,对金黄色葡萄球菌和大肠埃希菌、克雷伯菌、变形杆菌、肠杆菌属、铜绿假单胞菌、痢疾杆菌等革兰阴性菌有抗菌作用。对铜绿假单胞菌的抗菌作用较庆大霉素强,与妥布霉素相接近。对沙雷杆菌的作用弱于庆大霉素,但强于妥布霉素。

药动学性质与庆大霉素近似。

【适应证】临床主要用于革兰阴性菌(包括铜绿假单胞菌)、葡萄球菌和其他敏感菌所致的下列感染:呼吸系统感染、泌尿生殖系统感染、胆道感染、皮肤和软组织感染、感染性腹泻及败血症等。用于上述严重感染时宜与青霉素或头孢菌素等联合应用。

【用法和用量】肌内注射或静脉滴注。成人一日量 3mg/kg,分为 2 ~ 3 次;小儿一日 2 ~ 3mg/kg,分 2 ~ 3 次给药。疗程不超过 7 ~ 10 天。

【注意】①血药峰浓度超过 10μg/ml,谷浓度超过 2μg/ml时即出现毒性反应,对肾功能不全患者或较长疗程用药则应进行药物监测。②妊娠期妇女、哺乳期妇女、早产儿及新生儿慎用。其他参见庆大霉素。

【制剂】注射液:每支 75mg(1.5ml);100mg(2ml)。

【贮法】密闭、凉暗处保存。

奈替米星〔药典(二);医保(乙)〕 Netilmicin

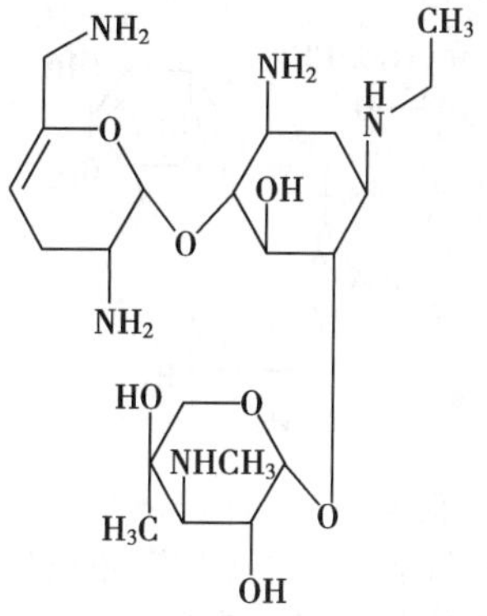

本品为半合成的氨基糖苷类抗生素,化学组成为 3-*N*-乙基西索米星。

【其他名称】硫酸奈替米星,乙基西梭霉素,奈替霉素,奈特,力确兴,Netromycin。

【ATC 编码】J01GB07

【性状】常用其硫酸盐,为白色结晶性粉末,易溶于水,水溶液较稳定。

【药理学】抗菌谱与庆大霉素近似,本品的特点是对氨基糖苷乙酰转移酶 AAC(3)稳定。对产生该酶而使卡那霉素、庆大霉素、妥布霉素、西索米星等耐药的菌株,本品可敏感。

肌内注射后迅速吸收,血药峰浓度在 30 ~ 60 分钟内出现。按 2mg/kg 注药,血药峰浓度可达 7μg/ml。按规定剂量给药,8 小时后血药浓度小于 3μg/ml。本品的 $t_{1/2}$ 为 2 ~ 2.5 小时,不随用药途径变化,但剂量加大时则半衰期可延长(按 3mg/kg 给药,$t_{1/2}$ 为 3 小时)。80% 的药物在 24 小时内自尿中排泄,尿药浓度可超过 100μg/ml。本品在体内不代谢。每 12 小时给药 1 ~ 4mg/kg,可于用药第 2 日达到稳态。本品广泛分布于各主要脏器和各体液中,但在脑脊液和胆汁中浓度低。由于本品可进入腹水或水肿液中,因此,此类患者的血药浓度常低于其他患者。

【适应证】临床主要用于大肠埃希菌、克雷伯菌、铜绿假单胞菌、变形杆菌、肠杆菌属、枸橼酸杆菌、沙雷杆菌等革兰阴性菌及金黄色葡萄球菌所致呼吸道、泌尿生殖系统、皮肤和软组织、腹腔、创伤等部位感染,也适用于败血症。

【用法和用量】成人肌内注射或静脉滴注。全身严重感染时,每次 1.3 ~ 2.2mg/kg,每 8 小时 1 次;或每次 2 ~ 3.25mg/kg,每 12 小时 1 次;治疗复杂性尿路感染,每次 1.5 ~ 2mg/kg,每 12 小时 1 次。疗程均为 7 ~ 14 日。6 周以内小儿,每次 2 ~ 3mg/kg,每 12 小时 1 次;6 周 ~ 12 岁小儿,每次 1.8 ~ 2.7mg/kg,每 8 小时 1 次;或每次 2.7 ~ 4.0mg/kg,每 12 小时 1 次。

【注意】耳毒性较轻，其他参见庆大霉素和链霉素。妊娠期妇女、哺乳期妇女、早产儿及新生儿慎用。

【制剂】注射液：每支100mg(1ml)。

【贮法】密闭、阴凉处保存。

小诺霉素[药典(二)] Micronomicin

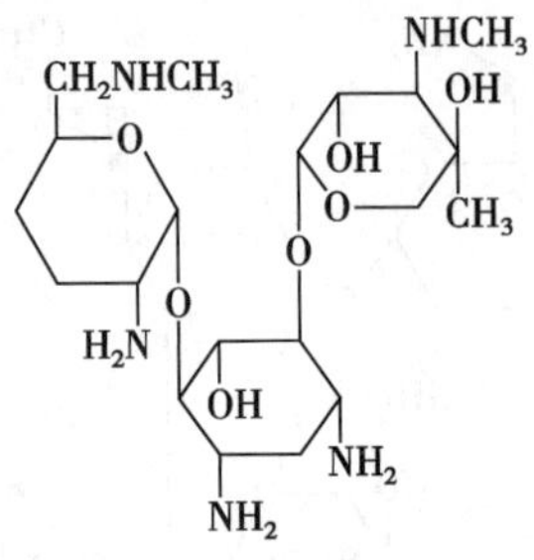

本品是小单孢菌 *Micromonospora sagamiensis* 及其变异株所产生的一种氨基糖苷类抗生素，组成为N(6′)-甲基庆大霉素 C_{1a}，制成品为硫酸盐$(C_{20}H_{42}N_5O_7)_2 \cdot 5H_2SO_4$。

【其他名称】硫酸小诺霉素，小诺米星，沙加霉素，相模霉素，Sagamicin。

【ATC 编码】S01AA22

【性状】常用其硫酸盐，为白色粉末，无臭，几无味，易溶于水，不溶于常见有机溶剂中。水溶液的pH约为6.5，室温下稳定。

【药理学】抗菌谱近似庆大霉素，与其他氨基糖苷的交叉耐药性较轻。本品的特点是对氨基糖苷乙酰转移酶AAC(6′)稳定。此酶能使卡那霉素、阿米卡星、核糖霉素、庆大霉素等钝化。故本品对产生该酶的耐药菌可有效。

药动学性质与庆大霉素接近，肌内注射60mg、120mg，第0～2小时尿中浓度最高分别可达100μg/ml和300μg/ml，第2～4小时则分别为60μg/ml和160μg/ml。广泛地分布于各种体液和组织中，但在脑脊液和胆汁中，浓度低。

【适应证】临床主要用于大肠埃希菌、克雷伯菌、变形杆菌、肠杆菌属、沙雷杆菌、铜绿假单胞菌等革兰阴性杆菌引起的呼吸道、泌尿道、腹腔以及外伤感染，也可用于败血症。

【用法和用量】肌内注射或稀释后静脉滴注。成人肌内注射：一次60～80mg，必要时可用至120mg，一日2～3次；静脉滴注：一次60mg，加入氯化钠注射液100ml中恒速滴注，于1小时滴完。小儿按体重3～4mg/kg，分2～3次给药。用药疗程一般不超过2周。口服：一次80mg，一日3次。

【注意】①不良反应有耳毒性、肾毒性、神经肌肉阻滞、血象变化、肝功能改变、消化道反应和注射部位疼痛、硬结等。个别情况可有过敏性休克发生。②一般只供肌内注射，稀释后可静脉滴注；但不能静脉注射，以免产生神经肌肉阻滞和呼吸抑制作用。③老年人应减量给药。④妊娠期妇女、哺乳期妇女、早产儿及新生儿慎用。

【制剂】注射液：每支60mg(2ml)；30mg(1ml)；80mg(2ml)。片剂：每片40mg。口服溶液：每瓶80mg(10ml)。

【贮法】密闭、凉暗处保存。

异帕米星[药典(二)；医保(乙)] Isepamicin

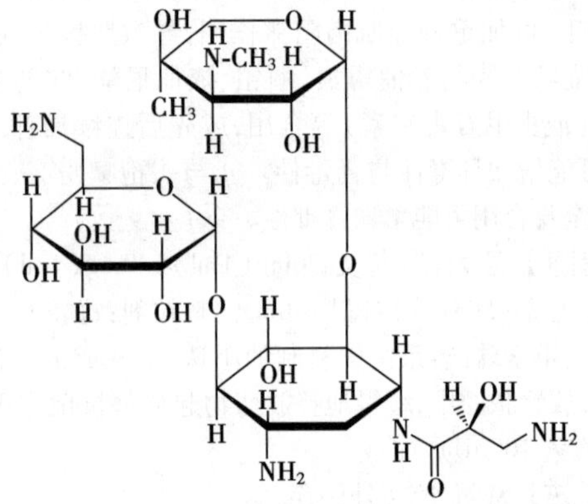

本品为庆大霉素B的1位C原子 NH_2 上的异丝氨酰取代物。

【其他名称】硫酸异帕米星，异帕沙星，异帕霉素，依克沙，Exacin。

【ATC 编码】J01GB11

【性状】常用其硫酸盐，为白色或类白色粉末，无臭，具引湿性，极易溶于水，在有机溶媒中几不溶。

【药理学】本品抗菌谱类似庆大霉素，包括大肠埃希菌、枸橼酸杆菌、克雷伯菌、肠杆菌、沙雷杆菌、变形杆菌、铜绿假单胞菌等。异丝氨酰基的存在加强了耐酶性能，对一些耐庆大霉素的菌株也可有抗菌作用。

健康人肌内注射200mg后45分钟血药浓度为11.13μg/ml，约1小时达峰值。静脉滴注同量本品，结束时血药浓度为10.91μg/ml，至12小时降为<0.3μg/ml。体内分布较广，可渗入痰液、腹水、创口渗出液、脐带血和羊水中。在乳汁中浓度在0.156μg/ml以下。体内不代谢，以原形经肾排泄，注射后2小时尿中回收40%；12小时可回收80%。肾功能不全者本品排泄减慢。

【适应证】临床适用于上述敏感菌所致外伤或烧伤创口感染、肺炎、支气管炎、肾盂肾炎、膀胱炎、腹膜炎及败血症。

【用法和用量】成人1日量400mg，通常分为2次(或每日1次)肌内注射或静脉滴注。静脉滴注按下述要求进行：一日1次给药时，滴注时间不得少于1小时；一日2次给药时，滴注时间宜控制为30～60分钟，按年龄、体质和症状适当调整。

【禁忌证】对本品或其他氨基糖苷类药物过敏者禁用。

【注意】①本人或血缘亲属中曾因用氨基糖苷类而引起听觉减退者应避免用本药。②妊娠期妇女、哺乳期妇女、早产儿及新生儿慎用。③肝或肾功能损害者、高龄患者以及依靠静脉高营养维持生命的体质衰弱者均应慎用。

【药物相互作用】①与右旋糖酐等血浆代用品、顺铂或万古霉素联用可加重肾损害作用。②与肌松药联用可有加重神经-肌肉阻滞而致呼吸肌麻痹等危险。③与袢利尿药(呋塞米等)联用，可加重肾损害和听觉损害。④与青霉素类、头孢菌素类同置一容器中，本品的活力可降低。必须联用时应分别给予。

【制剂】注射液：每支 200mg(2ml)；400mg(4ml)。

【贮法】密闭、凉暗处保存。

依替米星〔药典(二)；医保(乙)〕 Etimicin

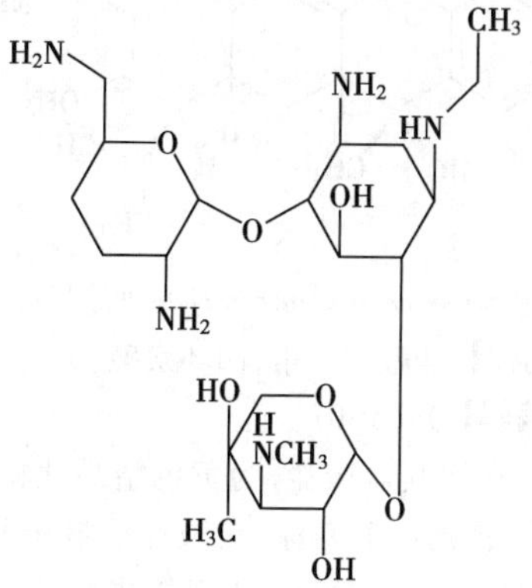

【其他名称】硫酸依替米星，爱大，悉能。

【药理学】本品为国内首创的半合成氨基糖苷类抗生素，制品为硫酸盐。具有广谱抗菌性质，抗菌谱类似奈替米星，对于一些常见的革兰阳性和阴性病原菌，本品的抗菌作用与奈替米星相当或略有差别。对一些耐庆大霉素的病原菌仍有较强作用。

健康成人一次静脉滴注 0.1g、0.15g 和 0.2g 硫酸依替米星后血清药物浓度分别为 11.30mg/L、14.6mg/L、19.79mg/L。血消除半衰期约为 1.5 小时。24 小时内，尿中排泄原形药物约 80%。

【适应证】临床主要用于革兰阴性杆菌、大肠埃希菌、肺炎克雷伯菌、沙雷菌属、奇异变形杆菌、沙门菌属、流感嗜血杆菌等敏感菌株所引起的呼吸道、泌尿生殖系统、皮肤和软组织等部位感染。

【用法和用量】静脉滴注。成人推荐剂量：对于肾功能正常泌尿系感染或全身性感染的患者，一日 2 次，一次0.1～0.15g(每 12 小时 1 次)，稀释于 100ml 的氯化钠注射液或 5% 葡萄糖注射液中，静脉滴注，滴注 1 小时。疗程为 5～10 日。

【注意】①本品与其他氨基糖苷类药物相同，具有耳毒性、肾毒性和神经肌肉阻滞的潜在毒性，使用时应注意。②妊娠期妇女、哺乳期妇女、早产儿及新生儿慎用。

【药物相互作用】与其他药物的相互作用可参见本节的概述部分。

【制剂】注射用硫酸依替米星：每支 50mg；100mg；150mg；200mg；300mg。注射液：50mg(1ml)；100mg(2ml)；200mg(4ml)。

【贮法】密闭、凉暗处保存。

大观霉素〔药典(二)；医保(乙)〕 Spectinomycin

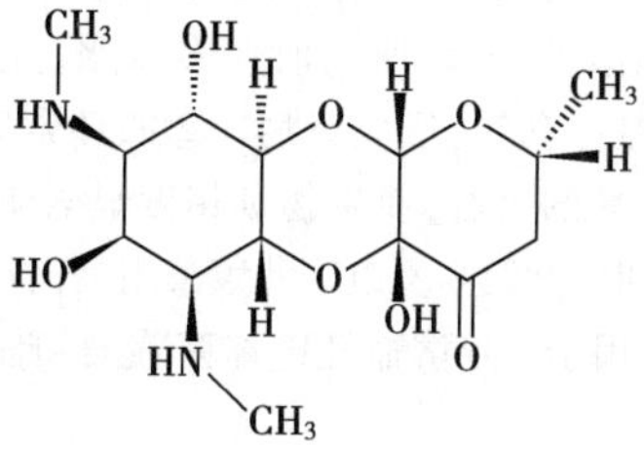

本品为链霉菌 *Streptomyces spectabilis* 所产生的一种由中性糖和氨基环醇以苷键结合而成的氨基环醇类抗生素。

【其他名称】盐酸大观霉素，奇霉素，壮观霉素，淋必治，Trobicin。

【ATC 编码】J01XX04

【性状】常用其盐酸盐，为白色或类白色结晶性粉末，易溶于水，1% 溶液的 pH 为 3.8～5.6。

【药理学】对淋病奈瑟菌有良好的抗菌作用，浓度 <7.5～20μg/ml 可抑制大多数菌株。

肌内注射 2g，1 小时血药浓度达峰，约为 100μg/ml，8 小时为 15μg/ml。体内药物主要由尿呈原形排泄，$t_{1/2}$ 约为 1～3 小时。肾功能不全者 $t_{1/2}$ 可延长至 10～30 小时。主要以原形经肾排出，一次给药后 48 小时内尿中以原形排出约 100%。

【适应证】本品为淋病奈瑟菌所致尿道、宫颈和直肠感染的二线用药，主要用于对青霉素、四环素等耐药的感染。

【用法和用量】1 次肌内注射 2g。将特殊稀释液(0.9% 苯甲醇溶液)3.2ml 注入药瓶中，猛力振摇，使成混悬液(约 5ml)，用粗针头注入臀上部外侧深部肌肉内。一般只用 1 次即可。对于使用其他抗生素治疗而迁延未愈的患者，可按 4g 剂量给药，即 1 次用药 4g，分注于两侧臀上外侧肌内，或 1 次肌内注射 2g，1 日内用药 2 次。

【不良反应】可见注射部位疼痛、荨麻疹、眩晕、恶心、发热、寒战、失眠等。偶见血红蛋白和血细胞比容减少、肌酐清除率降低，以及碱性磷酸酶、BUN 和氨基转移酶等值升高。也有尿量减少的病例发生。

【禁忌证】对本品或其他氨基糖苷类药物过敏者禁用。

【注意】不得静脉给药。妊娠期妇女、哺乳期妇女、老年人、肾功能不全者、早产儿及新生儿慎用。

【药物相互作用】与碳酸锂合用，可发生碳酸锂毒性作用。

【制剂】注射用盐酸大观霉素：每支 2g；4g(附 0.9% 苯甲醇注射液 1 支)。

【贮法】密闭、干燥处保存。

6.7 四环素类

6.7.1 分类及作用

四环素类(Tetracyclines)抗生素的化学结构中具有菲烷的基本骨架，在碱性溶液中易破坏，在酸性溶液中较稳定。由链霉菌属发酵分离获得，包括四环素(Tetracycline)、金霉素(Chlortetracycline)、土霉素(Oxytetracycline)、地美环素(Demethylchlortetracycline，Demeclocycline，去甲金霉素)属于天然四环素类抗生素，也称为第一代四环素类。半合成四环素如多西环素(Doxycycline，强力霉素)、美他环素(Methacycline，甲烯土霉素)和米诺环素(Minocycline)，为第二代四环素类。通过对米诺环素进行结构改造而得到具有更加广谱的抗菌活性的替加环素(Tigecycline),为第三代四环素类。

四环素类为广谱抗生素,其抗菌谱包括化脓性和草绿色链球菌、肺炎链球菌、肠球菌、金黄色葡萄球菌、李斯特菌、梭状芽孢杆菌、炭疽杆菌、放线菌、大肠埃希菌、产气杆菌、痢疾杆菌、沙门杆菌、流感嗜血杆菌、克雷伯菌、鼠疫杆菌、布氏菌、霍乱弧菌、脑膜炎球菌、淋球菌、螺旋体、支原体、衣原体、立克次体等。

抗菌作用的强弱依次为米诺环素、多西环素、美他环素、金霉素、四环素、土霉素。

本类药物间存在密切的交叉耐药性。

由于四环素类的广泛应用,近年来,细菌对四环素类的耐药状况较严重,一些常见的病原菌的耐药率很高,因此限制了本类药物的应用。当前,四环素类主要应用于立克次体、衣原体、支原体、回归热螺旋体等非细菌性感染和布氏菌病以及敏感菌所致的呼吸道、胆道、尿路及皮肤软组织等部位的感染。

6.7.2 不良反应

四环素类的不良反应主要有:

(1) 消化道反应:除恶心、呕吐、腹痛、腹泻外,常可发生食管溃疡(由于卧床患者所服药片在食管中潴留或由于反流而引起)。

(2) 肝损害:可出现恶心、呕吐、黄疸、氨基转移酶升高、呕血和便血等,重者可昏迷而死亡。在超剂量应用时可发生。

(3) 肾损害:正常应用无不良反应,对肾功能不全者可加重肾损害,导致血尿素氮和肌酐值升高等。

(4) 影响牙齿和骨发育:四环素类可沉积于牙齿和骨中,造成牙齿黄染,影响婴幼儿骨骼正常发育。且本类药物易透过胎盘和进入乳汁。因此,妊娠期妇女、哺乳期妇女和8岁以下儿童均禁用。

(5) 局部刺激:本类药物盐酸盐水溶液有较强的刺激性,浓度过高可引起局部剧痛、炎症和坏死,故不可肌内注射。静脉给药可引起静脉炎和血栓,故静脉滴注时宜用稀浓度(<0.1%),缓缓滴注,以减轻局部反应。

(6) 过敏反应:主要是皮疹、荨麻疹、药热、光感性皮炎、哮喘以及其他皮肤变化。

(7) 菌群失调:四环素类引起菌群失调较为多见,轻者引起维生素不足,也常可见到由于白念珠菌和其他耐药菌所引起的二重感染。难辨梭菌性假膜性肠炎也可发生。

6.7.3 应用四环素类注意事项

(1) 避免与抗酸药、钙盐、铁盐等同服。许多金属离子,包括钙、镁、铝、铋、铁等(包括含此类离子的中药)能与四环素类药物络合而阻滞四环素类的吸收。牛奶也有类似作用。

(2) 四环素类能抑制肠道菌群,使甾体避孕药的肝肠循环受阻,而妨碍避孕效果,应予以注意。

四环素〔药典(二);医保(甲、乙)〕 Tetracycline

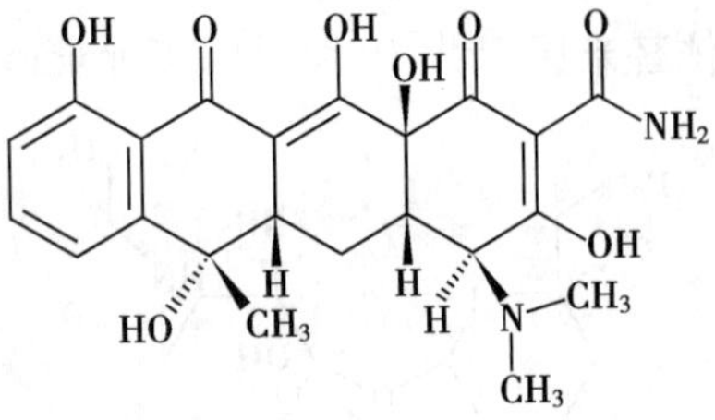

由链霉菌 *Streptomyces aureofaciens* 所制备。

【其他名称】盐酸四环素,四环素碱。

【ATC编码】J01AA07

【性状】常用其盐酸盐,为黄色结晶性粉末;无臭,味苦;有引湿性;遇光色渐变深;在碱性溶液中易破坏失效。在水中溶解,在乙醇中略溶,在三氯甲烷或乙醚中不溶。1%水溶液的pH为1.8~2.8。水溶液有较强的刺激性。放置后不断降解,效价降低,并变为混浊。

【药理学】口服吸收不完全,约有60%~70%的给药量可从胃肠道吸收。单剂口服本品250mg后,血药峰浓度为2~4mg/L。多剂口服250mg或500mg(每6小时服药1次后),稳态血药浓度分别可达1~3mg/L和1.5~5mg/L。本药主要自肾小球滤过排出体外,$t_{1/2}$约为6~11小时,蛋白结合率55%~70%,其未吸收部分自粪便以原形排出,少量药物自胆汁分泌至肠道排出。药物在体内分布较广,在肝、肾、肺、前列腺等器官和尿中都可达治疗浓度。但不易透过血脑脊液屏障。本品可透入胎盘和进入乳汁。

本品为广谱抗生素,起抑菌作用,高浓度时具有杀菌作用。其抗菌谱包括许多革兰阳性和阴性菌、立克次体、支原体、衣原体、放线菌等。

【适应证】现主要用于立克次体病、支原体属感染、衣原体属感染、回归热、布鲁菌病、霍乱、兔热病、鼠疫、软下疳,其中,治疗布鲁菌病和鼠疫时需与氨基糖苷类联合应用。也可用于对青霉素类过敏的破伤风、气性坏疽、雅司、梅毒、淋病和钩端螺旋体病以及放线菌属、单核细胞增多性李斯特菌感染的患者。

【用法和用量】成人常用量:一次0.25~0.5g,每6小时1次。8岁以上小儿常用量:一日25~50mg/kg,分4次服用。疗程一般为7~14日,支原体肺炎、布鲁菌病需3周左右。

【不良反应】参见概述6.7.2。

【注意】①四环素盐酸盐的水溶性好,口服吸收快,生物利用度比四环素碱好,并有杂质较少的优点。但盐酸盐对消化道的刺激性较大,服药时应多饮水,并避免卧床服药,以免药物滞留食管,形成溃疡。②四环素宜空腹服用。食物可阻滞本品的吸收,使生物利用度显著下降。③妊娠期妇女、哺乳期妇女及8岁以下儿童禁用,肝、肾功能不全者慎用。④不宜用于治疗溶血性链球菌感染和任何类型的葡萄球菌感染。

【药物相互作用】参见"6.7.3"。

【制剂】片剂：每片0.125g；0.25g。胶囊剂：每粒0.25g。

【贮法】遮光、密封、干燥处保存。

土霉素[药典(二)] Oxytetracycline

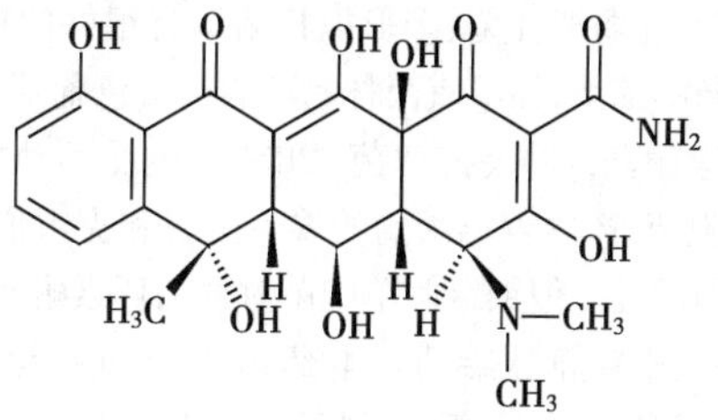

由土壤链霉菌 *Streptomyces rimosus* 所制备。

【其他名称】盐酸土霉素，盐酸地霉素，氧四环素，Terramycin。

【ATC编码】J01AA06

【性状】常用其盐酸盐，为黄色结晶性粉末。无臭，味微苦，微有引湿性，在日光下颜色变暗，在碱溶液中易破坏失效。在水中易溶，在乙醇中略溶，在三氯甲烷或乙醚中不溶。其10%水溶液的pH为2.3～2.9。

【药理学】本品口服吸收30%左右，$t_{1/2}$约为9.6小时，蛋白结合率为20%，主要自肾小球滤过排出，给药后96小时内排出给药量的70%，其不吸收部分以原形药随粪便排泄，其他与四环素相同。

抗菌谱和应用与四环素相同。本品对肠道感染，包括阿米巴痢疾，疗效略强于四环素。与四环素有密切的交叉耐药性。

【适应证】同四环素。

【用法和用量】口服：1次0.5g，1日3～4次。8岁以上小儿每日30～40mg/kg，分3～4次服。

【注意】参见四环素。

【制剂】片剂：每片0.125g；0.25g（1mg=盐酸土霉素1000U）。

【贮法】遮光、密封、干燥处保存。

多西环素[药典(二)；医保(甲、乙)] Doxycycline

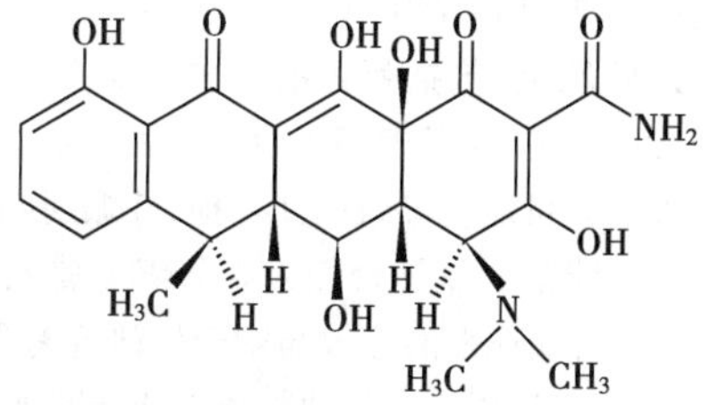

由土霉素经6α-位上脱氧而得到的一种半合成四环素类抗生素，制品为盐酸盐半乙醇合半水合物。

【其他名称】盐酸多西环素，盐酸强力霉素，脱氧土霉素，Liviatin。

【ATC编码】J01AA02

【性状】常用其盐酸盐，为淡黄色或黄色结晶性粉末；无臭，味苦。在水或甲醇中易溶，在乙醇或丙酮中微溶，在三氯甲烷中几乎不溶。1%水溶液的pH为2～3。本品的pK_a=3.5、7.7和9.5。

【药理学】抗菌谱与四环素、土霉素基本相同，体内、外抗菌力均较四环素为强。微生物对本品与四环素、土霉素等有密切的交叉耐药性。

口服吸收良好（90%以上），蛋白结合率高（80%～93%），$t_{1/2}$为18～24小时，本药部分在肝内代谢灭活，主要自肾小球滤过排泄，给药后24小时内可排出约35%～40%。肾功能损害患者应用本药时，药物自胃肠道的排泄量增加，成为主要排泄途径，因此本药是四环素类中可安全用于肾功能损害患者的药物。

【适应证】临床主要用于敏感的革兰阳性球菌和革兰阴性杆菌所致的上呼吸道感染、扁桃体炎、胆道感染、淋巴结炎、蜂窝织炎、老年慢性支气管炎等，也用于斑疹伤寒、恙虫病、支原体肺炎等。尚可用于治疗霍乱，也可用于预防恶性疟疾和钩端螺旋体感染。

【用法和用量】口服，抗菌及抗寄生虫感染：成人，第一日100mg，每12小时1次，继以100～200mg，一日1次，或50～100mg，每12小时1次。淋病奈瑟菌性尿道炎和宫颈炎：一次100mg，每12小时1次。共7日。非淋病奈瑟菌性尿道炎，由沙眼衣原体或解脲脲原体引起者，以及沙眼衣原体所致的单纯性尿道炎、宫颈炎或直肠感染：均为一次100mg，一日2次，疗程至少7日。梅毒：一次150mg，每12小时1次，疗程至少10日。8岁以上儿童，第一日按体重2.2mg/kg，每12小时1次，继以按体重2.2～4.4mg/kg，一日1次，或按体重2.2mg/kg，每12小时1次。体重超过45kg的小儿用量同成人。

【不良反应】胃肠道反应多见（约20%），如恶心、呕吐、腹泻等。血液系统出现溶血性贫血、血小板、中性粒细胞和嗜酸性粒细胞减少。其他尚有良性颅内压增高、头痛、牙齿变色黄染、牙釉质发育不良等。皮肤过敏引起红斑、荨麻疹、光感性皮炎等。

【禁忌证】有四环素类过敏史者、8岁以下小儿禁用。

【注意】①对肝、肾功能轻度不全者，本药的半衰期与对正常者无显著区别，但对功能重度不全者则应注意慎用。②饭后服药可减轻胃肠道不良反应。③8岁以下儿童禁用，妊娠期妇女、哺乳期妇女、肝肾功能不全者慎用。

【药物相互作用】①与碳酸氢钠、铁剂、氢氧化铝、镁盐制剂等含金属离子药物或食物同服，本药吸收降低。②与口服避孕药合用，避孕药效果降低，并增加经期外出血。③本品可使地高辛吸收增加，导致地高辛中毒。

【制剂】片剂：每片0.05g；0.1g。胶囊剂：每粒0.1g（1mg=盐酸多西环素1000U）。

【贮法】遮光、密封保存。

米诺环素[药典(二);基;医保(乙)] Minocycline

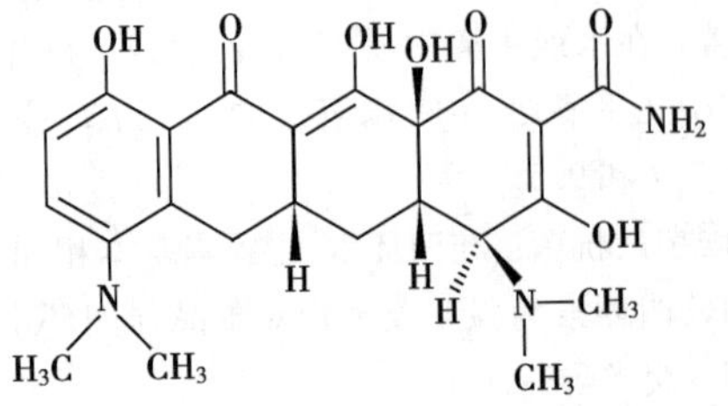

【其他名称】盐酸米诺环素,二甲胺四环素,美满霉素,派丽奥。

【ATC 编码】J01AA08

【性状】常用其盐酸盐,为黄色结晶性粉末,无臭、味苦,遇光可引起变质。溶解于水,略溶于乙醇,易溶于碱金属的氢氧化物或碳酸盐溶液中,1%水溶液的 pH 为 3.5~4.5。

【药理学】为半合成的四环素类抗生素。抗菌谱与四环素相近,具有高效和长效性质。在四环素类中,本品的抗菌作用最强。

口服吸收迅速,食物对其吸收无明显影响。口服 200mg,1~4 小时内血药浓度约为 2.1~5.1μg/ml。肾功能正常者,本品的 $t_{1/2}$ 约为 11.1~21.1 小时。其脂溶性较高,因此容易渗透进入许多组织和体液中,在唾液和泪液中药物的浓度比其他四环素类高。在体内代谢较多,在尿中排泄的原形药物远低于其他四环素类。

【适应证】临床主要用于立克次体病、支原体肺炎、淋巴肉芽肿、下疳、鼠疫、霍乱、布氏菌病(与链霉素联合应用)等引起的泌尿系、呼吸道、胆道、乳腺及皮肤软组织感染。

【用法和用量】成人一般首次量 200mg,以后每 12 或 24 小时服 100mg。寻常性痤疮每次 50mg,一日 2 次,6 周为一疗程。

【不良反应】可引起前庭功能失调(眩晕、共济失调),但停药可恢复。较易引起光感性皮炎,用药后避免日晒。

【注意】8 岁以下儿童禁用,妊娠期妇女、哺乳期妇女、肝肾功能不全者慎用。

其他参见多西环素。

【制剂】片剂:每片 0.05g;0.1g(效价)。胶囊剂:每粒 0.05g;0.1g。

【贮法】遮光、密闭、干燥处保存。

替加环素[医保(乙)] Tigecycline

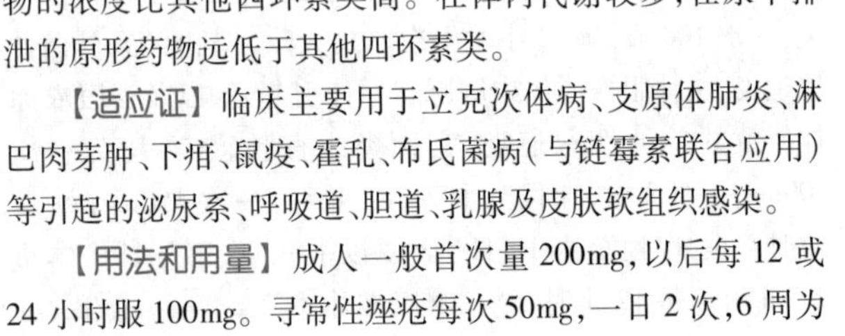

【其他名称】泰阁,海正力星,泽坦。

【ATC 编码】J01AA12

【药理学】替加环素通过与核糖体 30S 亚 U 结合、阻止氨酰化 tRNA 分子进入核糖体 A 位而抑制细菌蛋白质合成。替加环素在体外对大多数革兰阳性菌与革兰阴性需氧与厌氧菌,包括金黄色葡萄球菌、表皮葡萄球菌、肺炎链球菌、化脓性链球菌、肠球菌、无乳链球菌、咽颊炎链球菌、流感嗜血杆菌、大肠埃希菌、肺炎克雷伯菌、产酸克雷伯菌、阴沟肠杆菌、嗜肺军团菌、脆弱拟杆菌、多形拟杆菌等有很好的抗菌活性。对高度耐药的细菌,如甲氧西林耐药的金黄色葡萄球菌(MRSA)、青霉素耐药的肺炎链球菌(PRSP)、鲍曼不动杆菌,嗜麦芽窄食单胞菌、产碳青霉烯酶的埃希菌属和克雷伯菌属仍有较好的抗菌活性。但铜绿假单胞菌对替加环素耐药。

替加环素需静脉给药。本药组织分布广泛,在胆囊、肺、结肠的药物浓度较高,而滑液和骨骼的药物浓度较低。替加环素在体内仅少量代谢(<10%),给药剂量的 59% 通过胆道/粪便排泄消除,33% 经尿液排泄。总剂量的 22% 以替加环素原形经尿液排出。规律给药时,本药消除半衰期为 42.4 小时。

【适应证】本品适用于 18 岁及以上患者由敏感菌株所致的复杂性腹腔内感染、复杂性皮肤和皮肤软组织感染、社区获得性细菌性肺炎。对于无其他药物可用的感染,本品治疗 8 岁及以上儿童患者复杂性腹腔内感染、复杂性皮肤和皮肤软组织感染。

【用法和用量】成人:静脉滴注,首剂 100mg,然后每 12 小时 50mg,每次滴注时间约 30~60 分钟。儿童:8~11 岁,每 12 小时静脉输注 1.2mg/kg,最大剂量为每 12 小时输注 50mg;12~17 岁,每 12 小时输注 50mg。疗程 5~14 天。

【不良反应】最常见不良反应为恶心与呕吐,其他不良反应可见抗生素相关性腹泻,四环素类不良反应可能包括光敏感、假性脑瘤、胰腺炎和抗合成代谢作用,导致 BUN 升高、氮质血症、酸中毒和高磷血症。

【禁忌证】禁用于已知对本品任何成分过敏的患者。8 岁以下儿童禁用。

【注意】①对四环素类抗生素过敏的患者可能对替加环素过敏。②在Ⅲ、Ⅳ期临床试验的荟萃分析中观察到,使用替加环素治疗的患者比对照组患者的全因死亡率增加。③呼吸机相关性肺炎的患者使用替加环素后观察到较低治愈率和更高死亡率。④已有使用替加环素后出现肝功能障碍和肝衰竭的报告,用药期间检测肝功能。⑤已有使用替加环素后出现胰腺炎,包括死亡的报告。如果使用替加环素后怀疑引发胰腺炎,应考虑停止给予替加环素。⑥给予妊娠期妇女替加环素可能会导致胎儿受损,妊娠期妇女患者避免应用。⑦尚不清楚本品是否经人乳分泌。哺乳期妇女慎用。⑧儿童应用替加环素的疗效与安全性研究有限,一般不推荐 18 岁以下儿童使用。⑨肾功能损害或接受血液透析治疗患者无须调整本品的剂量。⑩严重肝功能损害(ChildPugh 分级 C 级)患者,首剂 100mg,然后每 12 小时 25mg。

【制剂】注射用替加环素:每支 50mg。

【贮法】配制之前,可存放 15~30℃。复溶后可在室温

(不超过25℃)下贮藏24小时(输液瓶或静脉输液袋贮藏瓶,则可达6小时)。复溶后与0.9%氯化钠注射液(USP)或5%葡萄糖注射液(USP)混合后在2~8℃下可贮藏48小时。

6.8 大环内酯类

大环内酯类(macrolides)是由链霉菌产生的一类弱碱性抗生素,因分子中含有一个内酯结构的十四元或十六元大环而得名。属十四元大环的抗生素有红霉素和竹桃霉素。属十六元大环的有吉他霉素(柱晶白霉素)、麦迪霉素、螺旋霉素、交沙霉素等,尚有半合成的十五元环化合物阿奇霉素。

大环内酯类作用于细菌细胞核糖体50s亚单位,阻碍细菌蛋白质的合成,属于生长期抑菌剂。本类药物的抗菌谱包括葡萄球菌、化脓性和草绿色链球菌、肺炎链球菌、粪链球菌、白喉杆菌、炭疽杆菌、脑膜炎球菌、淋球菌、百日咳杆菌、产气梭状芽孢杆菌、布氏杆菌、军团菌、螺旋杆菌、钩端螺旋体、肺炎支原体、立克次体和衣原体等。

近年来,由于对本类药物的过度应用,造成了耐药菌株的日益增多。大环内酯类药物之间有较密切的交叉耐药性存在。

本类药物的不良反应有:

(1) 肝毒性:在正常剂量下,肝毒性较小,但酯化红霉素则有一定的肝毒性,故只宜短期少量应用。同类药物也有肝毒性反应。主要表现为胆汁淤积、转氨酶升高等,一般停药后可恢复。

(2) 耳鸣和听觉障碍:静脉给药时可发生,停药或减量可恢复。

(3) 过敏:主要表现为药物热、药疹、荨麻疹等。

(4) 局部刺激:注射给药可引起局部刺激,故本类药物不宜用于肌内注射。静脉滴注可引起静脉炎,故滴注液浓度宜稀(<0.1%),滴入速度不宜过快。

(5) 本类药物可抑制茶碱的正常代谢。两者联合应用,可致茶碱血药浓度异常升高而致中毒,甚至死亡,因此联合应用时应进行监测茶碱的血药浓度,以防意外。

红霉素[药典(二);基;医保(甲)] Erythromycin

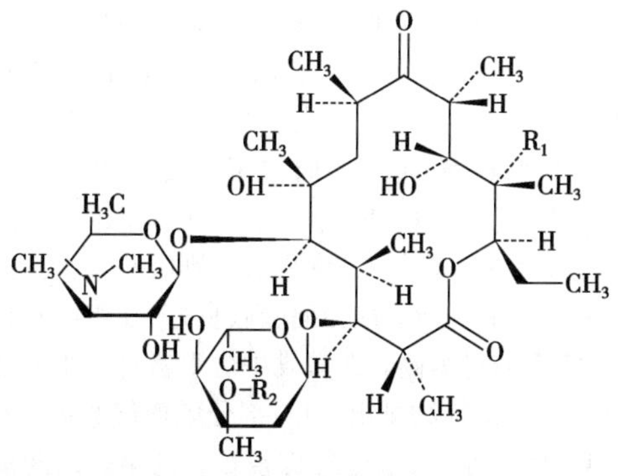

红霉素	分子式	分子量	R_1	R_2
A	$C_{37}H_{67}NO_{13}$	733.94	OH	CH_3
B	$C_{37}H_{67}NO_{12}$	717.94	H	CH_3
C	$C_{36}H_{65}NO_{13}$	719.90	OH	H

由链霉菌 *Streptomyces erythreus* 所产生,是一种碱性抗生素。其游离碱供口服用,乳糖酸盐供注射用。此外,尚有其琥珀酸乙酯(琥乙红霉素)、丙酸酯的十二烷基硫酸盐(依托红霉素)供药用。

【其他名称】 新红康。

【ATC编码】 J01FA01

【性状】 红霉素为白色或类白色的结晶或粉末;无臭,味苦;微有引湿性。在甲醇、乙醇或丙酮中易溶,在水中极微溶解。其0.066%水溶液的pH为8.0~10.5。

乳糖酸红霉素为红霉素的乳糖醛酸盐(lactobionate),为白色或类白色的结晶或粉末;无臭、味苦。在水或乙醇中易溶,在丙酮或三氯甲烷中微溶,在乙醚中不溶。其8.5%水溶液的pH为6.0~7.5。游离碱的pK_a为8.9。本品在酸性条件下不稳定,在中性、弱碱性液中较为稳定。

【药理学】 抗菌谱与青霉素近似,对革兰阳性菌,如葡萄球菌、化脓性链球菌、绿色链球菌、肺炎链球菌、粪链球菌、梭状芽孢杆菌、白喉杆菌、痤疮丙酸杆菌、李斯特菌等有较强的抑制作用。对革兰阴性菌,如淋球菌、螺旋杆菌、百日咳杆菌、布氏杆菌、军团菌,以及流感嗜血杆菌、拟杆菌(口咽部菌株)也有相当的抑制作用。此外,对支原体、放线菌、螺旋体、立克次体、衣原体、奴卡菌、少数分枝杆菌和阿米巴原虫有抑制作用。金黄色葡萄球菌对本品易耐药。

口服吸收率为18%~45%,口服250mg后3~4小时,血药峰浓度平均为0.3μg/ml,静脉给药可获较高的血药浓度。血浆蛋白结合率为70%~90%,V_d约为0.9L/kg。体内分布较广,胆汁中浓度可为血药浓度的10~40倍以上,但难以通过正常的血脑屏障。大部分在体内代谢,有10%~15%呈原形由尿排泄,$t_{1/2}$为1.4~2小时(正常人),无尿者为4.8~6小时。

【适应证】 临床主要应用于链球菌引起的扁桃体炎、猩红热、白喉及带菌者、淋病、李斯特菌病、肺炎链球菌下呼吸道感染(以上适用于不耐青霉素的患者)。对于军团菌肺炎和支原体肺炎,本品可作为首选药应用。尚可应用于流感杆菌引起的上呼吸道感染、金黄色葡萄球菌皮肤及软组织感染、梅毒、肠道阿米巴病等。

【用法和用量】 口服:成人1日0.75~2g,分3~4次服用,整片吞服;小儿,每日30~50mg/kg,分3~4次服用。静脉滴注:成人一次0.5~1.0g,一日2~3次;治疗军团菌病剂量需增加至一日3~4g,分4次滴注。小儿每日20~30mg/kg,分2~3次滴注。用时,将乳糖酸红霉素溶于10ml灭菌注射用水中,再添加到输液500ml中,缓慢滴入(最后稀释浓度一般小于0.1%)。不能直接用含盐输液溶解。

【不良反应】 本品有潜在的肝毒性,长期及大剂量服用可引起胆汁淤积和肝酶升高,尤其是酯化红霉素较易引起。还可致耳鸣、听觉减退,注射给药较易引起。其他常见消化道反应,药物热、皮疹、荨麻疹等过敏反应。心血管系统可见室性心律失常、室速、Q-T 间期延长等。

【禁忌证】对本药或其他大环内酯类药过敏者禁用。

【注意】①红霉素为抑菌性药物，给药应按一定时间间隔进行，以保持体内药物浓度，利于作用发挥。②红霉素片应整片吞服，若服用药粉，则受胃酸破坏而发生降效。幼儿可服用对酸稳定的酯化红霉素。③静脉滴注易引起静脉炎，滴注速度宜缓慢。④红霉素在酸性输液中破坏降效，一般不应与低 pH 的葡萄糖输液配伍。在 5% ~10% 葡萄糖输液 500ml 中，添加维生素 C 注射液（抗坏血酸钠 1g）或 5% 碳酸氢钠注射液 0.5ml 使 pH 升高到 5 以上，再加红霉素乳糖酸盐，则有助稳定。⑤妊娠期妇女、哺乳期妇女、慢性肝病及肝功能损害者慎用。

【药物相互作用】①与氯霉素、林可霉素类药物相互拮抗。②本品可抑制阿司咪唑、特非那定等药物的代谢，诱发尖端扭转性心律失常。③本品可干扰茶碱的代谢，使茶碱血药浓度升高，毒性增加。④β-内酰胺类药物与本品联用，一般认为可发生降效作用；本品可阻挠性激素类的肝肠循环，与口服避孕药合用可使之降效。

【制剂】肠溶片：每片 0.1g（10 万 U）；0.125g（12.5 万 U）；0.25g（25 万 U）。肠溶胶囊：每粒 0.125g（12.5 万 U）；0.25g（25 万 U）。

注射用乳糖酸红霉素：每瓶 0.25g（25 万 U）；0.3g（30 万 U）。

【贮法】密闭、避光、干燥处保存。

琥乙红霉素〔药典（二）；医保（乙）〕
Erythromycin Ethylsuccinate

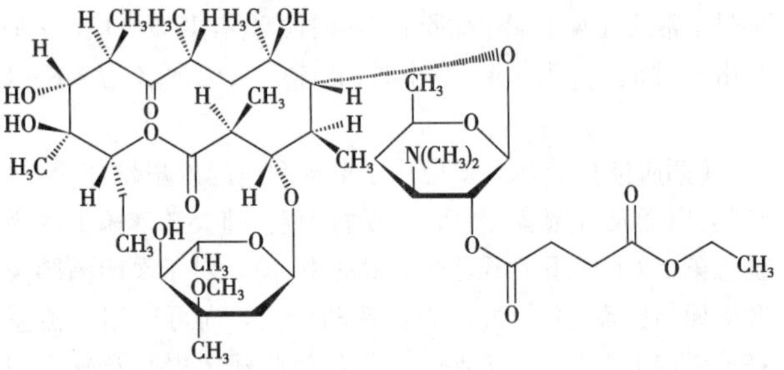

为红霉素的琥珀酸乙酯。

【其他名称】琥珀酸红霉素，利君沙。

【ATC 编码】D10AF02，J01FA01，S01AA17

【性状】为白色结晶性粉末；无臭，无味。在无水乙醇、丙酮或三氯甲烷中易溶，在乙醚中略溶，在水中几乎不溶。

【药理学】在体内水解，释放出红霉素而起抗菌作用。因无味，且在胃液中稳定，故可制成不同的口服剂型，供儿童和成人应用。

【适应证】适应证与红霉素同。

【用法和用量】口服：成人一日 1.6g，分 2 ~4 次服用；小儿按体重一次 7.5 ~12.5mg/kg，一日 4 次；或一次 15 ~25mg/kg，一日 2 次；严重感染每日量可加倍，分 4 次服用。

【注意】①本品的肝毒性虽较依托红霉素为低，但由于体内红霉素是经肝代谢和排泄的，故肝功能不全者仍应慎用。②红霉素可透过胎盘和进入乳汁，虽毒性不大，但在妊娠期与哺乳期内均应慎用。③食物对本品的吸收影响不大，故可食后（或食前）服用。④其他参见红霉素。

【制剂】片剂（胶囊剂）：每片（粒）0.1g；0.125g；0.25g（按红霉素计）。颗粒剂：每袋 0.05g；0.1g；0.125g；0.25g（按红霉素计）。分散片：每片 0.1g；0.125g。

【贮法】密闭、避光、干燥处保存。

罗红霉素〔药典（二）；医保（乙）〕 Roxithromycin

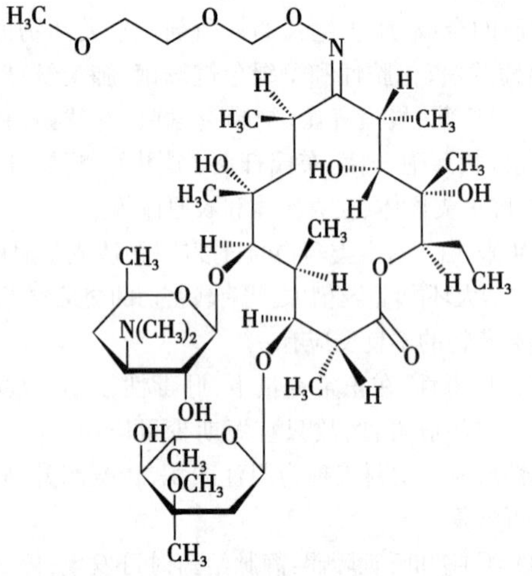

罗红霉素 R_1=N · $OCH_2OCH_2CH_2OCH_3$, R_2=OH
克拉霉素 R_1=O, R_2=OCH_3

本品为半合成的十四元大环内酯类抗生素。

【其他名称】罗力得，罗迈欣，欣美罗，严迪。

【ATC 编码】J01FA06

【药理学】抗菌谱与红霉素相近，对金黄色葡萄球菌（MRSA 除外）、链球菌（包括肺炎链球菌和 A、B、C 型链球菌，但 G 型和肠球菌除外）、棒状杆菌、李斯特菌、卡他摩拉菌（卡他球菌）、军团菌等高度敏感或较敏感。对口腔拟杆菌、产黑拟杆菌、消化球菌、消化链球菌、痤疮丙酸杆菌等厌氧菌以及脑炎弓形体、衣原体、梅毒螺旋体等也有较好的抗菌作用。对螺旋杆菌、淋球菌、脑膜炎球菌、百日咳杆菌等作用较弱。

口服单剂量 150mg，2 小时血浆浓度达峰，平均 6.6 ~7.9μg/ml，AUC 为 72.6 ~81μg/（ml · h）［口服红霉素 500mg 则为 6.97μg/（ml · h）］。进食后服药则吸收减少。但若与牛奶同服，因本品的脂溶性强而吸收良好，在组织和体液中分布较红霉素明显为高。在母乳中含量甚低。主要通过粪和尿排泄，以原形药物排出，也有部分脱糖代谢物。本品的 $t_{1/2}$ 为 8.4 ~15.5 小时，远比红霉素长。老年人的药动学无明显改变。肾功能不全者，$t_{1/2}$ 延长，AUC 增大，但一般不需调节剂量（因粪排泄增加）。严重酒精性肝硬化者，半衰期延长两倍，需调整给药间隔时间。

【适应证】临床应用于上述敏感菌所致的咽炎、扁桃体炎、鼻窦炎、中耳炎、气管炎、支气管炎、肺炎、尿道炎、宫颈炎，以及皮肤软组织感染 。

【用法和用量】成人：每次 150mg，1 日 2 次，餐前服。幼儿：每次 2.5～5mg/kg，1 日 2 次。老年人与肾功能一般减退者不需调整剂量。严重肝硬化者，每日 150mg。

【不良反应】发生率约为 4.1%，常见有恶心（1.3%）、腹痛（1.2%）、腹泻（0.8%），较少见反应有呕吐、头痛、头晕、便秘、皮疹和瘙痒，严重反应应停药。

【注意】①本品的与红霉素间存在交叉耐药性。②餐前空腹服用有利于吸收及提高疗效。③妊娠期妇女、哺乳期妇女、肝功能不全者、肾功能不全者慎用。其他参见红霉素。

【制剂】片剂（胶囊剂）：每片（粒）150mg。干混悬剂（颗粒剂）：每包 50mg。

【贮法】密闭、干燥、室温下保存。

克拉霉素〔药典（二）；医保（乙）〕 Clarithromycin

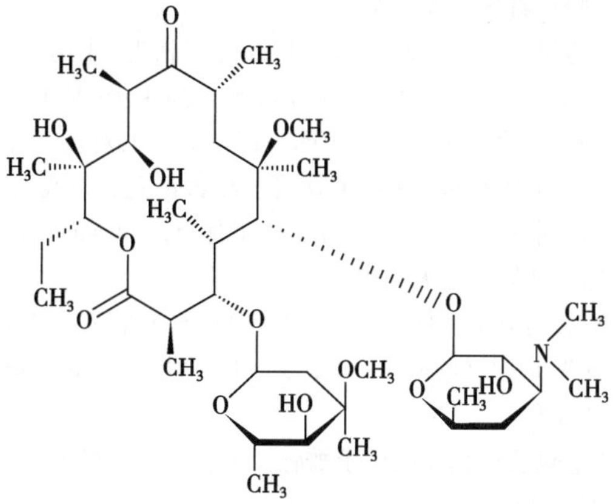

本品由半合成制取。其化学结构见罗红霉素项下。

【其他名称】甲红霉素，克拉仙，甲力，卡斯迈欣。

【ATC 编码】J01FA09

【性状】为白色或类白色结晶性粉末，几不溶于水，略溶于甲醇或乙醇，溶于丙酮。

【药理学】本品的抗菌谱与红霉素近似，对葡萄球菌、肺炎链球菌、化脓性链球菌、卡他球菌、肺炎支原体等有抗菌作用。本品对流感嗜血杆菌有较强的作用，14-OH-代谢物对该菌的作用为母体药物的两倍。

口服迅速吸收，绝对生物利用度约 50%，食物对药物吸收略有延迟作用，但不影响总的生物利用度。

空腹服本品 250mg，2 小时血药达峰值；按 12 小时 1 次给药，2～3 日达稳态，血药峰浓度为 1μg/ml，$t_{1/2}$为 3～4 小时；14-OH-代谢物的峰坪浓度为 0.6μg/ml，$t_{1/2}$为 5～6 小时。若按 500mg，每 12 小时 1 次给药，则血药峰浓度为 2～3μg/ml，$t_{1/2}$为 5～7 小时；14-OH-代谢物的峰坪浓度为 1μg/ml，$t_{1/2}$为 7 小时。口服本品 250mg 或 500mg，每 12 小时 1 次，尿中原形药物浓度分别约为 20% 和 30%；14-OH-代谢物浓度分别为 10% 和 15%。肝功能不全者 14-OH-代谢物浓度降低，其消除可由母体药物的肾排泄增多而补偿。但肾功能不全者，则药物可潴留。本品在扁桃体内浓度为血清浓度的一倍，肺内浓度为血清浓度的 5 倍。

【适应证】临床用于化脓性链球菌所致的咽炎和扁桃体炎，肺炎链球菌所致的急性中耳炎、肺炎和支气管炎，流感嗜血杆菌、卡他球菌所致支气管炎，支原体肺炎以及葡萄球菌、链球菌所致皮肤及软组织感染。

【用法和用量】轻症：每次 250mg，重症每次 500mg，均为 12 小时 1 次口服，疗程 7～14 日。12 岁以上儿童按成人量。6 个月以上小儿至 12 岁以下儿童用量每日 15mg/kg，分为 2 次；或按以下方法口服给药：8～11kg 体重每次 62.5mg，12～19kg 体重每次 125mg，20～29kg 体重每次 187.5mg，30～40kg 体重每次 250mg，按上量每日用药 2 次。

【不良反应】不良反应有腹泻（3%）、恶心（3%）、味觉改变（3%）、消化不良（2%）、腹痛或不适（2%）、头痛（2%），一般程度较轻。尚可见 ALT、AST、LDH、碱性磷酸酶、胆红素升高（均<1%）；白细胞减少（<1%）、凝血酶原时间延长（1%）、BUN 升高（4%）、血清肌酐值升高（<1%）等。

【禁忌证】对本药或其他大环内酯类药过敏者禁用。

【注意】①肾功能严重损害，肌酐消除率<30mg/L 者，需作剂量调整。②本品与其他大环内酯类、林可霉素和克林霉素存在交叉耐药。③妊娠期妇女、哺乳期妇女、肝功能不全者、肾功能严重不全者慎用。

【药物相互作用】①本品可使下列联合应用的药物血药浓度发生变化：地高辛（增高）、茶碱（增高）、口服抗凝血药（增高）、麦角胺或二氢麦角碱（增高）、三唑仑（增高）而显示更强的作用。对于卡马西平、环孢素、苯妥英等也可有类似阻滞代谢而使作用加强。②利托那韦、氟康唑可抑制本药的代谢，使血药浓度增加。

【制剂】片剂：每片 50mg；125mg；250mg。胶囊剂：每粒 125mg；250mg。颗粒剂：每袋 50mg；100mg；125mg；250mg。

【贮法】遮光、密闭、阴凉干燥处保存。

地红霉素〔药典（二）；医保（甲）〕 Dirithromycin

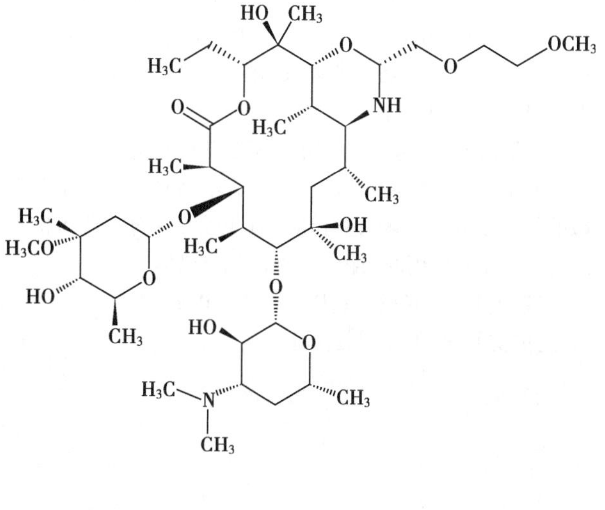

【ATC 编码】J01FA13

【性状】为碱性化合物,极微溶解于水,迅速溶于极性有机溶剂,在酸性水溶液中经2小时可完全水解为有活性的红霉胺(erythromycylamine)。

【药理学】抗菌谱(体内)已为临床证实有效的微生物有:金黄色葡萄球菌(甲氧西林敏感株)、肺炎链球菌、化脓性链球菌、嗜肺军团菌、卡他莫拉菌和肺炎支原体。抗菌谱(体外)尚包括:单核细胞增生性李斯特菌,链球菌C、F和G,鲍特菌属(百日咳杆菌和副百日咳杆菌)及痤疮丙酸杆菌等。本品对肠球菌和多数的耐甲氧西林金黄色葡萄球菌耐药,与其他大环内酯类有密切的交叉耐药关系。

口服迅速吸收。绝对生物利用度约10%,体内水解生成红霉胺而起作用。每日空腹口服本品250mg,于第1日和第10日,t_{max}分别为3.9小时和4.1小时,C_{max}分别为0.3μg/ml和0.4μg/ml(红霉胺)。蛋白结合率为15%~30%,V_d平均为800L。红霉胺的浓度在细胞中明显较血浆中为高。是否进入脑脊液尚无数据。红霉胺在肝内几乎不代谢,由胆汁/粪便排出总量的81%~97%,经肾排泄约2%,血浆$t_{1/2}$平均8小时。

【适应证】本品适用于敏感菌所致的轻、中度感染,慢性支气管炎(包括急性发作)、社区获得性肺炎、咽炎、扁桃体炎等。

【用法和用量】每次500mg,每日1次,餐时服用,疗程根据病情为5~14日。

【不良反应】消化系统反应较常见,如腹痛、恶心、腹泻、呕吐、消化不良、稀便、便秘、口干、口腔溃疡、味觉改变等,其他有头痛、头晕、咳嗽增剧、皮疹、瘙痒、荨麻疹等。也可见血小板增加、嗜酸性粒细胞增加、中性粒细胞增加或下降,肌磷酸激酶(CPK)上升,钾离子上升,碳酸氢盐下降,尚可见AST、ALT、胆红素、肌酐上升等。

【禁忌证】对本药或其他大环内酯类药过敏者禁用。

【注意】①轻度肝功能不全者不需调整剂量,但由于本品主要由肝排泄因此应予以注意。②由于不能达到有效血药浓度,不用于菌血症患者。③由于本品片剂为肠溶衣片,不可掰开应用。④妊娠期妇女、哺乳期妇女、肝功能不全者、肾功能严重不全者慎用。

【药物相互作用】①服用抗酸药或H_2受体拮抗剂后立即口服本品,可增加本药的吸收。②本品对特非那定和茶碱的代谢影响不显著,但合用仍宜谨慎。③对一些可能与红霉素起相互作用的药物与本品联用宜谨慎。

【制剂】片剂(肠溶衣片):每片250mg。

【贮法】密闭、干燥处保存。

阿奇霉素〔药典(二);基;医保(甲、乙)〕 Azithromycin

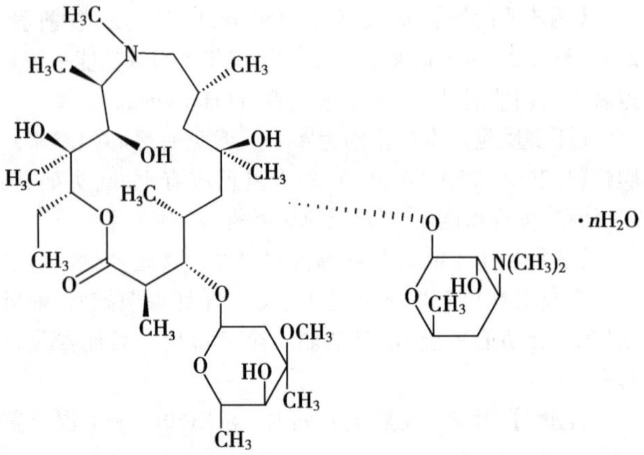

H_3C, N, CH_3, HO, OH, OH, CH_3, O, $N(CH_3)_2$, HO, OCH_3, $\cdot nH_2O$

本品为半合成的十五元大环内酯类抗生素,其游离碱供口服,乳糖酸盐供注射。

【其他名称】希舒美,泰力特,芙奇星,丽珠奇乐。

【ATC 编码】J01FA10

【药理学】本品的抗菌谱与红霉素相近,作用较强,对流感嗜血杆菌、淋球菌的作用比红霉素强4倍;对军团菌强2倍;对绝大多数革兰阴性菌的MIC<1μg/ml,对梭状芽孢杆菌的作用也比红霉素强,在应用于金黄色葡萄球菌感染中也比红霉素有效。此外,本品对弓形体(toxoplasma)、梅毒螺旋体也有良好的杀灭作用。

本品的口服生物利用度约为37%,分布容积为23L/kg,消除率为10ml/(min·kg),$t_{1/2}$约41小时,体内的血药浓度高于红霉素。

【适应证】临床应用于敏感微生物所致的呼吸道、皮肤和软组织感染。

【用法和用量】每日只需服1次,成人500mg;儿童10mg/kg,连用3日。

重症可注射给药,每日1次,每次500mg,以注射用水5ml溶解后,加入0.9%氯化钠液或5%葡萄糖液中使成1~2mg/ml浓度,静脉滴注1~2小时,约2日症状控制后改成口服巩固疗效。

【不良反应】本品的总不良反应率约为12%,消化道反应(包括呕吐、腹泻、腹痛等)约9.6%;神经系统反应1.3%;皮疹<1%;ALT和AST升高分别为1.7%和1.5%;少数患者出现白细胞计数、中性粒细胞及血小板减少。

【禁忌证】对本药或其他大环内酯类药过敏者禁用。

【注意】①口服宜空腹服用。注射剂不宜肌内注射。②妊娠期妇女、哺乳期妇女、肝功能不全者、肾功能严重不全者慎用。其他参见红霉素。

【制剂】片剂:每片100mg;125mg;250mg;500mg。胶囊剂:每粒125mg;250mg。颗粒剂:每袋100mg;125mg;250mg;500mg。注射剂:每支100mg;125mg;250mg;500mg。

乳糖酸阿奇霉素(冻干粉针):每支500mg。

【贮法】密闭、阴凉干燥处保存。

吉他霉素〔药典(二)〕 Kitasamycin

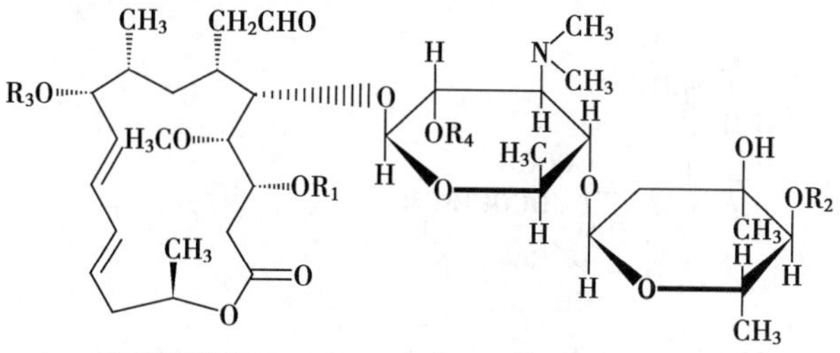

吉他霉素A_1: $R_1=H$ $R_2=COCH_2CH(CH_3)_2$ $R_3=H$ $R_4=H$

吉他霉素A_3: $R_1=COCH_3$ $R_2=COCH_2CH(CH_3)_2$ $R_3=H$ $R_4=H$

吉他霉素A_4: $R_1=H$ $R_2=COCH_2CH_2CH_3$ $R_3=H$ $R_4=H$

吉他霉素A_5: $R_1=COCH_3$ $R_2=COCH_2CH_2CH_3$ $R_3=H$ $R_4=H$

吉他霉素A_6: $R_1=H$ $R_2=COCH_2CH_3$ $R_3=H$ $R_4=H$

吉他霉素A_7: $R_1=COCH_3$ $R_2=COCH_2CH_3$ $R_3=H$ $R_4=H$

吉他霉素A_8: $R_1=COCH_3$ $R_2=COCH_3$ $R_3=H$ $R_4=H$

吉他霉素A_9: $R_1=H$ $R_2=COCH_3$ $R_3=H$ $R_4=H$

吉他霉素A_{13}: $R_1=H$ $R_2=COCH_2CH_2CH_2CH_2CH_3$ $R_3=H$ $R_4=H$

本品是由链霉菌 *Streptomyces kitasatoensis* 所产生的一种多组分的大环内酯类抗生素。其游离碱供口服用;酒石酸盐则供注射用。

【其他名称】柱晶白霉素,Leucomycin。

【性状】其盐为白色或淡黄色结晶性粉末,无臭,味苦,微有引湿性,易溶于水、甲醇或乙醇,几不溶于乙醚、三氯甲烷。

【药理学】抗菌性能与红霉素相似,对革兰阳性菌有较强的抗菌作用,对葡萄球菌、化脓性链球菌、绿色链球菌、肺炎链球菌、白喉杆菌、破伤风杆菌、炭疽杆菌等均有作用。对淋球菌、百日咳杆菌等革兰阴性菌也有抗菌作用。对钩端螺旋体、立克次体、支原体等也有效。

口服的药动学性质与红霉素相近。静脉注射 200mg 后,0.5 小时内血药浓度达 6~3μg/ml,在胆汁中有很高浓度,在肝、肾、肺等脏器中浓度较血清浓度为高。

【适应证】可作为红霉素的替代品,用于上述敏感菌所致的口咽部、呼吸道、皮肤和软组织、胆道等感染。

【用法和用量】口服:每次 0.3~0.4g,每日 3~4 次。静脉注射:1 次 0.2~0.4g,1 日 2~3 次,将 1 次用量溶于 10~20ml 氯化钠注射液或葡萄糖液中,缓慢注射,注射速度应不少于 5 分钟。

【注意】①与红霉素有较密切的交叉耐药关系。②其他参见红霉素。

【制剂】片剂:每片 0.1g。注射用酒石酸吉他霉素:每瓶 0.2g。

【贮法】遮光、密闭、干燥处保存。

麦迪霉素 Midecamycin

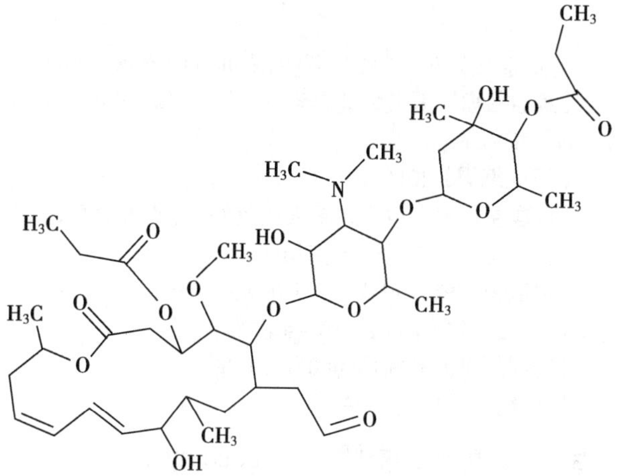

本品是由链霉菌 *Streptomyces mycarofaciens* nov. sp. 所产生的一种多组分的大环内酯类抗生素,含麦迪霉素 A_1、A_2 和少量 A_3、A_4 等组分。其结构见吉他霉素项下。

【其他名称】美地霉素,美他霉素。

【ATC 编码】J01FA03

【性状】为白色结晶性粉末,无臭,味苦,极微溶于水,易溶于乙醇、丙酮、三氯甲烷中,不溶于石油醚。

【药理学】抗菌性能与红霉素相似,对葡萄球菌、链球菌、白喉杆菌、肺炎链球菌、百日咳杆菌、支原体等有抗菌作用。

口服吸收后,广泛分布于各器官中,以肝、肺、脾、皮肤及口腔内中较高,胆汁中有很高浓度,尿中浓度很低,不能透过正常的血脑屏障。

【适应证】可作为红霉素的替代品,应用于敏感菌所致的口咽部、呼吸道、皮肤和软组织、胆道等部位感染。

【用法和用量】口服,成人 1 日量 0.8~1.2g,分 3~4 次用。儿童 1 日量 30~40mg/kg,分 3~4 次给予。

【制剂】干混悬剂:每包 0.1g;0.2g。

【注意】①本品与其他大环内酯类有较密切的交叉耐药性。②本品在 pH≥6.5 时吸收差。过去生产肠溶衣片,血药浓度低。现改为胃溶衣片,有利于吸收。③妊娠期妇女、哺乳期妇女、肝功能不全者、肾功能不全者慎用。

【制剂】片剂(胶囊剂):每片(粒)0.1g;0.2g。

【贮法】密闭、阴凉干燥处保存。

乙酰麦迪霉素 Acetylmidecamycin

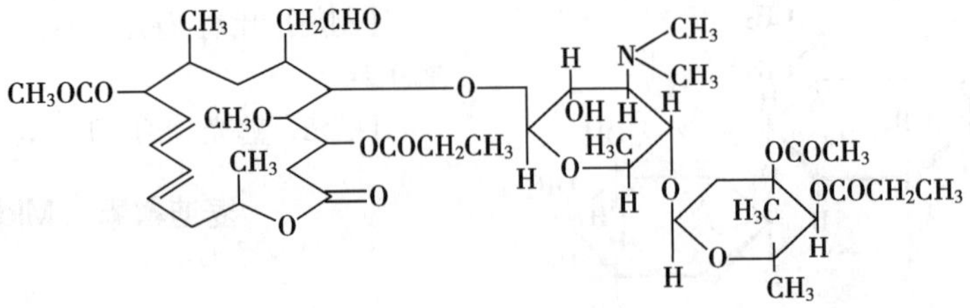

为麦迪霉素的二醋酸酯，为9,3″-diacetyl midecamycin。

【其他名称】 醋酸麦迪霉素，美欧卡霉素，Midecamycin Acetate，Miocamycin。

【ATC编码】 J01FA03

【药理学】 本品较麦迪霉素吸收好，血药浓度高，作用时间长，且味不苦，适合于儿童用药。

【用法和用量】 成人：一日0.6～1.2g，分3～4次服。儿童：一日30～40mg/kg，分3～4次给予。

【制剂】 干混悬剂：每包0.1g；0.2g。

【注意】 参见麦迪霉素。

交沙霉素〔药典(二)〕 Josamycin

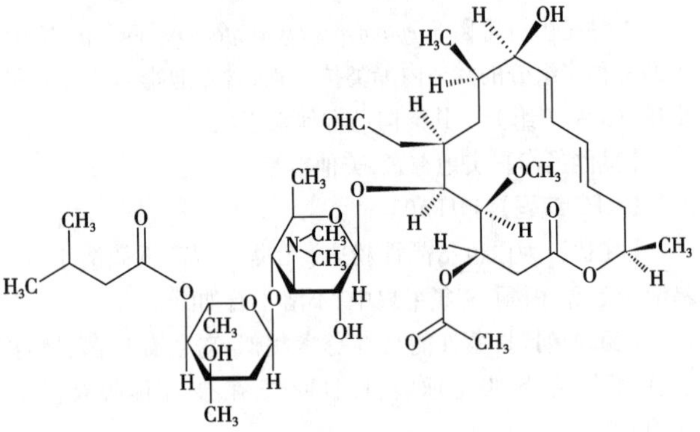

本品是由链霉菌 *Streptomyces narbonensis* var. *josamyceticus* 所产生的一种大环内酯类抗生素，药用品为游离碱。

【其他名称】 丙酸交沙霉素。

【ATC编码】 J01FA07

【性状】 为白色或类白色结晶性粉末，无臭，味苦，极易溶于乙醇、乙醚、三氯甲烷中，极微溶于水、石油醚中。

【药理学】 抗菌性能与红霉素相近似。对葡萄球菌属、链球菌属的抗菌作用较红霉素略差，但对诱导型耐药菌株仍具有抗菌活性；对脑膜炎双球菌、百日咳杆菌、消化球菌、消化链球菌、丙酸杆菌、真杆菌、支原体、衣原体、军团菌等具有良好抗菌作用。

在体内分布较广，在痰液和胆汁中可形成高浓度，但不能透过血脑屏障。

【适应证】 临床应用于敏感菌所致的口咽部、呼吸道、肺、鼻窦、中耳、皮肤及软组织、胆道等部位感染。

【用法和用量】 成人：一日量为0.8～1.2g，较重感染可增至一日1.6g，分3～4次应用。儿童：1日量为30mg/kg，分3～4次给予。空腹服用吸收好。

【注意】 ①交沙霉素碱片剂应整片吞服，以免接触胃酸损失效价。②丙酸交沙霉素属酯化物，不受胃酸影响，可制成颗粒剂供儿童应用，剂量同前。③妊娠期妇女、哺乳期妇女、肝功能不全者、严重肾功能不全者慎用。其他参见红霉素。

【制剂】 片剂：每片0.05g；0.1g；0.2g。丙酸交沙霉素颗粒剂：每包含药0.1g(效价)。

【贮法】 遮光、密闭、干燥处保存。

麦白霉素〔药典(二)〕 Meleumycin

由国内菌种制得的一种多组分大环内酯类抗生素，含麦迪霉素 A_1（约40%）、柱晶白霉素 A_6 及其他小组分，每1mg不少于850个麦迪霉素单位。

【药理学】 参见吉他霉素和麦迪霉素。

【用法和用量】 成人1日量0.8～1.2g，分3～4次服。儿童1日量30mg/kg，分3～4次服。

【注意】 参见麦迪霉素。

【制剂】 片剂：每片0.05g；0.1g。胶囊剂：每粒0.05g；0.1g；0.2g。

【贮法】 密闭、干燥处保存。

乙酰螺旋霉素〔药典(二)；医保(乙)〕 Acetylspiramycin

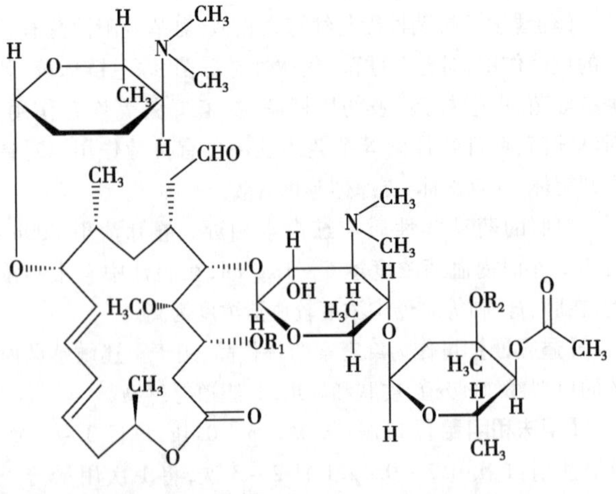

单乙酰螺旋霉素Ⅱ：$R_1=COCH_3$　$R_2=H$

单乙酰螺旋霉素Ⅲ：$R_1=COCH_2CH_3$　$R_2=H$

双乙酰螺旋霉素Ⅱ：$R_1=COCH_3$　$R_2=COCH_3$

双乙酰螺旋霉素Ⅲ：$R_1=COCH_2CH_3$　$R_2=COCH_3$

螺旋霉素(spiramycin)是从 *Streptomyces ambofaciens* 的培养液中获得的一种大环内酯类抗生素。以螺旋霉素为原料,经乙酰化,制得了乙酰螺旋霉素(即螺旋霉素醋酸酯)吸收改善,性质也较稳定。药用品为乙酰螺旋霉素碱。

【其他名称】法罗,欧亿罗。

【ATC 编码】J01FA02

【性状】为白色或微黄色粉末,无臭,味苦,微溶于水(5mg/ml),冷却可使溶解度提高。易溶于甲醇、乙醇、丙酮、三氯甲烷、乙醚中。

【药理学】抗菌谱与红霉素近似,对葡萄球菌、化脓性链球菌、肺炎链球菌、脑膜炎球菌、淋球菌、白喉杆菌、支原体、梅毒螺旋体等有抗菌作用。

口服 100mg 或 200mg,于 2 小时血药浓度达峰,分别为 0.8μg/ml 和 1μg/ml。在胆汁、尿液、脓液、支气管分泌物、肺组织及前列腺中的浓度一般较血浓度高。平均消除半衰期约为 4~8 小时。主要经粪便排泄,尿液中排泄甚少。本品不能透过正常人的血脑屏障。

【适应证】适用于上述敏感菌所致的扁桃体炎、支气管炎、肺炎、咽炎、中耳炎、皮肤和软组织感染、乳腺炎、胆囊炎、猩红热、牙科和眼科感染等。

【用法和用量】成人 1 次 0.2~0.3g,1 日 4 次,首次加倍。儿童一日量为 20~30mg/kg,分 4 次给予。

【禁忌证】禁用于对乙酰螺旋霉素、红霉素及其他大环内酯类过敏的患者。

【注意】①本品与其他大环内酯类有较密切的交叉耐药性。②本品受胃酸影响较轻,可饭后应用。③妊娠期妇女、哺乳期妇女、严重肝功能不全者、严重肾功能不全者慎用。其他参见红霉素。

【制剂】片剂(胶囊剂):每片(粒)0.1g;0.2g(效价)。

【贮法】密封、在凉暗干燥处保存。

6.9 林可霉素类

林可霉素〔药典(二);医保(甲、乙)〕 Lincomycin

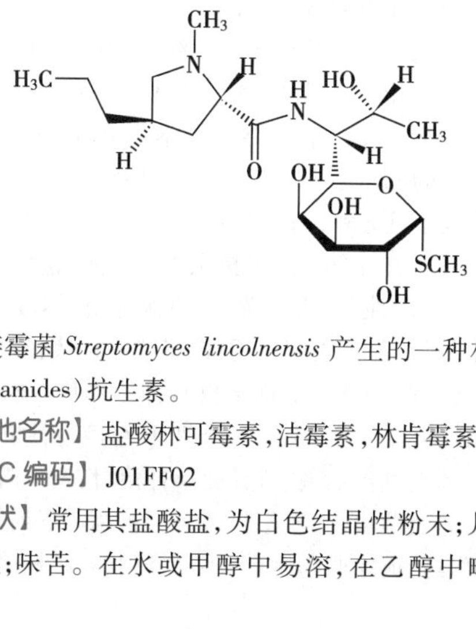

由链霉菌 *Streptomyces lincolnensis* 产生的一种林可酰胺类(lincosamides)抗生素。

【其他名称】盐酸林可霉素,洁霉素,林肯霉素。

【ATC 编码】J01FF02

【性状】常用其盐酸盐,为白色结晶性粉末;几有微臭或特殊臭;味苦。在水或甲醇中易溶,在乙醇中略溶。其10% 水溶液的 pH 为 3.0~5.5,性质较稳定。

【药理学】抑制细菌的蛋白质合成,对大多数革兰阳性菌和某些厌氧的革兰阴性菌有抗菌作用。对革兰阳性菌的抗菌作用类似红霉素,敏感菌可包括肺炎链球菌、化脓性链球菌、绿色链球菌、金黄色葡萄球菌、白喉杆菌等。厌氧菌对本品敏感者包括拟杆菌属、梭杆菌、丙酸杆菌、真杆菌、双歧杆菌、消化链球菌、多数消化球菌、产气荚膜杆菌、破伤风杆菌以及某些放线菌等。对粪链球菌、某些梭状芽孢杆菌、奴卡菌、酵母菌、真菌和病毒均不敏感。葡萄球菌对本品可缓慢地产生耐药性。对红霉素耐药的葡萄球菌对本品常显示交叉耐药性。

口服 500mg 后,吸收迅速,2~4 小时内血药浓度达峰,对多数革兰阳性菌可维持最低抑菌浓度(MIC)达 6~8 小时。肌内注射 600mg,0.5 小时血药浓度达峰,至 24 小时尚可检出。本品 600mg 于 5% 葡萄糖液 500ml 中滴注 2 小时,有效血药浓度约可维持 14 小时。可经胆道、肾和肠道排泄,口服后 40% 以原形随粪便排出,9%~13% 以原形自尿中排出。体内分布广,并可透过胎膜和进入乳汁,但不易透过正常人脑膜。$t_{1/2}$ 为 4~6 小时。

【适应证】用于葡萄球菌、链球菌、肺炎链球菌引起的呼吸道感染、骨髓炎、关节和软组织感染及胆道感染。对一些厌氧菌感染也可应用。外用治疗革兰阳性菌化脓性感染。

【用法和用量】口服(空腹):成人,一日 1.5~2g(活性),分 3~4 次服用;小儿 1 日 30~60mg(活性)/kg,分 3~4 次服用。肌内注射:成人一日 0.6~1.2g(活性),小儿一日 10~20mg(活性)/kg,分次给药。静脉滴注:成人 1 次 0.6g(活性),溶于 100~200ml 输液内,滴注 1~2 小时,每 8~12 小时 1 次。

【不良反应】可引起消化道反应,如恶心、呕吐、舌炎、肛门瘙痒等。长期使用可致假膜性肠炎。尚可导致过敏反应,如皮疹、荨麻疹、多形性红斑以及白细胞减少、血小板减少等。可致氨基转移酶升高、黄疸等。尚有耳鸣、眩晕等不良反应。

【禁忌证】对本药或克林霉素过敏者禁用。1 月龄以下的新生儿及深部真菌感染者禁用。

【注意】①胃肠疾病、哮喘、未完全控制的糖尿病、免疫力低下等疾病患者慎用。②不可直接静脉注射,进药速度过快可致心搏暂停和低血压。③用药期间出现腹泻应立即停药,必要时可用甲硝唑、万古霉素或去甲万古霉素治疗。④长期应用应定期检查血象和肝功能。⑤妊娠期妇女、哺乳期妇女、肝功能不全者、严重肾功能不全者慎用。

【药物相互作用】①与氯霉素、红霉素、克林霉素相互拮抗。②避免与其他神经肌肉阻滞药合用,引起骨骼肌无力、呼吸抑制或麻痹。③不宜与抗蠕动止泻药合用,因合用可致结肠内毒素排出延迟,增加引起假膜性肠炎的危险。

【制剂】片(胶囊)剂:每片(粒)0.25g(活性);0.5g(活性)。注射液:每支 0.2g(活性)(1ml);0.6g(活性)(2ml)。滴眼液:每支 3%(8ml)。

【贮法】避光、密闭保存。

克林霉素〔药典(二);基;医保(甲、乙)〕 Clindamycin

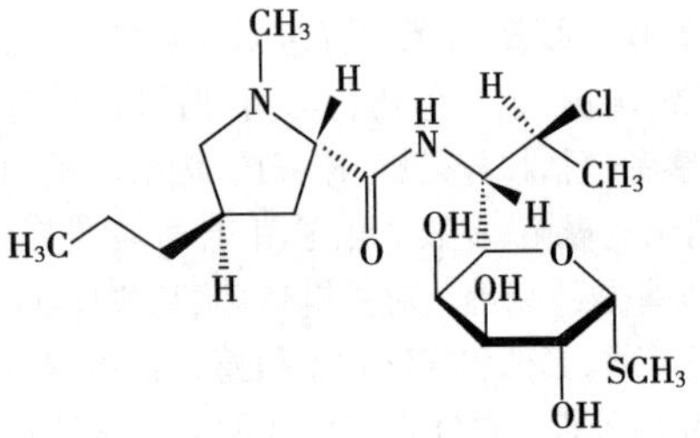

克林霉素其分子结构为林可霉素的7位羟基为氯原子替代,使其抗菌活性及临床疗效均优于林可霉素。其制品有盐酸盐、棕榈酸酯盐酸盐(以上两种供口服)和磷酸酯(供注射用)等。

【其他名称】盐酸克林霉素,氯洁霉素,氯林霉素,力派,可尔生,克林美。

【ATC编码】J01FF01

【性状】其盐酸盐为白色结晶性粉末;无臭。在水中极易溶解,在甲醇或吡啶中易溶,在乙醇中微溶,在丙酮或三氯甲烷中几乎不溶。其10%水溶液的pH为3.0~5.5。游离碱的pK_a为7.7。

【药理学】抗菌谱与林可霉素相同。口服克林霉素50mg、300mg及600mg后,0.75~2小时血药浓度达峰,浓度为2.5mg/L、4mg/L及8mg/L。肌内注射后血药达峰时间,成人为3小时,儿童为1小时。本品广泛分布于体液及组织中,在骨组织中亦可达较高浓度,在胆汁及尿液中可达高浓度,也可透过胎膜,但不易进入脑脊液中。在体内代谢,部分代谢物可保留抗菌活性。代谢物由胆汁和尿液排泄。在尿中收集到的原形药物约占体内总药量的1/10。$t_{1/2}$为2.4~3小时,肝、肾功能不全时可略提高。血透和腹腔透析不能有效地使本品消除。

【适应证】主要用于厌氧菌(包括脆弱拟杆菌、产气荚膜杆菌、放线菌等)引起的腹腔和妇科感染(常需与氨基糖苷类联合以消除需氧病原菌)。还用于敏感的革兰阳性菌引起的呼吸道、关节和软组织、骨组织、胆道等感染及败血症、心内膜炎等。本品是金黄色葡萄球菌骨髓炎的首选治疗药物。

【用法和用量】盐酸盐口服:成人,1次0.15~0.3g(活性),1日3~4次;小儿,1日8~16mg(活性)/kg,分3~4次给予。棕榈酸酯盐酸盐(供儿童应用):1日10~20mg/kg,分为3~4次给予;10kg以下体重的婴儿可按1日8~12mg/kg用药,分为3次给予。磷酸酯(注射剂):成人革兰阳性需氧菌感染,轻中度感染1日600~1200mg,分为2~4次肌内注射或静脉滴注;重度感染,一般用1日1200~2700mg,分为2~4次给予。儿童(1月龄以上),轻中度感染1日量15~25mg/kg,重度感染可按25~40mg/kg,均分为2~4次应用。

肌内注射量1次不超过600mg,超过此量则应静脉给予。静脉滴注时,每0.3g需用50~100ml生理盐水或5%葡萄糖溶液稀释成小于6mg/ml浓度的药液,缓慢滴注,通常每分钟不超过20mg。

【不良反应】全身性损害主要表现为过敏性休克、过敏样反应、高热、寒战等,其中过敏性休克占严重病例的15%;呼吸系统损害主要表现为喉水肿、呼吸困难等;泌尿系统损害主要表现为血尿、急性肾功能损害等,占严重病例的15.9%;皮肤及其附件损害主要表现为皮疹、剥脱性皮炎等;其他损害包括抽搐、肝功能异常、恶心、呕吐、晕厥、白细胞减少、溶血、腹痛、低血压、过敏性紫癜、耳鸣、听力下降等。

【禁忌证】对本药或林可霉素过敏者禁用。新生儿禁用。

【注意】①与林可霉素间有交叉耐药性。②胃肠疾病、哮喘、过敏体质者慎用。③因不能透过血脑屏障,不用于脑膜炎。④新生儿禁用。妊娠期妇女、哺乳期妇女、肝功能不全者慎用。

【药物相互作用】①不宜加入组成复杂的输液中,以免发生配伍禁忌。②本类药物与氯霉素、红霉素有拮抗作用,不可联合应用。③其他参见林可霉素。

【制剂】盐酸克林霉素胶囊剂:每粒75mg;100mg;150mg(活性)。盐酸克林霉素注射液:每支150mg(2ml);300mg(2ml);600mg(4ml)。

【贮法】密闭、在阴凉处保存。

6.10 氯霉素类

氯霉素〔药典(二);基;医保(甲)〕 Chloramphenicol

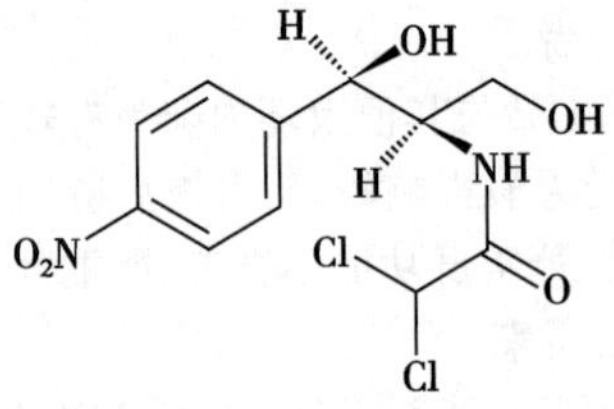

系由委内瑞拉链霉菌(*Streptomyces venezuela*)产生,现用合成法制造。也可制备成棕榈酯或琥珀酯应用。本品为左旋体。含等量左旋体和无效右旋体的混旋体为合霉素(混旋氯霉素),已经淘汰不用。

【其他名称】Chloromycetin。

【ATC编码】J01BA01

【性状】为白色针状或微带黄绿色的针状、长片状结晶或结晶性粉末;味苦。熔点149~153℃。在甲醇、乙醇、丙酮、丙二醇中易溶,在水中微溶。本品在干燥时稳定,其2.5%水溶液的pH为4.5~7.5,在弱酸性和中性溶液中较稳定,煮沸也不见分解,遇碱类易失效。

【药理学】在体外具广谱抗微生物作用,包括需氧革兰阴性菌及革兰阳性菌、厌氧菌、立克次体属、螺旋体和衣原体属。对下列细菌具杀菌作用:流感嗜血杆菌、肺炎链球菌和脑膜炎奈瑟菌。对以下细菌仅具抑菌作用:金黄色葡萄球菌、化脓性链球菌、草绿色链球菌、B组溶血性链球菌、大肠埃希菌、肺炎克雷伯菌、奇异变形杆菌、伤寒沙门菌、副伤寒沙门菌、志贺菌属、脆弱拟杆菌等厌氧菌。下列细菌通常对氯霉素耐药:铜绿假单胞菌、不动杆菌属、肠杆菌属、黏质沙雷菌、吲哚阳性变形杆菌属、甲氧西林耐药葡萄球菌和肠球菌属。

口服吸收良好(80% ~90%)。口服12.5mg/kg后血药峰浓度达11.2~18.4μg/ml。静脉滴注同量药物的血药峰浓度略高于上值。V_d为0.6~1L/kg,蛋白结合率约为50%~60%,$t_{1/2}$约为1.5~3.5小时。新生儿的$t_{1/2}$显著高于成人,2周龄以下者$t_{1/2}$约为24小时,2~4周龄者约为12小时。本品在体内分布良好,可进入胸腔积液、腹水、滑膜液和玻璃体内,可透过血脑屏障。可透过胎盘,并进入乳汁。在胆汁中含量较低。

正常肝功能者,有90%药物在肝内与葡萄糖醛酸结合失活。在24小时内5%~10%以原形由肾小球滤过排泄,80%以无活性的代谢产物由肾小管分泌排泄,口服后约有3%由胆汁分泌排出,1%由粪便排出。

【适应证】临床主要用于伤寒、副伤寒和其他沙门菌、脆弱拟杆菌感染。与氨苄西林合用于流感嗜血杆菌性脑膜炎。由脑膜炎球菌或肺炎链球菌引起的脑膜炎,在患者不宜用青霉素时,也可用本品。外用治疗沙眼或化脓菌感染。

【用法和用量】口服:成人一日1.5~3g,分3~4次服用;小儿每日25~50mg/kg,分3~4次服;新生儿每日不超过25mg/kg。静脉滴注:1日量为2~3g,分2次注射。以输液稀释,1支氯霉素(250mg)至少用稀释液100ml。氯霉素注射液(含乙醇、甘油或丙二醇等溶媒),宜用干燥注射器抽取,边稀释边振荡,防止析出结晶。症状消退后应酌情减量或停药。

【不良反应】主要为粒细胞及血小板减少、再生障碍性贫血等。皮疹、药物热、血管神经性水肿偶有发生。少见剥脱性皮炎。有报道,本品尚能引起溶血性贫血、铁粒幼细胞贫血、球后视神经炎、循环呼吸骤停、速发性过敏反应及心肌损害等。溶血性贫血多在用药后数小时至2~3天发生,症状为发热、褐色尿、巩膜及皮肤黄染、脾大等。长期应用可能引起视神经炎、共济失调,以及由于菌群失调而致的维生素缺乏和二重感染等。消化道反应有恶心、呕吐、食欲缺乏、舌炎、口腔炎等。

【禁忌证】对本药过敏者、精神病患者、新生儿和早产儿禁用。

【注意】肌内注射常引起较剧烈的疼痛,还可致坐骨神经麻痹而造成下肢瘫痪,故已少用。妊娠期妇女、哺乳期妇女、老年人、肝肾功能损害者、癫痫患者慎用。

【药物相互作用】①肝药酶诱导剂如苯巴比妥、苯妥英、利福平等药,可降低本药的血药浓度。②与林可霉素类、红霉素类有相互拮抗作用,本药可拮抗β-内酰胺类抗菌作用。③本品可拮抗铁剂、叶酸、维生素B_{12}和维生素B_6的药物作用。④与口服避孕药合用,避孕药效果降低,并增加经期外出血的危险。

【制剂】片(胶囊)剂:每片(粒)0.25g。注射液:每支0.25g(2ml)。滴眼液:8ml(20mg)。滴耳液:10ml(0.25g)。眼膏:1%;3%。

琥珀氯霉素[药典(二)] Chloramphenicol Succinate,为氯霉素酯,用药后在体内分解生成氯霉素起作用。稀释后静脉滴注或静脉注射,一日剂量1.5~3g,每6~8小时给药1次。注射剂:每支0.125g;0.25g;0.5g(按氯霉素计)。

棕榈氯霉素[药典(二)] Chloramphenicol Palmitate(无味氯霉素),口服无味,作用与氯霉素同,按氯霉素计,一日1.5~3g,分3~4次服用。小儿每日25~50mg/kg,分3~4次服。片剂:每片50mg。颗粒剂:每粒0.1g。

【贮法】溶液剂型均应避光,存放于凉处。

甲砜霉素[药典(二)] Thiamphenicol

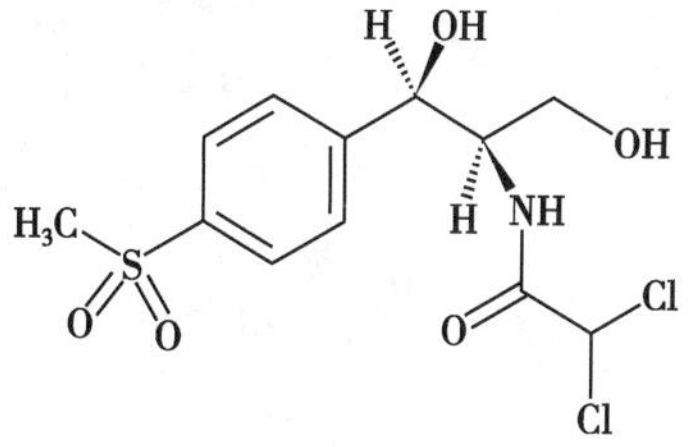

【ATC编码】J01BA02

抗菌谱与氯霉素近似。主要用于伤寒、副伤寒及其他沙门菌感染,也用于敏感菌所致的呼吸道、胆道、尿路感染。一日1.5~3g,分3~4次。可抑制红细胞、白细胞和血小板生成,但程度比氯霉素轻。可引起周围神经炎。片剂(胶囊剂):每片(粒)0.125g;0.25g。

6.11 糖肽类

糖肽类由链霉菌或放线菌所产生,其结构为线性多肽。目前临床应用的该类药物有万古霉素、去甲万古霉素和替考拉宁。作为一类抗革兰阳性菌的抗生素,主要用于治疗耐甲氧西林金黄色葡萄球菌(MRSA)和耐甲氧西林表皮葡萄球菌(MRSE)所致系统感染,难辨梭状芽孢杆菌所致的肠道感染,耐氨苄西林的肠球菌感染。替考拉宁对金黄色葡萄球菌的抗菌活性与万古霉素相似,对肠球菌的抗菌活性强于万古霉素,对万古霉素耐药的Van B基因型肠球菌也有较强抗菌活性。

糖肽类抗生素通过作用于细菌细胞壁,与胞壁黏肽合成中的D-丙氨酰-D-丙氨酸形成复合物,抑制了细胞壁的合成。其作用部位与β-内酰胺类不同,不与青霉素类竞争结合部位。此类抗生素的化学结构和作用机制独特,故与其他抗菌药无交叉耐药现象。

随着糖肽类抗生素的广泛应用,尤其不合理滥用,耐药的金黄色葡萄球菌和肠球菌日趋增多,严格掌握适应证,合理应用至关重要。1988年国外发现了耐万古霉素肠球菌(VRE),耐药率逐渐增高,耐万古霉素尿肠球菌(VREF)的耐药率较粪肠球菌高。VRE尤其是VREF引起的感染已成为临床治疗中的棘手问题。对糖肽类抗生素高度耐药的MRSA、MRSE及肠球菌感染,目前可选用利奈唑胺等。

去甲万古霉素[药典(二);医保(乙)] Norvancomycin

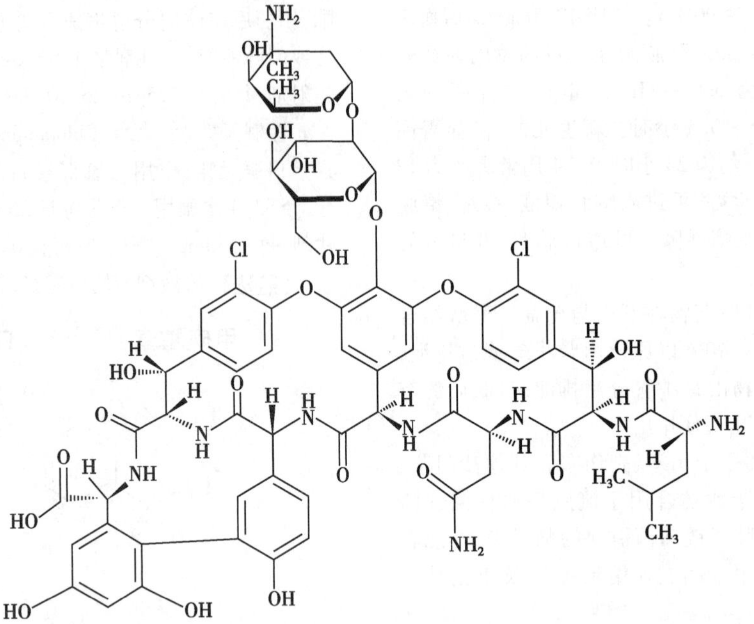

去甲万古霉素是国内由放线菌万-23 号菌种所得的产品,主要含 *N*-去甲基万古霉素,其含量不少于 88%,其中也含少量万古霉素。去甲万古霉素的化学结构与万古霉素相近,但缺少一个甲基,其抗菌谱与抗菌作用与万古霉素相近。

【其他名称】盐酸去甲万古霉素,万迅。

【ATC 编码】J01XA01

【性状】常用其盐酸盐,为白色至淡棕色粉末;无臭,味苦。在水中易溶,在甲醇中微溶,在丙酮、丁醇或乙醚中不溶;在溶液中能被多种重金属盐类沉淀。5% 水溶液的 pH 为 2.8 ~ 4.5。脲可增大本品在水中的溶解度。

【药理学】对化脓性链球菌、肺炎链球菌、金黄色葡萄球菌、表皮葡萄球菌等有强大的抗菌作用。厌氧链球菌、难辨梭状芽孢杆菌、炭疽杆菌、放线菌、白喉杆菌、淋球菌对本品也甚敏感。绿色链球菌、牛链球菌、粪链球菌等也有一定的敏感性。革兰阴性杆菌、分枝杆菌、拟杆菌、真菌等对本品不敏感。

口服不吸收。单剂静脉滴注 400mg,滴注完毕即达到血药峰浓度 25.18mg/L,8 小时血浓度平均为 1.90mg/L,有效血浓度可维持 6 ~ 8 小时。本品不透过正常人的血脑屏障,但在脑膜炎患者有可能达到治疗浓度。静脉滴注后主要经肾脏排泄,单次静脉滴注 400mg,24 小时尿中平均总排泄率为 81.1%;单次静脉滴注 800mg,24 小时尿中平均总排泄率为 85.9%。

【适应证】主要用于葡萄球菌(包括产酶株和耐甲氧西林株)、肠球菌(耐氨苄西林株)、难辨梭状芽孢杆菌等所致的系统感染和肠道感染,如心内膜炎、败血症,以及假膜性肠炎等。

【用法和用量】口服(治疗假膜性肠炎):成人 1 次 0.1 ~ 0.4g,每 6 小时 1 次;儿童酌减。静脉滴注:成人 1 日量 0.8 ~ 1.6g,2 ~ 3 次给予;小儿 1 日量为 16 ~ 24mg/kg,分 2 次给予。一般将 1 次量的药物先用 10ml 灭菌注射用水溶解,再加入到适量等渗氯化钠注射液或葡萄糖输液中,缓慢滴注。如采取连续滴注给药,则可将 1 日量药物加到 24 小时内所用的输液中给予。

【不良反应】可引起口麻、刺痛感、皮肤瘙痒、嗜酸性粒细胞增多、一过性白细胞减少、药物热、感冒样反应以及血压剧降、过敏性休克反应等。可致严重的耳中毒和肾中毒,大剂量和长时间应用时尤易发生。输入速度过快、剂量过大可产生红斑样或荨麻疹样反应,皮肤发红(称为红颈综合征),尤以躯干上部为甚。

【禁忌证】对本药或万古霉素类抗生素过敏者禁用。

【注意】①输入药液过浓可致血栓性静脉炎,应适当控制药液浓度和滴速。②不可肌内注射,因可致剧烈疼痛。③妊娠期妇女、哺乳期妇女、新生儿及肾功能不全者慎用。

【药物相互作用】①与氨基糖苷类药合用对肠球菌有协同抗菌作用,但肾毒性、耳毒性可能增加。②考来烯胺可使本药失活。③与耳毒性、肾毒性药物联用可导致毒性增强。④与许多药物可产生沉淀反应,含本品的输液中不得添加其他药物。

【制剂】注射用盐酸去甲万古霉素:每瓶 0.4g(40 万 U)[相当万古霉素约 0.5g(50 万 U)]。

【贮法】密闭、在凉暗处保存。

万古霉素〔药典(二);医保(乙)〕 Vancomycin

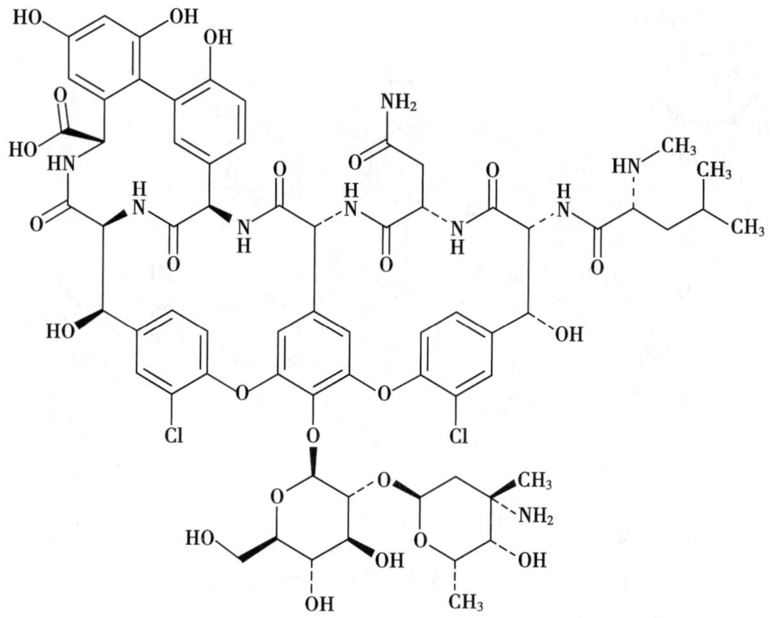

【其他名称】盐酸万古霉素,稳可信,来可信,方刻林,Vancor。

【ATC 编码】J01XA01

【性状】其盐酸盐为白色粉末,极易溶于水,在甲醇中极微溶解,在乙醇、丙酮和乙醚中几乎不溶。

【药理学】属于糖肽类抗生素。对金黄色葡萄球菌、表皮葡萄球菌、化脓性链球菌、肺炎链球菌等有较强抗菌活性,对厌氧链球菌、难辨梭状芽孢杆菌、炭疽杆菌、放线菌、白喉杆菌、淋球菌、草绿色链球菌、粪链球菌等有一定的抗菌作用。本品对革兰阳性菌有较强的杀菌作用,对多数革兰阴性菌、分枝杆菌属、立克次体属、衣原体属或真菌均无效。

口服吸收不良,静脉给药分布较广,分布容积为 0.43~1.25L/kg,血清、心包、胸膜、腹膜、腹水、滑膜液、尿液和心房组织中可达有效抗菌浓度。本品可透过胎盘,脑膜发炎时可渗入脑脊液并达有效抗菌浓度。蛋白结合率约 55%,成人消除半衰期平均为 6 小时,肾功能不全者可延长,小儿消除半衰期约为 2~3 小时。药物经肝脏代谢,24 小时内约 80%~90% 以原形经肾排泄,少量通过胆汁和乳汁排出。

【适应证】本品适用于耐甲氧西林金黄色葡萄球菌及其他敏感菌所致的感染:败血症、感染性心内膜炎、骨髓炎、关节炎、灼伤、手术创伤等浅表性继发感染、肺炎、肺脓肿等。口服用于对甲硝唑不耐受或治疗效果不佳的假膜性肠炎或艰难梭菌感染。

【用法和用量】口服:每次 125~500mg,每 6 小时 1 次,疗程 10~14 天;小儿 1 次 10mg/kg,每 6 小时 1 次,疗程10~14 天。

静脉滴注:全身感染,每日常用剂量为 2g,可分为每 6 小时 0.5g 或每 12 小时 1g;新生儿(0~7 日)首次 15mg/kg,以后 10mg/kg,每 12 小时给药 1 次;婴儿(7 天~1 个月)首次 15mg/kg,以后 10mg/kg,每 8 小时给药 1 次;儿童每次 10mg/kg,每 6 小时给药 1 次。

【注意】【禁忌证】【药物相互作用】同去甲万古霉素。

【制剂】注射用盐酸万古霉素:每支 0.5g;1.0g。

【贮法】室温下保存。

替考拉宁〔药典(二);医保(乙)〕 Teicoplanin

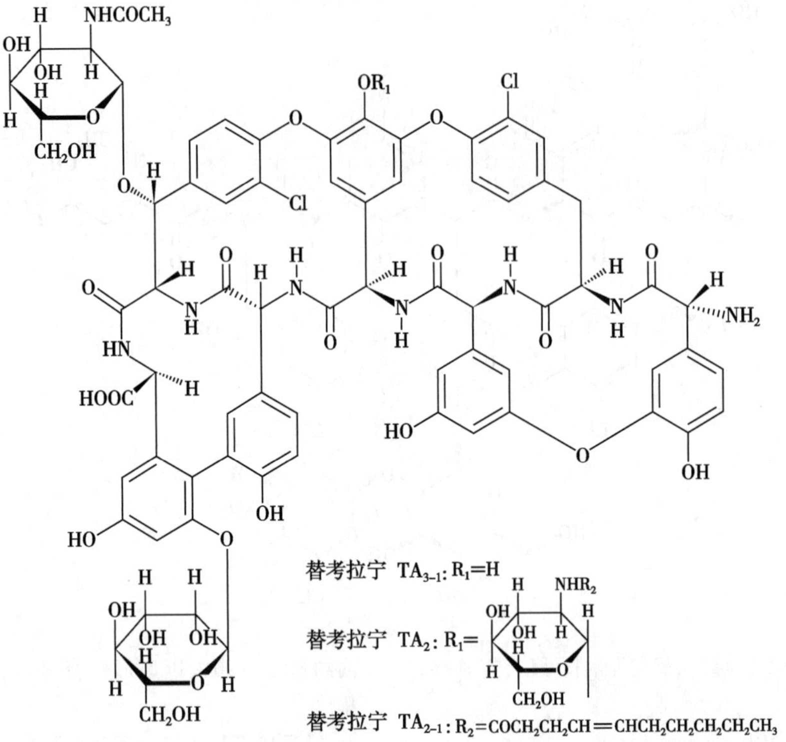

替考拉宁 TA_{3-1}: R_1=H

替考拉宁 TA_2: R_1=

替考拉宁 TA_{2-1}: R_2=$COCH_2CH_2CH{=}CHCH_2CH_2CH_2CH_2CH_3$

替考拉宁 TA_{2-2}: R_2=$COCH_2CH_2CH_2CH_2CH_2CH_2CH_2CH(CH_3)_2$

由放线菌 *Actinoplanes teichomyceticus* 产生的一种糖肽类抗生素,与万古霉素性质近似。

【ATC 编码】 J01XA02

【性状】本品为白色至淡黄色的粉末;无臭;有引湿性。本品在水中易溶,在二甲基甲酰胺中溶解,在乙腈、甲醇、乙醇和丙酮中几乎不溶。

【药理学】对金黄色葡萄球菌、链球菌、李斯特菌、肠球菌等革兰阳性菌和一些厌氧菌有抗菌作用。对所有革兰阴性菌、分枝杆菌、真菌等均无效。

口服不吸收,静脉注射给药后,药物广泛分布于体内周围部位,包括胆汁、扁桃体、黏膜、肝、胰、胃、肾等部位,但在皮肤和脑脊液中浓度甚低。本品蛋白结合率为 90% ~ 95%。药物大部以原形随尿液排泄。半衰期可达 70 ~ 100 小时。

【适应证】临床用于耐甲氧西林金黄色葡萄球菌和耐氨苄西林肠球菌所致的系统感染(对中枢感染无效)。

本类药物(万古霉素与本品)限用于上述适应证,其目的是防止过度应用(即用于其他抗生素能控制的一些病原菌感染而造成耐药菌滋长)。

【用法和用量】 首剂(第 1 日)400mg,次日开始每日 200mg,静脉注射或肌内注射;严重感染,每次 400mg,每日 2 次,3 日后减为 1 日 200 ~ 400mg。

用前以注射用水溶解,静脉注射应不少于 1 分钟。若采取静脉滴注,则将药物加入 0.9% 氯化钠液或 5% 葡萄糖注射液中,静脉滴注不少于 30 分钟。也可采用肌内注射。

【不良反应】 不良反应与去甲万古霉素近似而较轻。本品有肾毒性,可引起血清肌酐短暂升高;有耳毒性反应;曾有引起白细胞减少,中性粒细胞减少,血小板增多的报道;尚有头晕和消化道反应,肝功能一时性障碍,皮肤过敏反应以及肌内注射部位红肿等。

【注意】①肾功能不全者应减量慎用,用药时监测肾功能。②妊娠期妇女不宜使用,哺乳期妇女应用本品,建议暂停哺乳。③本品可与万古霉素(去甲万古霉素)有交叉过敏反应。对万古霉素过敏者慎用。④本品宜现配现用,若保存在 4℃条件下,不可超过 24 小时。⑤其他参见去甲万古霉素。

【制剂】 注射用替考拉宁:每支 200mg;400mg。

【贮法】 密闭,于 10℃以下贮存。

6.12 其他抗菌抗生素

磷霉素〔药典(二);基;医保(甲、乙)〕 Fosfomycin

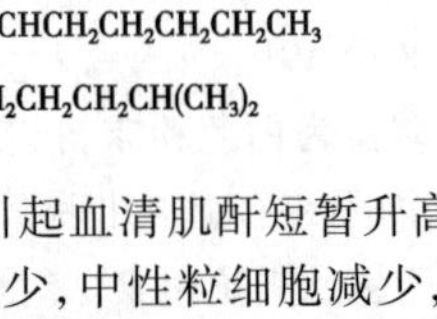

本品由 *Streptomyces fradiae* 等多种链霉菌培养液中分离的一种抗生素,现已由合成法制取。磷霉素为一种游离酸,药用品有钙盐和二钠盐两种。

【其他名称】 磷霉素钙,磷霉素钠,复美欣,美乐力,Phosphonomycin。

【ATC 编码】J01XX01

【性状】钙盐为白色结晶性粉末,无味,微溶于水,不溶于甲醇、丙酮、乙醚或三氯甲烷中,其4mg/ml 溶液 pH 为 8 ~ 10。钠盐为白色结晶性粉末,略带咸味,有引湿性,极易溶于水,溶解时放热,微溶于甲醇,几不溶于丙酮、乙醚或三氯甲烷中;70mg/ml 水溶液的 pH 为 8.5 ~ 10.5。本品分子中有一个环氧三元环,但性质稳定,在 pH4 ~ 11 水溶液中短时间内不分解。

【药理学】磷霉素可与催化肽聚糖合成的磷酸烯醇丙酮酸转移酶不可逆性结合,使该酶灭活,阻断细菌细胞壁的合成,从而导致细菌死亡。对于葡萄球菌、肺炎链球菌、大肠埃希菌、淋球菌、奇异变形杆菌、伤寒杆菌、沙雷杆菌、大多数的铜绿假单胞菌、化脓性链球菌、粪链球菌、部分吲哚阳性变形杆菌和某些克雷伯菌、肠杆菌属细菌等有抗菌作用。本品对耐甲氧西林金黄色葡萄球菌(MRSA)有抗菌作用。

磷霉素钙口服吸收率为30% ~40%。口服1g,2 ~4 小时血药达峰,约为 5.3μg/ml;6 小时内尿药浓度达峰,约为150μg/ml。静脉滴注磷霉素钠 2g,滴完即时血药浓度为90μg/ml,1 小时后即下降至50%左右,血消除半衰期为3 ~5 小时。在体内各组织体液中分布广泛,可通过胎盘和血脑屏障。主要经肾排泄,静脉给药后 24 小时内约 90% 自尿排出。

【适应证】临床主要用于敏感菌引起的尿路、皮肤及软组织、肠道等部位感染。对肺部、脑膜感染和败血症也可考虑应用。可与其他抗生素联合治疗由敏感菌所致重症感染。也可与万古霉素合用治疗 MRSA 感染。

【用法和用量】口服磷霉素钙,适用于尿路感染及轻症感染,成人1 日2 ~4g,儿童1 日量为50 ~100mg/kg,分3 ~4 次服用。静脉注射或静脉滴注磷霉素钠,用于中度或重度系统感染,成人 1 日 4 ~12g,重症可用到 1 日 16g;儿童 1 日量按 100 ~300mg/kg,均分为 2 ~3 次给予。1g 药物至少应用 10ml 溶剂,如一次用数克,则应按每 1g 药物用 25ml 溶剂的比率进行溶解,予以静脉滴注或缓慢静脉注射。适用的溶剂有:灭菌注射用水、5% ~10% 葡萄糖液、0.9% 氯化钠注射液、含乳酸钠的输液等。

【不良反应】毒性较轻,但仍可致皮疹、嗜酸性粒细胞增多、血氨基转移酶升高等反应。口服可致胃肠道反应;肌内注射局部疼痛和硬结;静脉给药过快可致血栓性静脉炎、心悸等。

【禁忌证】对本药过敏者禁用。5 岁以下儿童禁用注射剂。

【注意】①磷霉素钠的含钠量约为25%,以1g 药物计,含钠约为 0.32g,对于心、肾功能不全,高血压等患者应慎用。②与一些金属盐可生成不溶性沉淀,勿与钙、镁等金属盐及抗酸药相配伍。③妊娠期妇女、哺乳期妇女、肝功能不全者慎用。

【药物相互作用】①钙盐或抗酸药可抑制本药的吸收。②甲氧氯普胺可降低本药的血药浓度。③与氨基糖苷类药有协同抗菌作用,并可减少或延长细菌耐药性的产生。④与β-内酰胺类药合用,对金黄色葡萄球菌(包括 MRSA)、铜绿假单胞菌有协同抗菌作用。

【制剂】磷霉素钙片剂(胶囊):每片(粒)0.1g;0.2g;0.5g。注射用磷霉素钠:每瓶 1g;4g。

【贮法】密闭、在阴凉干燥处保存。

达托霉素[医保(乙)] Daptomycin

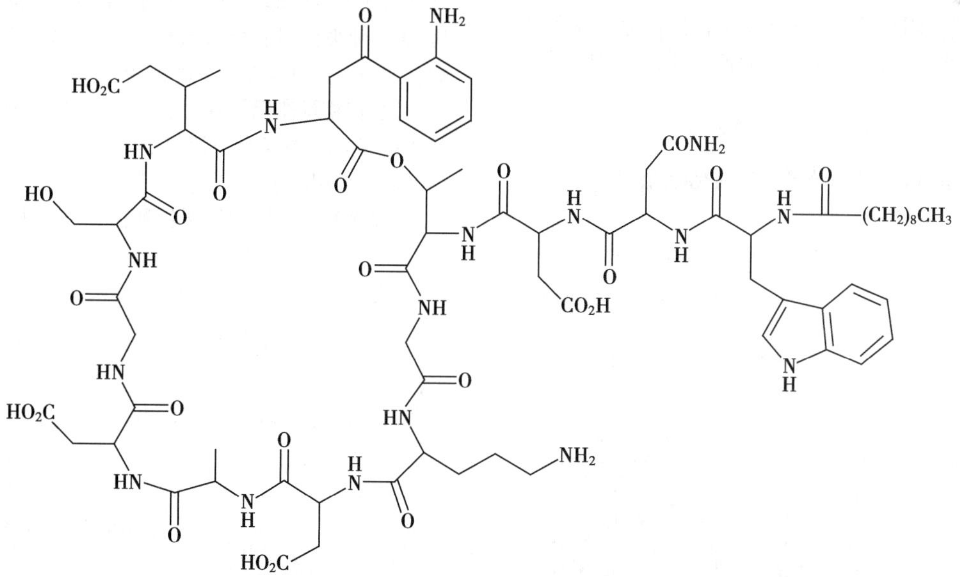

【其他名称】Cidecin,Cubicin。

【ATC 编码】J01XX09

【药理学】本品是具有新颖结构的环脂肽类抗生素,通过扰乱细胞膜对氨基酸的转运,从而阻碍细菌细胞壁肽聚糖和胞壁磷酸脂的生物合成,改变细胞膜电位。另外,还可通过破坏细菌的细胞膜,使其内容物外泄达到杀灭细菌目的。对甲氧西林耐药的葡萄球菌和万古霉素耐药的肠球菌,抗菌活性大于万古霉素或替考拉宁。本品仅对革兰阳性菌敏感,对单核细胞增多性李斯特杆菌效果较差,对革兰阴性病原体基本无效。

一日分别静脉给药4mg/kg、6mg/kg、8mg/kg，7天后平均血浆峰浓度分别为57.8μg/ml、93.9μg/ml和123.3μg/ml，平均稳态谷浓度分别是5.9μg/ml、9.4μg/ml和14.9μg/ml，AUC分别为494μg/(ml·h)、632μg/(ml·h)和858μg/(ml·h)。肾功能不全者平均AUC较大。本品与蛋白可逆性结合，总蛋白结合率90%～93%，与药物浓度大小无关。其组织穿透性弱，分布容积小。本品可能通过肾脏代谢。给药总量80%由肾脏排泄，约5%从粪便排泄。消除半衰期为7～9小时，肾功能受损时，半衰期延长。可通过血透和腹透清除。

【适应证】临床用于复杂性皮肤及软组织感染。金黄色葡萄球菌(包括甲氧西林敏感和甲氧西林耐药)血流感染(菌血症)，以及伴发的右侧感染性心内膜炎。

【用法和用量】对于复杂性皮肤及软组织感染：静脉注射，每次4mg/kg，每日1次，连续用药7～14天。对于金黄色葡萄球菌(包括甲氧西林敏感和甲氧西林耐药)血流感染(菌血症)，以及伴发的右侧感染性心内膜炎：静脉注射，每次6mg/kg，每日1次，疗程2～6周。对于肌酐清除率低于30ml/min者，每次4mg/kg，每2天1次。

【不良反应】常见胃肠道不良反应有恶心、呕吐、腹泻和便秘；中枢神经系统可见头昏、头痛、失眠、焦虑等；心血管系统可影响血压及引起心律失常；影响代谢和内分泌，可发生低血钾、高血糖、低血镁和电解质紊乱。还可发生呼吸困难、肌肉骨骼疼痛、皮疹、瘙痒、贫血、肾衰及肝功能异常等。

【禁忌证】对本品过敏者禁用。

【注意】本品应稀释于0.9%氯化钠注射液中，给药时间应持续30分钟。18岁以下患者、有肌肉骨骼病史者、肾脏损害者、妊娠及哺乳期妇女慎用。

【药物相互作用】①与庆大霉素有协同抗葡萄球菌、肠球菌的作用。②与HMG-CoA还原酶抑制剂合用，增加肌病发生的风险。

【制剂】注射用达托霉素：每支250mg；500mg。

多黏菌素B〔药典(二)；医保(乙)〕 Polymyxin B

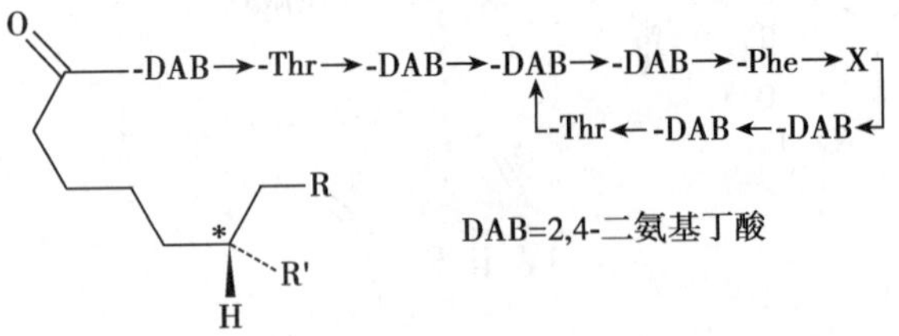

-DAB→-Thr→-DAB→-DAB→-DAB→-Phe→X→-DAB→-DAB→-Thr

DAB=2,4-二氨基丁酸

多黏菌素	R	R'	X	Mol.Formula
B_1	CH	CH	-Leu	C H N O
B_2	H	CH	-Leu	C H N O
B_3	CH	H	-Leu	C H N O
B_{1-1}	CH	CH	-Ile	C H N O

多黏菌素系由多黏芽孢杆菌(*Bacillus polymyxa*)产生的一组多肽类抗生素。多黏菌素B和E供药用。

【其他名称】硫酸多黏菌素B，阿罗多黏，Aerosporin。

【ATC编码】J01XB02

【性状】常用其硫酸盐，为白色结晶性粉末，易溶于水，有引湿性。在酸性溶液中稳定，其中性溶液在室温放置一周不影响效价，碱性溶液不稳定。

【药理学】对铜绿假单胞菌、大肠埃希菌、肺炎克雷伯菌，以及嗜血杆菌、肠杆菌属、沙门菌、志贺菌、百日咳杆菌、巴斯德菌和弧菌等革兰阴性菌有抗菌作用。变形杆菌、奈瑟菌、沙雷菌、普鲁威登菌、革兰阳性菌和专性厌氧菌均对本类药物不敏感。细菌对本品与多黏菌素E之间有交叉耐药性，但对本类药物与他类抗菌药物间则没有交叉耐药性发现。

口服不吸收。注射后主要由尿排出，但在12小时内仅排出很少量，以后可达到20～200μg/ml浓度。停药以后1～3天内，继续有药物排泄。

【适应证】临床主要应用于铜绿假单胞菌及其他假单胞菌引起的创面、尿路以及眼、耳、气管等部位感染，也可用于败血症。鞘内注射用于铜绿假单胞菌脑膜炎。

【用法和用量】静脉滴注：成人及儿童肾功能正常者1日1.5～2.5mg/kg(一般不超过2.5mg/kg)，分成2次，每12小时滴注1次。每50mg本品，以5%葡萄糖液500ml稀释后滴入。婴儿肾功能正常者可耐受1日4mg/kg的用量。肌内注射：成人及儿童1日2.5～3mg/kg，分次给予，每6～8小时用药1次。婴儿1日量可用到4mg/kg，新生儿可用到4.5mg/kg。滴眼液浓度1～2.5mg/ml。

【不良反应】对肾脏的损害较多见，出现血尿、蛋白尿、管型尿、尿素氮及肌酸酐升高，甚至发生肾小管坏死及肾衰竭。

【禁忌证】对多黏菌素类药物过敏者禁用。

【注意】①静脉注射可能导致呼吸抑制，一般不采用。②鞘内注射可引起明显的脑膜刺激征，严重者发生下肢瘫痪、大小便失禁、抽搐等，现已少用。③儿童、妊娠期妇女、哺乳期妇女及肾功能不全者慎用。

【药物相互作用】①不应与其他有肾毒性或神经肌肉阻滞作用的药物联合应用，以免发生意外。②与地高辛合用可使其作用增强。

【制剂】注射用硫酸多黏菌素B：每瓶50mg(1mg＝10 000U)。

【贮法】于15～30℃保存。

黏菌素〔药典(二)；医保(乙)〕 Colistin

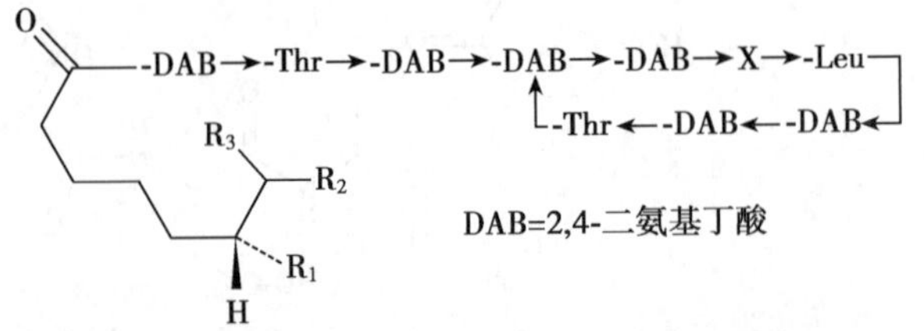

-DAB→-Thr→-DAB→-DAB→-DAB→X→-Leu→-DAB→-DAB→-Thr

DAB=2,4-二氨基丁酸

多黏菌素	X	R_1	R_2	R_3	Mol.Formula
E_1	D-Leu	CH	CH	H	C H N O
E_2	D-Leu	CH	H	H	C H N O
E_3	D-Leu	H	CH	H	C H N O
E_{1-1}	D-Ile	CH	CH	H	C H N O
E_{1-7}MOA	D-Leu	H	CH	CH	C H N O

【其他名称】硫酸黏菌素，多黏菌素 E，可利迈仙，Polymyxin E。

【ATC 编码】J01XB01

【性状】常用其硫酸盐，为白色或微黄色粉末；无臭或几乎无臭。有引湿性。在水中易溶，在乙醇中微溶，在丙酮、三氯甲烷或乙醚中几乎不溶。

【药理学】抗菌谱和体内过程与多黏菌素 B 相同。口服不吸收。

【适应证】用于治疗大肠埃希菌性肠炎和对其他药物耐药的菌痢。外用于烧伤和外伤引起的铜绿假单胞菌局部感染和耳、眼等部位敏感菌感染。

【用法和用量】口服：成人 1 日 100 万～300 万 U，分 3 次服。儿童 1 次量 25 万～50 万 U，1 日 3～4 次。重症时上述剂量可加倍。外用：溶液剂 1 万～5 万 U/ml，氯化钠注射液溶解。

【不良反应】可发生皮疹、瘙痒等过敏症状。胃肠道不良反应有恶心、呕吐、食欲缺乏、腹泻等反应。

【禁忌证】对多黏菌素类药物过敏者禁用。

【注意】①口服宜空腹给药。②注射已少用。③妊娠期妇女、肾功能不全者慎用。

【制剂】片剂：每片 50 万 U；100 万 U；300 万 U。灭菌粉剂：每瓶 50 万 U，供制备溶液用（1mg=6500U）。

【贮法】密闭、阴凉处保存。

夫西地酸钠[医保(乙)] Fusidate Sodium

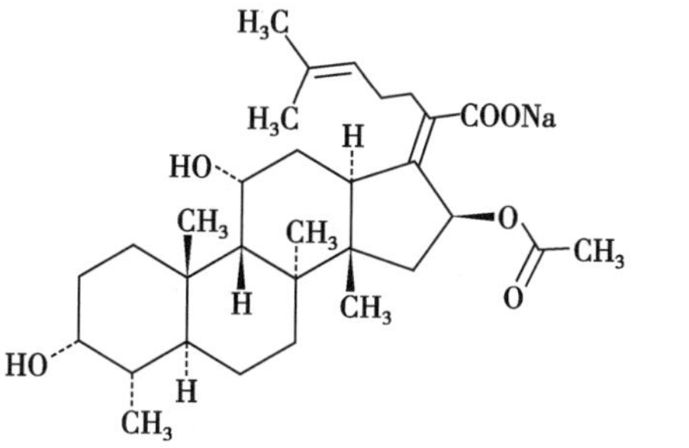

【其他名称】褐霉素钠，梭链孢酸钠，甾酸霉素。

【ATC 编码】D06AX01，D09AA02，J01XC01，S01AA13

【性状】本品为白色结晶性粉末，溶剂为无色的澄明液体。

【药理学】夫西地酸钠通过抑制细菌的蛋白质合成而产生杀菌作用，对一系列革兰阳性细菌有强大的抗菌作用。葡萄球菌，包括对青霉素、甲氧西林和其他抗生素耐药的菌株，均对本品高度敏感。夫西地酸钠与临床使用的其他抗菌药物之间无交叉耐药性。

本品有极好的组织渗透能力，体内分布广泛。在脓液、痰液、软组织、心脏、骨组织、滑液、死骨片、烧伤痂、脑脓肿和眼内，夫西地酸钠的浓度均超过其对葡萄球菌的最小抑菌浓度（0.03～0.16mg/ml）。肝脏代谢，几乎完全由胆汁排出，消除半衰期为 5～6 小时。

【适应证】主治由各种敏感细菌，尤其是葡萄球菌引起的各种感染，如骨髓炎、败血症、心内膜炎，反复感染的囊性纤维化、肺炎、皮肤及软组织感染，外科及创伤性感染等。

【用法和用量】口服：每 8 小时 750mg；儿童 1 岁以下，每日 50mg/kg，分 3 次给予；1～5 岁，1 次 250mg，1 日 3 次；5～12 岁，1 次 500mg，1 日 3 次。静脉滴注：成人每次 500mg，每天 3 次；儿童及婴儿每日 20mg/kg，分 3 次给药。

将本品 500mg 溶于 10ml 所附的无菌缓冲溶液中，然后用氯化钠注射液或 5% 葡萄糖注射液稀释至 250～500ml 静脉滴注。若葡萄糖注射液过酸，溶液会呈乳状，如出现此情况即不能使用。滴注时间不应少于 2～4 小时。

【不良反应】可见皮疹、黄疸、肝功能改变等不良反应。停药后肝功能可恢复。静脉注射（夫西地酸二乙醇胺）可致脉管痉挛、静脉炎、溶血。使用磷酸盐-枸橼酸盐缓冲液溶解药物，注射后可致低钙血症。局部用药可致过敏症状。

【禁忌证】对本品过敏者禁用。

【注意】①口服与食物同服，以减轻胃肠道症状。②新生儿、妊娠期妇女、哺乳期妇女、黄疸及肝功能不全者慎用。

【药物相互作用】①本品可增加香豆素类药物的抗凝血作用。②静脉滴注时与喹诺酮类、免疫球蛋白、门冬氨酸钾镁、维生素 B_6 和维生素 C 注射液等多种药物有配伍禁忌。③与阿托伐他汀同用，可使两者血药浓度明显升高，引起肌酸激酶浓度上升，出现肌无力、疼痛。

【制剂】口服混悬液：每瓶 4.5g（90ml）。注射用夫西地酸：每瓶 500mg（钠盐）；580mg（二乙醇胺盐）。

【贮法】室温下保存。

利福昔明[药典(二)；医保(乙)] Rifaximin

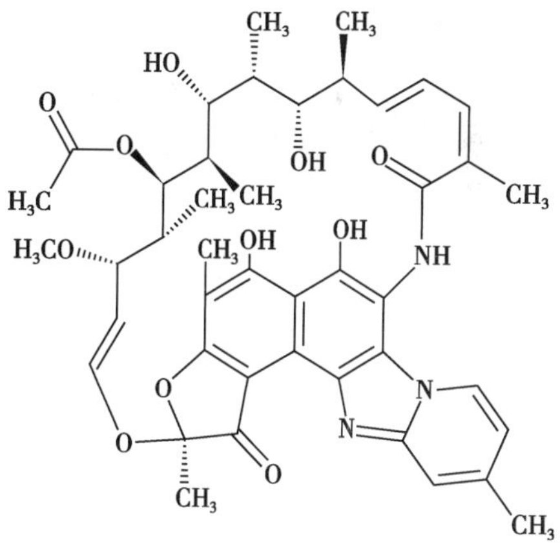

【其他名称】利福西亚胺，莱利青，威利宁，Normix，Lormyx。

【ATC 编码】A07AA11，D06AX11

【性状】为橘红色粉末，溶于乙醇、三氯甲烷、甲苯，不溶于水。

【药理学】本品为利福霉素 SV 的半合成衍生物，系广谱肠道抗生素。通过与依赖 DNA 的 RNA 多聚酶 β-亚 U 不可逆地结合，抑制细菌 RNA 的合成，最终抑制细菌蛋白质的合成，发挥杀菌作用。对革兰阳性需氧菌中的金黄色葡萄球菌、粪链球菌，革兰阴性需氧菌中的沙门菌属、志贺菌属和大肠埃希菌、小肠结肠炎耶尔森菌，革兰阳性厌氧菌中的拟杆菌属等，均有高度抗菌活性。

局部和胃肠道给药几乎不被吸收，口服后在肠道内浓度极高，不存在于其他器官中。

【适应证】临床用于敏感菌所致的肠道感染，包括急性和慢性肠道感染、腹泻综合症、夏季腹泻、旅行性腹泻和小肠结膜炎等。

【用法和用量】口服，肠道感染：成人每次200mg，每日3~4次，连续使用5~7天。6~12岁儿童，每次100~200mg，每日4次。12岁以上儿童，剂量同成人。可根据医嘱调节剂量和服用次数。一般疗程不应超过7天。

【不良反应】常见症状有恶心、呕吐、腹胀和腹痛、头痛、水肿，极少数患者出现荨麻疹样皮肤反应。肝性脑病患者可有体重下降，血清钾和血清钠浓度轻度升高。

【禁忌证】对本品或利福霉素类药物过敏者，肠梗阻患者、严重肠道溃疡性病变者禁用。

【注意】①儿童连续用药不能超过7天。②长期大量用药或肠黏膜受损时，因极少量药物被吸收，导致尿液呈粉红色。③6岁以下儿童、妊娠及哺乳期妇女慎用。

【制剂】片剂（胶囊剂）：每片（粒）200mg。

【贮法】避光，密闭保存。

（沈素　罗晓　张杨）

第 7 章 化学合成的抗菌药

7.1 磺胺类

磺胺药(sulfonamides)为比较常用的一类药物,具有抗菌谱广、可以口服、吸收较迅速,有的(如磺胺嘧啶,SD)能通过血脑屏障渗入脑脊液,较为稳定、不易变质等优点。磺胺药单独应用,微生物易产生耐药性,甲氧苄啶的出现加强了磺胺药的抗菌作用,使磺胺药的应用更为普遍。

7.1.1 分类

(1) 磺胺药物口服吸收后,其血药浓度持续时间不同。按其 $t_{1/2}$ 长短可分为短效磺胺($t_{1/2}$ 约 6 小时)、中效磺胺($t_{1/2}$ 接近 12 小时)和长效磺胺($t_{1/2}$ 超过 24 小时)三类。目前临床上应用的主要是中效磺胺,常用磺胺甲噁唑(SMZ)和磺胺嘧啶(SD)两种。其他均已少用。

(2) 外用磺胺:主要有磺胺醋酰钠(SA;SC-Na)、磺胺米隆(甲磺灭脓,SML)、磺胺嘧啶银(SD-Ag)等。

7.1.2 不良反应

一般不良反应有恶心、呕吐、眩晕等,多可自行消失。严重的反应表现在血液系统有粒细胞减少或缺乏、贫血、血小板减少,对体内葡萄糖-6-磷酸脱氢酶(G-6-PD)缺乏者可致正铁血红蛋白血症和溶血性贫血。皮肤反应常见者为皮疹,也偶致剥脱性皮炎或大疱性表皮松解性药疹,以及重症多形红斑、光敏性皮炎等。还可致肝、肾损害和周围神经炎等。

7.1.3 用药注意事项

(1) 肾功能有损害时,磺胺(尤其是长效磺胺)的排泄减慢,此时应慎用或不用。

(2) 临床使用磺胺时,不可任意加大剂量、增加用药次数或延长疗程,以防蓄积中毒。

(3) 磺胺类有可能导致畸胎,故妊娠期妇女不宜应用。

(4) 磺胺药之间有交叉过敏性,当患者对某一磺胺产生过敏后,不宜换用其他磺胺药。细菌对不同磺胺可产生交叉耐药性,因此细菌对某一磺胺产生耐药性后,换另一磺胺药一般是无用的。

(5) 由于磺胺药能抑制大肠埃希菌的生长,妨碍 B 属维生素在肠内的合成,必要时,应给予维生素 B 以预防其缺乏。

(6) 对氨苯甲酸能减弱磺胺药的抑菌效力,故某些含有对氨苯甲酰基的局部麻醉药如普鲁卡因、苯佐卡因、丁卡因等,不宜与磺胺合用。

磺胺嘧啶〔药典(二);医保(甲、乙)〕 Sulfadiazine

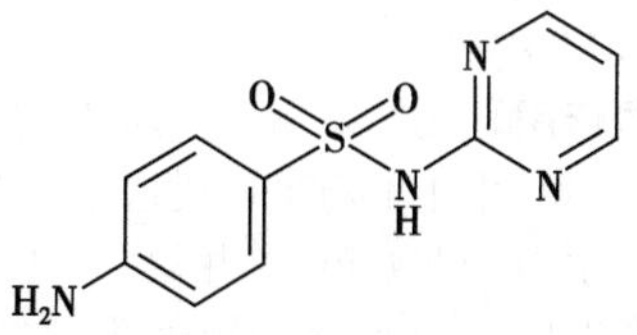

O O N H N H_2N N

【其他名称】 磺胺哒嗪,磺胺嘧啶钠,SD。

【ATC 编码】 J01EC02

【性状】 为白色或类白色的结晶或粉末;无臭,无味,遇光色渐变暗。在乙醇或丙酮中微溶,在水中几乎不溶;在氢氧化钠试液或氨试液中易溶，在稀盐酸中溶解。血清中溶解度约为1:620(37℃)。

其钠盐为白色结晶性粉末；无臭，味微苦；遇光色渐变暗；久置潮湿空气中，即缓缓吸收二氧化碳而析出磺胺嘧啶。其20%水溶液的pH为9.6～10.5。游离酸p*K*a为6.4。

【药理学】 有抑制细菌生长繁殖的作用，对脑膜炎双球菌、肺炎链球菌、淋球菌、溶血性链球菌的抑制作用较强，对葡萄球菌感染疗效差。细菌对本品可产生耐药性。本药排泄较慢，蛋白结合率较低(38%～48%)，可透过血-脑脊液屏障，脑膜无炎症时，脑脊液中药物浓度约为血药浓度的50%，脑膜有炎症时，脑脊液中药物浓度约可达血药浓度的50%～80%，因此为治疗流脑的首选药物。其 $t_{1/2}$ 为8～13小时，为中效磺胺药。

【适应证】 防治敏感脑膜炎球菌所致的流行性脑膜炎。可用于治疗对其敏感的流感嗜血杆菌、肺炎链球菌和其他链球菌所致的急性支气管炎、轻症肺炎。也可用于星形奴卡菌病、对氯喹耐药的恶性疟疾治疗的辅助用药、与乙胺嘧啶联合用药治疗鼠弓形虫引起的弓形虫病。

【用法和用量】 (1)口服：成人：①预防流脑，1次1g，1日2次，疗程2日；②治疗一般感染，1次1g，1日2次，首次剂量加倍。儿童：①一般感染，可按1次25～30mg/kg，1日2次，首次剂量加倍；②预防流脑，每日0.5g，疗程2～3日。

(2) 缓慢静脉注射或静脉滴注：治疗严重感染，成人首剂50mg/kg，继以每日100mg/kg，分3～4次应用。本品注射液为钠盐，需用灭菌注射用水或等渗氯化钠注射液稀释，静脉注射时浓度应低于5%；静脉滴注时浓度约为1%(稀释20倍)，混匀后应用。

【不良反应】 参见"7.1.2"。

【禁忌证】 对本药或磺胺类药过敏者、严重肝肾功能不全者、妊娠期妇女、哺乳期妇女及2个月以下婴儿禁用。

【注意】 ①在体内的代谢产物乙酰化物的溶解度低，容易在泌尿道中析出结晶，引起结晶尿、血尿、疼痛、尿闭等。过去本品常按1日4次服用，产生此类不良反应的机会多，故习惯上需要与等量的碳酸氢钠同服，以使尿呈碱性，减少结晶的析出。现本品通常1日只用2次，引起结晶尿的情况已大大减少。服药期间注意多饮水(每日至少1500ml)，一般不会引起结晶尿、血尿，因此可不同服碳酸氢钠。②注射剂仅供重患者用，不宜做皮下、鞘内或肌内注射。③注射液遇酸类可析出不溶性的SD结晶。若用5%葡萄糖液稀释，由于葡萄糖液的弱酸性，有时可析出结晶。空气中的 CO_2 也常可使本品析出游离酸结晶。

【药物相互作用】 ①与口服抗凝药、降糖药、甲氨蝶呤和苯妥英钠等合用，由于本药可取代这些药物的蛋白结合部位，或抑制其代谢，以致药物作用增强、时间延长或毒性增加。②在输液中忌与碳酸氢钠配伍，因可产生沉淀。③与骨髓抑制药合用可能增强此类药物对造血系统的不良反应。④与酸性药物如维生素C合用，可析出结晶。⑤可能干扰青霉素类药物的杀菌作用，应避免同时应用。

【制剂】 片剂：每片0.5g。磺胺嘧啶混悬液：10%(g/ml)。

磺胺嘧啶钠注射液：每支0.4g(2ml)；1g(5ml)。注射用磺胺嘧啶钠：每瓶0.4g；1g。

复方磺胺嘧啶(双嘧啶，SD-TMP)片：每片含磺胺嘧啶(SD)400mg和甲氧苄啶(TMP)50mg。本品的治疗效果约与复方磺胺甲噁唑(SMZ-TMP)片相近。

【贮法】 密闭、在凉暗处保存。

磺胺甲噁唑[药典(二)；医保(甲、乙)]

Sulfamethoxazole

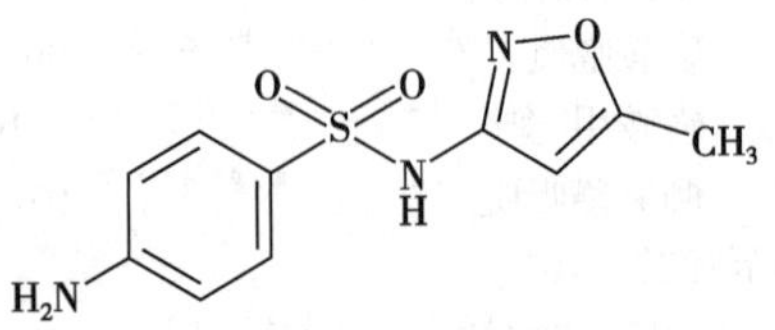

【其他名称】 新诺明，SMZ，Sinomin。

【ATC编码】 J01EC01

【性状】 为白色结晶性粉末；无臭，味微苦。在水中几乎不溶，在稀盐酸、氢氧化钠试液或氨试液中易溶。pK_a5.6。

【药理学】 抗菌谱与SD相近，但抗菌作用较强。$t_{1/2}$ 为10小时。在尿中乙酰化率高，且溶解度较低，故较易出现结晶尿、血尿等。大剂量、长期应用时宜与碳酸氢钠同服。适用于尿路感染、呼吸道感染、皮肤化脓性感染、扁桃体炎等。与增效剂甲氧苄啶(TMP)联合应用时，其抗菌作用有明显增强，临床应用范围也扩大。

【适应证】 用于急性支气管炎、肺部感染、尿路感染、伤寒、布氏菌病、菌痢等，疗效与氨苄西林、氯霉素、四环素等相近。

【用法和用量】 1日2次，每次服1g，一般首剂加倍。

【注意】 参见磺胺嘧啶。

【制剂】 片剂：每片0.5g。

复方磺胺甲噁唑[基](复方新诺明，SMZ-TMP)片：每片含SMZ 0.4g、TMP 0.08g。用于支气管炎、肺部、尿路感染、伤寒等。成人及12岁以上儿童每日2次，每次2片，首剂2～4片，早饭及晚饭后服。2～6岁儿童早晚各服儿童片(每片含SMZ 0.1g、TMP 0.02g)1～2片，6～12岁早晚各服儿童片2～4片。有报道可引起药物过敏，轻者出现红斑性药疹，重者发生大疱性表皮松解、萎缩坏死性或剥脱性皮炎，甚至危及生命。故应用时须注意：①对高度过敏体质特别是对磺胺过敏者禁用；②发现药物过敏(皮疹)，应立即停药，并采取抗过敏措施。此外，尚可引起白细胞减少、肾功能损伤。用于肾功能不全患者，用量应为常用量的1/2，并且要进行监测。

联磺甲氧苄啶片(增效联磺片)：每片含SMZ 0.2g、SD 0.2g、TMP 0.08g，作用与复方磺胺甲噁唑片相似。口服，1次2片，1日2次。

复方磺胺甲噁唑[基](复方新诺明；SMZ-TMP)注射液：每支2ml，含SMZ 0.4g、TMP 0.08g。用途同上。肌内注射，1日2次，每次2ml。静脉滴注因不良反应较多，故少用。

【贮法】 密闭、在凉暗处保存。

柳氮磺吡啶〔药典(二);医保(甲)〕 Sulfasalazine

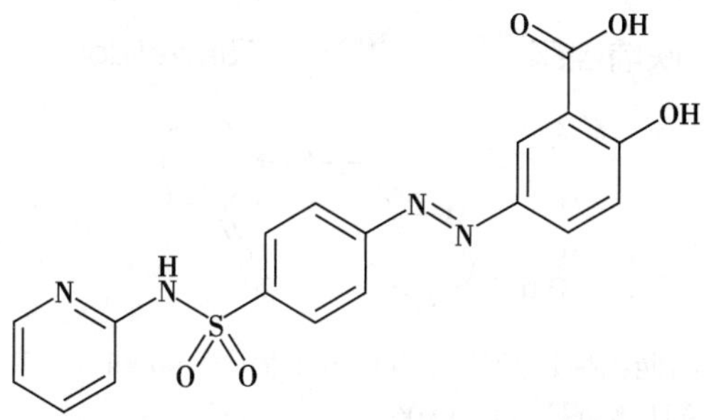

【其他名称】水杨酰偶氮磺胺吡啶,Salicylazosulfapyridine,Sasp。

【ATC编码】A07EC01

【性状】为暗黄色至棕黄色粉末;无臭。在乙醇中极微溶解,在水中几乎不溶;在氢氧化钠试液中易溶。

【药理学】口服后,少部分药物在胃和上部肠道吸收。大部分药物进入远端小肠和结肠,在肠微生物作用下分解成5-氨基水杨酸和磺胺吡啶。磺胺吡啶在药物分子中主要起载体作用,在肠道碱性条件下,微生物使重氮键破裂而释出有作用的药物。5-氨基水杨酸有抗炎和免疫抑制作用,能抑制溃疡性结肠炎的急性发作并延长其缓解期。

【适应证】用于治疗轻中度溃疡性结肠炎,活动期的克罗恩病,类风湿关节炎。

【用法和用量】口服:治疗溃疡性结肠炎,一日2~3g,分3~4次口服。如需要可逐渐增量至1日4~6g,好转后减量为1日1.5~2g,直至症状消失。也可用于灌肠,每日2g,混悬于生理盐水20~50ml中,作保留灌肠,也可添加白及粉以增大药液黏滞度。

治疗类风湿关节炎,用肠溶片,每次1g(4片),每日2次。

直肠给药:重症患者,一次0.5g,早、中、晚各1次。轻中度患者,早、晚各0.5g。症状明显改善后,每晚或隔日睡前0.5g。用药后需侧卧半小时。

【不良反应】长期服药可发生恶心、呕吐、药疹、药物热、红斑及瘙痒、头痛、心悸等不良反应。少见头晕、耳鸣、蛋白尿、血尿、发绀及皮肤黄染等。

【禁忌证】对本品、磺胺类或水杨酸盐过敏者禁用,肠梗阻、妊娠期妇女、哺乳期妇女及2岁以下小儿禁用。

【注意】①建议固定每日服药时间,进餐时服用比较好。最初治疗时应逐渐增加剂量。②服药期间应检查血象,且尿液可呈橘红色为正常现象。应多饮水以防结晶尿。③肝、肾病患者慎用。尚可影响精子活动能力而致男性不育症。④治疗类风湿关节炎,一般1~2个月后显效。

【药物相互作用】①与口服抗凝药、降糖药、甲氨蝶呤和苯妥英钠等合用,由于本药可取代这些药物的蛋白结合部位,或抑制其代谢,以致药物作用增强、时间延长或毒性增加。②溶栓药与本品合用,可能增大其潜在的毒性作用。③与骨髓抑制药合用可能增强此类药物对造血系统的不良反应。④抑制肠道菌群的药物可抑制本品在肠道中分解,因而影响5-氨基水杨酸的游离,有可能使本品疗效降低,尤以各种广谱抗菌药物为甚。

【制剂】栓剂:每个0.5g。肠溶片、肠溶胶囊:每片或每粒0.25g。

【贮法】密闭、在凉暗处保存。

7.2 甲氧苄啶类

甲氧苄啶〔药典(二);医保(乙)〕 Trimethoprim

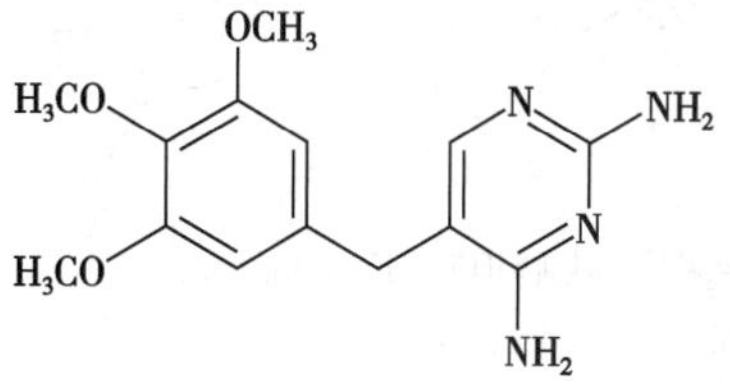

【其他名称】甲氧苄氨嘧啶,TMP。

【ATC编码】J01EA01

【性状】为白色或类白色结晶性粉末;无臭,味苦。在三氯甲烷中略溶,在乙醇或丙酮中微溶,在水中几乎不溶;在冰醋酸中易溶。

【药理学】抗菌谱与磺胺药相近,有抑制二氢叶酸还原酶的作用,可阻碍四氢叶酸合成。磺胺药则竞争二氢叶酸合成酶,妨碍二氢叶酸合成。两者合用,可使细菌的叶酸代谢受到双重阻断,因而抗菌作用大幅度提高(可增效数倍至数十倍),故有磺胺增效剂之称,并可减少抗药菌株的出现。

【适应证】常与磺胺药合用(多应用复方制剂)于治疗肺部感染、急慢性支气管炎、菌痢、尿路感染、肾盂肾炎、肠炎、伤寒、疟疾等,也与多种抗生素合用。本品单独可应用于大肠埃希菌、奇异变形杆菌、肺炎克雷伯菌、肠杆菌属、凝固酶阴性的金黄色葡萄球菌所致单纯性尿路感染。本品单用易引起细菌耐药,故不宜单独用。

【用法和用量】治疗急性单纯性尿路感染。成人常用量:口服,一次0.1g,每12小时1次或一次0.2g,一日1次,疗程7~10日。静脉滴注:一次30~100mg,一日80~200mg。

【不良反应】服后可能出现恶心、呕吐、食欲缺乏、血尿、药物过敏、白细胞和血小板减少等,停药后即可恢复正常。

【禁忌证】妊娠期妇女、哺乳期妇女、早产儿、新生儿、严重肝肾疾病者、血液病(如白细胞减少、血小板减少、紫癜症等)患者禁用。

【注意】较长期服用(超过15~20日)或按较大剂量连续用药时,应注意血象变化。

【药物相互作用】①本品有肝药酶抑制作用,可使苯妥英的消除率降低,半衰期延长。②与环孢素合用,可增加肾毒性。

【制剂】片剂:每片0.1g。注射剂:每支0.1g(2ml)。

7.3 硝基呋喃类

硝基呋喃类(nitrofurans)是一类合成的抗菌药物,它们作用于微生物酶系统,抑制乙酰辅酶 A,干扰微生物糖类的代谢,从而起抑菌作用。

目前在医疗上应用较广者有:呋喃西林、呋喃妥因和呋喃唑酮。呋喃西林只供局部应用,将在消毒防腐药一章内介绍。后两者则可供系统治疗应用。

呋喃妥因〔药典(二);基;医保(甲)〕 Nitrofurantoin

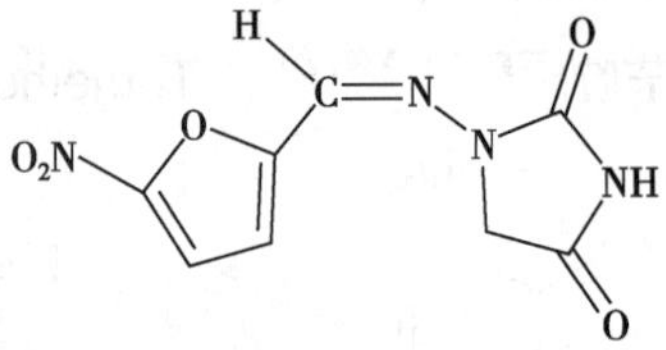

【其他名称】 呋喃坦啶,Furadantin。

【ATC 编码】 J01XE01

【性状】 为鲜黄色结晶性粉末;无臭,味苦;遇光色渐变深。在二甲基甲酰胺中溶解,在丙酮中微溶,在乙醇中极微溶解,在水或三氯甲烷中几乎不溶。

【药理学】 本品具有广谱抗菌性质,大肠埃希菌对本品多呈敏感,产气肠杆菌、阴沟肠杆菌、变形杆菌属、克雷伯菌属等肠杆菌科细菌的部分菌株对本品敏感,铜绿假单胞菌通常对本品耐药。本品对肠球菌属等革兰阳性菌具有抗菌作用。

口服后吸收迅速,并很快由尿液排泄,因此血药浓度低,而在尿内可回收口服量的40% ~50%。

【适应证】 本品主要应用于敏感菌所致的急性单纯性下尿路感染,也可用于尿路感染的预防。一般来说,微生物对本品不易耐药,如停药后重新用药,仍可有效。但近年来耐药菌株有一定程度发展。必要时可与其他药物(如 TMP)联合应用以提高疗效。

【用法和用量】 口服,成人一次 50 ~ 100mg,一日 3 ~ 4 次。单纯性下尿路感染用低剂量;1 个月以上小儿每日按体重 5 ~ 7mg/kg,分 4 次服。疗程至少 1 周,或用至尿培养转阴后至少 3 日。对尿路感染反复发作给予本品预防者,成人一日 50 ~ 100mg,睡前服,儿童一日 1mg/kg。

【不良反应】 可引起周围神经炎(服药量大或时间长时易发生,表现为手足麻木,久之可致肌萎缩,往往迁延难愈),过敏反应(包括气喘、胸闷、皮疹、药物热、嗜酸性粒细胞增多),胃肠道反应和中毒性精神症状如幻听、幻觉、烦躁等。此外,尚可引起溶血性贫血、黄疸、肺部并发症(咳嗽、气急、呼吸困难)等。

【禁忌证】 硝基呋喃类药物过敏者、肾功能减退者、新生儿、妊娠晚期者禁用。

【注意】 ①肾功能不全者、葡萄糖-6-磷酸脱氢酶缺乏者、周围神经病变者慎用。②与食物同服可增加吸收,应用肠溶片可减轻胃肠道反应。

【药物相互作用】 ①与喹诺酮类不宜合用,因两者有拮抗作用。②与可致溶血的药物、肝毒性药物、神经毒性药物同用毒性增强。③本品在酸性尿液中活性较强,碱性尿液中药效降低,故不宜与碳酸氢钠等碱性药物合用。④与甲氧苄啶合用可增加抗菌作用。

【制剂】 肠溶片:每片 0.05g;0.1g。

呋喃唑酮〔药典(二);医保(甲)〕 Furazolidone

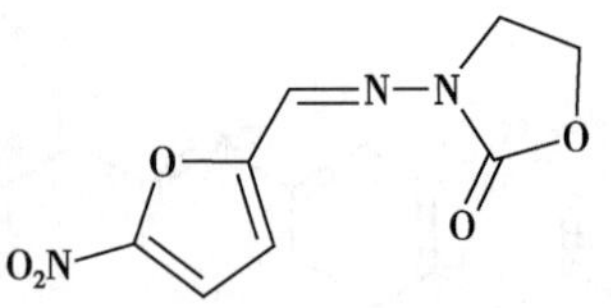

【其他名称】 痢特灵,Nifurazolidone,Furoxon。

【ATC 编码】 G01AX06

【性状】 为黄色结晶性粉末,无臭,味苦,极微溶于水与乙醇,遇碱分解,在光线下渐变色。

【药理学】 抗菌谱类似呋喃妥因,对消化道的多数菌如大肠埃希菌、葡萄球菌、沙门杆菌、志贺杆菌、部分变形杆菌、产气杆菌、霍乱弧菌等有抗菌作用,此外对贾第鞭毛虫、滴虫也有抑制作用。

口服后吸收较少,主要在胃肠道中起作用,少量吸收部分由尿排出体外。

【适应证】 主要用于菌痢、肠炎,也可用于伤寒、副伤寒、贾第虫病和阴道滴虫病。

【用法和用量】 常用量 1 次 0.1g,1 日 3 ~ 4 次,肠道感染疗程 5 ~ 7 天,贾第虫病疗程为 7 ~ 10 天。

【不良反应】 常见有恶心、呕吐等肠胃道反应。近年来过敏反应也常见,主要表现为皮疹(多为荨麻疹)、药物热、哮喘。也可有肺浸润、头痛、直立性低血压、低血糖、多发性神经炎等。

【禁忌证】 对本药或其他硝基呋喃类药物过敏者、新生儿、妊娠期妇女、哺乳期妇女、肾功能不全者禁用。

【注意】 肾功能不全者、葡萄糖-6-磷酸脱氢酶(G-6-PD)缺乏者、溃疡病及哮喘患者慎用。

【药物相互作用】 ①本药可增强地西泮的药效,可增强和延长胰岛素的降糖作用。②有单胺氧化酶抑制作用,可抑制苯丙胺等药物的代谢而导致血压升高。使用本品期间,食用含大量酪胺的食物,也可有类似反应。③抑制乙醛脱氢酶,与乙醇合用可致双硫仑样反应。④与麻黄碱合用,可升高血压,出现高血压危象。⑤与三环类抗抑郁药合用,可增强神经毒性。

【制剂】 片剂:每片 0.1g;0.03g;0.01g。

【贮法】 遮光,密封保存。

7.4 喹诺酮类

喹诺酮类(4-quinolones),又称吡酮酸类或吡啶酮酸类,是一类合成抗菌药。

喹诺酮类和其他抗菌药的作用点不同,它们以细菌的脱氧核糖核酸(DNA)为靶。细菌的双股 DNA 扭曲成为袢状或螺旋状(称为超螺旋),使 DNA 形成超螺旋的酶称为 DNA 回旋酶,喹诺酮类妨碍此种酶,进一步造成染色体的不可逆损害,而使细菌细胞不再分裂。它们对细菌显示选择性毒性。当前,一些细菌对许多抗生素的耐药性可因质粒传导而广泛传布。本类药物则不受质粒传导耐药性的影响,因此,本类药物与许多抗菌药物间无交叉耐药性。

喹诺酮类是主要作用于革兰阴性菌的抗菌药物,对革兰阳性菌的作用较弱(某些品种对金黄色葡萄球菌有较好的抗菌作用)。

随着喹诺酮类药物的广泛应用,耐药菌株日趋增多。其耐药机制:一是 DNA 回旋酶的 A 或 B 亚单位的变异;二是细胞外膜 Porin 转运蛋白减少,使细菌细胞膜对药物通透性降低,从而产生耐药。细胞膜通透性降低的耐药机制,可能是细菌对喹诺酮类和头孢菌素类抗菌药物产生交叉耐药性的主要原因。国外文献报道,环丙沙星、左氧氟沙星和加替沙星之间存在严重交叉耐药。

目前,美国食品药品管理局(FDA)向医务人员发布信息,警告氟喹诺酮类药品可能增加腱炎和腱断裂的风险,并要求生产企业在药品说明书中加入"黑框警告"警示。

7.4.1　分类

喹诺酮类按发明先后及其抗菌性能的不同,分为四代。

第一代喹诺酮类,只对大肠埃希菌、痢疾杆菌、克雷伯菌、少部分变形杆菌有抗菌作用。具体品种有萘啶酸(nalidixic acid)和吡咯酸(piromidic acid)等,因疗效不佳现已少用。

第二代喹诺酮类,在抗菌谱方面有所扩大,对肠杆菌属、枸橼酸杆菌、铜绿假单胞菌、沙雷杆菌也有一定抗菌作用。吡哌酸是国内主要应用品种。

第三代喹诺酮类的抗菌谱进一步扩大,对葡萄球菌等革兰阳性菌也有抗菌作用,对一些革兰阴性菌的抗菌作用则进一步加强。目前临床应用品种数最多。

第四代喹诺酮类与前三代药物相比在结构上修饰,结构中引入 8-甲氧基,有助于加强抗厌氧菌活性,而 C-7 位上的氮双环结构则加强抗革兰阳性菌活性并保持原有的抗革兰阴性菌的活性,不良反应更小,但价格较贵。对革兰阳性菌抗菌活性增强,对厌氧菌包括脆弱拟杆菌的作用增强,对典型病原体如肺炎支原体、肺炎衣原体、军团菌以及结核分枝杆菌的作用增强。多数产品半衰期延长,如加替沙星与莫西沙星。

7.4.2　不良反应

本类药物的不良反应主要有:①胃肠道反应:恶心、呕吐、不适、疼痛等。②中枢反应:头痛、头晕、睡眠不良等,并可致精神症状。由于本类药物可抑制 γ-氨基丁酸(GABA)的作用,因此可诱发癫痫,有癫痫病史者慎用。③光敏反应:少数喹诺酮类药物如洛美沙星较明显,因此,服药期间应避免紫外线和日光照射。④关节损害与跟腱炎:本类药物可影响软骨发育,妊娠期妇女、未成年人不可使用。⑤可产生结晶尿,尤其在碱性尿中更易发生。⑥大剂量或长期应用本类药物易致肝损害。⑦心脏毒性:Q-T 间期延长。⑧干扰糖代谢:糖尿病患者使用时应注意。

7.4.3　药物相互作用

(1) 碱性药物、抗胆碱药、H_2受体拮抗剂以及含铝、钙、铁等多价阳离子的制剂均可降低胃液酸度而使本类药物的吸收减少,应避免同服。

(2) 利福平(RNA 合成抑制药)及伊曲康唑、氯霉素(蛋白质合成抑制药)均可使本类药物的作用降低,使萘啶酸和诺氟沙星的作用完全消失,使氧氟沙星和环丙沙星的作用部分抵消。

(3) 氟喹诺酮类抑制茶碱的代谢,与茶碱联合应用时,使茶碱的血药浓度升高,可出现茶碱的毒性反应,应予注意。

(4) 其他药物:与口服抗凝药如华法林同时使用有增加出血的危险;依诺沙星与布洛芬合用有引起惊厥的危险;司帕沙星与吩噻嗪类、三环类抗抑郁药及抗心律失常药等合用,有增加心律失常的危险,应禁止合用。

吡哌酸〔药典(二);医保(甲)〕　Pipemidic Acid

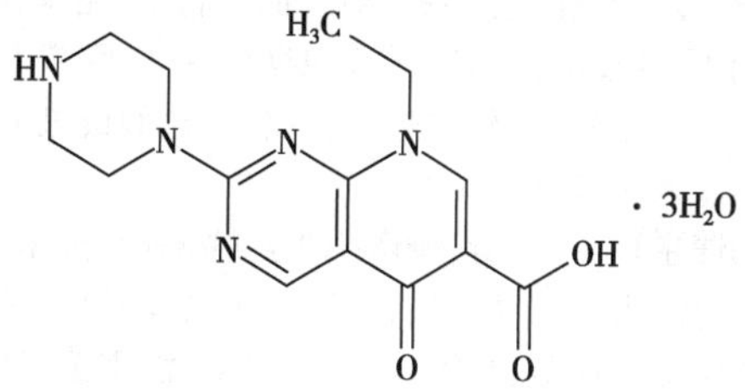

· $3H_2O$

【其他名称】PPA。

【ATC 编码】J01MB04

【性状】为微黄色或淡黄色结晶性粉末;无臭,味苦。在甲醇或二甲基甲酰胺中微溶,在水或三氯甲烷中极微溶解,在乙醇、乙醚或苯中不溶,在氢氧化钠试液或 SD 冰醋酸中易溶。本品对光不稳定,遇光色泽渐变为污黄色。

【药理学】对大肠埃希菌、变形杆菌、克雷伯菌、枸橼酸杆菌、沙雷杆菌、痢疾杆菌等有较强的抗菌作用;对肠杆菌属、铜绿假单胞菌、金黄色葡萄球菌等需较高浓度才有抗菌作用;对肠球菌无效。

单次口服 0.5g 和 1g,服药后 1～2 小时血药浓度达峰值,分别为 3.8mg/L 和 5.4mg/L。血浆蛋白结合率为 30%,$t_{1/2}$约为 3～5 小时。主要以原形经肾脏排泄,给药后 24 小时自尿液排出给药量的 58%～68%,约 20% 自粪便排泄,少量药物在体内代谢。

【适应证】临床主要应用于敏感革兰阴性杆菌所致的尿路和肠道感染。

【用法和用量】成人口服:一次 0.5g,一日 2～4 次。

【不良反应】常见食欲缺乏、恶心、呕吐、胃痛、腹泻、便秘等胃肠道症状。有时可导致转氨酶、肌酐、BUN 等值上升,也可引起头痛、头晕、倦怠、口渴、口炎等反应。也可致发疹、瘙痒、发热、颜面水肿,以及白细胞减少等症状,宜及时停药。偶可引起休克。

【禁忌证】对本药或萘啶酸过敏者禁用。妊娠期妇女、哺乳期妇女、18 岁以下青少年不宜使用。

【注意】①严重肝肾功能不全者、中枢神经系统疾患者以及有癫痫病史者慎用。②用药期间不宜长期暴露于阳光下。

【药物相互作用】参见"7.4.3"。与庆大霉素、羧苄西林、青霉素等常可起协同的抗菌作用。

【制剂】片剂:每片 0.25g;0.5g。胶囊剂:每粒 0.25g。

【贮法】干燥处保存,避免阳光直射。

诺氟沙星〔药典(二);基;医保(甲、乙)〕 Norfloxacin

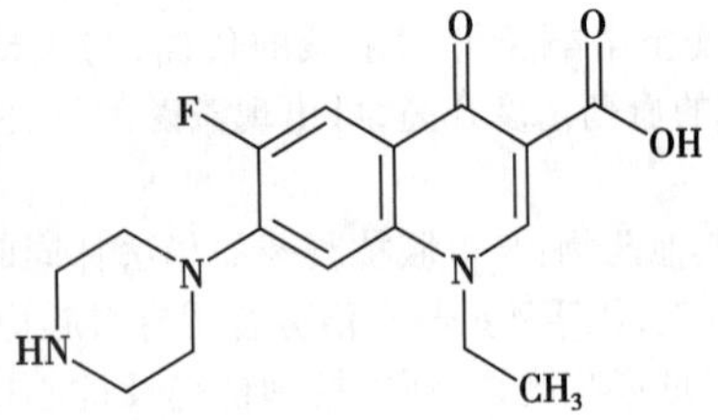

【其他名称】氟哌酸。

【ATC 编码】J01MA06

【性状】为类白色至淡黄色结晶性粉末;无臭,味微苦;在空气中能吸收水分,遇光色渐变深。在二甲基甲酰胺中略溶,在水或乙醇中极微溶解,在醋酸、盐酸或氢氧化钠溶液中易溶。熔点 218~224℃。

【药理学】为第三代喹诺酮类药物,具有抗菌谱广、作用强的特点,尤其对革兰阴性菌,如大肠埃希菌、肺炎克雷伯菌、奇异变形杆菌、产气杆菌、沙门菌、沙雷菌、淋球菌等有强的杀菌作用,其最低抑菌浓度(MIC)远较常用的抗革兰阴性菌药物为低。对青霉素耐药的淋病奈瑟菌、流感嗜血杆菌和卡他莫拉菌亦有良好抗菌作用。

口服后迅速吸收,组织分布良好,在肝、肾、胰、脾、淋巴结、腮腺、支气管黏膜等组织中浓度均高于血浓度,并可渗入各种渗出液中,但在脑组织和骨组织中浓度低。在体内几乎不被代谢,绝大部分自尿排出,尿中药物浓度极高。$t_{1/2}$ 为 3~4 小时。

【适应证】本品应用于敏感菌所致泌尿道、肠道、淋病和伤寒及其他沙门菌感染。

【用法和用量】口服,成人 1 次 0.2g,1 日 2 次。空腹服药吸收较好。一般疗程为 3~8 日,少数病例可达 3 周。对于慢性泌尿道感染病例,可先用一般量 2 周,再减量为 200mg/d,睡前服用,持续数月。

严重病例及不能口服者静脉滴注。用量:每次 200~400mg,每 12 小时 1 次。将一次量加于输液中,滴注 1 小时。

【不良反应】服药初期可有上腹部不适感,一般不需停药,可逐渐自行消退。少数患者可引起氨基转移酶升高,停药后可恢复正常。少数患者可出现周围神经刺激症状,四肢皮肤有针扎感,或有轻微的灼热感,加用维生素 B_1 和 B_{12} 可减轻。滴注给药可引起局部刺激、脉管炎等。

【禁忌证】对氟喹诺酮类过敏者、18 岁以下青少年、妊娠期妇女、哺乳期妇女禁用。

【注意】①有胃溃疡史的患者、中枢神经系统疾患者以及有癫痫病史者慎用。严重肾功能不全患者慎用。②口服宜空腹服用,同时饮水 250ml,避免结晶尿发生。

【药物相互作用】参见"7.4.3"。

【制剂】片剂:每片 100mg。胶囊剂:每粒 100mg。注射剂:每瓶 200mg(100ml)(尚有其他规格)。

【贮法】干燥处保存,避免阳光直射。

环丙沙星〔药典(二);基;医保(甲、乙)〕 Ciprofloxacin

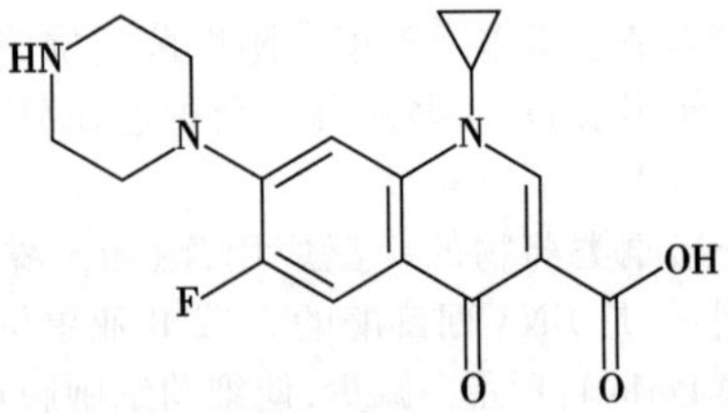

本品为合成的第三代喹诺酮类抗菌药物,其药用品有盐酸盐一水合物(供口服用)和乳酸盐(供注射用)。

【其他名称】环丙氟哌酸,悉复欢,CIPRO。

【ATC 编码】J01MA02

【药理学】对肠杆菌科大部分细菌、铜绿假单胞菌、流感嗜血杆菌、淋球菌、链球菌、军团菌、金黄色葡萄球菌、脆弱拟杆菌等的最低抑菌浓度(MIC_{90})为 0.008~2μg/ml,显著优于其他同类药物以及头孢菌素、氨基糖苷类等抗生素,对耐 β-内酰胺类或耐庆大霉素的病菌也常有效。

口服的生物利用度约为 52%(因有首关代谢),服药后 1~2 小时血药浓度可达峰。静脉注射本品,$t_{1/2\alpha}$ 为 5~10 分钟,$t_{1/2\beta}$ 为 2.8~4.2 小时。本品易渗入许多组织,其组织浓度常高于血清浓度。

【适应证】适用于敏感菌所致的泌尿生殖系统感染、呼吸道感染、胃肠道感染、伤寒、骨和关节感染、皮肤软组织感染以及败血症等全身感染。

【用法和用量】口服:成人 1 次 250~500mg,1 日 2~3 次。一日最高量不可超过 1500mg。肾功能不全者(肌酐消除率低于 30ml/min)应减少服量。

静脉滴注:1 次 100~200mg,1 日 2 次,预先用等渗氯化钠或葡萄糖注射液稀释,滴注时间不少于 30 分钟。

【禁忌证】妊娠期妇女、哺乳期妇女、18 岁以下青少年不宜使用。

【注意】①严重抑制茶碱的正常代谢,联合应用可引起茶碱的严重不良反应,应监测茶碱的血药浓度。对咖啡因、可能对华法林也有同样影响,应予注意。②可与食物同服,但抗酸药抑制本品吸收,应避免同服。③严重肾功能不全者慎用。

【制剂】片剂:每片(标示量按环丙沙星计算)250mg;500mg;750mg(含盐酸盐一水合物量分别为 291mg、582mg 和 873mg)。注射剂:每支 100mg(50ml);200mg(100ml)(含乳酸盐分别为 127.2mg 和 254.4mg)。

【贮法】遮光,密封保存。

依诺沙星〔药典(二)〕 Enoxacin

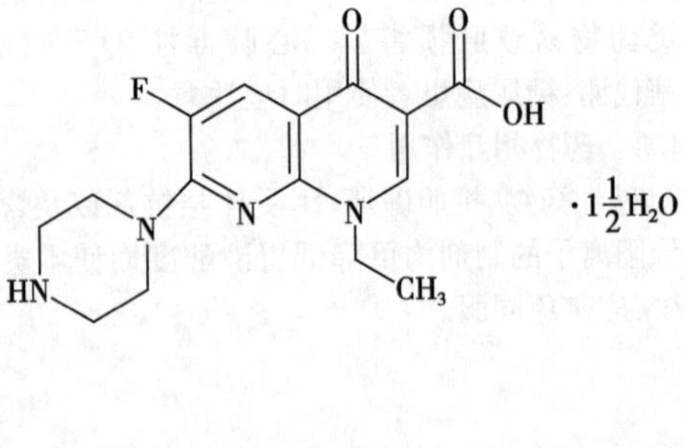

$\cdot 1\frac{1}{2}H_2O$

【其他名称】氟啶酸,Flumark,Gyramid。

【ATC 编码】J01MA04

【性状】为类白色或微黄色的结晶性粉末,无臭,味苦;易溶于冰醋酸或稀碱液,极微溶于甲醇、乙醇、丙酮或三氯甲烷,不溶于水、苯或乙酸乙酯中。

【药理学】为第三代喹诺酮类药物。抗菌谱与氧氟沙星近似,对葡萄球菌、链球菌、志贺杆菌、克雷伯菌、大肠埃希菌、沙雷杆菌、变形杆菌、铜绿假单胞菌及其他假单胞菌、流感杆菌、不动杆菌、淋球菌、螺旋杆菌等有良好的抗菌作用。

口服 200~600mg,1~2 小时血浆药物峰浓度可达 1~4μg/ml;在多数器官和组织中可达治疗浓度。本品主要由肾排泄,48 小时内可排出口服剂量的 60%。$t_{1/2}$为 3.3~5.8 小时。

【适应证】用于敏感菌所致的泌尿生殖系统感染、呼吸道感染、胃肠道感染、伤寒、骨和关节感染、皮肤软组织感染以及败血症等全身感染。

【用法和用量】成人常用量一日 400~800mg(按无水物计量)。分 2 次给予。

【注意】本品严重抑制茶碱的正常代谢,联合应用需监测茶碱血浓度,其他参见氧氟沙星。

【制剂】胶囊剂:每粒 100mg。片剂:每片 100mg(标示量以无水物计,相当于含水物 108.5mg);200mg(相当于含水物 217mg)。

【贮法】遮光,密闭,在干燥处保存。

培氟沙星[药典(二)]　Pefloxacin

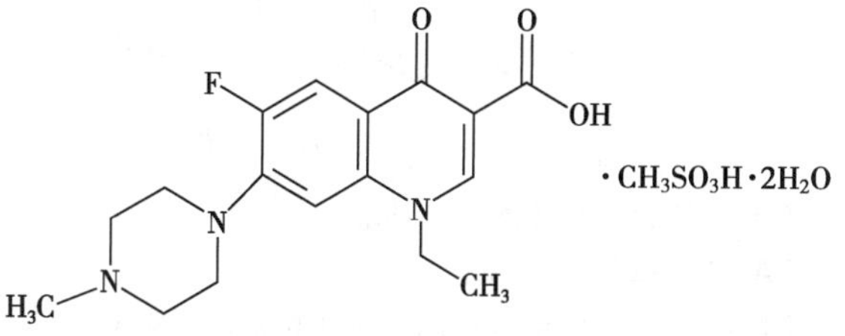

$\cdot CH_3SO_3H \cdot 2H_2O$

【其他名称】甲磺酸培氟沙星,氟哌沙星,甲氟哌酸。

【ATC 编码】J01MA03

【性状】为白色或微黄色结晶性粉末,无臭、味苦,遇光色渐变深。本品微溶于水,甲磺酸盐则极易溶于水,在三氯甲烷、乙醇中几乎不溶。

【药理学】为第三代喹诺酮类抗菌药,抗菌谱较广,对大肠埃希菌、克雷伯菌属、变形杆菌属、志贺菌属、沙门菌属以及流感杆菌、奈瑟菌属、金黄色葡萄球菌具有良好的抗菌活性,对铜绿假单胞菌具有一定抗菌作用。

口服吸收迅速完全,一次口服 400mg 后,血药峰浓度可达 5~6μg/ml,$t_{1/2}$为 10~13 小时,血浆蛋白结合率 20%~30%。体内分布广泛,可通过脑膜进入脑脊液。本品主要在肝脏代谢,其原形和代谢物经肾和肝排泄。

【适应证】用于治疗敏感菌所致的各种感染,如泌尿系统、呼吸道、耳鼻喉、生殖系统、腹部和肝、胆系统感染,脑膜炎、骨和关节感染,败血症和心内膜炎。

【用法和用量】口服:成人每日 400~800mg,分 2 次给予。静脉滴注:1 次 400mg,加入 5% 葡萄糖注射液 250ml 中,缓慢滴入,滴注时间不少于 60 分钟,每 12 小时一次。

【禁忌证】对喹诺酮类过敏者、葡萄糖-6-磷酸脱氢酶缺乏者、18 岁以下患者、妊娠期妇女、哺乳期妇女禁用。

【注意】参见司帕沙星。①偶见注射局部刺激症状。②稀释液不能用生理盐水或其他含氯离子的溶液。③严重肝肾功能不全者慎用。

【制剂】胶囊剂:每粒 200mg;100mg。片剂:每片 200mg;100mg。注射液(甲磺酸盐):每支 400mg(5ml);200mg(2ml)。

【贮法】遮光,密封保存。

洛美沙星[药典(二);医保(乙)]　Lomefloxacin

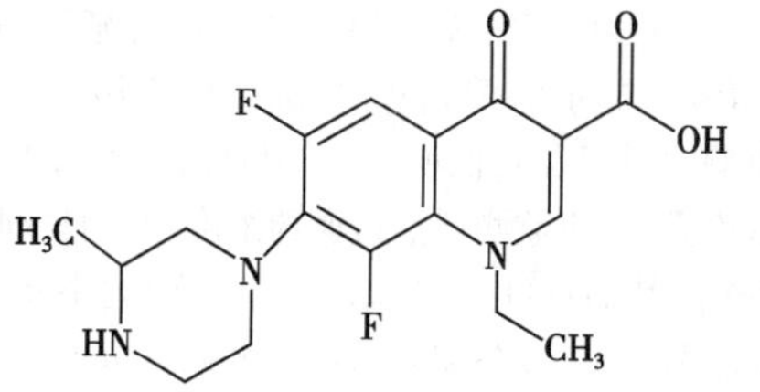

【其他名称】盐酸洛美沙星,倍诺,爱帮,洛美星。

【ATC 编码】J01MA07

【性状】本品盐酸盐为白色或类白色结晶性粉末,略溶于水,几不溶于乙醇,在水溶液中对热稳定,但遇光变色。

【药理学】本品的抗菌谱类似氧氟沙星,主要包括腐生葡萄球菌、枸橼酸杆菌、阴沟肠杆菌、大肠埃希菌、流感嗜血杆菌、肺炎克雷伯菌、卡他球菌、奇异变形杆菌以及铜绿假单胞菌(对后者仅尿道感染有效),尚对一些革兰阴性杆菌(包括沙雷菌、军团菌、吲哚阳性变形杆菌、亲水气杆菌、哈夫尼亚菌以及上述一些菌的同属菌)有体外抗菌作用。

空腹服本品,吸收率为 90%~98%,1.5 小时后达血药峰浓度。$t_{1/2}$约为 7~8 小时。被吸收药物的 60%~80% 呈原形由尿排泄。按每日 1 次 400mg 服用,第 7 天服药后 4 小时尿药浓度可达 300μg/ml。尿液的 pH 对本品的溶解度有影响(pH5.2 为 7.8mg/ml;pH6.5 为 2.4mg/ml;pH8.12 为 3.03mg/ml)。肾清除率(健康者,以 GRF 为 120ml/min 计)为 145ml/min。食物可延迟本品吸收并降低 AUC。老年人(61~76 岁)的 $t_{1/2}$ 为 8 小时,但血浆药物清除率降低约 25%,AUC 增加约 33%,主要由肾功能降低所致。

【适应证】应用于上述敏感菌所致的下呼吸道、尿道感染。本品对链球菌、肺炎链球菌、洋葱假单胞菌、支原体和厌氧菌均无效。

【用法和用量】口服:每日 1 次 400mg,疗程 7~14 日。手术感染的预防,手术前 2~6 小时,1 次服 400mg。静脉滴注:每次 200mg,每日 2 次,或每次 400mg,每日 1 次。每 100mg 药物需用 5% 葡萄糖液或 0.9% 氯化钠液 60~100ml 稀释后缓慢滴注。

【不良反应】消化系统常见恶心、呕吐、腹泻,偶见消化道出血、肝功能异常及假膜性肠炎。光敏反应发生率较其他喹诺酮类药物高。其他不良反应参见“7.4.2”。

【禁忌证】对喹诺酮类过敏者、18 岁以下青少年、妊娠期妇女、哺乳期妇女禁用。

【注意】①肝、肾功能不全者，有癫痫病及脑动脉硬化者慎用。②本品不宜用于治疗由肺炎链球菌引起的慢性支气管炎急性发作。③用药期间和停药后数日，应避免过多暴露于阳光、紫外光照射下。一旦出现光敏反应，立即停药对症处理。④用药时大量饮水避免发生结晶尿。⑤严重肝肾功能不全者慎用。

【药物相互作用】①与芬布芬联合应用可致中枢兴奋、癫痫发作。②硫糖铝和制酸药可使本品吸收速率减慢25%，AUC 降低约 30%，如在本品服用前 4 小时或服用后 2 小时服硫糖铝或制酸药则影响甚微。③尿碱化剂可降低本品在尿中的溶解度，导致结晶尿和肾毒性。④丙磺舒可延迟本品的排泄，使平均 AUC 增大 63%，平均 t_{max} 延长 50%，平均 C_{max} 增高 4%。⑤可加强口服抗凝血药如华法林等的作用，应监测凝血酶原时间及其他项目。⑥与环孢素合用，可使环孢素血药浓度升高，应监测环孢素血药浓度，并调整剂量。

【制剂】片剂：每片 100mg；400mg。胶囊剂：每粒 100mg。注射液（盐酸盐或天冬氨酸盐）：每支 100mg（2ml）；每瓶 200mg（100ml），400mg（250ml）。

【贮法】遮光，密封保存。

托氟沙星 Tosufloxacin

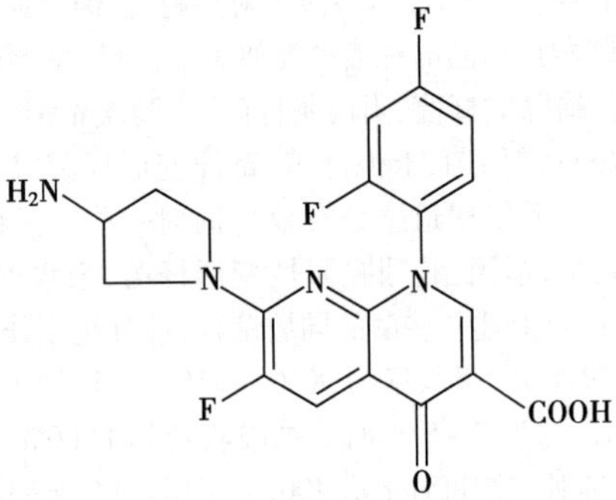

【其他名称】妥舒沙星，多氟啶酸，赐尔泰，Telx。

【药理学】本品为第三代喹诺酮类抗菌药，对厌氧菌、革兰阳性菌和阴性菌具有广谱抗菌活性。对葡萄球菌、链球菌、肺炎球菌的抗菌作用是氧氟沙星、诺氟沙星的 8～16 倍；对革兰阴性菌如大肠埃希菌、克雷伯菌、产气杆菌、变形杆菌、沙门菌属、志贺菌属等肠杆菌抗菌活性与环丙沙星相似或略差，但强于氧氟沙星、诺氟沙星；对流感杆菌、铜绿假单胞菌、厌氧菌的抗菌力比氧氟沙星、诺氟沙星强，对沙眼衣原体的抗菌力比氧氟沙星强 4～16 倍。

本品口服吸收迅速，食物能促进其吸收。餐后单次口服 150mg、300mg，达峰时间为 1～1.5 小时，峰浓度分别为 370μg/ml 和 810μg/ml，$t_{1/2}$ 约为 3～4 小时。除脑组织外，广泛分布于各组织，在小肠、肾脏和肝脏药物浓度最高，其次是肾上腺、脾脏、肌肉和肺组织中，眼球和脂肪中药物浓度较低。蛋白结合率约为 37%，24 小时内尿中原形药回收率为 25%～48%，其他由粪便排出。

【适应证】临床用于敏感菌引起的呼吸道感染，泌尿系统感染，眼、耳、鼻、喉感染，妇科、生殖系统感染，腹部、肝、胆系感染，骨和关节感染，皮肤软组织感染，败血症和心内膜炎，脑膜炎。

【用法和用量】口服，一日 300～450mg，分 2 次服用，一般疗程 3～7 天；最多每日剂量 600mg，分 2～3 次服用，疗程 14 天。

【不良反应】常见胃肠道不适，表现为腹痛、口干、便秘、腹泻、食欲缺乏等；神经系统可见头晕、失眠，偶有倦怠感；偶见皮疹、皮肤瘙痒等过敏症状。实验室检查可见尿素氮、肌酸酐、丙氨酸转氨酶、天冬氨酸转氨酶、碱性磷酸酶、胆红素升高，白细胞、血小板减少，嗜酸性粒细胞增多等，停药后可恢复正常。

【禁忌证】对本品或喹诺酮类药物过敏者禁用。

【注意】①妊娠期妇女、哺乳期妇女使用，应权衡利弊；18 岁以下未成年人和儿童不推荐使用。②有中枢神经系统疾病的患者，如严重脑动脉粥样硬化、癫痫等，应慎用。③肝、肾功能不全者慎用，若使用，应根据减退程度调整剂量。④使用本品后避免在阳光下暴晒，如出现皮肤灼热、发红、肿胀、水疱、瘙痒、皮炎时应停药，对症治疗。

【制剂】甲苯磺酸托氟沙星胶囊：每粒 150mg。

【贮法】避光、干燥、密闭保存。

氧氟沙星〔药典（二）；基；医保（甲、乙）〕 Ofloxacin

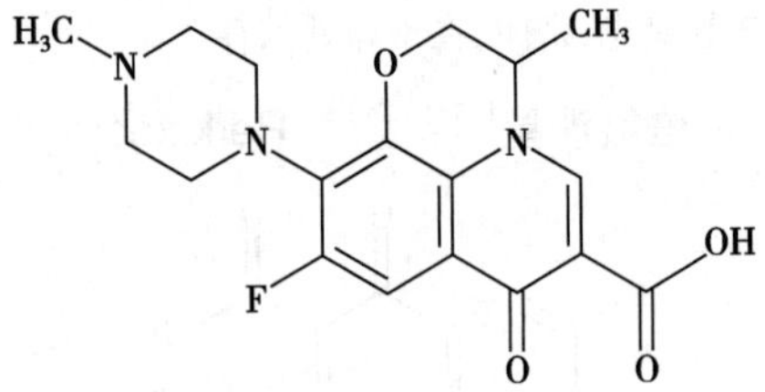

【其他名称】氟嗪酸，Tarivid。

【ATC 编码】J01MA01

【性状】为白色至微黄色结晶性粉末，无臭，有苦味，微溶于水、乙醇、丙酮、甲醇，极易溶于冰醋酸中。

【药理学】为第三代喹诺酮类抗菌药，对葡萄球菌、链球菌（包括肠球菌）、肺炎链球菌、淋球菌、大肠埃希菌、枸橼酸杆菌、志贺杆菌、肺炎克雷伯菌、肠杆菌属、沙雷杆菌属、变形杆菌、流感嗜血杆菌、不动杆菌、螺旋杆菌等有较好的抗菌作用，对铜绿假单胞菌和沙眼衣原体也有一定的抗菌作用。尚有抗结核杆菌作用，可与异烟肼、利福平并用于治疗结核病。

口服吸收良好，口服 200mg，血药达峰时间为 2～3 小时，峰浓度为 1.65μg/ml。尿中 48 小时可回收药物 90%。$t_{1/2}$ 为 5 小时。

【适应证】主要用于上述革兰阴性菌所致的呼吸道、咽喉、扁桃体、泌尿道（包括前列腺）、皮肤及软组织、胆囊及胆管、中耳、鼻窦、泪囊、肠道等部位的急、慢性感染。

【用法和用量】口服：每日 300～600mg，分 2～3 次服，根据病情适当调整剂量。抗结核用量为每日 0.3g，顿服。控制伤寒反复感染：每日 50mg，连用 3～6 个月。

静脉滴注：一次200～400mg，每12小时1次，以适量输液稀释，滴注1小时。

【不良反应】可致肾功能障碍（BUN升高、血肌酐值升高）、肝酶升高、血细胞和血小板减少、胃肠功能障碍，也可见过敏反应和中枢症状（失眠、头晕等）。

【禁忌证】对本药或其他喹诺酮类药过敏者、妊娠期妇女、哺乳期妇女禁用。

【注意】①18岁以下儿童不宜使用，如细菌仅对此类药物敏感应权衡利弊后使用。②严重肾功能不全者、有癫痫病及脑动脉硬化者慎用。③老年人及肾功能不全者应调整剂量。④用药期间多饮水，避免过度暴露于阳光下。⑤注射液仅用于缓慢静脉滴注，每200mg静脉滴注时间应大于30分钟。

【制剂】片剂：每片100mg；200mg。注射剂：每支400mg（10ml）（用前需稀释）；输液每瓶400mg（100ml）（可直接输注）。

【贮法】遮光，密闭保存。

左氧氟沙星〔药典（二）；基；医保（甲、乙）〕

Levofloxacin

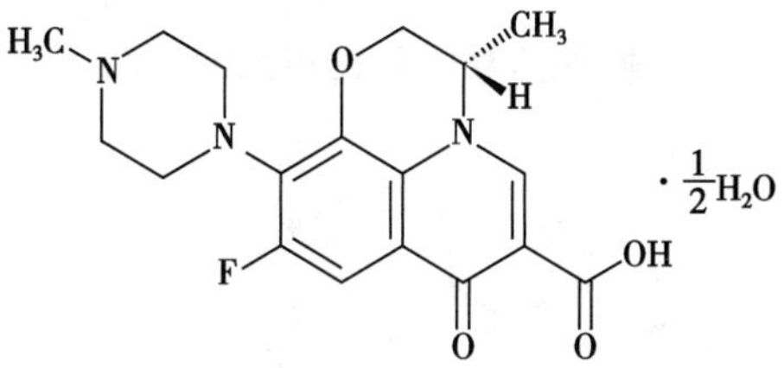

$\cdot \frac{1}{2}H_2O$

【其他名称】可乐必妥，利复星，来立信，左克。

【ATC编码】J01MA12

【药理学】本品是氧氟沙星的左旋体，其体外抗菌活性是氧氟沙星的2倍。口服吸收迅速，1～2小时达血药峰浓度。单次用药剂量与其血药浓度和AUC均呈剂量相关性。等量本药口服或静脉滴注血浆浓度谱变化相似，因此，静脉给药和口服给药可相互转化。血清半衰期约6小时，主要以原形从尿中排出。口服48小时内尿中排出约为给药量的80%～90%。72小时内自粪便中累积排出量少于给药量的4%。

【适应证】与氧氟沙星相同。

【用法和用量】口服，每次100～200mg，每日2次，根据感染严重程度可增量，最多每次200mg，每日3次。静脉滴注，一日200～600mg，分1～2次静脉滴注。

【注意】参见氧氟沙星。

【制剂】片剂：每片100mg；200mg；500mg。注射剂：每瓶200mg（100ml）；300mg（100ml）；500mg（100ml）。

【贮法】遮光，密闭，在阴凉处保存。

芦氟沙星 Rufloxacin

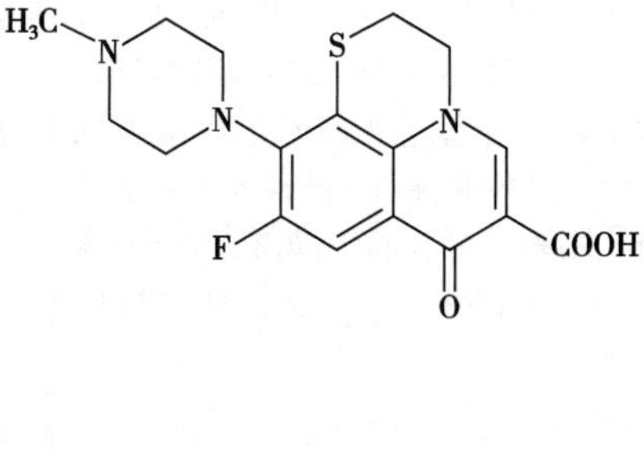

【其他名称】盐酸芦氟沙星，Monos，Qari，Tebraxin。

【ATC编码】J01MA10

【性状】为微黄色结晶性粉末，无臭，味苦。

【药理学】本品为广谱氟喹诺酮类药物，对革兰阴性菌，包括大肠埃希菌、伤寒杆菌、志贺菌属、流感嗜血杆菌、淋球菌等均有较强的抗菌作用。对葡萄球菌属、溶血性链球菌等革兰阳性球菌亦具有一定的抗菌作用，对铜绿假单胞菌无效。

口服200mg，3小时后血浆药物峰浓度大约至2.3μg/ml；组织内浓度比血浆浓度高2～3倍。血浆蛋白结合率约为60%，血浆半衰期大约35小时。本品50%通过肾脏排泄，胆汁排泄占1%，以代谢物排出量约占2%，另有部分经肠管壁的跨上皮分泌液进肠道，再经粪便排泄。

【适应证】临床用于敏感菌引起的下呼吸道及尿道感染。如肺炎，急慢性支气管炎，急慢性肾盂肾炎，急性膀胱炎，尿道炎以及皮肤软组织化脓性感染。

【用法和用量】成人每日1次，每次200mg，早餐后服，首剂量加倍为400mg。5～10天为一疗程，前列腺炎的疗程可达4周。

【禁忌证】对喹诺酮类过敏者、18岁以下青少年、妊娠期妇女、哺乳期妇女禁用。

【注意】参见司帕沙星。①本品会干扰反应能力，驾驶汽车或机器操纵者慎用。②服用本品过程中，出现严重和持续性腹泻应立即停药，可服用甲硝唑、万古霉素等药物予以治疗。③严重肝肾功能不全者慎用。

【制剂】片剂：每片200mg；100mg。胶囊剂：每粒100mg。

【贮法】遮光，密封、干燥处保存。

司帕沙星〔药典（二）〕 Sparfloxacin

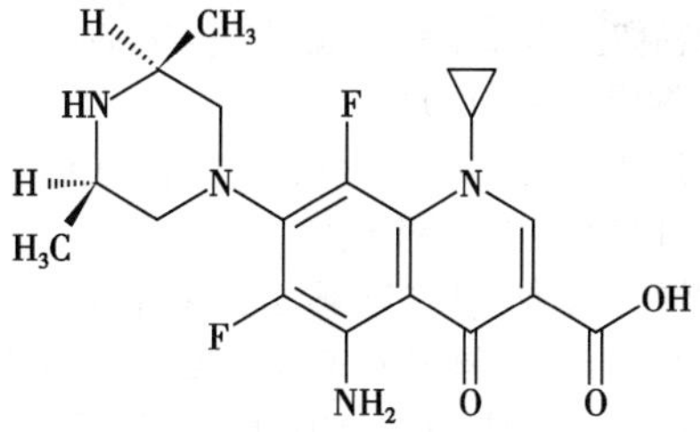

【其他名称】司氟沙星，Spara，Sparlox，Torospar，Zagam。

【ATC编码】J01MA09

【性状】为黄色结晶或结晶性粉末，无臭，味苦，略溶于冰醋酸、三氯甲烷，极微溶于甲醇、乙醇，乙醚或水中几乎不溶。

【药理学】对革兰阴性菌抗菌活性与环丙沙星相似，对葡萄球菌、肺炎链球菌、支原体、衣原体、军团菌、结核杆菌及非结核分枝杆菌等微生物的抗菌活性比常见的喹诺酮强。

口服200～400mg，约4小时血浆药物浓度可达0.5～1.4μg/ml，主要通过小肠吸收；血浆蛋白结合率为42%～44%；体内分布广泛，组织中药物浓度高于血浆药物浓度，主要分布于胆囊，其次为皮肤、前列腺、子宫、卵巢、耳鼻喉组织、肺组织等;其消除半衰期 $t_{1/2}$ 为 16 小时。

【适应证】 临床用于敏感菌所致的咽喉、扁桃体、支气管、肺、胆囊、尿道、前列腺、肠道、子宫、中耳、鼻旁窦等部位感染,还可用于皮肤、软组织感染及牙周组织炎。

【用法和用量】 口服:成人每次 100~300mg,最多不超过 400mg,每日 1 次,疗程一般 4~7 天以上,可据病种及病情适当增减。

【不良反应】 不良反应与其他喹诺酮类药物相似,常见胃肠道及中枢神经系统反应。

【禁忌证】 妊娠期妇女、哺乳期妇女及未成年者禁用。

【注意】 ①肝、肾功能不全者,有癫痫病史及其他中枢神经系统疾病者慎用。②光过敏患者慎用或禁用。③用药期间,患者应尽量避免晒日光。出现光过敏症状应立即停药。

【药物相互作用】 ①与非甾体抗炎药合用可引起痉挛。②禁止与吩噻嗪类、三环类抗抑郁药、抗心律失常药合用,避免引起心血管系统的不良反应。③钙、铝、镁、铁等金属离子可与本药形成螯合物,从而降低本药的生物利用度。

【制剂】 胶囊剂:每粒 100mg;200mg。片剂:每片 100mg;150mg;200mg。

【贮法】 遮光,密封保存。

氟罗沙星[药典(二);医保(乙)] Fleroxacin

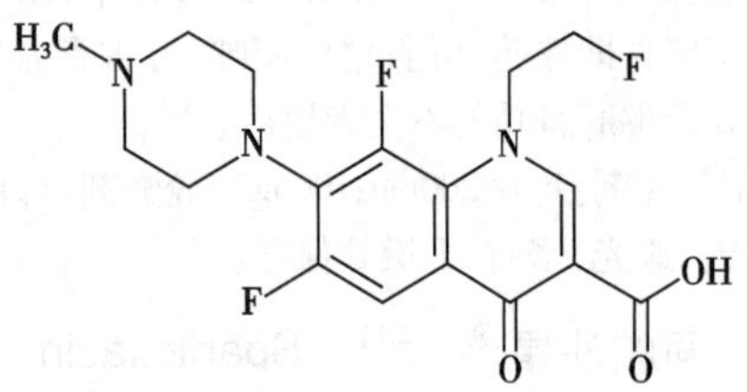

【其他名称】 多氟哌酸,多氟沙星,Megalocin,Quinodis。

【ATC 编码】 J01MA08

【性状】 为白色至微黄色结晶性粉末,无臭,味微苦,在水中微溶,可溶于酸液或碱液中。

【药理学】 为第三代喹诺酮类,抗菌谱包含革兰阴性菌和一些革兰阳性菌,如淋球菌、哈夫尼亚菌、大肠埃希菌、志贺菌、沙门菌、普通变形杆菌、枸橼酸杆菌、肠杆菌属、金黄色葡萄球菌、肺炎克雷伯菌等,高浓度对铜绿假单胞菌有抗菌作用。对实验动物细菌感染的保护作用较好。

口服吸收良好,生物利用度与注射近似,蛋白结合率低,服后 1~2 小时在主要器官中浓度接近或高于同期血药浓度。半衰期长($t_{1/2}$ 约为 9~12 小时),有效浓度可维持 24 小时。主要以原形随尿液排泄。

【适应证】 用于敏感菌所致的呼吸系统、泌尿生殖系统、消化系统的感染,以及皮肤软组织、骨、关节、耳鼻喉、腹腔、盆腔感染。

【用法和用量】 口服:一日 0.2~0.4g,分 1~2 次服。疗程视感染不同而定:复杂性尿路感染 1~2 周;呼吸道感染 1~3 周;皮肤、软组织感染 4 日~3 周;骨髓炎、化脓性关节炎 2~12 周;伤寒 1~2 周;沙眼衣原体尿道炎 5 日;单纯性尿路感染、细菌性痢疾、淋球菌尿道炎(宫颈炎)只用 1 次。静脉滴注:一次 200~400mg,一日 1 次,加入 5% 葡萄糖注射液 250ml 中,避光缓慢滴注(每 100ml 滴注至少 45~60 分钟)。

【不良反应】 本品可引起消化道、中枢症状,并可致肌痛、关节痛以及心悸、发热、寒战、排尿困难和二重感染。可见血清肌酐、尿素氮、嗜酸性粒细胞升高,血小板和血细胞比容下降,也可见皮肤过敏、药疹等反应。

【禁忌证】 对喹诺酮类过敏者、18 岁以下青少年、妊娠期妇女、哺乳期妇女禁用。

【注意】 ①肝肾功能损害者、有中枢神经系统疾病及高龄患者慎用。②与氯化钠或其他含氯离子的溶液有配伍禁忌。也不宜与其他药物混合静脉滴注。

【药物相互作用】 ①铝、镁等抗酸药可使本品吸收减低,但较其他喹诺酮类影响小。②西咪替丁干扰本品正常代谢,不良反应发生率增高。③与口服降糖药合用,可能引起高血糖或低血糖。

【制剂】 胶囊剂:每粒 100mg。片剂:每片 100mg。

【贮法】 遮光、密封,在干燥处保存。

帕珠沙星 Pazufloxacin

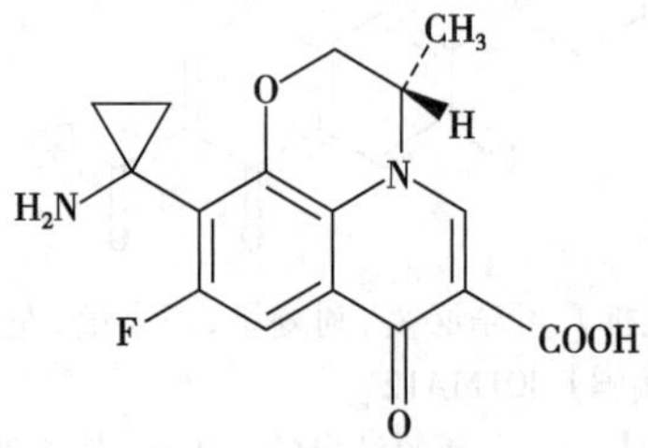

【其他名称】 诺君欣,派佐沙星,Pazucross,Maxalt,Rizaliv。

【ATC 编码】 J01MA18

【药理学】 本品是第三代喹诺酮类抗菌药物,抗菌谱广。对革兰阴性菌抗菌活性与其他喹诺酮类药物相当,对革兰阳性菌的活性明显增强,尤其对厌氧菌有较强的作用,且抗生素后效应时间长。对葡萄球菌、链球菌、肠球菌等革兰阳性菌,大肠埃希菌、奇异变形杆菌、克雷伯菌、阴沟肠杆菌、流感嗜血杆菌、卡他莫拉菌、铜绿假单胞菌等革兰阴性菌具有较强的抗菌活性。对产气荚膜梭状芽孢杆菌、核粒梭形杆菌、痤疮丙酸杆菌、脆弱拟杆菌等厌氧菌也有良好的抗菌活性。

口服吸收迅速,在肺组织炎症部位和眼内分布良好,$t_{1/2}$ 约 2 小时,主要从尿中排泄。一项单剂量和多剂量静脉给药试验研究表明,单剂量给药后血药浓度、C_{max} 和 AUC 均与给药剂量呈线性关系,$t_{1/2}$ 为 1.74~1.88 小时。给药后 24 小时内尿中回收药物为 89.5%~93.9%。多剂量给药 1 天后,达稳态血药浓度,尿液排泄未见药物累积。

【适应证】 用于敏感菌所致的呼吸道感染、泌尿道感染,妇科、外科、耳鼻喉科和皮肤科等感染性疾病。

【用法和用量】 静脉滴注,每次 300mg,滴注时间为 30~60 分钟,每日 2 次,疗程 7~14 天。肾功能不全者应调整剂量：肾清除率>44.7ml/min，每次300mg，每日2次；肾清除率为13.6～44.7ml/min，每次300mg，每日1次；透析患者用量为每次300mg，每3日1次。

【禁忌证】对喹诺酮类过敏者、18岁以下青少年、妊娠期妇女、哺乳期妇女禁用。

【注意】参见加替沙星。①肝、肾功能不全的老年患者，应注意调整剂量；严重肝、肾功能不全者慎用。②静脉给药可能引起静脉炎。

【制剂】甲磺酸帕珠沙星注射液：每瓶100mg（10ml）；150mg（10ml）；200mg（100ml）；300mg（100ml）。

【贮法】密闭、凉暗处保存。

莫西沙星〔基；医保（乙）〕 Moxifloxacin

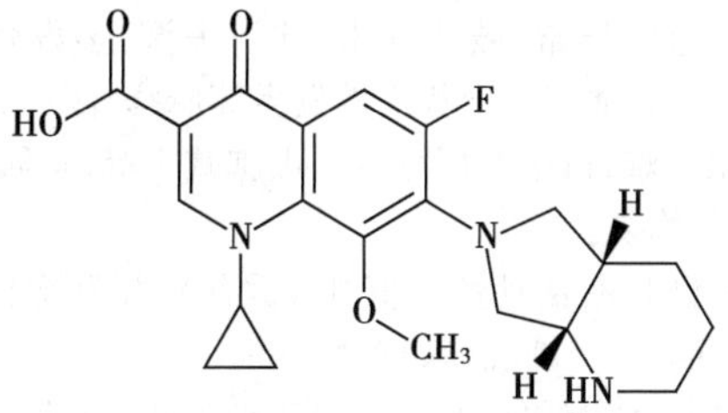

【其他名称】盐酸莫西沙星，莫昔沙星，拜复乐，Avalox，佰美诺。

【ATC 编码】J01MA14

【药理学】本品为第四代喹诺酮类广谱抗菌药物，C-7位上氮双环结构加强了对革兰阳性菌抗菌作用，甲氧基则加强对厌氧菌的作用。对常见的呼吸道病原菌，青霉素敏感和耐药的肺炎链球菌、嗜血杆菌属、卡他莫拉菌属以及肺炎支原体、肺炎衣原体和肺炎军团菌等均较敏感。

口服吸收迅速良好，口服400mg，0.5～4小时达峰浓度3.1μg/ml，同服二、三价阳离子抗酸药可明显减少吸收。迅速分布于体液及组织中，在血浆、支气管黏膜、肺泡巨噬体中均有足够浓度，有22%原药和约50%葡萄糖醛酸结合物随尿液排泄，$t_{1/2}$为12小时。本品在体内不依赖细胞色素C代谢。

【适应证】适用于敏感菌所致的呼吸道感染，包括慢性支气管炎急性发作，轻度或中度的社区获得性肺炎，急性鼻窦炎等；以及皮肤和软组织感染。

【用法和用量】成人每日1次400mg，连用5～10日，口服或静脉滴注。滴注时间为90分钟。每支20ml注射液，临用之前将莫西沙星注射液1支（20ml：0.4g）用5%葡萄糖注射液或0.9%氯化钠注射液250ml稀释，滴注时间不少于90分钟。

【不良反应】本品不良反应有消化道反应，肝酶升高，神经精神系统反应，心电图Q-T间段延长（心脏病者应慎用），以及光敏性皮炎（较司帕沙星为轻）。

【禁忌证】有喹诺酮过敏史者、妊娠期妇女、哺乳期妇女、儿童禁用。

【注意】①严重肝功能不全者、严重心动过缓或急性心肌缺血者、有中枢系统疾病者慎用。②用药期间，从事驾驶或操作机器者应谨慎。

【制剂】片剂：每片400mg。注射液：每瓶250ml（莫西沙星0.4g与氯化钠2.0g）；每支20ml：0.4g（以莫西沙星计）。

【贮法】避光、密封、干燥条件下贮存。

加替沙星 Gatifloxacin

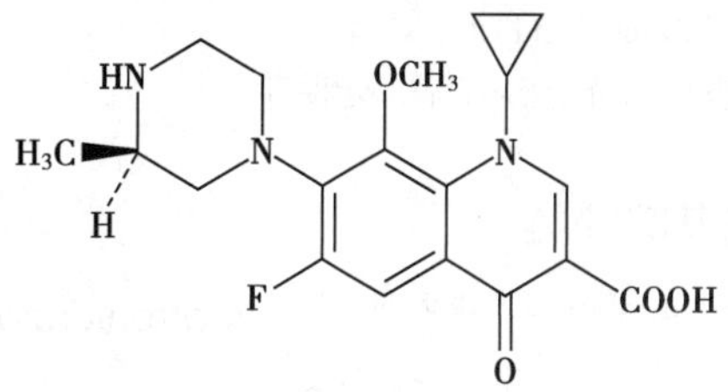

【其他名称】澳莱克，恒森，天坤，万悦。

【ATC 编码】J01MA16

【性状】为微黄色结晶性粉末。

【药理学】本品为8-甲氧基氟喹诺酮类外消旋体化合物，同时作用于DNA回旋酶和Ⅳ型拓扑异构酶两个靶位，减少了细菌产生耐药突变的机会。对甲氧西林敏感金黄色葡萄球菌、表皮葡萄球菌、青霉素敏感或耐药肺炎链球菌、溶血型链球菌、化脓性链球菌、流感和副流感嗜血杆菌、肺炎克雷伯菌、卡他莫拉菌、沙门菌属、淋病奈瑟球菌等有较强的抗菌作用。对多数奇异变形菌、不动杆菌属、铜绿假单胞菌、产气肠杆菌等具有良好抗菌作用。对嗜肺衣原体、军团菌和支原体有较强抑制作用。对耐甲氧西林金黄色葡萄球菌和表皮葡萄球菌、屎肠球菌作用较差。

口服与静脉给药生物利用度近似，大约96%。达峰时间口服为1～2小时。蛋白结合率为20%。在胆汁、肺泡巨噬细胞、肺实质、肺表皮细胞层、支气管黏膜、窦黏膜、阴道、宫颈、前列腺液、精液等靶组织的药物浓度高于血浆浓度。无酶诱导作用，主要以原形经肾脏排出，静脉给药后48小时尿中回收率大于70%。其消除半衰期7～14小时。

【适应证】用于敏感菌所引致的慢性支气管炎急性发作、急性鼻窦炎、社区获得性肺炎、尿路感染、急性肾盂肾炎、女性淋球菌性宫颈和直肠感染。

【用法和用量】静脉给药：成人每次200～400mg，每日1次，疗程一般5～10天。治疗中由静脉给药改为口服给药时，无须调整剂量。治疗非复杂性淋球菌尿路或直肠感染和女性淋球菌性宫颈感染，400mg单次给药。中度肝功能不全患者，无须调整剂量；中、重度肾功能不全患者，应减量使用。

【不良反应】本品常见的不良反应有恶心、头痛、眩晕、腹泻、阴道炎；偶见寒战、发热、胸背痛、心悸、腹痛、便秘及消化不良、多梦、失眠、感觉异常、皮疹、出汗、耳鸣等；罕见思维异常、烦躁不安、抑郁、关节痛、哮喘、口面部水肿、肌痛以及假膜性肠炎等。少数患者可引起白细胞减少，丙氨酸转氨酶、天冬氨酸转氨酶、碱性磷酸酶及总胆红素升高。

【禁忌证】对本品或喹诺酮类药物过敏者禁用。

【注意】①妊娠期妇女、哺乳期妇女使用，应权衡利弊；18岁以下儿童不推荐使用。②有中枢系统疾病的患者，如严重脑动脉粥样硬化、癫痫等，应慎用。③肾功能不全的患者应调整剂量。严重肾功能不全者慎用。④静脉滴注应不少于60分钟，不宜与其他药物混合滴注。注射部位可能出现局部反应。⑤使用本品后避免在阳光下暴晒。

【制剂】 片剂：每片100mg；200mg；400mg。胶囊剂：每粒100mg；200mg。注射液：每瓶100mg（100ml）；200mg（100ml）；400mg（40ml）。

【贮法】 避光、密闭，凉暗处保存。

7.5 硝基咪唑类

甲硝唑〔药典（二）；基；医保（甲、乙）〕 Metronidazole

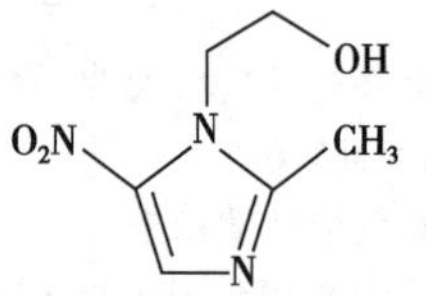

【其他名称】 甲硝基羟乙唑，灭滴灵，灭滴唑，Flagyl。

【ATC编码】 J01XD01

【性状】 为白色或微黄色结晶或结晶性粉末；有微臭，味苦而略咸。在乙醇中略溶，在水或三氯甲烷中微溶，在乙醚中极微溶解。熔点为159～163℃。

【药理学】 除用于抗滴虫和抗阿米巴原虫外，近年来，广泛地应用于抗厌氧菌感染。本品的硝基，在无氧环境中被还原成活性产物而显示抗厌氧菌作用，对需氧菌或兼性需氧菌则无效。对下列厌氧菌有较好的抗菌作用：①拟杆菌属，包括脆弱拟杆菌；②梭形杆菌属；③梭状芽孢杆菌属，包括破伤风杆菌；④部分真杆菌；⑤消化球菌和消化链球菌等。

口服吸收良好（>80%），口服250mg或500mg，1～2小时血清药物浓度达峰，分别为6μg/ml和12μg/ml。静脉滴注本品15mg/kg，以后每6小时滴注7.5mg/kg，血浆药物浓度达稳态时峰浓度为25μg/ml，谷浓度可达18μg/ml。本品在体内分布广泛，可进入唾液、乳汁、肝脓肿的脓液中，也可进入脑脊液（正常人脑脊液中的浓度可达血液的50%）。在体内，经侧链氧化或与葡萄糖醛酸结合而代谢，有20%药物则不经代谢。其代谢物也有一定活性。甲硝唑及其代谢物大量由尿排泄（占总量的60%～80%），少量由粪排出（6%～15%）。$t_{1/2}$约为8小时。

【适应证】 主要用于治疗或预防上述厌氧菌引起的系统或局部感染，如腹腔、消化道、女性生殖系、下呼吸道、皮肤及软组织、骨和关节等部位的厌氧菌感染，对败血症、心内膜炎、脑膜感染以及使用抗生素引起的结肠炎也有效。治疗破伤风常与破伤风抗毒素（TAT）联用。还可用于口腔厌氧菌感染。

【用法和用量】（1）口服：成人：①用于肠道阿米巴病，一次0.4～0.6g，一日3次，疗程7日；肠道外阿米巴病，一次0.6～0.8g，一日3次，疗程20日。②贾第虫病，一次0.4g，一日3次，疗程5～10日。③麦地那龙线虫病，一次0.2g，疗程7日。④小袋虫病，一次0.2g，一日2次，疗程5日。⑤皮肤利什曼病，一次0.2g，一日4次，疗程10日。间隔10日后重复一疗程。⑥滴虫病，一次0.2g，一日4次，疗程7日；可同时用阴道栓剂，每晚0.5g，连用7～10日。⑦厌氧菌感染，一日0.6～1.2g，分3次服，疗程7～10日。

儿童：①阿米巴病，按体重一日35～50mg/kg，分3次服，疗程10日。②贾第虫病、麦地那龙线虫病、小袋虫病、滴虫病按体重一日15～25mg/kg，分3次服，连服10日。③厌氧菌感染，按体重一日20～50mg/kg。

（2）静脉滴注：厌氧菌感染，成人或儿童，首次按体重15mg/kg（70kg成人为1g），维持量按体重7.5mg/kg，每6～8小时静脉滴注一次。

【不良反应】 消化道反应最为常见，包括恶心、呕吐、食欲缺乏、腹部绞痛，一般不影响治疗；神经系统症状有头痛、眩晕，偶有感觉异常、肢体麻木、共济失调、多发性神经炎等，大剂量可致抽搐。少数病例发生荨麻疹、潮红、瘙痒、膀胱炎、排尿困难、口中金属味及白细胞减少等，均属可逆性，停药后自行恢复。

【禁忌证】 有活动性中枢神经系统疾患和血液病者禁用。妊娠期妇女及哺乳期妇女禁用。

【注意】 ①可诱发白念珠菌病，必要时可并用抗念珠菌药。②可引起周围神经炎和惊厥，遇此情况应考虑停药（或减量）。③可致血象改变，白细胞减少等，应予注意。本品的代谢产物可使尿液呈深红色。④合并肾功能衰竭者，给药间隔时间应由8小时延长至12小时。⑤经肝代谢，肝功能不全者药物可蓄积，应酌情减量。

【药物相互作用】 ①本品可减缓口服抗凝血药（如华法林等）的代谢，而加强其作用，使凝血酶原时间延长。②西咪替丁等肝酶诱导剂可使本品加速消除而降效。③本品可抑制乙醛脱氢酶，因而可加强乙醇的作用，导致双硫仑样反应。在用药期间和停药后1周内，禁用含乙醇饮料或药品。

【制剂】 片剂：每片0.1g；0.2g；0.25g。注射液：每瓶50mg（10ml）；100mg（20ml）；500mg（100ml）；1.25g（250ml）；500mg（250ml）。甲硝唑葡萄糖注射液：每瓶250ml，含甲硝唑0.5g及葡萄糖12.5g。

替硝唑〔药典（二）；医保（甲、乙）〕 Tinidazole

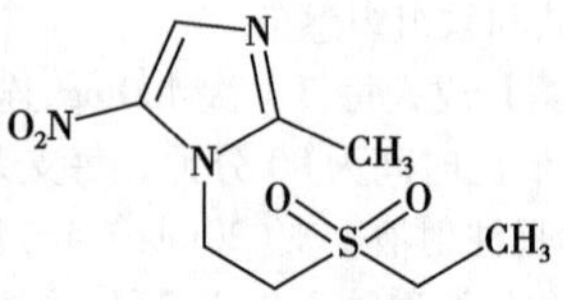

【其他名称】 替尼达唑，Fadazole。

【ATC编码】 J01XD02

【性状】 为白色至淡黄色结晶或结晶性粉末，味微苦。本品在丙酮或三氯甲烷中溶解，在水或乙醇中微溶。

【药理学】 对大多数致病厌氧菌，如脆弱拟杆菌、梭状芽孢杆菌、真杆菌、梭形杆菌、阴道嗜血杆菌、消化球菌、消化链球菌、韦荣球菌等以及滴虫、阿米巴原虫、贾第鞭毛虫等有杀灭作用。对微需氧菌、幽门螺杆菌也有一定的抗菌作用。

口服吸收良好,2 小时血药达峰。口服 2g,血药峰浓度为 40 ~ 51μg/ml。$t_{1/2}$ 为 12 ~ 14 小时。本品主要由尿排泄(静脉给药后约 25% 原形药;代谢物 12%,口服 250mg 后约 16% 原形药),少量随粪排出,中度或重度肾功能不全者药动学性质无明显变化。本品在体内蛋白结合率为 12%,能进入各种体液,并可通过血脑屏障。

【适应证】 用于厌氧菌的系统与局部感染,如腹腔、妇科、手术创口、皮肤软组织、肺、胸腔等部位感染以及败血症、肠道或泌尿生殖道毛滴虫病、贾第虫病以及肠道和肝阿米巴病。

【用法和用量】 厌氧菌系统感染:口服,每日 2g;重症可静脉滴注,每日 1.6g,1 次或分为 2 次给予。手术感染的预防:术前 12 小时服 2g,手术间或结束后滴注 1.6g(或口服 2g)。非特异性阴道炎:每日 2g,连服 2 日。急性齿龈炎:1 次口服 2g。泌尿生殖道毛滴虫病:1 次口服 2g,必要时重复 1 次;或每次 0.15g,每日 3 次,连用 5 日。须男女同治以防再次感染。儿童 1 次 50 ~ 75mg/kg,必要时重复 1 次。合并白念珠菌感染者须同时进行抗真菌治疗。贾第虫病:1 次 2g。肠阿米巴病:每日 2g,服 2 ~ 3 日。儿童每日 50 ~ 60mg,连用 5 日。肝阿米巴病:每日 1.5 ~ 2g,连用 3 日,必要时可延长至 5 ~ 10 日。应同时排出脓液。口服片剂应于餐间或餐后服用。

静脉滴注,每 400mg(200ml)应不少于 20 分钟。

【不良反应】 不良反应主要有恶心、畏食、腹泻、口中有金属味,偶见头痛、疲倦、舌苔、深色尿。尚有过敏反应,如皮疹、荨麻疹、血管神经性水肿、白细胞一时性减少等。静脉滴注部位偶致静脉炎。有时也可出现神经系统障碍,如头昏、眩晕、共济失调等,停药可恢复。

【禁忌证】 禁用于有血液病史者及器质性神经系统疾病者。对本药、甲硝唑过敏者,妊娠早期、哺乳期妇女禁用。12 岁以下儿童禁止注射给药。

【注意】 ①如疗程中发生中枢神经系统不良反应,应及时停药。②念珠菌感染者应用本品,其症状会加重,需同时给抗真菌治疗。③肝功能减退者应调整剂量或用药间隔时间。④老年人由于肝功能减退,应用本品时药动学有所改变,建议监测血药浓度。

【药物相互作用】 ①本品有抑制乙醛脱氢酶作用,加强酒精的效应,可出现双硫仑样反应,如呕吐、面部潮红、腹部痉挛等。服用本品期间应或停药后 5 天内禁酒。②本药可增强口服抗凝药的作用,增加出血的危险性。

【制剂】 片剂:每片 0.25g;0.5g。胶囊剂:每粒 0.2g;0.25g;0.5g。注射液:每瓶 400mg(200ml);800mg(400ml)(含葡萄糖 5.5%)。栓剂:每个 0.2g。

【贮法】 避光、密闭保存。

奥硝唑〔药典(二);医保(乙)〕 Ornidazole

(结构式:OH;Cl;O_2N;N;CH_3;N)

【其他名称】 氯丙硝唑,氯醇硝唑。

【ATC 编码】 J01XD03

【药理学】 本品为第三代硝基咪唑类衍生物,作用于厌氧菌、阿米巴、贾第鞭毛虫和毛滴虫细胞的 DNA,使其螺旋结构断裂或阻止其转录复制而导致致病菌死亡。

口服 2 小时后可达血药峰浓度。阴道给予栓剂 500mg,12 小时后达 5mg/ml 峰浓度。本品口服生物利用度约 90%,体内分布广泛,蛋白结合率小于 15%,主要在肝脏代谢,其活性代谢物 M_1、M_2 的消除半衰期分别为 5 小时和 6 小时,原形药消除半衰期为 11 ~ 14 小时。绝大部分以游离或结合代谢产物的形式经尿排泄,约 4% 以药物原形排泄,其余 22% 经粪便排泄。

【适应证】 用于由厌氧菌感染引起的多种疾病。男女泌尿生殖道毛滴虫、贾第鞭毛虫感染引起的疾病。还用于肠、肝阿米巴病。

【用法和用量】 口服。防治厌氧菌感染:成人一次 0.5g,一日 2 次;儿童每 12 小时 10mg/kg。阿米巴虫病:成人一次 0.5g,一日 2 次;儿童一日 25mg/kg。贾第虫病:成人一次 1.5g,一日 1 次;儿童一日 40mg/kg。毛滴虫病:成人一次 1 ~ 1.5g,一日 1 次;儿童一日 25mg/kg。

静脉滴注。每瓶滴注时间不少于 30 分钟。术前术后预防用药:成人手术前 1 ~ 2 小时静脉滴注 1g 奥硝唑,术后 12 小时静脉滴注 0.5g,术后 24 小时静脉滴注 0.5g。治疗厌氧菌引起的感染:成人起始剂量为 0.5 ~ 1g,然后每 12 小时静脉滴注 0.5g。治疗严重阿米巴病:起始剂量为 0.5 ~ 1g,然后每 12 小时 0.5g,连用 3 ~ 6 天。儿童剂量为每日 20 ~ 30mg/kg,每 12 小时静脉滴注 1 次,滴注时间 30 分钟。

【不良反应】 ①消化系统:包括轻度胃部不适、胃痛、口腔异味等;②神经系统:包括头痛及困倦、眩晕、颤抖、四肢麻木、痉挛和精神错乱等;③过敏反应:如皮疹、瘙痒等;④局部反应:包括刺感、疼痛等;⑤其他:白细胞减少等。

【禁忌证】 ①禁用于对硝基咪唑类药物过敏的患者;②禁用于中枢神经系统有器质性病变的患者,如癫痫患者等;③禁用各种器官硬化症、造血功能低下、慢性酒精中毒患者。

【注意】 参见替硝唑。①本药与酒精有无相互作用,尚需更多的研究证实。②为减少胃肠道反应,应在餐后或与食物同服。③使用过程中,如有异常神经症状反应即停药。④妊娠早期慎用;治疗期间不适宜哺乳。⑤3 岁以下儿童、体重低于 6kg 的儿童慎用。⑥肝损伤患者用药每次剂量与正常用量相同,但用药间隔时间要加倍,以免药物蓄积。

【药物相互作用】 ①巴比妥类药、雷尼替丁、西咪替丁肝酶诱导剂可使本品加速消除而降效,并可影响凝血,禁止合用。②本药可增强口服抗凝药的作用,增加出血的危险性。③奥硝唑对乙醛脱氢酶无抑制作用,对乙醇耐受。

【制剂】 片剂(胶囊剂):每片(粒)0.25g;0.5g。注射液:每支 0.25g(5ml)。奥硝唑氯化钠(葡萄糖)注射液:每瓶 0.25g(100ml);0.5g(100ml)。

【贮法】避光，密闭保存。

左奥硝唑[药典(二)] Levornidazole

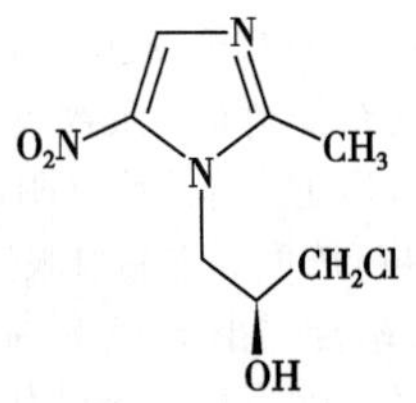

【其他名称】左奥尼达唑。

【药理学】左奥硝唑为奥硝唑的左旋体。左奥硝唑和消旋奥硝唑均有抗菌活性，左奥硝唑和消旋奥硝唑的抗菌活性无明显差异。

左奥硝唑、右旋奥硝唑主要表现为消除的差异，在尿液排泄、血浆蛋白结合率、在脑中的分布、血脑屏障通透性、代谢产物方面无明显差异。左奥硝唑消除比右旋奥硝唑快。每天2次，每次500mg连续多次口服给药后，主要药动学参数：t_{max}(0.73±0.59)小时，$t_{1/2\beta}$(13.5±1.9)小时，C_{max}(25.63±7.22)μg/ml，V_1/F(17.6±6.1)L，CL/F(1.30±0.39)L/h。

【适应证】用于治疗由敏感厌氧菌(脆弱拟杆菌、狄氏拟杆菌、卵圆拟杆菌、多形拟杆菌、普通拟杆菌、梭状芽孢杆菌、真杆菌、消化球菌和消化链球菌、幽门螺杆菌、黑色素拟杆菌、梭杆菌、CO_2噬纤维菌、牙龈类杆菌等)和泌尿生殖道毛滴虫感染引起的感染性疾病。

【用法和用量】(1)口服：①治疗厌氧菌感染：成人，一次1.5g，每晚一次顿服，连续用药1～3天；或者一次0.5g～1.0g，每12小时1次，连续用药3～10天。②治疗毛滴虫病：成人，一次1.5g，每晚1次顿服，连续用药1～2天。

(2)静脉滴注：滴注时间为每100ml(浓度为5mg/ml)0.5～1小时内滴完。①术前术后预防用药：成人手术前1～2小时静脉滴注1g左奥硝唑，术后12小时静脉滴注0.5g，术后24小时静脉滴注0.5g。②治疗厌氧菌引起的感染：成人起始剂量为0.5～1g，然后每12小时静脉滴注0.5g，连用5～10天。如患者的症状改善，可以改为口服给药，每次0.5g，每12小时1次。③儿童剂量为每日20～30mg/kg，每12小时静脉滴注1次。

【不良反应】参见奥硝唑。

【禁忌证】①禁用于对硝基咪唑类药物过敏的患者。②禁用于中枢神经系统有器质性病变的患者，如癫痫患者等。③禁用于各种器官硬化症、造血功能低下、慢性酒精中毒患者。

【注意】①使用过程中，如有异常神经症状反应即停药。②本品应餐后服用，若空腹服用，可能会导致胃部不适。③妊娠前3个月和哺乳期妇女不建议使用。妊娠3个月后应慎用。④3岁以下儿童、体重低于6kg的儿童慎用。⑤肝功能严重受损者，建议给药间期延长一倍。

【药物相互作用】参见奥硝唑。

【制剂】片剂：每片0.25g。左奥硝唑氯化钠注射液：每瓶100ml(左奥硝唑0.5g与氯化钠0.83g)。

【贮法】遮光，密闭，在凉暗处(避光并不超过20℃)保存。

塞克硝唑[药典(二)] Secnidazole

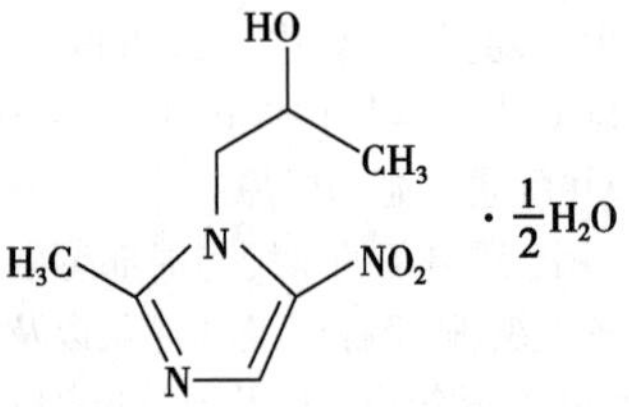

$\cdot \frac{1}{2}H_2O$

【其他名称】信爽。

【ATC编码】P01AB07

【性状】为白色或微黄色结晶或结晶性粉末。

【药理学】塞克硝唑为5-硝基咪唑类抗原虫药，其结构及药理作用与甲硝唑相似。塞克硝唑的体外抗原虫谱与甲硝唑相当，包括阴道毛滴虫、牛毛滴虫、痢疾阿米巴、贾第鞭毛虫(十二指肠贾第鞭毛虫、肠贾第鞭毛虫)。塞克硝唑对阴道毛滴虫的MIC与甲硝唑相似(0.7μg/ml)，两者对痢疾阿米巴的最小抑制浓度也相似(6μg/ml)。塞克硝唑对十二指肠贾第鞭毛虫的最小抑制浓度(0.2μg/ml)明显低于甲硝唑(1.2μg/ml)。

口服后吸收迅速，1.5～3小时血药浓度达峰值，单次口服塞克硝唑0.5～2g的绝对生物利用度近100%。体内分布范围不广泛，稳态分布体积很小(49.2L)，仅约血浆药物总量的15%与血浆蛋白或球蛋白结合。血清药物浓度与龈缝液中药物的浓度相近，因此本品极易透过牙龈组织。本品还能透过胎盘屏障进入乳汁。主要在肝脏代谢，消除速度为1.68L/h(28ml/min)，以原形随尿液排出。单次口服塞克硝唑2g，72小时后尿样中可检出大约10%～25%塞克硝唑(包括原药和代谢物)，96小时累积经尿排泄量约为50%。其消除半衰期为17～29小时。

【适应证】主要用于由阴道毛滴虫引起的尿道炎和阴道炎，肠阿米巴病，肝阿米巴病及贾第虫病。

【用法和用量】口服，成人2g，单次服用。治疗阴道滴虫病和尿道滴虫病，配偶应同时服用。肠阿米巴病：有症状的急性阿米巴病，成人2g，单次服用；儿童30mg/kg，单次服用；无症状的急性阿米巴病，成人一次2g，一日1次，连服3日；儿童一次30mg/kg，一日1次，连服3日。肝脏阿米巴病：成人一日1.5g，一次或分次口服，连服5日；儿童一次30mg/kg，一次或分次口服，连服5日。贾第虫病：儿童30mg/kg，单次服用。

【不良反应】常见不良反应为口腔金属异味。偶见不良反应有消化道紊乱(如恶心、呕吐、腹泻、腹痛)、皮肤过敏反应(如皮疹、荨麻疹，瘙痒)、深色尿、白细胞减少(停药后恢复正常)。罕见不良反应：眩晕、头痛、中度的神经功能紊乱。

【禁忌证】对塞克硝唑或一般硝基咪唑类药物过敏者、妊娠或有可能妊娠的妇女、哺乳期妇女、有血液疾病史的患者禁用。

【注意】参见替硝唑。肝、肾功能不全患者慎用。肝、肾功能不全的老年患者应调整剂量。

【药物相互作用】①本品治疗期间或至少服药后一天内不可饮酒，以免发生双硫仑样反应。②塞克硝唑对华法林的抗凝作用有很强的抑制，故有血象异常既往史的患者不宜服用。

【制剂】片剂(胶囊剂)：每片(粒)0.25g；0.5g。

【贮藏】遮光、密封、干燥处保存。

7.6 噁唑烷酮类

利奈唑胺[医保(乙)] Linezolid

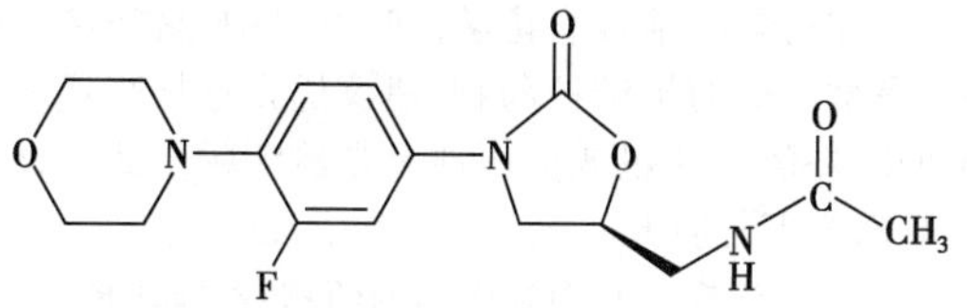

【其他名称】利奈唑德，Zyvox。

【ATC 编码】J01XX08

【药理学】本品为合成的噁唑烷酮类(oxazolidinones)抗菌药，能与细菌50S亚基的23S核糖体RNA上的位点结合，阻止70S初始复合物的形成，抑制细菌蛋白质合成。由于其作用机制独特，因此与其他抗菌药无交叉耐药性。对多种耐药的革兰阳性球菌有效，包括MRSA、MRSE、PRSP、CRSP、VRE等。

口服给药后，利奈唑胺吸收快速而完全。给药后约1～2小时达到血浆峰浓度，绝对生物利用度约为100%。所以，利奈唑胺口服或静脉给药无须调整剂量。利奈唑胺的给药无须考虑进食的时间。当利奈唑胺与高脂食物同时服用时，达峰时间从1.5小时延迟到2.2小时，峰浓度约下降17%。然而总的暴露量指标$AUC_{0\to\infty}$的值在两种情况下是相似的。成人血浆蛋白结合率约31%，V_d为0.65L/kg。利奈唑胺在体内代谢成无活性代谢产物。此过程通过细胞色素酶P-450介导程度很低。稳态时，约有30%药物以利奈唑胺的形式、40%以羟乙基氨基乙酸代谢物(代谢产物B)的形式、10%以氨基乙氧基乙酸代谢物(代谢产物A)的形式随尿排泄。利奈唑胺的肾脏清除率低(平均为40ml/min)，提示有肾小管网的重吸收。粪便中无利奈唑胺，大约有6%和3%的药物分别以代谢产物B和A的形式出现在粪便中。

【适应证】主要用于控制耐万古霉素屎肠球菌所致的系统感染，包括菌血症、肺炎以及复杂性皮肤和皮肤组织感染等。

【用法和用量】口服与静脉滴注剂量相同。成人和超过12岁儿童，每次600mg，每12小时1次。治疗万古霉素耐药的屎肠球菌感染，包括伴发的菌血症疗程14～28天。社区、院内获得性肺炎包括伴发的菌血症，复杂性、非复杂性皮肤和皮肤软组织感染疗程10～14天。新生儿～11岁的儿童患者每8小时给药一次的日平均AUC值与青少年和成年患者每12小时给药一次的日平均AUC值相似。因而，11岁及小于11岁儿童患者的给药剂量应为10mg/kg，每8小时1次。

【不良反应】不良反应有消化道症状，失眠、头晕、药热、皮疹等。可见血小板减少，尚有白细胞、中性粒细胞减少、骨髓抑制，AST、ALT、LDH、ALP、脂酶、淀粉酶、总胆红素、BUN和肌酐等变化，舌变色、口腔白念珠菌病，罕见乳酸性酸中毒。

【禁忌证】①对本药或其他成分过敏者禁用。②正在使用任何能抑制单胺氧化酶A或B的药物(如：苯乙肼、异卡波肼)的患者，或两周内曾经使用过这类药物的患者不应使用利奈唑胺。

【注意】①本品应严格控制使用指征，避免滥用。妊娠期妇女和哺乳期妇女慎用。②空腹或饭后服用，应避免食用大量酪胺含量高的食物和饮料。③有高血压病史者使用本品应注意观察。④无须对肾功能不全患者调整剂量。由于缺乏对两种主要代谢产物在体内蓄积的临床意义的认识，肾功能不全者应权衡使用利奈唑胺与其代谢物蓄积潜在风险间的利弊。利奈唑胺及其两种代谢产物都可通过透析清除。给药后3小时开始透析，在大约3小时的透析期内约30%的药物剂量可清除。因此，利奈唑胺应在血透结束后给药。⑤无须对轻至中度肝功能不全患者调整剂量。尚未对肝功能严重不全的患者评价利奈唑胺的药动学特性。

【药物相互作用】①利奈唑胺为可逆的、非选择性的单胺氧化酶抑制剂。所以，利奈唑胺与肾上腺素能药物或5-羟色胺类制剂有潜在的相互作用。②有些患者接受利奈唑胺可能使非直接作用的拟交感神经药物、血管加压药或多巴胺类药物的加压作用可逆性地增加。肾上腺素能类药物，如多巴胺或肾上腺素的起始剂量应减小，并逐步调整至可起理想药效的水平。③当健康成人受试者同时接受利奈唑胺及超过100mg的酪胺时，可见明显的增压反应。所以，应用利奈唑胺的患者应避免食用酪胺含量高的食物或饮料。④对血压正常的健康志愿者给予利奈唑胺，可观察到利奈唑胺能可逆性地增加伪麻黄碱(PSE)、盐酸苯丙醇胺(PPA)的增压作用。

【制剂】片剂：每片600mg。注射液：每瓶600mg(300ml)。

【贮法】避光、密闭、在15～30℃保存。避免冷冻。

(沈素 张杨 郭恒)

第 8 章
抗结核药

抗结核药(antituberculous drugs)根据其作用特点分为两类:

(1) 对结核杆菌有杀灭作用的药物:链霉素、异烟肼、利福平、吡嗪酰胺。阿米卡星对结核杆菌有较强抗菌活性,与链霉素无交叉耐药,对链霉素耐药者可用阿米卡星代替。异烟肼对生长繁殖期的分枝杆菌有效,但易产生耐药性,与其他抗结核药联合应用可使耐药现象延缓出现。吡嗪酰胺对处于酸性环境中生长缓慢的结核杆菌作用最强,并可渗入吞噬细胞和结核杆菌体内,延缓结核杆菌产生耐药性。氟喹诺酮类药物可渗入巨噬细胞,能较好地发挥细胞内杀菌作用。在耐多药结核病化学治疗方案中,氟喹诺酮类药物往往是最有效的抗结核药物,建议优先选择高代氟喹诺酮类药物;左氧氟沙星或莫西沙星是治疗耐多药结核病的首选氟喹诺酮类药物。

(2) 对结核杆菌有抑制作用的药物:乙胺丁醇、对氨基水杨酸钠等均为抑菌剂,与其他抗结核药联用有协同作用且可延缓耐药菌株的产生。

根据我国《耐药结核病化学治疗指南(2015)》抗结核药可分为一线和二线;一线抗结核药物有异烟肼、利福平、乙胺丁醇、吡嗪酰胺、利福布汀、利福喷丁和链霉素,其余归类于二线抗结核药物。该指南为了方便耐药结核病化学治疗药物的选择和方案的设计,结合 WHO 指南及中国的实际情况,根据药物的杀菌活性、临床疗效和安全性,将抗结核药物进一步划分为 5 组。第 1 组,一线口服类抗结核药物:异烟肼(H)、利福平(R)、乙胺丁醇(E)、吡嗪酰胺(Z)、利福布汀(Rfb)、利福喷丁(Rft);第 2 组,注射类抗结核药物:链霉素(Sm)、卡那霉素(Km)、阿米卡星(Am)、卷曲霉素(Cm);第 3 组,氟喹诺酮类药物:左氧氟沙星(Lfx)、莫西沙星(Mfx)、加替沙星(Gfx);第 4 组,二线口服类抗结核药物:乙硫异烟胺(Eto)、丙硫异烟胺(Pro)、环丝氨酸(Cs)、特立齐酮(Trd)、对氨基水杨酸(PAS)、帕司烟肼(Pa);第 5 组,其他种类抗结核药物:贝达喹啉(Bdq)、德拉马尼(Dim)、利奈唑胺(Lzd)、氯法齐明(Cfz)、阿莫西林-克拉维酸钾(Amx-Clv)、亚胺培南-西司他丁(Ipm-Cln)、美罗培南(Mpm)、氨硫脲(Thz)、克拉霉素(Clr)。

结核病化学治疗的 5 项基本原则:早期、联合、适量、规律和全程用药。①早期:结核病早期,病灶内血液供应好,有利于药物的渗透、分布,同时巨噬细胞活跃,可吞噬大量的结核菌,有利于促进组织的修复和有效杀灭结核菌,还可以及时控制耐药结核菌的进一步传播,有效降低其对家庭和社会的危害。②联合:利用多种抗结核药物的交叉杀菌作用,提高杀菌、灭菌能力,防止结核菌产生耐药性。③适量:过量使用抗结核药物,会增加不良反应的发生率,用量不足又易诱发耐药性的产生,为此在治疗过程中,必须根据患者的年龄、体重,给予适当的治疗剂量。④规律:规律投药可以保持相对稳定的血药浓度,以达到杀灭菌的作用。不规律用药,时服时断,导致血药浓度高低不一,在低浓度下达不到杀菌和抑菌的作用,反而会诱发细菌的耐药性。⑤全程用药:患者应用抗结核药物后,许多症状可在短期内消失,2 个月左右大部分敏感菌已被杀灭,但此时部分非敏感菌及细胞内结核菌可能依然存活，只有坚持用药才能最终杀灭非敏感菌和细胞内结核菌，达到减少复发的目的。

异烟肼[药典(二);医保(甲)] Isoniazid

$$\text{Pyridine-4-C(=O)-NH-NH}_2$$

【其他名称】雷米封，Inh，Rimifon。

【ATC 编码】J04AC01

【性状】为无色结晶，或白色至类白色结晶性粉末；无臭，味微甜后苦；遇光渐变质。在水中易溶，在乙醇中微溶，在乙醚中极微溶解。其 5% 水溶液的 pH 为 6～8。pK_a = 1.8、3.5、10.8。

【药理学】对结核杆菌有良好的抗菌作用，疗效较好，用量较小，毒性相对较低。异烟肼的口服吸收率可达 90%，食物可以影响药物吸收；口服后 1～2 小时血清药物浓度可达峰值；V_d为(0.61±0.11)L/kg，蛋白结合率仅 0%～10%。本品在体内主要通过乙酰化，同时有部分水解而代谢。由于遗传差异，人群可分为快乙酰化者与慢乙酰化者，快乙酰化者的半衰期平均约为 0.5～1.6 小时，慢乙酰化者约为 2.5 小时。本品易通过血脑屏障。

【适应证】主要用于各型肺结核的进展期、溶解播散期、吸收好转期，尚可用于结核性脑膜炎和其他肺外结核等。本品常需和其他抗结核病药联合应用，以增强疗效和克服耐药性。此外，尚可用于部分非结核分枝杆菌病。

【用法和用量】口服：①成人：预防，一日 0.3g，顿服。治疗，与其他抗结核药合用，按体重一日 5mg/kg，最高 0.3g；或一日 15mg/kg，最高 0.9g，一周服用 2～3 次。②儿童：预防，一日按体重 10mg/kg，最高 0.3g，顿服。治疗，按体重一日 10～20mg/kg，最高 0.3g，顿服。某些严重结核病(如结核性脑膜炎)，一日按体重可高达 30mg/kg(最高 0.5g)，但要注意肝功能损害和周围神经炎的发生。

肌内注射或静脉滴注：极少肌内注射。一般在强化期或对于重症或不能口服用药的患者，可用静脉滴注的方法，用 0.9% 氯化钠注射液或 5% 葡萄糖注射液稀释后使用。①成人：常用量，一日 0.3～0.4g；或 5～10mg/kg；急性粟粒型肺结核或结核性脑膜炎患者，一日 10～15mg/kg，最高 0.9g。间歇疗法时，一次 0.6～0.8g，一周应用 2～3 次。②儿童：一日按体重 10～15mg/kg，最高 0.3g。

局部用药：①雾化吸入：一次 0.1～0.2g，一日 2 次。②局部注射(胸膜腔、腹腔或椎管内)，一次 50～200mg。

【不良反应】常用剂量的不良反应发生率较低。剂量加大至 6mg/kg 时，不良反应发生率显著增加，主要为周围神经炎及肝脏毒性，加用维生素 B_6 虽可减少毒性反应，但也可影响疗效。不良反应有胃肠道症状(如食欲缺乏、恶心、呕吐、腹痛、便秘等)；血液系统症状(贫血、白细胞减少、嗜酸性粒细胞增多，引起血痰、咯血、鼻出血、眼底出血等)；肝损害；过敏(皮疹或其他)；内分泌失调(男子女性化乳房、泌乳、月经不调、阳痿等)；中枢症状(头痛、失眠、疲倦、记忆力减退、精神兴奋、易怒、欣快感、反射亢进、幻觉、抽搐、排尿困难、昏迷等)；周围神经炎(表现为肌肉痉挛、四肢感觉异常、视神经炎、视神经萎缩等)。上述反应大多在大剂量或长期应用时发生。慢乙酰化者较易引起血液系统、内分泌系统和神经精神系统的反应，而快乙酰化者则较易引起肝脏损害。

【禁忌证】对本品过敏者、肝功能不全者、精神病患者、癫痫患者禁用。

【注意】①异烟肼与乙硫异烟胺、吡嗪酰胺、烟酸或其他化学结构有关药物存在交叉过敏。②大剂量应用时，可使维生素 B_6 大量随尿排出，抑制脑内谷氨酸脱羧变成 γ-氨基丁酸而导致惊厥，也可引起周围神经系统的多发性病变。因此，成人一日同时口服维生素 B_6 50～100mg 有助于防止或减轻周围神经炎和(或)维生素 B_6 缺乏症状。如出现轻度手脚发麻、头晕，可服用维生素 B_1 或 B_6，若有重度者或出现呕血现象，应立即停药。③用药前、疗程中应定期检查肝功能，包括血清胆红素、AST、ALT，疗程中密切注意有无肝炎的前驱症状，一旦出现肝毒性的症状及体征时应立即停药，必须待肝炎的症状、体征完全消失后方可重新用药，此时必须从小剂量开始，逐步增加剂量，如有任何肝毒性表现应立即停药。④如疗程中出现视神经炎症状，需立即进行眼部检查，并定期复查。⑤异烟肼可透过胎盘屏障，导致胎儿血药浓度高于母体血药浓度。妊娠期妇女应避免应用，如确有指征应用时，必须充分权衡利弊。⑥异烟肼在乳汁中浓度可达 12mg/L，与血药浓度相近；如哺乳期间充分权衡利弊后决定用药，则宜停止哺乳。⑦新生儿肝脏乙酰化能力较差，以致消除半衰期延长，新生儿用药时应密切观察不良反应。⑧肾功能减退但血肌酐值<6mg/100ml 者，异烟肼的用量勿需减少。如肾功能减退严重或患者系慢乙酰化者则需减量，以异烟肼服用后 24 小时的血药浓度不超过 1mg/L 为宜。在无尿患者，异烟肼的剂量可减为常用量的一半。⑨肝功能减退者剂量应酌减。⑩50 岁以上患者用药引起肝炎的发生率较高，治疗时更需密切注意肝功能的变化，必要时减少剂量或同时酌情使用保护肝功能的制剂。⑪慢乙酰化患者较易产生不良反应，故宜用较低剂量。

【药物相互作用】①服用异烟肼时每日饮酒，易引起本品诱发的肝脏毒性反应，并加速异烟肼的代谢，因此需调整异烟肼的剂量，并密切观察肝毒性征象。应劝告患者服药期间避免酒精饮料。②含铝制酸药可延缓并减少异烟肼口服后的吸收，使血药浓度减低，故应避免两者同时服用，或在口服制酸剂前至少 1 小时服用异烟肼。③抗凝血药(如香豆素或茚满二酮衍生物)与异烟肼同时应用时，由于抑制了抗凝药的酶代谢，使抗凝作用增强。④与环丝氨酸同服时，可增加中枢神经系统不良反应(如头昏或嗜睡)，需调整剂量，并密切观察中枢神经系统毒性征象，尤其对于从事需要灵敏度较高工作的患者。⑤利福平与异烟肼合用时，可增加肝毒性的危险性，尤其是已有肝功能损害者或为异烟肼快乙酰化者，因此在疗程的头 3 个月应密切随访有无肝毒性征象出现。⑥异烟肼为维生素 B_6 的拮抗剂,可增加维生素 B_6 经肾排出量,因而可能导致周围神经炎,服用异烟肼时维生素 B_6 的需要量增加。⑦与肾上腺皮质激素(尤其泼尼松龙)合用时,可增加异烟肼在肝内的代谢及排泄,导致后者血药浓度减低而影响疗效,在快乙酰化者更为显著,应适当调整剂量。⑧与阿芬太尼合用时,由于异烟肼为肝药酶抑制剂,可延长阿芬太尼的作用;与双硫仑合用,可增强其中枢神经系统作用,产生眩晕、动作不协调、易激惹、失眠等;与恩氟烷合用,可增加具有肾毒性的无机氟代谢物的形成。⑨与乙硫异烟胺或其他抗结核药合用,可加重后两者的不良反应。与其他肝毒性药合用,可增加本品的肝毒性,因此宜尽量避免。⑩异烟肼不宜与咪康唑合用,因可使后者的血药浓度降低。⑪与苯妥英钠或氨茶碱合用时,可抑制两者在肝脏中的代谢,而导致苯妥英钠或氨茶碱血药浓度增高,故异烟肼与两者先后应用或合用时,苯妥英钠或氨茶碱的剂量应适当调整。⑫与对乙酰氨基酚合用时,由于异烟肼可诱导肝细胞色素 P-450,使前者形成毒性代谢物的量增加,可增加肝毒性及肾毒性。⑬与卡马西平同时应用时,异烟肼可抑制其代谢,使卡马西平的血药浓度增高,而引起毒性反应;卡马西平可诱导异烟肼的微粒体代谢,形成具有肝毒性的中间代谢物增加。⑭本品不宜与其他神经毒药物合用,以免增加神经毒性。

【制剂】片剂:每片 0.05g;0.1g;0.3g;0.5g。注射液:每支 0.1g(2ml)。

【贮法】遮光,密封,在干燥处保存。

对氨基水杨酸钠[药典(二);医保(甲)]

Sodium Aminosalicylate

$$\text{4-}H_2N\text{-}2\text{-}HO\text{-}C_6H_3\text{-}COONa \cdot 2H_2O$$

【其他名称】对氨柳酸钠,Sodium Para-aminosalicylate,Pas-Na。

【ATC 编码】J04AA02

【性状】为白色或类白色结晶或结晶性粉末;无臭,味甜带咸。在水中易溶,在乙醇中略溶,在乙醚中不溶。其2%水溶液的 pH 为 6.5~8.5。游离酸 pK_a 1.8(—NH_2)和 3.6(—COOH)。本品水溶液不稳定,遇热可分解,遇光迅速变色。

【药理学】只对结核杆菌有抑菌作用。本品为对氨基苯甲酸(PABA)的同类物,通过对叶酸合成的竞争性抑制作用而抑制结核分枝杆菌的生长繁殖。口服吸收良好。V_d 为 0.9~1.4L/kg。吸收后迅速分布至各种体液中,在胸腔积液中达到很高浓度,但脑脊液中的浓度很低。蛋白结合率低(15%)。口服后 1~2 小时血药浓度达峰值,持续时间约 4 小时,$t_{1/2}$ 为 45~60 分钟,肾功能损害者可达 23 小时。本品在肝中代谢,50%以上经乙酰化成为无活性代谢物。给药后 85%在 7~10 小时内经肾小球滤过和肾小管分泌迅速排出;14%~33%以原形经肾排出,50%为代谢物。

【适应证】适用于结核分枝杆菌所致的肺及肺外结核病。本品仅对分枝杆菌有效,单独应用时结核杆菌对本品能迅速产生耐药性,因此必须与其他抗结核药合用。本品对不典型分枝杆菌无效。主要用作二线抗结核药物。

【用法和用量】(1)口服:①成人,一次 2~3g,一日 4 次。②儿童,按体重一日 0.2~0.3g/kg,分 3~4 次服。一日剂量不超过 12g。

(2)静脉滴注:①成人,一日 4~12g,临用前加注射用水适量使溶解后再用 5%葡萄糖注射液 500ml 稀释,2~3 小时滴完。②儿童,一日 0.2~0.3g/kg。

【不良反应】常见食欲缺乏、恶心、呕吐、腹痛、腹泻;过敏反应有瘙痒、皮疹、药物热、哮喘;血液系统可有嗜酸性粒细胞增多;少见胃溃疡及出血、血尿、蛋白尿、肝功能损害及粒细胞减少。进餐、餐后服用可减少对胃的刺激。

【禁忌证】对本品及其他水杨酸类药过敏者禁用。

【注意】①交叉过敏反应:对其他水杨酸类包括水杨酸甲酯(冬青油)或其他含对氨基苯基团(如某些磺胺药和染料)过敏的患者服用本品亦可呈过敏。②对诊断的干扰:使硫酸铜法测定尿糖出现假阳性;使尿液中尿胆原测定呈假阳性反应(氨基水杨酸类与 Ehrlich 试剂发生反应,产生橘红色混浊或黄色,某些根据上述原理做成的市售试验纸条的结果也可受影响);使 ALT 和 AST 的正常值增高。③静脉滴注的溶液需新配,滴注时应避光,溶液变色即不得使用。静脉滴注久易致静脉炎。④妊娠期妇女和哺乳期妇女须权衡利弊后使用。⑤儿童严格按用法用量服用。⑥充血性心力衰竭、胃溃疡、葡萄糖-6-磷酸脱氢酶(G-6-PD)缺乏症、严重肝或肾功能损害患者慎用。

【药物相互作用】①对氨基苯甲酸与本品有拮抗作用,两者不宜合用。②本品可增强抗凝药(香豆素或茚满二酮衍生物)的作用,因此在用对氨基水杨酸类时或用后,口服抗凝药的剂量应适当调整。③与乙硫异烟胺合用时可增加不良反应。④丙磺舒或磺吡酮与氨基水杨酸类合用可减少后者从肾小管的分泌量,导致血药浓度增高和持续时间延长及毒性反应发生。因此,氨基水杨酸类与丙磺舒或磺吡酮合用时或合用后,前者的剂量应予适当调整,并密切随访患者。但目前多数不用丙磺舒作为氨基水杨酸类治疗时的辅助用药。⑤氨基水杨酸类可能影响利福平的吸收,导致利福平的血药浓度降低,在服用上述两药时,至少相隔 6 小时。⑥氨基水杨酸盐和维生素 B_{12} 同服时可影响后者从胃肠道的吸收,因此服用氨基水杨酸类的患者其维生素 B_{12} 的需要量可能增加。

【制剂】片剂:每片 0.5g。注射用对氨基水杨酸钠:每瓶 2g;4g;6g。

【贮法】遮光,密封保存。

利福平〔药典(二);医保(甲)〕 Rifampicin

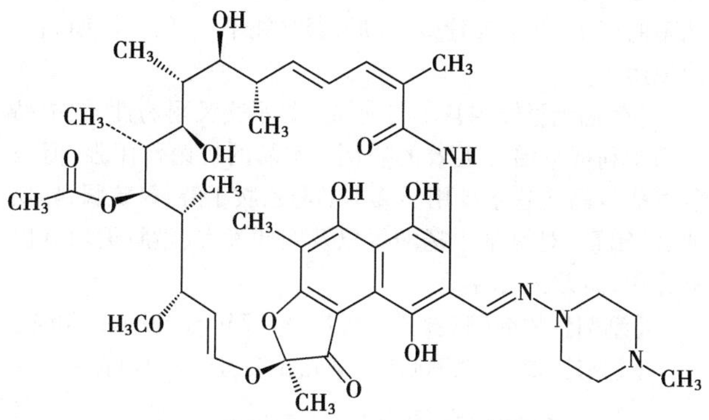

【其他名称】甲哌利福霉素,Rifampin,RFP。

【ATC 编码】J04AB02

【性状】为鲜红或暗红色结晶性粉末;无臭,无味。在三氯甲烷中易溶,在甲醇中溶解,在水中几乎不溶。其1%水混悬液的pH为4~6.5。本品遇光易变质,水溶液易氧化损失效价。

【药理学】利福平为利福霉素类半合成广谱抗菌药,对多种病原微生物均有抗菌活性。该药对结核分枝杆菌和部分非结核分枝杆菌(包括麻风分枝杆菌等)在宿主细胞内外均有明显的杀菌作用。利福平对需氧革兰阳性菌具良好抗菌作用,包括葡萄球菌产酶株及甲氧西林耐药株、肺炎链球菌、其他链球菌属、肠球菌属、李斯特菌属、炭疽杆菌、产气荚膜杆菌、白喉杆菌等。对需氧革兰阴性菌如脑膜炎奈瑟球菌、流感嗜血杆菌、淋病奈瑟球菌亦具高度抗菌活性。利福平对军团菌属作用亦良好,对沙眼衣原体、性病淋巴肉芽肿及鹦鹉热等病原体均具抑制作用。利福平与依赖DNA的RNA多聚酶的β亚单位牢固结合,抑制细菌RNA的合成,防止该酶与DNA连接,从而阻断RNA转录过程,使DNA和蛋白的合成停止。

利福平口服吸收良好,服药后1.5~4小时血药浓度达峰值。本品在大部分组织和体液中分布良好,包括脑脊液,当脑膜有炎症时脑脊液内药物浓度增加;在唾液中亦可达有效治疗浓度;本品可穿过胎盘。V_d约为1.6L/kg。蛋白结合率为80%~91%。进食后服药可使药物的吸收减少30%,该药的血消除半衰期$t_{1/2\beta}$为3~5小时,多次给药后有所缩短,为2~3小时。本品在肝脏中可被自身诱导微粒体氧化酶的作用而迅速去乙酰化,成为具有抗菌活性的代谢物去乙酰利福平,水解后形成无活性的代谢物由尿排出。本品主要经胆和肠道排泄,可进入肝肠循环,但其去乙酰活性代谢物则无肝肠循环。60%~65%的给药量经粪便排出,6%~15%的药物以原形、15%为活性代谢物经尿排出,7%则以无活性的3-甲酰衍生物排出。亦可经乳汁排出。肾功能减退的患者中本品无积聚;由于自身诱导肝微粒体氧化酶的作用,在服用利福平的6~10天后其排泄率增加;用高剂量后由于胆道排泄达到饱和,本品的排泄可能延缓。利福平不能经血液透析或腹膜透析清除。

【适应证】①与其他抗结核药联合用于各种结核病的初治与复治(包括结核性脑膜炎)。②与其他药物联合用于麻风、非结核分枝杆菌感染。③与万古霉素(静脉)可联合用于甲氧西林耐药葡萄球菌所致的严重感染。利福平与红霉素联合方案用于军团菌属严重感染。④无症状脑膜炎奈瑟菌带菌者,以消除鼻咽部脑膜炎奈瑟菌(但不适用于脑膜炎奈瑟菌感染)。

【用法和用量】(1)口服:①成人:抗结核治疗,一日0.45~0.6g,空腹顿服,一日不超过1.2g;脑膜炎奈瑟菌带菌者,5mg/kg,每12小时1次,连续2日。②儿童:抗结核治疗,1个月以上者一日按体重10~20mg/kg,空腹顿服,一日量不超过0.6g。脑膜炎奈瑟菌带菌者,1个月以上者一日10mg/kg,每12小时1次,连服4次。国外有资料显示新生儿用量为一日按体重10~20mg/kg,分两次服用(间隔12小时)。③老年患者:按一日10mg/kg,空腹顿服。

(2)静脉滴注:以无菌操作法用5%葡萄糖注射液或氯化钠注射液500ml稀释本品后静脉滴注,最终浓度不超过6mg/ml。建议滴注时间超过2~3小时,但应在4小时内滴完。

【不良反应】①多见消化道反应:畏食、恶心、呕吐、上腹部不适、腹泻等胃肠道反应,但均能耐受。②肝毒性为主要不良反应:在疗程最初数周内,少数患者可出现AST及ALT升高、肝大和黄疸,大多为无症状的AST及ALT一过性升高,在疗程中可自行恢复,老年人、酗酒者、营养不良、原有肝病或其他因素造成肝功能异常者较易发生。③变态反应:大剂量间歇疗法后偶可出现"流感样综合征",表现为畏寒、寒战、发热、不适、呼吸困难、头昏、嗜睡及肌肉疼痛等,发生频率与剂量大小及间歇时间有明显关系。偶可发生急性溶血或肾衰竭,目前认为其产生机制属过敏反应。④其他:偶见白细胞减少、凝血酶原时间缩短、头痛、眩晕、视力障碍等。

【禁忌证】①对利福平或利福霉素类抗菌药过敏者禁用。②肝功能严重不全、胆道阻塞者和3个月以内妊娠期妇女禁用。

【注意】①酒精中毒、肝功能损害者慎用。5岁以下小儿、3个月以上妊娠期妇女和哺乳期妇女慎用。②可致肝功能不全,在原有肝病患者或本品与其他肝毒性药物同服时有伴发黄疸死亡病例的报道,因此原有肝病患者,仅在有明确指征情况下方可慎用。③可致高胆红素血症:系肝细胞性和胆汁潴留的混合型,轻症患者用药中自行消退,重者需停药观察。血胆红素升高也可能是利福平与胆红素竞争排泄的结果。治疗初期2~3个月应严密监测肝功能变化。④单用利福平治疗结核病或其他细菌性感染时,病原菌可迅速产生耐药性,故必须与其他药物合用。治疗可能需持续6个月~2年,甚至数年。⑤可能引起白细胞和血小板减少,并导致齿龈出血和感染、伤口愈合延迟等。用药期间应避免拔牙等手术,并注意口腔卫生。用药期间应定期检查周围血象。⑥应于餐前1小时或餐后2小时服用,最好清晨空腹一次服用,因进食影响吸收。⑦服药后便尿、唾液、汗液、痰液、泪液等排泄物均可显橘红色。有发生间质性肾炎的可能。⑧肾功能减退者不需减量。在肾小球滤过率减低或无尿患者中利福平的血药浓度无显著改变。⑨肝功能减退的患者常需减少剂量，一日剂量≤8mg/kg。老年患者肝功能有所减退，用药量应酌减。

【药物相互作用】①与异烟肼联合使用，对结核杆菌有协同的抗菌作用。但肝毒性也加强，应加以注意。与对氨基水杨酸钠合用，也可加强肝毒性。②与乙胺丁醇合用，有加强视力损害的可能。③有酶促作用，可使双香豆素类抗凝血药、口服降糖药、洋地黄类、皮质激素、氨苯砜等药物加速代谢而降效。④长期服用本品，可降低口服避孕药的作用而导致避孕失败。

【制剂】片剂（胶囊剂）：每片（粒）0.15g；0.3g。口服混悬液：20mg/ml。注射液：每支0.3g（5ml）。注射用利福平：每支0.15g；0.45g；0.6g。

【贮法】密封，在干燥阴暗处保存。

利福定 Rifandin

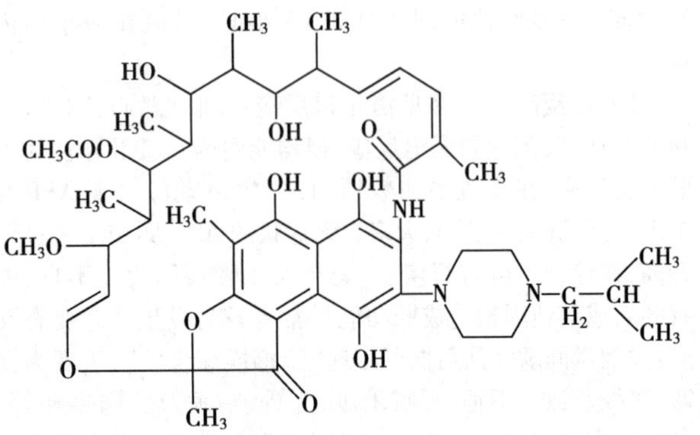

本品为半合成的利福霉素。利福平分子哌嗪基上的甲基为异丁基取代即为本品。

【其他名称】异丁哌利福霉素。

【性状】为砖红色结晶性粉末，无臭，味微苦，极微溶于水，微溶于甲醇，易溶于三氯甲烷。

【药理学】抗菌谱与利福平相似，对结核杆菌、麻风杆菌有良好的抗菌活性，其用量为利福平的1/3时，可获得近似或较高的疗效。对金黄色葡萄球菌有良好作用，对部分大肠埃希菌也有一定抗菌活性。此外，对沙眼病毒也有抑制作用。

口服吸收良好，2～4小时血药浓度达峰。体内分布广，以肝脏和胆汁中为最高，其余依次为肾、肺、心、脾，在脑组织中含量甚微。主要经体内代谢从粪便排出，少量经尿液排出。

【适应证】适用于治疗肺结核、麻风病、皮肤、结核、化脓性皮肤病等。

【用法和用量】成人，每日150～200mg，早晨空腹一次服用。儿童，按3～4mg/kg，一次服用。治疗肺结核病的疗程为半年～1年。

【不良反应】对消化道有刺激，可引起恶心、呕吐、腹泻等不良反应。曾有报道称可引起男子乳房女性化。

【禁忌证】对本品过敏者禁用。

【注意】本品的外文名为Rifandin。国外，类似名称Rifadin系利福平的一种商品名（美国Merrell Dow药厂），注意区别。①用药期间，应定期作血、尿常规和肝、肾功能检查。②治疗肺结核时，应与其他抗结核药物合并使用，以防止耐药菌的产生，并增加疗效。③肝、肾功能不全者，妊娠期妇女应慎用。

【药物相互作用】①与利福平显示交叉耐药性，故本品不适于利福平治疗无效的病例。本品的抗菌作用强，但因复发率较高而趋于少用。②本品与乙胺丁醇、氨硫脲、异烟肼、链霉素、对氨基水杨酸等以及四环素类、磺胺类均有协同作用，而无交叉耐药。

【制剂】片剂（胶囊剂）：每片（粒）75mg；100mg；150mg。

【贮法】密封，在凉暗处（避光并不超过20℃）保存。

利福喷丁[医保（甲）] Rifapentine

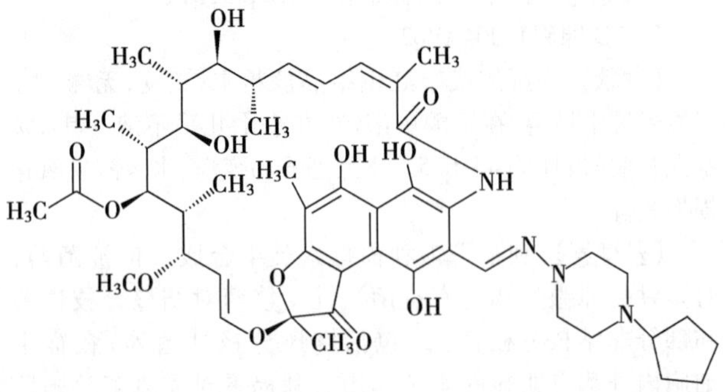

本品为半合成的利福霉素类抗生素。

【其他名称】环戊哌利福霉素，环戊去甲利福平，明佳欣，利福喷汀。

【ATC编码】J04AB05

【性状】为砖红色或暗红色结晶性粉末，无臭，无味，在三氯甲烷或甲醇中易溶，在乙醇或丙酮中略溶，在乙醚或水中几不溶。

【药理学】利福喷丁为半合成广谱杀菌剂，其作用机制与利福平相同，体外对结核杆菌有很强的抗菌活性，最低抑菌浓度（MIC）为0.12～0.25mg/L，比利福平强2～10倍。

本品在胃肠道的吸收缓慢且不完全，健康成人单次口服4mg/kg，血药峰浓度C_{max}平均5.13mg/L，血药消除半衰期$t_{1/2\beta}$为14.1小时；单次口服8mg/kg，则血药峰浓度C_{max}平均8.5mg/L，血药消除半衰期$t_{1/2\beta}$为19.9小时。本品蛋白结合率>98%，口服本品5～15小时后血浓度可达高峰。本品在体内分布广，尤其肝组织中分布最多，其次为肾，其他组织中亦有较高浓度，但不易透过血脑屏障屏障。主要在肝内酯酶作用下去乙酰化，成为25-去乙酰利福平；后者在肝脏内去乙酰化比利福平慢。

【适应证】①与其他抗结核药联合用于各种结核病的初治与复治，但不宜用于结核性脑膜炎。②用于医务人员直接观察下的短程化疗。

【用法和用量】口服：成人抗结核，一次0.6g（体重<55kg者应酌减），一日1次，空腹时（餐前1小时）用水送服；一周服药1～2次。需与其他抗结核药联合应用，肺结核初始患者其疗程一般为6～9个月。

【不良反应】①少数病例可出现白细胞、血小板减少；AST及ALT升高；皮疹、头昏、失眠等。②少见胃肠道反应。③如果出现流感症候群、免疫性血小板降低，或过敏性休克样反应，须及时停药。

【禁忌证】对本品或利福霉素类抗菌药过敏者、肝功能严重不全、胆道阻塞者和妊娠期妇女禁用。

【注意】①与其他利福霉素有交叉过敏性。②服用后引起白细胞和血小板减少时，应避免进行拔牙等手术，并注意口腔卫生，剔牙需谨慎，直至血象恢复正常。③应用过程中，应经常检查血象和肝功能的变化情况。④如曾间歇服用利福平因产生循环抗体而发生变态反应，如血压下降或休克、急性溶血贫血、血小板减少或急性间质性肾小管肾炎者，均不宜再用。⑤应在空腹时（餐前1小时）用水送服；服利福平出现胃肠道刺激症状的患者可改服利福喷丁。⑥单独用于治疗结核病可能迅速产生细菌耐药性，必须与其他抗结核药合用。⑦患者服用后，大小便、唾液、痰液、泪液等可呈橙红色。⑧哺乳期妇女经权衡利弊后决定用药，应暂停哺乳。⑨5岁以下小儿应用的安全性尚未确定。⑩酒精中毒、肝功能损害者慎用。⑪老年患者肝功能有所减退，用药量应酌减。

【药物相互作用】①服药期间饮酒，可导致肝毒性增加。②对氨基水杨酸盐可影响本品的吸收，导致其血药浓度减低，如必须联合应用时，两者服用间隔至少6小时。③苯巴比妥类药可能会影响本品的吸收，不宜与本品同时服用。④本品与口服抗凝药同时应用时，会降低后者的抗凝效果。⑤本品与异烟肼合用，可致肝毒性发生危险增加，尤其是原有肝功能损害者和异烟肼快乙酰化患者。⑥本品与乙硫异烟胺合用可加重其不良反应。

【制剂】片剂（胶囊剂）：每片（粒）50mg；300mg。

【贮法】密封、避光干燥处保存。

利福霉素钠〔医保(乙)〕 Rifamycin Sodium

本品系从地中海链霉菌（*Streptomyces mediterranei*）产生的利福霉素B经转化而得的一种半合成利福霉素类抗生素。

【其他名称】利福霉素SV。

【ATC编码】J04AB03

【性状】为砖红色粉末，几无臭，味微苦。溶解于水，易溶于无水乙醇、甲醇、丙酮中，溶于三氯甲烷，几不溶于乙醚。5%水溶液的pH为6.5～7.5。本品遇光易分解变色。

【药理学】本品为半合成利福霉素类中的广谱抗菌药。对金黄色葡萄球菌（包括耐青霉素和耐新霉素株）、结核杆菌有较强的抗菌作用。对常见革兰阴性菌作用弱。其作用机制是抑制菌体内核糖核酸聚合酶的活性，从而影响核糖核酸的合成和蛋白质代谢，导致细菌生长繁殖停止而达到杀菌作用。

口服吸收差。注射后体内分布以肝脏和胆汁内为最高，在肾、肺、心、脾中也可达治疗浓度。与其他类抗生素或抗结核药之间未发现交叉耐药性。

【适应证】本品用于结核杆菌感染的疾病和重症耐甲氧西林金葡菌、皮葡萄球菌以及难治疗性军团菌感染的联合治疗。

【用法和用量】①静脉滴注。成人：一般感染，一次500mg，配于5%葡萄糖注射液250ml中，一日2次；中重度感染：一次1000mg，配于5%葡萄糖注射液500ml中，一日2次，滴速不宜过快。儿童：用量为一日10～30mg/kg，一日2次或遵医嘱。②静脉注射。成人：1次500mg，一日2～3次。缓慢注射。

【不良反应】①滴注过快可出现暂时性巩膜或皮肤黄染。②少数病人可出现一过性肝脏损害、黄疸及肾损害。③其他不良反应有恶心、食欲缺乏及眩晕，偶见耳鸣及听力下降、过敏性皮炎等。

【禁忌证】对本品过敏者、有肝病或肝损害者禁用。

【注意】①本品不宜与其他药物混合使用，以免药物析出。②用药期间应监测肝功能。③用药后病人尿液呈红色，属于正常现象。④静脉滴注速度宜缓慢，每次静脉滴注时间应在1～2小时以上。⑤妊娠期妇女及哺乳期妇女慎用。⑥胆道梗阻、慢性酒精中毒者应用本品应适当减量。

【药物相互作用】①与β-内酰胺类抗生素合用，对金黄色葡萄球菌（包括耐甲氧西林金黄色葡萄球菌）、铜绿假单胞菌具有协同作用。②与氨基糖苷类抗生素合用时，具协同作用。

【制剂】注射用利福霉素钠：每支0.25g；0.5g。注射剂：每支0.125g(2ml)；0.25g(5ml)；0.5g(10ml)。

【贮法】密闭，在凉暗处（避光并不超过20℃）保存。

链霉素〔药典(二)；医保(甲)〕 Streptomycin

$\cdot 3H_2SO_4$

本品由灰色链霉菌(*Streptomyces griseus*)所产生。

【其他名称】硫酸链霉素。

【ATC 编码】J01GA01

【性状】常用其硫酸盐,为白色或类白色粉末;无臭或几无臭,味略苦;有引湿性。在水中易溶,在乙醇或三氯甲烷中不溶。其20%水溶液的pH为4.5~7。水溶液较稳定;遇强酸、强碱、脲或其他羰基化合物、半胱氨酸或其他巯基化合物易灭活。

【药理学】硫酸链霉素为氨基糖苷类抗生素。链霉素对结核分枝杆菌有强大抗菌作用,其最低抑菌浓度(MIC)一般为0.5μg/ml。非结核分枝杆菌对本品大多耐药。链霉素对许多革兰阴性杆菌如大肠埃希菌、克雷伯菌属、变形杆菌属、肠杆菌属、沙门菌属、志贺菌属、布鲁菌属、巴斯德杆菌属等也具抗菌作用;脑膜炎奈瑟菌和淋病奈瑟菌亦对本品敏感。链霉素对葡萄球菌属及其他革兰阳性球菌的作用差。各组链球菌、铜绿假单胞菌和厌氧菌对本品耐药。链霉素主要与细菌核糖体30S亚单位结合,抑制细菌蛋白质的合成。细菌与链霉素接触后极易产生耐药性。链霉素和其他抗菌药物或抗结核药物联合应用可减少或延缓耐药性的产生。

本品肌内注射后吸收良好。主要分布于细胞外液,并可分布至除脑以外的全身器官组织,本品到达脑脊液、脑组织和支气管分泌液中的量很少;但可到达胆汁、胸腔积液、腹水、结核性脓肿和干酪样组织;尿液中浓度高,并可通过胎盘进入胎儿组织。蛋白结合率20%~30%。

血消除半衰期$t_{1/2\beta}$为2.4~2.7小时,肾功能衰竭时可达50~110小时。本品在体内不代谢,主要经肾小球滤过排出,给药后24小时尿中排出80%~98%,约1%从胆汁排除,少量从乳汁、唾液和汗液中排除。本品有相当量可经血液透析清除。

【适应证】用于:①与其他抗结核药联合用于结核分枝杆菌所致各种结核病的初治病例,或其他敏感分枝杆菌感染。②单用于治疗土拉菌病,或与其他抗菌药物联合用于鼠疫、腹股沟肉芽肿、布鲁菌病、鼠咬热等的治疗。③与青霉素或氨苄西林联合治疗草绿色链球菌或肠球菌所致的心内膜炎。

【用法和用量】(1) 成人:①结核病,肌内注射,每12小时0.5g,或1次0.75g,一日1次,与其他抗结核药合用;如采用间歇疗法,即一周给药2~3次,一次1g;老年患者肌内注射,一次0.5~0.75g,一日1次;②肠球菌性心内膜炎,肌内注射,与青霉素合用,每12小时1g,连续2周,继以每12小时0.5g,连续4周;③鼠疫,肌内注射,一次0.5~1g,每12小时1次,与四环素合用,疗程10日;④土拉菌病,肌内注射,每12小时0.5~1g,连续7~14日;⑤细菌性(草绿链球菌)心内膜炎,肌内注射,每12小时1g,与青霉素合用,连续1周,继以每12小时0.5g,连续1周;60岁以上的患者,应减为每12小时0.5g,连续2周;⑥布鲁菌病,一日1~2g,分2次肌内注射,与四环素合用,疗程3周或3周以上。

(2) 儿童:肌内注射。①其他感染,按体重一日15~25mg/kg,分2次给药;②治疗结核病,按体重20mg/kg,一日1次,一日最大剂量不超过1g,与其他抗结核药合用。

(3) 肾功能减退患者:按肾功能正常者的剂量为一次15mg/kg,一日1次,根据其肌酐清除率进行调整:>50~90ml/min者,每24小时给予正常剂量的50%;10~50ml/min者,每24~72小时给正常剂量的50%;<10ml/min者,每72~96小时给予正常剂量的50%。

【不良反应】①血尿、排尿次数减少或尿量减少、食欲减退、口渴等肾毒性症状,少数可产生血液中尿素氮及肌酐值增高。②影响前庭功能时可有步履不稳、眩晕等症状;影响听神经出现听力减退、耳鸣、耳部饱满感。③部分患者可出现面部或四肢麻木、针刺感等周围神经炎症状。④偶可发生视力减退(视神经炎)、嗜睡、软弱无力、呼吸困难等神经肌肉阻滞症状。⑤偶可出现皮疹、瘙痒、红肿。少数患者停药后仍可发生听力减退、耳鸣、耳部饱满感等耳毒性症状,应引起注意。

【禁忌证】对链霉素或其他氨基糖苷类过敏的患者禁用。

【注意】(1) 交叉过敏:对一种氨基糖苷类过敏的患者可能对其他氨基糖苷类也过敏。

(2) 下列情况应慎用链霉素:①失水,可使血药浓度增高,易产生毒性反应。②第8对脑神经损害,因本品可导致前庭神经和听神经损害。③重症肌无力或帕金森病,因本品可引起神经肌肉阻滞作用,导致骨骼肌软弱。④肾功能损害,因本品具有肾毒性。

(3) 疗程中应注意定期进行下列检查:①尿常规和肾功能测定,以防止出现严重肾毒性反应。②听力检查或高频听力测定,尤其是老年患者。

(4) 对诊断的干扰:本品可使ALT及AST、血清胆红素浓度及乳酸脱氢酶浓度的测定值增高;血钙、镁、钾、钠浓度的测定值可能降低。

(5) 链霉素虽对妊娠期妇女有危害,但用药后有时可能利大于弊;链霉素可穿过胎盘进入胎儿组织,可能引起胎儿听力损害。因此妊娠妇女在使用前必须充分权衡利弊。哺乳期妇女用药期间宜暂停哺乳。

(6) 儿童,尤其早产儿及新生儿的肾脏组织尚未发育完全,使本类药物的半衰期延长,药物易在体内积蓄而产生毒性反应,故在新生儿、幼儿中应慎用。

(7) 老年患者的肾功能有一定程度生理性减退,即使肾功能测定值在正常范围内仍应采用较小治疗量。老年患者应用氨基糖苷类后易产生各种毒性反应,应尽可能在疗程中监测血药浓度。

【药物相互作用】①链霉素与其他氨基糖苷类同用或先后连续局部或全身应用,可增加耳毒性、肾毒性以神经性阻滞作用的可能性。②链霉素与神经肌肉阻滞剂合用,可加重神经肌肉阻滞作用,导致肌肉软弱、呼吸抑制或呼吸麻痹(呼吸暂停)。链霉素与卷曲霉素、顺铂、利尿酸、呋塞米或万古霉素等合用,或先后连续局部或全身应用,可能增加耳毒性与肾毒性。③链霉素与头孢噻吩局部或全身合用可能增加肾毒性。④链霉素与多黏菌素注射剂合用,或先后连续局部或全身应用,可增加肾毒性和神经肌肉阻滞作用。

⑤其他肾毒性药物及耳毒性药物均不宜与氨基糖苷类合用或先后应用，以免加重肾毒性或耳毒性。

【制剂】注射用硫酸链霉素：每瓶0.75g；1g；2g；5g。

【贮法】密闭，干燥处保存。

乙胺丁醇〔药典(二)；医保(甲)〕　Ethambutol

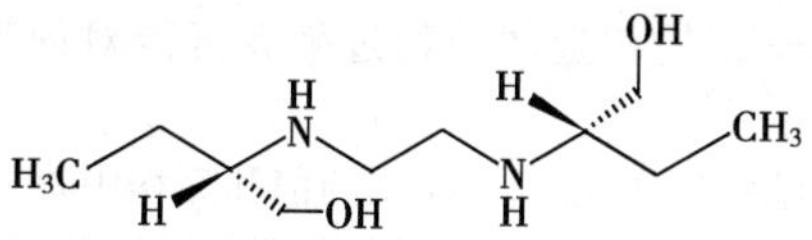

【其他名称】盐酸乙胺丁醇。

【ATC编码】J04AK02

【性状】常用其盐酸盐，为白色结晶性粉末，无臭或几乎无臭，略有引湿性。在水中极易溶解，在乙醇中略溶，在三氯甲烷中极微溶解，在乙醚中几乎不溶。水溶液呈右旋性，对热较稳定。

【药理学】其作用机制目前尚未明确。主要为乙胺丁醇与二价锌离子络合，干扰多胺和金属离子的功能，以及影响戊糖代谢和脱氧核糖核酸、核甘酸的合成，从而阻碍核糖核酸的合成，抑制分枝杆菌的生长。本品只对生长繁殖期的分枝杆菌有效。迄今未发现本品与其他抗结核药物有交叉耐药性。但结核杆菌对本品也可缓慢产生耐药性。

口服后经胃肠道吸收75%～80%。广泛分布于全身组织和体液中(除脑脊液外)。红细胞内药浓度与血浆浓度相等或为其2倍，并可持续24小时；肾、肺、唾液和尿内的药浓度较高；但胸腔积液和腹水中的浓度则较低。本品不能渗入正常脑膜，但结核性脑膜炎患者脑脊液中可有微量。其表观分布容积为1.6L/kg。蛋白结合率约为20%～30%。口服2～4小时血药浓度可达峰值，半衰期$t_{1/2}$为3～4小时，肾功能减退者可延长至8小时。主要经肝脏代谢，约15%的给药量代谢成为无活性代谢物，经肾小球滤过和肾小管分泌排出；给药后约80%在24小时内排出，至少50%以原形排泄，约15%为无活性代谢物。在粪便中以原形排出约20%。乳汁中的药浓度约相当于母血药浓度。相当量的乙胺丁醇可经血液透析和腹膜透析从体内清除。

【适应证】用于：①联合治疗结核杆菌所致的肺结核。②结核性脑膜炎及非结核分枝杆菌感染的治疗。

【用法和用量】口服：成人及13岁以上儿童：与其他抗结核药合用。①结核初治，按体重15mg/kg，一日1次，顿服；或一次25～30mg/kg，最高2.5g，一周3次；或50mg/kg，最高2.5g，一周2次。②结核复治，按体重25mg/kg，一日一次顿服，连续60天，继以按体重15mg/kg，一日1次，顿服。③非结核分枝杆菌感染，一日15～25mg/kg，1次顿服。

【不良反应】①常见视力模糊、眼痛、红绿色盲或视力减退、视野缩小(视神经炎一日按体重剂量25mg/kg以上时易发生)。视力变化可为单侧或双侧。②少见畏寒、关节肿痛(趾、踝、膝关节)、病变关节表面皮肤发热发紧感(急性痛风、高尿酸血症)。③罕见皮疹、发热、关节痛等过敏反应；或麻木、针刺感、烧灼痛或手足软弱无力(周围神经炎)。

【禁忌证】对本品过敏者、已知视神经炎患者、乙醇中毒者、及年龄<13岁者禁用。

【注意】(1) 痛风、视神经炎、肾功能减退慎用。

(2) 治疗期间应检查：①眼部，视野、视力、红绿鉴别力等，在用药前、疗程中一日检查一次，尤其是疗程长，一日剂量超过15mg/kg的患者。②乙胺丁醇可使血清尿酸浓度增高，引起痛风发作。应定期测定。

(3) 可与食物同服，一日剂量宜一次顿服。

(4) 单用时可迅速产生耐药性，必须与其他抗结核药联合应用。

(5) 剂量应根据患者体重计算。

(6) 可透过胎盘屏障，胎儿血药浓度约为母亲血药浓度的30%。妊娠期妇女应慎用。可在乳汁中分布，哺乳期妇女慎用。肾功能减退或老年患者应用时需减量。

【药物相互作用】①与乙硫异烟胺合用可增加不良反应。②与氢氧化铝同用能减少本品的吸收。③与神经毒性药物合用可增加本品神经毒性，如视神经炎或周围神经炎。

【制剂】片剂(胶囊剂)：每片(粒)0.25g。

乙硫异烟胺　Ethionamide

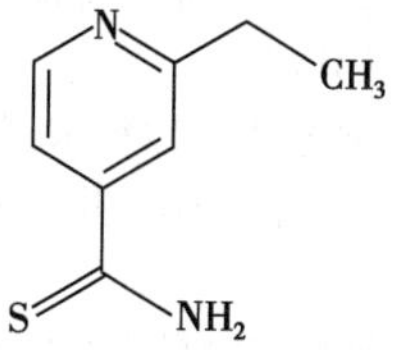

【其他名称】硫异烟胺，Amidazine。

【ATC编码】J04AD03

【性状】亮黄色结晶性粉末，微有硫化物臭和二氧化硫味。几不溶于水，溶于乙醇(1:30)。水混悬液接近中性，遇光变色。

【药理学】本品为异烟酸的衍生物，其作用机制不明，可能对肽类合成具有抑制作用。本品口服易吸收，体内分布广，可渗入全身体液(包括脑脊液)，V_d为93.5L/kg。蛋白结合率约30%。服药后1小时左右血药浓度可达峰值，$t_{1/2}$约2小时。本品为前药，主要在肝内代谢。经肾排泄，尿中1%为原形，其余均为活性和无活性代谢产物。

【适应证】治疗活动性结核。单独应用少，常与其他抗结核病药联合应用，以增强疗效和避免病菌产生耐药性。

【用法和用量】一日0.5～0.8g，一次服用或分次服(以一次服效果为好)，必要时也可从小剂量(一日0.3g)开始。

【不良反应】服药后有恶心、呕吐、腹痛、腹泻、厌食、胃部不适等症状，多于服药2～3周后发生。如不能耐受，可酌减剂量或暂停服药，待症状消失后继续服用。少数患者有糙皮病症状、精神抑郁、视力紊乱和头痛、末梢神经炎、经期紊乱、男子乳房女性化、脱发、关节痛、皮疹、痤疮等。20%～30%患者可对肝功能有影响，引起氨基转移酶升高，并可发生黄疸、大剂量可引起直立性低血压。

【禁忌证】对本品过敏者、对异烟肼、吡嗪酰胺、烟酸或其他化学结构相近的药物过敏者、妊娠期妇女及哺乳期妇女和12岁以下儿童禁用。

【注意】①用药期间每月应测肝功能一次。②对诊断的干扰，可使丙氨酸转氨酶、天冬氨酸转氨酶测定值增高。③糖尿病、严重肝功能减退时慎用。肝功能减退的患者应用本品时宜减量。

【药物相互作用】①与环丝氨酸同服可使中枢神经系统反应发生率增加，尤其是全身抽搐症状。应当适当调整剂量，并严密监察中枢神经系统毒性症状。②本品与其他抗结核药合用可能加重其不良反应。③本品为维生素 B_6 拮抗剂，可增加其肾脏排泄。因此，接受乙硫异烟胺治疗的患者，维生素 B_6 的需要量可能增加。

【制剂】肠溶片：每片 0.1g。

丙硫异烟胺〔药典（二）；医保（乙）〕 Protionamide

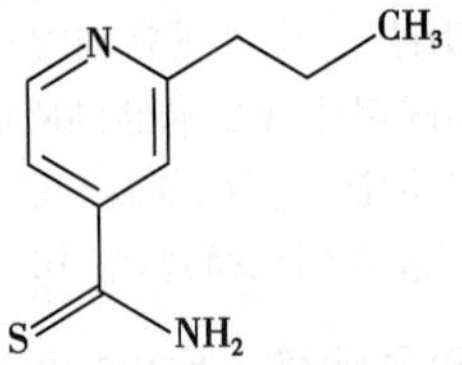

【其他名称】2-丙基硫代异烟酰胺。

【ATC 编码】J04AD01

【性状】本品为黄色结晶性粉末，特臭。在甲醇、乙醇或丙酮中溶解，乙醚中微溶，水中几乎不溶。熔点为139～143℃。

【药理学】丙硫异烟胺为异烟酸的衍生物，其作用机制不明，可能对肽类合成具有抑制作用。本品对结核分枝杆菌的作用取决于感染部位的药物浓度，低浓度时仅具有抑菌作用，高浓度具有杀菌作用。抑制结核杆菌分枝菌酸的合成。丙硫异烟胺与乙硫异烟胺有部分交叉耐药现象。

口服迅速吸收（80%以上），广泛分布于全身组织体液中，在各种组织中和脑脊液内浓度与同期血药浓度接近。丙硫异烟胺可穿过胎盘屏障。蛋白结合率约 10%。服药后 1～3 小时血药浓度可达峰值，有效血药浓度可持续 6 小时，$t_{1/2}$ 约 3 小时。主要在肝内代谢。经肾排泄，1%为原形，5%为有活性代谢物，其余均为无活性代谢产物。

【适应证】本品仅对分枝杆菌有效，与其他抗结核药联合用于结核病经一线药物（如链霉素、异烟肼、利福平和乙胺丁醇）治疗无效者。

【用法和用量】口服，成人，与其他抗结核药合用，一次250mg，一日 2～3 次。小儿，与其他抗结核药合用，一次按体重口服 4～5mg/kg，一日 3 次。

【不良反应】①发生率较高的有：精神忧郁（中枢神经系统毒性）。②发生率较少的有：步态不稳或麻木、针刺感、烧灼感、手足疼痛（周围神经炎）、精神错乱或其他精神改变（中枢神经系统毒性）、眼或皮肤黄染（黄疸、肝炎）。③发生率极少的有：视力模糊或视力减退、合并或不合并眼痛（视神经炎）、月经失调或怕冷、性欲减退（男子）、皮肤干而粗糙、甲状腺功能减退、关节疼痛、僵直肿胀。④如持续发生以下情况者应予注意：腹泻、唾液增多、流口水、食欲减退、口中金属味、恶心、口痛、胃痛、胃部不适、呕吐（胃肠道紊乱、中枢神经系统毒性）、眩晕（包括从卧位或坐位起身时）、嗜睡（中枢神经系统毒性）。

【禁忌证】对本品过敏者、对异烟肼、吡嗪酰胺、烟酸或其他化学结构相近的药物过敏者、妊娠期妇女及哺乳期妇女禁用。

【注意】（1）交叉过敏，患者对异烟肼、吡嗪酰胺、烟酸或其他化学结构相近的药物过敏者可能对丙硫异烟胺过敏。

（2）治疗期间须进行：①用药前和疗程中每 2～4 周测定丙氨酸转氨酶、天冬氨酸转氨酶，但上述试验值增高不一定预示发生临床肝炎，并可能在继续治疗过程中恢复；②眼部检查，如治疗过程中出现视力减退或其他视神经炎症状时应立即进行眼部检查，并定期复查。

（3）12 岁以下儿童、糖尿病、严重肝功能减退患者慎用。

【药物相互作用】同乙硫异烟胺。

【制剂】肠溶片：每片 0.1g。

【贮法】避光、密封保存。

吡嗪酰胺〔药典（二）；医保（甲）〕 Pyrazinamide

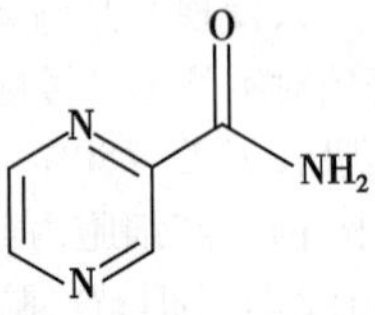

【其他名称】氨甲酰基吡嗪，吡嗪甲酰胺，异烟酰胺。

【ATC 编码】J04AK01

【性状】本品为白色或类白色结晶性粉末，无臭或几乎无臭，味微苦。本品在水中略溶，在乙醇中微溶。熔点为188～192℃。

【药理学】本品对人型结核杆菌有较好的抗菌作用，在 pH 5～5.5 时，杀菌作用最强，尤其对处于酸性环境中缓慢生长的吞噬细胞内的结核菌是目前最佳杀菌药物。本品在体内抑菌浓度 12.5μg/ml，达 50μg/ml 可杀灭结核杆菌。本品在细胞内抑制结核杆菌的浓度比在细胞外低 10 倍，在中性、碱性环境中几乎无抑菌作用。作用机制可能与吡嗪酸有关。吡嗪酰胺渗透入吞噬细胞后并进入结核杆菌菌体内，菌体内的酰胺酶使其脱去酰胺基，转化为吡嗪酸而发挥抗菌作用。另因吡嗪酰胺在化学结构上与烟酰胺相似，通过取代烟酰胺而干扰脱氢酶，阻止脱氢作用，妨碍结核杆菌对氧的利用，而影响细菌的正常代谢，造成死亡。

口服后在胃肠道内吸收迅速而完全。广泛分布于全身组织和体液中，包括肝、肺、脑脊液、肾及胆汁。脑脊液内药浓度可达血浓度的 87%～105%。蛋白结合率约 10%～20%。口服 2 小时后血药浓度可达峰值，$t_{1/2}$ 为 9～10 小时，肝、肾功能减退时可能延长。主要在肝中代谢，水解成吡嗪酸，为具有抗菌活性的代谢物，继而羟化成无活性的代谢物，经肾小球滤过排泄。

24 小时内以代谢物排出 70%（其中吡嗪酸约 33%），3%以原形排出。血液透析 4 小时可减低吡嗪酰胺血浓度的

55%，血中吡嗪酸减低50%～60%。

【适应证】本品仅对分枝杆菌有效，与其他抗结核药（如链霉素、异烟肼、利福平及乙胺丁醇）联合用于治疗结核病。

【用法和用量】口服：成人：与其他抗结核药联合。一日15～30mg/kg，顿服，最高一日2g；或一次50～70mg/kg，一周2～3次；一日服用者最高一次3g，一周服2次者最高一次4g。亦可采用间歇给药法，一周用药2次，一次50mg/kg。

【不良反应】发生率较高的有：关节痛（由于高尿酸血症引起，常轻度，有自限性）；发生率较少的有：食欲减退、发热、乏力、眼或皮肤黄染（肝毒性），畏寒。

【禁忌证】对本品过敏者、12岁以下儿童禁用。

【注意】①交叉过敏，对乙硫异烟胺、异烟肼、烟酸或其他化学结构相似的药物过敏患者可能对吡嗪酰胺也过敏。②对诊断的干扰：可与硝基氰化钠作用产生红棕色，影响尿酮测定结果；可使AST及ALT、血尿酸浓度测定值增高。③使血尿酸增高，可引起急性痛风发作，须定时测定。④妊娠期妇女结核病患者可先用异烟肼、利福平和乙胺丁醇治疗9个月，如对上述药物中任一种耐药而对吡嗪酰胺可能敏感者可考虑采用。⑤糖尿病、痛风或严重肝功能减退者慎用。

【药物相互作用】①本品与别嘌醇、秋水仙碱、丙磺舒、磺吡酮合用，可增加血尿酸浓度而降低上述药物对痛风的疗效。因此合用时应调整剂量以便控制高尿酸血症和痛风。②与乙硫异烟胺合用时可增强不良反应。③环孢素与吡嗪酰胺同用时前者的血浓度可能减低，因此需监测血药浓度，据以调整剂量。

【制剂】片剂：每片0.25g；0.5g。胶囊剂：每粒0.25g。

利福布汀〔医保（乙）〕 Rifabutin

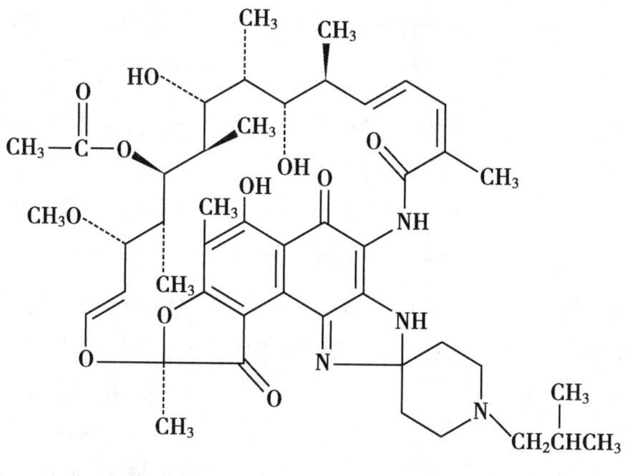

【其他名称】利福布丁，安莎霉素，螺哌啶利福霉素。

【ATC编码】J04AB04

【性状】紫红色结晶性粉末。极易溶于三氯甲烷，溶于甲醇，微溶于乙醇，极微溶于水。熔点为169～171℃。

【药理学】药理作用利福布汀是一种半合成利福霉素类药物，抑制埃希菌属和枯草杆菌等易感菌株中而不是哺乳动物细胞依赖的DNA的RNA聚合酶。与利福平相似，利福布汀在抑制埃希菌属大肠埃希菌的时候，不抑制这种RNA聚合酶。目前还不清楚利福布汀是否抑制组成MAC（鸟-胞内分枝杆菌复合体）的分枝杆菌和鸟胞内分枝杆菌中的依赖的DNA的RNA聚合酶。

据国外文献资料报道：9名健康志愿者单次口服0.3g利福布汀，在胃、肠道吸收迅速，在3.3小时血浆浓度达到峰值，C_{max}375ng/ml，绝对生物利用度约为20%，通过尿液放射检测证实53%以上通过胃肠道吸收，高脂肪食物能减慢本品的吸收速度，但不影响其吸收量；利福布汀脂溶性高，能广泛地分布于组织细胞中，小鼠和人体试验均表明组织细胞浓度远远高于血浆浓度，口服利福布汀12小时后肺组织浓度达血浆浓度的6.5倍；本品清除缓慢，平均半衰期为45小时，53%以代谢物的形式从尿液排出，30%通过粪便排泄。与健康成年人相比，老年人（70岁）的稳态血药浓度变异性大，肾功能不全患者服药后曲线下面积（AUC）较其他患者有不同程度的增高，因此对肌酐清除率小于30ml/min的患者应降低剂量。

【适应证】与其他抗结核药联合用于分枝杆菌感染所致疾病。

【用法和用量】口服：①鸟分枝杆菌感染，一次0.3g一日1次，如有恶心、呕吐等胃肠道不适者，可改为一次0.15g，一日2次，进食同时服药可减轻胃肠道反应。②结核：一次0.15～0.3g，一日1次。

【不良反应】常见皮疹、胃肠道反应、嗜中性粒细胞减少症。

【禁忌证】对利福布汀或其他利福霉素类药过敏者、用药后出现过血小板减少性紫癜的患者禁用。

【注意】（1）利福布汀胶囊不能用于活动性肺结核患者鸟-胞内分枝杆菌复合体感染的预防。活动性肺结核病人单独服用利福布汀有可能导致肺结核发展成为对利福布汀和利福平都具有耐药性。没有证据表明利福布汀可以有效预防结核杆菌。

（2）其他注意事项：①由于利福霉素类对肝药酶有诱导作用，可能导致肝功能异常，应用本品过程中应定期检查肝功能。肝功能不全、胆管梗阻、慢性酒精中毒患者应适当减量。②本品可能导致白细胞和血小板数减少，应用本品过程中应定期进行血常规检查。③偶见肌炎和眼色素层炎，如病人发现与这些疾病有关的症状应及时告诉医生。④患者服用本品后，大小便、唾液、痰液、泪液等可呈橙红色。⑤可能影响口服避孕药的功效，服药期间采用其他方法避孕。⑥结核病患者应避免用大剂量间歇用药方案。中性粒细胞减少或血小板减少患者、肌炎或眼葡萄膜炎患者应慎用；定期进行血液学检查；定期观察是否出现肌炎或眼葡萄膜炎的相关症状或征兆。

（3）特殊人群用药：①妊娠初始3个月内者应避免使用；妊娠3个月以上的患者有明确指征使用时，应充分权衡利弊后决定是否采用。②儿童用药应按体重调整剂量，一般不超过5mg/kg。同时，为减轻胃肠道反应，利福布汀可以在进食时服用。③严重肾功能不全者（肌酐清除率<30ml/min），剂量减半。

【药物相互作用】利福布汀对 CYP3A 酶有诱导作用，因此可能降低如伊曲康唑、克拉霉素、沙奎那韦、氨苯砜、甲氧苄啶等经 CYP3A 酶代谢的药物的血药浓度，从而降低其疗效；另一方面，对 CYP3A 酶有抑制作用的药物如氟康唑、克拉霉素等会使利福布汀的血药浓度升高，增加不良反应发生的危险。因此利福布汀避免与上述药物同时服用，必须用药时，应注意调整药物剂量。逆转录病毒抑制剂如地拉韦啶、茚地那韦、奈非那韦、利托那韦等与利福布汀联合用药时均存在相互作用，这些药物会增加利福布汀的血药浓度，如合并用药，应注意调整利福布汀剂量。对口服避孕药，利福布汀会将通过诱导乙炔基雌二醇和炔诺酮的代谢，降低其功效，建议服用利福布汀时变更避孕方法。

【制剂】胶囊剂：每粒 0.15g。

贝达喹啉 Bedaquiline

【其他名称】斯耐瑞，Sirturo。

【ATC 编码】J04AK05

【性状】本品为白色或类白色结晶性粉末，几乎不溶于水。熔点为 118℃。

【药理学】贝达喹啉为二芳基喹啉类抗分枝杆菌药。其作用位点是结核分枝杆菌 ATP 合酶的质子泵。ATP 合酶是结核杆菌合成 ATP 的关键酶。ATP 合酶的低聚物和脂蛋白亚基 c 与贝达喹啉结合后，可抑制 ATP 的合成，从而导致细菌的死亡。贝达喹啉具有全新的抗菌机制，与现有抗结核药物无交叉耐药。

贝达喹啉口服吸收良好，与食物同食时生物利用度是空腹的 2 倍，5 小时达到血药浓度峰值，与人血浆蛋白结合率超过 99.9%，组织中分布广泛，在中央室分布容积约为 164L。贝达喹啉主要经 CYP3A4 代谢，其中最主要的是 *N*-单去甲基代谢物(M_2)。与贝达喹啉相比，M_2抗分枝杆菌效力减弱 4 ~ 6 倍，但具有更强细胞毒性且更易形成药物诱导的磷脂质病。贝达喹啉及代谢产物绝大部分经粪便排泄，只有 1% ~ 4% 经尿液排出，终末消除半衰期达 5.5 个月，这一较长的终末消除相可能反映了外周组织对于贝达喹啉和 M_2 的缓慢释放。

【适应证】适用于在有肺多药耐药性结核(MDR-TB)的成年患者(≥18 岁)中作为联合治疗的一部分。

【用法和用量】贝达喹啉只应与至少 3 个在体外已被证明对患者的 MDR-TB 分离株是敏感的其他药物联合使用。如果不能得到在体外测试结果，贝达喹啉可与至少 4 个对患者的 MDR-TB 分离株很可能敏感的其他药物联合使用开始治疗。

推荐的剂量为：

1 ~ 2 周：400mg，每天 1 次与食物同服。

3 ~ 24 周：200mg，每周 3 次与食物同服(剂量间至少 48 小时)。每周总剂量 600mg。

【不良反应】常见的不良反应是恶心、头痛、关节痛、食欲减退、恶心和呕吐，其次为皮疹、头晕、转氨酶升高、血淀粉酶升高、肌肉疼痛、腹泻和 Q-T 间期延长等。

【禁忌证】18 岁以下儿童禁用。

【注意】①服用贝达喹啉可能发生 Q-T 延长。需要经常进行心电图检查。②如发生显著室性心律失常或 Q-T 间期>500ms 应终止使用。③使用延长 Q-T 间期药物可致另外的 Q-T 延长，应更频繁地进行心电图检查。④曾报道贝达喹啉的肝相关不良药物反应。注意肝功能检查。⑤患者不遵守治疗方案可能导致治疗失败或产生耐药性。⑥妊娠期妇女及哺乳期妇女慎用。

【药物相互作用】①避免强 CYP3A4 诱导剂与贝达喹啉合用。②避免强 CYP3A4 抑制剂与贝达喹啉连续使用多于 14 天，除非获益大于风险。建议临床注意贝达喹啉相关不良反应。

【制剂】片剂：每片 100mg。

抗结核病药的复方制剂，见表 8-1。

表 8-1 抗结核病药的复方制剂

品 名	组 成	用 法
帕司烟肼 Pasiniazid	每片 100mg，含对氨基水杨酸约 53%，含异烟肼约 47%	成人每日 4 ~ 6 片(10mg/kg)，分 3 次服用，疗程不少于 3 个月
卫非宁 Rifinah	卫非宁 150：利福平 150mg，异烟肼 75mg 卫非宁 300：利福平 300mg，异烟肼 150mg	成人：卫非宁 300 每日 2 片。体重 <50kg 者：卫非宁 150 每日 3 片
卫非特 Rifater	利福平 120mg，异烟肼 80mg，吡嗪酰胺 250mg	体重>50kg 者：每日 5 片；体重 40 ~ 49kg 者：每日 4 片；体重 30 ~ 39kg 者：每日 3 片；连服 2 个月

(沈 素 郭 恒)

第9章
抗麻风病药及抗麻风反应药

麻风病是由麻风分枝杆菌所致的疾病，临床上可以分为多菌型和少菌型。麻风反应是在麻风病慢性过程中，不论治疗与否，突然呈现症状活跃，发生急性或亚急性病变，使原有的皮肤和神经损害炎症加剧，或出现新的皮肤或神经损害。对于麻风反应，如果不予以治疗，可能导致畸形和残疾。麻风杆菌与结核杆菌同属分枝杆菌属，在形态和对药物的反应上有近似点。一些抗结核药也可用于麻风病的治疗，如利福平类是主要的麻风病治疗药，氨硫脲等也有一定作用。目前 WHO 推荐的麻风病药物联合治疗方案（MDT），多菌型为利福平、氨苯砜和氯法齐明联合用药，疗程为 24 个月；少菌型为利福平和氨苯砜联合用药，疗程为 6 个月。抗麻风反应治疗同时，应继续原有的抗麻风病药物治疗，直到麻风反应消退。

氨苯砜〔药典（二）；基；医保（甲）〕 Dapsone

SO_2 —（4-氨基苯基）NH_2 ×2

【其他名称】 Diaminodiphenylsulfone，DDS。

【ATC 编码】 J04BA02

【性状】 为白色或类白色结晶或结晶性粉末；无臭，味微苦。在丙酮中易溶，在甲醇中溶解，在乙醇中略溶，在水中几乎不溶，在稀盐酸中溶解。

【药理学】 本品为砜类抑菌药，对麻风杆菌有较强的抑制作用。作用于细菌的二氢叶酸合成酶，干扰叶酸的合成，其作用可为氨基苯甲酸所拮抗。本品亦可用作二氢叶酸还原酶抑制药。口服吸收快而完全。血浆蛋白结合率为 50% ~90%。口服吸收后广泛分布于全身组织（如肝、肾、皮肤、肌肉等）和体液中。在肝脏中经 *N*-乙酰转移酶代谢。慢乙酰化者服药后易产生不良反应，尤其血液系统的不良反应，其血药峰浓度亦较高，但临床疗效未见增加。快乙酰化者用药时可能需调整剂量。口服后 t_{max} 为 2 ~ 8 小时，$t_{1/2}$ 为 10 ~ 50 小时（平均 28 小时）。给药量的 70% ~85% 以原形和代谢产物由尿中逐渐排泄。本品有肝肠循环，因此停药数周后在血中仍可持续存在。

【适应证】 本品与其他抗麻风病药联合用于由麻风分枝杆菌引起的各种类型麻风病的治疗。近年试用本品治疗系统性红斑狼疮、痤疮、银屑病、带状疱疹等。

【用法和用量】 （1）治疗麻风病，口服，1 次 50 ~ 100mg，1 日 100 ~ 200mg。可于开始每日口服 12.5 ~ 25mg，以后逐渐加量到每日 100mg。由于本药有蓄积作用，故每服药 6 日后停药 1 日，每服 10 周停药 2 周。必要时可与利福平每日 600mg，联合应用。

（2）治疗红斑狼疮，1 日 100mg，连用 3 ~ 6 个月；

（3）痤疮，1 日 50mg；

（4）银屑病或变应性血管炎，1 日 100 ~ 150mg；

（5）带状疱疹，1 日 3 次，1 次 25mg，连服 3 ~ 14 日。

以上治疗中,均遵循服药6日、停药1日的原则。

儿童:《中国国家处方集·化学药品与生物制品卷·儿童版》推荐:口服。①抑制麻风:多与其他抗麻风药合用,一次0.9~1.4mg/kg,一日1次。②治疗疱疹样皮炎:开始一次2mg/kg,一日1次,如症状未完全控制,可逐渐增加剂量,待病情控制后减至最小有效量。由于本品有蓄积作用,故每服药6日停药1日,每服药10周停药2周。

【不良反应】①发生率较高者:有背、腿痛,胃痛,食欲减退;皮肤苍白、发热、溶血性贫血;皮疹;异常乏力或软弱;变性血红蛋白血症。②发生率极低者:可有皮肤瘙痒、剥脱性皮炎、精神紊乱、周围神经炎;咽痛、发热、中性粒细胞减低或缺乏;砜类综合征及肝脏损害等。③下列症状如持续存在需引起注意:眩晕、头痛、恶心、呕吐。

【禁忌证】①对本品及磺胺类药物过敏者、严重肝功能损害、严重贫血和精神障碍者禁用。②本品可能使胎儿耳聋、脑积水、四肢缺陷,故妊娠期妇女禁用。

【注意】(1) 交叉过敏:对一种砜类药过敏的患者,可能对其他砜类药亦过敏。对噻嗪类利尿药、磺酰脲类、碳酸酐酶抑制药或其他磺胺药过敏的患者可能对本品亦过敏。对本品过敏者可发生严重的剥脱性皮炎,常在开始用药4~5周内发生周身麻疹样或猩红热样红斑、瘙痒等症状。如及时停药处理,症状可很快消失,否则可引起不良后果。

(2) 本品可在乳汁中达有效浓度,对新生儿具有预防作用。但砜类药物在葡萄糖-6-磷酸脱氢酶(G-6-PD)缺乏症新生儿中可能引起溶血性贫血。

(3) 下列情况应慎用:严重贫血、G-6-PD缺乏症、肝功能减退、变性血红蛋白还原酶缺乏症、肾功能减退。

(4) 随访检查:①血常规计数,用药前和治疗第1个月中每周1次,以后每月1次,连续6个月,以后每半年1次;②G-6-PD测定,如为G-6-PD缺乏症患者应慎用本品,因易发生溶血反应;③肝功能试验(如血胆红素和门冬氨酸氨基转移酶测定),治疗过程中如患者发生食欲减退、恶心或呕吐应做测定,有肝功能损害者应停用本品;④肾功能测定,有肾功能减退者在疗程中应定期测定肾功能,并据以调整剂量,如患者肌酐清除率低于4ml/min时,应测定患者的血药浓度,尿闭患者应停用本品。

【药物相互作用】(1) 与丙磺舒合用可减少肾小管分泌砜类,使砜类药物血浓度高而持久,易发生毒性反应。合用时应调整剂量。

(2) 利福平可诱导肝脏微粒体酶的活性,使本品血药浓度降低1/10~1/7,故服用利福平的同时或以后应用氨苯砜时需调整后者的剂量。

(3) 不宜与骨髓抑制药物合用,可加重白细胞和血小板减少的程度,必须合用时应密切观察对骨髓的毒性。

(4) 去羟肌苷和抗酸药可减少本品的吸收,必须同用时应至少间隔2小时。

(5) 本品如与其他可引起溶血的药物合用可加重其溶血不良反应。

(6) 与甲氧苄啶合用时,两者的血药浓度均可增高。其机制可能为:①抑制本品在肝脏的代谢;②两者竞争在肾脏中的排泄。本品的血药浓度增高可加重不良反应,如变性血红蛋白血症和溶血性贫血。

【制剂】片剂:每片50mg;100mg。

【贮法】密封保存。

氯法齐明[药典(二);医保(乙)] Clofazimine

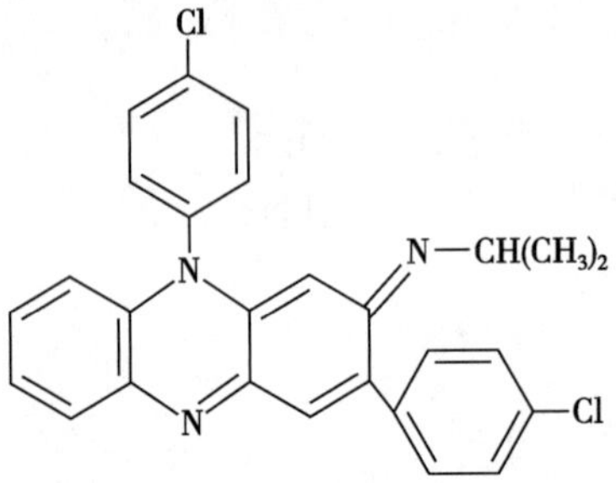

【其他名称】氯苯吩嗪,克风敏,Lamprene。

【ATC编码】J04BA01

【性状】为棕红色至红褐色结晶或结晶性粉末;无臭。在三氯甲烷中溶解,在乙醚中微溶,在乙醇中极微溶解,在水中不溶。熔点212~213℃。

【药理学】对麻风杆菌和其他的一些分枝杆菌有抑菌作用。本品可能通过干扰麻风杆菌的核酸代谢,与其DNA结合,抑制依赖DNA的RNA聚合酶,阻止RNA的合成,从而抑制细菌蛋白的合成,发挥其抗麻风杆菌作用。本品的抗炎作用可能与其具有稳定细胞溶酶体膜、呈剂量依赖性地抑制中性粒细胞移动和淋巴细胞转化等有关。

口服吸收率为45%~62%,个体差异大,与食物同服可增加其吸收。本品具有高亲脂性,主要沉积于脂肪组织和单核-吞噬细胞系统内,被全身的巨噬细胞摄取,其组织浓度高于血浆浓度。本品从组织中释放及排泄缓慢,每日口服100mg和300mg,平均血药浓度分别为0.7mg/L和1mg/L。单次给药后消除半衰期约为10日,反复给药后消除半衰期至少为70日。口服单剂300mg后,3天内大多数药物经粪、胆汁排泄,少量由尿液、痰液、皮脂、汗液排泄,乳汁中也含有药物。

【适应证】本品内服适用于各型麻风病的治疗,对耐砜类药物的麻风杆菌感染也有效;亦可用于因用其他药物而引起的急性麻风反应的治疗。此外,也可用于治疗耐药结核杆菌感染及某些非结核分枝杆菌的感染。

【用法和用量】(1) 对耐氨苯砜的各型麻风病:口服,一次50~100mg,一日1次,与其他一种或几种抗麻风药合用。

(2) 对氨苯砜敏感的各型麻风病:本品可与其他抗麻风药合用,至少2年以上,直至皮肤涂片查菌转阴,此后继续采用一种合适的药物。

(3) 伴麻风反应的各型麻风病:有神经损害或皮肤溃疡征兆者,每日口服100~300mg,待反应控制后,逐渐递减至每日100mg;无神经损害或皮肤溃疡凶兆时,按耐氨苯砜的各型麻风病处理。

(4) 成人每日最大量不超过300mg,儿童剂量尚未明确。

【不良反应】①皮肤、黏膜出现红染等着色为其主要不良反应,可呈粉红色、棕色和褐黑色,着色程度与剂量、疗程成正比。②本品可致腹部和上腹部疼痛、恶心、呕吐、腹泻等胃肠道反应。③本品可导致皮肤干燥和鱼鳞样改变,尤以四肢和冬季明显。④服用本品的患者可出现眼部结膜和角膜色素沉着、干燥、瘙痒和刺痛。⑤个别患者出现光敏、红皮病和痤疮样发疹。⑥偶见报道患者产生眩晕、嗜睡、肝炎、脾梗死、肠梗阻或消化道出血等。

【禁忌证】①对本品过敏者禁用。②严重肝、肾功能障碍及胃肠道疾患者禁用。

【注意】①有胃肠疾患或胃肠疾患史、肝功能损害及以对本品不能耐受者慎用。②应与食物或牛奶同时服用。③妊娠期妇女应在严格的权衡利弊下慎用。本品可通过胎盘与进入乳汁,使新生儿和哺乳儿皮肤染色。不推荐哺乳期妇女应用。④患者出现腹部绞痛、恶心、呕吐、腹泻时应减量,并延长给药间期或停药。⑤本品可致患者血沉加快,血糖、血白蛋白、血清氨基转移酶及胆红素升高以及血钾降低,易引起对诊断的干扰,应予以注意。⑥对每日剂量超过100mg的患者应严密观察,疗程应尽可能短。⑦目前尚无儿童应用本品的安全性和疗效的评价,应慎用或不使用。

【药物相互作用】①本品与氨苯砜合用时,其抗炎作用下降,但不影响抗菌作用。②本品与利福平合用时,可能减少利福平的吸收并延迟其达峰时间。③治疗伴Ⅱ型麻风反应的多菌型麻风病患者时,可与肾上腺皮质激素合用。

【制剂】胶囊:每粒50mg。

【贮法】避光、密封,阴凉干燥处保存。

其他抗麻风病药醋氨苯砜、苯丙砜、沙利度胺,可查阅本书第17版。

(邹 洋 李桓英)

第 10 章 抗真菌药

本章主要介绍治疗系统性真菌感染的药物，有多烯类（两性霉素 B 及其衍生物）、唑类（如氟康唑、伊曲康唑、伏立康唑等）、嘧啶类（如氟胞嘧啶）、棘白菌素类（如卡泊芬净、米卡芬净）等。

（1）多烯类：是临床上应用最早的抗真菌药物，主要是两性霉素 B 及类似物。其机制为通过与敏感真菌细胞膜上的固醇相结合，损伤细胞膜的通透性，导致细胞内重要物质如钾离子、核苷酸和氨基酸等外漏，破坏细胞的正常代谢，从而抑制其生长。该类药物的优点为抗真菌谱广、抗菌活性强，缺点为不良反应大，包括肾毒性、肝毒性及输液相关毒性等。剂型改造后两性霉素 B 含脂复合制剂（lipid formulations of amphotericin B）通过肝脏摄取，缓慢释放入血液，避免了直接造成器官损害。目前临床上应用的两性霉素 B 含脂复合制剂有 3 种：两性霉素 B 脂质复合体（Amphotericin B lipid complex，ABLC）、两性霉素 B 胆固醇复合体（Amphoterin B colloidal dispersion，ABCD）和两性霉素 B 脂质体（Liposome Amphotericin B，L-AmB）。因分子大小、包埋颗粒等的不同，药物的药动学与生物活性有所不同。其中 L-AmB 的直径小，药动学参数好，肝、肾毒性小，目前我国上市。

（2）唑类：包括咪唑类和三唑类。本类药物作用机制为影响麦角固醇合成，使真菌细胞膜合成受阻，影响真菌细胞膜的稳定性，导致真菌细胞破裂而死亡。其抗菌谱和抗菌活性差异较大，部分有抗曲霉菌活性。咪唑类包括酮康唑、克霉唑、咪康唑和益康唑等，因毒性较大，目前多为浅表真菌感染或皮肤黏膜念珠菌感染的局部用药。三唑类包括氟康唑、伊曲康唑、泊沙康唑和伏立康唑，均可用于治疗深部真菌感染。该类药物对肝、肾功能有一定影响，部分患者可能会有视觉改变，表现为视敏度、视力范围或色觉异常。另外，该类药物通过肝脏 P-450 酶系统代谢，可能影响其他药物（如抗排异药物）的代谢，用于移植患者时应注意监测抗排异药物的血药浓度。另一方面，其血药浓度也容易受到其他药物的影响。

（3）5-氟胞嘧啶（5-FC）：是目前临床比较常用的作用于核酸合成的抗真菌药物。其作用机制涉及干扰嘧啶的代谢、RNA 和 DNA 的合成以及蛋白质的合成等。临床上很少单独使用 5-FC，多与氟康唑和两性霉素 B 等合并使用。真菌对 5-FC 的天然耐药多是由于胞嘧啶脱氨酶或鸟苷磷酸核糖基转移酶的缺失引起。对 5-FC 耐药株曲霉菌属最常见，其次为新型隐球菌和念珠菌。

（4）棘白菌素类：是较新的一类抗真菌药，系 1，3-β-D-葡聚糖合成酶的非竞争性抑制剂。通过抑制 1，3-β-D-葡聚糖的合成，从而破坏真菌细胞壁的完整性，导致真菌细胞壁的通透性改变、渗透压消失，最终使真菌细胞溶解。这种独特的干扰真菌细胞壁合成的作用机制，决定了该类药物对很多耐唑类药物的真菌具有良好的抗菌活性，对高等生物无影响，而且具有低毒高效的临床效果。另外，该类药物与唑类无交叉耐药，并同其他抗真菌药有协同作用和增效作用。

对抗真菌药物进行比较，就抗菌谱而言，两性霉素 B 及其脂质体的抗菌谱最广。氟康唑对近平滑念珠菌、光滑念珠菌以及克柔念珠菌疗效差,对曲霉和接合菌无抗菌活性。伊曲康唑和伏立康唑对念珠菌的抗菌活性优于氟康唑,对氟康唑耐药的念珠菌也有较强的抗菌活性,两者均有抗曲霉活性,但对接合菌感染均无效。而卡泊芬净对隐球菌、镰刀霉菌等疗效较差外,对其他临床常见真菌均有较好的抗菌作用。就安全性而言,卡泊芬净、伏立康唑、伊曲康唑与两性霉素 B 比较,毒性降低,尤以卡泊芬净最为明显。从药物之间的相互作用看,两性霉素 B 和卡泊芬净的代谢与细胞色素 P-450 酶无关,对其他药物的代谢影响不大。而唑类药物则相反,对其他药物的代谢有影响。就耐药性来说,多烯类药物和棘白菌素 B 衍生物产生耐药菌较少见,而真菌对唑类药物的耐药,特别是对氟康唑的耐药,最常出现于 HIV 患者口腔黏膜白念珠菌感染长时间使用氟康唑的治疗后。近年来由于氟康唑的选择性压力,其他种类的念珠菌如光滑念珠菌和克柔念珠菌及新型隐球菌也出现耐药菌株。

两性霉素 B[药典(二);基;医保(乙)]

Amphotericin B

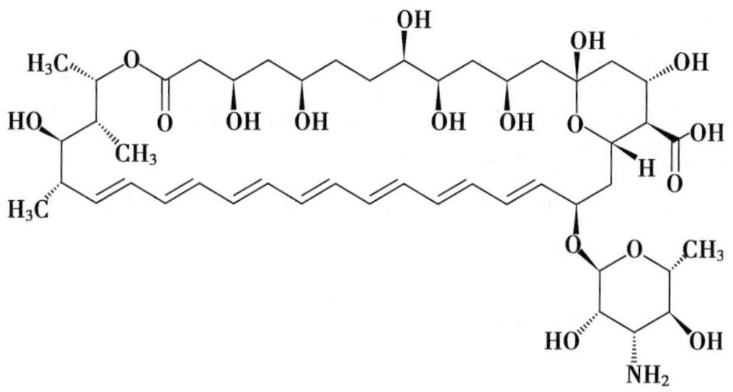

系由链霉菌 *Streptomyces nodosus* 的培养液中提炼制得,国内由 *Streptomyces lushanensis*sp. 产生,是一种多烯类抗真菌抗生素。

【其他名称】二性霉素,Fungizone。

【ATC 编码】J02AA01

【性状】为黄色或橙黄色粉末,无臭或几乎无臭,无味;有引湿性,在日光下易破坏失效。在二甲亚砜中溶解,在二甲基甲酰胺中微溶,在甲醇中极微溶解,在水、无水乙醇、三氯甲烷或乙醚中不溶。其注射剂添加有一定量的脱氧胆酸钠(起增溶作用),可溶于水形成胶体溶液,但遇无机盐溶液则析出沉淀。

【药理学】为抗深部真菌感染药。本品通过与敏感真菌细胞膜上的甾醇相结合,损伤细胞膜的通透性,导致细胞内重要物质如钾离子、核苷酸和氨基酸等外漏,破坏细胞的正常代谢,从而抑制其生长。

【适应证】本品适用于敏感真菌所致的深部真菌感染且病情呈进行性发展者,如败血症、心内膜炎、脑膜炎(隐球菌及其他真菌)、腹腔感染(包括与透析相关者)、肺部感染、尿路感染和眼内炎等。

【用法和用量】(1)注射用两性霉素 B(AMB):①静脉滴注:静脉滴注液的配制方法:先以灭菌注射用水 10ml 配制本品 50mg(或以 5ml 配制 25mg),然后用 5% 葡萄糖注射液稀释(不可用 0.9% 氯化钠注射液,因可产生沉淀),滴注液的药物浓度不超过 10mg/100ml,避光缓慢静脉滴注,一次滴注时间需 6 小时以上,稀释用葡萄糖注射液的 pH 应在 4.2 以上。开始时先试以 1~5mg 或按体重一次 0.02~0.1mg/kg 给药,以后根据患者耐受情况一日或隔日增加 5mg,当增至一次 0.6~0.7mg/kg 时即可暂停增加剂量,此为一般治疗量。成人最高一日不超过 1mg/kg,一日或间隔 1~2 日 1 次,累积总量 1.5~3.0g,疗程 1~3 个月,也可长至 6 个月,视病情及疾病种类而定。对敏感真菌感染宜采用较小剂量,即成人一次 20~30mg,疗程同上。②鞘内给药:首次 0.05~0.1mg,以后渐增至一次 0.5mg,最大量一次不超过 1mg,一周给药 2~3 次,总量 15mg 左右。鞘内给药时宜与小剂量地塞米松或琥珀酸氢化可的松同时给予,并需用脑脊液反复稀释药液,边稀释边缓慢注入以减少不良反应。鞘内注射的配制方法:先以灭菌注射用水 10ml 配制本品 50mg(或 5ml 配制 25mg),然后取 5mg/ml 浓度的药液 1ml,加 5% 葡萄糖注射液 19ml 稀释,使最终浓度成 250g/ml。注射时取所需药液量以脑脊液 5~30ml 反复稀释,并缓慢注入。鞘内注射液的药物浓度不可高于 25mg/100ml,pH 应在 4.2 以上。③局部用药:气溶吸入时成人一次 5~10mg,用灭菌注射用水溶解成 0.2%~0.3% 溶液应用;超声雾化吸入时本品浓度为 0.01%~0.02%,一日吸入 2~3 次,一次吸入 5~10ml;持续膀胱冲洗时一日以两性霉素 B 5mg 加入 1000ml 灭菌注射用水中,按每小时注入 40ml 速度进行冲洗,共用5~10 日。

(2)两性霉素 B 脂质体(AMBL)静脉滴注:起始剂量一日 0.1mg/kg。用注射用水稀释溶解并振荡摇匀后加至 5% 葡萄糖 500ml 内静脉滴注。滴速不得超过 30 滴/分钟,观察有无不适,前 2 小时每小时监测体温、脉搏、呼吸、血压各 1 次。如无不良反应,第二日开始增加一日 0.25~0.50mg/kg,剂量逐日递增至维持剂量:一日 1~3mg/kg。输液浓度已不大于 0.15mg/ml 为宜。中枢神经系统感染,最大剂量 1mg/kg 给药前可考虑合并用地塞米松,以减少局部反应,但应注意皮质激素有引起感染扩散的可能。疗程视病种病情而定。

【不良反应】①静脉滴注过程中或静脉滴注后发生寒战、高热、严重头痛、食欲缺乏、恶心、呕吐,有时可出现血压下降、眩晕等。②几乎所有患者在疗程中均可出现不同程度的肾功能损害,尿中可出现红细胞、白细胞、蛋白和管型、血尿素氮和肌酐增高,肌酐清除率降低,也可引起肾小管性酸中毒。③低钾血症。④血液系统毒性反应有正常红细胞性贫血,偶可有白细胞或血小板减少。⑤肝毒性,较少见,可致肝细胞坏死,急性肝功能衰竭亦有发生。⑥静脉滴注过快时可引起心室颤动或心搏骤停。电解质紊乱亦可导致心律失常。滴注时易发生血栓性静脉炎。⑦鞘内注射可引起严重头痛、发热、呕吐、颈项强直、下肢疼痛及尿潴留等,严重者可发生下肢截瘫等。⑧过敏性休克、皮疹等变态反应偶有发生。

【禁忌证】对两性霉素 B 过敏及严重肝病患者禁用。

【注意】①本品毒性大,不良反应多见,但它又是治疗危重深部真菌感染的唯一有效药物,选用时必须权衡利弊后做出决定。总的来说,其含脂复合制剂因具有特有的药动学特性而其毒性有所降低。因此,其含脂复合制剂适用于不能耐受注射用两性霉素 B 引起的肾毒性或出现严重毒性反应的患者。其中两性霉毒 B 胆固醇复合体(ABCD)尚适用于粒细胞缺乏患者发热疑为真菌感染的经验治疗。②治疗期间定期严密随访血、尿常规,肝、肾功能,血钾,心电图等,如血尿素氮或血肌酐明显升高时,则需减量或暂停治疗,直至肾功能恢复。③为减少不良反应,给药前可给非甾体抗炎药和抗组胺药,如吲哚美辛和异丙嗪等,同时给予琥珀酸氢化可的松 25~50mg 或地塞米松 2~5mg 一同静脉滴注。④中断治疗 7 日以上者,需重新自小剂量(0.25mg/kg)开始逐渐增加至所需量。⑤本品宜缓慢避光滴注,每剂滴注时间至少 6 小时。⑥药液静脉滴注时应避免外漏,因其可致局部刺激。⑦用于治疗患全身性真菌感染的妊娠期妇女,对胎儿无明显影响。但妊娠期妇女用药尚缺乏有良好对照的研究。妊娠期妇女如确有应用指征时方可慎用。⑧哺乳期妇女应避免应用或于用药时暂时停止哺乳。⑨儿童静脉及鞘内给药剂量以体重计算均同成人,应限用最小有效剂量。⑩肾功能重度减退时,其半衰期仅轻度延长。肾功能轻、中度损害的患者如病情需要仍可选用;重度肾功能损害者则需延长给药间期或减量应用,应用其最小有效量。老年人减量慎用。当治疗累积剂量大于 4g 时,可引起不可逆性肾功能损害。⑪可致肝毒性,肝病患者避免应用本品。

【药物相互作用】①肾上腺皮质激素在控制两性霉素 B 的药物不良反应时可合用,但一般不推荐两者同时应用,因可加重两性霉素 B 诱发的低钾血症。如需同用时则肾上腺皮质激素宜用最小剂量和最短疗程,并需监测患者的血钾浓度和心脏功能。②洋地黄苷所致的低钾血症可增强潜在的洋地黄毒性。两者同用时应严密监测血钾浓度和心脏功能。③氟胞嘧啶与两性霉素 B 具协同作用,但本品可增加细胞对前者的摄取并损害其经肾排泄,从而增强氟胞嘧啶的毒性反应。④本品与唑类抗真菌药如酮康唑、氟康唑、伊曲康唑等在体外具拮抗作用。⑤氨基糖苷类、抗肿瘤药物、卷曲霉素、多黏菌素类、万古霉素等肾毒性药物与本品同用时可增强其肾毒性。⑥骨髓抑制剂、放射治疗等可加重患者贫血,与两性霉素 B 合用时宜减少其剂量。⑦本品诱发的低钾血症可加强神经肌肉阻断药的作用,两者同用时需监测血钾浓度。⑧应用尿液碱化药可增强本品的排泄,并防止或减少肾小管酸中毒发生的可能。

【制剂】注射用两性霉素 B:每支 5mg(5000U);25mg(2.5 万 U);50mg(5 万 U)。注射用两性霉素 B 脂质体(AMBL):每支 10mg(1 万 U)。

【贮法】遮光,密闭,冷处(2~10℃)保存。配成的药液必须注意避光。

伊曲康唑〔药典(二);基;医保(乙)〕 Itraconazole

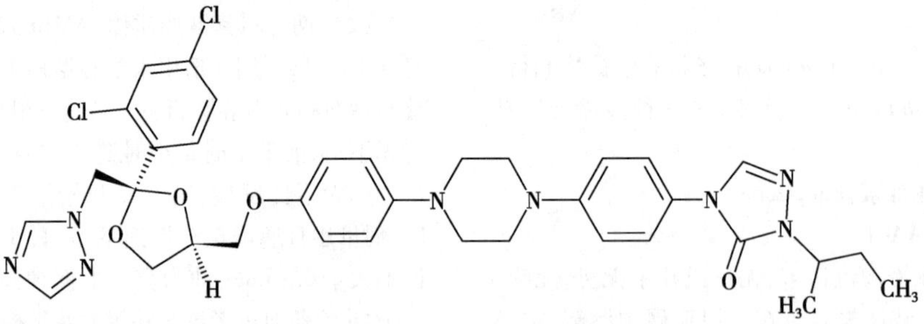

【其他名称】依他康唑,斯皮仁诺,美扶。

【ATC 编码】J02AC02

【药理学】本品是具有三唑环的合成唑类抗真菌药。对深部真菌与浅表真菌都有抗菌作用。三唑环的结构使本品对人细胞色素 P-450 的亲和力降低,而对真菌细胞色素 P-450 仍保持强亲和力,抑制真菌细胞膜麦角固醇的合成,从而发挥抗真菌效应。

口服伊曲康唑后吸收迅速。单剂量口服伊曲康唑后,2~5 小时内可达血浆浓度峰值。观察到的伊曲康唑绝对生物利用度约为 55%。餐后立即服药,口服生物利用度最高。伊曲康唑的血浆蛋白结合率较高(99.8%),主要是与白蛋白结合。伊曲康唑与脂质具有很高的亲和力,血浆中仅有 0.2% 的伊曲康唑以游离形式存在。伊曲康唑的表观分布容积较高(>700L)。其组织分布广泛,在肺、肾脏、肝脏、骨骼、胃、脾和肌肉中的药物浓度比相应的血浆药物浓度高 2~3 倍,而角质层和皮肤中的药物浓度比相应的血浆药物浓度高 4 倍,脑中的药物浓度与血浆药物浓度相当。

【适应证】用于:①妇科:外阴及阴道念珠菌病。②皮肤科/眼科:花斑癣、皮肤真菌病、真菌性角膜炎和口腔念珠菌病。③皮肤癣菌和(或)酵母菌引起的甲真菌病。④系统性真菌感染:系统性曲霉病及念珠菌病、隐球菌病(包括隐球菌性脑膜炎)、组织胞浆菌病、孢子丝菌病、巴西副球孢子菌病、芽生菌病和其他各种少见的系统性或热带真菌病。

【用法和用量】口服:胶囊剂用餐后立即给药,必须整吞。口服液不应与食物同服。服药后至少 1 小时内不要进食。

（1）局部感染：①念珠菌性阴道炎，一次200mg，一日2次；疗程1日。或一次200mg，一日1次，疗程3日。②花斑癣，一次200mg，一日1次，疗程7日。③皮肤癣菌病，一次100mg，一日1次，疗程15日。高度角化区，如足底部癣、手掌部癣需延长治疗15日，一日100mg。④口腔念珠菌病，一次100mg，一日1次，疗程15日。一些免疫缺陷患者如白血病、艾滋病或器官移植患者，伊曲康唑的口服生物利用度可能会降低，因此剂量可加倍。⑤真菌性角膜炎，一次200mg，一日1次，疗程21日。⑥甲真菌病，一次200mg，一日1次，疗程3月。本品从皮肤和甲组织中清除比血浆慢，因此，对皮肤感染来说，停药后2～4周达到最理想的临床和真菌学疗效，对甲真菌病来说在停药后6～9个月达到最理想的临床和真菌学疗效。

（2）系统性真菌病：①曲霉病，一次200mg，一日1次，疗程2～5个月。对侵袭性或播散性感染的患者增加剂量至：一次200mg，一日2次。②念珠菌病，一次100～200mg，一日1次，疗程3周～7个月。③非隐球菌性脑膜炎，一次200mg，一日1次，疗程2个月～1年维持治疗，（脑膜感染患者）一日1次。④隐球菌性脑膜炎，一次200mg，一日2次，疗程2个月～1年。⑤组织胞浆菌病，一次200mg，一日1～2次，疗程8个月。⑥孢子丝菌病，一次100mg，一日1次，疗程3个月。⑦副球孢子菌病，一次100mg，一日1次，疗程6个月。⑧着色芽生菌病，一次100～200mg，一日1次；疗程6个月。⑨芽生菌病，一次100mg，一日1次；或一次200mg，一日2次，疗程6个月。

危及生命的感染可静脉滴注：先滴注一次200mg，一日2次，共4次；以后一次200mg，一日1次。应尽快将静脉滴注改为口服用药。

用随包装提供的50ml 0.9%氯化钠注射液稀释，稀释后的伊曲康唑注射液应立即使用，并且避免阳光直接照射：将滴速调节到1ml/min（大约25滴/分钟）。在大约1个小时的时间里将60ml溶液滴入患者体内。静脉滴注后应用15～20ml 0.9%氯化钠注射液冲洗输注管道，以避免残留的伊曲康唑和以后可能用这根导管来输注的其他药物之间发生反应。冲洗过程应进行30秒～15分钟。

【不良反应】①常见畏食、恶心、腹痛和便秘。较少见的副作用包括头痛、可逆性氨基转移酶升高、月经紊乱、头晕和过敏反应（如瘙痒、红斑、风团和血管性水肿）。有个例报告出现史-约综合征（重症多形红斑）。②已有潜在病理改变并同时接受多种药物治疗的大多数患者，长疗程治疗时可见低钾血症、水肿、肝炎和脱发等症状。

【禁忌证】①禁用于已知对伊曲康唑及辅料过敏的患者。②注射液禁用于不能注射0.9%氯化钠注射液的患者。③注射液禁用于肾功能损伤患者肌酐清除率<30ml/min者。④禁止与特非那定、阿司咪唑、咪唑斯汀、西沙必利、多非利特、奎尼丁、匹莫齐特、口服咪达唑仑、经CYP3A4代谢的羟甲戊二酰辅酶A还原酶抑制剂如洛伐他汀或辛伐他汀等合用。⑤妊娠期妇女禁用（除非用于系统性真菌病治疗，但仍应权衡利弊）。育龄妇女使用时应采取适当的避孕措施，直至停止伊曲康唑治疗后的下一个月经周期。⑥哺乳期妇女不宜使用。⑦儿童的临床资料有限，不用于儿童患者，除非潜在利益优于可能出现的危害。

【注意】①对持续用药超过1个月者，及治疗过程中如出现畏食、恶心、呕吐、疲劳、腹痛或尿色加深的患者，建议检查肝功能。如果出现异常，应停止用药。②当发生神经系统症状时应终止治疗。③钙通道阻滞剂具有负性肌力作用，合并使用时需加注意。④对其他唑类药物过敏的患者使用伊曲康唑注射液时应慎重。⑤伊曲康唑注射液只能用随包装提供的50ml 0.9%氯化钠注射液稀释。⑥用于老年人的临床资料有限，用于老年人时需权衡利弊。⑦肝功能异常患者慎用（除非治疗的必要性超过肝损伤的危险性）。肝硬化患者，使用时应考虑调整剂量，并监测肝酶。⑧对有充血性心力衰竭危险因素的患者，应谨慎用药，并严密监测。对患有充血性心力衰竭或有充血性心力衰竭病史的患者，应权衡利弊使用。⑨严重的肺部疾病，如慢性阻塞性肺病；肾衰竭和其他水肿性疾病者慎用。

【药物相互作用】①酶诱导药物如卡马西平、利福平和苯妥英等可明显降低本品的血药浓度，相反，酶抑制剂如克拉霉素、红霉素能增加伊曲康唑的血药浓度。而降低胃酸的药物可能会减少伊曲康唑的吸收。②与环孢素、阿司咪唑和特非那定有相互作用。同服时应减少剂量。③本品可干扰地高辛和华法林正常代谢使消除减慢，同服时应减少剂量。

【制剂】胶囊剂：每粒0.1g。口服液：每瓶150ml：1.5g。注射剂：每支0.25g（25ml）。

【贮法】避光、密闭，25℃以下室温保存。

氟康唑[药典（二）；医保（甲、乙）]　Fluconazole

【其他名称】大扶康，三维康，Diflucan。

【ATC编码】J02AC01

【性状】为白色结晶状粉末，在甲醇中易溶，在乙醇中溶解，在二氯甲烷、水或醋酸中微溶，在乙醚中不溶。

【药理学】本品为氟代三唑类抗真菌药。本品高度选择抑制真菌的细胞色素P-450，使菌细胞损失正常的甾醇，而14α-甲基甾醇则在菌细胞中蓄积，起抑菌作用。

氟康唑口服吸收良好，且血浆浓度（和系统生物利用度）可达同剂量药物静脉给药后浓度的90%以上。口服吸收不受进食影响。禁食条件下，服用氟康唑后0.5～1.5小时血浆浓度达峰值，血浆消除半衰期接近30小时。血浆浓度与给药剂量成正比。氟康唑每日1次，给药4～5天后，可达到其稳态浓度的90%。第1日倍量服用，则在第2日即接近达坪。V_d约与全身水量接近。血浆蛋白结合率低(11%～12%)。氟康唑能够很好地渗透到各种体液中。氟康唑在唾液和痰液中的浓度与血浆浓度相近。在真菌性脑膜炎患者的脑脊液中，氟康唑浓度约为同时间血浆浓度的80%。氟康唑在皮肤角质层、表皮真皮层和分泌的汗液中可达到高浓度，甚至超过其血清浓度。氟康唑可在角质层中蓄积。氟康唑的主要排泄途径为肾脏，接近80%剂量的药物在尿中以原形排出。氟康唑的清除率与肌酐清除率成正比。氟康唑的血浆消除半衰期长，因此可用单剂量治疗急性阴道念珠菌病。

【适应证】用于：①念珠菌病：口咽部和食管念珠菌感染；播散性念珠菌病，包括腹膜炎、肺炎、尿路感染等；念珠菌外阴阴道炎。骨髓移植患者接受细胞毒类药物或放射治疗时，预防念珠菌感染的发生。②隐球菌病：治疗脑膜炎以外的新型隐球菌病或治疗隐球菌脑膜炎时，作为两性霉素B联合氟胞嘧啶初治后的维持治疗药物。③球孢子菌病。④接受化疗、放疗和免疫抑制治疗患者的预防治疗。⑤可替代伊曲康唑用于芽生菌病和组织胞浆菌病的治疗。

【用法和用量】口服或静脉滴注：静脉滴注时，最大速率为200mg/h，且容量不超过10ml/min。成人：①播散性念珠菌病，首次剂量0.4g，以后一次0.2g，一日1次，持续4周，症状缓解后至少持续2周。②食管念珠菌病，首次剂量0.2g，以后一次0.1g，一日1次，持续至少3周，症状缓解后至少持续2周。根据治疗反应，也可加大剂量至一次0.4g，一日1次。③口咽部念珠菌病，首次剂量0.2g，以后一次0.1g，一日1次，疗程至少2周。④念珠菌外阴阴道炎，单剂量0.15g。⑤隐球菌脑膜炎，一次0.4g，一日1次，直至病情明显好转，然后一次0.2～0.4g，一日1次，用至脑脊液病毒培养转阴后至少10～12周。或一次0.4g，一日2次，连续2日，然后一次0.4g，一日1次，疗程同前述。

肾功能不全者：若只需给药1次，不用调节剂量；需多次给药时，第1日及第2日应给常规剂量，以此后按肌酐清除率来调节给药剂量：肌酐清除率(ml/min)>50%者，按常规剂量的100%用药；11%～50%(未透析)者，按常规剂量的50%用药；定期透析患者，一次透析后应用按常规剂量的100%用药。

【不良反应】①常见恶心、呕吐、腹痛或腹泻等。②过敏反应，可表现为皮疹，偶可发生严重的剥脱性皮炎(常伴随肝功能损害)、渗出性多形红斑。③肝毒性，治疗过程中可发生轻度一过性AST及ALT升高，偶可出现肝毒性症状，尤其易发生于有严重基础疾病(如艾滋病和癌症)的患者。④可见头晕、头痛。⑤某些患者，尤其有严重基础疾病(如艾滋病和癌症)的患者，可能出现肾功能异常。⑥偶可发生周围血象一过性中性粒细胞减少和血小板减少等血液学检查指标改变，尤其易发生于有严重基础疾病(如艾滋病和癌症)的患者。

【禁忌证】对氟康唑或其他唑类药有过敏史者和妊娠期妇女禁用。

【注意】①与其他唑类药物可发生交叉过敏反应，因此对任何一种唑类药物过敏者都应禁用氟康唑。②需定期监测肝、肾功能，用于肝、肾功能减退者需减量应用。③在免疫缺陷者中的长期预防用药，已导致念珠菌属等对氟康唑等唑类抗真菌药耐药性的增加，应避免无指征预防用药。④治疗过程中可发生轻度一过性AST及ALT升高，偶可出现肝毒性症状。治疗前后均应定期检查肝功能，如出现持续异常或肝毒性临床症状时均需立即停用。⑤与肝毒性药物合用、需服用氟康唑2周以上或接受多倍于常用剂量的本品时，可使肝毒性的发生率增高，需严密观察。⑥疗程应视感染部位及个体治疗反应而定。一般治疗应持续至真菌感染的临床表现及实验室检查指标显示真菌感染消失为止。隐球菌脑膜炎或反复发作口咽部念珠菌病的艾滋病患者需用氟康唑长期维持治疗以防止复发。⑦接受骨髓移植者，如严重粒细胞减少已先期发生，则应预防性使用，直至中性粒细胞计数上升至1.0×10^9/L以上后7日。⑧哺乳期妇女慎用或服用时暂停哺乳。⑨对小儿的影响缺乏充足的研究资料，小儿不宜应用。⑩肾功能不全者、老年患者须根据肌酐清除率调整剂量。

【药物相互作用】①与华法林合用可延长凝血酶原时间。②本品可抑制口服降糖药的代谢。③使苯妥英的血药浓度升高。④肾移植后使用环孢素者，联用本品可使环孢素血药浓度升高。⑤利福平可加速本品的消除。

【制剂】片剂：每片50mg；100mg；150mg。胶囊剂：每粒50mg；100mg；150mg。注射液：每瓶100mg(50ml)；200mg(100ml)。

【贮法】避光、密闭，干燥处保存。

伏立康唑〔药典(二)；医保(乙)〕 Voriconazole

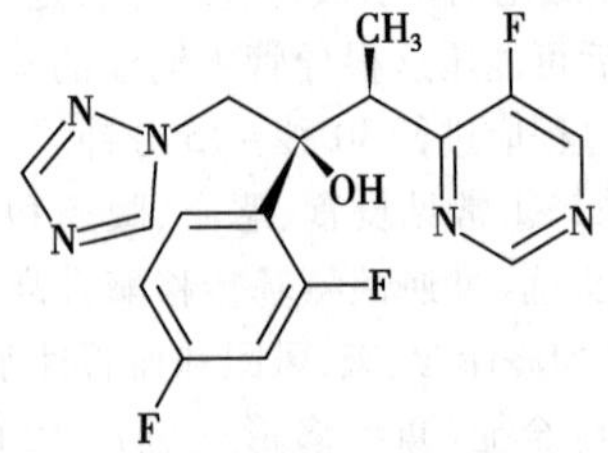

【其他名称】活力康唑，威凡，Vfend，VRC。

【ATC编码】J02AC03

【药理学】本品为三唑类抗真菌药，通过抑制真菌中由细胞色素P-450介导的14α-甾醇去甲基化，从而抑制麦角固醇的生物合成，进而抑制真菌细胞膜麦角固醇的生物合成。伏立康唑对曲霉属，包括黄曲霉、烟曲霉、土曲霉、黑曲霉、构巢曲霉；念珠菌属，包括白念珠菌、以及部分都柏林念珠菌、光滑念珠菌、*C. inconspicua*、克柔念珠菌、近平滑念珠菌、热带念珠菌和吉利蒙念珠菌；足放线病菌属，包括尖端足分支霉、多育足分支霉和镰刀菌属有临床疗效。

口服本品吸收迅速而完全,给药后 1 ~ 2 小时达血药峰浓度。口服后绝对生物利用度约为 96%。食物影响其吸收,当多剂量给药,且与高脂肪餐同时服用时,伏立康唑的血药峰浓度 C_{max} 和给药间期的药时曲线下面积 AUC 分别减少 34% 和 24%。胃液 pH 改变对本品吸收无影响。本品消除半衰期约为 6 小时,经肝脏细胞色素 P-450 同工酶,CYP2C19、CYP2C9 和 CYP3A4 代谢,绝大多数代谢产物经尿液排出,尿中原形药物低于 2%。伏立康唑的药动学个体间差异很大。

【适应证】用于治疗:①侵袭性曲霉病。②非中性粒细胞减少患者的念珠菌血症。③对氟康唑耐药的念珠菌引起的严重侵袭性感染(包括克柔念珠菌)。④由足放线病菌属和镰刀菌属引起的严重感染。

【用法和用量】1. 成人

(1) 静脉滴注和口服的互换用法:无论是静脉滴注或口服给药,首次给药时第一天均应给予首次负荷剂量。以使其血药浓度在给药第一天即接近于稳态浓度。由于口服片剂的生物利用度很高(96%),所以在有临床指征时静脉滴注和口服两种给药途径可以互换。①口服:负荷剂量(适用于第 1 个 24 小时):患者体重≥40kg,每 12 小时给药 1 次,一次 400mg;患者体重<40kg,每 12 小时给药 1 次,一次 200mg。维持剂量(开始用药 24 小时以后):患者体重≥40kg,一日给药 2 次,一次 200mg;患者体重<40kg,一日给药 2 次,一次 100mg。②静脉滴注:负荷剂量(适用于第 1 个 24 小时):每 12 小时给药 1 次,一次 6mg/kg;维持剂量(开始用药 24 小时以后):一日给药 2 次,一次 4mg/kg。静脉滴注前先溶解成 10mg/ml,再稀释至不高于 5mg/ml 的浓度。静脉滴注速度最快不超过每小时 3mg/kg。禁止和其他静脉药物(包括血制品、电解质)在同一输液通路中同时滴注。使用全肠外营养时不需要停用,但需要分不同的静脉通路滴注。

(2) 序贯疗法:静脉滴注和口服给药尚可以进行序贯治疗,此时口服给药无须给予负荷剂量,因为此前静脉滴注给药已经使伏立康唑血药浓度达稳态。

(3) 疗程:视患者用药后的临床和微生物学反应而定。静脉用药的疗程不宜超过 6 个月。

(4) 剂量调整:在治疗过程中,医生应当严密监测其潜在的不良反应,并根据患者具体情况及时调整药物方案。①静脉给药:如果患者不能耐受一日 2 次,一次 4mg/kg 静脉滴注,可减为一日 2 次,一次 3mg/kg。与苯妥因或利福布汀合用时,建议伏立康唑的静脉维持剂量增加为一日静脉滴注 2 次,一次 5mg/kg。②口服给药:如果患者治疗反应欠佳,口服给药的维持剂量可以增加到一日 2 次,一次 300mg;体重<40kg 的患者剂量调整为一日 2 次,一次 150mg。如果患者不能耐受上述较高的剂量,口服给药的维持剂量可以一次减 50mg,逐渐减到一日 2 次,一次 200mg(体重小于 40kg 的患者减到一日 2 次,一次 100mg)。

2. 肾功能损害者用药　中度到严重肾功能减退(肌酐清除率<50ml/min)的患者应用注射剂时,可发生赋形剂磺丁倍他环糊精钠(SBECD)蓄积。此种患者宜选用口服给药,除非应用静脉制剂的利大于弊。伏立康唑可经血液透析清除,清除率为 121ml/min。4 小时的血液透析仅能清除少量药物,无须调整剂量。静脉制剂的赋形剂磺丁倍他环糊精钠(SBECD)在血液透析中的清除率为 55ml/min。

3. 急性肝损害者(ALT 和 AST 增高)　无须调整剂量,但应继续监测肝功能以观察是否有进一步升高。建议轻度到中度肝硬化患者(Child-Pugh A 和 B)伏立康唑的负荷剂量不变,但维持剂量减半。

4. 儿童(2 ~ 12 岁)　静脉滴注,每 12 小时给药 1 次,每次 7mg/kg,如不耐受可减量到 4mg/kg。口服,每 12 小时给药 1 次,每次 200mg。

【不良反应】常见的不良反应是视觉损害、发热、皮疹、呕吐、恶心、腹泻、头痛、外周水肿、肝功能检查异常、呼吸窘迫和腹痛、粒细胞缺乏症、全血细胞减少、血小板减少、白细胞减少症、贫血等。

【禁忌证】①已知对伏立康唑或任何一种赋形剂有过敏史者、妊娠期妇女。②禁止与 CYP3A4 底物如特非那定、阿司咪唑、西沙必利、匹莫齐特或奎尼丁合用,因为伏立康唑可使上述药物的血浓度增高,从而导致 Q-T 间期延长,并且偶见尖端扭转型室性心动过速。

【注意】①已知对其他唑类药物过敏者慎用。②极少数使用者发生了尖端扭转型室性心动过速,伴有心律失常危险因素的患者需慎用。③治疗前或治疗期间应监测血电解质,如有电解质紊乱应及时纠正。④连续治疗超过 28 天者,需监测视觉功能,包括视敏度、视力范围以及色觉。⑤片剂应在餐后或餐前至少 1 小时服用,其中含有乳糖成分,先天性的半乳糖不能耐受者、Lapp 乳糖酶缺乏或葡萄糖-半乳糖吸收障碍者不宜应用片剂。⑥可能引起视觉改变,包括视力模糊和畏光,使用期间应避免从事有潜在危险性的工作,例如驾驶或操纵机器。⑦在治疗中患者出现皮疹需严密观察,如皮损进一步加重则需停药。用药期间应避免强烈的、直接的阳光照射。⑧在用药期间怀孕,应告知患者本品对胎儿的潜在危险。⑨哺乳期妇女和儿童患者应慎用,如果使用一定要权衡利弊。

【药物相互作用】①西罗莫司与伏立康唑合用时,前者的血浓度可能显著增高。②利福平、卡马西平、苯巴比妥等酶促药,可降低本品的血药浓度。③本品抑制细胞色素 P-450 同工酶 CYP2C19、CYP2C9、CYP3A4 的活性,可使特非那定、阿司咪唑、奎尼丁、麦角碱类、环孢素、他克莫司、华法林、他汀类降血脂药等血药浓度升高。从而导致 Q-T 间期延长,并且偶见尖端扭转性室性心动过速。应禁止合用。

【制剂】片剂:每片 50mg;200mg。胶囊剂:每粒 50mg。注射用伏立康唑:每支 50mg;100mg;200mg。

【贮法】密闭,阴凉干燥处保存。

泊沙康唑[医保(乙)]　Posaconazole

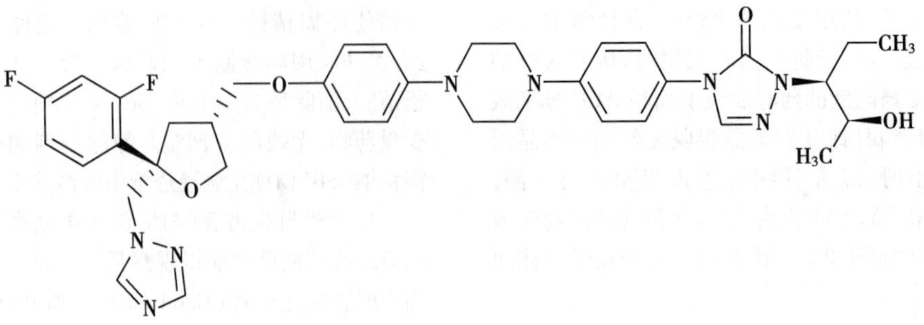

【其他名称】诺科飞，Noxafil。

【ATC 编码】J02AC04

【药理学】泊沙康唑为三唑类抗真菌药，是羊毛甾醇 14-脱甲基酶的强效抑制剂，后者是麦角固醇生物合成关键步骤的催化酶。

口服混悬液吸收程度差异较大。为了增加泊沙康唑的口服吸收并且优化血浆浓度，必须在进餐期间或进餐后立即(20 分钟内)服用本品。对于无法进餐的患者，可以伴随营养液或碳酸饮料(如：姜汁汽水)服用本品。泊沙康唑吸收时的 t_{max} 中位值约为 3～5 小时。多次给药后 7～10 天可达到稳态血浆浓度。泊沙康唑的表观分布容积为 1774L，可进行广泛的血管外分布并可渗透至身体组织中。其具有较高的蛋白结合率(大于 98%)，并主要与白蛋白结合。在血浆中，其主要以母体药物的形式存在。在循环代谢产物中，其大部分为通过 UDP 葡萄苷酸化作用形成的葡萄糖醛酸苷结合物。尿液和粪便中排泄的代谢产物大约占放射性标记物剂量的 17%。泊沙康唑是强效 CYP3A4 抑制剂，可导致主要通过 CYP3A4 代谢的药物的血浆浓度升高。泊沙康唑消除的平均半衰期($t_{1/2}$)为 35 小时(范围：20～66 小时)，表观清除率(CL/F)为 32L/h。其主要通过粪便消除(在 120 小时内，71% 的放射性标记物剂量)，其中消除的主要成分为母体药物(66% 的放射性标记物剂量)。肾脏清除是次要消除途径，其中 120 小时内 13% 的放射性标记物剂量通过尿液排泄(不到 0.2% 的放射性标记物剂量为母体药物)。

【适应证】①预防侵袭性曲霉菌和念珠菌感染。本品适用于 13 岁和 13 岁以上因重度免疫缺陷而导致这些感染风险增加的患者。这些患者包括接受造血干细胞移植(HSCT)后发生移植物抗宿主病(GVHD)的患者或化疗导致长时间中性粒细胞减少症的血液系统恶性肿瘤患者。②治疗口咽念珠菌病，包括伊曲康唑和(或)氟康唑难治性口咽念珠菌病。本品适用于治疗口咽念珠菌病，包括伊曲康唑和(或)氟康唑难治性口咽念珠菌病。

【用法和用量】①预防侵袭性真菌感染：200mg(5ml)，每日 3 次。疗程根据中性粒细胞减少症或免疫抑制的恢复程度而定。②口咽念珠菌病：第 1 天的负荷剂量 100mg(2.5ml)，每日 2 次，之后 100mg(2.5ml)，每日 1 次，为期 13 天。③伊曲康唑和(或)氟康唑难治性口咽念珠菌病：400mg(10ml)，每日 2 次。疗程根据患者基础疾病的严重程度和临床应答而定。

【不良反应】不良反应包括过敏反应、心律失常和 Q-T 间期延长、肝毒性等。

【禁忌证】①对泊沙康唑、本品的任何成分或其他唑类抗真菌药过敏者禁用本品。②禁止本品与西罗莫司联合使用。本品与西罗莫司联合用药可导致西罗莫司血液浓度约升高 9 倍，从而会导致西罗莫司中毒。③与 CYP3A4 底物联合用药可导致 Q-T 间期延长。禁止本品与 CYP3A4 底物联合使用，因为联合使用会导致 Q-T 间期延长。本品与 CYP3A4 底物匹莫齐特和奎尼丁联合用药可导致上述药品的血浆浓度升高，从而导致 Q-T 间期延长和罕见的尖端扭转型室性心动过速。④禁止本品与主要通过 CYP3A4 代谢的 HMG-CoA 还原酶抑制剂联合使用，例如：阿托伐他汀、洛伐他汀和辛伐他汀。由于联合使用后这些药物的血药浓度会增加，从而会导致横纹肌溶解。⑤禁止本品与麦角生物碱联合使用。泊沙康唑会导致麦角生物碱(麦角胺和双氢麦角胺)血浆浓度升高，可能导致麦角中毒。

【注意】①本品与环孢素或他克莫司联合用药可导致这些神经钙蛋白抑制剂的全血浓度谷值升高。②某些唑类药物，包括泊沙康唑在内会导致心电图 Q-T 间期延长。另外，使用泊沙康唑的患者已有罕见的尖端扭转型室性心动过速病例报告。③在开始泊沙康唑治疗和治疗期间，必须对肝功能检查进行评估。对于泊沙康唑治疗出现肝功能检查异常的患者，必须对发生更重度的肝损伤进行监测。患者管理必须包括肝功能实验室评估(尤其是肝功能检查和胆红素)。如果临床体征和症状符合肝病，并且与泊沙康唑相关，必须停止泊沙康唑治疗。④妊娠期妇女及哺乳期妇女慎用。⑤尚未确定泊沙康唑在 13 岁以下儿童患者中的安全性和有效性。⑥在轻度至中度肾功能受损患者中，不需要进行剂量调整。在重度肾功能不全患者[CL<20ml/(min·1.73m^2)]中，平均血浆暴露水平(AUC)与肾功能正常的患者[CL>80ml(min·1.73m^2)]相似；然 AUC 估计值范围存在较高的变异性，必须对重度肾功能受损患者出现的突破性真菌感染进行密切监测。⑦在轻度至重度肝功能不全(Child-Pugh A、B 和 C 级)患者中，不建议对本品进行剂量调整。

【药物相互作用】①本品与咪达唑仑联合用药会导致咪达唑仑血浆浓度约升高5倍。而咪达唑仑血浆浓度升高则会增强并且延长催眠和镇静作用。②利福霉素抗菌药物(利福平、利福布汀)、特定的抗惊厥剂(苯妥英、卡马西平、苯巴比妥、扑米酮)、依法韦伦和西咪替丁在联合治疗期间,泊沙康唑的浓度可显著下降;因此,除非对患者的益处超过风险,否则必须避免联合使用泊沙康唑。③在接受地高辛与泊沙康唑联合治疗的患者中,报告地高辛血浆浓度升高。因此,在联合治疗期间,建议对地高辛的血浆浓度进行监测。

【制剂】口服混悬液:105ml(每毫升含40mg泊沙康唑)。

【贮法】25℃保存,允许的偏差在15~30℃,不可冷冻。

氟胞嘧啶〔医保(乙)〕 Flucytosine

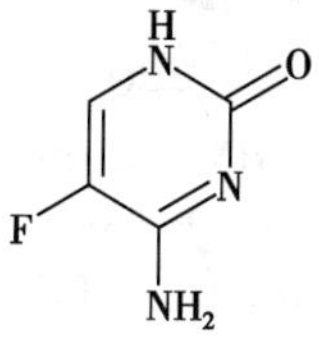

【其他名称】Fluorocytosin,5-FC。

【ATC编码】J02AX01

【性状】为白色结晶性粉末,无臭,溶于水,溶解度为1.2%(20℃)。干燥品极稳定,水溶液在pH 6~8时也较稳定,在低温时可析出结晶。在酸或碱液中则迅速分解,可检出含有脱氨化合物5-氟尿嘧啶。

【药理学】本品能被真菌代谢成氟尿嘧啶,进入其脱氧核糖核酸,影响真菌核酸和蛋白质的合成。本品对真菌有选择性的毒性作用,在人体细胞内并不能大量地将氟胞嘧啶转换为氟尿嘧啶。

本品自胃肠道吸收迅速而完全,口服2g后2~4小时血药浓度达峰值,为30~40mg/L。半衰期$t_{1/2}$为2.5~6小时。在血液中与血浆蛋白结合率约50%,广泛分布于全身主要脏器中,易通过血脑屏障,脑脊液药物浓度为血药浓度的65%~90%。

【适应证】用于念珠菌属心内膜炎、隐球菌属脑膜炎、念珠菌属或隐球菌属真菌败血症、肺部感染和尿路感染。单用效果不如两性霉素B,可与两性霉素B合用以增疗效(协同作用)。

【用法和用量】口服:成人一次1.0~1.5g,一日4次,为避免或减少恶心、呕吐,一次服药时间持续15分钟。静脉滴注:成人一日0.1~0.15g/kg,分2~3次给药,滴注速度4~10ml/min。

【不良反应】①可致恶心、呕吐、畏食、腹痛、腹泻等胃肠道反应。②皮疹、嗜酸性粒细胞增多等变态反应。③可发生肝毒性反应,一般表现为AST及ALT一过性升高,偶见血清胆红素升高。④可致白细胞或血小板减少,偶可发生全血细胞减少,骨髓抑制和再生障碍性贫血。合用两性霉素B者较单用本品为多见,此不良反应的发生与血药浓度过高有关。⑤偶可发生暂时性神经精神异常,表现为精神错乱、幻觉、定向力障碍和头痛、头晕等。

【禁忌证】对本药过敏者、严重肾功能不全、严重肝脏疾病患者禁用。

【注意】(1)单用氟胞嘧啶在短期内可产生真菌对本品的耐药菌株。治疗播散性真菌病时通常与两性霉素B联合应用。

(2)骨髓抑制、血液系统疾病,或同时接受骨髓抑制药物时慎用。

(3)用药期间应进行下列检查:①造血功能,需定期检查周围血象。②肝功能,定期检查AST及ALT、碱性磷酸酶和血胆红素等。③肾功能,定期检查尿常规、血肌酐和尿素氮。

(4)特殊人群用药:①对妊娠期妇女使用需权衡利弊,哺乳期妇女于使用时停止哺乳。②我国尚缺乏儿童使用资料,不宜使用。③肾功能损害者,尤其是与两性霉素B或其他肾毒性药物同用时慎用。肾功能减退者需减量用药,并根据血药浓度测定结果调整剂量。肾功能减退者需监测血药浓度,峰浓度以40~60mg/L为宜,不宜超过80mg/L。老年人需减量。④定期进行血液透析治疗的患者,一次透析后应补给37.5mg/kg的一次剂量。腹膜透析者一日补给0.5~1.0g。⑤肝功能损害者慎用。

【药物相互作用】①与两性霉素B合用,有明显的协同作用,后者亦增加本品毒性。②同用骨髓抑制药可加重毒性反应,尤其是造血系统的不良反应。

【制剂】片剂:每片0.25;0.5g。注射液:每瓶2.5g(250ml)。

【贮法】避光、密闭,阴凉处保存。

特比萘芬〔药典(二);医保(乙)〕 Terbinafine

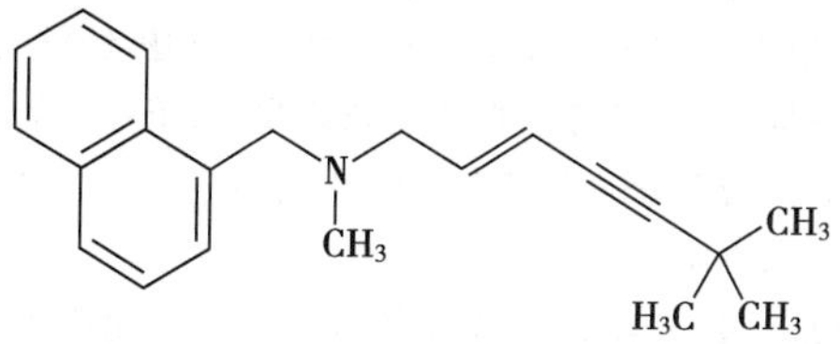

【其他名称】盐酸特比萘芬,兰美舒,疗霉舒,丁克,Lamisil。

【ATC编码】D01AE15,D01BA02

【性状】为白色或几乎白色粉末,微溶于水、丙酮,易溶于无水乙醇和甲醇。

【药理学】盐酸特比萘芬是一种具有广谱抗真菌活性的丙烯胺类药物,能特异地干扰真菌麦角固醇的早期生物合成,高选择性地抑制真菌的角鲨烯环氧化酶,使真菌细胞膜形成过程中角鲨烯环氧化反应受阻,从而达到杀灭或抑制真菌的作用。人体细胞对本品的敏感性为真菌的万分之一。本品有广谱抗真菌作用,对皮肤真菌有杀菌作用,对白念珠菌则起抑菌作用。

本品口服吸收约70%。口服250mg,2小时血药浓度达峰值0.97μg/ml。在剂量50~750mg范围内血药浓度呈正比递升。吸收$t_{1/2}$为0.8~1.1小时,分布$t_{1/2}$为4.6小时,$t_{1/2\beta}$为16~17小时。在体内与血浆蛋白高度结合,分布容积V_d约950L,在皮肤角质层与指甲内有较高浓度,并持续一段时间。在体内代谢后由尿排泄,肝、肾功能不全者药物的血药浓度升高。

【适应证】 用于治疗:①毛癣菌和絮状表皮癣菌等引起的皮肤、头发和甲的感染。②各种癣病(体癣、股癣、手足癣和头癣等)以及念珠菌(白念珠菌等)引起的皮肤酵母菌感染。③皮霉菌引起的甲癣(甲真菌感染)。

【用法和用量】 口服:成人一次0.125~0.25g,一日1次。青少年,体重>40kg(通常年龄>12岁):每次0.25g,每天1次。儿童,体重20~40kg(通常年龄5~12岁):每次0.125g,每天1次。儿童,体重<20kg(通常年龄<5岁):此组患者从对照试验中获得的资料非常有限,只有在没有其他可选择的治疗方法以及潜在的治疗疗效益大于可能的危险情况才可使用。

各种感染的疗程:①手足癣[指(趾)间型和跖型],2~6周。②体癣、股癣,2~4周。③皮肤念珠菌病,2~4周。头发和头皮感染(头癣),4周。④甲癣:绝大多数患者疗程为6周~3个月,其中年轻患者因甲生长正常而能缩短疗程,故除拇指(趾)甲外,小于3个月的治疗可能已足够。在其他病例中,疗程通常只需3个月。某些患者,特别是那些大拇指(趾)甲感染的患者,可能需6个月或更长的时间。在第1周治疗中见到的甲生长缓慢的患者,其疗程可能需超过3个月。

局部外用:适量涂敷患处及其周围,一日2次。体、股癣连续用药2~4周;手、足癣,花斑癣连续用药4~6周。

【不良反应】 ①最常见:胃肠道症状(胀满感、食欲减退、恶心、轻度腹痛及腹泻)或轻型的皮肤反应(皮疹、荨麻疹等)。②个别严重的有皮肤反应病例(如史-约综合征、中毒性表皮坏死松解症)。③罕见味觉改变,于停药后几周内可恢复。④极个别病例发生肝胆功能不全。⑤极个别患者发生中性白细胞减少。

【禁忌证】 对特比萘芬或萘替芬及本品制剂中其他成分过敏者禁用。

【注意】 ①口服对花斑癣无效。②使用过程中如出现不良反应症状,应停止用药。③软膏、凝胶及擦剂仅供局部皮肤使用皮肤涂敷后,可不必包扎。不宜用于开放性伤口,不能用于眼内,避免接触鼻、口腔及其他黏膜。④软膏、凝胶及擦剂连续用药一个疗程后,如症状未改善,应向医师咨询。⑤妊娠期妇女使用需权衡利弊。口服治疗的母亲不应哺乳。⑥没有关于年龄小于2岁儿童口服特比萘芬的治疗经验,本品不被推荐用于这个年龄组。⑦肝或肾功能不全(肌酐清除率<50ml/min,或血清肌酐>300μmol/L)者,剂量应减少50%。

【药物相互作用】 ①本品可抑制由细胞色素P-450同工酶CYP2D6介导的代谢反应,可导致如三环类抗抑郁药、β受体拮抗剂、选择性5-羟色胺再吸收抑制剂等主要通过该酶代谢的药物的血药浓度改变。②利福平加速本品代谢。西咪替丁抑制本品代谢。

【制剂】 片剂:每片0.125g;0.25g。散剂:10g:0.1g。溶液剂:每瓶20ml(10ml:0.1g)。喷雾剂:每瓶15ml:0.15g。搽剂:每支15ml:0.15g。软膏剂:每支10g:0.1g;15g:0.15g。凝胶剂:每支10g:0.1g;5g:50mg。

【贮法】 遮光,密闭,30℃以下保存。

卡泊芬净[基;医保(乙)] Caspofungin

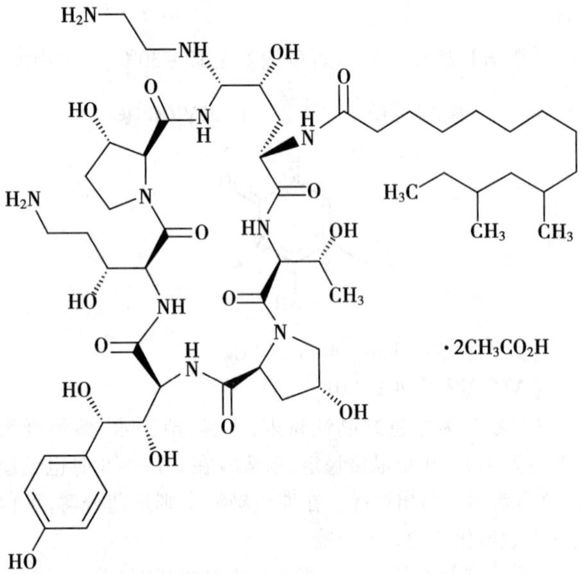

$\cdot 2CH_3CO_2H$

卡泊芬净是一种由*Glarea lozoyensis*发酵产物合成而来的半合成脂肽(棘白菌素,Echinocandin)化合物。

【其他名称】 醋酸卡泊芬净,科赛斯,Cancidas。

【ATC编码】 J02AX04

【性状】 本品为白色或类白色冻干块状物。

【药理学】 卡泊芬净是一种β(1,3)-D-葡聚糖合成抑制剂,可特异性抑制真菌细胞壁的组成成分β(1,3)-D-葡聚糖的合成,从而破坏真菌结构,使之溶解。由于哺乳动物细胞不产生β(1,3)-D-葡聚糖,因此卡泊芬净对患者不产生类似两性霉素B样的细胞毒性。本品对许多种致病性曲霉菌属和念珠菌属真菌具有抗菌活性。

单剂量卡泊芬净经1小时静脉输注后,其血浆浓度下降呈多相性。输注后立即出现一个短时间的α相,接着出现一个半衰期为9~11小时的β相。另外还会出现一个半衰期为27小时的γ相。大约75%放射性标记剂量的药物得到回收:其中有41%在尿中、34%在粪便中。卡泊芬净在给药后的最初30个小时内,很少有排出或生物转化。蛋白结合率大约97%。通过水解和*N*-乙酰化作用卡泊芬净被缓慢代谢。有少量卡泊芬净以原形从尿中排出(大约为给药剂量的1.4%)。原形药的肾脏消除率低。

【适应证】 本品适用于成人患者和儿童患者(3个月及3个月以上):①经验性治疗中性粒细胞减少、伴发热患者的可疑真菌感染。②治疗念珠菌血症和以下念珠菌感染：腹腔脓肿、腹膜炎和胸膜腔感染。③治疗食管念珠菌病。④治疗对其他治疗无效或不能耐受的侵袭性曲霉菌病。

【用法和用量】(1)成人：静脉滴注：①首日一次70mg负荷剂量，之后给予维持剂量一日50mg。疗效欠佳且对本品耐受较好的患者，可将维持剂量加至一日70mg。输注液须用大约1小时经静脉缓慢输注。②中度肝功能不全(Child-Pugh 评分7～9)患者，将维持剂量减至一日35mg。尚无重度肝功能不全(Child-Pugh 评分大于9)患者的临床用药经验。③与具有代谢诱导作用的药物依非韦伦、奈韦拉平、利福平、地塞米松、苯妥英钠或卡马西平同时使用时，应给予一日70mg。

(2)儿童患者(3个月～17岁)：静脉滴注。给药剂量应当根据患者的体表面积(Mosteller 公式)。对于所有适应证，第1天都应当给予$70mg/m^2$的单次负荷剂量(日实际剂量不超过70mg)，之后给予$50mg/m^2$的日剂量(日实际剂量不超过70mg)。如果$50mg/m^2$的日剂量无法获得足够的临床反应，但是患者又能很好地耐受，可以将日剂量增加到$70mg/m^2$(日实际剂量不超过70mg)。在儿童患者中，当本品和代谢诱导剂(如利福平、依非韦伦、奈韦拉平、苯妥英、地塞米松或卡马西平)联合使用时，本品的日剂量可调整到$70mg/m^2$(日实际剂量不超过70mg)。

【不良反应】①常见发热、头痛、腹痛、疼痛、恶心、腹泻、呕吐、AST和ALT升高、贫血、静脉炎/血栓性静脉炎。静脉输注并发症、皮肤皮疹、瘙痒等。②实验室检查异常：低白蛋白、低钾血症、低镁血症、白细胞减少、嗜酸性粒细胞增多、血小板减少、中性白细胞减少、尿中红细胞增多、部分凝血激酶时间延长、血清总蛋白降低、尿蛋白增多、凝血酶原时间延长、低钠、尿中白细胞增多以及低钙。

【禁忌证】对本品中任何成分过敏的患者禁用。

【注意】①与环孢素同时使用，需权衡利弊。②不推荐新生儿和3个月以下婴儿使用。③与右旋葡萄糖溶液存在配伍禁忌。除生理盐水和林格溶液外，不得将本品与任何其他药物混合或同时输注。④除非一定必要，本品不得在妊娠期间使用。接受本品治疗的妇女不应哺乳。

【药物相互作用】①卡泊芬净对于细胞色素P-450(CYP)系统中的任何一种酶都不抑制。在临床研究中，卡泊芬净不会诱导改变其他药物经CYP3A4代谢。卡泊芬净不是P-糖蛋白的底物。②环孢素能使卡泊芬净的AUC增加大约35%。本品不会使环孢素的血浆浓度升高。但与环孢素同时使用时，会出现肝酶ALT和AST水平的短暂性升高。③成年患者中，本品与药物消除诱导剂如依非韦伦、奈韦拉平、利福平、地塞米松、苯妥英或卡马西平同时使用时，可能使卡泊芬净的浓度下降。应考虑给予本品每日70mg的剂量。④本品能使他克莫司的12小时血药浓度下降26%。两种合用建议对他克莫司的血浓度进行标准的检测，同时适当地调整他克莫司的剂量。

【制剂】注射剂：每支50mg；70mg(以卡泊芬净计)。

【贮法】密闭的瓶装冻干粉末应于2～8℃储存。

米卡芬净〔医保(乙)〕 Micafungin

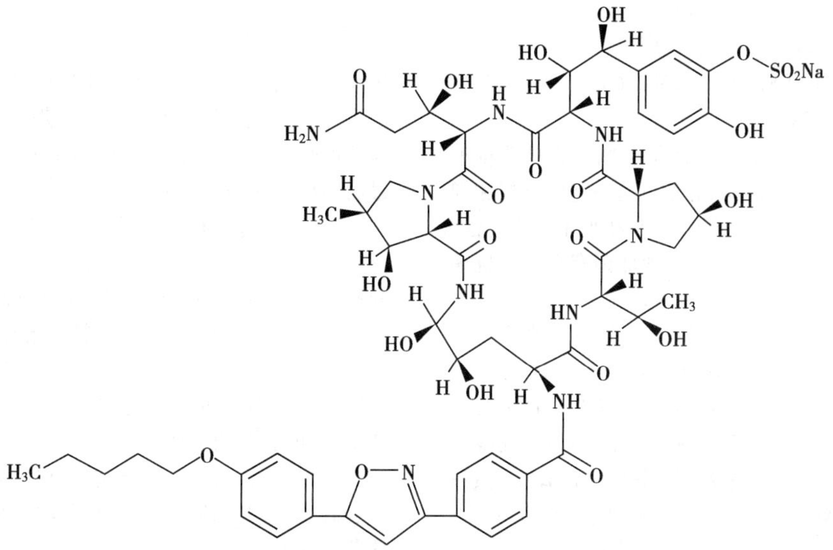

通过对 *Coleophoma empedri* 天然产物的改造，化学合成得到的新型棘白菌素类抗真菌药物。

【其他名称】米卡芬净钠，米开民，Mycamine，Fungusrd。

【ATC 编码】J02AX05

【性状】本品为白色块状物。

【药理学】米卡芬净是一种半合成脂肽类化合物，能竞争性抑制真菌细胞壁的必需成分β(1,3)-D-葡聚糖的合成。对念珠菌如白念珠菌、光滑念珠菌、热带念珠菌、克柔念珠菌和近平滑念珠菌有较好的抑制活性，对于曲霉也有良好的体外抑制活性，但对于新生隐球菌、镰刀菌、接合菌和白吉利毛孢子菌等无抑制活性。

【适应证】用于曲霉菌和念珠菌引起的真菌血症、呼吸道真菌病、胃肠道真菌病。

【用法和用量】曲霉病:成人一般每日单次剂量为50~150mg,每日一次,静脉输注。对于严重或者难治性曲霉病患者,根据患者情况剂量可增加至每日300mg。

念珠菌病:成人一般每日单次剂量为50mg,每日1次,静脉输注。对于严重或者难治性念珠菌病患者,根据患者情况剂量可增加至每日300mg。

静脉输注本品时,应将其溶于生理盐水、葡萄糖注射液或者补充液,剂量为75mg或以下时输注时间不少于30分钟,剂量为75mg以上时输注时间不少于1小时。切勿使用注射用水溶解本品(该溶液为非等渗性)。

【不良反应】①血液学异常:可能发生中性粒细胞减少症、血小板减少或溶血性贫血。②可能发生休克、过敏样反应:必须密切观察患者,一旦发现应停止治疗。必要时必须采取适当措施。③可能出现肝功能异常或黄疸。④可能发生严重肾功能不全如急性肾衰。

【禁忌证】对本品过敏者禁用。

【注意】①肝功能不全者慎用。②妊娠期妇女或可能妊娠的妇女以及哺乳期妇女使用时需权衡利弊。③儿童使用的安全性尚未确立。④老年患者应慎重决定使用剂量。⑤肾功能不全患者无须调整剂量。米卡芬净与蛋白高度结合,不可透析,血液透析患者不需要追加剂量。⑥体重为50kg或以下的患者,剂量不应超过每天6mg/kg。

【药物相互作用】与硝苯地平或西罗莫司合用,可使后两者的血药浓度升高,合用应谨慎。

【制剂】注射剂:每瓶50mg。

【贮法】室温(10~30℃)下于密闭遮光容器内避光保存。

阿尼芬净 Anidulafungin

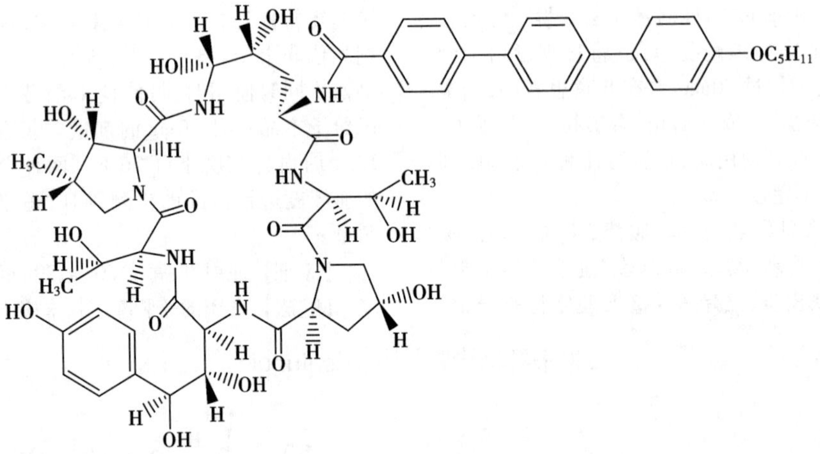

【其他名称】Eraxis,VER-002,LY303366。

【ATC编码】J02AX06

【药理学】本品是棘白菌素B的衍生物。通过非竞争性抑制β(1,3)-D-葡聚糖合成酶,导致真菌细胞壁破损和细胞死亡。临床前研究证实具有强大的体内外抗真菌活性,且不存在交叉耐药性。对绝大部分的念珠菌有强大的抗菌活性。

静脉输注后,血药浓度即达峰值(C_{max}),终末半衰期约40~50小时。静脉给药后迅速分布于全身组织中,分布半衰期约0.5~1小时。阿尼芬净在健康受试者体内的表观分布容积与全身体液量相当,约30~50L。C_{max}和药时曲线下面积$AUC_{0-\infty}$呈剂量依赖性。血浆清除率CL为1L/h。蛋白结合率>99%。约30%的药物经过粪便排泄,10%的药物以原形药经粪便排泄,小于1%的药物经尿排泄。

【适应证】用于治疗成人食管念珠菌感染,念珠菌性败血症,念珠菌引起的腹腔脓肿及念珠菌性腹膜炎。

【用法和用量】静脉给药:食管性念珠菌病,第一日100mg,随后每天50mg,疗程至少14天,且至少持续至症状消失后7日。念珠菌性败血症、念珠菌引起的腹腔脓肿及念珠菌性腹膜炎,第一日200mg,随后每天100mg,疗程持续至最后一次阴性培养后至少14日。

【不良反应】最常见的不良反应为肝功能异常和过敏反应。常见恶心、呕吐、碱性磷酸酶升高、低钾血症和头痛。尚有皮疹、荨麻疹、面红、瘙痒、呼吸困难及低血压。

【禁忌证】对本品或其他棘白菌素类药物过敏者禁用。

【注意】①输注速率不宜超过1.1mg/min,避免不良反应发生。②妊娠期妇女、哺乳期妇女用药应权衡利弊。③中、重度肝功能不全者慎用。

【药物相互作用】与环孢素、伏立康唑、他克莫司、利福平、两性霉素B脂质体联合应用,均无须调整阿尼芬净或这些药物的剂量。

【制剂】注射剂:每瓶50mg;100mg。

其他抗真菌药参见外用药部分。

(沈素 郭恒)

第11章
抗病毒药

病毒是病原微生物中最小的一种，体积微小，结构简单，其核心是核酸，外壳是蛋白质，不具有细胞结构。大多数病毒缺乏酶系统，不能独立自营生活，必须依靠宿主的酶系统才能使其本身繁殖（复制），具有遗传性和变异性。病毒的种类繁多，约60%流行性传染病是由病毒感染引起的，常见的有流行性感冒、普通感冒、麻疹、腮腺炎、脊髓灰质炎、传染性肝炎、疱疹性角膜炎等。20世纪80年代医学家发现的人免疫缺陷病毒（HIV）所致艾滋病是危害性极大、死亡率很高的传染病。此外，病毒与肿瘤、某些心脏病、先天性畸形等也有一定关系。

抗病毒药在某种意义上说只是病毒抑制剂，不能直接杀灭病毒和破坏病毒体，否则也会损伤宿主细胞。抗病毒药的作用在于抑制病毒的繁殖，使宿主免疫系统抵御病毒侵袭，修复被破坏的组织，或者缓和病情使之不出现临床症状。目前抗病毒药物研究的重点主要是针对人免疫缺陷病毒、疱疹病毒、流感病毒、乙肝病毒、丙肝病毒、呼吸道病毒和胃肠道病毒的抑制作用，增强机体抵御病毒感染的免疫调节剂和预防疫苗等。

抗病毒药物按作用主要可分为：抗疱疹病毒药物、抗流感病毒药物、抗肝炎病毒药物、抗逆转录病毒药物等。

（1）抗疱疹病毒药物：1977年，阿糖腺苷被美国FDA批准上市，是首个全身给药的抗疱疹病毒药物。其毒性限制其只能用于威胁生命或视力的单纯疱疹病毒（HSV）感染和水痘带状疱疹病毒（VZV）感染，现已从美国市场撤市。1982年，阿昔洛韦获FDA批准上市。相较于阿糖腺苷，静脉用阿昔洛韦在对HSV脑炎和免疫抑制患者的VZV感染的有效性和毒性方面有更好的表现。随后，以阿昔洛韦为原形，研制出了一组可通过病毒激酶和宿主细胞酶系实现细胞内磷酸化，进而抑制病毒DNA合成的药物。使用这一原理的药物还包括更昔洛韦和喷昔洛韦。膦甲酸为无机焦磷酸盐的有机同系物，可直接作用于疱疹病毒的DNA多聚酶，进而抑制病毒核酸的合成。

（2）抗流感病毒药物：神经氨酸酶抑制剂（NA），包括奥司他韦和扎那米韦，是唯一能够用于预防和治疗流感的药物。因流感病毒对金刚烷胺存在高耐药性，其已经不推荐用于流感。然而，近年来由于NA的过度使用，已经出现了对奥司他韦耐药的甲型H_1N_1流感病毒。耐药病毒的产生和播散已经成为流感预防与治疗的一大挑战。

（3）抗肝炎病毒药物：乙型肝炎病毒的复制会持续破坏肝脏，药物治疗的目的为抑制病毒复制。用于乙型肝炎治疗的药物包括免疫调节剂（如干扰素）和核苷类药物（如拉米夫定、替比夫定、阿德福韦、恩替卡韦、替诺福韦）。2011年，蛋白酶抑制剂波普瑞韦和特拉匹韦的上市为丙型肝炎的治疗带来了革命性的改变。这也标志着直接抗病毒药物（DAA，包括达拉他韦、阿舒瑞韦）治疗丙型肝炎时代的开启。用于治疗乙型肝炎和丙型肝炎的一些药物（包括干扰素、利巴韦林、拉米夫定、替比夫定、替诺福韦）也可以用于治疗其他病毒感染。

（4）抗逆转录病毒药物：人类免疫缺陷病毒（HIV）是一种逆转录病毒，其逆转录过程在病毒逆转录酶作用下进行。药物治疗的目的是最大限度并尽可能长地抑制病毒复制。抗逆转录病毒药物可分为核苷类逆转录酶抑制剂(nucleoside reverse transcriptase inhibitors, NRTIs)、非核苷类逆转录酶抑制剂(non-nucleoside reverse transcriptase inhibitors, NNRTIs)、蛋白酶抑制剂(protease inhibitors, PIs)、进入抑制剂(entry inhibitors)、整合酶抑制剂(integrase inhibitor)、融合抑制剂(fusion inhibitors)。

阿糖腺苷 Vidarabine

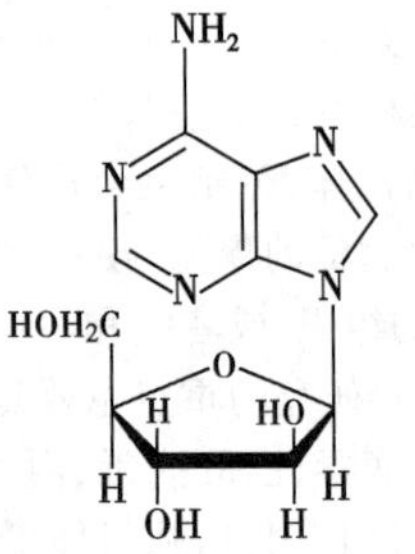

【其他名称】Vira-A。

【ATC 编码】J05AB03

【性状】为白色结晶状粉末,极微溶解于水(0.45mg/ml,25℃)。本品单磷酸酯的溶解度为100mg/ml。

【药理学】本品为抗脱氧核糖核酸(DNA)病毒药,其药理作用是与病毒的脱氧核糖核酸聚合酶结合,使其活性降低而抑制 DNA 合成。国内产品为本品的单磷酸酯,单磷酸阿糖腺苷进入细胞后,经过磷酸化生成阿糖腺苷二磷酸(Ara-ADP)和阿糖腺苷三磷酸(Ara-ATP)。抗病毒活性主要由阿糖腺苷三磷酸(Ara-ATP)所引起,Ara-ATP 与脱氧腺苷三磷酸(dATP)竞争地结合到病毒 DNAP 上,从而抑制了酶的活性及病毒 DNA 的合成,同时抑制病毒核苷酸还原酶的活性而抑制病毒 DNA 的合成,还能抑制病毒 DNA 末端脱氧核苷酰转移酶的活性,使 Ara-A 渗入到病毒的 DNA 中并连接在 DNA 链 3′-OH 位置的末端,抑制了病毒 DNA 的继续合成。

本品静脉滴注或肌内注射后可被血液和组织中腺苷脱氨酶代谢为阿糖次黄嘌呤(Ara-HX),使血药浓度很快下降。本品达到最高血药浓度的时间,肌内注射为 3 小时,静脉滴注为 0.5 小时,半衰期为 3.5 小时。本品在各组织中的分布不同,在肝、肾、脾脏中浓度最高,骨骼肌、脑内浓度低,脑脊液内的浓度为血浆浓度的 35% ~50%。约 60% ~80% 的单磷酸阿糖腺苷以阿糖次黄嘌呤(Ara-HX)的形式从尿中排泄。

【适应证】用于治疗疱疹病毒感染所致的口炎、皮炎、脑炎及巨细胞病毒感染,亦可用于慢性乙型肝炎的辅助治疗。

【用法和用量】肌内注射或缓慢静脉注射:临用前,每瓶加 2ml 灭菌生理盐水溶解后,或遵医嘱。用药过程中密切注意不良反应的发生并及时处理。成人:按体重一次 5 ~ 10mg/kg,一日 1 次。

【不良反应】不良反应程度与给药量和疗程成正相关。可见注射部位疼痛。极少情况下,有出现神经肌肉疼痛及关节疼痛,偶有见血小板减少、白细胞减少或骨髓巨细胞增多现象,停药后可自行恢复,为可逆性,必要时可对症治疗。

【禁忌证】对本品过敏者禁用。

【注意】①肝、肾功能不全者慎用。②大量液体伴随本品进入体内,应注意水、电解质平衡。③即配即用,配得的输液不可冷藏以免析出结晶。④本品不可静脉推注或快速滴注。⑤如注射部位疼痛,必要时可加盐酸利多卡因注射液解除疼痛症状。⑥妊娠期妇女慎用。⑦目前尚无儿童应用本品的系统研究资料,建议儿童使用时权衡利弊。

【药物相互作用】①不可与含钙的输液同时使用。②不宜与血液、血浆及蛋白质输液剂同时使用。③别嘌醇可加重本品对神经系统的毒性,不宜与别嘌醇并用。④与干扰素同用,可加重不良反应。

【制剂】注射液:每支 200mg(1ml);1000mg(5ml)。加入输液中滴注用。

注射用单磷酸阿糖腺苷:每支 100mg;200mg。

阿昔洛韦〔药典(二);医保(甲、乙)〕 Aciclovir

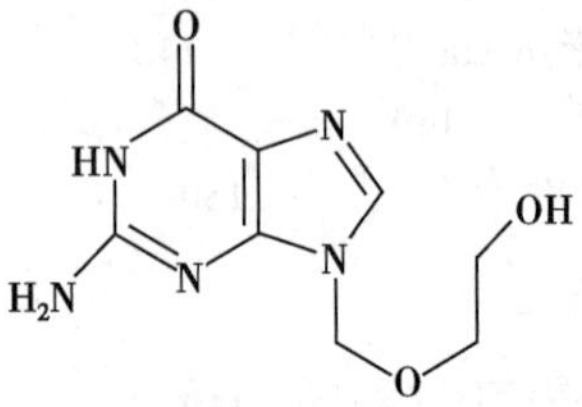

本品为化学合成的一种抗病毒药,其钠盐供注射用。

【其他名称】无环鸟苷,克毒星,Acyclovir,Zovirax。

【ATC 编码】J05AB01

【性状】为白色结晶性粉末,微溶于水(2.5mg/ml)。其钠盐易溶于水,5% 溶液的 pH 为 11,pH 降低时可析出沉淀。

【药理学】体外对单纯性疱疹病毒、水痘带状疱疹病毒、巨细胞病毒等具抑制作用。本品进入疱疹病毒感染的细胞后,与脱氧核苷竞争病毒胸苷激酶或细胞激酶,药物被磷酸化成活化型阿昔洛韦三磷酸酯,然后通过两种方式抑制病毒复制:①干扰病毒 DNA 多聚酶,抑制病毒的复制;②在DNA 多聚酶作用下,与增长的 DNA 链结合,引起 DNA 链的延伸中断。本品对病毒有特殊的亲和力,但对哺乳动物宿主细胞毒性低。

口服吸收差,约 15% ~30% 由胃肠道吸收。进食对血药浓度影响不明显。能广泛分布至各组织与体液中,包括脑、肾、肺、肝、小肠、肌肉、脾、乳汁、子宫、阴道黏膜与分泌物、脑脊液及疱疹液。在肾、肝和小肠中浓度高,脑脊液中浓度约为血中浓度的一半。药物可通过胎盘。健康成人按 5mg/kg 和 10mg/kg 静脉滴注 1 小时后,平均稳态血浆药物浓度分别为 9.8μg/ml 和 20.7μg/ml,经 7 小时后谷浓度分别为 0.7μg/ml 和 2.3μg/ml。1 岁以上儿童,用量为 250mg/m² 者其血浆药物浓度变化与成人 5mg/kg 用量者相近,而用量为 500mg/m² 者与成人 10mg/kg 用量者相近。新生儿(3 月龄以下),每 8 小时静脉滴注 10mg/kg,每次滴注持续1小时，其稳态峰浓度为13.8μg/ml，而谷浓度则为2.3μg/ml。脑脊液中药物浓度可达血浆浓度的50%。阿昔洛韦在肝内代谢，主要经肾由肾小球滤过和肾小管分泌而排泄，约14%的药物以原形由尿排泄，经粪便排泄率低于2%。

正常人的血消除半衰期（$t_{1/2\beta}$）约为2.5小时；肌酐清除率每分钟15～50ml/1.73m²者为3.5小时，无尿者可延长到19.5小时。

【适应证】用于治疗：①单纯疱疹病毒感染：免疫缺陷者初发和复发性黏膜皮肤感染的治疗以及反复发作病例的预防；单纯疱疹性脑炎治疗。②带状疱疹：免疫缺陷者严重带状疱疹或免疫功能正常者弥散型带状疱疹。③免疫缺陷者水痘。④急性视网膜坏死。

【用法和用量】1. 静脉滴注　一次滴注时间在1个小时以上。

（1）成人：①一日最高剂量按体重30mg/kg，或按体表面积1.5g/m²。②重症生殖器疱疹初治，按体重一次5mg/kg，一日3次，每8小时1次，共5日。③免疫缺陷者皮肤黏膜单纯疱疹或严重带状疱疹，按体重一次5～10mg/kg，一日3次，每8小时1次，共7～10日。④单纯疱疹性脑炎，按体重一次10mg/kg，一日3次，每8小时1次，共10日。⑤急性视网膜坏死，一次5～10mg/kg，一日3次，每8小时1次，共7～10日。以后一次口服0.8g，一日5次，连续6～14周。

（2）小儿：①小儿最高剂量每8小时按体表面积500mg/m²。②重症生殖器疱疹初治，婴儿与12岁以下小儿，按体表面积一次250mg/m²，一日3次，每8小时1次，共5日。③免疫缺陷者皮肤黏膜单纯疱疹，婴儿与12岁以下小儿，按体表面积一次250mg/m²，一日3次，每8小时1次，共7日，12岁以上按成人量。④单纯疱疹性脑炎，按体重一次10mg/kg，一日3次，每8小时1次，共10日。⑤免疫缺陷者合并水痘，按体重一次10mg/kg，或按体表面积一次500mg/m²，一日3次，每8小时1次，共10日。

（3）药液的配制：取本品0.5g加入10ml注射用水中（浓度成为50g/L），充分摇匀成溶液后，再用0.9%氯化钠注射液或5%葡萄糖注射液稀释至至少100ml，使最后药物浓度不超过7g/L，否则易引起静脉炎。

2. 口服

（1）成人：①生殖器疱疹初治和免疫缺陷者皮肤黏膜单纯疱疹，一次200mg，一日5次，10日为一疗程；或一次400mg，一日3次，5日为一疗程；复发性感染，一次200mg，一日5次，5日为一疗程。复发性感染的慢性抑制疗法，一次200mg，一日3次，6个月为一疗程；必要时剂量可加至一日5次，6～12个月为一疗程。②带状疱疹，一次800mg，一日5次，7～10日为一疗程。③水痘，40kg以上儿童和成人常用量为一次800mg，一日4次，5日为一疗程。④肾功能不全的成人患者，按表11-1调整剂量：

表11-1　肾功能不全患者剂量调整

疾病	疗法	肌酐清除率（ml/min）	剂量（mg）	给药间隔（小时）
生殖器疱疹	起始或间歇治疗	>10	200	4（一日5次）
		0～10	200	12
	慢性抑制疗法	>10	400	12
		0～10	200	12
带状疱疹		>25	800	4（一日5次）
		10～25	800	8
		0～10	800	12

（2）儿童：水痘，一次20mg/kg，一日4次，5日为一疗程。2岁以下小儿剂量尚未确立。

【不良反应】①常见注射部位的炎症或静脉炎、皮肤瘙痒或荨麻疹、皮疹、发热、轻度头痛、恶心、呕吐、腹泻、蛋白尿、血液尿素氮和血清肌酐值升高、肝功能异常如AST、ALT、碱性磷酸酶、乳酸脱氢酶、总胆红素轻度升高等。②少见急性肾功能不全，白细胞和红细胞计数下降，血红蛋白减少，胆固醇、甘油三酯升高，血尿，低血压，多汗，心悸，呼吸困难，胸闷等。③罕见昏迷、意识模糊、幻觉、癫痫、下肢抽搐、舌及手足麻木感、震颤、全身倦怠感等中枢神经系统症状。

【禁忌证】对阿昔洛韦过敏者禁用。

【注意】①对更昔洛韦过敏者也可能对阿昔洛韦过敏。②宜缓慢静脉滴注，以避免本品可在肾小管内沉积，导致肾功能损害（据报告发生率可达10%）。并应防止药液漏至血管外，以免引起疼痛及静脉炎。③随访检查：由于生殖器疱疹患者大多易患子宫颈癌，因此患者至少应一年检查一次，以早期发现。静脉用药可能引起肾毒性，用药前或用药期间应检查肾功能。④静脉滴注后2小时，尿药浓度最高，此时应给患者充足的水，防止药物沉积于肾小管内。⑤一次血液透析可使血药浓度降低60%，故一次血液透析6小时应重复初给一次剂量。⑥阿昔洛韦对单纯疱疹病毒的潜伏感染和复发无明显效果，不能根除病毒。⑦本品呈碱性，与其他药物混合容易引起pH改变，应尽量避免配伍使用。⑧妊娠期妇女用药仍需权衡利弊。哺乳期妇女和儿童应慎用。⑨严重肝功能不全者、对阿昔洛韦不能耐受者、精神异常或以往对细胞毒性药物出现精神反应者，应用时易产生精神症状，需慎用。⑩严重免疫功能缺陷者长期或多次应用治疗后,可能引起单纯疱疹病毒和带状疱疹病毒对阿昔洛韦耐药。⑪肥胖患者的剂量应按标准体重计算。⑫急性或慢性肾功能不全者不宜用本品静脉滴注,滴速过快时可引起肾衰竭,监测尿糖和肾功能,避免滴速过快。

【药物相互作用】①静脉给药时与干扰素或甲氨蝶呤(鞘内)合用,可能引起精神异常,应慎用。②静脉给药时与肾毒性药物合用可加重肾毒性,特别是肾功能不全者更易发生。③与齐多夫定合用可引起肾毒性,表现为深度昏睡和疲劳。④与丙磺舒竞争性抑制有机酸分泌,合并用丙磺舒可使本品的尿路排泄减慢、半衰期延长,体内药物量蓄积。

【制剂】 片剂:每片 0.1g;0.2g;0.4g。咀嚼片:每片 0.4g;0.8g。胶囊剂:每粒 0.2g。注射用阿昔洛韦:每支 0.25g;0.5g。

阿昔洛韦 0.9% 氯化钠注射液:每瓶 100ml(阿昔洛韦 0.1g 与氯化钠 0.9g);250ml(阿昔洛韦 0.25g 与氯化钠 2.25g)。

【贮法】 密闭,干燥凉暗处保存。

伐昔洛韦〔药典(二);医保(乙)〕 Valaciclovir

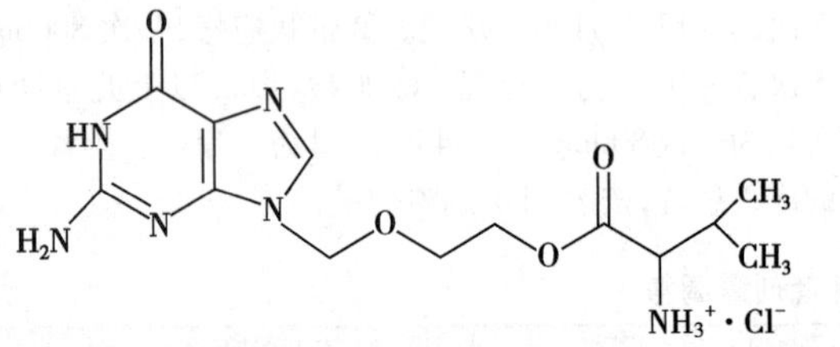

【其他名称】 盐酸伐昔洛韦,万乃洛韦,明竹欣,Valtrex,Zelitrex。

【ATC 编码】 J05AB11

【性状】 为白色或类白色粉末,水中溶解度为 174mg/ml(25℃)。

【药理学】 本品为阿昔洛韦与 L-缬氨酸所成的酯,口服后迅速吸收并在体内几乎完全水解释出阿昔洛韦。其抗病毒作用为阿昔洛韦所发挥。

本品口服后迅速吸收转化为阿昔洛韦,血中阿昔洛韦达峰时间为 0.88~1.75 小时。口服生物利用度为(67±13)%,是阿昔洛韦的 3~5 倍。本品进入体内后广泛分布,可分布至多种组织中,其中胃、小肠、肾、肝、淋巴结和皮肤组织中浓度最高,脑组织中的浓度最低。本品在体内全部转化为阿昔洛韦,代谢物主要从尿中排除,其中阿昔洛韦占 46%~59%,8-羟基-9-鸟嘌呤占 25%~30%,9-羟基甲氧基鸟嘌呤占 11%~12%。阿昔洛韦原形为单相消除,血消除半衰期 $t_{1/2\beta}$ 为(2.86±0.39)小时。其吸收不受食物影响。本品在体内的蛋白结合率为 13.5%~17.9%,在体内不蓄积。

【适应证】 用于治疗水痘带状疱疹及Ⅰ型、Ⅱ型单纯疱疹病毒感染,包括初发和复发的生殖器疱疹病毒感染。本品可用于阿昔洛韦的所有适应证。

【用法和用量】 口服,一次 0.3g,一日 2 次,饭前空腹服用。带状疱疹连续服药 10 日。单纯性疱疹连续服药 7 日。

【不良反应】 偶有头晕、头痛、关节痛、恶心、呕吐、腹泻、胃部不适、食欲减退、口渴、白细胞下降、蛋白尿及尿素氮轻度升高、皮肤瘙痒等,长程给药偶见痤疮、失眠、月经紊乱。

【禁忌证】 对本药和阿昔洛韦过敏者禁用。

【注意】 ①对更昔洛韦过敏者也可能对本品过敏。②脱水或已有肝、肾功能不全者在接受本品治疗时,需根据肌酐清除率来校正剂量。③严重免疫功能缺陷者长期或多次应用本品治疗后可能引起单纯疱疹病毒和带状疱疹病毒对本品耐药。④服药期间应给予患者充分的水,防止阿昔洛韦在肾小管内沉淀。⑤一次血液透析可使阿昔洛韦的血药浓度减低 60%,因此血液透析后应补给一次剂量。

【药物相互作用】 同阿昔洛韦。

【制剂】 片剂:每片 150mg;300mg;500mg。胶囊剂:每粒 150mg。

【贮法】 密封,干燥处保存。

更昔洛韦〔药典(二);基;医保(乙)〕 Ganciclovir

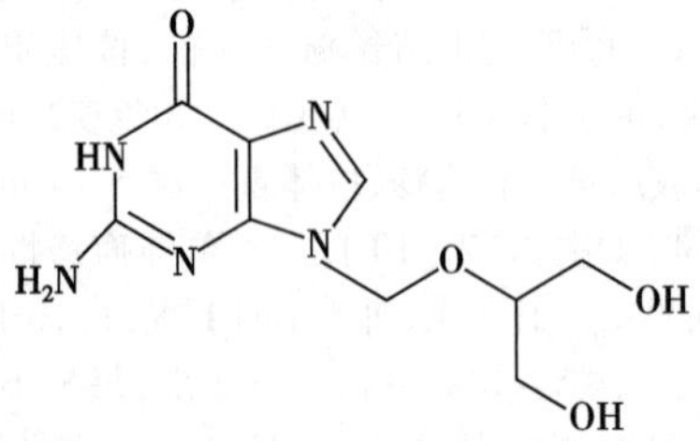

【其他名称】 丙氧鸟苷,丽科伟,赛美维,Citovirax,Cymevene。

【ATC 编码】 J05AB06

【性状】 为白色至类白色结晶性粉末,水中溶解度 2.6mg/ml。其钠盐溶解度>50mg/ml,溶液呈强碱性。

【药理学】 本品是一种合成鸟嘌呤的同系物,对此药敏感的人类病毒包括巨细胞病毒(CMV)、单纯疱疹病毒-1(HSV-1)、单纯疱疹病毒-2(HSV-2)、非洲淋巴细胞瘤病毒(EB 病毒)、水痘带状疱疹病毒(VZV)和乙肝病毒(HBV)。本品进入细胞后迅速被磷酸化为单磷酸化合物,然后经细胞激酶的作用成为三磷酸化合物,进而竞争性抑制 DNA 多聚酶,并掺入病毒及宿主细胞的 DNA 中,从而抑制 DNA 合成。CMV 感染细胞的细胞激酶和更昔洛韦三磷酸盐的浓度比未受感染细胞高。所以,更昔洛韦磷酸化更容易在受病毒感染的细胞发生。在受感染细胞,更昔洛韦三磷酸盐代谢缓慢。在细胞外液体的更昔洛韦被清除 18 小时后,细胞内的更昔洛韦三磷酸盐仍维持有 60%~70%。

口服生物利用度约为 5%,食后服用可增至 6%~9%。本品在体内广泛分布于各种组织中,并可透过胎盘。脑脊液内浓度为同期血药浓度的 24%~70%;本品亦可进入眼内组织。分布容积 V_d 为 0.74L/kg。蛋白结合率低,为 1%~2%。本品在体内不代谢,主要以原形经肾排出。

$t_{1/2}$ 为 2.5~4 小时。肾功能不全者半衰期明显延长。

【适应证】 用于:①免疫缺陷患者(包括艾滋病患者)并发巨细胞病毒视网膜炎的诱导期和维持期治疗。②接受器官移植的患者预防巨细胞病毒感染及巨细胞病毒血清试验阳性的艾滋病患者预防巨细胞病毒疾病。

【用法和用量】（1）口服：用于巨细胞病毒（CMV）视网膜炎的维持治疗，在诱导治疗后，维持量为一次1g，一日3次，与食物同服。也可在非睡眠时一次服0.5g，每3小时1次，一日6次，与食物同服。若CMV视网膜炎有发展，则应重新进行诱导治疗。晚期HIV感染患者CMV病的预防：一次1g，一日3次，与食物同服。器官移植受者CMV病的预防：预防剂量为一次1g，一日3次，与食物同服。用药疗程根据免疫抑制时间和程度确定。老年患者及肾功能减退者，则应根据肌酐清除率酌情调整用量。

（2）静脉滴注，一次静脉滴注1小时以上。诱导期：按体重一次5mg/kg，每12小时1次，疗程14～21日。一次最大剂量6mg/kg。肾功能减退者，按肌酐清除率调整剂量：①50～69ml/min者，每12小时静脉滴注2.5mg/kg。②25～49ml/min者，每24小时静脉滴注2.5mg/kg。③10～24ml/min者，每24小时静脉滴注1.25mg/kg。④<10ml/min者，一周给药3次，一次1.25mg/kg，于血液透析后给予。维持期：按体重一次5mg/kg，一日1次。肾功能减退者，按肌酐清除率调整剂量：①50～69ml/min者，每24小时静脉滴注2.5mg/kg。②25～49ml/min者，每24小时静脉滴注1.25mg/kg。③10～24ml/min者，每24小时静脉滴注0.625mg/kg。④<10ml/min者，一周给药3次，一次0.625mg/kg，于血液透析后给予。预防用药：一次5mg/kg，每12小时1次，连续7～14日；继以5mg/kg，一日1次，共7日。

静脉滴注液配制方法：将使用剂量用适量注射用水或0.9%氯化钠注射液使之溶解，使浓度达50mg/ml，再注入0.9%氯化钠注射液、5%葡萄糖注射液、复方0.9%氯化钠注射液或复方乳酸钠注射液100ml中，滴注液浓度不得大于10mg/ml。

【不良反应】①常见的为骨髓抑制，用药后约40%的患者中性粒细胞数减低至1.0×10^9/L以下，约20%的患者血小板计数减低至50×10^9/L下，此外可有贫血。②可出现中枢神经系统症状，如精神异常、紧张、震颤等。偶有昏迷、抽搐等。③可出现皮疹、瘙痒、药物热、头痛、头昏、呼吸困难、恶心、呕吐、腹痛、食欲减退、肝功能异常、消化道出血、心律失常、血压升高或降低、血尿、血尿素氮增加、脱发、血糖降低、水肿、周身不适、血肌酐增加、嗜酸性粒细胞增多症、注射局部疼痛、静脉炎等；有巨细胞病毒感染性视网膜炎的艾滋病患者可出现视网膜剥离。

【禁忌证】对本药和阿昔洛韦过敏者禁用。严重中性粒细胞或血小板减少者禁用。

【注意】①对阿昔洛韦过敏者也可能对本品过敏。②并不能治愈巨细胞病毒感染，用于艾滋病患者合并感染时往往需长期维持用药，防止复发。③用静脉滴注给药，一次至少滴注1小时以上，患者需给予充足水分，以免增加毒性。④本品配制需充分溶解，浓度不能超过10mg/ml。本品溶液呈强碱性（pH=11）。避免药液与皮肤或黏膜接触或吸入，如不慎溅及，应立即用肥皂和清水冲洗，眼睛应用清水冲洗，避免药液渗漏到血管外组织。⑤本品可引起中性粒细胞减少、血小板减少，并易引起出血和感染，用药期间应注意口腔卫生。用药期间应经常检查血细胞数，初始治疗期间应每2天测定血细胞计数，以后为一周测定一次。⑥艾滋病合并巨细胞病毒视网膜炎患者，在治疗期间应每6周进行一次眼科检查。对正在接受齐多夫定治疗的上述患者，常不能耐受联合使用本品，合用时甚至可出现严重白细胞减少。⑦器官移植患者用药期间可能出现肾功能损害，尤其是与环孢素或两性霉素B联合用药的患者。⑧儿童静脉用药治疗方案尚不统一，由于儿童的药物动力学与成人相似，一般可参照成人方案给予二期疗法。⑨妊娠期妇女及12岁以下小儿用药应充分权衡利弊。哺乳期妇女用药期间应暂停哺乳。⑩育龄妇女应用时应注意采取有效避孕措施，育龄男性应采用避孕工具至停药后至少3个月。⑪肾功能减退者参见用法用量。用药期间应每2周进行血清肌酐或肌酐清除率的测定。肾功能减退者剂量应酌减，血液透析患者用量每24小时不超过1.25mg/kg，一次透析后血药浓度约可减低50%，故宜在透析后给药。⑫有血细胞减少病史的患者或粒细胞计数低于1.0×10^9/L患者。如中性粒细胞计数在0.5×10^9/L以下、或血小板计数低于25×10^9/L时应暂时停药，直至中性粒细胞数增加至0.75×10^9/L以上方可重新给药。

【药物相互作用】①影响造血系统的药物、骨髓抑制剂及放射治疗等与本品同用时，可增加对骨髓的抑制作用。②本品与肾毒性药物同用时（如两性霉素B、环孢素）可能加强肾功能损害，使本品经肾排出量减少而引起毒性反应。③与齐多夫定同用时可增强对造血系统的毒性，必须慎用。④与去羟肌苷同用或先后使用可使后者药时曲线下面积显著增加（增加72%～111%），两者经肾清除量不变。⑤本品与亚胺培南-西司他丁同用可发生全身抽搐。⑥与丙磺舒或抑制肾小管分泌的药物合用可使本品的肾清除量减少约22%，其药时曲线下面积增加约53%，因而易产生毒性反应。⑦应避免与氨苯砜、喷他脒、氟胞嘧啶、长春碱、多柔比星、甲氧苄啶、磺胺类及核苷类药物合用。

【制剂】胶囊剂：每粒0.25g。注射用更昔洛韦：每支50mg；0.15g；0.25g；0.5g。更昔洛韦注射液：0.5g（10ml）；0.25g（5ml）。

【贮法】避光、密闭，干燥处保存。

缬更昔洛韦　Valganciclovir

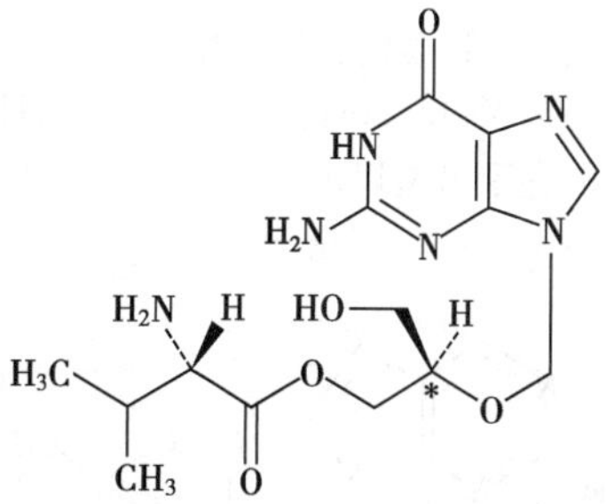

【其他名称】盐酸缬更昔洛韦，万赛维，Valcyte。

【ATC 编码】J05AB14

【药理学】缬更昔洛韦是更昔洛韦的左旋缬氨酰酯，为更昔洛韦的前体药物。口服后被小肠和肝内的酯酶迅速转化成更昔洛韦。

缬更昔洛韦能很好地从胃肠道吸收并快速在小肠壁和肝内代谢成更昔洛韦。从缬更昔洛韦转化来的更昔洛韦的绝对生物利用度大约 60%。当与食物同服时,以更昔洛韦测定的平均 24 小时曲线下面积 AUC_{24} 和 C_{max} 分别增加 30% 和约 14%,因此建议与食物同服。缬更昔洛韦快速水解成更昔洛韦,没有发现其他的代谢产物。

【适应证】①治疗获得性免疫缺陷综合征(AIDS)患者的巨细胞病毒(CMV)视网膜炎。②预防高危实体器官移植患者的 CMV 感染。

【用法和用量】应与食物同服。①成年患者 CMV 视网膜炎。对于活动性 CMV 视网膜炎的诱导治疗:推荐剂量是 900mg,每天 2 次,服 21 天。CMV 视网膜炎的维持治疗或非活动性 CMV 视网膜炎的治疗:推荐剂量是 900mg,每天 1 次。②移植患者 CMV 感染的预防。肾脏移植患者:推荐剂量是 900mg,每天 1 次,从移植后 10 天内开始,直至移植后 200 天。已接受肾脏以外的实体器官移植患者:推荐剂量是 900mg,每天 1 次,从移植后 10 天内开始,直至移植后 100 天。

【不良反应】参见更昔洛韦。

【禁忌证】对本药、更昔洛韦和阿昔洛韦过敏者禁用。严重中性粒细胞或血小板减少者禁用。

【注意】参见更昔洛韦。①在中国儿童患者中的安全性和有效性尚未建立,不推荐盐酸缬更昔洛韦片用于儿童。②妊娠期妇女用药应充分权衡利弊。哺乳期妇女用药期间应暂停哺乳。③对肾功能不全患者,诱导剂量:CL>60ml/min 者,900mg,每天 2 次;CL 40 ~ 59ml/min 者,450mg,每天 2 次;CL 25 ~ 39ml/min 者,450mg,每天 1 次;CL 10 ~ 24ml/min 者,450mg,每 2 天 1 次;CL<10ml/min 者,不推荐。维持剂量/预防剂量:CL>60ml/min 者,900mg,每天 1 次;CL 40 ~ 59ml/min 者,450mg,每天 1 次;CL 25 ~ 39ml/min 者,450mg,每 2 天 1 次;CL 10 ~ 24ml/min 者,450mg,每周 2 次;CL<10ml/min 者,不推荐。④对于进行血液透析的患者(CL<10ml/min),无法给出推荐剂量。因此,盐酸缬更昔洛韦片不能用于此类患者。⑤对重度白细胞减少、中性粒细胞减少、贫血、血小板减少和全血细胞减少的患者,若中性粒细胞绝对计数少于 500/μl,血小板计数少于 25 000/μl,或血红蛋白低于 8g/dl 的情况下都不能开始盐酸缬更昔洛韦片的治疗。

【药物相互作用】参见更昔洛韦。

【制剂】片剂:每片 450mg(以缬更昔洛韦计)。

【贮法】贮存于 30℃以下。

泛昔洛韦〔药典(二);医保(乙)〕 Famciclovir

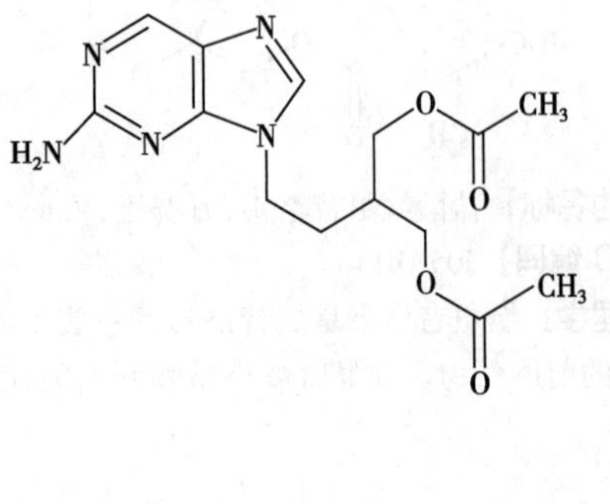

【其他名称】凡乐,罗汀,诺克,Famvir。

【ATC 编码】J05AB09

【药理学】本品在体内迅速转化为有抗病毒活性的化合物喷昔洛韦,后者对Ⅰ型单纯疱疹病毒(HSV-1)、Ⅱ型单纯疱疹病毒(HSV-2)以及水痘带状疱疹病毒(VZV)有抑制作用。在感染上述病毒的细胞中,病毒胸苷激酶将喷昔洛韦磷酸化成单磷酸喷昔洛韦,后者再由细胞激酶将其转化为三磷酸喷昔洛韦。体外试验研究显示,三磷酸喷昔洛韦通过与三磷酸鸟苷竞争,抑制 HSV-2 多聚酶的活性,从而选择性抑制疱疹病毒 DNA 的合成和复制。在细胞培养研究中,喷昔洛韦对下述病毒的抑制作用强弱次序为 HSV-1、HSV-2、VZV。

口服,在肠壁吸收后迅速去乙酰化和氧化为有活性的喷昔洛韦。本品的绝对生物利用度为(77±8)%。口服本品 0.5g 后,得到的喷昔洛韦的峰浓度 C_{max} 为(3.3±0.8)mg/L,达峰时间为(0.9±0.5)小时,血药浓度-时间曲线下面积(AUC)为(8.6±1.9)mg/(h·L),血消除半衰期 $t_{1/2\beta}$ 为 2.3±0.4 小时。喷昔洛韦的血浆蛋白结合率小于 20%。全血/血浆分配比率接近于 1。本品口服后在体内经由醛类氧化酶催化为喷昔洛韦而发生作用,失去活性的代谢物有 6-去氧喷昔洛韦、单乙酰喷昔洛韦和 6-去氧乙酰喷昔洛韦等,每种都少于服用量的 0.5%,血或尿中几乎检测不到泛昔洛韦,主要以喷昔洛韦和 6-去氧喷昔洛韦形式经肾脏排出。

【适应证】用于治疗带状疱疹和原发性生殖器疱疹。

【用法和用量】口服,成人一次 0.25g,每 8 小时 1 次。治疗带状疱疹的疗程为 7 日,治疗原发性生殖器疱疹的疗程为 5 日。

【不良反应】常见不良反应是头痛和恶心,神经系统有头晕、失眠、嗜睡、感觉异常等。消化系统常见腹泻、腹痛、消化不良、畏食、呕吐、便秘、胀气等。全身反应有疲劳、疼痛、发热、寒战等。其他反应有皮疹、皮肤瘙痒、鼻窦炎、咽炎等。

【禁忌证】对本品及喷昔洛韦过敏者禁用。

【注意】①食物对生物利用度无明显影响。②妊娠期妇女、哺乳期妇女一般不推荐使用本品。③18 岁以下患者使用本品的安全性和有效性尚未确定。④肾功能不全者按肌酐清除率调整剂量:成人,≥60ml/min 者,一次 0.25g,每 8 小时一次。40 ~ 59ml/min 者,一次 0.25g,每 12 小时 1 次。20 ~ 39ml/min 者,一次 0.25g,每 24 小时 1 次。<20ml/min 者,一次 0.125g,每 48 小时 1 次。⑤肝功能代偿的肝病患者无须调整剂量,尚未对肝功能失代偿的肝病患者进行药动学研究。

【药物相互作用】①本品与丙磺舒或其他由肾小管主动排泄的药物合用时,可能导致血浆中喷昔洛韦浓度升高。②与其他由醛类氧化酶催化代谢的药物可能发生相互作用。

【制剂】片剂:每片 125mg;250mg。胶囊剂:每粒 125mg。

【贮法】避光密封,干燥处保存。

膦甲酸钠〔医保(乙)〕 Foscarnet Sodium

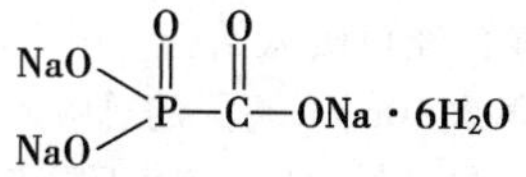

$$(NaO)_2P(=O)-C(=O)-ONa \cdot 6H_2O$$

本品为合成的抗病毒药，其同系物膦乙酸钠(Fosfonet Sodium)和膦丙酸钠(Sodium Phosphonopropionate)均具抗病毒活性，以本品为最强。临床应用本品的六水合物。

【其他名称】 膦甲酸，可耐，PFA。

【ATC 编码】 J05AD01

【药理学】 本品为无机焦磷酸盐的有机同系物。在体外有抑制疱疹病毒 DNA 聚合酶的作用，包括细胞肥大病毒、单纯疱疹病毒 HSV-1 和 HSV-2、人疱疹病毒 HHV-6、EB 病毒(EBV)和水痘带状疱疹病毒(VZV)。

本品的血浆蛋白结合率为 14%～17%。按(57±6)mg/kg 量滴注，每日 3 次，第 1 日 C_{max} 为 573(213～1305)μmol/L，C_{min} 为 78(33～139)μmol/L。连用 2 周后 C_{max} 变化不大，C_{min} 则为 110(43～148)μmol/L。平均血浆清除率为(130±44)ml/min 或(178±48)ml/min。其血消除半衰期($t_{1/2\beta}$)为 3.3～6.8 小时，主要经肾小球过滤和肾小管分泌排泄，约 80%～87% 自肾排出。

【适应证】 主要用于免疫缺陷者(如艾滋病患者)发生的巨细胞病毒性视网膜炎的治疗。也可用于对阿昔洛韦耐药的免疫缺陷者(如 HIV 感染患者)的皮肤黏膜单纯疱疹病毒感染或带状疱疹病毒感染。

【用法和用量】 静脉滴注：中央静脉插管滴注，注射液(24mg/ml)可不需稀释，直接使用；周围静脉滴注：必须用 5% 葡萄糖或 0.9% 氯化钠注射液稀释至 12mg/ml 后使用。

(1) 艾滋病(AIDS)患者巨细胞病毒性视网膜炎(肾功能正常)：①诱导治疗：推荐初始剂量为 60mg/kg，每 8 小时一次，滴注时间不得少于 1 小时，根据疗效连用 2～3 周。②维持治疗：维持剂量为一日 90～120mg/kg，滴注时间不得少于 2 小时。维持治疗期间，若病情加重，可重复诱导治疗及维持治疗过程。

(2) 免疫功能损害患者耐阿昔洛韦单纯疱疹病毒性皮肤黏膜感染，40mg/kg，每 8 或 12 小时 1 次，滴注时间不得少于 1 小时，连用 2～3 周或直至治愈。肾功能减退者维持期剂量须根据患者的肾功能与用药耐受程度予以调节。

【不良反应】 可引起多系统的不良反应，较常见的有发热、乏力、寒战、衰弱、不适、疼痛、感染、毒血症；头痛、感觉异常、头昏、肌不随意收缩、感觉减退、神经病、癫痫发作；畏食、恶心、腹泻、呕吐、腹痛；贫血、粒细胞减少、白细胞减少；盐电解质失衡(包括低钾血症、低钙血症、低镁血症、低磷酸盐血症或高磷酸盐血症)；抑郁、精神错乱、焦虑；咳嗽、呼吸困难；皮疹、多汗；肾功能改变；视觉异常等(以上发生率在 5% 以上)。

【注意】 ①本品具有显著肾毒性，使用期间应密切检测肾功能。肾功能损害的患者应根据肾功能情况调整剂量。用药期间患者应摄取充足水分，有助于减轻肾毒性。②膦甲酸钠不可快速静脉滴注，必须用输液泵恒速滴注，滴注速度不得大于每分钟 1mg/kg。快速静注可导致血浓度过高和急性低钙血症或其他中毒症状。一次剂量不超过 60mg/kg 可于 1 小时内输入，较大剂量应至少滴注 2 小时以上。③经周围静脉滴注时，药物必须用氯化钠注射液或 5% 葡萄糖注射液稀释成 12mg/ml，以免刺激周围静脉。④妊娠期妇女、哺乳期妇女及儿童均应慎用。⑤肾功能不全者，按肌酐消除率减量。

【药物相互作用】 ①本品与其他肾毒性药如氨基糖苷类抗生素、两性霉素 B 等合用时可增加肾毒性。②与喷他脒注射剂(静脉)合用，可能有发生贫血的危险。引起低钙血症、低镁血症和肾毒性。

【制剂】 注射液：每瓶 1.2g(100ml)；2.4g(100ml)；3.0g(250ml)；6.0g(250ml)。

【贮法】 避光，密闭保存。

奥司他韦〔药典(二)；基；医保(乙)〕 Oseltamivir

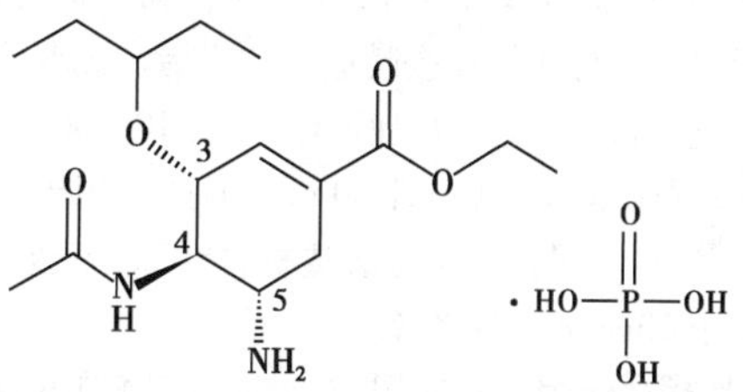

【其他名称】 磷酸奥司他韦，奥塞米韦，达菲，特敏福，Tamiflu。

【ATC 编码】 J05AH02

【药理学】 本品在体内转化为对流感病毒神经氨酸酶具有抑制作用的代谢物(奥司他韦羧酸盐)，有效地抑制病毒颗粒释放，从而减少了甲型或乙型流感病毒的播散。

在胃肠道被迅速吸收，经肝脏和(或)肠壁酯酶迅速转化为活性代谢产物(奥司他韦羧酸盐)。至少 75% 的口服剂量以活性代谢产物的形式进入体内循环。活性代谢产物的血浆浓度与服用剂量成比例，并且不受进食影响。活性代谢产物的平均分布容积 V_{ss} 约为 23L，在肺、支气管、肺泡灌洗液、鼻黏膜、中耳和气管中均可达到抗病毒的有效浓度水平。磷酸奥司他韦由主要位于肝脏和肠壁的酯酶几乎完全转化为活性代谢产物(>90%)。磷酸奥司他韦或其活性代谢产物都不是主要细胞色素 P-450 同工酶的底物或抑制剂，所以不会因为对这些酶竞争而引发药物间相互作用。活性代谢产物不再被进一步代谢，而是由尿排泄。活性代谢产物达到峰浓度后，血浆浓度下降半衰期为 6～10 小时。超过 99% 的活性代谢产物由肾脏排泄。

【适应证】 用于成人和 1 岁及 1 岁以上儿童的甲型和乙型流感治疗。用于成人和 13 岁及 13 岁以上青少年的甲型和乙型流感的预防。

【用法和用量】 流感的治疗：成人和 13 岁以上青少年推荐量，每次 75mg，每日 2 次，共 5 日。儿童(1 岁以上)：①体重≤15kg，一次 30mg，一日 2 次，共 5 天；②体重 15～23kg，一次 45mg，一日 2 次，共 5 天；③体重 24～40kg，一次

60mg,一日 2 次,共 5 天;④体重>40kg,一次 75mg,一日 2 次,共 5 天。

流感的预防:推荐口服剂量为 75mg,每日 1 次,至少 10 天。

【不良反应】主要不良反应有呕吐、恶心、失眠、头痛、腹痛,尚有腹泻、头晕、疲乏、鼻塞、咽痛和咳嗽。偶见血尿、嗜酸性粒细胞增多、白细胞计数降低、皮炎、皮疹及血管性水肿等。

【禁忌证】对本药过敏者禁用。

【注意】①对 1 岁以下儿童治疗流感,对 13 岁以下儿童预防流感,在健康状况差或不稳定必须入院的患者,在免疫抑制的患者以及并有慢性心脏和(或)呼吸道疾病的患者治疗流感的安全性和有效性尚不确定。②在使用该药物治疗期间,应对患者的自我伤害和谵妄事件等异常行为进行密切监测。③妊娠期妇女和哺乳期妇女应用的安全尚未肯定,一般不推荐应用。④肾功能不全患者剂量的调整:治疗:对肌酐清除率为 10~30ml/min,一次 75mg,一日 1 次,共 5 天。用于肌酐清除率小于 10ml/min 者和严重肾衰竭、需定期进行血液透析或持续腹膜透析的患者。无肾衰竭儿童的用药剂量资料。预防:对肌酐清除率为 10~30ml/min 者,一次 75mg,隔日 1 次;或一日 30mg。不推荐用于终末期肾衰竭的患者,包括慢性定期血液透析、持续腹膜透析或肌酐清除率小于 10ml/min 的患者。

【药物相互作用】在使用减毒活流感疫苗两周内不应服用本品,在服用磷酸奥司他韦后 48 小时内不应使用减毒活流感疫苗。

【制剂】胶囊剂:每粒 75mg(以游离碱计)。

扎那米韦 Zanamivir

【其他名称】依乐韦,乐感清,瑞乐砂,Relenza。

【ATC 编码】J05AH01

【性状】本品为白色或灰白色粉末,20℃时水中的溶解度约为 18mg/ml。

【药理学】扎那米韦是一种唾液酸衍生物,能抑制流感病毒的神经氨酸苷酶,影响病毒颗粒的聚集和释放。该药能有效抑制 A 型和 B 型流感病毒的复制。

口腔吸入本品 10mg 后,1~2 小时内 4%~17% 的药物被全身吸收,药物峰浓度范围 17~142ng/ml,药时曲线下面积为 111~1364ng/(ml·h)。本品的血浆蛋白结合率低于 10%。药物以原形在 24 小时内由肾排出,尚未检测到其代谢物。血清半衰期为 2.5~5.1 小时不等。总消除率为 2.5~10.9L/h。未吸收的药物由粪便排出。

【适应证】用于成人和 7 岁及 7 岁以上儿童的甲型和乙型流感治疗。国外尚用于流感的预防。

【用法和用量】经口吸入给药。用于治疗:每日 2 次,间隔约 12 小时,每次 10mg。每天的总吸入剂量为 20mg,连用 5 天。治疗应尽早开始,且不应晚于感染初始症状出现后 48 小时。预防社区内 A 和 B 型流感:每天 1 次,每次 10mg,连用 28 天,在流感爆发 5 天内开始治疗。

【不良反应】鼻部症状,头痛,头晕,胃肠功能紊乱,咳嗽,感染,皮疹,支气管炎。罕见过敏反应,心律不齐,支气管痉挛,呼吸困难,面部水肿,惊厥和昏厥。过敏样反应包括口咽部水肿、严重皮疹和过敏反应。如果发生或怀疑发生过敏反应,应停用扎那米韦,并采取相应的治疗。

【禁忌证】对本药过敏者禁用。

【注意】①慢性呼吸系统疾病患者用药后发生支气管痉挛的风险较高。哮喘/COPD 患者应给予速效性支气管扩张剂。避免用于严重哮喘患者。在使用本药前先吸入支气管扩张剂。如果出现支气管痉挛或呼吸功能减退,应停药。②有报道使用神经氨酸酶抑制剂(包括扎那米韦)的流感患者因发生谵妄和异常行为导致伤害,应密切监测。③扎那米韦吸入粉雾剂不得临时配成溶液,通过喷雾或机械通气给药。④妊娠期妇女和哺乳期妇女慎用。⑤儿童无须调整剂量。扎那米韦对 7 岁以下儿童治疗流感的安全性和有效性尚未确定。⑥由于口服吸入后扎那米韦的系统生物利用度低,有肾功能损伤的病人无须做剂量调整。⑦肝功能不全患者扎那米韦在肝脏不被代谢,因此无须调整剂量。

【药物相互作用】吸入本药前 2 周内及后 48 小时内不要接种减毒活流感疫苗。在使用扎那米韦的任何时间都可以使用三价灭活流感疫苗。

【制剂】吸入粉雾剂:每个泡囊含扎那米韦(5mg)和乳糖(20mg)的混合粉末。

【贮法】密闭,30℃以下,干燥处保存。

金刚烷胺〔药典(二);基;医保(甲)〕 Amantadine

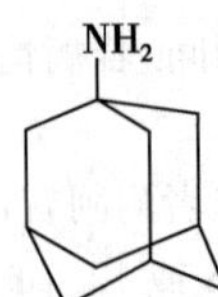

【其他名称】盐酸金刚烷胺,三环癸胺,三环葵胺。

【ATC 编码】N04BB01

【性状】本品为白色结晶或结晶性粉末;无臭,味苦。本品在水或乙醇中易溶,在三氯甲烷中溶解。

【药理学】其抗病毒作用机制尚不明确。可阻止 RNA 病毒穿透宿主细胞。如果病毒已穿透宿主细胞,还能阻止病毒的脱壳和释放核酸,干扰病毒的早期复制。此外,尚可封闭宿主细胞膜上的病毒通道,阻止病毒穿入人体细胞。在临床上能有效地预防和治疗各种 A 型流感病毒的感染。在流感流行期采用本品作预防药,保护率可达 50%~79%,对已发病者,如在 48 小时内给药,能有效地治疗由 A 型流感病毒引起的呼吸道症状。金刚烷胺的抗病毒谱较窄,主要用于亚洲A型流感的预防，对B型流感病毒、风疹病毒、麻疹病毒、流行性腮腺炎病毒及单纯疱疹病毒感染均无效。

口服吸收快而完全，2～4小时血药浓度达峰值，每日服药者在2～3日内可达稳态浓度。本品可通过胎盘及血脑屏障。半衰期$t_{1/2}$为11～15小时。口服后主要由肾脏排泄，90%以上以原形经肾随尿排出，部分可被动重吸收，在酸性尿中排泄率增加，少量由乳汁排泄。总消除率CL 16.5L/h。老年人肾清除率下降。

【适应证】用于：①治疗帕金森病、帕金森综合征、药物诱发的锥体外系疾患，一氧化碳中毒后帕金森综合征及老年人合并有脑动脉硬化的帕金森综合征。②防治A型流感病毒所引起的呼吸道感染。

【用法和用量】口服：①成人：帕金森病、帕金森综合征，一次100mg，一日1～2次，一日最大剂量为400mg；抗病毒，一次200mg，一日1次；或一次100mg，每12小时1次；②儿童：抗病毒，1～9岁，按体重一次1.5～3mg/kg，8小时一次，或一次2.2～4.4mg/kg，12小时一次，每日最大剂量不超过150mg。9～12岁，每12小时口服100mg。12岁及12岁以上，用量同成人。

【不良反应】用于预防流感时剂量较小，不良反应少见，当用于震颤麻痹时，如剂量较大，能引起眩晕、易激动、失眠、共济失调等不良反应。

【禁忌证】对金刚烷胺过敏者、新生儿和1岁以下婴儿、哺乳期妇女禁用。

【注意】①用量过大可致中枢症状。服药期间避免驾车和操纵机器。②妊娠期妇女和老年患者应慎用。③肾功能不全、肝病、癫痫，以及精神病人慎用。

【药物相互作用】①中枢神经兴奋药与本品同用时，可加强中枢神经的兴奋，严重者可引起惊厥或心律失常等不良反应。②本品不宜与乙醇同用，后者会加强中枢神经系统的不良作用，如头昏、头重脚轻、昏厥、精神错乱及循环障碍。③其他抗震颤麻痹药、抗胆碱药、抗组胺药、吩噻嗪类或三环类抗抑郁药与本品合用，可加强阿托品样副作用，特别在有精神错乱、幻觉及噩梦的患者，需调整这些药物或本品的用量。

【制剂】片剂（胶囊剂）：每片（粒）0.1g。

【贮法】密闭，干燥处保存。

阿德福韦酯〔药典（二）；医保（乙）〕 Adefovir

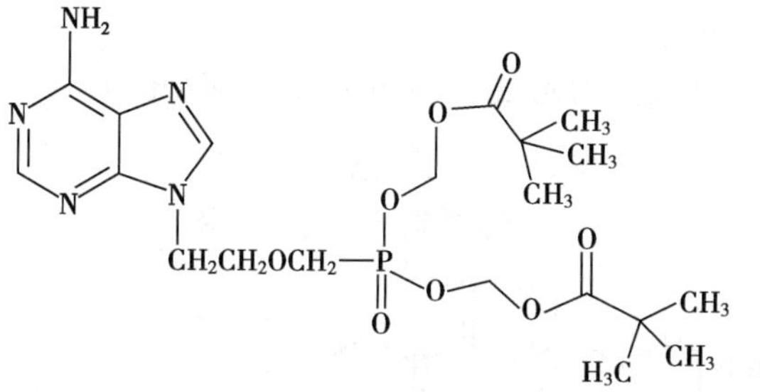

NH₂ 结构式：(腺嘌呤)-$CH_2CH_2OCH_2$-P(=O)(OCH₂OCOC(CH₃)₃)₂

【其他名称】阿德福韦，贺维力，代丁，Hepsera，Preveon。

【ATC编码】J05AF08

【性状】为几乎白色的结晶性粉末，熔点大于250℃，pK_a为12.0、26.8。

【药理学】本品是单磷酸腺苷的无环磷酸化核苷类似物，在细胞激酶磷酸化作用下形成具有抗病毒活性的阿德福韦二磷酸盐。它通过与自然底物脱氧腺苷三磷酸竞争和整合到病毒DNA后引起DNA链延长终止两种方式，抑制HBV-DNA多聚酶，使病毒的复制受到抑制。有较强的抗HIV、HBV及疱疹病毒的作用。

本品口服生物利用度约为12%，其前体药物阿德福韦酯口服生物利用度约为59%。分布容积为0.4L/kg，蛋白结合率约4%。药物在体内很少经肝脏代谢，主要以原形经肾随尿液排泄。口服阿德福韦酯，24小时后45%以阿德福韦原形药物经尿排出。消除半衰期为7.48小时。静脉注射阿德福韦3mg/kg，24小时后98%的原形药物随尿液排出。同样剂量经皮下给药，24小时后100%以原形药物尿中排出。

【适应证】用于乙型肝炎病毒活动复制证据、并伴有ALT或AST持续升高或肝脏组织学活动性病变的肝功能代偿的成年慢性乙型肝炎患者。

【用法和用量】成人口服：一日1次，每次10mg。

【不良反应】常见不良反应有轻度血红蛋白升高，疲乏、头痛，胃肠道不适如恶心、腹胀、腹泻以及消化不良等。偶见丙氨酸转氨酶、天冬氨酸转氨酶升高。罕见肝衰竭，个别患者停药后出现肝炎严重恶化。有报道患者在用药期间引发肾毒性。此外，还可出现瘙痒、皮疹、咽炎、鼻窦炎及咳嗽加重等反应。

【禁忌证】对本品过敏者禁用。

【注意】①病人停止乙肝治疗会发生肝炎急性加重，包括停止使用阿德福韦酯。②使用抗乙肝治疗药物，如阿德福韦酯，会对慢性乙肝病人携带的未知或未治疗的HIV产生作用，也许会出现HIV耐药。③妊娠和哺乳期妇女慎用；儿童用药的安全性尚未确定，本品不宜用于18岁以下儿童和青少年。④肾功能不全者、先天性肉毒碱缺乏者慎用。⑤肾功能不全时应调整剂量，肌酐清除率小于10ml/min，不推荐使用；肌酐清除率10～20ml/min，每72小时口服10mg；肌酐清除率20～50ml/min，每48小时口服10mg。血液透析患者，每隔7天口服10mg。

【药物相互作用】①与其他可能影响肾功能的药物，如环孢素、他克莫司、氨基糖苷类药物、万古霉素、非甾体抗炎药等合用，可能引起肾功能损害。②与布洛芬合用，可使本药的口服生物利用度增加。

【制剂】片剂（胶囊剂）：每片（粒）10mg。

【贮法】密封，25℃以下干燥处贮存。

恩替卡韦〔基；医保（乙）〕 Entecavir

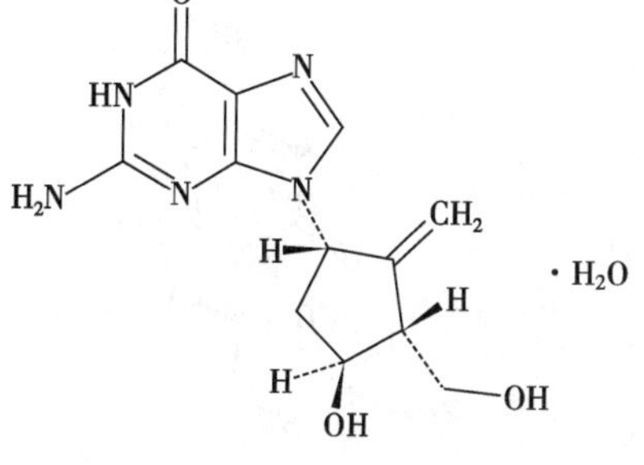

结构式：恩替卡韦 · H_2O

【其他名称】博路定，ETV，Baraclude。

【ATC 编码】J05AF10

【药理学】本品为鸟嘌呤核苷类似物，在体内通过磷酸化形成有活性的三磷酸盐，与 HBV 多聚酶竞争细胞内的三磷酸脱氧鸟嘌呤核苷，从而抑制 HBV-DNA 的复制。本品对 HBV-DNA 的选择性强，对人 DNA 多聚酶选择性弱，影响相对较小。

口服吸收迅速，0.5～1 小时达到峰浓度。每日 1 次连续给药 6～10 天后达稳态浓度。食物对本品的吸收有影响，应空腹服用。其表观分布容积超过全身体液容积，广泛分布于各组织，可穿透血脑屏障进入脑和脑脊液，也可穿透胎盘进入胎儿体内。动物实验显示，可从大鼠乳汁分泌。血浆蛋白结合率为 13%。本品主要以原形药物经肾脏排泄，约为口服剂量的 62%～73%，少量经肝脏代谢为葡萄糖醛酸苷结合物和硫酸结合物。原形药消除半衰期为 128～149 小时，活性代谢物细胞内半衰期为 15 小时。恩替卡韦不是细胞色素 P-450 酶系统的底物、抑制剂或诱导剂。

【适应证】用于病毒复制活跃，血清转氨酶 ALT 持续升高或肝脏组织学显示有活动性病变的慢性成人乙型肝炎的治疗。

【用法和用量】口服，每天 1 次，每次 0.5mg。拉米夫定治疗时发生病毒血症或出现拉米夫定耐药突变的患者，推荐剂量为每天 1 次，每次 1mg。空腹服用(餐前或餐后至少 2 小时)。

【不良反应】常见的不良反应有头痛、疲劳、眩晕、恶心、呕吐、腹痛、腹泻、嗜睡、失眠、风疹及 ALT 升高。另外，对白蛋白、淀粉酶、肌酐、空腹血糖、血小板及脂酶等实验室指标可能有影响。

【禁忌证】对本品过敏者禁用。

【注意】①用药期间及停止治疗后的几个月内，应严密监测肝功能。②恩替卡韦可能会增加对 HIV 药物治疗耐药的机会。③恩替卡韦对妊娠期妇女影响的研究尚不充分。只有当对胎儿潜在的风险利益做出充分的权衡后，方可使用本品。不推荐服用本品的母亲哺乳。④目前尚无 16 岁以下患儿使用本品的相关数据。⑤肝功能不全患者无须调整用药剂量。⑥接受肝移植者、脂肪性肝肿大者、肾功能损害者及乳酸性酸中毒者慎用。

【药物相互作用】①与阿德福韦、拉米夫定合用，未见明显的药物相互作用。②与其他经肾清除或对肾功能有影响的药物合用，可能影响后两者的血药浓度，应密切监测不良反应。

【制剂】片剂(分散片)：每片 0.5mg；1.0mg。胶囊剂：每粒 0.5mg。

【贮法】密闭、阴凉干燥处保存。

拉米夫定〔药典(二)；医保(甲、乙)〕 Lamivudine

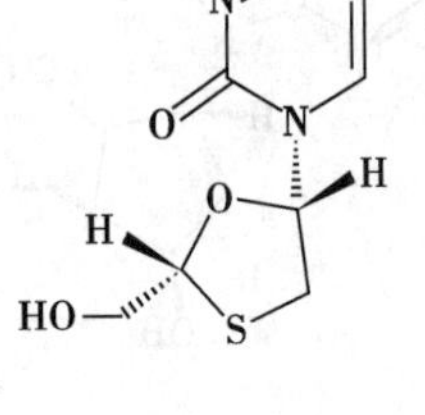

【其他名称】贺普丁，雷米夫定，Epivir，Heptovir。

【ATC 编码】J05AF05

【性状】为白色或类白色结晶，20℃时水中溶解度约 7%。

【药理学】本品可选择性地抑制 HBV 复制。其作用方式通过在肝细胞内转化为活性的拉米夫定三磷酸酯，竞争性地抑制 HBV-DNA 聚合酶，同时终止 DNA 链的延长，从而抑制病毒 DNA 的复制。

口服吸收迅速，1 小时血浆药物峰浓度可达 1.1～1.5μg/ml，绝对生物利用度为 80%～85%，食物可延缓本品的吸收，但不影响生物利用度。体内分布广泛，V_d 为 1.3～1.5L/kg，血浆蛋白结合率为 35%～50%，可通过血脑屏障进入脑脊液。口服后 24 小时内，约 90% 以原形经肾排泄，5%～10% 被代谢为反式亚砜代谢产物并从尿中排出。消除半衰期为 5～7 小时，肾功能不全可影响本品的消除，肌酐清除率小于 30ml/min 时应慎用。

【适应证】用于乙型肝炎病毒所致的慢性乙型肝炎，与其他抗反转录病毒药联用于治疗人类免疫缺陷病毒感染。

【用法和用量】成人：慢性乙型肝炎，1 日 1 次，100mg 口服；HIV 感染，推荐剂量一次 150mg，一日 2 次，或一次 300mg，一日 1 次。在中国尚无儿童使用拉米夫定的数据。

【不良反应】常见的不良反应有上呼吸道感染样症状、头痛、恶心、身体不适、腹痛和腹泻、贫血、纯红细胞再生障碍、血小板减少。可出现重症肝炎、高血糖及关节痛、肌痛，皮肤过敏反应等。

【禁忌证】对拉米夫定过敏者及妊娠期妇女禁用。

【注意】①用药期间应定期做肝、肾功能检查及全血细胞计数。②哺乳期妇女慎用，严重肝大、乳酸性酸中毒者慎用。③尚无针对 16 岁以下患者的疗效和安全性资料。④肌酐清除率<30ml/min 的患者不宜使用。

【药物相互作用】①与齐多夫定合用，可使后者血药浓度增加 13%，血药峰浓度升高约 28%，但生物利用度无显著变化。②不宜与扎西他滨合用，由于本药可抑制扎西他滨在细胞内的磷酸化。

【制剂】片剂：每片 100mg；150mg；300mg。胶囊剂：每粒 100mg。

【贮法】避光、密闭，在 30℃ 以下干燥处保存。

聚乙二醇干扰素 α-2a〔医保(乙)〕 Peginterferon alfa-2a

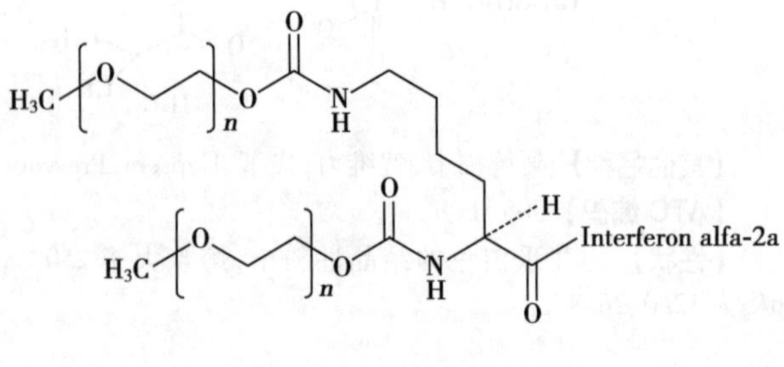

【其他名称】派罗欣，Pegasys。

【ATC 编码】L03AB11

【药理学】本品为聚乙二醇与重组干扰素 α-2a 结合形成的长效干扰素。干扰素与细胞表面的特异性受体结合，触发细胞内复杂的信号传递途径并迅速激活基因转录，调节多种生物效应，包括抑制感染细胞内的病毒复制，抑制细胞增殖，并具有免疫调节作用。

健康成人单次皮下注射 180μg 后，可在 3～6 小时内检测到血药浓度，24～48 小时达到峰值的 80%，血药浓度可维持 72～96 小时。其绝对生物利用度为 84%，与干扰素 α-2a 相似。本品主要分布在血液和细胞外液，肝、肾和骨髓中也有分布，静脉注射后稳态分布容积为 6～14L。与普通干扰素 α-2a 相比，消除率低 100 倍。静脉给药后 $t_{1/2}$ 约为 60 小时，皮下注射延长至 80 小时。慢性丙型肝炎患者，每周给药 1 次，连续 5～8 周后，产生蓄积，其血药浓度可达单次给药的 2～3 倍，但 8 周后无进一步蓄积。用药 48 周后血药浓度峰谷比约为 1.5～2，并可在一周内维持较稳定的水平。

【适应证】用于肝硬化代偿期或无肝硬化的慢性乙型或丙型肝炎的治疗。

【用法和用量】皮下注射，推荐剂量为一次 180μg，每周 1 次，共用 48 周。发生中度和重度不良反应的患者应调整剂量，初始剂量一般减至 135μg，有些病例需减至 90μg 或 45μg。随不良反应的减轻，逐渐增加或恢复至常规剂量。

【不良反应】常见的有疲劳、发热、寒战、疼痛、恶心、腹泻、腹痛、肌痛、关节痛、头痛、头晕、失眠、抑郁、脱发及瘙痒等；偶见呕吐、口干、牙龈出血、口腔溃疡、肌肉痉挛、震颤、乏力、焦虑、嗜睡、多汗、甲状腺功能减退、咽痛、咳嗽、视物不清、皮疹、光敏反应、潮热及流感样症状；罕见肝功能异常、脂肪肝、行为异常、糖尿病、自身免疫现象、消化性溃疡、角膜溃疡、心律不齐、肺炎、肺栓塞、肌炎及脑出血等。

【禁忌证】对干扰素 α、大肠埃希菌产物或聚乙二醇过敏者、自身免疫性肝炎、严重肝功能不全和严重心脏病史者（包括 6 个月内有不稳定或未控制的心脏病）、有严重的精神疾病或严重的精神疾病史（主要是抑郁症）、妊娠期和哺乳期妇女禁用。

【注意】①可能引起或加剧甲状腺功能减退及甲状腺功能亢进。对于甲状腺异常得不到充分治疗的患者应考虑中断本品的治疗。②建议治疗前进行眼部检查，在治疗中患者如出现视力下降或视野缺失必须进行普通眼科检查。③采用本品治疗的患者应避免饮酒或限制酒精摄入量，每日最高摄入量为 20g。④尚无 18 岁以下患者用药安全性和有效性的资料。⑤患有自身免疫性疾病、银屑病、既往有心脏病史、精神病史、结肠炎、胰腺炎、病毒感染性疾病、糖尿病及肾功能不全者慎用。⑥中性粒细胞低于 0.75×10^9/L 时，应调整剂量；低于 0.5×10^9/L 时，应暂时停药，恢复至 1×10^9/L 以上时，可重新治疗，以每次 135μg 剂量开始。血小板计数低于 50×10^9/L 时，每次剂量应减至 135μg，当低于 25×10^9/L 时，应考虑停药。⑦肝功能不全、ALT 持续升高，剂量应减至每次 135μg，减量后仍升高或伴有胆红素升高，或发生肝功能失代偿时，应考虑停药。

【药物相互作用】①与茶碱合用，由于抑制细胞色素 P-4501A2 的活性，可能引起茶碱中毒。②与利巴韦林联用治疗慢性丙型肝炎，与拉米夫定联用治疗慢性乙型肝炎。

【制剂】注射液：每支 180μg(0.5ml)；135μg(0.5ml)。

【贮法】避光，在 2～8℃冰箱内存放。

替比夫定[医保(乙)] Telbivudine

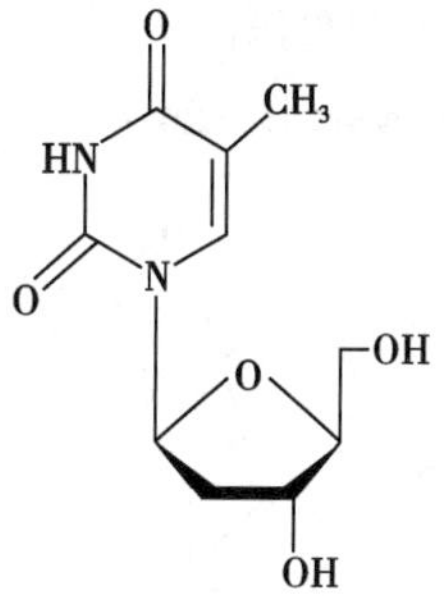

【其他名称】汰比夫定，素比伏，Sebivo。

【ATC 编码】J05AF11

【性状】为白色略带极微黄色的粉末，易溶于水，微溶于乙醇。

【药理学】替比夫定是一种合成的胸腺嘧啶核苷类似物，可抑制乙型肝炎病毒脱氧核糖核酸（HBV-DNA）聚合酶的活性。可被细胞激酶磷酸化，转化为具有活性的三磷酸盐形式，通过与 HBV-DNA 聚合酶的天然底物——胸腺嘧啶-5′-三磷酸盐竞争，抑制该酶活性，导致 HBV-DNA 链合成终止，从而抑制 HBV 复制。

口服一次 600mg，血药浓度在给药后 1～4 小时（中位数 2 小时）达到峰值为(3.69±1.25)μg/ml，药时曲线下面积是(26.1±7.2)μg/(ml·h)，大约 5～7 天后达到稳态，蓄积量约为 1.5 倍，这说明其有效蓄积半衰期大约为 15 小时。在体外与人血浆蛋白的结合率较低(3.3%)，广泛分布于全身各组织内。主要排泄机制为被动扩散，以原形通过尿液排泄。

【适应证】用于有病毒复制证据以及有血清转氨酶（ALT 或 AST）持续升高或肝组织活动性病变证据的慢性乙型肝炎成人患者。

【用法和用量】成人和青少年（≥16 岁）推荐剂量为 600mg，每日 1 次，口服，餐前或餐后均可，不受进食影响。

【不良反应】常见不良反应为虚弱、头痛、腹痛、恶心、（胃肠）气胀、腹泻和消化不良。本品可能造成患者血肌酸激酶升高，部分患者有横纹肌溶解倾向，偶见重症肌无力。

【禁忌证】对替比夫定及本品的其他任何成分过敏的病人禁用。替比夫定不应与聚乙二醇干扰素联合使用。

【注意】①用药期间及停止治疗后的几个月内，应严密监测肝功能，因为停止乙肝治疗后可能会发生肝炎急性加重。②尚无16岁以下患儿使用本品的相关数据。③有肌病倾向者、妊娠期妇女及哺乳期妇女慎用。如果母亲接受了替比夫定的治疗应该指导她们不要进行母乳喂养。④肾功能不全、老年患者，应根据肌酐消除消除率调整用药剂量。

【药物相互作用】①替比夫定与可能改变肾功能的药物合用，可能影响替比夫定的血浆浓度。②与聚乙二醇干扰素α-2a合用会增加发生周围神经病变的风险。③有与拉米夫定合用后出现中性粒细胞减少的报道。

【制剂】片剂：每片600mg。

【贮法】密闭、阴凉处保存。

利巴韦林〔药典(二)；基；医保(甲)〕 Ribavirin

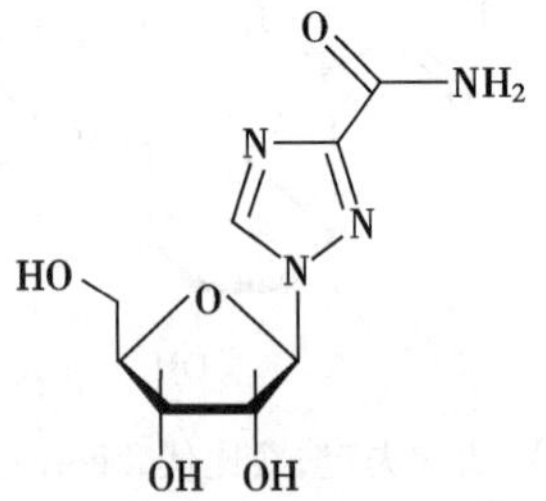

【其他名称】三氮唑核苷，病毒唑，Virazole。

【ATC 编码】J05AP01

【性状】为白色结晶性粉末，无臭，无味，溶于水(142mg/ml)，微溶于乙醇等。

【药理学】为广谱抗病毒药，体外具有抑制呼吸道合胞病毒、流感病毒、甲肝病毒、腺病毒等多种病毒生长的作用，其机制不全清楚。其为一种强的单磷酸次黄嘌呤核苷(IMP)脱氢酶抑制剂，抑制IMP，从而阻碍病毒核酸的合成。对呼吸道合胞病毒也可能具免疫作用及中和抗体作用。国内临床已证实对流行性出血热有效，对早期患者疗效明显，有降低病死率、减轻肾损害、降低出血倾向、改善全身症状等作用。

口服吸收迅速，生物利用度约45%。口服后1.5小时血药浓度达峰值，血药峰浓度 C_{max} 约1～2mg/L。静脉滴注本品0.8g，5分钟后血浆浓度为(17.8±5.5)mmol/L，30分钟后血浆浓度为(42.3±10.4)mmol/L。进入体内迅速分布到身体各部分，并可通过血-脑脊液屏障。药物在呼吸道分泌物中的浓度大多高于血药浓度。药物能进入红细胞内，且蓄积量大。长期用药后脑脊液内药物浓度可达同时期血药浓度的67%。本品可透过胎盘，也能进入乳汁。与血浆蛋白几乎不结合。在肝内代谢。血浆药物消除半衰期 $t_{1/2\beta}$ 约为0.5～2小时。主要经肾排泄，48小时内从尿液中可检出(16.7±10.3)%的药物以原形排出，(6.2±1.7)%的药物以代谢物排泄。药物在红细胞内可蓄积数周。

【适应证】用于呼吸道合胞病毒引起的病毒性肺炎与支气管炎，皮肤疱疹病毒感染，肝功能代偿期的慢性丙型肝炎患者。

【用法和用量】成人：①口服：病毒性呼吸道感染，一次0.15g，一日3次，疗程7天。皮肤疱疹病毒感染，一次0.3g，一日3次，疗程7天。②静脉滴注：用氯化钠注射液或5%葡萄糖注射液稀释成每1ml含1mg的溶液后静脉缓慢滴注。成人，一次0.5g，一日2次，每次滴注20分钟以上，疗程3～7日。

儿童：①慢性丙型肝炎(与干扰素α或聚乙二醇干扰素合用)：用于无肝损害的初治患者，口服。>3岁儿童，体重<47kg者，一天15mg/kg，分2次；47～50kg者，早200mg，晚400mg；50～65kg者，一次400mg，一日2次；65～86kg者，早400mg，晚600mg；86～105kg者，一次600mg，一日2次。②免疫抑制患儿的致命性呼吸道合胞病毒、副流感病毒或腺病毒感染(遵循专家建议)：静脉给药，>15分钟。1个月～18岁儿童：33mg/kg一剂，然后16mg/kg，每6小时1次，连用4天；然后8mg/kg，每8小时1次，连用3天。

【不良反应】最主要的毒性是溶血性贫血，大剂量应用(包括滴鼻在内)可致心脏损害，对有呼吸道疾患者(慢性阻塞性肺病或哮喘者)可致呼吸困难、胸痛等。全身不良反应有：疲倦、头痛、虚弱、乏力、胸痛、发热、寒战、流感症状等；神经系统症状有眩晕；消化系统症状有食欲减退，胃部不适、恶心、呕吐、轻度腹泻、便秘、消化不良等；肌肉骨骼系统症状有肌肉痛、关节痛；精神系统症状有失眠、情绪化、易激惹、抑郁、注意力障碍、神经质等；呼吸系统症状有呼吸困难、鼻炎等；皮肤附件系统出现脱发、皮疹、瘙痒等。另外，还观察到味觉异常、听力异常表现。

【禁忌证】禁用于：①对利巴韦林过敏者、妊娠期妇女。②治疗前6个月内不稳定和未控制的心脏病、血红蛋白异常、重度虚弱患者、重度肝功能异常或失代偿期肝硬化、自身免疫病(包括自身免疫性肝炎)，不能控制的严重精神失常及儿童期严重精神病史者。

【注意】①长期或大剂量服用对肝功能、血象有不良反应。有严重贫血、肝功能异常者慎用。②对诊断的干扰：口服后引起血胆红素增高者可高达25%。大剂量可引起血红蛋白含量下降。③哺乳期妇女在用药期间需暂停哺乳。④肾功能障碍：多次给药后利巴韦林的药代参数很难预测。血液透析不能有效清除利巴韦林。肌酐清除率<50ml/min的患者，不推荐使用利巴韦林。⑤平均 C_{max} 值随肝功能障碍的严重而增大，患有严重肝功能障碍的患者比对照组的 C_{max} 值大2倍。患有严重肝功能障碍的患者慎用。⑥不推荐老年人应用。

【药物相互作用】①利巴韦林可抑制齐多夫定转变成活性型的磷酸齐多夫定，同用时有拮抗作用。②与核苷类似物、去羟肌苷合用，可引发致命或非致命的乳酸性酸中毒。

【制剂】片剂：每片20mg；50mg；100mg。含片：每片20mg；100mg。胶囊剂：每粒100mg；150mg。口服液：每支5ml：0.15g。颗粒剂：每袋50mg；100mg；150mg。注射液：每支100mg(1ml)；250mg(2ml)。

【贮法】避光、密闭保存。

达拉他韦　Daclatasvir

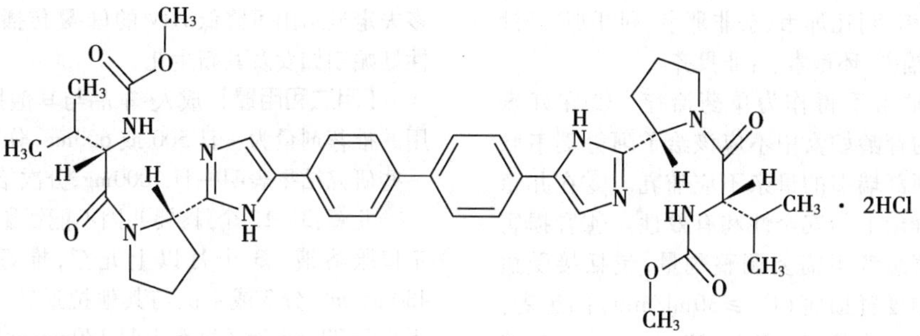

【其他名称】盐酸达拉他韦，百立泽，Daklinza。

【ATC 编码】J05AP07

【药理学】盐酸达拉他韦是 NS5A 抑制剂，与蛋白质区域 1 内 *N*-端相互作用，可导致结构扭曲，从而干扰 NS5A 功能，抑制病毒 RNA 复制和病毒粒子组装。

盐酸达拉他韦片易于吸收，片剂剂型的绝对生物利用度是 67%。1～2 小时之间达到血浆峰浓度。每日给药 1 次，在 4 天后达到稳态。盐酸达拉他韦是一种 P-糖蛋白（P-glycoprotein，P-gp）底物。蛋白结合率大约为 99%，稳态分布容积为 47L。循环中代谢物没有超过母药浓度的 5%，CYP3A4 是参与代谢的主要 CYP 亚型。88%（53% 为原形药物）经粪便排出，6.6% 经尿液排泄（主要是原形药物）。盐酸达拉他韦的终末消除半衰期为 12～15 小时。

【适应证】与其他药物联合，用于治疗成人慢性丙型肝炎病毒感染。

【用法和用量】盐酸达拉他韦片的推荐剂量是 60mg，每日 1 次，口服给药，餐前或餐后服药均可，必须与其他药物联合。

【不良反应】可见头痛、腹泻、恶心、皮疹、疲劳、失眠、贫血、血小板减少症、单核细胞数减少、嗜酸性粒细胞增多。

【禁忌证】禁用于对本品过敏者。因可能导致盐酸达拉他韦片暴露剂量降低和疗效减弱，禁止与 CYP3A4 强效诱导剂合用，包括苯妥英、卡马西平、奥卡西平、苯巴比妥、利福平、利福布汀、利福喷汀、地塞米松、贯叶连翘。

【注意】①妊娠期间或未进行避孕的育龄女性不应服用。在完成治疗后的 5 周之内应继续使用避孕措施。正在使用达拉他韦的母亲不建议哺乳。②在儿童患者中的安全性和有效性尚未确定。③在任何程度的肝损害患者中均不需要调整剂量。④在任何程度的肾损害患者中均不需要调整剂量。

【药物相互作用】盐酸达拉他韦是一种 P-gp、有机阴离子转运多肽（OATP）1B1/1B3 以及乳腺癌耐药相关蛋白（BCRP）抑制剂，可能增加 P-gp、OATP 1B1/1B3 或 BCRP 底物药品的全身暴露量，增加或延长治疗效果和不良反应。

【制剂】片剂：每片 60mg。

【贮法】30°C 以下保存。

阿舒瑞韦　Asunaprevir

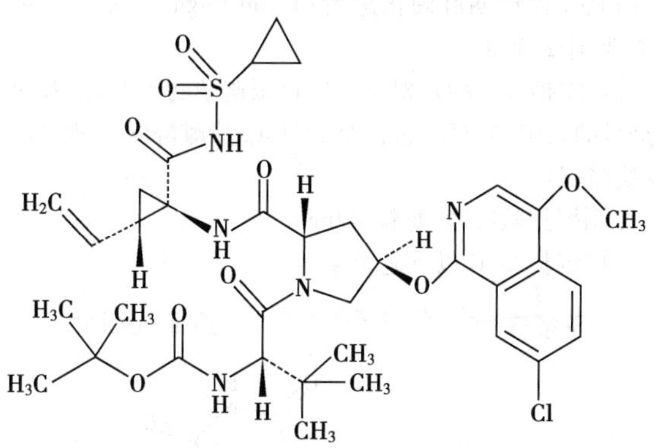

【其他名称】阿那匹韦，速维普，Sunvepra。

【ATC 编码】J05AP06

【药理学】阿舒瑞韦是一种 HCV NS3/4A 丝氨酸蛋白酶复合体抑制剂。NS3/4A 酶复合体负责产生 HCV 多聚蛋白，形成病毒复制所需的成熟病毒蛋白。

口服绝对生物利用度为 9.3%，1～4 小时之间达到血浆峰浓度。每日 2 次给药，7 天后达到稳态，稳态时分布容积为 194L。蛋白结合率大于 99%。阿舒瑞韦主要经 CYP3A 介导进行氧化代谢。药物的 84%（主要为代谢物，原形阿舒瑞韦占粪便排出剂量的 7.5%）经过粪便排泄，小于 1%（主要为代谢物）经过尿液排泄。终末消除半衰期范围为 17～23 小时。

【适应证】与达拉他韦联合，用于治疗成人基因 1b 型慢性丙型肝炎（非肝硬化或代偿期肝硬化）。

【用法和用量】口服给药，餐前或餐后服药均可。推荐剂量每次 100mg，每日 2 次。对于基因 1b 型慢性丙型肝炎的治疗，阿舒瑞韦应与达拉他韦联合给药 24 周。

【不良反应】可见血小板减少症、单核细胞数减少、嗜酸性粒细胞增多、头痛、腹泻、恶心、皮疹、疲劳、发热、ALT 升高、AST 升高。

【禁忌证】①禁用于对阿舒瑞韦过敏的患者。②禁用于中度或重度肝损害患者（Child-Pugh B 或 C，评分 7 或以上），及失代偿期肝病患者。③禁止合用以下药物：硫利达嗪、苯妥英钠、卡马西平、奥卡西平、苯巴比妥、利福平、利福布汀、利福喷丁、萘夫西林、波生坦、地塞米松、贯叶连翘、依法韦伦、依曲韦林、奈韦拉平、莫达非尼、氟康唑、伊曲康唑、酮康唑、泊沙康唑、伏立康唑、克拉霉素、红霉素、泰利霉素、地尔硫䓬、维拉帕米、阿扎那韦、地瑞那韦/利托那韦、福沙那韦、茚地那韦、洛匹那韦/利托那韦、奈非那韦、利托那韦、沙奎那韦、Cobicistat、利福平、环孢素、吉非贝齐。

【注意】①阿舒瑞韦不得作为单药治疗。②在妊娠期间或未进行避孕的育龄妇女中不应该给予阿舒瑞韦联合达拉他韦。使用阿舒瑞韦的母亲不应哺乳。③在儿童患者中尚未确定阿舒瑞韦的安全性和有效性。④肾损害患者。大多数肾损害患者不需要调整剂量，包括接受血液透析或有轻度或中度肾损害（CL≥30ml/min）的患者。对于重度肾损害［肌酐清除率（CL）<30ml/min］且未接受血液透析的患者，推荐剂量为100mg，每日1次。⑤轻度肝损害/代偿期肝硬化患者（Child-Pugh A，评分5～6）不需要调整剂量。

【药物相互作用】对于使用口服避孕药患者，推荐应用高剂量的口服避孕药（包含至少30μg炔雌醇联合醋酸炔诺酮/炔诺酮）。

【制剂】软胶囊：每粒100mg。

【贮法】25°C以下避光保存。

齐多夫定〔药典（二）；医保（甲、乙）〕 Zidovudine

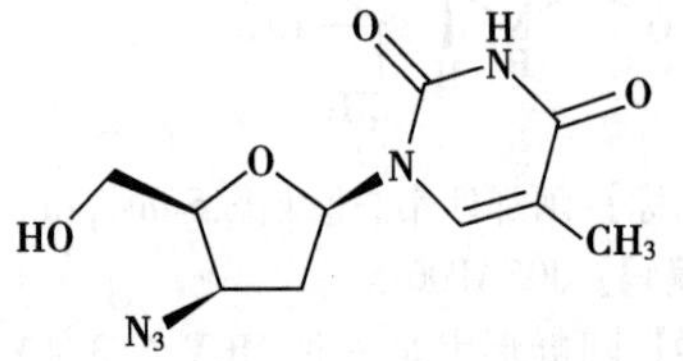

【其他名称】叠氮胸苷，Azidothymidine，Azt。

【ATC编码】J05AF01

【性状】为白色至浅黄色结晶性粉末，无臭。

【药理学】齐多夫定为天然胸腺嘧啶核苷的合成类似物，以3′-羟基（-OH）被叠氮基（$-N_3$）取代。在细胞内，齐多夫定在酶的作用下转化为其活性代谢物齐多夫定5′-三磷酸酯（AztTP）。AztTP通过竞争性利用天然底物脱氧胸苷5′-三磷酸酯（dTTP）和嵌入病毒DNA来抑制HIV逆转录酶。嵌入的核苷类似物中3′-羟基的缺失，可阻断使DNA链延长所必须的5′-3′磷酸二酯键的形成，从而使病毒DNA合成终止。活性代谢物AztTP还是细胞DNA聚合酶α和线粒体聚合酶γ的弱抑制剂，据报道可嵌入到体外培养细胞的DNA中。对人的DNA聚合酶α的影响小而不抑制人体细胞增殖。

口服吸收迅速。服用胶囊，经过首关代谢，生物利用度为52%～75%。应用2.5mg/kg静脉滴注1小时或口服5mg/kg后，血药浓度可达4～6μmol/L（1.1～1.6mg/L）；给药后4小时，脑脊液浓度可达血浆浓度的50%～60%。V_d=1.6L/kg，蛋白结合率约34%～38%。本品主要在肝脏内代谢为非活性的葡萄糖醛酸结合物（GAZT）。口服$t_{1/2}$为1小时，静脉滴注$t_{1/2}$为1.1小时。约有14%药物通过肾小球滤过和肾小管主动渗透排泄入尿；代谢物有74%也由尿排出。

【适应证】与其他抗逆转录病毒药物联合使用，用于治疗人类免疫缺陷病毒（HIV）感染的成年人和儿童。由于齐多夫定显示出可降低HIV的母-婴传播率，亦可用于HIV阳性妊娠期妇女及其新生儿。

【用法和用量】成人：本品与其他抗逆转录病毒药物合用的推荐剂量为一日500或600mg，分2～3次给药。另外，一些研究结果表明一日1000mg，分次给药的方案是有效的。

儿童：3～12个月：婴儿因不能吞服本品，可服用齐多夫定口服溶液。3个月以上儿童，推荐初始剂量为360～480mg/m²，分3或4次与其他抗逆转录病毒药物合用。对于小于720mg/m²（每6小时180mg/m²）的给药剂量是否对HIV感染引起的神经系统功能障碍有治疗和预防作用目前尚不清楚。最大剂量不可超过每6小时200mg。<3个月：有限的数据还不能提供推荐的剂量。

用于预防母-婴传播的剂量：本品用于妊娠期妇女（孕周>14周）的推荐剂量是每天500mg，口服（100mg每日5次）至开始分娩。在生产期间齐多夫定需静脉给药2mg/kg，给药时间为1小时以上。随后继续静脉注射每小时1mg/kg至脐带结扎。新生儿应按2mg/kg的剂量给予齐多夫定口服液。每6小时服药1次。生后12小时内开始给药并持续服至6周。不能口服的婴儿应静脉给予齐多夫定1.5mg/kg，每6小时服药1次，每次给药时间大于30分钟。

肾功能损害患者的用药剂量：晚期肾衰患者每日使用300～400mg为合适的剂量。治疗中应根据患者的血液参数及临床反应调整剂量。对于进行血液透析及腹膜透析的晚期肾病患者，推荐剂量为每6～8小时100mg。

【不良反应】有骨髓抑制作用，可引起意外感染、疾病痊愈延缓和牙龈出血等。可改变味觉，引起唇、舌肿胀和口腔溃疡。遇有发生喉痛、发热、寒战、皮肤灰白色、不正常出血、异常疲倦和衰弱等情况。肝功能不全者易引起毒性反应。

【禁忌证】对本品过敏者、中性粒细胞计数小于0.75×10^9/L或血红蛋白小于7.5g/dl者禁用。

【注意】①骨髓抑制患者、有肝病危险因素者、肌病及肌炎患者长期使用本药时应慎用。②在用药期间要进行定期血液检查。嘱咐患者在使用牙刷、牙签时要防止出血。叶酸和维生素B_{12}缺乏者更易引起血象变化。③进食高脂食物，可降低本药的口服生物利用度。④血液系统不良反应患者剂量的调整：对于血红蛋白水平降至7.5～9g/dl（4.65～5.59mmol/L）或中性粒细胞计数降至0.75×10^9～1.0×10^9/L的患者，应减少齐多夫定的用量或中止齐多夫定的治疗。⑤肝功能受损者的用药剂量：肝功能受损者须进行剂量调整，但因资料有限，目前尚无理想的推荐方案。如果无法检测齐多夫定的血浆浓度，应特别注意患者有无不耐受的征象，并适当调整和（或）延长用药间隔。⑥建议服用齐多夫定的妇女不要母乳喂养。

【药物相互作用】①对乙酰氨基酚、阿司匹林、苯二氮䓬类、西咪替丁、保泰松、吗啡、磺胺药等都抑制本品的葡萄糖醛酸化，而降低消除率，应避免联用。②与阿昔洛韦（无环鸟苷）联用可引起神经系统毒性，如昏睡、疲劳等。③丙磺舒抑制本品的葡萄糖醛酸化，并减少肾排泄，可引起中毒危险。

【制剂】胶囊剂：每粒100mg；250mg；300mg。片剂：每片100mg；300mg。注射剂：每支100mg。口服液：每支100ml：1g。

去羟肌苷[药典(二)；医保(甲)] Didanosine

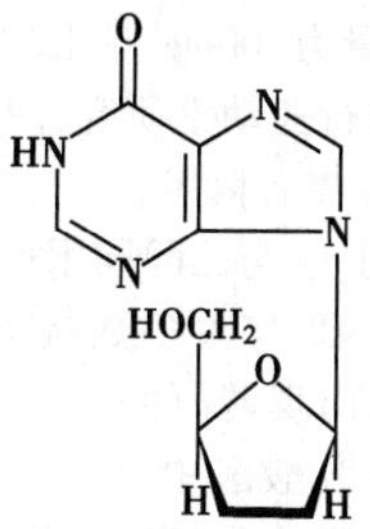

【其他名称】Ddi，Megavir，Videx，Ronvir。

【ATC编码】J05AF02

【性状】为白色结晶性粉末。水中溶解度27.3mg/ml（25℃时pH6）。在pH大于3的溶液中迅速溶解。

【药理学】为HIV逆转录酶抑制剂，在体内生成三磷酸双脱氧腺苷而起作用，掺入病毒DNA，而使病毒的延长终止。

空腹口服吸收良好，生物利用度成人为42%，儿童为29%。血药浓度达峰时间为0.25～1.5小时。饭后服用其血药峰浓度和AUC均下降55%。血浆蛋白结合率低。在体内部分被代谢，自尿液回收约18%。$t_{1/2}$成人约1.5小时，儿童约0.8小时。

【适应证】用于Ⅰ型HIV感染，常与其他抗逆转录酶药物联合应用（鸡尾酒疗法）。

【用法和用量】成人：体重≥60kg者，一次200mg，一日2次，或一日400mg，一次顿服；体重<60kg者，一次125mg，一日2次，或一日250mg，一次顿服。儿童：120mg/m^2，一日2次，或一日250mg，一次顿服。肾功能低下者应按肌酐清除率调节剂量。用餐30分钟以前，或在用餐2小时以后，空腹服用。

【不良反应】在推荐剂量或低于推荐剂量时约9%的用药患者发生胰腺炎，约34%的病人出现外周神经病变。此外，约1/3用药者有头痛和腹泻，出现恶心、呕吐、腹痛、失眠、药疹、瘙痒等。病人可呈现忧郁、疼痛、便秘、口炎、味觉障碍、肌痛、关节炎、肝酶异常以及乳酸性酸中毒、脂肪变性、视网膜病变、视神经炎等。

【禁忌证】对本品过敏者禁用。

【注意】①确诊或可疑胰腺炎、周围神经病变患者、肝肾功能损害者慎用。②苯丙酮尿症患者、摄钠量受限的患者慎用（因片剂中含有苯丙氨酸36.5mg和缓冲剂中含钠1380mg、含镁8.6mg）。③肝功能低下者用药时应加强监护。④妊娠期妇女尚未有可靠的研究，故妊娠期妇女只有在极其必要时才可使用。⑤肾功能损害患者：肾功能损害患者（肌酐清除率<60ml/min），因药物的清除率降低，较易发生毒性反应。这些患者服用本品的剂量需减少。⑥肝功能损害患者：肝功能的减退是否影响去羟肌苷的药动学，现还未明确，因此，这些患者服用本品时，需明确观察其毒性。⑦高尿酸血症患者：本品与无症状高尿酸血症相关。若不能降低血中尿酸浓度，必须暂停使用本品。

【药物相互作用】①与利巴韦林合用，可引起乳酸性酸中毒。②与司坦夫定合用，有导致致命性胰腺炎和肝毒性的危险。③与茚地那韦合用，可减少后者的吸收，降低其生物利用度及疗效。④许多药物与本药合用，可引起毒性作用增强，应注意。

【制剂】片剂：每片100mg。胶囊剂：每粒100mg。

【贮法】密闭，干燥处保存。

司他夫定[医保(甲、乙)] Stavudine

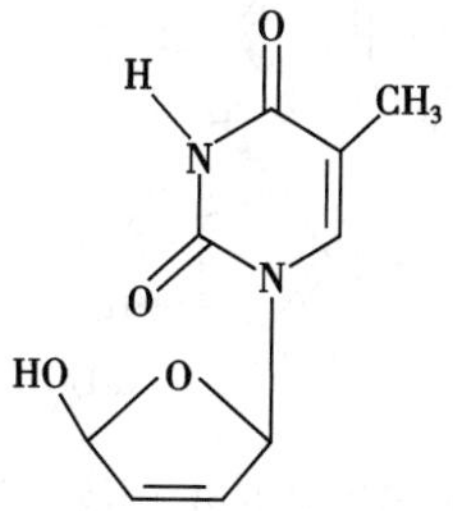

【其他名称】司坦夫定，赛瑞特，Zerit。

【ATC编码】J05AF04

【药理学】本品为合成的胸苷类似物，在体内转化为三磷酸司他夫定而抑制HIV病毒的逆转录酶，从而抑制病毒DNA合成。

本品口服吸收迅速，1小时后血药浓度达峰值。成人口服生物利用度（86.4±18.2）%，儿童口服生物利用度为（76.9±31.7）%，与血浆蛋白结合很少。其体内代谢尚不明。约有40%经肾清除。消除半衰期为0.9～1.6小时，肾功能降低时消除半衰期相应延长。

【适应证】用于治疗Ⅰ型HIV感染。

【用法和用量】成人：体重≥60kg者，口服，一次40mg，一日2次（相隔12小时）；体重<60kg者，一次30mg，一日2次。儿童：体重≥30kg者，按成人剂量；体重<30kg者，一次1mg/kg，一日2次。肾功能低下者，需根据其肌酐清除率调整剂量。血液透析患者推荐剂量为：每24小时20mg（≥60kg），或每24小时15mg（<60kg），于血液透析完毕后给药。在非透析日，也应在相同时间给药。

【不良反应】部分患者出现外周神经病变，表现为手足麻木、刺痛感。可能发生乳酸性酸中毒、脂肪变性中毒肝大（氨基转移酶可不升高）、胰腺炎，联合用药时更易发生。其他不良反应有头痛、失眠、神经炎、焦虑以及腹泻、恶心、呕吐等。可见贫血、白细胞缺乏和血小板减少、肌肉痛、运动无力等。

【禁忌证】对本药过敏者禁用。

【注意】①有外周神经病变危险因素的患者、肝肾功能不全患者、胰腺炎病史患者慎用。②用药期间监测血象、凝血酶原时间、肝肾功能。③治疗中发生如手足麻木刺痛症状，应立即停药。症状消退后可考虑再次用药，如再发生上述症状，则应完全停止用药。④除非特殊需要，妊娠期妇女不建议服用。

【药物相互作用】①与去羟肌苷或羟基脲联用时，乳酸酸中毒、胰腺炎及严重脂肪肝发生风险可能增加。②与利巴韦林合用，曾引起致死性或非致死性乳酸酸中毒。③禁止与齐多夫定联用，后者可竞争性抑制本药的细胞内磷酸化，导致本药失效。

【制剂】胶囊剂：每粒15mg；20mg；40mg。

【贮法】避光、密闭保存。

阿巴卡韦 Abacavir

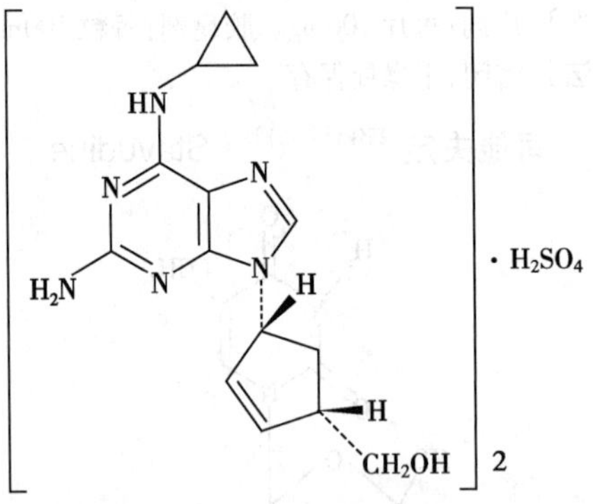

$\cdot H_2SO_4$

【其他名称】硫酸阿巴卡韦，阿波卡韦，Ziagen。

【ATC编码】J05AF06

【性状】常用其硫酸盐，为白色至类白色固体。溶解度约77mg/ml(23℃)。

【药理学】为核苷类逆转录酶抑制剂。在细胞内转化为有活性的三磷酸化合物而抑制逆转录酶，对抗底物dGTP，并掺入病毒DNA，而使病毒的延长终止。

口服吸收迅速，片剂的绝对生物利用度约83%。口服300mg，每日2次时，其血浆血药峰浓度为(3.0±0.89)μg/ml。食物对药物吸收影响不大。血浆蛋白结合率约50%。表观分布容积为0.86L/kg。主要分布于血管外部位，可自由地向组织内穿透。阿巴卡韦能很好地穿透至脑脊液中，脑脊液与血清AUC的比值在30%~44%之间。主要由肝脏代谢，服用剂量中约2%以原形经肾脏清除。本药主要代谢途径是经乙醇脱氢酶和葡萄糖醛酸化作用将剂量中约66%的药物生成5′-羧酸和5′-葡萄糖苷酸经尿排出，少量由粪(16%)排泄。对P-450无抑制作用。$t_{1/2}$为1.5~2小时。

【适应证】本品常与其他药物联合用于艾滋病治疗。

【用法和用量】口服，可在进食或不进食时服用。与其他抗逆转录酶药物合用。成人：一次300mg，一日2次。3月龄~12岁儿童：一次8mg/kg，一日2次。

【不良反应】可见过敏反应，为多器官全身反应，表现为发热、皮肤瘙痒、乏力、恶心、呕吐、腹泻、腹痛或不适、昏睡、肌痛、关节痛、水肿、气短和感觉异常等，尚可检出淋巴结病、黏膜溃疡或皮疹。实验室检查可有氨基转移酶、肌酸磷酸激酶、肌酐升高和淋巴细胞减少。严重者也可伴有肝衰竭、肾衰竭、低血压，甚至死亡。

【禁忌证】对本药过敏者禁用。中、重度肝功能损害及终末期肾病患者避免使用。

【注意】①在临床研究中，接受阿巴卡韦的研究对象约有3%出现过过敏反应，症状通常发生于接受阿巴卡韦治疗过程的前6周内，也可发生于治疗过程的任何时间。如果诊断为过敏反应，必须立即停用阿巴卡韦。②妊娠期妇女和哺乳期妇女需权衡利弊。③肾功能损害者，不必进行剂量调整。然而，在终末期肾脏病患者中应避免使用本品。④肝功能损害者。阿巴卡韦主要由肝脏代谢。在确定有肝硬化并有轻度肝功能损害(Child-Pugh分数为5~6分)的患者中，推荐的本品剂量为200mg每日2次。在中度至重度肝损害的患者中尚未进行药动学研究，因此，这类患者禁用本品。⑤65岁以上老年患者慎用。

【药物相互作用】①与乙醇同用可致本品的AUC增加41%、$t_{1/2}$延长26%。②与大多数抗HIV药有协同作用。③服用核苷类药物，出现转氨酶迅速升高、进行性肝大或原因不明的代谢性/乳酸酸中毒时应中断用药。良性消化道症状，如恶心、呕吐和腹痛，提示可能发生乳酸酸中毒。

【制剂】片剂：每片300mg(以盐基计)。口服液：每瓶20mg/ml。

替诺福韦[医保(甲)] Tenofovir

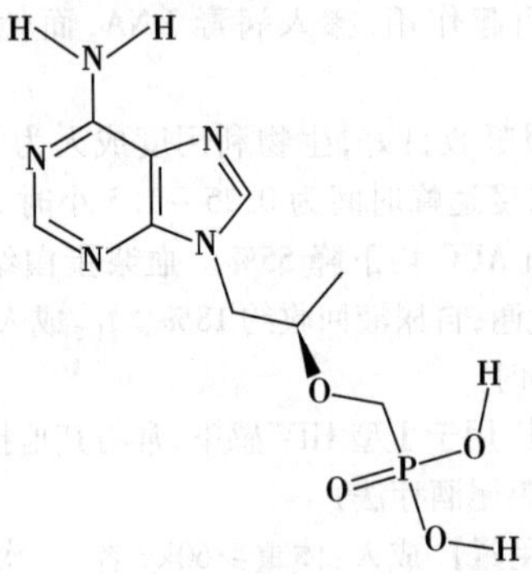

【其他名称】富马酸替诺福韦二吡呋酯，韦瑞德，Viread。

【ATC编码】J05AF07

【药理学】口服制剂为富马酸替诺福韦二吡呋酯，是一种一磷酸腺苷的开环核苷膦化二酯结构类似物，是活性成分替诺福韦的水溶性双酯前体药物。它首先经二酯的水解转化为替诺福韦，然后通过细胞酶的磷酸化形成二磷酸替诺福韦，是一种链末端终止剂。二磷酸替诺福韦通过与天然底物5-三磷酸脱氧腺苷竞争，并且在与DNA整合后终止DNA链，从而抑制HIV-1逆转录酶和HBV逆转录酶的活性。二磷酸替诺福韦对哺乳动物DNA聚合酶α、β线粒体DNA聚合酶γ是弱抑制剂。

空腹服用富马酸替诺福韦二吡呋酯，替诺福韦的口服生物利用度大约为25%。在空腹状态下，单次口服富马酸替诺福韦二吡呋酯300mg，在(1.0±0.4)小时内达到C_{max}。C_{max}和AUC值分别是(296±90)ng/ml和(2287±685)ng/(ml·h)。在替诺福韦浓度范围0.01~25μg/ml之间，其在体外与人血浆或血清蛋白的体内结合率分别小于0.7%和7.2%。替诺福韦以1.0mg/kg和3.0mg/kg的剂量静脉注射给药后，稳态分布容积分别是(1.3±0.6)L/kg和(1.2±0.4)L/kg。替诺福韦通过肾小球过滤和肾小管主动清除结合的方式被清除，在尿液中以药物原形的形式大约回收了给药剂量的70%～80%。替诺福韦的终末半衰期大约为17小时。

【适应证】①与其他抗逆转录病毒药物合用，治疗HIV-1感染。②用于治疗成人和12岁以上的儿童的慢性乙肝。

【用法和用量】对HIV-1或慢性乙肝成人和12岁及12岁以上儿童患者（35kg或以上）推荐剂量为每次300mg，每日1次，口服，空腹或与食物同时服用。

【不良反应】乳酸酸中毒/伴有脂肪变性的中毒肝大、新发作或恶化的肾损害、骨矿物密度下降、免疫重建综合征。

【禁忌证】对本药物成分过敏者。

【注意】①妊娠期妇女慎用。②成人肾功能损害者使用剂量的调整。肌酐清除率使用理想（偏瘦）体重计算。对肌酐清除率50～80ml/min的患者，无须调整剂量。肌酐清除率50ml/min：每24小时1次，每次300mg；肌酐清除率30～49ml/min：每48小时1次，每次300mg；肌酐清除率10～29ml/min：每72～96小时1次，每次300mg。尚无肾功能损害儿童患者给药建议数据。③血液透析患者：假定每周3次血液透析，每次大约持续4小时，每7天1次或共透析约12小时后1次。富马酸替诺福韦二吡呋酯应当在完成透析后给药。

【药物相互作用】①与富马酸替诺福韦二吡呋酯联合给药时，去羟肌酐缓释片或肠溶制剂的最大血清浓度 C_{max} 和血浆浓度时间曲线下面积AUC显著升高，联合给药时应当谨慎。②能够降低阿扎那韦的AUC和 C_{max}。与富马酸替诺福韦二吡呋酯合用时，建议阿扎那韦300mg与利托那韦100mg同时给药。③本品经肾小球滤过和肾小管分泌从肾脏排出，与经肾小管分泌排泄的其他药物合用，可增加彼此的血浆药物浓度，降低肾功能的药物也能升高本品的血药浓度。

【制剂】片剂（胶囊剂）：每片（粒）300mg富马酸替诺福韦二吡呋酯（相当于245mg替诺福韦二吡呋酯）。

【贮法】密封，30℃以下干燥处保存。

恩曲他滨替诺福韦[医保(乙)]

Emtricitabine and Tenofovir

恩曲他滨

替诺福韦

【其他名称】舒发泰，特鲁瓦达，Truvada。

【ATC编码】J05AR03

【药理学】恩曲他滨是一种合成的胞嘧啶核苷类似物，经细胞酶磷酸化后生成5′-三磷酸恩曲他滨。5′-三磷酸恩曲他滨通过与天然底物5′-三磷酸脱氧胞苷竞争并且整合到新合成的病毒DNA中使链终止，从而抑制HIV-1逆转录酶的活性。5′-三磷酸恩曲他滨对哺乳动物DNA聚合酶α，β，δ的抑制活性弱。

口服恩曲他滨后吸收迅速，服药后1～2小时达到血药峰浓度，血浆蛋白结合率小于4%。约86%的剂量通过尿液排出，13%以代谢物形式排出。单次口服恩曲他滨后，血浆半衰期约为10小时。

【适应证】适用于与其他抗逆转录病毒药物联用，治疗成人和12岁（含）以上儿童的HIV-1感染。

【用法和用量】成人和12岁（含）以上、体重≥35kg的儿童患者，本品的推荐剂量为每日1次，口服，每次1片，随食物或单独服用均可。

【不良反应】常见的不良反应有腹泻、恶心、疲劳、头痛、头晕、抑郁、失眠、异常梦魇和皮疹等。

【禁忌证】对本药过敏者禁用。

【注意】①不要作为三联核苷治疗方案的一个组分使用。②不应与恩曲他滨、替诺福韦二吡呋酯、拉米夫定或含有三者的固定剂量复方合并使用。③恩曲他滨替诺福韦与去羟肌苷联合给药时应当谨慎。④妊娠妇女慎用。建议感染HIV的妇女不要母乳喂养。⑤年龄小于12岁、体重低于35kg的儿童患者中的安全性和疗效尚未建立。⑥肾功能损害者。肌酐清除率：≥50ml/min，没有必要调整剂量；30～49ml/min，每48小时给药1次，一次1片；小于30ml/min，不应服用本药。

【药物相互作用】①与通过肾小管主动清除的药物合用，能够使恩曲他滨、替诺福韦和（或）合并药物的浓度升高。此类药物包括但不限于无环鸟苷、阿德福韦酯、西多福韦、更昔洛韦、伐昔洛韦和缬更昔洛韦。能够降低肾功能的药物也有可能增加恩曲他滨和（或）替诺福韦的血清浓度。②与单独用药相比，恩曲他滨和替诺福韦的稳态药动学未受合并用药的影响。③本药会影响阿扎那韦的药动学参数，需与提升浓度后的阿扎那韦（300mg阿扎那韦/100mg利托那韦）合并给药。

【制剂】片剂：每片含200mg恩曲他滨和300mg富马酸替诺福韦二吡呋酯。

【贮法】30℃以下保存。

奈韦拉平[药典(二)；医保(甲)] Nevirapine

【其他名称】艾极，艾韦宁，维乐命，Viramune。

【ATC 编码】J05AG01

【性状】为白色至类白色结晶性粉末。

【药理学】为非核苷类逆转录酶抑制剂。可抑制有关 DNA 聚合酶活性,对人体细胞正常酶无作用。通过与 HIV-1 的逆转录酶直接结合,破坏该酶的催化位点来阻断 RNA 依赖和 DNA 依赖的 DNA 聚合酶的活性,从而阻断 HIV 的复制。

口服迅速吸收,绝对生物利用度超过 90%。给药后 2～4 小时达血药浓度峰值。体内分布广泛,可通过血-脑脊液屏障及胎盘屏障,可进入乳汁。血浆蛋白结合率 50%～60%。经肝药酶 P-450 代谢后,80% 以上的代谢物经尿液排泄,10% 经粪便排泄。奈韦拉平是肝脏细胞色素 P-450 代谢酶的诱导剂,存在自体诱导药动学特点。当奈韦拉平从每日 1 次单次给药至 2～4 周后剂量增至每日 200～400mg,其表观口服清除率增加约 1.5～2 倍。自体诱导同样使奈韦拉平的血浆药物浓度终末段半衰期由单一剂量时的约 45 小时降至每日 200～400mg 多次给药的约 25～30 小时。

【适应证】常与其他药物联合应用于治疗Ⅰ型 HIV 感染。单独用本品则病毒可迅速产生耐药性。

【用法和用量】成人:导入期剂量,每日一次 200mg,用药 14 日(以减少皮疹发生)。以后每日 2 次,每次 200mg。儿童:2 个月～8 岁,每日一次 4mg/kg,用药 14 日,以后每日 2 次,每次 7mg/kg;8 岁以上者,每日一次 4mg/kg,用药 14 日,以后每日 2 次,每次 4mg/kg。

【不良反应】本品可致严重皮肤反应,包括史-约综合征、中毒型表皮坏死,以皮疹为特点的过敏反应和器官衰竭,发生时应立即停药。本品尚可致肝坏死。胃肠道反应常见恶心、呕吐、腹痛、腹泻等症状。血液系统有嗜酸性粒细胞增多、粒细胞缺乏的报道。对中枢神经和肌肉骨骼系统也有影响,出现疲劳、头痛、抑郁及肌肉关节痛等症状。

【禁忌证】①对奈韦拉平过敏者禁用。②对由于严重皮疹、皮疹伴全身症状、过敏反应和奈韦拉平引起的肝炎而中断奈韦拉平治疗的患者不能重新服用。③在服用奈韦拉平期间,曾出现 AST 或 ALT>正常值上限 5 倍,重新服用奈韦拉平后迅速复发肝功能不正常的患者应禁用。

【注意】①本品主要在肝代谢,并由肾排泄,肝、肾功能低下者慎用。②用药期间应监测肝功能。③妊娠期妇女慎用。建议 HIV 感染母亲不要给她们的婴儿哺乳,以免产后传染给婴儿 HIV。④肾功能障碍:肾损害(轻、中和重度)对本品的药动学没有显著改变。CL≥20ml/min 的病人不需要调整本品的剂量。⑤肝功能障碍:Child-Pugh 评分≤7,不需要调整本品的剂量。Child-Pugh 评分为>8 的中度到重度肝功能不全的病人服用本品时,应该谨慎。

【药物相互作用】①与齐多夫定、去羟肌苷、司他夫定、拉米夫定、沙奎那韦和茚地那韦联用对 HIV-1 具有协同作用。②本品可诱导 P-450 3A 代谢酶,可使美沙酮等的血药浓度降低。与利福平类药物合用时应监测血药浓度。③与西咪替丁、大环内酯类药物同用,可明显抑制本药羟化代谢,使本药血药浓度升高。

【制剂】片剂(胶囊剂):每片(粒)200mg。

【贮法】密闭、干燥处保存。

依非韦伦[医保(甲)] Efavirenz

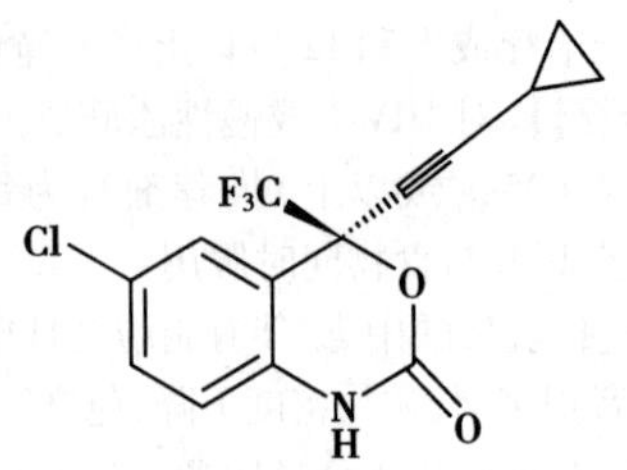

【其他名称】施多宁,Stocrin。

【ATC 编码】J05AG03

【药理学】依非韦伦是 HIV-1 逆转录酶非竞争性的抑制剂,作用于模版、引物或三磷酸核苷,兼有小部分竞争性的抑制作用。其对 HIV-2RT 和人细胞 DNA 多聚酶 α,β,γ 和 δ 无抑制作用。

口服 5 小时后血浆浓度达峰值,6～7 天时达到血浆稳态浓度。蛋白结合率大约是 99.5%～99.75%。脑脊液的药物浓度是对应血浆浓度的 0.26%～1.19%(平均 0.69%),为血浆中游离依非韦伦浓度的大约 3 倍以上。依非韦伦主要经细胞色素 P-450 系统的 CYP3A4 及 CYP2B6 代谢为无抗 HIV-1 活性的含羟基的代谢物及其进一步的葡萄苷酸化代谢产物。依非韦伦可诱导 P-450 酶,导致自身代谢,单剂量给药的终末半衰期为 52～76 小时,多次给药后的半衰期为 40～55 小时。约 16%～61% 的药物经过粪便排出(主要为原形药物)。约 14%～34% 的药物经过尿液排出,以原形排泄至尿中的依非韦伦小于 1%。

【适应证】适用于与其他抗病毒药物联合治疗 HIV-1 感染的成人、青少年及儿童。

【用法和用量】口服,可与食物同服或另服。成人:本品与蛋白酶抑制剂和(或)核苷类逆转录酶抑制剂合用的推荐剂量为每次 600mg,每天 1 次。青少年和儿童(17 岁及以下):与蛋白酶抑制剂和(或)核苷类逆转录酶抑制剂合用。每天 1 次,剂量根据体重进行调整:13～15kg,200mg;15～20kg,250mg;20～25kg,300mg;25～32.5kg,350mg;32.5～40kg,400mg;≥40kg,600mg。

【不良反应】最常见不良事件是皮疹、头晕、恶心、头痛和乏力。较少发生的不良事件包括:过敏反应、协调异常、共济失调、精神混乱、昏迷、眩晕、呕吐、腹泻、肝炎、注意力不集中、失眠、焦虑、异梦、困倦、抑郁、思维异常、兴奋、健忘、精神错乱、情绪不稳定、欣快、幻觉和精神症状。

【禁忌证】①对本药过敏者禁用。②不得与特非那定、阿司咪唑、西沙必利、咪达唑仑、三唑仑、匹莫齐特、苄普地尔或麦角衍生物合用。③不应与伏立康唑标准剂量合用,两者合用需要调整剂量。

【注意】①与食物同服会增加依非韦伦的暴露,增加不良反应的发生。推荐临睡前服用。②可能会出现轻度至中度皮疹,通常在继续治疗时可消退。③服用依非韦伦的妇女应避免妊娠,停止服用后 12 周内也要采取适当的避孕措施。建议感染 HIV 的妇女在任何情况下都不要母乳喂养。④尚未进行本品用于 3 岁以下儿童或体重低于 13kg 儿童的研究。⑤慢性肝病患者应用该药的临床经验有限，应慎用于肝病患者。⑥肾功能受损对清除依非韦伦的影响极微。

【药物相互作用】依非韦伦是 CYP3A4 的诱导剂。与本品合并用药时，可能降低 CYP3A4 的底物的其他化合物的血浆浓度。

【制剂】片剂：每片 50mg；200mg；600mg。

【贮法】15～30℃保存。

茚地那韦[药典(二)；医保(甲)] Indinavir

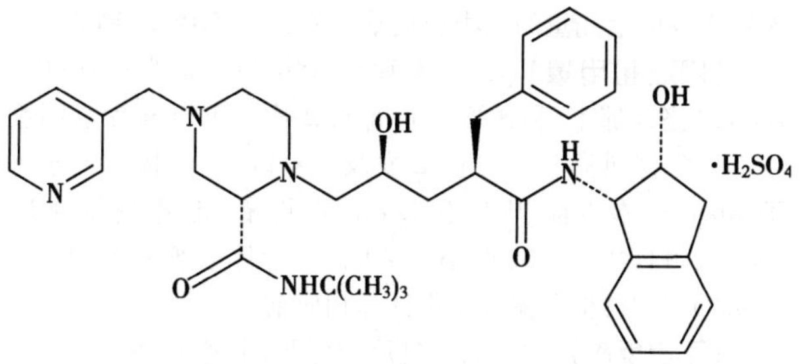

【其他名称】硫酸茚地那韦，佳息患，Crixivan。

【ATC 编码】J05AE02

【性状】白色或类白色粉末。硫酸茚地那韦易吸湿，极易溶于水和乙醇。

【药理学】硫酸茚地那韦是一种人免疫缺陷病毒(HIV)蛋白酶抑制剂。HIV 蛋白酶是在传染性 HIV 中发现的使病毒聚合蛋白前体裂解成单个功能蛋白的一种酶。茚地那韦可与该蛋白酶的活性部位结合并抑制其活性。这种抑制作用阻断了病毒聚合蛋白裂解，导致不成熟的非传染性病毒颗粒形成。

【适应证】和其他抗逆转录病毒药物联合使用，用于治疗成人及儿童 HIV-1 感染。

【用法和用量】推荐的开始剂量为 800mg，每 8 小时口服 1 次。与利福布汀联合治疗建议将利福布汀的剂量减半，而本药剂量增加至每 8 小时 1g。肝功能不全患者剂量应减至每 8 小时 600mg。3 岁以上(可口服胶囊的儿童)：本品的推荐剂量为每 8 小时口服 $500mg/m^2$。儿童剂量不能超过成人剂量(即每 8 小时 800mg)。

【不良反应】可见虚弱、疲劳、眩晕、头痛、感觉迟钝、失眠、味觉异常。胃肠道反应，皮肤干燥、瘙痒、药疹等皮肤过敏反应。肾结石，肝、肾功能异常。血友病患者的自发出血增加，急性溶血性贫血。引起血糖升高或糖尿病加重、血清甘油三酯增高。

【禁忌证】①对本品过敏者禁用。②3 岁以下儿童禁用。③本品不能与胺碘酮、特非那定、西沙必利、阿司咪唑、阿普唑仑、三唑仑、口服咪唑安定(关于经胃肠外给药的咪达唑仑，参见药物相互作用)、匹莫齐特、麦角衍生物、洛伐他汀或辛伐他汀同时服用。本品抑制 CYP3A4 而引起上述药物血浆浓度增高，可能会导致严重的甚至危及生命的不良反应。

【注意】①患者应注意摄取足够的水量，建议患者在 24 小时期间至少饮用 1.5L 液体。如果出现肾结石的症状和体征，可考虑暂停或中断治疗。如发生急性溶血性贫血，应实施相应的治疗，包括中断使用本药。②本品不可与食物一起服用，宜在餐前 1 小时或餐后 2 小时用水送服。③肝功能不全患者、妊娠及哺乳期妇女慎用。

【药物相互作用】①见禁忌证。②如果茚地那韦与去羟肌苷合用，应在空腹时至少间隔 1 小时分开服用。③对 CYP3A4 诱导作用弱于利福平的其他药物，如苯巴比妥、苯妥英、卡马西平和地塞米松，与茚地那韦合用时应谨慎，可能降低茚地那韦的血浆浓度。④本品不宜与圣约翰草或含有圣约翰草的药品合用。本品与 St. John's 草合用时，实际上会降低茚地那韦浓度而失去其抗病毒作用，并可能导致 HIV 对本品或这类蛋白酶抑制剂产生耐药。

【制剂】片剂(胶囊剂)：每片(粒)100mg；200mg。

【贮法】遮光、密闭，干燥处保存。

利托那韦 Ritonavir

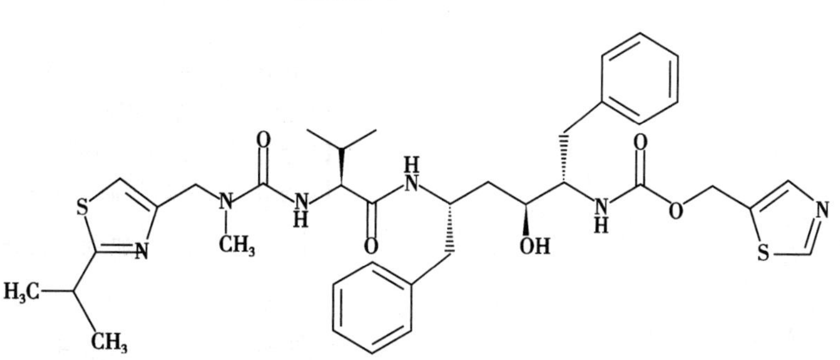

【其他名称】利托那韦钠，爱治威，Norvir。

【ATC 编码】J05AE03

【药理学】本品系合成的 HIV-1 和 HIV-2 蛋白酶抑制药。通过抑制 HIV 蛋白酶，使其不能合成 Gag-Pol 多蛋白质前体，而生成不具感染性的未成熟的 HIV 颗粒。作用于 HIV 复制的晚期。由于作用的靶酶不同，因此本品与逆转录酶抑制药之间无交叉耐药性。

口服吸收良好，动物实验得出其生物利用度约 60%～80%。食物可影响其吸收。在禁食和非禁食状态下，口服溶液剂 600mg，达峰时间分别约 2 小时和 4 小时。进食时服用可提高生物利用度15%。分布容积约0.4L/kg,蛋白结合率为98%~99%。主要经肝脏代谢,其主要代谢产物具有抗病毒活性。$t_{1/2}$约3~4小时,儿童的稳态消除率比成人快1.5倍。本品主要通过粪便和尿液排泄,分别为86.4%和11.3%。

【适应证】单独使用或与其他逆转录酶抑制药联合用于治疗HIV感染。

【用法和用量】口服:成人初始剂量一次300mg,一日2次,之后每2~3日每次用量增加100mg,直至达推荐剂量每次600mg,一日2次。2岁以上儿童,初始剂量一次250mg/m^2,一日2次,之后每2~3日每次用量增加50mg/m^2,直至达推荐剂量每次400mg/m^2,一日2次。最大剂量不超过每次600mg,一日2次。

【不良反应】最常见的不良反应有疲乏、胃肠道症状、神经功能失调等。还可见荨麻疹、轻度皮疹、支气管痉挛和血管神经性水肿等过敏反应。也有癫痫发作、体内脂肪重新分布或堆积的报道。

【禁忌证】对本品过敏者禁用。

【注意】①用药期间应监测血常规、肝功能、血脂等指标。②本品对CYP 3A4酶和CYP 2D6酶有抑制作用。③有肝脏疾病或肝功能异常者、A型和B型血友病患者、糖尿病和高血糖症患者及妊娠、哺乳期妇女慎用。

【药物相互作用】许多药物与本药合用,由于肝药酶抑制作用,可引起毒性作用增强。

【制剂】片剂:每片100mg。

【贮法】于2~8℃保存。

洛匹那韦利托那韦[医保(甲)]

Lopinavir and Ritonavir

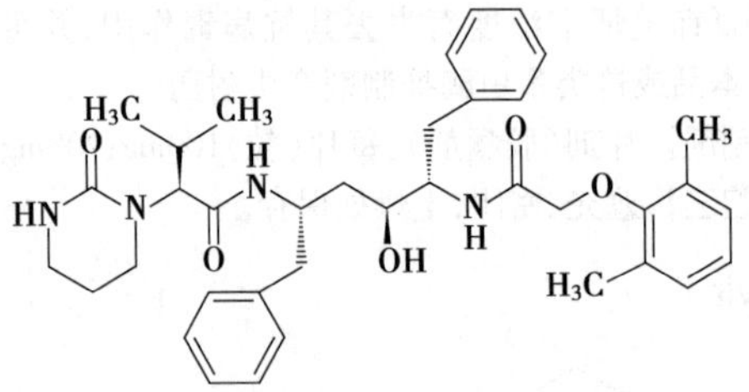

洛匹那韦

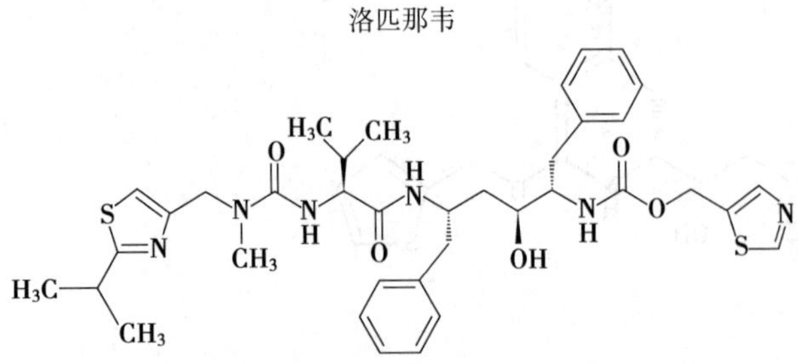

利托那韦

【其他名称】克力芝,Aluvia。

【ATC编码】J05AR10

【药理学】洛匹那韦是一种HIV蛋白酶抑制剂,可以阻断Gag-Pol聚蛋白的分裂,导致产生未成熟的、无感染力的病毒颗粒;利托那韦是一种针对HIV-1和HIV-2天冬氨酰蛋白酶的活性拟肽类抑制剂,通过抑制HIV蛋白酶使该酶无法处理Gag-Pol多聚蛋白的前体,导致生成非成熟形态的HIV颗粒,从而无法启动新的感染周期。利托那韦可抑制CYP3A介导的洛匹那韦代谢,从而产生更高的洛匹那韦浓度。

用药4小时后洛匹那韦血药浓度达峰。稳态时,洛匹那韦的血浆蛋白结合率约为98%~99%。尿和粪便中检测到洛匹那韦分别占给药剂量的(10.4±2.3)%和(82.6±2.5)%,原形洛匹那韦分别约占给药剂量的2.2%和19.8%。洛匹那韦半衰期平均为5~6小时,表观清除率为6~7L/h。

【适应证】与其他抗逆转录病毒药物联合用药,治疗成人和2岁以上儿童的人类免疫缺陷病毒-1(HIV-1)感染。

【用法和用量】①成人和青少年:推荐剂量为400/100mg(洛匹那韦/利托那韦),每日2次。可以与食物同服或不与食物同服。②儿童(2岁及2岁以上)。体重大于等于40kg或体表面积大于1.4m^2的儿童:推荐剂量400/100mg,每日2次。体重小于40kg或者体表面积在0.6~1.4m^2的儿童:根据体表面积计算相应剂量。

【不良反应】常见的不良反应为腹泻、恶心、呕吐、高甘油三酯血症和高胆固醇血症等。

【禁忌证】①对本药过敏者禁用。②重度肝功能不全的患者禁用。③不能与主要依赖CYP3A进行清除且其血药浓度升高会引起严重和(或)致命不良事件的药物同时服用。包括:阿司咪唑、特非那定、二氢麦角胺、麦角新碱、麦角胺、甲麦角新碱、西沙必利、匹莫齐特、咪达唑仑、三唑仑。

【注意】①应用本品治疗有时可引起总胆固醇和甘油三酯浓度较大幅度升高。②一些健康成人受试者服用洛匹那韦利托那韦后出现轻度的无症状性PR间期延长。③妊娠期妇女慎用。感染HIV的产妇不应母乳喂养婴儿,以避免出生后的HIV传播。④不推荐2岁以下的儿童服用本品。⑤洛匹那韦和利托那韦经肾脏的清除率微乎其微,肾功能不全的患者不会发生血药浓度升高。血液透析或腹膜透析不会显著影响其清除。⑥轻至中度肝功能不全的患者中,洛匹那韦的暴露剂量约增加30%,但与临床治疗无明确的相关性。

【药物相互作用】许多药物与本药合用,由于肝药酶抑制作用,可引起毒性作用增强。

【制剂】片剂:每片含洛匹那韦200mg和利托那韦50mg。

【贮法】室温保存(低于30℃)。

达芦那韦 Darunavir

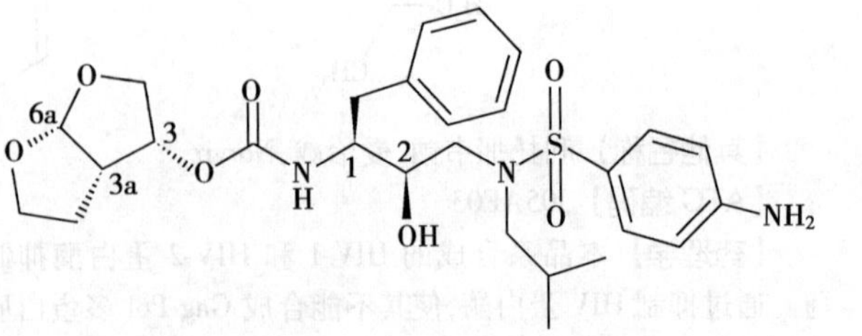

【其他名称】地瑞拉韦,地瑞那韦,地瑞纳韦,辈力,

Tmc-114,Prezista。

【ATC编码】J05AE10

【药理学】达芦那韦是一种HIV-1蛋白酶抑制剂,选择性抑制病毒感染细胞中HIV编码的Gag-Pol多蛋白的裂解,从而阻止成熟的感染性病毒颗粒的形成。

口服后快速吸收,600mg单剂量本品的绝对口服生物利用度约为37%,与利托那韦100mg(每天2次)合用时,生物利用度增加到82%。服药后2.5~4.0小时达到血浆峰浓度。血浆蛋白结合率约95%,主要与血浆α-1-酸性糖蛋白结合。达芦那韦主要被CYP3A4同工酶代谢。粪便和尿液分别排出大约79.5%和13.9%的药物剂量,达芦那韦原药大约分别占粪便和尿液中剂量的41.2%和7.7%。与利托那韦合用时,达芦那韦的终末清除半衰期约为15小时。达芦那韦(150mg)单独用药以及与低剂量利托那韦合用时,静脉清除率分别为32.8L/h和5.9L/h。

【适应证】达芦那韦联合100mg利托那韦,和其他抗逆转录病毒药物合并使用,用于已使用过抗逆转录病毒药物的HIV感染的成人患者的治疗。

【用法和用量】口服,与食物同服,食物类型不影响吸收。使用达芦那韦时,必须以100mg利托那韦作为药动学增效剂。成人:推荐剂量每次600mg,每天2次,与利托那韦(每次100mg,每天2次)同服。

【不良反应】最常见为腹泻、头痛、腹痛、恶心和呕吐。其他还包括肝酶及胰酶升高、高甘油三酯血症、腹泻、高胆固醇血症、头痛、腹痛和呕吐等。

【禁忌证】①对本药过敏者禁用。②达芦那韦/利托那韦不应与高度依赖CYP3A4清除的药物同时服用,包括阿司咪唑(息斯敏)、特非那定、咪达唑仑、三唑仑、西沙必利、匹莫齐特和麦角生物碱(如麦角胺、双氢麦角胺、麦角新碱和甲麦角新碱)。

【注意】①达芦那韦含有磺胺。在已知对磺胺过敏的患者中,应慎用本品。②血友病患者有出血增加的可能性。③联合抗逆转录病毒治疗可引起机体脂肪的重新分布(脂肪代谢障碍)。④妊娠期妇女慎用。建议感染HIV的妇女不要母乳喂养。⑤达芦那韦在儿童患者中的安全性和有效性尚未通过验证。⑥肝脏损害的患者应慎用达芦那韦/利托那韦。⑦肾脏损害:中度肾功能障碍的患者,无须调整剂量。重度或终末期肾病的HIV-1感染患者,缺乏药动学数据。

【药物相互作用】达芦那韦和利托那韦与主要由CYP3A4代谢的药物同时使用时,可导致这些药物血浆浓度升高,继而增加或延长其疗效和副作用。见【禁忌证】。

【制剂】片剂:每片75mg;150mg;400mg;600mg。

【贮法】低于30℃保存。

拉替拉韦 Raltegravir

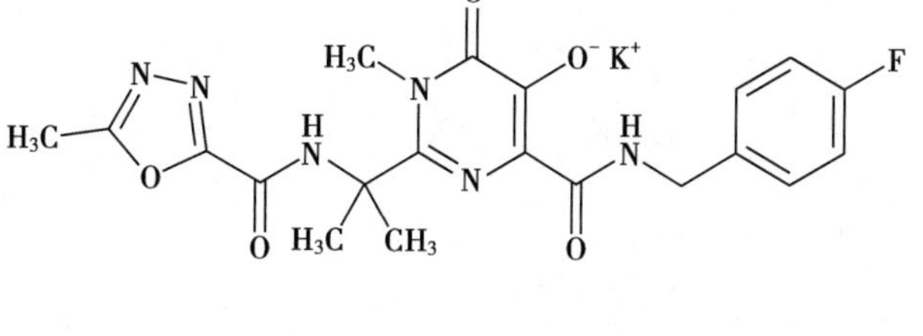

(结构式)

【其他名称】雷特格韦,艾生特,Isentress。

【ATC编码】J05AX08

【药理学】拉替拉韦可抑制HIV整合酶的催化活性,这是一种病毒复制所必需的HIV-编码酶。抑制整合酶可防止感染早期HIV基因组共价插入或整合到宿主细胞基因组上。整合失败的HIV基因组无法引导生成新的感染性病毒颗粒,因此抑制整合可预防病毒感染的传播。拉替拉韦对包括DNA聚合酶α、β和γ在内的人体磷酸转移酶无明显抑制作用。

拉替拉韦口服后吸收迅速,空腹状态下t_{max}约3个时,给药后前2日内迅速达到稳态。蛋白结合率大约83%。大鼠实验显示,拉替拉韦很容易通过胎盘屏障,但不会明显通过血脑屏障。药物经粪便和尿液排泄,分别占给药量的约51%和32%。拉替拉韦体内清除的主要机制为UGT1A1-介导的葡糖醛酸化反应,表观终末半衰期约为9小时。

【适应证】本品适用于与其他抗逆转录病毒药物联合使用,用于曾接受过治疗的HIV-1感染的成年患者,这些患者有病毒复制的证据并且对多种抗逆转录病毒药物耐药。

【用法和用量】用于治疗HIV-1感染者时,与其他抗逆转录病毒药物联合使用,每次400mg,每日2次,餐前或餐后服用均可。

【不良反应】腹泻、恶心、头痛、疲劳、上呼吸道感染、发热、贫血、巨幼细胞贫血、中性粒细胞减少症、腹部不适、消化不良、胃肠胀气、肝炎、肝大、高胆红素血症、药物过敏等。

【禁忌证】禁用于对本药过敏者。

【注意】①不推荐用于妊娠期妇女。建议感染了HIV的母亲不要进行母乳喂养,以避免婴儿产后感染HIV。②尚未确立本品用于16岁以下儿童的安全性和有效性。③肝功能不全患者。拉替拉韦主要通过肝脏内的葡糖醛酸化反应清除。轻至中度肝功能不全患者无须调整剂量。目前尚未研究重度肝功能不全对拉替拉韦药动学的影响。④肾功能不全患者。肾脏清除只是一种次要的排泄途径。重度肾功能不全患者无须调整剂量。尚不清楚本品的可透析程度,应避免在透析前服用拉替拉韦。

【药物相互作用】本品与尿苷二磷酸葡糖苷酸转移酶UGT1A1的强诱导剂(例如:利福平)合用时,由于这些药物会降低拉替拉韦的血浆浓度,需注意。

【制剂】片剂:每片400mg。

【贮法】30℃以下保存。

多替拉韦 Dolutegravir

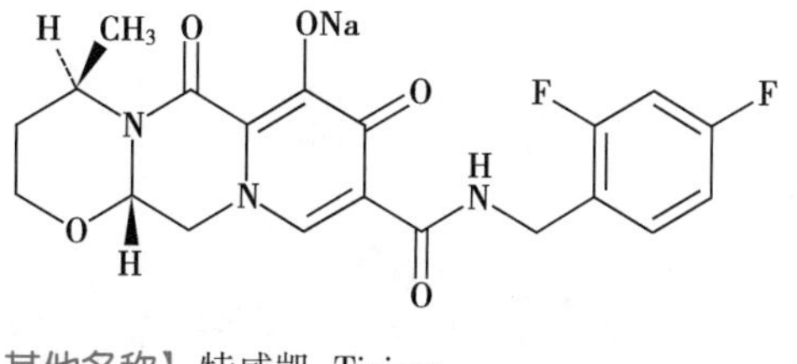

(结构式)

【其他名称】特威凯,Tivicay。

【ATC编码】J05AX12

【药理学】多替拉韦通过与整合酶活性位点结合并阻

碍 HIV 复制周期中关键的逆转录病毒脱氧核糖核酸(DNA)整合链转移步骤而抑制 HIV 整合酶。

多替拉韦口服给药吸收迅速,平均 t_{max} 为 2～3 小时,与人血浆蛋白结合率约为 99.3%,表观分布容积约为 12.5L。多替拉韦的脑脊液浓度与血浆浓度比值范围为 0.11%～2.04%。脑脊液浓度超过 IC_{50}。宫颈阴道液体、宫颈组织和阴道组织中,AUC 为稳态时相应血浆 AUC 的 6%～10%。精液和直肠组织中的 AUC 分别为稳态时相应血浆 AUC 的 7% 和 17%。多替拉韦主要通过 UGT1A1 代谢,少量通过 CYP3A 代谢,总口服剂量的 53% 以原形通过粪便排泄。总口服剂量的 31% 通过尿液排泄,包括多替拉韦的醚葡糖苷酸(总剂量的 18.9%)、*N*-脱烷基化代谢物(总剂量的 3.6%)和苄基碳氧化所形成的代谢物(总剂量的 3.0%)。多替拉韦的消除半衰期约为 14 小时,表观清除率(CL/F)为 0.56L/h。

【适应证】联合其他抗逆转录病毒药物,用于治疗人类免疫缺陷病毒(HIV)感染的成人和年满 12 岁的儿童患者。

【用法和用量】①成人。感染 HIV-1 且未被确诊或临床疑似对整合酶类抑制剂耐药的患者:推荐剂量为 50mg,口服,每日 1 次。感染 HIV-1 且被确诊或临床疑似对整合酶类抑制剂耐药的患者:推荐剂量为 50mg,每日 2 次。②12 岁和 12 岁以上的青少年:对整合酶类药物不耐药的青少年 HIV-1 患者(12～17 岁,体重不低于 40kg),推荐剂量为 50mg,每日 1 次。

【不良反应】失眠、抑郁、超敏反应、免疫重建炎性综合征、头痛、头晕、恶心、腹泻、呕吐、肠胃气胀、上腹部疼痛、腹痛、腹部不适、肝炎、ALT 和(或)AST 水平升高、肌酸磷酸激酶(CPK)水平升高、皮疹、瘙痒、疲乏。

【禁忌证】①对多替拉韦过敏者禁用。②禁止与多非利特或吡西卡尼联合使用。

【注意】①超敏反应。使用整合酶抑制剂,有时存在器官功能障碍,包括肝损伤。②在接受抗逆转录病毒联合治疗期间,可观察到体脂重新分布/堆积现象,包括向心性肥胖、肩背部肥厚(水牛肩)、四肢消瘦、面部消瘦、乳房增大,以及“类库欣综合征表现”。③在妊娠期妇女慎用。感染 HIV 的妇女不建议母乳喂养,以免 HIV 的传播。④尚未确定本品在 12 岁以下或体重低于 40kg 的儿童中的安全性和有效性。⑤肾损害:轻度、中度或重度(肌酐清除率 CL<30ml/min,没有接受透析)肾损害患者不需要调整剂量。尚无关于接受透析受试者的数据,但预计在此人群中药动学无差异。⑥肝损害:轻度或中度肝损害(Child-Pugh A 或 B 级)的患者不需要调整剂量。尚无关于重度肝损害患者(Child-Pugh C 级)的数据,在这些患者中必须慎用。

【药物相互作用】①多替拉韦可增加依赖 OCT2 或 MATE1 进行排泄的药物(多非利特、吡西卡尼、二甲双胍)血浆浓度。②依非韦伦、依曲韦林、替拉那韦/利托那韦、奈韦拉平、利福平、卡马西平与本品联用时,都显著降低了多替拉韦的血浆浓度,因此需要把多替拉韦的剂量调整为 50mg,每日 2 次。

【制剂】片剂:每片 50mg。

【贮法】密封,30℃以下保存。

(沈　素　郭　恒)

第12章
抗寄生虫药

在感染性疾病中，寄生虫病是重要组成部分之一，造成人体寄生虫病的病原体主要包括原虫和蠕虫两大类。原虫在自然界分布广泛，全球共发现寄生人体的原虫147种（含亚种），有报道寄生我国人体的原虫有43种。能引起人体致病的原虫，主要涉及叶足虫（如溶组织内阿米巴等）、鞭毛虫（如利什曼原虫、锥虫、蓝氏贾第鞭毛虫、毛滴虫等）、孢子虫（如疟原虫、弓形虫等）、纤毛虫（如结肠小袋纤毛虫等）。以疟原虫为例，全球目前仍有91个国家存在疟原虫的流行，仅在2016年全球有2.16亿人受到疟原虫的感染，死亡病例达44.5万例。此外，蠕虫感染仍是全球重要的寄生虫感染之一，引起人类感染的蠕虫根据形态特征主要分为线虫（如蛔虫、鞭虫和钩虫等）、吸虫（如华支睾吸虫、并殖吸虫等）和绦虫（如肠道绦虫、猪囊尾蚴、曼氏裂头蚴等）三大类。根据寄生虫的传播途径，主要分为土源性感染、食源性感染和其他传播途径感染（如虫媒传播，水传播等）。目前全世界约有15亿人（占全球人口近24%）感染土源性蠕虫，而我国约有1.29亿人感染。同时，世界卫生组织（WHO）估计全球每年由食源性吸虫造成20万例感染和7000多例死亡。从地域发生方面，除了本土性寄生虫感染外，随着国际交流和全球一体化进程，我国输入性寄生虫病的种类（如输入性皮肤利什曼病、非洲锥虫病、罗阿丝虫病、曼氏血吸虫病等）和感染人数也呈增加趋势。因此，寄生虫病的防控和救治面临着严峻的挑战。

医学界对于原虫、蠕虫与宿主间相互作用的生物学认识仍处在一个不断发展的过程中，有关发病机制、药物治疗及控制途径等的研究，随着科学技术的发展仍在不断深入。而目前抗寄生虫药物仍面临着一些困境：有些感染还缺乏有效的药物；已有药物存在安全性问题；病原体出现药物敏感性下降或抗药性而影响治疗效果；新研发品种滞后等。

12.1 抗疟药

疟疾是疟原虫引起的急性发热性传染病，临床上以间歇性寒战、高热、大汗和脾大、贫血等为特征。其中恶性疟原虫危害最大。恶性疟可能导致多脏器功能异常，严重者危及生命。

引起人类疟疾的原虫有五种，即间日疟原虫（引起间日疟）、卵形疟原虫（引起卵形疟，同间日疟均是48小时发作一次）、三日疟原虫（引起三日疟，72小时发作一次）、恶性疟原虫（引起恶性疟，每48小时发作一次或呈弛张热）和诺氏疟原虫（引起诺氏疟）。

疟原虫生活史可分为有性生殖阶段（又称有性期）和无性生殖阶段（又称无性期），前者主要在雌性按蚊体内进行，后者在人体内进行。

疟原虫在人体内先后在肝细胞和红细胞内发育。在肝细胞内裂体增殖成红细胞外期；在红细胞内发育包括红细胞内裂体增殖期（又称红细胞内期，简称红内期）和配子体形成期（有性期的开始）。

（1）红细胞外期：疟原虫子孢子的感染阶段。当唾液腺中带有成熟子孢子的雌性按蚊刺吸人血时，子孢子随唾液进入人体，约经30分钟随血流侵入肝细胞。疟原虫在肝细胞内进行裂体增殖，形成红外期裂殖体。成熟的红外期裂殖体胀破被其寄生的肝细胞释放裂殖子，裂殖子进入血窦，部分侵入红细胞，开始红细胞内期的发育。此期在进入红细胞之前，并不发生临床症状，是疟疾的潜伏期。应用对此期有效的药物，如乙胺嘧啶等即有预防作用。值得注意的是在该期中，间日疟原虫和卵形疟原虫进入肝细胞后，由于存在迟发型子孢子阶段，可以经过一段或长或短（数月至年余）的休眠期后，才发育为成熟裂殖体，释放裂殖子，进入红细胞，引起疟疾的临床症状。恶性疟原虫和三日疟原虫无休眠子。伯氨喹能作用于肝细胞内迟发型子孢子阶段，故将它们与氯喹等配合应用，根治间日疟和卵形疟。

（2）红细胞内期：从肝细胞释放出的裂殖子，进入血流后很快侵入红细胞。疟原虫在红细胞内进行裂体增殖，成为红内期裂体增殖，包括环状体、滋养体、裂殖体和裂殖子。红内期裂体增殖不断重复发生。大量裂殖子逸出红细胞时引起疟疾症状发作。能杀灭裂殖体的药物如氯喹、奎宁、青蒿素及其青蒿素衍生物类等，可以控制疟疾症状。

（3）配子体形成期：疟原虫经几代红内期裂体增殖后，部分裂殖子侵入红细胞后不再进行裂体增殖而发育成为雌、雄配子体。当按蚊吸血时，它们即进入蚊体进行有性生殖，最后形成孢子体而引起传播与流行。由于配子体是疟疾流行、传播的根源，因此应用杀灭或抑制配子体的药物，如伯氨喹、乙胺嘧啶等，可以防止疟疾传播（表12-1）。

表12-1 疟原虫的主要生活史和抗疟药的作用

疟原虫在人（宿主）体内的生活史		药物作用	主要药物
裂体增殖期（无性期）	红细胞外裂体增殖期（肝内期）	杀组织裂殖体药物，防止复燃	伯氨喹
	红细胞内裂体增殖期	杀血液裂殖体药物，控制症状	青蒿素及其衍生物类 4-氨基喹啉类（氯喹、羟氯喹、哌喹、盐酸阿莫地喹） 4-甲醇喹啉类（甲氟喹、奎宁） 其他（磷酸萘酚喹、咯萘啶、本芴醇）
配子体形成期（有性期的开始）	配子体形成期	杀配子体药物，防止传播	伯氨喹、乙胺嘧啶

抗疟药是治疗疟疾的主要手段，主要包括喹啉类，如氯喹、甲氟喹等，以及抗叶酸类，如乙胺嘧啶、磺胺多辛等。然而，自20世纪60年代起在东南亚及南美发现抗氯喹恶性疟原虫后，随后陆续发现疟原虫对乙胺嘧啶、伯氨喹、甲氟喹、哌喹、四环素、磺胺多辛等药物产生抗药性，这让疟疾的治疗和控制一度陷入困境。青蒿素及其衍生物的发现及应用大大缓解了这一难题，WHO在2006年的指南(Guidelines for the treatment of malaria，WHO)推荐以青蒿素为基础的联合用药(artemisinin combination therapy，ACTs)治疗恶性疟，并作为一线抗疟药物，使全球疟疾控制工作取得前所未有的成功。然而，自2008年开始，已有在东南亚的大湄公河次区域5个国家(柬埔寨、老挝、缅甸、泰国、越南)、非洲部分地区的疟原虫对青蒿素敏感性下降的报道。尽管如此，复方青蒿素制剂仍是目前最有效的抗疟药物，其对疟疾的治愈率可达到95%，起效时间比青蒿素单方制剂要快。

12.1.1 主要用于控制疟疾症状的抗疟药

氯喹〔药典(二)；基；医保(甲)〕 Chloroquine

$$\text{7-Cl-quinolin-4-yl}-NHCH(CH_3)(CH_2)_3N(C_2H_5)_2$$

【其他名称】磷酸氯喹。

【ATC编码】P01BA01

【性状】常用其磷酸盐。白色结晶性粉末，无臭，味苦；遇光渐变色，水溶液显酸性反应。在水中易溶，在乙醇、三氯甲烷、乙醚或苯中几乎不溶。熔点193～196℃(分解)。

【药理学】本品及其他4-氨基喹啉类抗疟药(如哌喹、阿莫地喹等)主要对疟原虫的红内期起作用。其作用机制在于药物与核蛋白有较强的结合力，插入到DNA的双螺旋股之间，与DNA形成复合物，从而阻止DNA复制与RNA转录。本品还能抑制磷酸掺入疟原虫的DNA与RNA而干扰疟原虫的繁殖。氯喹大量积聚于受感染的红细胞内，使消化血红蛋白的血红蛋白酶受损，疟原虫不能消化所摄取的血红蛋白，导致疟原虫所必需的氨基酸缺乏，并引起核糖核酸裂解，虫体死亡。氯喹主要作用于红内期裂殖体，经48～72小时，血中裂殖体被杀灭。

本品口服后，肠道吸收快而充分，仅8%经粪便排出。服药后1～2小时血药浓度即达高峰，$t_{1/2}$为2.5～10天。能贮存于内脏组织中，可在红细胞内浓集，红细胞中浓度为血浆的10～20倍，而受感染红细胞的浓度又比正常细胞高约25倍。大部分在肝内代谢为去乙基氯喹，代谢产物仍有抗疟作用。约10%～15%经肾脏排泄，排泄速度因尿液酸化而加快，碱化而降低。本品也可自乳汁排出。排泄较慢，故作用持久。

本品能有效地控制疟疾症状发作，对红外期无作用，不能阻止复发，但因作用较持久，故能使复发推迟(恶性疟因无红外期，故能被根治)。对原发性红外期无效，对配子体也无直接作用，故不能作病因预防，也不能阻断传播。

目前临床发现有相当一部分恶性疟原虫对本品产生了耐药性，使本品疗效降低，因此在很多情况下需改用其他抗疟药或联合用药。

【适应证】主要用于治疗疟疾急性发作，控制疟疾症状。还可用于治疗肝阿米巴病、华支睾吸虫病、肺吸虫病、结缔组织病等。另可用于治疗光敏性疾患，如日晒红斑症。

【用法和用量】(1) 控制疟疾发作：①口服：首剂1g，6小时后0.5g，第2、3日各服0.5g。如与伯氨喹合用，只需第1日服本品1g。②静脉滴注：恶性疟第一日1.5g，第2、3日0.5g。一般每0.5～0.75g氯喹用5%葡萄糖注射液或0.9%氯化钠注射液500ml稀释，静脉滴注速度为每分钟12～20滴，第一日量于12小时内全部输完。

(2) 疟疾症状抑制性预防：每周服1次，每次0.5g。小儿每周8mg/kg。

(3) 抗阿米巴肝脓肿：第1、2日，每日2～3次，每次服0.5g，以后每日0.5g，连用2～3周。

(4) 治疗结缔组织病：对盘状红斑狼疮及类风湿关节炎，开始剂量1日1～2次，每次0.25g，经2～3周后，如症状得到控制，改为1日2～3次，每次量不宜超过0.25g，长期维持。对系统性红斑狼疮，用皮质激素治疗症状缓解后，可加用氯喹以减少皮质激素用量。

儿童：《中国国家处方集·化学药品与生物制品卷·儿童版》推荐：

(1) 口服：①间日疟，口服首次剂量10mg/kg(以氯喹计算，以下同)，最大量不超过600mg，6小时后5mg/kg再服1次，第2、3日一日5mg/kg。②肠外阿米巴病，第1～2日口服10mg/kg(最大量不超过600mg)，分2～3次服，以后一日5mg/kg，连服2周，休息1周后，可重复1个疗程。

(2) 静脉滴注：脑型疟患者第1日静脉滴注18～24mg/kg(体重超过60kg者按60kg计算)，第2日12mg/kg，第3日10mg/kg。浓度为每0.5g磷酸氯喹加入10%葡萄糖溶液或5%葡萄糖、0.9%氯化钠注射液500ml中，静脉滴注，速度为每分钟12～20滴。儿童须慎用静脉内给药。

【不良反应】(1) 服药后可有食欲减退、恶心、呕吐、腹泻等反应；还可出现皮肤瘙痒、紫癜、脱毛、毛发变白、湿疹和剥脱性皮炎、银屑病；头重、头痛、头昏、耳鸣、眩晕、倦怠、睡眠障碍、精神错乱、视野缩小、角膜及视网膜变性等。

(2) 有时可见白细胞减少，如白细胞减至4.0×10^9/L以下应停药。

(3) 对少数患者，可引起心律失常，严重者可致阿-斯综合征，值得重视，若不及时抢救，可能导致死亡。

(4) 急性氯喹中毒常是致死性的，其致死量可低至50mg(基质)/kg，迅速出现恶心、呕吐、困倦，继之言语不清、激动、视力障碍，由于肺水肿而呼吸困难，甚至停止，心律不齐、抽搐及昏迷。出现这些现象时应立即停药，并作对症处理，特别是维持心肺功能。

【禁忌证】本品可能使胎儿耳聋、脑积水、四肢缺陷，故妊娠期妇女禁用。

【注意】（1）长期使用，可产生抗药性（多见于恶性疟）。如用量不足，恶性疟常在2～4周内复燃，且易引起抗药性。

（2）本品不宜作肌内注射，尤其是儿童；慎用静脉注射。

（3）本品对角膜和视网膜有损害，因此长期服用本品治疗以前，应先作眼部详细检查，排除原有病变，60岁以上患者宜勤检查，以防视力损害。长期维持剂量每日以0.25g或其以下为宜，疗程不超过1年。

（4）肝肾功能不全、心脏病、重型多型性红斑、卟啉病、银屑病及精神病患者慎用。

【药物相互作用】（1）本品与保泰松同用，易引起过敏性皮炎。

（2）与氯丙嗪等合用，易加重肝脏负担。

（3）本品对神经肌肉接头有直接抑制作用，链霉素可加重此不良反应。

（4）洋地黄化后应用本品易引起心脏传导阻滞。

（5）本品与肝素或青霉胺合用，可增加出血机会。

（6）本品与伯氨喹合用可根治间日疟。

（7）与氯化铵合用，可加速排泄而降低血中浓度。

（8）与单胺氧化酶抑制剂合用可增加毒性。

（9）与曲安西龙合用易致脱屑性红皮病。

（10）与氯喹同类物（阿莫地喹、羟氯喹等）同用时，可使氯喹血中浓度提高。

【制剂】片剂：每片含磷酸氯喹75mg；100mg；250mg。注射液：每支322mg（5ml）。

【贮法】避光、密闭保存。

羟氯喹[基;医保(乙)] Hydroxychloroquine

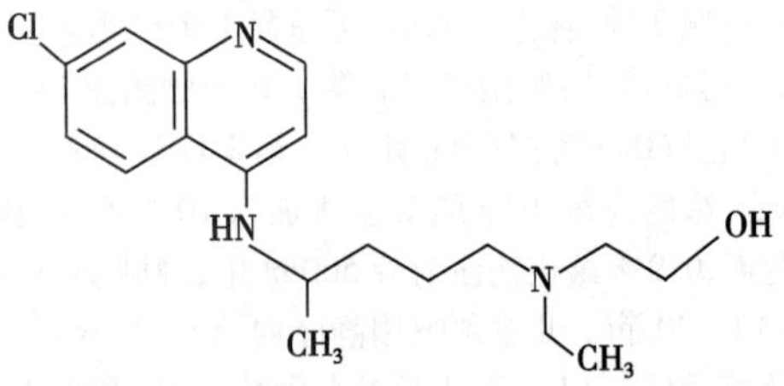

【其他名称】羟氯喹啉，Plaquenil，Ercoquin，Quensyl。

【ATC编码】P01BA02

【性状】常用其硫酸盐。为白色结晶性粉末，无臭但有苦味。在水中易溶，特别难溶于乙醇、三氯甲烷和乙醚，1%水溶液pH为3.5～5.5。

【药理学】本品化学结构与氯喹相似，是氯喹4位氮原子上的乙基由羟乙基取代的衍生物，因此，药理作用与氯喹相同。其抗疟作用与氯喹一样，但毒性仅为氯喹的一半。本品也具有抗炎和免疫调节作用，由于能减少红细胞的沉积和抑制血小板凝集，因而也具有抗凝作用。

本品药动学性质与氯喹相似。口服吸收迅速、完全，t_{max}为2～4.5小时，口服生物利用度约为74%；分布以含黑色素的组织为最高，其次是肝、肾、脾、肺和肾上腺，可通过胎盘，红细胞中浓度比血浆浓度高2～5倍。血浆蛋白结合率约为50%，$t_{1/2\alpha}$约为3天，$t_{1/2\beta}$约为18天。可有微量在乳汁中检出。本品主要在肝中代谢，并与葡萄糖醛酸结合经胆汁排出，少量从尿中排出。大鼠口服LD_{50}为（1880±133）mg/kg。

【适应证】本品主要用于疟疾的预防和治疗，也用于类风湿关节炎和青少年类风湿关节炎，以及盘状红斑狼疮和系统性红斑狼疮的治疗。

【用法和用量】治疗急性疟疾：成人口服，首次800mg，以后每6～8小时400mg，然后每两日400mg；儿童首剂量10mg/kg，6小时后第2次服药5mg/kg，第2、3日，每日一次5mg/kg。预防疟疾：在进入疟疾流行区前1周服400mg，以后每周一次400mg；儿童用量为5mg/kg。治疗类风湿关节炎和红斑狼疮：成人开始每日400mg，分1～2次服，维持量每日200～400mg，每日剂量不超过6.5mg/kg。青少年患者治疗6个月无效即应停药。

【不良反应】（1）消化系统：可有恶心、呕吐、腹泻、食欲缺乏及腹部痉挛等。

（2）神经肌肉反应：少见肌肉无力、眩晕、耳鸣、神经性耳聋、头痛、神经过敏及情绪不稳等。

（3）血液学反应：如再生障碍性贫血、粒细胞缺乏、白细胞减少、血小板减少、葡萄糖-6-磷酸脱氢酶（G-6-PD）缺乏的个体发生溶血。

（4）眼：本品可能造成角膜混浊、视网膜损伤、视力障碍，在治疗期间应进行眼科检查。

（5）皮肤：如头发变白、脱发、瘙痒、皮肤及黏膜色素沉着、皮疹（荨麻疹、麻疹样、苔藓样、斑丘疹、紫癜、离心性环形红斑和剥脱性皮炎）。

【禁忌证】新生儿、哺乳期妇女、肝病患者禁用；肾功能不全［GFR小于（0.1667ml/s）/1.73m²］者禁用。

【注意】（1）过量可致头痛、视力障碍、心脏衰竭、惊厥，甚至心跳和呼吸停止。

（2）肾功能不全者应根据肾小球滤过率（GFR）调节剂量，GFR=（0.3334～0.8335ml/s）/1.73m²，每日最大剂量为75mg；GFR=（0.1667～0.3334ml/s）/1.73m²，每日最大剂量为50mg。

（3）儿童慎用。

【制剂】片剂：每片100mg；200mg。

哌喹[药典(二);医保(乙)] Piperaquine

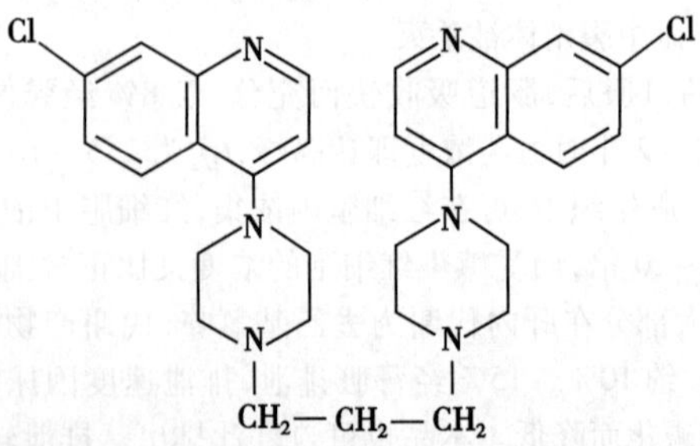

【其他名称】磷酸喹哌，抗矽-14。

【性状】常用其磷酸盐，为类白色至淡黄色的结晶性粉末；无臭，味微苦，遇光易变色。在水中微溶，在无水乙醇或二氯甲烷中几乎不溶。

【药理学】本品的抗疟作用与氯喹相类似。本品主要作用于疟原虫红内期的超微结构,使虫体线粒体及食泡腔内出现螺纹膜,并呈进行性加重,影响膜上有关酶系而改变膜的功能以及线粒体肿胀,最终导致其生理功能的破坏。

口服吸收后分布于肝、肾、肺和脾等组织内,其中肝内分布药量占1/4左右。以后缓慢释放进入血液,$t_{1/2}$约9天,故作用持久。药物主要自胆汁排出,有肝肠循环代谢途径,这可能是本品作用时间持久的主要因素。

【适应证】主要用于疟疾症状的抑制性预防,也可用于疟疾的治疗。此外,并有延缓矽肺病情进展的作用,有人试用于矽肺的防治。

【用法和用量】(1)疟疾抑制性预防:每月服1次0.5g,睡前服。可连服3~4个月,不宜超过6个月。

(2)疟疾治疗:本药对于抗氯喹性恶性疟有根治作用,但作用缓慢,宜在奎宁、青蒿素类或咯萘啶控制症状后续用本品。首次服0.5g,隔8~12小时后再服0.25g~0.5g,总量0.75g~1g。

(3)矽肺的防治:预防量0.5g/次,10~15日服1次,1月量1g~1.5g。治疗量0.5g~0.75g/次,1次/周,1月量2g,半年为1疗程;间歇1月后,可进行第二疗程。总疗程约3~5年。

【不良反应】服药后偶有头昏、嗜睡、乏力、胃部不适、面部和嘴麻木感,轻者一般休息后能自愈。

【禁忌证】严重急性肝、肾及心脏功能障碍患者禁用。

【注意】哺乳期妇女和肝功能不全者慎用。本品多积聚于肝脏,若给药量多、间隔时间短,则易引起肝脏不可逆病变。

【制剂】片剂:每片含磷酸哌喹250mg。

阿莫地喹〔药典(二)〕 Amodiaquine

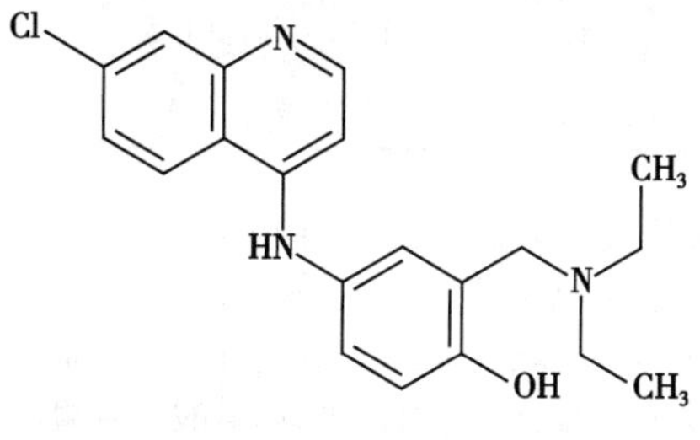

【其他名称】盐酸阿莫地喹片,氨酚喹。

【ATC编码】P01BA06

【性状】常用其盐酸盐。为黄色结晶性粉末,无臭或近乎无臭。熔点208℃。

【药理学】本品是一类人工合成的4-氨基喹啉类抗疟药。通过破坏红细胞内恶性疟原虫、间日疟原虫、卵形疟原虫和三日疟原虫的裂殖体发挥作用。4-氨基喹啉类衍生物对疟原虫的作用机制尚不明确,但目前认为:这类衍生物如阿莫地喹可穿透受感染的红细胞,阻止疟原虫将血红蛋白聚合成一种称为疟色素的不可溶物质,引起疟原虫死亡。本品口服后迅速从胃肠道吸收。本品在肝内迅速转变成具有活性的代谢物去乙基阿莫地喹。它主要分布在血液中,其在全血中的浓度较血浆中浓度高出4~6倍。仅有约2%的阿莫地喹以原形从尿中排出。去乙基阿莫地喹排出速度缓慢,最长半衰期为9~18天。

【适应证】本品用于治疗对阿莫地喹敏感的疟原虫引起的非重症疟疾(单纯性疟疾发作)。

【用法和用量】治疗:成人首日服0.6g(基质),第2、3日各服0.4g(基质)1次。

【不良反应】下列不良反应多见于阿莫地喹高剂量和(或)延长治疗:

(1)血液和淋巴系统异常:白血病和中性粒细胞减少症(粒细胞缺乏症)。

(2)神经系统异常:偶见神经肌病。

(3)眼功能异常:形式多样且严重程度不一,如一过性调节异常、可逆性角膜混浊等,治疗终止即可恢复;极少见不可逆的视网膜病变,但一旦出现需由专业眼科医生诊治。

(4)肝胆系统异常:严重肝炎,有时可致死。

(5)皮肤和皮下组织异常:色素沉着,手指和黏膜明显。

【禁忌证】以下情况禁用:①对本品有效成分或任何辅料过敏者。②有阿莫地喹治疗引起的肝损伤史者。③有阿莫地喹治疗引起血液系统不良反应史者。④有视网膜疾病史(如反复用药)者。

【注意】①偶见呕吐、恶心、腹泻、眩晕等。②长期应用可产生指甲、皮肤蓝灰色色素沉着。③急性毒性与氯喹不同,过量无心血管症状,大剂量可产生晕厥、痉挛状态、惊厥和不自主运动。

【制剂】片剂:每片150mg(基质)。

【贮法】避光,密封,在干燥处保存。

青蒿素〔药典(二);基;医保(乙)〕 Artemisinin

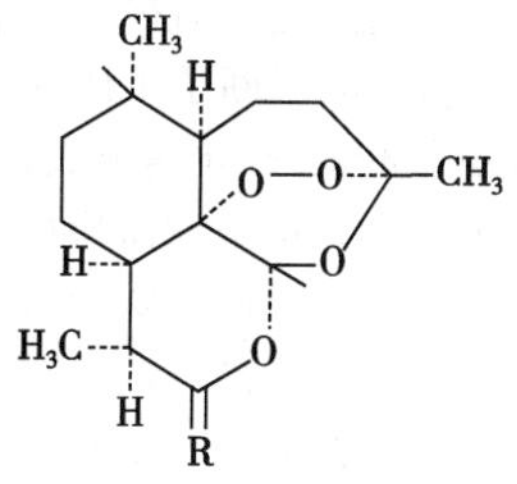

青蒿素	R=O
蒿甲醚	R=OCH_3
双氢青蒿素	R=OH
青蒿琥酯	R=$OCO—CH_2CH_2COOH$

本品系从菊科植物黄花蒿(*Artemisia annua* L.)中提出的有过氧基团的倍半萜内酯。我国2000多年前就有黄花蒿药用价值的记述,早在公元340年,葛洪已用黄花蒿制备药用茶治疗发热;明李时珍所著《本草纲目》中记载黄花蒿可缓解疟疾症状。1972年,我国科学家提取并结晶出青蒿素,随后人工合成了三个衍生物:双氢青蒿素、蒿甲醚和青蒿琥酯,抗疟作用比青蒿素更强。1979年,我国报道了青蒿素类能够迅速、有效、安全地治疗间日疟和恶性疟患者。迄今为

止，中国、东南亚和非洲部分国家的数百万患者接受了青蒿素类的抗疟治疗，均获得良好效果，且不良反应较少。中国药学家屠呦呦教授多年从事中药和中西药结合研究，因创制新型抗疟药——青蒿素和双氢青蒿素的突出贡献，2015年10月5日，中国药学家屠呦呦与另外两名海外科学家分享了2015年的诺贝尔生理学或医学奖。屠呦呦教授由此成为迄今为止第一位获得诺贝尔科学奖项的本土中国科学家、第一位获得诺贝尔生理学或医学奖的华人科学家，由此实现了中国人在自然科学领域诺贝尔奖零的突破。青蒿素是传统中医药送给世界人民的礼物，对防治疟疾等传染性疾病、维护世界人民健康具有重要意义。青蒿素的发现是集体发掘中药的成功范例。该奖项也是中国科学事业、中医中药走向世界的一个荣誉。

但随着青蒿素的普遍使用，疟原虫对本品逐渐产生耐药性。2006年年初，WHO提出，为防止疟原虫耐药性的产生，不应单独使用青蒿素类，而应将复方青蒿素列为一线治疗药物。目前较普遍使用的青蒿素衍生物药物包括双氢青蒿素，蒿甲醚和青蒿琥酯；复方青蒿素类药物包括复方双氢青蒿素片（含双氢青蒿素、磷酸哌喹及甲氧苄啶），双氢青蒿素哌喹片，青蒿素哌喹片，复方蒿甲醚片，青蒿琥酯阿莫地喹片等。

双氢青蒿素〔药典(二)；基〕 Dihydroartemisinin

化学结构见青蒿素项下。

【ATC编码】P01BE01

【性状】为白色或类白色结晶性粉末或无色针状结晶；无臭。本品在丙酮中溶解，在甲醇或乙醇中略溶，在水中几乎不溶。本品的熔点为145～150℃，熔融时同时分解。

【药理学】本品作用机制同青蒿素，为高效、速效的抗疟药。主要作用于疟原虫的红内期，能影响疟原虫的膜系结构，其首先作用于超微结构中的食物泡膜、表膜和线粒体，其次是核膜和内质网。此外，青蒿素对核内染色质也有一定影响。其作用方式主要是干扰表膜-线粒体的功能。可能是本品作用于食物泡膜，阻断了虫体营养摄取的最早阶段，使疟原虫出现氨基酸缺乏，迅速形成自噬泡，并不断排出虫体外，使疟原虫损失大量胞质而死亡。对疟原虫无性体有强的杀灭作用，能迅速控制症状和杀灭疟原虫。对抗氯喹和哌喹的恶性疟同样具有疗效。本品毒性较低，在动物生殖毒性方面的研究证明，小鼠妊娠感应期给药，增加吸收胎的发生，未见致畸作用。

口服吸收良好，起效迅速。人口服双氢青蒿素2mg/kg后 t_{max} 为1.33小时，C_{max} 为0.71μg/ml；血浆 $t_{1/2}$ 为1.57小时。本品体内过程的特点是吸收快、分布广、排泄和代谢迅速。

【适应证】用于治疗各类疟疾。尤其适用于抗氯喹和哌喹的恶性疟和凶险型脑型疟疾的救治。

【用法和用量】口服，每日1次，成人1次60mg，首剂量加倍，连用5～7日。

儿童：《中国国家处方集·化学药品与生物制品卷·儿童版》推荐：口服：6岁以上儿童剂量同成人（一日60mg，一日1次，首剂加倍，连用5～7日）。6岁以下儿童用量按年龄递减。

【不良反应】少数病例有轻度网织红细胞一过性减少。未见其他明显不良反应。

【注意】妊娠期妇女慎用。

【制剂】片剂：每片20mg。

复方双氢青蒿素片：含双氢青蒿素、磷酸哌喹及甲氧苄啶。口服。成人每疗程总量8片，首剂，第6小时、24小时和32小时各服2片。

【贮法】遮光、密闭，在冷处保存。

双氢青蒿素哌喹片〔药典(二)；基；医保(甲)〕 Dihydroartemisinin and Piperaquine Phosphate Tablets

【其他名称】科泰复。

【性状】本品为蓝色薄膜衣片，除去包衣后显类白色至淡黄色。

【药理学】本品为双氢青蒿素和磷酸哌喹组成的复方制剂。

双氢青蒿素为青蒿素的衍生物，是青蒿素的体内活性物质，对疟原虫无性体有较强的杀灭作用，能迅速杀灭疟原虫，从而迅速控制症状。磷酸哌喹为4-氨基喹啉类抗疟药，抗疟作用与氯喹类似，影响疟原虫红内期裂殖体的超微结构，主要能使滋养体食物泡膜和线粒体肿胀，导致其生理功能的破坏，从而杀死疟原虫。磷酸哌喹与氯喹没有交叉抗药性。体外药效学研究提示，两者合用具有增效作用，可延缓疟原虫抗药性的产生。磷酸哌喹的血浆半衰期为7～9天。

【适应证】用于恶性疟和间日疟。

【用法和用量】口服，成人总剂量8片，早晚各1次，每次2片。儿童各年龄组剂量如下（单位：片）：

年龄（岁）	首剂	6～8小时	24小时	32小时
≥16	2	2	2	2
11～15	1.5	1.5	1.5	1.5
7～10	1	1	1	1

【不良反应】本品不良反应主要由磷酸哌喹引起。消化道反应：如恶心、呕吐、食欲缺乏、腹痛、腹泻等；神经系统：如头晕、头痛、耳聋、睡眠不佳等；过敏反应：皮肤瘙痒、皮疹等。也可出现外周红细胞一过性降低，丙氨酸转氨酶（ALT）和天冬氨酸转氨酶（AST）一过性升高，血肌酐升高等。

【禁忌证】①对本品中任何一种药物成分过敏者禁用。②妊娠期妇女禁用。③严重肝肾疾病、血液病（如白细胞减少、血小板减少等）等患者禁用。

【注意】①本品无退热作用。②肝肾功能不全者慎用。③严格按照规定用法和用量使用本品，临床症状无改善时，请及时咨询医师。④本品中磷酸哌喹的半衰期较长，半个月内不要重复服用。⑤哺乳期妇女可以在医师指导下服用；7～10岁儿童可按规定剂量服用。⑥老年患者可以服用。

【制剂】本品为复方制剂，每片含双氢青蒿素40mg，磷酸哌喹 320mg。

【贮法】 避光密闭,置阴凉干燥处保存。

青蒿素哌喹片〔药典(二);基〕 Artemisinin and Piperaquine Tablets

【其他名称】 复方青蒿素片。

为青蒿素和哌喹的复方制剂,每片含青蒿素 62.5mg、哌喹 375mg。其【药理学】【适应证】【不良反应】【注意】参见双氢青蒿素哌喹片。

【用法和用量】 口服,成人总剂量 8 片,每日早晚各一次,每次 2 片。

蒿甲醚〔药典(二);基;医保(甲)〕 Artemether

本品系国内通过构效关系研究而找到的一种青蒿素衍生物。其化学结构见青蒿素项下。

【ATC 编码】 P01BE02

【性状】 有 α、β 两型。α 型为黏性油,固化后的熔点为 97~100℃;β 型为无色片状结晶,熔点 86~88℃。药理及临床研究所用的蒿甲醚系 α、β 型混合物,以 β 型为主。溶于油,溶解度比青蒿素大。

【药理学】 本品为疟原虫红内期裂殖体杀灭剂,能迅速控制症状并杀灭疟原虫,对于抗氯喹恶性疟同样有效,但对恶性疟配子体无效。动物实验证明,其抗疟作用为青蒿素的 10~20 倍。本品毒性较低,但有一定的胚胎毒性,主要表现在胚胎吸收。体内转运迅速,排泄快,静脉注射后 24 或 72 小时后大部分药物被代谢,尿中几乎找不到原形药物。根据实验结果,蒿甲醚在体内存在脱醚甲基代谢。本品在家兔的生物利用度仅为 36.8%~49.5%。人体肌内注射 10mg/kg 后,t_{max}为 7 小时,C_{max}为 0.8μg/ml 左右,$t_{1/2}$为 13 小时左右;体内分布广泛,脑组织最多,肝、肾次之。主要通过粪便排泄,其次为尿排泄。

【适应证】 适用于各型疟疾,但主要用于抗氯喹恶性疟治疗和凶险型恶性疟的急救。本品对恶性疟(包括抗氯喹恶性疟及凶险型疟)的疗效较佳,效果确切,显效迅速,近期疗效可达 100%。用药后 2 日内多数病例血中原虫转阴并退热。复燃率 8%,较青蒿素低。与伯氨喹合用可进一步降低复燃率。

临床还试用于急性上呼吸道感染的高热患者,进行对症处理,取得较好疗效。退热效应一般在肌内注射后半小时左右即开始出现,体温呈梯形逐渐下降,4~6 小时左右再逐渐回升,无体温骤降的现象,退热作用稳定。本品肌内注射后患者出汗少,不致引起老人、儿童、虚弱患者发生虚脱等不良反应。

【用法和用量】 抗疟:肌内注射,第 1 日 160mg,第 2~5 日各 80mg。口服,首剂 160mg,第 2 日起每日 1 次 80mg,连服 5~7 天。

儿童:《中国国家处方集·化学药品与生物制品卷·儿童版》推荐:儿童 5~10 岁者首剂为成人剂量的 1/2,10~15 岁者为成人剂量的 3/4。退热:肌内注射 160mg。

【不良反应】 不良反应较轻。个别患者有一过性低热,AST、ALT 轻度升高,网织红细胞一过性减少。

【注意】 妊娠期妇女慎用;注射液遇冷如有凝固现象,可微温溶解后用。

【制剂】 油注射液:每支 80mg(1ml)。胶囊剂:每粒 40mg;100mg。片剂:每片 40mg。

复方蒿甲醚片:每片含蒿甲醚 20mg,本芴醇 120mg。用法:成人首次口服 4 片,以后第 8、24 和 48 小时各服 4 片,总量 16 片;儿童剂量按年龄递减。

【贮法】 遮光、密闭,在冷处保存。

青蒿琥酯〔药典(二);基;医保(甲)〕 Artesunate

化学结构见青蒿素项下。

【ATC 编码】 P01BE03

【性状】 本品为白色结晶性粉末,室温 2~3 年保持稳定。

【药理学】 对疟原虫无性体有较强的杀灭作用,奏效快,能迅速控制疟疾发作,但对恶性疟配子体无效。静脉注射后血药浓度迅速下降,血浆 $t_{1/2}$为 30 分钟左右;体内分布广泛,以肠、肝、肾中含量较高;本品主要通过代谢转化,尿及粪便排泄仅占少量。

【适应证】 主要用于脑型疟疾及各种危重疟疾的抢救。症状控制后,宜再用其他抗疟药根治。

【用法和用量】 (1) 口服:首剂量 100mg,第 2 日起每日 2 次,每次 50mg,连服 5 日。

(2) 静脉注射:临用前,加入所附的 5% 碳酸氢钠注射液 0.6ml,振摇 2 分钟,待完全溶解后,加 5% 葡萄糖注射液或葡萄糖氯化钠注射液 5.4ml 稀释,使每 1ml 溶液含青蒿琥酯 10mg,缓慢静注。首次 60mg(或按体重 1.2mg/kg),首次剂量后 4、24、48 小时各重复注射 1 次。危重者,首次剂量可加至 120mg,3 日为一疗程,总剂量为 240~300mg。

儿童:①静脉注射:临用前加入所附的 5% 碳酸氢钠注射液 0.6ml,振摇 2 分钟,待完全溶解后,加 5% 葡萄糖注射液或葡萄糖 0.9% 氯化钠注射液 5.4ml 稀释,使每 1ml 溶液含青蒿琥酯 10mg,缓慢静脉注射。7 岁以下 1.5mg/kg,首次剂量后 4、24、48 小时各重复注射 1 次。7 岁以上,1.2mg/kg(不超过 60mg),24、48 小时各重复注射 1 次。②口服:一日 2 次间隔 8~12 小时),连服 3 日。儿童剂量参照静脉注射量。

【不良反应】 推荐剂量下未见不良反应,如使用过量(大于 2.75mg/kg)可能出现外周网织细胞一过性降低。

【注意】 ①动物毒理实验证明本品有胚胎毒作用,故妊娠早期妇女慎用。②本品溶解后应及时注射,如出现混浊则不可使用。静脉注射速度为每分钟 3~4ml。

【制剂】 片剂:每片 50mg;100mg。注射用青蒿琥酯:每支 60mg;120mg。

【贮法】 遮光、密闭,在凉暗处保存。

青蒿琥酯阿莫地喹片〔医保(乙)〕 Artesunate and Amodiaquine Tablets

本品为复方制剂。其【药理学】【不良反应】【注意】参见青蒿琥酯和阿莫地喹。

【适应证】用于治疗对阿莫地喹和青蒿琥酯敏感的恶性疟原虫引起的非重症疟疾(单纯性疟疾发作)。

【用法和用量】口服,每日1次,连服3天。本品需用水送服。若无法整片吞服者,如低龄儿童,服用前可将药片溶于水,亦可将药片碾碎后以水送服。若服用半小时内发生呕吐,则需再次服用相同剂量的青蒿琥酯阿莫地喹片。若持续呕吐,请考虑采取重症疟疾的治疗方案。

青蒿琥酯和阿莫地喹的使用剂量如下:

体重范围(对应的年龄范围)	治疗第1日	治疗第2日	治疗第3日
≥4.5kg~<9kg (2~11个月)*	25mg AS 67.5mg AQ	25mg AS 67.5mg AQ	25mg AS 67.5mg AQ
≥9kg~<18kg (1~5岁)*	50mg AS 135mg AQ	50mg AS 135mg AQ	50mg AS 135mg AQ
≥18kg~<36kg (6~13岁)*	100mg AS 270mg AQ	100mg AS 270mg AQ	100mg AS 270mg AQ
≥36kg (14岁以上)*	200mg AS 540mg AQ	200mg AS 540mg AQ	200mg AS 540mg AQ

注:*若体重和年龄不对应,则依据体重确定服用剂量。
AS:青蒿琥酯,AQ:阿莫地喹

【注意】①青蒿琥酯和阿莫地喹联合使用可能导致中性粒细胞减少症并增加患感染风险。②与抑制、减少或竞争CYP2C8的药物合用需慎重。③不宜与高脂肪食物同服。④勿用于阿莫地喹耐药性广泛分布地区。⑤服用后可能出现嗜睡、眩晕或全身无力等症状,此时不能操控机器。

【制剂】片剂:青蒿琥酯25mg/盐酸阿莫地喹67.5mg(以阿莫地喹计);青蒿琥酯50mg/盐酸阿莫地喹135mg(以阿莫地喹计);青蒿琥酯100mg/盐酸阿莫地喹270mg(以阿莫地喹计)。

咯萘啶[药典(二);医保(乙)] Malaridine

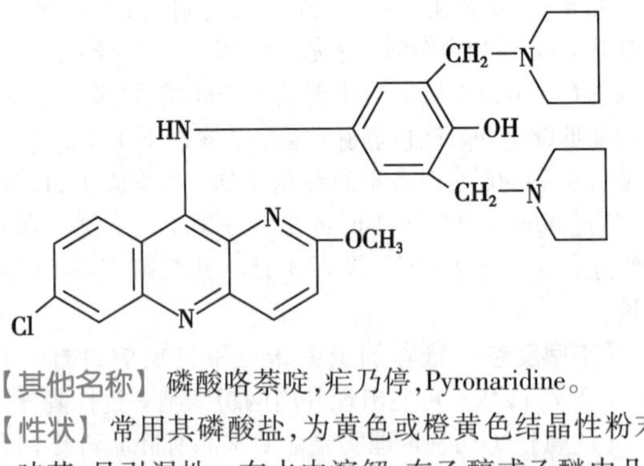

【其他名称】磷酸咯萘啶,疟乃停,Pyronaridine。

【性状】常用其磷酸盐,为黄色或橙黄色结晶性粉末;无臭,味苦;具引湿性。在水中溶解,在乙醇或乙醚中几乎不溶。

【药理学】本品系苯并萘啶的衍生物,为我国创制的抗疟药物,对间日疟和恶性疟原虫的裂殖体均有杀灭作用,抗疟疗效显著。咯萘啶作用于伯氏疟原虫的红内期,影响虫体的超微结构,使复合膜肿胀,食物泡融合、色素凝集,这些变化呈进行性加重;药物作用4小时后,滋养体结构逐渐瓦解。由于本品具有双重作用靶点,故对氯喹有抗药性的患者亦有效。

口服和肌内注射达峰时间分别为1.4小时和0.75小时;口服生物利用度约为40%。$t_{1/2}$为2~3日。药物在肝中浓度最高,尿中排泄1%~2%。

【适应证】用于治疗各种疟疾包括脑型疟和凶险疟的危重患者。磺胺多辛、乙胺嘧啶或伯氨喹与本品合用可增强疗效,延缓抗药性的产生,防止复燃。不良反应较氯喹轻。

【用法和用量】口服:总剂量1.6g,分3天口服,第1天服2次,间隔8小时,每次400mg,第2、3天各服1次,每次400mg。静脉滴注:总剂量按3~6mg/kg计算,最大剂量不超过640mg,注入到5%的葡萄糖或0.9%的生理盐水200~500ml中摇匀稀释,滴速不超过60滴/分钟,12小时后可以重复应用,神志清楚后改为口服用药。以上剂量均以咯萘啶($C_{29}H_{32}ClN_5O_2$)计算。

儿童:《中国国家处方集·化学药品与生物制品卷·儿童版》推荐:①口服:儿童总剂量为24mg/kg,首日2次,间隔6小时,第2、3日各服1次。②静脉滴注:静脉滴注一次按3~6mg/kg,加入5%葡萄糖注射液200~500ml中,于2~3小时滴完。间隔6~8小时重复1次,12小时内总量为12mg/kg。③肌内注射:一次按体重2~3mg/kg,共给2次,间隔4~6小时。

【不良反应】①口服后少数病例出现轻度腹痛、胃部不适。②肌内注射后局部有硬块,少数患者有头昏、恶心、心悸等反应。

【禁忌证】本品严禁静脉注射。

【注意】严重心、肝、肾病患者慎用。用药后尿会呈红色。

【药物相互作用】①与邻二甲氧嘧啶、乙胺嘧啶合用有增效作用,可减少复燃及防止、延缓耐药性的产生。②与伯氨喹合用,有较好的根治间日疟作用,根治率达98%。

【制剂】肠溶片:每片含咯萘啶($C_{29}H_{32}ClN_5O_2$)100mg。注射液:80mg(咯萘啶)(2ml)。

【贮法】遮光,密闭,在凉暗处保存。

甲氟喹 Mefloquine

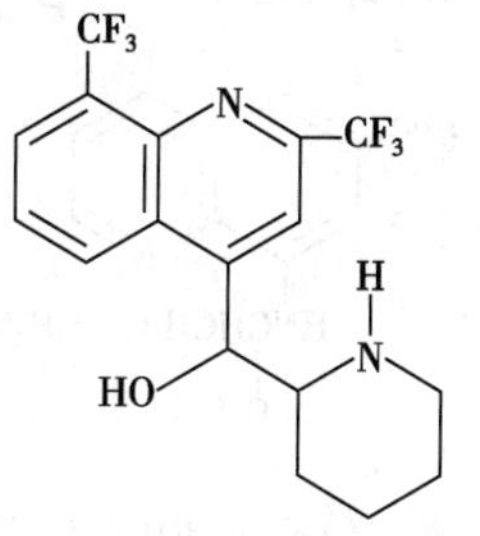

【其他名称】甲氟喹啉，美化喹林，Mephaquine，Lariam。

【ATC 编码】P01BC02

【性状】常用其盐酸盐（每 250mg 相当于甲氟喹 228mg），为白色或近乎白色结晶，在水中易溶。熔点 259～260℃。

【药理学】本品以 4 种具大致相同抗疟效力的光学异构体的外消旋混合物形式存在，抗疟作用与奎宁相似，但确切作用机制尚不完全清楚。可能是选择性地与疟原虫的磷脂结合，并与铁卟啉Ⅸ结合形成对疟原虫有毒的甲氟喹啉铁卟啉复合物，使本品在受疟原虫感染的红细胞内的浓度远远高于非感染红细胞内的浓度，杀灭红细胞内期的疟原虫裂殖体，从而很好地发挥抗疟作用。

本品口服吸收率为 75%～80%，血浆 $t_{1/2}$ 为 15～33 天，平均 21.4 天。本品脂溶性高，表观分布容积 16～25L/kg，血浆蛋白结合率约 98%。本品能少量进入乳汁，主要在肝中进行代谢，经胆汁由粪便排出，仅少量原形药物及代谢产物由尿中排出。

【适应证】主要用于恶性疟及预防对氯喹耐药的恶性疟。单独使用甲氟喹，只应用于抗氯喹和多药抗药性恶性疟原虫引起的疟疾的预防和治疗。本品特别适用于在疟疾感染流行区只作短期停留的无免疫力的旅游者作预防用药。而流行区本地居民不应使用本品作预防用，以免导致抗甲氟喹疟原虫的出现。

【用法和用量】（1）治疗恶性疟：单次 250mg，用 250ml 水送服（避免空腹服用）。为避免复发，应继续用伯氨喹治疗。

（2）预防对氯喹耐药的恶性疟：每周一次，每次 250mg，共 4 周，然后隔周 250mg，最好在进入流行区前一周开始服用，持续到离开疟疾疫区后 4 周。

【不良反应】常见不良反应有恶心、呕吐、腹泻、腹部疼痛、食欲缺乏、眩晕、平衡失调。也可出现神经精神紊乱，如焦虑、抑郁、精神错乱、幻觉等。其他尚有皮疹、瘙痒、荨麻疹、头痛、无力、肌痛、感觉异常、视觉障碍及肝功能失调。罕见血小板及白细胞减少，多形性红斑以及史-约综合征、无症状性心动过缓及心电图改变。

【禁忌证】有精神病史和惊厥史患者及严重肝、肾功能不全者禁用；对奎宁、奎尼丁或氯喹有不良反应者应禁用或慎用。

【注意】①大剂量的甲氟喹能使啮齿类动物发生畸形或发育异常，故本品不应预防性地应用于妊娠期妇女，特别在妊娠头三个月内。对于治疗妊娠期妇女的疟疾，则应审慎权衡。②服药期间应避免进行需要较高运动共济协调的工作，如驾车或操作机器等。

【制剂】片剂：每片 250mg。

本芴醇[药典(二)] Lumefantrine

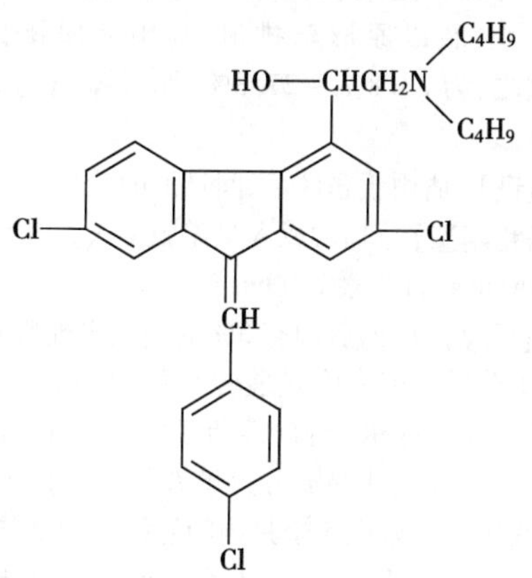

【其他名称】Benflumetol。

【性状】为黄色结晶性粉末；有苦杏仁臭，无味。在三氯甲烷中易溶；在丙酮中略溶，在乙醇或水中几乎不溶。熔点为 125～131℃。

【药理学】本品能杀灭疟原虫红内期无性体，杀虫比较彻底，治愈率为 95% 左右，但对红前期和配子体无效。小鼠、大鼠 LD_{50} 均大于 10g/kg。致突变和致畸试验均为阴性。

本品口服吸收慢，给药后 4～6 小时血药浓度达峰值。$t_{1/2}$ 为 24～72 小时。

【适应证】主要用于恶性疟疾，尤其适用于抗氯喹恶性疟疾的治疗。也可与青蒿素同用。

【用法和用量】4 日疗法：成人，第 1 日顿服 800mg，第 2、3、4 日各 400mg，顿服；儿童每日顿服 8mg/kg，连服 4 日，首剂加倍，儿童首剂最大用量不超过 0.6g。与食物，尤其是富含脂肪的食物同服可明显增加本品的生物利用度。

【不良反应】①不良反应较轻，有头晕、乏力、畏食、恶心、呕吐、腹痛、心悸、肌痛、关节痛、头痛及皮疹等。②少数患者可出现心电图 Q-T 间期一过性轻度延长。

【禁忌证】①妊娠期及哺乳期妇女禁用。②对本药过敏者禁用。

【注意】心脏病和肾脏病患者慎用；恶性疟患者，在症状控制及红内期原虫消灭后可使用伯氨喹杀灭配子体。

【制剂】胶丸：每粒 0.1g。

【贮法】遮光，密封，在阴凉干燥处保存。

复方磷酸萘酚喹[药典(二)] Compound Naphthoquine Phosphate Tablets

【性状】本品为淡黄色。

【药理学】本品为复方制剂，含有速效的青蒿素和持效的磷酸萘酚喹。两药伍用有协同增效作用，在动物模型上对抗性虫株增效指数为 8.2，而毒性仅为相加。在临床试验中，本品与镇静剂或抗生素联合应用，未见不良影响。

健康成年志愿者磷酸萘酚喹药动学实验结果表明：本品口服吸收较快且完全，服药后 2～4 小时血药浓度达到高峰，与血浆蛋白结合率为 87～89%。动物药动学实验结果表明：本品组织分布较广，以肝脏最高，肾、肺和脾次之，脑中也有发现。血细胞内浓度高于血浆，球浆比值达 2.6～3.9。本品以原形药排泄，其中从尿排出为主，约 45%；粪次之，为 23.8%～27.8%，胆汁排出为 24%，并存在肝肠循环。

【适应证】适用于恶性疟、间日疟的治疗。

【用法和用量】口服，成人只需服 1 次，一次 8 片（总量含萘酚喹 400mg、青蒿素 1000mg）。

【不良反应】服药后约有 5% 的病人出现恶心、胃不适；个别病人服药后可能有丙氨酸转氨酶（ALT）或天冬氨酸转氨酶（AST）一过性轻度升高，停药后可自行恢复正常。

【禁忌证】①对本品成分过敏者禁用。②严重肝、肾功能不良者禁用。③妊娠 5 个月内的妊娠期妇女禁用。

【注意】①对肝、肾功能不全者慎用。②严格按规定药量服用，不得随意增加剂量。③本药物为单次口服 8 片为一个治疗疗程，因磷酸萘酚喹有蓄积作用，10 天内不要重复用该药。④妊娠 6 个月以上妊娠期妇女及哺乳期妇女慎用。

【制剂】片剂：本品为复方制剂，每片含萘酚喹 50mg、青蒿素 125mg。

【贮法】遮光、密闭，在阴凉处保存。

奎宁〔药典（二）；医保（甲、乙）〕 Quinine

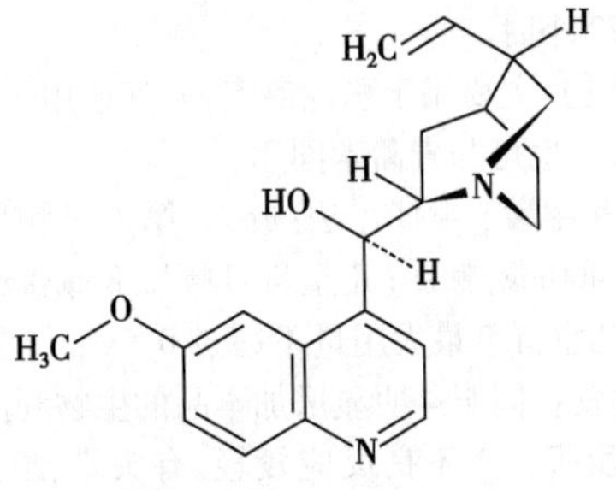

【其他名称】硫酸奎宁，二盐酸奎宁。

【ATC 编码】P01BC01

抑制或杀灭良性疟（间日疟、三日疟）及恶性疟原虫的红内期，能控制疟疾症状，有解热、收缩子宫作用。成人常用量：严重病例（如脑型）可采用二盐酸奎宁，按体重 5～10mg/kg（最高量 500mg），加入氯化钠注射液 500ml 中静脉滴注，4 小时滴完，12 小时后重复一次，病情好转后改为口服。每日用量超过 1g 或用药稍久，可出现金鸡纳反应（头痛，耳鸣，眼花，恶心，呕吐，视力、听力减退），特异质者出现急性溶血、血管神经性水肿、支气管哮喘。中毒时可出现体温下降、心律失常、呼吸麻痹。心肌病患者及妊娠期妇女禁用。制剂：硫酸奎宁片：每片 0.3g。盐酸奎宁片：每片 0.33g、0.12g。二盐酸奎宁注射液：每支 0.25g（1ml）；0.5g（1ml）；0.25g（10ml）。复方奎宁注射液：每支 2ml，含盐酸奎宁 0.136g、咖啡因 0.034g、乌拉坦 0.028g。

12.1.2 主要用于防止复燃与传播及预防疟疾的药物

伯氨喹〔药典（二）；基；医保（甲）〕 Primaquine

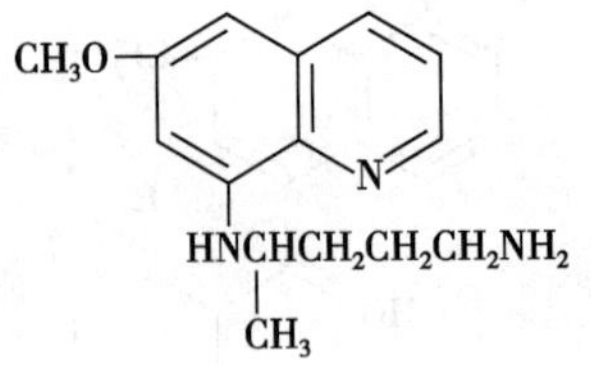

【其他名称】磷酸伯氨喹，伯喹，伯氨喹啉。

【ATC 编码】P01BA03

【性状】常用其磷酸盐。橙红色结晶粉末，味苦。本品在水中溶解，在二氯甲烷或乙醇中不溶。熔点 200～205℃（分解）。

【药理学】本品与帕马喹同属 8-氨基喹啉类衍生物，其抗疟作用可能与干扰疟原虫 DNA 合成有关。伯氨喹能抑制线粒体的氧化作用，使疟原虫摄氧量减少。本品在体内的代谢物喹啉醌衍生物有较强氧化性，能将红细胞内的还原型谷胱甘肽转变为氧化型谷胱甘肽，干扰疟原虫红外期三磷酸吡啶核苷酸的还原过程，影响疟原虫的能量代谢和呼吸而导致死亡。对红外期与配子体有较强的杀灭作用，为阻止复发、中断传播的有效药物。

口服后吸收迅速、完全，1～3 小时达血峰浓度；消除也快，8 小时后血中残存量很少。$t_{1/2}$ 约 5.8 小时。V_d 为 205L。自尿排出总量仅为口服剂量的 1% 左右，其余为其代谢物。因血中有效浓度维持时间不长，必须每日连续用药。

【适应证】主要用于根治间日疟和控制疟疾传播，常与氯喹或乙胺嘧啶合用。对红内期作用较弱，对恶性疟红内期则完全无效，不能作为控制症状的药物应用。对某些疟原虫的红前期也有影响，但因需用剂量较大，已接近极量，不够安全，故也不能作为病因预防药应用。

【用法和用量】成人常用量：口服：①根治间日疟：采用一次 13.2mg，一日 3 次，连服 7 日。②用于消灭恶性疟原虫配子体时，采用一日一次 26.4mg，连服 3 日。

儿童：口服。儿童按伯氨喹计，根治间日疟一日 0.39mg/kg，连服 14 日。用于杀灭恶性疟配子体时，剂量相同，连服 3 日。

【不良反应】（1）毒性比其他抗疟药大。每日剂量超过 52.8mg 时，易发生疲乏、头昏、恶心、呕吐、腹痛、发绀、药热等症状，停药后可自行恢复。

（2）少数特异质者可发生急性溶血性贫血（因其红细胞缺乏葡萄糖-6-磷酸脱氢酶），应即停药，给予地塞米松或泼尼松可缓解，并静脉滴注 5% 葡萄糖氯化钠注射液，严重者输血。如发生高铁血红蛋白血症，可静脉注射亚甲蓝 1～2mg/kg。

【禁忌证】妊娠期妇女禁用。

【注意】肝脏、肾脏及血液系统疾患、糖尿病患者慎用。

【制剂】片剂：每片含磷酸伯氨喹 13.2mg 或 26.4mg（相当于伯氨喹盐基 7.5mg 或 15mg）。

乙胺嘧啶[药典(二);医保(甲、乙)]　Pyrimethamine

【其他名称】息疟定,Daraprim。

【ATC 编码】P01BD01

【性状】为白色结晶性粉末,无臭,无味。在乙醇或三氯甲烷中微溶,在水中几乎不溶。熔点 239～242℃。

【药理学】本品化学结构和氯胍、环氯胍、甲氧苄啶(TMP)相似,都是二氢叶酸还原酶抑制剂,使二氢叶酸不能还原成四氢叶酸,最后使核酸合成减少,通过抑制细胞核的分裂而使疟原虫的繁殖受到抑制。疟原虫的 DNA 合成主要发生在滋养体阶段,繁殖期合成甚少,故本品主要作用于进行裂殖体增殖的疟原虫,对已发育完成的裂殖体无效。

本品口服后胃肠道吸收完全,但较缓慢,服后约 4 小时达到峰浓度。主要分布于肺、肝、肾等组织,代谢产物由肾脏缓慢排出,$t_{1/2}$为 90 小时。

本品对某些恶性疟及间日疟的原发性红外期有抑制作用,是较好的预防药。由于排泄缓慢,作用较持久,1 次服药,其预防作用可维持 1 周以上。每 2 周给药 1 次的效果较差,且可能产生耐药性。

本品对疟原虫配子体无明显作用,但含药血液进入蚊体后,可影响配子体在蚊体内的发育,故可阻断传播。对疟原虫红外期有作用,故常与伯氨喹合用以抗复发。

【适应证】主要用于预防疟疾,也可用于治疗弓形虫病。最近发现本品有抗药性虫株产生,合并应用其他抗疟药及磺胺类药物等,可提高其抗疟效果。

【用法和用量】(1) 预防疟疾:成人每次服 25mg,每周 1 次,小儿 0.9mg/kg,最高限于成人剂量。

(2) 抗复发治疗:成人每日服 25～50mg,连用 2 日,小儿酌减(多与伯氨喹合用)。

(3) 治疗弓形虫病:每日 50mg,顿服,共 1～3 日(视耐受力而定),以后每日 25mg,疗程 4～6 周。小儿 1mg/kg,分 2 次服,1～3 日后 0.5mg/kg,分 2 次服,疗程 4～6 周。必要时,可重复 1～2 个疗程。

【不良反应】偶可引起红斑样、水疱状药疹。

【禁忌证】妊娠及哺乳期妇女禁用。

【注意】(1) 本品排泄极慢,服药后前 5 日尿中排泄量仅占口服量的 12%。因此,如 1 次误服过量或连续长期服用,均能引起毒性反应,例如每日 25mg 用至 1 周以上,即可出现叶酸缺乏现象,从而影响代谢较快的骨髓和消化道,出现骨髓抑制和消化道症状,导致巨幼细胞贫血和白细胞减少,及时停药可自行恢复。给予甲酰叶酸钙可改善骨髓功能。长期应用本品应经常检查血象。

(2) 由于其味不苦而微香,为小儿所乐用,故小儿易服过量而引起中毒甚至死亡,宜加注意。

(3) 成人如 1 次服 150～200mg,即有中毒危险,常在 1～5 小时内出现恶心、呕吐、头痛、头晕等症状,重者昏迷抽搐。6 岁以下小儿有因顿服 50～100mg 而中毒致死者。急救法:洗胃、催吐、大量饮用 10% 糖水或萝卜汁,给以葡萄糖输液及利尿药,痉挛、抽搐者对症处理。

(4) 由于本品有高度蓄积性,肾功能不全者慎用。

【制剂】片剂:每片 6.25mg。

12.1.3　与抗疟药联合应用的药物

磺胺类与砜类药物均属二氢叶酸合成酶抑制剂,能抑制疟原虫的叶酸代谢过程,但单独应用时效果较差。若与二氢叶酸还原酶抑制剂,如乙胺嘧啶、甲氧苄啶(TMP)联合应用,则由于疟原虫的叶酸代谢受到双重阻断,可使效果加强,并可能避免耐药性的产生。一般常与乙胺嘧啶(1 次 50mg)或 TMP(1 次 0.5g)二联用药,1 次给药或连用 2～3 日。

磺胺中以磺胺甲氧吡嗪(SMPZ)和磺胺 5,6-二甲氧嘧啶(SDM′,磺胺多辛)较为常用,如 SMPZ 与 TMP 联用于间日疟和恶性疟,磺胺多辛与乙胺嘧啶联用于恶性疟。砜类中以氨苯砜较常用。

国外同类药名 Fransidar,每片含磺胺多辛 500mg 及乙胺嘧啶 25mg,成人治疗顿服 3 片。对耐氯喹性疟疾有根治作用,但对间日疟效慢,也无根治作用。

其他抗疟药还有硝喹,可查阅本书第 17 版第 142 页。

ER-12-1

12.2　抗原虫药

原虫感染遍及世界各地,是一些地区寄生虫感染发病率和死亡率居高不下的主要原因。寄生于人体管腔、体液、组织或细胞内的医学原虫大约有 40 余种,其中一些致病性原虫可引起严重的疾病。WHO 曾确定的全球重点防治的 6 大热带病中,有 3 种(疟疾、利什曼病、锥虫病)就是原虫病。

目前主要抗原虫药种类包括 5-硝基咪唑类(甲硝唑、替硝唑)、卤代羟喹类(双碘喹啉)、锑化合物(葡萄糖酸锑钠)、芳香二脒类(喷他脒)等。

12.2.1　抗阿米巴药

人体最常见的阿米巴感染是由溶组织内阿米巴原虫及相关虫种感染引起的阿米巴病。溶组织内阿米巴生活史包括滋养体和包囊两个阶段。包囊具有传染性。人体因摄入被包囊污染的食物和饮水而感染。包囊被人吞食后,滋养体破囊而出,在肠腔里生活,溶化组织并穿入肠黏膜下组织内分裂繁殖,使肠壁发生溃疡,引起急性或慢性阿米巴痢疾。在遇到环境不适合时,滋养体就变为具有厚囊壁的包囊,随粪便排出体外,再传染新宿主。阿米巴滋养体可进入肠壁血管随血流播散到肝、肺、脑等组织内停留繁殖,引起肠外阿米巴病如肝脓肿、肺脓肿及脑脓肿。

溶组织内阿米巴经粪口途径传播，原虫在人体肠道寄生时有滋养体和包囊两种基本形式。

治疗阿米巴病的药物按其作用部位可如下分类：①主要作用于肠腔内的杀肠管阿米巴药物，如二氯尼特、双碘喹啉和巴龙霉素等（参见第6章抗生素）；②主要作用于肠壁和肝的杀组织内阿米巴药物，如依米丁及主要作用于肝脏的抗疟药氯喹；③作用于所有感染部位，即可杀灭肠腔、肠壁和其他组织中的阿米巴混合型药物，如甲硝唑及其他5-硝基咪唑衍生物。但由于硝基咪唑类药物在胃肠道中吸收迅速，对肠腔中的阿米巴杀灭效果较差。

双碘喹啉〔医保(乙)〕 Diiodohydroxyquinoline

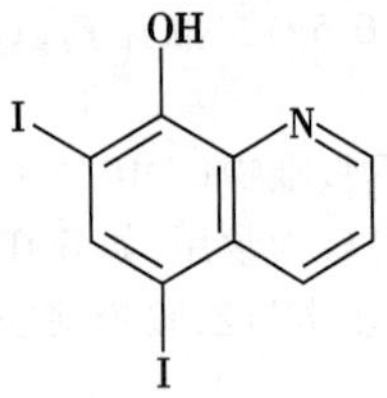

【其他名称】 双碘方，双碘喹，双碘羟喹，Diodoquin，Iodoquinol。

【ATC 编码】 G01AC01

【药理学】 本药具有广谱抗微生物作用，其疗效可能与抑制肠内共生性细菌的间接作用有关。因阿米巴的生长繁殖得益于与肠内细菌共生，而本药抑制了肠内共生细菌，从而使肠内阿米巴的生长繁殖出现障碍。本药只对阿米巴滋养体有作用，对包囊无杀灭作用。

口服仅小部分经肠黏膜吸收，绝大部分直接由粪便排出，在肠腔内可达到较高浓度，而且对感染部位产生较强的抗阿米巴作用。但在组织器官中分布较少，进入血液中的药物大部分以原形经尿排泄，小部分分解释放出碘。

【适应证】 用于治疗轻型或无明显症状的阿米巴痢疾。与依米丁、甲硝唑合用，治疗急性阿米巴痢疾及较顽固病例。对肠外阿米巴如肝脓肿无效。

【用法和用量】 成人常规剂量：口服给药一次400～600mg，一日3次，连服14～21日。儿童常规剂量：口服给药一次5～10mg/kg，用法同成人。重复治疗需间隔15～20日。

【不良反应】 本药在治疗剂量上是较安全的。主要的不良反应为腹泻，但不常见，一般在治疗第2、3日开始，不需停药，数日后即可自行消失。还可出现恶心、呕吐。大剂量可致肝功能减退。可见瘙痒、皮疹、甲状腺肿大（与药物中含碘有关）；也可见发热、寒战、头痛和眩晕。

【禁忌证】 对碘过敏者、甲状腺肿大患者和严重肝、肾疾病患者禁用。

【注意】 肝、肾功能不全者慎用；药物对妊娠和哺乳的影响尚不明确，故妊娠及哺乳期妇女应慎用。治疗期间可使蛋白结合碘的水平增高，故能干扰某些甲状腺功能试验。

【制剂】 片剂：每片200mg。

【贮法】 避光、密闭保存。

依米丁〔药典(二)；医保(乙)〕 Emetine

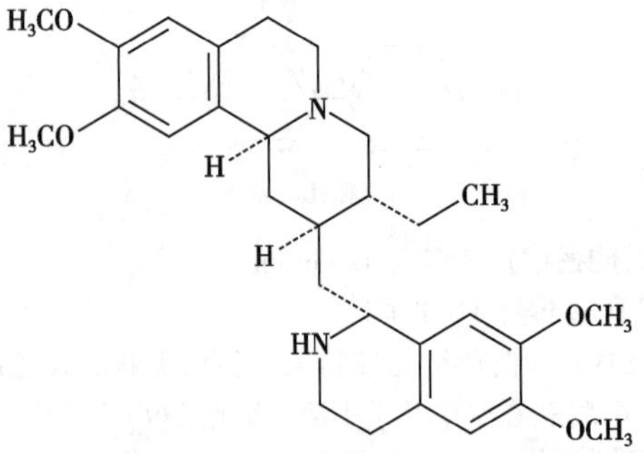

本品为南美洲茜草科植物吐根的根内提出的一种生物碱，现多为人工合成。

【其他名称】 盐酸依米丁，吐根碱。

【ATC 编码】 P01AX02

【性状】 常用其盐酸盐，为白色至淡黄色结晶性粉末，易溶于水和三氯甲烷，溶解于乙醇（90%），几乎不溶于乙醚。水溶液呈中性或弱酸性反应。无臭，味苦。熔点235～255℃（分解）。

【药理学】 本品能干扰溶组织阿米巴滋养体的分裂与繁殖，故能将其杀灭。但治疗浓度对包囊无杀灭作用，故不能消除其传播感染能力。

本品口服后常引起恶心、呕吐，故一般采用深部皮下注射，吸收良好，大部分集中于肝脏，肺、肾、脾及肠壁、脑等分布较少。主要由肾脏排出，通常注射后20～40分钟即可出现于尿中。在体内有蓄积性，当治疗完毕后40～60日尿中仍有微量排出。本品在肝脏中的浓度远远超过肠壁中的浓度，可能是对阿米巴肝炎或肝脓肿疗效高于阿米巴痢疾的原因。

【适应证】 适用于急性阿米巴痢疾急需控制症状者。肠外阿米巴病因其毒性大已少用。由于消除急性症状效力较好而根治作用低，故不适用于症状轻微的慢性阿米巴痢疾及无症状的带包囊者。此外本品还可用于蝎子蜇伤。

【用法和用量】 (1) 治阿米巴痢：体重60kg以下按每日1mg/kg计（60kg以上者，剂量仍按60kg计），每日1次或分2次作深部皮下注射，连用6～10日为1疗程。如未愈，30日后再用第2疗程。

(2) 治蝎子蜇伤：以本品3%～6%注射液少许注入蜇孔内即可。

【不良反应】 用药后期多出现不良反应，常见的有恶心、呕吐、腹痛、腹泻、肌无力等，偶见周围神经炎（注射前静脉注射10%葡萄糖酸钙10ml可减轻不良反应）。对心肌损害可表现为血压下降、心前区痛、脉细弱、心律失常、心力衰竭等，如有心电图变化，应立即停药，否则易致急性心肌炎而引起死亡。

【禁忌证】 重症心脏病、高度贫血、肝肾功能明显减退者，即将手术的患者、老弱患者、妊娠期妇女与婴幼儿均禁用。

【注意】 ①本品排泄缓慢，易蓄积中毒，不宜长期连续使用。对人的致死量为10~20mg/kg。②使用本品期间禁酒及刺激性食品。③注射前、后2小时必须卧床休息，检查心脏与血压有无改变。④本品不可由静脉给药，也不能口服或作肌内注射（可引起肌肉疼痛和坏死）。注射部位可出现蜂窝织炎。

【制剂】注射液：每支30mg（1ml）；60mg（1ml）。

【贮法】避光阴凉处保存。遇光或受热会变色。

注：去氢依米丁作用同本品，但不良反应和毒性较轻。

二氯尼特　Diloxanide

【其他名称】安特酰胺，二氯散，Entamide。

【ATC编码】P01AC01

【性状】本品为白色或类白色，无臭或几乎无臭的结晶性粉末，极微溶于水；微溶于乙醇和乙醚；易溶于三氯甲烷。避光。

【药理学】本品在胃肠道吸收前先被水解，产生的二氯尼特被迅速吸收，主要在尿中以葡糖苷酸的形式排出，由粪便排出的药物不到10%。

【适应证】用于治疗肠阿米巴病，是一种肠腔内杀阿米巴药物。治疗无症状阿米巴带囊者可单独应用本品。治疗侵袭性阿米巴病患者应和组织内杀阿米巴药物如甲硝唑合用。

【用法和用量】口服给药。1日3次，1次0.5g，10日为1疗程。

儿童：《中国国家处方集·化学药品与生物制品卷·儿童版》推荐：口服。1月龄~12岁，一次6.6mg/kg，一日3次；12~18岁，一次500mg，一日3次。连续10日为1个疗程。

【不良反应】胃肠胀气是最常见的不良反应，偶有呕吐、瘙痒和荨麻疹。

【禁忌证】对本类药物过敏者禁用。

【制剂】片剂：每片250mg；500mg。

【贮法】密闭避光保存。

12.2.2　抗滴虫药

滴虫引起的疾病，总称为毛滴虫病，是由阴道毛滴虫、人毛滴虫及口腔毛滴虫分别寄生于人体泌尿生殖道、肠道及口腔内引起的疾病总称，可通过性行为或生殖器接触传播。其中以阴道毛滴虫引起的阴道滴虫病最为常见。疾病传染方式有两种：一是间接传染，患者将病原体带到浴池（室）、游泳池，或通过浴盆、衣服、马桶、脚盆等传播；二是直接传染，多通过性交。临床上以间接传染为多见。

对此病过去多采用局部治疗，例如冲洗后喷撒药粉，或给予阴道片（栓）剂，但因所用药物的选择性不高，根治率低，患者配偶的尿道里常寄生滴虫，可反复感染。因此，治疗滴虫病药最好口服给药，配偶双方同时用药，彻底杀灭滴虫。目前临床常用治疗滴虫病药物主要有甲硝唑、替硝唑等。近年来有些患者甲硝唑治疗无效，多与耐药性有关。对单次剂量治疗无效的患者，可将甲硝唑疗程延长到5~7天，也常用替硝唑治疗替代对甲硝唑有耐药性的病例。

甲硝唑[药典(二)；基；医保(甲、乙)]　Metronidazole

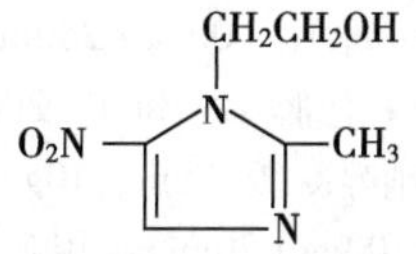

CH_2CH_2OH　O_2N　N　CH_3　N

【其他名称】甲硝基羟乙唑，灭滴灵，灭滴唑，Flagyl。

【ATC编码】P01AB01

【性状】为白色至微黄色结晶或结晶性粉末；有微臭，味苦而略咸。在乙醇中略溶，在水和三氯甲烷中微溶，在乙醚中极微溶解。熔点159~163℃。

【药理学】本品及硝咪唑类的替硝唑和奥硝唑（参见第7章化学合成的抗菌药）有强大的杀灭滴虫作用和抗厌氧菌作用，为治疗阴道滴虫病的首选药物，此外对肠道及组织内阿米巴原虫也有杀灭作用。其优点是毒性小、疗效高、口服方便、适应范围广。

本品口服吸收良好，生物利用度可达90%~100%，t_{max}为1~2小时，V_d为0.6~0.7L/kg，血浆蛋白结合率约为10%~20%。有效血药浓度可维持12小时，药物可以原形由尿排出，亦由阴道分泌液、乳汁、唾液中排出。$t_{1/2}$为8~14小时。

【适应证】用于治疗厌氧杆菌引起的产后盆腔炎、败血症、牙周炎等。还可用于治疗贾第鞭毛虫病、酒糟鼻。用于阑尾、结肠手术、妇产科手术，可降低或避免手术感染。也可用于治疗阿米巴痢疾和阿米巴肝脓肿，疗效与依米丁相仿。

【用法和用量】（1）治滴虫病：成人1日3次，每次服200mg，另每晚以200mg阴道泡腾片放入阴道内，连用7~10日。为保证疗效，须男女同治。

（2）治阿米巴病：成人1日3次，每次400~800mg（大剂量宜慎用），5~7日为1疗程。

（3）治贾第鞭毛虫病：常用量每次400mg，1日3次口服，疗程5~7日。

（4）治疗由厌氧菌引起的产后盆腔感染、败血症、骨髓炎等：一般口服200~400mg，1日600~1200mg。也可静脉滴注。

（5）治酒糟鼻：口服200mg，1日2~3次。配合甲硝唑凝胶外搽，1日3次。1疗程3周。

儿童：《中国国家处方集·化学药品与生物制品卷·儿童版》推荐：口服。①儿童肠阿米巴病，一日30~35mg/kg，分3次服，疗程7日。肠外阿米巴病，一日40~45mg/kg，分3次服，连服10日。②蓝氏贾第鞭毛虫病、滴虫病：一日20~25mg/kg，分3次服，连服10日；厌氧菌感染，一日20~50mg/kg。

【不良反应】可有食欲缺乏、恶心、呕吐等反应，少数有腹泻，此外可偶见头痛、失眠、皮疹、白细胞减少等。少数病例有膀胱炎、排尿困难、肢体麻木及感觉异常，停药后可迅速恢复。

【禁忌证】哺乳期妇女及妊娠3个月以内的妇女、中枢神经疾病和血液病患者禁用。

【注意】①出现运动失调及其他中枢神经症状时应停药。②服药期间应每日更换内裤，注意洗涤用具的消毒，防止重复感染。③对某些细菌有诱变性,但一般认为对人的致癌、致畸的危险很小。

【制剂】 片剂:每片 100mg;250mg。胶囊剂:每粒 200mg;400mg。阴道泡腾片:每片 200mg。栓剂:每个 500mg;1000mg。甲硝唑凝胶:75mg(10g);150mg(20g)。注射液:50mg(10ml);100mg(20ml)。甲硝唑葡萄糖注射液:甲硝唑 0.5g+葡萄糖 12.5g(250ml);甲硝唑 0.2g+葡萄糖 5g(100ml)。甲硝唑氯化钠注射液:甲硝唑 0.5g+氯化钠 0.8g(100ml);甲硝唑 0.5g+氯化钠 0.9g(100ml);甲硝唑 0.5g+氯化钠 2.25g(250ml);甲硝唑 1.25g+氯化钠 2.0g(250ml)。

替硝唑[药典(二);医保(甲、乙)] Tinidazole

$CH_2CH_2SO_2CH_2CH_3$

O_2N CH_3

N

【ATC 编码】 P01AB02

【性状】 为类白色至淡黄色结晶或结晶性粉末。

【药理学】 替硝唑是抗原虫药和抗菌药。替硝唑的硝基可被毛滴虫的细胞提取物还原,还原产生的自由硝基具有抗原虫活性。

【适应证】 (1) 滴虫病:替硝唑适用于治疗由阴道毛滴虫所引起的滴虫病。病原生物体应该经适当的诊断程序加以验证。由于滴虫病属于性传播疾病并有潜在的严重后遗症,因此被感染者的性伴侣应该同时治疗,以防止出现重复感染。

(2) 贾第鞭毛虫病:替硝唑适用于治疗由十二指肠贾第鞭毛虫(也称为蓝氏贾第鞭毛虫)所引起的贾第虫病,可用于成人和 3 岁以上的儿童患者。

(3) 阿米巴病:替硝唑适用于治疗由痢疾阿米巴引起的阿米巴肠病和阿米巴肝脓肿,可用于成人和 3 岁以上的儿童患者。但它不适用于治疗无症状的囊肿。

【用法和用量】 (1) 滴虫病:单剂量 2g 顿服,饭时服用。性伴侣应以相同剂量同时治疗。

(2) 贾第鞭毛虫病:成人:单剂量 2g 顿服,饭时服用。3 岁以上儿童:单剂量 50mg/kg(不超过 2g)顿服,饭时服用。

(3) 阿米巴病:阿米巴肠病:成人推荐剂量是每日 2g,饭时服用,服用 3 天。3 岁以上儿童推荐剂量是 50mg/(kg · d)(不超过 2g/d),饭时服用,服用 3 天。阿米巴肝脓肿:成人推荐剂量是每日 2g,饭时服用,服用 3 ~ 5 天。3 岁以上儿童:50mg/(kg · d)(不超过 2g/d),饭时服用,服用 3 ~ 5 天。有关儿童用药持续时间超过 3 天以上的数据有限,但有少数儿童持续用药 5 天未见不良反应报道。应严密检测治疗期间超过 3 天的患儿。

【不良反应】 少见而轻微,主要为恶心、呕吐、上腹痛、食欲下降及口腔金属味,可有头痛、眩晕、皮肤瘙痒、皮疹、便秘及全身不适。此外还可有中性粒细胞减少、双硫仑样反应及黑尿。高剂量时也可引起癫痫发作和周围神经病变。

【禁忌证】 ①对替硝唑或吡咯类药物过敏者、对本品中其他成分过敏者以及器质性中枢神经疾病患者禁用。②有血液不调或恶病质史的患者禁用。③妊娠早期(妊娠前 3 个月)的妊娠及哺乳期妇女禁用。

【注意】 ①用药期间忌酒。②本品对阿米巴包囊作用不大,宜加用杀包囊药物。③对于原虫病的治疗,对儿童使用仅限于 3 岁以上患儿的贾第鞭毛虫病和阿米巴虫病。

【制剂】 片剂:每片 500mg。阴道片:每片 500mg。阴道泡腾片:每片 200mg。含片:每片 2.5mg;5mg。栓剂:每个 200mg。胶囊剂:每粒 200mg;250mg;500mg。替硝唑葡萄糖注射液:替硝唑 0.2g+葡萄糖 5.0g(100ml);替硝唑 0.4g 与葡萄糖 5.0g(100ml);替硝唑 0.4g 与葡萄糖 10.0g(200ml);替硝唑 0.8g 与葡萄糖 10.0g(200ml);替硝唑 0.4g 与葡萄糖 12.5g(250ml);替硝唑 0.5g 与葡萄糖 12.5g(250ml)。

12.2.3 抗利什曼原虫药

利什曼病是由利什曼属原虫引起。传播媒介为白蛉。本病可分为皮肤利什曼病、黏膜利什曼病和内脏利什曼病(又称黑热病)。我国以内脏利什曼病多见。近年来,随着国际交流的增多,输入性皮肤利什曼病有增多趋势。常用抗利什曼原虫药物包括葡萄糖酸锑钠,脂质体两性霉素 B,两性霉素 B 等,喷他脒已经较少使用。临床已发现对锑剂治疗发生耐药性的利什曼病患者。

葡萄糖酸锑钠[药典(二);医保(甲)] Sodium Stibogluconate

CH_2OH HOH_2C

CHOH HOHC

CHO OH OH OHC

CHO—Sb—O—Sb—OHC $Na_3 \cdot 9H_2O$

CHO OHC

COO OOC

【其他名称】 葡酸锑钠,斯锑黑克,Solustibosan。

【ATC 编码】 P01CB02

【性状】 为白色或微显淡黄色的无定形粉末;无臭;水溶液显右旋性。在热水中易溶,在水中溶解,在乙醇或乙醚中不溶。

【药理学】 本品为五价锑,在体内还原为三价锑,通过选择性细胞内胞饮摄入,进入巨噬细胞的吞噬体,通过与巯基结合,对利什曼原虫产生抑制作用,然后网状内皮系统将其消灭。本品注射后,肝脾中含量最高,药物浓集于脾中,为杀灭利什曼原虫创造有利条件。维持时间较短,少量在肝内还原为三价锑。约 12% 积聚于血管外腔隙,给药 5 日后在此处呈饱和状态,并缓慢释放。主要由肾排泄,80% 药物 6 小时内由尿中排出,静脉注射后 95% 以上由尿中排出,表明本品在体内无明显代谢及蓄积。但如肾功能受损,则可妨碍锑的排泄,可致中毒。

【适应证】 用于黑热病病因治疗,近期疗效可达 99%,2 年复发率低于 10%。复发病例可再用本品治疗。

【用法和用量】 肌内或静脉注射。

(1) 一般成人一次 1.9g(6ml),一日 1 次,连用 6 ~ 10

日；或总剂量按体重90～130mg/kg（以50kg为限），等分6～10次，一日1次。

（2）小儿总剂量按体重150～200mg/kg，分为6次，一日1次。

（3）对敏感性较差的虫株感染者，可重复1～2个疗程，间隔10～14日。

（4）对全身情况较差者，可每周注射2次，疗程3周或更长。

（5）对近期曾接受锑剂治疗者，可减少剂量。

【不良反应】①使用本品有时发生恶心、呕吐、咳嗽、腹泻等现象，偶见白细胞减少，可停药1～2日，等这类症状消失后，再继续注射。②可出现注射部位疼痛、肌痛、关节僵直。后期可能出现心电图改变，但为可逆性，也可为严重心律失常的前奏，应予注意。罕见休克和突然死亡。

【禁忌证】肺炎、肺结核及严重心、肝、肾疾病患者，都应禁用。有大出血倾向、体温突然上升或粒细胞减少时，应暂停注射。

【注意】病情较重，有严重贫血或并发其他感染的，应先治疗并发症，积极给予支持疗法，待一般情况改善后，再用锑剂。

【制剂】注射液：每支6ml，含葡萄糖酸锑钠1.9g，约相当于五价锑0.6g。

【贮法】遮光，密闭保存。

喷他脒〔医保(甲、乙)〕　Pentamidine

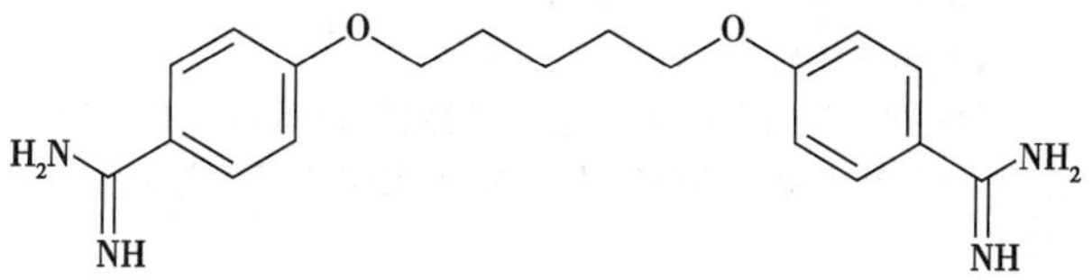

【其他名称】戊烷脒。

【ATC编码】P01CX01

【性状】为白色或类白色粉末，或无色结晶，吸湿性强。易溶于水和甘油，不溶于乙醚、丙酮、三氯甲烷。5%的水溶液pH为4.5～6.5。贮藏于密闭容器。

【药理学】本品属于芳香二脒衍生物，目前大多数国家以喷他脒依西酸盐供临床使用。作用机制多样，包括干扰原虫DNA和叶酸盐转化作用，抑制RNA和蛋白质合成。本品静脉注射后迅速分布于机体组织，其消除相很长。在重复用药期间可发生药物蓄积，特别是在肝肾中蓄积，在尿中仅发现小浓度的喷他脒。

【适应证】仅用于对锑剂有耐药性或不能用锑剂的黑热病（内脏利什曼病）和卡氏肺孢子菌病（首选药为复方磺胺甲噁唑）。也可用于治疗早期非洲锥虫病，但对晚期伴中枢神经系统感染的锥虫病患者的疗效差。

【用法和用量】肌内或静脉滴注。①肌内注射：每次3～5mg/kg，每日1次，10～15次为1疗程。②静脉滴注：以上剂量与5%葡萄糖液混合后静脉滴注，每日1次，15～20次为1疗程。

【不良反应】①肌内注射后局部可发生硬结和疼痛，偶见形成脓肿；②治疗早期可有发热增高及脾增大；③可使肺结核病灶恶化；④偶引起肝肾功能损害（均为可逆性）、低血糖或高血糖、焦虑、头晕、头痛、嗜睡等。

【禁忌证】药物成分过敏者禁用。

【注意】①静脉注射易引起低血压及其他严重的即刻反应。②在用药期间宜作血糖、肝肾功能、血常规、心电图、血压等监测。③妊娠和哺乳期妇女、血液病、心脏病、糖尿病或低血糖、肝肾功能不全、低血压患者应慎用。

【制剂】注射液：每支0.2g；0.3g（临用时现配溶液）。

【贮法】遮光，密闭保存。

12.2.4　其他抗原虫药

随着我国国际交流的增多，输入性寄生虫病频有发生。

非洲锥虫病（睡眠病）由布氏锥虫亚种引起，经感染性舌蝇叮咬传播。分为冈比亚睡眠病（又称西非睡眠病），由布氏锥虫亚种冈比亚锥虫引起，罗得西亚睡眠病（又称东非睡眠病），由布氏锥虫亚种罗得西亚锥虫引起。锥虫病可分为早期的血液-淋巴结感染期和晚期的脑膜脑炎期（中枢神经系统感染）。血液-淋巴结感染期表现为淋巴结病、瘙痒症、发热、头痛以及肌肉关节疼痛；脑膜脑炎期表现为睡眠失衡（失眠/嗜睡）、精神紊乱、共济失调，最终导致意识丧失。冈比亚锥虫引起的锥虫病进展缓慢，病程为数月甚至数年，发病阶段相对明确；罗得西亚锥虫引起的锥虫病呈急性过程，症状急剧出现，发病阶段不易区别，未治疗病例常在数周或数月内死亡。

非洲锥虫病的血液-淋巴结感染期采用舒拉明或喷他脒治疗。舒拉明或喷他脒不能通过血脑屏障，疾病晚期伴有中枢神经系统损害可使用美拉胂醇或依氟鸟氨酸治疗。

舒拉明　Suramin

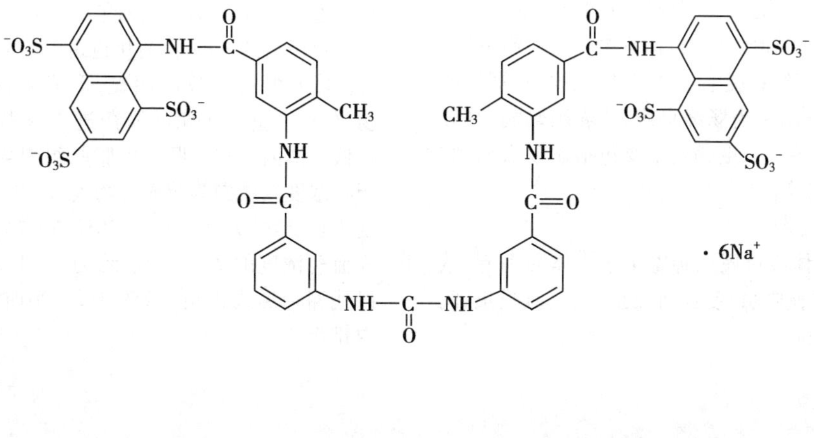

【ATC 编码】P01CX02

【适应证】用于非洲锥虫病治疗。也可用于盘尾丝虫病的治疗。

【用法和用量】舒拉明以舒拉明钠给药,一般应用10%的溶液,经静脉缓慢注射。因为存在危险的严重反应,所以在开始治疗前宜先用小剂量加以测试。

(1) 治疗早期锥虫病,第1日5mg/kg,第3日10mg/kg,第5日、第11日、第17日、第23日和第30日各用20mg/kg。

(2) 治疗晚期锥虫病,在开始应用美拉胂醇治疗之前,一般先静脉注射几剂舒拉明:第1日5mg/kg和第3日10mg/kg。

【不良反应】(1) 用药早期的疲劳、乏力、恶心、呕吐、多尿、口喝、瘙痒、荨麻疹、手掌和足底触痛等,较轻微。

(2) 严重的不良反应为:首次注射时出现的虚脱、胃溃疡、剥脱性皮炎、重症腹泻、长期高热和衰竭以及用药后期出现的蛋白尿、粒细胞缺乏症、溶血性贫血等。

(3) 杀死寄生虫后的过敏反应为:成虫寄生部位肿痛、皮疹和脓肿形成。

(4) 严重出现休克、癫痫发作、意识丧失为特征的即可获潜在致死反应。因此临床上先用小剂量测试患者有无不良反应,再开始治疗。

【禁忌证】对本品过敏者,肝或肾功能不全者,妊娠及哺乳期妇女,10岁以下儿童和年老衰弱者不宜用。

【制剂】注射液:每支0.1g。

【贮法】避光,密闭保存。

其他抗阿米巴病药喹碘方、硝唑尼特、卡巴胂、泛喹酮,可查阅本书第17版第144~145页。其他抗滴虫病药哌硝噻唑、塞克硝唑、乙酰胂胺,可查阅本书第17版第146~147页。

ER-12-2

ER-12-3

12.3 抗蠕虫药

蠕虫感染是人类最常见的寄生虫感染之一。引起人类感染的蠕虫主要包括线虫的线虫门或绦虫和吸虫的扁形动物门。线虫感染可分为肠道线虫(包括蛔虫、蛲虫、钩虫等)感染和组织线虫(包括丝虫、旋毛虫、广州管圆线虫、鄂口线虫等)感染。绦虫感染多见为肠绦虫病、猪囊尾蚴病、棘球蚴病和曼氏裂头蚴病等。吸虫感染主要包括血吸虫病、肺吸虫病、华支睾吸虫病等。

12.3.1 抗血吸虫药

血吸虫病是由裂体吸虫属虫种寄生于人体而引起,致病虫种主要包括日本血吸虫、曼氏血吸虫、埃及血吸虫、间插血吸虫和湄公血吸虫。

日本血吸虫寄生在门静脉血管内,卵随患者大便排出,在水中孵出毛蚴,毛蚴侵入钉螺体内繁殖,最后形成尾蚴,尾蚴入水,碰到人体皮肤即钻入其内,进入血管,随血流到达肝脏门静脉,发育成为成虫,以后产卵。血吸虫病的病理变化主要由虫卵引起。根据症状,血吸虫病可分为急性、慢性和晚期。急性血吸虫病大多发生于没有免疫力而新近感染大量尾蚴的患者,多出现畏寒、长期发热、头痛、乏力、咳嗽、腹泻等症状。慢性血吸虫病常见于流行区反复感染者,平时可无症状,或有乏力、头晕、腹痛、腹泻、便血等症状。晚期血吸虫病见于流行区反复多次大量受感染而未经及时治疗的患者,临床上可有巨脾、腹水等肝硬化的征象,在儿童期则发展成侏儒症。

吡喹酮是广谱抗吸虫和绦虫药物。吡喹酮对所有裂体吸虫属虫种有效,用于血吸虫病的治疗。美曲磷酯可用于控制埃及血吸虫病,而奥沙尼喹仅对曼氏血吸虫敏感。

吡喹酮〔药典(二);基;医保(甲)〕 Praziquantel

【其他名称】环吡异喹酮。

【ATC 编码】P02BA01

【性状】为白色或类白色结晶性粉末;味苦。在三氯甲烷中易溶,在乙醇中溶解,在乙醚或水中不溶。熔点136~141℃。

【药理学】本品为一广谱抗寄生虫药,是治疗血吸虫病的首选药物。动物实验证明,对日本血吸虫病以及绦虫病、华支睾吸虫病、肺吸虫病等均有效。低浓度的吡喹酮(5ng/ml)可刺激血吸虫使其活动加强,较高浓度(1μg/ml)时虫体即挛缩。本品对虫的糖代谢有明显的抑制作用,影响虫对葡萄糖的摄入,促进虫体内糖原的分解,使糖原明显减少或消失。此外,吡喹酮对虫体皮层有迅速而明显的损害作用,引起合胞体外皮肿胀,出现空泡,形成大疱,突触体表,最终表皮糜烂溃破,分泌体消失,环肌与纵肌亦迅速先后溶解,影响虫体的吸收与排泄功能。更重要的是其体表抗原暴露,从而容易遭受宿主的免疫攻击,大量嗜酸性粒细胞附着皮损处并侵入,促使虫体死亡。

口服后约80%自消化道迅速吸收,达t_{max}为0.5~1小时。吡喹酮首关效应明显,形成多种无活性的羟基代谢物,仅极少量未代谢的原药进入体循环,故其生物利用度较低。体内分布以肝、肾、脂肪组织含量最高,门静脉血中药物浓度较周围静脉血药浓度高10倍以上。脑脊液中浓度为血药浓度的15%~20%左右。乳汁中药物浓度约为血药浓度的25%。$t_{1/2}$约为1~1.5小时。主要由肾脏以代谢物形式排出,72%于24小时内排出,80%于4日内排出。

【适应证】用于治疗血吸虫病。其特点为:剂量小(约为现用一般药物剂量的1/10),疗程短(从现用药物的20日或10日缩短为1至2日)、不良反应轻、有较高的近期疗效。血吸虫病患者经本品治疗后半年粪检虫卵转阴率为97.7%~99.4%。由于本品对尾蚴、毛蚴也有杀灭效力,故也用于预防血吸虫感染。也可以本品治疗华支睾吸虫病、并殖吸虫病、姜片虫病和绦虫病以及猪囊尾蚴病。

【用法和用量】口服。

(1) 治疗吸虫病:①血吸虫病,各种慢性血吸虫病采用总剂量60mg/kg的2日疗法,一日量分3次餐间服。急性血吸虫病总剂量120mg/kg,一日量分3次服,连服4日。体重超过60kg者按60kg计算。皮肤涂擦1‰浓度吡喹酮,12小时内对血吸虫尾蚴有可靠的防护作用。②华支睾吸虫病,总剂量为150mg/kg,一日3次,连服3日。③并殖吸虫病,一次25~30mg/kg,一日3次,连服3日。④姜片虫病,15mg/kg,顿服。

(2) 治疗绦虫病:①牛带绦虫病和猪带绦虫病,20mg/kg,清晨空腹顿服,1小时后服用硫酸镁。②短膜壳绦虫和阔节裂头绦虫病,25mg/kg,顿服。

(3) 治疗囊虫病:每日20mg/kg,体重>60kg者,以60kg计量,分3次服,10日为1疗程,疗程间隔3~4个月。

儿童:《中国国家处方集·化学药品与生物制品卷·儿童版》推荐:口服。

(1) 治疗吸虫病:①血吸虫病:急性血吸虫病疗程总剂量为120mg/kg,分一日3次,连服4日。慢性血吸虫病采用总剂量60mg/kg的2日疗法,一日量分3次餐间服。②华支睾吸虫病:总剂量为120~150mg/kg,分一日3次,3日服完。③肺吸虫病:总剂量150~225mg/kg,分一日3次,连服3~5日。④姜片虫病:5mg/kg,顿服。

(2) 治疗绦虫病:①牛带和猪带绦虫病:10mg/kg,清晨顿服,1小时后服硫酸镁。②短小膜壳绦虫和阔节裂头绦虫病:15mg/kg,顿服。

(3) WHO推荐:①血吸虫病:4岁以上儿童,推荐剂量为一次20mg/kg,一天3次,治疗1日,2次给药间隔应为4~6小时。②华支睾吸虫病:4岁以上儿童,推荐剂量为一次25mg/kg,给药3次,治疗1日,2次给药间隔为4~6小时。③并殖吸虫病:4岁以上儿童,一次25mg/kg,一日3次,治疗2日,2次给药间隔4~6小时。

【不良反应】(1) 在服首剂1小时后可出现头昏、头痛、乏力、腹痛、关节酸痛、腰酸、腹胀、恶心、腹泻、失眠、多汗、肌束震颤、期前收缩等,一般不需处理,于停药数小时至一两天内即消失。

(2) 成年患者服药后大多心率减慢,儿童则多数心率增快。

(3) 偶见心电图改变(房性或室性期前收缩、T波压低等),血清氨基转移酶升高,中毒性肝炎等。并可诱发精神失常及消化道出血;脑疝、过敏反应(皮疹、哮喘)等亦有所见。

【注意】严重心、肝、肾病患者及有精神病史者慎用。

【制剂】片剂:每片200mg;600mg。

12.3.2 抗其他吸虫药

其他吸虫病有肺吸虫病、华支睾吸虫病、姜片虫病等。硫氯酚可用于这三种吸虫病的治疗;呋喃丙胺也可用于治疗华支睾吸虫病。

硫氯酚[医保(甲)] Bithionol

(结构式:两个2-羟基-3,5-二氯苯基经S相连;Cl, OH, HO, Cl, S, Cl, Cl)

【其他名称】硫双二氯酚,别丁,Bitin。

【ATC编码】P02BX01

【性状】为白色结晶粉末,无臭或略带酚臭;熔点188℃。极难溶于水,微溶于乙醇(0.3%),能溶于脂肪油、丙酮等。

【药理学】本品对肺吸虫囊蚴有明显杀灭作用,临床用于肺吸虫病、牛带绦虫病、姜片虫病。对华支睾吸虫病疗效较差。本品口服易吸收,达t_{max}为27小时。

【用法和用量】口服:每日50~60mg/kg(成人与小儿同)。对肺吸虫病及华支睾吸虫病,可将全日量分3次服,隔日服药,疗程总量30~45g。对姜片虫病,可于睡前半空腹将2~3g药物1次服完。对牛带绦虫病,可将总量(50mg/kg)分2次服,间隔半小时,服完第2次药后3~4小时服泻药。

【注意】①有轻度头晕、头痛、呕吐、腹痛、腹泻和荨麻疹等反应,可有光敏反应,也可能引起中毒性肝炎。②服本品前应先驱蛔虫和钩虫。

【制剂】片剂:每片0.25g。胶囊剂:每粒0.5g。

12.3.3 抗丝虫药

丝虫病为丝虫寄生于淋巴组织、皮下组织或浆膜腔所致的寄生虫病。对人致病的丝虫有8种,但最重要的有四种,即引起淋巴丝虫病的班氏丝虫和马来丝虫,引起盘尾丝虫病的盘尾丝虫和引起罗阿丝虫病的罗阿丝虫。丝虫病患者是传染源,成虫产出的微丝蚴,通过蚊虫的吸血活动传播。

乙胺嗪目前仍为治疗淋巴丝虫病的首选药物;呋喃嘧酮为我国创制的抗丝虫病药物,主要用于治疗班氏丝虫和马来丝虫病;伊维菌素20世纪80年代初用于临床,目前是治疗盘尾丝虫病的首选药物。其他用于治疗丝虫病的药物还有阿苯达唑、甲苯咪唑和左旋咪唑等。

乙胺嗪[药典(二);医保(甲)] Diethylcarbamazine

(结构式:哌嗪环,N上连 $CON(C_2H_5)_2$,另一N上连 CH_3)

【其他名称】枸橼酸乙胺嗪，海群生，益群生，Hetrazan，Banocide。

【ATC 编码】P02CB02

【性状】常用其枸橼酸盐，为白色结晶形粉末；无臭，味酸苦；微有引湿性。在水中易溶，在乙醇中略溶，在丙酮、三氯甲烷或乙醚中不溶。熔点 135～139℃。

【药理学】本品对微丝蚴及成虫均有作用，其作用机制尚不十分明确。本品在体外基本无活性，但在体内可能是干扰了微丝蚴和宿主内皮细胞花生四烯酸的合成，使宿主血小板和粒细胞聚集，血管收缩，从而使血液周围的寄生虫细胞膜破裂。乙胺嗪能杀死罗阿丝虫的成虫，对班氏丝虫和马来丝虫的成虫也可能有毒杀作用，但对盘尾丝虫的成虫却无作用。其作用机制可能是损害了成虫的细胞内过程，阻碍了某些大分子向浆膜的转运，同时亦可能影响宿主的特异免疫反应和炎症反应。

口服本品后在肠内迅速吸收，t_{max} 为 1～2 小时，血浆半衰期为 2～10 小时，尿中 pH 对半衰期有明显影响。代谢快而充分，代谢产物为具有生物活性的乙胺嗪氮氧化合物。绝大部分在体内被代谢后由肾脏排出，代谢产物在 24 小时内排出 70%，48 小时内即自血中消失而不能测得。碱化尿液能使血药浓度升高，血浆半衰期延长，乙胺嗪的疗效和毒性都相应增加。

【适应证】用于马来丝虫病、班氏丝虫病和罗阿丝虫病的治疗。也用于盘尾丝虫病，但不能根治。

【用法和用量】口服。

（1）治疗班氏和马来丝虫病：国内常用：①总量 4.2g，7 日疗法即一日 0.6g，分 3 次服，7 日为一疗程。间隔 1～2 个月，可应用 2～3 个疗程。②大剂量短程疗法：治马来丝虫病可用本品 1.5g，1 次顿服或于 1 日内分 2 次服。治班氏丝虫病总量 3g，于 2～3 日内分服完。本法不良反应较重。

（2）治疗罗阿丝虫病：宜用小剂量，每次按体重 2mg/kg，一日 3 次，连服 2～3 周，必要时间隔 3～4 周可复治。

（3）治疗盘尾丝虫病：初期药物剂量宜小，按体重不超过 0.5mg/kg，第 1 日 1 次，第 2 日 2 次，第 3 日 1mg/kg，服用 3 次，如无严重反应，增至 2mg/kg，日服 3 次，总疗程 14 日。如初治全身反应严重，可暂停用药或减少剂量。必要时可用肾上腺皮质激素。

（4）预防：在中国丝虫病流行区，将乙胺嗪掺拌入食盐中，制成药盐全民食用以杀死血液中微丝蚴，防治效果迅速可靠，为消灭丝虫病传染源的较好措施。

【不良反应】①药物本身可引起头痛、乏力、关节痛、恶心、呕吐等反应。此外由于消灭大量丝虫（尤其是马来丝虫）后释出异性蛋白，尚可引起畏寒、发热、皮疹、关节肌肉酸痛、哮喘等过敏反应，严重者可给予复方乙酰水杨酸片及抗过敏药。②几天后由于成虫死亡，尚可出现局部淋巴腺炎及淋巴管炎。③偶可引起脑病、盘尾丝虫病引起的失明等。

【注意】①用本品前，应先驱蛔，以免加重胆道蛔虫病。②肾功能不全和持续碱性尿的患者应适当减少剂量。

【制剂】片剂：每片 50mg；100mg。

【贮法】密闭避光保存。

伊维菌素 Ivermectin

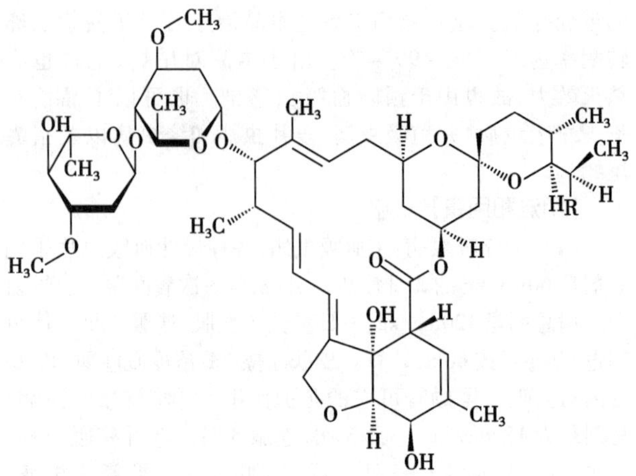

【其他名称】海正麦克丁，Ivermetin。

【ATC 编码】P02CF01

【性状】为伊维菌素 B_{1a} 和 B_{1b} 混合物，米（灰白）色粉末，甲醇中最大紫外吸收为 238nm、245nm。水中溶解度：约 4μg/ml。几乎不溶于饱和烃，如环己烷，易溶于甲乙基酮、丙二醇、聚乙二醇。从乙醇/水中析出晶体，熔点 155～157℃。

【药理学】本品为阿维菌素的衍生物，属口服半合成的广谱抗寄生虫药。1996 年，美国 FDA 批准伊维菌素用于治疗人盘尾丝虫病，以及与盘尾丝虫病相关的丝虫感染和类圆线虫病。本品抗线虫的作用机制尚不十分明确。可能系与无脊椎动物神经细胞与肌肉细胞内以谷氨酸为阀门的氯离子通道发生高亲和性结合，导致细胞膜对氯离子的通透性增加，引起神经细胞或肌肉细胞超极化，使寄生虫麻痹或死亡。也可能作为神经递质 γ-氨基丁酸（GABA）的激动剂，破坏其介导的中枢神经系统神经突触传递过程，导致虫体神经系统麻痹而死亡。本品对各生命周期的大部分线虫（但非所有线虫）均有作用。本品对盘尾丝虫成虫虽无作用，但可影响盘尾丝虫微丝蚴在雌虫子宫内的正常发育，并抑制其从孕虫宫内释放。对仅处于肠道的粪类圆线虫也有效。本品对微丝蚴的作用较乙胺嗪缓慢而持久。能迅速减少患者皮肤内的微丝蚴数量，但对患者眼角膜和前房内的微丝蚴作用较缓慢，故该部位的微丝蚴数量下降较慢。此外，由于一次给药后，其杀灭微丝蚴的作用至少可持续 1 个月，说明可能有宿主的免疫机制参与。

口服本品 t_{max} 约 4 小时。本品在肝脏和脂肪组织中浓度很高，不能透过血-脑屏障，故在哺乳动物含 GABA 的神经细胞中浓度很低。本品半衰期约为 10～57 小时，V_d 约 47L，血浆蛋白结合率为 93%。主要在肝内代谢，服药后约 12 天内原形和（或）其代谢物几乎完全随粪便排出体外，仅有口服剂量的 1%～2% 随尿液排出。

【适应证】为治疗盘尾丝虫病的首选药物，对类圆线虫病也有很好效果。也可用于治疗钩虫、蛔虫、鞭虫、蛲虫感染。还可治疗罗阿丝虫病、马来丝虫病、班氏丝虫病、组织线虫幼虫移行症及疥疮。

【用法和用量】(1) 治疗盘尾丝虫病:一次 0.15 ~ 0.2mg/kg,顿服,治疗间隔为 3 ~ 12 个月,视症状和微丝蚴重现时间而定。儿童剂量:15kg 以上或 5 岁以上患儿一次 0.15mg/kg,每 12 个月 1 次。

(2) 治疗粪类圆线虫病:0.2mg/kg,顿服。通常情况下无须加量,但需随访以保证根治。

(3) 治疗蛔虫和蛲虫感染:0.05 ~ 0.2mg/kg,顿服。14 岁以下者顿服 3mg。

(4) 治疗钩虫、鞭虫感染:0.2 ~ 0.4mg/kg,顿服。14 岁以下者顿服 6mg。

本品宜在进餐前 1 小时服用。

【不良反应】本品不良反应发生率低,约为 1.6%。

(1) 皮疹或瘙痒(皮内微丝蚴死亡所致)以及颈部、腋窝、腹股沟等部位的淋巴结肿痛。常见白细胞减少,在罗阿丝虫、班氏丝虫和盘尾丝虫病肠扭转治疗期间可见嗜酸性粒细胞增多。还可出现血红蛋白增多、凝血酶原时间延长及血肿。

(2) 可见腹痛、腹泻、食欲减退、便秘、恶心、呕吐等。也有氨基转移酶升高的报道。

(3) 偶见心动过速,心电图异常改变;有发生一过性直立性低血压的报道。

(4) 罕见头晕、直立性低血压(昏厥)、发热、头痛、关节酸痛、乏力等。

(5) 体外试验未见本品有致突变性。动物实验中,大剂量用药可有致畸作用,未见对生育能力的影响。

(6) 据报道,有患者应用本品后,出现视觉异常、眼睑水肿、前眼色素层炎、结膜炎、角膜炎、脉络膜视网膜炎或脉络膜炎。上述症状通常较轻微,不导致失明,持续时间多不超过 4 日,不经糖皮质激素治疗可自行缓解。

【禁忌证】对本品过敏者禁用。

【注意】(1) 妊娠期妇女用药的安全性尚未确定,不宜应用本品。本品在乳汁中浓度较低,哺乳期妇女用药应权衡利弊。只有当延误治疗对母亲的危害超过对新生儿的可能危害时,才可考虑使用本品。

(2) 体重不足 15kg 的患儿使用本品的安全性和有效性尚未确定,应慎用。

(3) 粪类圆线虫病患者使用本品期间,应多次检查粪便以确定类圆线虫感染是否已得到清除。本品不能杀死盘尾丝虫成虫,故用于盘尾丝虫病时需持续治疗。本品可防止盘尾丝虫微丝蚴所致眼部病变的进一步发展,但不能根治。

(4) 对于免疫缺陷者(包括 HIV 感染者)所患的肠道类圆线虫病,尚无充分的临床研究以确定这类患者的最佳用药方案。可能需多次治疗,如每隔 2 周 1 次,但无法保证治愈。这类患者感染的肠道外类圆线虫较难控制,抑制疗法(如一个月 1 次)可能有效。

(5) 过量使用,可能出现共济失调、呼吸缓慢、震颤、眼睑下垂、活动减少、呕吐及瞳孔散大等。应尽快催吐及洗胃,如需要可再给予导泻药及支持疗法。如出现明显低血压,应使用升压药。

【制剂】片剂:每片 2.5mg;5mg;6mg。

12.3.4 驱肠虫药

驱肠虫药包括驱蛔虫药、驱蛲虫药、驱钩虫药、驱鞭虫药和驱绦虫药等,其中有一些药物如噻嘧啶、噻苯唑、阿苯达唑、左旋咪唑等对多种肠虫感染均有效,故称广谱驱肠虫药。

哌嗪[药典(二);医保(乙)] Piperazine

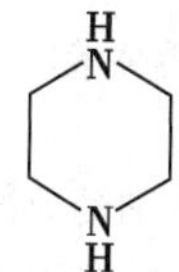

【其他名称】枸橼酸哌嗪,磷酸哌嗪,枸橼酸哌哔嗪,驱蛔灵。

【ATC 编码】P02CB01

【性状】2015 年版《中国药典》收载的是枸橼酸哌嗪和磷酸哌嗪。枸橼酸哌嗪为白色结晶性粉末或半透明结晶性颗粒;无臭,味酸;微有引湿性。在水中易溶,在甲醇中极微溶解,在乙醇、三氯甲烷、苯、乙醚或石油醚中不溶。磷酸哌嗪为白色鳞片状结晶或结晶性粉末;无臭,味微酸带涩。在沸水中溶解,在水中略溶,在乙醇、三氯甲烷或乙醚中不溶。

【药理学】本品具有麻痹蛔虫肌肉的作用,其机制可能是哌嗪阻断了乙酰胆碱对蛔虫肌肉的兴奋作用,或改变虫体肌肉细胞膜对离子的通透性,影响自发冲动的传播,亦可抑制琥珀酸盐的产生,减少能量的供应,从而阻断神经肌肉冲动的传递,使蛔虫不能附着在宿主肠壁,随粪便排出体外。蛔虫在麻痹前不表现兴奋作用,故使用本品较安全。

口服后胃肠道吸收迅速,一部分在体内代谢,其余部分由尿排出。两种盐的体内过程相似,但排泄率个体差异较大。

【适应证】用于肠蛔虫病,蛔虫所致的不全性肠梗阻和胆道蛔虫病绞痛的缓解期。此外亦可用于驱蛲虫。

【用法和用量】(1) 枸橼酸哌嗪:驱蛔虫,成人 3 ~ 3.5g,睡前一次服,连服 2 日。小儿每日 100 ~ 160mg/kg,1 日量不得超过 3g。连服 2 日。一般不必服泻药。驱蛲虫,成人每次 1 ~ 1.2g,1 日 2 ~ 2.5g,连服 7 ~ 10 日;小儿 1 日 60mg/kg,分两次服,每日总量不超过 2g,连服 7 ~ 10 日。

(2) 磷酸哌嗪:驱蛔虫,1 日 2.5 ~ 3g,睡前 1 次服,连服 2 日;小儿,80 ~ 130mg/kg,1 日量不超过 2.5g,连服 2 日。驱蛲虫,1 次 0.8 ~ 1g,1 日 1.5 ~ 2g,连服 7 ~ 10 日;小儿每日 50mg/kg,分 2 次服,1 日量不超过 2g,连服 7 ~ 10 日。

【不良反应】本品毒性低,但用量大时亦可引起头晕、头痛、恶心、呕吐等,少数病例可出现荨麻疹、乏力、胃肠功能紊乱、共济失调等反应。便秘者可加服泻药。

【禁忌证】有肝、肾功能不全,神经系统疾患及癫痫史的患者禁用。

【制剂】枸橼酸哌嗪片：每片 0.25g；0.5g。磷酸哌嗪片：每片 0.2g；0.5g。

噻嘧啶〔药典(二)；医保(乙)〕 Pyrantel

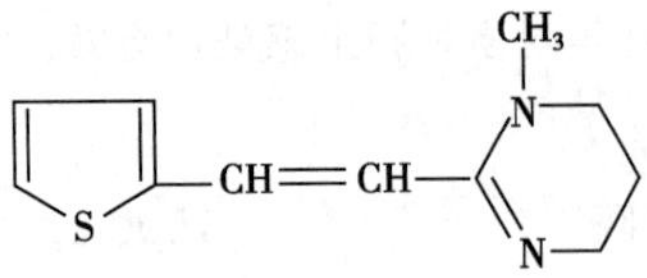

【其他名称】双羟萘酸噻嘧啶，抗虫灵，Antiminth。

【ATC 编码】P02CC01

【性状】2015 年版《中国药典》收载的是双羟萘酸噻嘧啶(Pyrantel Pamoate)，为淡黄色粉末；无臭，无味。在二甲替甲酰胺中略溶，在乙醇中极微溶解，在水中几乎不溶。熔点 262～266℃(分解)。

【药理学】本品是去极化神经肌肉阻滞剂，有明显的烟碱样活性，能使蛔虫产生痉挛；同时能持久抑制胆碱酯酶，对寄生虫的神经肌产生阻滞作用，其作用相当于 1% 乙酰胆碱。另外，本品可使虫体细胞去极化，增加锋电位频率，使虫体肌张力增加而不能自主活动。噻嘧啶作用迅速，先使虫体肌肉显著收缩，其后麻痹虫体使之止动，安全排出体外，不致引起胆道梗阻或肠梗阻。本品口服很少吸收，大约 7% 以原形或代谢物自尿中排出，一半以上的药物自粪便排泄。

口服吸收不好，达 t_{max} 为 1～3 小时，一次服用 11mg/kg 时，C_{max} 为 0.05～0.13μg/ml。50%～75% 以上以原形从粪便排出，约 7% 以原形从尿中排出。

由于口服后很少吸收，故全身毒性很低。对蛔虫、蛲虫或钩虫感染的疗效，比哌嗪、恩波吡维铵、苄酚宁等好，对鞭虫也有一定疗效，为一广谱高效驱肠虫药。对家畜多种胃肠虫线虫亦有效。

【适应证】用于驱蛔虫(虫卵阴转率 80%～95%)、钩虫、蛲虫(虫卵阴转率达 90% 以上)或混合感染。

【用法和用量】(1) 成人常用量：①蛔虫病：一次按体重 10mg/kg(一般为 500mg)，顿服，疗程 1～2 日；②钩虫感染：剂量同上，连服 3 日；③蛲虫感染：一日按体重 5～10mg/kg，连服 7 日。

(2) 儿童常用量：①蛔虫病：一次按体重 10mg/kg，睡前顿服，连服 2 日；②钩虫病：剂量同上，连服 3 日；③蛲虫病：一日按体重 5～10mg/kg，睡前顿服，连服 7 日。

【不良反应】服后有轻度恶心、眩晕、腹痛，偶有呕吐、腹泻、畏寒等，一般不需处理。

【注意】急性肝炎或肾炎，严重心脏病、发热患者应暂缓给药。妊娠期妇女、冠心病及有严重溃疡病史者慎用。

【制剂】双羟萘酸噻嘧啶片：每片 0.3g。双羟萘酸噻嘧啶颗粒剂：每克含双羟萘酸噻嘧啶 0.15g。

抗蛲灵肛用软膏：为肛门内驱蛲虫剂。含双羟萘酸噻嘧啶 3%。用法：软膏管拧上塑料注入管，每晚睡前以温水洗净肛门周围，先挤出软膏少许涂于肛门周围，再轻插入肛内挤出软膏 1～1.5g 即可。连用药 7 天一般可愈。用药 2 周不愈者应换他药。

【贮法】遮光、密闭、干燥处保存。

12.3.5 广谱驱肠虫和杀虫药

阿苯达唑〔药典(二)；基；医保(甲)〕 Albendazole

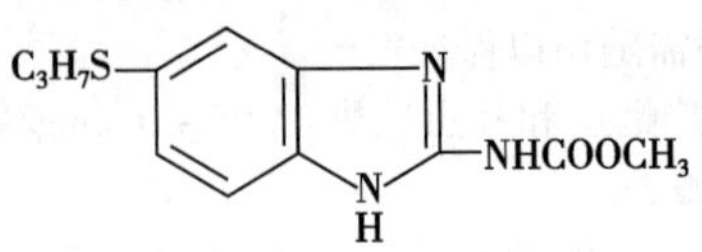

【其他名称】丙硫达唑，丙硫咪唑，抗蠕敏，扑尔虫，肠虫清，Zentel，Abentel，Valbazen。

【ATC 编码】P02CA03

【性状】为白色或类白色粉末；无臭，无味。在丙酮或三氯甲烷中微溶，在乙醇中几乎不溶，在水中不溶，在冰醋酸中溶解。熔点 206～212℃(分解)。

【药理学】本品为高效广谱驱虫新药，系苯骈咪唑类药物中驱虫谱较广、杀虫作用最强的一种。对线虫、血吸虫、绦虫均有高度活性，而且对虫卵发育具有显著抑制作用。药物在体内迅速代谢为亚砜和砜，通过抑制寄生虫肠壁细胞胞浆微管系统的聚合，阻断虫体对多种营养和葡萄糖的吸收，导致虫体糖原耗竭，同时抑制延胡索酸还原酶系统，阻碍三磷酸腺苷的产生，致使寄生虫无法生存和繁殖。对寄生于动物体的各种线虫、血吸虫、绦虫以及囊尾蚴亦具有明显的驱除作用。

口服后吸收缓慢，吸收后分布于肝、肾、肌肉等组织，可透过血脑屏障。服药后约 3 小时血药浓度峰值，$t_{1/2}$ 为 8.3 小时，在 24 小时内可有 87% 药物从尿排出，13% 从粪便排出。

【适应证】用于驱除蛔虫、蛲虫、钩虫、鞭虫，也可用于家畜的驱虫。

【用法和用量】口服，驱钩虫、蛔虫、蛲虫、鞭虫，0.4g 顿服。

治疗囊虫病：每天 15～20mg/kg，分 2 次服用。10 天为 1 疗程。停药 15～20 天后，可进行第 2 疗程治疗。一般为 2～3 个疗程。必要时可重复治疗。

其他寄生虫如粪类圆线虫等，每天服 400mg，连服 6 天。必要时重复给药 1 次。服药前不需空腹或清肠，可嚼服、吞服或研碎后与食物同服。

儿童：《中国国家处方集·化学药品与生物制品卷·儿童版》推荐：口服。2～12 岁而儿童用量如下。①蛔虫病：400mg，顿服，如需要，10 天后重复 1 次。②蛲虫：400mg，顿服，2～4 周后重复一次。③钩虫、鞭虫、蓝氏贾第鞭毛虫、粪类圆线虫病：一次 200mg，一日 2 次，连服 3 日。④旋毛虫病：一次 200mg，一日 3 次，疗程 7 日。⑤广州管圆线虫病：一日 20mg/kg，分 3 次口服，疗程 7 日。⑥猪囊尾蚴病：一日 20mg/kg，分 3 次口服，10 日为 1 个疗程，一般需1～3 个疗程，疗程间隔视病情而定。⑦华支睾吸虫病：一日 20mg/kg，分 3 次口服，连服 3～4 日；或一日 10mg/kg，顿服，连服 7 日。⑧棘球蚴病：一日 20mg/kg，一般至少需要 6～12 个疗程,疗程间隔为5~7日。

【不良反应】少数病例有轻度头痛、头昏、恶心、呕吐、腹泻、口干、乏力等不良反应,不需处理可自行消失。

【禁忌证】2岁以下小儿及妊娠期妇女禁用。

【注意】①急性病、蛋白尿、化脓性或弥漫性皮炎、癫痫等患者以及哺乳期妇女不宜应用。有严重肝、肾、心脏功能不全及活动性溃疡病患者慎用。②少数患者服药后可能在3~10日始出现驱虫效果。③在治囊虫病过程中,部分患者会出现不同程度的头晕、头痛、发热、荨麻疹等反应,反应程度与囊虫数量、寄生部位及机体反应有关。重度感染患者必须住院治疗,进行脑脊液及眼底检查,并密切观察。必要时可酌情给予地塞米松,20%的甘露醇。对皮肌型囊虫病活动过程中的反应可动态观察,酌情处理。

【制剂】片剂:每片100mg;200mg;400mg。胶囊剂:每粒100mg;200mg。颗粒剂:1g:0.1g;1g:0.2g。

【贮法】密闭、干燥处保存。

甲苯咪唑〔药典(二);医保(甲)〕 Mebendazole

【其他名称】甲苯达唑,二苯酮咪胺酯,安乐士,Vermox,Antiox,Mebendacin,Noverme,Telmin,Vermirax。

【ATC编码】P02CA01

【性状】为白色、类白色或微黄色结晶性粉末;无臭。在丙酮或三氯甲烷中极微溶解,在水中不溶,在甲酸中易溶,在冰醋酸中略溶。

【药理学】本品为一广谱驱肠虫药,具有显著的杀灭幼虫、抑制虫卵发育的作用。体内或体外试验均证明能直接抑制线虫对葡萄糖的摄入,导致糖原耗竭,使虫体三磷酸腺苷形成减少,使它无法生存,但并不影响人体内血糖水平。超微结构观察到,虫体被膜细胞及肠细胞胞浆中微管变性,使高尔基体内分泌颗粒聚集,产生运输堵塞,胞浆溶解、吸收,细胞完全变性,虫体死亡。

口服吸收量约5%~10%,进食尤其是进食脂肪性食物可增加吸收。在肝脏分布较多,口服后2~5小时血药浓度达峰值,但不到服药量的0.3%。一日服用200mg,三日后血药浓度不超过0.3μg/ml。健康人半衰期为2.5~5.5小时,但肝功能不全患者可长达35小时。口服后24小时内以原形或2-氨基代谢物形式随粪便排出,5%~10%自尿中排出。

【适应证】用于防治钩虫、蛔虫、蛲虫、鞭虫、粪类圆线虫等肠道寄生虫病。

【用法和用量】(1)成人常用量:①治疗蛔虫、蛲虫病:采用200mg顿服。②治疗钩虫、鞭虫病:一次200mg,一日2次,连服3日;第一次治疗鞭虫及钩虫病未见效者,可于2周后再给予第2疗程。③治疗粪类圆线虫病,一次200mg,一日2次,连服3日。

(2)小儿:4岁以上的儿童应用成人剂量;4岁以下者剂量减半。

【不良反应】①可引起脑炎综合征,多为迟发反应。②本品吸收少,排泄快,故不良反应较少。少数病例可出现轻微头昏、腹泻、腹部不适等,尚可出现乏力、皮疹;偶见剥脱性皮炎、全身性脱毛症、粒细胞或血小板减少,多可自行恢复。偶有蛔虫游走造成腹痛或吐蛔现象(与小剂量噻嘧啶合并应用后可避免发生),但均不影响治疗。③严重的不良反应多发生于剂量过大、用药时间过长、间隔时间过短或合用肾上腺皮质激素的病例,应引起注意。

【禁忌证】动物实验表明本品可致畸胎,故妊娠和哺乳期妇女禁用。肝肾功能不全患者及2岁以下小儿禁用。

【注意】除习惯性便秘者外,不需服泻药。

【制剂】片剂:每片100mg;200mg。

复方甲苯咪唑片(速效肠虫净片):每片含甲苯咪唑100mg和左旋咪唑25mg。驱蛲虫:1片顿服;驱蛔虫:2片顿服;驱钩虫或蛔、钩、鞭虫混合感染:每日2次,1次1片,连服3日。成人及4岁以上儿童按上述剂量,4岁以下遵医嘱。服药期间不服泻药,不忌饮食。妊娠期妇女禁用。

左旋咪唑〔药典(二)〕 Levamisole

【其他名称】盐酸左旋咪唑,左咪唑,Levasole。

【ATC编码】P02CE01

【性状】常用其盐酸盐,为白色或类白色针状结晶或结晶性粉末;无臭,味苦。在水中极易溶解,在乙醇中易溶,在三氯甲烷中微溶,在丙酮中极微溶解。在碱性溶液中易分解变质。熔点225~230℃。

【药理学】本品为四咪唑(驱虫净)的左旋体,是一种广谱驱肠虫药。实验证明本品可选择性地抑制虫体肌肉中的琥珀酸脱氢酶,使延胡索酸不能还原为琥珀酸,从而影响虫体肌肉的无氧代谢,减少能量的产生。虫体肌肉麻痹后,虫随粪便排出体外。其活性约为四咪唑(消旋体)的1~2倍,毒性及不良反应则较低。驱蛔作用较好,口服单剂量的抗蛔疗效可达90%~100%。对钩、蛲虫也有明显作用。此外对丝虫成虫及微丝蚴也有一定的抗虫作用。本品还是一种免疫调节剂,可使细胞免疫力原来较低者得到恢复。

本品口服后迅速吸收,人口服单剂量20mg/kg后30分钟,血药浓度可达峰值,半衰期约为4小时。本品主要在肝脏代谢,代谢产物可自尿、粪便及呼吸道迅速排出,乳汁中也可测得。

【适应证】主要用于驱蛔虫及钩虫。由于本品单剂量有效率较高,故适于集体治疗。可与噻嘧啶合用治疗严重钩虫感染;与噻苯唑或恩波吡维铵合用治疗肠线虫混合感染;与枸橼酸乙胺嗪先后序贯应用于抗丝虫感染。

【用法和用量】(1)驱蛔虫:口服,①成人1.5~

2.5mg/kg,空腹或睡前顿服;②小儿剂量为2~3mg/kg。

(2) 驱钩虫:口服,1.5~2.5mg/kg,每晚一次,连服3日。

(3) 治疗丝虫病:4~6mg/kg,分3次服,连服3日。

【不良反应】可引起脑炎综合征,多为迟发反应。其他不良反应有头晕、恶心、呕吐、腹痛、疲乏、味觉障碍、神志不清等,多数在数小时后自行恢复。偶见流感样症状,如头痛、肌肉酸痛、血压降低、皮疹、光敏性皮炎、脉管炎、全身不适等。个别患者可有白细胞减少症、剥脱性皮炎及肝功能损伤。

【禁忌证】肝炎活动期禁用。

【注意】妊娠早期,肝功能异常及肾功能减退的患者慎用。

【制剂】片剂:每片25mg;50mg。肠溶片:每片25mg;50mg。颗粒剂:1g含盐酸左旋咪唑5mg。糖浆:10ml:20mg。

12.3.6 驱绦虫药

氯硝柳胺〔药典(二);医保(乙)〕 Niclosamide

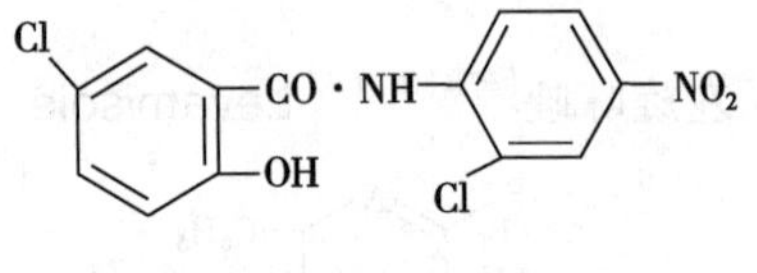

【其他名称】灭绦灵,育末生,Yomesan。

【ATC编码】P02DA01

【性状】为淡黄色粉末;无味。在乙醇、三氯甲烷或乙醚中微溶,在水中几乎不溶。熔点228~232℃。

【药理学】本品能抑制绦虫细胞内线粒体的氧化磷酸化过程,阻碍虫体吸收葡萄糖从而使之发生蜕变。口服不易吸收,在肠中保持高浓度,可杀死绦虫的头节和近段,临床上用以驱除牛带绦虫、猪带绦虫和短膜壳绦虫,效力比槟榔、南瓜子显著。又用作灭螺剂,在百万分之0.2~0.5的浓度时,能杀灭钉螺及血吸虫尾蚴、毛蚴,用量为体表面积1g/m^2。本品对温血动物及植物无害,唯对鱼类有毒。本品还可制成涂敷剂,用于下水前涂于皮肤以预防急性血吸虫感染和稻田皮炎。

【适应证】用于驱除绦虫。

【用法和用量】(1) 抗牛带绦虫及猪带绦虫:口服(宜嚼碎吞服),1次1g,隔1小时1次,共2次。

(2) 抗短膜壳绦虫:第1日一次1g,隔1小时1次,共2次,第2日起1次1g,连服6~8日。

儿童:口服。①驱牛带绦虫和猪带绦虫:体重>10kg,1次服1g;体重<10kg,一次0.5g,空腹嚼碎后服下,隔1小时再服一次,2小时后导泻。②驱短小膜壳绦虫和阔节裂头绦虫:<2岁,首日服0.5g,继以0.25g,连服7日,必要时,间隔1个月后复治。2~6岁,首日服1g,继以一日0.5g,连服7日;>6岁,首日2g,继以一日1g,连服7日。

【不良反应】有轻微头晕、胸闷、腹部不适或腹痛、发热、瘙痒等。

【注意】①宜在早晨空腹服用,应将药片充分咬碎后吞下,并应尽量少喝水,使药物能在十二指肠上部达到较高浓度。第2次服药后2小时需服硫酸镁导泻,以排出死去的成虫。②治疗猪带绦虫时,可与甲氧氯普胺(胃复安)合用,以防止节片被消化散出的虫卵因呕吐逆流入胃及十二指肠而引起猪囊尾蚴病。

【制剂】片剂:每片500mg。

12.3.7 其他抗蠕虫药

三苯双脒 Tribendimidine

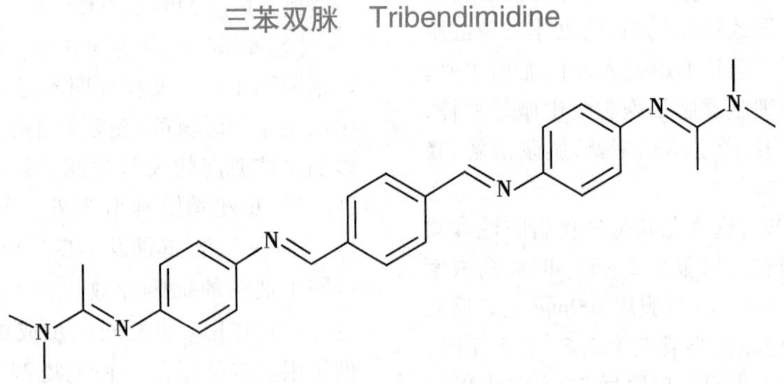

【其他名称】力卓。

【性状】黄色柱状结晶或结晶性粉末,无臭、无味,极易溶于三氯甲烷,极难溶于甲醇,不溶于水,在空气中不易潮解,熔点为223~225℃。

【药理学】本品对钩虫皮下组织的超微结构破坏严重,细胞核消失或破碎,线粒体消失,对其肠管的中心层线粒体及睾丸和卵巢的细胞结构均有破坏。本药吸收缓慢,吸收速率与剂量无关。口服后3~12小时开始排虫。药物分布在脾、肺、肠、心、肝等脏器的组织中,给药4小时后各脏器组织内药量明显下降,主要从尿中排泄。口服0.4g和0.6g肠溶片后消除半衰期$t_{1/2}$分别为(5.75±3.32)小时和(4.29±2.10)小时。

【适应证】为广谱肠道驱虫药,用于治疗钩虫(尤其是美洲钩虫)、蛔虫感染。

【用法和用量】口服。①钩虫感染:0.4g,一次顿服。②蛔虫感染:0.3g,一次顿服。

【不良反应】恶心、腹痛、腹泻、头晕、头痛、困倦,程度较轻,无须特殊处理。

【禁忌证】①对本品成分过敏者禁用。②心脏病患者禁用。

【注意】①伴有严重肝、肾功能异常者慎用。②本品为肠溶片，不能掰开或咬碎服用。

【制剂】肠溶片：每片 0.1g；0.2g；0.3g。

三氯苯达唑 Triclabendazole

【ATC 编码】P02BX04

三氯苯达唑是苯并咪唑抗蠕虫药，目前用于人肝片吸虫病的治疗。推荐剂量是 10mg/kg，餐后顿服，服用量可重复一次。

其他抗蠕虫药硝硫氰胺、呋喃嘧酮、奥苯达唑、恩波吡维铵、噻苯唑、奥克太尔，可查阅本书第 17 版。

ER-12-4

（邹 洋）

第3篇

主要作用于中枢神经系统的药物

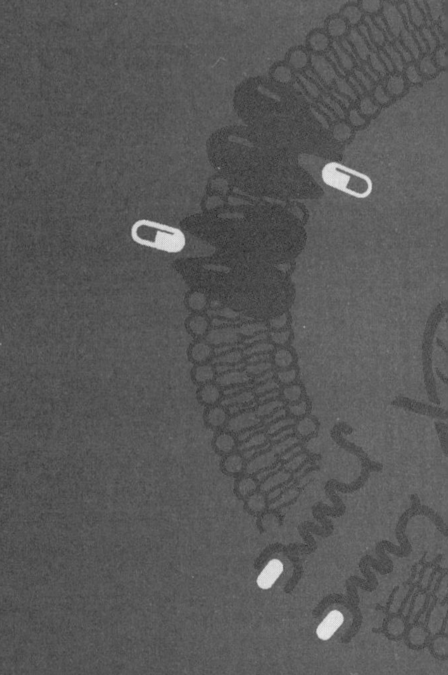

第13章
中枢神经系统兴奋药

中枢神经兴奋药与抢救危重症密切相关。近年来危重症医学得到迅速发展，目前的观点认为：①保持气道通畅，是抢救呼吸衰竭的首要和最有效的措施；②维持或调整有效循环血容量，保证心、脑、肾等重要器官血液供应，是抢救循环衰竭的关键；③因重症患者使用中枢神经兴奋药，只会消耗体内有限的能源，组织缺氧可更严重，弊多利少，因此中枢神经兴奋药的治疗用途已逐步减少；④药物过量中毒的治疗原则除支持疗法外，应及时洗胃或导泻，给予针对性拮抗药，甚至按需进行腹膜或血液透析，中枢神经兴奋药并非必要。

中枢神经兴奋药系指能选择性地兴奋中枢神经系统，从而提高其功能活动的一类药，当中枢神经处于抑制状态或功能低下、紊乱时使用此类药物。这类药物主要作用于大脑皮层、延髓和脊髓，具有一定程度的选择性。主要包括苏醒药、精神兴奋剂及促脑代谢药等：①苏醒药常用的有尼可刹米、二甲弗林、洛贝林、戊四氮、细胞色素C等。这些药物作用时间一般较短，口服可吸收，主要经肝代谢。用于治疗疾病或药物引起的呼吸衰竭及中枢抑制。咖啡因、茶碱、可可碱等，它们的中枢兴奋作用一般较弱。②精神兴奋剂有苯丙胺、哌甲酯、匹莫林等（见抗抑郁药）。③促脑代谢药有氨酪酸等。

中枢神经兴奋药的选择性作用与剂量有关，如使用剂量过大可引起惊厥、中枢神经抑制及昏迷，严重者可致死亡，而所引起的昏迷状态不能用中枢神经兴奋药解救。为防止用药过量引起中毒，一般应交替使用几种中枢兴奋药，严格控制剂量及用药间隔时间，并应密切观察病情，一旦出现烦躁不安、反射亢进，面部、肢体肌肉抽搐应立即减量或停药，或改用其他药。

尼可刹米〔药典(二)；基；医保(甲)〕 Nikethamide

（结构式：吡啶环3位连接 $-CO-N(C_2H_5)_2$）

【其他名称】可拉明，二乙烟酰胺，尼可拉明，烟酸乙胺，Coramine。

【ATC编码】R07AB02

【性状】无色或淡黄色的澄明油状液体，放置冷处，即成结晶；有轻微的特臭，苦味；有引湿性。能与水、乙醇、三氯甲烷或乙醚任意混合。

【药理学】选择性地兴奋延髓呼吸中枢，使呼吸加深加快，也可作用于颈动脉体和主动脉体化学感受器反射性地兴奋呼吸中枢，提高呼吸中枢对二氧化碳的敏感性。对血管运动中枢有微弱兴奋作用。对阿片类药物中毒的解救效力较戊四氮好，对吸入麻醉药中毒次之，对巴比妥类药中毒的解救不如印防己毒素及戊四氮。作用时间短暂，一次静脉注射仅可维持作用5～10分钟，可能与药物在体内的迅速分布有关。药物在体内代谢为烟酰胺，再被甲基化为*N*-甲基烟酰胺，经尿液排出。本品对呼吸肌麻痹者无效。

【适应证】用于中枢性呼吸及循环衰竭、麻醉药及其他中枢抑制药的中毒。

【用法和用量】常用量:皮下注射、肌内或静脉注射,一次0.25~0.5g。必要时1~2小时重复用药。极量:皮下、肌内或静脉注射,一次1.25g。6个月以下婴儿,一次75mg,1岁,一次125mg,4~7岁,一次175mg。

【不良反应】常见面部刺激、烦躁不安、抽搐、恶心、呕吐等。

【注意】大剂量可引起血压升高、心悸、出汗、呕吐、震颤及肌僵直,应及时停药以防惊厥。如出现惊厥,应及时静脉注射苯二氮䓬类药或小剂量硫喷妥钠。

【药物相互作用】与其他抗惊厥药合用可致惊厥。

【制剂】注射液:每支0.375g(1.5ml);0.5g(2ml);0.25g(1ml)。

洛贝林[基;医保(甲)] Lobeline

本品是从产于北美洲的山梗菜科植物山梗菜(Lobelia inflata)中提取的一种生物碱,现已能化学合成。

【其他名称】山梗菜碱,祛痰菜碱,半边莲碱,芦别林。

【性状】常用的混旋盐酸洛贝林为白色结晶或颗粒状粉末;无臭;味苦;呈弱酸性反应。在乙醇或三氯甲烷中易溶,在水中微溶。

【药理学】兴奋颈动脉窦和主动脉体化学感受器而反射性兴奋呼吸中枢;对迷走神经中枢和血管运动中枢也同时有反射性兴奋作用;对自主神经节先兴奋而后抑制。

【适应证】用于新生儿窒息、一氧化碳引起的窒息、吸入麻醉剂及其他中枢抑制药(如阿片、巴比妥类)的中毒及肺炎、白喉等疾病引起的呼吸衰竭。

【用法和用量】皮下注射或肌内注射:常用量,成人1次3~10mg(极量:1次20mg,1日50mg);儿童1次1~3mg。静脉注射:成人1次3mg(极量:1次6mg,1日20mg);儿童1次0.3~3mg。必要时每30分钟可重复1次。静脉注射须缓慢。新生儿窒息可注入脐静脉,用量为3mg。

【不良反应】可有恶心、呕吐、呛咳、头痛、心悸等。

【注意】剂量较大时,能引起心动过速、传导阻滞、呼吸抑制甚至惊厥。

【药物相互作用】①与碱性药物合用,产生山梗素沉淀。②与尼古丁合用,可出现恶心、出汗、心悸等症状。

【制剂】注射液:每支3mg(1ml);10mg(1ml)。

戊四氮 Pentetrazole

【其他名称】戊四唑,五甲烯四氮唑,卡地阿唑,Corazol,Leptazol,Metrazol,Cardiazol。

【ATC编码】R07AB03

【性状】白色结晶粉末,味微苦,易溶于水,水溶液呈中性。亦溶于醇、醚等。

【药理学】对脑及脊髓均有兴奋作用,主要兴奋脑干,能直接兴奋呼吸中枢及血管运动中枢,使呼吸增加、血压微升。

【适应证】用于急性传染病、麻醉药及巴比妥类药物中毒时引起的呼吸抑制,急性循环衰竭。因安全范围小,现已少用。

【用法和用量】皮下注射、肌内注射、静脉注射,每次0.05~0.1g,每2小时1次。极量一日0.3g。

【不良反应】本品过量可兴奋大脑和脊髓,表现为强烈的阵挛性惊厥,其后继续发展到强直性惊厥。

【禁忌证】急性心内膜炎及主动脉瘤患者禁用。

【注意】①大量可致惊厥。静脉注射1次不超过0.5g,每分钟不超过0.1g。最好采用静脉滴注。②不宜用于吗啡、普鲁卡因中毒解救。

【制剂】注射液:每支0.1g(1ml);0.3g(3ml)。

贝美格[医保(甲)] Bemegride

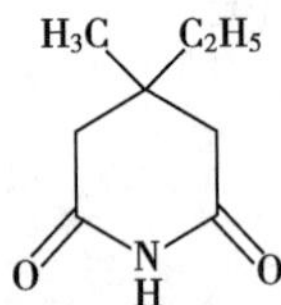

【其他名称】美解眠,乙甲哌啶二酮,Megimide Bemegridum。

【ATC编码】R07AB05

【性状】白色或近白色结晶性粉末或片状结晶。无臭、味苦。可溶于水(1:170)、乙醇(1:30)。其0.5%水溶液pH为4.5~6.5。

【药理学】中枢兴奋作用类似戊四氮,对巴比妥类及其他催眠药有对抗作用。

【适应证】①用于解救巴比妥类、格鲁米特、水合氯醛等药物的中毒。②亦用于加速硫喷妥钠麻醉后的恢复。

【用法和用量】因本品作用迅速,多采用静脉滴注,作用维持10~20分钟。常用量0.5% 10ml(50mg),用5%葡萄糖注射液稀释静脉滴注。亦可静脉注射,每3~5分钟注射50mg,至病情改善或出现中毒症状为止。

【不良反应】①注射量大,速度过快可引起恶心、呕吐,反射增强、肌肉震颤及惊厥等。②本品迟发毒性表现为情绪不安、精神错乱、幻视等。

【禁忌证】禁用于吗啡中毒患者。

【注意】①静脉滴注时不可太快,以免惊厥。②注射时须准备短时巴比妥类药,以便惊厥时解救。

【制剂】注射液:每支50mg(10ml)。

咖啡因[药典(二);基;医保(乙)] Caffeine

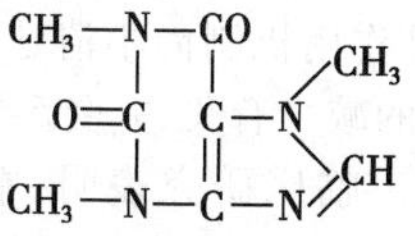

```
CH3—N—CO
    |    |      CH3
O=C   C—N<
    |    ||     
CH3—N—C—N=CH
```

系由茶叶或咖啡中提得的一种生物碱。

【其他名称】咖啡碱。

【ATC编码】N06BC01

【性状】本品为白色或带极微黄绿色、有丝光的针状结晶或结晶性粉末;无臭,味苦;有风化性。在热水或三氯甲烷中易溶,在水、乙醇或丙酮中略溶,在乙醚中极微溶解。

【药理学】对中枢兴奋作用较弱。小剂量增强大脑皮层兴奋过程,振奋精神,减少疲劳。剂量增大可兴奋延髓呼吸中枢及血管运动中枢,特别当这些中枢处于抑制状态时,作用更为显著。本品还可增加肾小球的血流量,减少肾小管的重吸收,有弱利尿作用。本品口服后容易吸收。峰浓度及血药浓度随用量而异,$t_{1/2\alpha}$为3~5小时,$t_{1/2\beta}$为6小时,代谢后经尿排出,约有1%~2%为原形。

【适应证】①解救因急性感染中毒、催眠药、麻醉药、镇痛药中毒引起的呼吸、循环衰竭。②与溴化物合用,使大脑皮层的兴奋、抑制过程恢复平衡,用于神经官能症。③与阿司匹林、对乙酰氨基酚制成复方制剂用于一般性头痛;与麦角胺合用治疗偏头痛。④用于小儿多动症(注意力缺陷综合征)。⑤防治未成熟新生儿呼吸暂停或阵发性呼吸困难。

【用法和用量】①口服。常用量:一次0.1~0.3g,一日0.3~1.0g;极量:一次0.4g,一日1.5g。②解救中枢抑制:肌内注射或皮下注射安钠咖注射液(详见制剂项下)。常用量:皮下或肌内注射,一次1~2ml,一日2~4ml;极量:皮下或肌内注射,一次3ml,一日12ml。③调节大脑皮层活动:口服咖溴合剂,每次10~15ml,一日3次,餐后服。

【不良反应】①偶有过量服用,可致恶心、头痛或失眠,长期过多服用可出现头痛、紧张、激动和焦虑。②过量的表现为烦躁、恐惧、耳鸣、视物不清、肌颤、心率增快及期前收缩。③成人致死量为10g,有死于肝性脑病的报道。

【禁忌证】禁用于胃溃疡的患者。

【注意】动物实验表明本品可引起仔鼠先天性缺损,骨骼发育迟缓,因此妊娠期妇女慎用。

【药物相互作用】①口服避孕药可使咖啡因的清除率减慢。②异烟肼、甲丙氨酯可提高本品的组织浓度达55%,从而增加疗效。

【制剂】片剂:每片30mg。

安钠咖(苯甲酸钠咖啡因)注射液(Caffeine and Sodium Benzoate Injection,CNB):每支含无水咖啡因0.12g与苯甲酸钠0.13g(1ml);含无水咖啡因0.24g与苯甲酸钠0.26g(2ml)。

咖溴合剂(巴氏合剂):200ml中含安钠咖0.05~2g及溴化钠(或溴化钾)1.0~10g。该两种药的分配比与用量视病情而定,用于抑郁型者咖啡因含量较多,兴奋型者溴化物含量较大。

多沙普仑[医保(乙)] Doxapram

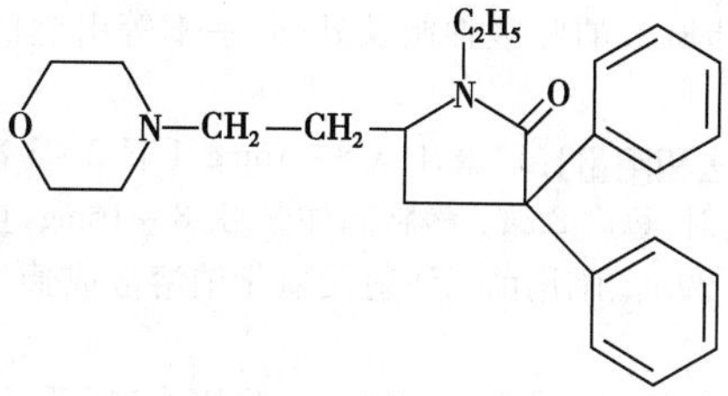

【其他名称】Dopram。

【ATC编码】R07AB01

【性状】多用其盐酸盐,为白色或类白色晶性粉末,无臭。在水、三氯甲烷或乙醇中略溶,在乙醚中不溶。

【药理学】大剂量直接兴奋呼吸中枢,小剂量通过颈动脉化学感受器兴奋呼吸中枢,并可增加心排血量。作用比尼可刹米强,静脉注射后立即生效,持续5~12分钟。代谢迅速,经肾排泄。

【适应证】用于解救麻醉药、中枢抑制药引起的中枢抑制。

【用法和用量】对麻醉药或其他药物引起的中枢抑制:静脉注射或稀释(用5%葡萄糖注射液稀释至1mg/ml)后静脉滴注,1mg/kg,每小时用量不宜超过300mg。总量一日不超过3000mg。

【不良反应】①可引起头痛、无力、呼吸困难、心律失常、恶心、呕吐、腹泻及尿潴留、胸痛、胸闷、血压升高、用药局部发生血栓性静脉炎等。②少见精神错乱、呛咳、眩晕、畏光、感觉奇热、多汗等。③过量的表现为惊厥、不自主震颤和反射亢进。

【禁忌证】癫痫、惊厥、严重肺部疾患患者禁用。

【注意】①颅内高压、重度高血压、冠心病、妊娠期妇女及12岁以下儿童慎用。②在使用氟烷、异氟烷等全麻药后10~20分钟,才能使用本品。③静脉滴注过快有引起溶血的危险。

【药物相互作用】①碳酸氢钠可增加本品的血药浓度,其毒性增强。②与单胺氧化酶抑制剂、升压药合用可使升压作用显著。③肌松药可掩盖本品的升压作用。④与咖啡因、哌甲酯、匹莫林、肾上腺素受体激动剂具有协同作用。

【制剂】注射液:每支20mg(1ml);100mg(5ml)。

二甲弗林[医保(乙)] Dimefline

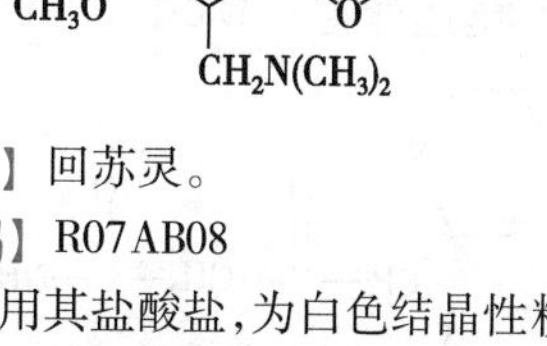

【其他名称】回苏灵。

【ATC编码】R07AB08

【性状】常用其盐酸盐,为白色结晶性粉末;几乎无臭;味极苦。在水中易溶,在乙醇中溶解,在乙醚中几乎不溶。

【药理学】对呼吸中枢兴奋作用较强,作用比尼可刹米强 100 倍,苏醒率可达 90% ~95%。

【适应证】用于各种原因引起的中枢性呼吸衰竭,麻醉药、催眠药所致的呼吸抑制及外伤、手术等引起的虚脱和休克。

【用法和用量】口服,1 次 8 ~16mg,1 日 2 ~3 次。肌内或静脉注射,每次 8mg。静脉滴注,1 次 8 ~16mg,重症患者一次 16 ~32mg,临用前以注射用氯化钠溶液或葡萄糖溶液稀释。

【不良反应】①恶心、呕吐、皮肤烧灼感等。②剂量过大,可引起肌肉震颤、惊厥(应准备短效巴比妥类,如异戊巴比妥,作惊厥时急救用)。

【禁忌证】有惊厥病史、吗啡中毒、肝肾功能不全者及妊娠期妇女禁用。

【注意】静脉注射速度必须缓慢,并应随时观察病情。

【制剂】片剂:每片 8mg。注射液:每支 8mg(2ml)。

甲氯芬酯〔医保(乙)〕 Meclofenoxate

Cl—C6H4—$OCH_2COOCH_2CH_2N(CH_3)_2$

【其他名称】氯酯醒,遗尿丁,Centrofenoxate,Clophenoxine,Lucidril。

【ATC 编码】N06BX01

【性状】常用其盐酸盐,为白色结晶性粉末;略有特异臭,味酸苦。在水中极易溶解,在乙醚中易溶,在三氯甲烷中溶解。

【药理学】能促进脑细胞的氧化还原代谢,增加对糖类的利用,并能调节细胞代谢。对中枢抑制的患者有兴奋作用。

【适应证】用于外伤性昏迷、新生儿缺氧症、儿童遗尿症、意识障碍、老年性精神病、酒精中毒及某些中枢和周围神经症状。

【用法和用量】①口服:成人 1 次 0.1 ~0.3g,1 日 0.3 ~0.9g;最大剂量可达一日 1.5g。儿童 1 次 100mg,1 日 3 次。②肌内注射或静脉滴注:成人 1 次 0.25g,1 日 1 ~3 次。溶于5% 葡萄糖溶液 250 ~500ml 中供静脉滴注用。新生儿可注入脐静脉。小儿 1 次 0.06 ~0.1g,1 日 2 次。新生儿缺氧症,一次 0.06g,每 2 小时一次。

【不良反应】①胃部不适、兴奋、失眠、倦怠、头痛等。②发生中毒症状是焦虑不安、活动增多、共济失调、惊厥,可引起心悸、心率加快、血压升高。

【制剂】胶囊剂:每粒 0.1g。注射用盐酸甲氯芬酯:每支 0.1g;0.25g。

莫达非尼 Modafinil

$(C_6H_5)_2CH—S(=O)—CH_2—C(=O)—NH_2$

【其他名称】Privigil,Modiodal。

【ATC 编码】N06BA07

【药理学】本品作用机制尚不清楚。可能与脑中抑制性神经递质 GABA 的减少有关,并受 5-羟色胺(5-HT)和去甲肾上腺素的调控。临床研究表明,本品可有效增进警觉性,可显著降低日间睡眠发作次数和睡眠周期,显著降低 Epworth 睡眠量表评分,显著升高清醒维持测试评分和睡眠潜伏期测试评分。本品与其他精神兴奋剂如安非他明等相比,不影响夜间正常睡眠、无明显依赖性是其特点。

口服后 2 ~4 小时达血浆峰浓度,分布容积约 0.8L/kg,消除半衰期为 11 ~15 小时。主要代谢产物为无活性的莫达非尼酸和莫达非尼砜,通过肾脏排出。老年人用药清除率降低,D-型较 L-型莫达非尼清除快 3 倍。

【适应证】用于发作性睡病相关的日间过度嗜睡和特发性过度睡眠病。

【用法和用量】口服,成人,每日 200 ~400mg,清晨服一次或分两次于清晨及中午服用。通常剂量每日不超过600mg。老年人、严重肝肾功能损害者,初始剂量为每日100mg,日剂量不超过 400mg。5 ~12 岁儿童起始量 100mg,一日 1 次,晨起顿服,根据疗效逐渐加量,维持量 100 ~400mg,晨起顿服或分 2 次早晚服。12 ~18 岁儿童起始量200mg,一日 1 次,晨起顿服或分 2 次早晚服,根据疗效逐渐加量,维持量 200 ~400mg,晨起顿服或分 2 次早晚服。

【不良反应】①可见头痛、头晕、发热、咽痛、乏力、神经质、紧张感、兴奋感、进攻行为、口干、恶心、腹泻、消化不良等。②偶见血压升高、心率增快、瘙痒、皮疹等。

【禁忌证】禁用于缺血性心脏病、左室肥大、二尖瓣脱垂、胸痛、有心电图异常史、心律不齐、妊娠期妇女、哺乳期妇女及儿童。

【注意】慎用于高血压、不稳定型心绞痛、心肌梗死、肝硬化、肝肾功能不全和精神病患者。慎与抗惊厥药合用。

【制剂】片剂:每片 100mg;300mg。

醋谷胺 Aceglutamide

HO—C(=O)—CH(NH—C(=O)—CH_3)—CH_2CH_2—C(=O)—NH_2

【其他名称】乙酰谷酰胺,酰胺戊二酸胺,Acetylglutamide。

【药理学】本品为谷氨酰胺的乙酰化合物,有改善神经细胞代谢,维持神经应激能力及降低血氨的作用,并能通过血脑屏障。

【适应证】用于脑外伤昏迷、肝性脑病、偏瘫、高位截瘫、小儿麻痹后遗症、神经性头痛、腰痛等。

【用法和用量】肌内注射或静脉滴注 1 日 100 ~600mg,静脉滴注时用 5% 或 10% 葡萄糖注射液 250ml 稀释后缓慢滴注。小儿剂量酌减。

【注意】可能引起血压下降。

【制剂】醋谷胺钠注射液:每支 100mg(2ml)。

士的宁　Strychnine

由马钱子(Nux Vomica)中提取的一种生物碱。常用其硝酸盐。

【其他名称】番木鳖碱,士的年。

【性状】硝酸士的宁为无色针状结晶或白色结晶性粉末;无臭,味极苦。在沸水中易溶,在水中略溶,在乙醇或三氯甲烷中微溶,在乙醚中几乎不溶。

【药理学】对脊髓有选择性兴奋作用,可提高骨骼肌的紧张度。对大脑皮层、呼吸循环中枢亦有一定兴奋作用。

【适应证】用于巴比妥类药物中毒,效果不及贝美格且不安全。用于偏瘫、瘫痪及因注射链霉素引起的骨骼肌松弛、弱视症等。本品因安全范围小,现已少用。

【用法和用量】常用量:皮下注射,1 次 1 ~ 3mg。口服,每次 1 ~ 3mg,1 日 3 次;对抗链霉素引起的骨骼肌松弛,每次 1mg,每日 1 次。极量:皮下注射,1 次 5mg。

【不良反应】过量时有腹或胃部不适、惊厥、呼吸麻痹。

【禁忌证】吗啡中毒脊髓处于兴奋状态者、高血压、动脉硬化、肝肾功能不全、癫痫、破伤风、突眼性甲状腺肿患者禁用。

【注意】①本品排泄缓慢,有蓄积作用,故使用时间不宜过长。如出现惊厥,可立即静脉注射戊巴比妥钠 0.3 ~ 0.4g 以对抗,或用较大量的水合氯醛灌肠。如呼吸麻痹,须人工呼吸。②口服本品中毒时,待惊厥控制后,以 0.1% 高锰酸钾液洗胃。

【制剂】注射液:每支 1mg(1ml);2mg(1ml)。片剂:每片 1mg。

一叶萩碱　Securinine

本品系由大戟科植物一叶萩叶中提取的一种生物碱,现已人工合成。

【性状】其硝酸盐为白色或微粉红色粉末,味苦,能溶于水。

【药理学】作用与士的宁相似。但毒性较低。能兴奋脊髓。增强反射及肌肉紧张度。体内代谢较快,无蓄积。动物实验表明,小量能增强心肌收缩,并有抑制胆碱酯酶作用。

【适应证】①用于治疗小儿麻痹症及其后遗症、面神经麻痹。②对神经衰弱、低血压、自主神经功能紊乱所引起的头晕以及耳鸣、耳聋等有一定疗效。

【用法和用量】皮下或肌内注射:成人每次 8 ~ 16mg,每日 1 次,14 日为 1 疗程。小儿用量:按成人用量的 1/4 给药。

【不良反应】偶见注射后发生荨麻疹、疼痛、局部刺痒、局部感染、局部肿胀等反应。罕见个别患者有心悸、头痛,停药后可自愈。过量使用可导致惊厥。

【制剂】注射液:每支 4mg(1ml)。

乙哌立松[医保(乙)]　Eperisone

H_3C　O　N　CH_3

【其他名称】妙纳,宜宇。

【药理学】本品为中枢性肌肉松弛药。作用于脊髓和血管平滑肌,通过抑制脊髓反射,抑制 γ-运动神经元的自发性冲动,减轻肌梭的灵敏度,从而缓解骨骼肌的紧张;并通过扩张血管而改善血液循环,从多方面阻断肌紧张亢进→循环障碍→肌疼痛→肌紧张亢进这种骨骼肌紧张的恶性循环。

口服后,几乎全部由消化道吸收,健康成人一次口服 150mg 后约 1.6 ~ 1.9 小时血浆浓度达峰,峰浓度为 7.5 ~ 7.9ng/ml。在肝脏代谢大部分,少量经肝肠循环。大部分由尿经肾脏排出,少量由粪便排出。$t_{1/2}$ 为 1.6 ~ 1.8 小时。

【适应证】①可用于改善下列疾病的肌紧张状态:颈肩腕综合征,肩周炎,腰痛症。②也可用于改善下列疾病所致的痉挛性麻痹:脑血管障碍,痉挛性脊髓麻痹,颈椎病,手术后遗症(包括脑、脊髓肿瘤),外伤后遗症(脊髓损伤、头部外伤),肌萎缩性侧索硬化症,婴儿大脑性轻瘫,脊髓小脑变性症,脊髓血管障碍,亚急性脊髓神经症(SMON)及其他脑脊髓疾病。

【用法和用量】餐后口服。通常成人一次 50mg(1 片),一日 3 次。

【不良反应】(1) 严重不良反应包括:休克、肝功能异常、肾功能异常、血象异常。

(2) 可能出现下列不良反应:①皮肤:皮疹、瘙痒等;②精神神经:失眠、头痛、困倦、身体僵硬、四肢麻木、知觉减退、四肢无力、站立不稳等;③消化系统:恶心、呕吐、食欲缺乏、胃部不适、口干、便秘、腹泻、腹痛、腹胀等,偶有口腔炎、肝功能异常;④泌尿系统:尿闭、尿失禁、尿不尽感等,偶见肾功能异常;⑤全身症状:全身倦怠,偶有头晕、肌张力减退等;⑥其他:颜面潮红、出汗等。

【禁忌证】禁用于严重肝、肾功能障碍者,伴有休克者以及哺乳期妇女。

【注意】①慎用于妊娠期妇女。②出现四肢无力、站立不稳、嗜睡等症状时,应减少或停止用药。③用药期间不宜从事驾驶车辆等危险性机械操作。④用药期间应注意观察血压、肝功能、肾功能与血象的情况。⑤药物过量:尚无特效的解毒方法。可采取洗胃及常规的支持治疗等措施。

【制剂】片剂:每片 50mg。

二氧化碳[药典(二)]　Carbon Dioxide

【ATC 编码】V03AN02

【性状】为无色气体;无臭;水溶液显弱酸反应。贮于密闭金属圆筒中,含 CO_2 不得少于 99.0%,应放于阴凉处。

【药理学】低浓度时为生理性呼吸兴奋药。当空气中本品含量超过正常(0.03%)时,能使呼吸加深加快;如含量为1%时,能使正常人呼吸量增加25%;含量为3%时,使呼吸量增加2倍。但当含量为25%时,则可使呼吸中枢麻痹,并引起酸中毒,故吸入浓度不宜超过7%。

【适应证】①临床多以本品5%~7%与93%~95%的氧混合吸入,用于急救溺毙、吗啡或一氧化碳中毒者、新生儿窒息等。②乙醚麻醉时,如加用含有3%~5%本品的氧气吸入,可使麻醉效率增加,并减少呼吸道的刺激。

【不良反应】①二氧化碳浓度超过6%时,可引起不适、头痛、眩晕、出汗、精神错乱、心悸、血压升高、呼吸困难及中枢抑制。超过25%可产生呼吸中枢麻痹,并引起酸中毒。浓度超过30%时可引起惊厥。②长期吸入二氧化碳停用后可产生头痛、恶心、呕吐、面色苍白和低血压。

【禁忌证】禁用于呼吸道阻塞及肺水肿者。

稀氨溶液〔药典(二)〕 Dilute Ammonia Solution

【性状】为无色的澄清液体;有刺激性特臭,呈碱性反应。

【药理学】吸入或口服本品,可刺激呼吸道或胃黏膜,反射性兴奋呼吸和循环中枢。外用有中和酸的作用,可用于昆虫咬伤等。

【适应证】①对昏迷、麻醉不醒者,嗅入本品有催醒作用,对昏厥者作用较好。②亦用于手术前医生手的消毒、昆虫咬伤等。

【用法和用量】①用于催醒:嗅入本品。②用于手术前医生手的消毒:每次用本品25ml,加温开水5L稀释后供用。③用于昆虫咬伤:配成25%搽剂,外用。

【制剂】溶液剂:每100ml中含氨10g。

氧〔药典(二)〕 Oxygen

【ATC编码】V03AN01

【性状】为无色气体;无臭,无味;有强助燃力。

【药理学】氧为人体生存、代谢必需物质,缺氧至一定程度即可导致死亡。

【适应证】①主要用于窒息、肺炎、肺水肿、哮喘、心力衰竭、周围循环衰竭、呼吸衰竭、麻醉药中毒、一氧化碳中毒等各种缺氧情况。②也用于驱除肠道蛔虫。

【用法和用量】①治疗缺氧:将氧气筒(或含5%二氧化碳气的)与吸入装置连接,按每分钟300~100ml的速度使氧通过洗气瓶,经鼻导管或漏斗给患者吸入。②驱蛔虫:清晨空腹经胃管缓慢输入氧气,剂量:(年龄+1)×100ml,最多不超过1200ml,输氧后卧床休息2~3小时。

【注意】①长期使用氧的浓度以30%~40%(ml/ml)为限,应急时可吸入纯氧。注意吸气内的水蒸气的饱和度。有吸入纯氧导致新生儿窒息的报道。②消化道溃疡,胃肠出血患者禁用氧气驱虫。

【贮法】置于耐压钢瓶中,于30℃以下保存。

细胞色素C〔药典(二)〕 Cytochrome C

【其他名称】细胞色素丙。

【性状】本品系由猪心中提得的细胞呼吸激活剂,是含铁卟啉的色蛋白质,其水溶液澄明、深红色。

【药理学】为生物氧化过程中的电子传递体,作用与辅酶相似,在酶存在的情况下,对组织的氧化、还原有迅速的酶促作用。当组织缺氧时,细胞通透性增高,注射本品后,可进入细胞内起到矫正细胞呼吸与促进物质代谢作用。

【适应证】用于各种组织缺氧的急救或辅助治疗,如一氧化碳中毒、催眠药中毒、新生儿窒息、严重休克期缺氧、麻醉及肺部疾病引起的呼吸困难、高山缺氧、脑缺氧及心脏疾病引起的缺氧,但疗效有时不显著。

【用法和用量】静脉注射或滴注:成人每次15~30mg,每日30~60mg。儿童用量酌减。静脉注射时,加25%葡萄糖注射液20ml混匀后,缓慢注射。亦可用5%~10%葡萄糖注射液或生理盐水稀释后静脉滴注。粉针(冻干型)用25%葡萄糖注射液20ml或5%葡萄糖注射液或灭菌生理盐水溶解后滴注。

【不良反应】①可见腹胀、腹痛和腹泻、头痛、口干、不安和倦怠感等。②过敏性体质可出现颜面潮红、胸闷、恶寒、发热、荨麻疹等过敏症状,偶有过敏性休克。

【注意】①可引起过敏反应,用药前需作皮肤过敏试验。②治疗一经终止,再用药时仍需做皮内过敏试验,阳性反应者禁用。

【制剂】注射液:每支15mg(2ml)。注射用细胞色素C:每支15mg。

氨酪酸 Aminobutyric Acid

【其他名称】γ-氨基丁酸,γ-氨酪酸,γ-Aminobutyric Acid,Gaba,Gammalon。

【ATC编码】N03AG03

【性状】为白色结晶或类白色结晶性粉末,略有臭味,味微苦,易溶于水。

【药理学】本品有降低血氨及促进脑代谢作用,能增强葡萄糖磷酸酯酶活性,恢复脑细胞功能。亦为中枢介质。

【适应证】①用于脑卒中后遗症、脑动脉硬化症、头部外伤后遗症,以及尿毒症、煤气中毒等所致昏迷。②亦用于偏瘫、记忆障碍、语言障碍、精神发育迟滞等。③降低血氨作用及应用,参阅第47章肝胆疾病辅助用药。

【用法和用量】口服:1日量3g,分3次服。静脉滴注:每次0.75~1.0g,加于300~500ml生理盐水中,2~3小时内静脉滴注完毕。

【不良反应】①用药后偶见灼热感、恶心、头晕、失眠、便秘、腹泻。②大剂量可出现运动失调、肌无力、血压下降、呼吸抑制。③静脉滴注过程中如出现胸闷、气急、头昏、恶心等应立即停药。

【制剂】片剂：每片 0.25g。注射液：每支 1g(5ml)。

他替瑞林　Taltirelin

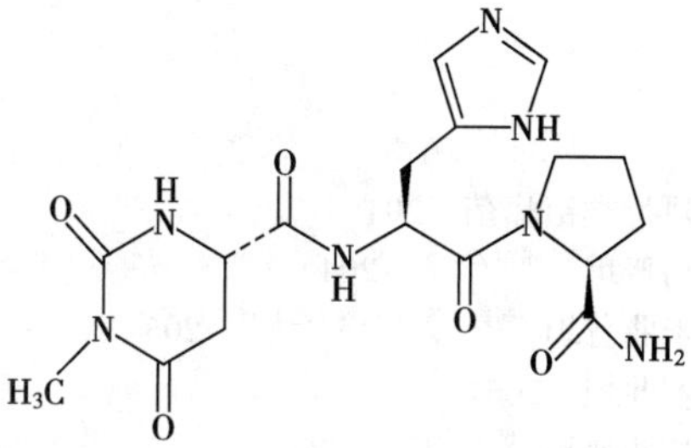

【药理学】本品为合成的促甲状腺激素释放激素(TRH)类似物。药理学研究显示本品经由脑 TRH 受体对 CNS 产生强而持久的多重作用。本品对 CNS 的兴奋作用比 TRH 强 10～100 倍，作用持续时间比 TRH 长约 8 倍。本品对 TRH 受体的亲和力约为 TRH 的 1/11，因而本品的内分泌作用比 TRH 弱，但本品在体内比 TRH 稳定。另外，本品对促甲状腺素(TSH)释放的作用为 TRH 的 1/11～1/6。TSH 释放是由一个包括甲状腺激素的强负反馈系统调节的。该负反馈系统也会抑制本品潜在的内分泌作用。

【适应证】用于改善脊髓小脑变性病人的共济失调。

【用法和用量】成人 1 日 2 次，1 次 1 片，早晚餐后口服，可根据年龄、症状进行适当增减。

【不良反应】本品不良反应主要是消化系统反应，包括呕吐、恶心和胃不适。所有的不良反应均为轻中度，在治疗期间和(或)停药后消失。

【注意】肾功能受损者慎用。

【制剂】片剂：每片 0.5g。

氧化樟脑　Vitacamphor

【药理学】动物实验表明本品可使家兔呼吸兴奋，使正常下降的血压及水合氯醛诱致下降的血压逐渐恢复；对麻醉家兔的在体心脏亦有兴奋作用，可使心跳幅度加宽，收缩增强。

【适应证】用于中枢性呼吸困难、循环衰竭，亦可用于其他疾病引起的心脏衰弱、呼吸困难。

【用法和用量】成人，静脉、肌内、皮下注射，每次 1～2ml。

【不良反应】静脉注射时偶见一过性头痛、全身发热感。

【制剂】注射液：每支 10mg(2ml)。

樟脑磺酸钠
Sodium Camphor Sulfonate

【药理学】为呼吸兴奋药，可刺激呼吸中枢，使呼吸兴奋。本药注射后吸收迅速，可通过胎盘屏障，在肝内羟化形成樟脑代谢物，与葡萄糖醛酸结合后经肾排出。

【适应证】用于呼吸和循环衰竭及对抗中枢神经抑制药中毒。

【用法和用量】成人，呼吸和循环衰竭：皮下、肌内、静脉注射，每次 50～100mg；中枢神经抑制药中毒：皮下、肌内、静脉注射，每次 50～200mg。

【不良反应】可见恶心、呕吐。可用安定或短效巴比妥类药物来控制。

【制剂】注射液：每支 50mg(1ml)；200mg(2ml)。

（王育琴　王淑洁　白向荣）

第 14 章 镇痛药

随着疼痛产生和镇痛药物作用机制的阐明，目前发现疼痛与多种受体和离子通道有关，包括阿片肽受体、胆碱能受体、电压依赖性钠离子通道和电压依赖性钙离子通道。其中作用于阿片受体的阿片类药物是一类最经典的镇痛药，主要作用于中枢神经系统。这类药物多数属于阿片类生物碱，如吗啡及可待因等，也有一些是人工合成品，如哌替啶、美沙酮、喷他佐辛（镇痛新）等。本类药物在镇痛剂量时可选择性地减轻或缓解疼痛感觉，但并不影响意识、触觉、听觉等，同时因疼痛引起的精神紧张、烦躁不安等不愉快情绪也可得到缓解，从而使患者耐受疼痛。本类药物的镇痛作用强大，多用于剧烈疼痛。遵照国家《麻醉药品和精神药品管理条例》的规定，强效镇痛药因其连续多次应用后有成瘾性等不良反应，故此类药物又称为"麻醉性镇痛药"，仅限于急性剧烈疼痛的短期使用或晚期癌性疼痛，属于须严格管理的药物之一。多数镇痛药连续应用可致依赖（成瘾）性，故亦称成瘾性镇痛药，不宜长期应用。大多数镇痛药对呼吸中枢有抑制作用，中毒剂量时可因呼吸被抑制而死亡。本类药物多通过激动阿片受体而产生镇痛和呼吸抑制效应。阿片受体主要存在三型：μ、κ和δ，其中μ受体又分成μ_1与μ_2亚型。μ受体广泛分布于中枢神经系统，尤其是边缘系统、纹状体、下丘脑、中脑导水管周围灰质区等。κ受体主要存在于脊髓和大脑皮层。镇痛药的镇痛、呼吸抑制、欣快和成瘾主要与μ受体有关。

除上述传统的阿片类镇痛药外，新类型的镇痛药也逐步应用于临床。*N*-型钙通道阻滞剂齐考诺肽通过阻断脊髓背角的初级伤害感受性传入神经上的*N*-型钙通道而发挥镇痛作用，此药已在欧美国家上市。齐考诺肽适用于需要鞘内治疗且对其他镇痛治疗（如应用全身性镇痛药或鞘内注射吗啡等）不耐受或疗效差的严重慢性疼痛患者。齐考诺肽无阿片类镇痛药等的成瘾性和呼吸抑制等不良反应，但仍可能出现严重的精神症状和神经损害，在临床使用中仍需密切监测。

疼痛按照持续时间可分为急性疼痛和慢性疼痛。急性疼痛的治疗主要是指术后镇痛、创伤后疼痛的治疗、无痛分娩和人工流产的处理等。术后镇痛的主要药物为阿片类镇痛药和非甾体抗炎药（NSAIDs）。世界疼痛组织提出术后早期要应用强效阿片类镇痛药，给药方式以注射为主，而随后可以给予口服的镇痛药。慢性疼痛包括癌性疼痛和非癌性疼痛。癌痛的经典治疗方案是1986年由世界卫生组织（WHO）提出的三阶梯镇痛原则。其基本方法是：轻度疼痛主要采用NSAIDs治疗（Ⅰ级）；若疼痛持续或增强至中度疼痛时，则选用NSAIDs加弱效阿片类药物治疗（Ⅱ级）；如果疼痛继续加强或是难以控制的中度至重度疼痛时则改用强效阿片类药物镇痛（Ⅲ级）。由于强阿片类新药物剂型的出现，现在实行的"三阶梯"原则已发生了很大改变，尤其是第二阶梯中度疼痛的患者，已能使用一些新的强阿片类剂型（芬太尼透皮贴剂，羟考酮速释缓释片等）治疗，并以其方便、实用等优势得到医患双方的认可，致使第二阶梯的划分趋于淡化。因此，可待因、双氢可待因等第二阶梯药物用药量呈下降趋势，NSAIDs和强阿片类药物以及两者的配合用药已成为癌痛治疗处方的主流。慢性非癌性疼痛大多属于神经病理性疼痛，其治疗药物包括抗抑郁药、抗癫痫药、局部治疗药物、阿片类药物和NSAIDs药。阿片类药物对于神经病理性疼痛的疗效并不确切。近年，各专科领域与镇痛药物合理使用相关的指南多达数十个，极大地促进和规范了本类药物在不同疾病状态、不同患者群体的有效安全使用。

14.1 阿片类镇痛药

吗啡[药典(二);基;医保(甲、乙)] Morphine

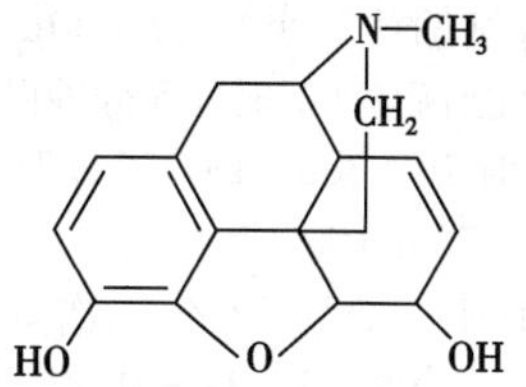

【ATC编码】N02AA01

【性状】常用其盐酸盐，为白色、有丝光的针状结晶或结晶性粉末；无臭；遇光易变质。在水中溶解，在乙醇中略溶，在三氯甲烷或乙醚中几乎不溶。

【药理学】为阿片受体激动剂。①镇痛：有强大的镇痛作用，对一切疼痛均有效，对持续性钝痛比间断性锐痛及内脏绞痛效果强。它是通过模拟内源性抗痛物质脑啡肽的作用，激活中枢神经阿片受体而产生药理作用。②镇静：在镇痛的同时有明显镇静作用，有时产生欣快感，可改善疼痛患者的紧张情绪。③呼吸抑制：可抑制呼吸中枢，降低呼吸中枢对二氧化碳的敏感性。对呼吸抑制的程度与使用吗啡的剂量平行，过大剂量可致呼吸衰竭而死亡。④镇咳：可抑制咳嗽中枢，产生镇咳作用，但因有成瘾性，并不用于临床。⑤平滑肌：可使消化道平滑肌兴奋，可致便秘；并使胆道、输尿管、支气管平滑肌张力增加。⑥心血管系统：可促进内源性组胺释放而使外周血管扩张、血压下降；使脑血管扩张，颅压增高。⑦镇吐：亦因其可致成瘾而不用于临床。

本品口服易吸收，皮下注射、肌内注射吸收均快。吸收后可分布于各种组织，可通过胎盘。表观分布容积为3.2～3.4L/kg，$t_{1/2}$为1.7～3小时，约有1/3与血浆蛋白结合。主要在肝脏代谢，经肾排泄，清除率为15～23ml/(kg·min)；少量经乳腺排出。1次给药镇痛作用持续4～6小时。

【适应证】用于：①镇痛：现仅用于创伤、手术、烧伤等引起的剧痛。②心肌梗死。③心源性哮喘。④麻醉前给药。

【用法和用量】（1）成人：①常用量：口服，1次5～15mg，1日15～60mg；皮下注射，1次5～15mg，1日15～40mg；静脉注射，5～10mg。②极量：口服，1次30mg，1日100mg；皮下注射，1次20mg，1日60mg；硬膜外腔注射，一次极量5mg，用于手术后镇痛。

（2）儿童：《中国国家处方集·化学药品与生物制品卷·儿童版》推荐：①皮下或肌内注射，新生儿，100μg/kg，每6小时一次；1～6个月，100～200μg/kg，每6小时一次；6个月～2岁，100～200μg/kg，每4小时一次；2～12岁

200μg/kg,每4小时一次;12～18岁,2.5～10mg,每4小时一次,以上各年龄段用药均需根据反应进行剂量调整。②静脉注射,注射时间5分钟以上,新生儿,50μg/kg,每6小时一次;1～6个月,100μg/kg,每6小时一次;6个月～12岁,100μg/kg,每4小时一次;12～18岁,2.5mg,每4小时一次。以上各年龄段用药均需根据反应进行剂量调整。③静脉注射和输注,新生儿,25～100μg/kg静脉注射后(注射时间5分钟以上),根据反应静脉持续输注每小时5～40μg/kg;1～6个月,100～200μg/kg静脉注射后(注射时间5分钟以上),根据反应静脉持续输注每小时10～30μg/kg;6个月～12岁,100～200μg/kg静脉注射后(注射时间5分钟以上),根据反应静脉持续输注每小时20～30μg/kg;12～18岁,2.5～10mg静脉注射后(注射时间5分钟以上),根据反应静脉持续输注每小时20～30μg/kg。④口服或直肠给药,1～12个月,一次80～200μg/kg,每4小时一次;1～2岁,200～400μg/kg,每4小时一次;2～12岁,一次200～500μg/kg(最大剂量20mg),每4小时一次;12～18岁,一次5～20mg,每4小时一次。⑤皮下持续输注:1～3个月,每小时10μg/kg;3个月～18岁,每小时20μg/kg。

【不良反应】 ①本品不良反应形式多样,常见:瞳孔缩小如针尖、视力模糊或复视;便秘;排尿困难;直立性低血压;嗜睡、头痛、恶心、呕吐等。少见:呼吸抑制、幻觉、耳鸣、惊厥、抑郁、皮疹、支气管痉挛和喉头水肿等。②连续使用3～5天即产生耐药性,一周以上可致依赖(成瘾)性,需慎重。

【禁忌证】 ①禁用于脑外伤颅内高压、慢性阻塞性肺疾患、支气管哮喘、肺源型心脏病、甲状腺功能减退、皮质功能不全、前列腺肥大、排尿困难、肝功能减退的患者。②禁用于妊娠期妇女、哺乳期妇女、新生儿和婴儿。

【注意】 ①慎用于老年人和儿童。②硬膜外腔注射本品用于手术后镇痛时,应严密监测呼吸及循环功能。③禁用于不明原因的疼痛,以防掩盖症状,贻误诊治。④禁与以下药物混合注射:氯丙嗪、异丙嗪、氨茶碱、巴比妥类、苯妥英钠、碳酸氢钠、肝素钠、哌替啶、磺胺嘧啶等。⑤胆绞痛、肾绞痛需与阿托品合用,单用本药反加剧疼痛。⑥本品应用过量,可致急性中毒,主要表现为昏迷、针状瞳孔、呼吸浅弱、血压下降、发绀等。中毒解救可用吗啡拮抗剂纳洛酮0.4～0.8mg静脉注射或肌内注射,必要时2～3分钟可重复一次;或将纳洛酮2mg溶于生理盐水或5%葡萄糖液500ml内静脉滴注。

【药物相互作用】 ①与氮芥、环磷酰胺合用,增加氮芥、环磷酰胺的毒性。②与二甲双胍合用,增加乳酸性酸中毒的危险性。③与M胆碱受体拮抗剂(尤其是阿托品)合用,便秘加重,增加麻痹性肠梗阻和尿潴留的危险性。④与胍乙啶、美卡拉明、金刚烷胺、溴隐亭、左旋多巴、利多卡因、普鲁卡因胺、奎尼丁、亚硝酸盐、利尿药合用发生直立性低血压。⑤与生长抑素、利福平、利福布汀合用降低吗啡的疗效。⑥与美西律合用抑制并延迟美西律的吸收。⑦与艾司洛尔合用使艾司洛尔的血药浓度升高。⑧与纳洛酮、烯丙吗啡合用拮抗吗啡的作用。⑨与西咪替丁合用出现呼吸暂停、精神错乱和肌肉抽搐。⑩与纳曲酮、卡马西平合用出现阿片戒断症状。⑪与香草醛合用增加香草醛的抗凝血作用。

【制剂】 注射液:每支5mg(0.5ml);10mg(1.0ml)。片剂:每片5mg;10mg。

吗啡控(缓)释片 Morphine Controlled-release(Sustained-release)Tablets(美施康定,路泰,美菲康)。本品口服经胃肠吸收后,血药浓度达峰时间较长,一般为服后2～3小时,峰浓度也稍低。血浆消除半衰期约3.5～5小时。因本品为控释片,可使药物恒定释放,在达稳态时血药浓度波动较小,作用时间可持续12小时。本品用于缓解癌症疼痛和其他各种剧烈疼痛。应有规律地按时服用本品。成人每间隔12小时服用一次,用药剂量应根据疼痛程度、年龄以及服用镇痛药史来决定,个体间可能存在较大差异。最初应用本品者,宜从每12小时服用10mg或20mg开始,视镇痛效果逐渐调整剂量,以达到在12小时内缓解疼痛的目的。对正在或已经服用过阿片类药物的患者,可从每12小时服用30mg开始,必要时可增加到每12小时60mg;若仍需增加剂量,则可酌情增加25%～50%,逐步调整至合适为止。对身体虚弱或体重低于标准体重者,只在必需时临时短期使用,届时每12小时服用20mg;70kg以上者,每12小时服用30mg。本品为控(缓)释片,必须整片完整地吞服、切勿嚼碎或掰开服用。注意事项参见吗啡。常用盐酸或硫酸吗啡控(缓)释片剂:每片10mg;30mg;60mg。

哌替啶〔药典(二);基;医保(甲)〕 Pethidine

$H_3C—N$ $COOC_2H_5$ C_6H_5

【其他名称】 盐酸哌替啶,度冷丁,唛啶,地美露,Meperidine,Dolantin,Demerol。

【ATC编码】 N02AB02

【性状】 常用其盐酸盐,为白色结晶性粉末;无臭或几乎无臭。在水或乙醇中易溶,在三氯甲烷中溶解,在乙醚中几乎不溶。

【药理学】 作用及作用机制与吗啡相似,亦为阿片受体激动剂。镇痛作用相当于吗啡的1/10～1/8,持续时间2～4小时。对胆道和支气管平滑肌张力的增强作用较弱,能使胆总管括约肌痉挛。对呼吸有抑制作用。镇静、镇咳作用较弱。能增强巴比妥类的催眠作用。口服吸收快,分布容积为2.8～4.2L/kg,蛋白结合率为64%～82%,经肝代谢,$t_{1/2}$为3.2～4.1小时,清除率为10～17ml/(kg·min)。

【适应证】 用于:①各种剧痛,如创伤、烧伤、烫伤、术后疼痛等;②心源性哮喘;③麻醉前给药;④内脏剧烈绞痛(胆绞痛、肾绞痛需与阿托品合用);⑤与氯丙嗪、异丙嗪等合用进行人工冬眠。

【用法和用量】 (1) 成人:①口服:1次50～100mg,1日200～400mg;极量:1次150mg,1日600mg。②皮下注射或肌内注射:1次25～100mg,1日100～400mg;极量:1次150mg,1日600mg。两次用药间隔不宜少于4小时。③静脉注射:成人以每次0.3mg/kg为限。④麻醉前肌内注射:成人 1.0mg/kg,术前 30～60 分钟给予。麻醉过程中静脉滴注,成人以 1.2～2.0mg/kg 计算总量,配成稀释液,以每分钟 1mg 静脉滴注。⑤手术后镇痛及癌性止痛:以每日 2.1～2.5mg/kg 剂量为限,经硬膜外腔缓慢注入或泵入。

(2) 儿童:《中国国家处方集·化学药品与生物制品卷·儿童版》推荐:①口服,2 个月～12 岁,一次 0.5～2mg/kg,每 4～6 小时一次;12～18 岁,一次 50～100mg,每 4～6 小时一次。②皮下或肌内注射:2 个月～12 岁,一次 0.5～2mg/kg,每 4～6 小时一次。③静脉注射:新生儿～2 个月,一次 0.5～1mg/kg,每 10～12 小时一次;2 个月～12 岁,一次 0.5～1mg/kg,每 4～6 小时一次;12～18 岁,一次 25～50mg,每 4～6 小时一次。④静脉注射和静脉持续输注:1 个月～18 岁,静脉注射 1mg/kg 首次剂量后,根据反应持续输注每小时 100～400μg/kg。

【不良反应】①可见头晕、头痛、出汗、口干、恶心、呕吐等。过量可致瞳孔散大、惊厥、心动过速,幻觉、血压下降、呼吸抑制、昏迷等。②皮下注射局部有刺激性;静脉注射后可出现外周血管扩张、血压下降。

【禁忌证】①禁用于脑外伤颅内高压、慢性阻塞性肺疾患、支气管哮喘、肺源性心脏病、排尿困难、严重肝功能减退的患者;②有轻微的阿托品样作用,给药后可致心率加快,故室上性心动过速患者不宜使用。

【注意】①成瘾性虽比吗啡轻,但连续应用亦能成瘾。世界卫生组织(WHO)癌痛治疗的主要原则首先是"口服给药",故不推荐在癌性疼痛时首选本品。②慎用于妊娠期妇女、哺乳期妇女和儿童。③婴幼儿慎用。1 岁以内小儿一般不应静脉注射本品或行人工冬眠。

【药物相互作用】①与异丙嗪合用出现呼吸抑制,引起休克。②与单胺氧化酶抑制剂(MAOI)合用引起兴奋、高热、出汗、神志不清,严重的呼吸抑制、惊厥、昏迷,终至虚脱而死亡。③与纳洛酮、尼可刹米、烯丙吗啡合用降低本品的镇痛作用。④巴比妥类、吩噻嗪类、三环类抗抑郁药、硝酸酯类抗心绞痛药可增强哌替啶的作用。⑤本品增加双香豆素的抗凝作用。⑥与西咪替丁合用出现意识障碍、定向障碍和气喘。⑦禁与氨茶碱、巴比妥类、苯妥英钠、碳酸氢钠、肝素钠、碘化钠、磺胺嘧啶等药物混合注射。

【制剂】片剂:每片 25mg;50mg。注射液:每支 50mg(1ml);100mg(2ml)。

阿法罗定　Alphaprodine

【其他名称】安那度,安依痛,Anadol,α-Prodine,Nisentil。

【性状】本品盐酸盐为白色结晶性粉末,稍有苦咸味,有胺类臭,易溶于水及醇。水溶液呈微酸性。

【药理学】为阿片受体激动剂,结构类似哌替啶。其镇痛作用比吗啡迅速,但持续时间短,皮下注射后 5～10 分钟见效,可维持 1～2 小时;静脉注射后 1～2 分钟见效,维持 0.5～1 小时。镇痛效力不如哌替啶,呼吸抑制作用轻微。本品可透过胎盘屏障,主要由尿液中排出。

【适应证】①用于需短时止痛的情况,如小手术时以及手术后的止痛。②又可与阿托品合用于胃肠道、泌尿道等平滑肌痉挛性疼痛的止痛。

【用法和用量】皮下注射,1 次 10～20mg,1 日 20～40mg。静脉注射,1 次 20mg。极量:1 次 30mg,1 日 60mg。

【不良反应】可见眩晕、无力、多汗等。

【禁忌证】妊娠期及哺乳期妇女禁用。

【注意】①分娩时慎用,可能引起胎儿窒息。②有成瘾性,不宜久用。

【制剂】注射液:每支 10mg(1ml);20mg(1ml);40mg(1ml)。

替利定　Tilidine

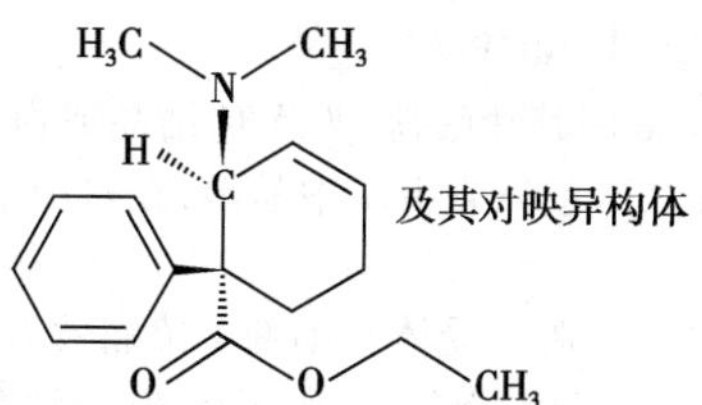

【药理学】本药化学结构与哌替啶相似,为弱阿片受体激动药。其活性代谢产物去甲替利定,对阿片受体具有较强的亲和力。去甲替利定能透过大鼠血-脑脊液屏障。本药与其他麻醉性镇痛药在大鼠中具有交叉耐受性,并具有一定程度的依赖性。

【适应证】用于减轻中度或重度疼痛,包括术后急性疼痛和与肿瘤相关的慢性疼痛。

【用法和用量】成人,口服,一次 50mg,一日 3～4 次。严重疼痛可适当加量,如术后镇痛首次服用 100mg,2 小时后加服 100mg,4～5 小时后再加服 100mg,随后一次 50mg,一日 3～4 次。肾功能不全者、老年患者和体弱者应减量。

【不良反应】①心血管系统:心动过缓、心悸、直立性低血压。②呼吸系统:呼吸抑制。③泌尿生殖系统:排尿困难、输尿管痉挛。④神经系统:困倦、眩晕、颅内压升高、头晕。⑤精神:精神错乱、不安、情绪变化、不愉快、醉酒感、幻觉、神经质、欣快。⑥肝脏:胆管痉挛。⑦胃肠道:恶心、呕吐、便秘、口干、唾液分泌过多。⑧皮肤:多汗、面部发红、荨麻疹、瘙痒、接触性皮炎。⑨眼:瞳孔缩小。⑩其他:体温过低、疲乏。反复使用可能产生药物滥用和依赖性。

【制剂】片剂:每片 50mg;100mg。

匹米诺定　Piminodine

【其他名称】去痛定。

【药理学】为哌替啶的衍生物,是强效麻醉性镇痛药,镇痛作用与吗啡大致相同,较哌替啶强 5 倍。

【适应证】用于术前给药、胆囊炎合并胆石、胰腺炎、癌症等引起的剧痛。

【用法和用量】 皮下注射或肌内注射:1 次 10~20mg,必要时每 4 小时 1 次。口服:1 次 25~50mg。

【不良反应】 ①有轻度晕厥、口干、出汗、恶心、呕吐、头痛、便秘、心动过速、直立性低血压。②用量过大可致瞳孔散大、惊厥、呼吸困难。

【注意】 有成瘾性,不宜连续使用。

【制剂】 片剂:每片 25mg。注射液:每支 10mg(1ml)。

美沙酮〔医保(乙)〕 Methadone

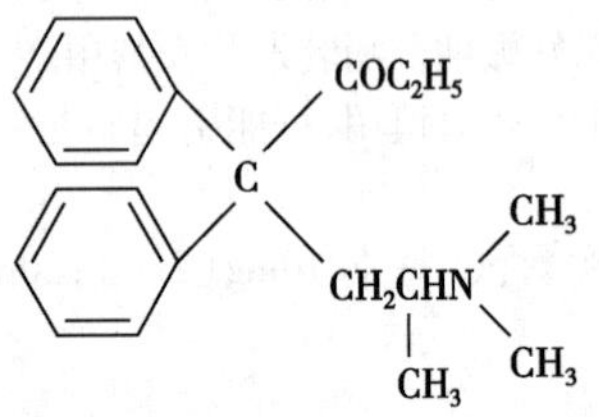

【其他名称】 美散痛,Phenadon,Amidon。

【ATC 编码】 N07BC02

【性状】 常用其盐酸盐,为无色结晶或白色结晶性粉末;无臭。在乙醇或三氯甲烷中易溶,在水中溶解,在乙醚中几乎不溶。

【药理学】 为阿片受体激动剂。镇痛效力与吗啡相等或略强,止痛效果好。起效慢,服用后 30 分钟左右起效,作用维持时间长。血浆蛋白结合率 83.7%,$t_{1/2}$约为 7.6 小时。

【适应证】 ①适用于创伤性、癌症剧痛、外科手术后和慢性疼痛。②也用于阿片、吗啡及海洛因成瘾者的脱毒治疗。

【用法和用量】 ①口服:成人每日 10~15mg;分 2~3 次服。儿童每日按 0.7mg/kg 计,分 4~6 次服。极量:1 次 10mg,1 日 20mg。②肌内注射或皮下注射:每次 2.5~5mg,1 日 10~15mg。三角肌注射血浆峰值高,作用出现快,因此可采用三角肌注射。极量:1 次 10mg,1 日 20mg。

【不良反应】 ①头痛、眩晕、恶心、出汗、嗜睡和性功能减退等。②少数病例用量过大时引起失明、下肢瘫痪、昏迷、右束支传导阻滞、心动过速和低血压等。

【禁忌证】 对本品过敏者、呼吸功能不全者、中毒性腹泻患者、妊娠和分娩期妇女、婴幼儿禁用。

【注意】 ①忌作麻醉前和麻醉中用药。②不宜作静脉注射。③成瘾性较小,但久用也能成瘾,且脱瘾较难,应予警惕。

【药物相互作用】 ①苯妥英钠、利福平可加快本品代谢。②尿液酸化剂可加快本品排泄。③本品加强镇痛药、镇静催眠药、抗抑郁药的作用。④赛庚啶、甲基麦角酰胺可减弱本品的作用。⑤异烟肼、吩噻嗪类、尿液碱化剂减少本品的排泄。⑥与抗高血压药合用,血压下降过快,严重的可发生昏厥。⑦与颠茄合用发生严重便秘。⑧氟伏沙明、酮康唑增加本品的浓度。⑨本品增强齐多夫定的毒性。⑩与利培酮合用增加发生戒断症状的危险性。⑪与纳曲酮竞争阿片受体,引起急性阿片戒断症状。⑫与美替拉酮合用发生麻醉药戒断综合征。⑬利福布汀、利福平、卡马西平、氯化铵降低本品的作用。⑭本品降低去羟肌苷的生物利用度。⑮与女性避孕药合用导致困倦无力。

【制剂】 片剂:每片 2.5mg;7.5mg;10mg。注射液:每支 5mg(1ml);7.5mg(2ml)。

芬太尼〔基;医保(甲、乙)〕 Fentanyl

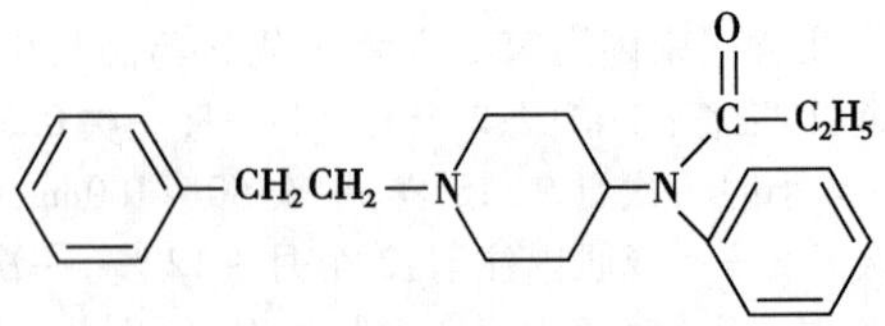

【ATC 编码】 N02AB03

【性状】 常用其枸橼酸盐,为白色结晶粉末,味苦,水溶液呈酸性反应。在热异丙醇中易溶,在甲醇中溶解,在水或三氯甲烷中略溶。

【药理学】 为阿片受体激动剂,属强效麻醉性镇痛药,药理作用与吗啡类似。动物实验表明,其镇痛效力约为吗啡的 80 倍。镇痛作用产生快,但持续时间较短,静脉注射后 1 分钟起效,4 分钟达高峰,维持作用 30 分钟。肌内注射后约 7 分钟起效,维持约 1~2 小时。本品呼吸抑制作用较吗啡弱,不良反应比吗啡小。

【适应证】 适用于各种疼痛及外科、妇科等手术后和手术过程中的镇痛;也用于防止或减轻手术后出现的谵妄;还可与麻醉药合用,作为麻醉辅助用药;与氟哌利多配伍制成"安定镇痛剂",用于大面积换药及进行小手术的镇痛。

【用法和用量】 ①麻醉前给药:0.05~0.1mg,于手术前 30~60 分钟肌内注射。②诱导麻醉:静脉注射 0.05~0.1mg,间隔 2~3 分钟重复注射,直至达到要求;危重患者、年幼及年老患者的用量减小至 0.025~0.05mg。③维持麻醉:当患者出现苏醒状时,静脉注射或肌内注射 0.025~0.05mg。④一般镇痛及术后镇痛:肌内注射 0.05~0.1mg。可控制手术后疼痛、烦躁和呼吸急迫,必要时可于 1~2 小时后重复给药。硬膜外腔注入镇痛,一般 4~10 分钟起效,20 分钟脑脊液浓度达峰值,作用持续 3~6 小时。⑤贴片:每 3 天用 1 贴,贴于锁骨下胸部皮肤。

【不良反应】 个别病例可能出现恶心和呕吐,约 1 小时后,自行缓解,还可引起视觉模糊、发痒和欣快感,但不明显。

【禁忌证】 ①支气管哮喘、呼吸抑制、对本品特别敏感的患者以及重症肌无力患者禁用。②贴片禁用于急性或术后疼痛、非阿片类镇痛剂有效者。

【注意】 ①慎用于颅内肿瘤、脑外伤、肝肾功能不全、儿童或 18 岁以下体重不足 50kg 的患者。②妊娠期妇女、心律失常患者慎用。③静脉注射时可能引起胸壁肌肉强直,如一旦出现,需用肌肉松弛剂对抗。静脉注射太快时,还能出现呼吸抑制,应注意。④有弱成瘾性,应警惕。⑤贴片与其他阿片类及镇静剂合用时,后者剂量应减少 1/3。⑥贴片应从小剂量用起,50μg 以上规格仅用于已耐受阿片类药物治疗的患者。⑦本品药液有一定的刺激性,避免涂抹于皮肤和黏膜表面或进入气管内。

【药物相互作用】 ①与单胺氧化酶抑制剂(如苯乙肼、帕吉林等)不宜合用。②中枢抑制剂如巴比妥类、安定药、麻醉剂等可加强芬太尼的作用,如联合应用,本品的剂量应减少1/4～1/3。③与利托那韦合用增加芬太尼的毒性。④与M胆碱受体拮抗药（尤其是阿托品）合用使便秘加重，增加麻痹性肠梗阻和尿潴留的危险性。⑤与西布曲明合用发生5-羟色胺综合征。⑥与纳曲酮竞争阿片受体，引起急性阿片戒断症状。⑦纳洛酮、烯丙吗啡拮抗芬太尼的呼吸抑制和镇痛效果。⑧与钙离子拮抗剂、β肾上腺素受体拮抗药合用可发生严重低血压。

【制剂】注射液：每支0.1mg(2ml)。

贴片（多瑞吉）：每小时可释放芬太尼25μg、50μg、75μg、100μg。

复方芬太尼注射液：每1ml含芬太尼0.1mg，异丙嗪25mg。

阿芬太尼　Alfentanil

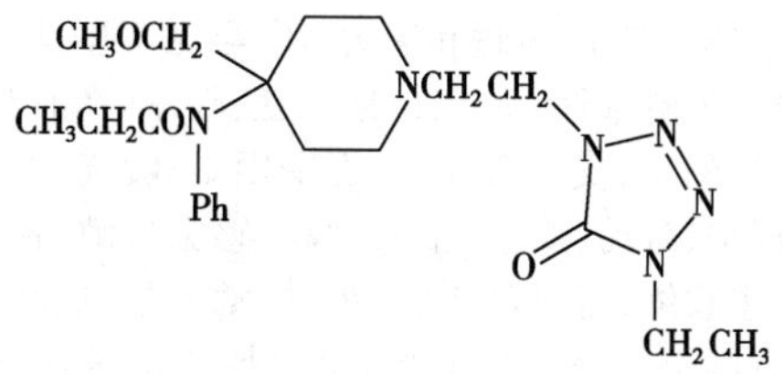

【其他名称】四唑芬太尼，Rapifen。

【ATC编码】N01AH02

【性状】本品为盐酸盐。熔点140.8℃。

【药理学】本品为阿片受体激动剂，是静脉注射的速效麻醉镇痛药。本品起效快，注射后1分钟即达峰值；维持时间短，约为10分钟，仅为芬太尼的1/3，镇痛作用比芬太尼弱1/4。注射后1分钟镇痛作用最强。对呼吸频率和经肺泡供氧的抑制作用一般仅持续数分钟，比芬太尼短。其镇痛作用和呼吸抑制作用的持续时间与剂量有关，通常镇痛作用持续时间长。本品可使瞳孔缩小，有时出现肌强直（特别是胸部）和欣快感。开始时出现轻度心动过缓，且平均脉压略有下降，但本品麻醉时可保持稳定的心血管参数。术后很少出现恶心呕吐。体内无蓄积，苏醒快。本品血药浓度个体差异很大，与手术类型和合并用药也有关系，大致为0.4μg/ml。在肝脏迅速被降解成无活性的代谢物。

【适应证】本品用于麻醉前、中、后的镇静与镇痛，适用于心脏冠状动脉血管旁路术的麻醉。

【用法和用量】静脉注射：按手术长短而决定剂量。手术10分钟以内完成者，7～15μg/kg；60分钟手术，40～80μg/kg；手术超过60分钟者，80～150μg/kg。剂量超过120μg，可引起睡眠和镇痛，可改为每分钟1μg/kg，连续静脉滴注，至手术结束前10分钟停止给药。

【不良反应】与所有阿片类镇痛药一样可引起呼吸抑制或窒息。

【禁忌证】对拟吗啡药明显不耐受的患者禁用。

【注意】①慎用于肝功能不全者、老年和体弱患者。必须使用时应减量，以防止药物蓄积。②药物过量时可引起呼吸抑制和严重低血压。

【药物相互作用】①中枢神经系统药物（如巴比妥类、苯二氮䓬类和精神类药）加强本品的作用。②烯丙吗啡、纳洛酮减弱本品的作用。③红霉素、地尔硫䓬、酮康唑、伊曲康唑减慢本品的代谢，使其作用增强。④美索比妥、硫喷妥钠增加呼吸抑制作用。⑤与纳曲酮竞争阿片受体，引起阿片戒断症状。⑥丙泊酚改变本品的代谢，增加本药的毒性。⑦利福布汀加快阿芬太尼的代谢，减弱本药的作用。⑧乙醇增强本品代谢，降低治疗效果。

【制剂】注射液（盐酸盐）：每支1mg(2ml)。

舒芬太尼[医保(乙)]　Sufentanil

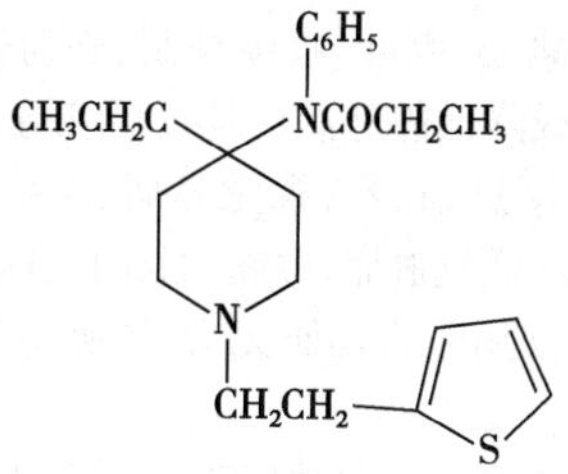

【其他名称】苏芬太尼，Sufenta。

【ATC编码】N01AH03

【性状】本品从石油醚中结晶，熔点96.6℃。

【药理学】本品为阿片受体激动剂，镇痛作用比芬太尼强5～7倍，安全范围大。对心血管的作用与芬太尼相似。用于心血管手术麻醉，为全身麻醉的辅助镇痛药。

【用法和用量】麻醉时间长约2小时，总剂量2μg/kg，维持量10～25μg。麻醉时间长约2～8小时，总剂量2～8μg/kg，维持量10～50μg。心血管手术麻醉，5μg/kg。

【注意】不良反应及注意事项与芬太尼相似。

【制剂】注射液：每支50μg(2ml)；100μg(2ml)；250μg(2ml)。

瑞芬太尼[基;医保(乙)]　Remifentanil

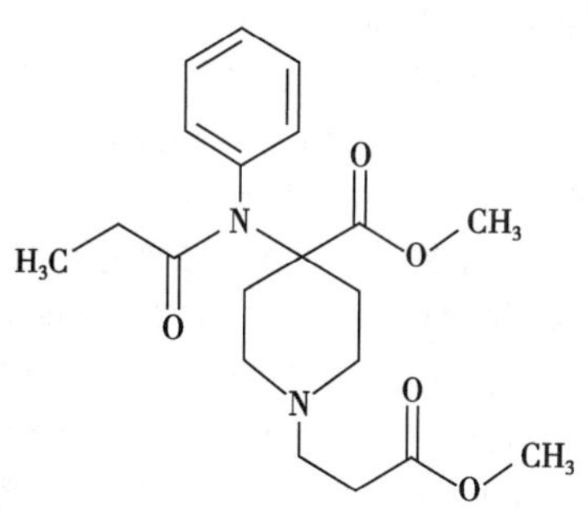

【其他名称】瑞捷。

【ATC编码】N01AH03

【性状】本品为白色或类白色冻干疏松块状物。

【药理学】本品是一种短效的μ受体激动剂，其效价与芬太尼相似，为阿芬太尼的15～30倍。对μ阿片受体有强亲和力，而对α受体和κ受体的亲和力较低。静脉注射后迅速起效，在人体内1分钟左右达到血脑平衡，血浆蛋白结合率70%～90%，有效生物半衰期为3～10分钟。药物浓度衰减符合三室模型。主要通过血浆和组织中非特异性酯酶水解，形成羧酸代谢物，血浆胆碱酯酶水平的改变不影响其降解。代谢物90%经肾脏排泄。肝肾衰竭并不影响其药代过程,但是由于肝衰竭的患者对于阿片类药的敏感性增加,因此剂量应酌减,但恢复过程并不因此受影响;因代谢物主要经肾脏排泄,肾衰竭时可有蓄积。容易通过胎盘,并很快被代谢。

【适应证】用于麻醉诱导和全麻中维持镇痛。

【用法和用量】本品 10mg 加入 200ml 生理盐水。用于静脉麻醉时,剂量为 0.25～2.0μg/(kg·min),或间断注射 0.25～1.0μg/kg。

【不良反应】本品具有 μ 阿片受体类药物的典型不良反应,常见的有恶心、呕吐、呼吸抑制、心动过缓、低血压和肌肉强直,停药或降低静脉滴注速度后几分钟内即可消失。少见的有寒战、发热、眩晕、视觉障碍、头痛、呼吸暂停、瘙痒、高血压、激动、低氧血症、癫痫、潮红和过敏。

【禁忌证】禁用于重症肌无力、呼吸抑制、支气管哮喘患者。

【注意】①本品不能单独用于全麻诱导,即使大剂量使用也不能保证使意识消失。②本品处方中含有甘氨酸,因而不能于硬膜外和鞘内给药。③禁与单胺氧化酶抑制药合用。④禁与血清、血浆等血制品经同一路径给药。

【制剂】注射剂:每支 1mg;2mg;5mg。

羟考酮〔医保(乙)〕 Oxycodone

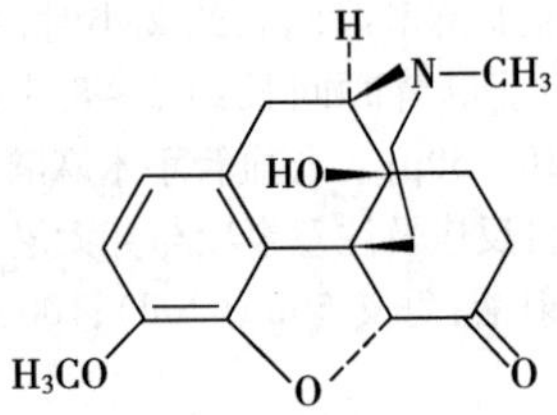

【其他名称】奥施康定,氢考酮。

【ATC 编码】N02AA05

【药理学】羟考酮是半合成的中效阿片类镇痛药,其药理作用及作用机制与吗啡相似。速释制剂口服血药浓度达峰时间为 1.6 小时,生物利用度为 60%～87%,消除半衰期约为 3.2 小时;控释制剂口服血药浓度达峰时间为 2.1～3.2 小时,生物利用度为 50%～87%,消除半衰期约为 4.5～8 小时。总蛋白结合率为 45%,静脉给药后分布容积为 2.6L/kg。本品在肝脏的代谢产物去甲羟考酮和羟氢吗啡酮具有镇痛药理活性,而羟氢吗啡酮是经 CYP2D6 代谢而成的。本品主要经肾脏排泄,肾功能不全时,羟考酮、去甲羟考酮和羟氢吗啡酮的 AUC 分别增高约 60%、60% 和 40%,消除半衰期可延长 1 小时;肝功能不全时,*AUC* 增加 90%,消除半衰期可延长 2 小时。

【适应证】用于缓解中、重度疼痛。

【用法和用量】(1) 一般镇痛,使用控释制剂,每 12 小时服用 1 次,用药剂量取决于患者的疼痛严重程度和既往镇痛药用药史。首次服用阿片类或弱阿片类药物,初始用药剂量一般为 5mg,每 12 小时服用 1 次。已接受口服吗啡治疗的患者,改用本品的每日用药剂量换算比例为:口服本品 10mg 相当于口服吗啡 20mg。应根据患者的个体情况滴定用药剂量。调整剂量时,不改变用药次数,只调整每次剂量,调整幅度是在上一次用药剂量的基础上增长 25%～50%。大多数患者的最高用药剂量为每 12 小时服用 200mg,少数患者可能需要更高的剂量。控释制剂必须整片吞服,不得掰开、咀嚼或研磨。如果掰开、嚼碎或研磨药片,会导致羟考酮的快速释放与潜在致死量的吸收。

(2) 术后疼痛:使用本药复方胶囊,每次 1～2 粒,间隔 4～6 小时可重复用药一次。

(3) 癌症、慢性疼痛:使用本药复方胶囊,每次 1～2 粒,每日 3 次。

(4) 儿童:口服,一次 0.05～0.15mg/kg,每 4～6 小时一次。一次用量最多 5mg。

【不良反应】①可能产生耐受性和依赖性。②常见的不良反应:便秘(缓泻药可预防便秘)、恶心、呕吐、头晕、瘙痒、头痛、口干、多汗、嗜睡和乏力。③罕见不良反应:眩晕、抽搐、胃炎、定向障碍、面红、情绪改变、心悸(在戒断综合征的情况下)、幻觉、支气管痉挛、吞咽困难、嗳气、气胀、肠梗阻、味觉反常、激动、遗忘、张力过高、感觉过敏、张力过低、肌肉不自主收缩、言语障碍、震颤、视觉异常、戒断综合征、闭经、性欲减退、阳痿、低血压、室上性心动过速、晕厥、脱水、水肿、外周性水肿、口渴、皮肤干燥、荨麻疹、变态反应、过敏性反应、类过敏性反应、瞳孔缩小和绞痛。④可能发生排尿困难、胆道痉挛或输尿管痉挛。

【禁忌证】①缺氧性呼吸抑制、颅脑损伤、麻痹性肠梗阻、急腹症、胃排空延迟、慢性阻塞性呼吸道疾病、肺源性心脏病、慢性支气管哮喘、高碳酸血症、已知对羟考酮过敏、中重度肝功能障碍、重度肾功能障碍(肌酐清除率<10ml/min)、慢性便秘、同时服用单胺氧化酶抑制剂、停用单胺氧化酶抑制剂<2 周,妊娠期妇女或哺乳期妇女均禁用。②手术前或手术后 24 小时内不宜使用。

【注意】①肾功能不全患者(肌酐清除率<60ml/min),根据临床情况适当调整。②肝功能不全患者使用本药控释片时,起始剂量应为常规剂量的 1/3～1/2。③使用本药复方制剂时需注意其他成分的每日极量,如对乙酰氨基酚每日用量不应超过 4g。④1% 的亚洲人缺乏 CYP2D6,这类患者使用本药镇痛效果甚微或无效。⑤对本药产生或可疑产生生理依赖性的患者,慎用纳洛酮解救其过量中毒。⑥不能与抗胆碱能药合用。

【药物相互作用】①本药可加强镇静药、催眠药、全身麻醉药、吩噻嗪类药、中枢性止吐药的中枢抑制作用,本药起始剂量应为常规用量 1/3～1/2。②CYP2D6 抑制剂如西咪替丁、氟西汀、帕罗西汀、氟哌啶醇、普罗帕酮等可抑制本品代谢。

【制剂】片剂:每片 5mg。控释片:每片 5mg;10mg;20mg;40mg。复方胶囊剂:每粒含盐酸羟考酮 5mg、对乙酰氨基酚 500mg。

氨酚氢可酮 Paracetamol and Hydrocodone Bitartrate

本品含重酒石酸氢可酮和对乙酰氨基酚。

【其他名称】耐而可，Norco。

【药理学】本品所含的氢可酮是半合成的阿片类麻醉、镇痛和镇咳药物，具有与可待因特性相似的多种活性；所含的对乙酰氨基酚有解热、镇痛作用。

【适应证】本品用于缓解中度到中重度疼痛。

【用法和用量】口服，每4～6小时1～2片，24小时的总用药量不应超过5片。

【不良反应】常见的不良反应有头晕、恶心、呕吐、镇静；少见嗜睡、焦虑、恐惧、烦躁、精神依赖和情绪改变、输尿管痉挛、膀胱括约肌痉挛及尿潴留。

【制剂】片剂：每片含重酒石酸氢可酮5mg、对乙酰氨基酚500mg。

二氢埃托啡[药典(二)] Dihydroetorphine

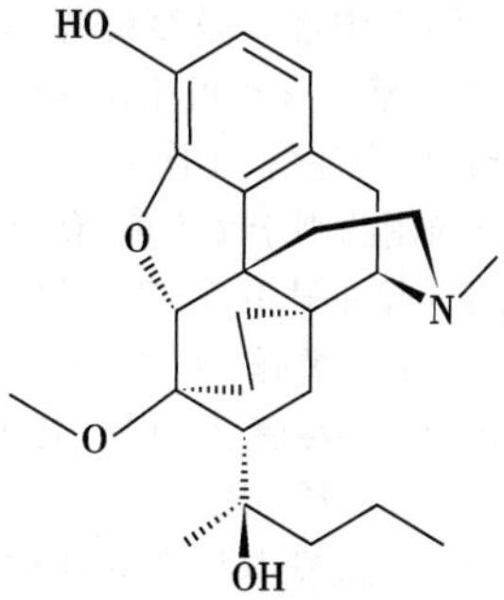

【其他名称】盐酸二氢埃托啡，双氢乙烯啡，双氢Mqq，Dhmqq。

【药理学】为阿片受体激动剂，口服无效；舌下给药起效快(10～15分钟)，肌内注射10分钟后起效，持续3～4小时。连续多次用药可产生耐受性，止痛持续时间缩短。

【适应证】①本品可用于镇痛，如晚期癌症、外伤、手术后、诊断明确的急腹症等各种剧痛。②也可用作麻醉诱导前用药、静脉复合麻醉、阻滞麻醉辅助用药等。

【用法和用量】止痛：舌下含化20～40μg，肌内注射10～20μg，视需要可于3～4小时后重复用药。

【注意】①本品可引起类似吗啡或哌替啶的头晕、恶心、乏力、出汗，甚至呕吐等反应。②本品不仅可产生耐药性，还可成瘾。而且因其依赖性强，目前临床已停止使用。

【药物相互作用】尼克刹米、洛贝林部分拮抗本品的呼吸抑制作用。

【制剂】片(舌下含)剂：每片20μg；40μg。注射液：每支20μg(1ml)。

布桂嗪[医保(甲,乙)] Bucinnazine

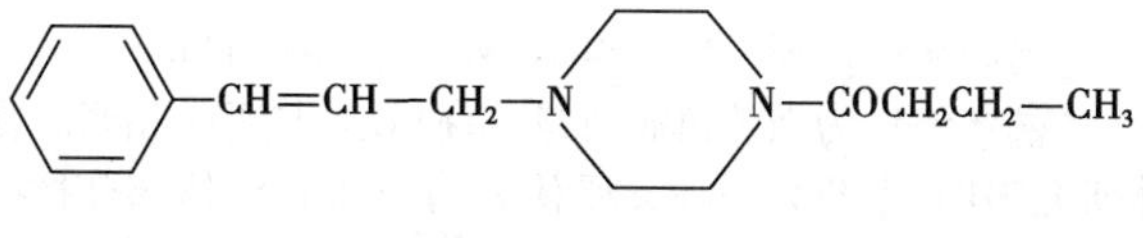

【其他名称】布新拉嗪，强痛定，丁酰肉桂哌嗪，Bucinperazine，Butycinnamylpyrazine，Fortanodyn，Ap-237。

【性状】常用其盐酸盐，为白色结晶性粉末；有异臭，味苦。在水或三氯甲烷中易溶，在乙醇中溶解，在苯中不溶。

【药理学】镇痛作用约为吗啡的1/3，一般注射后10分钟生效，维持3～6小时，为速效镇痛药。对皮肤、黏膜和运动器官的疼痛有明显抑制作用，对内脏器官的疼痛效果较差。本药尚有中枢抑制、镇咳、降压、抗组胺、利胆和麻醉作用。

【适应证】临床上用于偏头痛、三叉神经痛、炎症性及外伤性疼痛、关节痛、痛经、癌症引起的疼痛等。

【用法和用量】①口服：成人1次30～60mg，1日90～180mg；小儿每次1mg/kg。疼痛剧烈时用量可酌增。②皮下或肌内注射：成人1次50～100mg，1日1～2次。

【不良反应】偶有恶心或头晕、困倦等，停药后即消失。

【注意】我国已将本品列为麻醉药品，连续使用本品可致耐受和成瘾，故不可滥用。

【制剂】片剂：每片30mg；60mg。注射液：每支50mg(2ml)；100mg(2ml)。

他喷他多 Tapentadol

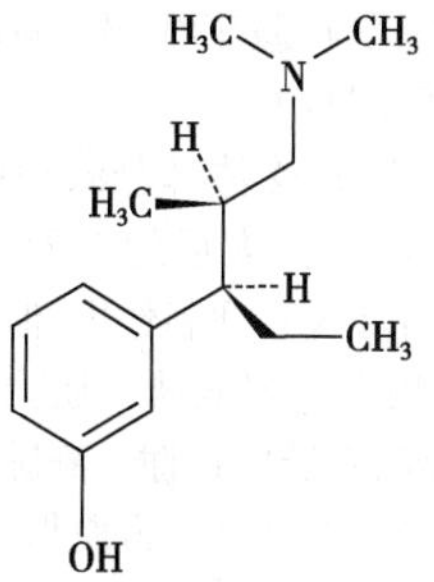

【药理学】本品是一种新型具有双重作用机制的阿片类镇痛药，对各种疼痛模型中包括神经病理性痛在内的多种大鼠疼痛模型皆有很好的效果，在对抗伤害性刺激、治疗痛觉过敏和痛觉异常方面疗效肯定。盐酸他喷他多与阿片受体的亲和力是吗啡的1/50，而镇痛作用是吗啡的1/3～1/2。在体内主要是通过葡醛酸结合反应代谢，代谢产物及转运体无任何活性。99%从尿液排出，3%为原形排出。半衰期为6小时。目前仅在美国上市。

【适应证】用于中度至重度急、慢性疼痛。用于与糖尿病周围神经病变(DPN)相关的神经性疼痛。

【用法和用量】口服：①中度至重度急性疼痛，使用速释片剂，初始剂量每次50mg、75mg或100mg，每4～6小时1次；必要时可在首次剂量后1小时给予第2次剂量。在治疗的第1日，最大日剂量为700mg，维持剂量为每次50mg、75mg或100mg，每4～6小时1次，根据疼痛强度个体化剂量，最大日剂量为600mg。②中度至重度慢性疼痛、与DPN相关的神经性疼痛，采用缓释剂，未使用阿片类药物的患者的初始剂量每次50mg，每12小时1次，每3日可将每次剂量增加50mg，每日增加剂量不超过2次，直至治疗剂量：每次100～250mg，每12小时1次。最大日剂量为500mg。同时使用阿片类药物的患者，初始剂量每次50mg，逐渐增加至治疗剂量，每次100～250mg，每12小时1次。最大日剂量为500mg。③轻度或中度肾功能损害者无须调整剂量，轻度肝功能损害者无须调整剂量，中度肝功能损害者，初始剂量每次 50mg,本药速释剂给药间隔不小于每 8 小时 1 次(每日最多 3 剂),本药缓释剂给药间隔不小于每 24 小时 1 次,且最大日剂量为 100mg。老年人宜使用最低有效剂量。

【不良反应】有恶心、呕吐、头晕及失眠,同时也可能出现呼吸抑制。当共同服用其他阿片类药物、违禁药物或酒精时,对中枢神经系统具有抑制成瘾作用。

【制剂】片剂:每片 50mg;75mg;100mg。

丁丙诺啡[医保(乙)] Buprenorphine

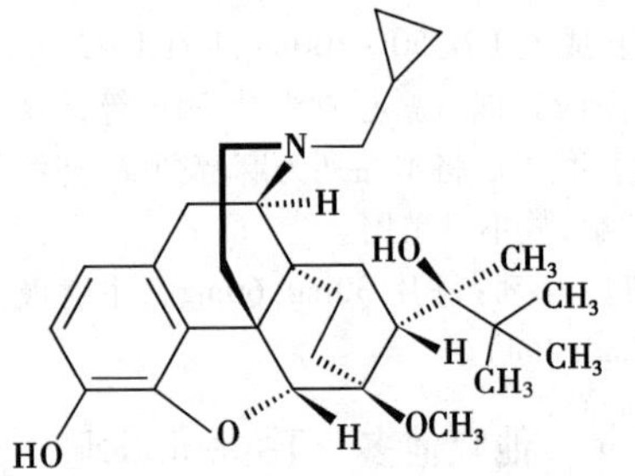

【其他名称】布诺啡,叔丁啡,Buprenox,M6029。

【ATC 编码】N02AE01

【药理学】为阿片 μ 受体部分激动剂。镇痛作用强于哌替啶,是吗啡的 30 倍,芬太尼的 1/2。起效慢,持续时间长,约 6~8 小时。对呼吸有抑制作用,但临床未见严重呼吸抑制发生。药物依赖性近似吗啡。肌内注射后吸收好,可通过胎盘及血脑屏障,在肝中代谢。静脉注射后 $t_{1/2\alpha}$ 为 2 分钟,$t_{1/2\beta}$ 为 3 小时。68%(大部分为原形)从粪便排出,27%以代谢物形式经肾排泄。

【适应证】①主要用于各种术后镇痛,癌性痛、烧伤、肢体痛、心绞痛等。②也可作戒瘾的维持治疗。

【用法和用量】肌内注射或缓慢静脉注射:每次 0.15~0.3mg,每隔 6~8 小时注射 1 次。阿片类依赖戒瘾维持治疗,舌下含服 0.2~0.8mg,一天 1 次。

【不良反应】不良反应类似吗啡。常见不良反应有头晕、嗜睡、恶心、呕吐等。

【注意】①本品有一定依赖性。②颅脑损伤及呼吸抑制患者、老弱患者慎用。

【药物相互作用】①与单胺氧化酶抑制剂合用两药作用增强。②与地西泮合用引起呼吸抑制。③与苯丙香豆素合用引起紫癜。

【制剂】注射液:每支 0.15mg(1ml);0.3mg(1ml);0.6mg(2ml)。舌下含片:每片 0.2mg;0.4mg。

布托啡诺[医保(乙)] Butorphanol

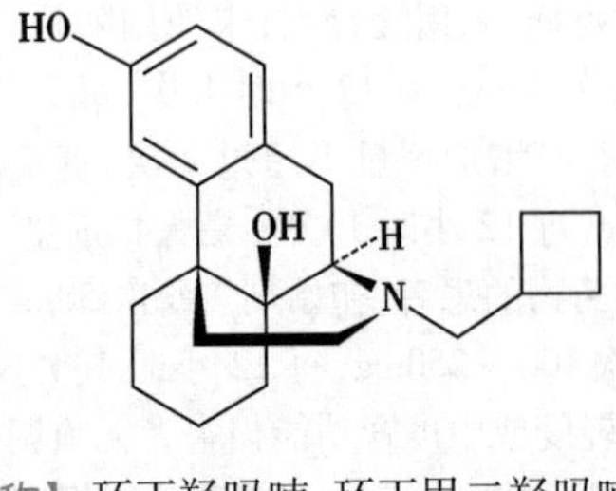

【其他名称】环丁羟吗喃,环丁甲二羟吗喃,Stadol。

【ATC 编码】N02AF01

【性状】常用其酒石酸盐,为白色粉末。稍溶于水,略溶于甲醇,不溶于三氯甲烷、乙醇、乙醚、醋酸乙酯和乙烷,溶于稀酸。水溶液略带酸性,注射液的 pH 为 3.0~5.5。

【药理学】本品主要激动 κ_3 受体,对 μ 受体有弱拮抗作用。作用与喷他佐辛相似。其镇痛效力为吗啡的 3.5~7 倍,可缓解中度和重度的疼痛。对平滑肌的兴奋作用较弱。可增加肺动脉压、肺血管阻力、全身动脉压和心脏负荷,因而不能用于心肌梗死的疼痛。口服可吸收,但首关效应明显。肌内注射后吸收迅速而完全,30~60 分钟达血浆峰浓度。80%与血浆蛋白结合。稳态分布容积为 50L/kg。$t_{1/2}$ 为 4 小时。主要在肝脏代谢为无活性的羟布托啡诺,大部分经尿排泄,11%经胆道排出;5%以原形从尿中排出。血浆清除率为 2.7~4.1ml/(min·kg)。可透入胎盘和乳汁。

【适应证】①用于中度至重度疼痛,如术后、外伤、癌症、肾或胆绞痛等的镇痛。②也可用作麻醉前用药。

【用法和用量】肌内注射:每次 1~4mg,必要时 4~6 小时重复用药。麻醉前用药则于手术前 60~90 分钟肌内注射 2mg。儿童用药量:静脉注射:0.5~2mg/次。

【不良反应】主要为嗜睡、头晕、恶心和(或)呕吐、出汗。较少见头痛、眩晕、漂浮感、欣快感、焦虑等。偶见幻觉、异常梦境、人格解体感、心悸、皮疹。

【禁忌证】①对本品或本品中其他成分过敏者禁用。②因阿片的拮抗特征,本品禁用于依赖那可丁的患者。③年龄小于 18 岁患者禁用。

【注意】纳洛酮可拮抗其呼吸抑制作用。对阿片类药物依赖的患者,本品可诱发戒断症状。

【药物相互作用】①在使用布托啡诺的同时,使用中枢神经系统抑制药(如酒精、巴比妥类、苯二氮䓬类和抗组胺药)会导致抑制中枢神经系统的作用加强。②目前还不能确定与影响肝脏代谢的药物(比如西咪替丁、红霉素、茶碱等)合用是否影响布托啡诺的作用,但应减小起始剂量并延长给药间隔时间。

【制剂】注射液:每支 2mg(1ml);1mg(1ml)。

纳布啡[医保(乙)] Nalbuphine

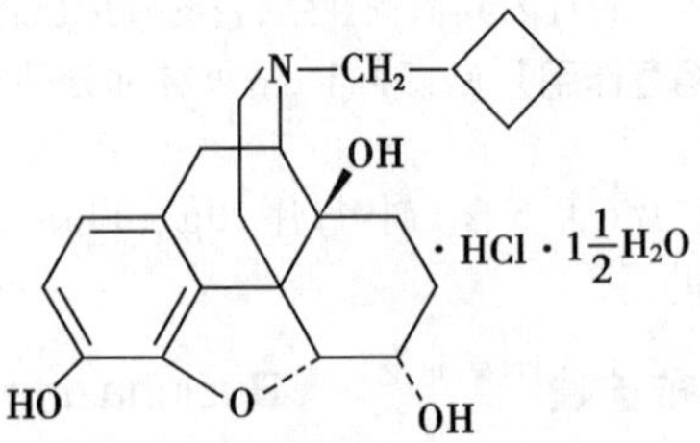

$\cdot HCl \cdot 1\frac{1}{2}H_2O$

【其他名称】环丁羟氢吗啡,纳丁啡,Nalbuphinum。

【药理学】为强效镇痛药,其镇痛效果与吗啡相当。受体研究表明,本药为一种 κ 受体激动药和 μ 受体部分拮抗药,可与 μ、κ、δ 受体结合。本药在剂量等于或低于其镇痛剂量时具有较强的阿片受体拮抗作用,其阿片拮抗效应为烯丙吗啡的 1/4、喷他佐辛的 10 倍。本药与同等镇痛剂量的吗啡可产生相同程度的呼吸抑制作用,但剂量大于 30mg

时呼吸抑制不再随剂量增加而增加。本药与 μ 受体激动型镇痛药(如吗啡、羟吗啡酮、芬太尼)同时使用,或给予 μ 受体激动型镇痛药后给予本药,可部分逆转或拮抗 μ 受体激动型镇痛药引起的呼吸抑制。静脉给予本药后 2 ~ 3 分钟内起效。作用可维持 3 ~ 6 小时。血浆蛋白结合率为 25% ~ 40%,血浆半衰期为 5 小时。

【适应证】用作复合麻醉时诱导麻醉的辅助用药。

【用法和用量】静脉滴注,剂量为 0.2mg/kg,滴注时间为 10 ~ 15 分钟。

【不良反应】①心血管系统:高血压、低血压、心动过缓、心动过速。②呼吸系统:呼吸抑制、呼吸困难、哮喘。③神经系统:镇静、眩晕、头痛、晕厥、麻木、麻刺感。④精神:神经质、抑郁、坐立不安、烦躁尖叫、欣快、敌意、多梦、精神错乱、幻觉、焦虑、悲观。心理反应,如非真实感、人格解体、妄想、焦虑和幻觉的发生率较使用喷他佐辛时低。⑤胃肠道:恶心、呕吐、口干、胃肠绞痛、消化不良、口苦。⑥皮肤:多汗、瘙痒、干燥、荨麻疹、面部潮红。⑦其他:尿急、过敏反应、视物模糊、吐字不清。滥用可导致心理或躯体依赖性、耐受性。

【注意】①有分娩期妇女使用本药导致胎儿出现严重胎心缓慢的报道,纳洛酮可逆转该效应。②有限的数据显示,本药可少量(<给药量的 1%)随乳汁排泄,哺乳期妇女慎用。

【制剂】注射液:每支 20mg(2ml)。

喷他佐辛　Pentazocine

【其他名称】戊唑星,镇痛新,Talwin。

【ATC 编码】N02AD01

【性状】为白色或类白色结晶性粉末,无臭,味苦。性稳定。不溶于水,易溶于三氯甲烷,可溶于乙醇等。其氢溴酸盐溶于水,1% 水溶液的 pH 为 5.9。

【药理学】为阿片受体的部分激动剂。镇痛效力较强,皮下注射 30mg 约相当于吗啡 10mg 的镇痛效应。呼吸抑制作用约为吗啡的 1/2。增加剂量,其镇痛和呼吸抑制作用并不成比例增加。对胃肠道平滑肌作用与吗啡相似,但对胆道括约肌作用较弱。大剂量可引起血压上升,心率加快,此作用可能与升高血浆中儿茶酚胺含量有关。

口服及注射均易吸收。口服后 1 小时发挥作用,1 次给药,作用可持续 5 小时以上。肌内注射后 15 分钟血浆浓度达高峰。肌内注射 $t_{1/2}$ 半衰期约为 2 小时。主要在肝脏代谢,经肾脏排泄。24 小时约排出总量的 60%。

【适应证】适用于各种慢性剧痛。

【用法和用量】静脉注射、肌内注射或皮下注射,每次 30mg。口服,每次 25 ~ 50mg。必要时每 3 ~ 4 小时 1 次。

【不良反应】有眩晕、恶心、呕吐、出汗等。大剂量可引起呼吸抑制、血压上升及心率加速。

【注意】①国外认为本品不易成瘾,故列为非成瘾性镇痛药,不作为麻醉药品管理。但据报道,有 2 例连续用药 1 年以上,也出现成瘾现象,因此仍应注意,切不可滥用。②慎用于颅内压增高,胰腺、胆道疾病,肝肾功能不全及妊娠期妇女。

【药物相互作用】①与环孢素合用可使后者血药浓度增高。②与吗啡衍生物、巴比妥类合用可增加呼吸抑制的危险性。③与吗啡拮抗药合用可诱发戒断综合征。④对吗啡有耐受性的人,使用本药能减弱吗啡的镇痛作用,并可促使成瘾者产生戒断症状。⑤与西布曲明合用导致 5-羟色胺综合征。

【制剂】片剂:每片 25mg;50mg。注射液:每支 15mg(1ml);30mg(1ml)。

依他佐辛　Eptazocine

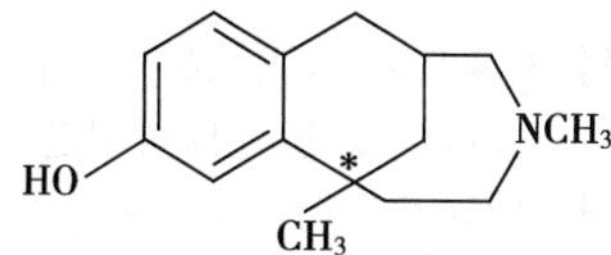

【其他名称】艾普达唑新,酚甲唑辛,益大索兴。

【药理学】为合成的阿片类镇痛药,属混合型阿片受体激动-拮抗药。主要通过激动中枢神经系统内的 κ 阿片受体,抑制痛觉传导而起到镇痛作用。健康成人肌内或皮下注射依他佐辛 15mg,20 ~ 30 分钟后血药浓度达峰值。本药经肝脏代谢,主要代谢产物为依他佐辛的葡萄糖醛酸结合物和 *N*-脱甲基物、9-双氢氧化合物及其结合物。经肾脏排泄,给药量的 82.5% 在 24 小时内随尿排出。消除半衰期为 100 分钟。

【适应证】用于镇痛,包括癌性疼痛及手术后疼痛。

【用法和用量】肌内或皮下注射,一次 15mg,可酌情增减。

【不良反应】①心血管系统:偶见心悸,极少见心动过速、面部潮红、血压上升。②呼吸系统:偶见呼吸抑制或胸部压迫感等严重不良反应。③免疫系统:极少见淋巴结肿大。④神经精神系统:偶见头晕、头痛、昏睡;极少见失眠、手足麻木。极少见不安、兴奋、多语。⑤胃肠道:偶见恶心、呕吐、口干;极少见胃部不适、呃逆。⑥皮肤:可出现皮肤瘙痒。偶见多汗。⑦耳:极少见耳鸣。⑧其他:偶见躁热感,极少见寒冷感、发热、休克。反复用药可引起药物耐受,大剂量连续使用可引起药物依赖,但均较吗啡轻。

【禁忌证】严重呼吸抑制、颅外伤或颅内疾病易昏迷、颅内压升高者禁用。

【注意】用药期间如出现呼吸抑制或胸部压迫感,需采取相应措施(必要时输氧或人工呼吸)或服用双吗啉胺。使用烯丙左吗喃或洛贝林无效。

【制剂】注射液：每支 15mg(1ml)。

地佐辛　Dezocine

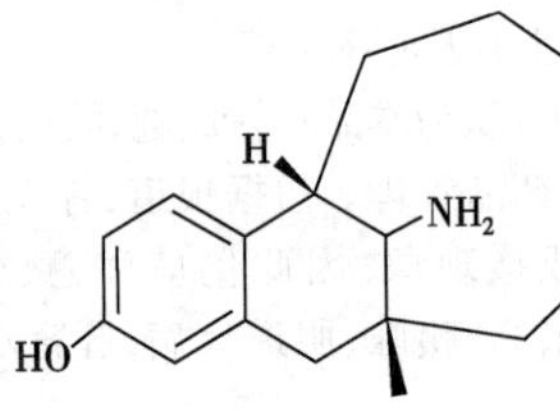

【ATC 编码】N02AX03

【药理学】本品是 κ 受体激动剂，也是 μ 受体拮抗剂。镇痛作用强于喷他佐辛，成瘾性小。本品 5～10mg 的镇痛效力相当于哌替啶 50～100mg。皮下、肌内注射吸收迅速，肌内注射 30 分钟内生效，静脉注射 15 分钟内生效。$t_{1/2}$为 2.2～2.8 小时。在肝脏代谢，用药 8 小时内 80% 以上经尿排泄。

【适应证】用于术后痛、内脏及癌性疼痛。

【用法和用量】肌内注射：开始时 10mg，以后每隔 3～6 小时，2.5～10mg。静脉注射：开始 5mg，以后每隔 2～4 小时，2.5～10mg。

【不良反应】常见恶心、呕吐、镇静、头晕、畏食、定向障碍、幻觉、出汗、心动过速。静脉注射可引起呼吸抑制，纳洛酮可对抗此抑制作用。

【注意】冠心病患者慎用。

【制剂】注射液：每支 5mg(1ml)；10mg(1ml)。

异丙吡仑　Isopropiram

【其他名称】异哌丙吡胺。

【药理学】本品为阿片受体部分激动剂，是强效镇痛药，无耐受性和成瘾性。主要作用于中枢神经系统阿片受体，抑制 5-羟色胺和去甲肾上腺素释放，而发挥镇痛效应。

【适应证】用于对其他镇痛药有耐受性或需长期使用镇痛、镇静药的患者。适用于三叉神经、坐骨神经以及头部、牙等部位的神经性疼痛，也可用于烧伤、创伤、骨折及手术后等引起的疼痛。对胆绞痛、胃肠痛以及晚期癌症剧痛等均有效。

【用法和用量】口服：每次 50～100mg，每日 1～2 次。晚期癌症、烧伤等剧痛时每次可服 150～200mg，但最大日剂量不得超过 450mg。

【不良反应】少数患者可出现胃部不适、恶心和嗜睡、停药后会自动消失。

【禁忌证】哺乳期妇女和儿童禁用。

【制剂】片剂(富马酸盐)：每片 50mg。

美普他酚　Meptazinol

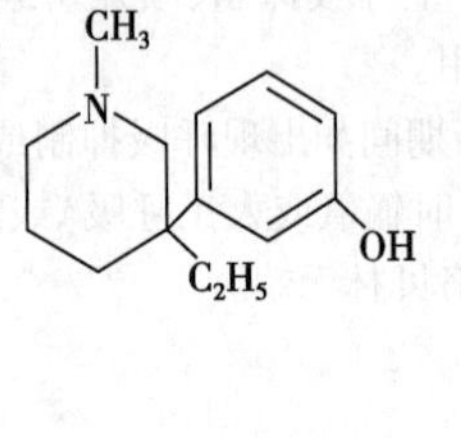

【其他名称】甲氮䓬酚，消痛定，Meptid。

【药理学】其化学结构与吗啡相似，是阿片 μ 受体的激动剂，亦是 μ 受体的拮抗剂。为强效镇痛剂，对呼吸抑制作用较弱，产生抑制呼吸剂量为哌替啶的 1.8 倍。口服本品 100mg 对中、重度疼痛有良好镇痛作用，效果相当于喷他佐辛 25mg。肌内注射本品 100mg 镇痛效果相当于哌替啶 100mg，喷他佐辛 60mg。注射后 30～60 分钟显效，持续约 2 小时。口服、肌内注射及直肠给药吸收迅速、安全。口服有首关效应，95% 经肝脏代谢。24 小时内 60% 以上从肾排泄。$t_{1/2}$为 3.5～5 小时，血浆蛋白结合率 27%。可通过胎盘，并能迅速从新生儿体内消除。

【适应证】本品作用不易被纳洛酮拮抗。主要用于中等度疼痛，外伤、术后、产科疼痛及肾绞痛。

【用法和用量】口服：成人一般每 4 小时 200mg。肌内注射：成人每次 75～100mg，需要时每 2～4 小时重复使用。静脉注射：每次 50～100mg，缓慢注入，需要时 2～4 小时重复 1 次。

【禁忌证】禁用于妊娠期妇女、哺乳期妇女。

【注意】①一般呼吸抑制发生率较低，但剂量过大可致呼吸抑制。纳洛酮可对抗呼吸抑制。②禁与碱性药物混合使用。③慎用于肝、肾功能不全者。

【制剂】片剂：每片 200mg。注射液：每支 100mg(1ml)。

阿片全碱　Papaveretum

【其他名称】潘托邦，全阿片素，Opium Alkaloids。

【ATC 编码】N02AA10

【适应证】同吗啡。用于各种疼痛及止泻，药效持久。

【用法和用量】皮下注射，每次 6～12mg。口服，每次 5～15mg，每日 3 次。极量：1 次 30mg。

【制剂】片剂：每片 5mg。注射液：每支 20mg(1ml)。栓剂：每支 20mg。

14.2　非阿片类镇痛药

舒马普坦[医保(乙)]　Sumatriptan

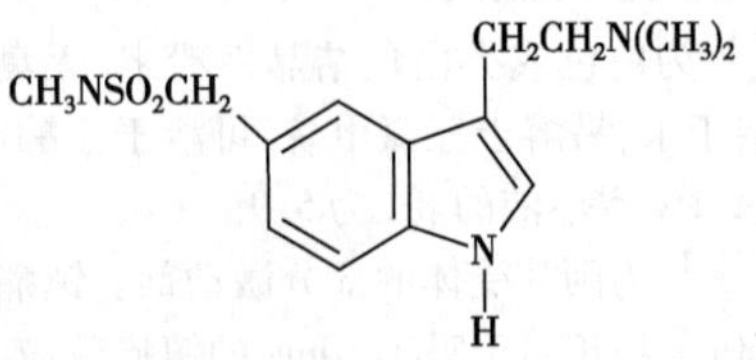

【其他名称】英明格，舒马坦，Imigran。

【ATC 编码】N02CC01

【药理学】本品为选择性 5-羟色胺($5\text{-}HT_1$)受体激动剂，可引起颈动脉收缩。本品口服吸收快，口服 100mg，0.5～4.5 小时(平均 1.5 小时)达血药浓度峰值，为 54ng/ml。有首关效应，生物利用度为 14%，平均表观分布容积为 170L，血浆蛋白结合率约为 14%～21%，消除半衰期约为 2 小时。本品主要通过肝脏代谢形成无活性的吲哚乙酸类似物，由尿液排出，少部分经粪便排泄。

【适应证】用于治疗急性偏头痛(无论有无发作先兆症状)和丛集性头痛,但不用于预防。

【用法和用量】口服初始剂量100mg,每日2~3次。口服后约30分钟即可缓解症状,有些患者用50mg即有效,因此伴肝损害的患者可选用这一剂量。第一剂量服用后无效,不再给予第二剂量。若首剂治疗有效,可在2小时后再次服药以控制偏头痛的复发。24小时内最大量可达300mg。

【不良反应】口服本品不良反应包括:头晕、眩晕、疲倦、抑郁、嗜睡、刺痛感、沉重感、肌肉发紧及一过性高血压,这些不良反应可随着机体对药物的适应而消失。偶见轻度肝功能异常。罕见有过敏症、癫痫发作、低血压、心动过速及胸痛等反应。

【禁忌证】本品禁用于未控制的高血压,缺血性心脏病,有心肌梗死病史或冠状动脉病变者及对本品任何成分过敏者。

【注意】①本品慎用于有潜在心脏病、缺血性心脏病易感者及肝、肾功能异常者或以往用本品出现过胸痛或胸部发紧的患者。②本品存在滥用的危险性,其原因究竟是因成瘾或是因头痛尚未确定(与其他镇痛药和麦角胺类药物类似)。③首次剂量在医师的指导下应用。皮下注射法不宜用于缺血性心脏病、心绞痛和未控制的高血压患者;静脉注射有引起冠状动脉痉挛的危险,故一般情况下不宜采用。④本品不适用于儿童和老年人。⑤用药后不宜驾驶机动车或操纵机器。⑥对磺胺药过敏者可能对本药过敏。

【药物相互作用】①与血管收缩药、升压药、单胺氧化酶抑制剂合用升血压作用加强。②与5-羟色胺再摄取抑制剂合用发生5-羟色胺综合征的危险性增加。③与麦角胺类合用可发生血管痉挛,致血压升高,故服用此药的24小时内禁用含麦角胺的药物。

【制剂】片剂:每片100mg。

佐米曲普坦[药典(二);医保(乙)]　Zolmitriptan

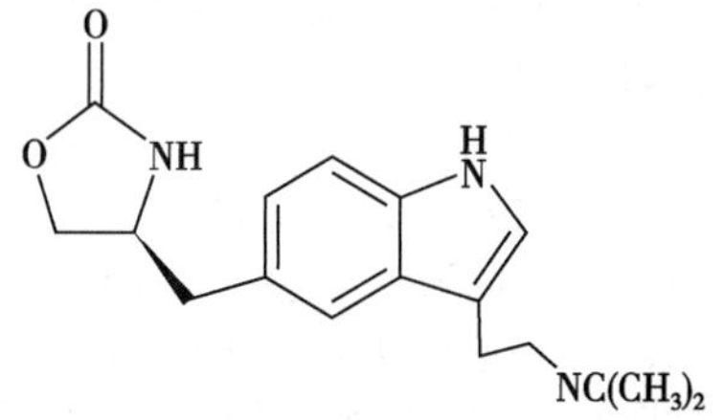

【其他名称】枢复来,佐米格、佐米普坦,佐痛舒,Zomig。

【ATC编码】N02CC03

【药理学】本品是一种选择性5-羟色胺($5\text{-}HT_{1A}$和$5\text{-}HT_{1D}$)受体激动剂,通过收缩血管和抑制神经肽的释放缓解偏头痛的发作。口服佐米曲普坦吸收迅速、完全,可达64%,平均生物利用度约为40%。健康人给予单剂量2.5~50mg,1小时内达75%的峰浓度。血浆浓度可维持4~6小时。本品吸收不受食物的影响,重复给药没有蓄积。口服单剂量的60%以上由尿中排泄(主要为吲哚乙酸代谢物)。另约30%以原形从粪便排出。$t_{1/2}$为2.5~3小时。

【适应证】适用于有或无先兆偏头痛的急性治疗。

【用法和用量】口服每次2.5mg,如需二次服药,时间应与首次服药时间最少相隔2小时。建议24小时内服用总量不超过15mg。

【不良反应】①常见不良反应:恶心、头晕、嗜睡、温热感、无力、口干,咽喉部、颈部、四肢及胸部可能出现沉重感、紧缩感和压迫感(心电图没有缺血改变),还可出现肌痛、肌肉无力、感觉异常或感觉迟钝。②肌肉骨骼系统可见肌痛、肌肉无力。

【禁忌证】禁用于缺血性心脏病、冠状动脉血管痉挛者及症状性帕金森病等。

【注意】①本品可能引起嗜睡,服药后不宜驾车或操纵机器。②使用本药24小时内,应避免使用其他$5\text{-}HT_1$受体激动剂。③本品慎用于妊娠及哺乳期妇女。

【药物相互作用】①与吗氯贝胺合用可发生5-羟色胺综合征。②西咪替丁抑制本品的代谢。③与氟哌利多、硫利达嗪、红霉素、复方新诺明合用后心脏毒性增加。④普萘洛尔抑制本品的代谢。⑤与5-羟色胺再摄取抑制剂合用不良反应增加(虚弱、反射亢进、肌肉运动失调)。

【制剂】片剂:每片2.5mg。

【贮法】置30℃以下,密闭干燥处保存。

夫罗曲坦　Frovatriptan

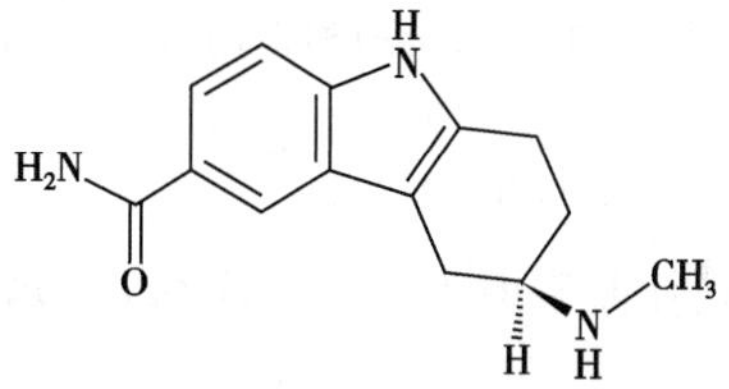

【其他名称】夫罗曲普坦,Frova。

【ATC编码】N02CC07

【药理学】本品为选择性$5\text{-}HT_1$受体激动剂,对神经元$5\text{-}HT_{1D}$及血管选择性$5\text{-}HT_{1B}$受体有高度的亲和性,对$5\text{-}HT_{1A}$、$5\text{-}HT_{1F}$、$5\text{-}HT_7$受体有中等的亲和性,主要作用于脑外动脉和颅内动脉,并抑制这些血管的过度扩张。夫罗曲坦对心脏功能和血压无影响,也不影响冠状动脉的血流。

单次口服本品2.5mg后,达峰时间约为2~4小时,绝对生物利用度约为20%~30%,食物对其生物利用度无明显影响,但可延迟达峰时间。静脉注射0.8mg后,平均稳态分布容积约为3.0~4.2L/kg,血浆蛋白结合率约为15%。它主要通过细胞色素P-450代谢。静脉注射本品后平均清除率为130~220ml/min,肾清除率占总清除率的40%~45%。消除半衰期约为26小时。药物原形及代谢产物通过尿(占32%,其中10%为原形)和粪便(占62%,其中32%为原形)排出体外。

【适应证】偏头痛。

【用法和用量】每日2.5mg,头痛缓解后再次复发可再服2.5mg,但两次间隔应在两小时以上,每日用量不应超过7.5mg。

【不良反应】 主要不良反应包括神经系统症状(占1.15%,包括头晕、感觉异常和头痛),胃肠道系统症状(占0.97%,包括恶心、口干、消化不良和呕吐),身体不适(占0.97%,包括疲劳、体温改变和胸痛),精神疾病(占0.64%,包括嗜睡);其他不良反应还包括骨骼疼痛、心脏不适等,也有冠状动脉痉挛、短暂心肌缺血和室颤的报道。

【禁忌证】 心绞痛、心肌梗死等局部缺血性心脏病患者,脑血管疾病患者,外周血管疾病患者,血压未得到控制的高血压患者,偏瘫型或基底型偏头痛患者,以及对本品及其制剂成分过敏者及严重肝功能损害者均禁用。

【注意】 ①本品只用于明确诊断为偏头痛患者,不作为偏头痛的预防药物使用。②除非能进行全程心脏监测时,一般不用于易发生心脏疾病者(高血压、高胆固醇血症、吸烟、肥胖、糖尿病、冠心病家族史等)。③首次剂量最好在专业人士监督下使用;妊娠期妇女、哺乳期妇女应慎用;不推荐用于65岁以上、18岁以下人群。④过量后无特殊解毒剂,只能采取支持性治疗,如保持通风、充足吸氧,同时严密监测心脏功能。

【药物相互作用】 ①与普萘洛尔合用,可增加本药的生物利用度。②与选择性5-HT再吸收抑制剂合用后,可出现虚弱、反射亢进等。③与麦角胺类衍生物合用,可延长血管痉挛反应。④与阿莫曲坦合用,可增加发生血管痉挛反应的风险。所以在使用阿莫曲坦24小时内,禁止使用本品。⑤与5-HT受体激动剂合用,可延长血管痉挛反应时间。

【制剂】 片剂:每片2.5mg。

利扎曲普坦〔医保(乙)〕 Rizatriptan

【其他名称】 利扎曲坦。

【ATC编码】 N02CC04

【药理学】 对克隆人$5-HT_{1B}$和$5-HT_{1D}$具有高度亲和力,对其他$5-HT_1$和$5-HT_7$受体亲和力较低,对$5-HT_2$、$5-HT_3$、肾上腺素、多巴胺、组胺、胆碱或苯二氮䓬受体无明显活性。利扎曲普坦激动偏头痛发作时扩张的脑外、颅内血管以及三叉神经末梢上的$5-HT_{1B/1D}$,导致颅内血管收缩,抑制三叉神经疼痛通路中神经肽的释放和传递,而发挥其治疗偏头痛作用。

【适应证】 用于成人有或无先兆的偏头痛发作的急性治疗。

【用法和用量】 口服,一次5~10mg,每次用药的时间间隔至少为2小时,一日最高剂量不得超过30mg。

【不良反应】 本品有很好的耐受性、不良反应轻且时间短暂。主要副作用是虚弱、易疲劳、嗜睡、有疼痛或压迫感及眩晕。严重的事件为心脏意外,包括在使用$5-HT_1$激动剂后出现死亡,这些极少发生,报道的病人多伴有冠状动脉疾病(CAD)危险因素先兆。意外事件有冠状动脉痉挛、短暂性心肌缺血、心肌梗死、室性心动过速及室颤。

【禁忌证】 ①禁用于局部缺血性心脏病(如心绞痛、心肌梗死或有记录的无症状缺血)的患者。②禁用于有缺血性心脏病、冠状动脉痉挛(包括Prinzmetal变异型狭心症或其他隐性心血管疾病等)症状、体征的患者。③因本品能升高血压,故不易控制血压的高血压患者禁用。④禁用于半身不遂或椎基底动脉型偏头痛患者。

【注意】 用药前后及时检查或监测血压和心率。

【药物相互作用】 ①禁止同时服用单胺氧化酶(MAO)抑制剂,禁止在停服MAO抑制剂两周内服用本品。②在服用本品治疗的24小时内,禁止服用其他$5-HT_1$激动剂、含有麦角胺或麦角类药物如双氢麦角胺、美西麦角等。③普萘洛尔可使本品的血浆浓度增加70%。

【制剂】 片剂:每片5mg;10mg。

苯噻啶〔药典(二)〕 Pizotifen

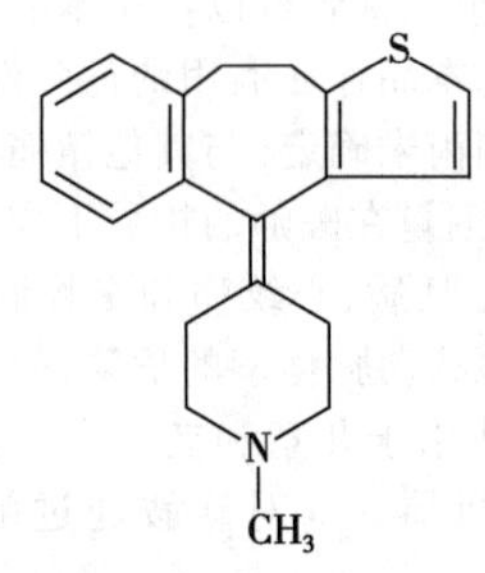

【其他名称】 新度美安,Pizotifan,Pizotyline,BC105。

【ATC编码】 N02CX01

【性状】 为类白色结晶性粉末;无臭、味苦。在三氯甲烷中易溶,在乙醇中略溶,在水中不溶。

【药理学】 本药为5-羟色胺受体拮抗剂,并有很强的抗组胺和较弱的抗乙酰胆碱作用。

【适应证】 ①用于典型和非典型性偏头痛,能减轻症状及发作次数,疗效显著,但对偏头痛急性发作无即刻缓解作用。②也可试用于红斑性肢痛症、血管神经性水肿、慢性荨麻疹以及房性和室性期前收缩等。

【用法和用量】 口服,每次0.5~1mg,每日1~3次。为减轻嗜睡不良反应,可在第1~3天,每晚1片,第4~6天,每日中午及晚上各1片,第7天起每日早、午、晚各1片。如病情基本控制,可酌情递减,每周递减1片到适当剂量维持。对房性及室性期前收缩患者,剂量为每日3次,每次1片。

【不良反应】 最常见不良反应为嗜睡。嗜睡一般常见于开始服药的1~2周内,继续服药后可逐渐减轻或消失。其他不良反应有头昏、口干等。

【禁忌证】 禁用于青光眼、前列腺肥大患者及妊娠期妇女。

【注意】 ①因有嗜睡反应,故驾驶员、高空或危险作业者慎用。②长期服用应注意血象变化。

【药物相互作用】 ①本药与普鲁卡因胺合用,有相加的抗迷走神经效应,从而影响房室传导。②本药可降低西沙必利的疗效,可能的机制是药物拮抗。③本药可降低胍乙啶的降压作用。

【制剂】片剂:每片0.5mg。

麦角胺 Ergotamine

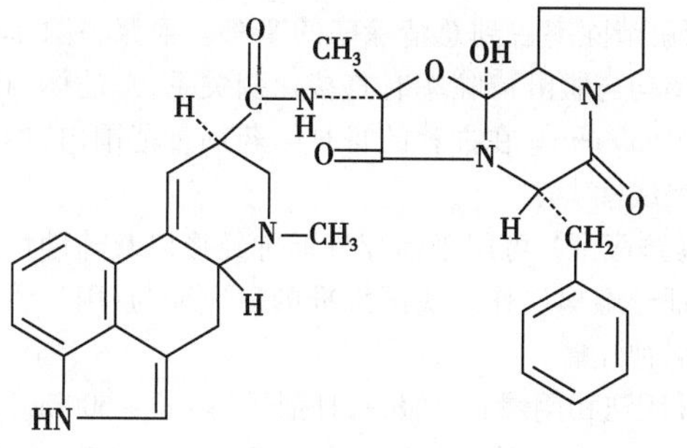

【其他名称】贾乃金,Ergate,Ergotartrat。

【ATC编码】N02CA02

【性状】常用其酒石酸盐,为无色结晶或类白色结晶性粉末;无臭。在乙醇中微溶,在酒石酸溶液中易溶。

【药理学】通过对平滑肌的直接收缩作用,或激活血管壁的5-羟色胺受体,能使脑动脉血管的过度扩张与搏动恢复正常,从而缓解头痛。

【适应证】主要用于偏头痛,可使头痛减轻,但不能预防和根治。亦用于其他神经性头痛。

【用法和用量】①口服:每次1~2mg,一日不超过6mg,一周不超过10mg。效果不及皮下注射。②皮下注射:每次0.25~0.5mg,24小时内不超过1mg,本品早期给药效果好,头痛发作时用药效果差。

【不良反应】有效剂量常见恶心,呕吐,腹痛,腹泻,肌肉无力及胸前区疼痛。剂量过大可有血管痉挛,引起重要器官供血不足,偶尔可导致肠系膜血管收缩、缺血性肠疾病及舌的部分坏死、肢体苍白及发凉,上下肢动脉痉挛,甚至可发生坏疽。极量治疗2周,有发生轴纤维周围缺血性双侧视神经乳头炎者。

【禁忌证】禁用于对本品过敏者、妊娠期妇女、哺乳期妇女、周围血管疾患、冠脉供血不足、心绞痛及肝肾功能不全患者。

【注意】①本品无预防偏头痛发作的作用。②本品在偏头痛刚发作时立即服用效果佳,在有先兆时服用效果更佳。偏头痛发作后不宜服用,发作高峰时服用效果也不佳。③治疗期间应严密监测本药的不良反应,以免中毒。

【药物相互作用】与咖啡因合用有协同作用,提高疗效,减少不良反应。

【制剂】片剂:每片0.5mg;1mg。注射液:每支0.25mg(1ml);0.5mg(1ml)。

麦角胺咖啡因片〔药典(二);基;医保(甲)〕(Ergotamine and Caffeine Tablet,麦咖片):每片含酒石酸麦角胺1mg,咖啡因100mg。偏头痛开始发作时,立即服2片,如30分钟后仍不缓解,可再服1~2片,但24小时内不得超过6片,一周内不可超过10片。

【贮法】本品须在避光、阴凉处贮存。

美西麦角 Methysergide

【ATC编码】N02CA04

【药理学】为部分合成的麦角碱,临床用其马来酸。是一种强有力的5-羟色胺受体拮抗剂,其作用时间较短。与麦角胺相比,仅有微弱的收缩血管和缩宫作用。本品口服后可迅速被吸收,约1小时可达血药峰值。在肝内广泛首关效应为甲基麦角新碱。其原形和代谢物随尿排出。

【适应证】①用于预防反复发作的偏头痛。②对急性头痛发作无效。且由于其不良反应,美西麦角已较少被使用,仍然使用美西麦角预防性治疗偏头痛复发,并用其阻止丛集期间的头痛发作。

【用法和用量】起始剂量1~2mg,一日2次;每3~4周增加1~2mg;疗程不宜超过6月。宜间断用药,每半年停药3周以上。

【不良反应】本品不良反应较重,多在其他预防药物无效时使用。常见的不良反应有恶心、呕吐、腹泻、腹痛、嗜睡、眩晕、失眠、共济失调、欣快、幻觉。长期应用后可出现腹膜后、胸膜或心瓣膜纤维化。间歇服药可减少纤维化的危险性。

【制剂】片剂:每片1mg。

洛美利嗪 Lomerizine

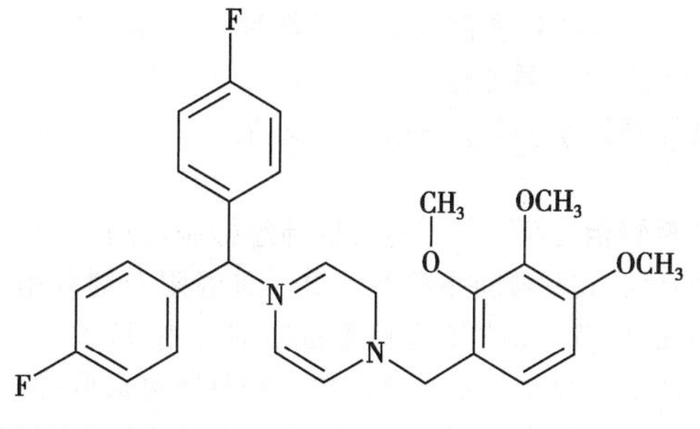

【其他名称】希静。

【药理学】常用其盐酸盐。为二苯哌嗪类钙通道阻滞剂,具有选择性脑血管舒张和增加脑血流作用。

【适应证】用于偏头痛的预防性治疗。

【用法和用量】成人1次5mg,1日2次,早餐后及晚餐后或睡眠前服用。根据症状适量增减,但1日剂量不可超过20mg。

【不良反应】主要为困倦、眩晕、蹒跚步态、恶心、发热感和肝功能异常等。

【禁忌证】对本品过敏者和颅内出血者禁用。

【制剂】片剂(胶囊):每片(粒)5mg。

曲马多〔医保(乙)〕 Tramadol

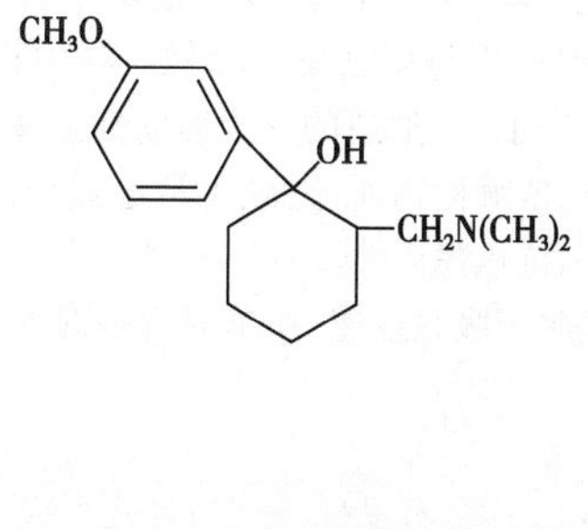

【其他名称】反胺苯环醇,Tramal,CG315。

【ATC 编码】N02AX02

【药理学】本品为非阿片类中枢性镇痛药,但与阿片受体有很弱的亲和力。本品通过抑制神经元突触对去甲肾上腺素的再摄取,并增加神经元外5-羟色胺浓度,影响痛觉传递而产生镇痛作用。其作用强度为吗啡的1/10~1/8。无抑制呼吸作用,依赖性小。镇痛作用显著,ED_{50}较吗啡大9倍。有镇咳作用,强度为可待因的50%。不影响组胺释放,无致平滑肌痉挛作用。

口服、注射吸收均好,镇痛功效相同。口服后10~20分钟起效,25~35分钟达峰值,作用维持4~8小时。在肝内代谢,24小时内80%以原形和代谢物从尿中排泄。

【适应证】①用于中、重度急慢性疼痛,服后0.5小时生效,持续6小时。②亦用于术后痛、创伤痛、癌性痛、心脏病突发性痛、关节痛、神经痛及分娩痛。

【用法和用量】成人及12岁以上儿童:口服,每次量不超过100mg,24小时不超过400mg,连续用药不超过48小时,累计用量不超过800mg;静脉、皮下、肌内注射,每次50~100mg,1日不超过400mg;缓释制剂,每次100mg,每日2次,两次服药间隔不得少于8小时;直肠给药,一次50~100mg,一日2~3次,日剂量不超过400mg。1~12岁儿童中至重度疼痛,每次1~2mg/kg,必要时可重复给药。

【不良反应】常见出汗、眩晕、恶心、呕吐、口干、疲劳、困乏、欣快、耳鸣、食欲减退等。剂量过大亦可抑制呼吸。静脉注射过快可致心悸、出汗。

【注意】近年有成瘾报道。我国按二类精神药品管理本品。

【药物相互作用】①与中枢神经抑制药物合用可增强本品的镇静和呼吸抑制作用。②与神经阻滞剂合用,有发生惊厥的报道。③与双香豆素抗凝剂合用,可致国际标准化比值(INR)增加。④与选择性5-羟色胺再摄取抑制剂同服,可致血清素激活作用的增加(血清素综合征)。

【制剂】片剂:每片50mg;100mg。分散片:每片50mg。胶囊剂:每粒50mg。缓释片:每片100mg;150mg。缓释胶囊:每粒100mg。颗粒剂:每袋50mg。栓剂:每粒100mg。注射液:每支50mg(2ml);100mg(2ml)。

普瑞巴林[基;医保(乙)] Pregabalin

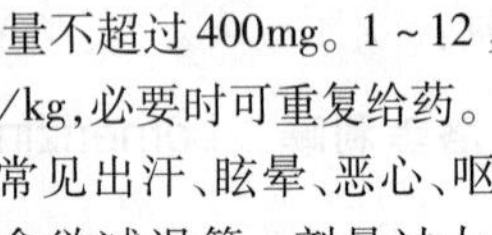

【其他名称】乐瑞卡,Lyrica。

【ATC 编码】N03AX16

【药理学】本品是一种新型γ-氨基丁酸(GABA)受体激动剂,结构和作用与加巴喷丁相似。与中枢神经系统中α_2-δ位点(电压门控钙通道的一个辅助性亚基)有高度亲和力,能阻断电压依赖性钙通道,减少神经递质的释放。具有抗癫痫、镇痛和抗焦虑活性。

本品空腹服用吸收迅速,在单剂或多剂给药后1小时内达血浆峰浓度,口服生物利用度≥90%,与剂量无关。多剂量给药后,24~48小时内可达稳态。餐后服药延迟其吸收。分布容积约为0.5L/kg。本品不与血浆蛋白结合,可通过血脑屏障。本品在体内不被代谢,消除半衰期约为6.3小时,不受剂量和重复给药的影响。90%以上以原形从尿液中排泄,肾脏清除率占到总清除率的88%。血浆清除率和肾脏清除率均与肌酐清除率有直接比例关系,总的体内清除率约为80ml/min。在推荐的每日给药剂量范围内,本品的药动学呈线性。

【适应证】可用于治疗外周神经痛以及辅助性治疗局限性部分癫痫发作。我国批准的适应证为:用于治疗带状疱疹后神经痛。

【用法和用量】口服,每日剂量为150~600mg,分2~3次给药。一般起始剂量可为每次75mg,每日2次。可在一周内根据疗效及耐受性增加至每次150mg,每日2次。如果每日服用本品300mg,2~4周后疼痛仍未得到充分缓解、且可耐受本品的患者,剂量可增至每次300mg,每日2次,或每次200mg,每日3次(即600mg/d)。由于不良反应呈剂量依赖性,且不良反应可导致更高的停药率,故剂量超过300mg/d仅应用于耐受300mg/d剂量的持续性疼痛患者。

【不良反应】本品最常见的不良反应为头晕、嗜睡、口干、水肿、视物模糊、体重增加及注意力不集中等。其他常见不良反应包括腹痛、过敏、发热、胃肠炎、食欲增加、瘀斑、关节痛、肌痛、焦虑等。多数不良反应为轻、中度,且呈剂量相关性。

【禁忌证】对本品所含活性成分或任何辅料过敏者禁用。

【注意】①由于本品主要经肾脏排泄清除,肾功能减退的患者应调整剂量,推荐剂量适用于肌酐清除率≥60ml/min的患者。②小于12岁的儿童和青少年(12~17岁)不推荐使用本品。③老年患者需要减少剂量。④如出现血管性水肿或超敏反应宜立即停药。⑤慎用于充血性心力衰竭的患者。⑥妊娠期妇女使用普瑞巴林的数据不足。

【药物相互作用】①普瑞巴林几乎不与其他药物发生药动学的相互作用。但有本品和中枢性抗抑郁药合用引起呼吸衰竭及昏迷的报道。②本品可能增强乙醇及劳拉西泮的作用。③本品可增强羟考酮所致的认知功能障碍和总体运动功能障碍。④本品可与食物同时服用,也可单独服用。

【制剂】胶囊:每粒75mg;150mg。

【贮法】密封保存。

氟吡汀 Flupirtine

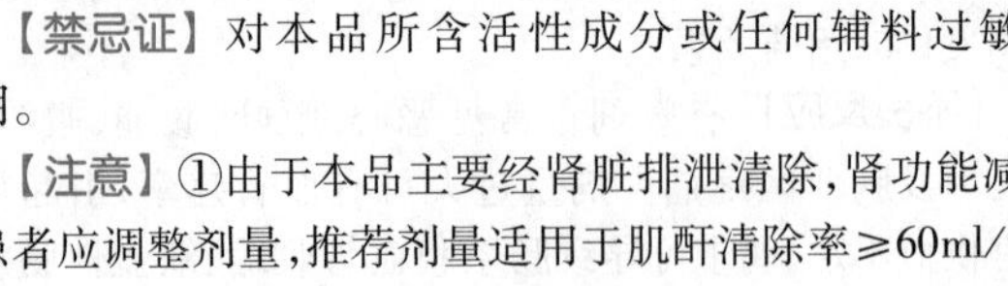

【其他名称】Katadolon。

【ATC 编码】N02BG07

【药理学】本品是作用于中枢的非阿片样镇痛药。镇痛作用较美沙酮稍弱。口服后吸收好,20～30 分钟起效,持续3～5 小时,生物利用度为70%。$t_{1/2}$为8～11 小时。主要由肾脏排泄。

【适应证】用于术后、外伤、烧伤所致疼痛。

【用法和用量】口服:每次100mg,每日3～4次,严重疼痛患者每次200mg,每日3次,每日最大剂量600mg。栓剂:每次1粒,每日3～4次,严重疼痛时每次1粒,每日6次,每日最大剂量900mg。用药不宜超过8天。

【不良反应】常见疲乏,头晕、恶心、胃部不适、便秘、腹泻、出汗、口干、氨基转移酶升高、视觉障碍。

【禁忌证】禁用于妊娠期妇女、哺乳期妇女、低蛋白血症、肝性脑病、胆汁淤积者。

【制剂】胶囊剂:每粒100mg。栓剂:每粒150mg。

奈福泮 Nefopam

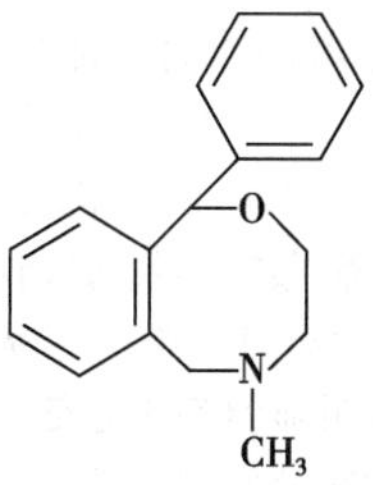

CH_3

【其他名称】平痛新,Bezoxazocine,Fenazoxine,Acupan。

【ATC 编码】N02BG06

【性状】常用其盐酸盐,为白色结晶性粉末;无臭,味微苦。在水中略溶,在乙醇中微溶,在苯中不溶。

【药理学】本药为一种非阿片类新型镇痛药,化学结构属于环化邻甲基苯海拉明。所以不具有非甾体抗炎药的特性,亦非阿片受体激动剂。对中、重度疼痛有效,肌内注射本品20mg相当于12mg吗啡效应。起效缓慢但维持时间较持久,且无耐受性和成瘾性。对呼吸、循环系统无作用。口服15～30分钟后迅速吸收,首关效应明显。肌内注射达峰时间为1.5小时。$t_{1/2}$为4～8小时。由肝代谢而失去药理活性。

【适应证】用于术后镇痛、癌瘤痛、急性外伤痛。亦用于急性胃炎、胆道蛔虫症、输尿管结石等内脏平滑肌绞痛;局部麻醉、针麻等麻醉辅助用药。

【用法和用量】①口服:1次20～60mg,1日60～180mg。②肌内注射或静脉注射:1次20mg,必要时每3～4小时1次。

【不良反应】常有瞌睡、恶心、出汗、口干、头晕、头痛等。但一般持续时间不长。如过量可引起兴奋,宜用地西泮解救。少见皮疹、畏食、欣快和癫痫发作。

【禁忌证】严重心血管疾病、心肌梗死或惊厥者禁用。

【注意】①青光眼,尿潴留和肝、肾功能不全患者慎用。②注射可致注射部位疼痛、心率加快。

【制剂】片(胶囊)剂:每片(粒)20mg。注射液:每支20mg(1ml);20mg(2ml)。盐酸奈福泮葡萄糖注射液:每瓶20mg(100ml)。

齐考诺肽 Ziconotide

【ATC 编码】N02BG08

【药理学】本品是一种非阿片类镇痛药,由25个氨基酸组成的多肽。动物实验结果显示,本品结合并阻断脊髓背角浅层内的初级伤害感受性传入神经上的*N*-型钙通道,从而阻止初级传入神经末梢兴奋性神经递质的释放,对抗伤害感受。

给予慢性疼痛患者持续1小时鞘内输注本品1～10mg后,脑脊液中的药物峰浓度为16.4～132ng/ml,消除半衰期约为4.6小时(2.9～6.5小时),血浆蛋白结合率约为50%。本品进入全身循环后,被组织中的肽酶或蛋白酶降解为多肽片段和游离氨基酸。经尿液排出的原药不足1%。

【适应证】用于需要鞘内治疗且对其他镇痛治疗(如应用全身性镇痛药或鞘内注射吗啡等)不耐受或疗效差的严重慢性疼痛患者。

【用法和用量】鞘内输注给药。起始剂量不应超过一日2.4mg(或1小时0.1mg)。宜缓慢增量,即每周增加剂量不超过2～3次,每次增量不超过一日2.4mg(或1小时0.1mg),直至第21日时达最大推荐剂量1日19.2mg(或1小时0.8mg)。

【不良反应】本品主要不良反应有:心血管系统反应,如心跳缓慢和直立性低血压,呈剂量依赖性;中枢神经系统反应,眩晕、眼球震颤、共济失调、兴奋、幻觉、镇静和昏迷等均有报道,其中部分不良反应在减量或停药后数日至数周才消除;胃肠道反应,如恶心、呕吐和腹泻等;其他尚有皮疹、结膜充血、鼻充血、肝功能异常和尿潴留等。

【禁忌证】本品治疗期间可能出现严重的精神症状和神经损害,因此有精神病史者禁用本品。

【注意】①用药过程中应密切监测患者是否出现认知损害,幻觉或情绪、意识改变的迹象。②当出现严重的神经学或精神病学体征或症状时可以突然停用本品,不会产生停药效应。

【制剂】注射剂:每支500μg(5ml);500μg(20ml)。

四氢帕马丁〔医保(乙)〕 Tetrahydropalmatine

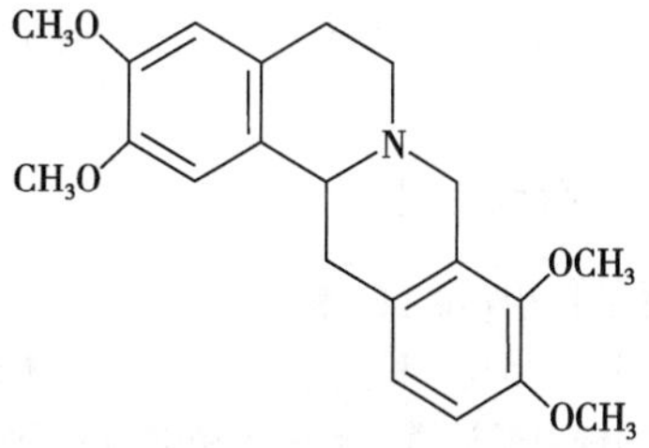

CH_3O CH_3O N OCH_3 OCH_3

为由罂粟科植物延胡索(*Corydalis Yanhusuo* w. t. wang ex z. y. su et c. y. wu)中提取的生物碱。

【其他名称】延胡索乙素。

【性状】为白色结晶性粉末,无臭、味略苦。其盐酸盐溶于水。

【药理学】有镇痛、镇静、催眠及安定作用。镇痛作用不及哌替啶,但比一般解热镇痛药强。服后 10~30 分钟出现镇痛作用,持续 2~5 小时。

【适应证】对胃肠、肝胆系统疾病的钝痛镇痛效果好,对外伤等剧痛效果差。亦用于分娩镇痛及痛经。催眠、镇静作用较好,治疗剂量无成瘾性。1 次服 100mg,服后 20~30 分钟入睡,持续 5~6 小时,无后遗作用,故可用于暂时性失眠。

【用法和用量】①镇痛:口服,每次 100~150mg,每日 2~4 次;皮下注射,每次 60~100mg。痛经:口服每次 50mg。②催眠:口服,每次 100~200mg。

【不良反应】偶有眩晕、恶心。大剂量对呼吸中枢有一定抑制作用。有时可引起锥体外系症状。

【注意】妊娠期妇女慎用。

【制剂】片剂:每片 50mg。注射液:每支 60mg(2ml);100mg(2ml)。

罗通定〔药典(二);医保(乙)〕 Rotundine

本品为由防己科植物华千金藤(*Stephania sinca*)(广东称为山乌龟,广东、广西又称为金不换)中提取的主要生物碱左旋四氢帕马丁(l-Tetrahydropalmatine)。

【其他名称】盐酸罗通定,硫酸罗通定,颅通定,左旋四氢帕马丁。

【性状】为白色或微黄色结晶;无臭,无味;遇光受热易变黄。在三氯甲烷中溶解,在乙醇或乙醚中略溶,在水中不溶;在稀硫酸中易溶。

【药理学】作用同四氢帕马丁,但较强。具有镇痛和催眠作用,较长期应用也不致成瘾,其作用机制尚待阐明。其催眠作用服后 15 分钟发生,2 小时后消失,同时有镇痛作用。

【适应证】用于因疼痛而失眠的患者。亦可用于胃溃疡及十二指肠溃疡的疼痛、月经痛,分娩后宫缩痛、紧张性失眠、痉挛性咳嗽等。

【用法和用量】镇痛:口服,每次 60~120mg,1 日 1~4 次;肌内注射,每次 60~90mg,1 日 1~4 次。催眠:成人于睡前服 1 次 30~90mg。

【注意】用于镇痛时可出现嗜睡,此外可见眩晕、乏力及恶心等。

【制剂】片剂:每片 30mg;60mg。注射液:每支 60mg(2ml)。

荷包牡丹碱 Dicentrine

【其他名称】山乌龟碱,痛可宁。

【药理学】本品是一种竞争性 $GABA_A$ 受体拮抗剂,也抑制 Ca^{2+} 激活的钾离子通道。有一定镇痛、镇静作用。

【适应证】用于头痛、腰痛、牙痛、小手术后疼痛及神经衰弱等。

【用法和用量】口服:1 次 20~60mg。

【制剂】片剂:每片 20mg。

千金藤啶碱 Stepholidine

【其他名称】光千金藤定碱,斯替复里啶。

【药理学】为脑内多巴胺 D_1、D_2 受体拮抗剂。口服吸收后分布广泛,脑组织中延髓含量较高。由肾脏排泄。

【适应证】用于血管性头痛、偏头痛、多动性运动障碍、儿童抽动秽语综合征等。

【用法和用量】①预防血管性头痛:1 次 25~75mg,1 日 3 次,餐后服。治疗急性发作:1 次 15~100mg,顿服。②治疗多动性运动障碍:25~100mg,1 日 3 次,餐后服。儿童用量按成人量的 1/3~1/2 计量。

【不良反应】偶见胃部不适、腹胀、恶心、口干、头昏。大剂量可致嗜睡、血压降低。

【禁忌证】心、肝、肾疾病患者,妊娠期妇女禁用。

【注意】消化道溃疡及低血压患者慎用。

【制剂】片剂:每片 25mg。

眼镜蛇毒 Cobratoxin

为由眼镜蛇毒分离提纯的一种低分子量蛋白质,与无机盐配成注射液使用。

【其他名称】克痛宁,考拉托辛,眼镜蛇神经毒素。

【药理学】具有箭毒样神经-肌肉阻断作用,为非麻醉性镇痛药。镇痛效力强于吗啡,并且无成瘾及耐受性。作用持久,不良反应不明显,使用较安全。镇痛作用出现较慢,用药 3~5 日后才充分发挥疗效。

【适应证】用于治疗各种慢性疼痛、血管性头痛、三叉神经痛、坐骨神经痛、晚期癌性痛、关节痛及麻风反应神经痛。

【用法和用量】第 1 次肌内注射 0.25ml,半小时后如无不良反应再注剩余的 1.75ml,每日 2ml,10 日为 1 疗程。隔 3 日后可进行第 2 疗程。第 2 疗程后,必要时可给予维持量,每周 2 次,每次 2ml。一般用 1~2 疗程。最大剂量为每日 6ml。

【禁忌证】过敏体质、妊娠期妇女、青光眼及高热患者禁用。

【注意】①严重肾病,严重高血压、冠心病患者慎用。②个别患者可出现口干、头晕、一过性血压下降,一般不需特殊处理。③治疗量较安全,剂量过大可引起膈肌麻痹而使呼吸抑制。④有个别患者初用本品疼痛加重,但继续用药效果明显。

【制剂】注射液:每支 70μg(2ml)。

【贮法】0~10℃保存。

乙酰乌头碱 Acetylaconitine

【其他名称】新乌宁痛,3-乙乌头碱,3-Acetylaconitine。

【性状】为白色粉末,无臭、味苦,易溶于三氯甲烷,略溶于乙醚,不溶于水。

【药理学】动物实验证明,本品可提高痛阈,镇痛作用强于吗啡、阿司匹林。作用出现慢、持久,强度中等。无耐受性和成瘾性。此外尚有解热、局麻和消炎作用。服后于胆囊分布多,以代谢产物为主由肾脏排泄。

【适应证】用于各种中等程度疼痛、肩关节周围炎、颈椎病、肩臂痛、腰痛、关节扭伤、风湿性关节炎、类风湿关节炎、坐骨神经痛、带状疱疹、小手术术后痛。

【用法和用量】口服:每次0.3mg,每日1~2次,餐后服,服药间隔6小时。1个疗程10日,每疗程间隔3~5日。肌内注射:每次0.3mg,每日1~2次,以注射用水稀释至2ml后注射。小儿或老人每日或隔日1次,其余同成人用法与用量。

【不良反应】少数患者有轻度头晕、恶心、呕吐、双手发麻、胃部烧灼感。个别患者可见心悸、寒战、胸闷、注射局部麻胀痛。上述反应,停药或减量即可消失。

【注意】出现心电图变化时应停药,并用维生素C、高渗葡萄糖及阿托品解救。

【制剂】片剂:每片0.3mg。注射液:每支0.3mg(1ml)。

高乌甲素　Lappaconitine

【其他名称】拉巴乌头碱。

【药理学】非麻醉性镇痛药,镇痛作用强,无依赖性。

【适应证】用于中度以上疼痛、术后疼痛、坐骨神经痛。

【用法和用量】口服,每次5~10mg,每日1~3次。肌内注射或静脉滴注,每次4mg,每日1~2次。

【制剂】片剂:每片5mg。注射液:每支4mg(2ml)。

山豆碱　Alkaloids of Sophora Tankinese

【其他名称】山豆根总碱。

【适应证】用于慢性气管炎、哮喘、咽喉肿痛、关节痛等。

【用法和用量】肌内注射,每次2ml,1日2次。

【制剂】注射液:每支10mg(2ml)。

西马嗪　Simazine

【其他名称】镇痛安。

【药理学】镇痛作用较对乙酰氨基酚、安乃近强,服用30分钟生效,作用维持2~4小时。

【适应证】用于术后、外伤性疼痛。

【用法和用量】口服:每次0.4~0.8g。小儿酌减。

【不良反应】偶见恶心、呕吐、胃部不适及出汗等,停药即消失。

【制剂】片剂:每片0.4g。

复方白屈菜酊

【其他名称】止痛酊。

【适应证】用于慢性胃炎及胃肠道痉挛疼痛。

【用法和用量】口服:每次5ml,1日3次。

【制剂】酊剂:由白屈菜20g,橙皮10g,酒精(15%)制成100ml。

(王育琴　王淑洁　白向荣)

第15章 解热镇痛抗炎药

本类药物有解热镇痛作用，其中许多药还有抗炎、抗风湿作用。这些药物虽有抗炎、抗风湿作用，但在化学结构上与肾上腺皮质激素不同，故亦称为非甾体抗炎药（NSAIDs）。

本类药物按化学结构可分为许多类，包括：①甲酸类：也称水杨酸类，代表药物为阿司匹林、二氟尼柳等；②乙酸类：代表药物为双氯芬酸、吲哚美辛、舒林酸和依托芬那酯等；③丙酸类：代表药物为布洛芬、酮洛芬、芬布芬、萘普生、奥沙普秦等；④芬那酸类：代表药物为氯芬那酸、甲芬那酸、氟芬那酸等；⑤吡唑酮类：包括安乃近、氨基比林、保泰松、羟基布他酮等；⑥苯胺类：代表药物为对乙酰氨基酚、非那西丁等；⑦萘酰碱酮类：代表药物为萘丁美酮、尼美舒利等；⑧昔康类：代表药物为吡罗昔康、美洛昔康、替诺昔康、氯诺昔康等；⑨昔布类：代表药物为塞来昔布、帕瑞昔布等。虽然它们的化学结构差别很大，但它们均具有相同的作用，即解热、镇痛、抗炎作用，而且还具有相同的作用机制——抑制合成前列腺素所需要的环氧化酶（COX）。然而，各个药物在选择性上（如解热、镇痛或抗炎作用）有一定的差异。它们还具有共同的不良反应——对消化系统的影响，尤其是比较严重的反应，如消化性溃疡，这也与其抑制前列腺素的合成相关。

已知环氧化酶具有两种同工异构酶，即COX-1和COX-2，前者出现在胃（肠）壁、肾脏和血小板，后者出现在炎症组织。COX-1属正常组织成分，具有保持该组织正常生理功能的作用，例如：①维持胃血流量及胃黏膜正常分泌，保护黏膜不受损害等作用；②保持肾血流量、水电解质平衡以及血管的稳定等作用；③由COX-1催化而产生的血栓素A_2（TXA_2）能使血小板聚集，在出血时可促进血液凝固，有利于止血。一旦COX-1被药物抑制，这种正常生理功能受损，就会出现胃、肾和血小板功能的障碍，发生胃部不适、恶心、呕吐、胃溃疡、穿孔、血液不易凝结、出血、水肿、电解质紊乱、一过性肾功能不全等不良反应。

目前，按照对COX-1和COX-2的作用机制，国际上把NSAIDs分为两类：①非选择性COX抑制剂：对COX-1和COX-2的抑制无生物学和临床意义上的差别，此类药物均具有普遍的胃肠、肝、肾等不良反应，表现为胃肠道溃疡、出血、穿孔，肝肾功能障碍等。按化学结构分类中的1～6类药物绝大多数属此范畴。例如阿司匹林、双氯芬酸钠、布洛芬、萘普生、氨基比林、安乃近、吲哚美辛、舒林酸、氯唑沙宗等。②选择性COX-2抑制剂：对COX-2的抑制强度是对COX-1的2～100倍，此类药物在一定剂量下对COX-1无影响，但在高剂量时，则出现有临床意义的与COX-1相关的副作用。按化学结构分类中的7～9类药物绝大多数属此范畴。例如萘丁美酮、尼美舒利、吡罗昔康、美洛西康、塞来昔布、帕瑞昔布等。

随着COX同工酶研究的深入，学术界曾认为：一个较理想的解热镇痛抗炎药，应选择性地抑制COX-2，而对COX-1的抑制作用极弱，由此达到有效性和安全性的统一。于是，在20世纪90年代研制上市了COX-2抑制剂，其代表为昔布类药物罗非昔布和塞来昔布。然而，2004年9月两药分别在18个月和33个月的两项临床研究中（预防肠息肉恶变和预防肠腺瘤复发）出现明显高于对照组的严重心脑血管事件——心肌梗死、脑卒中和猝死。为此，罗非昔布自动撤市，塞来昔布被迫停止试验。在2005年2月美国FDA的听证会上最终同意塞来昔布继续使用，但前提是必须修改该药的药品说明书。同年4月美国FDA发表声明，对其本土生产的COX-2抑制剂及其他NSAIDs生产厂家提出修改说明书的要求，包括在说明书中增加黑框警告——特别提示该药存在增加心脑血管及胃肠事件的风险等。因此，选择NSAIDs时必须权衡利弊，如COX-2抑制剂不宜用于患有心肌梗死和脑卒中的患者，但适用于有胃肠疾病的患者；此外，降低NSAIDs风险的有效措施还包括选择最低的有效剂量和短期疗程，以及避免NSAIDs之间的联合用药。

解热、镇痛抗炎药的药理作用如下：

（1）解热作用：具有较好的解热作用，可使发热患者体温下降至正常，但不影响正常人体温。目前认为，前列腺素E_2（PGE_2）致热作用最强，人体发热可能是由于在内热原作用下，使体温调节中枢前列腺素（PG）的合成及释放增加。解热镇痛药的解热作用是由于抑制前列腺素合成酶，使丘脑体温调节中枢PG合成减少。

发热为一种防御性反应，但高热可引起并发症，此时需用解热药对症治疗。解热药用量不可过大，以免出汗过多引起虚脱，特别对幼儿、年老体弱者应慎用。

解热以对乙酰氨基酚、阿司匹林较好；吲哚美辛用于长期发热及癌性发热。安乃近一般不作为首选药，仅在急性高热且病情危重，又无其他有效药可用的情况下，用于紧急退热。

（2）镇痛作用：对头痛、牙痛、神经痛、关节痛、肌肉痛及月经痛等中等度的钝痛效果较好，对外伤性剧痛及内脏平滑肌绞痛无效。对轻度癌性疼痛也有较好镇痛作用，是WHO和我国原卫生部推荐的“癌症三阶梯治疗方案”轻度疼痛的主要药物和替代药物。本类药物无成瘾性、无镇静安眠作用。

NSAIDs类药物的镇痛作用是抑制前列腺素合成的结果。其机制为组织损伤和炎症会导致炎性介质释放，从而激活外周伤害感受器，后者被激活后，伤害性信号便会经脊髓上行传导至丘脑和大脑皮层，这些信号在中枢进行整合后使人产生疼痛感觉；中枢神经系统可经下行传导通路对疼痛进行调控。前列腺素本身就是致痛致炎物质，同时可使痛觉感受器对致痛物质的敏感性增加，痛阈降低，痛觉超敏。NSAIDs类药物通过抑制前列腺素的合成，从而抑制痛觉超敏，提高痛阈，发挥镇痛抗炎作用。选择性环氧化酶抑制剂不仅抑制外周COX-2的表达，减少前列腺素的合成；同时还抑制中枢COX-2的表达，抑制中枢前列腺素的合成，从而发挥周围和中枢双重镇痛抗炎作用。这种中枢作用可能是由内源性阿片肽介导或阻断5-HT的释放而产生的。

（3）抗炎、抗风湿作用：本类药物中除对乙酰氨基酚外，均有较强的抗炎、抗风湿作用。其机制是抑制PG合成，减弱PG对缓激肽等致炎介质的增敏作用。其抗风湿作用主要由于抗炎，另外与解热、镇痛作用亦有关。

对炎性疼痛使用吲哚美辛、氯芬那酸及甲氯芬那酸等效果较好，其次为保泰松、氨基比林、阿司匹林。抗炎、抗风湿作用以阿司匹林、保泰松、氨基比林及吲哚美辛较强，其中阿司匹林疗效确实、不良反应少，仍为抗风湿首选药。对乙酰氨基酚并无抗风湿作用。

（4）抗血小板聚集作用：阿司匹林等抑制环氧化酶，从而使由环氧化酶催化而产生的血栓素 A_2（TXA_2）生成减少，TXA_2在体内能加速血小板聚集。所以阿司匹林等有强的抑制血小板聚集作用，阻止血栓形成。可用于防治冠脉及脑血管栓塞性疾病。体内前列腺素环内过氧化物的另一主要代谢产物前列环素（PGI_2），与 TXA_2生物效应相反，为一抗凝因子。阿司匹林也能抑制 PGI_2的合成。目前一般认为服用小量时可优先产生抑制 TXA_2作用。临床作为预防血栓形成用药。

临床常用的解热镇痛药多配伍成复方制剂，其主要成分多为阿司匹林、对乙酰氨基酚、非那西丁、氨基比林及安乃近等。氨基比林、安乃近及非那西丁毒性较大；氨基比林、安乃近可引起粒细胞缺乏，非那西丁可损害肾脏，严重者可引起肾乳头坏死，少数患者可诱发肾盂癌及膀胱癌，并且长期使用还可引起对非那西丁的依赖。卫生部 1982 年已颁布淘汰氨基比林及非那西丁单方制剂，但含有以上成分的复方解热镇痛药仍在使用，所以对这些复方制剂不可滥用。目前国内含有阿司匹林的复方制剂有 150 多个，含对乙酰氨基酚的制剂有 220 多个，同时含有阿司匹林和对乙酰氨基酚的制剂也有 10 余个。这些复方制剂多为 OTC 药品，若患者同时服用 2 个及以上的这些复方制剂，出现消化道溃疡或出血等不良反应的风险大大增加，应引起注意。

15.1 甲酸类（水杨酸类）

阿司匹林〔药典（二）；基；医保（甲、乙）〕 Aspirin

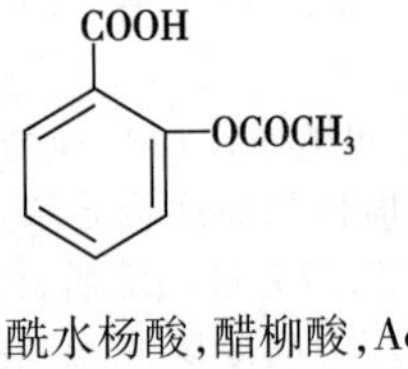

【其他名称】 乙酰水杨酸，醋柳酸，Acetylsalicylic Acid。

【ATC 编码】 N02BA01

【性状】 为白色结晶或结晶性粉末；无臭或微带醋酸臭，味微酸，遇湿气即缓缓水解。在乙醇中易溶，在三氯甲烷或乙醚中溶解，在水或无水乙醚中微溶；在氢氧化钠溶液或碳酸钠溶液中溶解，但同时分解。

【药理学】 本品主要通过抑制前列腺素、缓激肽、组胺等的合成产生解热、镇痛和抗炎作用。其解热作用机制可能是通过作用于下丘脑体温调节中枢，使外周血管扩张，皮肤血流增加，出汗，散热增加而降温。其镇痛作用属于外周性镇痛药，但不排除中枢镇痛的可能性。本品对生理性环氧酶的抑制作用较强，其通过抑制血小板的环氧酶（PG 合成酶），减少血栓素 A_2（TXA_2）的生成，起到抑制血小板聚集的作用，常用于预防心脑血管疾病。本品也抑制胃和肾组织内的生理性前列腺素的合成。使胃壁血流减少、胃酸产生过多、食管及胃的肌张力减弱，出现恶心、呕吐、上腹不适，甚至胃溃疡、出血等胃肠道反应。在某些条件下，肾血流量减少，引起一过性肾功能不全。本品还可抑制子宫痉挛性收缩。

本品口服后吸收快而完全。吸收部位主要在小肠上部。吸收率和溶解度与胃肠道 pH 有关。食物可降低吸收速率，但不影响吸收量。肠溶片剂吸收慢。吸收后分布于各组织。本品水解后的水杨酸盐蛋白结合率为 65% ~ 90%。$t_{1/2}$为 15 ~ 20 分钟；水杨酸盐 $t_{1/2}$长短取决于剂量的大小和尿 pH，一次服小剂量时约为 2 ~ 3 小时；大剂量时可达 20 小时以上，反复用药可达 5 ~ 18 小时。本品在胃肠道、肝及血液内大部分很快水解为水杨酸盐，然后在肝脏代谢。一次服药后 1 ~ 2 小时达血药峰值。镇痛、解热时血药浓度为 25 ~ 50μg/ml；抗风湿、抗炎时为 150 ~ 300μg/ml。本品 90% 以结合型，10% 以游离型从肾脏排泄。服用量较大时，未经代谢的水杨酸排泄量增多。

【适应证】 ①用于发热、头痛、神经痛、肌肉痛、风湿热、急性风湿性关节炎及类风湿关节炎等，为风湿热，风湿性关节炎及类风湿关节炎首选药，可迅速缓解急性风湿性关节炎的症状。对急性风湿热伴有心肌炎者，可合用皮质激素。②用于痛风。③预防心肌梗死、动脉血栓、动脉粥样硬化等（详见第 55 章抗血小板药物）。④用于治疗胆道蛔虫病（有效率 90% 以上）。⑤粉剂外用可治足癣。⑥儿科用于皮肤黏膜淋巴结综合征（川崎病）的治疗。

【用法和用量】（1）解热镇痛：①口服，每次 0.3 ~ 0.6g，1 日 3 次，或需要时服。②直肠给药：1 次 0.3 ~ 0.6g，1 日 0.9 ~ 1.8g；儿童 1 ~ 3 岁，1 次 0.1g，1 日 1 次；4 ~ 6 岁，1 次 0.1 ~ 0.15g，1 日 1 ~ 2 次；6 岁以上，1 次 0.15 ~ 0.3g，1 日 2 次。

（2）抗风湿：1 次 0.6 ~ 1g，1 日 3 ~ 4g。服时宜嚼碎，并可与碳酸钙或氢氧化铝或复方氢氧化铝（胃舒平）合用以减少对胃刺激。1 疗程 3 个月左右。小儿 1 日 0.1g/kg，分 3 次服，前 3 日先服半量以减少不良反应。

（3）抑制血小板聚集：预防心肌梗死、动脉血栓、动脉粥样硬化，每日 1 次，每次 75 ~ 150mg。

（4）预防搭桥术后再狭窄：每日服 50mg，每日 1 次。

（5）治疗胆道蛔虫病：每次 1g，每日 2 ~ 3 次，连用 2 ~ 3 日。当阵发性绞痛停止 24 小时后即停药，然后再行常规驱虫。

（6）治疗 X 线照射或放疗引起的腹泻：每次服 0.6 ~ 0.9g，每日 4 次。

（7）治疗足癣：先用温开水或 1∶5000 的高锰酸钾溶液洗涤患处，然后用本品粉末撒布患处，一般 2 ~ 4 次可愈。

（8）用于小儿皮肤黏膜淋巴结综合征：开始每日按 80 ~ 100mg/kg，分 3 ~ 4 次服，热退 2 ~ 3 天后改为每日 30mg/kg，分 3 ~ 4 次服，连服 2 个月或更久。血小板增多、血液呈高凝状态期间，每日 5 ~ 10mg/kg，1 次顿服。

【不良反应】 一般用于解热镇痛的剂量很少引起不良反应。长期大量用药（如治疗风湿热），尤其当药物血药浓度>200μg/ml 时较易出现不良反应。血药浓度愈高，不良反应愈明显。①较常见胃肠道反应,包括恶心、呕吐、上腹部不适或疼痛等,发生率为3%～9%,停药后多可消失。长期或大剂量服用可有胃肠道溃疡、出血或穿孔。②0.2%的患者可有过敏反应,表现为哮喘(多见,占2/3)、荨麻疹、血管神经性水肿或休克,严重者可致死亡。③血药浓度达200～300μg/ml后可出现可逆性耳鸣、听力下降。④血药浓度达250μg/ml时易发生肝、肾功能损害,损害多是可逆性的,停药后可恢复,但有引起肾乳头坏死的报道。

【禁忌证】本品禁用于:①活动性溃疡病或其他原因引起的消化道出血;②血友病或血小板减少症;③有阿司匹林或其他非甾体抗炎药过敏史者,尤其是出现哮喘、血管神经性水肿或休克者;④出血体质者;⑤妊娠期妇女。

【注意】(1)本品仅能缓解症状,不能治疗引起疼痛和发热的病因,故需同时针对病因进行治疗。

(2)本品慎用于:①有哮喘及其他过敏性反应时;②葡萄糖-6-磷酸脱氢酶缺陷者(本品偶见引起溶血性贫血);③痛风(本品可影响其他排尿酸药的作用,小剂量时可能引起尿酸滞留);④肝功能减退时可加重肝脏毒性反应,加重出血倾向,肝功能不全和肝硬化患者易出现肾脏不良反应;⑤心功能不全或高血压,大量用药时可能引起心力衰竭或肺水肿;⑥肾功能不全时有加重肾脏毒性的危险;⑦血小板减少者;⑧慢性或复发性胃或十二指肠病变者;⑨哺乳期妇女。

(3)年老体弱或体温在40℃以上者,解热时宜用小量,以免大量出汗而引起虚脱。解热时应多喝水,以利排汗和降温,否则因出汗过多而造成水与电解质平衡失调或虚脱。

(4)饮酒前后不可服本品,因可损伤胃黏膜屏障而致出血。

(5)长期大量服用或误服大量,可引起急性中毒,其症状为:头痛、眩晕、耳鸣、视力减退、呕吐、大量发汗、谵妄,甚至高热、脱水、虚脱、昏迷而危及生命。解救措施:洗胃、导泻,口服大量碳酸氢钠及静脉滴注5%葡萄糖和0.9%氯化钠注射液(1:1或2:1,总量1000～1500ml)。如无明显的过度换气(即大呼吸),可输入小量碳酸氢钠(200mg/kg),但应注意防止过量而引起碱中毒。高热时用冷水或酒精擦身;注射维生素K以防出血。

(6)可引起胎儿异常,妊娠期妇女尽量避免使用。

(7)10岁左右儿童,患流感或水痘后应用本品,可能诱发Reye综合征,严重者可致死。中国尚不多见。

(8)长期大量用药时应定期检查肝功能、血细胞比容及血清水杨酸含量。

(9)应与食物同服或用水冲服,以减少对胃肠的刺激;扁桃体摘除或口腔手术后7日内应整片吞服,以免嚼碎后接触伤口,引起损伤;外科手术患者,应在术前5日停用本品,以免引起出血。

(10)本品服用较大剂量时可干扰尿糖试验、尿酮体试验、血尿酸试验、尿5-羟吲哚醋酸(5-HIAA)试验、尿香草基杏仁酸(VMA)的测定、肝功能试验、血清甲状腺素(T_4)及三碘甲状腺素(T_3)试验。

【药物相互作用】①因糖皮质激素有刺激胃酸分泌、降低胃及十二指肠黏膜对胃酸的抵抗力,若与本品合用可能使胃肠出血加剧。②与其他水杨酸类药物、双香豆素类抗凝血药、磺胺类降血糖药、磺胺类抗生素、巴比妥类、苯妥英钠、甲氨蝶呤合用,由于阿司匹林竞争性与血浆蛋白结合,而使这些药物从血浆蛋白结合部位游离出来,从而增强了它们的作用或毒性。③增强胰岛素的降血糖作用。④碱性药(如碳酸氢钠)、抗酸药能促进阿司匹林的排泄而降低疗效。达稳态后停用碱性药物时,阿司匹林的血药浓度升高到毒性水平。⑤与布洛芬合用,布洛芬的血药浓度明显降低,且胃肠道不良反应(包括溃疡和出血)增加。

【制剂】片剂:每片50mg;100mg;300mg;500mg。咀嚼片:每片75mg;80mg;500mg。泡腾片:每片100mg;300mg;500mg。放于温水150～250ml中,溶化后饮下。分散片:每片50mg。缓释片:每片50mg;75mg;162mg。肠溶片:每片25mg;40mg;50mg;75mg;100mg;150mg;300mg;500mg。肠溶缓释片:每片50mg。肠溶胶囊:每粒40mg;75mg;100mg;150mg;300mg;500mg。缓释胶囊:每粒50mg;162.5mg。散剂:每袋100mg;500mg。栓剂:每粒100mg(儿童用);300mg;450mg;500mg。

阿司匹林精氨酸盐 Aspirin-arginine

本品为阿司匹林与精氨酸制成的可溶性盐。

【性状】为白色结晶性粉末。味微苦。易溶于水,微溶于醇。

【药理学】与阿司匹林基本相同,有解热、镇痛及抗炎作用。其特点为可供肌内注射,避免口服阿司匹林时产生胃肠刺激,宜于儿童使用。本品毒性较低,使用比较安全。静脉给药的镇痛作用比口服等剂量阿司匹林强4～5倍。

【适应证】主要用于发热、头痛、神经痛、牙痛、肌肉痛及活动性风湿病、类风湿关节炎、创伤及手术后疼痛。

【用法和用量】肌内注射:成人每次1g,每日1～2次,或依病情按医嘱用药;儿童10～25mg/kg。临用时,每瓶内加入0.9%氯化钠注射液或加入灭菌注射用水2～4ml,溶解后注入。

【不良反应】肌内注射可有轻度局部疼痛。

【禁忌证】特异质、有过敏史或哮喘者和3个月以下婴儿禁用。

【注意】年老、体弱及体温超过40℃者,注意给药剂量以免引起虚脱。

【制剂】注射用阿司匹林精氨酸盐:每瓶0.5g(相当于阿司匹林0.25g);1g(相当于阿司匹林0.5g)。

赖氨匹林[药典(二);医保(乙)] Lysine Acetylsalicylate

【其他名称】阿司匹林赖氨酸盐,dl-lysine-acetylsalicylate,Aspegic,Venopirin,Aspisol。

【性状】为白色结晶或结晶性粉末,无臭,味微苦,遇湿、热及光不稳定。易溶于水,溶于乙醇等有机溶媒。水溶液pH为5～6。

【药理学】为阿司匹林和赖氨酸的复盐,作用同阿司匹林,其特点是适于肌内注射或静脉注射,血药浓度高、不良反应小。肌内注射后血药浓度可维持36~120分钟;静脉注射后血浆浓度约为口服的1.8倍。并立即代谢为水杨酸,其浓度迅速上升。

【适应证】主要用于发热及轻、中度的疼痛,如上呼吸道感染引起的发热、手术后痛、癌性疼痛、风湿痛、关节痛及神经痛等。

【用法和用量】肌内注射或静脉滴注:每次0.9~1.8g,每日2次;儿童1日10~25mg/kg。以0.9%氯化钠注射液溶解后静脉滴注。

【不良反应】①偶有轻微胃肠反应(如胃部不适、恶心、呕吐)及出汗等。②本品有对抗维生素K的作用,抑制凝血酶原的合成,延长出血时间,可予维生素K防治。③长期应用本品可出现氨基转移酶升高、肝细胞坏死及肾脏损害,及时停药可恢复。

【禁忌证】对阿司匹林过敏和消化道溃疡者禁用。

【制剂】注射用赖氨匹林:每瓶0.25g;0.5g;0.9g。肠溶片:每片0.2g。肠溶胶囊:每粒0.1g。散剂:每袋1g(0.23g);1g(0.45g);1.5g(0.9g);2g(0.45g)。颗粒剂:每袋1g(0.45g)。

【贮法】密封、阴凉干燥处避光保存。

卡巴匹林钙 Carbasalate Calcium

$$Ca^{2+}\left[\text{2-(acetyloxy)benzoate}^{-}\right]_2 \cdot H_2N\text{-}CO\text{-}NH_2$$

【其他名称】阿司匹林钙脲,乙酰水杨酸钙脲,速克痛,Carbaspirin Calcium。

【ATC编码】N02BA15

【性状】为白色粉末,极易溶于水。

【药理学】本品为乙酰水杨酸钙与尿素结合的盐。口服吸收后其代谢形式和药理作用与阿司匹林相同,具有解热、镇痛、抗炎和抑制血小板聚集的作用。口服吸收迅速,起效快,生物利用度高,其解热镇痛作用比阿司匹林强,不良反应较小。

【适应证】用于牙痛、伤风感冒时发热、头痛,以及神经痛、腰痛、肌肉痛、月经痛等。

【用法和用量】口服:溶于水中服用。①成人:1次0.6~1.2g,如需要,2~4小时后重复,但24小时内不得超过3.6g。②儿童:初生~6个月,1次50mg;7个月~1岁,1次50~100mg;1~3岁,1次0.1~0.15g;4~6岁,1次0.15~0.2g;7~9岁,1次0.2~0.25g;10~14岁,1次0.25~0.3g。需要时2~4小时后可重服。

【不良反应】可能引起胃痛,此时应停服,亦可引起胃肠道出血,久服可致贫血。

【禁忌证】对阿司匹林过敏、肝功能失调、出血倾向、服用抗凝血药者禁用。妊娠期妇女、哺乳期妇女禁用。

【注意】①拔牙前后不应立即服用本药;饮用含酒精饮料前后忌服;水痘及感冒幼儿慎服。②长期大剂量使用本品可能引起蓄积。

【制剂】散剂:每袋0.6g;0.3g;0.2g;0.15g;0.1g;0.05g。

水杨酸镁〔药典(二)〕 Magnesium Salicylate

【性状】为白色结晶性粉末,无臭,无味,溶于水、乙醇。水溶液呈微酸性。易风化。

【药理学】本品为非乙酰化水杨酸。有抗炎、解热、镇痛作用。作用原理及作用同阿司匹林。特点是不良反应少,对血小板无影响。

【适应证】用于类风湿关节炎、结缔组织病、关节痛及风湿病,亦用于滑囊炎。因不含钠离子,尤适用于伴有高血压或心衰的患者。

【用法和用量】口服,1次0.5~1g,1日3次。

【不良反应】上腹部不适、恶心、眩晕、耳鸣等。

【禁忌证】禁用于肝、肾功能不全,消化道溃疡及重症肌无力者。

【注意】慢性肾功能不全患者有引起高镁血症的危险,大量应用本品时应作血清镁含量监测。

【制剂】片剂:每片0.25g。胶囊剂:每粒0.25g。

双水杨酯〔药典(二)〕 Salsalate

$$\text{2-HO-}C_6H_4\text{-C(=O)-O-}C_6H_4\text{-2-COOH}$$

【其他名称】水杨酰水杨酸,Sasapyrin,Sali-cylsalicyclic Acid,Salicyl Sali-cylate,Salysal。

【ATC编码】N02BA06

【性状】为白色结晶性粉末;无臭,味微苦。在乙醇或乙醚中易溶,在水中几乎不溶。在水中分解成2个分子水杨酸。

【药理学】本品为非乙酰化水杨酸,消炎镇痛作用类似阿司匹林,但不具抑制血小板聚集作用。其特点为不良反应小。口服后不溶于胃液,但溶于小肠液中,并在肠道内逐渐分解出2个分子水杨酸而起作用。抗炎剂量时体内的生物转化达饱和程度,一般每日2次即可维持血药浓度10~30mg/dl(12小时内),最后一次给药后,治疗血药浓度可维持16小时。

【适应证】一般同阿司匹林,可用于流行性感冒,急慢性风湿性关节炎、风湿热及头痛、牙痛、腰痛、神经痛等中等度疼痛。也对痛风有较好的疗效。

【用法和用量】口服:解热镇痛,1次0.3~0.6g,1日1~3次;抗风湿,1次0.9~1.2g,1日2~3次。

【不良反应】本品对胃刺激性较阿司匹林为小,与其他非甾体抗炎药发生交叉过敏反应较阿司匹林为低。大剂量与口服抗凝药合用时,有发生出血的可能性。

【禁忌证】①禁用于对本品及阿司匹林过敏、动脉硬化伴高血压、近期脑出血或年老体弱者。②大剂量时有致基因突变可能，妊娠头3个月及分娩前2～3周的妇女禁用。

【注意】对胃几乎无刺激。但消化性溃疡患者、慢性肾功能不全、严重肝病者慎用。

【药物相互作用】与口服抗凝剂合用，可增强抗凝剂作用而导致出血倾向。

【制剂】片剂：每片0.3g；0.5g。胶囊剂：每粒0.5g。

二氟尼柳[药典(二)] Diflunisal

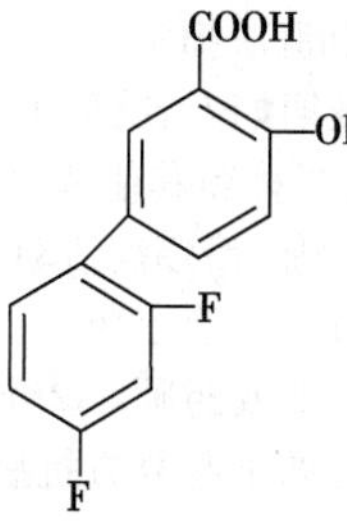

【其他名称】双氟尼酸，二氟苯水杨酸，Dolobid。

【ATC编码】N02BA11

【性状】为白色结晶，难溶于水，但溶于多数有机溶媒。

【药理学】本品为水杨酸衍生物。有镇痛、抗炎及解热作用。一般认为作用原理是抑制PG的合成。口服吸收好，服后2～3小时血药浓度达峰值。血浆$t_{1/2}$随剂量加大而增加，大约为8～12小时。血浆蛋白结合率90%。在体内并不转化为水杨酸。主要以结合型药物从尿中排泄，乳汁中有少量泌出。

【适应证】①用于轻、中度疼痛的镇痛，如半月板手术、矫形外科等手术后镇痛及骨骼肌扭伤痛及癌性痛。服后1小时产生明显镇痛作用，作用可持续8～12小时。本品500mg相当650mg阿司匹林的镇痛效果。②也可用于骨关节炎、类风湿关节炎。用于类风湿关节炎服本品每日1g的疗效相当于每日服阿司匹林4g者。③还可增加肾脏尿酸清除率及降低血清尿酸。

【用法和用量】镇痛：开始服1000mg，以后每8～12小时服500mg。骨关节炎：每日500～1000mg分次服，维持量1日不超过1500mg。

【不良反应】不良反应发生率3%～9%。可见恶心、呕吐、腹痛、腹泻、头痛、头晕及皮疹等。

【禁忌证】消化道溃疡、阿司匹林过敏、哺乳期妇女、心功能不全、高血压或有体液潴留倾向的患者禁用。

【注意】①本品可损害肾功能，并可引起药物蓄积，应予注意。②12岁以下儿童不推荐使用。③已有药物过量和因此发生死亡的报道。发生药物过量应及时催吐或洗胃，同时给予对症和支持治疗。由于本品与血浆蛋白结合率高，故血液透析可能无效。

【药物相互作用】①与口服抗凝血药合用，可延长凝血酶原时间。②降低抗酸药的生物利用度。③可使氢氯噻嗪、吲哚美辛的血浆浓度增加。④增加环孢素肾毒性。

【制剂】片剂：每片250mg；500mg。

胍西替柳 Guacetisal

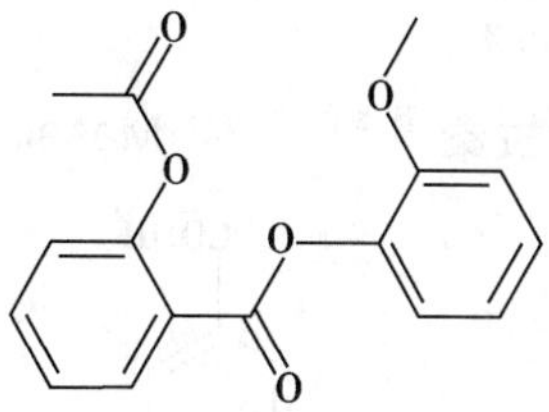

本品为乙酰水杨酸邻甲氧苯酯。

【ATC编码】N02BA14

【药理学】具有非特异性抗炎解热作用。本品在胃肠道内部分转变为水杨酸愈创木酚酯、愈创木酚及水杨酸。大部分被吸收后以水杨酸和水杨酸愈创木酚酯的形式分布在脑、肌肉、脂肪、睾丸、血浆、心、肝、脾、肺和肾中。主要以水杨酸的形式经肾排泄，水杨酸愈创木酚酯与血浆蛋白结合率为25.8%。

【适应证】用于由感冒急性支气管炎及慢性支气管炎急性发作等引起的头痛、发热、咳嗽多痰等症状的对症治疗。

【用法和用量】口服，成人一次0.5g，一日3次。儿童酌减。

【不良反应】偶见食欲缺乏、上腹不适、血小板减少、血清丙氨酸氨基转移酶升高等。

【禁忌证】对水杨酸及本品过敏者禁用。

【注意】胃及十二指肠溃疡、肝功能严重损害或有出血倾向的患者慎用。

【制剂】胶囊剂：每粒0.125g；0.25g；0.5g。片剂：每片0.25g。混悬剂：每瓶0.165g(5ml)；0.5g(10ml)。

水杨酸咪唑 Imidazole Salicylate

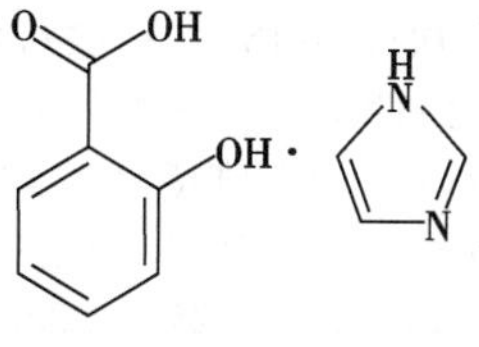

【其他名称】Selezen。

【ATC编码】N02BA16

【药理学】本品有消炎镇痛、解热作用。能选择性和可逆地抑制血栓素A_2合成酶，但不阻断前列腺素的生物合成。故本品对胃的刺激性较小。口服吸收好。肾脏排泄。

【适应证】用于风湿性关节炎、风湿病引起的疼痛，可缓解症状。亦用于肌肉、骨骼、韧带的急慢性疼痛。

【用法和用量】口服：成人每次0.5～1.5g，每日1～2次；儿童6～12岁，每次0.25～0.5g，每日1～3次。口服滴剂：成人每次服20～40滴，每日1～3次；儿童6～12岁，每次10～20滴。栓剂：成人每日0.5g；儿童每日0.1g。肌内注射：每日0.5～1.0g。外用：5%凝胶。

【不良反应】少数患者有胃肠道刺激症状，偶见出血。亦可有皮疹、鼻塞、哮喘、血管神经性水肿等，偶见过敏性休克。

【禁忌证】消化道溃疡患者、对阿司匹林类过敏者、妊娠期妇女禁用。

【制剂】片剂：每片 0.5g；0.75g。滴剂：40%（40g/100ml）。栓剂：每粒 0.1g；0.5g；0.75g。注射剂：每支 0.5g（2ml）。凝胶剂：5%。

美沙拉秦〔基；医保（乙）〕 Mesalazine

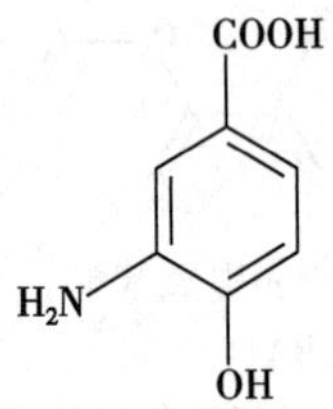

【其他名称】艾迪莎，5-氨基水杨酸。

【ATC 编码】A07EC02

【药理学】本品通过在肠道内缓慢、持续地释放5-氨基水杨酸，抑制炎性介质前列腺素和白三烯的合成，从而达到抗炎作用。试验表明：本品对溃疡性结肠炎的缓解与柳氮磺吡啶同样有效，但不发生后者通常引起的不良反应（如骨髓抑制和男性不育）。半衰期约 1 小时，在肝脏代谢，主要以乙酰化 5-氨基水杨酸的形式排泄。摄入剂量的 90% 被排出体外，35% ~50% 通过肾脏排泄，40% ~50% 通过粪便排泄。

【适应证】适用于溃疡性结肠炎和克罗恩病。

【用法和用量】成人，口服，可用一杯水漱服或在就餐时吞服。溃疡性结肠炎：急性期，每次 1 ~2 袋，每日 3 ~4 次（4g/d，8 袋）；缓解期，每次 1 袋，每日 3 ~4 次（2g/d，4 袋）。克罗恩病：缓解期，每次 1 袋，每日 3 ~4 次（2g/d，4 袋）。

儿童：《中国国家处方集·化学药品与生物制品卷·儿童版》推荐：①口服，急性发作期，5 ~12 岁，一次 15 ~20mg/kg（最大量 1g），一日 3 次；13 ~18 岁，一日 2 ~4g，分 3 ~4 次给药。缓解期治疗，5 ~ 12 岁，一次 10mg/kg（最大量 500mg），一日 2 ~3 次；13 ~18 岁，一次 0.5 ~1g，一日 2 次。②直肠给药，栓剂，急性发作直肠受累，12 ~18 岁，一次 1g，一日 1 次置肛，疗程 4 ~6 周；维持治疗，12 ~18 岁，一次 1g，一日 1 次。降结肠受累，12 ~18 岁，栓剂一次 2g，一日 1 次，疗程 4 ~6 周；维持治疗，一次 250 ~500mg，一日 2 ~3 次。③灌肠剂：12 ~18 岁，一次 4g，一日 1 次，从肛门灌进大肠。

【不良反应】可见头痛、恶心、呕吐等。

【禁忌证】禁用于对水杨酸过敏者、妊娠期妇女和哺乳期妇女。

【注意】①慎用于肝、肾功能不全者。②如出现以下症状，必须停药：急性胰腺炎、白细胞减少症，极个别患者可出现心包炎和心肌炎。

【制剂】肠溶片：每片 0.25g；0.4g；0.5g。缓释片：每片 0.5g。缓释颗粒剂：每袋 0.5g。栓剂：每粒 0.5g；1g。灌肠剂：每支 4g。

乙水杨胺 Ethenzamide

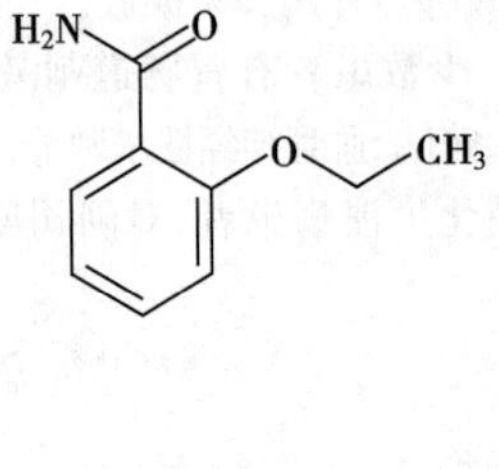

【其他名称】邻乙氧苯甲酰胺。

【ATC 编码】N02BA07

【药理学】本品可抑制前列腺素合成，具有解热、镇痛和抗炎作用。

【适应证】用于缓解轻至中度疼痛，如头痛、牙痛、神经痛。

【用法和用量】口服。成人，一次 0.5g，一日 1 ~3 次。

【不良反应】①较常见的有恶心、呕吐、上腹部不适或疼痛等胃肠道反应。②较少见或罕见的有胃肠道出血或溃疡（多见于大剂量服药患者）、支气管痉挛性过敏反应、皮肤过敏反应、血尿、眩晕和肝脏损害。

【禁忌证】①妊娠期妇女、哺乳期妇女禁用。②哮喘、鼻息肉综合征、对阿司匹林和其他解热镇痛药过敏者禁用。③血友病或血小板减少症、溃疡病活动期患者禁用。

【注意】①本品为对症治疗药，用于止痛不超过 5 天，症状未缓解，应咨询医师或药师。②不能同时服用其他含有解热镇痛药的药品（如某些复方抗感冒药）。③痛风、肝肾功能减退、心功能不全、鼻出血、月经过多以及有溶血性贫血史的患者慎用。

【药物相互作用】①本品不宜与抗凝血药（如双香豆素、肝素）及溶栓药（链激酶）同用。②抗酸药如碳酸氢钠等可增加本品自尿中的排泄，使血药浓度下降，不宜同用。③本品与糖皮质激素（如地塞米松等）同用，可增加胃肠道不良反应。④本品可加强口服降糖药及甲氨蝶呤的作用，不应同用。

【制剂】片剂：每片 0.25g。

【贮法】密封，置阴凉干燥处。

15.2 乙酸类

吲哚美辛〔药典（二）；基；医保（甲、乙）〕 Indometacin

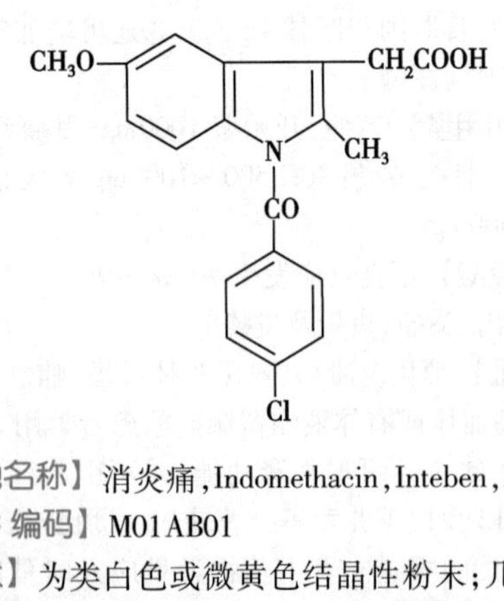

【其他名称】消炎痛，Indomethacin，Inteben，Indocin。

【ATC 编码】M01AB01

【性状】为类白色或微黄色结晶性粉末；几乎无臭，无味。在丙酮中溶解，在甲醇、乙醇、三氯甲烷或乙醚中略溶，在苯中微溶，在甲苯中极微溶解，在水中几乎不溶。熔点：158 ~162℃。

【药理学】通过抑制环氧酶，减少前列腺素（PG）合成而产生解热、镇痛及抗炎作用。作用强，口服吸收迅速良好，直肠给药较口服更易吸收。口服 1 ~4 小时血药浓度达峰值，在血浆中与蛋白结合率约90%，少量吲哚美辛可透过血脑屏障，并可透过胎盘。在肝内部分代谢，其代谢物又可水解为吲哚美辛，重新吸收再循环。本品排泄快，60%从肾脏排泄（10%～20%为原形），33%从胆汁排泄（1.5%为原形）。本品不能通过透析清除。$t_{1/2}$为7～12小时。本品体内过程受机体昼夜节律的影响，早晨7时服药比晚间7时服药吸收好，血药峰值浓度高，作用维持时间长。

【适应证】①用于急、慢性风湿性关节炎、痛风性关节炎及癌性疼痛。也可用于滑囊炎、腱鞘炎及关节囊炎等。还用于恶性肿瘤引起的发热或其他难以控制的发热。因本品不良反应较大，不宜作为治疗关节炎的首选药物，仅用于其他NSAIDs治疗无效或不能耐受的患者。②抗血小板聚集，可防止血栓形成，但疗效不如阿司匹林。③治疗Behcet综合征，退热效果好；用于Batter综合征，效尤显著。④用于胆绞痛、输尿管结石症引起的绞痛；对偏头痛也有一定疗效，也可用于月经痛。⑤本药滴眼液用于眼科手术及非手术因素引起的非感染性炎症。

【用法和用量】①口服。开始时每次服25mg，1日2～3次，餐时或餐后立即服（可减少胃肠道不良反应）。治疗风湿性关节炎等症时，如未见不良反应，可逐渐增至每日100～150mg，一日最大量不超过150mg，分3～4次服用。控释胶囊：每日1次，每次75mg，或1次25mg，每日2次。必要时1次75mg，每日2次。小儿口服常用量：每日按1.5～2.5mg/kg，分3～4次，有效后减至最低量。②现亦采用胶丸或栓剂剂型，使胃肠道不良反应发生率降低，栓剂且有维持药效时间较长的特点。直肠给药，1次50mg，1日50～100mg，一般连用10日为1个疗程。③乳膏剂涂擦按摩患处，一日2～3次。④经眼给药：眼科手术前，一次1滴，术前3小时、2小时、1小时和0.5小时各滴1次。眼科手术后，一次1滴，一日1～4次。其他非感染性炎症，一次1滴，一日4～6次。

【不良反应】①常见的不良反应为胃肠道反应（12.5%～44%出现恶心、呕吐、腹痛、腹泻等；2%～5%发生溃疡、胃出血及穿孔）。餐后服用胶囊剂可减少胃肠反应。②中枢神经系统症状（头痛、眩晕等）的发生率不低（20%～50%），若头痛持续不退，应停药。③可引起肝功能损害（黄疸、氨基转移酶升高）。④可引起高血压、脉管炎、轻度水肿。⑤可出现血尿。老年患者可出现一过性肾功能不全。⑥可出现瞳孔散大、畏光、视物模糊、复视、中毒性弱视和视觉丧失。晶体移植术后用本药点眼，会使伤口愈合延缓。长期使用本药可导致视觉改变。⑦抑制造血系统（粒细胞或血小板减少等，偶有再生障碍性贫血）。⑧过敏反应：常见的有皮疹、哮喘。与阿司匹林有交叉过敏性，对后者过敏者不宜用本品。

【禁忌证】禁用于溃疡病、帕金森病、精神病、癫痫、支气管哮喘患者，肝、肾功能不全者，妊娠期妇女以及哺乳期妇女。

【注意】①慎用于儿童（对本品较敏感，有用本品后因激发潜在性感染而死亡者）、老年患者（易发生毒性反应）。②本品长期应用可导致角膜色素沉着及视网膜改变，遇有视力模糊应立即做眼科检查。

【药物相互作用】①合用阿司匹林或其他非甾体抗炎药、饮酒或与皮质激素、促肾上腺皮质激素合用，消化道溃疡的发病率增高，并增加出血倾向。②与洋地黄、肝素及口服抗凝药、胰岛素及口服降糖药、硝苯地平、维拉帕米、甲氨蝶呤、碳酸锂、齐多夫定合用，吲哚美辛增强它们的药理作用或毒性。③与呋塞米、布美他尼、吲达帕胺合用，吲哚美辛减弱或降低它们的利尿降压作用。④与氨苯蝶啶合用容易引起肾功能损害。

【制剂】肠溶片剂：每片25mg。胶囊剂：每粒25mg。胶丸：每丸25mg。控释胶囊：每粒25mg；75mg。控释片：每片25mg；50mg；75mg。贴片：每片12.5mg。栓剂：每粒25mg；50mg；100mg。乳膏剂：每支100mg（10g）。吲哚美辛滴眼液：每支40mg（8ml）。

氨糖美辛片[医保(乙)]：每片含盐酸氨基葡萄糖75mg，吲哚美辛25mg。

阿西美辛　Acemetacin

CO–(4-Cl-phenyl); N; CH_3; CH_2COOCH_2COOH; CH_3O

【ATC编码】M01AB11

【药理学】本品为吲哚类非甾体抗炎药，具有抗炎镇痛作用。口服吸收，血浆蛋白结合率为87.6%～93.7%，经肝脏代谢，本品及主要活性代谢产物吲哚美辛的达峰时间分别为2.4小时和4小时、消除半衰期分别为1.1小时和7.1小时。代谢产物99%由肾脏排泄。主要代谢产物是吲哚美辛。

【适应证】用于类风湿关节炎、骨关节炎、软组织损伤、急性痛风、术后疼痛。

【用法和用量】口服：1次30mg，每日3次。缓释胶囊每次90mg，每日1～2次。

【不良反应】常见胃部不适、恶心、呕吐，少数患者可见头晕、头痛、面部水肿、口鼻眼干燥、心悸、皮疹等。少见的不良反应有胃肠道溃疡、焦虑、意识模糊、精神障碍、幻觉、耳鸣、肌无力、外周神经病变、肾脏损害、高血压、高钾血症、荨麻疹、脱发、瘙痒和白细胞减少。偶见血小板减少、粒细胞减少、再生障碍性贫血、肝肾衰竭、严重皮疹或哮喘等。

【禁忌证】消化道溃疡患者、妊娠期妇女、哺乳期妇女禁用。

【注意】①对水杨酸类药过敏者慎用。②长期服用本品应定期检查血、尿、肝功能，如有异常，应减少剂量。③与其他中枢神经系统药物合用或饮酒时使用本品应特别慎重。

【药物相互作用】①与抗凝血药、肾上腺皮质激素合用,增加出血危险。②青霉素可减少本品排泄。③阿司匹林降低本品血药浓度。④本品可降低抗高血压药作用。

【制剂】胶囊剂:每粒 30mg。缓释胶囊:每粒 90mg。

吲哚布芬〔基;医保(乙)〕 Indobufen

【其他名称】吲哚布洛芬,易抗凝。

【ATC 编码】B01AC10

【药理学】是异吲哚啉基苯基丁酸衍生物,具有抑制血小板聚集作用。口服吲哚布芬后 2 小时达最大抑制作用,$t_{1/2}$为 6 ~ 8 小时。血浆蛋白结合率>99%,75% 的药物以葡萄糖醛酸结合物形式随尿排泄,部分以原形排出。

【适应证】用于动脉硬化引起的缺血性心血管病变、缺血性脑血管病变、静脉血栓形成。也可用于体外循环手术时或血液透析时预防血栓形成。

【用法和用量】口服,每日 2 次,每次 100 ~ 200mg,餐后服。65 岁以上老年患者及肾功能不全患者每天以 100 ~ 200mg 为宜。

【不良反应】常见不良反应有:消化不良、腹痛、便秘、恶心、呕吐、头痛、头晕、皮肤过敏反应、齿龈出血及鼻出血;少数病例可出现胃溃疡、胃肠道出血及血尿。如出现荨麻疹样皮肤过敏反应,应立即停药。

【注意】老年患者慎用,65 岁以上老年患者用药剂量减半。

【制剂】片剂:每片 200mg。

桂美辛 Cinmetacin

【其他名称】吲哚拉新,吲哚新,Indolacin。

【药理学】本品系吲哚芳香基乙酸衍生物,为非甾体抗炎、镇痛、解热药。作用机制为通过对环氧酶的抑制而减少前列腺素的合成,抑制炎症活性物质而产生镇痛药效;抑制白细胞的趋化性及溶酶体的释放而抑制炎性症状;由于抑制下视丘体温调节中枢前列腺素合成和释放,引起外周血管扩张及出汗,使散热增加而产生解热作用。本品抗炎活性相当于羟基保泰松的 5 ~ 10 倍。本品毒性比吲哚美辛显著减低;服用比较安全。本品抗水肿作用优于吲哚美辛和羟基保泰松。

【适应证】用于急、慢性风湿性关节炎,类风湿关节炎、强直性脊柱炎,还可用于肩周炎、骨关节炎等引起的疼痛。

【用法和用量】口服,每次 150 ~ 300mg,每日 3 次,餐后服,3 ~ 4 周为一疗程。

【不良反应】①少见胃部不适、恶心、呕吐、胃痛、嗜睡、眩晕等不良反应。但病人可耐受,不影响治疗。②可能有胃痛、大便潜血、心悸、皮疹、排尿烧灼样痛及水肿的情况发生,停药后会逐渐恢复正常。

【禁忌证】禁用于结核及溃疡病患者。

【注意】如有胃痛加重、皮疹、心悸、尿道烧灼样痛、水肿等,应立即停药。停药后可恢复正常。

【制剂】肠溶胶囊:每粒 150mg。

环氯茚酸 Clidanac

【其他名称】氯茚满酸,克力丹酸。

【药理学】本品通过抑制前列腺素合成,产生解热、镇痛、抗炎作用。本品的抗炎、镇痛、解热作用与吲哚美辛相似或更强,但有抗利尿作用和致消化道溃疡的作用。

【适应证】用于变形性关节炎、肩关节炎、颈肩腕综合征、腰痛。

【用法和用量】口服:成人每日 30 ~ 45mg,分 2 ~ 3 次于餐后服。

【不良反应】少数人可见消化道反应、水肿、血尿素氮增加、蛋白尿、粒细胞减少、皮疹、瘙痒、嗜睡、耳鸣等不良反应。

【禁忌证】消化道溃疡、肾病、肝病、血液异常、对阿司匹林类过敏者及妊娠期妇女、哺乳期妇女禁用。

【注意】本品禁与消炎镇痛药合用。

【制剂】片剂:每片 15mg。

双氯芬酸〔药典(二);基;医保(甲、乙)〕 Diclofenac

(结构式:2,6-二氯苯基-NH-苯基,邻位 CH_2COOH)

【其他名称】双氯灭痛,扶他林,凯扶兰,Voltaren,Kaflan。

【ATC 编码】M01AB05

【性状】常用其钠盐,为无色结晶性粉末。熔点 282 ~ 285℃。可溶于水。其钾盐为白色粉末,熔点 285℃,可溶于水。

【药理学】本品为非甾体类抗炎药,起效较快,主要通过抑制前列腺素的合成而产生镇痛、抗炎、解热作用。口服吸收迅速且完全,口服 50mg,20 ~ 60 分钟后,双氯芬酸的血药浓度达到峰值,平均 3.8μmol/L,吸收量与剂量呈线性关系。空腹服药平均 1 ~ 2 小时达血药峰浓度;与食物同服后 6 小时达血药峰浓度。约一半的双氯芬酸在肝脏经首关效应时被代谢。肌内注射给药因不受肝脏首关效应的影响,可更迅速达到更高的峰值浓度。服用常规剂量,血浆中双氯芬酸无蓄积。本品血浆蛋白结合率为 99.7%,主要与白蛋白结合(99.4%),表观分布容积为 0.12 ~ 0.17L/kg。本品的总清除率为(263±56)ml/min,其血浆半衰期为 1 ~ 2 小时。本品给药剂量的 60% 以代谢物的形式经尿排泄,原形药物排泄不足 1%。剩余部分以代谢物形式通过胆汁从粪便中清除。

【适应证】用于类风湿关节炎、神经炎、红斑狼疮及癌症、手术后疼痛,各种原因引起的发热。

【用法和用量】①口服:成人,每日 100 ~ 150mg,分 2 ~ 3 次服用。对轻度患者以及 14 岁以上的青少年酌减。此药最好在餐前用水整片送下。②肌内注射:深部注射,一次

50mg,一日1次,必要时数小时后再注射1次。③外用:搽剂,根据疼痛部位大小,一次1~3ml均匀涂于患处,一日2~4次,一日总量不超过15ml。乳膏,根据疼痛部位大小,一次2~4g涂于患处,并轻轻按摩,一日3~4次,一日总量不超过30g。

【不良反应】①消化系统:偶见上腹疼痛、血清氨基转移酶升高、恶心、呕吐、腹泻、腹部痉挛、消化不良、胀气畏食。罕见胃肠道出血、消化性溃疡或穿孔、糜烂性胃炎、便秘、胰腺炎、肝炎、急性重型肝炎。②中枢神经系统:偶见头痛、头昏、眩晕。罕见嗜睡、感觉障碍(包括感觉异常)、记忆障碍、定向障碍、视觉障碍、听力损害、耳鸣、失眠、惊厥、抑郁、焦虑、噩梦、震颤、精神反应和味觉障碍。③偶见皮疹,罕见荨麻疹、疱疹、湿疹、剥脱性皮炎、脱发、光过敏反应、紫癜、肾水肿,偶见有急性肾功能不全、哮喘、过敏性低血压。④血液系统:血小板减少、白细胞减少、粒细胞缺乏、溶血性贫血、再生障碍性贫血。

【禁忌证】禁用于胃肠道溃疡、对双氯芬酸过敏者、对其他非甾体抗炎药过敏者。妊娠初3个月内禁用。

【注意】①慎用于有胃肠道溃疡史、溃疡性结肠炎或克罗恩病以及严重肝功能损害的患者。②长期服用本品,应监测肝功能。③由于前列腺素对维持肾血流量有重要作用,因而对心肾功能损害、老年患者、正在服用利尿剂以及由于任何原因造成细胞外液丢失者,应定期监测肾功能。

【制剂】片剂:每片25mg。搽剂:200mg(20ml)。乳膏:25g:750mg。注射液:每支50mg(2ml)。

奥斯克:每片含双氯芬酸钠50mg及米索前列醇200μg。

【贮法】密闭,在阴凉干燥处保存。

醋氯芬酸〔医保(乙)〕 Aceclofenac

【其他名称】美诺芬。

【ATC编码】M01AB16

【药理学】本品是一种新型、强效解热、镇痛、抗关节炎药物,为苯乙酸类非甾体抗炎药,作用类似双氯芬酸。另外,还有促进软骨修复作用。本品的药理作用与其他非甾体抗炎药相比,它在急、慢性炎症实验模型中以具有明显广泛的抗炎作用、强力的镇痛和解热作用,以及胃毒性作用小为特征。

【适应证】①适用于治疗风湿性关节炎、类风湿关节炎、骨关节炎、脊椎炎等。②也适用于各种疾病引起的疼痛和发热。

【用法和用量】每次100mg,一日2次。

【不良反应】偶有消化不良、腹部不适、胃烧灼感,罕见消化道溃疡和出血。

【禁忌证】妊娠期妇女及对本品或NSAIDs解热镇痛药过敏的患者禁用。

【注意】参见双氯芬酸。①对消化性溃疡患者慎用。②本品可能抑制血小板聚集,延长出血时间,故接受抗凝治疗或有出血倾向的患者应慎用本品。

【制剂】片剂:每片100mg。

噻洛芬酸 Tiaprofenic Acid

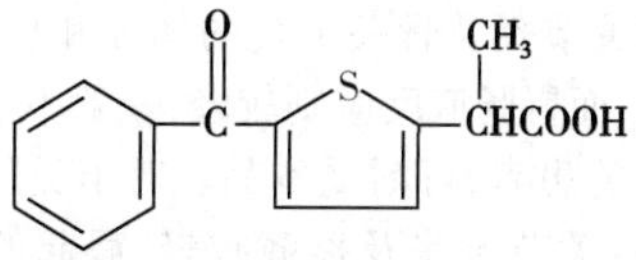

【其他名称】枭刚片,安得返,嘉分,苯噻丙酸,异噻酮布洛芬,Artiflam,Surgan,Tiafen。

【ATC编码】M01AE11

【药理学】本品为非甾体解热镇痛抗炎药,其抑制前列腺素合成的作用强于双氯芬酸及吲哚美辛,其镇痛抗炎作用强于布洛芬。人体耐受性良好,尤胃肠道不良反应较小。临床多中心双盲及开放试验表明,本品能减轻关节僵硬和肿胀,并缓解疼痛。本品口服易吸收,给药后约1小时血药浓度达峰。血浆蛋白结合率高达98%;$t_{1/2}$约2小时;24小时内其药量的45%~55%由肾脏排出。

【适应证】本品适用于急性风湿性疾病,关节炎症或非炎症性疼痛(腰痛、坐骨神经痛、肌腱炎、肩痛、滑囊炎、急性关节炎等),术后疼痛以及扭伤和其他软组织病变。

【用法和用量】①口服:成人每次200mg,每日3次。长期治疗,从第4日开始,减至每日300~400mg。缓释片600mg,每日1次。肾功能不全的老年人剂量为每次200mg,每日2次。儿童3~10岁每次50mg,每日3~4次;11岁以上每次100mg,每日3次。饭时服用,疗程5~10天。②肛门塞入:每次300mg,每日2次。

【不良反应】较常见的不良反应为胃肠道反应,包括消化不良、恶心、呕吐、腹痛、腹泻、胃灼热感、胃炎、肠胀气、口炎、便秘等。罕见有胃溃疡、消化道出血及穿孔的报道。其他还有头痛、嗜睡及皮疹、光敏、荨麻疹、瘙痒、血管水肿等过敏反应。

【禁忌证】禁用于对本品过敏者,胃或十二指肠溃疡(包括既往史)患者,严重肝、肾功能不全者,以及3岁以下小儿。

【注意】慎用于妊娠初3个月或最后3个月的妊娠期妇女、哺乳期妇女以及驾车、操纵机器者。

【药物相互作用】本品可加重阿司匹林或其他非甾体抗炎药诱发哮喘发作、荨麻疹、过敏性鼻炎,故不宜合用。

【制剂】片剂:每片100mg;200mg;300mg。缓释片剂:每片300mg。栓剂:每粒300mg。

甲氯芬那酸 Meclofenamic Acid

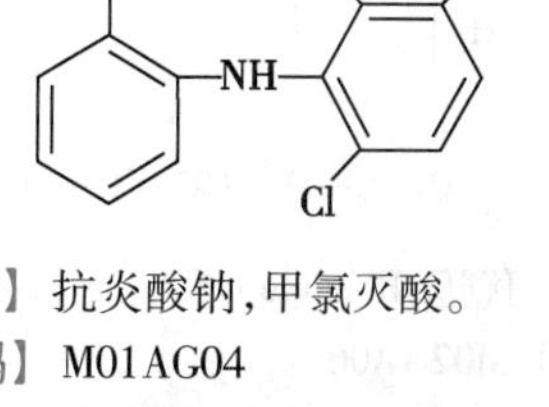

【其他名称】抗炎酸钠,甲氯灭酸。

【ATC编码】M01AG04

【性状】常用其钠盐,为无色结晶性粉末。可溶于水,水溶液呈碱性(pH 8.7)。熔点189~192℃。

【药理学】属于非甾体抗炎药，为芬那酸类的第三代衍生物。具有抗炎、镇痛及解热作用。临床药理学表明，本药在控制类风湿关节炎及骨关节炎的体征和症状方面，可与阿司匹林相比，而胃肠道反应则较轻，一般不能耐受阿司匹林胃肠道反应的患者，可耐受本品。对于类风湿关节炎的患者，经治疗后关节肿胀及疼痛减轻，晨起的僵直时间缩短，活动能力（如握力）增加，不易疲乏，但不能改变本病的病程。在治疗骨关节炎时，用药后可使运动及休息时的疼痛、夜间疼痛、关节僵直、肿胀等均减轻，关节活动范围增大。此外，尚可防止原发性痛经的症状，这一作用可能与抑制前列腺素合成而降低血浆及子宫内膜的前列腺素水平，从而降低子宫的活动有关。

口服吸收迅速且完全。口服100mg经1~2小时血药浓度可达峰值5~9μg/ml。一般食物可延缓其吸收。与血浆蛋白结合率约98%。主要以代谢产物经肾脏排泄。$t_{1/2}$为2小时，多次服药后为3.3小时。约66%经肾排出，33%经胆汁、粪便排出。

【适应证】用于治疗急性或慢性类风湿关节炎及骨关节炎。

【用法和用量】口服。①抗风湿：每日200~400mg，分3~4次服。宜用一大杯水送服，以免药物停留于食管，引起局部刺激。开始用小剂量，以后增加剂量至症状改善为止。1日剂量不得超过400mg，应使用能控制临床症状的最小剂量。除少数患者可在服药数日后病情得到改善外，一般需2~3周始获最佳疗效。②镇痛：50~100mg，每4~6小时口服1次，但每天总量不得超过400mg。

【不良反应】常见胃肠道反应，如腹泻、恶心及腹痛等。其他尚有胃灼热感、畏食、气胀、呕吐、便秘、口炎及胃溃疡，故不宜作为首选药。此外尚可引起头痛、头昏、皮疹、水肿、荨麻疹、瘙痒、耳鸣、心悸、疲劳、感觉异常、失眠、抑郁、夜尿及味觉紊乱等。偶见精神抑郁、手足发麻、严重皮疹、粒细胞减少、贫血、血小板减少等。

【禁忌证】炎症性肠道疾病患者、消化性溃疡、肝肾功能不全患者禁用。

【注意】①与阿司匹林及其他非甾体抗炎药间可能存在交叉过敏性，故对因上述药物引起的支气管痉挛、过敏性鼻炎或荨麻疹的患者不宜使用。②妊娠期妇女、哺乳期妇女及儿童不宜用。

【制剂】胶囊剂：每粒50mg；100mg。

依托芬那酯　Etofenamate

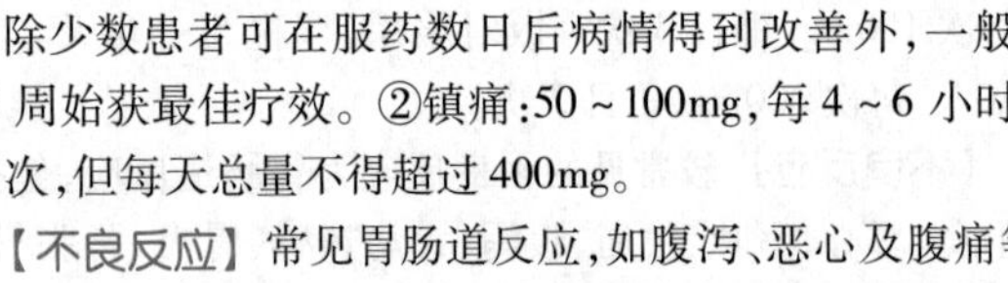

NH

F_3C

$O{=}C{-}O{-}CH_2CH_2{-}O{-}CH_2CH_2OH$

【其他名称】优迈，Rheumon。

【ATC 编码】M02AA06

【药理学】本品为非甾体抗炎药，具有抗炎、镇痛作用。其作用机制为抑制缓激肽、环氧化酶、脂氧化酶、组胺、5-羟色胺、透明质酸和总补体的释放和作用，稳定溶酶体膜、减少对外来物质的反应。健康志愿者使用含有本品300mg的霜剂后，血药浓度在12~14小时后达峰值。肾功能不全患者血浆最高峰值与健康志愿者相同。蛋白结合率98%~99%。本品以代谢产物及其结合物形式通过肾和粪便排出。外用生物利用度有高度的个体差异，同一个体也因用药部位、皮肤湿度不同而有较大差异。

【适应证】用于骨骼肌肉系统软组织风湿病，如肌肉风湿病、肩周炎、腰痛、坐骨神经痛、腱鞘炎、滑囊炎、各种慢性关节炎、脊柱和关节的各种软组织劳损、挫伤、扭伤、拉伤等。

【用法和用量】外用：根据疼痛部位大小，每次涂5~10cm长的本品霜剂，并用手轻轻按摩疼痛部位，每日3~4次。

【不良反应】本品不良反应罕见皮肤潮红，停药后可迅速消失。

【禁忌证】禁用于对本品、氟芬那酸和其他非甾体抗炎药过敏者。

【注意】①不宜用于妊娠期妇女、哺乳期妇女和婴幼儿。②本药外用仅可用于完整皮肤，局部应用出现皮肤瘙痒、发红等症状时应停药。③对接受长期局部治疗的患者应作全血细胞计数和肾功能检测。

【制剂】霜剂：10%，每支40g。

依托度酸[药典(二)]　Etodolac

【其他名称】乙哚酸，吲哚吡喃乙酸，罗丁，Lodine。

【ATC 编码】M01AB08

【药理学】本品是新一代的COX-2高选择性非甾体抗炎药，具有抗炎、解热和镇痛作用。作用机制为在炎症部位选择性地抑制前列腺素（PG）的合成，主要通过抑制环氧化酶-2（COX-2），而对环氧化酶-1（COX-1）的影响小。对胃PGE_2的抑制轻微、短暂，因此胃肠道不良反应小。抗风湿作用为阿司匹林的10倍，止痛作用为阿司匹林的2~3倍，持续时间长。无蓄积现象。

口服给药吸收良好，没有明显的首关效应，生物利用度达80%或以上。每12小时给药在600mg以内时，血药浓度-时间曲线下面积（AUC）与给药剂量成正比关系。血浆蛋白结合率高于99%。单剂给药200~600mg，在（80±30）分钟内其平均血浆峰值浓度介于（14±4）~（37±9）μg/ml范围内。其平均血浆清除率为（47±16）ml/（h·kg），消除半衰期$t_{1/2\beta}$为（7.3±4.0）小时。经肝脏代谢，16%的给药剂量经粪便排泄。

【适应证】用于类风湿关节炎、骨关节炎及轻、中度疼痛。本品可用于以上疾病急性发作的治疗，也可用于以上疾病的长期治疗。

【用法和用量】口服。①止痛：急性疼痛的推荐剂量为200~400mg，每8小时1次，每日最大剂量不超过1.2g。体重在60kg以下者，每日最大剂量不应超过20mg/kg。临床观察发现，每间隔12小时给药一次，在一些病人中依托度酸仍有止痛作用。②慢性疾病（如骨关节炎、类风湿关节炎）：

推荐剂量为每日 0.4 ~ 1.2g，分次口服，每日最大剂量不应超过 1.2g。体重在 60kg 以下者，每日最大剂量不应超过 20mg/kg。每日 0.4g 以下，分次口服，或每晚单剂量给药 0.4g 或 0.6g，在一些病人中有一定的疗效。③老年人服用：本品在老年人中的药动学与普通人群无显著性差异，因此在老年人中使用无须调整剂量，但应当小心；针对某一个体增加药物治疗剂量时更应谨慎。

【不良反应】耐受性较好，不良反应少，轻度不良反应暂时无须停药。常见消化道不良反应（如恶心、呕吐、腹痛、腹泻、便秘等）、头痛、头晕、倦睡、失眠、抑郁、皮肤过敏反应、水肿、耳鸣、疲劳、尿频等。

【禁忌证】对阿司匹林和其他非甾体抗炎药发生过敏的患者禁用。

【注意】①妊娠期妇女、哺乳期妇女慎用。②肝肾功能损伤者要调整用药剂量。③长期大剂量服用时有消化道副作用。④用药期间要注意血小板的变化。

【制剂】胶囊剂：每粒 200mg。

【贮法】遮光、密闭保存。

夫洛非宁 Floctafenine

NH　OH　OH　C—OCH₂CH—CH₂　O　N　CF₃

【其他名称】伊达拉克，Idarac。

【ATC 编码】N02BG04

【药理学】为芬酸类衍生物的 NSAIDs，作用机制为抑制 PG 的合成。其抗炎作用比吲哚美辛稍弱，但解热作用更弱。口服后在胃肠道吸收，给药后 0.5 ~ 1 小时内血药浓度达峰值。在肝脏代谢，其活性代谢产物氟喹氨苯酯，以葡萄糖醛酸结合物的形式从尿和胆汁中排出。

【适应证】用于各种原因引起的疼痛，如头痛、神经痛、关节风湿病、耳痛、牙痛、创伤或术后疼痛、妇科疼痛以及癌症疼痛等。

【用法和用量】口服。急性疼痛：成人即服 400mg，必要时可再服 200mg。一般每 6 小时服 1 片。慢性疼痛：每日 2 ~ 3 次，每次 200mg。一般不推荐儿童应用，但在口腔科（如拔牙后镇痛）可单次服用 200mg。

【不良反应】常见眩晕、嗜睡、胃肠道不适、排尿灼烧感等；偶见荨麻疹、血管神经性水肿、类哮喘样呼吸困难和过敏性休克等。本品可能导致少尿无尿的急性肾功能不全。

【禁忌证】对氟喹氨苯酯、格拉非宁或喹氨苗哌酯产生过敏反应者，不宜应用本品。

【注意】①本品曾发生过敏反应或类似过敏反应，故初次使用时要严密观察。②不可与 β 受体拮抗药合用。

【制剂】片剂：每片 200mg。

舒林酸[药典(二);医保(乙)] Sulindac

CH_3OS　H　CH_3　F　CH_2COOH

【其他名称】天隆达，奇诺力，硫茚酸。

【ATC 编码】M01AB02

【性状】为橙黄色结晶性粉末，无味，无臭，易潮解，熔点 182 ~ 185℃。易溶于异丙醇和醋酸乙酯，微溶于乙醇、丙酮、三氯甲烷、甲醇、中性和碱性水溶液，不溶于水和石油醚。

【药理学】本品是一个活性极小的前体药，进入人体后代谢为有活性的硫化物，其能够抑制环氧酶，减少前列腺素的合成，从而具有镇痛、抗炎和解热作用。但对肾脏的生理性前列腺素的抑制不明显，因此对肾血流量和肾功能影响较小。

本品口服吸收率 88% ~ 90%，血药浓度达峰时间为 1 ~ 2 小时，食物可延长其达峰时间。约 95% 与血浆蛋白结合。活性硫化代谢物的半衰期为 14 小时，故本品具有长效抗炎作用。药物最终以原形药或无活性代谢物形式通过粪便及尿液排出。

【适应证】适用于各种慢性关节炎（如风湿性关节炎、变形性关节炎、强直性脊柱炎、肩关节周围炎等）的消炎、镇痛。尤其对老年人、肾血流量有潜在不足者；各种原因引起疼痛，如痛经、牙痛、外伤和手术后疼痛等；轻中度癌性疼痛。

【用法和用量】口服。成人：①抗风湿：每次 0.2g，每日 2 次；②镇痛：首次 0.2g，8 小时后重复。2 岁以上儿童，按每日 4.5mg/kg，分 2 次口服，每日剂量不得超过 6mg/kg。

【不良反应】①最常见的是胃肠症状，如上腹痛约占 10%，消化不良、恶心、腹泻、便秘约占 9%，食欲缺乏约占 3%。出现胃溃疡者约为 0.4%，引起胃肠道潜血至出血者较阿司匹林低。②少见头晕、头痛、嗜睡和失眠。③罕见骨髓抑制、急性肾衰竭、心力衰竭、无菌性脑膜炎，肝损害和 Steven-Johnson 综合征。

【禁忌证】禁用于对阿司匹林或其他非甾体抗炎药过敏，有活动性消化性溃疡或出血，以及妊娠期妇女、哺乳期妇女及 2 岁以下幼儿。

【注意】①本品慎用于有胃肠道溃疡出血或穿孔病史者、肝功能异常者和肾结石患者。②用药期间应定期监测服药者大便潜血、血象及肝肾功能。

【药物相互作用】①与华法林合用，致凝血酶原时间延长。②与甲苯磺丁脲合用，使空腹血糖下降明显。③阿司匹林可降低本品活性成分 AUC 的 20% ~ 25%，即降低本品的疗效，且可能出现周围神经病变。

【制剂】片剂：每片 0.1g；0.2g。

15.3 丙酸类

萘普生〔药典(二);医保(乙)〕 Naproxen

$$\text{H}_3\text{CO}-\text{C}_{10}\text{H}_6-\text{CH}(\text{CH}_3)\text{COOH}$$

【其他名称】甲氧萘丙酸,消痛灵,Naprosyn。

【ATC编码】M01AE02

【性状】为白色或类白色结晶性粉末;无臭或几乎无臭。在甲醇、乙醇或三氯甲烷中溶解,在乙醚中略溶,在水中几乎不溶。

【药理学】本品有抗炎、解热、镇痛作用,为PG合成酶抑制剂。口服吸收迅速而完全。与食物、含镁和铝的食物同服,吸收率降低;与碳酸氢钠同服吸收加速。1次给药后2~4小时血浆浓度达峰值,在血中99%以上与血浆蛋白结合,$t_{1/2}$为13~14小时。在肝内代谢,对代谢酶活性无干扰。约95%自尿中以原形及代谢产物排出。中等度疼痛可于服药后1小时缓解,镇痛作用可持续7小时以上。对于风湿性关节炎及骨关节炎的疗效,类似阿司匹林。对因贫血、胃肠系统疾病或其他原因不能耐受阿司匹林、吲哚美辛等消炎镇痛药的患者,用本药常可获满意效果。本品抑制血小板的作用较小。

【适应证】用于类风湿关节炎、骨关节炎、强直性脊柱炎、痛风、运动系统(如关节、肌肉及肌腱)的慢性变性疾病及轻、中度疼痛如痛经等。

【用法和用量】成人,口服,开始每日剂量0.5~0.75g,维持量每日0.375~0.75g,分早晨及傍晚2次服用。轻、中度疼痛或痛经时,开始用0.5g,必需时经6~8小时后再服0.25g,日剂量不得超过1.25g。肌内注射,1次100~200mg,1日1次。栓剂直肠给药,1次0.25g,1日0.5g。

儿童:《中国国家处方集·化学药品与生物制品卷·儿童版》推荐:抗炎和镇痛:口服,1个月~18岁儿童,一次5mg/kg,一日2次,一日最大剂量1g。幼年特发性关节炎,口服,2~18岁儿童,一次5~7.5mg/kg,一日2次,一日最大剂量1g。

【不良反应】主要为胃肠道轻度和暂时不适。表现为恶心、呕吐、消化不良和便秘;少见失眠或嗜睡、头痛、头晕、耳鸣、瘙痒、皮疹、血管神经性水肿、视觉障碍、出血时间延长、粒细胞减少、胃肠道出血、呼吸困难、肝肾损害及精神抑郁等。既往认为本品长期服用耐受良好,但是曾有一项临床研究发现服用常规剂量的本品其心脑血管事件危险性高于安慰剂对照组。

【禁忌证】①与阿司匹林等非甾体抗炎药有交叉过敏反应,禁用于对本品及对阿司匹林过敏的患者。②禁用于哺乳期妇女和2岁以下儿童。

【注意】①对伴有消化性溃疡病的患者或曾有消化性溃疡病史者慎用;对有活动性胃及十二指肠溃疡患者应在严格监督下使用。②慎用于哮喘、心功能不全、高血压、肝肾功能不全者。

【药物相互作用】①可加强双香豆素的抗凝血作用。②丙磺舒可增加萘普生的血浆水平及明显延长血浆半衰期。

【制剂】片(胶囊)剂:每片(粒)0.1g;0.125g;0.25g。颗粒剂:每袋0.1g。肠溶微丸胶囊:每粒0.125g。缓释胶囊(片):每粒(片)0.25g;0.375g。注射液:每支100mg(2ml);275mg(100ml)。栓剂:每粒0.25g;0.3g;0.4g。

【贮法】密闭、避光保存。

布洛芬〔药典(二);基;医保(甲、乙)〕 Ibuprofen

$$(\text{CH}_3)_2\text{CHCH}_2-\text{C}_6\text{H}_4-\text{CH}(\text{CH}_3)\text{COOH}$$

【其他名称】异丁苯丙酸,异丁洛芬,拔怒风,芬必得,Brufen,Fenbid。

【ATC编码】M01AE01

【性状】为白色结晶粉末;稍有特异臭。在乙醇、丙酮、三氯甲烷或乙醚中易溶,在水中几乎不溶。熔点74.5~77.5℃。

【药理学】本品通过抑制环氧化酶,减少前列腺素的合成,而产生镇痛、抗炎作用;通过下丘脑体温调节中枢而起解热作用。本品口服易吸收,服药后1.2~2.1小时血药浓度达峰值,血浆蛋白结合率为99%。一次给药后$t_{1/2}$为1.8~2小时。服药5小时后关节液浓度与血药浓度相等,以后的12小时内关节液浓度高于血浆浓度。本品在肝内代谢,60%~90%经肾排泄,内有1%为原形药,部分随粪便排出。动物实验证明,其抗炎、镇痛、解热作用比阿司匹林、保泰松或对乙酰氨基酚强。

【适应证】用于风湿及类风湿关节炎,其抗炎、镇痛、解热作用与阿司匹林、保泰松相似,比对乙酰氨基酚好。在患者不能耐受阿司匹林、保泰松等时,可试用。

【用法和用量】成人,抗风湿,一次0.4~0.8g,一日3~4次。止痛,一次0.2~0.4g,每4~6小时一次。成人最大限量每日2.4g。

儿童:《中国国家处方集·化学药品与生物制品卷·儿童版》推荐:抗风湿治疗:>6个月患儿,一日30mg/kg,一日3~4次,一日最大剂量不超过2.4g。缓解疼痛及退热治疗:3个月~12岁,一次5~10mg/kg,必要时每4~6小时1次,口服,全天最大剂量不超过40mg/kg,13~18岁最大剂量不超过成人剂量。

【不良反应】①16%长期用药者,可出现消化道不良反应,包括消化不良、胃烧灼感、胃痛、恶心和呕吐,一般不必停药,继续服用可耐受。出现胃溃疡和消化道出血者不足1%。②1%~3%的患者可出现头痛、嗜睡、眩晕和耳鸣等神经系统不良反应。③少见的不良反应还有下肢水肿、肾功能不全、皮疹、支气管哮喘、肝功能异常、白细胞减少等。

【禁忌证】禁用于对阿司匹林或其他非甾体抗炎药过敏者、活动性消化性溃疡患者。妊娠期妇女和哺乳期妇女不宜用。

【注意】①慎用于支气管哮喘、心肾功能不全、高血压、血友病和有消化道溃疡史者。②长期用药时应定期检查血象及肝、肾功能。

【药物相互作用】①增加肝素及口服抗凝药的出血危险性。②使甲氨蝶呤、地高辛、降糖药的作用增强或毒性增加。③与维拉帕米、硝苯地平、丙磺舒合用，布洛芬的血药浓度增高。④可使呋塞米的降压作用减弱。

【制剂】片剂（胶囊剂）：每片（粒）0.1g；0.2g；0.4g。缓释胶囊：每粒 0.3g。颗粒剂：每袋 0.1g；0.2g。干混悬剂：每瓶 1.2g（34g）。糖浆剂：每支 0.2g（10ml）。口服液：每支 0.1g（10ml）。混悬剂：每瓶 2.0g（100ml）。搽剂：每瓶 2.5g（50ml）。栓剂：每粒 50mg；100mg。

右布洛芬〔药典（二）〕 Dexibuprofen

CH_3、CH_3 — CH — CH_2 — (苯环) — C(H)(COOH)(CH_3)

【ATC 编码】M01AE14

【药理学】右旋布洛芬为非甾体类抗炎药，主要是抑制环氧化酶，减少前列腺素（PG）的合成而产生解热、抗炎、镇痛作用。本品口服易吸收，与食物同服时吸收减慢，但吸收量不减少，与含铝和镁的抗酸药同服不影响吸收。血浆蛋白结合率为 99%。本品在肝内代谢，60% ~ 90% 经肾由尿排出，其中约 1% 为原形物，一部分随粪便排出。

【适应证】适用于缓解各种关节肿痛症状，治疗各种软组织风湿性疼痛，轻、中度急性疼痛。对成人和儿童的发热有解热作用。

【用法和用量】（1）口服：①抗风湿：一次 0.4g，一日 3 ~ 4 次；②轻、中度疼痛及痛经的镇痛：一次 0.2g，一日 3 ~ 4 次。超过 6 岁的儿童，每天 2 ~ 3 次，每次 0.2g；体重未超过 30kg 的儿童，每天服用剂量不应超过 0.4g，或遵医嘱。

（2）直肠给药：将药栓推入肛门深处。3 周岁内 50mg/次；3 周岁以上 100mg/次；4 小时以后可重复用药或遵医嘱。

【不良反应】①常见消化不良、胃烧灼感、胃痛、恶心、呕吐，少数出现胃溃疡和出血、穿孔。②少见肾功能不全、神经系统症状、皮疹、支气管哮喘发作、肝酶升高、白细胞减少等。

【禁忌证】妊娠期妇女及哺乳期妇女不宜应用。

【注意】（1）慎用于下列情况：①原有支气管哮喘者，用药后可加重；②心功能不全、高血压，用药后可致水潴留、水肿；③血友病或其他出血性疾病（包括凝血障碍及血小板功能异常），用药后出血时间延长，出血倾向加重；④有消化道溃疡病史者，应用本品时易出现胃肠道不良反应，包括产生新的溃疡；⑤肾功能不全者用药后肾脏不良反应增多，甚至导致肾衰竭；⑥有因服用阿司匹林和其他非甾体抗炎药诱发哮喘、过敏性鼻炎或荨麻疹病史的患者。

（2）用于妊娠期晚期可使孕期延长，引起难产及产程延长。

（3）老年患者由于肝、肾功能减退，易发生不良反应，应慎用或适当减量使用。

（4）用药期间如发生胃肠出血，肝、肾功能损害，视力障碍、血象异常以及过敏反应等情况，即应停药。

（5）对血小板聚集有抑制作用，可使出血时间延长，但停药 24 小时即可消失。

（6）可使血尿素氮及血清肌酐含量升高，肌酐清除率下降。

（7）栓剂通过直肠吸收入血，一般胃肠道反应轻微，偶有局部不适感、食欲减退等。

（8）长期用药时应定期检查血象及肝、肾功能。

【药物相互作用】①与对乙酰氨基酚合用，增加对肾脏的毒副作用。②与肝素、双香豆素、血小板聚集抑制药合用，增加出血的危险。③与呋塞米合用减弱呋塞米的排钠和降压作用。④与维拉帕米、硝苯地平、地高辛合用，右布洛芬的血药浓度增高。⑤丙磺舒可降低右布洛芬的排泄，增加血药浓度，从而增加毒性。⑥本品可降低甲氨蝶呤的排泄，增高其血药浓度，甚至可达中毒水平。

【制剂】片剂：每片 200mg。胶囊剂：每粒 150mg。栓剂：每枚 50mg。

氟比洛芬〔药典（二）；医保（乙）〕 Flurbiprofen

【其他名称】Froben。

【ATC 编码】M02AA19

【药理学】本品是丙酸类非甾体类抗炎药，主要通过抑制前列腺素合成酶起作用，具有镇痛、抗炎、解热作用。本品抗炎作用和镇痛作用分别为阿司匹林的 250 倍和 50 倍，比布洛芬强，且毒性更低，是目前已知的丙酸类非甾体抗炎药中作用最强的一种。对血小板的黏着和聚集反应也有轻度的抑制作用，故有可能诱导出血。由于本品有较好的耐受性，故对阿司匹林无效或不能耐受者可选用本品。临床研究表明，本品用于类风湿关节炎、神经痛等，疗效与吡咯芬相似，而比布洛芬强。

本品口服易自胃肠道吸收。1 ~ 2 小时血药浓度达峰值，血浆 $t_{1/2}$ 为 3 ~ 4 小时。与血浆蛋白结合率约 99%。组织分布广泛，少量透过血-脑脊液屏障和胎盘屏障，并可进入乳汁。在体内通过肝脏代谢，主要以羟化物和结合物形式，从尿中排泄。原形和代谢产物由尿和粪便排出。年龄对半衰期无明显影响。

【适应证】①主要适用于类风湿关节炎、骨关节炎、强直性脊柱炎等。②也可用于软组织病（如扭伤及劳损）以及轻中度疼痛（如痛经和手术后疼痛、牙痛等）的对症治疗。

【用法和用量】口服：每日 150 ~ 200mg，分 3 ~ 4 次服。病情严重或急性恶化期，剂量可增至每天 300mg，分 3 次服用。

【不良反应】①常见消化不良、恶心、腹泻、腹痛等胃肠道不良反应。15% 的病例有肝脏氨基转移酶增高，继续用药，可能发展，亦可保持不变或消失。②中枢神经系统可见头痛、视力模糊等。③其他偶有皮疹、白细胞减少、血小板减少、肾功能损害及久用后诱发消化道溃疡。

【注意】注意事项类似布洛芬。

【制剂】片剂：每片 50mg；100mg。

酮洛芬〔药典(二)〕 Ketoprofen

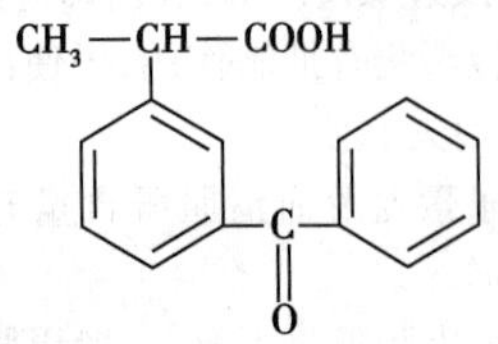

【其他名称】酮基布洛芬，优洛芬，Profenid。

【ATC 编码】M01AE03

【性状】为白色结晶性粉末；无臭或几乎无臭。在甲醇中极易溶，在乙醇、丙酮或乙醚中易溶，在水中几乎不溶。熔点约 93～96℃。

【药理学】为芳基烷酸类化合物。具有镇痛、抗炎及解热作用。临床应用与布洛芬基本相同，但作用比布洛芬强，不良反应也较多。本药尚有一定的中枢性镇痛作用。口服易自胃肠道吸收。1 次给药后，约 0.5～2 小时可达血浆峰浓度。$t_{1/2}$为 1.6～4 小时（平均 3 小时）。在血中与血浆蛋白结合率约 99%。在 24 小时内自尿中的排出率为 30%～90%。主要以葡萄糖醛酸结合物形式排出。老年人、肝肾功能不全者其清除率可下降 22%～50%。

【适应证】用于类风湿关节炎、风湿性关节炎、骨关节炎、强直性脊柱炎及痛风等。本品治疗关节炎时，连续用药 2～3 周可达最佳疗效。

【用法和用量】口服：每次 50mg，1 日 150mg，分 3～4 次；每日最大用量 200mg，或每次 100mg，1 日 2 次。为避免对胃肠道刺激，应餐后服用，整个胶囊吞服。搽剂：均匀涂搽于患处，一次 1～3ml，一日 2～3 次。

【不良反应】①不良反应与布洛芬相似而较轻，一般易于耐受。主要为胃肠道反应，包括恶心、呕吐、上腹不适或便秘等，严重者可见胃溃疡、出血或穿孔。②也可出现水潴留（小于 3%）、过敏性皮炎、耳鸣、精神抑郁及视力模糊等。③少数人出现嗜睡、头痛、心悸、心律不齐、血压升高、粒细胞减少、血小板减少、溶血性贫血和肝功能障碍等。

【禁忌证】禁用于胃与十二指肠溃疡患者。

【药物相互作用】阿司匹林、丙磺舒可降低本品的蛋白结合率和肾脏清除率，导致本品游离血药浓度增高，有引起中毒的危险。

【制剂】肠溶胶囊：每粒 25mg；50mg。控释胶囊：每粒 0.2g。缓释片：每片 75mg。搽剂：每支 0.3g（10ml）；0.9g（30ml）；1.5g（50ml）。

右酮洛芬 Dexketoprofen

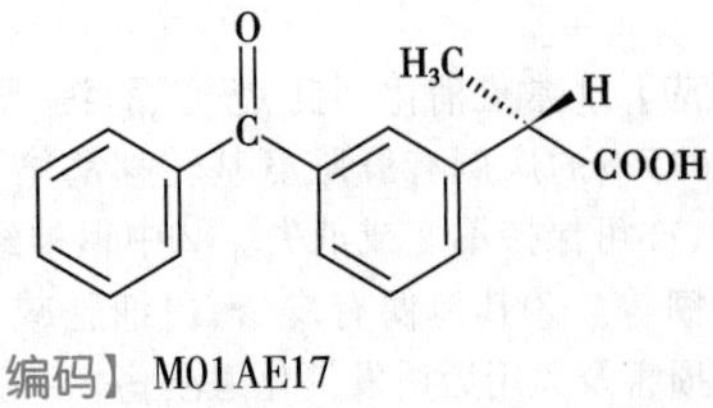

【ATC 编码】M01AE17

【药理学】作用机制可能与抑制前列腺素的合成有关。本药口服后经胃肠道吸收迅速而完全，单次服用 12.5mg 和 25mg，血药峰浓度分别为 1.4mg/L 和 3.1mg/L，达峰时间为 0.25～0.75 小时。蛋白结合率为 99%，分布容积为 0.24L/kg。在血浆中的存在形式主要有原形药、羟化代谢物及其葡萄糖醛酸结合物。12 小时后 70%～80% 的药物以葡萄糖醛酸结合物的形式随尿排泄。此外，还可随胆汁排泄。消除半衰期约为 2 小时。

【适应证】用于类风湿关节炎、骨性关节炎、强直性脊柱炎、痛风性关节炎等引起的轻至中度疼痛。也用于痛经、牙痛、手术后痛、癌性疼痛、急性扭伤或软组织挫伤疼痛和感冒发热引起的全身疼痛等急慢性疼痛。

【用法和用量】成人，口服，每次 12.5～25mg，每日 3～4 次。进餐后或与食物同服。最大日剂量为 100mg。轻度肾功能不全者、老年患者用药剂量应酌减。

【不良反应】①心血管系统：偶见心悸。②代谢/内分泌系统：可见血钠降低。③神经系统：常见头痛、眩晕。偶见失眠。还可见嗜睡、感觉异常。④精神：偶见焦虑。⑤肝脏：可见氨基转移酶、血清碱性磷酸酶和乳酸脱氢酶升高。⑥胃肠道：常见胃烧灼感、胃痛。偶见恶心、呕吐、腹泻、便秘。极少见胃十二指肠溃疡、胃肠道出血。⑦血液：可见出血时间延长、血红蛋白降低、血细胞比容降低。⑧皮肤：偶见皮疹、瘙痒。⑨其他：偶见四肢水肿、寒战。

【制剂】肠溶片，每片 12.5mg。胶囊剂：每粒 25mg。

右旋酮洛芬氨丁三醇片：每片 12.5mg（以右旋酮洛芬计）。

右旋酮洛芬氨丁三醇胶囊：每粒 12.5mg（以右旋酮洛芬计）。

芬布芬〔药典(二)〕 Fenbufen

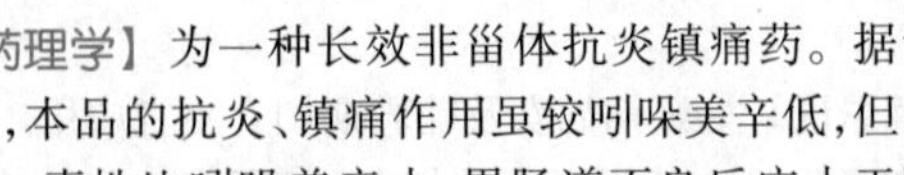

【其他名称】联苯丁酮酸，Lederfen，Bufemid，Naponol。

【ATC 编码】M01AE05

【性状】为白色或类白色结晶性粉末；无臭；味酸。在乙醇中溶解，在水中几乎不溶；在热碱溶液中易溶。熔点 185～188℃。

【药理学】为一种长效非甾体抗炎镇痛药。据动物实验结果，本品的抗炎、镇痛作用虽较吲哚美辛低，但比阿司匹林强。毒性比吲哚美辛小，胃肠道不良反应小于阿司匹林及其他非甾体抗炎镇痛药。药理研究表明，本品在体内代谢成联苯乙酯，后者可抑制前列腺素的合成，从而阻断炎症介质的作用，认为这是本品抗炎作用的主要机制。芬布芬作为联苯乙酯的前体物，口服后可避免直接服用活性代谢物对胃肠道的刺激。经国内试用于类风湿关节炎、风湿性关节炎，总有效率为 87%。本药一般能使类风湿因子、血沉、抗链“O”等指标恢复正常或转阴。病理学检查未见主要脏器有明显病理改变。口服后 80% 被吸收，活性代谢产物联苯乙酯的血药浓度 6～8 小时达峰值，$t_{1/2}$为 7 小时，血浆蛋白结合率为 98%～99%，66% 经肾排泄，10% 由粪便排出,10% 由呼吸道排出。

【适应证】用于类风湿关节炎、风湿性关节炎、骨关节炎、强直性脊柱炎及痛风等的治疗。亦用于牙痛、手术后疼痛、外伤疼痛等的止痛。

【用法和用量】口服,成人一日 0.6~0.9g,一次或分次服。多数患者晚上一次口服 0.6g 即可。分次服用时每日总量不得超过 0.9g。

【不良反应】①少数患者服后有胃痛、恶心、头晕、皮疹、白细胞数微降等。②个别患者出现氨基转移酶微升现象,但停药 1 周即可恢复正常。

【注意】①4 岁以下儿童不宜服用。②胃与十二指肠溃疡者、严重肝肾功能损害及妊娠期妇女、哺乳期妇女慎用。

【制剂】片剂:每片 0.15g;0.3g。胶囊剂:每粒 0.5g。

【贮法】遮光、密闭保存。

吡洛芬 Pirprofen

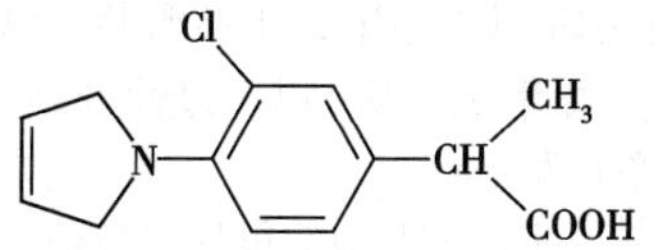

【ATC 编码】M01AE08

【药理学】有抗炎、镇痛、解热作用,通过抑制 PG 合成产生作用。可抑制体内由胶原、花生四烯酸诱发的血小板聚集第二相,此外还抑制人体白细胞的趋化性。$t_{1/2}$ 为 6~7 小时,血浆蛋白结合率 99.5%。24 小时内,约 80% 由尿及粪便中排泄。

【适应证】用于类风湿关节炎,骨关节炎,强直性关节炎,非关节性风湿病,急性疼痛,术后痛及癌性痛等。

【用法和用量】口服:开始每日 800mg,1 日 2 次分服。症状改善后,每日 600mg 维持。类风湿关节炎、强直性关节炎开始 1000mg/d,分 3 次服,持续 1~2 周。镇痛:每次 200~400mg,每日 1200mg。

【不良反应】①偶可发生恶心、胃烧灼感、上腹痛或腹泻等胃肠道反应,耳鸣较阿司匹林为少。②有报道可引起肝炎或消化道溃疡。

【禁忌证】禁用于消化道溃疡、活动性肝病或对其他非甾体抗炎药过敏者。

【制剂】片剂:每片 200mg。

阿明洛芬 Alminoprofen

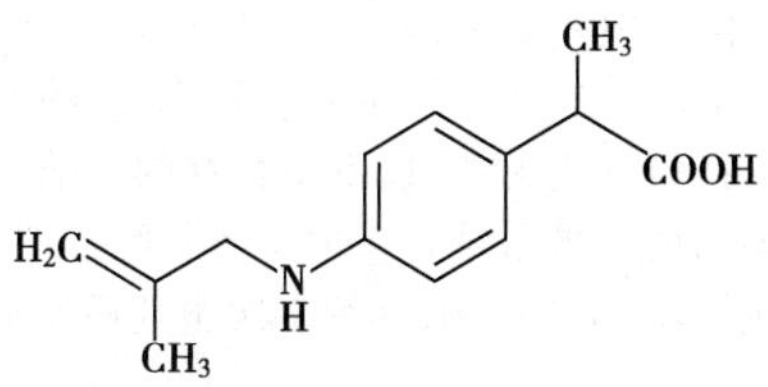

【其他名称】阿米洛芬,必灭风,Almiluofen,Minalfene。

【ATC 编码】M01AE16

【药理学】本品为非甾体抗炎镇痛药,是芳香族苯丙酸衍生物,通过抑制环氧化酶,缓激肽和磷酸酯酶 A_2 而发挥抗炎镇痛和消肿的作用。其疗效与吲哚美辛、布洛芬等相当或较好。因具有很强的抗渗透能力,故可预防及治疗急性关节腔内积液。本品口服吸收迅速,30~90 分钟达血浆峰值浓度。血浆半衰期约为 3 小时,老年人血浆半衰期约为 5 小时。血浆蛋白结合约 95%。主要以原形或与葡萄糖醛酸结合以代谢物(β-葡萄糖醛酸化,N 位脱甲基化和乙酰化形式)经尿液排泄。

【适应证】用于风湿性和类风湿关节炎、神经根痛、肌腱炎、创伤(骨折、挫伤、扭伤)、痛经、产后子宫绞痛、牙痛、中耳炎等。

【用法和用量】口服,成人每次 300mg,每日 2~3 次,可根据疗效酌情减量。治疗子宫绞痛时,每日 300~600mg,分 2 次餐时服。

【不良反应】①恶心、呕吐、胃痛、轻度头痛、头昏、嗜睡或失眠、乏力、稀便等短暂反应,不需停药,可自行消失。②偶见十二指肠溃疡及消化道出血、皮疹、氨基转移酶升高等。

【禁忌证】禁用于对本品及阿司匹林过敏者、有消化性溃疡及严重肝肾功能障碍者、严重血液系统异常者、妊娠期妇女、哺乳期妇女及 15 岁以下儿童。

【注意】①慎用于感染性或有感染危险的患者以及正在接受抗凝疗法和正使用利尿药的患者。②在治疗初期,对心衰、肝硬化、慢性肾病、正在服用利尿剂的患者、术后低血容量者及老年人,应监测患者的血、尿及肝肾功能。③不宜与其他非甾体抗炎药合用。④与降压药、α-干扰素合用须谨慎。⑤本药宜进餐时服用。

【制剂】片剂:每片 150mg;300mg。

洛索洛芬[医保(乙)] Loxoprofen

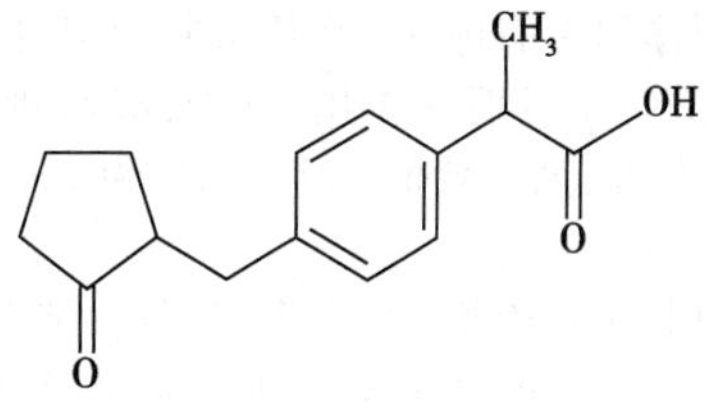

【其他名称】环氧洛芬,氯索洛芬,罗索普洛芬。

【药理学】洛索洛芬钠为前体药物,经消化道吸收后在体内转化为活性代谢物,其活性代谢物通过抑制前列腺素的合成而发挥镇痛、抗炎及解热作用。健康成人口服本品 60mg 后达峰时间原形物为 30 分钟,活性代谢物为 50 分钟左右,原形物的蛋白结合率为 97.0%,活性代谢物的蛋白结合率为 92.8%,以较高浓度分布于肝、肾、血浆中,大部分以葡萄糖醛酸结合物经尿迅速排泄,口服后 8 小时内约排出 50%。连续口服 5 天,没有蓄积性。原形物的半衰期为 1.2 小时,活性代谢物的半衰期为 1.3 小时。

【适应证】用于类风湿关节炎、变形性关节炎、腰痛、肩关节周围炎、颈肩腕综合征,以及手术后、外伤后和拔牙后的镇痛抗炎,急性上呼吸道炎症的解热镇痛。

【用法和用量】餐后服用。慢性炎症疼痛:成人 1 次 60mg,一日 3 次。急性炎症疼痛:顿服 60~120mg。可根据年龄、症状适当增减，一日最大剂量不超过 180mg。

【不良反应】①消化系统不适较多见，如腹痛、胃部不适、恶心、呕吐、食欲缺乏、便秘、胃灼热等。②有时会出现皮疹、瘙痒、水肿、困倦、头痛、心悸等。③偶见休克，急性肾功能不全，肾病综合征，间质性肺炎以及贫血，白细胞减少，血小板减少，嗜酸性粒细胞增多，AST、ALT、ALP 升高等。

【禁忌证】禁用于消化道溃疡病患者，严重肝、肾功能损害者，严重心功能不全，严重血液学异常患者，对本品过敏者，以往有服用非甾体类抗炎镇痛药引发哮喘的患者，妊娠晚期及哺乳期妇女。

【注意】①如长期用药，要定期进行尿液、血液学及肝、肾功能等临床检查，如发现异常应采取减量、停药等适当措施。②妊娠期给药的安全性尚未明确，因此妊娠或可能妊娠的妇女仅限于治疗的有益性超过危险性时才给药。③本品老年人服用应从小剂量开始用药，并密切观察患者的状态，慎重给药。

【药物相互作用】①本品与香豆素类抗凝血药、磺酰脲类降血糖药同时应用时，会增加这些药物的作用，这些药物应减量使用。②与喹诺酮类抗菌药(依诺沙星等)合用有时会引起痉挛。③与噻嗪类利尿剂合用时，能减弱这些药物的利尿降压作用。

【制剂】片剂：每片 60mg。胶囊剂：每粒 60mg。颗粒剂：每袋 2g:60mg。

卡洛芬 Carprofen

【其他名称】炎易妥，卡布洛芬，Imadyl。

【药理学】本品具有强的消炎、镇痛、解热作用。作用明显较阿司匹林、保泰松、对乙酰氨基酚、布洛芬强。还具有吸收快、副作用小的特点。作用机制为抑制前列腺素的合成，阻断炎症介质而起作用。口服吸收迅速而完全。0.5～1 小时血药浓度达峰值，血浆 $t_{1/2}$ 约为 12 小时，血浆蛋白结合率为 99% 以上。

【适应证】①用于类风湿关节炎、骨关节炎、急性痛风及其他风湿病。②也可用于手术后或外伤引起的急性疼痛。

【用法和用量】口服：每次 150mg，1 日 2 次。最大剂量为一日 600mg。风湿性疾病以每日 600mg 开始，以后再作调整。急性痛风以每日 600mg，3～6 天为宜。

【不良反应】耐受性良好。偶有上腹不适、恶心、胃痛、便秘、头痛、眩晕、皮肤瘙痒、皮疹、光过敏等，这些不良反应一般轻微短暂，继续治疗自行消退。偶见肝功能异常。

【禁忌证】妊娠期妇女和哺乳期妇女禁用。

【注意事项】①消化道溃疡、肝脏疾病患者慎用。②用药的病人应避免直接接阳光曝晒，以免光敏反应。

【制剂】片剂：每片 150mg。

非诺洛芬〔药典(二)〕 Fenoprofen

【其他名称】非诺洛芬钙，苯氧布洛芬，Nalfon。

【ATC 编码】M01AE04

【药理学】本品为非甾体类镇痛药。具有良好的解热、镇痛、抗炎、抗风湿作用。动物实验表明，其消炎作用较阿司匹林约大 50 倍，相当于保泰松的 10 倍，镇痛作用比硫茚酸更好，耐受性好，不良反应少。有抑制血小板作用。口服后吸收快，与食物、奶类同服时吸收减慢，与含铝和镁的抗酸药同服不影响吸收。一次给药 600mg 后 1～2 小时血药浓度达峰值，浓度为 50mg/ml，蛋白结合率为 99%。$t_{1/2}$ 为 3 小时，90% 于 24 小时内从尿中排出(主要以葡萄糖醛酸结合物形式排出)。约 2% 自粪便排出。

【适应证】适用于镇痛、解热、类风湿和风湿性关节炎、骨关节炎、关节强直性脊椎炎、痛风等。

【用法和用量】口服。①抗风湿：一次 0.2～0.6g，依病情轻重一日 3～4 次。②镇痛(轻至中等度疼痛或痛经)：一次 0.2g，一日 4～6 次。成人一日最大限量为 3.2g。

【不良反应】①胃肠道症状最为常见，包括恶心、呕吐、胃灼热、便秘、消化不良等。严重者可有胃溃疡，出血和穿孔。②其他有头痛、头晕、困倦、下肢水肿。偶有白细胞、血小板减少，有时血清转氨酶可以一过性升高。③过敏性皮疹，皮肤瘙痒亦有发生。

【禁忌证】对本品或其他非甾体抗炎药过敏者、有溃疡病者禁用。

【注意】①交叉过敏：对阿司匹林或其他非甾体抗炎药过敏者，本品可能有交叉过敏反应。对阿司匹林过敏的哮喘患者，本品也可引起支气管痉挛。②患有哮喘，心、肾功能不全，高血压，血友病或其他出血性疾病，消化道溃疡的患者慎用。

【药物相互作用】参见布洛芬。

【制剂】片剂：每片 300mg；600mg。胶囊剂：每粒 300mg。

奥沙普秦〔药典(二)〕 Oxaprozin

【其他名称】丙嗪，奥沙新，诺德伦，诺松，Actirin。

【ATC 编码】M01AE12

【药理学】本品为长效非甾体抗炎镇痛药。通过抑制环氧化酶，进而抑制前列腺素的生物合成，具有抗炎、镇痛、解热作用。对消化道损伤轻微，而且药效具有持久性。本药还有中枢性肌肉松弛作用。口服后吸收良好，一次口服 400mg，血药浓度约在 3～4 小时达峰值，$t_{1/2}$ 约为 50 小时。血药浓度与服药方式无关，也不受食物的影响。本品吸收后约 99.5% 与血浆蛋白结合。主要经肝脏代谢，经肾脏排泄，尿中有原形及其代谢物，连续多次服药后原形排泄逐渐减少。

【适应证】用于慢性风湿性关节炎、变形性关节炎、强直性脊柱炎、肩关节周围炎、颈肩腕综合征、痛风发作以及外伤和手术后的抗炎、镇痛。

【用法和用量】口服：每次 400mg。一日 1 次或分 2 次，餐后服用。最大剂量每日 600mg。

【不良反应】①主要为消化道症状，如胃痛、胃不适、食欲缺乏、恶心、腹泻、便秘、口渴和口炎，发生率约 5% ~ 10%。②少见头晕、头痛、困倦、耳鸣、抽搐及一过性肝功能异常。

【禁忌证】禁用于消化性溃疡、严重肝肾疾病患者，以及对其他非甾体抗炎药过敏者、血液病患者、小儿及妊娠期、哺乳期妇女。

【注意】①慎用于老年患者、出血病史患者。与口服抗凝药合用时亦应慎重。②长期服用发生异常时，应减量或停药。

【制剂】片剂（分散片）：每片 200mg。胶囊剂：每粒 200mg。肠溶片（胶囊）：每片（粒）200mg。

15.4　芬那酸类

甲芬那酸〔药典（二）〕　Mefenamic Acid

【其他名称】扑湿痛，甲灭酸，Penstel。

【ATC 编码】M01AG01

【药理学】本品为非甾体抗炎镇痛药。具有镇痛、解热和抗炎作用，其抗炎作用较强。口服 1g 后血药浓度 2 ~ 4 小时达高峰，峰值为 10μg/ml。一日口服 4 次，2 日可达稳态（血浆浓度为 20mg/ml）。由肝脏生物转化，$t_{1/2}$ 为 2 小时。67% 由肾排出，25% 由胆汁、粪便排出。

【适应证】用于轻度及中等度疼痛，如牙科、产科或矫形科手术后的疼痛，以及软组织损伤性疼痛及骨骼、关节疼痛。此外，还用于痛经、血管性头痛及癌性疼痛等。

【用法和用量】首次服 0.5g，以后每 6 小时服 0.25g，一疗程用药不超过 7 天。

【不良反应】①胃肠道反应较常见，如腹部不适、胃烧灼感、食欲缺乏、恶心、腹痛、腹泻、消化不良。严重者可引起消化性溃疡。②可加重哮喘，哮喘患者慎用。③其他：精神抑郁、头晕、头痛、易激惹、视力模糊、多汗、气短、睡眠困难等，过敏性皮疹少见。

【禁忌证】禁用于：①对本品及其他非甾体抗炎药过敏者。②炎性肠病。③活动性消化性溃疡者。④妊娠期妇女及哺乳期妇女。

【注意】①交叉过敏：对阿司匹林或其他非甾体抗炎药过敏者对本品可有交叉过敏反应。对阿司匹林过敏的哮喘患者，本品也可引起支气管痉挛。②本品宜于饭后或与食物同服，以减少对胃肠道的刺激。③本品不宜长期应用，一般每次用药疗程不应超过 7 天。④用药期间一旦出现腹泻及皮疹，应及时停药。⑤应用化疗的肿瘤患者应慎用，因可增加胃肠及肾脏毒性及抑制血小板功能。⑥对诊断的干扰：血清尿素氮和钾浓度可升高，凝血酶原时间可延长，血清转氨酶可增高。⑦老年人易引起毒副反应，开始用量宜小。

【药物相互作用】①饮酒或与其他非甾体抗炎药同用时增加胃肠道副作用，并有致溃疡的危险。长期与对乙酰氨基酚同用时可增加对肾脏的毒副作用。②与阿司匹林或其他水杨酸类药物同用时，药效不增强，而胃肠道不良反应及出血倾向发生率增高。③与肝素、双香豆素等抗凝药及血小板聚集抑制药同用时有增加出血的危险。④与呋塞米同用时，后者的排钠和降压作用减弱。⑤与维拉帕米、硝苯地平同用时，本品的血药浓度增高。⑥本品可增高地高辛的血药浓度，同用时须注意调整地高辛的剂量。⑦本品可增强口服抗糖尿病药的作用。⑧本品与抗高血压药同用时可影响后者的降压效果。⑨丙磺舒可降低本品的排泄，增加血药浓度，从而增加毒性，故同用时宜减少本品剂量。⑩本品可降低甲氨蝶呤的排泄，增高其血药浓度，甚至可达中毒水平，故本品不应与中或大剂量甲氨蝶呤同用。

【制剂】片剂：每片 0.25g。

【贮法】密封，干燥处保存。

氯芬那酸　Clofenamic Acid

【其他名称】抗风湿灵，氯灭酸。

【药理学】本品属于非甾体抗炎药，为邻氨苯甲酸衍生物，能抑制环氧合酶，减少前列腺素的合成，具有抗炎、镇痛及解热作用。作用于炎性组织，抑制白细胞活动和溶酶体酶的释放，使疼痛减轻，缓解炎症。也可能阻断神经冲动传导，或阻止前列腺素的合成，或者作用于下丘脑体温中枢而镇痛和解热。

【适应证】用于类风湿关节炎、风湿性关节炎等。

【用法和用量】口服：每次 0.2 ~ 0.4g，1 日 3 次。

【不良反应】①常见头晕、头痛、倦睡、恶心、呕吐及腹泻等。②个别患者出现皮疹、尿道刺痛，可同服 1 倍量碳酸氢钠以减少刺激。③也可发生胃肠道溃疡及出血。④偶可引起溶血性贫血、骨髓抑制、一过性肝肾功能异常。

【禁忌证】①对阿司匹林及其他非甾体抗炎药有过敏者、炎症性肠道疾病、消化性溃疡患者禁用。②有支气管痉挛、过敏性鼻炎或荨麻疹的患者不宜使用。③妊娠期妇女、哺乳期妇女不宜应用。

【注意】①本品不宜与其他非甾体抗炎药合用。②急需镇痛时可空腹服，吸收快；长期用药宜与食物同服。宜用一满杯水送服，以免药品停留在食管引起局部刺激。③长期用药须定期随诊。

【制剂】片剂：每片 0.2g。

氟芬那酸〔医保（乙）〕　Flufenamic Acid

【其他名称】氟灭酸。

【ATC 编码】M01AG03

【药理学】本品为非甾体类抗炎镇痛药。对风湿性、类风湿关节炎和急性风湿热有效，能使关节肿胀减轻和降低，并有明显的抗炎、止痛作用，其作用比阿司匹林好，和保泰松及肾上腺皮质激素类似，亦有解热作用。对消除关节肿胀积水有一定疗效。其作用机制为抑制环氧酶，从而减少前列腺炎酸（PGE_1）的合成，从而达到抗炎、镇痛的目的。属外周性镇痛药，仅对轻、中度痛疼有效，具有无成瘾性、无镇静安眠作用特点。

【适应证】用于风湿性关节炎、类风湿关节炎。

【用法和用量】口服:1次服0.2g,1日3次。

【不良反应】偶见胃部不适、腹泻、皮疹、蛋白尿、血尿、水肿。

【禁忌证】①对本药及非甾体抗炎药过敏者禁用。②消化性溃疡患者禁用。

【制剂】片剂:每片0.2g。胶囊剂:每粒0.2g。

托芬那酸 Tolfenamic Acid

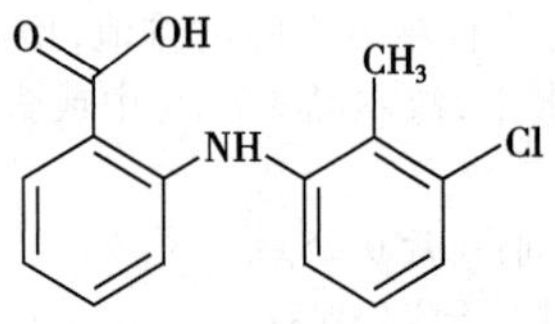

【ATC 编码】M01AG02

【药理学】通过抑制环氧化酶,减少前列腺素的生成,同时抑制5-脂氧化酶,减少白三烯的生成,而起到抗炎、镇痛、解热的作用。本药在胃肠道易于吸收,口服后60~90分钟达到血药峰浓度,生物利用度约为85%,血浆蛋白结合率约为99%。主要经肝脏代谢,90%的原形药及其代谢物以葡萄糖醛酸结合物形式经肾脏清除,剩余药物随粪便排出,血浆半衰期约为2小时。

【适应证】用于治疗成人偏头痛的急性发作。

【用法和用量】口服,偏头痛开始发作时服0.2g;若1~2小时后,症状未缓解,再服0.2g。

【不良反应】①本药可能引起恶心、胃肠道症状(如胃溃疡)、皮肤过敏、排尿困难。②极少见的不良反应:头痛、震颤、疲劳、呼吸困难、支气管痉挛、血小板减少、贫血、白细胞减少和可逆性肝功能改变。有出现与用药有关的肺部浸润的报道。

【制剂】片剂:每片0.1g。

15.5 吡唑酮类

安乃近〔医保(乙)〕 Metamizole Sodium

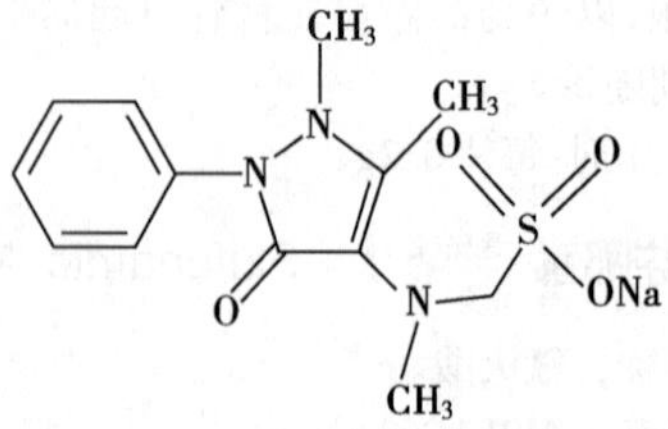

本品为氨基比林与亚硫酸钠的加成物。

【其他名称】诺瓦经,罗瓦尔精,Analgin,Noramidopyrine,Novalgin。

【ATC 编码】N02BB02

【性状】为白色(供注射用)或略带微黄色(供口服用)结晶性粉末;无臭,味微苦;水溶液放置后渐变黄色。在水中易溶,在乙醇中略溶,在乙醚中几乎不溶。

【药理学】解热作用显著,镇痛作用较强,作用出现快。口服吸收完全,血药浓度达峰时间为2小时,$t_{1/2}$为1~4小时。

【适应证】主要用于解热,亦用于急性关节炎、头痛、风湿性痛、牙痛及肌肉痛等。

【用法和用量】成人:口服,一次0.25~0.5g,一日0.75~1.25g。深部肌内注射:每次0.25~0.5g。儿童:①滴鼻:小儿退热常以10%~20%溶液滴鼻,5岁以下,每次每侧鼻孔1~2滴,必要时重复用1次;5岁以上适当加量。②口服给药,一次10~20mg/kg,一日2~3次。③深部肌内注射,每次5~10mg/kg。

【不良反应】①注射局部可产生红肿、疼痛,数天后可消退。有的患者呈毒血症症状,皮下出血点,或有紫黑色脓液,常需数月后痊愈。②较长时间使用可引起粒细胞减少(发生率约1.1%),血小板减少性紫癜,严重者可有再生障碍性贫血甚至死亡。本品用药超过1周时,应定期检查血象。③可出现过敏性皮疹或药物热、荨麻疹、严重者可有剥脱性皮炎、大疱性表皮松解症导致死亡。

【禁忌证】本品较易引起不良反应,尤不宜用于穴位注射,特别禁用于关节部位穴位注射。

【注意】①一般不作为首选药,仅在急性高热且病情危重,又无其他有效药可用的情况下,用于紧急退热。②对药物过敏者(如对阿司匹林或吡唑酮类药物)不宜用,不得与任何其他药物混合注射。③应严格控制剂量,成人每次不得超过0.5g,小儿每次以8~10mg/kg为宜。④个别患者由于对本品过敏,可产生休克甚至突然死亡。⑤慎用于老年人及体弱者,因可偶致大汗和虚脱。

【制剂】片剂:每片0.25g;0.5g。注射液:每支0.25g(1ml);0.5g(2ml)。滴鼻剂:10%~20%。

异丙安替比林 Propyphenazone

【ATC 编码】N02BB04

【药理学】本品为安替比林的衍生物。解热作用大体与安替比林、氨基比林相同;镇痛、抗炎作用则略低。对肠道平滑肌有松弛作用,其效力较罂粟碱,而为氨基比林的4倍。口服后在消化道迅速吸收,1~2小时后血药浓度达峰值,药效4~6小时左右最大,持续时间较氨基比林长,1小时后有6%自血中消失,大部分在体内分解,半衰期2.5小时。

【适应证】用于发热、头痛、神经痛、风湿痛、牙痛等。

【用法和用量】成人,轻至中度疼痛:一次0.3~1g。最大日剂量为0.9~4g或一日13mg/kg。7~15岁儿童,一次0.3g,最大日剂量为1.2g。

【不良反应】过敏反应较氨基比林少。

【药物相互作用】本品很少单用,多与其他解热、镇痛、抗炎药组成复方而增强治疗效果,与麻黄碱、咖啡因配合也有协同作用。

【制剂】片剂:每片0.15g;0.5g。栓剂:每粒0.1g;0.2g;0.3g。

保泰松　Phenylbutazone

$$\mathrm{CH_3(CH_2)_2CH_2}\text{-pyrazolidine-3,5-dione, } N,N'\text{-}(\mathrm{C_6H_5})_2$$

【其他名称】布他唑立丁，布他酮，Butazolidin，Butadion。

【ATC 编码】M02AA01

【性状】为白色或微黄色结晶粉末，无臭、味略苦。难溶于水，能溶于乙醇，易溶于碱及三氯甲烷中。性质较稳定。

【药理学】作用类似氨基比林。但解热镇痛作用较弱，而抗炎作用较强，对炎性疼痛效果较好。有促进尿酸排泄作用。口服吸收完全，V_d为120ml/kg，增加剂量时V_d增大，但血药浓度不增加，故重复使用时其稳态血药浓度不呈线性增加。$t_{1/2}$平均为70小时。本品肝内代谢，代谢产物（羟基保泰松）仍有活性。

【适应证】用于类风湿关节炎、风湿性关节炎、强直性脊柱炎及急性痛风。常需连续给药或与其他药交互配合使用。亦用于丝虫病急性淋巴管炎。

【用法和用量】①关节炎：开始1日量0.3～0.6g，分3次餐后服。1日量不宜超过0.8g。1周后如无不良反应，可继续服用并递减至维持量每日0.1～0.2g。②丝虫病、急性淋巴管炎：每次服0.2g，1日3次，总量1.2～3g，急性炎症控制后，再用抗丝虫病药治疗。

【不良反应】①本品不良反应发生率约10%～20%，如短程使用发生较少。②对胃肠刺激性较大，可出现恶心、呕吐、腹痛、便秘等，如用时过长，剂量过大可致消化道溃疡。③可抑制骨髓引起粒细胞减少，甚至再生障碍性贫血，但如及时停药可避免。如连用1周无效者不宜再用，用药超过1周者应定期检查血象。④能使钠、氯离子在体内潴留而引起水肿。⑤可引起黄疸及肝炎。

【禁忌证】高血压、水肿、心衰患者及妊娠期妇女、儿童禁用。

【注意】①用药期间应限制食盐摄入量。②老年患者慎用。

【药物相互作用】本品可引起双香豆素类抗凝血药、磺胺类药、口服降血糖药血药浓度增加而药理作用和毒性增加。

【制剂】片剂（胶囊剂）：每片（粒）0.1g；0.2g。

羟布宗　Oxyphenbutazone

【其他名称】羟保泰松。

【ATC 编码】M01AA03

【药理学】本品为吡唑酮的衍生物，是保泰松在体内的代谢产物，作用与保泰松基本相似，有解热、镇痛、抗风湿及抗炎作用，但无保泰松的排尿酸作用。作用机制同保泰松。对于炎症引起的疼痛有较强的镇痛作用。羟布宗的抗炎作用机制是其抑制了与产生炎症过程有关的活性物质，从而减弱炎症反应过程，降低痛觉阈值，起到抗炎、镇痛的作用。

本品口服吸收迅速且完全，2小时达血药峰值浓度。约98%与血浆蛋白结合，可再缓慢释出，故作用持久，血浆$t_{1/2}$长达数日。本品能透过滑液膜，滑液腔内药物浓度可达血药浓度的50%，停药后关节组织中可保持较高浓度达3周之久。本品主要由肝药酶代谢，并与葡萄糖醛酸相结合。仅有1%原形药物由尿排出。其肾小管重吸收率较高。长期应用有蓄积性。

【适应证】①适用于活动性类风湿关节炎、强直性脊柱炎、增生性骨关节病。②偶用于恶性肿瘤、结核病及急性血吸虫病、丝虫病等寄生虫病引起的高热。

【用法和用量】口服：一次0.1～0.2g，每日3次，餐后服。1周后逐渐减量，维持量为每日0.1～0.2g。

【不良反应】与保泰松相似。①可有恶心、呕吐、胃部不适或腹泻等胃肠道反应，个别病例可发生消化性溃疡。②可引起粒细胞减少、血小板减少，甚至再生障碍性贫血。③本品能促进肾小管对Na^+及水的重吸收，可引起水、钠潴留而致组织水肿。

【禁忌证】①高血压、严重心脏病、消化性溃疡者及肝、肾功能损害者禁用。②对本品过敏者禁用。

【注意】①本品长期应用可有蓄积，1周后需减量。②本品对骨髓有抑制作用，用药期间应定期检查血象。③老年人慎用。④服用本品时忌盐。

【药物相互作用】本品吸收后可与血浆蛋白大量结合，血浆半衰期长，长期应用时可明显蓄积，与口服抗凝血药、口服降糖药、苯妥英钠、磺胺及糖皮质激素等同时应用可提高其作用和毒性，故临床使用时应注意调整上述药物的用量。

【制剂】片剂：每片0.1g。

非普拉宗　Feprazone

$$\mathrm{(CH_3)_2C{=}CHCH_2}\text{-pyrazolidine-3,5-dione, } N,N'\text{-}(\mathrm{C_6H_5})_2$$

【其他名称】戊烯保泰松，戊烯松，Prenazone。

【ATC 编码】M01AX18

【药理学】本品为吡唑酮类非甾体抗炎药，具有抗炎、镇痛作用及一定的解热作用。其抗炎作用强度与保泰松、吲哚美辛相当或较优，其镇痛作用稍强于等剂量的保泰松。本品胃肠耐受性较好。口服后经胃肠道迅速吸收，4～6小时达血药浓度峰值。血浆半衰期约20小时。在体内转化后，以代谢物的形式随尿排泄。

【适应证】用于类风湿及风湿性关节炎、骨关节炎、强直性脊柱炎、肌纤维组织炎等症。

【用法和用量】口服：每次200mg，每日2～3次。维持量每日100～200mg。

【不良反应】少数患者服药后出现恶心、呕吐、头痛、皮疹、全身瘙痒、面部水肿、黄疸等。

【注意】肝肾功能不全者、血液系统疾病患者、消化性溃疡患者慎用。

【药物相互作用】可增强香豆素类口服抗凝药、胰岛素、磺酰脲类口服降血糖药、甲氨蝶呤和苯妥英钠的作用，合用时须减量。

【制剂】片剂：每片 50mg；100mg；200mg。

丁苯羟酸 Bufexamac

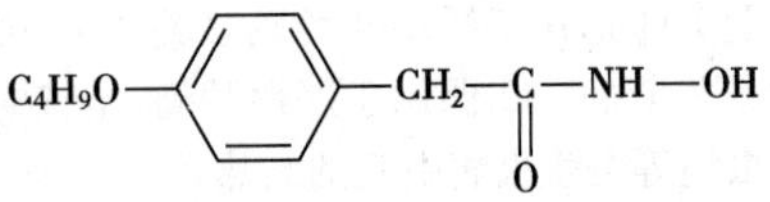

C_4H_9O—(苯环)—CH_2—C(=O)—NH—OH

【其他名称】皮炎灵，丁苯乙肟，Droxarol，Feximac。

【ATC 编码】M01AB17

【性状】为针状结晶，几乎不溶于水。熔点 153～155℃。

【药理学】为非甾体抗炎镇痛药，其抗炎、镇痛疗效与保泰松相似。临床曾用 5% 软膏或霜剂治疗皮肤疾患（主要为急慢性湿疹及神经性皮炎），总有效率 85.14%，显效率 50.9%。亦可用于风湿病的局部治疗。必要时可采用电离子透入疗法、超声波或按摩 10 分钟以增加吸收。

【适应证】适用于类风湿关节炎及髋关节炎等。

【用法和用量】口服：每日 0.75～1.5g，分次服用。5% 软膏或霜剂可用以治疗各种皮肤病、瘙痒及银屑病。

【不良反应】①口服可刺激胃肠道，溃疡病患者尤为明显。②使用霜剂可能产生局部疼痛及烧灼感。长期使用本药，可有皮肤色素沉着。③曾报告可引起过敏性皮炎、接触性皮炎、皮肤光敏反应。

【禁忌证】肝病患者避免使用。

【制剂】霜剂（外用）：软管装每支 0.25g（5g）；0.5g（10g）。片剂：每片 0.25g。

苄达明 Benzydamine

【其他名称】炎痛静，消炎灵。

【ATC 编码】M01AX07

【药理学】本品为非甾体抗炎药，具有抗炎、解热、镇痛作用，对炎症性疼痛有效。抗炎作用与保泰松相似或稍强。本品尚有罂粟碱样解痉作用。

【适应证】用于关节炎及术后疼痛。曾用于类风湿关节炎的治疗，现已少用。

【用法和用量】每次 25～50mg，1 日 3 次，餐后服。

【不良反应】有消化系统不良反应及头晕、失眠等。可能引起白细胞减少。

【制剂】片剂：每片 25mg。

依匹唑 Epirizole

【其他名称】嘧吡唑，Mepirizol，DA-398，Mebron。

【药理学】是一种非甾体抗炎药。有抗炎镇痛及解热作用，抗炎作用较阿司匹林、保泰松强。

【适应证】用于各种炎症性疼痛。

【用法和用量】1 日量 150～450mg，分 2～4 次，餐后服。

【制剂】片剂：每片 50mg；75mg；150mg。胶囊剂：每粒 75mg；150mg。

15.6 苯胺类

对乙酰氨基酚〔药典（二）；基；医保（甲、乙）〕 Paracetamol

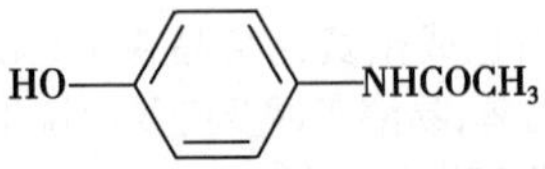

HO—(苯环)—$NHCOCH_3$

【其他名称】扑热息痛，醋氨酚，百服宁，必理通，泰诺，Acetaminophen。

【ATC 编码】N02BE01

【性状】为白色结晶或结晶性粉末；无臭，味微苦。在热水或乙醇中易溶，在丙酮中溶解，在水中略溶。

【药理学】有解热、镇痛作用，类似阿司匹林，但抗炎作用较弱。对血小板及凝血机制无影响。口服后吸收迅速，0.5～2 小时血药浓度达峰值，血浆蛋白结合率 25%～50%。本品 90%～95% 在肝脏代谢，中间代谢产物对肝脏有毒性，主要以与葡萄糖醛酸结合的形式从肾脏排泄，24 小时内约有 3% 以原形随尿排出。其血浆半衰期为 1～4 小时（平均 2 小时），肾功能不全时半衰期不受影响，但肝功能不全患者及新生儿、老年人半衰期有所延长，而小儿则有所缩短。

【适应证】用于感冒、发热、关节痛、神经痛及偏头痛、癌性痛及手术后止痛。本品还可用于对阿司匹林过敏、不耐受或不适于应用阿司匹林的患者（水痘、血友病以及其他出血性疾病等）。

【用法和用量】①口服：1 次 0.3～0.6g，1 日 0.6～1.8g，1 日量不宜超过 2g，一疗程不宜超过 10 日；儿童 12 岁以下按每日 1.5g/m^2 分次服（如按年龄计：2～3 岁，1 次 160mg；4～5 岁，1 次 240mg；6～8 岁，1 次 320mg；9～11 岁，1 次 400mg。每 4 小时或必要时服 1 次）。②肌内注射：1 次 0.15～0.25g。③直肠给药：1 次 0.3～0.6g，1 日 1～2 次。3～12 岁小儿，1 次 0.15～0.3g，1 日 1 次。

【不良反应】①不良反应较少，不引起胃肠出血。②可引起恶心、呕吐、出汗、腹痛及皮肤苍白等，少数病例可发生过敏性皮炎（皮疹、皮肤瘙痒等）、粒细胞缺乏、血小板减少、高铁血红蛋白血症、贫血及肝、肾功能损害等。

【禁忌证】①重度肝功能不全患者、重度活动性肝病患者、重度肾功能不全患者、使用 NSAIDs 后诱发哮喘者、荨麻疹或过敏反应的患者、冠状动脉旁路移植术围术期疼痛患者、活动性消化性溃疡或出血、有复发溃疡或出血史者、重度心力衰竭患者禁用。②3 岁以下儿童禁用本药小儿灌肠液。

【注意】①慎用于乙醇中毒、肝病或病毒性肝炎、肾功能不全的患者。②可干扰血糖、血清尿酸、肝功能、凝血酶原时间等的测定。③剂量过大可引起肝脏损害，严重者可致昏迷甚至死亡。如有可能，可测定本品血药浓度或 $t_{1/2}$ 以了解肝损程度。④本品不宜大量或长期服用，以免引起造血系统及肝肾损害。

【药物相互作用】①因可减少凝血因子在肝内的合成，有增强抗凝药的作用，长期或大量使用时应注意根据凝血酶原时间调整用量。②与齐多夫定、阿司匹林或其他NSAIDs药合用，明显增加肾毒性。

【制剂】片剂：每片0.1g；0.16g；0.3g；0.5g。咀嚼片：每片0.08g；0.16g。分散片：每片0.1g。泡腾片：每片0.5g。缓释片：每片0.65g。口腔崩解片：每片0.125g；0.16g。胶囊剂：每粒0.3g。胶丸：每粒0.005g。颗粒剂：每袋0.08g；0.1g；0.16g；0.25g；0.5g。泡腾颗粒：每袋0.1g；0.5g。干混悬剂：每袋0.3g；1.25g；0.5g；3.75g。缓释干混悬剂：每袋0.65g。口服混悬液：每瓶0.96g（30ml）；3.2g（100ml）。混悬滴剂：每瓶1.5g（15ml）。糖浆剂：每瓶2.4g（100ml）。口服溶液：每瓶0.16g（5ml）；2.4g（100ml）。凝胶：每支0.12g（5g）。注射液：每支0.075g（1ml）；0.25g（2ml）。栓剂：每枚0.125g；0.15g；0.3g。灌肠液：每支0.1g（2ml）。

丙帕他莫　Propacetamol

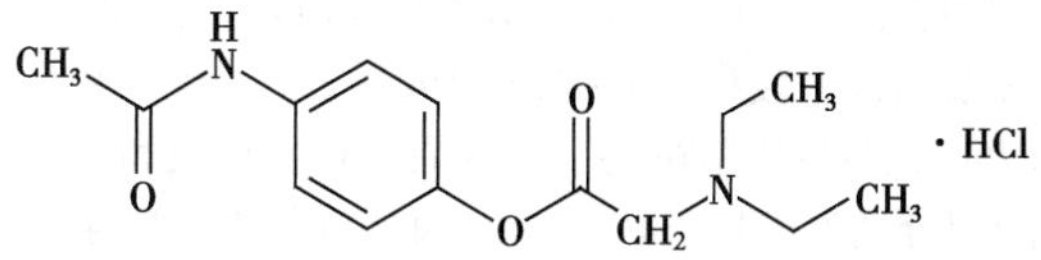

【ATC编码】N02BE05

【药理学】本药是对乙酰氨基酚的前体药物，具有解热镇痛作用。静脉给药后，可迅速被血浆酯酶水解，释出对乙酰氨基酚而起作用。本药1g在血液中分解为对乙酰氨基酚0.5g。本药在血浆中99%迅速（水解半衰期约11分钟）水解成对乙酰氨基酚及*N*,*N*-二乙基甘氨酸。平均血浆半衰期为2.5～3.6小时。静脉输注后，于15分钟开始起效，1～2小时达药效峰浓度，镇痛作用持续4～6小时，解热作用维持4小时。对乙酰氨基酚主要在肝脏代谢，60%～80%与葡萄糖醛酸结合后随尿排泄，20%～30%与硫酸结合后排泄。有5%以上以原形排出。4%被细胞色素P-450转化为一种与谷胱甘肽结合的代谢物，主要随尿液排泄。二乙基甘氨酸部分在尿中以原形排泄。

【适应证】用于在口服给药方式不适合的情况下的中度疼痛的短期治疗，尤其是外科手术后疼痛。也可用于发热的短期治疗。

【用法和用量】（1）成人及15岁以上儿童：①静脉注射：每次1～2g，每日2～4次，给药间隔最少不得短于4小时，最大日剂量为8g。体质虚弱的患者给药剂量为一次1g。②静脉滴注：剂量参见"静脉注射"项。本药临用前用适量0.9%氯化钠注射液或所附专用溶媒枸橼酸钠溶液完全溶解，将其稀释成终浓度为20mg/ml的溶液后使用，并在15分钟内给药完毕。

（2）老年患者由于肝、肾功能减退，本药半衰期有所延长，易发生不良反应，应适当减量使用。

【不良反应】①常见不良反应主要是注射部位局部疼痛（10%）。发生率低于万分之一的不良反应有头晕、身体不适、红斑或荨麻疹等轻度过敏反应、血小板减少、白细胞减少、贫血、低血压、氨基转移酶升高和接触性皮炎。有发生应急性休克的报道。②大剂量或长期使用时，凝血酶原时间、血清胆红素、乳酸脱氢酶（LDH）、血清氨基转移酶均可升高。③本药也可能导致严重心血管血栓性不良反应、心肌梗死和脑卒中的风险增加、新发高血压或已有高血压症状加重。④本药还可能导致严重的皮肤不良反应，如剥脱性皮炎、Stevens-Johnson综合征（SJS）、中毒性表皮坏死松解症（TEN）。

【禁忌证】禁用于冠状动脉旁路移植术（CABG）围术期的患者、严重肝功能损害者、肌酐清除率低于30ml/min者。未满3个月的婴儿禁用。

【制剂】注射用盐酸丙帕他莫：每支1.0g；2.0g。

贝诺酯[药典(二)]　Benorilate

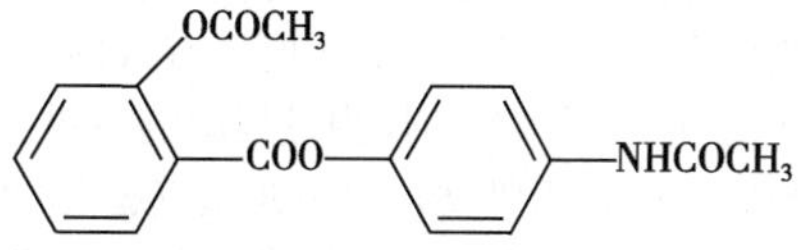

【其他名称】扑炎痛，对乙酰氨基酚乙酰水杨酸酯，Benasprate，Benorylate，Benoral，Benortan。

【ATC编码】N02BA10

【性状】为白色结晶或结晶性粉末；无臭，无味。在沸乙醇中易溶，在沸甲醇中溶解，在甲醇或乙醇中微溶，在水中不溶。

【药理学】为对乙酰氨基酚与阿司匹林的酯化产物，是一新型抗炎、解热、镇痛药。口服后于肠内吸收，$t_{1/2}$ 约1小时，肝中代谢。特点是很少引起胃肠出血。

【适应证】主用于类风湿关节炎、急慢性风湿性关节炎、风湿痛、感冒发热、头痛、神经痛及术后疼痛等。

【用法和用量】①类风湿、风湿性关节炎：口服每次4g，每日早、晚各1次，或每次2g，1日3～4次；幼年类风湿关节炎，每次1g，1日3～4次。②一般解热、镇痛：1次0.5～1.5g，1日1.5～4.5g；儿童3个月～1岁，25mg/kg，1日4次；1～2岁每次250mg，1日4次；3～5岁，每次500mg，1日3次；6～12岁，每次500mg，1日4次。成人疗程不超过10日。老年人用药每日不超过2.6g，疗程不超过5日。

【不良反应】①胃、肠道反应较轻微，可有恶心、胃烧灼感、消化不良、便秘，也有报道引起腹泻者。②可引起皮疹。③嗜睡、头晕、定向障碍等神经精神症状。④用量过大时，有些患者可发生耳鸣或耳聋。

【禁忌证】肝、肾功能不全，阿司匹林过敏者禁用。

【制剂】片剂：每片0.2g；0.4g；0.5g。分散片：每片0.2g；0.5g。胶囊剂：每粒0.25g。颗粒剂：每袋0.5g。混悬液：每支10g（50ml）。小儿散剂：每袋0.2g。

15.7 萘酰碱酮类

尼美舒利〔药典(二);医保(甲)〕 Nimesulide

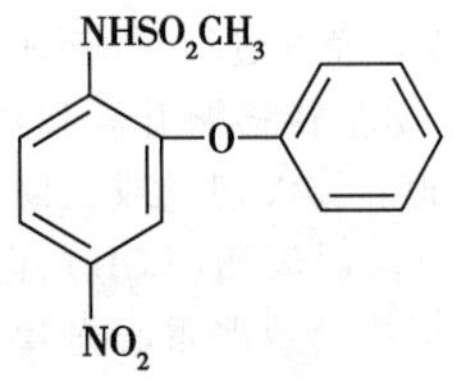

【其他名称】美舒宁。

【ATC 编码】M01AX17

【药理学】本品是一种非甾体抗炎药,以磺基为功能基团。由于这一活性基团使其具有很强的抗炎、镇痛与解热作用,且胃肠道不良反应较少。本品的作用机制为选择性地抑制环氧化酶-2(COX-2),而且能抑制炎症过程中的所有介质。

本品吸收迅速而完全,血浆达峰时间为1~2小时。吸收后广泛与血浆蛋白结合,游离型药物仅占0.7%~4%。本品主要分布在细胞外液,表观分布容积为0.19~0.39L/kg;在肝脏代谢。其代谢产物大部分随尿液排出,其余约为剂量的20%从粪便排出。$t_{1/2}$约为2~3小时。有效的治疗浓度持续6~8小时。年龄对本品的体内过程影响不明显,80岁以下老年人与成人用量相似,7岁以下儿童应适当调整剂量。

【适应证】主要用于类风湿关节炎和骨关节炎、痛经、手术后痛和发热等。

【用法和用量】口服:成人,每次100mg,每日2次,餐后服用。儿童常用剂量为5mg/(kg·d),分2~3次服用,12岁以下儿童禁用。老年人不需调整剂量。

【不良反应】本品耐受性良好,不良反应偶见胃灼热、恶心和胃痛、出汗、脸部潮红、兴奋过度、皮疹、红斑和失眠。罕见头痛、眩晕。曾有肝损害的报道。

【禁忌证】禁用于活动期消化性溃疡病、中重度肝功能不全、严重的肾功能障碍(肌酐清除率小于30ml/min)、冠状动脉旁路移植术围术期等患者以及以往对该药存在高度敏感性的患者和妊娠期妇女。

【注意】①慎用于对阿司匹林或其他非甾体抗炎药过敏的患者和哺乳期妇女。②应用本药时,如出现因肝脏受损导致的黄疸或肝酶上升至正常值3倍,应停药治疗。

【药物相互作用】①降低口服呋塞米的生物利用度及血药浓度。②尼美舒利可置换水杨酸、呋塞米及甲苯磺丁脲与血浆蛋白结合,使其游离浓度增高,药理作用增强。

【制剂】片剂:每片50mg;100mg。

萘丁美酮〔药典(二);医保(甲、乙)〕 Nabumetone

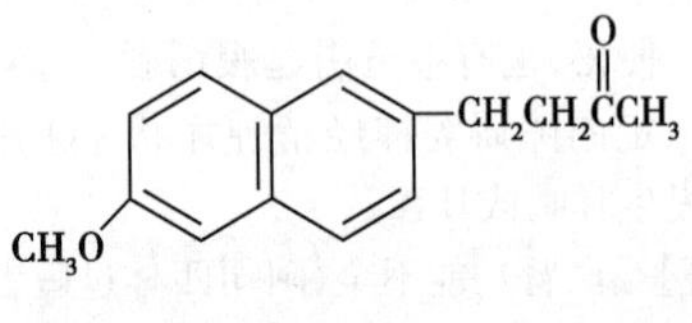

【ATC 编码】M01AX01

【药理学】本品是一种非酸性、非离子性前体药物,口服吸收后,经肝脏转化为主要活性产物6-甲氧基-2-萘乙酸(6-MNA),该活性代谢物通过抑制前列腺素合成而具有抗炎、镇痛和解热作用。其在体外还有抑制多形核白细胞和单核细胞向炎症组织迁移的能力,并抑制炎症渗出物中某些水解酶活性。对胃黏膜影响小,在治疗剂量下不引起明显的胃肠道损伤,对血小板和出血时间影响甚微,故出血和溃疡发生率较低。另外,本品活性代谢物的半衰期为24小时,故一天仅服一次,服用方便,依从性高。

本品口服后在十二指肠吸收较完全,在肝脏有显著的首关效应。口服1g本品后4~6小时其活性代谢物血药浓度达峰值(22μg/ml),约3.5%转化为6-MNA,50%转化为其他代谢物,随后从尿中排泄。与食物或牛奶同时服可增加吸收率,6-MNA的清除半衰期在年轻人为24小时,在老年人为30小时。6-MNA的稳态血浆浓度不受肾功能不全的影响。老年人达到的血浆浓度高于年轻人,然而每日1次给药不会引起药物蓄积。活性代谢物6-MNA经肝转化为非活性产物,80%从尿排泄,10%从粪便排出。

【适应证】本品用于各种急、慢性关节炎以及运动性软组织损伤、扭伤和挫伤、术后疼痛、牙痛、痛经等。

【用法和用量】口服,每次1g,每日1次,睡前服。一日最大量为2g,分2次服。体重不足50kg的成人可以每日0.5g起始,逐渐上调至有效剂量。

【不良反应】①本品胃肠道不良反应包括:恶心、呕吐、消化不良、腹泻、腹痛和便秘,约1%~3%。上消化道出血约0.7%,溃疡发生率在短疗程(6周~6个月)组和在长疗程(8年)组分别为0.1%和0.95%。每日口服萘丁美酮2g的腹泻发生率增加。②皮疹和瘙痒发生率约2.1%。水肿发生率约1.1%。头痛、头晕、耳鸣、多汗、失眠发生率小于1.5%。

【禁忌证】禁用于对阿司匹林过敏者及活动性溃疡、消化道出血、严重肝功能不全、妊娠晚期患者。

【注意】①慎用于有急慢性胃炎、胃及十二指肠溃疡、肝功能不全、哮喘、心力衰竭或水肿、高血压、血友病、正使用抗凝药的患者和过量服用酒精的患者,以及有药物过敏史者。②因用餐中服本品的吸收率可增加,故应在餐后或临睡前服用本品。

【制剂】片剂:每片0.25g;0.5g;0.75g。胶囊剂:每粒0.2g;0.25g。分散片:每片0.5g。干混悬剂:每支0.5g。

15.8 昔康类

吡罗昔康〔药典(二);医保(乙)〕 Piroxicam

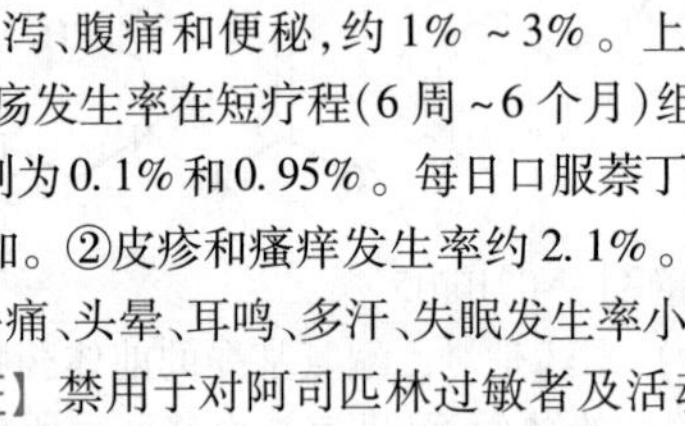

【其他名称】炎痛喜康,Feldeen。

【ATC 编码】M02AA07

【性状】为类白色或微黄绿色的结晶性粉末;无臭,无味。在三氯甲烷中易溶,在丙酮中略溶,在乙醇或乙醚中微溶，在水中几乎不溶；在酸中溶解，在碱中略溶。熔点198～202℃。

【药理学】本品为一长效抗炎镇痛药。通过抑制环氧化酶使前列腺素的合成减少及抑制白细胞的趋化和溶酶体酶的释放而发挥作用。用于治疗风湿性及类风湿关节炎，有明显的镇痛、抗炎及一定的消肿作用，近期有效率达85%以上。其疗效与吲哚美辛、布洛芬及萘普生相似。本品还能可逆性地抑制血小板聚集，作用比阿司匹林弱，但持续时间可达停药后2周。其特点为服量小，每日20mg，4～7日可达稳态血药浓度。本品口服吸收好，蛋白结合率大于90%，$t_{1/2}$平均为50小时。主要经肝脏代谢，66%以羟化物及葡萄糖醛酸结合物形式经肾排泄，33%经粪便排泄，尿中原形药占5%。

【适应证】用于治疗风湿性及类风湿关节炎。

【用法和用量】（1）口服：抗风湿，1日20mg，1日1次；抗痛风，1日40mg，1日1次，连续4～6日。肌内注射：1次10～20mg，1日1次。

（2）局部给药：①凝胶：取适量涂于患处，一日2～3次。②搽剂：取适量涂于患处，一日2次。③软膏：一次10～20mg，或根据患部面积酌情增量或减量，一日1～2次。

【不良反应】①最常见的不良反应为胃肠道症状，如恶心、胃痛、食欲缺乏及消化不良等，发生率约为20%，其中有3.5%的患者需要停药。服药量大于每日20mg时，胃溃疡发生率明显增高，严重的合并出血甚至穿孔。②常见头晕、水肿、血尿素氮增高、腹泻或便秘、粒细胞减少、再生障碍性贫血等，发生率1%～3%，停药后一般可自行消失。③偶见肝功能异常、血小板减少、脱皮、视力模糊、高血压、低血糖和精神抑郁等，发生率小于1%。

【禁忌证】禁用于对本品过敏、胃与十二指肠溃疡患者、儿童、妊娠期及哺乳期妇女。

【注意】①本品不宜长期服用，长期服用可引起胃溃疡及大出血。如需长期服药，应注意血象及肝肾功能，并注意大便色泽有无变化，必要时进行大便隐血试验。②慎用于凝血机制或血小板功能障碍、哮喘、心功能不全、高血压、肝肾功能不全、感染性疾病和老年人。

【药物相互作用】本品与左氧氟沙星、氧氟沙星合用，可抑制γ-氨基丁酸对中枢的抑制作用，使中枢的兴奋性增高，癫痫发作的危险性增加。

【制剂】片（胶囊）剂：每片（粒）10mg；20mg。注射液：每支10mg（1ml）；20mg（2ml）。凝胶剂：每支50mg（10g）；60mg（12g）；100mg（20g）；125mg（25g）。搽剂：每支0.5g（50ml）。软膏：每支0.1g（10g）。

美洛昔康〔药典（二）；医保（乙）〕　Meloxicam

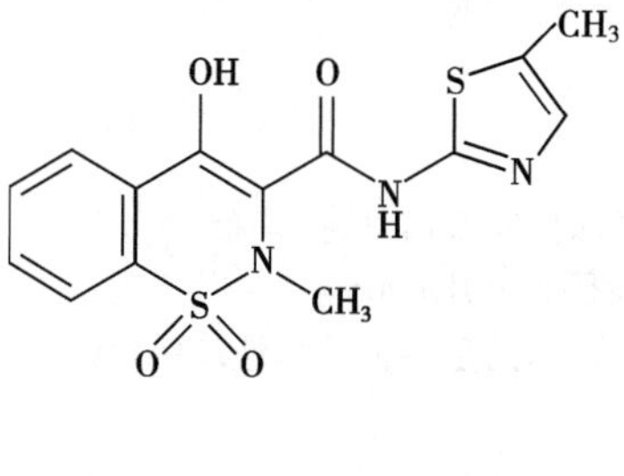

【其他名称】莫比可，Mobic。

【ATC编码】M01AC06

【药理学】本品为烯醇酸类非甾体抗炎药，具有抗炎、镇痛和解热作用。选择性地抑制环氧化酶-2（COX-2），对环氧化酶-1的抑制作用弱，因此消化系统等不良反应少。本品口服给药吸收良好，生物利用度为89%，起效时间为30分钟，其渗入炎性滑膜的浓度约为血药浓度的50%，血浆中99%以上的药物与血浆蛋白结合，$t_{1/2}$约为20小时。本品在肝内代谢，代谢产物无活性，约50%从尿中排出，其余从粪便排出。肝功能不全或轻、中度肾功能不全时，本品药动学参数无明显变化。

【适应证】适用于类风湿关节炎和骨关节炎的对症治疗。

【用法和用量】类风湿关节炎：成人1日15mg，每日1次，根据治疗后反应，剂量可减至7.5mg/d。骨关节炎：7.5mg/d，如果需要，剂量可增至15mg/d。严重肾衰竭患者透析时，剂量不应超过7.5mg/d。

【不良反应】包括胃肠道反应（常见消化不良、恶心、腹痛或腹泻；罕见溃疡、出血或穿孔）；贫血、白细胞减少和血小板减少、瘙痒、皮疹；口炎；轻微头晕、头痛；水肿、血压升高等。常见肝酶升高（10%），偶见肾损害（0.4%）。停药后大多消失。

【禁忌证】禁用于使用阿司匹林或其他非甾体抗炎药后出现哮喘、鼻腔息肉、血管神经性水肿或荨麻疹的患者。禁用于活动性消化性溃疡、严重肝功能不全、非透析患者之严重肾功能不全、15岁以下的患者，妊娠期及哺乳期妇女。

【注意】慎用于有胃肠道疾病史和正在应用抗凝剂治疗的患者。

【药物相互作用】①与甲氨蝶呤合用，增加甲氨蝶呤的血液毒性。②合用口服抗凝剂、溶栓剂，有增加出血的可能。③可降低β-肾上腺素受体拮抗药、血管紧张素转换酶抑制药、袢利尿药（呋塞米除外）、噻嗪类药物的降压和利尿作用。④与保钾利尿药合用，降低利尿作用，可能导致高钾血症或中毒性肾损害。⑤与环孢素合用，环孢素中毒的危险性增加。⑥与左氧氟沙星、氧氟沙星合用，癫痫发作的危险性增加。

【制剂】片剂：每片7.5mg；15mg。胶囊剂：每粒7.5mg。

氯诺昔康〔药典（二）；医保（乙）〕　Lornoxicam

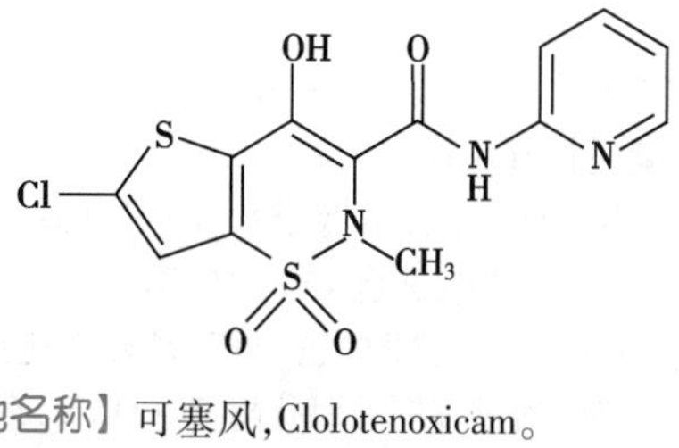

【其他名称】可塞风，Clolotenoxicam。

【ATC编码】M01AC05

【药理学】氯诺昔康是替诺昔康（Tenoxicam）的氯化物。其作用与吡罗昔康相似，具有镇痛、抗炎和解热作用。

它可选择性地抑制 COX-2，其强度比吡罗昔康稍弱。激活阿片神经肽系统，发挥中枢性镇痛作用。本品解热作用较弱，所需剂量为抗炎剂量的 10 倍。氯诺昔康口服吸收较慢，24 小时达血药峰浓度。食物可能减少其吸收率 20%，并推迟其吸收速度。血浆蛋白结合率为 99%。分布于全身，亦分布于滑膜液中。经肝脏代谢成为无活性的代谢产物，最后从肾脏（42%）和粪便（51%）排出体外。$t_{1/2}$ 约为 3～5 小时。

【适应证】可用于妇产科和矫形手术后的急性疼痛、急性坐骨神经痛或腰痛。亦可用于慢性腰痛，关节炎、类风湿关节炎和强直性脊柱炎。

【用法和用量】急性轻度或中度疼痛：每日剂量为 8～16mg，分 2～3 次服用；每日最大剂量为 16mg。风湿性疾病引起的关节疼痛和炎症：每日剂量为 12mg，分 2～3 次服用；服用剂量不应超过 16mg。

【不良反应】①胃肠不良反应约 16%，一般的不良反应和（或）中枢神经系统紊乱 5%，皮肤反应 2%。②常见腹痛、腹泻、眩晕、头痛，以及血清尿素氮和肌酐升高，肝功能异常。③偶见失眠、嗜睡、脱发、斑疹、水肿，血压增高或降低，心悸，肝功能障碍，耳鸣。

【禁忌证】禁用于妊娠期及哺乳期妇女、18 岁以下患者。

【注意】①出现胃肠出血时应停药。患胃肠疾病者初次使用本品时必须特别注意。②长时间使用本品时必须定期检查血象及肝肾功能。③慎用于老人、哮喘、肝肾功能受损者以及有胃肠道出血或十二指肠溃疡病史者、凝血障碍者。

【制剂】片剂：每片 4mg。

15.9 昔布类

塞来昔布〔医保（乙）〕 Celecoxib

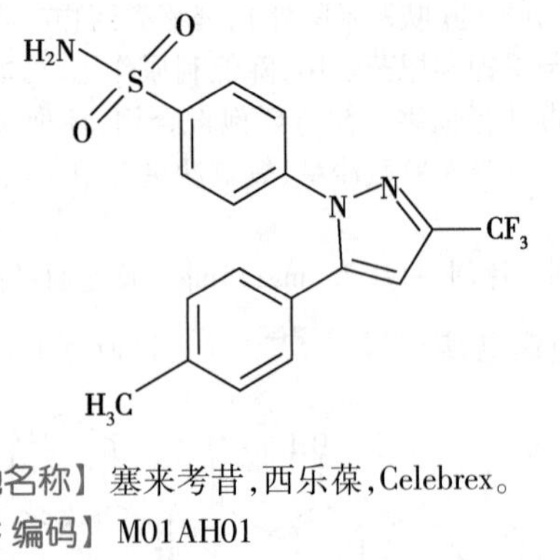

【其他名称】塞来考昔，西乐葆，Celebrex。

【ATC 编码】M01AH01

【性状】为白色粉末，不溶于水，溶于甲醇、乙醇、二甲亚砜及丙酮等有机溶剂，熔点 158～163℃。

【药理学】本品为非甾体抗炎药，是环氧化酶-2（COX-2）选择性抑制剂，通过抑制环氧化酶-2（COX-2）阻断花生四烯酸合成前列腺素而发挥抗炎镇痛作用。分子生物学研究表明，其对 COX-2 和 COX-1 的最小半数抑制浓度（IC_{50}）分别为 0.04μmol/L 和 15μmol/L，对 COX-2 的选择性比对 COX-1 选择性强。

本品口服吸收快而完全，生物利用度约为 99%。口服后达峰时间约 3 小时，$t_{1/2}$ 约为 10～12 小时，稳态时分布容积约 400L。每次 400mg，每日 2 次，多剂量给药无蓄积作用。与食物（尤高脂食物）同服可延缓其吸收，抗酸剂氢氧化镁则可使其吸收减少约 10%。本品广泛分布于全身各组织，可通过血脑屏障。其血浆蛋白结合率约 97%，在肝中经细胞色素 P-450 2C9（CYP2C9）代谢，其代谢产物与葡萄糖醛酸结合成葡萄糖醛酸酐从粪便中排出。小于 1% 以原形从尿中排出。

【适应证】用于急、慢性骨关节炎和类风湿关节炎。

【用法和用量】治疗骨关节炎，1 日 200mg，分 2 次服或顿服；用于类风湿关节炎，剂量为 1 日 100mg 或 200mg，每日 2 次。

【不良反应】①本品常见的不良反应为上腹疼痛、腹泻与消化不良。内镜检查显示，服用本品 200mg，每日 2 次，超过 12 周，胃及十二指肠溃疡的发生率为 7%。②偶见肝、肾功能损害和视力障碍。但本品不抑制血小板聚集，也不延长出血时间。③研究表明，每日服用塞来昔布（西乐葆）400～800mg 的患者发生致死性或非致死性心血管事件的危险约为安慰剂对照组的 2.5 倍。欧洲药品管理局已经确认，心血管风险的增加可能是昔布类药物共有的“类别效应”。该机构已经将缺血性心脏病或脑卒中列为昔布类药物的禁忌证。2016 年加拿大卫生部网站公布，塞来昔布（在剂量高于 200mg/d 时）可能与严重心脏和卒中相关副作用风险增加相关，而且该风险与大剂量双氯芬酸（≥150mg/d）或布洛芬（≥2400mg/d）使用相关风险相似。

【禁忌证】禁用于已知对阿司匹林（或其他非甾体抗炎药）过敏和对磺胺类药过敏的患者。

【注意】①18 岁以下的患者和哺乳期妇女不宜使用。②慎用于心脑血管病患者。

【药物相互作用】①扎鲁司特、氟康唑、他汀类调脂药等细胞色素 CYP2C9 抑制剂可使塞来昔布代谢减慢而升高血药浓度。②可使 β 受体拮抗剂、抗抑郁药及抗精神病药的血药浓度升高。

【制剂】胶囊剂：每粒 100mg。

依托考昔〔医保（乙）〕 Etoricoxib

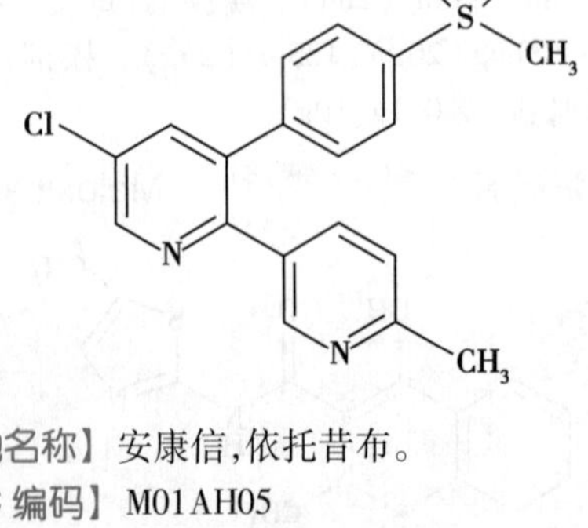

【其他名称】安康信，依托昔布。

【ATC 编码】M01AH05

【药理学】本品是一种选择性环氧化酶-2（COX-2）抑制

药，通过抑制环氧化酶、减少前列腺素和血栓素生成而发挥解热、镇痛和抗炎作用。本品口服吸收良好，30～240mg 单次口服后，药动学呈线性关系，血药浓度达峰时间约1小时，半衰期约为22小时。本品血浆蛋白结合率为92%。稳态分布容积约为120L。动物实验显示，本品可通过胎盘及血脑屏障。CYP3A4、CYP2D6、CYP2C9、CYP1A2 和 CYP2C19 可能参与了本品的代谢，但主要是 CYP3A4 起作用。本品约20%代谢物经粪便排泄，约80%代谢物经尿排泄，尿液中回收的原形药物不足1%。

【适应证】用于急性痛风性关节炎、类风湿关节炎、骨关节炎、慢性腰背疼痛、强直性脊柱炎、原发性痛经和术后牙痛等。

【用法和用量】急性痛风性关节炎，120mg，每日1次。本品120mg 只适用于症状急性发作期，最长使用8日。上述剂量是最大推荐剂量。老年人、不同性别和种族的人群均不需调整剂量。肝功能不全：轻度肝功能不全患者（ChildPugh 评分5～6），本品使用剂量不应超过60mg，每日1次；中度肝功能不全患者（ChildPugh 评分7～9），应当减量，不应超过隔日60mg；对重度肝功能不全患者（ChildPugh 评分>9），目前尚无临床或药动学资料。肾功能不全（肌酐清除率<30ml/min）的患者不推荐使用本品。对于轻度肾功能不全（肌酐清除率≥30ml/min）不需要调整剂量。

【不良反应】不良反应报道有过敏反应、焦虑、失眠、味觉障碍、嗜睡、充血性心力衰竭、高血压危象、支气管痉挛、腹痛、口腔溃疡、消化溃疡包括穿孔和出血（主要发生在老年患者）、呕吐、腹泻、肝炎、血管性水肿、瘙痒、皮疹、Stevens-Johnson 综合征、风疹、肾功能不全包括肾衰竭，一般停药后可恢复。

【禁忌证】禁用于缺血性心脏病和脑卒中患者。

【注意】①妊娠前6个月，只有当可能获得的益处大于对胎儿的潜在危险时，才能应用本品。②尚不清楚本品是否经人类乳汁分泌。由于很多药物可经人类乳汁分泌，而且抑制前列腺素合成的药物对哺乳期的婴儿可能有不良影响，应当考虑药物对母亲的作用以决定是终止哺乳还是停药。③尚未确立本品在儿童患者中的安全性和疗效。④如发生过量，可采取常规的治疗措施，如从胃肠道中清除未被吸收的药物，给予临床监测，必要时使用支持治疗。本品不能被血液透析清除，目前尚不清楚是否可被腹膜透析清除。⑤有心脏病危险因素的患者使用时谨慎。

【药物相互作用】①在长期稳定使用华法林治疗的受试者中，120mg/d 的依托考昔会使凝血酶原时间的国际标准化比值（INR）升高约13%。对接受华法林或类似药物治疗的患者，当开始使用依托考昔或改变依托考昔的剂量时，应监测 INR 值，特别是在最初几天。②利福平是肝酶的强诱导剂，可使本品血浆曲线下面积（AUC）降低65%。③高于90mg/d 的依托考昔和甲氨蝶呤同时给药时，应考虑监测与甲氨蝶呤相关的毒性反应。④COX-2 选择性抑制剂可以降低血管紧张素转换酶抑制剂或血管紧张素Ⅱ受体拮抗剂的降压效应。正在使用依托考昔治疗的肾功能不全的患者，合用血管紧张素转换酶抑制剂或血管紧张素Ⅱ受体拮抗剂可能会导致肾功进一步受损。⑤本品可使锂盐血浆水平增高。⑥本品与小剂量阿司匹林、口服避孕药、激素替代治疗药并用，可使这些药物浓度升高，不良反应增加。

【制剂】片剂：每片30mg；60mg；90mg；120mg。

【贮法】密闭，30℃以下贮存。

帕瑞昔布〔医保(乙)〕　Parecoxib

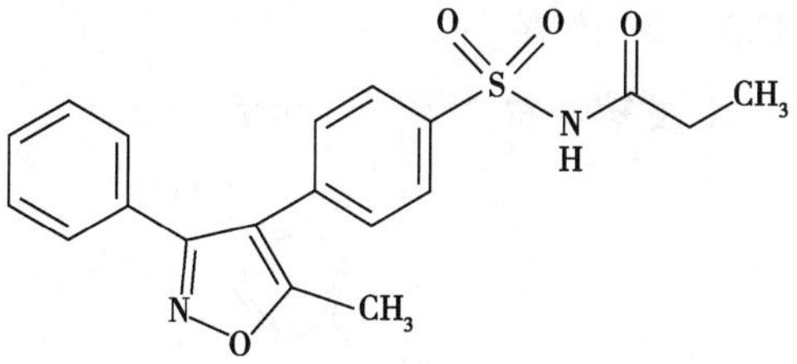

O　O　O
S　N H　CH3
N O　CH3

【其他名称】帕瑞考昔，特耐，Dynastat。

【ATC 编码】M01AH04

【性状】本品为白色或类白色冻干块状物。

【药理学】帕瑞昔布是第一种注射用选择性 COX-2 抑制剂。本品为前体药物，静脉注射或肌内注射后经肝脏酶水解，迅速转化为有药理学活性的伐地昔布。伐地昔布在临床剂量范围内是选择性环氧化酶-2（COX-2）抑制剂。近年研究认为本品可以显著缓解术后疼痛、减少吗啡用量、减少阿片类不良反应的发生。

【适应证】用于手术后疼痛的短期治疗。

【用法和用量】成人，每次40mg，静脉注射或深部肌内注射，随后视需要间隔6～12小时给予20mg 或40mg，总剂量不超过80mg/d。疗程不超过3日；体重<50kg 老年患者或中度肝功能损伤的患者，初始剂量减至常规剂量的一半且最高剂量应减至40mg/d。

【不良反应】常见不良反应有术后贫血，低钾血症，焦虑、失眠，感觉减退，高血压或低血压，呼吸功能不全、咽炎，干槽症，消化不良、胃肠气胀，瘙痒，背痛，少尿，外周水肿，肌酐升高。

【禁忌证】禁用于：①有严重药物过敏反应史，对磺胺类药物超敏者。②活动性消化道溃疡或胃肠道出血。③支气管痉挛、服用非甾体抗炎药后出现过敏反应。④妊娠晚期或哺乳期妇女。⑤严重肝功能损伤（血清白蛋白<25g/L 或 Child-Pugh 评分≥10）。⑥炎症性肠病。⑦充血性心力衰竭（NYHA Ⅱ～Ⅳ）、冠状动脉搭桥术后的疼痛、缺血性心脏疾病，外周动脉血管和（或）脑血管疾病的患者。

【注意】①具有发生心血管事件的高危因素（如高血压、高血脂、糖尿病、吸烟）者慎用。②同时服用 NSAIDs、老年人、有过胃肠道疾病病史、肝或肾功能损伤、心脏功能不全、有体液潴留倾向的患者慎用。③对有受孕计划的妇女，儿童或青少年不推荐使用。④可用于配制注射用帕瑞昔布钠的溶剂包括：0.9%氯化钠溶液、5%葡萄糖注射液、0.45%氯化钠溶液。一般来说，在25℃条件下保存不应超过12小时。除非溶液的配制是在严格控制的、并经过验证的无菌环境中进行，配制后的溶液应在24小时内使用，否则应废弃。

【药物相互作用】①与抗凝血药物合用将增加发生出血并发症的风险。②与ACEI或利尿药合用将增加发生急性肾功能不全的风险。③与环孢素或他克莫司合用时,应监测肾功能。④与氟康唑合用时,应降低本品剂量。⑤慎与氟卡尼、普罗帕酮、美托洛尔、苯妥英、地西泮、丙米嗪、锂剂合用。

【制剂】注射粉针剂:每支20mg;40mg。

【贮法】密闭保存。

艾瑞昔布[医保(乙)] Imrecoxib

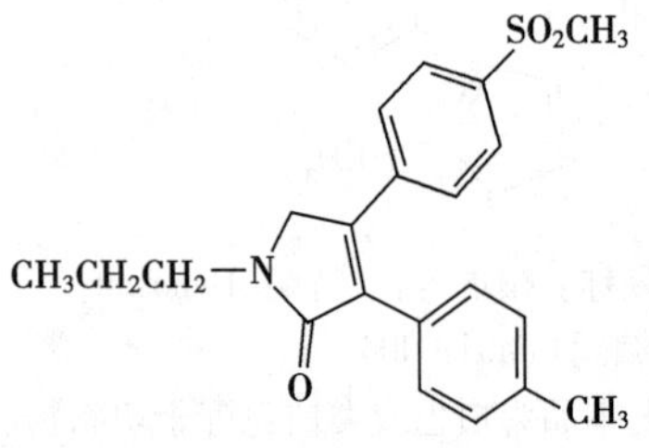

【药理学】通过抑制COX发挥镇痛作用。体外试验显示,本药对COX的同工酶COX-1和COX-2的抑制作用具有选择性,对COX-2的抑制作用强于COX-1,其对COX-2抑制作用的选择性高于吲哚美辛,略高于美洛昔康或与之相当,但低于塞来昔布。

单次口服本药30mg、60mg、90mg和200mg,血药峰浓度(C_{max})和曲线下面积(AUC)与剂量呈线性。空腹和餐后单次口服本药90mg的药动学表明,餐后给药的C_{max}和AUC明显大于空腹给药,但达峰时间(t_{max})和$t_{1/2}$无显著差异。原形药物在体内无蓄积。本药主要经细胞色素CYP2C9代谢,生成羟基代谢产物M_1和羧基代谢产物M_2。尿中游离型代谢物排泄率为40%,经酶水解后,尿中代谢物的总排泄率为50%。原形药物的血浆半衰期($t_{1/2}$)约为20小时。

【适应证】用于缓解骨关节炎的疼痛症状。

【用法和用量】口服,一次0.1g,一日2次,餐后服用,疗程为8周。多疗程累积用药时间暂限定为24周。

【不良反应】①心血管系统:可见高血压或高血压加重,少见心悸。②泌尿生殖系统:少见镜下血尿、血清尿素氮(BUN)升高、尿蛋白阳性、尿糖阳性、尿红细胞阳性。③肝脏:常见丙氨酸转氨酶(ALT)升高,少见天冬氨酸转氨酶(AST)升高。④胃肠道:常见上腹不适、大便潜血。少见腹痛、便秘、消化性溃疡、恶心、呕吐、胃烧灼感、慢性浅表性胃炎、剑突下阵发疼痛、胃糜烂、胃底或胃体出血。⑤血液:少见白细胞减少。⑥皮肤:少见皮疹。⑦其他:少见水肿、胸闷。

【禁忌证】禁用于:①对本药、其他昔布类药或磺胺类药过敏者。②使用阿司匹林或其他NSAIDs后诱发哮喘、荨麻疹或过敏反应的患者。③重度心力衰竭患者。④有使用NSAIDs后发生胃肠道出血或穿孔病史者、有活动性消化性溃疡/出血者。⑤儿童、青少年、用药期间有生育要求的妇女、妊娠期妇女、哺乳期妇女。

【制剂】片剂:每片0.1g。

15.10 其他

来氟米特[药典(二);基;医保(乙)] Leflunomide

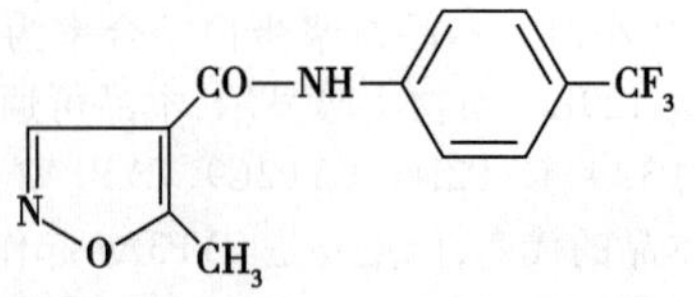

【ATC编码】L04AA13

【药理学】本品为异唑类衍生物,具有抗风湿的活性,通过抑制嘧啶的全程生物合成,从而直接抑制淋巴细胞和B细胞的增殖。本品口服吸收后,转变为活性代谢产物M_1,口服后6~12小时内M_1的血药浓度达峰值,口服生物利用度约80%,吸收不受高脂肪饮食影响。M_1主要分布于肝、肾和皮肤组织,脑组织分布较少,M_1血浆浓度较低,血浆蛋白结合率大于90%,稳态分布容积为0.13L/kg。M_1在体内进一步代谢,并从肾脏与胆汁排泄,其$t_{1/2}$约为10天。

【适应证】用于成人风湿性关节炎的治疗。

【用法和用量】由于来氟米特半衰期较长,建议间隔24小时给药。建议开始治疗的最初3日给予负荷剂量50mg/d,之后给予维持剂量20mg/d。

【不良反应】①主要不良反应包括瘙痒、剂量依赖性皮疹、可逆性脱发、氨基转移酶升高、胃肠道不良反应(最常见的有畏食、腹痛、腹泻、呕吐、胃炎及胃肠炎)。②未见有肾毒性及骨髓毒性发生,但已有血象改变的报道。③另有发生间质性肺炎、肺纤维化和肝衰竭,严重者致死的报道。

【禁忌证】①妊娠期妇女及尚未采取可靠避孕措施的育龄妇女及哺乳期妇女禁用。②免疫缺陷、未控制的感染、活动性胃肠道疾病、肾功能不全、骨髓发育不良患者禁用。

【注意】①由于其活性代谢物半衰期长,因此服药后应仔细观察。②服药期间若出现白细胞下降,不低于3.0×10^9/L可继续服用,$2.0\times10^9\sim3.0\times10^9$/L者减半服用,小于$2.0\times10^9$/L者停止使用。③准备生育的男性应中断服药,并服用考来烯胺。④尚未有服药期间接种免疫活疫苗的临床资料。⑤罕见间质性肺炎,有肺部疾病的患者慎用。⑥尚未有儿童的疗效和安全性研究资料,建议小于18岁者不要使用。⑦本品和其他肝毒性药物合用可增加不良反应。⑧剂量过大或出现毒性时,可给予考来烯胺或活性炭加以消除。

【制剂】片剂:每片10mg;20mg;100mg。

双醋瑞因 Diacerein

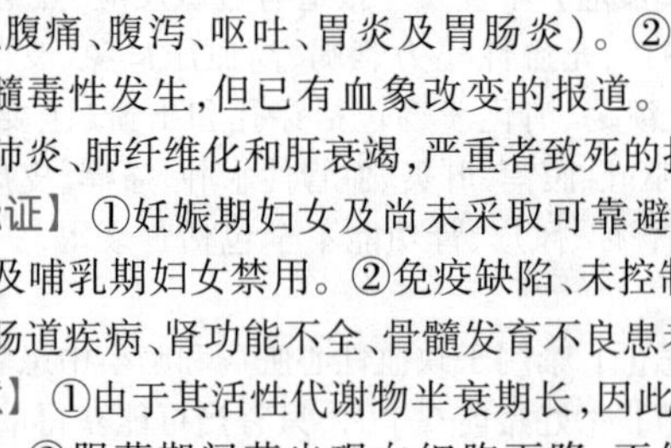

【其他名称】安必丁。

【ATC 编码】 M01AX21

【药理学】 本品为骨关节炎 IL-1 的首要抑制剂。本品可诱导软骨生成、具有镇痛、抗炎及解热作用；对骨关节炎有延缓疾病进程的作用。本品口服进入体循环前经脱乙酰基作用成活性代谢产物大黄酸。健康成人单次口服给药达峰时间约为 2.4 小时，血浆蛋白结合率大于 99%，血浆半衰期约为 4.2 小时，本品表观生物利用度为 35% ~56%。大黄酸主要经肾脏排泄，小部分经胆汁排泄。餐后服用可提高吸收率约 24%。服用 2 ~4 周后开始显效，4 ~6 周表现明显。连续治疗 3 个月以后停药，疗效可持续 1 个月（后续效应）。

【适应证】 用于治疗退行性关节疾病（骨关节炎及相关疾病）。

【用法和用量】 长期治疗（不短于 3 个月）：每日 1 ~2 次，每次 1 粒，餐后服用。由于服用本品的首 2 周可能引起轻度腹泻，因此建议在治疗的首 4 周每日 1 粒，晚餐后服用。患者对药物适应后，剂量可增加至每日 2 次。疗程不应短于 3 个月。若治疗中需要合用其他药物进行长期治疗，应每 6 个月进行一次包括肝脏生化酶在内的全面血液及尿液化验。

由于本品起效慢（于治疗后 2 ~4 周显效）以及良好的胃肠道耐受性，建议在给药的首个 2 ~4 周可与其他镇痛药或非甾体抗炎药联合应用。

【不良反应】 本品最常见轻度腹泻（发生率约 7%），一般会在治疗后的最初几日内出现，多数情况下随着继续治疗而自动消失。上腹疼痛的发生率为 3% ~5%，恶心或呕吐的发生率少于 1%。

【禁忌证】 已知对本品过敏或有蒽醌衍生物过敏史的患者禁用。本品禁用于 15 岁以下儿童。本品不宜在妊娠期间服用。

【注意】 ①肌酐清除率<30ml/min 的患者应减少剂量。服用本品偶尔会导致尿液颜色变黄。②曾有本品衍生物进入母乳的报告。③超过 70 岁，并且伴有严重肾功能不全（肌酐清除率 10 ~30ml/min）的老年患者，剂量须减半或遵医嘱。④意外或自发过量服用会导致腹泻。无特殊解决方法。若腹泻持续，紧急处理时需反复检测体内的水和电解质平衡。

【药物相互作用】 ①在服用改善肠道转运和（或）肠道内容物性质的药物时，禁服本药。②氢氧化铝和（或）氢氧化镁降低双醋瑞因的生物利用度，应避免同时服用。③本品会增加使用抗生素和（或）化学疗法的病人患小肠结肠炎的可能性。

【制剂】 胶囊剂：每粒 50mg。

【贮法】 密封，15 ~25℃保存。

艾拉莫德〔医保（乙）〕 Iguratimod

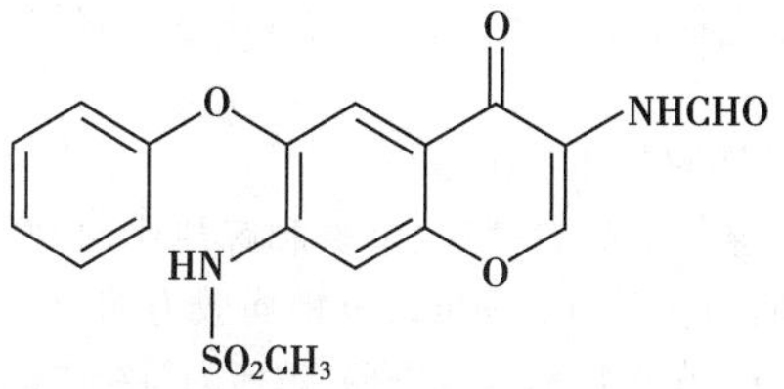

O
NHCHO
O
HN
O
SO_2CH_3

【其他名称】 艾得辛。

【药理学】 作用机制尚未完全明确。本药可抑制胶原性关节炎模型大鼠的足肿胀，缓解大鼠骨和软骨组织的破坏。本药在体外可抑制核因子-κB（NF-κB）的活性，从而抑制炎性细胞因子（白细胞介素-1、白细胞介素-6、白细胞介素-8、肿瘤坏死因子 α）的生成；还可抑制纯化的环氧化酶-2（COX-2）的活性，但对环氧化酶-1（COX-1）的活性无影响。此外，本药在体外还可与小鼠和人类 B 细胞直接发生作用，抑制免疫球蛋白的生成。

本药的体内药动学符合一室模型。口服治疗剂量的本药后，于 3.1 ~4.6 小时达血药峰浓度。每日 2 次，多次给药后，3 日内达稳态浓度，平均稳态浓度为（0.76±0.19）μg/ml，平均表观分布容积为 0.20L/kg，平均血浆清除率为 0.0133L/（kg・h）。口服本药 50mg，空腹组和饮食组分别仅有（0.0685±0.056）%、（0.0608±0.033）% 以原形经肾排泄。本药消除半衰期为 10.5 小时，血浆中有药物蓄积。

【适应证】 用于治疗活动性类风湿关节炎。

【用法和用量】 口服，每次 25mg，每日 2 次（早、晚各 1 次），餐后服用。

【不良反应】 ①很常见药物不良反应（>1/10）：主要有氨基转移酶升高。②常见药物不良反应（>1/100，<1/10）：主要有白细胞减少、胃部不适、纳差、皮疹、上腹部不适、恶心、腹胀、胃痛、血小板减少、反酸、腹痛、胃胀、视物模糊、耳鸣或听力下降、皮肤瘙痒、十二指肠炎、胃炎、大便潜血、脱发、失眠、头痛、头晕、心悸、心电图异常、月经失调、血红蛋白下降、下肢水肿、双手肿胀、牙龈出血。③少见药物不良反应（>1/1000，<1/100）：主要有腹泻、消化不良、嗳气、胃溃疡、反流性食管炎、十二指肠溃疡、胃窦部出血、呕吐、发热、咳嗽、口干、口腔溃疡、面部水肿、皮肤水肿、疲乏、胸闷、胸痛、尿蛋白阳性、总胆红素升高、流感样症状、上呼吸道感染、痘疹样胃炎。以上多数不良反应均在停药后自行缓解或消失。

【禁忌证】 严重肝病患者、消化性溃疡或有消化性溃疡史者、妊娠期或有妊娠可能的妇女禁用。

【注意】 ①慎用于：肝病或有肝病史者，贫血、白细胞减少、血小板减少患者，骨髓功能低下者，肾病患者，活动性胃肠道疾病患者，低体重（<40kg）者（不良反应发生率较高），老人，哺乳期妇女。②用药期间接种活疫苗的安全性和有效性尚不明确，故用药期间不应接种活疫苗。③用药前及用药期间定期监测肝功能和血常规；用药前监测肾功能。④本药与甲氨蝶呤以外的抗风湿药联用的安全性和有效性尚不明确，联用时应特别注意。

【药物相互作用】 ①与西咪替丁合用可升高本药的血药浓度，导致不良反应发生率升高。②与华法林合用可增强华法林的作用，从而导致严重出血，禁止合用。③与苯巴比妥合用可降低本药的血药浓度。

【制剂】 片剂：每片 25mg。

托美丁 Tolmetin

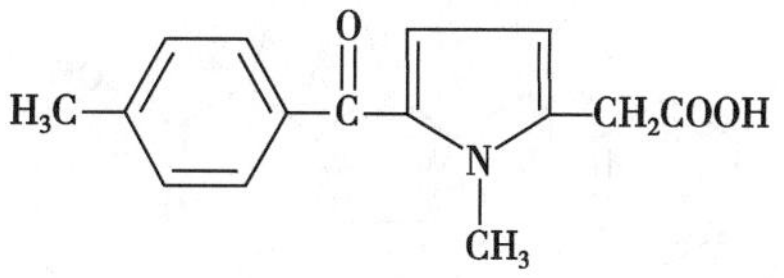

O
H_3C—C—N—CH_2COOH
CH_3

【其他名称】痛灭定，托麦汀，托美汀，Tolectin。

【ATC 编码】M01AB03

【性状】为白色或微黄色结晶性粉末。无臭、无味。易溶于醇、二甲基亚砜等有机溶媒，微溶于冷水。遇碱成盐。熔点 155～157℃（熔融时分解）。

【药理学】为吡咯醋酸的衍生物，是一新类型的抗炎镇痛药。其作用与阿司匹林等其他非甾体抗炎药相似，但不良反应较轻，较易为患者所耐受。动物实验证明其抗关节炎作用比阿司匹林强，而比吲哚美辛和保泰松弱。其镇痛作用与布洛芬相当，比阿司匹林强，而比吲哚美辛弱。解热作用亦较强。托美丁也可抑制前列腺素的合成，但这种抑制有时是可逆的。因此，体外试验虽有抗血小板聚集的作用，但停药后维持时间较短。

口服后吸收快而安全，服药后 20～60 分钟血药浓度达高峰值，随后较快降低，$t_{1/2}$ 为 2～5 小时。血浆蛋白结合率约 99%，24 小时内尿中排出 99%，其中 50%～70% 为无抗炎作用的脱羧代谢物。

【适应证】本品用于：①类风湿关节炎，可减轻症状。与皮质激素类制剂合用可增加疗效、减少后者用量。但与阿司匹林类合用则不比单用二药的疗效好。用于长程治疗（2 年）时仍可维持疗效。青年型类风湿关节炎用药 12 周以上疗效与阿司匹林无明显差异。②强直性脊柱炎：曾报道其疗效不亚于吲哚美辛，但现有资料尚不能肯定。③髋关节或膝关节退行性病变：本品 600～1200mg 的疗效与吲哚美辛 75～150mg 或阿司匹林 4.5g 相似，但亦需进一步观察。④非关节性疼痛：可有效地减轻外伤、疾病及手术引起的软组织疼痛以及内脏并发症引起的疼痛。

【用法和用量】口服，成人开始用量为 1 次 400mg，1 日 3 次。奏效后再根据病情调整剂量，一般为每日 600～1800mg。儿童开始为 1 日 15～30mg/kg，平均为 1 日 20mg/kg，奏效后根据病情调整剂量。非关节性疼痛为每日 600mg。

【不良反应】①每日服用 1200mg 时的不良反应总发生率为 25%～40%，一般较易耐受，因不良反应而停药者约 5%～8%。最常见的不良反应为上腹部不适，食欲缺乏，恶心和呕吐，但均不如阿司匹林严重。②可损害胃及小肠黏膜，偶见胃肠道出血，但亦较阿司匹林为轻。③中枢神经系统方面有头痛、头晕、耳鸣、耳聋等，但比吲哚美辛少见。④其他尚有面部潮红、荨麻疹和水肿等。

【禁忌证】有出血倾向者禁用。

【注意】①与血浆蛋白结合率很高（99%），但不影响口服抗凝血药和降血糖药的作用。②酸沉淀法检查尿蛋白时，可因其代谢物而引起假阳性反应。③有溃疡病史者、肾功能不全和粒细胞减少者慎用。

【制剂】片（胶囊）剂：每片（胶囊）200mg。

酮咯酸 Ketorolac

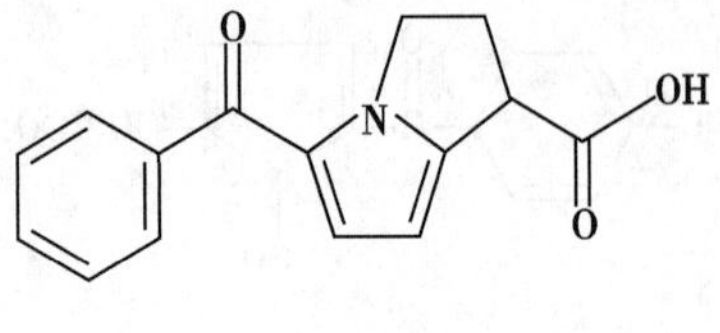

【其他名称】Ketorol，Toradol，Toratex。

【ATC 编码】M01AB15

【药理学】本品为吡咯酸的衍生物，属非甾体抗炎药，抑制 PG 合成，具有镇痛、抗炎、解热作用及抑制血小板聚集作用。镇痛作用近似阿司匹林，肌内注射后镇痛作用近似中等量吗啡。

口服吸收完全。口服后 30～40 分钟，肌内注射后 40～50 分钟，血药浓度达峰值，食物可减慢吸收速度，但不影响吸收量。口服生物利用度约 80%，血浆蛋白结合率高达 99%，表观分布容积为 0.5L/kg 或稍低，血浆清除率为 0.021～0.037L/（h·kg），青壮年的半衰期为 5.3 小时；老年人（平均 72 岁）的半衰期延长至 7 小时；肾功能不全者的半衰期延长至 9.6 小时。给药后 24 小时可达稳态血药浓度，口服或肌内注射后镇痛作用持续 6～8 小时。关节腔内药物浓度为血药浓度 50% 以上。可通过胎盘。肝代谢产物羟基酮咯酸有抗炎、镇痛作用。原形及其代谢产物由肾脏排泄。

【适应证】用于中、重度疼痛如术后、骨折、扭伤、牙痛及癌性痛等的镇痛。若与吗啡或哌替啶合用，可减少后两者用量。

【用法和用量】口服：每次 10mg，1 日 1～4 次；严重疼痛每次 20～30mg，1 日 3～4 次。肌内注射：中度疼痛每次 30mg；重度疼痛每次 60mg，1 次最大剂量 90mg，1 日不超过 150mg。首次注射后，可每 6 小时肌内注射 20～30mg。静脉注射：每次 10～30mg，用于重度疼痛。

【不良反应】不良反应少，常见嗜睡、头晕、头痛、思维异常、抑郁、欣快、失眠。剂量过大可产生呼吸困难、苍白、呕吐。注射局部有刺激，偶见皮下出血、青紫等。长期使用可引起皮疹、支气管痉挛、休克等过敏反应和肾功能不全。

【禁忌证】禁用于对阿司匹林过敏者及妊娠期妇女、肝肾疾病、心脏病、高血压患者。

【注意】①忌空腹或长期服用，与其他非甾体抗炎药合用，不良反应增加。②慎用于老年人、哺乳期妇女、有消化性溃疡史及出血时间延长的患者。不宜用于分娩镇痛。

【制剂】片剂：每片 10mg。注射液：每支 30mg（1ml）。

酮咯酸氨丁三醇[医保(乙)] Ketorolac Tromethamine

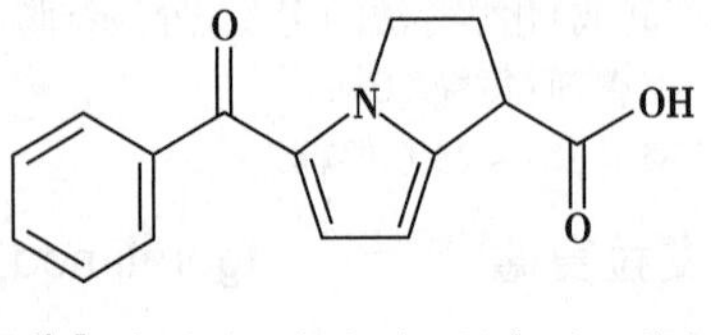

【其他名称】痛力克，痛力消，酮咯酸三羟甲氨基甲基，酮洛来克。

【ATC 编码】M01AB15

【药理学】本品有镇痛、消炎和解热作用，尤以镇痛作用为强。肌内注射 30～90mg，其镇痛效力相当于或超过吗啡 6～12mg。在治疗剂量范围内，镇痛的持续时间随剂量增加而延长，但其峰值镇痛效应不增加。作用机制主要是抑制环氧酶，阻断前列腺素生物合成。

【适应证】用于短期消除创伤和术后疼痛、肿痛、剧烈痛及各种原因引起的疼痛。可用于缓解中度至剧烈的术后疼痛,包括腹部、胸部、妇科、口腔、矫形及泌尿科手术。此外,亦可缓解急性肾绞痛、胆绞痛、牙痛、创伤痛、三叉神经痛、癌症内脏痛等。

【用法和用量】口服:每次10mg,每日1~4次,剧痛患者可增至每次20~30mg,每日3~4次。肌内注射:每次30~90mg,术后中度或剧痛者以肌内注射30mg为宜,剧痛者可肌内注射60mg,继而每6个小时肌内注射15~30mg。对65岁以上或肾功能不全者减量,每日总剂量不应超过60mg。

【不良反应】①胃肠道反应:恶心、呕吐、消化不良、腹泻、便秘、胃气胀、胃肠胀痛等。②过敏反应:风疹、瘙痒等。③神经系统反应:头痛、头晕、出汗、震颤、抑郁、失眠、口干、注意力不集中、麻痹等。④泌尿系统反应:水肿、血尿、蛋白尿、多尿、尿频等。

【禁忌证】禁用于对本品或对阿司匹林及其他非甾体抗炎药过敏,活动性溃疡,有出血倾向,妊娠期妇女、哺乳期妇女及16岁以下儿童,肾功能不全或因血容不足有肾衰竭危险,可疑或确诊有脑血管出血、不完全止血和高危出血的患者。

【注意】①长期应用时,极个别患者可引起胃肠道溃疡或出血症状,发生率与阿司匹林相当。②心、肝、肾患者和高血压患者慎用。③本品禁用于手术疼痛的预防或手术中镇痛。

【制剂】片剂:每片10mg。针剂:每支30mg(ml)。

复方骨肽注射液〔医保(乙)〕 Compound Ossotide Injection

本品为健康猪四肢骨与全蝎经提取而制成的复方制剂,含有骨形成蛋白(BMP)、骨原性生长因子(BDGF)、转化生长因子(TGF-B)、成纤维细胞生长因子(FGF)等多种骨生长因子以及全蝎多肽提取物镇痛肽、镇痛抗炎肽(spp)。

【药理学】本品对关节急性炎症模型及免疫性炎症模型具有明显的抗炎作用,同时对小鼠疼痛模型也具有明显的镇痛作用。本品含有多种骨生长因子,具有调节骨代谢和生长作用,能促进骨愈合,促进骨新生,对骨损伤、退行性骨病和骨代谢疾病具有良好疗效。能参与骨钙的吸收与释放,促进骨痂和新生血管的形成,调节骨代谢平衡,促进骨愈合。

【适应证】用于风湿、类风湿关节炎、骨质疏松、颈椎病等疾病的症状改善,同时用于骨折及骨科手术后骨愈合,可促进骨愈合和骨新生。

【用法和用量】肌内注射,1次30~60mg,1日1次;静脉滴注,1次60~150mg,1日1次,15~30日为一个疗程或遵医嘱,亦可在痛点或穴位注射。

【不良反应】偶有发热、皮疹。

【禁忌证】对本品过敏者,严重肝、肾功能不全者及妊娠期妇女禁用。

【注意】①过敏体质者、哺乳期妇女、儿童慎用。②不可与氨基酸类药物、碱性药物同时使用。

【制剂】注射液:每支30mg(2ml)(以多肽物质计);75mg(5ml)(以多肽物质计)

硫辛酸〔医保(乙)〕 Thioctic Acid

【ATC编码】A16AX01

【药理学】为丙酮酸脱氢酶复合物、酮戊二酸和氨基酸氢化酶复合物的辅助因子。可抑制神经组织的脂质氧化,阻止蛋白质的糖基化作用,抑制醛糖还原酶,阻止葡萄糖或半乳糖转化为山梨醇。本品为强抗氧化剂。无论是硫辛酸或其还原形态的双氢硫辛酸均能发挥抗氧化作用,直接或间接地促使维生素C及维生素E的再生作用。研究表明,硫辛酸可增加细胞内谷胱甘肽及辅酶Q10的水平。硫辛酸可以螯合某些金属离子(如铜、锰、锌)形成稳定螯合体。在动物模型中证明可以保护砷中毒并可以减轻铬中毒后的肝毒性。离体试验中,亦发现可由肾切片中螯合汞离子。

硫辛酸可为人体自行合成。硫辛酸进入人体后(注射或口服)易在许多身体组织中还原成为双氢硫辛酸。硫辛酸或双氢硫辛酸无论在细胞内或细胞外均能发挥其药理作用。本药达峰浓度时间为2~4小时,口服后生物利用度为87%,食物可减少本药吸收。药物在肝脏代谢,有首关效应。经肾排泄,原形药物消除半衰期为10~20分钟。

【适应证】用于糖尿病周围神经病变引起的感觉异常。

【用法和用量】静脉注射应缓慢,最大速度为每分钟50mg(相当于2ml本品)。本品也可加入生理盐水静脉滴注,如250~500mg硫辛酸(相当于10~20ml本注射液)加入到100~250ml生理盐水中,静脉滴注时间约30分钟。除非有特别医嘱,对严重糖尿病周围神经病变引起的感觉异常的患者,可用静脉滴注给药,每日300~600mg(相当于12~24ml本品),2~4周为一个疗程。

【不良反应】①静脉滴注过快偶可出现头胀和呼吸困难,但可自行缓解。②极个别患者使用本品后,出现抽搐、复视、紫癜以及由于血小板功能异常引起的出血倾向。

【禁忌证】对本品过敏者禁用。妊娠期及哺乳期妇女不应使用本品。

【注意】①由于活性成分对光敏感,应在使用前将安瓿从盒内取出。将配好的输液用铝箔纸包裹避光,6小时内保持稳定。②本品不能与葡萄糖溶液、林格溶液及所有可能与硫基或二硫键起反应的溶液配伍使用。③在治疗糖尿病周围神经病变的同时,对糖尿病本身的控制也是必需的。④老年用药无须特别调整使用剂量。⑤儿童用药尚不明确。

【药物相互作用】本品可能抑制顺铂的疗效。

【制剂】胶囊剂:每粒100mg。注射液:每支150mg(6ml);300mg(12ml)。

金诺芬 Auranofin

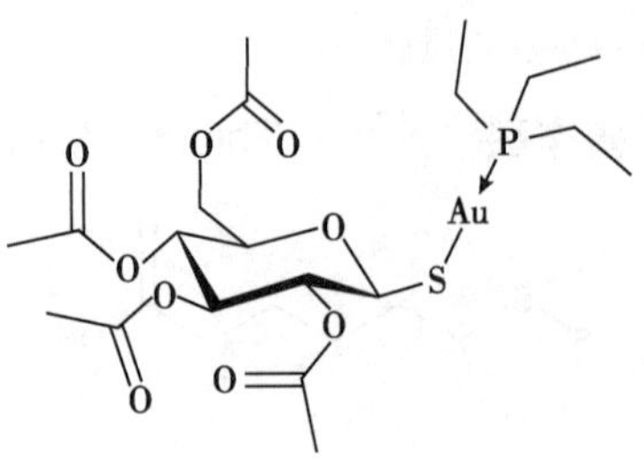

【其他名称】瑞得,醋硫葡金,Ridaura。

【ATC 编码】M01CB03

【性状】本品性质稳定,含金约 29%,微溶于水,易溶于类脂体中。

【药理学】有抗炎作用,起效慢。口服后所含金的 25% 被吸收,其中 60% 与血浆蛋白结合,40% 与细胞结合。本品主要由粪便排出。长期服用本品,血浆浓度 12 周达高峰,并可保持稳定状态。

【适应证】主要用于活动性类风湿关节炎,亦用于对非甾体抗炎药效果不显或无法耐受患者,可延缓类风湿关节炎病变发展,改善症状,耐受性好。

【用法和用量】口服:成人量 1 日 6mg,于早餐后服,或早、晚餐后各服 3mg。初始剂量 1 日 3mg,2 周后增至 1 日 6mg。如服 6 个月后疗效不显,可增至一日 9mg,分 3 次服。若此量连服 3 个月效果仍不显,应停药。

【不良反应】①本品不良反应发生率达 30% ~50%,多发生在服药后的 3 个月内。②常见不良反应有腹泻、腹痛、恶心、胃肠不适。③尚少见皮疹、瘙痒、口腔炎、结膜炎。④国外有白细胞、血小板减少、紫癜、单纯红细胞发育不全、暂时性蛋白尿、血尿等及肝功能短时异常的报道。

【注意】①对金诺芬过敏、坏死性小肠结肠炎、肺纤维化、剥脱性皮炎、骨髓再生障碍、进行性肾炎、严重肝病患者以及妊娠期妇女、哺乳期妇女慎用。②服用本品前应检查血、尿常规,血小板计数,肝、肾功能。前三项在服药后至少每月检查一次。

【制剂】片剂:每片 3mg。胶囊剂:每粒 3mg。薄膜片:每片 3mg(含金 0.87mg)。

草乌甲素[药典(二);医保(乙)] Bulleyaconitine A

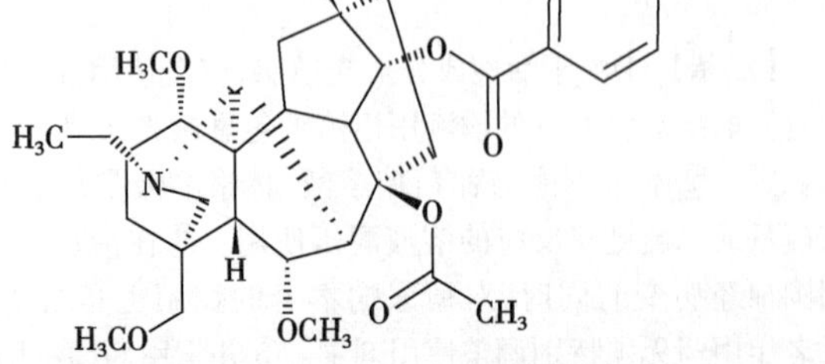

【药理学】为中枢性镇痛作用,并与脑内 5-羟色胺水平密切相关。起效时间比吗啡慢,但维持时间长,无成瘾性;其抗炎作用不通过肾上腺体系,而与抑制前列腺素(PG)水平有关。本药还有解热和局部麻醉作用。

本药吸收后在肝及肾上腺含量最高,其次为肾、肺、脾及心脏,脑含量较低。给药后 4 小时各脏器内含量降低 50%。药物以原形物排出,一次剂量于 6 日内随尿排出 46%,随粪便排出 21.9%。

【适应证】用于骨性关节炎、风湿及类风湿关节炎、腰肌劳损、肩周炎、四肢扭伤、挫伤等。

【用法和用量】口服,每次 0.4mg,每日 2~3 次,餐后温水送服,两次用药间隔时间不宜少于 6 小时,30 日为一疗程。肌内注射,每次 0.2mg,每日 1~2 次,用无菌注射用水 2ml 溶解后注射。老年人肌内注射剂量酌减。

【不良反应】极少数患者出现短暂性轻度心慌、心悸、唇舌发麻、恶心。部分患者出现食欲减退、腹胀、胃痛、胃烧灼感和注射部位疼痛。

【禁忌证】心脏病患者、儿童、妊娠期和哺乳期妇女禁用。

【制剂】片剂:每片 0.4mg。胶丸:每粒 0.4mg。注射用草乌甲素:每支 0.2mg。

青藤碱 Sinomenine

【其他名称】风痛宁。

【药理学】本品具有抗炎、镇痛、解热和免疫调节作用。

【适应证】用于各类急、慢性关节炎,风湿及类风湿关节炎,骨关节炎,滑膜炎,肩周炎,老年性腰腿痛,软组织损伤及各类神经性疼痛与肿胀等症。

【用法和用量】口服,成人每次 20~40mg,每日 3 次;若无不良反应,3 日后增至一次 60~80mg,每日 3 次,餐后半小时服用。

【不良反应】本品具有组胺释放作用,部分患者在用药初期会出现瘙痒、潮红、出汗、肿痛加重现象,一般无须处理,剂量可适当减少,或遵医嘱。偶见白细胞减少,停药后可恢复。

【注意】①慎用于过敏性哮喘患者、妊娠期妇女和哺乳期妇女。②定期复查血象(建议每月检查一次),并注意观察血糖和胆固醇。

【制剂】片剂:每片 20mg。

【贮法】本品需在避光、密闭、干燥处保存。

卫矛醇 Dulcitol

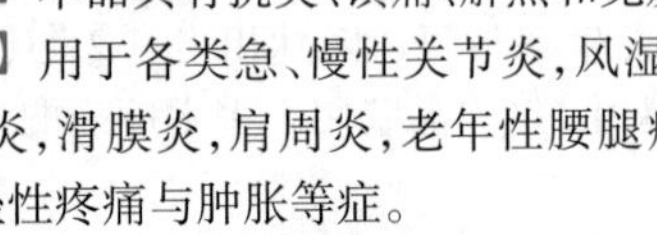

本品为昆明山海棠[*Tripterygium hypoglaucum* (Levl.) hutch]根中的成分之一。

【其他名称】Dulcite。

【性状】为无色结晶粉末,熔点 188~189℃。略带甜味。可溶于水,易溶于沸水,微溶于乙醇。

【药理学】经临床试用于类风湿关节炎,证明有一定疗效,但不如昆明山海棠。

【适应证】主要用于类风湿关节炎。

【用法和用量】口服,1次量100mg,每日3次,3个月为1疗程。肌内注射,每次25mg,每日1次,30日为1疗程。也可直接注入关节腔(每次50mg,加2%普鲁卡因6ml),但局部应用疗效尚不能肯定。

【不良反应】个别患者用药后出现口干、皮肤瘙痒、严重胸闷感。症状于用药3~5日内出现,5~7日自行消退。

【制剂】片剂:每片50mg。注射液:每支25mg(2ml)。

豆腐果苷 Helicide

系从山龙眼科植物萝卜树(*Helicid essatia* Hook)果中提取的有效成分。其化学结构类似天麻。

【其他名称】昆明神衰果素。

【药理学】据研究本品有较强的止痛、镇静安眠作用。动物实验证明,本品与苯妥英钠及苯巴比妥合用能协同对抗电休克发生。

【适应证】用于神经衰弱,神经衰弱综合征、血管性头痛、三叉神经痛。特别对神经衰弱引起的头痛、头昏、睡眠障碍显效较快。

【用法和用量】一次25~75mg,一日3次。必要时可睡前加服25~50mg,3~7日后显效。餐后服,一般一个月为1疗程。

【不良反应】常见口干、嗜睡等,但不影响治疗。

【制剂】片剂:每片25mg;50mg。

美索巴莫 Methocarbamol

【其他名称】舒筋灵,Robaxin。

【ATC编码】M03BA03

【药理学】本品为中枢性肌肉松弛剂。对中枢神经系统有选择作用,特别对脊髓中神经元作用明显。抑制与骨骼肌痉挛有关的神经突触反射,有抗士的宁和电刺激所致惊厥的作用;并有解痛、镇痛、抗炎作用。

口服后血液药物达峰时间为2小时,消除半衰期为0.9~2小时。连服本品3日,在尿中检出1%以下的原形药物和10%的代谢物,停药后尿中未见其原形或代谢产物排出。30分钟单次静脉滴注本品1.0g后,t_{max}为(0.51±0.03)小时,C_{max}为(26.68±1.77)μg/ml,$t_{1/2}$为(1.53±0.19)小时,表观分布容积为(40.94±8.47)L,清除率为(18.67±3.70)L/h,在1.0~2.0g剂量范围内呈线性药动学特征。

【适应证】用于腰及关节韧带急性扭伤、坐骨神经痛、增生性脊柱炎、风湿性关节炎、类风湿关节炎、肌肉劳损等。

【用法和用量】①口服:一次0.25g,一日3~4次,饭后服用。②肌内注射:1次0.3~0.5g,每日1次,5~10日为1疗程。③静脉注射:一次1g,一日最大剂量为3g,连续使用不得超过3天。缓慢静脉注射,给药速度每分钟不得超过3ml,注射后应至少休息10~15分钟。轻度病例静脉注射后应改为口服给药维持治疗。严重病例或手术后不适合口服给药时,每8小时给药一次,达每日3g的最大剂量。连续使用不得超过3天。若病情持续,在停药48小时后再重复给予一个疗程。

【不良反应】常见眩晕、头痛、嗜睡、荨麻疹、感觉无力、畏食、轻度恶心和胃部不适等。

【禁忌证】肝、肾功能障碍者,对本品过敏者禁用。

【注意】不宜与全身麻醉药、催眠药、安定药等合用。

【制剂】片剂:每片0.25g。注射液(供肌内注射):每支0.5g(5ml)。注射液(供静脉给药):每支1g(10ml)。

【贮法】遮光、密闭保存。

苯丙氨酯 Phenprobamate

【其他名称】强筋松,Spantol。

【药理学】本品为神经性骨骼肌松弛剂和镇静剂。作用于中枢神经系统下脑干部,能抑制多突触反射,阻断来自异常兴奋肌肉的神经传导,产生肌肉松弛作用。也作用于大脑皮层高位中枢,具有较弱的安定作用。本品还具有抗炎、镇痛、解热作用,与保泰松相似。口服吸收快,口服2.4~3.2g后48小时内7%原形由尿排出,76%以代谢产物排出,其中76%为马尿酸。

【适应证】用于腰背、四肢肌腱炎、韧带损伤、肌紧张痛、神经痛及风湿性关节炎。

【用法和用量】成人常用量:口服一次0.2~0.4g,每日3次。宜饭后服用。

【不良反应】偶有嗜睡、头晕、全身乏力、行走不稳、恶心、胃胀、腹痛、胃不适感及胃部钝痛。

【制剂】片剂:每片0.2g。

解热镇痛复方制剂见表15-1。

表15-1 解热镇痛复方制剂

通用名称	剂型	每片(粒、袋、支)成分及含量	用法
氨酚羟考酮	片剂、胶囊	盐酸羟考酮5mg(相当于羟考酮4.4815mg)、对乙酰氨基酚325mg;盐酸羟考酮5mg(相当于羟考酮4.4815mg)、对乙酰氨基酚500mg	每6小时1片(粒)
萘普待因	片剂	萘普生150mg、磷酸可待因15mg	每次1~2片,每日3次
氨酚曲马多	片剂、胶囊	盐酸曲马多37.5mg、对乙酰氨基酚325mg	成人及16岁以上青少年:每次1~2片,每4~6小时1次,最大日剂量为6片
氯芬待因	片剂	双氯芬酸钠25mg、磷酸可待因15mg	每次1~2片,每日3次,儿童每日3.5~6mg/kg(以氯芬待因计),分次服用

续表

通用名称	剂型	每片(粒、袋、支)成分及含量	用法
洛芬待因	片剂	布洛芬200mg、磷酸可待因12.5mg	首剂为2片。如需继续用药,每4~6小时服用1~2片。最大日剂量为6片
	缓释片	布洛芬200mg、磷酸可待因13mg	每次2~4片,每12小时1次,整片吞服
氨酚双氢可待因	片剂	酒石酸双氢可待因10mg、对乙酰氨基酚500mg	成人及12岁以上儿童,每次1~2片,每4~6小时1次,每次不得超过2片,最大日剂量为8片
阿咖	片剂	阿司匹林300mg、咖啡因35mg	成人:每次2片,每日3次
阿咖酚	片剂、分散片、胶囊、散剂	对乙酰氨基酚126mg、阿司匹林230mg、咖啡因30mg	成人:每次1片(粒、包),若持续高热、疼痛,可间隔4~6小时重复给药1次。24小时内不超过4次
		对乙酰氨基酚63mg、阿司匹林115mg、咖啡因15mg(小儿氨酚匹林咖啡因片)	1~3岁每次半片,4~6岁每次1片,7~9岁每次1.5片,10~12岁每次2片,可4~6小时重复给药1次,24小时内不超过4次
阿酚咖敏片	片剂	阿司匹林230mg、对乙酰氨基酚126mg、咖啡因30mg、马来酸氯苯那敏1mg	每次1~2片,每日3次
氨酚匹林	片剂	对乙酰氨基酚34.4mg、阿司匹林59.3mg	1~3岁、体重为10~15kg的儿童:每次0.5~1片;4~6岁、体重为16~21kg的儿童:每次1~1.5片;7~9岁、体重为22~27kg的儿童:每次1.5~2片;10~12岁、体重为28~32kg的儿童:每次2~2.5片。给药次数均为每日3次。用于解热时连续用药不得超过3日;用于镇痛时连续用药不得超过5日
氨咖柳胺	片剂	水杨酰胺0.3g、对乙酰氨基酚0.16g、咖啡因32mg	每次1~2片,每日3次
阿司匹林维生素C	泡腾片、分散片、肠溶片	阿司匹林400mg、维生素C 240mg	(1) 泡腾片:①含阿司匹林400mg的制剂:每次1片;若持续发热或疼痛,可间隔4~6小时重复用药1次,24小时不超过4次。②含阿司匹林330mg的制剂:每次1~2片,每日3次 (2) 分散片:每次1~2片,若持续发热或疼痛,可间隔4~6小时重复用药1次,每日剂量可达8片 (3) 咀嚼片:每次1片,若持续发热或疼痛,可间隔4~6小时重复用药1次,24小时不超过4片 (4) 肠溶片:①含阿司匹林400mg的制剂:每次1片;若持续发热或疼痛,可间隔4~6小时重复用药1次,24小时不超过4次。②含阿司匹林250mg的制剂:每次2片,每日3次 (5) 肠溶胶囊:每次2粒,每日3次
	泡腾片、咀嚼片	阿司匹林330mg、维生素C 200mg	
	肠溶片(胶囊)	阿司匹林250mg、维生素C 25mg	

续表

通用名称	剂型	每片(粒、袋、支)成分及含量	用法
阿苯片	片剂	①阿司匹林 0.1g、苯巴比妥 10mg；②阿司匹林 0.15g、苯巴比妥 15mg；③阿司匹林 0.1g、苯巴比妥 15mg	遵医嘱
复方阿司匹林	片剂	阿司匹林 220mg、非那西丁 150mg、咖啡因 35mg	成人，每次 1～2 片，每日 3 次，餐后服用
复方七叶皂苷钠	凝胶剂	每 1g 含七叶皂苷钠 10mg、水杨酸二乙胺 50mg	取本药凝胶适量，于患处涂一薄层，每日 1 次或多次
酚咖	片剂	对乙酰氨基酚 250mg、咖啡因 32.5mg	每次 2 片，每日用量不得超过 8 片
	片剂、颗粒剂	对乙酰氨基酚 500mg、咖啡因 65mg	每次 1 片(袋)，如出现持续高热、疼痛，可间隔 6 小时重复用药，每日用量不得超过 4 片(袋)
氨酚异丙嗪	注射剂	2ml(对乙酰氨基酚 150mg、盐酸异丙嗪 10mg)	肌内注射，成人，每次 2ml；儿童，每次 5mg/kg(以对乙酰氨基酚计)
对乙酰氨基酚维生素 C	片剂、泡腾片、分散片、颗粒剂	对乙酰氨基酚 330mg、维生素 C 200mg	成人，每次 1～2 片(袋)，用药 4 小时后再次服用，最大日剂量为 6 片(袋)；体重为 25～30kg(8～10 岁)儿童，每次 1 片(袋)，用药 6 小时后可再次服用，最大日剂量为 5 片(袋)；体重为 30～35kg(10～12 岁)儿童，每次 1～2 片(袋)，6 小时后可再次服用，最大日剂量为 5 片(袋)；体重为 35～50kg(12～15 岁)儿童，每次 1～2 片(袋)，6 小时后可再次服用，最大日剂量为 6 片(袋)；体重为 50kg 以上(15 岁以上)儿童，每次 1～2 片(袋)，4 小时后再次服用，最大日剂量为 6 片(袋)。两次用药间隔时间宜为 6 小时，最短不少于 4 小时，最大日剂量为 60mg/kg
复方氨酚那敏	片剂、胶囊、颗粒	对乙酰氨基酚 250mg、马来酸氯苯那敏 1mg、咖啡因 15mg、人工牛黄 10mg	成人及 12 岁以上儿童，口服每次 1～2 片/粒/袋，每日 3 次
	小儿颗粒	对乙酰氨基酚 125mg、马来酸氯苯那敏 0.5mg、咖啡因 7.5mg、人工牛黄 5mg	1～5 岁儿童，每次 0.5 袋；6～9 岁儿童，每次 1 袋；10～14 岁儿童，每次 1.5 袋。每日 2 次
	口服溶液	每瓶 80ml：对乙酰氨基酚 1000mg、马来酸氯苯那敏 12mg、咖啡因 60mg、人工牛黄 40mg	1～4 岁儿童，每次 5ml；5～9 岁儿童，每次 10ml；10 岁以上儿童，每次 15～20ml。均每日 3 次
氨酚黄那敏	片剂、颗粒剂	对乙酰氨基酚 125mg、人工牛黄 5mg、马来酸氯苯那敏 0.5mg	1～3 岁，体重 10～15kg，0.5～1 片(袋)；4～6 岁，体重 16～21kg，1～1.5 片(袋)；7～9 岁，体重 22～27kg，1.5～2 片(袋)；10～12 岁，体重 28～32kg，2～2.5 片(袋)，每日 3 次

续表

通用名称	剂型	每片(粒、袋、支)成分及含量	用法
酚麻美敏	片剂、分散片、咀嚼片、颗粒剂、干混悬剂	对乙酰氨基酚325mg、盐酸伪麻黄碱30mg、氢溴酸右美沙芬15mg、马来酸氯苯那敏2mg	成人,每次1~2片,每6小时1次,24小时内不超过4次;6~12岁儿童,每次1片,每6小时1次,24小时内不超过4片
	片剂	对乙酰氨基酚325mg、盐酸伪麻黄碱30mg、氢溴酸右美沙芬10mg、马来酸氯苯那敏2mg	
	咀嚼片	对乙酰氨基酚80mg、盐酸伪麻黄碱7.5mg、氢溴酸右美沙芬2.5mg、马来酸氯苯那敏0.5mg	2~5岁每次服用2片,6~11岁每次服用4片。每4~6小时1次,24小时不超过4次
	溶液剂	100ml(对乙酰氨基酚3.2g、盐酸伪麻黄碱300mg、氢溴酸右美沙芬100mg、马来酸氯苯那敏20mg)	2~5岁儿童,每次5ml;5~11岁儿童,每次10ml。每4~6小时1次,24小时内不超过4次。12岁以上儿童同成人用法用量
氨酚伪麻	片剂、胶囊、分散片	对乙酰氨基酚325mg、盐酸伪麻黄碱30mg	每次1~2片(粒),每日3次,24小时内给药不超过4次
	分散片	对乙酰氨基酚80mg、盐酸伪麻黄碱7.5mg	0~3个月龄,体重2.5~5.4kg,0.5片;4~11个月龄,体重5.5~7.9kg,1片;12~23个月龄,体重8~10.9kg,1.5片;24~36个月龄,体重11~15.9kg,2片
	咀嚼片	对乙酰氨基酚80mg、盐酸伪麻黄碱7.5mg	成人,每次4~6片,每日3次。2~5岁儿童,每次2片;6~11岁儿童,每次4片,每日3次
	滴剂	每8ml含对乙酰氨基酚80mg、盐酸伪麻黄碱7.5mg	12~23个月龄,体重8~10.9kg,1.2ml(1.5滴管);24~36个月龄,体重11~15.9kg,1.6ml(2滴管)
氨酚氯雷伪麻	缓释片	对乙酰氨基酚500mg、硫酸伪麻黄碱60mg、氯雷他定2.5mg	成人及12岁以上儿童,每12小时服用1次,每次1~2片
复方氨酚烷胺	片剂、胶囊、颗粒剂、分散片	对乙酰氨基酚250mg、盐酸金刚烷胺100mg、咖啡因15mg、人工牛黄10mg、马来酸氯苯那敏2mg	每次1片/袋/粒,每日2次。预防用药持续服用不应超过10日
	片剂、颗粒剂	对乙酰氨基酚100mg、盐酸金刚烷胺40mg、咖啡因6mg、人工牛黄4mg、马来酸氯苯那敏0.8mg	1~2岁儿童,每次半袋/片;2~5岁儿童,每次1袋/片;5~12岁儿童,每次1~2袋/片;每日2次。颗粒以温水冲服
复方氨酚美沙	糖浆剂	每1ml含对乙酰氨基酚15mg、氢溴酸右美沙芬0.75mg、盐酸甲基麻黄碱0.45mg、愈创甘油醚4mg、马来酸氯苯那敏0.12mg	成人,每次10ml,每日3次;2~3岁,体重12~15kg,每次2ml;4~6岁,体重16~21kg,每次3ml;7~9岁,体重22~27kg,每次4ml;10~12岁,体重28~32kg,每次5.5ml;13~15岁,体重34~40kg,每次6.5ml。餐后服用,每日3次,必要时睡前加服1次

续表

通用名称	剂型	每片(粒、袋、支)成分及含量	用法
酚美愈伪麻	片剂、分散片	对乙酰氨基酚250mg、氢溴酸右美沙芬100mg、愈创甘油醚15mg、盐酸伪麻黄碱30mg	成人,每次2片,每日3次。每6~8小时1次,每日不可超过4次。6~12岁儿童用量减半,连续用药不应超过5日;14岁以上儿童用量同成人
		对乙酰氨基酚325mg、氢溴酸右美沙芬100mg、愈创甘油醚10mg、盐酸伪麻黄碱30mg	
	溶液剂	每1ml含对乙酰氨基酚25mg、氢溴酸右美沙芬1.5mg、愈创甘油醚10mg、盐酸伪麻黄碱3mg	每次20ml,每4~6小时1次,每日不可超过4次
复方氨酚甲麻(咖啡因)	溶液剂	每1ml含对乙酰氨基酚11.25mg、氢溴酸右美沙芬0.6mg、马来酸氯苯那敏93.75μg、盐酸甲基麻黄碱0.9375mg、愈创木酚磺酸钾2.5mg、维生素B_2磷酸钠33μg、无水咖啡因1.0mg	成人,每次18ml,每日4次。3~5个月婴儿,每次3ml;6个月~未满1周岁婴儿,每次3.5ml;1~2岁儿童,每次4.5ml;3~6岁儿童,每次6ml;7~10岁儿童,每次9ml;11~14岁儿童,每次12ml,每日4次
盐酸伪麻黄碱-对乙酰氨基酚-马来酸氯苯那敏	片剂、分散片、胶囊	对乙酰氨基酚325mg,盐酸伪麻黄碱30mg,马来酸氯苯那敏2mg	每次1~2片(粒),每日3次,24小时内给药不超过4次
	颗粒剂、泡腾颗粒剂		每次1袋,每日3次,用约200ml温水冲服
	片剂	盐酸伪麻黄碱7.5mg、对乙酰氨基酚80mg、马来酸氯苯那敏0.5mg	2~5岁儿童,每次2片;6~11岁儿童,每次4片,每日3~4次
	分散片		1~3岁且体重为10~15kg儿童,每次1~2片;4~6岁且体重为16~21kg儿童,每次2~2.5片;7~9岁且体重为22~27kg儿童,每次3片;10~12岁且体重为28~32kg儿童,每次4片,每日3次,口服或用温水溶解后服用
	咀嚼片		2~3岁,体重12~14kg,每次1~1.5片;4~6岁,体重16~20kg,每次2片;7~9岁,体重22~26kg,每次3片;10~12岁,体重28~32kg,每次4片,每4~6小时1次,24小时内不超过4次,咀嚼或用水溶解后服用
	溶液剂	100ml(盐酸伪麻黄碱300mg、对乙酰氨基酚3.2g、马来酸氯苯那敏20mg)	2~5岁儿童,每次5ml;6~11岁儿童,每次10ml,每4~6小时1次,每日内不超过4次
特酚伪麻	片剂	特非那定15mg、对乙酰氨基酚162.5mg、盐酸伪麻黄碱15mg	每次1~2片,每日3次
复方扑热息痛注射剂	注射剂	对乙酰氨基酚200mg、安替比林250mg(2ml)	肌内注射:每次2ml
氨酚异丙嗪	注射剂	对乙酰氨基酚150mg、盐酸异丙嗪10mg(2ml)	肌内注射:每次2ml
氨酚曲麻	片剂	对乙酰氨基酚200mg、盐酸曲普利啶1.2mg、盐酸伪麻黄碱30mg、水杨酰胺100mg、咖啡因15mg	每次1~2片,每日3次;12岁以上儿童:每次1片,每日2~3次,3~12岁儿童:每次1/2片,每日2~3次,餐后服用

续表

通用名称	剂型	每片(粒、袋、支)成分及含量	用法
氨酚甲硫氨酸	胶囊剂	对乙酰氨基酚 250mg、甲硫氨酸 50mg	成人和 12 岁以上儿童:每次 2 粒,每日 3 次,24 小时不超过 16 粒
丙氧氨酚复方	片剂	无水萘磺酸右丙氧芬 50mg、对乙酰氨基酚 250mg	成人:每次 1 ~ 2 片,每日 3 ~ 4 次,餐后服用
氨酚烷胺咖敏	胶囊	对乙酰氨基酚 250mg、盐酸金刚烷胺 30mg、咖啡因 15mg、马来酸氯苯那敏 2mg	每次 1 粒,每日 3 次
氨酚比林	注射剂	每支 2ml(对乙酰氨基酚 0.2g、安替比林 0.25g)	肌内注射,每次 2ml
锌布	片剂、胶囊	葡萄糖酸锌 100mg、布洛芬 150mg、马来酸氯苯那敏 2mg	片剂:每次 1 片,每日 3 次。胶囊:每次 1 ~ 2 粒,每日 3 次,最大日剂量为 6 粒;儿童剂量较成人酌减,最大日剂量为 3 粒。疗程不超过 7 日
	颗粒剂	葡萄糖酸锌 100mg、布洛芬 150mg、马来酸氯苯那敏 2mg	3 ~ 5 岁儿童,每次 0.5 包;6 ~ 14 岁儿童,每次 1 包。每日 3 次
布洛伪麻	片剂、分散片、缓释片、胶囊	布洛芬 200mg、盐酸伪麻黄碱 30mg	①餐后服用,每次 1 片(粒),每日 3 次,每日给药不得超过 4 次 ②缓释片:每次 2 片,每日 2 次,24 小时内不得超过 4 片
	分散片	布洛芬 50mg、盐酸伪麻黄碱 7.5mg	餐后服用。2 ~ 5 岁:每次 2 片,每日 3 次;5 ~ 7 岁儿童:每次 2.5 片,每日 3 次;7 ~ 12 岁:每次 3 片,每日 3 次;12 ~ 18 岁:每次 4 片,每日 3 次,以上用量 24 小时均不得超过 4 次
	颗粒剂	布洛芬 20mg、盐酸伪麻黄碱 30mg	每次 1 包,每日 3 次。每日用量不得超过 4 包
布洛芬对乙酰氨基酚	片剂	布洛芬 400mg、对乙酰氨基酚 325mg	成人,每次 1 片,每 4 ~ 6 小时 1 次,最大日剂量为 8 片。体重 30kg 以上患儿,每 8 小时 0.5 片,餐后服用
贝诺酯维 B_1	颗粒剂	贝诺酯 500mg、维生素 B_1 5mg	成人,每次 1 ~ 2 包,每日 3 次
	颗粒剂(小儿)	贝诺酯 300mg、维生素 B_1 3mg	2 ~ 6 个月儿童,每次 1/3 ~ 1/2 包;6 个月 ~ 1 岁儿童,每次 0.5 包;1 ~ 3 岁儿童,每次 1 包。每日 2 ~ 3 次
	咀嚼片(小儿)	贝诺酯 200mg、维生素 B_1 2mg	1 ~ 3 岁、体重为 10 ~ 15kg 的儿童,每次 1 片;4 ~ 6 岁、体重为 16 ~ 21kg 的儿童,每次 1.5 ~ 2 片;7 ~ 9 岁、体重为 22 ~ 27kg 的儿童,每次 2.5 片;10 ~ 12 岁、体重为 28 ~ 32kg 的儿童,每次 3 片;每日 2 ~ 3 次

续表

通用名称	剂型	每片(粒、袋、支)成分及含量	用法
贝敏伪麻	片剂	贝诺酯300mg、马来酸氯苯那敏2mg、盐酸伪麻黄碱30mg	每次1片,每日3次。每日剂量不超过8片,疗程不超过7日
	胶囊剂	贝诺酯150mg、马来酸氯苯那敏1mg、盐酸伪麻黄碱15mg	每次2粒,每日3次
复方水杨酸甲酯	乳膏剂	乳膏:①15g(水杨酸甲酯1.77g、薄荷脑0.87g、桉油0.273g、松节油0.1935g)。②40g(水杨酸甲酯4.72g、薄荷脑2.32g、桉油0.728g、松节油0.516g)	每次1~2g(乳膏),每日3~4次,涂于患处并轻轻按摩以促进吸收,最大日剂量为20g
复方水杨酸甲酯(薄荷醇)	巴布膏	每贴含水杨酸甲酯262.5mg、L-薄荷醇175.0mg、薄荷油87.5mg(相当于薄荷醇26.3mg)、DL-樟脑122.5mg、麝香草酚17.5mg	每日1~2次,贴于患处
复方水杨酸甲酯薄荷脑油	搽剂	每1ml含水杨酸甲酯170mg、薄荷脑340mg、樟脑165mg、樟油55mg、桉油100mg	取少量涂患处,每日2~3次
复方水杨酸甲酯苯海拉明	喷雾剂	①50ml(水杨酸甲酯1.5g、盐酸苯海拉明0.09g、薄荷脑1.2g、樟脑1.95g、麝香草酚0.15g)。②60ml(水杨酸甲酯1.8g、盐酸苯海拉明0.108g、薄荷脑1.44g、樟脑2.34g、麝香草酚0.18g)	每日数次,喷于患处
美息伪麻拉明	片剂、分散片	对乙酰氨基酚325mg、盐酸伪麻黄碱30mg、盐酸苯海拉明25mg、氢溴酸右美沙芬15mg	成人及12岁以上儿童,每次1~2片,每日3~4次,每日总剂量不宜超过8片,每次服用间隔不宜小于6小时,疗程不得超过7日
氨酚对乙酰氨基酚-盐酸伪麻黄碱-氢溴酸右美沙芬	片剂、胶囊剂、分散片、颗粒剂、溶液剂	对乙酰氨基酚325mg、盐酸伪麻黄碱30mg、氢溴酸右美沙芬15mg	成人,每次1~2片/粒/袋,每6小时1次,24小时不超过4次
	软胶囊	对乙酰氨基酚325mg、盐酸伪麻黄碱30mg、氢溴酸右美沙芬15mg	
		每粒含对乙酰氨基酚162.5mg、盐酸伪麻黄碱15mg、氢溴酸右美沙芬7.5mg	成人,每次2~4粒,每6小时1次,24小时不超过4次
		对乙酰氨基酚81.25mg、盐酸伪麻黄碱7.5mg、氢溴酸右美沙芬3.75mg	6~12岁,每次2~4粒,每4~6小时1次,24小时不超过4次
	干混悬剂	每包含对乙酰氨基酚80mg、盐酸伪麻黄碱7.5mg、无水氢溴酸右美沙芬2.5mg	1~3岁,每次1包;4~6岁,每次1.5包;7~10岁,每次2包;11~14岁,每次4包。每日3~4次
	糖浆剂	每1ml(乙酰氨基酚16mg、盐酸伪麻黄碱1.5mg、氢溴酸右美沙芬0.5mg)	1~3岁,每次5ml;4~6岁,每次7.5ml;7~10岁,每次10ml;11~14岁,每次20ml,每日3~4次
	溶液剂	每10ml含对乙酰氨基酚325mg、盐酸伪麻黄碱30mg、氢溴酸右美沙芬15mg	成人,每次10~20ml,每日3~4次,每日不超过80ml
氨林酚咖	胶囊	氨基比林150mg、对乙酰氨基酚127mg、咖啡因50mg	每次1粒,每日1~3次

续表

通用名称	剂型	每片(粒、袋、支)成分及含量	用法
复方氨酚苯海拉明	片剂	对乙酰氨基酚 300mg、盐酸苯海拉明 7.5mg、咖啡因 30mg、盐酸麻黄碱 7.5mg	每次 2 片,每日 3 次
氨咖甘	片剂	每片含氨基比林 150mg、咖啡因 40mg、甘油磷酸钙 35mg	每次 1 片,每日 3 次
酚氨咖敏	片剂、颗粒剂	对乙酰氨基酚 150mg、氨基比林 100mg、咖啡因 30mg、马来酸氯苯那敏 2mg	每次 1 片(袋),每日 3 次
小儿酚氨咖敏颗粒	颗粒剂	对乙酰氨基酚 63mg、氨基比林 50mg、咖啡因 15mg、马来酸氯苯那敏 1mg	1~5 岁,每次 1/2 袋;6~9 岁,每次 1 袋。每日 3 次
复方氨酚肾素	片剂	对乙酰氨基酚 250mg、盐酸去氧肾上腺素 5mg、咖啡因 30mg、马来酸氯苯那敏 2mg、盐酸维生素 B_1 3mg	成人及大于 12 岁的儿童,每次 2 片,每 4 小时 1 次。每日不超过 4 次,疗程不超过 7 日
氨酚拉明	片剂	对乙酰氨基酚 500mg、盐酸苯海拉明 25mg	成人及 12 岁以上儿童,每次 2 片,睡前服用
	溶液剂	每 15ml 含对乙酰氨基酚 500mg、盐酸苯海拉明 25mg	成人及 12 岁以上儿童,每次 15~30ml,睡前服用
复方对乙酰氨基酚(Ⅱ)	片剂	对乙酰氨基酚 250mg、异丙安替比林 150mg、咖啡因 50mg	成人:每次 1~2 片,每日 3 次;6 岁以上儿童:每次 0.5~1 片,每日 3 次
氯芬黄敏	片剂	双氯芬酸钠 15mg、人工牛黄 15mg、马来酸氯苯那敏 2.5mg	每次 1~2 片,每日 3 次
复方双氯芬酸钠	注射液	双氯芬酸钠 25mg、对乙酰氨基酚 150mg(2ml)	肌内注射:每次 1~2ml,每日 1 次,必要时每日 2 次,于两侧臀部分别作深部肌内注射。疗程不超过 2 日
双氯芬酸钠盐酸利多卡因	注射剂	双氯芬酸钠 75mg、盐酸利多卡因(以利多卡因计)20mg	成人,臀部深部肌内注射,每次 1 支,每日 1 次。严重患者可间隔数小时(变换注射点)再注射 1 次。最大日剂量为 150mg(以双氯芬酸钠计),疗程不超过 2 日
复方感冒灵成方	片剂	(金银花、五指柑、野菊花、三叉苦、南板蓝根、岗梅)6.25g、对乙酰氨基酚 42mg、马来酸氯苯那敏 0.67mg、咖啡因 3mg	每次 4 片,每日 3 次,2 日为一疗程
	颗粒剂	(金银花、五指柑、野菊花、三叉苦、南板蓝根、岗梅)25g、对乙酰氨基酚 42mg、马来酸氯苯那敏 0.67mg、咖啡因 4mg	开水冲服。每次 1 袋,每日 3 次,2 日为一疗程
复方保泰松鸡血藤	片剂	①每片含保泰松 35mg、鸡血藤干浸膏粉 45mg、维生素 C 35mg、维生素 B_1 7.5mg、豨莶草干浸膏粉 45mg、姜粉 13.5mg。②每片含保泰松 70mg、鸡血藤干浸膏粉 90mg、维生素 C 70mg、维生素 B_1 15mg、豨莶草干浸膏粉 90mg、姜粉 27mg	每次 70mg(以保泰松计),每日 3 次
复方青蒿安乃近	片剂	青蒿 200mg、马鞭草 500mg、羌活 80mg、南板蓝根 400mg、葛根 750mg、毛冬青 750mg、石膏 100mg、安乃近 50mg、马来酸氯苯那敏 0.6mg	每次 4~6 片,每日 3~4 次

续表

通用名称	剂型	每片(粒、袋、支)成分及含量	用法
索米痛片	片剂	氨基比林0.15g、非那西丁0.15g、咖啡因50mg、苯巴比妥15mg	每次1~2片，必要时服
复方氨基比林	片剂	氨基比林0.02g、非那西丁0.2g、苯巴比妥5mg	每次1~2片，必要时服
复方氨林巴比妥	注射剂	氨基比林0.1g、安替比林0.04g、苯巴比妥钠18mg	肌内注射，每次1支，必要时用
氨非咖	片剂	氨基比林100mg、非那西丁150mg、咖啡因45mg	每次1~2片，每日1~3次
米格来宁	片剂	安替比林0.27g、咖啡因27mg、枸橼酸3mg	每次1片，每日3次
氨基比林咖啡因	片剂	氨基比林150mg、咖啡因40mg	每次1~2片，每日3次
复方金刚烷胺氨基比林	片剂	盐酸金刚烷胺100mg、氨基比林150mg、马来酸氯苯那敏2mg	成人，每次1片，每日2次
氨糖美辛	肠溶片、胶囊	盐酸氨基葡萄糖75mg、吲哚美辛25mg	每次1~2片，每日1~2次，进餐时或餐后立即服用
复方氨林巴比妥	注射剂	氨基比林100mg、安替比林40mg、巴比妥18mg(2ml)	肌内注射，成人：每次2ml，监护情况下极量为每日6ml；2岁以下儿童：每次0.5~1ml，2~5岁每次1~2ml，5岁以上每次2ml

（王育琴　王淑洁　白向荣）

第 16 章
抗痛风药

痛风是单钠尿酸盐沉积于骨关节、肾脏和皮下等部位，引发的急、慢性炎症和组织损伤，与嘌呤代谢紊乱和(或)尿酸排泄减少所致的高尿酸血症直接相关，属于代谢性风湿病范畴。临床上5%～15%高尿酸血症患者发展为痛风，表现为痛风性关节炎、痛风肾和痛风石等，确切原因不清。

痛风主要分为原发性和继发性两类。原发性痛风由遗传因素和环境因素共同致病，大多数为尿酸排泄障碍，少数为尿酸生成增多。具有一定的家族易感性，除不到1%为嘌呤合成酶缺陷所致，如次黄嘌呤-鸟嘌呤磷酸核苷转移酶完全缺乏，绝大多数病因未明。继发性痛风主要由于肾脏疾病致尿酸排泄减少，骨髓增生性疾病及放疗致尿酸生成增多，某些药物抑制尿酸排泄等多种原因引起。

痛风患者的自然病程及临床表现大致可分为下列四期：①无症状高尿酸血症期；②急性痛风性关节炎发作期；③痛风发作间歇期；④慢性痛风石性关节炎期。急性痛风性关节炎是痛风最常见的首发症状，是尿酸钠盐在关节及关节周围组织以结晶形式沉积引起的急性炎症反应，表现为关节液和关节滑膜的中性粒细胞趋化、聚集并吞噬尿酸盐，同时释放一些炎性介质，如白三烯 B_4、糖蛋白、白介素1。

痛风的防治，无论是原发性痛风还是继发性痛风，除少数由于药物引起的痛风以外，目前尚缺乏病因治疗，因此，尚不能根治。临床药物治疗的目的是：尽快终止急性关节炎发作；防止关节炎复发；纠正高尿酸血症，预防尿酸盐沉积造成的关节破坏、肾脏损害及痛风石的形成；防止尿酸肾结石形成。

根据作用方式，抗痛风药可分为五类：①抑制粒细胞浸润药，如秋水仙碱；②镇痛抗炎类——非甾体抗炎药，如吲哚美辛、保泰松、双氯芬酸、萘普生、舒林酸、布洛芬等；③促肾上腺皮质激素或糖皮质激素类，如促皮质素(ACTH)或泼尼松；④促进尿酸排泄药，如丙磺舒、磺吡酮、苯溴马隆等；⑤抑制尿酸生成药，如别嘌醇、非布索坦、奥昔嘌醇。尿酸酶可催化尿酸氧化为更易溶解的尿囊素，从而降低血尿酸水平。生物合成的尿酸氧化酶主要有：重组黄曲霉菌尿酸氧化酶(又名拉布立酶)，聚乙二醇化重组尿酸氧化酶培戈洛酶，目前尚未在中国上市。在痛风尤其是原发性痛风分子发病机制的研究中，发现了尿酸转运体新靶点，利用此靶点进行抗痛风药物的研究和开发，将会出现一些新型药物。

痛风急性发作期，及早(一般在24小时以内)应用秋水仙碱、非甾体抗炎药和促肾上腺皮质激素或糖皮质激素，可有效抗炎镇痛，提高患者生活质量。推荐首先使用非甾体抗炎药缓解症状；对非甾体抗炎药有禁忌的患者，建议单独使用低剂量秋水仙碱；对于不耐受非甾体抗炎药和秋水仙碱的患者，短期单用糖皮质激素疗效和安全性良好。

为了预防痛风急性发作，防止各种并发症的发生，间歇期和慢性期痛风仍须积极治疗，可应用促尿酸排泄药和抑制尿酸生成药进行降尿酸治疗，治疗目标是将血尿酸水平稳定控制在360μmol/L(6mg/dl)以下；当血尿酸控制在300μmol/L(5mg/dl)以下时，可以缩小甚至消除痛风石。降尿酸药物无消炎止痛作用，且在使用过程中有动员尿酸进入血液循环，诱发急性关节炎发作的可能，因此不宜在急性发作期应用，需待症状缓解（≥2周）后开始降尿酸治疗。但在急性发作前已服用降尿酸药物者不需停用，以免引起血尿酸波动，导致发作时间延长或再次发作。

别嘌醇可引起史-约综合征（SJS）和中毒性表皮坏死松解症（TEN）等严重的药物不良反应，而且很难预防，死亡率达10%～40%。近年药物遗传学研究发现别嘌醇引起的SJS/TEN证实与人类白细胞抗原HLA-B*5801基因之间存在明显的相关性，基因检测可以预测患者个体服用别嘌醇后是否容易引发重症药疹，指导临床安全用药。苯溴马隆主要通过细胞色素P-450（CYP）2C9代谢，CYP2C9基因多态性对该药的代谢具有显著影响，苯溴马隆在CYP2C9*3突变个体的代谢显著低于CYP2C9*1野生型个体，可能增加其肝毒性，检测突变型个体对指导临床个体化用药具有重要意义。

秋水仙碱〔药典(二)；基；医保(甲)〕 Colchicine

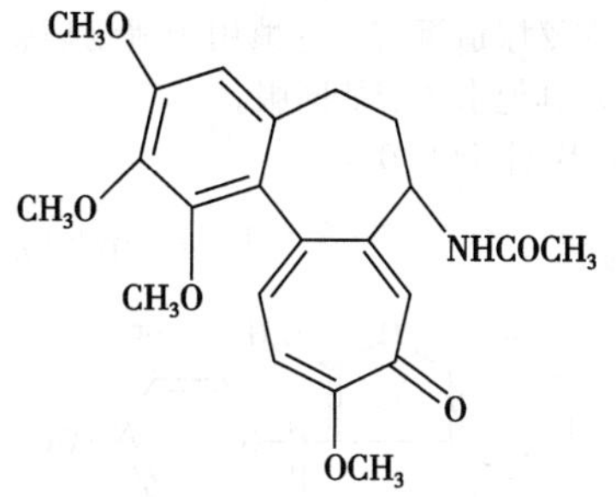

CH_3O, CH_3O, CH_3O, $NHCOCH_3$, O, OCH_3

【其他名称】 秋水仙素，阿马因，秋水仙化合物-F，Colgout。

【ATC编码】 M04AC01

【性状】 本品为淡黄色粉末，熔点142～150℃，从醋酸乙酯中得到淡黄色针状结晶，熔点155～157℃。无臭或微臭，潮湿或受热时，发出干草样气味；味很苦；溶于水（但在一定浓度的水溶液中能形成半水合物的结晶析出）、乙醇、氯仿和苯。遇光颜色易变深。

【药理学】 本品通过：①和中性粒细胞微管蛋白的亚单位结合而改变细胞膜功能，包括抑制中性粒细胞的趋化、黏附和吞噬作用；②抑制磷脂酶A_2，减少单核细胞和中性粒细胞释放前列腺素和白三烯；③抑制局部细胞产生IL-6等，从而达到控制关节局部的红肿热痛等炎症反应。秋水仙碱不影响尿酸盐的生成、溶解及排泄，因而无降血尿酸作用。

本品口服后在胃肠道迅速吸收，蛋白结合率低，仅为10%～34%，服药后0.5～2小时血药浓度达峰值。静脉注射本药后其浓度可在血清、尿液及外周血的中性粒细胞中测出。在分离出的中性粒细胞内的药物浓度高于血浆浓度并可维持10天之久。本品在肝内代谢，从胆汁及肾脏（10%～20%）排出。肝病患者从肾脏排泄增加。停药后药物排泄持续约10天。急性痛风于口服后12～24小时起效，90%的患者在服药24～48小时疼痛消失，疗效持续48～72小时。

【适应证】 用于痛风性关节炎的急性发作，预防复发性痛风性关节炎的急性发作、家族性地中海热。

【用法和用量】（1）急性期治疗：口服：成人常用量为每1～2小时服0.5～1mg，至关节症状缓解或出现恶心、呕吐、腹泻等胃肠道不良反应时停用。一般约需3～5mg，24小时内不宜超过6mg，症状可在6～12小时减轻，24～48小时内控制，以后48小时不需服本品。此后可每次给0.5mg，每日2～3次（0.5～1.5mg/d），共7日。

（2）预防：口服，每日0.5～1mg，分1～2次服用，推荐最大日剂量为1.2mg。但疗程要酌定，并要注意不良反应的出现，如出现应立即停药。

【不良反应】 ①本品不良反应与剂量大小有明显相关性。②早期不良反应常见腹痛、腹泻、呕吐及食欲缺乏，发生率可达80%，严重者可造成脱水及电解质紊乱等表现。③长期服用可见严重的出血性胃肠炎或吸收不良综合征。④神经系统不良反应为肌肉、周围神经病变包括近端肌无力和（或）血清肌酸磷酸激酶增高，在肌细胞受损的同时可出现周围神经轴突性多神经病变，表现为麻木、刺痛和无力。肌神经病变并不多见，常在预防痛风而长期服用者和有轻度肾功能不全者出现。⑤血小板减少，中性粒细胞下降，甚至再生障碍性贫血，有时是致命性危险；少尿、血尿、抽搐及意识障碍，多见于老年人，死亡率高；其他不良反应有皮疹、脱发和发热。⑥有严重不良反应者要立即停药，对症抢救。

【禁忌证】 禁用于骨髓增生低下、肝肾功能不全者、妊娠期妇女、哺乳期妇女和2岁以下儿童。

【注意】 ①由于对秋水仙碱治疗痛风时的疗效和危险性及其毒性的严重性的认识尚不一致，因此在选用本药时一定要慎重。尽量避免长期口服给药。②慎用于老年人及肝肾功能有潜在损害者。③必须定期监测血常规及肝肾功能。④本品可导致可逆性的维生素B_{12}吸收不良。⑤本品可使中枢神经系统抑制药增效，拟交感神经药的反应性加强。⑥本品不宜作为长期预防痛风性关节炎发作的药物。

【制剂】 片剂：每片0.5mg；1mg。

丙磺舒〔药典(二)；医保(乙)〕 Probenecid

$HOOC-C_6H_4-SO_2N(CH_2CH_2CH_3)_2$

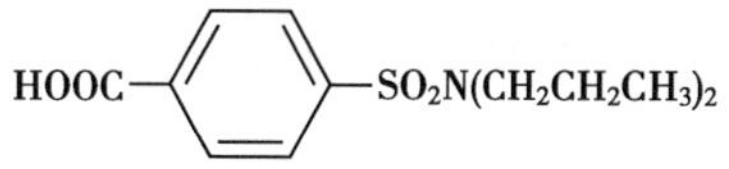

【其他名称】 羧苯磺胺，丙舒磺，对二丙胺磺酰苯甲酸，二苯磺胺苯甲酸，Benemid，Probalan，Probecid，Probenecidum。

【ATC编码】 M04AB01

【性状】 为白色结晶性粉末；无臭，味微苦。在丙酮中溶解，在乙醇或三氯甲烷中略溶，在水中几乎不溶；在稀氢氧化钠溶液中溶解，在稀酸中几乎不溶。

【药理学】 抑制尿酸盐在近曲肾小管的主动再吸收，增加尿酸盐的排泄而降低血中尿酸盐的浓度。可缓解或防止尿酸盐结节的生成，减少关节的损伤，亦可促进已形成的尿酸盐溶解。无抗炎、镇痛作用。可以竞争性抑制弱有机酸（如青霉素、头孢菌素）在肾小管的分泌，故可以增加这些抗生素的血药浓度和延长它们的作用时间。

本品口服吸收迅速而安全,蛋白结合率为65% ~90%。成人一次口服1g,2 ~4 小时血药浓度达峰值,为30μg/ml 以上;一次口服2g,4 小时血药浓度达峰值,为150 ~200μg/ml。排尿酸的有效血药浓度为100 ~200μg/ml。$t_{1/2}$随用药量而改变,口服0.5g 的$t_{1/2}$为3 ~8 小时,口服2g 的$t_{1/2}$为6 ~12 小时。本品在肝内代谢为羧基化代谢物及羟基化合物,均具排尿酸的活性,代谢物主要经肾排出,在24 ~48 小时中约有5% ~10% 的给药量以原形排出。

【适应证】①用于治疗高尿酸血症伴慢性痛风性关节炎及痛风石,但必须肾小球滤过率大于50 ~60ml/min、无肾结石或肾结石史、非酸性尿、不服用水杨酸类药物者。②作为抗生素治疗的辅助用药。

【用法和用量】①慢性痛风:口服,每次0.25g,每日2 ~4 次,1 周后可增至每次0.5 ~1g,每日2 次。每日最大剂量不超过2g。②增强青霉素类的作用:每次0.5g,每日4 次。儿童:25mg/kg,每3 ~9 小时1 次。2 ~14 岁或体重在50kg 以下儿童,首剂按体重0.025g/kg 或按体表面积0.7g/m^2,以后每次0.01g/kg 或0.3g/m^2,一日4 次。

【不良反应】①少数患者(约5%)可见胃肠道反应,皮疹、发热、肾绞痛及激起急性痛风发作等。②治疗初期可使痛风发作加重,是由于尿酸盐由关节移出所致。同服大量水(2500ml),并加服碳酸氢钠或枸橼酸钾,可防止尿酸盐在泌尿道沉积形成尿结石。③偶见白细胞减少、肾病综合征、骨髓抑制及肝坏死等不良反应。

【禁忌证】对磺胺类药过敏者、肾功能不全者、妊娠期及哺乳期妇女、2 岁以下儿童禁用。

【注意】①伴有肿瘤的高尿酸血症者,或使用溶解细胞的抗癌药患者、放射治疗患者、老年人、痛风性关节炎急性发作期、有消化道溃疡史和肾结石史者,均不宜使用本品,因可引起急性肾病。②如在本品治疗期间有急性发作,可继续应用原来的用量,同时给予秋水仙碱或其他非甾体抗炎药治疗。

【药物相互作用】不宜与水杨酸类药、阿司匹林、依他尼酸、氢氯噻嗪、保泰松、吲哚美辛、萘普生、别嘌醇、青霉素、头孢菌素、磺胺类药、甲氨蝶呤及口服降糖药等同服,因本品可抑制这些药物的肾小管排泄,使它们的作用增强、毒性增加。

【制剂】片剂:每片0.25g。

磺吡酮　Sulfinpyrazone

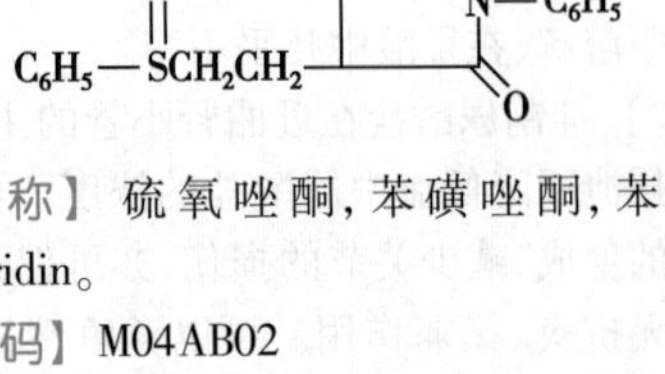

【其他名称】硫氧唑酮,苯磺唑酮,苯磺保泰松,Anturan,Anturidin。

【ATC 编码】M04AB02

【性状】为白色粉末,溶于乙醇及丙酮,稍溶于稀碱,几不溶于水。

【药理学】本品为保泰松衍生物,可竞争性抑制尿酸盐在近曲小管主动再吸收,从而增加尿酸从尿中排泄,降低血中尿酸浓度。抑制血小板聚集,增加血小板存活时间。据研究在本品治疗的前6 个月中可减少心肌梗死突然死亡的危险。有微弱的抗炎和镇痛作用。$t_{1/2}$约为3 小时。大部分由肾排泄。

【适应证】用于治疗慢性痛风。减缓或预防痛风结节的形成和关节的痛风病变。

【用法和用量】抗痛风:成人口服每次0.05 ~0.1g,每日2 次,剂量可递增至每日0.4 ~0.6g,时间可用至1 周。维持量:每次0.1g,每日2 次。

【不良反应】10% ~15% 患者服后有胃肠道反应。有报道,个别患者用药期间可引起肾衰竭。

【注意】①急性痛风关节炎控制后2 周,始可使用本品。②与食物同服或同服碳酸氢钠可减少药物对胃肠刺激及减少尿酸在泌尿道沉着。③慎用于溃疡病患者。④不可与阿司匹林及其他水杨酸盐同服。

【制剂】片剂:每片0.1g。

苯溴马隆〔药典(二);基;医保(乙)〕　Benzbromarone

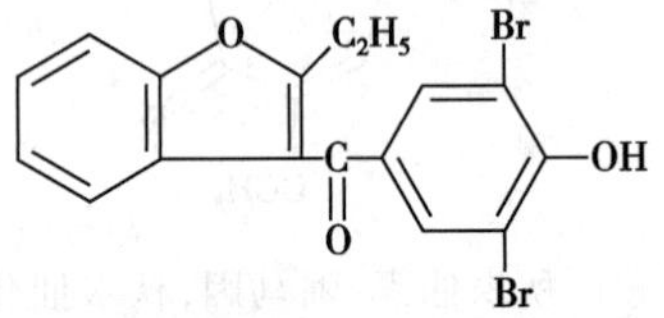

【其他名称】苯溴香豆素,立加利仙,痛风立仙。

【ATC 编码】M04AB03

【药理学】为苯并呋喃衍生物,系一强力促尿酸排泄药。具有抑制肾小管对尿酸的重吸收作用,因而降低血中尿酸浓度。口服易吸收,其代谢产物为有效型,服药后24 小时血中尿酸为服药前的66.5%。在肝内去溴离子后从胆汁排出。

【适应证】适用于原发性高尿酸血症,痛风性关节炎间歇期及痛风石患者。

【用法和用量】每次25 ~100mg,每日1 次,餐后服用,剂量渐增,连用3 ~6 个月。

【不良反应】可见胃肠道反应、肾绞痛及激发急性关节炎发作。少数患者可出现粒细胞减少。很少发生皮疹、发热。已有发生严重的细胞溶解性肝损害的报道,包括死亡病例及需要肝移植的患者。

【禁忌证】对本品过敏者、中至重度肾功能损害(肾小球滤过率低于20ml/min)及患有肾结石的患者、妊娠期和哺乳期妇女禁用。

【注意】①服用本品时应保证每日约2000ml 的饮水或碱化尿液。②服用本品的过程中如有痛风性关节炎急性发作,可加用非甾体抗炎药。

【药物相互作用】阿司匹林及其他水杨酸制剂、吡嗪酰胺能减弱本品作用。

【制剂】片剂:每片50mg。胶囊剂:每粒50mg。

别嘌醇[药典(二);基;医保(甲、乙)]　Allopurinol

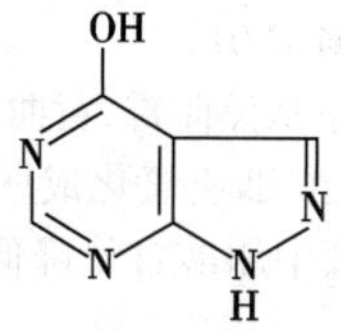

【其他名称】别嘌呤醇，别嘌呤，异嘌呤醇。

【ATC编码】M04AA01

【性状】为白色或类白色结晶性粉末；几乎无臭。在水或乙醇中极微溶解，在三氯甲烷或乙醚中不溶，在氢氧化钠或氢氧化钾溶液中易溶。

【药理学】本品及其代谢产物可抑制黄嘌呤氧化酶，使次黄嘌呤及黄嘌呤不能转化为尿酸，即尿酸合成减少，进而降低血中尿酸浓度，减少尿酸盐在骨、关节及肾脏的沉着。本品可抑制肝药酶活性。口服由胃肠道吸收完全，经肝代谢，约有70%代谢为有活性的氧嘌呤醇，两者均不与蛋白结合。本品口服后2～6小时血药浓度达峰值，$t_{1/2}$为1～3小时，氧嘌呤醇的$t_{1/2}$为12～30小时，肾功能减退者明显延长。本品由肾脏排出，70%以代谢物、10%以原形或在体内氧化生成易溶于水的异黄嘌呤形式排泄。一般口服本品后24小时，血尿酸浓度开始下降，2～4周时下降最明显。

【适应证】用于慢性原发性或继发性痛风、痛风性肾病。

【用法和用量】①用于降低血中尿酸浓度：开始每次0.05g，每日2～3次，剂量渐增，2～3周后增至每日0.2～0.4g，分2～3次服，每日最大量不超过0.6g。维持量：每次0.1～0.2g，每日2～3次。儿童剂量每日8mg/kg。②治疗尿酸结石：口服每次0.1～0.2g，每日1～4次；或0.3g，每日1次。

【不良反应】①个别患者可出现皮疹、腹泻、腹痛、低热、暂时性氨基转移酶升高或粒细胞减少。停药及给予相应治疗一般可恢复。②本品服用初期可诱发痛风，故于开始4～8周内可与小剂量秋水仙碱合用。

【禁忌证】对本品过敏、严重肝肾功能不全、明显血细胞低下者、妊娠期及哺乳期妇女禁用。

【注意】①服药期间应多饮水，并使尿液呈中性或碱性以利尿酸排泄。②肾功能不全的患者可使本品活性代谢物氧嘌呤醇体内蓄积，使不良反应增多。③可引起过敏性肝坏死、肝肉芽肿形成伴胆囊炎、胆管周围炎、剥脱性皮炎等，常见于用药后3～4周，应予注意。也可致血液系统异常和骨髓抑制。④该药可导致剥脱性皮炎、中毒性表皮坏死松解症、重症多形红斑型药疹、药物超敏综合征，严重可导致死亡，建议一旦出现皮疹，立即停用，及时到皮肤科诊治。⑤慎用于肝功能损害者及老年人。

【药物相互作用】①可使同用的硫唑嘌呤或巯嘌呤分解代谢减慢，毒性增加，硫唑嘌呤或巯嘌呤用量应减至常用量1/4左右。②合用氯化钙、维生素C、磷酸钾(钠)可增加肾脏中黄嘌呤结石的形成。③同用双香豆素、茚满二酮衍生物可使抗凝效应增加。④可使同用的茶碱清除率减少，血药浓度增加。⑤可使同用的环磷酰胺增加骨髓抑制作用。⑥合用氨苄西林时皮疹的发生率增加。

【制剂】片剂：每片0.1g。

非布司他[医保(乙)]　Febuxostat

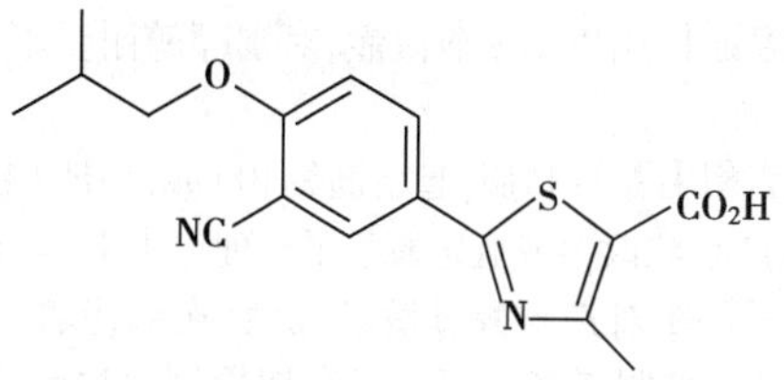

【其他名称】非布索坦，风定宁，Adenuric，Uloric，TEI-6720，TMX-67。

【ATC编码】M04AA03

【药理学】为新型非嘌呤类黄嘌呤氧化酶(XO)抑制剂，通过抑制尿酸合成降低血清尿酸浓度。其通过紧密结合钼蝶呤活性位点并使氧化还原态的钼辅因子保持孤立状态，来抑制XO与底物的结合。本品在常规治疗浓度下不会抑制其他参与嘌呤和嘧啶合成与代谢的酶。

口服后迅速被胃肠道吸收，0.5～1.3小时后血药浓度达到峰值，药物的表观总清除率为10～12L/h，稳态表观分布容积为33～64L，半衰期为1.3～15.8小时。最大血药浓度呈现剂量依赖关系。口服非布索坦后，有22%～44%的药物通过葡糖醛酸轭合代谢，有2%～8%的药物通过氧化代谢，仅有1%～6%未被代谢的药物通过肾脏排出。药物的5种氧化代谢产物对黄嘌呤氧化酶仍然有强大的抑制能力，其活性与非布司他的活性相当。

【适应证】用于痛风患者高尿酸血症的长期治疗。

【用法和用量】一日1次40mg或80mg，不推荐用于无临床症状的高尿酸血症患者。食物和抗酸剂不会影响本品的降尿酸效果。

【不良反应】本品不良反应大多轻微，具有自限性。常见的有恶心、皮疹、肝功能异常和关节痛。与别嘌醇相比，本品可能增加心脏相关性死亡的风险，因此服药期间应监测心肌梗死和脑卒中的症状和体征。

【注意】①服用本品初期可能会引起痛风的发作，建议预防性服用非甾体抗炎药或秋水仙碱。②在本品治疗期间如果出现痛风发作，无须停药，根据患者情况进行痛风治疗即可。

【药物相互作用】①本品与茶碱合用可使后者的血浆浓度升高，因此与茶碱联用时应谨慎。②本品与硫唑嘌呤、巯嘌呤合用时，可能会提高这些药物的血浆浓度，从而导致中毒，因此本品禁用于正在接受硫唑嘌呤、巯嘌呤治疗的患者。

【制剂】片剂：每片80mg；120mg。

奥昔嘌醇　Oxipurinol

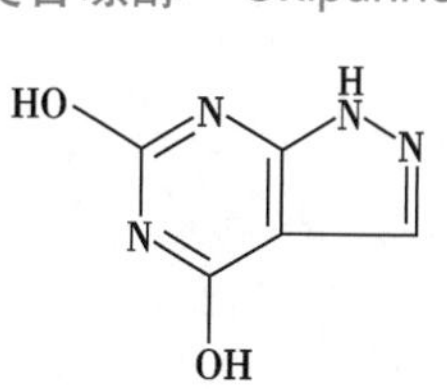

【其他名称】 Oxypurinol。

【药理学】本品为黄嘌呤氧化酶抑制剂，通过抑制黄嘌呤氧化酶而减少尿酸的生成，降低血浆和尿中的尿酸浓度。本药作用较别嘌醇稍弱。口服后6周起效，少部分经过肝脏代谢。有效浓度为30~100mmol/L，半衰期为16~30小时。

【适应证】用于高尿酸血症，对别嘌醇耐受不良者的痛风发作有效。

【用法和用量】口服，起始剂量100mg，每日1次，可逐渐加量到临床症状改善或血尿酸水平至理想水平(<6mg/dl)。

【注意】①对别嘌醇过敏者、肝脏疾病患者、肾功能不全患者、骨髓抑制患者慎用。②定期检测血尿酸水平，全血细胞计数和肝肾功能。③用药期间饮足量水，注意使尿液维持中性或弱碱性。④与巯基嘌呤或硫唑嘌呤合用时应谨慎。

【制剂】片剂：每片100mg。

尿酸酶　Urate Oxidase

【ATC编码】 M04AX01

【药理学】本药系从黑曲霉、黄曲霉等发酵液中提取的异性蛋白。能催化尿酸迅速氧化成尿囊酸，在肾小管不再被吸收而排出，使血液中尿酸含量降低，消除尿酸在机体内的潴留。

【适应证】用于不能口服尿酸生成抑制药的患者；用于尿结石、结石性痛风、白血病及肾衰竭所致的高尿酸血症。

【用法和用量】成人，肌内注射，一日1000U；静脉注射，一日1000U。

【不良反应】本药为异性蛋白，可引起过敏反应，包括全身瘙痒、肌内注射局部发红。

【制剂】注射剂：每支1000U。

（王育琴　王淑洁　唐　静）

第17章
抗癫痫药

癫痫是一种由多种原因引起的慢性脑部疾患，以脑神经元过度放电导致的反复性、发作性、短暂性的中枢神经系统功能失常为特征。异常放电神经元的位置不同及异常放电波及的范围差异，导致患者发作形式不一，可表现为感觉、运动、意识、精神、行为、自主神经功能障碍或兼有之。其特点是持续存在能产生癫痫发作的脑部持久性改变，并出现相应的神经生物学、认知、心理学以及社会学方面的后果。1981年国际抗癫痫联盟（International League Against Epilepsy，ILAE）根据临床和脑电图特点将癫痫发作分为部分性发作、全面性发作、不能分类的癫痫发作三大类。目前，世界范围内普遍应用的仍是这一分类方法，2010年ILAE分类工作报告对癫痫发作的概念和分类进行了部分修订。

预防癫痫发作的基本手段为药物治疗。药物治疗的目标是控制临床发作或最大限度地减少发作次数；长期治疗无明显不良反应；使患者保持或恢复其原有的生理、心理状态和社会功能状态。

根据发作类型和综合征分类选择药物是治疗癫痫的基本原则，同时还需要考虑共患病、共用药、患者的年龄及患者或其监护人的意愿等进行个体化选择与治疗。新诊断的癫痫患者尽可能单药治疗；如果选用的第一种抗癫痫药因为不良反应或仍有发作而治疗失败，应试用另一种药物，并加量至足够剂量后，将第一种用药缓慢地减量至停用；如果第二种用药仍无效，在开始另一个药物前，应根据相对疗效、不良反应和药物耐受性将第一或第二个药物缓慢撤药；仅在单药治疗没有达到无发作时才推荐联合治疗。合理的多药联合治疗应注意选择作用机制不同、具有疗效协同增强作用、无不良相互作用、不增加不良反应的药物。

20世纪80年代之前共有7种主要的抗癫痫药物应用于临床，习惯上称为传统抗癫痫药。80年代以后国外开发并陆续上市了多种新型抗癫痫药（表17-1）。

表17-1　临床常用的抗癫痫药

传统抗癫痫药	新型抗癫痫药
卡马西平（Carbamazepine，CBZ）	氯巴占（clobazam，CLB）
	非尔氨酯（felbamate，FBM）
氯硝西泮（Clonazepam，CNZ）	加巴喷丁（gabapentin，GBP）
	拉莫三嗪（lamotrigine，LTG）
乙琥胺（Ethosuximide，ESX）	拉考沙胺（lacosamide，LCS）
苯巴比妥（Phenobarbital，PB）	左乙拉西坦（levetiracetam，LEV）
苯妥英（Phenytoin，PHT）	奥卡西平（oxcarbazepine，OXC）
扑米酮（Primidone，PMD）	普瑞巴林（pregabalin，PGB）
丙戊酸（Valproic acid，VPA）	芦非酰胺（rufinamide，RUF）
	噻加宾（tiagabine，TGB）
	托吡酯（topiramate，TPM）
	氨己烯酸（vigabatrin，VGB）
	唑尼沙胺（zonisamide，ZNS）

随着癫痫发生机制研究的深入，发现抗癫痫药物的作用机制亦不相同。有些抗癫痫药是单一作用机制，而有些抗癫痫药可能是多重作用机制。了解抗癫痫药的作用机制是恰当地选择药物、了解药物之间相互作用的基础。目前对于抗癫痫药的作用机制尚未完全了解，已知的抗癫痫药物的作用机制可归纳如下：

（1）钠通道调节剂：此类药物有苯妥英钠、卡马西平、拉莫三嗪、唑尼沙胺、雷利托林、瑞马西胺、氟桂利嗪、利鲁唑、丙戊酸钠、托吡酯、奥卡西平、登齐醇、萘咪酮等。这些药物均可选择性作用于钠通道，阻滞 Na^+ 依赖性动作电位的快速发放，调节电压依赖性 Na^+ 通道，然而它不影响超极化膜电压。此外，这些药物还可以阻滞 Ca^{2+} 通道，调节 Na^+-K^+-ATP 转化酶活性，从而达到抗惊厥作用。

（2）γ-氨基丁酸调节剂：γ-氨基丁酸（GABA）是中枢神经系统的抑制性递质，它可以促使 Cl^- 内流入细胞使胞膜的超极化更加稳定。凡能增加 GABA 含量或延长作用或增加敏感性者均有抗癫痫作用。因此，抗癫痫药物可通过以下途径发挥作用：①增强 GABA 合成，尚无此类药物。丙戊酸钠可增强 GABA 合成酶谷氨酸脱羧酶活性；②GABA 激动剂或前体，如苯二氮䓬类药物均为 GABA 的激动剂；③GABA 代谢抑制剂，如氨己烯酸；④GABA 受体增强剂，如托吡酯等。

（3）兴奋性氨基酸受体拮抗剂和兴奋性氨基酸释放的调节剂：如拉莫三嗪，通过调节钠通道，阻断谷氨酸的释放；AMPA 受体拮抗剂等。

（4）与乙琥胺有关的抗失神发作的药物，如三甲双酮，为选择性 T 型 Ca^{2+} 通道阻滞剂。

（5）非尔氨酯、加巴喷丁和左乙拉西坦等的作用机制仍未完全清楚。

按照化学结构，目前应用的抗癫痫药物有下列类型：①乙内酰脲类，如苯妥英钠、美芬妥英、乙苯妥英；②亚芪胺类，如卡马西平；③巴比妥类，如苯巴比妥、扑米酮、异戊巴比妥钠等；④琥珀酰亚胺类，如乙琥胺、甲琥胺、苯琥胺等；⑤双酮类，如三甲双酮、甲乙双酮；⑥侧链脂肪酸，如丙戊酸钠；⑦乙酰脲类，如苯乙酰脲、苯丁酰脲；⑧苯二氮䓬类，如地西泮（安定）、氯硝西泮、硝西泮（硝基安定）；⑨磺胺类，如乙酰唑胺、舒噻美；⑩激素类，如促肾上腺皮质激素（ACTH）、地塞米松、泼尼松；⑪其他，如副醛、水合氯醛、利多卡因、咖啡因、溴化物、盐酸米帕林。

基因多态性是导致抗癫痫药在治疗过程中出现疗效和不良反应个体差异的重要原因。抗癫痫药在体内的代谢主要是由肝药酶 CYP-450 和尿苷二磷酸葡萄糖醛酸转移酶介导的。这些药物代谢酶的基因多态性导致了血药浓度的个体差异，因此根据基因检测结果调整用药剂量，结合血药浓度监测，可以指导抗癫痫药的个体化应用。*HLA-B＊1502*、*HLA-A＊3101* 等基因是卡马西平、拉莫三嗪、苯巴比妥等芳香族抗癫痫药物诱发重症皮肤不良反应的风险基因，建议对遗传风险人群或有药物过敏史及反复罹患皮肤病的高敏感型患者用药前进行基因型监测，若为阳性，则避免应用芳香族抗癫痫药物治疗。

17.1 钠通道调节剂

苯妥英钠〔药典(二)；基；医保(甲)〕

Phenytoin Sodium

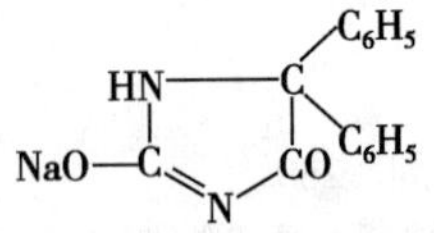

【其他名称】大仑丁，二苯乙内酰脲，Diphenylhydantoin，Dilantin。

【ATC 编码】N03AB02

【性状】为白色粉末；无臭，味苦；微有引湿性，在空气中渐渐吸收 CO_2，分解成苯妥英；水溶液呈碱性反应，易常因部分水解而发生混浊。在水中易溶，在乙醇中溶解，在三氯甲烷或乙醚中几乎不溶。

【药理学】本品对大脑皮层运动区有高度选择性抑制作用，一般认为系通过稳定脑细胞膜的功能及增加脑内抑制性神经递质 5-羟色胺（5-HT）和 γ-氨基丁酸（GABA）的作用，来防止异常放电的传播而具有抗癫痫作用。

本品对小脑有兴奋作用，可以激活小脑及大脑皮质的抑制通路，使小脑浦肯野细胞放电增加，皮质发作性活动减少。抗神经痛的机制可能与本品作用于中枢神经系统，降低突触传递或降低引起神经元放电的短暂刺激有关。苯妥英钠还可以抑制皮肤成纤维细胞胶原酶的合成或分泌，使起疱或不起疱皮肤的胶原酶减少，起到免疫抑制作用。

本品对心房与心室的异位节律点有抑制作用，也可加速房室的传导，降低心肌自律性，具有抗心律失常作用。

本品口服易吸收，但慢而不规则。口服单剂量 4～12 小时后血药浓度达峰值，且个体差异较大。成人平均口服剂量为 300mg/d，需连服 1～2 周后方可达稳态血药浓度，有效血药浓度范围为 10～20μg/ml。在血液中约 90% 与血浆蛋白结合。本品口服片剂的生物利用度约为 79%，吸收后可分布至全身，易透过血脑屏障，脑中药物浓度较血中高 2～3 倍。口服本品消除半衰期平均为 22 小时，但变异很大（7～42 小时）。长期服用后半衰期可为 15～95 小时，甚至更长，主要经肝脏代谢，经肾排泄，碱性尿排泄较快。静脉注射半衰期为 10～15 小时。本品为零级药动学的典型药物，所以，当一定剂量使肝脏代谢呈饱和时，即使增加很小剂量的本品，也会造成血药浓度不成比例地升高，而出现毒性反应。

【适应证】①主要适用于治疗复杂部分性癫痫发作（颞叶癫痫、精神运动性发作）、单纯部分性发作（局限性发作）、全身强直阵挛性发作和癫痫持续状态。本品在脑组织中达到有效浓度较慢，因此疗效出现缓慢，需要连续多次服药才能有效。②治疗三叉神经痛和坐骨神经痛、发作性舞蹈手足徐动症、发作性控制障碍、肌强直症及隐性营养不良性大疱性表皮松解。③用于治疗室上性或室性期前收缩，室性心动过速，尤适用于强心苷中毒时的室性心动过速，室上性心动过速也可用。

【用法和用量】①口服抗癫痫：成人常用量，1 次 50～100mg，每日 2～3 次，1 日 100～300mg；极量：1 次 300mg，1

日500mg。宜从小剂量开始,酌情增量,但需注意避免过量。体重在30kg以下的小儿按每日5mg/kg给药,分2~3次服用,每日不宜超过250mg。注射剂用于癫痫持续状态时,可用150~250mg,加5%葡萄糖注射液20~40ml,在6~10分钟缓慢静脉注射,每分钟不超过50mg。必要时经30分钟再注射100~150mg。②治疗三叉神经痛:口服,每次100~200mg,每日2~3次。

【不良反应】①较常见的不良反应有行为改变、笨拙或步态不稳,思维混乱、发声障碍,手抖、神经质或烦躁易怒,这些反应往往是可逆的,一旦停药很快就消失。另外较常见有齿龈肥厚、出血,面容粗糙,毛发增生。②偶见有颈部或腋部淋巴结肿大(IgA减少),发热或皮疹(不能耐受或过敏)、白细胞减少、紫癜。③罕见致双眼中毒性白内障,致闭经,小脑损害、萎缩。④美国FDA发布苯妥英可能引起潜在的严重的皮肤病变如史-约综合征(SJS)和中毒性表皮坏死性松解症(TEN),特别是在亚洲人群当中,包括中国的汉族人。

【禁忌证】禁用于对乙内酰脲类药有过敏史者及阿斯综合征、Ⅱ或Ⅲ度房室传导阻滞、窦房结阻滞、窦性心动过缓等心功能损害者。

【注意】①久服不可骤停,否则可使发作加剧或发生癫痫持续状态。②本品可加速维生素D代谢,小儿长期应用可引起软骨病,另外也有骨折、骨质异常或生长缓慢的报道。③过量的症状有视力模糊或复视、嗜睡、幻觉、恶心、语言不清,大剂量时对小脑有毒性损害,表现为行走不稳或步态蹒跚、眩晕。尚无本药过量的解毒药,过量时可采取对症和支持疗法,如催吐、洗胃、给氧、升压、辅助呼吸、血液透析。④对乙内酰脲类或同类药有交叉过敏现象。⑤应慎用于嗜酒、贫血、心血管病(尤其是老年人)、糖尿病、肝功能损害、肾功能损害、甲状腺功能异常、妊娠期及哺乳期妇女。⑥对诊断的干扰:使地塞米松试验不准确;使血清碱性磷酸酶、丙氨酸转移酶和血糖浓度升高;血清甲状腺浓度减低,甲状腺功能试验不准确,但基础代谢不受影响。⑦用药期间需注意检查:血象、肝功能、皮肤、血钙、口腔、脑电图、血药浓度和甲状腺功能等。

【药物相互作用】①与香豆素类(特别是双香豆素)、氯霉素、异烟肼、保泰松、磺胺类药合用,苯妥英钠的代谢减低,血浓度升高,毒性增加。②与卡马西平、肾上腺皮质激素、环孢素、洋地黄类、雌激素、左旋多巴或奎尼丁合用,苯妥英钠诱导肝代谢酶,使这些药物的疗效降低。③长期饮酒可减低苯妥英钠的浓度和疗效,但服苯妥英钠的同时大量饮酒可增加血药浓度。④长期应用对乙酰氨基酚的患者,合并使用苯妥英钠时,可增加肝脏毒性,而且疗效降低。⑤与含镁、铝或碳酸钙的制酸药合用,降低苯妥英钠的生物利用度,两者应间隔2~3小时服用。⑥合用时降低丙戊酸的蛋白结合率,使其作用或毒性增加。

【制剂】片剂:每片50mg;100mg。注射剂:每支100mg;250mg。

【贮法】本品极易潮解,应避湿、避光保存。

卡马西平〔药典(二);基;医保(甲、乙)〕

Carbamazepine

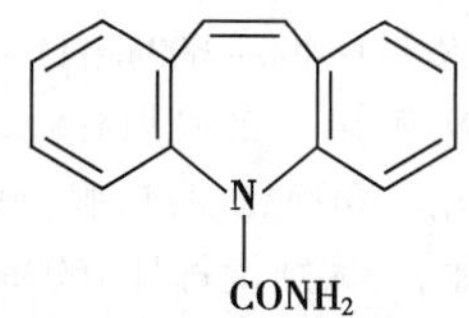

【其他名称】酰胺咪嗪,痛惊宁,痛痉宁,叉颠宁,得理多,氨甲酰苯,卡巴咪嗪,Tegretol。

【ATC编码】N03AF01

【性状】为白色或几乎白色结晶性粉末;几乎无臭。在三氯甲烷中易溶,在乙醇中略溶,在水或乙醚中几乎不溶。熔点189~193℃。

【药理学】本品抗惊厥机制尚不完全清楚,可能与其能够增强钠通道灭活效能,限制突触后神经元和阻断突触前Na^+通道,从而限制突触前、后的神经元动作电位的发放,阻断兴奋性神经递质的释放,使神经细胞兴奋性降低,达到抗惊厥的作用有关。抗外周神经痛的作用机制可能与Ca^{2+}通道调节有关。本品还能增强中枢神经系统的去甲肾上腺素能神经的活性,促进抗利尿激素(ADH)的分泌或提高效应器对ADH的敏感性。

本品口服吸收缓慢且不规律,但吸收完全。口服4~8小时血药浓度达峰值,血药峰浓度为8~10μg/ml。有效血药浓度为4~12μg/ml。血浆蛋白结合率约为76%。本品经肝脏代谢,并能诱发自身代谢,主要代谢产物为10,11-环氧化卡马西平,占母药的20%~40%,仍具有抗惊厥作用,其作用浓度与本品接近,该代谢产物由环氧化物水解酶代谢,此水解酶可被丙戊酸抑制,也可能先天缺乏。因此,有些患者本品血药浓度不高却出现毒性反应,尤其合并使用丙戊酸时。单剂量口服$t_{1/2}$平均为36小时(25~65小时)。长期服药,由于本品对肝药酶的自身诱导作用,使代谢加快,$t_{1/2}$降为8~29小时,平均12~17小时。本品72%经肾脏排出,28%随粪便排出。

【适应证】①治疗癫痫:是单纯及复杂部分性发作的首选药,对复杂部分性发作疗效优于其他抗癫痫药。对典型或不典型失神发作、肌阵挛发作无效。②抗外周神经痛:包括三叉神经痛、舌咽神经痛、多发性硬化、糖尿病性周围性神经痛及疱疹后神经痛。亦可作为三叉神经痛缓解后的长期预防性用药。对三叉神经痛、舌咽神经痛疗效较苯妥英钠好,用药后24小时即可奏效。③治疗神经源性尿崩症,可能是由于促进抗利尿激素的分泌所致。④预防或治疗躁狂抑郁症:临床使用证明本药对躁狂症及抑郁症均有明显治疗作用,也能减轻或消除精神分裂症患者躁狂、妄想症状。⑤抗心律失常作用:能对抗由地高辛中毒所致的心律失常。能使其完全或基本恢复正常心律。临床试用证明,对室性或室上性期前收缩均有效,可使症状消除,尤其是伴有慢性心功能不全者疗效更好。⑥用于酒精戒断综合征。

【用法和用量】①癫痫、三叉神经痛:口服,1日300~1200mg,分2~4次服用。开始1次100mg,1日2次,以后1

日3次。某些患者需加至每日1600mg。儿童：口服：一日5～10mg/kg起量，每3～5日增加5～10mg/kg，一般维持量一日10～30mg/kg。1岁以下一日100～200mg；1～5岁一日200～400mg；6～10岁一日400～600mg；11～15岁一日600～1000mg，分2～3次服用。②尿崩症：口服，每日600～1200mg，分3次服用。③躁狂症：口服，每日剂量为300～600mg，分2～3次服，最大剂量每日1600mg。④心律失常：口服，每日300～600mg，分2～3次服。⑤酒精戒断综合征：口服，一次200mg，一日3～4次。

【不良反应】①常见的不良反应为视力模糊、复视、眼球震颤等中枢神经系统反应，以及头晕、乏力、恶心、呕吐等；多发生在用药后1～2周。②少见皮疹、荨麻疹、瘙痒、儿童行为障碍、肝功能异常、胆汁淤积、肝细胞性黄疸及甲状腺功能减退等。③罕见粒细胞减少和骨髓抑制、心律失常、过敏性肝炎、肝衰竭、急性肾衰竭及全身多器官发生超敏反应等。④美国FDA曾发布了卡马西平在某些患者中可能发生严重皮肤病变的报道，如史-约综合征和中毒性表皮坏死松解症，包括大部分亚洲人，这些人的基因中存在*HLA-B*1502*。

【禁忌证】禁用于对本品和相关结构药物（如三环类抗抑郁药）过敏、房室传导阻滞、血清铁严重异常、有骨髓抑制史、有肝卟啉病病史、严重肝功能不全者。

【注意】①本品可致史-约综合征（SJS）及中毒性表皮坏死松解症（TEN），人类白细胞抗原等位基因（*HLA-B*1502*）阳性者不应使用本药，除非利大于弊。②本药可致再生障碍性贫血和粒细胞缺乏，治疗期间若出现明显骨髓抑制应考虑停药。③慎用于青光眼、心血管严重疾患、糖尿病、酒精中毒、尿潴留、肾病患者、老年人以及妊娠期和哺乳期妇女。④对诊断的干扰：可使氨基转移酶、血清胆红素、碱性磷酸酶、尿素氮、尿糖等测试值升高；血钙浓度降低，甲状腺功能试验值降低。⑤用药期间注意随访检查（尤其第1个月内）：血象、尿常规、血尿素氮、肝功能、甲状腺功能及监测卡马西平血药浓度。⑥由于本品的自我诱导作用（autoinduction），于治疗一阶段后，可能需要增加剂量才能维持原来的血药浓度和发作控制水平。

【药物相互作用】①与对乙酰氨基酚合用，可引起肝脏中毒。②与香豆素类、雌激素、环孢素、多西环素、左甲状腺素、奎尼丁合用，卡马西平可诱导肝代谢酶，使上述药物代谢加快，血药浓度降低，半衰期缩短，药物作用减弱。③与苯巴比妥、苯妥英、扑米酮合用，卡马西平血药浓度降低。④红霉素、醋竹桃霉素、西咪替丁、异烟肼、右丙氧芬抑制卡马西平代谢，使血药浓度升高。⑤与碳酸酐酶抑制剂合用，发生骨质疏松的危险性增加。⑥不推荐与单胺氧化酶抑制剂合用，在服用卡马西平之前，停服单胺氧化酶抑制剂至少2周。⑦与锂盐、抗精神病药合用，易引起神经系统中毒症状。⑧与氯磺丙脲、氯贝丁酯、去氨加压素、垂体后叶素合用，可增强抗利尿作用。

【制剂】片剂：每片100mg；200mg。胶囊剂：每粒200mg。缓释胶囊剂：每粒100mg。

奥卡西平〔药典(二)；基；医保(乙)〕 Oxcarbazepine

【其他名称】确乐多，卡西平，曲莱，Trileptal。

【ATC编码】N03AF02

【性状】本品从乙醇中得到结晶，熔点215～216℃。

【药理学】本品为卡马西平的10-酮基的结构类似物，是一种前体药，在体内大部分（70%）被代谢为有活性的10-羟基代谢物（10-monohydroxy metabolite，MHD）。药理作用和临床疗效与卡马西平相似，但易于耐受。其作用可能在于阻断脑细胞的电压依赖性钠通道，从而稳定过度兴奋的神经细胞膜，抑制神经元重复放电，并可降低经突触传递的兴奋冲动；另外，本品和MHD能使钾离子内流增加，对钙通道也有调节作用。以上作用均有助于抗惊厥。

口服易吸收，一次口服本品600mg后5小时达峰，达峰浓度为31.5μmol/L。每日2次服用，MHD于2～3天达稳态血药浓度。服用剂量在300～2400mg/d时，MHD血浆浓度与剂量呈线性关系。MHD表观分布容积为49L，血浆蛋白结合率约为40%。本品95%以代谢物形式从肾脏排出，4%从粪便排出。本品$t_{1/2}$约为2小时，MHD的$t_{1/2}$约9小时。老年人MHD血浆峰浓度和AUC值较年轻人高约30%～60%。儿童MHD消除半衰期缩短为5～9小时。

【适应证】用于治疗原发性全面性强直阵挛发作和部分性发作，伴有或不伴有继发性全面性发作。适用于成年人和5岁及5岁以上的儿童，其优点是无自身诱导。

【用法和用量】口服。①成人：开始剂量为0.6g/d，维持剂量为0.6～2.4g/d，可每隔一周增加一次剂量，每次增量不宜超过0.6g，以达到满意的疗效。剂量超过2.4g/d，神经系统不良反应增加。②小儿从8～10mg/(kg·d)开始，最大剂量为46mg/(kg·d)。以上每日剂量均应分2次服用。③肌酐清除率低于30ml/min的病人，起始剂量为0.3g/d。

【不良反应】①用药开始时可能出现轻度的不良反应，如乏力、头晕、头痛、嗜睡等，继续用药后这些不良反应可消失。②其他常见的不良反应有复视、胃肠功能障碍、皮疹、共济失调、眼震、感冒样综合征、易激惹等；少见白细胞减少、粒细胞减少、荨麻疹、肝功能异常等。低钠血症的出现率高于卡马西平。③有报道与本品相关的严重皮肤反应，包括史-约综合征和中毒性表皮坏死松解症。在报道的病例中，出现严重皮肤反应的发病中位时间为19天。这些反应可能是致命性的。已有导致免疫球蛋白缺乏症的报道。④不良反应发生率因人而异，亦随药物剂量和增加速度而异。故应按说明书要求从小剂量开始使用奥卡西平，并缓慢慎重加量，有可能避免一些皮疹等不良反应的发生。

【禁忌证】对本药过敏者、房室传导阻滞者禁用。

【注意】①本品慎用于重度肝功能损害、妊娠期和哺乳期妇女。②对卡马西平过敏的病人，使用本品也可能发生过敏反应，有可能是严重的皮肤反应，交叉过敏反应率为25%～30%。③服药期间应避免饮酒。④有可能引起自杀行为。

【药物相互作用】①合用时可降低卡马西平的血药浓度；奥卡西平活性代谢物MHD浓度降低达30%～40%。②合用时可升高苯妥英钠、苯巴比妥的血药浓度；奥卡西平活性代谢物MHD浓度降低达30%～40%。③与激素类避孕药合用可导致避孕失败。

【制剂】片剂：每片0.15g；0.3g；0.6g。

唑尼沙胺 Zonisamide

【其他名称】唑利磺胺，Aleviatin。

【ATC编码】N03AX15

【药理学】实验证明本品对电休克引起的强直性惊厥有抑制作用，但对戊四氮诱发的阵挛性发作无效。其作用相似于苯妥英及卡马西平，且持续时间长，可能是通过阻断钠通道，降低电压依赖的内向电流（T-型Ca^{2+}电流），对癫痫病灶的异常放电起到抑制作用。由于结构中有磺酰胺基，故对碳酸酐酶有抑制作用。长期毒性实验表明无严重毒性反应，只见轻微肝、肾影响，停药后可恢复。给大鼠等服高剂量时，发现有与其他抗癫痫药大体相同的致畸作用，抗原试验、变异原试验及致癌试验均为阴性。

本品口服易吸收，2～6小时达血药峰浓度，有效浓度10～70μg/ml。$t_{1/2}$为60小时。反复用药无蓄积性。经肝脏与葡萄糖醛酸结合，最终自肾脏排泄。

【适应证】本品用于治疗癫痫大发作、小发作、局限性发作、精神运动性发作及癫痫持续状态。

【用法和用量】口服。①成人：最初每日100～200mg，分1～3次服。在1～2周内增至每日200～400mg，分1～3次服。1日最大剂量为600mg。②儿童：最初1日剂量为2～4mg/kg，分1～3次服，在1～2周内增至每日4～8mg/kg，分1～3次服。1日最大剂量为12mg/kg。

【不良反应】①主要不良反应为困倦、食欲缺乏、乏力、头痛、恶心、焦虑、急躁、白细胞降低等。②偶见过敏反应、复视、视觉异常。③应注意本品可能引起的少汗、高热的症状。

【禁忌证】对本药或磺胺类药过敏者禁用。

【注意】①连续用药中不可急剧减量或突然停药。②服药过程中应定期检查肝、肾功能及血象。③本品可引起注意力及反射运动能力降低，故驾驶汽车及操作机器者慎用。④妊娠期、哺乳期妇女慎用。⑤本品属于磺胺类药物，可能引起的严重不良反应包括史-约综合征（SJS）。

【药物相互作用】合用时苯妥英钠、苯巴比妥、卡马西平、丙戊酸可降低唑尼沙胺的血药浓度。

【制剂】片剂：每片100mg。

拉莫三嗪[基;医保(乙)] Lamotrigine

【其他名称】利必通，那蒙特金。

【ATC编码】N03AX09

【性状】为白色或乳白色粉末，pK_a为5.7。微溶于0.1mol/L HCl，难溶于水。熔点167～169℃。

【药理学】本品为电压敏感性钠通道阻滞剂，通过减少钠通道的钠内流而增加神经元的稳定性。在体外培养神经元中，可抑制兴奋性神经递质谷氨酸诱发的爆发性放电。阻滞癫痫病灶快速放电和神经元去极化，但不影响正常神经兴奋传导。

本品口服吸收快而完全，不受食物影响，生物利用度为98%。血药浓度达峰时间约为0.5～5.0小时，平均2～3小时，血浆蛋白结合率约55%，表观分布容积为0.9～1.3L/kg，$t_{1/2}$为24～35小时。本品主要通过UDP-葡萄糖醛酸转移酶代谢，因此，如与该酶诱导剂卡马西平、苯妥英合用时，$t_{1/2}$平均缩短约一半；与酶抑制剂丙戊酸合用，$t_{1/2}$平均约增加一倍，约为70小时。本品在肝脏代谢，其消除主要以葡萄糖醛酸结合的形式由肾脏排出，尿中排出的原形药少于10%，2%通过粪便排泄。代谢产物无生物活性。

【适应证】本品用于成人和12岁以上儿童部分性发作或全身强直阵挛性癫痫发作的单药治疗。作为辅助治疗用于难治性癫痫时，可用于2岁以上儿童及成人。本品也可用于治疗合并有Lennox-Gastaut综合征的癫痫发作。

【用法和用量】口服。

（1）单独使用：成人和12岁以上儿童：初始剂量25mg，每日1次；2周后可增至50mg，一日1次；再2周后可酌情增加剂量，最大增加量为50～100mg。此后，每隔1～2周可增加剂量1次，直至达到最佳疗效，一般须经6～8周。通常有效维持量为100～200mg/d，1次或分2次服用。

（2）与丙戊酸合用：成人和12岁以上儿童：初始剂量25mg，隔日1次，第3、4周开始改为25mg，一日1次。此后每1～2周可增加25～50mg，直至达到维持剂量100～200mg/d，分次口服。2～12岁儿童：初始剂量为0.15mg/kg，每日一次，2周后增至0.3mg/（kg·d），每日1次，再2周后酌情增加剂量，最大增加量为0.3mg/kg。此后每隔1～2周可增加剂量一次，直至达到最佳疗效，通常维持量为1～5mg/（kg·d），1次或分2次服。

（3）与具酶诱导作用的抗癫痫药合用：成人和12岁以上儿童：初始剂量50mg，每日1次，服药2周后可增至100mg/d，分2次服，再2周后酌情增加剂量，最大增加量为100mg，此后每隔1～2周可增加剂量一次，直至达到最佳疗效。通常最佳维持量为200～400mg/d，分2次服。2～12岁儿童：初始剂量为0.6mg/（kg·d），分2次服，2周后增至

1.2mg/(kg·d),分2次服。再2周后酌情增加剂量,最大增加量为1.2mg/kg。此后每隔1~2周可增加剂量一次,直至达到最佳疗效。通常有效维持量为5~15mg/(kg·d),分2次服,最大剂量为400mg/d。

(4) 与其他不明显抑制或诱导本品葡萄糖醛酸化的药物合用:成人和12岁以上儿童:用法用量同单药治疗。2~12岁儿童:初始剂量为0.3mg/(kg·d),1次或分2次服,2周后增至0.6mg/(kg·d),分2次服。再2周后酌情增加剂量,最大增加量为0.6mg/kg。此后每隔1~2周可增加剂量一次,直至达到最佳疗效。通常有效维持量为1~10mg/(kg·d),1次或分2次服,最大剂量为200mg/d。

【不良反应】①常见的不良反应包括:头痛、头晕、嗜睡、视物模糊、复视、共济失调、皮疹、便秘、恶心、呕吐,发生率与给药剂量相关。②较少见的不良反应有变态反应、面部皮肤水肿、肢体坏死、腹胀、光敏性皮炎、食欲缺乏、体重减轻和自杀企图等。③罕见出现严重的有致命危险的皮肤不良反应(如史-约综合征)、Lyell综合征、弥散性血管内凝血、多器官衰竭。④有报告白细胞或粒细胞减少、表皮坏死等重型药疹、精神病或精神症状(攻击行为、焦躁、易激惹等)、抑郁以及致肌阵挛性癫痫加重。

【禁忌证】禁用于对本品过敏者。

【注意】①慎用于妊娠期妇女、哺乳期妇女、严重肝功能不全及肾衰竭患者,服药期间避免驾车及从事机械操作。②不宜突然停药,因可能引起癫痫反弹发作,应在两周内逐渐减少剂量,但服药时如出现皮疹等过敏反应,应立即停药。③一般不影响其他抗癫痫药的药动学特点,但合用时最好监测这些药物的血药浓度。④本品可导致严重皮疹(包括史-约综合征、中毒性表皮坏死松解症),若出现皮疹,应立即停药(经确诊与本药无关除外)。⑤以下情况可能增加发生严重皮疹的风险:与丙戊酸钠合用;超出本药推荐的起始剂量或推荐的增量幅度用药。

【药物相互作用】①丙戊酸钠可升高本药血药浓度,延长本药半衰期。②苯妥英、卡马西平、苯巴比妥、扑米酮、洛匹那韦/利托那韦、利福平、雌激素等诱导肝药酶的药物,可降低本药血药浓度。③与卡马西平合用,可产生中枢神经系统反应(如恶心、头晕、复视、共济失调、视物模糊),卡马西平减量后以上反应消失。

【制剂】片剂:每片25mg;100mg。

【贮法】30℃以下、干燥处保存。

托吡酯[医保(乙)] Topiramate

$CH_2OSO_2NH_2$;H_3C;CH_3;CH_3;CH_3 (结构式)

【其他名称】妥泰,Topamax。

【ATC编码】N03AX11

【性状】本品为白色结晶粉末,味苦。极易溶于氢氧化钠、磷酸钠等pH为9~10的碱性溶液中,易溶于丙酮、三氯甲烷、二甲基亚砜和乙醇,在水中的溶解度为9.8mg/ml,其饱和溶液的pH为6.3。

【药理学】本品为天然单糖基右旋果糖硫化物。体外研究证实,本品抗癫痫作用的机制可能是:①选择性阻断电压依赖的钠通道,以限制持续的反复放电;②作用于γ-氨基丁酸受体,增强γ-氨基丁酸的神经抑制作用;③作用于谷氨酸受体,拮抗海人藻酸/AMPA型谷氨酸受体,降低谷氨酸介导的神经兴奋作用。

本品口服吸收迅速,一般不受食物影响。2~3小时可达血浆峰浓度,达峰时间的长短与口服剂量有关。生物利用度约为80%。血浆蛋白结合率低,为13%~17%。$t_{1/2}$为18~23小时。但当本品与酶诱导剂抗癫痫药如苯妥英、卡马西平和苯巴比妥合用时,其代谢加速,$t_{1/2}$为12~15小时。本品口服剂量的20%在体内被代谢,其他80%以原形药及其代谢产物主要从肾脏排出。但与肝酶诱导剂合用时,有50%的药被代谢。

【适应证】用于初诊为癫痫的单药治疗或曾合并用药现转为单药治疗的癫痫,或作为其他抗癫痫药的辅助治疗,用于单纯部分性发作、复杂部分性发作和全身强直阵挛性发作,尤其对Lennox-Gastaut综合征和West综合征(婴儿痉挛症)的疗效较好。本品远期疗效好,无明显耐受性。

【用法和用量】口服。①成人:初始剂量为每晚25~50mg,然后每周增加1次,每次增加25mg,直至症状控制为止。通常有效剂量为每日200~400mg。②2岁以上儿童:初始剂量为每日12.5~25mg,然后逐渐增加至5~9mg/(kg·d),维持剂量为100~400mg,分2次服。体重大于43kg的儿童,有效剂量范围与成人相当。

【不良反应】①主要为中枢神经系统不良反应,如头晕、疲劳、复视、眼震、嗜睡、情绪不稳、抑郁、共济失调、食欲减退、失语、注意力障碍、意识模糊。持续时间一般不超过4个月。较少见焦虑、失眠。不良反应的发生与用药剂量无关。②曾有体重减轻、认知障碍、汗闭和高热、代谢性酸中毒、高氯血症、急性眼部症状(视敏度减退、急性近视、闭角型青光眼等)、肾结石和过敏性皮疹等不良反应的报道。③本品因可能引起认知障碍,应慎用于学龄期的儿童和青少年。

【禁忌证】禁用于对本品过敏者。

【注意】①慎用于妊娠期妇女和哺乳期妇女。②对伴有潜在肾病因素的患者,可能增加肾结石形成的危险,大量饮水可防止其发生。③中、重度肾功能受损的患者服用本品,清除率降低,达稳态血药浓度的时间较肾功能正常者延长一倍,因此在确定有效剂量的过程中应特别注意。④急性过量时,尽快采取洗胃或诱发呕吐等胃排空法。非急性过量,采用血液透析可有效清除体内的托吡酯。⑤本药有引起自杀想法和行为的风险,用药期间应密切监测患者的精神或行为是否有明显改变。

【药物相互作用】①合用时可降低口服避孕药的疗效。②与卡马西平、苯妥英合用,可降低托吡酯的血药浓度,而使苯妥英的血药浓度增加。③与丙戊酸合用可致高氨血症(伴或不伴脑病)和(或)低体温。

【制剂】片剂:每片25mg;50mg;100mg;胶囊剂:每粒15mg;25mg。

【贮法】置室温(15~30℃)、密闭、干燥处保存。

17.2　γ-氨基丁酸调节剂

丙戊酸钠〔药典(二);基;医保(甲、乙)〕 Sodium Valproate

$$\begin{array}{l} CH_3CH_2CH_2 \diagdown \\ \qquad\qquad\qquad CHCOONa \\ CH_3CH_2CH_2 \diagup \end{array}$$

【其他名称】德巴金,二丙乙酸钠,α-丙基戊酸钠,敌百痉,Depakene,Leptilan。

【ATC编码】N03AG01

【性状】为白色结晶性粉末或颗粒;味微涩;有强引湿性。在水中极易溶解,在甲醇或乙醇中易溶,在丙酮中几乎不溶。

【药理学】为一种不含氮的广谱抗癫痫药。动物实验证明,本品对多种方法引起的惊厥,均有不同程度的对抗作用。其作用机制尚未阐明,可能是抑制γ-氨基丁酸转氨酶,而增加脑内抑制性神经递质γ-氨基丁酸(GABA)的浓度来达到抗癫痫的目的。另外,丙戊酸作用于神经元突触后感受器,模拟或加强GABA的抑制作用;也可能直接作用于对钾传导有关的神经膜活动。

口服吸收快而完全,主要分布在细胞外液。口服片剂及胶囊剂约1~4小时血药浓度达峰值,肠溶片需3~4小时,饭后服用可延迟吸收。缓释片达峰时间较长。各种剂型生物利用度近100%。在血中大部分与血浆蛋白结合,结合率约为80%~94%,脑脊液浓度约为血浆浓度的10%。有效血浓度为50~100μg/ml。主要经肝脏代谢,然后与葡萄糖醛酸结合经肾排出,少量随粪便排出。癫痫患者的$t_{1/2}$为15小时左右。

【适应证】①主要用于单纯或复杂失神发作、肌阵挛发作、全身强直阵挛发作(大发作,GTCS)的治疗。可使90%失神发作和全身强直阵挛发作得到良好控制,也用于单纯部分性发作、复杂部分性发作及部分性发作继发GTCS。②还可用于治疗与双相情感障碍相关的躁狂发作。

【用法和用量】(1)口服:成人1次200~400mg,1日600~1200mg。儿童每日20~30mg/kg,分2~3次服用。一般宜从低剂量开始。如原服用其他抗癫痫药者,可合并应用,也可渐减少原药量,视情况而定。

(2)静脉给药:①临时替代口服给药(如等待手术时):于口服给药后4~6小时开始静脉给药,平均剂量范围为一日20~30mg/kg,分4次静脉滴注(每次滴注时间约为1小时)或持续滴注24小时。②需迅速达到有效血药浓度并维持时:以15mg/kg的剂量缓慢静脉注射,注射时间至少为5分钟;随后以1mg/(kg·h)的速度静脉滴注,使血药浓度达75mg/L,此后应根据临床情况调整滴注速度。

【不良反应】①常见不良反应是贫血、血小板减少,胃肠道反应,如厌食、恶心、呕吐。②极少数患者出现淋巴细胞增多、血小板减少、脱发、嗜睡、无力、共济失调。老年人会出现失眠。③少数患者出现肝脏毒性,血清碱性磷酸酶升高、氨基转移酶升高。国外有中毒致死病例报道,多死于肝衰竭,多数死亡发生于儿童。用药期间或停药后一段时间内,应定期检查肝功能,如发现肝功能有变化,应及时停药并加以处理。④有致死性胰腺炎的报告,可发生于儿童和成人。

【禁忌证】禁用于明显肝功能不全者、卟啉病患者、尿素循环障碍患者。

【注意】①慎用于血液病、器质性脑病患者、血液病患者、妊娠期和哺乳期妇女。②用药期间应避免饮酒。③本品无镇静作用,不影响认知功能。④与血浆蛋白呈非线性结合,在较高血药浓度时结合部分减少。即血药总浓度增高时,游离药物浓度不成比例地增高,可达30%,易致中毒,故需进行血药浓度监测。

【药物相互作用】①合用时可抑制苯妥英钠、苯巴比妥、扑米酮、氯硝西泮的代谢,易使其中毒。②与抗凝药(华法林、肝素)、溶栓药合用,增加出血的危险性。③合用时使全麻药、中枢神经系统抑制药作用增加。④与阿司匹林、双嘧达莫(潘生丁)合用,延长出血时间。⑤本药可升高卡马西平活性代谢物的血药浓度,引起其毒性反应;卡马西平可降低本药的血药浓度。⑥与氟哌啶醇、洛沙平、马普替林、单氨氧化酶抑制剂、吩噻嗪类、噻吨类抗精神病药和三环类抗抑郁药合用,中枢抑制作用增强,降低惊厥阈和丙戊酸的作用。⑦应避免与美罗培南合用,使丙戊酸钠血药浓度降低,影响疗效。⑧禁止与甲氟喹、贯叶连翘提取物合用。

【制剂】片剂:每片100mg;200mg。缓释片:每片200mg;500mg。糖浆剂:每瓶5g(100ml);12g(300ml)。注射剂:每支400mg。

丙戊酰胺　Valpromide

$$\begin{array}{l} CH_3CH_2CH_2 \diagdown \\ \qquad\qquad\qquad CHCONH_2 \\ CH_3CH_2CH_2 \diagup \end{array}$$

【其他名称】丙缬草酰胺,二丙基乙酰胺,癫健安。

【ATC编码】N03AG02

【性状】为白色针状结晶。溶于乙醇。熔点125.5~126℃(同时升华)。

【药理学】本品为一种抗癫痫谱广、作用强、见效快而毒性较低的新型抗癫痫药。动物实验证明本品抗戊四氮惊厥作用为丙戊酸钠的2倍。临床试用于多种类型癫痫均有较好的疗效。其作用机制尚不明确,可能通过肠道微生物的作用,在进入人体循环之前,已几乎完全降解为丙戊酸。本品能增加抑制性神经递质γ-氨基丁酸(GABA)的合成和减少GABA的降解,从而升高GABA的浓度,降低神经元兴奋而抑制发作。

口服吸收缓慢,作用时间较长,达峰时间约5~12小时,生物利用度80%~100%。血浆蛋白结合率约80%~94%,随血药浓度升高而降低。平均半衰期15小时。主要以降解产物丙戊酸的形式分布在细胞外液和肝、肾、小肠和脑组织中,大部分与葡萄糖醛酸结合或氧化后由肝脏代谢,主要由肾排出,能通过胎盘,可由乳汁中分泌。

【适应证】用于治疗各种类型的癫痫。

【用法和用量】口服,每日0.6~1.2g,分3次服。儿童每日 10 ~ 30mg/kg,分 2 ~ 3 次服用。

【不良反应】①少数人服药后有食欲缺乏、恶心、头晕、头痛、乏力及皮疹等反应,大多于 1 周后自行消失。②长期服用偶见胰腺炎和急性肝坏死。

【禁忌证】有药源性黄疸病史或家族史者、明显肝功能损害者、对本品过敏者禁用。

【注意】长期用药不宜突然停药。

【药物相互作用】①合用时可抑制苯妥英钠、苯巴比妥、扑米酮的代谢,易使其中毒。②与抗凝药(华法林、肝素)、溶栓药合用,增加出血的危险性。③合用时使全麻药、中枢神经系统抑制药作用增加。④与阿司匹林、双嘧达莫(潘生丁)合用,延长出血时间。⑤与卡马西平合用可使两者的血药浓度和半衰期均降低。⑥与氟哌啶醇、洛沙平、马普替林、单氨氧化酶抑制剂、吩噻嗪类、噻吨类抗精神病药和三环类抗抑郁药合用,中枢抑制作用增强,降低惊厥阈和丙戊酸的作用。⑦与氯硝西泮合用于防治失神发作时,曾有报道少数患者反而诱发失神状态。

【制剂】片剂:每片 0.1g;0.2g。胶囊剂:每粒 0.1g。栓剂:每粒 0.2g;0.6g。

【贮法】密闭、干燥处保存。

普洛加胺 Progabide

(结构式:F、OH 取代苯基与 4-Cl 苯基连于 C=NCH$_2$CH$_2$CH$_2$CONH$_2$)

【其他名称】卤加比,普洛加比,哈罗加比,Halogabide,Gabrene。

【ATC 编码】N03AG05

【药理学】本品为一种拟氨基丁酸药,可直接激动 GABA 受体,化学结构中有 γ-氨基丁酰胺侧链连结于苯亚甲基核,此核可促使药物向脑内转移,然后在中枢神经系统的内外被代谢成相应的酸(SL75102),最后分解得氨基丁酰胺,也可释出氨基丁酸,因而本品既是一个拟氨基丁酸药,也是一种外源性氨基丁酸。药物的直接作用是本品与 SL75102 结合于氨基丁酸受体而产生效应。口服易吸收,口服后 2 ~ 3 小时达血浆峰浓度。几乎全部由肝脏代谢,服药几分钟后脑内即出现本品相应的酸、氨基丁酸、氨基丁酰胺。$t_{1/2}$约为 10 ~ 12 小时。

【适应证】本品对癫痫、痉挛状态和运动失调均有良好的治疗效果,适用于治疗癫痫病,亦可适用于治疗痉挛病和帕金森病。

【用法和用量】口服。癫痫病:每日 10 ~ 30mg/kg,分 3 次服用。痉挛病:每日 24mg/kg。帕金森病:每日 900 ~ 2100mg,或遵医嘱。

【制剂】片剂:每片 150mg;300mg;600mg。散剂:每袋 50mg。

氨己烯酸 Vigabatrin

$H_2C{=}CH{-}CH(NH_2)CH_2CH_2COOH$

【其他名称】喜保宁,Sabril,Sabrilex。

【ATC 编码】N03AG04

【性状】为白色或无色结晶固体,熔点为 171 ~ 177℃。极易溶于水,微溶于乙醇和甲醇。不溶于己烷和甲苯。

【药理学】本品为 S(+)型异构体和 R(-)异构体的混合物(1:1),S(+)型对映体具有药理活性。本品通过不可逆性抑制 γ-氨基丁酸(GABA)转移酶而增加抑制性神经介质 GABA 在脑中的浓度。研究表明,给予本品后,啮齿类动物脑中及人的脑脊液中 GABA 的浓度增高,且增高的程度与剂量相关。

本品口服后 1 ~ 2 小时可达血浆峰浓度,生物利用度为 60% ~ 80%,食物不影响本品吸收。分布容积为 0.8L/kg。本品不与血浆蛋白结合,不诱导肝药酶,在体内不代谢。消除半衰期为 5 ~ 7 小时。主要通过肾脏排泄,24 小时内约口服剂量的 79% 以原形随尿排出。

【适应证】用于部分性癫痫发作,也可与其他抗癫痫药合用治疗难治性癫痫发作。还可用于儿童 Lennox-Gastaut 和 West 综合征。本品对小发作、肌阵挛性癫痫无效。

【用法和用量】口服。①成人:初始剂量为每日 1g,一日 1 ~ 2 次,可逐渐增加剂量,每周可增加 0.5 ~ 1g。通常有效量为每日 1 ~ 3g。日剂量一般不超过 4g。West 综合征:每日 100mg/kg。②儿童:初始剂量每日 40mg/kg,必要时可增至每日 80 ~ 100mg/kg,不能超过每日 100mg/kg,一日 1 ~ 2 次。③老年人、肾功能损害者:初始剂量为每日 0.5g,一日 1 ~ 2 次。

【不良反应】①不良反应可见嗜睡、头晕、头痛、疲倦、体重增加、易激惹、神经质,偶见失眠、恶心、呕吐、共济失调、抑郁、行为异常、精神错乱、攻击性、焦虑等。②有研究表明,服用 2 年以上的患者,有 40% 发生视野缺损,因此服用本品每 6 个月应做 1 次视野检查。

【禁忌证】①禁用于全身性癫痫和有精神病史者。②妊娠期妇女及哺乳期妇女不宜使用。

【注意】①慎用于老年人、肾功能损害者。②停药时应逐渐减量,一般需 2 ~ 4 周。

【药物相互作用】合用时可使苯妥英的血药浓度下降 20%。

【制剂】片剂:每片 0.5g。

噻加宾 Tiagabine

(结构式:两个 3-甲基噻吩基连于 C=CH—CH$_2$—CH$_2$—N 哌啶-3-羧酸(H, COOH)·HCl)

【ATC 编码】N03AG06

【性状】为白色或无色、无臭的结晶性粉末。熔点(分解)为192℃,在水中的溶解度为3%,不溶于己烷。

【药理学】本品通过对神经元及神经胶质细胞对γ-氨基丁酸(GABA)再摄取的阻滞,增加突触部位GABA的水平,而达到抗惊厥作用。本品口服吸收快,0.5~2小时可达血药浓度峰值,生物利用度为90%~95%,血浆蛋白结合率为96%,平均消除半衰期为5~8小时。本品通过肝脏细胞色素P-450酶系统代谢,合并使用酶诱导剂可增加本品的消除,使其半衰期缩短。肝功能不全者,其代谢降低。约63%经粪便排出,25%经尿排出。

【适应证】一般作为辅助治疗,用于成人及12岁以上儿童难治性部分性癫痫发作。

【用法和用量】初始剂量为每日12mg,分2次服用,每周可增加剂量12~24mg。通常有效剂量为每日24~60mg,分2~4次服用。

【不良反应】①不良反应可见困倦、头晕、头痛、疲乏、咽炎、呕吐、腹泻、易怒、注意力不集中。②少见有弱视、口炎、肌无力、肌痛、失眠、精神错乱、抑郁、瘙痒、共济失调、感觉障碍。③罕见有健忘、情绪不稳、兴奋、眼震、皮疹等。

【禁忌证】禁用于有肝脏疾病的患者以及12岁以下儿童。

【注意】①慎用于妊娠期妇女及哺乳期妇女。②用药期间不宜突然停药。

【制剂】片剂:每片12mg。

17.3 抗失神发作药物

乙琥胺〔药典(二);医保(乙)〕 Ethosuximide

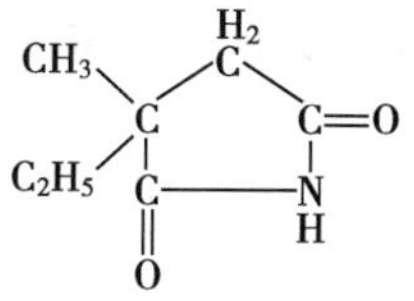

CH_3, C_2H_5, C, H_2C, C=O, C, N, H, O

【其他名称】Zariontin,Ethymal。

【ATC 编码】N03AD01

【性状】为白色或微黄色蜡状固体;几乎无臭、味微苦。有吸湿性。在乙醇或三氯甲烷中极易溶解,在水中易溶。熔点约为43~47℃。

【药理学】动物实验证明,本药对戊四氮引起的惊厥有明显对抗作用。本品对癫痫小发作疗效好,不良反应小。作用机制不详,可能是通过提高发作阈值,抑制皮层每秒3次的尖慢棘波发放,有效阻滞Ca^{2+}通道,调节细胞膜兴奋性,从而抑制运动皮层的神经传递。也有人提出乙琥胺可能是通过增强中枢抑制性递质(GABA)作用直接或间接地增加脑内氯化物电导,从而增加细胞抑制而抗癫痫。

本品口服吸收迅速而完全,成人1次给药后2~4小时可达血药浓度峰值,儿童达峰时间为3~7小时,连续用药7日可达稳态血浓度。有效治疗血浓度为40~100μg/ml。很少与血浆蛋白结合,可分布到除脂肪以外的全身各组织及迅速通过血脑屏障。长期用药时,在脑脊液中的浓度与血浆中相似。在体内部分经肝代谢,以原形及肝脏代谢物共同自尿排出体外。成年人的$t_{1/2}$约为60小时;儿童约为30小时。

【适应证】主要用于失神小发作,为首选药。

【用法和用量】口服。开始量:3~6岁为1次0.25g,1日1次。6岁以上的儿童及成人,1次0.25g,1日2次。以后可酌情渐增剂量。最大剂量:6岁以下最大剂量可增为1日1g,6岁以上儿童及成人可增加为1日1.5g。一般是每4~7日增加0.25g,至满意控制症状而不良反应最小为止。

【不良反应】①不良反应较小,常见的是恶心、呕吐、上腹部不适,食欲减退;其次眩晕、头痛、嗜睡、幻觉及呃逆;偶见粒细胞减少、白细胞减少、再生障碍性贫血;有时可引起肝、肾损害。故用药时需注意检查血象及肝肾功能。②美国FDA曾发出警告,应用本品可能引发自杀行为,应对患者严密监测。③个别患者可出现荨麻疹、红斑狼疮等过敏反应,应立即停药。

【禁忌证】对本药过敏者禁用。

【注意】①对大、小发作混合型癫痫的治疗应合用苯巴比妥或苯妥英钠。②妊娠期妇女及哺乳期妇女应慎用。

【药物相互作用】①碱性药物(如碳酸氢钠、氨茶碱、乳酸钠等)可减慢乙琥胺的排出,使血浓度增高,作用增强;酸性药物(如阿司匹林、吲哚美辛、青霉素、头孢菌素等)可加速乙琥胺的排泄,降低疗效。②合用时可使苯妥英的血药浓度增高。③与卡马西平合用,两者代谢均可增快而致血药浓度降低。④合用时可使氟哌啶醇的血药浓度降低。⑤丙戊酸、利托那韦减慢乙琥胺的代谢,升高血药浓度,增加中毒的危险。⑥与三环类抗抑郁药及吩噻嗪类抗精神病药合用,乙琥胺的疗效降低。

【制剂】胶囊剂:每粒0.25g。糖浆剂:每瓶5g(100ml)。

苯琥胺 Phensuximide

【其他名称】Milontin。

【ATC 编码】N03AD02

【药理学】本品的作用类似乙琥胺,但较弱。

【适应证】适用于癫痫小发作,效果不及三甲双酮,但毒性低。对精神运动性发作亦有效。

【用法和用量】口服:每次0.5g,每日2~3次。儿童:每日20~50mg/kg,分2~3次服,从小剂量开始,3~4周加至足量。

【不良反应】可有呕吐、恶心、肌无力、嗜睡、皮疹等不良反应,偶见血象异常,肝、肾功能损伤。

【注意】长期应用应作血、尿常规检查和肝功能检查。

【制剂】片剂:每片0.25g;0.5g。

三甲双酮 Trimethadione

【其他名称】解痉酮,三甲氧唑双酮。

【ATC 编码】N03AC02

【药理学】本品能降低大脑皮质和间脑的兴奋性，缩短其后放电活动，能改变小发作时的脑电活动而使其恢复正常，从而使癫痫发作完全停止或显著减轻。对癫痫小发作尤其是失神发作效果好，对精神运动性发作效果不佳，对大发作无效，甚至可使之恶化。目前很少使用。口服易吸收，口服后血药浓度达峰时间小于30分钟，不与蛋白结合，在体内迅速代谢成甲乙双酮，同样有抗惊厥作用，甲乙双酮的半衰期为10天或更长。

【适应证】对癫痫小发作疗效较好。用于治疗癫痫小发作，本药开始作用慢，服药2～4天始显效。久用可以致蓄积中毒，由于毒性大，近来小发作也不做首选药，仅在乙琥胺或者苯琥胺疗效不佳时使用。

【用法和用量】口服。①成人：每次0.15～0.3g。每日3次。病情需要时，剂量应渐增，每周增加300mg，最多至每日1.8g。极量为每次0.5g。②儿童：初始剂量每天20～40mg/kg，分次服用。

【不良反应】毒性较大，可引起中性粒细胞减少、再生障碍性贫血、癫痫大发作、肝肾功能损害等。

【禁忌证】肝、肾、造血功能严重减退以及视神经疾患患者禁用。

【注意】①老年人、儿童、妊娠期及哺乳期妇女慎用。②治疗小发作时，可能诱发大发作，需加用苯巴比妥为宜。③用药期间应作血、尿常规和肝功能检查。④治疗中出现严重不良反应时，应停药。停用本品或换用其他抗癫痫药时须渐减量。

【药物相互作用】不宜与卡马西平合用。

【制剂】片剂：每片0.15g。胶囊剂：每粒0.3g。

17.4 其他

加巴喷丁[药典(二)；医保(乙)] Gabapentin

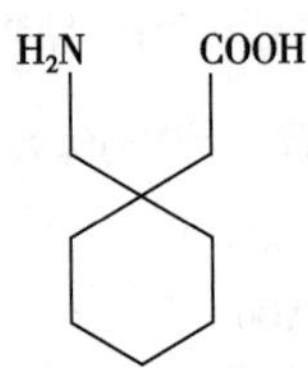

【其他名称】诺立汀，Neurontin。

【ATC编码】N03AX12

【药理学】本品为人工合成的氨基酸，结构与γ-氨基丁酸(GABA)相近，但未发现它对经由GABA介导的神经抑制过程有何影响。一般认为，本品随Na^+通道经过肠黏膜和血脑屏障，结合于大脑皮层、海马和小脑，影响神经细胞膜的氨基酸转运而起到抑制作用。本品具有明显抗癫痫作用，对部分性癫痫发作和继发全身性强直阵挛性癫痫发作有效。主要用于12岁以上的患者。小剂量时有镇静作用，并可改善精神运动性功能。

口服易吸收，2～3小时血药浓度达峰值，为2～7μg/ml。脑脊液浓度约为稳态血药浓度的20%。生物利用度与剂量有关，口服单剂量300mg时，生物利用度为60%；但剂量增加，生物利用度反而降低。广泛分布于全身，在胰腺、肾脏分布尤多。该药在体内不代谢，以原形经肾排出，其排泄率与肌酐清除率成正比。$t_{1/2}$为5～7小时。肾脏损伤时，其排泄减慢，血浆蛋白结合率很低(<3%)。与其他抗癫痫药(丙戊酸、苯巴比妥、卡马西平、苯妥英钠)和避孕药不相互干扰。

【适应证】①用于常规治疗无效的某些部分性癫痫发作的辅助治疗，亦可用于治疗部分性癫痫发作继发全身性发作。②也可用于成人疱疹后神经痛的治疗。

【用法和用量】口服。①成人：第1天300mg，睡前服；第2天600mg，分2次服；第3天900mg，分3次服。此剂量随疗效而定，多数患者在900～1800mg之间有效。②3～12岁的儿科患者：开始剂量10～15mg/(kg·d)，每日3次，大约3天增至有效剂量，5岁以上患者的有效剂量为25～35mg/(kg·d)，3～4岁患者的有效剂量是40mg/(kg·d)。③肾功能不良者须减少剂量。停药应渐停。

【不良反应】①常见不良反应有嗜睡、头晕、共济失调、疲劳、恶心、呕吐、厌食、头痛、失眠等。这些反应轻微，且继续服药可减轻。②少见遗忘、忧郁、易激动和精神改变。③罕见粒细胞减少症。④有血管炎、过敏反应、下肢烧灼样疼痛、轻度躁狂、焦虑、不安、儿童学习困难和注意力缺陷、舞蹈样手足徐动、致癫痫恶化(尤肌阵挛性和失神发作)的报告。⑤美国FDA曾发出警告，应用本品可能引起自杀行为，应对患者予以严密监测。

【禁忌证】禁用于对本药过敏者、急性胰腺炎患者。

【注意】①本品过量的症状为严重腹泻、复视、严重的头晕、嗜睡、口齿不清，甚至死亡。②慎用于失神性发作、糖尿病、肾功能减退者和老年患者。③如换药或停药应逐渐减量，至少在1周内逐步进行。④最好不与抗酸药合用。服用抗酸药2小时后才能服用本药。⑤服用本品后可出现假性蛋白尿和白细胞减少。

【制剂】片剂：每片0.3g。胶囊剂：每粒100mg；300mg；400mg。

舒噻美 Sultiame

【其他名称】硫噻嗪，磺斯安，Sulthiame，Ospolot。

【ATC编码】N03AX03

【性状】为白色结晶性粉末，味微苦，无臭。几乎不溶于水(1:2000)，微溶于乙醇(1:350)、三氯甲烷(1:700)、乙醚(1:500)及酸，易溶于碱。熔点180～182℃。

【药理学】本药具有抗癫痫作用，除小发作外，对其他各型癫痫均有效，其中对精神运动性发作、局限性发作和运动过度行为的控制较对大发作更为有效。其作用机制可能是由于其强大的抑制脑内碳酸酐酶之作用，使脑细胞外、内的钠比率增大，而稳定了细胞膜之结果。

口服易吸收,主要经肾排泄。临床药理研究证明,长期用本品,1次口服后1~5小时血浓度达高峰;24小时内约60%以原形、部分以代谢产物排出。

【适应证】主要用于精神运动性发作,也可用于局限性发作或大发作的控制。常与其他抗癫痫药合用。

【用法和用量】口服。①成人:每次200mg,1日3次,如与其他抗癫痫药合用,则开始时每次100mg,1日2次。如果准备改为单用本药,则应在6周内逐渐增至治疗量,同时逐渐撤去其他抗癫痫药。②儿童:每次剂量1岁为25mg;2~5岁100mg;6~12岁200mg,一日3次,如已使用其他抗癫痫药,加用本品,开始时宜用1/3量。

【不良反应】①常见的不良反应为共济失调、厌食、面部和肢端感觉异常;因酸中毒,而常发生呼吸过度、呼吸困难,尤以儿童多见。②也可见头痛、头晕、呕吐、体重减轻及精神方面的改变。③偶见腹痛、流涎、失眠、白细胞减少及癫痫持续状态。

【注意】肾功能不全者慎用。

【制剂】片剂:每片50mg。

非尔氨酯 Felbamate

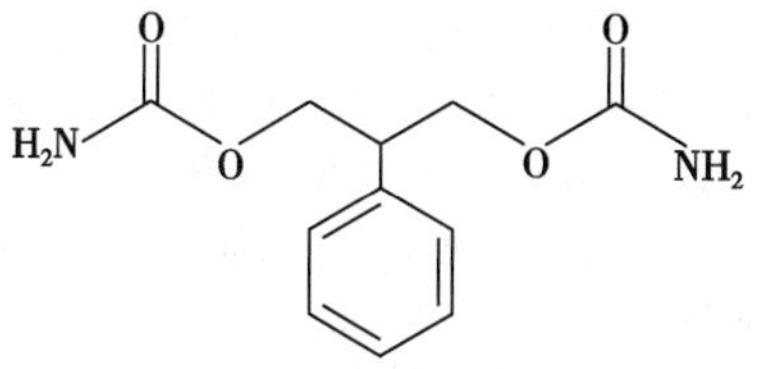

【其他名称】非巴马特,Felbatol。

【ATC编码】N03AX10

【性状】为白色结晶性粉末。易溶于二甲基亚砜,少量溶于甲醇,微溶于乙醇,难溶于水。熔点151~152℃。

【药理学】本品的作用机制尚不清楚,目前认为其抗惊厥作用与*N*-甲基-D-门冬氨酸(NMDA)受体有关。动物实验表明本品能明显抑制大鼠及小鼠最大电休克作用,提示可能对全身强直阵挛发作和部分发作有效;对戊四氮诱发的癫痫发作具有保护作用,提示本品可提高发作阈值,对癫痫小发作有效。对印防己毒素诱发的癫痫发作有保护作用。

本品口服吸收良好,1~4小时血药浓度达到峰值。吸收不受食物的影响。口服吸收率超过90%。在组织中分布较好,分布容积为0.76~0.85L/kg,血浆蛋白结合率为20%~25%。单独应用时消除半衰期为13~23小时,本品合用苯妥英或卡马西平半衰期缩短。本品通过肝脏主要以羟化和结合的方式代谢,代谢物无药理活性,剂量的90%以上经尿排出,其中40%~49%为原形药物。

【适应证】①单用或辅助治疗用于伴或不伴全身性发作的癫痫部分性发作。②也可用于Lennox-Gastaut综合征的辅助治疗。

【用法和用量】①14岁以上儿童及成人:初始剂量为每日1.2g,分3~4次服用,每隔1~2周可增加剂量0.6~1.2g,通常剂量为每日2.4~3.6g。②Lennox-Gastaut综合征(需与其他抗癫痫药联合应用):2~14岁儿童,每日15mg/kg,分3~4次服,隔周增加剂量15mg/kg,最大剂量为每日45mg/kg。

【不良反应】①常见不良反应有恶心、呕吐、厌食、便秘、腹泻、头晕、失眠、嗜睡、头痛。偶见皮疹、光敏性增加。②少见有流感样症状、异常步态、视物模糊、复视、呼吸困难、手足麻木、心悸、震颤、尿失禁等。③本品可能发生再生障碍性贫血及肝脏损伤。因此需定期进行血液学检查及肝功能检查。④美国FDA曾发出警告,应用本品可能引起自杀行为,应对患者进行严密监测。

【禁忌证】禁用于对本品过敏、血液异常及肝功能不全者。妊娠期妇女和哺乳期妇女禁止使用。

【注意】①慎用于肾功能不全、青光眼、心血管病。②用药期间避免驾车及从事机械操作。

【药物相互作用】①合用时苯妥英、丙戊酸、苯巴比妥的剂量应减少20%。②与中枢神经系统抑制药(酒精、抗组胺药、巴比妥类、苯二氮䓬类、肌松药、镇静药、麻醉药、吩噻嗪类)或三环类抗抑郁药合用,可造成过度嗜睡。③合用时苯妥英钠、卡马西平加快非尔氨酯的代谢,降低疗效。④合用时可减慢丙戊酸、苯巴比妥的代谢,使两者的血药浓度升高,作用增强。

【制剂】片剂:每片0.4g;0.6g。口服液:每瓶0.6g(5ml)。

【贮法】置20~25℃密闭保存。

扑米酮[药典(二);医保(乙)] Primidone

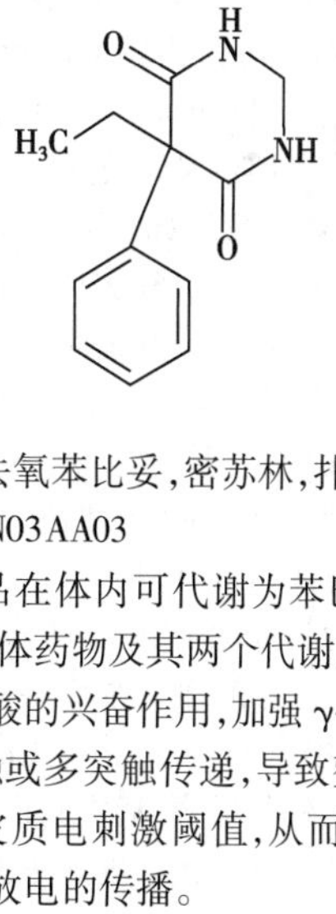

【其他名称】去氧苯比妥,密苏林,扑痫酮,Mysoline。

【ATC编码】N03AA03

【药理学】本品在体内可代谢为苯巴比妥和苯乙基丙二酰胺(PEMA),母体药物及其两个代谢产物均有抗惊厥效应。本药降低谷氨酸的兴奋作用,加强γ-氨基丁酸(GABA)的作用,抑制单突触或多突触传递,导致整个神经细胞兴奋性降低,提高运动皮质电刺激阈值,从而使发作阈值提高。还可以抑制癫痫灶放电的传播。

口服吸收较快,3~4小时血药浓度达峰值,一周后达稳态。血浆蛋白结合率较低,约为20%,$t_{1/2}$约10~15小时。给药后20~40%以原形、30%以PEMA、25%以苯巴比妥的形式由肾排泄。可通过胎盘,可分泌入乳汁。

【适应证】①用于治疗癫痫大发作及部分性发作的治疗。②也可用于特发性震颤和老年性震颤。

【用法和用量】口服:开始每次0.05g,1周后渐增至每次0.25g,1日0.5~0.75g。极量1日1.5g。儿童每日10~25mg/kg。分2~3次服用,宜从小剂量开始,逐渐增量。

【不良反应】呕吐为常见不良反应。此外还有嗜睡、共济失调,偶见巨细胞性贫血。儿童和老人可见异常兴奋或不安等反常反应。

【禁忌证】严重肝、肾功能不全者禁用。

【药物相互作用】不宜与苯巴比妥合用。

【制剂】片剂:每片 50mg;100mg;250mg。

氯巴占 Clobazam

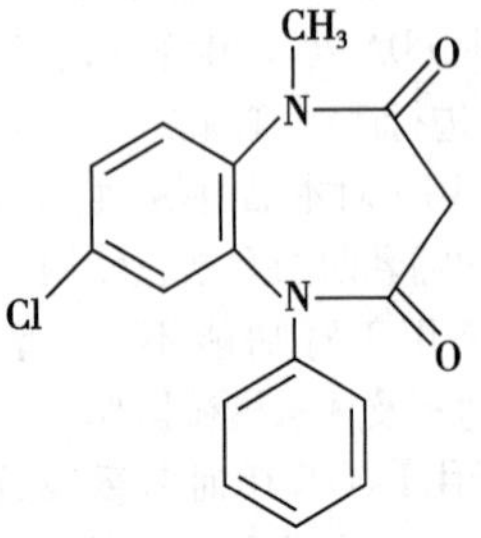

【其他名称】氧异安定,甲酮氮平,Frisium。

【ATC 编码】N05BA09

【药理学】本品具有抗焦虑和抗惊厥作用,抗电休克作用的 ED_{50} 比地西泮小而比苯巴比妥、丙戊酸钠大。治疗安全范围比地西泮、苯巴比妥、丙戊酸钠宽。口服吸收快而完全,服药 1~3 小时后达血药峰浓度,血浆蛋白结合率 90%。经肝脏代谢,代谢产物为 *N*-去甲基氧异安定,同样有抗惊厥作用,作用强度为氯巴占的 2/3。$t_{1/2}$ 为 60 小时,如每日用药 30mg,约 6 天达稳态血浓度。

【适应证】本品用于治疗对其他抗癫痫药无效的难治性癫痫,可单独应用,亦可作为辅助治疗用。对复杂部分性发作继发全身性发作和 Lennox-Gastaut 综合征效果更佳。

【用法和用量】口服:从小剂量开始,每日 20~30mg(0.5~1mg/kg),逐步加量。如与其他抗癫痫药合用,则应减少本品剂量,每日应用 5~15mg(0.1~0.3mg/kg)。

【不良反应】不良反应与其他苯二氮䓬类相似,但都较轻微,偶见有轻度的镇静、焦躁、抑郁和肌无力。

【注意】如连续应用,其抗惊厥作用逐渐减弱,可采用"放假疗法",如女性患者,在月经期发作时,可在月经来潮前 2~3 日开始用药,10 日后停用。

【药物相互作用】①合用时卡马西平、苯巴比妥、苯妥英钠、丙戊酸可使氯巴占的血药浓度降低,而其他药浓度升高。丙戊酸钠使氯巴占的 *N*-去甲基代谢产物血浓度降低,而卡马西平、苯妥英钠使 *N*-甲基代谢产物浓度升高。②与非尔氨酯合用,氯巴占的血药浓度显著升高,导致其活性代谢物在体内蓄积。

【制剂】片剂:每片 10mg;20mg。胶囊剂:每粒 10mg。

左乙拉西坦〔医保(乙)〕 Levetiracetam

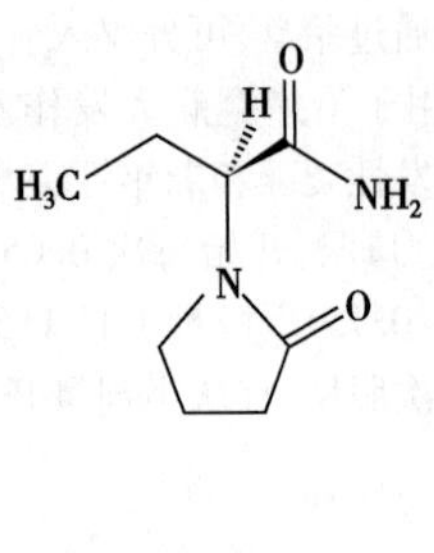

【其他名称】开浦兰,Keppra。

【ATC 编码】N03AX14

【性状】为椭圆形薄膜包衣片,除去包衣后显白色。

【药理学】为吡咯烷酮衍生物,抗癫痫作用的确切机制尚不清楚。体外、体内试验显示,本品抑制海马癫痫样突发放电,而对正常神经元兴奋性无影响,提示本品可能选择性地抑制癫痫样突发放电的超同步性和癫痫发作的传播。

【适应证】用于成人及 4 岁以上儿童癫痫患者部分性发作的治疗。

【用法和用量】①口服:成人和青少年体重≥50kg,起始剂量为每次 0.5g,每日 2 次,最多可增至每次 1.5g,每日 2 次,增量和减量时均需逐渐进行,每 2~4 周每次增加或减少 0.5g,每日 2 次。4~11 岁儿童和青少年体重<50kg,起始剂量为每次 10mg/kg,每日 2 次,最多可增至 30mg/kg,每 2~4 周每次增加或减少 10mg/kg,每日 2 次。②静脉注射,剂量参照口服给药。给药时需先将推荐剂量的注射液稀释在 100ml 稀释溶剂中,再进行 15 分钟的静脉推注。根据临床效果及耐受性调整剂量,最高剂量为 1.5g/次,每日 2 次。③肾功能不全患者,需根据肌酐清除率调整剂量。

【不良反应】①常见的不良反应有嗜睡、乏力和头晕,常发生在治疗的开始阶段。②其他不良反应还有行为异常、攻击性、易怒、焦虑、错乱、幻觉、易激动、精神异常、自杀、自杀性意念、自杀企图、脱发、白细胞减少、中性粒细胞减少、全血细胞减少、血小板减少等。

【禁忌证】妊娠期及哺乳期妇女禁用。

【注意】①肝功能不全患者慎用。②服药后不宜驾驶汽车及操作机器等。

【制剂】片剂:每片 0.25g;0.5g;1.0g。口服溶液:每瓶 15g(150ml)。注射剂:每支 500mg(5ml)。

青阳参总苷 Qingyangshenglycoside

本品为由萝摩科鹅绒藤属植物青羊参(*Cy-nanchum otophyllum*)根粉经三氯甲烷提取所得的总苷。

【其他名称】健脑克癫。

【性状】已从总苷中分离出有效成分有:告达亭(caudatin,熔点 148~152℃/188~191℃)、青阳参苷元(qingyangshengenin,熔点>300℃)、罗素他命(rostratamin,熔点 110~112℃)、青阳参苷甲(qingyangshenglycoside A,熔点 165~168℃)、青阳参苷乙(qingyangshenglycoside B,熔点 143~146℃)及 11-α-乙酰基青阳参苷元(qingyang shengenin,熔点 270℃)。

【药理学】动物实验证实,本品对听源性惊厥发作有对抗作用,有效作用时间可维持 24 小时。单用对小鼠超强电休克惊厥(MES)无对抗作用,但能加强苯巴比妥或苯妥英钠的抗小鼠 MES 效应,即合用时有协同作用。对戊四氮引起的惊厥无效。临床试用结果表明,本品对各型癫痫均有效,对大发作疗效较好,总有效率为 80%;与其他抗癫痫药合用治疗顽固性癫痫或难治性癫痫的总有效率达 79%。作为抗癫痫药,本品具有以下特点:①有效时间长,不需频繁给药，采用间断给药（一般1～2日1次），即可获得满意的疗效；②对各种类型的癫痫均有一定疗效；③无镇静及嗜睡作用；④癫痫患者兼有肝功能不良时，加服本品后能恢复正常；由于癫痫发作频繁和病程迁延而兼有头痛头昏的癫痫患者，加服本品后症状可迅速减轻或完全消失。

【适应证】主要与苯妥英钠或苯巴比妥等抗癫痫药合用治疗难治性癫痫，亦可单独用于治疗一般性癫痫。

【用法和用量】口服：剂量为15～20mg/kg，每日1次，一般连服2日停1日。儿童剂量减半。

【注意】①口服用药毒性低。临床常用剂量在治疗期间未发现毒性作用，但加大剂量达103mg/kg（试用于精神分裂症）时，可出现恶心、呕吐、眩晕，继而出现抽搐、昏迷。②对人有明显蓄积作用。因此，临床应用时宜采用间断给药法，日剂量不超过20mg/kg。

【制剂】青阳参片（健脑克癫片）：每片（含青阳参总苷）70mg；80mg；100mg。

细辛脑　Asarone

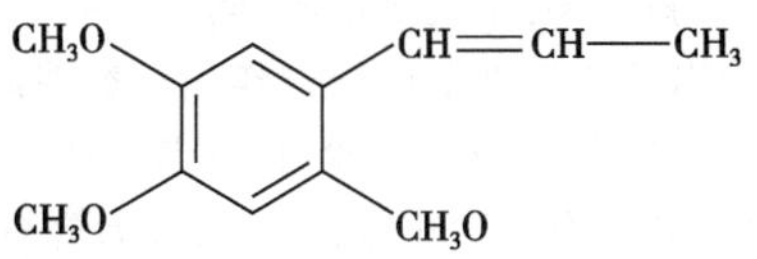

CH_3O　　$CH{=}CH{-}CH_3$

CH_3O　　CH_3O

本品主要成分为α-细辛脑，是中药石菖蒲（*Rhizoma Acori Tatarinowii*）的主要有效成分。

【性状】本品系白色针状结晶或结晶性粉末，无臭无味。水中不溶，醋酸乙酯、三氯甲烷、乙醚中易溶，乙醇、石油醚中溶解。熔点58～59.5℃。

【药理学】具有平喘、止咳、祛痰、镇静、解痉、抗惊厥等作用。①镇静：有类似地西泮（安定）的镇静作用，可显著降低自发活动而无抑制作用。②抗惊厥：α-细辛脑能提高大脑皮层的电刺激阈，抑制电刺激的突触传导及痫性放电。③平喘：本品可对抗组胺、乙酰胆碱，缓解支气管痉挛；止咳：对咳嗽中枢有较强的抑制作用；祛痰：本品可使气道分泌物增加，稀释痰液，易于咳出。④解痉：类似氨茶碱，有松弛支气管平滑肌作用。⑤对癫痫大发作疗效显著。

血浆蛋白结合率为61%。可迅速分布于肝、肾及心、脑等脏器，其中肝、肾浓度接近血浆，其余依次递减。部分由胆汁排泄后，仍经肝肠循环再吸收，最后主要从尿液排泄；少部分由肝脏代谢。体内$t_{1/2}$约为4～6小时。

【用法和用量】①静脉注射：一次16～24mg，稀释于20%葡萄糖注射液40ml中，缓慢静脉注射，一日2～3次。小儿剂量酌减。②静脉滴注：成人，一次16～24mg；儿童，一次0.5mg/kg，用5%或10%葡萄糖注射液稀释成0.01%～0.02%的溶液，一日2次。

【不良反应】少数人可产生轻微副反应，如口干、头昏、恶心、胃不适、心慌及便秘等；罕见休克。其他：过敏反应、发热、皮疹、瘙痒、呼吸困难、胸闷、喉水肿、头痛、嗜睡、心律失常、注射部位皮疹、静脉炎。

【禁忌证】出血性脑病急性期患者禁用，6岁以下儿童禁用本药注射剂。

【注意】①本药可导致过敏性休克、喉水肿，严重者可导致死亡。如出现早期过敏反应（如胸闷、呼吸困难），应立即停药或给予适当的治疗。②慎用于肝、肾功能严重障碍时。

【药物相互作用】①与青霉素、庆大霉素、红霉素合用，疗效增加。②与利血平、氯丙嗪合用，对中枢有协同作用。③合用时可增强巴比妥类的催眠作用。

【制剂】片剂：每片30mg。胶囊剂：每粒30mg。注射液：每支8mg（2ml）；16mg（5ml）；16mg（100ml）。粉针剂：每支8mg；16mg；24mg。

香草醛　Vanillin

【其他名称】香美兰醛，抗癫香素片。

【药理学】本品能对抗戊四氮引起的惊厥，抑制由戊四氮诱发的癫痫样脑电，尚能抑制动物自发活动及延长环己烯巴比妥钠的睡眠时间，具有镇静及抗癫痫作用。

【适应证】可用于治疗各型癫痫，尤适用于小发作。

【用法和用量】口服：每日3次，每次0.1～0.2g。

【不良反应】个别患者服药后出现头昏等反应。

【制剂】片剂：每片0.2g。

伊来西胺　Ilepcimide

【其他名称】抗痫灵，Antiepilepsirin。

【药理学】本品为胡椒嗪的衍生物之一，药理作用机制与升高脑内5-羟色胺含量有关。口服吸收比较迅速，生物利用度为93.9%，消除较快，经肝代谢，尿中测不到原形药物。本品在血浆及脑组织中的浓度恒定，可反映抗惊厥效应。

【适应证】为广谱抗癫痫药，对大发作疗效好，对混合型发作亦有效。

【用法和用量】口服：每次50～150mg，每日2次。儿童酌减。

【不良反应】有困倦、共济失调、胃肠反应。

【注意】如用本品代替其他抗癫痫药物治疗时，应逐步取代，不可突然换药，以防癫痫发作。

【制剂】片剂：每片50mg。

贝克拉胺　Beclamide

【其他名称】苄氯丙酰胺，Benzchlorpropamide。

【ATC编码】N03AX30

【适应证】为抗惊厥药，用于治疗癫痫大发作和精神运动性发作。

【用法和用量】口服：每日1.5～4g，分次服。5岁以下儿童每日0.75～1g，分次服；5～10岁，每日1.5g，分次服。

【不良反应】可见眩晕、神经过敏、胃肠道不适等。偶见皮疹和暂时性白细胞减少。

【制剂】片剂：每片500mg。

（王育琴　王淑洁　唐　静）

第 18 章 镇静药、催眠药和抗惊厥药

凡属于治疗睡眠障碍、能引起瞌睡和近似生理睡眠的药物均称为镇静催眠药。本类药物对中枢神经系统有广泛的抑制作用，产生镇静、催眠和抗惊厥等效应。一般讲镇静和催眠并无严格的区别，常因剂量不同产生不同效果。小剂量时，产生镇静作用，使患者安静、减轻或消除激动、焦虑不安等；中等剂量时，引起近似生理性睡眠；大剂量时则产生抗惊厥、麻醉作用。本类药物长期使用，几乎都可产生耐受性和依赖性，突然停药时可产生戒断症状，故应严格控制用药，必须注意避免长期应用。2007 年以来，美国 FDA 发布了有关镇静催眠药的警示，这些药物可能会引发严重的过敏反应和造成未完全清醒状态下驾驶，如夸西泮、司可巴比妥、扎来普隆等，医务人员应引起重视。

按照化学结构，本类药品可分为五类：①苯二氮䓬类；②巴比妥类；③醛类，如水合氯醛；④环吡咯酮类药物，如佐匹克隆、唑吡坦等被认为是新一代的催眠药；⑤其他，包括氨基甲酸类：甲丙氨酯；溴化物：溴化钠、溴化钾。

（1）苯二氮䓬类：是抗焦虑药，同时具有镇静催眠、抗惊厥、抗震颤以及中枢性肌肉松弛作用。本类药与巴比妥类药或其他类镇静、催眠药比较，具有选择性高、安全范围大、对呼吸抑制小、不影响肝药酶活性、大剂量不引起麻醉、长期应用虽可产生耐受性与依赖性但具有相对发生率低等优点，因此是目前临床上首选的药物。

本类药物的作用机制可能与其促进中枢抑制性神经递质 γ-氨基丁酸（GABA）的释放或突触的传递有关。本类药物为苯二氮䓬受体的激动剂，苯二氮䓬受体是功能性超分子（supramolecular）的功能单位，即苯二氮䓬-GABA 受体亲氯离子复合物的组成部分，该受体复合物位于神经细胞膜，主要起氯通道的阈功能。苯二氮䓬类可增加氯通道开放的频率，而引起突触前、后神经元的超极化，抑制神经元的放电，降低神经元的兴奋性。

此类药物根据半衰期长短分为 3 类：①短效类（半衰期<6 小时）：常用的有三唑仑、咪达唑仑、去羟西泮、溴替唑仑等，主要用于入睡困难和醒后难以入睡；②中效类（半衰期 6～24 小时）：常用的有替马西泮、劳拉西泮、艾司唑仑、阿普唑仑等，主要用于睡眠浅、易醒和晨起需要保持头脑清醒者；③长效类（半衰期>24 小时）：常用的有地西泮、氯硝西泮、硝西泮、氟硝西泮、氟西泮等，主要用于早醒。长效类起效慢，有呼吸抑制和次日头昏、无力等不良反应。关于苯二氮䓬类的代表药物地西泮，请参见第 21 章抗焦虑药。

（2）巴比妥类：是巴比妥酸（丙二酰脲）的衍生物。本类药物的作用机制基本相同，系作用于中枢神经系统的不同层面，具有非特异性抑制作用。其镇静催眠作用机制可能与其选择性地抑制丘脑网状上行激活系统，从而阻断兴奋向大脑皮层的传导有关。其抗惊厥作用则是通过抑制中枢神经系统的突触传递，提高大脑皮层运动区的电刺激阈值来实现的。

巴比妥类药物引起的睡眠不同于生理睡眠，研究显示巴比妥类药物产生的睡眠总时数消磨在睡眠快动眼相（REM）或梦境，睡眠的Ⅲ段和Ⅳ段也减少。定期应用巴比妥类药物一旦突然停用，患者可体验到梦境明显增多，噩梦或失眠。

由于其化学结构的某些差异，以致各药的脂溶性及体内消除方式不同，因而作用出现快慢、持续时间亦各不相同。口服易自胃肠道吸收，注射其钠盐也易被吸收。脂溶性高者易进入脑组织，因此作用出现快，反之则慢。体内消除方式有两种，经肝脏代谢或原形从尿中排出。消除速度亦与脂溶性有关，脂溶性高者以肝脏代谢为主，作用快而短；脂溶性低者，代谢慢而少，部分以原形经肾排出，但可由肾小管再吸收，消除缓慢，故作用慢而久。常根据用药后睡眠时间维持久暂而分类：长效类（巴比妥、苯巴比妥，6～8小时）、中效类（异戊巴比妥、戊巴比妥，4～6小时）、短效类（司可巴比妥，2～3小时）及超短效类（硫喷妥钠，1/4小时）。

巴比妥类药物适用于治疗多种原因引起的睡眠障碍，包括入睡困难、时睡时醒和早醒，除司可巴比妥以外，这类药物目前已很少用于失眠症的治疗，大都被苯二氮䓬类和环吡咯酮类所取代，作为某些患者对苯二氮䓬类效应不好时的二线药物。而半衰期较长的药物，如苯巴比妥，仍可作为抗惊厥的一线药物。

迄今镇静催眠药已经历前后三代的发展：

第一代镇静催眠药物：包括巴比妥类、水合氯醛、三溴合剂等。巴比妥类早在1864年已人工合成（巴比妥酸），但到1903年才发现它具有镇静作用，并认识到巴比妥酸衍生物的药理作用。它们的治疗指数较低，需中等剂量才改善睡眠，药物之间相互影响比较大，大剂量可影响呼吸。水合氯醛因药物之间的相互作用少，广泛用于药物临床试验与不合作者进行某些特殊检查时的快速催眠。

第二代镇静催眠药物：主要是指苯二氮䓬类镇静催眠药。该类药物是临床上最常用的一种镇静、催眠和抗焦虑药。其中地西泮（安定）曾经是临床上使用频率最高的药物。该类药物中前期开发的有甲喹酮、甲丙氨酯、氯氮䓬、地西泮、舒必利；后期开发的有三唑仑、咪达唑仑、氟西泮、硝西泮、艾司唑仑、阿普唑仑、劳拉西泮等。这些安眠药的特点是治疗指数高、对内脏毒性低和使用安全。到目前为止，仍是治疗失眠常用的药物。

第三代镇静催眠药物：主要包括唑吡坦、扎来普隆、佐匹克隆等。20世纪80年代后期，人们开发了新一代非苯二氮䓬类催眠药。唑吡坦是首先面市的该类药物。第三代镇静催眠药物口服吸收良好，半小时达血液浓度高峰，药物代谢排泄快，半衰期为3～6小时。本类药物治疗指数高，安全性高。基本不改变正常的生理睡眠结构，不产生耐受性、依赖性。停药后很少产生反跳性失眠，重复应用极少积聚，使用较为安全。因此上市后得到广泛认同，已成为治疗失眠症的标准药物，有逐步取代苯二氮䓬类药物的趋势。

18.1　苯二氮䓬类药物

咪达唑仑［药典（二）；基；医保（甲、乙）］　Midazolam

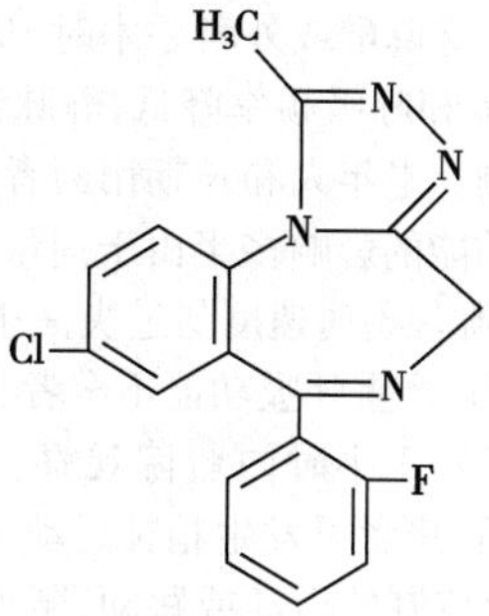

H3C, N, N, N, Cl, N, F

【其他名称】马来酸咪达唑仑，咪哒唑仑，速眠安，多美康，力月西，Dormicum。

【ATC编码】N05CD08

【药理学】本品为短效苯二氮䓬类药物，具有典型的苯二氮䓬类药理活性，可产生抗焦虑、镇静、催眠、抗惊厥及肌肉松弛作用。肌内注射或静脉注射后，可产生短暂的顺行性记忆缺失，使患者不能回忆起在药物高峰期间所发生的事情。本品作用特点为起效快而持续时间短。服药后可缩短入睡时间（一般自服药到入睡只需20分钟），延长总睡眠时间，而对快波睡眠（REM）无影响，次晨醒后，患者可感到精力充沛、轻松愉快。无耐药性和戒断症状或反跳。毒性小，安全范围大。

本品口服与肌内注射均吸收迅速而完全，可分布于全身，分布容积为1～2L/kg，充血性心力衰竭的患者，分布容积会增加2～3倍，肥胖患者也会增加。本品的血浆蛋白结合率为97%，经肝脏代谢或与葡萄糖醛酸结合而失活，最后自肾脏排出。血浆浓度可分为两个时相，分布时相$t_{1/2}$为10分钟，消除时相$t_{1/2}$为1.5～2.5小时，充血性心力衰竭的患者$t_{1/2}$可延长2～3倍。长期用药无蓄积作用，药动学数据及代谢保持不变。

【适应证】用于治疗失眠症，亦可用于外科手术或诊断检查时作诱导睡眠用。

【用法和用量】①口服：治疗失眠症，每次7.5～15mg，睡前服。老年患者7.5mg，治疗期限一般不超过2周。②肌内注射：术前20～60分钟注射，成人一般为5～10mg（0.10～0.15mg/kg）。可单用，亦可与镇痛药合用。儿童剂量可稍高，为0.15～0.2mg/kg。作儿童诱导麻醉时，用本品5～10mg（0.15～0.2mg/kg）与氯胺酮50～100mg（8mg/kg）合用。③静脉注射：术前准备，术前5～10分钟注射2.5～5mg（0.05～0.1mg/kg），可单用或与抗胆碱药合用。用于诱导麻醉，成人为10～15mg（0.15～0.2mg/kg），儿童为0.2mg/kg。用于维持麻醉，小剂量静脉注射，剂量和时间间隔视患者个体差异而定。

【不良反应】常见的不良反应有低血压、谵妄、幻觉、心悸、皮疹、过度换气，少见不良反应有视物模糊、头痛、头晕、手脚无力、麻刺感。此外，还有心率加快、血栓性静脉炎、皮肤红肿、呼吸抑制。

【禁忌证】妊娠初期3个月内的妇女、对苯二氮䓬类过敏者、重症肌无力、精神分裂症、严重抑郁状态患者禁用。

【注意】①肌内注射后可导致局部硬结、疼痛；静脉注射后有静脉触痛。②麻醉或外科手术时10.8%～23.3%的患者可有呼吸容量和呼吸频率降低，静脉注射可有15%的患者发生呼吸抑制。老年人和长期用药者易出现严重的呼吸抑制。对呼吸功能的影响多半由于剂量过高或静脉注射过快所致，因此静脉注射时速度勿过快，一般为每分钟1mg/ml。器质性脑损伤、严重呼吸功能不全者、老年人或循环系统疾病患者，用药后3小时内留院观察。慎用注射给药。③长期用作镇静后，患者可发生精神运动障碍，亦可出现肌肉颤动、躯体不能控制的运动或跳动，罕见的兴奋、不能安静等。故不适于精神分裂症或严重抑郁症患者的失眠。服药12小时内不得驾车或操作机器。慢性阻塞性肺部疾病者，由于呼吸抑制可出现严重的肺功能不足。④心、肺、肝、肾功能异常者慎用。⑤对于慢性肾衰竭患者咪达唑仑的峰浓度比正常人增高，诱导麻醉发生更快，而且恢复延长。

【药物相互作用】①合用时可增强中枢抑制药与酒精的作用，故用本品后12小时内不得饮用含酒精的饮料。②与西咪替丁、雷尼替丁合用，咪达唑仑的血药浓度升高。③合用时可增强降压药的降压作用。

【制剂】片剂：每片15mg。注射液：每支2mg(2ml)；5mg(1ml)；5mg(5ml)；10mg(2ml)。

溴替唑仑 Brotizolam

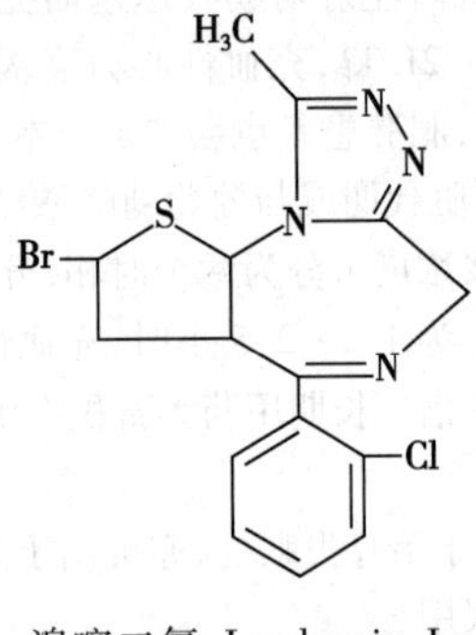

【其他名称】溴噻二氮，Lendormin，Ladormin。

【ATC编码】N05CD09

【性状】本品为无色结晶，熔点212～214℃。

【药理学】本品为短效苯二氮䓬类药物，具有催眠、抗激动、抗惊厥、肌肉松弛等作用。低剂量时具有良好的催眠效果，可缩短入睡时间，减少醒觉次数，延长总睡眠时间。口服后迅速被吸收，0.5～2小时达血药峰浓度。血浆蛋白结合率高，约为89%～95%。$t_{1/2}$为3.6～7.9小时。经肝脏代谢，大部分自肾脏排出。

【适应证】用于治疗失眠症、术前催眠。

【用法和用量】口服：失眠症推荐剂量为0.25mg，睡前服。老年人0.125mg。术前催眠0.5mg。

【不良反应】①偶见胃肠道不适、头痛、眩晕，高血压患者血压下降。②大剂量用药时(尤其对本品敏感的患者)，可见次晨乏力、注意力不集中。

【禁忌证】禁用于对苯二氮䓬类过敏者，重症肌无力、精神病、急性闭角型青光眼、急性呼吸功能不全、肝功能不全等患者及妊娠期与哺乳期妇女、18岁以下青少年。

【注意】本品可能产生耐药性或进展性健忘。

【药物相互作用】合用时中枢抑制药、抗组胺药、巴比妥类可增强溴替唑仑的作用。

【制剂】片剂：每片0.25mg。

卤沙唑仑 Haloxazolam

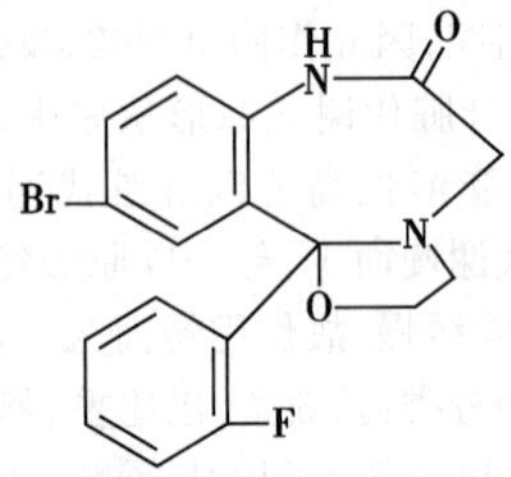

【其他名称】卤噁唑仑，Somelin。

【性状】本品为白色结晶或结晶性粉末，易溶于冰醋酸、二氧六环，难溶于甲醇、无水乙醇，几乎不溶于水。熔点为179～184℃。

【药理学】本品具有较好的催眠作用，其作用强度相似于硝西泮，而比氟西泮强。其催眠特点为可缩短醒觉时间，延长慢波睡眠时间，引起的睡眠接近于自然正常睡眠。作用部位在大脑边缘系统及下丘脑，阻滞各种情绪刺激传向醒觉系统而诱发睡眠。并有抗焦虑作用。口服后迅速吸收，30分钟分布于全身组织，60分钟达血药峰浓度，2～3天几乎自体内全部消失。主要由肝脏代谢，肾脏排出。

【适应证】用于治疗神经障碍所致的失眠、焦虑或焦虑抑郁症。

【用法和用量】口服：5～10mg，睡前服。

【不良反应】①本品不良反应较少，但长期大量连续使用后突然停药时，会出现戒断症状，故停药应逐渐减量。②其他不良反应有头重、头痛、眩晕、焦躁感、口干、恶心、呕吐、便秘、呼吸抑制、肌无力等，偶见ALT升高、黄疸、步态失调等。

【禁忌证】①禁用于闭角型青光眼、重症肌无力。②原则上不用于肺源性心脏病、肺气肿、支气管哮喘及脑血管障碍等患者。

【注意】①年老体弱者、心脏病及肝肾功能不全患者、妊娠期妇女及哺乳期妇女慎用。②服药次晨可能有困倦、注意力及反射运动能力降低，应避免驾驶汽车与操作机器。

【药物相互作用】合用吩噻嗪类、巴比妥类、单胺氧化酶抑制剂可增强卤沙唑仑的作用。

【制剂】片剂：每片5mg；10mg。颗粒剂：每1g含10mg。

氯普唑仑 Loprazolam

【其他名称】Dormonoct。

【ATC编码】N05CD11

【药理学】为中效苯二氮䓬类催眠药，白天不易产生困倦，亦不易产生反跳。作用机制为通过提高大脑中的主要抑制性神经递质γ-氨基丁酸(GABA)的活性而显效。口服起效时间约30分钟，持续时间为6～8小时。口服后约1～2小时血药浓度达峰值。口服片剂的生物利用度为80%，血浆蛋白结合率为80%。主要活性代谢产物哌嗪-氮-氧化物占氯普唑仑代谢物的18%。氯普唑仑及其代谢产物排泄于尿及粪便内，乳汁内也可查见。母体药物的半衰期为6.3小时，其代谢产物哌嗪-氮-氧化物的半衰期为11.6～16.7小时。老年患者半衰期有某种程度的延长。

【适应证】适用于失眠症的短期治疗，包括不易入睡和夜间频醒、早醒。

【用法和用量】口服：每次1mg，睡前服，必要时可增至1.5～2mg。年老或体弱者初次剂量宜从0.5mg开始，最大不得超过1mg。

【不良反应】①罕见异常攻击行为、激动、精神错乱和自杀倾向的抑郁。②更少见者有低血压、皮疹、尿潴留、性欲改变和黄疸。③长期应用和用量过大可发生依赖性。

【禁忌证】①对苯二氮䓬类药物过敏者、有药物依赖史者、青光眼、重症肌无力、急性呼吸功能不全患者禁用。②急性酒精、抗抑郁药、镇静药和(或)锂剂中毒者禁用。③儿童、妊娠期和哺乳期妇女禁用。

【制剂】片剂：每片1mg。

夸西泮 Quazepam

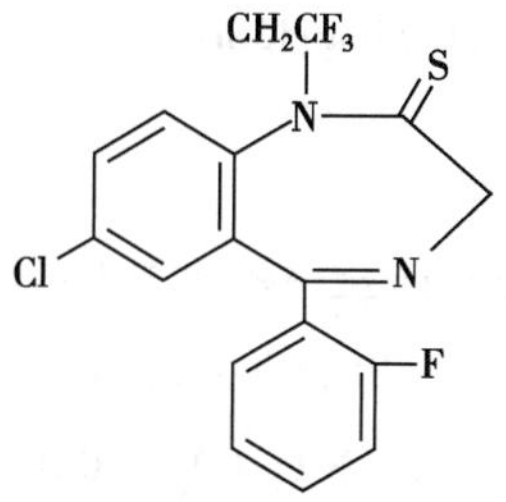

【其他名称】四氟硫安定，Prosedar。

【ATC编码】N05CD10

【药理学】本品为长效苯二氮䓬类药物，与地西泮有相似的药理作用，选择性地与苯二氮䓬Ⅰ型受体结合，产生镇静、催眠作用以及抗焦虑、抗惊厥、抗癫痫、中枢肌松等作用。单用本品可减少睡眠潜伏期，促进睡眠状态，减少醒觉次数，延长总睡眠时间。Ⅱ期睡眠百分率增加，而REM睡眠和慢波睡眠减少。停药后不发生反跳性失眠现象。

口服后易于从胃肠道吸收，约2小时可达血药峰值，分布于全身各组织包括胎盘。在肝内代谢，其主要活性代谢产物为2-氧夸西泮和*N*-去烷基-2-氧夸西泮。两者的$t_{1/2}$分别为39小时和73小时，而夸西泮本身的消除半衰期与2-氧夸西泮相同。夸西泮及其两个活性代谢物的蛋白结合率大于95%。主要以结合的代谢物随尿排出，也可进入乳汁中。

【适应证】用于各型失眠症及术前给药，尤适用于习惯性失眠、入睡困难、睡眠时间短、夜间易醒早醒者。

【用法和用量】每晚睡前服15～30mg，病情严重者或术前服30mg。老年人推荐剂量为7.5mg。

【不良反应】①本品15mg时耐受良好，30mg时不良反应(白天困倦、头昏等)增加，但很少有兴奋过度、健忘等不良反应。②少见精神错乱、抑郁、头痛、恶心、呕吐、排尿困难等。

【禁忌证】急性闭角型青光眼、重症肌无力患者、睡眠呼吸暂停综合征、妊娠期妇女和哺乳期妇女禁用。

【注意】①老年患者、肝肾功能不全患者、精神病患者及多动症患者、肺功能不全患者慎用。②服用本品不可同时饮含酒精的饮料。③本品应避免与利托那韦、吡咯类抗真菌药合用。

【制剂】片剂：每片15mg。

替马西泮 Temazepam

【其他名称】羟基安定，Restoril，Levanxol。

【ATC编码】N05CD07

【药理学】为中效苯二氮䓬类药物，是地西泮的代谢产物，药理作用与硝西泮相似，有催眠作用，在促进睡眠时间、深度及夜间觉醒次数方面均优于硝西泮。本品还有较好的镇静及抗焦虑作用。口服易于吸收，30分钟可达血药峰值，约96%与血浆蛋白结合。$t_{1/2}$约为15小时。在肝内代谢，主要以无活性的葡萄糖醛酸结合的形式随尿排出。因半衰期较短，且在体内迅速消除，故日间嗜睡等延续效应较少发生。

【适应证】主要用于失眠症。还可用于焦虑症及手术前镇静。

【用法和用量】①用于催眠：口服10～20mg，睡前顿服，特殊情况可加量至40mg。老年患者开始用7.5mg，以后按需要调整剂量。②手术前给药：成人20～40mg，术前0.5～1小时服用。儿童1mg/kg，最大剂量30mg。

【不良反应】不良反应少。长期用药有依赖性。

【注意】妊娠期开始3个月不得用本品。其他注意事项见硝西泮。

【制剂】片剂：每片7.5mg；15mg。胶囊剂：每粒10mg；20mg。

西诺西泮 Cinolazepam

【其他名称】Gerodorm。

【ATC编码】N05CD13

【药理学】为一种苯二氮䓬类药物，作用类似地西泮，具有抗焦虑、抗惊厥、镇静和骨骼肌松弛作用。由于其镇静作用强，主要用作催眠药。口服吸收良好，生物利用度为90%～100%。在肝脏代谢，$t_{1/2}$约9小时。

【适应证】用于失眠。

【用法和用量】睡前半小时服40mg。

【注意】服用时避免饮酒，避免过量的咖啡和茶(咖啡因)。

【制剂】片剂：每片40mg。

度氟西泮 Doxefazepam

【其他名称】Doxans。

【ATC编码】N05CD12

【药理学】为强效镇静催眠药，其镇静催眠作用优于氟西泮。口服易吸收。

【适应证】用于治疗失眠症。

【用法和用量】每晚顿服 10mg 或 20mg。

【不良反应】开始用药或用量过高时可出现头晕、困倦、嗜睡。偶见共济失调、口干、恶心、腹泻、视力模糊等。

【禁忌证】对本品过敏及重症肌无力者禁用。

【注意】妊娠期、哺乳期妇女慎用。服药期间不可饮酒。长期大量服用可出现依赖性。

【制剂】胶囊剂：每粒 10mg；20mg。

氯䓬酸钾 Dipotassium Clorazepate

（结构式：含 Cl、N、H、O、OK 的苯二氮䓬环结构 · KOH）

【其他名称】安定羧酸钾盐，氯氮䓬二钾，氯䓬酸二钾，水合酸安定，Clorazepic，Tranxene，Potassium Clorazepate。

【ATC 编码】N05BA05

【药理学】本品为长效苯二氮䓬类药物，药理作用与地西泮相似。除镇静、抗焦虑作用外，本品对癫痫复杂部分发作，特别对具有发作频率高及精神障碍患者（尤其是儿童患者）有较好的疗效。抗惊厥作用的耐受性比其他苯二氮䓬类药较为少见或缓慢产生。本品不属于抗癫痫的第一线药物，但是可以作为辅助治疗药物使用。本品作用相似于地西泮，但效力弱，毒副作用小。

本品为口服吸收最快的苯二氮䓬类药之一，口服后在胃中酸性条件下迅速水解成去甲西泮被吸收，约 0.5～2 小时血药浓度达峰值。去甲西泮为活性化合物，半衰期为 30～100 小时，5～14 天达稳态血浓度。经肝脏代谢，肾脏排泄，由于活性代谢物蓄积，消除缓慢。能通过胎盘屏障，亦可自乳汁分泌。

【适应证】用于：①抗焦虑；②镇静催眠；③抗惊厥；④缓解急性酒精戒断综合征。

【用法和用量】口服。①12 岁以上儿童和成人常用量：抗焦虑，一次 7.5～15mg，每日 2～4 次，或每晚睡前顿服 15mg；用于酒精戒断综合征，首次口服 30mg，然后 15mg，一日 2～4 次，以后逐步减量；抗惊厥，初量 7.5mg，每日 3 次，需要时每周增加 7.5mg，每日剂量最大不超过 90mg。年老体弱者减量。②小儿常用量：抗惊厥，9～12 岁，首次 7.5mg，每日 2 次，以后每周增加 7.5mg，每日总量不超过 60mg。

【不良反应】常见的不良反应有：精神错乱，情绪抑郁，头痛，恶心，呕吐，排尿障碍等。

【注意】(1) 老年、体弱、幼儿、肝病和低蛋白血症患者，对本类药的中枢性抑制较敏感。注射用药时容易引起呼吸抑制、低血压、肌无力、心动过缓或心搏骤停；高龄衰老、危重、肺功能不全以及心血管功能不稳定等患者，静脉注射过速或与中枢抑制药合用时，发生率更高，情况也更严重。

(2) 超量体征有：持续的精神紊乱，嗜睡深沉，震颤，持续的说话不清，站立不稳，心动过缓，呼吸短促或困难，严重的肌无力。

(3) 突然停药后要注意可能发生撤药症状。较多见的为睡眠困难，异常的易激惹状态和神经质；较少见或罕见的有腹部或胃痉挛、精神错乱、惊厥、肌肉痉挛、恶心或呕吐、颤抖、异常的多汗。严重的撤药症状比较多见于长期服用过量的患者。也有曾在连续服用，血药浓度一直保持在安全有效范围内，几个月后突然停药而发生。

(4) 对某一苯二氮䓬类药过敏者，对其他同类药也可能过敏。

(5) 下列情况慎用：①中枢神经系统处于抑制状态的急性酒精中毒；②有药物滥用或成瘾史；③癫痫患者突然停药可导致发作；④肝功能损害可延长清除半衰期；⑤运动过多症，可发生药效反常；⑥严重的精神抑郁可使病情加重，甚至产生自杀倾向，应采取预防措施；⑦重症肌无力的病情可加重；⑧急性或易于发生的闭角型青光眼发作，因本类药可能有抗胆碱效应；⑨严重慢性阻塞性肺部病变，可加重通气衰竭；⑩肾功能损害可延迟本类药的清除半衰期。

【制剂】胶囊剂：每粒 3.75mg；7.5mg；15mg。片剂：每片 3.75mg；7.5mg；11.25mg；15mg。

18.2 巴比妥类

苯巴比妥〔药典(二)；基；医保(甲)〕

Phenobarbital

（结构式：O=C(NH—CO)(NH—CO)C(C_2H_5)(C_6H_5)）

【其他名称】苯巴比妥钠，鲁米那，Luminal。

【ATC 编码】N03AA02

【性状】为白色有光泽的结晶性粉末；无臭，味微苦。饱和水溶液呈酸性反应。在乙醇或乙醚中溶解，在三氯甲烷中略溶，在水中极微溶解，在氢氧化钠或碳酸钠溶液中溶解。熔点 174.5～178℃。

【药理学】为长效巴比妥类，其中枢性抑制作用随剂量而异。具有镇静、催眠、抗惊厥作用。并可抗癫痫，对癫痫大发作与局限性发作及癫痫持续状态有良效；对癫痫小发作疗效差；而对精神运动性发作则往往无效，且单用本药治疗时还可能使发作加重。大剂量对心血管系统和呼吸系统有明显抑制。本品还有增强解热镇痛药之作用，并能诱导肝脏微粒体葡萄糖醛酸转移酶活性，促进胆红素与葡萄糖醛酸结合，降低血浆胆红素浓度，治疗新生儿高胆红素血症（脑核性黄疸）。

口服及注射其钠盐均易被吸收。可分布于各组织与体液，虽进入脑组织慢，但脑组织内浓度最高。口服需 0.5～1 小时，静脉注射亦需 15 分钟才起效。2～18 小时血药浓度达峰值。有效血药浓度为10～40μg/ml。作用维持时间平均为10～12小时,血浆蛋白结合率平均为40%,$t_{1/2}$成人为50～144小时,小儿为40～70小时。65%在肝脏代谢,代谢物及部分原形(约30%)经肾排出体外。肾小管有再吸收作用,使作用持续时间延长。

【适应证】用于:①镇静:如焦虑不安、烦躁、甲状腺功能亢进、高血压、功能性恶心、小儿幽门痉挛等症;②催眠:偶用于顽固性失眠症,但醒后往往有疲倦、嗜睡等后遗效应;③抗惊厥:常用其对抗中枢兴奋药中毒或高热、破伤风、脑炎、脑出血等病引起的惊厥;④抗癫痫:用于癫痫大发作和部分性发作的治疗,出现作用快,也可用于癫痫持续状态;⑤麻醉前给药;⑥与解热镇痛药配伍应用,以增强其作用;⑦治疗新生儿高胆红素血症。

【用法和用量】①口服:一般情况,常用量,1次15～150mg,1日30～200mg;极量,1次250mg,1日500mg。小儿,用于镇静,每次2mg/kg,用于抗惊厥,每次3～5mg/kg,用于抗高胆红素血症,每日5～8mg/kg,分次口服。②皮下、肌内或缓慢静脉注射:常用量,1次0.1～0.2g,1日1～2次;极量,1次0.25g,1日0.5g。③镇静、抗癫痫:口服,每次0.015～0.03g,1日3次。④催眠:每次0.03～0.09g,睡前口服1次。⑤抗惊厥:肌内注射其钠盐,每次0.1～0.2g,必要时4～6小时后重复1次。⑥麻醉前给药:术前0.5～1小时肌内注射0.1～0.2g。⑦癫痫持续状态:肌内注射,1次0.1～0.2g。

【不良反应】①用药后可出现头晕、困倦等后遗效应,久用可产生耐受性及依赖性。多次连用应警惕蓄积中毒。②少数患者可出现皮疹、药热、剥脱性皮炎等过敏反应。

【禁忌证】禁用于对本品过敏、严重肝肾功能不全、支气管哮喘、呼吸抑制、贫血、卟啉病及未控制的糖尿病患者。

【注意】①长期用于治疗癫痫时不可突然停药,以免引起癫痫发作,甚至出现癫痫持续状态。②一般应用5～10倍催眠量时可引起中度中毒,10～15倍则重度中毒,血药浓度高于6～8mg/100ml时,有生命危险。急性中毒症状为昏睡,进而呼吸浅表,通气量大减,最后呼吸衰竭而死亡。③慎用于严重贫血、心脏病、糖尿病、高血压、甲状腺功能亢进、老年人、妊娠期妇女和哺乳期妇女。④静脉注射速度不应超过每分钟60mg,过快可引起呼吸抑制。⑤妊娠期服用本品,新生儿可发生低凝血酶原血症和出血。维生素K有治疗或预防作用。

本品或其他巴比妥类药物中毒的急救:口服本品未超过3小时者,可用大量温生理盐水或1∶2000的高锰酸钾溶液洗胃(注意防止液体流入气管内,以免引起吸入性肺炎)。洗毕,再以10～15g硫酸钠(忌用硫酸镁)导泻。并给碳酸氢钠或乳酸钠碱化尿液,减少在肾小管中的重吸收,加速药物排泄。亦可用甘露醇等利尿剂增加尿量,促进药物排出。又因呼吸抑制所致的呼吸性酸中毒时,可促进药物进入中枢,加重中毒反应,因此保证呼吸道通畅尤为重要,必要时行气管切开或气管插管,吸氧或人工呼吸。亦可适当给予中枢兴奋药。血压偏低时,可静脉滴注葡萄糖盐水或低分子右旋糖酐。

【药物相互作用】①与对乙酰氨基酚合用可引起肝脏毒性。②与对乙酰氨基酚、双香豆素、氢化可的松、地塞米松、睾酮、雌激素、孕激素、口服避孕药、氯丙嗪、氯霉素、多西环素、灰黄霉素、地高辛、洋地黄毒苷、苯妥英钠及环孢素合用时,苯巴比妥使它们代谢加速,疗效降低。③合用时使环磷酰胺在体内活化的药物作用增加。④合用时使乙琥胺、卡马西平的血药浓度降低,$t_{1/2}$缩短。⑤合用时使丙戊酸钠$t_{1/2}$缩短,肝毒性增加,而苯巴比妥血药浓度增高。⑥合用时增强钙离子拮抗剂的降压作用。

【制剂】片剂:每片15mg;30mg;100mg。注射液:每支100mg(1ml);200mg(2ml)。注射剂:每支50mg;100mg;200mg。

鲁米托品片(Lumitropine Tab.):每片含苯巴比妥15mg,硫酸阿托品0.15mg。用于自主神经功能失调所致的头痛、呕吐、颤抖、胃肠道紊乱性腹痛等。每次1片,极量1次5片。

异戊巴比妥〔药典(二);医保(乙)〕 Amobarbital

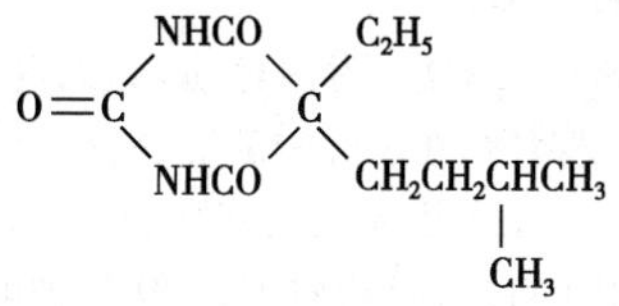

```
          NHCO       C2H5
         /     \    /
   O═C          C
         \     /    \
          NHCO       CH2CH2CHCH3
                           |
                           CH3
```

【其他名称】阿米妥,Amytal。

【ATC编码】N05CA02

【性状】为白色结晶性粉末;无臭,味苦。在乙醇或乙醚中易溶,在三氯甲烷中溶解,在水中极微溶解,在氢氧化钠或碳酸钠溶液中溶解。熔点155～158.5℃。

【药理学】作用与苯巴比妥相似,但作用快而持续较短,持续时间为3～6小时,为中效类催眠药。口服或钠盐肌内注射均易自给药部位吸收。蛋白结合率为61%。主要经肝脏代谢,而后由肾脏排出,$t_{1/2}$为14～40小时。

【适应证】用于镇静、催眠、抗惊厥以及麻醉前给药。

【用法和用量】(1)口服:①成人,常用量:催眠,每次0.1～0.2g,于睡前顿服,适用于难入睡者;镇静,每次0.02～0.04g,1日2～3次。极量:1次0.2g,1日0.6g。老年人或体弱患者,即便是给予常用量也可产生兴奋、精神错乱或抑郁,须减量。②小儿,常用量:催眠,个体差异大;镇静,每次2mg/kg(或60mg/m^2),1日3次。

(2)肌内或缓慢静脉注射:①成人,常用量:催眠,每次0.1～0.2g;镇静,每次0.03～0.05mg,1日2～3次;抗惊厥(癫痫持续状态),缓慢静脉注射0.3～0.5g。极量:1次0.25g,1日0.5g。②小儿,常用量:催眠(或抗惊厥),肌内注射,每次3～5mg/kg(或125mg/m^2);镇静,每日6mg/kg,1日2～3次。

【不良反应】偶有过敏。严重者可见皮肤和黏膜红斑、皮疹、坏死性结膜炎、知觉异常、精神活动功能低下、发音困难、运动失调、昏迷。

【禁忌证】对本药过敏者、严重肝、肾功能不全者、贫血患者、有哮喘史者、糖尿病未控制者、严重肺功能不全者、卟啉病患者禁用。

【注意】①不宜在肌肉浅表部位或皮下注射，因可引起疼痛并可产生无菌性坏死或脓肿。②用量过大或静脉注射过快易出现呼吸抑制及血压下降，成人静脉注射速度每分钟应不超过 100mg，小儿应不超过 60mg/m²。③可致依赖性。④中毒解救同苯巴比妥。⑤注射剂用注射用水配成 5%～10% 的溶液，现配现用。静脉注射宜缓慢。给药过程中应注意观察患者的呼吸及肌肉松弛程度，以恰能抑制惊厥为宜。

【制剂】片剂：每片 0.1g。注射剂：每支 0.1g；0.25g。

司可巴比妥〔药典(二)；医保(乙)〕 Secobarbital

```
      NHCO    CH2CH=CH2
     /     \  /
O=C         C
     \     /  \
      NHCO    CHCH2CH2CH3
              |
              CH3
```

【其他名称】司可巴比妥钠，速可眠，Seconal。

【ATC 编码】N05CA06

【性状】常用其钠盐，为白色粉末；无臭，味苦；有引湿性。在水中极易溶解，在乙醇中溶解，在乙醚中不溶。

【药理学】为短效巴比妥类催眠药，催眠作用与异戊巴比妥相同，作用出现快，服药后 15～20 分钟即入睡，持续时间亦短，约 3 小时。血浆蛋白结合率 46%～70%。主要经肝脏代谢后由肾脏排出，仅少量（约 5%）未结合的原形药物。$t_{1/2}$为 20～28 小时。

【适应证】主要用于不易入睡的患者。也可用于抗惊厥。

【用法和用量】口服：成人常用量，催眠 0.1～0.2g，临睡前 1 次顿服；镇静 1 次 30～50mg，1 日 3～4 次。成人极量 1 次 0.3g。尚可肌内或静脉注射（1 次量 0.1g）。

【禁忌证】对本药过敏者、贫血患者、有哮喘史者、糖尿病未控制者、严重肝功能不全者、严重肺功能不全者、卟啉病患者禁用。

【注意】①本品可致依赖性。②中毒解救同苯巴比妥。

【制剂】胶囊剂：每粒 0.1g。注射剂：每支 0.05g。

戊巴比妥钠 Pentobarbital Sodium

【其他名称】Nembutal。

【ATC 编码】N05CA01

【药理学】本品对中枢神经系统有广泛抑制作用，随用量而产生镇静、催眠和抗惊厥效应，大剂量时则产生麻醉作用，作用机制认为主要与阻断脑干网状结构上行激活系统有关。口服易吸收，生物利用度 100%，表观分布容积（V_d）70L，蛋白结合率 55%。主要在肝脏代谢后经肾脏排泄，总清除率 1.5L/h，半衰期（$t_{1/2}$）为 21～42 小时。

【适应证】用于镇静、催眠、麻醉前给药及抗惊厥。

【用法和用量】口服，一次 50～100mg，高量一次不超过 200mg，一日用量不超过 600mg。

【不良反应】①常有倦睡、眩晕、头痛、乏力、精神不振等延续效应。偶见皮疹、剥脱性皮炎、运动功能障碍、中毒性肝炎、黄疸等。也可见巨幼红细胞贫血，关节疼痛，骨软化。②久用可产生耐受性与依赖性，突然停药可引起戒断症状，应逐渐减量停药。

【禁忌证】肝、肾功能不全、呼吸功能障碍、颅脑损伤、卟啉病患者、对本品过敏者禁用。

【注意】①用药期间避免驾驶车辆、操纵机械和高空作业，以免发生意外。②老年、儿童、妊娠期妇女及哺乳期妇女慎用。

【药物相互作用】①本品与乙醇、全麻药、中枢性抑制药或单胺氧化酶抑制药等合用时，中枢抑制作用增强。②与口服抗凝药合用时，可降低后者的效应。③与口服避孕药或雌激素合用，可降低避孕药的可靠性。④与皮质激素、洋地黄类、土霉素或三环类抗抑郁药合用时，可降低这些药的效应。⑤与苯妥英钠合用，苯妥英钠的代谢加快，效应降低。⑥与卡马西平和琥珀酰胺类药合用时，可使这两类药物的清除半衰期缩短而血药浓度降低。⑦与奎尼丁合用时，可增加奎尼丁的代谢而减弱其作用。

【制剂】片剂：每片 0.05g；0.1g。注射剂：每支 0.1g；0.5g。

18.3 醛类

水合氯醛〔药典(二)〕 Chloral Hydrate

$$CCl_3 \cdot CH(OH)_2$$

【其他名称】水化氯醛，含水氯醛。

【ATC 编码】N05CC01

【性状】为白色或无色透明的结晶；有刺激性、特臭，微苦味；在空气中渐渐挥发。在水中极易溶解，在乙醚、乙醇或三氯甲烷中易溶。

【药理学】本品为催眠药、抗惊厥药。催眠剂量 30 分钟内即可诱导入睡，催眠作用温和，不缩短 REM 睡眠时间，持续时间为 4～8 小时，无明显后遗作用。催眠机制可能与巴比妥类相似，引起近似生理性睡眠，无明显后作用。较大剂量有抗惊厥作用，可用于小儿高热、破伤风及子痫引起的惊厥。大剂量可引起昏迷和麻醉，抑制延髓呼吸及血管运动中枢，导致死亡。曾作为基础麻醉的辅助用药，现已极少应用。

消化道或直肠给药均能迅速吸收，1 小时达高峰，维持 4～8 小时。脂溶性高，易通过血脑屏障，分布全身各组织。血浆 $t_{1/2}$为 7～10 小时。在肝脏迅速代谢成为具有活性的三氯乙醇。三氯乙醇的蛋白结合率为 35%～40%，三氯乙醇 $t_{1/2}$约为 4～6 小时。三氯乙醇进一步与葡糖醛酸结合而失活，经肾脏排出，无滞后作用与蓄积性。本药可通过胎盘和分泌入乳汁。

【适应证】①治疗失眠，适用于入睡困难的患者。作为催眠药，短期应用有效，连续服用超过两周则无效。②用于麻醉前、手术前和睡眠脑电图检查前，可镇静和解除焦虑。③抗惊厥，用于癫痫持续状态的治疗，也可用于小儿高热、破伤风及子痫引起的惊厥。

【用法和用量】①成人常用量:催眠,口服或灌肠0.5～1.0g,睡前一次,口服宜配制成10%的溶液或胶浆使用,灌肠宜将10%的溶液再稀释1～2倍灌入。镇静:一次0.25g,一日3次,饭后服用。用于癫痫持续状态,常用10%溶液20～30ml,稀释1～2倍后一次灌入,方可见效。最大限量一次2g。②儿童常用量:催眠,口服,一次按体重50mg/kg或按体表面积1.5g/m^2,睡前服用,一次最大限量为1g;也可按体重16.7mg/kg或按体表面积500mg/m^2,每日3次。镇静,口服,一次按体重8mg/kg或按体表面积250mg/m^2,一日3次,餐后服用。一次最大限量500mg;灌肠,一次按体重25mg/kg,极量为一次1g。

【不良反应】①对胃黏膜有刺激,易引起恶心、呕吐。②大剂量能抑制心肌收缩力,缩短心肌不应期,并抑制延髓的呼吸及血管运动中枢。③对肝、肾有损害作用。④偶有发生过敏性皮疹、荨麻疹。⑤长期服用,可产生依赖性及耐受性,突然停药可引起神经质、幻觉、烦躁、异常兴奋,谵妄、震颤等严重撤药综合征。

【禁忌证】①肝、肾、心脏功能严重障碍者禁用。②间歇性血卟啉病患者禁用。

【注意】①本品刺激性强,应用时必须稀释用之。②胃炎及溃疡患者不宜口服,直肠炎和结肠炎的病人不宜灌肠给药。③因对它的敏感性个体差异较大,剂量上应注意个体化。④在妊娠期经常服用,新生儿产生撤药综合征。本品能分泌入乳汁,可致婴儿镇静。⑤口服4～5g可引起急性中毒,致死量在10g左右。

【药物相互作用】①合用时可使双香豆素等抗凝血药的代谢加快,作用降低或时间缩短,抗凝效应减弱。应定期测定凝血酶原时间,以决定抗凝血药用量。②合用时可置换出与血浆蛋白结合的酸性药物,使其作用增强。③合用时中枢神经抑制药、中枢抑制性抗高血压药(如可乐定)、硫酸镁、单胺氧化酶抑制剂、三环类抗抑郁药可增强水合氯醛的中枢抑制作用。④合用呋塞米(静注)时,可发生出汗、燥热和血压升高。

【制剂】水合氯醛合剂(Chloral Hydrate Mit.):由水合氯醛65g,溴化钠65g,淀粉20g,枸橼酸0.25g,薄荷水0.5ml,琼脂糖浆500ml,蒸馏水适量,共配成1000ml。水合氯醛遇热易挥发分解,须调好其他成分放冷后再加入。如无琼脂糖浆时可用单糖浆代替。

三氯福司　Triclofos

【其他名称】三氯磷酯钠,三氯乙磷酸钠,Triclos。

【ATC编码】N05CM07

【药理学】为水合氯醛的衍生物,具有镇静、催眠作用,在体内分解成三氯乙醇而起作用。作用相似于水合氯醛,但无不快气味,且对胃刺激性小。

【适应证】用作镇静、催眠药。

【用法和用量】①成人:每次1g,睡前服。必要时可用至2g。镇静:每次500mg,每日1～2次。②小儿:1岁25～30mg/kg;2～5岁250～500mg;6～12岁0.5～1g。

【制剂】片剂:每片750mg。溶液剂:每支100mg(1ml)。

18.4　环吡咯酮类

佐匹克隆[药典(二);基;医保(乙)]　Zopiclone

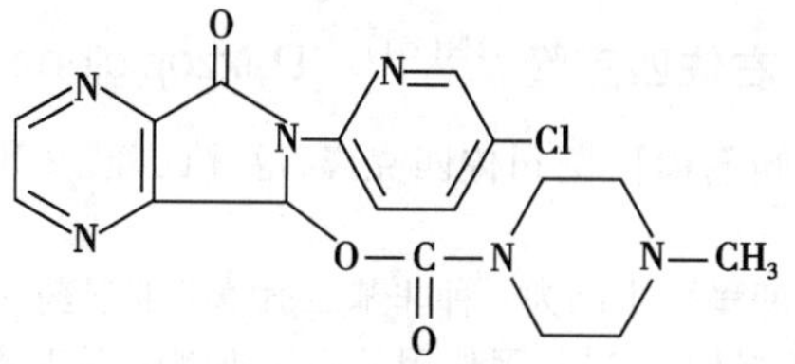

【其他名称】忆梦返,唑吡酮,吡嗪哌酯,Imovane,Zimovane。

【ATC编码】N05CF01

【性状】为白色至淡黄色结晶性粉末。无臭、味苦,在二氯乙烷中易溶,在甲醇或*N*,*N*-二甲基甲酰胺中略溶,在乙醇中微溶,在水中几乎不溶,在稀盐酸中微溶。

【药理学】为环吡咯酮类的第三代催眠药。系抑制性神经递质γ-氨基丁酸(GABA)受体激动剂,其结构与苯二氮䓬类不同,与苯二氮䓬类有相同的受体结合部位,但作用于不同区域。本品作用迅速,与苯二氮䓬类相比作用更强。动物实验证实,本品除具有催眠、镇静作用外,还具有抗焦虑、肌松和抗惊厥作用。

本品口服吸收迅速,用药后1.5～2小时后可达血药浓度峰值,口服7.5mg,峰浓度为64～86ng/ml,口服生物利用度为80%,血浆蛋白结合率为45%。本品在组织中分布较广,分布容积为100L。通过肝脏代谢,主要代谢产物为无药理活性的*N*-去甲基佐匹克隆,*N*-氧化产物有一定的药理活性,大多数药物(约80%)以代谢物的形式由肾脏排泄。消除半衰期为5～6小时。

【适应证】用于各种原因引起的失眠症,尤其适用于不能耐受次晨残余作用的患者。

【用法和用量】睡前服7.5mg。老年人、肝功能不全者,睡前服3.75mg,必要时可增加至7.5mg。

【不良反应】①可见困倦、口苦、口干、肌无力、头痛。②长期服药后突然停药可出现反跳性失眠、噩梦、恶心、呕吐、焦虑、肌痛、震颤。③罕见有痉挛、肌肉颤抖、意识模糊。

【禁忌证】①禁用于对本品过敏者、呼吸代偿功能不全者、重症肌无力、重症睡眠呼吸暂停综合征患者及严重肝功能不全者。②妊娠期妇女、哺乳期妇女及15岁以下儿童不宜使用。

【注意】①本品过量服用可导致深睡甚至昏迷。②用药时间不宜过长,一般不超过4周,可间断使用。停药时须逐渐减量。③用药期间不宜驾车或从事机械操作。④用药期间禁止饮酒。

【药物相互作用】①与神经肌肉阻滞药、中枢神经抑制药合用,镇静作用增强。②合用时甲氧氯普胺增加佐匹克隆的血药浓度。③合用时卡马西平使佐匹克隆峰浓度升高,而卡马西平峰浓度降低。④合用时红霉素增加佐匹克隆AUC和$t_{1/2}$,并伴有精神运动障碍。⑤合用时阿托品、利福平使佐匹克隆的浓度降低。⑥与苯二氮䓬类催眠药合用,增加戒断症状。

【制剂】片剂:每片3.75mg;7.5mg。胶囊剂:每粒3.75mg;7.5mg。

【贮法】密闭、阴凉干燥处保存。

右佐匹克隆[医保(乙)] Dexzopiclone

【其他名称】艾司佐匹克隆,厄唑匹隆,文飞,Eszopiclone。

【药理学】本品为一种非苯二氮䓬类催眠药,是佐匹克隆的右旋异构体,其催眠作用的确切机制尚不清楚,但认为是作用于与苯二氮䓬受体偶联的GABA受体复合物引起的。口服后本品快速吸收,口服后大约1小时达到血浆浓度峰值。血浆蛋白结合率低,为52%~59%。红细胞非选择性吸收。口服后主要通过氧化与去甲基化代谢,代谢物与GABA受体结合率远低于右佐匹克隆。体外实验显示右佐匹克隆代谢与CYP3A4与CYP2E1相关。右佐匹克隆消除半衰期大约为6小时,口服剂量的75%以代谢物的形式在尿液中排出,小于10%以原形药物从尿液中消除。

【适应证】用于治疗失眠。

【用法和用量】成年人推荐起始剂量为睡前口服2mg,可逐渐增量至3mg。对于入睡困难的老年患者起始剂量推荐为睡前1mg,可逐渐增量至2mg。对于易醒的老年患者起始剂量可为入睡前2mg。同时服用抑制CYP3A4酶的药物时,起始剂量应减量,推荐以不超过1mg开始,逐渐增量至2mg。肝功能严重受损者起始剂量应减为1mg。

【不良反应】发生率大于2%的不良反应可见味觉异常、口干、疼痛、眩晕、幻觉、感染、皮疹。

【禁忌证】对本品及其成分过敏者、失代偿的呼吸功能不全、重症肌无力、重症睡眠呼吸暂停综合征患者禁用。

【注意】①妊娠期妇女及哺乳期妇女慎用。不推荐18岁以下儿童使用。②由于快速起效,右佐匹克隆应仅在准备睡觉前服用或睡眠困难时服用。在服用该药物后及第2天,患者应小心从事包括需要完全警觉或行为协调等危险性的工作(例如,操作仪器或开车)。

【制剂】片剂:每片1mg;2mg;3mg。

唑吡坦[药典(二);基;医保(乙)] Zolpidem

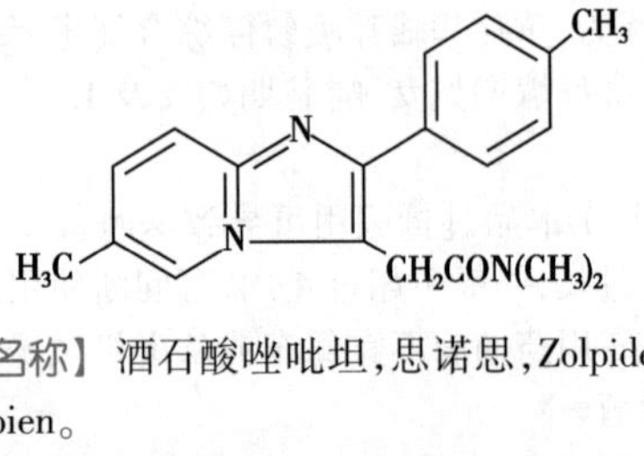

CH_3 N N H_3C $CH_2CON(CH_3)_2$

【其他名称】酒石酸唑吡坦,思诺思,Zolpidem Tartrate,Stilnox,Ambien。

【ATC编码】N05CF02

【性状】本品熔点196℃。酒石酸盐为白色无臭结晶粉末,熔点195℃(分解)。少量溶于水和乙醇。

【药理学】为咪唑吡啶类催眠药,作用类似苯二氮䓬,但可选择性地与苯二氮䓬Ⅰ型受体β_2或ω_1受体结合,调节氯离子通道,具有较强的镇静、催眠作用,抗惊厥、抗焦虑和肌肉松弛作用较弱。可缩短入睡时间,减少夜间觉醒次数,延长总睡眠时间,改善睡眠质量,无明显镇静作用和精神运动障碍。

本品口服吸收好,食物使药物吸收降低。血药浓度达峰时间为0.5~3小时,生物利用度为70%,血浆蛋白结合率92%,平均消除半衰期为2.4小时。在肝脏代谢为无药理活性的代谢物,约56%通过肾脏排泄,37%经粪便排泄。本品对肝药酶无诱导作用。老年人及肝功能不全者,清除率低,半衰期延长。

【适应证】用于治疗短暂性、偶发性失眠症或慢性失眠的短期治疗。

【用法和用量】常用量为10mg,睡前服。偶发性失眠,一般用药2~5日。长期用药应不超过4周。老年人及肝功能不全者剂量减半,必要时可增至10mg。

【不良反应】①不良反应较少,可见恶心、呕吐、腹痛、腹泻、头晕、停药后失眠、皮疹、瘙痒等,半夜起床可能出现反应迟钝、摔倒。②有些患者用药后1小时内未能及时入睡,可能出现记忆减退、眩晕、步履不稳、幻觉、意识障碍等。③滥用本品可能导致药物依赖。④老年人常见不良反应为共济失调或手足笨拙及精神错乱。

【禁忌证】①禁用于对本品过敏者、严重呼吸功能不全、睡眠呼吸暂停综合征、严重肝功能不全、肌无力、有强烈自杀倾向和过度酗酒的患者。②18岁以下儿童、妊娠期妇女及哺乳期妇女禁止使用。

【注意】①服药期间禁止饮酒。②慎用于呼吸功能不全、肝功能不全者。慎与其他中枢神经系统抑制药合用。服药期间避免驾车和操纵机器。③本品不排除发生药物依赖性的可能。

【药物相互作用】①合用时乙醇、中枢抑制药可增加唑吡坦的镇静作用。②合用时可延长氯丙嗪的清除时间。③与丙米嗪合用,增加嗜睡反应和逆行遗忘的发生,并降低丙米嗪的峰浓度。④氟伏沙明、环丙沙星可能增加唑吡坦的血浆浓度,不建议合用。

【制剂】片剂:每片10mg;5mg。

【贮法】置20~25℃、密闭干燥处保存。

18.5 其他

扎来普隆[药典(二);医保(乙)] Zaleplon

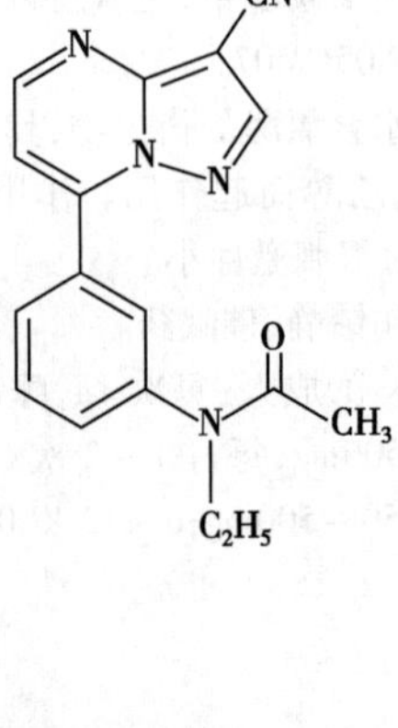

CN N N N O N CH_3 C_2H_5

【其他名称】安维得。

【ATC 编码】N05CF03

【药理学】本品化学结构不同于苯二氮䓬类、巴比妥类及其他已知的催眠药，可能通过作用于γ-氨基丁酸-苯二氮䓬（GABA-BZ）受体复合物而发挥其药理作用。口服后吸收迅速且完全，1小时左右达到血浆峰浓度。其绝对生物利用度大约为30%，有明显的首关效应。分布容积大约是1.4L/kg，分布在血管外组织。体外血浆蛋白结合率大约是60%±15%，平均$t_{1/2}$大约是1小时。高脂肪和不易消化的食物可延长扎来普隆的吸收约2小时，且C_{max}减少大约35%，但AUC和清除半衰期没有明显影响。本品在尿中仅有不超过剂量的1%是原药。主要被醛氧化酶代谢为5-氧脱乙基扎来普隆等。这些代谢产物被转化成葡萄糖醛酸化合物，在尿中消除，所有的代谢产物均无药理活性。

【适应证】用于入睡困难的失眠症的短期治疗。临床研究结果显示扎来普隆能缩短入睡时间，但还未见其能增加睡眠时间和减少清醒次数。

【用法和用量】口服，一次5～10mg，睡前服用或入睡困难时服用。与所有的镇静催眠药一样，当清醒时，服用扎来普隆会导致记忆损伤、幻觉、协调障碍、头晕。体重较轻的患者、老年患者、糖尿病患者和轻、中度肝功能不全的患者，推荐剂量为一次5mg。每晚只服用一次。持续用药时间限制在7～10天。如果服药7～10天后失眠仍未减轻，医生应对患者失眠的病因重新进行评估。

【不良反应】可见较轻的头痛、嗜睡、眩晕、口干、出汗及厌食、腹痛、恶心、呕吐、乏力、记忆困难、多梦、情绪低落、震颤、站立不稳、复视、精神错乱等。

【禁忌证】禁用于对本品过敏、严重肝、肾功能不全、睡眠呼吸暂停综合征、重症肌无力、严重呼吸困难或胸部疾病的患者。

【注意】①慎用于有药物滥用史的患者，因长期服用可能会产生依赖性。②当需要头脑清醒时如驾驶汽车、开动机器等须慎用。用药后必须保证有4小时以上的睡眠时间。③本品起效快，应在上床前即刻或上床后难以入睡时服用。④为了更好发挥药效，不要在用完高脂肪饮食后立即服用本品。⑤用药期间禁止饮酒或含酒精饮料。⑥过量用药有中枢神经系统抑制作用的表现，轻微的症状有瞌睡、昏睡及意识模糊等。严重的症状有共济失调、肌张力减退、低血压，有时昏迷甚至死亡。

【药物相互作用】与催眠药、治疗精神性疾病药物、麻醉性镇痛药、抗癫痫药、镇静性抗组胺药合用，可加重后遗作用，导致清晨嗜睡。

【制剂】胶囊剂：每粒5mg；10mg。片剂（分散片）：每片5mg；10mg。

雷美替胺　Ramelteon

【其他名称】拉米替隆，Rozerem。

【ATC 编码】N05CH02

【药理学】本品为褪黑激素受体激动剂，与褪黑激素1型受体和2型受体（MT_1、MT_2）有较高的亲和力，能选择性激动MT_1和MT_2，增加慢波睡眠（SWS）和快速眼动睡眠（REW），从而减少失眠。此外，它不与GABA受体复合物等神经递质受体结合，在一定的范围内也不干扰多数酶的活性，因此，能避免与GABA药物相关的注意力分散（可能导致车祸、跌倒骨折等）以及药物成瘾和依赖性。是首个没有列为特殊管制的非成瘾失眠症治疗药物。

口服后显示较强的首过效应，血清峰浓度C_{max}和药时曲线下面积AUC个体差异较大。空腹给药吸收迅速，达峰浓度的中位值约为0.75（0.5～1.5）小时，血浆蛋白结合率70%～82%。静脉给药后平均表观分布容积约为73.6L。本品在肝脏主要通过CYP1A2代谢，CYP2C亚族和CYP3A4也参与其代谢。本品呈单相快速消除，从尿液中可检出其总量的84%，从粪便中可检出4%，以原形排出体外的药量不到0.1%。服药后96小时排泄基本完成。由于本品半衰期很短（平均约1～2.6小时），每日一次多剂量给药不会导致体内蓄积。与高脂餐同服时，AUC比空腹给药高31%，C_{max}降低22%，C_{max}中位值约推迟45分钟，故应避免与高脂餐同服。老年受试者单剂量口服本品16mg，半衰期约为2.6小时，AUC和C_{max}分别提高97%和86%，这主要与老年人肝药酶的活性减弱等有关。严重肝功不全患者因代谢障碍，C_{max}、AUC和半衰期明显高于对照组，应禁用。

【适应证】本品在治疗失眠、入睡困难等方面疗效显著，对慢性失眠和短期失眠也有确切疗效。且使用安全，治疗窗宽，不良反应少，长期用药不产生药物依赖。

【用法和用量】常用量为睡前30分钟口服8mg，应避免在高脂肪饮食后服用。

【不良反应】常见不良反应：头晕、头痛、嗜睡、疲劳、失眠加重、抑郁、关节痛、肌肉痛、胃肠道反应、味觉改变、上呼吸道感染、过敏反应等，且发生率和程度均较低，与安慰剂组相似，无严重不良反应。

【禁忌证】肝功能严重受损者禁用。

【注意】①轻中度受损者慎用。②雷美替胺主要经过CYP-450酶系的CYP1A2代谢，应避免与该酶的抑制剂如氟伏沙明等合用。③现已明确，本品对成年人生殖系统激素水平有影响，如降低睾丸素水平和提高催乳素水平，但对青少年人群生殖系统的影响尚不清楚。若出现无法解释的月经不调、乳漏，性欲下降或生殖问题，应考虑测定睾丸素水平和催乳素水平。

右美托咪定[医保(乙)]　Dexmedetomidine

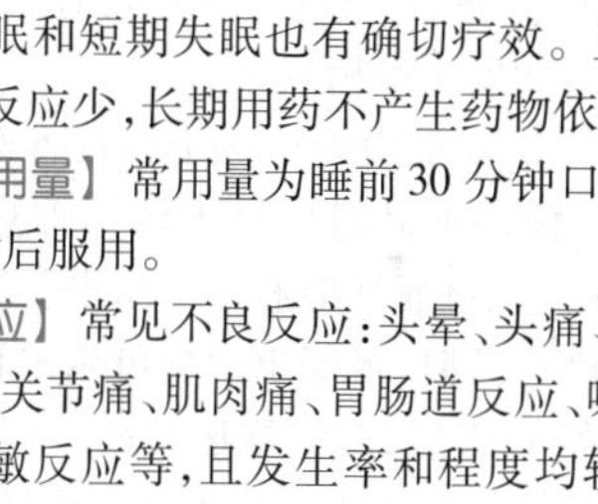

【ATC 编码】N05CM18

【药理学】本品是一种相对选择性α_2-肾上腺素受体激动剂，具有中枢性抗交感和抗焦虑作用，能产生近似自然睡眠的镇静作用。动物实验显示，低中剂量(10～300μg/kg)给药时可见对α_2-肾上腺素受体的选择性作用，但在较高剂量(≥1000μg/kg)给药时对α_1和α_2受体均有作用。

静脉滴注本品0.2～0.7μg/(kg·h)直到24小时，其药动学呈线性特征。快速分布相的分布半衰期约为6分钟，稳态分布容积(V_{ss})约为118L。平均蛋白结合率为94%。本品在体内经广泛代谢后，代谢物主要随尿液排出。清除率约为39L/h，消除半衰期约为2小时。

【适应证】适用于行全身麻醉的手术患者气管插管和机械通气时的镇静，重病监护治疗期间开始插管和使用呼吸机患者的镇静。

【用法和用量】①成人剂量：配成4μg/ml浓度以1μg/kg剂量缓慢静注，输注时间超过10分钟。本品在给药前必须用0.9%的氯化钠溶液稀释达浓度4μg/ml，可取出2ml本品加入48ml 0.9%的氯化钠注射液中形成总的50ml溶液，轻轻摇动使均匀混合。②静脉滴注，用0.9%氯化钠注射液稀释达浓度4μg/ml，先给予负荷剂量1μg/kg，静脉滴注10分钟，随后以0.2～0.7μg/(kg·h)的速率持续滴注。调整持续滴注速率以获得所需镇静效果。③肝肾功能不全者需减量。65岁以上患者使用时应减少负荷剂量，建议为0.5μg/kg，且滴注10分钟以上。

【不良反应】最常见的不良反应是低血压、心动过缓、口干。其他发生率>2%的不良反应有高血压(包括一过性高血压)、心房颤动、恶心、呕吐、发热、血容量减少、呼吸抑制等，与安慰剂组的发生率相似。

【注意】①本品只能由专业人士在具备医疗监护设备的条件下使用。输注本品时应该连续监测患者的镇静程度、呼吸、血压、心率、疼痛反应和体液水平。②本药用药超过24小时且突然停药时，可能出现与可乐定相似的停药症状，包括紧张、激动、头痛、血压迅速升高、血儿茶酚胺浓度升高。③使用药物后发生血压过低和心动过缓时，应减少或停止本品输注，增加静脉液体的流速，抬高下肢，以及使用升高血压的药物。④本品可能加剧迷走神经刺激引起的心动过缓，应做好临床干预准备，可考虑静脉给予抗胆碱能药(如格隆溴铵、阿托品)减轻迷走神经紧张性。⑤一过性高血压主要发生在给予负荷剂量时，与本品的外周血管收缩作用有关，通常无须治疗，但应降低负荷滴注速度。⑥妊娠期妇女在待产和生产期间包括剖腹产术时不推荐使用。哺乳期妇女慎用。⑦本品不推荐用于18岁以下的儿童患者。⑧本品不应与血液或血浆通过同一静脉导管同时给予。本品与两性霉素B、地西泮不相容。某些类型的天然橡胶可能吸收本品，建议使用合成的或有涂层的橡胶垫给药装置。⑨有明显心血管机能障碍的患者需预先采取复苏措施。⑩本品连续输注不可超过24小时。

【药物相互作用】同时给予本品和麻醉剂、镇静剂、催眠药和阿片类药物时，可能由于药效学相互作用导致药物作用的增强。因此，可能需要减少本品或伴随的麻醉剂、镇静剂、催眠药和阿片类药物的剂量。

【制剂】注射液：每支100μg(1ml)；200μg(2ml)。

丁溴比妥 Tempidorm

【其他名称】替吡度尔。

【药理学】为L-色氨酸制剂，具有催眠作用，可促进睡眠，缩短入睡时间。

【适应证】用于失眠症。

【用法和用量】口服：1次1～2片，睡前20～30分钟服。

【注意】①用药3～4周后，应检查是否还需继续用药，超量可出现头晕或头痛。②偶见血压波动。③服用本品者不宜驾驶车或操作机器。④服用本品期间不宜饮酒。

【药物相互作用】与三环类抗抑郁药、锂盐、MAOI、洋地黄毒苷等有相互作用，合用时应注意调整剂量。

【制剂】薄膜片：每片500mg。

氯美噻唑 Clomethiazole

【其他名称】噻唑乙二磺酸盐，Chlormethiazole，Hemineurin。

【ATC编码】N05CM02

【药理学】具有镇静、催眠、抗惊厥作用。口服吸收迅速而完全，有首关效应。在肝脏代谢，由肾脏排泄。血浆$t_{1/2}$为7～8小时。

【适应证】①适用于治疗精神焦虑性失眠或老年性失眠。②亦可用于治疗酒精或药物成瘾的急性戒断症状。③静脉注射用于癫痫持续状态和子痫前期毒血症的催眠剂和抗惊厥剂。

【用法和用量】(1)口服：①催眠：500mg，睡前服。②镇静：每次250mg，每日3次。③治疗酒精或药物成瘾戒断症状：每次750mg，6小时1次，共用2日；然后每次500mg，6小时1次，共3日；再后每次250mg，6小时1次，共4日。

(2)静脉注射：①子痫前期毒血症：开始滴注0.8%溶液30～50ml，滴速为每分钟60滴，直到患者嗜睡，然后滴速减至每分钟10～15滴。②癫痫持续状态：滴注0.8%溶液40～100ml(5～10分钟以上)直到惊厥控制。

【不良反应】①常见不良反应有鼻内刺麻感、喷嚏和结膜刺激。②大剂量可引起呼吸抑制，血压下降。③长期服药有依赖性。

【药物相互作用】本品与吩噻嗪类、丁酰苯类、巴比妥类、乙醇有相互作用，不宜合用。

【制剂】片剂：每片500mg。糖浆剂：每瓶250mg(5ml)。注射剂：每支8mg(1ml)。

天麻素[医保(乙)] Gastrodin

本品为天麻的主要有效成分，现已人工合成。

【其他名称】天麻苷。

【性状】为白色针状结晶。易溶于水、甲醇、乙醇，不溶于三氯甲烷和醚。

【药理学】动物实验表明本品具有多种药理作用，但以对中枢神经系统作用为突出。①镇静、催眠作用：50mg/kg

剂量的天麻素对小鼠、猴及鸽子均有明显镇静作用,并能对抗咖啡因的中枢兴奋作用,延长巴比妥类催眠药的作用时间。②天麻素还能扩张血管、改善心肌微循环,增加心肌营养性血流量,提高供氧能力。③降压作用:本品不论是静脉注射,腹腔注射或十二指肠给药均可引起动物血压下降,并持续3小时以上。

本品注射给药后,消除半衰期为4.44小时。在体内分布以肾最高,其次为肝、肺、心、脾及脑。主要从尿中排出。

毒性实验表明本品急性毒性很小,小鼠静脉注射5g/kg以上未见死亡。长期毒性实验,给犬及小鼠连续灌胃14~60日,未发现对造血系统、心、肝、肾等重要脏器的毒性反应。

【适应证】 用于神经衰弱、神经衰弱综合征、血管神经性头痛、三叉神经痛、坐骨神经痛,眩晕症、突发性耳聋、前庭神经元炎及椎基底动脉供血不足等。可使这些疾病的症状有不同程度的改善。

【用法和用量】 口服:每次25~50mg,1日3次。失眠患者睡前加1片。肌内注射:每次10~20mg,每日1次。10日为1疗程。

【不良反应】 不良反应少,仅少数患者有口鼻干燥、头昏、胃部不适,但不影响治疗。

【制剂】 片剂:每片25mg;50mg。注射剂:每支10mg(1ml)。

乙酰天麻素 Acetagastrodine

【药理学】 本品具有增加脑血流量并缓解脑血管痉挛的作用;可恢复大脑皮层兴奋与抑制过程间的平衡失调,具有镇静、安眠和镇痛等中枢抑制作用。本品口服吸收快,体内不易蓄积,服用后不影响第2天工作及生活。

【适应证】 用于失眠、神经衰弱、血管性头痛、神经性头痛等。

【用法和用量】 成人,口服,用于失眠:一次100~200mg,睡前半小时服用。用于头痛:一次100mg,一日3次。

【不良反应】 个别病人出现恶心、口干、胃部不适等症状,减药或停药后恢复正常。

【注意】 ①对本品过敏者禁用,过敏体质者慎用。②如出现突发性剧烈且持续的头痛,应及时去医院。

【制剂】 片剂:每片25mg;50mg。

密环菌 Armillaria Mellea

密环菌为植物天麻的共生物,天麻的生长发育须由密环菌提供营养。药用密环菌片是以密环菌的发酵物制成。

【药理学】 实验证明,本品与天麻具有共同生理活性,对中枢神经系统有抑制作用,可产生镇静及抗惊厥作用,并能改善微循环,增加冠脉血流量。

【适应证】 用于治疗各种眩晕、神经衰弱、失眠、耳鸣、四肢麻木等症。

【用法和用量】 口服,每次3~5片,1日2~3次。10日为1疗程。

【制剂】 片剂:每片含密环菌发酵物(密环粉)250mg。

溴化钾 Potassium Bromide

【ATC编码】 N05CM11

【药理学】 溴离子可增强大脑皮层的抑制过程,产生镇静,使皮层兴奋与抑制过程恢复平衡状态。口服易吸收,其体内分布同氯离子,经肾排出,但排泄缓慢,24小时仅20%随尿排出,全部排泄需6周或更长时间,氯化钠可增加其排泄速度。消除半衰期约12日。

【适应证】 常用于神经衰弱、癔症、神经性失眠、精神兴奋状态。

【用法和用量】 口服:10%溶液5~10ml,1日3次。饭后服。

【注意】 ①长期服用,能蓄积中毒,早期症状为皮疹(溴痤疮),记忆减退,情绪抑郁,如出现早期症状应即终止服药,并在饮食中增加食盐量或服用氢氯噻嗪促进其排出。②不宜空腹服用。

【制剂】 溶液剂:10%。

溴化钙 Calcium Bromide

【药理学】 为中枢抑制药,加强大脑皮层的抑制过程,具有镇静作用。溴离子有抑制大脑皮质活动的作用,可用于一般镇静。钙离子也有镇静作用,两者联合可加强作用。

【适应证】 用于神经衰弱、癫痫、手足搐搦症等。

【用法和用量】 静脉注射,每次0.25~0.5g,一日0.75~1.5g。

【注意】 本品宜加入50%葡萄糖注射液中缓缓推注,若直接注射必须缓慢,以免对血管刺激。

【制剂】 注射液:每支0.25g(5ml);0.5g(10ml)。

三溴合剂 Mixture Tribromide

本品为含溴化钾、溴化钠和溴化铵的复方制剂。

【ATC编码】 N05CM11

【适应证】 用于治疗神经衰弱、神经性失眠、精神兴奋状态。

【用法和用量】 口服,每次10ml,1日3次。

【注意事项】 ①不宜用于水肿、少尿及癫痫病人。②因经肾脏排泄较慢,长期连续服用可出现蓄积中毒,表现为记忆力减退、嗜睡、乏力以及出现溴疮(皮疹)等。

【制剂】 溶液:含溴化钾、溴化钠及溴化铵各3%。

三溴片:口服,1次1~3片,1日3次。饭后以温水溶解后服下。每片含溴化钾及溴化钠各0.12g,溴化铵0.06g。

溴米那普鲁卡因[医保(乙)] Bromisovale and Procaine

本品为含溴米那和盐酸普鲁卡因的复方制剂。

【药理学】 溴米那具有镇静催眠作用。盐酸普鲁卡因常规用量抑制中枢神经系统,过量致兴奋;可抑制突触前膜乙酰胆碱释放,产生一定的神经肌肉阻断,增强非去极化肌松药的作用,并直接抑制平滑肌,解除平滑肌痉挛。

【适应证】 用于神经性呕吐和妊娠呕吐,也用于晕车、胃痉挛等呕吐。

【用法和用量】皮下或肌内注射：每次 2ml，对顽固呕吐可酌情适当增加注射次数。

【不良反应】可引起短暂兴奋，随后知觉丧失、中枢神经系统抑制。偶可引起恶心、呕吐和腹泻。可引起高铁血红蛋白血症，导致缺氧。偶可引起多汗。

【注意事项】①小儿、老年患者、妊娠期妇女、哺乳期妇女慎用。②用药期间偶有危重和特殊情况，应监测呼吸与循环系统。

【制剂】注射液：每支含溴米那 2mg、盐酸普鲁卡因 3mg、苯酚 6mg(2ml)。

复方苯巴比妥溴化钠
Phenobarbital and Sodium Bromide

【其他名称】精卫岛，治闲灵。

【药理学】苯巴比妥具有明显的抗惊厥和镇静作用，主要作用机制为抑制中枢神经系统的脑干网状结构。

【适应证】用于癫痫、神经官能症等。

【用法和用量】口服，每次 1～2 片，每日 3 次。老年人剂量酌减，不推荐儿童用药。

【不良反应】可见哮喘、嗜睡、眩晕。个别患者可见皮疹、剥脱性皮炎。

【禁忌证】①有苯巴比妥过敏史者、支气管哮喘、呼吸抑制、严重肺、肾、肝功能障碍、颅脑损伤患者禁用。②妊娠期和哺乳期妇女禁用。

【制剂】片剂：每片含苯巴比妥 30mg、溴化钠 100mg、丹参干膏 60mg、黄花败酱干膏 10mg、缬草流浸膏 10mg、珍珠母 80mg、樟脑 8mg、冰片 2mg。

（王育琴　王淑洁　唐　静）

第 19 章
抗帕金森病药

抗帕金森病药用于治疗帕金森病或原因已明的帕金森综合征,有的也可治疗药物引起的锥体外系反应、肝豆状核变性及先天性手足徐动症等疾病。帕金森病(Parkinson's disease,PD),又名原发性震颤麻痹,是一种常见于中老年的神经变性疾病,临床上以静止性震颤、运动迟缓、肌强直和姿势步态障碍为主要特征。帕金森病主要表现两大病理特征,其一是黑质多巴胺能神经元及其他含色素的神经元大量变性丢失,以黑质致密区多巴胺能神经元丢失最严重;其二是在残存的神经细胞质内出现嗜酸性包涵体,即路易小体(Lewy body),α-突触核蛋白(α-synuclein)是路易小体的重要成分。由于黑质纹状体系统中多巴胺能神经元进行性变性,导致纹状体的主要运动区域中神经递质多巴胺(dopamine,DA)含量显著降低,造成乙酰胆碱(acetylcholine,ACh)系统功能相对亢进。多巴胺替代治疗药物和抗胆碱药物对PD的治疗原理正是基于纠正这种递质失衡。

虽然PD的临床表现及病理改变比较明确,但其确切病因尚未完全阐明,目前认为PD的发病与环境、遗传及个体的易感性、线粒体功能障碍、氧化应激、兴奋性氨基酸的毒性作用等因素有关,可能是诸多因素综合作用的结果。因此近年来,人们对于抗氧化药物、谷氨酸受体拮抗剂等神经保护治疗越来越关注,希望能够延缓或减少神经元的变性和死亡。

抗帕金森病药主要分为以下几类:

1. 拟多巴胺药

(1) DA前体:左旋多巴。被称为PD治疗的“金标准”。左旋多巴进入脑内后,经芳香-L-氨基酸脱羧酶的催化,转变为DA,发挥药理作用,可以明显改善患者的运动症状。为了降低外周的多巴胺能不良反应,临床常合用外周多巴脱羧酶抑制剂。然而左旋多巴并不能延缓或阻止黑质多巴胺能神经元的变性和死亡,因此仍属于对症治疗。基础研究发现,左旋多巴本身具有细胞毒性,在体外能诱导多种细胞凋亡,这些发现使得人们开始重新审视左旋多巴的作用,并开始寻找、开发新型的抗PD药物。

(2) 外周多巴脱羧酶抑制剂:卡比多巴、苄丝肼等。不易通过血脑屏障。与左旋多巴合用,可降低左旋多巴在外周代谢为DA。这样,既能提高左旋多巴的疗效,又能减轻其外周的副作用,并可减低左旋多巴的给药剂量,延迟“开关”现象、症状波动和异动症等并发症的发生。单独应用则基本无药理作用,临床上与左旋多巴配伍制成复方制剂使用。

(3) 儿茶酚胺氧位甲基转移酶(catechol-*O*-methyltransferase,COMT)抑制剂:托卡朋、恩他卡朋等。COMT在外周和脑中可将左旋多巴和DA转化为无活性的3-氧位-甲基多巴。COMT抑制剂既可以阻止左旋多巴在外周向3-氧位-甲基多巴转化,增加左旋多巴的入脑量,又可以阻断脑内DA的代谢。在临床上只作为联合用药,可延长口服左旋多巴/卡比多巴的药物持续时间,单独使用并不具有疗效。

(4) 中枢DA受体激动剂:溴隐亭、麦角脲、α-二氢麦角隐亭、喹高利特、卡麦角林、罗匹尼罗、吡贝地尔、普拉克索、罗替高汀等。通过激动DA受体,起到模拟DA递质功能的作用。疾病早期使用可以推迟左旋多巴的应用，并明显减少其不良反应。新型的非麦角类衍生物是目前此类药物的研究热点。临床已经证实，DA 激动剂中非麦角类远远优于麦角类衍生物，与麦角类衍生物相比，非麦角类衍生物具有选择性作用，可以单独用药。

2. 抗胆碱药　苯海索、普罗吩胺、比哌立登等。可拮抗纹状体内 M 胆碱受体，以恢复胆碱能神经与多巴胺能神经的功能平衡。可明显改善 PD 的震颤症状，但是该类药物会使伴有记忆障碍的 PD 患者的记忆问题加重，目前用作辅助药。

3. 单胺氧化酶-B 抑制剂　司来吉兰、雷沙吉兰等。体内单胺氧化酶（monamine oxidase，MAO）有两种，即存在于肠道的 MAO-A 型和主要存在中枢的 MAO-B 型，它们共同参与酪胺和 DA 的降解。该类药物可选择性抑制 MAO-B，抑制纹状体中 DA 降解，其结果是基底神经节中保存了 DA。而且该类药物又是抗氧化剂，可阻滞 DA 氧化过程中氧自由基的产生，从而保护黑质 DA 神经元，具有神经保护作用。MAO-B 抑制剂用于 PD 治疗是抗 PD 药物研发的一个很大进展。

4. 其他　金刚烷胺；兴奋性氨基酸受体拮抗剂，如美金刚等。

原因已明的帕金森综合征、药物诱发的锥体外系反应，也可用相同的疗法。本类药物的疗效视病因而不同，例如有些继发性帕金森综合征、遗传变性性帕金森综合征或多系统变性的帕金森叠加综合征用抗帕金森病药，疗效多不佳或完全无效。左旋多巴对吩噻嗪类抗精神病药物引起的锥体外系不良反应无效，因这些药物拮抗中枢多巴胺受体。

左旋多巴〔药典（二）；医保（甲）〕 Levodopa

HO—(苯环)—CH_2CH—COOH（CH 上连 NH_2；苯环另一位连 HO）

本品为 3-羟基-L-酪氨酸。由人工合成，亦可从豆科植物藜豆 *Vivia faba* 的种子中提取。

【其他名称】左多巴，Larodopa，Dopar，L-Dopa。

【ATC 编码】N04BA01

【性状】为白色或类白色结晶性粉末；无臭，无味。在水中微溶，在乙醇、三氯甲烷或乙醚中不溶；在稀酸中易溶。

【药理学】为多巴胺（DA）的前体药物，本身无药理活性，通过血脑屏障进入中枢，经多巴脱羧酶作用转化成 DA 而发挥药理作用。口服吸收迅速，口服后约 80% 由小肠吸收，空腹服用后 1～3 小时血药浓度达峰值。若与高蛋白、高脂食物同服可影响吸收。吸收入血的左旋多巴约 98% 被外周存在的多巴脱羧酶转变为 DA，DA 不易透过血脑屏障。外周循环中左旋多巴只有 1% 进入中枢转化成 DA 后发挥作用。主要由肾排泄。血浆 $t_{1/2}$ 1～3 小时。循环中左旋多巴 95% 在肝内转化为 DA，如合用外周多巴脱羧酶抑制剂，可减少左旋多巴用量，使进入中枢的量增多，并减少外周 DA 引起的不良反应。

【适应证】改善肌强直和运动迟缓效果明显，持续用药对震颤、流涎、姿势不稳及吞咽困难亦有效。①帕金森病（原发性震颤麻痹）；脑炎后或合并脑动脉硬化以及中枢神经系统的一氧化碳与锰中毒后的症状性帕金森综合征（非药源性震颤麻痹综合征）。可减轻震颤麻痹的症状，改善肌张力，使肢体活动更趋正常。对轻、中度病情者效果较好，重度或老年患者较差。②肝性脑病：可使患者清醒，症状改善。肝性脑病可能与中枢递质 DA 异常有关，服用后，可改善中枢功能而起效。亦有人认为左旋多巴可提高大脑对氨的耐受性，但不能改善肝脏损伤与肝功能。

【用法和用量】①治疗帕金森病：口服，开始时一日 0.25～0.5g，分 2～3 次服。每服 2～4 日后每日量增加 0.125～0.5g。维持量 1 日 3～6g，分 4～6 次服，连续用药 2～3 周后见效。在剂量递增过程中，如出现恶心等，应停止增加剂量，待症状消失后再增加剂量。②治疗肝性脑病：一日 0.3～0.4g，加入 5% 葡萄糖溶液 500ml 中静脉滴注，待完全清醒后减量至一日 0.2g，继续 1～2 日后停药；或用本品 5g 加入生理盐水 100ml 中鼻饲或灌肠。

【不良反应】不良反应较多，因用药时间较长很难避免。主要由于外周产生的 DA 过多引起。适当调节剂量可使不良反应减轻。①胃肠道反应：恶心，呕吐，食欲缺乏，见于治疗初期，约 80% 患者产生。用药 3 个月后可出现不安、失眠、幻觉精神症状，此外尚可有直立性低血压、心律失常及不自主运动等。应注意调整剂量，必要时停药。②"开关"现象（患者突然多动不安为"开"，而后又出现肌强直运动不能为"关"），见于年龄较小患者，约在用药后一年以上的部分患者出现。可采用减少剂量或静脉注射左旋多巴翻转或控制这一现象。③日内波动现象，可能是因为纹状体 DA 受体对 DA 敏感阈值较窄的缘故。当服本品后 DA 浓度达高峰时，出现运动障碍；当 DA 浓度降低时反转为无动状态，产生一日内运动症状的显著波动。适当调整服用时间与方法，小剂量分多次服，可减轻日内波动现象。④排尿困难，老年人更易发生。

【禁忌证】高血压、精神病、糖尿病、心律失常、闭角型青光眼患者、妊娠期妇女及哺乳期妇女禁用。

【注意】①支气管哮喘、肺气肿、严重心血管疾病及肝、肾功能障碍等患者慎用。②长期应用对肝脏有损害，可发生黄疸、氨基转移酶升高。③长期应用可引起嗅、味觉改变或消失，唾液、尿液及阴道分泌物变棕色。④可增强患者性功能。青春期应用可使第二性征发育过度，增强性功能。

【药物相互作用】①与维生素 B_6 或氯丙嗪合用，左旋多巴疗效降低。②与单胺氧化酶抑制剂、麻黄碱、利血平及拟肾上腺素药合用，影响合用药物的血压反应，因此禁与上述药品合用。③抗精神病药吩噻嗪类和丁酰苯类可拮抗黑质纹状体 DA 受体，引起锥体外系运动失调，拮抗左旋多巴的作用，不宜与左旋多巴合用。④抗抑郁药会加强左旋多巴的不良反应。抗抑郁药可致直立性低血压，宜在睡觉期间服用。

【制剂】片剂：每片50mg；125mg；250mg。胶囊剂：每粒100mg；125mg；250mg。注射液：每瓶5mg(20ml)。

【贮法】遮光，密封保存。

卡比多巴〔药典(二)；医保(乙)〕 Carbidopa

$$\text{HO},\text{HO-C}_6\text{H}_3\text{-CH}_2\text{-C(CH}_3\text{)(COOH)-NH-NH}_2$$

【其他名称】α-甲基多巴肼，α-Methyldopa Hydrazine，MK-486，Lodosyn。

【性状】为白色或类白色绒毛状结晶。熔点约210℃(同时分解)，几乎无臭。在稀盐酸中易溶。

【药理学】为外周多巴脱羧酶抑制剂，不易进入中枢，故仅抑制外周的左旋多巴转化为多巴胺，使循环中左旋多巴含量增高5～10倍，因而它进入中枢的量也增多。与左旋多巴合用时既可降低左旋多巴的外周性心血管系统的不良反应，又可减少左旋多巴的用量。左旋多巴联合卡比多巴，可改善视锥、视杆细胞的光活动，完善光受器的横向抑制功能，唤醒视觉塑形的敏感期。口服后吸收40%～70%。与血浆蛋白结合率约36%。可通过胎盘，可从乳汁分泌。约有50%～60%以原形或代谢产物由尿中排泄。

【适应证】①主要与左旋多巴合用，治疗各种原因引起的帕金森病，可获较好临床治疗效果，但晚期重型患者的疗效较差。②本品与左旋多巴联合应用，治疗单眼弱视疗效好，尤其是对屈光参差性单眼弱视、弱视性质为中心注视的弱视。

【用法和用量】首次剂量，卡比多巴10mg，左旋多巴100mg，每日4次；以后每隔3～7日每日增加卡比多巴40mg，左旋多巴400mg，直至每日量卡比多巴达200mg，左旋多巴达2g为限。多采用其复方制剂。如患者已先用左旋多巴，须停药8小时以上才能再合用二药。

【不良反应】极少单独使用。与左旋多巴合用时，可出现恶心、呕吐等。另外左旋多巴引起的不良反应如异常不随意运动精神障碍等趋于较早发生。常可引起精神抑郁，面部、舌、上肢及手部的不自主运动。

【禁忌证】①儿童、妊娠期妇女及哺乳期妇女禁用。②青光眼、精神病患、严重心律失常、心力衰竭、消化性溃疡、有惊厥史者禁用。

【制剂】片剂：每片25mg。

卡比多巴-左旋多巴(复方卡比多巴片，信尼麦片，Sinemet)：1号片含卡比多巴10mg及左旋多巴100mg；2号片含卡比多巴25mg及左旋多巴250mg。

信尼麦控释片(信尼麦CR，息宁)：每片250mg，含卡比多巴50mg和左旋多巴200mg，比例为1∶4。服用时不可咀嚼或捣碎。

【贮法】遮光，密封保存。

苄丝肼〔药典(二)〕 Benserazide

$$\text{HO},\text{OH},\text{HO-C}_6\text{H}_2\text{-CH}_2\text{(NH)}_2\text{-CO-CH(NH}_2\text{)CH}_2\text{OH}$$

【其他名称】盐酸苄丝肼，丝氯酰肼，色拉肼，苄丝拉肼，羟苯丝肼，三羟苄酰肼，马多巴，美道普-125。

【性状】常用其盐酸盐。白色或类白色结晶性粉末。易溶于水，在酸、碱性溶液中不稳定。28.5mg盐酸盐相当于碱基25mg。

【药理学】为外周多巴脱羧酶抑制剂，作用类似卡比多巴。口服吸收快，吸收率约58%，在肠内代谢，由尿排泄，12小时排泄约85%。

【适应证】一般苄丝肼与左旋多巴按1∶4配伍应用，用于帕金森病和帕金森综合征，可减少左旋多巴的用量，增强其疗效并减少其外周不良反应。本品对药物引起的帕金森病无效。

【用法和用量】多与左旋多巴合用。开始时一次苄丝肼25mg及左旋多巴100mg，每日2次；然后每隔一周将苄丝肼增加25mg/d及左旋多巴100mg/d，至每日剂量苄丝肼达250mg及左旋多巴达1000mg为止。分3～4次服用。

【禁忌证】25岁以下患者、妊娠期妇女以及缺乏必要避孕措施的育龄妇女禁用。

【注意】①必要时可加服维生素B_6。②骨质疏松患者慎服。

【药物相互作用】①与单胺氧化酶抑制药、麻黄碱合用，影响合用药物的血压反应。②与利血平、α-甲基多巴合用，苄丝肼的作用被拮抗。

【制剂】多巴丝肼(详见下面)：每粒胶囊125mg(含苄丝肼25mg及左旋多巴100mg)；250mg(含苄丝肼50mg及左旋多巴200mg)。

多巴丝肼〔药典(二)；基；医保(甲、乙)〕 Levodopa and Benserazide

【其他名称】美多芭，Medopar，复方苄丝肼，复方左旋多巴，左旋多巴/苄丝肼。

【药理学】本品为苄丝肼与左旋多巴的复方制剂，其作用同左旋多巴，但由于苄丝肼为多巴脱羧酶抑制剂，能抑制左旋多巴在脑外脱羧而使脑中的左旋多巴量增加，故可减少左旋多巴的用量，从而减少其引起的不良反应，增强患者的耐受性。口服后在消化道迅速吸收(约58%)。食物可延长吸收时间并降低吸收量。空腹服后左旋多巴1～2小时血药浓度达峰值，广泛分布于体内各种组织，1%进入中枢转化成多巴胺而发挥作用，其余大部分均在脑外代谢脱羧成多巴胺，故起效缓慢。$t_{1/2}$为1～3小时，加用外周多巴脱羧酶抑制剂，可减少左旋多巴的用量，使之进入脑内的量增多，并可减少外周多巴胺引起的不良反应。口服后左旋多巴80%于24小时内降解成多巴胺代谢物，主要为高香草酸及二羟苯乙酸，由肾脏排泄，有些代谢物可使尿变红色。原形排出体外约5%，可通过乳汁分泌。

【适应证】适用于原发性震颤麻痹（帕金森病）、脑炎后或合并有脑动脉硬化的症状性帕金森综合征。

【用法和用量】口服，成人，第1周1次125mg，2次/日。以后每隔1周每日增加125mg。一般日剂量不得超过1g，分3～4次服用。

【不良反应】①较常见的不良反应有恶心，呕吐，直立性低血压，头、面部、舌、上肢和身体上部的异常不随意运动，精神抑郁，排尿困难。②较少见的不良反应有高血压，心律失常，溶血性贫血，胃痛，易疲乏或无力。③剂量过大可出现舞蹈样或其他不随意运动。常年使用本药，最后几乎都会发生运动不能或"开关"现象。

【禁忌证】①严重心血管疾病和内分泌疾病，肝、肾功能障碍，心力衰竭，青光眼，有惊厥史，精神病患者禁用。②妊娠期妇女、哺乳期妇女及25岁以下的患者不宜应用本品。③有尚未诊断明确的皮损、黑色素瘤或有黑色素瘤史者禁用。

【注意】有以下情形者慎用本品：①胃与十二指肠溃疡患者。②糖尿病患者，支气管哮喘、肺气肿及其他严重影响肺部疾病患者，尿潴留患者。③严重骨髓疾病患者。④严重甲状腺功能亢进、心动过速或嗜铬细胞瘤患者。⑤骨质软化症患者。⑥抑郁症等精神疾病患者。

【药物相互作用】①与甲基多巴合用，可改变左旋多巴的抗帕金森病作用，并产生中枢神经系统的毒性作用，促使精神病等发作。同时甲基多巴的抗高血压作用增强。②利血平可抑制本药作用，正在接受利血平治疗者禁用本药。③其余参见左旋多巴的"药物相互作用"。

【制剂】片剂（胶囊剂）：每片（粒）125mg（左旋多巴100mg和苄丝肼25mg）250mg（左旋多巴200mg和苄丝肼50mg）。控释片：每片125mg。分散片：每片125mg。

托卡朋　Tolcapone

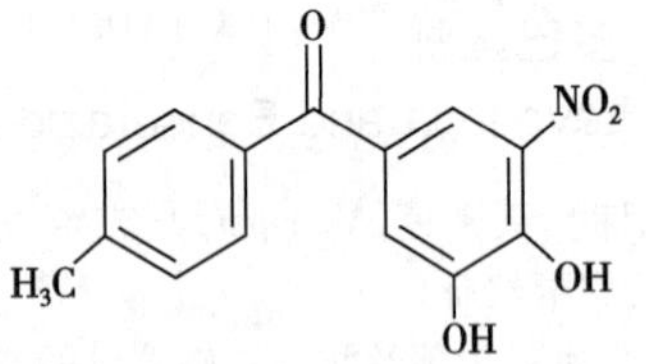

【其他名称】答是美，Tasmar。

【ATC编码】N04BX01

【性状】为黄色无臭结晶。不溶于水和正己烷，易溶于丙酮和四氢呋喃，溶于甲醇和乙酸乙酯。

【药理学】本品为一种选择性和可逆性的儿茶酚胺氧位甲基转移酶（COMT）抑制剂。COMT在外周和脑中可将左旋多巴和多巴胺转化为无活性的3-氧位-甲基多巴。COMT抑制剂的作用环节既可以阻止左旋多巴在外周向3-氧位-甲基多巴转化，增加左旋多巴的入脑量，又可以阻断脑内多巴胺的代谢，延长其半衰期。本品进入中枢神经系统的量很小，但在运动上表现出对中枢COMT活性的抑制作用。本品从胃肠道迅速吸收，口服给药后，2小时达血浆浓度峰值，食物延迟并减少药物吸收。绝对生物利用度为65%，超过99%的本品与血浆蛋白结合，消除半衰期约为2～3小时。主要代谢途径是葡萄糖醛酸化，与葡萄糖醛酸轭合而失活。口服^{14}C标记的托卡朋后，60%的标记物随尿排出，40%随粪便排出。

【适应证】本品为左旋多巴辅助用药，对左旋多巴治疗帕金森病时出现的"剂末药效减退"和"开关"现象有效。

【用法和用量】口服，每次50～150mg，每日3次；每次一般不超过200mg。

【不良反应】①常见的不良反应有运动障碍、失眠、恶心、呕吐及肝损害，偶见直立性低血压。②个别患者出现严重肝损伤，甚至死亡。一般并非常规应用，尤其是对肝功能障碍者更需慎重考虑。③其他不良反应与溴隐亭类似。

【禁忌证】患肝脏疾病的患者以及目前血清ALT或AST超过正常值上限的患者、严重肾功能损害者、具有非创伤性横纹肌溶解病史的患者禁用。

【药物相互作用】①本品不应与非选择性单胺氧化酶抑制剂（如苯乙肼及反苯环丙胺）合用。②服用本品时，不应同时加用单胺氧化酶A抑制剂和单胺氧化酶B抑制剂。

【制剂】片剂：每片100mg；200mg。

【贮法】在20～25℃之间密闭容器中避光贮藏。

恩他卡朋〔医保（乙）〕　Entacapone

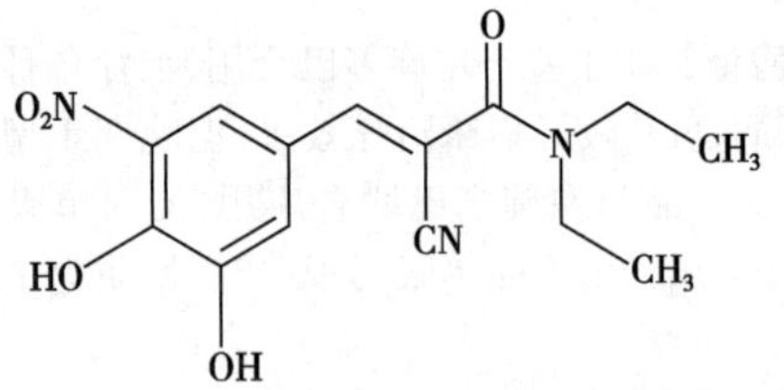

【其他名称】恩他卡本，恩托卡朋，刚坦，珂丹，Comtan，Comtess。

【ATC编码】N04BX02

【药理学】本品为新一代儿茶酚氧位甲基转移酶（COMT）抑制剂，是一种高选择性和强效的、可逆的、毒性小的COMT抑制剂，与左旋多巴制剂同时使用。作用机制与托卡朋相同，能有效抑制左旋多巴的氧位甲基化，减少外周左旋多巴的降解，增加左旋多巴的生物利用度，延长其血浆中的半衰期，提供更多的持续的左旋多巴进入脑内，增强左旋多巴的疗效。可减少左旋多巴的用量及服药次数，并改善左旋多巴长期治疗引起的运动波动。口服吸收快，给药后0.4～0.9小时达血浆峰值浓度。体内分布呈双相性曲线，起始相半衰期为0.3小时，终末相半衰期为1.6～3.4小时，不易透过血脑屏障，故无中枢活性。约10%经肾脏排泄，90%经胆汁分泌排泄。未见体内蓄积。

【适应证】主要作为左旋多巴/苄丝肼或左旋多巴/卡比多巴的辅助用药，治疗以上药物不能控制的帕金森病剂末现象（症状波动）。病人耐受性良好，但作用时间较短（2小时）。

【用法和用量】最佳有效量为每次200mg，每日3次或4次。

【不良反应】常见的不良反应是异动症，这与增强多巴胺能活性有关，且最常发生在治疗开始时，减少左旋多巴剂量可降低这些不良事件的严重程度和发生率。另一类常见不良反应为胃肠道症状，包括恶心、呕吐、腹痛、便秘及腹泻。可见直立性低血压，轻度血红蛋白下降。

【禁忌证】肝功能损伤患者、嗜铬细胞瘤患者、有非创伤性横纹肌溶解症病史者禁用。

【注意】①不推荐妊娠及哺乳期妇女和 18 岁以下儿童使用。②本品的药动学特点在青年人和老年人相似，因此对老年人不需要进行剂量调整。③有酒精中毒病史及肝损伤病史者、肝脏疾病患者、胆管阻塞者慎用。④肾功能不全不影响本品的药动学，因此不需要做剂量调整。但是，对正在接受透析的患者，要考虑延长用药间隔。⑤本品可使尿液变成红棕色，但这种现象无害。

【药物相互作用】①与非选择性单胺氧化酶抑制药合用，可抑制 COMT 和 MAO，减少儿茶酚胺代谢，应避免两者合用。②本品在胃肠道能与铁形成螯合物，与铁制剂的服药间隔至少应为 2 ~ 3 小时。③与多巴胺激动药（如溴隐亭）、司来吉兰、金刚烷胺合用，可使多巴胺能不良反应增加，合用时应调整剂量。

【制剂】片剂：每片 200mg。

溴隐亭[基;医保(乙)]　Bromocriptine

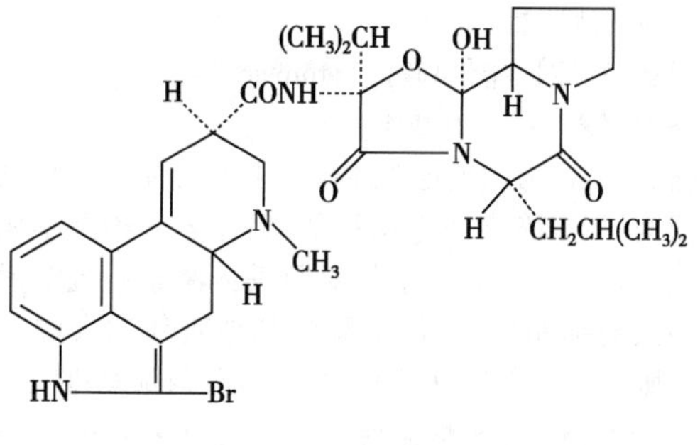

【其他名称】溴麦角隐亭，溴麦亭，溴麦角环肽，Bromo-ergocriptine，Parlodol。

【ATC 编码】N04BC01

【性状】药用其甲烷磺酸盐，黄白色结晶粉末，2.87mg 相当于溴隐亭 2.5mg。

【药理学】为多肽类麦角生物碱，选择性地激动多巴胺（DA）受体。一般剂量时激动 D_2 受体，发挥抗震颤麻痹作用；小剂量时激动突触前膜 D_3 受体，使多巴胺释放减少。它可激动垂体细胞的多巴胺受体，使垂体催乳激素及生长激素释放减少。口服吸收迅速，但由于肝脏的首关效应，使其吸收不完全，仅为 28%。口服后 60 分钟显效，2 ~ 3 小时达高峰。与血浆蛋白结合率 90% ~ 96%。全部在肝脏代谢，约 90% 由胆汁排出。血清半衰期为 3 小时左右，疗效维持约 14 小时。本品口服后个体差异较大。

【适应证】①抗帕金森病，疗效优于金刚烷胺及苯海索，对僵直、少动亦效果好，对重症患者亦效果好，常用于左旋多巴疗效不好或不能耐受患者，症状波动者，对左旋多巴复方制剂无效者。本品特点是显效快，持续时间长。②治疗慢性精神分裂症和躁狂症，特别是因多巴胺功能降低所致的精神分裂症的阴性症状。治疗抑郁症，通过增强多巴胺能神经元的活性而对抑郁症有效。治疗抗精神病药恶性综合征。③治疗闭经或乳溢，用于各种原因所致催乳激素过高引起的闭经或乳溢，对于垂体瘤诱发者，可作为手术或放射治疗的辅助治疗。④抑制生理性泌乳。⑤用于催乳激素过高引起的经前期综合征，对周期性乳房痛和乳房结节，可使症状改善，但对非周期性乳房痛和月经正常者几乎无效。⑥用于肢端肥大症，无功能性垂体肿瘤，垂体性甲状腺功能亢进。治疗库欣病：大多数库欣病由促皮质素瘤引起，少数为下丘脑分泌促性腺激素释放激素异常。溴隐亭可降低促皮质素，故可用于治疗库欣病。⑦用于女性不育症。⑧治疗男性性功能减退，对男性乳腺发育、阳痿、精液不足等有一定疗效。⑨治疗可卡因戒断综合征，可有效减轻可卡因的成瘾和戒断的焦虑症状。⑩可用于亨廷顿舞蹈症。

【用法和用量】①抗帕金森病：开始每次 1.25mg，一日 2 次，2 周内逐渐增加剂量，必要时每 2 ~ 4 周每日增加 2.5mg，以找到最佳疗效的最小剂量，每日剂量 20mg 为宜。②用于闭经或溢乳、抑制泌乳、高泌乳素血症、肢端肥大等的用法，见“第 57 章主要作用于生殖系统的药物”相关部分。

【不良反应】主要有口干、恶心、呕吐、食欲丧失、便秘、腹泻、腹痛、头痛、眩晕、疲倦、精神抑郁、雷诺现象、夜间小腿痉挛等，也可出现低血压、多动症、运动障碍及精神症状。不良反应发生率约 68%，连续用药后可减轻，与食物同服也可减轻。约有 3% 需中止用药。

【禁忌证】①对麦角生物碱过敏者、心脏病、周围血管性疾病及妇女妊娠期禁用。②严重精神病史和患心肌梗死者禁用。

【注意】①用于治疗闭经或乳溢，可产生短期疗效，但不宜久用。治疗期间可以妊娠，如需计划生育，应使用不含雌激素的避孕药或其他措施。②消化道溃疡患者慎用。

【药物相互作用】①与左旋多巴合用可提高疗效，但应用本品 10mg，须减少左旋多巴剂量 12.5%。②与其他麦角生物碱合用时，可使本药偶尔引起的高血压加重，但较为罕见，两者应避免合用。③与降压药、吩噻嗪类、组胺 H_2 受体拮抗剂合用，增强合用药的心血管效应。④口服激素类避孕药可致闭经或溢乳，干扰本品的作用，不宜同时应用。

【制剂】片剂：每片 2.5mg。

【贮法】阴凉干燥，避光保存。

利舒脲　Lisuride

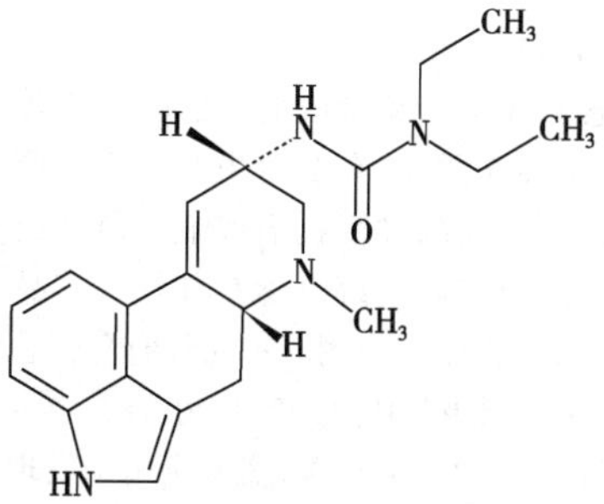

常用其马来酸盐。为部分合成的麦角碱制剂。

【其他名称】麦角脲。

【ATC 编码】G02CB02，N02CA07

【药理学】为一种与运动有关的多巴胺受体激动剂，主要为 D_2 受体激动剂，对 D_1 受体有轻度激动作用，并且有 5-羟色胺活性。本品口服吸收迅速，血浆清除半衰期为 2.2 小时，24 小时内仅有 0.05% 的本药以原形从尿液排出。经静脉、肌内或皮下注射单剂量本药 25μg，12 个健康受试者中有 11 个人的血浆催乳素浓度降低了 60%，作用持续 10 小时。其半衰期分别为 14 分钟和 1.5 小时，皮下和肌内注射后其血浆药物浓度的峰值则分别为注射后的 12 分钟和 15 分钟。

【适应证】①临床单独使用或与左旋多巴合用，用于从未治疗的震颤麻痹症患者，或经过长期左旋多巴治疗后产生“开关”现象（运动障碍）的患者，可减少此种现象的发生。②可抑制乳汁分泌，可用于断乳、月经不调、肢端肥大、不育症和垂体肿瘤、偏头痛等。

【用法和用量】口服，应与食物同服。起初每晚睡前服用 200μg，间隔一周后，每日中午增加 200μg（即午、晚各 200μg）。再间隔一周，每日早晨增加 200μg，直至取得最佳疗效，但最终不应超过每日 5mg，且要分次服用。使用本药预防周期性偏头痛时，每次剂量为 25μg，每日 3 次。

【不良反应】恶心、呕吐、头晕、低血压，以及头痛、鼻充血、嗜睡、口干、便秘、腹泻、肝功能异常或运动障碍等。在治疗开始时，如剂量增加过快，可以出现噩梦、幻觉、类偏执狂反应、模糊状态。可出现睡眠紊乱、皮肤反应和水肿。

【禁忌证】严重的动脉性循环异常、既往或现有精神病史者禁用。

【制剂】片剂：每片 200μg。

α-二氢麦角隐亭 Cripar

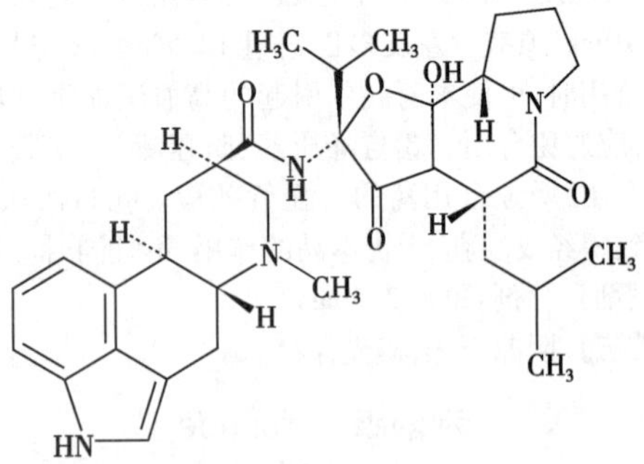

【其他名称】克瑞帕。

【药理学】本品是新合成的多巴胺受体激动药，对 D_1、D_2 受体具有亲和作用，并有抗自由基和阻断脂质氧化物形成作用，可减轻因大脑过度耗氧或缺氧所致的神经退化及中毒性损伤等，对神经系统有保护作用。本品对 5-羟色胺和 α-肾上腺素能无激活作用。本品具有降低血中泌乳激素的作用。本品口服吸收快，$t_{1/2}$ 为 12 小时。

【适应证】治疗帕金森病，临床应用中发现患者对本品耐受性好，并能延迟发生左旋多巴长期综合征。最近证明本品治疗偏头痛有效。与溴隐亭、麦角乙脲相比，本品取得同样疗效而耐受性较好，不良反应较少。

【用法和用量】口服，每日 30～60mg，分 3 次服。

【注意】在服药过程中应定期复查胸片，如发现肺部异常变化应及早更换药物。

【药物相互作用】①与地高辛同时服用可降低地高辛的药物浓度，易出现不良反应。②本品与降血压药之间的可能相互作用不能排除，因此，在治疗期间，特别是合用其他麦角碱药物或对动脉血压有活动性作用的药物治疗时，必须特别注意其可能增强的效应。③本品与左旋多巴合用时，可出现嗳气、胃部灼热感、晕厥和头痛等；也有出现水肿的报告。

【制剂】片剂：每片 5mg；20mg。

喹高利特 Quinagolide

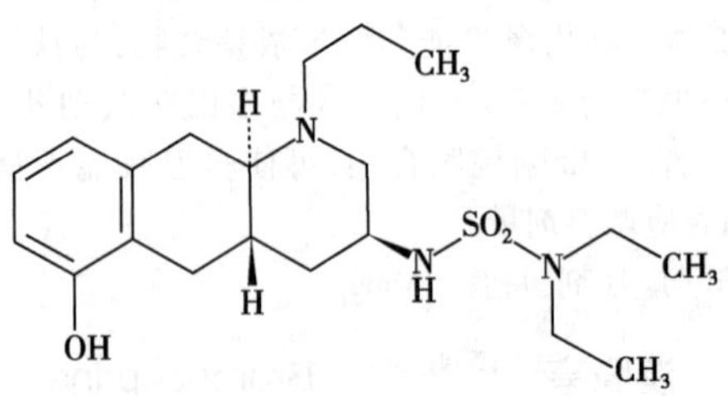

常用其盐酸盐。

【其他名称】喹尔利特，Norprolac。

【ATC 编码】G02CB04

【药理学】为一种选择性作用于多巴胺 D_2 受体的多巴胺激动剂，与溴隐亭的作用相似，但化学结构上不属于麦角或麦角林类化合物。本品对前垂体激素催乳激素的分泌有很强的抑制作用，但不降低其他垂体激素的正常水平。口服经胃肠道吸收迅速，经历首关效应后变为 *N*-desethyl 的类似物。以硫酸盐结合的形式和 *N*,*N*-didesethyl 类似物联合从尿液排出（代谢产物）。未结合的原形部分从粪便排出。蛋白结合率约为 90%。消除半衰期约为 17 小时。

【适应证】用于治疗伴有高泌乳素血症的帕金森病，血催乳激素过多症（原发的或者是因分泌催乳激素的垂体微小腺瘤或巨腺瘤），也用于治疗肢端肥大。

【用法和用量】每日睡前与食物同服。起初每日 25μg，连服 3 日，此后每隔 3 日增加 25μg，直至获得最佳反应。此时剂量通常达到 75～150μg/d。如果每日剂量超过 300μg，则每日增加 75～150μg 的间隔期不能少于 4 周。

【不良反应】同溴隐亭。常见的不良反应有恶心、呕吐、头痛、困倦和疲劳。这些不良反应多发生在刚开始服药阶段或在增加剂量以后的短期内。较少出现的不良反应有畏食、腹痛、便秘或腹泻、失眠、水肿、脸红、鼻充血和血压过低。

【禁忌证】对于已妊娠的患者，除非治疗需要，应停止使用本药。

【注意】有精神失常病史的患者要慎用。

【制剂】片剂：每片25μg；75μg；150μg。

卡麦角林 Cabergoline

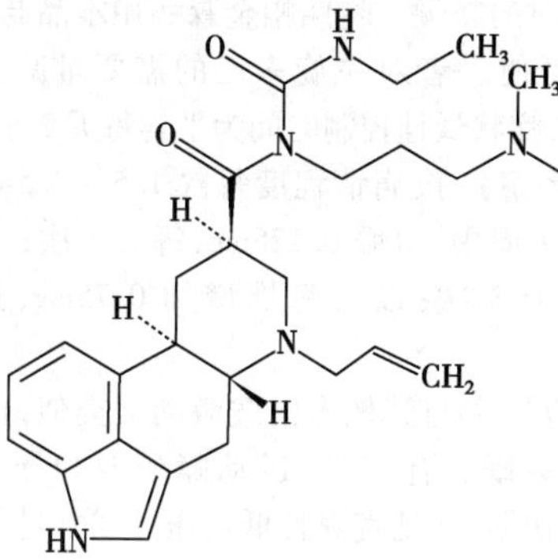

【其他名称】Cabaser。

【ATC编码】N04BC06

【性状】为白色结晶。熔点102～104℃。溶于乙醇、三氯甲烷，不溶于水。

【药理学】本品为一种新型的长效麦角碱衍生物类多巴胺受体激动剂，与D_2受体有高度亲和力，作用与溴隐亭类似，但比溴隐亭具有更高的治疗效率、更低的耐药率与不良反应发生率。本品具有强而持久的抑制泌乳素合成和分泌的作用，有效降低泌乳素水平。本品有多种代谢产物，但并未发现具有药理活性。口服后2～3小时内可达到血浆浓度峰值，血浆蛋白结合率为40%，$t_{1/2}$为63～68小时。大部分经人体肝脏代谢排出，其原理主要是通过尿素部分酰基尿素键经水解作用分解。给药的有效成分均已经过首关效应，经肾脏排泄的药物原形低于4%。主要经粪便排出，少部分经尿液排出。

【适应证】①用于治疗帕金森病。对于长期服用左旋多巴而出现的波动反应，应用本药可得到很大改善，大大减少"关"的时间。本药也是左旋多巴的良好辅助治疗药，用于控制症状，可使左旋多巴用量减少20%。②常用于与泌乳素有关的内分泌疾患，但不推荐用于生理性泌乳。

【用法和用量】口服，一般每日1次。用于帕金森病的辅助治疗，每日0.5～6mg。为抑制泌乳，可每12小时服用0.25mg，持续2天。治疗高泌乳素血症时，初始剂量为每周0.5mg。此后根据用药反应每周增加0.5mg。每周剂量可一次给予，但若超过1mg时，则要分2次服用。通常每周剂量是1mg，但可达到4.5mg。

【不良反应】可发生轻、中度肝肾损伤。其他不良反应同溴隐亭。

【注意】①一些不能接受溴隐亭治疗的患者，可能接受本药治疗。②与食物同服，以及同时使用左旋多巴等抗帕金森病药物，均不会对本品的药动学产生影响。

【药物相互作用】参见溴隐亭。

【制剂】片剂：每片0.5mg。

【贮法】避光保存。

罗匹尼罗[医保(乙)] Ropinirole

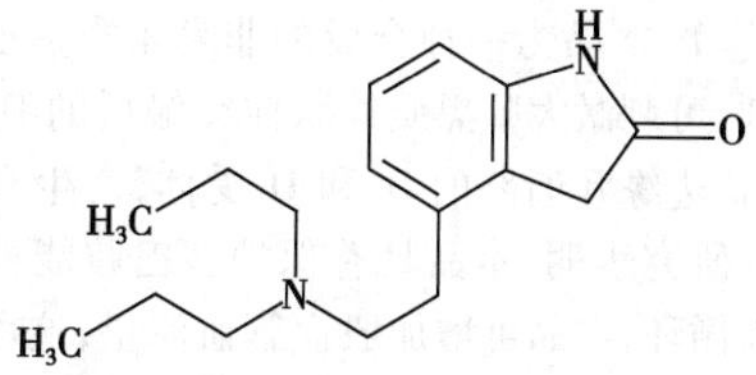

【其他名称】Requip。

【ATC编码】N04BC04

【性状】常用其盐酸盐。为白色或浅黄色粉末，可溶于水(133mg/ml)。熔点241～243℃。

【药理学】本品是一种新型非麦角类特异性多巴胺D_2受体激动剂，具有直接激动纹状体多巴胺受体的作用。本品还可作用于下丘脑和垂体，抑制泌乳素的分泌。本品口服从胃肠道迅速吸收，给药后1.5小时平均血浆药物浓度达峰。进食时服药，吸收的速度(而不是程度)可能会降低。生物利用度约50%。广泛分布于全身，血浆蛋白结合率低(10%～40%)。主要经细胞色素P-450同工酶CYP1A2广泛地在肝脏代谢，以无活性的代谢产物从尿排泄。口服后不到10%的药物以原形排泄。平均消除半衰期约为6小时。

【适应证】用于治疗帕金森病(尤其是早期帕金森病)，对年轻患者的早期疗效与左旋多巴相似，耐受性良好。本品也适用于左旋多巴治疗患者出现"开关"波动，可减少左旋多巴日总剂量的20%。

【用法和用量】口服，初始剂量每次0.25mg，每日3次。每周增加0.75mg至每日3mg。维持量为每日3～9mg，分3次服用。如与左旋多巴合用，应将左旋多巴减量20%。停用本品须逐渐减量，约需1周。

【不良反应】与外周多巴胺能活性有关。最常见的不良反应是恶心、嗜睡、下肢水肿、腹痛、呕吐和惊厥。偶见症状性低血压和心动过缓。

【禁忌证】妊娠期、哺乳期妇女和可能妊娠的女性禁用。对本品过敏者禁用。

【注意】轻至中度肾功能损害患者无须调整剂量。

【药物相互作用】①与精神安定药和其他具有中枢活性的多巴胺拮抗剂(如舒必利或甲氧氯普胺)合用，可使本品的作用降低。②雌激素能增加本品的血浆浓度。

【制剂】片剂：每片0.25mg；1mg；2mg；5mg。

吡贝地尔[医保(乙)] Piribedil

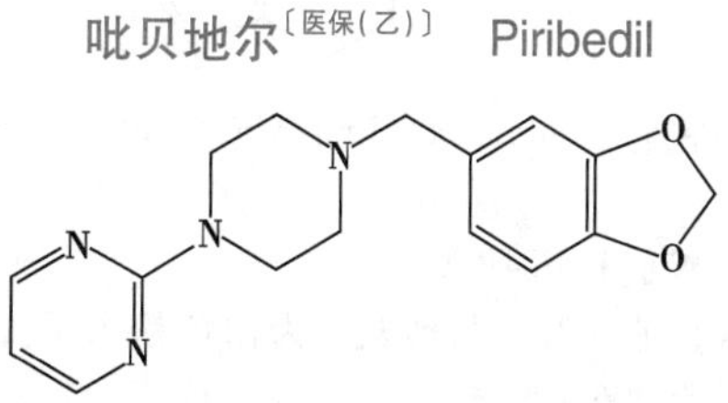

【其他名称】泰舒达，哌利必地，双哌嘧啶，Trivastal，Trastal，Circularina，Piribendyl。

【ATC编码】N04BC08

【性状】为白色结晶性粉末或结晶。不溶于水，溶于乙醇。

【药理学】本品为一种合成的非麦角类多巴胺 D_2、D_3 受体激动剂，可刺激大脑黑质纹状体突触后的 D_2 受体及中脑皮质、中脑边缘叶通路的 D_2 和 D_3 受体，产生有效的多巴胺效应。有研究表明，本品具有保护多巴胺能神经元的作用。对外周循环，本品可增加股血管血流量，这可能是由于抑制交感神经张力所致。本品口服后经胃肠迅速吸收，达峰时间 1 小时，此后血浓度下降呈双相，$t_{1/2}$ 为 1.6～6.9 小时，本品的蛋白结合率较低。约 70% 经尿液排出，25% 经胆汁排泄。本品缓释片能逐渐释放活性成分，治疗作用可持续 24 小时以上。

【适应证】①主要用于治疗帕金森病，可作为单一用药，特别适用于以震颤为主要症状的患者；亦可与左旋多巴合并使用，作为初期或后期治疗。②对外周循环障碍亦有效。

【用法和用量】①帕金森病：单独使用本药，每日 150～250mg，分 2～3 次口服（饭后）。如配伍用左旋多巴，则本品可适当减量，每日剂量控制在 50～100mg，可分 1～3 次服用。②外周循环障碍：每日 50mg，餐后 1 次服用。严重时可每日 100mg，分 2 次服用。

【不良反应】可见恶心、呕吐、消化不良、胀气、头晕、嗜睡、低血压、运动障碍、智力影响、体温过低、抑郁症或躁狂症，偶见肝功能变化。少见血压异常（直立性低血压）。可能出现过敏反应。

【禁忌证】对本药过敏者、心肌梗死及其他严重心血管病患者禁用。妊娠期妇女及哺乳期妇女不建议使用。

【注意】①治疗帕金森病，剂量应逐渐增加。②本品应在餐后服用，整粒吞服，不可嚼碎。③老年患者对本品的中枢神经系统不良反应更敏感。④精神病及有精神病样症状者、甲状腺疾病患者慎用。

【药物相互作用】①有研究表明，本品与金刚烷胺合用可引起心动过速。②与氯丙嗪合用，本品疗效降低。③本品与精神安定药（不包括氯氮平）等多巴胺受体拮抗药作用相拮抗，两者不应合用。

【制剂】片剂：每片 20mg。缓释片：每片 50mg。

普拉克索[基;医保(乙)] Pramipexole

【其他名称】Mirapex，Mirapexin，Sifrol，Daquiran，森福罗，希复来。

【ATC 编码】N04BC05

【性状】常用其二盐酸盐。为白色粉末，可溶于水（>20%）。熔点 296～298℃。

【药理学】本品是合成的非麦角类药物，为一种选择性作用于多巴胺 D_3 受体的多巴胺激动剂。对神经元有抗氧化保护作用。空腹口服后可迅速吸收，2 小时可达血药峰值；进食时口服本品后，3 小时达血药峰值。单次用药作用持续 8 小时。生物利用度 90% 以上。本品很少经体内代谢，90% 以原形经肾脏排泄。消除半衰期为 8～14 小时。

【适应证】单独或与左旋多巴合用于治疗帕金森病，可明显减少静息时的震颤。晚期帕金森病用本品与左旋多巴共同治疗时，可使患者对左旋多巴的需要量减少 27%～30%，并可延长症状最佳控制时间为平均每天 2 小时。

【用法和用量】按病情程度每次 1.5～4.5mg，一日 3 次。在开始第 1 周中，口服 0.125mg，每天 3 次；第 2 周，口服 0.25mg，每天 3 次；以后每周增加 0.75mg，达最高每天 4.5mg。

【不良反应】①与其他多巴胺激动剂类似，包括恶心、头晕、嗜睡和失眠。有幻觉、运动障碍及口干、便秘等。②用本品治疗初期，常见直立性低血压。③常见外周水肿，可能出现性欲异常。④用本品单独治疗早期帕金森病患者中，约有 20% 因不良反应而在治疗第 1 年内停药。而用麦角类药物的停药率为 40%。

【禁忌证】对本品过敏者、妊娠期妇女、哺乳期妇女禁用。

【注意】①肾功能不全者慎用。②可引起“睡眠发作”，因此驾驶车和机械操作者应特别注意。

【药物相互作用】①与西咪替丁、金刚烷胺合用，可抑制本品经肾小管分泌，发生不良反应的危险性增加，合用时应减少本品剂量。②本品可使左旋多巴、卡比多巴的血药峰浓度升高，达峰时间明显缩短，因此在增加本品剂量时，应降低左旋多巴剂量。③与镇静剂有叠加作用。

【制剂】片剂：每片 0.125mg；0.25mg；0.5mg；1mg；1.5mg。

【贮法】密封，30℃以下避光保存。

罗替高汀 Rotigotine

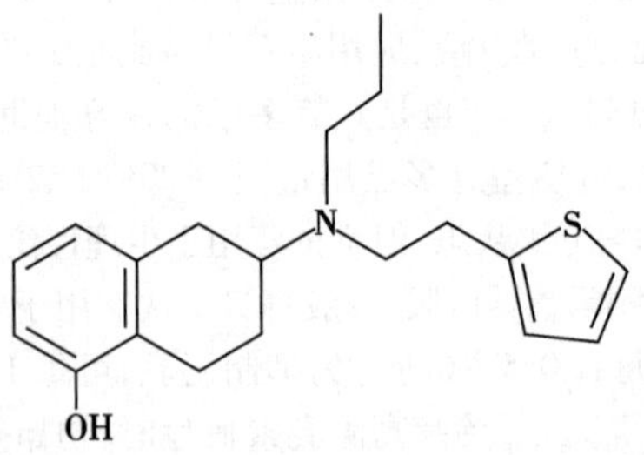

【其他名称】罗替戈汀。

【ATC 编码】N04BC09

【药理学】本品为非麦角类四氢萘胺多巴胺 D_3、D_2、D_1 受体激动药，通过对所有多巴胺受体激活发挥作用而起效。体外研究显示，本品对 D_3 受体有高亲和力。此外，本品还作为 α_1、5-HT 受体激动药及 α_2、M_2 受体拮抗药而发挥作用。局部用药后 16 小时可达血药峰浓度。生物利用度为 37%，进食对本品无影响。药物可分布于脑、眼。药物吸收后经肝脏迅速而广泛地代谢，代谢产物无活性。71% 经肾脏排泄，23% 从粪便排出。消除半衰期为 5～7 小时。血液透析不能清除本药。

【适应证】用于治疗：①帕金森病。②中至重度下肢不宁综合征。

【用法和用量】轻至中度帕金森病（早期）：使用 $10cm^2$ 贴片，每次贴1处，于上下腹部轮流至少贴14处，24小时后去掉。中至重度帕金森病（晚期）：每日贴1次，推荐初始剂量为每24小时4mg，以24小时2mg增量，每周增加1次，最大剂量24小时16mg。如需停药，应以24小时2mg逐渐减量，宜隔日1次。

【不良反应】①较常见恶心、呕吐、便秘。②可见睡眠发作，常突然发生，无任何警示。较多见嗜睡、头晕、头痛、失眠。③可见直立性低血压、晕厥，尤其是用药初期。还可见Q-T间期延长。④可见用药部位皮肤反应，皮疹。⑤可见强迫行为，视觉异常等。

【禁忌证】对本药过敏者禁用。

【注意】妊娠期及哺乳期妇女慎用。

【药物相互作用】①与麦角衍生的多巴胺受体激动药合用，可观察到有纤维变性类并发症。②与具有镇吐作用的神经安定药合用，可使本品疗效降低。

【制剂】缓释透皮贴片：每片 $10cm^2$（24小时释放至皮肤的罗替高汀2mg）；每片 $20cm^2$（24小时释放至皮肤的罗替高汀4mg）；每片 $30cm^2$（24小时释放至皮肤的罗替高汀6mg）；每片 $40cm^2$（24小时释放至皮肤的罗替高汀8mg）。

【贮法】25℃密封保存。

司来吉兰〔药典（二）；医保（乙）〕　Selegiline

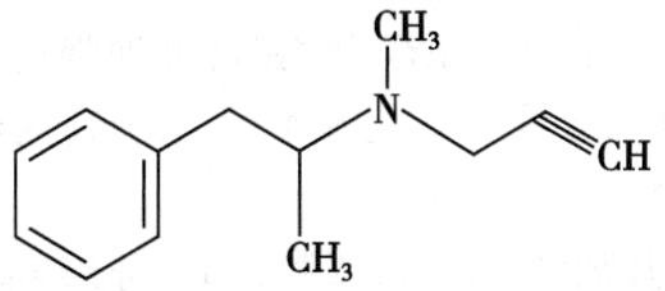

【其他名称】盐酸司来吉兰，丙炔苯丙胺，咪多比，克金平，司立吉林，优麦克斯，Eldepryl，Deprenyl，Jumex。

【ATC编码】N04BD01

【性状】为白色无臭结晶性粉末。易溶于水、三氯甲烷和甲醇。微溶于丙酮。

【药理学】本品为一种选择性B型单胺氧化酶（MAO-B）不可逆性抑制剂，可阻断多巴胺的代谢，抑制多巴胺的降解，也可抑制突触处多巴胺的再摄取而延长多巴胺作用时间。与左旋多巴合用，可增强左旋多巴的作用，并可减轻左旋多巴引起的运动障碍（"开关"效应）。此外，本品还具有抗氧化作用，可阻滞DA氧化过程中氧自由基的产生，可能具有一定的神经保护作用。本品口服后经胃肠道迅速吸收，并可透过血脑屏障。服药后0.5~2小时血浆浓度达峰值，与血浆蛋白结合率为94%，由肾脏缓慢排泄。经肝脏首关效应后可产生多种代谢产物，代谢产物主要由尿液排出，约15%经粪便排出。

【适应证】适用于帕金森病，常作为左旋多巴、美多芭或信尼麦的辅助用药。本品也可单用治疗早期帕金森病。

【用法和用量】口服，每日10mg，早晨1次顿服；或每次5mg，早、晚2次服用。

【不良反应】①较常见的不良反应有身体的不自主运动增加、情绪或其他精神改变、眩晕、失眠、口干、腹痛、恶心或呕吐等。单独服用本药时不良反应较少见。②肝脏氨基转移酶暂时性增高，偶有焦虑、幻觉、高血压危象的症状。可减少或抑制唾液分泌，因此可发生龋齿、牙周病、口腔念珠菌病等。

【禁忌证】活动性溃疡患者应避免使用。

【注意】①有消化性溃疡病史者慎用。②控制不佳的高血压、心律失常、心绞痛、严重肝肾功能异常或者精神病患者应慎用。

【药物相互作用】①与左旋多巴合用时，左旋多巴的作用被增强，应减少10%~30%的左旋多巴用量。②与哌替啶合用，可造成危及生命的严重反应，应避免二者合用。③与三环类抗抑郁药或5-羟色胺再摄取抑制剂合用，会出现严重反应，甚至致命。

【制剂】片剂：每片5mg。

【贮法】密闭容器中避光贮藏。

雷沙吉兰　Rasagiline

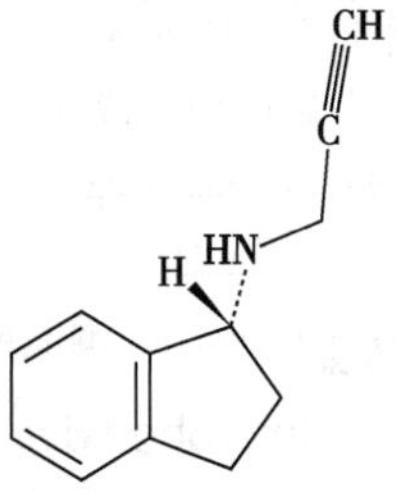

【ATC编码】N04BD02

【药理学】结构与司来吉兰相似。本品为新型第二代炔丙胺，不仅能选择性、不可逆地抑制单胺氧化酶-B，阻滞神经递质多巴胺的分解，与司来吉兰相比抑制作用强5~10倍，还可通过刺激蛋白激酶C磷酸化等途径来减少神经元死亡，具有一定的神经保护作用，对长期应用左旋多巴制剂药效出现衰退的患者也有改善作用。本品口服后在胃肠道吸收迅速，达峰时间约为1小时，口服生物利用度36%，血浆蛋白结合率为60%~70%，可通过血脑屏障。在肝脏广泛代谢，代谢产物主要随尿排泄，部分随粪便排泄。消除半衰期为0.6~2小时。体外试验显示本品的代谢依赖CYP-450酶系，主要是CYP1A2。

【适应证】用于治疗帕金森病，可单用或作为左旋多巴的辅助用药。单独使用作为帕金森病早期治疗的一线用药，或与左旋多巴联用治疗中、重度帕金森病。

【用法和用量】单药治疗：每次1mg，每日1次。与左旋多巴联合治疗：起始剂量每次0.5mg，每日1次，维持剂量为0.5~1mg，每日1次。老年患者无须调整剂量。

【不良反应】①单用本品时，可见束支传导阻滞，高血压，心绞痛；颈痛，关节痛，关节炎；感觉异常，头痛，眩晕；抑郁；消化不良，食欲缺乏；尿急；鼻炎等。②与左旋多巴合用时，可见直立性低血压，心绞痛；颈痛，关节痛，鞘炎；感觉异常，头痛，幻觉张力障碍，共济失调；食欲缺乏，消化不良，腹痛,便秘等。

【禁忌证】 对本品过敏者、中度或重度肝功能不全患者、嗜铬细胞瘤患者、需要全麻的择期外科手术患者禁用。

【注意】 ①轻度肝功能不全患者慎用。②哺乳期妇女用药应谨慎。③服用 MAO 抑制剂期间避免食用富含酪胺的食物,并在停用本品 2 周内都应限制酪胺的摄入。

【药物相互作用】 ①与恩他卡朋合用,本品的清除率增加 28%。②与苯丙胺、苯丙胺衍生物、赖右苯丙胺、具有间接或混合性的拟交感神经药合用,可使去甲肾上腺素浓度升高,导致高血压危象和(或)血清素综合征,故禁止合用,在停用本品至少 14 日后方可使用上述药物。③MAO 抑制剂与三环类抑郁药合用时,可出现高血压危象、严重抽搐发作甚至死亡。④选择性 5-羟色胺重吸收抑制药(如氟西汀、帕罗西汀、舍曲林等)可抑制血清素通过 MAO 的代谢,与本品合用时可能导致中枢神经系统毒性或血清素综合征及精神状态改变。⑤与吗啡、硫酸吗啡、曲马多合用,可能导致低血压和增强中枢神经系统和呼吸抑制作用。⑥体外代谢研究结果显示 CYP1A2 为本品的主要代谢酶,因此与 CYP1A2 抑制剂(如环丙沙星)合用时可能会增高本品的血浆水平,应给予注意。⑦本品不宜与右美沙芬或拟交感神经药如感冒药中的麻黄碱或伪麻黄碱等合用。

【制剂】 片剂:每片 0.5mg;1mg。

【贮法】 于 15~30℃下贮存。

苯海索〔药典(二);基;医保(甲)〕

Trihexyphenidyl

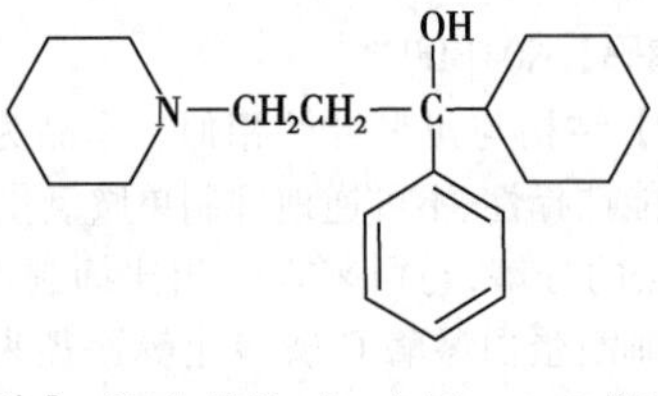

$$\text{(piperidin-1-yl)}-N-CH_2CH_2-\underset{C_6H_5}{\overset{OH}{C}}-C_6H_{11}$$

【其他名称】 盐酸苯海索,安坦,三己芬迪,Benzhexol,Artane,Cyclodol。

【ATC 编码】 N04AA01

【性状】 常用其盐酸盐,为白色轻质结晶性粉末;无臭,味微苦,后有刺痛麻痹感。在甲醇、乙醇或三氯甲烷中溶解,在水中微溶。熔点 250~256℃(分解)。

【药理学】 本品为中枢抗胆碱药,对中枢纹状体 M 胆碱受体有拮抗作用,选择性阻断纹状体的胆碱能神经通路,从而有利于恢复帕金森病患者脑内多巴胺和乙酰胆碱的平衡,改善患者的帕金森病症状。本品的外周抗胆碱作用较弱,约为阿托品的 1/10~1/3,因此不良反应轻。本品对平滑肌有直接抗痉挛作用,小量时可有抑制中枢神经系统作用,大量时则引起脑兴奋。本品抑制突触间隙中多巴胺的再摄取。本品口服后胃肠道吸收快而完全,透过血脑屏障进入中枢神经系统,口服 1 小时起效,作用持续 6~12 小时,服用量的 56% 随尿排出,肾功能不全时排泄减慢,有蓄积作用,并可分泌入乳汁。消除半衰期为 3.7 小时。

【适应证】 ①临床用于帕金森病、帕金森综合征,脑炎后或动脉硬化引起的震颤麻痹,对改善流涎有效,对缓解僵直、运动迟缓疗效较差,改善震颤明显,但总的疗效不及左旋多巴、金刚烷胺。主要用于轻症及不能耐受左旋多巴的患者。常与左旋多巴合用。②药物利血平和吩噻嗪类引起的锥体外系反应(迟发运动失调除外)。③肝豆状核变性。④畸形性肌张力障碍、癫痫、慢性精神分裂症、抗精神病药物所致的静坐不能。

【用法和用量】 常用量:口服,开始时一日 1~2mg,可分 2 次服用;逐日递增至一日 5~10mg,分次服用。对药物引起的锥体外系反应:口服开始第一日 1mg,并渐增剂量直至每日 5~10mg,分 2 次服用。口服,一日最多不超过 10mg。

【不良反应】 ①常见的不良反应有心动过速、口干、便秘、尿潴留、瞳孔散大、视力模糊等抗胆碱反应。②长期应用可有中枢神经系统症状,如嗜睡、抑郁、记忆力下降、幻觉、谵妄、精神病样表现等。

【禁忌证】 青光眼、尿潴留、前列腺肥大者禁用。

【注意】 ①老年人长期应用容易促发青光眼。老年人对药物较敏感,注意控制剂量,高龄老年患者慎用。②心血管功能不全者,高血压患者,肠梗阻或有此病史者,重症肌无力患者,肾功能障碍者,有锥体外系反应的精神病患者慎用。③本品可抑制乳汁的分泌,妊娠期及哺乳期妇女慎用。④因过量而中毒时,可用拟扁豆碱药等解救。

【药物相互作用】 ①本品与乙醇或其他中枢神经系统抑制药合用时,可使中枢抑制作用加强。②与金刚烷胺、抗胆碱药、单胺氧化酶抑制药合用时,可加强抗胆碱作用,并可发生麻痹性肠梗阻。③与单胺氧化酶抑制药合用,可导致高血压。

【制剂】 片剂:每片 2mg。胶囊剂:每粒 5mg。

比哌立登 Biperiden

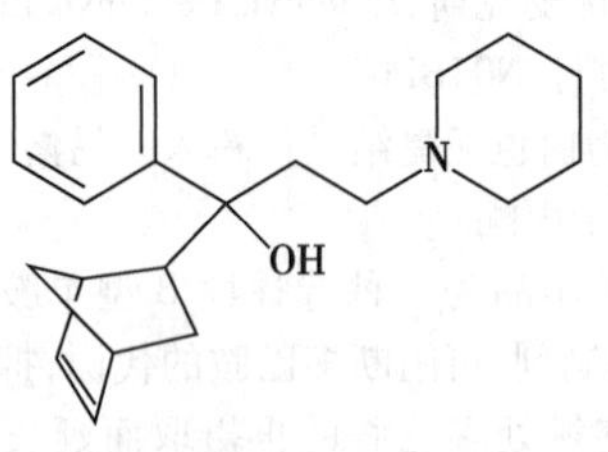

OH

【其他名称】 安克痉,Akineton。

【ATC 编码】 N05AA05

【药理学】 本品为中枢抗胆碱药,药理作用与苯海索相似。

【适应证】 用于治疗帕金森病,以及药物引起的锥体外系反应。

【用法和用量】 帕金森病:每次口服 2mg,每日 3~4 次。药物引起锥体外系反应:每次 2mg,每日 1~3 次。肌内注射或静脉注射:成人每次 2~5mg,小儿每次 0.04mg/kg,必要时半小时内可重复静脉注射 1 次,但 24 小时内不得超过 4 次。

【注意】 参见苯海索。

【制剂】片剂(盐酸盐):每片2mg。注射液(乳酸盐):每支5mg(1ml)。

普罗吩胺　Profenamine

【其他名称】爱普把嗪,巴息多,二乙异丙嗪,Ethopropazine,Isothazine,Lysivane,Pasidol。

【ATC 编码】N04AA05

【药理学】常用其盐酸盐。具有中枢性抗胆碱作用,并有轻度抗组胺及局麻作用。口服作用可持续4小时。

【适应证】用于治疗帕金森病、药物引起的锥体外系反应,也用于肝豆状核变性及先天性手足徐动症的对症治疗。另有认为本品可用于脑炎后、动脉硬化引起的震颤麻痹。本品对僵直效果好,对震颤、流涎亦有效。

【用法和用量】口服,每次50mg,每日1~2次。剂量视需要及耐受情况逐渐增加到每日600mg为止,分3~4次服。中度患者每日100~400mg。严重患者每日500~600mg。老年患者用量酌减。

【不良反应】常见不良反应有困倦、无力、口干、恶心、呕吐、复视等。还能引起肌肉痛性痉挛,感觉异常,四肢沉重,上腹部不适和恶心。

【禁忌证】青光眼、前列腺肥大者禁用。

【注意】本品在母乳中有分布。

【制剂】片剂:每片10mg;50mg。

金刚烷胺〔药典(二);基;医保(甲)〕 Amantadine

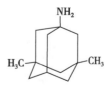

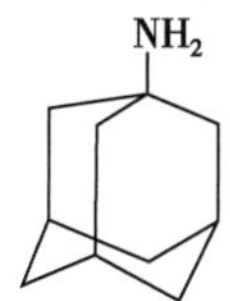

【其他名称】盐酸金刚烷胺,金刚胺,金刚烷,三环癸胺,三环癸烷胺,Symmetrel,Adamantanamine,Mantadine。

【ATC 编码】N04BB01

【性状】常用其盐酸盐,为白色闪光结晶或结晶性粉末;无臭,味苦。在水或乙醇中易溶,在三氯甲烷中溶解。水溶液pH 3.5~5。

【药理学】本品是最早用于抑制流感病毒的抗病毒药。治疗帕金森病的作用机制尚不清楚,可能与其促进纹状体内多巴胺能神经末梢释放多巴胺,并加强中枢神经系统的多巴胺与儿茶酚胺的作用,增加神经元的多巴胺含量有关。对各型帕金森病均有缓解作用,且疗效强于抗胆碱药但弱于左旋多巴。对震颤麻痹有明显疗效,缓解震颤、僵直效果好,起效快。在胃肠道吸收迅速且完全,吸收后分布于唾液、鼻腔分泌液中。口服后2~4小时血药浓度达峰值,可通过胎盘及血脑屏障,脑脊液浓度为血浆浓度的60%。用药后48小时作用明显,2周后达高峰。$t_{1/2}$为11~15小时,大部分以原形经肾脏排泄,酸性尿排泄加速。也有少量经乳汁排泄。

本品抗病毒的机制似与阻止甲型流感病毒穿入呼吸道上皮细胞,剥除病毒的外膜以及释放病毒的核酸进入宿主细胞有关。对已经穿入细胞内的病毒亦有影响病毒初期复制的作用。本品对亚洲A型流感病毒有抑制活性,使病毒增殖受到抑制,对已发病者及时用药也有效,可使患者在24小时内体温下降,约36小时内症状明显减轻。对亚洲B型流感病毒、麻疹病毒、腮腺炎病毒和单纯疱疹病毒无活性。

【适应证】①用于不能耐受左旋多巴治疗的帕金森病患者;②亚洲A-Ⅱ型流感、病毒性感染发热患者;③脑梗死所致的自发性意识低下患者。

【用法和用量】口服:成人每次100mg,早晚各1次,最大剂量每日400mg。小儿用量酌减,可连用3~5日,最多10日。1~9岁小儿每日3mg/kg,最大用量每日不超过150mg。

【不良反应】少数患者服后可有嗜睡、头痛、眩晕、抑郁、食欲缺乏、恶心、腹痛、失眠、共济失调、精神不安等,亦可出现四肢皮肤青斑、踝部水肿等。可见心律不齐,心动过速,高血压等。

【禁忌证】可致畸胎,妊娠期及哺乳期妇女禁用。

【注意】①帕金森病患者服药超过200mg/d时,疗效不增,毒性渐增。②老年患者耐受性低,可出现幻觉、谵妄。③精神病、脑动脉硬化、癫痫慎用。④肾功能不全者酌减剂量。⑤服药期间应避免驾驶、高空作业等需精神集中的活动。

【药物相互作用】①与其他抗帕金森病药、抗组胺药、吩噻嗪类药或三环类抗抑郁药合用,可增强抗胆碱作用,合用时需调整药物用量。②与安定药或抗抑郁药合用,中枢神经抑制作用增强。

【制剂】片剂:每片100mg。胶囊剂:每粒100mg。糖浆剂:每瓶300mg(60ml)。颗粒剂:每袋60mg(6g);140mg(12g)。

复方金刚烷胺片:每片含金刚烷胺0.1g,氨基比林0.15g,氯苯那敏3mg。用于防治流感。每日早晚各1片,小儿酌减。可连用3~5日,至多10日。

美金刚〔医保(乙)〕　Memantine

【其他名称】美金刚胺,Akatinol。

【ATC 编码】N06DX01

【性状】常用其盐酸盐。熔点258℃。

【药理学】本品为金刚烷3,5-二甲基衍生物,具有抗帕金森综合征的作用。与金刚烷胺不同,本品系通过释放多巴胺,直接和间接地兴奋多巴胺受体而起作用,与突触前儿茶酚胺无关。本品对去甲肾上腺素受体无影响,因而在用本品治疗时无血压上升现象。本品是一种电压依赖性、具有中度亲和力的非竞争性*N*-甲基-D-天冬氨酸(NMDA)受体拮抗剂,可以阻断谷氨酸浓度病理性升高导致的神经元损伤,在阿尔茨海默病治疗中有神经保护作用。本品口服后吸收充分,3~8小时后血浆浓度达峰值,血浆蛋白结合率约45%。本品只有很小部分经肝脏代谢,大部分以原形从肾排泄。本品终末半衰期为60~100小时,但在碱性条件下,清除速率降低。

【适应证】①用于帕金森综合征。②能够改善阿尔茨海默病患者的认知、行为、日常活动和临床症状,可用于重度患者。

【用法和用量】口服或胃肠道外给药,成人和14岁以上青年第1周,每日10mg,分2~3次给药;以后每周增加10mg/d。维持剂量:一次10mg,一日2~3次。需要时还可增加。剂量应因人而异。14岁以下儿童的维持量为每日0.5~1.0mg/kg。

【不良反应】有眩晕,不安,兴奋,疲劳,头重及口干。服药者的反应能力,如路中行走和操作机器等行动可能会受到损害,特别是同时饮酒时。

【禁忌证】严重肝功能不全者、严重意识紊乱状态者、妊娠期和哺乳期妇女禁用。

【注意】在肾功能不全时必须减量。

【药物相互作用】①本品有抗胆碱能作用,因而能增强抗胆碱药的作用。②与其他NMDA受体拮抗剂合用,将增加不良反应的发生率和严重程度。

【制剂】片剂:每片10mg。滴剂:每支10mg。注射液:每支10mg(2ml)。

(李　林　褚燕琦)

第20章 抗精神病药

精神病指的是大脑功能活动发生紊乱，导致认知、情感、行为和意志等精神活动不同程度障碍的疾病的总称。致病因素有多方面：先天遗传、个性特征及体质因素、器质因素、社会性环境因素等。常见的精神病有：精神分裂症、躁狂抑郁性精神障碍、更年期精神障碍、偏执性精神障碍及各种器质性病变伴发的精神障碍等。其中以精神分裂症最为严重，且发病率高。

精神分裂症是一种病因未明的常见重性精神疾病，具有感知、思维、情感、意志和行为等多方面的障碍，以精神活动的不协调或脱离现实为特征。该疾病的临床症状多样，主要包括阳性症状（幻觉、妄想、思维障碍、攻击行为等），阴性症状（情感淡漠、意志减退、社会功能衰退、抑郁、焦虑等），以及认知功能障碍（信息处理、记忆功能、学习和执行能力等认知功能减退或缺陷）。

精神分裂症的发病机制复杂，包括多巴胺（DA）活动过度假说、5-羟色胺（5-HT）和去甲肾上腺素（NE）神经通路障碍假说、谷氨酸能传递异常假说等。研究表明，精神分裂症患者的阳性症状可能与皮质下边缘系统 DA 功能亢进有关；通过阻断多巴胺 2 型受体（D_2受体）可控制精神分裂症的阳性症状。有研究提示精神分裂症和其他精神障碍涉及谷氨酸能传递异常，*N*-甲基-D-天冬氨酸（NMDA）受体拮抗剂能够诱导精神分裂症样效应；增强 NMDA 受体功能的物质能够改善精神分裂症患者的症状和认知功能。近来越来越多的研究表明，炎症和免疫功能异常与精神分裂症的发生发展有密切关系，在精神分裂症患者脑内，免疫细胞（如小胶质细胞）更活跃，说明神经炎性反应可能是精神分裂症的一个重要因素。此外，最近的研究发现，精神分裂症患者出现白质神经纤维的异常，如髓鞘的变化、轴突的紊乱等，表明神经白质病变与精神障碍的发病机制密切相关。

抗精神病药是用于治疗精神分裂症和有精神病性症状的精神障碍的一类药物。这类药物的特点是对精神活动具有较大的选择性抑制，能治疗各种精神病和多种精神症状，在通常的治疗剂量并不影响患者的智力和意识，却能有效地控制患者的精神运动兴奋、烦躁、焦虑、幻觉、妄想、敌对情绪、思维障碍和儿童行为异常等，达到安定的作用。

临床有效的抗精神病药包括三环结构的吩噻嗪类、硫杂蒽类和二苯氧氮平类，还包括丁酰苯类及其同源物，以及其他的杂环类化合物和研究中的苯甲酰胺类药物。所有这些药物都能拮抗多巴胺 D_2受体并减少多巴胺的神经传递。其中某些药物还能与多巴胺 D_1、D_4受体，5-HT_{2A}、5-HT_{2C}受体，以及 α-肾上腺素受体相互作用。这些药物能够有效地减轻器质性及自发性的精神失常症状。但高效能的抗精神病药往往更易引起锥体外系不良反应，而低效能的抗精神病药则更易诱导镇静、低血压及自主神经系统副作用。

目前临床常用的抗精神病药物按药理作用可分为两大类。第一代典型抗精神病药物：主要包括以氯丙嗪为代表的吩噻嗪类，以氯普噻吨为代表的硫杂蒽类，以及以氟哌啶醇为代表的丁酰苯类等。这些药物通过阻断中脑-边缘-皮质 DA 通路 D_2受体，发挥抗精神病作用，能够改善精神分裂症患者的阳性症状，但对阴性症状的疗效差。而且由于对黑质纹状体通路的影响，常出现典型的锥体外系副作用，主要为帕金森综合征、急性肌张力障碍、静坐不能和迟发性运动障碍。由于药物不良反应较多，目前已是精神分裂症的二线用药。

第二代非典型抗精神病药：新一代抗精神病药的锥体外系副作用不明显，因而被认为是"非典型的"，其中的代表药物是氯氮平、奥氮平、喹硫平和利培酮等。该类药物通过阻断多巴胺 D_2受体、5-HT_{2A}受体、以及 α_1-肾上腺素受体，发挥抗精神病作用，具有经典抗精神病药不可比拟的特点：①很少产生锥体外系副作用；②不仅对精神分裂症的阳性症状有效，而且对阴性症状的效果也较好；③可有效治疗一些经典抗精神病药无效患者。但是其中有些药物会产生低血压、癫痫、体重增加、血脂增高、高糖血症、高催乳素血症等不良反应。近期研究报告，此类药物有增高老年痴呆患者的死亡率及发生脑血管病事件的风险。

根据药物的化学结构，目前临床上较常用的有吩噻嗪类、硫杂蒽类、丁酰苯类、二苯氧氮平类、苯甲酰胺类及新型结构（如苯丙异唑类、二苯丁酰哌啶类、吲哚类等）的抗精神病药，还有一些长效制剂，如吩噻嗪类、丁酰苯类和硫杂蒽类的酯化物。长效制剂的应用，可减少用药次数，有利于巩固疗效。本类药物长期大量使用，多可引起锥体外系症状，服用苯海索等抗震颤麻痹药可使症状减轻或消失。

20.1 吩噻嗪类

本类药物为吩噻嗪（苯骈噻嗪、硫氮杂蒽）（phenothiazine）的衍生物（化学结构如下式）。分析其化学结构与作用的关系，发现：①R_1含哌嗪基者，抗精神病作用与镇吐作用均强，锥体外系反应亦较多；含哌啶基者，抗精神病作用弱，而锥体外系反应亦少；含二甲胺基者居中。②R_2中含氟者，其抗精神病作用强（尤其是既含氟又含哌嗪基者，作用尤强，如三氟拉嗪）；含硫者锥体外系反应较弱。

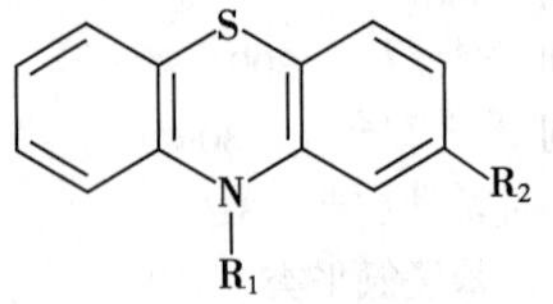

氯丙嗪〔药典（二）；基；医保（甲）〕 Chlorpromazine

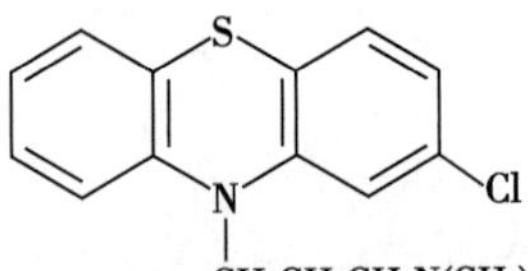

【其他名称】盐酸氯丙嗪，冬眠灵，氯普马嗪，阿米那嗪，可乐静，可平静，阿米那金，氯硫二苯胺，Chloropromazine Hydrochloride，Wintermin，Largactil，Hebanil，Klorpromex，Torazina。

【ATC编码】N05AA01

【性状】常用其盐酸盐，为白色或乳白色结晶性粉末；有微臭，味极苦；有引湿性；遇光渐变色；水溶液呈酸性反应。在水、乙醇或三氯甲烷中易溶，在乙醚或苯中不溶。熔点为194～198℃。

【药理学】本品系吩噻嗪类之代表药物，为中枢多巴胺受体的拮抗药，具有多种药理活性。①抗精神病作用：主要是由于拮抗了与情绪思维有关的边缘系统的多巴胺受体所致。而拮抗网状结构上行激活系统的α肾上腺素受体，则与镇静安定有关。②镇吐作用：小剂量可抑制延髓催吐化学敏感区的多巴胺受体，大剂量时又可直接抑制呕吐中枢，产生强大的镇吐作用。但对刺激前庭所致的呕吐无效。③降温作用：抑制体温调节中枢，使体温降低，体温可随外环境变化而变化。用较大剂量时，置患者于冷环境中（如冰袋或用冰水浴），可出现"人工冬眠"状态。④增强催眠、麻醉、镇静药的作用。⑤对心血管系统的作用：可拮抗外周α肾上腺素受体，直接扩张血管，引起血压下降，大剂量时可引起直立性低血压，应注意。还可解除小动脉、小静脉痉挛，改善微循环，而有抗休克作用。同时由于扩张大静脉的作用大于动脉系统，可降低心脏前负荷，而改善心脏功能（尤其是左心功能衰竭）。⑥对内分泌系统有一定影响，如使催乳素抑制因子释放减少，出现乳房肿大、乳溢。抑制促性腺激素释放、促皮质素及促生长激素分泌延迟排卵。

本药口服易吸收，但吸收不规则，个体差异甚大。存在胃内容物或与抗胆碱药（如苯海索）同服时，可影响其吸收。亦有报道，苯海索对氯丙嗪的吸收影响不大，但能降低其疗效。口服有首关效应。可使血药浓度降低。口服2～4小时血药浓度达高峰，持续6小时左右。肌内注射后达血药浓度高峰迅速。90%与血浆蛋白结合。脑中浓度比血浓度高10倍。可通过胎盘屏障，进入胎儿体内。在肝脏以氧化或与葡萄糖醛酸结合，代谢产物中7-羟基氯丙嗪仍有药理活性。主要经肾脏排出，排泄较慢。$t_{1/2}$约为6～9小时。

【适应证】①治疗精神病：用于控制精神分裂症或其他精神病的兴奋躁动、紧张不安、幻觉、妄想等症状，对忧郁症状及木僵症状的疗效较差。对Ⅱ型精神分裂症患者无效，甚至可加重病情。②镇吐：几乎对各种原因引起的呕吐，如尿毒症、胃肠炎、癌症、妊娠及药物引起的呕吐均有效。也可治疗顽固性呃逆。但对晕动病呕吐无效。③低温麻醉及人工冬眠：用于低温麻醉时可防止休克发生。人工冬眠时，与哌替啶、异丙嗪配成冬眠合剂用于创伤性休克、中毒性休克、烧伤、高热及甲状腺危象的辅助治疗。④与镇痛药合用，治疗癌症晚期患者的剧痛。⑤治疗心力衰竭。⑥试用于治疗巨人症。

【用法和用量】（1）口服：①用于呕吐，1次12.5～25mg，一日2～3次；②用于精神病，一日50～600mg。开始每日25～50mg，分2～3次服，逐渐增至每日300～450mg，症状减轻后再减至一日100～150mg。极量每次150mg，每日600mg。

（2）肌内或静脉注射：①用于呕吐，1次25～50mg；②用于精神病，1次25～100mg。目前多数采用静脉滴注。极量每次100mg，每日400mg。③治疗心力衰竭：肌内注射小剂量，每次5～10mg，一日1～2次，也可静脉滴注，速度每分钟0.5mg。

【不良反应】①主要不良反应有口干、视物不清、上腹部不适、乏力、嗜睡、便秘、心悸，偶见泌乳、乳房肿大、肥胖、闭经等。②注射或口服大剂量时可引起直立性低血压，用药后应静卧1～2小时，血压过低时可静脉滴注去甲肾上腺素或麻黄碱升压。但不可用肾上腺素，以防血压降的更低。③对肝功能有一定影响，偶可引起阻塞性黄疸、肝大，停药后可恢复。④长期大量应用时可引起锥体外系反应，为抗精神病药物常见的不良反应。由于阻断多巴胺能纹状体黑质传导途径产生帕金森综合征、急性肌张力障碍、静坐不能等症状，可用苯海索对抗之，但能降低疗效。本品还可引起一种特殊持久的运动障碍，称为迟发性运动障碍，表现为不自主的刻板运动，停药后不消失，抗胆碱药可加重此反应。⑤可发生过敏反应，常见的有皮疹、接触性皮炎、剥脱性皮炎、粒细胞减少（此反应少见，一旦发生应立即停药）、哮喘、紫癜等。⑥可引起眼部并发症，主要表现为角膜和晶体混浊，或使眼压升高。对长期使用者应作眼部检查，常规半年复查1次。高剂量应用本品时，夏季最好戴太阳镜以保护角膜和晶体。

【禁忌证】对吩噻嗪类药物过敏者、骨髓抑制者、青光眼患者、肝功能严重减退、有癫痫病史者及昏迷患者（特别是用中枢神经抑制药后）禁用。

【注意】①肝功能不全、尿毒症及高血压、冠心病患者慎用，长期用药时应定期检查肝功能。②本品刺激性大，静脉注射时可引起血栓性静脉炎，肌内注射局部疼痛较重，可加1%普鲁卡因作深部肌内注射。③本品有时可引起抑郁状态，用药时应注意。④6个月以下婴儿不推荐使用。⑤老年人对本类药物的耐受性降低，且易产生低血压、过度镇静及不易消除的迟发性运动障碍。

【药物相互作用】①与单胺氧化酶抑制剂、三环类抗抑郁药合用时，两者的抗胆碱作用增强，不良反应加重。②与碳酸锂合用，可引起血锂浓度增高，导致运动障碍、锥体外系反应加重、脑病及脑损伤等。③与乙醇或其他中枢神经抑制药合用时，中枢抑制作用加强。④与阿托品类药物合用，抗胆碱作用增强，不良反应加强。⑤与抗高血压药物合用易致直立性低血压。⑥与舒托必利合用有发生室性心律失常的危险。⑦抗酸药及苯海索可降低本品的吸收。⑧苯巴比妥可诱导肝脏的微粒体酶，加快本品的排泄，因而可减弱其抗精神病作用。

【制剂】片剂：每片5mg；12.5mg；25mg；50mg。注射液：每支10mg（1ml）；25mg（1ml）；50mg（2ml）。

复方氯丙嗪注射液：每支2ml（含氯丙嗪和异丙嗪各25mg）；5ml（含氯丙嗪和异丙嗪各50mg）。一般每次深部肌内注射2ml。

冬眠合剂（冬眠合剂一号）：由氯丙嗪、异丙嗪各50mg，哌替啶100mg及5%葡萄糖液250ml配成。用于一般冬眠疗法，多采用静脉滴注，用量根据病情而定。

【贮法】遮光、密闭保存。

奋乃静〔药典(二);基;医保(甲)〕 Perphenazine

$CH_2CH_2CH_2$—N—CH$_2$CH$_2$OH

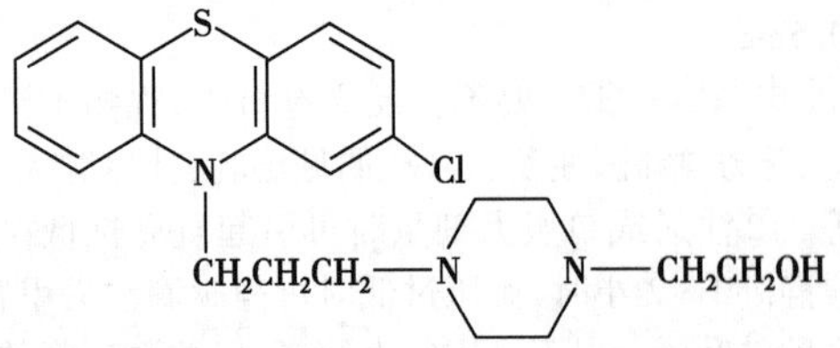

【其他名称】 羟哌氯丙嗪，过非那嗪，氯吩嗪，过二苯嗪，过非拉嗪，丕芬那辛，Perphenan，Trilafon，Trilifan，Chlorperphenazine。

【ATC 编码】 N05AB03

【药理学】 本品为吩噻嗪类的哌嗪衍生物。药理作用与氯丙嗪相似，但其抗精神病作用、镇吐作用较强，而镇静作用较弱。抗精神病作用主要与其阻断与情绪思维的中脑边缘系统及中脑-皮层通路的多巴胺 D_2受体有关，而阻断网状结构上行激活系统的 α 肾上腺素受体，则与镇静安定作用有关。本品对幻觉、妄想、焦虑、紧张、激动等症状有效。对多巴胺受体的作用与氯丙嗪相同，其锥体外系不良反应较明显；对去甲肾上腺素受体影响较小，故对血压影响不大。肌内注射本品治疗急性精神病时 10 分钟起效，1 ~ 2 小时达最大效应，作用可持续 6 小时。口服吸收慢而不规则，生物利用度为 20%，达峰时间为 4 ~ 8 小时。本品具有高度的亲脂性与蛋白结合率。主要在肝脏代谢，经胆汁排泄，部分在肠道中重吸收，在肝脏中有明显的首关效应并存在肝肠循环。半衰期为 9 小时。本品可通过脐血进入胎儿，也可从母乳中排出。小儿与老龄者对本品的代谢与排泄均明显降低。

【适应证】 ①用于治疗偏执性精神病、反应性精神病、症状性精神疾病，单纯型及慢性精神分裂症。②用于治疗恶心、呕吐、呃逆等症，神经症具有焦虑紧张症状者，亦可用小剂量配合其他药物治疗。

【用法和用量】 口服：用于呕吐和焦虑，1 次 2 ~ 4mg，一日 2 ~ 3 次；用于精神病，开始一日 6 ~ 12mg，逐渐增量至一日 30 ~ 60mg，分 3 次服。肌内注射：用于精神病，1 次 5 ~ 10mg，隔 6 小时一次或酌情调整；用于呕吐，1 次 5mg。

【不良反应】 ①常见锥体外系反应，一般服用苯海索可缓解。长期服用也可以发生迟发性运动障碍。②少数患者有心悸、心动过速、口干、恶心、呕吐、便秘、尿频、食欲改变和体重增加等症状。有时可产生体位性虚脱。偶见皮疹、过敏性皮炎、阻塞性黄疸、心电图 ST-T 波变化。

【禁忌证】 对吩噻嗪类药物过敏者，肝功能不全者，有血液病、骨髓抑制者，青光眼患者，帕金森病及帕金森综合征患者禁用。

【注意】 妊娠期妇女、哺乳期妇女慎用。

【药物相互作用】 ①与哌替啶合用，可加强本品的镇静或镇痛作用。②可增强单胺氧化酶抑制药、三环类抗抑郁药、普萘洛尔和苯妥英钠的不良反应。③与氟西汀、帕罗西汀、舍曲林合用，可出现严重的急性帕金森综合征。④与锂剂合用，可导致衰弱无力、运动障碍、锥体外系反应增强、脑病和脑损伤。⑤可降低苯丙胺、胍乙啶、抗惊厥药和左旋多巴等的药效。⑥与曲马多合用可引起癫痫发作。⑦可逆转肾上腺素的作用而引起严重的低血压。

【制剂】 片剂：每片 2mg；4mg。注射液：每支 5mg(2ml)；5mg(1ml)。

【贮法】 遮光、密闭保存。

氟奋乃静〔药典(二);医保(乙)〕 Fluphenazine

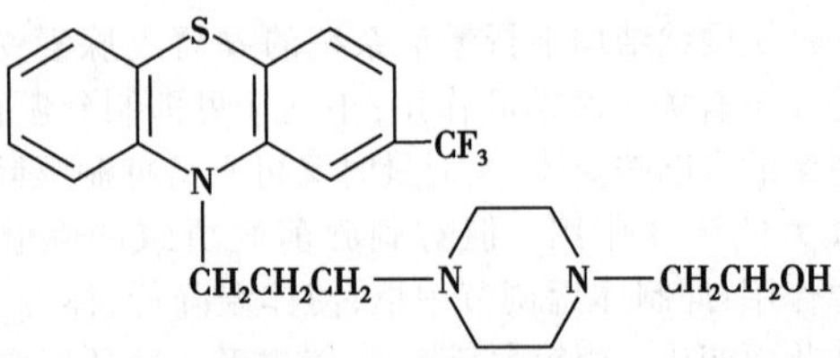

【其他名称】 盐酸氟奋乃静，氟非拉嗪，氟吩嗪，羟哌氟丙嗪，Fluphenazine Hydrochloride，Flufenazine，Modecate。

【ATC 编码】 N05AB02

【性状】 常用其盐酸盐，为白色或类白色结晶性粉末；无臭，味微苦；遇光易变色。在水中易溶，在乙醇中略溶，在丙酮中微溶，在苯或乙醚中不溶。

【药理学】 本品为吩噻嗪类的哌嗪衍生物，是多巴胺 D_1、D_2受体的拮抗药，与 5-HT 受体有高度亲和力。抗精神病作用比奋乃静强，且作用较持久。镇静、降低血压作用弱。但锥体外系反应比奋乃静更多见。口服可吸收，生物利用度为 27%，达峰时间为 2 ~ 4 小时。肌内注射后 1.5 ~ 2 小时达血药峰浓度。可分布于脑脊液中。可通过胎盘屏障进入胎儿血液循环，亦可分泌入乳汁。血浆半衰期为 12 小时。小儿、老年患者对本品的代谢与排泄均降低。

【适应证】 用于各型精神分裂症，有振奋和激活作用，适用于单纯型、紧张型及慢性精神分裂症，缓解情感淡漠及行为退缩等症状。亦可用于控制恶心、呕吐。其癸酸酯注射液有长效作用，详见本章“20.6 长效抗精神病药”相关部分。

【用法和用量】 口服：成人常用剂量一次 2mg，每日 1 ~ 2 次；逐渐递增，日服总量可达 20mg，最大量不超过每日 30mg。老年或体弱者从最小剂量开始，然后每日用量递增在 1 ~ 2mg 之间。

【不良反应】 用药后容易出现锥体外系反应，如两眼斜视或向外上方固定、肢体扭转、角弓反张、颈部强直、斜颈、静坐不能、抽搐、舌根发硬等运动障碍，用药时可考虑同时用抗震颤麻痹药(如苯海索、阿托品、东莨菪碱等)，以预防或减少不良反应发生。如出现锥体外系反应时，可立即注射东莨菪碱，或口服苯海索或阿托品。

【禁忌证】 ①对本品过敏者、帕金森病患者及严重抑郁症患者禁用。②昏迷患者、皮层下脑组织受损患者、有基底神经节病变者、恶血质患者、骨髓抑制患者、青光眼患者禁用。③6 岁以下儿童禁用本品片剂，12 岁以下儿童禁用本品注射剂。

【注意】 ①既往有抽搐史者慎用。②嗜铬细胞瘤患者、白细胞过低、血压过低、肝肾功能不全、心脑血管疾病及癫痫患者慎用。③妊娠期妇女慎用,哺乳期妇女服用本药期间应停止哺乳。

【药物相互作用】参见氯丙嗪、奋乃静。

【制剂】片剂:每片2mg;5mg。注射液:每支2mg(1ml);5mg(1ml);10mg(2ml)。

【贮法】遮光,密封保存。

三氟拉嗪[药典(二);医保(甲)] Trifluoperazine

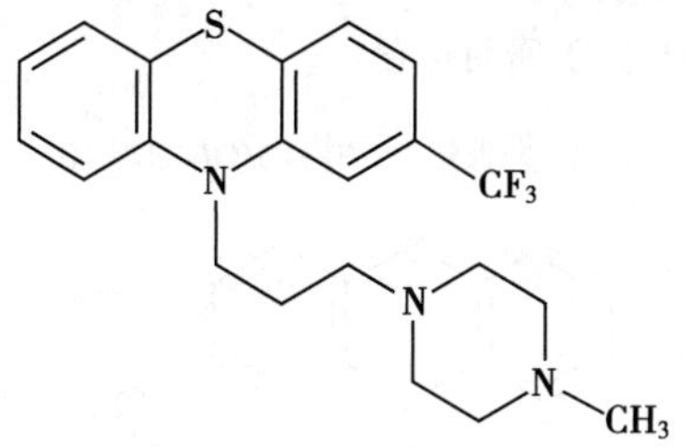

【其他名称】盐酸三氟拉嗪,甲哌氟丙嗪,三氟比拉嗪,Trifluoperazine Hydrochloride, Stelazine, Terfluzine, Triphthazinum。

【ATC编码】N05AB06

【药理学】本品为具有哌嗪侧链的吩噻嗪类药。常用其盐酸盐。作用与氯丙嗪相似,为强 D_2 与弱 D_1 受体拮抗药。抗精神病作用与镇吐作用均比氯丙嗪强,作用出现快而持久。锥体外系反应比较多见。催眠及镇静作用较弱。对消除幻觉、妄想,改善呆滞、木僵、淡漠、退缩等症状有较好效果,对兴奋、躁狂症状疗效差。对非精神病的情感障碍,如焦虑、紧张有疗效。还可控制恶心、呕吐。口服易吸收,达峰时间为2~4小时。单次给药作用可持续24小时。因为本品脂溶性高,所以在中枢神经系统内的浓度超过其血浆浓度。易透过胎盘屏障。总蛋白结合率为90%~99%。在肝脏中通过氧化作用产生多种活性代谢产物,这些活性代谢产物通过尿液排出体外。部分由粪便排泄。母体化合物的消除半衰期为24小时。不能经血液透析排除。

【适应证】①主要用于治疗精神病,对急、慢性精神分裂症,尤其对妄想型与紧张型较好。②用于非精神病的情感性心境障碍,通常只用于对苯二氮䓬类产生耐受性的患者,且应短期应用低剂量。③用于镇吐。

【用法和用量】①治疗精神病:开始口服,1次5mg,每日2次,此后逐渐增加到常用剂量每日15~20mg,分2~3次服。重症患者可用每日45mg。深部肌内注射可缓解急性精神病症状,每天1~3mg,分次肌内注射。②也用于镇吐,口服,一次1~2mg,每日2次,直至每日6mg,分次服。

【不良反应】锥体外系反应发生率约60%。其他不良反应有心动过速、失眠、口干、烦躁。偶见肝损害、白细胞减少或再生障碍性贫血。

【禁忌证】①对吩噻嗪类过敏者、帕金森病及帕金森综合征、基底神经节病变、血液疾病、骨髓抑制、青光眼、昏迷者禁用。②6岁以下儿童禁用。

【注意】①肝功能不全、冠心病、癫痫、有惊厥史者慎用。②妊娠期妇女慎用,哺乳期妇女用药期间应停止哺乳。③老年患者宜减量。

【药物相互作用】参见氯丙嗪、奋乃静。

【制剂】①片剂:每片1mg;5mg。②注射剂(粉):1mg。

【贮法】避光、密闭保存。

硫利达嗪[药典(二);医保(乙)] Thioridazine

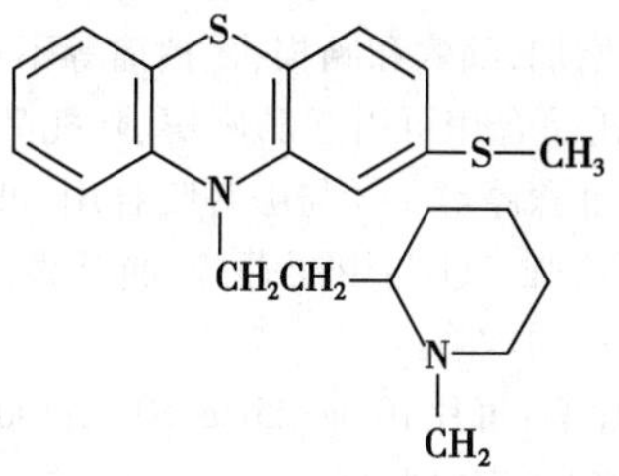

【其他名称】盐酸硫利达嗪,甲硫达嗪,盐酸甲硫达嗪,甲硫哌啶,硫利哌啶,硫醚嗪,利达新,美立廉,眠立乐,Thioridazine Hydrochloride, Melleril, Melleretten, Ridazine, Sonapax Mellavil, Thioril。

【ATC编码】N05AC02

【药理学】本品为吩噻嗪类含哌啶侧链的化合物,其左旋体选择性地对 D_2 受体起拮抗作用,其右旋体选择性地对 D_1 受体起拮抗作用。抗精神病作用与氯丙嗪相似,镇静、嗜睡作用也较少发生,无明显镇吐和降压作用。主要优点为锥体外系反应较少,临床应用发现本品是吩噻嗪类药物中锥体外系反应最少者,其镇静、嗜睡作用也较弱,较适合应用于老年患者,但在抗胆碱、直立性低血压及心电图异常方面较其他药多见。口服易吸收,血药浓度达峰时间为1~4小时,可透过血脑屏障,主要在肝脏代谢。母体药物的消除半衰期为21(6~40)小时,个体差异极大。几种代谢物具有程度不同的活性(其中包括美索达嗪)。原药和代谢物的蛋白结合率均高。

【适应证】①主要用于治疗急、慢性精神分裂症,适用于伴有激动、焦虑、紧张的精神分裂症。②用于躁狂症、更年期精神病。③亦用于儿童多动症和行为障碍。因锥体外系反应少而广泛应用。

【用法和用量】①成人精神病:开始时口服每次25~100mg,每日3次。然后根据病情及耐受情况逐渐递增至充分治疗剂量每次100~200mg,每日3次。最多可达每日800mg。②老年或体质弱者,从小剂量开始逐渐增加,每日总量低于成年人。③儿童行为障碍,1~5岁每天1mg/kg,5岁以上每天75~150mg,分次服。

【不良反应】可见口干、嗜睡、眩晕、视力调节障碍、直立性低血压、鼻塞、过敏性皮疹、尿失禁、射精障碍、乳漏等。长期服用可出现闭经、血小板降低、白细胞减少、色素性视网膜病变等。可能产生心脏毒性,使Q-T间期延长。

【禁忌证】严重的中枢神经系统功能降低、对吩噻嗪类有过敏史者、严重心血管疾病(如心力衰竭、心肌梗死、传导异常等)、白细胞减少、昏迷患者禁用。

【注意】①部分患者可出现心电图改变,延长心室的复极化,并有Q-T间期延长及T波凸起,严重者可能猝死,故有期前收缩者慎用。必要时应定期检查心电图。②肝肾功能不全、癫痫、脑炎及脑外伤后遗症患者慎用。③少量硫利达嗪可透过胎盘，也可进入到乳汁，故妊娠期或哺乳期妇女慎用。④由于能引起头晕或嗜睡，故驾驶车及操作机器者慎用。⑤可见尿液变成红色、粉红色或红褐色，但无害。

【药物相互作用】①与碳酸锂合用，可导致运动障碍，锥体外系症状增加，脑病和脑损害、抽搐等不良反应。②与氯丙嗪、苯扎托品合用可引起肠麻痹、阿托品中毒样障碍，甚至可引起心脏骤停等。③与哌替啶合用，可致呼吸抑制、中枢神经抑制增强。④与甲泛葡胺、曲马多、佐替平合用，可增加癫痫发作的危险。

【制剂】片剂：每片 10mg；25mg；50mg；100mg；200mg。

【贮法】遮光、密封保存。

丙氯拉嗪 Prochlorperazine

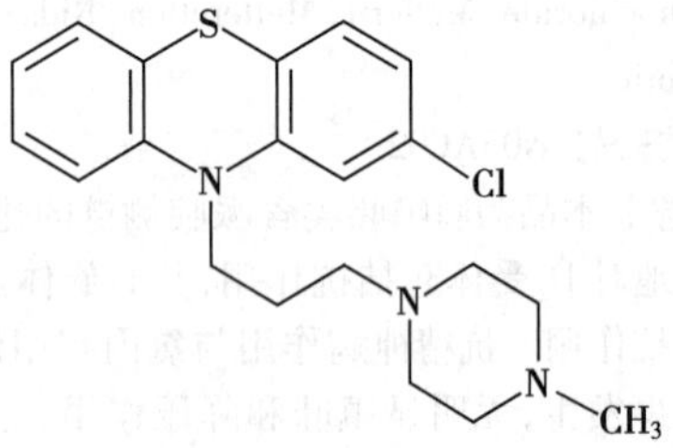

【其他名称】丙氯比拉嗪，康帕嗪，甲哌氯丙嗪，普氯拉嗪，Compazine，Stemetil。

【ATC 编码】N05AB04

【性状】透明、淡黄色黏稠液体，对光敏感，微溶于水，易溶于乙醇、三氯甲烷和乙醚。

【药理学】本品为吩噻嗪类抗精神病药，抗精神病和镇吐作用比氯丙嗪强，比三氟拉嗪弱。镇静作用较氯丙嗪、奋乃静弱。降血压作用较弱。本品药动学特点具有显著的个体差异，平均消除半衰期为 6.8 小时，口服后生物利用度较低，口服 25mg，达峰时间为 1.5 ~ 5 小时。分布容积和血浆清除率很高。

【适应证】主要用于急、慢性精神病，亦用于治疗严重的恶心、呕吐，也可用于梅尼埃病。

【用法和用量】（1）用于精神病：①口服，每次 5 ~ 10mg，一日 3 ~ 4 次。可每隔 2 ~ 3 天逐渐增加剂量，直至达到最佳疗效。某些患者在每天服用 50 ~ 75mg 剂量才能达到满意疗效。很严重的患者通常每天需服 100 ~ 150mg。②肌内注射，用于中、重度患者，每次 10 ~ 20mg，必要时每隔 2 ~ 4 小时重复一次，通常不超过 2 次剂量。少数患者必要时可增加肌内注射疗程，隔 4 ~ 6 小时，重复一次给药。控制症状后改成口服给药。

（2）用于严重的恶心、呕吐：①口服，每次 5 ~ 10mg，一日 3 ~ 4 次。②肌内注射，每次 5 ~ 10mg，必要时每隔 3 ~ 4 小时可重复一次，日剂量不超过 40mg。③静脉给药，每次 2.5 ~ 10mg，缓慢注射或静脉滴注，日剂量不超过 40mg。

（3）用于梅尼埃病：每日 15 ~ 30mg 分次服。

【不良反应】可见嗜睡、头晕、月经失调、视物模糊、疲劳、口干、流涎、便秘、神经紧张、体重增加。静脉给药可能发生低血压及皮炎。

【禁忌证】对本品或其他吩噻嗪类过敏者禁用。2 岁以下小儿禁用。禁与中枢神经系统抑制剂合用。

【注意】①不宜用于妊娠期妇女和哺乳期妇女。②本品能使尿液变成红色、粉红色或红褐色，为正常现象。

【制剂】片剂：每片 5mg；10mg。注射剂：每支 5mg（1ml）。糖浆剂：1mg/ml。

【贮法】遮光、密封保存。

三氟丙嗪 Triflupromazine

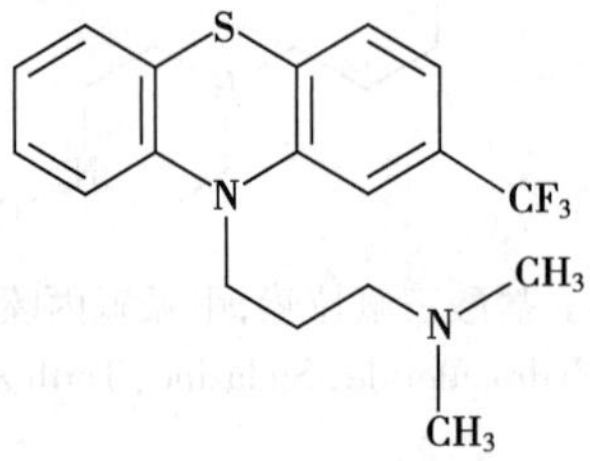

【其他名称】三氟甲丙嗪，氟丙嗪，Vesprin。

【ATC 编码】N05AA05

抗精神病作用较氯丙嗪强。用于治疗精神分裂症；亦用于镇吐。口服：每日 50 ~ 200mg，分 2 ~ 3 次。肌内注射，每日 60 ~ 150mg。不良反应：主要是锥体外系反应；其他有困倦、直立性低血压、口干、视力模糊等。制剂：片剂：每片 10mg；25mg；50mg。注射液：每支 10mg（1ml）；20mg（1ml）。

乙酰丙嗪 Acepromazine

【其他名称】马来酸乙酰丙嗪，乙酰普马嗪，Acepromazine Maleate，Tindala，Plegicil。

是吩噻嗪的衍生物，药理作用基本与氯丙嗪相似，抗精神病作用比氯丙嗪弱。用途同氯丙嗪，但疗效差。本品 20mg 与异丙嗪 50mg、哌替啶 100mg、5% 葡萄糖 250ml 配伍制成冬眠合剂。口服：每次 10mg，每日 3 次。肌内注射：每次 20mg。静脉滴注：每次 20mg（稀释至每 1ml 含 0.1 ~ 0.2mg）。不良反应及局部刺激性较氯丙嗪少，可见口干、腹或胃部不适、周围神经炎、嗜睡、乏力、心悸、肥胖、闭经、乳房肿胀；可能引起过敏反应。制剂：片剂：每片 10mg。注射液：每支 20mg（2ml）。

美索达嗪 Mesoridazine

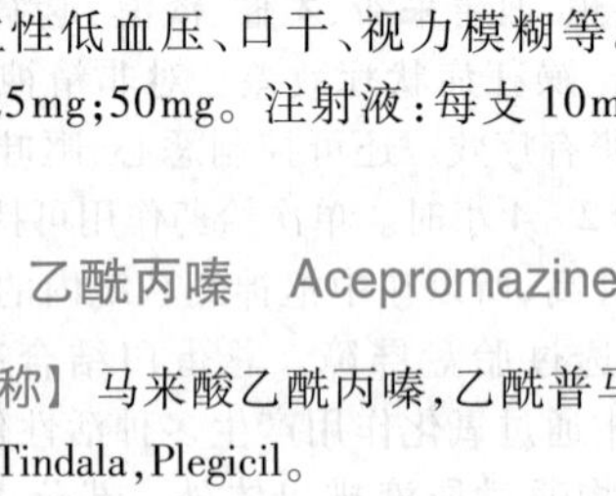

【其他名称】甲砜达嗪,Serentil,Lidanil。

【ATC 编码】N05AC03

本品为具有哌啶侧链的吩噻嗪类药。为硫利达嗪的活性代谢产物,抗精神病作用相似于氯丙嗪和硫利达嗪,但锥体外系反应少。主要用于精神分裂症及神经官能症。较低剂量用于行为障碍、精神发育迟滞和酒瘾的辅助治疗。口服:精神病的治疗:每次 50mg,每日 3 次;如需要可增加剂量达每日 400mg,分次服。肌内注射:开始剂量 25mg,需要时 30～60 分钟重复注射,直至每日 200mg。不良反应及注意同硫利达嗪。严重不良反应为心律不齐,Q-T 间期延长,从美国退市。片剂:每片 10mg,25mg,50mg,100mg;注射剂:每支 25mg(1ml)。

20.2　丁酰苯类

丁酰苯类的化学结构与吩噻嗪类完全不同,但药理作用却相似,为一类强效抗精神病、抗焦虑药。丁酰苯类抗精神病药为多巴胺 D_2受体拮抗药。对外周自主神经系统无明显作用,无抗组胺作用,抗肾上腺素作用较弱。有良好的抗兴奋躁动、敌对情绪和攻击行为作用,起效迅速。锥体外系副作用多见。与麻醉药、镇静催眠药合用时,可相互增加中枢抑制作用,合并使用时应减量。与苯妥英钠及苯巴比妥合用能降低血药浓度。

氟哌啶醇〔基;医保(甲)〕　Haloperidol

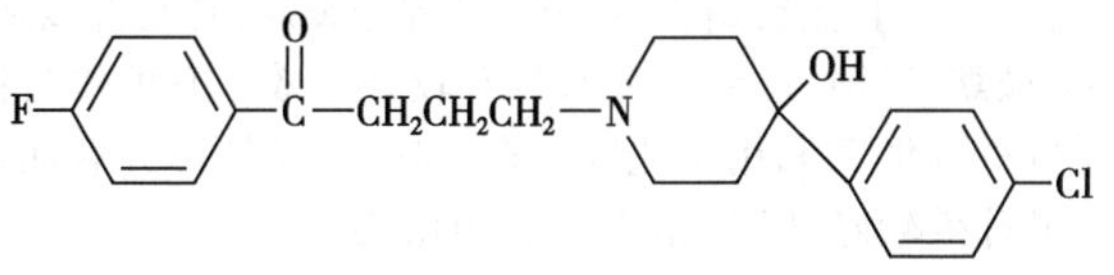

F—C₆H₄—C(=O)—$CH_2CH_2CH_2$—N(哌啶)—C(OH)—C₆H₄—Cl

【其他名称】氟哌丁苯,氟哌醇,卤吡醇,哌力多,Duraperidol,Halperon,Serenase,Peridol。

【ATC 编码】N05AD01

【性状】为白色或类白色的结晶性粉末;无臭,无味。能溶于水。在三氯甲烷中溶解,在乙醇中略溶,在乙醚中微溶,在水中几乎不溶。

【药理学】本品为丁酰苯类抗精神病药的主要代表,作用与氯丙嗪相似,有较强的多巴胺受体拮抗作用。在等同剂量时,其拮抗多巴胺受体的作用为氯丙嗪的 20～40 倍,因此属于强效低剂量的抗精神病药。抗精神病作用与其阻断脑内多巴胺受体,并可促进脑内多巴胺的转化有关。特点为:抗焦虑症、抗精神病作用强而久,有很好的抗幻觉妄想和抗兴奋躁动作用,对精神分裂症与其他精神病的躁狂症状都有效。阻断锥体外系多巴胺的作用较强,镇吐作用亦较强,但镇静作用弱。降温作用不明显。抗胆碱及抗去甲肾上腺素的作用较弱,心血管系统不良反应较少。口服吸收快,生物利用度为 40%～70%,3～6 小时血浆浓度达高峰,血浆蛋白结合率约 92%,$t_{1/2}$一般为 21 小时(13～35 小时)。在肝内代谢,单剂口服后约 40% 在 5 日内由尿排出。胆汁也可排泄少量。

【适应证】主要用于:①急、慢性各型精神分裂症。特别适合于急性青春型和伴有敌对情绪及攻击行动的偏执型精神分裂症,亦可用于对吩噻嗪类治疗无效的其他类型或慢性精神分裂症。因本品心血管系不良反应较少,也可用于脑器质性精神障碍和老年性精神障碍。②焦虑性神经症。③儿童抽动秽语综合征,又称 Tourette 综合征(TS),小剂量本品治疗有效,能消除不自主的运动,又能减轻和消除伴存的精神症状。④呕吐及顽固性呃逆。

【用法和用量】①口服:用于精神病:成人开始剂量每次 2～4mg,每日 2～3 次;逐渐增至 8～12mg,每日 2～3 次。一般剂量每日 20～30mg。维持治疗每次 2～4mg,每日 2～3 次。儿童及老年人,剂量减半。用于抽动秽语综合征:一般剂量每次 1～2mg,每日 3 次。②肌内注射:每次 5～10mg,每日 2～3 次。③静脉注射:10～30mg 加入 25% 葡萄糖注射液在 1～2 分钟内缓慢注入,每 8 小时 1 次。好转后可改口服。

【不良反应】①多见锥体外系反应,降低剂量可减轻或消失。长期应用可引起迟发性运动障碍。尚可引起失眠、头痛、口干及消化道症状。②大剂量长期使用可引起心律失常、心肌损伤。

【禁忌证】①帕金森病或严重中毒性中枢神经抑制患者不宜使用。②对本药过敏者、心功能不全、骨髓抑制、重症肌无力患者禁用。③曾有致畸报道,妊娠期妇女禁用。哺乳期妇女不宜服用。

【注意】①有报道肌内注射后引起呼吸肌运动障碍,应用时应注意。肺功能不全者慎用。②可影响肝功能,但停药后可逐渐恢复。肝功能不全者慎用。③癫痫、心脏疾病、青光眼、肾功能不全及尿潴留者、甲状腺功能亢进或中毒性甲状腺肿大患者慎用。④儿童用药后可引起严重的肌张力障碍,应特别谨慎。

【药物相互作用】①与麻醉药、镇痛药、催眠药合用时,可互相增效,合并使用时应减量。②与氟西汀合用时,可加重锥体外系反应。③与甲基多巴合用时,能加重精神症状,应注意避免。④与抗高血压药合用时,可使血压过度降低。与肾上腺素合用时,可导致血压下降。⑤与苯巴比妥合用可使本品血浓度下降。

【制剂】片剂:每片 2mg;4mg;5mg。注射液:每支 5mg(1ml)。

【贮法】遮光、密封保存。

氟哌利多〔药典(二);医保(乙)〕　Droperidol

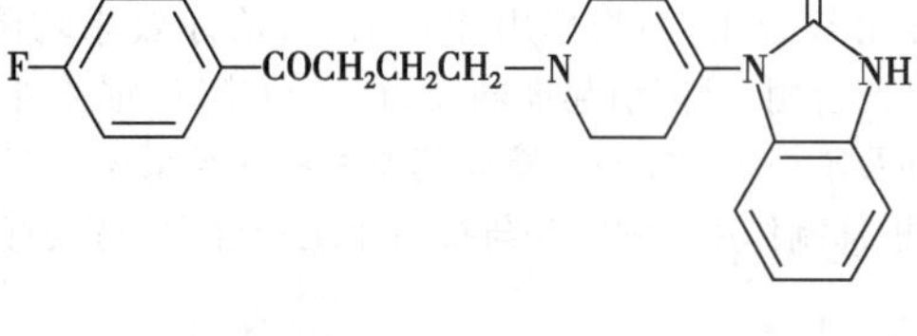

F—C₆H₄—$COCH_2CH_2CH_2$—N(四氢吡啶)—N(苯并咪唑酮)NH

【其他名称】氟哌啶,哒罗哌丁苯,哒哌啶醇,达哌丁苯,力帮欣定,去氢哌力多,Dehydrobenzperidol,Dridol,Inapsine。

【ATC 编码】N05AD08

【性状】本品为无色或微黄色的澄明液体。

【药理学】本品属于丁酰苯类抗精神病药,药理作用与氟哌啶醇基本相同。抗精神病作用主要与其拮抗多巴胺受体,并可促进脑内多巴胺的转化有关。具有较强的抗精神运动性兴奋、抗休克和止吐作用。对精神分裂症、躁狂症及急性精神运动性兴奋疗效较好,对消除幻觉、妄想、焦虑等症状效果亦好。有镇静作用及增强镇痛作用。特点为在体内代谢快,作用维持时间短。肌内或静脉注射后起效快,大部分与血浆蛋白结合,$t_{1/2}$为2~3小时,作用维持6~12小时。主要在肝脏代谢,代谢物大部分经尿排出,少部分由粪便排出。

【适应证】用于:①治疗精神分裂症的急性精神运动性兴奋躁狂状态。②神经安定镇痛术:利用本药的安定作用及增强镇痛作用之特点,将其与镇痛药芬太尼一起静脉注射,使患者产生一种特殊麻醉状态,用于烧伤大面积换药,各种内镜检查及造影等。③麻醉前给药,具有较好的抗精神紧张、镇吐、抗休克等作用。

【用法和用量】①治疗精神分裂症:每日10~30mg,分1~2次肌内注射。②神经安定镇痛术:每5mg加芬太尼0.1mg,在2~3分钟内缓慢静脉注射,5~6分钟内如未达一级麻醉状态,可追加半倍至1倍剂量。③麻醉前给药:手术前0.5小时肌内注射2.5~5mg。

【不良反应】①锥体外系反应较重且常见,急性肌张力障碍在儿童和青少年更易发生,出现明显的扭转痉挛,吞咽困难,静坐不能及类帕金森病。②可出现口干、视物模糊、乏力、便秘、出汗等。③可引起血浆中泌乳素浓度增加,可能有关的症状为:溢乳、男子女性化乳房、月经失调、闭经。④少数患者可能引起抑郁反应。⑤可引起注射局部红肿、疼痛、硬结。偶见过敏性皮疹。

【禁忌证】①有帕金森病史者禁用。②对本药过敏者、严重神经抑制、抑郁症、嗜铬细胞瘤、重症肌无力、基底神经节病变者禁用。

【注意】①药物引起的急性中枢神经抑制、癫痫患者慎用。②肝功能不全、肾功能不全及尿潴留、高血压、心功能不全、休克、肺功能不全、甲状腺功能亢进或毒性甲状腺肿、青光眼患者慎用。③儿童、老人、妊娠期妇女慎用。哺乳期妇女用药期间应停止哺乳。

【药物相互作用】①本品能增强巴比妥类药和麻醉性镇痛药的作用。与芬太尼的合剂可增强巴比妥类药和麻醉药的呼吸抑制作用。②与左旋多巴合用,可引起肌肉强直。与卡麦角林合用,药物作用相互拮抗,治疗效果均降低。③与锂剂合用,可能引起虚弱无力、运动障碍、锥体外系症状增加及脑损害。④与乙醇或其他中枢神经系统抑制药合用,中枢抑制作用增强。⑤与抗高血压药合用,易致直立性低血压。

【制剂】注射液:每支5mg(1ml)。

【贮法】避光保存。

三氟哌多 Trifluperidol

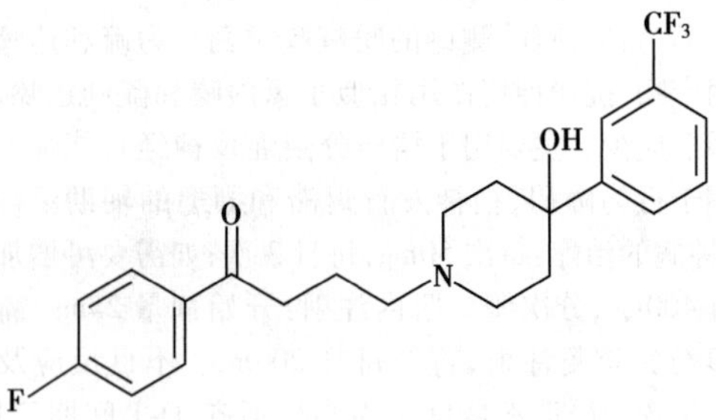

CF_3 OH O N F

【其他名称】三氟哌利多,三氟哌啶醇,三氟哌丁苯,Flumoperone,Psychoperidol,Triperidol。

【ATC 编码】N05AD02

【药理学】本品属于丁酰苯类抗精神病药。药理作用类似氟哌啶醇,其抗精神病作用更强,起效较快。其抗精神病有兴奋和抑制的双相特点。控制兴奋、躁动、行为紊乱等急性精神运动性兴奋症状疗效满意,且作用快而强,较为安全。对精神分裂症孤独、淡漠、迟钝、呆滞等慢性症状疗效较好。此外,能抑制条件性反射、抗呕吐和抗肾上腺作用,以及弱的抗组胺和强的抗5-HT作用。可迅速从胃肠道吸收。口服5小时、肌内注射约20分钟达血药峰值,$t_{1/2}$为12~36小时。血浆蛋白结合率为92%;可分布全身,透过血脑屏障,并可进入乳汁。在肝内代谢,其代谢物随尿、粪便排出。存在肝肠循环。

【适应证】主要用于急、慢性精神分裂症,对改善孤独、淡漠、缄默、迟钝、退缩等症状具有较好疗效。亦可作为镇静治疗的辅助剂和用于止吐。在医疗上,对精神分裂症慢性症状疗效较好,用于精神分裂症的治疗。

【用法和用量】口服:每日2~4mg;肌内注射、静脉注射或静脉滴注:每日2.5~10mg,分1~3次用。

【不良反应】以锥体外系反应为主,偶见白细胞减少。可见胃肠反应、失眠和暂时性血清谷丙氨基转移酶增高。大剂量长期使用可引起心律失常、心肌损伤。

【禁忌证】曾有致畸报道,妊娠期妇女禁用。

【注意】心、肝功能不全者慎用。

【制剂】片剂:每片0.5mg。注射液:每支2.5mg(1ml)。

替米哌隆 Timiperone

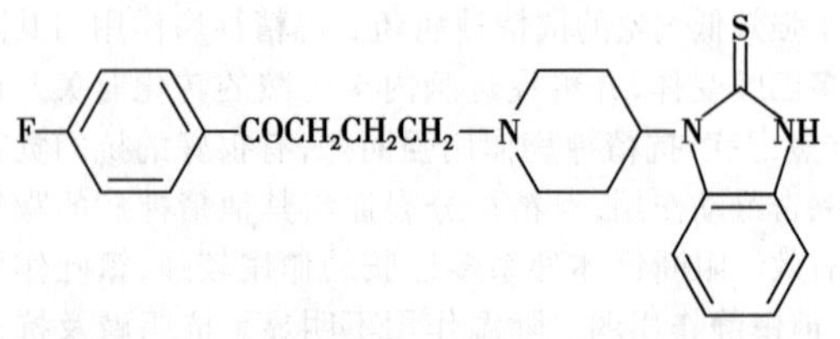

F—⟨苯环⟩—$COCH_2CH_2CH_2$—N⟨哌啶⟩—N⟨苯并咪唑⟩NH =S

【其他名称】硫米哌酮,硫米哌隆,Tolopelon。

【药理学】本品为丁酰苯类抗精神病药,具有多巴胺受体拮抗作用,能促进脑内多巴胺代谢周转。本品具有较强的抗精神病作用,而其锥体外系或运动系统的不良反应则较小,可促进垂体分泌催乳素。口服后吸收缓慢而良好,约在4小时达血药峰浓度,生物半衰期为4.4小时。经肝脏代谢，最后自肾脏排出。可透过胎盘屏障，亦可经乳汁排泄。

【适应证】临床上可替代氟哌啶醇，作为最常用的抗精神病药物。用于治疗精神分裂症和躁狂症。对控制兴奋躁动、攻击行为等精神运动性兴奋疗效满意，迅速而完全；对孤独、淡漠、缄默、迟钝、退缩等症状有较好疗效。

【用法和用量】口服，自每日0.5~3mg开始渐增，通常成人每日3~12mg，分次服用。可根据年龄和病情酌情调整剂量。

【不良反应】①有轻度的锥体外系反应(13%)：帕金森综合征、运动障碍、静坐不能。②神经系统：睡眠障碍、焦虑不安、易激动、困倦、兴奋、躯体摇晃。③消化道：恶心、便秘、口渴、食欲缺乏。④内分泌：月经异常、泌乳、乳房痛。

【禁忌证】①昏迷患者、使用中枢神经抑制药者、帕金森病患者及对丁酰苯类化合物过敏者禁用。②不宜用于妊娠期妇女或哺乳期妇女。

【注意】①慎用于心血管疾病、低血压或出现一过性低血压患者，癫痫等痉挛性疾病或有此类病史者，肝功能不全，甲状腺功能亢进患者，老年人或小儿患者。②服用本药者不宜驾驶机动车或操作机器。

【制剂】片剂：每片0.5mg；1mg；3mg。

溴哌利多 Bromperidol

F—C₆H₄—COCH₂CH₂CH₂—N(哌啶)—C(OH)—C₆H₄—Br

【其他名称】溴哌醇，Azurene，Azurone，Bromperidolum，Impromen。

【ATC编码】N05AD06

【药理学】本品为强效丁酰苯类抗精神病药，具有显效迅速及作用持久的特点。具有促进脑内多巴胺代谢和拮抗脑内多巴胺受体的作用，这与其抗精神病作用有关。锥体外系副作用少，对自主神经影响较轻，不会引起明显的低血压反应。本品口服可吸收，且吸收较迅速，4~6小时后达血高峰浓度，血浆半衰期为20~30小时。若每日服用9mg，于第7日后达到稳定状态。经肝脏与葡萄糖醛酸结合，大部分于给药后24小时随尿排出。

【适应证】本品适用于治疗精神分裂症。对治疗幻觉、妄想有特异效果，对精神运动性兴奋有中等效果，对急、慢性精神分裂症患者均有效，其中对慢性退缩的精神分裂症患者具有特异的振奋作用。

【用法和用量】口服：通常成人每日3~18mg，分次服用，根据病情或年龄可调整剂量，最大剂量每日36mg。

【不良反应】副作用较少。主要为帕金森综合征、静坐不能、睡眠障碍、困倦、便秘、乏力、倦怠。偶见ALT升高。

【禁忌证】禁用于昏迷、使用中枢神经抑制药者、重症心功能不全者、帕金森综合征患者、对丁酰苯类过敏者、妊娠期妇女、哺乳期妇女。

【注意】肝功能不全、心血管系统疾病、低血压或有过一过性低血压的患者，有癫痫或痉挛性疾病既往史者，甲状腺功能亢进、高龄患者及小儿等慎用。

【制剂】片剂：每片1mg；3mg；6mg。

20.3 硫杂蒽类

硫杂蒽类(噻吨类)的基本结构与吩噻嗪类相似，仅在吩噻嗪环第10位氮原子被碳原子所取代。其抗精神病的作用机制与拮抗D_2受体有关。与吩噻嗪类相比，镇静作用较弱，但有一定的抗焦虑和抗抑郁作用，对伴有焦虑、抑郁的精神病性障碍属于首选。可增强中枢抑制剂的抑制作用；可降低胍乙啶、肾上腺素能类药及左旋多巴的作用。

氯普噻吨[药典(二)；医保(乙)] Chlorprothixene

(噻吨环，2-Cl，9位=CHCH₂CH₂N(CH₃)₂)

【其他名称】氯丙硫蒽，泰尔登，氯苯硫新，氯丙噻吨，Truxil，Truxal，Tardan。

【ATC编码】N05AF03

【性状】为淡黄色结晶性粉末；无臭，无味。在三氯甲烷中易溶，在水中不溶。

【药理学】本品属于硫杂蒽类抗精神病药，药理作用与氯丙嗪相似。可通过拮抗脑内神经突触后多巴胺D_1和D_2受体而改善精神症状，抗精神病作用不及氯丙嗪。也可抑制脑干网状结构上行激活系统，镇静作用比氯丙嗪强。抗焦虑与抗抑郁作用比氯丙嗪强，但抗幻觉、妄想作用不如氯丙嗪。还可抑制延髓化学感受区而发挥止吐作用。可阻断α-肾上腺素受体而影响下丘脑和脑下垂体的激素分泌；抗胆碱作用较弱。口服后吸收快，1~3小时血药浓度可达峰值，$t_{1/2}$约30小时。肌内注射后作用时间可达12小时以上。主要在肝内代谢，大部分经肾脏排泄。

【适应证】①用于治疗以抑郁、焦虑症状为主要表现的精神分裂症、躁狂症、反应性精神病、更年期精神病、情感精神病性抑郁症以及伴有兴奋或情感障碍的其他精神失常。②亦用于焦虑性神经官能症，改善焦虑、紧张、睡眠障碍。

【用法和用量】①治疗精神病：每日口服75~200mg，分2~3次服。必要时可用至每日400~600mg。对兴奋躁动、不合作者，开始可肌内注射，每日量为90~150mg，分次给予。好转后改为口服。②治疗神经官能症：每次服12.5~25mg，每日3次。但通常仅用于苯二氮䓬类无效的患者，且应短期、小剂量。

【不良反应】①与氯丙嗪相似，也可引起直立性低血压，但锥体外系反应较少见，长期大量使用也可引起迟发性运动障碍。大剂量时可引起癫痫大发作。②偶有肝功能损伤、粒细胞减少及皮疹产生。③可引起血浆中泌乳素浓度增加，可能有关的症状为：溢乳、男子女性化乳房、月经失调、闭经。④注射局部可见红肿、疼痛、硬结。

【禁忌证】①禁用于对本药过敏者、帕金森病及帕金森综合征、基底神经节病变、昏迷、骨髓抑制、青光眼、尿潴留患者。②6 岁以下儿童禁用。

【注意】①避免本品与皮肤接触，以防产生接触性皮炎。②肝功能受损、癫痫、心血管疾病、前列腺增生、溃疡病患者慎用。③妊娠期妇女慎用，哺乳期妇女用药期间应停止哺乳。④老年患者起始剂量应减半，加量要缓慢，随后的剂量增加也应减慢。

【药物相互作用】①与三环类或单胺氧化酶抑制药合用时，镇静和抗胆碱作用增强。②与抗胆碱药合用，可使两者的作用均增强。③与锂剂合用，可导致虚弱、运动障碍、锥体外系反应加重及脑损伤等。④与曲马多、佐替平合用，发生惊厥的危险性增加。⑤与抗胃酸药或泻药合用时，本品的吸收减少。

【制剂】片剂：每片 12.5mg；15mg；25mg；50mg。注射液：每支 10mg(1ml)；30mg(1ml)；30mg(2ml)。

【贮法】遮光、密闭保存。

氯哌噻吨〔医保(乙)〕 Clopenthixol

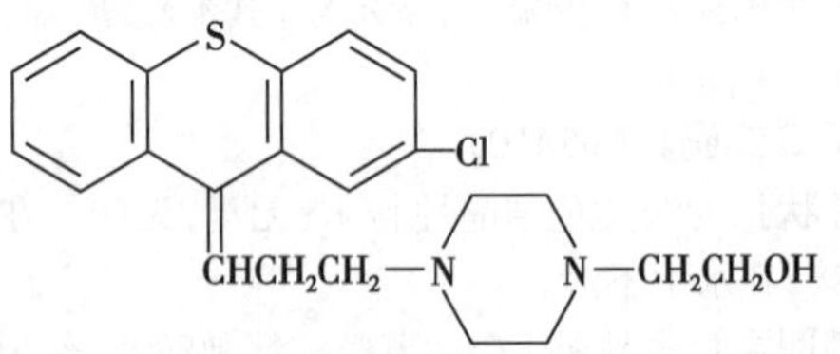

【其他名称】氯噻吨，氨噻吨，高抗素，Sordinol。

【ATC 编码】N05AF02

【性状】为白色或淡黄色粉末，味苦，易溶于水，不溶于乙醇。

【药理学】本品通过对多巴胺 D_1 和 D_2 受体的拮抗而起作用，其抗精神病作用与氯丙嗪相似。有较强的镇静作用。长期应用不会引起耐受性增加和多巴胺受体过敏。阻断 α 肾上腺素受体作用比较强。片剂口服后 4 小时达到血浆最高浓度，$t_{1/2}$ 为 20 小时，口服一般在 2～7 天出现疗效。短效针剂肌内注射后 4 小时起效，24～48 小时血浆浓度达高峰。长效针剂肌内注射后最高血药浓度维持 7 天左右，$t_{1/2}$ 为 19 天，生物利用度 44%。长效针剂在肌内注射后第一周即出现疗效。

【适应证】①长期使用可预防精神分裂症复发，对慢性患者可改善症状；对幻觉、妄想、思维障碍、行为紊乱、兴奋躁动等效果较好。②对智力障碍伴精神运动性兴奋状态、儿童严重攻击性行为障碍、老年动脉硬化性痴呆疗效较好。

【用法和用量】口服：开始剂量每日 10mg，每日 1 次，以后可逐渐增至每日 80mg，分 2～3 次服；维持剂量每日 10～40mg。速效针剂：深部肌内注射 50～100mg，一般每 72 小时注射一次，累计总量不超过 400mg。癸酸酯长效针剂：一般 200mg 肌内注射，每 2～4 周一次，根据情况调整。

【不良反应】主要不良反应是锥体外系反应，大剂量时可出现头昏、乏力、嗜睡、口干、心动过速、直立性低血压等。

【禁忌证】①有严重心、肝、肾功能不全者，有惊厥史者禁用。②妊娠期与哺乳期妇女禁用。

【注意】①本品不宜用于兴奋、躁动患者。②本药与其他硫杂蒽、吩噻嗪类药物有交叉过敏。③用药期间应避免饮酒。

【药物相互作用】①与催眠药、镇痛药或镇静药物合用可相互增效。②与哌嗪合用，可增加锥体外系反应的发生率。

【制剂】片剂：每片 10mg。注射剂：速效针剂 50mg(1ml)，癸酸酯长效针剂 200mg(1ml)。

【贮法】注射剂应严密避光，置冷暗处保存。

珠氯噻醇 Zuclopenthixol

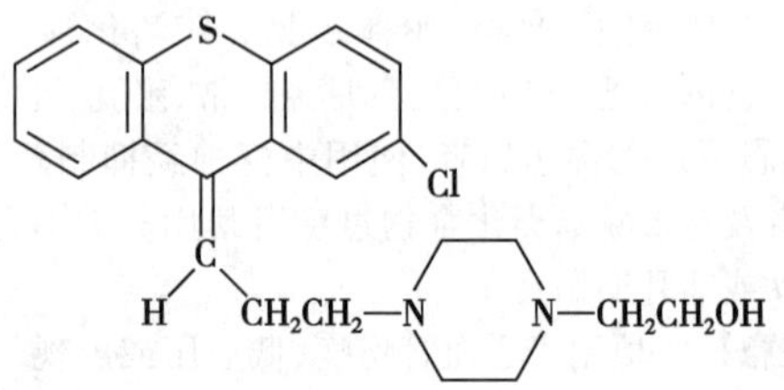

【其他名称】二盐酸珠氯噻醇，珠氯噻吨，醋酸珠氯噻吨，Cisordinol Depot，Cisordinaol。

【ATC 编码】N05AF05

【性状】药用盐酸珠氯噻醇：结晶，熔点 250～260℃；易溶于水，稍溶于乙醇，几乎不溶于其他有机溶剂。本品 11.8mg 约相当于珠氯噻醇 10mg。

【药理学】本品是一种硫杂蒽衍生物，为氯哌噻吨的顺式异构体，具有显著的抗精神病作用，与其对多巴胺受体的拮抗作用有关。本品还具有特异的镇静作用，对具有激越、不安、敌意或攻击症状的精神患者特别有用。对维持治疗的精神病人，特别是口服给药困难的病人，使用本品的长效制剂继续治疗的效果更佳，只需每隔 2～4 周肌内注射 1 次。本品抗胆碱作用弱，而抗组胺作用强。

口服片剂后可从胃肠道吸收，达峰时间为 4 小时，一般在 2～7 天出现疗效。肌内注射短效针剂后 4 小时起效，24～48 小时血浆浓度达峰值。肌内注射长效针剂后第一周即出现疗效，最高血清浓度维持 7 天左右，生物利用度为 44%。吸收后原形药物经血液分布于脑、脊髓、肺、肝、肠道、肾脏及心脏，可少量通过胎盘屏障，并可分泌入乳汁中。经肝脏代谢，代谢产物无药理活性，主要随粪便排泄，少量亦可随尿液排泄。半衰期为 19 天。

【适应证】用于：①急性和慢性精神分裂症及其他精神病，尤其幻觉、妄想、思维紊乱以及激越、不安、敌意和攻击等症状。②躁狂抑郁症的躁狂相。③伴有精神运动性活动过度、激越、暴力和其他行为紊乱的精神发育迟滞。④伴有偏执观念、意识错乱和(或)定向障碍或行为紊乱的老年性痴呆。本品较适用于老年患者。

【用法和用量】口服：①治疗急性精神分裂症和和其他急性精神病、严重的急性激越状态和躁狂：口服给药通常每日 10～50mg。对于中度到重度病例，开始按每日 20mg 增加，如必要，可按每 2～3 日增加 10～20mg，达到每日 75mg 或更高。最大剂量为每日 150mg。②治疗慢性精神分裂症及其他慢性精神病：口服给药的维持剂量为每日 20～40mg。

③有激越症状的精神发育迟滞患者：口服给药的每日剂量为 6 ~ 20mg，必要时可增加到每日 25 ~ 40mg。④有激越和意识错乱症状的老年性痴呆患者：口服给药的每日剂量为 2 ~ 6mg（最好晚上服用）。必要时剂量可增加至每日 10 ~ 20mg。

其醋酸盐注射剂可作肌内注射，每 2 ~ 3 日 50 ~ 150mg。其癸酸酯注射剂为长效制剂，可作肌内注射，每 2 ~ 4 周 1 次，200 ~ 400mg。

【不良反应】①用药初期，常见锥体外系反应。②嗜睡、口干、排尿困难、便秘、心动过速、直立性低血压较常发生。

【禁忌证】①急性酒精中毒，催眠药、镇痛药和精神药物中毒，循环性休克及昏迷，对噻嗪、噻吨类过敏的患者，血液恶病质患者，嗜铬细胞瘤患者禁用。②妊娠期及哺乳期妇女禁用。

【注意】①开始治疗时，应定期检查心电图、血象、肝功能，长期应用，至少每 6 ~ 12 个月检查 1 次。②肝功能不全者，器质性脑病综合征患者，心血管疾病患者，有惊厥病史者慎用。③服药期间不宜饮酒。

【药物相互作用】①与镇静药、催眠药、镇痛药等中枢神经抑制药同服，可互相增效。②与三环类抗抑郁药彼此抑制代谢。③与哌嗪合用，可增加本品锥体外系反应的发生率。④与锂剂合用，可导致运动障碍、锥体外系反应增加和脑损害。⑤与曲马多合用，癫痫发作的危险性增加。⑥因本品部分经 CYP2D6 代谢，与 CYP2D6 抑制剂合用可降低本品的清除率。

【制剂】片剂：每片 10mg；25mg。注射液（醋酸酯、癸酸酯）：每支 50mg（1ml），200mg（1ml）。

【贮法】注射液应 15℃以下，避光保存。

氟哌噻吨[医保(乙)]　Flupentixol

【其他名称】盐酸氟哌噻吨，二盐酸氟哌噻吨，盐酸氟哌噻唑，三氟噻吨，复康素，Fupentixol Dihydrochloride，Flunen。

【ATC 编码】N05AF01

【性状】本品二盐酸盐呈白色或淡黄色粉末，味苦，易溶于水，能溶于乙醇。其癸酸酯为黄色油状物，有轻臭。

【药理学】本品是硫杂蒽类衍生物，通过拮抗多巴胺 D_2 受体而起到抗精神病效果。具有较强的抗精神病作用，比氯普噻吨强 4 ~ 8 倍，而镇静作用较弱。同时还有抗焦虑、抗抑郁作用。片剂口服达峰时间为 4 小时，消除相 $t_{1/2}$ 为 35 小时。其癸酸酯长效针剂肌内注射后血清峰浓度可持续 7 天左右，消除相为 19 天。本品生物利用度为 40%。经肝脏代谢，代谢产物为 *N*-去羟基化合物和葡萄糖醛酸结合物，无药理活性。主要从粪便排泄，少量由尿排出。

【适应证】用于：①急、慢性精神分裂症，对淡漠、意志减退、违拗症状及分裂症后抑郁效果较好；长效制剂用于维持治疗和慢性精神分裂症的治疗。②各种原因引起的抑郁或焦虑症状；③由癫痫、老年性痴呆、精神发育迟滞以及酒、药依赖伴发的精神症状。

【用法和用量】①用于精神病：口服，初始每次 5mg，每日 1 次，以后视情况可逐渐加量，必要时可增至每日 40mg；维持剂量每次 5 ~ 20mg，每日 1 次。深部肌内注射，起始剂量 10mg 注射 1 次，1 周后可酌情加量；治疗剂量每次 20 ~ 40mg，每 2 周注射 1 次；维持剂量每次 20mg，每 2 ~ 4 周注射 1 次。②用于治疗忧郁性神经症：口服，每次 1mg，一日 2 次。最大剂量为每日 3mg。

【不良反应】主要有锥体外系反应，尤其在用药早期。偶见皮疹、便秘、失眠、头晕、口干等。长期用药可引起迟发性运动障碍。

【禁忌证】①对本品过敏者、急性酒精、巴比妥、阿片类中毒及昏迷状态的病人、严重肝肾损害、心脏病、血液恶病质、嗜铬细胞瘤患者禁用。②妊娠头 3 个月患者禁用。

【注意】①本品不宜用于兴奋、躁动患者。器质性脑综合征患者慎用。②心血管疾病患者慎用。③不推荐儿童使用。

【药物相互作用】参见珠氯噻醇。能增加酒精、巴比妥类及其他中枢抑制药的作用。阻断胍乙啶的降压作用。减弱左旋多巴和肾上腺素类药物的作用。

【制剂】片剂：每片 0.5mg；3mg；5mg。癸酸酯注射剂：每支 20mg（1ml）。

【贮法】片剂：25℃以下室温保存。癸酸酯注射剂：避光、阴凉处保存。

氟哌噻吨美利曲辛片[医保(乙)]
Flupentixol and Melitracen Tablets

【其他名称】黛力新，黛安神，复方氟哌噻吨，Deanxit。

【药理学】本品含氟哌噻吨和美利曲辛两种成分，是由两种常见且已被证明有效的化合物组成的复方制剂。氟哌噻吨通过拮抗脑内多巴胺 D_2 受体而起到抗精神病作用。美利曲辛是一种三环类抗抑郁药，包括对利血平的拮抗作用、抗强制性木僵、增强肾上腺素及去甲肾上腺素（NA）的作用，还有微弱的镇静作用。由于美利曲辛具有抑制神经递质再吸收的作用，故可使突触间隙的 5-HT 和 NA 浓度增加。氟哌噻吨和美利曲辛合用可提高脑内突触间隙 DA、NA 及 5-HT 等多种神经递质的含量，从而调节中枢神经系统的功能。另一方面，美利曲辛可以对抗大剂量用氟哌噻吨时可能产生的锥体外系反应。氟哌噻吨与美利曲辛相互拮抗，使本品的抗胆碱作用较单用美利曲辛弱。此外，本品对组胺受体也有一定的拮抗作用，并且还具有镇静、抗惊厥作用。

氟哌噻吨吸收后约 4 小时血药浓度达峰值，2 ~ 3 日后起效，生物利用度为 40% ~ 50%，有广泛的首关效应，主要在肝脏和肠壁代谢，代谢后主要从粪便排泄，也可通过乳汁排泄。美利曲辛吸收后，达峰时间约为 3.5 小时，蛋白结合率为89%，半衰期为19小时。经肾脏排泄60%，经粪便排泄17%，可经乳汁排泄。

【适应证】①用于治疗轻、中度抑郁和焦虑。②用于神经衰弱，心因性抑郁，抑郁性神经官能症，隐匿性抑郁，心身疾病伴焦虑和情感淡漠，更年期抑郁，嗜酒及药瘾者的焦躁不安及抑郁。③也用于治疗神经性头痛、偏头痛、紧张性头痛，某些顽固性疼痛及慢性疼痛等。

【用法和用量】口服：一日2片，早晨单次顿服，或早晨、中午各服1片。严重者一日3片，早晨2片，中午1片。维持剂量为一日1片，早晨服。

【不良反应】①可引起直立性低血压，有增加房室传导阻滞的危险。②中枢神经系统主要为锥体外系反应，但美利曲辛可以对抗氟哌噻吨的锥体外系反应。氟哌噻吨有引起神经阻滞剂恶性综合征的报道，美利曲辛可引起多汗症。③还可引起接触性皮炎、光敏感度增加等。

【禁忌证】严重心脏疾病、闭角型青光眼、精神高度兴奋、造血功能紊乱、前列腺腺瘤患者禁用。

【注意】①癫痫患者，肝、肾功能损害者，心脏疾病患者慎用。②不推荐儿童使用本药，妊娠期妇女、哺乳期妇女慎用。

【药物相互作用】参见珠氯噻醇。

【制剂】片剂：每片含哌噻吨0.5mg和美利曲辛10mg。

【贮法】避光，密闭保存。

替沃噻吨　Tiotixene

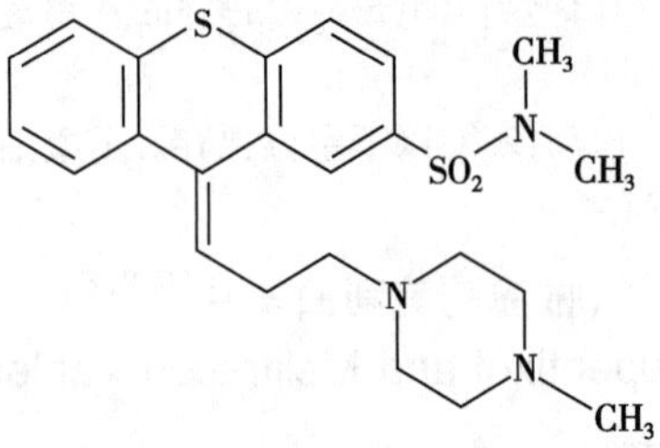

【其他名称】甲哌硫丙硫蒽，氨砜噻吨，Thiothixene，Navane。

【ATC编码】N05AF04

【药理学】药理作用与吩噻嗪类相似，但抗幻觉、妄想作用不强，无镇静催眠作用，有活跃作用。有镇吐及轻微的降压和镇痛作用。口服后吸收较快，达峰时间为1～3小时，吸收后分布全身，具有明显肝肠循环。半衰期为34小时。

【适应证】主要适用于慢性精神分裂症行为退缩、主动性减低、情感淡漠。对急性精神分裂症幻觉、妄想，情感性障碍，躁狂抑郁状态也有疗效。效果优于氯普噻吨。亦可用于治疗焦虑症。

【用法和用量】①用于精神病患者：口服，开始每天5～15mg，分2～3次服用，渐增至30～60mg/d。肌内注射：每次4～8mg，每日2～3次。②用于焦虑症：口服，每日5～15mg。

【不良反应】主要为锥体外系反应、类震颤麻痹、静坐不能、肌张力障碍等。尤以大剂量时明显。此外，尚有失眠、乏力、呕吐、皮疹、低血压、心动过速、口干、烦渴、视力模糊、多汗及心电图改变。

【制剂】片剂：每片5mg；10mg。注射剂：每支4mg（2ml）。

20.4　苯甲酰胺类

舒必利〔药典(二)；基；医保(甲)〕　Sulpiride

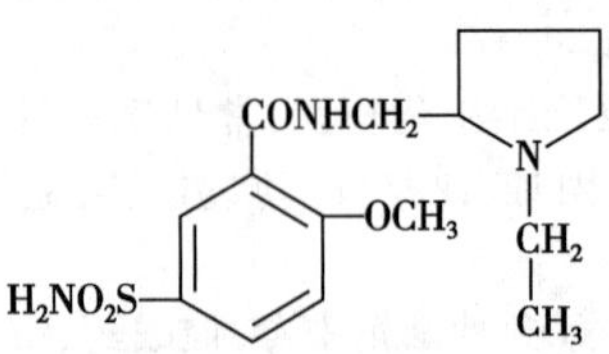

【其他名称】硫苯酰胺、舒宁、止吐灵、消呕宁，止呕灵，Equilid，Dagamatil，Dogmatil。

【ATC编码】N05AL01

【性状】为白色或类白色结晶性粉末；无臭，味微苦。在乙醇或丙醇中微溶，在三氯甲烷中极微溶解，在水中几乎不溶；在氢氧化钠溶液中极易溶解。熔点177～180℃。

【药理学】本品属于苯甲酰胺类化合物，为非典型抗精神病药。选择性拮抗中脑边缘系统的多巴胺D_2受体，对D_3、D_4受体也有一定拮抗作用。具有较强的抗精神病作用和止吐作用，还有精神振奋作用。对淡漠、退缩、木僵、抑郁、幻觉、妄想等症状有较好疗效，但无明显镇静作用及抗躁狂作用。抗胆碱作用较轻。本品自胃肠道吸收，2小时可达血药浓度峰值。口服本品48小时，口服量的30%从尿中排出，一部分从粪中排出。血浆半衰期为8～9小时，主要经肾脏排泄。可从母乳中排出。

【适应证】①用于精神分裂症的抑郁状态、症状性精神病、官能性抑郁和疑病状态、酒精中毒性精神病、智力发育不全伴有人格障碍、老年性精神病。对淡漠、退缩、木僵、抑郁、幻觉和妄想症状的效果较好。②用于治疗呕吐、良性消化性溃疡和溃疡性结肠炎。为中枢性止吐药，有很强的止吐作用。

【用法和用量】①治疗精神病：口服，开始每日200mg，2～3次分服，可缓慢增至一日300～800mg，2～3次分服，最高用量每天1600mg。肌内注射，开始每天200mg，2～3次分注，以后可增至每天600mg。也可每天300mg，加入5%葡萄糖注射剂中，缓慢输注，以后可增至每天600mg。②用于止吐：可口服，每天100～600mg，分2～3次服。③用于消化性溃疡：每天100～300mg，3～4次分服。

儿童：《中国国家处方集·化学药品与生物制品卷·儿童版》推荐：①用于6岁以上儿童少年精神分裂症，低剂量起始，一次50～100mg，一日2～3次，根据病情和耐受情况逐渐增加剂量。12岁以下儿童通常治疗量为一日200～400mg，维持量为一日100～300mg。12岁以上儿童少年通常治疗量为一日400～800mg，维持量为一日200～600mg。②用于止吐，低量起始，一次50～100mg，一日2～3次。

【不良反应】①增量过快时，可有一过性心电图改变、血压升高或降低、胸闷、脉频等，应注意。②有时可见轻度的锥体外系反应，应减少剂量或合用抗帕金森病药。③尚可有月经异常、泌乳、射精不能、体重增加、失眠、焦躁、不安、兴奋、困倦、口渴、头痛、发热、出汗、排尿困难、运动失调、胃肠道反应等不良反应。④如出现皮疹、瘙痒等过敏反应，应停药。

【禁忌证】①对本品过敏者、嗜铬细胞瘤、高血压、严重心血管疾病、严重肝病患者禁用。②幼儿、妊娠期妇女、哺乳期妇女禁用。

【注意】①躁狂症患者慎用，因可能使症状加重。②增加剂量不宜过快，否则可能发生心电图变化、血压不稳、脉频等症状。③患有癫痫、基底神经节病变、帕金森综合征、严重中枢神经抑制状态者慎用。④患有心血管疾患、低血压、肝功能不全者慎用。⑤用药期间不可从事伴有机械运转的危险性操作。

【药物相互作用】①与中枢神经系统抑制药或三环类抗抑郁药合用，可导致过度嗜睡。②与曲马多、佐替平合用，可增加致癫痫发作的风险。③锂剂可加重本品的不良反应，并降低药效。④合用硫糖铝时，本品的生物利用度降低40%。抗酸药和止泻药可降低本品的吸收率，两者同用时应间隔至少1小时。

【制剂】片剂：每片10mg；50mg；100mg；200mg。注射液：每支50mg(2ml)；100mg(2ml)。

【贮法】遮光，密闭保存。

左舒必利 Levosulpiride

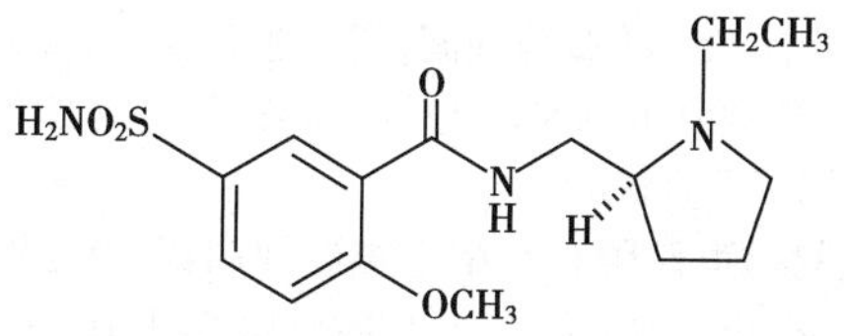

【其他名称】左旋舒必利，Levobren，Levopraid。

【ATC编码】N05AL07

【药理学】本品系苯甲酰胺衍生物舒必利的左旋对映异构体，是舒必利治疗中的主要活性部分，为非典型抗精神病药物和止吐药。能特异性拮抗多巴胺D_2受体，同时还具有对5-HT_4受体中度激动作用和对5-HT_3受体弱的拮抗作用。进而产生抗精神病、抗抑郁、止吐的作用。其特点是对多巴胺D_2受体选择性较高而拮抗作用较弱，临床使用中同类药物常见的锥体外系反应和运动障碍的副作用发生率较低。本品口服吸收，生物利用度为27%～34%，食物可减少吸收。在体内极少甚至不被代谢，70%～90%以原形经肾脏排泄。

【适应证】①用于治疗急、慢性精神分裂症的阴性或阳性症状，内源性和反应性抑郁症，伴有躯体化症状的焦虑症。②也用于治疗顽固性呕吐、反流性食管炎及化疗所致的呕吐，消化性溃疡。

【用法和用量】①口服：精神分裂症，每次100mg，一日2次；胃肠道疾病，每次25mg，一日3次。②肌内注射：每次100mg，一日2次。③静脉注射：化疗所致的呕吐，每次1mg/kg，一日3次；预防术后呕吐，全身麻醉前单剂量50～100mg。

【不良反应】①中枢神经系统不良反应与舒必利相似，表现轻微。②可见高催乳素血症及其引起的乳房压痛及溢乳等。③可见声嘶、视物模糊。

【禁忌证】对本药过敏者、嗜铬细胞瘤患者、帕金森病患者禁用。

【注意】①对其他苯甲酰胺衍生物有过敏史者、心血管疾病、肺部疾病、肾功能不全、癫痫、躁狂或轻度躁狂、甲状腺功能亢进、尿潴留者慎用。②哺乳期妇女用药期间应暂停哺乳。③每6个月应进行一次全血细胞计数、肝功能、异常不自主运动量表检查或对迟发性运动障碍的类似检查。④剂量调节期间每3个月进行锥体外系症状评估。

【制剂】片剂：每片25mg；50mg；100mg。口服滴剂：每瓶2.5g(100ml)。注射液：每支25mg(1ml)；50mg(1ml)。

硫必利[医保(乙)] Tiapride

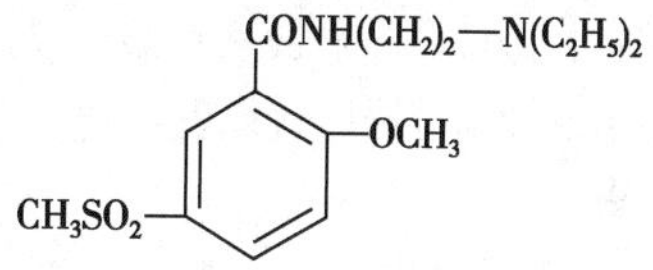

【其他名称】泰必利，泰必乐，Tiapride Hydrochloride，Tiapridal，Tiapredex。

【ATC编码】N05AL03

【性状】为白色针形结晶，熔点197～199℃。

【药理学】本品结构与舒必利相似，为苯酰胺类抗精神病药，是新型镇痛及神经精神安定药物。对中脑边缘系统多巴胺能神经功能亢进有抑制作用，对纹状体多巴胺能神经运动障碍有拮抗作用，从而产生安定、镇静作用。其特点为对感觉运动方面神经系统疾病及精神运动行为障碍具有良效。与氯丙嗪、氟哌啶醇等抗精神病药相比，本品能迅速控制症状，无锥体外系不良反应，老人、儿童和体弱患者均可应用；尤其对因脑血管硬化所致的老年性精神病疗效更佳。治疗舞蹈病及抽动秽语综合征的疗效好。此外，还有镇痛、镇吐和轻微降压作用，无镇静、抗惊厥作用。动物实验证实，本品可阻滞疼痛冲动经脊髓丘脑束向网状结构的传导，其镇痛作用可能与丘脑对痛觉冲动整合作用有关。本品口服吸收迅速，用药1小时后血药浓度达高峰。口服半衰期为3～4小时，大部分以原形随尿排出。

【适应证】用于：①舞蹈病：能改善症状，使异常运动明显减少，对舞蹈样运动疗效好。②抽动秽语综合征：治疗本病时仅有轻度嗜睡反应；且对氟哌啶醇无效或因氟哌啶醇不良反应太大不能耐受者，改用本品多可取得满意疗效。③老年性精神病：对老年人精神运动不稳定（激动、震颤、过敏、多言）并伴有精神错乱、失眠、幻觉或谵妄等症状，可使其减轻或完全消失。④疼痛：对顽固性头痛、痛性痉挛、关节疼痛及肩关节周围炎的疼痛均有明显疗效。⑤急、慢性酒精中毒：对大多数患者有效。急性酒精中毒患者应用本药后可迅速改善精神运动症状；对慢性酒精中毒所致运动障碍、消化障碍或行为障碍等均有效，对抗戒断症状的作用显著。

【用法和用量】①舞蹈病及抽动秽语综合征：口服，开始一般每日 150～300mg（可用至 300～600mg），分 3 次服。待症状控制后 2～3 个月，酌减剂量。维持量每日 150～300mg。肌内注射或静脉注射，每日 200～400mg，分次使用，然后根据病情调整，或改为口服维持。对 7～12 岁的精神运动不稳定或抽动秽语综合征患儿，平均每次 50mg，每日 1～2 次。②老年性精神运动障碍：静脉注射或肌内注射，剂量为 24 小时内注射 200～400mg，根据病情逐渐减量，然后改为口服。③各种疼痛：头痛、痛性痉挛、神经肌肉痛等，开始每日 200～400mg，连服 3～8 日，严重病例每日肌内注射 200～400mg，连续 3 日。维持量每次 50mg，每日 3 次。④急、慢性酒精中毒：急性酒精中毒开始 24 小时内肌内注射或静脉注射 600～1200mg，每 4～8 小时注射 1 次，3～4 日后减量，再给药数日后，改为口服，每日 150～800mg，继续治疗；慢性酒精中毒，一般每日口服 150mg。严重者可静脉注射，平均剂量每日 400mg，随后改为口服。⑤对 7～12 岁的精神运动不稳定或抽动秽语综合征患儿：平均每次 50mg，每日 1～2 次。

【不良反应】较常见的不良反应为嗜睡、溢乳、闭经，消化道反应及头晕、乏力等。个别人可出现兴奋。减量或停药后均可消失。

【禁忌证】严重循环障碍、嗜铬细胞瘤、不稳定性癫痫、肾功能障碍者禁用。

【注意】①癫痫发作者、严重肝功能损害、白细胞减少或造血功能不良患者慎用。②不推荐妊娠期妇女及哺乳期妇女使用本品。

【药物相互作用】①本品能增强中枢神经抑制药的作用。可与镇痛药、催眠药、安定药、抗抑郁药、抗帕金森病药及抗癫痫药合用，但在治疗开始时，应减少合用的中枢神经抑制药剂量。②与锂剂合用，可能出现乏力、运动障碍、锥体外系症状加重，脑病和脑损伤。③与左美沙酮合用，可增加对心脏的毒性。

【制剂】片剂：每片 100mg。注射液：每支 100mg（2ml）。

【贮法】遮光、密闭保存。

奈莫必利 Nemonapride

H
H_3C N　O—CH_3　CH_3
H
Cl　N　N
O

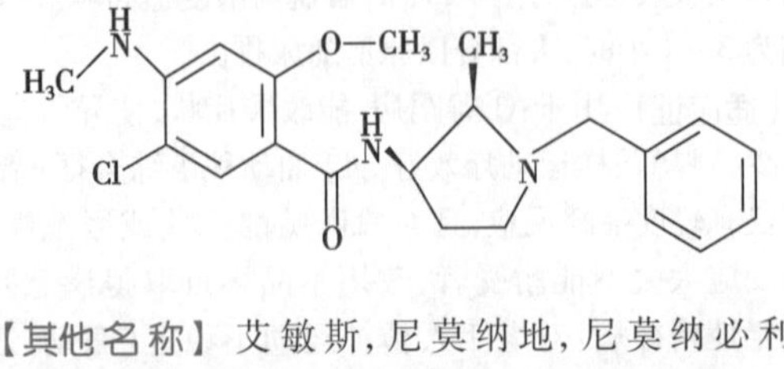

【其他名称】艾敏斯，尼莫纳地，尼莫纳必利得，Emonapride，Emirace。

【性状】无色结晶，熔点 152～153℃，无臭。易溶于乙酸、三氯甲烷，较难溶于甲醇、乙醇，难溶于乙醚，不溶于水。

【药理学】本品选择性地抑制脑内多巴胺 D_2 受体，具有较强的抗精神病作用，能改善幻觉和妄想等症状，对脱氧麻黄碱和阿扑吗啡引起的刻板行为及运动过度行为有明显抑制，其作用相似于氟哌啶醇，强于氯丙嗪。对 α-肾上腺素受体与 M 胆碱受体作用弱，镇静作用弱，不良反应小。本品口服易吸收，2～3 小时后达血药峰浓度，血浆蛋白结合率为 95%，血浆半衰期为 2.5～4.5 小时。能够通过血脑屏障，亦可通过胎盘屏障。主要在肝脏代谢，经肾脏排出，亦可经乳汁分泌。

【适应证】本品用于治疗精神分裂症。

【用法和用量】口服，成人通常每日口服 9～36mg，分 3 次餐后服用。剂量可根据病情及年龄而酌情调节。最大剂量，每日为 60mg。

【不良反应】①常见的不良反应有失眠、焦虑、嗜睡、兴奋、无力、精神抑郁、痉挛发作、头晕、头痛、口干、出汗、尿潴留、便秘、腹泻、皮疹、体重增加或减少，罕见视力模糊。②还可引起血压升高或降低、心律不齐、心电图异常，出现以上症状应减少剂量或停药，用相应药物治疗。③初期常见白细胞增多、血清肌酸磷酸激酶升高，偶见肾功能、肝功能异常。④亦可出现锥体外系反应，此时应减少用量。⑤长期用药可引起不可逆的延迟性运动障碍、内分泌紊乱以致月经失调。

【禁忌证】①昏迷或服用中枢抑制剂者、帕金森病患者禁用。②儿童禁用。

【注意】①心脑血管疾病、低血压、有癫痫病史者、肝功能异常、营养不良者慎用。②妊娠期妇女、哺乳期妇女慎用。③本品有止吐作用，可能掩盖中毒、肠梗阻及脑瘤的呕吐症状，应注意。④服药期间，不宜进行驾驶、高空作业等需要较高警觉度的活动。⑤与乙醇在体内可相互增强效应，服药期间不宜饮酒。

【药物相互作用】与中枢神经抑制药（如巴比妥类药物）合用，有相互增强作用，合用时应调整剂量。

【制剂】片剂：每片 3mg；10mg。

【贮法】密封、室温保存。

瑞莫必利 Remoxipride

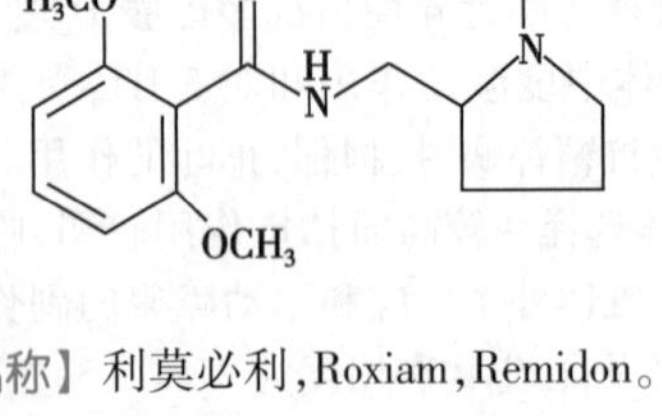

H_3CO　O　—CH_3
N
H　N
OCH_3

【其他名称】利莫必利，Roxiam，Remidon。

【ATC 编码】N05AL04

【药理学】本品对脑内多巴胺 D_2 受体有较高的选择性拮抗作用，而对其他受体几乎无作用，因此不良反应很少。口服后吸收迅速而完全，2 小时达血药峰浓度。血浆 $t_{1/2}$ 为 4～7 小时。老年患者的血浆 $t_{1/2}$ 是常人的 2 倍。生物利用度高，无首关效应，吸收后迅速透过血脑屏障，脑脊液中药物浓度相当于血游离浓度。部分经肝脏代谢，最后经肾脏排出，还可自乳汁排出。

【适应证】用于治疗急性和慢性精神分裂症；以妄想、

幻觉和思维紊乱为主要症状的其他精神病。

【用法和用量】口服，①成人一般首日剂量为 300mg，分 2 次服，可根据个体反应调整剂量。多数使用剂量为每日 150～450mg，最大可用至 600mg。急性期可肌内注射，一般不超过 1 周，最高剂量为每天 400mg。控释胶囊：每日 300mg，1 次服用量可根据个体反应调整，多数为每日 150～450mg，个别可用至 600mg，每日 1 次或分 2 次服。②老年人，首日剂量为 150mg，可参照上举范围调整剂量。③严重肝、肾功能不全者，开始 150mg，也可调整剂量。

【不良反应】本品不良反应轻微，且多数是暂时的。据报道有恶心、呕吐、头痛、头昏、体重改变。锥体外系症状比氟哌啶醇少。少见嗜睡、失眠、注意力不能集中、多动、焦虑、口干、便秘、排尿困难、视物模糊等。罕见低血压、男子溢乳与 ALT 轻度升高。

【注意】①伴有帕金森病和强直的患者、有不稳定性癫痫病史者慎用。②本品有时可加剧患者的兴奋、激动与攻击状态，必要时应减量。③治疗过程中出现不明原因的高热时，应停止用药，找出发热原因。④服用本品者，最好不要驾驶车辆与操作机器。

【制剂】胶囊剂：每粒 75mg；150mg；300mg。控释胶囊：每粒 150mg；300mg。口服混悬液：25mg(1ml)，含本品 25mg 和葡萄糖 110mg。肌内注射剂：每支 100mg(1ml)。

舒托必利[医保(乙)]　Sultopride

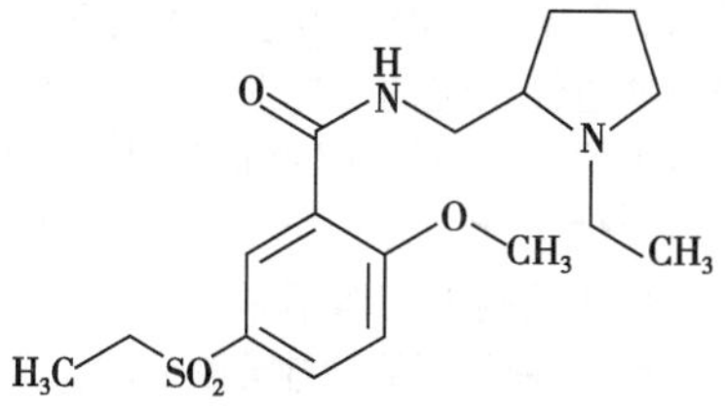

【其他名称】盐酸舒托必利，舒多必利，舒多普利，舒托普利，乙基舒必利，吡乙磺苯酰胺，Sultopride Hydrochloride，Barnetil，Topral。

【ATC 编码】N05AL02

【药理学】为舒必利后又一种苯甲酰胺类抗精神病新药，是选择性多巴胺 D_2 受体拮抗药。舒必利苯环 5 位上的氨磺酰基换成乙砜基即成为本品。其镇静作用较舒必利强，对躁狂、幻觉、妄想和精神运动性兴奋有抑制作用。与氯丙嗪、氟哌啶醇及碳酸锂相比，具有作用强、速度快、不良反应小的特点，故宜用于控制急性精神兴奋状态。对抑郁、焦虑及动作迟滞效果不明显。口服后主要从十二指肠、空肠吸收，1～1.5 小时血药浓度达峰值，半衰期为 3～6 小时。较易透过血脑屏障。经肝脏代谢，主要以原形(88%)从尿及粪便排泄。

【适应证】①用于控制急性精神兴奋，对躁狂、幻觉、妄想及精神运动性兴奋有抑制作用。②用于治疗急、慢性精神分裂症及其他具有兴奋、躁狂和幻觉、妄想等精神障碍者。

【用法和用量】口服，每次 100～200mg，每日 2～3 次。可逐渐增加剂量，最大量为每日 800mg。肌内注射或静脉注射：每日 200～400mg，分次使用，然后根据病情减量，或改为口服维持。

【不良反应】主要为锥体外系反应，如运动困难、躁动、静坐不能，发生率较氟哌啶醇低而较舒必利高；减量或加服苯海索等抗胆碱能药物症状可减轻或消失。还可见口干、失眠、便秘、心悸等症状，偶有头痛、头晕、倦怠、皮疹及胃肠道反应等症状。

【禁忌证】①对本药过敏者，心、肝、肾功能不全者，抑郁症患者，帕金森病患者，病情不稳定的癫痫患者禁用。②中枢神经系统明显抑制以及对巴比妥等中枢神经抑制药反应强烈的患者禁用。③妊娠期妇女、哺乳期妇女禁用。

【注意】①心血管疾病、甲状腺功能亢进、癫痫、营养不良者慎用。②老年患者服用本品易发生呆滞、精神冷漠，以及肌肉强直震颤等锥体外系症状，所以必须从微量开始慎重服用。③服药期间应定期检查血象及心、肝、肾功能。④服用本品者不得从事高空作业、驾驶等危险性较高的工作。⑤因本品有止吐作用，会使因其他药物中毒、肠梗阻、脑肿瘤等引起的呕吐症状不明显。

【药物相互作用】①本品与中枢神经抑制药合用或同时饮酒时会增强相互作用，需减量谨慎使用。②本品有 α-交感神经阻断作用，同时应用交感胺类药物时需谨慎。

【制剂】片剂：每片 50mg；100mg；200mg；400mg。注射剂：每支 200mg(2ml)。

【贮法】遮光、密闭保存。

氨磺必利[基；医保(乙)]　Amisulpride

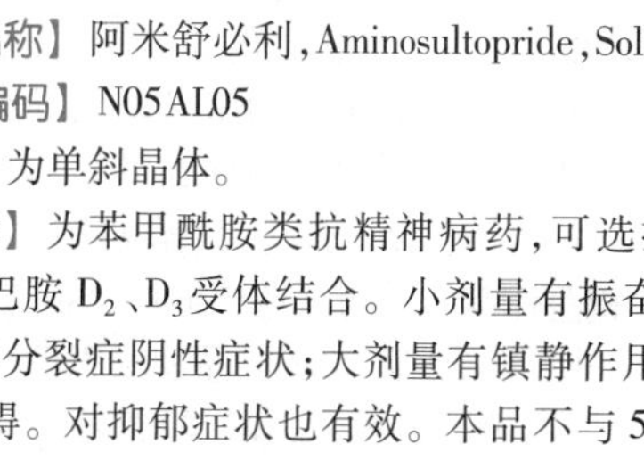

【其他名称】阿米舒必利，Aminosultopride，Solian。

【ATC 编码】N05AL05

【性状】为单斜晶体。

【药理学】为苯甲酰胺类抗精神病药，可选择性地与边缘系统多巴胺 D_2、D_3 受体结合。小剂量有振奋、激活作用，用于精神分裂症阴性症状；大剂量有镇静作用，可治疗急性精神障碍。对抑郁症状也有效。本品不与 5-HT 受体或其他组胺、胆碱能、肾上腺素能受体结合。动物实验中，小剂量主要拮抗突触前 D_2/D_3 多巴胺能受体，可以解释其对阴性症状的作用。与纹状体相比，高剂量主要阻断边缘系统中部的多巴胺能神经元，这可能是该药的精神抑制作用大于其锥体外系作用的原因。本品可从胃肠道吸收，生物利用度为 43%～48%。口服后出现两次血药峰值，分别在服药后 1 小时和 3～4 小时出现。蛋白结合率很低，代谢率也很低，大量原药随尿排出。口服消除半衰期为 12

小时。

【适应证】主要用于治疗精神分裂症，尤其是伴有阳性症状和(或)阴性症状的急、慢性精神分裂症，也包括以阴性症状为特征的精神分裂症。

【用法和用量】①精神分裂症急性期：口服给药，通常情况下，若一日剂量不超过400mg，应顿服；若用量超过400mg，应分2次服用。最大剂量不要超过一日1200mg。②精神分裂症阴性症状占优势阶段：推荐剂量每日50～300mg，1次服完，剂量应根据个人情况进行调整，最佳剂量约为每日100mg。③精神分裂症阳性及阴性症状混合阶段：治疗初期应主要控制阳性症状，剂量为每日400～800mg，分2次服用；然后根据病人的反应调整剂量至最小有效剂量。④维持治疗：任何情况下，均应根据病人的情况将维持剂量调整到最小有效剂量。⑤肾功能不全者：剂量应调整，肌酐清除率为每分钟30～60ml者给予正常用量的一半，肌酐清除率为每分钟10～30ml者，仅用常量的1/3。不推荐用于患有严重肾功能不全的病人(肌酐清除率$<$10ml/min)。⑥由于本品代谢较少，肝脏损害患者不需调整剂量。

儿童：《中国国家处方集·化学药品与生物制品卷·儿童版》推荐：口服：用于15～18岁青少年。急性精神病发作，低剂量起始，可渐加至一次200～400mg，一日2次，最大剂量一日1200mg。以阴性症状为主：低剂量起始，一日剂量50～300mg。

【不良反应】①常见的不良反应有锥体外系反应(震颤、肌张力亢进、流涎、静坐不能、运动功能减退)，睡眠障碍，血中催乳素水平升高(可引起乳溢，闭经，男子乳腺发育，乳房肿胀；停止治疗后可恢复)，体重增加。②其他可有嗜睡、头晕、乏力、过度兴奋、烦躁不安、便秘、恶心、呕吐、口干、吞咽困难、视力模糊等。

【禁忌证】①对本药过敏者，嗜铬细胞瘤、催乳素瘤、乳腺癌、帕金森病、严重肾功能不全患者禁用。②妊娠期妇女、哺乳期妇女及15岁以下儿童禁用。

【注意】①对其他苯甲酰胺衍生物有过敏史者、轻至中度肾功能不全者、癫痫患者慎用。②老年人慎用。③本品可延长Q-T间期，与剂量相关，治疗前及过程中应进行心电图检查。④用药期间不要从事驾驶、机械操作等有危险的活动。⑤可与食物、水和牛奶同服以避免胃部刺激。⑥不要突然停药，否则可导致恶心、呕吐、胃部刺激、头痛、心跳加快、失眠、震颤或病情恶化。应逐渐减量。

【药物相互作用】①与其他中枢神经系统抑制药合用，可增加中枢神经系统抑制。②本品能增强酒精对中枢的作用。③与三环类抗抑郁药合用时，两者可相互影响对方的代谢，导致药物浓度均升高，毒性增强。另外，两者都有抗胆碱活性，合用则抗胆碱作用增强。故合用时应谨慎。④与抗高血压药物合用，可增加抗高血压作用，并可增加直立性低血压发生危险。⑤本品延长Q-T间期，因此不推荐与可能引起尖端扭转型室性心动过速的药物或能延长Q-T间期的药物联合使用。

【制剂】片剂：每片50mg；200mg。

【贮法】避光、低温干燥处密封贮存。

20.5 新型结构抗精神病药

按照化学结构，可分为：①二苯氧氮平类：氯氮平、奥氮平、佐替平、洛沙平、莫沙帕明、喹硫平、氯噻平等；②苯丙异唑类：利培酮、帕潘立酮、齐拉西酮等；③二苯丁酰哌啶类：五氟利多、匹莫齐特、氟斯必灵等；④吲哚类：舍吲哚、吗茚酮、奥昔哌汀等；⑤其他：阿立哌唑、曲美托嗪等。

20.5.1 二苯氧氮平类

氯氮平[药典(二)；基；医保(甲、乙)] Clozapine

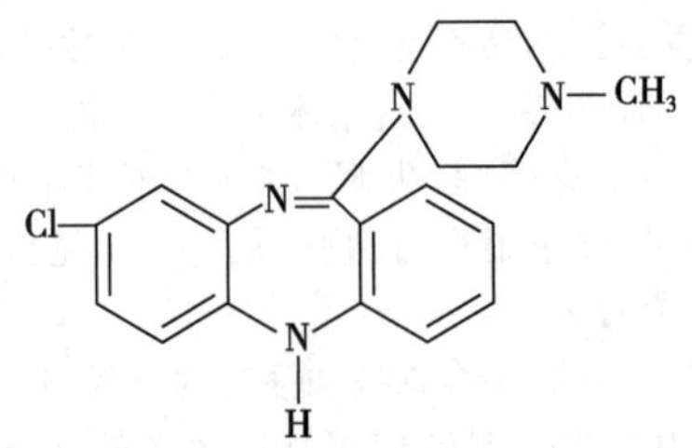

【其他名称】氯扎平，Clozaril，Leponex，Iprox，Fazaclo。

【ATC编码】N05AH02

【性状】本品为淡黄色结晶粉末，无臭，无味。在水中几乎不溶，在乙醇中溶解，在三氯甲烷中易溶。

【药理学】本品是二苯氧氮平类广谱抗精神病药。对脑内5-羟色胺2A型受体($5\text{-}HT_{2A}$受体)和多巴胺D_1受体的拮抗作用较强，对D_4受体也有拮抗作用，对D_2受体的拮抗作用较弱，此外还有抗M_1胆碱受体、抗组胺H_1受体及抗α-肾上腺素受体的作用。一般不引起血中泌乳素增高。由于主要作用于中脑边缘系统的多巴胺受体，而对黑质纹状体的多巴胺受体影响较少，故有较强的抗精神病作用而锥体外系反应及迟发性运动障碍较轻，也不引起僵直反应。能直接抑制中脑网状结构上行激活系统，具有强大的镇静催眠作用，用于治疗多种类型的精神分裂症。

口服吸收迅速、完全，食物对其吸收速率和程度无影响，吸收后迅速广泛分布到各组织，可通过血脑屏障。生物利用度个体差异较大，平均约50%～60%，有肝脏首关效应。服药后3.2小时(1～4小时)达血浆峰浓度，消除半衰期$t_{1/2\beta}$平均9小时(3.6～14.3小时)。表观分布容积V_d为4.04～13.78L/kg，组织结合率高。经肝脏代谢，80%以代谢物形式出现在尿和粪中。主要代谢产物有*N*-去甲基氯氮平、氯氮平的*N*-氧化物等。在同等剂量与体重一定的情况下，女性病人的血药浓度明显高于男性病人，吸烟可加速本品的代谢，肾清除率及代谢在老年人中明显减低。本品可从乳汁中分泌。

【适应证】本品不仅对精神分裂症的阳性症状有效，对阴性症状也有一定效果，适用于急性和慢性精神分裂症的各个亚型，对幻觉妄想型、青春型效果好。也可以减轻与精神分裂症有关的情感症状(如抑郁、负罪感、焦虑)。对一些用传统抗精神病药治疗无效或疗效不好的病人，改用本品可能有效。本品也用于治疗躁狂症或其他精神病性障碍的兴奋躁动和幻觉妄想。因导致粒细胞减少症，一般不宜作为首选药物。

【用法和用量】口服，从小剂量开始，首次剂量为一次

25mg，一日2~3次；然后逐渐缓慢增加至常用治疗量一日200~400mg，高量可达一日600mg。维持量为一日100~200mg。

儿童：《中国国家处方集·化学药品与生物制品卷·儿童版》推荐：口服：用于12~18岁儿童少年精神分裂症，起始剂量一次12.5mg，一日1~2次，逐渐增加剂量，在2~3周后可加至一日300mg。一日剂量在200mg以下时可晚上一次顿服，200mg以上时分次服用，晚上量多。如果病情需要，可继续每周增加50~100mg，常用剂量为一日200~450mg。一般一日最大剂量600mg。

【不良反应】①镇静作用强和抗胆碱能不良反应较多，常见有头痛、头晕、无力、嗜睡、精神萎靡、多汗、流涎、恶心、呕吐、口干、便秘、直立性低血压、心动过速。②常见食欲增加和体重增加。也可引起血糖增高、心电图异常改变。③可引起脑电图改变或癫痫发作。④可引起尿失禁或中枢系统紊乱。⑤粒细胞减少症或缺乏症，可引起继发性感染。

【禁忌证】①对本药过敏者、中枢神经处于明显抑制状态、昏迷、谵妄、癫痫、严重心肝肾疾病、低血压、青光眼、骨髓抑制或白细胞减少患者禁用。②妊娠期妇女禁用。12岁以下儿童不宜使用。

【注意】①开始治疗之前与治疗头3个月内应坚持每1~2周进行白细胞分类与计数检查，如白细胞总数低于3.5 $\times 10^9$/L时不应开始或继续进行治疗。②前列腺增生、痉挛性疾病或病史者、心血管病患者慎用本品。③中枢神经抑制状态者慎用。尿潴留患者慎用。④定期检查血糖、心电图。⑤用药期间不宜驾驶车辆、操作机械或高空作业。⑥老年患者慎用或使用低剂量。哺乳期妇女使用本品期间应停止哺乳。

【药物相互作用】①与氟伏沙明、氟西汀、帕罗西汀、舍曲林等抗抑郁药合用，可使本品的血药浓度升高，还可引起锥体外系反应。②与碳酸锂合用，有增加惊厥、恶性综合征、精神错乱与肌张力障碍的危险。③与大环内酯类抗生素合用，可使本品血浆浓度显著升高，并有诱发癫痫发作的报道。④与地高辛、华法林、肝素、苯妥英合用，可加重骨髓抑制作用。

【制剂】片剂：每片25mg；50mg。

【贮法】避光、密封保存。

奥氮平〔药典(二)；基；医保(乙)〕　Olanzapine

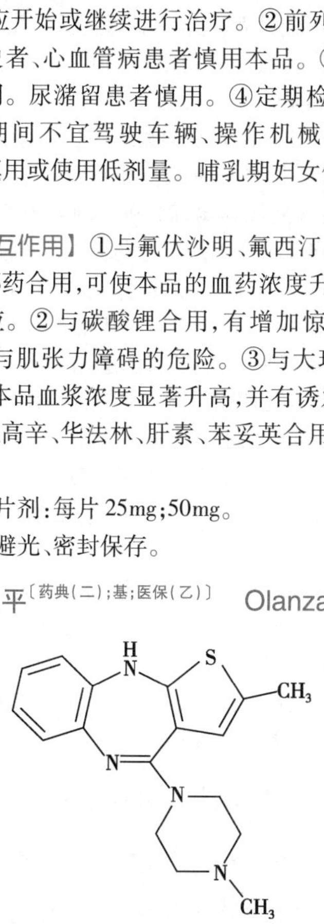

【其他名称】奥拉扎平，奥兰扎平，再普乐，欧兰宁，悉敏，Zyprexa，Lanzac。

【ATC编码】N05AH03

【性状】为黄色结晶性粉末，几乎不溶于水。

【药理学】本品是一种新型二苯氧氮平类非典型抗精神病药，能与多巴胺受体、5-HT受体和胆碱受体结合，并具有拮抗作用。拮抗多巴胺D_2受体与治疗精神分裂症的阳性症状有关，拮抗5-HT_{2A}受体与治疗精神分裂症的阴性症状有关。不同于氯氮平，本品不会发生粒性白细胞缺乏症，没有迟发性运动障碍和严重的精神抑制症状产生。动物电生理研究证明，本品选择性地减少中脑边缘系统多巴胺能神经元的放电，而对涉及运动功能的纹状体通路影响很小。

口服吸收良好，食物对其吸收速率无影响，口服后5~8小时可达血浆峰浓度。血浆蛋白结合率约为93%。本品主要在肝脏代谢。肝药酶CYP1A2和CYP2D6与*N*-去甲基和2-羟甲基代谢物的形成有关，而这两个代谢物的药理学活性均明显比奥氮平小。本品主要的药理学活性来源于母药奥氮平。本品平均消除半衰期为33小时(21~54小时)。65岁以上老人平均消除半衰期延长，约为普通成人的1.5倍。约75%的本品以代谢物的形式从尿中排出。可通过乳汁排泄。

【适应证】①适用于有严重阳性症状或阴性症状的精神分裂症和其他精神病的急性期及维持期。②亦可用于缓解精神分裂症及相关疾病常见的继发性情感症状。

【用法和用量】①精神分裂症：口服，起始剂量为每日10mg，每日1次，与进食无关。治疗过程中可根据患者情况调整剂量为每天5~20mg。停用时应逐渐减少剂量。②躁狂发作：单独用药时起始剂量为每日15mg，合并治疗时每日10mg。③老年患者：起始剂量为每日5mg。④严重肾功能损害或中度肝功能损害患者：起始剂量为每日5mg，并应慎重加量。

儿童：《中国国家处方集·化学药品与生物制品卷·儿童版》推荐：口服：用于12~18岁儿童青少年精神分裂症，起始剂量一日5~10mg，逐渐增加剂量，常用剂量一日5~20mg。通常最大剂量一日20mg。分1~2次服用。

【不良反应】①常见的不良反应有嗜睡和体重增加。②可引起泌乳素增加，以及与泌乳素相关的月经和性功能方面的不良事件。③可引起血脂(总胆固醇、LDL胆固醇和甘油三酯)增高。④少见不良反应有头晕、头痛、口干、便秘、外周水肿、直立性低血压、迟发性锥体外系运动障碍(包括帕金森综合征)、肝转氨酶一过性增高等。

【禁忌证】①禁用于对本品过敏的患者、闭角型青光眼。②不推荐用于治疗帕金森病及与多巴胺激动剂相关的精神病。③奥氮平没有被批准用作治疗痴呆有关的精神病和(或)行为紊乱，对这类特殊的患者也不推荐使用，因为有增加死亡率和脑血管事件的风险。④妊娠期妇女及哺乳期妇女不宜使用，用药时应权衡利弊。

【注意】①慎用于有低血压倾向的心血管及脑血管患者、癫痫病患者、有惊厥发作史和有惊厥阈值降低因素的患者、肝功能损害者、前列腺肥大者、麻痹性肠梗阻患者、各种原因引起的血细胞及中性粒细胞降低及骨髓抑制的患者。②建议对糖尿病人和存在糖尿病高危因素的人进行适当的临床监查。③建议用药过程中对血脂水平进行检查。④驾驶车辆及从事机械操作者慎用。

【药物相互作用】①考虑到本品对中枢神经系统的基本作用,与其他中枢活性药物合用时或用于饮酒患者时应慎重。②与丙戊酸钠合用时常见中性粒细胞减少症。③同时吸烟或服用卡马西平可能诱导奥氮平的代谢。吸烟和卡马西平治疗都可以诱导 CYP1A2 的活性。④氟伏沙明是一种 CYP1A2 抑制剂,可以显著抑制奥氮平的代谢。因此对于正在使用氟伏沙明或其他 CYP1A2 抑制剂(例如环丙沙星)的患者,应考虑降低奥氮平的初始剂量。而对开始使用 CYP1A2 抑制剂的患者,奥氮平的用量也应适当减少。

【制剂】片剂:每片 2.5mg;5mg;10mg。

【贮法】避光,15~30℃密封保存。

喹硫平〔药典(二);基;医保(甲、乙)〕 Quetiapine

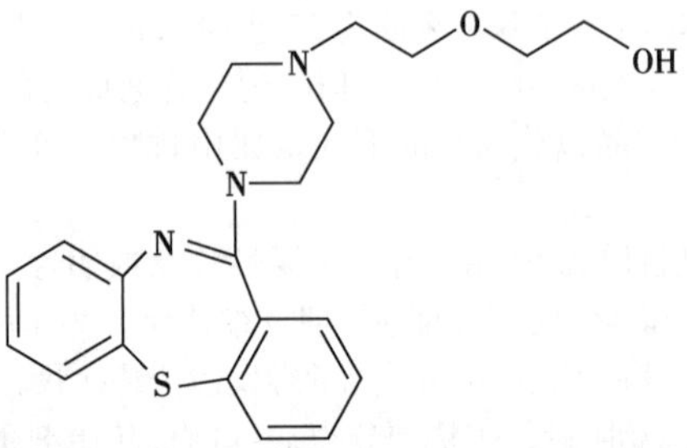

【其他名称】富马酸喹硫平,奎硫平,富马酸奎硫平,奎的平,奎噻平,思瑞康,启维,Quetiapine Fumarate, Sexoquel, Seroquel, Seroauel。

【ATC 编码】N05AH04

【性状】本品为喹硫平的富马酸盐,为白色至微黄色结晶性粉末。

【药理学】本品为一种新型二苯氧氮平类非典型抗精神病药物,为脑内多种神经递质受体拮抗药。对 5-羟色胺 2 型受体($5-HT_2$受体)具有高度亲和力,且大于对脑中多巴胺 D_1和 D_2受体的亲和力。对组胺受体和肾上腺素能 α_1受体同样有高亲和力,对肾上腺素能 α_2受体亲和力低,而对毒蕈碱胆碱能受体和苯二氮䓬类受体基本无亲和力。本品对抗精神病药物活性测定和条件回避反射呈阳性结果。临床试验显示,本品对治疗精神分裂症的阳性和阴性症状均有效。不产生持久的泌乳素升高现象。

本品口服吸收好,进食对生物利用度无明显影响,血药浓度达峰时间为 1~2 小时,血浆蛋白结合率为 83%,平均半衰期约为 7 小时。正电子发射断层摄影术(PET)研究资料证实,该药对 $5-HT_2$受体和多巴胺 D_2受体的占据作用在给药后可持续 12 小时。存在首关效应,在肝脏代谢。主要代谢产物不具有明显的药理学活性。代谢较完全,绝大部分以代谢物形式排泄,其中约 73% 从尿中排出,21% 从粪便中排出。65 岁以上老年人本品的平均清除率较成年人低 30%~50%。离体研究证实本品的主要代谢酶为 CYP3A4。

【适应证】①用于各型精神分裂症,不仅对精神分裂症阳性症状有效,对阴性症状也有一定效果。②也可以减轻与精神分裂症有关的情感症状如抑郁、焦虑及认知缺陷症状。

【用法和用量】口服,饭前饭后均可。①成人:治疗第 1 周为剂量递增期,第 1、2 日,每日 3 次,每次 25mg;第 3、4 日,每日 3 次,每次 50mg;第 5、6 日,每日 3 次,每次 75mg;第 7 日,每日 3 次,每次 100mg。治疗第 2 周为剂量调整期,根据病人的临床反应和耐受性调整剂量,剂量调整的范围在每日 150~750mg。②老年人,或肾脏和肝脏损害患者:用本品应慎重,推荐起始剂量应为每日 25mg。每日增加剂量幅度为 25~50mg,直至有效剂量,有效剂量可能需较一般成人低。

儿童:《中国国家处方集·化学药品与生物制品卷·儿童版》推荐:口服:用于 12~18 岁儿童少年精神分裂症,起始剂量一次 25mg,一日 2 次,根据病情和耐受情况逐渐加量,一次增加 25~50mg 至有效或最大耐受剂量,最大剂量一日 750mg。

【不良反应】常见不良反应为困倦、头晕、便秘、直立性低血压、口干。亦可引起体重增加、腹痛、消化不良、心悸、晕厥、白细胞减少、转氨酶增高、血清总胆固醇和甘油三酯增高。锥体外系不良反应少见。偶可引起兴奋与失眠。

【禁忌证】①禁用于对本品过敏者,严重心血管疾病和脑血管疾病患者,昏迷、白细胞减少、甲状腺疾病及癫痫患者,肝、肾功能不全患者。②可能诱发低血压的状态(如脱水、低血容量、抗高血压药物治疗)时禁用本品。③妊娠期妇女及哺乳期妇女禁用。

【注意】①用药期间需监测肝功能、白细胞数。②用药期间不宜驾驶车、操作机械或高空作业。③慎用于有心血管疾病、脑血管疾病或其他有低血压倾向的患者,有抽搐病史的患者。④老年人应慎用。⑤与其他已知会延长 QTc 间期的药物合用时应当谨慎,尤其是用于老年人。

【药物相互作用】①与 CYP3A4 的强抑制剂酮康唑、氟康唑、红霉素、氯氮平等药物合用,会增加本品的血药浓度。②与苯妥英钠、卡马西平、巴比妥类、利福平等肝药酶诱导剂合用,可降低本品的血药浓度。为保持抗精神病症状的效果,应增加喹硫平的剂量。如果停用苯妥英并换用一种非诱导剂(如丙戊酸钠),则喹硫平的剂量需要减少。③与锂合用,可导致肌无力、锥体外系反应和脑损伤。④与左旋多巴、多巴胺受体激动剂合用会降低后两者的药效。⑤与抗高血压药物合用时有诱发直立性低血压的危险。⑥避免与酒精饮料同时服用。

【制剂】片剂:每片 25mg;50mg;100mg;200mg。

【贮法】室温下密闭保存。

佐替平 Zotepine

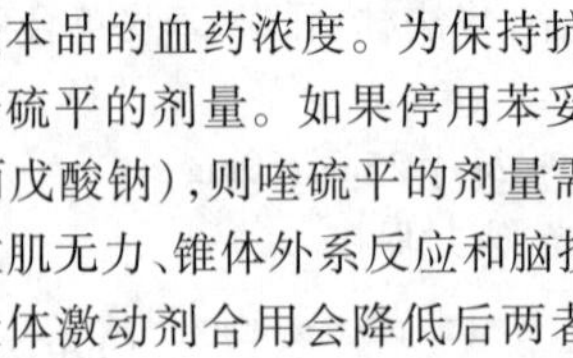

$OCH_2CH_2N(CH_3)_2$

【其他名称】唑替平，苯噻庚乙胺，泽坦平，佐特平，Lodopin，Nipolept，Zodopin，Zoleptil。

【ATC 编码】N05AX11

【性状】本品为白色或微黄色无臭结晶，易溶于丙酮、三氯甲烷、冰醋酸和苯，难溶于甲醇、乙醇，不溶于水。

【药理学】本品是二苯氧氮平类抗精神病药，为中枢神经系统多巴胺受体、5-HT 受体拮抗药，有较强的抗精神病作用。还能抑制 NA、DA、5-HT 被神经末梢再摄取，因此也有抗抑郁作用。其抗精神分裂症的作用比氯丙嗪和氟哌啶醇强，起效也更快，并能有效地治疗精神分裂症的阴性症状。本品口服吸收良好，1～4 小时达血浆峰浓度。血浆蛋白结合率为 97%，血浆 $t_{1/2}$ 为 8 小时。在体内广泛分布，脑中药物浓度较血清中药物浓度高 20～30 倍。在肝脏代谢，大部分以代谢物的形式从肾脏和粪便排泄。

【适应证】主要用于治疗精神分裂症，对情感障碍也有效。

【用法和用量】口服，每次 25mg，一日 3 次。可根据年龄和病情增减，最大日剂量不超过 450mg。起效时间为 1～2 周。一般维持量为每日 150～300mg。

【不良反应】主要有困倦、失眠、乏力、头晕、心悸、震颤、便秘等。部分出现锥体外系副作用和泌乳素升高。少数出现癫痫发作。其他还有血压下降、心律不齐、心电图改变、恶心、呕吐、食欲缺乏、腹胀、一过性肝功能异常、口干、出汗、排尿困难、焦虑等。

【禁忌证】①禁用于对吩噻嗪类药物过敏的患者。②禁用于昏迷、循环衰竭、脑损伤、脑炎、脑肿瘤的患者。③禁用于妊娠期妇女、哺乳期妇女及儿童。

【注意】①慎用于肝脏疾病、血液病、动脉硬化、心脏病、癫痫、严重哮喘及肺气肿患者、呼吸系统感染患者。②老年人及肝、肾功能不全者应减量。③用药期间不宜驾车或从事机械操作。

【药物相互作用】①与巴比妥类药物、麻醉药等中枢神经抑制药合用，有相互增强作用。②与锂剂合用，可导致虚弱、运动障碍、锥体外系反应增加和脑损害。

【制剂】片剂：每片 25mg；50mg；100mg。

洛沙平　Loxapine

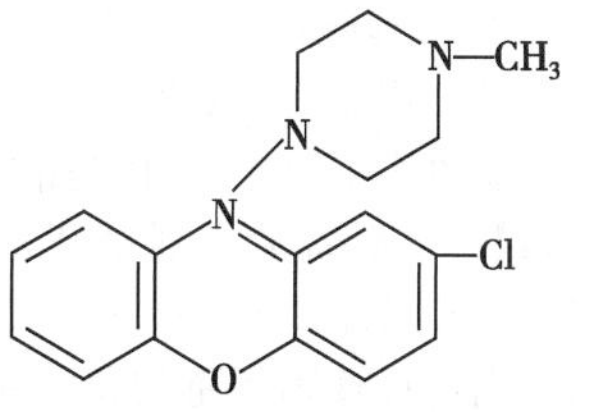

【其他名称】盐酸洛沙平，克噻平，洛克沙平，氮杂氯苯，丁二酸洛沙平，Dibenzoazepine，Oxilapine，Desconnex，Loxitane，Loxapine Succinate。

【ATC 编码】N05AH01

【性状】本品琥珀酸盐为白色至黄色结晶性粉末。

【药理学】本品是二苯氧氮平类抗精神病药，化学结构与氯氮平相似，药理作用、临床疗效和不良反应均与典型抗精神病药氯丙嗪相似。为多巴胺 D_2、D_3 受体拮抗药，对 D_3 受体的亲和力高于 D_2 受体。在治疗精神分裂症的阴性症状、偏执症状以及强迫性神经症方面，具有一定的优越性。本品与氯丙嗪、氟哌啶醇一样能阻断纹状体多巴胺受体，因而在产生抗精神病效应的同时，可导致锥体外系反应。可导致与氯丙嗪等相似的镇静反应及动机和情绪行为的变化，其强化麻醉后体温下降的作用大于氯丙嗪。

口服易吸收，首关效应迅速而广泛，达峰时间 1 小时，半衰期 3～4 小时。肌内注射达峰时间 5 小时，半衰期 8～23 小时。口服生物利用度是肌内注射的 1/3，可能与肝脏首关效应有关。在体内广泛分布，可通过胎盘屏障，也排入乳汁中。其主要代谢物是具有活性的 7-羟洛沙平和 8-羟洛沙平，此代谢物可与葡萄糖醛酸或硫酸结合。主要以结合形式的代谢物从尿中排出，小量以非结合的代谢物随粪便排出。每次给药后 24 小时内可排出一大部分。

【适应证】用于治疗精神分裂症，尤其对兴奋、攻击行为的精神分裂症有效。也用于治疗伴有抑郁的焦虑症。

【用法和用量】①口服：每日 20～50mg，分 2 次服。根据病情，7～10 日后增至每日 50～100mg。最大剂量为每日 250mg，分 2～4 次服。老年人每日服用 12.5～50mg。②肌内注射：为了控制急性症状，可肌内注射 12.5～50mg，间隔 4～6 小时或更长时间 1 次，3～6 日内急性症状控制后可改为口服。

【不良反应】①常见有震颤、肌强直、流涎、静坐不能、吞咽困难等反应，但症状较轻。②镇静通常于首次给药时发生，大多数患者可以很快耐受。③长期治疗或停药时可出现迟发性运动障碍，特别在剂量过大，老年人、妇女易发生。④还可见头晕、头痛、口干、烦渴、呼吸困难、上睑下垂、感觉异常、体重增加或减轻、恶心、呕吐、月经不调、射精困难、癫痫发作、肝功能异常、直立性低血压等。

【禁忌证】①禁用于对本品过敏的患者，青光眼、昏迷、癫痫、严重心血管疾病、尿潴留及由酒精、巴比妥类和麻醉剂等导致的抑郁状态的患者。②妊娠期妇女和哺乳期妇女不宜应用。③16 岁以下儿童禁用本品。

【注意】①本品可导致尿液变红、粉红或棕红色，为正常现象。②本品过量中毒时，应及时洗胃、透析等对症及支持治疗，禁用中枢神经系统兴奋药，出现低血压时禁用肾上腺素。

【药物相互作用】①与锂剂合用，可导致虚弱、运动障碍、锥体外系症状增加、脑病、大脑损伤。②可增加卡马西平中毒的风险。③与曲马多合用，可增加癫痫发作的危险。④与抗胆碱药物类抗帕金森药合用，可能出现闭角型青光眼和尿潴留。

【制剂】片剂：每片 5mg；10mg；15mg；20mg。胶囊剂：每粒 5mg；10mg；25mg；50mg。注射剂：每支 25mg(1ml)，500mg(10ml)。

丁二酸洛沙平片：每片 34mg。

【贮法】避光、室温保存，不得冷冻。

莫沙帕明　Mosapramine

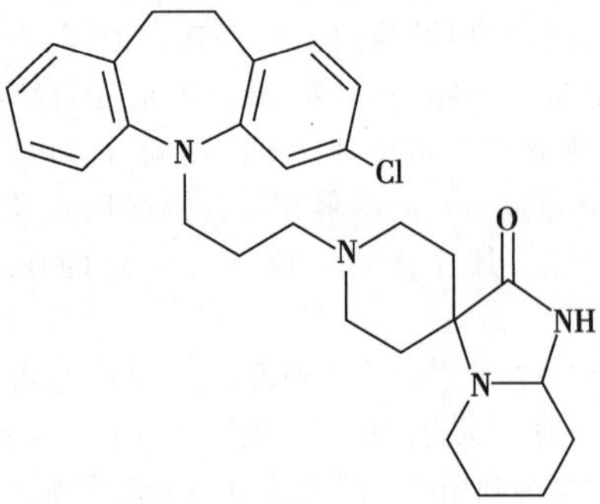

【其他名称】Clospipramine，Cremine。

【ATC 编码】N05AX10

【药理学】本品是一个新的二苯氧氮平类衍生物，选择性拮抗脑内多巴胺 D_2 受体与 5-HT_2 受体，具有抗精神分裂症作用。实验证明，本品可对抗阿扑吗啡及脱氧麻黄碱引起的动物的刻板行为或运动过度。口服易吸收，服药 6～7 小时达血药峰浓度。血浆 $t_{1/2}$ 约为 15 小时，经肝脏代谢，由肾脏排出体外。

【适应证】用于治疗精神分裂症。

【用法和用量】成人：每日 30～150mg，分 3 次服用。剂量应根据年龄和症状酌情调整，日剂量可增至 300mg。

【不良反应】①可有心绞痛、心悸、面部潮红。若患者出现缄默、严重肌强直、吞咽不能、心动过速、血压变化、出汗等症状时，应停用本品并采取适当治疗措施。罕见肝功能障碍，应减量或停药。②可引起帕金森综合征，发生率 18%。③出现麻痹性肠梗阻、皮肤过敏，应停药。④有时有嗜睡、眩晕、头痛、知觉异常、共济失调、性欲异常、感觉迟缓、疲劳、排尿困难等。亦可能引起低血钠、尿钠增加、尿量增加、抽搐、抗利尿激素分泌异常、伴有神志丧失。

【药物相互作用】与中枢神经系统抑制药合用，有相互增强作用。

【制剂】片剂：每片 10mg；15mg；25mg。

氯噻平　Clotiapine

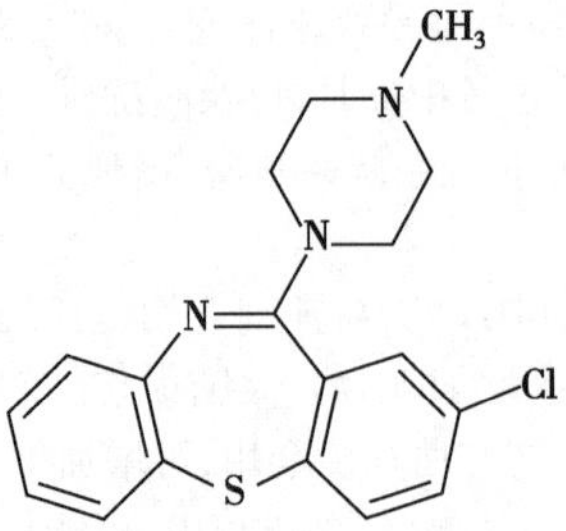

【其他名称】氯哌硫氮䓬，Clothiapine。

【ATC 编码】N05AH06

为二苯氧氮平类抗精神病药，对 5-HT_6 和 5-HT_7 受体有高亲和力。有较好的抗幻觉、妄想和抗兴奋躁动作用。适用于急慢性精神分裂症。也用于焦虑、药物依赖及酒精中毒，有抗胆碱能作用。口服：每日 60～120mg，视病情渐增剂量渐增，最高剂量达每日 240mg，分 2～3 次。不良反应：锥体外系副作用发生率低，偶见倦怠、口干、恶心、头昏。临床应用时，用量勿过大，增量勿过快，否则会出现直立性低血压。片剂：每片 40mg。

20.5.2　苯丙异唑类

利培酮〔药典(二)；基；医保(乙)〕　Risperidone

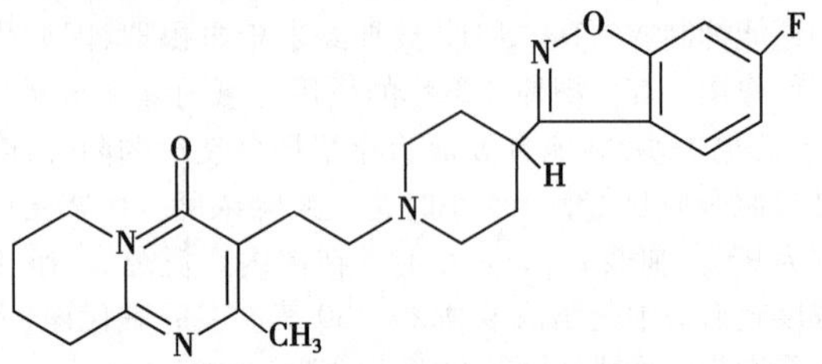

【其他名称】维思通，利司培酮，瑞斯哌酮，瑞斯哌东，利哌利酮，利司环酮，Risperidal。

【ATC 编码】N05AX08

【药理学】本品为苯丙异唑衍生物，是新一代的抗精神病药。与 5-HT_2 受体和多巴胺 D_2 受体有很高的亲和力。本品也能与肾上腺素 α_1 受体结合，与组胺 H_1 受体和肾上腺素 α_2 受体亲和力较低，不与胆碱能受体结合。本品是强有力的 D_2 受体拮抗药，可以改善精神分裂症的阳性症状；但它引起的运动功能抑制，以及强直性昏厥都要比经典的抗精神病药少。对中枢系统的 5-HT 和多巴胺拮抗作用的平衡可以减少发生锥体外系副作用的可能，并将其治疗作用扩展到精神分裂症的阴性症状和情感症状。

本品口服吸收迅速、完全，其吸收不受食物影响，用药 1～2 小时内达到血药峰浓度。在体内，本品经 CYP2D6 代谢为 9-羟基利培酮，具有药理活性；本品的另一个代谢途径为 *N*-脱烃作用。利培酮的消除半衰期约为 3 小时，9-羟基利培酮及其他活性代谢物的消除半衰期为 24 小时。大多数患者在 1 天内达到利培酮的稳态，经过 4～5 天达到 9-羟基利培酮的稳态。用药 1 周后，70% 的药物及其代谢产物经尿液排泄，14% 的药物经粪便排出。活性成分的清除率在老年患者体内下降 30%，在肾功能不全患者体内下降 60%。本品可经乳汁排出。

【适应证】①用于治疗急性和慢性精神分裂症以及其他各种精神病性状态的明显阳性症状和阴性症状。也可减轻与精神分裂症有关的情感症状（如抑郁、负罪感、焦虑）。对于急性期治疗有效的患者，在维持期治疗中，本品可继续发挥其临床疗效。②可用于治疗双相情感障碍的躁狂发作。

【用法和用量】口服，宜从小剂量开始。①精神分裂症：初始剂量每次 1mg，每日 2 次，在 1 周左右将剂量渐增至每日 2～4mg，第 2 周内可逐渐加量到每日 4～6mg。此后，可维持此剂量不变，或根据个人情况进一步调整。一般情况下，最适剂量为每日 2～6mg。②双相情感障碍的躁狂发作：起始剂量每日 1 次，每次 1～2mg，剂量可根据个体需要进行调整。剂量增加的幅度为每日 1～2mg，剂量增加至少隔日或间隔更多天数进行。大多数患者的理想剂量为每日 2～6mg。③老年患者或肝肾功能损害者：起始及维持剂量应减半，剂量调整应减缓。使用本品时应慎重。

【不良反应】①与经典抗精神病药相比引起的锥体外系副作用少而轻，引发迟发性运动障碍的风险较低。主要常见不良反应为因泌乳素水平升高引发的闭经、溢乳和性功能障碍。有体重增加、高血糖、糖尿病及原有糖尿病加重的报告。②可见焦虑、嗜睡、头晕、恶心、便秘、消化不良、鼻炎、皮疹等。

【禁忌证】①禁用于对本品过敏者及 15 岁以下儿童。②妊娠期及哺乳期妇女不宜使用。

【注意】①帕金森综合征患者、癫痫患者慎用。②老年人及心、肝、肾疾病患者剂量应减少。③用药期间避免驾车或进行机械操作。④在对老年痴呆患者进行的安慰剂对照研究中，利培酮与呋塞米合并用药患者的死亡率高于单独使用利培酮或呋塞米的患者。在同一试验中还观察到利培酮组包括死亡在内的脑血管方面不良事件（脑血管意外和短暂性脑缺血发作）的发生率较安慰剂组高。因此对老年痴呆患者应用本品应谨慎评估风险与获益。

【药物相互作用】①鉴于本品对中枢神经系统的作用，在与其他作用于中枢系统的药物合用时应慎重。②本品可拮抗左旋多巴及其他多巴胺激动剂的作用。③与抗高血压药物合用时，观察到有临床意义的低血压。④与已知会延长 Q-T 间期的药物合用时应谨慎。⑤卡马西平及其他 CYP3A4 诱导剂会降低本品活性成分的血浆浓度。⑥氟西汀和帕罗西汀（CYP2D6 抑制剂）可增加本品的血药浓度，但对其抗精神病活性成分血药浓度的影响较小。

【制剂】片剂：每片 1mg；2mg。分散片：每片 1mg；2mg。口腔崩解片：每片 0.5mg；1mg；2mg。口服液：每瓶 30mg（30ml）；100mg（100ml）。

【贮法】15～30℃密封保存。

帕潘立酮[基]　Paliperidone

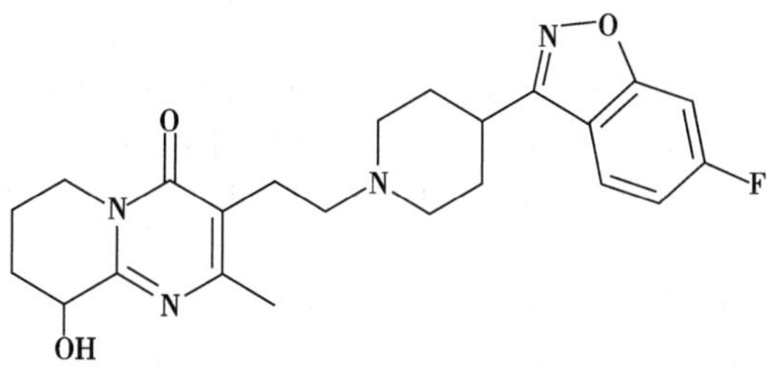

【其他名称】帕利哌酮，9-羟基利培酮，Invega。

【ATC 编码】N05AX13

【性状】白色或类白色结晶。在盐酸和二氯甲烷中微溶，几乎不溶于水、氢氧化钠和正己烷，较少溶于 *N*,*N'*-二甲基甲酰胺。

【药理学】本品为利培酮的主要活性代谢物。对精神分裂症的治疗活性是由对中枢多巴胺 D_2 受体和 5-HT_2 受体联合的拮抗作用介导的。本品也是 α_1 和 α_2 肾上腺素能受体和 H_1 组胺受体的拮抗药，对 M 胆碱受体和肾上腺素能 β_1、β_2 受体无亲和力。单次服用本品后，血药浓度稳定升高，在 24 小时达到峰浓度，在 4～5 日达到稳态血药浓度。半衰期约为 23 小时。

【适应证】①用于精神分裂症急性期治疗。不但可以显著改进精神分裂症的症状，而且可以改善个人及社会行为水平。②用于精神分裂症、双向情感障碍的躁狂期及孤独症的治疗。

【用法和用量】成人：口服给药，每次 3～6mg，一日 1 次，早晨服药。需进行剂量增加时，推荐增量为每日增加 3mg。一日最大推荐剂量为 12mg。

【不良反应】①最常见的不良反应为神经系统障碍，可见坐立不安、锥体外系症状（运动失调）、嗜睡、头晕、头痛、肌痉挛、眼球震颤、痫性发作、迟发性运动障碍。②心动过速、直立性低血压，Q-T 间期延长，心悸和局部缺血，心律失常。③高血糖症或糖尿病，体重增加，高催乳素血症。④过敏性反应和血管性水肿、血小板减少性紫癜。⑤上腹痛、口干、舌肿、唾液分泌增多。⑥罕见胃肠道阻塞。

【禁忌证】禁用于对本品或利培酮过敏者，有严重胃肠道梗阻或狭窄的患者，心电图示及病史中有 Q-T 间期延长者，有心律失常病史的患者。

【注意】①本品慎用于心、脑血管疾病患者，有易发生低血压情况（如血容量减少等）的患者，有癫痫病史者，有发生吸入性肺炎风险的患者。②帕金森病或路易体痴呆患者对于抗精神病药物的敏感性增加，使用本品时应慎重。③糖尿病患者和有糖尿病危险因素的患者，应在治疗开始前和治疗期间定期接受血糖监测。④服用本品期间应避免高空作业、驾车或进行机械操作。⑤老年人应谨慎选择剂量，必要时对肾功能进行监测。妊娠期妇女、哺乳期妇女、18 岁以下患者慎用。⑥本品会增加老年痴呆性精神病患者的死亡风险，因此不建议用于治疗痴呆相关的精神病。

【药物相互作用】①与能够延长 Q-T 间期的药物合用，会增加致心律失常的风险。②与其他可引起直立性低血压的药物合用，可能有累积效应。③与其他作用于中枢神经系统的药物合用时应慎重。本品可能会拮抗左旋多巴和其他多巴胺受体激动药的作用。

【制剂】缓释片：每片 3mg；6mg；9mg。

【贮法】15～30℃防潮保存。

齐拉西酮[药典(二)；医保(乙)]　Ziprasidone

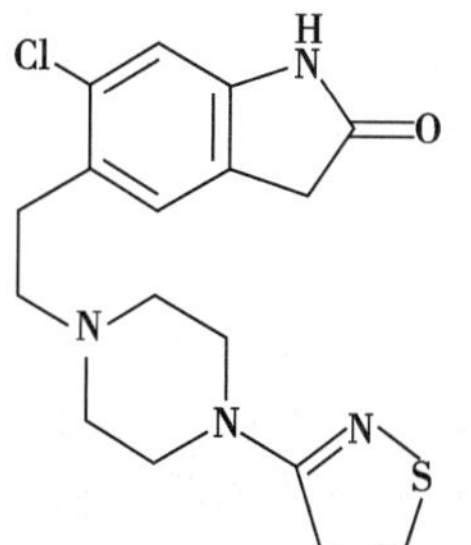

【其他名称】盐酸齐拉西酮，甲磺酸齐拉西酮，盐酸齐拉西酮，齐哌西酮，噻帕西酮，卓乐定，Ziprasidone Hydrochloride。

【ATC 编码】N05AE04

【性状】其盐酸盐为白色或淡红色结晶状粉末或颗粒；其甲磺酸盐多为淡黄色澄清注射液。

【药理学】本品是一种非典型抗精神病药。体外研究显示，本品对多巴胺 D_2、D_3、5-HT_{2A}、5-HT_{2C}、5-HT_{1A}、5-HT_{1D}、α-肾上腺素能受体具有较高的亲和力，对组胺 H_1 受体具有中等亲和力，对 M 胆碱能受体无亲和力。本品对多巴胺 D_2、5-HT_{2A}、5-HT_{1D} 受体具有拮抗作用，对 5-HT_{1A} 受体具有激动作用。能抑制突触对 5-HT 和去甲肾上腺素（NA）的再摄取。本品的抗精神分裂症作用可能是通过对多巴胺 D_2 和 5-HT_2 受体的拮抗作用来发挥的。而对组胺 H_1 受体的拮抗作用可能是导致嗜睡的原因，对 α_1-肾上腺素能受体的拮抗作用可能是产生直立性低血压的原因。本品口服后吸收良好，绝对生物利用度约为 60%，食物能增加本品的吸收约 2 倍。分布广泛，口服给药 6～8 小时达血浆峰浓度，1～3 天达到稳态血药浓度，血浆蛋白结合率大于 99%，平均终末半衰期约为 7 小时。主要经肝脏充分代谢，其代谢产物无临床意义的药理活性。仅少量原形药经尿液和粪便排泄。

【适应证】①主要用于精神分裂症的治疗。注射剂适用于治疗精神分裂症患者急性激越症状。②可用于情感性障碍的躁狂期治疗。

【用法和用量】口服：初始治疗每次 20mg，一日 2 次，餐时口服。视病情可逐渐增加到每次 80mg，一日 2 次。调整剂量时间间隔一般应不少于 2 天。肌内注射：用于精神分裂症患者的急性激越期治疗。每日 10～20mg，最大剂量为每日 40mg。如需长期使用，应改为口服。

【不良反应】①常见的不良反应有嗜睡、头痛、头晕、畏食、恶心、呕吐、便秘。②可见静坐不能、锥体外系反应、运动障碍、神经阻滞剂恶性综合征、心动过速、高血压、直立性低血压、心电图 Q-T 间期延长、血清泌乳素水平增高、溢乳。

【禁忌证】①对本品过敏者禁用。②具有 Q-T 间期延长病史的患者、近期出现急性心肌梗死的患者和非代偿性心衰的患者禁用。

【注意】①与痴呆有关的老年精神病患者服用非典型抗精神病药物后死亡率有增加的风险。本品未批准用于治疗痴呆相关的精神疾病。②有癫痫病史者、使用其他非典型抗精神病药物出现严重不良反应者、有神经阻滞剂恶性综合征病史者慎用。③有心脑血管病史者慎用。使用本品时应定期监测心电图，若 Q-T 间期>500 毫秒时，应停药。易发生低血压的患者、长期营养不良、脱水者应慎用，或在营养状况纠正后使用。④严重肝、肾功能不全者慎用；肝、肾功能正常者应定期监测。⑤高泌乳素血症患者慎用；泌乳素水平正常者也应监测泌乳素水平。⑥服用本品期间不宜驾驶机动运输工具或驾驶具有危险性的机械。⑦儿童、妊娠期妇女慎用。哺乳期妇女用药后应停止哺乳。老年患者应降低起始剂量、缓慢调整剂量。

【药物相互作用】①本品可拮抗左旋多巴和多巴胺受体激动剂的作用。②与延长 Q-T 间期药物合用时，心脏毒性相加会导致 Q-T 间期延长、尖端扭转型心律失常、心脏停搏等。能够延长 Q-T 间期药物：Ⅰ和Ⅲ型抗心律失常药物、吩噻嗪类药物、三环类抗抑郁药、氟哌啶醇、舒必利、匹莫齐特、利培酮、硫利达嗪、舍吲哚、大环内酯类抗生素、加替沙星、莫西沙星，普罗布考、奥曲肽、血管升压素等。③与降压药合用时，应监测血压，防止血压过低。④卡马西平为 CYP3A4 诱导剂，可增加本品在体内代谢，降低本品的血药浓度。酮康唑等强效 CYP3A4 抑制剂会增加本品在血中的原药浓度。

【制剂】片剂：每片 20mg；60mg。胶囊剂：每粒 20mg；40mg；60mg；80mg。注射液：每支 10mg（1ml）；20mg（1ml）。

【贮法】避光，密闭，室温下保存。

鲁拉西酮 Lurasidone

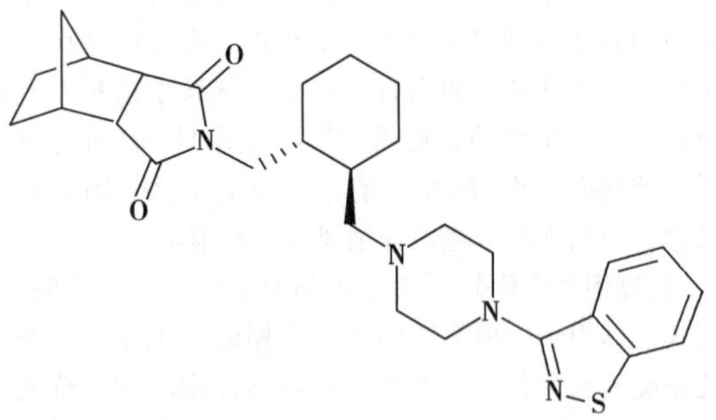

【其他名称】盐酸鲁拉西酮，Lurasidone Hydrochloride，Latuda，Sunovion。

【ATC 编码】N05AE05

【药理学】本品为非典型抗精神病药物。其治疗精神分裂症的确切机制尚不十分清楚，可能与多巴胺 D_2 和 5-HT_{2A} 受体的拮抗作用有关。用于治疗精神分裂症的阳性和阴性症状，有研究报道本品可以改善认知功能。

【适应证】治疗精神分裂症。近日美国 FDA 批准本品扩大适应证，用于治疗 10～17 岁儿童青少年与双相Ⅰ型障碍相关的重性抑郁发作。

【用法和用量】口服。①成年人：推荐起始剂量为 40mg，每日 1 次；有效剂量范围为每日 40～120mg。应与食物同时服用。②儿童青少年双相抑郁：每日 20～80mg。

【不良反应】总体而言，本品的耐受性良好；常见的不良反应有嗜睡、恶心、体重增加、静坐不能、焦虑、帕金森综合征。

【禁忌证】对本品或制剂中任何组分过敏者禁用。

【注意】①不宜用于妊娠期妇女和哺乳期妇女。②本品能使尿液变成红色、粉红色或红褐色，为正常现象。

【药物相互作用】本品禁忌与强 CYP3A4 抑制剂（如酮康唑）或诱导剂（如利福平）合用。

【制剂】片剂：每片 40mg；80mg。

【贮法】25℃储存。

20.5.3 二苯丁酰哌啶类

五氟利多[药典(二);基;医保(甲)] Penfluridol

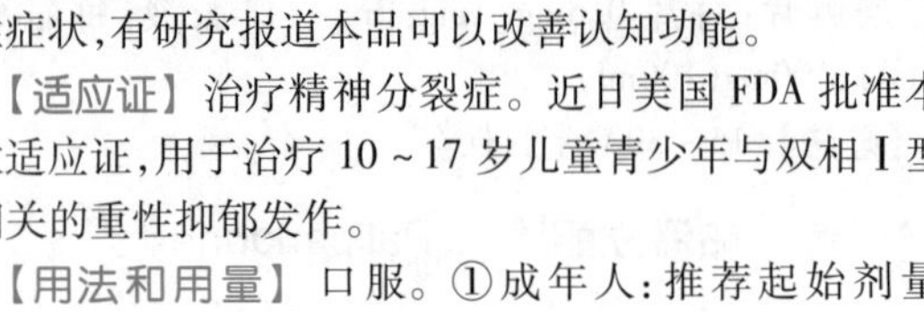

【其他名称】Cyperon，Easer，Flupidol，Longoperidol，Longoran，Semap。

【ATC编码】N05AG03

【性状】为白色或类白色结晶性粉末，无臭，无味。在甲醇、乙醇、丙酮或三氯甲烷中易溶，在水中几乎不溶。熔点为105～108℃。

【药理学】本品为结构与丁酰苯类极为相似的新系族——二苯丁基哌啶类的衍生物，是口服长效抗精神病药。抗精神病作用与其阻断脑内多巴胺受体有关，还可拮抗神经系统α肾上腺素能受体。具有强而持久的抗精神病作用，口服一次可维持数天至1周，亦有镇吐作用，但镇静作用较弱，对心血管功能影响较轻。脑电图证实，有效剂量时不会诱发癫痫。口服吸收缓慢，24～72小时血药浓度达峰值，7日后仍可自血中检出。吸收后储存于脂肪组织，缓慢释放，逐渐透入脑组织。主要以原形从粪便中排泄，少量经尿排出。

【适应证】用于治疗各型精神分裂症，对幻觉、妄想、孤僻、淡漠、退缩等症状有效，更适用于病情缓解者的维持治疗，防止复发。

【用法和用量】口服治疗剂量范围20～120mg，每周1次。宜从每周10～20mg开始，逐渐增量，每一周或两周增加10～20mg，以减少锥体外系反应。通常治疗量为一周30～60mg，待症状消失用原剂量继续巩固3个月，维持剂量一周10～20mg。

【不良反应】主要为锥体外系反应。长期大量使用可发生迟发性运动障碍。亦可发生嗜睡、口干、便秘、乏力、月经失调、溢乳、焦虑或抑郁反应等。偶见白细胞减少、过敏性皮疹、心电图异常、恶性综合征。

【禁忌证】帕金森病或帕金森综合征、基底神经节病、骨髓抑制患者及对本品过敏者禁用。

【注意】①肝、肾功能不全者慎用。②应定期检查肝功能与白细胞计数。③用药期间不宜驾驶车辆、操作机械或高空作业。④妊娠期妇女应慎用。哺乳期妇女使用本品期间应停止哺乳。⑤儿童、老人容易发生锥体外系反应，视情酌减用量。

【药物相互作用】①本品与乙醇或其他中枢神经系统抑制药合用，中枢抑制作用增强。②与抗高血压药合用，有增加直立性低血压的危险。③与其他抗精神病药合用，有发生锥体外系反应的危险性。

【制剂】片剂：每片10mg；20mg。

【贮法】密封保存。

氟司必林　Fluspirilene

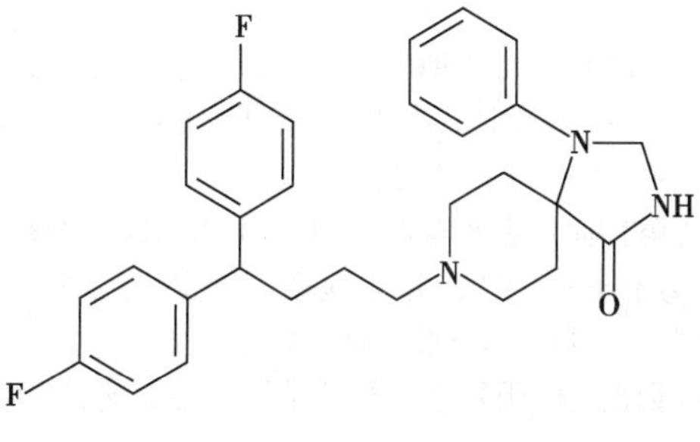

【其他名称】氟斯必灵，氟斯必林，氟螺利林，利多帕丁，Redeptin。

【ATC编码】N05AG01

【性状】本品不溶于水，其剂型是微粒结晶体的水悬液。

【药理学】本品为结构与丁酰苯类相似的二苯丁基哌啶类长效抗精神病药。为强D_2、弱D_1受体拮抗药，作用与氟哌啶醇相似，具有较强的抗精神病作用，控制幻觉、妄想，改善淡漠、退缩等症状有良好的作用。镇静作用弱。本品不溶于水，其剂型是微粒结晶体的水悬液，肌内注射后药物在注射部位吸收缓慢，4小时后才可测到血药浓度，24～48小时作用达高峰，消除半衰期约3周，在体内形成微粒结晶体储库，然后缓慢释放，药效长达1～2周。在体内代谢后从尿中排泄。

【适应证】用于治疗急、慢性精神分裂症，对幻觉、妄想、孤独、淡漠、及退缩症状作用好。特别适用于维持治疗和预防复发。

【用法和用量】深部肌内注射：首次剂量每次2mg，每周1次，以后每周增加剂量一般为2～8mg，渐增至每周6～12mg，最高不超过每周20mg。常用维持量每周2～8mg。

【不良反应】①锥体外系反应较常见。②有些患者出现胃或腹痛、恶心、食欲减退、视力模糊、头痛、头晕、乏力等自主神经系统反应。③少数患者嗜睡，有时还可出现焦虑、烦躁不安、忧郁。④个别可出现溢乳、皮疹，心电图偶可见心动过速和可逆性T波变化。

【禁忌证】①对本品过敏者禁用。②妊娠期妇女、哺乳期妇女禁用。

【注意】①有锥体外系疾病、癫痫以及内因性抑郁症患者慎用。②老年患者剂量酌减。

【药物相互作用】参见五氟利多。

【制剂】注射剂：每支2mg(1ml)。注射剂(粉)：每支2mg；6.5mg。

匹莫齐特　Pimozide

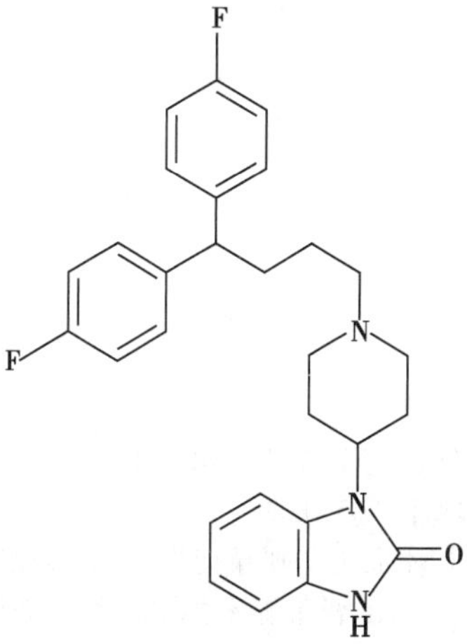

【其他名称】匹莫奇特，哌迷清，Neoperidole，Antalon，Opiran，Orap。

【ATC 编码】N05AG02

【性状】为白色结晶粉末。几乎不溶于水,可溶于乙醇、乙醚、甲醇、丙酮和三氯甲烷,微溶于 0.1mol/L 盐酸。

【药理学】为二苯丁酰哌啶类抗精神病药物。药理作用类似氟哌啶醇,但作用较弱而时间长,具有较长效的抗精神病作用。对躁狂、幻觉、妄想、淡漠和退缩等有较好的效果,对慢性退缩性患者尤为适合。本品还有某种程度的钙拮抗作用。口服本品后约一半通过明显的首关效应。4~12 小时血药浓度达峰值,终末半衰期约 55 小时,某些患者甚至可达 150 小时。广泛分布全身,大部分贮于肝中,其他组织器官浓度相对较低。经肝代谢,代谢产物和原形药经尿液和粪便排泄。

【适应证】适用于治疗急、慢性精神分裂症,妄想狂样状态,单症状疑病和抽动秽语综合征。

【用法和用量】①治疗精神分裂症:开始口服每日 2mg,然后根据效应,至少间隔 1 周每日增加 2~4mg;但每天总量不得超过 20mg。②治疗妄想狂和疑病:开始口服每天 4mg,然后可加量,最多不超过每天 16mg。③治疗抽动秽语综合征:开始口服每天 1~2mg,逐渐加量,最多不超过每天 10mg。

【不良反应】①同氯丙嗪,常见有锥体外系反应,其他有口干、乏力、失眠等。②可出现心电图异常,如 Q-T 间期延长和 T 波变化等。

【禁忌证】有先天性 Q-T 间期延长和心律失常史的患者禁用。

【注意】①肝、肾功能不全者慎用。②治疗前和治疗过程中应定期检查肝功能、白细胞计数、心电图。③用药期间不宜驾驶车辆、操作机械或高空作业。

【药物相互作用】本品与大环内酯类抗生素并用易发生致命不良反应。

【制剂】片剂:每片 1mg;2mg;4mg;10mg。

20.5.4 吲哚类

舍吲哚 Sertindole

【其他名称】塞丁道尔,Serdolect。

【ATC 编码】N05AE03

【药理学】本品为苯吲哚衍生物,对多巴胺 D_2 受体、5-HT_{2A}、5-HT_{2C} 受体、α_1 肾上腺素能受体均有较强的亲和力。控制精神分裂症阳性症状与氟哌啶醇相似,同时有较强的改善阴性症状的作用。本品口服后达峰时间长,约 10 小时,多次给药消除半衰期为 1~4 天,老年人及肾功能损害的患者对本品的药动学无影响。

【适应证】用于治疗精神分裂症的阳性及阴性症状。

【用法和用量】口服,初始剂量为每日 12mg,然后每隔 3 日增加 4mg,直至获得满意的疗效。一般日剂量不超过 24mg。

【不良反应】可见 Q-T 间期延长,体重增加。少见锥体外系反应。

【禁忌证】禁用于心脏病患者、低血钾患者。

【注意】剂量增加过快可能出现直立性低血压或心动过速。

【药物相互作用】①与锂剂合用,可导致虚弱、运动障碍、锥体外系反应增加和脑损害。②与Ⅰa 类、Ⅰb 类、Ⅰc 类和Ⅲ类抗心律失常药,三环类抗抑郁药及其他可延长 Q-T 间期的药物合用,可增加心脏毒性的风险,故禁止两者合用。

【制剂】片剂:每片 4mg;12mg;20mg。

吗茚酮 Molindone

【其他名称】吗啉吲酮,吗啉啶醇,吗啉酮,Lidone,Moban。

【ATC 编码】N05AE02

【药理学】为吲哚类衍生物,非典型抗精神病药。抗精神病作用与氯丙嗪相似,但较强。对焦虑、抑郁、木僵、退缩、幻觉、妄想等症状效果较好。因有一定的兴奋作用,故不能用于治疗兴奋、躁动的精神病患者。镇静的发生率在氯丙嗪和具有哌嗪的吩噻嗪类药之间。口服后迅速被吸收,血药浓度达峰时间为 1~2 小时,半衰期约 6.5 小时。口服单剂量药效可维持 24~36 小时。在肝脏代谢,大部分以代谢物形式从尿和粪便中排泄。

【适应证】主要用于治疗急、慢性精神分裂症。

【用法和用量】①口服:初始剂量每日 50~75mg,一日 2~3 次,3~4 日内增至每日 100mg,2~4 次分服;重症或耐药患者可达每天 225mg。维持剂量每日 15~50mg。②肌内注射:控制急性症状,可肌内注射每日 20~40mg。

【不良反应】较轻,病人易接受。①锥体外系副作用比氯丙嗪更常见,但较轻。②其他可见激动、欣快、嗜睡、恶心、呕吐、视力模糊、体重减轻或增加、皮疹、肝功能异常等。③偶见白细胞减少或增多。

【禁忌证】①对吗茚酮过敏者,严重心脏病患者,中枢神经系统有严重抑制状态者禁用。②妊娠期妇女、哺乳期妇女及 14 岁以下儿童禁用。

【注意】①因有兴奋作用,不用于兴奋躁动的精神障碍病人。②有止吐作用,并能掩盖肠梗阻与脑瘤的症状。③服药期间避免从事驾驶或操作机器。

【药物相互作用】①本品可拮抗苯妥英钠、四环素的作用,不宜合用。②可增强巴比妥、麻醉药、乙醇、阿托品类抗胆碱药的作用。

【制剂】片剂:每片5mg;10mg;25mg;50mg;100mg。胶囊剂:每粒5mg;10mg;25mg。注射液:每支20mg(1ml)。

奥昔哌汀　Oxypertine

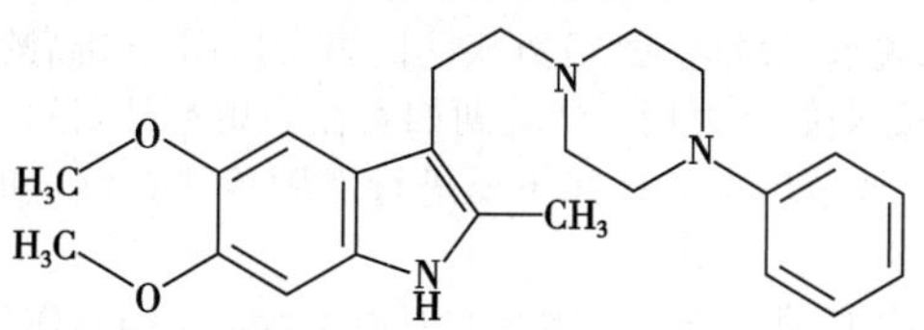

【其他名称】氧苯哌吲哚,奥泼定,Equipertine,Forit。

【ATC编码】N05AE01

为吲哚类抗精神病药,作用相似于氯丙嗪。如同利血平和丁苯那嗪,本品消耗的是儿茶酚胺,而不是5-羟色胺,可能与其抗精神病的疗效相关。用于精神分裂症与焦虑症。口服:每日80～120mg,分次服。最大剂量为每日300mg。治疗焦虑症时:每日30～40mg。不良反应:小剂量出现多动、激动,但大剂量时引起嗜睡。偶有恶心、呕吐、头晕、低血压、运动失调。锥体外系反应较少。片剂:每片40mg。

20.5.5　其他

阿立哌唑[药典(二);基;医保(甲)]　Aripiprazole

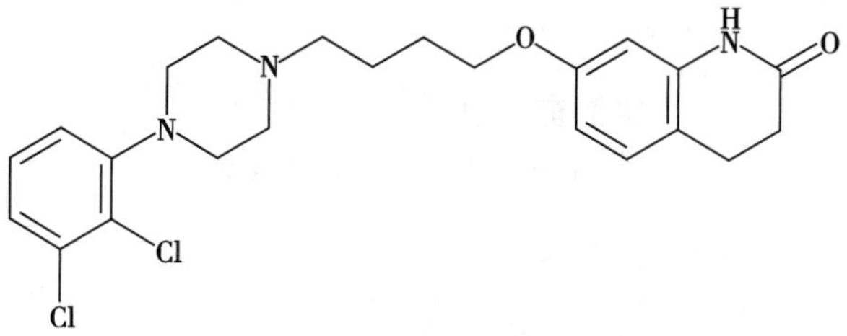

【其他名称】阿比利非,安律凡,博思清,赫尔宁,Brisking,Abilify。

【ATC编码】N05AX12

【性状】本品为白色或类白色结晶性粉末。

【药理学】本品是一种新型的非典型抗精神分裂症药物,对多巴胺能神经系统具有双向调节作用,是多巴胺递质的稳定剂。与多巴胺D_2、D_3、5-HT_{1A}和5-HT_{2A}受体有很高的亲和力,与D_4、5-HT_{2C}、5-HT_7、α_1肾上腺素、H_1组胺受体以及5-HT重吸收位点具有中度亲和力。本品通过对D_2和5-HT_{1A}受体的部分激动作用及对5-HT_{2A}受体的拮抗作用而产生抗精神分裂症作用。对α_1受体的拮抗作用可引起直立性低血压。

本品口服后吸收良好,绝对口服生物利用度是87%,可以单独服用或与食物一起服用。血药浓度达峰时间为3～5小时,半衰期为48～68小时。静脉给药后,在体内分布广泛,可以通过血脑屏障。血清蛋白结合率为99%以上。本品主要通过肝脏代谢消除,两个参与代谢的P-450酶是CYP2D6和CYP3A4。药理活性主要源于母体药物——阿立哌唑,较小程度上是来自它的主要代谢物——脱氢阿立哌唑。约8%的白种人缺乏代谢CYP2D6底物的能力,被分类为代谢低下者(PM),其他为代谢充分者(EM)。PM的阿立哌唑总活性药物成分暴露高出EM约60%。阿立哌唑在EM和PM中的平均消除半衰期分别约为75小时和146小时。

【适应证】用于治疗各类型的精神分裂症。国外临床试验表明,本品对精神分裂症的阳性和阴性症状均有明显疗效,也能改善伴发的情感症状,降低精神分裂症的复发率。

【用法和用量】口服,每日1次。①成人:推荐起始剂量是每日10或15mg,不受进食影响。临床有效剂量范围为每日10～30mg。用药2周内(药物达稳态所需时间)不应增加剂量,2周后,可根据个体的疗效和耐受情况适当调整,但加药速度不宜过快。②通常不需要根据患者的年龄、性别、种族、吸烟状况、肝功能或肾功能调整阿立哌唑的剂量。

儿童:《中国国家处方集·化学药品与生物制品卷·儿童版》推荐:口服:用于12～18岁儿童少年精神分裂症,起始剂量一次2.5mg,一日1次。2天后可增加至一次5mg,一日1次。维持2天后可逐渐加到1次10mg,一日1次,之后如病情需要,可一次增加2.5～5mg,最大剂量一日30mg。

【不良反应】比较轻,体重增加、锥体外系反应等发生率低,所以患者的耐受性比较好。不良反应主要有头痛,焦虑失眠,嗜睡,小便失禁,静坐不能等。

【禁忌证】对本药过敏者禁用。

【注意】①与安慰剂比较,非典型抗精神病药用于老年痴呆相关精神病可增加患者死亡风险。阿立哌唑不能用于痴呆相关精神病的治疗。②慎用于心血管疾病患者(心肌梗死、缺血性心脏病、心脏衰竭或者传导异常病史)、脑血管疾病患者或者诱发低血压的情况(如:脱水、血容量过低和降压药治疗)。③慎用于有癫痫病史或癫痫阈值较低情况(如阿尔茨海默病)的患者。癫痫阈值较低的情况在65岁以上人群较常见。④慎用于有吸入性肺炎风险性的患者。⑤服药期间避免从事驾驶或操作机器。

【药物相互作用】①鉴于本品主要作用于中枢神经系统,在与其他作用于中枢神经系统的药物和乙醇合用时应慎重。②因本品拮抗α_1-肾上腺素能受体,故有可能增强某些抗高血压药的作用。③CYP3A4诱导剂(如卡马西平)可以引起本品的清除率升高和血药浓度降低。CYP3A4抑制剂(如酮康唑)或CYP2D6抑制剂(如奎尼丁、氟西汀、帕罗西汀)可以抑制本品消除,使血药浓度升高。

【制剂】片剂:每片5mg;10mg;15mg。口服崩解片:每片5mg;10mg;15mg。胶囊剂:每粒5mg。

曲美托嗪　Trimetozine

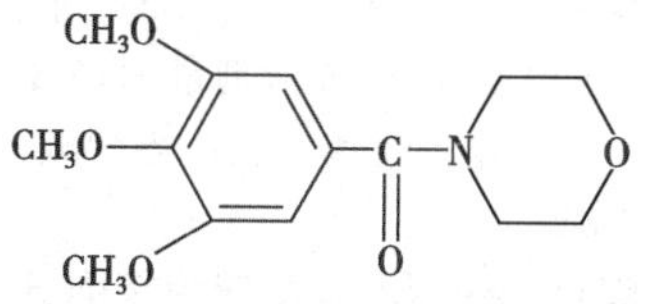

【其他名称】三甲氧啉,Sedoxazin,Trioxazine。

【性状】为白色结晶性粉末。熔点约121℃。略溶于水及乙醇,易溶于三氯甲烷及甲醇。

【药理学】本品为镇静安定剂，可减轻紧张及焦虑状态。其优点在于对患者的活动无明显抑制作用，对运动神经系统、血压及呼吸均无明显影响。

【适应证】①用于伴有恐惧、紧张和情绪激动的神经精神症状及儿童行为障碍。②对于带有神经质综合征的患者，本品可有效地消除兴奋。③在精神病的治疗上可作为一种维持治疗用药。

【用法和用量】每次口服300mg，每日3～6次。

【不良反应】一般耐受良好，大剂量时可见乏力、倦怠、恶心、嗜睡等。少数人可见过敏反应。

【制剂】片剂：每片300mg。

布南色林 Blonanserin

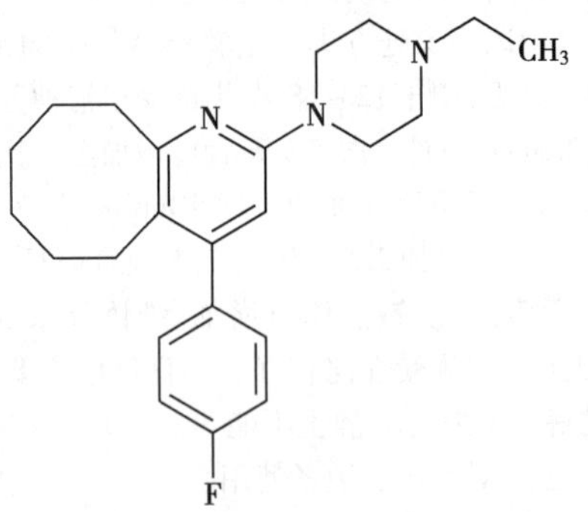

【其他名称】布兰色林，洛珊，Lonasen。

【性状】本品为白色片。

【药理学】本品具有环辛吡啶骨架结构，为一种新型的非典型抗精神病药。是多巴胺受体及5-羟色胺(5-HT)受体拮抗剂。在体外试验中，本品对多巴胺D_2、D_3受体及5-HT_{2A}受体都有亲和性。而本品的主要代谢产物*N*-去乙基化合物对多巴胺D_2受体的亲和力为布南色林的1/10。动物实验显示，本品能够明显改善基于多巴胺假说制备精神分裂症模型的行为学异常。临床试验表明，本品口服给药能够改善精神分裂症病人的阳性症状和阴性症状，疗效与利培酮和氟哌啶醇相似。

健康成人单次餐后给药2mg的血药峰浓度C_{max}和药时曲线下面积$AUC_{0\sim12}$分别比空腹给药升高2.68倍和2.69倍，达峰时间(3.8±1.7)小时及平均滞留时间(9.63±4.04)小时与空腹给药相比显著延长。本品的代谢酶为CYP3A4，主要代谢产物*N*-去乙基化合物的药理活性比原形药明显降低。主要以代谢物形式排泄，其中约60%经尿排泄，约30%经粪便排泄。

【适应证】用于治疗精神分裂症。

【用法和用量】餐后口服。成人起始剂量为每次4mg，一日2次。逐渐增加剂量，维持剂量为每日8～16mg，分2次服用。另外，可根据年龄和症状适当增减，但每日最大用量不得超过24mg。

【不良反应】①主要不良反应为震颤、运动迟缓、流涎等帕金森综合征，以及静坐不能、失眠、泌乳素升高、运动障碍、困倦、不安、焦燥感、易激惹。②偶见恶性综合征、迟发性运动障碍、麻痹性肠梗阻、抗利尿激素分泌失调综合征、粒细胞缺乏症及白细胞减少、肝脏功能异常、横纹肌溶解症。

【禁忌证】①昏睡状态患者、对巴比妥酸诱导剂等中枢神经抑制剂有严重不良反应患者禁用。②同时使用肾上腺素、唑类抗真菌药、HIV蛋白酶抑制剂药物的患者禁用；③对于本品成分过敏者禁用。

【注意】①有心血管疾病、低血压、帕金森病、癫痫、糖尿病、脱水、营养不良、肝脏疾病的患者慎用。②高龄者、儿童、妊娠期妇女慎用。哺乳期妇女在服用本品期间应停止哺乳。③服用本品期间不要进行驾驶等伴有危险的机械操作。

【药物相互作用】本品与具有CYP3A4抑制作用的药物合并用药，可出现血药浓度升高。对于正在服用CYP3A4强抑制剂(如唑类抗真菌药、HIV蛋白酶拮抗药等)的患者，不能给予本品。

【制剂】片剂：每片4mg。

【贮法】密闭保存。

20.6 长效抗精神病药

本类药物多为吩噻嗪类、丁酰苯类及硫杂蒽类的酯化物。酯化物的脂溶性高，肌内注射后逐渐被吸收，进入组织后经水解酶缓慢水解释放出活性物质而生效。结合的脂肪酸碳链越长，作用维持越久。1次用药疗效至少维持1周。

此外，新型结构抗精神病药物中的二苯丁酰哌啶类，如五氟利多、氟司必林，也具有长效作用，可每周给药1次。(见本章“20.5.3 二苯丁酰哌啶类”)

癸氟奋乃静[药典(二);基;医保(乙)]

Fluphenazine Decanoate

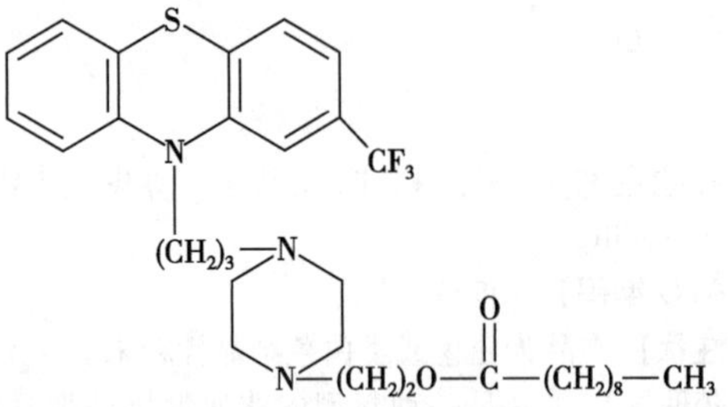

【其他名称】氟奋乃静癸酸酯，保利坤，Fluphenazine Depot，Prolixin Decanoate。

【ATC编码】N05AB02

【性状】为淡黄色或黄棕色黏稠液体，遇光色渐变深。在甲醇、乙醇、三氯甲烷、无水乙醚或植物油中极易溶解，在水中不溶。

【药理学】为氟奋乃静的长效酯类化合物。药理作用同氟奋乃静，但作用较氟奋乃静长9～20倍。肌内注射后吸收非常缓慢，一般在注射后第2～4日开始出现治疗作用，至第10日疗效可达最高峰，一次注射可在体内维持2～4周或更长。

【适应证】应用同氟奋乃静。主要用于治疗急、慢性精神分裂症。对单纯型和慢性精神分裂症的情感淡漠和行为退缩症状有振奋作用。也适用于拒绝服药者及需长期用药维持治疗的患者。

【用法和用量】每2～5周使用12.5～25mg，肌内注射。最佳用药剂量和给药间隔须依据具体病人而定。

【不良反应】可出现锥体外系症状。常见反应为失张力反应和静坐不能。偶见溢乳、癫痫加重、上腹疼痛或黄疸。

【禁忌证】①对氟奋乃静过敏者禁用。②严重抑郁症者禁用。③存在恶病质或肝损害时不能使用。④不推荐用于12岁以下的儿童。

【注意】①既往有抽搐史或皮质下有器质性病变者，肝、肾功能不全患者，青光眼患者均慎用。②可能使储存的儿茶酚胺释放，因而患嗜铬细胞瘤的患者使用时会有危险。③老年患者慎用；如果使用应减量。

【药物相互作用】①吩噻嗪类药物可能会增强阿托品或其他类似药物的作用，因为抗胆碱作用是相加的。可能发生麻痹性肠梗阻，尤其对于老年患者，有时甚至可以致命。②暴露于高热环境或使用磷酸盐杀虫剂的患者应慎用本品。

【制剂】注射液：每支25mg(1ml)；25mg(2ml)。

【贮法】严密避光保存。

氟奋乃静庚酸酯　Fluphenazine Enanthate

是长效抗精神病药，用于治疗精神病。用法用量：肌内注射25mg，作用维持时间2～4周。制剂：油针剂，每支25mg(1ml)。

哌泊噻嗪棕榈酸酯　Pipotiazine Palmitate

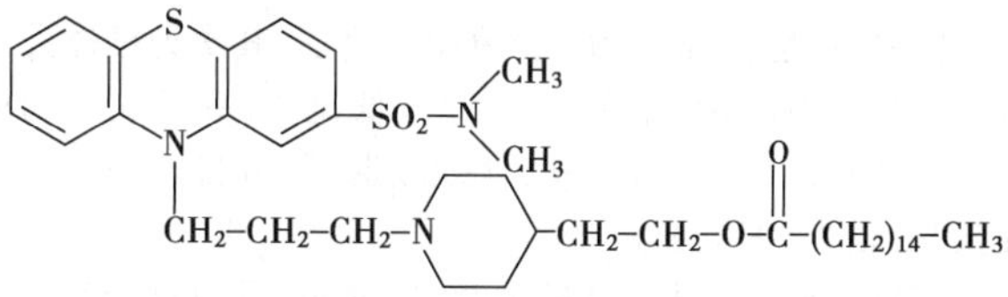

【其他名称】安棕酯，安乐，尼蒙舒。

【ATC编码】N05AC04

【性状】为黄色澄明油状液。

【药理学】为哌泊噻嗪的长效酯化物。肌内注射后缓慢从注射部位扩散并分解出哌泊噻嗪而生效。故作用维持时间长，为强效抗精神病药，进入中枢后可拮抗多巴胺受体，并有抗组胺作用。对慢性精神病患者之退缩有显著激活作用。镇静、镇吐、抗胆碱和降压作用较弱，锥体外系作用较强。肌内注射吸收良好。2～3日达高峰，$t_{1/2}$为14日。大鼠肌内注射氚标记的哌泊噻嗪棕榈酸酯，20～30天内约有50%放射活性物排出体外，45天从尿和粪中排出的放射活性物占注入的65%，从粪中排出的约是从尿中排出的10倍。

【适应证】主要适用于慢性或急性非激越型精神分裂症，对具有妄想和幻觉症状的精神分裂症有较好疗效。对病程较长且精神退缩的患者疗效较差。

【用法和用量】深部肌内注射：开始剂量为50mg，1周后根据症状及反应再注射50～100mg。以后根据病情决定剂量及间隔时间，一般每3～4周1次，每次50～200mg，8～16周为1疗程。巩固期患者可酌情减少用量并适当延长注射间隔时间。

【不良反应】①主要不良反应为锥体外系反应，常出现震颤、强直、静坐不能、动眼危象、反射亢进、流涎等症状，一般在继续治疗或减少剂量时可消除或好转，严重时可给予苯海索等抗帕金森病药治疗。②偶引起严重失眠，可给予一般催眠药，禁用其他抗精神失常药。有时还可能出现焦虑、嗜睡、疲乏、无力、口干、恶心、低血压、便秘、月经不调等症状。③个别患者可出现不完全性右束支传导阻滞等心血管系统障碍。

【禁忌证】①心、肝、肾等脏器有严重疾患者，青光眼、粒细胞减少及年老体弱者慎用或禁用。②对其他吩噻嗪类药物过敏者、尿潴留者、处于昏迷及严重抑郁状态的患者、恶血质者禁用。③怀疑有皮层下脑损伤的病人禁用本品。

【注意】①妊娠期及哺乳期妇女慎用。②使用本品时，最好定期测定肝功能和血象，注意血压及心电图变化。

【制剂】注射液：每支25mg(2ml)；50mg(2ml)；100mg(4ml)。

【贮法】避光，室温保存。

哌泊噻嗪十一烯酸酯 Pipotiazine Undecylenate

是长效抗精神病药，用于治疗精神病。用法用量：肌内注射100mg，作用维持时间2～3周。制剂：油注射剂，每支100mg(4ml)。

癸氟哌啶醇　Haloperidol Decanoate

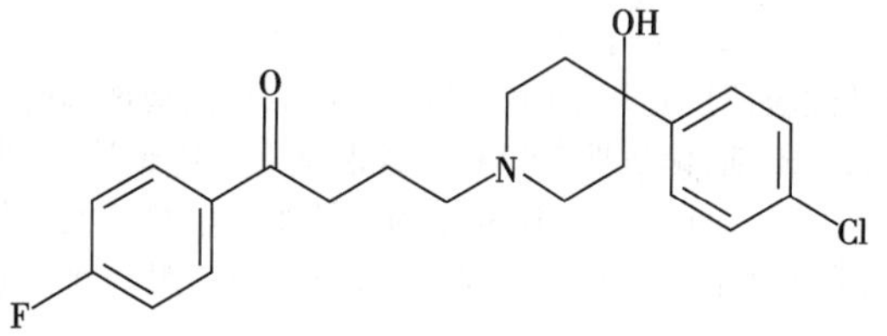

【其他名称】癸酸氟哌啶醇，氟哌啶醇癸酸酯，氟哌啶醇癸酯，长度利可，安度利可，长安静，哈力多，Haldol Decanoate。

【ATC编码】N05AD01

【性状】本品为淡琥珀色稍带黏性的液体。

【药理学】为氟哌啶醇的长效酯类化合物，肌内注射后在体内经酯化分解出氟哌啶醇而发挥作用。作用比氟哌啶醇长9～20倍。一般注射后24～72小时发生作用，6天内作用明显，在体内可维持3～4周。肝脏分布较多，约15%由胆汁排出，其余由肾脏排泄，$t_{1/2}$为3周。

【适应证】用于慢性精神分裂症的维持治疗，如精神运动性兴奋、激越不宁、猜疑、运动障碍、刻板姿态、敌视情绪和行为。

【用法和用量】肌内注射，一日1次，起始剂量轻度者一次50～100mg；中度者一次100～200mg；重度者一次250～300mg。根据病情调整剂量，一般每4周注射1次。

【不良反应】同氟哌啶醇，主要是锥体外系反应，长期使用可能出现迟发性运动障碍症状。还可见直立性低血压、便秘、性功能障碍、体重增加及尿潴留等。对肝功能亦有影响,但停药后能恢复。肌内注射后引起呼吸运动障碍,应注意。

【禁忌证】对本药过敏者、重症肌无力患者、青光眼患者禁用。

【注意】老年人需慎重选择给药剂量。

【药物相互作用】与吗啡及其衍生物或催眠药合用,可引起呼吸抑制。

【制剂】注射液:每支50mg(2ml);100mg(2ml)。

【贮法】遮光、密闭、在阴凉处保存。

氟哌噻吨癸酸酯 Flupentixol Decanoate

【其他名称】癸酸氟哌噻吨,孚岚素,复康素,Fluanxol。

【药理学】为氟哌噻吨的长效酯类化合物。通过阻断多巴胺 D_2受体而起到抗精神病作用;具有振奋和激活作用,以及提高警觉和抗焦虑作用。可解除精神病的主要症状,如幻觉、偏执性妄想和思维混乱。具有脱抑制作用(消除孤独与活动增加),提高情绪,遂使情感淡漠、抑郁、萎顿、动机缺乏的患者变得更机敏,易于合作和主动寻求社交接触。本品的镇静作用和对运动的抑制作用较小。

肌内注射后被酶分解为活性成分氟哌噻吨和癸酸,血药浓度在注射后1周出现。生物半衰期约为3周,呈现其缓释率。其代谢产物无抗精神病作用。主要经粪便排出,部分经尿排出。少量氟哌噻吨可通过胎盘屏障和经乳汁泌出。在药动学上,本品每2周40mg的剂量相当于每日口服二盐酸氟哌噻吨片10mg的剂量。药动学和临床研究证明本品可以每2~4周注射1次。

【适应证】适用于治疗慢性精神病,解除精神病的主要症状,如幻觉、偏执性妄想和思维混乱。对情感淡漠、退缩症状效果好。可用于预防复发的长期维持治疗。尤其是对服药依从性不好的患者,本品可以防止因未服药而引起的复发。

【用法和用量】肌内注射。每次20mg,疗效维持2~3周。如病情稳定可20mg每4周1次。

【不良反应】主要不良反应为锥体外系症状,表现为肌张力增高、震颤、静坐不能,服抗胆碱能药物如苯海索可缓解。偶可见口干、便秘、头晕和失眠。对心、肝、肾、造血系统未见明显毒性作用。

【禁忌证】①有严重心、肝、肾等器官或系统疾病、骨髓抑制、昏迷状态、谵妄、过度兴奋和过度活动的病人禁用。②妊娠期妇女及哺乳期妇女禁用。

【注意】兴奋、激越病人不宜使用。

【药物相互作用】①本品可加强酒精、巴比妥类等药物的镇静作用和中枢神经系统的抑制作用。②降低哌乙啶、左旋多巴的作用。

【制剂】油注射剂:每支20mg(1ml)。

【贮法】遮光、密闭、在阴凉处保存。

氯哌噻吨癸酸酯 Clopenthixol Decanoate

【其他名称】癸氯哌噻吨,Cloperphenthxan。

【药理学】为氯哌噻吨的长效酯类化合物。对多巴胺 D_1、D_2受体均有拮抗作用,长期使用后不会引起耐受性增加和多巴胺受体过敏。除了有较好的抗精神病作用外,且有抗抑郁和抗躁狂作用。镇静作用较强,对植物神经的影响较弱。本品肌内注射后经酯酶水解释放出氯哌噻吨后才能发挥作用,起效较慢,但作用平稳且维持时间较长。

【适应证】本品为长效抗精神病药,适用于精神分裂症伴幻觉妄想及思维障碍者、躁狂症的激越状态及低能伴精神运动兴奋。特别适用于需长期治疗的病人和对服药依从性不好的患者。

【用法和用量】肌内注射,每次200~400mg,每2~4周1次。

【不良反应】常见为震颤麻痹综合征,其次为椎体外系症状。还可有眩晕、尿潴留、直立性低血压、一过性肝功能损害。偶见出汗、视力模糊、食欲减退等,可自行消失。少见皮疹、乏力、多梦等。

【禁忌证】①对本品过敏者、严重肝、肾、心功能损害、有癫痫病史、昏迷状态、急性酒精中毒、巴比妥类及阿片中毒者禁用。②妊娠期妇女禁用。

【药物相互作用】①大剂量能增加乙醇、巴比妥类及其他中枢抑制药的作用。②能阻断胍乙啶的降压作用。③能减弱左旋多巴和肾上腺素类药物的作用。④与甲氧氯普胺和哌泊塞嗪合用可增加锥体外系症状的发生。

【制剂】油注射剂:每支200mg(1ml)。

(李　林　褚燕琦)

第 21 章 抗焦虑药

焦虑是多种精神疾病的常见症状。焦虑症则是一种以急性焦虑反复发作为特征的神经官能症,并伴有自主神经功能紊乱,以焦虑情绪体验为主要特征。预期即将面临不良处境的一种紧张情绪,表现为持续性精神紧张(紧张、担忧、不安全感)或发作性惊恐状态(运动性不安、小动作增多、坐卧不宁或激动哭泣),常伴有自主神经功能失调表现(口干、胸闷、心悸、出冷汗、双手震颤、厌食、便秘等)。可分为两种形式:①慢性焦虑,即广泛性焦虑(generalized anxiety);②急性焦虑,即惊恐发作(panic attack)。

焦虑是人们对情境中的一些特殊刺激而产生的正常心理反应,只是每个人经历的时间长短不一或程度不同。只有当焦虑原因不存在或不明显,焦虑症状很突出而其他症状不突出,焦虑的持续时间及程度均超过一定的范围,以致影响正常的生活、学习、工作时,才可以认为患了焦虑症,又称为焦虑性神经症。

焦虑症的病因及发病机制目前尚不明确。在研究参与焦虑形成和发展的机制中发现,边缘系统中的下丘脑、杏仁核、海马是主要产生焦虑、恐惧的解剖部位。与上述部位有纤维联系的蓝斑、额叶皮层等功能结构的改变,会引起焦虑及恐惧的产生。脑内兴奋性和抑制性神经递质的失衡也是疾病发生的可能机制之一。

对焦虑症患者的治疗,首先是心理治疗。以同情的心情去关心体贴患者,协助其消除病因,对病因有正确的认识,解决具体困难,并对疾病的性质加以科学的解释,并配合给以适量的抗焦虑药物。

目前临床治疗焦虑症的药物主要包括:

1. 苯二氮䓬类(BDZ类)　对海马和杏仁核具有高度选择作用,针对上述部位的BDZ受体,加强γ-氨基丁酸(GABA)能神经传递所起的抑制作用,从而增强杏仁核、下丘脑腹中部核皮层运动区引起的海马神经元抑制性放电活动,达到抗焦虑的作用。BDZ类在临床治疗焦虑症属于一线主要药物。常用的BDZ类药物一般均有效,但以强效-中效类药为佳,比如阿普唑仑、地西泮、氯硝西泮、去甲西泮、劳拉西泮、奥沙西泮、艾司唑仑、氟西泮、溴西泮、匹那西泮等。缺点为有时可导致困倦、易激、头晕和依赖。但是,现有BDZ类抗焦虑药还是有严重缺陷的,最为突出的如发生依赖性和耐受性,尤其在长期、大剂量应用时以及突然撤药时都会产生不良反应。

2. 丁螺环酮类　这类药物化学结构属氮哌酮类,抗焦虑作用机制主要是通过激动突触前5-HT_{1A}受体,减弱或抑制5-HT神经元兴奋活动而实现。在脑中侧缝际区与5-TH受体高度结合。其副作用比BDZ类小,但肝肾疾患者禁用。这种新型的抗焦虑机制在发展新型抗焦虑药中有重大意义。

3. 5-HT再摄取抑制剂(SSRIs)　这些药物既是有效的抗抑郁药,也对焦虑症有良好的效果。氟西汀、氟伏沙明、帕罗西汀、西酞普兰等药(见第23章抗抑郁药),对广泛性焦虑症、惊恐症、社交恐惧症、精神创伤后应激反应及强迫症等均有效。然而,也有一些报告认为SSRIs等新型抗抑郁药对各型焦虑的改善程度往往不够高,有待进一步提高疗效。

21.1 苯二氮䓬类

氯氮䓬[药典(二)] Chlordiazepoxide

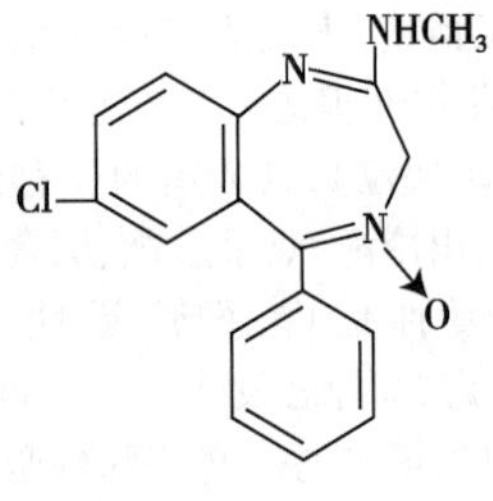

【其他名称】 利眠宁，甲氨二氮䓬，利勃龙，Librium，Librax。

【ATC 编码】 N05BA02

【性状】 为淡黄色结晶性粉末；无臭，味苦。在乙醚、三氯甲烷或二氯甲烷中溶解，在水中微溶。

【药理学】 本品为最早合成和应用的苯二氮䓬类药物，其作用和机制与地西泮相似，但作用较弱。它具有抗焦虑、镇静、催眠、中枢性肌肉松弛及较弱的抗惊厥作用。本品中枢镇静作用的主要机制为选择性作用于大脑边缘系统，与中枢苯二氮䓬受体结合而促进γ-氨基丁酸(GABA)的释放，促进突触传导功能，降低大脑情感反应部位(脑边缘系统、丘脑和下丘脑)的兴奋，阻抑这些部位与大脑皮层之间的相互作用。小剂量时有抗焦虑作用，随着剂量增加，可显示镇静、催眠、记忆障碍，很大剂量时也可致昏迷，但很少有呼吸和心血管的严重抑制。

口服吸收完全，0.5～2 小时血浓度达高峰，5～14 天血药浓度达到稳态。血浆半衰期为 5～30 小时。主要在肝脏代谢，其主要活性代谢物去甲地西泮的半衰期可达 60 小时。此外，还有其他活性代谢物，包括去甲氯氮䓬和地莫西泮。本品属长效药物，久用有蓄积性。肌内注射吸收缓慢而且不充分，应用时应深部肌内注射。本品经肾脏排泄缓慢，可通过胎盘屏障，并通过乳汁分泌。妊娠期妇女使用本品可在胎儿某些器官内蓄积。

【适应证】 ①用于焦虑症、神经症和失眠，控制戒酒后出现的症状，麻醉前给药。因疗效不如地西泮，现已少用。②还可用于治疗肌张力过高或肌肉僵直性疾病。与抗癫痫药合用，用于控制癫痫发作。

【用法和用量】 口服：抗焦虑，成人每次 5～10mg，一日 3 次；儿童和老年人每次 5mg，一日 2～4 次。催眠，睡前 1 次服用 10～20mg。缓解肌肉痉挛，每次 10mg，一日 3 次。

【不良反应】 ①本品有嗜睡、便秘等不良反应，大剂量时可发生共济失调(走路不稳)、皮疹、乏力、头痛、粒细胞减少及尿闭等症状，偶见中毒性肝炎及粒细胞减少症。②本品以小剂量多次服用为佳，长期大量服用可产生耐受性并成瘾，男性患者可导致阳痿。久服骤停可引起惊厥。③老年人用药后易引起精神失常甚至昏厥，故应慎用。

【禁忌证】 ①对本品或其他 BDZ 类药物过敏者、白细胞减少者禁用。②哺乳期妇女及妊娠期妇女应禁用，尤其是妊娠开始 3 个月及分娩前 3 个月。

【注意】 ①肝、肾功能减退者宜慎用。②用药期间不宜驾驶车辆、操作机械或高空作业。

【药物相互作用】 ①与吩噻嗪类安定剂、单胺氧化酶抑制剂、巴比妥类、酒精等合用，可使合用药的中枢抑制作用加强。②与抗高血压类药物合用，可使降压效果增强，或加重已有的低血压。

【制剂】 片剂：每片 5mg；10mg。

【贮法】 避光、密闭室温保存。

地西泮[药典(二)；基；医保(甲)] Diazepam

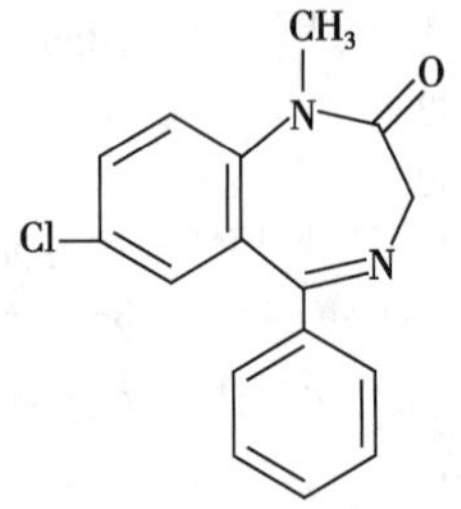

【其他名称】 安定，苯甲二氮䓬，Valium，Diapam，Stesolid。

【ATC 编码】 N05BA01

【性状】 为白色或类白色的结晶性粉末，无臭，味苦。在丙酮和三氯甲烷中易溶，在乙醇中溶解，在水中几乎不溶。

【药理学】 本品为长效 BDZ 类抗焦虑药，随用药量增大而具有抗焦虑、镇静、催眠、抗惊厥、抗癫痫及中枢性肌肉松弛作用。①抗焦虑作用选择性很强，是氯氮䓬的 5 倍，这可能与其选择性地作用于大脑边缘系统，与中枢 BDZ 受体结合而促进γ-氨基丁酸(GABA)的释放或促进突触传递功能有关。BDZ 类还作用在 GABA 依赖性受体，通过刺激上行性网状激活系统内的 GABA 受体，提高 GABA 在中枢神经系统的抑制，增强脑干网状结构受刺激后的皮层和边缘性觉醒反应的抑制和阻断。②较大剂量时可诱导入睡，与巴比妥类催眠药比较，它具有治疗指数高、对呼吸影响小、对快速眼动睡眠(REM)几无影响，对肝药酶无影响，以及大剂量时亦不引起麻醉等特点，是目前临床上最常用的催眠药。③还具有较好的抗癫痫作用，对癫痫持续状态极有效，静脉注射时可使 70%～80% 的癫痫得到控制，但对癫痫小发作及小儿阵挛性发作不如硝西泮。④中枢性肌肉松弛作用比氯氮䓬强，为其 5 倍，而抗惊厥作用很强，为氯氮䓬的 10 倍。

口服吸收快且完全，生物利用度约 76%。约 1 小时达血浓度高峰。本品有肝肠循环，长期用药有蓄积作用。肌内注射后吸收不规则而慢。血浆半衰期为 20～50 小时，属长效药。经肝脏代谢，主要代谢酶为 CYP2C19，主要代谢产物为去甲西泮，还有替马西泮和奥沙西泮，仍有生物活性，故连续应用可蓄积。主要自肾脏排出，可透过胎盘屏障进入胎儿体内，亦可从乳汁排泄。

【适应证】 用于治疗：①焦虑症及各种功能性神经症。②失眠，尤对焦虑性失眠疗效极佳。③癫痫：可与其他抗癫痫药合用，治疗癫痫大发作或小发作。④各种原因引起的惊厥，如子痫、破伤风、小儿高热惊厥等。⑤脑血管意外或脊髓损伤性中枢性肌强直或腰肌劳损、内镜检查等所致肌肉痉挛。⑥其他：偏头痛、肌紧张性头痛、呃逆、炎症引起的反射性肌肉痉挛、惊恐症、酒精戒断综合征,还可治疗家族性、老年性和特发性震颤,可用于麻醉前给药。

【用法和用量】(1) 口服:①抗焦虑:每次2.5~5mg,每日3次。②催眠:每次5~10mg,睡前服用。③抗惊厥:成人每次2.5~10mg,每日2~4次。6个月以上儿童,每次0.1mg/kg,每日3次。④缓解肌肉痉挛:每次2.5~5mg,每日3~4次。

(2) 静脉注射:①癫痫持续状态:开始5~10mg,每5~10分钟按需要重复,达30mg后必要时每2~4小时重复治疗。静脉注射要缓慢。②麻醉前给药:用于基础麻醉或静脉全麻,一次10~30mg。

儿童:《中国国家处方集·化学药品与生物制品卷·儿童版》中推荐:

(1) 静脉注射:用于包括癫痫持续状态或频繁发作、热性惊厥或中毒所致严重惊厥发作。①新生儿~12岁儿童,一次0.3~0.4mg/kg,单剂量最大量不超过10mg,必要时10分钟后重复1次。②12~18岁儿童,一次10~20mg,必要时10分钟后重复1次。

(2) 直肠用药(直肠制剂):新生儿,一次1.25~2.5mg,必要时10分钟后重复1次。①1月龄~2岁,一次5mg,必要时10分钟后重复1次。②2~12岁,一次5~10mg,必要时10分钟后重复1次。③12~18岁,一次10~20mg,必要时10分钟后重复1次。

【不良反应】①本品可致嗜睡、轻微头痛、乏力、运动失调,与剂量有关。老年患者更易出现以上反应。偶见低血压、呼吸抑制、视力模糊、皮疹、尿潴留、忧郁、精神错乱、白细胞减少。高剂量时少数人出现兴奋不安。②长期应用可致耐受与依赖性,突然停药有戒断症状出现。宜从小剂量用起。

【禁忌证】①对本品或其他BDZ类药物过敏者、严重肝功能不全、重度呼吸功能不全、睡眠呼吸暂停综合征患者禁用。②新生儿、妊娠期(尤其是妊娠的前3个月与末3个月)、哺乳期妇女禁用。

【注意】①青光眼、重症肌无力、粒细胞减少、肝肾功能不全、严重急性酒精中毒或有急性酒精中毒史、有药物滥用或成瘾史、多动症、低蛋白血症、严重慢性阻塞性肺疾病患者慎用。②驾驶机动车和高空作业人员、老年人、婴儿及体弱患者慎用。老年人剂量减半。

【药物相互作用】①与中枢神经系统抑制药(如乙醇、全麻药、可乐定、镇痛药)、吩噻嗪类、单胺氧化酶A型抑制药、三环类抗抑郁药、筒箭毒、戈拉碘铵合用,作用相互增强。②与抗高血压药和利尿降压药合用,降压药作用增强。③与地高辛合用,地高辛血药浓度增加。④与左旋多巴合用,左旋多巴疗效降低。⑤与影响肝药酶细胞色素P-450的药物合用,可发生复杂的相互作用:卡马西平、苯巴比妥、苯妥英、利福平为肝药酶的诱导剂,可增加本品的消除,使血药浓度降低;异烟肼为肝药酶的抑制剂,可降低本品的消除,使半衰期延长。

【制剂】片剂:每片2.5mg;5mg。注射液:每支10mg(2ml)。

【贮法】室温、避光、密闭保存。

奥沙西泮[药典(二);医保(乙)] Oxazepam

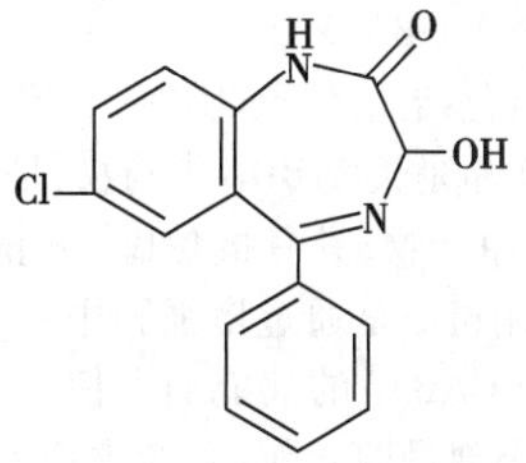

【其他名称】舒宁,去甲羟基安定,氯羟氧二氮䓬。

【ATC编码】N05BA04

【性状】为白色或类白色结晶性粉末,几乎无臭。在乙醇、三氯甲烷或丙酮中微溶,在乙醚中极微溶解,在水中几乎不溶。对光不稳定。

【药理学】本品为地西泮、氯氮䓬的主要活性代谢产物,是中、短效的BDZ类药物。其药理作用与地西泮、氯氮䓬相似但较弱,嗜睡、共济失调等不良反应较少。对焦虑、紧张、失眠、头晕以及部分神经症均有效。对控制癫痫大、小发作也有一定作用。对肝功能的影响较小,因而更适用于老年或伴有肝脏疾病的患者。口服吸收后,2~3小时血浓度达高峰。半衰期4~15小时。主要与葡萄糖醛酸结合,然后经肾排出。能透过胎盘屏障,并能从乳汁分泌。

【适应证】主要用于短期缓解焦虑、紧张、激动,也可用于催眠、焦虑伴抑郁的辅助治疗,并能缓解急性酒精戒断症状。

【用法和用量】口服。①焦虑和戒酒症状:每次15~30mg,一日3~4次。老年人应适当减量。②失眠:1次15mg,睡前服用。③对本药耐受量小者,初始剂量宜小。

儿童:《中国国家处方集·化学药品与生物制品卷·儿童版》中推荐:口服。用于抗焦虑,12~18岁,宜从小剂量开始,一次不超过15~30mg,一日3~4次,12岁以下儿童用量尚缺乏证据和经验。

【不良反应】反复用药易产生依赖性。偶见恶心、头昏等反应,减量或停药后可自行消失。其他不良反应见地西泮。

【禁忌证】①对本品或其他BDZ类药物过敏者禁用。②6岁以下儿童、妊娠期妇女、哺乳期妇女禁用。

【注意】参见地西泮。肝肾功能不全者慎用。

【药物相互作用】参见地西泮。

【制剂】片剂:每片15mg。

【贮法】避光、密封保存。

去甲西泮 Nordazepam

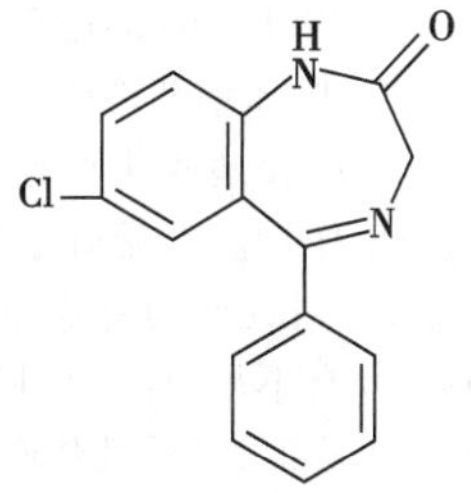

【其他名称】去甲安定，Desmethyldiazepam，Nordaz，Madar。

【ATC 编码】N05BA16

【性状】淡黄色结晶，熔点 210～214℃。可燃。

【药理学】本品是长效 BDZ 类药物，是地西泮与氯氮䓬等药物的活性代谢产物，具有抗焦虑、镇静、肌肉松弛及抗惊厥等作用。作用机制是通过增强脑中主要的抑制性神经递质 γ-氨基丁酸（GABA）的效能而发挥作用。其作用较氯氮䓬稍强。本药小剂量即起作用，能改善紧张、忧虑和恐惧症状；随剂量增加可产生镇静和催眠作用，并有中枢性肌松作用，可缓解大脑损伤或局部病变引起的肌肉僵直和挛缩，提高惊厥阈，有抗惊厥和抗癫痫作用。口服吸收快而完全。经肝代谢成奥沙西泮，仍有抗焦虑作用。血浆蛋白结合率为 97%。平均 $t_{1/2}$ 为 65 小时。

【适应证】用于治疗各型焦虑症。

【用法和用量】严重焦虑症患者，每晚 7.5～15mg，顿服。此后每日维持量 3.75mg，直至达到治疗目的为止。病情需要时，可加量。如无效，勿继续使用。

【不良反应】少数患者可出现嗜睡、乏力、近事遗忘、恶心、呕吐、震颤等。

【禁忌证】哺乳期妇女不得使用。

【注意】①长期用药勿突然停药，以免发生戒断症状，大剂量更易发生。②妊娠头 3 个月避免使用本品，妊娠期后 3 个月避免增加剂量，以免造成新生儿肌张力减退、低热或呼吸困难。③肌无力、肌疲劳患者监护使用。④治疗期间勿饮酒。驾驶员、操作机器者慎用。

【药物相互作用】中枢性肌松药可增加本品的镇静作用，应尽量避免合用。

【制剂】片剂：每片 7.5mg。

【贮法】避光、密闭、勿靠近火源。

哈拉西泮 Halazepam

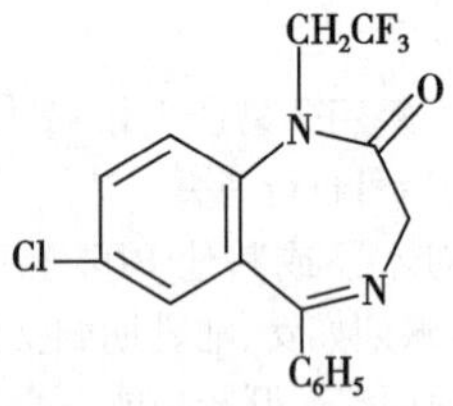

CH_2CF_3 O N Cl N C_6H_5

【其他名称】三氟安定，三氟甲安定，氟乙安定，卤安定，Paxipam。

【ATC 编码】N05BA13

【性状】本品为白色或乳白色结晶性粉末。易溶于三氯甲烷，溶于甲醇、极微溶于水。

【药理学】本品为去甲西泮的 3-氟乙基衍生物，其结构与地西泮和氯氮䓬相似。临床前药理研究表明，本品对焦虑有较好的效果，而毒性反应较地西泮和氯氮少，另外还具有安眠、抗惊厥和肌肉松弛作用。本品口服吸收良好，达峰时间为 1～3 小时，主要在肝脏代谢为有药理活性的 *N*-去甲西泮和 3-羟基哈拉西泮，仅有不足 1% 的原形药由尿排出。本品的消除半衰期约为 21 小时，其活性代谢产物 *N*-去甲西泮的半衰期为 45 小时。代谢产物可从乳汁中排泌。

【适应证】用于焦虑症或焦虑状态的短期治疗，也可用于失眠症。

【用法和用量】口服。抗焦虑：每日 40～160mg，分 3～4 次服。失眠：睡前半小时服 20～40mg。老年人，初始剂量为每次 20mg，一日 1～2 次，根据临床疗效增加或减少剂量。

【不良反应】①常见有困倦、嗜睡，少数有头痛、头晕、精神错乱、震颤、失眠、共济失调、抑郁、低血压、暂时性心动过速或心动过缓、呼吸抑制、口干、食欲下降、恶心、呕吐、便秘、腹泻、尿潴留、视力模糊。②长期大量服用可导致药物依赖性。

【禁忌证】①禁用于对本品过敏者、闭角型青光眼、除焦虑症以外的其他精神障碍。②不宜用于妊娠期及哺乳期妇女。

【注意】参见地西泮。①慎用于肝、肾功能不全者，老年患者。②用药期间不宜驾车或进行机械操作。

【制剂】片剂：每片 20mg；40mg。

【贮法】避光、密封保存。

劳拉西泮〔药典(二)；基；医保(甲)〕 Lorazepam

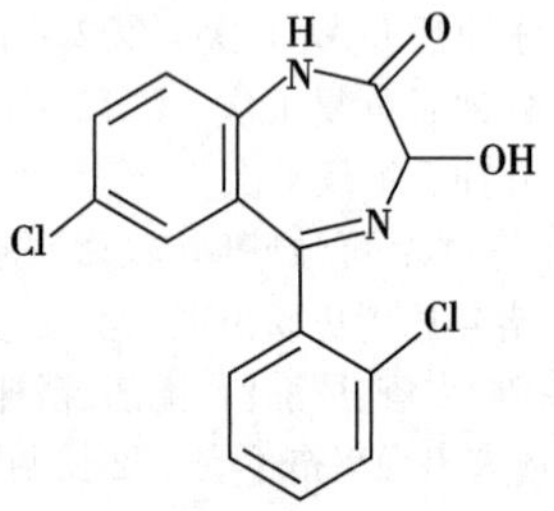

H O N OH N Cl Cl

【其他名称】氯羟安定，氯羟二氮䓬，罗拉，Lorax。

【ATC 编码】N05BA06

【性状】白色粉末状结晶，具多晶型。熔点 166～168℃。不溶或微溶于水和脂类，略溶于乙醇，微溶于二氯乙烷。

【药理学】本品为中效 BDZ 类药物，可刺激杏仁核、下丘脑和皮质运动区、引起海马神经元抑制性放电活动，激活 BDZ 受体而加强 GABA 能神经传递。其作用与地西泮相似。具有中枢镇静、抗惊厥和肌肉松弛作用，并有显著的催眠作用，其抗焦虑作用较地西泮强 5 倍。

口服吸收良好、迅速，生物利用度 90%，2 小时血药浓度达峰值，半衰期约 10～20 小时，2～3 日后达稳态血药浓度。能透过胎盘屏障，并能从乳汁分泌。本品由肝脏代谢，肝功能障碍时半衰期延长，代谢产物无生物活性，与葡糖醛酸结合由肾脏排出，肾病不影响清除率。本品重复给药蓄积作用甚小，经肾脏排泄，停药后消除快速。

【适应证】①主要用于严重焦虑症、焦虑状态以及惊恐焦虑的急性期控制，适宜短期使用。可用于伴有精神抑郁的焦虑，但不推荐用于原发性抑郁症的患者。②失眠。③癫痫。④还可用于癌症化疗时止吐（限注射剂），治疗紧张性头痛，麻醉前及内镜检查前的辅助用药。

【用法和用量】①焦虑症：口服，每次 1～2mg，一日 2～

3次。肌内注射，一次0.05mg/kg，总量不超过4mg。②失眠：睡前1小时一次口服1～4mg。③麻醉前给药：术前1～2小时，口服4mg或肌内注射2～4mg。④癫痫持续状态：肌内注射，一次1～4mg。静脉注射，一次0.05mg/kg，最大剂量为一次4mg；如果癫痫持续发作或复发，10～15分钟之后可按相同剂量重复注射；如再经10～15分钟后仍无效，须采用其他措施。12小时内用量通常不超过8mg。⑤化疗止吐：在化疗前30分钟静脉注射1～2mg，预防呕吐发生。

儿童：《中国国家处方集·化学药品与生物制品卷·儿童版》中推荐：用于12～18岁儿童少年的抗焦虑和镇静催眠：口服。①抗焦虑，宜从小剂量开始，最大量不超过一次1～2mg，一日2～3次。②镇静催眠，睡前服用0.5～2mg。12岁以下儿童的安全性与剂量尚未确定。

【不良反应】与地西泮相似。静脉注射可发生静脉炎或静脉血栓形成。可能引起肝损害、尿素氮升高、药物热、幻视。

【禁忌证】①对本品或其他BDZ类药物过敏者、严重的呼吸困难者、重症肌无力者、闭角型青光眼者禁用。②妊娠期妇女及哺乳期妇女禁用。

【注意】参见地西泮。

【制剂】片剂：每片0.5mg；1mg；2mg。注射液：每支2mg(1ml)；4mg(1ml)；2mg(2ml)；4mg(2ml)。

【贮法】避光、密闭保存。注射液冷藏。

硝西泮〔药典(二)；医保(乙)〕 Nitrazepam

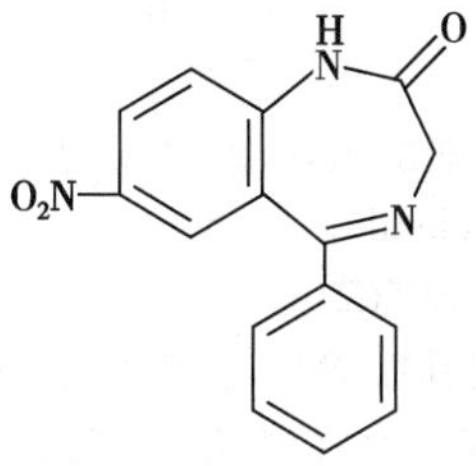

【其他名称】硝基安定，硝基二氮䓬，莫加顿，益脑静，Mogadon。

【ATC编码】N05CD02

【性状】为淡黄色结晶性粉末，无臭，无味。在三氯甲烷中略溶，在乙醇或乙醚中微溶，在水中几乎不溶。

【药理学】本品为中效BDZ类药物，作用类似地西泮。具有抗焦虑、催眠及较强的抗惊厥作用。催眠作用类似短效或中效巴比妥类，优点是醒后无明显后遗效应。可选择性作用于大脑边缘系统，与中枢苯二氮䓬受体结合，从而促进γ-氨基丁酸的释放，促进突触传导功能，起安定、镇静、催眠作用。本品除与BDZ受体相关外，还因为可作用于电压门控的钠离子通道，使开放的钠离子通道失活，从而抑制中枢神经系统的持续重复电刺激活动，故抗癫痫作用强。

口服吸收约78%，1～2小时血药达峰浓度，2～3天血药浓度达稳态，半衰期8～36小时。在肝脏代谢，大部分以代谢产物随尿排出，20%随粪便排出。本品可通过胎盘屏障，并通过乳汁分泌。

【适应证】①用于各种失眠的短期治疗，口服后30分钟左右起作用，维持睡眠6小时。②可用于治疗多种癫痫，尤其对阵挛性发作效果较好。

【用法和用量】口服。催眠：成人5～10mg，儿童2.5～5mg，睡前一次服用。抗焦虑：每次5mg，一日2～3次。抗癫痫：每次5～30mg，一日3次，可酌情增加。老年、体弱者减半。

【不良反应】①常见嗜睡，可见无力、头痛、头晕、恶心、便秘等。偶见皮疹、肝损害、骨髓抑制。②长期使用可产生耐受性和依赖性。

【禁忌证】①对本品或其他BDZ类药物过敏、重症肌无力、白细胞减少者禁用。②本品有致畸作用，妊娠期妇女禁用。

【注意】①肝、肾功能不全，有低血压病史，甲状腺功能减退者慎用。②使用时应定期检查肝功能与白细胞计数。③老年人、儿童、哺乳期妇女慎用。④服药期间避免饮酒。

【药物相互作用】参见地西泮。

【制剂】片剂：每片5mg。

【贮法】避光、密闭保存。

氯硝西泮〔药典(二)；基；医保(甲、乙)〕 Clonazepam

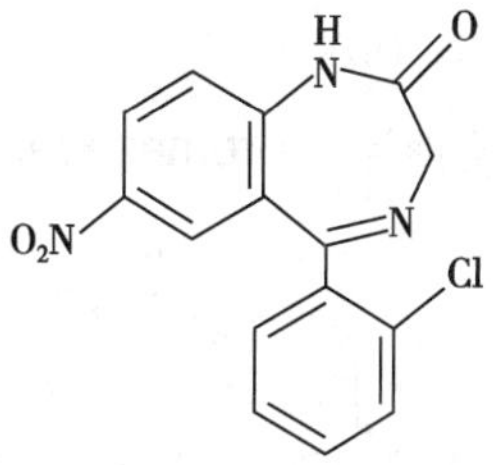

【其他名称】氯硝安定，氯安定，利福全，Clonopin。

【ATC编码】N03AE01

【性状】为微黄色至淡黄色结晶性粉末；几乎无臭，无味。在丙酮或三氯甲烷中略溶，在甲醇或乙醇中微溶，在水中几乎不溶。熔点237～240℃。

【药理学】作用类似地西泮及硝西泮。但抗惊厥作用比前两者强5倍，且作用迅速。与其他BDZ类药物的中枢抑制作用类似，由于加速神经细胞的氯离子内流，使细胞超极化，使神经细胞兴奋性降低。同时它还对谷氨酸脱羧酶有一定作用，因而具有广谱抗癫痫作用。本品尚具有抗焦虑、催眠及中枢性肌肉松弛作用。

口服吸收良好，1～2小时血药浓度达高峰。血浆半衰期为20～40小时。脂溶性高，易通过血脑屏障。口服30～60分钟生效，作用可持续6～8小时。几乎全部在肝脏代谢，主要通过CYP3A酶代谢。代谢产物以游离或结合形式经尿排出，仅有极小量以原药形式排出。

【适应证】用于控制各型癫痫，尤其适用于失神发作、婴儿痉挛症、肌阵挛性发作、运动不能性发作及Lennox-Gastaut综合征。

【用法和用量】①口服：成人，起始剂量为一次0.5mg，一日3次，每3日增加0.5～1mg，直至发作被控制或出现不良反应。用量应个体化，最大日剂量为20mg，疗程不应超过

3～6个月。儿童,10岁以下或体重低于30kg的儿童:起始剂量为一日0.01～0.03mg/kg,分2～3次服用,每3日增加0.25～0.5mg,直至一日0.1～0.2mg/kg或出现不良反应;疗程不应超过3～6个月。②静脉注射:癫痫持续状态,成人,一次1～4mg;儿童,一次0.01～0.1mg/kg,注射速度要缓慢。或将4mg溶于500ml生理盐水,以能够控制惊厥发作的速度而缓慢滴注。最大日剂量为20mg。

【不良反应】①常见嗜睡、头晕、头痛、兴奋、不安、乏力、言语不清、行为障碍等。②长期用药有耐受性和依赖性。③长期服药可致体重增加、抑郁状态、性功能异常等。

【禁忌证】①对本品及其他BDZ类药物过敏者、青光眼患者禁用。②有致畸作用,妊娠期妇女禁用。

【注意】①用药剂量须逐渐递增至最大耐受量,停药时亦须逐渐减量。②肝、肾功能不全者慎用。③静脉注射时,其呼吸、心脏抑制作用较地西泮为强,需注意。④影响幼儿的中枢神经系统和身体发育,故对于癫痫患儿,本品不适于长期使用。⑤老年人使用时应慎重。

【药物相互作用】与巴比妥类、扑米酮合用,本品的嗜睡可增加。

【制剂】片剂:每片0.5mg;2mg。注射液:每支1mg(1ml);2mg(2ml)。

【贮法】避光、密闭保存。

溴西泮 Bromazepam

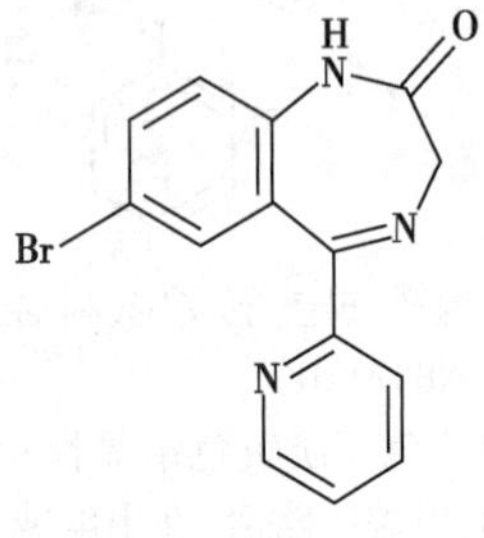

【其他名称】溴吡三氮䓬,溴吡啶安定,宁神定,Lectopam,Lexotanil。

【ATC编码】N05BA08

【药理学】为一种强效BDZ类抗焦虑药,作用相似地西泮,但较强。本药的作用机制尚未完全阐明,认为可以加强或易化γ-氨基丁酸(GABA)抑制性神经递质的作用。GABA在BDZ受体相互作用下,主要在中枢神经系统的各个部位,起突触前和突触后抑制作用。镇静催眠作用:通过刺激上行性网状激活系统内的GABA受体,提高GABA在中枢神经系统的抑制作用。抗焦虑作用:选择性抑制边缘系统中的海马和杏仁神经元电活动的发放和传播。

本品口服吸收快而完全,1～4小时血药浓度达峰值,与血浆蛋白有很高的结合率。半衰期为8～32小时。主要以结合的无活性代谢物自肾脏排出体外。

【适应证】用于焦虑症或焦虑状态的短期治疗。适用于焦虑、紧张状态及失眠。

【用法和用量】口服:每次1.5～3mg,每日3次,或每日2次。重症可达6～12mg,每日3次或2次。老年患者应将剂量降低至少一半。

【不良反应】①本品不良反应较少,可有疲倦、嗜睡、肌无力等;大剂量时可见肌张力下降及顺行性遗忘;少见过敏反应;罕见性欲改变。②长期用药可致耐受性和依赖性。

【禁忌证】①妊娠期妇女和哺乳期妇女禁用。②重症肌无力、闭角型青光眼患者禁用。

【注意】治疗期间应避免开车和进行大型机器精密仪器操作。

【药物相互作用】①本品与酒精、其他镇静药、中枢神经系统抑制药及三环类抗抑郁药合用时,可彼此相互增效。阿片类镇痛药的用量至少应减至三分之一。②与抗高血压药或利尿降压药合用时,可使降压增效。③与钙离子通道阻滞药合用可能使低血压加重。④本品能降低卡马西平、左旋多巴、利福平及口服抗凝药的药效,需调整剂量。⑤双硫仑、异烟肼、西咪替丁和口服避孕药能增加本品的血药浓度,进而引发毒性反应,应避免合用。

【制剂】片剂:每片1.5mg;3mg;6mg。

氟西泮[药典(二)] Flurazepam

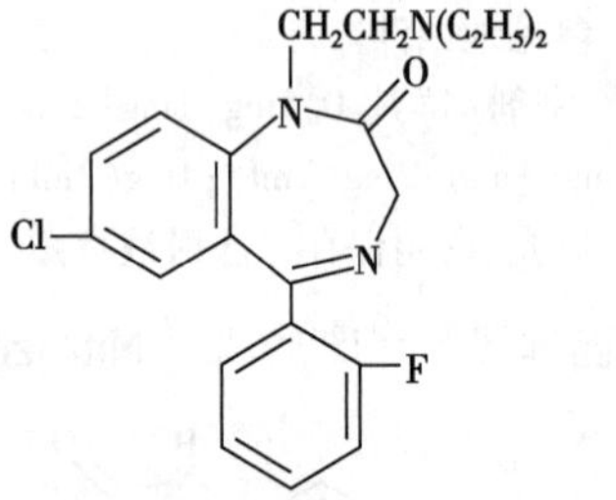

【其他名称】盐酸氟西泮,氟安定,氟苯安定,妥眠多,Flurazepam Hydrochloride。

【ATC编码】N05CD01

【性状】常用其盐酸盐,为类白色或微黄色结晶性粉末,几乎无臭,味苦。有强引湿性,遇光变质。在水中极易溶解,在甲醇中易溶,在乙醇或三氯甲烷中溶解。

【药理学】本品为长效BDZ类药物,作用类似地西泮。具有较好的催眠作用,可缩短入睡时间,延长总睡眠时间,减少觉醒次数。本品平均诱导入睡时间为17分钟,睡眠持续时间为7～8小时。对快速眼动睡眠(REM)仅有极小缩短,可缩短慢波睡眠第四级。失眠患者及正常人服用本品停药后,未见REM和梦境的反跳。本品通过抑制大脑边缘系统对脑干网状结构的控制而发挥其催眠作用及抗焦虑作用,因此用于治疗因焦虑所致的失眠效果优于其他同类药物。

本品口服后自胃肠道迅速吸收,有明显首关效应。口服后15～40分钟作用开始,30～60分钟血药浓度达峰值。经肝脏代谢,主要与葡萄糖醛酸结合,经肾排出。也在肝脏脱烷基代谢,其主要活性代谢物*N*-去烷基氟西泮的血浆半衰期长达30～100小时,属长效药。缓慢地由肾脏排泄,代谢产物可滞留在血液中数天。本品可透过胎盘屏障,可分泌入乳汁。

【适应证】用于难以入睡、夜间屡醒及早醒的各型失眠。

【用法和用量】口服：15～30mg，睡前1次服。年老体弱者开始时每次服用15mg，根据反应适当加量。

【不良反应】①最常见的不良反应是醒后有嗜睡的后遗症状。其他如头痛、头晕、恶心、呕吐、腹部不适、关节痛、泌尿生殖道反应等。②长期服用有依赖性。

【禁忌证】对本品或其他BDZ类药物过敏、青光眼、白细胞减少者禁用。

【注意】①反复应用者定期检查肝、肾功能。肝、肾功能不全者慎用。②严重抑郁症患者慎用。③本品有成瘾性，长期应用后，一般在停药4天后可能发生撤药症状，表现为激动或忧郁。④服药期间忌酒，服药前4小时避免喝茶和含咖啡因的饮料及过多的抽烟，以免减弱本品效果。⑤服药后应避免立即驾驶车辆、操纵机器或高空作业等。⑥妊娠期妇女、哺乳期妇女、儿童不宜使用。

【药物相互作用】参见地西泮。与中枢神经抑制药合用有协同作用，需防止过度抑制。

【制剂】胶囊剂：每粒15mg。

【贮法】避光，密封，在干燥处保存。

氟硝西泮　Flunitrazepam

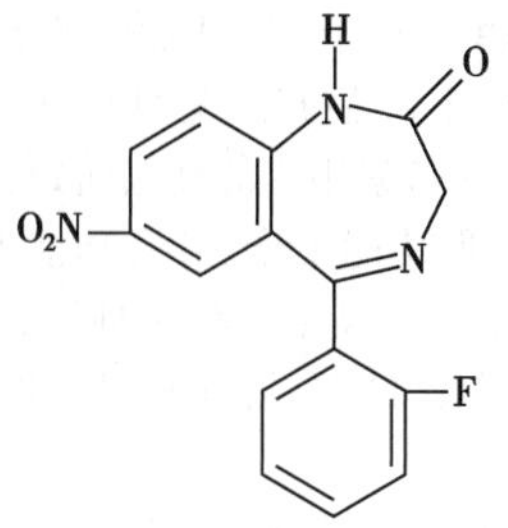

【其他名称】氟硝基安定，罗眠乐，Rohypnol，Darkene。

【ATC编码】N05CD03

【性状】为淡黄色结晶性固体。微溶于水，易溶于乙醇。

【药理学】本品为短效BDZ类药物，是较强的镇静催眠药，其作用与硝西泮相似但较之强。亦有较强的肌肉松弛作用。催眠作用开始快，可持续5～7小时。亦可用作静脉麻醉药（单用或诱导麻醉），诱导时间较长，约135秒，但效果满意。与肌松药筒箭毒合用，可达稳定麻醉1～2小时。本药可增强劣质二醋吗啡（海洛因）的作用并可增加可卡因的快感，还可与酒精协同产生健忘及去抑制作用。

口服给药约吸收80%～90%，20～30分钟左右开始起效，1～2小时血药浓度达峰值。肌内注射给药达峰时间为30～45分钟；鼻内给药的达峰时间为41～185分钟。本品在肝脏代谢，主要代谢酶为肝药酶CYP3A4。从肾脏排泄。可透过胎盘屏障，乳汁中有分泌。主要代谢物*N*-脱甲基氟硝西泮仍有药理学活性。母药清除半衰期为18～26小时，活性代谢产物的清除半衰期为36～200小时。

【适应证】用于催眠（主要用于严重失眠的短期治疗），麻醉前给药和诱导麻醉。

【用法和用量】催眠：口服，1～2mg，睡前一次服。术前给药：肌内注射，1～2mg。诱导麻醉：缓慢静脉注射，1～2mg。

【不良反应】与硝西泮类似。①主要的不良反应是次晨精神运动技巧减弱而主观上无何感觉，或称“宿醉感”，表现为头晕、步态不稳、易跌倒、觉醒度下降等。②进行诱导麻醉时可能出现轻度呼吸抑制和血压降低。

【禁忌证】①对本品或其他BDZ类药物过敏、青光眼、重症肌无力患者禁用。②儿童、妊娠期及哺乳期妇女禁用。

【注意】本品易产生依赖，故禁用于有成瘾史的人群，使用同时避免饮酒；治疗用药时宜使用能够控制症状的最低剂量，短期内使用或间歇用药可降低药物依赖性发生风险。

【药物相互作用】参见地西泮。与芬太尼、氯胺酮之间有协同作用，注意调整剂量。

【制剂】片剂：每片1mg；2mg。注射液：每支2mg（2ml）。

【贮法】避光密封保存。

氟地西泮　Fludiazepam

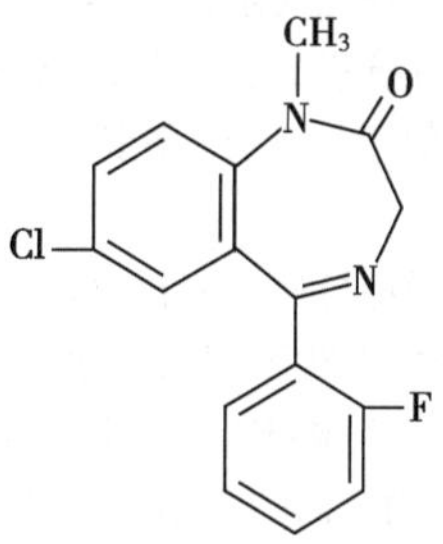

【其他名称】依尔斯泮，Erispam。

【ATC编码】N05BA17

【性状】为白色或微黄色结晶或结晶性粉末，无臭，极易溶于丙酮或三氯甲烷，易溶于冰醋酸、甲醇、乙醇、醋酸乙酯或四氯化碳，微溶于环己烷，不溶于水。

【药理学】为短效BDZ类药，具有良好的抗焦虑、镇静、催眠、抗惊厥及肌肉松弛作用，其中抗焦虑作用最强。临床前药理研究表明，本品抗焦虑作用为地西泮的8倍，镇静、催眠作用为地西泮的1/4。本品口服吸收良好，口服后1小时达血浆峰浓度，消除半衰期为23小时，其活性代谢产物为1-脱甲基产物。大部分经胆汁从粪便排出，少量由尿排出。

【适应证】可用于各种原因所致的焦虑、精神紧张、易疲劳、抑郁、恐惧、失眠等。尤其对消化道疾病、高血压及自主神经功能所致的上述症状疗效更佳。可用于心身疾病、脑性麻痹等疾病所致的焦虑、紧张。

【用法和用量】口服：每次0.25～0.5mg，一日3次。

【不良反应】①可见口干、食欲缺乏、恶心、便秘、嗳气、皮疹（应停药）、困倦、头痛、头晕、疲乏、直立性低血压、步态不稳、健忘，偶见黄疸。②长期大量使用本品可产生药物依赖性。

【禁忌证】①禁用于闭角型青光眼、重症肌无力患者。②婴幼儿、妊娠期及哺乳期妇女不宜使用。

【注意】①慎用于心、肝、肾疾病患者，脑器质性疾病患者，老年人及体质虚弱者。②服药期间不宜驾车或从事机械操作。

【药物相互作用】参见地西泮。与酒精、巴比妥类药、中枢神经系统抑制剂、吩噻嗪类药、单胺氧化酶抑制剂合用,可增强这些药的作用。

【制剂】片剂:每片 0.25mg。

【贮法】避光密封保存。

氟托西泮 Flutoprazepam

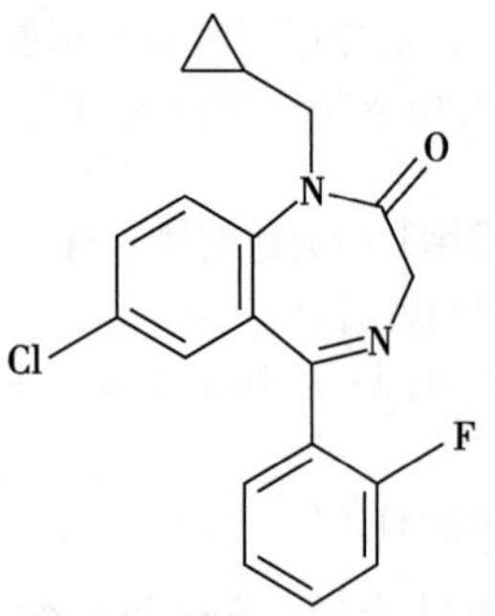

【其他名称】氟环丙安定,Restas。

【药理学】具有抗焦虑、抗惊厥、镇静、催眠及肌肉松弛作用,作用机制相似于地西泮,但其作用强而持久,安全范围大。

【适应证】用于神经症、心身疾病(十二指肠溃疡、慢性胃炎、高血压等)的焦虑状态和焦虑症。

【用法和用量】口服:成人常用量每日 1 次,每次 2 ~ 4mg,视患者年龄和病情而酌情增减。但老年人每日最大剂量为 4mg。

【不良反应】①主要有困倦、头晕、步履蹒跚、易疲劳、转氨酶升高。②长期用药有依赖性。

【注意】参见地西泮。

【制剂】片剂:每片 2mg。

三唑仑[药典(二)] Triazolam

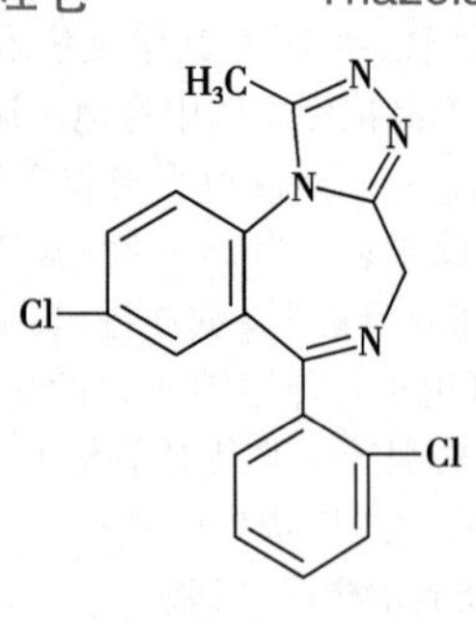

【其他名称】三唑苯二氮䓬,海乐神,酣乐欣,Halcion。

【ATC 编码】N05CD05

【性状】为白色或类白色结晶性粉末,无臭。在冰醋酸或三氯甲烷中易溶,在甲醇中略溶,在乙醇或丙酮中微溶,在水中几乎不溶。熔点为 239 ~ 243℃。

【药理学】本品为短效 BDZ 类药物。具有地西泮类似的药理作用。具有抗惊厥、抗癫痫、抗焦虑、镇静催眠、中枢性骨骼肌松弛和暂时性记忆缺失(或称遗忘)作用。本药作用于中枢神经系统的苯二氮䓬受体(BZR),加强中枢抑制性神经递质 γ-氨基丁酸(GABA)与 $GABA_A$ 受体的结合,增强 GABA 系统的活性。BZR 分为Ⅰ型和Ⅱ型,Ⅰ型受体兴奋可产生抗焦虑作用,Ⅱ型受体与镇静和骨骼肌松弛等作用有关。随用量的加大,临床表现可自轻度镇静至催眠甚至昏迷。本药可引起依赖性,表现为身体依赖和心理依赖,停药后出现戒断症状。在 BDZ 类中属于代谢最快、作用最强的药物,强于地西泮、氟西泮等。本品在缩短入睡时间、减少觉醒次数和增加睡眠方面均优于氟西泮。

口服后迅速吸收而完全,15 ~ 30 分钟起效。血药浓度达峰时间 2 小时,半衰期约 1.5 ~ 5.5 小时。在肝脏羟化代谢,代谢酶为 CYP3A。主要以代谢物形式经肾脏排出。服用剂量的大部分以结合型药物形式从尿中排出。速效、强效和极少蓄积是本品的突出优点。

【适应证】①广泛用于各种类型的失眠,特别对入睡困难更佳。②也可用于焦虑及神经紧张等。

【用法和用量】催眠:成人睡前一次服 0.125 ~ 0.25mg,总量不超过 0.5mg。年老体弱者减半量。仅适用于短期治疗,使用时间不超过 2 周。

【不良反应】①主要是嗜睡、头晕、疲倦、头痛、共济失调和遗忘。②久用产生耐受性、依赖性和成瘾性。

【禁忌证】①对本品过敏、急性闭角型青光眼、重症肌无力、精神分裂症患者禁用。②妊娠期妇女禁用。

【注意】①呼吸功能不全、肝肾功能不全、急性脑血管病、抑郁症患者、中枢神经系统处于抑制状态的急性酒精中毒者慎用。②哺乳期妇女、儿童慎用。③用药期间不宜驾车或进行机械操作。

【药物相互作用】参见地西泮。①与酒精和中枢抑制药有协同作用。②通过肝药酶 CYP3A 酶系代谢的药物及该酶系的抑制剂均可能对本品的代谢产生影响。

【制剂】片剂:每片 0.125mg;0.25mg。

【贮法】避光、密闭保存。

艾司唑仑[药典(二);基;医保(甲)] Estazolam

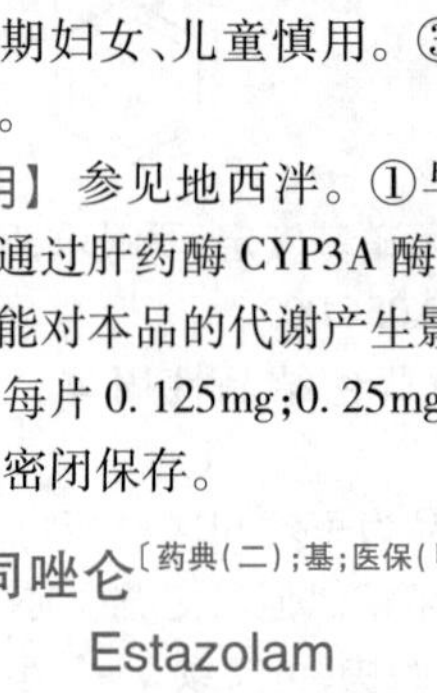

【其他名称】舒乐安定,去甲阿普唑仑,三唑氯安定,三唑氮䓬,忧虑定,Eurodin。

【ATC 编码】N05CD04

【性状】为白色或类白色的结晶性粉末,无臭,味微苦。在醋酐或三氯甲烷中易溶,在甲醇中溶解,在醋酸乙酯或乙醇中略溶,在水中几乎不溶。熔点为 229 ~ 232℃。

【药理学】本品为短效 BDZ 类镇静、催眠和抗焦虑药，其镇静催眠作用比硝西泮强2.4~4倍。本品作用于BDZ受体，加强中枢神经内GABA受体作用，影响边缘系统功能而抗焦虑。可明显缩短或取消非快速眼动睡眠（NREM睡眠）第四期，阻滞对网状结构的激活，对人有镇静催眠作用。本品具有广谱抗惊厥作用，对各型实验性癫痫模型均有不同程度的对抗作用，对大、小发作有一定疗效。

口服吸收较快，2小时血药浓度达峰值，半衰期为10~24小时，2~3天血药浓度达稳态。血浆蛋白结合率约为93%。在肝脏主要经CYP3A代谢。经肾排泄，排泄缓慢。可通过胎盘，可分泌入乳汁。

【适应证】①用于各种类型的失眠。催眠作用强，口服后20~60分钟可入睡，维持5小时。②用于焦虑、紧张、恐惧及癫痫大、小发作，亦可用于术前镇静。

【用法和用量】①口服。镇静、抗焦虑：1次1~2mg，一日3次。催眠：1次1~2mg，睡前服。抗癫痫：1次2~4mg，一日3次。麻醉前给药：1次2~4mg，手术前1小时服。②肌内注射。抗惊厥：一次2~4mg，2小时后可重复1次。麻醉前给药：术前1小时注射2mg。

【不良反应】①本品毒副作用较少，个别患者有乏力、口干、头胀和嗜睡等反应，1~2小时后可自行消失。②有依赖性，但较轻。③出现呼吸抑制或低血压常提示超量。

【禁忌证】①对本品或其他BDZ类药物过敏者、重症肌无力、急性闭角型青光眼患者禁用。②妊娠期妇女禁用。③严重慢性阻塞性肺疾病患者禁用本药注射液。

【注意】①中枢神经系统处于抑制状态的急性酒精中毒、肝肾功能损害、严重慢性阻塞性肺部病变者慎用。②老、幼、体弱者可酌减量。老年高血压患者慎用。老年人对本药较敏感，抗焦虑时开始用小剂量，注意调整剂量。

【药物相互作用】参见地西泮及其他BDZ类药物。

【制剂】片剂：每片1mg；2mg。注射液：2mg（1ml）。

【贮法】避光，密闭保存。

阿普唑仑[药典(二)；基；医保(甲)]　Alprazolam

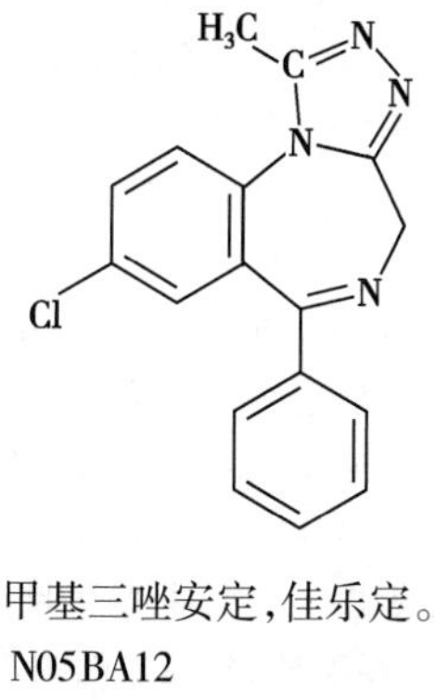

H_3C、C、N、N、N、Cl、N

【其他名称】甲基三唑安定，佳乐定。

【ATC编码】N05BA12

【性状】为白色或类白色结晶性粉末。在三氯甲烷中易溶，在甲醇、乙醇、丙酮中可溶，在水或乙醚中几乎不溶。熔点228℃。

【药理学】本品为新的BDZ类药物，具有同地西泮相似的药理作用，有抗焦虑、抗抑郁、镇静、催眠、抗惊厥及肌肉松弛等作用。其抗焦虑作用比地西泮强10倍，作用机制可能为加强或促进γ-氨基丁酸（GABA）的抑制性神经传递作用，GABA在苯二氮䓬类受体相互作用下，主要在中枢神经各个部位，起突触前和突触后的抑制作用。

本品口服吸收迅速而完全，1~2小时即可达血药峰浓度，血浆半衰期为12~18小时，2~3天血药浓度达稳态。血浆蛋白结合率约为80%。吸收后分布于全身，并可透过胎盘屏障，乳汁中亦有药物。经肝脏CYP3A酶系代谢为活性物质α-羟三唑安定，但浓度太低无临床意义。最后自肾脏排出体外，体内蓄积量极少，停药后清除快。

【适应证】①用于治疗焦虑症、抑郁症、失眠。可作为抗惊恐药。②能缓解急性酒精戒断症状。③对药源性顽固性呃逆有较好的治疗作用。

【用法和用量】口服。①抗焦虑：一次0.4mg，每日3次，以后酌情增减，最大剂量每日4mg。②抗抑郁：一般为一次0.8mg，一日3次，个别患者可增至每日10mg。③镇静、催眠：0.4~0.8mg，睡前顿服。④抗惊恐：每次0.4mg，每日3次，必要时可酌增用量。⑤老年人：初始剂量每次0.2mg，一日3次，根据病情和对药物反应情况酌情增加。

【不良反应】与地西泮相似，但较轻微。①少数患者有倦乏、头晕、口干、恶心、便秘、视力模糊、精神不集中等。②久用后停药有戒断症状，应避免长期使用。

【禁忌证】①对BDZ类药物过敏者、青光眼、睡眠呼吸暂停综合征、严重呼吸功能不全、严重肝功能不全者禁用。②妊娠期及哺乳期妇女禁用。

【注意】①久用后停药有戒断症状，应避免长期使用。应逐渐停药，不可突停或减量过快。②18岁以下儿童应慎用。③服用本品者不宜驾驶车辆或操作机器。

【药物相互作用】参见地西泮及其他BDZ类药物。①与中枢神经系统抑制药、乙醇合用，中枢抑制作用被增强。②与肝药酶CYP3A抑制剂（如氟西汀、右丙氧芬、口服避孕药）合用，可显著提高本品的血药浓度。③本品与丙米嗪、地昔帕明合用，可使后两者的血药浓度升高。④与西咪替丁合用，抑制本品的排泄。

【制剂】片剂：每片0.4mg。胶囊剂：每粒0.3mg。

【贮法】避光、室温、密封保存。

依替唑仑　Etizolam

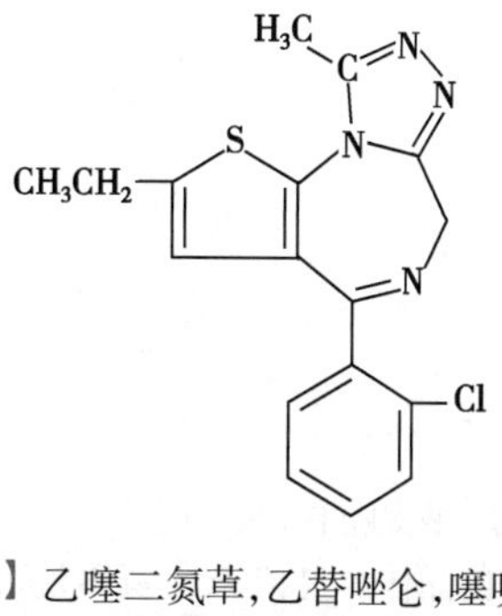

H_3C、C、N、N、N、S、CH_3CH_2、N、Cl

【其他名称】乙噻二氮䓬，乙替唑仑，噻吩唑仑，Depas。

【ATC编码】N05BA19

【性状】本品为白色或微黄白色结晶性粉末，无臭、无味。可溶于甲醇、三氯甲烷、0.1mol/L盐酸溶液，易溶于乙醇，略溶于醋酸乙酯、乙醚，几乎不溶于水。熔点146～149℃。

【药理学】属BDZ类抗焦虑药，其抗焦虑作用比地西泮强3～5倍，对脑内BDZ受体有较强的亲和力，显示强力的抗焦虑、镇静和催眠作用。延长人的总睡眠时间，抑制快速眼动睡眠（REM）而无反跳现象。与其他BDZ类不同，能抑制大鼠脑内去甲肾上腺素（NA）的再摄取，因而可能有抗抑郁作用。本品对γ型和α型肌挛缩均有较强的抑制作用，因而具有很强的中枢性肌松作用。

口服可迅速自胃肠道吸收。经肝脏代谢，原形药的血浆半衰期约为3小时，代谢物的$t_{1/2}$为8～16小时。代谢产物为一羟基、二羟基化合物以及葡萄糖醛酸结合物，通过粪及尿排出体外。长期服用无蓄积作用。

【适应证】①用于各种原因引起的焦虑、紧张、抑郁、失眠等疾病。②对精神分裂症的睡眠障碍有效。

【用法和用量】口服。①对神经疾患、抑郁症患者的焦虑、紧张、抑郁：1次1mg，每日3次。②对身心疾患、颈椎病、腰痛症、肌收缩性头痛所致的症状：1次0.5mg，每日3次。③对睡眠障碍者：睡前1次服用1～3mg。老年人每日最大剂量1.5mg。

【不良反应】①发生率较低，长期大量应用可出现依赖性。偶见谵妄、震颤、失眠、不安、兴奋、头昏、妄想、焦躁、视力模糊、转氨酶升高、呼吸困难、心悸、直立时眩晕、恶心、呕吐、便秘、乏力、出汗、排尿困难等。罕见过敏反应。②精神分裂症等患者用药有时会出现兴奋、错乱、困倦、头晕，步态失调、头痛、头重、言语障碍、失眠，罕见焦躁、震颤、雾视。

【禁忌证】闭角型青光眼、重症肌无力者、妊娠期妇女及哺乳期妇女禁用。

【注意】①大量连用时急剧减量或停药，罕见痉挛发作，偶见谵妄、震颤、失眠、焦虑、幻觉、妄想等戒断症状。停药时应逐渐减量。②服药期间不宜驾驶汽车和从事危险性操作工作。

【制剂】片剂：每片0.5mg；1mg。

【贮法】避光、密封保存。

氟他唑仑 Flutazolam

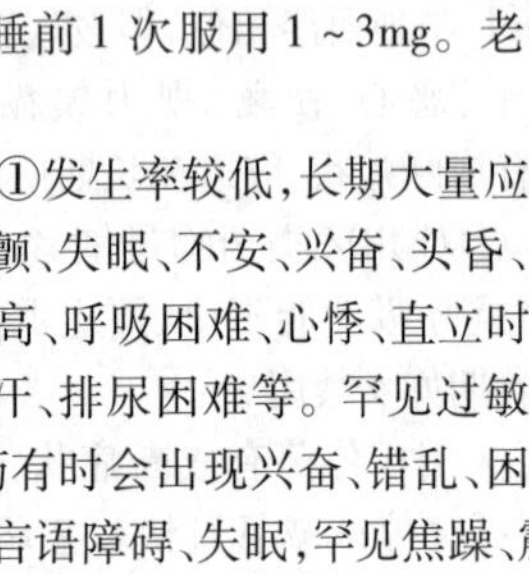

【其他名称】氟太唑仑，氟噁唑兰。

【性状】白色晶体。易溶于三氯甲烷、乙醇；可溶于丙酮、苯与甲醇；不溶于水。酸度系数5.4，熔点142～147℃。

【药理学】为BDZ类药，中枢作用相似于地西泮，对中脑网状结构传导的抑制较其他BDZ类药物明显。具有较强的抗焦虑、镇静、抗惊厥作用。抗焦虑作用几乎与地西泮相同，而肌肉松弛作用弱。口服后吸收迅速，约1小时达血药浓度峰值，组织分布广，脑组织中药物浓度较高，并可通过胎盘屏障和乳汁分泌，消除半衰期约3.5小时，主要通过肝脏代谢，肾脏排泄。

【适应证】用于焦虑症及焦虑状态。

【用法和用量】口服：每日4～12mg，分3次服。可根据病情和年龄增减剂量。

【不良反应】①可见困倦、疲乏、头痛、头晕、视力模糊、口干、食欲缺乏、恶心、呕吐、嗳气、腹胀、便秘、皮疹。②精神分裂症患者服药后反而出现兴奋、精神错乱。③大剂量长期服用可产生药物依赖性。

【禁忌证】禁用于闭角型青光眼、重症肌无力。婴幼儿禁用。

【注意】①慎用于心、肝、肾疾病患者，脑器质性疾病患者，精神分裂症，老年人及体质虚弱者。②服药期间不宜驾车或从事机械操作。③妊娠期妇女、哺乳期妇女、14岁以下儿童不宜使用。应用时应权衡利弊。

【制剂】胶囊剂：每粒4mg。

【贮法】室温、密闭保存。

奥沙唑仑 Oxazolam

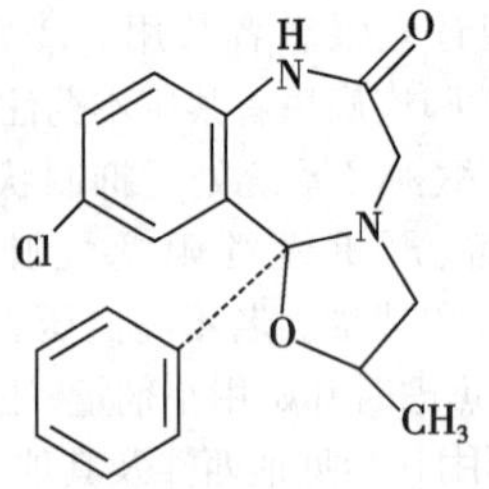

【其他名称】噁唑仑，甲噁安定，甲噁唑去甲安定，旋宁本，Serebon。

【ATC编码】N05BA22

【性状】为白色结晶形粉末，无臭、无味，易溶于冰醋酸、三氯甲烷，难溶于丙酮、苯、醋酸乙酯、甲醇、乙醇，几乎不溶于水。熔点为185～189℃。

【药理学】属BDZ类药物。作用与地西泮相似，但作用强而毒性低。具有较好的催眠作用，其催眠特点为可缩短醒觉时间，延长慢波睡眠时间，引起的睡眠接近于自然正常睡眠。作用部位在大脑边缘系统及下丘脑，阻滞各种情绪刺激传向醒觉系统而诱发睡眠。并有抗焦虑作用。口服吸收快，30～60分钟达峰浓度，可分布于全身。2～3天几乎自体内全部消失。主要由肝脏代谢，肾脏排出。

【适应证】用于焦虑症、神经症的治疗。亦可用作麻醉前给药。

【用法和用量】口服。①抗焦虑：每次10～20mg，每日3次。②镇静催眠：每次15～30mg，睡前顿服。③麻醉前给药：术前1小时给予1～2mg/kg。

【不良反应】相似于地西泮。①有头重、头痛、眩晕、焦躁感、口干、恶心、呕吐、便秘、呼吸抑制、肌无力等，偶见转氨酶升高、黄疸、步态失调等。②有依赖性，故不宜长期大量给药，停药时应渐停。

【禁忌证】禁用于闭角型青光眼、重症肌无力患者、6岁以下儿童、妊娠期及哺乳期妇女。

【注意】①肝肾功能不全、脑器质性病变、身体衰弱者慎用。②服药次晨可能有困倦、注意力及反射运动能力降低。不宜用于驾驶汽车或操作机器的人员。

【药物相互作用】与中枢抑制药、单胺氧化酶抑制剂、乙醇合用，本品作用增强。

【制剂】片剂：每片5mg；10mg；20mg。胶囊剂：每粒10mg。

【贮法】避光、密封、室温下保存。

美沙唑仑　Mexazolam

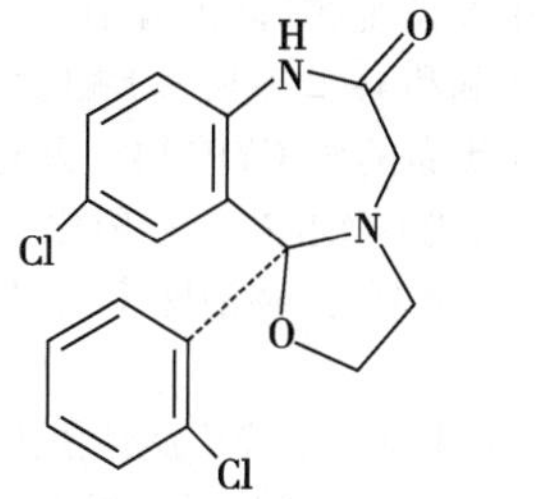

【其他名称】甲氯唑仑，甲噁二氮䓬，Melex。

【性状】白色晶体。熔点172～175℃。

【药理学】本品化学结构相似于奥沙唑仑，属BDZ类抗焦虑药，具有镇静、安定作用，可抑制小鼠、大鼠、猴的攻击行为和兴奋作用，作用比地西泮强，实验推断此因作用于脑内扁桃核-下丘脑等大脑边缘所致。本品的抗痉挛作用比地西泮强。此外尚有肌肉松弛作用。对运动机能系统影响很小。口服后吸收快，1～2小时即达血药峰浓度，自肝脏代谢成为仍有活性的氯去甲安定和氯去甲羟安定；氯去甲安定的达峰时间为1～2小时，然后缓慢消除，最后以酰苯型代谢物随尿和粪便排出体外。

【适应证】可用于神经症、身心疾病，自主神经失调等疾病时的紧张、焦虑、抑郁、易疲劳、睡眠障碍等的治疗。

【用法和用量】口服，每日1.5～3mg，分3次服，必要时根据年龄、症状适当调整剂量。老年人每日剂量为1.5mg。

【不良反应】①偶见头晕、蹒跚、多梦、健忘、运动失调、转氨酶升高、白细胞减少、红细胞及血红蛋白减少、血压降低、口干、恶心、呕吐、消化不良、乏力、倦怠、皮疹等。②用药后，精神分裂症患者反而刺激兴奋，引起精神错乱。③长期大量应用本品可引起依赖性，需注意。

【禁忌证】①禁用于急性闭角型青光眼及重症肌无力者。②妊娠期及哺乳期妇女应避免使用。

【注意】①心、肝、肾疾病及脑器质性疾病患者、婴幼儿、年老体弱者慎用。②可引起困倦，注意力、反射运动能力等降低，故服药期间不宜驾驶车辆或操作机器。

【药物相互作用】与中枢抑制药、单胺氧化酶抑制剂、乙醇合用，本品作用增强。

【制剂】片剂：每片0.5mg；1mg。

【贮法】避光、密封、室温保存。

氯噁唑仑　Cloxazolam

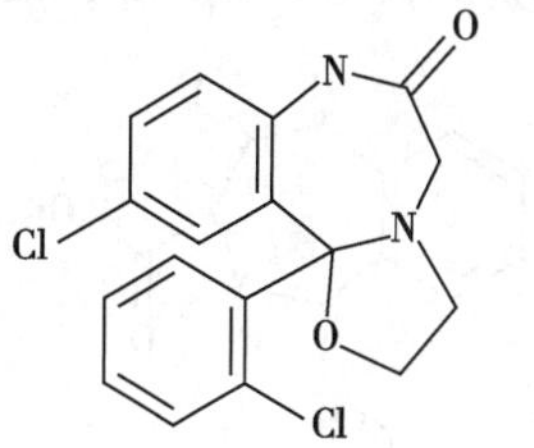

【其他名称】氯唑安定，氯噁唑去甲安定，Enadel，Tolestan。

【ATC编码】N05BA22

【药理学】作用相似于地西泮，但较地西泮作用强而迅速。

【适应证】主要用于治疗焦虑症和焦虑状态。

【用法和用量】口服：每日3～12mg，分次服。

【不良反应】常见有嗜睡、头晕、口干等不良反应。

【注意】参见地西泮。剂量过大可发生运动失调、精神迟钝、视物不清、便秘等。

【制剂】片剂：每片1mg。

氯氟䓬乙酯　Ethyl Loflazepate

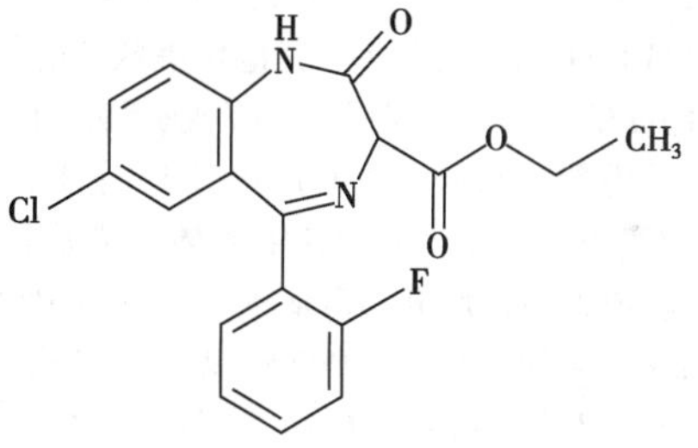

【其他名称】西泮酸乙酯，韦克伦，Victan。

【ATC编码】N05BA18

【药理学】为BDZ类抗焦虑药，具有镇静、肌肉松弛及抗惊厥作用。其抗痉挛作用及抗焦虑作用较强，而在镇静、催眠、肌肉松弛及抑制协调运动等作用方面较弱。对呼吸及循环系统、周围神经系统、平滑肌、肝及肾功能等的作用，与其他BDZ类药物类似。口服自胃肠道吸收，1.5小时达血药峰浓度，血浆消除半衰期为77小时。能通过胎盘屏障，亦可自乳汁分泌。

【适应证】适用于焦虑症及焦虑状态所致的失眠。

【用法和用量】口服。常用量为2mg，1次或分次服。病情严重者可加量。焦虑性睡眠障碍患者：睡前服用2mg。

【不良反应】①可见嗜睡、肌无力、健忘。偶见皮疹、轻度兴奋、梦呓。②长期用药后停药过快可出现戒断症状。

【注意】参见地西泮。①驾驶员禁用。②妊娠前3个月的妊娠期妇女慎用。

【药物相互作用】①本品与其他抗焦虑药或催眠药合用，停药后会加剧戒断症状。②与其他中枢神经抑制药并用可加强镇静作用。③与神经肌肉抑制药合用可加强肌肉松弛作用。

【制剂】片剂：每片 2mg。

氯革酸钾 Clorazepate Potassium

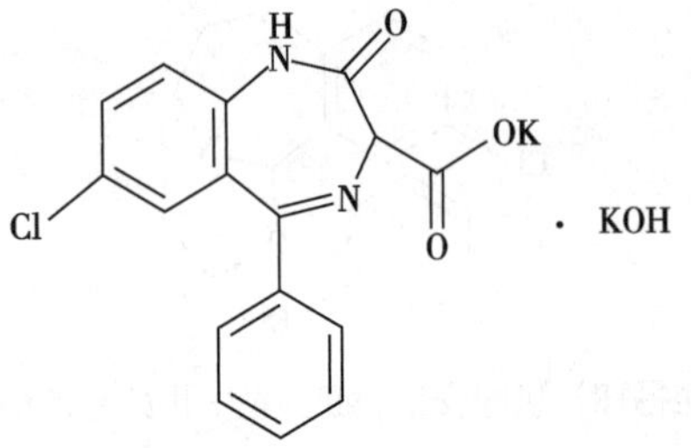

【其他名称】安定羧酸钾盐，二钾氯氮革，水合酸安定，Dipotassium Clorazepate，Tranxene。

【ATC 编码】N05BA05

【药理学】为长效 BDZ 类抗焦虑药，作用相似于地西泮，但效力弱，毒副作用亦小。除镇静、抗焦虑作用外，对癫痫复杂部分发作，特别对具有发作频率高及精神障碍患者（尤其是儿童患者）有较好的疗效。抗惊厥作用的耐受性比其他 BDZ 类药较为少见或缓慢产生。本品不属于抗癫痫的第一线药物，但是可以作为辅助治疗药物使用。

口服后在胃中酸性条件下迅速水解成去甲西泮被吸收。去甲西泮为活性化合物，$t_{1/2}$ 为 2～5 天。经肝脏代谢，肾脏排泄，能透过胎盘屏障，亦可自乳汁分泌。

【适应证】①用于焦虑症及其他焦虑状态的短期治疗。②用于癫痫的辅助治疗。③用于乙醇戒断综合征的治疗。

【用法和用量】口服。①常用每日 15mg，晚间 1 次服；也可一次 7.5mg，每天 3 次。老年或体弱者应降低剂量。②用于癫痫：成人最初剂量 7.5mg，每天 3 次，必要时可加大剂量，但通常每天剂量不超过 90mg。9～12 岁儿童，最初剂量 7.5mg，每天 2 次。需要时可加大剂量，但通常每天剂量不超过 60mg。③用于乙醇戒断综合征：成人每天最大推荐剂量为 90mg，分次服。

【不良反应】不良反应少，有嗜睡，偶见胃肠不适、口干、视力模糊、精神错乱，但都比地西泮轻。

【禁忌证】妊娠期妇女及哺乳期妇女禁用。

【注意】参见地西泮。①肝、肾功能不全者慎用。②药物过量可出现中枢神经抑制症状，包括镇静、困倦、慌乱，甚至昏迷。一般进行支持疗法。

【制剂】片剂：每片 3.75mg；7.5mg；11.25mg；22.5mg。胶囊剂：每粒 3.75mg；7.5mg；15mg。

21.2 非苯二氮革类

丁螺环酮〔药典(二)；基；医保(甲)〕 Buspirone

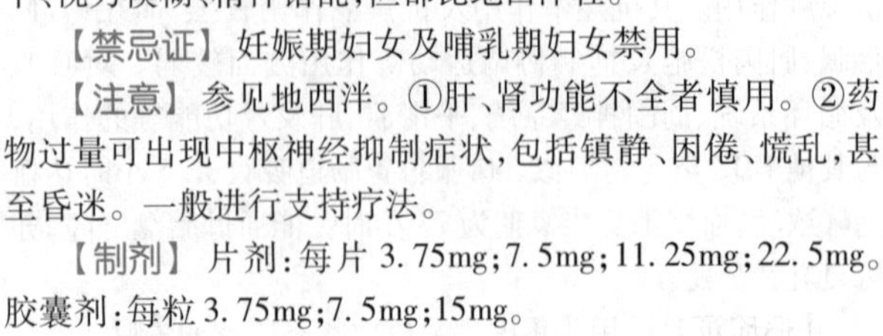

【其他名称】盐酸丁螺环酮，丁螺酮，布斯哌隆，布斯帕，螺氮癸嘧哌嗪，苏新，一舒，Buspirone Hydrochloride，Buspar。

【ATC 编码】N05BE01

【性状】白色结晶粉末，易溶于水。熔点 104～106℃。

【药理学】本品属氮杂螺环癸烷二酮类化合物。具有激动 $5\text{-}HT_{1A}$ 受体作用，其抗焦虑作用可能与此有关。由于本品能减少体内 5-HT 受体敏感性而具有抗抑郁作用。在脑中侧缝际区与 5-HT 受体高度结合。可增加蓝斑区去甲肾上腺素（NA）能细胞放电。对多巴胺 D_2 受体具有中度亲和力，可能通过 D_2 受体间接影响其他神经递质在中枢神经系统的传递。无镇静、催眠、中枢性肌肉松弛和抗惊厥作用，目前尚未发现其依赖性。

口服吸收快而完全，40～90 分钟达血药峰浓度，与血浆蛋白结合率为 95%。血浆半衰期 2～3 小时。首关效应明显。通过羟化和 N 位脱烷基在肝脏代谢，代谢物多无活性，但 5-羟基丁螺环酮和 1-(2-嘧啶基)哌嗪（即 1-PP）具有一定生物活性。主要代谢酶为 CYP3A4。只有少量以原形自肾脏排出，大部分以代谢物排出。肝硬化时，由于首关效应降低，可使血药浓度增高，药物清除率明显降低，肾功能障碍时清除率轻度减低。

【适应证】临床主要治疗广泛性焦虑，短时间应用效果类似 BDZ 类，而且不会引起镇静、损害精神运动和认知功能。作用出现较慢，2～4 周起效。对惊恐发作无效。

【用法和用量】口服：开始剂量为每次 5mg，一日 3 次。以后每 2～3 日增加 5mg。一般有效剂量为每日 20～30mg。如果每日用至 60mg 仍无效时，可能再加量亦无效，不应再用。本品无依赖性，停药时无须小心减量。

【不良反应】比 BDZ 类药物低。常见的不良反应有恶心、头晕、目眩、耳鸣、头痛、神经过敏、兴奋、咽喉痛、鼻塞等。其他不良反应可有心动过速、困倦、口干、疲劳和出汗。较大剂量时可出现烦躁不安。

【禁忌证】①对本品过敏、严重肝肾功能不全、重症肌无力、青光眼、癫痫患者禁用。②儿童、妊娠期妇女及分娩期禁用。

【注意】①用药期间应定期检查肝功能与白细胞计数。②轻中度肝肾功能不全、心功能不全、肺功能不全者慎用。③用药期间不宜驾驶车辆、操作机械或高空作业。

【药物相互作用】①服用单胺氧化酶抑制剂的病人可能会使血压升高。②与 CYP3A4 抑制剂合用，可增加本品的血药浓度，而增加不良反应的发生率。③与 CYP3A4 诱导剂合用，可能会使本品的药效降低。与利福平合用，可能降低本品的血药浓度和抗焦虑作用。④与氟西汀合用，可能抑制本品的 5-HT 能作用，使焦虑症状加重。⑤与西酞普兰合用，可使 5-HT 重吸收受抑制，从而出现 5-HT 综合征（高血压、高热、肌阵挛、腹泻等）。⑥对 BDZ 类或其他镇静催眠药的撤药症状无影响。⑦对镇静催眠药、乙醇、三环抗抑郁药等中枢抑制药没有明显增强作用。

【制剂】片剂：每片 5mg。

【贮法】避光、密封、室温保存。

坦度螺酮[基;医保(乙)] Tandospirone

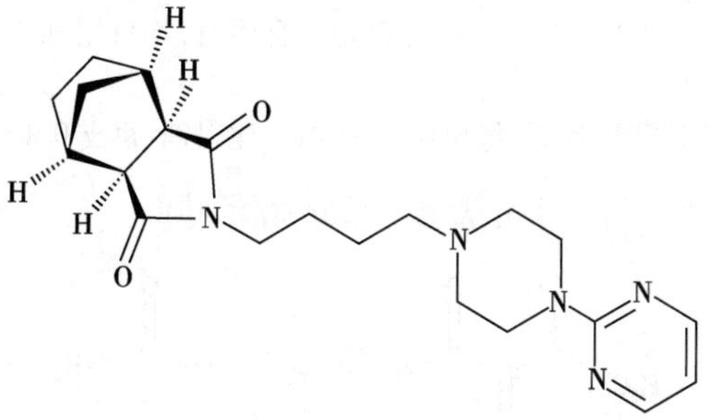

【其他名称】枸橼酸坦度螺酮，坦达匹隆，坦多吡酮，坦道匹朗，希德，Tandospirone Citrate，Sediel。

【性状】白色结晶粉末。常用其枸橼酸盐。

【药理学】属于氮杂螺酮类药物，与丁螺环酮相似。本品可选择性激动脑内 5-HT_{1A}受体，从而发挥抗焦虑作用和改善心身疾病模型的症状。抗抑郁作用的主要机制与5-HT能神经突触后膜的 5-HT_2受体密度下调有关。本品还抑制猫丘脑下部受刺激所致升压反应，拮抗大鼠电休克应激负荷所致血浆肾素活性升高，减低小鼠心理应激负荷所致的胃溃疡发生，并抑制大鼠强制浸水应激负荷所致的食欲低下。

口服吸收迅速，0.8～1.4小时血药浓度达峰值，血浆半衰期为1.2～1.4小时。主要在肝脏代谢，代谢酶是CYP3A4和CYP2D6。70%经肾脏排出，21%经粪便排出。尿中全部是代谢物，粪便中绝大部分为代谢物。

【适应证】用于各种神经症所致的焦虑状态，如广泛性焦虑症；原发性高血压、消化性溃疡等躯体疾病伴发的焦虑状态。

【用法和用量】①成人常用剂量：口服，每次10mg，每日3次。根据患者年龄、症状等适当增减剂量，但不得超过一日60mg。②老年人起始用量推荐1次5mg，每日3次，再酌情调整至最适剂量。

【不良反应】不良反应较少。①主要不良反应有嗜睡、步态蹒跚、恶心、倦怠感、情绪不佳、食欲下降、转氨酶升高。②其他不良反应有心悸、血尿素氮升高、视物模糊、皮疹、瘙痒、荨麻疹、多汗、面色潮红等。③严重不良反应有肝功能异常、黄疸。应定期做肝功能检查。

【禁忌证】①对本品中任何成分过敏者禁用。②妊娠期妇女、哺乳期妇女禁用。

【注意】①严重心脏、肝脏、肾脏病患者慎用。②焦虑性神经症病程3年以上，长期应用BDZ类已经出现耐受者，效果差。如果用到每日60mg仍无效者应停药。③本品与BDZ类药物之间没有交叉依赖性，用本品替换BDZ类时，BDZ类要逐渐减量，以免出现停药反应。④由于困倦和头晕不良反应，在服用本品期间不得从事伴有危险的机械性作业。

【药物相互作用】参见丁螺环酮。①本品与钙离子拮抗剂（如维拉帕米、地尔硫䓬等）合用，可能增强后者的降压作用。②与丁酰苯类药物（如氟哌啶醇等）合用，可增强锥体外系症状。

【制剂】片剂：每片5mg；10mg。胶囊剂：每粒5mg；10mg。

【贮法】避光、室温保存。

羟嗪[医保(甲)] Hydroxyzine

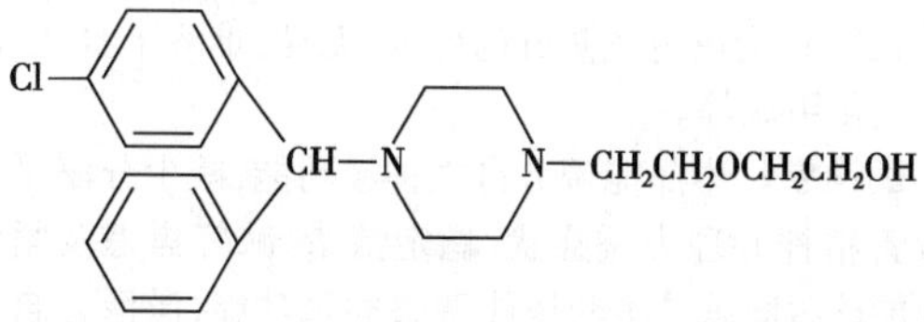

【其他名称】盐酸羟嗪、安泰乐，安太乐，安他乐，Atarax，Vistaril。

【ATC编码】N05BB01

【性状】常用其盐酸盐，为白色或类白色结晶性粉末，无臭，有引湿性。在水或丙酮中易溶，在三氯甲烷中溶解，在乙醚中不溶。

【药理学】本品为哌嗪类化合物，为非BDZ类抗焦虑药。作用轻微，具有镇静、弱安定及肌肉松弛作用，并有抗组胺作用。口服或肌内注射均可快速吸收并迅速分布。口服1小时后起效，清除半衰期为：成人7～10小时，儿童6～7小时，老年人、肾功能不全者18～21小时或更长时间。主要通过肝脏代谢。本品主要经过肝肠循环、最后经粪便排出体外。

【适应证】①用于轻度的焦虑、紧张、情绪激动状态，以及绝经期的焦虑和不安等精神和神经症状。②亦用于失眠、麻醉前镇静、急慢性荨麻疹以及其他过敏性疾患、神经性皮炎等。

【用法和用量】口服。抗焦虑、紧张，抗过敏：成人每次25～50mg，一日3次；6岁以上儿童每日50～100mg，分4次服。术前镇静：成人每次50～100mg，儿童0.6mg/kg。

【不良反应】不良反应少见，较安全。①偶有嗜睡、头晕、头痛、幻觉、口干、皮疹等。②长期服用能产生耐受性。

【禁忌证】白细胞减少者、癫痫、对本品过敏者、妊娠期妇女、哺乳期妇女、婴儿禁用。

【注意】①肝肾功能不全、肺功能不全者慎用。应定期检查肝功能与白细胞计数。②有诱发癫痫发作的可能，宜加以注意。③6岁以下儿童慎用，每日剂量不宜超过50mg。④用药期间不宜驾驶车辆、操作机械或高空作业。

【药物相互作用】①与中枢神经系统抑制药、阿片类镇痛药、巴比妥类合用，合用药物的作用被增强。②本品与氯胺酮合用，后者的麻醉恢复时间延长约30%～40%。

【制剂】片剂：每片25mg。

【贮法】避光、密封保存。

谷维素[医保(乙)] Oryzanol

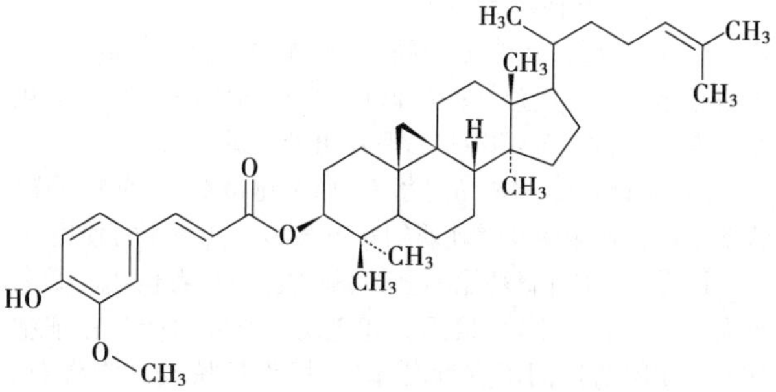

存在于米糠油中，系以三萜（烯）醇为主体的阿魏酸酯的混合物。

【性状】为白色或微黄色粉末，无臭，难溶于水，能溶于乙醇、三氯甲烷等。

【药理学】本品能调节自主神经功能，减少分泌平衡障碍，改善精神心理失调症状，稳定情绪，减轻焦虑及紧张状态，并能改善睡眠。本药还能调整间脑功能，激活与自主神经相关的下丘脑及大脑边缘系统。

【适应证】用于自主神经功能失调（包括胃肠、心血管神经症）、周期性精神病、脑震荡后遗症、精神分裂症周期型、更年期综合征、月经前期紧张综合征等，但疗效不够明显。

【用法和用量】口服：每次 10 ~ 30mg，每日 3 次。有时可用至每日 60mg。疗程一般 3 个月左右。肌内注射：一次 40mg，一日 1 次。

【不良反应】服后偶有胃部不适、恶心、呕吐、口干、乳房肿胀、皮疹、油脂分泌过多、脱发、体重增加等。停药或减量后可减轻或消失。

【注意】胃及十二指肠溃疡患者、过敏体质者慎用。

【制剂】片剂：每片 10mg。注射液：每支 20mg（1ml）；40mg（2ml）。

【贮法】密封、室温保存。

甲丙氨酯 Meprobamate

【其他名称】眠尔通，安宁，氨甲丙二酯，Miltown。

【ATC 编码】N05BC01

【药理学】本品为氨基甲酸酯衍生物，属于非 BDZ 类抗焦虑药。具有抗焦虑、镇静、催眠、抗惊厥和中枢性肌松作用。其抗焦虑剂量小于镇静剂量，镇静催眠作用介于巴比妥和地西泮之间。口服吸收良好，在体内分布较均匀，肝、肺、肾中较多，大脑、小脑、中脑均有。口服后 2 ~ 3 小时血药浓度达峰值，半衰期约 10 小时，晚期肾衰患者半衰期不变。在肝脏内代谢，由肾脏排泄，约 8% ~ 19% 为原形。本品能穿透胎盘，能分泌入乳汁，浓度可达血浆中的 2 ~ 4 倍。

【适应证】①用于治疗焦虑性神经症，缓解焦虑、紧张、不安、失眠等症状。②用于失眠症。③单独或与其他药物合用治疗肌张力过高或肌肉僵直的疾病。④可用于癫痫小发作。现临床已少用。

【用法和用量】①镇静、抗焦虑：每次口服 0.2g，每日 2 ~ 3 次。②催眠：于睡前半小时服 0.2 ~ 0.4g。③治疗癫痫：一次 0.2 ~ 0.4g，一日 2 ~ 3 次。④抗惊厥：每隔 4 ~ 6 小时 1 次，每次肌内注射或静脉注射 0.4g。每日最大剂量 2.4g。⑤老人与体弱者，酌情减量。

【不良反应】①常见嗜睡，可见无力、头痛、晕眩、低血压与心悸。偶见皮疹、骨髓抑制。②长期使用可产生依赖性。若停药必须逐渐减量，若骤停可产生撤药综合征。

【禁忌证】①对本品过敏者、白细胞减少者、卟啉病患者禁用。②妊娠期及哺乳期妇女、6 岁以下儿童不宜使用。

【注意】①肝肾功能不全者、肺功能不全者慎用。②老年人易引起血压下降，慎用。③定期检查肝功能与白细胞计数。④用药期间不宜驾驶车辆、操作机械或高空作业。⑤服药期间勿饮酒。

【药物相互作用】本品与全麻药、中枢性抑制药、单胺氧化酶抑制药、三环类抗抑郁药等合用时，均可增加中枢抑制作用。

【制剂】片剂：每片 0.2g；0.4g。注射剂：每支 0.1g。

卡立普多 Carisoprodol

CH_3 O O
H_3C N O O NH_2
H CH_3
CH_3

【其他名称】卡来梯，异氨甲丙二酯，异丙眠尔通，异丙安宁，肌安宁，Carisoma。

【ATC 编码】M03BA02

【性状】白色结晶粉末，微具特异臭，味苦，易溶于乙醇、三氯甲烷、丙酮，微溶于水。

【药理学】为甲丙氨酯的衍生物。具有镇静及抗焦虑作用，中枢性肌肉松弛作用较甲丙氨酯强，对局部肌肉痉挛及某些神经疾病（如运动障碍）有一定疗效。动物实验表明本品能够改变脑干网状结构对脊髓内中间神经元的作用，或者直接改变脊髓中间神经元的活性。本药的代谢物甲丙氨酯有抗焦虑和镇静作用，但与本药的安全性和有效性间的相关性尚不明确。

口服吸收迅速，约 30 分钟起效，维持 4 ~ 6 小时。主要在肝脏代谢，主要代谢酶是 CYP2C19，主要代谢物为甲氨酯，经肾脏排出。乳汁中亦有分泌。半衰期约 8 ~ 10 小时。女性体内血药浓度高于男性。CYP2C19 低代谢人群体内血药浓度是正常代谢人群的 4 倍。

【适应证】①主要用于治疗急性肌肉痉挛及扭伤、急性骨骼肌疼痛等。仅可短期应用，最多 2 ~ 3 周。②可用于抗焦虑、肌肉松弛、镇静、失眠等。不推荐长期使用。

【用法和用量】口服，每次 0.35g，每日 3 ~ 4 次，睡前服用。推荐的最大疗程为 2 周或 3 周。

【不良反应】同甲丙氨酯。①偶见嗜睡、眩晕。②长期应用可能引起依赖、滥用及戒断症状，特别是有药物或酒精滥用成瘾史者，故本品使用不能超过 2 ~ 3 周。

【禁忌证】禁用于对本品或其他氨基甲酸酯类药物过敏者、有急性间歇性卟啉病史者。

【注意】①慎用于肝、肾功能不全者，卟啉症患者，CYP2C19 低活性者，有药物滥用或成瘾史者，有癫痫病史者。②妊娠期妇女、哺乳期妇女、老年人、16 岁以下儿童慎用。③服药期间宜避免驾驶车辆或从事危险的机械操作。

【药物相互作用】①与其他中枢神经系统抑制剂（酒精、BDZ 类药物、阿片类药物、三环类抗抑郁药等）合用，可能引起依赖或成瘾。②与 CYP2C19 抑制剂（如奥美拉唑、氟伏沙明）合用，会使本品清除速率减慢，血药浓度升高。③与CYP2C19 诱导剂（如利福平、圣约翰草、阿司匹林）合用，可能引起本药清除速率加快，血药浓度下降。

【制剂】片剂：每片 0.25g；0.35g。

【贮法】室温、避光、密封保存。

氯美扎酮　Chlormezanone

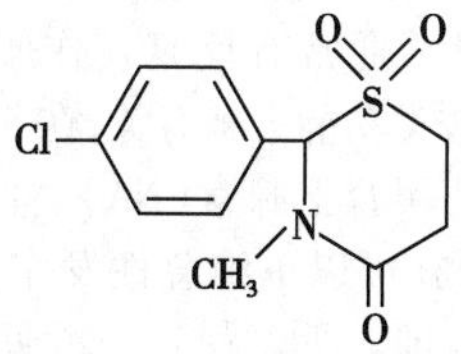

【其他名称】氯甲噻酮，氯甲噻酮，氯苯甲酮，芬那露，Fenarol。

【ATC编码】M03BB02

【性状】为白色结晶性粉末，熔点116～118℃，略溶于水。

【药理学】本品具有抗焦虑、镇静、催眠和肌肉松弛作用。作用部位主要在丘脑、脑基底核、大脑边缘系统、中脑网状结构等部位，对植物神经无影响。也无抗肾上腺素作用及抗胆碱作用，对循环系统无明显影响。本品对脊髓的单触突反射的抑制作用很小，对复触突反射抑制作用明显，因而呈现中枢性肌肉松弛作用。能改善没有意识清晰度障碍的中度焦虑的情绪状态。口服本品后30分钟起效，作用可维持8～10小时。血浆半衰期为24小时。部分在肝中代谢，从尿液及粪便中排出。

【适应证】用于焦虑、紧张、激动及慢性疲劳引起的烦躁失眠。

【用法和用量】口服，成人每次0.2g，一日3次；儿童用量酌减。连续用药不得超过7日。

【不良反应】可见疲倦、眩晕、头痛、嗜睡、潮红、抑郁、药疹、厌食、恶心、水肿、排尿困难等，但可逆。罕见有多形红斑症，偶见黄疸。

【禁忌证】对本品过敏者、卟啉病患者禁用。

【注意】①连续服药时间不应超过1周。②妊娠期及哺乳期妇女慎用。

【药物相互作用】①与吩噻嗪类、单胺氧化酶抑制剂、对乙酰氨基酚合用，合用药物的作用被增强。②饮酒可加强本品的作用。

【制剂】片剂：每片0.2g。

【贮法】避光、密封保存。

半琥珀酸布酰胺　Butoctamide Semisuccinate

【其他名称】布酰胺，羟丁酰辛，琥珀酸丁辛酰胺，Butoctamidum，Listomin。

【药理学】本药为抗焦虑药，具有催眠作用，可诱导近似生理性睡眠，缩短入睡时间，延长总睡眠时间，减少醒觉次数。停药后无反跳现象。对呼吸、循环、骨骼肌均无明显作用。口服易吸收，可透过血脑屏障和胎盘屏障，24小时全部由肾排出。作用时间短。

【适应证】用于失眠症。

【用法和用量】口服：一次200mg，睡前服用。

【不良反应】可见头痛、头晕。偶见困倦、恶心、胃部不适、皮疹（应停药）。

【注意】①肝功能不全者及妊娠期妇女慎用。②服用本品不宜驾驶汽车或操作机器。

【药物相互作用】与中枢抑制药（催眠药）和酒同服，可增加本品的作用，应减量。

【制剂】胶囊剂：每粒200mg。

依替福辛　Etifoxine

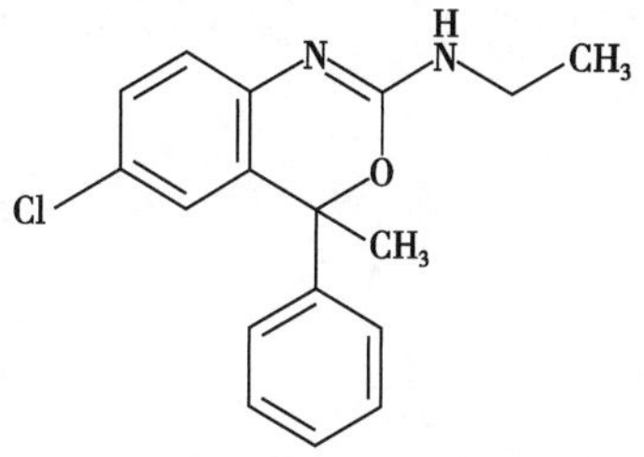

【其他名称】艾替伏辛，乙氨伏克辛，Stresam。

【ATC编码】N05BX03

【药理学】具有抗焦虑作用，不良反应少。对自主神经系统有调节功能。口服吸收良好，自肾脏排出。可透过胎盘屏障。

【适应证】适用于焦虑症引起的身心障碍、自主神经功能紊乱。

【用法和用量】口服：通常每日服150mg，分3次服用，连服7～30日。

【不良反应】不良反应轻微。可有轻度嗜睡，继续用药会自行消失。

【禁忌证】禁用于休克状态、肝肾功能不全及呼吸功能严重障碍者。

【注意】①妊娠期妇女、老年人慎用。②用本品者不宜驾驶汽车和操作机器。

【药物相互作用】①本品不宜与含酒精的饮料同服。②与中枢抑制药合用时可互相增强作用，需慎重。

【制剂】胶囊剂：每粒50mg；150mg。

苯佐他明　Benzoctamine

【其他名称】盐酸苯佐他明，苯环辛胺，太息定，Benzoctamine Hydrochloride，Tacitin。

【ATC编码】N05BD01

【药理学】本品为四环类化合物，具有较强的抗焦虑及抗抑郁作用。口服易吸收，2小时达峰浓度，由肝脏代谢，肾脏排出。

【适应证】主要用于焦虑、紧张状态。

【用法和用量】口服：每次10～20mg，每日3次。

【不良反应】较少见，可有嗜睡、口干、头痛等症状。

【制剂】片剂：每片10mg。

（李　林　褚燕琦）

第22章
抗躁狂药

躁狂症是指以心境显著而持久的高涨为基本临床表现、并伴有相应思维和行为异常的一类精神疾病，是躁狂抑郁症的一种发作形式。以情感高涨、思维奔逸，以及言语动作增多为典型症状。通常有反复发作倾向。病因尚未明确，可能与脑内单胺类功能失衡有关，在5-羟色胺（5-HT）缺乏的基础之上，若去甲肾上腺素（NA）、肾上腺素增多，则表现为躁狂。虽然躁狂可以单纯急性发作，但是通常情况下躁狂发作后紧随抑郁。所以躁狂一般见于双相情感障碍（又称为躁狂抑郁症）的患者。

抗躁狂药（antimania drug）又称情绪稳定药（mood stabilizer），不是简单的抗躁狂，而有调整情绪稳定作用，防止双相情感障碍的复发，是对躁狂症具有较好的治疗和预防发作的药物，专属性强，对精神分裂症往往无效。

目前所指的抗躁狂药，实际上只有锂盐一类，最常用的是碳酸锂。卡马西平和丙戊酸盐治疗躁狂症也有比较确切的疗效，而且长期服用对双相情感性精神障碍的反复发作具有预防作用，但是药物分类上它们属于抗癫痫药。此外，某些抗精神病药（如氯丙嗪、氟奋乃静、氟哌啶醇、氯氮平等）也具有抗躁狂作用，可治疗双相情感性精神障碍的躁狂相（参见第20章　抗精神病药）。

碳酸锂〔药典（二）；基；医保（甲、乙）〕
Lithium Carbonate

【其他名称】Candamadide。

【ATC编码】N05AN01

【性状】为白色结晶性粉末；无臭，无味；水溶液显碱性反应。在水中微溶，在乙醇中几乎不溶。

【药理学】本品有明显抑制躁狂症作用，还可改善精神分裂症的情感障碍。以锂离子形式发挥作用，其抗躁狂发作的机制是通过：①对神经递质的影响：锂能抑制神经末梢Ca^{2+}依赖性的去甲肾上腺素（NA）和多巴胺（DA）释放，促进神经细胞对突触间隙中NA的再摄取，增加其转化和灭活，从而使NA浓度降低。锂还可促进5羟色胺（5-HT）合成，使其含量增加，亦有助于情绪稳定。此外，锂通过增加神经末梢对胆碱的重吸收，促进乙酰胆碱（ACh）的生物合成，提高中枢ACh的功能，缓解躁狂症状。②对第二信使的影响：锂通过抑制磷酸肌醇（IP）磷酸酶，减少肌醇三磷酸（IP_3）和二酰甘油（DAG）的合成，降低躁狂症病人磷脂酰信号通路的功能亢进状态，达到治疗目的。此外，锂盐可抑制腺苷酸环化酶，而降低环磷酸腺苷（cAMP）含量，从而降低多巴胺受体的敏感性，产生药效。

口服易吸收，0.5～2小时可达血浓度高峰，按常规给药6～7日达稳态血浓度。分布于全身各组织，脑脊液和脑组织中浓度约为血浆的50%。主要经肾脏排泄，其速度因人而异，特别是与血浆内的钠离子有关，钠浓度高则锂盐浓度低，反之则升高。多摄入氯化钠可促进锂盐排出。血浆半衰期为20～24小时，老年人为36～48小时。

【适应证】①主要用于治疗躁狂症，对躁狂和抑郁交替发作的双相情感性精神障碍有很好的治疗和预防复发作用,对反复发作的抑郁症也有预防发作作用。一般于用药后6~7日症状开始好转。因锂盐无镇静作用,一般主张对严重急性躁狂患者先与氯丙嗪或氟哌啶醇合用,急性症状控制后再单用碳酸锂维持。②还可用于治疗分裂-情感性精神病、粒细胞减少、再生障碍性贫血、月经过多症、急性菌痢。

【用法和用量】①躁狂症:口服,一般从小剂量开始,每次0.125~0.25g,每日3次。可逐渐加到每日0.25~0.5g,一般不超过每日1.5~2.0g。症状控制后维持量一般不超过每日1g,分3~4次服。预防复发时,需持续用药2~3年。②粒细胞减少、再生障碍性贫血:口服10日,每次0.3g,每日3次。③月经过多症:月经第1日服0.6g,以后每日服0.3g,均分为3次服,共服3天,总量1.2g为1疗程。每一月经周期服1疗程。④急性菌痢:每次0.1g,每日3次,首剂加倍。少数症状较重者,头1~3日每次剂量均可加倍,至症状及粪便明显好转后,以原剂量维持2~3日,再递减剂量,约3~4日停药。

儿童:《中国国家处方集·化学药品与生物制品卷·儿童版》中推荐:可选用碳酸锂或碳酸锂缓释片,用于12岁以上儿童少年躁狂症。①碳酸锂:口服。用于急性躁狂,从小剂量起始,一次0.125~0.25g,一日2~3次,之后根据病情需要,服药反应及血锂浓度逐渐增加剂量,通常治疗剂量为一日1g左右,一般不超过一日1.5g,血锂浓度以0.8~1.2mmol/L为宜。维持治疗,一日不超过1.0g,剂量最好根据血锂浓度调整,血锂浓度以0.4~0.8mmol/L为宜。②碳酸锂缓释片:为用于急性躁狂,从小剂量开始,逐渐达到一日0.9~1.5g,分1~2次服用。维持治疗,一日0.6~0.9g。剂量最好根据血锂浓度调整,具体同上。

【不良反应】①锂盐的不良反应呈剂量相关性,其治疗剂量与中毒剂量之间范围窄。②治疗初期的不良反应有多尿、烦渴、口干、手部细颤、肌肉无力、胃肠反应等。用药1~2周后,上述症状多减轻或消失,绝大部分患者均可耐受。③长期使用可能出现粒细胞增多,心电图非特异性T波改变,体重增加,甲状腺肿以及黏液性水肿等,减量或停药后可恢复。

【禁忌证】①严重心血管系统疾病、肾功能不全、脑创伤、脱水、钠耗竭、使用利尿剂者、尿崩症、甲状腺功能低下、恶病质、营养不良、严重感染者禁用。②妊娠期妇女、12岁以下儿童禁用。

【注意】①当血清锂的浓度达到或超过2.0mmol/L时,易引起锂中毒,可出现脑病综合征(如意识模糊、震颤、反射亢进、癫痫发作等)乃至昏迷、休克、肾功能损害,故用药时须随时严密观察,及时减量。脑病综合征一旦出现,应立即停药,适当补充生理盐水,静脉注射氨茶碱,以促进锂的排泄。②用药期间应定期测定血锂浓度,因为它与疗效及不良反应关系密切,治疗躁狂症时,锂浓度应为0.9~1.2mmol/L,此时不良反应较轻,超过1.5mmol/L则不良反应增多。③钠盐能促进锂盐经肾排出,故用药期间应保持正常食盐摄入量。每周应停药1日,以保安全。④老年人锂盐排泄慢,易产生蓄积中毒,注意调整剂量。

【药物相互作用】①与利尿剂(如噻嗪类药物)合用,可使锂的肾脏清除率降低25%,增高血锂浓度,易致锂中毒。需调整锂盐的剂量。②吲哚美辛、比索洛尔及某些新的甾体类抗炎药物可降低锂的清除率,增高血锂浓度。但阿司匹林和对乙酰氨基酚不影响锂的清除率。③与吩噻嗪类药物合用,后者的胃肠道不良反应可能使患者脱水,而造成血锂浓度升高。④除氯氮平和某些新型的抗精神病药外,几乎所有的抗精神病药与锂盐合用时均可加重锥体外系综合征。

【制剂】片剂:每片0.25g;0.1g。缓释片剂:每片0.3g。

【贮法】密封、干燥处保存。

卡马西平〔药典(二);基;医保(甲、乙)〕

Carbamazepine

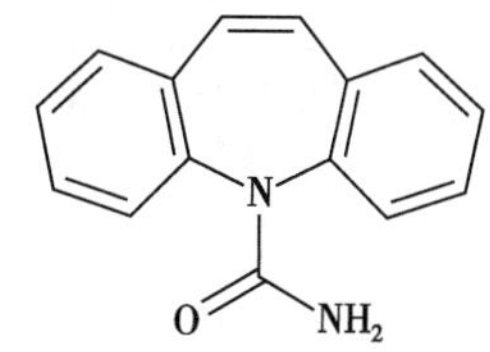

【其他名称】酰胺咪嗪,氨甲酰苯,卡巴咪嗪,痛惊宁,痛痉宁,叉颠宁,Tegretol。

【ATC编码】N03AF01

【药理学】具有抗癫痫、抗神经性疼痛、抗躁狂-抑郁症、改善某些精神疾病的症状、抗中枢性尿崩症的作用。其可能的药理学作用机制包括:①依赖性地阻滞多种可兴奋细胞膜的Na^+通道,可明显抑制异常高频放电的发生和扩散。②抑制T型钙通道。③增强中枢神经系统的去甲肾上腺素能神经的活性。④促进抗利尿激素(ADH)的分泌或提高效应器对ADH的敏感性。但是,上述机制与其抗躁狂作用的关系尚不清楚。

【适应证】可用于急性躁狂发作,抑郁发作以及双相情感性精神障碍的维持治疗。锂盐治疗无效或不能耐受时可考虑选用卡马西平代替。

【用法和用量】抗躁狂症:口服,成人开始每日400mg,分2次服。以后隔1~2周每日量增加200mg,分3~4次服。治疗量每日600~1200mg,分3~4次服,与其他肝药酶诱导剂合用可达每日1600mg。急性躁狂症,每日600~1200mg,分2次服。

儿童:《中国国家处方集·化学药品与生物制品卷·儿童版》中推荐:儿童青少年宜从小剂量开始,通常剂量为一日400~600mg,分2~3次服用,最大剂量不超过一日1600mg。对于急性躁狂症,剂量应适当地迅速递增。用于预防双相障碍,应以小剂量逐渐增加剂量,以确保得到最佳耐受性。治疗躁狂发作血浆浓度为4~12μg/ml。预防治疗的血浆浓度为6μg/ml。

【制剂】片剂:每片100mg;200mg。胶囊剂:每粒200mg。缓释胶囊:每粒100mg。

其余内容详见第17章抗癫痫药“卡马西平”项下。

丙戊酸钠〔药典(二);基;医保(甲、乙)〕
Sodium Valproate

H_3C—CH_2—CH_2—CH(COOH)—CH_2—CH_2—CH_3

【其他名称】2-丙基戊酸钠,二丙乙酸钠,德巴金,敌百痉。

【ATC 编码】N03AG01

【药理学】具有抗癫痫、抗躁狂-抑郁症作用。丙戊酸是γ-氨基丁酸(GABA)转氨酶的抑制剂。通过抑制该酶的活性,阻断GABA的降解过程,从而增加脑内抑制性神经递质GABA的浓度,可能是丙戊酸主要的药理学作用机制之一。

【适应证】可用于急性躁狂发作的治疗,长期服用对双相情感性精神障碍的反复发作具有预防作用。

【用法和用量】治疗躁狂症:口服,小剂量开始,每次200mg,每日2~3次,逐渐增加至每次300~400mg,每日2~3次。最高剂量不超过每日1600mg。6岁以上儿童每日20~30mg/kg,分3~4次服用。

儿童:《中国国家处方集·化学药品与生物制品卷·儿童版》中推荐:儿童青少年宜从小剂量开始。起始剂量一次125~250mg,一日2次,根据躯体耐受情况,逐渐调整剂量,通常治疗剂量一日500~1200mg,最大剂量一般不超过一日2000mg。推荐治疗血药浓度50~125μg/ml。

【制剂】片剂:每片200mg。

其余内容详见第17章抗癫痫药"丙戊酸钠"项下。

(李　林　褚燕琦)

第23章
抗抑郁药

抑郁症(depression)又称抑郁障碍,属于情感性障碍,是一种常见的精神疾病。主要表现为情绪低落,兴趣减低,悲观,思维迟缓,缺乏主动性,自责自罪,饮食、睡眠差,担心自己患有各种疾病,感到全身多处不适,严重者可出现自杀念头和行为,常伴有某些躯体或生物学症状。一般分为反应性抑郁、内源性抑郁和双相情感障碍抑郁。

目前抑郁症的病因、病理生理学机制等尚不明确。但长期研究表明,其生理学基础可能是脑内单胺类递质5-羟色胺(5-HT)和去甲肾上腺素(NA)缺乏。解剖学基础是上述神经递质环路所在的影响情绪、心境的脑内结构,包括海马、边缘系统(基底神经节、杏仁核、伏隔核等)以及大脑皮层的某些特定脑区。此外,长期压力增高或慢性社会失败应激可激活下丘脑-垂体-肾上腺(HPA)轴,引起促肾上腺皮质激素释放因子和糖皮质激素水平增高;抑郁症与HPA轴的活性异常、糖皮质激素水平的升高以及负反馈调节机制的破坏有关。

抗抑郁症药对上述抑郁症的临床症状具有明显的治疗作用,但不存在诸如苯丙胺、可卡因等中枢神经系统兴奋药的即刻兴奋作用。既往分类多按化学结构进行分类,如杂环类抗抑郁药包括三环类、四环类。目前则更多按功能(作用机制)来划分,如单胺氧化酶抑制剂、选择性5-HT再摄取抑制剂、选择性NA再摄取抑制剂、5-HT及NA再摄取抑制剂等;三环类抗抑郁药作为经典抗抑郁药,仍保留这个名称。

1. 三环类抗抑郁药(tricyclic antidepressants,TCAs)　其核心结构是由一个含7个元素的杂环两边各连接一个苯环构成的。TCAs可以抑制突触前膜对NA和5-HT的再摄取,增加突触间隙中有效的NA和(或)5-HT的水平,延长NA和5-HT作用于相应受体的时间,发挥抗抑郁作用。此外,TCAs可拮抗M-胆碱受体,引起阿托品样副作用,还可不同程度地拮抗α-肾上腺素受体和组胺受体。TCAs包括:丙米嗪、氯米帕明、曲米帕明、阿米替林、多塞平、地昔帕明、卡匹帕明、度硫平、普罗替林、去甲替林等。

2. 单胺氧化酶抑制剂(monoamine oxidase inhibitors,MAOIs)　分为肼类和非肼类。肼类以苯乙肼和异卡波肼为代表,属于不可逆性MAOIs;非肼类以反苯环丙胺为代表,属于可逆性MAOIs。单胺氧化酶(MAO)可分为A和B两型,吗氯贝胺、托洛沙酮为MAO-A抑制剂。MAOIs可影响单胺神经递质的降解过程,使其蓄积在突触前膜,增加单胺神经递质的释放。释放到突触间隙中的5-HT与受体结合,又迅速解离,这些5-HT大部分被突触前膜重新摄取。

3. 选择性5-HT再摄取抑制剂(selective serotonin reuptake inhibitors,SSRIs)　化学结构完全不同于TCAs,并且不具有TCAs的抗胆碱、抗组胺以及拮抗α-肾上腺素受体的副作用。SSRIs可以选择性地抑制5-HT转运体,拮抗突触前膜对5-HT的重摄取,使突触间隙的5-HT浓度增高。SSRIs包括:氟西汀、氟伏沙明、帕罗西汀、舍曲林、西酞普兰、艾司西酞普兰等。

4. NA再摄取抑制剂(norepinephrine reuptake inhibitors,NARIs)　化学结构中有两个苯环一个杂环,故也属于三环类药物。其作用机制是通过选择性抑制突触前膜NA的再摄取,使突触间隙的NA浓度增高,增强中枢神经系统NA的功能而发挥抗抑郁作用。NARIs包括:马普替林、托莫西汀、阿莫沙平、瑞波西汀等。

5. 5-HT及NA再摄取抑制剂(serotonin-norepinephrine reuptake inhibitors,SNRIs)　可同时抑制5-HT和NA的再摄取,而对肾上腺素能受体、胆碱能受体及组胺受体无亲和力,故无TCAs和MAOIs常见的不良反应,其安全性及耐受性较好。SNRIs包括:文法拉辛、度洛西汀、曲唑酮等。

6. NA和特异性5-HT能抗抑郁药(norepinephrine and specific serotonin antidepressants,NaSSA)　代表药物为米塔扎平。其抗抑郁作用机制与其他类抗抑郁药不同,不是通过阻断泵的再摄取,而是拮抗突触前膜α_2肾上腺素受体,削弱NA和5-HT释放的抑制作用,使NA和5-HT释放增加;同时由于NA的释放增加,刺激5-HT神经元的α_1受体,减弱5-HT_1的抑制作用,使5-HT释放进一步增加。

7. 选择性5-HT再摄取激活剂(selective serotonin reuptake activator,SSRA)　代表药为噻奈普汀,结构上属于三环类抗抑郁药,但不同于传统TCAs。可增加突触前5-HT的再摄取,增加囊泡中5-HT的贮存,且改变其活性。在大脑皮层水平,增加海马锥体细胞的自发性活动,并加速其功能抑制后的恢复;增加皮层及海马神经元对5-HT的再摄取。

许多研究资料表明,抑郁症病人除了中枢5-HT神经系统的功能下降以外,同时还伴有NA、DA等中枢神经系统的功能失调。具有双重或多重药理作用的抗抑郁药在临床上发挥了较好的治疗作用,尤其对难治性抑郁症的疗效甚佳。这些药物包括安非拉酮、文拉法辛、米塔扎平等。

TCAs与非典型抗抑郁药较大的差别在于镇静作用和抗胆碱作用的强弱。镇静作用强的抗抑郁药适用于激越性抑郁症,而镇静作用弱的药物更适用于精神运动性迟滞的抑郁症病人。

SSRIs几乎无镇静作用,安全性高,且服用方便,临床应用较广泛。新一代抗抑郁药并非比TCAs疗效更好,但是总的来讲具有下列特点:①起效快;②镇静及自主神经系统副作用少;③过量时中毒症状轻。然而,这些特点也只是相对的。对于SSRIs和其他新一代抗抑郁药来讲,并无特殊的适应证。只是病人的依从性较好,得以在临床广泛应用。

需要注意的是,在严重抑郁状态患者中,使用抗抑郁药初期均有可能出现自杀观念的形成,使自杀倾向增加,或直接导致自杀行为的发生,或者使其他兴奋型精神症状的发生风险增加。因此所有使用5-HT再摄取抑制剂(SSRIs)或5-HT及NA双重再摄取抑制剂(SNRIs)的抑郁患者,均应在用药前权衡利弊,在用药初期得到严密监控,及时发现行为心境异常及可能发生的自杀倾向与行为。

23.1　三环类抗抑郁药(TCAs)

丙米嗪[药典(二);医保(甲)]　Imipramine

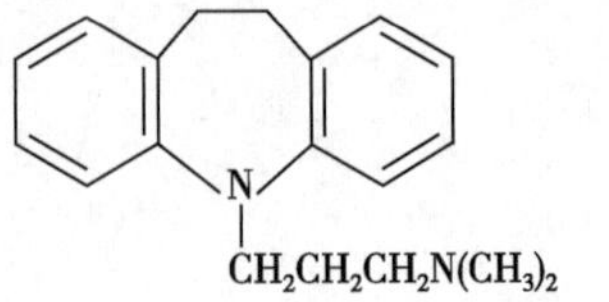

N

$CH_2CH_2CH_2N(CH_3)_2$

【其他名称】 盐酸丙米嗪，依米帕明，米帕明，Melipramin。

【ATC 编码】 N06AA02

【性状】 常用其盐酸盐。为白色或类白色的结晶性粉末；无臭或几乎无臭，遇光渐变色。在水、乙醇或三氯甲烷中易溶，在乙醚中几乎不溶。

【药理学】 本品为三环类抗抑郁药（TCA）。具有较强抗抑郁作用，但兴奋作用不明显，镇静作用和抗胆碱作用均属中等。因对中枢突触前膜 5-HT 与 NA 再摄取的拮抗作用，增加突触间 NA 和 5-HT 的含量而起到抗抑郁的作用。此外，本品还能够拮抗 M 胆碱受体，导致阿托品样副作用的出现。本品亦可拮抗肾上腺素能 α 受体，与其 M 受体的拮抗作用一起，对心脏产生直接的抑制作用。但对多巴胺受体影响甚小。

口服后吸收迅速，2～8 小时达血药峰值，在体内分布广泛，以脑、肾和肝中居多，还可透过胎盘，进入乳汁。血浆蛋白结合率为 76%～95%。半衰期为 9～24 小时。主要在肝内代谢，主要代谢酶是 CYP2D6，主要活性代谢产物为去甲丙米嗪（地昔帕明）。单次口服剂量的 70% 以上经尿液排出，22% 经由粪便排出体外。老年病人对本品的代谢与排泄能力下降，敏感性增强，应减少用量。

【适应证】 ①用于各种类型的抑郁症治疗。对内源性抑郁症、反应性抑郁症及更年期抑郁症均有效，但疗效出现较慢（一般需时 2 周以上）。对精神分裂症伴发的抑郁状态则几乎无效或疗效差。②可用于惊恐发作的治疗，其疗效与单胺氧化酶抑制剂（MAOIs）相当。③可用于小儿遗尿症。④可用于缓解多种慢性神经痛（如糖尿病性神经病变、肌肉骨骼痛、偏头痛和紧张型头痛）。

【用法和用量】 口服。①治疗抑郁症、惊恐发作：开始剂量 25～50mg，一日 2 次，早上与中午服用，晚上服药易引起失眠，不宜晚上使用。以后逐渐增加至一日总量 100～250mg。最高量：一日不超过 300mg。维持量一日 50～150mg。年老体弱者一次量从 12.5mg 开始，逐渐增加剂量，极量一日 200～300mg。须根据耐受情况而调整用量。②小儿遗尿：6 岁以上，每次 12.5～25mg，每晚 1 次，睡前 1 小时服用。如在一周内未获满意效果，12 岁以下每日可增至 50mg，12 岁以上每日可增至 75mg。

【不良反应】 ①有较弱的抗胆碱能反应（阿托品样作用）。较常见的有口干、心动过速、出汗、视力模糊、眩晕、便秘、尿潴留、失眠、精神紊乱、皮疹、震颤、心肌损害。②大剂量可引起癫痫样发作，诱发躁狂状态、心律失常、房室传导阻滞、心力衰竭。③其他有过敏性皮疹、直立性低血压。④偶见粒细胞减少、黄疸。

【禁忌证】 ①对本品过敏者、高血压、嗜铬细胞瘤、严重心脏病、肝功能损害、青光眼、甲状腺功能亢进、尿潴留、慢性便秘、粒细胞减少、支气管哮喘者禁用。②有癫痫病史者、谵妄者禁用。③妊娠期妇女禁用。

【注意】 ①有癫痫发作倾向、排尿困难、心血管疾病、严重抑郁症、精神分裂症者慎用。②6 岁以下患者慎用。哺乳期妇女使用本品应停止喂乳。③长期、大剂量应用时，宜定期做白细胞计数、肝肾功能检查。④用药期间不宜驾驶车辆、操作机械或高空作业。⑤宜在饭后服药，以减少胃部刺激。维持治疗时，可每晚一次顿服。⑥突然停药可产生停药症状（头痛、恶心等），宜缓慢撤药。

【药物相互作用】 ①本品禁止与 MAOIs（如吗氯贝胺、司来吉兰等）合用，因易发生致死性 5-HT 综合征（表现为高血压、心动过速、高热、肌阵挛、精神状态兴奋性改变等）。②与乙醇合用，可使中枢神经的抑制作用增强。③与抗惊厥药合用，可降低抗惊厥药的作用。④与 CYP2D6 抑制剂（如奎尼丁、西咪替丁、帕罗西汀、舍曲林、氟西汀等）合用，会增加本品的血药浓度，延长清除半衰期。⑤与肝药酶诱导剂（如苯妥英钠、巴比妥类药物、卡马西平等）合用，会使本品的血药浓度降低，清除速率加快。⑥与抗胆碱类药物或抗组胺药物合用，会产生阿托品样作用（如口干、散瞳、肠蠕动降低等）。⑦与雌激素或含雌激素的避孕药合用，可增加本品的不良反应，并降低抗抑郁效能。⑧与甲状腺素制剂合用，易相互增强作用，引起心律失常，甚至产生毒性反应。⑨与肾上腺素受体激动药合用，可引起严重高血压与高热。⑩本品可减低胍乙啶、倍他尼定、异喹胍、可乐定的抗高血压作用。

【制剂】 片剂：每片 12.5mg；25mg；50mg。

【贮法】 避光、密封、室温保存。

氯米帕明〔药典（二）；基；医保（甲、乙）〕

Clomipramine

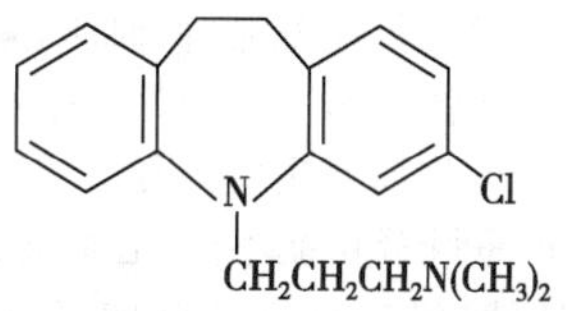

Cl　N　$CH_2CH_2CH_2N(CH_3)_2$

【其他名称】 盐酸氯米帕明，氯丙米嗪，安拿芬尼，海地芬，Anafranil，Hydiphen。

【ATC 编码】 N06AA04

【性状】 常用其盐酸盐，为白色或微黄色结晶性粉末；无臭，味苦；遇光色渐变黄。在冰醋酸或三氯甲烷中极易溶解，在水或乙醇中易溶，在丙酮中微溶，在乙醚中几乎不溶。

【药理学】 本品为 TCAs，主要作用是通过抑制神经元突触前膜对 NA 与 5-HT 的再摄取，其中对 5-HT 再摄取的阻断作用更强，从而发挥抗抑郁及抗焦虑作用。本品的特点是抑制 5-HT 再摄取作用强于其他 TCAs；另一特点是具有广谱的药理作用，包括拮抗 α_1 肾上腺素、抗胆碱能、抗组胺和抗 5-HT 能等作用。其抗胆碱作用中等度，镇静作用弱。

口服吸收快而完全，进食对生物利用度无明显影响。可广泛分布至全身，并能透过胎盘屏障。血浆蛋白结合率 96%～97%。经肝脏代谢，主要通过去甲基化形成活性代谢物 *N*-去甲氯米帕明。活性成分（氯米帕明和 *N*-去甲氯米帕明）的清除过程由 CYP2D6 催化。氯米帕明在血液中清除的半衰期平均为 21 小时，去甲氯米帕明的平均半衰期为 36 小时。本品单次给药后，约 2/3 以水溶性结合物的形式从尿液中排出，约 1/3 从粪便中排出。可分泌入乳汁。老年患者的代谢清除率降低。

【适应证】①用于治疗各种抑郁状态。②对强迫性神经症具有较好疗效。③对恐惧症、惊恐发作、慢性疼痛、神经性厌食、伴有发作性睡病的猝倒症均有一定疗效。

【用法和用量】①治疗抑郁症、强迫症：口服，成人初始每次25mg，一日3次，1～2周内缓慢增加至治疗量一日150～250mg，高量一日不超过300mg。症状好转后，改为维持量，每日50～100mg。老年患者，开始每日10mg，逐渐增加至每日30～50mg（约10天），然后改维持量，以每日不超过75mg为宜。②治疗恐怖性神经症：一日75～150mg，分2～3次口服。③治疗慢性疼痛性疾病：剂量应个体化（每日10～150mg），因考虑患者可能合并用止痛药（或可能减少止痛药的用量）。④伴有发作性睡病的猝倒症：每日25～75mg。

【不良反应】①很常见（发生频率≥10%）：嗜睡、疲劳、食欲增加；晕眩、震颤、头痛、肌阵挛；口干、出汗、便秘、恶心、视物模糊、排尿障碍；体重增加、性欲和性功能失调。②常见（发生频率1%～10%）：意识模糊、睡眠障碍、定向力障碍、幻觉、焦虑状态、激越、躁狂、攻击行为、记忆力受损、注意力受损；谵妄、言语障碍、感觉异常、肌肉无力、肌张力增高；热潮红、瞳孔放大；窦性心动过速、心悸、直立性低血压；呕吐、腹泻、食欲减退；转氨酶升高；溢乳、乳房增大；味觉异常、耳鸣；过敏性皮肤反应。③偶见癫痫发作，骨髓抑制，黄疸。④突然停药会产生恶心、呕吐、腹痛、腹泻、失眠、头痛、神经质及焦虑。

【禁忌证】①严重心脏病、新近发生急性心肌梗死、先天性Q-T延长综合征、传导阻滞、低血压、癫痫、青光眼、排尿困难、白细胞过低患者禁用。②对本品及其他三环类药物过敏者禁用。③6岁以下儿童禁用。

【注意】①严重肝肾功能不全、心血管疾病、肾上腺髓质肿瘤、严重抑郁障碍且有自杀倾向者、癫痫患者慎用。②妊娠期妇女慎用，哺乳期妇女使用本品应停止哺乳。6岁以上儿童酌情减量。③用药期间不宜从事驾驶、高空作业等活动。④患者有转向躁狂倾向时应立即停药。⑤患有甲状腺功能亢进的患者或者正在接受甲状腺素制剂治疗的患者使用本品应谨慎，因为可能会出现心脏毒性。⑥患有慢性便秘者使用本品应小心。三环类药物可能会导致麻痹性肠梗阻，特别是对于老年患者和卧床的患者。⑦应定期监测心电图、血细胞计数、转氨酶水平。

【药物相互作用】①本品严禁与MAOIs合用，应在停用MAOIs后14天才能使用本品。②与其他5-HT能药物合用，可能发生5-HT综合征。③与硫利达嗪合用可能会产生严重的心律失常。与舍托必利合用，有增加室性心律失常的危险。④与乙醇或其他中枢神经系统抑制药合用，中枢神经抑制作用增强。⑤与肾上腺素、去甲肾上腺素合用，易致阵发性高血压及心律失常。⑥与可乐定合用，后者抗高血压作用减弱。⑦与抗惊厥药合用，可降低抗惊厥药的作用。⑧与抗胆碱能药物合用，不良反应增加。⑨与CYP2D6抑制剂合用，可能会导致本品及活性成分的浓度增加。⑩本品是CYP2D6活性的抑制剂，与主要通过CYP2D6进行清除的药物合用时，可能会导致后者血药浓度的升高。

【制剂】片剂：每片10mg；25mg；50mg。

【贮法】避光、密封、阴凉处保存。

曲米帕明 Trimipramine

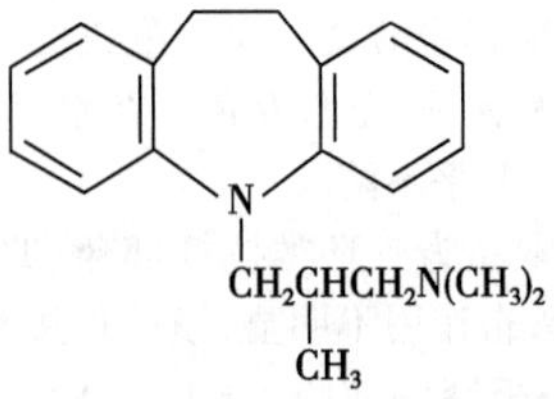

N
$CH_2CHCH_2N(CH_3)_2$
CH_3

【其他名称】马来酸曲米帕明，三甲丙米嗪。

【ATC编码】N06AA06

【性状】常用其马来酸盐，为白色结晶性粉末，稍溶于水或乙醇，不溶于乙醚，溶于三氯甲烷。熔点为142℃。

【药理学】本品为TCAs，化学结构和作用与丙米嗪极相似，而镇静作用更突出，有抗DA作用。与脑内5-HT_2、多巴胺D_2及α_1肾上腺素受体等有高度或中度的亲和力，故其作用机制可能与直接作用于脑内一些受体有关。本品还有抗阿扑吗啡、增强巴比妥类与吗啡的作用。

口服后迅速被吸收，2小时可达血药峰浓度，血浆半衰期为9～11小时。连续服药5～7日可达稳态血药浓度。血浆蛋白结合率为95%。本品在肝脏先经CYP2C19将左右旋对映体去甲基化，CYP2D6则将去甲基曲米帕明再2-羟基化，故其主要代谢物为2-羟基去甲曲米帕明，最后自肾脏排出。

【适应证】①治疗各种类型的抑郁症、精神分裂症的抑郁状和焦虑症。②缓解多种慢性神经痛。

【用法和用量】口服：成人开始每日50～75mg，可分次服或睡前1次服；需要时逐渐增加剂量，最大剂量不可超过每日300mg。维持量为每日75～150mg。老年人或青少年患者：初始剂量为每日30～50mg，以后可调整至每日100mg。12岁以下患儿用量尚未定。

【不良反应】不良反应轻，可见口干、嗜睡、便秘、视物模糊、心动过速。可引起肝损害、运动障碍、排尿困难。偶见直立性低血压，但恢复快。其抗胆碱能作用与丙米嗪相同，而其心血管系统不良反应小于其他三环抗抑郁剂。个别有诱发癫痫的报道。

【禁忌证】有癫痫病史者、青光眼、急性谵妄状态、前列腺增生所致的排尿困难、麻痹性肠梗阻、心肌梗死、使用MAOIs者禁用。

【注意】参见丙米嗪。①肝肾功能不全、不伴排尿困难的前列腺增生、骨髓抑制、脑器质性疾病、有心脏病病史者慎用。②老年人、儿童、妊娠期妇女及哺乳期妇女慎用。

【制剂】片剂：每片10mg；25mg。

【贮法】密封、避光保存。

地昔帕明 Desipramine

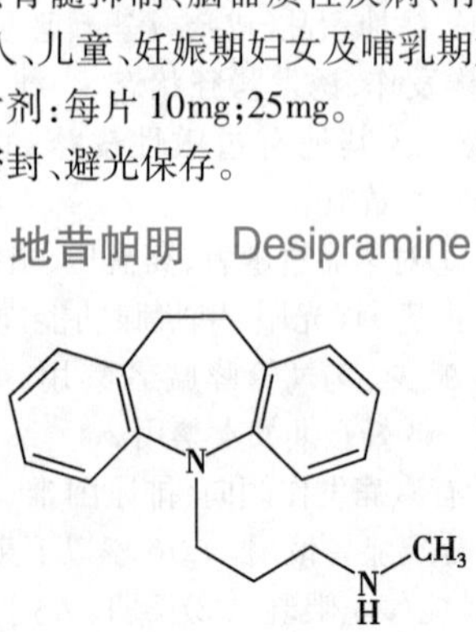

N
N—CH_3
H

【其他名称】去甲丙米嗪,Desmethylimipramine。

【ATC编码】N06AA01

【药理学】为TCAs,是丙米嗪的代谢产物。作用与丙米嗪相似,具有较强的抗抑郁作用,但镇静作用与抗胆碱作用弱,用于控制情绪低落、忧郁、消除焦虑紧张状态,起到调整情绪的作用。口服易从胃肠道吸收,不受食物影响。体内分布广泛,易透过血-脑脊液屏障,并在脑中蓄积。血药浓度与临床抗抑郁疗效存在显著的正相关。达峰时间为4~6小时,血浆半衰期为17~28小时。主要在肝脏代谢,最终被氧化成无活性的羟化物或与葡萄糖醛酸结合后自尿中排出。血浆清除率(CL)为每小时0.68L/kg,年龄、性别对CL无显著影响。此外,本品对肝线粒体CYP2D6的抑制作用较大多数选择性5-HT再摄取抑制剂为小。

【适应证】①适用于治疗内源性、更年期、反应性及神经性抑郁症。②可缓解多种慢性神经痛。

【用法和用量】口服。①成人:开始25mg,每日3次;渐增至50mg,每日3~4次。严重抑郁症患者可达每日300mg。维持量为每日100mg。②青少年及老年患者:剂量减半。每日25~50mg,根据病情可增至每日100mg。

【不良反应】轻微。主要为口干、头晕、失眠等,其他参见丙米嗪。

【禁忌证】【注意】【药物相互作用】参见丙米嗪。

【制剂】片剂:25mg;50mg。

卡匹帕明 Carpipramine

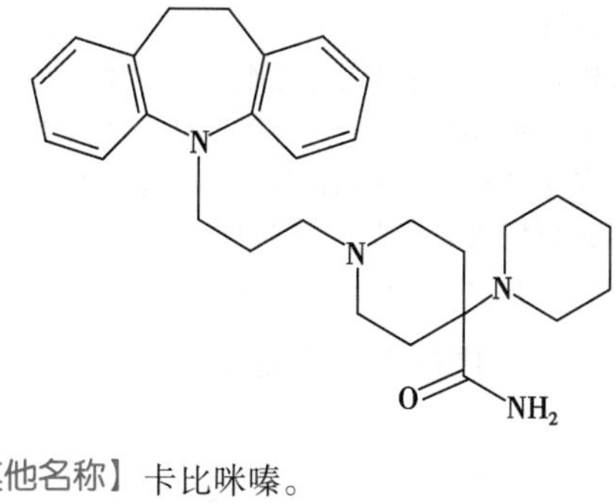

【其他名称】卡比咪嗪。

【药理学】为TCAs,具有抗抑郁、抗精神分裂症作用。作为抗焦虑剂,还具有抗焦虑作用,是治疗紧张和焦虑紊乱的一类药物。能够促进镇静,并且在不影响意识或神经的条件下,仍然具有镇静的效果。

【适应证】适用于治疗抑郁症、意识减退及慢性精神分裂症。其他抗精神病药疗效不显著时可使用本药。

【用法和用量】口服。每日75~225mg,分3次服用。

【不良反应】①可见口干、便秘、视力模糊,偶见尿潴留、肠麻痹。②中枢神经可见头昏、眩晕、失眠、震颤、精神错乱等。大剂量尚可引起癫痫样发作,诱发躁狂状态。③老年人常见心动过速、直立性低血压。大剂量可引起心律失常、房室传导阻滞、心力衰竭。④可发生过敏性皮疹,偶见黄疸及粒细胞减少。

【注意】参见丙米嗪。

【制剂】片剂:每片25mg。糖衣片:每片50mg。

阿米替林[药典(二);基;医保(甲)] Amitriptyline

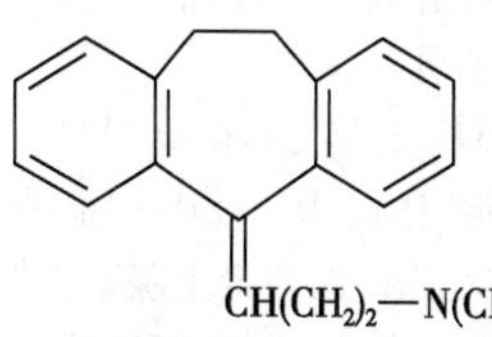

$CH(CH_2)_2—N(CH_3)_2$

【其他名称】盐酸阿米替林,阿密替林,依拉维,氨三环庚素,Elavil。

【ATC编码】N06AA09

【性状】常用其盐酸盐,为无色结晶或白色、类白色粉末;无臭或几乎无臭、味苦,有烧灼感,随后有麻木感。在水、甲醇、乙醇或三氯甲烷中易溶,在乙醚中几乎不溶。熔点195~199℃。

【药理学】本品为临床常用的TCAs,其抗抑郁作用与丙米嗪极为相似。与后者相比,本品对5-HT再摄取的抑制作用强于对NA再摄取的抑制;其镇静作用与抗胆碱作用也较明显。可使抑郁症患者情绪提高,对思考缓慢、行为迟缓及食欲缺乏等症状能有所改善。本品还可以通过作用于中枢阿片类受体,缓解慢性疼痛。一般用药后7~10日可产生明显疗效。

口服吸收完全,8~12小时达血药高峰浓度,血浆半衰期为32~40小时,血浆蛋白结合率82%~96%。经肝脏代谢,CYP2C19、1A2、2D6均可作用于本品,主要代谢产物为去甲替林,仍有活性。本品与代谢产物分布于全身,可透过胎盘屏障,从乳汁排泄,最终代谢产物自肾脏排出体外。排泄较慢,停药3周仍可在尿中检出。

【适应证】①用于治疗各型抑郁症或抑郁状态。对内因性抑郁症和更年期抑郁症疗效较好,对反应性抑郁症及神经官能症的抑郁状态亦有效。对兼有焦虑和抑郁症状的患者,疗效优于丙米嗪。与电休克联合使用于重症抑郁症,可减少电休克次数。②用于缓解慢性疼痛。③亦用于治疗小儿遗尿症、注意缺陷障碍。

【用法和用量】口服。①治疗抑郁症、慢性疼痛:成人,开始每次25mg,每日2~3次,然后根据病情和耐受情况逐渐增至每日150~250mg,分3次服。最高量一日不超过300mg,维持量每日50~150mg。老年患者和青少年,每日50mg,分次或夜间1次服。②治疗遗尿症:睡前1次口服,12.5~25mg。③治疗注意缺陷障碍:7岁以上儿童每次12.5~25mg,每日2~3次。

【不良反应】比丙米嗪少且轻。常见有口干、便秘、视力模糊、排尿困难、嗜睡、心悸。偶见心律失常、直立性低血压、眩晕、运动失调、迟发性运动障碍、癫痫样发作、肝损伤及骨髓抑制。有报道偶有加重糖尿病症状。

【禁忌证】①严重心脏病、近期有心肌梗死发作史、青光眼、前列腺增生伴有排尿困难、麻痹性肠梗阻、重症肌无力、甲状腺功能亢进、有癫痫病史者、对三环类药物过敏者禁用。②6岁以下儿童禁用。

【注意】①严重肝肾功能不全、支气管哮喘、前列腺肥大、心血管疾患者慎用。②使用期间应监测心电图和肝功能。③患者有转向躁狂倾向时应立即停药。④用药期间不宜驾驶车辆、操作机械或高空作业。⑤老年病人应减少用量。6 岁以上儿童酌情减量。妊娠期妇女慎用。哺乳期妇女使用期间应停止哺乳。

【药物相互作用】①本品不得与 MAOIs 合用,应在停用 MAOIs 后 14 天,才能使用本品。②与中枢神经系统抑制药合用,合用药的作用被增强。③与肾上腺素受体激动药合用,可引起严重高血压及心律紊乱。④与胍乙啶、可乐定合用,拮抗合用药的降压作用。⑤与甲状腺素、吩噻嗪类合用,本品的作用被增强。⑥与舒托必利合用,有增加室性心律失常的危险,严重可至尖端扭转心律失常。⑦与氟西汀或氟伏沙明合用,可增加两者的血浆浓度,出现惊厥,不良反应增加。

【制剂】片剂:每片 25mg。

【贮法】密封、避光保存。

普罗替林 Protriptyline

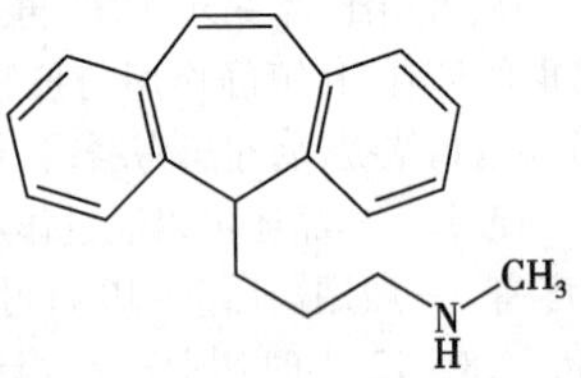

【其他名称】盐酸普罗替林,丙氨环庚烯,Protriptyline Hydrochloride。

【ATC 编码】N06AA11

【药理学】本品为 TCAs。化学结构及作用相似于阿米替林,但精神兴奋作用较强,而镇静作用较弱。口服吸收较慢,生物利用度 75% ~90%,8 ~12 小时血药浓度达峰值。体内分布广,与血浆和组织蛋白广泛结合。半衰期为 54 ~92 小时。在肝内代谢,包括 *N*-氧化和羟化途径。主要以代谢物随尿排出。

【适应证】主要用于治疗情感淡漠和性格孤僻的抑郁症。

【用法和用量】口服。①成人:每次 5 ~10mg,每日 3 ~4 次。严重抑郁症可增至每日 60mg。②青少年和老年患者:每次 5mg,每日 3 次,也可晚间 1 次服用。③老年患者剂量超过每天 20mg 时应检测心血管功能。失眠患者最后 1 次服药应在下午 3 时以前。

【不良反应】与阿米替林相似,还可出现焦虑、激动、失眠、心动过速、低血压等。60 岁以上老年人更易出现不良反应。

【禁忌证】【注意】【药物相互作用】参见阿米替林。

【制剂】片剂:每片 5mg;10mg。

去甲替林 Nortriptyline

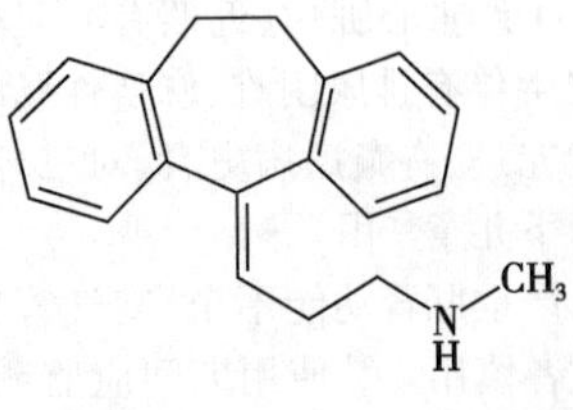

【其他名称】盐酸去甲替林,去甲阿米替林。

【ATC 编码】N06AA10

【性状】白色或灰白色粉末,稍有特臭,熔点 213 ~215℃;可溶于水(1∶90)、乙醇(1∶30)、三氯甲烷(1∶20)和甲醇(1∶10)。

【药理学】本品为 TCAs,是阿米替林的主要活性代谢产物。抗抑郁作用和应用类似于阿米替林,且起效快。口服吸收迅速,生物利用度 46% ~70%,血浆蛋白结合率为 93% ~95%,半衰期 18 ~93 小时。主要代谢产物为 10-羟基去甲替林。24 小时内平均由尿排出 58%,其中少量为原形,大部分为羟基代谢物。

【适应证】①适用于伴有紧张、焦虑的抑郁症患者。亦可用于焦虑状态。②可用于治疗儿童遗尿症。

【用法和用量】口服。①治疗抑郁症:成人开始剂量每日 30 ~40mg,分次服或睡前 1 次服;需要时可渐增至每日 75 ~100mg;严重抑郁症不超过每日 150mg。当剂量超过每日 100mg 时应监测血药浓度。维持量为每日 30 ~70mg。青少年、老年人:起始剂量为每次 10mg,一日 3 次,维持量减半。因半衰期长,每日量 1 次服亦可,睡前服。②治疗儿童遗尿症:6 ~7 岁(体重 20 ~25kg),10mg;8 ~11 岁(25 ~35kg),10 ~20mg;11 岁以上(35 ~54kg),25 ~35mg。睡前 30 分钟 1 次服,总疗程不超过 3 个月,包括逐渐撤药的时间。

【不良反应】比丙米嗪少而且轻。①常见有口干、嗜睡、便秘、视物模糊、排尿困难、心动过速。②偶见心律失常、眩晕、运动失调、癫痫样发作、直立性低血压、肝损伤及迟发性运动障碍。

【禁忌证】严重心脏病、青光眼及排尿困难者禁用。

【注意】本品不推荐用于儿童。对于胎儿的影响目前尚不清楚,因此,妊娠期妇女使用时应权衡利弊。

【药物相互作用】参见阿米替林。

【制剂】片剂:每片 10mg;25mg。

度硫平 Dosulepin

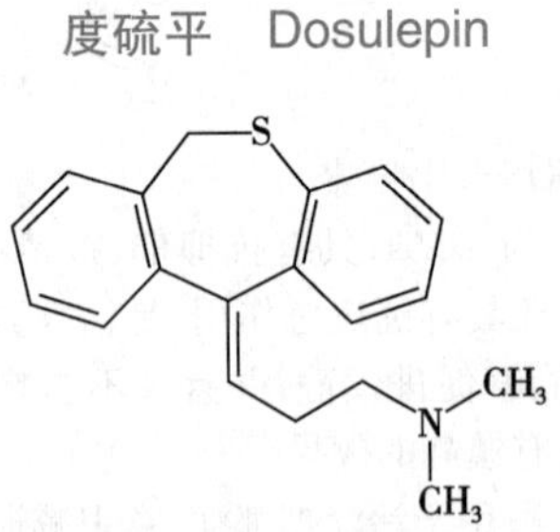

【其他名称】二苯噻庚英,Dothiepin。

【ATC 编码】N06AA16

【药理学】为 TCAs。类似阿米替林,具有抗抑郁作用,也有镇静作用。口服易吸收。因可减慢胃肠蠕动,尤其当过量摄入时,吸收可能延迟。在肝内进行广泛的首关代谢,主要活性代谢产物为去甲度硫平,代谢途径尚有 *S*-氧化。主要以代谢物随尿排出,少量随粪便排出。原药和代谢物的消除半衰期分别约为 14 ~24 小时和 23 ~46 小时。本品可进入乳汁中。

【适应证】①用于治疗抑郁症。②对多种疼痛如纤维肌痛或纤维织炎、非典型性面部疼痛与癌症疼痛有效，当传统的镇痛药治疗无效时可试用。

【用法和用量】口服。治疗抑郁症：开始剂量每次25mg，一日3次；如需要可渐增至每次50mg，一日3次，也可在睡前顿服一日量；重症可增至每日225mg。老年人每日50～75mg，维持量用一半即足。

【不良反应】参见阿米替林，但抗胆碱能副作用少见，偶见皮肤光敏反应。

【禁忌证】参见阿米替林。妊娠期妇女禁用。

【注意】【药物相互作用】参见阿米替林。

【制剂】胶囊剂：每粒25mg。片剂：每片75mg。

【贮法】密封、避光贮存。

多塞平〔药典(二)；基；医保(甲、乙)〕　Doxepin

CHCH$_2$CH$_2$N(CH$_3$)$_2$

【其他名称】盐酸多塞平，多噻平，凯塞，Adapin。

【ATC编码】N06AA12

【性状】常用其盐酸盐。为白色粉末，在水中易溶，在乙醇或三氯甲烷中溶解，在苯中不溶。

【药理学】本药为二苯并氧氮䓬类化合物，是TCAs中镇静功能较强的抗抑郁药之一，作用机制同阿米替林、丙米嗪。具有抑制5-HT及NA再摄取的作用，而抗抑郁作用较丙米嗪为弱，有一定的抗焦虑作用，抗胆碱作用较弱。本品还具有一定的抗组胺H_1、H_2受体的作用，可用于治疗过敏性皮肤病。

口服易吸收，2～4小时达血药浓度高峰。半衰期为8～12小时。血浆蛋白结合率为76%。在体内分布广泛，可通过血脑屏障和胎盘屏障，在肝脏通过首关代谢，经去甲基化作用生成主要活性代谢产物去甲多塞平。而后多塞平与其去甲代谢产物再经肝脏羟基化、*N*-氧化，代谢产物经肾脏排出。老年病人对本品的代谢和排泄能力下降。本品还可经乳汁泌出。

【适应证】①常用于治疗抑郁症和各种焦虑抑郁为主的神经症，亦可用于更年期精神病，对抑郁和焦虑的躯体性疾病和慢性酒精性精神病也有效。也可用于镇静及催眠。②本品外用膏剂用于治疗慢性单纯性苔藓、湿疹、过敏性皮炎、特应性皮炎等。

【用法和用量】成人：①口服，初始剂量每次25mg，每日2～3次，然后逐渐增至每日总量100～250mg。最高量：一日不超过300mg。宜在餐后服用，以减少胃部刺激。②局部外用：治疗过敏性皮肤病，于患处涂布一薄层，一日3次，每次涂布面积不超过总体表面积的5%，两次使用应间隔4小时。建议短期敷用，不超过7～8日。

儿童：《中国国家处方集·化学制品与生物制品卷·儿童版》推荐：口服。用于12～18岁儿童少年抑郁症：起始剂量一日25～75mg，分次或睡前一次服用。通常一日30～300mg。剂量超过一日100mg时，分3次服用。

【不良反应】不良反应较少。①少数患者可有嗜睡、震颤、眩晕、口干、多汗、视物模糊、排尿困难、便秘等，某些症状可在继续用药中自行消失。其他有皮疹、直立性低血压，偶见癫痫发作、骨髓抑制或中毒性肝损害。②局部外用也可出现困倦和其他系统反应。最常见的局部反应是烧灼感与针刺感。

【禁忌证】对TCAs过敏者、严重心脏病、近期有心肌梗死发作史、严重肝功能不全、青光眼、尿潴留、甲状腺功能亢进、谵妄、躁狂、粒细胞减少的患者禁用。

【注意】①前列腺肥大、眼压高、心脏疾患、癫痫、轻中度肝功能不全、肾功能不全者慎用。②用药期间应定期检查血象，心、肝、肾功能。③患者有转向躁狂倾向时应立即停药。④用药期间不宜驾驶车辆、操作机械或高空作业。⑤妊娠期妇女、12岁以下儿童慎用。老年患者从小剂量开始，视病情酌减用量。⑥局部敷用仅能用于未破损皮肤，不能用于眼部及黏膜。

【药物相互作用】参见丙米嗪、阿米替林。

【制剂】片剂：每片25mg。乳膏剂：每支10g。

【贮法】避光、密封、室温保存。乳膏剂应避光、密闭、阴凉处保存。

诺米芬新　Nomifensine

【其他名称】氨苯甲异喹。

【ATC编码】N06AX04

【药理学】本品为4-氢异喹啉衍生物，是TCAs。能够抑制神经元对DA及NA的摄取，具有与其他TCAs相似的抗抑郁作用，对抑郁症及帕金森综合征患者治疗有一定价值。对心脏的抑制作用比阿米替林为小，抗胆碱能的不良反应比TCAs少约2/3。

【适应证】适用于治疗内源性抑郁症、躁狂抑郁症、焦虑抑郁症。

【用法和用量】口服：开始50mg，每日2～3次，7～10日后可根据病情调整剂量。有些人可能需用至每日200mg。老年人剂量减半。

【不良反应】可见焦虑不安、恶心、呕吐、口干。偶见溶血性贫血。

【禁忌证】本品可加重精神分裂症，故精神病患者禁用。

【注意】缺血性心脏病患者慎用。

【药物相互作用】应用MAOIs者，在14日内不得用本药。

【制剂】胶囊剂：每粒25mg；50mg。

奥匹哌醇　Opipramol

【其他名称】阿丙哌醇，因息顿，羟乙哌卓，Insidon，Ensidon。

【ATC编码】N06AA05

【药理学】本品为TCAs，作用相似于丙米嗪，并有中度安定作用。

【适应证】用于治疗伴有焦虑和紧张的抑郁症及抑郁状态。

【用法和用量】口服：每日 150～300mg，分 2～3 次服，维持剂量每次 50mg，每日 2 次。

【不良反应】主要有嗜睡、口干、疲倦、头晕等。

【制剂】片剂：每片 50mg。

23.2 单胺氧化酶抑制剂（MAOIs）

吗氯贝胺[药典(二);医保(乙)] Moclobemide

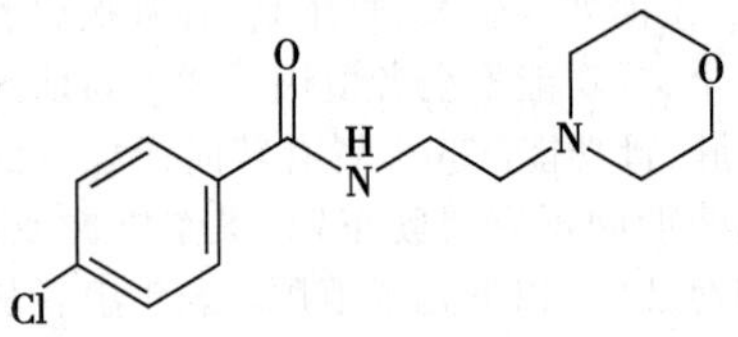

【其他名称】马氯贝胺，甲氯苯酰胺，莫罗酰胺。

【ATC 编码】N06AG02

【性状】白色或类白色结晶体，无臭，味微苦，易溶于乙醇。熔点 136～140℃。

【药理学】本品属于苯酰胺类衍生物，是一种选择性好、强效的单胺氧化酶抑制剂（MAOIs），为新一代的抗抑郁药。通过可逆性地抑制 MAO-A，从而提高脑内 NA、DA 和 5-HT 的水平，产生抗抑郁作用。在人体内能提高血浆中催乳素水平，但对交感神经肾上腺功能没有明显影响。与不可逆性 MAOIs 比较，具有抑酶作用快，停药后 MAO 活性恢复快的特点。在抗抑郁的同时能改善睡眠质量，对短、长记忆没有影响，并可减弱对识别功能的影响。在抗抑郁、抗缺氧等方面疗效显著，尤其适用于伴心、肾疾病的老年抑郁患者。

口服易吸收，1～2 小时达到血药浓度高峰，体内分布较广。血浆蛋白结合率为 50%，表观分布容积为 75～95L/kg，半衰期为 2～3 小时。几乎全部自肝脏代谢，部分经 CYP2C19、CYP2D6 代谢。服药后 24 小时，其代谢产物及 1% 的原形药物经肾脏排出，并有原形从乳汁泌出。肝硬化病人平均滞留时间延长，故需减半量。中度肾功能受损的病人一般无须作剂量调整。

【适应证】①用于治疗单相和双相内源性抑郁症、神经功能性抑郁症、精神性和反应性抑郁症。②适用于老年抑郁症，对精神运动和识别功能无影响。③对睡眠障碍也有一定效果。

【用法和用量】常用治疗量每日 300～400mg，分 2～3 次饭后口服。可根据病情增减，最大剂量每日 600mg。

【不良反应】不良反应较少。有轻度恶心、口干、出汗、头痛、头晕、失眠、心悸、直立性低血压等。少见不良反应有过敏性皮疹。偶见意识障碍、血压升高及肝功能损害。大剂量时可能诱发癫痫。

【禁忌证】①对本药过敏者、急性意识障碍、急性精神紊乱、精神分裂症、躁狂症、嗜铬细胞瘤、肝功能严重受损患者禁用。②儿童不宜应用。

【注意】①肝肾功能不全、甲状腺功能亢进、高血压患者慎用；②老年患者用药酌情减少用量。妊娠期妇女慎用。哺乳期妇女如使用本药时应停止哺乳。③避免进食大量富含酪胺的食物，如干酪、酵母和大豆发酵制品。④应检查或定期监测肝、肾功能及心电图。⑤用药期间不宜驾驶、高空作业、机械操作等。⑥患者有转向躁狂发作倾向时应立即停药。⑦类似本品的抗抑郁药在治疗 8 周或 8 周以上，若突然停药会出现停药反应，建议在使用本品 4 周时开始逐渐减量直至停用。对于长期维持治疗的患者，撤药时间可能会更长。

【药物相互作用】①与增强 5-HT 能活性的药物合用，可导致 5-HT 综合征，症状严重，常可致死，因此禁止与这些药物合用。②使用中枢性镇痛药（哌替啶、可待因、美沙芬）、麻黄碱、伪麻黄碱或苯丙醇胺患者禁用本品。③与交感活性增强药物（如肾上腺素、去甲肾上腺素、溴莫尼定、沙美特罗等）合用，会进一步增加这类药物的作用，引起急性高血压、心悸、激动等，甚至引起躁狂发作。④本品会刺激胰岛素分泌，与治疗糖尿病药物合用，会增加后者的药效，引起低血糖，甚至是低血糖性的痫性发作、意识障碍等。⑤与卡马西平合用，可引起急性高血压、高热和痫性发作等。⑥与西米替丁合用，可延缓本品的代谢。⑦与氟哌利多合用，可增加心脏毒性。⑧与赛庚啶合用，可延长和加强抗胆碱能效应。

【制剂】片剂：每片 100mg。

【贮法】避光、密封、室温保存。

异卡波肼[药典(二)] Isocarboxazid

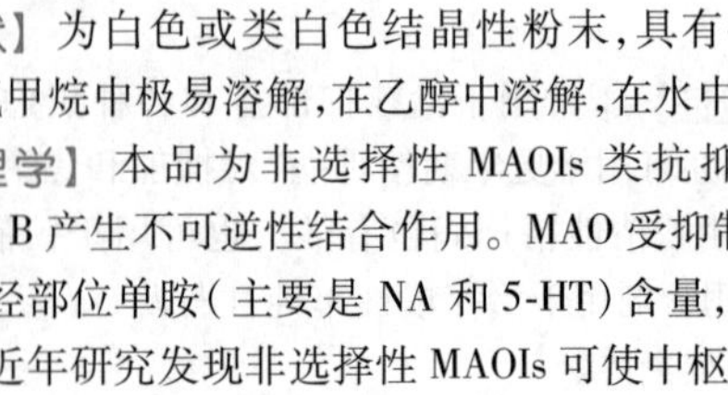

【其他名称】异恶酰肼，异唑肼，闷可乐，Marplan。

【ATC 编码】N06AF01

【性状】为白色或类白色结晶性粉末，具有微弱的异臭，在三氯甲烷中极易溶解，在乙醇中溶解，在水中微溶。

【药理学】本品为非选择性 MAOIs 类抗抑郁药，与 MAO-A 与 B 产生不可逆性结合作用。MAO 受抑制后，可增加中枢神经部位单胺（主要是 NA 和 5-HT）含量，起到抗抑郁作用。近年研究发现非选择性 MAOIs 可使中枢 α 与 β 肾上腺素受体与 5-HT 受体脱敏感，后者可能与抗抑郁作用的效应有关。

口服后在胃肠道吸收良好，3～5 小时血药浓度达峰值，作用时间持续 10 天。在肝脏经氧化代谢和生物转化，代谢物由肾脏排泄。本品可自乳汁中排出。

【适应证】用于对 TCAs 或电休克治疗无效的抑郁症患者，或对 TCAs 治疗有所禁忌者。对伴有焦虑、疑病性神经症的抑郁症效果较好。

【用法和用量】口服，成人开始剂量每日10～30mg，分2～3次服用。以后可加至每天30～60mg。达到充分疗效后，应改为维持量，每日10～20mg。老年人维持量为一日5～10mg。

【不良反应】可有直立性低血压、头晕、便秘、畏食、坐立不安、失眠、口干、视物模糊、水肿、月经过多等。偶见肝损伤（有时伴黄疸）、白细胞减少等。

【禁忌证】①对本品过敏者，心血管疾病、脑血管病、高血压、嗜铬细胞瘤、尿潴留、粒细胞减少症、肝功能不全、严重肾功能损伤患者禁用。②15岁以下患者不宜使用。

【注意】①肾功能不全、癫痫、青光眼患者慎用。②妊娠期妇女、哺乳期妇女、高龄患者慎用。③肼类对肝脏有毒性反应，长期用药应定期检查肝功能。④接受抗抑郁药治疗初期、剂量调整期、逐渐停药期，均需注意抑郁症患者是否出现精神行为异常，防止自杀倾向的出现或自杀行为的发生。⑤本品有蓄积作用，不宜长期服用。

【药物相互作用】①本品不可与其他MAOIs或二苯并氧氮䓬类TCAs（如阿米替林、氯米帕明等）合用。②本品不可与选择性5-HT再摄取抑制剂（SSRIs）药物、或其他5-HT能活性药物合用，服药期间不可食用奶酪等富含酪氨酸的食物，否则可能引起严重的5-HT综合征。③与能增强交感活性药物合用，可导致交感活性过度增强，而出现高血压、头痛及相关症状。④本品不可与全麻药物合用。在择期手术前必须停用本品10天以上，否则会出现低血压反应等。⑤与抗高血压药物（包括噻嗪类利尿剂）合用，会引起血压降低。⑥可增强华法林等抗凝药的作用。

【制剂】片剂：每片10mg。

【贮法】遮光、密封、室温保存。

托洛沙酮 Toloxatone

CH_3 N O O HOH_2C

【其他名称】Humoryl，Perenum。

【ATC 编码】N06AG03

【性状】结晶性粉末，熔点76℃。

【药理学】本品为唑烷酮类衍生物，是具有新型结构的MAOI抗抑郁药，其作用机制为选择性地抑制MAO-A活性，从而阻止5-HT和NA的代谢，产生抗抑郁作用。本品与食物及其他药物无相互作用，可与其他药物配合使用。口服后吸收迅速，经30～60分钟达峰浓度。体内代谢快，最后自尿中排出，以代谢产物为主，原形仅有5%～10%。由于代谢快，且对MAO-A的作用是可逆的，药物蓄积性的危险较低且可控。

【适应证】①用于治疗神经官能性抑郁症、神经质和非神经质性抑郁、退化性抑郁症、躁狂抑郁性精神病患者的抑郁症发作。②亦可用于精神病的抑郁或痴呆期。

【用法和用量】口服，每次200mg，每日3次，饭时服。

【不良反应】偶见消化不良、恶心、呕吐、头痛、头晕等，精神病患者可出现谵妄。

【禁忌证】躁狂症与谵妄患者禁用。

【注意】参见吗氯贝胺。本品尚需注意：①妊娠期妇女及哺乳期妇女慎用。②本品有脱抑制作用，故对精神分裂症患者使用时，应特别注意监护。③应用本品应注意血压的变化。④用药期间不应饮用含酒精的饮料。⑤全麻情况下，须停药6个小时以上方可用药。

【药物相互作用】参见吗氯贝胺。禁止与其他MAOIs合用。与其他抗抑郁药一样，应在停用其他MAOIs后隔15～20日才可用本品。

【制剂】胶囊剂：每粒200mg。

【贮法】避光、室温保存。

苯乙肼 Phenelzine

H N NH_2

【其他名称】硫酸苯乙肼。

【ATC 编码】N06AF03

【药理学】本品为不可逆性MAOI，有抗抑郁作用。

【适应证】用于治疗经TCAs治疗无效的抑郁症，缓解心绞痛。

【用法和用量】口服，每次10～15mg，1日3次。开始剂量可略大，但1日量不宜超过60mg。服药3～4周后如不见效应停药。

【不良反应】①常见的不良反应有直立性低血压及自主神经功能紊乱，如口干、水肿、便秘、恶心等。②有时可发生肝脏损害，多在服药后1～6个月出现。③可发生排尿困难。男性患者可发生相对的阳痿及射精延缓。

【禁忌证】肝功能不良、高血压患者禁用。

【注意】①肾功能减退、癫痫患者慎用。②老年人用此类药应小心，尽量不使用。③肼类对肝脏有毒性反应，长期用药应定期检查肝功能。④不能突然停药。⑤有致癌风险。

【药物相互作用】①在用丙米嗪等TCAs同时或先后都不能用本品，以免产生毒性。②本品能增强或延长下列药物的作用，须注意。这些药物包括：巴比妥类、苯二氮䓬类、水合氯醛、麻醉药、阿片类、抗帕金森病药、抗组胺药、口服降糖药、甲状腺浸膏等。③下列药物可增强本类药物的中枢神经作用，这些药物包括：苯丙胺类、麻黄碱类、左旋多巴、利血平、色氨酸、抑制5-HT再吸收的药物。④乙醇（酒类）和含酪胺较多的食物可增强本类药物的中枢神经作用，这些食物包括：香蕉、奶酪、熏肉、火腿、豆浆、啤酒、发酵及含酵母的食物等。⑤与降压药同用时须注意血压。

【制剂】片剂：每片10mg；15mg。

反苯环丙胺 Tranylcypromine

【其他名称】超环苯丙胺，环苯丙胺。

【ATC 编码】N06AF04

【药理学】本品为非选择性 MAOIs，属于苯乙胺和安非他命类。可通过抑制脑内儿茶酚胺的降解而产生抗抑郁作用。本品为非肼类的MAOIs，抗抑郁作用较苯乙肼强。口服后从胃肠道迅速吸收，1～3 小时血药浓度达峰值。血浆消除半衰期约为 2.5 小时。服用 1 周后抗抑郁作用逐渐趋于稳定。主要以代谢物形式从尿中排出。

【适应证】用于治疗抑郁症。由于其不良反应较多，一般不作首选，仅用于 TCAs 无效的病例，以及不宜用电休克治疗的严重抑郁症。

【用法和用量】口服：早晨和下午各服 10mg，如效应不明显，1 周后可在正午加服 10mg。不宜睡前给药。如须超过每天 30mg，必须特别小心。一旦疗效明显，就应逐渐减少用量，有些患者维持每天 10mg 已足够。

【不良反应】有直立性低血压、头晕、失眠、乏力、嗜睡、焦虑、恶心、便秘、口干、视力模糊等。严重而危险的反应为高血压危相及中毒性肝炎。

【禁忌证】肝功能不良、心脑血管疾患者禁用。

【注意】①肾功能减退及癫痫患者慎用。②用药期间定期检查肝功能。

【药物相互作用】①本品能增强巴比妥类及麻醉药的作用，须注意。②在用 TCAs 类如丙米嗪同时或先后都不能用本品，以免产生毒性。③富含酪胺的食物可增强本品的作用，应尽量少吃。④与降压药合用时须注意血压。

【制剂】片剂：每片 5mg；10mg。

23.3 选择性 5-羟色胺再摄取抑制剂（SSRIs）

氟西汀〔药典（二）；基；医保（乙）〕 Fluoxetine

F_3C—C₆H₄—O—$CHCH_2CH_2NHCH_3$（CH 上连苯基）

【其他名称】盐酸氟西汀，氟苯氧丙胺，百忧解，Fluoxetine Hydrochloride，Prozac。

【ATC 编码】N06AB03

【性状】常用其盐酸盐，为白至灰色结晶，易溶于水（14mg/ml）。熔点为 179～182℃。

【药理学】本品为临床广泛应用的选择性 5-HT 再摄取抑制剂（SSRIs），可选择性地抑制 5-HT 转运体，阻断突触前膜对 5-HT 的再摄取，延长和增加 5-HT 的作用，从而产生抗抑郁作用。对肾上腺素能、组胺能、胆碱能受体的亲和力低，作用较弱，因而产生的不良反应少。

口服后吸收良好，进食不影响药物吸收，生物利用度 70%。血药浓度达峰时间为 6～8 小时。血浆蛋白结合率为 94%。易通过血脑屏障，另有少量可分泌入乳汁。在肝脏经 CYP2D6 代谢，去甲基生成代谢产物去甲氟西汀，亦有抗抑郁作用。氟西汀的消除半衰期为 4～6 天，去甲氟西汀为 4～16 天。长的半衰期是造成停药后仍在体内存留 5～6 周的原因。80% 由尿排泄，15% 由粪便排出。

【适应证】①用于治疗抑郁症及其伴随之焦虑，尤宜用于老年抑郁症。②用于治疗惊恐状态，对广泛性焦虑障碍也有一定疗效。③可用于治疗强迫症，但药物剂量应相应加大。④适用于神经性贪食症（暴食症）。

【用法和用量】口服。①治疗抑郁症：最初治疗建议每日 20mg，可单次或分次给药，可与食物同服，亦可餐间服用。一般 4 周后才能显效。若未能控制症状，可考虑增加剂量，每日可增加 20mg。最大推荐剂量每日 80mg。维持治疗可以每日使用 20mg。②强迫症：建议初始剂量为每日晨 20mg，维持治疗可以每日 20～60mg。③神经性贪食症：建议每日 60mg。④惊恐状态：初始剂量每日 10mg，一周后可逐渐增加至每日 20mg，如果症状没有有效控制，可适当增加剂量至每日 60mg。⑤老年人日剂量一般不宜超过 40mg，最高推荐一日剂量为 60mg。

【不良反应】不良反应较轻，大剂量时耐受性较好。①常见不良反应有失眠、恶心、腹泻、易激动、头痛、运动性焦虑、精神紧张、震颤、嗜睡、倦怠虚弱、流汗等，多发生于用药初期。有时出现皮疹（约 4%）。②大剂量用药（每日 40～80mg）时，可出现精神症状，约 1% 患者发生狂躁或轻躁症。长期用药常发生食欲减退或性功能下降。③撤药反应：头晕、感觉异常、失眠和多梦、乏力、焦躁或焦虑、恶心、呕吐、震颤和头痛。必须避免突然停止用药。为降低撤药反应的危险性，必须在 1～2 周的时间内逐渐减少用药剂量。

【禁忌证】对本品过敏者禁用。

【注意】①应注意密切观察在药物使用过程中，特别是初期和剂量变动期时，患者的行为异常与精神情绪异常，及时发现并制止恶性事件发生。有自杀意图的高危险性病人，应予严密监视。②有癫痫病史、双相情感障碍病史、急性心脏病、有出血倾向者慎用。③肝肾功能损害的患者，剂量应适当减少。④儿童、妊娠期妇女及哺乳期妇女慎用。⑤服药期间不宜驾驶车辆或操作机器。

【药物相互作用】①SSRIs 禁止与 MAOIs 类药物合用。在停用 SSRIs 或 MAOIs 14 天内禁止使用另一种药物。否则可能引起 5-HT 综合征（表现为高热、肌肉强直、肌阵挛、精神症状，甚至会出现生命体征的改变）。②与其他 5-HT 活性药物（锂盐、色氨酸、曲马多、曲坦类、圣约翰草、或其他 SSRIs、SNRIs 和 TCAs）合用，可能会增加并导致 5-HT 能神经的活性亢进，而出现 5-HT 综合征。③与西沙必利、硫利达嗪、匹莫齐特、特非那定合用，会引起心脏毒性，导致 Q-T 间期延长、心脏停搏等。应禁止合用。④与 CYP2D6 或者其他 CYP 同工酶的抑制剂或作用底物（如西咪替丁、阿米替林、氯氮草、奋乃静、马普替林、丙米嗪、利托那韦、丁螺环酮、阿普唑仑等）合用，可使本品血药浓度升高。⑤与 CYP 诱导剂（如卡马西平、苯巴比妥、苯妥英钠等）合用，会降低本品的血药浓度与药效。⑥与降糖药物合用，可降低血糖，甚至导致低血糖发生。停用本品时血糖升高。故在使用本品和停药后一段时间，应监测血糖水平，及时采取干预措施。⑦SSRIs、5-HT 及 NA 双重再摄取抑制剂（SNRIs）均有能增加出血的风险，特别是在与阿司匹林、华法林和其他抗凝药合用时。⑧与地高辛合用可能会增加其血药浓度，增加发生洋地黄中毒的风险。⑨与安定（地西泮）合用可能会延长地西泮的半衰期。

【制剂】片剂：每片10mg；20mg。肠溶片：每片90mg。胶囊剂：每粒5mg；10mg；20mg；40mg；60mg。

【贮法】室温、避光、密闭保存。

氟伏沙明[医保(乙)] Fluvoxamine

$F_3C-C_6H_4-C(=N-O-CH_2CH_2NH_2)-(CH_2)_4OCH_3$

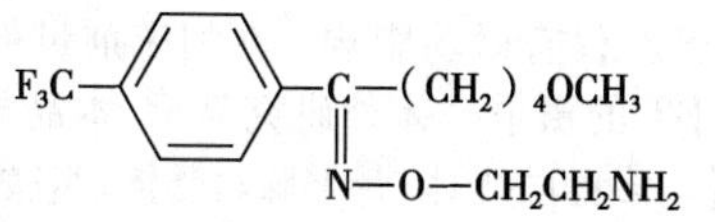

【其他名称】马来酸氟伏沙明，氟伏草胺，瑞必乐，氟戊肟胺，兰释，Fluvoxamine Maleate。

【ATC编码】N06AB08

【性状】常用其马来酸盐，白色或类白色结晶固体，易溶于乙醇、三氯甲烷，微溶于水，不溶于乙醚。熔点120~121.5℃。

【药理学】本品为SSRIs类抗抑郁药，可选择性抑制5-HT转运体，阻断脑神经细胞突触前膜对5-HT的再摄取，但不影响NA的再摄取。本品对α肾上腺素、β肾上腺素、组胺、毒蕈碱、多巴胺受体几乎不具亲和性。其优点在于既无兴奋、镇静作用，又无抗胆碱、抗组胺作用，亦不影响MAO活性，对心血管系统无影响，不引起直立性低血压。

口服吸收快而完全，生物利用度90%以上，血药浓度达峰时间为2~8小时，血浆蛋白结合率77%。半衰期为15~20小时，用药10~14天后可达血浆稳态血浓度。经肝脏代谢，代谢产物主要是甲氧基氧化物和脱甲基化合物，无药理活性。94%从肾脏排泄。

【适应证】①用于治疗各类抑郁症，特别是持久性抑郁症状及自杀风险大的患者。②还可治疗强迫症。

【用法和用量】口服，宜用水吞服，不应咀嚼。①抗抑郁：初始剂量每日50~100mg，晚上一次服用。逐渐增量直至有效。常用有效剂量为每天100mg，且可根据个人反应调节。个别病例可增至每日300mg。剂量超过每日150mg时应分次服用，饭时或饭后服。维持期用药以一日50~100mg为宜。②强迫症：初始剂量每日50mg，睡前服，连服3~4日，再逐渐增加。通常有效剂量在每日100~300mg之间。最大剂量成人为每日300mg，8岁以上儿童和青少年为200mg。若每日剂量超过150mg，可分2~3次服。

【不良反应】本品耐受良好。①常见的不良反应有嗜睡、眩晕、头痛、失眠、紧张、焦虑、震颤；便秘、畏食、消化不良、腹泻、恶心、呕吐、口干；多汗、无力、心悸、心动过速等，连续使用2~3周后可逐渐消失。②少见的不良反应有直立性低血压、心动过缓、血清转氨酶升高、性功能障碍。

【禁忌证】对本药过敏者禁用。

【注意】①癫痫患者、躁狂症或处于轻度躁狂状态的患者慎用。肝、肾功能不全者应减量，并应定期监测肝肾功能。②妊娠期妇女、哺乳期妇女慎用。服药期间应停止哺乳。老年人应酌情减小起始剂量。不推荐8岁以下儿童使用。③如本品不能控制焦虑、失眠时，可加用苯二氮䓬类药物。④用于有自杀倾向的抑郁症患者时，应特别注意护理。⑤本品（包括其他的SSRIs）、5-HT及NA双重再摄取抑制剂（SNRIs）在突然停药时均可能产生严重不良反应，其表现为：烦躁、激越、易怒、头晕、感觉异常、焦虑、注意力下降、头痛、嗜睡、情绪不稳、失眠和轻躁狂等。因此应缓慢减量，逐渐停药，并应在此过程中密切注意患者的病情变化。如果不能忍受撤药后的低剂量，可以再增加至原剂量。⑥服药期间不宜驾驶车辆或操作机器。

【药物相互作用】①本品是CYP1A2的抑制剂，替扎尼定是CYP1A2作用底物。两药合用时，本品可能会增加替扎尼定的血药浓度，从而引起血压降低、心率减慢。②本品可使丁螺环酮的水平及其活性代谢产物增加。③与奎尼丁合用，可使奎尼丁对心脏的毒性作用增强，出现室性心律失常、低血压、心衰加重。④可抑制普萘洛尔等肾上腺素β受体拮抗剂的肝脏代谢率，提高其血浆水平。⑤可使茶碱的血药浓度升高，应停用本品，或茶碱用量减半。⑥未发现本品与地高辛合用所引起的协同反应（这与氟西汀不同）。

【制剂】片剂：每片50mg；100mg。

【贮法】片剂、肠溶片宜密闭、室温、避光保存。

帕罗西汀[药典(二)；基；医保(甲、乙)] Paroxetine

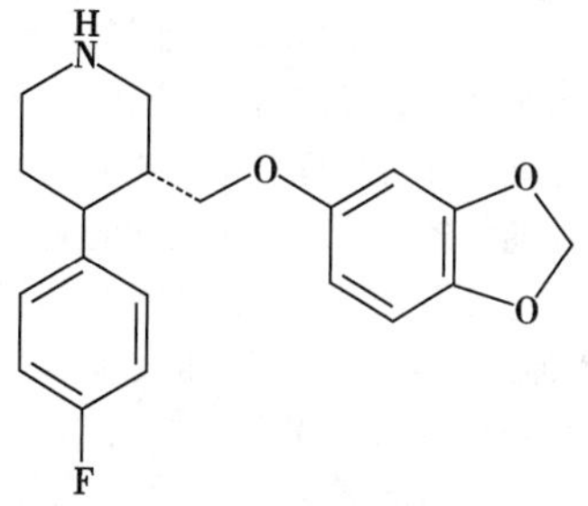

【其他名称】盐酸帕罗西汀，帕罗克赛，氟苯哌苯醚，赛乐特，Seroxat。

【ATC编码】N06AB05

【性状】常用其盐酸盐或甲磺酸盐。盐酸盐呈白色或类白色，易潮解的结晶粉末，易溶于甲醇，略溶于无水乙醇和二氯甲烷，微溶于水。甲磺酸盐为类白色粉末，无臭，水中溶解度>1g/ml，熔点147~150℃。

【药理学】本品为一种苯基哌啶衍生物，是强效、高选择性SSRI。可选择性地抑制5-HT转运体，阻断突触前膜对5-HT的再摄取，延长和增加5-HT的作用，从而产生抗抑郁作用。仅微弱地抑制NA和DA的再摄取，对其他递质无明显影响。对单胺氧化酶无抑制作用。

口服后可完全吸收，生物利用度50%，食物或药物均不影响其吸收。有首关效应。可分布于全身各组织与器官，包括中枢神经系统，亦可经乳腺分泌。血浆蛋白结合率为95%。平均清除半衰期为24小时，老年人半衰期会延长。主要经肝脏代谢，其代谢产物无药理活性，其中部分代谢经CYP2D6介导。最后经肾脏排出体外，小部分经胆汁分泌从粪便排出。

【适应证】①用于治疗抑郁症。适合治疗伴有焦虑症的抑郁症患者,作用比 TCAs 快,而且远期疗效比丙米嗪好。②亦可用于惊恐障碍、社交恐怖症及强迫症的治疗。

【用法和用量】口服,建议每日早餐时顿服,药片完整吞服勿咀嚼。①成人一般从每日 20mg 开始,连续用药 2~3 周后,根据病人的反应,可每周以 10mg 递增,最大剂量为每日 50mg(治疗强迫症可 60mg)。②老年人或肝、肾功能不全者可从每日 10mg 开始,每日最高用量不超过 40mg。对于肌酐清除率<30ml/min 的患者,推荐剂量为每日 20mg。

【不良反应】①常见的有轻度口干、恶心、呕吐、畏食、便秘、腹泻;头痛、震颤、眩晕、嗜睡,失眠和兴奋;性功能障碍;胆固醇水平升高、食欲减退、体重增加;视力模糊;高血压、心动过速;出汗、瘙痒;肝功能化验指标升高。②偶见神经性水肿、荨麻疹、直立性低血压、锥体外系反应。

【禁忌证】①对本品过敏者禁用。②妊娠期妇女和哺乳期妇女不宜使用。不可用于年龄小于 18 岁的儿童或青少年。

【注意】参见氟西汀。①服用本药前后两周内不能使用 MAOIs。②有癫痫或躁狂病史、闭角型青光眼、有出血倾向、有自杀倾向者或严重抑郁状态病史者慎用。肝、肾功能不全者仍可使用,但应降低剂量。③与安慰剂相比,抗抑郁药物增加了儿童、青少年和青年(≤24 岁)患者自杀倾向(自杀意念和自杀的行为)的风险。如果考虑应用,必须在其风险和临床需求之间进行权衡。④服用 1~3 周后方可显效。用药时间足够长才可巩固疗效。抑郁症、强迫症、惊恐障碍的维持治疗期均较长。⑤有报道迅速停药可引起综合征:睡眠障碍、激惹或焦虑、恶心、出汗、意识模糊。为避免停药反应,推荐撤药方案:如果患者能够耐受,以每周 10mg 的速度减量,至每日 20mg 的剂量应维持口服 1 周再停药。如果不能耐受可降低所减剂量,如患者反应强烈,则可考虑恢复原剂量。

【药物相互作用】①本品部分代谢经 CYP2D6 介导,与 CYP2D6 抑制剂合用,可使本品血药浓度升高。②和其他抗抑郁药物(包括其他 SSRIs)一样,本品会抑制 CYP2D6,可能导致合用的经该酶代谢的药物血浆浓度升高。这些药物包括某些三环类抗抑郁药(如阿米替林、去甲替林、丙米嗪和地昔帕明)、吩噻嗪类精神安定药物(如奋乃静和硫利达嗪),利培酮,托莫西汀,某些 $Ⅰ_c$ 类的抗心律失常药(如普罗帕酮和氟卡尼)和美托洛尔。③与地高辛合用可能会增加其血药浓度,增加发生洋地黄中毒的风险。

【制剂】片剂:每片 20mg。

【贮法】避光、密封、干燥处保存。

舍曲林〔药典(二);医保(乙)〕 Sertraline

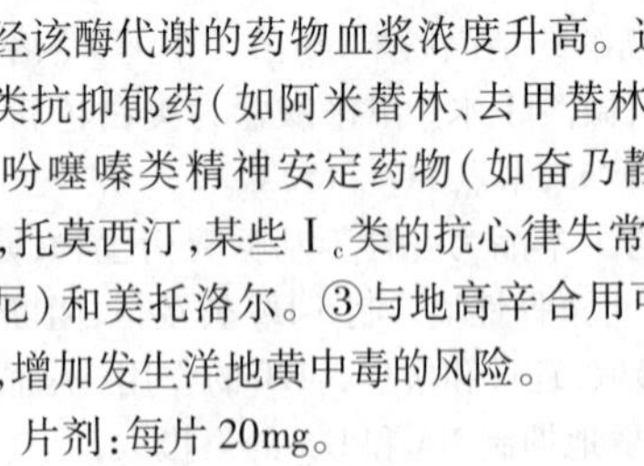

【其他名称】盐酸舍曲林,左洛复,氯苯萘胺,Sertraline Hydrochloride,Zoloft。

【ATC 编码】N06AB06

【性状】常用其盐酸盐,白色粉末状结晶,熔点 243~245℃,微溶于水和异丙醇,略溶于乙醇。

【药理学】本品为一种强效的 SSRIs。可选择性地抑制 5-HT 转运体,阻断中枢神经元突触前膜对 5-HT 的再摄取,延长和增加 5-HT 的作用,从而产生抗抑郁作用。对去甲肾上腺素和多巴胺仅有微弱影响。在临床剂量下,本品阻断血小板对 5-HT 的摄取。体外研究显示,本品与 M-胆碱受体、5-HT 受体、多巴胺受体、肾上腺素受体、组胺受体、GABA 受体和苯二氮䓬类受体均无明显的亲和力。本品对单胺氧化酶没有抑制作用。

口服易吸收,食物对生物利用度无明显的影响。口服后 6~8 小时血药浓度达峰值,血浆蛋白结合率为 98%,平均半衰期为 22~36 小时,连续服用 7 日可达稳态血药浓度。在肝脏代谢,主要代谢物为 *N*-去甲基舍曲林,药理活性弱。最终代谢产物从粪便和尿中等量排泄,只有极少量(<0.2%)以原形从尿中排出。青少年和老年人的药动学参数与 18~65 岁之间成人无明显差别。在慢性轻度肝功能损伤的患者中,舍曲林的清除率降低,导致血药浓度升高、清除半衰期延长。

【适应证】①用于治疗抑郁症,包括伴随焦虑、有或无躁狂史的抑郁症。疗效满意后,继续服用本品可有效地防止抑郁症的复发和再发。②也用于治疗强迫症。疗效满意后,继续服用本品可有效地防止强迫症初始症状的复发。

【用法和用量】口服,每日 1 次,可与食物同服,也可单独服用,早晚均可。①成人:初始治疗每日 50mg。根据病人情况可逐渐增加剂量,最大剂量为每日 200mg。剂量调整间隔不应短于 1 周。服药 7 日内可见疗效,完全起效则需要更长的时间,强迫症的治疗尤其如此。维持治疗:长期应用需根据疗效调整剂量,并维持最低有效治疗剂量。②儿童和青少年强迫症患者:在儿童中(6~12 岁),起始剂量应为 25mg,每日 1 次;在青少年中(13~17 岁),起始剂量应为 50mg,每日 1 次。若疗效欠佳,增加剂量可能使患者获益。

【不良反应】①常见的有恶心、呕吐、腹泻(稀便)、口干、消化不良、畏食;嗜睡、震颤、眩晕、失眠;多汗;性功能障碍(主要为男性射精延迟)。②本品上市后收到的不良事件报告有中性粒细胞缺乏及血小板缺乏症、异常出血(如鼻出血、胃肠出血或血尿);心悸及心动过速、高血压;高泌乳素血症、溢乳、男子乳腺过度发育、阴茎异常勃起、月经失调、性欲减退;甲状腺功能低下,体重减轻及体重增加,食欲增强;严重肝病及无症状性血清转氨酶升高;血清胆固醇增高;过敏反应等。

【禁忌证】①对本品过敏者、严重肝功能不全者禁用。②妊娠期妇女、哺乳期妇女不宜使用。

【注意】①有癫痫病史者、闭角型青光眼、严重心血管病、血容量不足或脱水者、双相情感障碍者、有出血倾向者慎用。②伴发肝脏疾病的患者应慎用。肝功能损伤患者应减低服药剂量或给药频率。③抑郁和某些精神障碍本身与自杀风险的增加有关，必须密切观察所有年龄患者使用抗抑郁药物治疗开始后的临床症状的恶化、自杀倾向、行为的异常变化。④儿童慎用。除强迫症外，本品尚未被批准用于儿童患者。⑤服药期间不应驾驶车辆或操作机器。⑥已有接受 SSRIs（包括本品）治疗的患者新发糖尿病的病例报告；也有报告伴（不伴）糖尿病病史的患者出现血糖控制欠佳，包括高血糖和低血糖。因此应监测患者的血糖水平和症状。⑦在应用 SSRIs（包括本品）或 SNRIs 治疗时可能出现低钠血症。老年患者、服用利尿剂的患者或其他原因血容量减低的患者在应用 SSRIs 及 SNRIs 时发生低钠血症的风险可能更大。⑧停用本品时，应逐渐减量而非突然停药。

【药物相互作用】参见氟西汀。此外，本品禁止与匹莫齐特合用。与其他抗抑郁药转换使用时，特别是长效药物如氟西汀，应谨慎小心，应进行慎重的药效学评价和监测。

【制剂】片剂：每片 50mg。胶囊剂：每粒 50mg。

【贮法】密封，30℃以下保存。

西酞普兰〔药典（二）；医保（乙）〕　Citalopram

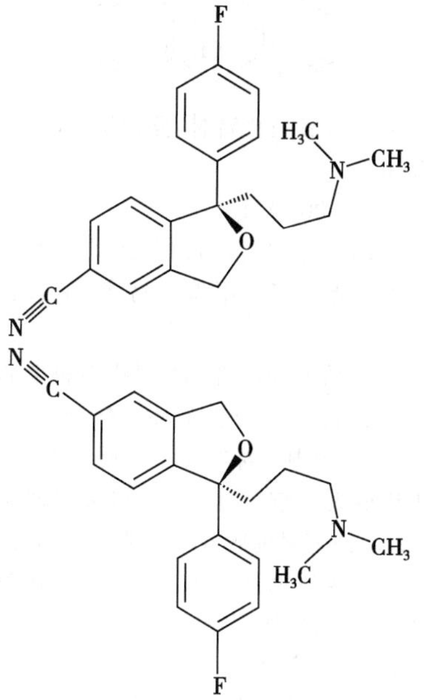

【其他名称】氢溴酸西酞普兰，氰酞氟苯胺，西普妙，喜普妙，Citalopram Hydrobromide，Cipramil。

【ATC 编码】N06AB04

【性状】白色或类白色结晶粉末，熔点 180.0～188.0℃，pH 5.4～6.4。

【药理学】本品为一种 SSRIs，为外消旋体。可选择性地抑制 5-HT 转运体，阻断突触前膜对 5-HT 的再摄取，延长和增加 5-HT 的作用，从而产生抗抑郁作用。在体内直接发挥上述作用的是西酞普兰左旋对映体。本品具有高选择性，对 M 胆碱受体、组胺受体和 α 肾上腺素能受体无抑制作用。本品对内源性和非内源性抑郁的病人同样有效，其抗抑郁作用通常在 2～4 周后建立。不影响心脏传导系统和血压，此优点对于老年病人尤为重要。也不影响血液、肝及肾等系统。本品副作用少见和镇静作用最轻的特点使它特别适用于长期治疗。而且，本品不会导致体重增加，也不会强化酒精的作用。

口服吸收良好，且不受食物影响，生物利用度大约为 80%。血药浓度达峰时间为 2～4 小时，血浆蛋白结合率低于 80%，清除半衰期为 35 小时。重复给药后约 1 周达稳态血药浓度。在肝脏代谢，主要代谢酶为 CYP3A4 与 CYP2C19，主要代谢产物是去甲基西酞普兰、双去甲基西酞普兰、西酞普兰-*N*-氧化物。上述三种代谢产物抑制 5-HT 再摄取的作用弱，血药浓度只有母药的 1/10～1/3，难通过血脑屏障，故对总体疗效影响不大。原形药物及代谢物经尿及粪便排泄，并可透过胎盘屏障，少量可排入乳汁。老龄人群、肝功能减退患者对本品的清除率下降，半衰期延长。

【适应证】适用于抑郁性精神障碍（内源性或非内源性抑郁症）。

【用法和用量】口服，每日 1 次，晨起或晚间顿服。①成人：初始剂量为每日 20mg，如临床需要，可增加至每日 40mg 或最高剂量每日 60mg。剂量调整间隔时间不能少于 1 周，一般为 2～3 周。通常需要经过 2～3 周的治疗方可判定疗效。治疗须持续适当长的时间，对躁狂性-抑郁精神障碍需 4～6 个月。②肝功能不全者或年龄超过 65 岁的老人：推荐剂量较常规用药剂量减半，即每日 10～30mg。

【不良反应】通常很少，且短暂而轻微，常发生于用药后 1～2 周，持续治疗后不良反应或逐渐减轻至消失。①常见不良反应：食欲减退、恶心、口干、多汗、腹泻、便秘；头晕、头痛、震颤、嗜睡、睡眠时间缩短或失眠；性欲减低、性快感缺失；疲乏、发热。②可发生激素分泌紊乱（甲状腺功能减退、男子乳房女性化等）、心动过速、味觉异常。

【禁忌证】①对本品过敏者禁用。②在已知患有 Q-T 间期延长或先天性 Q-T 综合征的患者中，禁止使用本品。

【注意】①对其他 SSRIs 过敏者、心血管疾病、肝功能不全、严重肾功能不全、有躁狂病史、癫痫病史、出血性疾病史、有自杀倾向性的患者慎用。使用过程中应定期监测心电图、肝功能、肾功能、血常规。②妊娠期妇女、青少年慎用，哺乳期妇女使用本品时建议停乳。不推荐儿童使用。③突然停药可能会引起撤药综合征（如出现低血钠、尿崩症等），故需逐渐撤药。④用药期间从事需要精神高度紧张、集中的工作或活动者，需慎重使用本药。

【药物相互作用】参见氟西汀。①本品禁止与利奈唑胺合并用药，除非有密切观察和监测血压的装置存在。②禁止与匹莫齐特合并用药。③与氟哌利多合用时，可增加心脏毒性。④在患有糖尿病的患者中，使用某种 SSRIs 进行治疗可能会改变血糖控制。可能需要对胰岛素和（或）口服降糖药的剂量进行调整。⑤与地高辛合用，不会明显影响本品和地高辛的药物动力学（与氟西汀不同）。

【制剂】片剂：每片 20mg。

【贮法】片剂：密封常温下保存。

艾司西酞普兰〔基;医保(乙)〕 Escitalopram

【其他名称】草酸艾司西酞普兰,来士普。

【ATC 编码】N06AB,N06AB10

【性状】纯白色或微黄色粉末,易溶于甲醇和二甲基亚砜,可溶于等渗盐溶液,微溶于水和乙醇,微溶于乙酸酯,不溶于庚烷。

【药理学】本品为一种 SSRIs,是西酞普兰(外消旋体)的左旋对映体,在体内对 5-HT 再摄取的抑制作用是外消旋体的 5~7 倍。本品抗抑郁病作用的机制与抑制中枢神经系统神经元对 5-HT 的再摄取,从而增强中枢 5-HT 能神经的功能有关。体外试验及动物实验显示,本品是一种高选择性的 SSRIs,对 NA 和 DA 的再摄取影响较小。对 $5\text{-HT}_{1\sim7}$受体及其他受体包括 α 和 β 肾上腺素受体、多巴胺 $D_{1\sim5}$受体、组胺 H_1受体、$M_{1\sim5}$胆碱能受体和苯二氮䓬受体无作用或作用非常小;对 Na^+,K^+,Cl^-和 Ca^{2+}通道无作用。

口服吸收完全,绝对生物利用度约为 80%,血药浓度达峰时间为 4~5 小时,食物不影响其吸收。血浆蛋白结合率约 56%,平均消除半衰期约 27~32 小时。在肝脏内主要经去甲基化和去二甲基化代谢,主要由 CYP2C19 介导。本品主要以代谢产物形式从尿液中排泄。老年患者的药物消除更为缓慢。肝、肾功能降低患者中本品的半衰期延长。多态性:已发现经 CYP2C19 代谢的慢代谢者,本品的血浆浓度是快代谢者的 2 倍。

【适应证】适用于:①重症抑郁症。②伴有或不伴有广场恐怖症的惊恐障碍。③广泛性焦虑。

【用法和用量】口服,可以与食物同服。①治疗抑郁症:起始剂量每日 10mg,每日 1 次。根据患者的临床情况可增加至最大剂量每日 20mg。通常 2~4 周可控制抑郁症状,症状缓解后需巩固维持治疗至少 6 个月。②伴或不伴恐惧症的患者:初始剂量为每日 5mg,持续一周后可考虑增加至每日 10mg。根据患者的个体反应,剂量可增至每日 20mg。③老年患者:起始剂量每日 5mg,最大剂量不应超过每日 10mg。肝功能不全者或 CYP2C19 慢代谢者:起始剂量每日 5mg,持续 2 周后,可根据患者的个体反应,剂量可增加至每日 10mg。

【不良反应】①约 5% 的患者有口干、恶心、便秘、多汗、疲劳、嗜睡、失眠、阳痿。②约 2% 的患者有头痛、焦虑、背痛、上呼吸道感染、咽炎等。③偶见躁狂或低钠血症。

【禁忌证】①对本品或西酞普兰过敏的患者禁用。②本品不适用于儿童和 18 岁以下的青少年。

【注意】①肝肾功能不全者、有惊厥史者、癫痫、心脏病、甲状腺疾病、电解质紊乱、有其他精神疾病(例如双相情感障碍)或自杀念头者慎用。②妊娠期妇女或哺乳期妇女慎用。③服药期间不宜操作机器和驾驶车辆。

【药物相互作用】参见西酞普兰。①与酒精和中枢神经系统药物(例如抗抑郁药)并用时应慎重。②酶诱导剂卡马西平可能增加本品的代谢,两者合用时应增加本品的剂量。③与 CYP2C19 酶抑制剂(如奥美拉唑、氟西汀、氟伏沙明、兰索拉唑、噻氯匹定、西咪替丁)合用可使本品的血药浓度增高。④本品为 CYP2D6 的抑制剂,与主要经 CYP2D6 代谢的药物合用时可能增高这些药物的血药浓度,如氟卡尼、普罗帕酮、美托洛尔,抗抑郁药物去甲丙米嗪、氯丙米嗪和去甲替林等,或抗精神病药物利培酮、硫利达嗪和氟哌啶醇。

【制剂】片剂:每片 5mg;10mg。

【贮法】密封、常温下保存。

23.4 选择性去甲肾上腺素再摄取抑制剂(NARIs)

马普替林〔药典(二);医保(乙)〕 Maprotiline

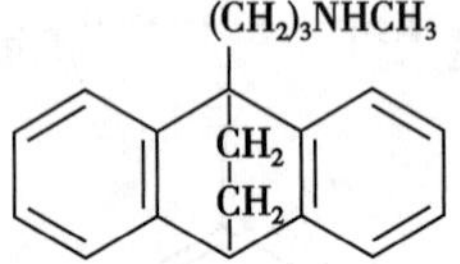

【其他名称】盐酸马普替林,路滴美,Maprotiline Hydrochloride,Ludiomil。

【ATC 编码】N06AA21

【性状】常用其盐酸盐,为白色或类白色结晶性粉末;无臭、味苦。在甲醇或三氯甲烷中易溶,在水中微溶,在正庚烷中不溶。

【药理学】本品为选择性 NA 再摄取抑制剂(NARIs)。虽然属于三环结构,但是中央杂环结构与 TCAs 有明显不同。能够选择性抑制中枢神经突触前膜对 NA 的再摄取,而对 5-HT 的再摄取无影响。由于 NA 再摄取减少,突触间隙中 NA 浓度增高,使突触前膜 α_2肾上腺素受体下调,后膜 α_1受体作用加强,产生抗抑郁作用。本品兼有抗焦虑作用,而镇静、抗胆碱、降低血压作用较轻。

口服吸收缓慢而完全,生物利用度为 65%,体内广泛分布。口服后 8~16 小时血药浓度达峰值,血浆蛋白结合率为 88%。经肝脏代谢,主要由 CYP2D6 催化去甲基化过程,形成有药理活性的代谢产物去甲马普替林,CYP1A2 也参与催化过程。本品的总清除率(CL)为 63.5L/h,消除半衰期为 27~58 小时(平均为 43 小时),活性代谢产物的消除半衰期为 60~90 小时。一般用药后 2~7 天生效,少数 2~3 周才生效。本品的 2/3 以原形和代谢产物形式经尿排泄,1/3 经粪便排泄。可分泌入乳汁。老年患者的清除半衰期更长,需将每日剂量减半。

【适应证】①主要用于治疗内因性、反应性及更年期抑郁症。亦可用于疾病或精神因素引起的抑郁状态(如产后抑郁、脑动脉硬化伴发抑郁、精神分裂症伴有抑郁)。②可用于伴有抑郁、激越行为障碍的儿童及夜尿者。

【用法和用量】口服。①成人：起始剂量每次25mg，每日2~3次，可根据病情需要隔日增加25~50mg；有效治疗量一日75~200mg，需用药至少2周。最高量不超过一日225mg，需注意不良反应的发生。维持剂量一日50~150mg，分1~2次口服。②老年患者：从小剂量开始，缓慢增加至适宜剂量。③6岁以上儿童：参考成人剂量酌情减量。

【不良反应】与TCAs相似，但少而轻。①以口干、便秘、排尿困难、视力模糊、眩晕、心动过速等抗胆碱能症状为常见，程度较轻，多发生于服药的早期。②可出现嗜睡、失眠或激动，用药早期可能增加患者自杀的危险性。其他有皮疹、直立性低血压及心电图异常改变，以传导阻滞为主。③偶见癫痫发作及中毒性肝损害。

【禁忌证】①对本品过敏者、癫痫、伴有排尿困难的前列腺肥大、闭角型青光眼、近期有心肌梗死史者禁用。②6岁以下儿童、妊娠期妇女及哺乳期妇女禁用。

【注意】①肝、肾功能严重不全，前列腺肥大，心血管疾患者慎用。使用期间应监测心电图和肝功能。②18岁以下青少年及儿童慎用。③使用本品初期，对有自杀倾向患者应密切监护。④患者有转向躁狂倾向时应立即停药。⑤用药期间不宜驾驶车辆、操作机械或高空作业。

【药物相互作用】参见丙米嗪。①本品不得与MAOIs合用。应在停用MAOIs后14天，才能使用本品。②与抗组胺药合用，可加强抗胆碱能作用。③西咪替丁可使本品的血药浓度增加。④本品与可乐定、胍乙啶合用，可使后者的降压作用减弱。⑤与甲状腺激素合用，可增加心律失常。⑥本品与氟西汀合用，两者血药浓度均增高，不宜合用。

【制剂】片剂：每片25mg。

【贮法】避光、密封保存。

阿莫沙平 Amoxapine

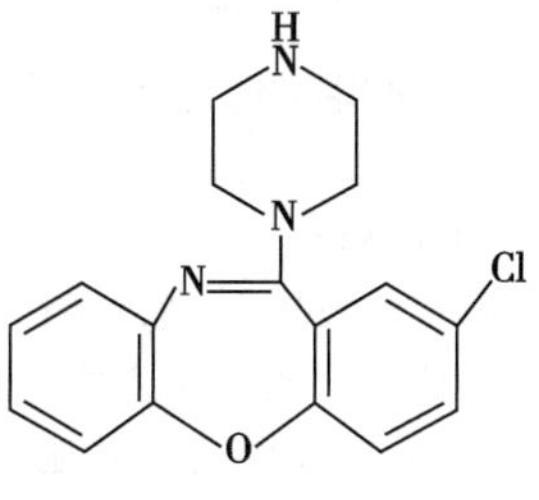

【其他名称】氯氧平，氯哌氧。

【ATC编码】N06AA17

【性状】白色至浅黄色粉末状结晶，易溶于三氯甲烷，微溶于丙酮，略溶于甲醇、甲苯，不溶于水。熔点：175~176℃。

【药理学】本品为选择性NA再摄取抑制剂（NARIs），虽然属于三环结构，但是中央杂环结构与TCAs有明显不同。本品可通过抑制脑内突触前膜对NA的再摄取（对5-HT的再摄取影响小），产生较强的抗抑郁与精神兴奋作用。与丙米嗪相比，具有相似的抗抑郁作用，但起效快，对心脏毒性低，抗胆碱作用与镇静作用弱。

口服后吸收迅速而完全，1~2小时达血药峰浓度，在肺、心、肾、脑、脾组织中浓度较高。半衰期为8小时。经肝脏代谢为7-羟基阿莫沙平和8-羟基阿莫沙平，均有抗抑郁活性，其半衰期分别为6.5小时和30小时。大部分代谢产物与葡萄糖醛酸结合，最后从肾脏排出，少量自粪便排出。本品可经乳汁泌出。

【适应证】用于治疗各型抑郁症，对伴有严重淡漠和轻度焦虑的内因性抑郁症患者有效。但对精神病性抑郁症疗效差。

【用法和用量】口服，开始每次50mg，每日3次，以后渐加量至每次100mg，每日3次，严重病人每日剂量可达600mg。老年患者剂量减半。

【不良反应】本品不良反应较少、较轻。常见的有口干、便秘、视力模糊等。偶见眩晕、嗜睡、肌震颤。长期大量应用时可见锥体外系症状。罕见心率轻度升高、直立性低血压。

【禁忌证】①禁用于对本药过敏者，严重心、肝、肾功能不全者，心肌梗死（急性恢复期），使用MAOIs者。②哺乳期妇女禁用。

【注意】①在治疗初期有较明显的镇静作用。②心血管疾病、肝肾功能不全、青光眼、甲状腺功能亢进、尿潴留、前列腺增生所致排尿困难、哮喘、癫痫、有痉挛病史者、活动过强或易激惹的患者、服用抗精神病药物者慎用。③老年人、妊娠期妇女慎用。④用药前后及用药时应当检查或监测脉搏和血压、血清转氨酶。⑤服药期间应避免驾车和操纵机器。⑥用药过量可引起急性肾衰伴横纹肌溶解、昏迷和癫痫发作，也可有潜在性心脏毒性。

【药物相互作用】参见丙米嗪。①与抗精神病药物合用时易发生迟发性运动障碍和神经恶性综合征。②与华法林、香豆素类等抗凝药合用时，抗凝药的代谢减少、吸收增加，增加了出血的风险。③与苯丙胺类药物合用时，由于NA神经传递的协同效应，可导致高血压、其他心脏影响和兴奋中枢神经系统等不良反应。④巴比妥类、卡马西平可增加本品的代谢，降低本品的血药浓度。⑤西咪替丁可减少本品的代谢，导致阿莫沙平中毒。⑥苄普地尔与本品可发生协同效应，使Q-T间期更加延长。⑦西沙必利、多非利特、伊布利特、匹莫齐特、索他洛尔、司帕沙星等药物与本品合用时，有心脏毒性。⑧MAOIs与本品合用时，可改变儿茶酚胺的摄取和代谢，导致神经毒性、癫痫发作或5-HT综合征。⑨苯妥英钠与本品合用时，可抑制苯妥英钠的代谢，增加苯妥英钠中毒的危险性。

【制剂】片剂：每片50mg；100mg；150mg。

【贮法】避光、密封、室温保存。

托莫西汀[医保(乙)] Atomoxetine

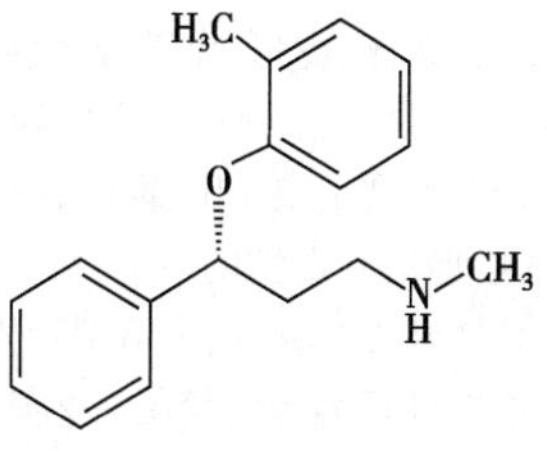

【其他名称】盐酸托莫西汀，阿托西汀，斯德瑞，择思达，Atomoxetine Hydrochloride，Tomoxine，Strattera。

【ATC 编码】N06BA09

【性状】为白色结晶小颗粒，水中溶解度为27.8mg/ml。

【药理学】本品为甲苯氧苯丙胺衍生物，是选择性 NA 再摄取抑制剂(NARIs)。确切的药理学机制尚不明确。目前多认为注意缺陷障碍(儿童多动症，ADHD)的发病机制与儿茶酚胺类神经递质 DA 和 NA 翻转效应降低有关。本品对 NA 转运体具有高亲和性与高选择性，可选择性抑制前额叶皮质处突触前膜 NA 的再摄取，增高突触间隙 NA 的浓度，增强 NA 功能，从而改善 ADHD 的症状。本品仅作用于 NA 能神经元高度集中的区域(如前额叶皮质)，但是不改变其他区域 NA 与 DA 的浓度，因此本品可以达到改善注意力与多动的临床症状的作用，但产生药物成瘾的作用极低。本品对其他神经递质受体(如胆碱能、组胺、多巴胺、5-羟色胺以及 α 肾上腺素受体)几乎无亲和力。

口服吸收迅速，约 1～2 小时达到血药峰浓度，在强代谢者(EM)和弱代谢者(PM)中的绝对生物利用度分别约为63%和94%。食物不影响本品的绝对生物利用度，但可降低药物吸收速度，使峰浓度下降 37%，达峰时间延迟约 3 小时。血浆蛋白结合率约为 98%。在肝脏首先通过 CYP2D6 代谢，生成 4-羟基托莫西汀，形成的产物进一步与葡萄糖醛酸结合。代谢产物 4-羟基托莫西汀的药理作用与原药相似，血药浓度约为原药的 1%。对于成年 EM 和 PM，托莫西汀平均半衰期分别为 5.2 小时和 21.6 小时；PM 的药时曲线下面积(AUC)约为 EM 的 10 倍。本品主要以代谢产物形式经肾脏排泄，少量随粪便排泄，极少量以原形药物排泄。本品在 6 岁以上儿童和青少年中的药动学与成人相似。

【适应证】主要用于治疗注意缺陷障碍。

【用法和用量】口服给药，可单服或与食物同服。①成人及体重超过 70kg 的儿童和青少年：起始剂量为每日 40mg，最少经过 3 天方可增加至约每日 80mg 的目标剂量，每日 1 次晨服或在早晨和下午/傍晚分 2 次服用。在连续服用目标剂量 2～4 周后，如果疗效不明显，可增加至最大日剂量 100mg。②体重 70kg 以下的儿童与青少年：起始剂量为每日 0.5mg/kg，最少需经过 3 天方可增加至约每日 1.2mg/kg 的目标剂量，每日 1 次晨服或在早晨和下午/傍晚分 2 次服用。最大日剂量不超过 1.4mg/kg 或 100mg。③中度肝功能不全者：起始剂量和目标剂量降至正常推荐剂量的 50%。重度肝功能不全者：起始剂量和目标剂量降至正常推荐剂量的 25%。

【不良反应】①成人：心悸；口干、恶心、呕吐、便秘、腹痛、消化不良；疲倦、紧张感、食欲减退、眩晕、镇静、嗜睡、震颤、失眠、睡眠失调；排尿困难、尿潴留、尿急、勃起功能障碍、月经失调、射精障碍；多汗、皮疹、血管神经性水肿、潮热、荨麻疹。②儿童及青少年：易激惹、易怒、感觉异常或减退、头痛、镇静、疲倦、嗜睡、头晕；恶心、呕吐、腹痛、便秘；食欲减退、体重减轻；皮疹。③可增加肝毒性的风险。

【禁忌证】①对本品过敏者、闭角型青光眼、先天性心脏病、严重心脏病、急性肝衰竭患者禁用。②妊娠期妇女禁用。

【注意】①本品使 ADHD 儿童及青少年出现自杀观念及自杀倾向的风险增高。对于正在服用本品的患儿，在初始治疗期、剂量调整期均需要严格监视其行为改变(如易激惹、情绪不稳、冲动增加、焦虑、静坐不能、躁狂、敌意等)、自杀观念及倾向形成、临床症状加剧等情况。②肝、肾功能不全者慎用。建议服用本品者定期监测肝功能。出现肝功能损伤的患者停用本品。③由于 CYP2D6 酶代谢活性的差异，使用本药前需区别患者是否是 CYP2D6 的低代谢者(PM)。④哺乳期妇女慎用。⑤本品可使血压升高和心率加快，故高血压、心动过速、心血管或脑血管疾病患者慎用。本品也可引起直立性低血压，因此低血压或有低血压倾向的患者慎用。⑥本品可引起尿潴留，故尿潴留或肾功能异常者慎用。⑦在用药初期驾驶机动车或操作高风险器械时需要小心。

【药物相互作用】①与 MAOIs 合用，能够增加出现致死性 5-HT 综合征的风险，或可能会合并严重的神经恶性综合征，因此两者不能同时使用。在停用 MAOIs 14 天后方可使用。②因本品有升高血压作用，因此合用升压药物要慎重。③与沙丁胺醇合用，使沙丁胺醇心率加快、血压升高的不良反应加重。④与 CYP2D6 抑制剂(如与帕罗西汀、氟西汀、奎尼丁等)合用时，会增加本品的血药浓度。

【制剂】胶囊剂：每粒 5mg；10mg；18mg；25mg；40mg；60mg。

【贮法】室温、避光、干燥保存。

瑞波西汀[医保(乙)] Reboxetine

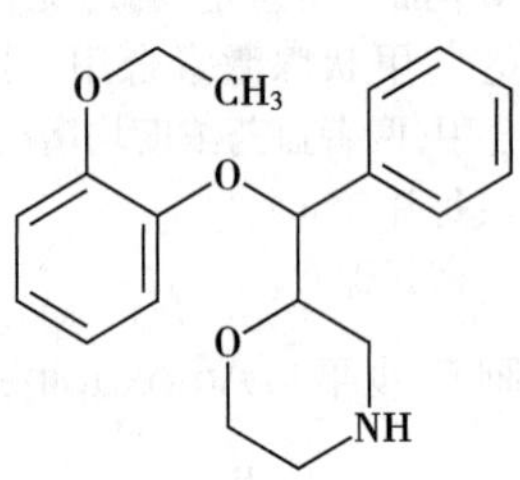

【其他名称】甲磺酸瑞波西汀，佐乐辛，叶洛抒，Reboxetine Mesylate，Edronax。

【ATC 编码】N06AX18

【性状】常用其甲磺酸盐，白色或类白色。

【药理学】本品为二环吗啉衍生物，是选择性强的 NA 再摄取抑制剂(NARIs)，化学结构与其他抗抑郁药(如氟西汀)相似。本品通过选择性抑制突触前膜对 NA 的再摄取，增强中枢 NA 能神经的功能而发挥抗抑郁作用。对 5-HT、DA 重吸收位点无亲和力，对毒蕈碱、组胺或肾上腺素受体几乎无亲和力作用。

口服吸收迅速，2 小时可达血药峰浓度，绝对生物利用度为 94%。若同时进食，会使达峰时间延迟 2～3 小时，但生物利用度不受影响。血浆蛋白结合率为 97%，消除半衰期为 13 小时左右。在肝脏广泛代谢，先氧化后结合反应。体外试验表明本药经 CYP3A4 代谢。口服后大部分(76%)随尿排泄，7%～16% 随粪便排泄。重复给药无蓄积。本品可透过胎盘，进入乳汁中。

【适应证】用于治疗成人抑郁症。

【用法和用量】口服。①成人:开始每次4mg,一日2次,2~3周逐渐起效。3~4周后可根据需要增至每次4mg,一日3次。最大日剂量为12mg。②肝、肾功能不全时,推荐初始剂量为每次2mg,一日2次。

【不良反应】多数不良反应较轻微,并且通常在前几周治疗后消失。①十分常见的不良反应(超过1/10的患者):入睡困难(失眠)、口干、便秘、多汗。②常见的不良反应(低于1/10的患者):头痛、眩晕、心率加快、心悸、血管扩张、直立性低血压、视物模糊、畏食或食欲缺乏、恶心、排尿困难或尿潴留、尿路感染、勃起障碍、射精痛或睾丸痛、射精延迟、寒战。

【禁忌证】①禁用于:对本药过敏或有过敏史者、有惊厥史者(如癫痫患者)、有躁狂发作史者,青光眼、低血压、心脏病、正在服用降压药、严重肝肾功能不全、前列腺增生引起排尿困难的患者。②18岁以下儿童和青少年,妊娠、分娩、哺乳期妇女禁用。

【注意】①通常服药数周后才会出现症状的改善,因此,即使服药后没有立即出现病情好转也不应停药,直到服药几个月后医生建议停药为止。②少量患者停用本品后出现戒断症状的报告,包括头痛、头晕、紧张和恶心(感觉不适)。③服用本品可能出现自残或自杀的想法;临床试验资料显示,在使用抗抑郁药物治疗精神疾病时,小于25岁的成年人出现自杀行为的风险更高。建议患者家属和看护者必须密切观察所有年龄患者进行抗抑郁药物治疗后的临床症状变化、自杀倾向、行为的异常变化,并与医生进行沟通。④目前暂不推荐用于老年患者。⑤服用本品时不应开车或机械操作。

【药物相互作用】①禁止本品与MAOIs合用。本品停用7天以内不宜使用MAOIs,停用MAOIs不超过14天者亦不宜使用本品。②与麦角胺、降压药合用时,可能引起直立性低血压。③不应合用排钾利尿药。④本品主要经CYP3A4代谢,能减少CYP3A4活性的药物可能增加本品的血药浓度。⑤应避免合用抗心律失常药、抗精神病药、环孢素、三环类抗抑郁药、氟伏沙明、咪唑类抗真菌药和大环内酯类抗生素。

【制剂】片剂:每片4mg。胶囊剂:每粒4mg。

【贮法】密封,室温保存。

23.5 选择性5-羟色胺及去甲肾上腺素再摄取抑制剂(SNRIs)

文拉法辛〔药典(二);基;医保(乙)〕 Venlafaxin

OH

H_3C O N H_3C CH_3

【其他名称】盐酸文拉法辛,博乐欣,怡诺思,倍特,新乐欣,益福乐,Effexor。

【ATC编码】N06AX16

【性状】为白色或类白色的固体结晶,呈多态现象,易溶于水、甲醇,可溶于无水乙醇,不溶于丙酮。

【药理学】本品为苯乙胺衍生物,是5-HT及NA再摄取抑制剂(SNRIs)。本品及其活性代谢物*O*-去甲基文拉法辛(ODV)能有效地拮抗中枢神经元突触前膜对5-HT和NA的再摄取,对DA的再摄取也有一定的抑制作用,具有抗抑郁作用。镇静作用较弱。体外试验未发现文拉法辛及ODV对M胆碱受体、H_1组胺受体、α_1肾上腺素受体有明显的亲和力。文拉法辛及ODV无MAO抑制活性。

口服吸收良好,进食不影响药物的吸收。绝对生物利用度约为45%,达峰时间为5.5小时,血浆蛋白结合率为27%~30%。在肝脏进行首关代谢,CYP2D6参与本品的代谢过程,主要代谢产物是ODV,与文拉法辛具有相似的药理作用和作用强度。文拉法辛和ODV的半衰期分别为5小时和11小时。原形药及代谢产物主要通过肾脏排泄,亦可从乳汁中泌出。肝、肾功能不全患者的药物清除率下降,消除半衰期延长。

【适应证】适用于治疗各种类型抑郁症和广泛性焦虑症。

【用法和用量】①口服,开始每日75mg,分2~3次服。可与食物同服。需要时一日量可逐渐增至75~225mg,分2~3次服用。增加剂量的间隔不少于4天,每次增加75mg/d。②轻中度肾功能损伤患者,每天给药总量降低25%~50%。轻中度肝损伤者,每日总剂量为常规用药剂量的一半或不足一半,需根据病人实际情况个体化用药。③缓释片应该在早晨或晚间一个相对固定时间与食物同时服用,每日1次,用水送服。应该整体服下避免掰开、压碎、咀嚼或泡于水中。

【不良反应】常见的有食欲下降、恶心、呕吐、便秘、口干、出汗、体重减轻、虚弱、疲倦、血清胆固醇增高;嗜睡、眩晕、头昏、梦境异常、失眠、紧张不安、震颤、肌肉痉挛、感觉异常;性欲下降、性功能障碍、排尿困难;高血压、血管扩张(多为潮红);眼调节异常、瞳孔扩大、视觉失调等。

【禁忌证】对本药过敏者禁用。

【注意】①肝肾功能不全、心脏病、高血压、血液病、青光眼、甲状腺功能亢进或低下、低钠血症、双相情感障碍、有癫痫病史、惊厥史者慎用。②儿童、老年人、妊娠期妇女、哺乳期妇女慎用。本品未被批准用于儿童患者。③一日量超过200mg时,可引起高血压,服药时需定期检查血压。④在患有抑郁症和其他精神障碍的儿童、少年和青年(18~24岁)中,与安慰剂相比,抗抑郁药物增加了产生自杀想法和实施自杀行为的风险。如果考虑使用本品必须在其风险和临床需求之间进行权衡。必须密切观察所有年龄患者使用抗抑郁药物治疗开始后的临床症状的恶化、自杀倾向、行为的异常变化。对于严重抑郁状态患者,用药期间应密切观察病情。⑤用药期间驾驶机动车或操纵机器患者应谨慎。⑥突然停药可有撤药综合征,应逐渐减量。

【药物相互作用】 ①本品与5-HT能活性药物（TCAs、SSRIs、SNRIs、利奈唑胺、锂剂、圣约翰草、色氨酸、曲坦类药物、右苯丙胺、芬氟拉明等）合用，会引起5-HT综合征，故慎与这些药物合用。禁用于同时服用MAOIs的患者。②与三氟拉嗪等抗精神病药合用可能会导致神经恶性综合征的发生。与氯氮平、右美沙芬合用，均会相互作用，导致对方血药浓度增加，而出现不良反应。本品减少氟哌啶醇代谢，两者合用应谨慎。③与酒精合用可能增加中枢神经系统抑制。④酮康唑、西咪替丁、利托那韦等可减少本品的代谢，增加本品的毒性。⑤本品是CYP2D6的作用底物与弱抑制剂，与通过该酶代谢的TCAs药物合用时，二者之间会引起相互作用，两者毒性均有增加的可能。美托洛尔亦经CYP2D6代谢，与本品合用时，可能会使降压作用增强，出现低血压。⑥与华法林、阿司匹林合用时有增加出血倾向的危险。

【制剂】 片剂：每片37.5mg；75mg。胶囊剂：每粒37.5mg；75mg。缓释片：每片37.5mg；75mg。缓释胶囊：每粒75mg；150mg。

【贮法】 避光、密封、室温保存。

度洛西汀〔医保(乙)〕 Duloxetine

【其他名称】 盐酸度洛西汀，欣百达，奥思平，Duloxetine Hydrochloride，Cymbalta。

【ATC编码】 N06AX21

【性状】 为白色或棕白色固体小颗粒，微溶于水。在酸性环境下会生成无药效的萘酚形式。故市售剂型为肠溶胶囊，颗粒外被肠溶衣。

【药理学】 本品为5-HT和NA再摄取抑制剂（SNRIs）。其抗抑郁与中枢镇痛作用与增强中枢神经系统5-羟色胺能与去甲肾上腺素能功能有关。本品是5-HT与NA再摄取的强抑制剂，对多巴胺再摄取的抑制作用相对较弱。本品对5-HT和NA再摄取的抑制是竞争性的，作用是均衡的，可同时显著提高大脑额叶皮层和下丘脑细胞外5-HT和NA的水平，从而提高两种神经递质在控制情感和对疼痛敏感方面的作用，提高机体对疼痛的耐受力。本品与多巴胺能受体、肾上腺素受体、胆碱受体、组胺受体、阿片受体、谷氨酸受体、GABA受体无明显亲和力。本品不抑制单胺氧化酶。故本品的不良反应相对较少，患者耐受性较好。

口服吸收完全。由于药物外被肠溶衣和胶囊，其在给药2小时后才开始吸收，给药6～8小时后达血药浓度高峰。与食物同服会使其血药浓度达峰时间推迟。本品口服生物利用度高于70%，总蛋白结合率高于95%。在肝脏内代谢，主要的代谢酶为CYP1A2与CYP2D6，代谢产物为去甲基度洛西汀、羟化代谢产物，无抗抑郁活性。本品肾脏排泄率为77%，主要以代谢产物的形式排出；15%随粪便排泄。总体清除率为114L/h，原形药消除半衰期为11～16小时。

【适应证】 ①用于治疗重型抑郁症。②还可用于糖尿病周围神经性疼痛。③用于女性中至重度应激性尿失禁。

【用法和用量】 口服给药。肠溶片需吞服，不要咀嚼和压碎。

（1）成人常规剂量：①抑郁症：每次20～30mg，一日2次。或每日60mg，顿服。②糖尿病神经痛：每日60mg，顿服。对可能出现耐受的患者可降低起始剂量。③女性中至重度应激性尿失禁：起始剂量每次40mg，一日2次。如不能耐受，则4周后减量至每次20mg，一日2次。

（2）肾功能不全时剂量：应使用较低的起始剂量，逐渐增量。不推荐终末期肾病（需要透析）或严重肾功能损害（肌酐清除率小于30ml/min）患者使用。

【不良反应】 ①可见血压轻度上升及心率下降，甚至血压持续上升；失眠、头痛、嗜睡、晕眩、震颤、易激惹；体重下降；排尿困难、男性性功能障碍；恶心、腹泻、便秘、口干、纳差、味觉改变；视物模糊；盗汗、出汗增多、瘙痒及皮疹。②较少见贫血、白细胞减少、白细胞计数升高、淋巴结病、血小板减少；痤疮、脱发、冷汗、瘀斑、湿疹、红斑、颜面部水肿及光敏反应。

【禁忌证】 ①对本品过敏者、闭角型青光眼患者禁用。②对肝功能不全者、严重肾功能不全者、嗜酒者、妊娠期妇女、哺乳期妇女、25岁以下患者一般不推荐使用本品。

【注意】 ①对严重抑郁状态患者，应在用药前权衡利弊，在用药初期严密监控，及时发现行为心境异常及可能发生的自杀倾向与行为。②慎用于胃肠道排空慢、肾功能不全、有直立性低血压或晕厥病史者、躁狂或有躁狂病史者（特别是双相情感障碍患者）、癫痫或癫痫病史者、有自杀观念的成人。③可能产生镇静效果，故从事注意力高度集中的机械操作、高空作业及驾驶者应慎用。④停药应逐渐减量，突然撤药可出现撤药综合征。

【药物相互作用】 ①禁止与MAOIs合用，停用MAOIs 14天后才能使用本药；停用本品14天后才能使用MAOIs。②与能够增加5-HT能神经活性的药物合用时，可能出现5-HT综合征。也不推荐本品与其他SSRIs及SNRIs合用。③与中枢神经系统抑制剂合用，可能致精神运动性障碍的表现恶化，故二者禁止合用。④与阿司匹林、抗凝剂（如华法林）合用时，可能增加出血的风险。⑤本品在酸性环境下会生成无药物活性的萘酚，故其表面有肠溶衣，保证其在pH超过5.5的环境中释放且不变性。在与提高胃液pH值或者减慢胃排空的药物合用时应慎重。⑥与CYP1A2抑制剂或CYP2D6抑制剂合用，可使本品血药浓度增高，半衰期延长。氟甲沙明是CYP1A2和CYP2D6双重抑制剂，且是SSRIs类药物，二者合用更应慎重，甚至应避免合用。⑦本品是CYP2D6的中度活性抑制剂，能够使CYP2D6的作用底物代谢减慢，血药浓度增高。

【制剂】 ①胶囊剂：每粒20mg；30mg；40mg；60mg。②肠

溶片：每片 20mg。③肠溶胶囊：每粒 20mg；30mg；60mg。

【贮法】室温（15～30℃）保存。

曲唑酮〔医保(乙)〕 Trazodone

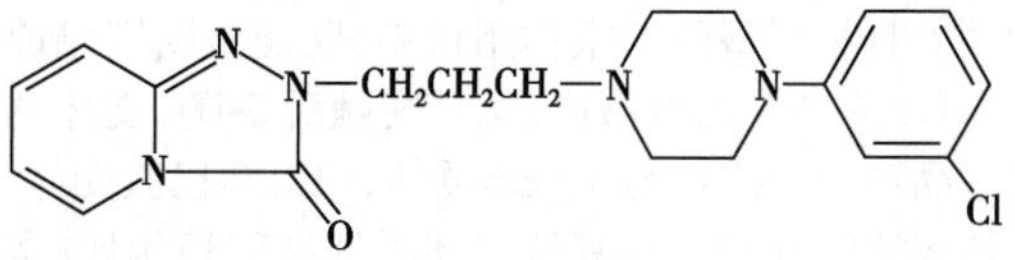

【其他名称】盐酸曲唑酮，曲拉唑酮，氯哌三唑酮，美抒玉，美时玉，Trittico。

【ATC 编码】N06AX05

【性状】白色结晶粉末，无臭，易溶于三氯甲烷，略溶于水、乙醇、甲醇。熔点 223℃。

【药理学】本品属选择性 5-HT 及 NA 再摄取抑制剂（SNRIs）。能选择性地拮抗 5-HT 的再摄取，并有微弱的阻止 NA 再摄取的作用，发挥有效的抗抑郁作用和抗焦虑作用。但对乙酰胆碱无作用，亦不抑制脑内 MAO 的活性。此外，本品还对 $5\text{-}HT_{2A}$ 受体或 $5\text{-}HT_{2C}$ 受体具有拮抗作用。本品还能选择性拮抗组胺 H_1 受体，具有较强的镇静作用。能够显著地延长睡眠时间，减少睡眠中的觉醒次数和时间，提高深度睡眠，改善整体睡眠效率。由于具有 α_1 肾上腺素能拮抗作用与抗组胺作用，可诱发直立性低血压。本品还能延长阴茎勃起时间，但药理机制不明，可能与中枢多巴胺激动和 5-HT 受体抑制及外周 α-肾上腺素能拮抗有关。对催乳素的释放没有明显影响。本品对双向和单纯性抑郁的疗效相当，其抗抑郁治疗的优点是起效快，而抗胆碱和心血管副作用的发生率低。

口服后吸收良好，当空腹服用本品时，大约于 1 小时后达血药浓度峰值。当本品于饭后口服时，可推迟其吸收，降低血药浓度峰值，达峰时间为 2 小时。血浆蛋白结合率为 89%～95%。经肝脏代谢，其代谢产物仍有明显的活性。本品与其代谢产物均易透过血脑屏障，并可分泌入乳汁，但少进入胎儿体内。代谢产物最后经肾脏排出，很少以原形排出，肾功能损伤不影响其排泄。本品的消除呈两相，包括初始相（半衰期为 3～6 小时）和缓慢的第二相（半衰期 5～9 小时），平均半衰期 4 小时。由于本品的体内清除率变化很大，有些患者服用本品后可能在血浆中形成蓄积。

【适应证】主要用于治疗抑郁症、伴随抑郁症状的焦虑症，以及药物依赖者戒断后的情绪障碍。顽固性抑郁症患者经其他抗抑郁药治疗无效者，用本品往往有效。尤其适用于治疗老年性抑郁症或伴发心脏疾患的患者。

【用法和用量】口服，应于饭后或点心后立即服用。应从小剂量开始，逐渐增加剂量。在治疗第 1 周内症状有所减轻，在 2 周内会有较佳的抗抑郁效果。25% 的病人需要 2～4 周才能达到较佳的治疗效果。①成人：开始每日 50～100mg，分次服，每 3～4 天可增加 50mg，门诊患者最大剂量每日不得超过 400mg，分次服；住院患者（即较严重的抑郁病人）不得超过每日 600mg，分次服。长期维持的剂量应保持在最低有效剂量。一旦有足够的反应，剂量可依治疗反应逐渐降低。一般建议继续服药几个月以上。②老年人：从每次 25mg 开始，每日 2 次，经 3～5 天逐渐增加至每次 50mg，每日 3 次，很少超过每日 200mg。用药量如需超过每日 300mg 时需严密监测不良反应。

【不良反应】不良反应较少而轻微。①常见不良反应为嗜睡、疲乏、头晕、头痛、失眠、紧张和震颤等；以及视力模糊、便秘、口干。②少见直立性低血压、心动过速、恶心、呕吐和腹部不适。③极少数病人出现肌肉骨骼疼痛、多梦。④也有罕见血液系统不良事件的报道，如白细胞减少症，血小板减少症和贫血；以及罕见肝功能损害的报道，包括黄疸，有时甚至出现严重的肝细胞损害。

【禁忌证】①对本药过敏者、严重肝功能不全、严重心脏病、心律不齐、急性意识障碍者禁用。②不推荐用于 18 岁以下儿童。

【注意】①癫痫、轻中度肝功能不全、严重肾功能不全、心肌梗死急性恢复期慎用。②不推荐妊娠期妇女、哺乳期妇女使用。③突然停药后可发生胃肠道症状，如恶心、呕吐、腹泻及腹部压痛。④用药期间不宜驾车、高空作业等。⑤应在餐后服用，空腹服药可能会使头晕或头昏增加。⑥用药期间应注意监测肝功能，一旦出现肝功能损伤的情况，应停药。

【药物相互作用】①本品不可与 MAOIs 合用。停药 14 日内亦不可使用 MAOIs。MAOIs 停用 14 日内不可使用本品。②氟西汀、帕罗西汀等 SSRIs 可降低本品清除，还可与其一同导致 5-HT 综合征。③本品可能会加强酒精、巴比妥类和其他中枢神经系统抑制剂的作用。④本品抑制卡马西平、苯妥英类药物在肝脏的代谢，提高后者的血药浓度。⑤与地高辛合用时，可增加地高辛的血药浓度。⑥本品抑制中枢性降压药（如可乐定）的降压作用。⑦与氯丙嗪、三氟拉嗪、奋乃静、美索达嗪、硫利达嗪等药物合用，可产生协同降压作用，引起低血压。⑧与氟哌利多合用可增加后者的心脏毒性（Q-T 间期延长、尖端扭转型室速、心脏停搏等）。

【制剂】片剂：每片 50mg。

【贮法】避光、密闭、干燥处保存。避免高温（40℃以上）。

安非他酮〔药典(二)〕 Amfebutamone

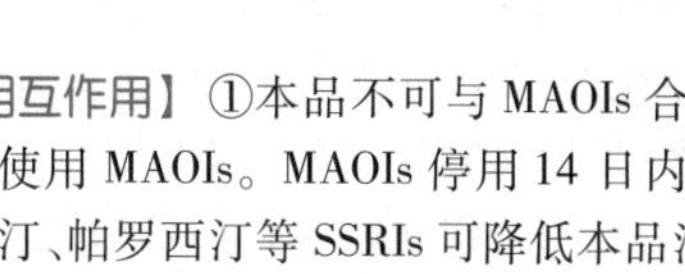

【其他名称】丁氨苯丙酮，叔丁胺苯丙酮，Bupropion Hydrochloride。

【ATC 编码】N07BA02

【药理学】本品属于氨基酮类，是 5-HT 与 NA 再摄取拮抗剂（SNRIs）。能抑制中枢神经元对 5-HT、NA 和 DA 的再摄取，其作用较弱。用药 4 周后可产生抗抑郁作用。口服后仅小部分能够被吸收，2 小时内达血药峰浓度。血浆蛋白结合率约为84%,终末相平均半衰期为14~21小时。在人体内被广泛代谢,产生三种有活性的代谢产物:羟安非他酮、苏氨酸氢化安非他酮、赤藓糖氢化安非他酮。代谢物主要随尿排出,排出的原药不到1%。本品可透过胎盘,并可进入乳汁中。体外试验表明安非他酮和羟安非他酮是CYP2D6的抑制剂。

【适应证】治疗抑郁症,但对强迫性障碍和恐怖性焦虑障碍无效。适用于迟钝型抑郁症和对其他抗抑郁药疗效不明显或不能耐受的抑郁患者的治疗。

【用法和用量】口服。起始剂量为每次75mg(1片),一日2次;服用至少3天后,根据临床疗效和耐受情况,可逐渐增大剂量到每次75mg,一日3次;以后可酌情继续逐渐增加至每日300mg的常用剂量。作为抗抑郁药,本品通常需要服用4周后才能出现明显的疗效。至此时如仍无明显疗效,可以逐渐增加至每日最大剂量450mg,但每次最大剂量不应超过150mg(2片),两次用药间隔不得少于6小时。

【不良反应】①常见有激动、焦虑和失眠。②其他包括口干、头痛或偏头痛、体重减轻、恶心、呕吐、便秘和震颤;皮疹、过敏样反应(表现为瘙痒、荨麻疹、血管性水肿和呼吸困难);精神病发作。

【禁忌证】①对本品过敏者、有癫痫病史者、神经性贪食症或畏食症患者、突然戒酒或者停用镇静剂的患者禁用。②妊娠期、哺乳期妇女禁用。18岁以下儿童不宜使用。

【注意】①患有双相(躁狂-抑郁)障碍者或精神病患者应慎用。②服药期间应严密监护患者,谨防自杀。③肝损坏患者、肾功能障碍患者慎用。④用药期间不可驾车或操作机械。⑤使用本品期间,应避免饮酒,因可改变癫痫发作阈。

【药物相互作用】①不可与MAOIs合用。MAOIs与本品的服用间隔至少应该为14天。②其他抗抑郁药、抗精神病药、茶碱或全身使用的皮质激素都有可能降低癫痫发作阈,合用时应格外小心,最好不合用。③与左旋多巴合用可见不良反应的发生率增高。④本品是CYP2D6的抑制剂。与其他由CYP2D6酶代谢的药物合用时应当慎重。这些药物包括某些抗抑郁药物(如:去甲替林、丙米嗪、地昔帕明、帕罗西汀、氟西汀、舍曲林),抗精神病药(如:氟哌啶醇、利培酮、硫利达嗪),β受体拮抗剂(如:美托洛尔),$Ⅰ_c$类抗心律失常药物(如:普罗帕酮、氟卡尼)等。

【制剂】片剂:每片75mg。

【贮法】室温(10~30℃)、密封、干燥处保存。

萘法唑酮 Nefazodone

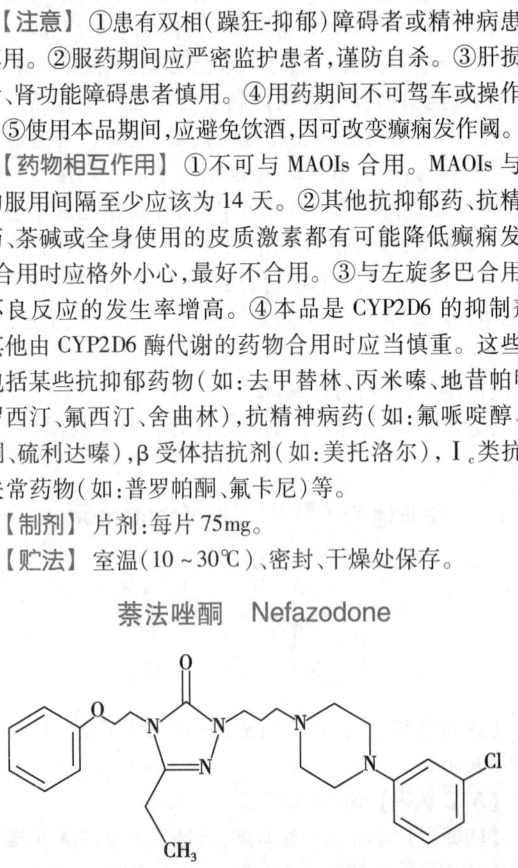

【其他名称】盐酸萘法唑酮,Nefazodone Hydrochloride,Dutonin。

【ATC编码】N06AX11

【性状】常用其盐酸盐,为白色结晶固体,易溶于三氯甲烷,溶于乙二醇,微溶于聚乙二醇。

【药理学】本品为一种苯哌嗪类抗抑郁药,结构与曲唑酮相关。具有新型的双重作用机制,既能阻断突触前神经元对5-HT和NA的再摄取,又是突触后$5\text{-}HT_2$受体的拮抗剂。本品还能拮抗α_1肾上腺素受体,但对多巴胺受体、胆碱能受体无明显作用。与其他三环类抗抑郁药相比,本品没有明显的抗胆碱能副作用。

口服后吸收迅速,1~3小时可达血药浓度峰值。食物可延迟并减少吸收,但无临床意义。广泛进行肝脏首关代谢。血浆蛋白结合率大于99%,消除半衰期为2~4小时。在肝内广泛通过*N*-脱烷基作用和羟基作用代谢成几种代谢物,其中2种具有药理活性(羟基奈法唑酮和m-氯苯哌嗪)。随尿排出55%,随粪便排泄20%~30%,主要为代谢物。

【适应证】用于抑郁症的治疗。

【用法和用量】口服。①成人:初始剂量为每次50~100mg,每天2次。3~7天后可加量至200mg,每天2次。如必要,可给予最大剂量300mg,每天2次。通常有效剂量为一日300~600mg。②老年人,特别是女性,可能有较高的血药浓度,一般开始给予50mg,每天2次。当剂量达到100~200mg,每天2次时,可获得最高的疗效。

【不良反应】①常见的有无力、口干、恶心、便秘、嗜睡、头晕和轻度头痛。②较少见的有直立性低血压、血管扩张、关节痛、感觉异常、精神错乱、记忆力减退、噩梦、共济失调、弱视和其他视力障碍。③极少发生晕厥。④有可能发生低钠血症,尤其老年人。⑤超量时最常见症状有低血压、恶心、呕吐和嗜睡。⑥国外有严重肝损伤的报道。

【禁忌证】禁用于对本品或其他苯基哌嗪类抗抑郁药过敏者。

【注意】①慎用于严重肝肾功能不全、心血管病、脑血管病、脱水、癫痫、躁狂及心肌梗死患者。肝肾功能不全者应限制在较低剂量范围用药。②妊娠期妇女和哺乳期妇女避免使用,应用时应权衡利弊。儿童慎用。③要达到满意的疗效一般需要数周。④对有自杀倾向的患者,用药初期、剂量调整期、撤药期都应严密监视,谨防患者自杀。⑤用药期间不可驾驶和操作机械。⑥停药过程需要逐渐、小幅减量进行,以减少撤药症状。

【药物相互作用】①禁止与MAOIs合用,停用MAOIs两周内不应使用本品。在停用本品的2周内也不应当使用MAOIs。②与氟哌啶醇、卡马西平、丁螺环酮合用时,后者的血药浓度增加,不建议合用。③本品与全身麻醉剂之间存在潜在的相互作用,在择期手术前,尽量停用本品。④本品能够增加地高辛的血药浓度,使发生洋地黄中毒的风险增加。⑤与抗高血压药物合用时,可能会加剧降压效果,甚至出现低血压和直立性低血压。⑥本品是CYP3A4的抑制剂,因而应避免与CYP3A4作用底物(如西沙必利、阿司咪唑、匹莫齐特、特非那定、特酚伪麻片等)合用,以免增加发生严重室性心律失常的风险。他汀类药物也是CYP3A4的作用底物,与本品合用有引起横纹肌溶解的报道。

【制剂】片剂：每片 50mg；100mg。

【贮法】密封、室温保存。

23.6　去甲肾上腺素和特异性 5-羟色胺能抗抑郁药（NaSSA）

米安色林[医保(乙)]　Mianserin

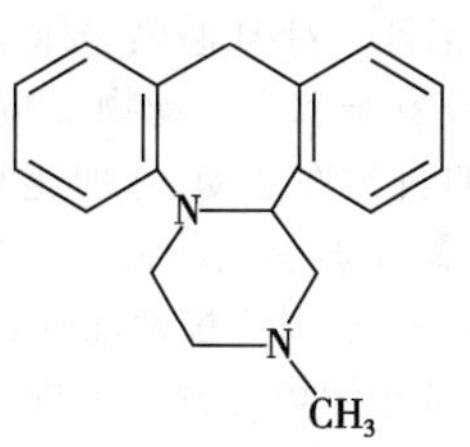

【其他名称】盐酸米安色林，米塞林，脱尔烦，Mianserin Hydrochloride，Tolvon。

【ATC 编码】N06AX03

【性状】常用其盐酸盐。为白色或带黄白色的结晶性粉末，无臭，易溶于甲醇、三氯甲烷，略溶于水或无水乙醇，几乎不溶于甲苯。

【药理学】本品属 NA 和特异性 5-HT 能抗抑郁药（NaSSA）。具有镇静与抗抑郁作用，其作用机制与 TCAs 有显著不同。本品可阻断中枢突触前 α-肾上腺素受体，加快脑内 NA 转换；还能拮抗脑内某些部位的 5-HT 受体。本品抗抑郁效果与当前所使用的其他抗抑郁药相似，但它兼有与地西泮相似的抗焦虑作用。在外周，可对抗组胺和 5-HT 的作用，但无抗胆碱作用。对心血管的作用小，不拮抗拟交感神经药物、高血压药物或 α-受体拮抗剂，也不影响香豆素类抗凝剂。与三环类抗抑制剂比较，本品的心血管毒性小，抗胆碱能的不良反应轻，起效快，具有催眠作用。

口服后易于吸收，约 2 小时可达血药峰浓度。在肝内经首关代谢，生物利用度约为 70%。吸收后迅速分布全身，可透过血脑屏障和胎盘，并进入乳汁。血浆蛋白结合率约为 90%。终末半衰期为 6～40 小时。在肝脏的代谢途径包括 *N*-去甲基、*N*-氧化、羟基化和与葡糖醛酸结合。几乎完全以代谢物随尿排出，小部分由粪便排出。

【适应证】用于治疗各种类型的抑郁症，对重性抑郁症和神经性抑郁均有良效。尤其适合用于门诊治疗和患有心血管疾病及老年患者。

【用法和用量】口服。①成人：开始每日 20～30mg，根据临床效果逐步调整剂量，有效剂量为每日 30～90mg，最大剂量每日 120mg，睡前 1 次服或白天分次服用（夜间一次服用能改善睡眠）。临床症状改善后，仍应维持几个月的药物治疗。②老年患者一般不超过每日 30mg，必要时可缓慢增加剂量。

【不良反应】①最常见的为口干、便秘、嗜睡。治疗 1 周后逐渐减轻。②可能发生头昏、直立性低血压、血糖浓度改变、皮疹等。③偶可出现骨髓抑制，表现为白细胞减少、粒细胞减少或缺乏、再生不良性贫血。一般在用药头几周出现，老年人尤其多见。④偶有癫痫发作、轻度躁狂、低血压、肝功能损害、关节痛、水肿及男子女性型乳房。⑤少数老年人可能出现心电图 T 波改变和 ST 段降低。

【禁忌证】①对本药过敏者、躁狂症、严重肝病患者禁用。②妊娠期妇女及哺乳期妇女禁用。

【注意】①青光眼、排尿困难、癫痫病史、惊厥病史、脑部器质性病变者以及未控制的糖尿病患者慎用。②对双相情感障碍患者可能诱发其躁狂或轻躁狂发作。③对伴有糖尿病、心脏病、肝肾功能不全的患者用药时应监测血糖、心电图、肝功能、肾功能及血药浓度。④用药期间不得驾车及操作机械。

【药物相互作用】①禁止与 MAOIs 合用，至少在后者停用 14 天以后才可使用本品。②与中枢神经系统抑制剂（包括酒精）合用时，应减少后者用量，或避免服用。应劝说病人在治疗期间禁酒。③与氟哌利多合用，可增加心脏毒性（表现为 Q-T 间期延长、尖端扭转型室性心动过速、心脏停搏）。④至少停用本品 1 周后始可开始使用苯乙肼。⑤合用胍乙啶、肼屈嗪、甲基多巴、普萘洛尔、可乐定时，应监测血压。⑥合用苯妥英钠时，应测后者的血药浓度。

【制剂】片剂：每片 10mg；20mg；30mg；60mg。

【贮法】密封、避光、干燥处保存。

米氮平[基;医保(乙)]　Mirtazapine

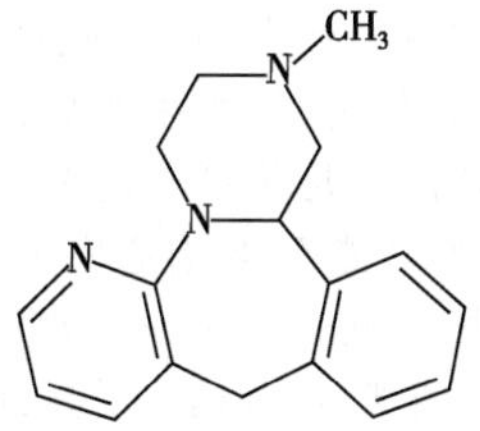

【其他名称】米塔扎平，瑞美隆，Remeron。

【ATC 编码】N06AX11

【性状】白色或无色结晶体，熔点 114～116℃，易溶于甲醇和三氯甲烷，微溶于水。

【药理学】本品属 NA 和特异性 5-HT 能抗抑郁药（NaSSA），米安色林是其前体药物。本品是由两种对映体组成的消旋体。两种对映体都通过作用于中枢神经系统产生抗抑郁作用。其中左旋对映体主要抑制突触前膜的 α_2-肾上腺素受体，导致肾上腺素和 5-HT 能神经系统活性增加；同时，它也可显著地增强 5-HT_{1A} 受体所介导的神经系统活动。右旋对映体主要通过拮抗 5-HT_{2C} 受体，特别是作用于腹侧被盖区的兴奋中枢 5-HT_{2C} 受体产生兴奋性，从而发挥抗焦虑和抑郁的作用。同时由于其抑制了 5-HT_{2A} 和 5-HT_{2C} 受体，而有助于睡眠改善、食欲增加。它对 5-HT_3 受体的拮抗作用，使其具有很强的止吐功效，从而明显改善了恶心、呕吐、腹泻及肠易激综合征患者的临床症状。本品具有的强抗组胺 H_1 受体的活性，能够引起镇静、催眠、抗过敏、止痒的作用。其镇静作用比 TCAs 更强。本品有较好的耐受性，几乎无抗胆碱能副作用，其治疗剂量对心血管系统无影响。

口服后很快从肠道吸收，食物对其吸收有轻微影响，生物利用度为 50%，存在首关效应。约 2 小时血药浓度达到峰值。血浆蛋白结合率为 85%。清除半衰期为 20～40 小时，达到稳态血药浓度的时间为 3～4 天。经肝脏代谢，主要代谢方式为脱甲基及氧化反应，脱甲基后的代谢产物具有药理活性。口服给药的 75%～85% 经肾排出，15% 经粪便排出。肝肾功能不良可引起本品清除率降低。

【适应证】用于治疗各种类型抑郁症及抑郁发作。对症状如快感缺乏、精神运动性抑制、睡眠欠佳以及体重减轻均有疗效。也可用于其他症状如对事物丧失兴趣、自杀念头以及情绪波动。

【用法和用量】口服。①成人：每日 15mg，睡前顿服或 1 日 2～3 次分服。根据病情可逐渐增至每日 15～45mg，剂量调整间隔为 1～2 周。应连续服药，最好在病症完全消失 4～6 个月后再逐渐停药。当剂量合适时，药物应在 2～4 周内有显著疗效。若此时仍无作用，应停止使用。②老年人、肝肾功能不全者，本品的清除率下降，因而需在监测肝肾功能的前提下，适当减少用量，并做谨慎调整。

【不良反应】较少见。①常见的有嗜睡、食欲增加、体重增加、头晕、便秘及口干。通常发生在服药后的前几周（此时减少剂量并不能减轻副作用，反而会影响其抗抑郁效果）。②偶见直立性低血压、躁狂症、惊厥发作、震颤、肌阵挛、水肿、急性骨髓抑制（嗜红细胞增多，粒细胞缺乏，再生障碍性贫血以及血小板减少症）、血清转氨酶水平增加，药疹。③药物过量有镇静过度的副作用，不引起明显的心脏毒性。

【禁忌证】①对本品过敏者，精神分裂症、处于抑郁期的躁狂抑郁症患者禁用。②儿童、妊娠期妇女、哺乳期妇女禁用。

【注意】①肝肾功能不全、有心率减慢性心律失常、缺血性心脏疾病病史者、低血压、癫痫、粒细胞缺乏、高胆固醇血症、前列腺肥大、青光眼、眼内压增高、糖尿病患者慎用。②具有自杀倾向的患者，在治疗早期应控制本品的剂量，并严密监视。③为避免出现撤药反应，应于症状控制 4～6 个月后逐渐停止用药。④本品能引起镇静、安眠作用，故从事需精神高度集中的活动或工作的人慎用。推荐于晚上睡前服用。

【药物相互作用】①与 MAOIs 合用会引起严重的神经毒性和痫性发作，因此禁止两者合用。在使用本品后停药 2 周内不可使用 MAOIs。在停用 MAOIs 两周内也不能使用本品。②本品可加强苯二氮䓬类药物的镇静作用。③乙醇有中枢神经系统抑制作用，用药期间禁止饮酒。

【制剂】片剂：每片 15mg；30mg；45mg。

【贮法】置于避光干燥处保存。

23.7 选择性 5-羟色胺再摄取激活剂（SSRA）

噻奈普汀[医保(乙)] Tianeptine

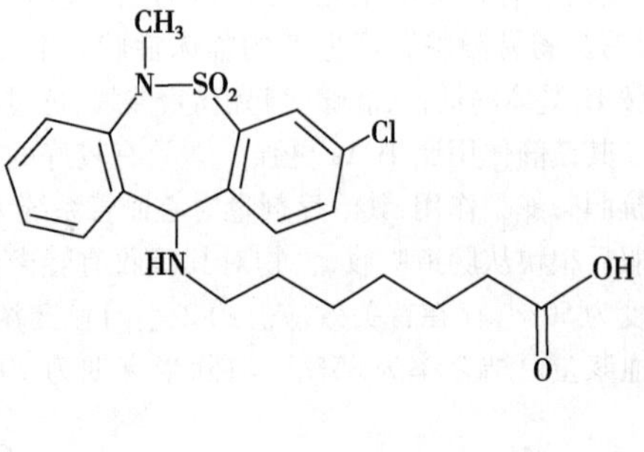

【其他名称】达体朗，Tatinol。

【ATC 编码】N06AX14

【性状】白色或淡黄色粉末状结晶，易潮解，易溶于水、二氯甲烷、甲醇。熔点 129～131℃。

【药理学】本品为选择性 5-HT 再摄取激活剂（SSRA），是一种新型三环类抗抑郁药。其抗抑郁机制与传统 TCAs 不同，本品能增加突触前 5-HT 的再摄取，增加囊泡中 5-HT 的贮存，且改变其活性。对 M 胆碱受体、组胺 H_1 受体、α_1 及 α_2 肾上腺素受体没有亲和力。动物实验表明，本品增加海马部位锥体细胞的自发性活动，并加速其功能受抑制后的恢复；增加大脑皮质和海马部位神经元对 5-HT 的再吸收作用。本品在人体的特点：对心境紊乱有一定作用，作为抗抑郁药的分类，本品是介于镇静性抗抑郁药和兴奋性抗抑郁药之间的一种。对躯体不适，特别是对焦虑和心境紊乱有关的胃肠道不适症状有明显改善作用。对酒精依赖患者在戒断过程中出现的人格和行为紊乱有一定改善作用。不良反应较少且较轻，患者服药耐受性好，依从性高。

口服后消化道吸收迅速并完全。分布迅速，血浆蛋白结合率 94%，消除半衰期为 2.5 小时。在肝脏通过氧化作用和 *N*-脱甲基作用代谢完全。主要以代谢物形式自尿液排出，极少量原形药物（8%）自肾脏排出。长期服药的老年病人（年龄超过 70 岁）、肾功能不全病人，清除半衰期增加 1 小时。

【适应证】可用于治疗轻、中或重度抑郁症，神经源性和反应性抑郁症，躯体特别是胃肠道不适的焦虑抑郁症，酒精依赖患者在戒断过程中出现的焦虑抑郁症。

【用法和用量】口服，每次 12.5mg，每日 3 次，在早、中、晚主餐前服用。年龄超过 70 岁或存在肾功能衰竭的患者，剂量酌减。

【不良反应】不良反应少见，一般并不严重。可有轻度上腹不适、腹痛、口干、畏食、恶心、呕吐、便秘、气胀；失眠、嗜睡、噩梦、无力；心动过速、期前收缩、心前区疼痛；眩晕、头痛、晕厥、震颤、颜面潮红；呼吸不畅、喉部堵塞感；肌痛、背痛等。

【禁忌证】①对本药过敏者禁用。②15 岁以下儿童、妊娠期妇女、哺乳期妇女禁用。

【注意】①肾功能不全、心血管疾病、双相情感障碍、有三环类药物过敏史、老年患者慎用。②带有遗传性自杀倾向的抑郁病人服用本药时必须密切监护，特别是在治疗伊始。③如果需要进行全麻择期手术，需要在术前 24～48 小时停药。如为急诊手术，需术中严密监控患者生命体征的变化。④中断治疗，需逐渐减少剂量，时间为 7～14 天以上。⑤用药期间不宜驾驶机动车、高空作业或操作机器。

【药物相互作用】①禁与 MAOIs 合用。使用 MAOIs 的病人必须停药 2 周后方能服用本品。②与圣约翰草合用可能会导致 5-HT 综合征的发生。③水杨酸类药物降低本品的血浆蛋白结合率，使血药浓度升高，故如果与该类合用，可考虑减少给药量。

【制剂】片剂：每片 12.5mg。

【贮法】避光、密封、室温（低于 30℃）保存。

23.8　中枢神经兴奋剂

苯丙胺　Amfetamine

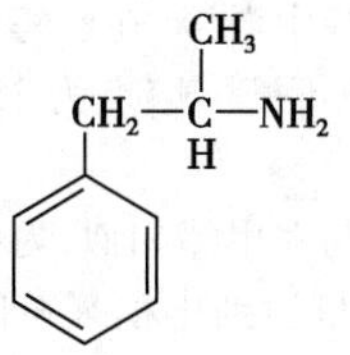

【其他名称】安非他明，苯基乙丙胺，α-甲基苯乙胺，去甲麻黄素，苯齐巨林，非那明，Amphetamine，Benzedrine，Phenamine。

【ATC编码】N06BA01

【性状】常用其硫酸盐，为白色结晶性粉末；无臭，味微苦，随后有麻感。在水中易溶，在乙醇中微溶，在乙醚中不溶。

【药理学】本品是一种中枢兴奋药及抗抑郁症药。与麻黄碱相似，但对中枢的兴奋作用较强。主要作用于大脑皮层和网状激活系统，表现为机灵警觉。本品可引起深度精神作用，包括警觉性、主动性和信心提高，欣快感、疲劳感减低，语言增多，以及集中注意力的能力增强。在饭前食用可降低食欲。亦可作用于外周，能使支气管平滑肌松弛，通过刺激化学感受器反射性地兴奋呼吸，同时使血压微升。本品口服易吸收，经肝代谢，随酸性尿排出，碱性尿排出较缓慢，半衰期为10～12小时。

【适应证】用于各种精神抑制状态，包括发作性睡病、麻醉药及其他中枢神经抑制药中毒、抑郁症等。由于本品成瘾性强，中国按一类精神药品管理。

【用法和用量】①口服：常用量，每次5～10mg；极量，每次20mg，每日30mg。②皮下注射：常用量，每次5～10mg；极量，每次10mg，每日20mg。③肌内注射：每次5～10mg。避免睡前用药。

【不良反应】①最常见的是过度兴奋，有不安、失眠、震颤、紧张和烦躁等症状。②常见不良反应有头痛、眩晕、恶心、呕吐、口干、食欲减退、腹痛、出汗、体重下降。③大剂量使用易发生躁动、欣快、心动过速、血压升高、心律失常、晕厥等。④过量使用时可产生幻觉、妄想、谵妄、暴力行为等。⑤长期使用产生耐受性、依赖性。

【禁忌证】①对本药过敏者、高血压、动脉硬化、冠心病、甲状腺功能亢进、神经衰弱、精神兴奋紧张、处于躁狂状态、青光眼、有药物滥用史和成瘾史者禁用。②老年、儿童、妊娠期妇女及哺乳期妇女禁用。

【注意】①超量或反复使用可产生病态嗜好，并引起兴奋与抑制过程的平衡失调而导致精神症状，故使用应严加控制。②肾功能不全、糖尿病患者慎用。③本品可以增加神经元兴奋性，降低痫性发作阈值。④用药期间如出现头晕、欣快感、过度兴奋、思维迟缓时，应停止如驾驶、机械操作等的活动。

【药物相互作用】①禁止与MAOIs合用。②与碱化尿液的药物（如碳酸酐酶抑制剂、碳酸氢钠等）合用，本药的排泄减慢，作用增强。③与中枢神经系统兴奋剂（如哌甲酯、咖啡因等）、抗帕金森药物（如金刚烷胺）合用，会加强兴奋作用，彼此增效，出现激动、易怒、失眠、惊厥等。④与甲状腺素合用，两者相互增效。⑤与中枢肾上腺素能神经抑制药（如胍乙啶、异喹胍、苄甲胍、可乐定等）合用，降压效果减弱。与抗高血压药合用，降压作用可失效。与β肾上腺素受体拮抗药合用，升压明显，且常出现严重的心动过缓，甚至发生房室传导阻滞。⑥与洋地黄类药物、左旋多巴合用，致心律失常的发生率增加。⑦本品能使血糖升高，糖尿病患者使用胰岛素及其他降糖药物剂量需予调整。⑧锂剂能拮抗本品的中枢兴奋作用。

【制剂】片剂：每片5mg；10mg。注射液：每支5mg(1ml)；10mg(1ml)。

【贮法】避光、密封保存。

哌甲酯［药典(二)；医保(乙)］　Methylphenidate

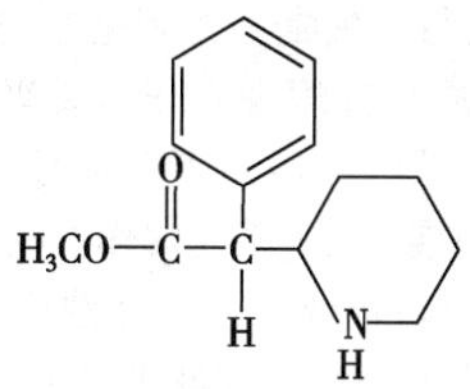

【其他名称】盐酸哌甲酯，哌醋甲酯，利他林，Ritalin。

【ATC编码】N06BA04

【性状】常用其盐酸盐，为白色结晶性粉末；无臭。在水或甲醇中易溶，在乙醇中溶解，在三氯甲烷中微溶，在丙酮中几乎不溶。

【药理学】本品为哌啶衍生物，是中枢神经兴奋药。通过拮抗中枢神经系统内DA和NA转运体，起到抑制DA和NA的再摄取的作用；并增加这些单胺递质释放至神经元间隙。能提高精神活动，促使思路敏捷，解除疲劳，精神振作，可对抗抑郁症。作用比苯丙胺弱，毒副作用亦较少。本品亦为呼吸兴奋剂，小剂量时通过颈动脉体化学感受器反射性兴奋呼吸中枢，大量时直接兴奋延髓呼吸中枢，作用较温和。

口服易吸收，食物对吸收无影响。存在首关效应，1次服药作用可维持4小时左右，控释剂能使血药浓度达峰时间延迟至6～8小时。半衰期约为3.5小时。在体内主要通过去酯化作用代谢为α-苯基-哌啶乙酸，此代谢物几乎无药理活性。90%的药物经尿排泄，其中代谢产物占80%。重复给药无蓄积。

【适应证】①用于治疗注意缺陷多动障碍（儿童多动综合征，轻度脑功能失调）。②治疗发作性睡病，以及巴比妥类、水合氯醛等中枢抑制药过量引起的昏迷。消除催眠药引起的嗜睡、倦怠及呼吸抑制。③国外报道，尚可用于治疗抑郁症。④可用于呼吸衰竭和各种原因引起的呼吸抑制。

【用法和用量】①口服。成人：一次10mg，一日2～3次。餐前45分钟服用。老年人：应从小剂量给起，并酌情增减药物剂量。6岁以上儿童：开始每次口服5mg，一日2次，于早饭及午饭前服。以后根据疗效调整剂量，每周递增5～10mg，一日总量不超过40mg。②控释片：每日1次。作用可持续12小时,应在早晨服药,可于餐前或餐后服用。整片用水送下,不能咀嚼、掰开或压碎。推荐起始剂量为每日1次18mg。以后根据疗效调整剂量,每周可增加剂量18mg,最高剂量不应超过54mg。③皮下、肌内注射或缓慢静脉注射:每次10~20mg。

【不良反应】不良反应与剂量有关。一般日量在30mg以内不良反应很少。①最常见不良反应为食欲减退。其他不良反应有口干、头晕、头痛、失眠、嗜睡、运动障碍、恶心、神经质、皮疹、心律失常、心悸等。有些不良反应仅在服药初期出现,坚持服药可自动消失。②本品可致依赖性。

【禁忌证】①对本品过敏、严重焦虑、紧张、激动、过度兴奋、青光眼、有抽动秽语综合征病史者、患结构性心脏病或其他严重心脏病患者禁用。②6岁以下儿童、妊娠期妇女和哺乳期妇女禁用。

【注意】①警示:本品应慎用于有药物依赖史或酒精依赖史的患者。长期滥用会导致明显的耐受性和精神依赖,并伴随不同程度的行为失常。尤其是在非肠道途径滥用药物时,可引起明显的精神病性发作。②兴奋剂治疗伴有双相情感障碍的注意缺陷障碍患者时应该特别谨慎,因为可能诱导这些患者的混合/躁狂性发作。③本品不建议用于治疗严重抑郁,以及防止或治疗生理性疲劳。④癫痫、高血压、精神病患者(处于兴奋性症状期间)慎用。⑤如果出现神经精神兴奋性症状增多,或者其他严重不良反应,可逐渐减量,直到不良反应消失。⑥为了延缓耐药性的产生或减少不良反应,在患儿不上学的期间(节假日)可以停药。但如果病情严重,不但影响学习,也影响其日常活动者,则应每日服药。⑦餐前给药能减少畏食的发生。傍晚以后宜避免服药,以免引起失眠。⑧用药前及用药期间应当检查或监测血压、心电图、血常规,记录患儿的生长发育状况,包括身高体重等。如患儿未按预期生长或增加体重,应中断治疗。⑨运动员慎用。

【药物相互作用】①本品禁与MAOIs合用。服用MAOIs者,应在停药2周后再用本品。②与中枢神经系统兴奋剂、肾上腺素受体激动剂合用,两者的作用叠加,可诱发紧张、焦虑、失眠、惊厥发作、心律失常等。③与抗高血压药以及利尿性抗高血压药合用,能减弱降压效果。④与抗M-胆碱能受体药物合用,增强该类药物的药效。⑤与卤代麻醉剂合用,会引起血压的突然升高。⑥本品可抑制香豆素类抗凝药、抗癫痫药(苯巴比妥类、苯妥英类、扑米酮)、抗抑郁药(TCAs和SSRIs)、保泰松等的代谢,增加上述药物的血药浓度,甚至导致与上述药物有关的中毒反应。

【制剂】片剂:每片5mg;10mg;20mg。控释片:18mg;36mg。注射剂:每支20mg(1ml)。

【贮法】避光、密闭保存。

匹莫林 Pemoline

【其他名称】苯异妥英,培脑灵,匹吗啉。

【ATC编码】N06BA05

【性状】为白色结晶性粉末;无臭,无味。在氢氧化钠溶液中易溶,在丙二醇中微溶,在乙醇、丙酮中极微溶解,在水、三氯甲烷、乙醚中不溶。熔点为251~256℃,熔融时同时分解。

【药理学】本品与哌甲酯相似,为中枢神经兴奋药。通过提高中枢NA的含量达到中枢兴奋的作用,其作用温和,强度介于苯丙胺与哌甲酯之间,约相当于咖啡因的5倍。此外,尚具有弱拟交感作用。本品用于治疗轻度脑功能失调(儿童多动综合征,MBD)已多年,国内临床用于208例MBD,治疗有效率为94.2%;作用机制可能与提高中枢NA的含量,补充NA的不足有关。本品临床试用于治疗遗传性过敏性皮炎,疗效为85%。

口服后约20~30分钟出现作用,2~4小时血药浓度达高峰。血浆蛋白结合率约为50%,半衰期约12小时。多次给药后经2~3日,可达稳态血药浓度。在肝内代谢,代谢产物为匹莫林结合物、匹莫林双酮、扁桃酸等。主要经肾脏排泄,24小时可自尿排出口服药的75%,其中50%为原形药。

【适应证】用于治疗:①轻度脑功能失调(儿童多动综合征)。②轻度抑郁症。③发作性睡病。④遗传性过敏性皮炎。

【用法和用量】口服。①治疗轻度脑功能失调:每次20mg,一日1次,早餐前口服。3~4周后若无效,以后每周增加10mg/d,直至症状控制。最大剂量不超过一日60mg。为避免失眠,下午不服药。②治疗遗传性过敏性皮炎:从每日服20mg开始,每2~3日递增20mg,至止痒或一日剂量80mg为止;每周用药6日,停药1日。

【不良反应】①失眠为最常见的副作用,多在治疗初期发生,大多数为一时性,继续用药或减量可自行消失。为避免失眠,通常午餐后不再服药。②部分病人治疗开始数周内可出现食欲减低并伴有体重减轻,但多数为一时性的。③少见的有眼球震颤及运动障碍、头晕、萎靡、易激惹、轻度抑郁、恶心、胃痛、皮疹等。虽然黄疸、转氨酶升高等肝功能损害的不良反应少见,但是可出现急性致死性肝损伤。

【禁忌证】①对本药过敏者、癫痫、抽动秽语综合征患儿、肝损伤病史者禁用。②6岁以下儿童禁用。

【注意】参见苯丙胺、哌甲酯。①明显肾损害者、有癫痫病史者慎用。②妊娠期妇女及哺乳期妇女慎用。

【药物相互作用】参见苯丙胺、哌甲酯。①与其他中枢神经系统兴奋药合用,可相互增强药效。②本品会降低痫性发作阈值,与抗癫痫药合用时,需调整后者用量。

【制剂】片剂:每片20mg。

【贮法】避光、密封保存。

哌苯甲醇 Pipradrol

【其他名称】米拉脱灵,匹普鲁多,Meratran。

【ATC编码】N06BX15

【药理学】本品为苯哌啶类精神兴奋药。药理作用同哌甲酯。对大脑皮质和皮质下中枢有轻度兴奋作用,能提高精神活动,对抗抑郁。兴奋作用比苯丙胺弱,且不影响心率和血压。国内曾用于治疗轻微脑功能失调(MBD)241例,有效率为92.53%。口服后吸收迅速,1次服药作用可维持4小时左右。在体内迅速代谢,以代谢物的形式从尿中排泄。半衰期30分钟。

【适应证】①用于治疗轻微脑功能失调(MBD)。②轻度抑郁症和发作性睡病。③也用于萝芙木制剂、氯丙嗪、抗组胺药、解痉剂等引起的轻度嗜睡,糖尿病等引起的轻度疲乏,神经症(旧称神经官能症)。

【用法和用量】口服,每次1~2mg,每日2~3次。老年患者酌减。

【不良反应】①有头晕、皮疹、上腹部不适的报道。②超量可引起失眠、恶心、呕吐、食欲缺乏、焦虑不安。一般停药后即可消失。

【禁忌证】①焦虑及烦躁不安等患者禁用。②妊娠期妇女、哺乳期妇女禁用。

【注意】①慎用于高血压患者、癫痫患者、过度兴奋患者。②运动员慎用。

【制剂】片剂:每片1mg。

23.9　其他

阿戈美拉汀[医保(乙)]　Agomelatine

【其他名称】维度新,Valdoxan。

【ATC编码】N06AX22

【性状】为橙黄色薄膜衣片,除去包衣后显白色。

【药理学】本品为褪黑素受体激动剂和5-HT_{2C}受体拮抗剂。动物实验显示本品具有抗抑郁作用,可特异性增加前额皮质NA和DA的释放,而不明显影响单胺再摄取,对α肾上腺素受体、β肾上腺素受体、组胺受体、胆碱能受体、DA受体及苯二氮䓬类受体亦无明显亲和力。另有研究表明,本品抗抑郁的机制可能与增加海马部位神经元的可塑性及神经元增生有关。本品长期给药可增加成年大鼠海马腹侧齿状回细胞增生及神经元再生,而这一部位与情绪反映有关。抑郁症患者经常存在入睡困难、早醒或睡眠节律的改变。本品对睡眠具有正向时相调节作用,可诱导睡眠时相提前,降低体温,引发类褪黑素作用,因而可在晚间调节患者的睡眠结构,增进睡眠。动物实验与临床研究表明本品有抗抑郁、抗焦虑、调整睡眠节律及调节生物钟作用,同时其不良反应少,对性功能无不良影响,也未见撤药反应。

本品口服后吸收快速且良好(≥80%),1~2小时达血药峰浓度。进食不影响其生物利用度或吸收率。女性生物利用度较男性高,口服避孕药会增加药物的生物利用度,而吸烟会使生物利用度降低。血浆蛋白结合率为95%,平均消除半衰期为1~2小时。经肝脏代谢,代谢产物主要为无活性的羟化阿戈美拉汀、去甲基阿戈美拉汀。在体内可快速消除,主要以代谢产物形式随尿液排泄。重复给药不改变药动学过程。

【适应证】治疗成人抑郁症。

【用法和用量】口服。推荐剂量为25mg,每日1次,睡前口服。如果治疗2周后症状没有改善,可增加剂量至50mg,每日1次,睡前服用。可与食物同服或空腹服用。本品停药时无须逐减剂量。

【不良反应】轻微,多见于用药2周内,通常为一过性反应。常见的有头痛、偏头痛、头晕、嗜睡、失眠、焦虑;转氨酶升高;恶心、腹泻、便秘、上腹部疼痛;背痛、多汗、疲劳等。还可出现自杀倾向或自杀行为。

【禁忌证】①对本品及其活性成分过敏者禁用。②乙肝、丙肝病毒携带者(患者)、肝功能损害患者或转氨酶升高超过正常上限者禁用。

【注意】①警示:抑郁症可增加自杀倾向或自杀行为的风险,用药期间(尤其用药初期或剂量改变时)应密切监控其临床恶化、自杀及异常行为的发生,直至症状缓解。②有躁狂或轻症躁狂发作史的患者慎用。③本品可引起头晕、嗜睡,应注意其对驾驶和操作机械能力的影响。④正在使用可能引起肝损伤药物的患者慎用本药。⑤用药前及用药期间应监测肝功能。建议于用药6周(急性期治疗结束时)、12周和24周(维持治疗结束时)进行肝功能检查。发生血清转氨酶水平升高的患者应在48小时内进行复查。若转氨酶超过正常值上限3倍或出现黄疸,应停药并定期进行肝功能检查直至恢复正常。⑥不推荐用于儿童及18岁以下青少年患者。妊娠期妇女慎用。哺乳期妇女必须用本品时应停止哺乳。不应用于治疗伴有痴呆的老年抑郁症患者。

【药物相互作用】①本品不得与酒精合用。②本品主要经CYP1A2(90%)和CYP2C9/19(10%)代谢。氟伏沙明是强效CYP1A2抑制剂和中度CYP2C9抑制剂,可使阿戈美拉汀的暴露量增高60倍。因此,本品禁止与强效CYP1A2抑制剂(如氟伏沙明、环丙沙星)联合使用;与中度CYP1A2抑制剂(如普萘洛尔、格帕沙星、依诺沙星)合用时应谨慎。③吸烟可诱导CYP1A2,会降低阿戈美拉汀的生物利用度,尤其是重度吸烟者(>15支/天)。④利福平是所有参与阿戈美拉汀代谢的三种细胞色素的诱导剂,会降低阿戈美拉汀的生物利用度。

【制剂】片剂:每片25mg。

【贮法】密封、阴凉、干燥保存。

贯叶连翘提取物
Hypericum Perforatum Extract

本品为藤黄科植物贯叶金丝桃 *Hypericum perforatum* L.(贯叶连翘)的全草干燥提取物。其活性成分主要为贯叶金丝桃素(hyperforin)和金丝桃素(hypericin),还有一些与贯叶金丝桃素结构相似的成分均具有抗抑郁作用。

【其他名称】圣约翰草提取物,路优泰,Saint John's

Wort Extracts。

【药理学】本品可同时抑制突触前膜神经元对5-HT、NA、DA的再摄取，使突触间隙内三种神经递质的浓度增加。同时还有轻度抑制儿茶酚氧位甲基转移酶（COMT）的作用，从而抑制神经递质的代谢。对MAO-A、B的抑制作用只有在较高的药物浓度下才出现。其活性成分贯叶金丝桃素对脑内GABA和L-谷氨酸的再摄取也有抑制作用，对后者的作用更强，还可以提高大脑皮层的5-HT_2受体的密度。研究发现，抑郁症患者的下丘脑-垂体-肾上腺皮质轴的活性增高，皮质醇分泌过多。而本品可抑制应激所致的皮质醇升高，并能增强抑郁症患者NA的功能，同时能提高夜间褪黑素的水平，调整昼夜节律改善睡眠，对中枢神经系统亦有激活松弛作用，可改善抑郁症患者的情绪。

本品单剂量口服后，贯叶金丝桃素和金丝桃素在体内的吸收速度并不快，达峰时间约为3小时。金丝桃素和伪金丝桃素的血浆浓度与本品的用量成正比，消除半衰期为24～48小时。动物实验表明，金丝桃素可通过血脑屏障。主要在肝脏代谢，代谢产物由尿排出。在日本的研究认为，本品的活性成分可诱导CYP3A4和CYP1A2的作用，导致其他药物浓度降低。

【适应证】用于治疗抑郁症、焦虑和（或）烦躁不安。

【用法和用量】口服，成人和12岁以上儿童：每次300mg（1片），每日2～3次，饭前服用。日剂量不超过1800mg，维持剂量为每日300～600mg，疗程为3～6个月。若持续用药4周以上症状仍存在或加重，请向医生咨询。

【不良反应】较少发生，相对比较安全。①主要为胃肠道不适、头晕、疲劳、不安、过敏反应（如皮肤红、肿、痒）、光敏反应（暴露于阳光下出现的皮肤烧灼感、刺痛感、局部发红、变黑的表现）。②其他不常见的不良反应有水肿、高血压危象；烦躁、头痛、感觉异常；体温升高、促甲状腺素浓度升高；肝脏转氨酶升高、腹泻、便秘；尿频、排尿困难、性欲减低。

【禁忌证】①对本品过敏者、12岁以下儿童禁用。②妊娠期前3个月和哺乳期应尽量避免使用。

【注意】①在服用本品期间，应避免较长时间使皮肤直接暴露于强烈阳光下，以免出现不良反应。有光敏性皮肤的患者慎用。如出现光敏反应立即停药。②由于本品有抑制MAO的作用，饮食方面应限制乳酪制品的摄入。③严重肝肾功能不全者慎用或减量。

【药物相互作用】①与增强5-HT能活性的药物合用，可能会导致5-HT综合征的发生，应避免与下述相关药物合用：TCAs、SSRIs、SNRIs（5-HT及NA双重再摄取抑制剂）、曲坦类药物等。②可增强阿片类药物的镇静作用。③与麻醉药物合用，有增加休克和行动迟缓的风险。若进行择期手术，需停用本品5日或以上。④与降糖药合用，可能引发低血糖。⑤本品诱导P-糖蛋白，与地高辛合用可能导致其强心作用下降。不建议二者合用。⑥本品诱导CYP3A4，可增加CYP3A4作用底物的药物代谢速率，降低药物浓度。本品诱导CYP1A2，加速咖啡因、氯氮平、茶碱的代谢。⑦本品可能使环孢素、香豆素类抗凝药（如华法林、苯丙羟基香豆素）治疗效果下降。在个别病例中，合用口服避孕药可导致患者出血。

【制剂】片剂：每片含贯叶连翘干燥提取物300mg（其中贯叶金丝桃素含量不少于9mg，总金丝桃素含量不少于0.4mg）。

【贮法】室温、避光、干燥处保存。

（李　林　褚燕琦）

第24章 抗脑血管病药

脑血管疾病是指由于各种脑血管病变所引起的脑部病变。其发病机制复杂,发病率高,致死致残率高,复发率高。脑血管病按其性质通常分为缺血性脑血管病和出血性脑血管病两大类。缺血性脑血管病主要包括短暂性脑缺血发作(TIA)、脑动脉血栓形成、脑栓塞等;出血性脑血管病主要包括脑出血、蛛网膜下腔出血等。据国内外资料统计,缺血性脑血管病占70%~80%,出血性脑血管病占10%~30%。

脑血管病的发病多是在血管壁病变基础上,加之血液成分和血液动力学的改变所致。动脉硬化是最常见的导致血管病变的病因,其次为动脉炎性改变,而血流动力学障碍(如高血压、低血压、心功能障碍等导致的血流动力学改变)和血液成分变化(如血液黏稠度增高:高脂血症、高血糖症、高蛋白血症、白血病等)往往是诱发因素。当急性脑血管病发作时,保持脑血流量和保护脑组织是治疗的主要目的。

根据作用机制分类,治疗缺血性脑血管病的药物有:①溶栓剂:促进血管再通,如降纤酶、巴曲酶等。此外还有尿激酶、链激酶及重组组织型纤溶酶原激活物(rt-PA)(见第5篇主要作用于心血管系统的药物相关章节)。②抗血小板聚集药:如奥扎格雷等。此外还有阿司匹林、氯吡格雷(见第5篇 主要作用于心血管系统的药物相关章节)。③自由基清除剂:如依达拉奉等。④钙离子拮抗剂:可保护脑组织和改善循环,如尼莫地平、桂利嗪、氟桂利嗪、环扁桃酯等。⑤直接作用于血管平滑肌的血管扩张剂:如萘呋胺、尼麦角林、罂粟碱等。⑥改善微循环、降低血黏度的药物:如己酮可可碱、烟酸占替诺、维生素E烟酸酯等。⑦脑代谢改善药:可保护脑组织和促进神经修复再生,不仅可以用于缺血性脑血管病,还可用于出血性脑血管病急性期后的康复治疗过程,如胞磷胆碱、神经节苷脂等(见第25章 抗老年痴呆药和脑代谢改善药)。⑧其他:作用机制比较广泛的药物有川芎嗪、丁苯酞、曲克芦丁、灯盏花素、长春胺、长春西汀、血塞通、七叶皂苷钠、葛根素等。对椎基底动脉系统和前庭器官有较好作用的药物有倍他司汀、地芬尼多等。

降纤酶〔医保(乙)〕 Defibrase

本品为蝮蛇蛇毒中提取的丝氨酸蛋白水解酶,分子量36 000~42 000Da,每1mg蛋白质含降纤酶效价不得少于1200 U。

【其他名称】 克塞灵,Defibrinogenase,Catholen。

【性状】 为白色非结晶粉末,白色或类白色冻干块状物或粉末,有引湿性,易溶于水。

【药理学】 本品为蛋白水解酶,主要降低血浆纤维蛋白原、血液黏度和血小板聚集。对纤维蛋白原的α链作用释放出A肽,但不作用于β链,对凝血因子Ⅷ无作用,不会使纤维蛋白交联成不溶凝块。这种纤维蛋白不稳定,极易被血管内皮细胞释放的蛋白水解酶-纤溶酶降解,从血液循环系统中清除。因此本品不会像凝血酶那样引起凝血,相反,它能降低血液纤维蛋白原的浓度,起到抗凝作用。

【适应证】 用于治疗:①急性脑梗死,短暂性脑缺血发作(TIA),以及脑梗死再复发的预防。②心肌梗死,不稳定型心绞痛以及心肌梗死再复发的预防。③四肢血管病,包括股动脉栓塞，血栓闭塞性脉管炎，雷诺病。④血液呈高黏状态、高凝状态、血栓前状态。⑤突发性耳聋。⑥肺栓塞。

【用法和用量】静脉滴注：急性发作期，1 次 10U，每日 1 次，连用 3～4 日。非急性发作期，首次 10U，维持量 5～10U，每日或隔日 1 次，2 周为一疗程。

【不良反应】①因本品为异源性蛋白，有过敏体质者可能出现少量红斑、瘙痒。少数有荨麻疹，极个别严重的可产生过敏性休克。②极少数患者可能出现皮下瘀斑、牙龈出血等。

【禁忌证】禁用于对本品有过敏史者，严重肝、肾功能不全者，出血性疾病或有出血倾向者，正在使用抗凝剂、抗纤溶剂、静脉溶栓药物者，新近手术患者，乳头肌断裂、心室中隔穿孔患者，心源性休克患者，多器官功能衰竭者。

【注意】①有药物过敏史者或过敏体质者慎用。用药时如有过敏现象需加抗过敏药物。②有消化道溃疡病史者、严重高血压、血压控制不稳者慎用。③70 岁以上老年人慎用。妊娠期妇女或计划妊娠者若使用本品，需权衡利弊。建议哺乳期妇女用药时停止哺乳。④治疗前及给药期间应进行血纤维蛋白原和其他出血及凝血功能的检查及监测，并密切注意临床症状。⑤使用本品后，应避免进行如动脉或深部静脉等的创伤性穿刺检查或治疗。如浅表静脉穿刺部位有止血延缓现象发生时，应采用压迫止血法。

【药物相互作用】①与阿司匹林合用，可能会引起出血，或增加出血倾向。但是阿司匹林是抗血栓性疾病的一线药物，在不停用阿司匹林的情况下，需要在合用本品时监测凝血常规及临床表现，及时发现出血情况。②在使用本品期间不建议给予抗凝剂与溶栓药物。

【制剂】注射剂(冻干制剂)：每支 5U；10U。

【贮法】避光、密封保存，10℃以下保存。

巴曲酶[医保(乙)] Batroxobin

本品是从蝮蛇的 *Bmoojeni* 亚种毒蛇的蛇毒中提取的一种酶，经生物工程提纯、精制而得丝氨酸蛋白酶的 Batroxibin 单成分制剂。

【其他名称】东菱迪芙，东菱克栓酶，去纤维蛋白酶。

【ATC 编码】B02BX03

【性状】为无色澄明液体，pH 为 4.8～6.0。

【药理学】为新型强力单成分溶血栓、改善微循环治疗剂。①本品可降低血纤维蛋白原，抑制血栓形成，诱发组织型纤溶酶原激活物(t-PA)从内皮细胞释出，增强 t-PA 作用，降低血纤溶酶原激活物抑制因子(PAI)、α_2纤溶酶抑制因子(α_2-PI)和纤溶酶原的作用，增加纤维蛋白溶酶，活化 C 蛋白，增加纤维蛋白原及纤维蛋白降解产物(FDP)，缩短优球蛋白溶解时间(ELT)，从而起到溶栓作用。②本品能改善血液流变学和血流动力学，改善微循环，降低血栓形成和扩大，提高梗死侧脑血流灌注，改善缺血脑组织的供血。③本品还具有明显的神经细胞保护作用，降低缺血脑组织的精氨酸加压素(AVP)含量，减轻脑水肿，降低脑缺血再灌注时兴奋性氨基酸毒性及一氧化氮毒性，清除自由基及抗脂质过氧化，抑制 c-fos 基因、内皮素-1(ET-1)基因及一氧化氮合酶(NOS)基因表达，增强热休克蛋白 70(HSP70)及碱性成纤维细胞生长因子(bFGF)表达，抑制白细胞黏附分子表达，抑制红细胞与血管内皮细胞的黏附，从而减轻缺血再灌注时神经细胞的坏死与凋亡，提高神经细胞存活率、缩小梗死面积，降低死亡率。由于本品选择性地分解纤维蛋白原，对纤维蛋白以外的凝血因子和血小板数量及功能无影响，对出血时间无影响，故临床应用时出现出血的危险性小。

本品静脉注射后 5～10 分钟起效，药效持续 24 小时；肌内或皮下注射后 20～30 分钟起效，药效持续 48 小时。静脉给药后，主要分布于肝脏、肾脏。大部分代谢产物随尿液排泄。健康成人静脉滴注 10BU，隔日 1 次，共 3 次，第 1、2、3 次给药的半衰期分别为 5.9 小时、3 小时和 2.8 小时。

【适应证】①用于急性脑梗死。②改善多种闭塞性血管病(如闭塞性血栓脉管炎、深部静脉炎、肺栓塞)引起的缺血症状。③改善末梢及微循环障碍(如突发性耳聋、振动病)。

【用法和用量】静脉滴注：首次剂量 10BU，以后维持剂量为 5BU，隔日 1 次。用 100～250ml 生理盐水稀释，1～1.5 小时滴完。给药前血纤溶酶原超过 400mg/dl 或重度突发性耳聋患者剂量应加倍。通常治疗急性缺血性脑血管病一疗程为 3 次，治疗突发性耳聋必要时可延长至 3 周，治疗慢性动脉闭塞症可延长至 6 周，但在延长期每次剂量改为 5BU，隔日 1 次。

【不良反应】①主要为注射部位出血、创面出血、头痛、头晕、头重感。②有出现过敏反应的报道：发热、无力、皮疹，甚至是过敏性休克。③可见心包脏层炎；中性脂肪升高、总胆固醇升高；胃痛、胃部不适，恶心、呕吐、食欲缺乏；眼痛、视物模糊；血清转氨酶升高；血清尿素氮和肌酐升高、尿潜血及尿蛋白阳性。

【禁忌证】禁用于对本品有过敏史者，正患有活动性出血性疾病、有出血倾向或有出血史者，伴有性器官出血的早产、流产、产褥期妇女，重度心、肝、肾功能损伤，多脏器功能衰竭者，严重高血压及严重血糖增高者，手术后 7 日内的患者，乳头肌断裂、心室中隔穿孔患者，用药前凝血因子Ⅰ浓度低于 100mmol/L 者。

【注意】①慎用于有药物过敏史、消化道溃疡史，严重脑血管病后遗症，正在应用纤溶、抗凝、抑制血小板聚集药物者。②80 岁以上老人、妊娠期妇女慎用。哺乳期妇女若需使用本品，则必须停止哺乳。③用药期间需监测凝血因子Ⅰ、血小板聚集功能。一旦出现出血和可疑出血时，应中止给药，并采取输血或其他措施。应避免有创伤的诊断和治疗，以免出血。④本品稀释后应立即使用，在 1～1.5 小时静脉滴注完。⑤本品的单位是 BU，其意义是：酶的活性单位。即在 37℃下，0.1ml 药液中加入标准人枸橼酸血浆 0.3ml 后，在(19±0.2)秒发生凝固时，酶活性是 2BU。

【药物相互作用】①与抗血栓性制剂如阿司匹林、奥扎格雷等药物同时使用时，应监测凝血功能。②本品能生成 Des-A 纤维蛋白聚合物，可能引起血栓栓塞，故与溶栓药合用时需谨慎。

【制剂】注射剂：每支 5BU (0.5ml)；10BU(1ml)。

【贮法】5℃以下避光保存，避免冻结。

奥扎格雷〔药典(二);医保(乙)〕 Ozagrel

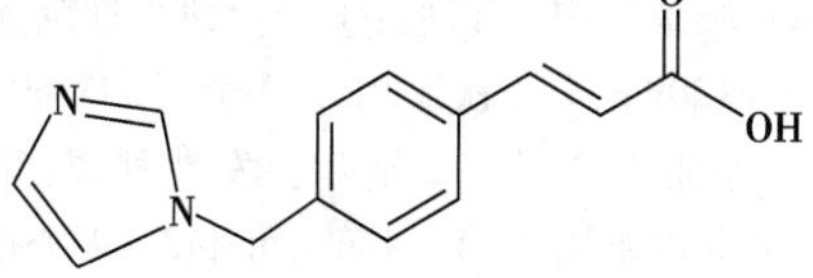

【其他名称】奥扎格雷钠，橘善宝。

【性状】白色或类白色的结晶性粉末。在甲醇中微溶，在水中极微溶解，在三氯甲烷中几乎不溶，在氢氧化钠试液中溶解。

【药理学】本品为高效、选择性血栓烷合成酶抑制剂，能阻碍前列腺素 H_2 生成血栓烷 A_2(TXA_2)，改善 TXA_2 与前列环素(PGI_2)的平衡异常，从而抑制血小板聚集。本药还具有扩张血管作用，可抑制大脑血管痉挛，增加血流量，改善大脑内微循环障碍和能量代谢异常，从而改善蛛网膜下腔出血术后患者的大脑局部缺血症状和脑血栓(急性期)患者的运动失调。动物实验表明，静脉给药能降低血浆 TXB_2 水平，对不同诱导剂所致血小板聚集均有抑制作用，对大鼠中脑动脉引起的脑梗死有预防作用。本品静脉滴注后，半衰期为(1.22±0.44)小时，血药浓度可测到停药后3小时，停药24小时几乎全部药物经尿排出体外。代谢物基本无药理活性。

【适应证】①用于急性血栓性脑梗死和脑梗死伴发的运动障碍。②改善蛛网膜下腔出血手术后的脑血管痉挛状态和伴随产生的脑缺血症状。

【用法和用量】静脉滴注。①改善急性血栓性脑梗死：每次40～80mg，溶于500ml生理盐水或5%葡萄糖溶液中，每次滴注须持续2小时，每日1～2次，1～2周为一疗程。②蛛网膜下腔出血术后并发的脑血管痉挛及伴随而产生的脑缺血症状：每次80mg，一日1次，24小时持续静脉滴注，可连续用药2周。可根据年龄及症状酌情调整剂量。

【不良反应】①可见过敏性皮疹、肝功能异常、发热等。偶见室上性心律失常、血压下降、贫血、恶心、呕吐、腹泻、食欲缺乏、血尿素氮升高等。②严重不良反应可有出血性脑梗死、硬膜外血肿、消化道出血、皮下出血等。

【禁忌证】禁用于对本品过敏者，有出血及出血倾向者，严重心、肺、肝、肾功能不全者，严重高血压者，脑出血、脑梗死并发出血、大面积脑梗死伴深度昏迷患者。

【注意】①慎用于肝、肾功能不全者，同时使用抗凝药物或抗血小板聚集药物者。②儿童、老年患者、妊娠期及哺乳期妇女慎用。③若出现皮疹、室上性心律失常、血压下降时，应立即停药。

【药物相互作用】①与抗凝药、抗血小板聚集药物、溶栓药物合用时，可能增加出血事件发生率或出血倾向的发生，故应监测凝血象。②与含钙液混合使用，会出现白色混浊，应避免合用。

【制剂】注射用奥扎格雷钠：每支20mg；40mg；80mg。奥扎格雷钠注射液：每支40mg(2ml)；80mg(4ml)；80mg(5ml)；80mg(10ml)。奥扎格雷钠氯化钠(或葡萄糖)注射液：每瓶80mg(100ml)；80mg(250ml)。

【贮法】避光、密封保存。

依达拉奉〔药典(二);医保(乙)〕 Edaravone

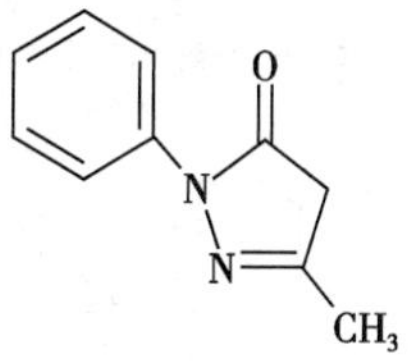

【其他名称】必存，易达生，爱达拉酮，Adaravone，Radicut。

【性状】本品为白色或类白色结晶性粉末；无臭。在甲醇中易溶或溶解，在乙醇中溶解，在水中极微溶解或几乎不溶。

【药理学】本品作为自由基清除剂，能抑制黄嘌呤氧化酶和次黄嘌呤氧化酶的活性。本品还能刺激前列环素的生成，减少炎症介质白三烯的生成，降低脑动脉栓塞和羟基自由基的浓度。大鼠在缺血/缺血再灌注后静脉给予本品，可阻止脑水肿和脑梗死的进展，并缓解所伴随的神经症状，抑制脂质过氧化，从而抑制脑细胞、血管内皮细胞、神经细胞的氧化损伤。临床研究提示 *N*-乙酰门冬氨酸(NAA)是特异性的存活神经细胞的标志，脑梗死发病初期含量急剧减少。脑梗死急性期患者给予本品，可抑制梗死周围局部脑血流量的减少，使发病后第28天脑中NAA含量较甘油对照组明显升高。

健康成年男性和健康老年受试者，以0.5mg/kg体重剂量，1日2次，静脉滴注给药2日，消除半衰期分别为(2.27±0.80)小时和(1.84±0.17)小时。两组人群的血浆中药物浓度同样几乎都消失，没有表现出蓄积性。在体内代谢为硫酸络合物、葡萄糖醛酸络合物。尿中以上述代谢产物为主。

【适应证】用于改善急性脑梗死所致的神经症状、日常生活活动能力和功能障碍。

【用法和用量】静脉滴注：一次30mg，加入适量生理盐水中稀释后静脉滴注，30分钟内滴完，每日2次，14天为一个疗程。尽可能在发病24小时内开始给药。

【不良反应】一般耐受性良好。常见不良反应为肝功能异常、皮疹、恶心、呕吐、腹泻、头痛、失眠。严重不良反应有急性肾功能障碍、血小板异常、弥散性血管内凝血(DIC)。

【禁忌证】①既往对本品有过敏史、重度肾衰竭患者禁用。②妊娠期及哺乳期妇女禁用。

【注意】①轻中度肾功能损害、肝功能不全者、心脏病患者慎用。在使用前、使用本品期间，需要监测肾功能。②高龄(80岁以上)患者慎用。③最好在脑梗死48小时之内开始使用。④静脉滴注时避免漏于血管外。⑤不推荐儿童使用。

【药物相互作用】①本品禁止与含糖的输注液、高能量输液、氨基酸制剂、抗癫痫药及坎利酸钾等配伍使用。②与头孢唑林钠、哌拉西林、头孢替安、氨基苷类等抗生素合用时，有可能导致肾功能不全加重，合并用药时应进行多次肾功能检测。

【制剂】注射液：每支 10mg(5ml)；15mg(10ml)；30mg(20ml)。

【贮法】避光、阴凉通风干燥处保存。

尼莫地平〔药典(二)；基；医保(甲、乙)〕 Nimodipine

【其他名称】尼莫同，硝苯吡酯，维尔思，宝依恬，Nimotop。

【ATC 编码】C08CA06

【性状】本品为浅黄色粉末，不溶于水，溶于乙醇和三氯甲烷。对光敏感，对热、潮湿、氧和水都较敏感。配成的溶液暴露在光下时，很快进行光氧化而生成无活性的吡啶类化合物。本品为光学异构体的混合物，右旋尼莫地平的作用比左旋光学异构体明显降低。

【药理学】本品为1,4-二氢吡啶类钙离子拮抗剂，对脑组织受体有高度选择性，容易透过血脑屏障，对脑动脉有较强作用。通过有效地阻止钙离子进入细胞内、抑制血管平滑肌收缩，达到解除血管痉挛之目的，从而保护了脑神经元，稳定其功能及增进脑血灌流，改善脑供血，提高脑对缺氧的耐受力，且研究表明这种作用不会引起盗血现象。本品能有效地预防和治疗因蛛网膜下腔出血引起的脑血管痉挛所造成的脑组织缺血性损伤。能降低红细胞脆性及血液黏稠度，抑制血小板聚集，抗血栓形成。在适宜剂量下选择性扩张脑血管和改善脑供血，几乎不影响外周血管。本品还可以改善老年性脑损伤患者的记忆障碍。最新循证医学结果证明本品能有效改善卒中后认知功能。

本品口服吸收快，10～15 分钟可在血浆中检测到原形药物和首关效应代谢产物。因首关效应，本品片剂的绝对生物利用度为 5%～15%，约于 1 小时内达到峰值浓度，95% 以上的药物与血浆蛋白结合。半衰期约为 1～2 小时，彻底消除时间约为 8～9 小时。大部分以代谢产物的形式排出体外，50% 的代谢产物经肾脏排泄，30% 随胆汁排泄。本品可透过胎盘屏障，并可分泌入乳汁。慢性肝功能损害患者中本品的生物活性增加，其血药浓度峰值可达正常人的 2 倍。

【适应证】①用于急性脑血管病恢复期的血液循环改善。各种原因的蛛网膜下腔出血后的脑血管痉挛，及其所致的缺血性神经障碍高血压、偏头痛等。②也被用作缺血性神经元保护和血管性痴呆的治疗。③对突发性耳聋也有一定疗效。

【用法和用量】(1) 口服：①治疗缺血性脑血管病：片剂，一日 30～120mg，分 3 次服用；缓释剂，一次 60～120mg，一日 2 次。连用 1 个月。②治疗突发性耳聋：片剂，一日 40～60mg，分 3 次服用，5 日一疗程，可用 3～4 个疗程；缓释剂，一次 60～120mg，一日 2 次。③治疗轻、中度高血压：片剂，每次 40mg，一天 3 次，最大日剂量为 240mg；缓释剂，一次 60～120mg，一日 2 次。④治疗偏头痛：片剂，每次 40mg，一日 3 次；缓释剂，每次 60～120mg，一日 2 次，12 周为一疗程。⑤老年性认知功能减退或血管性痴呆：片剂，30mg，一日 3 次，连服 2 个月。⑥蛛网膜下腔出血所致脑血管痉挛：片剂，每次 60mg，一日 6 次，连用 7 日。给药间隔时间至少为 4 小时；缓释剂，每次 60～120mg，一日 2 次；分散片，一次 40～60mg，一日3～4 次，连用 3～4 周一疗程。如需手术，术前停药，术后可继续服用。

(2) 静脉滴注：治疗蛛网膜下腔出血，治疗开始的 2 小时可按每小时 1mg 给药，若耐受良好，尤其血压无大幅下降，2 小时后可增至每小时 2mg。体重明显低于 70kg 或血压不稳的患者，宜从每小时 0.5mg 开始给药。预防性给药应于出血后 4 日内开始，在血管痉挛最危险期连续给药(持续至出血后 10～14 日)；若在预防性给药期间，出血原因经外科手术治疗，术后应继续静脉滴注本药至少 5 日；静脉治疗结束后，建议转为口服给药约 7 日。若已出现血管痉挛引起的缺血性神经损伤，应尽早开始治疗，并持续给药 5～14 日，之后建议转为口服给药 7 日。

【不良反应】①最常见的不良反应有血压下降(下降的程度与药物剂量有关)、肝炎、皮肤刺痛、胃肠道出血、血小板减少。②偶见一过性头晕、头痛、面潮红、呕吐、胃肠不适等。个别患者发生碱性磷酸酶、乳酸脱氢酶升高，血糖升高。

【禁忌证】对本药过敏者、严重肝功能损害、心源性休克、心肌梗死急性期、妊娠期及哺乳期妇女禁用。

【注意】脑水肿及颅内压增高、严重心血管功能损害者、严重低血压者、肝功能不全者慎用。

【药物相互作用】①本品慎与其他降压药物合用，特别是在缺血性脑卒中急性期更应慎重，以防止血压骤降或过低而致脑供血不足，加重脑缺血程度。有报道本品与普萘洛尔合用引起严重心肌梗死事件。②本品经 CYP3A4 广泛代谢，与 CYP3A4 的抑制剂合用可以增加本品血药浓度，药效增加，合用时应注意。

【制剂】片剂：每片 20mg；30mg。分散片：每片 20mg。胶囊剂：每粒 20mg。控释片：每片 60mg。缓释片：每片 60mg。缓释胶囊：每粒 60mg。注射剂：每支 2mg(10ml)；4mg(20ml)；8mg(40ml)；10mg(50ml)；20mg(100ml)。

【贮法】避光、密封、室温、阴凉干燥处。

桂利嗪〔药典(二);医保(乙)〕 Cinnarizine

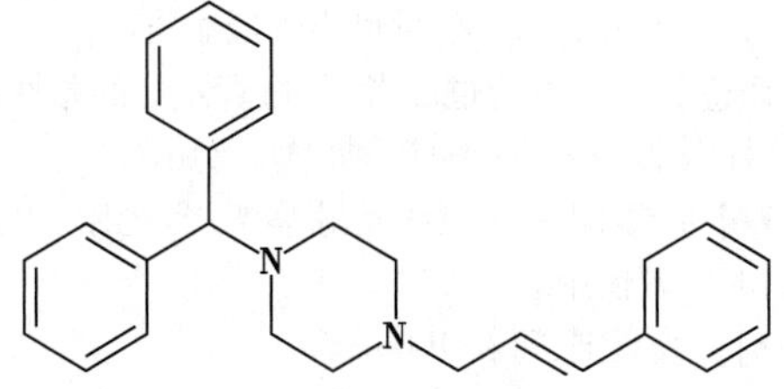

【其他名称】脑益嗪,肉桂苯哌嗪,Midronal。

【ATC 编码】N07CA02

【性状】本品为白色或类白色结晶状粉末,无味,无臭,易溶于三氯甲烷,几乎不溶于水。

【药理学】本品为哌嗪类钙通道阻滞剂,可抑制 Ca^{2+} 流入血管平滑肌细胞,引起血管扩张而改善脑循环及冠脉循环,对周围血管也有扩张作用,特别对脑血管有选择作用。对组胺、5-羟色胺、缓激肽、肾上腺素、去甲肾上腺素、血管紧张素等缩血管物质具有拮抗作用,对补体 C_4 的活化也有抑制作用。本品能抑制磷酸二酯酶,阻止环磷酸腺苷(cAMP)分解成无活性的5′-AMP,从而增加细胞内的cAMP浓度。本品口服后3~7小时血药浓度达峰值,肝脏为主要代谢器官。口服72小时后以原形及代谢产物形式排泄,其中尿中排泄23%,从粪便排出66%。

【适应证】①用于脑血栓形成、脑梗死、短暂性脑缺血发作、脑动脉硬化、脑出血恢复期、蛛网膜下腔出血恢复期、脑外伤后遗症、前庭性眩晕与平衡障碍(包括晕动病等)、冠状动脉硬化及供血障碍,以及由于末梢循环不良引起的疾病(如间歇性跛行及Raynaud病等)。②有文献报道,本品可用于治疗慢性荨麻疹、老年性皮肤瘙痒等过敏性皮肤病。还可以治疗顽固性呃逆。

【用法和用量】口服:一般每次25~50mg,一日3次,饭后服。晕动病患者,于乘车船前1~2小时,1次服用30mg;乘车船期间每6~8小时服用1次(根据头晕等症状情况)。

【不良反应】不良反应轻而短暂。①常见嗜睡、疲惫,某些患者可出现体重增加(一般为一过性),停药或减量后即可消失。静脉注射可使血压下降。②长期服用偶见抑郁和锥体外系反应,如运动徐缓、强直、静坐不能、口干、肌肉疼痛及皮疹。③罕见由于过敏反应引起的皮疹、疱疹、瘙痒以及狼疮样病变。

【禁忌证】①对本药过敏、颅内活动性出血、有出血性疾病或出血倾向者禁用。②妊娠期妇女禁用。③有抑郁症病史者禁用。

【注意】①颅内有出血者,应在完全止血10~14天后方可使用。②帕金森病等锥体外系疾病患者、血卟啉患者慎用。③静脉注射时要注意避光。④驾驶员和机械操作者慎用,以免发生意外。

【药物相互作用】①本品具有镇静作用,与中枢神经系统抑制剂合用时,可能会加重后者的镇静作用。②与具有抗毒蕈碱样作用的药物合用,可能会加重这类药物的抗胆碱样作用。③与肝药酶诱导剂(卡马西平、巴比妥类、苯妥英类等)合用,可能会导致本品的血药浓度降低,从而降低药效。

【制剂】片剂:每片25mg。胶囊剂:每粒25mg;75mg。

【贮法】避光、密封保存。

氟桂利嗪〔药典(二);基;医保(甲)〕 Flunarizine

【其他名称】盐酸氟桂利嗪,氟苯桂嗪,氟桂嗪,氟苯肉桂嗪,西比灵。

【ATC 编码】N07CA03

【性状】本品常用其盐酸盐,为白色粉末,无臭,无味。本品在甲醇或乙醇中略溶,在三氯甲烷中微溶,在水中极微溶解,在苯中几乎不溶。

【药理学】本品为桂利嗪的二氟化衍生物,同样为选择性 Ca^{2+} 拮抗剂,可阻止过量 Ca^{2+} 进入血管平滑肌细胞,引起血管扩张,对脑血管的选择性较好,而对心肌血管作用较差,因此对血压、心率的影响小。对血管收缩物质引起的血管收缩有持久的抑制作用,对基底动脉和颈内动脉作用更明显。可抑制脑组织缺血缺氧引起的钙超载,保护脑组织,能透过血-脑脊液屏障,减轻脑细胞缺血缺氧性损伤。对血管内皮细胞因缺氧引起的钙超载有防治作用,保护血管内皮细胞的完整性。可增加耳蜗内辐射小动脉血流量,改善前庭器官微循环,对眼球震颤和眩晕起到抑制作用。本品通过阻断钙超载而防止阵发性去极化改变和细胞癫痫放电。本品还可抑制缺血和酸中毒后红细胞摄钙过多产生的锯齿状改变,降低细胞脆性,增加红细胞的变形能力,从而改善缺血缺氧区红细胞淤滞状态而改善微循环。本药尚有抗癫痫作用。与桂利嗪一样,本品也具有抗组胺和镇静作用。

口服后由肠道吸收,2~4小时血药浓度达峰值,半衰期为2.4~5.5小时。连续服用5~6周后,达到稳态血药浓度,血液中90%的药物与血浆蛋白结合,易贮存于脂肪组织。本品可透过血脑屏障,并可随乳汁排泄。肝脏为其主要代谢器官,原形药及其代谢物从胆汁经粪便排出(40%~80%)。

【适应证】用于治疗:①脑动脉缺血性疾病,如脑动脉硬化、短暂性脑缺血发作、脑血栓形成、脑栓塞和脑血管痉挛。②由前庭刺激或脑缺血引起的头晕、耳鸣、眩晕。③血管性偏头痛的防治。④癫痫辅助治疗。⑤周围血管病:间歇性跛行、下肢静脉曲张及微循环障碍、足踝水肿等。

【用法和用量】口服。①脑动脉硬化、脑梗死恢复期:每日1次5~10mg,睡前服用。②中枢性和外周性眩晕者、椎动脉供血不足者:每日10~30mg,2~8周为一疗程。

③特发性耳鸣者：每次 10mg，每晚一次，10 天为一疗程。④偏头痛预防：每次 5～10mg，每日 2 次。⑤间歇性跛行：每日 10～20mg。

【不良反应】①嗜睡和疲惫感为最常见。②长期服用者可以出现抑郁症，女性患者较常见。③锥体外系症状，表现为不自主运动、下颌运动障碍、强直等。多数用药 3 周后出现，停药后消失。老年人中容易发生。④少数患者可出现失眠、焦虑等症状。⑤消化道症状为胃部烧灼感，胃纳亢进，进食量增加，体重增加。⑥少数患者可出现皮疹，口干，溢乳，肌肉酸痛等症状。但多为短暂性，停药可以缓解。

【禁忌证】①对本药或桂利嗪过敏者、脑出血性疾病急性期、帕金森病及锥体外系疾病、有抑郁症病史者禁用。②妊娠期及哺乳期妇女禁用。

【注意】①肝功能不全、血卟啉病患者慎用。②老年人和儿童慎用。③用于治疗眩晕时，应在控制症状后立即停药，初次疗程应在 2 个月内。治疗慢性眩晕时，症状于 1 个月内控制不佳者，应停药。④驾驶员及机器操作者慎用。

【药物相互作用】参见桂利嗪。

【制剂】片剂：每片 5mg。分散片：每片 5mg。胶囊剂：每粒 5mg；10mg。滴丸：每丸 1.25mg。口服溶液：每瓶 10mg（10ml）。

【贮法】避光、密封保存。

环扁桃酯〔药典（二）〕 Cyclandelate

【其他名称】三甲基环己扁桃酸，Cyclospasmol，Cyclomandol。

【ATC 编码】C04AX01

【性状】为白色或类白色的无定形粉末；有特臭，味苦。在乙醇或丙酮中极易溶解，在水中几乎不溶。

【药理学】本品为钙离子拮抗类血管扩张剂，能直接作用于血管平滑肌使血管扩张，对脑、肾、四肢血管及冠状动脉有选择性持续扩张作用，使血流量增加。还能促进侧支循环。口服吸收迅速，1.5 小时血药浓度达峰值，可维持 4～6 小时。经肝脏广泛代谢，代谢产物为杏仁酸和三甲环己烷。绝大部分药物随尿排出，约 5% 随粪便排出。

【适应证】用于缺血性脑血管疾病、脑动脉硬化症和脑外伤后遗症，亦用于四肢末梢循环障碍、静脉栓塞、内耳眩晕、视网膜中心动静脉栓塞、冻疮等。对脑血管障碍及冠状动脉功能不全都有效。

【用法和用量】口服：初始剂量每次 100～200mg，每日 4～5 次，维持剂量每日 300～400mg。对脑血管疾病一般每次服 200～400mg，每日 3 次。症状改善后，可减至一日 300～400mg。

【不良反应】①可见恶心、呕吐、食欲缺乏、上腹部不适。偶有潮红、眩晕、头痛、心悸、皮疹。用药后可引起血小板抑制。上述不良反应大都出现在用药初期，持续用药后，大多会减轻至消失。②大剂量可出现低血压。

【禁忌证】①对本药过敏者、脑血管意外的急性期患者禁用。②妊娠期、围生期及哺乳期妇女禁用。

【注意】严重闭塞性冠状动脉痉挛、青光眼、出血或有出血倾向的患者慎用。

【制剂】胶囊剂：每粒 100mg。

【贮法】避光、密封、室温保存。

罂粟碱〔药典（二）；医保（乙）〕 Papaverine

【其他名称】盐酸罂粟碱，帕帕非林，Papaverine Hydrochloride。

【ATC 编码】A03AD01，G04BE02

【性状】常用其盐酸盐，为白色结晶性粉末，在三氯甲烷中溶解，略溶于水，微溶于乙醇，不溶于乙醚。

【药理学】本品为阿片中异喹啉类生物碱之一，是一种经典的非特异性血管松弛剂。对磷酸二酯酶有强大的抑制作用，使组织内环磷酸腺苷（cAMP）含量增加，导致平滑肌松弛；抑制腺苷的摄取，轻度阻止血管平滑肌细胞膜的 Ca^{2+} 内流。本品对脑血管、冠状血管和外周血管都具有松弛作用，降低血管阻力；对支气管、胃肠道、泌尿道等平滑肌也有松弛作用。

口服易吸收，但差异大，生物利用度约 54%。血浆蛋白结合率近 90%。半衰期为 0.5～2 小时（亦有报道长达 24 小时）。主要在肝内代谢为 4-羟基罂粟碱葡糖醛酸盐。一般以代谢产物形式经肾排泄。可经透析被清除。

【适应证】①用于治疗脑血管、心血管及外周血管痉挛所致的缺血。②用于肾、胆或胃肠道等内脏痉挛。

【用法和用量】①成人常用量：口服，每次 30～60mg，一日 3 次，极量为一次 200mg，一日 600mg。肌内注射，每次 30mg，一日 90～120mg，一日总量不宜超过 300mg。静脉注射，每次 30～120mg，3 小时 1 次，应缓慢注射，不少于 1～2 分钟，以免发生心律失常以及足以致命的窒息等。用于心脏停搏时，2 次给药要相隔 10 分钟，一日总量不宜超过 300mg。②儿童：肌内或静脉注射，一次按体重 1.5mg/kg，每日 4 次。

【不良反应】①可见胃肠道不适、头痛、嗜睡、潮红、出汗、皮疹、直立性低血压等。有时可见过敏引起肝脏受损所致黄疸，应立即停用。②胃肠道外给药可见注射部位发红、肿胀、疼痛。快速静脉给药时可出现呼吸加深、心率加快、面色潮红，甚至有低血压、眩晕。③可出现嗜酸性粒细胞、血清转氨酶、碱性磷酸酶及胆红素增高。④有阴茎异常勃起的报道。

【禁忌证】对本药过敏者、出血或有出血倾向、完全性房室传导阻滞、帕金森病、脑梗死发病后24小时至2周内有脑水肿及颅内高压、血压下降或血压有下降趋势患者禁用。

【注意】①心绞痛、新近心肌梗死或脑卒中、胃肠道蠕动缓慢或麻痹性肠梗阻、肝肾功能不全、青光眼、镰状细胞贫血患者，妊娠期和哺乳期妇女慎用。②使用本品应注意检查肝功能。青光眼患者应定期检查眼压。③静脉注射过快、过量可导致房室传导阻滞、心室颤动甚至死亡，应充分稀释后缓慢滴注或推注。

【药物相互作用】①与左旋多巴合用时，可减弱后者疗效。②吸烟可降低本药疗效。

【制剂】片剂：每片30mg。注射剂：每支30mg（1ml）。

【贮法】避光、密封、室温保存。

尼麦角林[医保(乙)]　Nicergoline

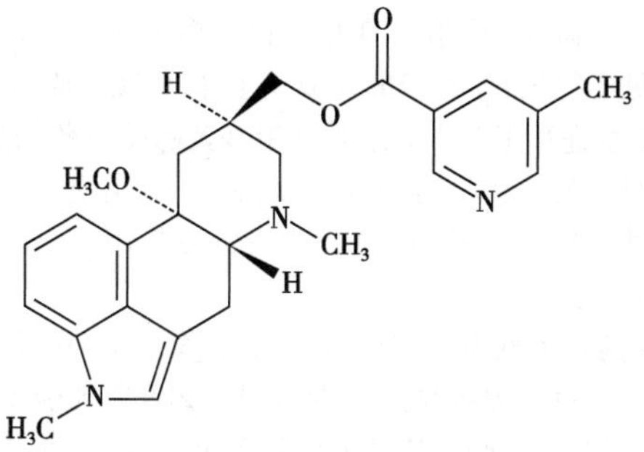

【其他名称】麦角溴烟酯，脑通，尼什枸宁，思尔明，乐喜林，Sermion。

【ATC编码】C04AE02

【性状】白色或淡黄色细微颗粒或粉末，具有多晶型现象，不溶于水，溶于乙醇，易溶于二氯甲烷中。

【药理学】本品为二氢麦角碱的半合成衍生物，具有较强的α受体拮抗作用和扩血管作用，可增加脑血流量，加强脑细胞能量的新陈代谢，增加血氧及葡萄糖的利用。促进神经递质多巴胺的转换而增加神经的传导，加强脑部蛋白质的合成，改善脑功能障碍。本品还有抗血小板聚集的作用。本品可通过即时的末梢肾上腺素能阻滞而降低动脉血压，还可通过延迟的中枢性作用导致心动过缓和血压降低。口服吸收迅速，生物利用度为90%～100%，1.5～2小时血药浓度达峰值。血浆蛋白结合率>90%，对血α-酸糖蛋白的亲和力高于血清蛋白。消除半衰期为2.5小时。主要由肝脏代谢。约80%经肾脏排出，10%从粪便排出。

【适应证】①用于改善脑动脉硬化及脑梗死后遗症引起的意欲低下和情感障碍（反应迟钝、注意力不集中、记忆力衰退、缺乏意念、忧郁、不安等）。②用于急性和慢性周围循环障碍（肢体血管闭塞性疾病、雷诺氏综合征、其他末梢循环不良症状）。

【用法和用量】①口服：片剂、分散片，一次5～10mg，一日3次；或一日20～60mg，分2～3次服用。胶囊，一日15～30mg；使用一日30mg时，可早晨1次服用，也可早晚各服用15mg。至少需连用6个月。片剂勿嚼服，可与食物同服。②肌内注射：每次2～4mg，每日2次。③静脉滴注：每次4～8mg，溶于100ml的静脉滴注液中缓慢滴注，每日1～2次。④动脉注射：一次4mg，溶于10ml生理盐水中缓慢注射（约2分钟）。

【不良反应】可见耳鸣、头晕、潮红、低热、胃肠不适、血压降低等。

【禁忌证】不适用于对本品过敏者、近期心肌梗死、严重心动过缓、急性出血、有出血倾向、直立性调节功能障碍、低血压患者，以及儿童、妊娠期妇女。

【注意】①有高尿酸血症病史或痛风病史者、哺乳期妇女、卟啉病患者慎用。②正在使用抗凝药、抗血小板聚集药物者慎用，如果合用应当密切监测凝血功能。③肾功能不全者应调整剂量。④用药期间避免饮酒。⑤大剂量可能引起暂时血压下降，平卧休息可恢复。若需大剂量使用，建议监测血压，必要时给予拟交感活性药物。

【药物相互作用】①与α受体拮抗药、β受体拮抗药合用，对心脏的抑制作用增加，故避免合用。②与降压药物合用，会增加低血压的发生风险，若两者合用需监测血压。③本品通过CYP2D6代谢，不排除与CYP2D6作用底物合用产生相互作用。

【制剂】片剂：每片5mg；10mg；30mg。胶囊剂：每粒15mg；30mg。注射剂：每支2mg（1ml）；4mg（1ml）；4mg（2ml）；8mg（2ml）；8mg（5ml）。

【贮法】避光、密封，在阴凉处保存。

萘呋胺　Naftidrofuryl

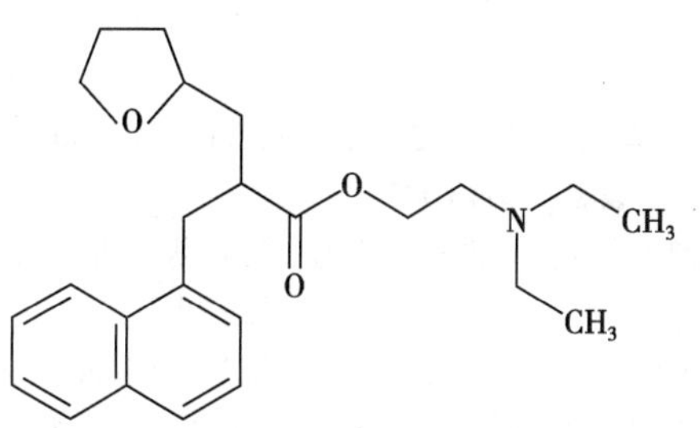

【其他名称】草酸萘呋胺，克拉瑞定，耐复伦，必来循宁，Nafronyl Oxalate Salt，Clarantin，Naftilan，Praxilene。

【ATC编码】C04AX21

【性状】药用其草酸盐，为白色结晶性粉末，易溶于水、乙醇。

【药理学】本品为血管扩张剂，可直接扩张脑血管和外周血管，并增加细胞的氧化能力，对细胞缺氧具保护作用。本品为血管平滑肌细胞上5-HT_2受体选择性拮抗剂，具有抗5-HT作用，可抑制平滑肌收缩，抑制血小板聚集，改善血液黏滞度，提高红细胞变形性，改善局部循环，保护内皮细胞。此外具有罂粟碱样的解痉作用，但作用缓慢而持久。口服吸收，血浆蛋白结合率为80%，可通过血脑屏障。半衰期为40～60分钟，作用可持续数小时。静脉注射10分钟起效，维持约1小时。主要由肝脏代谢，经胆汁排出，小部分由尿排出。

【适应证】①用于治疗脑梗死，脑血管意外后遗症，椎基底动脉供血不足引起的眩晕，脑卒中恢复期。②用于间歇性跛行，外周血管痉挛性疾病等，并可用作雷诺现象的辅助治疗药。③对内耳眩晕症也有一定疗效。

【用法和用量】口服:每次 100～200mg,每日 2～3 次。肌内注射:每次 40mg,每日 1～2 次,连用 7～14 日,同时口服每次 100mg,每日 3 次。静脉滴注:一次 200mg,加入 5%葡萄糖溶液 250～500ml 中缓慢滴注,一日 1～2 次。最大推荐剂量一日 600mg。

【不良反应】①偶有胃肠道不适及皮疹等不良反应。②静脉给药可能发生心律失常、低血压和惊厥。

【禁忌证】对本品过敏者、房室传导阻滞、草酸尿或复发性含钙肾结石患者禁用。

【注意】①慎用于肝、肾功能不全者,严重心功能不全者,妊娠期妇女。②口服本品时切勿咬碎,以免药粉对口腔黏膜产生麻醉不适感。③不可与含有钙离子的溶液混合。④静脉给药时,本品有较重心脏毒性,且易致血栓性静脉炎,国外静脉制剂已取消。

【制剂】片剂(草酸酯):每片 200mg。缓释胶囊剂(草酸酯):每粒 200mg。注射液:每瓶 40mg (5ml);200mg (10ml)。

【贮法】避光,密封,阴凉处保存。

己酮可可碱〔药典(二);医保(乙)〕 Pentoxifylline

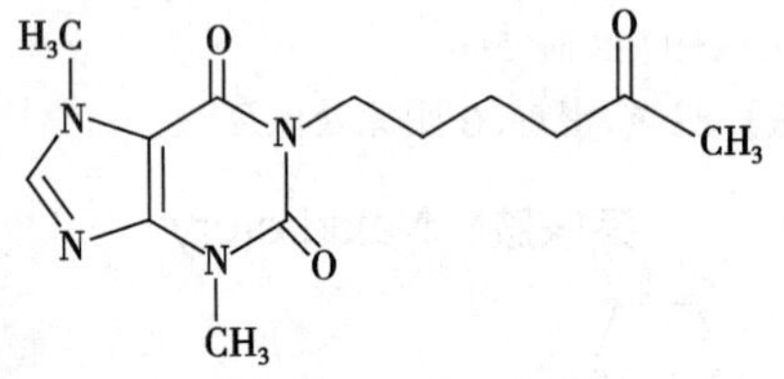

【其他名称】潘通,安若宁,Pentomer,Torental。

【ATC 编码】C04AD03

【性状】为白色粉末或颗粒,有微臭,味苦。在三氯甲烷中易溶,在水、乙醇或苯中溶解,在乙醚中微溶。

【药理学】本品系黄嘌呤类衍生物,其代谢产物可改善微循环,增强外周血管微循环,同时能恢复和增强红细胞的变形能力,增加纤维蛋白溶解酶的活性,降低血液黏滞度,抑制血小板聚集,从而增加动脉和毛细血管血流量,改善脑和四肢的血液循环。此外,本药还能改善缺氧组织的氧化能力,对支气管平滑肌亦有舒张作用。

口服后吸收迅速完全,并且第一时相的多种代谢产物在血浆中迅速出现,达峰浓度在 1 小时之内。主要代谢产物Ⅰ为 1-(5-羟己酰)-3,7-二甲黄嘌呤和代谢产物Ⅴ为 1-(3-羧丙基)-3,7-二甲黄嘌呤。己酮可可碱的半衰期约为 0.4～0.8 小时,但其代谢产物的半衰期约为 1～1.6 小时。口服后几乎完全以代谢产物的形式从尿中排出,且能够经乳汁泌出。口服 400mg 缓释片,血浆浓度在服药后 2～4 小时达最高浓度,并持续一段时间,如此将减少消化道反应。

【适应证】①用于脑部血液循环障碍,如短暂性脑缺血发作、脑卒中后遗症、脑缺血引起的脑功能障。②也可用于外周血液循环障碍性疾病等。

【用法和用量】①口服:肠溶片,一次 200～400mg,一日 2～3 次。缓释片:一次 400mg,一日 1～2 次。缓释胶囊:一次 400mg,一日 3 次,建议至少服用 8 周。出现胃肠道及神经系统不良反应时可改为一次 400mg,一日 2 次。②静脉滴注:初次剂量为 100mg,于 2～3 小时内滴入,最大滴速不可超过每小时 100mg。根据患者耐受性可一次增加 50mg,但一次用药量不可超过 200mg,一日 1～2 次。一日最大剂量不应超过 400mg。配制好的药物需在 24 小时内使用。③动脉滴注:一次 100～300mg,用生理盐水 20～50ml 稀释后于 10～30 分钟内滴完。

【不良反应】①常见的不良反应有头晕,头痛,厌食,腹胀,呕吐等,其发生率均在 5%以上,最多达 30%左右。②较少见的不良反应有血压降低,呼吸不规则,水肿;焦虑,抑郁,抽搐;厌食,便秘,口干,口渴;皮肤血管性水肿,皮疹,指甲发亮;视力模糊,结膜炎,中央盲点扩大,以及味觉减退,唾液增多,白细胞减少,肌肉酸痛,颈部腺体肿大和体重改变等。③偶见的不良反应有黄疸、肝炎、肝功能异常,血液纤维蛋白原降低,再生不良性贫血和白血病等。④大剂量应用偶见心律失常、心绞痛及血压下降,应减量或停止使用。

【禁忌证】①对本品或其他甲基黄嘌呤类药物过敏者、严重心肌梗死、冠状动脉硬化伴高血压、有出血倾向或近期有活动性出血性疾病、严重心律失常者禁用。②妊娠期及哺乳期妇女禁用。

【注意】①低血压或血压不稳、心律失常、新近手术者、正在服用香豆素类抗凝药患者慎用。②肝肾功能不全者慎用。③为防止低血压或直立性低血压的发生,静脉滴注药物时需患者平卧。④使用本品期间避免驾驶机动车和机械操作等活动。

【药物相互作用】①在应用华法林的患者中合用本品时应减少剂量,与阿司匹林、酮咯酸等合用注意是否会增加出血倾向,与上述药物合用需监测出凝血时间。②与降压药物合用可能会增加降压作用,亦可能引起低血压。③与茶碱类药物合用,可能会增加后者的血药浓度,增加毒性反应。④与西咪替丁合用,本品的血药浓度增加。⑤从胃肠道外途径给药,可增强胰岛素、降糖药物的降糖作用,需注意监测血糖。

【制剂】片剂(肠溶片):每片 100mg。肠溶胶囊:每粒 100mg。缓释片:每片 400mg。缓释胶囊:每粒 400mg。注射液:每支 100mg(2ml);100mg(5ml)。

【贮法】避光、密封保存。

烟酸占替诺〔药典(二)〕 Xantinol Nicotinate

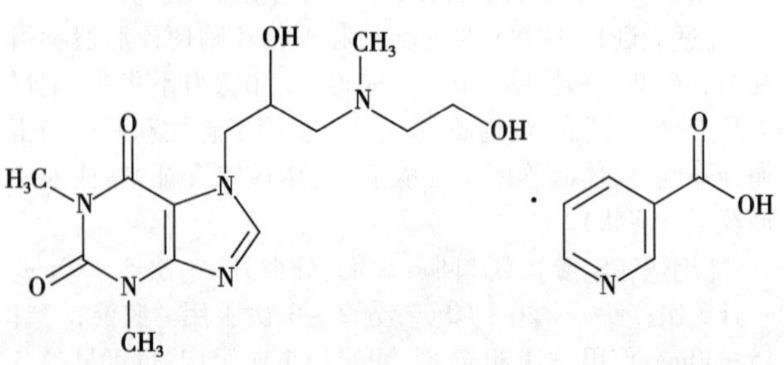

【其他名称】尼克占替诺,烟酸羟丙茶碱,羟丙茶碱烟酸酯。

【ATC编码】 C04AD02

【性状】 本品为白色结晶或结晶性粉末；无臭。在水中或冰醋酸中易溶，在无水乙醇或三氯甲烷中极微溶解。

【药理学】 本品是羟丙茶碱的烟酸盐，同时具备黄嘌呤类衍生物和烟酸的药理作用。本药具有外周血管扩张作用，由茶碱衍生物和烟酸复合而成，同时具有黄嘌呤和烟酸的药理作用。①直接作用于小动脉平滑肌及毛细血管，使血管扩张，阻力降低，心排血量增加，改善血液循环，促进组织代谢，从而改善脑、脾组织及冠状动脉的循环。②促进脂肪代谢，减少胆固醇及三酰甘油的含量。③降低红细胞的聚集，促进纤维蛋白溶解，预防血栓和栓塞的发生发展。④促进葡萄糖透过血-脑脊液屏障，提高脑细胞对葡萄糖和氧的利用，改善大脑糖代谢和大脑功能。口服本品300mg，血药峰浓度为4.75mg/L。注射给药吸收半衰期为0.4小时，分布容积为0.93L/kg，消除半衰期为1.67小时，体内总清除率为0.63L/(kg·h)。

【适应证】 ①用于缺血性脑血管疾病及其后遗症。②用于周围血管循环障碍，如血栓闭塞性脉管炎、静脉炎等。

【用法和用量】 口服：起始剂量每次150mg，一日3次，餐后服用。可根据病情需要可增加至每次300mg，一日3次。维持剂量：每次150mg，一日2～3次。静脉滴注：起始剂量每日300mg，可逐渐增加剂量至每日600～900mg，加入10%葡萄糖溶液500ml中静脉滴注。老年人推荐起始剂量每日300mg，可根据病情变化逐渐加量。

【不良反应】 不良反应较少。主要不良反应有胃肠道不适、低血压反应。偶见腹痛、口干、皮肤及面部潮红、四肢红斑或风团、胸闷、口唇发麻等。有发生脑出血和脑疝的个别病例报道。

【禁忌证】 ①对本品过敏者、脑出血急性期、心肌梗死急性期、二尖瓣狭窄、心功能不全Ⅲ级及以上、急性出血者及脱水者禁用。②妊娠期和哺乳期妇女禁用。

【注意】 ①有消化性溃疡病史或溃疡未处于活动期、血压不稳定、低血压病史、肝功能不全者慎用。②应密切注意患者颅压变化情况。③静脉滴速应控制在0.5～0.7ml/min，在滴注过程中监测血压、心率及自觉症状。④对儿童、妊娠期及哺乳期妇女用药的安全性资料尚不明确，故不推荐使用。

【药物相互作用】 ①与神经节阻断剂(如美卡拉明、酒石酸喷托铵、樟磺咪芬、潘必啶等合用)以及抗交感神经药物(如β受体拮抗剂拉贝洛尔、美托洛尔等；α受体拮抗剂哌唑嗪、酚苄明等)合用，可能发生严重低血压事件。②与乙醇、咖啡、茶类合用，会使皮肤面部潮红加重。

【制剂】 片剂：每片100mg；150mg。注射液：每支300mg(2ml)。

【贮法】 室温、避光、密封保存。

维生素E烟酸酯　Vitamin E Nicotinate

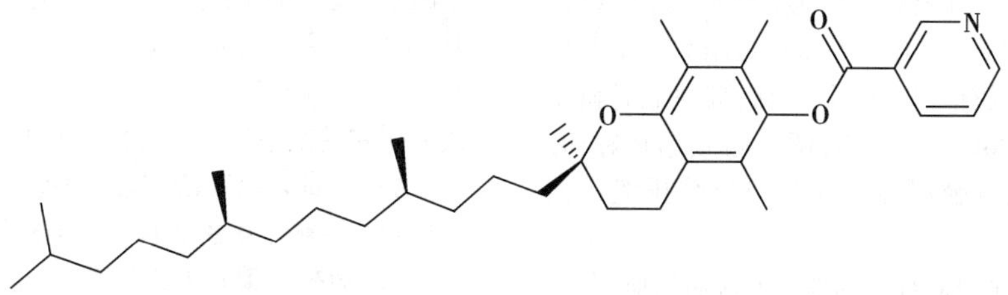

【其他名称】 烟酸生育酚酯，α-生育酚烟酸酯，烟酸维生素E，威氏克。

【性状】 为白色或微黄色蜡脂状结晶，极易溶于丙酮、乙醚、三氯甲烷和苯，易溶于乙醇，在水中几乎不溶。

【药理学】 本品是将维生素E和烟酸通过先进工艺合成而得到的衍生物，维生素E烟酸酯较前两者更具有显著的药理作用。本品可舒张周围血管，增加血流量，降低毛细血管通透性，还能抑制胆固醇的合成。大剂量可降低血清胆固醇及二酰甘油浓度。作用机制：①维生素E属抗氧化物，可结合饮食中的硒，防止细胞膜及其他细胞结构的多价不饱和脂肪酸免受自由基损伤；保护红细胞免于溶血；保护神经与肌肉免受氧自由基损伤，维持神经、肌肉的正常发育与功能。亦可能为某些酶系统的辅助因子。②烟酸在体内转化为烟酰胺，再与核糖腺嘌呤等组成烟酰胺腺嘌呤二核苷酸(辅酶Ⅰ)和烟酰胺腺嘌呤二核苷酸磷酸(辅酶Ⅱ)，为脂质氨基酸、蛋白、嘌呤代谢及组织呼吸的氧化作用和糖原分解所必需。烟酸可降低辅酶A的利用，通过抑制极低密度脂蛋白(VLDL)的合成而影响血胆固醇的运载。烟酸还具有周围血管扩张作用。维生素E有50%～80%在肠道内吸收，吸收过程需有胆盐和脂肪的存在，且胰腺功能需正常。与血中β-脂蛋白结合，贮于全身组织，特别是脂肪组织中。经肝脏代谢，从胆汁和肾脏排泄。烟酸可以在胃肠道内吸收，口服30～60分钟达血药浓度高峰，广泛分布。经肝脏代谢，消除半衰期为45分钟。大部分烟酸代谢物及少量的原形成分从尿中排出。

【适应证】 ①适用于动脉硬化、脑震荡及中心性视网膜炎等血管障碍性疾病。②用于高脂血症、动脉粥样硬化的防治。③用于脑卒中后遗症所致慢性脑循环障碍的伴随症状。

【用法和用量】 口服，每次0.1～0.2g，每日3次，餐后服。老年人可做适当调整。

【不良反应】 ①可出现颈、面部温热，皮肤发红，头痛。严重时可见瘙痒、胃肠道不适。②大量烟酸可导致腹泻、头晕、乏力、皮肤干燥、瘙痒、眼干燥、恶心、呕吐、胃痛等。偶尔大量应用烟酸可致高血糖、高尿酸、心律失常、肝毒性反应。

【注意】 ①慎用于动脉出血，糖尿病(烟酸用量大可影响糖耐量),青光眼,痛风,高尿酸血症,肝病,溃疡病(用量大可引起溃疡活动),低血压。②用药前及用药过程中需检查并监测肝功能、血糖。

【药物相互作用】①避免香豆素及其衍生物与大量维生素 E 同用,以防止降低凝血酶原。②烟酸与胍乙啶等肾上腺素受体拮抗型抗高血压药合用,其血管扩张作用协同增强,并可产生直立性低血压。③异烟肼可阻止烟酸与辅酶Ⅰ的结合,而致烟酸缺少。

【制剂】胶囊剂:每粒 0.1g。胶丸:每粒 0.1g。

【贮法】避光、密闭保存。

川芎嗪〔药典(二);医保(乙)〕 Ligustrazine

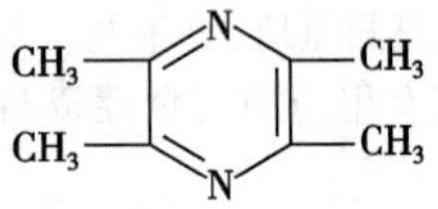

为伞形科植物川芎的有效成分之一,现由人工合成。

【其他名称】盐酸川芎嗪,磷酸川芎嗪,四甲基吡嗪,天舒通,川青,Tetramethylpyrazine,Szechuan Lovage,四甲基吡嗪,chuanxiongzine。

【性状】为白色针状结晶,具有特殊异臭,有吸湿性,易升华。易溶于热水、石油醚,溶于三氯甲烷、稀盐酸,微溶于乙醚,不溶于冷水。熔点 80~82℃(显微测定),沸点 190℃。

【药理学】本品具有扩张小动脉、改善微循环、增加脑血流量和活血化瘀作用。对腺苷二磷酸(ADP)、花生四烯酸及血小板活化因子(PAF)诱导的人血小板聚集有抑制作用,并对已聚集的血小板有解聚作用。抑制脑缺血时血小板的激活,纠正 TXA_2-PGI 平衡失调,调理脑微循环障碍。口服吸收迅速,可透过血脑屏障。主要经肾脏排泄代谢产物。

【适应证】用于治疗缺血性脑血管病(如脑供血不足、脑血栓形成、脑栓塞)及其他缺血性血管病(如冠心病、脉管炎)。

【用法和用量】①口服:每次 50~100mg,每日 3 次,30 天为一疗程。②肌内注射:磷酸川芎嗪,一次 50~100mg,一日 1~2 次,15 日为一疗程。盐酸川芎嗪,一次 40~80mg,一日 1~2 次,15 日为一疗程。③静脉滴注:磷酸川芎嗪,一次 50~100mg,一日 1 次,宜于 3~4 小时滴完,10~15 日为一疗程。盐酸川芎嗪,一次 80~120mg,一日 1 次,10~15 日为一疗程。

【不良反应】偶见胃部不适、口干、嗜睡、转氨酶升高、药疹、药热等不良反应。

【禁忌证】对本品过敏者、有出血或出血倾向者禁用。

【注意】①注射液酸性强,不宜大量肌内注射。不应与碱性药物混合注射。②在脑出血急性期度过 2 周以上,可谨慎考虑通过本品改善微循环、保护神经元,小剂量使用,以促进病灶区坏死物质清除及神经元修复。③脑水肿患者和血压偏低者慎用。

【制剂】片剂:每片 50mg。滴丸:每丸 5mg;12.5mg。胶囊剂:每粒 50mg。注射用川芎嗪(盐酸盐):每支 40mg(2ml);40mg(10ml)。注射用川芎嗪(磷酸盐):每支 50mg(2ml);100mg(5ml)。

【贮法】避光、密封保存。

丁苯酞〔医保(乙)〕 Butylphthalide

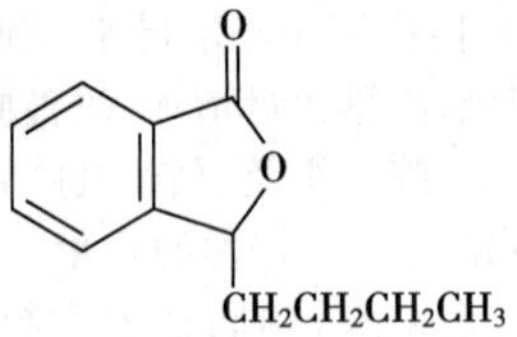

【其他名称】正丁基苯酞,恩必普。

【药理学】本品为人工合成的消旋正丁基苯酞,与芹菜籽中提取的左旋芹菜甲素的结构相同。临床研究显示,本品对急性缺血性脑卒中患者中枢神经功能的损伤有改善作用。动物研究显示,本品可阻断缺血性脑卒中所致脑损伤的多个病理环节,具有较强的抗脑缺血作用,可明显缩小大鼠局部脑缺血的梗死面积,减轻脑水肿,改善脑能量代谢和缺血脑区的微循环和血流量,抑制神经细胞凋亡,并具有抗脑血栓形成和抗血小板聚集的作用。本品可能通过提高脑血管内皮 NO 和 PGI_2 的水平,降低细胞内钙离子浓度,抑制谷氨酸释放,减少花生四烯酸生成,抑制氧自由基和提高抗氧化酶活性等机制发挥上述药效作用。

单次口服 100mg、200mg 和 400mg 丁苯酞软胶囊后,丁苯酞平均达峰时间分别为 0.88 小时、1.25 小时和 1.25 小时;平均消除半衰期分别为(12.46±2.50)小时、(11.84±4.09)小时,(7.52±1.32)小时。丁苯酞主要以代谢产物形式从尿和粪便中排出。食物影响丁苯酞的吸收。

【适应证】用于治疗轻、中度急性缺血性脑卒中,改善急性缺血性脑卒中患者神经功能缺损。

【用法和用量】①软胶囊:可与复方丹参注射液联合使用。空腹口服,一次 2 粒(0.2g),一日 3 次,20 天为一疗程。本品应在患者发病后 48 小时内开始给药。②注射液:静脉滴注,每日 2 次,每次 25mg,每次滴注时间不少于 50 分钟;2 次用药时间间隔不少于 6 小时,疗程 14 日。

【不良反应】可见氨基转移酶轻度升高,停药后可恢复正常。口服偶见恶心、腹部不适及精神症状等。静脉滴注后偶见头晕、头痛、胸闷、呼吸困难、皮肤瘙痒、过敏性皮炎、输液部位局部皮肤发红等。

【禁忌证】对本品或芹菜过敏者、有严重出血倾向者禁用。

【注意】①餐后服用影响药物吸收,故应餐前服用。②肝、肾功能受损者,有精神症状者,心动过缓、病窦综合征患者慎用。③用药过程中需注意氨基转移酶的变化。④因本品缺乏出血性脑卒中临床研究数据,故不推荐出血性脑卒中患者使用。⑤肌酐清除率<30ml/min 的患者慎用注射液。

【制剂】软胶囊:每粒 0.1g。丁苯酞氯化钠注射:每瓶 100ml(丁苯酞 25mg 与氯化钠 0.9g)。

曲克芦丁〔药典(二);医保(乙)〕　Troxerutin

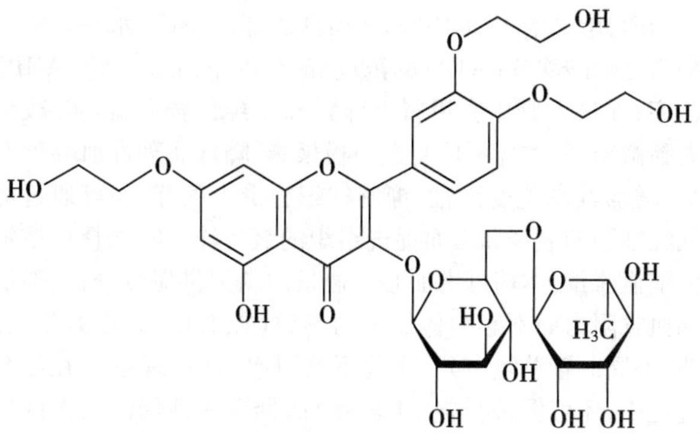

【其他名称】羟乙基芦丁,维脑路通,维生素 P_4,Venoruton,Vitamin P_4。

【ATC 编码】C05CA04

【性状】为黄绿色、易潮解的结晶粉末。易溶于水,极微溶于乙醇,不溶于三氯甲烷。

【药理学】本品是芦丁经羟乙基化制成的半合成水溶性黄酮类化合物。具有抑制红细胞和血小板聚集作用,防止血栓形成,同时能增加血中氧的含量,改善微循环,促进新血管生成以增进侧支循环。它对血管内皮细胞有保护作用,能对抗 5-羟色胺和缓激肽引起的血管损伤,增加毛细血管的抵抗力,降低毛细血管的通透性,有防止因血管通透性升高引起的水肿的作用。并有抗放射线损伤、抗炎症、抗过敏、抗溃疡等作用。

口服吸收好,给药后约 1~6 小时达血药浓度高峰,药物在体内分布广泛,可通过血脑屏障,血浆蛋白结合率约为 30% 左右。消除半衰期为 10~25 小时。在肝脏代谢,存在首关效应。可能存在肝肠循环,代谢产物 70% 经粪便排出体外。

【适应证】适用于脑血栓形成和脑栓塞引起的偏瘫、失语;动脉硬化,冠心病梗死前综合征;血栓性静脉炎、静脉曲张、雷诺综合征,中心视网膜炎、糖尿病性视网膜炎,血管通透性升高引起的水肿等。

【用法和用量】①口服:片剂、胶囊,一次 120~180mg,一日 3 次。颗粒剂,一次 3.5g,一日 1 次。口服溶液,一次 300mg,一日 1~2 次。②肌内注射:一次 60~150mg,一日 2 次,20 日为一疗程。可用 1~3 个疗程,每疗程间隔 3~7 日。③静脉滴注:每次 240~480mg,每日 1 次,20 天为一疗程,可用 1~3 个疗程,每疗程间隔 3~7 日。

【不良反应】偶见过敏反应和恶心、头晕等不良反应。个别患者静脉滴注时可有心、血管系统及肝脏毒性反应,急性脑水肿或心律失常。使用中一旦出现过敏反应,应立即停用。

【禁忌证】对本品过敏者或有严重不良反应史者禁用。

【注意】①慎用于有药物过敏史者,有出血或出血倾向者,胃肠道溃疡病患者,与抗血小板聚集药物、抗凝药物合用者。②儿童、妊娠期及哺乳期妇女的用药安全性尚不明确,不推荐使用。③静脉滴注时注意避光。

【药物相互作用】与抗血小板聚集药物、抗凝药物合用,是否会导致出血倾向或出血发生率增加尚不明确,但在用药前应检查患者凝血常规。

【制剂】片剂:每片 60mg;100mg;120mg;180mg。胶囊剂:每粒 120mg。颗粒剂:每袋 3.5g(7g)。口服溶液:每瓶 300mg(10ml);180mg(10ml)。注射液:每支 60mg(2ml);100mg(2ml);150mg(5ml);300mg(10ml);480mg(10ml)。注射用曲克芦丁:每支 60mg;120mg;240mg;480mg。曲克芦丁葡萄糖注射液:每瓶 400mg(100ml);400mg(250ml)。曲克芦丁氯化钠注射液:每瓶 400mg(100ml);400mg(250ml)。

【贮法】避光、密封、干燥处保存。

灯盏花素〔基〕　Breviscapine

【其他名称】灯盏乙素,灯盏细辛,灯乙素。

【性状】片剂为黄色的粉末,有一定吸湿性,无臭,无味或味微咸,溶于甲醇。注射剂为黄色的澄明液体。

【药理学】本品是从灯盏花全株植物中提取的黄酮类成分。具有扩张脑血管的作用,可改善脑微循环,增加脑血流量;增加外周、冠脉和心肌血流量,抑制血小板聚集,减少脂质过氧化物,增强纤溶活性,降低血液黏滞度。本药口服制剂有增强学习记忆能力、降低肺动脉高压、降血脂及降低血黏度等作用。本药注射剂有抗脑缺血、抗血栓和降血脂等作用。

【适应证】①用于缺血性脑血管病,如脑供血不足、椎基底动脉供血不足、脑卒中后遗症。②亦用于冠心病、心绞痛、高血压、高黏滞血症等心血管疾病。

【用法和用量】①口服:片剂、分散片、咀嚼片、滴丸,每次 40mg,每日 3 次。②肌内注射:每次 20mg(5ml),一日 2 次,15 天为一疗程。③静脉滴注:每次 40~80mg(10~20ml),每日 1 次,加入 500ml 静脉滴注液中稀释应用,10 天为一疗程。

【不良反应】偶见全身瘙痒、胸闷、乏力、皮疹、心悸、口干等。

【禁忌证】对本药或含有灯盏花素制剂过敏或有严重不良反应病史者、脑出血急性期、有出血倾向的患者、新生儿、婴幼儿、妊娠期妇女禁用。

【注意】不宜用于脑出血急性期和有出血倾向的患者。

【药物相互作用】在与抗血小板聚集药物、抗凝药物合用时注意监测凝血功能。

【制剂】片剂、分散片:每片 20mg,40mg。咀嚼片:每片 20mg。滴丸:每丸 4mg。注射剂:每支 5mg(2ml);20mg(5ml)。灯盏花素葡萄糖注射液:每瓶 250ml(灯盏花素 20mg,葡萄糖 12.5g)。灯盏花素氯化钠注射液:250ml(灯盏花素 20mg,氯化钠 2.25g)。

【贮法】避光、密封、室温保存。

长春胺　Vincamine

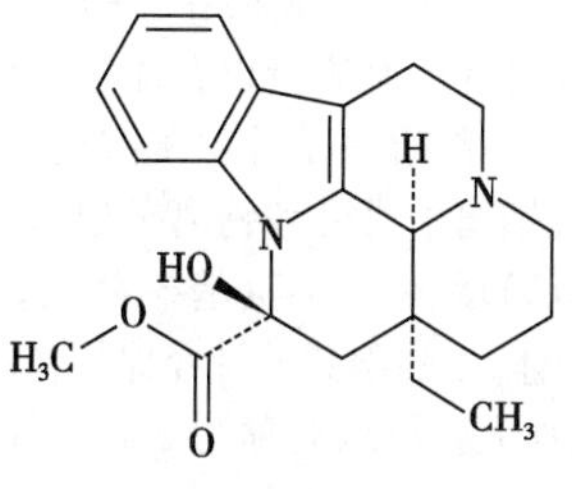

本品为夹竹桃科植物长春花中提取的一种生物碱，目前已可半合成。

【其他名称】长春花素，奥勃兰。

【ATC 编码】C04AX07

【性状】为黄色结晶。易溶于三氯甲烷和二氯甲烷，微溶于乙醇和甲醇，不溶于水。

【药理学】本品属一种吲哚类生物碱。具有扩张脑血管和毛细血管的作用，能维持或恢复缺血区脑血管的生理性扩张，增加缺血区的正常脑血流量，提高神经元对葡萄糖和血氧的利用率，改善缺氧脑组织的代谢。但不影响心脏血流量和全身血液循环。有资料报道，一次服用缓释胶囊后血药浓度保持100ng/ml以上可达12小时。

【适应证】①用于治疗衰老期心理行为障碍（如警惕性和记忆力丧失、头晕、耳鸣、时间与空间定向力障碍、失眠）。②也可用于急性脑血管病、脑震荡后遗症。③用于治疗缺血性视网膜疾病、耳蜗前庭疾病。

【用法和用量】口服：缓释胶囊，每次30mg，每日2次，建议餐后服用。

【不良反应】可见恶心、呕吐、腹痛、腹泻、便秘、失眠、荨麻疹等。注射使用可有大汗等不良反应。

【禁忌证】①对本品过敏者、颅内肿瘤、颅内压增高、严重电解质紊乱（低钾血症或高钾血症）和Q-T间期延长患者禁用。②妊娠期及哺乳期妇女禁用。

【注意】①有心脏病发作、器质性心脏病或心脏衰竭的患者应慎用本品。在这些情况下，起始治疗时建议使用最小剂量作为起始剂量并对患者心电图进行密切监测。②使用本品长期治疗时，应定期监测患者肝功能。③使用本品可能对驾驶和机器操作能力造成影响。

【制剂】缓释胶囊：每粒30mg。

【贮法】密封、干燥保存。

长春西汀〔医保(乙)〕 Vinpocetine

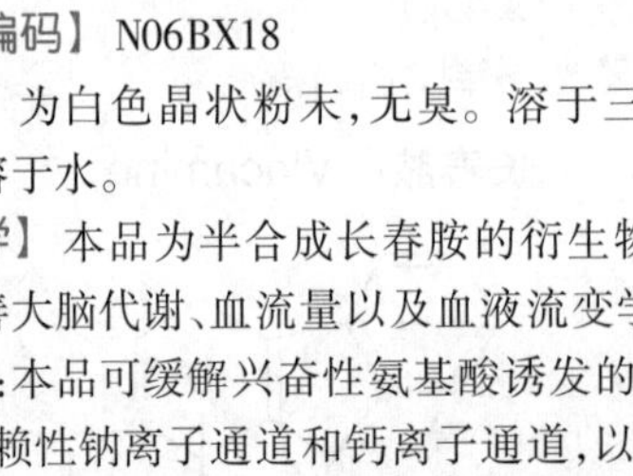

【其他名称】长春乙酯，开文通，卡兰，Cavinton。

【ATC 编码】N06BX18

【性状】为白色晶状粉末，无臭。溶于三氯甲烷及乙醇，几乎不溶于水。

【药理学】本品为半合成长春胺的衍生物。具有多种作用，能改善大脑代谢、血流量以及血液流变学性质。①神经保护作用：本品可缓解兴奋性氨基酸诱发的细胞毒作用，抑制电压依赖性钠离子通道和钙离子通道，以及*N*-甲基-D-天冬氨酸（NMDA）受体和α-氨基-3-羟基-5-甲基-4-异噁唑丙酸（AMPA）受体，增强腺苷的神经保护作用。②促进大脑新陈代谢：可增加大脑组织对葡萄糖和氧气的摄入与消耗，将葡萄糖的代谢转换到更有利的有氧代谢通路。本药可选择性抑制钙离子-钙调蛋白依赖的环磷酸鸟苷（cGMP）-磷酸二酯酶，增加脑中cGMP和环磷酸腺苷（cAMP）水平。还可提高三磷酸腺苷（ATP）的浓度和ATP/单磷酸腺苷（AMP）比率；促进大脑中去甲肾上腺素和5-羟色胺更新。③改善大脑微循环：本药可抑制血小板聚集、降低病理性血黏度升高、增加红细胞变形性、抑制红细胞摄入腺苷，还可通过降低红细胞的氧亲和力而促进组织的氧运输。④选择性增加大脑血流量：本药可增加心排血量的脑部供应百分比、降低脑血管阻力而不影响体循环的参数（如血压、心排血量、脉搏、外周血管总阻力）。本药不会引起“窃血现象”，在给药过程中，还可促进受损（未坏死）的低灌注性局部缺血区域的血液供应（即窃血效应翻转）。

口服吸收良好，1小时可达血药浓度峰值。进食可增加本药的生物利用度。口服半衰期为4～6小时，不会产生蓄积作用。在体内分布广泛，可通过血脑屏障，亦可通过胎盘屏障。主要在肝脏代谢为脱酯衍生物脱胺长春花酸（阿扑长春胺酸）和其他代谢产物，由肾脏排出。在老年人中的动力学与青年人没有差异，而且不会在体内蓄积。在肝、肾功能异常病人中长春西汀也不会蓄积，故可以长期治疗。

【适应证】①用于改善脑梗死、脑出血后遗症及脑动脉硬化引起的各种症状，如记忆障碍、眩晕、头痛、失语、抑郁症等。②还可用于各种眼底血液循环不良所致的视力障碍；听力损伤、耳鸣、前庭功能障碍。③用于各种颅脑手术后脑功能的康复治疗。

【用法和用量】①口服：每次5～10mg，每日3次，餐时口服。②静脉滴注：起始剂量每日20mg，每日1次；以后根据病情可增至每日30mg，每日1次。可用本品20～30mg加入0.9%氯化钠注射液500ml或5%葡萄糖注射液500ml内，缓慢滴注（滴注速度不能超过80滴/分钟）。配制好的输液须在3小时内使用。静脉滴注治疗后，推荐口服长春西汀片继续治疗。肝、肾疾病患者不必进行剂量调整。

【不良反应】①可见恶心、呕吐、胃灼热、口干；头晕、头痛、嗜睡、焦虑、失眠；低血压，潮红；转氨酶升高等。②偶见粒细胞减少、皮疹、荨麻疹等过敏症状，血清转氨酶、γ-GTP、尿素氮升高等。

【禁忌证】①对本药过敏者、颅内出血后尚未完全止血者、严重缺血性心脏病、严重心律失常者禁用。②儿童、妊娠期和哺乳期妇女禁用。

【注意】①有过敏病史者、心血管疾病、血压过高者慎用。②本品不可静脉注射或肌内注射，未经稀释不可静脉使用。③输液中长春西汀的含量不能超过0.06mg/ml，否则有溶血的可能。

【药物相互作用】①与抗血小板聚集药物、抗凝药物合用时建议监测凝血象。②本品不可与肝素同时使用。

【制剂】片剂：每片5mg。注射液：每支10mg（2ml）；20mg（2ml）；30mg（5ml）。长春西汀葡萄糖注射液：每瓶100ml（长春西汀10mg）；100ml（长春西汀20mg）；200ml（长春西汀10mg）；250ml（长春西汀10mg）。长春西汀氯化钠注射液：每瓶100ml（长春西汀10mg）。

【贮法】避光、密封、室温保存。

血塞通〔基;医保(乙)〕

本品以三七总皂苷为原料精制而成。主要成分:人参皂苷 Rb_1,人参皂苷 Rg_1,三七皂苷 R_1。

【性状】本品有多种剂型。糖衣片:除去糖衣后,显白色或微黄色,味苦、微甘。软胶囊:内含黄色或棕黄色油状混悬液。注射剂:淡黄色澄明液体。

【药理学】本品具有活血化瘀、通脉活络功能。能抑制血小板聚集,扩张脑血管,使脑血流量增加。并能降低机体耗氧量,提高机体对缺氧的耐受力。动物实验显示,本品具有抗脑缺血作用,能改善多发性脑梗死大鼠的脑水肿,促进脑软化灶的胶质细胞反应,加速软化灶的吸收,可使海马区神经元病变减轻;对沙土鼠短暂性脑缺血海马迟发性神经元损伤有一定的保护作用,减少死亡神经元数量,增加神经元密度。此外,临床研究显示,本品能够改善脑梗死患者的血液流变性,改善甲襞微循环,降低血清甘油三酯、胆固醇和低密度脂蛋白含量。并可降低重型颅脑损伤患者的颅内压。

【适应证】①用于缺血性脑血管病、冠心病心绞痛,中医证见脑络瘀阻、中风偏瘫、心脉瘀阻、胸痹心痛。②还可用于治疗视网膜血管阻塞,中医证见瘀血阻络。

【用法和用量】口服:一次 50~100mg,一日 3 次。肌内注射:一次 100mg,每日 1~2 次。静脉滴注:一次 200~400mg,以 5%~10% 葡萄糖注射液 250~500ml 稀释后缓缓滴注,每日 1 次。静脉注射:每次 200mg,以 25%~50% 葡萄糖注射液 40~60ml 稀释后缓缓注射,每日 1 次。15 天为一疗程。停药 1~3 天后可进行第二疗程。

【不良反应】可见局部或全身皮疹,严重者出现胸闷、心悸、喘憋、血尿、急性肾功能不全,甚至过敏性休克。

【禁忌证】禁用于脑出血急性期患者,对本品及人参、三七过敏者。

【注意】①阴虚阳亢或肝阳化风者,不宜单独使用本品。②心痛剧烈及持续时间长者,应作心电图及心肌酶学检查,并采取相应的医疗措施。③妊娠期妇女慎用。④本品有效成分较多,保存不当会影响质量,使用前须对光检查,已确定药液没有出现混浊、沉淀、变色、漏气等现象。药物性状发生改变时禁用。

【制剂】片剂:每片 25mg;50mg;100mg。胶囊剂:每粒 60mg;100mg。注射液:每支 100mg(2ml);200mg(2ml);250mg(5ml);250mg(10ml);400mg(10ml);400mg(20ml)。

【贮法】避光、阴凉通风干燥处。

七叶皂苷钠〔医保(乙)〕　Sodium Aescinate

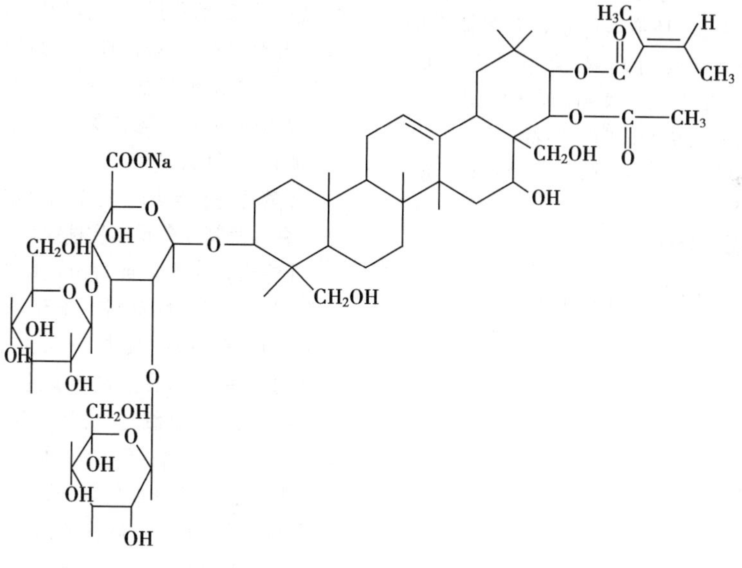

本品为七叶树科植物天师栗(*Aesculus Wilsonii* Rehd.)的干燥成熟果实(娑罗子)中提取得到的含酯键的三萜皂苷,其主要成分为七叶皂苷钠 A 和七叶皂苷钠 B。

【其他名称】麦通纳,欧开,艾辛可,Aescine,Aescinum。

【性状】本品冻干粉针剂呈白色冻干疏松块状物,易溶于水,有引湿性。

【药理学】本品为抗渗出及增加静脉张力药,具有消肿、抗炎和改善血液循环的作用。作用机制包括:①降低血管通透性:对血清中的溶酶体活性具有明显的抑制作用,稳定溶酶体膜,阻碍蛋白酶的代谢,降低毛细血管的通透性,缩小肿胀面积,减少栓塞的体积。②增加静脉回流,减轻静脉淤血症状:本品可作用于血管内皮细胞感受器,引起静脉收缩,增加静脉回流量,改善淤血症状,如肢体肿胀、疼痛、瘙痒、疲劳和沉重感等。同时还能明显降低血液黏稠度。③增强血管弹性和血管张力:通过抑制血液中蛋白酶的作用,使静脉壁糖蛋白胶原纤维不受破坏,恢复静脉的强度及弹性。本品半衰期为 1.5 小时,血浆蛋白结合率在 90% 以上。静脉给药后,生物效应维持时间长,一次给药 16 小时后仍有最大抗炎、抗渗出活性。单次剂量的 1/3 经肾脏排泄,2/3 经胆汁排泄。

【适应证】①用于各种病因引起的脑水肿、创伤或手术所致肿胀。②也用于静脉回流障碍、下肢静脉曲张、血栓性静脉炎、慢性静脉功能不全,下肢动脉阻塞性疾病,运动系统创伤造成的软组织血肿、水肿。③用于周围神经炎性疾病,如格林-巴利综合征、多发性神经炎等。

【用法和用量】①静脉给药:一日 5 ~ 10mg,溶于 250ml 滴注液中静脉滴注;或 5 ~ 10mg 溶于 10 ~ 20ml 10% 葡萄糖溶液或 0.9% 氯化钠溶液中,静脉注射。儿童 3 岁以下一日 0.05 ~ 0.1mg/kg;3 ~ 10 岁一日 0.1 ~ 0.2mg/kg。重症患者可多次给药,但一日总量不得超过 20mg。疗程 7 ~ 10 天。②口服:每次 30 ~ 60mg,一日 2 次,餐时或餐后口服,20 日为一疗程。

【不良反应】最常见不良反应有胃肠道症状、头晕、头痛、瘙痒等。常见严重不良反应可有过敏反应(皮疹、疱疹、脱落性皮炎、过敏性休克)、急性肾衰竭(更多见于儿童)、肝功能不全(转氨酶、碱性磷酸酶升高更为常见)、静脉损伤、疼痛,血栓性静脉炎等。

【禁忌证】①禁用于对本药过敏者,肾损伤、肾衰竭、肾功能不全者患者。②妊娠期妇女禁用。

【注意】①肝功能不全、休克、血容量减少及严重脱水者慎用。②儿童慎用。③禁用于动脉、肌内和皮下注射。④用药前后要检查肾功能。对于使用本品时有血容量减少表现的病人,需要监测肾功能。一旦发生肾功能受损、过敏反应等,应立即停药。

【药物相互作用】①与其他有肾毒性的药物(如头孢一代、二代药物,氨基苷类抗生素,环孢素等)合用,可能会加重肾功能的改变,或者导致急性肾衰竭,合用时要谨慎。②与皮质激素类药物、血浆蛋白结合率高的药物合用时应谨慎。③与含有碱性基团的药物合用可能出现沉淀。

【制剂】片剂:每片 30mg。注射剂:每支 5mg;10mg;15mg。搽剂:150mg(15ml)。

【贮法】密封、避光、阴凉处保存。

葛根素〔药典(二);医保(乙)〕 Puerarin

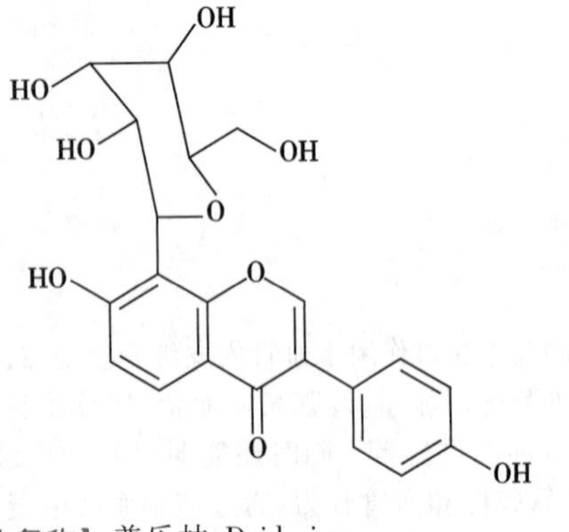

【其他名称】普乐林,Daidzeine。

【性状】本品为白色至微黄色结晶性粉末。在甲醇中溶解,在乙醇中略溶,在水中微溶,在三氯甲烷或乙醚中不溶。

【药理学】本品为由豆科植物野葛或甘葛藤根中提出的一种黄酮苷。为血管扩张药,可使正常和痉挛状态的冠状动脉扩张,并通过扩张颅内动脉血管,增高脑血流。可调节局部微血管的血流和增加运动幅度,改善微循环。可抑制凝血酶诱导的血小板中 5-HT 释放,抗血小板聚集。并有一定的降血压作用。本品因为尚有广泛的 β-肾上腺素受体拮抗作用,故能降低眼压,可长时间维持眼压在低水平上。

静脉注射本药 5mg/kg,蛋白结合率为 24.6%,稳态表观分布容积为 0.298L/kg,其分布为开放二室模型,主要分布于肝、肾、心脏和血浆,其次为睾丸、肌肉和脾,还可透过血-脑脊液屏障进入脑内;消除半衰期为 74 分钟,平均滞留时间为 1.28 小时,其清除较快,在体内不易蓄积。1% 葛根素滴眼液给家兔滴眼,血药峰浓度在 2 小时,降眼压最强时间为 4 小时,房水半衰期为 8 小时。

【适应证】①可用于辅助治疗缺血性脑血管病;冠心病、心绞痛、心肌梗死;视网膜动、静脉阻塞;突发性耳聋。②滴眼剂可用于治疗原发性开角型青光眼、高眼压症、原发性闭角型青光眼、继发性青光眼。

【用法和用量】①静脉滴注:每次 200 ~ 400mg,加入 5% 葡萄糖注射液或生理盐水 500ml 中静脉滴注,每日一次,10 ~ 20 天为一疗程,可连续使用 2 ~ 3 个疗程。超过 65 岁的老年人连续使用总剂量不超过 5g。②滴眼:一次 1 ~ 2 滴,滴入眼睑内,闭目 3 ~ 5 分钟。首日 3 次,以后为每日 2 次,早晚各一次。

【不良反应】①个别患者在用药开始时出现暂时性腹胀、恶心等等消化道反应,继续用药可自行消失。②少数病人可出现皮疹、过敏性哮喘、过敏性休克、发热等过敏反应,极少数病人出现溶血反应,一旦出现上述不良反应,应立即停药并对症治疗。③偶见急性血管内溶血:寒战、发热、黄疸、腰痛、尿色加深等。

【禁忌证】禁用于对本品过敏者,严重肝、肾功能不全,心力衰竭及其他严重器质性疾病患者。

【注意】①出血或有出血倾向者慎用。②妊娠期及哺乳期妇女的安全性资料尚不充分,故目前不推荐使用。本品虽然具有体内吸收快、分布快、消除快的特点,但考虑到儿童的生理特点,在剂量减少的情况下,慎用。③需定期监测胆红素、网织红细胞、血常规及尿常规。④血容量不足者应在短期内补足血容量后使用本品。⑤合并糖尿病患者,应用生理盐水稀释本品后静脉滴注。⑥出现寒战、发热、黄疸、腰痛、尿色加深等症状者,需立即停药,及时治疗。⑦本品长期低温(10℃以下)存放可能析出结晶,此时可将安瓿置温水中,待结晶溶解后仍可使用。

【药物相互作用】①对于使用降压药物、抗血小板聚集药物等的患者,使用本品时应注意监测血压和血常规、凝血常规。②本品为含酚羟基的化合物,遇碱溶液变黄,与金属离子形成络合物等。因此,使用过程中,不宜在碱液中长时间放置,应避免与金属离子接触。

【制剂】注射液:每支 50mg(2ml);100mg(2ml);25mg(5ml);200mg(5ml);400mg(5ml);400mg(8ml);400mg(10ml)。粉针剂:每支 200mg。葛根素氯化钠注射液:每瓶 100ml(葛根素 200mg);250ml(葛根素 400mg)。葛根素滴眼

液:每支50mg(5ml)。

【贮法】避光、干燥通风、阴凉处。

倍他司汀[药典(二);基;医保(甲、乙)] Betahistine

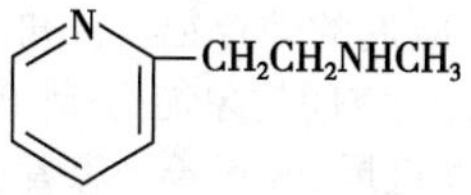

【其他名称】盐酸倍他司汀,甲磺酸倍他司汀,甲胺乙吡啶,抗眩啶,敏使朗,Betahistine Hydrochiloride,Merislon。

【ATC编码】N07CA01

【性状】其盐酸盐、甲磺酸盐,白色或淡黄色粉末,吸湿度强,极易溶于水,微溶于乙醇,在丙酮中几乎不溶。

【药理学】本品为新型组胺类药物,化学结构和药理性质与组胺相类似,是组胺 H_1 受体的激动药。本药具有扩张毛细血管、舒张前毛细血管括约肌、增加前毛细血管微循环血流量的作用;也具有舒张内耳前毛细血管括约肌,增加耳蜗和前庭血流量的作用。本药还可抑制组胺释放,产生抗过敏作用。本药在扩血管的同时可改善前庭功能,消除内耳性眩晕、耳鸣和耳闭感等症状。本药扩张血管作用较组胺弱而持久,扩血管时不增加微血管的通透性,刺激胃酸分泌的作用较小。口服易吸收,在肝脏经广泛代谢,转化为两种代谢物,其代谢物的达峰时间为3~5小时,在3日内多数药物以代谢物形式从尿中排泄。

【适应证】主要用于梅尼埃综合征、血管性头痛及脑动脉硬化,并可用于治疗急性缺血性脑血管疾病,如脑血栓、脑栓塞、一过性脑供血不足等;对高血压所致直立性眩晕、耳鸣等亦有效。

【用法和用量】①盐酸倍他司汀片:口服,成人每次4~8mg,每日2~4次,最大日剂量不得超过48mg。或一次5~10mg,一日10~20mg,一日最大剂量不超过50mg。②甲磺酸倍他司汀片:口服,成人每次6~12mg,一日3次,餐后服用。③盐酸倍他司汀口服液:一次10~20mg,一日30~60mg,一日最大剂量不超过50mg。④盐酸倍他司汀注射液:肌内注射,一次10mg,一日1~2次;静脉滴注,每次10~30mg,一日1次。将本品溶于2ml 5%葡萄糖溶液或0.9%氯化钠溶液中,再溶于静脉滴注液500ml中缓慢静脉滴注。

【不良反应】偶有食欲缺乏、恶心、呕吐、口干、头痛、心悸、皮炎、出血性膀胱炎等。

【禁忌证】对本药过敏者、嗜铬细胞瘤患者、小儿禁用。

【注意】①消化性溃疡、支气管哮喘、慢性阻塞性肺疾病(COPD)、肾上腺髓质瘤、心血管疾病、肝脏疾病患者慎用。②妊娠期及哺乳期妇女慎用。老年人使用注意调节剂量。

【药物相互作用】与抗组胺药合用,后者可拮抗本品的作用,两者不宜合用。

【制剂】片剂(盐酸盐):每片4mg,5mg。片剂(甲磺酸盐):每片6mg。注射液:每支10mg(2ml);30mg(5ml)。口服液:每支10mg(5ml);20mg(10ml)。

【贮法】避光、密封保存。片剂置于干燥处。

地芬尼多[药典(二);基;医保(甲)] Difenidol

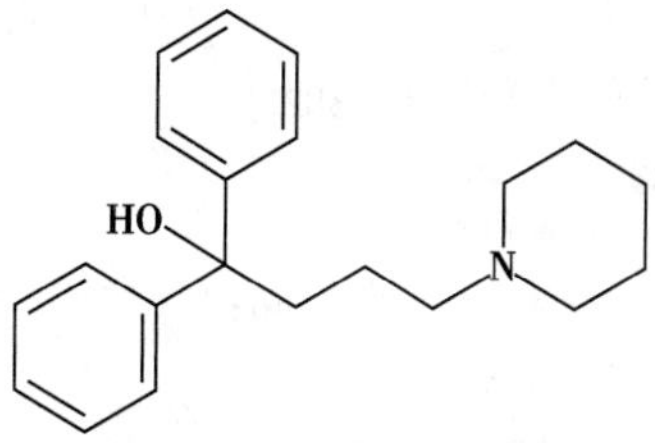

【其他名称】盐酸地芬尼多,眩晕停,戴芬逸多,二苯哌丁醇,Cephadol,Vontrol。

【性状】常用其盐酸盐,为白色结晶性粉末,无臭,味涩。易溶于甲醇,可溶于乙醇,略溶于三氯甲烷和水。

【药理学】本品可改善椎基底动脉供血不足。可通过作用于前庭器官,特异性地调节前庭功能,抑制呕吐、眩晕,改善眼球震颤等。有较弱的抗胆碱作用。口服吸收完全,生物利用度91%,1.5~3小时血药浓度达峰值。在体内分布广泛,主要分布于心、肝、脾、肺、肾、脑等,单次剂量的90%主要经肾脏排出。消除半衰期为4小时。

【适应证】用于治疗各种原因引起的眩晕症(如椎基底动脉供血不足、梅尼埃病等)、恶心呕吐、自主神经功能紊乱、晕车晕船、运动病及外科麻醉手术后的呕吐等。

【用法和用量】口服:成人每次25~50mg,每日3次;6个月以上儿童,每次0.9mg/kg,每日3次。肌内注射:每次10~20mg,眩晕发作剧烈者可每次20~40mg。

【不良反应】可见口干、胃部不适、头痛、头晕、耳鸣、视力模糊、皮疹等。偶见嗜睡、心悸、幻听、幻视、定向力障碍、皮疹、一过性血压降低等。

【禁忌证】对本药过敏者、青光眼患者、无尿或严重肾功能不全者、6个月以内婴儿禁用。

【注意】①胃溃疡、心动过缓、泌尿道及胃肠道严重梗阻性疾病患者慎用。②妊娠期及哺乳期妇女慎用。③一般预防晕车船时,应在出发前30分钟服用。④本品出现中枢神经系统毒性反应的发生率较高,不应作为治疗椎基底动脉供血不足、梅尼埃病等的常规治疗用药,可用于缓解急性症状。

【制剂】片剂:每片25mg。

【贮法】密封保存。

(李 林 褚燕琦)

第25章 抗老年痴呆药和脑代谢改善药

老年期痴呆(senile dementia)是老年人发生的痴呆之统称。其中最常见的是阿尔茨海默病(占50%以上),其次是血管性痴呆(占20%~30%),此外还有额颞痴呆(包括皮克病)和路易体痴呆等。痴呆是由于皮层或皮层下功能障碍而导致的认知能力减退的综合征。认知能力涉及记忆力、注意力、判断力、语言、空间构象能力、计算力等。痴呆的进程多呈慢性、隐匿性进展,病程长。患者会逐渐出现个性、人格、行为方式的改变,而使其生活质量下降,并且给家人和社会造成沉重的经济负担。

阿尔茨海默病的病因尚不清楚,发病机制复杂。特征性病理改变包括以β-淀粉样肽(Aβ)沉积为核心的老年斑,以过度磷酸化tau蛋白为主要成分的神经原纤维缠结,以胆碱能神经元变性和死亡为主的神经元丢失和特定区域的脑萎缩。此外,神经炎症、氧化应激、钙超载、线粒体缺陷、能量代谢障碍、神经营养因子减少、雌激素水平下降、高胆固醇血症、慢性脑缺血等也与AD的发病有关。

由于AD的病因尚未得到充分阐明,临床治疗一直是一个难题。目前临床治疗AD主要应用两类药物:①胆碱酯酶抑制剂:包括多奈哌齐、利斯的明、加兰他敏、石杉碱甲。该类药物可以延缓突触间隙乙酰胆碱的降解,提高乙酰胆碱含量,主要用于改善轻中度AD的认知损害症状。但因未解决胆碱能神经元变性和死亡的根本问题,仍属于对症治疗。②NMDA受体拮抗剂:美金刚。该药可抑制钙超载,减少神经元死亡,用于治疗中、重度AD。近年来随着对AD神经生化、药理等方面研究的不断深入,国内外正在研发针对其他发病机制的药物。

血管性痴呆(vascular dementia,VD)是在脑血管病的基础上发生的认知功能障碍。可以根据血管病的特点和部位,将血管性痴呆分为:多发性梗死性痴呆、关键部位梗死性痴呆和小血管病性痴呆(其中Binswanger病又是最常见的小血管病性痴呆的类型)。相对AD而言,VD的病程表现为波动性、阶梯式进展,且进展较快。临床上用于治疗血管性痴呆的药物主要是脑循环改善剂,包括二氢麦角碱、尼莫地平、银杏叶提取物等。

脑代谢改善药主要用于治疗脑创伤、脑血管意外引起的功能损伤,其中一些药物也可用于治疗老年性痴呆。这些药物包括:①吡咯烷酮类脑代谢激活剂:如吡拉西坦、茴拉西坦、奥拉西坦等。②可增强脑内氧、葡萄糖或能量代谢的药物,如阿米三嗪/萝巴新、吡硫醇、艾地苯醌等。③一些氨基酸、小分子肽、胆碱或磷脂等,可供神经细胞生长的补充,如小牛血去蛋白提取物、胞磷胆碱、神经节苷脂、脑蛋白水解物、赖氨酸、肌氨肽苷等。

多奈哌齐〔药典(二);医保(乙)〕 Donepezil

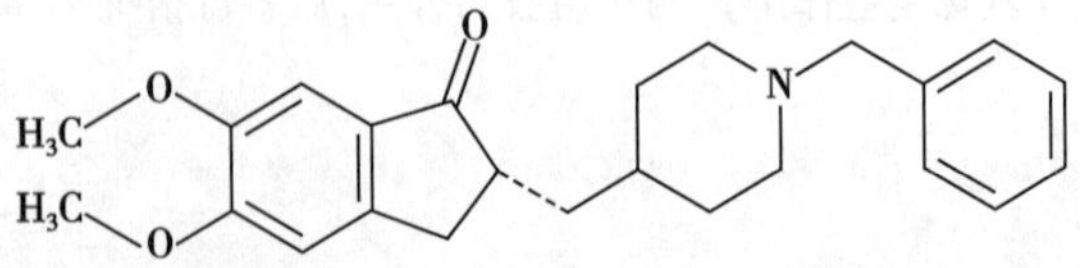

H_3C O … H_3C O … O … N

【其他名称】盐酸多奈哌齐,安理申,多那喜,Aricept,E-2020。

【ATC编码】N06DA02

【性状】常用其盐酸盐，白色粉末状晶体，易溶于三氯甲烷，可溶于水和乙酸，微溶于乙醇和乙腈。

【药理学】本品属六氧吡啶类氧化物，是第二代特异的可逆性中枢乙酰胆碱酯酶（AChE）抑制剂，对外周AChE作用很小。对丁酰胆碱酯酶无作用。目前认为阿尔茨海默病（AD）痴呆症状的发病机制部分与胆碱能神经传递功能的低下有关。本品通过抑制AChE活性，使突触间隙乙酰胆碱（ACh）的分解减慢，从而提高ACh的含量，因此可改善AD患者的认知功能。但是随着病程的进展，功能完整的胆碱能神经元渐趋减少，本品的作用可能会减弱。目前尚无证据表明本品可以改变痴呆的基础病程。本品抑制乙酰胆碱酯酶活性的强度是抑制丁酰胆碱酯酶的570倍，具有较高的选择性。

口服后吸收良好，饮食和服药时间对本品吸收无影响。生物利用度为100%，约3～4小时达血药峰浓度，半衰期长，约为70小时，治疗开始后3周内达稳态血药浓度，血浆蛋白结合率为95%。在肝脏经细胞色素P-450酶系代谢。代谢产物主要经肾脏排泄，少量以原药形式经尿排出。与第一代AChE抑制剂他克林相比，本品肝脏不良反应较轻，患者耐受性较好。

【适应证】适用于轻度或中度阿尔茨海默病（老年性痴呆）认知障碍症状的治疗。

【用法和用量】口服，初始每次5mg，每日1次，睡前服。一个月后根据临床需要可增加剂量到10mg（一日1次），推荐最大剂量为10mg。3～6个月为一个疗程。

【不良反应】①常见恶心、呕吐、腹泻、厌食、疲乏和肌肉痉挛等，症状常为一过性、轻度的反应，继续用药可缓解。②较少见头晕、头痛、精神错乱（幻觉、易激动、攻击行为）、抑郁、多梦、嗜睡、失眠、出汗、震颤、晕厥、视力减退、胸痛、关节痛、胃痛、胃肠功能紊乱、皮疹、尿频或无规律。③罕见如心绞痛、窦房及房室传导阻滞、心动过缓、血肌酸激酶轻度增高、消化道溃疡、胃肠出血、锥体外系症状、痫性发作或黑便。

【禁忌证】①对本品过敏者或有哌啶类衍生物过敏史者禁用。②妊娠期妇女禁用。

【注意】①病窦综合征、室上性心脏传导疾病、胃肠道疾病活动期或溃疡病者、哮喘病史或阻塞性肺疾病史者、癫痫病史者慎用。②哺乳期妇女慎用。③轻中度肝肾功能不全者无须调整用药。用药后出现无法解释的肝功能损害、精神系统症状，应考虑减量或停药。④过量时可能引起胆碱能危象：瞳孔缩小、恶心、呕吐、流涎、出汗、心动过缓、低血压、呼吸抑制、惊厥、肌束颤动等。可给予阿托品等解毒。⑤中止治疗无反跳现象。

【药物相互作用】①与拟胆碱药、β肾上腺素受体拮抗药、神经肌肉拮抗剂有协同作用。②与抗胆碱药之间相互降低药效，不应合用。③与CYP3A4抑制剂、CYP2D6抑制剂合用，本品血药浓度会增加，需注意可能出现的不良反应。④与细胞色素P-450酶系的诱导剂合用，本品血药浓度会降低，可能会降低疗效，故应考虑酌情增加剂量。⑤酒精可能会降低本品的浓度，故两者合用应慎重。

【制剂】片剂：每片5mg；10mg。胶囊剂：每粒5mg。口腔崩解片：每片5mg。分散片：每片5mg。

【贮法】密封、室温、遮光保存。

利斯的明　Rivastigmine

【其他名称】重酒石酸卡巴拉汀，利伐斯替明，卡巴拉汀，艾斯能，Exelon。

【ATC编码】N06DA03

【性状】常用其重酒石酸盐。

【药理学】本品为氨基甲酸类衍生物，是第二代可逆性乙酰胆碱酯酶（AChE）抑制剂。与乙酰胆碱（ACh）结构相似，可作为底物与AChE结合形成氨基甲酰化复合物。此时，AChE处于被抑制状态，直到酯位上的甲酰基部分被羟基取代才恢复其活性，即产生所谓的可逆性抑制。其结果是在相当长的时间（约10小时）内阻止了ACh的进一步水解，从而促进胆碱能神经的传导，可缓解因胆碱能功能缺陷所致的认知功能障碍。本品对脑AChE的亲和力是对外周的10倍，对中枢AChE的抑制作用明显强于对外周的作用。动物实验表明本品对皮层和海马的AChE抑制作用较强，而对纹状体、脑桥以及心脏的AChE抑制作用很小。此外本品也是丁酰胆碱酯酶抑制剂。

成人单次口服本品3mg几乎完全（>96%）迅速吸收，血药浓度达峰时间为1小时左右，与食物同时服用可使其血浆达峰时间延长96分钟，峰浓度降低，曲线下面积增加近30%。血浆半衰期为1小时左右。与血浆蛋白结合力较弱（40%），易通过血脑屏障。在肝脏内主要通过胆碱酯酶水解代谢；多数肝脏细胞色素P-450的同工酶很少参与其代谢，因此，本品与由这些酶代谢的其他药物间不存在药动学的相互作用。代谢产物主要经肾脏排泄（>90%）。本品目前还有经皮控释贴片，可以贴于背部、胸部或上臂，持续24小时释放药物，维持稳定的血药浓度，并且避免由胃肠道给药引起的不良反应。

【适应证】用于轻度或中度阿尔茨海默病（AD），可改善患者的记忆和认知功能，改善日常生活能力，减轻精神行为症状。

【用法和用量】起始剂量：一次1.5mg，每日2次。递增剂量：推荐起始剂量为1.5mg，每日2次；如患者服用至少4周以后对此剂量耐受良好，可将剂量增至3mg，每日2次；当患者继续服用至少4周以后对此剂量耐受良好，可逐渐增加剂量至4.5mg，以至6mg，每日2次。倘若治疗中出现副作用（如恶心、呕吐、腹痛或食欲减退等）或体重下降，应将每日剂量减至患者能够耐受的剂量为止。维持剂量：1.5～6mg/次，每日2次。获得最佳疗效的患者应维持其最高的，且耐受良好的剂量。最高推荐剂量：6mg/次，每日2次。

【不良反应】可出现轻至中度的不良反应，通常不予处理可自行消失。常见的不良反应有恶心、呕吐、腹泻、腹痛、食欲缺乏、头晕、头痛。还可见体重下降、焦虑、无力、疲劳、失眠、眩晕等。其余参见多奈哌齐。

【禁忌证】已知对本品或氨基甲酸盐衍生物过敏者、严重肝功能损害者禁用。

【注意】①病窦综合征、重度心律不齐、胃十二指肠溃疡活动期、呼吸系统疾病、尿道梗阻、癫痫患者慎用。②妊娠期及哺乳期妇女慎用。③如果病人在增加剂量后出现严重不良反应而不能耐受，可以停药数天后，再从最小剂量给起，逐渐增加剂量到患者能够耐受的最佳剂量。④本品的过量表现及处理见多奈哌齐。

【药物相互作用】①与其他类的胆碱酯酶抑制剂、拟胆碱药及除极化型肌松剂合用时，可增强其作用，出现协同效应。②与抗胆碱能药物合用可能干扰其疗效。③尼古丁能够使本品的消除率增加23%。

【制剂】胶囊剂：每粒1.5mg；3mg；4.5mg。缓释贴片：每片4.6mg/24h；9.5mg/24h；13.3mg/24h。

【贮法】密封、室温(15～30℃)保存。

加兰他敏〔药典(二)；医保(乙)〕 Galanthamine

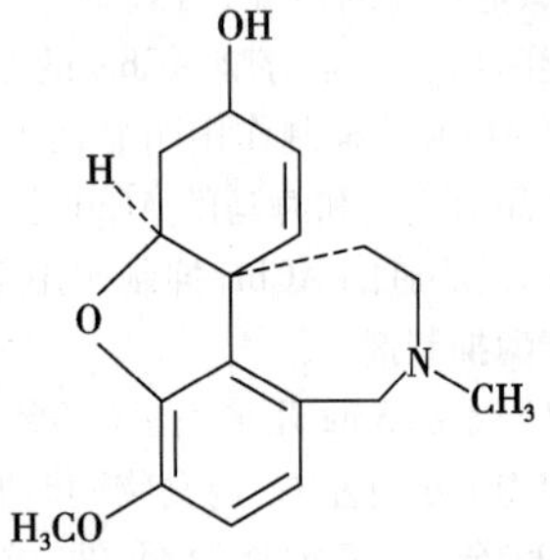

本品系我国从紫花石蒜、红花石蒜等分离得到的生物碱，其药物成分与欧洲山区水仙花鳞茎提取的生物碱相同。

【其他名称】溴氢酸加兰他敏，Reminyl。

【ATC编码】N06DA04

【性状】为白色结晶性粉末；无臭，味苦。在水中溶解，在乙醇中微溶，在丙酮、三氯甲烷、乙醚或苯中均不溶解。

【药理学】本品是第二代乙酰胆碱酯酶(AChE)抑制剂，可抑制中枢突触间隙的AChE活性，阻止乙酰胆碱(ACh)的分解，增加ACh的浓度；还可增强ACh的刺激作用及去极化作用，调节ACh受体的表达；并且能够激动脑内的烟碱乙酰胆碱受体(nAChR)，通过增强α_7烟碱乙酰胆碱受体起到神经保护作用，从而达到改善记忆及认知功能的目的。口服吸收迅速、完全，口服后45分钟血浆药物浓度达峰值，半衰期为5.7小时，部分经肝脏代谢，部分经肾以原形排泄。

【适应证】①适用于治疗轻、中度阿尔茨海默病(AD)，有效率50%～60%，疗效与他克林相当，但没有肝毒性。用药后6～8周治疗效果开始明显。②用于重症肌无力、脊髓灰质炎后遗症、儿童脑性麻痹、多发性神经炎、脊神经根炎及拮抗氯筒箭毒碱。

【用法和用量】(1)用于阿尔茨海默病：①普通口服制剂：起始剂量为一次4mg，一日2次(早晚各1次)，连用4周。维持剂量为一次8mg，一日2次，至少连用4周。最大维持剂量为一次12mg，一日2次。②缓释片：起始剂量为一次10mg，一日1次(晨服)，连用4周。维持剂量为一次20mg，一日1次，至少连用4周。最大维持剂量为一次30mg，一日1次。

(2)用于重症肌无力、脊髓灰质炎后遗症等：①肌内注射，一次2.5～10mg，一日1次，必要时可增至一日2次。极量为一日20mg。②皮下注射，同“肌内注射”项。

(3)拮抗氯筒箭毒碱：肌内注射，起始剂量为5～10mg，5～10分钟后按需要可逐渐增至10～20mg。

【不良反应】①主要表现为治疗早期(2～3周)患者可有恶心、呕吐及腹泻等胃肠道反应，稍后即消失。②治疗剂量偶可致过敏反应。

【禁忌证】癫痫、运动功能亢进、机械性肠梗阻、支气管哮喘、心绞痛和心动过缓者禁用。

【注意】青光眼患者，消化性溃疡病史者，中度肝、肾功能损害者不宜使用。

【制剂】片剂：每片5mg。口崩片：每片4mg；5mg。分散片：每片4mg；5mg。缓释片：每片10mg。胶囊剂：每粒5mg。口服液：每支10mg(10ml)。注射剂：每支1mg(1ml)；5mg(1ml)。

【贮法】密封、室温(15～30℃)、遮光阴凉处保存。

石杉碱甲〔药典(二)；基；医保(甲)〕 Huperzine A

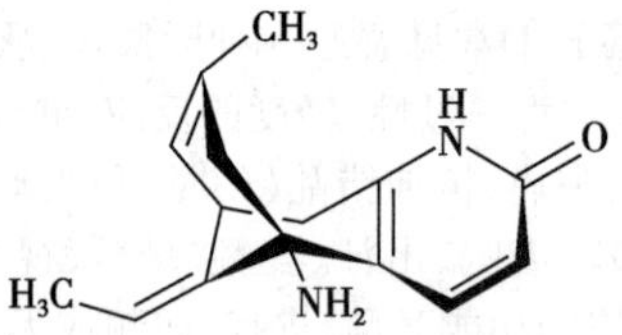

本品系我国学者从石杉属植物千层塔(*Huperzia Serrata*)中分离到的一种新生物碱。

【其他名称】哈伯因，双益平，Haboyin。

【性状】本品为白色或类白色的结晶性粉末，几不溶于水。

【药理学】本品为一种可逆性胆碱酯酶抑制剂，对真性胆碱酯酶具有选择性抑制作用。生物活性高，有较高的脂溶性，分子小，易透过血脑屏障，进入中枢后较多地分布于大脑的额叶、颞叶、海马等与学习和记忆有密切联系的脑区，在低剂量下对乙酰胆碱酯酶(AChE)有强大的抑制作用，使分布区内神经突触间隙的乙酰胆碱(ACh)含量明显升高，从而增强神经元兴奋传导，强化学习与记忆脑区的兴奋作用，起到提高认知功能、增强记忆保持和促进记忆再现的作用。

由于本品用量极小，目前尚无人体药动学研究的药物检测方法。大鼠实验表明，本品口服吸收迅速而完全，生物利用度为97%，21分钟可达血药峰浓度，分布亦快，易通过血脑屏障。血浆蛋白结合率较低，为(17±4)%。消除半衰期为4小时。主要通过尿液以原形及代谢产物形式排出体外，24小时排出给药量的73.6%。静脉注射的消除半衰期为2.5小时。达到相同的作用强度，石杉碱甲的口服剂量约为静脉注射的2倍。

【适应证】①适用于良性记忆障碍，提高患者指向记忆、联想学习、图像回忆、无意义图形再认及人像回忆等能力。对痴呆性患者和脑器质性病变引起的记忆障碍亦有改善作用。②亦用于治疗重症肌无力。

【用法和用量】①口服：每次100～200μg，每日2次。日剂量不超过450μg。②肌内注射：取本品，每瓶用2ml灭菌注射用水溶解后肌内注射。

【不良反应】一般不明显，剂量过大时可引起恶心、胃肠道不适、腹痛、头晕、出汗、乏力、视力模糊等。个别患者出现瞳孔缩小、呕吐、心率改变、流涎和嗜睡等。

【禁忌证】对本药过敏者、严重心动过缓、低血压、心绞痛、癫痫、哮喘、机械性肠梗阻、肾功能不全、尿路梗阻者禁用。

【注意】①心动过缓、支气管哮喘者慎用。②药物用量存在个体差异，一般应从小剂量开始给药。③如果出现不良反应，减少剂量后症状可缓解或消失；严重者需先停药，再用阿托品对抗其症状。

【药物相互作用】参见多奈哌齐。本品慎与碱性药物配伍。

【制剂】片剂：每片50μg。胶囊剂：每粒50μg。注射剂：每支0.2mg(1ml)。

【贮法】避光、密封、室温(注射剂在不超过20℃的阴凉处)保存。

美金刚[医保(乙)]　Memantine

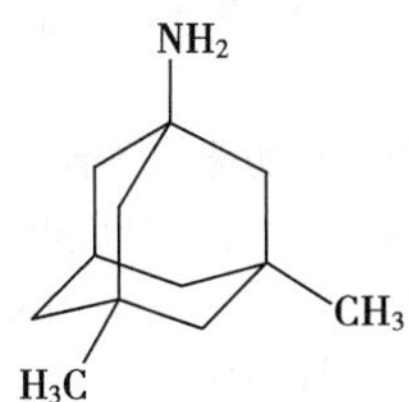

【其他名称】盐酸美金刚，美金刚胺，二甲金刚胺，易倍申。

【ATC编码】N06DX01

【性状】常用其盐酸盐，为白色结晶或粉末，易溶于水。

【药理学】本品属于兴奋性氨基酸受体拮抗剂，是一种具有低中度亲和力、电压依赖、非竞争性*N*-甲基-D-天冬氨酸(NMDA)受体拮抗药。当谷氨酸以病理量释放时，本品可非竞争性阻滞NMDA受体，降低谷氨酸引起的NMDA受体过度兴奋，减低谷氨酸的神经毒性作用，防止细胞凋亡，改善记忆。本品亦可直接激动多巴胺受体，并促进多巴胺释放，用于帕金森综合征。

口服吸收充分，绝对生物利用度为100%。口服3～8小时后达血药浓度高峰。血浆蛋白结合率为45%。在脑、肾、肺中药物浓度高，在肝中药物浓度低。在人体，大约80%药物以原形存在，小部分在肝脏代谢，且代谢产物均无NMDA受体拮抗活性。尚无资料表明细胞色素P-450酶系参与了本品代谢。多以原形从肾排泄，部分经过肾小管分泌和重吸收。终末半衰期为60～100小时，且碱性条件下药物消除速率减慢。

【适应证】用于治疗中重度至重度阿尔茨海默病(AD)，以及帕金森综合征。

【用法和用量】口服。①成人或14岁以上青少年：每日最大剂量20mg。为了减少副作用的发生，在治疗的前3周按每周递增5mg的方法逐渐达到维持剂量，即治疗第1周每日5mg(晨服)，每日一次；第2周每日10mg，每日一次；第3周每日15mg，每日一次；第4周开始维持剂量每日20mg，分2次服。片剂可空腹服用，也可随食物同服。②中度肾功能损害者，应将剂量减至每日10mg，每日一次；不推荐严重肾衰竭患者使用。

【不良反应】①常见不良反应：疲劳、全身疼痛、高血压、头晕、头痛、便秘、呕吐、背痛、意识模糊、镇静、幻觉、咳嗽、呼吸困难。②其他不良反应：过敏反应、低体温；心绞痛、心律失常、心梗、血栓性静脉炎、房颤、低血压、直立性低血压、肺动脉栓塞、肺水肿；感觉异常、锥体外系症状、偏瘫、胃肠道出血、尿失禁、排尿困难、呼吸困难、哮喘等。

【禁忌证】①对本品或金刚烷胺过敏者、严重肝功能不全、意识障碍者禁用。②妊娠期及哺乳期妇女禁用。

【注意】①慎用于肾功能不全、轻中度肝功能不全、癫痫及癫痫病史者、精神分裂症病史者。②对儿童的安全性有效性资料尚不明确，故不推荐使用。③心肌梗死、未能控制的高血压、失代偿的心功能不全、碱性尿液者在使用时需监测本品的血药浓度。

【药物相互作用】①与金刚烷胺、氯胺酮、右美沙芬(均为NMDA受体拮抗剂)不可合用，以避免发生药物中毒性神经病。②NMDA受体拮抗剂与多巴胺受体激动剂、左旋多巴和抗胆碱能药物合用时，前者会增强后者的药效。③与丹曲林或巴氯酚等抗肌痉挛药物合用时，会改变这些药物的作用效果，需调整剂量。④与碱化尿液的药物(如碳酸苷酶抑制剂、双氯非那胺、醋甲唑胺、碳酸氢钠)合用，会导致本品的肾清除率下降。⑤酒精可以加重本品的不良反应。

【制剂】片剂：每片10mg。口服液：每瓶240mg(120ml)。

【贮法】密封，室温(10～30℃)保存。

吡拉西坦[药典(二)；医保(乙)]　Piracetam

N　O

$CH_2-CO-NH_2$

【其他名称】脑复康，乙酰胺吡咯环酮，酰胺吡酮。

【ATC编码】N06BX03

【性状】为白色或类白色近乎无臭的结晶性粉末，味苦。易溶于水，在乙醇中微溶，乙醚中几乎不溶，丙酮中不溶。

【药理学】本品属吡咯烷酮类药物，为中枢递质γ-氨基丁酸的环化衍生物。为脑代谢改善药，具有激活、保护和修复大脑神经细胞的作用。本品可通过激活腺苷酸激酶，促使脑内ADP转化为ATP，改善脑内能量代谢和葡萄糖利用率。它能促进乙酰胆碱合成，影响胆碱能神经元兴奋传递。可以抵抗物理因素和化学因素所致的脑功能损伤，改善学习记忆能力。可以改善由缺氧所造成的逆行性遗忘。

口服易吸收，生物利用度大于90%，30～45分钟血药浓度达峰值。进入血液后，透过血脑屏障到达脑和脑脊液；还可以通过胎盘屏障。分布容量为0.6L/kg，血浆蛋白结合率为30%，消除半衰期5～6小时。不能由肝脏分解，口服后26～30小时有94%～98%的药物以原形由肾清除，肾脏清除速度为86ml/min。有1%～2%随粪便排出。

【适应证】适用于急、慢性脑血管病，脑外伤，各种中毒性脑病等多种原因所致的记忆减退及轻中度脑功能障碍。亦可用于儿童智能发育迟缓。

【用法和用量】①口服：成人，每次0.8～1.6g，每日3次，4～8周为一个疗程。儿童、老年人，剂量酌减。②肌内注射：每次1g，一日2～3次。③静脉注射：每次4～6g，一日2次。

【不良反应】①消化道不良反应常见有恶心、腹部不适、纳差、腹胀、腹痛等，症状的轻重与用药剂量直接相关。②中枢神经系统不良反应包括兴奋、易激动、头晕、头痛和失眠等，但症状轻微，且与使用剂量大小无关，停药后以上症状消失。③偶见轻度肝功能损害，表现为轻度氨基转移酶升高，但与药物剂量无关。

【禁忌证】①对本药过敏者、锥体外系疾病、Huntington舞蹈病者禁用。②妊娠期妇女、新生儿禁用。

【注意】①肝、肾功能障碍者慎用，并应适当减少剂量。合并多种疾病的老年患者、甲状腺功能低下患者慎用。②本品是否能够通过乳汁泌出尚不明确，故不推荐哺乳期妇女使用。③本品引起的头痛可以通过服用胆碱能活性药物来缓解。

【药物相互作用】本品与抗凝药物（如华法林）合用，可延长凝血酶原时间，抑制血小板聚集。故两者合用需要调整抗凝药物的剂量，预防出血。

【制剂】片剂：每片0.4g。分散片：每片0.8g。胶囊剂：每粒0.2g；0.4g。注射剂：每支1g（5ml）；2g（10ml）；4g（20ml）。氯化钠注射液：50ml（吡拉西坦10g、氯化钠0.45g），100ml（吡拉西坦20g、氯化钠0.9g）；125ml（吡拉西坦4g、氯化钠1.125g），250ml（吡拉西坦8g，氯化钠2.25g）。葡萄糖注射液：100ml（吡拉西坦4g、葡萄糖5g），100ml（吡拉西坦8g、葡萄糖5g），250ml（吡拉西坦8g、葡萄糖12.5g）。

【贮法】避光、密封、室温保存。

茴拉西坦[药典(二)] Aniracetam

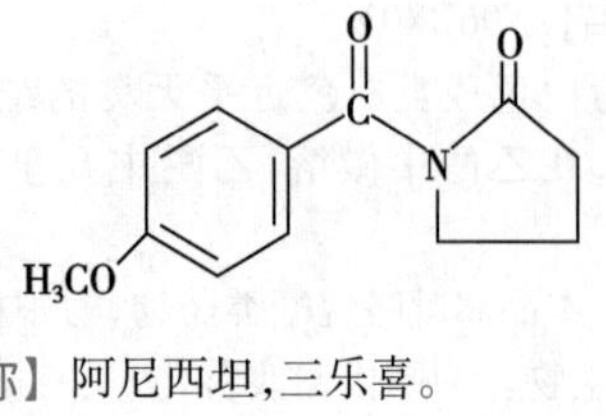

H_3CO

【其他名称】阿尼西坦，三乐喜。

【ATC编码】N06BX11

【性状】为白色或类白色结晶性粉末，无臭，味苦，在三氯甲烷中易溶，在丙酮或乙酸乙酯中溶解，在无水乙醇中微溶，在水中不溶。

【药理学】本品属吡咯烷酮类药物，是新一代γ-内酰胺类脑功能改善药，为脑代谢增强剂。能透过血脑屏障作用于中枢神经系统，对脑细胞代谢具有激活、保护神经细胞作用。动物实验中，本品能促进大脑海马区乙酰胆碱的释放，增强胆碱能传递。对胆碱拮抗剂、脑缺血、电休克等模拟的记忆和学习功能损害有一定的逆转效应；对东莨菪碱造成的识别能力损伤也有效。临床应用表明，本品对老年性痴呆患者的认知功能和某些自觉症状有一定的改善作用。此外，用于治疗脑血管病所致思维功能下降也有较好的疗效。

口服后吸收迅速，血中原药消除半衰期平均20～30分钟，2小时后血药浓度已难测出。在体内分布广泛，可达肝、肾，并能透过血脑屏障。主要在肝脏代谢，大部分代谢产物为*N*-茴香碱-GABA，仍具有促智活性。24小时后代谢产物大部分经尿排出。

【适应证】用于治疗脑血管疾病后的记忆功能减退和血管性痴呆，中、老年记忆减退（健忘症），用于脑梗死后遗症的情绪不稳定和抑郁状态。

【用法和用量】口服：每次0.2g，每日3次。70岁以上老人，每次0.1g，每日3次。1～2个月为一个疗程。可根据病情调整用量和疗程。本药的安全剂量范围为一日0.3～1.8g。

【不良反应】发生率低且不严重，常见的有激动、失眠、头痛、眩晕、腹泻、皮疹等，一般不需停药。

【禁忌证】对本药过敏者或对其他吡咯烷酮类药物过敏者禁用。

【注意】①严重肝、肾功能障碍者慎用。②妊娠期及哺乳期妇女慎用。③本品可加重亨廷顿舞蹈症患者的症状。

【制剂】胶囊：每粒0.1g；0.2g。片剂：每片0.4g。分散片：每片0.1g。颗粒剂：每袋0.1g。

【贮法】避光、室温、密封、干燥处保存。

奥拉西坦 Oxiracetam

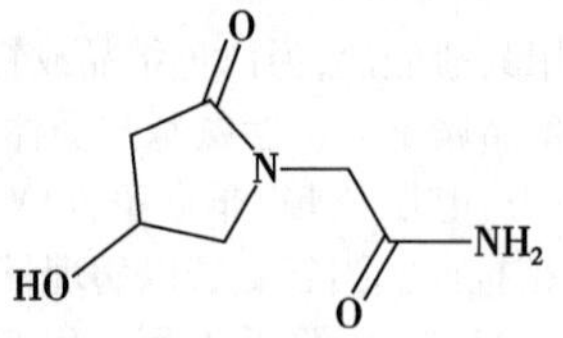

O N NH₂ HO O

【其他名称】欧来宁。

【ATC编码】N06BX07

【性状】片剂为白色结晶性粉末。注射剂为几乎无色或微黄色澄明液体。

【药理学】为新一代脑代谢改善药，属新型吡咯烷酮类（γ-氨基丁酸的环形衍生物）。可促进磷酰胆碱和磷酰乙醇胺合成，提高大脑中ATP/ADP的比值，使大脑中蛋白质和核酸的合成增加，具有促进脑内代谢作用。可以对抗由物理、化学因素所致的脑功能损伤和记忆障碍。对缺氧所致的逆行性健忘有改进作用。可改善老年性痴呆和记忆障碍症患者的记忆和学习功能。

口服吸收迅速，并分布于全身体液。达峰时间约1小时，脑脊液中的半衰期为300分钟（口服2.0g）、140分钟（静脉注射2.0g）。主要通过肾脏代谢。48小时内90%以上的药物以原形从尿中排出，个体间差异很小；老年人与健康年轻人的肾脏消除速度无显著性差异。本品经静脉给予健康受试者后，在体内的药动学符合二室模型，消除半衰期为3小时左右。在体内广泛分布，主要以肾脏、肝脏和肺内浓度最高。小鼠口服本品后，脑内于4小时可达药物的峰浓度。药物与血浆蛋白的结合率低，很少透过胎盘屏障，主要以原形从肾脏排出。

【适应证】用于轻中度血管性痴呆、老年性痴呆以及脑外伤等症引起的神经功能缺失、记忆与智能障碍。

【用法和用量】①口服：每次0.8g，每日2~3次；重症每日2~8g。②静脉滴注：每次4~6g，每日1次，可酌情减量，用前加入到100~250ml静脉滴注液中，摇匀。对神经功能缺失的治疗通常疗程为2周，对记忆与智能障碍的治疗通常疗程为3周。

【不良反应】少见。偶见皮肤瘙痒、恶心、精神兴奋、头晕、头痛、睡眠紊乱，但症状较轻，停药后可自行恢复。

【禁忌证】对本品过敏者、严重肾功能损害者禁用。妊娠期妇女及哺乳期妇女不应使用。

【注意】①轻、中度肾功能不全者慎用，必须使用本品时，须减量。②患者出现精神兴奋和睡眠紊乱时，应减量。

【制剂】胶囊：每粒0.4g。注射剂：每支1g（5ml）；4g（20ml）。

【贮法】遮光、密封，阴凉（不超过20℃）干燥处保存。

银杏叶提取物〔药典（二）；医保（乙）〕
Ginkgo Biloba Leaf Extract

银杏叶提取物制剂含有24%的黄酮苷和6%的萜烯。黄酮苷主要是山柰酚和槲皮素的葡萄糖鼠李糖苷，萜烯包括银杏内酯（3.1%）和白果内酯（2.9%）。

【其他名称】金纳多，天保宁，达纳康，银可络，舒血宁。

【ATC编码】N06DX02

【性状】为浅黄棕色可流动性粉末，有固有的香气，味苦。

【药理学】本品有扩张冠状动脉和脑血管作用，能改善微循环，促进心、脑组织代谢，对神经细胞起保护作用。①可拮抗血小板活化因子（PAF），抑制血小板聚集，降低全血黏稠度，改善血液流变学。②通过刺激儿茶酚胺的释放和抑制降解，以及通过刺激前列环素和内皮舒张因子的生成而产生动脉舒张作用，共同保持动脉和静脉血管的张力。③还能清除自由基和抑制细胞膜脂质过氧化，从而保护细胞膜。能降低冠心病患者血清总胆固醇（TC）、氧化低密度脂蛋白（ox-LDL）、丙二醛（MDA）。④增加缺血组织对氧气及葡萄糖的供应量，增加某些神经递质受体的数量，如毒蕈碱样、去甲肾上腺素以及5-羟色胺受体。

口服由胃肠道吸收，其中黄酮苷达峰时间1.5~3小时，消除半衰期为2~4小时。银杏内酯达峰时间1~2小时，半衰期为4~6小时。白果内酯达峰时间1~2小时，半衰期为3小时。原形主要由尿排出，部分由粪便排出。

【适应证】主要用于脑部、周围等血液循环障碍。①急慢性脑机能不全及其后遗症：脑卒中、注意力不集中、记忆力衰退、痴呆。②耳部血流及神经障碍：耳鸣、眩晕、听力减退、耳迷路综合征。③眼部血流及神经障碍：糖尿病引起的视网膜病变及神经障碍、老年黄斑变性、视力模糊、慢性青光眼。④周围循环障碍：各种动脉闭塞症、间歇性跛行症、手脚麻痹冰冷、四肢酸痛。

【用法和用量】①口服：每次40~80mg（1~2片），每日2~3次。②静脉滴注（金纳多）：根据病情，通常一日1~2次，一次2~4支。若必要时可调整剂量至一次5支，一日2次。给药时可将本品溶于生理盐水、葡萄糖输液剂中，混合比例为1∶10。若输液为500ml，则静脉滴注速度应控制在大约2~3小时。后续治疗可以口服银杏叶提取物片剂或滴剂。银杏叶提取物不同厂家说明书所列剂量并不一致，主要成分的配比也不同，所以需要根据具体说明书使用药物。

【不良反应】本品耐受性良好，可见胃肠道不适、头晕、头痛、血压降低等现象，一般不需要特殊处理即可自行缓解。长期静注时，应改变注射部位以减少静脉炎的发生。

【禁忌证】对银杏、银杏叶提取物过敏者、脑出血急性期或有出血倾向患者禁用。

【注意】①妊娠期妇女不建议使用此药。②心力衰竭者慎用。③本品不影响糖分代谢，因此适用于糖尿病病人。④高乳酸血症、甲醇中毒者、果糖山梨醇耐受性不佳者及1，6-二磷酸果糖酶缺乏者，本品注射剂给药剂量每次不可超过25ml。⑤本品注射剂不能与其他药物混合使用。

【制剂】金纳多片剂：每片含银杏叶提取物40mg，其中银杏黄酮苷9.6mg，萜类内酯2.4mg（银杏内酯、白果内酯）。注射剂：①金纳多：每支5ml（含银杏叶提取物17.5mg，其中银杏黄酮苷4.2mg）。②舒血宁：每支2ml（含总黄酮醇苷1.68mg；银杏内酯A 0.12mg）；5ml（含总黄酮醇苷4.2mg；银杏内酯A 0.30mg）。

【贮法】避光，室温，密封保存。

二氢麦角碱〔医保（乙）〕 Dihydroergotoxine

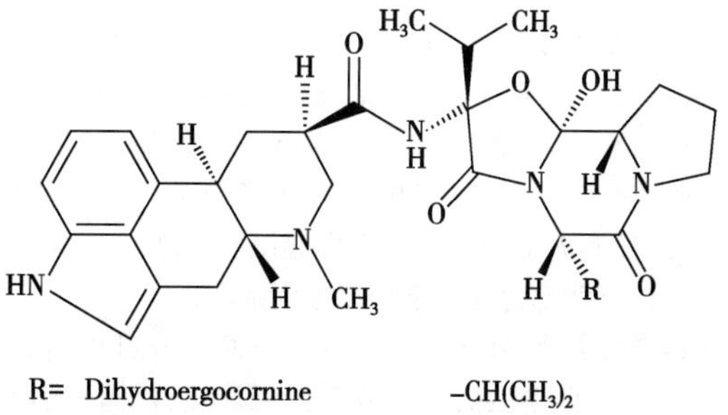

R=	
Dihydroergocornine	$-CH(CH_3)_2$
Dihydroergocristine	$-CH_2C_6H_5$
Dihydro-α-ergocryptine	$-CH_2CH(CH_3)_2$
Dihydro-β-ergocryptine	$-CH(CH_3)CH_2CH_3$

【其他名称】甲磺酸双氢麦角毒碱，双氢麦角毒碱，喜

德镇,海特琴,斯托芬,弟哥静,Dihydroergotoxine Mesylate,Hydergine,Stofilan。

【性状】本品是天然麦角生物碱的4种双氢衍生物的等比例混合物,包括甲磺酸二氢麦角考宁、甲磺酸二氢麦角汀、甲磺酸二氢-α-麦角隐亭和甲磺酸二氢-β-麦角隐亭。片剂为白色结晶;注射剂为无色澄清液体。

【药理学】本品是α-肾上腺素能受体拮抗药,能够舒张外周及脑内血管,降低血管阻力,从而起到改善脑组织血液循环的作用。通过拮抗脑内α-肾上腺素能受体,从而阻滞了由去甲肾上腺素介导的ATP酶和腺苷酸环化酶的活性,减少ATP的分解,增强脑细胞对葡萄糖的有氧氧化,改善神经细胞对能量的利用情况,增加神经元电位活力,使微循环得以改善。本品还是中枢神经突触后膜5-羟色胺、多巴胺受体激动剂,并增强突触前膜5-羟色胺、多巴胺的释放,从而改善神经传递功能。

口服吸收迅速,吸收量达25%,在0.5~1.5小时之间血药浓度达峰值。由于首关效应,生物利用度在5%~12%之间,分布量为1100L(约16L/kg),血浆蛋白结合率为81%。消除为双相:即1.5~2.5小时的短半衰期(α-相)和13~15小时的长半衰期(β-相)。在肝脏内代谢,主要代谢酶是CYP3A4,代谢产物多为相应的羟化物。主要随胆汁经粪便排泄,以原形及其代谢物形式随尿液排出量仅为摄入原剂量的2%。

【适应证】①用于老年人退化性脑循环障碍、老年性痴呆、脑动脉硬化症及脑卒中后遗症等引起的头晕、头痛、注意力不集中、记忆力减退、抑郁、疲劳感等症状。②用于血管栓塞性脉管炎、雷诺氏病、阻塞性动脉硬化、动脉血栓栓塞、手足紫绀、冻疮、间歇性跛行等引起的微循环障碍。③用于高血压,仅适用于以下患者(因本药降压作用轻微):老年患者、脑动脉硬化及脑卒中患者、服用利尿药降压无效者(可与本药联用)。

【用法和用量】①口服:每次1~2mg,一日3次,饭前服。对脑退化患者须连续服用3~4周后才显疗效。通常需要3个月的治疗。②肌内注射或皮下注射:每次0.15~0.3mg,每日或隔一日1次。③静脉滴注:每次0.3mg,溶于250~500ml静脉滴注液中,一日1~2次。④静脉注射:一次0.3mg,用20ml生理盐水或5%葡萄糖注射液溶解后缓慢注射,一日1~2次。

【不良反应】①常见不良反应有恶心、消化道不适。②其他不良反应可有直立性低血压、心动过缓;皮疹、潮红;视物模糊;鼻充血、流涕增多、呼吸困难;呕吐、食欲减退、口干、腹胀、腹痛、便秘,可能出现肝功能异常;失眠、头痛、眩晕等。③长期大量服用本品有引起结缔组织纤维化的病例报道,并伴有背部疼痛及下尿路梗阻症状。

【禁忌证】禁用于对本品中任一种成分过敏者,急、慢性精神病,有直立性低血压或低血压病史,严重心脏病、特别是伴有严重心动过缓者,严重肝功能不全者,脓血症患者,动脉炎患者。

【注意】①心率稍缓、轻中度肝功能不全者慎用。②不推荐妊娠期及哺乳期妇女使用。③用药前后及用药时应监测动脉血压。为避免发生直立性低血压,建议注射后卧床1.5小时左右。④为减轻首关消除,建议舌下含服。静脉滴注速度要慢,静推速度也宜缓慢进行,防止血压骤然降低。

【药物相互作用】①与CYP3A4的抑制剂合用,会使本品的血药浓度过高,建议避免合用。②与多巴胺类药物及激动剂、5-羟色胺类药物及激动剂合用,可能导致多巴胺与5-羟色胺在体内浓度增高,出现相叠加的血管收缩作用,可出现周围血管痉挛、四肢及其他组织缺血的危险。③与硝酸酯类药物合用,可能使后者血药浓度增高,且两者均具有血管舒张作用,可能导致血压偏低或过低。④抗凝药可能降低本品的药物活性。⑤与吩噻嗪类药物合用,可加重低血压反应。⑥与降压药合用,可能降低本品的活性,并加重低血压反应。⑦与环孢霉素合用时,将改变环孢霉素的药动学。

【制剂】片剂:每片1mg;1.5mg。分散片:每片1mg。缓释片:每片2.5mg。注射液:每支0.3mg(1ml)。

【贮法】片剂避光、室温下密闭保存。注射剂避光、25℃以下保存。

阿米三嗪/萝巴新[药典(二)]
Almitrine/Raubasine

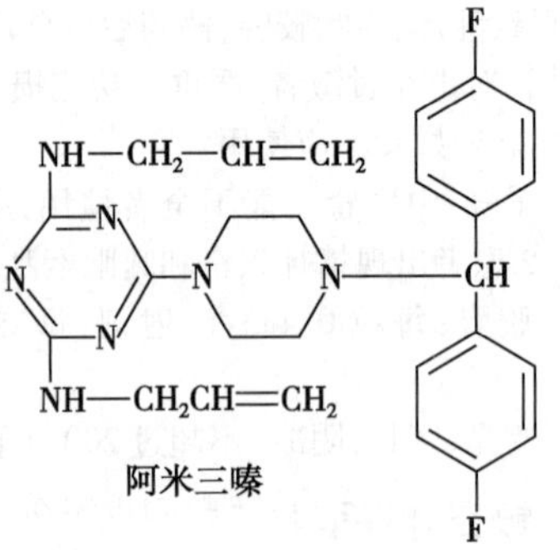

阿米三嗪

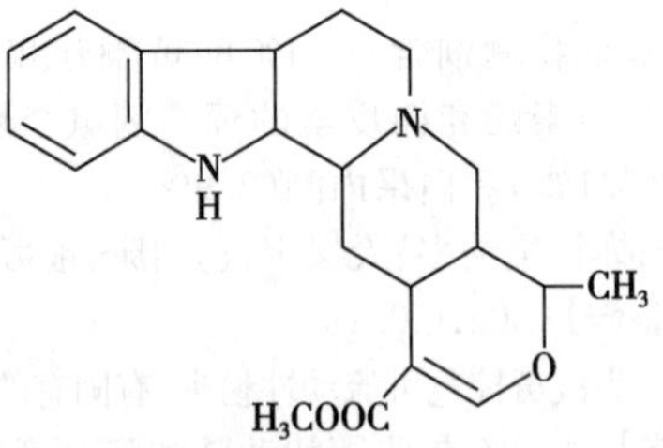

萝巴新

本品是一种复方制剂,含阿米三嗪和萝巴新。

【其他名称】甲磺酸阿米三嗪/萝巴新,都可喜,Duxil。

【性状】本品为浅粉红色包衣片。

【药理学】阿米三嗪作用于颈动脉体化学感受器,兴奋呼吸,从而增强肺泡-毛细血管的气体交换效益,增加动脉血氧分压和血氧饱和度,改善大脑用氧能力。萝巴新可增加大脑线粒体的氧利用,增强阿米三嗪的作用强度和作用维持时间。两者合用能够增加动脉血氧含量,使脑组织氧供应和利用增强,提高脑组织代谢,可用于缺氧导致的各种症状。

本品的两种成分口服吸收较好，但口服后吸收速率不等，阿米三嗪的血浆浓度在服药后 2～5 小时达高峰，而萝巴新只要 1 小时。在体内的消除半衰期萝巴新约 10 小时，阿米三嗪则较慢，长达 50 小时，不过并无蓄积作用。本品在肝脏代谢，由粪便排出。与多种药物都没有相互作用。

【适应证】①用于治疗老年人认知和慢性感觉神经损害的有关症状（不包括阿尔茨海默病和其他类型的痴呆）。②用于血管源性视觉损害和视野障碍的辅助治疗。③用于血管源性听觉损害、眩晕和（或）耳鸣的辅助治疗。

【用法和用量】口服，每次 1 片，每日 2 次（早、晚服）。一日用量不可超过 2 片。维持量每日一次，每次 1 片，餐后服。

【不良反应】①极少数患者可有恶心、呕吐、上腹烧灼感和沉重感、消化不良、排便异常、头晕及睡眠障碍（如失眠、瞌睡、兴奋、焦虑、心悸、眩晕）。②长期治疗可能出现体重下降及周围神经疾病如下肢感觉异常（针刺感，蚁走感，麻痹感），发现上述情况需停止治疗。

【禁忌证】对本品中的任一成分过敏者、严重肝功能损害、周围神经病变者禁用。

【注意】①轻中度肝功能不全者慎用。②妊娠期妇女及哺乳期妇女慎用。③用药初期和调整剂量期，应进行适当的血气监测。④在发生周围神经病变的改变、过敏反应、体重下降超过 5% 等时，应立即停药。⑤服用本品可能发生嗜睡和头晕，驾驶和操作机械可能是危险的。

【药物相互作用】①与茶碱类药物合用，可增加茶碱毒性。②与硝苯地平合用，可降低本品疗效。③单胺氧化酶抑制剂避免与含有阿米三嗪的本品合用。

【制剂】片剂：每片含二甲磺酸阿米三嗪 30mg，萝巴新 10mg。

【贮法】避光、密闭、置于阴凉干燥处。

吡硫醇〔药典（二）；医保（乙）〕　Pyritinol

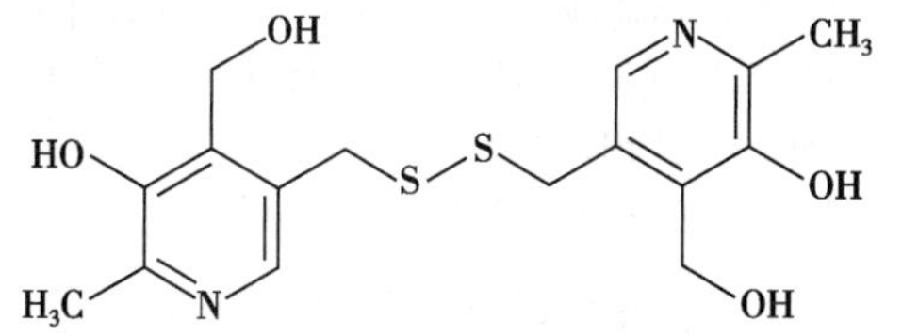

【其他名称】盐酸吡硫醇，联硫吡多醇，脑复新，Pyritinol Hydrochloride。

【ATC 编码】N06BX02

【性状】常用其盐酸盐，为白色或类白色结晶性粉末。无臭，味苦涩，易溶于水，略溶于乙醇。

【药理学】本品系吡多醇（维生素 B_6）的类似物。为脑代谢改善药，在多个环节参与脑代谢。可促进脑细胞对葡萄糖、氨基酸的摄取和代谢，提高脑细胞的能量代谢，增加颈动脉和脑血流量，改善脑代谢，增强脑功能。对边缘系统和网状结构亦有刺激作用。在临床上表现为增强记忆，集中注意力，改善学习和认知功能。口服易吸收，2～4 小时血中浓度达高峰，静脉注射 8～40 分钟血中浓度达高峰，在中枢神经系统内维持 1～6 小时。在脑、肝、肾、乳汁中浓度高。半衰期为 3～4 小时。主要经肝脏代谢，经肾脏排泄。

【适应证】用于脑震荡综合征、脑外伤后遗症、脑炎及脑膜炎后遗症等引起的头痛、头晕、失眠、记忆力减退、注意力不集中、情绪变化等症状的改善；也可用于脑动脉硬化、老年性痴呆等精神症状。

【用法和用量】①口服：成人每次 100～200mg，一日 3 次。小儿每次 50～100mg，一日 3 次。②静脉滴注：每次 200～400mg，每日 1 次，用 250ml 静脉滴注液稀释后使用。

【不良反应】不良反应较轻。①少数患者可出现皮疹、口干、食欲减退、恶心、呕吐、眩晕、头痛，停药后可恢复。②注射部位可能出现静脉炎、疼痛，停药后亦可消失。

【禁忌证】对吡硫醇过敏者、妊娠期妇女、哺乳期妇女禁用。

【注意】①肝功能不全、糖尿病患者慎用。②动物实验可引起子代唇裂，妊娠期妇女慎用。③滴速不宜过快。不能静脉快速推注。④本品宜单独使用，尽量不与其他药物配伍使用（尤其是氯化钾及碱性药物）。亦有文献报道，本药与维生素 C、阿昔洛韦、葛根素等存在配伍禁忌。

【制剂】片剂：每片 100mg。胶囊剂：每粒 100mg。注射剂：每支 100mg（2ml）；200mg（2ml）；100mg（5ml）；200mg（5ml）。氯化钠注射液：每瓶 100ml（盐酸吡硫醇 200mg，氯化钠 0.9g）。

【贮法】避光、密封、室温保存。注射剂需在 30℃ 以下的室温保存。

艾地苯醌　Idebenone

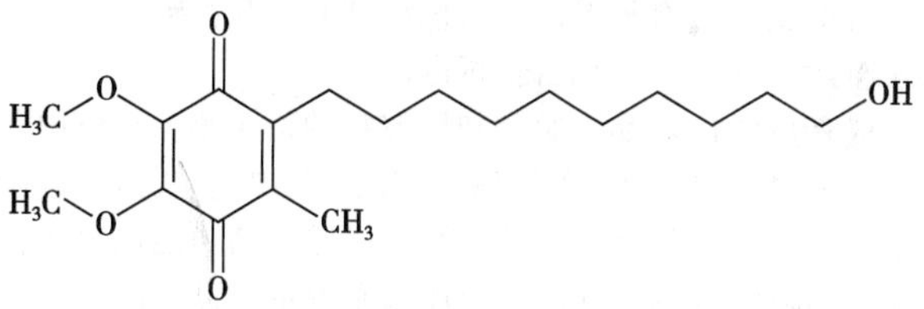

【其他名称】羟癸甲氧醌，金博瑞，申维。

【ATC 编码】N06BX13

【性状】为橙黄色至橙色结晶、结晶性粉末或块状物，无臭；极易溶于三氯甲烷、甲醇或无水乙醇，易溶于乙酸乙酯，难溶于乙烷，几乎不溶于水。

【药理学】本品是醌类衍生物，辅酶 Q_{10} 的类似物。为脑代谢、精神症状改善药。能激活脑线粒体活性，改善脑缺血时的脑能量代谢，改善脑内葡萄糖利用率，使脑内 ATP 产生增加。具有抗氧化和清除自由基的活性，抑制脑线粒体生成过氧化脂质，抑制脑线粒体膜脂质过氧化作用所致的膜障碍。比辅酶 Q_{10} 更易通过生物膜，抗氧化功效是辅酶 Q_{10} 的 100 倍。对大鼠大脑缺血和中枢胆碱、5-HT 功能下降导致的遗忘症和学习障碍有减轻作用。临床研究表明，本品对中度老年性痴呆和脑血管疾病引起的痴呆患者的临床症状有改善作用。口服吸收良好，3 小时达血药浓度峰值，半衰期约为 8 小时。24 小时内尿中排泄为 32%，而且大部分为代谢产物。连续用药在体内无蓄积。

【适应证】 用于慢性脑血管病及脑外伤等所引起的脑功能损害，能改善主观症状、语言、焦虑、抑郁、记忆减退、智能下降等精神行为障碍。

【用法和用量】 口服，每次30mg，每日3次，饭后服用。

【不良反应】 ①发生率3%左右，主要有过敏性皮疹、胃肠不适、兴奋、颤抖、失眠等不良反应。②偶见红细胞、白细胞减少，肝功能损害，血BUN升高，血总胆固醇和甘油三酯升高。

【禁忌证】 对本品过敏者、妊娠期妇女禁用。

【注意】 ①哺乳期妇女慎用。②长期服用需监测肝功能。

【制剂】 片剂：每片30mg。

【贮法】 密封、室温保存。

胞磷胆碱[药典(二)；基；医保(甲、乙)] Citicoline

$\cdot H_2O$

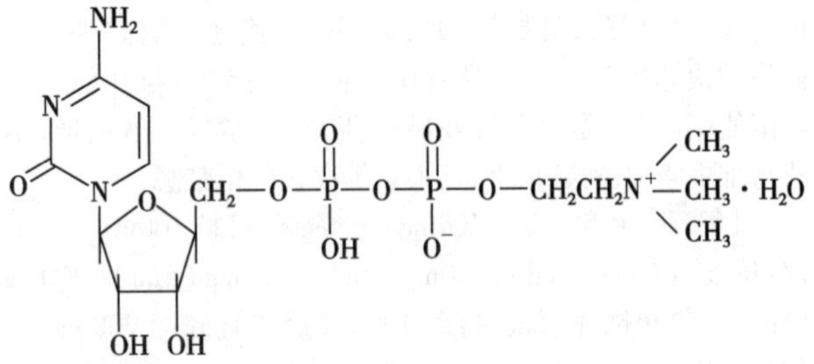

【其他名称】 胞磷胆碱钠，胞二磷胆碱，二磷酸胞嘧啶胆碱，胞嘧啶核苷二磷酸胆碱，尼可林，尼可灵，Citicoline Sodium，Nicholin。

【ATC编码】 N06BX06

【性状】 为有吸湿性的白色结晶或结晶性粉末；无臭。易溶于水，几乎不溶于乙醇、丙酮。

【药理学】 本品为胆碱和胞嘧啶的衍生物。在体内参与卵磷脂的生物合成，使胆碱与甘油二酯结合，促进卵磷脂的合成。本品有改善脑组织代谢、促进大脑功能恢复的作用。还能改变脑血管阻力，增加脑血流量而促进脑物质代谢，改善脑循环。另外，可增强脑干网状结构上行激活系统的功能，增强锥体系统的功能，改善运动麻痹，故对促进大脑功能的恢复和促进苏醒有一定作用。对大脑和中枢神经系统受到外伤所产生的脑组织代谢障碍和意识障碍，有调节和激活作用。

静脉注入本品可迅速进入血流，并有部分通过血脑屏障进入脑组织。其中胆碱部分在体内成为良好的甲基化供体，可对多种化合物有转甲基化作用，约有1%的胆碱可从尿中排出。本品静脉注射后30分钟，血药浓度为其峰值的1/3；在1～2小时内基本稳定，为血药浓度峰值的1/2。大部分药物在2小时内转移到尿中。肝脏分布浓度最高，约占10%，脑组织仅为0.1%，但在注射30分钟后逐渐回升，至3小时达峰值，在损伤侧的脑内药物含量明显高于未损伤侧。口服给药，亦可进入脑代谢，产生磷脂化作用而生效。动物实验显示，口服吸收缓慢却完全，与静脉相比两者作用无显著差异。口服给药能避免有害刺激，增加低氧条件下动物存活时间。

【适应证】 ①用于急性颅脑外伤和脑手术所引起的意识障碍，脑卒中而致偏瘫，其他中枢神经系统急性损伤引起的功能和意识障碍。②也可用于帕金森病、神经性耳聋和耳鸣、催眠药中毒。

【用法和用量】 ①静脉滴注：一日0.25～0.5g，用5%或10%葡萄糖注射液稀释后缓缓滴注，每5～10日为一疗程。严重脑干损伤及颅内出血时，小剂量应用，一次0.1～0.2g，每天2～3次。脑出血急性期不宜大剂量应用。②单纯静脉注射：每次0.1～0.2g。肌内注射：一日0.1～0.3g，分1～2次注射。一般不采用肌内注射，若用时应经常更换注射部位。③口服：每次0.2g，一日3次。用于维持期治疗可为一次0.1g，一日3次口服。

【不良反应】 偶可发生失眠、头痛、头晕、恶心、呕吐、厌食、面潮红、兴奋、暂时性低血压等，停药后可消失。

【禁忌证】 对本品过敏者禁用。

【注意】 ①儿童、妊娠期妇女及哺乳期妇女慎用。②对伴有脑出血、脑水肿和颅压增高的严重急性颅脑损伤患者慎用。在脑内出血急性期和严重脑干损伤时，不宜用大剂量，并应与止血药、降颅压药合用。③在脑梗死急性期有意识障碍的病人，最好在卒中发作后2周内开始给药。④癫痫及低血压患者应慎用。⑤若出现血压下降、胸闷、呼吸困难等立即停药。⑥只在静脉滴注或静注困难时才做肌内注射，并应在小剂量范围内使用。

【药物相互作用】 ①不可与含有甲氯芬酯的药物合用。②与脑蛋白水解酶合用可能会相互提高疗效。③本品用于治疗震颤麻痹病人时，不宜与左旋多巴合用，否则可引起肌僵直恶化。

【制剂】 片剂：每片0.1g；0.2g。胶囊剂：每粒0.1g。注射剂：每支0.1g(2ml)；0.2g(2ml)；0.25g(2ml)；0.5g(5ml)。氯化钠注射液：每瓶100ml(胞磷胆碱钠0.25g，氯化钠0.9g)；100ml(胞磷胆碱钠0.5g，氯化钠0.9g)；200ml(胞磷胆碱钠0.5g，氯化钠1.8g)。葡萄糖注射液：每瓶50ml(胞磷胆碱钠0.25g，葡萄糖2.5g)；100ml(胞磷胆碱钠0.25g，葡萄糖5g)；100ml(胞磷胆碱钠0.5g，葡萄糖5g)；200ml(胞磷胆碱钠0.5g，葡萄糖10g)。

【贮法】 避光、室温、密封、干燥处保存。

单唾液酸四己糖神经节苷脂 Monosialoteterahexosyl Ganglioside

本品系自猪脑中提取制得的一种神经节苷脂。

【其他名称】 施捷因，申捷，GM-1。

【性状】 注射液为澄清、无色或淡黄色溶液。粉针剂为白色或类白色冻干块状物或粉末。

【药理学】 神经节苷脂是一种复合糖脂，存在于哺乳动物细胞，特别是神经元细胞的胞膜中，是神经细胞膜的天然组成部分。本品系自猪脑中提取制得的药品，对神经组织有较大的亲和性，能透过血脑屏障，与神经细胞膜结合，促进神经修复作用。作用机制是通过维持中枢神经细胞膜上Na^+-K^+-ATP酶和Ca^{2+}-Mg^{2+}-ATP酶的活性，起到维持细胞内外离子平衡、减轻神经细胞水肿、防止细胞内钙离子积聚的作用；本品可以对抗兴奋性氨基酸的神经毒性作用，减少自由基对神经细胞的损害等。因此，本品具有促进神经重塑（包括神经细胞的存活、轴突生长和突触生成）的作用，即通过促进各种形态、生化、组化、神经生理及行为参数的改善，最终可以加速神经修复，最大程度地恢复原有的神经功能。本品对损伤后继发神经退化有保护作用。对脑血流动力学参数的改善和损伤后脑水肿的减轻有积极的作用。动物实验显示本品可改善帕金森病所致的行为障碍。本品给药后2小时在脑和脊髓测得放射活性高峰，4～8小时后减半。药物的清除缓慢，主要通过肾脏排泄。

【适应证】①主要用于治疗血管性或外伤性中枢神经系统损伤（脑创伤、脊髓创伤、脑血管意外）。②可用于帕金森病。

【用法和用量】每日20～40mg，一次或分次肌内注射或缓慢静脉滴注。急性期：每日100mg，静脉滴注；2～3周后改为维持量，每日20～40mg，一般6周。对帕金森病，首剂量500～1000mg，静脉滴注；第2日起每日200mg，皮下、肌内注射或静脉滴注，一般用至18周。

【不良反应】上市后监测中发现的不良反应为：①皮肤：斑丘疹、红斑疹、急性荨麻疹、水疱疹、皮肤瘙痒等。②全身性：寒战、发热、乏力、面色苍白、水肿、过敏样反应、过敏反应、过敏性休克等。③呼吸系统：胸闷、呼吸困难、咳嗽等。④神经及精神：头晕、头痛、眩晕、局限性抽搐、局部麻木、精神障碍、吉兰-巴雷综合征等。⑤胃肠系统：恶心、呕吐、腹泻、腹痛、胃部不适等。⑥心血管系统：心悸、心动过速、紫绀、潮红、血压升高、血压降低、静脉炎等。⑦其他：注射部位疼痛、肝功能异常等。

【禁忌证】以下患者禁用本品：①对本品或其辅料过敏者；②遗传性糖脂代谢异常（神经节苷脂累积病，如：家族性黑矇性痴呆、视网膜变性病）患者；③急性炎症性脱髓鞘性多发性神经病（又称吉兰-巴雷综合征）患者；④肝肾功能严重障碍患者。

【注意】①警示：国内外药品上市后监测中发现可能有与使用神经节苷脂产品相关的吉兰-巴雷综合征病例。若患者在用药期间（一般在用药后5～10天内）出现持物不能、四肢无力、弛缓性瘫痪等症状，应立即就诊。吉兰-巴雷综合征患者禁用本品，自身免疫性疾病患者慎用本品。②轻中度肝、肾功能障碍者慎用。③对妊娠期妇女、哺乳期妇女及儿童的安全性及有效性尚不明确，不推荐使用本品。④使用本品可能出现寒战、发热症状，并可能伴有皮疹、呼吸困难、心悸、呕吐等。输液过程中应尽量减慢滴速，注意对患者进行监护，出现上述症状应立即停药救治。

【制剂】注射液：每支20mg（2ml）；40mg（2ml）；100mg（5ml）。粉针剂：每支20mg；40mg；100mg。

【贮法】避光、室温（不高于30℃）、密封保存。

小牛血去蛋白提取物[医保(乙)]

Deproteinized Hemoderivative of Calf Blood

本品为新鲜小牛血或血清经去蛋白、浓缩、超滤或透析等工艺制得的含有无机物及小分子有机物的无菌溶液。

【其他名称】爱维治，欣维治，素高捷疗，Actovegin，Solcoseryl。

【性状】注射剂为淡黄色澄清液体。凝胶制剂为淡黄色透明水凝胶剂。

【药理学】本品为不含蛋白质的小牛血液提取物，含有低分子肽和核酸衍生物。能改善氧和葡萄糖的吸收及利用（不依赖于胰岛素），从而提高ATP的周转，为细胞提供较高的能量。在脑功能降低（低血氧）和能量需求增加（修复、再生）等情况下，本品可增进与能量有关的功能代谢，保持细胞功能，促使供血量增加。在外周组织中亦可起到改善微循环，提高组织细胞再生修复能力，增强受损组织细胞对能量的利用，因而可以使胶原纤维重组，减少或避免瘢痕形成。在眼及口腔部位外用时，由于黏性凝胶或唾液的作用，可在角膜或口腔黏膜部位形成均匀而持久的保护膜，以利于药物作用于局部，进一步增强药效。

【适应证】①用于脑卒中、脑外伤及大脑器质性疾病后遗症。②用于治疗糖尿病性多发性神经病变、外周血流紊乱引起的疾病（如动脉血管病、糖尿病性坏疽、腿部溃疡）等。③各种起因的角膜溃疡，角膜损伤，由碱或酸引起的角膜灼伤，大泡性角膜炎，神经麻痹性角膜炎，角膜和结膜变性。

【用法和用量】①脑中风及脑外伤：20～30ml稀释于250ml的5%葡萄糖注射液或0.9%氯化钠注射液中，静脉缓慢滴注（滴注速度小于2ml/min），一日1次，两周为一疗程。②大脑功能不全及脑痴呆：将本品30ml溶于250ml的5%葡萄糖注射液或氯化钠注射液中，静脉缓慢滴注，一日1次，两周为一疗程。③眼部疾病：凝胶，将适量凝胶涂于眼部患处，一日3～4次。

【不良反应】①偶见过敏反应（例如荨麻疹、皮肤潮红、药物热、休克等）。②较大剂量可引起胃部不适。③外用时可出现局部刺痛或灼热感。

【禁忌证】①对本品或同类物质有过敏者禁用。②严重肾功能不全、少尿或无尿、失代偿心力衰竭、肺水肿患者禁用。

【注意】①糖尿病患者慎用。②妊娠期妇女、哺乳期妇女慎用。③肌内注射时要缓慢，每次不超过5ml。静脉滴注时，滴速应小于每分钟2ml。④输液不应与其他药物配伍。⑤外用于皮肤创口、创面时，若出现患处分泌物增多，可酌情增加更换敷料的次数，务必保证患处的清洁干燥，防止不必要的感染发生。患处上皮形成后，可再继续用药2～3周，以巩固疗效，保持并促进新生组织的形成。⑥本品眼凝胶制剂无抗细菌、真菌、病毒、衣原体等作用，对感染性角膜及结膜炎，在使用本品的同时，需针对病因联合使用抗生素、抗真菌或抗病毒类药物。但对于非感染性角膜炎及结膜炎，不能滥用上述药物或与上述药物不当配伍使用。⑦如发生过敏反应立即停药，并给予相应处置措施。

【制剂】注射剂：每支80mg（2ml）；200mg（5ml）；400mg（10ml）；800mg（20ml）。滴眼液：20%（5ml）。眼凝胶制剂：20%（5g:1g）。

【贮法】密封、凉暗处保存；注射液需避光。避免置于

30℃以上的温度中。

脑蛋白水解物 Cerebroprotein Hydrolysate

本品是从健康猪新鲜大脑组织中提取的活性肽类水解物,含有多种氨基酸及低分子肽等。

【其他名称】 施普善,脑活素,Cerebrolysin。

【性状】 粉针剂为浅黄色的疏松块状物或粉末。片剂的片芯呈棕黄色。

【药理学】 本品为动物蛋白经酶降解而产生的器官特异性氨基酸和多肽的复合物。能以多种方式作用于中枢神经,调节和改善神经元的代谢,促进突触的形成,诱导神经元的分化,并进一步保护神经细胞免受各种缺血和神经毒素的损害。可透过血脑屏障,进入神经细胞,促进蛋白质合成,增加脑组织的抗缺氧能力,改善脑能量代谢,改善记忆。激活腺苷酸环化酶和催化其他激素系统。提供神经递质、肽类激素及辅酶前体。

【适应证】 ①用于颅脑外伤、脑血管病(脑供血不全、脑梗死)后遗症伴有记忆减退及注意力集中障碍的症状。②用于原发性痴呆(如阿尔茨海默病)、血管性痴呆(如多发梗死性痴呆)、混合性痴呆。

【用法和用量】 ①口服,一日 3 次,成人一次 1 ~ 2 片,儿童酌减。②静脉滴注:成人常用 10 ~ 30ml 稀释于 5% 葡萄糖或生理盐水 250ml 中缓慢滴注,60 ~ 120 分钟滴完,每日 1 次,每疗程注射 10 ~ 20 次,依病情而定。③轻微病例或经大剂量用药后为保持疗效者,可用肌注、皮下或静注,每次 1 ~ 5ml,皮下注射不超过每次 2ml,肌内注射不超过每次 5ml;静脉注射不超过每次 10ml。应用 10 ~ 20 次,以后每周 2 ~ 3 次,可重复几个疗程,直至临床表现不再改善为止。

【不良反应】 ①注射过快可有中度灼热感。②偶有过敏反应发生,表现为发热、寒战,有时可见胸闷不适、头痛、气促、呕吐及便意,转氨酶升高及过敏性皮疹等。③偶可诱发癫痫发作,使血尿素氮升高。

【禁忌证】 ①对本品过敏者、癫痫患者、严重肾功能障碍者禁用。②妊娠期妇女禁用。儿童及哺乳期妇女使用本药的安全性尚不明确,不推荐使用。

【注意】 ①过敏体质者慎用。若出现过敏反应立即停药。②当药品性状发生改变时禁用。③老年人使用本品时如发现排尿量过多,且 2 ~ 3 天内不能自行缓解时应停止使用。

【药物相互作用】 ①本品不能与平衡氨基酸注射液在同一输液瓶中输注。如同时应用平衡氨基酸注射液,应注意可能出现氨基酸不平衡。本品 1ml 相当于脑蛋白 1g 的含氮物质。②与抗抑郁药同时服用,可导致精神紧张,建议减少后者剂量。③同时服用单胺氧化酶抑制剂,两者药效有相加作用。④与胞磷胆碱、复方丹参、维生素 B_{12} 等合用,具有协同作用,可能会相互提高疗效。

【制剂】 注射液:每支 1ml;2ml;5ml;10ml;20ml。片剂:每片以总氮计 14. 4mg,以氨基氮计为 6. 5mg。

【贮法】 避光、密封,低于 20℃干燥阴凉处。

肌氨肽苷 Muscular Amino Acids and Peptides and Nucleosides

本品是由健康家兔肌肉和心肌提取的含有多肽、腺苷、次黄嘌呤和 20 多种氨基酸及其代谢中间物的灭菌水溶液。

【性状】 为黄色或深黄色澄明液体。

【药理学】 核苷酸和多种氨基酸(必需氨基酸)是参与人体生命活动的重要物质。本品具有促进机体代谢作用。能够改善血液循环障碍,降低血管阻力,扩张心脑肾血管,增加重要器官的血流量,改善血供营养及氧的利用;抑制自由基生成,改善卒中患者脑的葡萄糖代谢,保护脑细胞免受缺血性损伤;对心脑细胞具有膜稳定保护作用,明显减轻心脑缺血再灌注损伤作用;修复和营养已损伤的心脑及神经细胞;增加肾血流量,具有较强的利钠利尿作用。能促进造血系统活动增强,白细胞数量增多。同时有增加血管弹性、防止血管硬化作用。

【适应证】 用于脑功能紊乱,脑卒中、脑供血不足所致脑功能减退;周围神经疾病;肌肉萎缩,神经性水肿,神经衰弱综合征等。

【用法和用量】 肌内注射:每次 2 ~ 4ml,每日 1 ~ 2 次。静脉滴注:每次 4 ~ 10ml,加入 500ml 生理盐水或 5 ~ 10% 葡萄糖注射液中,缓慢滴注(每分钟 2ml),每日 1 次,2 周为一疗程。

【不良反应】 常见为面部潮红、头晕。个别患者静脉滴注3 ~ 4 小时后出现发冷、发热、体温略有升高、头晕、烦躁,调慢滴速或停药后症状可消失。

【禁忌证】 对本品过敏者禁用。

【注意】 ①有过敏体质者慎用。②本品对儿童、妊娠期妇女、哺乳期妇女的安全性资料尚不明确,不推荐使用。

【制剂】 注射液:每支 2ml(含多肽 3. 5mg,次黄嘌呤 0. 5mg);5ml(含多肽 8. 75mg,次黄嘌呤 1. 25mg);10ml(含多肽 17. 5mg,次黄嘌呤 2. 5mg)。粉针剂:多肽/次黄嘌呤(3. 5mg/0. 5mg);多肽/次黄嘌呤(7mg/1. 0mg);多肽/次黄嘌呤(8. 75mg/1. 25mg);多肽/次黄嘌呤(17. 5mg/2. 5mg)。

【贮法】 避光、密封、室温(10 ~ 30℃)保存。

赖氨酸〔药典(二)〕 Lysine

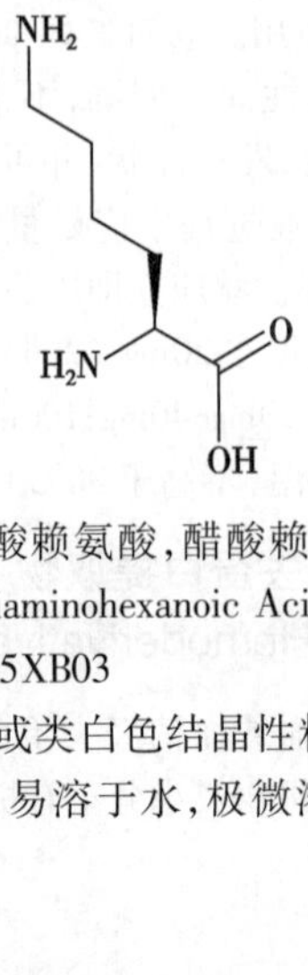

【其他名称】 盐酸赖氨酸,醋酸赖氨酸,L-赖氨酸,L-2,6-二氨基己酸,2,6-Diaminohexanoic Acid。

【ATC 编码】 B05XB03

【性状】 为白色或类白色结晶性粉末或无色结晶。几乎无臭。呈多晶型。易溶于水,极微溶于乙醇。在相对湿度60%以下稳定，60%以上会生成二水合物。水溶液呈中性至微酸性。

【药理学】本品属碱性氨基酸，为人体必需氨基酸之一。由于赖氨酸在谷物食物中含量低，且易在加工过程中流失，故又称为第一限制氨基酸。本品能够促进人体生长发育。促进脑组织代谢，改善脑缺氧，提高中枢神经功能，促进神经组织修复；改善失眠，提高记忆力。能提高超氧化物歧化酶(SOD)和过氧化氢酶(CAT)的活性，减少氧自由基，保护脑组织。并可增加血红蛋白，改善贫血；增强机体免疫功能。

【适应证】用于：①颅脑损伤综合征、脑血管病、记忆力减退等。②赖氨酸缺乏引起的小儿食欲缺乏、营养不良及脑发育不全等。

【用法和用量】①口服：每次0.3g，每日1次，10～15天为一疗程。②静脉滴注：每日1次，每次3g，稀释于250ml静脉滴注液中缓慢滴注，20次为一疗程。

【不良反应】偶见轻度恶心、呕吐及过敏反应。

【禁忌证】对本品过敏者、肝肾功能严重不全者禁用。

【注意】①急性缺血性脑血管病、高血氧、酸中毒、肾功能不全者慎用。②过量使用可能出现严重的新陈代谢中毒危险。③本品不耐高温。④长期使用会抑制精氨酸的利用。

【制剂】片剂：每片0.15g；0.2g。散剂：每袋3g。注射液：每支3g(10ml)。葡萄糖注射液：每瓶3g(100ml)；3g(250ml)。氯化钠注射液：3g(100ml)；3g(250ml)。

【贮法】密封、阴凉、干燥处保存。

利鲁唑[药典(二)；医保(乙)]　Riluzole

H_2N—(benzothiazole)—O—CF_3

【其他名称】力如太，万全力太，协一力，Rilutek。

【ATC编码】N07XX02

【性状】为白色至淡黄色粉末，难溶于水，易溶于二甲基酰胺、二甲基亚砜、甲醇、二氯甲烷等。

【药理学】本品属于苯并噻唑类抗谷氨酸药物。其作用机制包括：抑制谷氨酸释放；抑制并稳定电压依赖性钠离子通道；干预兴奋性氨基酸所引起的胞内信号转导，抑制钙离子内流；抑制NMDA受体功能；提高神经营养因子表达量。通过上述机制起到：神经元保护作用，特别是对由于兴奋性神经递质介导的多种神经元损伤有保护作用；降低肌萎缩侧索硬化动物模型中脊髓前角运动神经元的损伤率；抗惊厥作用；抗抑郁作用；镇静、催眠和降温作用以及抗依赖作用。

口服吸收良好，生物利用度为60%，高脂饮食降低药物吸收。服药后1～1.5小时达血药浓度峰值，在体内分布广泛，可通过血脑屏障。血浆蛋白结合率为96%，平均消除半衰期为12小时(9～15小时)。在肝脏内代谢，主要代谢酶为CYP1A2。由于CYP1A2活性差异，个体间本品的消除速率有显著差异。代谢产物最后通过肾脏随尿液排出，尿中未代谢的本品含量小于总量的10%，不到10%的代谢物通过粪便排出。女性消除率比男性低32%，不吸烟者比吸烟者低36%。

【适应证】用于肌萎缩侧索硬化症(ALS)的治疗，可延长患者的存活期，延缓或推迟患者发生呼吸功能障碍(需要气管切开)的时间。此外，还可用于脑损伤、惊厥、焦虑及帕金森病。

【用法和用量】口服：每次50mg，一日2次，饭前1小时或饭后2小时服用，以降低食物对本品生物利用度的影响。增加每日给药剂量不会增加药效，但会增加不良反应。如漏服一次，按原计划服用下1片。

【不良反应】①非常常见(≥1/10)的不良反应：乏力、恶心、肝功能检测异常。丙氨酸氨基转移酶的增高通常发生于本品治疗的前3个月内；其通常为一过性。且当治疗继续时，其水平在2～6个月内恢复至低于正常上限2倍。这些增高可伴有黄疸。在临床试验中ALT升高超过正常范围上限5倍的患者中止治疗后ALT水平在2～4个月内恢复至正常范围上限2倍以下。②常见(≥1/100～<1/10)：头痛、眩晕、感觉异常、嗜睡、心动过速、腹泻、腹痛、呕吐。③不常见(≥1/1000～<1/100)：类过敏反应、血管性水肿、间质性肺病、胰腺炎。④偶见中性粒细胞减少症。

【禁忌证】①对本品过敏者禁用。②肝功能不正常或转氨酶水平异常增高、超过正常值3倍以上者禁用。③妊娠期、哺乳期妇女禁用。

【注意】①肝脏疾病患者慎用，如使用应定期检查肝功能。②使用前要检查转氨酶水平，用药后的前3个月应每月检查一次；持续用药者第一年每3个月检查一次。若发现转氨酶升高应进行监测，必要时停药。服用本品期间不要过量饮酒。③肾功能不全者慎用；儿童慎用。④对可能出现的粒细胞减少不良反应，须监测血细胞计数、血红蛋白、血细胞比容。⑤服用本品后如感到眩晕或头晕，不应驾驶机动车或操作机器。

【药物相互作用】①与CYP1A2的抑制剂(如咖啡因、非那西汀、胆茶碱、阿米替林、喹诺酮类等)合用，可能使本品血药浓度升高。②与CYP1A2诱导剂(如利福平、奥美拉唑等)合用，可能使本品消除速率加快。

【制剂】片剂：每片50mg。胶囊剂：每粒50mg。

【贮法】室温，避光、密封保存。

(李　林　褚燕琦)

第 26 章
麻醉药及其辅助用药

麻醉(anesthesia)表示"知觉/感觉丧失"。感觉丧失可以是局部性的,也可以是全身性的,即体现为全身知觉丧失,无意识状态。在中国《辞海》中,"麻"为麻木与感觉不灵之意,是指麻木不痛,痛觉缺失;"醉"是饮酒或药物作用神志不清或暂时失去知觉。

公元64年罗马军医Dioscorides将曼陀罗煮酒用于手术;《后汉书·华佗传》记载,公元160年前后,神医华佗研发明了"麻沸散";1772年,英国化学家Joseph. Priestley合成气体——氧化二氮,化学家Humphry. Davy发现这种气体能使人产生愉悦、幻觉,并缓解疼痛,后发现经过纯化,用于人体后可减少不良反应,被人们称为"笑气";1846年,美国麻省总医院医生首次成功使用乙醚做全身麻醉手术,并被认为是医学史上最重要的发现;同年三氯甲烷开始用于产科手术,后因心脏和肝毒性而停止应用;1864年,合成了巴比妥酸,之后发现了戊巴比妥钠;1890年合成苯佐卡因;1904年,合成了普鲁卡因;1933年,合成了硫喷妥钠;1942年,肌松剂首次用于阑尾切除手术;2008年,发现了肌松拮抗剂,即"麻药"的"解药"。

麻醉学(anesthesiology)是运用有关麻醉的基础理论、临床知识、专门技术和设备,以消除病人手术疼痛,保证病人安全,为手术创造良好条件的一门科学。骨骼肌松弛、镇静和镇痛是当代全麻手术的必备"平衡三角"。

麻醉是进行外科手术的必要条件,随着新型麻醉药的不断优化和麻醉学的进步,麻醉的应用越来越广泛并更加安全。麻醉药根据作用及给药方式的不同,可分为局部麻醉药和全身麻醉药两类。

全身麻醉药被吸收后,作用于中枢神经系统,使机体功能受到广泛抑制,引起意识、感觉和反射消失及骨骼肌松弛。全身麻醉的麻醉范围广,一般适用于大型手术,但其不良反应及危险性相对较大。全身麻醉药又分为吸入麻醉药(如乙醚等)和静脉麻醉药(如硫喷妥钠等)。

局部麻醉药应用于局部,在局部发生感觉和痛觉缺失的效果,因此其麻醉范围小,多适用于小型手术和插管。其无菌制剂不良反应也少,较安全。

在应用麻醉药物时,为了取得满意的麻醉效果,经常采用一些麻醉辅助药物,如骨骼肌松弛药、镇静药以及氯丙嗪类药物等。

在复合麻醉中,也常采用神经安定镇痛术。神经安定镇痛术是一种复合镇痛方法,常用安定药氟哌啶醇和镇痛药芬太尼配成合剂用于静脉注射,使患者处于意识蒙眬、痛觉缺失的状态。在上述基础上还可配合全身麻醉药(如氧化亚氮)和骨骼肌松弛药(如琥珀胆碱)进行复合麻醉。

26.1　全身麻醉药

26.1.1　吸入麻醉药

吸入麻醉药多为挥发性液体(如乙醚、氟烷等),少数为气体(如氧化亚氮),均可经呼吸道迅速进入体内而发挥麻醉作用,其麻醉的深度,多随脑中麻醉药的分压而变化;麻醉的诱导和苏醒的速度,取决于组织中麻醉药张力的变化速度。在药物方面,其在血中的溶解度则是影响麻醉作用的主要因素,因其血/气分配系数影响血中药物的分压,也影响在脑中的分布,从而影响麻醉的速度和深度。

吸入麻醉时的麻醉深度可通过调节吸入气体中的药物浓度加以控制。

吸入麻醉药中,以异氟烷较为安全,氟烷起效最快,氧化亚氮的镇痛和基础麻醉较可靠,乙醚和恩氟烷已少用。

恩氟烷[药典(二);医保(甲)]　Enflurane

```
    Cl  F       F
    |   |       |
H—C—C—O—C—H
    |   |       |
    F   F       F
```

【其他名称】安氟醚,易使宁,Ethrane。

【ATC编码】N01AB04

【性状】为无色挥发性液体,有果香,不燃不爆,性稳定,无须加入稳定剂。比重1.52;沸点57℃。20℃大气饱和蒸汽浓度23.3%(分压175)。37℃油/水分配系数98;血/气分配系数1.19。橡胶内溶解度极微,橡胶/气分配系数24。对金属腐蚀性弱。

【药理学】吸入麻醉药。为异氟烷的同分异构体,对黏膜无刺激性。诱导比乙醚快,约5~10分钟,无不快感。诱导的吸气内浓度为2%~2.5%,4.5%为极限;维持麻醉的吸气内浓度为1.5%~2%。肺泡内最低有效浓度为1.68%。

麻醉时无交感神经系统兴奋现象,可使心脏对肾上腺素的作用稍增敏,不增加毛细血管出血、不延长出血时间,不会促使呼吸道分泌增加。因可抑制心肌及血管运动中枢并具有神经节阻断作用,故心率和血压稍有下降。本药的内源性血管扩张作用可引起脑血流增加,易致颅内压显著升高。

麻醉强度稍低于氟烷,但麻醉深度易于调整,诱导和苏醒较迅速,对黏膜无刺激性。对心血管系统抑制作用比氟烷弱,也不明显增加心肌对儿茶酚胺的敏感性;肌肉松弛作用较氟烷强,较乙醚弱。对肝脏的影响远小于氟烷。

吸入后易从肺呼出,麻醉复苏较快。在肝脏的代谢率很低,仅有2.4%被转化。

【适应证】用于全身麻醉的诱导和维持(一般浓度0.5%,3%为极限);可用于剖宫产。可与多种静脉全身麻醉药和全身麻醉辅助用药联用或合用。

【用法和用量】本品的用量应根据患者的具体情况而定。全麻诱导:通过吸入恩氟烷和纯氧,或恩氟烷与氧气/笑气混合物进行诱导。建议使用恩氟烷诱导的初始剂量为0.5%,在呼吸抑制后逐渐增加0.5%,直至达到手术所需的麻醉深度。此时恩氟烷的浓度应小于4.0%。全麻维持:0.5%~2.0%的恩氟烷可维持一定的麻醉深度。

【注意】术后有恶心症状。在少数患者全麻后出现后遗性中枢神经兴奋。在脑电图偶见有癫痫样波。有引起肝毒性的报道。

【制剂】液体剂:每瓶100ml;150ml;250ml。

【贮法】遮光，严封或熔封，在阴凉避火处保存。

异氟烷〔药典（二）；医保（甲）〕 Isoflurane

```
   F  H      F
   |  |      |
F—C—C—O—C—H
   |  |      |
   F  Cl     F
```

【其他名称】异氟醚，活宁，Forane。

【ATC 编码】N01AB06

【性状】呈透明、无色液体，略具刺激性醚样臭。性稳定，在石灰中不分解。

【药理学】为恩氟烷的异构体，其药理学性质与恩氟烷相似。具有良好的麻醉作用，诱导麻醉及苏醒均较快。在体内很少被分解，以原形由呼吸道排出。

【适应证】用于全身麻醉的诱导及维持。

【用法和用量】成人诱导麻醉时吸入气体内浓度一般为1.5%～3%；维持麻醉时气体内浓度为1%～1.5%。麻醉较深时对循环及呼吸系统均有抑制作用。骨骼肌松弛作用亦较好。

【不良反应】术后恶心、呕吐的发生率较低。

【制剂】液体剂：每瓶100ml；250ml。

【贮法】在15～30℃的室温下贮存。

氟烷〔药典（二）〕 Halothane

```
   Cl  F
   |   |
H—C—C—F
   |   |
   Br  F
```

【其他名称】三氟氯溴乙烷，Fluothane。

【ATC 编码】N01AB01

【性状】为无色、易流动的重质液体；有类似三氯甲烷的香气，甜味。本品能与乙醇、三氯甲烷、乙醚或非挥发性油类任意混合，在水中微溶。

【药理学】麻醉作用比乙醚强，对黏膜无刺激性，麻醉诱导时间短，不易引起分泌物过多、咳嗽、喉痉挛等。但恩氟烷和异氟烷有超过本药的优点，在绝大多数情况下更为合适。

【适应证】用于全身麻醉及麻醉诱导。

【用法和用量】吸入量视手术需要而定，常用浓度为0.5%～3%。可采用关闭式、半关闭式或滴入法。可单用或与乙醚等合并使用。

【禁忌证】肝功能不全及胆道疾病患者禁用。

【注意】①麻醉作用较强，极易引起麻醉过深，出现呼吸抑制、心搏缓慢、心律失常等。如呼吸运动趋弱和肺通气量减少，应立即给氧和人工呼吸，并迅速减浅麻醉。②不宜用于产科。③使用时避免与铜器接触，因可被腐蚀。

【药物相互作用】①对心肌有直接抑制作用，且易使心肌对肾上腺素及去甲肾上腺素的作用敏感，因此禁与此二药合用，否则易引起室性心动过速或心室性纤颤。②能提高患者对氯丙嗪、利血平、六甲溴胺的敏感性，故当患者正在应用这些药物时，本品须慎用。

【制剂】液体剂：每瓶20ml；100ml。

甲氧氟烷 Methoxyflurane

```
   Cl  F
   |   |
H—C—C—OCH3
   |   |
   Cl  F
```

【其他名称】Penthrane。

【ATC 编码】N01AB03

【性状】为无色澄明液体，有水果气味，在室温下不燃不爆，有氧、空气、光线、湿气、碱、石灰存在时都较稳定。

【药理学】对呼吸道的刺激作用较乙醚轻。其全麻效能最强，镇痛效果好，但因沸点较高（104.6℃），血/气分配系数为13，故麻醉诱导期及恢复期均较缓慢，常伴有兴奋期。本品的最小肺泡浓度为0.16%，故麻醉作用很强，可在静脉麻醉后或基础麻醉后，作全麻的维持。吸气内甲氧氟烷的蒸气浓度不得大于2%。深麻醉时，骨骼肌才松弛良好，可与非去极化型肌松药合用。它对循环系统的抑制作用与氟烷相似，对呼吸的抑制作用较氟烷弱。

【适应证】用于开放式、关闭式或半关闭式吸入麻醉。

【用法和用量】吸入给药：①全麻诱导：蒸气浓度可逐渐增至3%，以此为限。②全麻维持：蒸气浓度为0.5%～1%。

【禁忌证】能产生急慢性肝损伤，禁用于肝硬化及其他肝病患者。对肾功能有显著影响，肾病患者禁用。

【注意】①可强烈抑制呼吸。②在深度麻醉下，能出现心律失常，对心排血量也有影响，并可使血压下降。

【制剂】液体剂：每瓶20ml；150ml。

【贮法】避光存于冷暗处，用后将垫及盖拧紧。

七氟烷〔药典（二）；基；医保（乙）〕 Sevoflurane

```
   H      H
   |      |
F—C—O—C—CH3
   |      |
   H      CH3
```

【其他名称】七氟醚，七氟异丙甲醚，Sevofrane，Travenol。

【ATC 编码】N01AB08

【性状】挥发性液体，沸点58.5℃。蒸气压（25℃）为26.7kPa。对热、强酸稳定，不燃烧、不爆炸。

【药理学】为含氟的吸入麻醉药。其最小肺泡内浓度（MAC），在氧及氧化亚氮的混合气体中为0.66%；在纯氧中为1.7%；与恩氟烷相似，为氟烷的1/2。其半数致死浓度（LC_{50}）/MAC比恩氟烷大。诱导时间比恩氟烷、氟烷两者短，苏醒时间三者无大差异。麻醉期间的镇痛、肌松效应与恩氟烷和氟烷相同。本品的呼吸抑制作用较氟烷小；对心血管系统的影响比异氟烷小；对脑血流量、颅内压的影响与异氟烷相似。本品不引起过敏反应，对眼黏膜刺激轻微。

以2%～4%浓度进行诱导麻醉、以3%维持时，吸入后10～15分钟血药浓度达稳态，约360μmol/L；停药5分钟后则约为90μmol/L；停药60分钟后为约15μmol/L。血浆消除

半衰期 $t_{1/2}$ 呈三相，分别为2.7分钟、9.04分钟、30.7分钟。血/气分配系数为0.63（恩氟烷者为1.9，氟烷者为3.2）。本品主要经呼气排泄，停止吸入1小时后约40%以原形经呼气排出。它在体内可被代谢为无机氟由尿排出，按尿中氟量计，其代谢率为2.89%，比恩氟烷（0.96%）高，比氟烷（15.7%）低。

【适应证】七氟烷适用于成年人和儿童的全身麻醉的诱导和维持，住院病人和门诊病人均适用。

【用法和用量】麻醉诱导时，以50%～70%氧化亚氮与本品2.5%～4%吸入。使用睡眠量的静脉麻醉时，本品的诱导量通常为0.5%～5%。麻醉维持，应以最低有效浓度维持外科麻醉状态，常为4%以下。

【不良反应】主要为血压下降、心律失常、恶心及呕吐，发生率约13%。可产生重症恶性高热，可能与其损伤体温调节中枢有关。

【禁忌证】对卤化麻醉药过敏者禁用。

【注意】①产生重症恶性高热须立即停药，采用肌内注射肌松药、全身冷却及吸氧等措施。②肝胆疾患及肾功能低下者慎用。③本品可引起子宫肌松弛，产科麻醉时慎用。

【药物相互作用】本品可增强肌松药的作用，合用时宜减少后者的用量。

【制剂】吸入溶液剂：每瓶120ml；250ml。

【贮法】室温15～30℃保存。

地氟烷〔医保(乙)〕　Desflurane

```
    F   H       F
    |   |       |
F—C—C—O—C—H
    |   |       |
    F   F       F
```

【其他名称】去氟烷，地氟醚，Suparne。

【ATC编码】N01AB07

【性状】本品为无色澄清的液体，易挥发，不易燃，是一种需要通过挥发罐给药的吸入性全身麻醉剂。本品不会侵蚀不锈钢、黄铜、铝、阳极氧化铝、镀镍黄铜、铜和铍。

【药理学】为异氟烷的氟代氯化合物，其沸点较低（23℃），血/气分配系数为0.42，比其他含氟吸入麻醉药均低，故麻醉的诱导及苏醒均快，易于调节麻醉深度。其最小肺泡内浓度（MAC）为5.6%～6%，故麻醉效力亦较其他者为低。对于25岁的成年人，本药在纯氧中的MAC为7.3%。随年龄的增加、联用阿片类或苯二氮䓬类等药物，其MAC下降。它对循环系统的影响比其他吸入麻醉药小，对肝肾功能无损害。

【适应证】①用于成人全麻的诱导与维持。②以其他药物进行麻醉诱导并进行气道插管后，用于儿童的全麻维持。

【用法和用量】只有经过全麻给药训练的医师才能使用地氟烷。在全身麻醉给药中，必须根据患者的反应进行个体化给药。

（1）全麻诱导：①如使用本药前给予阿片类药，则本药常用起始浓度为3%，每隔2～3次呼吸增加0.5%～1%的浓度。当潮气末浓度达到4%～11%后，在伴或不伴氧化亚氮（N_2O）的情况下，均可在2～4分钟可达到麻醉效果。②如使用本药前静脉给予麻醉药（如硫喷妥钠或丙泊酚），无论运载气体为 O_2 还是 N_2O/O_2，本药的起始浓度均为0.5～1MAC。③颅内占位性损伤患者使用本药可使患者的脑脊液压力（CSFP）出现剂量依赖性增加。对于已知或疑似CSFP出现增加的患者，给药剂量应为0.8MAC或更低，并应联合巴比妥类药进行诱导，且需过度通气（低碳酸血症），直至患者施行颅减压术。同时还必须注意维持脑灌注压。

（2）全麻维持，吸入给药，维持浓度为2.5%～8.5%（无论是否与 N_2O 联用）。

【不良反应】①心血管系统：房性期前收缩、心动过缓、心律失常（如结性心律失常）、心肌缺血、心电图异常、心肌梗死、二联律、血管舒张、高血压（包括恶性高血压）、心动过速（包括尖端扭转型室性心动过速）。上市后还有心室运动功能减退、心房颤动、低血压、休克、心室衰竭、心悸、心搏骤停的报道。②代谢/内分泌系统：上市后有低钾血症、高钾血症、代谢性酸中毒的报道。③呼吸系统：咳嗽或咳嗽增加、分泌物增多、喉部痉挛、咽炎、氧合血红蛋白去饱和（$SPO_2<90\%$）、哮喘、呼吸暂停、呼吸困难、缺氧。上市后还有呼吸衰竭、支气管痉挛、咯血的报道。④肌肉骨骼系统：肌酸磷酸激酶（CPK）升高、肌痛。上市后还有横纹肌溶解的报道。⑤神经系统：头痛、头晕、脑电图（EEG）异常、精神运动功能损害（包括注意力不集中、镇静、疲乏、意识模糊、定向力障碍、反应迟钝）。有神经肌肉传递抑制的个案报道。上市后还有惊厥、脑病变、偏头痛的报道。⑥精神：激越。⑦肝脏：肝炎。上市后还有胆汁淤积、黄疸、肝衰竭、肝坏死、氨基转移酶升高（如丙氨酸转氨酶升高、天冬氨酸转氨酶升高）、胆红素升高的报道。⑧胃肠道：恶心、呕吐、唾液分泌增加。上市后还有急性胰腺炎、腹痛的报道。⑨血液：出血。上市后还有凝血功能障碍、血氨升高的报道。⑩皮肤：瘙痒。上市后还有荨麻疹、红斑、皮肤灼烧感的报道。⑪眼：结膜炎、结膜充血。上市后还有眼部黄疸、一过性失明、眼部灼热、眼部刺激、眼部充血、溃疡性角膜炎、视力减退、眼部疼痛的报道。⑫其他：发热。上市后还有恶性高热、虚弱、不适、疲乏的报道。

【禁忌证】禁用于：①对本药或其他卤化药物过敏者。②已知或疑似对恶性高热有遗传易感性者。③曾因使用本药或其他卤化麻醉药出现中至重度肝功能不全者。

【注意】①本药可与干粉状二氧化碳吸收剂发生反应，产生一氧化碳，进而可使某些患者出现碳氧血红蛋白升高。如疑似二氧化碳吸收剂呈干粉状，使用本药前应予以更换。②在麻醉维持期间，本药浓度的增加可使血压出现剂量依赖性下降。血压的过度下降可能由麻醉深度所导致，在这种情况下，可通过降低本药的吸入浓度对血压进行纠正。③当本药浓度超过MAC时，可出现心率增快。因此，在使用本药时，心率增快不能作为麻醉不足的可靠征象。④吸入浓度大于12%的本药已被安全地应用于患者的麻醉中，特别是麻醉诱导期间。此浓度将成比例地稀释氧气浓度，故

在同时使用 N_2O 或空气的情况下，应降低 N_2O 或空气的浓度，以维持足够的氧气浓度。⑤在本药全麻维持期间，如吸入速率大于或等于 2L/min，则本药的肺泡浓度通常在吸入浓度的 10% 以内。

【药物相互作用】 本品与苯二氮䓬类药、阿片类镇痛药、N_2O 合用可降低本药的 MAC。与 N_2O/阿片类药的麻醉方案相比，本药浓度达平衡时（给药 15 分钟或更长时间），可使琥珀胆碱的 95% 有效药物剂量（ED_{95}）降低 30%，亦可使阿曲库铵和泮库溴铵的 ED_{95} 降低 50%。本药对去极化肌松药持续时间的影响尚不明确。

【制剂】 吸入制剂：每瓶 240ml。

【贮法】 在 15～30℃的室温下贮存。

氧化亚氮[药典（二）；医保（乙）] Nitrous Oxide

【其他名称】 笑气，Laughing Gas。

【ATC 编码】 N01AX13

为气体麻醉剂，为无色气体；无显著臭，味微甜；较空气为重。其理化性质稳定，对呼吸道及机体各重要器官均无明显刺激性。但其本身麻醉效能较弱。临床上多与其他麻醉剂（如乙醚、普鲁卡因等）联合应用，以减少麻醉剂用量。现已少用。

26.1.2 静脉麻醉药

静脉麻醉药为非挥发性全身麻醉药，主要由静脉注射给药。与吸入麻醉药相比，其麻醉深度不易掌握，排出较慢。一般仅适用于短时间、镇痛要求不高的小手术。单独使用的范围不广，临床上常用于吸入性麻醉的诱导以及复合全身麻醉。

硫喷妥钠[药典（二）；医保（甲）] Thiopental Sodium

NaSC(=N—CO)(NH—CO) C (C_2H_5)($CH(CH_3)CH_2CH_2CH_3$)

【其他名称】 戊硫巴比妥钠，Sodium Pentothal，Pentothal。

【ATC 编码】 N01AF03

【性状】 为淡黄色粉末，有潮解性，易溶于水，水溶液（1∶40）呈强碱性（pH 9.5～11.2）。能溶于乙醇，有蒜样臭味。

【药理学】 为超短时作用的巴比妥类药物。

【适应证】 常用于静脉麻醉、诱导麻醉、基础麻醉、抗惊厥以及复合麻醉等。

【用法和用量】（1）静脉麻醉：一般多用 5% 或 2.5% 溶液，缓慢注入。成人，一次 4～8mg/kg，经 30 秒左右即进入麻醉，神志完全消失，但肌肉松弛不完全，也不能随意调节麻醉深度，故多用于小手术。如患者有呼吸快、发声、移动等现象，即为苏醒的表现，可再注射少量以持续麻醉。极量：一次 1g（即 5% 溶液 20ml）。

（2）基础麻醉：用于小儿、甲状腺功能亢进症及精神紧张患者。成人，肌内注射，每次 0.5g，以 2.5% 溶液，作深部肌内注射。

（3）诱导麻醉：一般用 2.5% 溶液缓慢静脉注射，1 次 0.3g（1 次不超过 0.5g），继以乙醚吸入。

（4）抗惊厥：每次静脉注射 0.05～0.1g。

【禁忌证】 休克未纠正前及心力衰竭者禁用。对巴比妥类过敏者禁用。

【注意】 ①潮解后或配成溶液后，易变质而增加毒性，故如安瓿已破裂，或其中粉末不易溶解而有沉淀，或溶液带颜色，即表示已变质，不宜再用。②容易引起呼吸抑制及喉痉挛，故注射宜缓慢。如出现呼吸微弱，乃至呼吸停止，应即停止注射。使用时必须备以气管插管、人工呼吸机及氧气。③用后无呕吐、头痛等不良反应，但常引起喉痉挛、支气管收缩，故麻醉前最好给予阿托品以作预防。如心搏减少，血压降低，立即注射肾上腺素或麻黄碱。④药液不可漏出血管外或皮下。⑤肝功能不全、低血压、支气管哮喘患者、新生儿、肾上腺皮质、甲状腺功能不全者慎用。

【制剂】 注射剂：每支 0.5g；1g（含无水碳酸钠 6%）。

【贮法】 遮光，密闭保存。

氯胺酮[药典（二）；基；医保（甲）] Ketamine

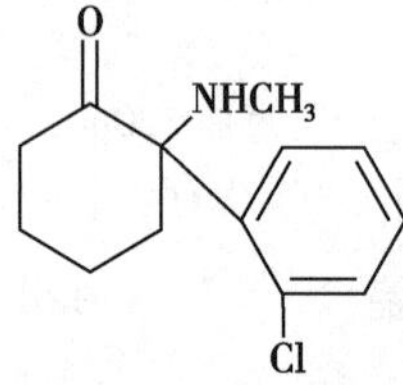

【其他名称】 盐酸氯胺酮，凯他敏，Ketalar，Cl 581。

【ATC 编码】 N01AX03

【性状】 常用其盐酸盐，为白色结晶粉末；无臭。在水中易溶，在热乙醇中溶解，在乙醚中或苯中不溶。熔点为 259～263℃。水溶液呈酸性（pH 4.0～5.5），微溶于乙醇。

【药理学】 为非巴比妥类静脉麻醉剂，可先阻断大脑联络径路和丘脑向新皮层的投射，故意识还部分存在，痛觉缺失则明显而完全；随血药浓度升高而抑制整个中枢神经系统。作用快速但短暂，能选择地抑制大脑及丘脑，静脉注射后约 30 秒钟（肌内注射后约 3～4 分钟）即产生麻醉，但自主神经反射并不受抑制。麻醉作用持续约 5～10 分钟（肌内注射者约 12～25 分钟）。一般并不抑制呼吸，但可能发生短暂的呼吸频率减缓和潮气量降低，尤以静脉注射较快时容易发生。注入后可引起一定程度的血压上升和脉率加快，并可能引起喉痉挛。

【适应证】 用于：①各种小手术或诊断操作时，可单独使用本品进行麻醉。对于需要肌肉松弛的手术，应加用肌肉松弛剂；对于内脏牵引较重的手术，应配合其他药物以减少牵引反应。②作为其他全身麻醉的诱导剂使用。③辅助麻醉性能较弱的麻醉剂进行麻醉，或与其他全身或局部麻醉复合使用。

【用法和用量】 ①全麻诱导：成人按体重静脉注射 1～2mg/kg，维持可采用静脉滴注，每分钟不超过 1～2mg，即按体重 10～30μg/kg，加用苯二氮䓬类药，可减少其用量。

②镇痛:成人先按体重静脉注射0.2~0.75mg/kg,2~3分钟注完,而后静脉滴注,每分钟按体重5~20μg/kg。③基础麻醉:临床个体间差异大,小儿肌肉注射按体重4~5mg/kg,必要时追加1/3~1/2量。④极量:静脉注射每分钟4mg/kg;肌内注射,一次13mg/kg。

【禁忌证】高血压并有脑出血病史者,高血压患者收缩压高于21.3kPa(160mmHg)或舒张压高于13.3kPa(100mmHg)者,青光眼以及严重心功能代偿不全者禁用。

【注意】①本品过量时可产生呼吸抑制,此时应施行辅助(或人工)呼吸,不宜使用呼吸兴奋药。②对咽喉或支气管的手术或操作,不应单用本品,必须加用肌肉松弛药。③麻醉恢复期中少数患者出现恶心或呕吐,个别患者可呈现幻梦、错觉甚至幻觉,有时并伴有谵妄、躁动现象,为减少此种不良反应,需避免外界刺激(包括语言等)。④本品虽属静脉全麻药,但因有一定精神依赖性,近年在歌厅、舞厅等娱乐场所出现了滥用问题。为防止流入非法渠道,氯胺酮原料药按第二类精神药品管理。

【制剂】注射剂:每瓶100mg(2ml);100mg(10ml)。

【贮法】应贮放于冷暗处,避光与热。溶液有沉淀、变色时禁用。

依托咪酯〔药典(二);医保(乙)〕 Etomidate

$CH_3CH_2OC(=O)$-咪唑环-N-$CH(CH_3)C_6H_5$

【其他名称】甲苄咪唑。

【ATC编码】N01AX07

【性状】为白色结晶性粉末。熔点115℃。极易溶于水、乙醇、甲醇及丙二醇;易溶于三氯甲烷;难溶于丙酮;不溶于醚。

【药理学】为非巴比妥类静脉麻醉药。静脉注射后20秒即产生麻醉,持续时间约5分钟。增加剂量作用持续时间也相应延长。对呼吸和循环系统的影响较小,有短暂的呼吸抑制,使收缩压略下降,心率稍增快。与硫喷妥钠相比,上述影响较小,且无组胺释放作用。但如事先应用的是麻醉性麻醉前给药,则上述影响可较明显。静脉注射后迅速分布于脑组织及代谢器官;在血浆中可与血浆蛋白结合(76.5%)。它在肝中被水解为失活的酸性代谢物而后由尿液排出,$t_{1/2}$为4小时。

【适应证】用于静脉全麻诱导药或麻醉辅助药。

【用法和用量】成人:0.3mg/kg,于15~60秒内静脉注射完毕。

【注意】①约有15%~30%的患者注射后发生疼痛,虽迅速注射(15秒内注完)也难避免。②应用本品后可有阵挛性肌肉收缩,发生率为10%~65%,部分由于注射疼痛所致,但更主要的是中枢性作用所引起。如麻醉前应用氟哌利多(Droperidol)或芬太尼,可减少肌阵挛的发生。③如将本品作为氟烷的诱导麻醉剂,宜将氟烷的用量减少。

【制剂】注射剂:每支20mg(10ml)。

【贮法】避光保存。

羟丁酸钠〔药典(二);医保(乙)〕

Sodium Hydroxybutyrate

$HOCH_2CH_2CH_2COONa$

【其他名称】γ-羟基丁酸钠,Sodium Oxybate。

【性状】为白色结晶性粉末;微臭,味咸;有引湿性。在水中极易溶解,在乙醇中溶解,在乙醚或三氯甲烷中不溶。水溶液的pH为7.5~8.0。

【药理学】为静脉麻醉药。静脉注射10分钟后即可进入麻醉,呼吸减慢。一次注射可维持1~3小时,对循环系统影响小,适用于较长时间手术。肌肉松弛不好,必要时可与其他麻醉剂、箭毒类、安定药等合用。

【适应证】常用于全身麻醉或诱导麻醉,以及局麻、腰麻的辅助用药,适用于老人、儿童及脑、神经外科手术,外伤、烧伤患者的麻醉。

【用法和用量】①诱导麻醉:一次静脉注射,成人60mg/kg;注射速度1g/min。②维持麻醉:静脉注射,一次12~80mg/kg。③极量:一次总量300mg/kg。

【禁忌证】严重高血压、酸血症、心脏房室传导阻滞以及癫痫患者禁用。

【注意】①单用或注射过快可出现运动性兴奋、谵妄、肌肉抽动等,甚至呼吸停止。②本品能抑制氮的分解代谢,促进钾离子进入细胞而引起血钾过低,故需同时给予钾盐。

【制剂】注射剂:每支2.5g(10ml)。

丙泊酚〔药典(二);医保(甲)〕 Propofol

2,6-$(CH_3)_2HC$-C_6H_3(OH)-$CH(CH_3)_2$

【其他名称】异丙酚,得普利麻,Disoprofol,Diprivan。

【ATC编码】N01AX10

【药理学】为烷基酚类的短效静脉麻醉药。静脉注射后迅速分布于全身,40秒钟内可产生睡眠状态,进入麻醉迅速、平稳。$t_{1/2\alpha}$为1.8~8.3分钟。可能在肝中经过主要与葡萄糖醛酸结合而代谢,代谢物由尿排出,$t_{1/2\beta}$为34~60分钟。V_d为2.83L/kg,血浆蛋白结合率97%~98%。如与芬太尼合用,则本品的血药浓度升高。本品的镇痛效应较弱,可使颅内压降低、脑耗氧量及脑血流量减少。对呼吸系统有抑制作用,可出现暂时性呼吸停止;对循环系统也有抑制作用,可出现血压降低。本品的麻醉恢复迅速,约8分钟,恢复期可能出现恶心、呕吐和头痛。

【适应证】用于全身麻醉的诱导和维持。常与硬膜外或脊髓麻醉同时应用,也常与镇痛药、肌松药及吸入性麻醉药同用。适用于门诊患者。

【用法和用量】静脉注射。诱导麻醉：每 10 秒钟注射 40mg，直至产生麻醉。大多数成人用量约 2～2.5mg/kg。维持麻醉：常用量为每分钟 0.1～0.2mg/kg。

【禁忌证】禁用于颅内压升高和脑循环障碍的患者；禁用于产科麻醉。

【注意】①诱导麻醉时有时可出现轻度兴奋现象。②如产生低血压或暂时性呼吸停止时，需加用静脉输液或减慢给药速度。③静脉注射局部可产生疼痛，但罕见血栓形成或静脉炎。④心脏病、呼吸系统疾病、肝肾疾病及衰弱患者应慎用，大于 55 岁的患者用量宜减少 20%。⑤由于本品的注射液为脂肪乳剂，脂肪代谢紊乱者慎用。

【制剂】注射剂：每支 200mg(20ml)；500mg(50ml)。

【贮法】3～25℃保存。

丙泊酚中/长链脂肪乳〔医保(乙)〕
Propofol Medium and Long Chain Fat Emulsion

【性状】本品为白色均匀乳状液体。所用辅料包括大豆油、中链甘油三酯、纯化卵磷脂、甘油、油酸、氢氧化钠和注射用水。

【药理学】丙泊酚是一种起效迅速的短效全身麻醉药，根据注射速度的不同，诱导起效时间为 30～40 秒。由于药物被迅速代谢和清除，单次静脉注射后药效持续时间很短，约 4～6 分钟。在通常的维持状态，通过重复注射或静脉滴注丙泊酚，没有发现明显的蓄积。患者可很快恢复意识。由于大脑迷走神经的影响或交感神经的抑制，在麻醉诱导期间，有报告可能引起心动过缓和低血压。当然，在麻醉维持期间，血液动力学通常恢复到正常。在儿童中评价丙泊酚麻醉持续时间的有限研究表明，4 小时内其安全性和有效性无变化。儿童用药的文献证据显示，麻醉过程延长，安全性和有效性无变化。

【适应证】本品是一种短效静脉用全身麻醉剂，可用于：成人和 1 个月以上儿童的全身麻醉诱导和维持；成人和 1 个月以上儿童诊断性操作和手术过程中的镇静，可单独使用也可与局部麻醉或区域麻醉剂联用；16 岁以上重症监护患者辅助通气治疗时的镇静。

【用法和用量】①诱导麻醉：采用静脉滴注法实施麻醉诱导(每 10 秒约 20～40mg 丙泊酚)，并根据患者反应进行静脉滴注，直到临床体征显示麻醉作用已经产生。大多数小于 55 岁的成人诱导剂量按体重计为 1.5～2.5mg/kg。超过 55 岁的成人和 ASA Ⅲ～Ⅳ患者，特别是心功能不全的患者，需要量一般都会减少，总剂量最低可减至 1mg/kg。给药速度应更加缓慢(每 10 秒约 2ml 或 20mg)。大多数 8 岁以上的儿童使用本品实施麻醉诱导时，通常剂量按体重计约为 2.5mg/kg。8 岁以下者，特别是 1 个月～3 岁的儿童，所需剂量可能更高(按体重计 2.5～4mg/kg)。②麻醉维持：可通过连续静脉滴注或重复静脉注射本品来维持麻醉深度。麻醉维持应给予常规剂量按体重计每小时 4～12mg/kg。在应激小的手术过程中，如微创手术，可将维持剂量减至约按体重计每小时 4mg/kg。不同患者所需的给药速度差异很大，但按体重计每小时 9～15mg/kg 的给药速度通常可达到满意的麻醉维持效果。年龄较小的儿童，特别是 1 个月～3 岁的儿童，所需剂量可能更高。

【禁忌证】禁用于：已知对丙泊酚、大豆、花生或本品任何一种赋形剂过敏者；对大豆或花生过敏者；16 岁及 16 岁以下重症监护儿童的镇静；颅内压升高和脑循环障碍的患者；禁用于产科麻醉。

【注意】与其他静脉注射麻醉剂类似，对于患有心脏病、呼吸，肾或肝功能不全的患者或者在血容量过低或体质虚弱的患者中应谨慎应用该药物。其他见丙泊酚。

【制剂】注射液：每支 0.2g(20ml)；0.5g(50ml)；1.0g(100ml)。

【贮法】3～25℃保存。

26.2 局部麻醉药

局部麻醉药能阻断各种神经冲动的传导。它首先抑制触觉、压觉和痛觉，在浓度增加时也能抑制运动神经的功能。

26.2.1 局部麻醉药的化学结构和分类

局部麻醉药的化学结构一般分为 3 个部分：亲脂性的芳香环、中间链接部分和亲水性的胺基。根据其中间链为酯链或酰胺键则可将局部麻醉药分为酯类和酰胺类。但也有少数局部麻醉药例外。

属于酯类的局部麻醉药有普鲁卡因、可卡因、丁卡因、氯普鲁卡因、丙美卡因、奥布卡因、苯佐卡因等。属于酰胺类的局部麻醉药有利多卡因、辛可卡因、布比卡因、甲哌卡因、依替卡因、丙胺卡因、三甲卡因、罗哌卡因等。

26.2.2 常用的局部麻醉方法

局部麻醉药可用于不同部位以阻断感觉神经而产生麻醉。

(1) 表面麻醉：将药物溶液直接点滴、涂抹、喷射于黏膜表面，使黏膜下的感觉神经末梢麻痹，用于口腔、鼻、咽、喉、眼及尿道黏膜等手术。

(2) 浸润麻醉：将药物溶液注射于皮内、皮下组织或手术野深部，以阻断用药部位的神经传导。

(3) 阻滞麻醉：又称传导麻醉。将药物溶液注射于外周神经干附近，以阻断神经传导，使该神经所支配的区域产生麻醉作用，常用于四肢、面部、口腔等手术。

(4) 蛛网膜下腔阻滞麻醉：又称腰麻。将药液自低位腰椎间注入蛛网膜下腔内，麻醉该部的脊神经根，常用于下腹部和下肢手术。

(5) 硬脊膜外腔阻滞麻醉：又称硬膜外麻醉。将药物注入硬脊膜外腔，使其沿脊神经根扩散而进入椎间孔，阻滞椎间孔内的神经干，达到躯干某一节段的麻醉。从颈部至下肢的手术都可采用，特别适用于腹部手术。

26.2.3 药物的应用及选择

注射用局部麻醉药的临床使用情况见表 26-1。

表 26-1　注射用局部麻醉药的应用及选择

药物	硬膜外麻醉	腰麻	浸润麻醉	区域阻滞	外周神经丛阻滞	眼球后阻滞
普鲁卡因		√	√	√	√	
氯普鲁卡因	√		√			
丁卡因	√	√		√	√	
辛可卡因		√				
利多卡因	√	√	√	√	√	√
甲哌卡因	√		√	√	√	
丙胺卡因	√		√	√	√	
布比卡因	√	√	√	√	√	√
依替卡因	√		√	√		

普鲁卡因〔药典(二);医保(甲)〕 Procaine

NH_2

$CO—O—CH_2—CH_2—N(C_2H_5)_2$

【其他名称】盐酸普鲁卡因,奴佛卡因,Novocaine。

【ATC 编码】C05AD05,N01BA02,S01HA05

【性状】常用其盐酸盐,为白色结晶或结晶性粉末;无臭,味微苦,随后有麻感。在水中易溶,在乙醇中略溶,在三氯甲烷中微溶,在乙醚中几乎不溶。熔点 154～157℃。其浓溶液中加入氢氧化钾液或碳酸钾液,即游离出普鲁卡因碱,初为油状物,渐变为结晶性物。其水溶液在碱性时不稳定,易分解失效。遇生物碱沉淀剂时,能逐渐析出沉淀。

【药理学】具有良好的局部麻醉作用,但因对皮肤、黏膜穿透力弱,不适于表面麻醉。

【适应证】主要用于浸润麻醉、蛛网膜下腔阻滞麻醉、神经传导阻滞麻醉和用于治疗某些损伤和炎症,可使发炎损伤部位的症状得到一定的缓解(封闭疗法)。还可用于纠正四肢血管舒缩功能障碍。

【用法和用量】①浸润麻醉,溶液浓度多为 0.25%～0.5%(口腔科有时用其 4% 的溶液),每次用量 0.05～0.25g,每小时不可超过 1.5g。其麻醉时间短,可加入少量肾上腺素(1:100 000～200 000)以延长作用的时间。②蛛网膜下腔阻滞麻醉,一次量不宜超过 0.15g,用 5% 溶液,约可麻醉 1 小时,主用于腹部以下需时不长的手术。③神经传导阻滞麻醉时用 1%～2% 溶液,一次不超过 1g。④封闭疗法",将 0.25%～0.5% 溶液注射于与病变有关的神经周围或病变部位。

【注意】①用量过大或用浓溶液快速注入血管时,可能引起恶心、出汗、脉速、呼吸困难、颜面潮红、谵妄、兴奋、惊厥。对惊厥,可静脉注射异戊巴比妥解救。②腰麻时常出现血压下降,可在麻醉前肌内注射麻黄碱 15～20mg 以预防。③有时出现过敏性休克,用药前应询问患者过敏史,对过敏性体质患者应作皮内试验(0.25% 液 0.1ml 皮内注射)。④不宜与葡萄糖液配伍,因可使其局麻作用降低。

【制剂】注射剂:每支 100mg(20ml);50mg(20ml);100mg(10ml);40mg(2ml)。注射用盐酸普鲁卡因:每支 0.15g;1g。

丁卡因〔药典(二);医保(甲、乙)〕 Tetracaine

$H—N—CH_2—CH_2—CH_2—CH_3$

$CO—O—CH_2—CH_2—N(CH_3)_2$

【其他名称】盐酸丁卡因,地卡因,潘托卡因,四卡因,Amethocaine,Dicaine,Pontocaine,Pantocaine,Decicaine。

【ATC 编码】C05AD02,D04AB06,N01BA03,S01HA03

【性状】常用其盐酸盐,为白色结晶或结晶性粉末;无臭,味微苦,有麻舌感。在水中易溶,在乙醇中溶解,在乙醚或苯中不溶。

【药理学】局麻作用比普鲁卡因强,毒性亦较大,能透过黏膜,故可用于黏膜麻醉。作用迅速,1～3 分钟即生效。维持 20～40 分钟。

【适应证】用于黏膜表面麻醉、神经阻滞麻醉、硬膜外麻醉和蛛网膜下隙麻醉。

【用法和用量】①黏膜麻醉:眼科用 0.5%～1% 溶液,鼻喉科用 1%～2% 溶液,总量不得超过 20ml。应用时应于每 3ml 中加入 0.1% 盐酸肾上腺素溶液 1 滴。浸润麻醉用 0.025%～0.03% 溶液。②神经阻滞用 0.1%～0.3% 溶液。③蛛网膜下隙麻醉时用 10～15mg 与脑脊液混合后注入。④硬膜外麻醉用 0.15%～0.3% 溶液,与利多卡因合用时最高浓度为 0.3%。⑤极量:浸润麻醉、神经传导阻滞,一次 0.1g。⑥凝胶剂外用。一次 2~5g,插管、镜检或手术前用。

【注意】大剂量可致心脏传导系统和中枢神经系统抑制。

【制剂】注射剂:每支 50mg(5ml)。注射用盐酸丁卡因:每支 25mg;50mg。凝胶剂:每支 1.5g:70mg。

丙美卡因 Proxymetacaine

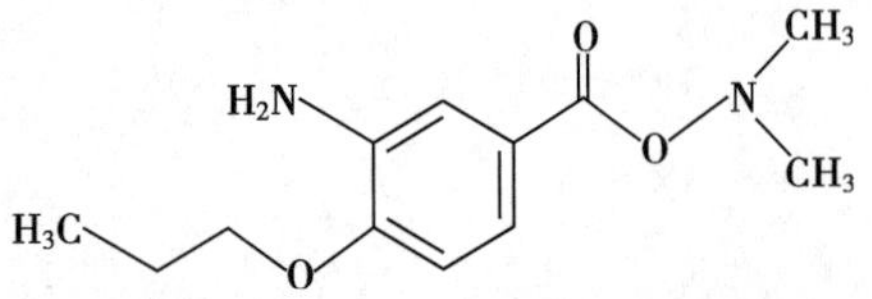

【其他名称】丙对卡因,爱尔卡因,Proparacaine,Alcaine,Ak-Taine,Diocaine。

【ATC 编码】S01HA04

【性状】常用其盐酸盐,为白色或类白色结晶性粉末,溶于水。溶液置空气中易变色而功效降低。

【药理学】为表面麻醉药,作用强度略大于相同浓度的丁卡因。作用开始迅速。因毒性较大,不作注射用。

【适应证】适用于眼科局部麻醉。

【用法和用量】用于测定眼压,采用 0.5% 溶液 1~2 滴,约 20 分钟即可充分发挥作用,持续 15 分钟,无散瞳作用。也可用于白内障摘除,采用 0.5% 溶液,每 5~10 分钟滴入 1 滴,反复 5~7 次。

【不良反应】偶有短暂的刺痛、灼痛和结膜发红或急性角膜炎。

【制剂】滴眼液:0.5%。

【贮存】2~8℃保存。

奥布卡因 Oxybuprocaine

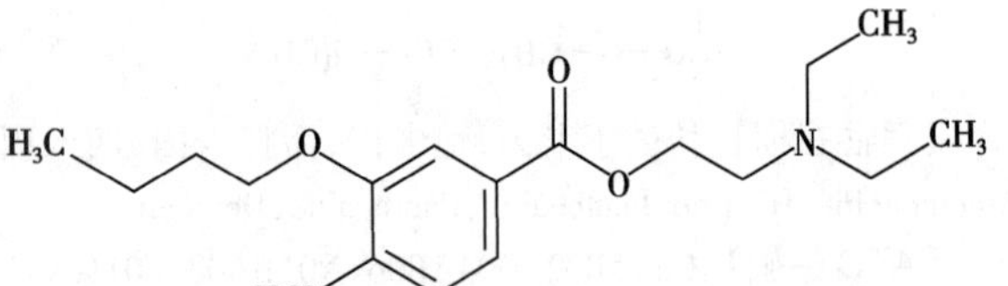

【其他名称】丁氧普鲁卡因,Benoxinat,Conjucaine。

【ATC 编码】D04AB03,S01HA02

为用于表面麻醉的酯类局部麻醉药。常用其盐酸盐,在相同浓度的条件下,其结膜麻醉时的刺激性比丁卡因小。常以其 0.4% 溶液用于眼科小手术。于 90 秒钟内滴入 3 滴,可以在 5 分钟内产生良好的局部麻醉效果;1 小时后可恢复。对瞳孔无影响,但反复多次应用可能导致角膜炎和角膜严重损害。也可以 1% 溶液用于耳鼻喉科表面麻醉。凝胶用于各科检查、处置、小手术的表面麻醉和润滑止痛。对本品产生过敏反应者禁用;患心脏疾患、甲状腺功能亢进或溃疡的患者慎用。其凝胶剂为非无菌制剂。滴眼液:每支 0.5ml:2.0mg(0.4%)。凝胶:每支 30mg(10ml)。

苯佐卡因[药典(二)] Benzocaine

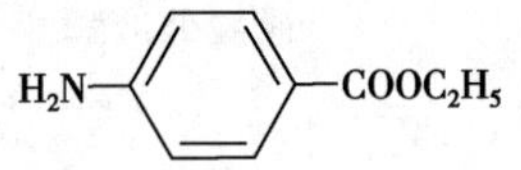

$H_2N-C_6H_4-COOC_2H_5$

【其他名称】阿奈司台辛,氨苯甲酸乙酯,Anaesthesine,Ethyl Aminobenzoate。

【ATC 编码】C05AD03,D04AB04,N01BA05,R02AD01

麻醉作用较普鲁卡因弱。因不溶于水,故不能作浸润麻醉等。多配成 5%~10% 软膏用于多种原因引起的疼痛,如小面积轻度创面、溃疡和痔疮的镇痛。苯佐卡因糊剂适用于口腔溃疡等口腔疾病引起的疼痛。复方苯佐卡因软膏,含苯佐卡因、桉叶油、苯酚,用于皮肤小面积轻度烫伤、烧伤。复方苯佐卡因凝胶,每支 5g,含苯佐卡因 1g、苯扎氯铵 1mg、氯化锌 5mg,适用于复发性口腔溃疡的止痛及治疗。本药软膏不能大面积外用,连续用药不得超过 1 周。糊剂用药后不得漱口、进食。糊剂:5g:1g。

利多卡因[药典(二);基;医保(甲、乙)] Lidocaine

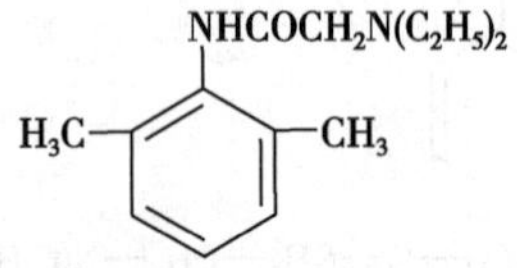

$NHCOCH_2N(C_2H_5)_2$ (2,6-dimethylphenyl; H_3C, CH_3)

【其他名称】盐酸利多卡因,赛罗卡因,Lignocaine,Xylocaine。

【ATC 编码】C01BB01,C05AD01,D04AB01,N01BB02,R02AD02,S01HA07,S02DA01

【性状】常用其盐酸盐,为白色结晶性粉末;无臭,味苦,继有麻木感。熔点 75~79℃。

在水或乙醇中易溶,在三氯甲烷中溶解,在乙醚中不溶。4.42% 溶液为等渗溶液。其水溶液 pH 为 4.0~5.5。也用其碳酸盐。

【药理学】局部麻醉作用较普鲁卡因强,维持时间比它长 1 倍,毒性也相应加大。穿透性、扩散性强。尚具有抗心律失常作用,详见抗心律失常药。其碳酸盐的作用比其盐酸盐阻滞作用较强,起效较快,肌肉松弛也较好。

【适应证】主要用于阻滞麻醉及硬膜外麻醉。也用于室性心律失常,如室性心动过速及频发室性期前收缩。

【用法和用量】①局部麻醉:阻滞麻醉用 1%~2% 溶液,每次用量不宜超过 0.4g。表面麻醉用 2%~4% 溶液,喷雾或蘸药贴敷,一次不超过 100mg,也可以 2% 胶浆剂抹于食管、咽喉气管或导尿管的外壁;妇女作阴道检查时可用棉花签蘸 5~7ml 于局部。尿道扩张术或膀胱镜检查时用量 200~400mg。气雾剂或喷雾剂 2%~4%,供作内镜检查用,每次 2% 10~30ml,4% 5~15ml。浸润麻醉用 0.25%~0.5% 溶液,每小时用量不超过 0.4g。硬膜外麻醉用 1%~2% 溶液,每次用量不超过 0.5g。②心律失常:详见抗心律失常药。

【禁忌证】禁用于二、三度房室传导阻滞、对本品过敏者、有癫痫大发作史者、肝功能严重不全者以及休克患者。

【注意】①静脉注射时可有麻醉样感觉，头晕、眼发黑，若将药静脉滴注，可使此症状减轻。②心、肝功能不全者，应适当减量。③本品的外用制剂应用时注意是否为无菌制剂，应严格按说明书使用。

【制剂】注射液：每支0.1g(5ml)；0.4g(20ml)。胶浆剂：2%。利多卡因气雾剂：2%；4%。凝胶剂：2%。

布比卡因〔药典(二)；基；医保(甲)〕 Bupivacaine

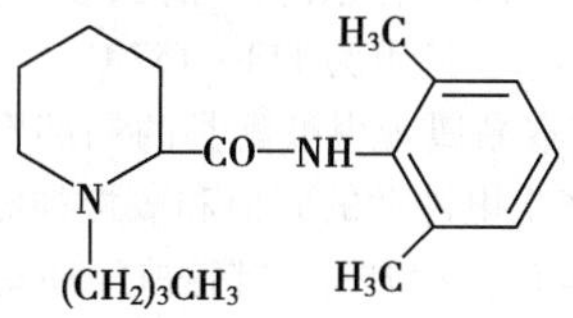

【其他名称】盐酸布比卡因，丁吡卡因，麻卡因，Marcain。

【ATC编码】N01BB01

【性状】常用其盐酸盐，为白色结晶性粉末；无臭、味苦。在乙醇中易溶，在水中溶解，在三氯甲烷中微溶，在乙醚中几乎不溶。其水溶液pH为4.5～6.0。

【药理学】局麻作用强于利多卡因(约强4倍)。其0.25%～0.5%溶液引起局麻的时间一般为4～10分钟，0.75%溶液起效较之略快。用其0.5%溶液加肾上腺素作硬膜外阻滞麻醉，作用可维持5小时。由于本品在血液内浓度低，体内蓄积少，作用持续时间长，故为较安全的长效局麻药。

【适应证】用于局部浸润麻醉、周围神经阻滞和椎管内阻滞。

【用法和用量】浸润麻醉用0.1%～0.25%溶液；神经传导阻滞用0.5%～0.75%溶液。一次极量200mg，一日极量400mg。12岁以下儿童慎用。

【注意】偶见精神兴奋、低血压等反应。有本药0.75%注射液用于产妇硬膜外麻醉时导致难以复苏的心搏骤停或死亡的报道，故不推荐用于产科麻醉。

【制剂】注射液：每支12.5mg(5ml)；25mg(5ml)；37.5mg(5ml)。

【贮法】遮光，密闭保存。

左布比卡因〔医保(乙)〕 Levobupivacaine

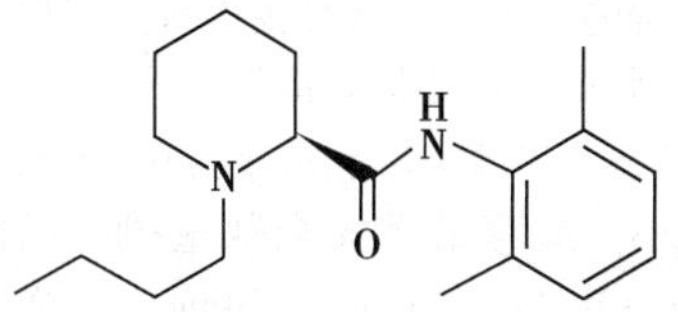

【其他名称】盐酸左布比卡因，左旋布比卡因。

【ATC编码】N01BB10

【性状】常用其盐酸盐，为白色结晶性粉末。

【药理学】本药为酰胺类局部麻醉药，通过增加神经电刺激的阈值、减慢神经刺激的传播及减少动作电位的升高率来阻滞神经刺激的产生和传导。

【适应证】主要用于硬膜外阻滞麻醉。

【用法和用量】①硬膜外阻滞麻醉：50～150mg可致中度至全部运动阻滞。一次最大剂量为150mg。若需持续、长时间的运动及感觉阻断，需增加剂量。24小时内最大推荐剂量为400mg。②用于产科时本药浓度不应超过5mg/ml。最大推荐剂量为150mg。老年患者应根据其身体状况适当减少剂量。

【注意】①本药不用于蛛网膜下腔阻滞。②本药严重影响驾驶或操纵机器的能力，故在麻醉效应及即刻手术效应未消退前不应驾驶或操纵机器。③本药与盐酸肾上腺素合用时，禁用于毒性甲状腺肿、严重心脏病或使用三环类抗抑郁药的患者。

【制剂】注射剂：每瓶37.5mg(5ml)；50mg(10ml)。

【贮法】室温保存。

甲哌卡因 Mepivacaine

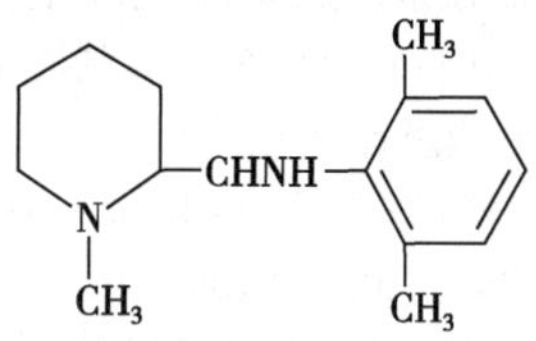

【其他名称】盐酸甲哌卡因，卡波卡因，Carbocaine。

【ATC编码】N01BB03

【性状】常用其盐酸盐，为白色无臭结晶粉末，性质稳定，易溶于乙醇和水。

【药理学】局部麻醉效能强，作用较迅速、持久，毒性及不良反应较小。且不扩张血管，使用时可不加肾上腺素。

【适应证】用于口腔及牙科治疗中的局部浸润麻醉(神经传导阻滞型)。FDA批准用于腹部、四肢及会阴部手术等的局部麻醉。

【用法和用量】①浸润麻醉0.25%～0.5%。②表面麻醉1%～2%。③硬膜外麻醉1.5%～2.0%，首次注药量最少5ml，最多24ml。一般用量10～15ml。④臂丛神经阻滞1%，总量为40ml；1.5%者为30ml；2%者为20～24ml。

【禁忌证】因能通过胎盘影响胎儿，故妊娠期妇女禁用。

【制剂】注射液：每支400mg(20ml)。

罗哌卡因〔基；医保(乙)〕 Ropivacaine

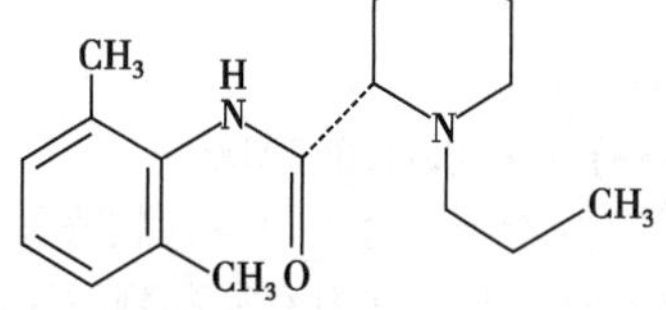

【其他名称】盐酸罗哌卡因。

【ATC编码】N01BB09

【性状】常用其盐酸盐，为白色粉末，无臭无味。易溶于水，水溶液的pH为4～6。

【药理学】为单一对映体结构(S)长效酰胺类局麻药，其作用机制与普鲁卡因类的其他药物相同。0.2%浓度时对感觉神经阻滞作用较好，几无阻滞运动神经的作用；0.75%浓度时则可阻滞运动神经。

本品的脂溶性大于利多卡因而小于布比卡因。其麻醉强度为普鲁卡因的8倍。

硬膜外注射后，其吸收呈双相性，快相和慢相的半衰期分别为14分钟和4小时。双侧肋间神经阻滞时，其吸收入血速度较硬膜外注射为快。本品主要在肝代谢，代谢物有局麻作用，但较弱。

【适应证】用于区域阻滞麻醉和硬膜外麻醉；也可用于区域阻滞镇痛，如硬膜外术后或分娩镇痛。

【用法和用量】区域阻滞麻醉和硬膜外麻醉：0.5%～1%溶液。一次最大剂量为200mg。区域阻滞镇痛：0.2%溶液。

【注意】①硬膜外麻醉时可出现低血压、心动过缓、恶心和焦虑。②本品血浓度过高时，对中枢神经系统有抑制和兴奋双相作用；对心血管系统有抑制心传导和心肌收缩力作用。③严重肝病患者慎用。

【制剂】注射液：每支20mg(10ml)；40mg(20ml)；75mg(10ml)；150mg(20ml)；100mg(10ml)。

【贮法】30℃以下室温贮藏，避免冻结。

苯甲醇〔药典(二)〕 Benzyl Alcohol

C_6H_5—CH_2OH

本药具有局部麻醉、止痛及防腐作用。皮下注射或肌内注射其1%～4%水溶液1～5ml可奏局部止痛之效。其2%注射液曾用作青霉素的溶剂，但由于有溶血作用并对肌肉有刺激性，已禁用。在药剂防腐上也可采用本品。因本药具有溶血作用，肌内注射对肌肉有刺激性，易形成难于吸收的硬结。反复肌内注射可引起臀肌挛缩症。含苯甲醇的注射液禁止用于儿童肌肉注射。注射剂：每支40mg(2ml)。

达克罗宁〔医保(乙)〕 Dyclonine

$CH_3(CH_2)_3—O—C_6H_4—C(=O)—CH_2CH_2—N(C_5H_{10})$

【其他名称】达可隆。

【ATC编码】N01BX02，R02AD04

常用其盐酸盐，能溶于水。其毒性较普鲁卡因为低，局部麻醉作用较持久。皮下注射有局部刺激性，故不宜作浸润麻醉。对黏膜穿透力强，作用迅速，可作表面麻醉。对皮肤有止痛、止痒及杀菌作用，可用于火伤、擦伤、痒疹、虫咬伤、痔瘘、溃疡、压疮以及喉镜、气管镜、膀胱镜检查前的准备。多制成1%的软膏、乳膏或0.5%溶液供用。

氯普鲁卡因〔医保(乙)〕 Chloroprocaine

(结构式：$(C_2H_5)_2N—CH_2CH_2—O—C(=O)—$苯环(2-Cl，4-$NH_2$))

【ATC编码】N01BA04

【性状】常用其盐酸盐，为白色结晶或结晶性粉末；无臭，味微苦。水中易溶，在乙醇中略溶，在三氯甲烷中微溶，在乙醚中几乎不溶。熔点为154～157℃。

【药理学】本品属苯甲酸酯类的局部麻醉药。它可能通过提高神经产生电冲动的阈值和减慢神经冲动的生成速度及降低动作电位的生成率，阻碍神经冲动的产生和传递而起作用。和其他局麻药一样，本品全身吸收后，可产生心血管和中枢神经系统的影响。血药浓度在正常治疗剂量内，对心肌传导性、兴奋性、收缩力和周围血管阻力的影响很小，但是，在中毒血药浓度时，可明显抑制心肌的传导和兴奋，甚至导致房室传导阻滞和心跳停止。在中毒血药浓度时，可抑制心肌收缩，周围血管扩张，导致心排血量减少，动脉压降低，还可引起中枢神经系统的兴奋或抑制或两者兼有。

局麻药全身吸收的速率取决于所给药的总量和浓度、给药途径、给药部位的血管状态及药液中有无肾上腺素。氯普鲁卡因作用开始快(通常6～12分钟)，麻醉持续时间达60分钟，由于给药的剂量和途径不同，作用时间可略有不同。肝或肾的疾病、加入肾上腺素、影响尿pH的因素、肾血流量、给药途径和病人的年龄，都能显著改变局麻药的药动学参数。体外试验氯普鲁卡因的血浆半衰期成人男性为(21±2)秒，女性为(25±1)秒，新生儿为(43±2)秒。局麻药分布于机体各组织的多少，也受给药途径的影响，血液大量灌注的器官如肝、肺、心、脑，具有较高的浓度。氯普鲁卡因在血浆中被假胆碱酯酶迅速代谢，使其酯键水解，水解后产生β-二乙胺基乙醇和2-氯-4-氨基苯甲酸。氯普鲁卡因及其代谢产物主要经肾脏排泄，尿量和影响尿pH的因素影响其尿排泄。

【适应证】临床用于浸润麻醉、神经阻滞麻醉、骶管和硬膜外麻醉。浸润麻醉和外周神经阻滞麻醉用1%或2%溶液，骶管及硬膜外麻醉用2%或3%溶液。

【用法和用量】本品可一次注射或通过留置的导管持续应用。其应用剂量随着麻醉方法、麻醉区域的血管分布状态、需要麻醉的深度和肌肉松弛的程度、期望的麻醉时间和病人的身体状况等而不同。应该用产生期望结果所需的最小剂量和浓度。儿童、老年人、衰弱的病人和有心、肝病者剂量应减小。推荐最大安全剂量：加入肾上腺素(1∶200 000)时，一次最大剂量为14mg/kg，总剂量不超过1000mg；不加入肾上腺素时，一次最大剂量为11mg/kg，总剂量不超过800mg。

【注意】①应用本药时，注射应缓慢，且注射前和注射时需经常回抽，避免注入血管内。在用持续(间断的)插管技术时，每次补充注射前和注射时，也要进行注射器的回抽。②在用硬膜外麻醉时，推荐先用试验剂量（盐酸氯普鲁卡因注射液3%3ml或2%5ml），监视患者的中枢神经系统毒性和心血管毒性以及非有意鞘内注入的体征。③在临床情况允许时，应考虑应用含有肾上腺素的本药注射液作预试剂量，因肾上腺素可以快速改变循环系统情况，可以用于判断是否有药液进入血管。④即使在给药时进行注射器回抽，并未发现回血存在，也还在一定程度上存在着误入血管的可能性。在应用持续插管技术给药时，推荐每次增补剂量的一部分作为试验剂量，以证实插管的适当定位。⑤每次注射给药后，对心血管和呼吸（通气量是否充足）的生命体征以及患者的意识状态应作仔细持续的监测。此时的不安、焦虑、耳鸣、眩晕、视物模糊、震颤、抑郁或思睡可能是中枢神经系统毒性的早期警示。

【制剂】注射剂：每支20mg（2ml）；40mg（2ml）；100mg（10ml）；200mg（10ml）；300mg（10ml）；400mg（20ml）；600mg（20ml）。注射用盐酸氯普鲁卡因：每支100mg；500mg。

【贮法】遮光、密闭、在阴凉处（不超过20℃）保存。

阿替卡因肾上腺素[医保(乙)]
Articaine Hydrochloride and Epinephrine Tartrate

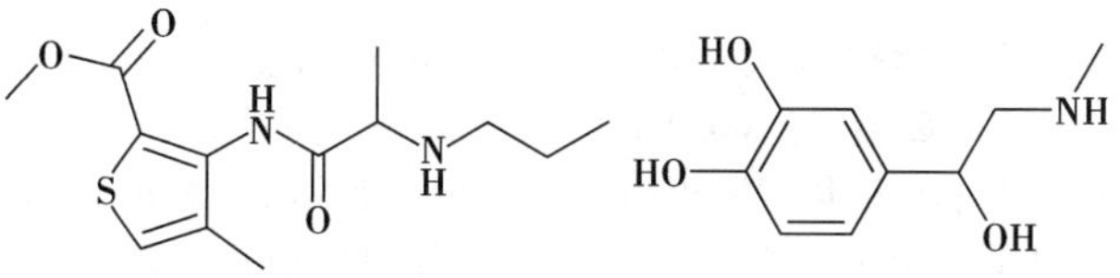

阿替卡因　　肾上腺素

【其他名称】复方阿替卡因。

【性状】注射剂为无色的澄明液体。

【药理学】阿替卡因具有酰胺功能基团，可以在注射部位阻断神经冲动沿神经纤维的传导，起局部麻醉作用。在阿替卡因溶液中添加1/100 000浓度的肾上腺素，作用在于延缓麻醉剂进入全身循环，维持活性组织浓度，同时亦可获得出血极少的手术野。局麻作用在给药后2～3分钟出现，可持续约60分钟。牙髓麻醉时可缩短2～3倍时间。

【适应证】口腔用局部麻醉剂，特别适用于涉及切骨术及黏膜切开的外科手术过程。

【用法和用量】成人：必须根据手术需要注射适当的剂量。对于一般性手术，通常给药剂量为1/2～1支。盐酸阿替卡因最大用量不超过7mg/kg体重。4岁以上儿童：必须根据儿童的年龄、体重、手术类型使用不同的剂量。盐酸阿替卡因最大用量不超过5mg/kg体重。老年人：使用成人剂量的一半。

【禁忌证】禁用于：严重房室传导障碍而无起搏器的患者；对局麻药或本品其他成分过敏者；经治疗未控制的癫痫；卟啉病。

【注意】使用本品病人有可能出现晕厥。本品含有的焦亚硫酸钠可能引起过敏反应或加重过敏反应。本品不建议用于4岁以下儿童。运动员使用需注意本药活性成分可引起兴奋剂检查尿检结果阳性。

【制剂】注射剂：每支1.7ml［含盐酸阿替卡因68mg和酒石酸肾上腺素17μg（以肾上腺素计）］。

【贮法】避光，25℃以下保存。

26.3 骨骼肌松弛药

骨骼肌松弛药简称肌松药，为作用于神经肌肉接头使骨骼肌完全松弛以便于进行外科手术的一类药物。常用者有筒箭毒碱、氯化琥珀胆碱等。

本类药物按其作用方式不同，一般可分为去极化和非去极化两型。有些药物兼有此两型的药理作用。

（1）非去极化型：神经和肌纤维在静止状态时，其膜内呈负电位，膜外呈正电位，膜内外有一定的电位差，称为“极化状态”。当正常神经冲动到达神经肌肉接头使神经末梢释放乙酰胆碱时，后者与运动终板膜上的胆碱受体结合，促使膜对某些离子的通透性改变，使膜内外的电位差呈一时性消失，引起“去极化”，从而产生动作电位，导致肌肉收缩。属于非去极化型的筒箭毒碱等，能竞争膜上的胆碱受体，阻断乙酰胆碱的去极化作用，而其本身并不产生去极化作用，结果使骨骼肌松弛。本型肌松药的作用，可为抗胆碱酯酶药新斯的明所对抗（因新斯的明能拮抗胆碱酯酶而使神经肌肉接头的乙酰胆碱浓度增高，从而竞争性地减弱肌松剂的作用）。

（2）去极化型：如琥珀胆碱，亦能与终板膜的胆碱受体结合，产生去极化状态，且去极化作用较乙酰胆碱持久，导致终板对乙酰胆碱的反应性降低，因而亦产生肌肉松弛。新斯的明不但不能对抗本型肌松药的作用，甚至加剧之。

筒箭毒碱[药典(二)] Tubocurarine

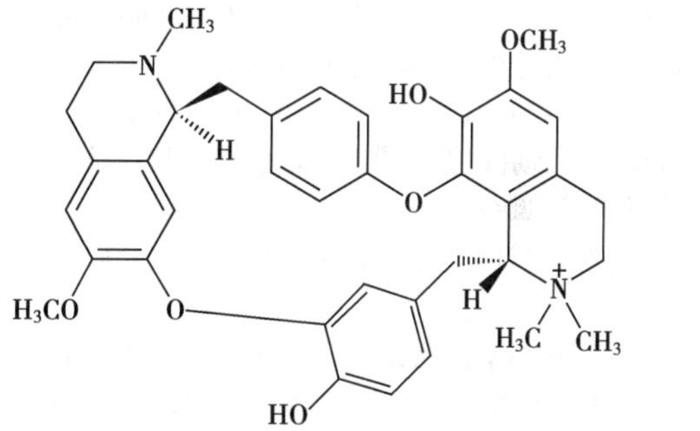

由南美产数种马钱子科及防己科植物中提得的一种生物碱。

【其他名称】氯化筒箭毒碱，管箭毒碱，d-Tubocurarine。

【ATC编码】M03AA02

【性状】其氯化物为白色至微黄色结晶性粉末，能在水及醇（1∶75）中溶解，在乙醇中略溶，在三氯甲烷或乙醚中几乎不溶，在氢氧化钠溶液中溶解。

【药理学】属于非去极化型肌松药。作用于骨骼肌的神经肌肉接头，拮抗乙酰胆碱去极化的作用，因而肌张力下降而表现为骨骼肌松弛。

【适应证】①用于麻醉中维持较长时间（>30分钟）的肌松。②用于电休克的对症处理。③小剂量用于确诊重症肌无力。

【用法和用量】成人一次静脉注射6～9mg，必要时可增加3～4.5mg（在用乙醚麻醉时，其用量须酌减至1/3）。作用维持时间20～40分钟。根据手术时间的长短及肌肉松弛的需要，可重复注射，剂量为第1次的1/2。用于电休克，一次0.165mg/kg，30～90秒内给药。诊断重症肌无力，一次0.004～0.033mg/kg。

【禁忌证】重症肌无力患者禁用。

【注意】有麻痹呼吸肌的危险，应用前须先备好急救药品器材。如呼吸停止，可给氧，气管插管，并作人工呼吸，或同时注射新斯的明（或依酚氯铵）以对抗之。

【制剂】注射剂：每支10mg（1ml）。

【贮法】遮光、密闭保存。

罗库溴铵〔药典（二）；基；医保（乙）〕 Rocuronium Bromide

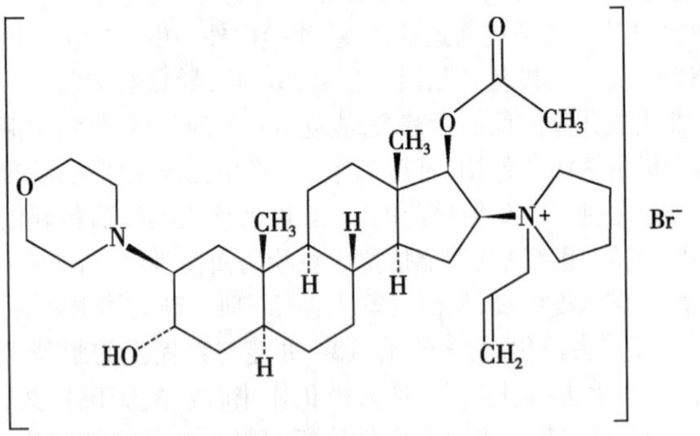

【其他名称】爱可松，Esmeron，Zemuron。

【ATC 编码】M03AC09

【药理学】为维库溴铵的衍化物，作用也与之相同，但强度仅为其1/7。静脉注射后起效快，60～90秒钟内即可进行插管，作用持续30～40分钟，为中时间作用的肌松药。它对自主神经和心血管无明显影响，但可降低眼压。无组胺释放作用。在肝内几无代谢，以原形由胆汁排出。其次是由肾排泄（约30%）。

【适应证】用于常规诱导麻醉期间气管插管及维持术中肌松。

【用法和用量】插管：静脉注射，0.6mg/kg。维持量：①静脉注射，0.15mg/kg；②连续静脉滴注，每分钟5～10μg/kg。

【注意】可与其他肌松药有交叉过敏反应，宜慎用。大剂量时偶可引起轻微的心率增快及低血压。老年人、肝肾功能不全者慎用。

【制剂】注射剂：每支50mg（5ml）；100mg（10ml）。

维库溴铵〔医保（甲）〕 Vecuronium Bromide

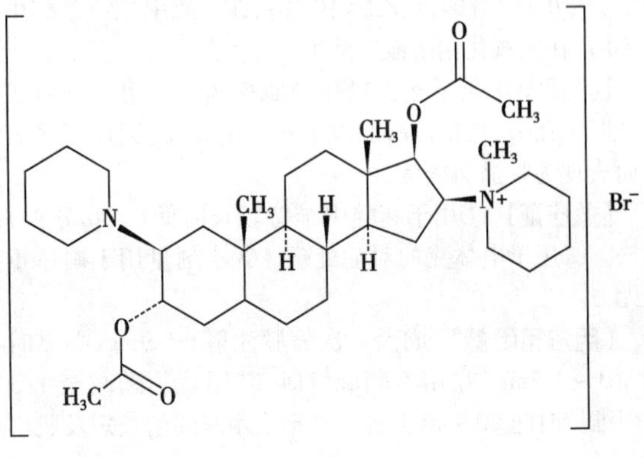

【其他名称】维库罗宁，诺科隆，Necuronium，Norcuron。

【ATC 编码】M03AC03

为中效非去极化型肌松药。肌松效应及用途等均似泮库溴铵，但稍强，持续时间为泮库溴铵的1/3～1/2。静脉注射，常用量为70～100μg/kg。肝硬化、胆汁淤积或严重肾功能不全者应用时肌松持续时间及恢复时间均延长。妊娠期妇女及儿童不宜使用。常用制剂为注射用维库溴铵，每支4mg，以所附溶剂溶解后应用。

阿库氯铵 Alcuronium Chloride

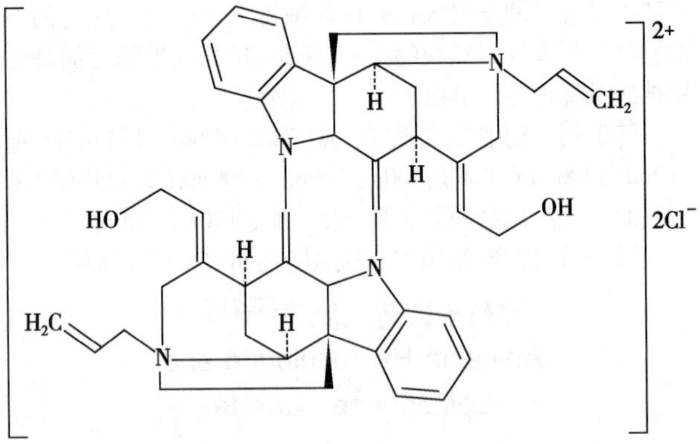

【其他名称】爱肌松，Alloferin，Toxiferene。

【ATC 编码】M03AA01

为非去极化型肌松药。其特点与泮库溴铵相似，其效应比筒箭毒碱强1.5～2倍。静脉注射后肌松起效快（30秒），2～3分钟达高峰，维持20～30分钟。停药后恢复亦快。本品在体内不被代谢，主要经肾排泄，部分由胆汁排出。用于需要肌松的各种手术或气管插管。静脉注射，首次剂量为150μg/kg，随后为300μg/kg，间隔15～25分钟注射1次。对心脏病患者尤适用。常用其注射液，每支10mg（2ml）。

哌库溴铵〔药典（二）；医保（乙）〕 Pipecuronium Bromide

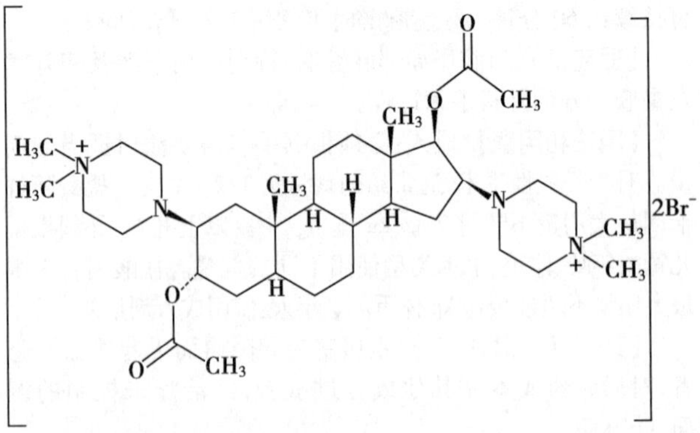

【其他名称】溴化吡哌尼，阿端，Pipecurium Bromide，Arduan，Rgh-1106。

【ATC 编码】M03AC06

为长效非去极化型肌松药，是泮库溴铵的衍生物，作用类似泮库溴铵，肌松持续时间约20分钟，但无心率加快、心收缩力减弱等不良反应，主要（85%）由肾排泄。用作外科手术麻醉的辅助用药。气管插管时间在静脉注射后3分钟，用药量为静脉注射0.08～0.1mg/kg；肾功能不全者用量不超过0.04mg/kg。制剂为注射用哌库溴铵，每支4mg(附有溶剂)。

阿曲库铵[医保(甲)] Atracurium

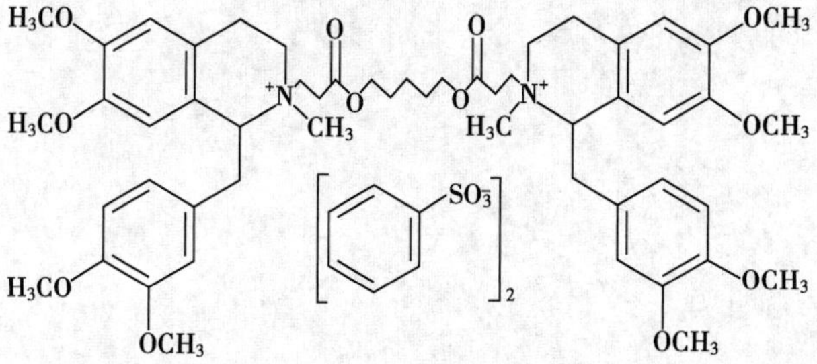

常用其苯磺酸盐(besilate)。

【其他名称】阿曲可宁，卡肌宁，Relatrac，Tracrium。

【ATC编码】M03AC04

为非去极化型肌松药。作用与筒箭毒碱同，但起效快(1分钟)、持续时间短(15分钟)。治疗剂量时不影响心、肝、肾功能。无蓄积性。大剂量时可促使组胺释放。用于各种手术时需肌松或控制呼吸情况。静脉注射或静脉滴注给药。静脉注射起始剂量0.3～0.6mg/kg，然后可以静脉滴注每分钟5～10μg/kg维持。常用其注射液，每支25mg(2.5ml)；50mg(5ml)。

顺阿曲库铵[药典(二)] Cisatracurium

为阿曲库铵的右旋(*R*-cis)异构体。特点为：①其效能为阿曲库铵的4～5倍；②消除半衰期约为24分钟；③作用持续时间55～75分钟；④无组胺释放作用，无心血管不良反应。

【用法和用量】气管插管：静脉注射0.15～0.20mg/kg，插管时间在静脉注射后150秒左右。

【制剂】注射剂：每支10mg(5ml)；20mg(10ml)；40mg(20ml)。

米库氯铵[医保(乙)] Mivacurium Chloride

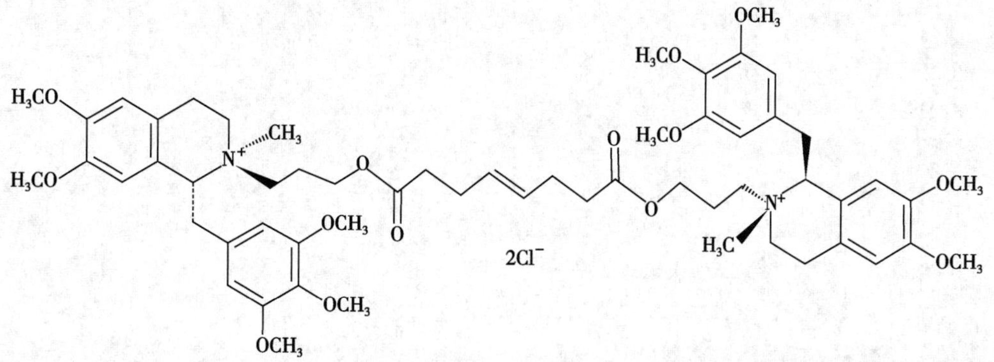

$2Cl^-$

【其他名称】美维松，Mivacurin。

【ATC编码】M03AC10

为非去极化型肌松药，其化学结构属苄异喹啉类化合物。静脉注射后肌松起效快(2分钟)，持续时间短(15分钟)，随剂量增加而起效迅速，但作用持续时间延长不多。常用量时对心血管系统无影响。促使组胺释放作用较小，对颅内压和眼压无影响。用于气管插管和维持肌松。气管插管时，静脉注射0.15～0.2mg/kg。短小手术时，在应用了上述剂量后，一次注射0.1mg/kg，1～3次即可顺利完成手术。注射剂：每支20mg(10ml)；20mg(10ml)。

琥珀胆碱[药典(二)；医保(甲)] Suxamethonium

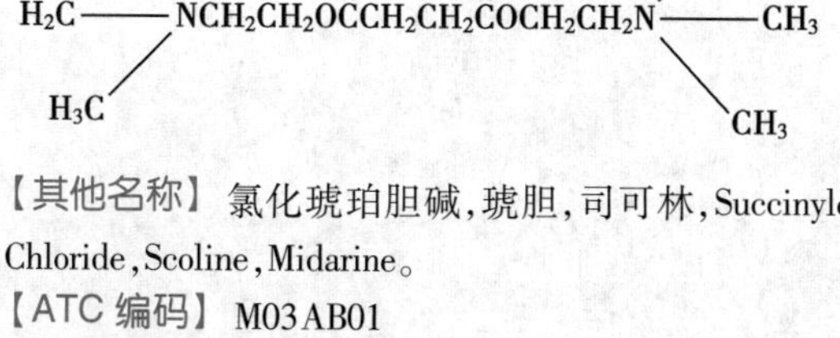

$$(H_3C)_3\overset{+}{N}CH_2CH_2OCOCH_2CH_2COOCH_2CH_2\overset{+}{N}(CH_3)_3$$

【其他名称】氯化琥珀胆碱，琥胆，司可林，Succinylcholine Chloride，Scoline，Midarine。

【ATC编码】M03AB01

【性状】常用其氯化物，为白色或几乎白色的结晶性粉末；无臭，味咸。在水中极易溶解，水溶液呈酸性(pH为3.5～5.0)，在乙醇或三氯甲烷中微溶，在乙醚中不溶。

【药理学】属去极化型肌松剂，肌肉松弛作用快，持续时间短，故易于控制，适用于外科手术，可使气管插管更容易进行。

【适应证】为速效肌肉松弛药；也用于需快速气管内插管。

【用法和用量】成人静脉注射一次1～2mg/kg。多用其2%～5%溶液。注射后1分钟即出现肌肉松弛，持续2分钟。如需继续维持其作用，可用其0.1%～0.2%溶液，以每分钟2.5mg的速度静脉注射；亦可静脉滴注，静脉滴注液可用生理盐水或5%葡萄糖液稀释至0.1%浓度。极量，静脉注射一次250mg。

【禁忌证】脑出血、青光眼、视网膜脱离、白内障摘除术及高钾血症患者禁用。

【注意】①大剂量时可引起呼吸麻痹，故使用以前须先备好人工呼吸设备及其他抢救器材。②禁与硫喷妥钠配伍。③呼吸麻痹时不能应用新斯的明对抗。④妊娠期妇女及使用抗胆碱酯酶药患者慎用。

【制剂】注射剂：每支50mg(1ml)；100mg(2ml)。

(胡 欣)

第4篇

主要作用于自主神经系统的药物

传出神经系统主要由运动神经系统与自主神经系统组成。前者指分布于骨骼肌而支配其运动的神经；后者指分布于内脏、平滑肌、腺体等而调节其功能的神经。自主神经又可分为交感神经与副交感神经。

传出神经系统对其所支配的器官是通过神经末梢释放传递神经冲动的化学物质(简称“神经递质”)，进入突触间隙进行化学信息传递。这些物质又作用于相应的受体而调节器官的功能。

传出神经按神经冲动化学传导物质的不同可分为“胆碱能神经”(其末梢释放乙酰胆碱)与“肾上腺素能神经”(其末梢释放去甲肾上腺素或肾上腺素)。全部副交感神经的节后纤维、自主神经节前纤维、小部分交感神经节后纤维、运动神经属于胆碱能神经，大多数的交感神经节后纤维则属于肾上腺素能神经。

神经系统的受体是根据能与之相结合的化学递质或药物而命名的。与乙酰胆碱结合的受体称为胆碱受体，与去甲肾上腺素或肾上腺素结合的受体称为肾上腺素受体。分布在胆碱能神经节后纤维所支配的组织(心脏、平滑肌、腺体等)的胆碱受体称为“毒蕈碱敏感性胆碱受体”或“M 胆碱受体”，M 胆碱受体可分为 5 种亚型，即 M_1、M_2、M_3、M_4与 M_5。在神经节突触中及骨骼肌运动终板内的胆碱受体，则称为“烟碱敏感性胆碱受体”或“N 胆碱受体”，N 胆碱受体可分为 NN(N_1)受体与 NM(N_2)受体。肾上腺素受体可分为 α 受体和 β 受体。α 受体又分为 α_1 和 α_2 受体两种亚型。β 受体又分为 β_1、β_2和 β_3受体三种亚型。

自主神经系统药物是根据其对不同受体的选择性作用和其作用性质来分类的。凡能引起类似胆碱能神经兴奋效果的药物，包括直接或间接激动胆碱受体的药物，称为“拟胆碱药”或“胆碱受体激动药”；凡能引起类似肾上腺素能神经兴奋效果的药，也包括直接或间接激动肾上腺素受体的药物，称为“拟肾上腺素药”(又称“拟交感胺药”，因其作用与交感神经兴奋的效应相类似)。此外，还有一些药物本身虽不直接激动胆碱受体或肾上腺素受体，但能加强乙酰胆碱或肾上腺素的作用，也属于拟胆碱药和拟肾上腺素药。如毒扁豆碱可抑制水解神经递质的酶类(如胆碱酯酶)，因而能加强神经递质的作用。

凡能拮抗受体，而使神经递质不能激动受体而发生效应的药物，称为拮抗药，这些药物也称作“抗胆碱药”或“抗肾上腺素药”。抗胆碱药因其作用于不同部位的胆碱受体而又分为几类：乙酰胆碱对 M 胆碱受体的作用可为阿托品所拮抗，称作 M 胆碱受体拮抗药；乙酰胆碱对 N 胆碱受体的作用可被自主神经节拮抗药

(如六甲溴铵)及骨骼肌运动神经拮抗药(如筒箭毒碱)所对抗,称为 N 胆碱受体拮抗药。同样,抗肾上腺素药也可分为 α 受体拮抗药和 β 受体拮抗药等。

第27章 拟胆碱药和抗胆碱药

"拟胆碱药"包括能直接激动胆碱受体的药物（如毛果芸香碱）以及具有抗胆碱酯酶作用的药物（如毒扁豆碱、新斯的明等），后者具有间接引起胆碱能神经兴奋的效果。本类药物吸收后一般能使心率减慢、瞳孔缩小、血管扩张、胃肠蠕动及分泌增加，因而临床上主要用于青光眼、肠麻痹、血管痉挛等疾病的治疗。

27.1　拟胆碱药

卡巴胆碱〔药典（二）〕　Carbachol

$$\left[H_2N-C(=O)-O-CH_2CH_2-\overset{+}{N}(CH_3)_3 \right] Cl^-$$

【其他名称】氨甲酰胆碱，卡巴可，Carbamylcholine，Carbastat，Carbamann，Doryl，Miostat。

【ATC编码】N07AB01

【性状】为白色或微黄色晶体或结晶性粉末，具引湿性，无臭或微具氨样味。易溶于水，微溶于乙醇，几乎不溶于三氯甲烷和乙醚。

【药理学】为季铵类化合物。能直接激动M和N受体，也可促进胆碱能神经末梢释放乙酰胆碱而发挥间接作用。因不易被胆碱酯酶水解，故其作用时间较乙酰胆碱为长。局部滴眼后，可激动瞳孔括约肌的M胆碱受体，引起瞳孔缩小和眼压下降。眼结膜囊内给药后，缩瞳作用于10～20分钟出现，持续4～8小时。0.01%溶液注射至眼前房，2～5分钟后出现缩瞳，持续24小时。

【适应证】用于治疗青光眼以及白内障摘除、人工晶状体植入或角膜移植等需要缩瞳的眼科手术。

【用法和用量】局部用药。0.75%～3%溶液滴眼，用于对毛果芸香碱无反应或不能耐受者。成人两眼分别滴入1～2滴，4～8小时一次。给药后需用手指压迫内眦1～2分钟，以减少吸收，减少全身不良反应。可与其他缩瞳药（如毛果芸香碱）合用。在白内障手术时起缩瞳作用并减少术后眼压上升，可用0.01%溶液0.5ml滴眼。注射剂用于人工晶状体植入、白内障摘除、角膜移植等需要缩瞳的眼科手术。口服2mg/kg，3次/日，曾为治疗尿潴留的选择方法之一。也曾用250μg皮下注射，以缓解术后急性尿潴留。必要时可在30分钟后重复给药1次。

【不良反应】①眼部：视力模糊、眼部烧灼感和头痛等症状。②全身：面部潮红、胸闷、出汗、流涎、恶心、胃肠不适、腹痛、腹泻、肌肉震颤等反应。严重者可致呼吸困难、尿失禁、心律失常等。

【禁忌证】禁用于视网膜脱离、心律失常、心动过缓、低血压、癫痫、甲状腺功能亢进症、帕金森病、支气管哮喘和胃溃疡等患者。

【注意】①对本品及其制剂所含成分过敏者慎用。②本品引起睫状肌痉挛作用较毛果芸香碱明显。若持续头痛或疼痛严重，需减量或改用其他药物。③滴药后瞳孔缩小，在暗光下视力下降，应注意夜晚开车或暗光操作机器危险。④不可作肌内或静脉注射给药，因易引起严重的胆碱样反应。⑤妊娠期妇女、哺乳期妇女慎用。儿童用量须减少。

【制剂】滴眼液：每支 0.15mg(1.5ml)。注射液：每支 0.1mg(1ml)。

【贮法】遮光，避免冻结。

毛果芸香碱〔药典(二)；基；医保(甲)〕 Pilocarpine

$$\text{(结构式：}H_3C\text{—乙基取代的}\gamma\text{-丁内酯，连接 }N\text{-}CH_3\text{ 咪唑甲基)}$$

【其他名称】硝酸毛果芸香碱，匹鲁卡品，Adsorbocarpine，Akarpine，Isoptocarpine，Miocarpine，Pilopine，Pilagan，Pilocar，Pilostat，Salagen。

【ATC 编码】N07AX01

【性状】常用其硝酸盐，为无色结晶或白色结晶性粉末，无臭，遇光易变质。易溶于水，微溶于乙醇，在三氯甲烷或乙醚中几乎不溶。

【药理学】选择性直接作用于 M 胆碱受体。对眼和腺体的作用最为明显。①引起缩瞳，眼压下降，并有调节痉挛等作用。通过激动瞳孔括约肌的 M 胆碱受体，使瞳孔括约肌收缩。缩瞳引起前房角间隙扩大，房水易回流，使眼压下降。由于睫状肌收缩，悬韧带松弛，使晶状体屈光度增加，故视近物清楚，看远物模糊，称为调节痉挛。②增加外分泌腺分泌。对汗腺和唾液腺作用最为明显，尚可增加泪液、胃液、胰液、肠液及呼吸道黏液细胞分泌。③引起肠道平滑肌兴奋、肌张力增加，支气管平滑肌、尿道、膀胱及胆道肌张力也增加。

【适应证】①治疗原发性青光眼，包括开角型与闭角型青光眼。滴眼后，缩瞳作用于 10～30 分钟出现，维持 4～8 小时；最大降眼压作用约 75 分钟内出现，维持 4～14 小时；可缓解或消除青光眼症状。与毒扁豆碱比较，毛果芸香碱作用温和而短暂，水溶液较稳定。②用于激光虹膜造孔术前使虹膜伸展便于激光打孔，以及防止激光手术后的反应性眼压升高。③本品滴眼用于眼科手术后或应用扩瞳剂后，以抵消睫状肌麻痹剂或散瞳药的作用。④注射液可用于阿托品类药物中毒治疗，白内障人工晶状体植入手术中缩瞳。⑤可用于唾液腺功能减退。口服片剂(Salagen)可缓解口腔干燥症。

【用法和用量】①滴眼液配成 0.5%～4% 毛果芸香碱溶液(常用 1% 及 2%，增加浓度可增加药效，但超过 4% 时，药效无明显增加)。滴眼后 10～15 分钟开始缩瞳，30～50 分钟作用最强，约持续 24 小时，睫状肌痉挛作用约持续 2 小时。滴药后 10～15 分钟开始降眼压，持续 4～8 小时，故应每日滴眼 3～4 次。②头颈部肿瘤患者放疗后引起的口干症、涎腺疾患性口干症：口服一次 4mg，一日 3 次或遵医嘱。皮下或肌注，一次 0.5mg 或遵医嘱。③注射液适用于开角型青光眼和急、慢性闭角型青光眼以及继发性闭角型青光眼，白内障人工晶体植入手术中缩瞳，阿托品类药物的中毒对症治疗。皮下注射。一次 2～10mg，术中稀释后注入前房或遵医嘱。

儿童：儿童应慎用本品，因患儿体重轻，易用药过量引起全身中毒。①降低眼压：1 月龄～2 岁，0.5% 或 1% 毛果芸香碱溶液滴眼，一次 1 滴，一日 3 次；2～18 岁，滴眼，一次 1 滴，一日 4 次。②施行前房角切开术或小梁切开术前准备：1 月龄～18 岁，1% 或 2% 毛果芸香碱溶液滴眼，一日 1 次。

【不良反应】①用药后可出现瞳孔缩小及调节痉挛，可使视力下降，产生暂时性近视，并可因睫状肌痉挛而出现眼痛、头痛和眉弓部疼痛等症状。②眼部不良反应包括眼部灼烧感、眼痒、刺痛、视力模糊、结膜充血等。长期应用可引起强直性瞳孔缩小、虹膜后粘连、虹膜囊肿、白内障及近视程度加深等。③频繁点眼可因过量吸收引起全身毒性反应，如出汗、流涎、恶心、呕吐、支气管痉挛和肺水肿等。偶见特别敏感患者，使用时应特别注意。

【禁忌证】禁用于对本品过敏者、老年白内障、视网膜脱离、急性结膜炎与角膜炎、急性虹膜炎、支气管哮喘、胃溃疡等患者。

【注意】①滴眼时需用手指压迫内眦，以免药液流入鼻腔吸收引起全身不良反应。②儿童慎用，在确有应用指征时，应权衡利弊后决定是否使用。哺乳期妇女服药期间宜暂停哺乳。③如果意外出现毛果芸香碱毒性反应，如流涎、出汗、恶心、呕吐、腹泻等，应及时就诊，并及时给于抗胆碱药如阿托品等进行对抗治疗。

【制剂】滴眼液：0.5%；1%；2%。片剂：每片 2mg；4mg。注射液：每支 2mg(1ml)。

【贮法】避光，密闭，凉处保存。

氯贝胆碱 Bethanechol Chloride

$$\left[(H_3C)_3N^+\text{—}CH_2\text{—}CH(CH_3)\text{—}O\text{—}C(=O)\text{—}NH_2\right]Cl^-$$

【其他名称】氨甲酰甲胆碱，乌拉胆碱，Carbamyl-β-methylcholine chloride，Myocholine，Myotnachol，Myotonine，Duvoid，Urocarb，Urecholine。

【ATC 编码】N07AB02

【药理学】可激动 M 胆碱受体，特别是对胃肠道和膀胱平滑肌的选择性较高，对心血管系统几无影响。其理化性质稳定，可以口服，在体内不易被胆碱酯酶灭活，故作用较持久。

【适应证】主要用于手术后腹气胀、尿潴留。也可用于其他原因所致的胃肠道或膀胱功能异常。

【用法和用量】口服给药，每日 3 次，每次 10～20mg；也可皮下注射，每次 5mg，需要时可于 15～30 分钟后重复给药。

【不良反应】过量时可引起 M 胆碱受体过度兴奋症状，表现为皮肤潮红、出汗、恶心、呕吐、流涎、腹部不适、哮喘发作、胸骨下压迫感或疼痛，严重者可发生心肌缺氧、短暂的晕厥和心跳暂停、传导阻滞、呼吸困难、低血压、不自主排便和尿急。

【禁忌证】禁用于甲状腺功能亢进症、妊娠期妇女、消化性溃疡、支气管哮喘、显著心动过缓、冠心病、癫痫、帕金森病患者。也禁用于机械性肠梗阻和尿路梗阻、痉挛等。

【注意】①过量时产生的中毒反应会比较危险，必要时可用阿托品对症解救。②绝不可作静脉或肌内注射给药，以免引起强烈的不良反应。

【制剂】片剂：每片 5mg；10mg；25mg。注射液：每支 5mg(1ml)。

醋甲胆碱 Methacholine

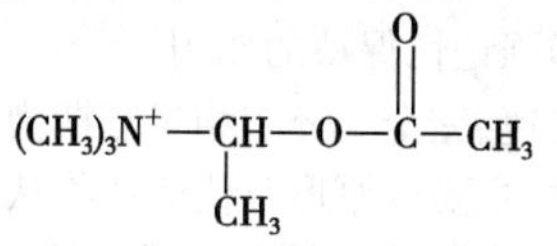

$(CH_3)_3N^+—CH(CH_3)—O—C(=O)—CH_3$

【其他名称】乙酰甲胆碱，Provocholine，Mecholyl。

【药理学】可激动 M 胆碱受体，对心血管系统的选择性较强，对胃肠道及膀胱平滑肌的作用较弱，它也可收缩支气管平滑肌，使支气管分泌增加。其性质稳定，可以口服，但吸收少而不规则。在体内受胆碱酯酶的代谢较慢，作用较持久。

【适应证】主要用于口腔黏膜干燥症。也可用于对其他治疗措施无效时的房性心动过速。还可用于外周血管痉挛性疾病，如雷诺病及血栓闭塞性脉管炎。

【用法和用量】口服，每次 200～500mg，一日 2～3 次；皮下注射，每次 10～25mg。

【不良反应】过量时可出现 M 胆碱受体被激动的症状（参见氯贝胆碱项）。

【禁忌证】①禁用于房室结性和室性心动过速，因不仅无效，且可致房颤。②禁用于支气管哮喘、甲状腺功能亢进症、冠脉缺血和溃疡病患者。

【注意】绝不可用作静脉注射。

【制剂】片剂：每片 200mg。注射剂：每支 25mg(1ml)。

毒扁豆碱 Physostigmine

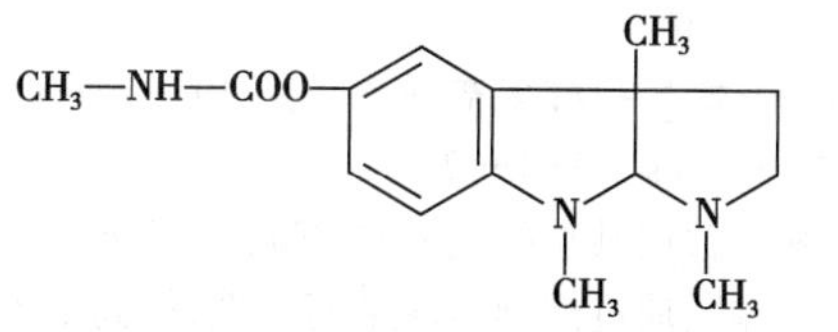

$CH_3—NH—COO—$（结构式：含 CH_3 取代的吡咯并吲哚环，两个 $N—CH_3$）

由豆科植物毒扁豆（*Physostigma venenosum*）种子中提出的一种生物碱。

【其他名称】依色林，Eserine。

【ATC 编码】S01EB05

【性状】常用其水杨酸盐，为有光泽的无色或淡黄色针晶，无臭，稍溶于水（1:75），能溶于醇。露置日光或空气中，氧化渐变红色，即不宜再用。其溶液亦易变红色，加热或由于玻璃容器的碱性可加速其变化，故溶液不宜久贮，容器最好能先以 1% 盐酸洗净。如溶液稍有变化，呈微红色，尚可使用；如颜色已深，则疗效降低不宜再用。加入 3% 硼酸或 0.1% 亚硫酸氢钠或 0.1% 依地酸二钠可延缓其变色。

【药理学】有可逆性抗胆碱酯酶的作用，使胆碱能神经末梢所释放的乙酰胆碱不易被灭活而积聚，作用于 M 胆碱受体呈现与其他拟胆碱药类似的作用，即使瞳孔缩小、流涎、胃肠蠕动增强、心率减慢等。作用较毛果芸香碱强而持久，但刺激性较大。又由于收缩睫状肌的作用较强，可引起眼痛、头痛。

【适应证】用于原发性闭角型青光眼，偶用于原发性开角型青光眼。

【用法和用量】晚上临睡前点眼，涂于眼睑内，一般白天用毛果芸香碱，晚上用本品。或遵医嘱。本品点眼后 5～10 分钟即出现缩瞳、降眼压，4 小时达作用最大值，有时作用可维持约 1 天。

【不良反应】【禁忌证】【注意】同毛果芸香碱。

【制剂】水杨酸毒扁豆碱眼膏：0.25%；0.5%。

新斯的明[药典(二)；基；医保(甲)] Neostigmine

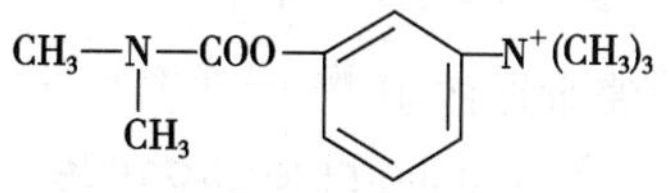

$CH_3—N(CH_3)—COO—C_6H_4—N^+(CH_3)_3$

新斯的明是毒扁豆碱的人工合成代用品。常用的新斯的明是溴新斯的明（供口服）和甲硫酸新斯的明（供注射用）。

【其他名称】甲硫酸新斯的明，溴新斯的明，普洛斯的明，普洛色林，Prostigmin，Proserin。

【ATC 编码】S01EB06

【性状】两种盐都是白色结晶性粉末，无臭，苦味。在水中极易溶解，在乙醇中易溶。

【药理学】本品为可逆性胆碱酯酶抑制药而发挥完全拟胆碱作用，但对中枢神经系统的毒性较毒扁豆碱弱；因尚能直接作用于骨骼肌细胞的胆碱能受体，故对骨骼肌作用较强，缩瞳作用较弱。

【适应证】①多用于重症肌无力及腹部手术后的肠胀气、肠麻痹或尿潴留；②可用于外伤及炎症引起的运动障碍；③阵发性室上性心动过速；④阿托品过量中毒；⑤青光眼。

【用法和用量】口服其溴化物，一次 15mg，一日 45mg；极量：一次 30mg，一日 100mg。皮下注射、肌内注射其甲硫酸盐，每日 1～3 次，每次 0.25～1.0mg；极量：一次 1mg，一日 5mg。拮抗肌松药残留作用：静脉注射甲硫酸新斯的明 0.04～0.06mg/kg（一次最大量不超过 2.5mg），同时给阿托品 0.02～0.03mg/kg。由于口服后新斯的明在肠内有一部分被破坏，故口服剂量远较注射剂量为大。

儿童：《中国国家处方集·化学药品与生物制品卷·儿童版》推荐：重症肌无力口服其溴化物。新生儿，哺乳之前 30 分钟，起始 1～2mg，每 4 小时 1 次；1 个月～6 岁，起始量 7.5mg，一日 15～90mg，分次给药；6～12 岁，起始量 15mg，一日 15～90mg，分次给药；12～18 岁，起始量 15～30mg，一日

75～100mg，分次给药。1日最大量不超过100mg。一日剂量和用药间隔需因人而异。拮抗肌松药残留作用静脉注射甲硫酸新斯的明0.04～0.06mg/kg（一次最大量不超过2.5mg），同时给阿托品0.02～0.03mg/kg。以0.05%眼药水用于青少年假性近视眼，一日2次，每次1～2滴，3个月为1疗程。

【不良反应】本品可致药疹。大剂量时可引起恶心、呕吐、腹泻、流泪、流涎等症状。严重时可出现共济失调、惊厥、昏迷、语言不清、恐惧和焦虑不安，甚至出现心搏骤停。

【禁忌证】对本品过敏者、癫痫、心绞痛、室性心动过速、心律失常、窦性心动过缓、血压下降、迷走神经张力升高、机械性肠梗阻、尿路梗阻及支气管哮喘患者禁用。

【注意】大剂量引起的恶心、呕吐、腹泻、流泪和流涎等症状，可用阿托品等抗胆碱药对抗。本品过量时可导致胆碱能危象，甚至心搏骤停。甲状腺功能亢进症和帕金森病等患者慎用。

【制剂】溴新斯的明片剂：每片15mg。甲硫酸新斯的明注射液：每支0.5mg（1ml）；1mg（2ml）。

溴吡斯的明〔药典（二）；医保（甲、乙）〕 Pyridostigmine Bromide

【其他名称】吡啶斯的明，Kalimin。

【ATC编码】N07AA02

【药理学】作用类似于新斯的明，但较弱，其作用特点是起效慢、维持时间久。口服后不易从胃肠道吸收，口服后30～40分钟起效，作用持续时间4～6小时。本品不易通过血脑屏障。静脉注射后其$t_{1/2}$为1.9小时。原形药物或代谢产物主要经肾脏排泄。

【适应证】用于：①重症肌无力；②手术后腹胀或尿潴留；③对抗非去极化型肌松药的肌松作用。

【用法和用量】成人：①重症肌无力：口服，一次60mg，一日3次；皮下或肌内注射，每日1～5mg，或根据病情而定。②术后腹气胀或尿潴留：肌内注射，一次1～2mg。③对抗非去极化型肌松药的肌松：静脉注射，一次2～5mg。

儿童：①新生儿初始一日1～1.5mg/kg，根据病情逐步增加。最大剂量一日10mg，分次于哺乳前30分钟左右服用。②1月龄～12岁，初始一日1～1.5mg/kg，逐步增加到一日7mg/kg，分4～6次服用，常用量一般一日30～360mg。③12～18岁，一次30～120mg，一日次数根据病情而定，一日总量可至300～600mg。

【不良反应】不良反应同新斯的明，但发生率较低。严重不良反应可导致缓慢型心律失常、胆碱能危象。

【禁忌证】对本品过敏者、机械性肠梗阻、尿路梗阻等患者禁用；支气管哮喘、心律失常或胆碱能危象患者慎用。

【制剂】片剂：每片60mg。

石杉碱甲〔药典（二）；基；医保（甲）〕 Huperzine A

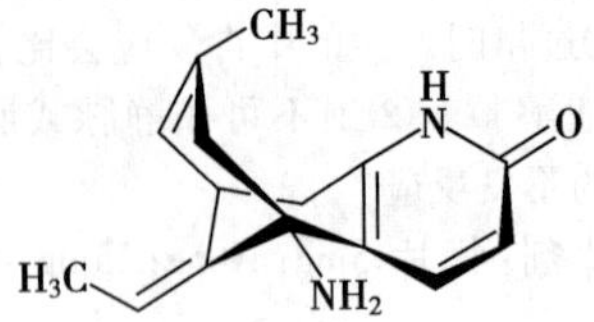

【药理学】本品为中药蛇足石杉（*Huperzia serrata*）中提取的生物碱，为一种强效、可逆性胆碱酯酶抑制药，具有促进记忆再现和增强记忆保持的作用。

口服吸收迅速、完全。分布相半衰期为10分钟，消除相半衰期为4小时，主要以原形及代谢产物从尿中排泄。易透过血脑屏障，对脑内胆碱酯酶有较强的抑制作用，明显提高脑内乙酰胆碱水平。

【适应证】可用于良性记忆障碍。对阿尔茨海默病、血管性痴呆和脑器质性病变引起的记忆障碍也有所改善。

【用法和用量】记忆功能减退：口服，一次0.1～0.2mg，一日2次。因有个体差异，一般应从小剂量开始。每日最多不超过0.45mg。对良性记忆障碍的疗程为1～2个月。

【不良反应】可有头晕、恶心、胃肠不适、乏力、出汗、失眠、视力模糊等不良反应，一般可自行消失；反应明显时，减量后可缓解或消失。

【禁忌证】对本品过敏、癫痫、肾功能不全、机械性肠梗阻、低血压、心绞痛以及哮喘患者禁用。心动过缓、支气管哮喘者慎用。

【制剂】片剂（胶囊剂）：每片（剂）0.05mg。

多奈哌齐〔药典（二）；医保（乙）〕 Donepezil

【其他名称】盐酸多奈哌齐，安里申，Aricept。

【ATC编码】N06DA02

【性状】常用其盐酸盐，为白色晶型粉末。

【药理学】通过抑制胆碱脂酶活性，提高脑内乙酰胆碱水平来改善阿尔茨海默病患者的记忆障碍和认知功能。抑制乙酰胆碱酯酶活性的强度是抑制丁酰胆碱酯酶的570倍，具有较高的选择性。口服10mg/kg可对脑内胆碱酯酶产生抑制作用，且呈剂量效应关系，而对消化道和心脏中胆碱酯酶没有显著的抑制作用，明显优于他克林和毒扁豆碱。口服5mg/kg在脑部抑制胆碱酯酶的时间大约4小时。口服后$t_{1/2}$为50小时，血浆蛋白结合率为92.6%。多剂量口服（每日1次，2mg）可于2周后达到稳态。老年人与年轻人相比（2mg），其$t_{1/2}$几乎可以延长2倍。

【适应证】可用于轻、中度阿尔茨海默病的治疗。也可以用于血管性痴呆的治疗。

【用法和用量】口服，一日 1 次，每次 5～10mg。

【不良反应】主要表现为疲倦、食欲缺乏、恶心、呕吐、胃部不适、腹泻、眩晕、高血压或低血压和肌肉痉挛等。中枢反应表现为谵妄、震颤、易激惹、共济失调、情感不稳等。大部分作用为短暂反应，有时恶心和呕吐略重。有临床报道晚间服药可使患者产生噩梦。严重不良反应有房室传导阻滞、心房颤动、尖端扭转型室性心动过速、心绞痛、充血性心力衰竭等。

【禁忌证】禁用于本品过敏患者。

【注意】支气管哮喘或阻塞性肺病、心脏传导异常、胃肠道疾病或溃疡性疾病患者慎用。

【制剂】片剂：每片 5mg；10mg。

依酚氯铵〔医保(乙)〕　Edrophonium Chloride

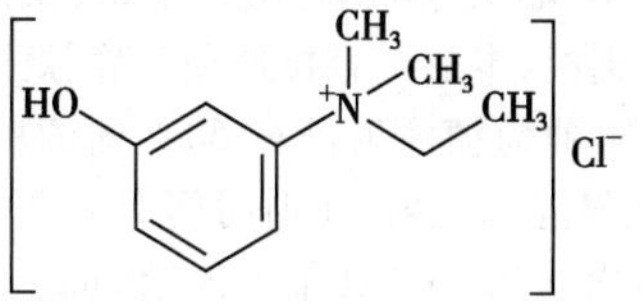

【其他名称】腾喜龙，艾宙酚，Tensilon。

【药理学】基本类似于溴吡斯的明。抑制胆碱酯酶作用弱；激动 NM 受体选择性较强，作用快而短暂。

【适应证】主要用于筒箭毒碱等非去极化型肌肉松弛药的过量中毒时的解救。也可用作重症肌无力的诊断药，以区别重症肌无力未受控制与“胆碱能危象”，但不作为治疗用药。对纠正阵发性室上性或房性心动过速有一定疗效。

【用法和用量】成人：①对抗肌松药：每次肌内注射 10mg。②诊断重症肌无力：先静脉注射 2mg，如在 30 秒内未见肌力增加，再静脉注射 8mg。重症肌无力患者此时应出现肌力改善，一般可维持 5 分钟。

儿童：《中国国家处方集・化学药品与生物制品卷・儿童版》推荐：

（1）肌内注射：①诊断重症肌无力：婴儿肌内注射 0.5～1mg 或静脉注射 0.5mg。体重 34kg 或以下儿童，一次 2mg；体重大于 34kg 的儿童应给予 5mg。②对抗筒箭毒碱引起的神经肌肉阻滞：婴儿剂量为 0.145mg/kg，儿童为 0.233mg/kg。可达到 50% 的拮抗效果。可根据需要给予更大的剂量（1mg/kg）。在给予本药前 30 秒，先给予阿托品（0.01mg/kg）可使其心血管反应降至最小。

（2）静脉注射。诊断重症肌无力：①体重 34kg 或以下儿童的初始剂量为 1mg；体重大于 34kg 的儿童初始剂量为 2mg。如果在给予初始剂量后 45 秒内未能观察到反应，可再反复给予依酚氯铵，给药频率为 30～45 秒 1mg，直到 34kg 以下及以上儿童的最大累计剂量分别达到 5mg 和 10mg。②另一给药方案：总剂量 0.2mg/kg，先给其中 1/5 的剂量，给药时间应在 1 分钟以上，如果 45 秒内无反应，再继续给剩余的量。婴儿的推荐剂量为 0.5mg。

【不良反应】副作用较少，有流涎、恶心、呕吐、吞咽困难、腹泻、出汗、多泪、尿频、支气管痉挛、低血压、心动徐缓、心律失常等反应。过量中毒可用阿托品对抗救治。

【禁忌证】支气管哮喘、机械性肠梗阻和尿路梗阻及心脏病患者禁用。

【制剂】注射剂：每支 10mg（1ml）；20mg（2ml）。

加兰他敏〔药典(二)；医保(乙)〕　Galanthamine

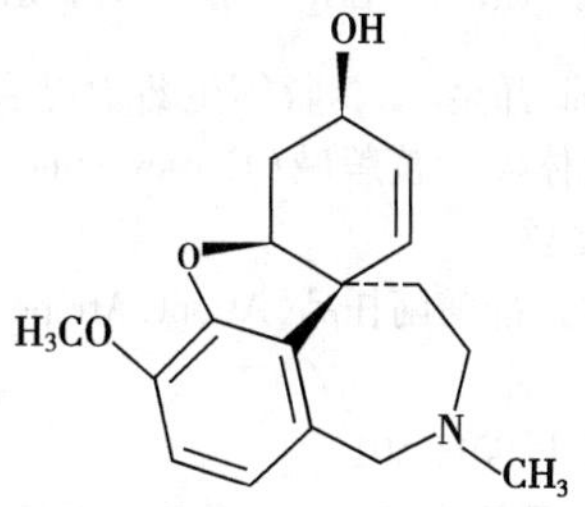

【其他名称】氢溴酸加兰他敏，强肌片，Nivalin。

【ATC 编码】N06DA04

【药理学】本品为可逆性胆碱酯酶抑制药，作用与新斯的明类似，可改善神经-肌肉接头的传导。本品可透过血脑屏障，故对中枢胆碱酯酶的抑制作用比较强。其毒蕈碱样作用微弱，患者较易耐受。本品口服易吸收，大部分以原形药物和代谢产物经尿排泄。

【适应证】本品可用于重症肌无力，阿尔茨海默病和血管性痴呆，进行性肌营养不良症，脊髓灰质炎后遗症，儿童脑型麻痹，外伤性感觉运动障碍，多发性周围神经病等。

【用法和用量】①肌内注射或皮下注射：成人，每次 2.5～10mg，一日 1 次，必要时一昼夜可注射 2 次，极量一日 20mg。小儿，按体重每次 0.05～0.1mg/kg，一日 1 次，1 疗程 2～6 周。②口服：成人，每次 10mg，一日 3 次。小儿，每日 0.5～1mg/kg，分 3 次服。

【不良反应】常见不良反应有恶心、呕吐、食欲缺乏、腹泻、头晕、头痛。敏感性增高或超量时可有流涎、心动过缓、头晕和腹痛等反应，过量可用阿托品对抗。

【禁忌证】本品过敏者、癫痫、机械性肠梗阻、支气管哮喘、心绞痛和心动过缓者禁用。

【制剂】注射剂：每支 1mg（1ml）；2.5mg（1ml）；5mg（1ml）。片剂：每片 4mg；8mg。

【贮法】遮光，密闭保存。

27.2　抗胆碱药

抗胆碱药能拮抗胆碱受体，使递质乙酰胆碱不能与受体结合而呈现与拟胆碱药相反的作用。本类药物可分为：

（1）拮抗 M 胆碱受体的药物：可呈现抑制腺体分泌、散大瞳孔、加速心率、松弛支气管平滑肌和胃肠道平滑肌等作用，临床上用作散瞳药、制止分泌药和解痉止痛药等。

（2）拮抗骨骼肌运动终板内的 N 胆碱受体的药物：表现为骨骼肌松弛作用，临床上用作肌松药（见第 26 章麻醉药及其辅助用药）。

（3）拮抗神经节内 N 胆碱受体的药物：主要呈现降低

血压的作用,临床用于治疗重症高血压病(参阅第 34 章降血压药)。

本节重点介绍拮抗 M 胆碱受体的药物。

阿托品〔药典(二);基;医保(甲)〕 Atropine

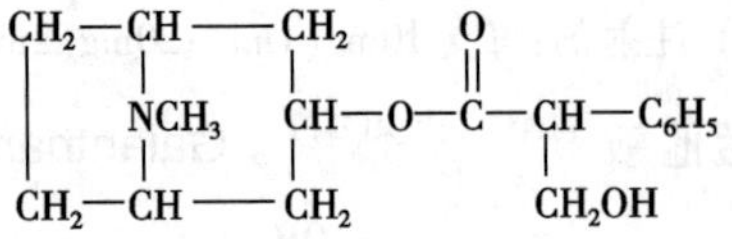

```
CH2—CH ——CH2        O
 |   |      |        ‖
 |  NCH3   CH—O—C—CH—C6H5
 |   |      |           |
CH2—CH ——CH2          CH2OH
```

本品由颠茄、洋金花、莨菪等生药中提取而得。本品为消旋体,其左旋体即为莨菪碱(Hyoscyamine)。莨菪碱的外周作用较本品更强。

【其他名称】 硫酸阿托品,Atropt,Atropen,Atropisol,Ski-atropine。

【ATC 编码】 S01FA01

【性状】 常用其硫酸盐,为无色结晶或白色结晶性粉末,无臭。极易溶于水,易溶于乙醇。其水溶液呈中性反应,能在 100℃灭菌 30 分钟,遇碱性药物(如硼砂)可引起分解。

【药理学】 为拮抗 M 胆碱受体的抗胆碱药,能解除平滑肌的痉挛(包括解除血管痉挛,改善微血管循环);抑制腺体分泌;解除迷走神经对心脏的抑制,使心率加快;散大瞳孔及升高眼压,调节功能麻痹;兴奋呼吸中枢。

【适应证】 用于:①缓解内脏绞痛,包括胃肠痉挛引起的疼痛、肾绞痛、胆绞痛、胃及十二指肠溃疡,但对肾绞痛、胆绞痛效果不稳定。②急性微循环障碍,治疗严重心动过缓、晕厥合并颈动脉窦反射亢进以及一度房室传导阻滞。③作为解毒药,可用于治疗锑剂中毒引起的阿-斯综合征、有机磷农药中毒以及急性毒蕈碱中毒。④用于麻醉前给药,可减少麻醉过程中支气管黏液分泌,预防术后引起肺炎,并可消除吗啡对呼吸的抑制。⑤治疗帕金森病患者的强直及震颤症状、可控制流涎和出汗过多。⑥眼科用药,散瞳、角膜炎、虹膜睫状体炎。

【用法和用量】 成人:

(1) 缓解内脏绞痛:每次皮下注射 0.5mg。麻醉前给药:皮下注射 0.5mg。儿科解痉口服或皮下注射一次 0.01mg/kg,极量 0.3mg。

(2) 锑剂引起的阿-斯综合征:发现严重心律失常时,立即静脉注射 1~2mg(用 5%~25% 葡萄糖液 10~20ml 稀释),同时肌内注射或皮下注射 1mg,15~30 分钟后再静脉注射 1mg。如患者无发作,可根据心律及心率情况改为每 3~4 小时 1 次皮下注射或肌内注射 1mg,48 小时后如不再发作,可逐渐减量,最后停药。

(3) 有机磷农药中毒:①与碘解磷定等合用时:对中度中毒,每次皮下注射 0.5~1mg,隔 30~60 分钟 1 次;对严重中毒,每次静脉注射 1~2mg,隔 15~30 分钟 1 次,病情稳定后,逐渐减量并改用皮下注射。②单用时:对轻度中毒,每次皮下注射 0.5~1mg,隔 30~120 分钟 1 次;对中度中毒,每次皮下注射 1~2mg,隔 15~30 分钟 1 次;对重度中毒,即刻静脉注射 2~5mg,以后每次 1~2mg,隔 15~30 分钟 1 次,根据病情逐渐减量和延长间隔时间。

(4) 感染中毒性休克、改善微循环:成人每次 1~2mg,小儿每次 0.03~0.05mg/kg,静脉注射,每 15~30 分钟 1 次,2~3 次后如情况不见好转可逐渐增加用量,至情况好转后即减量或停药。

(5) 用于眼科:用 1%~3% 眼药水滴眼或眼膏涂眼。滴时按住内眦部,以免流入鼻腔吸收中毒。

儿童:《中国国家处方集·化学药品与生物制品卷·儿童版》推荐:

(1) 口服:一次 0.01mg/kg,每 4~6 小时一次,极量一次 0.3mg。静脉注射:儿童耐受差,0.2~10mg 可中毒致死。

(2) 抢救感染中毒性休克:一次 0.03~0.05mg/kg,用 0.9% 的氯化钠注射液或 5% 的葡萄糖注射液 10~20ml 稀释后静脉注射。每 15~30 分钟一次,2~3 次后如情况不见好转可逐渐增加用量,至情况好转后即减量或停药。

(3) 用于有机磷或氨基甲酸盐中毒,肌内注射或静脉注射。肌内注射时,本品可直接使用。静脉注射时,将本品 2~5mg,用 25% 葡萄糖注射液或 50% 葡萄糖注射液 10~20ml 稀释后缓慢静脉注射,注射时间 5~10 分钟。婴儿或儿童按体重一次 0.02mg/kg(最大剂量 2mg),5~10 分钟一次(根据中毒的严重性),直到皮肤潮红,干燥,瞳孔扩大,心动过速。以后每 1~4 小时重复此剂量,至少 24 小时维持阿托品作用。也可根据病情按照以下方法治疗:①轻度中毒:一次 0.02~0.03mg/kg,肌内或静脉注射,必要时 2~4 小时重复一次,直到症状消失为止。②中度中毒:一次 0.03~0.05mg/kg,肌内或静脉注射,根据病情 30~60 分钟重复一次,阿托品化后,逐渐减少药物剂量及延长给药时间。③重度中毒:一次 0.05~0.1mg/kg,静脉注射,10~20 分钟一次,必要时 5 分钟一次,阿托品化后逐渐减量,延长间隔时间。

【不良反应】 本品具有多种药理作用,临床应用其中一种作用时,其他作用则成为不良反应。常有口干、出汗减少、便秘、排尿困难、视物模糊、眩晕等。严重时出现瞳孔散大、皮肤潮红、心率加快、兴奋、烦躁、谵语、惊厥等症状。

【禁忌证】 心动过速、胃食管反流病、青光眼及前列腺增生等患者禁用。

【注意】 ①一般情况下,口服极量一次 1mg,1 日 3mg;皮下或静脉注射极量 1 次 2mg。用于有机磷中毒及阿-斯综合征时,可根据病情决定用量。②用量超过 5mg 时,即产生中毒,但死亡者不多,因中毒量(5~10mg)与致死量(80~130mg)相距甚远。急救口服阿托品中毒者可洗胃、导泻,以清除未吸收的阿托品。兴奋过于强烈时可用短效巴比妥类或水合氯醛。呼吸抑制时用尼可刹米。另外可皮下注射新斯的明 0.5~1mg,每 15 分钟 1 次,直至瞳孔缩小、症状缓解为止。

【制剂】 片剂:每片 0.3mg。注射剂:每支 0.5mg(1ml);1mg(2ml);5mg(1ml)。滴眼剂:取硫酸阿托品 1g,氯化钠 0.29g,无水磷酸二氢钠 0.4g,无水磷酸氢二钠 0.47g,羟胺乙酯 0.03g,蒸馏水加至 100ml 配成。

东莨菪碱〔药典(二);医保(乙)〕 Scopolamine

```
  ┌CH — CH —— CH2        O
 /     |       |         ‖
O    NCH3     CH—O—C—CH—C6H5
 \     |       |            |
  └CH — CH —— CH2          CH2OH
```

由洋金花、颠茄、莨菪等植物中提取的一种生物碱。

【其他名称】氢溴酸东莨菪碱,Hyoscine,Buscopan,Scopoderm。

【ATC编码】S01FA02

【性状】常用其氢溴酸盐,为无色结晶或白色结晶性粉末;无臭;微有风化性。在水中易溶,在乙醇中略溶。

【药理学】为外周抗胆碱药,其外周作用与阿托品相似,对肠道平滑肌的解痉作用较强,其散瞳及抑制腺体分泌作用比阿托品强,对呼吸中枢具兴奋作用,但对大脑皮质有明显的抑制作用,此外还有扩张毛细血管、改善微循环以及抗晕船、晕车等作用。

【适应证】(1) 解痉药:①胃肠道和子宫痉挛、胆绞痛、肾绞痛或蠕动亢进等。②胃肠道内镜检查的术前准备、内镜逆行胰胆管造影等,以减少肠道蠕动。

(2) 镇静药,用于全身麻醉前给药、晕动病、帕金森病、狂躁性精神病、有机磷农药中毒等。由于本品既兴奋呼吸又对大脑皮质呈镇静作用,故用于抢救极重型流行性乙型脑炎呼吸衰竭(常伴有剧烈频繁的抽搐)亦有效。

【用法和用量】成人:口服:一次0.3~0.6mg,一日0.6~1.2mg;极量一次0.6mg,一日1.8mg。皮下注射:一次0.2~0.5mg;极量一次0.5mg,一日1.5mg。抢救乙型脑炎呼吸衰竭:以1ml含药0.3mg的注射液直接静脉注射或稀释于10%葡萄糖溶液30ml内作静脉滴注,常用量为0.02~0.04mg/kg,用药间歇时间一般为20~30分钟,用药总量最高达6.3mg。

儿童:《中国国家处方集·化学药品与生物制品卷·儿童版》推荐:

(1) 口服。①片剂、胶囊剂:6岁以上,一次10~20mg,一日3~4次,应整片或整粒吞服。②口服溶液剂:一个月~2岁:一次0.3~0.5mg/kg,最大5mg,一日3~4次。2~6岁,一次5~10mg,一日3~4次。

(2) 肌内注射、静脉注射:①1个月~2岁:一次0.3~0.5mg/kg,最大5mg,一日3次。②2~6岁:一次5~10mg,一日3次。③6岁以上:一次10~20mg,一日3次。严重绞痛时:2~6岁,给予一次5mg,必要时,30分钟可重复给药,一日最大剂量15mg。6~12岁,一次5~10mg,必要时,30分钟可重复给药,一日最大量30mg。12~18岁,一次20mg,必要时,30分钟可重复给药,一日最大量80mg。

(3) 丁溴东莨菪碱可用于3岁以上患儿全身麻醉前给药、减少腺体分泌。①皮下注射或肌内注射:于麻醉诱导前30~60分钟,0.01~0.015mg/kg。②静脉注射:麻醉诱导前即刻0.005~0.01mg/kg。

【不良反应】常有口渴、面部潮红、恶心、呕吐、视物模糊、眩晕、头痛等反应。有过敏反应的病例。在治疗剂量即可引起中枢抑制,表现为困倦、遗忘、疲乏、快速动眼睡眠相缩短等。大剂量可出现排尿困难,甚至精神失常反应。尚有欣快反应而导致药物滥用。

【禁忌证】青光眼及前列腺肥大患者禁用。

【注意】一般情况下,口服极量一次0.6mg,1日1.8mg;皮下或静脉注射极量1次0.5mg。用于有机磷中毒及阿-斯综合征时,可根据病情决定用量。

【制剂】片剂:每片0.3mg。注射液:每支0.3mg(1ml);0.5mg(1ml)。晕动片:每片含东莨菪碱0.2mg、苯巴比妥钠30mg、阿托品0.15mg。对因颠簸引起的晕车有效,每次服1~2片,半小时后见效。使保定(Scopoderm Tts):每贴含1.5mg。

山莨菪碱〔药典(二);基;医保(甲)〕 Anisodamine

```
HO—CH — CH —— CH2        O
   |     |       |         ‖
   |   NCH3     CH—O—C—CH—C6H5
   |     |       |            |
  CH2 — CH —— CH2            CH2OH
```

为我国特产茄科植物山莨菪(*Anisodus tanguticus*)中提取的一种生物碱,常简称"654",其天然品称为"654-1"。用人工合成方法制得的产品称"654-2"。

【其他名称】氢溴酸山莨菪碱,654,654-1,654-2。

【性状】能溶于水及乙醇。常用其氢溴酸盐,为白色结晶或结晶性粉末,无臭。在水中极易溶解。在乙醇中易溶。熔点176~181℃。

【药理学】为拮抗M胆碱受体的抗胆碱药,作用与阿托品相似或稍弱。654-1与654-2的作用与用途基本相同,只是后者的不良反应略大。两者都可使平滑肌明显松弛,并能解除血管痉挛(尤其是微血管),同时有解痉镇痛作用,但扩瞳和抑制腺体(如唾液腺)分泌的作用较弱,且极少引起中枢兴奋症状。口服吸收较差,静脉注射后起效快、且迅速从尿中排出。

【适应证】用于:①感染中毒性休克:如暴发型流行性脑脊髓膜炎、中毒性痢疾等(需与抗菌药物合用)。②血管痉挛和栓塞引起的循环障碍:脑血栓、脑栓塞、瘫痪、脑血管痉挛、血管神经性头痛、血栓闭塞性脉管炎等。③各种神经痛:如三叉神经痛、坐骨神经痛等。④平滑肌痉挛:胃、十二指肠溃疡,胆道和输尿管痉挛等。⑤眩晕病。⑥眼底疾患:中心性浆液性脉络膜视网膜病变、视网膜色素变性、视网膜动脉血栓等。⑦突发性耳聋:配合新针疗法可治疗其他耳聋(小剂量穴位注射)。⑧有机磷中毒,但效果不如阿托品。

【用法和用量】成人:(1) 肌内注射或静脉注射:一般1次5~10mg,一日1~2次;也可经稀释后静脉滴注。用于:①抢救感染中毒性休克:根据病情决定剂量。成人静脉注射每次10~40mg;需要时每隔10~30分钟可重复给药,情况不见好转可加量。病情好转应逐渐延长间隔时间,直至停药。②治疗脑血栓:加入5%葡萄糖液中静脉滴注,每日30~40mg。③一般慢性疾病:每次肌内注射5~10mg,一日1~2次,可连用1个月以上。④治疗严重三叉神经痛:有时须加大剂量至每次5~20mg,肌内注射。⑤治疗血栓闭塞性脉管炎：每次静脉注射 10～15mg，每日 1 次。

（2）口服：一日 3 次，一次 5～10mg。皮肤或黏膜局部使用，无刺激性。

儿童：《中国国家处方集·化学药品与生物制品卷·儿童版》推荐：

（1）口服。①1～2 岁：一次 2.5mg。②3～6 岁：一次 4～5mg。③7～10 岁：一次 5～7.5mg。④11 岁以上：一次 5～10mg，以上均一日 3 次。

（2）肌内注射：每次 0.1～0.2mg/kg，最大量 5～10mg，一日 1～2 次。

（3）静脉注射：用于抗休克及有机磷中毒，一次 0.3～2mg/kg，最大量 10～40mg，必要时每隔 10～30 分钟重复给药，病情好转后应逐渐延长给药间隔，直至停药。

【不良反应】一般不良反应有口干、面红、轻度扩瞳、视近物模糊等，个别患者有心率加快及排尿困难等，多在 1～3 小时内消失。对肝、肾等实质性脏器损害小。长期使用产生蓄积中毒的情况较少。

【禁忌证】颅内压增高、脑出血急性期及眼底出血患者，前列腺增生及青光眼患者禁用。

【注意】①若口干明显时可口服酸梅或维生素 C，使症状得以缓解。②静脉滴注过程中，若排尿困难，可肌内注射新斯的明 0.5～1mg 或氢溴酸加兰他敏 2.5～5mg 以解除症状。③应用本品治疗感染性休克的同时，其他治疗措施不能减少（如抗菌药物的使用等）。

【制剂】片剂：每片 5mg。注射液：每支 1ml(10mg)；1ml(20mg)。

戊乙奎醚[基;医保(乙)] Penehyclidine

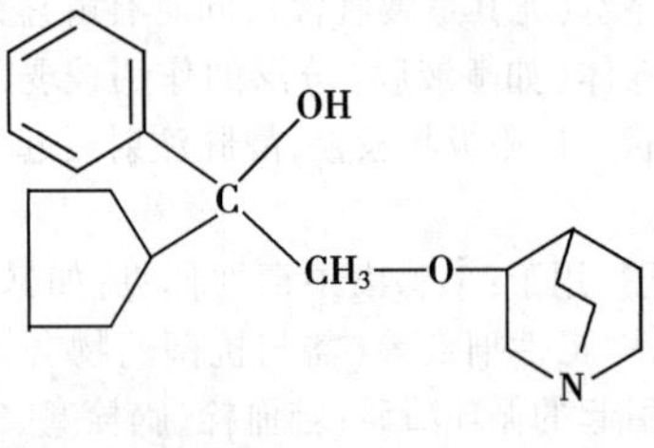

OH, C, CH_3—O, N

【其他名称】长托宁。

【性状】常用其盐酸盐，为白色结晶或结晶性粉末。盐酸戊乙奎醚在水中易溶解。

【药理学】本品系一种新型抗胆碱药，其药理作用类似于阿托品。其能阻断乙酰胆碱对脑内 M 受体和 N 受体的激动作用，因此，有较强的中枢抗 M 受体和抗 N 受体作用。其选择性地作用 M_1 和 M_3 受体亚型，对 M_2 受体无明显作用。对外周 N 受体亦无明显拮抗作用。本品能通过血脑屏障，半衰期较长，作用持续时间较长。

【适应证】用于有机磷毒物中毒急救治疗和中毒后期或胆碱酯酶老化后维持阿托品化。但单独使用疗效弱，应与酶重活化药联合使用。

【用法和用量】根据中毒程度选用首次肌内注射用量。轻度中毒 1～2mg，中度中毒 2～4mg，重度中毒 4～6mg，并分别伍用氯磷定 500～750mg，750～1500mg，1500～2500mg。首次用药 45 分钟后，如仅有恶心、呕吐、出汗、流涎等毒蕈碱样症状时只应用盐酸戊乙奎醚 1～2mg；仅有肌颤、肌无力等烟碱样症状或胆碱酯酶活力低于 50% 时只应用氯磷定 1000mg，无氯磷定时可用解磷定代替。如上述症状均有时重复应用盐酸戊乙奎醚和氯磷定的首次半量 1～2 次。中毒后期或胆碱酯酶老化后可用盐酸戊乙奎醚 1～2mg 维持阿托品化，每次间隔 8～12 小时。儿童对本品较敏感，应慎用，特别是伴有高热的患儿更需谨慎使用。

【不良反应】体温升高、口干、头晕、尿潴留、皮肤干燥、谵妄、面红等。一般不须特殊处理，停药后可自行缓解。

【禁忌证】青光眼患者禁用。

【注意】本品对心脏（M_2 受体）无明显作用，故对心率无明显影响。当用本品治疗有机磷毒物（农药）中毒时，不能以心跳加快来判断是否“阿托品化”，而应以口干和出汗消失或皮肤干燥等症状判断“阿托品化”。心跳不低于正常值时，一般不需伍用阿托品。

【制剂】注射剂：每支 0.5mg(1ml)；1mg(1ml)。

托吡卡胺[药典(二);基;医保(甲)] Tropicamide

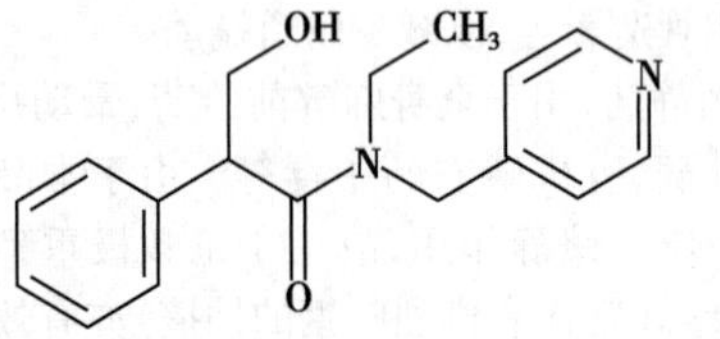

OH, CH_3, N, N, O

【其他名称】托品酰胺，Mydriacyl，Tropicamidum，Epitromin。

【ATC 编码】S01FA06

【性状】为黄色无定形粉末，溶于水和乙醇，不溶于乙醚。

【药理学】本品为抗胆碱药，能拮抗由乙酰胆碱引起的虹膜括约肌及睫状肌的兴奋作用，使瞳孔括约肌和睫状肌松弛，产生散瞳和调节麻痹作用。其 0.5% 的溶液可使瞳孔散大；1% 的溶液可使睫状肌麻痹及瞳孔散大。托吡卡胺系托品酸的合成衍生物，具有较低的解离常数，绝大部分为未解离型分子，因而眼内通透性良好，组织扩散力强，这可能是其起始迅速及维持时间短的原因。本品 0.5%、1% 溶液滴眼后 20～30 分钟内其调节麻痹作用达峰值。随后作用逐渐降低，约 6 小时恢复。

【适应证】散瞳药，用于散瞳检查眼底和散瞳验光，调节麻痹。

【用法和用量】成人：本品 0.5% 溶液滴眼 1～2 次，滴入结膜囊，一次 1 滴，间隔 5 分钟滴第 2 次，即可满足散瞳检查的需要。

儿童：《中国国家处方集·化学药品与生物制品卷·儿童版》推荐：

（1）托吡卡胺滴眼液，滴眼，一次 1 滴，间隔 5 分钟再滴第 2 次。对于新生儿，滴用 0.5% 的溶液，在检查前 20 分钟滴用 1 次。必要时可以重复滴用。

（2）复方滴眼液：①散瞳检查：滴眼，一次 1 滴，间隔 3～5 分钟后再滴一次，本品滴眼后 5～10 分钟后开始散瞳，

15～20 分钟散瞳效果最明显，约维持 1.5 小时后开始恢复，5～10 小时瞳孔恢复至滴眼前水平。②屈光检查：滴眼，一次 1 滴，间隔 3～5 分钟，连续 4 次。20 分钟后可做屈光检查。考虑到残余调节力的存在，故不太适合 12 岁以下的少年儿童睫状肌麻痹下验光。

【不良反应】本品 0.5% 溶液滴眼 1～2 次，每次 1 滴的不良反应罕见，1% 溶液可能产生暂时性刺激症状。因本品为类似阿托品的药物，故可使闭角型青光眼眼压轻度升高，也可能激发未被诊断的闭角型青光眼。婴幼儿对本品极为敏感，滴眼液吸收后可引起皮肤潮红、口干等症状。

【禁忌证】对本品过敏者和闭角型青光者禁用。婴幼儿有脑损伤、痉挛性麻痹及先天愚型综合征者对本品反应强烈，应禁用。

【注意】①高龄患者容易产生类阿托品样毒性反应，也有可能诱发未经诊断的闭角型青光眼，一经发现应即停药。出现眼内压升高时应及时停药。②为避免药物经鼻黏膜吸收，滴眼时应压迫泪囊部 2～3 分钟。③如出现口干、颜面潮红等类阿托品样反应，应立即停药，必要时给予拟胆碱药进行解毒。

【制剂】滴眼液：每支 12.5mg(5ml)；25mg(5ml)；15mg(6ml)；30mg(6ml)。复方托吡卡胺滴眼液：每支 5ml(内含托吡卡胺 25mg 和盐酸去氧肾上腺素 25mg)；10ml(内含托吡卡胺 50mg 和盐酸去氧肾上腺素 50mg)。

樟柳碱　Anisodine

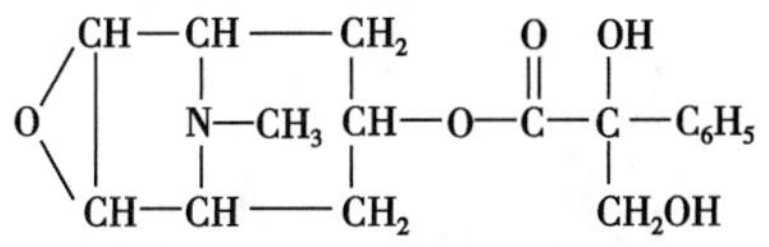

```
   CH—CH——CH2      O   OH
  /  |      |      ‖   |
O    N—CH3 CH—O—C—C—C6H5
  \  |      |          |
   CH—CH——CH2         CH2OH
```

本品为从茄科植物山莨菪中提取出的一种新生物碱，常用其氢溴盐酸。

【药理学】为抗胆碱药，有对抗震颤、解痉、平喘、抑制唾液分泌、散瞳等以及对抗有机磷农药中毒的作用，作用强度较阿托品为弱。其毒性较其他托品类抗胆碱药物为小。

【适应证】可以用于治疗血管性头痛、视网膜血管痉挛、中心性视网膜病变、缺血性视神经病变、急性瘫痪、震颤麻痹、支气管哮喘、晕动病、有机磷农药中毒等。

【用法和用量】①口服：每次 1～4mg，一日 3～4 次。②肌内注射及静脉注射：每次 2～5mg，一日 1～3 次，儿童与老年患者用量酌减。③眼科疾病：每次 0.2～0.75mg，作球后注射。

【不良反应】可有口干、头昏、视力模糊、面红、疲乏等反应，偶见暂时性黄视、意识模糊、排尿困难等。减量或停药后可自行消失。

【禁忌证】出血性疾病、脑出血急性期及青光眼患者禁用。

【注意】骤然停药可引起头昏、呕吐等。严重心衰及心律失常者慎用。

【制剂】片剂：每片 1mg；3mg。注射剂：每支 2mg(1ml)；5mg(1ml)。

颠茄[基]　Belladonna

本品是从颠茄中提取的含生物碱的浸膏，有效成分为莨菪碱。

【ATC 编码】A03BA04

【药理学】为抗胆碱药，其作用同阿托品，但药效较弱。可缓解胃十二指肠溃疡及轻度胃肠平滑肌痉挛等，有抑制腺体分泌和止痛作用。

【适应证】用于胃及十二指肠溃疡、轻度胃肠、肾和胆绞痛等。

【用法和用量】成人：①酊剂：每次服 0.3～1ml。极量：1 次 1.5ml，一日 4.5ml。②片剂：每次服 10～30mg，一日 30～90mg。极量：1 次 50mg，一日 150mg。

儿童：一日 0.2～0.6mg/kg，分 3 次服，极量一次 1mg/kg。

【不良反应】可有口干、少汗、头昏、瞳孔轻度扩大、面红、疲乏等反应。停药后可自行消失。用量大时可引起心悸、视力模糊、头晕等。中毒量可引起神志不清、谵妄、躁动、幻觉，类似阿托品中毒反应。

【禁忌证】出血性疾病、脑出血急性期、前列腺增生及青光眼患者禁用。心衰及心律失常者慎用。

【制剂】酊剂：含生物碱 0.03%。片剂：每片含颠茄浸膏 10mg。

后马托品[药典(二)；医保(乙)]　Homatropine

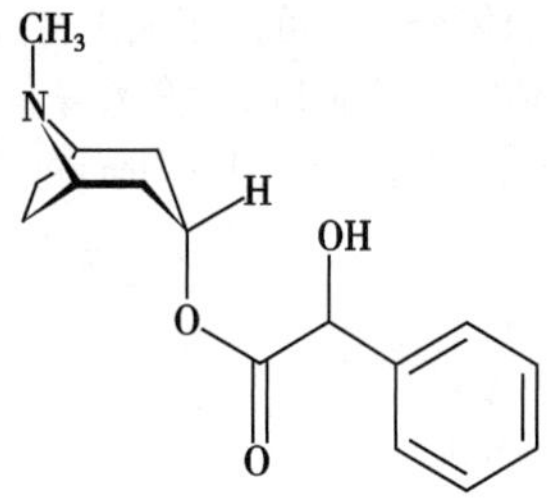

CH_3　N　H　OH　O　O

【其他名称】氢溴酸后马托品。

【ATC 编码】S01FA05

【药理学】本品为抗胆碱药，作用与阿托品相似，麻痹瞳孔括约肌和睫状肌，散大瞳孔和解除睫状肌痉挛。其特点是散瞳和麻痹睫状肌的时间较短，一般只要半日至 1 日即可恢复，并且无制止分泌的不良反应。

【适应证】用于眼科散瞳验光及眼底检查。也可用于弱视和斜视的压抑疗法。

【用法和用量】滴眼液滴入结膜囊，一次 1～2 滴。眼膏涂在结膜囊，一次适量。用药次数根据患者的年龄和使用目的以及瞳孔变化而决定。儿童一次 1 滴，一日 2 次，或根据治疗反应调整用量。

【不良反应】①眼部：可引起视力模糊、畏光和对光调节能力下降。有时会引起眼部烧灼感和刺痛、眼睑肿胀。②全身反应有过敏引起的呼吸困难、咽喉闭锁、眼睑或面部肿胀或皮疹；心跳加快或不规则；口腔和皮肤干燥；头痛；脸红；嗜睡；出现幻觉和反常行为(尤其是儿童)。胃部扩张(婴儿)。

【禁忌证】青光眼患者和对本品过敏者禁用。

【注意】滴时按住内眦泪囊部，以免流入鼻腔，吸收中毒。本品比较容易引起婴儿和儿童的不良反应，使用时要特别注意。妊娠期妇女和哺乳期妇女慎用。老年患者使用前应首先排除青光眼。

【制剂】滴眼剂：每支 50mg(5ml)；100mg(5ml)。眼膏剂：每支 40mg(2g)。

格隆溴铵〔药典(二)〕 Glycopyrrolate

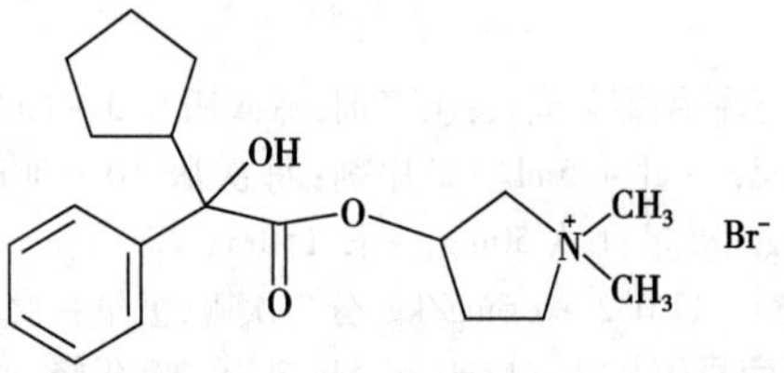

【其他名称】甘罗溴铵，甘罗溴胺，格隆溴胺，胃长宁，溴环扁吡酯，甲比戊痉平，溴环扁比酯。

【药理学】是一种类似阿托品的季铵类抗胆碱药，其具有较强的抑制胃液分泌作用和轻微的胃肠道解痉作用。格隆溴铵可调节胃肠蠕动，降低胃液分泌量和游离酸的浓度；并可抑制气管和支气管的过度分泌。其还具有比阿托品更强的抗唾液分泌作用，且作用维持时间更长。

【适应证】用于胃肠痉挛，胃溃疡及十二指肠溃疡、慢性胃炎、胃液分泌过多等。静脉注射或肌内注射可用于麻醉前给药以抑制腺体分泌。可用于减少神经肌肉阻滞剂引起的不良反应。治疗多汗症和支气管痉挛。

【用法和用量】口服：每次 1～2mg，每天 3～4 次，饭后及睡前服。维持量为每次 1mg，每天 2 次。单次极量 4mg，每天极量 12mg。肌内注射：用于麻醉前给药，肌内注射 0.2～0.4mg。静脉注射：用于麻醉前给药，静脉注射 0.2～0.4mg。术前用药：为了抵消手术期间药物所致或迷走牵引反射伴随的心律失常（如心动过缓）可静脉注射 0.1mg。用于消化性溃疡：可口服 1～2mg，每天 2～3 次。

【不良反应】心律失常。头痛、头晕、嗜睡、失眠、精神错乱，本品不易透过血脑屏障，中枢神经系统不良反应少。泌乳减少。胃食管反流。口干。味觉丧失。勃起功能障碍。大剂量引起瞳孔散大，睫状肌麻痹。出汗减少，在环境温度高时可能导致发热和热衰竭。荨麻疹。肌无力等。

【禁忌证】幽门梗阻、青光眼、前列腺肥大、重症肌无力、麻痹性肠梗阻或肠弛缓、反流性食管炎、溃疡性肠炎、梗阻性尿路病变、对本品及其他抗胆碱药过敏者禁用。

【注意】①下列疾病使用本品时应注意：自主神经功能障碍、心动过速、充血性心力衰竭、冠心病、高血压、甲状腺功能亢进、回肠造口术或结肠造瘘术。儿童和老年患者。②对妊娠和哺乳的影响：本品 0.004mg/kg 剂量即可加快妊娠期妇女心率，对胎儿的心率影响不大。本品对妊娠期妇女（妊娠头 3 个月）的胃排空影响较大。本品引起泌乳减少。③用药期间应避免驾驶或从事具有潜在危险的工作。④本品不能与碱性药物混合。

【制剂】片剂：每片 0.25mg；0.5mg；1mg；2mg。胶囊剂：每粒 0.5mg。注射液：每支 0.2mg(1ml)。

（薛　明）

第28章 拟肾上腺素药和抗肾上腺素药

本类药物指一类激动肾上腺素受体的药物，其中包括肾上腺素、去甲肾上腺素、麻黄碱及一些合成药如异丙肾上腺素、间羟胺等。其主要药理作用为收缩血管、升高血压、散大瞳孔、舒张支气管、弛缓胃肠肌、加速心率、加强心肌收缩力等。临床上主要用作升压药、平喘药、治疗鼻充血药等。下面仅介绍萘甲唑啉及米多君，其余药物参见第35章“抗休克的血管活性药”及各有关章节。

28.1　拟肾上腺素药

萘甲唑啉〔药典(二)〕　Naphazoline

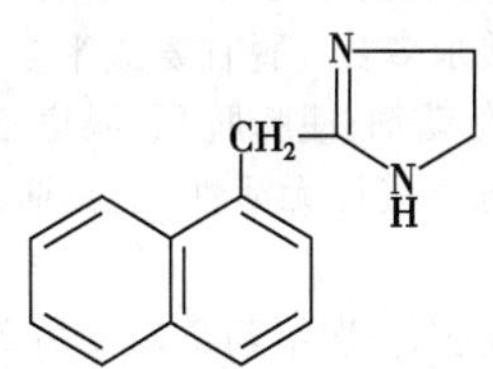

【其他名称】盐酸萘甲唑啉，萘唑啉，鼻眼净，滴鼻净，拿发坐林，Privine。

【ATC编码】R01AA08，R01AB02，S01GA01

【性状】常用其盐酸盐，为白色结晶性粉末；无臭，味苦。在水中易溶(40:100)，在乙醇中溶解，在三氯甲烷中极微溶解，在乙醚中不溶。其1%溶液的pH为5.5～6.5。熔点254～260℃。

【药理学】为拟肾上腺素药，直接作用于α肾上腺素受体，产生收缩血管作用，减轻黏膜充血。

【适应证】用于过敏性及炎症性鼻充血、急慢性鼻炎、眼充血等，对细菌性、过敏性角膜炎和结膜炎亦有效，并能减轻眼睑痉挛和眼干等症状。对麻黄碱有耐受性者，可选用本品。

【用法和用量】治鼻充血，用其0.05%～0.1%溶液，每侧鼻孔滴2～3滴；治眼充血，用其滴眼液，每次1～2滴。本品滴眼后在10分钟内起效，20～30分钟即达到峰值浓度，持续作用2～6小时。

【不良反应】局部用药不良反应较轻。过量和长期使用可引起眼部和全身副作用。①眼部：结膜反应性充血和刺激症状。尤其是高浓度用于老年人时，可引起瞳孔散大和视力模糊。②全身反应：头晕、头痛、出汗、恶心、精神过敏、体温下降、心跳减慢、困倦、虚弱等。本品可引起血糖轻微升高。

【禁忌证】萎缩性鼻炎、闭角型青光眼、心律失常和高血压、甲状腺功能亢进的患者及对本品过敏者禁用。

【注意】①药液过浓，滴药过多，或误吞药液，均可引起中毒反应，对小儿尤须小心(以0.1%本品溶液给新生儿滴鼻，曾引起中毒)，宜用0.05%或更稀的溶液。滴药的间隔时间，最好不少于4～6小时。②不宜长期使用，否则可能引起萎缩性鼻炎。③溶液须避光贮存。

【药物相互作用】单胺氧化酶抑制剂或拟交感药物不能与本品同用。

【制剂】滴鼻剂：10ml：10mg(0.1%)；10ml：5mg

(0.05%)。滴眼液:8ml:0.96mg(0.012%);1ml:0.12mg(0.012%)。

米多君〔药典(二);医保(乙)〕 Midodrine

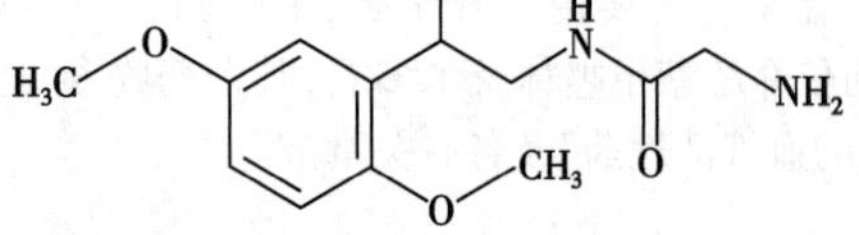

【其他名称】 盐酸米多君,管通,Gutron。

【ATC 编码】 C01CA17

【药理学】 是一种前体药物,口服给药后转化为其活性代谢产物脱甘氨酸米多君。脱甘氨酸米多君是一种选择性α_1肾上腺素受体激动剂,使膀胱颈、尿道括约肌张力增高。其对心肌β肾上腺素受体无活性,主要通过收缩动脉和静脉而升高血压。

口服后完全吸收,一次给药2.5mg后30分钟内血药浓度达到峰值。口服后迅速清除,消除$t_{1/2\beta}$为0.49小时,脱甘氨酸米多君的消除$t_{1/2\beta}$约为2~4小时。本品主要分布于肾脏、肝脏和肾上腺髓质。米多君不易透过血脑屏障。脱甘氨酸米多君主要经尿中排泄。

【适应证】 用于各种原因引起的低血压,尤其是由于血液循环失调引起的直立性低血压,也用于疾病恢复期和用精神药物后出现的低血压以及气候敏感性低血压。可用于压力性尿失禁和射精功能障碍的辅助治疗。

【用法和用量】 口服:初剂量为一次2.5mg,一日2~3次。必要时可逐渐增加到一次10mg,一日3次的维持剂量。

【不良反应】 可见瘙痒、仰卧位高血压(收缩期血压可升高到200mmHg)、感觉异常、尿频、排尿困难、尿潴留、寒战、竖毛肌痉挛、皮疹等。心率可低于60次/min。罕见心律失常。

【禁忌证】 患有严重性心脏疾病、急性肾病、尿潴留、嗜铬细胞瘤或甲状腺毒症者禁用。

【制剂】 片剂:每片2.5mg。

28.2 抗肾上腺素药

抗肾上腺素药能拮抗肾上腺素受体,又称为肾上腺素受体拮抗药。根据其拮抗的受体亚型不同,可分为α、β受体拮抗药,α受体拮抗药及β受体拮抗药三大类。它们具有拮抗α受体效应(外周血管收缩等)的作用和拮抗β受体效应(心脏收缩力减弱、心率减慢、支气管平滑肌收缩等)的作用。

28.2.1 α、β 受体拮抗药

本类药物拮抗α、β受体作用的选择性不强,但对β受体的拮抗作用强于对α受体的拮抗作用,本类药物多用作降压药。

拉贝洛尔〔基;医保(乙)〕 Labetalol

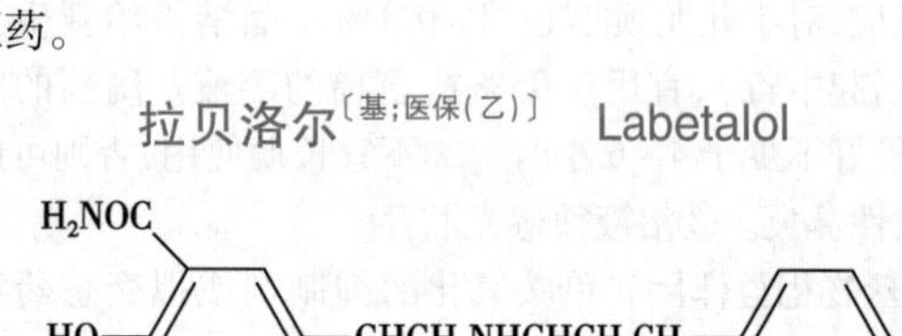

【其他名称】 盐酸拉贝洛尔,柳胺苄心定,Ibidomide,Presdate,Trandate。

【ATC 编码】 C07AG01

【性状】 常用其盐酸盐,为白色粉末或颗粒,溶于水及醇,几乎不溶于乙醚和三氯甲烷。

【药理学】 拉贝洛尔有两个手性碳原子,产生4个立体异构体,即*R*,*R*-;*R*,*S*-;*S*,*R*-及*S*,*S*-拉贝洛尔。各异构体拮抗受体的选择性各不相同:*R*,*R*-型主要拮抗β受体;*S*,*R*-型拮抗α受体的作用最强,*S*,*S*-型具有较弱的拮抗α受体的作用;*R*,*S*-型不具任何拮抗作用。临床应用的拉贝洛尔为上述4种异构体的消旋体。故兼有α受体及β受体拮抗作用。其β受体拮抗作用约为普萘洛尔的1/2.5,但无心肌抑制作用,α受体拮抗作用为酚妥拉明的1/10~1/6。其对β受体的作用比α受体强,口服时为3:1,静脉注射时则为7:1。它与单纯β受体拮抗药不同,能降低卧位血压和周围血管阻力,一般不降低心排血量或每次心搏量。对卧位患者心率无明显变化,立位或运动时心率则减慢。对高血压的疗效比单纯β受体拮抗药为优。本品亦可引起直立性低血压。*R*,*R*-拉贝洛尔又名地来洛尔(Dilevalol),曾作为降压药应用,后因其肝毒性较大而停止使用。

其支气管平滑肌收缩的作用虽不强,但对哮喘患者仍可致支气管痉挛。

本品口服后可吸收,生物利用度约70%,不同个体的生物利用度差别大;吸收迅速,t_{max} 1~2小时。在血浆中与血浆蛋白的结合率为50%。约有95%在肝中被代谢。$t_{1/2}$为6~8小时,作用可维持8~12小时,V_d为11.2L/kg,约55%~60%的原形药物和代谢产物经尿中排出。其治疗效应与血药浓度明显相关。

【适应证】 用于治疗轻度至重度高血压和心绞痛。采用静脉注射能治疗高血压危象。

【用法和用量】 成人:①口服:开始一次100mg。每日2~3次。如疗效不佳,可增至一次200mg,每日3~4次。通常对轻、中、重度高血压患者的每日剂量相应为300~800mg、600~1200mg、1200~2400mg,加用利尿剂时可适当减量。②静脉注射:一次100~200mg。用于高血压急症时,25~100mg,用10%葡萄糖注射液稀释至20~40ml,于10分钟内缓慢静脉注射,如无效时,可于15分钟后重复注射1次,或以每分钟1~2mg的速度静脉滴注。总量可到300mg。

儿童:《中国国家处方集·化学药品与生物制品卷·儿童版》推荐:

(1) 口服。①1个月~12岁:一次1~2mg/kg,一日3~4次。②12岁以上:初始剂量一次50~100mg,一日2次,如有必要间隔3~14天增加剂量,常用剂量一次200~400mg,一日2次(剂量再大需一日3~4次),最大剂量一日2.4g。

(2) 静脉注射。①1个月~12岁:一次0.25~0.5mg/kg,最大不超过20mg。②超过12岁:一次25~50mg于5~10分钟缓慢静脉注射,如有必要15分钟后重复,总剂量不应超过200mg。

(3) 静脉滴注，主要用于高血压危象。①新生儿：每小时0.5mg/kg，根据治疗反应间隔至少15分钟调整剂量，最大剂量每小时4mg/kg。②1个月～12岁：初始剂量每小时0.5～1mg/kg，根据治疗反应间隔至少15分钟调整剂量，最大剂量每小时3mg/kg。③大于12岁：每小时30～120mg，根据治疗反应间隔至少15分钟调整剂量。

【不良反应】常见有眩晕、乏力、幻觉、恶心、胃肠道障碍等。直立性低血压可见于服用大剂量或治疗开始时。

【禁忌证】脑溢血、心动过缓、传导阻滞及支气管哮喘患者禁用。

【注意】注射液不能加入葡萄糖盐水中作静脉注射或静脉滴注。本品可安全有效地用于妊娠高血压，不影响胎儿生长发育。乳汁中的浓度为母体血液的22%～45%，乳母慎用。

【制剂】片剂：每片50mg；100mg；200mg。注射剂：每支50mg(5ml)；50mg(10ml)。

阿罗洛尔〔医保(乙)〕 Arotinolol

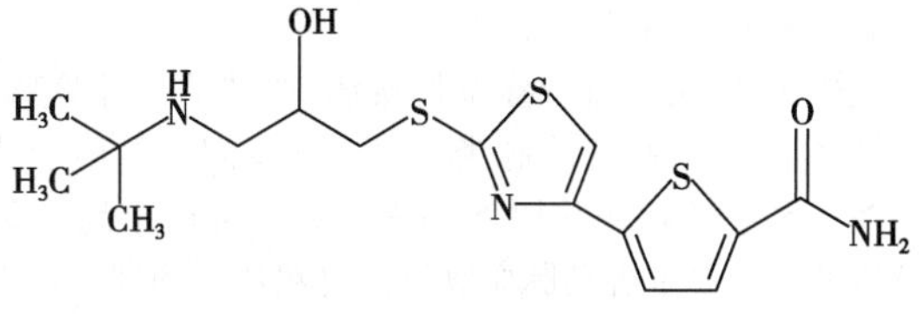

【其他名称】阿尔马尔，Almarl。

【性状】为白色至黄色结晶性粉末，无臭。有刺激味。略溶于水及甲醇，微溶于无水乙醇。熔点148～149℃。

【药理学】可拮抗α及β受体，但拮抗α受体的作用较弱，拮抗α受体与β受体的比为1∶8，故其致直立性低血压的作用弱。其拮抗β受体的作用比普萘洛尔强。无膜稳定作用，亦无内在活性。本品可使血压降低，使亢进的心功能降低，使心肌耗氧量减少。其抗震颤作用为对骨骼肌β_2受体的拮抗作用。滴眼后可降低眼压，其0.5%溶液的降眼压强度与0.5%噻吗洛尔溶液相当。滴眼后1小时见效。

口服吸收完全，2小时后血药浓度达到峰值。无肝脏首关效应，血浆蛋白结合率91%。$t_{1/2}$约为10小时。本品主要以原形和代谢产物从肠道排出。

【适应证】用于轻度至中度高血压、心绞痛及室上性快速型心律失常、原发性震颤。也可用于青光眼治疗。

【用法和用量】口服，1次10mg，一日2次，可根据降压情况逐渐增量至1次15mg，一日2次。其0.5%溶液可用于青光眼，每次1滴，一日2次。

【不良反应】不良反应发生率约9%，主要有心动过缓、房室传导阻滞、心悸、头痛、头晕、失眠、抑郁、乏力、腹痛、稀便、食欲不佳、恶心、肝功异常、支气管痉挛、阳痿、皮疹、荨麻疹等。滴眼后可有雾视及泪液分泌减少。

【禁忌证】严重心动过缓、Ⅱ～Ⅲ度房室传导阻滞、窦房传导阻滞、充血性心力衰竭、心源性休克、支气管哮喘及糖尿病性酮症酸中毒者及哺乳期妇女禁用。

【制剂】片剂：每片5mg；10mg。滴眼剂：0.5%。

卡维地洛〔药典(二)；医保(乙)〕 Carvedilol

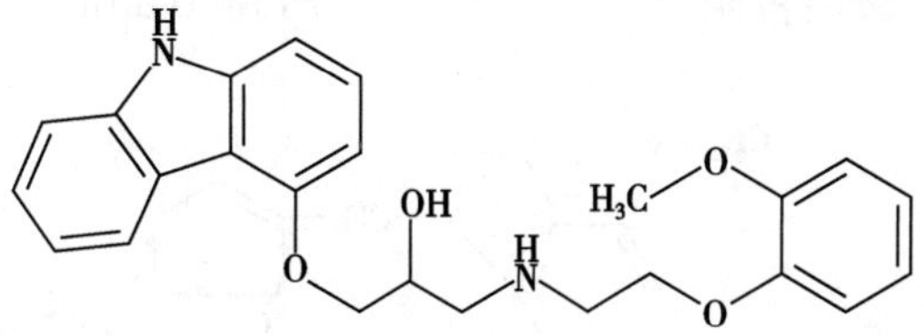

【其他名称】金络，Kredex，Dilatrend，Dilmitone。

【ATC编码】C07AG02

【药理学】血管舒张药。可拮抗α及β受体，无内在活性，具有膜稳定性。在高浓度时尚具有钙拮抗作用。其拮抗β受体的作用较强，为拉贝洛尔的33倍，为普萘洛尔的3倍。本品通过拮抗突触后膜α受体而扩张血管、减少外周阻力；拮抗β受体而抑制肾素分泌，拮抗肾素-血管紧张素系统，产生降压作用。其对心排血量及心率影响不大，很少产生水钠潴留。

本品口服后吸收迅速，t_{max}约2小时。生物利用度约30%。在血浆中与血浆蛋白结合率为98%。具有较大程度的首关效应。$t_{1/2\alpha}$约2小时；$t_{1/2\beta}$约6～10小时。

【适应证】用于原发性高血压，单独使用或与其他降压药如利尿药合用；也用于慢性心力衰竭。

【用法和用量】成人：初次剂量为每天25m，1次服下；可根据需要渐增剂量至每天50mg，分1～2次服下；最大日剂量不超过100mg。

儿童：《中国国家处方集·化学药品与生物制品卷·儿童版》推荐：2～18岁心力衰竭患儿口服剂量，起始剂量一次0.05mg/kg(最大3.125mg/kg)，一日2次，每隔2周渐增剂量(至原来剂量的2倍)，直至一次0.35mg/kg(最大25mg)，一日2次。

【不良反应】常见有头晕、头痛、乏力，易出现在治疗开始时。个别患者可出现抑郁和失眠现象。可发生心动过缓。偶有恶心、呕吐、腹痛、腹泻等症状。

【禁忌证】支气管哮喘或痉挛，慢性梗阻性肺疾患者，糖尿病患者，肝功能低下者，心源性休克，妊娠期及哺乳期妇女，对本品过敏者禁用。

【制剂】片剂：每片6.25mg；10mg；12.5mg；20mg。胶囊剂：每粒10mg。

28.2.2 α受体拮抗药

本类药物可竞争性地与α受体结合而产生拮抗神经递质或α受体激动剂的效应。α受体可分为α_1和α_2等亚型，故本类药物按其是否具有选择性又可分为α_1、α_2受体拮抗药(如酚妥拉明、妥拉唑林、酚苄明等)、α_1受体拮抗药(如哌唑嗪等)及α_2受体拮抗药(育亨宾等)三类，它们的效应主要表现在血管舒缩及血压方面，多作为血管舒张药和降压药应用。

28.2.2.1 α_1、α_2受体拮抗药

本类药物对α_1、α_2受体并无选择性，均可拮抗之。代表药物有酚妥拉明、妥拉唑林、酚苄明等。它们的作用相似。但持续时间久暂不一，如酚妥拉明为短效者、酚苄明为长效者。此外，麦角生物碱类的麦角毒碱、麦角胺、二氢麦角胺以及尼麦角林亦具有α受体拮抗作用(参见第33章周围血

管舒张药）。

酚妥拉明〔药典(二);基;医保(甲)〕 Phentolamine

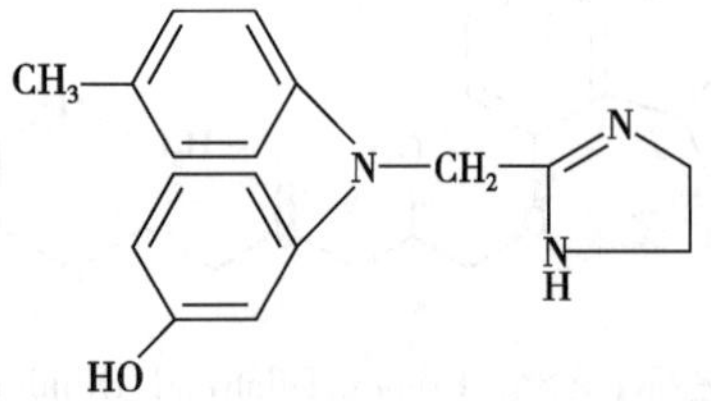

【其他名称】甲磺酸酚妥拉明，甲苄胺唑啉，瑞支亭，利其丁，Regitin。

【ATC编码】G04BE05

【性状】常用其甲磺酸酯(Phentolamine Mesylate)，为白色或类白色结晶性粉末；无臭，味苦。在水或乙醇中易溶，在三氯甲烷中微溶。熔点176～181℃。

【药理学】为α_1、α_2肾上腺素受体拮抗药，具有血管舒张作用而降低外周血管阻力。作用温和，维持时间短暂。

肌内注射20分钟血药浓度达到峰值，可持续30～45分钟；静脉注射的$t_{1/2}$约19分钟。主要由肝脏代谢，约有13%的药物以原形经尿液排出。

【适应证】用于血管痉挛性疾病，如肢端动脉痉挛症(即雷诺病)、手足发绀症等、感染中毒性休克。防治因静脉注射去甲肾上腺素等静脉给药外溢而引起的皮肤坏死。预防和治疗嗜铬细胞瘤所致的高血压发作，包括手术切除时出现的阵发性高血压，嗜铬细胞瘤的诊断试验。也可用于室性期前收缩或左心衰竭时减轻心脏负荷。

【用法和用量】成人：①治疗血管痉挛性疾病：肌内注射或静脉注射。每次5～10mg，20～30分钟后可按需要重复给药。②抗休克：以0.3mg/min的剂量进行静脉滴注。③室性期前收缩：开始两日，每次口服50mg，一日4次；如无效，则以后两日将剂量增加至每次75mg，一日4次；如仍无效，可增至一日400mg；如再无效，即应停用。不论何种剂量，一旦有效，就按该剂量继续服用7日。④诊断嗜铬细胞瘤：静脉注射5mg。注后每30秒钟测血压一次，可连续测10分钟，如在2～4分钟内血压降低4.67/3.33kPa(35/25mmHg)以上时为阳性结果。⑤作阴茎海绵体内注射，可使阴茎海绵窦平滑肌松弛、扩张而勃起，可用于治疗勃起障碍，1次注射1mg。

儿童：《中国国家处方集·化学药品与生物制品卷·儿童版》推荐：①用于酚妥拉明试验：静脉注射，一次1mg，也可按体重一次0.1mg/kg，或按体表面积3mg/m³。②用于嗜铬细胞瘤手术或嗜铬细胞瘤高血压危象时，术中血压急剧升高时可静脉注射1mg。也可按体重一次0.1mg/kg，或按体表面积3mg/m³，必要时可重复或持续静脉滴注。使用时注意防止直立性低血压、心动过速或心律失常等。

【不良反应】可见直立性低血压、鼻塞、瘙痒、恶心、呕吐等。静脉给药有时可引起严重的心动过速、心绞痛和直立性低血压，因此须缓慢注射或静脉滴注。

【禁忌证】低血压、严重动脉硬化、心脏器质性损害、肾功能减退等患者禁用。

【注意】禁与铁制剂等配伍。胃炎、胃及十二指肠溃疡、冠心病患者慎用。

【制剂】片剂：每片40mg；50mg。胶囊剂：每粒40mg。注射剂：每支5mg(1ml)；10mg(1ml)。

【贮法】须避光避潮湿，贮于干燥阴凉处密闭保存。

妥拉唑林〔药典(二);医保(乙)〕 Tolazoline

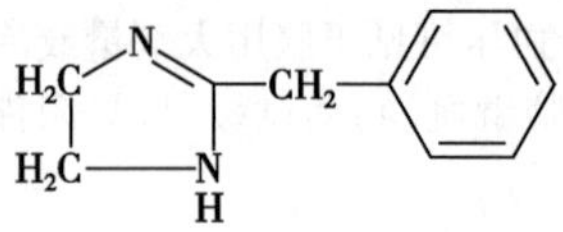

【其他名称】盐酸妥拉唑林，苄唑啉，Benzazoline，Priscoline。

【ATC编码】M02AX02

【性状】常用其盐酸盐，为白色或类白色结晶性粉末；味苦。在水中易溶，在醇或三氯甲烷中溶解，在乙醚中不溶。熔点172～176℃。

【药理学】为α_1、α_2受体拮抗药，能使周围血管舒张而降低血压，但降压作用不稳定。

【适应证】用于血管痉挛性疾病，如肢端动脉痉挛症、手足发绀、血栓闭塞性静脉炎等。局部浸润注射用于处理去甲肾上腺素静脉滴注时的药液外漏。可用于经给氧和(或)机械呼吸而系统动脉血氧浓度仍然达不到理想水平的持续性的新生儿肺动脉高压的治疗。

【用法和用量】口服，1次15mg，一日45～60mg；肌内注射或皮下注射，1次25mg。

儿童：静脉注射或静脉滴注用于新生儿肺动脉高压，初始剂量按体重一次1～2mg/kg，10分钟内静脉注射。可通过头皮静脉或回流至上腔静脉的其他静脉注射，使本品最大量到达肺动脉。维持剂量每小时0.2mg/kg，静脉滴注。动脉血气稳定后逐渐减量，必要时维持输注中可重复初始剂量，负荷量为1mg/kg。

【不良反应】较多，常见为潮红、寒冷感、心动过速、恶心、上腹部疼痛、直立性低血压，急性肾功能不全，胃肠道出血等，严重者可致命。

【禁忌证】胃溃疡、缺血性心脏病、冠状动脉病患者禁用。

【制剂】片剂：每片25mg。注射剂：每支25mg(1ml)。

酚苄明〔药典(二);医保(乙)〕 Phenoxybenzamine

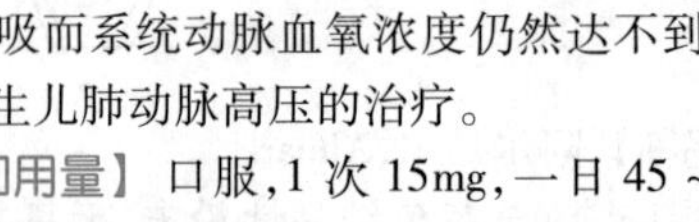

【其他名称】盐酸酚苄明，氧苯苄胺，酚苄胺，竹林胺，Dibenzylin。

【ATC编码】C04AX02

【性状】常用其盐酸盐，为白色或类白色结晶性粉末；无臭，几乎无味。在乙醇或三氯甲烷中易溶，在水中极微溶解。

【药理学】为α_1、α_2受体拮抗药。拮抗α肾上腺素受体,使周围血管扩张,血流量增加,卧位时血压稍有下降,直立时可显著下降,由于血压下降可反射性引起心率加快。也可选择性地松弛前列腺和膀胱平滑肌而缓解梗阻,使排尿顺畅。其可拮抗 α 受体,使与射精相关的副交感神经刺激延迟,而抑制输精管、精囊及射精管的蠕动,延长性交时间,可用于治疗早泄。作用较持久,用药 1 次其作用可持续 3~4 日。

【适应证】用于周围血管痉挛性疾病,也可用于休克及嗜铬细胞瘤引起的高血压。用于治疗早泄。用于前列腺增生引起的尿潴留。

【用法和用量】成人:①口服:用于血管痉挛性疾患,开始时 1 次 10mg,一日 2 次,隔日增加 10mg;维持量,一次 20mg,一日 2 次。用于早泄,一次 10mg,一日 3 次。②静脉注射:每日 0.5~1mg/kg。③静脉滴注(抗休克):0.5~1mg/kg,加入 5% 葡萄糖液 250~500ml 中静脉滴注(2 小时滴完),一日总量不超过 2mg/kg。

儿童:《中国国家处方集·化学药品与生物制品卷·儿童版》推荐:口服,开始按体重 0.2mg/kg,每日 2 次;或按体表面积 6~10mg/m^2,每日 1 次,以后每隔 4 日增量一次,直至取得疗效。维持量每日 0.4~1.4mg/kg 或 12~36mg/m^2,分 3~4 次口服。

【不良反应】可有直立性低血压、心动过速、瞳孔缩小、鼻塞、口干、胃肠刺激等。

【注意】肾、冠脉功能不全及脑血管病患者慎用。

【制剂】盐酸酚苄明片剂:每片 5mg;10mg。注射剂:每支 10mg(1ml)。

28.2.2.2　α_1受体拮抗药

本类药物可拮抗 α_1受体而使血压下降,主要用于高血压,也可利用其舒张动静脉血管,减轻心脏前后负荷作用,用于治疗充血性心力衰竭。其代表药物为哌唑嗪,另外还有多沙唑嗪(Doxazosin)及曲马唑嗪(Trimazosin)。详见第 34 章降血压药。

萘哌地尔[药典(二)]　Naftopidil

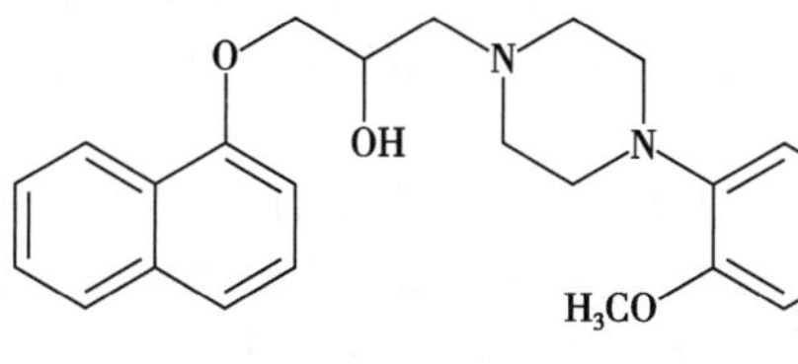

【其他名称】博帝,萘夫托地。

【药理学】为选择性的 α_1受体拮抗剂,能够抑制 α_1受体引起的血压上升,而对突触前膜的 α_2受体无影响。其还能缓解分布于前列腺及尿道中的交感神经的紧张程度,降低尿道内压,改善前列腺肥大症引起的排尿困难。

本品口服后约 1 小时达到血药浓度峰值,消除半衰期为 12 小时。其有多种代谢产物,主要是去甲基萘哌地尔和苯羟基萘哌地尔,并具有相似的活性。血浆蛋白结合率为 98%。

【适应证】用于原发性高血压的降压治疗。也可缓解良性前列腺增生症引起的尿路梗阻症状。

【用法和用量】口服。通常成人初始用量为一次 25mg,一日 1 次,于睡前服用,剂量可随临床疗效做适当调整(间隔 1~2 周),每日最大剂量不得超过 75mg,高龄患者应从低剂量(每日 12.5mg)开始用药,同时注意监护。

【不良反应】主要有头晕、起立性眩晕、头痛、头重、耳鸣、便秘、胃部不适、水肿、寒战、转氨酶升高。

【禁忌证】对本品过敏或低血压患者禁用。

【注意】①肝功能损害者慎用,重症心脑血管疾病患者初次使用本品时应慎重。②服用初期及用量剧增时可引起直立性低血压,导致头昏、起立性眩晕,故高空作业及机动车驾驶员应慎用。服药期间注意血压变化,发现血压降低时应酌情减量或停止使用。血压偏低者或同时使用其他降压药的患者慎用。建议睡前服用本品。

【制剂】片剂:每片 12.5mg;25mg。胶囊剂:每粒 25mg。

28.2.2.3　α_2受体拮抗药

育亨宾　Yohimbine

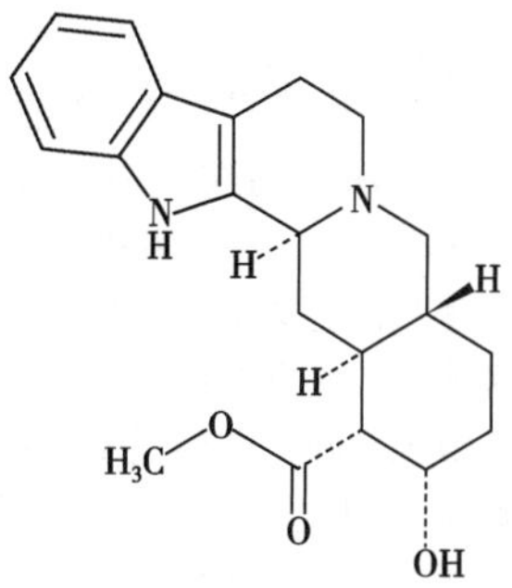

【其他名称】萎必治,安慰乐得,Aphrodyne,Yocon。

【ATC 编码】G04BE04

【药理学】能选择性地拮抗突触前膜的 α_2受体,促进去甲肾上腺素的释放。其使阴茎海绵体神经末梢释放较多的去甲肾上腺素,减少阴茎静脉回流,增加阴茎海绵体窦的血流量,利于充血勃起。少量应用时,可使会阴部肿胀,刺激脊髓勃起中枢而使性功能亢进。

【适应证】可用于功能性阴茎勃起障碍。

【用法和用量】一般情况下可口服,一次 5~10mg,一日 3 次。由于其生物 $t_{1/2}$仅 35 分钟,需经 2~3 周的蓄积作用才能显效。重症者可皮下注射,一次 10~20mg,一日 2~3 次,20 次为 1 疗程。

【不良反应】可见恶心、呕吐、皮肤潮红,偶有心悸、失眠、眩晕等。甚至可导致心肌梗死等严重后果。

【制剂】片剂:每片 5mg。注射剂:每支 10mg(0.5ml)。

28.2.3　β 受体拮抗药

本类药物可竞争性地与 β 受体结合而产生拮抗神经递质或 β 受体激动药的效应。β 受体可分为 β_1 和 β_2 等亚型,故本类药物按其选择性又可分为 β_1、β_2受体拮抗药(如普萘洛尔、噻吗洛尔及吲哚洛尔等)、β_1受体拮抗药(如阿替洛尔、醋丁洛尔)两类。

本类中有些药物除拮抗 β 受体外,还具有一定的内在活性,即可产生较弱的激动 β 受体的作用。在一般情况下,由于其激动作用较弱,所产生的效应往往被拮抗作用所掩盖。因此,上述两类药物尚可再分为无内在拟交感活性者和有内在拟交感活性者。

普萘洛尔〔药典(二);基;医保(甲、乙)〕 Propranolol

$OCH_2CHCH_2NHCH(CH_3)_2$

OH

【其他名称】盐酸普萘洛尔,心得安,萘心安,Inderal。

【ATC 编码】C07AA05

【性状】常用其盐酸盐,为白色或类白色的结晶性粉末;无臭,味微甜后苦。在水或乙醇中溶解,在三氯甲烷中微溶。熔点为 162~165℃。

【药理学】为非选择性的 β 肾上腺素受体拮抗药。其拮抗心肌 β 受体,减慢心率,抑制心脏收缩力与房室传导,循环血流量减少,心肌氧耗量降低。它可抑制肾素释放,使血浆肾素的浓度下降。

本品口服吸收较完全,服药后 1~2 小时达到血药浓度峰值,生物利用度约 30%。血浆蛋白结合率 90%~95%。消除半衰期 3.5~6 小时。本品经肝脏广泛代谢,原形较少经肾脏排泄,其代谢产物主要经肾脏排泄。

【适应证】用于治疗多种原因所致的心律失常,如房性及室性期前收缩(效果较好)、窦性及室上性心动过速、心房颤动等,但室性心动过速宜慎用。锑剂中毒引起的心律失常,当其他药物无效时,可试用本品。此外,也可用于心绞痛、高血压、嗜铬细胞瘤(手术前准备)等。治心绞痛时,常与硝酸酯类合用。可提高疗效,并互相抵消其不良反应。对高血压有一定疗效,不易引起直立性低血压为其特点。甲状腺功能亢进症(用于控制交感神经过度亢进的症状),也可用于治疗甲状腺危象。预防偏头痛。

【用法和用量】(1) 口服:①各种心律失常:每日 10~30mg,分 3 次服用,用量根据心律、心率及血压变化而及时调整。②嗜铬细胞瘤:手术前 3 日服药,一日量 60mg,3 次分服。③心绞痛:每日 40~80mg,分 3~4 次服,先从小剂量开始,逐渐加量至 1 日量可以用至 80mg 以上。剂量过小常无效。④高血压:每次 5mg,一日 4 次,1~2 周后增加 1/4 量,在严密观察下可逐渐增加至 1 日量 100mg。⑤甲状腺功能亢进:一日 3~4 次,每次 10~40mg。⑥偏头痛和慢性头痛:常用剂量一日 30~100mg,从小剂量开始,逐渐加量。

(2) 静脉滴注:宜慎用。对麻醉过程中出现的心律失常,以每分钟 1mg 的速度静脉滴注,一次量 2.5~5mg,稀释于 5%~10% 葡萄糖液 100ml 内滴注。滴注过程中必须严密观察血压、心律和心率变化,随时调节滴注速度。如心率转慢,应立即停药。

儿童:《中国国家处方集·化学药品与生物制品卷·儿童版》推荐:

(1) 高血压:口服。①新生儿:初始剂量一次 0.25mg/kg,一日 3 次,如有必要可增至最大剂量一次 2mg/kg,一日 3 次。②1 个月~12 岁:一次 0.25~1mg/kg,一日 3 次,必要时每周增加剂量,最大剂量一日 5mg/kg。③>12 岁:初始剂量一次 40mg,一日 2 次,如有必要每周增加剂量,最大剂量一日 160~320mg。

(2) 心律失常:①口服。新生儿,初始剂量一次 0.25~0.5mg/kg,一日 3 次,根据治疗反应调整剂量;1 个月~18 岁儿童,一次 0.25~0.5mg/kg,一日 3 次,根据治疗反应调整剂量,最大剂量一次 1mg/kg,一日 4 次,最大剂量不超过一日 160mg。②在心电监护下缓慢静脉注射:一次 0.02~0.05mg/kg,如有必要每 6~8 小时重复。

(3) 法洛四联症:①口服:新生儿,一次 0.25~1mg/kg,一日 2~3 次,最大剂量一次 2mg/kg,一日 3 次;1 个月~12 岁儿童,一次 0.25~1mg/kg,一日 3~4 次,最大剂量一日 5mg/kg。②在心电监护下缓慢静脉注射:新生儿,初始剂量一次 0.015~0.02mg/kg(最大剂量 0.1mg/kg),如有必要每 12 小时重复;1 个月~12 岁儿童,初始剂量一次 0.015~0.02mg/kg(最大剂量 0.1mg/kg),如有必要每 6~8 小时重复。

(4) 治疗偏头痛:口服。①2~12 岁:一次 0.2~0.5mg/kg,一日 3 次,最大剂量一日 4mg/kg,常用剂量一次 10~20mg,一日 2~3 次。②>12 岁:一次 20~40mg,一日 2~3 次,维持量一日 80~160mg。

(5) 治疗嗜铬细胞瘤:初始剂量为 10mg,一日 2~3 次,可逐渐增加剂量以达到控制心率的目的。

【不良反应】可见乏力、嗜睡、头晕、失眠、视觉障碍、幻觉、恶心、腹胀、腹痛、腹泻、皮疹、粒细胞减少、晕厥、低血压、心动过缓、充血性心力衰竭、房室传导阻滞加重、血糖升高、血脂升高等,须注意。

【禁忌证】①可引起支气管痉挛及鼻黏膜微细血管收缩,故禁用于哮喘及过敏性鼻炎患者。②禁用于窦性心动过缓、重度房室传导阻滞、急性心力衰竭、心源性休克、低血压症患者等。③本品有增加洋地黄毒性的作用,对已洋地黄化而心脏高度扩大、心率又较不平稳的患者禁用。

【注意】①剂量的个体差异较大,宜从小到大试用,以选择适宜的剂量。长期用药时不可突然停药。②充血性心力衰竭患者(继发于心动过速者除外),须等心衰得到控制后始可用本品。

【药物相互作用】①不宜与抑制心脏的麻醉药(如乙醚)合用。②不宜与单胺氧化酶抑制剂(如帕吉林)合用。

【制剂】片剂:每片 10mg。缓释片:每片 40mg;80mg。缓释胶囊剂:每粒 40mg。注射剂:每支 5mg(5ml)。

噻吗洛尔〔药典(二);基;医保(甲)〕 Timolol

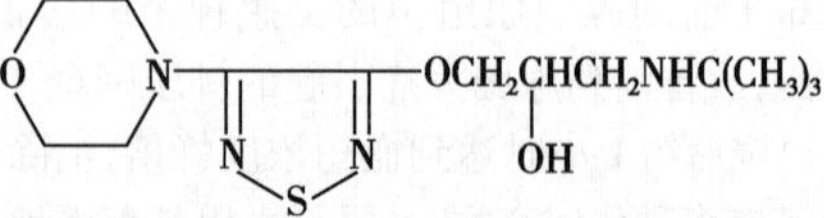

【其他名称】马来酸噻吗洛尔,噻吗心安,Blocardren,Temserin,Timoptic。

【ATC 编码】C07AA06

【性状】常用其马来酸盐,为白色结晶性粉末,无臭,味苦。熔点199～203℃(熔融时分解)。在水或甲醇中溶解,在乙醇中略溶,在三氯甲烷中微溶,在乙醚中几乎不溶。于pH12时水溶液较稳定。

【药理学】为非选择性β肾上腺素受体拮抗药,作用强度约为普萘洛尔的8倍,无膜稳定作用和内在拟交感活性,无直接抑制心脏作用。无局部麻醉作用,本品尚有明显的降低眼压的作用,作用主要是使房水生成减少。

口服吸收完全,服药后1～2小时达到峰值,血浆$t_{1/2}$约4小时。本品部分经肝脏代谢,药物原形和代谢产物均由肾脏排出。

【适应证】用于治疗高血压、心绞痛、心动过速及青光眼。①对轻、中度高血压疗效较好,无明显不良反应,可与利尿剂合用。②心肌梗死患者长期服用本品后能降低再梗死发生率和死亡率。③对青光眼,特别是原发性、开角型青光眼有良好效果,优于传统的降眼压药,其特点为起效快、不良反应小、耐受性好。滴眼后20分钟眼压即开始下降,经1～2小时达最大效应,作用可持续24小时。对瞳孔大小、对光反应及视力无影响。在某些患者,本品与一些抗青光眼药物有相加作用。此外,对无晶状体性青光眼、某些继发性青光眼、高眼压症以及其他对药物和手术无效的青光眼也有一定的疗效。

【用法和用量】口服:每次5～10mg,一日2～3次。滴眼:0.25%滴眼剂,每次1滴,一日2次。如疗效不佳,可改用0.5%滴眼剂,每次1滴,一日1～2次。

【不良反应】可产生心动过缓、支气管痉挛、恶心、消化不良、乏力、头昏等症状。

【禁忌证】①心功能不全、窦性心动过缓、房室传导阻滞、哮喘患者禁用。②滴眼时,对过敏者及心动过缓者禁用。

【注意】哮喘和心力衰竭者慎用。滴眼时可被吸收而产生全身作用,故不宜与其他β受体拮抗药合用。本品可经乳汁分泌,故哺乳期妇女慎用。

【制剂】片剂:每片2.5mg;5mg。滴眼剂:每瓶12.5mg(5ml);25mg(5ml)(按噻吗洛尔计)。

【贮法】避光保存。

美托洛尔〔药典(二);基;医保(甲、乙)〕 Metoprolol

$$CH_3OCH_2CH_2-C_6H_4-OCH_2CH(OH)CH_2NHCH(CH_3)_2$$

【其他名称】酒石酸美托洛尔,甲氧乙心安,美多心安,美多洛尔,美他新,Betaloc,Lopresor,Seloken。

【ATC编码】C07AB02

【性状】常用其酒石酸盐,为白色或类白色的结晶性粉末;无臭,味苦。熔点120～124℃。在水中极易溶解,在乙醇或三氯甲烷中易溶,在无水乙醇中略溶,在丙酮中极微溶解,在乙醚或苯中几乎不溶;在冰醋酸中易溶。

【药理学】为选择性的β_1受体拮抗药,有较弱的膜稳定作用,无内在拟交感活性。对心脏有较大的选择性作用,但较大剂量时对血管及支气管平滑肌也有作用。本品可减慢心率,减少心排血量,降低收缩压;立位及卧位均可降低血压;可减慢房室传导,使窦性心率减少。

口服吸收迅速完全,有首关效应,生物利用度约50%。t_{max}为1.5小时,其血药浓度的个体差异较大。血浆蛋白结合率低,约为12%。能通过血脑屏障,脑脊液中的药物浓度约为血浆浓度的70%。其在体内广泛分布。本品主要以代谢物自尿液排泄,$t_{1/2}$为3～7小时。服用后血压的降低与其血浓度不呈线性关系,而心率的减少则与血浓度呈线性关系。口服后约1小时生效,作用持续3～6小时。

【适应证】用于治疗各型高血压(可与利尿药和血管扩张剂合用)、心绞痛、心律失常、心肌梗死和心力衰竭、肥厚型心肌病。静脉注射对心律失常、特别是室上性心律失常也有效。也可用于治疗甲状腺功能亢进和预防偏头痛。

【用法和用量】成人:①口服:因个体差异较大,故剂量需个体化。一般情况下,用于高血压病,开始时每日1次100mg,维持量为每日1次100～200mg,必要时增至每日400mg,早晚分服。用于心绞痛,每日100～150mg,分2～3次服,必要时可增至每日150～300mg。预防偏头痛和慢性头痛:常用剂量一日50～200mg,从小剂量开始,逐渐加量,达到有效治疗量。②静脉注射:用于心律失常。开始时5mg(每分钟1～2mg),隔5分钟重复注射,直至生效,一般总量为10～15mg。

儿童:《中国国家处方集·化学药品与生物制品卷·儿童版》推荐:

(1)口服。①高血压:1个月～12岁,初始剂量一次1mg/kg,一日2次,如有必要最大剂量可增至一日8mg/kg,分2～4次给药;>12岁:初始剂量一日50～100mg,如有必要可增至一日200mg,分1～2次给药。②心律失常:1个月～12岁,初始剂量一日0.5～1mg/kg,分2～3次,常用剂量一日3mg/kg;>12岁儿童,常用剂量一日50mg,分2～3次,如有必要剂量可增至一日300mg,分次口服。③心力衰竭:1个月～12岁,初始剂量为一日0.5mg/kg,分2次服,2～3周内逐渐增加剂量达一日2mg/kg,分2次服;>12岁儿童,初始剂量一次6.25mg,一日2～3次,以后视临床情况每2～4周可增加剂量,一次6.25～12.5mg,一日2～3次。最大剂量可用至一次50～100mg,一日2次。

(2)静脉注射:室上性快速型心律失常时在心电监测下谨慎使用。一次0.1mg/kg(不超过5mg)静脉注射,如病情需要可间隔5分钟重复注射,2～3次。嗜铬细胞瘤:常用剂量一次50mg,一日2～3次。

【不良反应】可见恶心、腹泻、胃部不适、皮肤瘙痒、眩晕、头痛、疲倦、失眠、噩梦、抑郁、气短、心动过缓、哮喘等。

【禁忌证】Ⅱ、Ⅲ度房室传导阻滞、严重窦性心动过缓、低血压、妊娠期妇女及对洋地黄无效的心衰患者禁用。

【注意】①严重支气管痉挛患者,肝、肾功能不全者,糖尿病及甲状腺功能亢进患者慎用。②哮喘患者不宜应用大剂量,应用一般剂量时也分为3～4次服。

【制剂】片剂(酒石酸美托洛尔):每片25mg;50mg;100mg;150mg。胶囊剂(酒石酸美托洛尔):每粒25mg;50mg。注射剂(酒石酸美托洛尔):每支2mg(2ml);5mg(5ml)。琥珀酸美托洛尔缓释片:每片23.75mg;47.5mg;

95mg;190mg。酒石酸美托洛尔缓释片:每片 25mg;50mg;100mg;150mg。

【贮法】避光密闭保存。

阿替洛尔〔药典(二);基;医保(甲)〕 Atenolol

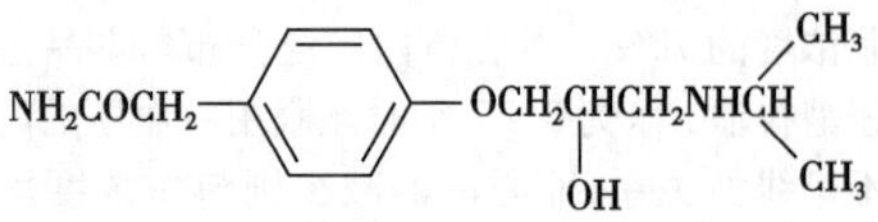

$NH_2COCH_2-C_6H_4-OCH_2CH(OH)CH_2NHCH(CH_3)_2$

【其他名称】氨酰心安,Tenormin。

【ATC 编码】C07AB03

【性状】为白色粉末;无臭或微臭。熔点 151~155℃。在乙醇中溶解,在三氯甲烷或水中微溶,在乙醚中几乎不溶。

【药理学】为选择性的 β_1受体拮抗药,无膜稳定作用,无内在拟交感活性,无心肌抑制作用。其对 β_1受体的拮抗作用强度与普萘洛尔相似,但并不抑制异丙肾上腺素的支气管扩张作用。其对心脏有较大的选择性作用,而对血管及支气管的影响较小。

口服吸收仅 50%,其口服生物利用度较低。t_{max}为 1~3 小时。$t_{1/2}$为 6~9 小时。血浆蛋白结合率低,约为 6%~16%。主要以原形自尿液排泄。作用持续时间较久,且比较安全。

【适应证】本品主要用于治疗高血压、心绞痛、心肌梗死,也可用于心律失常、甲状腺功能亢进、嗜铬细胞瘤。

【用法和用量】成人:口服,每日 1 次 100mg。用于心绞痛,每日 1 次 100mg,或每次 25~50mg,一日 2 次;用于高血压,每次 50~100mg,一日 1~2 次。偏头痛预防,每日 50~100mg。

儿童:《中国国家处方集·化学药品与生物制品卷·儿童版》推荐:口服,用于儿童应从小剂量开始 0.25~0.5mg/kg,每日 2 次。注意监测心率、血压。

(1) 高血压:①新生儿:一日 0.5~2mg/kg,1 次或分 2 次给药。②1 个月~12 岁,一日 0.5~2mg/kg(剂量一般不超过一日 50mg),1 次或分 2 次给药。③>12 岁,一日 25~50mg,1 次或分 2 次给药。

(2) 心律失常:①新生儿:一日 0.5~2mg/kg,1 次或分 2 次给药。②1 个月~12 岁:一日 0.5~2mg/kg(剂量一般不超过一日 100mg),1 次或分 2 次给药。③>12 岁:一日 50~100mg,1 次或分 2 次给药。

【不良反应】头晕、乏力、抑郁、皮疹等。个别患者用后出现心动过缓。

【禁忌证】严重窦性心动过缓、房室传导阻滞、心力衰竭患者及妊娠期妇女禁用。

【制剂】片剂:每片 12.5mg;25mg;50mg;100mg。注射剂:每支 5mg(10ml)。

卡替洛尔〔药典(二);医保(乙)〕 Carteolol

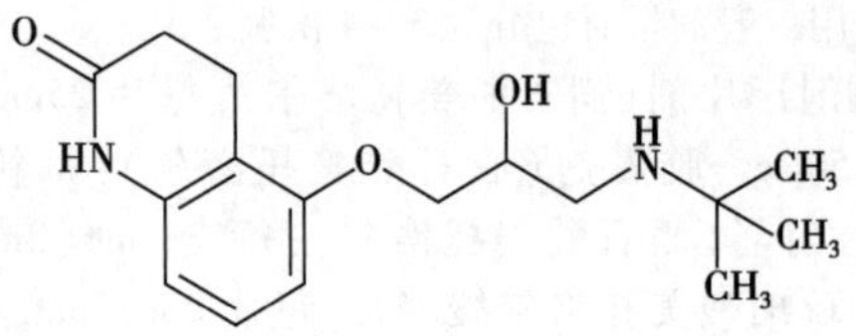

【其他名称】盐酸卡替洛尔,Arteolol,Mikelan。

【ATC 编码】C07AA15

【药理学】本品为非选择性 β 受体拮抗药,具有内在拟交感活性和膜稳定作用。其 β 受体拮抗作用为普萘洛尔的 20~30 倍。对血浆肾素无影响。本品溶液滴入结膜囊后,通过抑制房水的生成而降低眼压,对高眼压和正常眼压具有降低作用。

口服易吸收,生物利用度 55%~100%,首关效应为 15%,t_{max}为 1~4 小时,$t_{1/2}$为 5~7 小时。血浆蛋白结合率 15%~16%,V_d分布容积 2.5~7.0L/kg。口服量的 70%~90% 以原形从尿中排出,8%~13% 从粪便排出。

【适应证】用于青光眼和高眼压症。

【用法和用量】用 1%~2% 盐酸卡替洛尔滴眼,一次 1 滴,每日 1~2 次。滴于结膜囊内,滴眼后用手指压迫内眦泪囊部 3~5 分钟,效果不明显时,改用 2% 制剂,一次 1 滴,每日 2 次。其 2% 浓度的效果相当于 0.5% 噻吗洛尔。

【禁忌证】支气管哮喘或有支气管哮喘史者,严重慢性阻塞性肺部疾病,窦性心动过缓,Ⅱ或Ⅲ度房室传导阻滞,明显心衰,心源性休克禁用。对本品过敏者禁用。

【不良反应】不良反应参见普萘洛尔和噻吗洛尔。

【制剂】滴眼剂:每支 50mg(5ml);100mg(5ml)。

比索洛尔〔药典(二);医保(乙)〕 Bisoprolol

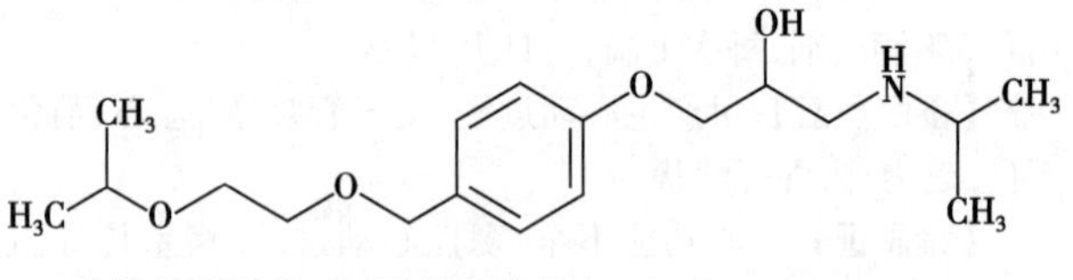

【其他名称】富马酸比索洛尔,Concor,Emcor,Euradal。

【ATC 编码】C07AB07

【药理学】为选择性 β_1受体拮抗药,无内在拟交感活性及膜稳定性。作用类似阿替洛尔。对心脏的选择性作用强,为普萘洛尔的 4 倍,为美托洛尔的 5~10 倍。

本品口服吸收迅速完全,肝脏首关效应小于 10%,生物利用度大于 90%。口服 t_{max}为 4 小时。与血浆蛋白的结合率为 30%。约有 50% 在肝脏中被代谢,由肾脏排泄。$t_{1/2}$为 10~12 小时。

【适应证】用于治疗高血压、心绞痛、慢性稳定型心力衰竭。

【用法和用量】一日 5~20mg,一次口服。大多数患者一日口服 10mg 即可。

【不良反应】【注意】同阿替洛尔。

【制剂】片剂:每片 2.5mg;5mg。胶囊剂:每粒 2.5mg;5mg;10mg。

索他洛尔〔药典(二);基;医保(乙)〕 Sotalol

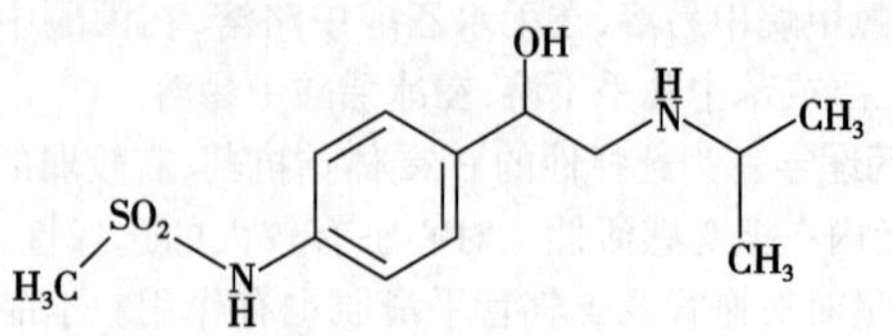

【其他名称】盐酸索他洛尔，甲磺胺心定，Sotacor，Sotalex，Betacordone。

【ATC编码】C07AA07

【药理学】本品为消旋体，但仅左旋体有β受体拮抗作用，其作用是非心脏选择性的，无内在拟交感作用。本品兼有Ⅱ类及Ⅲ类抗心律失常药作用，可延长动作电位平台期，减慢窦律，延缓房室传导，使心房、心室及传导系统（包括旁路）不应期延长。还有轻度减低心排血量和降低血压的作用。其消旋体拮抗 β_1 和 β_2 受体的作用同普萘洛尔，但强度仅为其1/3。

本品口服吸收迅速完全，生物利用度为90%～100%，t_{max} 2～3小时。无肝脏首关效应，不与血浆蛋白结合。$t_{1/2}$ 约12小时。V_d 为2L/kg。本品大多以原形药物经肾脏排泄。

【适应证】用于治疗高血压，也可用于心绞痛、心房扑动、心房颤动、各种室性心律失常，包括室性期前收缩、持续性和非持续性室性心动过速。

【用法和用量】成人：①高血压：开始剂量一日80mg，分2次服，需要时可渐增至一日160～600mg。②心绞痛和心律失常：口服，一日160mg，一日1次（清晨）服用。

儿童：《中国国家处方集·化学药品与生物制品卷·儿童版》推荐：

（1）口服。①新生儿：初始剂量一次1mg/kg，一日2次，如有必要间隔3～4天增加剂量，最大一次4mg/kg，一日2次。②1个月～12岁：初始剂量一次1mg/kg，一日2次，如有必要间隔2～3天增加剂量，最大一次4mg/kg，一日2次（最大剂量80mg，一日2次）。③>12岁：初始剂量80mg，一日1次，或者一次40mg，一日2次。如有必要间隔2～3天增加剂量，常用剂量一次80～160mg，一日2次。对于威胁生命的室性心动过速在医师的监护下，最大剂量一日可达480～640mg。

（2）静脉注射：推荐剂量按体重0.5～1.5mg/kg，用5%葡萄糖稀释，10分钟内缓慢注射，如有必要可在6小时后重复给药。

【不良反应】【注意】与普萘洛尔类似。

【制剂】片剂：每片40mg；80mg。注射剂：每支20mg（2ml）。注射用冻干粉针剂：每支40mg。

艾司洛尔〔药典（二）；基；医保（乙）〕 Esmolol

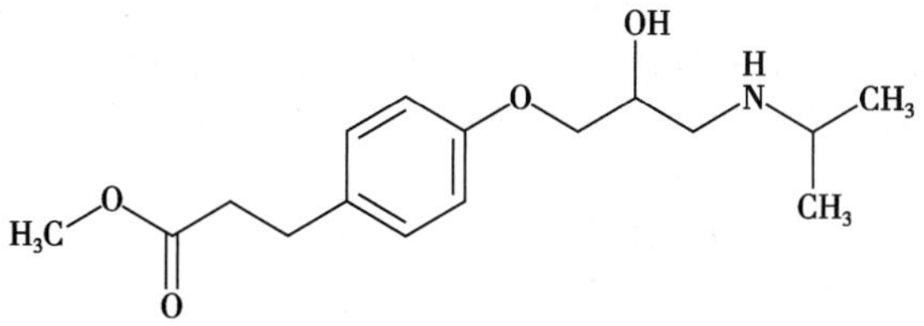

【其他名称】盐酸艾司洛尔，Brevibloc。

【ATC编码】C07AB09

【药理学】本品为短效的选择性 β_1 受体拮抗药，其内在拟交感活性和膜稳定作用较弱。作用仅为普萘洛尔的1/30，但作用迅速而短暂。其大剂量时对气管和血管平滑肌的 β_2 受体也有拮抗作用。它可降低正常人运动及静息时的心率，对抗异丙肾上腺素引起的心率增快。其降血压作用与β肾上腺素受体拮抗程度呈相关性。静脉注射停止后10～20分钟β受体拮抗作用即基本消失。

【适应证】可用于治疗室上性快速型心律失常。也可用于控制围术期高血压和心动过速。

【用法和用量】（1）控制心房颤动、心房扑动时心室率：成人先静脉注射负荷量，0.5mg/（kg·min），约1分钟，随后静脉滴注维持量，自0.05mg/（kg·min）开始，4分钟后若疗效理想则继续维持，若疗效不佳可重复给予负荷量并将维持量以0.05mg/（kg·min）的幅度递增。维持量最大可加至0.3mg/（kg·min），但0.2mg/（kg·min）以上的剂量未显示能带来明显的好处。

（2）围术期高血压或心动过速：①即刻控制剂量为1mg/kg，于30秒内静脉注射，继续予0.15mg/（kg·min）静脉滴注，最大维持量为0.3mg/（kg·min）。②逐渐控制剂量同室上性心动过速治疗。

（3）治疗高血压的用量通常较治疗心律失常用量大。

儿童：《中国国家处方集·化学药品与生物制品卷·儿童版》推荐：

（1）心律失常，高血压危象。1个月～18岁患儿静脉给药剂量：开始负荷量0.5mg/kg，静脉注射1分钟，然后每分钟0.05mg/kg。静脉注射，4分钟后若疗效理想，继续维持（如果血压或心率太低需调整速率）。若疗效欠佳，重复负荷量，随之静脉维持滴注的剂量以每分钟0.05mg/kg的剂量递增，直到治疗效果满意，或者最大静脉滴注速率达每分钟0.2mg/kg。

（2）法洛四联症：新生儿首次剂量0.6mg/kg，静脉注射1～2分钟，必要时每分钟0.3～0.9mg/kg。

【不良反应】【注意】类似于普萘洛尔。本品以低血压多见。

【禁忌证】禁用于：支气管哮喘或有支气管哮喘病史，严重慢性阻塞性肺病，窦性心动过缓，Ⅱ～Ⅲ度房室传导阻滞，难治性心功能不全，心源性休克，对本品过敏者。

【制剂】注射剂：每支100mg（1ml）；200mg（2ml）。

吲哚洛尔〔药典（二）〕 Pindolol

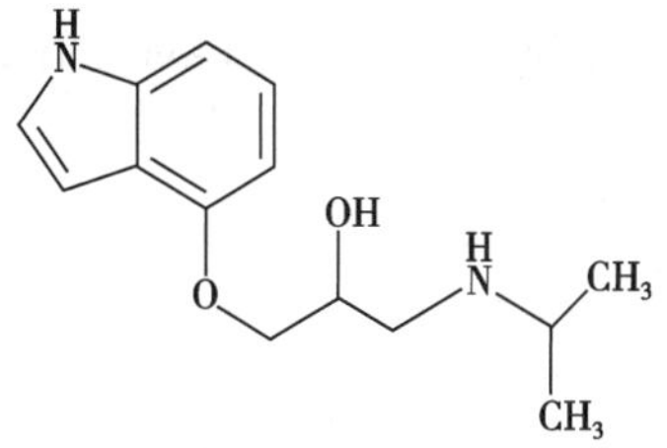

【其他名称】吲哚心安，心得静，Visken，Barbloc。

【ATC编码】C07AA03

【性状】为白色或类白色结晶性粉末；略有异臭。在冰醋酸中易溶，在甲醇或乙醇中微溶，在水中或苯中几乎不溶。

【药理学】作用类似于普萘洛尔，其对 β_1、β_2 受体的拮抗作用无选择性，但作用比普萘洛尔强6～15倍，且有较强的内在拟交感活性。故对减少心率及心排血量的作用较弱。其降低血浆肾素活性的作用比普萘洛尔弱。

口服易于吸收完全，生物利用度约为90%，t_{max} 为0.5～3小时。与血浆蛋白结合率为50%。约50%在肝中被代谢。消除半衰期 $t_{1/2}$ 为2～5小时。V_d 为1.2～2.0L/kg。

【适应证】用于高血压、心绞痛、心律失常、心肌梗死、甲状腺功能亢进等。

【用法和用量】用于高血压，口服，一次 5～10mg，一日 15～30mg。用于心绞痛，一次 15～60mg。

【不良反应】【注意】与普萘洛尔类似。

【制剂】片剂：每片 5mg。

氧烯洛尔[药典(二)] Oxprenolol

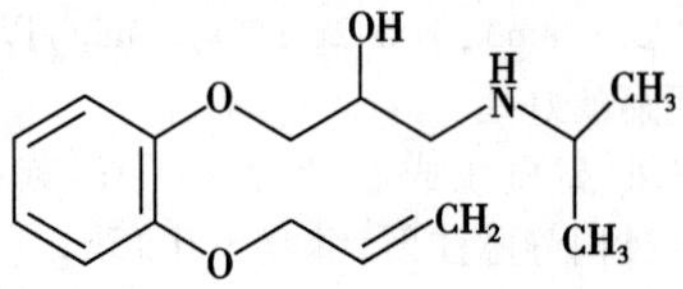

【其他名称】心得平，烯丙氧心安，Apsolox，Trasicor。

【ATC 编码】C07AA02

【药理学】为非选择性的 β 受体拮抗药，具有内在拟交感活性及膜稳定性。其拮抗 β 受体作用与普萘洛尔相似。另外，它还可降低血浆肾素活性、减少肾血流量及肾小球滤过率。

本品口服吸收，生物利用度约为 90%，t_{max} 为 1～2 小时，与血浆蛋白结合率约为 80%。在肝中被代谢，由肾脏排泄。体内消除较快，$t_{1/2}$ 为 1～3 小时。可通过血脑屏障及胎盘屏障，也可通过乳汁排泄。

【适应证】用于高血压、心绞痛和心律失常患者的治疗。

【用法和用量】①高血压：口服，开始时一次 80mg，一日 2 次；如疗效不满意，可于 1～2 周逐渐增量；如与利尿药合用时，较适宜的剂量为一日 80～320mg；如单独使用时，一日剂量不宜超过 480mg。②心绞痛：口服，一次 40～160mg，一日 3 次。③心律失常：口服，一次 20～40mg，一日 3 次；必需时可按患者情况增加剂量。于紧急情况下，可以 10～20 分钟间隔缓慢静脉注射，一次 1～2mg，一日 1～2 次。

【不良反应】不良反应与普萘洛尔类似，但可偶见血小板降低。

【制剂】片剂：每片 20mg。

左布诺洛尔[医保(乙)] Levobunolol

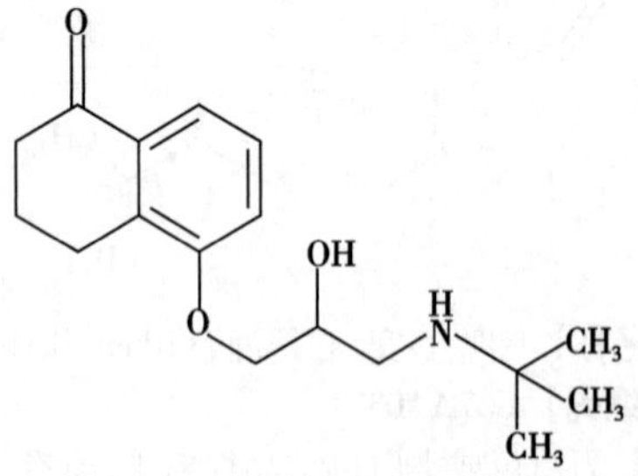

【其他名称】左丁萘酮心安，Betagen，Vistagan。

【ATC 编码】S01ED03

【药理学】是布诺洛尔的左旋体，对 $β_1$、$β_2$ 受体无选择性，左布诺洛尔的拮抗作用比其右旋异构体强 60 倍。其药理作用与普萘洛尔相似，β 受体拮抗作用约为普萘洛尔的 20～40 倍。可降低血浆肾素活性。可局部用于降低开角型青光眼的眼压，其机制可能是降低房水的产生量。其降低眼压时不伴有缩瞳作用。

口服吸收迅速而完全，部分在肝脏代谢为具有 β 受体拮抗活性的二氢布诺洛尔。$t_{1/2}$ 为 6～7 小时。以原形和代谢产物从尿中排出。局部用于眼病治疗时，也可吸收。

【适应证】治疗原发性开角型青光眼、手术后未完全控制的闭角型青光眼和继发性青光眼等各种青光眼和高眼压症，效果与噻吗洛尔相似。也可以用于防治眼科激光手术引起的眼压升高和治疗白内障手术后的高眼压反应。

【用法和用量】治疗原发性开角型青光眼：用 0.5% 滴眼剂，每日 1～2 次，每次 1 滴。儿童滴眼，一次 1 滴，一日 1～2 次。

【不良反应】不良反应有失眠、哮喘、呼吸困难、食欲缺乏、踝肿等。眼部反应：局部用药有轻度的眼部刺激症状。偶可发生视网膜脱离、黄斑出血等。

【制剂】滴眼液：每支 25mg(5ml)。

倍他洛尔[医保(乙)] Betaxolol

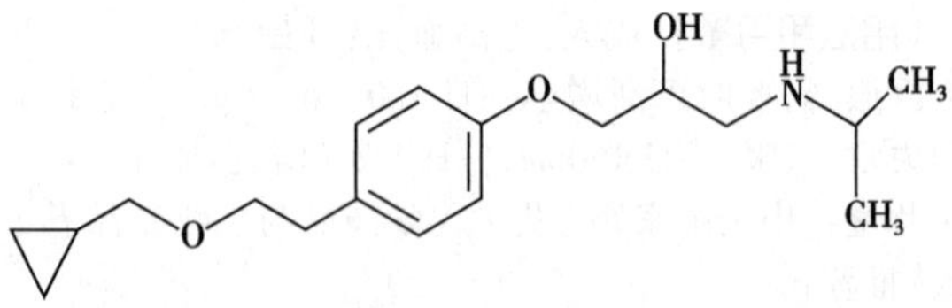

【其他名称】盐酸倍他洛尔，倍他心安，倍他索洛尔，Betoptic，Kerlone，Cycloprolol。

【ATC 编码】C07AB05

【药理学】本品为选择性 $β_1$ 肾上腺素受体拮抗药，无内在拟交感活性，具有一定的膜稳定作用。作用类似阿替洛尔。本品可通过抑制房水的生成而降低眼压。

口服吸收迅速完全，首关效应少，生物利用度为 80%～90%。与血浆蛋白结合率为 50%。主要消除途径为经肝代谢和自肾排泄，约有 15% 的原形药物由尿排出。$t_{1/2}$ 为 16～20 小时。可通过胎盘及出现于乳汁中。本品脂溶性强，具有较强的膜穿透性。

【适应证】可用于高血压、慢性开角型青光眼和高眼压症的治疗。本品尤其适用于有哮喘和呼吸阻塞性疾病等肺部疾病的患者。

【用法和用量】用于高血压，一般口服，一日一次 20mg（亦可自一日一次 10mg 开始），通常在 7～14 日达到良效，如需要也可增加剂量一日一次 40mg。老年患者开始剂量宜酌减。用于慢性开角型青光眼，以 0.5% 滴眼剂滴入结膜囊，一次 1 滴，一日 1～2 次。

【不良反应】【注意】同阿替洛尔。

【制剂】片剂：每片 20mg。滴眼剂：0.25%；0.5%；1%。

贝凡洛尔 Bevantolol

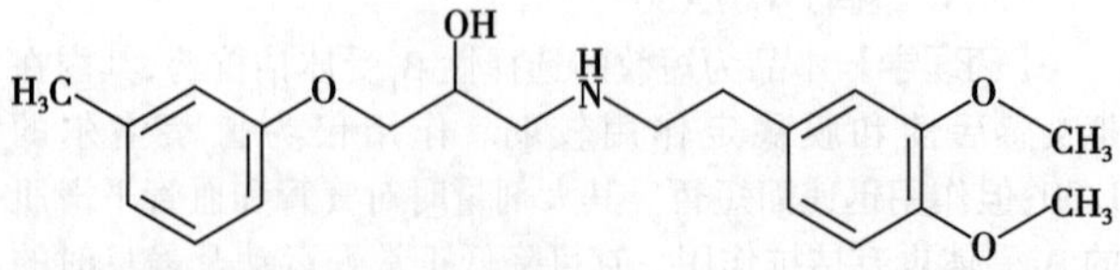

【其他名称】盐酸贝凡洛尔。

【ATC 编码】C07AB06

【药理学】无内在活性，有较弱的膜稳定作用。其β受体拮抗作用约为普萘洛尔的1/3~1/2，对β_1受体的选择性与美托洛尔相近，不及阿替洛尔，但较醋丁洛尔为好。动物实验显示本品有较拉贝洛尔为弱的α_1受体拮抗作用。临床试验与普萘洛尔比较，对外周血管阻力无显著影响，也可能减少外周血管阻力。

口服吸收较完全，在肝脏中代谢，生物利用度为50%~60%。口服t_{max}为1小时。V_d为1.5L/kg。血中药物有95%~98%与血浆蛋白结合，$t_{1/2}$为1.5~2小时。口服后仅有不到10%的口服量以原形经尿排泄。每日1次200mg，连服14天，未见具有临床意义的蓄积性。

【适应证】用于高血压患者可降低心率和血压，用于心绞痛患者可减少发作率。与氢氯噻嗪合用可增加降压效果。

【用法和用量】轻度、中度高血压：口服，一次200mg，一日1~2次。心绞痛：口服，一次50mg，一日1~2次。

【不良反应】【注意】同普萘洛尔。

【制剂】片剂：每片50mg；100mg。

美替洛尔　Metipranolol

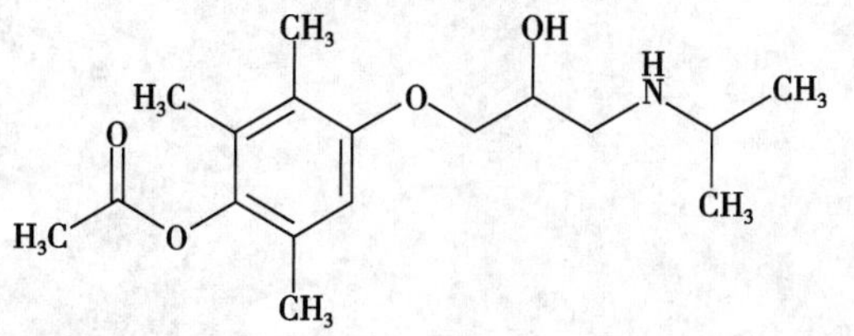

【其他名称】三甲醋心安，Disorat，Betaophtiole，Glauline。

【ATC编码】S01ED04

【药理学】本品为非选择性β肾上腺素受体拮抗药，可同时拮抗β_1和β_2受体，没有内在拟交感活性和膜稳定作用。其作用类似于普萘洛尔。本品可减少房水生成、增加房水流出。其降眼压效果类似噻吗洛尔和左布诺洛尔。

【适应证】可用于高血压、心绞痛、开角型青光眼和高眼压症的治疗。

【用法和用量】用于高血压，一次20mg，一日2~3次；用于心绞痛，一次5~10mg，一日2~3次。用于开角型青光眼，滴入结膜囊，一次1滴，一日1~2次。

【不良反应】【注意】类似于普萘洛尔。

【制剂】片剂：每片5mg；10mg。滴眼剂：0.1%；0.3%；0.6%。

塞利洛尔　Celiprolol

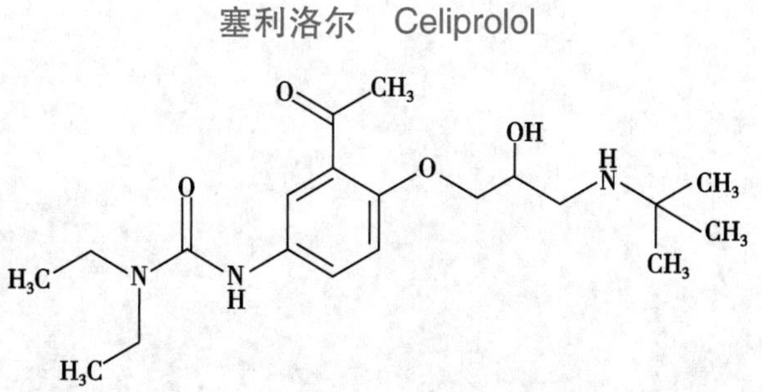

【其他名称】盐酸塞利洛尔，二乙脲心安，塞利心安，Cardem。

【ATC编码】C07AB08

【药理学】本品可选择性拮抗β_1肾上腺素受体，并具有一定的内在拟交感活性。其作用为普萘洛尔的0.3~1倍。本品尚有微弱的α_2受体拮抗作用、正性肌力作用，可显示出直接舒张血管的作用。

【适应证】可用于高血压、心绞痛的治疗。

【用法和用量】口服，每日200~400mg，一日1次。

【不良反应】【注意】类似于普萘洛尔。

【制剂】片剂：每片50mg；100mg；200mg。

兰地洛尔　Landiolol

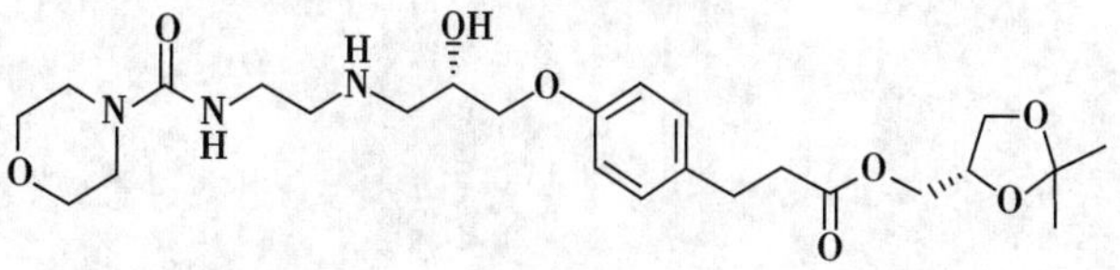

【其他名称】Onoact。

【药理学】本品为选择性β_1受体拮抗药，作用于心脏β_1受体，并抑制交感神经末梢及肾上腺髓质释放的去甲肾上腺素和肾上腺素引起的心率增加。

【适应证】适用于手术时发生的快速性心律失常（包括心房纤颤、心房扑动、窦性心动过速）的紧急治疗。

【用法和用量】以每分钟0.125mg/kg静脉滴注1分钟，然后以每分钟0.04mg/kg速度持续静脉滴注，并在滴注过程中根据心搏数、血压和体重调节用量。若再次使用本品，必须间隔5~15分钟。

【不良反应】可见血压下降、心动过缓、S-T段下降、肺动脉压上升、气喘、低氧血症、白细胞增多、总胆红素上升、丙氨酸转氨酶上升、天冬氨酸转氨酶上升。严重不良反应为休克，即血压过度降低，一旦出现必须立即停药，并进行适当的处理。

【禁忌证】有过敏史者禁用。心源性休克、肺动脉高压引起的右心功能不全、充血性心功能不全者禁用。Ⅱ级以上房室传导阻滞、窦性功能不全综合征等心动过缓性心律失常患者禁用。未经治疗的嗜铬细胞瘤患者禁用。糖尿病酮症等代谢性酸中毒者禁用。

【注意】以下患者应慎用：左心室收缩功能障碍、支气管痉挛和哮喘、未能良好控制的糖尿病、低血压、血液病、肝功能不全、肾功能不全、末梢循环障碍等（坏疽、雷诺综合征、间歇性跛行），老年患者，妊娠期妇女或育龄妇女，早产儿、新生儿及其他儿童。

【制剂】粉针剂：每支50mg。

（薛　明）

第 5 篇

主要作用于心血管系统的药物

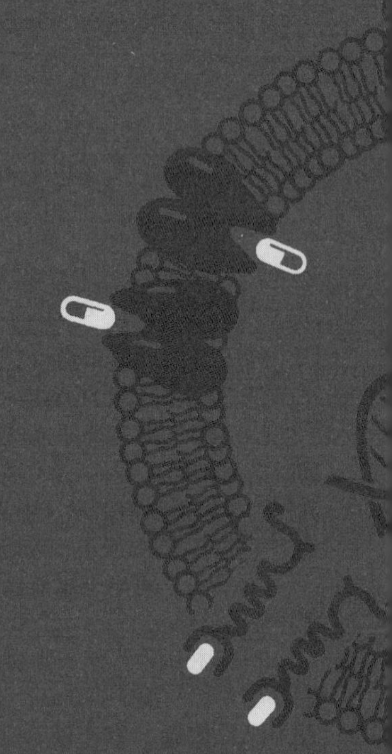

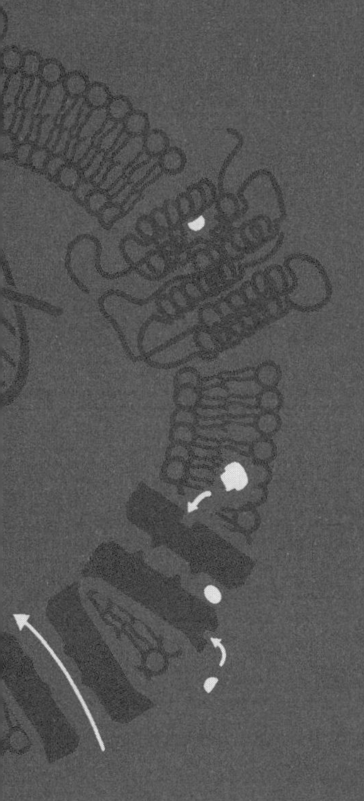

第 29 章 钙通道阻滞药

钙通道阻滞药(calcium channel blockers),又称钙拮抗药(calcium antagonist)或钙内流阻滞药(calcium entry blockers),是一类能选择性地减少慢通道的 Ca^{2+} 内流,因而能干扰细胞内 Ca^{2+} 浓度而影响细胞功能的药物。

细胞内的 Ca^{2+} 对细胞功能具有极重要的作用,Ca^{2+} 是细胞内重要的第二信使,调节许多细胞反应和活动,参与神经递质释放、肌肉收缩、腺体分泌、血小板激活等,特别是对心血管系统的功能起到重要的作用。钙通道阻滞药可阻滞 Ca^{2+} 进入细胞内,降低细胞内 Ca^{2+} 浓度,从而抑制 Ca^{2+} 调节的细胞功能,主要对心血管方面产生影响,其中较重要的是对心脏的负性肌力、负性频率及负性传导作用,对血管平滑肌的舒张作用,对血小板聚集和内部活性物质释放也有一定的抑制作用。在大剂量时还能抑制兴奋-分泌偶联过程而影响一些激素(如胰岛素、促肾上腺皮质激素等)的分泌。

钙通道阻滞药的作用机制在于它可与 Ca^{2+} 通道的特异部位(受体或位点)相结合而影响 Ca^{2+} 经通道的内流。现已知 Ca^{2+} 通道有两类:①受体调控的 Ca^{2+} 通道(receptor operated channel,简称为 ROC);②电压调控的 Ca^{2+} 通道(voltage operated channel 或 potential dependent channel,简称 VOC 或 PDC)。钙通道阻滞药对 VOC(或 PDC)的阻滞作用较强。各类钙通道阻滞药由于其化学结构不同,对不同组织和器官(如血管、心脏;心肌和传导系统)具有不同的选择作用,产生不同的临床应用。

1987 年世界卫生组织(WHO)专家委员会建议将钙通道阻滞药分为两大类、六小类:

1. 选择性 Ca^{2+} 通道阻滞药

(1) 维拉帕米(苯烷基胺)类:如维拉帕米、噻帕米、阿尼帕米、法利帕米、加洛帕米等。

(2) 硝苯地平(二氢吡啶)类:如硝苯地平、尼卡地平、尼莫地平、尼群地平、尼索地平、尼伐地平、非洛地平、氨氯地平、伊拉地平、达罗地平、尼鲁地平、贝尼地平等。

(3) 地尔硫䓬(苯噻氮)类:地尔硫䓬。

2. 非选择性 Ca^{2+} 通道阻滞药

(1) 哌嗪类:如桂利嗪、氟桂利嗪、利多氟嗪等。

(2) 普尼拉明类:如普尼拉明、芬地林等。

(3) 其他类:如哌克昔林、卡罗维林、苄普地尔、吗多明等。

国际药理学联合会则按药物的作用部位,将作用于电压调控的钙通道药物分为 3 类:

1 类——选择作用于 L 型钙通道的药物,按其结合点,又分为 3 个亚类,即 1a 类(硝苯地平类)、1b 类(地尔硫䓬类)和 1c 类(维拉帕米类)。

2 类——选择作用于其他型(T、N 及 P)钙通道的药物,如作用于 T 通道的米贝地尔(Mibefradil)及粉防己碱。

3 类——非选择性钙通道调节剂,如桂利嗪等。

钙通道阻滞药由于选择性作用不同而被用于不同疾病的治疗。临床上多用于治疗心脏和血管系统疾病,如心律失常、高血压、心肌缺血性疾病(冠心病、心绞痛)、脑血管性疾病、慢性心功能不全等,少数也可以治疗外周血管闭塞性疾病。

维拉帕米[药典(二);基;医保(甲、乙)] Verapamil

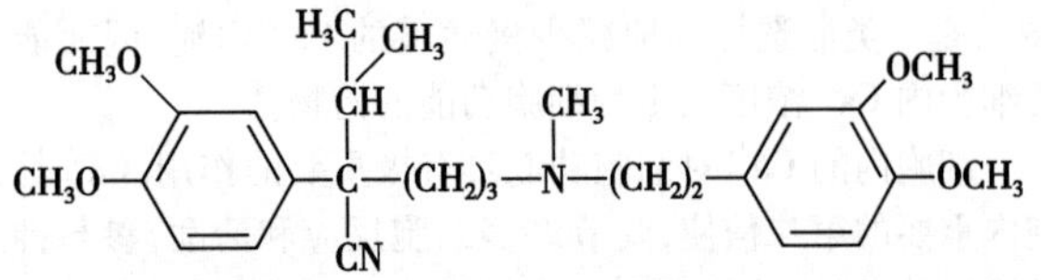

【其他名称】盐酸维拉帕米，异搏定，戊脉安，凡拉帕米，异搏停，Iproveratril，Isoptin。

【ATC 编码】C08DA01

【性状】常用其盐酸盐，为白色粉末；无臭。在甲醇、乙醇或三氯甲烷中易溶，在水中溶解。熔点 140～145℃。

【药理学】为钙通道阻滞药。抑制钙离子内流而降低心脏舒张期自动去极化速率，使窦房结的电脉冲减慢，也可减慢动作电位的传导。主要减慢前向传导，因而可以消除房室结折返。对外周血管有扩张作用，使血压下降，但较弱。一般情况下引起心率减慢，但也可因血压下降而反射性使心率加快。对冠状动脉有舒张作用，可增加冠脉流量，改善心肌供氧，此外，它尚有抑制血小板聚集作用。

口服吸收完全，t_{max} 为 30～45 分钟。30 分钟起效，维持 5～6 小时。口服药物的 85% 经肝灭活，故口服剂量较静脉注射剂量大 10 倍。血浆蛋白结合率为 90%。静脉注射后 1～2 分钟开始作用，10 分钟达最大效应，作用持续 15 分钟。

【适应证】用于抗心律失常及抗心绞痛。对于阵发性室上性心动过速最有效；对房室交界区心动过速疗效也很好；也可用于心房颤动、心房扑动、房性期前收缩。

【用法和用量】成人，口服：一次 40～120mg，一日 3～4 次。维持剂量为一次 40mg，一日 3 次。静脉给药：必须在持续心电监测和血压监测下使用。一般起始剂量为 10mg（或按 0.07～0.15mg/kg 体重），稀释后缓慢静脉推注，至少 2 分钟。如果初反应不满意，在首次给药 15～30 分钟后可以再次给予 5～10mg（或 0.15mg/kg 体重）。静脉滴注给药：每小时 5～10mg，加入到氯化钠注射液或 5% 葡萄糖注射液中静脉滴注，一日总量不超过 50～100mg。症状控制后改用片剂口服维持。

儿童：《中国国家处方集·化学药品与生物制品卷·儿童版》推荐：口服：一日 4～8mg/kg，分 3 次。静脉注射：1～15 岁，每次 0.1～0.3mg/kg，缓慢注射至少 2 分钟，15 分钟后可重复相同剂量。最大剂量，首剂 5mg，第 2 剂 10mg。1 岁以下儿童禁用。

【不良反应】可有眩晕、恶心、呕吐、便秘、心悸等不良反应。

【禁忌证】心源性休克，急性心肌梗死并发心动过缓、低血压、左心衰，严重心脏传导阻滞（Ⅱ或Ⅲ度窦房或房室传导阻滞），病窦综合征，充血性心力衰竭，房颤或房扑与预激综合征并存，对维拉帕米或本药的其他任何成分过敏者禁用，禁与葡萄柚汁同服。

【注意】支气管哮喘患者慎用。心力衰竭者慎用或禁用。

【药物相互作用】①若与 β 受体拮抗药合用，易引起低血压、心动过缓、传导阻滞，甚至停搏，禁止与静脉 β 受体拮抗药合用。②禁止与丙吡胺合用。③与地高辛合用可使后者的血药浓度升高，如需合用时应调整地高辛剂量。④与辛伐他汀合用，辛伐他汀剂量不能超过每天 10mg。

【制剂】片剂：每片 40mg。注射液：每支 5mg(2ml)。

【贮法】遮光，密闭保存。

地尔硫䓬[药典(二);医保(甲,乙)] Diltiazem

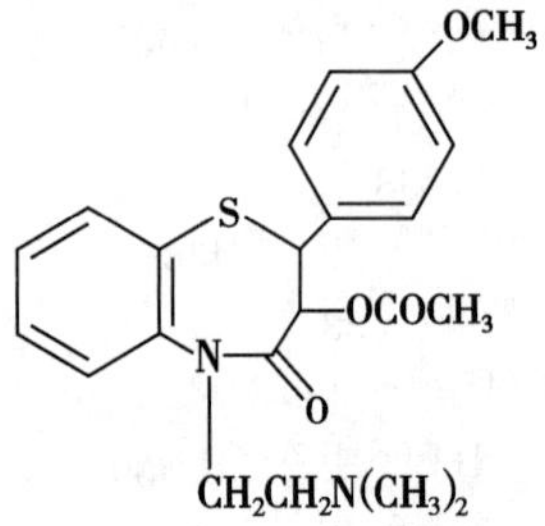

【其他名称】盐酸地尔硫䓬，硫氮酮，哈氮，合心爽，恬尔心，奥的镇，蒂尔丁，CRD401，Dilthiazem，Odizem，Herbesser。

【ATC 编码】C08DB01

【性状】常用其盐酸盐，为白色或类白色的结晶或结晶性粉末；无臭、味苦。在水、甲醇或三氯甲烷中易溶，在乙醇或苯中不溶。熔点：210～215℃（分解）。

【药理学】为苯噻氮类钙通道阻滞药。它对心脏的电生理效应与维拉帕米类似，能阻断去极化的蒲氏纤维放电，并消除电去极的心室肌的自动节律性，抑制房室结传导及延长其不应期。其直接减慢心率的作用较强。可扩张冠状动脉及外周血管，使冠脉流量增加和血压下降。可减轻心脏工作负荷及减少心肌耗氧量，解除冠脉痉挛。

口服后吸收迅速完全，t_{max} 为 30 分钟，$t_{1/2}$ 约 4 小时。血浆蛋白结合率为 80%。约 65% 被肝脏灭活。

【适应证】用于室上性心律失常、心绞痛、轻中度高血压等。

【用法和用量】口服，常用量，一次 30～60mg，一日 90～180mg；缓释胶囊每次 90mg，每日 1～2 次。用于心绞痛：每 6～8 小时 30～60mg。用于高血压：一日剂量 120～240mg，分 3～4 次服。用于心律失常：口服，一次 30～60mg，一日 4 次。静脉注射，起始剂量为 250μg/kg 于 2 分钟静脉注射；必要时 15 分钟后再给 350μg/kg。以后的剂量应根据病人的情况个体化制定。在房颤或房扑患者，最初输注速率 5～10mg/h，必要时可增至最大 15mg/h（增幅 5mg/h）。静脉输注最多可维持 24 小时。

【不良反应】如出现头痛、头晕、疲劳感、心动过缓等症状时应减少剂量或停用。有时还会出现胃部不适、食欲缺乏、便秘或腹泻等。

【禁忌证】病窦综合征未安装起搏器者，Ⅱ或Ⅲ度房室传导阻滞未安装起搏器者，收缩压低于 90mmHg、心率低于 50 次/min 者，充血性心力衰竭患者，对本品过敏者禁用。

【注意】缓释片或缓释胶囊不能嚼碎。心动过缓和低血压者慎用。

【制剂】片剂：每片 30mg；60mg；90mg。缓释片：每片

30mg;60mg;90mg。缓释胶囊:每粒90mg。注射剂:每支10mg;50mg。

硝苯地平〔药典(二);基;医保(甲、乙)〕 Nifedipine

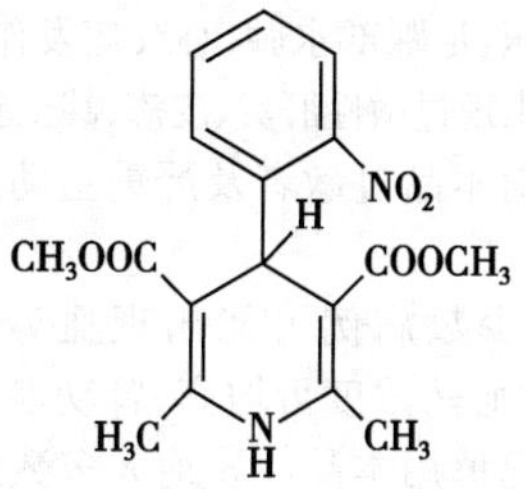

【其他名称】硝苯吡啶,心痛定,利心平,欣乐平,益心平,拜心同,Adalat,Bay a 1040,Unidipine,Nifelat。

【ATC编码】C08CA05

【性状】为黄色结晶性粉末;无臭,无味,遇光不稳定。在丙酮或三氯甲烷中易溶,在乙醇中略溶,在水中几乎不溶。熔点171~175℃。

【药理学】具有抑制Ca^{2+}内流作用,能松弛血管平滑肌,扩张冠状动脉,增加冠脉血流量,提高心肌对缺血的耐受性,同时能扩张周围小动脉,降低外周血管阻力,从而使血压下降。小剂量扩张冠状动脉时并不影响血压,为较好的抗心绞痛药。用作抗高血压药,没有一般血管扩张剂常有的水钠潴留和水肿等不良反应。

口服吸收良好,经10分钟生效,1~2小时达最大效应,作用维持6~7小时。舌下含服作用较口服迅速。喷雾给药10分钟即出现降压作用,经1小时疗效最显著,约3小时后血压回升(个别可持续11小时)。

【适应证】用于预防和治疗冠心病慢性稳定型心绞痛。适用于伴呼吸道阻塞性疾病的心绞痛、各型高血压。长期治疗高血压不主张采用硝苯地平普通制剂,宜选择缓释或控释制剂。

【用法和用量】成人,口服,根据血压调剂剂量。缓释片一般每日1~2次,每次20mg;控释片一般每日1次,每次30~60mg。治疗高血压急症时可舌下含服普通片。

儿童:《中国国家处方集·化学药品与生物制品卷·儿童版》推荐:口服:1个月~12岁,初始剂量一次0.2~0.3mg/kg,一日3次,最大日剂量不超过3mg/kg或90mg;12岁以上,一次5~20mg,一日3次,最大日剂量不超过90mg。如为缓释和控释制剂,可减少用药次数,每天1~2次给药。用于高血压危象时,可舌下含化,一次0.25~0.5mg/kg,一般体重>20kg者用10mg,10~20kg者用5mg,<10kg者用2.5mg。

【不良反应】不良反应一般较轻,初服者常见面部潮红,其次有心悸、窦性心动过速。个别有舌根麻木、口干、发汗、头痛、恶心、食欲缺乏等。

【禁忌证】妊娠20周内的妇女禁用。心源性休克患者禁用。

【注意】低血压患者慎用。

【药物相互作用】①与其他降压药同用可致血压过低。②与β受体拮抗剂同用可导致血压过低、心功能抑制,心力衰竭。③突然停用β受体拮抗剂治疗而启用本品,偶可发生心绞痛,须逐步递减前者用量。④与蛋白结合率高的药物如双香豆素、洋地黄、苯妥英钠、奎尼丁、奎宁、华法林等合用时,这些药的游离浓度常发生改变。⑤与硝酸酯类合用,治疗心绞痛作用可增强。⑥与西咪替丁等合用时本品的血药浓度峰值增高,须注意调节剂量。

【制剂】片剂:每片5mg;10mg。缓释片:每片10mg;20mg。控释片:每片30mg;60mg。胶丸剂:每丸5mg。胶囊剂:每粒5mg;10mg。

【贮法】遮光,密封保存。

尼卡地平〔药典(二);医保(乙)〕 Nicardipine

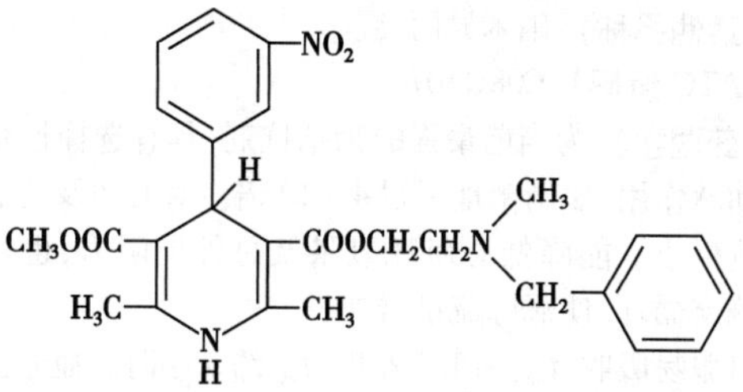

【其他名称】盐酸尼卡地平,佩尔,硝苯苄胺啶,Perdipine。

【ATC编码】C08CA04

【性状】常用其盐酸盐,为淡黄色粉末或黄色结晶性粉末;无臭,几乎无味。在甲醇中溶解,在乙醇、三氯甲烷中略溶,在水中或乙醚中几乎不溶,在冰醋酸中溶解。

【药理学】作用与硝苯地平相似,能松弛血管平滑肌,产生明显的血管扩张作用。其降压作用迅速。对脑血管也有扩张作用。

【适应证】用于治疗原发性高血压、劳力型心绞痛。

【用法和用量】成人,口服:普通片每次20mg,一日60mg。缓释胶囊每日2次,每次40mg。静脉滴注:高血压急症时以每分钟0.5μg/kg速度开始,根据血压监测调节滴速。

儿童:《中国国家处方集·化学药品与生物制品卷·儿童版》推荐:口服:12岁以上者,一次20~30mg,一日3次。缓释制剂一日1~2次用药。高血压急症时持续静脉滴注:稀释成0.01%(1ml中含有盐酸尼卡地平0.1mg)后使用。从每分钟0.5μg/kg开始,根据血压调节滴注速度,常用维持剂量为每分钟1~4μg/kg。

【不良反应】①较常见者有脚肿、头晕、头痛、脸红,均为血管扩张的结果。②较少见者有心悸、心动过速、心绞痛加重,常为反射性心动过速的结果,减小剂量或加用β受体拮抗剂可以纠正。③少见者有恶心、口干、便秘、乏力、皮疹等。

【禁忌证】颅内出血、颅内压增高的患者及妊娠期妇女、哺乳期妇女禁用。

【注意】低血压、青光眼和肝、肾功能不全患者慎用。

【药物相互作用】①与西咪替丁合用,本品血药浓度增高。②与地高辛合用未见地高辛血药浓度增高,但须测定地高辛血药浓度。③与环孢素合用时环孢素血浓度增高。

【制剂】片剂:每片10mg;20mg;40mg。缓释片:每片10mg。缓释胶囊:每粒40mg。注射剂:每支5mg(5ml)(以尼卡地平计算)。

【贮法】遮光,密封保存。

尼索地平〔药典(二)〕 Nisoldipine

NO_2

H

$(CH_3)_2CHCH_2OOC$ $COOCH_3$

H_3C N CH_3

H

【其他名称】硝苯异丙啶。

【ATC 编码】C08CA07

【药理学】为当前最强的钙拮抗剂，具有选择性地扩张冠状动脉作用，比硝苯地平强 4～10 倍。对心率及心收缩力的影响极小。能降低心肌耗氧量及总外周阻力，也可增加冠脉侧支循环，使冠脉流量增加。

口服易吸收，t_{max}为 1.5 小时、$t_{1/2}$约 3 小时。血浆蛋白结合率较高。

【适应证】用于缺血性心脏病、充血性心力衰竭及高血压病患者，对冠心病合并高血压的患者尤为适宜。

【用法和用量】口服，一日剂量 10～30mg。

【不良反应】常见的不良反应有脸红、头痛、心悸、倦怠等，但较硝苯地平为低。与地高辛合用时也可增高后者的血药浓度。

【药物相互作用】①与 β 受体拮抗剂或其他降压药合用有协同降压作用，应注意直立性低血压。②与西咪替丁合用可使本品血药浓度增高，作用加强。③奎尼丁可能使本品药-时曲线下面积（AUC）轻度减少，可能需要调整本品剂量。④利福平由于诱导本品代谢酶的活力而加速本品代谢而减弱降压作用，需调整本品剂量。

【制剂】片剂：每片 5mg；10mg。

尼群地平〔药典(二)；基；医保(甲)〕 Nitrendipine

NO_2

H

CH_3CH_2OOC $COOCH_3$

H_3C N CH_3

H

【其他名称】Nitrendipine。

【ATC 编码】C08CA08

【性状】本品为淡黄色片。

【药理学】本品为二氢吡啶类钙通道阻滞药，能抑制血管平滑肌和心肌的跨膜钙离子内流，但以血管作用为主，故其血管选择性较强，可扩张冠状动脉、肾小动脉等全身血管，产生降压作用。

【适应证】用于治疗高血压。

【用法和用量】①成人常用量：首次口服 10mg，每日 1 次，以后可根据情况调整为 20mg，每日 2 次。②尼群洛尔为尼群地平和阿替洛尔组成的复方抗高血压药，用于治疗轻中度原发性高血压。空腹服用，一般每次 20mg，每日 1～2 次，根据患者血压调整给药剂量。

【不良反应】用药后可能出现头痛、面部潮红。少见的有头晕、恶心、低血压、足踝部水肿、心绞痛发作，一过性低血压。对本品过敏者可出现过敏性肝炎、皮疹，甚至剥脱性皮炎等。

【禁忌证】对本品过敏者及严重主动脉瓣狭窄的患者禁用。

【注意】①少数病例可能出现血碱性磷酸酶增高。②肝功能不全时血药浓度可增高，肾功能不全时对药动学影响小，以上情况慎用本品。③绝大多数患者服用此药后仅有可以耐受的轻度低血压反应，但个别患者可出现严重的体循环低血压症状。这种反应常发生在初期调整药量期间，或者增加药物用量的时候，特别是合用 β 受体拮抗药时。故服用本品期间须定期测量血压。④已经证明极少数的患者，特别是严重冠状动脉狭窄的患者，在服用此药或者增加剂量期间，心绞痛或心肌梗死的发生率增加。机制不明。故服用本品期间须定期作心电图。⑤少数接受 β 受体拮抗药的患者在开始服用此药后可发生心力衰竭，有主动脉狭窄的患者这种危险性更大。

【药物相互作用】①β 受体拮抗药：合用可加强降压作用，减轻本品降压后发生的心动过速；然而个别患者有可能诱发体循环低血压、心力衰竭和心绞痛。②洋地黄：合用尼群地平能升高地高辛血浆浓度 45%，初次使用、调整剂量或停用尼群地平时应监测地高辛的血药浓度。③熊去氧胆酸：能够降低尼群地平的生物利用度，使 AUC 减少 70%，应该谨慎合用。

【制剂】片剂：每片 10mg。

【贮法】遮光、密封保存。

氨氯地平〔基；医保(甲)〕 Amlodipine

Cl

H

H_3COOC $COOC_2H_5$

H_3C N $CH_2OCH_2CH_2NH_2$

H

【其他名称】阿莫洛地平，安洛地平，络活喜，Istin，Norvasc。

【ATC 编码】C08CA01

【药理学】为二氢吡啶类钙通道阻滞药，作用与硝苯地平相似，但对血管的选择性更强，可舒张冠状血管和全身血管，增加冠脉血流量，降低血压，作用缓慢且持久。每日口服 1 次即可。药物口服后吸收迅速，生物利用度 64%～90%。大部分经肝代谢。$t_{1/2}$约 30 小时。

【适应证】用于治疗高血压，单独应用或与其他抗高血压药合用均可；用于慢性稳定型心绞痛和血管痉挛性心绞痛患者。

【用法和用量】成人，口服，开始时 1 次 5mg，每日 1 次，以后可根据情况增加剂量，最大剂量为每日 10mg。与其他药物合用时，或者老年人、肝功能不全、瘦小虚弱的患者，起始剂量为 2.5mg，每日 1 次。

儿童：《中国国家处方集·化学药品与生物制品卷·儿童版》推荐：口服：1 个月～12 岁，初始剂量一次 0.1～0.2mg/kg，每日 1 次，如有必要，间隔 1～2 周逐渐增加剂量至 0.4mg/kg，最大日剂量 10mg，每日 1 次；12 岁以上，一次 5mg，每日 1 次，如有必要，间隔 1～2 周逐渐增加剂量至一次 10mg，每日 1 次。

【不良反应】不良反应与硝苯地平相似，但较其发生率较低。

【禁忌证】对本品过敏者禁用。

【药物相互作用】①合用苯磺酸氨氯地平的患者，辛伐他汀的日剂量不能超过 20mg。②与 CYP3A4 强抑制剂如伊曲康唑、利托那韦合用时要监测低血压和水肿症状。

【制剂】片剂：每片 2.5mg；5mg；10mg。

门冬氨酸氨氯地平片：每片含氨氯地平 5mg。缬沙坦氨氯地平片：缬沙坦 80mg 和苯磺酸氨氯地平 5mg。阿替洛尔氨氯地平片：阿替洛尔 12.5mg 和苯磺酸氨氯地平 5mg。氨氯地平阿托伐他汀钙片：苯磺酸氨氯地平 5mg 和阿托伐他汀钙 10mg。

左旋氨氯地平〔医保（乙）〕　Levamlodipine

【其他名称】苯磺酸左旋氨氯地平，施慧达。

【药理学】本品为氨氯地平的左旋光学异构体。作用和适应证同氨氯地平。口服后 6～12 小时达血药峰浓度。血浆蛋白结合率为 97%。经肝代谢后失活。有少量以原形由尿排出，$t_{1/2}$ 约 50 小时。

【适应证】用于高血压，心绞痛。

【用法和用量】初始剂量为 2.5mg，一日 1 次。根据患者的临床反应，可将剂量增加，最大可增至 5mg，一日 1 次。与噻嗪类利尿剂、β 受体拮抗药和血管紧张素转化酶抑制剂合用时无须调整剂量。

【不良反应】不良反应轻微，较少见的副作用是头痛、水肿、疲劳、失眠、恶心、腹痛、心悸和头晕。

【禁忌证】对本品过敏者禁用。

【注意】肝功能受损患者应该慎用。

【药物相互作用】无临床意义的药物相互作用。

【制剂】片剂：每片 2.5mg。

西尼地平〔药典（二）；基；医保（甲、乙）〕　Cilnidipine

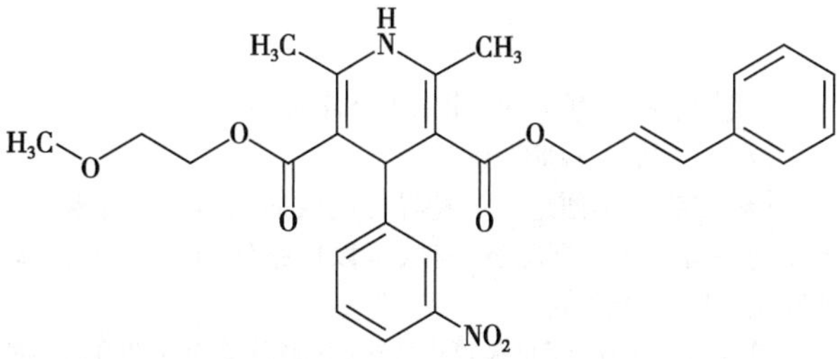

【其他名称】致欣。

【ATC 编码】C08CA14

【药理学】为亲脂性的二氢吡啶类钙通道阻滞药，与血管平滑肌细胞膜上 L 型钙通道的二氢吡啶位点结合，抑制钙通过 L 型钙通道的跨膜内流，从而松弛、扩张血管平滑肌，起到降压作用。它还可通过抑制钙通过交感神经细胞膜上 N 型钙通道的跨膜内流而抑制交感神经末梢去甲肾上腺素的释放和交感神经活动。

口服吸收良好。血药峰浓度呈剂量依赖性增加。未发现药物蓄积。主要在肝脏经 CYP3A4 和 CYP2C19 代谢；尿中未检测出原形药物。

【适应证】用于治疗高血压，可单独应用或与其他降压药合用。

【用法和用量】成年人初始剂量为一次 5mg，一日 1 次，早饭后服用。根据患者的临床反应，可将剂量增至一次 10mg，一日 1 次，早饭后服用。

【不良反应】①泌尿系统：尿频，尿酸、肌酸、尿素氮上升，尿蛋白阳性，尿沉渣阳性；②神经系统：头痛、头晕、肩肌肉僵硬、发困、失眠、手颤动、健忘；③循环系统：面色潮红、心悸、燥热、心电图异常（T 段减低、T 波逆转）、低血压、胸痛、畏寒、期外收缩、性功能障碍；④消化系统：AST、ALT、γ-GTP 上升等肝功能异常，呕吐、腹痛、口渴、便秘、腹胀；⑤血液系统：白细胞数、中性粒细胞异常，血小板减少，红细胞、血细胞比容、嗜酸性粒细胞和淋巴细胞异常；⑥过敏：药疹、瘙痒症；⑦其他：水肿，疲倦，血清胆固醇上升，血清 K 和 P 的异常，眼部干燥、充血，腓肠肌痉挛，味觉异常，尿糖阳性，空腹时血糖，总蛋白、血清 Ca 和 CRP 异常。

【禁忌证】妊娠期妇女禁用。由于会引起血压过低等症状，故高空作业、驾驶机动车及操作机器工作时应禁用。

【注意】①肝功能不全、慢性肾功能不全、充血性心力衰竭患者慎用。②育龄妇女治疗期间应采取避孕措施。③对下述情况时不推荐使用本品：不稳定型心绞痛；1 个月内曾发生过心肌梗死；左室流出道梗阻。

【药物相互作用】①合用西尼地平可使地高辛血药浓度上升。②与 CYP3A4 抑制剂如伊曲康唑合用能升高西尼地平的血药浓度。③与 CYP3A4 诱导剂利福平合用减弱降压作用。

【制剂】片剂：每片 5mg；10mg。

非洛地平〔药典（二）；基；医保（乙）〕　Felodipine

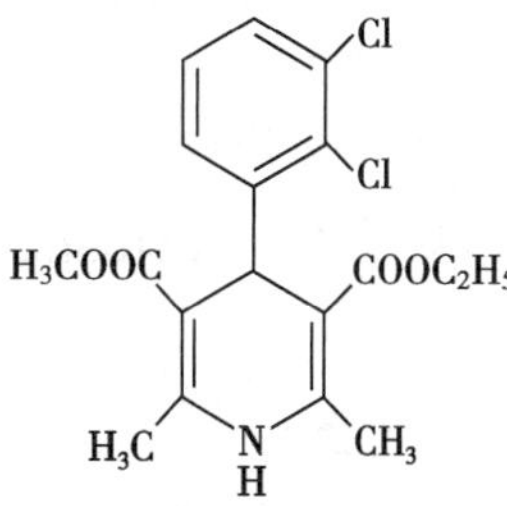

【其他名称】费乐地平，二氯苯吡啶。

【ATC 编码】C08CA02

【药理学】本品为二氢吡啶类钙通道阻滞药，作用与硝苯地平相似，对冠脉及外周血管均有扩张作用；高浓度时兼有抑制钙调素从而干扰细胞内钙的利用。可增加冠状窦血流量,降低全身及冠脉血管阻力,使血压下降。

口服吸收完全,血浆蛋白结合率为99%,在体内由肝灭活。$t_{1/2}$约25小时。

【适应证】用于治疗高血压。

【用法和用量】缓释片一日1次给药,宜在早晨空腹或在不富含脂肪和糖的餐后用水吞服,不能压碎或嚼碎。作用持续24小时。给药剂量应个体化。起始剂量应为5mg,一日1次,常用剂量为5mg,一日1次。必要时剂量可进一步增加至每日10mg,或加用其他降压药。剂量调整间隔一般不少于2周。对某些患者,如老年患者和肝功能损害的患者,起始剂量2.5mg,一日1次。

【不良反应】服用本品最常见的不良反应为轻到中度的踝部水肿(呈剂量依赖性,与前毛细血管舒张有关)。根据临床经验有2%的患者因踝部水肿而中断治疗。在治疗开始和增加剂量时尚可见面部潮红、头痛、心悸、头昏和疲乏。有牙龈炎/牙周炎的患者可见牙龈增生的报道。注意牙齿卫生可避免或逆转增生。

【禁忌证】对非洛地平或本品中任何成分过敏的患者禁用。急性心肌梗死患者禁用。不稳定型心绞痛患者禁用。非代偿性心衰患者禁用。

【注意】主动脉狭窄患者、肝功能损害患者、严重肾功能损害(GFR<30ml/min)患者、急性心肌梗死后心衰患者慎用。服用非洛地平可引起头昏和疲乏,驾驶和操作机械者应慎用。

【药物相互作用】①非洛地平为CYP3A4的底物。凡能抑制或诱导CYP3A4均能明显影响非洛地平的浓度。②细胞色素P-450诱导剂:卡马西平、苯妥英、苯巴比妥和利福平等P-450诱导剂能增加非洛地平的代谢。与卡马西平、苯妥英和苯巴比妥合用时非洛地平的AUC减小93%、C_{max}降低82%,应避免与CYP3A4诱导剂合用。③细胞色素P-450抑制剂:咪唑类抗真菌药(伊曲康唑),大环内酯类抗生素(红霉素)和HIV蛋白酶抑制剂为潜在的CYP3A4的抑制剂。与伊曲康唑合用,非洛地平的C_{max}升高8倍、AUC增加6倍。与红霉素合用,非洛地平的C_{max}和AUC均增加近2.5倍。应避免与CYP3A4抑制剂合用。④葡萄柚汁:葡萄柚汁可抑制CYP3A4。合用葡萄柚汁,非洛地平的C_{max}和AUC增加近2倍,考虑到不同品牌和产地的葡萄柚汁中抑制CYP3A4的主要成分变动和差异大,应避免与葡萄柚汁合用。

【制剂】片剂:每片5mg;10mg。缓释片:每片5mg。

乐卡地平[医保(乙)] Lercanidipine

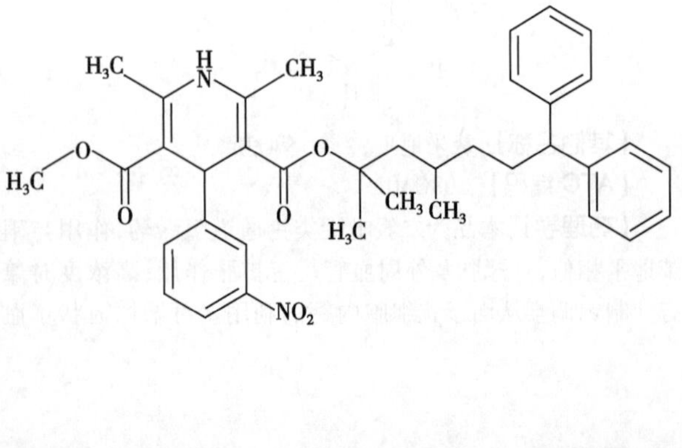

【其他名称】盐酸乐卡地平,再宁平,佩尔,Masnidipine,Zanidip。

【ATC编码】C08CA13

【药理学】脂溶性高,可以长时间地贮存于细胞膜的脂质层中,故起效慢、作用持久。对血管舒张的选择性高,对心脏抑制作用少。口服吸收完全,1.5~3小时后达血药峰浓度。经肝代谢,经肾以原形排出50%。$t_{1/2}$为2~5小时。

【适应证】口服制剂用于轻中度原发性高血压和老年收缩期高血压。注射剂用于:①手术时异常高血压的紧急处理;②高血压急症。

【用法和用量】口服,推荐剂量为每次10mg,每日1次,餐前15分钟口服。根据患者的个体反应可增至每次20mg。注射剂:用氯化钠注射液或5%葡萄糖注射液稀释为浓度0.01%~0.02%后使用。手术时异常高血压的紧急处理,以每分钟2~10μg/kg的剂量给药,根据血压调节滴速。高血压急症:以每分钟0.5~6μg/kg给药,根据血压调节滴速。

【不良反应】不良反应与硝苯地平类似,常见的是头痛、眩晕、外周水肿、心动过速、心悸和脸红。

【禁忌证】对本品过敏者,妊娠期和哺乳期妇女,左室流出道梗阻,不稳定型心绞痛,重度肝肾功能损害,心肌梗死1个月内,同时服用CYP3A4强抑制剂、环孢素或葡萄柚汁者禁用。

【注意】病窦综合征未安装起搏器的患者,轻中度肝肾功能不全者应慎用。用药期间避免饮酒或含酒精的饮料,能增强血管扩张作用,导致严重低血压。制剂中每片含有30mg乳糖,不宜用于乳糖酶缺乏或乳糖不耐受的患者。由于缺乏用药经验,18岁以下患者不宜服用。

【药物相互作用】乐卡地平禁止和伊曲康唑、利托那韦、红霉素等CYP3A4强抑制剂合用;不能与环孢素合用;用药期间不能饮用葡萄柚汁。

【制剂】片剂:每片10mg。注射剂:每支2mg(2ml);10mg(10ml)。

拉西地平[医保(乙)] Lacidipine

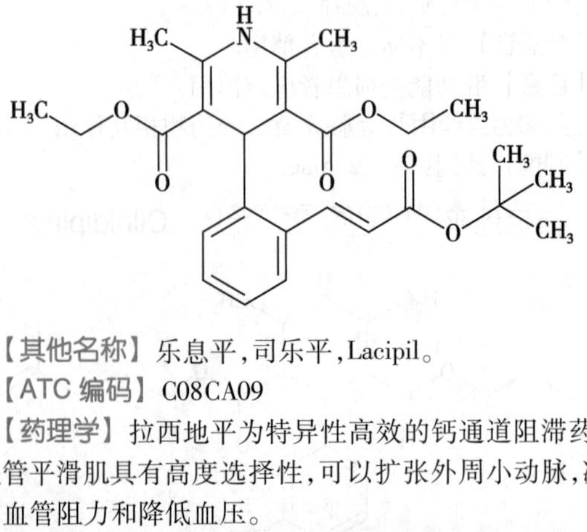

【其他名称】乐息平,司乐平,Lacipil。

【ATC编码】C08CA09

【药理学】拉西地平为特异性高效的钙通道阻滞药,对于血管平滑肌具有高度选择性,可以扩张外周小动脉,减少外周血管阻力和降低血压。

口服吸收迅速,但是吸收量较少,肝脏首关效应明显,生物利用度平均为10%。t_{max}为30~150分钟。主要代谢物无降压活性,吸收剂量的70%经粪便排泄,平均$t_{1/2}$为13~19小时。

【适应证】用于高血压治疗,单独使用或与其他抗高血压药物(β受体拮抗药、利尿药、ACEI等)合用。

【用法和用量】 初始剂量为2mg,每日1次,建议早上服用。根据患者的个体反应情况,可以调整至4~6mg,每日1次。剂量调整时间间隔不少于3~4周。

【不良反应】 常见头痛、头晕、心悸、心动过速、皮肤潮红、胃肠道不适、皮疹等。

【禁忌证】 对本品中任何成分过敏的患者禁用;禁用于严重主动脉瓣狭窄的病人。

【注意】 Q-T间期延长的患者,新近发生心肌梗死的患者,肝功能损伤的患者慎用。

【药物相互作用】 拉西地平经CYP3A4代谢,谨慎合用CYP3A4抑制剂和诱导剂。不能与葡萄柚汁合用。

【制剂】 片剂:每片4mg。

伊拉地平 Isradipine

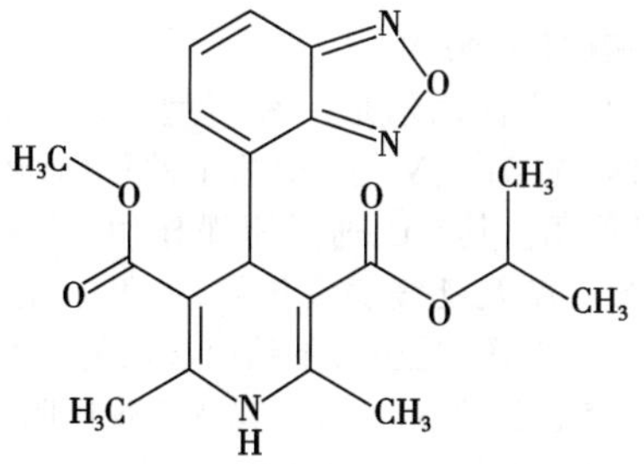

【其他名称】 易拉地平,导脉顺,PN-200-110,Comir,Prescal,Dynacirc。

【ATC编码】 C08CA03

【药理学】 为二氢吡啶类钙通道阻滞药,对血管的选择性高,能舒张外周血管、冠状血管和脑血管,对心脏的作用较小,仅抑制窦房结的自发活动。可使血压下降,生效较慢(2~4周),持续时间较久。口服后吸收良好,由于首关效应明显,生物利用率仅17%。口服t_{max}为2小时,在血浆中与蛋白的结合率为95%。在肝中代谢。$t_{1/2}$约为9小时。

【适应证】 用于高血压、冠心病、心绞痛和充血性心力衰竭。

【用法和用量】 口服,每次2.5mg,每日2次;必要时可将剂量递增至每次5mg,每日2次。

【不良反应】 其不良反应主要是由于血管舒张所致的头痛、眩晕、心悸、面部潮红等。偶见肝功能异常,且为时短暂。有时出现胃肠道不适等。

【注意】 ①主动脉狭窄、窦房结病综合征及低收缩压患者慎用。②用于心绞痛时,不宜突然停药。

【制剂】 片剂:每片2.5mg。缓释胶囊:每粒2.5mg;5mg。

贝尼地平[医保(乙)] Benidipine

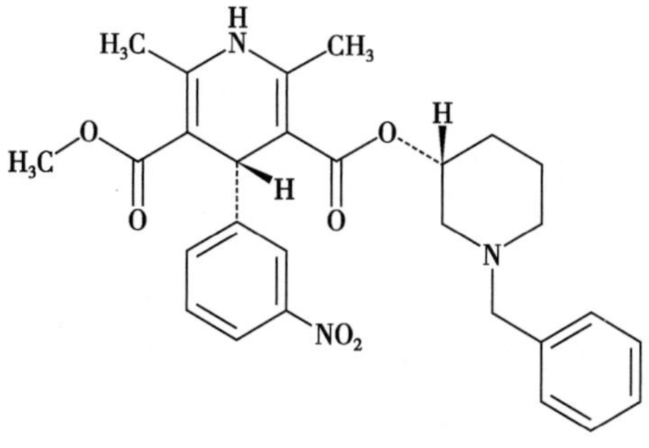

【其他名称】 盐酸贝尼地平,元治,可力洛,Coniel。

【ATC编码】 C08CA15

【药理学】 为二氢吡啶类钙通道阻滞药。可舒张血管,能降低血压和增加冠脉流量,作用比硝苯地平强。口服后吸收迅速,t_{max}约1小时。贝尼地平体内经肝CYP3A4代谢,$t_{1/2}$约2小时。给药48小时后尿中排泄物为总给药量的35%,粪便中排泄物为36%,给药后120小时内尿中排泄为36%,粪便中排泄约59%。

【适应证】 治疗原发性高血压和心绞痛。

【用法和用量】 口服,成人常用量为2~4mg,每日1次,早餐后服。根据患者的具体反应,可以增至每次8mg,每日1次。

【不良反应】 可见心悸、颜面潮红、头痛、头晕、便秘,偶见肝功损害,表现为转氨酶升高。

【禁忌证】 心源性休克患者、妊娠期妇女和未避孕而可能妊娠的育龄妇女禁用。

【注意事项】 严重肝功能不全患者慎用。老年患者慎用。哺乳期妇女不宜使用。

【药物相互作用】 合用伊曲康唑、葡萄柚汁和西咪替丁可能减慢贝尼地平的代谢,使血压过度降低;合用利福平可能减弱降压作用。合用地高辛可引起地高辛血药浓度升高,注意调整地高辛血药浓度。

【制剂】 片剂:每片4mg;10mg。

吗多明 Molsidomine

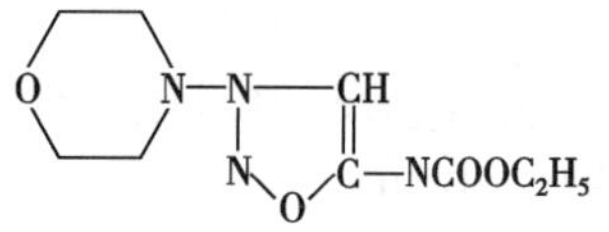

【其他名称】 脉导敏,吗导敏,脉心导敏,吗斯酮胺,Molsydomine,Motazomin,Molsidolat,Dilatcor。

【ATC编码】 C01DX12

【药理学】 可扩张血管平滑肌(特别是静脉和小静脉的平滑肌),使血压轻度下降,回心血量减少,心排血量降低,心脏工作负荷减轻,心肌氧耗减少。此外尚能扩张冠状动脉,促进侧支循环,改善缺血心肌部位的血液分布,作用迅速而持久。

【适应证】 可用于防治心绞痛的发作。

【用法和用量】 口服:一次1~2mg,一日2~3次。舌下:一次2mg。喷雾吸入:每揿吸1~2次(相当于本品0.2~0.4mg),每日次数酌定。

【不良反应】 一般不良反应可有头痛、面部潮红、眩晕等,停药后可自行消失。

【禁忌证】 低血压、青光眼患者禁用。

【制剂】 片剂:每片1mg;2mg。气雾剂:每瓶含42mg(可揿吸200次左右)。

普尼拉明 Prenylamine

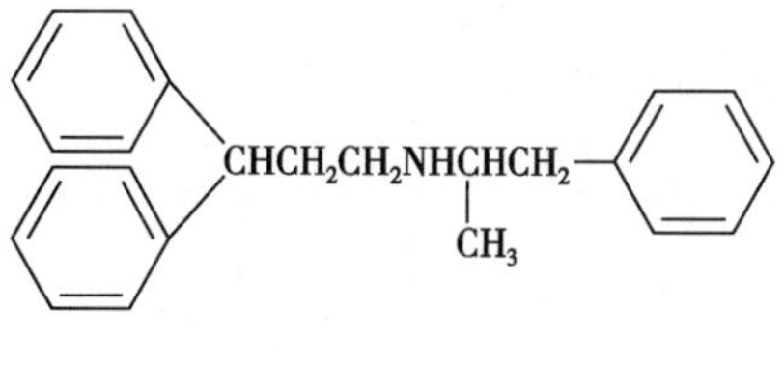

【其他名称】心可定，双苯丙胺，Segontin。

【ATC 编码】C01DX02

【性状】常用其乳酸盐，为白色结晶性粉末，无臭，味苦麻。易溶于水。熔点 140～142℃。

【药理学】为钙通道阻滞药，除具有阻滞 Ca^{2+} 内流作用外，尚具有抑制磷酸二酯酶和抗交感神经作用。降低心肌收缩力和松弛血管平滑肌，增加冠脉流量，同时能降低心肌氧耗量。另据报告尚有促进侧支循环的作用。

【适应证】用于心绞痛的防治。又能抑制心室的传导和减弱心肌收缩力，对期前收缩和室性心动过速有一定效果。

【用法和用量】一次 15～30mg，每日 3 次。症状减轻后，每次 15mg，每日 2～3 次。

【不良反应】服后有的患者产生食欲缺乏、皮疹、疲劳感等，减量后可逐渐消失。

【禁忌证】肝功能异常、心力衰竭、高度房室传导阻滞患者禁用。

【制剂】片剂：每片 15mg。

哌克昔林 Perhexiline

(piperidine)—CH_2CH(phenyl)₂

【其他名称】双环己哌啶，沛心达，心舒宁，Pexid。

【ATC 编码】C08EX02

【性状】常用其马来酸盐，为白色结晶性粉末，无臭，无味，熔点 192～195℃。不溶于水、乙醇、丙酮，略溶于苯，溶于三氯甲烷。

【药理学】为钙通道阻滞药，具有抑制 Ca^{2+} 内流作用，能舒张血管平滑肌，明显扩张冠状动脉，增加冠脉血流量，对心绞痛效果较好。但由于其不良反应较多（周围神经炎、颅内压升高、肝功能障碍），限制了它作为首选抗心绞痛药。同时本品能减慢心率，减轻左心室负荷，从而可降低心肌氧耗量。

【适应证】用于治疗心绞痛有较好疗效。用于室性心律失常亦有效，对室上性心律失常疗效较差；对其他抗心律失常药无效的患者，本品往往能奏效。

【用法和用量】口服，开始每次 100mg，每日 2 次，以后渐增至每日 300～400mg，最大量每日 600mg。

【不良反应】常见不良反应有眩晕、头痛、恶心、呕吐、食欲缺乏等。少数有无力、步态不稳、精神错乱、嗜睡或失眠、肝功能障碍、周围神经炎、颅内压升高等。

【制剂】片（胶囊）剂：每片（粒）50mg。

苄普地尔 Bepridil

$(CH_3)_2CHCH_2—OCH_2—CHCH_2N(C_6H_5)CH_2C_6H_5$（CH 上连吡咯烷 N）

【其他名称】盐酸苄普地尔，苄丙洛，双苯吡乙胺，Cordium，Angopril。

【ATC 编码】C08EA02

【药理学】苄普地尔是一种新型、长效钙通道阻滞药。它具有阻滞 Ca^{2+}、Na^+ 及 K^+ 通道的作用，还具有抑制钙调蛋白的作用。其 Ca^{2+} 通道阻滞作用，可降低窦房结自律性，减慢心率及延缓房室传导，能舒张血管平滑肌，能使血压下降，但作用温和，不致引起反射性交感神经兴奋。它还可使冠脉流量增加。其 Na^+ 通道阻滞作用，可抑制心室自律组织的异常自律性，可阻滞心肌缺血诱发的心律失常。其 K^+ 外流阻滞作用可使动作电位时间延长、Q-T 间期延长，心室有效不应期/动作电位时间比值延长，这一作用同第Ⅲ类抗心律失常药物相似，故可发挥Ⅰ、Ⅲ、Ⅳ类抗心律失常药物的作用。其抑制钙调蛋白的作用也与血管舒张及抗心律失常有关。此外，本品尚具良好的抗心肌缺血作用，这与它可增加心肌氧供和减少心肌氧耗有关。

口服后吸收良好，t_{max} 为 1～6 小时。与血浆蛋白结合率约 99%。有首关效应，生物利用度约 60%。$t_{1/2}$ 约 50 小时，经肝代谢，部分代谢产物具有药理活性。

【适应证】用于治疗心绞痛、各种心律失常、高血压。

【用法和用量】口服：一日 1 次，每次 150～450mg。静脉注射：每次 2～4mg/kg。

【不良反应】不良反应较轻，常见的有胃肠道症状（恶心、腹泻）及神经系统症状（虚弱、紧张、眩晕等）。

【制剂】片剂：每片 50mg；100mg。注射液：每支 100mg（2ml）。

（林 阳）

第 30 章 治疗慢性心功能不全的药物

心力衰竭(简称心衰)是一种进展性、恶化性临床综合征,其 5 年死亡率与乳腺癌、大肠癌等恶性肿瘤相仿,5 年病死率达 80% ~90%,成为当今心血管疾病的最后战场,威胁人类健康,也成为日益严重的社会问题。人们对于心衰病理生理机制的认识从最初的“水钠潴留”模式,到“血流动力学异常”模式,再到“神经内分泌异常激活”模式。而心衰的治疗也经历了从最初单纯的“强心”“利尿”到“扩血管”改善血流动力学,到现在以神经内分泌治疗为主,延缓心肌重构,开创了心衰生物学治疗的新纪元。

心衰初期的治疗采用“强心”和“利尿”。使用噻嗪类利尿剂和袢利尿剂应用于临床,消除水钠潴留成为心衰治疗的主要和必不可少的举措。同时洋地黄类强心药也广泛使用,但是后期发现未能降低心衰患者的病死率。地高辛采用维持剂量法后,不良反应发生率显著降低,临床应用较安全。然而,后续的一系列的临床研究并未证实有降低病死率和改善预后的作用,但可以降低因心衰导致的再住院率(DIG 试验)因此仍然被《中国心力衰竭诊断和治疗指南 2014》(以下简称《心衰指南》)推荐(Ⅱa 类 B 级)。氨力农等其他正性肌力药物用于 NYHAⅢ ~Ⅳ级心衰患者的长期治疗时其病死率反而比安慰剂组增加,长期(6 个月以上)应用正性肌力药(除地高辛外)治疗慢性心衰并无益处。血管扩张剂如肼屈嗪、硝酸酯类和钙拮抗剂(CCB)等短期应用可减轻心衰症状,但长期预后未见明显改善。

20 世纪 80 年代中期以来开启神经内分泌治疗的新理念。心衰发生和发展的主要机制是心肌重构。心肌重构驱动力来自神经内分泌系统和细胞因子,尤其是 RAAS 和交感神经系统的过度激活。此种激活在初期只是一种病理生理学的代偿机制,能增强受损心脏的心肌收缩力,改善心脏功能,但长期持续的过度激活则会导致心肌重构和心衰。血管紧张素转化酶抑制剂(ACEI)和血管紧张素Ⅱ受体拮抗剂(ARB)这两类药物不仅降低心衰患者的病死率,还能延缓和逆转心肌重构。因此《心衰指南》推荐所有 LVEF 下降的心衰患者必须且终身使用 ACEI,除非有禁忌证或不能耐受(Ⅰ类,A 级)。推荐 ARB 用于不能耐受 ACEI 的患者(Ⅰ类,A 级)。螺内酯等盐皮质激素受体拮抗剂(MRA)能改善水钠潴留,抑制心肌纤维化和心肌重构等。在应用利尿剂、ACEI 和 β 受体拮抗药的基础上能进一步使心血管疾病病死率降低。《心衰指南》推荐 MRA 的适应证:LVEF≤35%、NYHAⅡ ~Ⅳ级的患者;已使用 ACEI 或 ARB 和 β 受体拮抗药治疗,仍持续有症状的患者(Ⅰ类,A 级);AMI 后、LVEF≤40%,有心衰症状或既往有糖尿病史者(Ⅰ类,B 级)。β 受体拮抗药对心衰影响的研究取得了重大突破。3 个经典的、针对慢性收缩性心衰的大型临床试验(CIBIS-Ⅱ、MERIT-HF 和 COPERNICUS)分别应用选择性 β_1受体拮抗药比索洛尔、琥珀酸美托洛尔和非选择性 β_1/β_2、α 受体拮抗药卡维地洛,病死率相对危险分别降低 34%、34% 和 35%,同时降低心衰再住院率 28% ~36%,降幅显著高于 ACEI、ARB 或醛固酮拮抗剂。《心衰指南》认为是降低心衰患者病死率最有效的药物(Ⅰ类,A/B 级),并把 ACEI(或 ARB)、β 受体拮抗药和醛固酮拮抗剂称为心衰治疗的“金三角”。

2010—2015 年新的药物带来心衰治疗新理念。伊伐布雷定是一种单纯降低心率的药物,最早被欧盟批准用于冠心病心绞痛治疗。2015 年美国 FDA 和中国 CFDA 分别批准其上市。《心衰指南》肯定了伊伐布雷定的疗效（Ⅱa类，B级），并将其推荐用于“金三角”方案后仍有明显症状，且窦性心率≥70次/min的患者。

沙库巴曲缬沙坦是RAAS系统和啡肽酶（NEP）抑制剂（ARNI），升高B型利钠肽（BNP）水平，发挥扩张血管、利尿排钠、阻断RAAS、抑制交感神经系统、抑制心肌细胞肥大增殖等作用。欧洲《2016年ESC急性与慢性心力衰竭诊断与治疗指南》建议，经过ACEI、β受体拮抗药与MRA最佳治疗后仍有症状的HFrEF患者，推荐应用ARNI替代ACEI以进一步降低因心衰住院和死亡风险（Ⅰ类推荐，B级证据）。美国《2016年ACC/AHA/HFSA心衰新型药物治疗指南更新》直接将ARNI提升到与ACEI、ARB并列的地位，指出可采用ACEI（A级证据）或ARB（A级证据）或ARNI（B-R级证据）联用β受体拮抗药及MRA的治疗方案，治疗部分慢性HFrEF患者以降低患病率和死亡率（Ⅰ类推荐）。

其他药物如阿利吉仑是非肽类直接肾素抑制剂。继ASTRONAUT和ALTITUDE研究之后，新近发布的AT-MOSPHERE研究再次显示阿利吉仑在心衰治疗中的阴性结果。在依那普利的基础上加用阿利吉仑并不能使慢性HFrEF患者获益，反而增加高钾血症、低血压、肾功能衰竭的不良反应，阿利吉仑也不能作为依那普利的替代药。《心衰指南》尤其不推荐在伴糖尿病患者中使用。

左西孟旦是一种钙增敏剂，属于新型正性肌力药，左西孟旦治疗心力衰竭患者似乎有改善血流动力学、提高心衰参数、降低总死亡率，但心血管不良事件的风险增加。

奈西利肽是美国FDA批准的重组人脑利钠肽（rh-BNP），有利钠、利尿和扩血管作用，可明显改善血流动力学。FUSION-Ⅰ研究初步表明，奈西利肽能改善慢性失代偿性心衰患者的症状和血流动力学状态，但随后的FUSION-Ⅱ研究采用奈西利肽序贯疗法治疗慢性失代偿性心衰，却得出了中性的结果，提示rh-BNP的序贯疗法可能不适合慢性心衰患者。

本章主要介绍强心药物和治疗心衰的新型药物沙库巴曲缬沙坦、托伐普坦、伊伐布雷定和左西孟旦。其他重要的治疗药物如ACEI、ARB、β受体拮抗剂、MRI（螺内酯）和利尿药请参阅相关章节。

洋地黄毒苷　Digitoxin

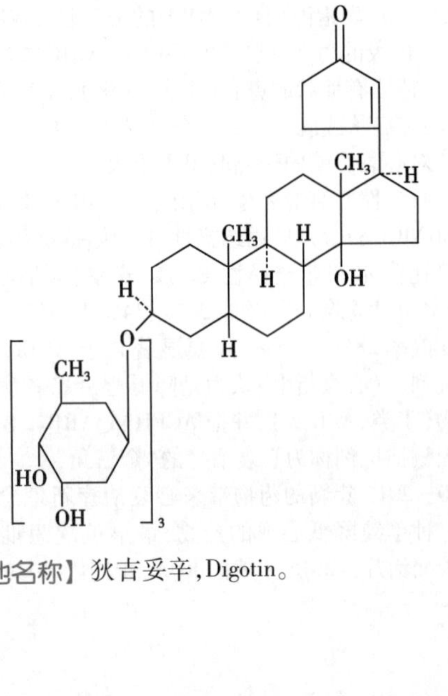

【其他名称】狄吉妥辛，Digotin。

【ATC编码】C01AA04

【性状】为白色或类白色的结晶粉末；无臭。熔点256～257℃。在三氯甲烷中略溶，在乙醇或乙醚中微溶，在水中不溶。

【药理学】为洋地黄的提纯制剂。洋地黄及所含苷类能选择地直接作用于心脏，治疗剂量时可增强心肌收缩力、减慢心率、抑制心脏传导系统，使心搏出量和心排血量增加，改善肺循环及体循环，从而慢性心功能不全时的各种临床表现（如呼吸困难及水肿等）得以减轻或消失。中毒剂量时则因抑制心脏的传导系统和兴奋异位节律点而发生各种心律失常的中毒症状。

口服几乎能完全吸收，经2～4小时起效，8～12小时达最大效应，作用维持2～3周。静脉注射经0.5小时见效，4～8小时达最大效应。由于有较大蓄积作用，可能引起洋地黄中毒。

【适应证】用于慢性心功能不全患者长期服用。

【用法和用量】首选口服，不宜口服者可以肌内或静脉注射。全效量：成人0.7～1.2mg；于48～72小时内分次服用。小儿2岁以下0.03～0.04mg/kg，2岁以上0.02～0.03mg/kg。维持量：成人每日0.05～0.1mg；小儿为全效量的1/10，每日1次。

【不良反应】①常见的反应包括：出现新的心律失常、食欲不佳或恶心、呕吐（刺激延髓中枢）、下腹痛、异常的无力软弱（电解质失调）。②少见的反应包括：视力模糊或“黄视”（中毒症状）、腹泻（电解质平衡失调）、中枢神经系统反应如精神抑郁或错乱。③罕见的反应包括：嗜睡、头痛、皮疹、荨麻疹（过敏反应）。④洋地黄中毒表现中促心律失常最重要，最常见者为室性期前收缩，约占心脏反应的33%。其次为房室传导阻滞，阵发性或非阵发性交界性心动过速，阵发性房性心动过速伴房室传导阻滞，室性心动过速，窦性停搏、心室颤动等。儿童心律失常比其他反应多见，但室性心律失常比成人少见。新生儿可有P-R间期延长。

【禁忌证】本品禁用于：①对任何强心苷制剂中毒者；②室性心动过速、心室颤动患者；③梗阻型肥厚型心肌病（若伴收缩功能不全或心房颤动仍可考虑）患者；④预激综合征伴心房颤动或扑动者。

【注意】（1）洋地黄苷类排泄缓慢，易于蓄积中毒，故用药前应详细询问服药史，原则上两周内未用过慢效洋地黄苷者，才能按常规给予，否则应按具体情况调整用量。

（2）强心苷治疗量和中毒量之间相差很小，每个患者对其耐受性和消除速度又有很大差异，而所列各种剂量大都是平均剂量，故需根据病情、制剂、疗效及其他因素来摸索不同患者的最佳剂量。

（3）强心苷中毒，一般有恶心、呕吐、畏食、头痛、眩晕等，首先应鉴别是由于心功能不全加重，还是强心苷过量所致，因前者需加量，后者则宜停药。

如中毒一旦确诊，必须立即停药，并根据具体情况应用下列药物：①轻者，口服氯化钾，每次1g，一日3次；若病情紧急，如出现精神失常及严重心律失常，则用1.5～3g氯化钾，溶于5%葡萄糖500ml中，缓慢静脉滴注；同时也需补充镁盐，可使用硫酸镁或L-天门冬氨酸钾镁。但肾功能不全、高钾血症或重症房室传导阻滞者不宜用钾盐。②强心苷引起的房室传导阻滞、窦性心动过缓、窦性停搏等，可静脉注射阿托品1～5mg,2～3小时重复1次。③洋地黄苷引起的室性心律失常,以用苯妥英钠效果较好。对紧急病例,一般先静脉滴注250mg,然后再根据病情继续静脉滴注100mg或肌内注射100mg,此后可改口服,每日400mg分次服用。对非紧急病例,仅口服给药即可。利多卡因亦可用于洋地黄苷引起的室性心律失常和心室颤动。④用药期间忌用钙注射剂。

【药物相互作用】①与两性霉素B、皮质激素或排钾利尿剂如布美他尼、依他尼酸等合用时,可引起低血钾而致洋地黄中毒。②与制酸药(尤其三硅酸镁)或止泻吸附药如白陶土与果胶、考来烯胺和其他阴离子交换树脂、柳氮磺吡啶或新霉素同用时,可抑制洋地黄强心苷吸收而导致强心苷作用减弱。③与抗心律失常药、钙盐注射剂、可卡因、泮库溴铵、萝芙木碱、琥珀胆碱或拟肾上腺素类药同用时,可因作用相加而导致心律失常。④β受体拮抗剂与本品同用可导致房室传导阻滞而发生严重心动过缓,但并不排除用于单用洋地黄不能控制心室率的室上性快速心律。⑤与奎尼丁同用,可使本品血药浓度提高一倍,甚至达到中毒浓度,提高程度与奎尼丁用量相关,合用后即使停用地高辛,其血药浓度仍继续上升,这是奎尼丁从组织结合处置换出地高辛,减少其分布容积之故,一般两药合用时应酌减地高辛用量。⑥与维拉帕米、地尔硫䓬或胺碘酮同用,由于降低肾及全身对地高辛的清除率而提高其血药浓度,可引起严重心动过缓。⑦血管紧张素转换酶抑制剂及其受体拮抗剂、螺内酯,均可使本品血药浓度增高。⑧吲哚美辛可减少本品的肾清除,使本品半衰期延长,有洋地黄中毒危险,需监测血药浓度及心电图。⑨洋地黄化时静脉用硫酸镁应极端谨慎,尤其是也静脉注射钙盐时,可发生心脏传导变化和阻滞。⑩红霉素由于改变胃肠道菌群,可增加本品在胃肠道吸收。而甲氧氯普胺因促进肠运动而减少地高辛的生物利用度约25%。溴丙胺太林因抑制肠蠕动而提高地高辛生物利用度约25%。

【制剂】片剂:每片0.1mg。注射剂:每支0.2mg(1ml)。

地高辛[药典(二);基;医保(甲、乙)] Digoxin

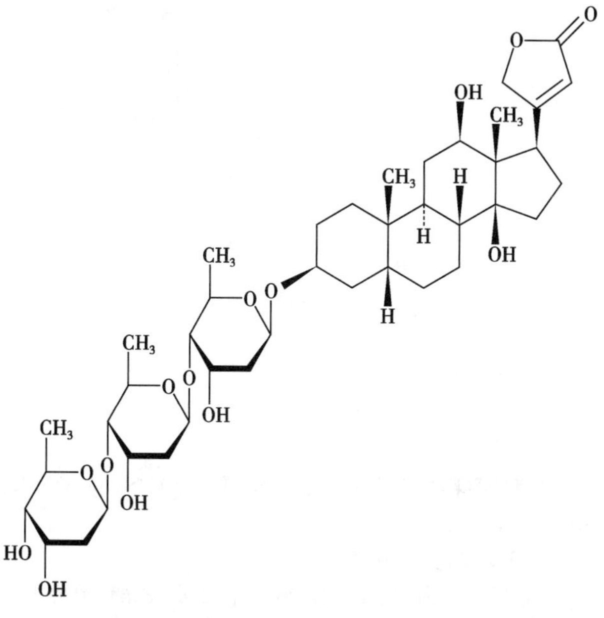

【其他名称】狄戈辛,Lanoxin。

【ATC编码】C01AA05

【性状】为白色结晶或结晶性粉末;无臭,味苦。熔点235～245℃(分解)。在吡啶中易溶,在稀醇中微溶,在三氯甲烷中极微溶解,在水或乙醚中不溶。

【药理学】为由毛花洋地黄中提纯制得的中效强心苷,作用可参阅洋地黄毒苷,其特点是排泄较快而蓄积性较小,临床使用比洋地黄毒苷安全。

口服吸收不完全,也不规则,生物利用度约为75%～88%。吸收率约50%～70%,起效时间为1～2小时,最大作用3～6小时,作用维持的时间4～7天。静脉注射经10～30分钟生效,2～4小时达最大效应,3～6天后作用消失。地高辛从尿中排出主要为原形物,少量为代谢物。

【适应证】用于各种急性和慢性心功能不全以及室上性心动过速、心房颤动和扑动等。通常口服,对严重心力衰竭患者则采用静脉注射。

【用法和用量】全效量:成人口服1～1.5mg;于24小时内分次服用。小儿2岁以下0.06～0.08mg/kg,2岁以上0.04～0.06mg/kg。不宜口服者亦可静脉注射,临用前,以10%或25%葡萄糖注射液稀释后应用,常用量静脉注射一次0.25～0.5mg;极量,一次1mg。维持量:成人每日0.125～0.5mg,分1～2次服用;小儿为全效量的1/4。有通过研究证明,地高辛逐日给予一定剂量,经6～7天也能在体内达到稳定的浓度而发挥全效作用,因此,病情不急而又易中毒者,开始不必给予全效量,可逐日按5.5μg/kg给药,也能获得满意的疗效,并能减少中毒发生率。

【不良反应】【禁忌证】【注意】【药物相互作用】参阅洋地黄毒苷。

【制剂】片剂:每片0.25mg。注射剂:每支0.5mg(2ml)。

甲地高辛[药典(二)] Metildigoxin

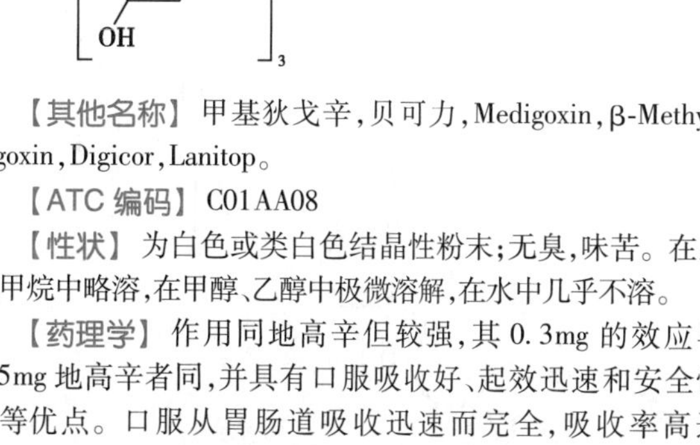

【其他名称】甲基狄戈辛,贝可力,Medigoxin,β-Methyldigoxin,Digicor,Lanitop。

【ATC编码】C01AA08

【性状】为白色或类白色结晶性粉末;无臭,味苦。在三氯甲烷中略溶,在甲醇、乙醇中极微溶解,在水中几乎不溶。

【药理学】作用同地高辛但较强,其0.3mg的效应与0.5mg地高辛者同,并具有口服吸收好、起效迅速和安全性高等优点。口服从胃肠道吸收迅速而完全,吸收率高达91%～95%,且吸收规则。服后10～20分钟生效,t_{max}为30～40分钟,约1小时达最大效应;静脉注射经1～2分钟生效。作用完全消失时间为6天。其排泄速度也较地高辛快,大部分以原形和代谢物于7天内从尿中排出。

【适应证】用于急性和慢性心力衰竭。

【用法和用量】口服或静脉注射:一次 0.1～0.2mg,一日 2～3 次,2～3 天后改用维持量。维持量:口服,一次 0.05～0.1mg,一日 2 次;静脉注射每日 0.2～0.3mg。

【不良反应】一般无明显不良反应,个别有恶心、呕吐、头昏等。肝、肾功能不全者慎用。

【禁忌证】【药物相互作用】参阅洋地黄毒苷。

【制剂】片剂:每片 0.1mg。注射剂:每支 0.2mg(2ml)。

毛花苷 C[医保(甲)] Lanatoside C

【其他名称】毛花洋地黄苷,西地兰,Cedilanid,Digilanid C。

【ATC 编码】C01AA06

【性状】为白色结晶性粉末,有吸湿性,无臭,熔点 240℃(分解)。不溶于水,略溶于乙醇,易溶于甲醇、二氧六环、吡啶。

【药理学】由毛花洋地黄中提出的一种速效强心苷,作用同地高辛,但其较地高辛快,但比毒毛花苷 K 稍慢。口服经 2 小时见效,作用维持 3～6 天;静脉注射开始作用为 5～30 分钟,作用维持 2～4 天。由于排泄较快,蓄积性较小。

【适应证】用于急性和慢性心力衰竭。

【用法和用量】缓慢全效量:口服,每次 0.5mg,每日 4 次。维持量:一般为每日 1mg,分 2 次服。静脉注射:成人常用量,全效量 1～1.2mg,首次剂量 0.4～0.6mg;2～4 小时后可再给予 0.2～0.4mg,用葡萄糖注射液稀释后缓慢注射。

儿童:《中国国家处方集·化学药品与生物制品卷·儿童版》推荐:每日负荷剂量按下列剂量分 3 次或每 6～8 小时给予:新生儿 0.02mg/kg;1 个月～2 岁 0.04mg/kg;2～5 岁 0.03mg/kg。儿童最大剂量:首剂不超过 0.4～0.6mg,用 5% 葡萄糖注射液稀释后缓慢注射,必要时可 2～4 小时后再给 0.2mg。起效后可改口服洋地黄制剂。

【不良反应】【注意】【禁忌证】【药物相互作用】参阅洋地黄毒苷。

【制剂】片剂:每片 0.5mg。注射剂:每支 0.4mg(2ml)。

去乙酰毛花苷[药典(二);基;医保(甲)] Deslanoside

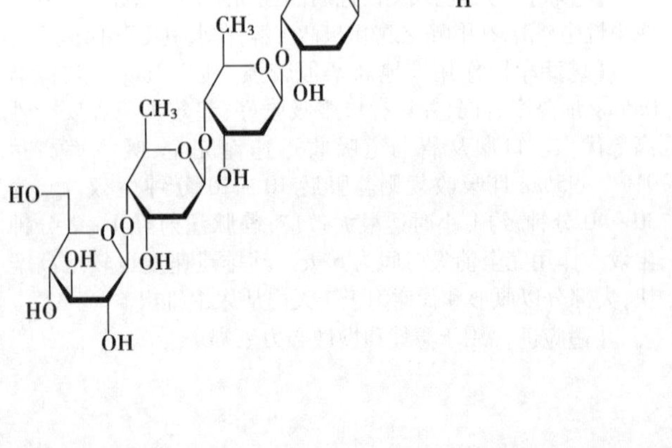

【其他名称】毛花强心丙,西地兰 D,Cedilanid D,Deacetyldigilanid C。

【ATC 编码】C01AA07

【性状】为白色结晶性粉末;无臭,味苦;有引湿性。在甲醇中微溶,在乙醇中极微溶解,在水或三氯甲烷中几乎不溶。

【药理学】为毛花苷 C 的脱乙酰基衍生物,其药理性质与毛花苷 C 相同,但比较稳定,作用迅速,常以注射给药用于快速饱和,继后用其他慢速、中速类强心苷作维持治疗。静脉注射经 5～30 分钟生效,1～2 小时达最大效应,$t_{1/2}$ 33 小时。3～6 日作用完全消失。

【适应证】用于急性心力衰竭及心房颤动、心房扑动等。

【用法和用量】静脉注射每次 0.4～0.8mg,用葡萄糖注射液稀释后缓慢注射。全效量 1～1.6mg,于 24 小时内分次注射。

儿童:《中国国家处方集·化学药品与生物制品卷·儿童版》推荐:按下列剂量分 2～3 次或间隔 3～4 小时给予:早产儿和足月新生儿或肾功能减退、心肌炎患儿,一日 0.022mg/kg;2 个月～3 岁,一日 0.025mg/kg。静脉注射获得满意疗效后,可改用地高辛常用维持量。儿童最大初始剂量应不超过 0.4～0.6mg,以后每 2～6 小时可再给 0.2～0.4mg,一日总量 1～1.6mg。

【不良反应】可有恶心、呕吐、食欲缺乏、头痛、心动过缓等。

【注意】①禁与钙注射剂合用。②严重心肌损害及肾功能不全者慎用。

【制剂】注射剂:每支 0.2mg(1ml);0.4mg(2ml)。

毒毛花苷 K[医保(甲)] Strophanthin K

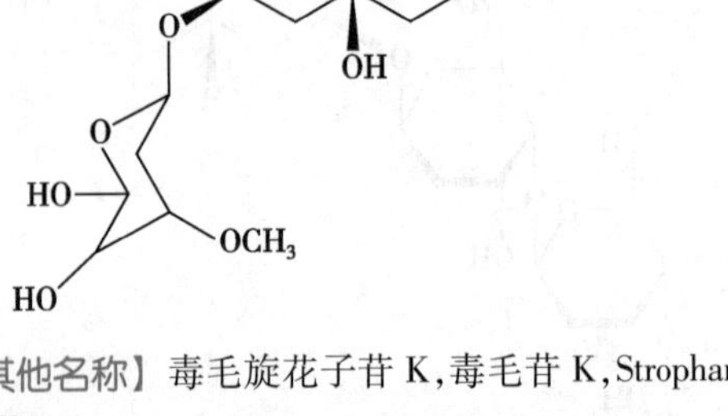

【其他名称】毒毛旋花子苷 K,毒毛苷 K,Strophantin K,Strofan-K。

【ATC 编码】C01AC01

【性状】为白色或淡黄色粉末,溶于水、乙醇,微溶于三氯甲烷,不溶于乙醚。在碱性溶液中易分解。

【药理学】本品系由夹竹桃科植物绿毒毛旋花(*Stro-*

phanthus Kombe)的种子中提取出的各种苷的混合物。为常用的速效强心苷，口服不易吸收，吸收不规则；静脉注射作用较毛花苷C、地高辛快，排泄亦快，蓄积作用小。静脉注射经5～15分钟生效，1～2小时达最大效应，作用维持1～4天。

【适应证】用于急性心力衰竭。动脉硬化性心脏病患者发生心力衰竭时，如心率不快，可选用本品。

【用法和用量】静脉注射。成人首剂0.125～0.25mg，加入等渗葡萄糖液20～40ml内缓慢注入(时间不少于5分钟)，1～2小时后重复1次，总量每天0.25～0.5mg。病情转好后，可改用洋地黄苷口服制剂，给予适当的全效量。

儿童：《中国国家处方集·化学药品与生物制品卷·儿童版》推荐：常用量，一日按体重0.007～0.01mg/kg或体表面积0.3mg/m^2，首剂给予一半剂量，其余分成几等份，间隔0.5～2小时给予。儿童最大剂量不超过0.125～0.25mg，加入5%葡萄糖注射液后缓慢注入，时间不少于5分钟。按需要可2小时后重复一次0.125～0.25mg，总剂量一日0.25～0.5mg。病情好转后可改用洋地黄口服制剂。

【注意】①近1～2周内用过洋地黄制剂者，不宜应用，以免中毒危险。②不宜与碱性溶液配伍。其余见洋地黄。

【制剂】注射剂：每支0.25mg(1ml)。

氨力农[药典(二)]　Amrinone

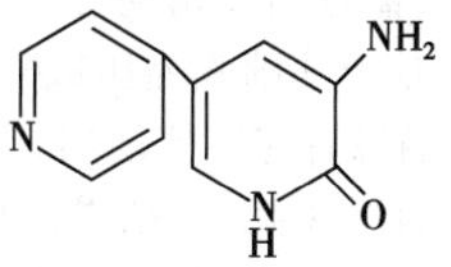

【其他名称】氨双吡酮，氨吡酮，氨利酮，Inocor，Wincoram。

【ATC编码】C01CE01

【药理学】是一种新型的非苷、非儿茶酚胺类强心药，口服和静脉注射均有效，兼有正性肌力作用和血管扩张作用，能增加心肌收缩力，增加心排血量，降低心脏前、后负荷，降低左心室充盈压，改善左心室功能，增加心脏指数，但对平均动脉压和心率无明显影响，一般不引起心律失常。尚可使房室结传导功能增强，故对伴有室内传导阻滞的患者较安全。其作用机制不同于洋地黄类和儿茶酚胺类，主要是通过抑制磷酸二酯酶Ⅲ和增加环磷酸腺苷(cAMP)的浓度，使细胞内钙浓度增高，从而增强心肌的收缩力；血管舒张作用可能是直接松弛血管平滑肌的结果。口服后1小时起效，1～3小时达最大效应，作用维持4～6小时。静脉注射2分钟内生效，10分钟作用达高峰，$t_{1/2}$为5～30分钟，作用持续1～1.5小时。口服量的10%～40%在24小时内以原形从尿中排泄。

【适应证】用于对洋地黄、利尿药、血管舒张药治疗无效或效果欠佳的各种原因引起的急性、慢性顽固性充血性心力衰竭的短期治疗。

【用法和用量】静脉注射负荷量0.75mg/kg，2～3分钟缓慢静注，继之以每分钟5～10μg/kg维持静脉滴注，单次剂量最大不超过2.5mg/kg。每日最大量<10mg/kg。疗程不超过2周。应用期间不增加洋地黄的毒性，不增加心肌耗氧量，未见对缺血性心脏病增加心肌缺血的征象，故不必停用洋地黄、利尿药及血管舒张药。

【不良反应】少数有轻微胃肠道反应，如食欲减退、恶心、呕吐等。亦可有心律失常，低血压等心血管反应。大剂量长期应用时可有血小板减少，常于用药后2～4周出现，但减量或停药后即好转。亦可有肝损害等。其他包括头痛、发热、胸痛、过敏反应等。长期口服由于副作用大，甚至可导致死亡率增加，已不再应用。现只限用于对其他治疗无效的心力衰竭短期静脉制剂应用。

【禁忌证】严重低血压、室性心律失常及室上性心动过速、严重肾功能不全者禁用。

【注意】①严重的主动脉瓣或肺动脉瓣狭窄患者、急性心肌梗死或其他急性缺血性心脏病者、妊娠期妇女、哺乳期妇女慎用。②用药期间应监测血压、心率、心律、血小板计数和肝肾功能。保持水、电解质平衡。③本品不能用含右旋糖酐或葡萄糖的溶液稀释；静脉注射液用生理盐水稀释成1～3mg/ml；不能与呋塞米合并输注。

【药物相互作用】①与丙吡胺同用可导致血压过低。②与硝酸异山梨酯合用有相加效应。

【制剂】注射剂：每支50mg(2ml)；100mg(2ml)。

米力农[医保(乙)]　Milrinone

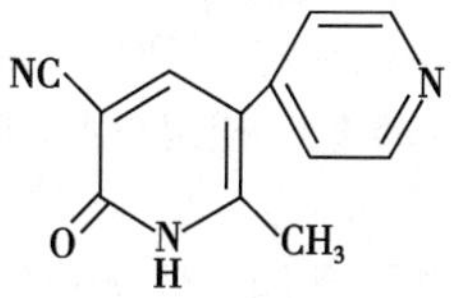

【其他名称】甲氰吡酮，米利酮，Corotrope，Primacor，WIN47203。

【ATC编码】C01CE02

【药理学】为氨力农的同系物，兼有正性肌力作用和血管扩张作用，但其作用较强，为氨力农的10～30倍，且无减少血小板的不良反应，耐受性较好。静脉注射给药5～15分钟生效，$t_{1/2}$为2～3小时。

静脉滴注对急、慢性充血性心力衰竭疗效满意，其增加心脏指数优于氨力农，对动脉压和心率无明显影响。

【适应证】同氨力农。

【用法和用量】静脉滴注。成人，每分钟12.5～75μg/kg。一般开始10分钟以50μg/kg，然后以每分钟0.375～0.75μg/kg维持。每天最大剂量不超过1.13mg/kg。

儿童：《中国国家处方集·化学药品与生物制品卷·儿童版》推荐：负荷量25～75μg/kg，缓慢静脉注射。以后按每分钟0.25～0.5μg/kg速度维持2～3天，疗程应小于2周。

【不良反应】【禁忌证】【注意】【药物相互作用】参阅氨力农。

【制剂】注射剂：每支 10mg(10ml)。

奈西立肽 Nesiritide

```
Met-Lys-Pro-Ser
 |
Val
 |
Gln
 |
Gly-Ser-Gly-Cys-Phe-Gly-Arg-Lys-Met-Asp-Arg-Ile
               |                               |
               |                              Ser
               |                               |
               |                              Ser
               |                               |
His-Arg-Arg-Leu-Val-Lys-Cys-Gly-Leu-Gly-Ser-Ser
```

【ATC 编码】C01DX19

【药理学】是重组人脑利钠肽(rh-BNP)，与利钠肽 A 型和 B 型受体结合，触发细胞内第二信使环鸟苷酸激活，导致细胞内 Ca^{2+}浓度降低，使平滑肌松弛，有利钠、利尿和扩血管作用，可使肺嵌压下降，改善血流动力学，减少水钠潴留，改善急、慢性失代偿性心衰患者的症状和血流动力学状态。奈西立肽静脉滴注或静脉推后 3～6 小时即可达到最大的血流动力学效应。在体内被代谢，从肾脏排出，$t_{1/2}$为 18 分钟。

【适应证】适用于急、慢性心力衰竭。由于静脉使用起效快，更适用于急性心力衰竭。

【用法和用量】首剂 1.5～2μg/kg，一次静脉推注，再以 0.0075～0.01μg/(kg·min)速度静脉滴注。可每 3 小时增加 0.005μg/(kg·min)，增加最多不超过 0.03μg/(kg·min)。一般静脉滴注时间不超过 48 小时。

【不良反应】不良反应少而轻微。常见不良反应为胸痛、低血压、恶心、腹痛、头痛。最明显的副作用是剂量依赖性的低血压(11%～35%)。应用奈西立肽治疗后血浆肌酐会稍增高。

【禁忌证】低血压、瓣膜狭窄、肥厚梗阻型心肌病、限制型心肌病、缩窄性心包炎、心包填塞等禁用。

【注意】①用药期间须密切监测血压。②妊娠期和哺乳期妇女慎用。③不能与肝素、胰岛素、依他尼酸钠、布美他尼、依那普利拉、肼屈嗪和呋塞米使用同一个静脉通道。

【制剂】注射剂：每支 0.5mg(2ml)。

左西孟旦 Levosimendan

(NC)₂C=N–NH–C₆H₄–(6-methyl-4,5-dihydro-3(2H)-pyridazinone), H₃C

【ATC 编码】C01CX08

【药理学】左西孟旦通过钙离子依赖方式与心肌肌钙蛋白 C 结合，增强收缩蛋白的钙离子敏感性，在增强心肌收缩力的同时并不影响心室舒张。此外，左西孟旦通过开放血管平滑肌 ATP 敏感钾离子通道，从而诱导全身和冠状动脉阻力血管以及全身静脉容量血管舒张。在心衰病人中，左西孟旦的正性肌力和扩血管作用可以使得收缩力增强，降低前负荷和后负荷。

【适应证】本品适用于利尿剂、血管紧张素转换酶抑制剂和洋地黄类疗效不佳，并且需要增加心肌收缩力的急性失代偿心力衰竭的短期治疗。

【用法和用量】本品仅用于静脉输注。治疗初始负荷剂量为 6～12μg/kg，时间应大于 10 分钟，之后应持续输注 0.1μg/(kg·min)。对于同时应用血管扩张剂和(或)正性肌力药物的患者，治疗初期的推荐负荷剂量为 6μg/kg。在负荷剂量给药时以及持续给药开始 30～60 分钟内，密切观察患者的反应，如出现低血压、心动过速等，应将输注速率减至 0.05μg/(kg·min)或停止给药。如初始剂量耐受性好且需要增强血液动力学效应，则输注速率可增至 0.2μg/(kg·min)。输液配制后应在 24 小时内使用。

【不良反应】临床中最常见的不良反应是头痛、低血压和室性心动过速，常见的不良反应有低钾血症、失眠、头晕、心动过速、室性期前收缩、心衰、心肌缺血、恶心、便秘、腹泻、呕吐、血红蛋白减少。

【禁忌证】禁用于：①对左西孟旦或其他任何辅料过敏的患者；②显著影响心室充盈和(或)射血功能的机械性阻塞性疾病；③严重的肝、肾(肌酐清除率<30ml/min)功能损伤的患者；④严重低血压和心动过速患者；⑤有尖端扭转型室性心动过速(TdP)病史的患者。

【注意】①左西孟旦治疗初期可能引起心收缩压和舒张压的降低，因此，对于基础收缩压或舒张压较低的患者，或存有低血压风险的患者应谨慎使用。②左西孟旦用药前应纠正严重的血容量减少症状，如果出现血压或心率过度变化，应降低输注速率或停止输注。③本品的疗效持续时间尚未确定，一般持续 7～10 天。输注结束后，无创监测至少应持续 4～5 天，监测应持续到血压降到最低值并开始升高。轻中度肾功能损伤和肝功能损伤患者需要延长监测期。④由于肾功能损伤患者体内活性代谢物消除的数据有限，有轻、中度肾功能损伤的患者时要特别谨慎。严重肾功能损伤(肌酐清除率<30ml/min)患者禁止使用本品。⑤本品可引起血钾浓度的降低，因此在用药前应纠正患者的血钾浓度异常，在治疗中应监测血钾浓度。⑥心动过速、心房颤动，或致命性心律失常的患者应谨慎使用本品。⑦对于冠状动脉缺血发病期、任何原因的长 QTc 间期患者，或同时使用延长 QTc 间期药物者，应谨慎使用本品，并应进行心电图监测。⑧由于用于儿童和 18 岁以下青少年的经验非常有限，因此，本品不能用于儿童。

【药物相互作用】由于左西孟旦有引起低血压的风险，与其他血管活性药物同时输注时应谨慎。同时输注左西孟旦和地高辛的患者，未发现药动学的相互影响。健康志愿者同时使用左西孟旦与单硝酸异山梨酯时发生直立性低血压的反应明显增强。

【制剂】注射剂：每支 12.5mg(5ml)。

【贮法】密闭、遮光、低温(2～8℃)保存，不可冷冻结冰。

伊伐布雷定[基]　Ivabradine

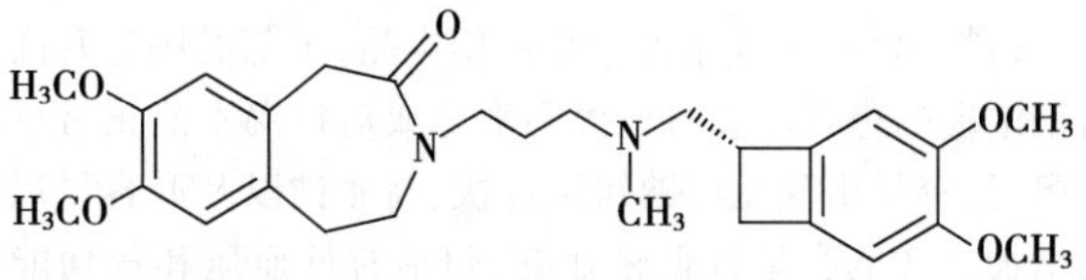

【其他名称】盐酸伊伐布雷定，可兰特，Ivabradine Hydrochloride。

【ATC 编码】C01EB17

【药理学】伊伐布雷定是一种单纯降低心率的药物，选择性、特异性抑制心脏起搏 If 电流（If 电流控制窦房结中自发的舒张期去极化并调节心率）而降低心率。伊伐布雷定只对窦房结起作用，对心房、房室或者心室传导时间未见明显影响，对心肌的收缩性或者心室复极化未见明显影响。伊伐布雷定还与视网膜 Ih 电流发生相互作用。Ih 电流与心脏的 If 电流相似，它通过减少视网膜对亮光刺激的反应参与视觉系统的瞬时分辨力的调节。在诱发条件下（例如光亮度快速改变），伊伐布雷定对 Ih 电流的部分抑制导致了患者偶尔出现的光幻视，表现为视野的局部区域内出现短暂的光亮度增强。

【适应证】适用于窦性心律且心率≥75 次/min、伴有心脏收缩功能障碍的 NYHA Ⅱ～Ⅳ级慢性心力衰竭患者，可与心衰标准治疗（包括 β 受体拮抗药）联合用药，或者用于 β 受体拮抗药禁忌或不能耐受治疗的患者。

【用法和用量】口服，通常推荐的起始剂量为 5mg，一日 2 次，早、晚进餐时服用。治疗 2 周后，如果患者的静息心率持续高于 60 次/min，可将剂量增加至 7.5mg，一日 2 次；如果患者的静息心率持续低于 50 次/min 或出现与心动过缓有关的症状，例如头晕、疲劳或低血压，应将剂量下调至 2.5mg，一日 2 次。治疗目标是维持患者静息心率在 50～60 次/min 之间。如果患者的心率持续低于 50 次/min 或者心动过缓症状持续存在，则必须停药。

【不良反应】最常见的不良反应为：①闪光现象（光幻视）。②心动过缓，为剂量依赖性，与伊伐布雷定的药理学作用有关。有 3.3% 的患者报告心动过缓，尤其在治疗开始后最初的 2～3 个月内，0.5% 的患者出现了严重的心动过缓（≤40 次/min）。③心房颤动：对为期至少 3 个月，包括 40 000多例患者的所有Ⅱ/Ⅲ期双盲对照临床试验的汇总分析显示，伊伐布雷定组患者的心房颤动发生率为 4.86%，对照组为 4.08%。

【禁忌证】禁用于：①对本品活性成分或者任何一种辅料过敏者。②治疗前静息心率低于 70 次/min；病窦综合征，窦房传导阻滞，三度房室传导阻滞。③心源性休克。④急性心肌梗死，不稳定型心绞痛。⑤重度低血压（＜90/50mmHg）；⑥重度肝功能不全。⑦不稳定或急性心力衰竭。⑧依赖起搏器起搏者（心率完全由起搏器控制）。⑨与 CYP3A4 强抑制剂如伊曲康唑、克拉霉素、红霉素、交沙霉素、替利霉素、奈非那韦、利托那韦、奈法唑酮合用；与具有降低心率作用的中效 CYP3A4 抑制剂维拉帕米、地尔硫䓬合用。⑩妊娠期妇女、哺乳期妇女及未采取适当避孕措施的育龄妇女。

【注意】①鉴于心率可能随时间大幅波动，因此在开始使用伊伐布雷定进行治疗前，或者对已经使用伊伐布雷定的患者调整剂量时，都应考虑连续心率测定、心电图或 24 小时动态心电监测的结果，以明确静息心率。②心律失常：伊伐布雷定对心律失常没有预防或治疗作用，对快速性心律失常（例如室性或者室上性心动过速）无效。不推荐本品用于心房颤动患者或其他窦房结功能受影响的心律失常患者。③接受伊伐布雷定治疗的患者发生心房颤动的风险增加，建议对接受本品治疗的患者进行心房颤动（持续性或者突发性）的常规临床监测，如果有临床指征（例如出现心绞痛恶化、心悸、脉搏异常），还应进行心电图监测。④Ⅱ度房室传导阻滞的患者不推荐应用伊伐布雷定。治疗期间，如果患者的静息心率持续低于 50 次/min，或者患者出现了与心动过缓有关的症状，例如头晕、乏力或者低血压，应下调剂量。如果降低剂量后心率仍然持续低于 50 次/min 或者心动过缓的症状持续存在，则必须停药。⑤禁止与具有降低心率作用的钙拮抗剂（如维拉帕米或者地尔硫䓬）联合使用。与硝酸酯类药物和氨氯地平（等二氢吡啶类钙离子阻滞药）联合使用时未见安全性问题出现。⑥慢性心力衰竭：在考虑使用伊伐布雷定进行治疗之前，心力衰竭必须稳定。⑦脑卒中：因缺乏相关资料，不推荐脑卒中后立刻使用本品。⑧视觉功能：伊伐布雷定影响视网膜功能。到目前为止，尚无证据证实伊伐布雷定对视网膜的毒性作用，使用本品超过一年的长期治疗对视网膜功能的影响尚不清楚。对驾驶和操作机器能力没有影响，但是有因视觉症状影响驾驶能力的病例报告，出现暂时的闪光现象，主要为光幻视。⑨先天性 Q-T 综合征或者使用延长 Q-T 间期药物的患者：先天性 Q-T 综合征或者使用延长 Q-T 间期药物的患者应避免使用本品。伊伐布雷定导致的心率减慢可加重 Q-T 间期延长，继而引发严重心律失常，特别是尖端扭转型室性心动过速。⑩本品辅料中含乳糖，患有罕见的遗传性半乳糖不耐受症、原发性肠乳糖酶缺乏或葡萄糖-乳糖吸收不良的患者不应使用本品。

【药物相互作用】①不推荐的合并用药：奎尼丁、丙吡胺、苄普地尔、索他洛尔、伊布利特、胺碘酮、匹莫齐特、齐拉西酮、舍吲哚、甲氟喹、卤泛群、喷他脒、西沙必利、注射用红霉素。②须慎重的合并用药：排钾利尿剂（噻嗪利尿剂和髓袢利尿剂）。③禁止的合并用药：伊曲康唑、克拉霉素、口服红霉素、交沙霉素、泰利霉素、奈非那韦、利托那韦、奈法唑酮、地尔硫䓬、维拉帕米。④不推荐合用：西柚汁。⑤须谨慎合用：氟康唑、利福平、巴比妥类、苯妥英、贯叶金丝桃。⑥下列药物和伊伐布雷定无临床意义的相互作用：奥美拉唑、兰索拉唑、西地那非、辛伐他汀、氨氯地平、拉西地平、地高辛、华法林、阿司匹林、血管紧张素转换酶抑制剂、血管紧张素Ⅱ拮抗剂、β 受体拮抗药、利尿剂、醛固酮拮抗剂、短效和长效硝酸酯类药物、HMG-CoA 还原酶抑制剂、贝特类、质子泵抑制剂、口服降糖药和其他抗血小板药物。

【制剂】片剂：每片 5mg；7.5mg。

托伐普坦 Tolvaptan

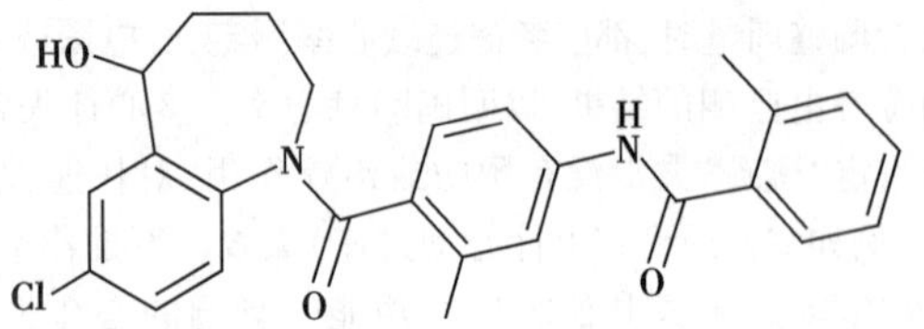

【其他名称】苏麦卡。

【ATC 编码】C03XA01

【药理学】托伐普坦是选择性血管加压素 V_2受体拮抗剂，与 V_2受体的亲和力是天然精氨酸血管加压素（AVP）的 1.8 倍。托伐普坦能够拮抗 AVP 的作用，提高自由水的清除和尿液排泄，降低尿液的渗透压，最终促使血清钠浓度提高。托伐普坦代谢产物对 V_2受体的拮抗剂作用很微弱。

食物不影响托伐普坦的生物利用度。至少 40% 的口服量被吸收，以托伐普坦和（经 CYP3A）代谢物的形式存在。服药后 2～4 小时，血药浓度达峰。托伐普坦血浆蛋白结合率 99%，表观分布容积约为 3L/kg，多数通过非肾脏代谢途径消除。口服后的清除率约为 4ml/（min · kg），终末消除半衰期约为 12 小时。托伐普坦的药理作用滞后于血药浓度。健康受试者单次口服托伐普坦 60mg 2～4 小时后，出现排水利尿作用和血清钠浓度升高。服药 4～8 小时后，血清钠浓度最高升高 6mEq，尿排泄速度高达 9ml/min。

服用托伐普坦 60mg 以上时，未见排水利尿作用和血清钠浓度进一步增强和升高。服用本品推荐剂量为 15～60mg、每日 1 次，先出现排水利尿作用，随后血清钠浓度升高。

【适应证】用于治疗临床上明显的高容量性和正常容量性低钠血症（血钠浓度<125mEq/L，或低钠血症不明显但有症状并且限制液体入量治疗效果不佳），包括伴有心力衰竭、肝硬化以及抗利尿激素分泌异常综合征（SIADH）的患者。

需要紧急升高血钠以预防或治疗严重神经系统症状的患者不应使用本品进行治疗。

【用法用量】成人常用起始剂量是 15mg、每日 1 次，餐前餐后服药均可。服药至少 24 小时后可将剂量增至 30mg，每日 1 次。根据血清钠浓度，最大可增加至 60mg，每日 1 次。在初次服药和增加剂量期间，要经常监测血清电解质和血容量的变化情况。应避免在治疗最初的 24 小时内限制液体摄入。指导服用本品的患者口渴时应及时饮水。患者停止服用本品后，应指导患者重新限制液体摄入，并监测血清钠浓度及血容量的变化。

【不良反应】胃肠道不适如口干、口渴、恶心、便秘，还有头晕、无力、发热、食欲减退、多尿、尿频和夜尿、血钠升高等，大多数为轻度或中度。罕见和严重的不良反应包括呼吸衰竭、粒细胞缺乏症、肠阻塞、上消化道出血、肝肾综合征、淋巴肿瘤、肝肾衰竭及休克。

【禁忌证】下述情况禁止使用本品：①急需快速升高血清钠浓度的患者。②对口渴不敏感或对口渴不能正常反应的患者，容易出现血清钠纠正过快、高血钠以及低容量风险的增加。③低容量性低钠血症，包括有低血压和肾功能衰竭并发症时，弊大于利。④与强效 CYP3A 抑制剂（克拉霉素、伊曲康唑、利托那韦、茚地那韦、尼非那韦、沙奎那韦、奈法唑酮和替利霉素）合用者。⑤无尿症患者，无法预期临床的有益性。⑥对本品任何成分过敏者。

【注意事项】①由于过快纠正低钠血症可引起渗透性脱髓鞘作用，导致构音障碍、缄默症、吞咽困难、嗜睡、情感改变、强直性四肢软瘫、癫痫发作、昏迷和死亡，因此患者的初次服药和再次服药治疗应在住院下进行。②无须根据患者的年龄、性别、种族、心功能情况、轻度或中度肝功能损伤情况调整用量。③轻度至重度肾功能低下患者（肌酐清除率：10～79ml/min）不需要调整用量，因为托伐普坦血药浓度不会升高。尚未对肌酐清除率<10ml/min 或正在接受透析患者服用托伐普坦的情况进行评估。④肝硬化患者容易发生胃肠道出血，对于肝硬化患者只有判定治疗获益大于风险时才能使用本品。⑤尚无本品和高渗盐水合并应用的经验，不推荐与高渗盐水合并应用。⑥服用托伐普坦后，随着细胞外液量的急剧减少，可能导致血清钾浓度升高。对于正在使用升高血钾药物的患者或血清钾浓度>5mEq/L 的患者，服药开始后应监测血清钾浓度。⑦必须确保排尿量，前列腺肥大或者有排尿困难疾患的患者发生急性尿潴留的风险升高。⑧托伐普坦可能引起高血糖。因此，接受托伐普坦治疗的糖尿病患者应谨慎监测血糖。⑨本品辅料含有乳糖，遗传性半乳糖不耐受、缺少乳糖酶或者葡萄糖-半乳糖吸收不良的患者不应服用本品。

【药物相互作用】①托伐普坦通过 CYP3A 代谢，与 CYP3A 强抑制剂合用时，可致托伐普坦血药浓度明显增高（增高 5 倍）。与中效 CYP3A 抑制剂合用对托伐普坦暴露量的影响尚未评估。避免将本品和克拉霉素、伊曲康唑、替利霉素、沙奎那韦、尼非那韦、利托那韦、奈法唑酮等强效 CYP3A 抑制剂和中效 CYP3A 抑制剂如红霉素、氟康唑、阿瑞匹坦、地尔硫草、维拉帕米合用。②与 CYP 3A 诱导剂（如利福平、利福布汀、利福喷汀、巴比妥类药物、苯妥英、卡马西平、圣约翰草等）合用可使托伐普坦血浆药物浓度降低 85%。因此，在推荐剂量无法达到预期疗效，应根据患者的反应性调整剂量。③托伐普坦是 P 糖蛋白底物，与 P 糖蛋白抑制剂（环孢素等）合并应用时，需要减少本品的用量。④与洛伐他汀、地高辛、呋塞米、氢氯噻嗪合用，对托伐普坦的暴露量没有影响。⑤托伐普坦和地高辛、华法林、呋塞米、氢氯噻嗪、胺碘酮、洛伐他汀合用没有临床意义的药物相互作用。⑥与 ACEI、ARB、保钾利尿药合用时注意监测血钾。

【制剂】片剂：每片 15mg；30mg。

沙库巴曲缬沙坦钠
Sacubitril Valsartan Sodium

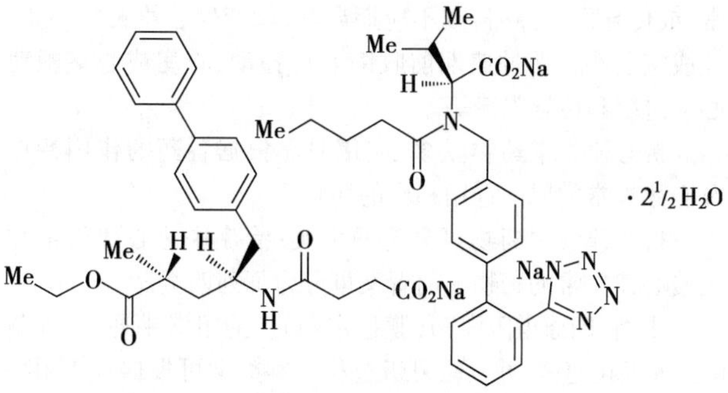

$\cdot 2\frac{1}{2}H_2O$

【其他名称】诺欣妥,Entresto。

【药理学】本品为由脑啡肽酶抑制剂沙库巴曲和血管紧张素受体拮抗剂(ARB)缬沙坦形成的化合物,沙库巴曲缬沙坦体内代谢为LBQ657抑制脑啡肽酶(NEP),减少对利钠肽的降解,而缬沙坦能阻断血管紧张素Ⅱ的1型受体(AT1),协同产生扩血管、排钠利尿和预防心肌重构的作用。口服给药后,本品分解为沙库巴曲(进一步代谢为LBQ657)和缬沙坦,这三种物质分别在0.5小时、2小时和1.5小时达到血浆峰浓度。沙库巴曲和缬沙坦的口服绝对生物利用度分别约为≥60%和23%。

【适应证】用于射血分数降低的慢性心力衰竭(NYHA Ⅱ~Ⅳ级,LVEF≤40%)成人患者,降低心血管死亡和心力衰竭住院的风险。沙库巴曲缬沙坦钠片可代替血管紧张素转化酶抑制剂(ACEI)或血管紧张素Ⅱ受体拮抗剂(ARB),与其他心力衰竭治疗药物(例如:β受体拮抗药、利尿剂和盐皮质激素拮抗剂)合用。

【用法和用量】目前未服用ACEI或ARB的患者或者,推荐本品的起始剂量为50mg,每天2次。根据患者耐受情况,本品剂量应该每2~4周倍增一次,直至达到每次200mg、每天2次的目标维持剂量。本品可以与食物同服,或空腹服用。由于与ACE抑制剂合用时存在血管性水肿的潜在风险,禁止本品与ACEI合用。如果从ACEI转换成本品,必须在停止ACE抑制剂治疗至少36小时之后才能开始应用本品。

【不良反应】本品可导致以下具有临床意义的不良反应:血管性水肿、低血压、肾功能损害、高钾血症。

【禁忌证】①禁用于对本品活性成分(沙库巴曲、缬沙坦)或任何辅料过敏者。②禁止与ACEI合用。必须在停止ACEI治疗36小时之后才能服用本品。③禁用于ACEI或ARB治疗相关的血管性水肿病史的患者。④禁用于遗传性或特发性血管性水肿患者。⑤在2型糖尿病患者中,禁止本品与阿利吉仑合用。⑥禁用于重度肝功能损害、胆汁性肝硬化和胆汁淤积。⑦禁用于妊娠中、晚期患者。

【注意】①血钾水平>5.4mmol/L的患者不可开始给予本品治疗。②SBP<100mmHg的患者,开始给予本品治疗时需慎重,注意监测血压变化。③如果患者出现不耐受本品的情况(收缩压≤95mmHg、症状性低血压、高钾血症、肾功能损害),建议调整合并用药,暂时降低本品剂量或停用本品。④本品具有拮抗ARB的活性,故不应与ARB合用。⑤轻度肾功能损害(eGFR 60~90ml/min/1.73m^2)患者不需要调整起始剂量,中度肾功能损害(eGFR 30~60ml/min/1.73m^2)患者应考虑起始剂量为每次50mg,每天2次。⑥轻度肝功能损害(Child-Pugh A级)患者不需要调整起始剂量,中度肝功能损害(Child-Pugh B级)患者的推荐起始剂量为每次50mg,每天2次。在患者能够耐受的情况下,可以每2~4周倍增一次本品剂量,直至达到目标维持剂量200mg、每天2次。⑦65岁以上患者无须进行剂量调整。

【药物相互作用】①本品禁忌合用ACEI,因为在抑制脑啡肽酶(NEP)的同时应用ACEI可能会增加发生血管性水肿的风险。必须在应用最后一剂ACEI 36小时之后才能开始应用本品。必须在应用最后一剂本品36小时之后才能开始应用ACEI。②在2型糖尿病患者中,本品禁忌合用阿利吉仑。肾功能损害(eGFR<60ml/min)患者应用本品时避免合用阿利吉仑。③由于本品含有缬沙坦,应避免合用其他ARB。④谨慎合用他汀类药物、西地那非、钾剂、锂剂等。⑤合用本品使二甲双胍的C_{max}和AUC均下降(或减少)23%,合用后需评估患者的血糖控制状态。

【制剂】片剂:每片50mg(沙库巴曲24mg/缬沙坦26mg);100mg(沙库巴曲49mg/缬沙坦51mg);200mg(沙库巴曲97mg/缬沙坦103mg)。

(林　阳)

第31章 抗心律失常药

在正常情况下,心脏的冲动来自窦房结,依次经心房、房室结、房室束及浦肯野纤维,最后传至心室肌,引起心脏节律性收缩。在病理状态或在药物的影响下,冲动形成失常,或传导发生障碍,或不应期异常,就产生心律失常,如室性或室上性心动过速期前收缩心房扑动、心房或心室颤动心动过缓和传导阻滞等。

抗心律失常药物众多,应用时需根据各药的作用特点及心律失常的原因选用相应的药物。

抗心律失常药物可分为两大类:治疗快速心律失常和缓慢心律失常的药物。前者又可分为下列四类:

Ⅰ类:钠通道阻滞药(膜稳定药)。能阻滞钠通道,抑制0相去极化速率,并延缓复极过程。本类又可根据其作用特点分为三类:①$Ⅰ_a$类:对0相去极化与复极过程抑制作用均较强的药物。有奎尼丁、普鲁卡因胺、吡丙胺、安他唑啉等。②$Ⅰ_b$类:对0相去极化及复极过程抑制作用均较弱的药物。有利多卡因、苯妥英钠、美西律、阿普林定、妥卡尼、莫雷西嗪等。③$Ⅰ_c$类:明显抑制0相去极化,对复极过程抑制作用较弱的药物。有恩卡尼、氟卡尼、普罗帕酮等。

Ⅱ类:β肾上腺素受体拮抗药。有普萘洛尔、阿替洛尔、美托洛尔等。

Ⅲ类:延长动作电位时程的药物。有胺碘酮、溴苄铵、索他洛尔等。

Ⅳ类:钙通道阻滞药。有维拉帕米、地尔硫䓬等。

一般情况下,在心动过速时需应用抑制心脏自律性的药物(如美托洛尔、索他洛尔、维拉帕米、普罗帕酮等);心房颤动时需应用抑制房室间传导的药物(如美托洛尔、维拉帕米、胺碘酮、普罗帕酮、奎尼丁等);房室传导阻滞时则需应用能改善传导的药物(如苯妥英钠、阿托品等);对于自律性过低所引起的心动过缓型心律失常,则应采用异丙肾上腺素或阿托品类药物。

奎尼丁〔药典(二);医保(甲)〕 Quinidine

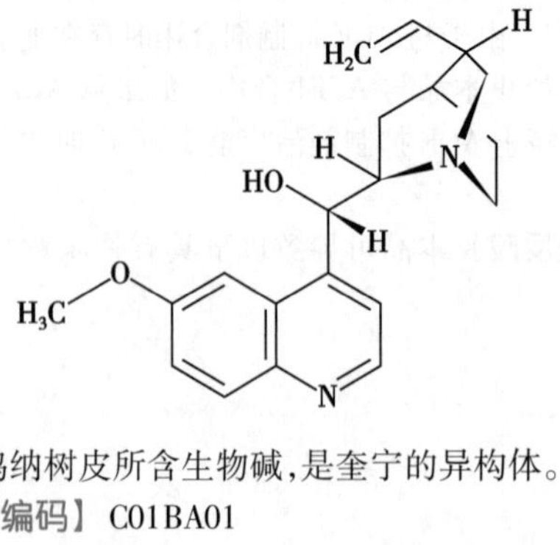

为金鸡纳树皮所含生物碱,是奎宁的异构体。

【ATC编码】 C01BA01

【性状】 常用其硫酸盐,为白色细针状结晶;无臭;味极苦;遇光渐变色;水溶液显右旋性,并显中性或碱性反应。在沸水或乙醇中易溶,在三氯甲烷中溶解,在水中略溶,在乙醚中几乎不溶。

【药理学】 属$Ⅰ_a$类抗心律失常药。可延长心肌的不应期,降低自律性、传导性和心肌收缩力,减少异位节律点冲动的形成。

【适应证】主要用于阵发性心动过速、心房颤动和期前收缩等。

【用法和用量】①口服:第1天,每次0.2g,每2小时1次,连续5次;如无效而又无明显毒性反应,第2天增至每次0.3g、第3天每次0.4g,每2小时1次,连续5次。每日总量一般不宜超过2g。恢复正常心律后,改给维持量,每日0.2～0.4g。若连服3～4日无效或有毒性反应者,应停药。②静脉注射:在十分必要时采用静脉注射,并须在心电图观察下进行。每次0.25g,以5%葡萄糖液稀释至50ml缓慢静脉注射。

【不良反应】服后有恶心、呕吐、腹泻、头痛、耳鸣、视觉障碍等,特异体质患者服药后可有呼吸困难、发绀、心室颤动和心室停搏。

【禁忌证】严重心肌损害的患者和妊娠期妇女禁用。

【注意】①对于可能发生完全性房室传导阻滞(如地高辛中毒、Ⅱ度房室传导阻滞、严重室内传导障碍等)而无起搏器保护的病人,要慎用。②每次给药前应仔细观察心率和血压改变,并避免夜间给药。在白天给药量较大时,夜间也应注意心率及血压。③心房颤动的患者,用药过程中,当心律转至正常时,可能诱发心房内血栓脱落,产生栓塞性病变,如脑栓塞、肠系膜动脉栓塞等,应严密观察。④对于有应用奎尼丁的指征,但血压偏低或处于休克状态的患者,应先提高血压、纠正休克,然后再用。如血压偏低是由于心动过速、心排血量小所造成,则应一面提高血压,一面使用奎尼丁。⑤静脉注射常引起严重的低血压,有较大的危险性,须注意。

【药物相互作用】本品与地高辛联合应用时,应减少地高辛的用量(因本品减少地高辛排泄而增加地高辛的血浓度)。

【制剂】片剂:每片0.2g。葡萄糖酸奎尼丁注射液:每支0.5g(10ml)。

普鲁卡因胺〔药典(二);医保(甲)〕 Procainamide

NH_2—(苯环)—CO—NH—CH_2—CH_2—$N(C_2H_5)_2$

【其他名称】盐酸普鲁卡因胺,普鲁卡因酰胺。

【ATC编码】C01BA02

【性状】常用其盐酸盐,为白色或淡黄色结晶性粉末;无臭;有引湿性。熔点165～169℃,在水中易溶,在乙醇中溶解,在三氯甲烷中微溶,在乙醚中极微溶解。

【药理学】属$Ⅰ_a$类抗心律失常药。能延长心房的不应期,降低房室的传导性及心肌的自律性。但对心肌收缩力的抑制较奎尼丁弱。

【适应证】用于阵发性心动过速、频发期前收缩(对室性期前收缩疗效较好)、心房颤动和心房扑动,常与奎尼丁交替使用。

【用法和用量】①口服。成人常用量:治疗心律失常,一次0.25～0.5g,每4小时1次。治疗肌强直,一次0.25g,一日2次。②静脉滴注:每次0.5～1g,溶于5%～10%葡萄糖溶液100ml内,开始10～30分钟内静脉滴注速度可适当加快,于1小时内滴完。无效者,1小时后再给1次,24小时内总量不超过2g。静脉滴注仅限于病情紧急情况,如室性阵发性心动过速,尤其在并发有急性心肌梗死或其他严重心脏病者,应经常注意血压、心率改变,心律恢复后,即可停止静脉滴注。③静脉注射:每次0.1,静注5分钟,必要时每个5～10分钟重复一次,总量不得超过10～15mg/kg。

【不良反应】有畏食、呕吐、恶心及腹泻等不良反应,特异体质患者可有发冷、发热、关节痛、肌痛、皮疹及粒细胞减少症等;偶有幻视、幻听、精神抑郁等症状出现。

【禁忌证】严重心力衰竭、完全性房室传导阻滞、束支传导阻滞或肝、肾功能严重损害者禁用。

【注意】①静脉滴注可使血压下降,发生虚脱,应严密观察血压、心率和心律变化。②心房颤动及心房扑动的病例,如心室率较快,宜先用洋地黄类强心药,控制心室率在每分钟70～80次以后,再用本药或奎尼丁。③用药3天后,如仍未恢复窦性心律或心动过速不停止,则应考虑换药。④有用普鲁卡因胺的指征但血压偏低者,可先用升压药(如间羟胺),提高血压后再用。

【药物相互作用】①与其他抗心律失常药合用时,效应相加。②与降压药合用,尤其静脉注射本品时,降压作用可增强。③与拟胆碱药合用时,本品可抑制这类药对横纹肌的效应。④与神经肌肉阻滞药(包括去极化型和非去极化型阻滞药)合用时,神经肌肉接头的阻滞作用增强,时效延长。

【制剂】片剂:每片0.25g。注射液:每支0.1g(1ml);0.2g(2ml);0.5g(5ml);1g(10ml)。

丙吡胺〔药典(二);医保(乙)〕 Disopyramide

(吡啶环,N)—C(C_6H_5)(—$CONH_2$)—CH_2CH_2N<$CH(CH_3)_2$, $CH(CH_3)_2$

【其他名称】双异丙吡胺,吡二丙胺,异脉停,达舒平,诺佩斯,Norpace,Rythmodan。

【ATC编码】C01BA03

【性状】常用其磷酸盐,为白色或类白色结晶性粉末;无臭;味苦。熔点206～209℃。在水中易溶,在乙醇中微溶,在冰醋酸中溶解。

【药理学】属$Ⅰ_a$类抗心律失常药。可延长不应期、抑制心脏兴奋的传导,作用比奎尼丁强。静脉注射后5～10分钟见效,口服吸收较好,经2小时血药浓度达高峰。$t_{1/2}$为6～7小时。

【适应证】用于房性期前收缩、阵发性房性心动过速、房颤、室性期前收缩等,对室上性心律失常的疗效较好。

【用法和用量】①口服,每次100～150mg,一日400～800mg。最大剂量不超过每天800mg。②静脉注射,每次1～2mg/kg,最大剂量每次不超过150mg,用葡萄糖注射液20ml稀释后在5～10分钟内注射完。必要时,可在20分钟后重复1次。③静脉滴注,每次100～200mg,以5%葡萄糖注射液500ml稀释,一般滴注量为每小时20～30mg。

儿童:《中国国家处方集·化学药品与生物制品卷·儿童版》推荐:口服。一日剂量为:<1岁,10～30mg/kg;1～4

岁,10～20mg/kg;4～12岁,10～15mg/kg;12～18岁,6～15mg/kg。用法为一日剂量分为4次,每6小时服一次。

【不良反应】可有口干、恶心、胃部不适等,偶见轻度房室传导阻滞。

【禁忌证】病态窦房结综合征、重度房室传导阻滞及青光眼患者禁用。

【注意】前列腺肥大和轻度心力衰竭患者慎用。

【药物相互作用】①与其他抗心律失常药合用时,可进一步延长传导时间,抑制心功能。②中至大量乙醇与之合用,由于协同作用,低血糖及低血压发生机会增多。③与华法林合用时,抗凝作用可更明显。④与药酶诱导剂如苯巴比妥、苯妥英钠及利福平同用,可诱导本品的代谢,在某些患者中本品可诱导自身的代谢。

【制剂】片剂:每片100mg。注射液:每支50mg(2ml);100mg(2ml)。

安他唑啉〔药典(二)〕 Antazoline

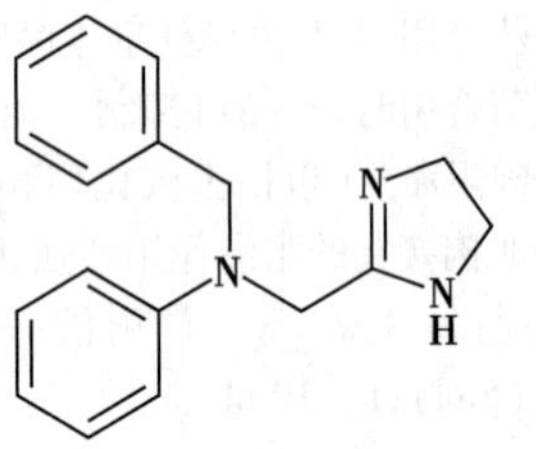

【其他名称】盐酸安他唑啉,安他心,盐酸安太林。

【ATC编码】R01AC04,R06AX05

【药理学】具有抗心律失常作用,其作用机制是干扰心肌细胞膜对钠、钾离子的渗透,减慢心肌的传导;同时有轻度的交感神经阻滞作用,从而增加周围血管的阻力及降低心排血量,对血压和心率无影响,作用时间可维持4～6小时。

【适应证】主要用于房性、室性期前收缩,室性心动过速,房颤等心律失常及过敏性疾病。

【用法和用量】口服。一次0.1～0.2g,一日3～4次,饭后服用。

【注意】心力衰竭病人慎用,妊娠期妇女及哺乳期妇女用药尚不明确。

【制剂】片剂:每片0.1g。

利多卡因〔药典(二);基;医保(甲、乙)〕 Lidocaine

【ATC编码】C01BB01,C05AD01,D04AB01,N01BB02,R02AD02,S01HA07,S02DA01

【药理学】属Ⅰ$_b$类抗心律失常药。主要作用于浦肯野纤维和心室肌,抑制Na^+内流,促进K^+外流;降低4相除极斜率,从而降低自律性;明显缩短动作电位时程,相对延长有效不应期及相对不应期;降低心肌兴奋性;减慢传导速度;提高室颤阈。

静脉注射后15分钟左右生效,2小时达峰效应。与血浆蛋白结合率50%～80%。$t_{1/2}$为1～2小时。在肝内被代谢,代谢物仍具药理活性。约10%原形药由肾排泄。

【适应证】适用于心肌梗死、洋地黄中毒、锑剂中毒、外科手术等所致的室性期前收缩、室性心动过速和心室颤动。

【用法和用量】静脉注射,1～2mg/kg,继以0.1%溶液静脉滴注,每小时不超过100mg。也可肌内注射,4～5mg/kg,60～90分钟重复1次。

【不良反应】常见的不良反应有头晕、嗜睡、欣快、恶心、呕吐、吞咽困难、烦躁不安等。剂量过大时可引起惊厥及心搏骤停。

【禁忌证】严重心脏传导阻滞(包括Ⅱ或Ⅲ度房室传导阻滞,双束室阻滞)及严重窦房结功能障碍者禁用。

【药物相互作用】与奎尼丁、普鲁卡因胺、普萘洛尔、美西律或妥卡尼合用时,本品的毒性增加,甚至引起窦性停搏。

【制剂】注射液:每支0.1g(5ml);0.4g(20ml)。

苯妥英钠〔药典(二);基;医保(甲)〕 Phenytoin Sodium

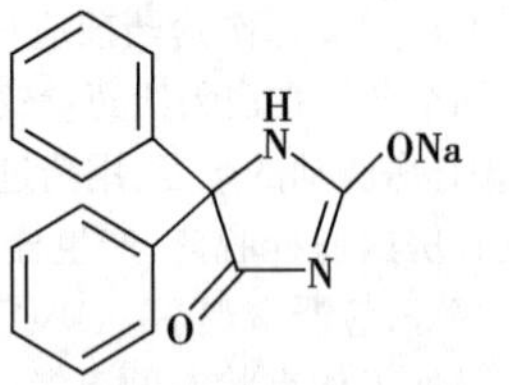

【药理学】属Ⅰ$_b$类抗心律失常药。作用与利多卡因相似,但膜效应与细胞外K^+浓度心肌状态及血药浓度有关:当细胞外K^+浓度低时,低浓度的药物可增加0相除极速率,加快房室传导和心室内传导;当细胞外K^+浓度正常或升高时,高浓度的药物则起抑制作用(但明显弱于其他抗心律失常药),能降低心肌自律性,缩短动作电位时程,相对延长有效不应期。此外,尚有抑制Ca^{2+}内流的作用。

【适应证】用于洋地黄中毒所引起的室上性和室性心律失常及对利多卡因无效的心律失常。

【用法和用量】①口服:每次0.1～0.2g,一日2～3次;极量:每次0.3g,一日0.5g。②静脉注射:每次0.125～0.25g,缓慢注入,一日总量不超过0.5g。

【不良反应】口服时可有恶心、呕吐、嗜睡等不良反应。

【禁忌证】严重心衰、心动过缓、低血压、严重房室传导阻滞者禁用。

【注意】静脉注射过快可出现低血压、心动过缓、房室传导阻滞,甚至心搏骤停、呼吸抑制。

【药物相互作用】参阅第17章抗癫痫药的苯妥英钠。

【制剂】片剂:每片0.05g;0.1g。注射剂:每支0.125g;0.25g。

美西律〔药典(二);基;医保(甲)〕 Mexiletine

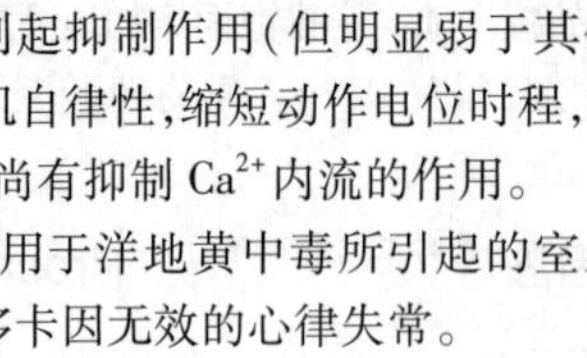

【其他名称】盐酸美西律,慢心律,脉律定,脉舒律,Mexitil,K-1173。

【ATC编码】C01BB02

【性状】常用其盐酸盐，系白色或类白色结晶性粉末；几乎无臭，味苦。熔点200～204℃。在水或乙醇中易溶，在乙醚中几乎不溶。

【药理学】属Ⅰ$_b$类抗心律失常药。具有抗心律失常、抗惊厥及局部麻醉作用。对心肌的抑制作用较小。

【适应证】用于急、慢性室性心律失常，如室性期前收缩、室性心动过速、心室颤动及洋地黄中毒引起的心律失常。

【用法和用量】①口服：每次50～200mg，一日150～600mg，或每6～8小时1次。以后可酌情减量维持。②静脉注射、静脉滴注：开始量100mg，加入5%葡萄糖注射液20ml中，缓慢静脉注射(3～5分钟)。如无效，可在5～10分钟后再给50～100mg一次。然后以1.5～2mg/min的速度静脉滴注，3～4小时后滴速减至0.75～1mg/min，并维持24～48小时。

【不良反应】可有恶心、呕吐、嗜睡、心动过缓、低血压、震颤、头痛、眩晕等。大剂量可引起低血压、心动过缓、传导阻滞等。

【禁忌证】禁用于：①Ⅱ或Ⅲ度房室传导阻滞及双束支阻滞(除非已安装起搏器)；②心源性休克。

【注意】①本品在危及生命的心律失常患者中有使心律失常恶化的可能。在程序刺激试验中，此种情况见于10%的患者，但不比其他抗心律失常药高。②本品可通过胎盘屏障，也可从乳汁分泌，妊娠期妇女及哺乳期妇女使用时应权衡利弊。③对诊断的干扰：过量时心电图可产生P-R间期延长及QRS波增宽，门冬氨酸氨基转移酶增高，偶有抗核抗体假阳性。④下列情况应慎用：室内传导阻滞、严重窦性心动过缓、严重心衰或低血压、严重肝或肾功能障碍、肝血流量减低、癫痫。

【药物相互作用】①与其他抗心律失常药可能有协同作用，可用于顽固心律失常，但不宜与I$_b$类药合用。②在急性心肌梗死早期，吗啡使本品吸收延迟并减少，可能与胃排空延迟有关。③肝药酶诱导剂(如苯妥英钠、苯巴比妥、利福平)可加快本品代谢，降低血药浓度。④西咪替丁可使本品血浓度发生变化，应进行血药浓度监测。⑤阿托品可延迟本品的吸收，但不影响本品的吸收量，可能因胃排空迟缓所致。⑥止吐药(如甲氧氯普胺)增加胃排空，可增加本品的吸收速度。

【制剂】片剂：每片50mg；100mg；250mg。胶囊剂：每粒50mg；100mg；400mg。注射剂：每支100mg(2ml)。

莫雷西嗪[药典(二)；基；医保(乙)]　Moracizine

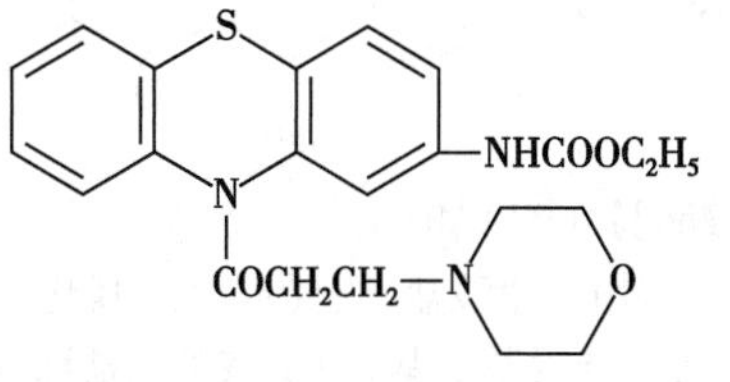

(结构式：吩噻嗪环，S；2位 —NHCOOC$_2$H$_5$；N—COCH$_2$CH$_2$—N(吗啉环，O))

【其他名称】盐酸莫雷西嗪，吗拉西嗪，乙吗噻嗪，安脉静，Aetmozine，Ethmozine，Moricizine。

【ATC编码】C01BG01

【性状】为白色或乳白色结晶性粉末，熔点198℃(分解)。溶于水，难溶于乙醇。遇光变深色。

【药理学】属于Ⅰ类抗心律失常药。作用与奎尼丁相似，具有显著的抗心律失常作用。但其毒性小，不良反应轻微，耐受性好。治疗指数远比奎尼丁、普鲁卡因胺高，宜于长期使用。主要作用是加速复极的第2、3相，从而缩短动作电位时间和延长有效不应期。也有与剂量有关而减低0相最大去极速率的作用，大剂量可减慢传导速度。口服单剂300mg时，一般经40～115分钟生效，至少维持3小时。可分布于组织，血中极少，心肌中浓度最高。

【适应证】用于治疗房性和室性期前收缩、阵发性心动过速、心房颤动或扑动。对冠心病、心绞痛、高血压等患者的心律失常疗效较好。

【用法和用量】口服：首次剂量300mg，维持量每日600mg，一般每次150～300mg，一日3次，极量为每日900mg。

【不良反应】个别有恶心、瘙痒、头晕、头痛等。肌内注射有局部疼痛；静脉注射有短暂眩晕和血压下降。

【禁忌证】禁用于：①Ⅱ或Ⅲ度房室传导阻滞及双束支传导阻滞且未安装起搏器者；②心源性休克。

【注意】Ⅰ度房室阻滞和室内阻滞、肝或肾功能不全、严重心衰患者慎用。

【药物相互作用】①西咪替丁可使本品血药浓度增加1.4倍，同时应用时本品应减少剂量。②本品可使茶碱类药物清除增加，半衰期缩短。③与华法林共用时可改变后者对凝血酶原时间的作用，在华法林稳定抗凝的病人开始用本品或停用本品时应进行监测。

【制剂】片剂：每片50mg。

普罗帕酮[药典(二)；基；医保(甲)]　Propafenone

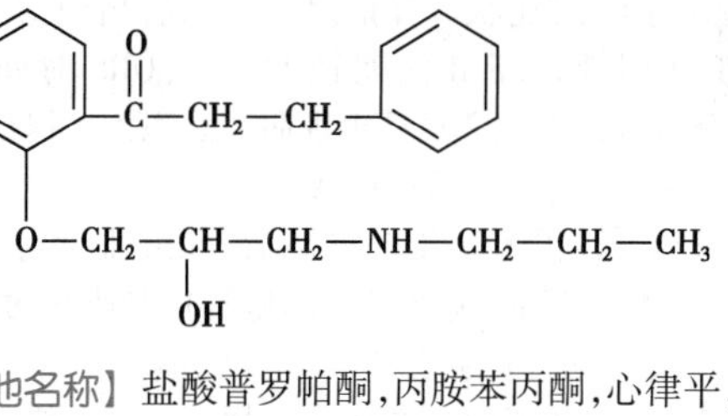

(结构式：苯环—C(=O)—CH$_2$—CH$_2$—苯环；苯环邻位 O—CH$_2$—CH(OH)—CH$_2$—NH—CH$_2$—CH$_2$—CH$_3$)

【其他名称】盐酸普罗帕酮，丙胺苯丙酮，心律平，Fenopraine，Rytmonorm，Baxarytmon。

【ATC编码】C01BC03

【性状】常用其盐酸盐，为白色结晶性粉末；无臭，味苦。熔点171～174℃。在乙醇、三氯甲烷或冰醋酸中微溶。在水中极微溶解。

【药理学】①对心血管系统的作用：本品是具有新型结构的I类抗心律失常药。在离体动物心肌的实验结果显示，0.5～1μg/ml时可降低收缩期的去极化作用，因而延长传导，动作电位的持续时间及有效不应期也稍有延长，并可提高心肌细胞阈电位，明显减少心肌的自发兴奋性。本品既作用于心房、心室(主要影响浦肯野纤维，对心肌的影响较小)，也作用于兴奋的形成及传导。临床资料表明，治疗剂量(口服300mg及静脉注射30mg)时可降低心肌的应激性，作用持久，P-R间期及QRS时间均增加，延长心房及房室结的有效不应期。对各种类型的实验性心律失常均有拮抗作用。抗心律失常作用与其膜稳定作用及竞争性β受体拮抗作用有关。本品尚有微弱的钙拮抗作用(比维拉帕米弱100倍),并能干扰钠快通道。有轻度的抑制心肌作用,增加末期舒张压,减少搏出量,其作用均与用药的剂量成正比。还有轻度降压和减慢心率作用。②离体实验表明本品能松弛冠状动脉及支气管平滑肌。③具有与普鲁卡因相似的局部麻醉作用。

本品口服后自胃肠道吸收良好,服后2~3小时抗心律失常作用达峰效。作用可持续8小时以上,其$t_{1/2}$为3.5~4小时。

【适应证】用于预防或治疗室性或室上性异位搏动,室性或室上性心动过速,预激综合征,电转复律后室颤发作等。经临床试用,疗效确切,起效迅速,作用时间持久,对冠心病、高血压所引起的心律失常有较好的疗效。

【用法和用量】①口服:每次100~200mg,一日3~4次。治疗量,一日300~900mg,分4~6次服用。维持量,一日300~600mg,分2~4次服用。由于其局部麻醉作用,宜在餐后与饮料或食物同时吞服,不得嚼碎。②必要时可在严密监护下缓慢静脉注射或静脉滴注,1次70mg,每8小时1次。一日总量不超过350mg。

儿童:《中国国家处方集·化学药品与生物制品卷·儿童版》推荐:①口服:一日按体表面积200~600mg/m^2,或体重<15kg:一日10~20mg/kg,>15kg,一日7~15mg/kg,分3次服用。②静脉注射:负荷量:一次1~1.5mg/kg,于10分钟内缓慢注射,必要时10~20分钟可重复;维持量:每分钟4~7μg/kg,24小时总量不应超过6mg/kg。

【不良反应】①不良反应较少,主要为口干、舌唇麻木,可能是由于其局部麻醉作用所致。此外,早期的不良反应还有头痛、头晕、闪耀;其后可出现胃肠道障碍,如恶心、呕吐、便秘等。②老年患者用药后可能出现血压下降。③也有出现房室阻断症状。有报道个别患者出现房室传导阻滞,Q-T间期延长,P-R间期轻度延长,QRS时间延长等。④有2例在连续服用2周后出现胆汁淤积性肝损伤的报道,停药后2~4周各酶的活性均恢复正常。

【禁忌证】①窦房结功能障碍、Ⅱ或Ⅲ度房室传导阻滞、双束支传导阻滞(除非已有起搏器)、肝或肾功能障碍患者禁用。②心源性休克患者禁用。

【注意】①心肌严重损害者慎用。②严重的心动过缓,肝、肾功能不全,明显低血压患者慎用。③如出现窦房性或房室性传导高度阻滞时,可静脉注射乳酸钠、阿托品、异丙肾上腺素或间羟肾上腺素等解救。

【药物相互作用】①其他抗心律失常药,包括维拉帕米、胺碘酮及奎尼丁等,可能增加本品的不良反应。②降压药可使本品的降压作用增强。③本品使华法林血药浓度升高。

【制剂】片剂:每片50mg;100mg;150mg。注射液:每支17.5mg(5ml);35mg(10ml)。

胺碘酮〔药典(二);基;医保(甲)〕 Amiodarone

【其他名称】盐酸胺碘酮,乙胺碘呋酮,安律酮,可达龙,Atlansil,Sedacoron,Cordarone。

【ATC编码】C01BD01

【性状】常用其盐酸盐,为白色至微带黄色结晶性粉末;无臭,无味,熔点158~162℃。在三氯甲烷中易溶,在乙醇中溶解,在丙酮中微溶,在水中几乎不溶。

【药理学】本品原为抗心绞痛药,具有选择性冠脉扩张作用,能增加冠脉血流量,降低心肌耗氧量。后发现具有抗心律失常作用,属Ⅲ类药物,能延长房室结、心房和心室肌纤维的动作电位时程和有效不应期,并减慢传导。

【适应证】用于室性和室上性心动过速和期前收缩、阵发性心房扑动和颤动、预激综合征等。也可用于伴有充血性心力衰竭和急性心肌梗死的心律失常患者。对其他抗心律失常药如丙吡胺、维拉帕米、奎尼丁、β受体拮抗剂无效的顽固性阵发性心动过速常能奏效。还用于慢性冠脉功能不全和心绞痛。

【用法和用量】口服:每次0.1~0.2g,一日1~4次。或开始每次0.2g,一日3次,餐后服,3天后改用维持量,每次0.2g,一日1~2次。

儿童:《中国国家处方集·化学药品与生物制品卷·儿童版》推荐:①口服:一日10~20mg/kg,分2次服,7~10天后减至一日5~10mg/kg顿服,10天后可减至2.5mg/kg一日一次维持。②静脉滴注。负荷量:5mg/kg加入5%葡萄糖注射液50~100ml,20分钟~2小时内滴入;维持量:一日10~15mg/kg,或以每分钟5~15μg/kg维持,24小时最大剂量不超过15mg/kg。新生儿可每12~24小时给予负荷量,不使用维持量。③静脉注射:用于电除颤无效的心室颤动或无脉性室性心动过速。一次5mg/kg,>3分钟缓慢静脉注射(最大量<300mg)。

【不良反应】主要有胃肠道反应(食欲缺乏、恶心、腹胀、便秘等)及角膜色素沉着,偶见皮疹及皮肤色素沉着,停药后可自行消失。

【禁忌证】房室传导阻滞、心动过缓、甲状腺功能障碍及对碘过敏者禁用。

【制剂】片剂:每片0.2g。胶囊剂:每粒0.1g;0.2g。注射剂:每支150mg(3ml)。

索他洛尔〔药典(二);基;医保(乙)〕 Sotalol

【ATC编码】C07AA07

【性状】常用其盐酸盐,主要成分及其化学名称为(*R*,*S*)4'-(1-羟基-2-异丙胺乙基)甲磺酸苯胺盐酸盐。

【药理学】本品兼有第Ⅱ类和第Ⅲ类抗心律失常药物特性,是非心脏选择性、无内在拟交感活性类β受体拮抗剂,有$β_1$、$β_2$受体拮抗作用。本品列入Ⅲ类抗心律失常药物。

本药能延长心肌动作电位、有效不应期及Q-T间期,抑制窦房结、房室结传导时间，并延长房室旁路的传导。心电图表现为P-R间期延长，QRS时限轻度增宽，Q-T间期显著延长。有轻度正性肌力作用，可能由于动作电位延长、钙内流增加和胞浆内钙增高所致。

口服吸收近于100%，2～3小时血药浓度达峰值水平，无肝脏首关效应，生物利用度达95%，主要由肾脏排泄。肾功能正常时，$t_{1/2}$约15～20小时，肾功能受损时$t_{1/2}$明显延长。

【适应证】用于预防室上性心动过速，特别是房室结折返性心动过速，也可用于预激综合征伴室上性心动过速。可用于心房扑动，心房颤动，各种室性心律失常，包括室性期前收缩、持续性及非持续性室性心动过速，以及急性心肌梗死并发严重心律失常。

【用法和用量】口服，每日80～160mg，分2次服用，从小剂量开始，逐渐加量。室性心动过速可每天160～480mg。肾功能不全应减少剂量。

【不良反应】与β受体拮抗剂作用相关的不良反应有心动过缓、低血压、支气管痉挛。本品可有乏力、气短眩晕、恶心、呕吐、皮疹等。严重不良反应是致心律失常作用，可表现为原有心律失常加重或出现新的心律失常，严重时可出现扭转型室性心动过速、多源性室性心动过速、心室颤动，多与剂量大、低钾、Q-T间期延长、严重心脏病变等有关。

【禁忌证】心动过缓、心率<60次/min、病态窦房结综合征、Ⅱ～Ⅲ度房室传导阻滞、未控制的心衰及对本品过敏者禁用。

【注意】①用药前及用药过程要查电解质，注意有无低钾、低镁，需及时纠正；②用药过程需注意心率及血压变化；③应监测心电图Q-T间期变化，Q-T间期>500毫秒应停药；④肾功能不全需慎用或减量；⑤妊娠期妇女、哺乳期妇女、老年患者慎用；⑥药物过量可能导致血压下降、心动过慢、Q-T延长，并可出现严重致命性心律失常。

【药物相互作用】①与其他$\mathrm{I_a}$、Ⅱ、Ⅲ类抗心律失常药同用时有协同作用；②与钙拮抗剂同用时可加重传导障碍，进一步抑制心室功能，降低血压；③与儿茶酚胺类药（如利血平、胍乙啶）同用产生低血压和严重心动过缓；④可致血糖增高，需增加胰岛素和降糖药的报道。

【规格】片剂：每片40mg；80mg。注射剂：每支20mg（2ml）。

伊布利特[基；医保（乙）]　Ibutilide

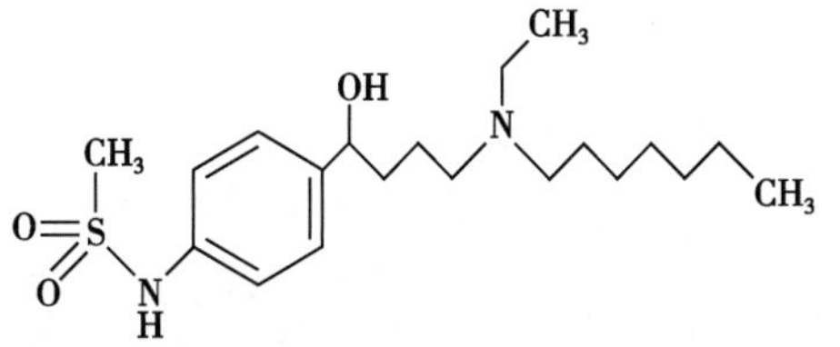

【其他名称】富马酸伊布利特，Corvert。

【ATC编码】C01BD05

【药理学】为Ⅲ类抗心律失常药，具有延长复极作用，可阻滞钾离子外流，并有独特的加速钠离子内流作用。可轻度减慢窦性节律，对房室传导和QRS间期作用轻微，但可延长Q-T间期。

静脉注射后，与蛋白结合率为40%，表观分布容积较大，主要由肾排泄，$t_{1/2}$为6小时。

【适应证】用于中止心房扑动、心房颤动的发作。不宜用于预防反复发作或阵发性房颤。

【用法和用量】以1mg于10分钟内快速静脉注射，必要时重复使用1mg。注射时及注射后6～8小时需连续心电监护。

【不良反应】可出现低血压、心力衰竭、肾衰竭、胃肠道症状、恶心、头痛和尖端扭转型心动过速。

【禁忌证】禁用于：①低钾、心动过缓的患者；②多型性室性心动过速者（如尖端扭转型室性心动过速）。

【注意】以下情况慎用：心功能不全者、有电解质紊乱者、使用了其他延长Q-T间期的药物者。

【药物相互作用】其他延长Q-T间期的药物如酚噻嗪类、三环类抗抑郁药、抗组胺药等将增加使用伊布利特致心律失常的可能性。

【制剂】注射液（富马酸盐）：每支1mg（10ml）。

依地酸二钠　Disodium Edetate

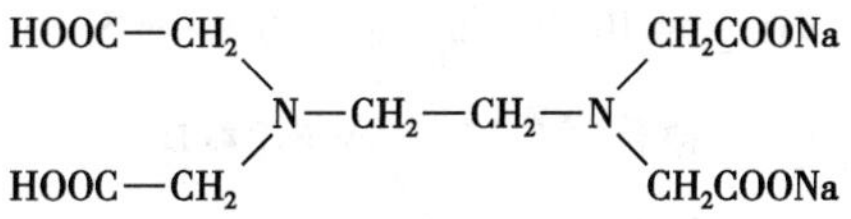

$(HOOC-CH_2)_2N-CH_2-CH_2-N(CH_2COONa)_2$

【其他名称】依地钠，EDTA-2Na。

【ATC编码】S01XA05

【性状】为白色结晶性粉末，略有臭，无味。易溶于水。

【药理学】本品可与钙离子结合成可溶的络合物，以降低血钙浓度。

【适应证】常用于洋地黄中毒所致的心律失常。

【用法和用量】①静脉注射：每次1～3g，以50%葡萄糖注射液20～40ml稀释后注入。②静脉滴注：每次4～6g，用5%～10%葡萄糖注射液500ml稀释后，在1～3小时内滴完。

【注意】当心律失常被纠正后，须口服钾盐以维持疗效。

【制剂】注射液：每支1g（5ml）。

门冬氨酸钾镁[医保（乙）]　Potassium Aspartate and Magnesium Aspartate

【其他名称】脉安定，潘南金，Aspara，Panangin，Perikursal。

【药理学】镁和钾是细胞内的重要阳离子，在多种酶反应和肌肉收缩过程中起重要作用。细胞内外钾离子、钙离子、钠离子、镁离子浓度的比例影响心肌收缩性。门冬氨酸是体内草酸乙酸的前体，在三羧酸循环中起重要作用。同时，门冬氨酸也参加鸟氨酸循环，促进氨和二氧化碳的代谢，使之生成尿素，降低血中氮和二氧化碳的含量。门冬氨酸与细胞亲和力强，可作为钾和镁进入细胞内的载体，使钾离子重返细胞内，促进细胞除极化和细胞代谢，维持其正常功能。镁离子是生成糖原及高能磷酸酯不可缺少的物质，可增强门冬氨酸钾盐的治疗作用。

【适应证】电解质补充药。用于预防和治疗低钾血症和洋地黄中毒引起的心律失常（主要是室性心律失常），以及对心肌炎后遗症、充血性心力衰竭和心肌梗死的辅助治疗。

【用法和用量】①餐后口服：一次4片（每片含L-门冬氨酸钾79mg，L-门冬氨酸镁70mg），每日3次。预防量：一次2片，每日3次。②静脉滴注：一次10～20ml（1ml中含门冬氨酸79～91mg、钾10.6～12.2mg、镁3.9～4.5mg），加入5%葡萄糖注射液500ml中缓慢滴注，每日1次。

【禁忌证】高钾血症、急性和慢性肾功能衰竭、艾迪生病、Ⅲ度房室传导阻滞、心源性休克（血压低于90mmHg）者禁用。

【注意】本品不能肌内注射和静脉推注，静脉滴注速度宜缓慢。未经稀释不得进行注射。滴注过快会引起恶心、呕吐、面部潮红、血管痛、血压下降。

【制剂】片剂：每片含L-门冬氨酸钾158mg，L-门冬氨酸镁140mg；每片含L-门冬氨酸钾79mg，L-门冬氨酸镁70mg。口服液：每瓶5ml；10ml。注射液：每支10ml（1ml中含门冬氨酸79～91mg，钾10.6～12.2mg，镁3.9～4.5mg）。

腺苷[医保(乙)] Adenosine

【其他名称】Adenocard，Adenocor。

【ATC编码】C01EB10

【药理学】本品能产生短暂的负性肌力、传导和心率作用。因产生一过性房室传导阻滞，因而能成功地终止房室结参与折返的阵发性室上性心动过速。对诊断心房扑动、结内折返、心房颤动或多旁道传导有一定价值。另外，使用本品后正常冠状动脉的血流量增加，而狭窄冠状动脉的血流轻度增加或不增加，从而可增大正常动脉供血组织和狭窄动脉供血组织之间放射性核素分布的差异，故本药用于核素心肌血流灌注显像。

在体内代谢迅速，起效快，作用时间短，一般仅10～20秒。消除半衰期<10秒。

【适应证】用于：①阵发性室上性心动过速。室上性心动过速的鉴别诊断用药。②核素心肌血流灌注显像的药物负荷试验用药。

【用法和用量】成人：静脉注射。①室上性心动过速：首剂为6mg，在2秒内直接静脉快速推注，然后以氯化钠注射液快速冲洗。如心动过速未终止，可在1～2分钟后给第二剂和第三剂各12mg；也可以先给初始剂量3mg，如心动过速仍然存在，可间隔1～2分钟给第二剂6mg，第三剂12mg。每次给药不超过12mg。②核素心肌血流显像：按每分钟0.14mg/kg静脉给药，总量为0.84mg/kg，在6分钟内输注完。

儿童：《中国国家处方集·化学药品与生物制品卷·儿童版》推荐：静脉注射：不稀释，2秒内快速弹丸样注射，尽量用接近中心静脉的外周静脉，注入后快速以氯化钠注射液冲管。起始剂量按0.05～0.1mg/kg，若需要，每隔1～2分钟以0.05～0.1mg/kg缓慢增加剂量，直至心动过速终止。但单剂勿超过最大量：新生儿为0.3mg/kg；1个月～12岁为0.5mg/kg（最大12mg）；12～18岁儿童用药，首剂为3mg，若无效，间隔1～2分钟给第2剂6mg，若仍需要，1～2分钟后给第3剂12mg。注意：心脏移植患儿对本药作用较敏感，应减量应用；服用双嘧达莫的患儿应用本药应减至1/4剂量。

【不良反应】快速注射后不良反应十分常见，但一般持续时间很短暂。主要有：一过性心律失常；可有心悸、高血压、低血压以及心绞痛样胸痛；头痛、眩晕、头昏、头部压迫感；胃肠道不适、腹痛、恶心、呕吐；胸部紧缩感、呼吸困难；明显颜面发红，烧灼感等。

【禁忌证】严重房室传导阻滞者或病态窦房结综合征（未置心脏起搏器者）、心房颤动或心房扑动伴异常旁路、哮喘患者禁用。

【注意】高血压、低血压、心肌梗死、不稳定型心绞痛患者慎用。

【药物相互作用】①双嘧达莫可减少本药的代谢，增强药效。②本品与卡马西平合用，可加重心脏传导阻滞。③本品的作用可被茶碱和其他甲基黄嘌呤类药物如咖啡因等拮抗。

【制剂】注射液：每支6mg（2ml）。

（李学军）

第 32 章
防治心绞痛药

心绞痛是冠状动脉粥样硬化性心脏病(冠心病)的一个重要临床症状。其发生原因一般认为是由于冠状动脉粥样硬化,引起管腔狭窄,心肌血液供应不足,造成心肌需氧与供氧之间的平衡失调。

目前应用的抗心绞痛药,其作用或者是减轻心脏的工作负荷,以降低心肌的需氧量;或是扩张冠状动脉,促进侧支循环的形成,以增加心肌的供氧量,从而缓解心绞痛。

防治心绞痛药包括如下几类:

(1) 硝酸酯、亚硝酸酯类,如硝酸甘油、戊四硝酯、硝酸异山梨酯、单硝酸异山梨酯。

(2) β 受体拮抗药,如美托洛尔、比索洛尔、阿替洛尔、阿罗洛尔等(参阅第 28 章拟肾上腺素药和抗肾上腺素药)。

(3) 钙通道阻滞药,主要有:①二氢吡啶类钙通道阻滞剂,如硝苯地平、氨氯地平、左氨氯地平、拉西地平;②非二氢吡啶类钙通道阻滞剂,如维拉帕米、地尔硫䓬、哌克昔林等(参阅第 29 章钙通道阻滞药);

(4) 其他抗心绞痛的药,如吗多明(脉导敏)、双嘧达莫(潘生丁)、卡波罗孟(延通心)等。

硝酸甘油〔药典(二);基;医保(甲、乙)〕　Nitroglycerin

$$\begin{array}{l} CH_2-O-NO_2 \\ | \\ CH-O-NO_2 \\ | \\ CH_2-O-NO_2 \end{array}$$

【其他名称】Nitroglycerol, Glyceryl Trinitrate。

【ATC 编码】C01DA02

【性状】近无色不透明油状液体,略有挥发性,但几乎无臭,有窜透性香甜味。每 1ml 约重 1.6g。稍溶于水(1:800),易溶于乙醇。

【药理学】可直接松弛血管平滑肌特别是小血管平滑肌,使周围血管舒张,外周阻力减小,回心血量减少,心排血量降低,心脏负荷减轻,心肌氧耗量减少,因而心绞痛得到缓解。此外尚能促进侧支循环的形成。舌下含服 1 片(0.3mg 或 0.6mg),约 2~5 分钟即发挥作用,作用约维持 30 分钟。对其他平滑肌也有松弛作用,尚可用于解除胆绞痛、幽门痉挛、肾绞痛等,但作用短暂,临床意义不大。

【适应证】用于防治心绞痛。

【用法和用量】根据不同的临床需求,硝酸甘油可以通过舌下含服给药、黏膜给药、口服给药、透皮给药,或静脉途径给药。

(1) 用于治疗急性心绞痛:可给予硝酸甘油片舌下含服,舌下喷雾给药,或黏膜给药。①片剂(每片 0.3~0.6mg)置于舌下。必要时可重复含服。②喷雾给药,可每次将 0.4~0.8mg(1~2 揿)喷至舌下,然后闭嘴,必要时可喷 3 次。③硝酸甘油贴膜片应置于上唇和齿龈之间,一次 1~2mg。

(2) 用于稳定型心绞痛的长期治疗:通常以透皮剂的形式给予。将膜敷贴于皮肤上,药物以恒速进入皮肤。作用时间长，几乎可达24小时。

（3）用于控制性降压或治疗心力衰竭：静脉滴注，开始剂量按每分钟5μg，可每3～5分钟增加5μg以达到满意效果。如在20μg/min时无效可以10μg/min递增，以后可20μg/min，一旦有效则剂量渐减小和给药间期延长。

【不良反应】①常见的有：由直立性低血压引起的眩晕、头晕、昏厥、面颊和颈部潮红；严重时可出现持续的头痛、恶心、呕吐、心动过速、烦躁。皮疹、视力模糊，口干则少见。②过量时的临床表现，按发生率的高低，依次为：口唇指甲青紫、眩晕欲倒、头胀、气短、高度乏力，心跳快而弱、发热，甚至抽搐。

【禁忌证】低血压、青光眼、梗阻性心肌病患者禁用。

【注意】①用药后有时出现头胀、头内跳痛、心跳加快，甚至昏厥。初次用药可先含半片，以避免和减轻不良反应；②心绞痛发作频繁的患者，在大便前含服，可预防发作；③本药不可吞服；④长期连续服用可产生耐受性。

【药物相互作用】①与普萘洛尔联合应用，有协同作用，并互相抵消各自缺点。但后者可引起血压下降，从而导致冠脉流量减少，有一定危险，须加注意。②与乙酰胆碱、组胺、去甲肾上腺素、其他拟交感胺类药（去氧肾上腺素、麻黄碱或肾上腺素）合用时，疗效可减弱。③中度或过量饮酒时，本品可导致血压过低。④与三环类抗抑郁药同用时，可加剧抗抑郁药的低血压和抗胆碱效应。

【制剂】片剂：每片0.5mg。注射液：每支1mg（1ml）；2mg（1ml）；5mg（1ml）；10mg（1ml）。

缓释硝酸甘油片（长效硝酸甘油片，疗痛脉，Nitro Mack Retard）：每片2.5mg。口服，每12小时一片，作用可延续8～10小时。

硝酸甘油喷雾剂（永保心灵，Nitrolingual Spray）：发作时喷于口腔黏膜或舌上1～2次，每次0.4mg。

硝酸甘油膜：每格含硝酸甘油0.5mg，每次1格，舌下含服。

硝酸甘油贴膜：①均系将硝酸甘油制成膜状的新剂型，制剂由表面层（不透过药物）、药槽（含硝酸甘油）、控制膜（渗透药物的半透膜）、保护层构成。使用时撕去保护层，贴在皮肤上即可。由于控制膜以均匀恒速释放药物，经皮吸收，可使血药浓度恒定，达到延长、恒定药物作用以及避免肝首关效应的目的。②药量和药膜与皮肤接触面大小成正比。疗效可保持24小时，除去药膜，1小时内血药浓度迅速下降。连续使用应更换贴用部位。根据个体差异选择适宜规格，并调整剂量。③上述各制剂的特点见表32-1。

表32-1 各种硝酸甘油贴膜的特点

名称	表面积（cm^2）	含量（mg）	24小时释放药量（mg）
NITRODERM TTS5（尼采贴）	10	25	5
NITRODERM TTS10	20		
NITRODERM TTS15（尼采贴）	30	50	10
TRANSDERM NITRO 5	10	75	15
TRANSDERM NITRO 10	20	50	10
NITRO DUR 5（NITRO DUR Ⅱ-5）	5	26	25
NITRO DUR 10（NITRO DUR Ⅱ-10）	10	51	5
NITRO DUR 15（NITRO DUR Ⅱ-15）	15	77	7.5
NITRO DUR 20（NITRO DUR Ⅱ-20）	20	104	10
NITRO DUR 30（NITRO DUR Ⅱ-30）	30	154	15
NITRODISK 16	8	16	5
NITRODISK 32	16	32	10
DEPONIT 16	16	16	5
DEPONIT 32	32	32	10

戊四硝酯[药典（二）] Pentaerythrityl Tetranitrate

$$(O_2NOCH_2)_2C(CH_2ONO_2)_2$$

【其他名称】硝酸戊四醇酯，长效硝酸甘油，硝酸季戊醇，四硝基季戊醇，Nitropentyrit，Pentanitrol，Pentritol，Peritrate。

【ATC编码】C01DA05

【性状】为无色结晶或结晶性粉末。稍溶于水（1∶700）、乙醇，溶于丙酮。

【药理学】作用与硝酸甘油相似，但缓慢而持久，一般在服用40分钟后开始起作用，可维持4～6小时。

【适应证】用于预防心绞痛的发作。

【用法和用量】口服：一日3～4次，每次10～30mg。

【不良反应】服后有时出现头痛、视力紊乱、昏睡、恶心。

【禁忌证】青光眼患者禁用。

【药物相互作用】【注意】参见硝酸甘油。

【制剂】片剂：每片10mg。

复方戊四硝酯片（复硝片，复方硝酸甘油片，Nitropent Co.）：每片含戊四硝醇20mg，硝酸甘油0.5mg。用于预防和缓解心绞痛的发作，既有速效，又有长效。口服或口含，每次1片，1日3次。为求速效，可嚼碎服用。

硝酸异山梨酯〔药典（二）；基；医保（甲、乙）〕
Isosorbide Dinitrate

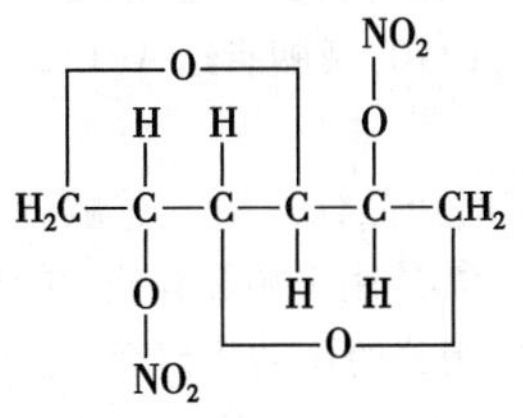

【其他名称】硝异梨醇，硝酸脱水山梨醇酯，异舒吉，消心痛，Sorbide Nitrate，Isoket，Sorbitrate，Carvasin，Nitorol。

【ATC编码】C01DA08，C05AE02

【性状】为白色结晶性粉末；无臭。熔点68～72℃。在丙酮或三氯甲烷中易溶，在乙醇中略溶，在水中微溶。

【药理学】作用与硝酸甘油相似，但较持久（能维持4小时以上），口服后0.5小时见效，含服2～3分钟见效。

【适应证】急性心绞痛发作的防治。

【用法和用量】①片剂：急性心绞痛发作时缓解心绞痛，舌下给药，一次5mg；预防心绞痛发作，口服，一日2～3次，一次5～10mg，一日10～30mg；治疗心力衰竭，口服一次5～20mg，6～8小时一次。②缓释片：每日2次，每次1片（20mg）。③静脉滴注：每小时2mg，剂量须根据患者反应而调节，且必须密切监测患者脉搏、心率及血压。④喷雾吸入：每次1.25～3.75mg。⑤外用乳膏：一次0.6g，均匀涂布在心前区约5cm×5cm，一日1次。

【不良反应】可有头痛反应，应由小剂量开始，以后逐渐增量。此外，尚可见面部潮红、灼热感、恶心、眩晕、出汗甚至虚脱等反应。偶发生皮疹，甚至剥脱性皮炎。

【禁忌证】青光眼患者禁用。

【注意】长期应用可发生耐受性；与其他硝酸酯类有交叉耐药性。

【药物相互作用】参见硝酸甘油。

【制剂】普通片：每片5mg；10mg。缓释片：每片20mg；40mg。注射剂：每支10mg（10ml）。喷雾剂：每瓶250mg（200次）。乳膏：每支1.5g（10g）。

单硝酸异山梨酯〔药典（二）；基；医保（乙）〕
Isosorbide Mononitrate

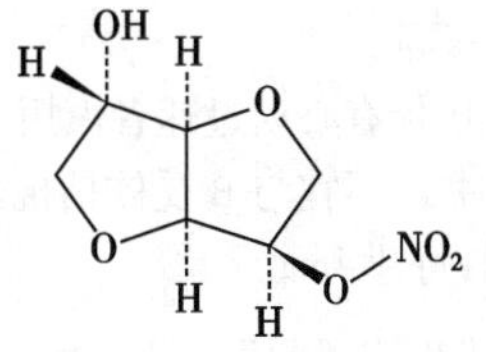

【其他名称】异乐定，安心脉，长效心痛治-20，欣康，可力新，Isosorbide 5-mononitrate，Elantan，Etimonis，Pentacard-20，Ismo-20，Corangin Monomack。

【ATC编码】C01DA14

【药理学】本品为二硝酸异山梨酯的主要活性代谢产物5-硝酸山梨酯，仍保持硝酸异山梨酯的松弛血管平滑作用，但无肝首关效应。口服后吸收迅速且良好，t_{max}为1小时，生物利用度为100%。$t_{1/2}$约为5小时。作用持续时间8小时。肝、肾功能低下者无须减量。

【适应证】用于冠心病的长期治疗和预防心绞痛发作，也用于心肌梗死后的治疗。

【用法和用量】①片剂：口服，一次10～20mg，每日2～3次，严重病例可用40mg，一日2～3次。②缓释片：口服，每日清晨服1片；病情严重者，可每日清晨服2片；若出现头痛，最初剂量可减至每日半片。整片或半片服用时应保持完整，用半杯水吞服，不可咀嚼或碾碎服用。

【不良反应】【禁忌证】【注意】【药物相互作用】同硝酸异山梨酯。

【制剂】片剂：每片10mg；20mg；40mg。缓释片：每片40mg；60mg。

奥昔非君　Oxyfedrine

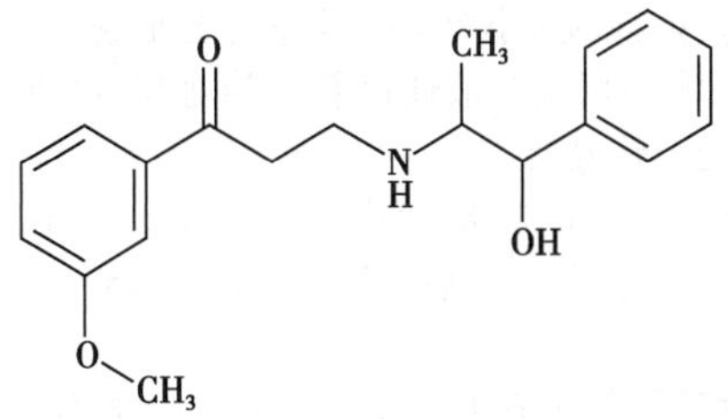

【其他名称】安心酮，安蒙痛，奥昔麻黄碱，心酮胺，麻黄苯丙酮，Myofedrin，Ildaman，Modacor。

【ATC编码】C01DX03

【药理学】本品为去甲麻黄碱衍生物。有选择性激动β受体的作用及直接扩张冠脉的作用，可降低冠脉血流量，减少心室容积及壁张力，改善心肌供氧耗氧平衡，增加心肌收缩及心率加快。

口服后易吸收，4～8分钟起效，作用持续时间4～6小时。有少量可在肝中被代谢成去甲麻黄碱等。由肾排泄。

【适应证】用于心绞痛、心肌梗死，更适用于心功能不全的心绞痛。

【用法和用量】口服：每次 8～16mg，一日 3 次，饭前服。

【不良反应】口服时可有胃肠道不良反应、头晕、心悸、室性期前收缩、皮疹等。

【注意】高血压伴有心动过速者慎用。

【药物相互作用】不宜与β受体拮抗药合用。

【制剂】片剂：每片 4mg。

双嘧达莫〔药典(二)；医保(甲、乙)〕 Dipyridamole

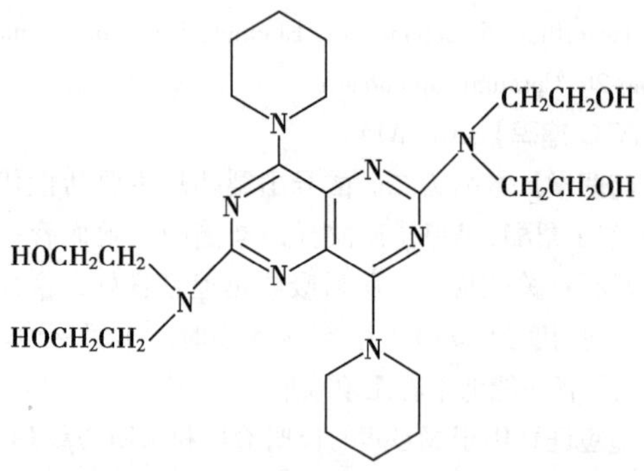

【其他名称】潘生丁，双嘧哌胺醇，哌醇定，Persantin。

【ATC 编码】B01AC07

【性状】为黄色结晶性粉末；无臭；味微苦。在三氯甲烷中易溶，在乙醇中溶解，在丙酮中微溶，在水中几乎不溶；在稀酸中易溶。

【药理学】对冠状血管有较强的扩张作用，可显著增加冠脉流量，增加心肌供氧量。但因本品主要扩张冠脉的小阻力血管，而在心肌缺血区小阻力血管已代偿性地扩张以维持其最大的血液供应，因此，应用本品不仅不能扩张缺血区的血管，改善其供血情况，反而会使缺血区的血液流向非缺血区，对心肌梗死患者不利。对心绞痛患者短期亦难见效，只有在长期使用后，可能由于促进侧支循环形成而逐渐发挥疗效。能抑制血小板聚集，防止血栓形成。

【适应证】用于弥散性血管内凝血症，血栓栓塞性疾病。防止冠心病发展。

【用法和用量】口服：每次 25～100mg，一日 3 次，饭前 1 小时服。在症状改善后，可改为每次 25～50mg，一日 2 次。

【不良反应】可有头痛、眩晕、恶心、呕吐、腹泻等。

【注意】①不宜与葡萄糖以外的其他药物混合注射。②有出血倾向患者慎用。

【药物相互作用】与肝素合用可引起出血倾向。

【制剂】片剂：每片 25mg。

曲美他嗪〔药典(二)；医保(乙)〕 Trimetazidine

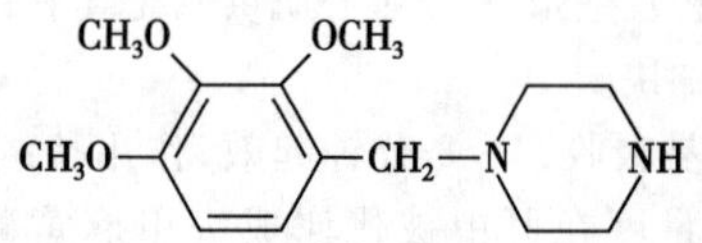

【其他名称】盐酸曲美他嗪，万爽力。

【ATC 编码】C01EB15

【性状】本品为薄膜衣片，除去薄膜衣后显类白色。

【药理学】属于其他类抗心绞痛药物。通过保护细胞在缺氧或缺血情况下的能量代谢，阻止细胞内 ATP 水平的下降，从而保证了离子泵的正常功能和透膜钠-钾流的正常运转，维持细胞内环境的稳定。在缺血性心脏病患者中，本品作为一种代谢剂，可保持心肌细胞内高能磷酸盐水平。实现抗心肌缺血作用的同时未影响血液动力学。

【适应证】用于：①心绞痛发作的预防性治疗。②眩晕和耳鸣的辅助性对症治疗。

【用法和用量】①片剂：口服，每次 20mg，一日 3 次，三餐时服用，3 个月后评价治疗效果，若无治疗作用可停药。②缓释片：口服，每次 1 片(35mg)，一日 2 次，早晚餐时服用，或遵医嘱。

【不良反应】可见胃肠道不适(恶心、呕吐)。由于辅料中有日落黄 FCFS(E110)及胭脂红 A(E124)成分，可能会发生过敏反应。

【禁忌证】①对药品任一组分过敏者禁用。②哺乳期通常不推荐使用。③禁用于帕金森病、帕金森综合征、不宁腿综合征以及其他相关的运动障碍者。④严重肾功能损害者(肌酐清除率<30ml/min)禁用。

【注意】不作为心绞痛发作时的对症治疗用药，也不适用于对不稳定型心绞痛或心肌梗死的初始治疗。此药不应用于入院前或入院后最初几天的治疗。心绞痛发作时，对冠状动脉病况应重新评估，并考虑调整治疗方式(药物治疗和可能的血运重建)。

【制剂】片剂：每片 20mg。缓释片：每片 35mg。

川芎嗪〔药典(二)；医保(乙)〕 Ligustrazine

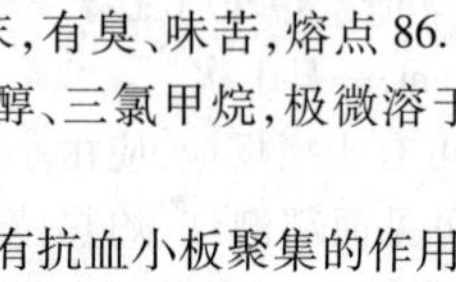

为伞形科植物川芎(*Ligusticum chuanxiong* Hort.)的成分之一，现由人工合成。

【其他名称】Tetramethylpyrazine。

【性状】常用其盐酸盐或磷酸盐。其盐酸盐为白色或类白色结晶性粉末，有臭、味苦，熔点 86.5～90℃，可升华。易溶于水，溶于乙醇、三氯甲烷，极微溶于苯。磷酸盐不易升华，较为稳定。

【药理学】具有抗血小板聚集的作用，并对已聚集的血小板有解聚作用。尚能扩张小动脉，改善微循环和脑血流，产生抗血栓形成和溶血栓的作用。由于磷酸盐比较稳定，故易于保存，且口服也有效。

【适应证】适用于闭塞性血管疾病、脑血栓形成、脉管炎、冠心病、心绞痛等。对缺血性脑血管病的急性期、恢复期及其后遗症，如脑供血不足、脑血栓形成、脑栓塞、脑动脉硬化等均有较好疗效，能改善这些疾病引起的偏瘫、失语、吞咽困难、肢体麻木、无力、头痛、头晕、失眠、耳鸣、步态不稳、记忆力减退等症状。

【用法和用量】①口服：磷酸盐片剂每次2片，一日3次，1个月为1疗程。②肌内注射：盐酸盐注射液每次2ml，每日1～2次。磷酸盐注射液每次2～4ml，一日1～2次，15天为一疗程。

【不良反应】口服偶有胃部不适、口干、嗜睡等，饭后服用可避免或减少不良反应。

【禁忌证】脑出血及有出血倾向的患者禁用。

【注意】对少量出血与闭塞性脑血管病鉴别诊断困难时应慎用。

【制剂】片剂：每片含川芎嗪磷酸盐50mg。盐酸盐注射液：2ml含40mg盐酸川芎嗪。磷酸盐注射液：2ml含50mg磷酸川芎嗪。

愈风宁心片〔药典(一)〕

为从豆科植物野葛[*Pueraria lobata*(Willd.)Ohwi]的根中提取的总黄酮所制成的片剂。其中有黄豆苷元、黄豆苷、葛根素等。

具有增加脑血流量及冠脉血流量的作用。可用于缓解高血压症状（颈项强痛）、治疗心绞痛及突发性耳聋，有一定疗效。每次5片，一日3次。片剂：每片含总黄酮60mg。

银杏叶提取物〔药典(一)；医保(乙)〕 Ginkgo Biloba Leaf Extract

为银杏(*Ginkgo biloba*)的干燥叶(银杏叶)的提取物。其中主要含总黄酮及白果总内酯。按国际通用标准，总黄酮及白果总内酯相应地不低于24%及6%。

【药理学】银杏提取物具有扩张冠脉血管、脑血管，增加冠脉流量及脑血流量，改善心脑功能的作用。能够改善脑缺血所产生的症状和记忆功能。有解除支气管平滑肌痉挛的作用，此作用可能与白果内酯对血小板活化因子的拮抗有关。

【适应证】用于治疗冠心病心绞痛、脑血管痉挛、脑供血不全、记忆力衰退等。也适用于支气管哮喘、老年性痴呆等病。

【用法和用量】口服：每次20～40mg，每日3次。

【不良反应】口服时可偶有食欲减退、便稀、腹胀等反应。

【制剂】常用的有片剂、缓释糖衣片、口服液、强化滴剂、酊剂等。使用时请详阅其产品说明书。

环维黄杨星D　Cyclovirobuxine D

本品是从中国黄杨及其同属植物提取的有效成分。

【其他名称】环常绿黄杨碱D，黄杨宁。

【药理学】能降低心肌氧耗量，轻度增加冠脉血流量，增强心肌收缩力。还有抗血小板聚集作用。

【适应证】用于治疗冠心病、心绞痛。

【用法和用量】口服，每次1.5～2.0mg，一日3次。

【不良反应】少数患者服后有轻微四肢麻木、头晕、恶心、腹泻、皮疹等不良反应。

【制剂】片剂：每片0.5mg。

辅酶Ⅰ　Nadide

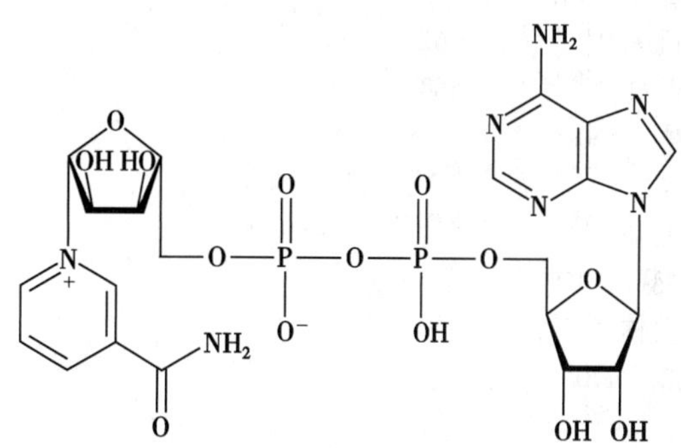

系自新鲜面包的酵母中提取，经分离精制所得的黄色粉末。含有烟酰胺、腺嘌呤、二核苷酸等，平均含量73.32%。对热不稳定。

【其他名称】烟酰胺腺嘌呤二核苷酸，Nicotinamide Adenine，Dinucleotide，Nad，Coenzyme Ⅰ。

【药理学】辅酶Ⅰ是生物体内必需的一种辅酶，在生物氧化过程中起着传递氢的作用，能活化多种酶系统，促进核酸、蛋白质、多糖的合成及代谢，增加物质转运和调节控制，改善代谢功能。

【适应证】用于冠心病，可改善冠心病的胸闷、心绞痛等症状。

【用法和用量】肌内注射：每日1次5mg，溶于0.9%氯化钠注射液2ml，14天为一疗程。大多应用2个疗程。

【不良反应】偶见口干、头晕、恶心等。

【制剂】注射剂：每支5mg。

（李学军）

第 33 章 周围血管舒张药

本类药物能直接作用于小血管平滑肌或通过肾上腺素受体、钙离子通道而舒张周围血管,临床上多用于脑血管或周围血管循环障碍的各种疾病,如脑血管痉挛、脑血管硬化、脑血栓形成、脑栓塞、早衰性脑退化、脑卒中、脑外伤后遗症、内耳眩晕症、视网膜血管痉挛或栓塞、中心性脉络膜炎、肢端动脉痉挛症(雷诺病)、闭塞性动脉内膜炎、血栓性静脉炎、间歇性跛行、褥疮、冻疮等。

本章主要介绍部分钙离子通道阻滞剂和直接扩张小血管平滑肌的药物,如尼莫地平、桂利嗪、氟桂利嗪、二氢麦角碱、烟酸、肌醇烟酸酯、己酮可可碱、罂粟碱、血管舒张素等。

通过肾上腺素受体而舒张血管的药物,请参阅第 28 章拟肾上腺素药和抗肾上腺素药。

尼莫地平〔药典(二);基;医保(甲、乙)〕 Nimodipine

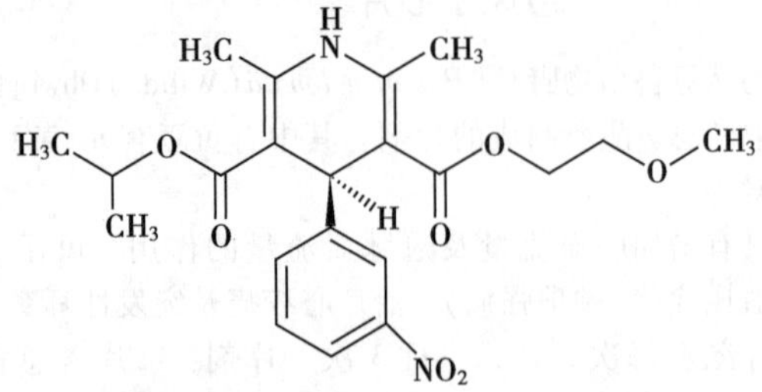

【其他名称】硝苯甲氧乙基异丙啶。

【ATC 编码】C08CA06

【药理学】为选择性地作用于脑血管平滑肌的钙拮抗剂,对外周血管的作用较小,故降压作用较小。对大脑有抗血管收缩和抗缺血作用,体外能防止或消除各种血管活性物质(如 5-羟色胺、前列腺素和组胺)或血液及其降解产物引起的血管收缩,本品还有神经和精神药理学特性。通过对与钙通道有关的神经元受体和脑血管受体的作用,保护神经元,稳定神经元的功能,改善脑血流,增加脑的缺血耐受力。本品能明显地降低蛛网膜下腔出血患者的缺血性神经损伤及死亡率。另外的研究表明这种作用不会引起盗血现象。临床研究证实本品可以改善脑功能障碍患者的记忆和注意力。

口服可吸收,血浆蛋白结合率约 98%,$t_{1/2}$ 约 2~7 小时。脑脊液中的药物浓度为血浆中的 10%。

【适应证】用于脑血管疾患,如脑血管灌注不足,脑血管痉挛,蛛网膜下出血,脑卒中和偏头痛等。对突发性耳聋也有一定疗效。

【用法和用量】口服,成人一日剂量 40~60mg,分 2~3 次服。静脉滴注或泵入,体重低于 70kg 或血压不稳的患者,治疗开始的 2 小时可按照 0.5mg(2.5ml)/h 给药。如果耐受性良好尤其血压无明显下降时,2 小时后,剂量可增至 1mg(5ml)/h。体重大于 70kg 的患者,剂量宜从 1mg(5ml)/h,2 小时后如无不适可增至 2mg(10ml)/h。

儿童:《中国国家处方集·化学药品与生物制品卷·儿童版》推荐:口服,用于蛛网膜下腔出血后血管痉挛的预防,1 个月以上儿童一次 0.9~1.2mg/kg,一次最大量不超过 60mg,一日 6 次(每 4 小时 1 次),出血 4 天后开始服用,连续21天。静脉滴注,用于蛛网膜下腔出血后血管痉挛的治疗:1个月~12岁的儿童,初始量每小时15μg/kg(最大每小时0.5mg,如血压不稳定,初始量减至每小时7.5μg/kg);如血压无明显下降,2小时后增至每小时30μg/kg(最大每小时2mg),持续至少5天(最长2周)。12~18岁儿童,初始量每小时500μg/kg,体重超过70kg且血压稳定者可增至每小时1mg,如血压无明显下降,2小时后增至每小时1~2mg,持续至少5天。

【制剂】片剂:每片20mg;30mg。注射剂:每瓶10mg(50ml)。

桂利嗪〔药典(二);医保(乙)〕 Cinnarizine

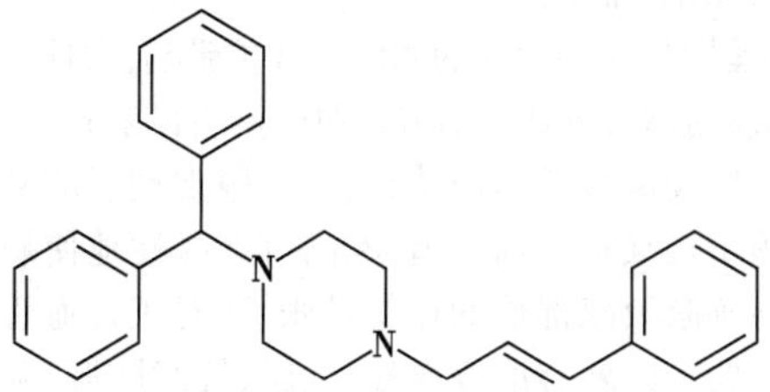

【其他名称】肉桂苯哌嗪,桂益嗪,脑益嗪,Midrona。

【ATC编码】N07CA02

【性状】白色或类白色结晶或结晶性粉末;无臭,无味。在三氯甲烷或苯中易溶,在沸乙醇中溶解,在水中几乎不溶。

【药理学】为哌嗪类钙通道阻滞剂。对血管平滑肌有扩张作用,能显著地改善脑循环及冠脉循环。

【适应证】用于脑血栓形成、脑栓塞、脑动脉硬化、脑出血恢复期、蛛网膜下腔出血恢复期、脑外伤后遗症、内耳眩晕症、冠状动脉粥样硬化、由于末梢循环不良引起的疾患等。

【用法和用量】口服:每次25~50mg,一日3次,餐后服。静脉注射:每次20~40mg,缓慢注入。偶见嗜睡、皮疹、胃肠道反应。静脉注射可使血压短暂下降。

【制剂】片剂(胶囊剂):每片(粒)25mg。注射剂:每支20mg(20ml)。

氟桂利嗪〔药典(二);基;医保(甲)〕 Flunarizine

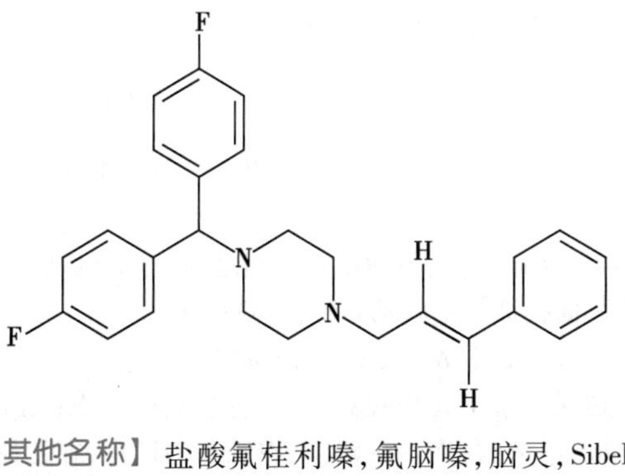

【其他名称】盐酸氟桂利嗪,氟脑嗪,脑灵,Sibelium,R14950。

【ATC编码】N07CA03

【性状】常用其二盐酸盐,为白色或类白色结晶或结晶性粉末;无臭,无味。在甲醇或乙醇中略溶,在三氯甲烷中微溶,在水中极微溶解,在苯中几乎不溶。

【药理学】为哌嗪类钙通道阻滞剂。其药理及应用与桂利嗪相似,有扩张血管作用。此外它对注意力减弱、记忆力障碍、易激动以及平衡功能障碍、眩晕等均有一定疗效。

【适应证】用于:①典型(有先兆)或非典型(无先兆)偏头痛的预防性治疗。②由前庭功能紊乱引起的眩晕的对症治疗。

【用法和用量】成人:①偏头痛的预防性治疗:起始剂量:每晚10mg,65岁以上患者每晚5mg。维持治疗:如果疗效满意,应减至每7天连续给药5天(剂量同上),停药2天。在治疗6个月后停药观察。②眩晕:每日剂量与偏头痛治疗相同,但应在控制症状后及时停药,初次疗程通常少于2个月。

儿童:《中国国家处方集·化学药品与生物制品卷·儿童版》推荐:口服,一次0.2mg/kg(最大量不超过10mg),一日1~2次。40kg以下,推荐起始剂量一日2.5~5mg,单次服用。

【不良反应】最常见的是鼻炎、食欲增加、抑郁、嗜睡、便秘、肌痛、月经紊乱、乳房疼痛、体重增加。少数患者可能出现锥体外系反应。

【禁忌证】本品禁用于有抑郁症病史、帕金森病或其他锥体外系疾病症状的患者。

【注意】①如在治疗中出现抑郁、锥体外系反应和其他严重的不良反应,应及时停药。②如在治疗2个月后未见明显改善,则可视为病人对本品无反应,可停止用药。③即使预防性维持治疗的疗效显著,且耐受性良好,也在治疗6个月后停药观察,只有在复发时才应重新服药。④如果治疗慢性眩晕症1个月或突发性眩晕症2个月后症状未见任何改善,则应视为患者对本品无反应,应停药。⑤由于可能引起困倦(尤其在服药初期),驾驶车辆或操纵机器者应注意。⑥本品可能会引发锥体外系症状、抑郁症和帕金森病,尤其是有此类病症发病倾向的患者如老年患者,所以此类患者应慎用。

【制剂】胶囊剂:每粒5mg(以氟桂利嗪计)。

二氢麦角碱〔医保(乙)〕 Dihydroergotoxine

【其他名称】氢化麦角碱,氢麦毒,安得静,海特琴,Hydergin。

【药理学】麦角生物碱中,麦角毒碱(ergotoxine)和麦角胺(ergotamine)均有抗肾上腺素的作用,而麦角新碱(ergonovine)则无此种作用。麦角毒碱及麦角胺虽能减弱肾上腺素对血压的作用,但因本身能直接作用于血管壁而表现较强的血管收缩作用,故不能产生血压降低的效应。当把麦角毒碱(包含ergocristine,ergocornine,ergocryptine三种生物碱)进行部分还原(氢化)时,所得的双氢混合物其抗肾上腺素作用增强,而对子宫和血管壁的兴奋作用则大为减弱。二氢麦角碱为乙烷(或甲烷)磺酸双氢麦角毒碱(包括Ergocristine等三种生物碱)的双氢衍生物的混合物,属于α受体拮抗药,能扩张周围血管、降低血压、减慢心率,并有中枢镇静作用。

【适应证】主要与异丙嗪、哌替啶等配成冬眠合剂应用。也可用于动脉内膜炎、肢端动脉痉挛症、血管痉挛性偏头痛等。

【用法和用量】肌内注射或皮下注射,每日或隔日1次,每次0.3~0.6mg;亦可舌下给药(含片),每4~6小时1次,每次0.5~2mg。不宜口服。

【不良反应】严重不良反应为直立性低血压,故患者在注射后必须卧床2小时以上。

【禁忌证】禁用于低血压症、严重的动脉硬化、心脏器质性损害、肾功能障碍患者及老年人。

【注意】也可用于静脉滴注,但应缓慢滴入。

【制剂】含片:每片0.25mg;0.5mg。注射剂:每支0.3mg(1ml)。

烟酸〔药典(二);医保(乙)〕 Nicotinic Acid

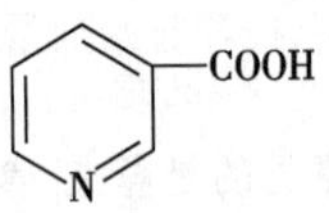

【其他名称】尼古丁酸,Niacin。

【性状】为白色结晶或结晶性粉末;无臭或有微臭,味微酸;水溶液显酸性反应。在沸水或沸乙醇中溶解,在水中略溶,在乙醇中微溶,在乙醚中几乎不溶,在碳酸钠或氢氧化钠溶液中均易溶。熔点234~238℃。

【药理学】为B族维生素之一,与烟酰胺(Nicotinamide)统称为“维生素PP”,存于肝脏、肉类、米糠、麦麸、酵母、番茄、鱼等内,现多用其人工合成品。烟酸在体内变为烟酰胺,后者是辅酶Ⅰ和辅酶Ⅱ的组成部分,参与体内生物氧化过程,缺乏时产生糙皮病,其症状包括皮炎、舌炎、食欲缺乏、烦躁失眠、感觉异常等。

【适应证】片剂用于预防和治疗盐酸缺乏症,如糙皮病。注射剂用于:①预防和治疗维生素PP缺乏症。②扩张小血管。烟酸可缓解血管痉挛症状,改善局部供血。③缺血性心脏病。采用烟酸治疗心肌梗死和心绞痛,多数病人的心绞痛症状得到缓解。④降血脂。应用大剂量烟酸可降低血脂。

【用法和用量】①口服:成人,一次50~100mg,一日5次,日剂量不超过500mg。儿童,一次25~50mg,一日2~3次。用于降血脂,一日3~6g,分3~4次于餐后服。②静脉注射或肌内注射:成人肌内注射,一次50~100mg,一日5次;静脉缓慢注射,一次25~100mg,一日2次或多次。小儿静脉缓慢注射,一次25~100mg,一日2次。

【不良反应】有皮肤潮红、热感、瘙痒,有时可引起荨麻疹、恶心、呕吐、心悸、轻度肝功能减退、视觉障碍。

【禁忌证】溃疡病患者禁用。

【制剂】片剂:每片50mg;100mg。注射剂:每支20mg(2ml);50mg(1ml);100mg(2ml);50mg(5ml)。

烟酸肌醇酯〔医保(乙)〕 Inositol Nicotinate

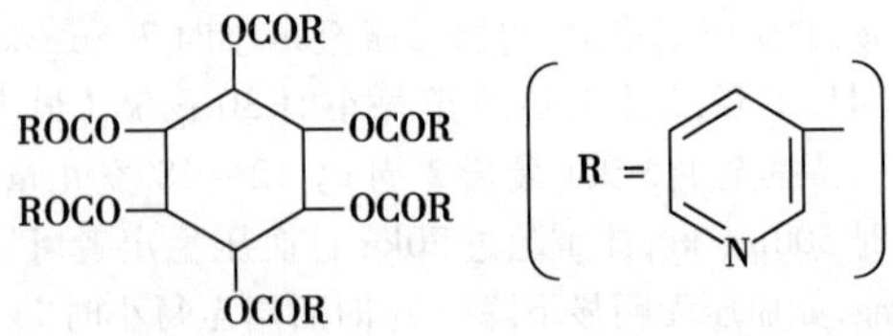

【其他名称】烟肌酯,meso-Inositol Hexanicotinate,Hexanicotol,Linodil Hexopal。

【ATC编码】C04AC03

【性状】为白色结晶或结晶性粉末,熔点250~254℃。不溶于水,溶于稀酸。

【药理学】为一温和的周围血管扩张剂,在体内逐渐水解为烟酸和肌醇,故具有烟酸与肌醇两者的药理作用,其血管扩张作用较烟酸缓和而持久,没有服烟酸后的潮红和胃部不适等不良反应。据报道,本品可选择性地使病变部位和受寒冷刺激敏感部位的血管扩张,而对正常血管的扩张作用则较弱。此外有溶解血栓、抗凝、抗脂肪肝、降低毛细血管脆性等作用。

本品在体内水解为烟酸和肌醇,烟酸被吸收后广泛分布到各组织,$t_{1/2}$约45分钟,主要在肝内代谢,绝大部分经肾排出。

【适应证】用于高脂血症、冠心病、各种末梢血管障碍性疾病(如闭塞性动脉硬化症、肢端动脉痉挛症、冻伤、血管性偏头痛等)的辅助治疗。

【用法和用量】口服:每日3次,一次0.2~0.6g。连续服用1~3个月。

【不良反应】服药后可有轻度恶心、发汗、瘙痒感等反应。胃酸缺乏者应同时服用稀盐酸或柠檬汁以减少不良反应。

【禁忌证】①对本品或其他烟酸类药物过敏者禁用。②患活动性肝病、不明原因氨基转移酶升高等肝功能异常者禁用。③活动性溃疡病、有出血倾向者禁用。

【制剂】片剂:每片0.2g。

罂粟碱〔药典(二);医保(乙)〕 Papaverine

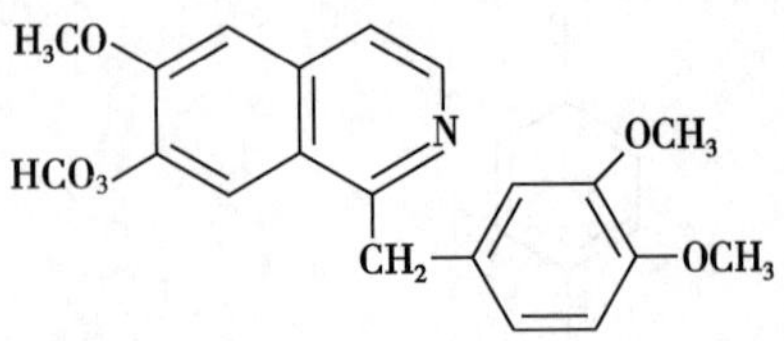

本品为阿片中异喹啉类生物碱之一,含量约1%。

【其他名称】盐酸罂粟碱,帕帕非林。

【ATC编码】A03AD01,G04BE02

【性状】常用其盐酸盐,为白色结晶性粉末;无臭。在三氯甲烷中溶解,在水中略溶,在乙醇中微溶,在乙醚中几乎不溶。熔点146~148℃。

【药理学】罂粟碱对血管、心脏或其他平滑肌有直接的非特异性松弛作用,其作用可能是抑制环核苷酸磷酸二酯酶引起。通过松弛血管平滑肌,使冠脉扩张、外周阻力及脑血管阻力降低。口服易吸收,但差异大,生物利用度约54%。蛋白结合率近90%。$t_{1/2}$为0.5~2小时,但有时也长达24小时。主要在肝内代谢为4-羟基罂粟碱葡糖醛酸盐。一般以代谢产物形式经肾排泄。可经透析被清除。

【适应证】用于治疗脑、心及外周血管痉挛所致的缺血,肾、胆或胃肠道等内脏痉挛。

【用法和用量】成人常用量,口服:每次30~60mg,一日3次;极量,一次200mg,一日600mg。肌内注射,一次30mg,一日90~120mg。静脉注射,一次30~120mg,每3小时1次,应缓慢注射,不少于1~2分钟,以免发生心律失常以及足以致命的窒息等。用于心搏骤停时,两次给药要相隔10分钟。

【不良反应】①用药后出现黄疸,眼及皮肤明显黄染,提示肝功能受损。②胃肠道外给药可引起注射部位发红、肿胀或疼痛。快速胃肠道外给药可使呼吸加深、面色潮红、心跳加速、低血压伴眩晕。③过量时可有视力模糊、复视、嗜睡和(或)软弱。

【禁忌证】完全性房室传导阻滞时禁用。帕金森病时一般禁用。

【注意】静脉注射过量或速度过快可导致房室传导阻滞、心室颤动,甚至死亡。应充分稀释后缓缓推入。遇有肝功能不全,应立即停用药物。

【药物相互作用】与烟碱合用,可使本品降低疗效;可拮抗多巴胺受体而使左旋多巴降低疗效,需避免合用。

【制剂】片剂:每片30mg。注射剂:每支30mg(1ml)。

西地那非　Sildenafil

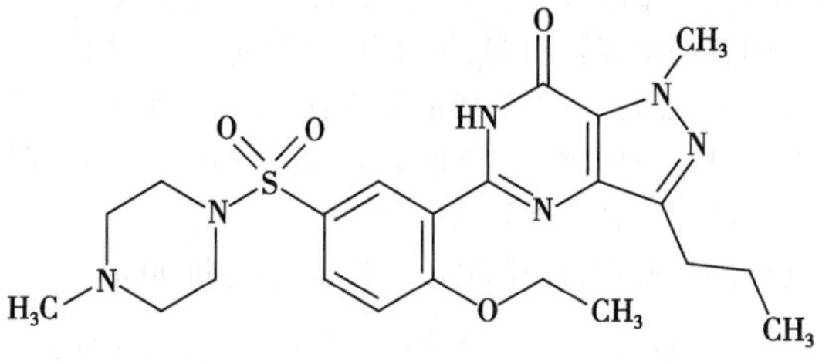

【其他名称】万艾可,伟哥,Viagra。

【ATC 编码】G04BE03

【性状】常用其枸橼酸盐,为白色或类白色结晶性粉末。在水中溶解度为3.5mg/ml。

【药理学】在研究扩张血管性抗心肌缺血的新药过程中发现它具有良好的抗勃起障碍的作用。其作用机制在于选择性地抑制能特异降解环磷酸鸟苷(cGMP)的5型磷酸二酯酶(PDE_5),因而可使cGMP水平增高,以致阴茎海绵体内平滑肌松弛,血液充盈,有利于勃起。勃起反应随剂量和血浆浓度的增加而增强,药效可持续4小时(但弱于2小时者)。由于心肌中不存在PDE_5,因而本品无正性肌力作用,不直接影响心肌收缩功能。但大剂量时可导致卧位血压下降(平均最大幅度8.4/5.5mmHg),服药后1~2小时血压下降最明显。因此,其血药浓度峰值时,性活动可能诱发心脏事件。

口服后吸收迅速,绝对生物利用度约40%。空腹给予25~100mg时,t_{max}约1小时,C_{max}为127~560ng/ml。蛋白结合率为96%。消除以肝脏CYP3A4代谢为主,生成有活性的*N*-去甲基代谢产物,其性质与西地那非近似,活性为其50%。消除半衰期约4小时。主要以代谢产物的形式从粪便中排泄(约为口服剂量的80%),一小部分从尿中排泄(约为口服剂量的13%)。老年人(≥65岁)本品的清除率降低,血药浓度比青年(18~45岁)约高40%。重度肾损害者及肝功能不全者本品的清除率降低。

【适应证】用于治疗勃起功能障碍(ED)。

【用法和用量】一般剂量为50mg,在性活动前约1小时(或0.5~4小时)服用。基于药效和耐受性,剂量可增至100mg(最大推荐剂量)或降至25mg。每日最多服用1次。

【不良反应】可出现头痛、潮红、消化不良、鼻塞及视觉异常等。视觉异常为轻度和一过性的,主要表现为视物色淡、光感增强或视物模糊。

【禁忌证】①对本品过敏者禁用。②服用任何剂型硝酸酯类药物的患者,无论是规律或间断服用,均为禁忌证。

【注意】①在已有心血管危险因素存在时,用药后性活动有发生非致命性/致命性心脏事件的危险。在性活动开始时如出现心绞痛、头晕、恶心等症状,须终止性活动。②阴茎解剖畸形(如阴茎偏曲、海绵体纤维化、纤维新海绵体炎病),易引起阴茎异常勃起的疾病(如镰状细胞性贫血、多发性骨髓瘤、白血病)患者慎用。③有少量勃起时间延长(超过4小时)和异常勃起(痛性勃起超过6小时)的报道。如持续勃起超过4小时,应立即就诊。如异常勃起未得到即刻处理,阴茎组织可能受到损害并可能导致永久性勃起功能丧失。④年龄65岁以上、肝功能损害、重度肾功能损害者的起始剂量以25mg为宜。

【药物相互作用】①HIV蛋白酶抑制剂利托那韦(ritonavir)可使西地那非血药水平显著增高(AUC增加11倍)。服用利托那韦的患者,每48小时内用本品剂量最多不超过25mg。②CYP3A4强效抑制剂(如红霉素、伊曲康唑)与西地那非合用时,可能会导致西地那非血浆水平升高。③与硝酸酯类药物合用增加了低血压的风险,临床应该禁止合用。

【制剂】片剂:每片25mg;50mg;100mg。

环扁桃酯[药典(二)]　Cyclandelate

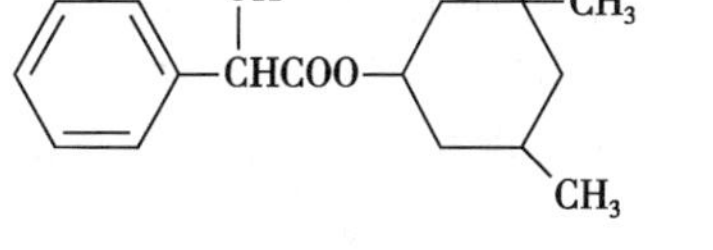

【其他名称】三甲基环己扁桃酸,抗栓丸,Cyclospasmol,Cyclospa,Hacosan。

【ATC 编码】C04AX01

【性状】为白色或类白色的无定形粉末;有特臭,味苦。在乙醇或丙酮中极易溶解,在水中几乎不溶。

【药理学】结构类似于罂粟碱。单次或连续给药均可增加脑、心、肾及四肢血流量。能直接松弛血管平滑肌使血管扩张，对脑、肾、血管及冠状动脉有选择性的持续扩张作用，从而使血流量增加。作用较罂粟碱弱而持久。本品尚能促进侧支循环。对呼吸、心率、心排血量、心肌氧耗量、血压等几无影响。

口服吸收快而完全，10～15 分钟起效，1.5 小时血浓度达峰值，可维持 4～6 小时。绝大部分由尿排出，约 5% 从粪便排出。

【适应证】用于脑血管意外及其后遗症、脑动脉硬化症、脑外伤后遗症、肢端动脉痉挛症、手足发绀、闭塞性动脉内膜炎、内耳眩晕症等。

【用法和用量】一次服 100～200mg，一日 3～4 次。症状改善后，可减量至一日 300～400mg。对脑血管疾病一般每次服 200～400mg，一日 3 次。

【不良反应】可引起恶心、呕吐、食欲缺乏、上腹部不适，有时出现面部潮红、头痛、头晕、发疹、瘙痒感、口干、心悸等症状，大剂量可引起低血压。

【禁忌证】脑血管意外急性期、妊娠期妇女及哺乳期妇女禁用。

【注意】严重闭塞性冠状动脉和脑血管疾病、青光眼、有出血倾向的患者慎用。

【制剂】胶囊剂：每粒 100mg。

长春西汀〔医保（乙）〕 Vinpocetine

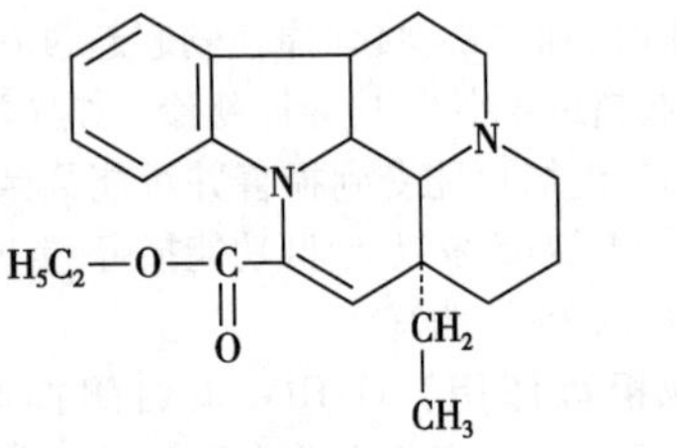

【其他名称】长春乙酯，多力康，康维脑，阿普长春胺酸乙酯，Ethyl Apovincaminate，Cavinton，Rgh-4405。

【ATC 编码】N06BX18

【性状】为白色晶状粉末，无臭。溶于三氯甲烷及 96% 乙醇，几不溶于水。熔点：147～153℃。

【药理学】本品为脑血管扩张药，能抑制磷酸二酯酶活性，增加松弛血管平滑肌的信使 cGMP 的作用，选择性地增加脑血流量；此外还能抑制血小板凝集，降低人体血液黏度，增强红细胞变形力，改善血液流动性和微循环，促进脑组织摄取葡萄糖，增加脑耗氧量，改善脑代谢。

口服 5mg，1 小时后达峰浓度，$t_{1/2}$ 约为 4～6 小时。在肝脏内代谢，代谢产物阿朴长春胺酸，药效与长春西汀类似但是更弱。

【适应证】适用于脑梗死后遗症、脑出血后遗症、脑动脉硬化症等。

【用法和用量】急性病例可用注射剂，每次 10mg，一日 3 次，静脉滴注或静脉注射，用时以 0.9% 氯化钠注射液稀释到 5 倍体积。然后口服片剂，每日 3 次，每次 5～10mg。对慢性患者，每日 3 次，每次 5～10mg。维持量是一次 5mg，每日 3 次。

【不良反应】有时出现血压轻度降低，心率快等不良反应。

【禁忌证】①对本品过敏者禁用；②颅内出血后尚未完全止血者禁用；③严重缺血性心脏病、严重心律失常者禁用；④本品含苯甲醇，禁止用于儿童肌内注射。

【注意】进行长期治疗时应注意检查血象变化。

【药物相互作用】不能和肝素同时应用。

【制剂】片剂：每片 5mg；10mg。注射液：每支 10mg（2ml）。

托哌酮 Tolperisone

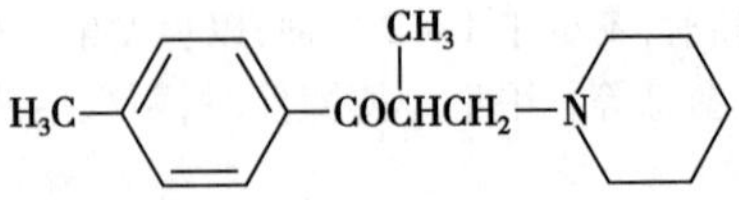

【其他名称】盐酸托哌酮，甲苯哌丙酮，甲哌酮，脑脉宁，济悦，N-553，Mydocalm。

【ATC 编码】M03BX04

【性状】为白色结晶性粉末，略有异臭，味酸苦发麻。熔点 176～177℃。易溶于水、乙醇、三氯甲烷；难溶于丙酮，不溶于苯、乙醚。

【药理学】具有血管扩张作用及中枢性肌肉松弛作用。它直接扩张血管平滑肌和抑制多突触反射，能降低骨骼肌张力，缓解因脑、脊髓受损而出现的肌肉强直、阵挛等。它尚能使外周血流量增加。口服吸收迅速，1～2 小时血浓度达峰值。

【适应证】用于治疗闭塞性血管病，如动脉硬化、血管内膜炎等；还适用于脑卒中后遗症、脑性麻痹症、脊髓末梢神经疾患等。对各种脑血管疾病引起的头痛、眩晕、失眠、肢体发麻、记忆力减退、耳鸣等症状也有一定疗效。

【用法和用量】口服：每次 50～100mg，一日 3 次。

【不良反应】少数患者服后有食欲缺乏、腹痛、头晕、嗜睡、面部潮红、患肢肿痛、下肢无力、乏力等症状，但不严重，多为一过性，一般停药 1～2 天即消失。

【制剂】片剂：每片 50mg。胶囊剂：每粒 50mg。

倍他司汀〔药典（二）；基；医保（甲、乙）〕 Betahistine

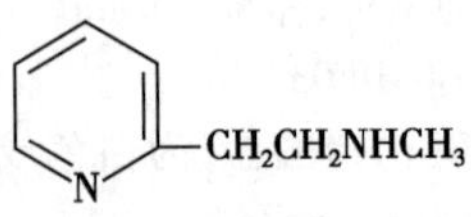

【其他名称】盐酸倍他司汀，甲磺酸倍他司汀，抗眩啶，培他啶，甲胺乙吡啶，敏使朗，Betaserc。

【ATC 编码】N07CA01

【性状】常用其盐酸盐或甲磺酸盐，为白色或类白色结晶或结晶性粉末；无臭，味微苦；易潮解。在水中极易溶解，在乙醇中微溶。

【药理学】为组胺类药物，具有扩张毛细血管的作用，作用较组胺持久，能增加脑血流量及内耳血流量，消除内耳性眩晕、耳鸣和耳闭感。又能抑制组胺的释放，产生抗过敏作用。

单次口服甲磺酸倍他司汀片 24mg，其主要代谢产物 2-吡啶乙酸的 t_{max} 为（1.13±0.66）小时，C_{max} 为（308.58±

208.78)ng/ml，$t_{1/2}$为(5.85±2.39)小时。

【适应证】用于梅尼埃病、眩晕症伴发的眩晕、头晕感。对脑动脉硬化、缺血性脑血管病、头部外伤或高血压所致体位性眩晕、耳鸣等亦可用。

【用法和用量】口服，通常成人一次1～2片(甲磺酸倍他司汀一次量6～12mg，盐酸倍他司汀片一次4～8mg)，一日3次饭后口服，可视年龄、症状酌情增减。注射液，肌内注射，一次2～4mg，一日2次。

【不良反应】偶有口干、恶心、心悸、皮肤瘙痒。

【注意】消化性溃疡、支气管哮喘及嗜铬细胞瘤患者慎用。

【制剂】盐酸倍他司汀片剂：每片4mg；5mg。甲磺酸倍他司汀片：每片6mg。注射剂：每支2mg(2ml)；4mg(2ml)。

地芬尼多[药典(二)；基；医保(甲)] Difenidol

OH
C—$CH_2CH_2CH_2$—N

【其他名称】盐酸地芬尼多，二苯哌丁醇，眩晕停，戴芬逸多，Cephadol，Vontrol。

【性状】为白色结晶性粉末；无臭，味涩。在甲醇中易溶，在乙醇中溶解，在水或三氯甲烷中略溶。

【药理学】能增加椎基底动脉血流量、调节前庭系统、抑制呕吐中枢，有抗眩晕及镇吐作用。

【适应证】用于防治多种原因或疾病引起的眩晕、恶心、呕吐，如乘车、船、机时的晕动病等。

【用法和用量】口服：成人，治疗晕动症，一日3次，每次25～50mg。预防晕动病应在出发前30分钟服药。

【不良反应】①常见不良反应有口干、心悸、头昏、头痛、嗜睡、不安和轻度胃肠不适，停药后即可消失。②偶有幻听、幻视、定向力障碍、精神错乱、忧郁等。③偶见皮疹、一过性低血压反应。

【禁忌证】①6个月以内婴儿禁用。②肾功能不全患者禁用。

【注意】青光眼、胃肠道或泌尿道梗阻性疾病以及心动过速患者慎用。妊娠期妇女慎用。

【制剂】片剂：每片25mg。

依前列醇 Epoprostenol

OH
O
O
CH_3
OH OH

【其他名称】环依前列烯醇，前列环素，前列腺素I_2，PGI_2，PGX，Prostaglandin I_2，Flolan，Prostacyclin，Cycloprostin。

【ATC编码】B01AC09

【药理学】为血管内皮产生的一种天然前列腺素。直接扩张肺和全身的动脉血管床，抑制血小板聚集，因而具有舒张血管、降低血压及抗血小板聚集、防止血栓形成的作用。静脉滴注的$t_{1/2}$约为3分钟。

【适应证】用于不稳定型心绞痛、心肌梗死、顽固性心衰、外周血管痉挛性疾病及肺动脉高压。可用于防止血栓形成。

【用法和用量】一般静脉滴注给药，起始滴速建议每分钟2ng/kg，之后根据临床反应，至少间隔15分钟，逐渐增加每分钟1～2ng/kg，一般不超过每分钟30ng/kg，连续滴注时间根据病情而定，直到生效或出现不良反应为止。

【不良反应】静脉滴注速度超过每分钟10ng/kg时，可出现头痛、腹部不适、高血糖等；超过20ng/kg时，可出现血压下降、心率减慢，甚至昏厥。

【禁忌证】左室射血分数降低导致的心衰者禁用；有出血倾向者禁用。

【制剂】注射剂：每支500μg(临用时以专用的含甘氨酸缓冲剂溶解)。

尼麦角林[医保(乙)] Nicergoline

N
O
Br
O
H_3CO
N
CH_3
H
N
H_3C

【其他名称】麦角溴烟酯，思尔明。

【ATC编码】C04AE02

【药理学】为α受体拮抗药，并有血管舒张作用以及抑制血小板聚集和抗血栓的作用。用于脑血管疾病及下肢闭塞性动脉内膜炎等。不良反应较少。

【适应证】①改善脑梗死后遗症引起的意欲低下和情感障碍(感觉迟钝、注意力不集中、记忆力衰退、缺乏意念、忧郁、不安等)。②急性和慢性周围循环障碍(肢体血管闭塞性疾病、雷诺综合征，其他末梢循环不良症状)。③也适用于血管性痴呆，尤其在早期治疗时对认知、记忆等有改善，并能减轻疾病严重程度。

【用法和用量】口服，勿咀嚼。每日20～60mg，分2～3次服用。连续给药足够的时间，至少6个月；由医生决定是否继续给药。肌内注射或静脉注射：一次2～4mg，或遵医嘱。

【不良反应】可有低血压、头晕、胃痛、潮热、面部潮红、嗜睡、失眠等。临床试验中，可观察到血液中尿酸浓度升高。

【禁忌证】近期的心肌梗死、急性出血、严重的心动过缓、直立性调节功能障碍、出血倾向和对尼麦角林过敏者禁用。

【制剂】 片剂:每片 5mg;10mg;30mg。注射剂:每支 2mg(1ml)。

长春胺 Vincamine

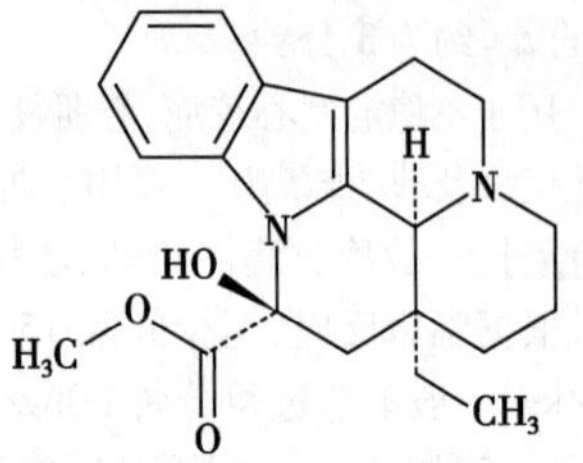

【ATC 编码】 C04AX07

【药理学】 由夹竹桃科植物 *Vincaminor* L. 或 *V. evecta* 中提得的生物碱。可舒张脑血管。

【适应证】 用于治疗衰老期心理行为障碍(如警觉性和记忆力丧失、头晕、耳鸣、时间与空间定向力障碍、失眠)。也可用于急性脑血管病及脑外伤后综合征、缺血性视网膜疾病和耳蜗前庭疾病。对脑动脉硬化症的疗效比二氢麦角碱和罂粟碱强,需长期应用方见效。

【用法和用量】 口服:一次 5~20mg,一日 2~3 次;肌内注射:一次 5~15mg,一日 2~3 次。

【制剂】 片剂:每片 5mg。注射剂:每支 5mg(2ml)。

(林 阳)

第34章 抗高血压药

高血压病是危害人类健康的常见病。《中国高血压防治指南》(2010年修订版)中将成年人血压持续大于18.7/12.0kPa(140/90mmHg)者定义为高血压。高血压可分为原发性高血压和继发性高血压。外周血管阻力和心排血量是形成血压的主要因素,而交感神经系统和肾素-血管紧张素-醛固酮系统的激活可以造成外周血管阻力和心排血量的增加,形成高血压。抗高血压药物可以通过舒张血管平滑肌、降低交感神经活性和抑制肾素-血管紧张素-醛固酮系统达到降低外周血管阻力、减少心排血量和血容量的作用,从而降低血压。

应用抗高血压药来降低血压不仅可减轻因高血压引起的头痛、头昏、心悸、失眠等症状,推迟动脉粥样硬化的形成和发展,还可减少心、脑、肾等重要器官并发症的形成。因此,合理应用抗高血压药仍然是目前治疗高血压的重要措施之一。

临床对高血压的治疗更多倾向于联合用药,从而达到提高疗效、减少不良反应的目的。许多抗高血压药物也多与利尿药氢氯噻嗪组成复方应用。氢氯噻嗪降压的机制早期是排钠利尿,造成体内钠、水负平衡,减少血容量和心排血量。长期作用的机制是由于体内缺钠后,小动脉细胞内钠水平降低,经 Na^+/Ca^{2+} 交换导致细胞内钙减少,使血管平滑肌对缩血管物质的反应性降低,从而达到降压的效应。

抗高血压药按其作用部位和作用机制可分为如下几类:

1. 阻断血管紧张素产生及其作用的抗高血压药　①肾素抑制剂:阿利吉仑;②血管紧张素转换酶抑制药及血管紧张素Ⅱ受体拮抗药:如卡托普利、氯沙坦等。

2. 交感神经阻断药　①中枢性抗高血压药:如可乐定、甲基多巴等;②肾上腺素受体拮抗药:如β受体拮抗药普萘洛尔、α_1受体拮抗药哌唑嗪及α、β受体拮抗药拉贝洛尔等(见第28章拟肾上腺素药和抗肾上腺素药);③影响交感神经递质的药物:如利血平等;④神经节阻断药:如美加明等。

3. 直接扩张血管的药物　①钙通道阻滞药:如硝苯地平等(见第29章钙拮抗药);②周围血管扩张药:如肼屈嗪等;③钾离子通道开放剂:如吡那地尔。

4. 利尿药　如氢氯噻嗪、吲达帕胺等(见第56章主要作用于泌尿系统的药物)。

可乐定〔药典(二);医保(乙)〕 Clonidine

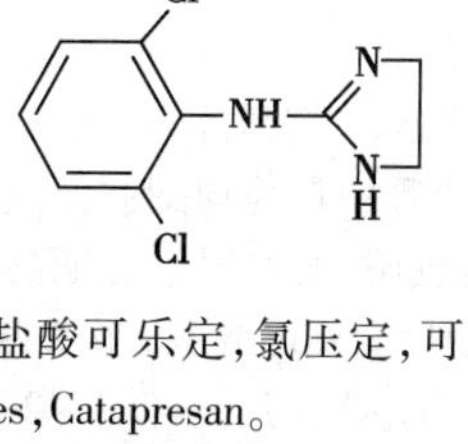

【其他名称】 盐酸可乐定,氯压定,可乐宁,血压得平,110降压片,Catapres,Catapresan。

【ATC编码】 C02AC01

【性状】 常用其盐酸盐,为白色结晶性粉末;无臭。在水或乙醇中溶解,在三氯甲烷中极微溶解,在乙醚中几乎不溶。

【药理学】激动延髓腹外侧核吻侧端的 I_1 咪唑啉受体，使外周交感神经的功能降低，从而引起降压。其降压作用多在服药后 0.5～1 小时出现，2～3 小时达最高峰，可持续 4～6 小时。对多数高血压病有效，对原发性高血压疗效较好。在降压明显时不出现直立性低血压。与利尿剂（如氢氯噻嗪）或其他抗高血压药（如利血平）合用，比单服本品疗效有明显提高。

【适应证】用于高血压的治疗。亦能降低眼压，可用于治疗开角型青光眼。对预防偏头痛亦有效。

【用法和用量】（1）治疗高血压：口服，常用量，每次服 0.075～0.15mg，一日 3 次。可逐渐增加剂量，通常维持剂量为每日 0.2～0.8mg。极量，一次 0.6mg。缓慢静脉注射：每次 0.15～0.3mg，加于 50% 葡萄糖注射液 20～40ml 中（多用于三期高血压及其他危重高血压病）注射。儿童：2～18 岁严重高血压儿童：①口服：初始剂量 0.5～1μg/kg，一日 3 次，最大剂量一日 25μg/kg，分次。口服，一日最大不超过 1.2mg。②缓慢静脉注射：2～6μg/kg（最大剂量 300μg），以氯化钠注射液或者 5% 葡萄糖注射液稀释后静脉注射至少 10～15 分钟。

（2）预防偏头痛：一日 0.1mg，分 2 次服，8 周为一疗程（第 4 周以后，一日量可增至 0.15mg）。

（3）治疗青光眼：用 0.25% 液滴眼。低血压患者慎用。

【不良反应】①多为口干、便秘、嗜睡、乏力、心动徐缓，少数患者出现头晕、头痛、恶心、便秘、食欲缺乏等，男性偶有阳痿主诉，停药后很快消失，多不影响治疗。②有水钠潴留现象，长期使用须同时并用利尿剂。

【注意】不可突然停药（尤其是>1.2mg/d 时），以免引起交感神经亢进的撤药症状。

【制剂】片剂：每片 0.075mg；0.1mg。

贴片：每片 2mg。揭去保护层，贴于耳后无发干燥皮肤。成年患者首次使用一片（$2.5cm^2$），然后根据血压下降幅度调整每次贴用面积（减少或增加），如已增至 3 片（$7.5cm^2$）仍无效果，且不良反应明显，则应考虑停药。贴用 3 天后换用新贴片。

注射液：每支 0.15mg（1ml）。

滴眼液：0.5ml：1.25mg；5ml：12.5mg。滴眼，每日 2～3 次。

复方可乐定：每丸（片）含本品 0.075mg、降压灵 4mg、氢氯噻嗪 25mg、芦丁 20mg、维生素 C 50mg、吡斯的明 30mg。每次 1 丸，一日 1～2 次。疗效较可乐定片好而不良反应较轻（吡斯的明能减轻口干、乏力等不良反应）。

珍菊降压片（菊乐宁降压片）：为由本品及珍珠层、野菊花、槐米、氢氯噻嗪等中西药物配制而成，每片内含可乐定 30μg，用于各类高血压，尤适用于二期高血压。每次 1 片，一日 3 次。对顽固性病例可增至每次 2 片，一日 3 次。待血压基本稳定后，改为每次 1 片，一日 1～2 次予以维持。合并痛风的患者慎用。

降压气雾剂：为含本品及环戊噻嗪、维生素 E 等的复方制剂，每瓶 14g，含可乐定 3mg。对原发性高血压疗效较好。降压速度快，不良反应比单用可乐定小，偶尔出现头晕、嗜睡等。对肝性脑病患者禁用。用法和用量：治疗量每日 3 次，每次喷射 2 下吸入。维持量：待血压降至正常后，每日 1 次，每次喷射 2 下。

莫索尼定　Moxonidine

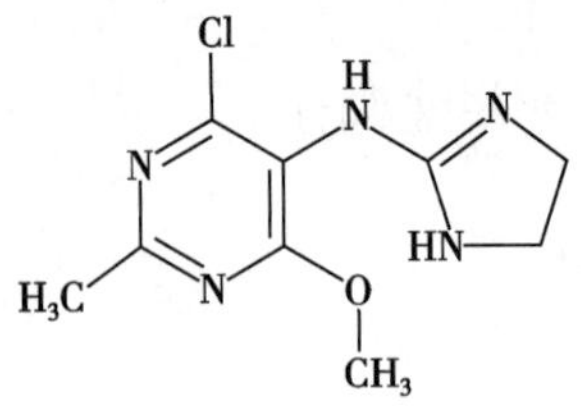

【其他名称】Cynt。

【ATC 编码】C02AC05

【药理学】可激动中枢 α_2 受体而引起降压作用，类似可乐定。口服吸收率（90%）及生物利用度（88%）均高，无首关效应。t_{max} 1～3 小时。大部分由肾排泄。$t_{1/2}$ 约 2 小时。

【适应证】临床用于高血压。

【用法和用量】口服，1 次 0.2～0.4mg，一日 1 次，最大日剂量 0.6mg。

【不良反应】治疗开始时可出现口干、疲乏和头痛，但比可乐定者少；偶见头晕、失眠和腿酸软等。

【禁忌证】病态窦房结综合征、窦房结和房室Ⅱ～Ⅲ度传导阻滞、安静时心动过缓（50 次/min 以下）、非稳定型心绞痛、严重肝病、进行性肾功能障碍、血管神经性水肿患者禁用。

【制剂】片剂：每片 0.2mg；0.4mg。

噻美尼定　Tiamenidine

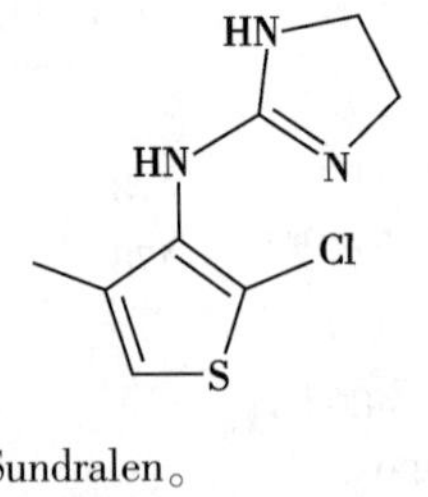

【其他名称】Sundralen。

其化学结构、作用机制、降压效果、不良反应等均与可乐定相似。口服后吸收迅速、完全。由肾排泄，$t_{1/2}$ 约 4 小时。

主要用于高血压，口服，一次 1mg，一日 2 次。常用其片剂，每片 0.5mg；1mg。

常见的不良反应为口干。突然停药可产生血压反跳现象。

利美尼定　Rilmenidine

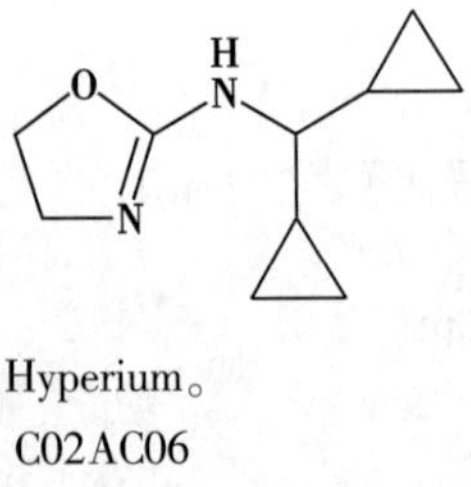

【其他名称】Hyperium。

【ATC 编码】C02AC06

其作用及作用机制类似可乐定，但口干、嗜睡等不良反应较少。口服后吸收迅速、完全，2 小时后达血药浓度峰值。

由肾排泄，$t_{1/2}$约8小时。

用于高血压，口服，一日1次1mg。常用其片剂，每片1mg。

偶见直立性低血压、便秘及胃肠道不适。

托洛尼定 Tolonidine

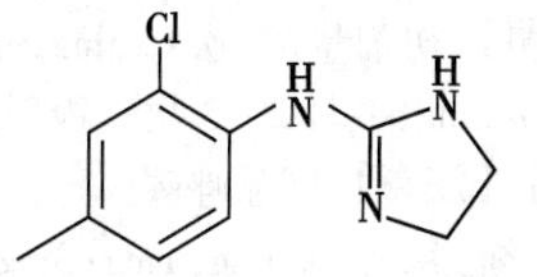

【其他名称】 Euctan。

【ATC编码】 C02AC04

其降压作用、作用机制、应用及不良反应均与可乐定相似。口服，1日0.75～1.5mg，分2次服。

胍法辛 Guanfacine

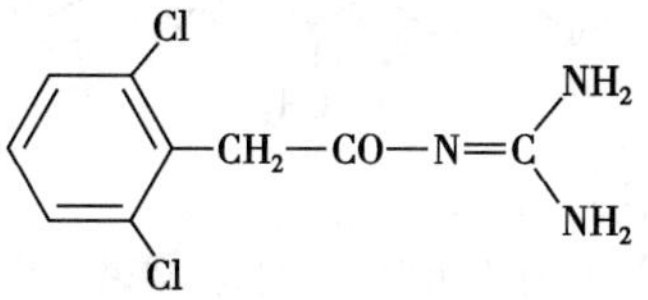

【其他名称】 胍法新，氯苯乙胍。

【ATC编码】 C02AC02

【药理学】 为中枢性α_2受体激动剂。其作用与可乐定相似，但其作用较可乐定为弱，因而在降压有效剂量时，中枢性不良反应也小。降压时心率减慢，但心排血量一般并不减少。对肾小球滤过率无明显影响。口服吸收迅速、完全。在血浆中与蛋白结合率亦低。大部分药物被肝灭活。$t_{1/2}$为21小时。

【适应证】 用于治疗中度至重度高血压。可单用或与利尿药合用。

【用法和用量】 初用剂量一次0.5～1mg，一日1次，睡前服。以后可逐渐增至一日3mg。

【不良反应】 常见的不良反应与可乐定相似，但撤药症状出现较晚、较轻。

【制剂】 片剂：每片1mg。

胍那苄 Guanabenz

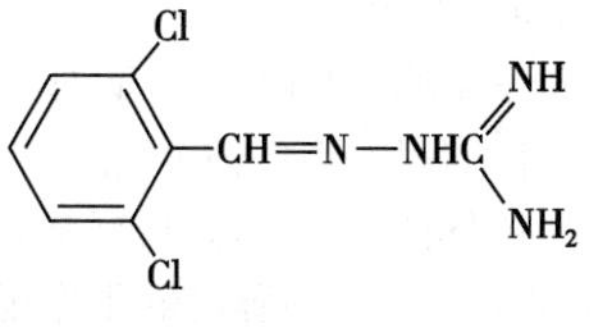

【其他名称】 氯苄氨胍。

【药理学】 为中枢性α_2受体激动剂。此外，尚具有类似胍乙啶的抑制去甲肾上腺素释放的外周性作用。它具有良好的降压作用，总外周阻力下降，但对心功能无显著影响，不改变每搏输出量、心排血量及肾小球滤过率。

口服后吸收良好，t_{max}为3小时。在血浆中与蛋白的结合率为90%，经过肝脏的首关效应较明显。$t_{1/2}$为12～14小时。

【适应证】 用于轻度及中度高血压患者。

【用法和用量】 日剂量为8～64mg。一般初用剂量每次4mg，一日2次。每1～2周增加4～8mg，最大达64mg。也可用于较重的高血压患者，宜与利尿药合用。

【不良反应】 常见的不良反应同可乐定，但较少见。少数患者在长期用药突然停药时也可产生撤药症状。

【制剂】 片剂：每片4mg。

哌唑嗪[药典(二);医保(甲)] Prazosin

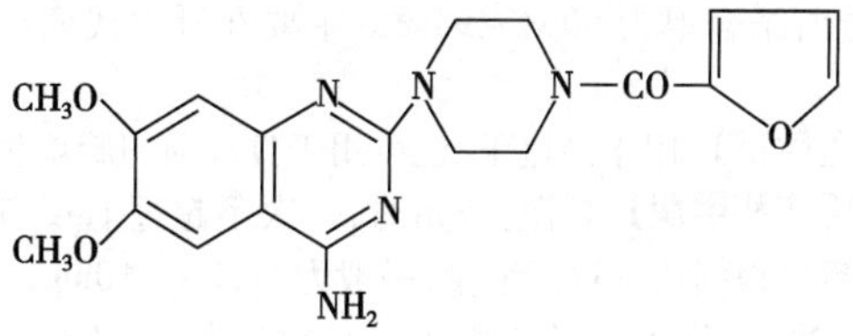

【其他名称】 盐酸哌唑嗪，脉宁平，Furazosin，Hypovase，Minipress。

【ATC编码】 C02CA01

【性状】 常用其盐酸盐，为白色或类白色结晶性粉末；无臭，无味。在乙醇中微溶，在水中几乎不溶。

【药理学】 为选择性突触后α_1受体拮抗剂，能松弛血管平滑肌，产生降压效应。它不影响α_2受体，不会引起明显的反射性心动过速，也不增加肾素的分泌。口服吸收良好，半小时起效，t_{max}为1～2小时，$t_{1/2}$为2～3小时，作用可持续6～10小时。

【适应证】 用于治疗轻、中度高血压，常与β受体拮抗剂或利尿剂合用，降压效果更好。由于本品既能扩张容量血管，降低前负荷，又能扩张阻力血管，降低后负荷，可用于治疗中、重度慢性充血性心力衰竭及心肌梗死后心力衰竭。对常规疗法（洋地黄类、利尿剂）无效或效果不显著的心力衰竭患者也有效。

【用法和用量】 口服：开始每次0.5～1mg，一日1.5～3mg，以后逐渐增至一日6～15mg，次分2～3次服用。儿童：①1个月～12岁，一次0.01～0.015mg/kg（首次给药需卧床），每日2～4次，最大剂量一日0.5mg/kg（不超过20mg/d），分次口服。②>12岁，一次0.5mg，一日2～3次，最大剂量一日20mg，分次口服。

【不良反应】 首次服用可有恶心、眩晕、头痛、嗜睡、心悸、直立性低血压，称为"首剂效应"，可于睡前服用或自0.5mg开始服用以避免之。偶有口干、皮疹、发热性多关节炎等。

【禁忌证】 对本品过敏者禁用。

【注意】 严重心脏病、精神病患者慎用。

【制剂】 片剂：每片0.5mg；1mg；2mg；5mg。

特拉唑嗪[药典(二);基;医保(甲)] Terazosin

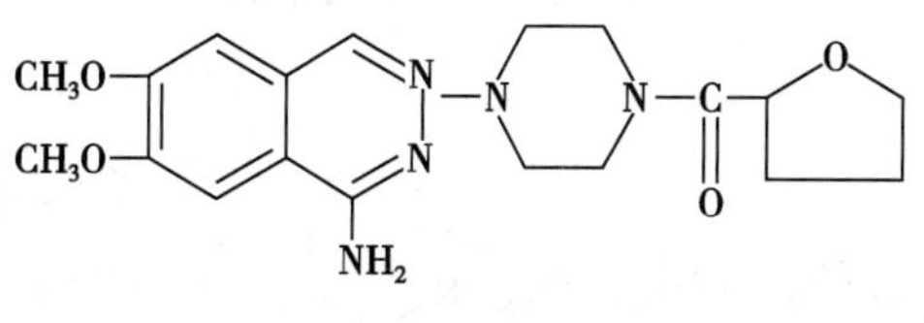

【其他名称】 盐酸特拉唑嗪，四喃唑嗪，高特灵，降压宁，马沙尼，Heitrin，Hytrinex，Hytrin，Vasocard。

【ATC编码】 G04CA03

【性状】常用其盐酸盐,为白色或微黄白色结晶性粉末;无臭。在甲醇中溶解,在水中略溶,在乙醇中微溶。

【药理学】为选择性突触后 α_1 受体拮抗药,其降压作用与哌唑嗪相似,但持续时间较长。还可降低血浆总胆固醇、低密度脂蛋白、极低密度脂蛋白及提高高密度脂蛋白。此外,在体实验表明,它能抑制去羟肾上腺素所致的前列腺组织痉挛,从而可以改善前列腺肥大患者的尿流动力学及临床症状。

口服后吸收良好,生物利用度约 90%。t_{max} 为 1 小时。血浆蛋白结合率为 90% ~94%。主要在肝内代谢。$t_{1/2}$ 约 12 小时。

【适应证】用于高血压,也可用于良性前列腺增生。

【用法和用量】口服:开始时,一次不超过 1mg,睡前服用,以后可根据情况逐渐增量,一般为一日 8 ~10mg,一日最大剂量 20mg;用于前列腺肥大,一日剂量为 5 ~10mg。

【不良反应】与哌唑嗪同,但首剂效应较少。常见的不良反应为头痛、头晕、乏力、鼻塞等。

【禁忌证】严重肝、肾功能不全患者禁用。12 岁以下儿童、妊娠期妇女、哺乳期妇女禁用。

【制剂】片剂:每片 0.5mg;1mg;2mg;5mg;10mg。胶囊剂:每粒 1mg;2mg。

多沙唑嗪〔医保(乙)〕 Doxazosin

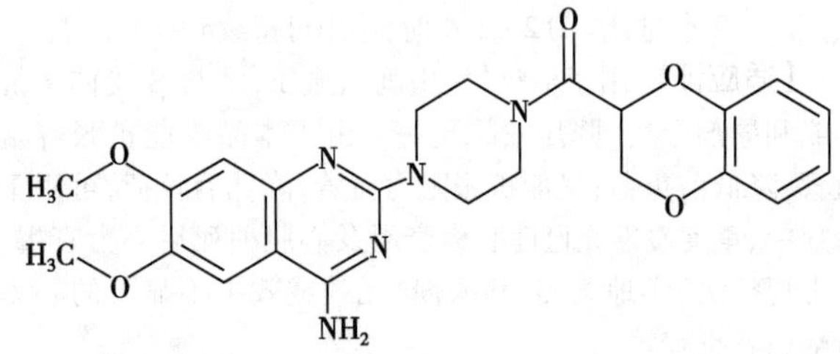

【其他名称】Cardura。

【ATC 编码】C02CA04

【药理学】作用及作用机制与特拉唑嗪相似,有降压和调节血脂作用。口服吸收完全(95%),t_{max} 为 2 ~3 小时,生物利用度 65%。血浆蛋白结合率 95%。经肝代谢,约 50%。$t_{1/2}$ 约 11 小时。

【适应证】用于高血压。

【用法和用量】开始时,口服,一日 1 次 0.5mg,根据情况可每 1 ~2 周逐渐增加剂量至一日 2mg,然后再增量至一日 4 ~8mg。

【不良反应】【注意】同特拉唑嗪。

【制剂】常用甲磺酸盐的片剂:每片 0.5mg;1mg;2mg;4mg;8mg。

布那唑嗪 Bunazosin

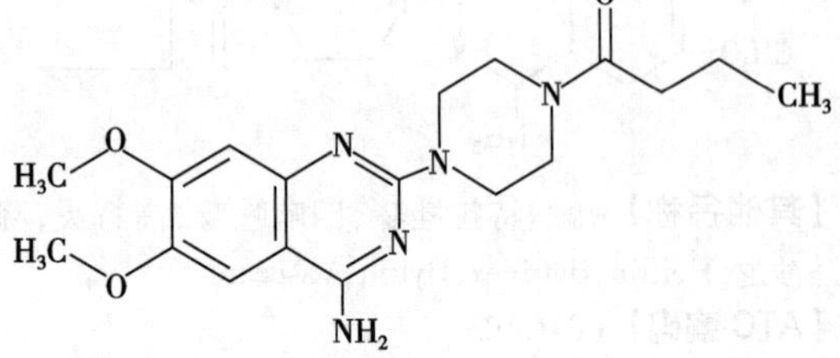

【其他名称】Detanto。

【药理学】其作用及作用机制同哌唑嗪,属 α_1 受体拮抗药,降压效应良好。口服吸收完全,t_{max} 为 1 小时。大部分在肝中代谢。$t_{1/2}$ 约 2 小时。

【适应证】用于高血压。

【用法和用量】初剂量,一次 0.5mg,一日 2 ~3 次。以后渐增至一次 1 ~2mg,一日 2 ~3 次。饭后服。

【不良反应】【注意】同哌唑嗪。

【制剂】片剂:每片 0.5mg;1mg;3mg。细粒剂,含量 0.5%(5mg/g)。

阿夫唑嗪〔医保(乙)〕 Alfuzosin

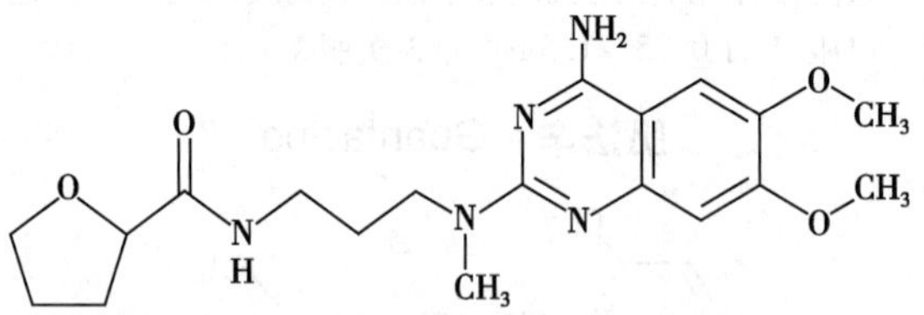

【其他名称】Xantal。

【药理学】具有类似哌唑嗪和罂粟碱的作用,既拮抗 α_1 受体,又直接舒张血管平滑肌,故有良好的降压效果。口服后吸收良好,生物利用度约 60%。血浆蛋白结合率 90%。大部分在肝中代谢。$t_{1/2}$ 约 5 小时。

【适应证】用于高血压。

【用法和用量】口服,一日 7.5 ~10mg,分 3 次服。

【注意】不能与钙拮抗药、α 受体拮抗剂合用。

【制剂】盐酸阿夫唑嗪片:每片 2.5mg。盐酸阿夫唑嗪缓释片:每片 5mg。

乌拉地尔〔药典(二);基;医保(乙)〕 Urapidil

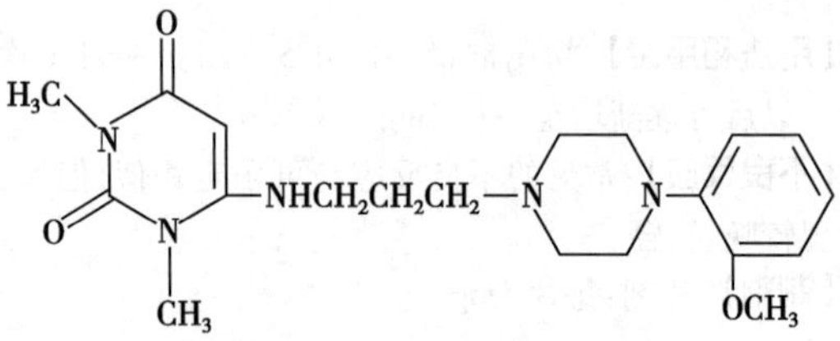

【其他名称】优匹敌,Eupressyl,Ebrantil。

【ATC 编码】C02CA06

【药理学】化学结构与哌唑嗪不同,具有拮抗突触后 α_1 受体和外周 α_2 受体的作用,但以前者为主。此外,尚有激活中枢 5-羟色胺 1A 受体的作用,可降低延脑心血管调节中枢的交感反馈而降低血压。对静脉的舒张作用大于对动脉的作用,在降压时并不影响颅内血压。尚可降低心脏前后负荷和平均肺动脉压,改善心搏出量和心排血量,降低肾血管阻力,对心率无明显影响。

口服缓释胶囊后,生物利用度为 72%。与血浆蛋白结合率约 80%。主要在肝内代谢,部分代谢产物仍可能有降压活性。$t_{1/2}$ 约 5 小时。

【适应证】用于各类型的高血压(口服)。可与利尿抗高血压药、β 受体拮抗药合用。也用于高血压危象及手术前、中、后对血压升高的控制性降压(静脉注射)。

【用法和用量】口服:开始时一次60mg,早晚各服1次,如血压逐渐下降,可减量为每次30mg。维持量一日30～180mg。

静脉注射:一般剂量为25～50mg,如用50mg,应分2次给药,其间隔为5分钟。

静脉滴注:将250mg溶于输液500ml中,开始滴速为6mg/min,维持剂量滴速平均为120mg/h。

【不良反应】偶见头痛、头晕、恶心、疲乏、心悸、心律失常、瘙痒、失眠等。直立性低血压较哌唑嗪少,无首剂效应。

【禁忌证】妊娠期妇女、哺乳期妇女禁用。主动脉峡部狭窄或动静脉分流的患者禁用静脉注射。

【制剂】缓释胶囊剂:每粒30mg;60mg。注射液:每支25mg(5ml);50mg(10ml)。

利血平[药典(二);医保(甲、乙)] Reserpine

为含于国产萝芙木及印度萝芙木根中的一种生物碱。

【其他名称】血安平,蛇根碱,Serpasil。

【ATC编码】C02AA02

【性状】为白色至淡黄褐色的结晶或白色结晶性粉末;无臭,几乎无味。在三氯甲烷中易溶,在丙酮或苯中微溶,在水、甲醇、乙醇或乙醚中几乎不溶。

【药理学】兼有降血压作用及安定作用,能降低血压、减慢心率,对精神病性躁狂症状有安定之效。一方面能使交感神经末梢囊泡内的神经递质(去甲肾上腺素)释放增加,另一方面阻止它再摄入囊泡,因此,囊泡内的神经递质逐渐减少或耗竭,使交感神经冲动的传导受阻,因而表现出降压作用。其降压作用的特点为缓慢、温和而持久。服药后2～3日至1周,血压缓缓下降,数周后达到最低点。停药后血压在2～6周内回升。

【适应证】对于轻度至中度的早期高血压,疗效显著(精神紧张病例疗效尤好),长期应用小量,可将多数患者的血压稳定于正常范围内,但对严重和晚期病例,单用本品疗效较差,常与肼屈嗪、氢氯噻嗪等合用,以增加疗效。

【用法和用量】作为抗高血压药,每日口服0.25～0.5mg,一次顿服或分3次服。如长期应用,须酌减剂量只求维持药效即可。作为安定药,每日量0.5～5mg。亦可肌内注射或静脉注射。儿童:①口服:一日0.005～0.02mg/kg,分1～2次口服,最大一日0.25mg;②肌内注射:一次0.07mg/kg,最大量1.25mg,一日1～2次。

【不良反应】大剂量可引起震颤麻痹。长期应用则能引起精神抑郁症。胃及十二指肠患者用本品后可能引起出血,妊娠期应用可增加胎儿呼吸系合并症。

【注意】如用药久不见效,则宜与其他抗高血压药如氢氯噻嗪、肼屈嗪等合用,而不可增加本品剂量,因增加剂量并不能增加疗效,且每日量超过0.5mg时,可增强不良反应,如鼻塞、嗜睡、腹泻等。

【制剂】片剂:每片0.25mg。注射液:每支1mg(1ml)。

降压静片:每片含利血平0.1mg、双肼屈嗪10mg、氢氯噻嗪12.5mg。口服:每日2～3次,每次1～2片。

复方利血平片:每片含利血平0.032mg、盐酸双肼屈嗪4.2mg、氢氯噻嗪3.1mg、盐酸异丙嗪2.1mg,维生素B_1、维生素B_6、泛酸钙各1mg,三硅酸镁30mg,氯化钾30mg。口服,每次1～2片,一日1～2次。

复方利血平氨苯蝶啶片(复方降压平,北京降压0号):每片含硫酸双肼屈嗪12.5mg、利血平0.1mg、氢氯噻嗪12.5mg、氨苯蝶啶12.5mg。口服:每次1片,每日1次。

降压灵 Verticil

系由国产夹竹桃科萝芙木属植物萝芙木[*Rauwolfia verticilalta*(Lour.)Baill]提取的总生物碱。

【性状】为白色结晶或结晶性粉末,无臭。难溶于水。

【药理学】其主要降压成分是利血平,因此作用与利血平相似,但鼻塞等不良反应比利血平轻微。除有降压作用外,对高血压患者的其他症状如头痛、头晕、耳鸣、心悸等都有一定程度的改善。

【适应证】适用于早期高血压。

【用法和用量】口服,每次8mg,一日3次,血压稳定后改为每次4mg。

【制剂】片剂:每片4mg。

降压平 Resernine

系从云南引种的催吐萝芙木(*Rauwolfia vomitoria* Afzel. ex Spreng.)提取利血平后所提得的混合生物碱。

【药理学】降压作用据报告比降压灵强,且显效快,一般在服后1～2日内即显效。此外,尚有镇静及轻微利尿作用。

【适应证】适用于原发性、肾性高血压。

【用法和用量】口服,每次4～8mg,一日3～4次。必要时用量可酌增(每次可用至16mg)。

【不良反应】偶见胃区不适,胃溃疡患者慎用。

【制剂】片剂:每片4mg。

帕吉林 Pargyline

$$C_6H_5-CH_2-N(CH_3)-CH_2-C\equiv CH$$

【其他名称】优降宁,巴吉林,Eutonyl。

【ATC编码】C02KC01

【性状】为白色结晶性粉末，有特异臭。易溶于水。水溶液不稳定，3.18%溶液为等渗溶液。

【药理学】具有明显的降压作用，属单胺氧化酶抑制剂。其降压机制可能是由于对单胺氧化酶的抑制，使肾上腺素能神经末梢的酪胺的正常代谢发生变化，产生β-羟酪胺（后者是一种"假介质"），与去甲肾上腺素一样能被贮存、释放并与受体结合，但因引起的反应较弱，不能起到节后交感神经冲动的传导作用，以致血管舒张，血压下降。本品降压作用较强，作用出现较慢，一般在用药1～2周后出现作用，作用维持时间较久，每天服药1～2次即可。

【适应证】用于重度高血压，尤其是在其他抗高血压药疗效不满意者，自觉症状较多，特别是精神及情绪均较差者以及对利血平有较严重不良反应者。轻度高血压不宜用本品，中度高血压可单用本品或与口服利尿药合用。

【用法和用量】口服：开始剂量每次10mg，每日1～2次。适应以后，可逐渐增加至每日30～40mg，分1～2次服。当血压下降过多时，则适当减量。维持量每日20mg（少数病例可用10mg），日服1次。

【不良反应】服用量过大时，可引起直立性低血压，有时有口干、胃口不适、失眠、多梦等症状。降压作用出现较慢，作用时间较长，患者反应有较大的个体差异，故治疗开始时用量宜小，以后逐渐加大，并随时增减，以保持适当的血压水平。

【注意】本品不宜与麻黄碱、苯丙胺、丙米嗪、乙醇、甲基多巴、利血平、降压灵、胍乙啶等合用。服药期间，忌食含酪胺量高的食物（如扁豆、红葡萄酒、干酪等），因食物中的酪胺在正常情况下被肝和肠内的单胺氧化酶破坏，但当此酶被本品抑制时，酪胺即在体内大量贮积，因而可引起高血压危象甚至死亡。

【禁忌证】患有甲状腺功能亢进、肝肾功能障碍及嗜铬细胞瘤患者禁用。

【制剂】片剂：每片10mg；20mg。

肼屈嗪〔药典（二）；医保（乙）〕 Hydralazine

【其他名称】盐酸肼屈嗪，肼苯达嗪，肼酞嗪，Apresoline。

【ATC 编码】C02DB02

【性状】常用其盐酸盐，为白色或淡黄色结晶性粉末；无臭。在水中溶解，在乙醇中微溶，在乙醚中极微溶解。

【药理学】具有中等强度的降血压作用，其特点为：舒张压下降较显著，并能增加肾血流量。其降压作用于用药后30～40分钟开始出现。降压作用主要是使小动脉扩张，外周总阻力降低，以致血压下降。口服吸收完全，主要经肝脏代谢，经乙酰化后生成活性代谢产物，生物利用度低，约为25%，口服后0.5～2小时达高峰，持续长达12小时，$t_{1/2}$约为1.5～3小时。

【适应证】现多用于肾性高血压及舒张压较高的患者。单独使用效果不甚好，且易引起不良反应，故多与利血平、氢氯噻嗪、胍乙啶或普萘洛尔合用以增加疗效。

【用法和用量】口服或静脉注射、肌内注射。一般开始时用小量，每次10mg，每日3～4次，用药2～4日。以后用量逐渐增加。维持量，每次50mg，每日4次。儿童：①1个月～12岁，一次0.25～0.5mg/kg，每8～12小时给药一次，最大剂量每日7.5mg/kg（一日不超过200mg）；②>12岁，一次25mg，一日2次，最大剂量一次50～100mg，一日2次。

儿童：《中国国家处方集·化学药品与生物制品卷·儿童版》推荐：口服。①新生儿一次0.25～0.5mg/kg，每8～12小时给药一次，如有必要最大剂量可增加到一次2～3mg/kg，每8小时给药一次。②1个月～12岁：一次0.25～0.5mg/kg，每8～12小时给药一次，如有必要最大剂量可增加到一日7.5mg/kg（一日不超过200mg）。③>12岁：一次25mg，一日2次，通常增加到一次50～100mg，一日2次。

【不良反应】服后可出现耐药性及头痛、心悸、恶心等不良反应。本品长期大剂量使用，可引起类风湿关节炎和系统性红斑狼疮样反应。

【注意】冠心病、脑动脉硬化、心动过速及心功能不全患者慎用。

【制剂】片剂：每片10mg；25mg；50mg。缓释片：每片50mg。注射液：每支20mg（1ml）。

双肼屈嗪〔药典（二）〕 Dihydralazine

【其他名称】硫酸双肼屈嗪，双肼苯达嗪，双肼酞嗪，血压达静，Nepresol。

【ATC 编码】C02DB01

【性状】常用其硫酸盐，为白色或微黄色结晶性粉末，无水物为黄色粉末；无臭，味微苦。在沸水中略溶，在水中或乙醇中微溶。

【药理学】与肼屈嗪作用相似，但较缓慢、持久。

【适应证】用途同肼屈嗪。与其他抗高血压药合用效果较好。

【用法和用量】口服：一次12.5～25mg，一日25～50mg。发生耐受性后，可加大到每次50mg，一日3次。

【不良反应】（1）服后可出现头痛、头胀、脚软，有时可见面部发热、胃部不适、食欲减退、心悸以及恶心、直立性低血压等，但较肼屈嗪轻。

（2）长期使用大剂量时（每次用50mg），可产生类风湿关节炎乃至系统性红斑狼疮样反应，必须立即停药，并用皮质激素治疗。

【禁忌证】冠心病、脑动脉硬化及心动过速者禁用。

【药物相互作用】本品宜与利血平或氯噻嗪类药物合

用，可降低利血平等的用量，并可避免引起对本品的耐受性。亦可与β受体拮抗剂合用，对降压起协同作用，并能互相抵消不良反应。

【制剂】片剂：每片12.5mg；25mg。

米诺地尔〔药典（二）；医保（乙）〕　Minoxidil

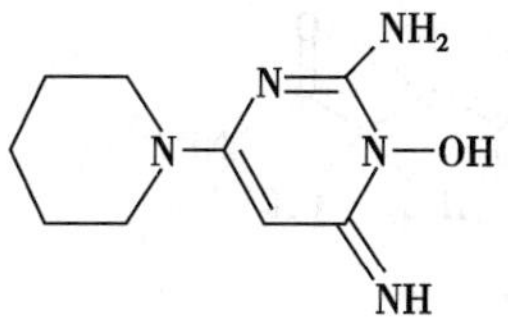

【其他名称】长压定，敏乐啶，Loniten。

【ATC编码】C02DC01

【性状】为白色或类白色结晶性粉末。在冰醋酸中溶解，在乙醇中略溶，在三氯甲烷或水中微溶，在丙酮中极微溶解。

【药理学】直接作用于血管平滑肌，开放ATP敏感性钾通道而降低血压，起效快，作用持久，一次用药可维持作用24小时以上。

【适应证】可用于顽固性高血压及肾性高血压，其降压作用比肼屈嗪强。不引起直立性低血压，长期用药未见药效降低。配制溶液外用尚有促进毛发生长作用，曾用于治疗秃发。

【用法和用量】开始口服每次2.5mg，1日2次，以后逐增至一次5～10mg，一日2～3次。儿童：①1个月～12岁，初始剂量一日0.2mg/kg，分1～2次口服，最大剂量一日1mg/kg。②>12岁，初始剂量一日5mg分1～2次口服，最大剂量一日100mg。

【不良反应】可有心动过速、钠潴留、多毛症。肾功能不全者需加用利尿剂。

【禁忌证】嗜铬细胞瘤患者禁用。

【注意】肺源性心脏病、心绞痛、慢性充血性心力衰竭及严重肝功能不全患者慎用。

【药物相互作用】本品与普萘洛尔等合用有协同作用，且可互抵二者的不良反应。

【制剂】片剂：每片2.5mg；5mg；10mg。

硝普钠〔药典（二）；基；医保（甲）〕 Sodium Nitroprusside

$Na_2[Fe(CN)_5NO]$

【其他名称】Sodium Nitroferricyanide。

【ATC编码】C02DD01

【性状】为红棕色结晶或粉末；无臭或几乎无臭。在水中易溶，在乙醇中微溶。

【药理学】为强有力的血管扩张剂，扩张周围血管使血压下降，作用迅速，给药后几乎立即见效，本品只宜做静脉滴注，静脉滴注停止后作用能维持1～10分钟。

【适应证】用于其他抗高血压药无效的高血压危象，疗效可靠，且由于其作用持续时间较短，易于掌握。用于心力衰竭，能使衰竭的左心室排血量增加，心力衰竭症状得以缓解。

【用法和用量】临用前，先用5%葡萄糖注射液溶解，再用5%葡萄糖注射液250～1000ml稀释。静脉滴注，每分钟1～3μg/kg。开始时速度可略快，血压下降后可渐减慢。但用于心力衰竭、心源性休克时开始宜缓慢，以10滴/分钟为宜，以后再酌情加快速度。用药不宜超过72小时。儿童：高血压危象时静脉滴注，稀释浓度为0.05～0.2mg/ml（如需限制液量，最高浓度不超过1mg/ml）。滴注速度：每分钟0.5μg/kg开始，以每分钟0.2μg/kg递增，逐渐调整剂量，最大剂量为每分钟8μg/kg。

【不良反应】用药过程中可出现恶心、呕吐、精神不安、肌肉痉挛、头痛、畏食、皮疹、出汗、发热等。长期或大剂量使用，特别在肾衰竭患者，可能引起硫氰化物储蓄而导致甲状腺功能减退，亦可出现险峻的低血压症，故须严密监测血压。

【禁忌证】妊娠期妇女禁用。

【注意】肾功能不全及甲状腺功能低下者慎用。溶液须临用前配制，并于12小时内用完；由于见光易变质，滴注瓶应用黑纸遮住，避光使用；除用5%葡萄糖注射液稀释外，不可加其他药物。

【制剂】注射用硝普钠：每支50mg。

二氮嗪　Diazoxide

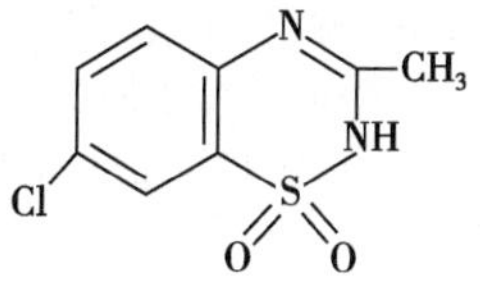

【其他名称】降压嗪，氯甲苯噻嗪，Hyperstat。

【ATC编码】C02DA01

【药理学】激活ATP敏感性钾通道，松弛血管平滑肌，降低周围血管阻力，使血压急剧下降。一次快速静脉注射本品300mg，可在5分钟内出现降压高峰，使血压降至正常水平，并可维持2～18小时或更长一些。在降压的同时，并不降低心排血量，故脑、肾、冠脉的血流量不变。

【适应证】适用于高血压危象的急救。还能抑制胰脏B细胞分泌胰岛素，可用作升血糖药，用于幼儿特发性低血糖症、由于胰岛细胞瘤引起的严重低血糖。

【用法和用量】临用时将本品溶于专用溶剂内，患者取卧位快速静脉注射。症状缓解后再改以口服抗高血压药维持。快速静脉注射，一次200～400mg，在15～20秒钟内注完。抢救高血压危象时，可在0.5～3小时内再注射1次，一日总量不超过1200mg。儿童：1个月至18岁高血压危象患儿静脉注射：一次1～3mg/kg（最大150mg）原液静脉注射至少30秒，间隔5～15分钟重复给药，24小时内最多给药4次。

【不良反应】（1）可引起水钠潴留，多次重复使用可能引起水肿、充血性心力衰竭，过量可引起低血压症甚至导致休克，均应及时予以处理。

（2）对糖尿病患者或多次注射本品的患者，为防止血糖上升，可用胰岛素或口服降血糖药以控制血糖。

（3）用药后可能出现一过性脑或心肌缺血、发热感、头痛、恶心、失眠、便秘、腹部不适感、听觉异常、静脉灼痛感等。

【禁忌证】充血性心力衰竭、糖尿病、肾功能不全的重型高血压患者及哺乳期妇女禁用。

【注意】不宜与其他药物及输液配伍。

【制剂】注射用二氮嗪：0.3g(20ml)；0.15g(10ml)。

阿利吉仑 Aliskiren

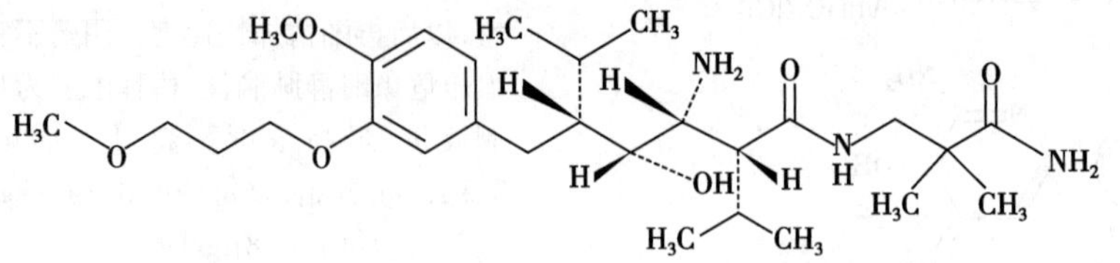

【ATC 编码】C09XA02

【药理学】为口服有效的、非肽类肾素抑制剂，通过抑制肾素，防止血管紧张素原转换成血管紧张素Ⅰ，进而抑制血管紧张素Ⅱ和醛固酮的生成。与血管紧张素转换酶(ACE)抑制剂及血管紧张素(AT)Ⅱ受体拮抗剂不同，阿利吉仑不引起血浆肾素活性代偿升高。口服吸收差，生物利用度：2.5%，口服1～3小时达血浆峰浓度。高脂肪食物会降低本药的吸收。血浆蛋白结合率：50%。几乎不被代谢，1.4%的口服剂量经细胞色素 P-450 同工酶 CYP3A4 代谢。主要经粪便和尿液以原形药排泄。消除半衰期：24～40 小时。

【适应证】用于治疗高血压。

【用法和用量】成人：每日 150mg，1 次顿服，如需要可增加到每日 300mg 顿服。

【不良反应】腹泻、腹痛、消化不良、胃食管反流、低血压、头痛、头昏、疲劳、背痛、咳嗽、皮疹、尿酸增加、痛风、肾结石、高钾血症和剂量相关性血红蛋白降低。罕见血管神经性水肿和癫痫发作。

【禁忌证】妊娠及哺乳期妇女禁用，对本品过敏者禁用。

【注意】严重肾损伤、肾血管性高血压、钠或血容量不足者，18 岁以下儿童慎用。出现严重的持续性腹泻应停止用药。常规监测电解质和肾功能，特别是糖尿病、肾脏疾病或心衰病人。

【药物相互作用】与其他抗高血压药联用，增加发生低血压的风险。与厄贝沙坦联用，本药的血浓度降低。与阿托伐他汀和酮康唑联用，本药血浓度升高。与呋塞米合用，后者的血浓度显著降低。与保钾利尿剂、钾补充剂和能够提高血清钾浓度的药物(如肝素)联用，增加发生高钾血症的风险。非甾体抗炎药可降低本品的效应。

【制剂】片剂：每片 150mg。

卡托普利[药典(二)；基；医保(甲)] Captopril

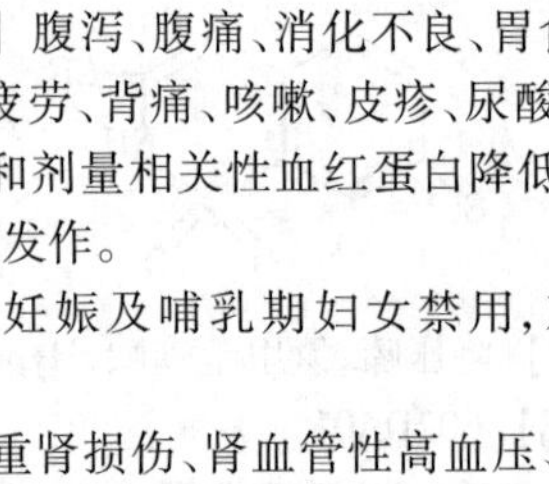

【其他名称】甲巯丙脯酸，巯甲丙脯酸，开富林，开博通，刻甫定，Tensiomin，Capoten，Lopirin，SQ 14225。

【ATC 编码】C09AA01

【性状】白色或类白色结晶性粉末；有类似蒜的特臭，味咸。在甲醇、乙醇或三氯甲烷中易溶，在水中溶解。熔点 104～110℃。

【药理学】为血管紧张素转换酶(ACE)抑制剂，对多种类型高血压均有明显降压作用，并能改善充血性心力衰竭患者的心脏功能。对不同肾素分型高血压患者的降压作用以高肾素和正常肾素两型最为显著；对低肾素型在加用利尿剂后降压作用亦明显。其降压机制为抑制血管紧张素转换酶活性、降低血管紧张素Ⅱ水平、舒张小动脉等。

口服起效迅速，t_{max} 为 1 小时，$t_{1/2}$ 约 4 小时，作用维持6～8 小时。增加剂量可延长作用时间，但不增加降压效应。

【适应证】用于治疗各种类型高血压，特别是常规疗法无效的严重高血压。由于本品通过降低血浆血管紧张素Ⅱ和醛固酮水平而使心脏前、后负荷减轻，故可用于顽固性慢性心力衰竭，对洋地黄、利尿剂和血管扩张剂无效的心力衰竭患者也有效。

【用法和用量】口服：一次 25～50mg，一日 75～150mg。开始时每次 25mg，一日 3 次(饭前服用)；渐增至每次 50mg，一日 3 次。每日最大剂量为 450mg。儿童：①1 个月～12 岁，0.1～0.3mg/kg，每日 2～3 次，最大剂量 6mg/kg，分 3 次服。②>12 岁，试验剂量为 0.1mg/kg 或 6.25mg，如果耐受，12.5～25mg/次，每日 2～3 次，最大剂量 150mg/d，分次口服。

【不良反应】常见有皮疹、瘙痒、味觉障碍。个别有蛋白尿、粒细胞缺乏症、中性粒细胞减少，但减量或停药后可消失或避免。约 20% 患者发生持续性干咳。

【禁忌证】过敏体质者禁用。

【注意】肾功能不全患者慎用。

【制剂】片剂：每片 12.5mg；25mg；50mg；100mg。胶囊剂：每粒 25mg。滴丸：6.25mg。

复方卡托普利片[医保(乙)]：每片含卡托普利 10mg，氢氯噻嗪 6mg。口服一次 1～2 片，一日 2～3 次。

依那普利[药典(二)；基；医保(甲)] Enalapril

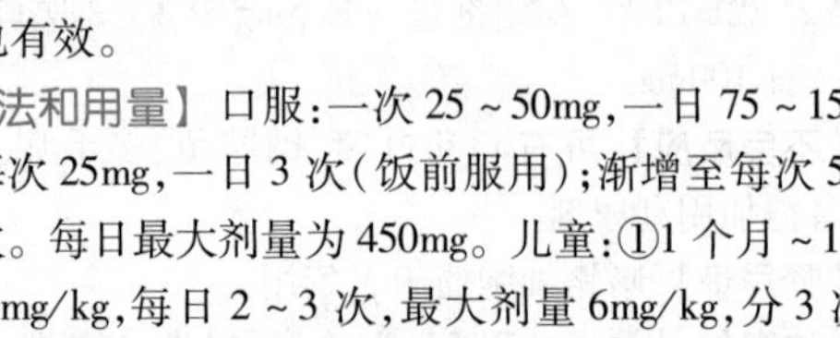

【其他名称】马来酸依那普利，恩纳普利，苯丁酯脯酸，苯酯丙脯酸，益压利，悦宁定，Innovace，Inovoril，Vasotec，Renitec，MK 421。

【ATC编码】C09AA02

【药理学】为不含巯基的强效血管紧张素转换酶抑制剂，它在体内水解为依那普利拉（苯丁羧脯酸，enalaprilat）而发挥作用，比卡托普利强10倍，且更持久。其降压作用慢而持久。其血流动力学作用与卡托普利相似，能降低总外周阻力和肾血管阻力，能增加肾血流量。

口服后吸收迅速，t_{max}为0.5～2小时。在体内可被水解，但水解产物仍具药理活性。

近年来，高同型半胱氨酸与高血压及心脑血管疾病的关系日益受到关注。同型半胱氨酸是一种与半胱氨酸同系的含硫氨基酸，是蛋氨酸循环的正常代谢产物，是能量代谢和机体许多需甲基化反应的重要中间产物。在体内由甲硫氨酸转甲基后生成，其本身并不参与蛋白质合成，当与之代谢相关的酶或辅助因子缺乏时，可导致同型半胱氨酸代谢紊乱。正常人体同型半胱氨酸含量很少，男性高于女性，且随年龄增加而增高。高同型半胱氨酸引起高血压的机制目前认为主要是对血管内皮细胞的损伤、引起NO代谢障碍、促进血管平滑肌的增殖、增加血液中血小板的黏附性等。叶酸可作用于蛋氨酸循环，其一碳单位转化为甲基可使同型半胱氨酸重甲基化，生成蛋氨酸用于蛋白质合成和细胞甲基化反应。叶酸也可以通过一碳单位供体的作用来促进核酸合成。因此，外源性补充叶酸能够促进同型半胱氨酸甲基化过程，降低血浆同型半胱氨酸，达到降低血压的效应。此外，叶酸还通过改善内皮细胞功能、抗氧化、恢复NO合酶的活性等途径发挥靶器官保护作用。依那普利叶酸片可用于治疗伴同型半胱氨酸升高的原发性高血压。

【适应证】用于高血压及充血性心力衰竭的治疗。

【用法和用量】（1）降压：口服一次5mg，日服1次。可根据患者情况增加至日剂量10～40mg，分1～2次服用。儿童：①1个月～12岁，初始剂量0.1mg/kg，一日1次，必要时增至1mg/kg，每日1～2次；②>12岁，初始剂量2.5mg，一日1次，常用维持量，每日10～20mg，分1～2次给药。最大剂量为40mg/d，每日1～2次。

（2）治疗心力衰竭：起始剂量：2.5mg/次，一日1～2次，注意防止低血压。一般每日用量5～20mg，分2次服用。

【不良反应】不良反应较少，少数患者可出现干咳、头痛、头晕、乏力、腹泻、皮疹、味觉消失、蛋白尿、白细胞减少、血管神经性水肿等。

【禁忌证】严重双侧肾动脉狭窄及妊娠期妇女禁用。

【制剂】片剂：每片2.5mg；5mg；10mg；20mg。胶囊剂：每粒5mg；10mg。

复方制剂：

马来酸依那普利叶酸片〔医保(乙)〕：每片含马来酸依那普利5mg/叶酸0.4mg；马来酸依那普利10mg/叶酸0.8mg；马来酸依那普利10mg/叶酸0.4mg。推荐剂量：每日1片。

依那普利氢氯噻嗪片〔医保(乙)〕：每片含马来酸依那普利10mg，氢氯噻嗪6.25mg。1～2片/次，每日1次。

依那普利氢氯噻嗪咀嚼片：每片含马来酸依那普利5mg，氢氯噻嗪12.5mg。1～4片/次，每日1次。最大不超过4片/日。

依那普利氢氯噻嗪分散片：每片含马来酸依那普利5mg，氢氯噻嗪12.5mg。1～4片/次，每日一次。最大不超过4片/日。

贝那普利〔医保(乙)〕 Benazepril

H　$COOC_2H_5$　N　H　H　N　O　CH_2COOH

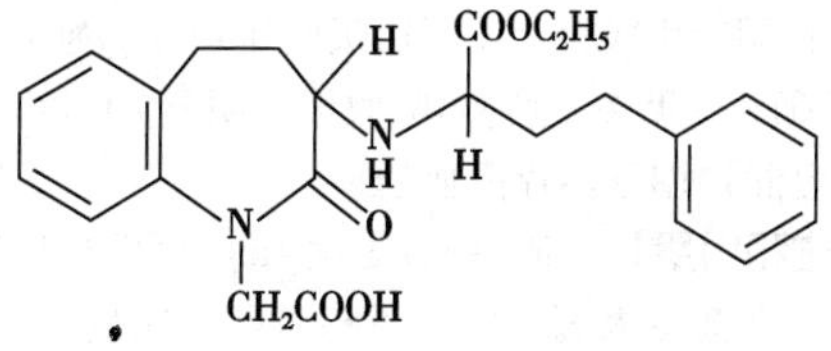

【其他名称】苯那普利，洛汀新，Cibacene，Lotensin，Zinadril Briem。

【ATC编码】C09AA07

【药理学】为不含巯基的强效、长效血管紧张素转换酶抑制剂，在体内水解成有活性的代谢物贝那普利拉（benazeprilat）而起作用。其降压效果与卡托普利、依那普利相似。

口服后吸收迅速，但生物利用度低（约28%）。服后t_{max}为0.5小时；活性代谢物的t_{max}为1.5小时。与食物同服时，其吸收可受影响。药物及代谢物的血浆蛋白结合率约95%。其代谢物在血浆呈双相消除，初始$t_{1/2}$约3小时，终末相$t_{1/2}$约22小时。主要从尿和胆汁排泄。

【适应证】用于各型高血压和充血性心力衰竭患者。对正在服用地高辛和利尿药的充血性心力衰竭患者可使心排血量增加，全身和肺血管阻力、平均动脉压、肺动脉压及右房压下降。

【用法和用量】用于降压，口服，开始剂量为每日1次10mg，然后可根据病情渐增剂量至每日40mg，一次或分2次服用。严重肾功能不全者或心衰患者或服用利尿药的患者，初始剂量为每日5mg，充血性心力衰竭患者，每日剂量为2.5～20mg。

【不良反应】不良反应与依那普利相似，但较少、较轻。

【注意】肾动脉狭窄者、心衰、冠状动脉或脑动脉硬化患者慎用。

【制剂】片剂：每片5mg；10mg；20mg。

复方制剂：CIBADREX 含贝那普利及氢氯噻嗪。

贝那普利氢氯噻嗪片〔医保(乙)〕：每片含盐酸贝那普利10mg，氢氯噻嗪12.5mg。每次1片，每日1次。

氨氯地平贝那普利〔医保(乙)〕：片剂：12.5mg。每片含（盐酸贝那普利10mg/氨氯地平2.5mg；盐酸贝那普利10mg/氨氯地平5mg）。每次1片，每日1次。

培哚普利[医保(乙)] Perindopril

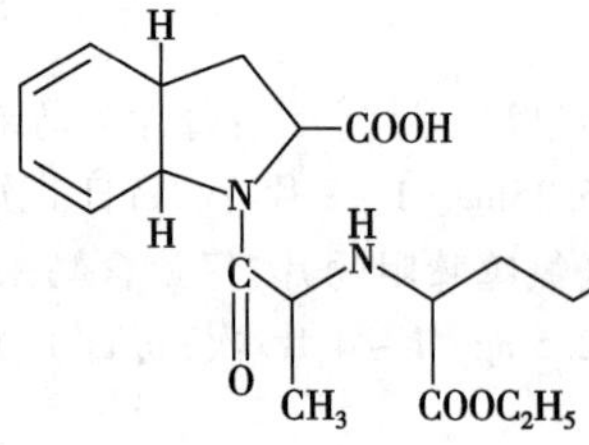

【其他名称】 哌林多普利，普哚哚酸，雅施达，Conversum，Procaptan，Coversyl，Acetril。

【ATC 编码】 C09AA04

【药理学】 为不含巯基的强效、长效血管紧张素转换酶抑制剂，在肝内代谢为有活性的培哚普利拉（perindoprilat）而起作用。作用产生较慢。口服后吸收迅速，t_{max}为1小时。生物利用度65%～95%，食物对吸收影响明显。$t_{1/2}$约30小时。

【适应证】 用于治疗高血压。

【用法和用量】 口服，一日1次4mg，可根据病情增至一日8mg。老年患者及肾功能低下患者酌情减量。

【注意】 与依那普利相似。

【制剂】 片剂：每片2mg；4mg。

氯沙坦[医保(乙)] Losartan

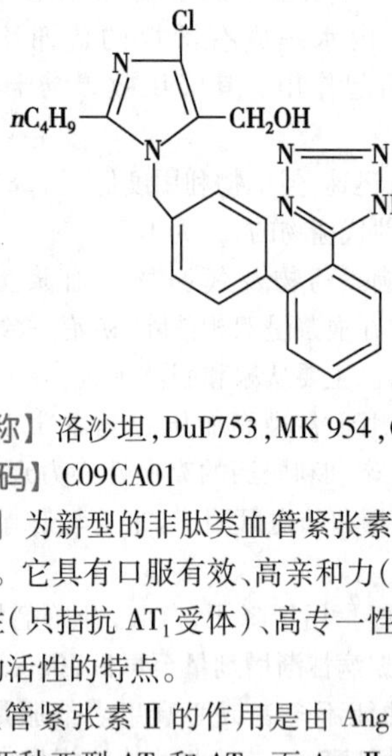

【其他名称】 洛沙坦，DuP753，MK 954，Cozzar。

【ATC 编码】 C09CA01

【药理学】 为新型的非肽类血管紧张素Ⅱ（AngⅡ）受体AT_1的拮抗药。它具有口服有效、高亲和力（AT_1受体的亲和力）、高选择性（只拮抗AT_1受体）、高专一性（只影响AngⅡ受体）、无激动活性的特点。

现已知血管紧张素Ⅱ的作用是由AngⅡ受体介导的，AngⅡ受体有两种亚型AT_1和AT_2，而AngⅡ的作用是由AT_1所介导。AT_1受体在体内分布广泛，主要分布于心脏、血管、肾上腺皮质、肾脏以及心血管运动中枢、口渴中枢、垂体等。因而AngⅡ在维持心脏、血管、肾脏等功能方面具有重要的作用。

氯沙坦在体内经代谢后生成的代谢物EXP-3174而起作用。它可降低血压；能改善心力衰竭，防治高血压并发的血管壁增厚和心肌肥厚；具有肾脏保护作用，可增加肾血流量、肾小球滤过率，增加尿液和尿钠、尿酸的排出；可减少肾上腺醛固酮和肾上腺素的分泌。但也可引起血浆肾素活性增加，为其不良反应。

【适应证】 用于高血压和充血性心力衰竭。

【用法和用量】 口服，一日1次，50mg/次。一般维持量25～100mg，每日1次。儿童：①6～16岁，体重<50kg：初始剂量25mg，每日1次，最大剂量每日50mg；体重>50kg：初始剂量50mg，每日1次，最大剂量每日100mg。②>16岁，初始剂量50mg，每日1次，最大剂量每日100mg。

【不良反应】 不良反应较少。

【制剂】 氯沙坦钾片：50mg；100mg。胶囊剂：50mg。

缬沙坦[药典(二)；医保(乙)] Valsartan

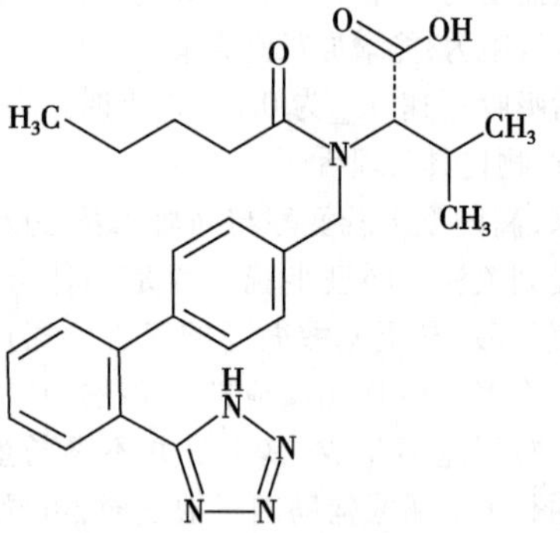

【其他名称】 Diovan。

【ATC 编码】 C09CA03

【药理学】 缬沙坦也属于非肽类、口服有效的血管紧张素Ⅱ（AT）受体拮抗剂。它对Ⅰ型受体（AT_1）有高度选择性，可竞争性地拮抗而无任何激动作用。它还可抑制AT_1受体所介导的肾上腺球细胞释放醛固酮，但对钾所致的释放，缬沙坦没有抑制作用，这也说明缬沙坦对AT_1受体的选择性作用。经各种类型的高血压动物模型的体内试验均表明缬沙坦具有良好的降压作用，对心收缩功能及心率无明显影响。对血压正常的动物则不产生降压作用。

口服后吸收迅速，生物利用度为23%。与血浆蛋白结合率为94%～97%。约有70%自粪排出，30%自肾排泄，均呈原形。$t_{1/2\beta}$约为9小时。与食物同时服用并不影响其疗效。高血压病患者一次服用后2小时血压开始下降，4～6小时后达最大降压效应。降压作用可持续24小时。连续用药后2～4周血压下降达最大效应。可与氢氯噻嗪合用，降压作用可以增强。

【适应证】 用于治疗高血压。

【用法和用量】 常口服其胶囊剂，每粒含80mg或160mg。每次80mg，每日1次，亦可根据需要增加至每次160mg，或加用利尿药。也可与其他抗高血压药合用。

【不良反应】 有头痛、头晕、咳嗽、腹泻、恶心、腹痛、乏力等。也可发生中性粒细胞减少症。偶有肝功能指标升高。

【注意】 钠和血容量不足、肾动脉狭窄及肝、肾功能不全的患者慎用。

【制剂】 胶囊剂：每粒40mg；80mg；160mg。片剂：每片40mg；80mg；160mg。

复方制剂：缬沙坦氢氯噻嗪片[医保(乙)]：缬沙坦钾80mg，氢氯噻嗪12.5mg。

缬沙坦氢氯噻嗪分散片：缬沙坦钾80mg，氢氯噻嗪12.5mg。

缬沙坦氢氯噻嗪胶囊：缬沙坦80mg，氢氯噻嗪12.5mg。

缬沙坦氨氯地平片：缬沙坦 80mg，氨氯地平 5mg。

厄贝沙坦〔药典(二)；医保(乙)〕　Irbesartan

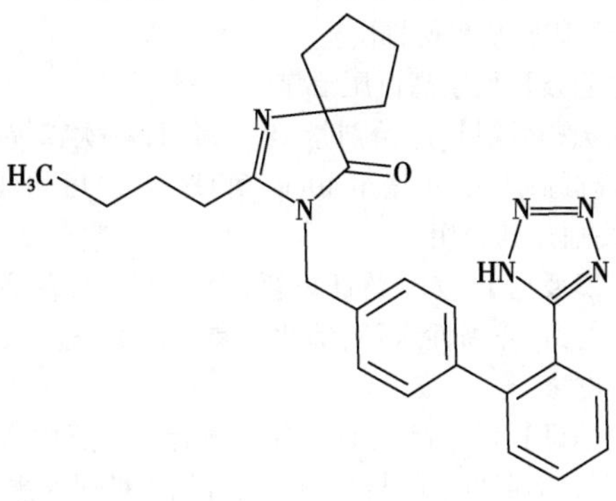

【其他名称】伊贝沙坦，安博维。

【ATC 编码】C09CA03

【药理学】为血管紧张素Ⅱ受体拮抗剂，对 AT_1 受体产生不可逆的或非竞争性的抑制，因而减轻血管紧张素Ⅱ的缩血管和促增生作用，降压时对心率影响很小。

口服生物利用度 60% ~80%，蛋白结合率 90%，t_{max} 为 4 ~6 小时，$t_{1/2}$ 为 11 ~15 小时。

【适应证】用于治疗原发性高血压。

【用法和用量】口服：每次 150mg，每日 1 次，对血压控制不佳者可加至 300mg 或合用小剂量噻嗪类利尿药。儿童：①6 ~12 岁，初始剂量 75mg，每日 1 次，必要时可增至 150mg，每日 1 次；②>12 岁，初始剂量 150mg，每日 1 次，必要时可增至 300mg，每日 1 次。

【不良反应】头痛、头晕和疲倦，很少发生干咳，血红蛋白和血细胞比容轻度下降。

【注意】肾功能损害和心力衰竭患者可出现高钾血症。对进行血液透析和年龄超过 75 岁的患者，起始量可用 75mg。合用 ACEI 和保钾利尿药时，可使血钾升高。

【制剂】片剂：每片 75mg；150mg；300mg。分散片：每片 75mg；0.15g。胶囊剂：每粒 75mg；150mg。

复方制剂：厄贝沙坦氢氯噻嗪片〔医保(乙)〕：厄贝沙坦 150mg，氢氯噻嗪 12.5mg。

坎地沙坦〔医保(乙)〕　Candesartan

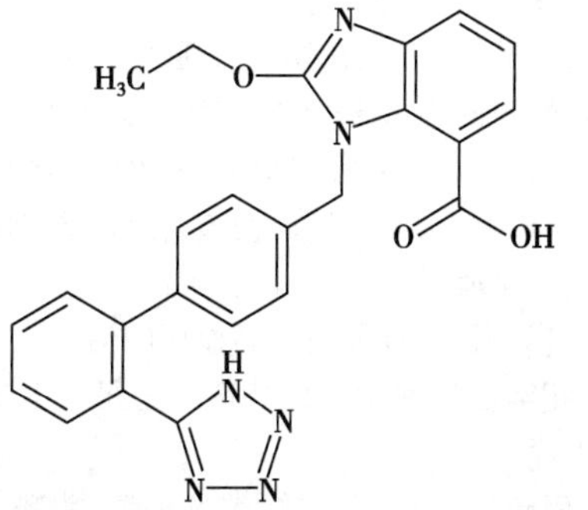

【ATC 编码】C09CA06

【药理学】常用其酯（candesartan cilexetil），口服后吸收过程中分解为有活性的坎地沙坦。为长效 AT_1 受体拮抗剂，具有选择性高，强效的特点，作用可维持 24 小时以上，除降压外，长期应用还可逆转左室肥厚，对肾脏也有保护功能。

口服生物利用度为 42%，食物不影响其吸收，血浆蛋白结合率为 99.5%，口服后在体内代谢为坎地沙坦，有活性。其 $t_{1/2}$ 为 3 ~11 小时，自肾及胆汁排出体外。

【适应证】用于高血压治疗。

【用法和用量】口服坎地沙坦酯（片剂），每次 8 ~16mg，每日 1 次。也可与氨氯地平、氢氯噻嗪合用。中、重度肝、肾功能不全患者应适当调整剂量。

【不良反应】不良反应较少，有头痛、眩晕、疲乏等。

【注意】钠和血容量不足、肾动脉狭窄和肝、肾功能不全患者慎用。

【制剂】片剂：每片 2mg；4mg；8mg；12mg；16mg。胶囊剂：每粒 4mg；8mg；12mg。

替米沙坦〔药典(二)；医保(乙)〕　Telmisartan

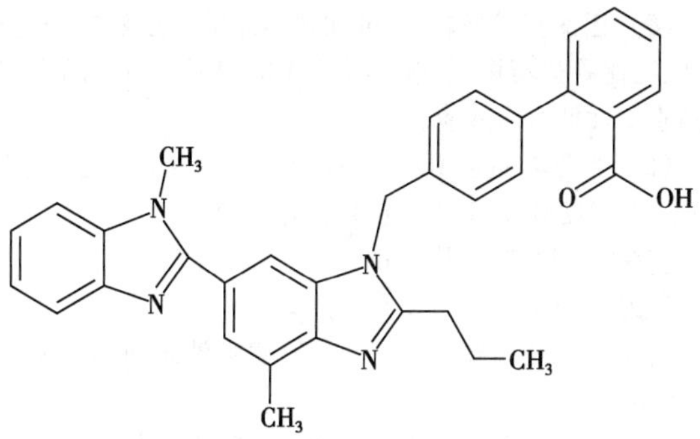

【ATC 编码】C09CA07

【性状】本品为白色或类白色片。

【药理学】为一种口服起效的、特异性血管紧张素Ⅱ受体（AT_1 型）拮抗剂，与血管紧张素Ⅱ受体 AT_1 亚型呈高亲和性结合，结合作用持久，且无任何部分激动剂效应。首剂后 3 小时内降压效应逐渐明显，在治疗开始后 4 周可获得最大降压效果，并可在长期治疗中维持。对于高血压患者，可降低收缩压及舒张压而不影响心率。

口服后吸收迅速，绝对生物利用度平均值约为 50%。与食物同时摄入时，药时曲线下面积（$AUC_{0-\infty}$）减少 6%（40mg 剂量）到 19%（160mg 剂量）。空腹或饮食状态下服用 3 小时后血浆浓度近似。AUC 的轻度降低不会引起疗效降低。大部分与血浆蛋白结合（>99.5%），主要是白蛋白与 α-1 酸性糖蛋白。平均稳态表观分布容积（V_{SS}）约为 500L。与葡萄糖苷酸结合代谢，结合产物无药理学活性。按照二次幂药动学消除，最终消除半衰期>20 小时。几乎完全随粪便排泄，主要以未改变的化合物形式排出。累积尿液排泄小于剂量的 2%。总血浆消除率约 1000ml/min，与肝血流（约 1500ml/min）相比较高。

【适应证】用于原发性高血压的治疗。

【用法和用量】每日 1 次，每次 1 片。

【不良反应】可出现肌肉疼痛、胸痛、流感样症状；腹痛、腹泻、消化不良、胃肠功能紊乱；眩晕；湿疹等。与其他血管紧张素Ⅱ拮抗剂相似，极少数病例报道出现血管性水肿、荨麻疹。

【注意】主要经胆汁排泄，所以不得用于胆汁淤积、胆道阻塞性疾病或严重肝功能障碍的患者。轻或中度肝功能不全的病人，每日用量不应超过 40mg。

【禁忌证】对本品活性成分及任一种赋形剂成分过敏者，妊娠中末期及哺乳者，胆道阻塞性疾病患者，严重肝功能不全患者，严重肾功能不全患者(肌酐消除率<30ml/min)禁用。

【药物相互作用】(1) 锂剂与本品合用，可引起可逆性的血锂水平升高。如需合用，则合用期间应监测血锂水平。

(2) ACE 抑制剂、保钾类利尿药、钾离子补充剂、含钾的盐替代品、环孢素或其他药物如肝素钠可升高血钾，本品与上述药物合用，可致血钾水平升高。

(3) 本品可升高地高辛平均波谷血药浓度 20%，因此两药合用须监测地高辛血浆浓度。

(4) 本品可加强其他抗高血压药物的降压效果。

(5) 巴氯芬、氨磷汀等可加强本品的降压效果。另外，酒精、巴比妥类药物、镇静安眠药或抗抑郁药与本品合用可增强直立性低血压效应。

(6) 当与本品合用时，辛伐他汀代谢物(辛伐他汀酸)的 C_{max} 有轻度升高(1.34 倍)且消除加速。

【制剂】片剂：每片 40mg。

复方制剂：

替米沙坦氢氯噻嗪片[医保(乙)]：替米沙坦 40mg，氢氯噻嗪 12.5mg。

替米沙坦氢氯噻嗪胶囊[医保(乙)]：替米沙坦 40mg，氢氯噻嗪 12.5mg。

【贮法】室温，遮光，密封保存。

奥美沙坦酯[医保(乙)] Olmesartan Medoxomil

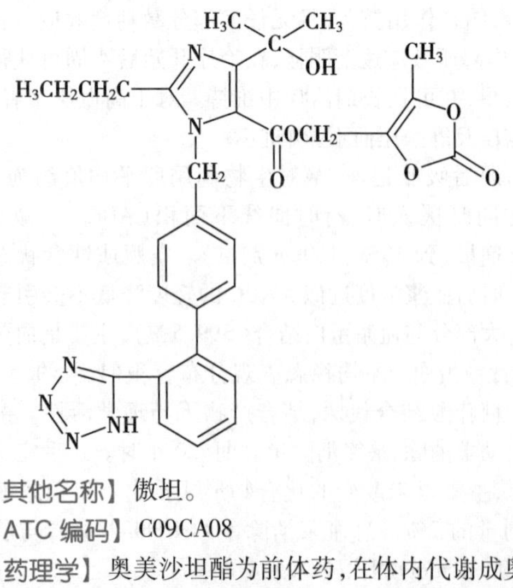

【其他名称】傲坦。

【ATC 编码】C09CA08

【药理学】奥美沙坦酯为前体药，在体内代谢成奥美沙坦，奥美沙坦为血管紧张素Ⅱ的Ⅰ型受体(AT_1)的拮抗剂，选择性与 AT_1 受体结合后阻断血管紧张素Ⅱ的收缩血管作用。不影响缓激肽的作用。

口服吸收迅速，完全去酯化后水解成奥美沙坦，绝对生物利用度大约是 26%，达峰时间约在 1～2 小时，食物不影响吸收。血浆蛋白结合率高达 99%，稳态分布容积 17L。奥美沙坦酯在体内代谢成奥美沙坦后不再进一步代谢，双相方式消除，最终消除半衰期为 13 小时，35%～50% 经尿液排泄，其余经胆汁从粪便排出。

【适应证】用于高血压治疗。

【用法和用量】起始剂量 20mg，每日一次，2 周后如需进一步降低血压者，可增至 40mg，每日一次。可与其他利尿剂和抗高血压药合用。

【不良反应】较轻微且短暂，少见：头晕、背痛、腹泻。极少见：乏力、外周性水肿、消化不良、心动过速、关节及肌肉疼痛、皮疹。

【禁忌证】对本品任何成分过敏者。妊娠中末期和哺乳期妇女。不可将本品与阿利吉仑合用于糖尿病患者。

【药物相互作用】与考来维仑合用时，可导致奥美沙坦的 C_{max} 和 AUC 分别降低 28% 和 39%。

【制剂】片剂：每片 20mg；40mg。胶囊剂：每粒 20mg。

复方制剂：奥美沙坦酯氢氯噻嗪片[医保(乙)]：奥美沙坦酯 20mg，氢氯噻嗪 12.5mg。

阿利沙坦酯 Allisartanisoproxil

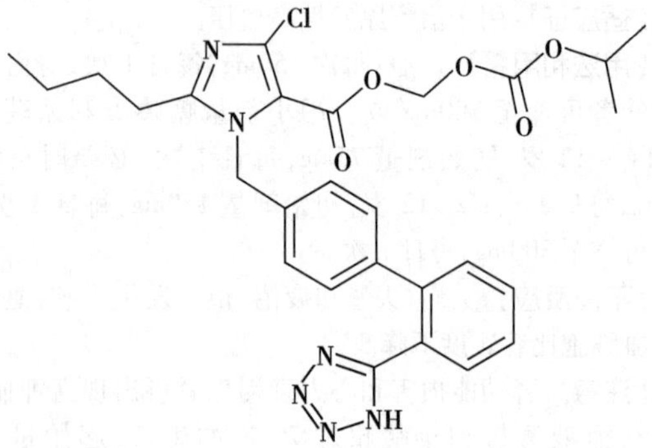

【其他名称】信立坦。

【药理学】本品为血管紧张素Ⅱ的Ⅰ型受体(AT_1)的拮抗剂，经体内酯酶代谢后生成活性代谢产物 E3174(与氯沙坦相同)，E3174 与 AT_1 受体选择性结合，阻断其他途径来源或合成的血管紧张素Ⅱ的生理作用，本品不影响其他激素受体和离子通道的作用，也不抑制激肽酶Ⅱ的作用，因此，不会产生缓激肽增强的效应。

口服吸收较好，迅速在体内经酯酶代谢生成活性产物 E3174，其达峰时间为 1.5～2.5 小时，$t_{1/2}$ 约 10 小时，血浆蛋白结合率>99.7%，血浆表观清除率 766L，血浆肾清除率 1.4L/h，食物影响药物的吸收，使 C_{max} 降低 38.4%。代谢产物主要经粪便排泄。

【适应证】轻、中度原发性高血压的治疗

【用法和用量】起始和维持剂量为每日 1 次 240mg。4 周后达最大疗效。

【不良反应】一般较轻微，常见头晕、头痛；少见：高脂血症、乏力、胃部不适；偶见：肝肾功能指标异常。

【禁忌证】对本品任何成分过敏者，妊娠中末期和哺乳妇女禁用。

【注意】不宜与食物同服以免影响吸收。钠和血容量不足、肾动脉狭窄及肝、肾功能不全的患者慎用。服用本品的患者在驾驶和操作机器时应注意。老年患者无须因年龄而调整剂量。18岁以下患者的有效性和安全性资料尚无研究。

【药物相互作用】①锂剂与本品合用,可引起可逆性的血锂水平升高。如需合用,则合用期间应监测血锂水平。②ACE抑制剂、保钾类利尿药、钾离子补充剂、含钾的盐替代品、环孢素或其他药物如肝素钠可升高血钾,本品与上述药物合用,可致血钾水平升高。③含麻黄的制剂可降低本品疗效。

【制剂】片剂:每片80mg;240mg。

依普沙坦　Eprosartan

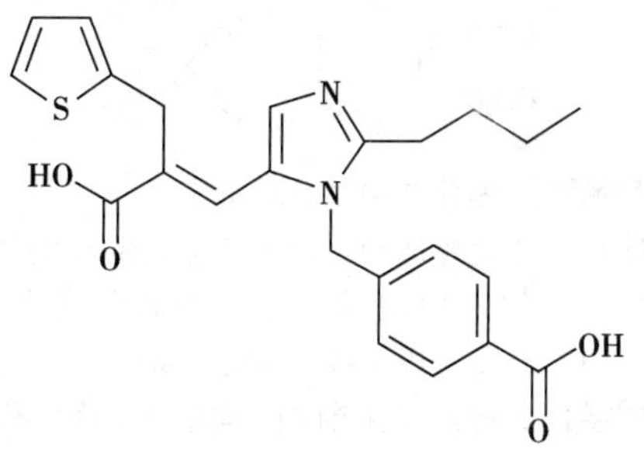

【其他名称】泰络欣,替维坦,Tevetan。

【药理学】依普沙坦为口服有效的非肽类、非四唑类血管紧张素Ⅱ受体拮抗剂,选择性作用于AT_1受体,拮抗血管紧张素Ⅱ的缩血管作用。本品不影响患者空腹血脂、血糖的水平,不影响肾脏自身调节功能,对肾功能不全患者的肾小球滤过率无明显降低,无增强缓激肽的作用。

单剂量口服300mg的绝对生物利用度为13%,血浆蛋白结合率达98%,达峰时间约1~2小时,$t_{1/2}$为5~9小时,长期服用无蓄积。与食物同服可延迟吸收,但对C_{max}和AUC影响很小。人体内的分布容积为13L,总体血浆清除率约130ml/min,经胆管和肾脏排泄。

【适应证】原发性高血压。

【用法和用量】起始剂量:600mg,每日1次,早晨服用。最大日剂量不超过800mg。2~3周后达最大效应。可与利尿剂和其他抗高血压药合用。肌酐清除率<60ml/min的患者每日剂量不应超过600mg。

【不良反应】常见:头痛、头晕、恶心、呕吐、腹泻、鼻塞、胃肠胀气。极少见:低血压、皮疹、面部肿胀。

【禁忌证】严重肝功能障碍患者,哺乳期妇女,双侧肾动脉狭窄患者。

【注意】①严重低血容量和大量服用利尿剂的患者可发生低血压,服用本品前应先纠正此状况。②肾功能不全患者在服用本品期间应定期检查肾功能。③患半乳糖不耐受症、葡萄糖-半乳糖吸收不良症等罕见遗传病患者不应服用本品。④老年患者无须调整剂量。⑤不推荐儿童和青少年患者服用。

【药物相互作用】与含锂制剂同服应监测血清锂浓度。

【制剂】片剂:每片600mg。

吡那地尔　Pinacidil

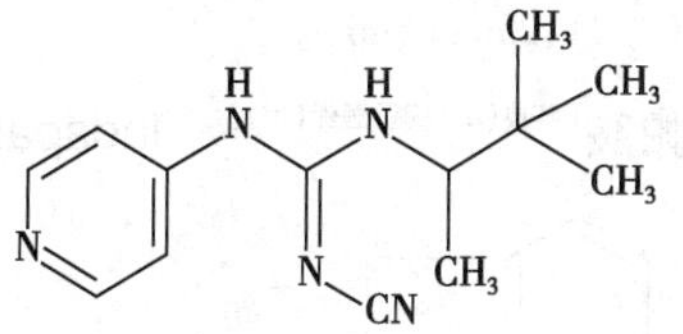

【其他名称】Pinac。

【ATC编码】C02DG01

【药理学】为钾通道开放药。它使平滑肌细胞的钾通道开放,导致钾外流和静止膜电位负向转移,使静息时的细胞超极化,最后的效应是细胞内Ca^{2+}减少和平滑肌松弛,外周血管扩张,阻力下降,血压下降。可引起反射性心率增加。

口服后吸收迅速,t_{max}为1小时;与血浆蛋白结合率约50%;生物利用度约60%。在肝内代谢,代谢物仍具降压作用。本品及其代谢物的$t_{1/2}$约3小时。口服片剂,降压作用可维持6小时;口服其缓释胶囊,降压作用可持续12小时。

【适应证】用于高血压治疗。

【用法和用量】口服,一次25mg,一日2次。

【不良反应】主要是水肿,尤其在服用大剂量时更易发生。其他不良反应为头痛、心悸、心动过速、乏力、直立性低血压、鼻塞等。

【制剂】缓释胶囊:每粒12.5mg;25mg;37.5mg。

酮色林　Ketanserin

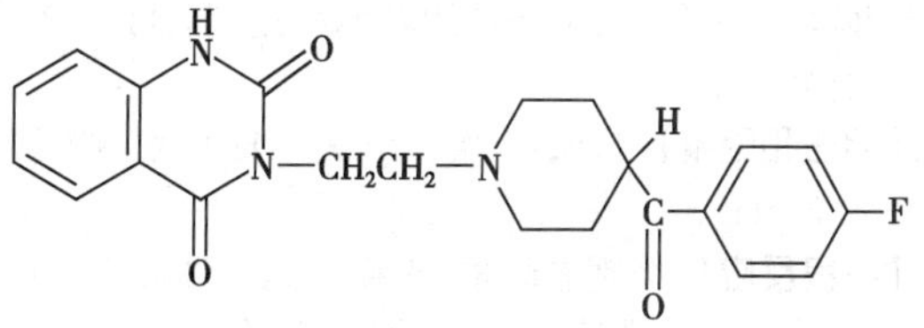

【其他名称】酮舍林,凯坦色林,Sufrexal,Serefrex。

【ATC编码】C02KD01

【药理学】本品为5-羟色胺受体拮抗药,对5-HT_2受体有选择性拮抗作用,亦有较弱的α_1和H_1受体拮抗作用。降低高血压患者的外周阻力,肾血管阻力的下降更明显,对正常人无降压作用。对有阻塞性血管病变者,可改善下肢血流供应。对雷诺病患者可改善组织的血流灌注、使皮肤血流增加。静脉注射后可降低右房压、肺动脉压及肺毛细管楔压。

口服吸收迅速完全,t_{max}为0.5~2小时。与血浆蛋白结合率为95%。生物利用度约50%。在肝内代谢。$t_{1/2}$约15小时。食物不影响其吸收。

【适应证】用于各型高血压。

【用法和用量】口服:开始剂量一次20mg,一日2次。1个月后如疗效不满意,可将剂量增至一次40mg,一日2次,剂量超过40mg时,降压作用不再增强。肝功能不全时,一次剂量勿超过20mg。

静脉注射:开始剂量为10mg,最大剂量为30mg,以每分钟3mg的速度注射。也可静脉滴注:滴速2~6mg/h。

【不良反应】有头晕、疲乏、水肿、口干、体重增加及Q-T

延长(易发生于低血钾时)。不宜与排钾利尿药合用。

【制剂】 片剂:每片 20mg;40mg。注射液:每支 5mg (1ml);10mg(2ml);25mg(5ml)。

吲达帕胺[药典(二);基;医保(甲)] Indapamide

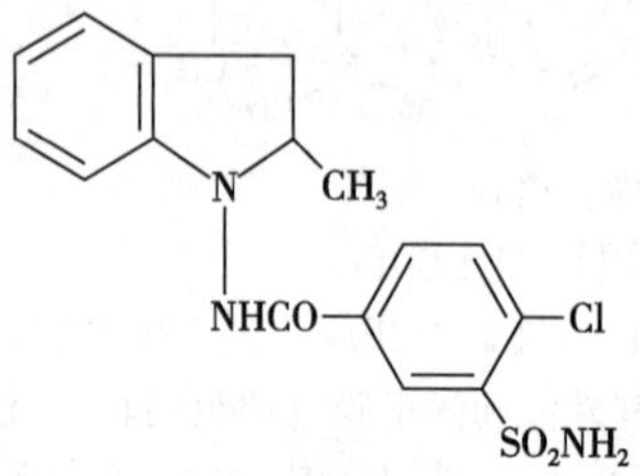

【其他名称】 钠催离,寿比山。

【ATC 编码】 C03BA11

【性状】 为类白色针状结晶或结晶性粉末;无臭,无味。在丙酮或冰醋酸中易溶,在乙醇或醋酸乙酯中溶解,在三氯甲烷或乙醚中微溶,在水或稀盐酸中几乎不溶。

【药理学】 具有利尿作用和钙拮抗作用,为一种新的强效、长效降压药。其对血管平滑肌有较高选择性,使外周血管阻力下降,产生降压效应,这与阻滞钙内流有关。对血管平滑肌的作用大于利尿作用,但不致引起直立性低血压、潮红和心动过速。

口服后 2~3 小时起效,$t_{1/2}$ 13 小时。由于本品脂溶性大,不同于其他利尿药,仅少量从尿中排泄。

【适应证】 对轻、中度原发性高血压具有良好疗效。单独服用降压效果显著,不必加用其他利尿剂。可与 β 受体拮抗剂合并应用。

【用法和用量】 口服:一次 2.5mg,一日 1 次。维持量可 2 天 1 次 2.5mg。

【不良反应】 个别有眩晕、头痛、恶心、失眠等,但不影响继续治疗。高剂量时利尿作用增强,可有低血钾。

【注意】 严重肝、肾功能不全者慎用。

【制剂】 片剂:每片 2.5mg。胶囊剂:每粒 2.5mg。

利降平片 Triamterene and Hydrochlorothiazide Tablets

本品为利尿剂氢氯噻嗪 25mg 和氨苯蝶啶 50mg 组成的复方利尿降压药片剂。

【药理学】 通过利尿作用使血容量减少、心排血量降低,从而使血压下降。由于配伍有留钾利尿剂氨苯蝶啶,故在服药过程中能保持电解质平衡,不必再行补钾,并减少低血钾的发生。

【适应证】 用于多种原因引起的水肿及轻、中度高血压,尤其对原发性高血压、肾性高血压及神经性、肾性、肝性水肿等疗效显著。对顽固性高血压症可与其他抗高血压药合并使用,但应降低剂量。

【用法和用量】 口服:每次 1 片,一日 2 次,疗效满意后改用维持量,每日 1 次 1 片。

【不良反应】 偶有口干、恶心、头晕、皮疹等,一般 2~3 日内消失。

【制剂】 片剂:每片含主药氨苯蝶啶 50mg,氢氯噻嗪 25mg。

环轮宁[医保(乙)] Cycleanine

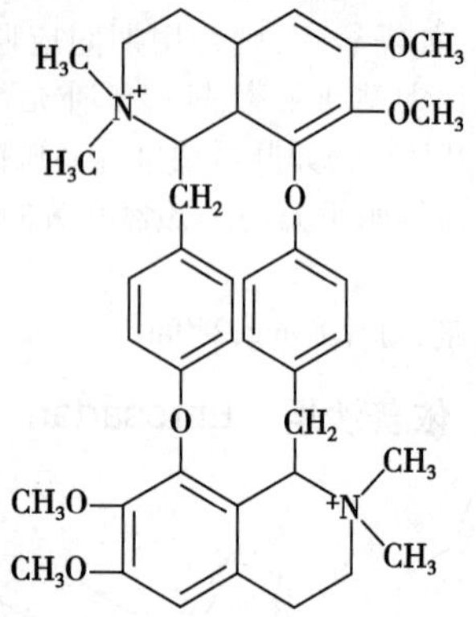

【其他名称】 溴化二甲基轮环藤宁。

【性状】 由千金藤属植物地不容分离而得的轮环藤宁,经季铵化所得的二甲基溴化物。为粉红色粉末,熔点 260℃,含溴 19.56%~19.74%,易溶于水。

【药理学】 为神经节阻断剂,具有明显降压作用,并伴有心率减慢。其降压机制与阻断交感神经节、释放组胺和降低总外周阻力等作用有关。此外,还具有非去极化型肌松作用,其作用强度约为右旋筒箭毒碱的 1/4,这也有利于降压效应。

【适应证】 用于心血管和脑外科、颌面外科及一般外科手术,做手术麻醉期间控制血压之用,其效果满意。静脉注射后 1~4 分钟血压开始下降,2~5 分钟降至坪值;有效降压时间为 8~20 分钟。停药后约 5 分钟血压自行回升,8~20 分钟恢复至原水平。其降压效应的可控性和可逆性均较好,且对心、肾、肝功能均无影响,因此是一种较好的控制性抗高血压药。

【用法和用量】 静脉注射:在全麻期间根据指征以不同方法用药。

(1) 单次静脉注射,成人 0.4~1.2mg/kg,小儿 0.8~1.2mg/kg。如果静脉注射后血压下降不理想或降压作用消失,则可重复静脉注射,用量为开始时的 1/2~2/3。

(2) 连续静脉滴注 0.05%~0.2% 等渗液,开始时一般为 30 滴/分钟,逐渐加快至 100 滴/分钟,最快为 150 滴/分钟。

(3) 单次静脉注射 0.5mg/kg,继以 0.05%~0.1% 注射液连续静脉滴注维持;也可在连续静脉滴注基础上,酌量补充单次静脉注射。

【注意】 静脉注射常可引起呼吸抑制(多数患者于手术完毕时,自发呼吸即已恢复)。应用新斯的明可加速呼吸抑制的恢复。心率略有减慢、瞳孔扩大,在停药后 4~6 小时可恢复,一般不影响视力。少数有颜面潮红。

【制剂】 注射剂:每支 10mg(2ml)。

其他降血压药,见表 34-1。

表34-1　其他降血压药

药　名	制剂	药理及应用	用　法	注　意
甲基多巴[药典(二);医保(乙)] Methyldopa(甲多巴,Aldomet)	片剂:250mg	激动血管运动中枢的α受体而抑制外周交感神经而降压,用于中、重度、恶性高血压	每次服250mg,一日3次。儿童:①1个月~12岁:初始剂量一次2.5mg/kg,一日3次,最大剂量一日65mg/kg(每天不超过3g)。②12~18岁:初始剂量250mg,一日2~3次,最大剂量一日3g	可有嗜睡、眩晕、口干、腹胀,偶见粒细胞减少。不宜与利血平、帕吉林同用
胍乙啶[药典(二)] Guanethidine(Ismelin)	片剂:10mg;25mg	降压作用较强而持久,其机制是抑制交感神经末梢去甲肾上腺素的释放,并耗竭其贮存。用于中、重度舒张压高的高血压	开始每日10mg,以后视病情每隔5~7日递增10mg,分次服用。一般一日不超过100mg	①不良反应为直立性低血压、乏力、倦怠、呕吐、腹泻、心动过缓、呼吸困难、鼻塞、口干、阳痿、小便失禁、皮炎等。②充血性心力衰竭、高血压危象及嗜铬细胞瘤患者禁用。③不得与单胺氧化酶抑制药合用
胍氯酚 Guanoclor	片剂:10mg	略同胍乙啶	每次服10~20mg,一日3~4次	有直立性低血压、头晕、恶心、肌无力等。心脏功能不全、脑栓塞或嗜铬细胞瘤型高血压者忌用
倍他尼定 Betanidine(苄胍,Esbatal,Regaln)	片剂:10mg;50mg	同胍乙啶相似,但降压较快,持续较短	开始:一次10mg,一日3次;维持:20~200mg/d	同胍乙啶,但腹泻较少
异喹胍 debrisoquine(胍喹啶,Decline,Equitonil)	片剂:10mg;20mg	同胍乙啶	开始:一次10mg,一日1~2次;维持:40~120mg/d	同胍乙啶
胍那克林 guanacline(胍乙宁,Cyclazenin)	片剂:10mg;30mg	同胍乙啶	一日剂量30~60mg	同胍乙啶
胍那决尔 Quanadrel	片剂:20mg	同胍乙啶,但$t_{1/2}$短	一日剂量可达400mg	同胍乙啶
喷托铵 Pentolonium(潘托铵,安血定,潘托林,戊双吡铵)	片剂:20mg;40mg	神经节阻断药,用于重症高血压	开始每次服20mg,一日3次,以后可酌增	不良反应有视力模糊、口干、头晕、便秘、排尿困难、阳痿等。近期心肌梗死、肾功能减退者禁用
美加明 Mecamylamine(Inversine)	片剂:2.5mg;5mg	神经节阻断药,用于重症高血压	一次服2.5~5mg,一日2~3次,由小剂量开始	不良反应可有口干、便秘、尿潴留、直立性低血压、恶心、性功能障碍、眩晕、肌震颤、运动失调等。青光眼、冠脉硬化、肾功能减退者禁用
潘必啶 Pempidine(五甲哌啶)	片剂:2.5mg	神经节阻断药,用于重症高血压	开始1.25~2.5mg,一日3~4次,以后递增至每日20~25mg,一次服用	不良反应同上,但较少见,严重心肌损害、肾功能减退、脑血管硬化、习惯性便秘者禁用

续表

药　　名	制剂	药理及应用	用　　法	注　　意
阿拉普利 Alacepril(Cetapril)	片剂:25mg	为含巯基 ACEI,在体内转化为卡托普利起作用。作用慢而持久	口服,一日 25~50mg,每日 3 次	同卡托普利。肾功能不全时需减少用量
莫维普利 Moveltipril(Altiopril,Low-Press)	片剂:10mg	作用及应用同上,作用产生较慢,但持久(为卡托普利的两倍)	口服,一日 1~2 次,每次 10mg	同卡托普利
佐芬普利 Zofenopril	片剂:7.5mg;15mg;30mg;60mg	为含巯基 ACEI,在体内代谢为有活性的代谢物而起作用。最大降压作用于口服后 2 小时出现,持续 24 小时	口服,一日 30~60mg,1 次或分 2 次服	同卡托普利
西拉普利[医保(乙)] Cilazapril(一平苏,抑平舒,Inhibace,Inibace,Vascace)	片剂:2.5mg;5mg	为含羧基 ACEI。口服后 4~6 小时呈最大作用,可持续 24 小时	口服,一日 1 次 2.5~5mg	同依那普利,肾功能低下时宜减量
喹那普利[药典(二)] Quinapril(Accupril,Accuprin)	片剂 5mg;10mg;20mg	同上,但降压出现较快(2~6 小时)	口服,一日 10mg,每日 1 次	同上
雷米普利[药典(二);医保(乙)] Ramipril(瑞泰,Altace,Delix,Ramace)	片剂:1.25mg;2.5mg;5mg	同上。最大降压效果出现于口服后 3~8 小时。$t_{1/2}$ 110 小时	口服,一日 1 次 2.5~5mg	同上
螺普利 Spirapril(Renpress,Sandopril)	片剂:25mg	同上。最大降压作用出现在口服后 4~8 小时,作用较持久	口服,一日 1 次 12.5~50mg	同依那普利
咪达普利[医保(乙)] Imidapril(依达普利,达爽,Tanapril)	片剂:5mg;10mg	同上,降压作用持续时间较久	口服,一日 1 次 5~10mg	同依那普利
地拉普利 Delapril(压得克,Adecut)	片剂:7.5mg;15mg;30mg	为强效、长效 ACEI。应用同依那普利	一日 7.5~60mg,1 次或分 2 次服。一日最大剂量<120mg	同依那普利
赖诺普利[药典(二);基;医保(乙)] Lisinopril(苯丁赖脯酸,捷赐瑞,Carace,Liprene,Zestril,Tersil)	片剂:5mg;10mg;20mg。胶囊剂:5mg;10mg	为依那普利的赖氨酸衍生物。降压缓长效。用于高血压和充血性心力衰竭	口服,一日 1 次 5~20mg。最多一日不超过 80mg	同依那普利。肾功能减退者需减量
复方制剂:赖诺普利氢氯噻嗪片[医保(乙)]	片剂:每片含赖诺普利 10mg,氢氯噻嗪 12.5mg	适于单用赖诺普利或氢氯噻嗪治疗无法获得足够降压效果的患者	口服,一次 1 片,一日 1 次	可有头昏、头痛、腹泻、疲劳等症状。禁忌证同赖诺普利
福辛普利[医保(乙)] Fosinopril(蒙诺,磷诺普利,Monopril,Staril)	片剂:10mg;20mg	为强效、长效 ACEI,较卡托普利强 3 倍。肝、肾功能不全者对本药清除无影响	口服,一日 1 次 5~40mg,最大剂量一日 80mg	同依那普利。肝肾功能不全及老年患者不需减量
群多普利 Trandolapril(Odrik)	胶囊剂:0.5mg;1mg;2mg	为不含巯基的 ACEI。生效快,持久	一日 1 次 0.5~1mg,最大剂量一日 4mg	同依那普利

（唐　玉）

第35章 抗休克的血管活性药

休克是由于维持生命的重要器官(如心、脑、肾等)血液灌流不足而产生的以微循环血流障碍为特征的急性循环不全的综合病征。根据病因不同,可以分为感染性休克、心源性休克、低血容量性休克和过敏性休克。

休克的治疗应根据休克的不同病因和不同阶段采取相应的措施,除进行病因治疗、补充血容量、纠正酸中毒外,应用血管活性药物(血管收缩剂和血管扩张剂)以改变血管功能和改善微循环,也是治疗休克的一项重要措施。

由于对休克的发生机制有了进一步的认识,对血管活性药物的应用也有一些进展。如以往认为休克的血管扩张是造成血压降低的主要原因,所以在治疗时除补充血容量外,常常应用血管收缩药。现在认识到毛细血管灌注不良乃是休克的主要原因,因而治疗休克就从改善微循环血流障碍这个根本问题着手。根据休克的不同阶段,适当地使用血管收缩剂,或在补充血容量的基础上使用血管扩张剂。从理论上说,如能使不同器官在同一时间内有区别地发生血管收缩或血管扩张作用,则最有利于改进休克状态下重要器官的供血不足,例如使结缔组织、皮肤、骨骼肌等小动脉收缩,而使心脏、肝脏、肾的小动脉扩张,从而改善这些器官的供血情况。但至今尚无具有上述作用的理想药物。因此就需要根据休克的不同情况,选择作用不同的药物配伍应用。

在抗休克治疗中,肾上腺素类血管活性药物占有重要的地位。主要作用于α受体的拟肾上腺素药如去甲肾上腺素等可引起皮肤、黏膜血管和内脏血管的收缩,使外周阻力增加,血压上升;主要作用于β受体的拟肾上腺素药如异丙肾上腺素等可使心收缩力增强,心率加快,心排血量增加,从而亦使血压上升,同时对某些血管有扩张作用,可改善微循环;α受体拮抗药,如酚妥拉明等,则能解除血管痉挛,使微循环功能得到改善。

属于本类的药物除本章所述者外,尚有异丙肾上腺素、阿托品、山莨菪碱、东莨菪碱、酚苄明、酚妥拉明等,详见相关章节介绍。

去甲肾上腺素〔药典(二);基;医保(甲)〕　Norepinephrine

(结构式:苯环上3,4-位二羟基,1-位连 HO—CH—CH_2—NH_2)

【其他名称】Levarterenol,Noradrenaline。

【ATC编码】C01CA06

【性状】为白色或几乎白色结晶粉末;无臭,味苦,遇光和空气易变质。在水中易溶,在乙醇中微溶,在三氯甲烷或乙醚中不溶。

【药理学】主要激动α受体,对β受体激动作用很弱,具有很强的血管收缩作用,使全身小动脉与小静脉都收缩(但冠状血管扩张),外周阻力增高,血压上升。兴奋心脏及抑制平滑肌的作用都比肾上腺素弱。

【适应证】用于治疗急性心肌梗死、体外循环等引起的低血压，对血容量不足所致的休克、低血压或嗜铬细胞瘤切除术后的低血压，本品作为急救时补充血容量的辅助治疗，以使血压回升，暂时维持脑与冠状动脉灌注，直到补充血容量治疗发生作用；也可以用于椎管内阻滞时的低血压及心搏骤停复苏后血压维持。

【用法和用量】用5%葡萄糖注射液或葡萄糖氯化钠注射液稀释后静脉滴注。成人常用量，开始以每分钟8～12μg速度滴注，调整滴速以达到血压升到理想水平；维持量为每分钟2～4μg。在必要时可按医嘱超越上述剂量，但需注意保持或补足血容量。小儿常用量，开始按体重以每分钟0.02～0.1μg/kg速度滴注，按需要调节滴速。对危急病例可用1～2mg稀释到10～20ml，徐徐注射入静脉，同时根据血压以调节其剂量，待血压回升后，再用滴注法维持。

【不良反应】药液外漏，可引起局部组织坏死。也可出现不安、头痛、心悸、寒战等。

【禁忌证】①完全性房室传导阻滞、高血压、动脉硬化、继发于未纠正的低血容量性低血压、无尿患者禁用。②禁止与含卤素的麻醉剂和其他儿茶酚胺类药合并使用。③可卡因中毒及心动过速患者禁用。

【注意】①抢救时如长时间持续使用本品或其他血管收缩药，重要器官如心、肾等将因毛细血管灌注不良而受不良影响，甚至导致不可逆性休克，须注意。②本品遇光即渐变色，应避光贮存，如注射液呈棕色或有沉淀，即不宜再用。③不宜与偏碱性药物如磺胺嘧啶钠、氨茶碱等配伍注射，以免失效；在碱性溶液中如与含铁离子杂质的药物（如谷氨酸钠、乳酸钠等）相遇，则变紫色，并降低升压作用。④浓度高时，注射局部和周围发生反应性血管痉挛、局部皮肤苍白，时久可引起缺血性坏死，故滴注时严防药液外漏，滴注以前应对受压部位（如臀部）采取措施，减轻压迫（如垫棉垫）。如一旦发现坏死，除使用血管扩张剂外，并应尽快热敷并给予普鲁卡因大剂量封闭。小儿应选粗大静脉注射并须更换注射部位。静脉给药时必须防止药液漏出血管外。⑤用药当中须随时测量血压，调整给药速度，使血压保持在正常范围内。⑥使用时间不宜过长，否则可引起血管持续强烈收缩，使组织缺氧情况加重。应用酚妥拉明以对抗过分强烈的血管收缩作用，常能改善休克时的组织血液供应。

【制剂】注射剂：每支2mg（1ml）（以重酒石酸盐计）；10mg（2ml）（以重酒石酸盐计）。

去氧肾上腺素〔药典（二）；医保（乙）〕 Phenylephrine

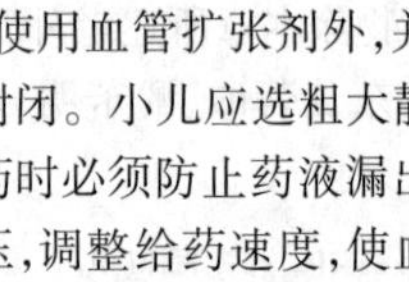

（结构式：苯环间位-OH；HO—CHCH$_2$NHCH$_3$）

【其他名称】盐酸去氧肾上腺素，新福林，新辛内弗林，新交感酚，苯肾上腺素，Neo-Synephrine。

【ATC编码】R01AA04，R01AB01，R01BA03

【性状】本品为白色或类白色的结晶性粉末；无臭，味苦。在水或乙醇中易溶，在三氯甲烷或乙醚中不溶。

【药理学】主要激动α受体，有明显的血管收缩作用。作用与去甲肾上腺素相似，但较弱而持久，毒性较小。可反射地兴奋迷走神经，使心率减慢，并有短暂的散瞳作用。对心肌无兴奋作用。

【适应证】用于感染中毒性及过敏性休克。用于麻醉时维持血压。也用于控制阵发性室上性心动过速的发作。眼科用于散瞳检查，特点是作用时间短，不麻痹调节功能，不引起眼压升高。

【用法和用量】（1）肌内注射或静脉滴注：①常用量：肌内注射，一次2～5mg；静脉滴注，一次10～20mg，稀释后缓慢滴注。②极量：肌内注射，一次10mg；静脉滴注，每分钟0.1mg。

（2）滴眼：用于散瞳检查，2%～5%溶液滴眼。

【不良反应】过量会使血压过高，可见持续头痛、头胀、呕吐、心率缓慢或手足麻刺痛感者，应调整用量药，必要时用酚妥拉明治疗。

【注意】甲状腺功能亢进症、高血压、心动徐缓、动脉硬化、器质性心脏病及糖尿病患者慎用。本药能明显减少肾血流量，应加注意。

【制剂】注射剂：每支10mg（1ml）。滴眼剂：为2%～5%溶液。

甲氧明〔药典（二）〕 Methoxamine

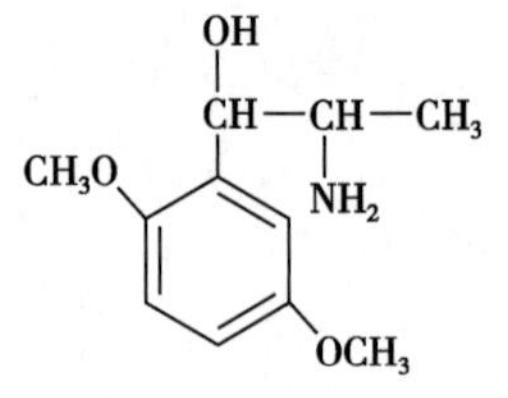

（结构式：苯环2-OCH$_3$、5-OCH$_3$；侧链 CH(OH)—CH(NH$_2$)—CH$_3$）

【其他名称】盐酸甲氧明，甲氧胺，美速胺，美速克新命，凡索昔，Vasoxine，Vasoxyl。

【ATC编码】C01CA09

【性状】常用其盐酸盐，为白色结晶或结晶性粉末；无臭或几乎无臭，味苦。在水中易溶，在乙醇中溶解，在三氯甲烷或乙醚中几乎不溶。

【药理学】为α受体激动药，具有收缩周围血管的作用，作用较去甲肾上腺素弱而持久。对心脏无直接作用。注射后，由于血压升高，可反射地引起心率减慢。

【适应证】①升高血压，用于治疗在全身麻醉时发生的低血压，并可防止心律失常的出现，也可用于椎管内阻滞所诱发的低血压，但有减低心排血量之可能。②用于终止阵发性室上性心动过速的发作。③用于心肌梗死所致休克。

【用法和用量】（1）肌内注射、静脉注射或静脉滴注：①常用量：肌内注射，一次10～20mg；静脉注射，一次5～10mg；静脉滴注，一次20～60mg，稀释后缓慢滴注。②极量：肌内注射，一次20mg，一日60mg；静脉注射，一次10mg。

（2）对急症病例或收缩压降至8kPa（60mmHg）甚至更低的病例，缓慢静脉注射5～10mg，注意一次量不超过10mg，并严密观察血压变动。静脉注射后，继续肌内注射

15mg,以维持较长药效。

(3) 对室上性心动过速病例,用10～20mg,以5%葡萄糖注射液100ml稀释,作静脉滴注。也可用10mg加入5%～10%葡萄糖注射液20ml中缓缓静脉注射。注射时应观察心率及血压,当心率突然减慢时,应停注。

(4) 对处理心肌梗死的休克病例,开始肌内注射15mg,接着静脉滴注,静脉滴注液为5%～10%葡萄糖注射液500ml内含本品60mg,滴速应随血压反应而调整,每分钟不宜超过20滴。

【不良反应】可引起肾血管痉挛、大剂量时偶可产生持续性血压过高,伴有头痛、心动过速、毛发竖立、恶心、呕吐等。

【禁忌证】动脉硬化、器质性心脏病、甲状腺功能亢进及严重高血压患者禁用。

【制剂】注射剂:每支10mg(1ml);20mg(1ml)。

间羟胺[药典(二);基;医保(甲)] Metaraminol

$$\text{C}_6\text{H}_4(\text{OH})\text{—CH(OH)—CH(NH}_2\text{)—CH}_3$$

【其他名称】阿拉明,Aramine。

【ATC编码】A01AD01

【性状】常用其重酒石酸盐,为白色结晶性粉末;几乎无臭。在水中易溶,在乙醇中微溶,在三氯甲烷或乙醚中不溶。

【药理学】主要激动α受体,升压效果比去甲肾上腺素稍弱,但较持久,有中等度加强心脏收缩的作用,无局部刺激,可供各种注射。可增加脑及冠状动脉的血流量,肌内注射后,5分钟内血压升高,可维持1.5～4小时之久。静脉滴注1～2分钟内即可显效。

【适应证】①防治椎管内阻滞麻醉时发生的急性低血压;②由于出血、药物过敏,手术并发症及脑外伤或脑肿瘤合并休克而发生的低血压,本品可用于辅助性对症治疗;③也可用于心源性休克或败血症所致的低血压。

【用法和用量】(1)肌内注射或静脉滴注:成人用量:①肌内或皮下注射:一次2～10mg(1/5～1支,以间羟胺计),由于最大效应不是立即显现,在重复用药前对初始量效应至少应观察10分钟。②静脉注射,初量0.5～5mg(1/20～1/2支),继而静脉滴注,用于重症休克。③静脉滴注,将间羟胺15～100mg(1.5～10支),加入5%葡萄糖液或氯化钠注射液500ml中滴注,调节滴速以维持合适的血压。成人极量一次100mg(10支)每分钟0.3～0.4mg。小儿用量:肌内或皮下注射:按0.1mg/kg,用于严重休克;静脉滴注0.4mg/kg或按体表面积12mg/m^2,用氯化钠注射液稀释至每25ml中含间羟胺1mg的溶液,滴速以维持合适的血压水平为度。

(2) 局部鼻充血可用0.25%～0.5%的等渗缓冲液(pH=6)每小时喷入或滴入2～3滴,每天不超过4次,一疗程为7天。

【不良反应】①心律失常,发生率随用量及病人的敏感性而异;②升压反应过快过猛可致急性肺水肿、心律失常、心搏骤停;③过量的表现为抽搐、严重高血压、严重心律失常,此时应立即停药观察,血压过高者可用5～10mg酚妥拉明静脉注射,必要时可重复;④静脉注射时药液外溢,可引起局部血管严重收缩,导致组织坏死糜烂或红肿硬结形成脓肿;⑤长期使用骤然停药时可能发生低血压。

【注意】①对甲状腺功能亢进症、高血压、充血性心力衰竭及糖尿病患者慎用。②有蓄积作用,如用药后血压上升不明显,必须观察10分钟以上,才决定是否增加剂量,以免贸然增量致使血压上升过高。③连续应用可引起快速耐受性。④不宜与碱性药物共同滴注,因可引起分解。

【药物相互作用】不可与环丙烷、氟烷等药品同时使用,因易引起心律失常。

【制剂】注射剂:每支10mg(1ml)(按间羟胺计);50mg(5ml)(按间羟胺计)。

肾上腺素[药典(二);基;医保(甲)] Epinephrine

$$\text{C}_6\text{H}_3(\text{OH})_2\text{—CH(OH)—CH}_2\text{—NH—CH}_3$$

【其他名称】副肾素,副肾碱,Suprarenaline。

【ATC编码】A01AD01,B02BC09,C01CA24,R01AA14

【性状】本品是白色或类白色结晶性粉末;无臭,味苦。与空气或日光接触,易氧化变质;在中性或碱性水溶液中不稳定,饱和水溶液呈弱碱性反应。常用其盐酸盐和酒石酸盐,都易溶于水。

【药理学】对α和β受体都有激动作用,使心肌收缩力加强,心率加快,心肌耗氧量增加,使皮肤、黏膜及内脏小血管收缩,但冠状血管和骨骼肌血管则扩张。对血压的影响与剂量有关,在常用剂量下,收缩压上升而舒张压并不升高,剂量增大时,收缩压与舒张压均上升。此外还有松弛支气管和胃肠道平滑肌的作用。

【适应证】主要适用于因支气管痉挛所致严重呼吸困难;可迅速缓解药物等引起的过敏性休克;亦可用于延长浸润麻醉用药的作用时间;各种原因引起的心脏骤停进行心肺复苏的主要抢救用药。

【用法和用量】常用量:皮下注射,一次0.25～1mg;心室内注射,一次0.25～1mg。极量:皮下注射,一次1mg。①抢救过敏性休克:常用于抢救过敏性休克,如青霉素引起的过敏性休克。由于本品具有兴奋心肌、升高血压、松弛支气管等作用,故可缓解过敏性休克的心跳微弱、血压下降、呼吸困难等症状。皮下注射或肌内注射0.5～1mg,也可用0.1～0.5mg缓慢静脉注射(以0.9%氯化钠注射液稀释到10ml)。如疗效不好,可改用4～8mg静脉滴注(溶于5%葡萄糖注射液500～1000ml)。②抢救心搏骤停:可用于由麻醉和手术中的意外、药物中毒或心脏传导阻滞等原因引起的心搏骤停，以 0.25～0.5mg 心内注射，同时作心脏按压、人工呼吸和纠正酸血症。对电击引起的心搏骤停，亦可用本品配合电去颤器或利多卡因等进行抢救。③治疗支气管哮喘：效果迅速但不持久。皮下注射 0.25～0.5mg，3～5 分钟即见效，但仅能维持 1 小时。必要时可重复注射 1 次。④与局麻药合用：加少量（约 1:200 000～500 000）于局麻药（如普鲁卡因）内，可减少局麻药的吸收而延长其药效，并减少其毒副作用，亦可减少手术部位的出血。⑤制止鼻黏膜和齿龈出血：将浸有（1:20 000～1:1000）溶液的纱布填塞出血处。⑥治荨麻疹、花粉症、血清反应等：皮下注射 1:1000 溶液 0.2～0.5ml，必要时再以上述剂量注射一次。

儿童：《中国国家处方集·化学药品与生物制品卷·儿童版》推荐：治疗心搏骤停和心动过缓，按照 0.01mg/kg 静脉给药，最大量 1mg。3～5 分钟后可以重复给药。对于循环不稳定和失代偿性休克，每分钟 0.1～1μg/kg 静脉给药。

【不良反应】不良反应包括：①心悸、头痛、血压升高、震颤、无力、眩晕、呕吐、四肢发凉。②有时可有心律失常，严重者可由于心室颤动而致死。③用药局部可有水肿、充血、炎症。

【禁忌证】高血压、器质性心脏病、冠状动脉疾病、糖尿病、甲状腺功能亢进、洋地黄中毒、外伤性及出血性休克、心源性哮喘等患者禁用。

【注意】①器质性脑病、心血管病、青光眼、帕金森病、噻嗪类引起的循环虚脱及低血压、精神疾病患者慎用。②用量过大或皮下注射时误入血管后，可引起血压突然上升而导致脑出血。③每次局麻使用不可超过 300μg，否则可引起心悸、头痛、血压升高等。④抗过敏休克时，须补充血容量。

【制剂】注射剂：每支 1mg（1ml）。

【贮法】置遮光的容器内，密闭保存，如其溶液已变色，即不得使用。

美芬丁胺 Mephentermine

$$C_6H_5-CH_2-C(CH_3)_2-NHCH_3$$

【其他名称】恢压敏，硫酸甲苯丁胺，Wyamine。

【ATC 编码】C01CA11

【性状】常用其硫酸盐，为无色结晶或白色结晶性粉末；无臭。在水中易溶解，在乙醇中微溶，在三氯甲烷中不溶。

【药理学】本品为α、β受体激动剂，但主要作用于心脏β受体，增强心肌收缩力，增加心率，并使静脉血管收缩，静脉回流增加，从而增加心排血量，升高血压；对外周血管影响较小，不减少肾、脑、冠脉的血流量；其升压作用较去甲肾上腺素弱而持久，不易引起心律失常、血压突然过高和组织坏死等。

本品肌注后 10 分钟生效，维持作用 2～4 小时，静脉注射可维持作用 30～40 分钟。

【适应证】用于心源性休克及严重内科疾病引起的低血压，也可用于麻醉后的低血压和消除鼻粘膜充血等。

【用法和用量】①肌内注射或静脉注射：一次 15～20mg，每隔 30～60 分钟可重复注射。②静脉滴注：15～30mg 加入 5%～10% 葡萄糖溶液 100ml 中，以 30～50 滴/分钟的速度滴入，视血压情况调整滴速及用量。

【不良反应】可产生精神兴奋，过量时可抑制心脏，诱发心力衰竭。

【禁忌证】高血压、甲状腺功能亢进症患者及两周内用过单胺氧化酶抑制剂者禁用。

【注意】①失血性休克者慎用。②重复应用，可产生耐受性。

【制剂】注射剂：每支 20mg（1ml）。

多巴胺〔药典（二）；医保（甲）〕 Dopamine

$$(HO)_2C_6H_3-CH_2CH_2NH_2$$

【其他名称】盐酸多巴胺，3-羟酪胺，儿茶酚乙胺。

【ATC 编码】C01CA04

【性状】本品常用其盐酸盐，为白色或类白色有光泽的结晶；无臭，味微苦；露置空气中及遇光色渐变深。在水中易溶，在无水乙醇中微溶，在三氯甲烷或乙醚中极微溶解。

【药理学】激动交感神经系统肾上腺素受体和位于肾、肠系膜、冠状动脉、脑动脉的多巴胺受体，其效应为剂量依赖性。

（1）小剂量时（每分钟按体重 0.5～2μg/kg），主要作用于多巴胺受体，使肾及肠系膜血管扩张，肾血流量及肾小球滤过率增加，尿量及钠排泄量增加。

（2）小到中等剂量（每分钟按体重 2～10μg/kg），能直接激动 β_1 受体及间接促使去甲肾上腺素自储藏部位释放，对心肌产生正性应力作用，使心肌收缩力及心博量增加，最终使心排血量增加、收缩压升高、脉压可能增大，舒张压无变化或有轻度升高，外周总阻力常无改变，冠脉血流及耗氧改善。

（3）大剂量时（每分钟按体重>10μg/kg），激动α受体，导致外周血管阻力增加，肾血管收缩，肾血流量及尿量反而减少。由于心排血量及周围血管阻力增加，致使收缩压及舒张压均增高。①对心脏 β_1 受体激动，增加心肌收缩力作用；②由于增加肾和肠系膜的血流量，可防止这些器官缺血所致的休克恶性发展。在相同的增加心肌收缩力情况下，致心律失常和增加心肌耗氧的作用较弱。总之，多巴胺对于伴有心肌收缩力减弱、尿量减少而血容量已补足的休克患者尤为适用。

【适应证】①适用于心肌梗死、创伤、内毒素败血症、心脏手术、肾功能衰竭、充血性心力衰竭等引起的休克综合征。②补充血容量后休克仍不能纠正者，尤其有少尿及周围血管阻力正常或较低的休克。③由于本品可增加心排血量，也用于洋地黄和利尿剂无效的心功能不全。

【用法和用量】①成人常用量：静脉注射，开始时每分钟按体重 1～5μg/kg，10 分钟内以每分钟 1～4μg/kg 速度递增，以达到最大疗效。②慢性顽固性心力衰竭：静脉滴注开始时，每分钟按体重 0.5 ~ 2μg/kg 逐渐递增。多数病人按 1 ~ 3μg/(kg · min) 给予即可生效。③闭塞性血管病变：静脉滴注开始时按 1μg/(kg · min)，逐增至 5 ~ 10μg/(kg · min)，直到 20μg/(kg · min)，以达到最满意效应。④危重病例：先按 5μg/(kg · min) 滴注，然后以 5 ~ 10μg/(kg · min) 递增至20 ~ 50μg/(kg · min) 以达到满意效应。最大剂量不超过每分钟 500μg。

儿童：《中国国家处方集 · 化学药品与生物制品卷 · 儿童版》推荐：用于各种原因导致的休克治疗，静脉滴注，每分钟 2 ~ 20μg/kg。待血压平稳，休克症状好转后，减慢滴速。

【不良反应】常见的有胸痛、呼吸困难、心悸、心律失常（尤其用大剂量）、全身软弱无力感；心跳缓慢、头痛、恶心呕吐者少见。长期应用大剂量或小剂量用于外周血管病患者，出现手足疼痛或手足发凉；外周血管长时期收缩，可能导致局部坏死或坏疽；过量时可出现血压升高，此时应停药，必要时给予 α 受体拮抗药。

【禁忌证】嗜铬细胞瘤、心动过速或心室颤动患者禁用。

【注意】①使用以前应补充血容量及纠正酸中毒。②静脉滴注时，应观察血压、心率、尿量和一般状况。③对血管闭塞患者慎用。

【制剂】注射液：每支 20mg(2ml)。

多巴酚丁胺[药典(二)；基；医保(甲)]　Dobutamine

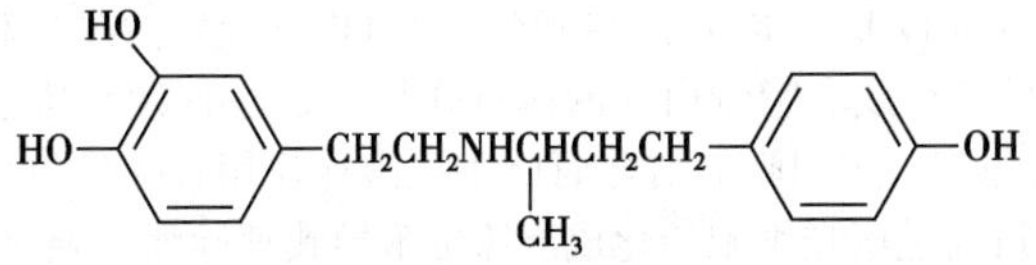

$HO(HO)C_6H_3-CH_2CH_2NHCH(CH_3)CH_2CH_2-C_6H_4-OH$

【其他名称】盐酸多巴酚丁胺，杜丁胺，Dobutrex，Inotrex。

【ATC 编码】C01CA07

【性状】常用其盐酸盐，为白色或类白色结晶性粉末；几乎无臭，味微苦，置空气中及遇光色渐变深。在水、无水乙醇中略溶，在三氯甲烷中几乎不溶。

【药理学】为选择性心脏 β_1 受体激动药，能增强心肌收缩力，增加心排血量，但对心率的影响远小于异丙肾上腺素，较少引起心动过速。临床对心肌梗死后或心脏外科手术时心排血量低的休克患者有较好疗效，优于异丙肾上腺素，较为安全。

【适应证】盐酸多巴酚丁胺适用于：心排血量不能满足体循环要求而出现低灌注状态，需要采用强心剂治疗的患者；由于心室充盈压异常升高，导致出现肺充血和肺水肿的危险，需要进行强心治疗的患者（下列情况可造成低灌注状态：A 急性心力衰竭：①急性心肌梗死；②心源性休克；③心脏手术以后；④药物引发的心脏收缩力下降，例如 β-肾上腺素能受体拮抗剂过量。B 慢性心力衰竭：①慢性充血性心力衰竭的急性代偿失调。②作为常规口服强心剂、全身性血管扩张药以及利尿药的补充，对晚期慢性充血性心力）。

【用法和用量】静脉滴注：250mg 加入 5% 葡萄糖注射液 250ml 或 500ml 中滴注，每分钟 2.5 ~ 10μg/kg。能够使心排血量增加的输注速度范围为 2.5 ~ 10μg/(kg · min)。要使血流动力学得到适当的改善，剂量常常需要高达 20μg/(kg · min)。在极少数情况下，输注速度高达 40μg/(kg · min)。儿童剂量为每分钟 2 ~ 20μg/kg，根据病情调节滴速。

【不良反应】①心率加快、血压升高以及心室异位搏动。②低血压：偶有报道指出血压急剧下降与使用多巴酚丁胺治疗有关。减低剂量或停止输注一般能使血压迅速地恢复到基线水平。③静脉输注部位的反应。④恶心、头痛、胸痛、气短。

【禁忌证】梗阻型肥厚性心肌病患者禁用。

【注意】①如出现收缩压增高 10 ~ 20mmHg 以上或心率加快 10 ~ 15 次/min 以上，应认为过量，宜减量或暂停给药。②剂量超过 20μg/(kg · min)，可使心率增加 10%，超过 40μg/(kg · min) 可能会导致中毒。③连用 3 日后可因 β 受体下调而逐渐失效。

【制剂】注射剂：每支 20mg(2ml)（按多巴酚丁胺计）；200mg(2ml)（按多巴酚丁胺计）。

盐酸多巴酚丁胺葡萄糖注射液：每瓶 250ml（盐酸多巴酚丁胺 0.125g 与葡萄糖 25g）；250ml（盐酸多巴酚丁胺 0.25g 与葡萄糖 25g）；250ml（盐酸多巴酚丁胺 0.5g 与葡萄糖 25g）。

（林　阳）

第36章
调节血脂药及抗动脉粥样硬化药

动脉粥样硬化及冠心病均为多发病。脂质代谢紊乱所致的高脂血症与疾病的发生有着密切关系。高脂血症是指血浆脂质或脂蛋白(高密度脂蛋白除外)超出正常水平,已知动脉粥样硬化和冠心病患者的血脂(胆固醇及甘油三酯)含量较正常人为高。

血浆中的脂类以脂蛋白的形式转运。血浆中的脂质有胆固醇(C)、胆固醇酯、甘油三酯(TG)、磷脂及游离脂肪酸等,其中游离脂肪酸与白蛋白结合,其余脂质都与球蛋白结合成脂蛋白。脂蛋白按其密度的不同及电泳时性能的差异,可分为:①乳糜微粒(CM):含蛋白质及胆固醇的量最低(分别为1% ~2%及2% ~7%),而含甘油三酯的量最高(80% ~95%)。其功能主要是运转外源性的甘油三酯及未酯化的胆固醇和胆固醇酯。血浆中乳糜微粒升高可引起明显的高甘油三酯血症。②极低密度脂蛋白(前β-脂蛋白,VLDL):含蛋白质(5% ~10%)及胆固醇(10% ~15%)量也低,甘油三酯量较高(55% ~65%)。其功能主要为运转内源性甘油三酯到外周组织。极低密度脂蛋白增高则产生高甘油三酯血症和高胆固醇血症。③低密度脂蛋白(β-脂蛋白,LDL):含胆固醇量(40% ~45%)最高,甘油三酯含量较低(10%),含蛋白质25%。其功能为运转外源性胆固醇。低密度脂蛋白增高可产生高胆固醇血症。④高密度脂蛋白(α-脂蛋白,HDL):其蛋白质含量最高(45% ~50%),甘油三酯仅含少量(2%),胆固醇量为15% ~20%。其血浆浓度增高一般不致引起高脂血症。⑤脂蛋白a[Lipoprotein a),LPa]:由LDL脂质核心、载脂蛋白B100及特异性成分载脂蛋白(a)组成。脂蛋白a的病理作用是通过抑制纤维蛋白溶酶原与内皮细胞的结合而产生抗溶栓作用,此外,氧化型LPa可促进巨噬细胞转化成泡沫细胞导致动脉粥样硬化,这些均可能与冠心病有关。

高脂血症临床一般分为下列几种类型:①Ⅰ型,原发性高乳糜微粒血症:甘油三酯特别高,胆固醇正常,此型罕见。②Ⅱ型,家族性高胆固醇血症:较多见。又分为Ⅱa型和Ⅱb型,二者胆固醇均显著增高,前者甘油三酯正常,后者甘油三酯稍高。③Ⅲ型,家族性异常β-脂蛋白血症:胆固醇及甘油三酯均明显增高,少见。④Ⅳ型,高前β-脂蛋白血症:甘油三酯显著增高,胆固醇正常或稍高,又称内源性高甘油三酯血症,较多见。⑤Ⅴ型,混合型高甘油三脂血症:甘油三酯很高,胆固醇稍高,少见。上述类型中,以Ⅱa、Ⅱb、Ⅳ三型为多见。

动脉粥样硬化主要是由于脂质代谢紊乱及纤维蛋白溶解活性降低而引起,其病理变化首先是胆固醇及其他脂质在动脉内膜沉着,继而内膜纤维结缔组织增生,并局限性增厚,形成斑块,然后逐渐形成粥样物。因此,调节血脂代谢可以防治动脉粥样硬化。

调节血脂药可分为:

(1) 影响胆固醇合成的药物:竞争性羟甲基戊二酰辅酶A(HMG-CoA)还原酶抑制药,如洛伐他汀、辛伐他汀等。

(2) 影响胆固醇吸收及转运的药物:①胆酸螯合剂:考来烯胺;②胆固醇肠道吸收抑制剂:依折麦布。

(3) 影响脂蛋白转运及分解的药物:①苯氧酸类:如氯贝丁酯和吉非贝齐等;②烟酸类:如烟酸、烟酸肌醇酯(参见

第 33 章外周血管舒张药)、阿昔莫司等。

(4) 抗氧化剂:普罗布考。

(5) 多不饱和脂肪酸类药物:如亚油酸、二十碳五烯酸等。

主要作用为降低血浆甘油三酯的药物有烟酸、氯贝丁酯(安妥明)等,适用于Ⅳ型高脂血症,亦可用于Ⅲ型及Ⅴ型。主要降低血浆胆固醇的药物有他汀类、亚油酸、考来烯胺等,适用于Ⅱa 型,亦用于Ⅱb 型。联合用药效果比单独用药好。

阿昔莫司〔药典(二);医保(乙)〕　Acipimox

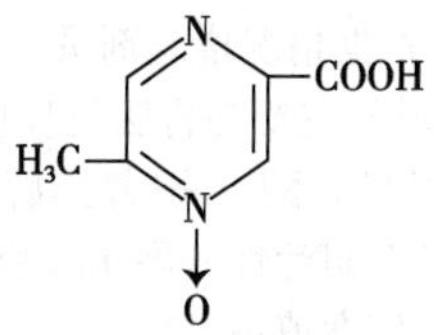

【其他名称】吡莫酸,氧甲吡嗪,乐脂平,Olbemox,Olbetam。

【ATC 编码】C10AD06

【药理学】为烟酸的衍生物,能抑制脂肪组织的分解,减少游离脂肪酸自脂肪组织释放,从而降低甘油三酯在肝中合成;抑制 LDL 及 VLDL 的合成,减少它们在血浆中的浓度。还可抑制肝脏脂肪酶的活性,减少 HDL 的分解。

口服吸收迅速、完全,t_{max}为 2 小时。大部分以原形由肾排出。$t_{1/2\beta}$为 12 ~ 24 小时。

【适应证】用于Ⅱ ~ Ⅴ型高脂血症的治疗。

【用法和用量】口服,一次 250mg,一日 2 ~ 3 次。

【不良反应】开始服用时可能由于皮肤血管扩张而出现红斑、热感和瘙痒。偶见上腹不适、头痛、乏力等。

【禁忌证】消化性溃疡者禁用。

【注意】妊娠期妇女及哺乳期妇女慎用;肾功能不全者酌减用量。

【制剂】胶囊剂:每粒 0.25g。分散片:每片 0.25g。

氯贝丁酯〔药典(二)〕　Clofibrate

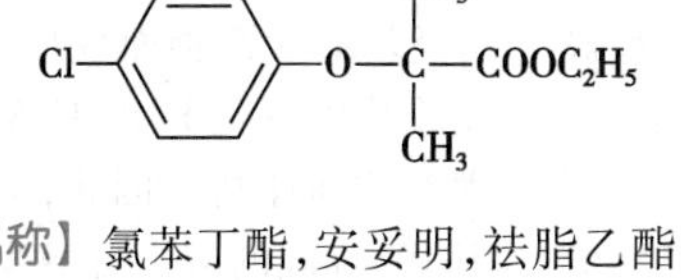

【其他名称】氯苯丁酯,安妥明,祛脂乙酯,冠心平,Atromid-S,Cpib。

【ATC 编码】C10AB01

【性状】为无色或黄色的澄清油状液体;有特臭,味初辛辣后变甜;遇光色渐变深。在乙醇、丙酮、三氯甲烷、乙醚或石油醚中易溶,在水中几乎不溶。

【药理学】能抑制胆固醇和甘油三酯的合成,增加固醇类的排泄。降甘油三酯作用较降胆固醇作用明显,对Ⅲ、Ⅳ、Ⅴ型血脂蛋白过高症较有效。此外,尚能降低血浆纤维蛋白原含量和血小板的黏附性,可减少血栓的形成。但需长期服用,停药后,血中胆固醇可能逐渐回升至原有水平。有时在开始服药的第 1 个月内疗效不显著,继续服用可见效。

【适应证】用于动脉粥样硬化及其继发症,如冠状动脉病、脑血管疾病、周围血管病及糖尿病所致动脉疾病等。

【用法和用量】口服,一次 0.25 ~ 0.5g,一日 3 次,饭后服。

【不良反应】个别患者有恶心、呕吐、食欲缺乏等症状。为减少胃肠道反应,开始时宜采用小量,以后逐渐增量,但在治疗的第一个月内应达到规定剂量。停药时最好也采取递减方式。治疗 8 周后,转氨酶偶见轻度上升,因此肝功能不全者慎用。如有条件,应定期检查转氨酶、白细胞、胆固醇等。

【禁忌证】对肾功能并无不良影响,但严重肝、肾功能不全患者禁用。因能通过胎盘,故妊娠期妇女禁用。

【药物相互作用】可增强抗凝血药的作用。

【制剂】胶囊剂:每粒 0.25g;0.5g。

复方氯贝丁酯钙片(降脂平):每片 0.2g,为氯贝丁酯钙、司坦唑醇、烟酸、肝乐、维生素 B_6等的复方制剂。对肝脏的不良影响较轻。用于Ⅱ型及Ⅳ型高脂血症。每次服 1 ~ 2 片,一日 3 次,饭后服。

脉康片(复方槐芹片):为氯贝丁酯钙、芹菜籽等的复方制剂,用于Ⅱ、Ⅲ、Ⅳ型高脂血症、冠心病、动脉粥样硬化,每次服 2 片,一日 3 次,饭后服。

心脉康片:每片含氯贝丁酯丙二酯 0.017g,灵芝 0.42g,山楂 0.035g,三七 0.042g,双嘧达莫 0.0033g。用于治疗心绞痛、高脂血症、高血压,每次服 4 片,一日 3 次,一个疗程 3 个月,肝功能不正常者慎用。

脉舒片:为含氯贝丁酯丙二酯、烟酸肌醇酯、银杏黄酮、维生素 C、维生素 B_6的复合制剂。用于高脂血症、冠心病、动脉粥样硬化等。一日 3 次,每次 3 片,饭后服。

非诺贝特〔药典(二);基;医保(乙)〕　Fenofibrate

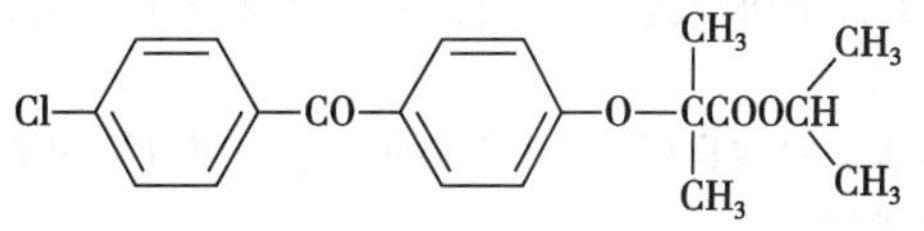

【其他名称】普鲁脂芬,立平脂,Procetofeme,Lipanthyl。

【ATC 编码】C10AB05

【性状】为白色或类白色结晶性粉末;无臭,无味。在三氯甲烷中极易溶解,在丙酮或乙醚中易溶,在乙醇中略溶,在水中几乎不溶。熔点 78 ~ 82℃。

【药理学】为氯贝丁酯类降血脂药,其药效较强,具有显著降胆固醇及甘油三酯的作用,而不良反应较小。用于高胆固醇血症、高甘油三酯血症及混合型高脂血症,疗效确切,且耐受性好。

【适应证】高脂血症,尤其是高三酰甘油血症、混合型高脂血症。

【用法和用量】口服:一次 100mg,每日 2 ~ 3 次。

【禁忌证】妊娠期妇女及哺乳期妇女禁用。

【注意】肝、肾功能不全患者慎用。

【制剂】片剂:每片 0.1g。片剂(微粒型):每片 0.16g。胶囊剂:每粒 0.1g;0.2g。胶囊剂(微粒型):每粒 0.2g。缓释片:

每片 0.25g。缓释胶囊：每粒 0.25g。缓释胶囊(Ⅱ)：每粒 0.2g。

利贝特 Lifibrate

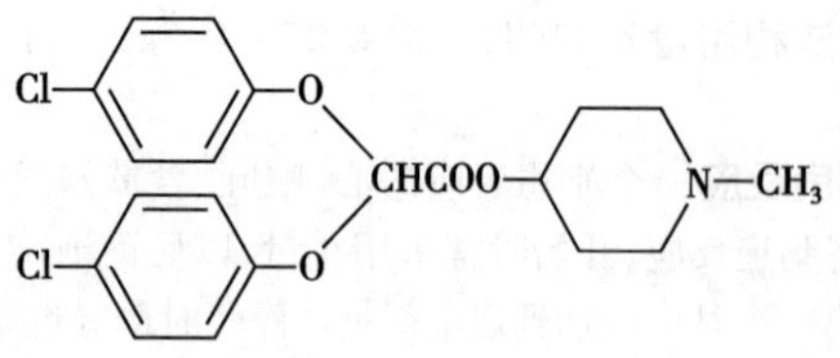

【其他名称】降脂哌啶，降脂新。

【性状】为白色结晶性粉末，熔点 93~95℃。

【药理学】作用与氯贝丁酯相似，但其降胆固醇作用较显著，这可能与其能增进胆固醇的氧化及胆酸的排泄有关。尚有明显降β-脂蛋白的作用。

【适应证】用于高脂血症，对氯贝丁酯无效的Ⅱa 型高脂血症也有效。部分高血压患者服药期间血压下降，并有降血脂和增加胆酸排泄的作用。

【用法和用量】口服：一次 25mg，每日 3 次。

【不良反应】可有氨基转移酶一过性升高，停药后恢复正常。偶见胃肠不适。肝、肾功能不全者慎用。

【制剂】片剂：每片 12.5mg。

环丙贝特 Ciprofibrate

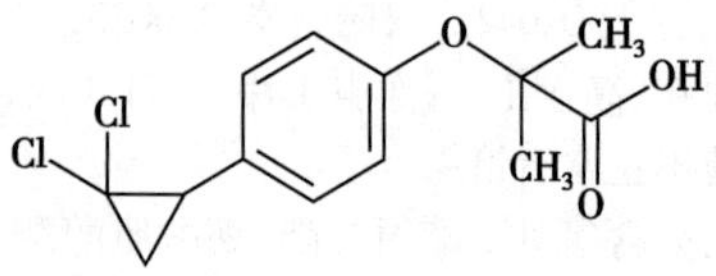

【其他名称】Lipanor。

【ATC 编码】C10AB08

【药理学】作用类似氯贝丁酯，但稍强。可降低 LDL、VLDL，升高 HDL。此外，尚有抗血小板聚集和溶解纤维蛋白的作用。

口服后吸收良好，t_{max}为 2 小时。$t_{1/2}$约为 17 小时。以原形自肾排泄。

【适应证】用于Ⅱ型和Ⅳ型高脂血症的治疗。

【用法和用量】口服，每日 1 次 100mg。

【不良反应】一般为头痛、恶心、乏力等。偶见肝功能异常。

【禁忌证】妊娠期妇女，哺乳期妇女，中度及重度肝、肾功能不全患者禁用。

【注意】如与抗凝药合用，宜减少抗凝药的剂量。

【制剂】胶囊剂：每粒 100mg。

吉非贝齐 Gemfibrozil

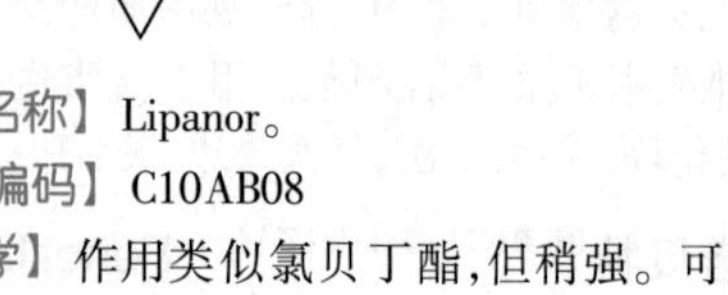

【其他名称】二甲苯氧戊酸，吉非罗齐，吉非洛齐，博利脂，诺衡，Gevilen，Ipolipid，Gem，Lopid。

【ATC 编码】C10AB04

【药理学】为非卤化的氯贝丁酯类药物。能降低 VLDL 的合成，增加肝外脂蛋白酶活性，促进 VLDL 分解而使甘油三酯减少。尚可抑制肝脏的甘油三酯酯酶，使 HDL 含量增加。其作用比氯贝丁酯强而持久。

口服吸收良好，1~2 小时后血药浓度达峰值。70% 以原形由肾排泄。$t_{1/2}$约 1.5 小时。

【适应证】用于Ⅱa、Ⅱb、Ⅲ、Ⅳ及Ⅴ型高脂血症的治疗。

【用法和用量】口服，一日 300~600mg，分 2 次于早、晚餐前 30 分钟服。可根据情况增减剂量。

【不良反应】较轻，主要为胃肠道反应和乏力。少数人可出现一过性的氨基转移酶升高，停药后可恢复。

【禁忌证】原发性胆汁性肝硬化时禁用。

【注意】妊娠期妇女慎用。

【制剂】片剂：每片 150mg；300mg。胶囊剂：每粒 150mg；300mg；600mg。

洛伐他汀〔药典(二)；医保(乙)〕 Lovastatin

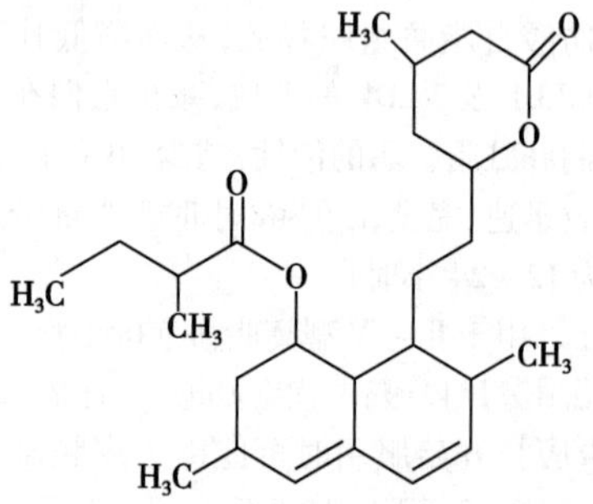

【其他名称】美维诺林，美降脂，乐瓦停，脉温宁，Mevinolin，Mevinacor，Nergadow，Monacolink，Mevacor，MB-530B。

【ATC 编码】C10AA02

【药理学】为第一个新型的调节血脂药——羟甲基戊二酰辅酶 A(β-hydroxyl-β-methyl-glutaryl-CoA，HMG-CoA)还原酶抑制剂类药物。由土曲霉培养液分离而得，现已能人工合成。

在体内被水解成 β 羟基酸代谢物而发挥作用，可抑制 HMG-CoA 还原酶。该还原酶可催化 HMG-CoA 转化为甲基戊酸(mevalonate，为胆固醇的前体物)，因此，本品可使内源性胆固醇合成减少。胆固醇合成的减少可触发肝脏代偿性地增加 LDL 受体的合成，因而增加 LDL 受体，增加肝脏对 LDL 的摄取，使血脂下降，从而降低血浆 TC、LDL 及 VLDL 的水平，也能降低 TG 的水平，增加 HDL，使 TC/HDL-C 及 LDL-C/HDL-C 比值下降。

口服后被吸收约 30%，与食物同服可增加吸收；t_{max}为 2~4 小时。血浆蛋白结合率约 95%。本品经肝脏 CYP3A4 酶代谢，在肝中被代谢成有效代谢物 β-羧基酸等，代谢物的 $t_{1/2}$约 1~2 小时。

【适应证】用于原发性高胆固醇血症(Ⅱa 及Ⅱb 型)。也用于合并有高胆固醇血症和高甘油三酯血症，而以高胆固醇血症为主的患者。

【用法和用量】口服,开始剂量一日1次20mg,晚餐时服用。必要时于4周内调整剂量,最大剂量一日80mg,1次或分2次服。

【不良反应】较轻,如头痛、倦怠、胃肠道反应(腹胀、便秘、腹泻、腹痛、恶心、消化不良等)、皮疹等。偶有白细胞、血小板减少,肝功能异常等。可有肌痛、磷酸肌酸激酶增加。

【禁忌证】妊娠期妇女及哺乳期妇女禁用;对本品过敏者及持续肝功能异常者禁用。

【注意】本品不与苯氧酸类、烟酸、红霉素、环孢素合用,避免发生横纹肌溶解。

【药物相互作用】本品经肝脏CYP3A4酶代谢,CYP3A4酶抑制剂均会与之产生相互作用。

(1) 铝镁复方制酸剂(如碳酸铝等)影响他汀药物吸收减少,使其血浆浓度降低。

(2) 可导致环孢素、吉非贝齐、红霉素、氟康唑、伊曲康唑等药物的 C_{max} 和AUC不同程度地升高。

(3) 与口服避孕药(炔雌醇、炔诺孕酮)同服,可升高避孕药的血药浓度。

(4) 可升高华法林的INR比率。

【制剂】片剂:每片10mg,20mg。胶囊剂:每粒20mg。颗粒剂:每袋20mg。分散片:每片20mg。

辛伐他汀[药典(二);基;医保(甲)] Simvastatin

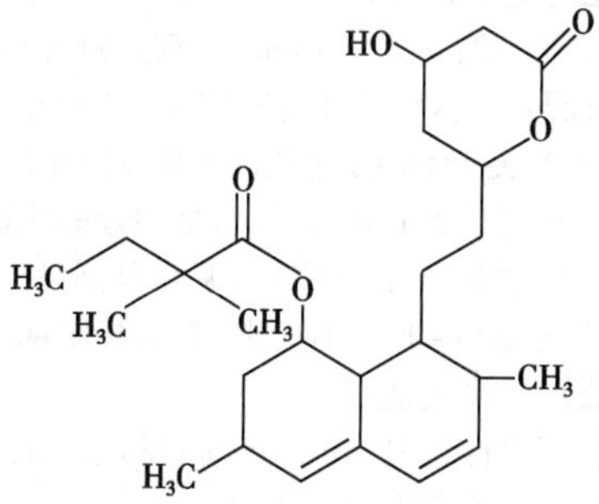

【其他名称】新伐他汀,塞瓦停,斯伐他汀,舒降脂,Synvinolin,Sinvacor,Sivastatin,Valastatin,Zocord。

【ATC编码】C10AA01

【药理学】作用和作用机制均同洛伐他汀。

口服后,首关效应较高,生物利用度约5%,与血浆蛋白结合率约95%。

【适应证】同洛伐他汀。

【用法和用量】口服,一日1次10mg,晚餐时服,必要时于4周内增量至一日1次40mg。儿童:5~10岁:初始剂量:一日10mg,晚间顿服,如有必要可间隔4周后,最大剂量20mg;10~17岁儿童:初始剂量:一日10mg,晚间顿服,最大剂量40mg。

【不良反应】同洛伐他汀。

【制剂】片剂:每片5mg;10mg;20mg;40mg。胶囊剂:每粒5mg;10mg;20mg;40mg。分散片:每片5mg;10mg;20mg;40mg。滴丸:5mg;10mg。咀嚼片:每片10mg。干混悬剂:10mg。

复方制剂:依折麦布辛伐他汀片:每片含依折麦布/辛伐他汀:10mg/10mg,10mg/20mg,10mg/40mg。

普伐他汀[医保(乙)] Pravastatin

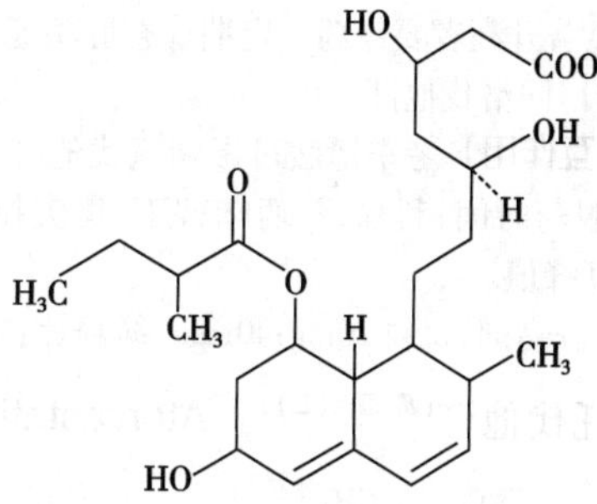

【其他名称】帕瓦停,普拉司丁,萘维太定,帕伐他丁,美百乐镇,Eiisor,Eptastatin,Pravacol,Provachol,Mevalotin。

【ATC编码】C10AA03

【药理学】作用及机制与洛伐他汀同。但作用较强,对降低胆固醇的作用较明显,对甘油三酯几无降低作用。

口服可吸收,生物利用度仅17%,口服 t_{max} 为1~1.5小时。$t_{1/2}$ 约1.5~2小时。

【适应证】同洛伐他汀。

【用法和用量】口服,一日10~20mg,一日1次,睡前服用。最大剂量不超过一日40mg。儿童:8~14岁儿童:初始剂量一次10mg睡前顿服。如有必要可间隔4周后,最大剂量20mg;14~18岁儿童:初始剂量一次10mg睡前顿服。如有必要可间隔4周后,最大剂量40mg。

【不良反应】同洛伐他汀。有时还可见肌酸磷酸激酶(CPK)、尿酸升高及尿隐血等不良反应。

【制剂】片剂:每片10mg;20mg;40mg。胶囊剂:每粒5mg;10mg。

氟伐他汀[医保(乙)] Fluvastatin

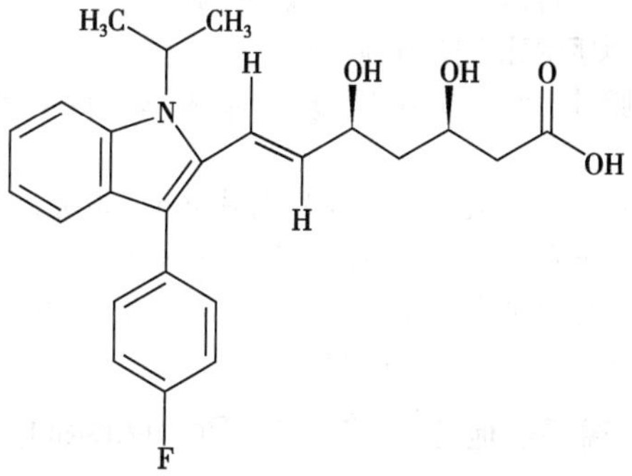

【其他名称】来适可,Lescol。

【ATC编码】C10AA04

【药理学】作用及机制同洛伐他汀,同时具有直接抑制动脉平滑肌细胞增殖,延缓内膜增厚的功能。

口服吸收迅速且完全,口服 t_{max} 为0.8小时,血浆蛋白结合率大于99%,首关效应显著,在肝脏经羟基化后生成5-羟氟伐他汀和6-羟氟伐他汀,两个代谢产物均有弱的抑制HMG-CoA作用,$t_{1/2}$ 为0.5~1.2小时,95%经胆道排泄。

【适应证】用于饮食控制无效的高胆固醇血症。

【用法和用量】口服，每日 1 次，20mg，晚间服用。

【不良反应】轻微，为胃肠道不适，肌酸磷酸激酶（CPK）水平显著升高者要停药。定期检查肝功能。

【禁忌证】同洛伐他汀。

【药物相互作用】考来烯胺可影响氟伐他汀的吸收，合用时应错开服药时间；利福平、西咪替丁、奥美拉唑可升高本品血药浓度峰值。

【制剂】胶囊剂：每粒 20mg；40mg。缓释片：每片 80mg。

阿托伐他汀〔基；医保（乙）〕 Atorvastatin

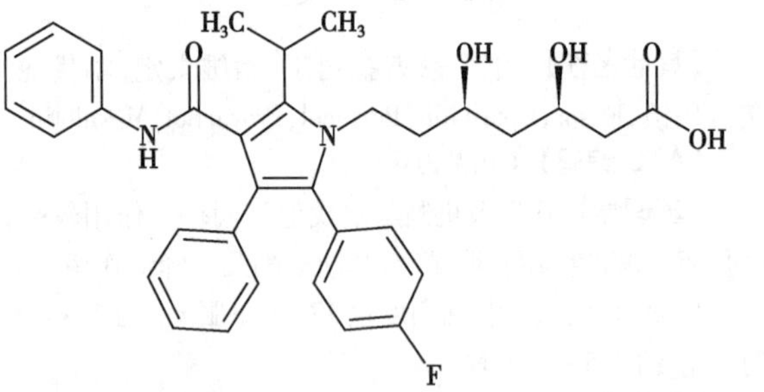

【其他名称】阿乐，Ale。

【ATC 编码】C10AA05

【药理学】药理作用及机制同洛伐他汀。

口服迅速吸收，1～2 小时达血药浓度高峰，经肝药酶 P-450 代谢后其活性代谢产物仍有 70% 抑制 HMG-CoA 还原酶的活性。

【适应证】用于原发性高胆固醇血症、混合型高脂血症或饮食控制无效杂合子家族型高胆固醇血症患者。

【用法和用量】口服，每日 10mg，如需要，4 周后可增至每日 80mg。儿童：10～17 岁：始剂量一次 10mg 睡前顿服。如有必要可间隔 4 周后，最大剂量 20mg；17～18 岁：始剂量一次 10mg，间隔 4 周后，最大剂量 80mg。

【不良反应】同其他他汀类。

【制剂】片剂：每片 10mg；20mg；40mg。胶囊剂：每粒 10mg；20mg。

复方制剂：阿托伐他汀钙片：每片 10mg；20mg；40mg。

阿托伐他汀钙分散片：每片 10mg；20mg。

氨氯地平阿托伐他汀钙片：氨氯地平/阿托伐他汀：5mg/10mg，5mg/20mg，5mg/40mg。

瑞舒伐他汀〔基；医保（乙）〕 Rosuvastatin

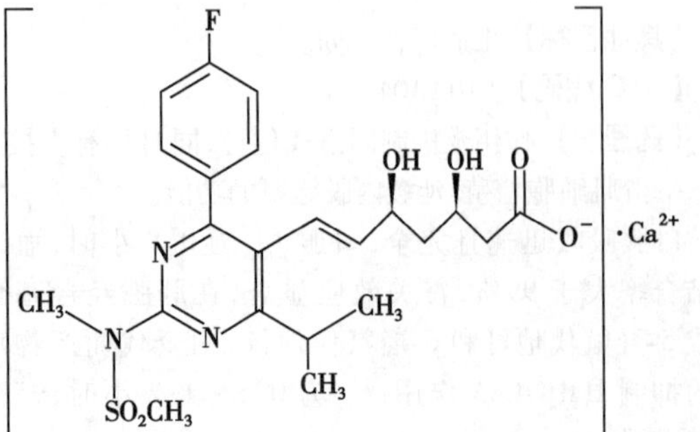

【其他名称】可定，Crestor。

【ATC 编码】C10AA07

【药理学】为氨基嘧啶衍生物类 HMG-CoA 还原酶的抑制剂，其 IC_{50} 为 5.4nmol/L，比其他他汀类药物如普伐他汀（44.1nmol/L）、氟伐他汀（27.6nmol/L）、辛伐他汀（11.2nmol/L）、阿托伐他汀（8.2nmol/L）均强，抑制时间也较长。其抑制胆固醇合成的 IC_{50} 是 0.16nmol/L，明显强于其他他汀类药物（1.16～6.93nmol/L），是阿托伐他汀抑制强度的 7 倍。

可降低 LDL-C，升高 HDL-C。降低 LDL-C 起效快，用药 2 周后，即可下降 10%。降低 LDL 的作用较强，在有效剂量（10～40mg）时，本品使 LDL 降低 55%～65%；而相应地，阿托伐他汀为 40%～50%，辛伐他汀为 30%～40%，普伐他汀为 20%～30%。

口服给药，t_{max} 为 3～5 小时。绝对生物利用度为 20%。食物同服时，吸收速率降低 20%，但 AUC 不受影响。与血浆蛋白结合率为 88%，主要与白蛋白结合；V_d 为 134L。少量（约 10%）经肝细胞色素 P-450 2C9 和 2C19 代谢，几乎不经 3A4 代谢。其代谢的种族差异较大，如亚洲人的平均 AUC 是白种人的 2 倍。给药量的 10% 左右经肾排泄，90% 经粪便排泄。$t_{1/2}$ 为 19（13～20）小时。多次服药后体内无明显蓄积。

【适应证】用于高脂血症和高胆固醇血症［美国 FDA 批准本品用于成年人混合型血脂异常症（Fredrickson type Ⅱa/Ⅱb）、原发性高胆固醇血症、纯合子家族性高胆固醇血症和高甘油三酯血症］。

【用法和用量】口服，一日 5～40mg。开始治疗时应从 10mg 开始，需要时增至 20～40mg，不宜开始时直接用 40mg。

【不良反应】与其他他汀类相似。但应特别注意肌痛的不良反应，因国外有关于华裔发生肌肉不良反应比白种人多的报道。为了避免严重不良反应的发生，开始治疗时应根据病情，从 5～10mg 开始，需要时，可在治疗 4 周后调整剂量至高一级的剂量水平，逐渐增至 20～40mg，不宜开始时直接用 40mg。

【禁忌证】同洛伐他汀。

【制剂】片剂：每片 5mg；10mg；20mg。胶囊剂：每粒 5mg；10mg；20mg。分散片：每片 20mg。

瑞舒伐他汀钙片：每片 5mg；10mg；20mg。

匹伐他汀〔医保（乙）〕 Pitavastatin

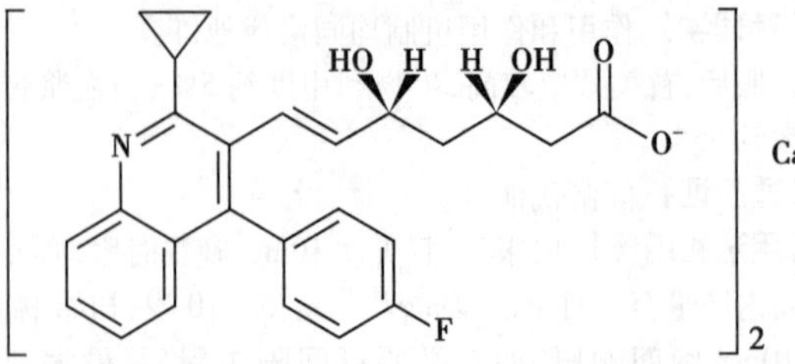

【其他名称】冠爽。

【药理学】（1）药效学：体内竞争性抑制胆固醇合成的限速酶羟甲戊二酰辅酶 A 还原酶，从而减少内源性胆固醇的合成。

（2）药动学：口服吸收良好，在动物中 $t_{1/2}$ 为 4 小时，吸收后大部分与血液中白蛋白或α-糖蛋白结合，人体内血浆蛋白结合率高达 96%，在大鼠、家兔及狗中生物利用度>80%，明显高于其他他汀类，主要分布于肝脏，生物转化途径有内脂化、β-氧化、喹啉环羟化等，代谢物浓度比药物原形浓度低，药物大部分经粪便排出。成年男性一次口服本品8mg，$t_{1/2}$为10小时，反复用药未见蓄积。

【适应证】高胆固醇血症，家族性高胆固醇血症。

【用法和用量】一次1～2mg，每日一次，睡前口服，一日最大量4mg。

【不良反应】常见腹痛、便秘等不适，偶见血清肝酶及肌酸激酶升高。因很少通过细胞色素P-450代谢，所以不易受可影响细胞色素P-450活性的药物的影响。重大不良反应为横纹肌溶解症和肝功能损害、黄疸，偶见血小板减少。

【禁忌证】【注意】【药物相互作用】参见"洛伐他汀"。

【制剂】片剂：每片1mg；2mg。分散片：每片1mg；2mg。

普罗布考〔药典(二)；医保(乙)〕　Probucol

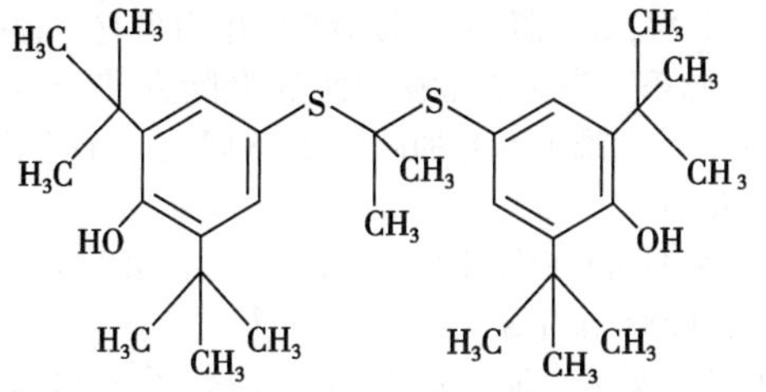

【其他名称】丙丁酚，Lorelco。

【ATC编码】C10AX02

【药理学】可降低血浆LDL-C和HDL-C，对TG和VLDL基本无影响，同时具有强大的抗氧化作用，抑制LDL在体内的氧化修饰，抑制泡沫细胞形成，可促进实验动物和人体动脉粥样硬化病变的减轻和消退。

口服吸收有限，生物利用度5%～10%，t_{max}为8～24小时，$t_{1/2}$为6～10小时，本品脂溶性强，可在脂肪蓄积，在脂肪和血液可存留6个月以上，主要经胆道和粪便排泄。

【适应证】用于Ⅱa型高脂血症，与其他降脂药物合用可用于Ⅱb和Ⅲ、Ⅳ型高脂血症。

【用法和用量】口服，每次500mg，每日2次，早、晚餐时服用。

【不良反应】轻微，主要有腹泻、腹痛、恶心、呕吐等，有氨基转移酶、胆红素一过性升高，偶见Q-T间期延长。

【禁忌证】有心肌受损、严重室性心律失常、Q-T间期异常、晕厥者及妊娠期妇女等，以及急性心肌梗死、心肌缺血、感染患者禁用。

【制剂】片剂：每片0.125g；0.25g。

泛硫乙胺　Pantethine

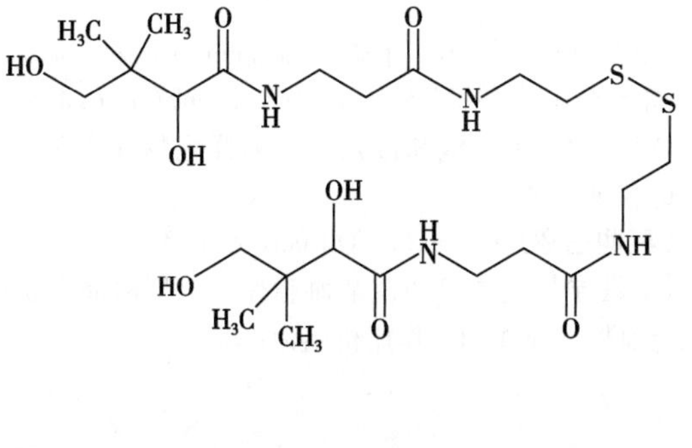

【其他名称】潘托新，潘特生，Pantetina，Pantomin，Pantosin。

【ATC编码】A11HA32

【药理学】为泛酸类似物，但更近似辅酶A。可改善脂质代谢；加速脂肪酸的β氧化，抑制脂肪过氧化的产物，预防胆固醇沉积于动脉壁，增加血清中HDL胆固醇含量。还有促进肾上腺皮质激素的生成、促进肠蠕动、抗血小板等作用。

【适应证】主要用于降血脂的治疗。

【用法和用量】口服，一次30～60mg，一日3次。

【不良反应】有时有腹泻、食欲缺乏、腹胀等。

【制剂】片剂：每片0.1g。胶囊剂：每粒0.1g；0.2g。

考来烯胺　Colestyramine

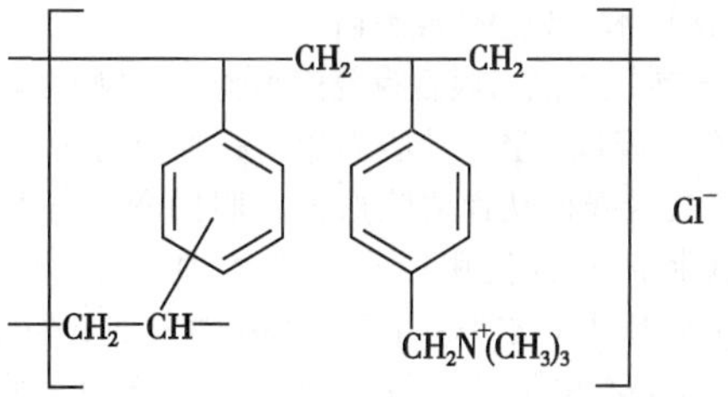

【其他名称】消胆胺，降胆敏，消胆胺脂，Cholestyramine Resin，Cuemid。

【ATC编码】C10AC01

【性状】为白色粉末，有刺激臭及异味。水内不溶。

【药理学】为阴离子交换树脂，口服后与肠道的胆酸结合，阻碍后者吸收入血，使血中胆酸量减少，结果促使血中胆固醇向胆酸转化，因而降低血胆固醇。

【适应证】用于Ⅱ型高脂血症、动脉粥样硬化以及肝硬化、胆石病引起的瘙痒。其缺点是用量大，约2%的患者产生胃肠道反应。

【用法和用量】(1) 降血脂：成人：一日2～24g（无水考来烯胺）。儿童：初始剂量：每日4g（无水考来烯胺），分2次服用，维持剂量：一日2～24g（无水考来烯胺），一日2次或多次服用。

(2) 止痒：维持量：一日2～24g（无水考来烯胺），分3次服。

【注意】①长期服用可使肠内结合胆盐减少，引起脂肪吸收不良，应适当补充维生素A、D、K等脂溶性维生素及钙盐。②本品味道难闻，可用调味剂伴服。③不可加大剂量，以免引起胃肠道不适，腹泻等。

【制剂】散剂：每包9g（含4g无水考来烯胺）。

地维烯胺　Divistyramine

【其他名称】Ipocol。

【药理学】为阴离子交换树脂。作用与考来烯胺同。

【适应证】用于Ⅱa、Ⅱb型高胆固醇血症，胆道部分梗阻所致皮肤瘙痒，肠道内重吸收障碍引起的与胆酸盐过量有关的渗出性肠病。

【用法和用量】口服，一日6～12g，分2次饭前服。

【不良反应】有轻度胃肠功能障碍。

【禁忌证】胆道完全梗死者禁用。

【制剂】粉剂:每袋3g;6g。

依折麦布〔医保(乙)〕 Ezetimibe

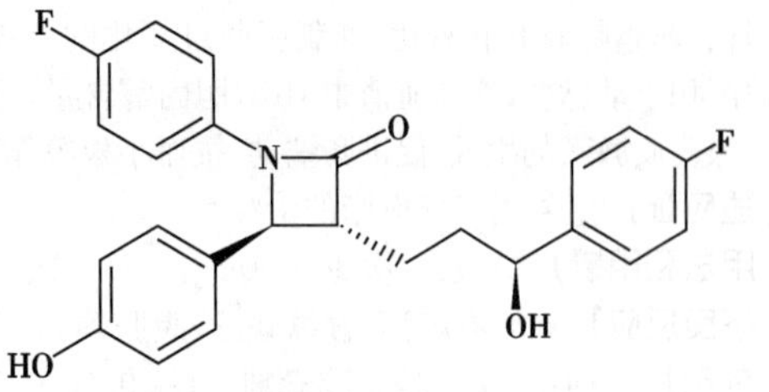

【其他名称】依泽替米贝,Ezetrol。

【ATC编码】C10AX09

【性状】本品为白色或类白色片。

【药理学】本品口服后附着于小肠绒毛刷状缘,抑制胆固醇的吸收,降低小肠中的胆固醇向肝脏中的转运,使得肝脏胆固醇贮量降低从而清除血液中胆固醇。与HMG-CoA还原酶抑制剂联合使用能有效改善血清中TC、LDL-C、ApoB、TG及HDL-C水平。不影响小肠对甘油三酯、脂肪酸、胆汁酸、孕酮、乙炔雌二醇及脂溶性维生素A、D的吸收。

本品口服后迅速吸收,并结合成具药理活性的酚化葡萄糖苷酸,其血浆蛋白结合率为88%~92%。$t_{1/2}$约为22小时,有肝肠循环,80%自粪便排出,其余自尿排出。

【适应证】(1) 原发性高胆固醇血症:本品作为饮食控制以外的辅助治疗,可单独或与HMG-CoA还原酶抑制剂联合应用,治疗原发性(杂合子家族性或非家庭性)高胆固醇血症,可降低总胆固醇(TC)、低密度脂蛋白胆固醇(LDL-C)、脂质蛋白B(Apo B)。

(2) 本品与他汀类联合应用,可降低纯合子家族性高胆固醇血症患者的TC和LDL-C水平。也可用于降低纯合子家族性谷甾醇血症患者的谷甾醇和植物甾醇水平。

【用法和用量】每日一次,每次10mg。可单独服用或与他汀类联合应用。儿童:同成人。

【不良反应】较轻微,可有头痛、腹痛、腹泻。与他汀类联合应用出现一过性转氨酶升高、肌痛。有过敏反应的报道,横纹肌溶解症则罕见。

【禁忌证】对本品过敏者。活动性肝炎或原因不明的血清转氨酶持续升高者。妊娠期妇女、哺乳妇女禁用。

【制剂】片剂:每片10mg。

亚油酸 Linoleic Acid

为由大豆油的皂化物中提取和减压蒸馏后制得的不饱和酸*,含纯亚油酸约65%以上,并加有维生素E作为抗氧化剂。

【性状】为淡黄色澄清油状液,有豆油臭,无味,但对咽喉有辛辣刺激感。不溶于水,可溶于无水乙醇、乙醚及多种有机溶剂。

【药理学】为不饱和酸,能与胆固醇结合成酯,并可能进而促使其降解为胆酸而排泄,故有降低血浆中胆固醇的作用,亦有降低甘油三酯含量的作用,从而维持血脂(胆固醇、甘油三酯等)代谢的平衡,防止胆固醇在血管壁上的沉积。现用于动脉粥样硬化症的预防及治疗。

【用法和用量】一般推荐为一日3次,每次服1~2丸**,饭后服。

【制剂】丸剂:每丸0.2g。

益寿宁:益寿宁甲(胶丸)每丸含亚油酸(50%)0.2g、醋酸维生素E 0.667mg。益寿宁乙(片)每片含维生素C 20mg,维生素B_6 2mg,芦丁10mg。用途同亚油酸,一日3次,每次服甲3粒,乙1片,两者于饭后同服。

脉通***(国外商品名“Beniol”):国内产品有不同处方:一种为含亚油酸及维生素B_6等的胶丸(或胶囊),每3粒内含亚油酸750mg,卵磷脂72mg,肌醇30mg,维生素B_6 6mg,维生素C 70mg,甲基橙皮苷30mg,维生素E 5mg;一种为含亚油酸乙酯、烟酸等的胶丸。用于动脉粥样硬化的防治以及心肌梗死、心力衰竭、心绞痛、脂肪肝、肝硬化等的辅助治疗。一日3次,每次服一粒,饭后服。国内另有一种类似商品,名“心脉乐”,为含亚油酸乙酯、卵磷脂、肌醇、维生素B_6、维生素C、芦丁、维生素E的胶丸,用途同上,一日3次,每次服2~4丸。

类似制剂尚有血脂平(复方亚油酸乙酯丸)、延寿宁(含亚油酸、亚麻酸、维生素E、维生素C等)。

* 植物油如大豆油、棉籽油、花生油等,含不饱和脂肪酸较多,能降低血浆中胆固醇及甘油三酯含量,同时植物油中尚含有抑制胆固醇吸收的谷固醇,亦可使胆固醇吸收减少。为了预防动脉硬化和高脂血症,应尽量少食动物脂肪,而改食植物油。据报道,橡胶种子油含不饱和脂肪酸的量亦高(含亚油酸24.9%~42.1%,亚麻仁酸19.6%~24.9%),用于防治高脂血症均有效。

** 要获得降血脂的疗效,亚麻酸的一日用量须增加至10g以上,同时还要限制食物中饱和脂肪酸的摄入。此处所用剂量很小,疗效可疑。

*** 小分子右旋糖酐的制剂,亦有命名为“脉通”的,需注意。

月见草油 Evening Primrose Oil

制自月见草种子,其中含γ-亚麻酸和亚油酸,均为不饱和脂肪酸,能降低血浆中胆固醇、甘油三酯,能抑制血小板聚集,后一作用可能与减少血栓素A_2(TXA_2)的生成有关。

可用于高脂蛋白血症。常用量为一次1.5~2.0g,一日3次。常用其胶囊剂,每粒300mg;350mg;500mg。

服药后有恶心、便秘等不良反应,继续用药后可减轻。

ω-3脂肪酸

ω-3脂肪酸主要为二十碳五烯酸(eicosapentaenoic acid, EPA,含5个不饱和键)和二十二碳六烯酸(docosahexaenoic acid,DHA,含6个不饱和键),来自海洋生物或海鱼。二者含不饱和键较多。

【其他名称】Omega(ω)Oil-fatty Acid。

【药理学】有较强的调节血脂作用,另外,尚有扩张血管及抗血栓形成作用。作用机制为:

（1）促进中性或酸性胆固醇自粪排出，抑制肝内脂质及脂蛋白合成，能降低血浆中胆固醇、甘油三酯、LDL、VLDL，增加HDL。

（2）参与花生四烯酸（eicosatetraynoic acid）代谢。生成前列腺素类化合物 PGI_3 及 TXA_3。花生四烯酸的代谢物为前列环素（PGI_2）和血栓素（TXA_2）；PGI_2 可舒张血管及抗血小板聚集、防止血栓形成；TXA_2 则可使血管痉挛、促进血小板聚集和血栓形成。PGI_3 的作用与 PGI_2 相同；但 TXA_3 却不具 TXA_2 的作用。因此EPA和DHA具有舒张血管、抗血小板聚集和抗血栓作用。

【适应证】可用于高脂蛋白血症、动脉粥样硬化、冠心病。

【不良反应】不良反应较少。大剂量时可有消化道不适等。

【禁忌证】有出血性疾患者禁用。

【制剂】【用法和用量】常用的制剂及用法和用量如下：

多烯康胶丸：每丸300mg（含EPA和DHA甲酯或乙酯210mg）；450mg（含EPA和DHA甲酯或乙酯315mg）。口服，一次0.9～1.8g，一日3次。

MAX EPA丸：每丸1200mg（含EPA 180mg及DHA 120mg）。口服，一次1～2丸，一日3次。

SUPER EPA丸：每丸1000mg（含EPA 225mg及DHA 150mg）。口服，一日1次2丸。

PROMEGA丸：每丸1000mg（含EPA 350mg及DHA 150mg）。口服，一次1～2丸，一日3次。

PROTO-CHOL丸：每丸1000mg（含EPA 180mg及DHA 120mg）。口服，一次2～3丸，一日3次。

EPANOL丸：每丸1000mg（含EPA 180mg及DHA 120mg）。口服，一次2～3丸，一日3次。

考来维仑　Colesevelam

【其他名称】维康，Welchol。

【ATC编码】C10AC04

【药理学】为大分子聚合体的亲水性凝胶，可降低LDL-C。不但可以单独使用降低LDL胆固醇，而且还是唯一经FDA批准的可与他汀类药物联合使用的降脂药。用于以胆固醇升高为主的高脂血症，当饮食和锻炼不能达到满意效果者，可单独使用或与他汀类合用。

【不良反应】较少，未发现消化不良、腹胀、便秘等，基本不干扰脂溶性维生素的吸收。高TG患者应用初期应检查TG水平。

【用法和用量】口服，一日1.5g，于餐时和饮料同服。

【制剂】片剂：每片0.375g。

右旋糖酐硫酸酯钠　Dextran Sulfate Sodium

【其他名称】糖酐酯，DS-Na。

【性状】为白色或类白色粉末，有吸湿性，易溶于水，水溶液呈微酸性（pH5.0～7.5）。

【药理学】为降血脂及防治动脉粥样硬化的药物，具有降低血中胆固醇、活化组织及血液中脂蛋白酯酶、增强纤维蛋白溶解活性、防止纤维蛋白沉积、改善血管壁通透性等作用。

【适应证】临床上用于高脂血症（Ⅱa及Ⅱb型）、动脉粥样硬化，对由于各种动脉硬化症引起的头痛、头重、眩晕、耳鸣、肩肌僵硬、气喘、心悸、胸闷、手颤等症状有明显改善。此外，亦可用于急慢性肝炎、糖尿病性视网膜症等。

【用法和用量】一次服150～450mg，一日3次，饭前服。重症患者每日量可增至1350mg，连服4周后停药2周，再按此继续服药。

【注意】有出血倾向者慎用。

【制剂】片剂：每片150mg。

硫酸软骨素A　Chondroitin Sulfate A

为一种酸性黏多糖，是生物体内结缔组织中特有成分之一，系由己糖醛酸与己糖胺结合的双糖经聚合而成的大分子聚多糖。可由动物体结缔组织提取。

【其他名称】Sulfate A，康得灵，CSA。

【ATC编码】M01AX25

【性状】其钠盐为吸湿性粉末，无臭无味，易溶于水，难溶于乙醇等。

【药理学】具有降低血脂、抗动脉粥样硬化和抗粥样斑块形成的作用，并有抗凝血作用，对心肌细胞有抗炎、修复作用。

【适应证】用于动脉粥样硬化、冠心病心绞痛，有一定疗效，但见效较缓慢，在较大剂量下，对供血不足的心电图有明显改善，血脂亦有所降低。

【用法和用量】口服：每次600mg，一日3次。肌内注射：每次40mg，一日2次。疗程均为3个月。

【制剂】片剂：每片120mg；300mg。注射液：每支40mg（2ml）；80mg（2ml）。

藻酸双酯钠　Alginic Sodium Diester

【其他名称】多糖硫酸酯，破栓开塞，Polysaccharide Sulfate，PSS，Paskins。

【药理学】为酸性多糖类药物，制自海洋生物，有类肝素样生理活性。可降低血浆中胆固醇、甘油三酯、LDL、VLDL 水平及升高 HDL 水平。尚具有降低血液黏度、扩张血管、改善微循环等作用。

【适应证】用于高脂蛋白血症。对缺血性心脑血管疾病、高血压等也有一定疗效。

【用法和用量】口服，一次 50～100mg，一日 3 次。也可静脉滴注，剂量为一次 1～3mg/kg，溶于葡萄糖注射液中，缓慢滴注，一日 1 次，10～14 日为一疗程。禁用静脉注射或肌内注射。

【不良反应】发生率为 5%～23%，可有发热、白细胞及血小板减少、血压降低、肝功能及心电图异常、子宫或结合膜下出血、过敏反应、头痛、心悸、烦躁、乏力、嗜睡等。

【禁忌证】有出血史及严重肝、肾功能不全者禁用。

【制剂】片剂：每片 50mg。

右旋甲状腺素钠　Dextrothyroxine Sodium

【ATC 编码】C10AX01

【性状】为浅黄色粉末，无臭、无味。微溶于水或乙醇，溶于氢氧化碱溶液及热碳酸碱溶液。饱和水溶液的 pH 为 8.9。遇光色变深。

【药理学】为人工合成品，天然的甲状腺素为左旋者，虽可降低血浆胆固醇含量，但对代谢的影响甚大。人工合成的右旋甲状腺素，虽其降低胆固醇作用仅为左旋者的 1/5，但其影响代谢的作用亦仅为左旋者的 1/20～1/10。左旋甲状腺素能促进胆固醇转化为胆酸而排泄，并加速低密度脂蛋白（LDL）的分解，从而降低血浆中的胆固醇和 LDL 水平。

【适应证】用于Ⅱ、Ⅲ型高脂血症，尤以Ⅱ型者为佳。

【用法和用量】开始应用小剂量，日服 1～2mg，以后每月递增 1～2mg，最大可用至一日 8mg，分数次服。

【不良反应】类似甲状腺功能亢进症状。也可能出现神经过敏、失眠、震颤、多汗。长期应用还可出现心律失常。对碘过敏者服后可能出现皮疹和瘙痒。

【禁忌证】冠心病、心功能不全、心律失常者禁用。

【注意】妊娠期妇女及哺乳期妇女慎用。高血压、肝肾功能低下者慎用。

【制剂】片剂：每片 1mg；2mg；4mg；6mg。

弹性酶　Elastase

由胰脏提取或由微生物经发酵制得。系一种能溶解弹性蛋白的酶（胰弹性酶），为由 240 个氨基酸组成的多肽，分子量 25900。

【性状】为白色结晶，能溶于水，在 pH 4～10.5 及 2℃ 时稳定。pH<6 时，可延长稳定时间。冰冻干粉在 5℃ 下可保存 6～12 个月。

【药理学】能影响脂质代谢，阻止胆固醇在体内的合成并促其转化成胆汁酸，因而降低血清胆固醇，并有防止动脉粥样硬化及抗脂肪肝的作用。此外，尚有促进血凝、加强子宫收缩等作用。

【适应证】临床用于Ⅱ型和Ⅳ型高脂血症（尤适用于Ⅱ型）、动脉粥样硬化、脂肪肝等的防治。

【用法和用量】一日量 30～60mg，分 3 次服。一疗程 2～8 周。或一日量 15mg，肌内注射。

【制剂】片剂（肠溶丸）：每片（丸）150 单位，300 单位。胶囊剂：每粒 100 单位。注射用弹性酶：每支 15mg。

其他调节血脂药及抗动脉粥样硬化药：夫拉扎勃（Furazabol），吡卡酯（Pyricarbates）可查阅本书第 17 版。

ER-36-1　其他调节血脂药及抗动脉粥样硬化药

（唐　玉）

第6篇

主要作用于呼吸系统的药物

呼吸系统疾病如急性或慢性支气管炎、支气管哮喘、支气管扩张症、肺炎、肺脓肿、肺结核、肺癌、慢性阻塞性肺病(COPD)及肺源性心脏病等，虽然发病原因各不相同，但常见的共同症状是咳嗽、咳痰和喘息。理想情况是针对疾病对症治疗，及时应用祛痰药、镇咳药及平喘药，虽不能根治疾病，但这些重要的对症治疗措施，可减轻患者的症状，改善患者气道的通气功能，减轻呼吸困难，防止合并症或并发症的发生。

本篇包括祛痰药、镇咳药和平喘药以及防治硅沉着病(矽肺)的药物，分别叙述。

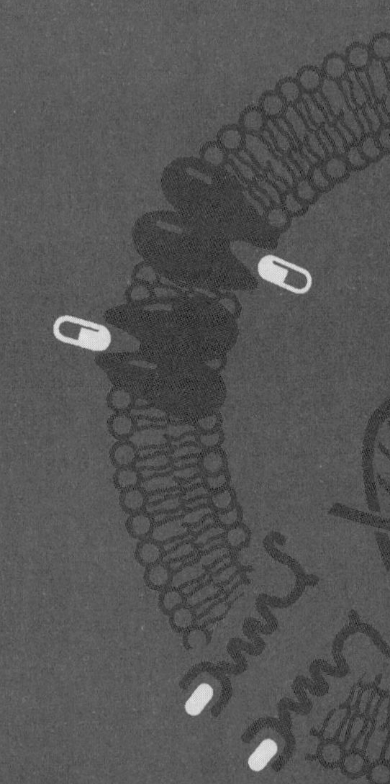

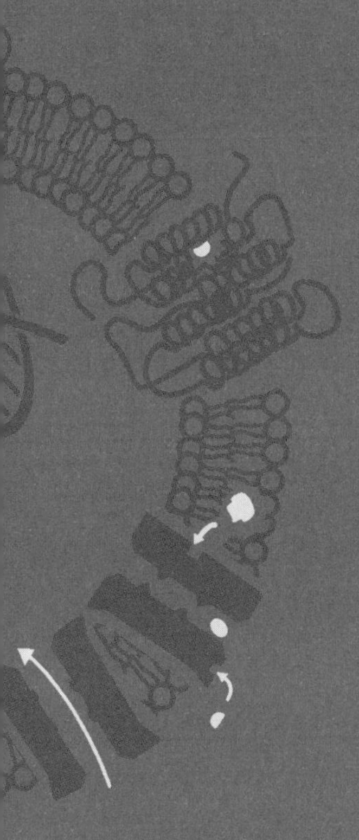

第37章 祛痰药

痰是呼吸道炎症的产物,可刺激呼吸道黏膜引起咳嗽,并可加重感染。祛痰药可稀释痰液或液化黏痰,使之易于咳出。按其作用方式可将祛痰药分为三类:①恶心性祛痰药和刺激性祛痰药:前者如氯化铵、碘化钾、愈创甘油醚等口服后可刺激胃黏膜,引起轻微的恶心,反射性地促进呼吸道腺体分泌增加,使痰液稀释,易于咳出。后者是一些挥发性物质,如桉叶油、安息香酊等加入沸水中,其蒸气亦可刺激呼吸道黏膜,增加腺体分泌,使痰液变稀,易于咳出。②黏痰溶解剂:如氨溴索、乙酰半胱氨酸等可分解痰液的黏性成分如黏多糖和黏蛋白,使黏痰液化,黏滞性降低而易于咳出。③黏液稀释剂:如羧甲司坦、标准桃金娘油、桉柠蒎等主要作用于气管、支气管的黏液产生细胞,促其分泌黏滞性低的分泌物,使呼吸道分泌的流变性恢复正常,痰液由黏变稀,易于咳出。后两类祛痰药应避免与中枢性镇咳药合用,以免稀释的痰液咯不出,堵塞气道。

氯化铵〔药典(二)〕 Ammonium Chloride

【其他名称】 氯化铔,卤砂,Ammonium Muriate,Salmaic。

【ATC 编码】 G04BA01

【性状】 为无色结晶或白色结晶性粉末,无臭,味咸、凉。有引湿性。在水中易溶,在乙醇中微溶。

【药理学】 口服后刺激胃黏膜的迷走神经末梢,引起轻度的恶心,反射性地引起气管、支气管腺体分泌增加。部分氯化铵吸收入血后,经呼吸道排出,由于盐类的渗透压作用而带出水分,使痰液稀释,易于咳出。能增加肾小管氯离子浓度,因而增加钠和水的排出,具利尿作用。口服吸收完全,其氯离子吸收入血后可酸化体液和尿液,并可纠正代谢性碱中毒。

【适应证】 用于急性呼吸道炎症时痰黏稠不易咳出的患者。常与其他止咳祛痰药配成复方制剂应用。纠正代谢性碱中毒(碱血症)。其酸化尿液作用可使一些需在酸性尿液中显效的药物如乌洛托品产生作用;也可增强汞剂的利尿作用以及四环素和青霉素的抗菌作用;还可促进碱性药物如哌替啶、苯丙胺、普鲁卡因的排泄。

【用法和用量】 ①祛痰:口服,成人一次0.3~0.6g,一日3次,溶于水中,餐后服用。②治疗代谢性碱中毒或酸化尿液:静脉滴注,每日2~20g,每小时不超过5g。

【不良反应】 ①吞服片剂或剂量过大可引起恶心、呕吐、胃痛等胃刺激症状。②本品可增加血氨浓度,于肝功能不全者可能诱发肝性脑病。

【禁忌证】 ①肝、肾功能不全者禁用。②应用过量或长期服用易致高氯性酸中毒,代谢性酸血症患者禁用。

【注意】 静脉滴注速度过快,可致惊厥或呼吸停止。溃疡病患者慎用。

【药物相互作用】 ①本品可减慢阿司匹林排泄,增强其疗效。②本品可增强氯磺丙脲的降血糖作用。③本品可减弱氟卡尼的抗心律失常作用。④本品可促进美沙酮的体内清除,降低其疗效。⑤本品可增加氟卡胺的排泄,降低其疗效。⑥本品不宜与排钾利尿药、磺胺嘧啶、呋喃妥因等合用。

【制剂】片剂：每片 0.3g。注射液：每支 5g(500ml)。

溴己新〔药典(二)；基；医保(甲、乙)〕 Bromhexine

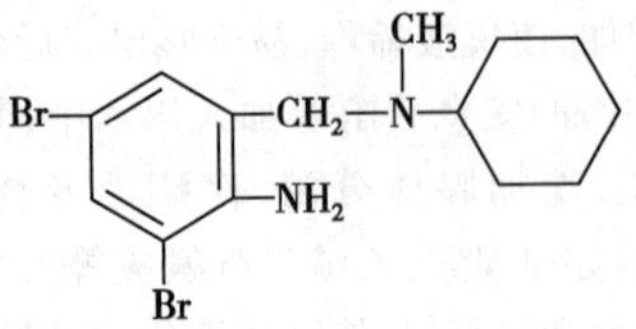

【其他名称】盐酸溴己新，溴己铵，必消痰，必嗽平，溴苄环己铵，Bisolvon，Broncokin。

【ATC 编码】R05CB02

【性状】本品为鸭嘴花碱(vasicine)经结构改造得到的半合成品，常用其盐酸盐。系白色或类白色结晶性粉末；无臭，无味。在乙醇或三氯甲烷中微溶，在水中极微溶解。熔点 239～243℃。

【药理学】本品具有黏痰溶解作用。主要作用于气管、支气管黏膜的黏液产生细胞，抑制痰液中酸性黏多糖蛋白的合成，并可使痰中的黏蛋白纤维断裂，因此使气管、支气管分泌的流变学特性恢复正常，黏痰减少，痰液稀释易于咳出。本品的祛痰作用尚与其促进呼吸道黏膜的纤毛运动及具有恶心性祛痰作用有关。服药后约 1 小时起效，4～5 小时作用达高峰，疗效维持 6～8 小时。

【适应证】用于慢性支气管炎、哮喘、支气管扩张、硅沉着病等有白色黏痰又不易咳出的患者。脓性痰患者需加用抗生素控制感染。

【用法和用量】(1)成人：①口服：一次 8～16mg，一日 2 次。②肌内注射：一次 4～8mg，一日 2 次。③静脉滴注：一日 4～8mg，加入 5% 葡萄糖氯化钠溶液 500ml。④气雾吸入：一次 2ml，一日 2～3 次。

(2)儿童：①5 岁以下，一次 4mg，一日 2 次。②5 岁以上，一次 4mg，一日 3 次；≥12 岁，一次 8～12mg，一日 3 次。

【不良反应】偶有恶心、胃部不适，减量或停药后可消失。严重的不良反应为皮疹、遗尿。

【禁忌证】对本药过敏者禁用。

【注意】①本品对胃肠道黏膜有刺激性，胃炎或胃溃疡患者慎用。②肝功能不全患者应在医师指导下使用。

【药物相互作用】本品能增加阿莫西林、四环素类抗生素在肺内或支气管的分布浓度，合用时能增强抗菌疗效。

【制剂】片剂：每片 4mg；8mg。注射液：每支 2mg(1ml)；4mg(2ml)。注射剂(冻干)：每支 4mg。气雾剂：0.2% 溶液。

复方氯丙那林溴己新片(Compound Clorprenaline and Bromhexine Tablets)：含盐酸氯丙那林 5mg、盐酸溴己新 10mg、盐酸去氯羟嗪 25mg。

复方氯丙那林溴己新胶囊(Compound Clorprenaline and Bromhexine Capsules)：含盐酸氯丙那林 5mg、盐酸溴己新 10mg、盐酸去氯羟嗪 25mg。

氨溴索〔药典(二)；基；医保(甲、乙)〕 Ambroxol

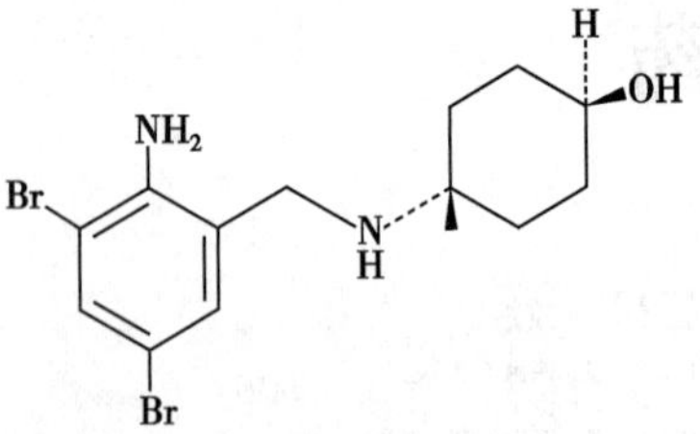

【其他名称】盐酸氨溴索，溴环己胺醇，沐舒坦，美舒咳，安布索，百沫舒，平坦，瑞艾乐，兰苏，兰勃素，Broncho-pront，Mucosolvan，Lasolvan，Mucovent，Musco，Bromussyl，Ingtan，Ruiaile。

【ATC 编码】R05CB06

【性状】常用其盐酸盐。白色或类白色结晶性粉末，无臭。溶于甲醇，在水或乙醇中微溶。

【药理学】本品为溴己新在体内的活性代谢产物。能促进肺表面活性物质的分泌及气道液体分泌，使痰中的黏多糖蛋白纤维断裂，促进黏痰溶解，降低痰黏度，增强支气管黏膜纤毛运动，促进痰液排出。其祛痰作用显著超过溴己新，且毒性小，耐受性好。

雾化吸入或口服后 1 小时内生效，作用维持 3～6 小时。

【适应证】用于急、慢性支气管炎及支气管哮喘、支气管扩张、肺气肿、肺结核、肺尘埃沉着病、手术后的咳痰困难等。注射给药可用于术后肺部并发症的预防及早产儿、新生儿呼吸窘迫综合征的治疗。

本品高剂量(每次 250～500mg，一日 2 次)有降低血浆尿酸浓度和促进尿酸排泄的作用，可用于治疗痛风。

【用法和用量】口服：成人每次 30mg，每日 3 次。长期使用(14 天后)剂量可减半。静脉注射、肌内注射及皮下注射：成人每次 15mg，每日 2 次。亦可加入生理盐水或葡萄糖溶液中静脉滴注。

儿童：《中国国家处方集·化学药品与生物制品卷·儿童版》推荐：口服：①1～2 岁，一次 2.5ml，一日 2 次。②2～6 岁，一次 2.5ml，一日 3 次。③6～12 岁，一次 5ml，一日 2～3 次。④12 岁以上：一次 10ml，一日 2 次，进餐时口服。静脉注射：①2 岁以下，一次 7.5mg，一日 2 次。②2～6 岁，一次 7.5mg，一日 3 次。③6～12 岁，一次 15mg，一日 2～3 次。④12岁以上，一次 15mg，一日 2～3 次，严重病例可以增至一次 30mg。以上注射均应缓慢。婴儿呼吸窘迫综合征(IRDS)一次 7.5mg/kg，一日 4 次给药，应使用注射泵给药，静脉注射时间至少 5 分钟。

【不良反应】少数患者出现轻微的胃肠道反应如胃部不适、胃痛、腹泻等。偶见皮疹等过敏反应，出现过敏症状应立即停药。

【禁忌证】对本品过敏者禁用。

【注意】①妊娠头 3 个月慎用；②注射液不应与 pH 大于 6.3 的其他溶液混合。

【药物相互作用】①避免与中枢性镇咳药(如右美沙芬等)合用，以免稀化的痰液堵塞气道。②本品与阿莫西林、阿莫西林/克拉维酸、氨苄西林、头孢呋辛、红霉素、多西环素等抗生素合用，可增加这些抗生素在肺内的分布浓度，增强其抗菌疗效。③本品与 β_2 受体激动剂及茶碱等支气管扩张剂合用有协同作用。

【制剂】片剂：每片 15mg；30mg。胶囊剂：每粒 30mg。缓释胶囊：每粒 75mg。口服溶液剂：每支 15mg(5ml)；180mg(60ml)；300mg(100ml)；600mg(100ml)。气雾剂：每瓶 15mg(2ml)。注射液：每支 15mg(2ml)。

【贮法】遮光、密闭保存。

氨溴特罗口服液：每 100ml(含盐酸氨溴索 150mg，盐酸克伦特罗 0.1mg)。一次 20ml，一日 2 次。

乙酰半胱氨酸[药典(二)；基；医保(乙)] Acetylcysteine

【其他名称】痰易净，易咳净，富露施，Mucomyst，Airbron，Fluimucil，Mucofilin，Mucisol。

【ATC 编码】R05CB01

【性状】为白色结晶性粉末，有类似蒜的臭气，味酸，有引湿性。在水或乙醇中易溶。熔点 104～110℃。

【药理学】本品分子中所含巯基(—SH)能使白色黏痰中的黏多糖蛋白多肽链中的二硫键(—S—S—)断裂，还可通过核糖核酸酶，使脓性痰中的 DNA 纤维断裂，故不仅能溶解白色黏痰，而且能溶解脓性痰，从而降低痰的黏滞性，并使之液化，易于咳出。此外，本品进入细胞内后，可脱去乙酰基形成 L-半胱氨酸，参与谷胱甘肽(GSH)的合成，故有助于保护细胞免受氧自由基的氧化损害。

本品口服后在小肠迅速吸收，约 1～2 小时血药浓度达峰。在进入血液循环前很大部分在小肠黏膜及肠腔内去乙酰化，部分在肝内代谢，主要代谢产物为半胱氨酸和无机硫酸盐。口服生物利用度为 6%～10%，C_{max}、t_{max} 及生物利用度均呈剂量依赖性增高。本品的分布容积 V_d 为 0.33～0.47L/kg，血浆蛋白结合率约为 50%，30% 经肾脏消除，肾清除率为 0.19～0.21L/(h·kg)，近 70% 经非肾途径排泄，但仅有 3% 原药经粪便排泄。血浆半衰期约为 2 小时。

【适应证】①用于手术后、急性和慢性支气管炎、支气管扩张、肺结核、肺炎、肺气肿等引起的黏稠分泌物过多所致的咳痰困难。②可用于对乙酰氨基酚中毒的解毒以及环磷酰胺引起的出血性膀胱炎的治疗。

【用法和用量】①喷雾吸入：仅用于非应急情况下。临用前用氯化钠溶液使其溶解成 10% 溶液，每次 1～3ml，一日 2～3 次，雾化：不必区分成人和儿童。②气管滴入：急救时以 5% 溶液经气管插管或气管套管直接滴入气管内，每次 0.5～2ml，一日 2～4 次。③气管注入：急救时以 5% 溶液用 1ml 注射器自气管的甲状软骨环骨膜处注入气管腔内，每次 0.5～2ml。④口服：成人一次 200mg，一日 2～3 次。

儿童：《中国国家处方集·化学药品与生物制品卷·儿童版》推荐：口服：①2～5 岁，一次 0.1g，一日 2～3 次。②6～14 岁，一次 0.1g，一日 3～4 次。③14 岁以上，一次 0.2g，一日 2～3 次。

【不良反应】可引起咳呛、支气管痉挛、恶心、呕吐、胃炎等不良反应，减量即可缓解，如遇恶心、呕吐，可暂停给药。支气管痉挛可用异丙肾上腺素缓解。

【禁忌证】支气管哮喘者禁用。

【注意】①本品直接滴入呼吸道可产生大量痰液，需用吸痰器吸引排痰。②不宜与金属、橡皮、氧化剂、氧气接触，故喷雾器须用玻璃或塑料制作。③本品应临用前配制，用剩的溶液应严封贮于冰箱中，48 小时内用完。

【药物相互作用】①本品可减弱青霉素、四环素、头孢菌素类的抗菌活性，故不宜同时应用；必要时间隔 4 小时交替使用。②与硝酸甘油合用可增加低血压和头痛的发生。③与金制剂合用，可增加金制剂的排泄。④与异丙肾上腺素合用或交替使用可提高药效，减少不良反应。⑤与碘化油、糜蛋白酶、胰蛋白酶有配伍禁忌。

【制剂】片剂：每片 200mg；500mg。喷雾剂：每瓶 0.5g；1g。颗粒剂：每袋 100mg；200mg。泡腾片：每片 600mg。

羧甲司坦[药典(二)；基；医保(乙)] Carbocysteine

```
CH2—S—COOCH3
|
CH—NH2
|
COOH
```

【其他名称】羧甲基半胱氨酸，贝莱，费立，卡立宁，康普利，强利灵，强利痰灵，美咳片，Carboxymethyl Cysteine，Mucodyne，Mucotab，Mucocis，Loviscol，Transbronchin。

【ATC 编码】R05CB03

【性状】为白色结晶性粉末；无臭。在热水中略溶，在水中极微溶解，在乙醇或丙酮中不溶，在酸或碱溶液中易溶。

【药理学】为黏液稀释剂，主要在细胞水平影响支气管腺体的分泌，使低黏度的唾液黏蛋白(sialomucin)分泌增加，而高黏度的岩藻糖黏蛋白(fucomucin)产生减少，因而使痰液的黏滞性降低，易于咳出。本品口服有效，起效快，服后 4 小时即可见明显疗效。

【适应证】用于慢性支气管炎、支气管哮喘等疾病引起的痰液黏稠、咳痰困难和痰阻气管等。亦可用于防治手术后咳痰困难和肺炎合并症。用于小儿非化脓性中耳炎，有预防耳聋效果。

【用法和用量】口服，成人每次 0.25～0.5g，一日 3 次。

儿童：《中国国家处方集·化学药品与生物制品卷·儿童版》推荐：口服。①2～5 岁，一次 62.5～125mg，一日 4 次。②5～12 岁，一次 250mg，一日 3 次。③12～18 岁，起始剂量为一日 2.25g，分次服用；病情好转后一日 1.5g，分次服用。泡腾片：用温开水溶解后缓慢服用。儿童一日 30mg/kg，分 3～4 次口服。

【不良反应】偶有轻头晕、恶心、胃部不适、腹泻、胃肠道出血、皮疹等不良反应。

【注意】①本品与强效镇咳药合用，会导致稀化的痰液堵塞气道。②有消化道溃疡病史者慎用。③有慢性肝脏疾病的老年患者应减量。

【制剂】口服液：每支 0.2g(10ml)；0.5g(10ml)。糖浆剂：2%(20mg/ml)。片剂：每片 0.25g。泡腾剂：每包 0.25g。

【贮法】密闭，于阴凉干燥处保存。

标准桃金娘油〔医保(乙)〕 Gelomyrtol

为桃金娘科植物蓝桉(*Eucalyptus globules* Labill.)、樟科植物樟(*Cinnamomum camphora* L.)树叶提取物的复方制剂。每粒胶囊含桃金娘油300mg，其中含α-松油萜(α-pinene)30mg、柠檬烯(limonene)75mg、桉油精(cineol)75mg。

【其他名称】吉诺通，稀化黏素，强力稀化黏素，复方桃金娘油，Oleum Eucalypti，Myrtol，Myrtenol，Gelomyrtol Forte。

【性状】本品为无色或微黄色的澄清液体，有特异的芳香气，微似樟脑，味辛，凉。贮存日久，色稍变深。在70%乙醇中易溶。

【药理学】本品为脂溶性挥发油，口服给药经小肠吸收后，再经呼吸道排出。可在呼吸道黏膜发挥溶解黏液、促进腺体分泌的作用。亦可产生β-拟交感神经效应，刺激黏膜纤毛运动，增加黏液移动速度，有助于痰液排出。本品尚具有轻度抗炎作用，通过减轻支气管黏膜肿胀而舒张支气管，减轻气道阻塞所致呼吸困难。

【适应证】用于急性和慢性支气管炎、鼻窦炎、支气管扩张、肺结核、硅沉着病及各种原因所致慢性阻塞性肺疾患。亦可用于支气管造影术后，以促进造影剂的排出。

【用法和用量】口服。成人：每次300mg，一日2～3次。4～10岁儿童：急性患者，一次120mg，一日3～4次；慢性患者，一次120mg，一日2次。10岁以上儿童：急性患者，一次300mg，一日3～4次；慢性患者，一次300mg，一日2次。

【不良反应】偶见恶心、胃肠道不适。偶见过敏反应，如皮疹、面部水肿、呼吸困难和循环障碍。

【禁忌证】妊娠期妇女禁用。

【注意】胶囊不可打开或嚼破后服用。宜在餐前30分钟整粒吞服。

【制剂】胶囊剂：每粒120mg；300mg。

桉柠蒎〔基；医保(乙)〕 Eucalyptol

【其他名称】切诺。

主要成分为桉油精，柠檬烯及-蒎烯。

本品为黏液溶解性祛痰药，有改善气管黏膜纤毛运动，促进呼吸道腺体的分泌作用。本药还有抗炎作用，可减轻支气管黏膜肿胀，扩张支气管。用于急、慢性鼻窦炎，急、慢性支气管炎，肺炎，支气管扩张，肺脓肿，慢性阻塞性肺病，肺部真菌感染，肺结核和硅沉着病等呼吸道疾病。亦可用于支气管造影术后，促进造影剂的排出。口服。成人：急性患者一次0.3g(1粒)，一日3～4次；慢性患者一次0.3g(1粒)，一日2次。餐前半小时，凉开水送服；不可打开或嚼破后服用。不良反应轻微，偶有胃肠道不适及过敏反应，如皮疹、面部水肿、呼吸困难和循环障碍。软胶囊：每粒0.3g。

碘化钾〔药典(二)〕 Potassium Iodide

为刺激性祛痰剂，可使痰液变稀，易于咳出，并可增加支气管分泌。配成含碘食盐(含本品0.001%～0.02%)供缺碘人群食用，可预防地方性甲状腺肿。合剂：每100ml中含碘化钾5.0g，碳酸氢钠2.5g，三氯甲烷适量。遇酸性药物能游离出碘。口服：每次6～10ml，一日3次。

愈创甘油醚 Guaifenesin

【其他名称】愈创木酚甘油醚，Guaiphenesin，Guaiacol Glycerol Ether。

【ATC编码】R05CA03

为恶心性祛痰药，能刺激胃黏膜反射性引起支气管黏膜腺体分泌增加，降低痰的黏性，使黏痰易于咳出。并有轻度的镇咳、防腐作用，大剂量尚有平滑肌松弛作用。用于慢性气管炎的多痰咳嗽，多与其他镇咳平喘药合用或配成复方应用。可见头晕、嗜睡、恶心、胃肠不适及过敏等不良反应。片剂：每片0.2g，每次0.2g，一日3～4次。糖浆剂：2%(120ml)，每次10～20ml，一日3次。

右美沙芬愈创甘油醚糖浆：每10ml中含氢溴酸右美沙芬15mg，愈创甘油醚100mg。12岁以上儿童及成人一次10～20ml，一日3次，24小时内不超过4次。

愈创木酚磺酸钾〔医保(乙)〕 Sulfoguaiacol

【其他名称】Potassium Guaiacolsulfonate。

为刺激性祛痰药，促进支气管分泌，使痰液变稀易于咳出。尚有微弱抗炎作用。用于慢性支气管炎、支气管扩张等。多与其他镇咳、平喘药配成复方应用。

复方愈创木酚磺酸钾口服溶液：每10ml含盐酸异丙嗪10mg，愈创木酚磺酸钾250mg，氯化铵100mg。成人，一次5～10ml，一日3～4次。

半胱甲酯 Mecysteine

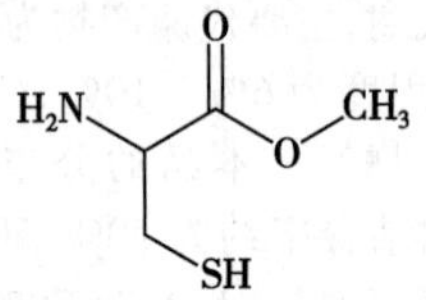

【其他名称】半胱氨酸甲酯，美司坦，Methyl Cysteine，Acdrile。

为黏痰溶解剂，用于大量黏痰引起的呼吸困难。不良反应参见乙酰半胱氨酸。雾化吸入：每次10%溶液1～3ml，一日2～3次；气管滴入或注入：每次5%溶液0.5～2ml，一日2次；口服：每次0.1g，一日2～3次。片剂：每片0.1g；0.2g。粉剂：每支0.5g；1g。

厄多司坦 Erdosteine

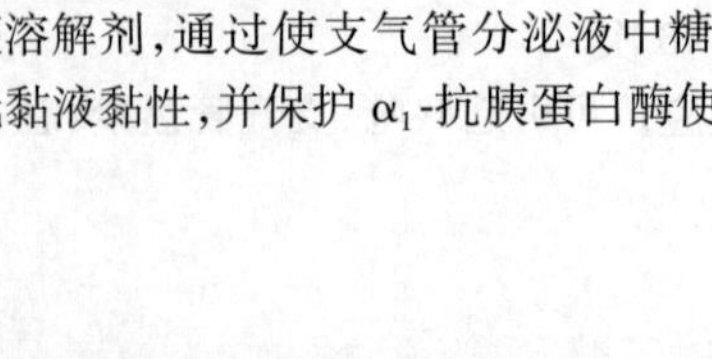

【其他名称】露畅，Dithiosteine，Dostein。

【ATC编码】R05CB15

为黏痰溶解剂，通过使支气管分泌液中糖蛋白二硫键断裂而降低黏液黏性，并保护α_1-抗胰蛋白酶使之不被氧化失活。用于急性和慢性支气管炎、鼻窦炎、耳炎、咽炎和感冒等引起的呼吸道阻塞及痰液黏稠。偶见轻微的头痛和口干、腹隐痛、恶心、呕吐、腹泻等胃肠道反应。避免同服强力镇咳药,亦不能同服使支气管分泌物减少的药物。口服:成人,每次300mg,每日2次。儿童,每日10mg/kg,分2次餐后服。胶囊剂:每粒100mg;300mg。片剂:每片150mg。

福多司坦〔医保(乙)〕 Fudosteine

$$HOCH_2CH_2CH_2SCH_2—\overset{H}{\underset{NH_2}{C}}—CO_2H$$

本品为黏液溶解剂,对气管中分泌黏痰液的杯状细胞的过度形成有抑制作用,对高黏度的岩藻黏蛋白的产生有抑制作用,因而使痰液的黏滞性降低,易于咳出。本品还能增加浆液性气管分泌作用,对气管炎症有抑制作用。用于支气管哮喘、慢性喘息性支气管炎、支气管扩张、肺结核、肺尘埃沉着病、慢性阻塞性肺气肿、非典型分枝杆菌病、肺炎、弥漫性支气管炎等呼吸道疾病的祛痰治疗。已报道的不良反应有:①消化系统:食欲缺乏,恶心,呕吐,腹痛,胃痛,胃部不适,胃部烧灼感,腹胀,口干,腹泻,便秘等;②感觉器官:耳鸣,味觉异常;③精神神经系统:头痛,麻木,眩晕;④泌尿系统:BUN升高,蛋白尿;⑤皮肤黏膜:皮疹,红斑,瘙痒,荨麻疹;⑥Stevens-Johnson症,中毒性表皮坏死症(Lyell症):据报道本品同类药可引起上述症状,故给予本品时如出现类似症状,应停止给药,并采取适当处理措施;⑦肝功能损害:可出现伴有AST、ALT、ALP升高的肝功能损害;⑧其他反应:发热、面色潮红、乏力、胸闷、尿频、惊悸、水肿。成年人每次口服0.4g,一日3次,餐后服用。片剂:每片0.2g。

（林志彬　杨宝学）

第 38 章 镇咳药

咳嗽是呼吸道受到刺激时所产生的一种保护性反射活动,即呼吸道感受器(化学感受器、机械感受器和牵张感受器)受到刺激时,神经冲动沿迷走神经传到咳嗽中枢,咳嗽中枢被兴奋后,其神经冲动又沿迷走神经和运动神经传到效应器(呼吸道平滑肌、呼吸肌和喉头肌),并引发咳嗽。

轻度咳嗽有利于排痰,一般不需用镇咳药。但严重的咳嗽,特别是剧烈无痰的干咳可影响休息与睡眠,甚至使病情加重或引起其他并发症。此时须在对因治疗的同时,加用镇咳药。由于可能引起痰液增稠和贮留,镇咳药慎用于慢性肺部感染或与祛痰药合用。由于可能增加呼吸抑制的风险,也应避免用于哮喘。

药物抑制咳嗽反射的任一环节均可产生镇咳作用。常用的镇咳药按其作用部位可分为两大类。①中枢性镇咳药:直接抑制延髓咳嗽中枢而产生镇咳作用,其中吗啡类生物碱及其衍生物如可待因、福尔可定等因具有成瘾性而又称为依赖性或成瘾性镇咳药,此类药物往往还具有较强的呼吸抑制作用;而右美沙芬、喷托维林、氯哌司汀、普罗吗酯等,则属于非成瘾性或非依赖性中枢镇咳药,且在治疗剂量条件下对呼吸中枢的抑制作用不明显。中枢性镇咳药多用于无痰的干咳。②外周性(末梢性)镇咳药:凡抑制咳嗽反射弧中感受器、传入神经、传出神经以及效应器中任何一个环节而止咳者,均属此类。如甘草流浸膏、糖浆可保护呼吸道黏膜;祛痰药可减少痰液对呼吸道的刺激而止咳;平喘药可缓解支气管痉挛而止咳;那可丁、苯佐那酯的局麻作用可麻醉呼吸道黏膜上的牵张感受器而发挥止咳作用等。有些药如苯丙哌林兼具中枢性及外周性镇咳作用。

可待因〔药典(二);医保(乙)〕 Codeine

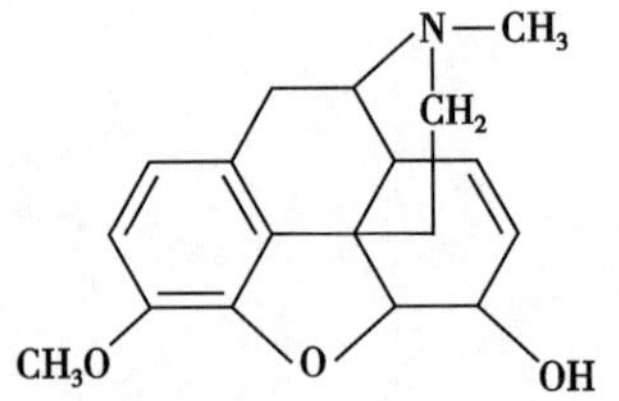

N—CH_3 / CH_2 / CH_3O / O / OH

【其他名称】磷酸可待因,甲基吗啡,Methylmorphine,Paveral。

【ATC 编码】R05DA04

【性状】常用其磷酸盐,为白色细微的针状结晶性粉末。无臭,有风化性,水溶液显酸性反应。在水中易溶,在乙醇中微溶,在三氯甲烷或乙醚中极微溶解。

【药理学】本品直接抑制延髓的咳嗽中枢,止咳作用迅速而强大,作用强度约为吗啡的 1/4。镇痛作用约为吗啡的 1/12 ~ 1/7,但强于一般解热镇痛药。能抑制支气管腺体的分泌,可使痰液黏稠。其镇静、呼吸抑制、便秘、耐受性及成瘾性等作用均较吗啡弱。

口服吸收快而完全,其生物利用度为 40% ~ 70%。一次口服后，约 1 小时血药浓度达高峰，$t_{1/2}$ 约为 3～4 小时。易于透过血-脑屏障及胎盘，主要在肝脏与葡萄糖醛酸结合，约 15% 经脱甲基变为吗啡。其代谢产物主要经尿排泄。

【适应证】①各种原因引起的剧烈干咳和刺激性咳嗽。由于本品能抑制呼吸道腺体分泌和纤毛运动，故对有少量痰液的剧烈咳嗽，应与祛痰药并用。②可用于中等程度疼痛的镇痛。③局部麻醉或全身麻醉时的辅助用药，具有镇静作用。

【用法和用量】成人：①常用量：口服或皮下注射，一次 15～30mg，一日 30～90mg。缓释片剂，一次 1 片(45mg)，一日 2 次；②极量：一次 100mg，一日 250mg。

【不良反应】一次口服剂量超过 60mg 时，一些患者可出现兴奋、烦躁不安、瞳孔缩小、呼吸抑制、低血压、心率过缓。小儿过量可致惊厥，可用纳洛酮对抗。亦可见心理变态或幻想、恶心、呕吐、便秘及眩晕。

【禁忌证】多痰患者禁用，以防因抑制咳嗽反射，使大量痰液阻塞呼吸道，继发感染而加重病情。18 岁以下青少年儿童禁用。

【注意】①长期应用亦可产生耐受性、成瘾性。②妊娠期应用本品可透过胎盘使胎儿成瘾，引起新生儿戒断症状，如腹泻、呕吐、打哈欠、过度啼哭等。分娩期应用可致新生儿呼吸抑制。③缓释片必须整片吞服，不可嚼碎或掰开。

【药物相互作用】①本品与抗胆碱药合用时，可加重便秘或尿潴留的不良反应。②与美沙酮或其他吗啡类中枢抑制药合用时，可加重中枢性呼吸抑制作用。③与肌肉松弛药合用时，呼吸抑制更为显著。④本品抑制齐多夫定代谢，避免两者合用。⑤与甲喹酮合用，可增强本品的镇咳和镇痛作用。⑥本品可增强解热镇痛药的镇痛作用。⑦与巴比妥类药物合用，可加重中枢抑制作用。⑧与西咪替丁合用，可诱发精神错乱，定向力障碍及呼吸急促。

【制剂】片剂：每片 15mg；30mg。缓释片剂：每片 45mg。注射液：每支 15mg(1ml)；30mg(1ml)。糖浆剂：10ml；100ml(0.5%)。

含有可待因的复方制剂：

可愈糖浆〔医保(乙)〕(Codeine and Guaifenesin Syrup)：每 10ml 中含磷酸可待因 20mg，愈创甘油醚 200mg。

菲迪克止咳糖浆(Pheticol Cold and Cough Syrup)：每 5ml 含磷酸可待因 5mg，盐酸麻黄碱(或右旋麻黄碱)7mg，愈创木酚磺酸钾 70mg，盐酸曲普利定 0.7mg。

联邦止咳露糖浆(Amticol Syrup)：每 5ml 溶液中含磷酸可待因 5mg，盐酸麻黄碱 4mg，氯苯那敏 1mg，氯化铵 110mg。

联邦小儿止咳露(Isedyl Cough Syrup)：每 5ml 溶液中含磷酸可待因 5mg，盐酸异丙嗪 5mg，盐酸麻黄碱 4mg，愈创木酚磺酸钾 50mg。

可待因桔梗片：每片含磷酸可待因 12mg，桔梗流浸膏 50mg。

氨酚双氢可待因片：每片含对乙酰氨基酚 500mg，酒石酸双氢可待因 10mg。

福尔可定〔药典(二)〕 Pholcodine

【其他名称】吗啉吗啡，福可定，吗啉乙基吗啡，Morpholinylethylmorphine，Homocodeine，Pholcod，Ethnine，Pholdine，Adaphol，Pholevan。

【ATC 编码】R05DA08

【性状】为白色或类白色的结晶性粉末；无臭，味苦；水溶液显碱性反应。在乙醇、丙酮或三氯甲烷中易溶，在水中略溶，在乙醚中微溶，在稀盐酸中溶解。

【药理学】本品是中枢性镇咳药，与磷酸可待因相似，具有中枢性镇咳作用，也有镇静和镇痛作用，但成瘾性较磷酸可待因弱。

【适应证】用于剧烈干咳和中等度疼痛。

【用法和用量】口服：常用量，一次 5～10mg，一日 3～4 次；极量，一日 60mg。

【不良反应】偶见恶心、嗜睡等。可致依赖性。

【禁忌证】禁用于痰多者。

【注意】新生儿和儿童易于耐受此药，不致引起便秘和消化紊乱。

【制剂】片剂：每片 5mg；10mg；15mg；30mg。

【贮法】本品有引湿性，遇光易变质。应密封，在干燥处避光保存。

复方福尔可定口服溶液(Compound Pholcodine Oral Solution)：每 1ml 含福尔可定 1mg，盐酸苯丙烯啶 0.12mg，盐酸伪麻黄碱 3mg，愈创甘油醚 10mg，海葱流浸液 0.001ml，远志流浸液 0.001ml。

复方福尔可定口服液(Compound Pholcodine Oral Solution)：每支 10ml，含福尔可定 10mg，盐酸伪麻黄碱 30mg，马来酸氯苯那敏 4mg。

复方福尔可定糖浆：每 100ml 含福尔可定 0.1g，盐酸麻黄碱 0.2g，愈创木酚甘油醚 0.25g。

喷托维林〔药典(二)；基；医保(甲)〕 Pentoxyverine

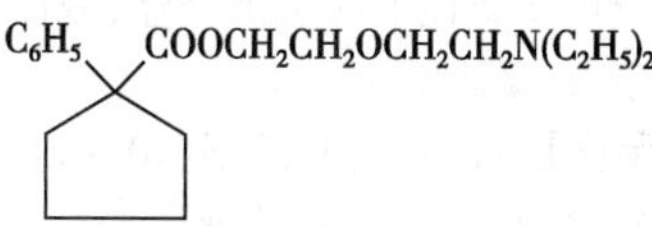

【其他名称】枸橼酸喷托维林，维静宁，咳必清，托可拉斯，Carbetapentane，Toclase。

【ATC 编码】R05DB05

【性状】常用其枸橼酸盐，为白色或类白色的结晶性或颗粒性粉末；无臭，味苦。在水中易溶，在乙醇中溶解，在三氯甲烷中略溶，在乙醚中几乎不溶。熔点 88 ~ 93℃。

【药理学】本品对咳嗽中枢有选择性抑制作用，尚有轻度的阿托品样作用和局麻作用，大剂量对支气管平滑肌有解痉作用，故它兼有中枢性和末梢性镇咳作用。其镇咳作用的强度约为可待因的 1/3。但无成瘾性。一次给药作用可持续 4 ~ 6 小时。

【适应证】用于上呼吸道感染引起的无痰干咳和百日咳等，对小儿疗效优于成人。

【用法和用量】口服。成人，每次 25mg，一日 3 ~ 4 次；儿童，一次 0.5 ~ 1mg/kg，一日 2 ~ 3 次，常用于 5 岁以上儿童。

【不良反应】偶有轻度头晕、口干、恶心、腹胀、便秘、皮肤过敏等不良反应。

【注意】①青光眼及心功能不全伴有肺瘀血的患者慎用。②痰多者宜与祛痰药合用。

【制剂】片剂：每片 25mg。滴丸：每丸 25mg。颗粒剂：每袋 10g。糖浆剂：0.145%；0.2%；0.25%。

喷托维林氯化铵糖浆（Pentoxyverine Citrate and Ammonium Chloride Syrup）：每 100ml 内含喷托维林 0.2g，氯化铵 3g（含 25mg 喷托维林）。口服，一次 10ml，一日 3 或 4 次。

喷托维林愈创甘油醚片：每片含枸橼酸喷托维林 25mg，愈创甘油醚 0.15g。口服，一次 1 片，一日 3 次。

氯哌斯汀 Cloperastine

Cl—C₆H₄—CH(C₆H₅)—O—CH_2CH_2—N(哌啶)

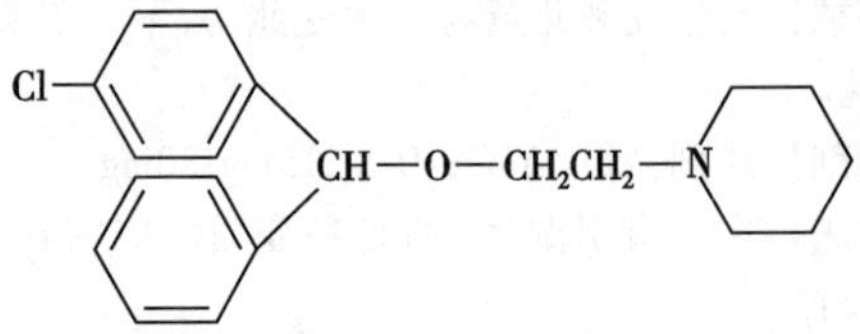

【其他名称】氯哌啶，氯苯息定，咳平，咳安宁，Chloperastine，Hustazol，Nitossil，Sekisan。

【ATC 编码】R05DB21

【性状】为白色或类白色结晶性粉末，无臭，味苦有麻木感。在水中易溶解。熔点 145 ~ 156℃。

【药理学】为非成瘾性中枢性镇咳药，主要抑制咳嗽中枢，还具有 H_1 受体拮抗作用，能轻度缓解支气管平滑肌痉挛及支气管黏膜充血、水肿。本品镇咳作用较可待因弱，但无耐受性及成瘾性。服药后 20 ~ 30 分钟生效，作用可维持3 ~ 4 小时。

【适应证】用于急性上呼吸道炎症、慢性支气管炎、肺结核及肺癌所致的频繁咳嗽。

【用法和用量】口服：成人，每次 10 ~ 30mg，一日 3 次；儿童，每次 0.5 ~ 1.0mg/kg，一日 3 次。

【不良反应】偶有轻度口干、嗜睡等不良反应。

【制剂】片剂；每片 5mg；10mg。

【贮法】遮光密封保存。

苯丙哌林〔药典(二)〕 Benproperine

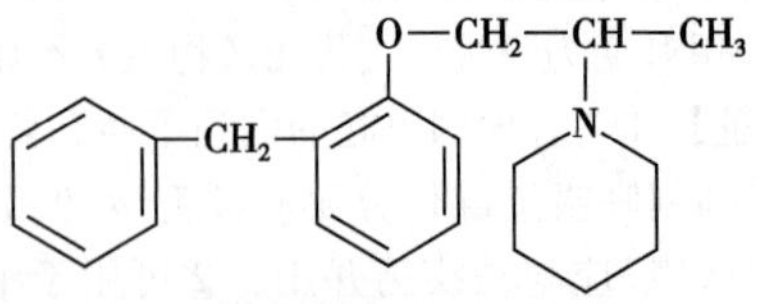

C_6H_5—CH_2—C_6H_4—O—CH_2—CH(N-哌啶)—CH_3

【其他名称】磷酸苯丙哌啉，咳快好，咳哌宁，二苯哌丙烷，咳福乐，Cofrel，Pirexyl，Blascorid。

【ATC 编码】R05DB02

【性状】常用其磷酸盐，为白色或类白色粉末；微带特臭，味苦。在水中易溶，在乙醇、三氯甲烷或苯中略溶，在乙醚或丙酮中不溶。熔点 148 ~ 153℃。

【药理学】本品为非麻醉性镇咳剂，具有较强镇咳作用。药理研究结果证明，狗口服或静脉注射本品 2mg/kg 可完全抑制多种刺激引起的咳嗽，其作用较可待因强 2 ~ 4 倍。本品除抑制咳嗽中枢外，尚可阻断肺-胸膜的牵张感受器产生的肺-迷走神经反射，并具有罂粟碱样平滑肌解痉作用，故其兼具中枢性和末梢性镇咳作用。

本品口服易吸收，服后 15 ~ 20 分钟即生效，镇咳作用可持续 4 ~ 7 小时。本品不抑制呼吸，不引起胆道及十二指肠痉挛或收缩，不引起便秘，未发现耐受性及成瘾性。

【适应证】用于治疗急性支气管炎及各种原因如感染、吸烟、刺激物、过敏等引起的咳嗽，对刺激性干咳效佳。

【用法和用量】成人，口服，一次 20 ~ 40mg，一日 3 次；缓释片，一次 1 片，一日 2 次。儿童用量酌减。

【不良反应】偶见口干、胃部烧灼感、食欲缺乏、乏力、头晕和药疹等不良反应。

【禁忌证】对本品过敏者禁用。

【注意】①服用时需整片吞服，切勿嚼碎，以免引起口腔麻木。②痰多的咳嗽不宜使用。③妊娠期妇女应在医师指导下应用。

【制剂】片（胶囊）剂：每片（粒）20mg。泡腾片：每片 20mg。缓释片剂：每片 40mg。口服液：10mg/10ml；20mg/10ml；80mg/80ml；100mg/100ml。颗粒剂：每袋 20mg。

【贮法】密闭、避光保存。

二氧丙嗪〔药典(二)；医保(乙)〕 Dioxopromethazine

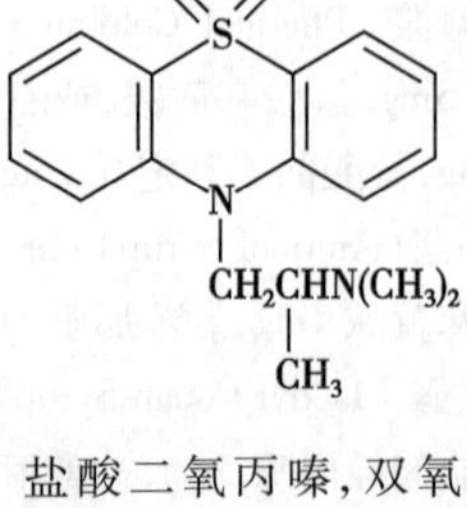

(吩噻嗪-5,5-二氧化物)-N-$CH_2CHN(CH_3)_2$
　　　　　　　　　　　　|
　　　　　　　　　　　　CH_3

【其他名称】盐酸二氧丙嗪，双氧异丙嗪，克咳敏，Oxymeprazine，Prothanon。

【性状】其盐酸盐为白色至微黄色粉末或结晶性粉末；无臭，味苦。在水中溶解，在乙醇中极微溶解。

【药理学】本品具有较强的镇咳作用,并具有抗组胺、解除平滑肌痉挛、抗炎和局部麻醉作用。

【适应证】用于慢性支气管炎,镇咳疗效显著。双盲法对照试验指出,本品 10mg 的镇咳作用约与可待因 15mg 相当。多于服药后 30~60 分钟显效,作用持续 4~6 小时或更长。尚可用于过敏性哮喘、荨麻疹、皮肤瘙痒症等。未见耐药性与成瘾性。

【用法和用量】口服。常用量:每次 5mg,一日 2 次或 3 次;极量:一次 10mg,一日 30mg。

【不良反应】常见困倦、乏力等不良反应。

【禁忌证】高空作业及驾驶车辆、操纵机器者禁用。

【注意】①治疗量与中毒量接近,不得超过极量。②癫痫、肝功能不全者慎用。

【制剂】片剂:每片 5mg。颗粒剂:每袋 3g(含 1.5mg 二氧丙嗪)。

复方二氧丙嗪茶碱片:每片含盐酸二氧丙嗪 5mg,茶碱 55mg,盐酸克仑特罗 15μg。

右美沙芬〔药典(二);医保(乙)〕 Dextromethorphan

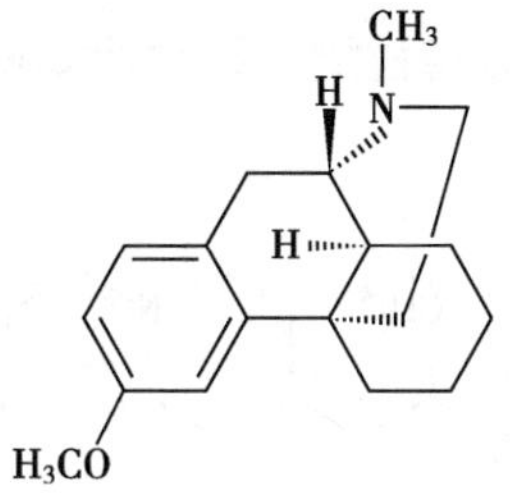

【其他名称】氢溴酸右美沙芬,美沙芬,右甲吗喃,Dexmetrorphen,Romilar,Tussade,Sedatuss,Mothorphan。

【ATC 编码】R05DA09

【性状】本品氢溴酸盐为白色或类白色结晶性粉末,无味或微苦,溶于水、乙醇,不溶于乙醚。熔点 125℃左右。

【药理学】本品为吗啡类左吗喃甲基醚的右旋异构体,通过抑制延髓咳嗽中枢而发挥中枢性镇咳作用。其镇咳强度与可待因相等或略强。无镇痛作用,长期应用未见耐受性和成瘾性。治疗剂量不抑制呼吸。

口服吸收好,15~30 分钟起效,作用可维持 3~6 小时。血浆中原形药物浓度很低。其主要活性代谢产物 3-甲氧吗啡烷在血浆中浓度高,$t_{1/2}$ 为 5 小时。

【适应证】用于干咳,适用于感冒、急性或慢性支气管炎、支气管哮喘、咽喉炎、肺结核以及其他上呼吸道感染时的咳嗽。

【用法和用量】口服。成人,每次 10~30mg,一日 3 次。一日最大剂量 120mg。儿童,2~6 岁,一次 2.5~5mg,一日 3~4 次;6~12 岁,一次 5~10mg,一日 3~4 次。

【不良反应】偶有头晕、轻度嗜睡、口干、便秘等不良反应。

【禁忌证】妊娠 3 个月内妇女及有精神病史者禁用。

【注意】妊娠期妇女及痰多患者慎用。

【药物相互作用】①与奎尼丁、胺碘酮合用,可增高本品的血药浓度,出现中毒反应。②与氟西汀、帕罗西汀合用,可加重本品的不良反应。③与单胺氧化酶抑制剂并用时,可致高热、昏迷等症状。④与其他中枢抑制药合用,可增强本品的中枢抑制作用。⑤酒精可增强本品的中枢抑制作用。

【制剂】片剂:每片 10mg;15mg。分散片:每片 5mg;15mg。缓释片:每片 15mg;30mg。胶囊剂:每粒 15mg。颗粒剂:每袋 7.5mg;15mg。糖浆剂:每瓶 15mg(20ml);150mg(100ml)。注射剂:每支 5mg。

复方美沙芬片:每片含对乙酰氨基酚 0.5g、氢溴酸右美沙芬 15mg、盐酸苯丙醇胺 12.5mg、氯苯那敏 2mg。复方氢溴酸右美沙芬糖浆:每 10ml 内含氢溴酸右美沙芬 30mg,愈创甘油醚 200mg。

【贮法】遮光密闭保存。

苯佐那酯 Benzonatate

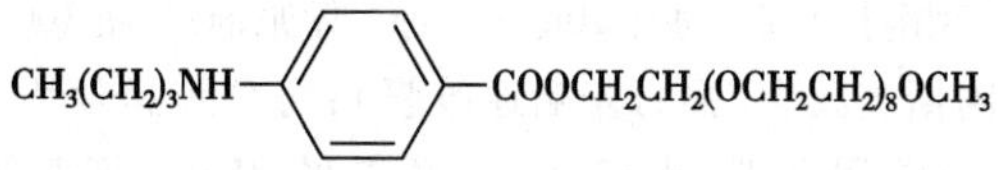

$CH_3(CH_2)_3NH$—[苯环]—$COOCH_2CH_2(OCH_2CH_2)_8OCH_3$

【其他名称】退嗽,退嗽露,Tessalonte,Ventussin。

【ATC 编码】R05DB01

【性状】为淡黄色黏稠液体,可溶于冷水,但不溶于热水。能溶于大多数有机溶剂内。

【药理学】本品化学结构与丁卡因相似,故具有较强的局部麻醉作用。吸收后分布于呼吸道,对肺脏的牵张感受器及感觉神经末梢有明显抑制作用,抑制肺-迷走神经反射,从而阻断咳嗽反射的传入冲动,产生镇咳作用。镇咳作用强度略低于可待因,但不抑制呼吸,支气管哮喘患者用药后,反能使呼吸加深加快,每分通气量增加。口服后 10~20 分钟开始产生作用,持续 2~8 小时。

【适应证】用于急性支气管炎、支气管哮喘、肺炎、肺癌所引起的刺激性干咳、阵咳等,也可用于支气管镜、喉镜或支气管造影前预防咳嗽。

【用法和用量】口服,每次 50~100mg,一日 3 次。

【不良反应】有时可引起嗜睡、恶心、眩晕、胸部紧迫感和麻木感、皮疹等不良反应。

【禁忌证】多痰患者禁用。

【注意】服用时勿嚼碎,以免引起口腔麻木。

【制剂】糖衣丸:每丸 100mg。胶囊剂:每粒 100mg;200mg。

那可丁〔药典(二)〕 Noscapine

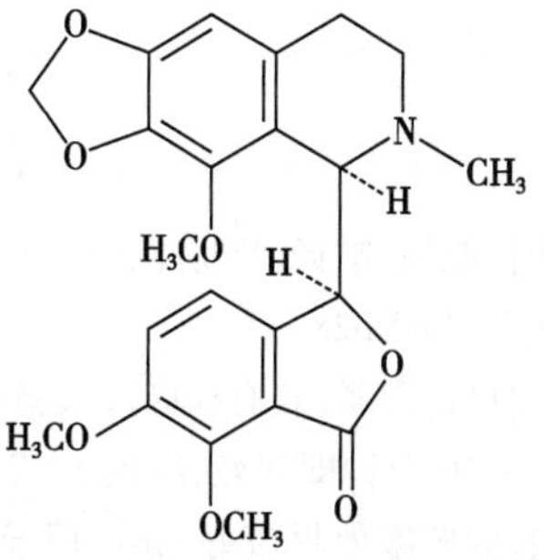

【其他名称】Noscapine。

【ATC 编码】R05DA07

【性状】为白色结晶性粉末或有光泽的棱柱状结晶，无臭。常用其盐酸盐。在三氯甲烷中易溶，苯中略溶，乙醇或乙醚中微溶，在水中几乎不溶。熔点 174～177℃。

【药理学】本品通过抑制肺牵张反射、解除支气管平滑肌痉挛，而产生外周性镇咳作用。尚具有呼吸中枢兴奋作用。无成瘾性。镇咳作用一般维持 4 小时。

【适应证】用于阵发性咳嗽。

【用法和用量】口服，每次 15～30mg，一日 2～3 次，剧咳可用至每次 60mg。

【不良反应】偶有恶心、头痛、嗜睡等反应。

【注意】①大剂量可引起支气管痉挛。②不宜用于多痰患者。

【制剂】片剂：每片 10mg；15mg。糖浆剂：每瓶 100ml。

阿斯美胶囊（强力安喘通胶囊）：每粒胶囊含那可丁 7mg，盐酸甲氧那明 12.5mg，氨茶碱 25mg，氯苯那敏 2mg。口服，成人，一次 2 粒，一日 3 次；15 岁以下儿童减半。

左丙氧芬 Levopropoxyphene

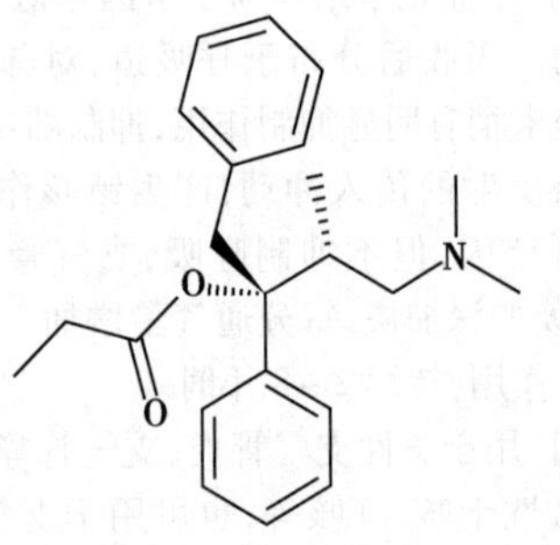

【其他名称】左旋扑嗽芬，挪尔外，Novrad。

为非成瘾性中枢镇咳药，其作用约为可待因的 1/5，无镇痛和抑制呼吸作用。每次服 50～100mg，一日 3 次。偶有头痛、头晕、恶心等反应。胶囊剂：每粒 50mg。

地美索酯 Dimethoxanate

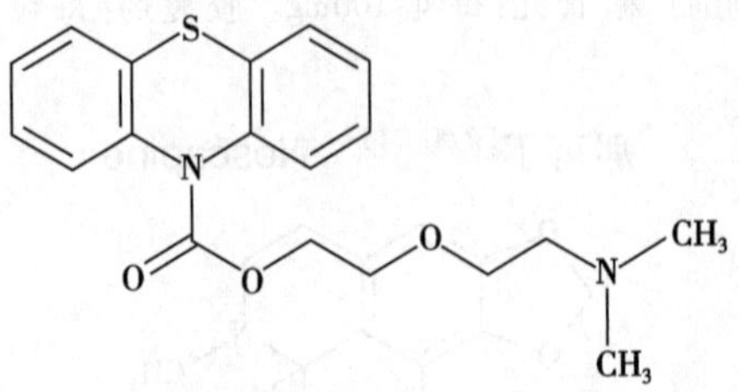

【其他名称】咳散，咳舒，咳吩嗪，咳舒平，Cothera。

【ATC 编码】R05DB28

镇咳作用比可待因弱，兼有局麻及微弱的解痉作用，无成瘾性。口服 5～10 分钟即起效，维持 3～7 小时。对急性呼吸道炎症引起的咳嗽效果较好，亦可用于支气管镜检查时的剧咳。每次服 25～50mg，一日 3 次。有头晕、唇麻、嗜睡等不良反应；不宜用于多痰患者；肝功能减退者慎用。片剂：每片 25mg。

替培啶 Tipepidine

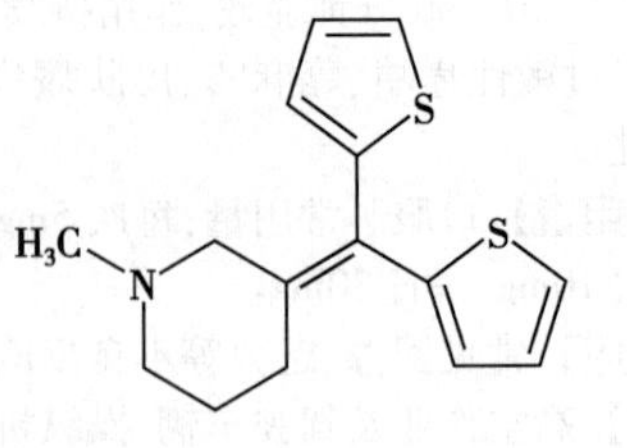

【其他名称】安嗽灵，必嗽定，双噻哌啶，阿斯维林，压嗽灵，Tipedine，Asverin，Antupex。

【ATC 编码】R05DB24

有较强的镇咳作用，同时也有祛痰作用，能促进支气管分泌及气管纤毛的运动而使痰液变稀并易于咳出。适用于急慢性支气管炎引起的咳嗽。每次服 30mg（枸橼酸盐），一日 3 次。偶有头晕、胃不适、嗜睡、瘙痒等反应。片剂：每片 15mg；30mg。

依普拉酮 Eprazinone

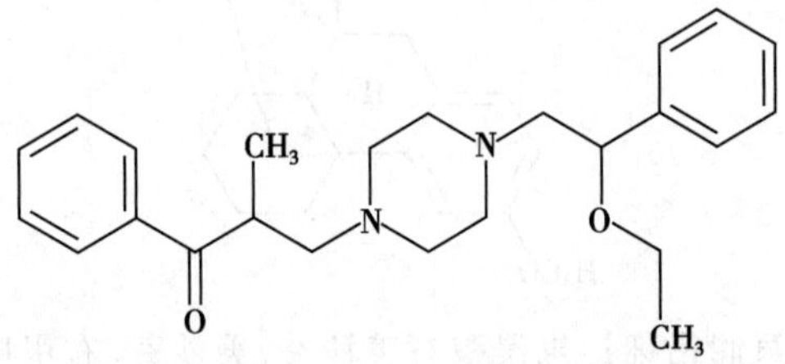

【其他名称】双苯丙哌酮，易咳嗪，咳净酮，Mucitux，Resplene。

【ATC 编码】R05CB04

兼具中枢性和末梢性镇咳作用。其等效镇咳剂量约为可待因的 2 倍，尚有较强的黏痰溶解作用。尚具镇静作用、局麻作用、抗组胺和抗胆碱作用。本品口服后在胃肠道很快吸收，约 2 小时血药浓度达高峰。用于急、慢性支气管炎，哮喘，肺炎，肺结核，肺气肿等疾病的镇咳和祛痰。每次服 40～80mg，一日 3 次或 4 次。偶有头晕、口干、恶心、胃不适等不良反应。片剂：每片 40mg。

普罗吗酯 Promolate

【其他名称】咳必定，咳吗宁，Morphethylbutyne，Mebutus。

本品为非成瘾性中枢性镇咳药，其镇咳作用强度较可待因弱。尚能缓解气管平滑肌痉挛，并有一定的镇静作用。用于治疗各种原因引起的咳嗽，对轻、中度咳嗽的疗效较重度者为好，尤适用于因咳嗽而影响睡眠的病例。口服，每次 200～250mg，一日 3 次。偶有口干，恶心，胃部不适等不良反应。片剂：每片 250mg。胶囊剂：每粒 200mg。

左羟丙哌嗪　Levodropropizine

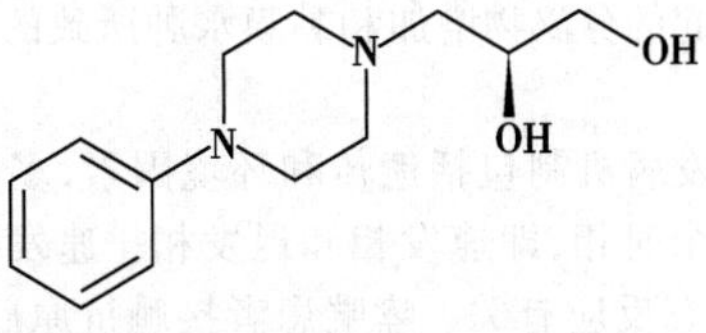

【其他名称】Levotuss，Danka。

【ATC 编码】R05DB27

为外周性镇咳药，通过对气管、支气管 C-纤维的外周抑制作用，而产生镇咳作用。兼有抗过敏和抑制支气管收缩作用，中枢及心血管不良反应较羟丙哌嗪少。用于急性上呼吸道感染和急性支气管炎所致干咳和持续性咳嗽。口服，每次 60mg，一日 3 次。胶囊剂：每粒 60mg。口服液：60mg（10ml）。

（林志彬　杨宝学）

第 39 章
平喘药

喘息是呼吸系统疾病的常见症状之一，尤多见于支气管哮喘和喘息性支气管炎，是支气管平滑肌痉挛和支气管黏膜炎症引起的分泌物增加和黏膜水肿所致的小气道阻塞的结果。

哮喘的发病机制包括遗传和环境因素，多数人的哮喘发作包括两个时相，即速发相和迟发相。速发相多与Ⅰ型（速发型）变态反应有关。哮喘患者接触抗原后，体内产生抗体（免疫球蛋白 E，IgE），并结合于肥大细胞表面，使肥大细胞致敏。再次吸入抗原后，抗原与致敏肥大细胞表面的抗体结合，使肥大细胞裂解脱颗粒，释放过敏反应介质如组胺、白三烯 C_4 和 D_4（LTC_4 和 LTD_4）、前列腺素 D_2（PGD_2）、嗜酸性细胞趋化因子 A（ECF-A）等。这些介质引起血管通透性增加，黏膜下多种炎性细胞如巨噬细胞、嗜酸性粒细胞和多形核粒细胞浸润，刺激支气管平滑肌痉挛，气道黏膜水肿、黏液分泌增加，从而导致气道狭窄、阻塞，甚至气道构形重建。哮喘的迟发相反应可在夜间出现，是继发于速发相的进展性炎症反应，主要是患者支气管黏膜的 Th2 细胞活化，生成 Th2 型细胞因子，进一步吸引其他炎症细胞如嗜酸性粒细胞到黏膜表面。迟发相的炎症介质有半胱氨酰白三烯，白介素 IL-3、IL-5 和 IL-8，毒性蛋白，嗜酸性粒细胞阳离子蛋白，主要碱性蛋白以及嗜酸性粒细胞衍生的神经毒素。这些介质在迟发相反应中起重要作用，毒性蛋白引起上皮细胞的损伤和缺失。此外，腺苷、诱导型 NO 和神经肽也可能涉及迟发相反应。

当支气管黏膜炎症时，中性粒细胞、嗜酸性粒细胞及肥大细胞释放的溶酶体酶、炎性细胞因子产生的活性氧自由基等可损伤支气管上皮细胞，分布在黏膜的感觉传入神经纤维暴露，并使气管上皮舒张因子（EpDRF）生成减少，遇冷空气、灰尘及致敏原刺激时，感觉传入神经通过轴索反射，释放出 P 物质、神经激肽 A（neurokinin A）和降钙素基因相关肽（CGRP），引起气道高反应性（bronchial hyperresponsiveness，BHR），则更易诱发和加重喘息。

对哮喘发病机制的解释尚有受体学说，如 β 受体功能低下与哮喘发作有关，这可能与哮喘患者血清中存在 β_2 受体的自身抗体，并因此导致肺中 β_2 受体密度降低有关。由于在肺中 β_2 受体密度降低的同时，还发现 α 受体密度增加，故亦有哮喘发病时的 α 受体功能亢进学说。根据哮喘患者的呼吸道对乙酰胆碱具有高反应性，还提出了哮喘发病的 M 胆碱受体功能亢进学说。

平喘药是指能作用于哮喘发病的不同环节，以缓解或预防哮喘发作的药物。常用平喘药可分为以下六类：①β 肾上腺素受体激动剂；②M 胆碱受体拮抗剂；③黄嘌呤类药物；④过敏介质阻释剂；⑤肾上腺糖皮质激素类；⑥抗白三烯类药物。近年来的发展趋势是将上述几类药物制成吸入型制剂，或配伍制成复方制剂，以增强呼吸道局部疗效并减少全身用药的不良反应。

39.1 β 肾上腺素受体激动剂

包括非选择性的 β 肾上腺素受体激动剂，如肾上腺素、麻黄碱和异丙肾上腺素；以及选择性 β_2 肾上腺素受体激动剂，如沙丁胺醇、特布他林等。它们主要通过激动呼吸道的 β_2 受体，激活腺苷酸环化酶，使细胞内的环磷腺苷（cAMP）含量增加，游离 Ca^{2+} 减少，从而松弛支气管平滑肌，抑制炎性细胞释放过敏反应介质，增强纤毛运动与黏液清除，降低血管通透性，减轻呼吸道水肿，而发挥平喘作用。近些年来还有对 β_2 受体选择性更强，作用维持时间更久的福莫特罗、沙美特罗、班布特罗等用于临床。本类药物扩张支气管作用强大而迅速，疗效确实，已成为治疗急性哮喘的一线药物。

麻黄碱〔药典(二)；基；医保(甲)〕 Ephedrine

$$\text{C}_6\text{H}_5-\underset{\text{HO}}{\text{CH}}-\underset{\text{CH}_3}{\text{CH}}-\text{NH}-\text{CH}_3$$

麻黄碱是从中药麻黄中提取的生物碱，可人工合成。

【其他名称】 盐酸麻黄碱，麻黄素，Sanedrine，Ephetonin。

【ATC 编码】 R01AA03

【性状】 常用其盐酸盐，为白色针状结晶或结晶性粉末；无臭，味苦。在水中易溶，在乙醇中溶解，在三氯甲烷或乙醚中不溶。熔点 217～220℃。

【药理学】 可直接激动肾上腺素受体，也可通过促使肾上腺素能神经末梢释放去甲肾上腺素而间接激动肾上腺素受体，对 α 和 β 受体均有激动作用：①心血管系统：使皮肤、黏膜和内脏血管收缩，血流量减少；冠脉和脑血管扩张，血流量增加。用药后血压升高，脉压加大。使心收缩力增强，心排血量增加。由于血压升高反射性地兴奋迷走神经，故心率不变或稍慢。②支气管：松弛支气管平滑肌；其 α-效应尚可使支气管黏膜血管收缩，减轻充血水肿，有利于改善小气道阻塞。但长期应用反致黏膜血管过度收缩，毛细血管压增加，充血水肿反加重。此外，α 效应尚可加重支气管平滑肌痉挛。③中枢神经系统：兴奋大脑皮层和皮层下中枢，产生精神兴奋、失眠、不安和震颤等。

口服后易自肠吸收，可通过血脑屏障进入脑脊液。V_d 为 3～4L/kg，吸收后仅少量脱胺氧化，79% 以原形经尿排泄。作用较肾上腺素弱而持久，$t_{1/2}$ 为 3～4 小时。

【适应证】 ①预防支气管哮喘发作和缓解轻度哮喘发作，对急性重度哮喘发作效不佳。②用于蛛网膜下腔麻醉或硬膜外麻醉引起的低血压及慢性低血压症。③治疗各种原因引起的鼻黏膜充血、肿胀引起的鼻塞。

【用法和用量】 (1) 支气管哮喘：①口服：成人，常用量一次 15～30mg，一日 45～90mg；极量，一次 60mg，一日 150mg。②皮下或肌内注射：成人，常用量一次 15～30mg，一日 45～60mg；极量，一次 60mg，一日 150mg。

(2) 蛛网膜下隙麻醉或硬膜外麻醉时维持血压：麻醉前皮下或肌内注射 20～50mg。慢性低血压症，每次口服 20～50mg，一日 2 次或 3 次。

(3) 解除鼻黏膜充血、水肿：以 0.5%～1% 溶液滴鼻。

【不良反应】 大量长期使用可引起震颤、焦虑、失眠、头痛、心悸、发热感、出汗等不良反应。晚间服用时，常加服镇静催眠药如苯巴比妥以防失眠。

【禁忌证】 甲状腺功能亢进症、高血压、动脉硬化、心绞痛等患者禁用。

【注意】 短期反复使用可致快速耐受现象，作用减弱，停药数小时可恢复。

【药物相互作用】 ①麻黄碱与巴比妥类、苯海拉明、氨茶碱合用，通过后者的中枢抑制、抗过敏、抗胆碱、解除支气管痉挛及减少腺体分泌作用。②禁与帕吉林等单胺氧化酶抑制剂合用，以免引起血压过高。

【制剂】 片剂：每片 15mg；25mg；30mg。注射液：每支 30mg(1ml)；50mg(1ml)。滴鼻剂：0.5%（小儿）；1%（成人）；2 %（检查、手术或止血时用）。

麻黄碱苯海拉明片：每片含麻黄碱 25mg，苯海拉明 25mg。

复方茶碱麻黄碱片：每片含茶碱 25mg，咖啡因 15mg，可可碱 25mg，盐酸麻黄碱 10mg，颠茄浸膏粉 2mg。

异丙肾上腺素〔药典(二)；基；医保(甲)〕 Isoprenaline

$$\text{(3,4-二羟基苯基)}-\underset{\text{HO}}{\text{CH}}-\text{CH}_2-\text{NH}-\text{CH(CH}_3)_2$$

【其他名称】 盐酸异丙肾上腺素，喘息定，治喘灵，Isoproterenol，Isuprel，Aludrine。

【ATC 编码】 R03AB02

【性状】 常用其盐酸盐，为白色或类白色结晶性粉末；无臭，味微苦，遇光和空气渐变色，在碱性溶液中更易变色。在水中易溶，在乙醇中略溶，在三氯甲烷或乙醚中不溶。熔点 165～170℃。

【药理学】 为非选择性肾上腺素 β 受体激动剂，对 β_1 和 β_2 受体均有强大的激动作用，对 α 受体几乎无作用。主要作用如下：①作用于心脏 β_1 受体，使心收缩力增强，心率加快，传导加速，心排血量和心肌耗氧量增加。②作用于血管平滑肌 β_2 受体，使骨骼肌血管明显舒张，肾、肠系膜血管及冠状动脉亦不同程度舒张，血管总外周阻力降低。其心血管作用导致收缩压升高，舒张压降低，脉压变大。③作用于支气管平滑肌 β_2 受体，使支气管平滑肌松弛。④促进糖原和脂肪分解，增加组织耗氧量。

本品口服无效。临床多采用气雾吸入给药，亦可舌下含服，在 2～5 分钟内经舌下静脉丛吸收而迅速奏效。其生物利用度约为 80%～100%。有效血药浓度为 0.5～2.5mg/ml，V_d 为 0.7L/kg。在肝脏与硫酸结合，在其他组织被儿茶酚氧位甲基转移酶甲基化代谢灭活。静脉给药后，尿中排泄原形药物和甲基化代谢产物各占 50%。气雾吸入后，尿中排泄物全部为甲基化代谢产物。

【适应证】 ①支气管哮喘：适用于控制哮喘急性发作，

常气雾吸入给药，作用快而强，但持续时间短。②心搏骤停：治疗各种原因如溺水、电击、手术意外和药物中毒等引起的心搏骤停。必要时可与肾上腺素和去甲肾上腺素配伍使用。③房室传导阻滞。④抗休克：心源性休克和感染性休克。对中心静脉压高、心排血量低者，应在补足血容量的基础上再用本品。

【用法和用量】（1）支气管哮喘：①舌下含服，成人常用量，一次 10～15mg，一日 3 次；极量，一次 20mg，一日 60mg。②气雾剂吸入，常用量，一次 0.1～0.4mg；极量，一次 0.4mg，一日 2.4mg。重复使用的间隔时间不应少于 2 小时。

（2）心搏骤停：心腔内注射 0.5～1mg。

（3）房室传导阻滞：①Ⅱ度者采用舌下含片，每次 10mg，每 4 小时 1 次；②Ⅲ度者如心率低于 40 次/分时，可用 0.5～1mg 溶于 5% 葡萄糖溶液 200～300ml 缓慢静脉滴注。

（4）抗休克：以 0.5～1mg 加于 5% 葡萄糖溶液 200ml 中，静脉滴注，滴速 0.5～2μg/min，根据心率调整滴速，使收缩压维持在 12kPa（90mmHg），脉压在 2.7kPa（20mmHg）以上，心率 120 次/min 以下。

【不良反应】①常见心悸、头痛、头晕、喉干、恶心、软弱无力及出汗等不良反应。②在已有明显缺氧的哮喘患者，用量过大，易致心肌耗氧量增加，易致心律失常，甚至可致室性心动过速及心室颤动。成人心率超过 120 次/min，小儿心率超过 140～160 次/分时，应慎用。

【禁忌证】冠心病、心绞痛、心肌梗死、嗜铬细胞瘤及甲状腺功能亢进患者禁用。

【注意】①舌下含服时，宜将药片嚼碎；含于舌下，否则达不到速效。②过多、反复应用气雾剂可产生耐受性，此时，不仅 β 受体激动剂之间有交叉耐受性，而且对内源性肾上腺素能递质也产生耐受性，使支气管痉挛加重，疗效降低，甚至增加死亡率。故应限制吸入次数和吸入量。

【药物相互作用】①与其他拟肾上腺素药有相加作用，但不良反应也增多。②与普萘洛尔合用时，可拮抗本品的作用。③三环类抗抑郁药可能增强其作用。④三环类抗抑郁药丙米嗪、丙卡巴肼合用可增加本品的不良反应。⑤与洋地黄类药物合用，可加剧心动过速。⑥钾盐引起血钾增高，增强本品对心肌的兴奋作用，易致心律失常，禁止合用。⑦与茶碱合用可降低茶碱的血药浓度。

【制剂】片剂：每片 10mg。纸片：每片 5mg。

气雾剂：浓度为 0.25%，每瓶可喷吸 200 次左右，每揿约 0.175mg。注射液：每支 1mg（2ml）。

复方盐酸异丙肾上腺素气雾剂（愈喘气雾剂）：每瓶含盐酸异丙肾上腺素 56mg 和愈创甘油醚 70mg，按盐酸异丙肾上腺素计算，每次喷雾吸入 0.1～0.4mg，每次极量 0.4mg，每日 2.4mg。

【贮法】遮光、密闭保存。

沙丁胺醇〔药典（二）；基；医保（甲、乙）〕 Salbutamol

HOH$_2$C–C$_6$H$_3$(HO)–CH(OH)–CH$_2$–NH–C(CH$_3$)$_3$

【其他名称】硫酸沙丁胺醇，舒喘灵，索布氨，阿布叔醇，羟甲叔丁肾上腺素，柳丁氨醇，嗽必妥，万托林，爱纳灵，Albuterol，Ventolin，Proventil，Sulphate，Saltanol，Etinoline。

【ATC 编码】R03AC02

【性状】常用其硫酸盐。为白色或类白色的粉末；无臭，味微苦。在水中易溶，在乙醇中极微溶解，在乙醚或三氯甲烷中几乎不溶。

【药理学】为选择性 β_2 受体激动剂，能选择性激动支气管平滑肌的 β_2 受体，有较强的支气管扩张作用。于哮喘患者，其支气管扩张作用比异丙肾上腺素强约 10 倍。激活腺苷酸环化酶，增加细胞内环磷腺苷的合成以及抑制肥大细胞等致敏细胞释放过敏反应介质亦与其支气管平滑肌解痉作用有关。对心脏的 β_1 受体的激动作用较弱，故其增加心率作用仅及异丙肾上腺素的 1/10。

因不易被消化道的硫酸酯酶和组织中的儿茶酚氧位甲基转移酶破坏，故本品口服有效，作用持续时间较长。口服生物利用度为 30%，服后 15～30 分钟生效，2～4 小时作用达高峰，持续 6 小时以上。气雾吸入的生物利用度为 10%，吸入后 1～5 分钟生效，1 小时作用达高峰，可持续 4～6 小时，维持时间亦为同等剂量异丙肾上腺素的 3 倍。V_d 为 1L/kg。大部在肠壁和肝脏代谢，进入循环的原形药物少于 20%。主要经肾排泄。

【适应证】用于缓解哮喘或慢性阻塞性肺病患者的支气管痉挛，及预防运动诱发的哮喘，或其他过敏原诱发的支气管痉挛。制止发作多用气雾吸入，预防发作则可口服。

【用法和用量】（1）成人：①口服：每次 2～4mg，一日 3 次。②气雾吸入：每次 0.1～0.2mg（即喷吸 1～2 次），必要时每 4 小时重复 1 次，但 24 小时内不宜超过 8 次，粉雾吸入，成人每次吸入 0.4mg，一日 3～4 次。③静脉注射：一次 0.4mg，用 5% 葡萄糖注射液 20ml 或氯化钠注射液 2ml 稀释后缓慢注射。④静脉滴注：1 次 0.4mg，用 5% 葡萄糖注射液 100ml 稀释后滴注。肌内注射：一次 0.4mg，必要时 4 小时可重复注射。

（2）儿童：《中国国家处方集·化学药品与生物制品卷·儿童版》推荐：①口服：1 个月～2 岁，一次 0.1mg/kg，一日 3～4 次，一次最大剂量不超过 2mg；2～6 岁，一次 1～2mg，一日 3～4 次；6～12 岁，一次 2mg，一日 3～4 次；12～18 岁，一次 2～4mg，一日 3～4 次。②吸入：气雾剂，儿童缓解症状或运动及接触过敏原之前 10～15 分钟给药，一次0.1～0.2mg；在急性发作时第一小时内可每 20 分钟给药 1 次，共连续 3 次，此后按需每 2～4 小时给药。溶液，主要用来缓解急性发作症状。12 岁以下儿童的最小起始剂量为一次 2.5mg，用氯化钠注射液 1.5～2ml 稀释后，由驱动式喷雾器吸入；在急性发作时第一小时内可每 20 分钟给药 1 次，共连续 3 次。此后按需每 2～4 小时给药。

【不良反应】偶见恶心、头痛、头晕、心悸、手指震颤等不良反应。剂量过大时，可见心动过速和血压波动。一般减量即恢复，严重时应停药。罕见肌肉痉挛，过敏反应。

【禁忌证】对本品及其他肾上腺素受体激动剂过敏者禁用。

【注意】①心血管功能不全、高血压、糖尿病、甲状腺功能亢进患者及妊娠期妇女慎用。②对氟利昂过敏者禁用本品气雾剂。③长期用药亦可形成耐受性，不仅疗效降低，且可能使哮喘加重。④本品缓释片不能咀嚼，应整片吞服。

【药物相互作用】①与其他肾上腺素受体激动剂或茶碱类药物合用，其支气管扩张作用增强，但不良反应也可能加重。②β受体拮抗剂如普萘洛尔能拮抗本品的支气管扩张作用，故不宜合用。③单胺氧化酶抑制剂、三环抗抑郁药、抗组胺药、左甲状腺素等可增加本品的不良反应。④与甲基多巴合用时可致严重急性低血压反应。⑤与洋地黄类药物合用，可增加洋地黄诱发心动过速的危险性。⑥在产科手术中与氟烷合用，可加重宫缩无力，引起大出血。

【制剂】片（胶囊）剂：每片（粒）0.5mg；2mg。缓释片（胶囊）剂：每粒4mg；8mg。气雾剂：溶液型，药液浓度0.2%（g/g），每瓶28mg，每揿0.14mg；混悬型，药液浓度0.2%（g/g），每瓶20mg（200揿），每揿0.1mg（240揿）。粉雾剂胶囊：每粒0.2mg；0.4mg，用粉雾吸入器吸入。注射液：每支0.4mg（2ml）。糖浆剂：4mg（1ml）。

特布他林〔药典（二）；医保（甲、乙）〕 Terbutaline

（结构式：HO、HO 取代苯环 —CHCH$_2$NHC(CH$_3$)$_3$，OH）

【其他名称】硫酸特布他林，间羟叔丁肾上腺素，间羟舒喘灵，间羟舒喘宁，间羟嗽必妥，叔丁喘宁，比艾，博利康尼，喘康速，Brincanyl，Brethine，Bristurin。

【ATC编码】R03AC03

【性状】常用其硫酸盐，为白色或类白色结晶性粉末；无臭，或微有醋酸味；遇光后渐变色。熔点255℃。易溶于水，在甲醇或已醇中微溶，在乙醚、丙酮或三氯甲烷中几乎不溶。

【药理学】为选择性β_2受体激动剂，其支气管扩张作用与沙丁胺醇相近。于哮喘患者，本品2.5mg的平喘作用与25mg麻黄碱相当。动物或人的离体实验证明，其对心脏β_1受体的作用极小，其对心脏的兴奋作用比沙丁胺醇小7～10倍，仅及异丙肾上腺素的1/100。但临床应用时，特别是大量或注射给药仍有明显心血管系统不良反应，这除与它直接激动心脏β_1受体有关外，尚与其激动血管平滑肌β_2受体，舒张血管，血流量增加，通过压力感受器反射地兴奋心脏有关。

口服生物利用度为15%±6%，约30分钟出现平喘作用，有效血浆浓度为3μg/ml，血浆蛋白结合率为25%。因不易被儿茶酚氧位甲基转移酶、单胺氧化酶或硫酸酯酶代谢，故作用持久。2～4小时作用达高峰，可持续4～7小时。V_d为（1.4±0.4）L/kg。皮下注射或气雾吸入后5～15分钟生效，0.5～1小时作用达高峰，作用维持1.5～4小时。

【适应证】①用于支气管哮喘、哮喘型支气管炎和慢性阻塞性肺部疾患时的支气管痉挛。②连续静脉滴注本品可激动子宫平滑肌β_2受体，抑制自发性子宫收缩和催产素引起的子宫收缩，预防早产。同样原理亦可用于胎儿窒息。

【用法和用量】（1）成人：①口服：每次2.5～5mg，一日3次，一日中总量不超过15mg。②静脉注射：一次0.25mg，如15～30分钟无明显临床改善，可重复注射一次，但4小时中总量不能超过0.5mg。③气雾吸入：每次0.25～0.5mg，一日3～4次。

（2）儿童：《中国国家处方集·化学药品与生物制品卷·儿童版》推荐：①口服：儿童按体重一次0.065mg/kg（一次总量不应超过1.25mg），一日3次。②吸入：气雾剂，一次0.25～0.5mg（1～2揿），一日3～4次，24小时内的总量不应超过6mg（24喷）；雾化液，20kg以上儿童，一次5ml，一日3次。20kg以下的儿童，一次2.5mg，一日3次，不应超过4次；粉雾剂，一次0.25～0.5mg，每4～6小时一次，严重者可增至一次1mg，一日最大量不超过4mg，需要多次吸入时，每吸间隔时间2～3分钟。

【不良反应】少数病例可见手指震颤、头痛、头晕、失眠、心悸及胃肠障碍，偶见血糖及血乳酸升高。口服5mg时，手指震颤发生率可达20%～33%。故应以吸入给药为主，只在重症哮喘发作时才考虑静脉应用。

【禁忌证】禁用于：①对本品及其他肾上腺素受体激动剂过敏者。②严重心功能损害者。

【注意】高血压病、冠心病、糖尿病、甲状腺功能亢进、癫痫患者及妊娠期妇女慎用。

【药物相互作用】①与其他肾上腺素受体激动药合用可使疗效增加，但不良反应也增多。②β受体拮抗药如普萘洛尔、醋丁洛尔、阿替洛尔、美托洛尔等可拮抗本品的作用，使疗效降低，并可致严重的支气管痉挛。③与茶碱类药合用，可增加松弛支气管平滑肌作用，但心悸等不良反应也增加。④单胺氧化酶抑制药、三环抗抑郁药、抗组胺药、左甲状腺素等可增加本品的不良反应。

【制剂】片剂：每片1.25mg；2.5mg；5mg。胶囊剂：每粒1.25mg；2.5mg。注射剂：每支0.25mg（1ml）。气雾剂：每瓶50mg（200喷）；100mg（400喷）（每喷0.25mg）。粉雾剂：每吸0.5mg。

氯丙那林〔药典（二）；医保（乙）〕 Clorprenaline

（结构式：邻位Cl取代苯环 —CHCH$_2$NHCH(CH$_3$)$_2$，OH）

【其他名称】盐酸氯丙那林，氯喘通，氯喘，喘通，邻氯喘息定，邻氯异丙肾上腺素，Asthone。

【性状】常用其盐酸盐，为白色或类白色结晶性粉末；无臭，味苦。在水或乙醇中易溶，在三氯甲烷中溶解，在丙酮中微溶，在乙醚中不溶。熔点165～169℃。

【药理学】为选择性β_2受体激动剂，但其对β_2受体的选择性低于沙丁胺醇。有明显的支气管扩张作用，对心脏的兴奋作用较弱，仅为异丙肾上腺素的1/3。口服后15～30分钟生效，约1小时达最大效应，作用持续4～6小时。气雾吸入5分钟左右即可见哮喘症状缓解。

【适应证】用于支气管哮喘、哮喘型支气管炎、慢性支气管炎合并肺气肿,可止喘并改善肺功能。

【用法和用量】口服,每次5~10mg,一日3次。预防夜间发作可于睡前服5~10mg。气雾吸入,每次6~10mg。

【不良反应】用药初1~3日,个别患者可见心悸、手指震颤、头痛及胃肠道反应。继续服药,多能自行消失。

【禁忌证】对本品过敏者禁用。

【注意】心律失常、高血压、肾功能不全、甲状腺功能亢进及老年患者慎用。

【药物相互作用】①与茶碱类及抗胆碱能支气管扩张药合用,其支气管扩张作用增强,副作用也增强。②与其他肾上腺素 β_2受体激动剂有相加作用,但不良反应(如手指震颤等)也增多。③β受体拮抗剂如普萘洛尔可拮抗本品的作用。④三环类抗抑郁药可能增强其作用。

【制剂】片剂:每片5mg;10mg。气雾剂:2%溶液。

复方氯丙那林溴己新片(胶囊剂):每片(粒)含盐酸氯丙那林5mg、盐酸溴己新10mg、盐酸去氯羟嗪25mg。用于祛痰、平喘、抗过敏,每次1片,一日3次。

海索那林 Hexoprenaline

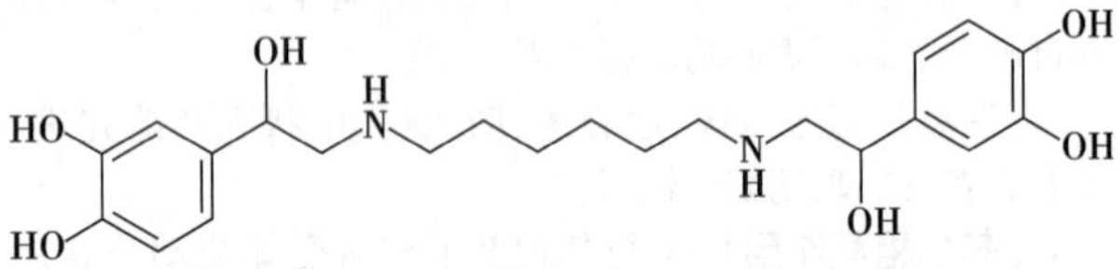

【其他名称】六甲双喘定,息喘酚,哮平灵,己双肾上腺素,Bronalin,Delaprem,Etoscol,Leanol。

【ATC 编码】R03AC06,R03CC05

选择性 β_2受体激动剂,平喘作用似异丙肾上腺素且持久。其心脏兴奋作用仅及异丙肾上腺素的1/10。用于支气管哮喘,尤适用于伴有高血压者。口服,每次0.5~1mg,一日3次或4次。少数人有心悸、震颤、头痛、恶心、食欲缺乏等不良反应。片剂:每片0.5mg。

福莫特罗[医保(乙)] Formoterol

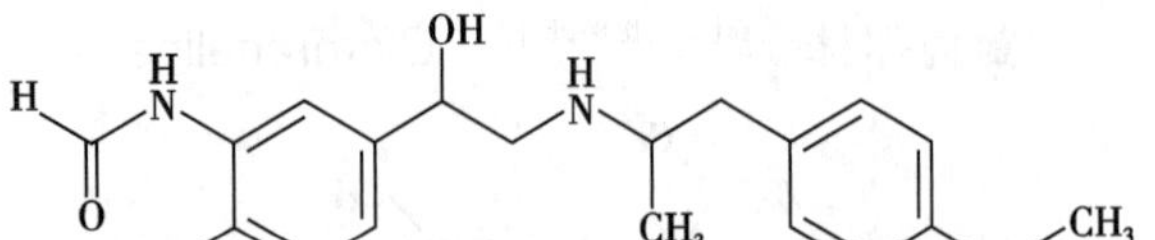

【其他名称】安咳通,安通克,奥克斯都保,Atock,Oxis Turbuhaler。

【ATC 编码】R03AC13

【性状】本品为富马酸盐。白色或黄白色结晶状粉末;无臭或微带特异臭。在冰醋酸、二甲基二酰胺中易溶,在甲醇中微溶,在水、丙酮、三氯甲烷或乙醚中几乎不溶。熔点137~142℃。

【药理学】为长效选择性 β_2受体激动剂,对支气管的松弛作用较沙丁胺醇强且较持久,能使第1秒用力呼气量(FEV_1)、用力肺活量(FVC)和呼气峰流速(PER)增加。其作用机制除激动肾上腺素能 β_2受体作用外,尚具有明显的抗炎作用,可明显抑制抗原诱发的嗜酸性粒细胞聚集与浸润、血管通透性增高以及速发性与迟发性哮喘反应,亦能抑制血小板激活因子(PAF)诱发的嗜酸性粒细胞聚集。还能抑制由过敏或非过敏因子介导的人嗜碱性粒细胞与肺肥大细胞释放组胺。对吸入组胺引起的微血管渗漏与肺水肿也有明显保护作用。

本品口服吸收迅速,0.5~1小时血药浓度达峰值。口服80μg,4小时后支气管扩张作用最强。吸入后约2分钟起效,2小时达高峰,单剂量吸入后作用持续12小时左右。本品与血浆蛋白结合率为50%。通过葡萄糖醛酸化和氧位去甲基代谢后,部分经尿排泄,部分经胆汁排泄,提示有肝肠循环。

【适应证】用于哮喘与慢性阻塞性肺病的维持治疗与预防发作,因其为长效制剂,特别适用于哮喘夜间发作患者,疗效尤佳。能有效地预防运动性哮喘的发作。

【用法和用量】成人:口服,每次40~80μg,一日2次;气雾吸入:每次4.5~9μg,每日2次。

多用于6岁以上儿童:吸入,常用量为一次4.5~9μg,一日1~2次,早晨和晚间用药;或一次9~18μg,一日1~2次,一日最高剂量36μg。哮喘夜间发作,可于晚间给药1次。

【不良反应】偶见心动过速、室性期前收缩、面部潮红、胸部压迫感、头痛、头晕、发热、嗜睡、盗汗、震颤、腹痛、皮疹等。

【注意】①高血压、甲状腺功能亢进症、心脏病及糖尿病患者慎用。妊娠及哺乳期妇女慎用。②与肾上腺素及异丙肾上腺素等儿茶酚胺类合用时可诱发心律失常,甚至心搏骤停,应避免合用。

【药物相互作用】①本品与肾上腺素、异丙肾上腺素合用时,易致心律不齐,甚至引起心搏骤停。②本品与茶碱、氨茶碱、肾上腺皮质激素、利尿药(呋塞米、螺内酯等)合用,可能因低血钾引起心律不齐。③与洋地黄类药物合用,可增加洋地黄诱发心律失常的危险性。④与单胺氧化酶抑制药合用,可增加室性心律失常发生率,并可加重高血压。⑤本品可增强泮库溴胺、维库溴胺神经肌肉阻滞作用。

【制剂】片剂:每片20μg;40μg。干糖浆:20μg(0.5g)。气雾剂:每瓶60喷(每喷含本品9μg)。干粉吸入剂:每瓶60吸(每吸含本品4.5μg);每瓶60吸(每吸含本品9μg)。

布地奈德福莫特罗粉吸入剂:每喷含布地奈德80μg,福莫特罗4.5μg(60喷);每喷含布地奈德160μg,福莫特罗4.5μg(60喷);每喷含布地奈德160μg,福莫特罗4.5μg(120喷)

克仑特罗[药典(二);医保(乙)] Clenbuterol

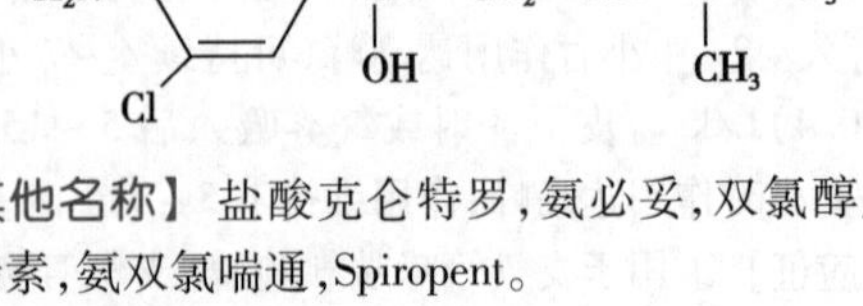

【其他名称】盐酸克仑特罗,氨必妥,双氯醇胺,氨哮素,克喘素,氨双氯喘通,Spiropent。

【ATC 编码】R03CC13

【性状】常用其盐酸盐，为白色或类白色的结晶性粉末；无臭，味略苦。在水或乙醇中溶解，在三氯甲烷或丙酮中微溶，在乙醚中不溶。熔点172～176℃。

【药理学】为强效选择性β_2受体激动剂，其松弛支气管平滑肌作用强而持久，而对心血管系统影响较少。其支气管扩张作用约为沙丁胺醇的100倍，故用药量极小。哮喘患者每次口服本品30μg，即可明显增加第1秒用力呼气量(FEV_1)和最大呼气流速(FEF)，降低气道阻力，其平喘疗效与间羟叔丁肾上腺素(每次5mg，一日3次)相近，即较后者强165倍。本品尚能增强纤毛运动和促进痰液排出，这也有助于提高平喘疗效。

本品口服后10～20分钟起效，2～3小时达最高血浆浓度，作用维持5小时以上。气雾吸入后5～10分钟起效，作用维持2～4小时。直肠给药后10～30分钟起效，作用持续8～24小时。

【适应证】用于防治支气管哮喘以及哮喘型慢性支气管炎、肺气肿等呼吸系统疾病所致的支气管痉挛。

【用法和用量】口服，每次20～40μg，一日3次。舌下含服，每次60～120μg，先舌下含服，待哮喘缓解后，将所余部分用温开水送下。气雾吸入，每次10～20μg，一日3～4次。直肠给药，每次60μg，一日2次，也可于睡前给药一次。

【不良反应】少数患者可见轻度心悸、手指震颤、头晕等不良反应，一般于用药过程中自行消失。

【禁忌证】对本品过敏者禁用。

【注意】心律失常、高血压、嗜铬细胞瘤和甲状腺功能亢进症患者慎用。

【药物相互作用】与单胺氧化酶抑制药合用，可使心动过速或轻度躁狂等的发生率增加。

【制剂】片剂：每片含本品20μg；40μg。膜剂：每片含本品60μg；120μg(其中1/3为速效膜，2/3为缓释长效膜。前者舌下含服，后者吞服)。气雾剂：每瓶含本品2mg。栓剂：每粒含本品60μg。

喘立平气雾剂：每瓶含本品1.5mg及洋金花总碱5mg。每日吸入3～4次。

喘立平栓剂：每个含本品40μg和洋金花总碱0.4mg。每次1粒塞入肛门，一日1～2次。起效较慢，但疗效维持时间长。

舒喘平胶囊：由克仑特罗、二羟丙茶碱、山莨菪碱、盐酸去氯羟嗪和溴己新组成的平喘、祛痰复方制剂。发作时，口服，每次1～2粒，1日3次；症状缓解后，改为一日1次。青光眼、心动过速、高血压病、甲状腺功能亢进、前列腺肥大患者须在医生指导下使用。

丙卡特罗〔药典(二)；医保(乙)〕 Procaterol

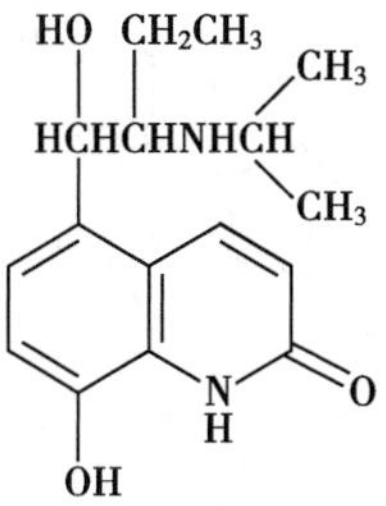

【其他名称】盐酸丙卡特罗，普鲁卡地鲁，川迪，曼普特，美喘清，美普清，Meptin。

【ATC编码】R03CC08

【性状】常用其盐酸盐，为白色或类白色结晶性粉末，无臭，味涩。在水和甲醇中溶解，在乙醇中微溶，在三氯甲烷、乙醚或丙酮中几乎不溶，在甲酸中溶解。熔点193～198℃。

【药理学】为选择性β_2受体激动剂，对支气管的β_2受体具有较高选择性，其支气管扩张作用强而持久。尚具有较强抗过敏作用，不仅可抑制速发型的气道阻力增加，而且可抑制迟发型的气道反应性增高。尚可促进呼吸道纤毛运动。

口服本品100μg后，代谢衰减模式呈二相型，第一相(分布相)的$t_{1/2}$为3.0小时，第二相(消除相)的$t_{1/2}$为8.4小时。

【适应证】用于防治支气管哮喘、喘息性支气管炎和慢性阻塞性肺部疾病所致的喘息症状。

【用法和用量】口服，成人，每晚睡前1次服50μg，或每次25～50μg，早晚(睡前)各服1次；6岁以上儿童，睡前服1次，一次25μg，6岁以下儿童，可依据年龄、症状和体重用量酌情递减。

【不良反应】偶见心悸、心律失常、面部潮红、失眠、头痛、眩晕、耳鸣、肌肉颤动、恶心或胃不适、口渴、鼻塞、疲倦和皮疹。

【注意】①甲状腺功能亢进症、高血压病、心脏病和糖尿病患者慎用。②由于本品对妊娠期妇女和婴幼儿的安全性尚未确定，故亦应慎用。③本品有抗过敏作用，故评估其他药皮试反应时，应考虑本品对皮试的影响。

【药物相互作用】①与其他肾上腺素受体激动剂及茶碱类合用，可引起心律失常，甚至心搏骤停。②与茶碱类及抗胆碱能支气管扩张药合用，其支气管扩张作用增强，但可能产生降低血钾作用，并因此影响心率。

【制剂】片剂(胶囊剂)：每片(粒)含本品25μg；50μg。口服液：0.15mg(30ml)。气雾剂：2mg，每揿含10μg。

【贮法】遮光密闭保存。

沙美特罗〔医保(乙)〕 Salmeterol

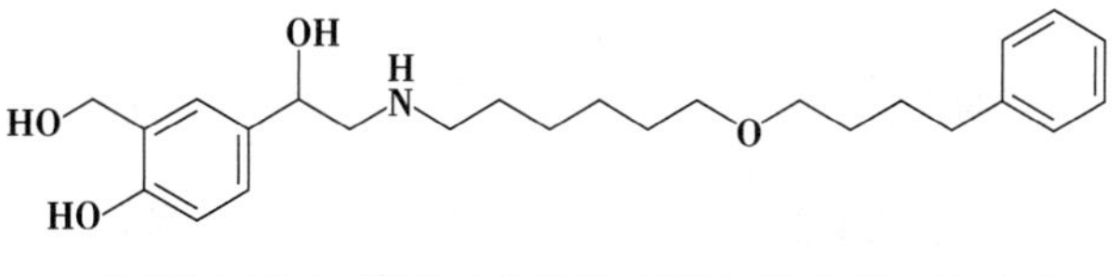

【其他名称】祺泰，司多米，平特，施立稳，Qitai，Serevent。

【药理学】为选择性长效β_2受体激动剂。吸入本品25μg，其支气管扩张作用与吸入200μg沙丁胺醇相当。尚有抑制肺肥大细胞释放组胺、白三烯、前列腺素等过敏反应介质作用，可抑制吸入抗原诱发的早期和迟发相反应，降低气道高反应性。

单次吸入本品50μg或400μg后，5～15分钟达血药峰浓度。用药后10～20分钟出现支气管扩张作用，持续12小时。

【适应证】用于哮喘(包括夜间哮喘和运动性哮喘)、喘息性支气管炎和可逆性气道阻塞。

【用法和用量】粉雾吸入:成人,每次50μg,一日2次;儿童,每次25μg,一日2次。气雾吸入:剂量用法同上。

【不良反应】偶见恶心、呕吐、震颤、心悸、头痛及口咽部刺激症状。

【禁忌证】本品禁用于:①对本药过敏者。②主动脉瓣狭窄患者。③心动过速者。④严重甲状腺功能亢进者。⑤重症及有重症倾向的哮喘患者。

【注意】①吸入本品有时可产生异常的支气管痉挛,加重哮喘,此时应立即停用,并使用有效的短效 β_2 受体激动剂。②不宜同时使用非选择性β受体拮抗剂、单胺氧化酶抑制剂及三环类抗抑郁药。③本品不适用于急性哮喘发作患者,此时应先用短效 β_2 受体激动剂。

【制剂】粉雾剂胶囊剂:每粒含本品50μg。气雾剂:每喷含本品25μg(60喷、120喷、200喷)。

舒利迭干粉吸入剂(SERETIDE):每喷含沙美特罗50μg,丙酸氟替卡松100μg(60喷);沙美特罗50μg,丙酸氟替卡松250μg(60喷);沙美特罗50μg,丙酸氟替卡松500μg(60喷)。

班布特罗〔医保(甲、乙)〕 Bambuterol

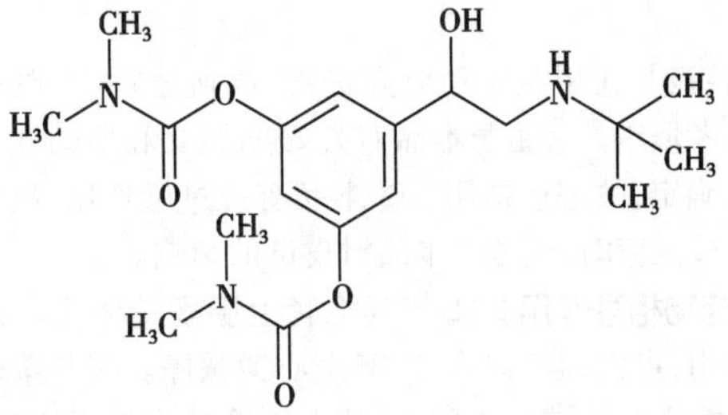

【其他名称】邦尼,邦备,贝合健,Bambec,Bambuterol。

【ATC编码】R03CC12

【药理学】为选择性长效 β_2 受体激动剂。本品为特布他林的前体药物,吸收后在体内经肝脏代谢成为有活性的特布他林。亲脂性强,与肺组织有很高的亲和力,产生扩张支气管、抑制内源性过敏反应介质释放、减轻水肿及腺体分泌,从而降低气道高反应性,改善肺及支气管通气功能。

【适应证】用于支气管哮喘、慢性喘息性支气管炎、阻塞性肺气肿及其他伴有支气管痉挛的肺部疾病。

【用法和用量】每晚睡前口服1次,成人一次10mg。

儿童:《中国国家处方集·化学药品与生物制品卷·儿童版》推荐:2~5岁,一次5mg;6~12岁,一次10mg。

【不良反应】可致震颤、头痛、强直性肌肉痉挛及心悸。

【禁忌证】禁用于:①对本品、特布他林及β肾上腺素受体激动剂药过敏者;②特发性肥厚性主动脉瓣下狭窄患者;③快速型心律失常患者;④肝硬化或肝功能不全患者。

【注意】①高血压、缺血性心脏病、快速型心律失常、严重心力衰竭、甲状腺功能亢进等患者慎用。②肝功能不全患者不宜应用。

【制剂】片剂(胶囊剂):每片(粒)10mg;20mg。口服液:每支10mg(10ml)。

妥洛特罗 Tulobuterol

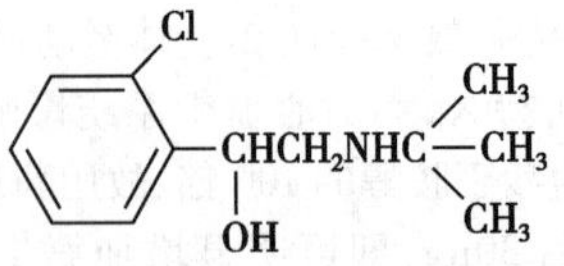

【其他名称】喘舒,妥布特罗,丁氯喘,叔丁氯喘通,氯丁喘安,Chlobamol,Lobuterol。

【ATC编码】R03CC11

【性状】常用其盐酸盐,为白色或类白色的结晶性粉末,无臭,味苦。熔点161~163℃。溶于水、乙醇,微溶于丙酮,不溶于乙醚。

【药理学】为选择性 β_2 受体激动剂,对支气管平滑肌具有较强而持久的扩张作用,对心脏的兴奋作用较弱。离体动物实验证明,本品松弛气管平滑肌作用是氯丙那林的2~10倍,而对心脏的兴奋作用是异丙肾上腺素的1/1000,作用维持时间较异丙肾上腺素长10倍。临床试验表明,本品除有明显的平喘作用外,还有一定的止咳、祛痰作用,而对心脏的兴奋作用极微。一般口服后5~10分钟起效,作用可维持4~6小时。

【适应证】用于防治支气管哮喘、哮喘型支气管炎等。

【用法和用量】口服,每次0.5~2mg,一日3次。贴片,以妥洛特罗计算成人为2mg,儿童0.5~3岁为0.5mg,3~9岁为1mg,9岁以上为2mg,贴于胸部、背部或上臂部均可。

【不良反应】偶有心悸、手指震颤、心动过速、头晕、恶心、胃部不适,一般停药后即消失。偶见过敏反应。

【注意】冠心病、心功能不全、肝肾功能不全、高血压病、甲状腺功能亢进症、糖尿病患者慎用。

【药物相互作用】①与肾上腺素、异丙肾上腺素合用易致心律失常。②与单胺氧化酶抑制药合用可出现心动过速、躁狂等不良反应。

【制剂】片剂:每片0.5mg;1mg。贴片:每贴1mg。

复方妥洛特罗片(复方叔丁氯喘通片):每片含盐酸妥洛特罗1.5mg、盐酸溴己新15mg、盐酸异丙嗪6mg。每次1片,一日2或3次。

小儿复方盐酸妥洛特罗片:每片含盐酸妥洛特罗0.5mg、盐酸溴己新5mg、盐酸异丙嗪3mg。

茚达特罗〔医保(乙)〕 Indacaterol

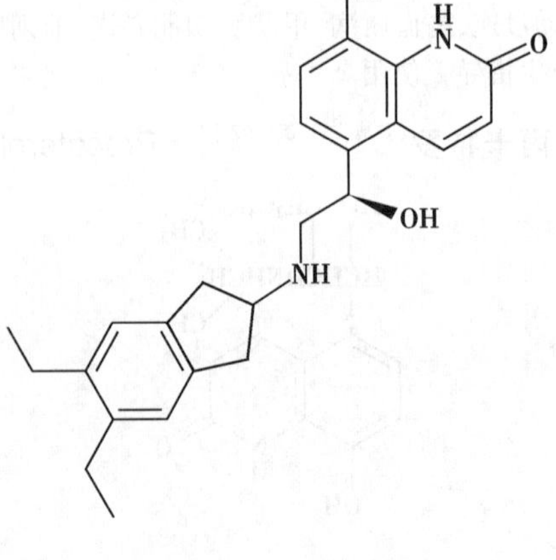

【其他名称】昂润，Utibron，Arcapta Neohaler。

【药理学】本品为选择性长效 β_2受体激动剂。通过激动支气管平滑肌细胞内腺苷环化酶，升高细胞内环磷酸腺苷(cAMP)水平，发挥支气管扩张作用。体外研究显示其对 β_2受体的激动作用高于 β_1受体 24 倍，高于 β_3受体 20 倍，但尚不明确这些发现的临床意义。单剂或多剂吸入给药后，达到血清峰浓度的中位时间大约为 15 分钟。

【适应证】本品为支气管扩张剂，适用于成人慢性阻塞性肺疾病(COPD)患者的维持治疗。

【用法和用量】每次使用药粉吸入器吸入 1 粒 150μg 胶囊的内容物，每日 1 次。应在每日相同时间，使用本品。如果漏用 1 次药物，下次仍应在次日相同时间用药。

【不良反应】常见的不良反应包括：鼻咽炎、上呼吸道感染、咳嗽、头痛以及肌肉痉挛。大多数不良反应为轻度或中度，不良反应发生率随治疗继续而降低。

【注意】尚未明确本品在哮喘患者中的安全性和有效性，因此不适用于哮喘的治疗。

【药物相互作用】①不宜与其他长效 β_2肾上腺素受体激动剂或含有长效 β_2肾上腺素受体激动剂的药品合用。②与β_2肾上腺素受体激动剂与甲基黄嘌呤衍生物、类固醇或非留钾利尿剂合用，可能会增强潜在的低血钾效应。③不宜与 β 肾上腺素受体抑制剂(包括滴眼剂)合用。④不宜与单胺氧化酶抑制剂、三环类抗抑郁药和延长 Q-T 间期的药物合用，这些药物可能增强本品对心血管系统的效应。⑤CYP3A4 和 P-糖蛋白(P-gp)可抑制本品清除。

【制剂】胶囊剂：每粒 50μg。

甲氧那明[医保(乙)]　Methoxyphenamine

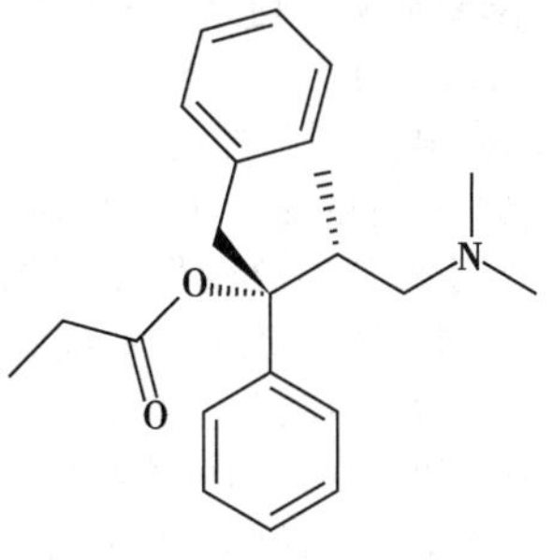

【其他名称】喘咳宁，甲氧苯丙甲胺，奥索克斯，Methoxiphenadrin，Orthoxine，Oxynarin。

【ATC 编码】R03CB02

为 β 受体激动剂，对 α 受体作用极弱。平喘作用较麻黄碱强，心血管系统不良反应较少。用于支气管哮喘特别是不能耐受麻黄碱者。尚用于咳嗽、过敏性鼻炎和荨麻疹。口服，每次 50～100mg，1 日 3 次。5 岁以上儿童，每次 25～50mg。偶有口干、恶心、失眠、心悸等不良反应。片剂：每片 50mg。复方甲氧那明胶囊：每粒含盐酸甲氧那明 12.5mg，那可丁 7mg，氨茶碱 25mg，马来酸氯苯那敏 2mg。15 岁以上，1 日 3 次，每次 2 粒，饭后口服。8～15 岁，1 日 3 次，每次 1 粒。

39.2　M 胆碱受体拮抗剂

迷走神经在维持呼吸道平滑肌张力上具有重要作用。呼吸道的感受器如牵张感受器、刺激感受器(irritant receptor)的传入和传出神经纤维均通过迷走神经。呼吸道内迷走神经支配的 M 胆碱受体分为三个亚型，即：①主要位于副交感神经节及肺泡壁内的 M_1受体，对平滑肌收缩张力的影响较小；②位于神经节后纤维末梢的 M_2受体，主要通过抑制末梢释放递质乙酰胆碱而起负反馈调节作用；③位于呼吸道平滑肌、气管黏膜下腺体及血管内皮细胞的 M_3受体，兴奋时可直接收缩平滑肌，使呼吸道口径缩小。哮喘患者 M_3受体功能亢进，使气管平滑肌收缩、黏液分泌，血管扩张及炎性细胞聚集，从而导致喘息发作；而 M_2受体功能低下，负反馈失调，胆碱能节后纤维末梢释放乙酰胆碱增加，更加剧呼吸道内平滑肌收缩痉挛。但迄今尚未寻找到理想的选择性 M_3受体拮抗剂。最早应用的非选择性 M 胆碱受体拮抗剂阿托品虽能解痉止喘，但对呼吸道内 M_1、M_2及 M_3受体的拮抗无选择性，对全身其他各组织的 M 胆碱受体亦具有非选择性拮抗作用，可产生广泛而严重的不良反应，使其应用受限。目前所用抗胆碱平喘药均为阿托品的衍生物(如异丙托溴铵等)，对呼吸道 M 胆碱受体具有一定的选择性拮抗作用，但对 M 受体各亚型无明显选择性。

异丙托溴铵[医保(甲、乙)]　Ipratropium Bromide

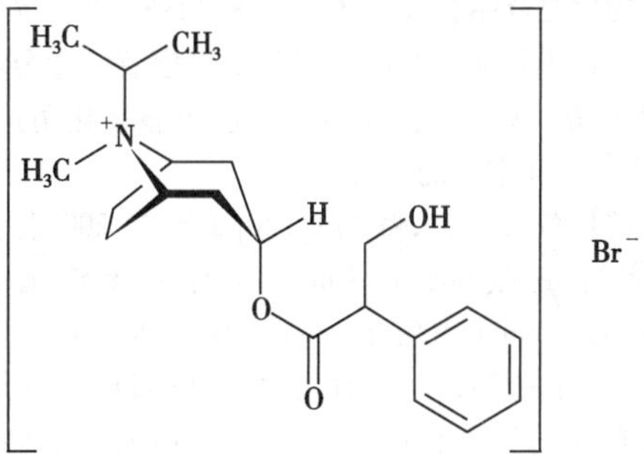

【其他名称】异丙阿托品，溴化异丙托品，爱全乐，爱喘乐，Atrovent。

【ATC 编码】R03BB01

【性状】常用其溴化物，为白色结晶性粉末，味苦。溶于水，略溶于乙醇，不溶于其他有机溶剂。熔点 232～233℃。

【药理学】是对支气管平滑肌 M 受体有较高选择性的强效抗胆碱药，松弛支气管平滑肌作用较强，对呼吸道腺体和心血管系统的作用较弱。其扩张支气管的剂量仅及抑制腺体分泌和加快心率剂量的 1/20～1/10。气雾吸入本品 40μg 或 80μg 对哮喘患者的疗效相当于气雾吸入 2mg 阿托品、70～200μg 异丙肾上腺素或 200μg 沙丁胺醇的疗效。用药后痰量和痰液的黏滞性均无明显改变，但国外报道，本品可促进支气管黏膜的纤毛运动，利于痰液排出。本品为季铵盐，口服不易吸收。气雾吸入后 5 分钟左右起效，约 30～60 分钟作用达峰值，维持 4～6 小时。

【适应证】用于需要多种支气管扩张剂联合应用的病

人，用于治疗气道阻塞性疾病有关的可逆性支气管痉挛。

【用法和用量】 成人：气雾吸入，一次 40～80μg，每日 3～4 次；雾化吸入，一次 100～500μg，用生理盐水稀释到3～4ml，置雾化器中吸入。

儿童：《中国国家处方集·化学药品与生物制品卷·儿童版》推荐：雾化吸入，1 个月～6 岁，一次 20μg，一日 3 次；6～12 岁，一次 20～40μg，一日 3 次；12～18 岁，一次20～40μg，一日 3～4 次；急性发作的患者病情稳定前可重复给药；单剂量小瓶中每 1ml 雾化吸入液可用氯化钠注射液稀释至终体积 2～4ml；剂量应按患者个体需要做适量调节，在治疗过程中患者应该在医疗监护之下。粉剂吸入，12～18 岁，一次 40μg，一日 3～4 次。气雾吸入，6 岁以下，一次 20μg。6 岁以上，一次 20～40μg，一日 3 次。

【不良反应】 常见口干、头痛、鼻黏膜干燥、咳嗽、震颤。偶见心悸、支气管痉挛、眼干、眼调节障碍、尿潴留。极少见过敏反应。

【禁忌证】 禁用于：①对本品及阿托品类药物过敏者；②幽门梗阻者。

【注意】 ①青光眼、前列腺增生患者慎用。②雾化吸入时避免药物进入眼内。③在窄角青光眼患者，本品与 β 受体激动剂合用可增加青光眼急性发作的危险性。④使用与 β 受体激动剂组成的复方制剂时，须同时注意两者的禁忌证。

【药物相互作用】 ①与 β 受体激动药（沙丁胺醇、非诺特罗）、茶碱、色甘酸钠合用可相互增强疗效。②金刚烷胺、吩噻嗪类抗精神病药、三环抗抑郁药、单胺氧化酶抑制药及抗组胺药可增强本品的作用。

【制剂】 气雾剂：每喷 20μg，40μg；每瓶 200 喷（10ml）。吸入溶液剂：每瓶 500μg（2ml）。雾化溶液剂：每瓶 50μg（2ml）；250μg（2ml）；500μg（2ml）；500μg（20ml）。

复方异丙托溴铵气雾剂（可必特，Combivent）：每瓶 14g（10ml），含异丙托溴铵（以无水物计）4mg、硫酸沙丁胺醇 24mg，每揿含异丙托溴铵（以无水物计）20μg、硫酸沙丁胺醇 120μg。每瓶总揿次为 200 喷。

吸入用复方异丙托溴铵溶液：每小瓶（2.5ml）含异丙托溴铵 0.5mg 和硫酸沙丁胺醇 3mg。

噻托溴铵〔基；医保(乙)〕 Tiotropium Bromide

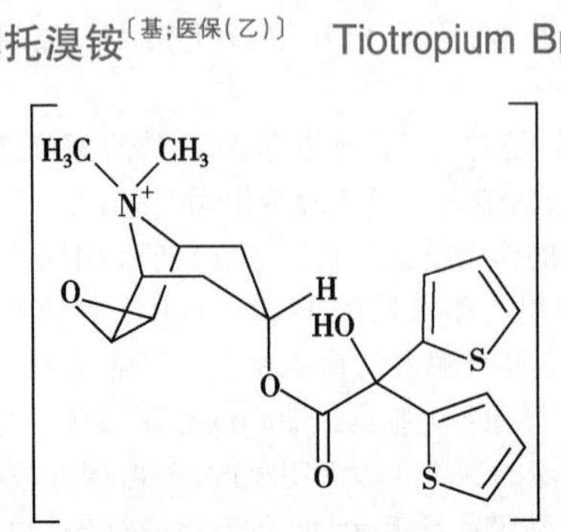

【其他名称】 思力华，Spiriva。

【ATC 编码】 R03BB04

是季胺类抗胆碱药，对 M_1～M_5受体均有相似的亲和力，可与支气管平滑肌上的 M_3受体结合产生支气管扩张作用，作用维持时间较异丙托溴铵长。用于慢性阻塞性肺疾病（COPD，包括慢性支气管炎和肺气肿）及其相关呼吸困难的维持治疗，改善 COPD 患者的生活质量，能够减少 COPD 急性加重。常见不良反应为上呼吸道感染、口干、声音嘶哑，窦炎、咽炎、非特异性胸痛、泌尿道感染、消化不良。少数老年患者可发生青光眼的恶化、便秘及尿潴留。老年患者慎用。

噻托溴铵粉吸入剂（胶囊剂）：每粒 18μg。每次应用药粉吸入器吸入 1 粒胶囊。一日 1 次。

异丙东莨菪碱 Isopropylscopolamine

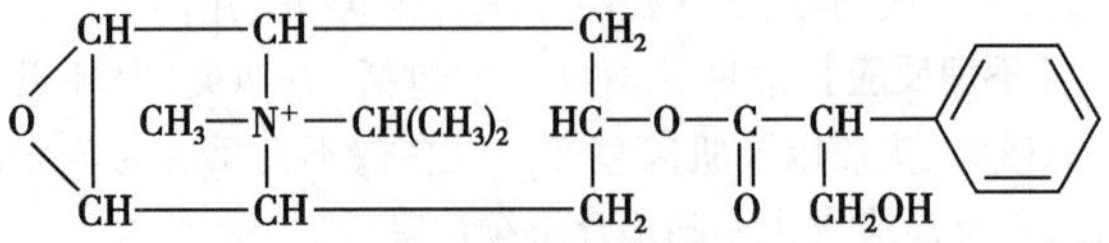

【其他名称】 异丙东碱，溴化异丙东莨菪碱。

为东莨菪碱的异丙基衍生物，其抗胆碱作用与东莨菪碱和溴化异丙托溴铵相似，具有较强的支气管扩张作用。哮喘患者吸入本品的平喘疗效与异丙托溴铵相似。用于支气管哮喘和哮喘型慢性支气管炎。气雾吸入，每次 180μg（相当于喷 3 次），一日 2～4 次。极少数患者有轻度口干、恶心等不良反应。气雾剂：每瓶 14g（含本品 12mg）。

39.3 黄嘌呤类药物

茶碱及其衍生物均能松弛支气管平滑肌，但其作用机制仍未完全阐明。曾认为茶碱抑制磷酸二酯酶（PDE）活性与其松弛支气管平滑肌作用有关。然而茶碱抑制磷酸二酯酶的浓度 20 倍高于使支气管平滑肌松弛的浓度，再加上其他很强的磷酸二酯酶抑制剂均无支气管扩张作用，故这一机制遭到质疑。目前认为茶碱的支气管扩张作用主要有几种机制：其一，茶碱是嘌呤受体拮抗剂，能与内源性腺苷 A_1 和 A_2受体结合，拮抗腺苷的支气管平滑肌收缩作用。其二，茶碱刺激肾上腺髓质释放内源性儿茶酚胺，间接发挥拟肾上腺素作用。其三，茶碱能增强呼吸肌收缩力，尤其在膈肌收缩无力时作用更显著，因此有益于改善呼吸功能。此外，还有报告指出，茶碱的平喘作用可能与抑制支气管平滑肌的钙离子转运、促进支气管黏膜的纤毛清除速度及抑制肥大细胞释放炎症介质有关。

氨茶碱〔药典(二)；基；医保(甲)〕 Aminophylline

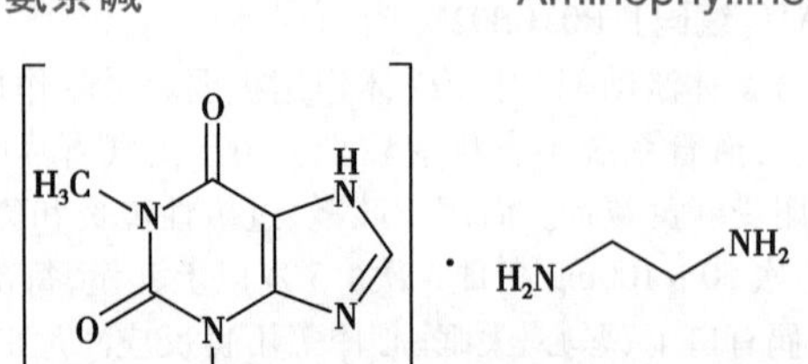

【其他名称】 茶碱乙烯双胺，茶碱乙二胺盐，Aminodur，Diaphylline，Theophylline，Euphyllin，Ethylenediamine。

【ATC编码】 R03DA05

【性状】 为白色至微黄色的颗粒或粉末；易结块；微有氨臭，味苦。在空气中吸收二氧化碳，并分解成茶碱。水溶液呈碱性反应。在水中溶解，在乙醇中微溶，在乙醚中几乎不溶。熔点269～274℃。

【药理学】 本品为茶碱和乙二胺的复合物，约含茶碱77%～83%。乙二胺可增加茶碱的水溶性，并增强其作用。主要作用如下：①松弛支气管平滑肌，抑制过敏介质释放。在解痉的同时还可减轻支气管黏膜的充血和水肿。②增强呼吸肌如膈肌、肋间肌的收缩力，减少呼吸肌疲劳。③增强心肌收缩力，增加心排血量，低剂量一般不加快心率。④舒张冠状动脉、外周血管和胆管平滑肌。⑤增加肾血流量，提高肾小球滤过率，减少肾小管对钠和水的重吸收，具有利尿作用。⑥中枢神经兴奋作用。

茶碱口服吸收完全，其生物利用度为96%。用药后1～3小时血浆浓度达峰值，有效血浓度为10～20μg/ml。血浆蛋白结合率约60%。V_d为(0.5±0.16)L/kg。80%～90%的药物在体内被肝脏的混合功能氧化酶代谢。本品的大部分代谢物及约10%原形药均经肾脏排出。正常人$t_{1/2}$为(9.0±2.1)小时，早产儿、新生儿、肝硬化、充血性心功能不全、肺炎、肺心病等$t_{1/2}$延长，如肝硬化患者$t_{1/2}$为7～60小时，急性心功能不全患者$t_{1/2}$为3～80小时。

【适应证】 ①用于支气管哮喘、喘息型支气管炎、阻塞性肺气肿等缓解喘息症状，与β受体激动剂合用可提高疗效。在哮喘持续状态，常选用本品与肾上腺皮质激素配伍进行治疗。②治疗急性心功能不全和心源性哮喘。③胆绞痛。

【用法和用量】 (1) 成人：①口服：常用量，每次0.1～0.2g，一日0.3～0.6g；极量，一次0.5g，一日1g。②肌内注射或静脉注射：常用量，每次0.25～0.5g，1日0.5～1g；极量，一次0.5g。以50%葡萄糖注射液20～40ml稀释后缓慢静脉注射(不得少于10分钟)。③静脉滴注：以5%葡萄糖注射液500ml稀释后滴注。④直肠给药：栓剂或保留灌肠，每次0.25～0.5g，每日1～2次。

(2) 儿童：《中国国家处方集·化学药品与生物制品卷·儿童版》推荐：①口服：按体重一日3～5mg/kg，分2～3次服。②静脉注射：按体重一次2～4mg/kg。③静脉滴注：一般用量，一次2～3mg/kg，以5%葡萄糖注射液500ml稀释后静脉滴注。根据BNFC(2010—2011)推荐：新生儿呼吸暂停，负荷量为4～6mg/kg，12小时后给予维持量，一次1.5～2mg/kg，一日2～3次，且静脉注射时间要大于20分钟。

【不良反应】 常见恶心、呕吐、胃部不适、食欲减退、头痛、烦躁、易激动、失眠等。少数患者可出现皮肤过敏反应。

【禁忌证】 禁用于：①对本品、乙二胺或茶碱过敏者；②急性心肌梗死伴有血压显著降低者；③严重心律失常者；④活动性消化性溃疡者。

【注意】 ①本品呈较强碱性，局部刺激作用强。口服可致恶心、呕吐。一次口服最大耐受量0.5g。餐后服药、与氢氧化铝同服，或服用肠衣片均可减轻其局部刺激作用。肌内注射可引起局部红肿、疼痛，现已极少用。②静脉滴注过快或浓度过高(血浓度>25μg/ml)可强烈兴奋心脏，引起头晕、心悸、心律失常、血压剧降，严重者可致惊厥。故必须稀释后缓慢注射。③其中枢兴奋作用可使少数患者发生激动不安、失眠等。剂量过大时可发生谵妄、惊厥。可用镇静药对抗。④肝肾功能不全、甲状腺功能亢进症患者慎用。⑤可进入胎盘及乳汁，故妊娠期妇女及哺乳期妇女慎用。⑥不可露置空气中，以免变黄失效。

【药物相互作用】 ①红霉素、罗红霉素、四环素类、依诺沙星、环丙沙星、氧氟沙星；克拉霉素、林可霉素等可降低氨茶碱清除率，增高其血药浓度。②苯巴比妥、苯妥英、利福平、西咪替丁、雷尼替丁等可刺激氨茶碱在肝中代谢，使其清除率增加；氨茶碱也可干扰苯妥英的吸收，两者血浆浓度均下降，合用时应调整剂量。③维拉帕米可干扰氨茶碱在肝内的代谢，增加血药浓度和毒性。④氨茶碱可加速肾脏对锂的排泄，降低锂盐疗效。⑤咖啡因或其他黄嘌呤类药物可增加氨茶碱作用和毒性。⑥本品可提高心肌对洋地黄类药物的敏感性，合用时后者的心脏毒性增强。⑦普萘洛尔可抑制氨茶碱的支气管扩张作用。⑧稀盐酸可减少氨茶碱在小肠吸收。酸性药物可增加其排泄，碱性药物减少其排泄。⑨静脉输液时，应避免与维生素C、促皮质激素、去甲肾上腺素、四环素族盐酸盐配伍。

【制剂】 片剂：每片0.05g；0.1g；0.2g。肠溶片：每片0.05g；0.1g。注射液：①肌内注射用每支0.125g(2ml)；0.25g(2ml)；0.5g(2ml)。②静脉注射用每支0.25g(10ml)。栓剂：每粒0.25g。

氨茶碱缓释片：每片0.1g；0.2g。每12小时口服一次，每次0.2～0.3g。

复方长效氨茶碱片：白色外层含氨茶碱100mg、氯苯那敏2mg、苯巴比妥15mg、氢氧化铝30mg；棕色内层含氨茶碱和茶碱各100mg。外层在胃液内迅速崩解，而呈速效；内层为缓释层，在肠液内缓慢崩解以维持药效。口服，每次1片，一日1或2次。

阿斯美胶囊剂(Asmeton)：每粒含氨茶碱25mg，那可丁7mg，盐酸甲氧那明12.5mg，氯苯那敏2mg。口服，成人一次2粒，一日3次。15岁以下儿童剂量减半。

止喘栓：成人用，每个含氨茶碱0.4g，盐酸异丙嗪0.025g，苯佐卡因0.045g；小儿用，每个含量减半，每次1个，睡前塞入肛门。

【贮法】 密封、避光、存干燥处。

多索茶碱[医保(乙)] Doxofylline

(结构式：茶碱N-7位连接1,3-二氧环戊基-2-甲基；标注 H_3C、N、O、CH_3)

【其他名称】 枢维新，Ansimar。

【ATC编码】 R03DA11

【性状】 是茶碱的*N*-7位上接1,3-二氧环戊基-2-甲基的衍生物。本品为白色针状结晶粉末，在水、丙酮、乙酸乙酯、三氯甲烷、苯溶剂中可溶解 1%，加热可溶于甲醇和乙醇，不溶于乙醚和石油醚。

【药理学】本品对磷酸二酯酶有显著抑制作用。其支气管平滑肌松弛作用较氨茶碱强 10 ~ 15 倍，并有镇咳作用，且作用时间长，无依赖性。本品为非腺苷受体拮抗剂，因此无类似茶碱所致的中枢和胃肠道等肺外系统的不良反应，也不影响心功能。但大剂量给药后可引起血压下降。

【适应证】用于支气管哮喘、喘息性支气管炎及其他伴支气管痉挛的肺部疾病。

【用法和用量】口服：每日 2 片或每 12 小时 1 ~ 2 粒胶囊，或每日 1 ~ 3 包散剂冲服。急症可先注射 100mg，然后每 6 小时静脉注射 1 次，也可每日静脉滴注 300mg。

【不良反应】少数人用药后可见头痛、失眠、易怒、心悸、心动过速、期前收缩、食欲缺乏、恶心、呕吐、上腹不适或疼痛、高血糖及尿蛋白。

【制剂】片剂：每片 200mg；300mg；400mg。胶囊剂：每粒 200mg；300mg。散剂：每包 200mg。注射液：每支 100mg (10ml)。葡萄糖注射液：每瓶 0.3g 与葡萄糖 5g(100ml)。

二羟丙茶碱〔药典(二)；医保(乙)〕 Diprophylline

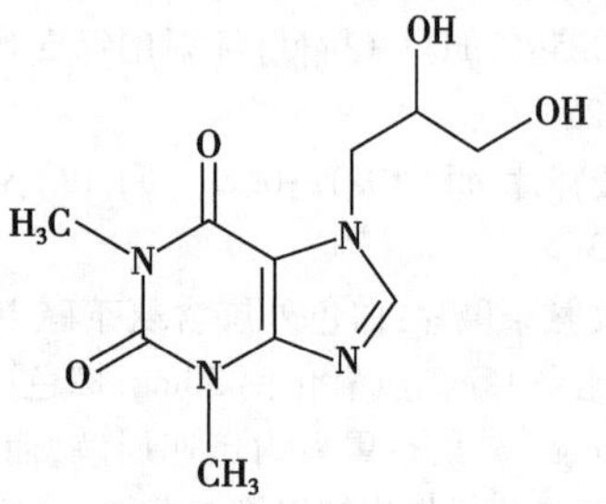

【其他名称】喘定，甘油茶碱，Dyphylline，Glyphylline，Neothylline，Lufyllin。

【ATC 编码】R03DA01

【性状】本品为白色粉末或颗粒，无臭，味苦。在水中易溶，在乙醇中微溶，在三氯甲烷或乙醚中极微溶解。熔点 160 ~ 164℃。

【药理学】平喘作用与氨茶碱相似。本品 pH 近中性，对胃肠刺激性较小，口服易耐受。肌内注射疼痛反应轻。心脏兴奋作用仅为氨茶碱的 1/20 ~ 1/10。

【适应证】用于支气管哮喘、喘息性支气管炎，尤适用于伴有心动过速的哮喘患者。亦可用于心源性肺水肿引起的喘息。

【用法和用量】口服：每次 0.1 ~ 0.2g，一日 3 次。极量，一次 0.5g，一日 1.5g。肌内注射：每次 0.25 ~ 0.5g。静脉滴注：用于严重哮喘发作，每日 0.5 ~ 1g 加于 5% 葡萄糖液 1500 ~ 2000ml 中滴入。直肠给药：每次 0.25 ~ 0.5g。

【不良反应】偶有口干、恶心、头痛、烦躁、失眠、易激动、心悸、心动过速、期前收缩、食欲减退、呕吐、上腹不适或疼痛、高血糖及尿蛋白。

【注意】①哮喘急性发作的患者不宜首选本品。②静脉滴注速度过快可致一过性低血压和周围循环衰竭。③大剂量可致中枢兴奋，甚至诱发惊厥，预服镇静药可防止。

【药物相互作用】①与拟交感胺类支气管扩张药合用具有协同作用。②苯妥英钠、卡马西平、西咪替丁、咖啡因及其他黄嘌呤类合用可增强本品的作用和毒性。③克林霉素、林可霉素、大环内酯类及喹诺酮类抗菌药可降低本品的肝脏清除率，使血药浓度升高，甚至出现毒性反应。④碳酸锂加速本品清除，降低本品疗效。本药也可使锂从肾脏排泄增加，影响其疗效。⑤与普萘洛尔合用可降低本品的疗效。

【制剂】片剂：每片 0.1g；0.2g。注射液：每支 0.25g (2ml)。葡萄糖注射液：每瓶 0.25g 与葡萄糖 5.0g(100ml)。栓剂：每粒 0.25g。

茶碱〔药典(二)；基；医保(甲)〕 Theophylline

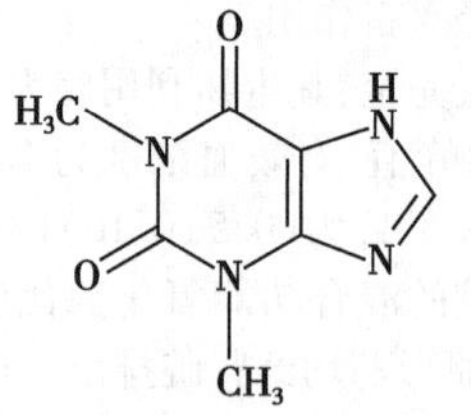

【其他名称】迪帕米，Etipramid。

【ATC 编码】R03DA04，R03DA54，R03DA74，R03DB04

药理学及适应证同氨茶碱。

【用法和用量】(1) 成人，口服：①片剂，每次 0.1 ~ 0.2g，每 12 小时服 1 次，餐后服，勿嚼碎。②茶碱控释片，口服，早晚各服 1 次，成人每日 200 ~ 400mg。③茶碱缓释片，口服，早晚各服 1 次，成人每日 100 ~ 200mg。④复方茶碱片，口服，每次 1 片，一日 2 次。

(2) 儿童：《中国国家处方集·化学药品与生物制品卷·儿童版》推荐：口服：①片剂，3 岁以上儿童可以按 0.1g 开始治疗，一日最大剂量不应超过 10mg/kg。②茶碱缓释片，不可压碎或咀嚼，12 岁以上儿童，起始剂量为 0.1 ~ 0.2g，一日 2 次，早、晚用温开水送服，剂量视病情和疗效调整。③茶碱控释胶囊，1 ~ 9 岁，一次 0.1g；9 ~ 16 岁，一次 0.2g。整个吞服，或将胶囊中小丸倒在半食匙温水或流体食物中吞服。

【制剂】片剂(胶囊剂)：每片 0.1g。

茶碱控释片(胶囊剂)〔医保(甲)〕：含无水茶碱 100mg。

茶碱缓释片(胶囊剂)〔医保(甲)〕：0.1g，为无水茶碱的微粒制剂，长效、缓释。口服后在胃肠内吸收慢，约 5 小时达血药浓度峰值。作用持续 12 小时，血药浓度平稳持久。

复方茶碱片〔医保(乙)〕：每片含茶碱 25mg，盐酸麻黄碱 10mg，非那西汀 100mg，苯巴比妥 10mg，氨基比林 100mg，咖啡因 15mg，可可碱 25mg，颠茄浸膏 2mg。

胆茶碱〔药典(二)〕 Choline Theophyllinate

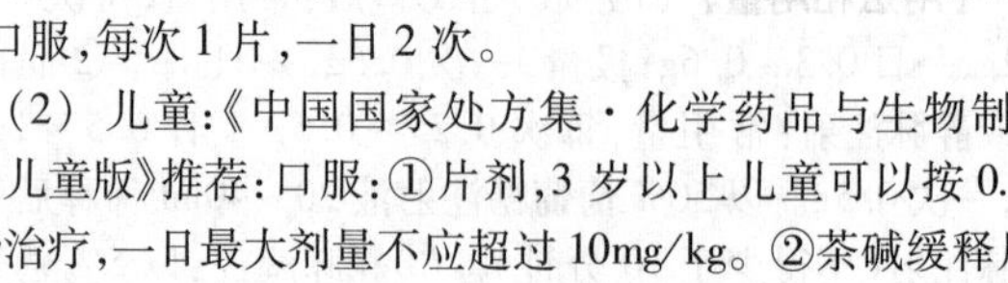

【其他名称】Oxtriphylline。

【ATC编码】R03DA02

为茶碱的胆碱盐，含无水茶碱64%，作用与氨茶碱相似。口服易吸收，对胃的刺激性小，可耐受较大剂量。对心脏和神经系统的影响较小。适应证同氨茶碱。口服：成人每次0.1～0.2g，一日3次。极量，一次0.5g，一日1g。小儿一日10～15mg/kg，分3～4次服。偶有口干、恶心、心悸、多尿等不良反应。片剂：每片0.1g；0.2g。糖浆剂：1.24%。

甘氨酸茶碱钠 Theophylline Sodium Glycinate

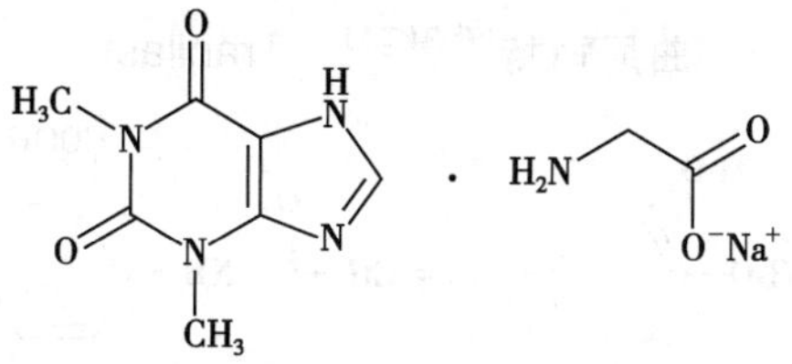

【其他名称】甘非林。

作用与氨茶碱相似，口服易吸收，对胃的刺激性小，可耐受较大剂量。用途同氨茶碱。口服，每次1片，一日3次。片剂：每片330mg，内含茶碱165mg。

赖氨酸茶碱 Lysine Theophyllinate

作用与氨茶碱相似，用途同氨茶碱，是儿科用的茶碱制剂。6个月以下幼儿，2～3mg/kg；6个月～4岁，3～4mg/kg；4岁以上，4～5mg/kg。每6小时1次。偶见胃肠道反应及激动、不安，皮疹、瘙痒。禁用于低血压及对本品过敏者。肝病、心力衰竭、急性肺炎患者慎用。片剂：182mg（含无水茶碱100mg）。滴剂：72.5mg/ml（含无水茶碱40mg）。

39.4 过敏介质阻释剂

以色甘酸钠为代表的抗过敏平喘药，其主要作用是稳定肺组织肥大细胞膜，抑制过敏介质释放；对多种炎性细胞如巨噬细胞、嗜酸性粒细胞及单核细胞活性亦有抑制作用。此外，尚可阻断引起支气管痉挛的神经反射，降低哮喘患者的气道高反应性。

色甘酸钠[药典(二)；医保(乙)] Sodium Cromoglicate

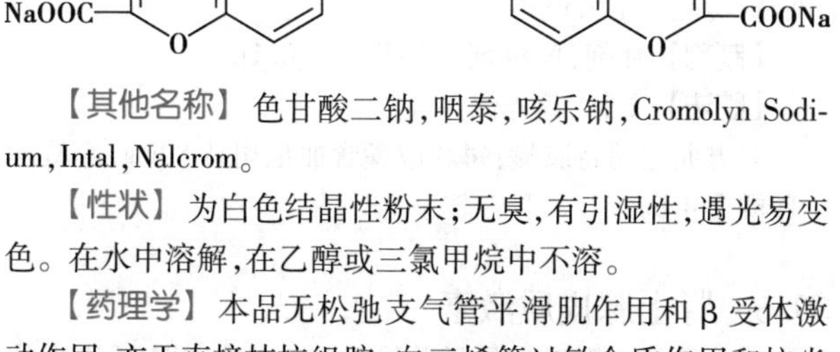

【其他名称】色甘酸二钠，咽泰，咳乐钠，Cromolyn Sodium，Intal，Nalcrom。

【性状】为白色结晶性粉末；无臭，有引湿性，遇光易变色。在水中溶解，在乙醇或三氯甲烷中不溶。

【药理学】本品无松弛支气管平滑肌作用和β受体激动作用，亦无直接拮抗组胺、白三烯等过敏介质作用和抗炎症作用。但在抗原攻击前给药，可预防速发型和迟发型过敏性哮喘，亦可预防运动和其他刺激诱发的哮喘。目前认为其平喘作用机制可能是通过：①稳定肥大细胞膜，阻止肥大细胞释放过敏介质：可抑制肺组织肥大细胞中磷酸二酯酶活性，致使肥大细胞中cAMP水平增高，减少Ca^{2+}向细胞内转运，从而稳定肥大细胞膜，抑制肥大细胞裂解、脱颗粒，阻止组胺、白三烯、5-羟色胺、缓激肽及慢反应物质等过敏介质释放，从而预防过敏反应的发生。②直接抑制由于兴奋刺激感受器而引起的神经反射，抑制反射性支气管痉挛。③抑制非特异性支气管高反应性（BHR）。④抑制血小板活化因子（PAF）引起的支气管痉挛。

本品口服极少吸收。干粉喷雾吸入时，其生物利用度约10%。吸入剂量的80%以上沉着于口腔和咽部，并被吞咽入胃肠道。吸入后10～20分钟即达峰血浆浓度（正常人为14～91ng/ml，哮喘患者为1～36ng/ml）。血浆蛋白结合率为60%～75%。迅速分布到组织中，特别是肝和肾。V_d为0.13L/kg。血浆$t_{1/2}$为1～1.5小时。经胆汁和尿排泄。

【适应证】①支气管哮喘：可用于预防各型哮喘发作。对外源性哮喘疗效显著，特别是对已知抗原的年轻患者疗效更佳。对内源性哮喘和慢性哮喘亦有一定疗效，约半数患者的症状改善或控制。对依赖肾上腺皮质激素的哮喘患者，经用本品后可减少或停用肾上腺皮质激素。运动性哮喘患者预先给药几乎可防止发作。一般应于接触抗原前一周给药，但运动性哮喘可在运动前15分钟给药。与β肾上腺素受体激动剂合用可提高疗效。②过敏性鼻炎，季节性花粉症，春季角膜、结膜炎，过敏性湿疹及某些皮肤瘙痒症。

【用法和用量】（1）成人：①支气管哮喘：粉雾吸入，每次20mg，一日4次；症状减轻后，一日40～60mg；维持量，一日20mg。气雾吸入，每次3.5～7mg，一日3～4次，每日最大剂量32mg。②过敏性鼻炎：干粉吸入或吹入鼻腔，每次10mg，一日4次。③季节性花粉症和春季角膜、结膜炎：滴眼，2%溶液，每次2滴，一日数次。④过敏性湿疹、皮肤瘙痒症：外用5%～10%软膏。

（2）儿童：《中国国家处方集·化学药品与生物制品卷·儿童版》推荐：①干粉吸入，5岁以上儿童一次20mg，一日4次；症状减轻后，一日40～60mg；维持量，一日20mg。不能吸粉剂的幼儿避免使用。②气雾吸入，6岁以上儿童，一日吸2次，一次3.5～7mg。6岁以下儿童，很难做到使患儿协调吸药，故较少选用本药。

【不良反应】少数患者因吸入的干粉刺激，出现口干、咽喉干痒、呛咳、胸部紧迫感，甚至诱发哮喘，预先吸入β肾上腺素受体激动剂可避免其发生。

【禁忌证】对本品过敏者禁用。

【注意】①原来用肾上腺皮质激素或其他平喘药治疗者，用本品后应继续用原药至少1周或至症状明显改善后，才能逐渐减量或停用原用药物。②获明显疗效后，可减少给药次数。如需停药，亦应逐步减量后再停。不能突然停药，以防哮喘复发。③用药过程中如遇哮喘急性发作，应立即改用其他常规治疗如吸入β肾上腺素受体激动剂等，并停用本品。④肝肾功能不全者和妊娠期妇女慎用。

【制剂】粉雾剂胶囊剂：每粒20mg，装于专用喷雾器内吸入。气雾剂：每瓶总量14g，内含色甘酸钠0.7g，每揿含色甘酸钠3.5mg；每瓶总量19.97g，内含色甘酸钠0.7g，每揿含色甘酸钠5mg。软膏：5%～10%。滴眼剂：0.16g/8ml。滴鼻剂：20mg/ml。

【贮法】本品有吸湿性，应置避光干燥处保存。

酮替芬〔药典（二）；医保（乙）〕 Ketotifen

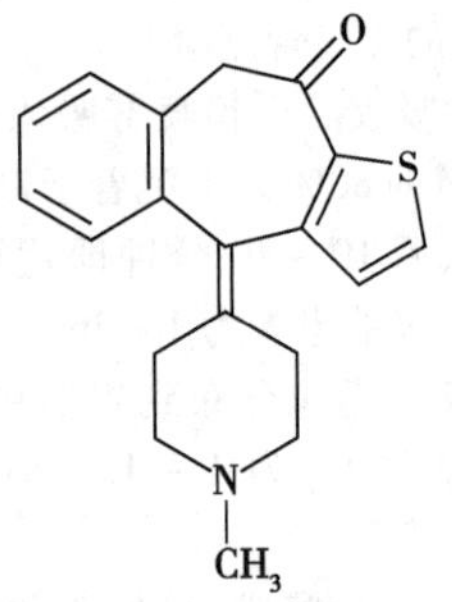

【其他名称】富马酸酮替芬，噻喘酮，甲哌噻庚酮，Benzocycloheptathiophene，Zaditen，Zasten。

【ATC编码】R06AX17

【性状】常用其富马酸盐，为类白色结晶性粉末；无臭，味苦。在甲醇中溶解，在水或乙醇中微溶，在丙酮或三氯甲烷中极微溶解。熔点191～195℃。

【药理学】为强效抗组胺和过敏介质阻释剂。本品不仅能抑制抗原诱发的人肺和支气管组织肥大细胞释放组胺和白三烯等炎症介质，还可抑制抗原、血清或钙离子介导的人嗜碱性粒细胞及中性粒细胞释放组胺及白三烯。还有强大的H_1受体拮抗作用。此外，本品还抑制哮喘患者的气道高反应性，但其不改变痰的性质，亦不影响黏液纤毛运动。

口服迅速从胃肠道吸收，3～4小时达血药浓度峰值，作用持续时间较长，一日仅需给药2次。

【适应证】①支气管哮喘，对过敏性、感染性和混合性哮喘均有预防发作效果。②喘息性支气管炎、过敏性咳嗽。③过敏性鼻炎、过敏性结膜炎及过敏性皮炎。

【用法和用量】（1）口服：①片剂，成人及儿童均为每次1mg，一日2次，早、晚服用；②小儿可服其口服溶液，一日1～2次（一次量：4～6岁，2ml；6～9岁，2.5ml；9～14岁，3ml）。

（2）滴鼻：一次1～2滴，一日1～3次。

（3）滴眼：滴入结膜囊，一日2次，一次1滴，或每8～12小时滴1次。

【不良反应】口服或滴鼻后可见镇静、嗜睡、疲倦、乏力、头晕、口（鼻）干等不良反应，少数患者出现过敏反应，表现为皮肤瘙痒、皮疹、局部水肿等。

【禁忌证】禁用于对本品过敏者。

【注意】①妊娠期妇女慎用。3岁以下儿童不推荐使用。②用药期间不宜驾驶车辆、操作精密机器、高空作业等。③出现严重不良反应时，可暂将本品剂量减半，待不良反应消失后再恢复原剂量。④应用本品滴眼剂期间不宜佩戴隐形眼镜。

【药物相互作用】①本品与抗组胺药有协同作用。②与乙醇及镇静催眠药合用可增强困倦、乏力等症状，应避免合用。③与抗胆碱药合用可增加后者的不良反应。④与口服降血糖药合用时，少数糖尿病患者可见血小板减少，故两者不宜合用。⑤本品抑制齐多夫定肝内代谢，避免合用。

【制剂】片剂：每片0.5mg；1mg。胶囊剂：每粒0.5mg；1mg。口服溶液：1mg（5ml）。滴鼻液：15mg（10ml）。滴眼液：2.5mg（5ml）。

曲尼司特〔药典（二）〕 Tranilast

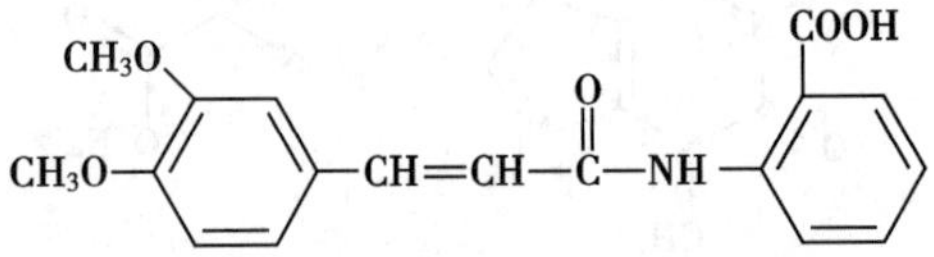

【其他名称】利喘贝，肉桂氨茴酸，利喘平，Rizaben。

【性状】本品为淡黄色或淡黄绿色结晶或结晶性粉末，无臭、无味。不溶于水，可溶于碱性水溶液。

【药理学】可稳定肥大细胞和嗜碱性粒细胞膜，阻止细胞裂解脱颗粒，从而抑制组胺、白三烯及5-羟色胺等过敏反应介质释放，但对组胺、乙酰胆碱、5-羟色胺无直接对抗作用。对于IgE引起的大鼠皮肤过敏反应和实验性哮喘有显著抑制作用。本品的中枢抑制作用弱于酮替芬。

口服易吸收，服药后2～3小时血药浓度达峰值，$t_{1/2}$为8.6小时，24小时血药浓度明显降低。体内代谢产物主要是曲尼司特4位脱甲基与硫酸及葡萄糖醛酸的结合物。

【适应证】用于支气管哮喘、过敏性鼻炎的预防性治疗。用于荨麻疹、血管神经性水肿及过敏性皮肤瘙痒症的治疗。

【用法和用量】口服，成人，每次0.1g，一日3次。儿童，每日5mg/kg，分3次服。

【不良反应】可见食欲缺乏、恶心、呕吐、便秘；偶见头痛、眩晕、嗜睡及尿频、尿痛、血尿等膀胱刺激症状。偶见肝功能异常如丙氨酸转氨酶（ALT）活性升高、黄疸等。尚有红细胞及血红蛋白减少、过敏反应。

【禁忌证】对本品过敏者、妊娠期妇女禁用。

【注意】①对已发作的哮喘不能迅速起效，应先合用β受体激动剂或肾上腺皮质激素类1～4周，然后逐渐减少合用药的剂量，以至撤除而单用本品。②对有肾上腺皮质激素依赖性的哮喘患者，加用本品可减少皮质激素的用量。③肝肾功能不全者慎用。

【制剂】片剂（胶囊剂）：每片（粒）0.1g。

【贮法】密封、遮光保存。

复方曲尼司特胶囊：每粒胶囊含曲尼司特80mg，硫酸沙丁胺醇2.4mg。

39.5 肾上腺皮质激素

肾上腺糖皮质激素是目前最为有效的抗变态反应炎症

药物(详见第59章肾上腺皮质激素和促肾上腺皮质激素),已作为一线平喘药物用于临床。其平喘作用机制包括:①抑制参与炎症反应的免疫细胞如T或B淋巴细胞、巨噬细胞、嗜酸性粒细胞的活性和数量;②干扰花生四烯酸代谢,减少白三烯和前列腺素的合成;③抑制炎性细胞因子如白细胞介素(IL-1β)、肿瘤坏死因子(TNF-α)及干扰素(IFN-γ)等的生成;④稳定肥大细胞溶酶体膜,减少细胞黏附分子、趋化因子等炎性介质的合成与释放;⑤增强机体对儿茶酚胺的反应性,减少血管渗出及通透性。此外还可能与抑制磷酸二酯酶,增加细胞内cAMP含量,增加肺组织中β受体的密度,具有黏液溶解作用等有关。

根据哮喘患者病情,糖皮质激素类给药方式可有以下两种:①全身用药:当严重哮喘或哮喘持续状态经其他药物治疗无效时,可通过口服或注射给予糖皮质激素控制症状,待症状缓解后改为维持量,直至停用。常用泼尼松、泼尼松龙及地塞米松(详见第59章肾上腺皮质激素和促肾上腺皮质激素)。②局部吸入:为避免长期全身用药所致的严重不良反应,目前多采用局部作用强的肾上腺糖皮质激素如倍氯米松、布地奈德、氟替卡松等气雾吸入。因上述两种方式给药后均需一潜伏期,在哮喘急性发作时不能立即奏效,故应作为预防性平喘用药或与其他速效平喘药联合应用。

倍氯米松〔药典(二);医保(甲、乙)〕 Beclometasone

【其他名称】 丙酸倍氯米松,倍氯松,必可酮,双丙酸酯,二丙酸倍氯松,Akdecin,Proctisone,Beconase,Becotide。

【ATC编码】 R03BA01

【性状】 本品为倍氯米松的二丙酸酯。白色或类白色粉末,无臭。在丙酮或三氯甲烷中易溶,在甲醇中溶解,在乙醇中略溶,在水中几乎不溶。

【药理学】 本品是局部应用的强效肾上腺糖皮质激素。因其亲脂性强,气雾吸入后,可迅速透过呼吸道和肺组织而发挥平喘作用。其局部抗炎、抗过敏疗效是泼尼松的75倍,是氢化可的松的300倍。每日200~400μg即能有效地控制哮喘发作,平喘作用可持续4~6小时。

本品气雾吸入方式给药后,进入呼吸道并经肺吸收入血,其生物利用度为10%~20%。另有部分沉积于咽部,咽下后在胃肠道吸收,约40%~50%经肝脏首关效应灭活。本品在循环中由肝脏连续代谢而逐渐减少。因其含有亲脂性基团利于透过肝细胞膜,更易与细胞色素P-450药物代谢酶结合,故具有较高清除率,较之口服用药的糖皮质激素类高3~5倍,因而全身不良反应较小。V_d为0.3L/kg。$t_{1/2}$为3小时,肝脏疾病时可延长。其代谢产物70%经胆汁、10%~15%经尿排泄。

【适应证】 ①本品吸入给药可用于慢性哮喘患者;②鼻喷用于过敏性鼻炎;③外用治疗过敏所致炎症性皮肤病如湿疹、神经性或接触性皮炎、瘙痒症等。

【用法和用量】 气雾吸入,成人开始剂量每次50~200μg,一日2次或3次,每日最大剂量1mg。儿童用量依年龄酌减,每日最大剂量0.8mg。长期吸入的维持量应个体化,以减至最低剂量又能控制症状为准。

粉雾吸入,成人每次200μg,一日3~4次。儿童每次100μg,一日2次或遵医嘱。

【不良反应】 少数患者发生声音嘶哑和口腔咽喉部念珠菌感染。每次用药后漱口,不使药液残留于咽喉部可减少发病率。

【注意】 ①在依赖口服肾上腺皮质激素的哮喘患者,由于本品奏效较慢,吸入本品后,仍需继续口服肾上腺皮质激素,数日后再逐渐减少肾上腺皮质激素的口服量。②哮喘持续状态患者,因不能吸入足够的药物,疗效常不佳,不宜用。③长期大量吸入时(每日超过1000μg),仍可抑制下丘脑-垂体-肾上腺皮质轴,导致继发性肾上腺皮质功能不全等不良反应。④活动性肺结核患者慎用。

【制剂】 气雾剂:每瓶200揿(每揿50μg;80μg;100μg;200μg;250μg);每瓶80揿(每揿250μg)。粉雾剂胶囊剂:每粒50μg;100μg;200μg。喷鼻剂:每瓶10mg(每喷50μg)。乳膏剂:2.5mg/10g。霜剂:2.5mg/10g。

布地奈德〔基;医保(乙)〕 Budesonide

【其他名称】 普米克,普米克令舒,英福美,Pulmicort,Pulmicort Respules,Inflammide。

【ATC编码】 R03BA02

【性状】 为白色或类白色粉末,无臭,几乎不溶于水,略溶于乙醇,易溶于二氯甲烷。

【药理学】 本品是局部应用的不含卤素的肾上腺糖皮质激素类药物。因与糖皮质激素受体的亲和力较强,故局部抗炎作用更强,约为丙酸倍氯米松的2倍,氢化可的松的600倍。其肝脏代谢清除率亦高,成人消除$t_{1/2}$约为2小时,儿童约1.5小时,因而几无全身肾上腺皮质激素作用。

【适应证】 ①用于肾上腺皮质激素依赖性或非依赖性支气管哮喘及喘息性支气管炎患者,可减少口服肾上腺皮质激素的用量,减轻肾上腺皮质激素的不良反应。②用于慢性阻塞性肺疾病。

【用法和用量】 成人,气雾吸入,开始剂量每次200~800μg,一日2次,维持量因人而异,通常为每次200~400μg,一日2次。

儿童:《中国国家处方集·化学药品与生物制品卷·儿童版》推荐:吸入气雾剂,严重哮喘和停用或减量使用口服糖皮质激素的患者,开始使用布地奈德气雾剂的剂量如下:①2~7岁,一日200~400μg,分2~4次吸入。②7岁以上,一日200~800μg,分2~4次吸入。粉吸入剂,6岁和6岁以上儿童治疗哮喘。原未使用口服糖皮质激素,一次200~400μg,一日1次,或一次100~200μg,一日2次,原使用口服糖皮质激素,一次200~400μg,一日1次,儿童的最高推荐剂量为次400μg,一日2次。当哮喘控制后,应减至最低剂量。治疗哮喘维持剂量的范围,儿童一日100~800μg。吸入用混悬液:一次0.25~0.5mg,一日2次。

【不良反应】 ①吸入后偶见咳嗽、声音嘶哑和口腔咽喉部念珠菌感染。每次用药后漱口,不使药液残留于咽喉部可减少发病率。②偶有过敏反应,表现为皮疹、荨麻疹、血管神经性水肿等。③极少数患者喷鼻后,出现鼻黏膜溃疡和鼻中隔穿孔。

【禁忌证】禁用于:①对本品过敏者。②中度及重度支气管扩张症患者。

【注意】活动性肺结核及呼吸道真菌、病毒感染者慎用。

【制剂】气雾剂:每瓶 10mg(100 喷,200 喷),每喷 100μg,50μg;每瓶 20mg(100 喷),每喷 200μg;每瓶 60mg(300 喷),每喷 200μg。粉雾剂:每瓶 20mg(100 喷);40mg(100 喷),每喷 200μg。

氟替卡松〔基;医保(乙)〕 Fluticasone

【其他名称】辅舒酮,辅舒良,Flovent,Flixotide,Flixonase。

【ATC 编码】R03BA05

【药理学】本品为局部用强效肾上腺糖皮质激素药物。其脂溶性在目前已知吸入型糖皮质激素类药物中为最高,易于穿透细胞膜与细胞内糖皮质激素受体结合,与受体具有高度亲和力。本品在呼吸道内浓度和存留时间较长,故其局部抗炎活性更强。吸入后 30 分钟作用达高峰,起效较布地奈德快 60 分钟。口服生物利用度仅为 21%,分别是布地奈德的 1/10 和倍氯米松的 1/20。肝清除率亦高,吸收后大部分经肝脏首关效应转化成无活性代谢物,消除半衰期为 3.1 小时。全身不良反应在常规剂量下很少。

【适应证】雾化吸入用于慢性持续性哮喘的长期治疗,亦可治疗过敏性鼻炎。

【用法和用量】(1)支气管哮喘:雾化吸入,成人和 16 岁以上青少年起始剂量:①轻度持续,一日 200~500μg,分 2 次给予;②中度持续,一日 500~1000μg,分 2 次给予;③重度持续,一日 1000~2000μg,分 2 次给予。16 岁以下儿童起始剂量,根据病情及身体发育情况酌情给予,一日 100~400μg;5 岁以下一日 100~200μg。维持量亦应个体化,以减至最低剂量又能控制症状为准。

(2)过敏性鼻炎:鼻喷,一次 50~200μg,一日 2 次。

【不良反应】同其他吸入性糖皮质激素类药物。

【注意】同其他吸入性糖皮质激素类药物。

【制剂】气雾剂:每瓶 60 喷;120 喷(每喷 25μg;50μg;125μg;250μg)。喷鼻剂:每瓶 120 喷(每喷 50μg)。

舒利迭复方干粉吸入剂(Seretide):每瓶 60 喷;120 喷(每喷含昔萘酸沙美特罗/丙酸氟替卡松分别为 50μg/100μg;50μg/250μg;50μg/500μg)。

曲安奈德〔药典(二);医保(乙)〕 Triamcinolone Acetonide

本品为一高效糖皮质激素,比氢化可的松强 20~40 倍。气雾吸入治疗支气管哮喘,作用强而持久。用于支气管哮喘。常用气雾吸入:成人每日 0.8~1.0mg,儿童每日 0.4mg,分 4 次给药。吸入时仅出现暂时性声嘶或失声,一般几天后可自行消失。用后立即漱口可减轻。肌内注射:每周一次,一次 20~100mg;皮下或关节腔注射,一次 2.5~5mg。外用,涂患处。注射液:每支 1ml(5mg);1ml(10mg);5ml(50mg)。软膏剂:0.025%(15g)。

糠酸莫米松〔基;医保(乙)〕 Mometasone Furoate

【其他名称】内舒拿,Nasonex。

本品为局部用肾上腺糖皮质激素药物,发挥局部抗炎作用的剂量并不引起全身作用。喷鼻剂用于预防和治疗各种过敏性鼻炎,亦可试用于支气管哮喘。成人常用量:每侧鼻孔 2 喷,每喷 50μg,一日 1 次,一日总量 200μg。症状控制后,剂量减至一日总量 100μg 以维持疗效。12 岁以下儿童:每侧鼻孔 1 喷,每喷 50μg,一日 1 次,一日总量 100μg。维持量酌减。喷鼻剂:每支 60 喷,每喷 50μg。

39.6 抗白三烯类药物

半胱氨酰白三烯(cysteinyl leukotrienes,Cys-LTs)是花生四烯酸(arachidonic acid,AA)经 5-脂氧酶(5-lipoxygenase,5-LOX)途径代谢产生的一组强效炎症介质,包括 LTC_4,LTD_4,LTE_4,由肥大细胞和嗜酸性粒细胞等多种细胞释放。它们与分布于人体的气道(包括气道平滑肌细胞和气道巨噬细胞)和其他的前炎症细胞(包括嗜酸性粒细胞和某些骨髓干细胞)的半胱氨酰白三烯(Cys-LT)受体结合。Ⅰ型半胱氨酰白三烯(Cys-LT1)受体分布于人体的气道(包括气道平滑肌细胞和气道巨噬细胞)和其他的前炎症细胞(包括嗜酸性粒细胞和某些骨髓干细胞)。LTs 对人体支气管平滑肌的收缩作用较组胺、血小板活化因子(PAF)强约 1000 倍,而且作用持续时间较长。它尚可刺激黏液分泌,增加血管通透性,促进黏膜水肿形成。LTs 还是中性粒细胞的强趋化剂与激活剂,可吸引嗜酸性粒细胞和中性粒细胞向肺内迁移聚集,增加中性粒细胞黏附到血管内皮、脱颗粒和释放溶酶体酶。LTs 在哮喘时的气道炎症反应过程中起着重要作用。Cys-LTs 还与哮喘和过敏性鼻炎的病理生理过程相关。

抗白三烯类药物包括白三烯受体拮抗剂(如扎鲁司特、孟鲁司特等)和 5-脂氧酶活性抑制剂(如齐留通)。前者通过与位于支气管平滑肌等部位上的 LTs 受体选择性结合,竞争性地阻断 LTs 的作用,进而阻断器官对 LTs 的反应;后者则通过花生四烯酸的 5-LOX 途径而抑制 LTs 的合成。

扎鲁司特〔医保(乙)〕 Zafirlukast

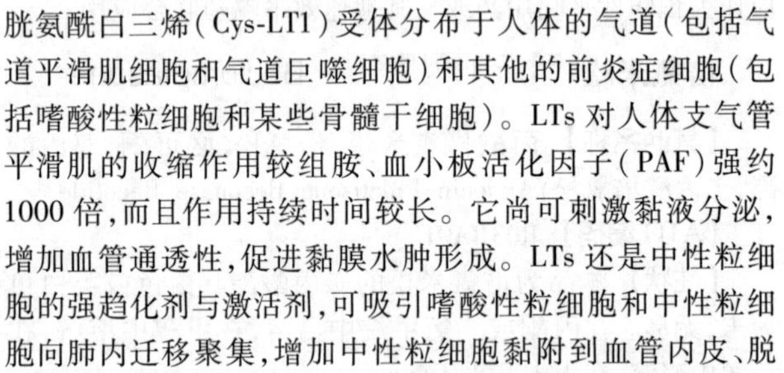

【其他名称】扎非鲁卡,安可来,Accolate。

【ATC 编码】R03DC01

【药理学】本品为长效口服的高度选择性半胱氨酰白

三烯（Cys-LTs）受体拮抗剂，能与 LTC_4、LTD_4、LTE_4 受体选择性结合而拮抗其作用。本品既可拮抗白三烯的促炎症活性，也可拮抗白三烯引起的支气管平滑肌收缩，从而减轻哮喘有关症状和改善肺功能。使用本品不改变平滑肌对 β_2 受体的反应，对抗原、阿司匹林、运动及冷空气等所致的支气管收缩痉挛均有良好疗效，可减少激素与 β 受体激动剂用量。

【适应证】用于：①慢性轻至中度支气管哮喘的预防和治疗，尤其适于对阿司匹林敏感或有阿司匹林哮喘的患者或伴有上呼吸道疾病（如鼻息肉、过敏性鼻炎）者，但不宜用于治疗急性哮喘；②激素抵抗型哮喘或拒绝使用激素的哮喘患者；③严重哮喘时加用本品以维持控制哮喘发作或用以减少激素用量。

【用法和用量】口服：成人及 12 岁以上儿童，每次 20mg，每日 2 次，餐前 1 小时或餐后 2 小时服。用于预防哮喘时，应持续用药。

【不良反应】可有轻微头痛、咽炎、鼻炎及胃肠道反应。偶见转氨酶、胆红素升高、皮疹、创伤后凝血功能障碍、粒细胞缺乏。罕见过敏反应。

【注意】①少数服用本品的激素依赖型哮喘患者，在撤除激素治疗时可出现嗜酸性粒细胞增多、心肌病、肺浸润和以全身血管炎为特点的 Churg-Strauss 综合征（变应性脉管炎和肉芽肿病）。②妊娠及哺乳期妇女及肝功能不全者慎用。

【药物相互作用】①扎鲁司特在肝脏经 CYP2C9 药酶代谢，并抑制 CYP2C9 活性，可升高其他 CYP2C9 抑制剂如抗真菌药氟康唑、他汀类调血脂药氟伐他汀血药浓度。②本品亦可抑制 CYP2D6 活性，使经该药酶代谢的 β 受体拮抗剂、抗抑郁药和抗精神病药的血药浓度升高。③阿司匹林可使扎鲁斯特血药浓度升高。④与华法林合用可增高华法林的血药浓度，使凝血酶原时间延长。⑤红霉素、茶碱及特非那定可降低本品的血药浓度。

【制剂】片剂：每片 20mg；40mg。

孟鲁司特钠[医保(乙)]　Montelukast Sodium

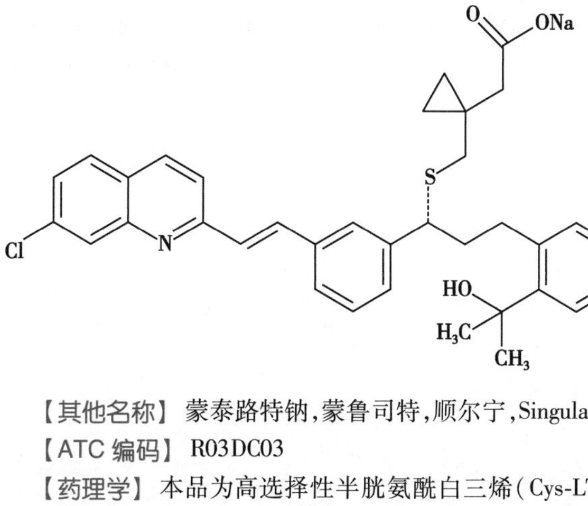

【其他名称】蒙泰路特钠，蒙鲁司特，顺尔宁，Singulair。

【ATC 编码】R03DC03

【药理学】本品为高选择性半胱氨酰白三烯（Cys-LTs）受体拮抗剂，通过抑制 LTC_4、LTE_4 与受体的结合，可缓解白三烯介导的支气管炎症和痉挛状态，减轻白三烯所致的激惹症状，改善肺功能。

本品口服吸收迅速而完全。成人空腹服用 10mg 薄膜包衣片后，于 3 小时达到峰血浆浓度。平均口服生物利用度为 64%。普通饮食对口服生物利用度和 C_{max} 无影响。99% 的本品与血浆蛋白结合。几乎被完全代谢，细胞色素 P4503A4 和 2C9 与其代谢有关。本品及其代谢物几乎全经由胆汁排泄，在健康受试者平均血浆半衰期为 2.7～5.5 小时。

【适应证】用于 15 岁及 15 岁以上成人哮喘的预防和长期治疗，包括预防白天和夜间的哮喘症状，治疗对阿司匹林敏感的哮喘患者以及预防运动诱发的支气管收缩。适用于减轻过敏性鼻炎引起的症状。

【用法和用量】口服：成人 10mg，一日 1 次，每晚睡前服。15 岁以上儿童，一次 10mg，一日 1 次。6～14 岁儿童，一次 5mg，一日 1 次。1～5 岁儿童，一次 4mg，一日 1 次。

【不良反应】有轻度头痛、头晕、嗜睡、兴奋，激惹、烦躁不安、失眠、感觉异常/触觉障碍及较罕见的癫痫发作、恶心、呕吐、腹痛、转氨酶升高等反应。

【注意】①本品对哮喘急性发作无效，故不可骤然使用本品取代吸入型或口服糖皮质激素。②本品与支气管扩张剂及肾上腺皮质激素合用可减少后者的剂量。③妊娠、哺乳期妇女及幼儿慎用。

【药物相互作用】①孟鲁司特钠经肝脏 CYP3A 药酶代谢，可使经该肝药酶代谢的特非那定、阿司咪唑、西沙必利、咪哒唑仑或三唑仑的血药浓度升高或毒性增加。②依非韦伦、茚地那韦可诱导 CYP3A 活性，合用时可降低本品血药浓度。③克拉霉素、红霉素、齐多夫定、沙奎那韦可抑制 CYP3A 活性，合用时升高本品血药浓度或毒性。

【制剂】片剂：每片 4mg；5mg。包衣片：每片 10mg。

普仑司特　Pranlukast

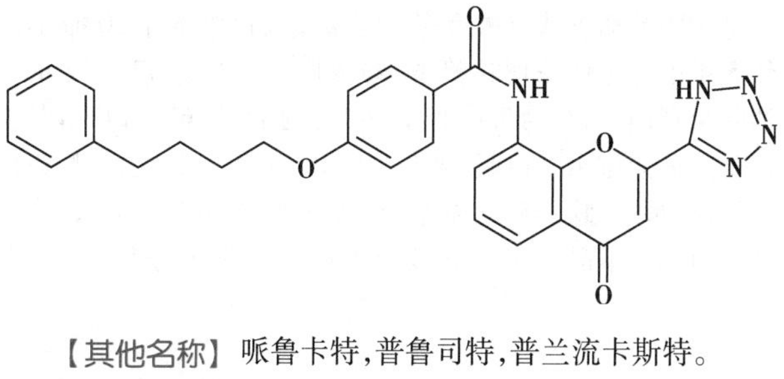

【其他名称】哌鲁卡特，普鲁司特，普兰流卡斯特。

【ATC 编码】R03DC02

【药理学】本品为半胱氨酰白三烯（LTs）受体拮抗药，与 LTC4、LTD4、LTE4 受体选择性结合而拮抗其作用。对乙酰胆碱、组胺及 5-羟色胺受体无拮抗作用。可抑制支气管哮喘患者由吸入 LTC_4、LTD_4 及抗原引起的气管收缩。它尚可抑制支气管黏液分泌和血管通透性，减轻黏膜水肿。

【适应证】用于支气管哮喘的预防和治疗。

【用法和用量】口服，成人一次 225mg，一日 2 次（餐后服）。

【不良反应】可有恶心、呕吐、腹痛、腹泻或便秘等，有时可见发热、皮疹、瘙痒。偶见肝功能损害如血清丙氨酸转氨酶(ALT)或胆红素升高。

【注意】①本品不能缓解已经发作的哮喘。②妊娠期妇女慎用,老年人应酌情减量。

【药物相互作用】①与华法林合用可增加本品的血药浓度。②与特非那定合用可降低本品的血药浓度。

【制剂】胶囊剂:每粒112.5mg。

吡嘧司特 Pemirolast

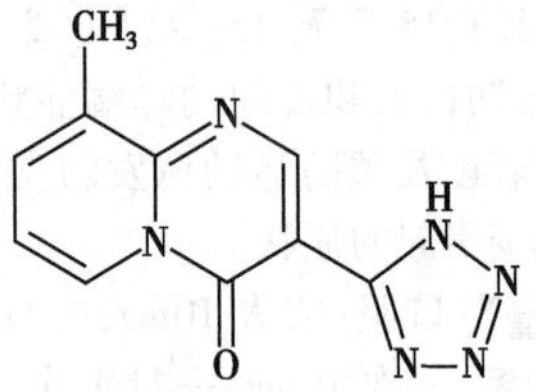

【其他名称】哌罗司特,Alegysal。

本品能抑制细胞外钙内流和细胞内钙的释放,能抑制磷酸二酯酶活性,升高细胞内cAMP水平,也能抑制花生四烯酸的释放和代谢。对抗原-抗体反应引起的组胺、白三烯、前列腺素等的释放都有抑制作用,减轻被动皮肤过敏反应和实验性哮喘。用于预防或减轻支气管哮喘发作,不能迅速缓解急性哮喘发作。口服:成人常用量每次10mg,每日2次,早、午或临睡前服用。偶见头痛、胃痛、胃不适、便秘、口干、胃炎、皮疹、瘙痒等,也可见血小板计数增加、肝肾功能损害等。哺乳期妇女及幼儿慎用。片剂:每片10mg。

异丁司特 Ibudilast

【其他名称】依布拉特,Ketas。

本品对白三烯 D_4(LTD_4)和血小板激活因子(PAF)等炎性介质所致离体动物气道平滑肌的收缩有抑制作用;可缓解炎性介质所致豚鼠的气道平滑肌痉挛,并能抑制实验性动物的被动皮肤过敏反应。健康成人口服本品10mg后,约5.4小时血药浓度达峰值,峰浓度 C_{max} 约为47.0μg/ml,清除半衰期 $t_{1/2}$ 约为7.4小时。72小时后,约60%以代谢物形式随尿液排出。口服:成人每次10mg,每日2次。可有食欲缺乏、嗳气、眩晕和皮疹等,偶见心悸,肝功能减退及直立性低血压。本品不能迅速减轻正在发作的支气管哮喘,须向患者说明。肝功能障碍患者慎用,脑内出血而尚未完全止血的患者禁用。缓释片(胶囊剂):每片(粒)10mg。

齐留通 Zileuton

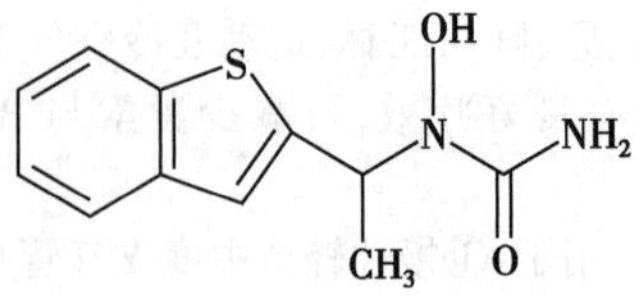

【其他名称】苯噻羟脲,Leutrol,Zyflo。

【性状】为结晶性粉末,熔点157~158℃。

【药理学】本品为一选择性口服有效的5-脂氧合酶(5-LOX)抑制剂,通过抑制白三烯生物合成途径中的起始酶5-LOX的活性,抑制白三烯的合成。也可拮抗白三烯产物LTB4的作用,在体内、外都具有明显的抗过敏及抗炎作用。可抑制白三烯的收缩支气管和致炎症作用。对骨髓过氧化酶活性、中性粒细胞脱颗粒、肥大细胞的组胺释放或磷脂酶 A_2 活性无影响。

本品口服迅速吸收,30分钟起效,1~3小时血药浓度达高峰,持续5~8小时。血浆蛋白结合率为93%。本品被细胞色素P-450同工酶CYP1A2、CYP2C9和CYP3A4代谢,半衰期2.1~2.5小时。

【适应证】用于:①支气管哮喘,尤其是抗原、阿司匹林等引起的气管、支气管痉挛性收缩,从而改善肺功能;②特应性皮炎;③溃疡性结肠炎;④过敏性鼻炎。

【用法和用量】口服:成人400~600mg,每日4次,小儿酌减。

【不良反应】本品耐受性良好,无严重不良反应,偶见肝酶升高,停药后可恢复。

【禁忌证】对本品过敏者禁用。

【注意】妊娠期及哺乳期妇女慎用。

【药物相互作用】①本品与β受体拮抗剂合用可使后者作用显著增强。②本品降低华法林的清除率,可使凝血酶原时间明显延长。③本品降低茶碱的清除率,使其血药浓度增加。④本品降低特非那定、阿司咪唑的代谢清除率,增加后者的心脏毒性。

【制剂】片剂(胶囊剂):每片(粒)200mg;400mg。

(林志彬 杨宝学)

第 40 章
防治硅沉着病(矽肺)的药物

硅沉着病(矽肺)是由于长期吸入游离二氧化矽粉尘所致的以肺部弥漫性纤维化为主的全身性疾病,尚无能使硅沉着病病变完全逆转的药物,克矽平、磷酸哌喹(见第 2 篇第 12 章抗寄生虫药)、吡非尼酮(见第 11 篇第 67 章免疫抑制药)等药主要是抑制早期硅沉着病的进展。

克矽平　Polyvinylpyridine-*N*-Oxide

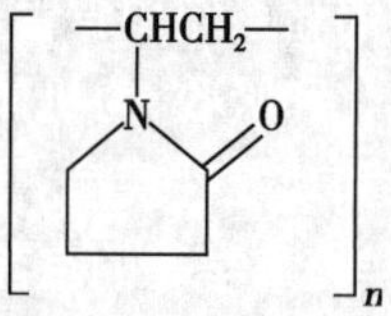

【其他名称】PVPNO。

【性状】本品为聚 α-乙烯吡啶 *N*-氧化物,分子量为 2000～2 000 000Da。我国有的制品,其分子量为 10 000 Da 左右。

【药理学】本品是一种高分子化合物,分子结构中具有带负电性很强的氧原子,可以与硅尘在体内生成的聚合硅酸形成氢键,因而阻止聚合硅酸对尘细胞(吞噬灰尘后的肺巨噬细胞)溶酶体膜的破坏作用,保护巨噬细胞免受硅尘的毒害,可使实验性硅沉着病大鼠吸入肺内的硅尘排出量明显增加,减轻肺内纤维化病变的发展,因而可以降低死亡率。

连续注射本品 1 年后,在实验动物的脏器内可以见到"类克矽平物质"的沉积。停药后,沉积可逐渐减少。

硅沉着病病人经本品治疗后,症状有不同程度的改善,胸部 X 线检查可见到大部分患者硅沉着病病变呈现稳定状态并停止发展。如患者合并结核感染时,可在使用本品的同时合用抗结核药物。

【适应证】防治硅沉着病。

【用法和用量】对早期硅沉着病有一定疗效,对急性硅沉着病疗效显著。雾化吸入 4% 本品水溶液,每周 6 次,每次 5～10ml,每次吸入约 30 分钟。也可将雾化吸入改为每周 3 次,同时肌内注射 4% 水溶液,每周 3 次,每次 4～6ml。必要时也可单独肌内注射 4% 水溶液,每周 6 次,每次 4ml(肌内注射时可添加 2% 盐酸普鲁卡因数滴以减轻刺激),但单用不如同时合并雾化吸入疗效好。一般 3 个月为 1 个疗程,连续应用 2～4 个疗程,每疗程间隔 1～2 个月。

【不良反应】肌内注射后有刺激(可加入少许局麻药)。偶有过敏反应。部分病人可出现血清氨基转移酶暂时升高。

【禁忌证】对肝、肾病人(如原因不明的肝大)、心脏病及较严重的高血压病人,一般均不宜使用。

【制剂】注射液:每支 80mg(2ml);200mg(5ml)。喷雾剂:每瓶 10g(250ml);20g(500ml)。

(林志彬　杨宝学)

第 7 篇

主要作用于消化系统的药物

消化系统由食管、胃、肠、肝、胆囊和胰等器官所组成，其主要功能是对食物进行消化和吸收，为机体新陈代谢提供能量来源。消化系统疾病包括消化器官的器质性和功能性疾病。近年来，由于细胞生物学、分子生物学、生物化学、内分泌学、免疫学、酶学等的空前进展，以及许多高新医学工程技术的应用，使消化系统疾病的病理学、病因学、发病机制、诊断、治疗和预防等方面取得了很大成就。

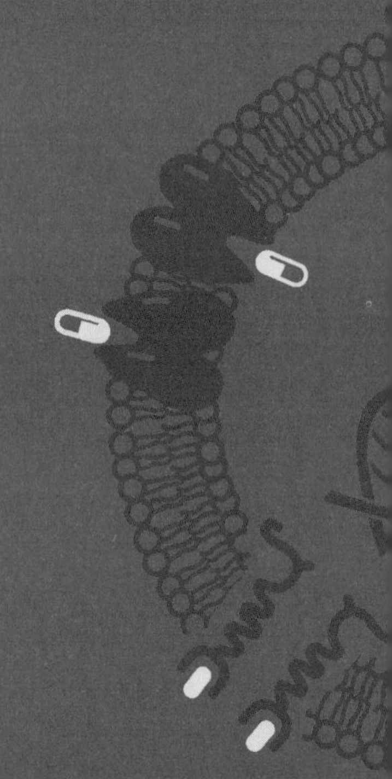

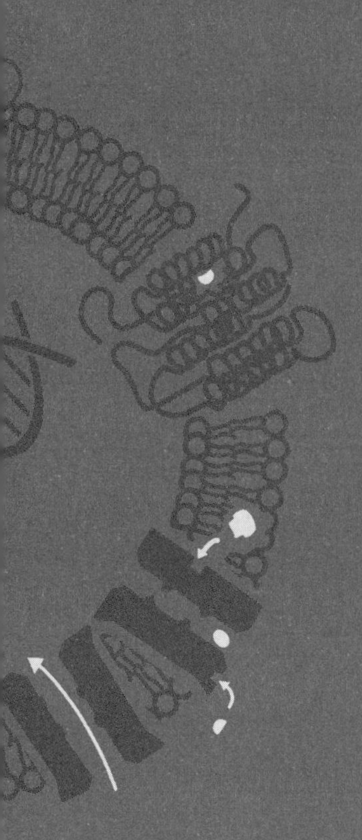

第41章 治疗消化性溃疡和胃食管反流病药物

消化性溃疡(peptic ulcer)主要是指发生在胃和十二指肠球部的慢性溃疡,溃疡的形成与胃酸/胃蛋白酶的消化作用有关,主要包括胃溃疡(gastric ulcer,GU)和十二指肠溃疡(duodenal ulcer,DU)。

目前认为,幽门螺杆菌和非甾体抗炎药是损害胃和十二指肠黏膜屏障从而导致消化性溃疡发病的最常见病因。二十多年来,随着消化性溃疡发病机制和临床治疗学研究的进展,特别是1983年澳大利亚学者Warren和Marshall从人胃黏膜中分离出幽门螺杆菌以后,人们对消化性溃疡的病因学及药物治疗学有了很多新的认识。时隔22年后,两人因此获得了2005年诺贝尔生理学、医学奖。H_2受体拮抗剂的问世,是消化性溃疡病治疗史上的一个里程碑。此类药物取得了很好的临床治疗效果,明显降低了消化性溃疡并发症的发生率。20世纪80年代H^+,K^+-ATP酶(质子泵)抑制剂的问世,为消化性溃疡的治疗提供了更加有力的武器。质子泵抑制剂比H_2受体拮抗剂的抑酸作用强大且持久,是目前作用最强的抑制胃酸分泌的药物。除此之外,基于增强防御因子在消化性溃疡治疗中作用的认识,人们研发了许多新的胃黏膜保护剂,如:PG-E_1(前列腺素)衍生物、胶体铋剂、吉法酯、瑞巴派特等,为消化性溃疡的治疗开辟了另一条途径。20世纪90年代开展的幽门螺杆菌根除疗法,开创了消化性溃疡治疗的新纪元,大大提高了消化性溃疡的治愈率。另外,消化性溃疡治疗领域进展的另一个间接因素是新型选择性COX-2抑制剂的研发上市和使用,这类药物可明显降低非甾体抗炎药性溃疡的发生。

胃、十二指肠内容物反流入食管产生的临床症状和(或)其并发症称为胃食管反流病(gastroesophageal reflux disease,GERD)。GERD的临床表现有胃灼热、反胃、吞咽困难、胸痛、出血等;反流物进入食管和咽部还可能直接或间接引发呼吸系统疾病,表现为反复呼吸道感染、难治性哮喘、反复发作的吸入性肺炎、咽炎、早产儿呼吸暂停和窒息、婴儿猝死综合征等。目前广泛认为,胃食管反流病的主要发病机制是多种因素造成的一过性下食管括约肌松弛,而肥胖、高脂饮食、缺乏运动的生活方式等因素使GERD的患病率呈上升趋势。流行病学调查显示,以每周至少发生一次反流症状作为诊断标准时,GERD在我国的患病率为2.5%~6.2%;以蒙特利尔定义作为诊断标准时,GERD患病率为2.8%~8.4%;以胃食管反流性诊断问卷(RDQ)>12分为诊断标准时,GERD患病率为2.7%~10%;以SGER评分>6分作为诊断标准,GERD患病率为5.77%~8.68%。肥胖、居住农村地区、不良生活饮食习惯、便秘等是GERD的危险因素。

目前GERD的治疗药物主要有三类:抑酸剂、促动力药和黏膜保护剂。其中抑酸剂是最为常用的药物,尤其是质子泵抑制剂,是目前治疗GERD的理想药物。由于反流为一种动力障碍,从理论上讲首先的治疗措施应为改善胃肠动力,因此,促动力药应该是最初单一治疗的适宜药物;在黏膜保护剂方面,铝碳酸镁有多种作用机制,是混合反流和(或)胆汁反流治疗的重要药物。GERD治疗的首要目的是消除/缓解症状,改善生活质量,其次是促进炎症愈合,预防复发和并发症。GERD 是一种慢性疾病,需要长期治疗;另外,改变生活方式也是十分重要的干预措施之一。

41.1 抗酸药

抗酸药是一类能中和胃酸、降低胃内容物酸度,迅速缓解胃灼热、疼痛等症状的弱碱性无机化合物。虽然此类药物不能直接抑制胃酸分泌,但近年来研究发现,抗酸药对胃黏膜屏障有细胞保护作用,其作用再次受到重视。因此,尽管治疗消化性溃疡的药物进展很快,但最古老的抗酸药在溃疡病的治疗上仍有其相应的地位。理想的抗酸药应该具有下述特点:①中和胃酸作用强且持久;②与胃酸作用后不产生二氧化碳;③不引起腹泻或便秘;④不易吸收,不碱化体液;⑤有收敛保护作用。目前临床使用的单一抗酸药尚不能完全满足上述要求,故优良的抗酸药多为复方制剂,目前临床推荐使用氢氧化铝凝胶和镁乳。

抗酸药一般可分为两类:①吸收性抗酸药:此类药物(如碳酸氢钠)经口服后,除在胃内中和胃酸外,尚易被肠道吸收而引起碱血症,因此还可用于酸血症和碱化尿液。②非吸收性抗酸药:此类药物含有难吸收的阳离子,口服后只能直接中和胃酸而不被胃肠道吸收。有些胶体制剂(如氢氧化铝凝胶、三硅酸镁)除能中和胃酸外,尚能在溃疡面上形成一层保护性薄膜,减少胃酸和胃蛋白酶对溃疡面的腐蚀和消化作用。

氢氧化铝〔药典(二);基;医保(甲)〕 Aluminium Hydroxide

【其他名称】Dried Aluminium Hydroxide。

【ATC 编码】A02AB01

【性状】为白色粉末;无臭,无味。在水或乙醇中不溶,在稀无机酸或氢氧化钠溶液中溶解。

【药理学】有抗酸、吸附、局部止血、保护溃疡面等作用,效力较弱,缓慢而持久。可中和或缓冲胃酸,使胃内 pH 升高,从而使胃酸过多引起的症状得到缓解,但对胃酸分泌无直接影响。对酸的中和能力低于镁制剂和碳酸钙而高于碳酸铝。其中和胃酸后产生的氧化铝有收敛作用,可局部止血,但也可能引起便秘,严重时甚至可引起肠梗阻。氢氧化铝与胃酸混合生成凝胶,覆盖在溃疡表面,形成一层保护膜,产生机械保护作用,有利于溃疡的愈合。

起效缓慢,在胃内作用时间的长短与胃排空的快慢有关。空腹服药作用时间可维持 20~30 分钟,餐后 1~2 小时服药疗效可延长至 3 小时。大部分以磷酸铝、碳酸铝及脂肪酸盐类的形式自粪便排出。

【适应证】主要用于胃酸过多、胃及十二指肠溃疡、反流性食管炎及上消化道出血等。由于铝离子在肠内与磷酸盐结合成不溶解的磷酸铝自粪便排出,故尿毒症患者服用大剂量氢氧化铝后可减少磷酸盐的吸收,减轻酸血症(但同时应注意上述不良反应)。

【用法和用量】口服,1 次 0.6~0.9g,一日 1.8~2.7g。现多用氢氧化铝凝胶:治胃酸过多和溃疡病等,每次 4~8ml,一日 12~24ml,饭前 1 小时和睡前服;病情严重时剂量可加倍。

【注意】①因能妨碍磷的吸收,导致低磷血症及骨质疏松和骨软化症,故不宜长期大剂量使用。如必须长期大剂量使用时,应在饮食中酌加磷酸盐。铝也可能导致血清胆酸浓度增加,但这种作用具有剂量和时间依赖性,并可伴随胆汁流量降低,可诱发肝、胆功能异常。②对长期便秘者须慎用,为防止便秘可与三硅酸镁或氧化镁交替服用。③治疗胃出血时宜用凝胶剂。④有极少量可在胃内转变为可溶性的氯化铝被吸收,并从尿中排泄,肾功能不全者可能导致血中铝离子浓度升高,引起痴呆等中枢神经系统病变,故肾功能不全者慎用。肾功能异常者服用本品后如血清中铝含量超过 150μg/ml,或出现脑病先兆,应立即停药。透析患者透析液中铝含量不得超过 10μg/L。⑤服药期间,对铝比较敏感的患者注射白喉、破伤风类毒素和百日咳菌苗(DTP 三联疫苗)时,注射部位可能会出现瘙痒、湿疹样病变和色素沉着。⑥因婴幼儿极易吸收铝,有铝中毒的危险,故早产儿和婴幼儿不宜服用。⑦由于不溶性磷酸铝复合物的形成,导致血清磷酸盐浓度降低,磷自骨内移出,故骨折患者不宜服用。

【药物相互作用】①服药 1~2 小时内应避免摄入其他药物,因可能与氢氧化铝结合而降低吸收率,影响疗效。②与西咪替丁、雷尼替丁同用,可使后者吸收减少,一般不提倡两药在 1 小时内同用。③本品含多价铝离子,可与四环素类形成络合物而影响其吸收,故不宜合用。④可通过多种机制干扰地高辛、华法林、双香豆素、奎宁、奎尼丁、氯丙嗪、普萘洛尔、吲哚美辛、异烟肼、维生素及巴比妥类的吸收或消除,应尽量避免同时使用。⑤与肠溶片同用,可使肠溶衣加快溶解,故不宜合用。

【制剂】片剂:每片 0.3g。凝胶剂:每支 4g(100ml)

【贮法】密封保存。

氢氧化铝凝胶(Aluminium Hydroxide Gel):含氢氧化铝,另加有适量矫味剂及防腐剂,密闭凉处保存,但不得冰冻。

复方氢氧化铝片〔基;医保(甲)〕:每片含氢氧化铝 0.245g 及三硅酸镁 0.105g,颠茄流浸膏 0.0026ml。每次 2~4 片,一日 3 次,饭前 0.5 小时或胃痛发作时嚼碎后服。

氧化镁〔药典(二)〕 Magnesium Oxide

由碳酸镁加热制成。有重质(Heavy,5g 约占 10~20ml 体积)和轻质(Light,5g 约占 40~50ml 体积)两种,一般所指的氧化镁是重质氧化镁。

【其他名称】煅制镁,重质氧化镁,Magnesia Usta。

【ATC 编码】A02AA02

【性状】为白色粉末;无臭,无味;在空气中能缓缓吸收二氧化碳。在水中几乎不溶,在乙醇中不溶,在稀酸中溶解。

【药理学】抗酸作用较碳酸氢钠强,缓慢而持久,不产生二氧化碳。与胃酸作用生成氯化镁,释放出镁离子,刺激肠道蠕动,具有轻泻作用;也可能是镁离子在小肠部位具有高渗性，使水分聚集，当肠腔内液体积聚达一定程度超过肠道吸收能力时导致腹胀，促进肠蠕动而产生缓泻作用。

【适应证】用于伴有便秘的胃酸过多症、胃及十二指肠溃疡患者。对不伴便秘者，其轻泻作用可同服碳酸钙纠正。

【用法和用量】抗酸：每次 0.2～1g，一日 3 次；缓泻：每次 3g，一日 3 次。

【不良反应】服药过量或出现过敏反应时，均可见腹痛、皮疹、瘙痒；腹泻较多见。

【禁忌证】严重肾功能不全、阑尾炎、急腹症、肠梗阻、溃疡性结肠炎、消化道或直肠出血诊断不明、慢性腹泻等患者禁用。

【注意】①长期大量服用可导致血清钾浓度降低，出现呕吐及胃部不适。②肾脏病患者长期大剂量服用本品可出现眩晕、头昏、心悸或精神状态改变，以及倦怠无力等高镁血症症状。肾功能不全者服用本品可能产生滞留性中毒，如证实为高镁血症可静脉注射钙盐对抗。

【药物相互作用】①与四环素、西咪替丁、雷尼替丁、地高辛、磷酸盐类药物合用，可干扰吸收，应避免同时服用。②与左旋多巴合用，可使吸收增加。

【制剂】片剂：每片 0.2g。

氧化镁合剂：由氧化镁 60g，重质碳酸镁 60g（另加颠茄酊 60ml 者为复方氧化镁合剂，有解痉镇痛作用），蒸馏水加至 1000ml 而得。为抗酸药及轻泻药，一次量 10ml。

镁乳：为含氢氧化镁（由氧化镁加水及硫酸镁与氢氧化钠反应制得）7.75%～8.75% 的乳剂。用于抗酸，每次 4ml；用于轻泻，每次 15ml。

铝碳酸镁[基;医保(乙)]　Hydrotalcite

$Al_2O_3 \cdot 6MgO \cdot CO_2 \cdot 12H_2O$

【其他名称】碱式碳酸铝镁，达喜，胃达喜，泰德，他尔特，Talcid。

【ATC 编码】A02AD04

【性状】为白色、可自由流动的结晶性粉末；无臭，无味。几乎不溶于水，4% 水悬浮液的 pH 为 8.0～10.0。

【药理学】体外制酸结果表明本品抗酸作用迅速而温和，1.0g 本品 14 秒内可使 150ml 人工胃液 pH 上升至 3，大大快于氢氧化铝（134 秒），作用高峰时可使胃液 pH 上升至 4.1，而等量碳酸氢钠则可使胃液 pH 达 6.2，可避免 pH 过高引起的胃酸分泌加剧。作用持久是其另一特点，在相同条件下本品的作用持续时间为碳酸氢钠的 6 倍。与其他含铝抗酸药相比，铝碳酸镁可与胃酸充分反应，其酸反应率可达 98%～100%，而氢氧化铝的酸反应率仅为 72%。有报道认为本品可吸附胃蛋白酶，因此可抑制胃蛋白酶的活性，这有利于溃疡面的修复。此外，还能结合胆汁酸和吸附溶血磷脂酰胆碱，从而防止这些物质对胃黏膜的损伤和破坏。还可刺激胃黏膜使前列腺素 E_2 合成增加，从而增强胃黏膜的屏障功能。由于含有铝、镁两种金属离子，从而相互抵消了便秘和腹泻的不良反应。动物实验证明，对组胺、胆汁酸和盐酸诱导的胃溃疡有抑制作用，其抗溃疡作用强于氢氧化铝。本品的毒性低，小鼠口服给药 LD_{50} >5.0g/kg，腹腔给药 LD_{50} 为 939～960mg/kg。

铝碳酸镁为不溶于水的结晶性粉末，口服后不吸收。临床研究表明，服用本品后，体内无各种成分蓄积，以每日 6g 剂量服用 28 天后，血清中铝、镁、钙和其他矿物质含量仍处于正常范围内。

【适应证】主要用于胃及十二指肠溃疡、反流性食管炎、急慢性胃炎和十二指肠球炎等。也用于胃酸过多引起的胃部不适，如胃灼痛、胃灼热、反酸及腹胀、恶心、呕吐等的对症治疗。

【用法和用量】一般每日 3 次，每次 1.0g（儿童每次 0.25～0.5g），餐后 1 小时服用。十二指肠球部溃疡 6 周为 1 疗程，胃溃疡 8 周为 1 疗程。

【不良反应】仅个别患者可能出现胃肠道不适、消化不良、呕吐、大便次数增多甚至腹泻等。

【禁忌证】低磷酸盐血症、胃酸缺乏、结肠及回肠造口术、原因不明的胃肠出血、阑尾炎、溃疡性结肠炎和憩室炎、慢性腹泻及肠梗阻患者禁用。

【注意】胃肠道蠕动功能不全和严重肾功能障碍者慎用。

【药物相互作用】与四环素类、喹诺酮类、铁剂、抗凝剂、鹅去氧胆酸、地高辛及 H_2 受体拮抗剂等合用，因含有铝、镁等多价金属离子，可能干扰多种药物的吸收，必须合用时应错开服药时间至少 1～2 小时。

【制剂】片剂（咀嚼片）：每片 0.5g。

碳酸钙[药典(二);医保(乙)]
Calcium Carbonate

【ATC 编码】A02AC01

【药理学】本品为补钙剂和抗酸剂。碳酸钙在胃内中和胃酸后转化为氯化钙，抗酸作用较碳酸氢钠强且持久（可持续约 3 小时），但不及碳酸氢钠迅速。本品作用较缓和且持久，在提高胃液 pH 的同时能消除胃酸对壁细胞分泌的反馈抑制。对肾功能不全继发甲状旁腺功能亢进和骨病患者的高磷血症，本品可结合食物中的磷酸盐以减轻机体的磷酸盐负荷。因碳酸钙较氢氧化铝能更有效地结合磷酸盐，且不会发生铝中毒，故有主张在应用低钙含量透析液基础上选用本品作磷酸盐结合剂，同时防止并发高钙血症。

在胃酸作用下转化为氯化钙，部分经肠道吸收，经肾脏排泄，尿中大部分钙经肾小管重吸收入血。口服后形成的不溶性钙盐可沉积于肠黏膜表面，从而引起便秘。不溶性钙盐自粪便排出体外。

【适应证】用于胃酸过多引起的反酸、胃灼热等症状，适用于胃、十二指肠溃疡及反流性食管炎的治疗。也用于补充机体钙缺乏，如各种机体对钙需求增加的情况，可作为骨质疏松症的辅助治疗。另外，本品也用于治疗肾衰竭患者的高磷血症，同时纠正轻度代谢性酸中毒。作为磷酸盐结合剂，治疗继发性甲状旁腺功能亢进纤维性骨炎所致的高磷血症。

【用法和用量】用于中和胃酸，每次0.5～1g，一日3～4次，餐后1～1.5小时服用可维持缓冲时间长达3～4小时，如餐后即服，因随食物一起排空而失去作用。用于高磷血症，每日1.5g，最高每日可用至17g，进餐时服用或与氢氧化铝合用。用于补钙，每日1～2g，分2～3次与食物同服，老年人可适当补充维生素D。咀嚼片：成人一次1片，一日1～2次；儿童，一次半片，一日1～2次。咀嚼后咽下。

【不良反应】因中和胃酸后释放二氧化碳可致腹胀和嗳气，大量口服可致高钙血症、肾结石和碱中毒，也可能引致胃酸反跳性升高。长期服用可致便秘。

【禁忌证】高钙血症、高钙尿症和洋地黄化患者禁用。

【注意】心、肾功能不全患者慎用，长期大量用药患者需检测血钙浓度。

【药物相互作用】①与氧化镁合用，可减少碳酸钙导致的便秘。②与噻嗪类利尿剂合用，可增加肾小管对钙的重吸收，易发生高钙血症。③本品不宜与洋地黄类药物合用。④大量进食富含纤维素的食物能抑制钙的吸收，因钙与纤维素结合成不易吸收的化合物。⑤大量饮用含酒精和咖啡因的饮料以及大量吸烟，也会抑制钙剂的吸收。⑥本品与苯妥英钠及四环素类同用，两者吸收减少。⑦维生素D、避孕药、雌激素能增加钙的吸收。⑧含铝的抗酸药与本品同服时，铝的吸收增多。⑨本品与含钾药物合用时，应注意心律失常的发生。

【制剂】片剂：每片0.5g（相当于元素钙200mg）。咀嚼片：每片1.25g（相当于钙0.5g）。

41.2 胃酸分泌抑制剂

又称抑酸药，能通过各种机制抑制胃酸的分泌，是治疗消化性溃疡的首选药物。人类胃壁细胞生成并分泌H^+。在胃壁细胞膜上存在3种促胃酸分泌的受体，即组胺-2（H_2）受体、乙酰胆碱受体和促胃泌素受体。拮抗其中任何一个受体都可抑制胃酸分泌。通常情况下，这些受体接受相应的刺激后会促使细胞内cAMP水平增加，通过激活蛋白激酶而活化碳酸酐酶，从而使细胞内H_2CO_3形成H^+和HCO_3^-。H^+在壁细胞内经质子泵，即H^+,K^+-ATP酶被排泌到腺腔内并进入胃囊。前列腺素可抑制H^+的产生。当分泌的H^+增加时，胃囊内即形成高酸状态，而出现临床症状甚至相关疾病。药物能通过各种机制抑制H^+的产生和分泌，可分类为：①H_2受体拮抗剂：此类药物通过选择性抑制H_2受体而减少胃酸分泌，降低胃酸和胃蛋白酶活性，如西咪替丁、雷尼替丁等。②质子泵抑制剂：系通过特异性地作用于胃黏膜壁细胞，降低细胞中H^+,K^+-ATP酶的活性，从而抑制胃酸分泌的一类药物，如奥美拉唑、泮托拉唑等。③选择性抗胆碱药：此类药物对胃壁细胞的M_1毒蕈碱受体有高度亲和性，可选择性地抑制胃酸分泌，而对其他部位的胆碱能受体作用微弱，如哌仑西平。④胃泌素受体拮抗药：如丙谷胺，由于与胃泌素组成相似，可竞争性地拮抗胃泌素的作用，抑制胃酸分泌。

41.2.1 H_2受体拮抗剂

西咪替丁[药典(二)] Cimetidine

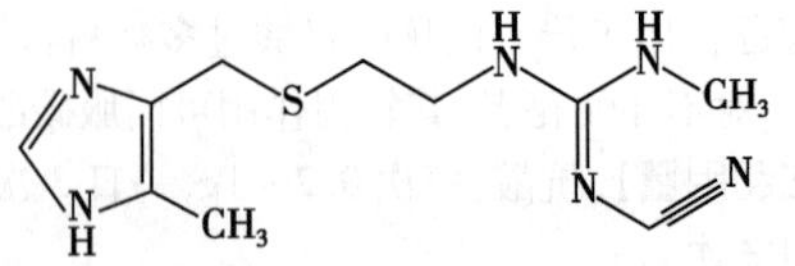

【其他名称】甲氰咪胍，甲氰咪胺，泰胃美，Tagamet，Altramet，Cimetum，Itacem，Tametin，Ulcomet。

【ATC编码】A02BA01

【性状】为白色或类白色结晶性粉末；几乎无臭，味苦。在甲醇中易溶，在乙醇中溶解，在异丙醇中略溶，在水中微溶，在稀盐酸中易溶。

【药理学】主要作用于壁细胞上的H_2受体，由于结构与组胺相似，竞争性地抑制组胺的作用，从而抑制胃酸的分泌（详见本节概述），也抑制由食物、五肽胃泌素、咖啡因与胰岛素等刺激所诱发的胃酸分泌，使酸分泌量和酸度均降低。本品对因胆盐、乙醇等刺激引起的腐蚀性胃炎有预防和保护作用，对阿司匹林及其他非甾体抗炎药所致的胃黏膜损伤、应激性胃溃疡和上消化道出血也有明显疗效。

口服300mg后，迅速由小肠吸收，0.5小时即达有效血药浓度（0.5μg/ml），90分钟达峰浓度，平均C_{max}为1.44μg/ml，可抑制50%的基础胃酸分泌达4～5小时。口服生物利用度约为70%，年轻人的吸收情况往往较老年人为好，进餐时服药可延缓吸收并延长作用时间。肌内注射与静脉注射生物利用度基本相同，肌内注射或静脉注射300mg可抑制80%的基础胃酸分泌长达5小时。可广泛分布于全身组织，可透过胎盘屏障和血脑屏障，并可分泌入乳汁，且乳汁浓度可高于血浆浓度。血浆蛋白结合率为15%～20%，$t_{1/2}$约为2小时（慢性肾功能不全患者$t_{1/2}$明显延长，约为4.9小时，应注意减量或调整给药间隔），V_d为2.1L/kg，肾清除率为每分钟（12±3）ml/kg，44%～70%以原形从尿中排出。可经血液透析或腹膜透析清除。

【适应证】用于治疗十二指肠溃疡、胃溃疡、上消化道出血等。对胃溃疡疗效不及十二指肠溃疡。

【用法和用量】（1）成人：①口服：每次200～400mg，一日2～4次，餐后及睡前各服1次，疗程一般为4～6周。也可以1次400mg，一日2次。②注射：用葡萄糖注射液或葡萄糖氯化钠注射液稀释后静脉滴注，每次200～600mg；或用上述溶液20ml稀释后缓慢静脉注射，每次200mg，4～6小时1次。1日剂量不宜超过2g。也可直接肌内注射，一次200mg，在4～6小时后可重复给药。

（2）儿童：《中国国家处方集·化学药品与生物制品卷·儿童版》推荐：①口服，新生儿：一次5mg/kg，一日4次。1个月～12岁，一次5～10mg/kg（最大量400mg），一日4次。12～18岁：一次400mg，一日2～4次。均为饭后、晚间睡前服用。②静脉注射：一次5～10mg/kg，将本品用葡萄糖注射液或葡萄糖氯化钠注射液20ml稀释后缓慢静脉注射（长于5分钟），一次最大剂量200mg，每4～6小时1次，一日剂量不宜超过2g。③静脉滴注：剂量同静脉注射，本品

200mg 用 5% 葡萄糖注射液或氯化钠注射液或葡萄糖氢化钠注射液 250 ~ 500ml 稀释后静脉滴注，滴速为每小时 1 ~ 4mg/kg，一次最大剂量 200 ~ 600mg，一日剂量不宜超过 2g。④肝肾功能不全者应减量。

本品停药后复发率很高，6 个月复发率为 24%，1 年复发率可高达 85%。目前认为采用长期服药或每日 400 ~ 800mg 或反复足量短期疗法可显著降低复发率。

【不良反应】由于本品在体内分布广泛，药理作用复杂，故不良反应较多。

（1）消化系统反应：较常见的有腹泻、腹胀、口苦、口干、血清氨基转移酶轻度升高等，偶见严重肝炎、肝坏死、肝脂肪性变等。突然停药，可能引起慢性消化性溃疡穿孔，估计为停用后回跳的高酸度所致。故完成治疗后尚需继续服药（每晚 400mg）3 个月。

（2）泌尿系统反应：有不少关于本品引起急性间质性肾炎、导致肾衰竭的报道。但此种毒性反应是可逆的，停药后肾功能一般均可恢复正常。为避免肾毒性，用药期间应注意检查肾功能。

（3）造血系统反应：本品对骨髓有一定的抑制作用，少数患者可发生可逆性中等程度的白细胞或粒细胞减少，也有出现血小板减少以及自身免疫性溶血性贫血的，其发生率为用药者的 0.02‰。尚有报道本品可引起再生障碍性贫血。用药期间应注意检查血象。

（4）中枢神经系统反应：本品可通过血脑屏障，具有一定的神经毒性。头晕、头痛、疲乏、嗜睡等较常见。少数患者可出现不安、感觉迟钝、语言含糊不清、出汗、局部抽搐或癫痫样发作，以及幻觉、妄想等症状。引起中毒症状的血药浓度多在 2μg/ml 以上。

（5）心血管系统反应：可有心动过缓、面部潮红等。静脉注射时偶见血压骤降、房性期前收缩及心跳、呼吸骤停。

（6）对内分泌和皮肤的影响：由于具有抗雄性激素作用，用药剂量较大（每日在 1.6g 以上）时可引起男性乳房发育、女性溢乳、性欲减退、阳痿、精子计数减少等，停药后即可消失。

（7）可抑制皮脂分泌，诱发剥脱性皮炎、皮肤干燥、皮脂缺乏性皮炎、脱发、口腔溃疡等。皮疹、巨型荨麻疹、药热等也有发生。

【禁忌证】由于能通过胎盘屏障，并能进入乳汁，故妊娠期妇女和哺乳期妇女禁用，以避免引起胎儿和婴儿肝功能障碍。

【注意】①动物实验和临床均有应用本品导致急性胰腺炎的报道，故不宜用于急性胰腺炎患者。②老人、幼儿或肝肾功能不全的患者易发生中枢神经系统反应，故宜慎用。严重肝功能不全者服用常规剂量后，其脑脊液的药物浓度为正常人的两倍，故容易中毒。出现神经毒性后，一般只需适当减少剂量即可消失。本品的神经毒性症状与中枢抗胆碱药所致者极为相似，且用拟胆碱药毒扁豆碱治疗，其症状可得到改善。故应避免本品与中枢抗胆碱药同时使用，以防加重中枢神经毒性反应。

【药物相互作用】①与氢氧化铝、氧化镁、甲氧氯普胺合用，可使本品血药浓度降低。如必须与抗酸剂合用，两者应至少相隔 1 小时。与甲氧氯普胺合用，需适当增加西咪替丁剂量。②与硫糖铝合用，使硫糖铝疗效降低。③与普萘洛尔、苯妥英钠或其他乙内酰脲类合用，使合用药物的血药浓度升高。④与阿片类药物合用，有报道在慢性肾衰竭患者合用时可产生呼吸抑制、精神错乱、定向力丧失等。应减少阿片制剂的用量。⑤与维拉帕米合用，可使维拉帕米的绝对生物利用度提高（26.3% ~ 49.3%），发生少见但严重的不良反应。⑥与茶碱、地西泮、地高辛、奎尼丁、咖啡因等合用，可由于影响合用药物的代谢而能增加合用药物的血药浓度，以致作用加强或毒性增加。⑦与华法林类抗凝剂合用，可导致出血倾向。⑧与阿司匹林合用，可使阿司匹林作用增强。⑨与某些唑类抗真菌药合用，可干扰其吸收，降低其抗真菌活性（如：酮康唑、伊曲康唑和泊沙康唑）。⑩与卡托普利合用，可能引起精神病症状。⑪与氨基苷类抗生素合用，本品有与氨基苷类相似的神经-肌肉阻断作用，合用时可能导致呼吸抑制或呼吸停止。

【制剂】片剂：每片 0.1g；0.2g；0.4g；0.8g。胶囊剂：每粒 0.2g。注射剂：每支 0.2g(2ml)。

雷尼替丁〔药典(二)；基；医保(甲)〕 Ranitidine

$$(CH_3)_2N-CH_2-\text{[呋喃环]}-CH_2SCH_2CH_2NHCNHCH_3,\ C{=}CHNO_2$$

【其他名称】盐酸雷尼替丁，呋喃硝胺，甲硝呋胍，胃安太定，善胃得，Zantac。

【ATC 编码】A02BA02

【性状】常用其盐酸盐，为类白色至淡黄色结晶性粉末；有异臭，味微苦带涩；极易潮解，吸潮后颜色变深。在水或甲醇中易溶，在乙醇中略溶，在丙酮中几乎不溶。熔点 137 ~ 143℃。在注射用含氨基酸的营养液中，置室温下 24 小时内可保持稳定，溶液的颜色、pH、药物含量等均无明显变化。

【药理学】为选择性的 H_2 受体拮抗剂，能有效地抑制组胺、五肽胃泌素及食物刺激后引起的胃酸分泌，降低胃酸和胃酶的活性，但对胃泌素及性激素的分泌无影响。作用比西咪替丁强 5 ~ 8 倍，对胃及十二指肠溃疡的疗效高，具有速效和长效的特点，不良反应小而且安全。

单次口服 80mg 后 30 ~ 90 分钟，平均 C_{max} 为 165ng/ml，作用持续 12 小时。本品吸收快，不受食物和抗酸剂的影响。口服生物利用度约为 50%，$t_{1/2}$ 约为 2 ~ 2.7 小时，较西咪替丁稍长。口服后 12 小时内能使五肽胃泌素引起的胃酸分泌减少 30%。静脉注射 1mg/kg，瞬时血药浓度为 3000ng/ml，维持在 100ng/ml 以上可达 4 小时；以每小时 0.5mg/kg 速度静脉滴注后 30 ~ 60 分钟血药浓度达峰值，峰浓度与剂量间呈正相关。大部分以原形从肾排泄，肾清除率为每分钟 7.2ml/kg。少量被代谢为 *N*-氧化物或 *S*-氧化物和去甲基类似物从尿中排出。24 小时尿中回收原形及代谢产物为口服总量的 45%。与西咪替丁不同，它与细胞色素 P-450 的亲和力较西咪替丁小10倍，因而不干扰华法林、地西泮及茶碱在肝中的灭活和代谢过程。

【适应证】用于治疗十二指肠溃疡、胃溃疡、术后溃疡、反流性食管炎及卓-艾综合征等。静脉注射可用于上消化道出血。

【用法和用量】（1）成人：口服：每日2次，每次150mg，早晚饭时服用。维持剂量每日150mg，于餐前顿服。有报道每晚1次服300mg，比每日服2次、每次150mg的疗效好。用于反流性食管炎的治疗，每日2次，每次150mg，共用8周。对卓-艾综合征，开始每日3次，每次150mg，必要时剂量可加至每日900mg。对慢性溃疡病有复发史患者，应在睡前给予维持量。对急性十二指肠溃疡愈合后的患者，应进行1年以上的维持治疗。长期（应不少于1年）在晚上服用150mg，可避免溃疡（愈后）复发。有关资料表明，用药1年后的复发率：胃溃疡约25%，十二指肠溃疡约32%。吸烟者早期复发率较高。治疗上消化道出血，可用本品50mg肌内注射或缓慢静脉注射（1分钟以上），或以每小时25mg的速率间歇静脉滴注2小时。以上方法一般一日2次或每6~8小时1次。肾功能不全者血浆浓度升高，$t_{1/2}$延长。因而，当患者肌酐清除率<50ml/min时，剂量应减少一半。老年人的肝、肾功能降低，为保证用药安全，剂量应进行调整。

（2）儿童：《中国国家处方集·化学药品与生物制品卷·儿童版》推荐：①口服。胃食管反流病、消化性溃疡及其他酸相关性疾病：新生儿，一次2mg/kg，一日3次，最大量一次3mg/kg。1~6个月，一次1mg/kg，一日3次，最大量一次3mg/kg。6个月~3岁，一次2~4mg/kg，一日2次。3~12岁，一次2~4mg/kg（最大量150mg），一日2次；在严重的胃食管反流病，可加至一次5mg/kg（最大量300mg），一日2次。12~18岁，一次150mg，一日2次，或300mg，晚上顿服；在中重度胃食管反流病可增加至一次300mg，一日2次，或一次150mg，一日4次，持续12周；在卓-艾综合征，一次150mg，一日3次。我国方案：胃食管反流病：一日4~6mg/kg（一日最大剂量300mg），每12小时一次或睡前一次服用，疗程4~8周。消化性溃疡：一日3~5mg/kg，每12小时一次或睡前一次服用，疗程4~8周。②缓慢静脉注射。新生儿，一次0.5~1mg/kg，每6~8小时一次。6个月~18岁，一次1mg/kg（最大50mg），一日2次或每6~8小时一次。将本品注射液用氯化钠注射液或5%葡萄糖稀释2.5mg/ml，做缓慢静脉注射（超过3分钟），或间歇静脉滴注速度每小时25mg。③肝肾功能不全者：剂量应减少。

【不良反应】静脉注射后部分患者出现面热感、头晕、恶心、出汗及胃刺激，持续10余分钟可自行消失。有时在静脉注射部位出现瘙痒、发红，1小时后消失。有时还可产生焦虑、兴奋、健忘等。

【禁忌证】妊娠期妇女及哺乳期妇女禁用。

【注意】①疑为癌性溃疡患者，使用前应先明确诊断，以免延误治疗。②对肝有一定毒性，但停药后即可恢复。肝、肾功能不全患者慎用。③男性乳房女性化少见，发生率随年龄的增加而升高。

【药物相互作用】与普鲁卡因胺、普萘洛尔、利多卡因合用，可延缓合用药物的作用；与维生素B_{12}合用，可降低维生素B_{12}的吸收，长期使用可致维生素B_{12}缺乏。

【制剂】片（胶囊）剂：每片（粒）75mg，100mg，150mg。泡腾颗粒：0.15g/1.5g。糖浆剂：1.5g（100ml）。注射液：每支50mg（2ml）；50mg（5ml）。

枸橼酸铋雷尼替丁〔药典（二）〕

Ranitidine Bismuth Citrate

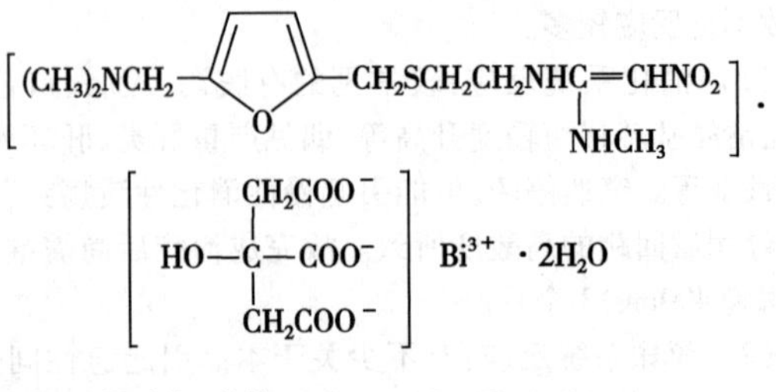

$$\left[(CH_3)_2NCH_2\text{—(furan)—}CH_2SCH_2CH_2NHC{=}CHNO_2\ (\text{C—}NHCH_3)\right]\cdot\left[HO\text{—}C(CH_2COO^-)_2\text{—}COO^-\right]Bi^{3+}\cdot 2H_2O$$

【其他名称】瑞倍，Rebac，Pylorid，Tritec。

【ATC编码】A02BA07

【性状】为白色至淡黄棕色无定形粉末，易溶于水。

【药理学】为枸橼酸铋和雷尼替丁经化学合成的一种新型抗消化性溃疡药，既具有雷尼替丁抗H_2受体的抑制胃酸分泌作用，又有胶体铋抗幽门螺杆菌和保护胃黏膜的作用，其生物学特性显著优于枸橼酸铋和雷尼替丁的混合物。

本品口服后，铋的吸收很少，血铋浓度在个体间变化较大，30分钟后达9~33ng/ml的高峰浓度，远远低于引起不良反应症状的浓度（100ng/ml）；对使用本品进行长期治疗的患者，13周后复查结果显示，铋蓄积量不超过5ng/ml；雷尼替丁在血浆中无蓄积作用。老年人的血浆雷尼替丁浓度高于年轻人，但血浆铋浓度相同，肾功能不全者血浆雷尼替丁和铋的浓度增高。

【适应证】用于胃及十二指肠溃疡。与抗生素合用可协同根除幽门螺杆菌，预防十二指肠溃疡的复发。

【用法和用量】成人每次0.4g，每日2次，餐前或餐后服用。治疗胃溃疡6~8周为一疗程，治疗十二指肠溃疡4周为一疗程。轻至中度肾功能损害及肝功能不全者无须改变剂量。

【不良反应】总不良反应发生率约为1%。主要有过敏反应，罕见皮肤瘙痒、皮疹等；胃肠功能紊乱如恶心、腹泻、腹部不适、便秘等；可能出现短暂的肝功能异常；偶见头痛、关节痛，罕见粒细胞减少。粪便变黑或舌苔发黑属正常现象，停药后即会消失。

【禁忌证】禁用于重度肾功能不全患者。

【注意】对轻、中度肾功能不全者无须调整剂量，本品不宜长期使用。

【药物相互作用】与抗酸剂合用，可使雷尼替丁的吸收减少28%，铋的吸收减少30%~40%。

【制剂】片剂：每片0.2g（雷尼替丁与枸橼酸铋量为1∶1.1）。胶囊剂：每粒200mg（雷尼替丁与枸橼酸铋量为1∶1.1）；350mg（雷尼替丁与枸橼酸铋量为1∶1）。

法莫替丁[药典(二);基;医保(甲)] Famotidine

$$\begin{array}{l} H_2N \\ \quad C{=}N{-}\text{(thiazole)}{-}CH_2SCH_2CH_2C(NH_2){=}NSO_2NH_2 \\ H_2N \end{array}$$

【其他名称】捷可达，Gaster。

【ATC编码】A02BA03

【性状】为白色或类白色结晶，无臭、味略苦。易溶于二甲基甲酰胺或冰醋酸，微溶于甲醇，极难溶于水、乙腈、无水乙醇或丙酮，在三氯甲烷或乙醚中几乎不溶。熔点163～164℃。

【药理学】本品是 H_2 受体拮抗剂，其作用强度比西咪替丁或雷尼替丁均大。健康人及消化性溃疡患者口服20mg对基础分泌及因给予各种刺激而引起的胃酸及胃蛋白酶分泌增加有抑制作用。静脉注射20mg能抑制基础分泌和因五肽胃泌素等刺激所致分泌；口服20mg对夜间7小时内胃酸及胃蛋白酶分泌量的抑制，分别为91.8%和71.8%。作用时间较西咪替丁和雷尼替丁长约30%，口服20mg对胃酸分泌量的抑制作用能维持12小时以上。不改变胃排空速率，不干扰胰腺功能，对心血管系统和肾脏功能也无不良影响。长程大剂量治疗时，不并发雄激素拮抗的不良反应如男性乳房发育、阳痿、性欲缺乏及女性乳房胀痛、溢乳等。

在体内分布广泛，消化道、肾、肝、颌下腺及胰腺有高浓度分布；但不透过胎盘屏障。主要自肾脏排泄，胆汁排泄量少，也可自乳汁中排出。不抑制肝药物代谢酶，因此不影响茶碱、苯妥英、华法林及地西泮等的代谢，也不影响普鲁卡因胺等的体内分布。口服生物利用度约为50%，t_{max} 为2～3小时。口服或静脉注射 $t_{1/2}$ 均为3小时。

【适应证】口服用于胃及十二指肠溃疡、吻合口溃疡，反流性食管炎；口服或静脉注射用于上消化道出血（消化性溃疡、急性应激性溃疡，出血性胃炎所致），卓-艾综合征。

【用法和用量】(1) 成人：①口服，每次20mg，一日2次（早餐后，晚餐后或临睡前），4～6周为一疗程，溃疡愈合后维持量减半，睡前服。肾功能不全者应调整剂量。②缓慢静脉注射或静脉滴注20mg（溶于生理盐水或葡萄糖注射液20ml中），一日2次（间隔12小时），疗程5天，一旦病情许可，应迅速将静脉给药改为口服给药。

(2) 儿童：《中国国家处方集·化学药品与生物制品卷·儿童版》推荐：①口服。胃食管反流病：一日0.6～0.8mg/kg（一日最大剂量40mg），每12小时一次或睡前一次服用，疗程4～8周。消化性溃疡：一日0.9mg/kg（一日最大剂量40mg），睡前一次服用，疗程2～4周。②静脉滴注。一次不能超过20mg，应把本品溶解于5%葡萄糖溶液250ml中，滴注时间不少于30分钟。每12小时一次。

【不良反应】不良反应较少，最常见的有头痛（1%～4.7%）、头晕（1.3%）、便秘（1.2%～1.4%）和腹泻（1.7%）。偶见皮疹、荨麻疹（应停药）、白细胞减少、氨基转移酶升高等；罕见腹部胀满感、食欲缺乏及心率增加、血压上升、颜面潮红、月经不调等。

【注意】①肾衰竭或肝病患者、有药物过敏史患者慎用；妊娠期妇女慎用，哺乳期妇女使用时应停止哺乳；对小儿的安全性尚未确立。②应在排除肿瘤和食管、胃底静脉曲张后再给药。

【药物相互作用】本品不与肝脏细胞色素P-450酶作用，故不影响茶碱、苯妥英、华法林及地西泮等药物的代谢，也不影响普鲁卡因胺等的体内分布；但丙磺舒会抑制本品从肾小管的排泄。

【制剂】片剂：每片10mg；20mg。分散片：每片20mg。胶囊剂：每粒20mg。散剂：10%（100mg/g）。注射液：每支20mg（2ml）；每瓶20mg（100ml）。

尼扎替丁 Nizatidine

$$\text{(thiazole, 2-}CH_2N(CH_3)_2\text{)}{-}CH_2SCH_2CH_2NH{-}C({=}CHNO_2){-}NHCH_3$$

【其他名称】妮停，赛法雷，Axid，Arid，Calmarid，Nizax，Gastrax，Gastraxmite。

【ATC编码】A02BA04

【性状】为结晶状，熔点130～132℃。

【药理学】为 H_2 受体拮抗剂。动物实验表明，对由组胺、胃泌素和食物等刺激引起的胃酸分泌的抑制作用比西咪替丁强8.9倍，其抗溃疡作用比西咪替丁强3～4倍，而与雷尼替丁相似。临床研究证明，本品能显著抑制夜间胃酸分泌达12小时。健康受试者1次口服本品300mg，抑制夜间胃酸分泌平均为90%，10小时后胃酸分泌仍然减少52%。口服本品75～300mg并不影响胃分泌物中胃蛋白酶的活性，胃蛋白酶总分泌量的减少与胃分泌物体积的减少成比例。本品对基础血清胃泌素或食物引起的高胃泌素血症几乎无作用；在给予本品后12小时摄食，未见胃泌素分泌反跳。本品无抗雄性激素作用。

口服本品后，绝对生物利用度超过90%，给药150mg或300mg，C_{max} 为700～1800μg/L和1400～3600μg/L，t_{max} 为0.5～5小时，给药后12小时血药浓度低于10μg/L；$t_{1/2\beta}$ 为1～2小时，V_d 为0.8～1.5L/kg，CL为40～60L/h，口服150mg时AUC为314.6(μg·h)/ml。由于本品半衰期短，清除迅速，肾功能正常的个体一般不发生蓄积。本品口服剂量的90%以上在12小时内随尿排泄，少于6%的剂量随粪排泄，约60%的口服剂量以原形排泄；经肾小管主动分泌而排泄，CL为30L/h，中至重度肾功能障碍明显延长半衰期并降低清除率。血浆蛋白结合率约为35%。

【适应证】用于活动性十二指肠溃疡和胃溃疡，疗程8周；也可用于十二指肠溃疡愈合后进行预防。对内镜检查确诊的活动性十二指肠溃疡患者，用安慰剂作对照进行双盲试验表明本品可使溃疡愈合。临睡前服用本品150mg可使十二指肠溃疡复发率明显降低。

【用法和用量】活动性十二指肠溃疡：口服，每日1次，300mg睡前服用，或每日2次，每次150mg；胃溃疡：口服，每日1次，300mg睡前服用；预防十二指肠溃疡：口服，每日1次，150mg睡前服用。

【不良反应】不良反应发生率约2%。主要有皮疹、瘙痒、便秘、腹泻、口渴、恶心、呕吐等；也有神经系统症状如：头晕、失眠、多梦、头痛；偶见鼻炎、咽炎、鼻窦炎、虚弱、胸背痛及多汗等，罕见腹胀和食欲缺乏。

【注意】①对其他 H_2 受体拮抗剂过敏者慎用。②妊娠期妇女和儿童的安全性尚未明确，必须使用时应谨慎。③肾功能不全患者使用本品应减量。④服药后尿胆素原测定可呈假阳性。

【制剂】片剂：每片75mg；150mg。分散片：每片150mg。胶囊剂：每粒150mg；300mg。

罗沙替丁醋酸酯 Roxatidine Acetate

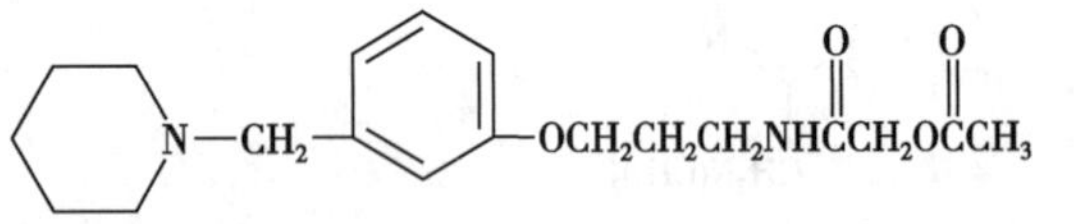

【其他名称】盐酸罗沙替丁醋酸酯，哌芳替丁，哌芳酯丁，Aceroxatidine，Pifatidine，Altat。

【ATC 编码】A02BA06

【性状】结晶状，熔点为59～60℃；常用其盐酸盐，熔点为145～146℃。

【药理学】本品及体内代谢物罗沙替丁为选择性 H_2 受体拮抗剂，其抗分泌效力为西咪替丁的3～6倍、雷尼替丁的2倍。本品呈剂量依赖性地抑制胃酸分泌。消化性溃疡患者单剂口服50mg，3小时后基础胃酸分泌量减少超过90%。还可显著减少消化性溃疡患者的胃蛋白酶总量，而对血清中胃蛋白酶原Ⅰ和胃泌素水平无明显影响。与西咪替丁、雷尼替丁和法莫替丁不同的是，在动物实验模型中具有黏膜保护作用。对下丘脑-垂体-性腺或下丘脑肾上腺功能无显著影响，因此它没有抗雄激素活性。对肝脏混合功能氧化酶系统无显著影响，不干扰经肝脏代谢药物的清除。

口服后吸收迅速、完全（>95%），并通过酯解作用脱乙酰基，迅速转化为活性代谢物罗沙替丁。健康人口服75mg，t_{max} 为3小时，健康人的 $t_{1/2\beta}$ 为4～8小时，CL为21～24L/h，单剂口服后的 V_d 为1.7～3.2L/kg。主要在血浆和尿中代谢，主要代谢物为罗沙替丁，从尿中回收总的放射性活性物质大约占给药量的96%，罗沙替丁约占其中55%。

【适应证】用于胃溃疡、十二指肠溃疡、吻合口溃疡，卓-艾综合征、反流性食管炎等，也可用于麻醉前给药防止吸入性肺炎。

【用法和用量】口服，胃溃疡、十二指肠溃疡、吻合口溃疡、卓-艾综合征及反流性食管炎患者通常为成人每次75mg，每日2次，早餐后及睡前服用。可按年龄和症状适当增减。麻醉前给药，通常成人于手术前1日临睡前及手术诱导麻醉前2小时各服75mg。肝、肾功能不全患者应适当调整剂量。

【不良反应】不良反应发生率约为1.7%，主要有皮疹、瘙痒感（均应停药），嗜酸性粒细胞增多、白细胞减少、便秘或腹泻、恶心、腹胀、AST与ALT升高、嗜睡等。罕见头痛、失眠、倦怠及血压上升。

【注意】①有药物过敏史者慎用，妊娠期妇女和儿童用药的安全性尚未明确，一般不宜应用。②哺乳期妇女给药时应停止哺乳。③因本品可能掩盖胃癌的症状，用药前诊断未明确者不宜应用。

【制剂】注射用冻干粉：每瓶75mg。

拉呋替丁 Lafutidine

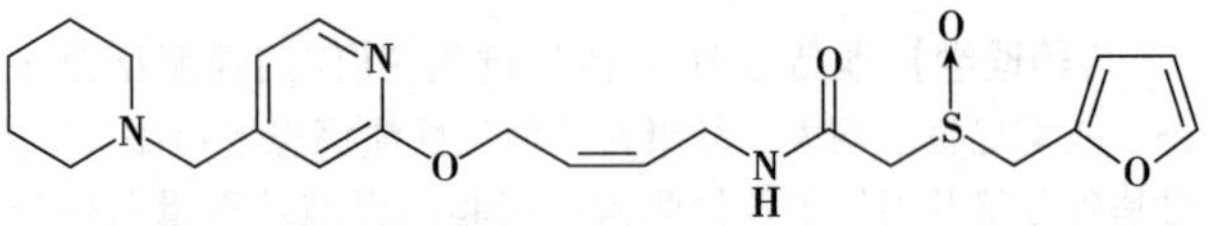

【其他名称】卫斯大。

【ATC 编码】A02BA08

【性状】本品为薄膜衣片，除去包衣后显类白色。

【药理学】为 H_2 受体拮抗剂，作用于胃黏膜辣椒素敏感的传入神经元，可持续抑制胃酸分泌，发挥保护胃黏膜、促进黏膜修复、增加胃黏膜血流量和增加黏液分泌的作用。

动物实验表明，本品对动物交配、受孕能力及胎仔无影响，也未发现对分娩、哺育有影响及对胎儿的致畸性。细菌诱变试验、小鼠微核试验结果阴性。加入代谢活化系统时，哺乳动物培养细胞试验结果阳性。小鼠连续给药78周，大鼠连续给药104周的致癌试验结果为阴性。

空腹单次口服本品10mg时，达峰时间 t_{max} 为（1.5±0.51）小时，峰浓度 C_{max} 为（159±30）ng/ml，消除半衰期 $t_{1/2\beta}$ 为（3.74±0.86）小时，药时曲线下面积 $AUC_{0\sim24h}$ 为（808±217）（ng·h）/ml。进食状态下 t_{max} 明显延长，但进食对 C_{max}、AUC和生物利用度没有影响。本品10mg多次餐后口服（$n=10$）达稳态后，达峰时间 t_{max} 为（1.72±1.17）小时，峰浓度 C_{max} 为（187±41）ng/ml，平均稳态血药浓度 C_{av} 为（70.2±15）ng/ml，药时曲线下面积 AUC_{ss} 为（842±180）（ng·h）/ml，未见药物蓄积的现象。体外研究中，本品主要通过细胞色素P-450同工酶代谢，其主要代谢物包括哌啶基氧化脱去的代谢物（M-4）、哌啶基氧化的代谢物（M-7）和亚砜氧化为砜的代谢物（M-9），代谢物M-4及M-9的生成与CYP3A4的参与有关，代谢物M-7的生成与CYP3A4和CYP2D6的参与有关。在浓度为3μg/ml时，人血浆蛋白结合率为（88.0±1.2）%。空腹口服本品10mg，给药24小时原形药物、代谢物M-4、M-7及M-9的尿中排泄率分别为（10.9±1.5）%、（1.7±0.2）%、（7.5±0.8）%及（0.3±0.1）%，人尿中总排泄率为给药量的20%。

高龄者、肾功能正常者［CL平均值（88.0±9.4）ml/min］与肾功能减低倾向者［CL 20～60ml/min，平均值（45.2±7.8）ml/min］比较，血中浓度变化无差异。透析患者与健康成人相比，其非透析时血中原形药物 C_{max} 升高2倍，$t_{1/2}$ 约延长2倍，AUC增加3倍。经血液透析，本品被清除7%～18%。

【适应证】用于十二指肠溃疡和胃溃疡。

【用法和用量】口服，一次10mg，一日2次。早、晚餐后或睡前服用。

【不良反应】①在293例消化性溃疡患者参加的临床试验中，本品不良反应发生率为1.43%，无严重不良反应发生。另一包括1287例受试者的临床研究中，本品的不良反应总发生率为2.5%（32例）。主要不良反应为便秘。②肝功能损害：可能出现伴AST、ALT、γ-GGT等升高的肝功能损害和黄疸症状。所以需密切观察，一旦出现上述异常情况应立即停药，给予相对应的处理。③粒细胞减少症、血小板减少：有可能出现粒细胞减少（早期症状：咽喉疼痛、全身倦怠、发热等）和血小板减少。一旦出现上述异常情况应立即停药，给予相应的处理。④一旦出现下述异常应给予相应减量、停药等适当处理：皮疹、荨麻疹、瘙痒、尿蛋白异常与BUN升高、头痛、失眠、嗜睡、可逆性意识错乱、幻觉、眩晕、心悸、发热感、潮热、便秘、腹泻、恶心、呕吐、腹胀、食欲缺乏、血清尿酸升高、Cl^-升高、月经延迟、血钠升高、血钾降低、男子女性型乳房。

【注意】①有药物过敏史、心功能不全、心律失常和透析患者慎用。②有造血系统、肝功能和肾功能损害患者（有加重症状的可能性）慎用；服药期间应定期检查肝肾功能和造血系统功能。③治疗前应证实消化道溃疡为良性。服用本品可减轻癌症患者症状，可能影响疾病性质的确诊。④对妊娠或怀疑妊娠的妇女，除非治疗上可能的获益大于对胎儿的风险，否则不应服用本品。哺乳期妇女使用本品期间应停止哺乳。高龄患者的生理功能减低，需注意用量和给药间隔，在密切观察下慎重使用。

【药物相互作用】其他H_2受体拮抗剂能与细胞色素P-450结合，从而降低肝微粒体药物代谢酶的活性，因此，本品与华法林、苯妥英钠、茶碱、苯巴比妥、地西泮或普萘洛尔和西咪替丁合用时应注意。

【制剂】片剂：每片10mg。

【贮法】遮光，密封，在25℃以下的干燥处保存。

41.2.2　质子泵抑制剂

奥美拉唑〔药典（二）；基；医保（甲、乙）〕　Omeprazole

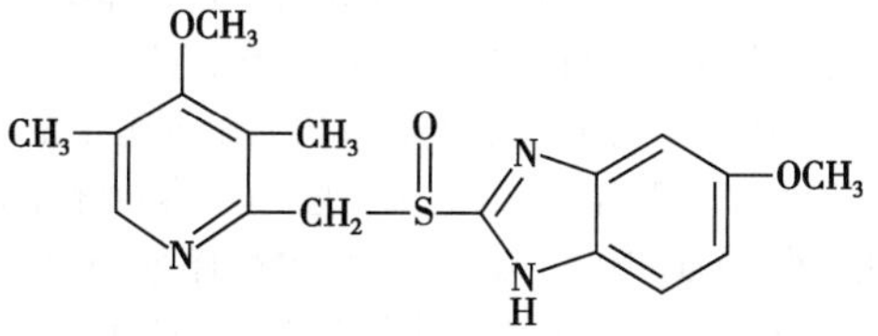

【其他名称】渥米哌唑，奥克，洛赛克，沃必唑，Losec，Moprial。

【ATC编码】A02BC01

【性状】为白色或类白色结晶性粉末，熔点156℃。

【药理学】为质子泵抑制剂，是一种脂溶性弱碱性药物。易浓集于酸性环境中，特异性地作用于胃黏膜壁细胞顶端膜构成的分泌性微管和胞质内的管状泡上，即胃壁细胞质子泵（H^+，K^+-ATP酶）所在部位，并转化为亚磺酰胺的活性形式，通过二硫键与质子泵的巯基发生不可逆性的结合，从而抑制H^+，K^+-ATP酶的活性，阻断胃酸分泌的最后步骤，使壁细胞内的H^+不能转运到胃腔中，使胃液中的酸含量大为减少。对基础胃酸和刺激引起的胃酸分泌都有很强的抑制作用。对组胺、五肽胃泌素及刺激迷走神经引起的胃酸分泌有明显的抑制作用，对H_2受体拮抗剂不能抑制的由二丁基环腺苷酸引起的胃酸分泌也有强而持久的抑制作用。用药后随胃酸分泌量的明显下降，胃内pH迅速升高。对胃灼热和疼痛的缓解速度较快。对十二指肠溃疡的治愈率亦较高，且复发率较低。

口服后，2小时内排泄约42%，96小时从尿中排出总量的83%，尿中无药物原形。餐后给药吸收延迟，但不影响吸收总量。健康人口服10mg，平均t_{max}为0.21小时，$t_{1/2}$为0.4小时，C_{max}为0.55μmol/L，AUC为0.31（μmol·h）/L。服用本品40mg的生物利用度约为60%；血浆蛋白结合率约为95%。

【适应证】主要用于十二指肠溃疡和卓-艾综合征，也可用于胃溃疡和反流性食管炎；静脉注射可用于消化性溃疡急性出血的治疗。与阿莫西林和克拉霉素或与甲硝唑和克拉霉素合用，以根除幽门螺杆菌。

【用法和用量】（1）成人：可口服或静脉给药。治疗十二指肠溃疡，每日1次，每次20mg，疗程2～4周。治疗卓-艾综合征，初始剂量为每日1次，每次60mg。90%以上患者用每日20～120mg即可控制症状。如剂量大于每日80mg，则应分2次给药。治疗反流性食管炎剂量为每日20～60mg。治疗消化性溃疡出血，静脉注射，1次40mg，每12小时1次，连用3天。

（2）儿童：《中国国家处方集·化学药品与生物制品卷·儿童版》推荐：①口服。一日1次，清晨顿服。新生儿：一次0.7mg/kg，7～14日以后必要时增加至1.4mg/kg；有些新生儿可能要求达到2.8mg/kg。1个月～2岁：一次0.7mg/kg，必要时增加至3mg/kg（最大量20mg）。体重10～20kg：10mg，必要时增加至20mg（伴有严重的溃疡性反流食管炎，大剂量最长可应用12周）。体重20kg以上：20mg，必要时增加至40mg（伴有严重的溃疡性反流食管炎，大剂量最长可应用12周）。根除幽门螺杆菌（需协同抗生素同时应用）：1～12岁，一次1～2mg/kg（最大40mg）；12～18岁，一次40mg。胃食管反流病：开始治疗1mg/kg（一日最大剂量40mg），一日1次，早餐前半小时顿服，有效后减量至0.5mg/kg维持4～8周。消化性溃疡：一日0.6～0.8mg/kg（一日最大剂量40mg），一日1次，清晨顿服，疗程2～4周。②静脉注射。1个月～12岁，最初0.5mg/kg（最大20mg），必要时可增加至2mg/kg（最大40mg），一日1次。12～18岁：一次40mg，一日1次。静脉注射时先把10ml专用溶剂完全抽出，然后打进有冻干药物的小瓶内，溶解后即组成静脉注射液，应在4小时内使用，注射速度不宜过快（每40mg不可少于2.5分钟）。③静脉滴注剂量与静脉注射相同，滴注时将专用溶剂注入冻干粉小瓶内溶解药物后加入氯化钠注射液或5%葡萄糖注射液100ml中，40mg奥美拉唑稀释后滴注时间大于20～30分钟。④肝功能不全者酌情减量。

【不良反应】耐受性良好,不良反应较少。主要不良反应为恶心、胀气、腹泻、便秘、上腹痛等。皮疹、ALT 和胆红素升高也有发生,一般是轻微和短暂的,大多不影响治疗。神经系统可有感觉异常、头晕、头痛、嗜睡、失眠及外周神经炎等。

【禁忌证】严重肾功能不全者禁用。

【注意】①国外有报道在长期使用本品患者的胃体活检标本中可观察到萎缩性胃炎的表现。长期使用可能引起高胃泌素血症,也可能导致维生素 B_{12} 缺乏。②动物实验表明本品可引起胃底部和胃体部肠嗜铬细胞增生,长期用药可能发生胃部类癌。③严重肝功能不全者慎用,必要时剂量减半。

【药物相互作用】本品可延缓经肝脏代谢药物在体内的消除,如地西泮、苯妥英钠、华法林、硝苯地平等,当本品和上述药物一起使用时,应减少后者的用量。

【制剂】胶囊剂:每粒 10mg;20mg;40mg。片剂:每片 10mg;20mg。注射剂:每支 20mg;40mg;60mg。

兰索拉唑〔药典(二);医保(乙)〕 Lansoprazole

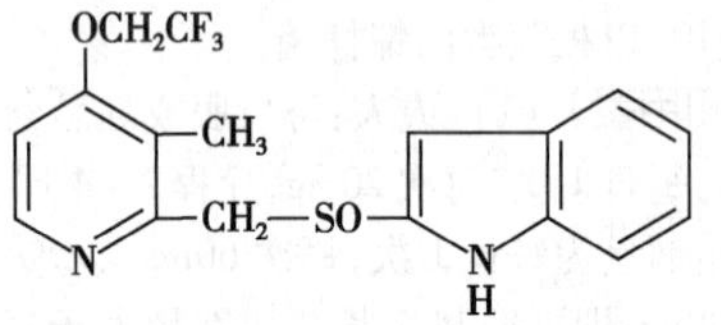

OCH_2CF_3 CH_3 $CH_2—SO$ N N H

【其他名称】达克普隆,Takepron,Ogast。

【ATC 编码】A02BC03

【性状】为白色或类白色结晶性粉末;无臭,遇光及空气易变质。熔点(分解)166℃;易溶于二甲基甲酰胺,可溶于甲醇,略溶于乙醇,极难溶于乙醚,几乎不溶于水。

【药理学】为质子泵抑制剂,其作用和作用机制同奥美拉唑。在体内,兰索拉唑显著地抑制大鼠的基础酸分泌以及由各种刺激而引起的酸分泌,50% 抑制量(ID_{50})为 1.0 ~ 3.6mg/kg。此外,兰索拉唑及其活性代谢物具有一定的抗幽门螺杆菌的作用,对结扎大鼠幽门和前胃诱发的反流性食管炎,亦有明显的抑制作用。

健康成年人 1 次口服 30mg,禁食情况下 t_{max} 为 2 小时,C_{max} 为 1038μg/L,$t_{1/2\beta}$ 为 1.3 ~ 17 小时。半衰期虽短,但作用时间却很长,这可能是本品选择性进入壁细胞并在此长时间滞留所致。健康人 1 次口服本品 30mg 后,尿中测不出原形药物,全部为代谢物,服药 24 小时后尿排泄率为 13% ~ 14%,本品在体内无蓄积作用。

【适应证】用于胃溃疡、十二指肠溃疡、吻合口溃疡及反流性食管炎、卓-艾综合征等。

【用法和用量】成年人,一般每日口服 1 次,每次 1 粒(片)。胃溃疡、吻合口溃疡、反流性食管炎 8 周为 1 疗程,十二指肠溃疡 6 周为 1 疗程。儿童,清晨口服,体重 30kg 以下儿童,一次 0.5 ~ 1mg/kg(最大 15mg),一日 1 次;体重 30kg 以上儿童,一次 15 ~ 30mg,一日 1 次。

注射剂用于口服疗法不适用的伴有出血的十二指肠溃疡。成年人一次 30mg,一日 2 次。推荐静脉滴注时间 30 分钟,疗程不超过 7 天。静脉滴注使用时应配有孔径为 1.2μm 的过滤器,以便去除输液过程中可能产生的沉淀物。这些沉淀物有可能引起小血管栓塞而产生严重后果。

【不良反应】不良反应发生率占 2% ~ 4%,2.9% 的患者临床化验值可能发生异常变化。主要不良反应有:荨麻疹、皮疹、瘙痒、头痛、口苦、困倦、失眠或抑郁、口干、腹泻、胃胀满、便血、便秘、尿频、发热、总胆固醇及尿酸值升高、贫血、白细胞减少,ALT、AST、ALP、LDH 及 γ-GGT 升高等。轻度不良反应不影响继续用药,但如发生过敏性反应、肝功能异常或较为严重不良反应时应及时停药或采取适当措施。

【注意】①对本品的长期使用经验不足,故不推荐用于维持疗法,应针对每个病例和症状使用必需的最低剂量。②有药物过敏史、肝功能障碍患者及老龄患者应慎重用药。③对妊娠期妇女,除非判定治疗的益处超过可能带来的危险时,一般不宜用。哺乳期妇女不宜用此药,如必须用,应停止哺乳。

【药物相互作用】会延迟地西泮及苯妥英等的代谢与排泄。

【制剂】片剂:每片 15mg;30mg。胶囊剂:每粒 15mg;30mg。注射剂:每支 30mg。

泮托拉唑〔药典(二);医保(乙)〕 Pantoprazole

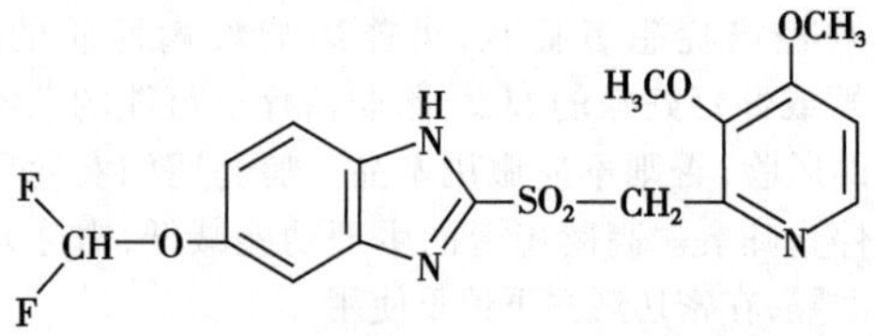

OCH_3 H_3CO H N F CH—O $SO_2—CH_2$ N N F

【其他名称】泮托拉唑钠,潘妥洛克,泰美尼克,Pantoloc,Pantozol,Controloc。

【ATC 编码】A02BC02

【性状】常用其钠盐,为白色粉末,易溶于水。

【药理学】是苯并咪唑类质子泵抑制剂,其作用和作用机制同奥美拉唑。但与质子泵的结合选择性更高,而且更为稳定。只有少于 25% 的部分被激活,但在强酸性环境下会被很快激活。这种依赖于 pH 的活性特性构成了泮托拉唑在体外对抗胃壁 H^+,K^+-ATP 酶高选择性的基础,同时这种酸稳定性也可改善肠道外给药制剂的稳定性。

泮托拉唑只与两个位于质子泵的质子通道上的半胱氨酸序列(813 和 822)结合,而奥美拉唑和兰索拉唑还分别与质子通道外、与抑酸作用无关的半胱氨酸序列(892 和 823)结合,因此本品与质子泵结合具有更高的选择性。

单次口服后吸收迅速,平均达峰时间为 2.5 小时。服用 40mg 泮托拉唑 2 ~ 4 小时后血浆峰值浓度为 1.1 ~ 3.1mg/L,其生物利用度较高,约为 77%。泮托拉唑的平均终末半衰期($t_{1/2\beta}$)为 0.9 ~ 1.9 小时,但抑制胃酸的作用一旦出现,即使药物已经从循环中被清除以后,仍可维持较长时间。在肝细胞内主要通过细胞色素 P-450 酶系第 Ⅰ 系统进行代谢,但同时亦可通过第 Ⅱ 系统代谢。当与通过 P-450 酶系代谢的其他药物并用时,其代谢途径可立即转移至第 Ⅱ 系统，因而不易发生药物间的相互作用。多次给药后（第7天），其AUC与第1天相似。在老年患者中的药物动力学效应与年轻患者相似。有严重肾功能损害的患者服用泮托拉唑后，药物动力学效应无明显变化，因而无须调整剂量，甚至到肾衰竭的晚期亦如此。尽管在肝功能障碍的患者中本品的代谢和消除会受到损害，但 C_{max} 只是略有提高，提示该药可以用于有肝脏损伤的患者而不必作剂量的调整。

【适应证】主要用于胃及十二指肠溃疡、胃-食管反流性疾病、卓-艾综合征等。

【用法和用量】一般患者每日服用1片（40mg），早餐前或早餐间用少量水送服，不可嚼碎。个别对其他药物无反应的病例可每日服用2次；老年患者及肝功能受损者每日剂量不得超过40mg。十二指肠溃疡疗程2周，必要时再服2周；胃溃疡及反流性食管炎疗程4周，必要时再服4周。总疗程不超过8周。静脉滴注：一日1次40mg，疗程依需要而定，但一般不超过8周。

注射剂仅短期（一般不超过7～10天）用于不宜口服药物的患者。①十二指肠溃疡、胃溃疡、急性胃黏膜病变、复合性胃溃疡等引起的急性上消化道出血：一次40～80mg，每日1～2次。②十二指肠溃疡、胃溃疡及中、重度反流性食管炎：一次40mg，每日1次。临用前将10ml 0.9%氯化钠注射液注入冻干粉小瓶内，将溶解后的药液加入0.9%氯化钠注射液100～250ml中稀释后静脉滴注，15～60分钟内滴完。

【不良反应】偶可引起头痛和腹泻，极少引起恶心、上腹痛、腹胀、皮疹、瘙痒及头晕等。这些不良反应一般为轻度或中度，很少需要停止治疗。个别病例出现水肿、发热和一过性视力障碍。

【禁忌证】妊娠头3个月和哺乳期妇女禁用。

【注意】①神经性消化不良等轻微胃肠疾患不建议使用本品；用药前必须排除胃与食管恶性病变。②肝功能不全患者慎用；本品尚无儿童用药的经验。

【制剂】片剂：每片20mg；40mg。胶囊剂：每粒20mg；40mg。注射剂：每支40mg；60mg；80mg。

雷贝拉唑〔药典(二)；医保(乙)〕 Rabeprazole

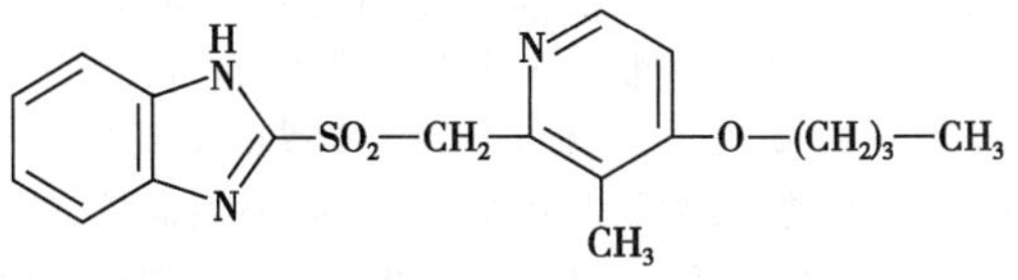

【其他名称】雷贝拉唑钠，哌利拉唑，波力特，Pariprazole，Pariet。

【ATC编码】A02BC04

【性状】其钠盐为白色至微黄色的粉末，无味；易溶于水、甲醇，略溶于乙醇和乙醚。

【药理学】为苯并咪唑类质子泵抑制剂，其作用和作用机制同奥美拉唑。但效果更快，可逆的抑制 H^+，K^+-ATP酶，作用时间为5分钟。

单次口服10mg、20mg、30mg、40mg的雷贝拉唑（每组10例），产生剂量依赖性的抑酸作用，并使药效持续时间延长。志愿者服用7～14天雷贝拉唑5～40mg/d，导致明显的胃酸减少，血浆胃泌素水平升高。胃-食管反流患者口服本品20mg/d或40mg/d，食管反酸和每天的反流次数明显减少。在消化性溃疡患者中，服用雷贝拉唑20mg/d，胃内pH大于3的总体时间百分比从治疗前的35.5%达到99.4%，停药后，作用至少持续4天。

健康志愿者每日服用10～80mg，连续7天，C_{max} 和AUC随剂量增长而增大，血浆半衰期约为1小时，且与剂量无关。清除率为4.37～8.40ml/(min·kg)，血浆蛋白结合率为96.3%。大约30%的药物以硫醚羧酸及葡萄糖苷酸衍生物的形式从尿中排泄。本品经细胞色素P-450酶系统代谢，其生物利用度不受食物或抗酸剂的影响。

【适应证】用于治疗活动性十二指肠溃疡、活动性良性胃溃疡、弥散性或溃疡性胃-食管反流症。

【用法和用量】活动性十二指肠溃疡：每次10～20mg，每日1次，连服2～4周；活动性良性胃溃疡：每次20mg，每日1次，连服4～6周；胃-食管反流症：每次20mg，每日1次，连服6～10周。均早晨服用，片剂必须整片吞服。

注射剂用于口服疗法不适用的胃、十二指肠溃疡出血，推荐剂量为每日20mg。不能进行注射以外的非胃肠道给药。

【不良反应】①可引起红细胞、淋巴细胞减少，白细胞减少或增多，嗜酸性粒细胞及中性粒细胞增多。如出现上述情况，应立即停药并采取适当措施。②可见腹泻、恶心、鼻炎、腹痛、乏力、气胀、口干等不良反应，停药后可消失。也可有转氨酶升高等肝脏异常表现。③精神神经系统可见头痛、眩晕、困倦、四肢乏力、感觉迟钝、握力低下、口齿不清、步态蹒跚等。④其他偶可发生皮疹、瘙痒、水肿、总胆固醇及尿素氮升高、蛋白尿等。如出现上述异常，应立即停药并采取相应措施。

【禁忌证】妊娠期妇女和哺乳期妇女禁用。

【注意】①儿童不推荐使用；重症肝炎患者应慎用，必须使用时须从小剂量开始并监测肝功能；老年患者使用本品无须调整剂量。②由于本品对恶性病变引起的症状同样有较高的疗效，故在使用本品前应排除恶性病变的可能。③在2年以上长期给药的动物毒性实验中，观察到雌鼠胃部发生类癌病变。

【药物相互作用】①雷贝拉唑钠能够产生持续性的抑制胃酸分泌的作用。由于雷贝拉唑钠使酸度下降，因此，与那些吸收受胃pH影响的药物有相互作用，例如会使酮康唑的生物利用度减少大约30%，会使地高辛的AUC和 C_{max} 值分别增加19%和29%。因此，病人在同时服用上述药物和本品时应进行监测。②本品与抗酸剂同时服用以及在服用抗酸剂1小时后再服用时，本品的平均血浆中浓度曲线下面积分别下降8%和6%。

【制剂】片剂：每片10mg；20mg。胶囊剂：每粒10mg；20mg。注射剂：每支20mg。

艾司奥美拉唑[医保(乙)] Esomeprazole

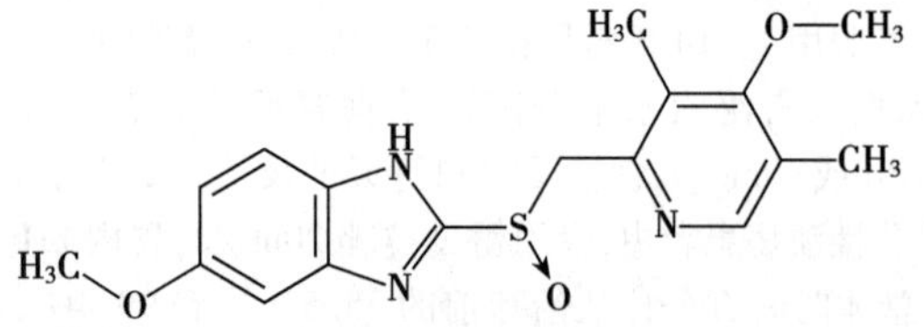

【其他名称】 埃索美拉唑,左旋奥美拉唑,埃索他拉唑,耐信,Nexium,Inexium。

【ATC 编码】 A02BC05

【药理学】 为质子泵抑制剂,是奥美拉唑的 *S*-异构体,能在壁细胞泌酸微管的高酸环境中浓集并转化为活性形式,作用和作用机制同奥美拉唑。症状性反流性食管炎患者每日口服本品 20mg 或 40mg,5 天后 24 小时内胃内 pH>4 的时间平均分别为 13 小时和 17 小时。反流性食管炎患者服用本品 40mg,4 周愈合率约为 78%,8 周愈合率约为 93%。

口服吸收迅速,约 1 小时起效,t_{max} 约 1~2 小时。绝对生物利用度为 89%。稳态 V_d 为 0.22L/kg,血浆蛋白结合率为 97%。经细胞色素 CYP-450 系统代谢,其中大部分由 CYP2C19 代谢为羟化物和去甲基代谢物,其余由 CYP3A4 代谢为艾司奥美拉唑砜(为血浆中的主要代谢物,对胃酸分泌无影响)。本品的快代谢者(CYP2C19 功能正常的个体),单次用药的总血浆清除率约 17L/h,多次用药后约为 9L/h。血浆消除半衰期在每日 1 次重复给药后约为 1.3 小时。重复给药后,可能因本品和(或)其代谢产物抑制 CYP2C19,使首关效应和机体总清除率降低,从而导致本品的药-时曲线下面积(AUC)呈剂量依赖性增大。剂量为一日 1 次时,在两次用药间期从血浆中完全消除,无累积趋势。一次口服剂量的 80% 以代谢物形式从尿中排出(其中原形药不足 1%),其余随粪便排出。人群中约有 1%~2% 的个体缺乏活性的 CYP2C19 酶,称为慢代谢者。对于慢代谢者,可能主要由 CYP3A4 催化。重复给药(一次 40mg,一日 1 次)后,慢代谢者的平均 AUC 比快代谢者增大近 100%,平均血药峰浓度约增高 60%。对于老年患者,代谢无显著变化。对于轻、中度肝功能损害的患者,代谢与肝功能正常的症状性胃食管反流性疾病患者相似。而在严重肝功能损害的患者,代谢率降低,AUC 增大 1 倍。一日 1 次给药时,本品及其主要代谢物无累积趋势。

【适应证】 用于胃食管反流性疾病:①治疗糜烂性反流性食管炎。②已经治愈的食管炎患者长期维持治疗,以防止复发。③胃食管反流性疾病的症状控制。本品联合适当的抗菌疗法,用于根除幽门螺杆菌,使幽门螺杆菌感染相关的消化性溃疡愈合,并防止其复发。

【用法和用量】 (1) 成人,口服:①糜烂性反流性食管炎的治疗:一次 40mg,一日 1 次,连服 4 周。对于食管炎未治愈或症状持续的患者建议再治疗 4 周。②已治愈的食管炎患者防止复发的长期维持治疗:一次 20mg,一日 1 次。③胃食管反流性疾病的症状控制:无食管炎的患者一次 20mg,一日 1 次。如用药 4 周后症状未得到控制,应对患者作进一步检查。症状消除后,可采用即时疗法(即需要时口服 20mg,一日 1 次)。④联合抗菌疗法根除幽门螺杆菌:采用联合用药方案,本品一次 20mg,阿莫西林一次 1g,克拉霉素一次 500mg,均为一日 2 次,共用 7 日。

(2) 注射剂:①对于不能口服用药的胃食管反流病患者,推荐每日 1 次静脉注射或静脉滴注 20~40mg。反流性食管炎患者应使用 40mg,每日 1 次;对于反流疾病的症状治疗应使用 20mg,每日 1 次。通常应短期用药(不超过 7 天),一旦可能,就应转为口服治疗。②对于不能口服用药的 Forrest 分级Ⅱc-Ⅲ的急性胃或十二指肠溃疡出血患者,推荐静脉滴注 40mg,每 12 小时 1 次,用药 5 天。

(3) 儿童:《中国国家处方集·化学药品与生物制品卷·儿童版》推荐:口服。①胃食管反流病(糜烂性食管炎):1~12 岁,10~20kg,一次 10mg,一日 1 次,持续 8 周。20kg 以上,一次 10~20mg,一日 1 次,持续 8 周。12~18 岁,40mg,一日 1 次,持续 4 周。如果没有完全治愈或症状持续存在,可延长 4 周。维持治疗一日 20mg。②胃食管反流病症状治疗(无食管炎):1~12 岁,10kg 上,一次 10mg,一日 1 次,持续 8 周。12~18 岁,一次 20mg,一日 1 次,持续 4 周。

(4) 老年人和轻度肾功能损害者无须调整剂量;轻、中度肝功能损害的患者无须调整剂量。严重肝功能损害的患者,一日用量为 20mg。

(5) 本品对酸不稳定,口服制剂均为肠溶制剂,服用时应整片(粒)吞服,不应嚼碎或压碎。至少应于餐前 1 小时服用。

【不良反应】 可出现头痛、腹痛、腹泻、腹胀、恶心、呕吐、便秘、胃肠胀气等不良反应;少见的不良反应有皮炎、瘙痒、荨麻疹、头昏、口干等,上述不良反应无剂量相关性。

【禁忌证】 对奥美拉唑或其他苯并咪唑类化合物过敏者禁用。

【注意】 ①本品具潜在的肝脏毒性,可致血清氨基转移酶水平升高,故肝功能异常的肝脏疾病患者应慎用。严重肾功能不全者、妊娠期妇女用应慎重。哺乳期妇女使用本品时应停止哺乳。用药前后及用药期间应当检查或监测肝功能(尤其是有肝脏疾病史的患者),长期用药(特别是使用 1 年以上者)应定期进行监测。同时也需进行内镜检查,以了解疾病恢复情况。②因减轻胃癌症状,可延误诊断。故当患者出现以下任何一种症状,如体重持续显著下降、反复呕吐、吞咽困难、呕血或黑便,怀疑发生胃溃疡或已存在胃溃疡时,应首先排除恶性肿瘤,再使用本品。③长期使用本品,血清胃泌素水平一般在头 3 个月增加,继而维持平台效应。动物实验显示,长期使用可导致胃的类肠嗜铬细胞(ECL)增生和类癌,性质为良性,视为可逆性;此外,长期(1 年)使用本品,约 1.5%~2.3% 的患者出现血清铁、维生素 B_{12}、血红蛋白或白细胞计数等下降。也可出现可逆性外周水肿、鼻窦炎和其他呼吸道感染等,但十分罕见。

【药物相互作用】 ①吸收过程受胃酸影响的药物,在艾司奥美拉唑治疗期间,其生物利用度受后者的影响。与使用其他泌酸抑制剂或抗酸药一样,艾司奥美拉唑治疗期间酮康唑和伊曲康唑的吸收会降低。②艾司奥美拉唑抑制 CYP2C19,因此,当艾司奥美拉唑与经 CYP2C19 代谢的药物(如地西泮、西酞普兰、丙米嗪、氯米帕明、苯妥英等)合用时，这些药物的血浆浓度可被升高。③与克拉霉素（一次500mg，一日2次）合用时，艾司奥美拉唑的AUC加倍，但无须调整其剂量。当艾司奥美拉唑用于根除幽门螺杆菌的治疗时，应考虑三联疗法中所有成分的可能的药物相互作用。克拉霉素是CYP3A4的有效抑制剂，因此当三联疗法的患者同时服用其他也经CYP3A4代谢的药物，如西沙必利时，应考虑克拉霉素的禁忌和相互作用。

【制剂】片剂：每片20mg；40mg。胶囊剂：每粒20mg；40mg。注射剂：每支20mg；40mg。

【贮法】密闭，在30℃以下保存。

41.2.3 选择性抗胆碱药

哌仑西平 Pirenzepine

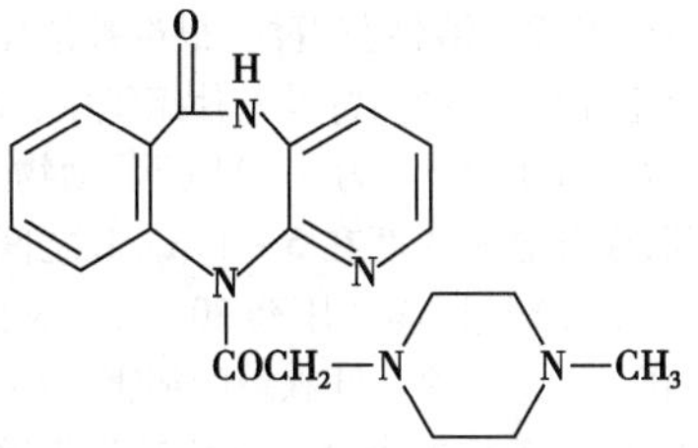

【其他名称】盐酸哌仑西平，哌吡氮平，吡疡平，哌吡酮，必舒胃，Gastrozepin，Bisvanil，Lablon。

【ATC编码】A02BX03

【性状】常用其盐酸盐。为白色结晶性粉末，无臭，味苦。易溶于水、甲酸，难溶于甲醇，极易溶于无水乙醇。熔点约243℃（分解）。

【药理学】本品是选择性的抗胆碱能药物，对胃壁细胞的M_1毒蕈碱受体有高度亲和力，而对平滑肌、心肌和唾液腺等的M_2、M_3毒蕈碱受体的亲和力低，故应用一般治疗剂量时，仅能抑制胃酸分泌，而很少有其他抗胆碱药物对瞳孔、胃肠平滑肌、心脏、唾液腺和膀胱肌等的不良反应。剂量增加则可抑制唾液分泌，只有大剂量才能抑制胃肠平滑肌和引起心动过速。本品不能透过血脑屏障，故不影响中枢神经系统。人口服、肌内注射或静脉注射本品后，无论是基础胃酸分泌，还是由外源性五肽胃泌素、胰岛素引起的胃酸分泌均受到抑制。单次口服本品50mg或100mg，分别使胃酸分泌减少32%和41%。本品对胃液的pH影响不大，主要是使胃液（包括胃蛋白酶原和胃蛋白酶）分泌量减少，从而使胃最大酸分泌和最高酸分泌下降。此外，本品还能明显降低空腹、试餐和L-氨基酸刺激后血清促胃液素水平，对胃黏膜细胞也有直接的保护作用。

口服吸收不完全，t_{max}为2~3小时，绝对生物利用度约为（26±4.6）%，食物对吸收有影响。除了脑及胚胎组织外，本品在其他脏器和骨骼肌均有分布，其中以肝、肾浓度为最高，脾、肺次之，心脏、皮肤、肌肉和血中浓度较低。血浆蛋白结合率约为10%，在体内很少被代谢，多以原形化合物通过肾脏和胆道排泄。血浆$t_{1/2}$为10~12小时。24小时内主要以原形随粪便排出，虽给药后3~4日始能全部排泄，但未见有蓄积性。

【适应证】用于治疗胃和十二指肠溃疡，能明显缓解患者疼痛，降低抗酸药用量。近期溃疡愈合率约为70%~94%。

【用法和用量】成人口服常用剂量为50mg，一日2次，于早晚餐前1.5小时服用。疗程以4~6周为宜。症状严重者，1日量可加大到150mg，分3次服。需长期治疗的患者，可连续服用3个月。

【不良反应】有轻度口干、腹泻、便秘、恶心、头痛、精神错乱、嗜睡、头晕、震颤、眼睛干燥及视力调节障碍等不良反应，多与剂量有关，停药后症状即消失。如见皮疹，应予停药。

【禁忌证】妊娠期妇女、青光眼和前列腺肥大患者禁用。

【注意】①肝肾功能不全者慎用；本品少量通过乳汁排泌，哺乳期妇女用药需权衡利弊。②对超剂量而引起中毒者，作对症治疗，无特殊解毒药。

【药物相互作用】①与H_2受体拮抗剂合用，可增强本品的作用，明显地减少胃酸分泌；而乙醇和咖啡等可减弱本品的作用。②与普鲁卡因胺合用，药效学作用相加，合用时对房室结传导产生相加的抗迷走神经作用，应监测心电图和心率。③与西沙必利合用，药效学作用拮抗，合用时后者疗效明显下降。

【制剂】片剂：每片25mg；50mg。注射剂：每支10mg（2ml）。

【贮法】密闭，贮于凉暗处。

41.2.4 胃泌素受体拮抗药

丙谷胺[药典(二)] Proglumide

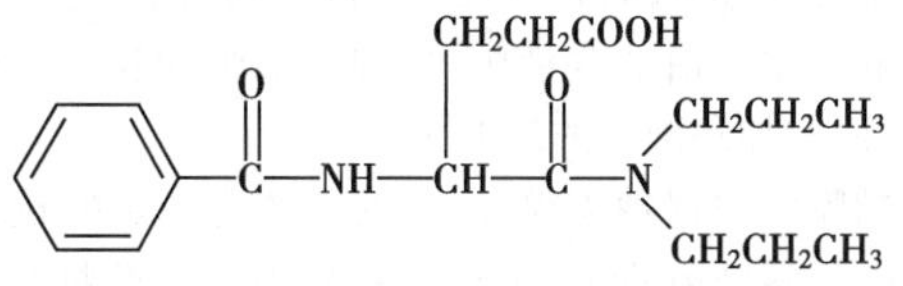

【其他名称】二丙谷酰胺，Gastridine，Milid，Nulsa。

【ATC编码】A02BX06

【性状】为白色结晶性粉末；无臭，味略苦。在乙醇或三氯甲烷中易溶，在水中极微溶解；在氢氧化钠试液中溶解。熔点148.5~152℃。

【药理学】为胃泌素受体拮抗药，其化学结构与胃泌素的末端结构相似，能竞争胃壁细胞上的胃泌素受体，从而抑制胃酸和胃蛋白酶的分泌。并能增加胃黏膜的己糖胺含量，促进蛋白质合成，增强胃黏膜的屏障作用。对控制胃酸和抑制胃蛋白酶的分泌效果较好；并对胃黏膜有保护和促进愈合作用。一次用药并无效果，需连续用药，治疗停止后仍可维持疗效数周。本品尚有利胆作用，途径有3种：①通过刺激胆汁酸非依赖性胆汁分泌，有利于排石和冲洗、疏通胆道；②改变胆汁中成石因素，使重碳酸盐浓度和排量明显增加，而游离胆红素、胆固醇以及钙离子的浓度降低；③通过拮抗胆囊收缩素（CCK），抑制内生性CCK的促胆囊收缩作用而使胆囊容量扩充，使胆囊内胆汁成分稀释，从而可预防成石。

口服吸收迅速，生物利用度为60%~70%，2小时血药浓度达峰值，最小有效血浓度为2μg/ml，$t_{1/2}$为3.3小时，主要分布于胃肠道、肝、肾，经肾、肠道排出。

【适应证】用于治疗胃溃疡和十二指肠溃疡、胃炎等。由于本品抑制胃酸分泌的作用较弱，临床已不再单独用于治疗溃疡病，但其利胆作用较受重视。也可与非甾体抗炎药合用，预防后者对胃黏膜的损害。

【用法和用量】口服，每次 0.4g，每日 3～4 次，餐前 15 分钟给药，连续服 30～60 天左右（可根据胃镜或 X 线检查结果决定用药期限）。

【不良反应】偶有口干、失眠、腹胀、下肢酸胀等不良反应。

【药物相互作用】本品不影响其他药物代谢，若与其他抗溃疡药物如 H_2受体拮抗剂同时应用，可加强抑制胃酸分泌作用而加速溃疡的愈合。

【制剂】片（胶囊）剂：每片（粒）0.2g。

复方丙谷胺西咪替丁片：每片含丙谷胺 100mg、尿囊素 55mg、西咪替丁 50mg、珍珠粉 50mg。用法：口服，1 次 2 片，一日 3 次。

胃丙胺片（复方丙谷胺片）：每片含丙谷胺 0.1g，加入适量甘草、白芍、冰片。用法：口服，1 次 3 片，一日 3～4 次，餐前及睡前嚼碎服。

41.3 胃黏膜保护剂

本类药物有预防和治疗胃黏膜损伤，保护胃黏膜，促进组织修复和溃疡愈合的作用。胃黏膜保护剂的主要作用机制是：①增加胃黏膜血流；②增加胃黏膜细胞黏液和碳酸氢盐的分泌；③增加胃黏膜细胞前列腺素的合成；④增加胃黏膜和黏液中糖蛋白的含量；⑤增加胃黏膜和黏液中磷脂的含量，从而增加黏液层的疏水性。

胃黏膜保护剂种类很多，有的还兼有一定的抗酸作用和杀灭幽门螺杆菌的作用：①胶体铋剂：此类药物具有胶体特性，可在胃黏膜上形成牢固的保护膜并通过铋离子对幽门螺杆菌的杀灭作用而发挥抗溃疡作用，如枸橼酸铋钾、胶体果胶铋等。②前列腺素及其衍生物：此类药物有强大的细胞保护作用，并能通过降低细胞 cAMP 水平而减少胃酸分泌，从而发挥抗溃疡作用。③其他：硫糖铝、甘草锌、替普瑞酮、吉法酯等，分别通过不同机制保护胃黏膜，促进溃疡愈合。

41.3.1 胶体铋剂

枸橼酸铋钾[药典(二);基;医保(甲、乙)]
Bismuth Potassium Citrate

本品为一种组成不定的铋复合物。

【其他名称】胶体次枸橼酸铋，三钾二枸橼酸铋，铋诺，德诺，Colloidal Bismuth Subcitrate，Tripotassium Dicitratebismuthate，DE-NOL。

【性状】为白色粉末，味咸，有引湿性。在水中极易溶解，在乙醇中微溶解。其水溶液为胶体溶液，微碱性。

【药理学】本品既不能中和胃酸，也不抑制胃酸分泌，而是在胃液 pH 条件下，在溃疡表面或溃疡基底肉芽组织处形成一种坚固的氧化铋胶体沉淀，成为保护性薄膜，从而隔绝胃酸、酶及食物对溃疡黏膜的侵蚀作用。本品并能刺激内源性前列腺素释放，促进溃疡组织的修复和愈合。此外，本品还有改善胃黏膜血流的作用，也能保护胃黏膜防止 NSAIDs 及乙醇导致的损伤。体外试验证明，本品在酸性条件下能与蛋白质及氨基酸发生络合作用而凝结，而溃疡部位的氨基酸残基较正常黏膜丰富得多，因此本品更趋向于沉积在溃疡上。另外，本品能与胃蛋白酶发生螯合作用而使其失活；铋离子能促进黏液的分泌，这些对溃疡愈合也有一定作用。本品具有杀灭幽门螺杆菌的作用，这可能与其抑制细菌细胞壁合成、抑制细胞膜功能和蛋白质的合成以及 ATP 的产生等有关。电镜下观察到铋与细菌细胞壁及细胞质周围膜形成复合体。可抑制幽门螺杆菌一些酶的产生，如尿素酶、触酶和脂酶等，这些酶能影响细菌的微生长环境。铋剂与其他抗生素包括四环素、阿莫西林、克拉霉素及呋喃唑酮联合应用可提高幽门螺杆菌的清除率，而且还可降低幽门螺杆菌对抗生素的耐药性。

本品在胃中形成不溶性胶沉淀，很难被消化道吸收。痕量的铋吸收后主要分布在肝、肾及其他组织中，以肾脏分布居多，且主要通过肾脏排泄，$t_{1/2}$为 5～11 天。动物实验证明，以常规剂量给药，稳态血铋浓度在 5～14μg/L 之间。给大鼠相当于人体 35 倍治疗剂量，连续用药 30 天，未见到对食管、胃及十二指肠、肝、肾、肾上腺和性腺等的损害，也未见进食和排泄异常等现象，所有动物的毒性实验均未发现脑损害。本品在体外显示能抑制幽门螺杆菌的生长，其 MIC_{90}为 4ng/L。

【适应证】用于胃及十二指肠溃疡的治疗，也用于复合溃疡、多发溃疡、吻合口溃疡和糜烂性胃炎等。本品与抗生素合用，可根除幽门螺杆菌。用于幽门螺杆菌相关的胃、十二指肠溃疡及慢性胃炎、胃 MALT 淋巴瘤、早期胃癌术后、胃食管反流病及功能性消化不良等。也可与抑制胃酸分泌药（质子泵抑制剂和 H_2受体拮抗剂）组成四联方案，作为根除幽门螺杆菌失败的补救治疗。

【用法和用量】颗粒剂：一次 1 袋，一日 3～4 次，餐前半小时和睡前服用。片剂或胶囊剂：一次 2 片（粒），一日 2 次，早餐前半小时与睡前用温水送服，忌用含碳酸饮料（如啤酒等）；服药前、后半小时不要喝牛奶或服用抗酸剂和其他碱性药物。疗程 4～8 周，然后停用含铋药物 4～8 周，如有必要可再继续服用 4～8 周。

【不良反应】服药期内口中可能带有氨味，并可使舌、粪染成黑色；也有报道出现恶心等消化道症状，但停药后即消失。

【禁忌证】严重肾病患者及妊娠期妇女禁用。

【注意】①服用本品期间不得服用其他铋制剂且不宜大剂量长期服用。血铋浓度超过 0.1μg/ml 有发生神经毒性的危险，但从未发现服用本品的患者血铋浓度超过 0.05μg/ml。②一般肝、肾功能不全者应减量或慎用。

【药物相互作用】牛奶和抗酸药可干扰本品的作用，不能同时服用。与四环素同服会影响后者吸收。

【制剂】颗粒剂：每袋 1.0g（含铋 110mg）；每袋 1.2g（含铋 110mg）。片剂：每片 0.3g（相当于铋 110mg）。胶囊剂：每粒 0.3g（含铋 110mg）。

胶体果胶铋[药典(二);基;医保(乙)]
Colloidal Bismuth Pectin

【其他名称】碱式果胶酸铋钾，维敏。

【性状】为黄色粉末,在水中形成稳定的胶体分散系,在人工胃液中形成凝胶,该凝胶能黏附于容器壁。本品不溶于乙醇、丙酮、乙醚等有机溶媒;pH 为 8.5 ~ 10.5;熔点 214 ~217℃;相对密度:0.833g/ml;沉降容积比:1 ~ 0.97;特性黏数为 126。

【药理学】是一种胶态铋制剂,为生物大分子果胶酸(D-多聚半乳糖醛酸)与金属铋离子及钾离子形成的盐。本品在酸性介质中具有较强的胶体特性,可在胃黏膜上形成一层牢固的保护膜,增强胃黏膜的屏障保护作用,因此对消化性溃疡和慢性胃炎有较好的治疗作用。同时由于胶体铋剂可杀灭幽门螺杆菌,有利于提高消化性溃疡的愈合率和降低复发率。与其他胶态铋制剂比较,本品的胶体特性好,特性黏数为胶体碱式枸橼酸铋钾的 7.4 倍,此外,本品与受损伤黏膜的黏附性具有高度选择性,且对消化道出血有止血作用。胶体碱式枸橼酸铋钾在受损伤组织中的铋浓度为正常组织中铋浓度的 3.1 倍,而本品为 4.34 倍。临床试验证明,本品对消化性溃疡、慢性胃炎、幽门螺杆菌阴转率均有较好的效果。

【适应证】用于胃及十二指肠溃疡,也可用于慢性浅表性胃炎、慢性萎缩性胃炎和消化道出血的治疗。本品与抗生素合用,可根除幽门螺杆菌。用于幽门螺杆菌相关的胃、十二指肠溃疡及慢性胃炎、胃 MALT 淋巴瘤、早期胃癌术后、胃食管反流病及功能性消化不良等。也可与抑制胃酸分泌药(质子泵抑制剂和 H_2受体拮抗剂)组成四联方案,作为根除幽门螺杆菌失败的补救治疗。

【用法和用量】治疗消化性溃疡和慢性胃炎:每次 3 ~4 粒,一日 4 次,于三餐前半小时各服 1 次,睡前加服 1 次。疗程一般为 4 周。治疗消化道出血:将胶囊内药物倒出,用水冲开搅匀服用,日剂量一次服用,儿童用量酌减。

【禁忌证】严重肾功能不全者及妊娠期妇女禁用。

【注意】服药期间本品可使大便呈黑褐色。

【制剂】胶囊剂:每粒 40mg;50mg。

胶体酒石酸铋
Colloidal Bismuth Tartrate

【其他名称】比特诺尔,Bitinal。

【性状】在水中微溶,几乎不溶于三氯甲烷、二甲基甲酰胺、甲醇、丙酮。

【药理学】本品在肠道碱性介质中能形成稳定的胶体-黏液蛋白复合物。稳定的胶体能保护受伤的肠黏膜,刺激上皮细胞分泌黏液,形成适当的胶体渗透压,有助于缓解腹痛、腹胀和止泻。铋-黏液蛋白复合物还有助于吸附化学物质和有毒物质并有抗菌、抑菌作用。以上作用均能促进正常胃肠蠕动的恢复。此外,二胺氧化酶(DAO)水平降低是肠黏膜损伤的重要指标,本品有对抗 DAO 降低的作用,提示该药能减少肠黏膜的损伤。本品与受损伤的胃黏膜、肠黏膜,特别是结肠黏膜有特殊的亲和力,且具有杀灭幽门螺杆菌的作用,有利于溃疡的愈合和炎症的消除,缓解并消除非感染性结肠疾病的症状。动物实验证实,本品能使家兔实验性溃疡性结肠炎的溃疡个数减少,溃疡直径缩短,排便次数和稀便减少,死亡数减少。

【适应证】用于治疗慢性结肠炎、溃疡性结肠炎、肠功能紊乱以及与幽门螺杆菌有关的消化性溃疡和慢性胃炎。

【用法和用量】口服,每次 165mg(3 粒),每日 3 ~4 次,儿童用量酌减。一般 4 周为一疗程。

【不良反应】偶可出现便秘。

【禁忌证】肾功能不全患者及妊娠期妇女禁用。

【注意】服用本品期间,大便成黑褐色为正常现象。

【药物相互作用】不宜与制酸药、牛奶和 H_2 受体拮抗剂同时服用,否则会降低药效。

【制剂】胶囊剂:每粒 55mg(以铋计)。

【贮法】遮光密闭,于干燥处保存。

41.3.2　前列腺素及其衍生物

米索前列醇[基;医保(甲)]　Misoprostol

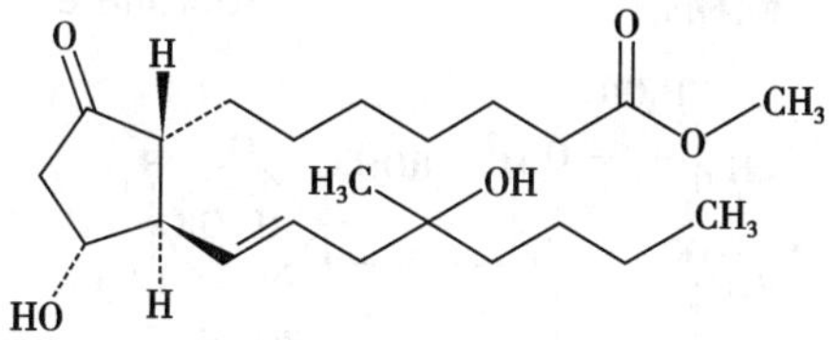

【其他名称】喜克溃,米索普特,Miso,Cytotec。

【ATC 编码】G02AD06

【性状】在室温中不稳定,对 pH 和温度极为敏感,在酸性或碱性条件下能脱去 C-11 羟基变为 A 型前列腺素,继而异构化为 B 型前列腺素。在受热的条件下则发生热差向异构化变为 8-异构体。但在羟丙基甲基纤维素中的分散体系则比纯品稳定得多,可在常温下保存。

【药理学】本品为最早进入临床的合成前列腺素 E_1 的衍生物。

在动物及人体上均已证实它有强大的抑制胃酸分泌的作用。用药后不论是基础胃酸或组胺、胃泌素及食物刺激引起的胃液分泌量和酸排出量均显著降低,胃蛋白酶排出量也减少。但作用机制尚未阐明,可能与影响腺苷酸环化酶的活性从而降低壁细胞 cAMP 水平有关。动物实验还证明有防止溃疡形成的作用。因此认为本品除抑制胃酸分泌外,尚具有强大的细胞保护作用。此外,本品还具有 E 类前列腺素的药理活性,可软化宫颈、增强子宫张力和宫内压。与米非司酮序贯使用,可显著增高和诱发早孕子宫自发收缩的频率和幅度,用于终止早孕。其不良反应较硫前列酮和卡前列甲酯小,且使用方便。

口服吸收良好,人口服单剂量后,t_{max} 为 0.5 小时,消除半衰期为 20 ~40 分钟。血浆蛋白结合率为 80% ~90%。药物在肝、肾、肠、胃等组织中的浓度高于血液。以放射性元素标记的本品于口服后从尿中排出约 75%,自粪便排出约 15%,8 小时内尿中排出量为 56%。

【适应证】适用于胃及十二指肠溃疡。

本品尚用于药物流产(参见第 61 章避孕药)以及促进宫颈成熟。

【用法和用量】每次 200μg,每日 4 次,于餐前和睡前口服。疗程 4 ~8 周。

【不良反应】主要不良反应为稀便或腹泻，发生率约为8%，大多数不影响治疗。其他可有轻微短暂的恶心、头痛、眩晕和腹部不适。

【禁忌证】本品对妊娠子宫有收缩作用，因此妊娠期妇女禁用；对前列腺素类过敏者、青光眼、哮喘、过敏性结肠炎及过敏体质者禁用。

【注意】女性患者使用本品可能出现月经过多和阴道出血。虽然本品在治疗剂量下并不导致低血压，但脑血管或冠状动脉病变的患者仍应慎用。癫痫患者亦应慎用。

【药物相互作用】服用本品1周内，避免服用阿司匹林和其他非甾体抗炎药。

【制剂】片剂：每片200μg。

41.3.3 其他治疗消化性溃疡药

硫糖铝[药典(二)；医保(乙)] Sucralfate

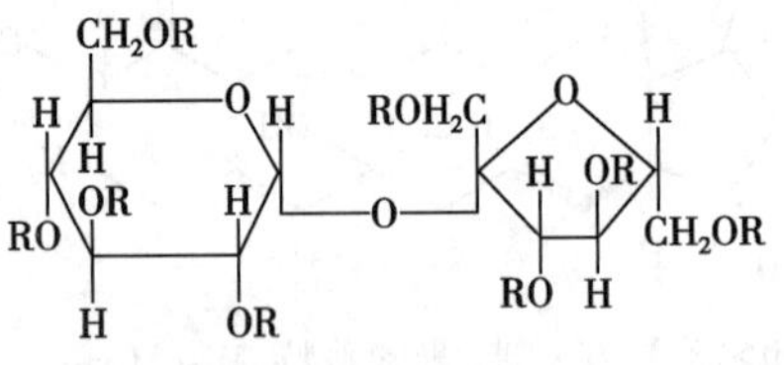

$R=SO_2[Al(OH)_2]$ 或 $R=H$

本品为蔗糖硫酸酯的碱式铝盐。

【其他名称】胃溃宁，素得，Ulcerlmin，Ulcerban。

【ATC编码】A02BX02

【性状】为白色或类白色粉末；无臭，几乎无味；有引湿性。在水中、乙醇或三氯甲烷中几乎不溶，在稀盐酸或稀硫酸中易溶，在稀硝酸中略溶。

【药理学】本品在酸性条件下可解离为带负电荷的八硫酸蔗糖，并聚合成不溶性胶体，保护胃黏膜。能与胃蛋白酶络合，抑制该酶分解蛋白质；并能与溃疡或炎症处带正电荷的渗出蛋白质（主要为白蛋白及纤维蛋白）络合，形成保护膜，覆盖溃疡面，阻止胃酸、胃蛋白酶和胆汁酸的渗透、侵蚀，从而利于黏膜再生和溃疡愈合。治疗剂量时，胃蛋白酶活性可下降约30%。本品在溃疡区的沉积能诱导表皮生长因子积聚，促进溃疡愈合。本品还能刺激胃黏膜合成前列腺素，改善黏液质量，加速组织修复。

服用本品后，仅2%～5%的硫酸二糖被吸收，并由尿排出。作用持续时间约5小时，慢性肾功能不全患者的血清铝和尿铝浓度明显高于肾功能正常者。

【适应证】用于胃及十二指肠溃疡，也用于胃炎。

【用法和用量】口服：每次1g，一日3～4次，餐前1小时及睡前服用。

【不良反应】不良反应发生率约为4.7%，其中主要有便秘（2.2%）。个别患者可出现口干、恶心、胃痛等，可与适当抗胆碱能药合用。

【禁忌证】习惯性便秘患者禁用。

【注意】①不宜和H_2受体拮抗剂合用。连续服用不宜超过8周。②肝肾功能不全者慎用。③甲状腺功能亢进、营养不良性佝偻病人、磷酸盐过少的病人，不宜长期服用本品。

【药物相互作用】①制酸药可干扰硫糖铝的药理作用；硫糖铝也可减少西咪替丁的吸收。②硫糖铝可干扰脂溶性维生素A、D、E、K的吸收。③硫糖铝可与多酶片中的胃蛋白酶络合，降低多酶片的疗效，因此两者不宜合用。

【制剂】咀嚼片：每片0.25g；0.5g；1.0g。分散片：每片0.25g。胶囊剂：每粒0.25g。凝胶剂：每袋5ml（含硫糖铝1g）。混悬剂：每瓶1g（5ml）；1g（10ml）；20g（200ml）；24g（120ml）；40g（200ml）。

胃康宁片：内含硫糖铝和盐酸小檗碱。每片0.25g。口服一次5片，一日3～4次，两餐之间服用。

【贮法】密闭，干燥处贮存。

磷酸铝 Aluminium Phosphate

【其他名称】裕尔，洁维乐。

【ATC编码】A02AB03

【药理学】为凝胶状的磷酸铝，它能促使活性成分的磷酸铝强力地附着在胃黏膜表面，形成膜层，发挥胃黏膜的覆盖保护作用，防止胃液刺激胃壁，因而能迅速缓解胃痛。能抑制胃蛋白酶活性，保护胃黏膜；能适度中和胃酸，使胃液保持在正常的pH范围，不影响酸碱平衡，不干扰胃的消化功能。本品中的铝离子有一定的收敛作用和对外毒素的吸附作用，并能刺激前列腺素E的分泌，促进溃疡面的迅速愈合。

【适应证】用于胃及十二指肠溃疡，胃炎，胃-食管反流症及胃酸过多等。

【用法和用量】每次1～2包，每日3～4次，餐后1小时服用为宜，也可在症状发作时服用。用前应充分振摇均匀，亦可用温水或牛奶冲服。

【不良反应】可能会引起便秘，但给予足量的水即可避免。

【禁忌证】慢性肾衰竭和高磷酸盐血症患者禁用。

【药物相互作用】①本品能减少或延迟四环素类抗生素、呋塞米、地高辛、异烟肼、抗胆碱能药及吲哚美辛等的吸收，必须合用时至少应间隔两小时。②本品与泼尼松龙、阿莫西林、丙吡胺及西咪替丁之间可能有不利的相互作用。

【制剂】凝胶剂：每包20g。

【贮法】密封、防冻、阴凉处存放。

甘珀酸钠 Carbenoxolone Sodium

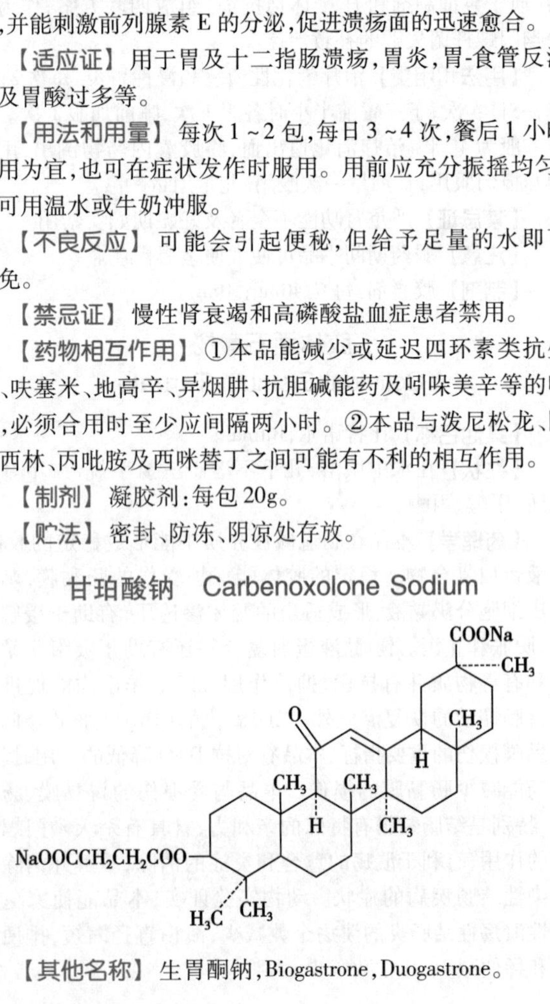

【其他名称】生胃酮钠，Biogastrone，Duogastrone。

【ATC 编码】A02BX01

【性状】为甘草次酸的半琥珀酸酯二钠盐。白色或类白色粉末；味微甜带有皂味；有引湿性。粉末对鼻黏膜有刺激。在水中易溶，在乙醇中溶解，在三氯甲烷或乙醚中不溶。

【药理学】本品可直接与溃疡部位的上皮细胞接触，增加胃黏膜的黏液分泌并增加其黏度，减少胃上皮细胞的脱落。能在胃黏膜细胞内抑制胃蛋白酶原，在胃内可与胃蛋白酶结合，抑制酶的活力约50%，从而保护溃疡面，促进组织再生和愈合。本品还通过刺激肾上腺或增强内源性皮质激素的作用而呈现抗炎作用。

本品大部在胃中吸收，胃内 pH>2 时吸收减少。有肝肠循环，主要自粪便排泄。99%以上与血浆蛋白结合，血浆中治疗浓度为10～100μg/ml。

【适应证】用于治疗慢性胃溃疡，对不宜手术和不能卧床休息的患者尤为适用。对十二指肠溃疡疗效略差；凝胶或糖锭用于口腔溃疡。轻度肾上腺皮质功能不全患者也可试用本品治疗。

【用法和用量】口服：每次50～100mg，一日3次；1周后可减为每次50mg，一日3次，餐后服。疗程4～6周，最长不超过3个月。

【不良反应】①本品不良反应较多，发生率约33.3%。可有头痛、腹泻、潮红等不良反应。②长期应用也可引起水、钠潴留而出现水肿、血压升高、低血钾，甚至可发生心力衰竭，出现此情况时应停药。为消除水肿，可服保钾利尿剂氨苯蝶啶，长期服药患者饮食应限钠或酌情补钾。

【禁忌证】醛固酮增多症、低钾血症者禁用。

【注意】心、肝、肾功能不全及老年患者慎用。

【药物相互作用】抗酸药及抗胆碱能药可能减少本品的吸收；正在使用洋地黄的患者不宜服用本品；与保钾药合用可减少本品的不良反应。

【制剂】片（胶囊）剂：每片（粒）50mg。

复方甘珀酸钠片（PYROGASTRONE）：为含甘珀酸钠及氢氧化铝等的复方片剂。

【贮法】密闭，贮于干燥处。

替普瑞酮[医保(乙)] Teprenone

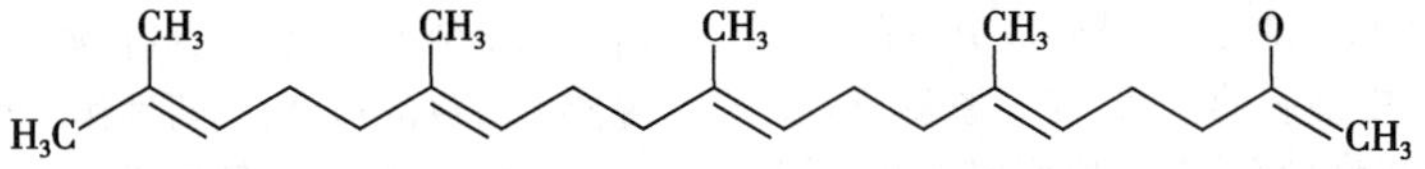

【其他名称】戊四烯酮，施维舒，E0671，Tetprenone，Tetraprenylacetrone，Cerbex，Selbex。

【性状】为含不同几何异构体的油状混合物。

【药理学】为一种萜类物质，具有组织修复作用，特别能强化抗溃疡作用。能促进胃黏膜微粒体中糖脂质中间体的生物合成，进而加速胃黏膜及胃黏液层中主要的黏膜修复因子即高分子糖蛋白的合成，提高黏液中的磷脂质浓度，从而提高黏膜的防御功能。本品不影响胃的正常生理功能，如胃液分泌及胃运动功能。对盐酸、阿司匹林及酒精所致溃疡本品具有细胞保护作用。本品还能改善氢化可的松引起的胃黏膜增殖区细胞增殖能力低下，保持胃黏膜细胞增殖区的稳定性，促使损伤愈合。本品并能提高正常大鼠胃体部与幽门间黏膜中 PGE_2 的合成能力，改善失血应激及固定水浸应激引起的胃黏膜血流量低下。

12名健康人以交叉法口服胶囊或颗粒剂150mg，t_{max} 为5小时，胶囊剂的 C_{max} 为1669ng/ml，颗粒剂则为1296ng/ml，以后逐渐减少，10小时后再次达峰值，胶囊剂者为675ng/ml，颗粒剂者为604ng/ml，呈双相性，两种剂型生物利用度未见差异。溃疡患者餐前30分钟或餐后30分钟内服用本品150mg，其AUC比空腹服用时高30～45倍。本品在组织中的分布浓度高于血药浓度；临床研究了本品的胃内分布，结果证实本品在溃疡部位的平均浓度较周围组织高约10倍。本品在肝脏代谢极少，84.8%的药物以原形排出。服药3日内27.7%由呼吸道排泄清除，4日内22.7%自肾脏排泄，29.3%自粪便排泄。

【适应证】用于胃溃疡，也用于急性胃炎和慢性胃炎的急性加重期。

【用法和用量】餐后30分钟内口服，每日3次，每次1粒胶囊（50mg）或颗粒剂0.5g（含本品50mg）。

【不良反应】主要不良反应有便秘、腹胀、AST及ALT轻度升高、头痛、皮疹及总胆固醇升高等，一般在停药后可消失。

【注意】妊娠期妇女及儿童慎用。

【制剂】胶囊剂：每粒50mg。颗粒剂：每袋0.5g（含本品50mg）。

吉法酯[医保(乙)] Gefarnate

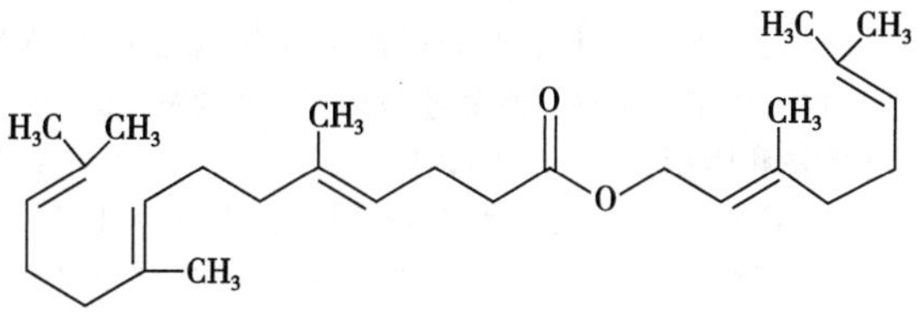

【其他名称】合欢香叶酯，胃加强-G，Alsanate，Arsanyl，Dixnalate，Gefamil，Osteol，Nolesil，Famesil，Famisol，Gefalon，Andoin。

【ATC 编码】A02BX07

【性状】为微黄色并有微弱萜二醇味的液体，沸点165～168℃。溶于醇、醚、二甲基甲酰胺、丙酮、脂油，不溶于水、甲酰胺、乙二醇、丙烯醇和甘油。

【药理学】为异戊间二烯化合物，具有加速新陈代谢，调节肠胃功能和胃酸分泌，加强黏膜保护等作用。作用机制可能是直接作用于胃黏膜上皮细胞，增强其抗溃疡因子的能力。抗溃疡作用不及甘珀酸，但甘珀酸易引起低钾血症和水肿，本品无此现象。

【适应证】用于治疗胃及十二指肠溃疡，急、慢性胃炎，结肠炎,胃痉挛等。

【用法和用量】口服,对一般肠胃不适、胃酸过多、胃胀及消化不良等,可根据病情每次1~2片,每日3次。治疗消化性溃疡及急慢性胃炎,每次2片,每日3次,餐后服用;症状较轻者疗程4~5周,重症者疗程2~3个月。儿童剂量酌减。

【禁忌证】妊娠期妇女禁用。

【注意】治疗应按时服药,不可提前中断疗程。

【制剂】片剂:每片0.4g。

甘草锌 Licorzinc

为自新疆产豆科植物甘草的根中提取得到的有效成分与锌结合的含锌药物。

【性状】呈棕褐色,不溶于水,易溶于碱性溶液中,略有甜味和轻微的涩味。稳定性好,贮存中不易起变化。

【药理学】动物实验证明,本品对大鼠慢性乙酸性胃溃疡、大鼠应激性胃溃疡、利血平诱发的小鼠胃溃疡、幽门结扎引起的大鼠胃溃疡等4种模型均有一定的保护和促进溃疡愈合的作用,用药组与对照组各项指标有显著差异。甘草的抗溃疡成分能增加胃黏膜细胞的己糖胺成分,提高胃黏膜的防御能力,延长胃上皮细胞的寿命,加速溃疡愈合;锌也能促进黏膜再生,加速溃疡愈合,有类似前列腺素的细胞保护作用,且长期服用不引起体内主要脏器微量元素的改变,也不引起锌的蓄积。两种有效成分结合对溃疡可能有协同或相加作用。

据文献报道和生物利用度研究证明,锌是在十二指肠和近端小肠内吸收,人体锌的主要排泄途径为肠道。内服甘草锌2~4小时血锌即达最高浓度,6小时后恢复正常,不造成体内蓄积。

【适应证】用于口腔、胃、十二指肠及其他部位的溃疡症,还可用于促进刀口、创伤和烧伤的愈合。儿童畏食、异食癖、生长发育不良、肠病性肢端皮炎及其他儿童、成人锌缺乏症也可用本品治疗。本品还可用于青春期痤疮。

【用法和用量】①治疗消化性溃疡:片剂1次0.5g或颗粒剂1次10g,一日3次,疗程4~6周。必要时可减半再服1个疗程巩固疗效。②治疗青春期痤疮、口腔溃疡及其他病症:片剂1次0.25g或颗粒剂1次5g,一日2~3次。治青春期痤疮疗程为4~6周。愈后每日服药1次,片剂0.25g或颗粒剂5g,服4~6周,以减少复发。③保健营养性补锌,一日片剂0.25g即可,1次或分2次服用;或颗粒剂1次1.5g,一日2~3次。④儿童用量每日按0.5~1.5mg(以元素锌计)/kg计算,分3次服用。

【不良反应】在治疗胃肠溃疡中,由于用量较大,疗程较长,个别患者可能出现排钾潴钠和轻度水肿的不良反应,但停药后症状可自行消失。必要时可通过限制钠盐摄入量或加服氢氯噻嗪和枸橼酸钾或服小剂量螺内酯等对症处理,一般不影响继续用药。

【注意】心、肾功能不全和重度高血压患者慎用。

【制剂】片剂:每片0.25g(相当于含锌12.5mg,甘草酸87.5mg)。颗粒剂:每小袋5g(相当于元素锌3.6~4.35mg)。

伊索拉定[药典(二)] Irsogladine

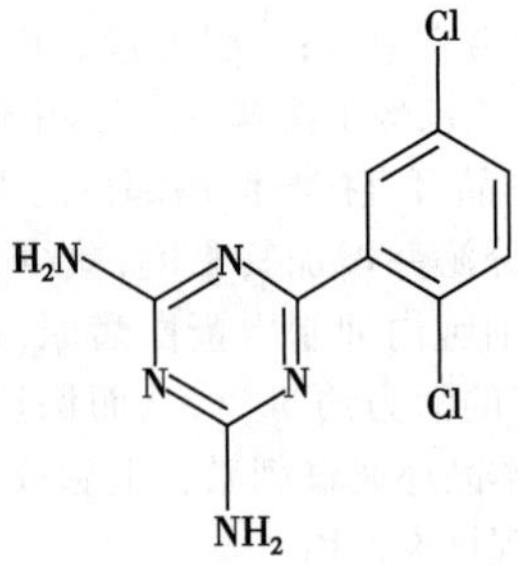

【其他名称】马来酸艾索拉定,艾索拉定,盖世龙,恒至,科玛诺,一格定,Gaslon N。

【性状】从二噁烷中能析出晶体。熔点205℃(分解)。

【药理学】为胃黏膜保护药,可强化胃黏膜上皮细胞间的结合,抑制上皮细胞的剥离、脱落和细胞间隙的扩大,从而增强胃黏膜细胞本身的稳定性,抑制有害物质透过黏膜,起到细胞防御作用。其作用机制与本品提高胃黏膜细胞内cAMP、前列腺素、还原型谷胱甘肽及黏液糖蛋白含量有关。动物实验表明本品可抑制盐酸、乙醇、吲哚美辛、组胺和阿司匹林所致的溃疡,并具有增加胃黏膜血流量的作用,促进慢性胃溃疡的愈合,其药理作用具有剂量依赖性。

口服吸收迅速,健康成人口服4mg,t_{max}为3.5小时,C_{max}为154ng/ml。$t_{1/2}$约150小时,代谢物几乎无药理活性。大部分随粪便排泄,小部分随尿排泄,80小时内自尿中排泄量为用药量的7%左右;连续用药未见蓄积。

【适应证】用于胃溃疡;也用于改善急性胃炎及慢性胃炎急性发作期的胃黏膜病变(糜烂、出血、充血、水肿等)。

【用法和用量】口服,成人常规剂量一日4mg,分1~2次服用。随年龄和症状不同,剂量可适当增减。老年患者应从小剂量(一日2mg)开始,并酌情适当调整剂量。

【不良反应】不良反应可有恶心、呕吐、腹泻、便秘,也可见食欲减退、上腹部不适等。有时可有丙氨酸转氨酶(ALT)、天冬氨酸转氨酶(AST)、碱性磷酸酶(ALP)值和乳酸脱氢酶(LDH)值轻度可逆性升高。偶有皮疹等,出现时应停药。极少数患者出现胸部压迫感。

【注意】尚未确定妊娠期妇女用药的安全性,妊娠期妇女或计划妊娠者使用本品须权衡利弊;尚未确立儿童用药的安全性(使用经验少),故不推荐儿童使用;药物对哺乳的影响尚不明确;肝功能异常者慎用。

【制剂】片剂:每片2mg;4mg。颗粒剂:每袋含本品4mg。

【贮法】密闭保存。

瑞巴派特[医保(乙)] Rebamipide

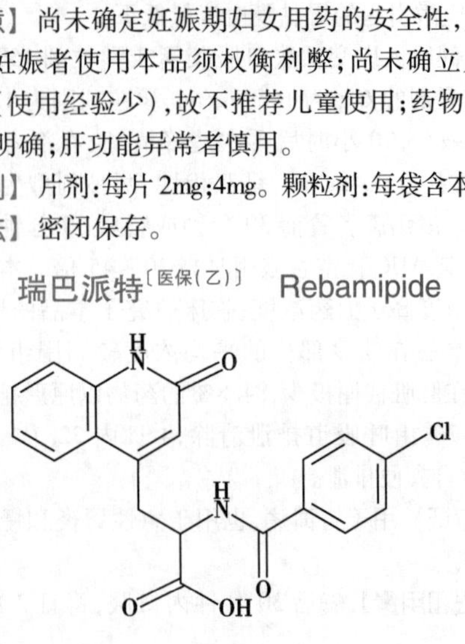

【其他名称】瑞巴匹特，惠宁，膜固思达，Mucosta，Rebamlplde。

【ATC 编码】A02BX14

【性状】从磺胺硝呋嘧啶（DMF）水中析出白色粉末，熔点 288～290℃（分解）。

【药理学】为胃黏膜保护药，具有保护胃黏膜及促进溃疡愈合的作用。其主要药理作用包括：①减少幽门螺杆菌（Hp）感染：本品不直接抑制幽门螺杆菌，而是通过阻止 Hp 黏附至胃上皮细胞、减少氧化应激、降低 Hp 产生的细胞因子浓度等而用于治疗 Hp 感染。②清除羟基自由基的作用：通过降低脂质过氧化等作用保护因自由基所致的胃黏膜损伤。③抑制炎性细胞浸润。此外，动物实验显示本品可增加大鼠的胃黏液量、胃黏膜血流量及胃黏膜前列腺素含量，并可促进大鼠胃黏膜细胞再生、使胃内碱性物质分泌增多。但本品对基础胃液分泌几乎不起作用，对食物等刺激引起的胃酸分泌也未显示出抑制作用。

口服吸收较好，餐后吸收较缓慢，口服后 t_{max} 为 0.5～4 小时，血浆蛋白结合率为 98% 以上，在胃、十二指肠分布良好。$t_{1/2}$ 为 2 小时，大部分以原形从尿中排出。

【适应证】主要用于胃溃疡，但不宜单独用于 Hp 感染。也用于改善急性胃炎及慢性胃炎急性加重期的胃黏膜病变（如糜烂、出血、充血、水肿等）。

【用法和用量】口服，一般每次 0.1g，一日 3 次，早、晚及睡前服用。

【不良反应】①可见味觉异常、嗳气、呃逆、呕吐、胃灼热、腹痛、腹胀、便秘、腹泻及白细胞减少（不足 0.1%）等不良反应，另有引起口渴、麻木、眩晕、嗜睡、心悸、发热、咳嗽、呼吸困难、颜面潮红和血小板减少的报道。可引起 ALT、AST、γ-GGT 和 ALP 值升高等肝功能异常，另有引起黄疸、乳腺肿胀、乳房疼痛、男性乳房肿大、诱发乳汁分泌的报道。②偶见过敏反应（主要表现为皮疹及瘙痒等）、月经异常、血尿素氮（BUN）升高及水肿等。

【注意】①服药期间若出现瘙痒、皮疹或湿疹等过敏反应，或出现氨基转移酶显著升高或白细胞减少、血小板减少时应立即停药，并进行适当治疗。②老年人生理功能低下，应注意消化系统不良反应。③妊娠期间用药的安全性尚未确定，妊娠期妇女或计划妊娠的妇女用药须权衡利弊；本品可经母乳排泌，故哺乳期妇女用药应暂停哺乳；因用药经验少，儿童用药的安全性尚未确定。

【制剂】片剂：每片 0.1g。

【贮法】室温密闭保存。

41.4　根除幽门螺杆菌药

幽门螺杆菌（Hp）已被公认为消化性溃疡病的主要诱因。因此，杀灭该菌被认为是治疗消化性溃疡和慢性胃炎的重要环节。但幽门螺杆菌对抗菌药的抵抗力甚强，故目前大多数学者提倡多种抗菌药联合使用。常用抗幽门螺杆菌药有阿莫西林、四环素、克拉霉素、左氧氟沙星、甲硝唑或替硝唑及呋喃唑酮等。请参阅第 2 篇抗感染药物相关章节。

41.5　胃肠动力药

此类药物通过加强胃排空而使细菌不能在胃内久留，可减少溃疡创面感染的机会；同时也减轻食物对胃窦部 G 细胞和壁细胞的刺激，从而帮助减少抑酸药的用量。请参阅第 44 章促胃肠动力药及止吐药和催吐药。

（李慧博　翟所迪）

第 42 章
胃肠解痉药

胃肠解痉药又称抑制胃肠动力药，主要为 M 受体拮抗药，包括颠茄生物碱类及其衍生物和大量人工合成代用品。本类药物的主要作用机制是减弱胃肠道的蠕动功能，松弛食管及胃肠道括约肌，从而减慢胃的排空和小肠转运，减弱胆囊收缩和降低胆囊压力；减弱结肠的蠕动，减慢结肠内容物的转运。

本类药物主要是一些抗胆碱药，除本节所介绍者外，尚有阿托品、东莨菪碱、山莨菪碱、颠茄、羟嗪等，可参阅有关章节。

丁溴东莨菪碱〔药典(二)；医保(乙)〕
Scopolamine Butylbromide

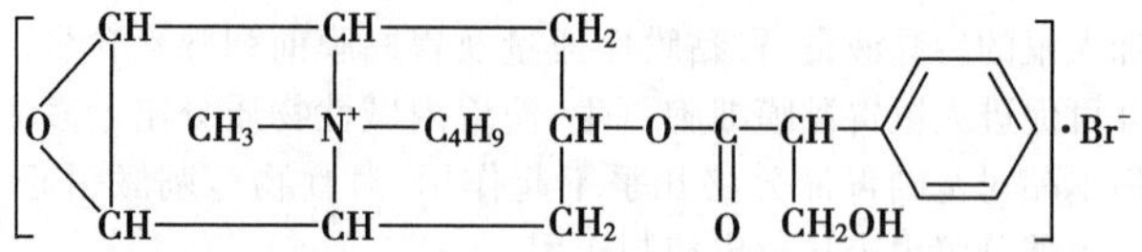

O, CH—CH—CH_2, CH_3—N^+—C_4H_9, CH—O—C(=O)—CH(—CH_2OH)—C_6H_5, CH—CH—CH_2 · Br^-

【其他名称】 解痉灵，Buscopan。

【ATC 编码】 A02BX07

【性状】 为白色或类白色结晶性粉末；无臭或几乎无臭。在水中或三氯甲烷中易溶，在乙醇中略溶。

【药理学】 本品为外周抗胆碱能药，除对平滑肌有解痉作用外，尚有阻断神经节及神经肌肉接头的作用，但对中枢的作用较弱。本品抗震颤素及槟榔碱引起的中枢作用，约为其外周抗流涎作用的 1/8。其对抗乙酰胆碱引起的离体肠收缩的作用约为阿托品的 1/20 ~ 1/10，但对肠道平滑肌的解痉作用则较阿托品为强，故能选择性地缓解胃肠道、胆道及泌尿道平滑肌的痉挛和抑制其蠕动，而对心脏、瞳孔以及唾液腺的影响较小，故很少出现类似阿托品引起的中枢神经兴奋、扩瞳、抑制唾液分泌等不良反应。

口服不易吸收。肌内注射或静脉注射后，一般在 3 ~ 5 分钟内产生药效，维持时间约 2 ~ 6 小时。主要在肝脏代谢，有肝肠循环，不易透过血脑屏障。大部随粪便排出，小部分以原形自肾脏排泄。

【适应证】 ①用于胃、十二指肠、结肠纤维内镜检查的术前准备，内镜逆行胰胆管造影和胃、十二指肠、结肠的气钡低张造影或计算机腹部体层扫描（CT 扫描）的术前准备，可有效地减少或抑制胃肠道蠕动。②用于治疗各种病因引起的胃肠道痉挛、胆绞痛、肾绞痛或胃肠道蠕动亢进等。

【用法和用量】 (1) 成人：口服：1 次 10mg，一日 3 次。肌内注射、静脉注射或静脉滴注（溶于葡萄糖注射液、0.9% 氯化钠注射液中滴注）：每次 20 ~ 40mg；或 1 次 20mg，间隔 20 ~ 30 分钟后再用 20mg。

(2) 儿童：《中国国家处方集 · 化学药品与生物制品卷 · 儿童版》推荐：①口服。片剂、胶囊剂：6 岁以上，一次 10 ~ 20mg，一日 3 ~ 4 次，应整片或整粒吞服。口服溶液剂：1 个月 ~ 2 岁，一次 0.3 ~ 0.5mg/kg，最大 5mg，一日 3 ~ 4 次；2 ~ 6 岁，一次 5 ~ 10mg，一日 3 ~ 4 次。②肌内注射或静脉注射：1 个月 ~ 2 岁，一次 0.3 ~ 0.5mg/kg，最大 5mg，一日 3 次。2 ~ 6 岁，一次 5 ~ 10mg，一日 3 次。6 岁以上，一次 10 ~

20mg，一日3次。严重绞痛时：2～6岁，给予一次5mg，必要时，30分钟可重复给药，一日最大量15mg；6～12岁，一次5～10mg，必要时，30分钟可重复给药，一日最大量30mg；12～18岁，一次20mg，必要时，30分钟可重复给药，一日最大量80mg。

【不良反应】可出现口渴、视力调节障碍、嗜睡、心悸、面部潮红、恶心、呕吐、眩晕、头痛等不良反应。

【禁忌证】青光眼、前列腺肥大所致排尿困难、严重心脏病、器质性幽门狭窄或麻痹性肠梗阻患者禁用。

【注意】①静脉注射速度不宜过快，如出现过敏反应，应及时停药。②皮下或肌内注射时要注意避开神经与血管。如需反复注射，不要在同一部位，应左右交替注射。③不宜用于因胃张力低下、胃轻瘫及胃-食管反流所引起的上腹痛、胃灼热等症状。④婴幼儿、小儿慎用。

【药物相互作用】①与其他抗胆碱能药、吩噻嗪类等药物合用时会增加毒性。②可拮抗甲氧氯普胺、多潘立酮等的促胃肠动力作用。③抗心律失常药（如奎尼丁、丙吡胺等）具有阻滞迷走神经作用，合用能增强本品的抗胆碱能效应，导致口干、视力模糊、排尿困难，老年人尤其应当注意。④与拟肾上腺素能药物合用（如：右苯丙胺5mg），可增强止吐作用，减少本品的嗜睡作用，但口干更显著。⑤与三环类抗抑郁药（阿米替林等）合用时，两者均具有抗胆碱能效应，口干、便秘、视力模糊等副作用加剧，可使老年患者发生尿潴留，诱发急性青光眼及麻痹性肠梗阻等，故禁止这两种药物合用。⑥本品分别与地高辛、呋喃妥因、维生素B_2等合用时，会明显增加后者的吸收。

【制剂】注射液：每支20mg（1ml）。胶囊剂：每粒10mg。片剂：每片10mg。

【贮法】置避光容器内，于阴凉处保存。

溴甲贝那替秦
Methylbenactyzine Bromide

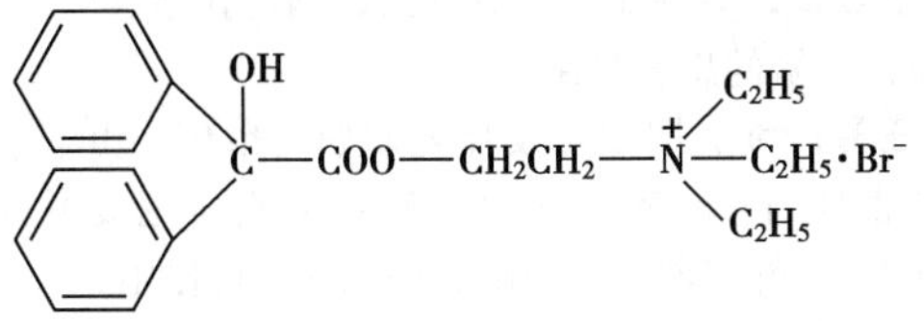

【其他名称】溴甲乙胺痉平，服止宁，胃仙，溴化甲基胃复康，Ficilin，Spatomac。

【性状】为白色鳞片状结晶，味苦。易溶于水和乙醇。熔点177～178℃。

【药理学】有解痉及抗胃酸分泌的作用，能减轻胃及十二指肠溃疡患者的症状，如胃痛、恶心、呕吐及消化不良，能抑制胃液分泌过多和胃运动过度而使胃肠功能趋于正常。

【适应证】用于胃及十二指肠溃疡、胃痛、胆石绞痛、多汗症和胃酸过多症。

【用法和用量】每次10～20mg，每日3次，餐后服用。剂量可按病情轻重调整，最大剂量每次30mg，儿童根据年龄酌减。为预防复发，在胃、十二指肠溃疡症状消失后，宜继续以小剂量给药2～3个月。如胃酸过多，为预防溃疡进展，宜于睡前再给药1次。

【不良反应】有口干、排尿困难、瞳孔散大及便秘等不良反应，但时间很短。如不良反应较重时，可减少剂量，以后再恢复剂量。

【禁忌证】青光眼患者禁用。

【药物相互作用】与单胺氧化酶抑制剂，包括呋喃唑酮、丙卡巴肼等合用时，加重其抗M胆碱作用的不良反应。

【制剂】片剂：每片10mg。

曲美布汀〔药典（二）；医保（乙）〕 Trimebutine

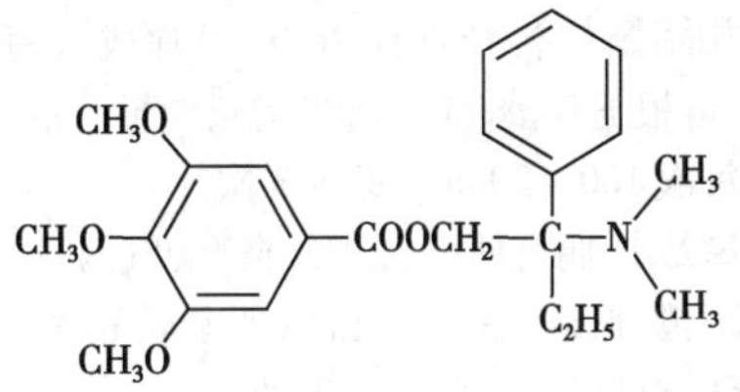

【其他名称】马来酸曲美布汀，三甲氧苯丁氨酯，舒丽启能，Cerekinon，Debridat，Digerent，Foldox，Polibutin，Spabucol，Trimedat。

【ATC编码】A03AA05

【性状】常用其马来酸酯，为白色结晶或结晶性粉末，无臭、味苦。极易溶于甲酸，易溶于冰醋酸和三氯甲烷，可溶于甲醇和乙腈，难溶于水、无水乙醇和0.01mol/L的盐酸溶液，几乎不溶于乙醚。熔点131～135℃。

【药理学】为不同于抗胆碱能药物和抗多巴胺类型药物的胃肠道运动功能调节剂，具有对胃肠道平滑肌的双向调节作用。主要通过以下机制发挥作用：①抑制K^+的通透性，引起去极化，从而引起收缩；②作用于肾上腺素受体，抑制去甲肾上腺素释放，从而增加运动节律；③抑制Ca^{2+}的通透性，引起舒张；④作用于胆碱能神经κ受体，从而改善运动亢进状态。

动物实验证明，在切断胸部迷走神经的犬，可使其胃的不规则运动趋于规律化。在离体豚鼠胃前庭部环状肌标本可使其自律运动的振幅减小，还可增加不规则微弱运动的频率和振幅，使其趋于规则地节律性收缩。在阿托品、酚妥拉明、普萘洛尔以及河豚毒素等的存在下，本品仍有对消化道平滑肌的直接作用。可非竞争性地抑制由于乙酰胆碱引起的收缩作用；但肌肉紧张度低下时可增加其紧张，在肌肉紧张度亢进时则可降低紧张、减小振幅。具有较弱的对抗阿扑吗啡诱发的呕吐作用，但对硫酸铜诱发的呕吐，可以明显延长诱发呕吐所需的时间。

对有消化系统疾病的患者静脉注射本品1mg/kg后，发现可抑制胃幽门功能亢进肌群的运动，同时，也发现可增进功能低下肌群的运动。人空肠内4～6μg/kg用药后，可诱发消化系统生理性消化道推进运动；有经常性原因不明上消化道不适感的慢性胃炎患者，口服200mg本品后，可使减弱的胃排空能力得到改善，同时，也能使胃排空功能亢进得到抑制。对新斯的明负荷引起的大肠运动亢进患者，静脉给药50mg可抑制回肠、上行结肠和S状结肠运动至负荷前水平。

健康成年男子口服 100mg 后，t_{max} 为 30 分钟，C_{max} 为 32.5～42.3ng/ml，$t_{1/2}$ 为 2 小时。其在各脏器中分布浓度高低顺序为肝脏、消化管壁、肾脏、肺、肾上腺、脾脏和胰腺，在血液、骨骼肌和脑中的分布浓度较低。本品在体内经水解，N 位脱甲基形成结合物后，由尿排出，24 小时尿中原形药物排泄率在 0.01% 以下。

【适应证】用于慢性胃炎引起的胃肠道症状，如腹部胀满感、腹痛和嗳气等；也用于肠道易激综合征。国外试用于术后肠道功能的恢复和钡剂灌肠检查，可加速检查进程。

【用法和用量】治疗慢性胃炎，通常成人每次 100mg，每日 3 次。可根据年龄、症状适当增减剂量。治疗肠易激综合征，一般每次 100～200mg，每日 3 次。

【不良反应】偶有便秘、腹泻、腹鸣、口渴、口内麻木感、心动过速、困倦、眩晕、头痛及血清氨基转移酶上升等。有时出现皮疹等过敏反应，此时应停药。

【注意】由于老年人生理功能较弱，用药时需加以注意。妊娠期妇女、哺乳期妇女和儿童用药的安全性尚不明确，因此上述人群不宜使用本品。

【药物相互作用】①与普鲁卡因合用，可对窦房结传导产生相加性的抗迷走作用，故两药合用时，应监测心率和心电图。②本品与西沙必利合用，可减弱西沙必利的胃肠蠕动作用。

【制剂】片剂：每片 100mg；200mg。胶囊剂：每粒 100mg。

匹维溴铵[基;医保(乙)] Pinaverium Bromide

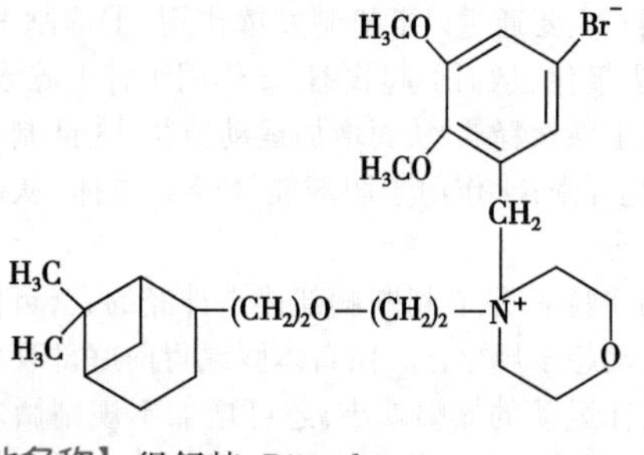

【其他名称】得舒特，Dicetel。

【ATC 编码】A03AX04

【性状】自丁酮中结晶的熔点为 181℃。

【药理学】本品是对胃肠道有高度选择性解痉作用的钙拮抗药，可防止肌肉过度收缩而发挥解痉作用。对心血管平滑肌细胞的亲和力很低，也不会引起血压变化。能消除肠平滑肌的高反应性，并增加肠道蠕动能力，但不会影响下食管括约肌的压力，也不引起十二指肠反流，而对胆道口括约肌有松弛作用。肠道肌电图证明，可减少峰电位频率并具有强力的和长时间的抗痉挛作用。

由于它是一种高极性的季铵类化合物，口服吸收差，仅不足 10% 剂量的药物进入血液，并几乎全部与血浆蛋白结合。口服 100mg 后，t_{max} 约为 0.5～3 小时，$t_{1/2}$ 约为 1.5 小时。代谢迅速。主要经肝胆从粪便排出体外。

【适应证】用于治疗与肠易激综合征有关的腹痛、排便紊乱、肠道不适，以及与肠道功能性疾患有关的疼痛和钡灌肠前准备等。由于无明显的抗胆碱能不良反应，故可用于合并前列腺增生、尿潴留和青光眼的肠易激综合征患者。

【用法和用量】口服，每次 50mg，每日 3 次，必要时每日可增至 300mg。胃肠检查前用药，每次 100mg，每日 2 次，连服 3 天，以及检查当天早晨服 100mg。切勿嚼碎，于进餐前整片吞服，不宜躺着和在就寝前吞咽药片。

【不良反应】本品耐受性良好，少数患者可有腹痛、腹泻或便秘。偶见皮疹、瘙痒、恶心和口干等。

【禁忌证】儿童与妊娠期妇女禁用。

【注意】哺乳期妇女慎用。

【制剂】片剂：每片 50mg。

奥替溴铵 Otilonium Bromide

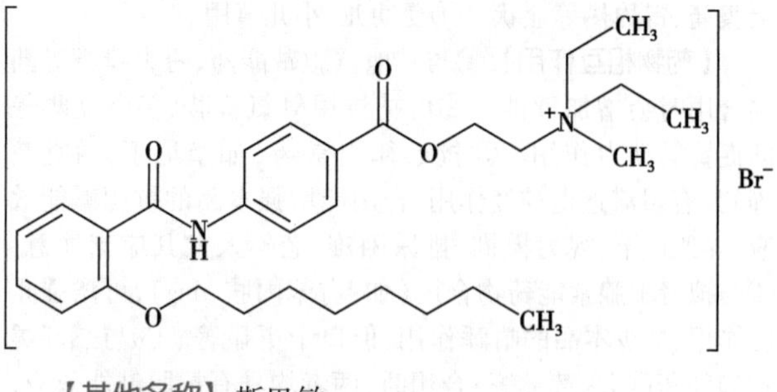

【其他名称】斯巴敏。

【ATC 编码】A03AB06

【性状】本品熔点 136～138℃。

【药理学】作用机制类似钙离子拮抗药，能特异性地作用于肠道平滑肌，发挥强烈的解痉作用。口服后吸收很少，且大多数被吸收的部分通过胆道经由粪便排出体外。

【适应证】主要用于肠易激或痉挛性疼痛。

【用法和用量】口服，一次 40mg，每天 2～3 次。

【不良反应】在治疗剂量的奥替溴铵不会引起不良反应，亦不会引起阿托品样作用。

【禁忌证】青光眼、前列腺肥大、幽门狭窄、已知的对于奥替溴铵过敏的患者禁用。

【注意】妊娠期妇女及哺乳期妇女慎用。由于缺乏动物胚胎毒性、致畸、致突变的试验证据，除非必要并在医师严密观察下，妊娠期妇女及哺乳期妇女方可使用。

【制剂】片剂：每片 40mg。

屈他维林 Drotaverine

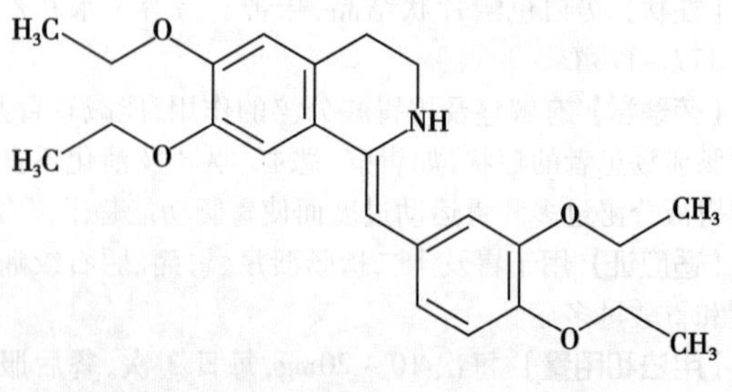

【其他名称】盐酸屈他维林，诺仕帕，No-Spa。

【ATC 编码】A03AD02

【性状】常用其盐酸盐，本品为黄色片。

【药理学】本品为异喹啉类衍生物，是直接作用于平滑肌细胞的亲肌性解痉药。它通过抑制磷酸二酯酶，增加细胞内环磷酸腺苷的水平，抑制肌球蛋白轻链肌酶，使平滑肌舒张，从而解除痉挛，其作用不影响自主神经系统。本品经动物实验没有发现致畸、致突变作用。

盐酸屈他维林片口服吸收迅速、完全。健康志愿者单次口服本品 80mg，1～3 小时可达血药浓度峰值，血药峰浓度约 6.12ng/ml。本品与人体血浆蛋白高度结合（95%～98%）。药物吸收后分布迅速，主要分布于中枢神经系统、心肌、肾上腺、肾和肺，主要排泄途径为尿与粪便。

【适应证】用于治疗：①胃肠道平滑肌痉挛，应激性肠道综合征；②胆绞痛和胆道痉挛，胆囊炎，胆囊结石，胆道炎；③肾绞痛和泌尿道痉挛，肾结石，输尿管结石，肾盂肾炎，膀胱炎；④子宫痉挛，痛经，先兆流产，子宫强直。

【用法和用量】成人每次 1～2 片，每日 3 次；1～6 岁儿童每次 0.5～1 片，每日 3 次；6 岁以上儿童每次 1～1.5 片，每日 3 次。

【不良反应】偶有头晕、恶心。

【禁忌证】严重肝、肾、心功能不全患者禁用。虽然动物实验没有发现致畸、致突变作用，但妊娠期与哺乳期妇女应禁用。

【药物相互作用】本品可能使左旋多巴的抗帕金森病作用减弱。

【制剂】片剂：每片 40mg。

【贮法】避光，阴凉干燥处保存。

阿尔维林 Alverine

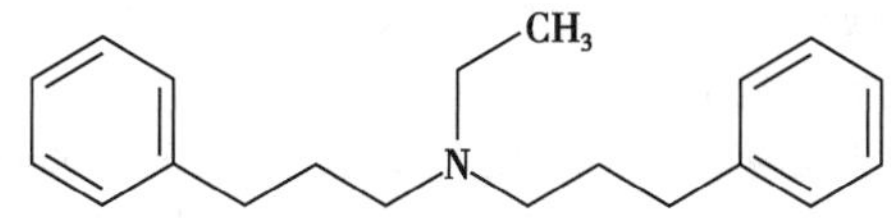

【其他名称】枸橼酸阿尔维林，斯莫纳，Spasmonal。

【ATC 编码】A03AX08

【药理学】本品为人工合成的罂粟碱衍生物，直接作用于平滑肌，是一种选择性平滑肌松弛剂，其作用机制为影响离子通道的电位敏感度与磷酸肌醇代谢途径。本品选择性地作用于胃肠道、子宫、生殖泌尿道器官的平滑肌，在正常剂量下对气管和血管平滑肌几无影响。对平滑肌的解痉作用约为罂粟碱的 2.5～3 倍。抑制组胺的反应为阿托品的 5 倍，但抑制乙酰胆碱反应仅为阿托品的万分之一。故对青光眼及前列腺肥大的患者无禁忌。

本品口服吸收后在体内迅速被代谢，代谢物有 4 种，其中对平滑肌产生抑制作用的主要为第一种代谢产物，其作用强度为本品原形的数倍。口服本品 60～120mg，0.5～1 小时血药浓度达峰值，峰值浓度为(9.7±0.8)μg/ml，血浆半衰期为(0.8±0.1)小时。主要随尿以结合形态排出。

【适应证】用于胃肠系统的易激痛、胆道痉挛；痛经、子宫痉挛；泌尿道结石或感染引发的痉挛性疼痛，下泌尿道感染引起的尿频、膀胱痉挛及其泌尿系手术后的痉挛性疼痛。

【用法和用量】成人每次 1～2 粒，一日 3 次；8～12 岁儿童，每次 1 粒，一日 3 次；8 岁以下剂量尚未定。对于手术患者，应在术前 1 小时开始给药。整粒吞服。

【不良反应】治疗剂量下几乎无副作用，超过剂量则会有胃肠不适、嗜睡、头晕、虚弱、头痛、口干或低血压。

【禁忌证】对本品过敏、麻痹性肠梗死者禁用。

【注意】妊娠期妇女或哺乳期妇女慎用；前列腺肿瘤患者不宜使用。

【药物相互作用】三环类抗抑郁药、普鲁卡因或衍生物、抗组胺药等可加强其作用。氟康唑、咪康唑、全身性胆碱能药可降低其作用。

【制剂】胶囊剂：每粒 60mg。

复方枸橼酸阿尔维林胶囊：本品为复方制剂，每粒含枸橼酸阿尔维林 60mg，二甲硅油 300mg。主要用于治疗胃肠胀气和消化道疼痛等症状。口服，餐前服用，每次 1 粒，每日服用 2～3 次。只供成年人使用。

溴丙胺太林〔医保(乙)〕 Propantheline Bromide

有较强的阿托品样外周抗胆碱、抗毒蕈碱作用。对胃肠道平滑肌有选择性，作用较强、持久。用于胃及十二指肠溃疡的辅助治疗，也用于胃炎、胰腺炎、胆汁排泄障碍、遗尿和多汗症。每次 15mg，每日 3～4 次，餐前服，睡前 30mg；治疗遗尿可于睡前口服 15～45mg。不良反应主要有口干、视力模糊、尿潴留、便秘、头痛、心悸等，减量或停药后可消失。手术前和青光眼患者禁用，心脏病患者慎用。片剂：每片 15mg。

溴甲阿托品 Atropine Methylbromide

【其他名称】胃疡平，Mebropine，Dropine。

药理作用与阿托品相似。有解除胃肠痉挛及抑制胃酸分泌的作用。主要用于胃及十二指肠溃疡、胃酸过多症、胃炎、胃肠道痉挛等。每 1～2mg，每日 4 次，餐后 0.5 小时及睡前 0.5 小时服用。必要时每日剂量可增至 12mg。对敏感者往往出现瞳孔扩大，口渴、排尿困难、便秘等，减量后症状即逐渐消失。青光眼及泌尿系疾病患者禁用。片剂：每片 1mg；2mg。

苯羟甲胺 Diphemin

【其他名称】痛痉平，Benzamin。

抗胆碱药，除有胃肠解痉作用外，还可抑制腺体分泌，并有镇痛、抗组胺和类似罂粟碱样平滑肌松弛作用。用于解痉镇痛及过敏性鼻炎等。口服：每次 1～3mg，每日 3～4

次。皮下注射,1 次 2～6mg。感冒、鼻炎可用含片含服。可有口干、口苦、便秘等。片剂:每片 1mg;注射液:每支 2mg(1ml)。

曲匹布通〔医保(乙)〕 Trepibutone

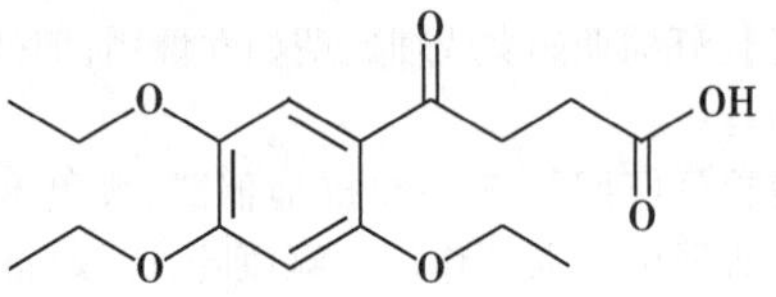

【其他名称】舒胆通。

【ATC 编码】A03AX09

【适应证】本品有解痉和利胆活性,用于胆道疾病和胰腺炎的治疗。

【用法和用量】口服,一次 1 片,一日 3 次,饭后服用。疗程 2～4 周。

【禁忌证】对本品过敏者和妊娠期妇女禁用。

【注意】完全性胆道梗阻、急性胰腺炎慎用。

【制剂】片剂:每片 40mg。

间苯三酚〔医保(乙)〕 Phloroglucinol

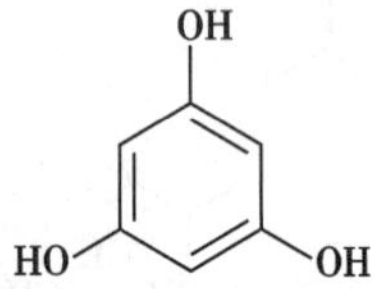

【其他名称】斯帕丰。

【ATC 编码】A03AX12

【性状】白色或类白色粉末。略溶于水,易溶于乙醇,几乎不溶于二氯甲烷。本品 1% 混合溶液(乙醇和水)的 pH 为 4.0～6.0。需避光。

【药理学】间苯三酚能直接作用于胃肠道和泌尿生殖道的平滑肌,是亲肌性、非阿托品、非罂粟碱类平滑肌解痉药。与其他平滑肌解痉药相比,其特点是不具有抗胆碱作用,在解除平滑肌痉挛的同时,不会产生一系列抗胆碱样副作用,不会引起低血压、心率加快、心律失常等症状,对心血管功能没有影响。动物药理实验显示,它只作用于痉挛平滑肌,对正常平滑肌影响很小。亚急性毒性和慢性长期毒性实验表明,该药对动物生长、重要器官的宏观和微观组织学、血液和生化指数没有不良影响,特殊毒性实验研究表明,本品没有致畸、致突变(致癌)性,所有试验结果显示本品没有任何毒性,用药极为安全。

【适应证】用于治疗消化系统和胆道功能障碍引起的急性痉挛性疼痛。

【用法和用量】肌内或静脉注射,每次 40～80mg,每日 40～120mg。静脉滴注每日剂量可达 200mg,于 5% 或 10% 的葡萄糖注射溶液滴注。

【不良反应】极少有过敏反应,例如皮疹,荨麻疹。

【禁忌证】禁用于对本品过敏者。

【注意】该注射液不能与安乃近在同一注射针筒混合使用(可引起血栓性静脉炎)。本品长期低温(10℃以下)存放可能析出结晶,使用前可微温(40～50℃)溶解,待结晶溶解后,冷至 37℃,仍可使用。

【药物相互作用】由于物理化学反应,本品不能与安乃近在同一注射针筒混合使用(可引起血栓性静脉炎)。避免与吗啡及其衍生物类药物同用,因这类药有致痉作用。

【制剂】注射剂:每支 40mg(4ml)。

【贮法】避光,阴凉干燥处保存。

罂粟碱〔药典(二);医保(乙)〕 Papaverine

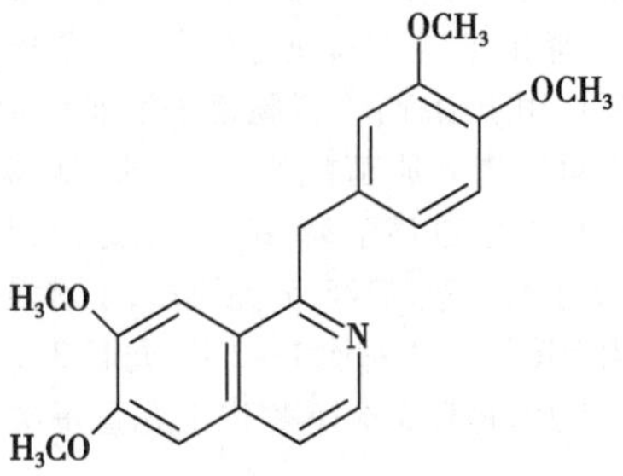

【其他名称】盐酸罂粟碱,阔舒,盖一,福虹。

【ATC 编码】A03AD01

【性状】白色或几乎白色结晶或结晶性粉末,略溶于水;微溶于乙醇。2% 的水溶液的 pH 为 3.0～4.0。贮藏于温度为 25℃的密闭容器中,允许范围为 15～30℃。避光。

【药理学】罂粟碱是阿片中含有的一种生物碱,但与其他阿片生物碱的化学或药理作用并不相关。罂粟碱对平滑肌有直接的松弛作用,这可能与其对磷酸二酯酶有抑制作用相关,可作用于大脑、外周和冠状血管,还可以用于胃肠道解痉和咳嗽治疗。

【适应证】用于治疗脑、心及外周血管痉挛所致的缺血,肾、胆或胃肠道等内脏痉挛。

【用法和用量】片剂:成人,口服,一次 30～60mg,一日 3 次。盐酸罂粟碱口服给药可以达到每日最多 600mg,还可以用缓释制剂。

注射剂:成人,肌内注射,一次 30mg(1 支),一日 90～120mg(3～4 支);静脉注射,一次 30～120mg(1～4 支),每 3 小时 1 次,应缓慢注射,不少于 1～2 分钟,以免发生心律失常以及足以致命的窒息等。用于心搏骤停时,两次给药要相隔 10 分钟。

盐酸罂粟碱阴茎海绵体注射用于治疗勃起功能障碍,剂量在 2.5～60mg,需要由处方医师逐渐加量,剂量加至约 30mg 应与酚妥拉明合用。

【不良反应】口服罂粟碱的不良反应包括胃肠道功能紊乱、面部潮红、头痛、困倦、皮疹、出汗、直立性低血压、视力模糊、复视和头晕。有时会发生由超敏反应引起的黄疸、嗜酸性细胞增多和肝功能异常。高剂量胃肠道外给药可能会导致心律失常,注射部位引起血栓形成,因此静脉或者肌内给药速度应该慢一些。长期进行海绵体注射可能引起剂量相关性海绵体异常勃起和局部纤维化。罂粟碱用于胃肠道蠕动减少的患者时要谨慎,对于有心脏传导障碍或心血管疾病非稳定期的患者也应谨慎。

【禁忌证】静脉给药禁用于完全性房室传导阻滞的患

者。震颤麻痹（帕金森病）时一般禁用。出现肝功能不全时应停药。

【注意】①对诊断的干扰：服药时血嗜酸性细胞、丙氨酸转氨酶、碱性磷酸酶、天冬氨酸转氨酶及胆红素可增高，提示影响肝功能。②由于对脑及冠状血管的作用不及周围血管，可使缺血区的血流进一步减少，出现“窃流现象”，用于心绞痛、新近心肌梗死或卒中时须谨慎。③心肌抑制时勿大量，以免引起进一步抑制。④青光眼患者要定期检查眼压。⑤需注意检查肝功能，尤其是患者有胃肠道症状或黄疸时。出现肝功能不全时应即行停药。

【药物相互作用】①与左旋多巴同用时可减弱后者的疗效，本品能阻滞多巴胺受体。②吸烟时因烟碱作用，本品的疗效降低。

【制剂】片剂：每片 30mg。注射剂：每支 30mg（1ml）。

【贮法】避光，密封保存。

（李慧博　翟所迪）

第 43 章
助消化药

助消化药是促进胃肠道消化过程的药物,大多数助消化药本身就是消化液的主要成分。在消化液分泌功能不足时,它们能起到代替疗法的作用。另外,有些药物能促进消化液的分泌,或制止肠道过度发酵,也用作消化不良的辅助治疗。属于本类药物者尚有维生素 B 等。

乳酶生〔药典(二);基;医保(甲)〕 Lactasin

【ATC 编码】A09A002

【性状】本品为白色或淡黄色粉末,无腐败臭或其他恶臭。

【药理学】本品为活肠球菌的干燥制剂,在肠内分解糖类生成乳酸,使肠内酸度增高,从而抑制腐败菌的生长繁殖,并防止肠内发酵,减少产气,因而有促进消化和止泻作用。

【适应证】用于消化不良、腹胀及小儿饮食失调所引起的腹泻、绿便等。

【用法和用量】口服。12 岁以上儿童及成人,一次 2 ~ 6 片,一日 3 次,饭前服。儿童用量见表 43-1。

表 43-1 乳酶生儿童用量

年龄(岁)	体重(kg)	一次用量(片)	一日次数
1 ~ 3	10 ~ 15	1 ~ 2	一日 3 次,饭前服用
4 ~ 6	16 ~ 21	2 ~ 3	
7 ~ 9	22 ~ 27	2 ~ 4	
10 ~ 12	28 ~ 32	3 ~ 4	

【药物相互作用】①制酸药、磺胺类或抗生素与本品合用时,可减弱其疗效,故应分开服用(间隔 3 小时)。②铋剂、鞣酸、活性炭、酊剂等能抑制、吸附或杀灭活肠球菌,故不能合用。

【制剂】片剂:本品每片含主要成分乳酶生 0.1g,0.15g,0.3g。辅料为淀粉、糖粉、糊精、硬脂酸镁、滑石粉。

【贮法】密封,遮光,在凉暗处(不超过 20℃)保存。

胃蛋白酶〔药典(二)〕 Pepsin

【ATC 编码】A09AA03

【性状】本品为白色至淡黄色粉末;无霉败臭;有引湿性;水溶液显酸性反应。

【药理学】本品为一种消化酶,能使胃酸作用后凝固的蛋白质分解成胨,但不能进一步使之分解成氨基酸。其消化力以含 0.2% ~ 0.4% 盐酸(pH = 1.6 ~ 1.8)时为最强,故常与稀盐酸合用。

【适应证】用于因食蛋白性食物过多所致消化不良、病后恢复期消化功能减退以及慢性萎缩性胃炎、胃癌、恶性贫血所致的胃蛋白酶缺乏。

【用法和用量】饭时或餐前服 0.3 ~ 0.6g,同时服稀盐酸 0.5 ~ 2ml。

【药物相互作用】①在碱性环境中活性降低,故不宜与抗酸药同服。②二价金属离子可与本品形成螯合物，降低其生物活性，故不宜与铝制剂同服。

【制剂】片剂：每片120U。颗粒剂：每袋480U。

合剂：每1000ml含胃蛋白酶20g、稀盐酸20ml、单糖浆100ml、橙皮酊20ml及5%尼泊金乙溶液10ml。每次饭时或餐前服10ml。

含糖胃蛋白酶（Saccharated Pepsin）：以蛋白酶用乳糖、葡萄糖或蔗糖稀释制得。有两种规格：每1g中含蛋白酶活力不得少于120U及200U。口服：1g：120U，1次2～4g，一日6～12g；1g：1200U，1次0.2～0.4g，一日0.6～1.2g。

【贮法】密闭于干燥避光处保存。

胰酶〔药典（二）；医保（乙）〕 Pancreatin

【性状】为类白色至微黄色的粉末；微臭，但无霉败的臭气；有引湿性；水溶液煮沸或遇酸即失去酶活力。多种金属盐、甘油、浓乙醇或鞣酸等均可使本品沉淀析出。在强碱性溶液中本品活性亦降低。

【药理学】本品为多种酶的混合物，主要含胰蛋白酶、胰淀粉酶和胰脂肪酶。本品在中性或弱碱性条件下活性较强，在肠液中可消化淀粉、蛋白质及脂肪，从而起到促进消化和增进食欲的作用。

【适应证】用于各种原因引起的胰腺外分泌功能不足的替代治疗，以缓解消化不良或食欲减退等症状。

【用法和用量】口服，成人一次0.3～0.6g，5岁以上儿童一次0.3～1g，一日3次，餐前或进餐时服。

【禁忌证】急性胰腺炎早期患者禁用。

【药物相互作用】①在酸性条件下易被破坏，服时不可咀嚼，不宜与酸性药物同服。②与等量碳酸氢钠同时服用，可增加疗效。

【制剂】肠溶片：每片0.3g；0.5g。胶囊剂：每粒0.15g。

多酶片 Multienzyme Tablets

用于多种消化酶缺乏的消化不良症。口服：1次1～2片，一日3次，餐前服。每片含淀粉酶0.12g、胰酶0.12g及胃蛋白酶0.04g。

稀盐酸 Dilute Acid Hydrochloric

内服增加胃中酸度，用于各种胃酸缺乏之症及发酵性消化不良。口服：每次0.5～2ml，餐前或饭时服，常与胃蛋白酶同用。稀释后服，以免刺激胃黏膜。溶液：10%。

复合消化酶 Compound Digestive Enzyme

【其他名称】达吉。

有助于碳水化合物、脂肪、蛋白、纤维素的消化，并具有促进肠内气体排泄、胆汁分泌的功能；熊去氧胆酸具有抑制胆固醇吸收、利胆及促进胰液分泌的作用。口服：每次1～2粒，每日3次，餐后服用。急性肝炎患者、完全性胆道阻塞患者禁用。胶囊剂：每粒含木瓜蛋白酶50mg、胰酶50mg、胃蛋白酶25mg、熊去氧胆酸25mg、淀粉酶15mg、纤维素酶15mg、胰脂酶13mg。

复方阿嗪米特〔医保（乙）〕 Compound Azintamide

【其他名称】密特。

阿嗪米特为利胆药。胰酶所含淀粉酶、蛋白酶和脂肪酶可以改善碳水化合物、脂肪、蛋白质的消化与吸收。纤维素酶-4000使植物营养物变为可利用的细胞能量，还可改善胀气和肠道中菌丛紊乱而引起的酶失调。二甲硅油可消除胃肠道胀气。口服：每次1～2片，每日3次，餐后服用。肝功能障碍患者、急性肝炎患者、因胆石症引起胆绞痛的患者、胆管阻塞患者等禁用本品。肠溶片：每片含阿嗪米特75mg、胰酶100mg、纤维素酶-4000 10mg、二甲硅油50mg。

干酵母〔医保（乙）〕 Dried Yeast

用于营养不良、消化不良、食欲缺乏、腹泻及胃肠胀气。口服：每次0.5～4g，嚼碎服。剂量过大可引起腹泻。片剂：每片0.2g；0.3g；0.5g。

（李慧博 翟所迪）

第 44 章
促胃肠动力药及止吐药和催吐药

本章涵盖了用于治疗胃肠动力障碍所致疾病或症状的药物。这类疾病包括失弛缓症、胃瘫及各种消化不良症等,这些疾病在临床常规检查常无明显的组织异常,故也有学者用“功能性肠病”来描述这类疾病。但随着人类对疾病的生物学认识的不断加深,这些分类及定义还在发生着变化。另外,尽管传统上一直认为这些疾病是胃肠动力或运动功能异常,但实际上其中许多疾病可能是感受器或传入神经功能失常而引起。由于人们对这些疾病的了解尚不充分,故其治疗在胃肠药理学上仍有很大争议。

呕吐系由多种疾病所引起,也可由于使用某种药物(特别是化疗药)或某种治疗手段(如放疗)所诱发。虽然呕吐大多为机体的保护性反射,但在临床上还需进行对症治疗以减少患者的痛苦,并防止水、电解质和营养物的丢失。反之,催吐药为引起呕吐的药物,在某些情况下临床需使用催吐药以使患者吐出进入胃内的有害物质。

44.1　促胃肠动力药

促胃肠动力药是能增加胃肠推进性蠕动的一类药物。胃动力低下时,胃内容物排空迟滞,可引起许多胃肠疾病,表现为恶心、呕吐、胃灼热、餐后不适及消化不良等,并可引起胃、食管反流,导致食管溃疡。胃肠推进性蠕动受神经、体液诸因素调节,其中乙酰胆碱、多巴胺、5-羟色胺等神经递质起重要作用。近年来发现某些止吐药的作用机制在于拮抗多巴胺受体或5-羟色胺受体,它们也有增加胃肠推动性蠕动的作用,因而将它们用作胃动力药,如甲氧氯普胺、多潘立酮、西沙必利等。

甲氧氯普胺〔药典(二);基;医保(甲)〕
Metoclopramide

(结构式:苯环上取代 Cl、NH_2、OCH_3 及 $-CO-NH-CH_2-CH_2-N(C_2H_5)_2$)

【其他名称】 胃复安,灭吐灵,Paspertin,Primperan,Maxolon。

【ATC 编码】 A03FA01

【性状】 为白色结晶性粉末;无臭,味苦。在三氯甲烷中溶解,在乙醇或丙醇中略溶,在乙醚中极微溶解,在水中几乎不溶,在酸性溶液中溶解。熔点 147 ~151℃。

【药理学】 本品可通过拮抗多巴胺受体而作用于延髓催吐化学感应区,具有强大的中枢性镇吐作用。本品还可加强胃及上部肠段的运动,抑制胃平滑肌松弛,使胃肠平滑肌对胆碱能的反应增加,促进胃、小肠蠕动和排空,松弛幽门窦和十二指肠,从而提高食物通过率,这些作用也可增强本品的镇吐效应。对中枢神经系统其他部位的抑制作用轻微,故较少引起催眠作用。本品能刺激催乳素的分泌,故有一定的催乳作用。

口服后自胃肠道吸收,吸收部位主要在小肠。有明显的首关效应。由于本品促进胃排空,故吸收和起效迅速,静脉注射后1~3分钟、口服后30~60分钟、肌内注射后10~15分钟生效。血浆蛋白结合率约为13%~22%，可透过血脑屏障和胎盘屏障，峰浓度表现出明显的个体差异，作用持续时间约为1~2小时。口服生物利用度约为70%，直肠给药生物利用度为50%~100%，鼻腔给药平均生物利用度为50.5%，并有明显个体差异。主要经肝脏代谢，$t_{1/2}$为4~6小时，肾衰竭及肝功能不全患者半衰期延长。口服量的85%以游离型、结合型或代谢产物自尿中排泄，也可自乳汁排出。

【适应证】用于：①因脑部肿瘤手术、肿瘤的放疗及化疗、脑外伤后遗症、急性颅脑损伤以及药物所引起的呕吐。②胃胀气性消化不良、食欲缺乏、嗳气、恶心、呕吐。③海空作业引起的呕吐及晕车。④可增加食管括约肌压力，从而减少全身麻醉时胃肠道反流所致吸入性肺炎的发生率；可减轻钡餐检查时的恶心、呕吐反应，促进钡剂通过；十二指肠插管前服用，有助于顺利插管。⑤糖尿病性胃轻瘫，胃下垂等。⑥可减轻偏头痛引起的恶心，并可能由于提高胃通过率而促进麦角胺的吸收。⑦其催乳作用可试用于乳量严重不足的哺乳期妇女。⑧胆道疾病和慢性胰腺炎的辅助治疗。

【用法和用量】（1）成人：①口服：1次5~10mg，一日10~30mg。餐前半小时服用。②肌内注射：1次10~20mg。每日剂量一般不宜超过0.5mg/kg，否则易引起锥体外系反应。

（2）儿童：《中国国家处方集·化学药品与生物制品卷·儿童版》推荐：①口服：婴儿（10kg以下），一次0.1mg/kg（最大量1mg），一日2次。1~3岁（10~14kg），一次1mg，一日2~3次。3~5岁（15~19kg），一次2mg，一日2~3次。5~9岁（20~29kg），一次2.5mg，一日3次。9~12岁（30kg以上），一次5mg，一日3次。手术前、后，一次0.1~0.2mg/kg，一日3~4次。②肌内注射、静脉滴注：必要时使用，用于不能口服者或治疗急性呕吐，一日0.2~0.3mg/kg，分2~3次给予。

【不良反应】①主要不良反应为镇静作用，可有倦怠、嗜睡、头晕等。较少见便秘、腹泻、皮疹及溢乳、男子乳房发育等。②大剂量或长期应用可能因拮抗多巴胺受体，使胆碱能受体相对亢进而导致锥体外系反应（特别是年轻人）。主要表现为帕金森综合征，可出现肌震颤、头向后倾、斜颈、阵发性双眼向上注视、发声障碍、共济失调等。可用苯海索等抗胆碱药治疗。③注射给药可能引起直立性低血压。

【禁忌证】①禁用于嗜铬细胞瘤、癫痫、进行放射治疗或化疗的乳癌患者。②禁用于胃肠道活动增强可导致危险的病例，如机械性肠梗阻、胃肠出血等。③对普鲁卡因及普鲁卡因胺过敏者禁用。④本品对胎儿的影响尚待研究，妊娠期妇女禁用。

【注意】①遇光变成黄色或黄棕色后，毒性增高。②肝、肾衰竭患者使用本品锥体外系危险性增加，应慎用。③哺乳期妇女用药期间不宜哺乳。④小儿及老年人长期使用易出现锥体外系症状。

【药物相互作用】①与对乙酰氨基酚、左旋多巴、锂盐、四环素、氨苄青霉素、环孢素、乙醇和安定等同用时，胃内排空增快，使后者在小肠内吸收增加。②与乙醇或中枢抑制药等合用，增强其镇静作用。③与抗毒蕈碱药、麻醉性镇静药合用，其对胃肠道的效能可被抵消。④由于其可释放儿茶酚胺，正在使用单胺氧化酶抑制剂的高血压病人，使用时应注意监控。⑤与阿扑吗啡并用，后者的中枢性与周围性效应均可被抑制。⑥与西咪替丁、慢溶型地高辛同用，后者的胃肠道吸收减少，如间隔2小时服用可以减少这种影响；本品还可增加地高辛的胆汁排出，从而改变其血浓度。⑦与能导致锥体外系反应的药物，如吩噻嗪类药等合用，锥体外系反应发生率与严重性均可有所增加。

【制剂】片剂：每片5mg；10mg。注射剂：每支10mg（1ml）；10mg（2ml）。

【贮法】密闭、避光保存。

多潘立酮〔药典（二）；医保（甲、乙）〕 Domperidone

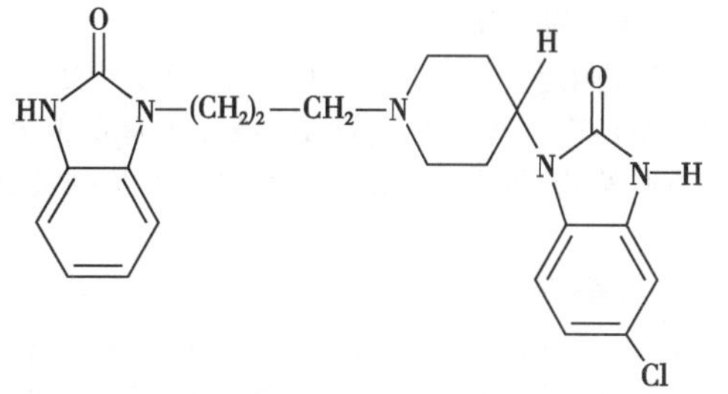

【其他名称】哌双咪酮，吗丁林，胃得灵，Motilium。

【ATC编码】A03FA03

【药理学】系苯并咪唑衍生物，为作用较强的多巴胺受体拮抗药，可直接拮抗胃肠道的多巴胺D_2受体而起到促胃肠运动的作用。静脉注射本品5mg后，胃排空速率加快，并能消除阿扑吗啡引起的胃排空缓慢，使其张力恢复正常，促进胃排空，增加胃窦和十二指肠运动。本品能协调幽门的收缩，抑制恶心、呕吐，并有效地防止胆汁反流。胃镜检查表明，本品可使幽门舒张期直径增大，同时也能增强食管蠕动和食管下端括约肌的张力，防止胃-食管反流，但对结肠的作用很小，也不影响分泌功能。本品不透过血脑屏障，对脑内多巴胺受体几乎无拮抗作用，因此不会导致精神和中枢神经系统的不良反应。这点优于甲氧氯普胺。此外，本品可使血清催乳素水平升高，从而促进产后泌乳，但对患催乳激素分泌瘤的患者无作用。

口服、肌内注射、静脉注射或直肠给药均可。口服或直肠给药吸收迅速，t_{max}分别为15~30分钟和1小时，肌内注射或口服10mg血浆峰浓度分别为40ng/ml和23ng/ml，直肠给药60mg血浆峰浓度为20ng/ml。由于存在首关效应和肝脏及肠壁代谢，口服生物利用度（F）较低，空腹口服的F仅为14%，餐后90分钟给药则F增加，但t_{max}延迟。口服10~60mg剂量范围内F呈线性增加。直肠给药F与等剂量口服给药相似。除中枢神经系统外，在体内分布广泛，以胃肠局部浓度最高，血浆次之，乳汁中药物浓度仅为血清浓度的1/4。蛋白结合率为92%~93%，静脉注射10mg后，V_d为5.71L/kg。代谢主要在肝脏，以无活性的代谢产物随胆汁排出，小部分由乳汁排泄。$t_{1/2}$约7~8小时，多次服药无累积。

【适应证】用于：①由胃排空延缓、反流性胃炎、慢性胃炎、反流性食管炎引起的消化不良症状(如上腹部胀闷感、腹胀、上腹疼痛、嗳气、肠胃胀气、恶心、呕吐、口中带有或不带有反流胃内容物的胃烧灼感等);其他消化系统疾病(胃炎、肝炎、胰腺炎等)引起的呕吐。②胃轻瘫,尤其是糖尿病性胃轻瘫,可缩短胃排空时间,使胃潴留症状消失。③各种原因引起的恶心、呕吐,如:外科、妇科手术后的恶心、呕吐;抗帕金森综合征药物(如苯海索、莨菪碱等)引起的胃肠道症状及多巴胺受体激动药(如左旋多巴、溴隐亭)所致的恶心、呕吐;偏头痛、痛经、颅外伤及颅内病灶、放射治疗以及左旋多巴、非甾体抗炎药等引起的恶心、呕吐;检查(如胃镜检查)和治疗措施(如血液透析和放射治疗)引起的恶心、呕吐;儿童因各种原因(如感染等)引起的急性和持续性呕吐等。对细胞毒性药物(如抗癌药)引起的呕吐只在不太严重时有效。④可作为消化性溃疡(主要是胃溃疡)的辅助治疗药物,用以消除胃窦部潴留。

【用法和用量】(1) 成人:①肌内注射:每次 10mg,必要时可重复给药。②口服:每次 10~20mg,每日 3 次,餐前服。③直肠给药:每次 60mg,每日 2~3 次。栓剂最好在直肠空时插入。

(2) 儿童:《中国国家处方集·化学药品与生物制品卷·儿童版》推荐:口服。新生儿,一次 0.1~0.3mg/kg,一日 4~6 次,喂奶前半小时。1 个月~12 岁,一次 0.2~0.4mg/kg(最大量 20mg),一日 3~4 次,饭前半小时。12~17 岁,一次 10~20mg,一日 3~4 次,饭前半小时。治疗肾食管反流病,疗程 4 周。

【不良反应】①不良反应较少,偶见头痛、头晕、嗜睡、倦怠、神经过敏等。常用剂量极少出现惊厥、肌肉震颤、流涎、平衡失调、眩晕等锥体外系症状。②如使用较大剂量可引起非哺乳期泌乳,并在一些更年期后的妇女及男性患者中出现乳房胀痛的现象;维生素 B_6 可抑制催乳素分泌,减轻本品泌乳反应。也有致月经失调的报道。

【禁忌证】嗜铬细胞瘤、乳腺癌、机械性肠梗阻、胃肠道出血者禁用,妊娠期妇女禁用。

【注意】①1 岁以下婴幼儿由于其代谢和血脑屏障功能发育尚不完全,使用本品有发生中枢神经系统不良反应的可能,故应慎用。本品可少量分泌入乳汁,哺乳期妇女应慎用。②用药期间,血清催乳素水平可升高,但停药后可恢复正常。

【药物相互作用】①不宜与酮康唑口服制剂、红霉素或其他可能会延长 Q-T 间期的 CYP3A4 酶强效抑制剂合用。②与对乙酰氨基酚、氨苄西林、左旋多巴、四环素等合用,可增加合用药物的吸收速度,但不影响对乙酰氨基酚的血药浓度。③抗胆碱能药品如溴丙胺太林、山莨菪碱、颠茄片等会减弱本品的作用,不宜与本品同服。④与抑制胃酸分泌的药物和抗酸药合用,后者使胃内 pH 改变,可减少多潘立酮的吸收。⑤主要在胃内吸收的药物,可因本品加速胃排空而降低疗效。⑥与锂剂和地西泮合用,可引起锥体外系症状。⑦心脏病患者(心律失常)以及接受化疗的肿瘤患者应用时需慎重,本品有可能加重心律紊乱。

【制剂】片剂:每片 5mg;10mg。栓剂:每粒 60mg。注射剂:每支 10mg(2ml)。滴剂:10mg/ml。混悬液:1mg/ml。

西沙必利　Cisapride

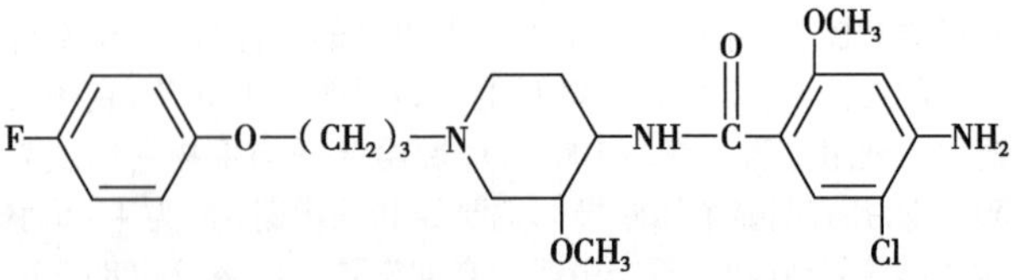

【其他名称】普瑞博思,Prepulside。

【ATC 编码】A03FA02

【药理学】为一种 5-HT_4 受体激动剂,可增强食管、胃和十二指肠的收缩与蠕动,改善胃窦-十二指肠部的协调功能,从而防止胃-食管和十二指肠-胃反流,加强胃和十二指肠的排空;并可促进小肠和大肠的蠕动。由于本品不抑制乙酰胆碱酶的活性,也无多巴胺受体拮抗作用,因此不增加胃酸分泌,也不影响血浆催乳激素的水平,且基本上没有中枢抑制作用。

口服后吸收迅速,$t_{1/2}$ 约为 10 小时,口服给药的绝对生物利用度约为 40%,稳态血浆浓度与治疗持续时间无关。血浆蛋白结合率约为 97.5%,主要经氧化脱羟和芳香族的羟基化作用被代谢,几乎全部的代谢产物近似均等地经粪、尿排泄,乳汁排泄很少。

【适应证】①可增加胃肠动力,用于胃轻瘫综合征,或上消化道不适,X 线、内镜检查阴性的症状群,特征为早饱、餐后饱胀、食量减低、胃胀、过多的嗳气、食欲缺乏、恶心、呕吐或类似溃疡的主诉(上腹部灼痛)。②用于胃-食管反流,包括食管炎的治疗及维持治疗。③用于与运动功能失调有关的假性肠梗阻导致的推进性蠕动不足和胃肠内容物滞留。④可恢复结肠的推进性运动,作为慢性便秘病人的长期治疗。

【用法和用量】口服,根据病情,一日总量为 15~40mg,分 2~4 次给药。食管炎的维持治疗:一次 10mg,一日 2 次,早餐前和睡前服用;或一次 20mg,一日 1 次,睡前服用。病情严重者剂量可加倍。

【不良反应】①本品可能引起心电图 Q-T 间期延长、昏厥和严重的心律失常。当过量服用或与酮康唑同服时可引起严重的尖端扭转型室性心动过速。有研究报道,270 例患者用药后出现上述严重不良反应,其中有 70 例致死。出现心脏毒性的患者多具有易发生心律失常的危险因素。此外,本品还可引起低血压。为避免出现严重的心血管反应,建议将本品作为治疗胃食管反流性疾病的二线用药。②曾有过敏、轻度短暂头痛或头晕的报道。可能发生瞬时性腹部痉挛、腹鸣或腹泻,此时可考虑酌减剂量。③偶见可逆性肝功能异常,并可能伴有胆汁淤积。肝、肾功能不全患者开始剂量可减半。④个别报道,本品可影响中枢神经系统,导致惊厥性癫痫、锥体外系反应和尿频等。

【禁忌证】心动过缓者、Q-T 间期延长(包括先天性 Q-T 间期延长)或有先天性 Q-T 间期延长综合征家族史的患者禁用。对本品过敏者、哺乳期妇女和婴幼儿禁用。

【注意】①小于 34 周的早产儿慎用。②对于老年人,由于半衰期延长,故治疗剂量应酌减。

【药物相互作用】(1) 本品通过细胞色素 CYP3A4 酶

进行代谢。若同时口服或非肠道使用能抑制此酶的药物，可导致血浆西沙必利浓度升高，从而增加Q-T间期和心律失常的危险性，心律失常包括室性心动过速、室颤和尖端扭转型室速。所以禁止与这些药物同时服用。例如：三唑类抗真菌药如酮康唑、伊曲康唑、咪康唑、氟康唑；大环内酯类抗生素如红霉素、克拉霉素、醋竹桃霉素；HIV蛋白酶抑制剂及萘法唑酮。

（2）禁止将本品与引起Q-T间期延长的药物同时服用。如：抗心律失常药（如奎尼丁、丙吡胺、普鲁卡因胺；胺碘酮、索他洛尔）；三环和四环类抗抑郁药（如阿米替林和马普替林）；抗精神病药（如吩噻嗪、匹莫齐特）；抗组胺药（如阿斯咪唑、特非那定）；苄普地尔；卤泛群等。

（3）本品与西柚汁同服，引起西沙必利口服生物利用度增加约50%，建议尽量避免与西柚汁同服。

（4）本品可加速胃排空从而影响药物的吸收速率：经胃吸收的药物可降低而经小肠吸收的药物可能会增多（如苯二氮䓬类、抗凝剂、对乙酰氨基酚、H_2受体拮抗剂等）。

（5）在病人接受抗凝剂时，凝血时间可能会增加，因此，本品开始使用后几天内及停止使用时建议检查凝血时间以确定适宜的抗凝剂剂量。

【制剂】片剂：每片5mg；10mg。胶囊剂：每粒5mg。

伊托必利[药典(二)；医保(乙)]　Itopride

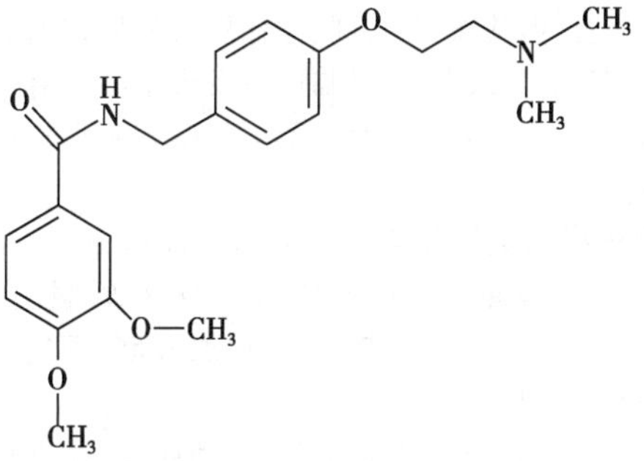

【其他名称】盐酸伊托必利，瑞复啉。

【性状】为白色至微黄色结晶或结晶性粉末，无臭，味苦。

【药理学】伊托必利为具有双重作用的消化道促动力药。其作用机制一方面表现在拮抗多巴胺D_2受体，刺激内源性乙酰胆碱的释放，另一方面通过拮抗胆碱酯酶抑制乙酰胆碱的水解，使释放的乙酰胆碱聚集在胆碱能受体部位，增强了胃的内源性乙酰胆碱，但对循环系统却无明显影响。这种双重作用机制使本品不仅能显著增强胃和十二指肠的运动，而且还具有中等强度的镇吐作用。

动物实验显示，它能够明显增加胃排空并提高肠推进作用，且具有量-效关系；但对胃肠收缩的频率无明显影响。可以完全抑制犬因阿扑吗啡所致的呕吐。

人口服单剂量伊托必利后，t_{max}约为0.5小时，$t_{1/2}$约为6小时。多次给药后，其血药浓度与第一次比较，无明显差异，最后一次给药后的$t_{1/2\beta}$与一次性给药相比，亦无明显差异。主要经肝微粒体酶代谢为伊托必利二甲氨基的*N*-氧化物，原形药物的4%～5%、其他代谢物的75%自尿中排泄，多次给药后的排泄量情况与一次性给药无明显差异。主要分布在肝脏、肾脏和消化系统，很少在中枢神经系统分布。

【适应证】主要用于功能性消化不良引起的各种症状，如：上腹部不适、餐后饱胀、早饱、食欲缺乏、恶心、呕吐等。

【用法和用量】口服，成人每次50mg，每日3次，餐前服用。可根据年龄、症状适当增减或遵医嘱。

【不良反应】①过敏症状，如皮疹、发热、瘙痒感等；偶见BUN或肌酐升高、胸背部疼痛、疲劳、手指发麻和手抖等。②消化道症状，如腹泻、腹痛、便秘、唾液增加等。③神经系统症状，如头痛、刺痛感、睡眠障碍等。④血液系统症状，如白细胞减少，当确认异常时应停药。

【禁忌证】胃肠道出血、穿孔及刺激胃肠道可能引起危险的疾病禁用。儿童不宜使用。

【注意】①高龄患者用药时易出现不良反应，使用时应注意。妊娠期妇女及哺乳期妇女用药安全性未确定，应慎用。②用药两周后若症状不能得到改善，应停药。

【药物相互作用】①与抗胆碱药，具有肌肉松弛作用的药物（安定类、氯唑沙宗等）联合应用，可相互抵消作用。②使乙酰胆碱的作用增强。

【制剂】片剂：每片50mg。分散片：每片50mg。胶囊剂：每粒50mg。

莫沙必利[基；医保(乙)]　Mosapride

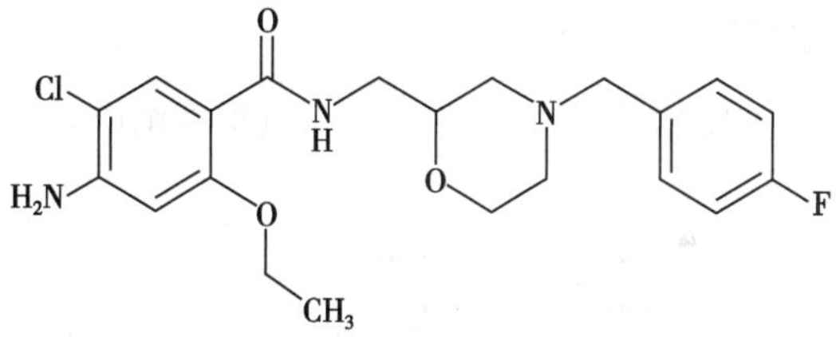

【其他名称】枸橼酸莫沙必利，贝络纳。

【ATC编码】A03F002

【性状】常用其枸橼酸盐为白色或类白色结晶性粉末，无臭、微苦。易溶于*N*,*N*-二甲基甲酰胺、吡啶和醋酸，微溶于甲醇，难溶于乙醇，不溶于水或乙醚。

【药理学】为强效选择性5-HT_4受体激动剂，能激动胃肠道胆碱能中间神经元及肌间神经丛的5-HT_4受体，促进乙酰胆碱的释放，从而产生胃肠道的促动力作用，改善非溃疡性消化不良患者的胃肠道症状。本品与大脑突触膜上的多巴胺D_2、α_1、5-HT_1和5-HT_2受体无亲和力，因而没有这些受体拮抗所引起的锥体外系综合征和扭转性室性心动过速等心血管不良反应。动物实验证明，它能显著增强胃窦运动，但对结肠运动无影响。可促进胃排空，作用与西沙必利相当，强于甲氧氯普胺。与西沙必利不同的是，本品对结肠的亲和力低于胃肠道的其他部位，而西沙必利对动物胃肠道各个部位的促动力作用相似。

临床药理研究表明，口服可促进正常胃排空，同时还可改善各种胃排空迟缓；不仅可改善糖尿病胃轻瘫患者的胃排空延迟，对部分胃切除患者的胃功能障碍也有改善作用。

口服后吸收迅速，分布以胃肠、肝肾局部浓度较高，血浆次之,脑内几乎没有分布。健康受试者服用 5mg 本品,t_{max}为 0.8 小时,C_{max}为 30.7ng/ml,$t_{1/2}$为 2 小时,AUC 为 67(ng·h)/ml,总体清除率 CL/F 为 80.0L/h,V_d为 3.5L/kg,血浆蛋白结合率为 99.0%。AUC 与剂量成比例关系。在肝脏中由细胞色素 P-450 中的 CPY3A4 酶代谢,主要代谢产物为脱 4-氟苄基莫沙必利。主要经尿液和粪便排泄,原形药在尿中仅占 0.1%。

【适应证】用于治疗:①慢性胃炎或功能性消化不良引起的消化道症状,如上腹部胀满感、腹胀、上腹部疼痛;嗳气、恶心、呕吐;胃烧灼感等。②胃食管反流病和糖尿病胃轻瘫。③胃大部切除术患者的胃功能障碍。

【用法和用量】每次 5mg,每日 3 次,餐前服用。

【不良反应】发生率约为 4%。主要表现为腹泻、腹痛、口干、皮疹、倦怠、头晕、不适、心悸等。另有约 3.8% 的患者出现检验指标异常变化,表现为嗜酸性粒细胞增多、甘油三酯升高、ALT 升高等。

【禁忌证】胃肠道出血、穿孔及刺激胃肠道可能引起危险的疾病禁用。

【注意】①服用本品 2 周后,如消化道症状无变化,应停止服用。②妊娠期妇女和哺乳期妇女、儿童及青少年、有肝肾功能障碍的老年患者慎用。

【药物相互作用】与抗胆碱药物(如硫酸阿托品、溴化丁基东莨菪碱等)合用可能减弱本品的作用。

【制剂】片剂:每片 5mg。

红霉素[药典(二);基;医保(甲)] Erythromycin

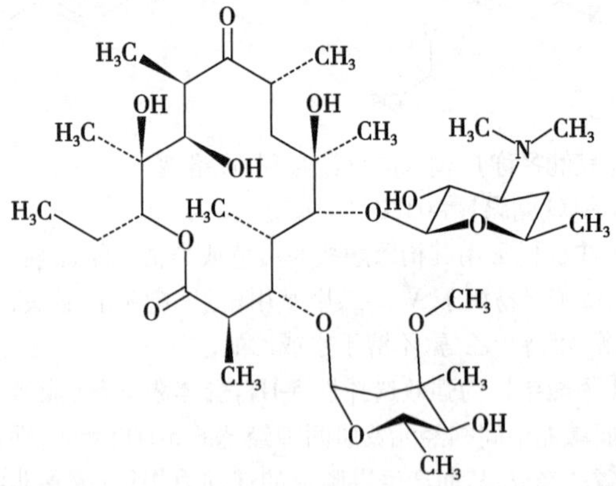

【ATC 编码】D10AF02,J01FA01,S01AA17

【性状】基本成分是红霉素 A。一种白色或浅黄色、无味或近似无味的晶体粉末。水中的溶解度大致为 1∶1000;在水中的溶解度随温度升高而有所下降。溶于甲醇、三氯甲烷或醚溶液。

【药理学】据国内外报道,红霉素除了作为抗菌抗生素外,还具有胃动素受体激动剂,即胃动素样作用,能促进胃肠运动。

胃动素(motilin)是含 22 个氨基酸的多肽类激素,主要存在于胃肠 M 细胞和上部小肠的某些嗜铬细胞中;而胃动素受体存在于平滑肌细胞,胃动素是上消化道最强的促收缩物质。

动物实验证明红霉素可引起犬的Ⅲ相 MMC(migrating myoelectric complex,移行性肌肉-电复合运动;或 migrating motor complex,移行性复合运动)活动并增强平滑肌收缩。其作用机制是在其大环内酯类环上的 C3 和 C5 分别通过糖苷键结合二甲胺糖及红霉中性多糖,两者刺激胃肠形成消化间期移行性复合运动。红霉素的分子结构与胃动素虽有明显差别,但两者电荷分布的空间结构完全一样,所以能激动同一受体。红霉素能直接激动离体平滑肌的胃动素受体而使平滑肌收缩,空腹时其主要通过胆碱能和 5-HT_3受体而促进胃肠收缩运动,同时部分地由继发的内源性胃动素释放而发挥作用。餐后红霉素是通过胆碱能、5-HT_3受体和 P 物质而产生促动力作用,不涉及胃动素。红霉素对上消化道运动有各种效应,包括增加下部食管压力并刺激胃和小肠收缩,而对结肠运动却很少或没有效应。

临床研究表明,可能由于胃动素受体下调,红霉素可产生快速耐受性;同时,作为促胃动力药应用时红霉素不合人意的抗菌效应都限制了其应用,故本品目前在国内尚无上市药品。据报道,合成的红霉素的各种非抗生素类物质及胃动素的肽类物质正在研究评价之中,而这些药物激发的胃动素作用的研究可能带来更多的胃动力药选择。

【适应证】用于糖尿病所致胃轻瘫,也可用于手术及化疗后胃轻瘫、胆石症、促进腹部手术后胃肠功能恢复、老年人慢性便秘、胃食管反流病及假性肠梗阻等,可改善这些患者的胃排空。但其强烈的胃收缩作用可能导致未消化的食物倾入小肠,是其缺点,不过临床也发现本品能清除胃中未消化的残渣如塑料管或毛粪石类。红霉素对小肠功能紊乱的患者也有效。

【用法和用量】作为促动力药,口服,一日 3 次,每次 0.125~0.25g,餐前 1 小时或餐后 3~4 小时服用;静脉给药,剂量宜小,一般每次 0.25~0.5g,加入 5% 葡萄糖注射液中静脉滴注,每日一次。

目前,国内尚未批准将红霉素作为促动力药的临床适应证的应用。临床使用须使患者充分知情。

【制剂】片剂:每片 0.125g;0.25g。

其抗菌内容参见第 6 章抗生素的红霉素项下。

44.2 止吐药和催吐药

止吐药为通过不同环节抑制呕吐反应的药物,包括如下几类:①噻嗪类:如硫乙拉嗪、氯丙嗪、异丙嗪、三氟拉嗪等,主要抑制催吐化学感受区,对各种呕吐(除晕动病呕吐外)均有效。②抗组胺类药:如茶苯海明、苯海拉明、美可洛嗪、美克洛嗪等,常用于晕动病呕吐。③多巴胺或 5-羟色胺受体拮抗药:如甲氧氯普胺、舒必利、昂丹司琼(枢复宁)等。④其他:东莨菪碱、维生素 B_6等。本节主要介绍 5-羟色胺受体拮抗药,其他止吐药参见有关章节。

止吐药主要用于各种原因所致的剧烈呕吐,是一种非特异性的治疗措施。使用止吐药前应明确病因,同时应纠正可能存在的水和电解质紊乱。

催吐药为引起呕吐的药物,其催吐机制或由于兴奋催吐化学敏感区(如阿扑吗啡),或由于刺激消化道反射性地兴奋呕吐中枢(如硫酸铜)。主要用于中毒急救时催吐胃中毒物。目前大都采用洗胃以代替催吐药物。

昂丹司琼[药典(二);医保(甲、乙)]　Ondansetron

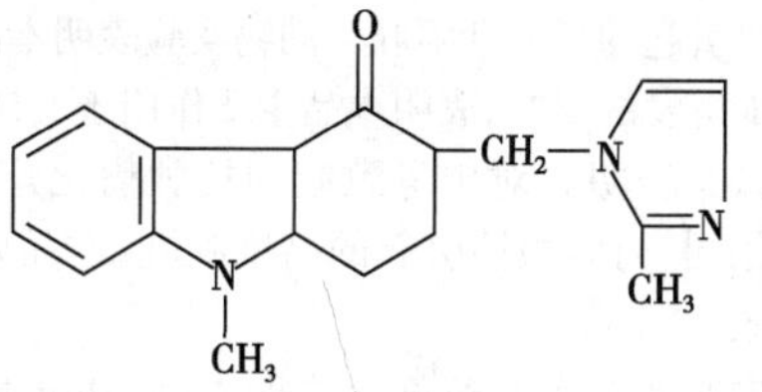

【其他名称】盐酸昂丹司琼,枢复宁,奥丹西龙,Zofran。

【ATC编码】A04AA01

【性状】本品(自甲醇中结晶)熔点231～232℃;常用其盐酸二水合物,为白色结晶性固体(自水/异丙醇中结晶),熔点175～180℃。

【药理学】为5-HT_3受体拮抗药,能抑制由化疗和放疗引起的恶心、呕吐。一般认为,化疗和放疗可引起小肠的嗜铬细胞释放5-HT_3,并通过5-HT_3受体引起迷走传入神经兴奋从而导致呕吐反射,而昂丹司琼可阻断这一反射发生。其作用具有高度选择性,对5-HT_3受体的作用强度是其他型受体的1000倍。本品体外对抗5-HT_3的作用是甲氧氯普胺的70倍,但没有显著的抗多巴胺作用,故本品不引起锥体外系反应,也无镇静作用。

口服吸收迅速,单剂量8mg,t_{max}为1.5小时,C_{max}为30ng/ml,口服生物利用度F约为60%,V_d约为140L,$t_{1/2\beta}$约3小时;血浆蛋白结合率为70%～76%,口服后迅速分布到全身各组织,但在脑脊液中含量很少。静脉注射后血药浓度即达高峰,单次注射8mg(超过5分钟),C_{max}为80ng/ml;若注射时间超过30分钟,C_{max}可增至96～136ng/ml;若静脉注射4mg,C_{max}则为42.9ng/ml。主要自肝脏代谢,代谢产物主要自粪和尿排泄,本品肾脏清除率为0.262～0.381L/(kg·h),代谢产物约44%～60%经肾脏排泄(其中原形药物不足50%),约25%随粪便排出;动物实验发现可由大鼠的乳汁排泄。老年人由于代谢减慢,服用本品后$t_{1/2\beta}$延长(5小时),同时F提高(65%);严重肝功能障碍患者系统清除率可显著减少,$t_{1/2\beta}$延长至15～32小时,同时F可接近100%。女性用药后,绝对F高于男性,清除率低于男性,V_d小于男性,因此女性的血药浓度高于男性。

【适应证】用于治疗由化疗和放疗引起的恶心、呕吐,也可用于预防和治疗手术后引起的恶心呕吐。

【用法和用量】(1)治疗由化疗和放疗引起的恶心、呕吐。①成人:给药途径和剂量应视患者情况因人而异。剂量一般为8～32mg;对可引起中度呕吐的化疗和放疗,应在患者接受治疗前,缓慢静脉注射8mg;或在治疗前1～2小时口服8mg,之后间隔12小时口服8mg。对可引起严重呕吐的化疗和放疗,可于治疗前缓慢静脉注射本品8mg,之后间隔2～4小时再缓慢静脉注射8mg,共2次;也可将本品加入50～100ml生理盐水中于化疗前静脉滴注,滴注时间为15分钟。对可能引起严重呕吐的化疗,也可于治疗前将本品与20mg地塞米松磷酸钠合用静脉滴注,以增强本品的疗效。对于上述疗法,为避免治疗后24小时出现恶心、呕吐,均应让患者持续服药,每次8mg,每日2次,连服5天。②儿童:化疗前按体表面积计算,5mg/m^2静脉注射,12小时后再口服4mg,化疗后应持续给予病儿口服4mg,每日2次,连服5天。③老年人:可依成年人给药法给药,一般不需调整。

(2)预防或治疗手术后呕吐:①成人:一般可于麻醉诱导同时静脉滴注4mg,或于麻醉前1小时口服8mg,之后每隔8小时口服8mg,共2次。已出现术后恶心呕吐时,可缓慢静脉滴注4mg进行治疗。②肾衰竭患者:不需调整剂量、用药次数或用药途径。③肝衰竭患者:由于主要自肝脏代谢,对中度或严重肝衰竭患者每日用药剂量不应超过8mg。

静脉滴注时,在下述溶液中是稳定的(在室温或冰箱中可保持稳定1周):0.9%氯化钠注射液、5%葡萄糖注射液、复方氯化钠注射液和10%甘露醇注射液,但本品仍应于临用前配制。

【不良反应】①常见不良反应有头痛、头部和上腹部发热感、静坐不能、腹泻、皮疹、急性张力障碍性反应、便秘等;部分患者可有短暂性氨基转移酶升高。②罕见不良反应有支气管痉挛、心动过速、胸痛、低钾血症、心电图改变和癫痫大发作。

【禁忌证】①胃肠道梗阻者禁用。②妊娠期间(尤其头3个月)除非用药的益处大大超过可能引起的危险,否则不宜使用本品。③有过敏史或对本品过敏者禁止使用。

【注意】对动物无致畸作用,但对人类无此经验,故应十分谨慎。由于本品可经乳汁分泌,故哺乳期妇女服用本品时应停止哺乳。

【药物相互作用】与地塞米松合用可加强止吐效果。

【制剂】注射液:每支4mg(2ml);8mg(4ml)。片剂:每片4mg;8mg。

【贮法】注射液应避光贮存。

托烷司琼[药典(二);医保(乙)]　Tropisetron

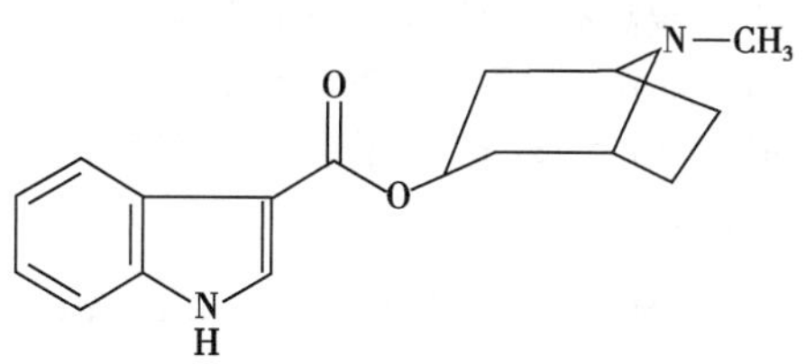

【其他名称】盐酸托烷司琼,托普西龙,呕必停,Navoban。

【ATC编码】A04AA03

【性状】为白色或类白色结晶性粉末。常用其盐酸盐。结晶状,熔点为201～202℃。

【药理学】是高选择性5-HT_3受体拮抗药,与昂丹司琼不同的是,本品具有双重作用:除选择性拮抗周围神经元中的5-HT_3受体外,还可直接拮抗中枢5-HT_3受体从而抑制极后区迷走神经刺激,而对其他受体如组胺H_1和H_2受体、多巴胺受体以及α_1、α_2、β_1和β_2肾上腺素受体无亲和力。抗癌药物或放疗可激发小肠黏膜的嗜铬细胞释放5-HT_3诱导呕吐反射，造成恶心和呕吐。本品选择性抑制这一反射中外周神经系统的突触前5-HT_3受体的兴奋，并可能对中枢神经系统5-HT_3受体传递的迷走神经传入后区有直接影响，这种双重作用阻断了呕吐反射过程中神经介质的化学传递，从而对化疗及放疗引起的呕吐有治疗作用。

口服吸收迅速、完全，其生物利用度 F 与口服剂量有关，每次5mg时，F 约60%，而口服100mg 2.2小时内 F 可达95%以上。t_{max}为2～3.5小时，C_{max}为21.7～29.0μg/L，静脉注射C_{max}为82～84μg/L，口服$t_{1/2}$为8.6～41.9小时，静脉注射$t_{1/2}$为7.3～30.3小时；V_d为554.1L；约71%的本品以非特异的方式与血浆蛋白结合；代谢正常者，约8%的本品以原形从尿中排出，70%以代谢物从尿中排出，粪中排出约占15%，几乎均为代谢物；在非正常代谢人中，尿中原形排出比例大于正常代谢者。

【适应证】主要用于预防和治疗癌症化疗引起的恶心、呕吐。

【用法和用量】每日5mg，总疗程6天。第1日，静脉给药，在化疗前将本品5mg溶于100ml生理盐水、林格液或5%葡萄糖注射液中静脉滴注或缓慢静脉注射。第2～6日，口服给药，每日1次，每次1粒胶囊(5mg)，于进食前至少1小时服用或于早上起床后立即用水送服。疗程2～6天，轻症者可适当缩短疗程。

【不良反应】①常规剂量下的不良反应多为一过性，常见有头痛、便秘、头晕、疲劳及胃肠功能紊乱，如腹痛和腹泻。偶见皮疹、瘙痒、荨麻疹等。有导致氨基转移酶一过性升高的报道。②本品可能对血压有一定影响，因此高血压未控制的患者每日剂量不宜超过10mg。

【禁忌证】妊娠期及哺乳期妇女、对本品过敏者禁用。

【注意】儿童暂不推荐使用。肝、肾功能不全者慎用。本品与其他5-HT受体拮抗药之间可能存在交叉过敏。

【药物相互作用】①与利福平或其他肝药酶诱导剂合用，可使本品代谢加快，血药浓度降低。②与氟哌啶醇、地塞米松合用可提高本品疗效，降低不良反应。

【制剂】无菌冻干品：每支2mg；5mg。注射剂：每支5mg(1ml)；2mg(2ml)；5mg(5ml)。胶囊剂：每粒5mg。

【贮法】于30℃以下干燥避光处贮存。

格拉司琼[药典(二)；医保(乙)] Granisetron

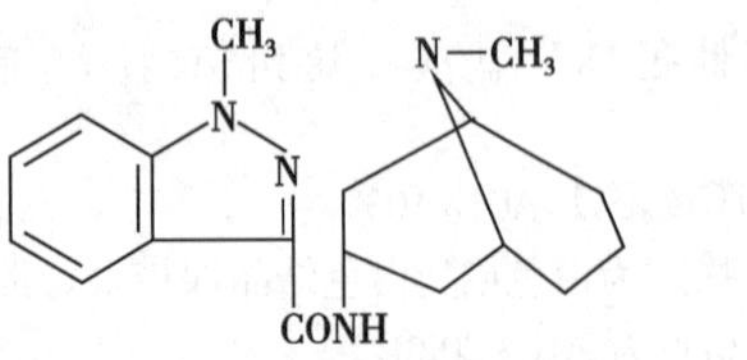

【其他名称】盐酸格拉司琼，格雷西龙，康泉，达芬可泉，Kytril。

【ATC编码】A04AA02

【性状】常用其盐酸盐。为白色或类白色的结晶性粉末，无臭。易溶于水，在甲醇中略溶，在乙醇中微溶，在乙醚中几乎不溶。熔点：290～292℃。

【药理学】为强效高选择性外周和中枢神经系统5-HT_3受体拮抗药，与5-HT_3受体的亲和力比与其他受体(包括5-HT_1、5-HT_2、多巴胺D_2、组胺H_1、苯二氮䓬和阿片受体等)的亲和力显著高。通过对上端小肠腹部向心神经纤维和孤束核或呕吐化学感受区的5-HT_3受体的拮抗作用，抑制抗肿瘤药物和放疗引起的恶心和呕吐。动物实验表明本品不能抑制由阿扑吗啡诱发的呕吐，表明本品主要作用于5-HT_3受体。

临床试验表明它对中等致吐的抗肿瘤化疗，与昂丹司琼的疗效相同，而对顺铂引起的高度呕吐，本品则较昂丹司琼更为有效。

健康志愿者1次快速静脉注射本品20μg/kg或40μg/kg后，平均C_{max}为13.7μg/L和42.8μg/L，C_{max}和AUC与剂量呈线性关系，但$t_{1/2}$、V_d和CL无大的改变。在癌症患者体内，本品的V_d为2.2～3.3L/kg；健康志愿者1次静脉注射本品后呈双相性消除，$t_{1/2\beta}$为2.3～5.9小时，而患者为9.2～12小时；多次重复给药4天后血药浓度达稳态，此后逐渐减少，未见蓄积性。在体内分布广泛，血浆蛋白结合率约为65%。给药后，大部分药物很快在肝脏代谢(由肝微粒体酶P-4503A介导)，代谢途径主要是*N*-去烷基化及芳香环氧化后再被共轭化。8%～9%的药物以原形、70%以代谢物形式从尿中排出；15%从粪便中排出(几乎全部为代谢物形式)。老年人药动学参数与年轻人无异。

【适应证】用于预防和治疗化疗、放疗及手术后所致的恶心和呕吐。

【用法和用量】将本品以注射用生理盐水20～50ml稀释后，于化疗或放疗前每日1次静脉滴注，成人剂量每次40mg/kg，或给予标准剂量3mg。大多数患者只需给药一次，对恶心和呕吐的预防作用便可超过24小时，必要时可增加给药次数1～2次，但每日最高剂量不应超过9mg。如症状未见改善可再增补1次。对老年患者及肝、肾功能不全患者一般不需调整剂量。每1疗程可连续使用5天。

【不良反应】患者对本品耐受性较好，主要不良反应为头痛，发生率约为10%～15%；其他少见的不良反应有便秘、嗜睡、腹泻、AST和ALT暂时性升高等；也曾观察到血压变化，但停药即消失，一般不需处理。未发现锥体外系反应及其他严重不良反应。

【禁忌证】①小儿用药的安全性尚未确定，故禁用本品。②对本品或有关化合物过敏者禁用。

【注意】①妊娠期妇女使用本品的安全性亦未确定，故应权衡利弊，慎重使用；哺乳期妇女使用本品时应停止哺乳。②由于本品可减慢消化道运动，故消化道运动障碍患者使用本品时应严密观察。③宜临用时配制，稀释后贮存时间在无菌、避光和室温条件下不超过24小时；本品不应与其他药物混合于同一溶液中使用。

【药物相互作用】①与地塞米松合用，可提高本品的疗效，降低不良反应。②与利福平或其他肝酶诱导药物同时使用，本品血药浓度减低，应适当增加剂量。

【制剂】注射液：每支3mg(3ml)。片(胶囊)剂：每片(粒)1mg。

【贮法】置于30℃以下避光处贮存，不可冰冻。

阿扎司琼 Azasetron

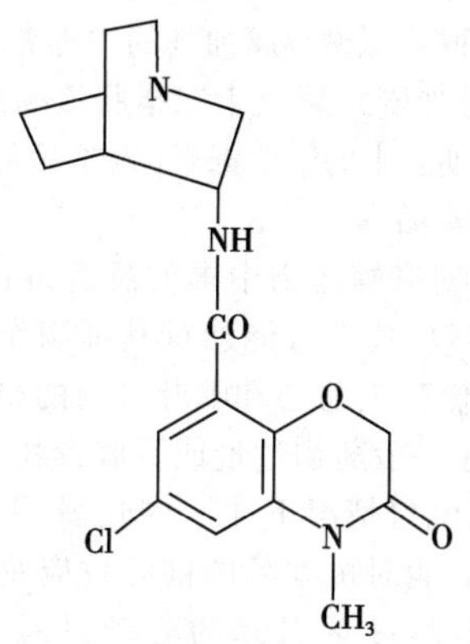

【其他名称】盐酸阿扎司琼，苏罗同，Serotone。

【性状】常用其盐酸盐，为白色结晶或结晶性粉末，无臭。极易溶于甲酸，易溶于水，难溶于甲醇或乙醇，几乎不溶于无水醋酸或乙醚。熔点约为309℃(分解)。

【药理学】对5-HT_3受体具有很高的亲和性，比甲氧氯普胺或昂丹司琼均强，与格拉司琼相同，通过拮抗腹部迷走神经向心性纤维上存在的5-HT_3受体，对化疗药诱发的恶心及呕吐具有明显的抑制效果。其作用迅速并可持续约24小时。

健康成年男子静脉注射盐酸阿扎司琼10mg后，3分钟时血浆中原形浓度为190.5ng/ml。消除呈双相性，α相及β相的排泄半衰期分别为0.13小时及4.3小时，主要自尿中排出。健康成年男子静脉注射盐酸阿扎司琼10mg后，24小时以内尿中排泄的原形、*N*-氧化物及脱甲基物分别为给药量的66.8%、4.1%及0.3%。在顺铂引起呕吐的恶性肿瘤患者，静脉注射本品10mg时，体内代谢同健康人一样呈双相性，但β相的排泄半衰期为7.3小时；24小时内尿中药物原形排泄率为64.3%，与健康成年男子基本相同。

【适应证】用于化疗及放疗引起的消化系统症状，如恶心、呕吐等。

【用法和用量】每日一次10mg，于化疗前60分钟口服。对高度催吐的化疗药物引起的严重催吐，可于化疗后8～12h加服5～10mg。注射剂成人一般用量为10mg，每日一次静脉注射。

【不良反应】①常见不良反应有皮疹、全身瘙痒、发热、乏力、双腿痉挛、颜面潮红及血管痛等。②精神系统：有时出现头痛、头重或焦虑、烦躁感。③消化系统：可出现口渴，ALT、AST和总胆红素升高。④循环系统：有时出现颜面苍白、冷感或心悸；有引起过敏性休克的可能，故需注意观察，若出现异常时应停药并给予适当处理。

【注意】遇光易分解，因此启封后应迅速使用并注意遮光。

【药物相互作用】①本品与碱性药物，如呋塞米、甲氨蝶呤、氟尿嘧啶或依托泊苷等配伍时有可能出现混浊或析出结晶，也可能降低阿扎司琼的含量，应先与生理盐水混合后方可配伍。②本品与地西泮注射液配伍会出现混浊或产生沉淀，应避免与之配伍使用。

【制剂】片剂：每片10mg。注射剂：每支10mg(2ml)。

【贮法】遮光，室温保存。

雷莫司琼 Ramosetron

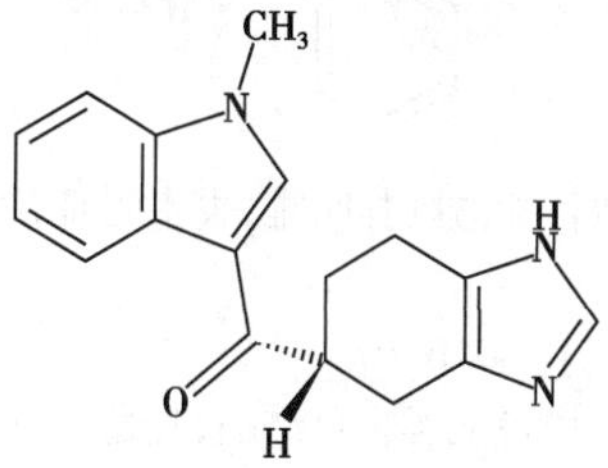

【其他名称】盐酸雷莫司琼，奈西雅。

【药理学】为5-HT_3受体拮抗药，作用与阿扎司琼相似。有明显的抑制呕吐作用。

健康成人静脉给药0.1～0.8mg时，血浆中原形药物浓度呈双相性降低，$t_{1/2\beta}$约5小时。AUC与给药量成正比，体内药物动态呈线性变化。给药后24小时内尿中原形药物的排泄率是给药量的16%～22%。尿中除原形药物外，作为其代谢产物还有脱甲基物、氢氧化物以及其耦合物。给健康成人连续用药时，体内药物动态没有变化，未见蓄积性。

【适应证】主要用于预防和治疗抗恶性肿瘤治疗所引起的恶心、呕吐等消化道症状。

【用法和用量】成人口服盐酸雷莫司琼1日1次，每次0.1mg。服用时将本药放在舌面上用唾液润湿，并用舌头轻轻舔碎，崩解后随唾液咽下。也可直接用水送下。成人静脉注射给药0.3mg，一日1次。另外，可根据年龄、症状不同适当增减用量。效果不明显时，可以追加给药相同剂量，但日用量不可超过0.6mg。

【不良反应】①不良反应发生率约2%，主要是体热、头痛、头重等。②对本品过敏者可能出现过敏症状如：胸闷、呼吸困难、喘鸣、颜面潮红、发红、瘙痒、发绀、血压降低甚至休克等。发生率尚不明确。此外，在国外有使用5-HT_3受体拮抗型止吐药出现癫痫样发作的报告。③其他不良反应：腹泻、便秘、头部发热、舌头麻木感、打嗝、血中BUN和肌酐上升、肝功能异常(AST、ALT、γ-GTP、胆红素上升等)。出现较严重不良反应时应中止用药。

【注意】①妊娠过程中用药的安全性尚未确立。对妊娠期妇女或可能妊娠的妇女，应仔细判断利弊得失后审慎用药。哺乳期妇女用药时应暂停哺乳。②老年患者生理功能低下，应密切观察患者状态，慎重给药。

【药物相互作用】本药与甘露醇注射液、布美他尼注射液、呋塞米注射液等可发生配伍反应，所以不要混合使用。但向含有呋塞米20mg的呋塞米注射液中加200ml生理盐水与本品0.3mg(2ml)混合时可以使用。

【制剂】片剂：每片0.1mg。注射液：每支0.3mg(2ml)。

【贮法】避光、室温保存。

阿扑吗啡〔药典(二);医保(甲)〕 Apomorphine

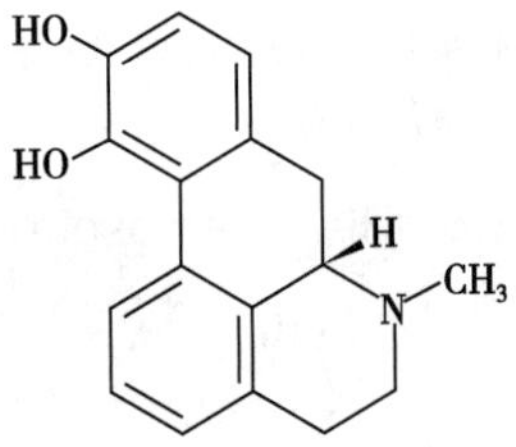

【其他名称】盐酸阿扑吗啡,去水吗啡,缩水吗啡,优立玛,Uprima。

【ATC 编码】G04BE07

【性状】为白色或类白色结晶,有光泽,易溶于水。

【药理学】系吗啡衍生物,是半合成的中枢性催吐药,其结构与多巴胺相似,能直接刺激延髓的催吐化学感受区,反射性兴奋呕吐中枢,产生强烈的催吐作用。运动可增加本品的催吐作用。此外,本品尚保留有吗啡的某些药理性质,如有轻微的镇痛作用和呼吸抑制作用。

口服吸收差,生物利用度为 1.7%。口服剂量是肠道外用药剂量的 10~20 倍才能获得相同的临床疗效。皮下注射后成人于 5~10 分钟起效,单次给药作用时间可持续 29~90 分钟,多次给药作用时间可持续 40~150 小时,生物利用度约为 100%。体内总蛋白结合率大于 99.9%,V_d 1.4~1.9L/kg,稳态 V_d 为 1.6L/kg,$t_{1/2}$ 为 41~45 分钟。在肝脏代谢,其代谢产物为无活性的葡萄糖醛酸结合物和无活性的硫酸盐,总体清除率为 40~75ml/(min·kg),主要以代谢物形式随尿排泄。

【适应证】主要用于抢救意外中毒及不能洗胃的患者;也用于治疗石油蒸馏液(如煤油、汽油、煤焦油、燃料油或清洁液等)吸入者,以防止严重的吸入性肺炎。

【用法和用量】成人常规剂量:皮下注射,一次 2~5mg,一次最大剂量 5mg。本品在胃饱满时催吐效果较好,故在皮下给药前,宜先饮水 200~300ml。本品不应重复给药,一般若首次剂量无催吐效果,重复给药也无效。

儿童常规剂量:皮下注射,一次 0.06~0.1mg/kg,一次最大剂量不得超过 5mg,鉴于其中枢神经系统或呼吸抑制作用可能发生累积,故不推荐第二次给药。

【不良反应】①自主神经系统症状(如唾液分泌过多、心动过缓、上睑下垂、皮肤苍白、低血压、恶心、呕吐等)、警觉性改变症状(如打呵欠、镇静、嗜睡等)、精神症状(如晕眩、忧郁、疲倦等),其中嗜睡很常见。另外,部分患者也可出现欣快感、烦躁不安和震颤。②精神神经系统:应用本品可出现头痛、严重的意识模糊、幻视、急性精神病以及严重的运动障碍。本品既可刺激又可抑制中枢神经系统,可出现持续的呕吐、呼吸抑制、呼吸急促、急性循环衰竭、昏迷甚至死亡。③血液:可出现嗜酸性粒细胞增多。④心血管系统:可出现心房颤动、心动过缓、低血压和水肿等。其中心动过缓和低血压可在给药 5~10 分钟后出现,可发展至急性循环衰竭。⑤消化系统:用量过大可引起持续性呕吐,而导致代谢紊乱。⑥呼吸系统:本品治疗剂量可导致呼吸急促和呼吸抑制。⑦皮肤:连续皮下注射本品患者可能出现瘙痒、红色皮下结节等的皮肤局部反应,也有报道出现接触性皮炎。

【禁忌证】心力衰竭或有心衰先兆者、腐蚀性中毒者(包括误吞入强酸或强碱等腐蚀剂的中毒者,因本品可使受腐蚀的食管损害加剧)、胃及十二指肠溃疡患者、醉酒状态明显者、休克前期及士的宁中毒者(因本品可加重士的宁中毒的程度)禁用本品。

【注意】①对麻醉药物中毒的患者,由于中枢已被抑制,本品常难奏效,甚至可能加重其抑制作用,故不适用。②过度疲劳的患者、有恶心和呕吐倾向的患者及老人和儿童慎用。③对于一般药物过量或吞服毒物,首选洗胃及导泻,只有在禁忌洗胃情况下才用催吐剂;用药过量的治疗需要注意纳洛酮能对抗本品的催吐效应及中枢神经系统和呼吸抑制;本品过量引起的心动过缓可使用阿托品治疗。

【药物相互作用】①先期服用止吐药,可降低阿扑吗啡的催吐效应。②对中枢神经系统起抑制作用的吩噻嗪类镇吐药与本品伍用,可导致严重的呼吸和循环抑制,产生不良反应或延长睡眠。③在服用口服避孕药期间服用本品,可使本品镇静作用减弱。

【制剂】注射液:每支 5mg(1ml)。

【贮法】避光,密闭保存。

氯波必利 Clebopride

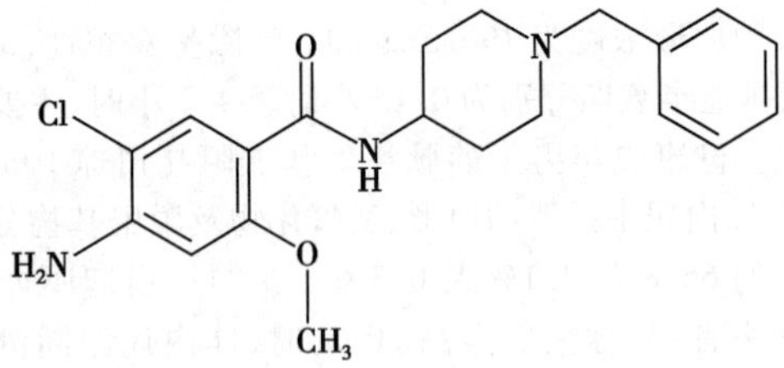

【其他名称】苹果酸氯波必利。

【ATC 编码】A03FA06

【药理学】为高选择性多巴胺受体拮抗药,有促进胃肠动力、加强蠕动的作用。

【适应证】主要用于功能型消化不良、胃液反流、糖尿病性胃轻瘫,以及恶心、呕吐的对症治疗。

【用法和用量】开始每次 0.34mg(半片),每日 2~3 次,以后每次 0.68mg,早晚各服 1 次。

【禁忌证】胃肠道梗阻者、帕金森病患者及对苯甲酰胺类过敏者禁用;驾驶员和妊娠期妇女慎用。

【制剂】片剂:每片 0.68mg。

地芬尼多〔药典(二);基;医保(甲)〕 Difenidol

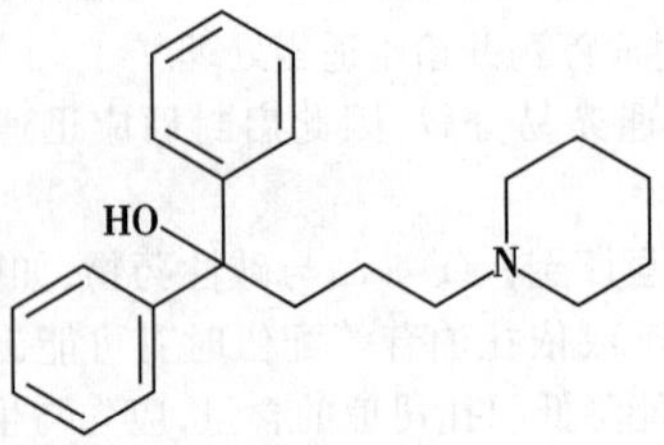

【其他名称】盐酸地芬尼多。

【药理学】为强效抗晕止吐药，能扩张已痉挛的血管，增加椎基底动脉血流量，阻断前庭神经的眩晕性冲动，抑制呕吐中枢和(或)延髓催吐化学感受区。

【适应证】用于各种原因引起的眩晕、恶心、呕吐等症状。

【用法和用量】口服：每次25～50mg，一日3次；肌内注射：每次20～40mg，一日4次。儿童(6个月以上)每次0.9mg/kg，一日3次。

【不良反应】常见口干、心悸、头昏、头痛、嗜睡、不安和轻度胃肠不适等；偶见幻听、幻视、定向力障碍、精神错乱、忧郁、皮疹及一过性低血压反应等不良反应。

【禁忌证】无尿或肾功能不全者及6个月以内婴儿禁用。

【制剂】片剂：每片25mg。注射液：每支10mg(1ml)。

普芦卡必利[医保(乙)]　Prucalopride

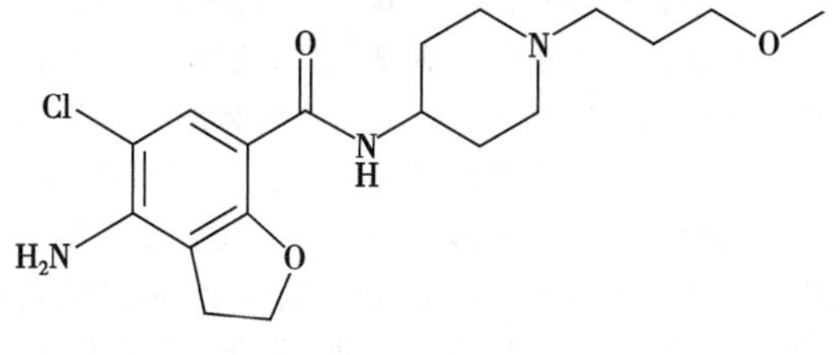

【其他名称】琥珀酸普芦卡必利，力洛。

【ATC编码】A06AX05

【性状】白色或类白色。

【药理学】本品是一种二氢苯并呋喃甲酰胺类化合物，为选择性、高亲和力的5羟色胺($5\text{-}HT_4$)受体激动剂，具有促肠动力活性。体内外研究结果显示，本品可通过激动$5\text{-}HT_4$受体，来增强胃肠道中蠕动反射和推进运动模式。麻醉猪静脉给药后可见心率和血压轻微升高，清醒犬静脉给药后可见血压升高，但麻醉犬或清醒犬经口给药达到相似血药浓度时均未见类似现象。本品浓度高达1μmol/L(相当于人体治疗剂量时血药浓度7.5ng/ml的49倍)时未影响hERG-转染HEK293或COS-7细胞中的IKr电流，对IKr电流抑制作用的EC_{50}值为4.1～22μmol/L(200～1100倍人体治疗血药浓度)。兔和犬浦肯野纤维、兔心脏和豚鼠乳头肌等组织的离体试验中，浓度高达1μmol/L时对动作电位时程未见影响。静脉注射可引起清醒犬和麻醉猪收缩压和舒张压升高，但在浓度相当于人体治疗血药浓度时未见其他相关的心血管作用。

【用法和用量】口服。可在一天中任何时间服用，餐前餐后均可。成人：每日1次，每次2mg。老年患者(>65岁)：起始剂量为每日1次，每次1mg，如有需要，可增加至每日1次，每次2mg。儿童及青少年：不建议儿童及小于18岁的青少年使用。肾功能障碍患者：严重肾功能障碍患者[GFR<30ml/(min·1.73m^2)]的剂量为每日1次，每次1mg。轻到中度肾功能障碍患者无须调整剂量。肝功能障碍患者：严重肝功能障碍患者(Child-PughC级)的剂量为每日1次，每次1mg。轻到中度肝功能障碍患者无须调整剂量。

考虑到本品促动力的特有作用机制，其每日剂量超过2mg时，可能不会增加疗效。如治疗4周后无效，应该对患者进行重新评估，并重新考虑继续治疗是否有益。在长达3个月的双盲安慰剂对照研究中证明本品具有良好疗效。若延长疗程，应定期评估患者是否获益。

【不良反应】①营养及代谢疾病：少见食欲减退。②神经系统疾病：很常见头痛；常见头晕；少见震颤。③心血管疾病：少见心悸。④胃肠道疾病：很常见恶心、腹泻、腹痛；常见呕吐、消化不良、直肠出血、胃肠胀气、肠鸣音异常。⑤肾脏及泌尿系统疾病：常见尿频。⑥全身情况：常见疲劳；少见发热、全身乏力。

【药物相互作用】体外数据表明，普芦卡必利发生药物相互作用的可能性低，治疗浓度的普芦卡必利预计不会影响经CYP介导的合并用药的代谢。尽管普芦卡必利可能是P-糖蛋白(P-gp)的弱的底物，但其在临床相关浓度上并不是P-糖蛋白抑制剂。CYP3A4和P-糖蛋白抑制剂酮康唑，每日2次，每次200mg，可使本品AUC增加大约40%。这种弱效应可能归因于抑制了P-糖蛋白介导的肾脏转运，并不具有临床意义。在与其他P-糖蛋白抑制剂，如维拉帕米、环孢素、奎尼丁及酮康唑联合使用时，也可以观察到类似程度的相互作用。本品也可能通过另一种肾脏转运蛋白分泌。抑制与普芦卡必利主动分泌有关的所有转运蛋白(包括P-gp)，理论上可能会使本品的暴露量增加75%。

针对健康受试者的研究显示，与红霉素合用，红霉素的C_{max}升高40%，AUC_{24h}升高28%，其作用机制未完全明确，升高不具有临床意义。使用阿托品类药物可能会降低本品对$5\text{-}HT_4$受体的介导作用。

【禁忌证】禁用于：对普芦卡必利活性成分或任何辅料过敏的患者；肾功能障碍需要透析的患者；由于肠壁结构性或功能性异常引起的肠穿孔或梗阻、闭塞性肠梗阻、严重肠道炎性疾病，如克罗恩病、溃疡性结肠炎和中毒性巨结肠/巨直肠的患者；近期接受过肠部手术的患者。

【制剂】片剂：每片1mg；2mg。

【贮法】密闭，不超高30℃干燥处保存。

（李慧博　翟所迪）

第 45 章
泻药和止泻药

便秘和腹泻是消化系统的常见症状,其中部分是由胃肠道的器质性疾病所致而须进行对因治疗,但有部分病例无明显病因可究,即所谓功能性者,则须对症处理。另外,泻药还用于涉及胃肠道的各种检查和手术的肠道清洁。止泻药主要通过抑制结肠蠕动和减轻结肠黏膜刺激治疗腹泻。前者有吗啡类和人工合成的吗啡替代物苯基哌啶类,以及抗胆碱能类;后者为收敛药和吸附药。

45.1 泻药

泻药是促进排便反射或使排便顺利的药物。按其作用原理可分四类:①容积性泻药(也称为盐类泻药或机械刺激性泻药)。本类药物是一些不易被肠壁吸收而又易溶于水的盐类离子,服后在肠内形成高渗盐溶液,因此能吸收大量水分并阻止肠道吸收水分,使肠内容积增大,对肠黏膜产生刺激,引起肠管蠕动增强而排便,如硫酸镁及硫酸钠等。某些在肠内不被吸收的物质(如甲基纤维素、聚乙二醇)口服后也可由于增大肠容积而引起排便。②刺激性泻药。此类药物本身或其体内代谢产物刺激肠壁,使肠道蠕动增加,从而促进粪便排出,如比沙可啶、酚酞、蓖麻油等。③润滑性泻药(大便软化剂)。此类药物多为油类,能滑润肠壁,软化大便,使粪便易于排出,如液状石蜡等。④软化性泻药。此类药物为一些具有软便作用的表面活性剂,可降低粪便表面张力,使水分浸入粪便,使之膨胀、软化,便于排出,如多库酯钠等。

硫酸镁〔药典(二);基;医保(甲)〕
Magnesium Sulfate

【其他名称】硫苦,泻盐,Epsom Salt。

【ATC 编码】A06AD04

【性状】为无色结晶;无臭,味苦、咸;有风化性。在水中易溶,在乙醇中几乎不溶。

【药理学】不同给药途径时,本品呈现不同的药理作用:①导泻作用:内服由于不被吸收,在肠内形成一定的渗透压,使肠内保有大量水分,刺激肠道蠕动而排便。如服下的硫酸镁水溶液过浓,如服 20% 硫酸镁 100ml,要经过较长时间才能排便,而服含等量硫酸镁的 5% 溶液 400ml,约经 2~4 小时即可排便,故服硫酸镁导泻时,宜同时多饮水。但如要泻除体内过多水分,以用浓液为妥。②利胆作用:口服高浓度(33%)硫酸镁溶液,或用导管直接灌入十二指肠,可刺激十二指肠黏膜,反射性地引起胆总管括约肌松弛、胆囊收缩,促进胆囊排空,产生利胆作用。③对中枢神经系统的作用:注射用药可提高细胞外液中镁离子浓度,抑制中枢神经系统,也可减少运动神经末梢乙酰胆碱的释放量,阻断外周神经肌肉接头,从而产生镇静、解痉、松弛骨骼肌的作用,也能降低颅内压。④对心血管系统的作用:注射给药,过量镁离子可直接舒张周围血管平滑肌,引起交感神经节冲动传递障碍,从而使血管扩张,血压下降。⑤消炎去肿:本品 50% 溶液外用热敷患处,有消炎去肿的作用。

口服后约 20% 被吸收,并随尿液排出。约 1 小时发挥作用，疗效维持1~4小时。

【适应证】用于：①导泻，肠内异常发酵，亦可与驱虫剂并用；与药用炭合用，可治疗食物或药物中毒。②阻塞性黄疸及慢性胆囊炎。③惊厥、子痫、尿毒症、破伤风、高血压脑病及急性肾性高血压危象等。④发作频繁而其他治疗效果不佳的心绞痛患者，对伴有高血压的患者效果较好。⑤外用热敷消炎去肿。

【用法和用量】①导泻：每次口服5~20g，清晨空腹服，同时饮100~400ml水，也可用水溶解后服用。②利胆：每次2~5g，一日3次，餐前或两餐间服。也可服用33%溶液，每次10ml。③抗惊厥、降血压等：肌内注射，一次1g，10%溶液，每次10ml；静脉滴注，一次1~2.5g，将25%溶液10ml用5%葡萄糖注射液稀释成1%浓度缓慢静脉滴注。

【禁忌证】①肠道出血患者、急腹症患者禁用本品导泻。②妊娠期妇女、经期妇女禁用本品导泻。

【注意】①导泻时如服用大量浓度过高的溶液，可能自组织中吸取大量水分而导致脱水。②因静脉注射较为危险，应由有经验医生掌握使用，注射须缓慢，并注意患者的呼吸与血压。如有中毒现象（如呼吸肌麻痹等），可用10%葡萄糖酸钙注射液10ml静脉注射，以行解救。静脉滴注过快可引起血压降低及呼吸暂停。③中枢抑制药（如苯巴比妥）中毒患者不宜使用本品导泻排出毒物，以防加重中枢抑制。

【药物相互作用】与硫酸镁注射液配伍禁忌的药物有硫酸多黏菌素B、硫酸链霉素、葡萄糖酸钙、盐酸多巴酚丁胺、盐酸普鲁卡因、四环素、青霉素和萘夫西林（乙氧萘青霉素）。

【制剂】注射液：每支1g(10ml)；2.5g(10ml)。

白色合剂（White Mixture）：由硫酸镁30g、轻质碳酸镁5g、薄荷水适量，配成100ml，1次服15~30ml。

一二三灌肠剂：由50%硫酸镁溶液30ml、甘油60ml、蒸馏水90ml配成，常用于各种便秘的治疗。

比沙可啶〔药典(二)〕 Bisacodyl

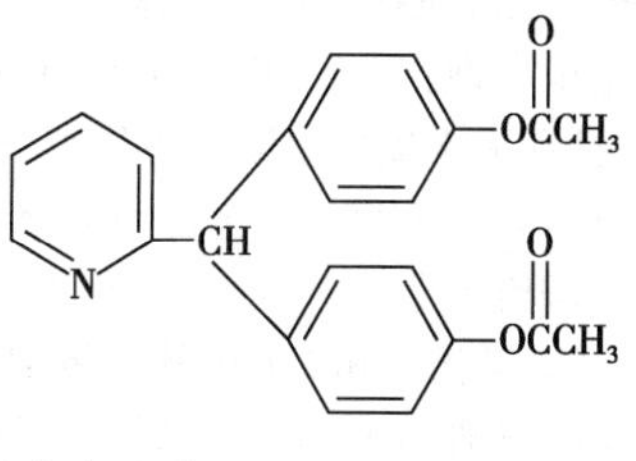

【其他名称】便塞停。

【ATC编码】A06AG02

【性状】为白色或类白色结晶性粉末；无臭，无味。在三氯甲烷中易溶，在丙酮中溶解，在乙醇或乙醚中微溶，在水中不溶。熔点132~136℃。

【药理学】为刺激性缓泻药，系通过与肠黏膜接触刺激其神经末梢，引起结肠反射性蠕动增强而导致排便。还可刺激局部轴突反射和节段反射，产生广泛的结肠蠕动；同时可抑制结肠内钠离子、氯离子和水分的吸收，增大肠内容积，引起反射性排便。

餐后给药约10~12小时内发挥疗效，直肠给药后约15~60分钟可引起排便。治疗剂量下，本品只有约5%被吸收，主要经粪便排出，少量以葡萄糖醛酸化合物的形式自尿排出。临床研究表明本品对急、慢性便秘均有效。

【适应证】用于急、慢性便秘。也可用于腹部X线检查、内镜检查和术前肠道清洁。

【用法和用量】整片吞服，每次5~10mg，每日1次。栓剂：成人，一次1粒，一日1次。

【不良反应】少数患者服药后有腹痛感，排便后自行消失，未见其他不良反应。

【禁忌证】急腹症、炎症性肠病及电解质紊乱患者禁用。

【注意】服药时不得咀嚼或压碎，服药前后2小时不得服牛奶或抗酸剂。进餐1小时内不宜服用本品。

【药物相互作用】①使用阿片类止痛剂的癌症患者，对本品耐受性差，可能会造成腹痛、腹泻和大便失禁，因此，不宜合用。②本品不应与抗酸药同时服用。

【制剂】片剂：每片5mg。栓剂：每粒10mg。

【贮法】遮光处密闭保存。

酚酞〔药典(二)；医保(甲)〕 Phenolphthalein

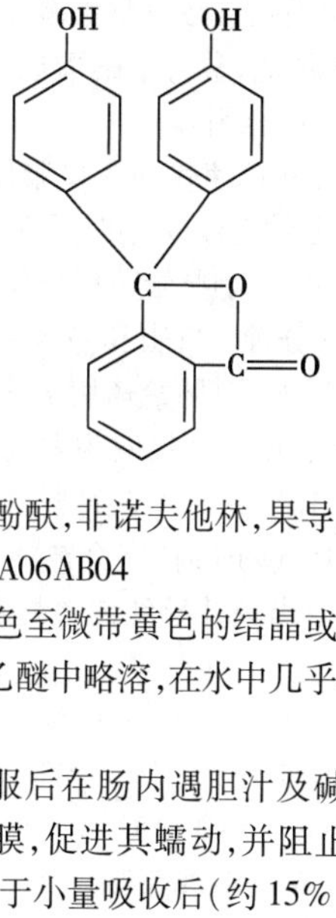

【其他名称】酚酞，非诺夫他林，果导。

【ATC编码】A06AB04

【性状】为白色至微带黄色的结晶或粉末；无臭，无味。在乙醇中溶解，在乙醚中略溶，在水中几乎不溶。熔点260~263℃。

【药理学】口服后在肠内遇胆汁及碱性液形成可溶性钠盐，刺激结肠黏膜，促进其蠕动，并阻止肠液被肠壁吸收而起缓泻作用。由于小量吸收后（约15%）进行肝肠循环的结果，其作用可持续3~4日。

【适应证】用于习惯性顽固性便秘。也可在各种肠道检查前用作肠道清洁剂。

【用法和用量】睡前口服0.05~0.2g，约经8~10小时排便。

【不良反应】连用偶能引起发疹，长期应用可使血糖升高、血钾降低；也可出现过敏反应、肠炎、皮炎及出血倾向等。过量或长期滥用可造成电解质紊乱、诱发心律失常，也可发生神志不清、肌痉挛以及倦怠无力等症状。

【禁忌证】①阑尾炎、肠梗阻、未明确诊断的肠道出血患者及充血性心力衰竭和高血压患者禁用。②哺乳期妇女及婴儿禁用。

【注意】①幼儿及妊娠期妇女慎用。②本品可干扰酚磺酞排泄试验，使尿液变成品红或橘红色，同时酚磺酞排泄加快。

【药物相互作用】本品如与碳酸氢钠及氧化镁等碱性药并用，能引起尿液及粪便变色。

【制剂】片剂：每片50mg；100mg。

甘油〔药典（二）；医保（乙）〕 Glycerol

$$\begin{array}{c} CH_2OH \\ | \\ CHOH \\ | \\ CH_2OH \end{array}$$

【其他名称】丙三醇，Glycerin。

【ATC编码】A06AG04

【性状】为无色、澄明的糖浆状液体；味甜，随后有温热的感觉。有引湿性，水溶液(1→10)显中性反应。与水及乙醇均能任意混溶，在三氯甲烷或乙醚中不溶。

【药理学】能润滑并刺激肠壁，软化大便，使易于排出，便秘时可用本品栓剂或50%溶液灌肠。又由于本品可提高血浆渗透压，可作为脱水剂，用于降低颅内压和眼压。外用有吸湿作用，并使局部组织软化，用于冬季皮肤干燥皲裂等。又用为溶媒，可溶解硼砂、硼酸、苯酚、鞣酸、水杨酸等，可使苯酚的腐蚀性降低，常与苯酚配成制剂。此外还用为栓剂的赋形剂（与明胶合用）。

口服吸收良好，并迅速代谢。口服用于降低颅内压与眼压时，约10～30分钟起效，1小时后降眼压作用达最大效应，作用持续约5小时。静脉给药用于降低颅内压与眼压起效时间亦为10～30分钟。口服和静脉注射，降颅内压作用维持时间为2～4小时。直肠给药用于软化大便，15～30分钟起效。80%的甘油在肝脏代谢为葡萄糖和糖原，并氧化为水和二氧化碳。10%～20%在肾脏代谢，可被肾小球滤过，在浓度达到0.15mg/ml时，完全被肾小管重吸收。高浓度时，本品可在尿中出现并导致渗透性利尿。消除半衰期约为30～45分钟。

【适应证】用于便秘、降眼压和颅内压。

【用法和用量】①便秘：使用栓剂，每次1粒塞入肛门（成人用大号栓，小儿用小儿栓），对小儿及年老体弱者较为适宜。也可用本品50%溶液灌肠。②降眼压和降颅内压：口服50%甘油溶液（含0.9%氯化钠），每次200ml，日服1次，必要时日服2次，但要间隔6～8小时。

【不良反应】①口服有轻微不良反应，如头痛，咽部不适、口渴、恶心、呕吐、腹泻及血压轻微下降等。空腹服用不良反应较明显。②30%以上高浓度静脉滴注可能引起溶血和血红蛋白尿，不超过10%的浓度则不会引起此种不良反应。

【禁忌证】糖尿病、颅内活动性出血、完全无尿、严重脱水、严重心衰、急性肺水肿及有头痛、恶心、呕吐的患者禁用。

【制剂】栓剂：由硬脂酸钠（肥皂）为硬化剂，吸收甘油而制成（肥皂的刺激性对泻下也有一定作用）。含甘油约90%，大号每个约重3g，小号每个约重1.5g。

甘油溶液：包括10%甘油生理盐水溶液、10%甘油葡萄糖溶液、10%甘油甘露醇溶液和50%甘油盐水溶液。

聚乙二醇〔医保（甲）〕 Polyethylene Glycol

【其他名称】聚氧乙烯二醇，聚乙烯二醇，Macrogol，PEG。

【ATC编码】A06AD15

【性状】为白色蜡状固体，无刺激性，无异臭，可溶于水。

【药理学】为高分子聚合物，分子量在200～700Da者为液体，1000Da以上者为固体。高分子量长链聚乙二醇不易吸收，由于其高渗透性，可在粪便中保持大量水分而产生容积性和润湿性导泻作用。临床常用的聚乙二醇分子量为3350Da或4000Da。本品作用机制基本是物理性质的，可通过增加局部渗透压，使水分保留在结肠腔内，增加肠道内液体保有量，软化大便。大便软化和含水量增加可促进其在肠道内的推动和排泄。量效关系研究证实，10～20g聚乙二醇即可在结肠发挥生理效应，产生正常的大便，并确保持续发挥疗效。高分子量的聚乙二醇不被肠道吸收代谢，同乳果糖类缓泻剂不同，本品也不在肠道被细菌降解，所以不产生有机酸和气体，不改变粪便的酸碱性，对肠道的pH没有影响。

【适应证】用于成人便秘的对症治疗和肠道手术前以及肠镜、钡灌肠和其他检查前的肠道清洁准备。

【用法和用量】每日1～2袋，将药物溶解在一杯水中服用。

【不良反应】在消化道内不被吸收或极少吸收，故其毒性和不良反应甚少。但过量服用可能导致腹泻，停药后24～48小时可恢复正常。如仍需使用，再次服用小剂量即可。

【禁忌证】炎症性肠病、肠梗阻及未明确诊断的腹痛患者禁用。

【药物相互作用】服用本品前1小时口服的其他药物可能会从消化道冲走，从而影响人体对该药物的吸收。

【制剂】聚乙二醇4000粉剂：每袋10g。

聚乙二醇电解质散：每盒137.15g，由A、B、C各1包组成，A包含氯化钠和无水硫酸钠混合物共14.3g；B包含氯化钾和碳酸氢钠混合物共4.85g；C包含118g聚乙二醇4000。

复方聚乙二醇电解质散：每盒69.56g，由A、B、C各1包组成，A包含0.74g氯化钾和1.68g碳酸氢钠；B包含1.46g氯化钠和5.68g硫酸钠；C包含60g聚乙二醇4000。

【贮法】密闭，贮于干燥处。

开塞露〔基；医保（甲）〕 Enema Glycerini

本品为治疗便秘的直肠用溶液剂。每支20ml，系将含山梨醇、硫酸镁或甘油的溶液装入特制塑料容器内制得。用时将容器顶端刺破，外面涂油脂少许，徐徐插入肛门，然后将药液挤入直肠内，引起排便。

开塞露（含山梨醇、硫酸镁）：本品含山梨醇45%～50%(g/g)、硫酸镁10%(g/ml)、尼泊金乙酯0.05%、苯甲酸钠

0.1%。成人用量每次20ml(1支)。

开塞露(含甘油):本品含甘油55%(ml/ml)。用量同上。

硫酸钠〔医保(甲)〕 Sodium Sulfate

【ATC编码】A06AD13

为容积性泻药,易溶于水但不被肠壁吸收。在肠内形成高渗盐吸收大量水分扩张肠道容积刺激肠壁而引起排便。散剂:一次5~20g,溶于250ml水,清晨空腹服用;肠溶胶囊:一次5g,一日1~3次。排便后即可停药,如12小时后未排便可追加服药1~2次。水肿患者、妊娠期妇女和肠道器质性病变者禁用;老人、经期妇女以及严重心、脑、肺、肾疾病和重度衰竭患者慎用。散剂:每袋500g。肠溶胶囊:每粒1g。

液状石蜡〔药典(二);医保(乙)〕 Liquid Paraffin

【其他名称】石蜡油。

【ATC编码】A06AA01

服后不被吸收,能使粪便稀释变软,同时润滑肠壁,使粪便易于排出。每次15~30ml,睡前服。长期服可干扰脂溶性维生素的吸收。

多库酯钠〔医保(乙)〕 Docusate Sodium

【其他名称】辛丁酯磺酸钠,Dioctyl Sodium Sulfosuceinate。

【ATC编码】A06AA02

为表面活性剂,口服后在肠内可使水和脂肪类物质浸入粪便,促其软化,适用于排便无力如肛门、直肠病患者或术后患者。口服:每天50~240mg。禁与矿物油合用,因能促其吸收而产生不良反应。片剂:每片50mg。胶囊剂:每粒240mg。口服液:每支20mg(5ml)。

蓖麻油〔医保(乙)〕 Castor Oil

【其他名称】Oleum Rinii。

【ATC编码】A06AB05

刺激性泻药。口服后在十二指肠分解成蓖麻油酸,刺激小肠,增加蠕动,促进排泄。服后2~8小时产生泻下。口服,一次10~20ml。禁与脂溶性驱肠虫药同用。妊娠期妇女禁用。常见不良反应为恶心、呕吐等。

乳果糖〔基;医保(乙)〕 Lactulose

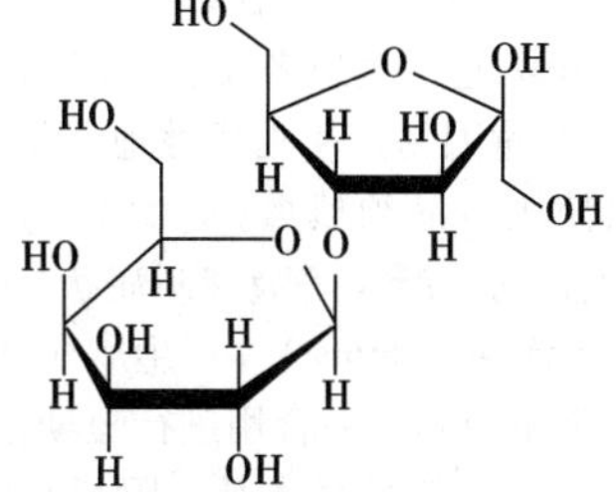

【其他名称】杜秘克,利动。

【ATC编码】A06AD11

【性状】乳果糖水溶液,乳果糖浓度不低于62.0%(g/ml)。它还含有少量的其他糖类,包括乳糖、表乳糖、半乳糖、塔格糖以及果糖等。澄明,无色或淡褐黄色的黏稠液体。易与水混溶。过饱和溶液或含有结晶,加热后可消失。

【药理学】乳果糖是一种合成的双糖,作为渗透性泻药用于治疗便秘及肝性脑病。在结肠中被消化道菌丛转化成低分子量有机酸,导致肠道内pH下降,并通过保留水分,增加粪便体积。上述作用刺激结肠蠕动,保持大便通畅,缓解便秘,同时恢复结肠的生理节律。口服后48小时内起效。

在肝性脑病(PSE)、肝昏迷和昏迷前期,上述作用促进肠道嗜酸菌(如乳酸杆菌)的生长,抑制蛋白分解菌,使氨转变为离子状态;通过降低接触pH,发挥渗透效应,并改善细菌氨代谢,从而发挥导泻作用。

乳果糖口服后几乎不被吸收,以原形到达结肠,继而被肠道菌群分解代谢。在25~50g(40~75ml)剂量下,可完全代谢;超过该剂量时,则部分以原形排出。

【用法和用量】每日剂量可根据个人需要进行调节,下述剂量供参考:

(1)便秘或临床需要保持软便的情况见表45-1。

表45-1　便秘或临床需要保持软便的情况

年龄	起始剂量(ml)	维持剂量(ml)
成人	每日30	每日10~25
7~14岁儿童	每日15	每日10~15
1~6岁儿童	每日5~10	每日5~10
婴儿	每日5	每日5

治疗几天后,可根据患者情况酌情减剂量。本品宜在早餐时一次服用。根据乳果糖的作用机制,1~2天可取得临床效果。如2天后仍未有明显效果,可考虑加量。

(2)肝昏迷及昏迷前期:起始剂量,30~50ml,一日3次;维持剂量,应调至每日最多2~3次软便,大便pH 5.0~5.5。

【不良反应】乳果糖可能引起胃胀气或绞痛等腹部不适的症状。高剂量使用后偶见恶心和呕吐。如患者认为其口味不佳,加入水、果汁或牛奶稀释,或者与食物混服可减少不适口感。如果长期大剂量服用(通常仅见于PSE的治疗),患者可能会因腹泻出现电解质紊乱。无力性肠梗阻患者应用乳果糖治疗肝性脑病时,可出现严重乳酸酸中毒。

【药物相互作用】本品可导致结肠pH下降,故可能引致结肠pH依赖性药物的失活(如5-ASA)。

【禁忌证】半乳糖血症或肠梗阻患者禁用。低半乳糖饮食患者也禁用。

【注意】乳果糖不耐受者或糖尿病患者慎用,因糖尿病患者体内存在部分游离半乳糖和乳果糖。

【制剂】口服溶液:含乳果糖667mg/ml。

【贮法】避光,10~25℃保存。

聚卡波非钙〔医保(乙)〕
Calcium Polycarbophil

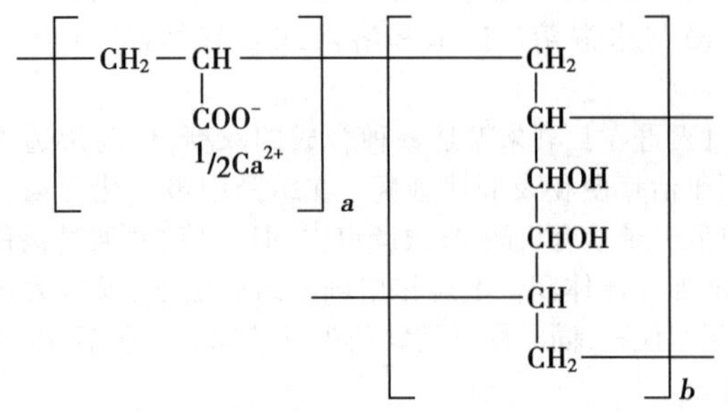

【性状】为聚丙烯酸和二乙烯乙二醇交联而成,白色至乳白色粉末。不溶于水、普通有机溶剂、稀酸和碱。干燥失重不超过10%,干燥后计算含钙量为18% ~22%。

【药理学】聚卡波非钙和卵叶车前子有相同的特性,用作溶剂性缓泻药,调整粪便的硬度。服用后钙离子被胃酸中的氢离子代替,形成聚卡波非,可在肠道中产生吸水作用。

【适应证】用于便秘,如慢性便秘、肠易激综合征、肠憩室疾病及妊娠期妇女、老人、康复期患者的便秘,也能用于水性腹泻。

【用法和用量】口服给药。成人常用量为一次2片(1.0g),一日3次。每日最多4次,饭后用至少250ml水送服。一般疗程不超过2周。

【禁忌证】本品禁用于下列患者:①急性腹部疾病(阑尾炎,肠出血,溃疡性结肠炎)的患者。②手术后有可能发生肠梗阻的患者。③高钙血症患者。④肾结石患者。⑤肾功能不全(轻度肾功能不全和透析中的患者除外)的患者。⑥对本药的有效成分有既往过敏史的患者。

【注意事项】(1)使用本品仅是对症疗法。本品长期用药的安全性和疗效尚未得到确认。使用本品如症状没有改善需停止服用(通常以2周的时间为限)。

(2)下列患者应该慎重使用本品:①服用活性维生素D的患者,容易患高钙血症。②应用强心苷的患者,有可能增加强心苷作用。③容易患高钙血症的患者,有可能发生高钙血症。④被诊断胃酸缺乏和有胃部切除既往史的患者,有可能难以充分发挥药效。⑤透析中和轻度肾功能不全的患者,有可能加重肾脏组织钙化。

【药物相互作用】①活性维生素D制剂(如阿尔法骨化醇、骨化醇)会促进肠道钙吸收,与本品合用易发生高钙血症。②钙制剂(如L-天冬氨酸钙、乳酸钙等)与本品合用会导致钙摄取过量,并导致本品脱钙状态下与钙离子发生再结合,减弱本品的药效。③本品可增强地高辛等强心苷的作用,导致心律不齐。④本品可与四环素类抗生素(四环素、米诺环素等)、喹诺酮类抗生素(诺氟沙星、盐酸培氟沙星、甲苯磺酸妥舒沙星等)形成螯合物,影响抗生素的吸收,降低疗效。⑤质子泵阻断剂(奥美拉唑、兰索拉唑等)、H_2受体拮抗剂(法莫替丁、雷尼替丁等)、制酸剂(氢氧化铝、氢氧化镁等)可导致胃内pH上升,抑制本品脱钙从而降低药效。

【制剂】片剂:每片0.5g。

【贮法】密封保存。

45.2 止泻药

止泻药可通过减少肠道蠕动或保护肠道免受刺激而达到止泻的作用。属于本类的药物包括阿片制剂复方樟脑酊,收敛保护药鞣酸蛋白、碱式碳酸铋,吸附药药用炭,具有收敛及减少肠道蠕动作用的地芬诺酯、洛哌丁胺,促菌生等。止泻药适用于剧烈腹泻或长期慢性腹泻,以防止机体过度脱水、水盐代谢失调、消化及营养障碍。应用止泻药治疗腹泻的同时,也应针对病因进行治疗,以免贻误病情。

地芬诺酯〔药典(二)〕 Diphenoxylate

【其他名称】盐酸地芬诺酯,苯乙哌啶,氰苯哌酯,止泻宁。

【ATC编码】A07DA01

【性状】常用其盐酸盐,为白色或几乎白色的粉末或结晶性粉末;无臭。在三氯甲烷中易溶,在甲醇中溶解,在乙醇或丙酮中略溶,在水或乙醚中几乎不溶。熔点221 ~226℃。

【药理学】为合成的具有止泻作用的吗啡类似物,具较弱的阿片样作用,但无镇痛作用,现已替代阿片制剂成为有效的非特异性止泻药。临床应用的是本品和阿托品的复方制剂。本品对肠道作用类似吗啡,可直接作用于肠平滑肌,通过抑制肠黏膜感受器,降低局部黏膜的蠕动反射而减弱肠蠕动,使肠内容物通过延迟,有利于肠内水分的吸收。

口服后45 ~60分钟起效,t_{max}为2小时,作用持续时间3 ~4小时,V_d为324.2L,生物利用度为90%。大部分在肝脏代谢,代谢产物地芬诺酯酸有生理活性,而羟基地芬诺酯酸无活性。$t_{1/2}$为2.5小时。

【适应证】用于急、慢性功能性腹泻及慢性肠炎。

【用法和用量】口服,一次2.5 ~5mg,一日2 ~4次。腹泻被控制时,即应减少剂量。

【不良反应】服药后偶见口干、腹部不适、恶心、呕吐、嗜睡、烦躁、失眠等,减量或停药后即消失。

【注意】①肝功能不全患者及正在服用成瘾性药物的患者宜慎用。②儿童因易产生迟发性地芬诺酯中毒及存在较大变异性,故使用本品须慎重。③妊娠期妇女长期服用本品可引起新生儿的戒断及呼吸抑制症状。哺乳期妇女慎用。④大剂量(1次40 ~60mg)可产生欣快感,长期服用可致依赖性(但用常量与阿托品合用进行短期治疗,则产生依赖性的可能性很小)。⑤虽然本品与阿托品组成复方制剂可减少依赖性倾向,但成瘾的可能性依然存在,故本品不可长期大剂量使用。

【药物相互作用】①地芬诺酯本身具有中枢神经系统抑制作用，因其可加强中枢抑制药的作用，故不宜与巴比妥类、阿片类、水合氯醛、乙醇、格鲁米特或其他中枢抑制药合用。②与单胺氧化酶抑制剂合用可能有发生高血压危象的潜在危险。③与呋喃妥因合用，可使后者的吸收加倍。

【制剂】复方地芬诺酯片（Lomotil）：每片含盐酸地芬诺酯 2.5mg，硫酸阿托品 0.025mg。每次服 1～2 片，每日 2～4 次。

洛哌丁胺〔药典(二);基;医保(乙)〕 Loperamide

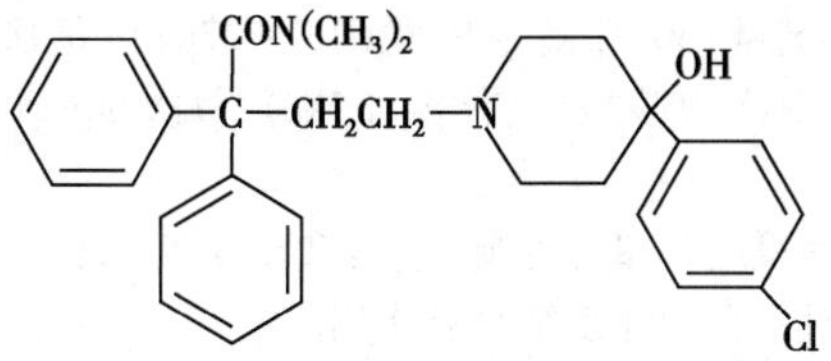

【其他名称】盐酸洛哌丁胺，氯苯哌酰胺，苯丁哌胺，易蒙停，腹泻啶，Imodium，Blox，Lopemid，Elcoman。

【ATC 编码】A07DA03

【性状】常用其盐酸盐，为白色或类白色无定形或微晶形粉末。无臭，易溶于甲醇、三氯甲烷、冰醋酸，略溶于水、丙酮。熔点约 225℃（分解）。

【药理学】本品化学结构类似氟哌啶醇和哌替啶，但治疗量对中枢神经系统无任何作用。对肠道平滑肌的作用与阿片类及地芬诺酯相似。可抑制肠道平滑肌的收缩，减少肠蠕动。还可减少肠壁神经末梢释放乙酰胆碱，通过胆碱能和非胆碱能神经元局部的相互作用直接抑制蠕动反射。本品可延长食物在小肠的停留时间，促进水、电解质及葡萄糖的吸收，对前列腺素、霍乱毒素和其他肠毒素引起的肠过度分泌有显著抑制作用，但治疗剂量时不影响胃酸的分泌。本品与肠壁的高亲和力和明显的首关效应，使其几乎不进入全身血液循环。本品口服吸收约 40%，几乎全部进入肝脏代谢。t_{max}为 4～6 小时；$t_{1/2}$约为 7～15 小时。大部自肠道排泄，尿中排泄约占 5%～10%。

【适应证】用于急性腹泻以及各种病因引起的慢性腹泻。对胃、肠部分切除术后和甲亢引起的腹泻也有效。尤其适用于临床上应用其他止泻药效果不显著的慢性功能性腹泻。

【用法和用量】成人首次口服 4mg，以后每腹泻一次再服 2mg，直至腹泻停止或用量达每日 16～20mg，连续 5 日，若无效则停服。儿童首次服 2mg，以后每腹泻一次服 2mg，至腹泻停止，最大用量为每日 8～12mg。空腹或餐前半小时服药可提高疗效。慢性腹泻待显效后每日给予 4～8mg（成人），长期维持。

【不良反应】不良反应轻微，主要有皮疹、瘙痒、口干及腹胀、恶心、食欲缺乏，偶见呕吐，也可有头晕、头痛、乏力。

【禁忌证】禁用于 2 岁以下小儿。

【注意】①发生胃肠胀气或严重脱水的小儿不宜使用。②因用抗生素而导致假膜性大肠炎患者不宜用。③妊娠期妇女和哺乳期妇女慎用。④严重中毒性或感染性腹泻慎用，以免止泻后加重中毒症状。重症肝损害者慎用。⑤本品不能单独用于伴有发热和便血的细菌性痢疾患者。⑥腹泻患者常发生水和电解质丧失，应适当补充水和电解质。

【制剂】胶囊剂：每粒 2mg。

双八面体蒙脱石〔基;医保(甲、乙)〕 Dioctahedral Smectite

【其他名称】思密达，Smecta。

【ATC 编码】A07BC05

【药理学】主要成分为双八面体蒙脱石〔$Si_8Al_4O_{20}(OH)_4$〕，系由双四面体氧化硅单八面体氧化铝组成的多层结构，其粉末粒度达 1～3μm。该物质具有极高的定位能力。口服本品后，药物可均匀地覆盖在整个肠腔表面，并维持 6 小时之久。可吸附多种病原体，将其固定在肠腔表面，而后随肠蠕动排出体外，从而避免肠细胞被病原体损伤。对大肠埃希菌、金黄色葡萄球菌和霍乱毒素也有固定作用，同时减少肠细胞的运动失调，恢复肠蠕动的正常节律，维护肠道的输送和吸收功能。此外，还能减轻空肠弯曲菌所致的黏膜组织病变，修复损坏的细胞间桥，使细胞紧密连接，防止病原菌进入血液循环，并抑制其繁殖。另一方面，本品可减慢肠细胞转变速度，促进肠细胞的吸收功能，减少其分泌，缓解幼儿由于双糖酶降低或缺乏造成糖脂消化不良而导致的渗透性腹泻。可通过和肠黏液分子间的相互作用，增加黏液凝胶的内聚力、黏弹性和存在时间，从而增强黏液屏障，保护肠细胞顶端和细胞间桥免受损坏。

【适应证】用于急、慢性腹泻，尤以对儿童急性腹泻疗效为佳，但在必要时应同时治疗脱水。也用于食管炎及与胃、十二指肠、结肠疾病有关的疼痛的对症治疗。

【用法和用量】成人每次 1 袋，每日 3 次。治疗急性腹泻首剂量应加倍。食管炎患者宜于餐后服用，其他患者于餐前服用。将本品溶于半杯温水中送服。

【不良反应】少数患者如出现轻微便秘，可减少剂量继续服用。

【注意】本品可能影响其他药物的吸收，必须合用时应在服用本品之前 1 小时服用其他药物。

【制剂】散剂：每小袋内含双八面体蒙脱石 3g、葡萄糖 0.749g、糖精钠 0.007g、香兰素 0.004g。

药用炭〔药典(二);医保(甲)〕 Medicinal Charcol

【ATC 编码】A07BA01

服后可减轻肠内容物对肠壁的刺激，使蠕动减少，从而引起止泻。此外尚有吸附胃肠内有害物质的作用。用于腹泻、胃肠气胀、食物中毒等。一日 2～3 次，每次 1.5～4g，餐前服。亦可于服本品后服硫酸镁以排出有毒物质。宜贮于干燥处。能吸附维生素、抗生素、磺胺类、生物碱、乳酶生、激素等，对蛋白酶、胰酶的活性亦有影响，均不宜合用。片剂：每片 0.2g；0.3g。胶囊剂：每粒 0.3g。

鞣酸蛋白　Tannalbin

【ATC 编码】A07XA01

服后在胃内不分解,至小肠分解出鞣酸,使蛋白凝固,有收敛止泻作用,用于急性胃肠炎、非细菌性腹泻。一日3次,每次1~2g,空腹服。能影响胰酶、胃蛋白酶、乳酶生等的药效,不宜同服。治疗菌痢时,应先控制感染。片剂:每片0.25g;0.5g。

碱式碳酸铋〔药典(二)〕 Bismuth Subcarbonate

【其他名称】次碳酸铋。

有保护胃肠黏膜及收敛、止泻作用。用于腹泻、慢性胃肠炎、胃及十二指肠溃疡。一日3次,每次0.3~0.9g,餐前服。片剂:每片0.3g;0.5g。

消旋卡多曲〔药典(二);医保(乙)〕 Racecadotril

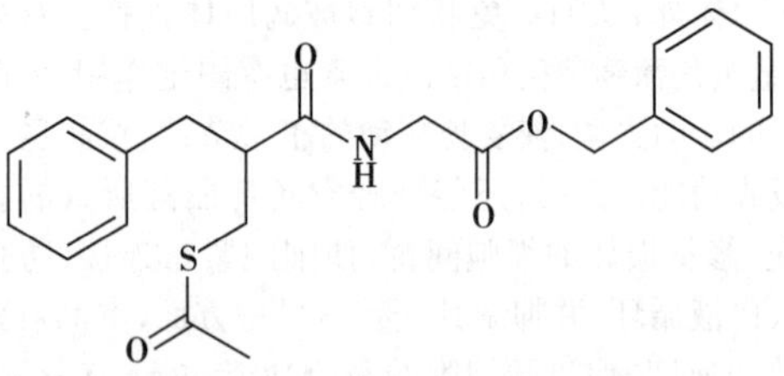

【其他名称】莫尼卡,乐度,杜拉宝,丰海停。

【ATC编码】A07XA04

【性状】白色粉末和颗粒。

【药理学】消旋卡多曲是脑啡肽酶抑制剂,脑啡肽酶可降解脑啡肽。本品可选择性地抑制脑啡肽酶,从而保护内源性脑啡肽免受降解,延长消化道内源性脑啡肽的生理活性。是一种纯肠道抗分泌药。它可以减少霍乱素或炎症引起的肠道水和电解质的过度分泌,且对肠道基础分泌无任何影响。有快速抗腹泻的作用,且对肠道排空时间无任何影响。不会造成继发便秘和腹胀。口服仅作用于外周脑啡肽酶,对中枢神经系统无影响。

【适应证】用于成人和儿童急性腹泻的对症治疗。

【用法和用量】口服给药。连续服用不得超过7天。

成人:治疗急性腹泻,首次服药可在任何时间开始服用一粒胶囊(100mg),之后每次在3次主餐前服用一粒。服用消旋卡多曲不排除在必要的情况下进行补水。

儿童:口服,每日3次,每次按每千克体重服用1.5mg;单日总剂量应不超过每千克体重6mg。必要时给予口服补液或静脉补液。

推荐剂量:30月龄~9岁(13~27kg),每次30mg(1片),每日3次;9岁以上(体重>27kg),每次60mg(2片),每日3次。

【不良反应】偶尔嗜睡,皮疹和便秘等。不通过血脑屏障,因此对中枢神经系统没有作用。

【禁忌证】禁用于:肝肾功能不全者;不能摄入果糖,对葡萄糖或半乳糖吸收不良,缺少蔗糖酶、麦芽糖酶的患者;对消旋卡多曲过敏性患者。

【注意事项】①连续服用本品5天后,腹泻症状仍持续者应进一步就诊或采用其他药物治疗方案;②本品可以和代谢物、水或母乳一起服用,请注意溶解混合均匀;③本品请勿一次服用双倍剂量;④细胞色素酶CYP3A4抑制剂如红霉素、酮康唑,可能减少消旋卡多曲的代谢,同时治疗时慎用;⑤细胞色素酶CYP3A4诱导剂如利福平可能降低消旋卡多曲的止泻作用,同时治疗时慎用。

【制剂】片剂:每片10mg;30mg。颗粒剂:每粒100mg(成人);30mg(儿童)。

【贮法】密封,在干燥处保存。

(李慧博　翟所迪)

第 46 章
微生态药物

微生态学（microecology）是研究正常微生物群与其宿主以及环境之间相互关系的一门新兴的生命科学，目前的研究主要集中在肠道菌群与人体的关系方面。人体肠道内栖息着 1000 种以上的细菌，其总数接近于 10^{13} ~ 10^{14} 菌落形成单位。其数量约为人体细胞总数的 10 倍。正常情况下肠道菌群与人体处于共生状态：一方面人体为肠道菌群提供生命活动的场所和营养，不对其产生强烈的免疫反应（免疫耐受状态）；另一方面，肠道菌群对人体发挥着必要的生理功能，包括生物拮抗（防御感染）、参与营养吸收及代谢、参与免疫系统成熟和免疫应答的调节等。

当机体受到年龄、环境、饮食、用药等因素影响时，就会引起肠道微生态失衡，又称为肠道菌群失衡，主要是指由于肠道菌群组成改变、细菌代谢活性变化或菌群在局部分布变化而引起的失衡状态，表现为肠道菌群在种类、数量、比例、定位转移（移位）和生物学特性上的变化。其主要临床表现按照肠道微生态失衡的程度，可以分为三度：

（1）一度失衡，也称潜伏型微生态失衡，只能从细菌定量检查上发现菌群组成有变化，临床上无或仅有轻微表现，为可逆性改变，祛除病因后可自行恢复。

（2）二度失衡，又称为局限微生态失衡，不可逆，在临床上可有多种慢性疾病的表现，如慢性肠炎、慢性痢疾等。

（3）三度失衡，也称为菌群交替症或二重感染，肠道的原籍菌大部分被抑制，而少数菌过度繁殖，临床表现为病情急且重，多发生在长期大量使用抗生素、免疫抑制剂、细胞毒性药物、激素、被射线照射后，或患者本身患有糖尿病、恶性肿瘤、肝硬化等疾病。

近年来，微生态调节剂在调节肠道微生态，改善各种疾病等方面取得了可喜的进展。微生态调节剂是在微生态学理论指导下生产的一类能够调节肠道微生态失衡，保持微生态平衡，提高宿主（人、动植物）健康水平或增进健康状态的生理性活菌（微生物）制品；同时也包括这些菌体的代谢产物以及促进这些生理菌群生长繁殖的物质制品。

目前国内外较为一致的意见是把微生态调节剂分成益生菌、益生元和合生元三部分。益生菌（probiotics）是指给予一定数量的、能够对宿主健康产生有益作用的活的微生物。益生元（prebiotics）是指既能够选择性刺激宿主肠道内一种或几种有益菌的活性或生长繁殖，又不能被宿主消化和吸收的物质。合生元（synbiotics）是指益生菌与益生元制成的复合制剂。

目前各国益生菌制品的种类非常多。益生菌所采用的菌种主要来源于宿主正常菌群中的生理性优势细菌（原籍菌）、非常驻的共生菌和生理性真菌三大类。

生理性优势细菌所使用的菌株来源于人体肠道原籍菌群，服用后可以直接补充原籍菌，发挥作用，多为产乳酸性细菌，大致包括 7 个菌属的上百个菌种，如双歧杆菌、乳杆菌、酪酸梭菌、粪链球菌等。

非常驻的共生菌在宿主体内的占位密度低，是具有一定免疫原性的兼性厌氧菌或需氧菌，它们可以是原籍菌群、外籍菌群或环境菌群，如芽孢菌属、梭菌属、枯草杆菌等；其制剂所使用的菌株来源于人体肠道以外。

生理性真菌包括布拉氏酵母菌属。布拉氏酵母菌属于酵母菌属,同时具有酵母菌的特性,能够促进肠黏膜细胞的代谢与修复,提高消化酶的活性,促进肠黏膜绒毛的生长。该药不会在宿主肠道内永久定植,减少了真菌血症的发生,对于肠道菌群不完善的婴幼儿尤为适用。因布拉氏酵母菌属于真菌制剂,可以天然耐抗生素,所以可以与抗生素联合使用,且因真菌和细菌之间无遗传物质的传递,避免了抗生素耐药性的传播。

益生元主要指非消化性低聚糖(NDO),包括菊粉(菊糖)、低聚果糖(FOS)、低聚半乳糖(GOS)、大豆低聚糖、乳果糖等,目前主要应用于功能性食品和保健品,许多配方奶粉中也添加有益生元(如 FOS 和 GOS),作为药物在临床使用的仅有乳果糖。

微生态调节剂能够有效地调节各种原因引起的肠道微生态失衡,已被广大学者认可,并且随着人体微生态学研究的深入和发展,研发生产的微生态调节剂的品种和应用也越来越广泛。国外对微生态调节剂的研究起步较早,并制定出了有关微生态调节剂使用的规范化指南,但由于益生菌菌株、剂型和研究人群等因素在国内外存在较大差异,因此,完全参照国外标准显然不适用于我国患者。

双歧杆菌活菌〔医保(乙)〕 Bifidobacteria

【其他名称】丽珠肠乐。

【药理学】本品为双歧杆菌活菌制剂。具有:①屏障作用:可与其他厌氧菌结合共同且占据肠黏膜壁表面,形成生物膜屏障,阻止致病菌的定植及入侵。同时,本药在代谢过程中可产生大量的乳酸和醋酸,降低肠道 pH 来抑制致病菌生长,以维持肠道菌群平衡。②营养作用:可合成多种维生素如维生素 B_1、维生素 B_2、维生素 B_{12}、烟酸及叶酸等,补充人体营养。③免疫作用:可激活机体吞噬细胞的吞噬功能,增强机体抗感染能力和非特异免疫反应。④解毒作用:有控制内毒素血症的作用。

【适应证】用于肠菌群失调引起的肠功能紊乱,如急、慢性腹泻,便秘等。

【用法和用量】餐后口服。①胶囊:一次 0.35 ~ 0.7g,早晚各 1 次。②散剂:一次 1g,早晚各 1 次,以凉水调服。儿童酌减。

【注意】①当本品性状发生改变时禁用。②如服用过量或发生严重不良反应时应立即就医。③儿童必须在成人监护下使用。④请将此药品放在儿童不能接触的地方。

【药物相互作用】①抗酸药、抗菌药与本品合用时可减弱其疗效,应分开服用。②铋剂、鞣酸、药用炭、酊剂等能抑制、吸附或杀灭活菌,故不能合用。③如正在服用其他药品,使用本品前请咨询医师或药师。

【制剂】散剂:每包 1.0g(含青春型双歧杆菌活菌 1.0 亿)。胶囊剂:每粒 0.35g(含 0.5 亿活菌)

地衣芽孢杆菌活菌〔医保(乙)〕
Live Bacillus Licheniformis

【其他名称】整肠生,京常乐,Licheniformobiogen,Entrocoordinatibiogen,E. C. B。

【药理学】我国首次分离的地衣芽孢杆菌(*Bacillus licheniformis*),可制成活菌制剂应用,它能调整肠道菌群,拮抗致病菌的作用。口服后该菌进入肠道,对葡萄球菌及酵母菌均有抗菌作用,而对双歧杆菌、乳酸杆菌、拟杆菌、粪链球菌的生长,则有促进作用。起效快、疗效高。

【适应证】用于细菌与真菌引起的急/慢性肠炎、腹泻,及各种原因所致的肠道菌群失调的防治。

【用法和用量】口服:每次 0.5g,一日 3 次。<5 岁,一次 0.25g,一日 3 次。首剂加倍。或遵医嘱。吞咽困难者,可打开胶囊,将胶囊内容物用水或牛奶溶解混匀后服用。本药为活菌制剂,溶解时水温不宜超过 40℃。

【注意】服用本品时应停用其他抗菌药物和吸附剂,以免降低药效。

【药物相互作用】①抗菌药与本品合用时可减低其疗效,故不应同服,必要时可间隔 3 小时服用。②铋剂、鞣酸、药用炭等能抑制、吸附活菌,不能合用。

【制剂】胶囊剂:每粒 0.25g(含 2.5 亿活菌);0.5g(含 5 亿活菌)。颗粒剂:每袋 0.5g(5 亿活菌)。

枯草杆菌活菌〔基;医保(乙)〕
Live Bacillus subtilis

【其他名称】美常安,妈咪爱。

【药理学】本品有抑制肠道致病菌生长、改善肠道微生态环境的作用。

【适应证】本品适用于急性腹泻,某些肠道致病菌感染引起的轻、中度腹泻,以及肠道菌群失调所致的腹泻。

【用法和用量】口服。成人一次 0.5 ~ 0.75g(2 ~ 3 粒),一日 3 次,首次加倍。儿童酌减或遵医嘱(服用胶囊不便时可将胶囊内药粉倒入温开水中服用)。

【注意】①为保持本品疗效,应按要求连续服用。②对微生态制剂有过敏史者慎用。③勿与热开水同服。

【药物相互作用】本品为生物制剂,使用期间暂停使用抗生素。

【制剂】胶囊剂:每粒 0.25g(含活菌数应不低于 2.5×10^7CFU)。

蜡样芽孢杆菌活菌
Live Bacillus Cereus

【其他名称】乐腹康,促菌生,源首。

【药理学】蜡样芽孢杆菌系严格的需氧菌,当繁殖时大量吸收肠腔内的氧气,造成厌氧环境,促进正常菌群中厌氧菌的生长繁殖。其作用机制为争夺氧气和营养,调节菌群失调,消除气体,发挥屏障作用和调节生态平衡。

【适应证】用于婴幼儿腹泻、轮状病毒胃肠炎、婴幼儿菌痢、成人急性肠炎;慢性肝炎、肝硬化引起的腹胀及其他原因引起的肠道菌群失调。对老年人食欲缺乏、胃胀满、大便稀、腹泻与便秘交替出现,且经久不愈者有保健预防作用。

【用法和用量】①胶囊剂:成人 1 ~ 2 粒,每日 2 ~ 3 次,连续用药 5 ~ 7 天,儿童用量酌减。②片剂:成人,每次 4 ~ 8 片,每日 3 次;儿童酌减。

【药物相互作用】不宜与抗菌药物同时使用。

【制剂】胶囊剂：每粒 0.25g（含活菌数不低于 2.0×10^8cFu）。片剂：每片 0.25g（含活菌数不低于 2.0×10^8cFu）。

凝结芽孢杆菌
Bacillus Coagulans

【其他名称】爽舒宝，万宝康。

【药理学】本品对氨苄西林引起的小鼠腹泻有止泻作用，对由复方地芬诺酯诱发的小鼠便秘有润肠通便作用。体外试验结果显示：本品对大肠埃希菌、伤寒沙门菌、普通变形杆菌、铜绿假单胞菌、金黄色葡萄球菌和痢疾志贺菌的生长有抑制作用。

【适应证】治疗因肠道菌群失调引起的急慢性腹泻、慢性便秘、腹胀和消化不良等症。

【用法和用量】口服，成人，首次服6片，以后一次3片，一天3次，用温开水送服。急性腹泻，连用3～7天；慢性腹泻或慢性便秘，连用14～21天。

【禁忌证】对本品过敏者禁用。

【注意】①本品为活菌制剂，切勿将本品置于高温处。②避免与抗菌药物同服。③过敏体质者慎用。

【药物相互作用】对氨苄西林、新霉素、头孢唑林、头孢呋辛、头孢噻肟、氯霉素、呋喃唑酮、复方磺胺甲噁唑和诺氟沙星等敏感，故本品不能与此类药物同时服用。

【制剂】片剂：每片 350mg（含凝结芽孢杆菌活菌数不低于 5.0×10^7CFU/g）。

酪酸梭菌活菌
Live Clostridium Butyricum

【其他名称】宝乐安，阿泰宁，米雅。

【药理学】本品为酪酸梭菌活菌（芽孢）制剂，能耐受胃酸进入肠道，分泌肠黏膜再生和修复的重要营养物质酪酸（丁酸），修复受损伤的肠黏膜，消除炎症，营养肠道。并能促进双歧杆菌等肠道有益菌生长，抑制痢疾志贺菌等肠道有害菌生长，恢复肠道菌群平衡，减少胺、氨、吲哚等肠道毒素的产生及对肠黏膜的毒害，恢复肠免疫功能和正常的生理功能。本品对大鼠免疫性溃疡性结肠炎有显著治疗作用，能抑制 IL-8、TNF-α 等致炎症因子的过度异常表达，抑制抗结肠抗体 IgG 的过度表达，降低 B 淋巴细胞转化率，提高 T 淋巴细胞转化率，纠正肠免疫紊乱，恢复肠免疫耐受力，消除炎症、溃疡，有效治疗溃疡性结肠炎。同时酪酸梭菌在肠道内产生酶和维生素类有益物质，促进营养物质的消化吸收。

【适应证】用于因肠道菌群紊乱引起的各种消化道症状及相关的急、慢性腹泻和消化不良等。

【用法和用量】片剂：口服，成人，一次2片，一天3次；儿童，一次1片，一天2～3次。用温开水送服。急性腹泻，疗程3～7天；慢性腹泻，疗程14～21天。幼儿可直接嚼服，或碾碎后溶于温水或牛奶中冲服。散剂：口服，成年人每次0.5～1g（0.5～1.0包），一日3次。

【注意】①本品为活菌制剂，切勿将本品置于高温处。②病史长、症状重的患者可延长用药时间。③避免与抗菌药物同服。

【药物相互作用】酪酸梭菌对氨苄西林、头孢唑林、头孢呋辛、四环素、氯霉素、呋喃唑酮、复方磺胺甲噁唑和诺氟沙星等敏感，与此类抗菌药同时服用可减弱其疗效，应分开服用（间隔2～3小时）。

【制剂】片剂：每片 350mg（含酪酸梭菌活菌数不低于 1.5×10^7CFU/g）。胶囊剂：每粒 420mg（含酪酸梭菌活菌数不低于 1.5×10^7CFU/g）。散剂：每袋 500mg（含酪酸梭菌活菌数不低于 1.5×10^7CFU/g）。

口服乳杆菌 LB
Lactobacillus LB

【其他名称】乐托尔。

【药理学】本品是一种微生态抗腹泻制剂。活性成分是乳杆菌 LB。体外及动物实验显示：乳杆菌 LB 可直接抑制细菌生长；具有肠黏膜非特异性免疫刺激作用（增加 IgA 的合成）；刺激有益产酸菌的生长，特别是在多种 B 族维生素存在的情况下；灭活的乳杆菌（LB）菌株具有黏附至培养的肠上皮吸收细胞及黏液细胞的能力，可抑制病原体黏附和侵袭肠上皮细胞。在小鼠模型中表明，本品可抑制空肠曲杆菌从胃肠道向全身扩散。

【适应证】本品适用于成人及婴幼儿、儿童的非器质性腹泻。

【用法和用量】对于6岁以下的儿童和婴幼儿患者，治疗需要在医师的指导下配制和服用补液；对于6岁以上的儿童及成人患者，需要生理盐水或糖水来补充腹泻引起的失水（成人应该每天服用2L以上的水）。

【注意】（1）在下列情况下，患者需要马上咨询医师：①6岁以下的儿童或婴幼儿患者，如果每日排水便6次以上，持续24小时并伴随体重降低；②6岁以上的儿童及成人患者，有以下症状的患者：服用该药2天后病情没有改善；发热和呕吐；大便带血或者黏液；如果患者感觉极度渴或感觉舌头发干，这是腹泻脱水的前期症状。这时候医师需要根据情况决定是否给予补液和具体补液措施（口服/静脉补液）。

（2）服用本品期间在服用其他药物前请向医师询问相关信息。

（3）对于6岁以下儿童和婴幼儿患者，治疗同时应接受医师的进食指导，以确定是否可以和牛奶等奶制品同时服用；6岁以上儿童及成人患者，腹泻时应注意饮食，避免食用生冷食物和饮料。

【制剂】胶囊剂：每袋 235mg（每粒100亿细菌）。

复方嗜酸乳杆菌：胶囊剂：每胶囊含灭活冻干的嗜酸乳杆菌50亿和中和后冻干的培养基80mg。成人及儿童每日2次，每次2粒，成人首剂量加倍；婴儿每日2次，每次1～2粒，首剂量2粒。散剂：每小袋含灭活冻干的嗜酸乳杆菌50亿和中和后的冻干培养基160mg。成人及儿童每日2次，每次1袋，成人首剂量加倍；婴儿每日2次，每次1袋。胶囊剂可用水吞服，亦可倒出内容物混合于水中饮服。

布拉氏酵母菌
Saccharomyces Boulardii

【药理学】本药系含活布拉氏酵母菌的微生态制剂，具有抗微生物和抗毒作用，对肠黏膜有营养作用。口服后，药物不被胃肠液、抗生素或磺胺类药物破坏，在肠内具有活性作用，且药物不在肠内定植，仅产生一过性的微生态调节作用。

【适应证】①用于成人或儿童的感染性或非特异性腹泻。②用于预防和治疗由抗生素诱发的结肠炎和腹泻。③用于预防由管饲引起的腹泻。④与万古霉素或甲硝唑合用于预防梭状芽孢杆菌所致的顽固性疾病的复发。⑤用于治疗肠易激综合征。

【用法和用量】口服给药，一次250～500mg，一日1～2次。

【注意】①本药可于任何时刻服用，但若要取得速效效果，应避免在餐时服用。②本药不宜与超过50℃的，或冰冻的，或含酒精的饮料及食物同服。③本药胶囊可吞服；也可将胶囊内容物或散剂置于少量温水或甜味饮料中，混匀后服用（更适用于婴幼儿），亦可与食物或婴儿奶液混匀后服用。管饲时，可将本药散剂加于制备的营养液内。④动物实验中尚未发现本药对胎仔有毒性作用；亦无应用本药致畸或使胎儿中毒的临床报道。鉴于尚无确切的妊娠期妇女用药安全性资料，建议妊娠期妇女避免使用本药。⑤免疫功能不全、虚弱、危重症患者：有用药后发生真菌血症的报道，故上述患者（尤其之前或正接受抗生素治疗的患者）慎用或避免使用。

【制剂】胶囊剂：每粒250mg。

复合乳酸菌〔医保(乙)〕
Lactobacillus Complex

【其他名称】聚克，Polylactone。

【药理学】为人体固有正常生理菌株与灭菌淀粉混合而成的微生态制剂，含有的乳酸杆菌、嗜酸乳杆菌和乳酸链球菌。能安全通过胃液屏障，在肠道内定植、发育、增殖，发挥生理作用。

能形成生物学屏障，调整肠道菌群，促进机体对营养物的分解和吸收，并能分解葡萄糖产生乳酸，从而抑制致病菌的繁殖生长。还能改善肠道运动功能，促进维生素在肠道内的合成，增强机体免疫力。对青霉素类、头孢菌素类、氨基苷类、大环内酯类、喹诺酮类、磺胺类等多种抗菌药物具有耐药性，可与上述药物同时服用，长期使用耐药因子不会转移。

【适应证】用于各种原因引起的肠道菌群紊乱、急慢性腹泻、肠易激综合征、抗生素相关性腹泻等的治疗。亦可用于预防和减少抗生素及化疗药物所致的肠道菌群紊乱的辅助治疗。

【用法和用量】口服，一次1～2粒，每日1～3次。根据病情和年龄可适当增减。

【不良反应】偶见皮疹、头晕、口干、恶心、呕吐和便秘等。

【药物相互作用】本品与青霉素类、头孢菌素类等多种抗菌药物合用具有协同作用，在治疗急慢性腹泻时两者并用效果更佳。

【制剂】胶囊剂：每粒0.33g（含活乳酸菌2万个以上，其中乳酸杆菌数≥70个，嗜酸乳杆菌数≥0.7×10^4个，乳酸链球菌数≥1.4×10^4个）。

双歧杆菌四联活菌
Combined Bifidobacterium, Lactobacillus, Enterococcus and Bacilluscereus, Live

【药理学】本药中婴儿双歧杆菌、嗜酸乳杆菌、粪肠球菌为健康人体肠道正常菌群，直接补充可抑制肠道中某些致病菌，维持正常肠道蠕动，调整肠道菌群平衡。其中肠球菌为需氧菌，繁殖速度最快，12小时达高峰；乳杆菌为兼性厌氧菌，24小时进入生长稳定期；双歧杆菌为厌氧菌，繁殖速度慢，48小时进入生长稳定期；蜡样芽孢杆菌在肠道中定植，消耗氧气，为双歧杆菌等厌氧菌营造厌氧环境，促进双歧杆菌等厌氧菌的生长和繁殖。

【适应证】本品用于治疗与肠道菌群失调相关的腹泻、便秘、功能性消化不良。

【用法和用量】①成人：口服给药，一次1.5g，一日3次。症状严重时剂量可加倍。餐后用温水或温牛奶送服。②儿童：婴幼儿较成人剂量酌减。婴儿可将药片碾碎溶于温热（40℃）水或牛奶中服用，幼儿可直接嚼服。

【药物相互作用】①抗菌药（如氯霉素、头孢菌素、红霉素、青霉素）等对本药中的活菌有抑制作用。不宜合用。②铋剂、鞣酸、药用炭、酊剂等可抑制、吸附或杀灭活菌。不应合用。

【制剂】片剂：每片0.5g（婴儿双歧杆菌活菌数不低于0.5×10^6cfu，嗜酸乳杆菌活菌数不低于0.5×10^6cfu，粪肠球菌活菌数不低于0.5×10^6cfu，蜡样芽孢杆菌活菌数不低于0.5×10^5cfu）。

双歧杆菌嗜酸乳杆菌肠球菌三联活菌〔医保(乙)〕
Live Combined Bifidobacterium, Lactobacillus and Enterococcus

将双歧杆菌、嗜酸乳杆菌和肠球菌经适当配合制成的口服活菌制剂。

【其他名称】金双歧，培菲康，双歧三联活菌制剂，Bifico，Bifid，Trpile Viable Preparation，Birid Triple Viable。

【药理学】双歧杆菌、嗜酸乳杆菌、肠球菌为健康人肠道正常菌群，分别定植在肠道的上、中、下部位，组成了一个在不同条件下都能生长、作用快而持久的联合菌群，在整个肠道黏膜表面形成一道生物屏障，阻止致病菌对人体的侵袭，抑制有害菌产生的内毒素和致癌物质，维持人体正常的生理功能。

给药后，通过重建宿主肠道菌群间的微生态平衡，抑制肠内有害菌及其产生的各种有毒害物质，清除自由基及过氧化脂质，治疗由内源性或外源性微生物引起的感染，维持正常肠蠕动，缓解便秘。另外，本品可抑制肠内腐败菌对蛋白质的分解，减少肠道中内毒素和氨的产生及吸收，有护肝、保肝，治疗肝性脑病和帮助消化、增进食欲的作用。

口服后可完全、迅速地到达肠道，次日即可从服用者的粪便中检出口服的菌种，第4日菌量达到高峰，第8日恢复正常。

【适应证】用于肠道菌群失调引起的腹泻、腹胀等，也用于慢性腹泻和轻、中型急性腹泻，以调节肠道功能；对缓解便秘也有较好疗效，还可作为肝硬化、急慢性肝炎及肿瘤化疗等的辅助用药。

【用法和用量】口服，每次420～630mg，一日2～3次，餐后服用。小于1岁儿童，每次105mg；1～6岁，每次210mg；6～13岁，每次210～420mg。婴幼儿可取胶囊内药粉用温开水调服。散剂：1岁以下，一次半袋；1～6岁，一次1袋；6岁以上，一次2袋。均为每日2～3次。

【药物相互作用】①抗酸药、抗菌药与本品合用可减弱其疗效，应分开服用。②铋剂、鞣酸、药用炭、酊剂等能抑制、吸附或杀灭活菌，不应合用。

【制剂】胶囊剂：每粒210mg。散剂：每包1g；2g。

【贮法】避光，于干燥处低温（2～8℃）或室温（25±5）℃保存。

乳酶生〔药典(二)；基；医保(甲)〕 Lactasin

【其他名称】表飞鸣，Biofermine。

【适应证】用于消化不良，饮食不当、肠道菌群失调或肠内异常发酵引起的腹胀、腹泻等。

【药理学】能分解糖类生成乳酸，使肠内酸度增高，抑制肠内病原体的繁殖。

【适应证】用于消化不良、肠发酵、小儿饮食不当引起的腹泻等。

【用法和用量】口服。成人：每次0.3～1.0g，一日3次，餐前服。儿童：1岁以下，一次0.1g；1～5岁，一次0.2～0.3g；5岁以上0.3～0.6g。均一日3次，餐前服用。

【药物相互作用】不宜与抗菌药物（红霉素、氯霉素、土霉素等）或吸着剂合用，或分开服（间隔2～3小时）。

【制剂】片剂：每片0.15g；0.3g。

【贮法】应在冷暗处保存，超过有效期后不得再用。

（刘　腾　赵志刚）

第 47 章
肝胆疾病辅助用药

肝脏是人体新陈代谢和解毒的重要器官，其解毒功能主要依靠肝细胞的各种合成酶和解毒酶完成。肝病是临床常见疾病之一，由于人民生活水平的不断提高，生活方式及饮食结构的改变及遗传因素的影响，我国肝病的发生率一直居高不下。保肝药是保护肝细胞的药物，凡有预防治疗肝脏疾患、减轻肝脏负担，解除对肝脏的毒性与损害，有利于肝组织与肝功能恢复的药物即为保肝药或护肝药，又称肝脏辅助用药。随着近年来上市新药的不断增多，使得临床保肝药的应用出现新的变化。

肝细胞损伤与肝病进展密切相关。肝细胞膜损伤后，膜流动性降低，膜通透性增加。而肝细胞膜流动性降低导致膜相关的酶活性、受体及转运功能受损，抑制肝细胞功能。对于肝细胞损伤的治疗，宜采取控制病因、阻断损伤继续加重和促进肝细胞再生及修复的综合治疗策略。这不仅有助于肝实质细胞本身数量、结构和功能的维持，也有助于延缓纤维化进展，预防肝硬化和肝细胞癌的发生。

肝性脑病（hepatic encephalopathy，HE）是由于急、慢性肝病或各种原因的门-体分流所引起的，以代谢紊乱为基础的神经精神方面的异常。临床应用的降血氨药如谷氨酸钠、精氨酸等，对治疗外源性血氨增高所致的肝性脑病有一定效果，而对血氨不增高的肝性脑病则无效。近年来针对减少氨来源的治疗已经取得肯定的成果，以乳果糖为代表的不吸收的糖的疗效同样受到人们重视。

利胆药除有利胆作用外，还有改善肝功能的作用。因此，利胆醇除用于治疗胆系疾患，如胆囊炎、胆管炎、胆石症等外，还兼用于治疗肝脏的慢性炎症。茴三硫能增加胆盐、胆色素及胆固醇的分泌，尤其是胆色素的分泌，并能改善肝脏的解毒功能，它尚能促进尿素的生成与排泄而具有明显的利尿作用，适用于胆系感染、肝脏炎症及肝硬变等。

由于肝胆系统疾病的防治比较复杂，目前尚无针对病因治疗的有效药物，上述各类药物可作为一些辅助治疗应用，其作用机制和确切疗效均有待进一步确定。

47.1　促细胞再生类

多烯磷脂酰胆碱
Polyene Phosphatidylcholine

为复方制剂，其主要成分有必需磷脂（天然的胆碱磷酸二甘油酯、亚油酸、亚麻酸及油酸）、维生素 B_1、维生素 B_2、维生素 B_6、维生素 B_{12}、烟酰胺等（胶囊剂、静脉注射液及静脉滴注液的含量有所不同）。

【其他名称】易善复，易善力，肝得健。

【药理学】可使肝细胞膜组织再生，协调磷脂与细胞膜组织之间的功能，因而可有效地使肝脏的脂肪代谢、合成蛋白质及解毒功能等恢复正常。本品具有良好的亲脂性，其有效成分结构与细胞膜磷脂基本相同，并含有大量不饱和脂肪酸，能保护肝脏细胞结构及对磷脂有依赖性的酶系统，防止肝细胞坏死及新结缔组织增生，促进肝病康复。

口服后，90% 经肠道吸收，大部分被磷脂酶 A 分解为 1-酰基-溶血胆碱，50% 在肠黏膜立即再次酰化为多聚不饱和磷脂酰胆碱。后者通过淋巴进入血液，主要同肝脏的高密度脂蛋白结合。

【适应证】用于不同原因引起的脂肪肝、急慢性肝炎，包括肝硬化、肝性脑病及继发性肝功能失调。辅助改善中毒性肝损伤（如药物、毒物、化学物质和酒精引起的肝损伤等）。

【用法和用量】口服：12 岁以上的儿童、青少年和成年人开始时每日 3 次，每次 2 粒（456mg）。每日服用量最大不能超过 6 粒（1368mg）。一段时间后，剂量可减至每日 3 次，每次 1 粒（228mg）维持剂量。需随餐服用，用足够量的液体整粒吞服，不要咀嚼。

静脉注射：成人和青少年一般每日缓慢静注 1～2 安瓿，严重病例每日注射 2～4 安瓿。一次可同时注射两安瓿的量。如需要，每天剂量可增加至 6～8 安瓿。

【注意】①本品为辅助治疗药，第一次使用本品前应咨询医师。治疗期间应定期到医院检查。②由于含有大豆油成分，本品可能会导致严重的过敏反应。③使用本品时，应避免对肝脏有害物质（如酒精等）的摄入，以防止有害物质对肝脏的损害。④对于慢性肝炎患者，使用本品治疗后如不能明显改善主观临床症状，应停药并就医。⑤不推荐在妊娠或哺乳期间应用本品。⑥不得将本品用于 12 岁以下儿童。⑦若要配制静脉输液，只能用不含电解质的葡萄糖溶液稀释（如：5%/10% 葡萄糖溶液；5% 木糖醇溶液），如需稀释使用，只能以患者静脉血液 1∶1稀释，不能在注射器内加入其他药物，以免影响药物稳定性。⑧应严格按推荐剂量使用，不得超量，否则可能加重本品的不良反应。如服用过量或出现严重不良反应，应立即就医。⑨大剂量偶见胃肠道功能紊乱；注射过快可引起血压下降。⑩本品含有苯甲醇作稳定剂，使用中应注意该成分引起过敏反应。

【药物相互作用】本品与抗凝剂药物之间的相互作用尚无法排除。因此，需要对抗凝剂药物的剂量进行调整。建议患者在同时应用这两类药物时向医生进行咨询。

【制剂】胶囊剂：每粒 228mg。注射剂：每支 232.5mg（5ml）。

促肝细胞生长素
Hepatocyte Growth-promoting Factor

【其他名称】促肝细胞生长因子，促恒，福锦，肝复肽，肝生素。

【药理学】本药系从新鲜乳猪肝脏中提取纯化制备的带正电荷的小分子量多肽类活性物质，具有以下生物效应：①可明显刺激新生肝细胞 DNA 合成，促进损伤的肝细胞线粒体、粗面内质网恢复，促进肝细胞再生，加速肝脏组织的修复，恢复肝功能。②可改善肝脏枯否细胞的吞噬功能，防止来自肠道的毒素对肝细胞的进一步损害，抑制肿瘤坏死因子（TNF）活性和 Na^+-K^+-ATP 酶活性抑制因子的活性，从而促进肝坏死后的修复。同时还具有缩短凝血酶原时间和降低氨基转移酶、血清胆红素的作用。③对四氯化碳诱导的肝细胞损伤有较好的保护作用。④可明显提高 D-氨基半乳糖诱导的肝衰竭患者的存活力。

【适应证】①本药口服制剂用于中、重度慢性肝炎的辅助治疗。②本药注射剂用于重型病毒性肝炎(急性、亚急性、慢性重症肝炎的早期或中期)的辅助治疗。

【用法和用量】(1) 中、重度慢性肝炎的辅助治疗:口服给药,一次 100~150mg,一日 3 次,3 个月为一疗程。

(2) 重型病毒性肝炎的辅助治疗:静脉滴注:①粉针剂:一次 80~120mg,一日 1 次,疗程一般为 4~6 周,慢性重型肝炎疗程为 8~12 周。②注射剂:一日 120μg,单次或分 2 次给药,疗程一般为 4~8 周。

【注意】①本药可引起过敏性休克等严重过敏反应,应在有抢救条件的医疗机构使用。②用药期间应监测肝功能和甲胎蛋白(AFP)。

【制剂】肠溶胶囊:每粒 50mg(以多肽计)。粉针剂:每支 20mg;40mg;60mg;80mg;100mg;120mg。注射剂:每支 30μg(2ml)。

47.2 降酶保肝药物

联苯双酯〔药典(二);基;医保(甲)〕 Bifendate

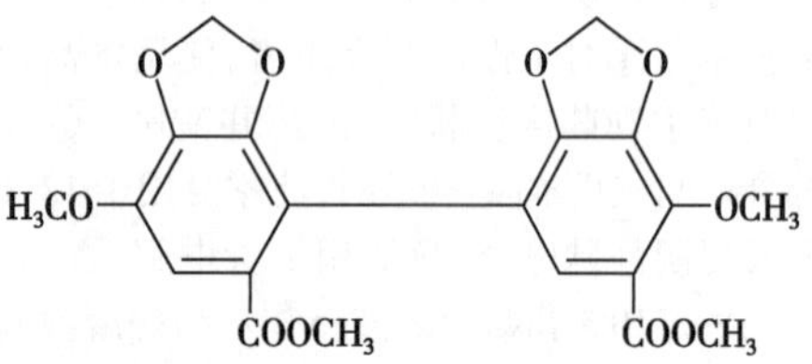

【其他名称】扶健,合三。

【药理学】药理实验证明,小鼠口服本品能减轻因四氯化碳及硫代乙酰胺引起的血清丙氨酸转氨酶升高。本品还能增强肝脏解毒功能,减轻肝脏的病理损伤,促进肝细胞再生并保护肝细胞,从而改善肝功能。

临床研究表明其近期降丙氨酸转氨酶作用肯定,服药 1 个月后呈大幅度降酶作用。降酶作用不随疗程的延长而逐渐提高。对单项丙氨酸转氨酶增高者较对兼有麝浊或麝絮异常者效果要好,对 HBsAg 阴性者亦比对阳性者疗效明显。其远期疗效较差。据统计,半年以内反跳者占 53.8%。但反跳病例再服本品,丙氨酸转氨酶仍可下降,甚至恢复正常。凡病程长、肝功能异常时间较长者易于反跳,反之则少。

【适应证】用于慢性迁延性肝炎伴丙氨酸转氨酶(ALT)升高,及化学毒物、药物引起的 ALT 升高。对肝炎主要症状如肝区痛、乏力、腹胀等的改善有一定疗效,但对肝脾肿大的改变无影响。

【用法和用量】①片剂、胶囊:一次 25~50mg,一日 3 次。②滴丸:一次 7.5mg,一日 3 次。必要时一次 9~15mg,一日 3 次,连用 3 个月,待 ALT 正常后改为一次 7.5mg,一日 3 次,连用 3 个月。

儿童:《中国国家处方集·化学药品与生物制品卷·儿童版》推荐:口服:片剂,一次 0.5mg/kg,一次最大量 25~50mg,一日 3 次。

【注意】①少数病人用药过程中 ALT 可回升,加大剂量可使之降低。停药后部分患者 ALT 反跳,但继续服药仍有效。②有报道本品治疗过程中出现黄疸及病情恶化,应引起注意。

【药物相互作用】肌苷可减少本药的降酶反跳现象。

【制剂】片剂(胶囊剂):每片(粒)25mg。滴丸:每丸 1.5mg。

双环醇〔医保(乙)〕 Bicyclol

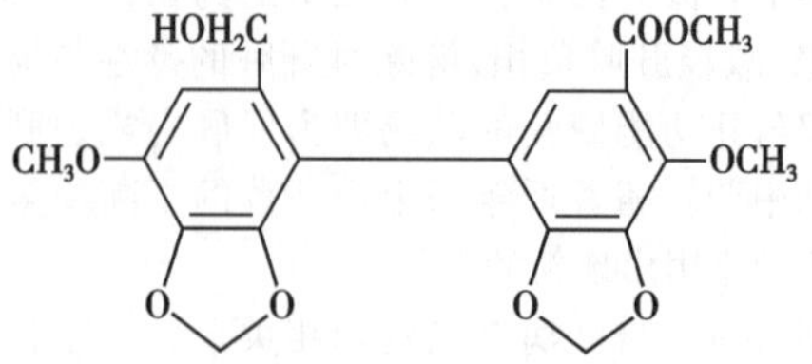

【其他名称】百赛诺。

【药理学】系我国创制的抗慢性病毒性肝炎新药,具有显著的保护肝脏作用和一定的抗乙肝病毒活性。动物实验表明它对四氯化碳、D-氨基半乳糖、对乙酰氨基酚引起的小鼠肝损伤以及卡介苗加脂多糖诱导的小鼠免疫性肝炎均有明显降 ALT 和 AST 作用,并能减轻肝组织的病理性损伤。体外试验表明它对人肝癌细胞整合人乙肝病毒株分泌的 HbeAg 和 HbsAg 有抑制作用;对鸭病毒性肝炎血清和肝脏的 HBV-DNA 有显著的抑制作用。其作用机制并非抑制氨基转移酶,而是有自由基清除作用以保护细胞膜,并能保护肝细胞核 DNA 免受损伤和减少细胞凋亡的发生。

口服 25mg 本品的 t_{max} 为 1.8 小时,C_{max} 为 50ng/ml,吸收半衰期为 0.84 小时,消除半衰期为 6.26 小时,C_{max} 和 AUC 与剂量成正比。常用剂量多次重复给药,体内药物无蓄积现象。在体内的主要代谢产物为 4-羟基和 4′-羟基双环醇。

【适应证】用于治疗慢性肝炎所致的氨基转移酶升高。

【用法和用量】口服给药,一次 25mg(必要时可增至一次 50mg),一日 3 次,最少服用 6 个月,应逐渐减量。

【注意】①用药期间应密切观察患者临床症状、体征和肝功能变化,疗程结束后应加强随访。②肝功能失代偿者如胆红素明显升高、低蛋白血症、肝硬化腹水、食管静脉曲张出血、肝性脑病及肝肾综合征者应慎用。③尚无本品对妊娠期妇女、哺乳期妇女及 70 岁以上老年患者用药安全性的研究资料;12 岁以下儿童的最适剂量遵医嘱。

【药物相互作用】尚不明确。

【制剂】片剂:每片 25mg;50mg。

齐墩果酸 Oleanolic Acid

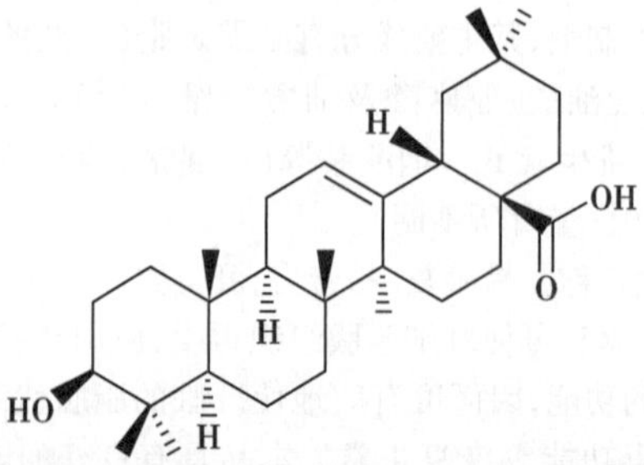

由青叶胆(*Swertia mileensis*)中或从中药厂生产女贞子糖浆的药渣中提取。

【性状】为白色结晶性粉末,无臭,无味。几不溶于水,微溶于乙醇、三氯甲烷。

【药理学】能明显降低试验性肝损伤动物的血清丙氨酸转氨酶，减轻肝细胞的变性、坏死以及肝组织的炎性反应和纤维化过程，促进肝细胞再生，加速坏死组织的修复。

【适应证】用于治疗病毒性迁延性慢性肝炎，对症状、体征和肝功能均有明显的改善作用。此外尚有纠正蛋白代谢障碍的作用。

【用法和用量】急性黄疸型肝炎：一日3次，每次30mg。慢性肝炎：一日4次，每次50mg。

【不良反应】少数病例服药后有上腹部不适感，经对症处理可消失。个别病例出现血小板轻度减少，停药后可上升。

【制剂】片剂：每片10mg；20mg。

47.3　利胆保肝类

腺苷蛋氨酸〔医保(乙)〕 Ademetionine

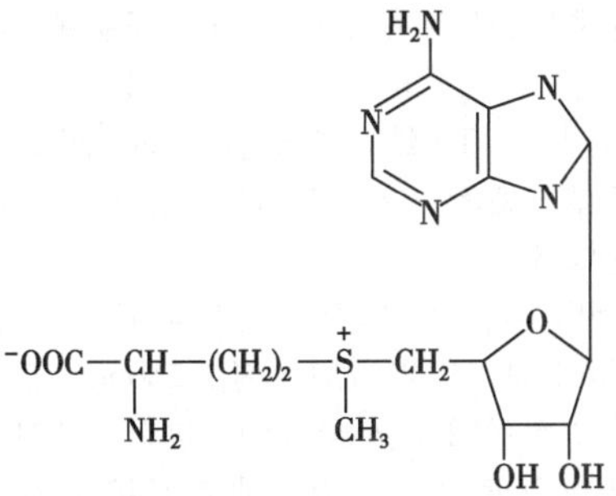

$^{-}OOC-CH(NH_2)-(CH_2)_2-\overset{+}{S}(CH_3)-CH_2-$（核糖-腺嘌呤）

【药理学】腺苷蛋氨酸为人体组织和体液中普遍存在的一种生理活性物质，其作为甲基供体（转甲基作用）和生理性巯基化合物（如半胱氨酸、牛磺酸、谷胱甘肽和辅酶A）的前体（转硫基作用）参与体内重要的生化反应。在肝内，通过使肝细胞膜磷脂甲基化而调节肝脏细胞膜的流动性，并通过转硫基反应促进肝解毒过程中硫化产物的合成。肝内腺苷蛋氨酸生物利用度在正常范围时，以上反应有助于防止肝内胆汁淤积。肝硬化时腺苷蛋氨酸合成酶（催化必需氨基酸蛋氨酸向腺苷蛋氨酸转化）的活性显著降低，使蛋氨酸向腺苷蛋氨酸转化减少，减弱了防止胆汁淤积的正常生理过程。因此，给予患者补充腺苷蛋氨酸可使其生物利用度恢复至正常范围，从而防止肝内胆汁淤积。

【适应证】用于治疗肝硬化前和肝硬化所致肝内胆汁淤积，也用于治疗妊娠期肝内胆汁淤积。

【用法和用量】初始治疗：肌内或静脉注射，每天500～1000mg，共2周；维持治疗：口服，每天1～2g。

儿童：《中国国家处方集·化学药品与生物制品卷·儿童版》推荐：口服或静脉注射：一次30～60mg/kg，总量不超过1g，疗程2周。

【不良反应】由于本品在酸性片剂中才能保持活性，部分患者服药后可能感到胃灼热和上腹痛；对本品特别敏感的个体，偶可引起昼夜节律紊乱，睡前服用催眠药可减轻此症状。以上作用均表现轻微，一般不需停药。

【注意】①片剂或注射用腺苷蛋氨酸，由白色变为其他颜色时便不可使用。片剂应在服用前从铝箔条中取出。②有同时使用本药和氯米帕明出现5-羟色胺综合征的个案报道，故同时给予本药和选择性5-羟色胺再摄取抑制剂（SSRIs）、三环抗抑郁药（包括氯米帕明）以及含有色氨酸基团的药物和植物源性营养补充剂时应谨慎。③用药期间禁止驾驶或操作机械。④如出现昼夜节律紊乱，睡前使用催眠药可减轻症状。⑤本药可干扰高半胱氨酸的免疫测定，使用本药的患者应采用非免疫分析方法检测血液高半胱氨酸水平。⑥有血氨增高及肝硬化的患者，用药时应注意监测血氨水平。⑦由于维生素B_{12}和叶酸缺乏可能降低本药浓度，因此应定期监测高危患者［包括贫血患者、肝病患者、妊娠期妇女、由其他疾病或饮食习惯引起的潜在维生素缺乏的患者（如素食者）］的维生素B_{12}和叶酸的血浆浓度，如显示维生素B_{12}和叶酸缺乏，建议使用本药前或用药期间同时给予维生素B_{12}和叶酸治疗。

【药物相互作用】注射剂不可与碱性液体或含钙的液体混合，溶解后的注射液只能保存6个小时。

【制剂】注射剂：每瓶500mg。片（肠溶）剂：每片500mg。

【贮法】密封，25℃以下保存。

熊去氧胆酸〔药典(二)；基；医保(甲)〕 Ursodeoxycholic Acid

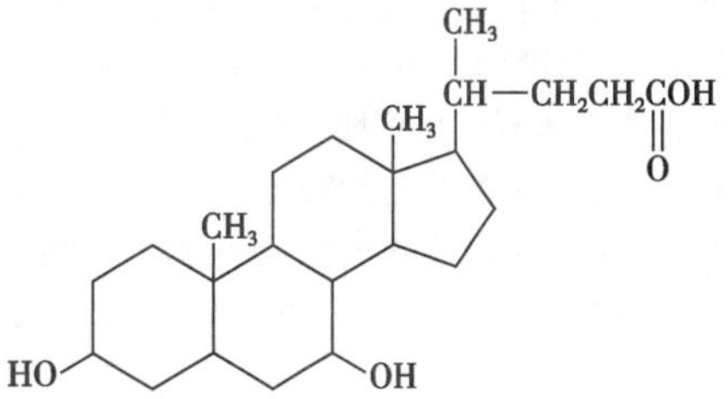

（甾体结构式：3-HO，7-OH，CH_3，$CH(CH_3)-CH_2CH_2COOH$）

【其他名称】脱氧熊胆酸，万健，乌索脱氧胆酸，梧露洒，熊脱氧胆酸，优思弗，优思弗。

【药理学】熊去氧胆酸为由胆固醇衍生而来的天然亲水性胆汁酸，在人体总胆汁酸中含量较低。口服熊去氧胆酸后，可通过抑制胆固醇在肠道内的重吸收和降低胆固醇向胆汁中的分泌，从而降低胆汁中胆固醇的饱和度，进而使胆固醇结石逐渐溶解（可能由于胆固醇的分散和液体晶体的形成）。口服熊去氧胆酸后，还可剂量依赖性地增加总胆汁酸中熊去氧胆酸的含量，使其成为主要的胆汁酸成分，替代倾向于聚集的、有毒害作用的内源性疏水性胆汁酸。此外，熊去氧胆酸还具有以下作用：保护受损的胆管上皮细胞，使其免受胆汁酸的毒害作用；抑制肝细胞凋亡；免疫调节作用；通过肝细胞和胆管细胞刺激胆汁分泌。

【适应证】①用于胆囊收缩功能正常且X射线能穿透的胆囊胆固醇性结石。②用于胆汁淤积性肝病（如原发性胆汁性肝硬化）。③用于胆汁反流性胃炎。④用于胆汁缺乏性脂肪泻。⑤用于治疗回肠切除术后脂肪泻。⑥用于预防药物性结石。

【用法和用量】成人：①胆固醇性结石：口服，一日5～10mg/kg，分2～3次服用，按时以少量水送服，疗程通常为6～24个月，服用12个月后结石未变小者，停止服用。每6个月进行一次超声波或X射线检查以判断治疗结果。②胆汁淤积性肝病：口服，一日10mg/kg分2～3次服用，按时以少量水送服。③胆汁反流性胃炎：口服，一次 250mg，一日 1 次，睡前以水吞服，须定期服用，疗程通常为 10～14 日。④脂肪泻、预防药物性结石：一日 8～10mg/kg，早、晚进餐时服用。

【注意】①本药不能溶解胆色素结石、混合结石及不透过 X 射线的结石。②用药时应注意保持患者胆汁的流动性。③育龄妇女仅在采取安全避孕措施后方可使用本药，因口服激素类避孕药可能增加胆结石，故推荐胆结石患者使用非激素避孕措施。用药前应排除妊娠。④用药开始后前 3 个月须每 4 周检查 1 次肝功能（如 AST、ALT 和 γ-GT），随后每 3 个月检查 1 次。⑤用于溶解胆固醇结石时，根据结石大小，于用药开始后 6～10 个月进行胆囊 X 射线检查（口服胆囊造影）。

【药物相互作用】①环孢素：本药可增加环孢素的吸收。合用时应监测环孢素血清浓度，必要时调整其剂量。②瑞舒伐他汀：本药（一日 500mg）与瑞舒伐他汀（一日 20mg）合用，后者血药浓度轻微升高。③含铝的抗酸药、胆汁酸螯合药（如考来烯胺、考来替泊）：合用可减少本药的吸收。如必须合用，应在服用以上药物前 2 小时或服用后 2 小时服用本药。④影响脂质代谢的药物［如雌激素、口服避孕药、降脂药（如氯贝丁酯）］：合用可影响脂质代谢的药物可增加胆汁分泌、促进胆结石形成。可能抵消本药的作用。⑤尼群地平：本药可降低尼群地平的血药峰浓度 C_{max} 和曲线下面积 AUC。合用时推荐进行密切监测，可能需增加尼群地平剂量。⑥环丙沙星：有本药降低环丙沙星吸收的报道。

【制剂】片剂：每片 50mg；150mg；250mg。胶囊剂：每粒 250mg。

鹅去氧胆酸〔药典(二)；基〕
Chenodeoxycholic Acid

【ATC 编码】A05AA01

【药理学】鹅去氧胆酸（CDCA）是正常胆汁中的初级胆汁酸成分，为胆固醇性胆结石的溶解剂。胆汁中 CDCA 增加，可改变胆汁中胆汁酸盐与胆固醇的比例关系，并使肝细胞对胆固醇的合成和分泌降低，从而使胆汁中胆固醇含量降低，同时还能减少小肠对胆固醇的吸收，因而使胆汁酸增加，改善胆汁中胆固醇的溶解度，可使含胆固醇结石缓慢溶解，而新结石的形成亦受到抑制。多数患者服用 CDCA 后胆汁中胆固醇的饱和度降低，并恢复微胶粒状态。一般当 CDCA 占胆汁中胆盐的 70% 时，胆固醇就处于不饱和状态。大剂量的 CDCA（每日 10～15mg/kg）可以抑制胆固醇的合成，并增加胆石症患者胆汁的分泌，但其中的胆汁酸盐和磷脂分泌量维持不变。此外，CDCA 尚有降低高脂血症患者血清甘油三酯的作用。

本品吸收完全，少部分与血浆蛋白相结合，外周血中游离型保持低水平。部分经胆道排入肠腔而被远端回肠重吸收，经门静脉返回肝脏形成肝肠循环。肝脏能有效地摄取并清除，首关效应为 62%，剂量小于 400mg 时肝脏摄取量恒定。在肝内 CDCA 与甘氨酸或牛磺酸结合，分泌于胆汁中。结合型 CDCA 可重吸收，也更易被肝脏清除，所以外周血中结合型 CDCA 仅轻微升高。在肠道内结合型 CDCA 可以再游离，进到新摄入的胆汁酸池中，未被吸收的药物由粪便排出或转变为熊去氧胆酸（UDCA），但大部分经大肠菌丛进行 7α-脱羟分解后变成石胆酸（LCA）。LCA 是口服 CDCA 后的主要代谢产物，正常人体约有 20% 经回肠末端和结肠吸收，剩下的形成胆盐由粪便排泄。LCA 主要在肝和肾脏内硫酸盐化，使对肝脏的毒性降低。LCA 的硫酸盐在肠内较少吸收，随粪便排出，故硫酸盐化可防止肝肠循环中 LCA 的积蓄。

【适应证】①用于结石直径小于 2cm，胆囊功能良好的胆固醇性胆结石患者。②本药对胆色素性结石和混合性结石也有一定疗效。

【用法和用量】①单药治疗：起始剂量一次 250mg，一日 2 次，连服 2 周。每周增加日剂量 250mg，直至一日 13～16mg/kg，分 2 次服用，或至最大耐受剂量。剂量低于 10mg/kg 无效且不推荐使用，因有增加胆囊切除术的可能。②联合治疗：熊去氧胆酸与本药同样有效且不良反应更少，所以联合治疗时，熊去氧胆酸为首选药物。熊去氧胆酸的缺点是价格更贵，故建议一日各予总剂量的 1/2 以减少不良反应和费用。熊去氧胆酸的剂量应为一日 6.5mg/kg，而本药的剂量应为一日 7.5mg/kg。③肾功能不全时剂量：肾功能不全者无须进行剂量调整（因本药的代谢局限于肝脏和肠道，患肝病时，少量胆汁酸通过肾清除，但本药治疗期间肾排泄是无关紧要的）。

【注意】①本药需服用较长时间，一般需半年甚至一年以上，才能起到溶解胆石的作用。②药物治疗期间发生的腹泻通常是轻微的和自限性的。但若在增加剂量时或治疗后期出现无法耐受的腹泻，通常可通过暂时减少剂量直至症状减轻加以控制，经这种处理后通常可耐受先前的剂量。③接受本药治疗的 50% 患者会在 5～7.5 年内发生结石复发，故建议在成功溶解结石后进行长期随访（7 年）。低胆固醇或低碳水化合物膳食以及进食糠麸有助于将胆固醇水平降至最低。推荐保持低体重以减少结石的复发。若结石复发，可再用本药治疗，且通常有效。

【药物相互作用】①熊去氧胆酸、β-谷固醇、苯巴比妥：合用时有协同作用，可降低本药用量，增加溶石率和减少不良反应。②甲苯磺丁脲：本药可增强甲苯磺丁脲的降血糖作用。③林可霉素：林可霉素可减轻本药引起的肝脏损害。④考来烯胺、考来替泊、含铝的制酸药：以上药物可减少本药的吸收。不宜合用。⑤口服避孕药、雌激素、氯贝丁酯：以上药物可增加胆汁饱和度，影响本药疗效并降低其对胆固醇结石的去饱和作用和溶解作用。⑥食物：降低饮食中胆固醇摄入可增强本药的疗效；本药联合应用高纤维膳食有利于胆囊结石溶解。

【制剂】片剂：每片125mg；250mg。胶囊剂：每粒125mg；250mg。

茴三硫〔医保(乙)〕　Anethol Trithione

【其他名称】胆维他，环戊硫酮，茴香脑三硫酮，正瑞。

【ATC编码】A16AX02

【药理学】本药为分泌性利胆药，具有以下作用特点：①可促进胆汁的排出，使胆酸、胆色素及胆固醇等固体成分的分泌量显著增加，特别是增加胆色素分泌。②可增强肝脏谷胱甘肽（GSH）水平，增强谷氨酰半胱氨酸合成酶（GCS）、谷胱甘肽还原酶（GSSG-R）和谷胱甘肽硫转移酶（GSH-S-Tx）的活性，降低谷胱甘肽过氧化酶（GSH-Px）活性，从而增强肝细胞活力，使胆汁分泌增多。且能消除肝炎病灶的肝充血等症状，促进肝细胞活化，有利于肝功能恢复正常。③有催涎促消化作用，能促进唾液分泌，对抗药源性、放、化疗所致及老年腺体萎缩引起的唾口干症；能促进胃肠蠕动，可迅速消除腹胀、便秘、口臭等症状。④分解胆固醇和解毒作用，能促进体内醇类物质快速代谢而消除，降低血中胆固醇含量并防止其沉着或附着于血管内壁；对酒精、药物、食物等引起的中毒具有较好的解毒和抗过敏作用。⑤还可促进尿素的生成和排泄，有明显的利尿作用。

本药口服后吸收迅速，生物利用度高，服用后15～30分钟起效，1小时后达血药峰浓度。在体内主要代谢为对羟基苯基三硫酮与葡萄糖醛酸的结合物和无毒的硫酸盐，经肾排泄。

【适应证】①用于胆囊炎、胆结石及消化不适。②用于急、慢性肝炎的辅助治疗。

【用法和用量】①成人：胆囊炎、胆结石、消化不适、急慢性肝炎，口服给药，一次25mg，一日3次。②老年人：本药主要经肝脏代谢，老年人因肝功能低下可导致血药浓度较高，故老年患者用药应酌情减量，如一日37.5mg。

【注意】①本药可导致尿液呈深黄色。故临床上还需同时注意因疾病本身引起黄疸而导致的尿色加深。②长期用药应监测甲状腺功能。

【制剂】片剂：每片12.5mg；25mg。胶囊剂：每粒25mg。

苯丙醇〔药典(二)；医保(乙)〕　Phenylpropanol

C_6H_5—$CHCH_2CH_3$（—OH）

【其他名称】利胆醇，Livonal，Felicur。

【性状】为无色或微黄的浊状液体；有芳香气，味甜、辛。在甲醇、乙醇或三氯甲烷中极易溶解，在水中微溶。

【药理学】有促进胆汁分泌作用。服后可减轻腹胀、腹痛、恶心、厌油等症状。并有促进消化、增加食欲、排出结石、降低血胆固醇等作用。

【适应证】用于胆囊炎、胆道感染、胆石症、胆道手术后综合征和高胆固醇血症等。

【用法和用量】一日3次，每次0.1～0.2g，餐后服。如治疗超过3周，每日剂量不宜超过0.1～0.2g。

【不良反应】偶有胃部不适，减量或停药后即消失。

【禁忌证】胆道完全阻塞患者禁用。

【制剂】胶囊剂：每粒0.1g；0.2g。

【贮法】密闭、避光，存放阴凉处。

非布丙醇　Febuprol

C_6H_5—OCH_2—$CHCH_2OC_4H_9$（—OH）

【其他名称】舒胆灵，苯丁氧丙醇，Valbil。

【性状】为无色或微黄色的透明的稍带油状的液体；有刺激性辣味。在甲醇、无水乙醇、丙酮或乙醚中极易溶解，在水中几乎不溶。

【药理学】有明显的利胆作用。动物实验证明，对胆总管插导管的麻醉大鼠，将本品51mg/kg于十二指肠内给药，3小时内胆汁流出量可增加50%。大鼠经本品刺激所分泌胆汁中胆酸的质与量及胆汁中总固体浓度均无变化。此外尚具有松弛胆管平滑肌及胆道口括约肌，降低血中胆固醇的作用。

90%以上经胃肠道吸收。蛋白结合率约为70%。代谢率达99%。其85%由胆汁排出，4%由尿排出。未转变的本品在胆汁及尿中仅占0.2%及0.6%。

【适应证】用于治疗胆囊炎、胆石症及其术后高脂血症、脂性消化不良，肝炎等症。

【用法和用量】成人，每次100～200mg，一日3次，餐后服。

【不良反应】个别病例有一过性胃部不适。

【制剂】片剂：每片50mg。胶丸：每粒50mg；100mg。

羟甲烟胺　Nicotinylmethylamide

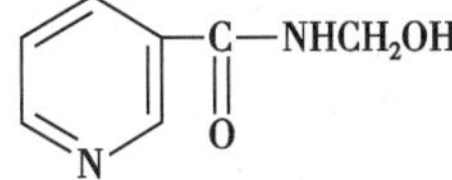

【其他名称】羟甲基烟酰胺，Hydroxymethylnicotinamide，Oxymethylnicotinamid，Bilocid。

【ATC编码】A05AB01

【性状】为白色结晶；微溶于水和乙醇，易溶于热水和乙醇。熔点141～142℃。

【药理学】为利胆保肝药，有较强的解除胆道口括约肌痉挛的作用，并能促进胆汁分泌，增加胆汁中水分，稀释胆汁，加强胆囊收缩，对胆总管结石有一定的排石作用，也能在一定程度上防止脂肪肝变性。本品还具有抑菌作用，对胆道、肠道细菌（如肠球菌、大肠埃希菌等）均有抑制作用。

口服后迅速吸收，t_{max} 1～1.5小时，$t_{1/2}$约4～8小时。主要经肝脏代谢，以代谢物形式及部分原形随胆汁和尿排泄。

【适应证】用于胆囊炎和胆管炎、肝功能障碍、肝源性黄疸、胆石症、胃十二指肠炎、急性肠炎、结肠炎、胃溃疡等症。

【用法和用量】 口服,每次2片,每日3次,连服2~4天后,改为每日服4片,分2~3次服。严重病例每2小时服1次。小儿每次1/2~1片,每日3次。严重慢性病例,可缓慢静脉注射,开始每日1~2支,以后继续隔日1支。

【不良反应】 少数患者可出现胃部不适,偶见头晕、腹胀、胸闷、皮疹等不良反应,一般不影响治疗,停药后可消失。

【禁忌证】 胆道阻塞、肝性脑病患者禁用。

【注意】 妊娠期妇女慎用。

【制剂】 片剂:每片0.5g。注射液:每支0.4g(10ml)。

曲匹布通〔医保(乙)〕 Trepibutone

$C_3H_5O_2$, C=O, OC_2H_5, H_5C_2O, OC_2H_5

【其他名称】 舒胆通,三乙氧苯酰丙酸,胆灵,Supacal。

【ATC 编码】 A03AX09

【性状】 系微黄色或黄白色结晶或结晶性粉末。熔点146~150℃。

【药理学】 为非胆碱能作用的胆道扩张剂,能强烈地选择性地松弛胆道平滑肌,并直接抑制胆道口括约肌收缩,具有明显的解痉止痛作用,且不具阿托品、山莨菪碱类的口干、发热和心悸以及吗啡类所致的胆压升高等不良反应。实验证明本品还能促进胆汁和胰液的分泌,因而有利于改善食欲,消除腹胀。此外,由于具有平滑肌松弛作用,本品可使血压轻度下降,心率增加。

口服后吸收迅速,健康男子单次口服本品后,t_{max} 30~60分钟。主要分布于肠、肝、肾、胆囊和胰腺。主要在肝脏代谢,代谢物为葡萄糖醛酸结合物及脱烷基酚。$t_{1/2}$为1.5~2小时,6小时后自血浆完全消失。胆囊摘除后安置T型管的患者自胆汁排出加快,口服2~4小时后胆汁中浓度达高峰,其后约10小时自胆汁中消失。

【适应证】 用于胆石症、胆囊炎、胆道运动障碍、胆囊术后综合征及慢性胰腺炎等。

【用法和用量】 口服,每次1片,一日3次,餐后服用。疗程为2~4周。

【不良反应】 ①不良反应轻微,偶见恶心、呕吐、食欲缺乏、唾液分泌过多、胃部不适、腹胀、腹泻和便秘等。②偶见皮疹、瘙痒、眩晕、头重感和倦怠。

【禁忌证】 妊娠期妇女禁用,严重肝肾功能不全患者禁用。

【注意】 哺乳期妇女、完全性胆道梗阻及急性胰腺炎患者慎用。

【制剂】 片剂:每片40mg。

【贮法】 密闭,避光于干燥处保存。

羟甲香豆素〔药典(二)〕 Hymecromone

HO, O, O, CH_3

【其他名称】 胆通,Cantabiline,Himecol。

【ATC 编码】 A05AX02

【性状】 为白色或类白色的结晶性粉末;无臭,无味。在甲醇、乙醇或丙醇中略溶,在水中不溶,在氢氧化钠溶液中易溶。熔点188~192℃。

【药理学】 为利胆药,对胆道口括约肌有舒张作用,并有较强的解痉、镇痛作用。在治疗过程中,无须加用其他利胆药、解痉镇痛药,炎症明显时可酌情短期加用抗生素。利胆作用明显,镇痛作用较强(强于阿托品),且具有解除胆道口括约肌痉挛,增加胆汁分泌,加强胆囊收缩和抑菌等作用,有利于结石排出,对胆总管结石有一定排石效果。此外,部分原有丙氨酸转氨酶升高的患者,服药后ALT随炎症的消除而恢复正常。

【适应证】 用于胆囊炎、胆道感染、胆石症、胆囊术后综合征。

【用法和用量】 口服:每日3次,每次0.4g,餐前服。

【不良反应】 个别患者有头晕、腹胀、胸闷、皮疹、腹泻等不良反应,不需处理,停药后可自行消失。

【注意】 大剂量时可引起胆汁分泌过度和腹泻,对梗阻性或传染性黄疸患者须慎用。

【制剂】 片剂:每片0.2g。胶囊剂:每粒0.2g;0.4g。

复方胆通:为含羟甲香豆素、穿心莲、茵陈、大黄等的复方片剂或胶囊剂。一次2片(粒),一日3次。

【贮法】 密闭,阴凉处保存。

亮菌甲素 Armillarisin A

CH_2OH, $COCH_3$, HO, O, O

【其他名称】 假蜜环菌素A。

【性状】 为黄或淡黄色长方形结晶或结晶性粉末,几不溶于水,极微溶于乙醇。熔点253~255℃(分解)。

【药理学】 由亮菌,即环菌属假密环菌(*Armillariella tabescens*)中提取,亦可人工合成。有促进胆汁分泌的作用,对胆道口括约肌有明显的解痉作用。此外,可能尚有促进免疫功能及增强吞噬细胞吞噬的作用。

【适应证】 用于治疗急性胆道感染,但治疗有梗阻型者效果不显著。亦可用于治疗病毒性肝炎。可用于慢性浅表性胃炎、慢性浅表性萎缩性胃炎。

【用法和用量】 ①治急性胆道感染:口服。一次10~40mg,一日4次。肌内注射,一次1~2mg(每1mg以氯化钠注射液或苯甲醇注射液1ml溶解),每6～8小时1次。急性症状控制后改为每日2次,一次1～2mg。疗程一般为7～10日。②用于病毒性肝炎:肌内注射,一次2mg,一日2次,疗程1个月。用药2周内血清ALT多能恢复正常,症状(如乏力、食欲缺乏、腹胀、肝区痛)一般均可消失或好转。③用于慢性浅表性胃炎:口服,一次10mg,一日3次。或遵医嘱。

【制剂】 片剂:每片5mg。注射剂:每支1mg(2ml)[亮菌甲素2.5mg与氯化钠0.9g(100ml)]。注射用亮菌甲素:每支1mg。

托尼萘酸
Tolynicate and Naphthylacetic Acid

【其他名称】 肝胆能,加诺,Galle-Donau。

【药理学】 为复方制剂,由对-甲基苯甲醇(p-tolymethyl-carbinol)烟酸酯及α-萘乙酸(α-naphthylacetic acid)组成。对-甲基苯甲醇烟酸酯为一种油状液体,具有促进胆汁分泌和护肝作用。动物实验表明,可抑制酒精中毒引起的肝细胞破坏。α-萘乙酸为一种有机弱酸,具有促进胆汁分泌、抗炎及护肝作用,其利胆效应具有作用强、持续时间长及胆汁、胆色素和胆酸分泌成比例增加(真性生理胆汁分泌)的特点。在动物实验中可使肝内脂肪经血转运到肝外脂肪库内,对酒精中毒所致的肝细胞破坏有明显的抑制作用。本品中含有酯化的烟酸,可缓解伴有炎症过程的胆道痉挛所致的疼痛。

【适应证】 用于整个胆管系统的急性、亚急性和慢性炎症性疾病,以及各种阻断了肝脏胆汁分泌的疾病,如肝炎、胆管炎、胆囊炎、胆石症、胆汁性绞痛、胆汁淤滞及黄疸等;亦可用于预防胆汁分泌功能不全患者进食大量脂肪性食物后引致的消化不良性疼痛;用于X线造影时可提高胆囊和胆管的显影率。

【用法和用量】 餐前30分钟服1～2片,每日3次。用于胆管造影时,在注射前、注射后20分钟及50分钟各服5片;用于口服造影剂的胆管造影时,按每小时服用造影剂的间隔时间,每次同服本品2片,即总量为12～14片。

【不良反应】 不良反应较少,患者有较好的耐受性。主要不良反应有轻度腹泻、便秘、一过性ALT升高等。长期服用可能对肾功能有一定影响,长期服药应做肾功能监测。

【禁忌证】 严重肝功能不全、胆管阻塞、胆囊气肿及肝性脑病患者禁用。

【注意】 肾功能不全者慎用。

【药物相互作用】 本品与多种抗生素合用时,可提高胆汁内抗生素的浓度。口服本品可使四环素在胆汁中的浓度提高37倍,青霉素G在胆汁中的浓度提高20倍,磺胺在胆汁中的浓度提高32%～89%,但不引起磺胺结晶的危险。

【制剂】 片剂:每片含对-甲基苯甲醇烟酸酯37.5mg及α-萘乙酸75mg。

47.4 基础代谢类

复方二氯醋酸二异丙胺

【药理学】 本药为护肝药。具体药理作用如下:

(1) 对脂肪肝的影响:①消耗肝脂肪:本药在体内分解为二异丙胺和二氯醋酸,前者在ATP活化作用下生成甲硫氨酸,后者代谢为甘氨酸,在甘氨酸裂解酶作用下生成甲基四氢叶酸,同时供能。两者均可提供甲基,促进胆碱合成,胆碱与肝脂肪作用,生成卵磷脂,促进肝脂肪分解。②转运肝脂肪:卵磷脂、肝脂肪、胆固醇与载脂蛋白结合成脂蛋白,脂蛋白易溶于血浆,从而将脂肪由肝内转运到肝外,减少肝内脂肪聚集。③本药可降低动脉血中甘油、游离脂肪酸的浓度,减少肝脏对甘油的吸收;同时刺激甘油三酯、极低密度脂蛋白(VLDL)入血,从而有效抑制肝脏甘油三酯的合成。

(2) 对脂代谢的影响:本药通过抑制激素敏感性脂肪酶的活性,抑制脂肪动员;通过抑制合成胆固醇限速酶(HMG-CoA还原酶)的活性,抑制胆固醇的合成;通过抑制柠檬酸-丙酮酸循环中的柠檬酸合成酶及乙酰辅酶A羧化酶的活性,抑制脂肪酸的合成。

(3) 肝保护作用:改善肝细胞的能量代谢。通过促进膜磷脂的序贯甲基化,增强肝细胞膜的流动性,提高作为胆汁分泌和流动的主要动力的Na^+-K^+-ATP酶的活性;促进受损肝细胞的功能修复,提高组织细胞呼吸功能及氧利用率;提高脂肪酸的代谢活性,加速脂肪酸的氧化,为肝脏功能恢复创造有利条件。

【适应证】 用于脂肪肝及一般肝功能障碍。

【用法和用量】 ①口服给药,一次20～40mg(以二氯醋酸二异丙胺计),一日1～3次。②肌内注射,一次40mg(以二氯醋酸二异丙胺计),一日1～2次。③静脉滴注,一次40～80mg(以二氯醋酸二异丙胺计),一日1～2次。

【注意】 ①如出现眩晕、恶心、呕吐,可采取减慢注射速度并使患者卧床休息等措施。②如出现过敏反应,停药后症状即消失。

【制剂】 复方二氯醋酸二异丙胺片:每片含二氯醋酸二异丙胺20mg、葡萄糖酸钙19.5mg。

辅酶A[医保(乙)] Coenzyme A

【其他名称】 辅酶甲,磷酸烟苷,CoA。

【药理学】 本药为体内乙酰反应的辅酶,可与乙酸盐结合成为乙酰辅酶A,进入氧化过程,对糖、蛋白质及脂肪的代谢有重要作用;体内三羧酸循环、乙酰胆碱的合成、肝糖原的储存、胆固醇量的降低及血浆脂肪含量的调节等,均与本药有密切关系。

【适应证】 用于脂肪肝、肝性脑病、急慢性肝炎等的辅助治疗。

【用法和用量】 ①静脉滴注,一次50～200U,一日50～

400U。以5%葡萄糖注射液500ml溶解后静脉滴注。②肌内注射，用量同"静脉滴注"项。以0.9%氯化钠注射液2ml溶解后肌内注射。

【药物相互作用】与三磷腺苷、细胞色素C合用可增强疗效。

【制剂】注射剂：每支50U；100U；200U。

门冬氨酸钾镁〔医保(乙)〕 Potassium Magnesium Aspartate

本品主要有两种制品，其一为门冬氨酸钾盐和门冬氨酸镁盐的混合物；其二为门冬氨酸、氧化镁和氢氧化钾的混合物；各种商品制剂的含量有所不同。其临床应用，于20世纪60年代国外用本品治疗各型肝炎、肝硬化和高氨血症；我国于20世纪70年代末先后应用门冬氨酸钾镁治疗心律失常、心功能不全及急慢性肝炎、高胆红素血症等，因此各种制剂（进口的和国产的）所批准的适应证也有所不同。使用前须详阅具体产品的说明书。

【其他名称】潘南金，脉安定，Potassium Aspartate and Magnesium Aspartate，Panangin，Aspara。

【药理学】门冬氨酸是体内草酰乙酸的前体，在三羧酸循环中起重要作用。同时，门冬氨酸也参与鸟氨酸循环，促进氨和二氧化碳的代谢，使之生成尿素，降低血中氨和二氧化碳的含量。门冬氨酸与细胞有很强的亲和力，可作为钾离子的载体，使钾离子重返细胞内，促进细胞除极化和细胞代谢，维持其正常功能。镁离子是生成糖原及高能膦酸酯不可缺少的物质，可增强门冬氨酸钾盐的治疗效应。口服吸收，t_{max}为0.5~1小时在体内广泛分布，肝脏药物浓度最高，其次为血、肾脏、肌肉、心脏和小肠等。主要经肾脏排泄。

【适应证】用于急性黄疸型肝炎、肝细胞功能不全，也可用于其他急慢性肝病。本品还可用于低钾血症、洋地黄中毒引起的心律失常、心肌炎后遗症、慢性心功能不全、冠心病等。

【用法和用量】①注射液：一般为成人10~20ml，加入5%或10%葡萄糖注射液250~500ml中缓慢静脉滴注，每日1次。儿童用量酌减。对重症黄疸患者，每日可用2次。对低血钾患者可适当加大剂量。②口服：一般为一次1片，一日3次。由于各制品的含量有所不同，应用前须详阅产品说明书，并按其规定使用。

【禁忌证】①不能作肌内注射或静脉注射。②肾功能不全或高血钾患者禁用。

【注意】除洋地黄中毒患者外，对房室传导阻滞者慎用，老年患者肾清除能力下降，应慎用。

【制剂】片剂：含门冬氨酸252mg、钾36.1mg、镁11.8mg。口服液：含无水L-门冬氨酸钾451mg（钾103mg）、无水门冬氨酸镁403.6mg（镁34mg），按门冬氨酸计为723mg，每支5ml或10ml。注射液：每支10ml（每1ml含无水L-门冬氨酸85mg、钾11.4mg、镁4.2mg）。注射用门冬氨酸钾镁：每瓶含无水L-门冬氨酸850mg、钾114mg、镁42mg。

谷氨酸 Glutamic Acid

【其他名称】麸氨酸，左旋谷氨酸。

【药理学】本药可能的作用机制是：①重症肝炎或肝功能不全时，肝脏对由氨转化为尿素的环节发生障碍，导致血氨增高，出现脑病症状。本药与精氨酸的摄入有利于降低及消除血氨，从而改善脑病症状。在ATP供能和谷氨酰胺合成酶的催化下，本药可通过肝脏细胞与血液中的氨结合，成为无害的谷氨酰胺，使血氨下降；同时本药也有利于门冬氨酸生成，帮助鸟氨酸循环促进尿素合成，解除氨中毒。防治肝性脑病，多用其钠盐或钾盐。然而，近年来认为，血氨增高在肝性脑病时不是恒定存在的，昏迷程度与血氨水平亦不相一致。因此，肝性脑病时这类药物不再作为常规应用。②本药还参与脑蛋白质代谢及糖代谢，促进氧化过程，改善中枢神经系统的功能，可用于治疗癫痫小发作、精神运动型发作、神经衰弱、精神分裂症等，多用本药及其钙盐。

【适应证】①用于肝性脑病治疗的辅助用药。②用于某些精神神经系统疾病（如精神分裂症和癫痫小发作）治疗的辅助用药。

【用法和用量】肝性脑病、精神神经系统疾病：口服给药，一次2~3g，一日3次。

【注意】①肾功能不全或无尿病人慎用。②不宜与碱性药物合用；与抗胆碱药合用有可能减弱后者的药理作用。

【药物相互作用】①与抗癫痫药合用可提高对癫痫小发作及精神运动性发作的疗效。②与长春新碱、抗胆碱药合用可减弱以上药物的药效。

【制剂】片剂：每片0.3g；0.5g。

谷氨酸钠〔药典(二)〕 Sodium Glutamate

$$\mathrm{NaOOC{-}CH_2{-}CH_2{-}\underset{\displaystyle NH_2}{\underset{|}{CH}}{-}COONa}$$

【其他名称】Monosodium Glutamate，Msg。

【药理学】本品为氨基酸类药。重症肝炎或肝功能不全时，肝脏对由氨转化为尿素的环节发生障碍，导致血氨增高，出现脑病症状。谷氨酸与精氨酸的摄入有利于降低及消除血氨，从而改善脑病症状。

【适应证】用于血氨过多所致的肝性脑病、肝昏迷及其他精神症状。

【用法和用量】肝性脑病：每次静脉滴注11.5g，用5%葡萄糖注射液750~1000ml或10%葡萄糖注射液250~500ml稀释，于1~4小时内滴完，滴注过快可引起流涎、潮红、呕吐等。必要时可于8~12小时后重复给药，1日量不宜超过23g。

儿童：《中国国家处方集·化学药品与生物制品卷·儿童版》推荐：静脉滴注：一次5.75~11.5g，一日不超过23g，每20ml加入250ml 5%~10%葡萄糖注射液稀释后缓慢滴注。

【不良反应】①大量谷氨酸钠治疗肝性脑病时，可导致严重的碱中毒与低钾血症，原因在于钠的吸收过多，因此在治疗过程中须严密监测电解质浓度。②输液太快，可出现流涎、脸红、呕吐等症状。③过敏的先兆可有面部潮红、头痛与胸闷等症状出现。④小儿可有震颤。⑤合并焦虑状态的患者用后可出现晕厥、心动过速及恶心等反应。

【禁忌证】少尿、尿闭患者禁用。

【注意】①肾功能不全者慎用。②用药期间应注意电解质平衡，可能时测血二氧化碳结合力及钾、钠、氯含量。③用于肝性脑病时，与谷氨酸钾合用，二者比例一般为3∶1或2∶1，钾低时比例为2∶2。

【制剂】注射剂：每支5.75g(20ml)。

【贮法】遮光，密闭保存。

谷氨酸钾〔药典(二)〕　Potassium Glutamate

$$HO-\overset{\displaystyle O}{\overset{\|}{C}}-\overset{H_2}{C}-\overset{H_2}{C}-\underset{\displaystyle NH_2}{\overset{H}{C}}-\overset{\displaystyle O}{\overset{\|}{C}}-OH$$

【药理学】肝功能严重损害时体内氨代谢紊乱，导致肝昏迷。本品静脉滴注后，能与血中过多的氨结合成无毒的谷氨酰胺，后者在肾脏经谷胺酰胺酶作用将氨解离，由尿排出，因此可减轻肝昏迷症状。本品还参与脑蛋白代谢和糖代谢，促进氧化过程，改善中枢神经系统的功能。

【适应证】用于血氨过多所致的肝性脑病、肝昏迷及其他精神症状。

【用法和用量】治疗肝昏迷。静脉滴注：将谷氨酸钾18.9g溶于5%或10%葡萄糖注射液500～1000ml中缓慢滴注，1日1～2次。低血钾患者适用。为维持电解质平衡，谷氨酸钾常与谷氨酸钠合用，以1∶3或1∶2混合应用。

【不良反应】①静脉滴注过快可引起流涎、皮肤潮红和呕吐。小儿可见震颤等。②静脉滴注期间应注意电解质平衡，可能时测血二氧化碳结合力及钾、钠、氯含量。③合并焦虑状态者可有晕厥，心动过速，流泪及恶心等。

【禁忌证】本品过量可致碱血症，故有碱血症者慎用或禁用。

【注意】①肾功能不全者或无尿病人慎用谷氨酸。②本品与抗胆碱药合用有可能减弱后者的药理作用。③不与谷氨酸钠合用时注意产生高血钾症。

【制剂】注射剂：每支6.3g(20ml)。

【贮法】遮光，密闭保存。

精氨酸〔药典(二)〕　Arginine

【其他名称】盐酸精氨酸，阿及宁，左旋精氨酸。

【药理学】本药为氨基酸类药物，也是婴幼儿生长必需的氨基酸，常用其盐酸盐。本药可参与体内鸟氨酸循环，促进尿素生成而降低血氨，对外科烧伤、肝功能不全所致的高氨血症及肝性脑病患者有效。同时，精氨酸是精子蛋白的主要成分，口服本药能增加精子的数量和活动力，因而用于男性不育症。此外，静脉注射精氨酸能刺激脑垂体释放生长激素，临床可用于辅助测定脑垂体功能。

本药口服经肠道吸收较好，绝对生物利用度约为70%。静脉给药后22～30分钟、口服给药后90分钟达血药峰浓度，单次静脉给药作用可持续约1小时。本药经肝脏代谢，经肾小球滤过后几乎被肾小管完全重吸收，其消除半衰期为1.2～2小时。

【适应证】用于肝性脑病。适用于禁钠患者，也适用于其他原因引起的血氨过高所致的精神症状。

【用法和用量】①口服给药，一次0.75～1.5g，一日3次。②静脉滴注，一次15～20g，于4小时内滴注完。

【注意】①本药禁止与强心苷类药物合用。②用于抢救肝性脑病伴缺钙的患者，可与谷氨酸合用。

【药物相互作用】①谷氨酸钠、谷氨酸钾：合用可增加疗效。②螺内酯或其他保钾利尿药（如氨苯蝶啶）：合用可引起高钾血症。有报道个别合并严重肝脏疾病的代谢性碱中毒患者，在应用螺内酯后使用本药出现了严重并可能致命的高钾血症。这一相互作用也可能见于其他保钾利尿药。③雌激素：使用雌激素补充治疗或口服含雌激素避孕药的患者，应用本药进行垂体功能测定时，可出现生长激素水平假性升高，从而干扰对垂体功能的判断。

【制剂】片剂：每片250mg。注射剂：每支5g(20ml)。

盐酸精氨酸葡萄糖注射液：每瓶250ml（盐酸精氨酸10g、葡萄糖12.5g）；500ml（盐酸精氨酸10g、葡萄糖25g）。

核糖核酸　Ribonucleic Acid

【性状】为从猪肝中提取分离而得，注射用核糖核酸为白色或类白色的冻干块状物，易溶于水。

【药理学】本品具有提高机体细胞免疫功能和抑瘤作用。能促进肝细胞蛋白质合成功能，改善氨基酸代谢，推动肝癌相关抗原甲胎蛋白转阴，调节机体免疫功能，促使病变肝细胞恢复正常，降低血清丙氨酸转氨酶，改善肝炎患者血清蛋白电泳。动物实验表明核糖核酸可明显抑制带瘤小鼠肿瘤的生长，使实体瘤体积缩小或消失。

【适应证】适用于慢性迁延性肝炎、慢性活动性肝炎及肝硬化的辅助治疗。作为免疫调节药也适用于胰腺癌、肝癌、胃癌、肺癌、乳腺癌、软组织肉瘤及其他癌症的辅助治疗；本品亦可用于其他免疫功能低下引起的疾病。

【用法和用量】①肌内注射：每次6mg，注射剂以氯化钠注射液稀释，隔日1次，3个月为1疗程。②静脉注射：每次30mg，一日1次；或每次50mg，隔日1次，或遵医嘱。

【不良反应】①可引起头晕、恶心、胸闷、心悸以及荨麻疹、体温升高等全身反应。②注射部位可能产生局部红肿疼痛，其范围直径约1～10cm，反应约持续1～3天。

【注意】①在生产过程中可能有微量蛋白残留，使用中应注意观察过敏反应的发生。给药后十分钟内如出现荨麻疹、体温升高者应停止使用。②过敏性体质患者慎用。

【制剂】注射用核糖核酸：每支6mg；10mg。注射液：每支10mg(2ml)。

【贮法】贮于2～10℃。

牛磺酸[药典(二)] Taurine

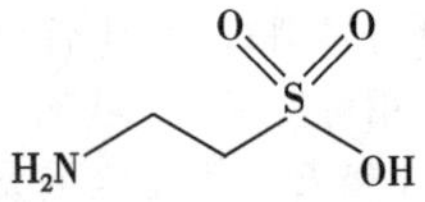

$H_2N-CH_2-CH_2-SO_2-OH$

是从中药牛黄中提取的有效成分,化学名为2-氨基乙磺酸,现已人工合成。

【药理学】牛磺酸是一种含硫氨基酸,存在于动物体内,具有多种药理活性。

(1) 保肝利胆作用:豚鼠实验表明,牛磺酸可解除胆汁阻塞,呈利胆作用。牛磺酸和胆酸结合可增加胆汁通透性,并与胆汁的回流有关。牛磺酸还可降低肝脏胆固醇含量,减少胆固醇结石的形成。对肝脏的保护作用,也在动物实验中得到证实,可降低丙氨酸转氨酶。

(2) 解热与抗炎作用:本品可能通过对中枢5-HT系统或儿茶酚胺系统的作用降低体温,据报道给感染性高热患者日服牛磺酸3.6~4.8g有一定的解热作用。动物实验证明,本品尚有抗葡萄球菌作用,并可能有一定的提高免疫功能的作用。

(3) 降压作用:给大鼠、猫、兔的脑室注射牛磺酸,显示有降低血压、减慢心率和调节血管张力等作用。据报道,动物脑内牛磺酸代谢失调与高血压有关。

(4) 强心和抗心律失常作用:牛磺酸的强心作用可能与Ca^{2+}有关,已经发现牛磺酸可调节心肌细胞内Ca^{2+}的结合,并可逆转Ca^{2+}对心肌的不良影响。双盲试验证明牛磺酸对心功能不全患者有效,服用其他药物未能奏效的24名充血性心力衰竭患者,给服本品每日4g,共4~8周,有19名患者获得疗效。如与洋地黄配伍效果更好。

(5) 降血糖作用:给兔静脉注射或给犬口服牛磺酸均可出现胰岛素样降血糖作用,作用虽较弱但持续时间较长。实验表明本品的降血糖机制是直接作用于肝和肌细胞膜的胰岛素受体。

(6) 其他药理作用:牛磺酸有松弛骨骼肌和拮抗肌强直的作用,曾有报道牛磺酸可用于运动后的抗疲劳。另据报道,局部应用牛磺酸能降低前列腺素引起的眼压升高;缺乏牛磺酸的饮食可使视网膜产生病理变化,最后导致失明,如及时给予牛磺酸在维持眼的正常功能方面可起到重要作用。牛磺酸尚有营养作用,一旦缺乏,可造成儿童发育不良、视力损害和增加癫痫的易感性。

【适应证】可用于急慢性肝炎、脂肪肝、胆囊炎等,也可用于支气管炎、扁桃体炎、眼炎等感染性疾病。感冒、乙醇戒断症状、关节炎、肌强直等可试用本品治疗。

【用法和用量】治疗急慢性肝炎,成人每次服0.5g,一日3次;儿童每次0.5g,一日2次。

【制剂】片(胶囊)剂:每片(粒)0.5g。冲剂:每袋含牛磺酸0.5g。

支链氨基酸 Branch Amino Acid

本品为多种支链氨基酸以适当比例配制而成的氨基酸输液,以所含氨基酸的种类不同而有不同的制剂。如支链氨基酸3H注射液、六合氨基酸注射液和14氨基酸-800等。

【药理学】肝性脑病的发生可能与血清氨基酸平衡失调特别是支链氨基酸的减少和芳香氨基酸的增多有关(简称支/芳比值),并发现在严重肝病和肝性脑病时,支/芳比值明显低于正常。本品可以纠正血浆支/芳比值的偏低,使肝性脑病患者苏醒,其中部分患者可以存活,提高存活率。此外,本品对肝功能不全所致的低蛋白血症有一定的疗效,可促进蛋白质合成,降低血浆非蛋白氮和尿素氮含量,有利于肝细胞的增生和肝功能的恢复。

【适应证】支链氨基酸3H注射液、六合氨基酸注射液主要用于支/芳比失调引起的肝性脑病及各种肝病引起的氨基酸代谢紊乱。14氨基酸-800主要用于肝功能不全合并蛋白营养缺乏症和肝性脑病。

【用法和用量】静脉滴注:每日2次,每次250ml,与等量10%葡萄糖注射液串联后作缓慢滴注(不宜超过3ml/min)。如疗效显著者(完全清醒),后阶段剂量可减半。疗程一般为10~15天。中心静脉滴注:每日量以0.68~0.87g/kg计,成人剂量相当于每日500~750ml,与25%~50%高渗葡萄糖注射液等量混匀后,经中心静脉缓慢滴注,滴速不得超过40滴/分钟。

【不良反应】输注过快可引起恶心、呕吐等不良反应,对年老及危重患者尤应注意。

【注意】①应严防微生物的污染,如发现外观异常时则不得使用。对启用后留存的残留液亦不宜再用。②冬季使用时须将本品加温至接近正常体温后静脉滴注。③应用时要注意加强Na^+、Cl^-量的监测。

【制剂】注射剂:每支250ml。

【贮法】于阴凉处保存,避免过热或过冷,防止冻结。

47.5 解毒保肝类

谷胱甘肽[医保(乙)] Glutathione

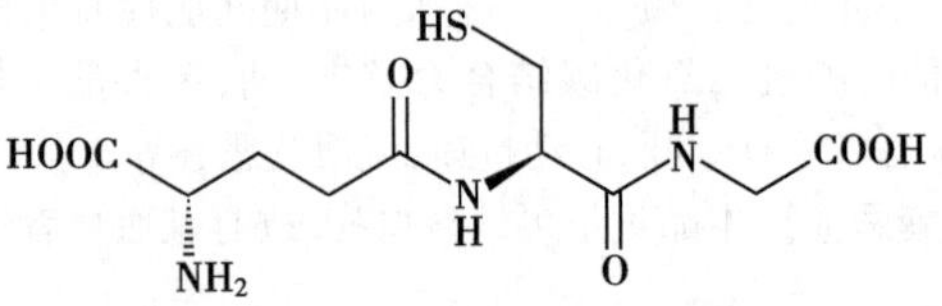

HOOC–CH(NH₂)–CH₂–CH₂–C(=O)–NH–CH(CH₂SH)–C(=O)–NH–CH₂–COOH

【其他名称】阿拓莫兰,格拉达欣,古拉定,益视安。

【ATC编码】V03AB32

【药理学】还原型谷胱甘肽为含巯基(-SH)的三肽化合物,由谷氨酸、半胱氨酸和甘氨酸组成,广泛分布于机体各器官内,对维持细胞生物功能具有重要作用。①作为甘油醛磷酸脱氢酶、乙二醛酶及磷酸丙糖脱氢酶的辅酶,参与体内三羧酸循环及糖代谢,促进体内产生高能量。②可激活体内多种酶(如巯基酶),从而促进糖类、脂肪及蛋白质代谢,调节细胞的代谢过程。③通过转甲基及转丙氨基反应,可保护肝脏的合成、解毒、灭活激素等功能;并可促进胆酸代谢,有利于消化道吸收脂肪及脂溶性维生素(A、D、E、K)。④通过巯基与体内的自由基结合,加速自由基的排泄,有助于减轻化疗、放疗的不良反应,而对化疗、放疗的疗效无明显影响。且对放射性肠炎治疗效果较明显。⑤对于贫血、中毒或组织炎症造成的全身或局部低氧血症患者，可减轻组织损伤，促进修复。⑥通过巯基与体内的自由基结合，促进易代谢的低毒化合物的形成，因此对部分外源性毒性物质具有减毒作用。⑦可改善角膜损伤（如过敏性角膜炎、农药引起的眼损伤、放射性角膜炎），防止白内障（如二硝基酚白内障、放射性白内障）进展。

【适应证】①用于肝病[包括病毒性、药物毒性、酒精毒性（如酒精性脂肪肝、酒精性肝纤维化、酒精性肝硬化、急性酒精性肝炎）及其他化学物质引起的肝脏损害]。②用作放疗、化疗[包括用顺铂、环磷酰胺（CTX）、多柔比星、柔红霉素、博来霉素化疗，尤其是大剂量化疗时]的辅助用药。③用于低氧血症，如急性贫血、成人呼吸窘迫综合征、败血症。④用于有机磷、胺基或硝基化合物中毒的辅助治疗。⑤用于解药物毒性，如抗结核药、精神神经科药物、抗抑郁药、对乙酰氨基酚。

【用法和用量】（1）口服给药：用于慢性乙肝的保肝治疗，一次 400mg，一日 3 次，12 周为一疗程。

（2）含服给药：用于慢性肝病的辅助治疗，一次 300mg，一日 3 次，30 日为一疗程。

（3）静脉滴注：①毒性肝炎：一次 1.2g，一日 1 次，30 日为一疗程。②重症肝炎：一次 1.2～2.4g，一日 1 次，30 日为一疗程。③活动性肝硬化：一次 1.2g，一日 1 次，30 日为一疗程。④脂肪肝：一次 1.8g，一日 1 次，30 日为一疗程。⑤药物性肝炎：一次 1.2～1.8g，一日 1 次，于 1～2 小时内滴完，14～30 日为一疗程。⑥酒精性肝炎：一次 1.8g，一日 1 次，14～30 日为一疗程。

【药物相互作用】本药不得与维生素 B_{12}、维生素 K_3、甲萘醌、泛酸钙、乳清酸、抗组胺药、磺胺药或四环素合用。

【制剂】片剂：每片 0.1g；0.2g。含片：每片 0.1g；0.3g。粉针剂：每支 0.3g；0.9g；1.0g；2.0g。

【贮法】密封，阴凉（不超过 20℃）干燥处保存。

硫普罗宁[医保(乙)] Tiopronin

$CH_3—CH(SH)—CO—NH—CH_2—COOH$

【其他名称】辰吉格，丁舒，海诺欣，凯西莱，切灵宝。

【ATC 编码】G04BX16

【药理学】为一种含巯基类化合物，在参与机体生化代谢方面具有重要作用。可使肝细胞线粒体中的 ATP 酶活性降低，ATP 含量升高，电子传递功能恢复正常，从而改善肝细胞功能，对抗各类肝损伤负效应。对线粒体的作用可能在于保护线粒体某些特异巯基功能，亦有人认为通过增加线粒体膜小分子多肽而起作用。这些可能是其对抗多种肝损伤、保护肝细胞的主要机制。还有，其巯基能与某些自由基可逆性结合成二硫化物，作为一种自由基清除剂，在体内形成一个再循环的抗氧化系统。动物实验表明，本品能逆转由四氯化碳、乙硫氨酸、毒蕈粉及乙醇等引起的急性肝损伤，对这些化学物质所致的肝 ALT、AST 升高及蛋白比值倒置等均有明显的纠正作用。它还能加速乙醇在体内的排泄，防止甘油三酯堆积，抑制过氧化物产生，促进坏死肝细胞的再生和修复。此外，它还可激活铜、锌-SOD 酶以增强其清除自由基的作用。并可促进重金属汞、铅从胆汁、尿、粪便中排出，降低其肝、肾蓄积量，保护肝功能和多种物质代谢酶。它可通过提供巯基发挥其解毒和组织细胞保护作用，从而治疗因化疗或放疗引起的白细胞减少。

口服后在肠道易吸收，生物利用度为 85%～90%。单剂给药 500mg 后，其 t_{max} 为 5 小时，C_{max} 为 3.6μg/ml，AUC_{0-24} 为 29（μg·h）/ml。本品在体内呈二室分布，$t_{1/2\alpha}$ 为 2.4 小时，$t_{1/2\beta}$ 为 18.7 小时，血浆蛋白结合率为 49%。在肝脏代谢，大部分为无活性代谢产物并由尿中排出，服药后 4 小时约排出 48%，72 小时可排出 78%。

【适应证】①用于改善急、慢性肝炎患者的肝功能。②用于脂肪肝、酒精肝、药物性肝损伤的治疗及重金属的解毒。③用于减少放疗、化疗的不良反应，并可预防放疗、化疗所致的外周白细胞减少。

【用法和用量】肝病治疗：①餐后口服，每次 100～200mg，每日 3 次，连服 12 周，停药 3 个月后继续下一疗程；急性病毒性肝炎初期每次 200～400mg，每日 3 次，连服 1～3 周，以后每次 100～200mg，每日 3 次。②静脉滴注，一次 200mg，一日一次，连续 4 周。临用前每支注射用硫普罗宁（100mg/支）先用包装盒内所附专用溶剂 5% 的碳酸氢钠（pH=7.5～8.5）溶液 2ml 溶解。再扩容至 5%～10% 的葡萄糖溶液或 0.9% 氯化钠注射液 250～500ml 中，按常规静脉滴注。

【注意】①若外周白细胞计数降至 3.5×10^9/L 以下，或血小板计数降至 10×10^9/L 以下，建议停药。②如出现胆汁淤积、肝功能检测指标异常，应停药或进行相应治疗。③如出现疲乏、肢体麻木，应停药。④如出现过敏反应，应停药。⑤如出现食欲减退、恶心、呕吐、腹痛、腹泻、味觉异常，可减量或停药。

【药物相互作用】不得与具有氧化作用的药物合并使用。

【制剂】片剂：每片 100mg。肠溶片：每片 100mg。肠溶胶囊剂：每粒 100mg；200mg。注射剂：每瓶 100mg（2ml）；200mg（2ml）；200mg（5ml）。

葡醛内酯[医保(乙)] Glucurolactone

【其他名称】肝太乐，克劳酸，葡酸内酯，葡萄糖醛酸内酯，葡萄糖醛酸钠。

【药理学】本药具有保护肝脏和解毒的作用。药物进入体内后，在酶的催化下内酯环被打开，转化为葡萄糖醛酸而发挥作用。后者是体内重要解毒物质之一，可与肝内或肠内含有酚基、羟基、羧基和氨基的代谢产物、毒物或药物结合，形成无毒的葡萄糖醛酸结合物，随尿排出体外。同时，本药可降低肝淀粉酶的活性，阻止糖原分解，使肝糖原增加，脂肪贮量减少。此外，葡醛内酯为构成人体结缔组织及胶原（特别是软骨、骨膜、神经鞘、关节囊、肌腱、关节液等)的组成成分,故可用于关节炎、风湿病等的辅助治疗。

【适应证】用于急慢性肝炎的辅助治疗。

【用法和用量】①口服给药,一次 0.1～0.2g,一日 3 次。②肌内注射,一次 0.1～0.2g,一日 1～2 次。③静脉注射,一次 0.1～0.2g,一日 1～2 次。④静脉滴注,一日 0.2～0.4g。⑤小于 5 岁的儿童:一次 0.05g,一日 3 次。大于 5 岁的儿童:一次 0.1g,一日 3 次。

【药物相互作用】本药注射液可与肌苷、维生素 C 等配伍于葡萄糖注射液中,进行静脉滴注。

【制剂】片剂:每片 0.05g;0.1g。注射剂:每支 0.1g (2ml);0.2g(2ml)。

青霉胺〔药典(二);基;医保(甲)〕 Penicillamine

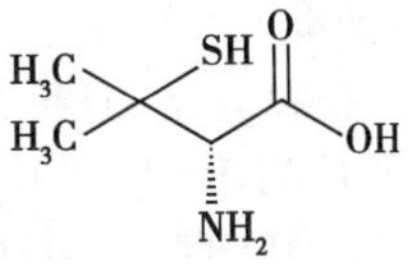

【其他名称】Atamir,Cuprenil,Cuprimine,Depen。

【药理学】①重金属中毒,本品能络合铜、铁、汞、铅、砷等重金属,形成稳定和可溶性复合物由尿排出。其驱铅作用不及依地酸钙钠,驱汞作用不及二巯丙醇;但本品可口服,不良反应稍小,可供轻度重金属中毒或其他络合剂有禁忌时选用。②威尔逊病,是一种常见染色体隐性遗传疾病,主要有大量铜沉积于肝和脑组织,引起豆状核变性和肝硬化,本品能与沉积在组织的铜结合形成可溶性复合物由尿排出。

【适应证】①用于治疗重金属中毒。②用于治疗肝豆状核变性(威尔逊病)。

【用法和用量】①原发性胆汁性肝硬化:口服给药,一日 150～250mg,8 周内用量增至一日 300～600mg,可改善胆汁淤积,减轻肝细胞坏死,使肝功能好转。②慢性活动性肝炎:口服给药,一日 800mg,可改善症状;用药 3 个月,无效者逐渐停药。③儿童:肝豆状核变性,口服给药,一日 20～25mg/kg,分 3 次服用。

【注意】①本药应每日连续服用,即使暂时停药数日,再次用药时也可能发生过敏反应,此时应从小剂量开始使用本药。②肝豆状核变性使本药起效时间为 1～3 个月。类风湿关节炎使用本药的起效时间为 2～3 个月,如治疗 3～4 个月无效时,则应停用本药,改用其他药物治疗。

【药物相互作用】①吡唑类药物:可增加本药血液系统不良反应的发生率。②抗疟药、金制剂、免疫抑制药、保泰松:本药可加重以上药物对血液系统和肾脏的毒性。③铁剂:合用可使本药的吸收减少 2/3。如患者须使用铁剂,则宜在服铁剂前 2 小时服用本药,以免减弱本药疗效。如停用铁剂,则应考虑到本药吸收量增加而可能产生的毒性作用,必要时应适当减少本药剂量。④含有氢氧化铝或氢氧化镁的抗酸药:合用可减少本药的吸收。处理:必须合用时,两药服用时间最好间隔 2 小时。⑤维生素 B_6:本药可拮抗维生素 B_6 的作用。长期服用本药者,维生素 B_6 需要量增加,可一日加服 25mg 维生素 B_6。⑥地高辛:合用时可明显降低地高辛的血药浓度。⑦食物:进食时服药,可使本药的吸收减少约 50%。本药应在餐后 1.5 小时服用。

【制剂】片剂:每片 100mg;125mg;50mg。胶囊剂:每粒 125mg;250mg。

水飞蓟素〔基〕 Silymarin

水飞蓟素主要成分为水飞蓟宾、异水飞蓟宾、脱氢水飞蓟宾、水飞蓟宁、水飞蓟亭和水飞蓟宾聚合物等类黄酮类黄酮物质。

【其他名字】西利马林,奶蓟素。

【ATC 编码】A05BA03

【药理学】本药具有如下药理作用:①保肝作用:按本药所含水飞蓟素计算 52.5mg/kg、105mg/kg、210mg/kg 灌胃,能降低四氯化碳、D-半乳糖致肝损伤小鼠血清谷丙氨酸转氨酶、天冬氨酸转氨酶活性,减轻肝损伤病变程度。②其他作用:本药按所含水飞蓟素计算 52.5mg/kg、105mg/kg、210mg/kg 灌胃,可提高小鼠单核-吞噬细胞系统的吞噬功能,促进绵羊红细胞所致小鼠溶血素抗体的生成。

【适应证】改善肝功能、保护肝细胞膜。用于急、慢性肝炎。

【用法和用量】口服。一次 77mg(以水飞蓟宾计),一日 3 次。3 个月为一个疗程。

【注意】①过敏性体质者慎用。②妊娠期妇女慎用。③用药期间慎食辛辣、肥腻之物。④用药期间禁酒。

【药物相互作用】尚未收集到相关资料。

【制剂】片剂(益肝灵):每片 38.5mg(以水飞蓟宾计);7.0mg(以水飞蓟宾计)。分散片(益肝灵):每片 0.3g(含水飞蓟宾 38.5mg)。胶囊剂(益肝灵):每粒 0.126g(含水飞蓟宾 38.5mg)。

水飞蓟宾〔医保(乙)〕 Silibinin

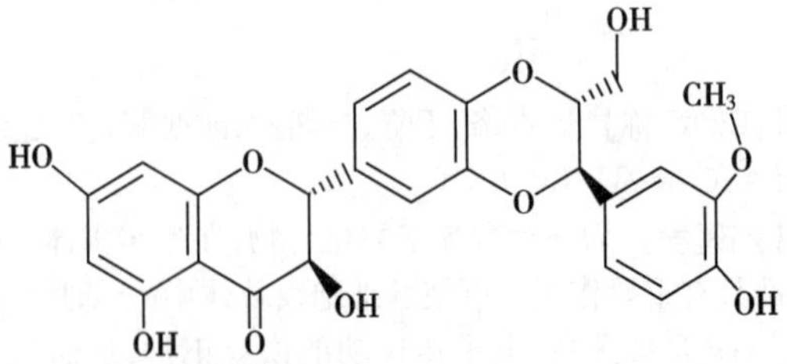

本品系从菊科水飞蓟属植物水飞蓟(*Silybum marianum*)果实中提取分离的一种黄酮类化合物。

【其他名称】益肝灵,Silybin,Silymarin,Legalonhoho。

【ATC 编码】A05BA03

【性状】为类白色结晶性粉末,无臭,味微苦涩,有引湿性。溶于丙酮、醋酸乙酯,略溶于甲醇、乙醇,难溶于三氯甲烷,不溶于水。在稀碱溶液中易溶。

【药理学】药理、毒理实验结果表明,本品有明显的保护及稳定肝细胞膜的作用;对四氯化碳、硫代乙酰胺、毒蕈碱、鬼笔碱、猪屎豆碱等肝脏毒物引起的各种类型肝损伤具有不同程度的保护和治疗作用,并对四氯化碳所引起的丙氨酸转氨酶升高有一定的抑制作用。

口服吸收良好，达峰时间约为1.5小时，口服后48小时排出量约为20%，其中80%以代谢物形式由胆汁排出，其余大部分以原形从尿中排出。水飞蓟宾葡甲胺盐吸收速度优于水飞蓟宾，生物利用度较高。水飞蓟宾葡甲胺盐口服后20～30分钟起效，60～90分钟血药浓度达高峰，$t_{1/2}$约为50～60分钟。临床试用于急、慢性肝炎患者，症状、体征、肝功能均有明显改善。

【适应证】用于治疗慢性迁延性肝炎、慢性活动性肝炎、初期肝硬化、中毒性肝损伤等。

【用法和用量】口服，每次70～140mg，每日3次，餐后服。维持量可减半。

【不良反应】不良反应较少，偶见头晕、恶心、呃逆、轻度腹泻等。

【制剂】片剂：每片35mg；38.5mg。胶囊剂：每粒35mg；140mg。

水飞蓟宾葡甲胺（Silibinin-*N*-methylglucamine）片：每片50mg（相当于水飞蓟宾35.6mg）。

【贮法】避光，于阴凉干燥处保存。

乳果糖[基;医保(乙)]　Lactulose

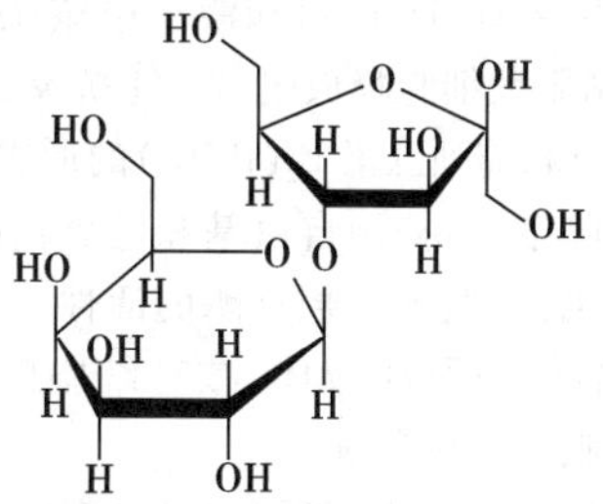

【其他名称】半乳糖果糖苷，半乳糖苷果糖，杜秘克，Bifiteral。

【ATC编码】A06AD11

【药理学】为一种人工合成的酸性双糖，不被肠内双糖酶破坏，进入结肠后在细菌参与下分解为乳酸、醋酸和少量甲酸等弱酸。由于一分子乳果糖能生成四分子的酸，故能明显降低结肠pH，有利于易吸收的非离子化氨（NH_3）转变为不易吸收的离子化铵（NH_4^+），使经肠黏膜吸收的氨减少。当结肠内pH由7.0降至5.0时，不但结肠黏膜不再吸收氨，血液中的氨也会经肠黏膜扩散进入肠腔，从而使血氨降低。本品也能通过对细菌代谢的作用，直接减少氨的生成。因其本身不被吸收，可发挥渗透性导泻作用，减少氨的吸收。此外，本品还具有直接拮抗内毒素的作用，从而减轻实验性D-氨基半乳糖引起的动物肝脏坏死，但其作用机制尚未阐明。

口服后几乎不被吸收，以原形进入结肠，在肠道内被分解代谢。在20～50g剂量时可完全被代谢，超过该剂量，部分以原形被排出。

【适应证】用于肝性脑病的辅助治疗，也用于内毒素血症和治疗便秘。

【用法和用量】①治疗肝性脑病和内毒素血症：开始每次10～20g，每日2次，后改为每次3～5g，每日2～3次；以每日排软便2～3次为宜。治疗肝性脑病时可将本品200g加入700ml水或生理盐水中，保留灌肠30～60分钟，每4～6小时一次。本品与新霉素合用可提高对肝性脑病的疗效。②治疗便秘：每次5～10g，每日1～2次，应根据个人反应调节，如48小时未见效果，可适当增加剂量。

【不良反应】不良反应少且轻微，偶有腹部不适、腹胀、腹痛；大剂量时偶见恶心、呕吐。长期大剂量使用致腹泻时可出现水和电解质紊乱，减量后不良反应可消失。

【禁忌证】对本品过敏者，阑尾炎、胃肠道梗阻、不明原因腹痛、尿毒症及糖尿病酸中毒患者禁用。

【注意】①治疗期间不得使用其他轻泻药物，以免因大便变稀而造成乳果糖剂量已足够的假象。②妊娠期妇女可使用，但妊娠3个月内使用仍需谨慎。哺乳期妇女可使用本品。

【制剂】乳果糖粉：每袋5g；100g；500g。乳果糖颗粒：每袋10g。乳果糖口服液：5g（10ml）；50g（100ml）。乳果糖糖浆：60%。

【贮法】密闭，贮于阴凉干燥处。

茵栀黄

【药理学】①保肝作用：本药口服液灌胃，能降低四氯化碳（CCl_4）、对硫代乙酰胺（TAA）和异硫氰酸-1-萘酯（NIT）肝损伤小鼠血清丙氨酸转氨酶（ALT）、天冬氨酸转氨酶（AST）水平，降低NIT肝损伤小鼠血清胆红素（TBIL）和间接胆红素（DBIL），改善CCl_4致肝损伤小鼠的血清总胆红素。本药注射液连续7日腹腔注射或本药颗粒灌胃可分别降低CCl_4和D-氨基半乳糖（D-Gal）所致急性、慢性肝损伤小鼠血清ALT、AST。连续1个月腹腔注射本药注射液，能减轻CCl_4致慢性肝损伤大鼠的ALT、AST活性及升高肝羟脯氨酸含量、降低血清总蛋白（TP）、白蛋白（ALB）含量及白蛋白/球蛋白比例，对CCl_4、TAA造成的肝脏坏死亦有保护作用，可改善肝损伤的病变程度。②抗菌作用：体内、外抑菌试验表明，本药口服液对金黄色葡萄球菌、大肠埃希菌、痢疾杆菌、铜绿假单胞菌、乙型溶血性链球菌的最低抑菌浓度MIC分别为1∶16、1∶16、1∶16、1∶8及1∶8，对于上述细菌所致小鼠感染死亡亦有一定保护作用。③其他作用：本药口服液能提高小鼠腹腔巨噬细胞的吞噬功能；本药注射液连续7日腹腔注射，可提高小鼠单核-吞噬细胞系统对炭粒的廓清能力。

【适应证】用于肝胆湿热所致的黄疸，症见面目悉黄、胸胁胀痛、恶心呕吐、小便黄赤；急、慢性肝炎见上述证候者。

【用法和用量】片剂：口服。一次2片（0.4g）或3片（0.32g），一日3次。

【注意】①黄疸属寒湿阴黄者、虚黄引起的面目萎黄者不宜使用本药。②尚无儿童使用本药的系统研究数据，不推荐儿童使用本药。③过敏体质者、冠心病患者、老人、哺乳期妇女首次使用本药注射液时应谨慎，加强监测。

【药物相互作用】本药注射液与葡萄糖酸钙注射液、红霉素、四环素、盐酸二甲弗林注射液、钙剂、酸性药物存在配伍禁忌，尤其不能与青霉素类高敏类药物合用。本药不能与氨基糖苷类药、头孢菌素类药、复方氨基比林合用，与其他抗生素类药物、维生素 K_1、法莫替丁、还原型谷胱甘肽合用时亦应谨慎。

【制剂】胶囊剂:每粒 0.26g(含黄芩苷 0.133g);0.33g(含黄芩苷 0.18g)。软胶囊:每粒 0.6g;0.65g(含黄芩苷 0.1g)。片剂:每片 0.32g(薄膜衣片);0.4g(含黄芩苷 0.2g)。泡腾片:每片 0.6g(含黄芩苷 0.2g)。

47.6 抗炎保肝类药物

复方甘草酸苷
Compound Glycyrrhizin(Methionine)

本品为复方制剂,其组分(每片)为:甘草酸苷(glycyrrhizin)25mg、甘草酸单铵盐(monoammonium glycyrrhizinate)35mg、甘氨酸(aminoacetic acid)25mg、蛋氨酸(methionine)25mg。

【其他名称】美能,迈能,复方甘草甜素。

【药理学】甘草酸苷具有以下药理作用:

(1) 抗炎:①抗过敏:甘草酸苷具有抑制兔局部过敏坏死反应、抑制施瓦茨曼现象等抗过敏作用;可增强皮质激素抑制应激反应,拮抗皮质激素抗肉芽形成和胸腺萎缩;对激素的渗出作用无影响。②阻碍花生四烯酸代谢酶:甘草酸苷可直接与磷脂酶 A_2(花生四烯酸代谢途径的启动酶)、脂氧合酶(可作用于花生四烯酸使其产生炎性介质)结合,选择性地阻碍这些酶的磷酸化而抑制其活化。

(2) 免疫调节:在体外试验中,甘草酸苷可调节 T 细胞活化、诱导 γ-干扰素、活化 NK 细胞、促进胸腺外 T 淋巴细胞分化。

(3) 抑制试验性肝细胞损伤:对体外初代培养的大鼠肝细胞系,甘草酸苷可抑制由四氯化碳所致的肝细胞损伤。

(4) 促进肝细胞增殖:体外试验表明甘草酸苷和甘草次酸对 Wistar 大鼠初代培养肝细胞有促进增殖的作用。

(5) 抑制病毒增殖和灭活病毒:甘草酸苷对肝炎病毒、牛痘病毒、疱疹病毒均有抑制及灭活作用。

甘氨酸和甲硫氨酸可抑制大鼠口服甘草酸苷所致的尿量和钠排泄量减少。

【适应证】①用于治疗慢性肝病,改善肝功能异常。②用于治疗湿疹、皮炎、斑秃。

【用法和用量】口服给药,一次 50~75mg(以甘草酸苷计),一日 3 次,餐后服用。可根据年龄、症状适当增减剂量。儿童一次 25mg(以甘草酸苷计),一日 3 次。

【注意】①对高龄患者应慎重给药(高龄患者低钾血症发生率高)。②由于该制剂中含甘草酸苷,所以与其他甘草制剂并用时,可增加体内甘草酸苷含量,容易出现假性醛固酮增多症,应予注意。

【药物相互作用】①袢利尿药(如依他尼酸、呋塞米)、噻嗪类利尿药(如三氯噻嗪)、降压利尿药(如氯噻酮):合用可能出现低钾血症。以上药物可增强本药中甘草酸苷的排钾作用,导致血清钾进一步降低。合用时需充分监测血清钾。②盐酸莫西沙星:合用可能引起室性心动过速(包括尖端扭转型室性心动过速)、Q-T 间期延长。

【制剂】复方甘草酸苷片:每片含甘草酸苷 25mg、甘氨酸 25mg、甲硫氨酸 25mg。

复方甘草酸单铵
Compound Ammonium Glycyrrhetate

本品为复方制剂,其组分为每 1ml 含甘草酸单铵($C_{42}H_{65}NO_{16} \cdot 2H_2O$)为 1.8~2.2mg,L-盐酸半胱氨酸($C_3H_7NO_2S \cdot HCl \cdot H_2O$)为 1.45~1.65mg,甘氨酸($C_2H_5NO_2$)为 18.0~22.0mg。

【其他名称】甘草酸单铵水合物。

【药理学】甘草酸单铵对肝脏的固醇代谢酶有较强的亲和力,从而阻碍皮质醇与醛固酮的灭活。用药后显示其具有皮质激素样效应(如抗炎作用、抗过敏及保护膜结构等作用),而无明显的皮质激素样不良反应。其作用机制为:①退黄和解毒:可促进胆色素代谢,减少 ALT 和 AST 的释放。②杀伤异常细胞:诱生 γ-IFN 及白细胞介素Ⅱ,提高 NK 细胞活性和 OKT4/OKT8 比值和激活单核-吞噬细胞系统。③抗过敏:抑制肥大细胞释放组胺。④抗炎:抑制细胞膜磷脂酶 A_2($PL\text{-}A_2$)和前列腺素 E_2(PGE_2)的形成和肉芽肿性反应。⑤保护肝脏细胞:抑制自由基和过氧化脂的产生和形成。⑥抗纤维化:降低脯氨羟化酶的活性。⑦调节钙离子通道,保护溶酶体膜及线粒体,减轻细胞的损伤和坏死。⑧促进上皮细胞产生黏多糖。

盐酸半胱氨酸在体内可转化为甲硫氨酸,后者为一种机体必需氨基酸,在人体内可合成胆碱和肌酸。胆碱为一种抗脂肪肝物质,甲硫氨酸对砷剂、巴比妥类药、四氯化碳等有机物质引起的中毒性肝炎有治疗和保护肝功能作用。

【适应证】①用于急性肝炎、慢性肝炎、迁延性肝炎引起的肝功能异常;对中毒性肝炎、外伤性肝炎及癌症有一定辅助治疗作用。②用于食物中毒、药物中毒、药物过敏。

【用法和用量】复方甘草酸单铵注射液:成人一日 1 次,20~80ml,直接缓慢静脉注射或加入适量 5% 葡萄糖或 0.9% 氯化钠注射液中滴注。复方甘草酸单铵 S 氯化钠注射液(迈能):静脉滴注,一次 100~200ml,一日 1 次,缓慢滴注。

【禁忌证】对本品有过敏史患者和醛固酮症患者,肌病患者,低钾、高钠血症患者和肾衰竭患者禁用。

【注意】用药期间应定期检测血压、血清钾、血清钠。如出现高血压、水钠潴留、低血钾,应停药或适当减量。

【药物相互作用】①呋塞米、噻嗪类利尿药、髓袢利尿药:合用易导致低血钾、低钾性肌病。②胰岛素:合用可导致水钠潴留、低钾血症。胰岛素与甘草酸单铵均可刺激肾小管对电解质的代谢,两者合用可增强盐皮质激素样作用。

甘草酸二铵[基]　Diammonium Glycyrrhizinate

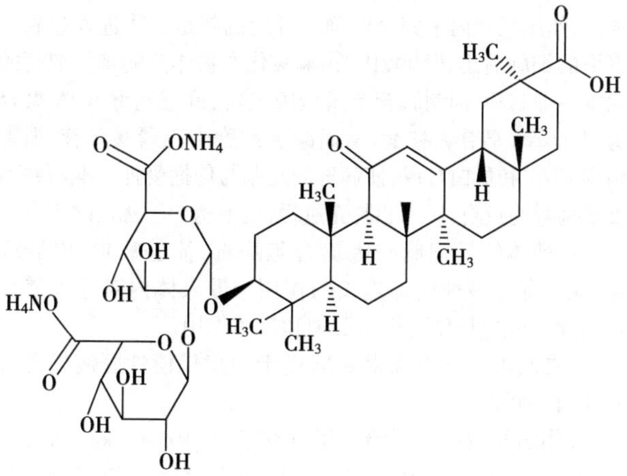

【其他名称】艾扶必，安欣福宁，甘贝利，甘利欣。

【药理学】系从甘草中分离、筛选出的α体甘草酸二铵盐。与β体相比，由于位阻效应，α体的亲脂性大于后者，在体内容易与受体蛋白结合，且二铵盐的水溶液溶解度更大，在体内易扩散分布，故本品的抗毒、抗炎作用大于其β体以及单铵盐。

具有较强的抗炎、保护肝细胞及改善肝功能的作用。药理实验证明，本品能减轻小鼠四氯化碳、硫代乙酰胺和D-氨基半乳糖引起的血清ALT升高。也能明显减轻D-氨基半乳糖对肝脏的病理性损害并改善免疫因子对肝脏形态的慢性损伤。另外，本品还具有抗过敏、抑制钙离子内流及免疫调节的作用。

口服生物利用度不受食物影响，给药后8～12小时血药浓度达峰值，具有肝肠循环。本品及其代谢产物与蛋白结合力强，结合率受血浆蛋白浓度的影响，血药浓度变化与肝肠循环和蛋白结合有密切关系。静脉注射后约92%以上的药物与血浆蛋白结合，平均滞留时间为8小时，在体内以肺、肝和肾脏分布量为高。主要通过胆汁从粪便排出，部分从呼吸道以二氧化碳形式排出，2%以原形从尿中排出。

【适应证】用于治疗伴有丙氨酸转氨酶(ALT)升高的急、慢性肝炎。

【用法和用量】①口服给药，一次150mg，一日3次。②静脉滴注，一次150mg，一日1次。如需增量，日剂量不得超过300mg。

【注意】①本药注射剂未经稀释不得进行滴注。②本药短期内使用效果显著，但停药后可能出现反跳，与其他保肝降酶药联合治疗效果较好。③治疗期间应定期测血压和血清钾、钠浓度，如出现高血压、钠潴留和低血钾等，应减量或停药。

【药物相互作用】利尿药(如依他尼酸、呋塞米、乙噻嗪、三氯噻嗪)：合用可导致血清钾降低。利尿药的利尿作用可增强本药的排钾作用。合用时应监测血清钾。

【制剂】肠溶片：每片50mg。注射用甘草酸二铵：每支50mg(10ml)。

异甘草酸镁[医保(乙)]　Magnesium Isoglycyrrhizinate

$\cdot Mg^{2+} \cdot 4H_2O$

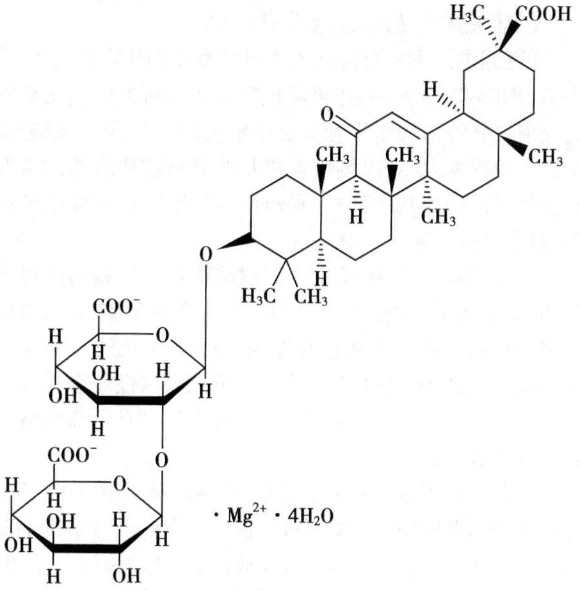

【药理学】异甘草酸镁是一种肝细胞保护剂，具有抗炎、保护肝细胞膜及改善肝功能的作用。药效实验表明，异甘草酸镁对D-氨基半乳糖引起大鼠急性肝损伤具有防治作用，甘草能阻止动物血清转氨酶升高，减轻肝细胞变性、坏死及炎症细胞浸润；对四氯化碳引起大鼠慢性肝损伤具有治疗效果，改善CCl_4引起慢性肝损伤大鼠的肝功能，降低NO水平，减轻肝组织炎症活动度及纤维化程度；对Gal/FCA诱发小鼠免疫性肝损害也有保护作用，降低血清转氨酶及血浆NO水平，减轻肝组织损害，提高小鼠存活率。

【适应证】适用于慢性病毒性肝炎和急性药物性肝损伤。改善肝功能异常。

【用法用量】一日1次，一次0.1g(2支)，以10%葡萄糖注射液250ml稀释后静脉滴注，四周为一疗程或遵医嘱。如病情需要，每日可用至0.2g(4支)。

【不良反应】假性醛固酮症：本品Ⅱ期Ⅲ期临床研究中未出现。据文献报道，甘草酸制剂由于增量或长期使用，可出现低钾血症，增加低钾血症的发病率，存在血压上升，钠、体液潴留、水肿、体重增加等假性醛固酮症的危险，因此要充分注意观察血清钾值的测定等，发现异常情况，应停止给药。另外，作为低钾血症的结果可能出现乏力感、肌力低下等症状。其他不良反应：本品Ⅲ期临床研究中出现少数病人有心悸(0.3%)、眼睑水肿(0.3%)、头晕(0.3%)、皮疹(0.27%)、呕吐(0.27%)，未出现血压升高和电解质改变。

【注意】治疗过程中，应定期测血压和血清钾、钠浓度。本品可能引起假性醛固酮症增多，在治疗过程中如出现发热、皮疹、高血压、血钠潴留、低钾血等情况，应予停药。

【药物相互作用】与依他尼酸、呋塞米等噻嗪类及三氯甲噻嗪、氯噻酮等降压利尿剂并用时，其利尿作用可增强本品的排钾作用，易导致血清钾值的下降，应注意观察血清钾值的测定等。

【制剂】注射剂：每支50mg(10ml)(以$C_{42}H_{60}MgO_{16}$计)

苦参素 Marine

【其他名称】傲承，奥麦特林，逸舒甘。

【药理学】本药可降低乙型肝炎病毒（HBV）感染鸭的血清 DHBV-DNA 水平；也可降低四氯化碳所致肝损伤动物的血清氨基转移酶水平和肝脏中的羟脯氨酸含量，减轻肝脏的病变程度；并对四氯化碳和 D-半乳糖胺所致的试验性肝损伤有保护作用。此外，本药尚可抑制肝星形细胞的增殖，具有抗肝纤维化作用。

动物实验表明，在 X 射线照射前两日开始肌内注射本药 200mg/kg，可防止 ^{60}Co 照射所致家兔的白细胞减少，对照射所致小鼠白细胞减少也有作用。此外，本药还可防止丝裂霉素 C 所致的小鼠白细胞减少。其与环磷酰胺合用对艾氏癌实体型有协同抑制作用，而环磷酰胺引起白细胞减少的毒性明显减轻。

本药可降低毛细血管通透性，抑制肉芽组织增生，调节小鼠及大鼠肝脏肥大细胞释放组胺、白三烯等介质，抑制脂多糖诱导的小鼠腹腔巨噬细胞释放白细胞介素-1（IL-1）、IL-6 及肿瘤坏死因子-α（TNF-α）等细胞因子，具有非甾体类激素样抗炎、抗过敏作用。

【适应证】①用于慢性乙型病毒性肝炎的治疗，乙型病毒性肝炎患者肝纤维化的辅助用药。②用于肿瘤放疗、化疗或其他原因引起的白细胞减少。③用于治疗湿疹、接触性皮炎。

【用法和用量】（1）慢性乙型病毒性肝炎：①口服给药，一次 0.2～0.3g，一日 3 次，3 个月为一疗程。②肌内注射，一次 0.4～0.6g，一日 1 次。③静脉滴注，一次 0.6g，一日 1 次，2 个月为一疗程。

（2）乙型病毒性肝炎患者肝纤维化：口服给药，一次 0.3g，一日 3 次，6 个月为一疗程。

【注意】①本药注射液可溶于 5% 葡萄糖注射液或 0.9% 氯化钠注射液 100～250ml 中静脉滴注，滴注速度以每分钟约 60 滴为宜。②本药粉针剂可溶于 5% 葡萄糖注射液或 0.9% 氯化钠注射液 250～500ml 中静脉滴注，不宜静脉推注或快速滴注。

【药物相互作用】①中枢抑制药（如水合氯醛等）：合用有协同作用。②士的宁：本药可易化士的宁的惊厥效应。③中枢兴奋药（如苯丙胺等）：合用有拮抗作用。

【制剂】片剂：每片 0.1g；0.2g；0.3g。分散片：每片 0.1g。注射剂：每支 40mg；0.1g；0.2g；0.3g；0.4g；0.6g。

47.7 抗病毒药

利巴韦林〔药典(二)；基；医保(甲)〕 Ribavirin

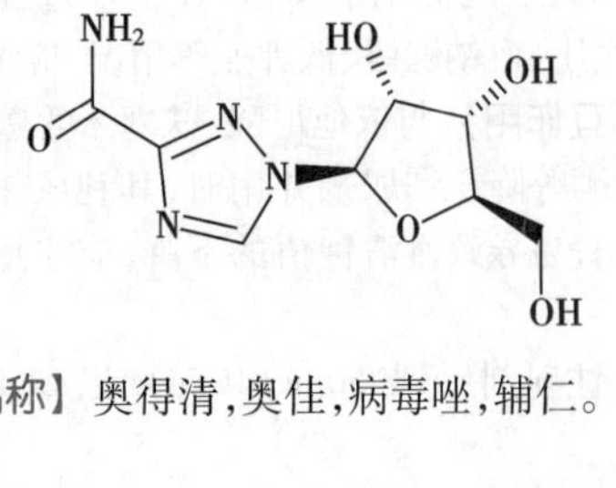

【其他名称】奥得清，奥佳，病毒唑，辅仁。

【ATC 编码】J05AP01

【药理学】本药为合成的核苷类抗病毒药，系广谱抗病毒药，作用机制尚未完全明确。可能机制是药物进入被病毒感染的细胞后迅速磷酸化，其磷酸化产物作为病毒合成酶的竞争性抑制药，抑制肌苷单磷酸脱氢酶、流感病毒 RNA 聚合酶和 mRNA 鸟苷转移酶，从而减少细胞内三磷酸鸟苷，损害病毒 RNA 和蛋白合成，使病毒的复制与传播受抑。本药并不改变病毒的吸附、侵入和脱壳过程，也不诱导干扰素的产生。

本药体外具抑制呼吸道合胞病毒、流感病毒、甲肝病毒、腺病毒等多种病毒生长的作用。进入体内对呼吸道合胞病毒也可能具免疫作用及中和抗体作用。

【适应证】与干扰素 α 联用于治疗代偿性肝病患者的慢性丙型肝炎。

【用法和用量】①治疗甲肝和乙肝：10mg/(kg·d)，分 4 次口服。②治疗丙肝：与 α-2b 干扰素联合使用。晨服 400～600mg，夜服 600mg。

【注意】①治疗开始前、治疗期间和停药后至少 6 个月，服用本药的女性或男性的配偶均应避免妊娠，可能妊娠者应采用至少 2 种以上避孕措施有效避孕。②如出现肝脏失代偿应停药。

【药物相互作用】①去羟肌苷：合用可增强去羟肌苷介导的线粒体毒性，导致致命或非致命的乳酸性酸中毒、致命的肝功能衰竭、周围神经病变、胰腺炎。合用可增加去羟肌苷及其活性代谢物的暴露量。本药禁止与去羟肌苷合用。②硫唑嘌呤：合用可增加硫唑嘌呤诱导的骨髓中毒的风险。本药可减少硫唑嘌呤的清除率。合用时需监测患者的血液学有无异常。合用第 1 个月，应一周监测 1 次全血细胞计数（包括血小板）；合用第 2 个月和第 3 个月，应一月监测 2 次；之后一月监测 1 次或更频繁。根据监测结果改变剂量或疗法，如出现血细胞减少，应停用本药，且在使用硫唑嘌呤期间不再使用本药。③阿巴卡韦、扎西他滨：合用可导致致命或非致命的乳酸性酸中毒。合用应谨慎。④拉米夫定：合用可导致致命或非致命的乳酸性酸中毒、肝脏失代偿。合用应谨慎。当本药与干扰素 α、拉米夫定三者合用时，应密切监测患者（如中性粒细胞减少、贫血、肝脏失代偿），且考虑停用拉米夫定；如临床毒性加重，应考虑减少剂量或停用本药或干扰素 α，或两者均停用。⑤抗酸药（含镁、铝和二甲硅油）：合用可致本药曲线下面积（AUC）平均值下降 14%。

【制剂】片剂：每片 20mg；50mg；100mg；200mg。口服溶液每支 0.15g（15ml）；0.3g（10ml）。胶囊剂：每粒 0.1g；0.15g。

拉米夫定〔药典(二)；医保(甲、乙)〕 Lamivudine

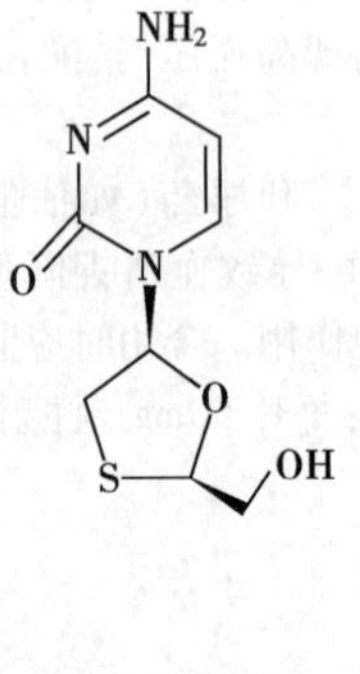

【其他名称】贺普丁，雷米夫定，益平维，银丁。

【ATC 编码】J05AF05

【药理学】拉米夫定为核苷类似物，可在细胞内磷酸化，成为拉米夫定三磷酸盐(L-TP)，并以环腺苷磷酸形式通过乙型肝炎病毒(HBV)多聚酶嵌入到病毒 DNA 中，导致 DNA 链合成中止。拉米夫定三磷酸盐是哺乳动物α、β 和γ-DNA 多聚酶的弱抑制剂。在体外实验中，拉米夫定三磷酸盐在肝细胞中的半衰期为 17-19 小时。

拉米夫定为一种抗病毒药，在多种实验细胞系及感染动物模型上均表现出对乙型肝炎病毒的抑制作用。但其中有两种动物模型(小鸭和黑猩猩)在停止本品治疗后的 4 和 14 天内分别出现乙型肝炎病毒的血清 DNA 水平回升。

长期使用拉米夫定，可导致 HBV 对其敏感性降低。病毒株基因型分析显示，此种变化与 HBV 聚合酶催化反应区 YMDD 序列 552 位点上的蛋氨酸被缬氨酸或异亮氨酸取代以及 528 位点上的亮氨酸被蛋氨酸取代有关。在体外，含 YMDD 变异的 HBV 重组体的复制能力低于野生型 HBV。目前尚不清楚 HBV 的其他变异是否与其对拉米夫定的体外敏感性下降有关。

【适应证】①用于治疗伴有丙氨酸转氨酶(ALT)升高和病毒活动复制的、肝功能代偿的成人慢性乙型肝炎。②与其他抗逆转录病毒药联用于治疗人类免疫缺陷病毒(HIV)感染。

【用法和用量】口服给药，一次 100mg，一日 1 次，餐前或餐后服用均可。其用药疗程具体如下：①乙型肝炎病毒 e 抗原(HBeAg)阳性者：建议至少 1 年。治疗后如出现 HBeAg 血清转换[即 HBeAg 转阴、乙型肝炎病毒 e 抗体(HBeAb)阳性]、HBV-DNA 转阴、ALT 正常，经连续 2 次(至少间隔 3 个月)检测，确认疗效巩固后，可考虑终止治疗。②HBeAg 阴性者：尚未确定合适的疗程，如治疗后出现乙型肝炎病毒表面抗原(HBsAg)血清转换或治疗无效(HBV-DNA 或 ALT 仍持续升高)，可考虑终止治疗。③出现 YMDD 变异者：如 HBV-DNA 和 ALT 仍低于治疗前水平，可在密切观察下继续用药，必要时可加强支持治疗；如 HBV-DNA 和 ALT 持续在治疗前水平以上，应加强随访，在密切监察下，根据具体病情，采取适宜的疗法。经连续 2 次(至少间隔 3 个月)检测，确认 HBeAg 血清转换，HBV-DNA 转阴，可考虑终止治疗。

【注意】①单用核苷类似物或与其他抗逆转录病毒药联用可导致乳酸性酸中毒、严重肝肿大伴脂肪变性、甚至死亡。②停药后可出现乙肝病情急剧恶化。③治疗乙肝过程中如出现病情进展合并肝功能失代偿或肝硬化的患者，不宜轻易停药，并应加强对症保肝治疗。少数患者停药后可能出现复发或发生 HBV 的变异，从而致肝炎加重。如停止使用本药，应进行严密观察，若肝炎恶化，应考虑重新使用本药治疗。

【药物相互作用】①具有相同排泄机制的药物(如甲氧苄啶、磺胺甲噁唑)：合用可使本药血药浓度增加 40%，但对以上药物的药动学无影响。除非患者有肾功能损害，否则无须调整本药剂量。②扎西他滨：合用本药可能抑制扎西他滨的细胞内磷酸化。不推荐两者合用。③齐多夫定：合用可使齐多夫定血药峰浓度升高约 28%，但生物利用度无显著改变；对本药的药动学无影响。④食物：进食时服药，可使血药浓度达峰时间延迟 0.25～2.5 小时，血药峰浓度下降 10%～40%，但对生物利用度无影响。

【制剂】片剂：每片 100mg；150mg。口服溶液：每支 1.2g(240ml)；2.4g(240ml)。

阿德福韦酯[药典(二)；医保(乙)]　Adefovir

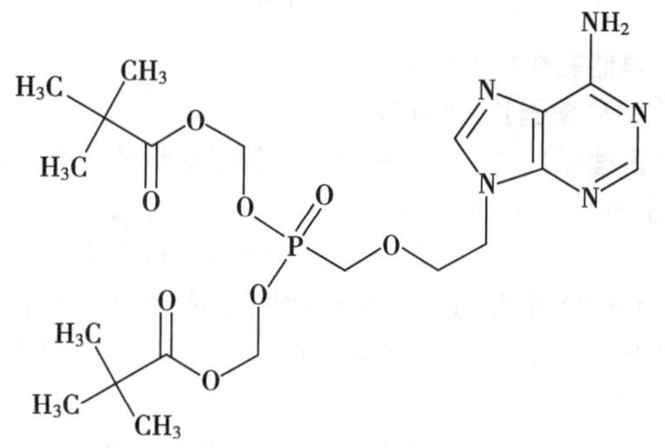

【其他名称】阿地福韦。

【药理学】本药为一种单磷酸腺苷的无环核苷类似物，经细胞激酶磷酸化形成抗病毒活性产物阿德福韦二磷酸盐。阿德福韦二磷酸盐通过与自然底物脱氧腺苷三磷酸竞争，并且整合入病毒 DNA 引起 DNA 链延长终止，从而抑制 HBV-DNA 聚合酶(逆转录酶)。阿德福韦二磷酸盐对人类 DNA 聚合酶α和γ的抑制作用较弱。

【适应证】用于治疗有乙型肝炎病毒(HBV)活动复制证据，并伴有血清氨基酸转移酶(ALT、AST)持续升高或肝脏组织学活动性病变的肝功能代偿的慢性乙型肝炎。

【用法和用量】一次 10mg，一日 1 次，餐前或餐后服用。中至重度肝功能损害者无须调整剂量。血液透析患者，一次 10mg，每 7 日 1 次。

【注意】①在停止乙型肝炎治疗(包括使用本药)的患者中，有发生肝炎急性加重的报道。故停用本药后，应严密监测肝功能数月，包括临床表现和实验室指标。需要时可恢复乙型肝炎的治疗。②肾功能不全者或有肾功能不全风险者长期使用本药可出现肾毒性。③在合并未确诊或未经治疗的人类免疫缺陷病毒(HIV)感染的慢性乙型肝炎患者中，采用具有抗 HIV 活性的抗乙型肝炎治疗(如本药治疗)，可能使 HIV 产生耐药性。④核苷类似物单用或联用抗逆转录病毒药物可导致乳酸性酸中毒、严重肝肿大伴脂肪变性，甚至死亡。

【药物相互作用】①其他经肾小管分泌或可改变肾小管分泌功能的药物：合用可升高本药或合用药物的血清浓度。本药以肾小球滤过和肾小管主动分泌的方式经肾排泄。合用时应谨慎，密切监测不良反应。②拉米夫定：合用时两者的药动学特征均不改变。③本药不应与富马酸替诺福韦二吡呋酯合用。

【制剂】片剂：每片 10mg。胶囊剂：每粒 10mg。

替比夫定[医保(乙)] Telbivudine

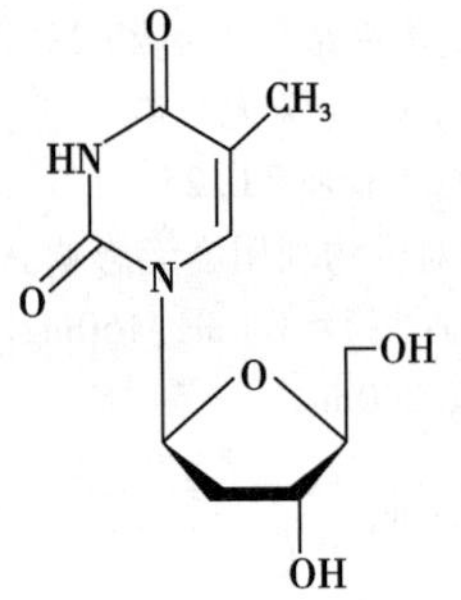

【其他名称】素比伏。

【ATC 编码】J05AF11

【药理学】本药为一种合成的胸腺嘧啶核苷类似物，具有抑制 HBV-DNA 聚合酶的活性。其作用机制是在细胞内被细胞激酶磷酸化，转化为具有活性的三磷酸盐形式，通过与 HBV-DNA 聚合酶的天然底物胸腺嘧啶-5′-三磷酸盐竞争，抑制该酶活性，导致 HBV-DNA 链合成终止，从而抑制 HBV 复制。

替比夫定-5′-三磷酸盐即使在浓度达 100μmol/L 时亦不抑制人细胞 DNA 聚合酶 α、β 或 γ；本药浓度达 10μmol/L 时，在 HepG2 细胞中亦未见明显的线粒体毒性。

【适应证】用于有病毒复制证据且伴血清氨基转移酶（ALT、AST）持续升高或肝组织活动性病变的慢性乙型肝炎。

【用法和用量】口服给药，推荐剂量为一次 600mg，一日 1 次。

【注意】①核苷类似物单用或联用抗逆转录病毒药可导致乳酸性酸中毒、严重肝肿大伴脂肪变性，甚至死亡。②停止抗乙肝治疗的患者可出现重度急性肝炎发作，故应从临床和实验室检查等方面严密监测其肝功能，并至少随访数月。如必要，可重新恢复抗乙肝治疗。

【药物相互作用】本药合用其他与发生肌病相关的药物[包括但不限于皮质类固醇、氯喹、羟氯喹、部分羟甲基戊二酸单酰辅酶 A（HMG-CoA）还原酶抑制药、苯氧酸衍生物、青霉胺、齐多夫定、环孢素、红霉素、烟酸、部分唑类抗真菌药]是否会增加肌病的发生风险尚不明确，合用时应密切监测不明原因的肌痛、压痛和无力的症状或体征。

【制剂】片剂：每片 600mg。口服溶液：20mg/ml。

恩替卡韦[基;医保(乙)] Entecavir

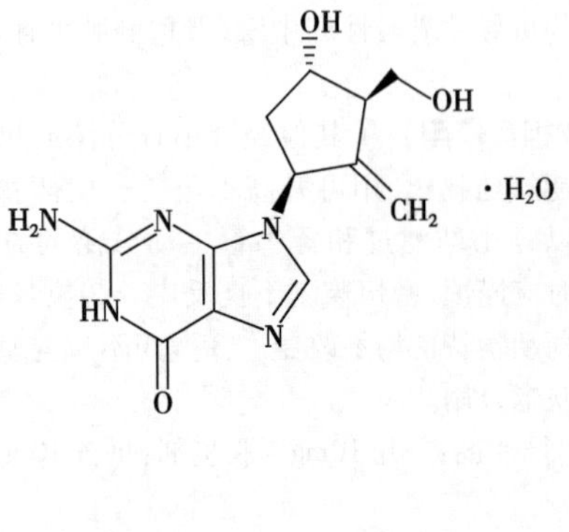

【其他名称】博路定，恩甘定，和定，润众。

【ATC 编码】J05AF10

【药理学】本药为鸟嘌呤核苷类似物，在体内经磷酸化后转化为具有活性的三磷酸盐形式，可抑制 HBV 多聚酶（逆转录酶）。三磷酸盐通过与 HBV 多聚酶的天然底物三磷酸脱氧鸟嘌呤核苷竞争，抑制病毒多聚酶的 3 种活性，包括 HBV-DNA 多聚酶的启动、前基因组信使 RNA 逆转录负链的形成及 HBV-DNA 正链的合成，从而抑制 HBV 复制。本药作用机制与其他核苷类似物基本相同（除抑制 HBV-DNA 多聚酶的启动外）。三磷酸盐对细胞 DNA 多聚酶 α、β、δ 和线粒体 DNA 多聚酶 γ 抑制作用较弱，抑制常数为 18～160μmol/L。

体外研究发现，拉米夫定耐药病毒株对本药的显型敏感性降低 8～30 倍。

【适应证】用于治疗病毒复制活跃、血清丙氨酸转氨酶（ALT）持续升高或肝脏组织学显示有活动性病变的慢性乙型肝炎。

【用法和用量】口服给药，一次 0.5mg，一日 1 次，餐前或餐后至少 2 小时空腹服用。曾在拉米夫定治疗时发生病毒血症或出现耐药者，一次 1mg，一日 1 次。

【注意】①核苷类似物单用或联用抗逆转录病毒药物可导致乳酸性酸中毒、严重肝肿大伴脂肪变性，甚至死亡。②停止抗乙肝治疗的患者可出现病情加重，故应从临床和实验室检查等方面严密监测其肝功能，并至少随访数月。如必要，可重新恢复抗乙肝病毒治疗。③有限的临床经验表明，人体免疫缺陷病毒（HIV）和慢性乙型肝炎病毒（HBV）合并感染的患者在未治疗 HIV 的情况下用本药治疗乙肝，可能导致对 HIV 核苷逆转录酶抑制药的耐药，故不推荐 HIV 和 HBV 合并感染患者在未接受高活性抗逆转录病毒治疗（HAART）的情况下使用本药。

【药物相互作用】①其他经肾清除或对肾功能有影响的药物：本药与以上药物之间的相互作用尚不明确，但本药主要经肾排泄，可能影响以上药物的血药浓度。合用时应密切监测不良反应。②拉米夫定、阿德福韦、特诺福韦：合用未见明显的药物相互作用。

【制剂】片剂：每片 0.5mg；1mg。

（刘 腾 赵志刚）

第48章 治疗炎症性肠病药

炎症性肠病(inflammatory bowel disease,IBD)是病因尚不十分清楚的慢性非特异性肠道炎症性疾病,主要包含溃疡性结肠炎(ulcerative colitis)和克罗恩病(Crohn's disease)。疾病多位于乙状结肠和直肠,也可延伸至降结肠,甚至整个结肠,常反复发作。本病见于任何年龄,但20~30岁最多见。炎性肠病的病因至今仍不明,虽有多种学说,但目前还没有肯定的结论。基因因素可能与发病有关,由于许多病人血中具有对正常结肠上皮与特异的肠细菌脂多糖抗原起交叉反应的抗体,故有人认为炎性肠病是一种自身免疫性疾病。总之,目前认为炎性肠病是未明外源物质引起宿主反应、基因和免疫影响三者相互作用的结果。目前治疗手段主要是药物治疗、手术治疗和饮食辅助治疗。主要治疗药物有5-氨基水杨酸类、皮质激素、抗生素和免疫调节药等。另外,镇痛药、抗胆碱药和止泻药在减轻患者症状、改善患者生活质量中起支持性作用。本章主要介绍5-氨基水杨酸类药物,其他治疗药物参见相关章节。

美沙拉秦〔基;医保(乙)〕 Mesalazine

O OH
OH
H_2N

【其他名称】 5-氨基水杨酸,艾迪莎,安洁莎,颇得斯安,5-Aminosalicylic Acid,Asacol,Etyasa,Mesasal,Pentasa。

【ATC编码】 A07EC02

【药理学】 能直接作用于肠道炎症黏膜,抑制前列腺素及炎性介质白三烯的合成,从而对肠壁发挥显著的抗炎作用,对发炎的肠壁结缔组织效果尤佳。试验表明本品对维持溃疡性结肠炎的缓解与柳氮磺吡啶同样有效,但不发生后者通常引起的不良反应(如骨髓抑制和男性不育)。

口服后在结肠释放转化为乙酰水杨酸,一部分被肠道内细菌分解,从粪便中排出,另一部分由肠黏膜吸收。约40%与血浆蛋白结合,在体内代谢生成乙酰化物,乙酰化物约80%与血浆蛋白结合,从尿中排出,半衰期为5~10小时,很少透过胎盘和分泌入乳汁。缓释片在胃中崩解后,微颗粒通过幽门进入小肠,在肠道内可持续均匀地释放药物,约50%在小肠内释放,50%在大肠内释放。口服缓释片无须胃排空,无药物大量倾释现象,在胃中残留时间短,服药后20分钟内血中即可测出药物。缓释片还可防止本品在近端小肠被过早吸收,从而保证它在远端小肠具有较高的生物利用度。栓剂由缓释微囊组成,可直接到达作用部位,缓慢释放,局部浓度高。

【适应证】 用于治疗溃疡性结肠炎、克罗恩病。

【用法和用量】 成人:①口服:溃疡性结肠炎急性发作,每次1g,一日4次。维持治疗,每次0.5g,一日3次。克罗恩病,每次1g,一日4次。老年人用量应酌减。②直肠给药:溃疡性直肠炎,每次1g,一日1~2次。

儿童:《中国国家处方集·化学药品与生物制品卷·儿童版》推荐:

(1) 口服:①急性发作期,5~12岁,一次15~20mg/kg(最大量1g),一日3次。12~18岁,一日2~4g,分3~4次给药。②缓解期治疗:5~12岁,一次10mg/kg(最大量500mg),一日2~3次。12~18岁,一次0.5~1g,一日2次。

(2) 直肠给药。栓剂:①急性发作直肠受累,12~18岁,一次1g,一日4次置肛,疗程4~6周。维持治疗:12~18岁,一次1g,一日1次。②降结肠受累,12~18岁,栓剂一次2g,一日1次,疗程4~6周。维持治疗,一次250~500mg,一日2~3次。灌肠剂:12~18岁,一次4g,一日1次,从肛门灌进大肠。

【不良反应】不良反应与柳氮磺吡啶类似,但发生率和严重程度明显较低。①可出现过敏反应,如皮疹、药物热、支气管痉挛、红斑狼疮样综合征等。②精神神经系统的不良反应很少发生。个别患者可出现头晕、头痛、定向力障碍。可出现瘙痒、关节痛、肌肉痉挛性疼痛等症状。③可发生口干、恶心、呕吐、腹泻、便秘等,个别患者可出现氨基转移酶升高。也有引起胰腺炎的报道。④有报道口服本品后,可出现血小板减少、嗜酸性粒细胞增多、白细胞减少、贫血等。个别患者可出现血尿素氮升高。在动物实验中有肾毒性,使用本品治疗前,应监测肾功能,治疗过程中也应定期复查。⑤本品可能会引起心包炎、心肌炎和血管舒张等。

【禁忌证】消化性溃疡活动期、2岁以下儿童和严重肾衰竭患者禁用。

【注意】①既往有使用柳氮磺吡啶引起不良反应病史者,幽门梗阻者,凝血机制异常者,老年人和肝、肾功能不全者慎用。②哺乳期妇女慎用。

【药物相互作用】①本品可能抑制华法林和维生素B_{12}的吸收。②与磺酰脲类口服降糖药合用,后者的作用可被增强。③本品能增强糖皮质激素、阿司匹林对胃肠道的不良反应。④与肝素合用能减弱血小板的功能,增加出血的危险。

【制剂】片剂:每片0.25g;0.4g;0.5g。缓释片:每片0.5g。缓释颗粒:每袋0.5g。栓剂:每粒1g。

柳氮磺吡啶〔药典(二);医保(甲)〕 Sulfasalazine

【其他名称】维柳芬,舒腹捷,长建宁,常态宁。

【ATC编码】A07EC01

【性状】本品为暗黄色至棕黄色粉末,无臭,几乎不溶于水和二氯甲烷,极微溶于乙醇(1:2900),溶于甲醇(1:1500),易溶于碱性氢氧化物的水溶液。

【药理学】本品属口服不易吸收的磺胺类抗菌药,部分吸收后在肠微生物作用下分解成5-氨基水杨酸和磺胺吡啶。5-氨基水杨酸与肠壁结缔组织络合后较长时间停留在肠壁组织中起到抗菌消炎和免疫抑制作用,如减少大肠埃希菌和梭状芽孢杆菌,同时抑制前列腺素的合成以及其他炎症介质白三烯的合成。因此,目前认为本品对炎症性肠病产生疗效的主要成分是5-氨基水杨酸。由本品分解产生的磺胺吡啶对肠道菌群显示微弱的抗菌作用。

口服后少部分在胃肠道吸收,通过胆汁可重新进入肠道(肝肠循环)。未被吸收的部分被回肠末段和结肠的细菌分解为5-氨基水杨酸与磺胺吡啶,残留部分自粪便排出。5-氨基水杨酸几乎不被吸收,大部分以原形自粪便排出,但5-氨基水杨酸的*N*-乙酰衍生物可见于尿内。磺胺吡啶可被吸收并排泄,尿中可测知其乙酰化代谢产物。磺胺吡啶及其代谢产物也可出现于母乳中。

【适应证】主要用于克罗恩病和溃疡性结肠炎。

【用法和用量】口服。成人常用量:初剂量为一日2~3g,分3~4次口服,无明显不适量,可渐增至一日4~6g。待肠病症状缓解后逐渐减量至维持量,一日1.5~2g。

儿童:《中国国家处方集·化学药品与生物制品卷·儿童版》推荐:①口服,用于炎症性肠病活动期(UC为主),2~12岁,一次10~15mg/kg(最大量1g),一日4~6次,直至缓解。12~18岁,一次1~1.5g,一日4次。缓解期,2~12岁,一次5~7.5mg/kg(最大量500mg)一日4次;12~18岁,一次0.5~1g,一日4次。②直肠给药。栓剂,5~8岁,一次500mg,一日2次。8~12岁,500mg(早上),1g(晚上)。12~18岁,一次1g,一日2次。

【不良反应】①过敏反应较为常见,可表现为药疹,严重者可发生渗出性多形红斑、剥脱性皮炎和大疱表皮松解萎缩性皮炎等;也有表现为光敏反应、药物热、关节及肌肉疼痛、发热等血清病样反应。②中性粒细胞减少或缺乏症、血小板减少症及再生障碍性贫血。患者可表现为咽痛、发热、苍白和出血倾向。③缺乏葡萄糖-6-磷酸脱氢酶患者使用后易发生溶血性贫血及血红蛋白尿,在新生儿和小儿中较成人为多见。④由于可与胆红素竞争蛋白结合部位,新生儿肝功能不完善,故较易发生高胆红素血症和新生儿黄疸。偶可发生核黄疸。⑤肝脏损害,可发生黄疸、肝功能减退,严重者可发生急性重型肝炎。⑥肾脏损害,可发生结晶尿、血尿和管型尿。偶有患者发生间质性肾炎或肾管坏死的严重不良反应。⑦恶心、呕吐、胃纳减退、腹泻、头痛、乏力等。一般症状轻微,不影响继续用药。偶有患者发生艰难梭菌肠炎,此时需停药。⑧甲状腺肿大、功能减退及中枢神经系统毒性反应偶有发生。

【禁忌证】对磺胺类药物过敏者、妊娠期妇女、哺乳期妇女、2岁以下小儿禁用。

【注意】①缺乏葡萄糖-6-磷酸脱氢酶患者,肝、肾功能损害患者,血卟啉症、血小板、粒细胞减少、血紫质症、肠道或尿路阻塞患者以及老年患者应慎用。②应用本品期间多饮水,保持高尿流量,以防结晶尿的发生,必要时亦可服碱化尿液的药物。如应用本品疗程长,剂量大时宜同服碳酸氢钠并多饮水,以防止此不良反应。③对呋塞米、砜类、噻嗪类利尿药、磺脲类、碳酸酐酶抑制药及其他磺胺类药物呈现过敏的患者,对本品亦会过敏。④因本品不良反应较多,疗程较长,治疗中须注意观察用药效果,随时调整剂量,必要时进行尿液、血象、直肠镜与乙状结肠镜和肝、肾功能检查。

【药物相互作用】①与尿碱化药合用可增强磺胺药在碱性尿中的溶解度,使排泄增多。②对氨基苯甲酸可代替磺胺被细菌摄取,对磺胺药的抑菌作用发生拮抗,因而两者不宜合用。③下列药物与磺胺药合用时,后者可取代这些药物的蛋白结合部位,或抑制其代谢,以致药物作用时间延长或毒性发生,因此当这些药物与磺胺药合用,或在应用磺胺药之后使用时需调整其剂量。此类药物包括口服抗凝药、口服降血糖药、甲氨蝶呤、苯妥英钠和硫喷妥钠。④骨髓抑制药与磺胺药合用时可能增强此类药物对造血系统的不良反应。如有指征需两类药物合用时，应严密观察可能发生的毒性反应。⑤雌激素类避孕药长时间与磺胺药合用可导致避孕的可靠性减少，并增加经期外出血的机会。⑥肝毒性药物与磺胺药合用，可能引起肝毒性发生率的增高。对此类患者尤其是用药时间较长及以往有肝病史者应监测肝功能。⑦与洋地黄类或叶酸合用时，后者吸收减少，血药浓度降低，因此须随时观察洋地黄类的作用和疗效。

【制剂】片剂（胶囊剂）：每片（粒）0.25g。栓剂：每粒0.5g。

【贮法】遮光，密封保存。

巴柳氮钠［药典(二)］　Balsatazide Sodium

【其他名称】贝乐司，塞莱得，奥瑞欣。

【ATC 编码】A07EC04

【药理学】巴柳氮钠是一种前体药物，口服到达结肠后，在结肠细菌的作用下释放出5-氨基水杨酸（有效成分）和4-氨基苯甲酰-β-丙氨酸。5-氨基水杨酸可能是通过阻断结肠中花生四烯酸代谢产物的生成而发挥其减轻炎症的作用。

巴柳氮钠口服后全身吸收很少，达峰时间为1～2小时，绝对生物利用度未确定，由于巴柳氮钠血浆浓度的相对时间曲线存在较大的个体差异，因此半衰期无法确定。大多数受试者服药4小时后血中已测不到原形药物；绝大部分巴柳氮钠在结肠经结肠细菌偶氮还原酶作用裂解成活性代谢物5-氨基水杨酸（5-ASA）及4-氨基苯甲酰-β-丙氨酸（4-ABA），血中5-ASA及4-ABA浓度亦很低。巴柳氮钠血浆蛋白结合率≥99%。大约有45%的5-ASA由粪排泄，35%由尿排泄；约72%的4-ABA由粪排泄，19%由尿排泄。连续服药3天，未见蓄积现象。

【适应证】轻度至中度活动性溃疡性结肠炎。

【用法和用量】口服。片剂一次1.5g，一日4次；颗粒剂一次2.25g（3袋），一日3次；饭后半小时及睡前服用。

【不良反应】常见不良反应包括腹痛、腹泻；偶见食欲缺乏、便秘、消化不良、腹胀、口干、黄疸；呼吸系统偶见咳嗽、咽炎、鼻炎；其他可有关节病、肌痛、疲乏、失眠、泌尿系感染。

【禁忌证】对水杨酸、巴柳氮钠片中任何成分或巴柳氮钠代谢物过敏的患者禁用；禁用于支气管哮喘史者和严重心、肝、肾功能损害者。

【注意】①开始服用本品后短期（一般2周）内，如仅出现排便次数较前增加，属服用该药的自然过程，应坚持服用。本品不宜与抗生素一同服用。②对已知肾功能障碍或有肾病史的患者应注意使用。应定期监测患者的肾功能，特别是在治疗初期。如患者在治疗期间出现肾功能障碍应为本品与5-氨基水杨酸引起的中毒性肾损害，可能出现出血、青肿、咽喉痛和发热、心肌炎以及气短伴随的发热和胸痛。若出现上述不良反应应与医师联系，并停止治疗。③妊娠期及哺乳期患者慎用。

【制剂】片剂：每片0.5g。颗粒剂：每袋0.75g。

奥沙拉秦　Olsalazine

NaOOC　COONa　HO—N═N—OH

【其他名称】奥柳氮钠，地泊坦，Azodisat Sodium，CI14130，Disodium Azobis，Dipentum。

【ATC 编码】A07EC03

【性状】常用其钠盐，为白色或类白色结晶性粉末，熔点>300℃。

【药理学】本品以活性成分5-氨基水杨酸替代柳氮磺胺吡啶中无活性的磺胺吡啶，即通过偶氮键连接两分子5-氨基水杨酸，提高了疗效，降低了不良反应发生率。5-氨基水杨酸是治疗溃疡性结肠炎的有效成分，本品在胃及小肠中不被吸收也不分解，到达结肠部位后其偶氮桥在细菌作用下断裂，分解为二分子5-氨基水杨酸并作用于结肠炎症黏膜，抑制前列腺素合成，抑制炎症介质白三烯的形成，降低肠壁细胞膜的通透性，减轻肠黏膜水肿。

本品原形很少被吸收，其分解产物5-氨基水杨酸在结肠部位的浓度大于血清中药物浓度1000倍。溃疡性结肠炎患者口服治疗量（每日1～4g）后，本品和5-氨基水杨酸在管腔内的浓度分别为0.04～0.14g/L和0.8～3.5g/L。人口服15mg/kg后，t_{max}为1～2小时，C_{max}为2～4mg/L，24小时后仍有少量药物存留在血液中。口服剂量的99%到达结肠，全身吸收很少。本品分布容积低，仅（6.2±1.5）L，蛋白结合率高。

轻度至严重活动性溃疡性结肠炎患者每日口服本品1～3g，疗程3个月，54%～66%患者临床症状获得改善，28%患者病情获缓解。活动性溃疡性结肠炎患者（包括对柳氮磺吡啶过敏和不能耐受的患者）每日口服本品0.75～4g达6个月～2年，临床总改善率相似（58%～65%）。病情缓解后继续服药可维持疗效。63%～88%的患者经6～24个月治疗，病情继续获得缓解。

【适应证】用于治疗急、慢性溃疡性结肠炎与节段性回肠炎，并用于缓解期的长期维持治疗。

【用法和用量】口服，治疗开始时每日1g，分次服用，根据患者反应逐渐提高剂量至每日3g，分3～4次服用。儿童为每日20～40mg/kg。长期维持治疗，成人每日1g，分2次服用。儿童：急性期治疗，2～18岁，一次500mg，一日2次；必要时1周后增加至1g（最大量）一日3次；维持剂量，一次250～500mg，一日2次。本品随食物同服。

【不良反应】常见不良反应有腹泻、软便（治疗第1周出现，特别是有长期病史或弥漫性结肠炎患者）、腹部痉挛、头痛、失眠、恶心、消化不良、关节痛、皮疹、头晕等。

【禁忌证】对水杨酸过敏者、严重肾功能损害者禁用。

【注意】妊娠期及哺乳期妇女慎用。

【制剂】胶囊剂：每粒250mg。

（刘　腾　赵志刚）

第 49 章
其他消化系统用药

奥曲肽〔药典(二)〕 Octreotide

D-Phe-Cys-Phe-D-Trp-Lys-Thr-Cys-NHCH(CH_2OH)CHOHCH_3

【其他名称】醋酸奥曲肽,善得定,善宁,Sandostatin。

【ATC 编码】H01CB02

【药理学】为人工合成的天然生长抑素的八肽环状化合物,具有与天然内源性生长抑素类似的作用,但作用较强且持久,半衰期较天然抑素长30倍。本品有多种生理活性,如抑制生长激素、促甲状腺素、胃肠道和胰内分泌激素的病理性分泌过多,对胰酶、胰高血糖素和胰岛素的分泌也有抑制作用。奥曲肽还能抑制胃酸、胃蛋白酶和胃泌素的分泌,改善胃黏膜的血流供应,对胃肠道黏膜有保护作用,并促进黏膜的修复。因此可用于应激性溃疡和消化性溃疡引起的胃肠道大出血的治疗。本品能降低胃运动和胆囊排空,抑制缩胆囊素、胰酶泌素的分泌,减少胰腺分泌,对胰腺实质细胞膜有直接保护作用。本品可抑制胃肠蠕动,减少内脏血流量和降低门脉压力,减少肠道过度分泌,并可增强肠道对水和Na^+的吸收,因此也可用于一些难治性腹泻的治疗。

静脉注射25~200μg,$t_{1/2\alpha}$为9~14分钟,$t_{1/2\beta}$为72~98分钟,并随剂量而异。皮下注射后(40~50μg)迅速吸收,t_{max}为0.5~1小时,$t_{1/2}$为90~120分钟;本品V_d为6L,CL为160ml/min,血浆蛋白结合率为65%。

【适应证】用于:①门脉高压引起的食管静脉曲张破裂出血。②应激性溃疡及消化道出血。③重型胰腺炎及内镜逆行胰胆管造影(ERCP)术后急性胰腺炎并发症。④缓解由胃、肠及胰内分泌系统肿瘤所引起的症状。⑤突眼性甲状腺肿和肢端肥大症。⑥胃肠道瘘管。

【用法和用量】①预防胰腺手术后并发症:手术前1小时,0.1mg皮下注射;以后0.1mg皮下注射,每日3次,连续7日。②治疗门脉高压引起的食管静脉曲张出血:静脉注射开始0.1mg,以后0.5mg,每2小时1次静脉滴注。③应激性溃疡及消化道出血:皮下注射0.1mg,每日3次。④重型胰腺炎:皮下注射0.1mg,每日4次,疗程3~7日。⑤肠道瘘管和消化道内分泌系统肿瘤的辅助治疗:皮下注射0.1mg,每日3次,疗程10~14日。⑥突眼性甲状腺肿和肢端肥大症:皮下注射0.1mg,每日3次;肢端肥大症疗程和剂量需视疗效而定,有时可长达数月。

【不良反应】主要不良反应有注射部位疼痛或针刺感,一般可于15分钟后缓解。消化道不良反应有畏食、恶心、呕吐、腹泻、腹部痉挛疼痛等,偶见高血糖、胆结石、糖耐量异常和肝功能异常等。

【禁忌证】对本品过敏者禁用,妊娠期妇女、哺乳期妇女和儿童禁用。

【注意】①肾、胰腺功能异常和胆石症患者慎用。②少数患者长期治疗有形成胆石的报道,故在治疗前和治疗后应每6~12个月进行胆囊超声波检查1次。③对胰岛素瘤患者,本品可能加重低血糖程度,并延长其时间,应注意观察。

【药物相互作用】本品可减少环孢素的吸收，延缓对西咪替丁的吸收。

【制剂】注射液：每支0.1mg(1ml)。

【贮法】2～8℃冰箱内贮存。

生长抑素[药典(二)；医保(乙)]　Somatostatin

Ala—Gly—Cys—Lys—Asp(NH_2)—Phe—Phe—Trp—Lys—Thr—Phe—Thr—Ser—Cys（Cys—Cys 成环）

【其他名称】益达生，Etaxene。

【ATC编码】H01CB01

【药理学】为人工合成的环状氨基酸十四肽，与天然的生长抑素十四肽在原始结构、化学反应及生物效应上完全相同。可抑制生长激素的释放，还可抑制胃酸、胃蛋白酶、胃泌素、胰腺内分泌（胰岛素和胰高血糖素）和外分泌（胰酶）在基础或应激状态下的分泌，降低酶的活性，对胰腺细胞有保护作用。而且能明显减少内脏血流，抑制胆囊和小肠的分泌。还可抑制胰高糖素的分泌，在糖尿病酮症酸中毒应用胰岛素时有辅助治疗作用。并可影响胃肠道吸收、运动和营养功能。

健康人内源性生长抑素的血浆浓度很低，一般在175ng/L以下。以75μg/h的速度滴注本品，15分钟可达血药浓度峰值1250ng/L，代谢清除率为1L/min。本品半衰期短，静脉注射后，健康人、肝病患者和慢性肾衰竭患者的半衰期分别为1.1～3分钟、1.2～4.8分钟和2.6～4.9分钟。

【适应证】用于严重急性上消化道出血，如胃出血、十二指肠出血、胃和十二指肠溃疡出血、出血性胃炎、食管静脉曲张破裂出血等；预防胰腺术后及ERCP术后的并发症，急性胰腺炎，胰腺、胆囊和肠道瘘管的辅助性治疗；治疗类风湿关节炎引起的严重疼痛。

【用法和用量】①治疗上消化道出血，以3mg溶于500ml 0.9%氯化钠或5%葡萄糖注射液中，连续12小时静脉滴注。某些病例可在连续滴注前给予250μg缓慢（不少于3分钟）静脉注射。为避免再出血，在止血后用同一剂量维持治疗48～72小时，总疗程不应超过120小时，延长静脉滴注时间并不加强效果。②预防胰腺术后并发症，在手术开始时以250μg/h速度连续静脉滴注，术后连续静脉滴注5天。③预防ERCP术后并发症，术前1小时以250μg/h速度连续静脉滴注，持续12小时。④急性胰腺炎，以250μg/h速度连续静脉滴注5～7天。⑤胰腺、胆囊和肠道瘘管的辅助性治疗，以250μg/h速度连续静脉滴注，直到瘘管闭合之后2天，在此期间应结合全胃肠外营养治疗，疗程应不超过20天。⑥治疗类风湿关节炎引起的严重疼痛，以750μg溶于2ml 0.9%氯化钠注射液中作关节腔内注射，每隔7天或15天重复一次，连续4～6次。

【不良反应】偶有暂时性的脸红、眩晕、恶心、呕吐，慢速注射或调整滴注速度，可减少这些反应的发生。直立性低血压鲜有报道，卧位注射有助于避免。

【禁忌证】对生长抑素过敏者，妊娠期妇女和哺乳期妇女禁用本品。

【注意】由于本品抑制胰岛素和胰高血糖素的分泌，所以对胰岛素依赖型的患者使用时必须小心，这些患者可能发生短暂的低血糖或2～3小时后出现高血糖，故使用时应每3～4小时检测血糖。

【药物相互作用】本品可延长环己烯巴比妥导致的睡眠时间，而且加剧戊烯四唑的作用，所以不应与这类药物或产生同样作用的药物同时使用。由于生长抑素与其他药物的相互作用未建立，所以建议应单独给药。

【制剂】注射剂：每支250μg；750μg；3mg。

抑肽酶[药典(二)]　Aprotinin

【其他名称】赫素林，特斯乐，特血乐，Trasylol。

【ATC编码】B02AB01

【性状】为白色或米黄色粉末，无臭，能溶于水。

【药理学】具有广谱蛋白酶抑制作用，能抑制胰蛋白酶、糜蛋白酶，阻止胰腺中纤维蛋白酶原及胰蛋白酶原自身的激活；能抑制纤维蛋白溶酶和纤维蛋白溶酶原的激活因子，阻止纤维蛋白溶解所致的急性出血；能抑制激肽释放酶，从而抑制其舒张血管，增加毛细血管通透性，降低血压的作用。但本品的蛋白酶抑制作用是可逆的，并且与各种蛋白酶结合后的解离常数也是不同的。本品与胰蛋白酶的结合最牢固，与血管舒缓素结合的复合体不牢固，但仍能显示出治疗作用。

本品静脉注射后迅速分布于细胞外相，并进入脏器。主要分布于肾脏，其次为软骨、肺、脾、胰腺和血液，脑、肌肉和胃肠内的浓度最低。静脉注射后1～5小时在肾脏代谢成较短的肽和氨基酸从尿中排出，代谢物无酶抑制活性。$t_{1/2}$约为2.5小时。

【适应证】用于预防和治疗急性胰腺炎、纤维蛋白溶解所引起的出血、弥散性血管内凝血。也用于抗休克治疗。腹腔手术后，直接注入腹腔可预防术后肠粘连。

【用法和用量】①第1～2日，每日8万～12万U，首剂用量应大些，缓慢静脉注射（每分钟不超过2ml）。维持剂量宜采用静脉滴注，每日2万～4万U。②由纤维蛋白溶解引起的出血，应立即静脉注射8万～12万U，以后每2小时1万U，直至出血停止。③预防剂量：手术前一日开始，每日2万U，共3日。治疗肠瘘及连续渗血也可局部应用。预防术后肠粘连，在手术切口闭合前，腹腔直接注入2万～4万U，注意勿与伤口接触。

【不良反应】注速过快时偶有恶心、荨麻疹、发热、瘙痒、血管痛等；多次注射可能产生静脉炎及脉搏加快、青色症、多汗、呼吸困难、休克等。

【注意】少数过敏体质患者用药后可有过敏反应，故使用前应进行过敏反应试验。使用中如出现过敏反应，应立即停药。

【制剂】注射剂：每支5万U；10万U；50万U。

加贝酯〔药典(二)；医保(乙)〕 Gabexate

$$H_2N\overset{\overset{NH}{\parallel}}{C}NH(CH_2)_5COO-C_6H_4-COOCH_2CH_3$$

【其他名称】甲磺酸加贝酯。

【性状】常用其甲磺酸盐，本品为白色结晶或晶性粉末。

【药理学】为一种非肽类的蛋白酶抑制剂，可抑制胰蛋白酶、激肽释放酶、纤维蛋白溶酶、凝血酶等蛋白酶的活性，从而制止这些酶造成的病理生理变化。在动物实验性急性胰腺炎模型中，可抑制活化的胰蛋白酶，减轻胰腺损伤，同时血清淀粉酶、脂肪酶活性和尿素氮升高情况也明显改善。

大鼠静脉注射本品标记化合物30分钟后，肝脏、肾脏内含放射度为给药放射度的27.3%及17.3%。给家兔静脉注射后30秒达到最大血药浓度，2分钟后消失，兔血中$t_{1/2}$约0.4分钟。静脉注射24小时后，体内放射度几乎完全消失。尿中代谢产物主要为胍基己酸。人体血液中本品的$t_{1/2}$为(66.8±3.0)秒。分解产物为对羟基苯甲酸乙酯。

【适应证】用于急性轻型(水肿型)胰腺炎；也可用于急性出血坏死型胰腺炎的辅助治疗。

【用法和用量】仅供静脉滴注。每次100mg，治疗开始3天，每日用量300mg，症状减轻后改为每日100mg，疗程6~10天。先以5ml注射用水注入冻干粉针瓶内，待溶解后注入5%葡萄糖注射液或林格液500ml中，供静脉滴注用。滴注速度不宜过快，应控制在1mg/(kg·h)以内，不宜超过2.5mg/(kg·h)。

【不良反应】少数病例滴注本品后可能出现注射血管局部疼痛、皮肤发红等刺激症状及轻度浅表静脉炎，偶有皮疹、颜面潮红及过敏症状，极个别病例可能发生胸闷、呼吸困难和血压下降等过敏性休克现象，一旦发现应及时停药或抢救。

【禁忌证】对多种药物有过敏史的患者及妊娠期妇女和儿童禁用。

【注意】药液应新鲜配制、随配随用。勿将药液注入血管外，多次使用应更换注射部位。

【制剂】注射剂：每支0.1g。

【贮法】密封，在凉暗处保存。

二甲硅油〔药典(二、四)；医保(乙)〕 Dimethicone

【其他名称】Simethicone。

【性状】为无色澄清的油状液体；无臭或几乎无臭，无味。在三氯甲烷、乙醚、苯、甲苯或二甲苯中能任意混合，在水或乙醇中不溶。

【药理学】为排气剂，由于表面张力小，能消除胃肠道中的泡沫，使被泡沫潴留的气体得以排出，从而缓解胀气。可用于各种原因引起的胃肠道胀气，有明显效果，多于服药后1小时左右见效。但对非气性胃肠道膨胀感(如消化不良等)无效。又能消除急性肺水肿时深呼吸道以至肺泡内的泡沫，改善患者因泡沫形成而产生的缺氧状态，用于各种原因引起的急性肺水肿的抢救。亦用于胃镜检查。

【适应证】用于胃肠道胀气及急性肺气肿。

【用法和用量】①消胀气：1次0.1~0.2g，一日3次，嚼碎服。②抢救急性肺水肿：使用气雾剂，用时将瓶倒置，距患者口鼻约15cm处，揿压瓶帽，在吸气时(或呼气终末时)连续喷入或与给氧同时进行，直至泡沫减少、症状改善为止。必要时可反复使用。

【注意】其气雾剂瓶外防护套为防胀裂用，切勿撕下。温度过低不能喷雾时，应微加温后使用。

【制剂】片剂：每片含二甲硅油25mg或50mg，另含氢氧化铝40mg或80mg，为分散剂。

二甲硅油气雾剂：每瓶总量18g，内含二甲硅油0.15g，此外尚含适量薄荷脑及抛射剂氟里昂(F_{12})。

二甲硅油散：含二甲硅油6%，为抗泡沫药，可使胃肠内泡沫破灭，提高胃肠检查和放射检查的清晰度。用于胃镜检查时，在喷用麻醉剂前，口服或管注本品0.5%~1.0%的水悬液30~50ml，0.5小时内完成镜检。胃肠气钡双重对比检查：服用产气粉后，服用含本品0.2%~0.4%的硫酸钡混悬液，服后2~5分钟完成摄片。结肠气钡双对比灌肠：在硫酸钡混悬液中按0.2%~0.4%加入本品，进行双重造影法灌肠，当气钡充盈全结肠后摄片。注意：本品的水悬液应新鲜配制，3天内用完。

【贮法】气雾剂应密闭，在凉暗处保存。温度高于42℃时易胀裂。

乌司他丁〔药典(二)〕 Ulinastatin

【其他名称】尿抑制素，天普洛安。

【药理学】本药为人尿中提取精制的糖蛋白，具有抑制胰蛋白酶等多种胰酶的作用，还可稳定溶酶体膜，抑制溶酶体酶的释放、抑制心肌抑制因子(MDF)的产生，改善休克时的循环状态。临床与抑肽酶对照进行双盲试验证实，本药对多种休克(如出血性、感染性、外伤性及烫伤性休克等)有较好的疗效。本药静脉注射后血药浓度迅速下降，主要分布于肾脏、肝脏和胰腺。给药6小时后随尿排出给药量的24%。生物半衰期约为24分钟，消除半衰期约为40分钟。连续给药7日未见蓄积。

【适应证】①用于急性胰腺炎、慢性复发性胰腺炎。②用作急性循环衰竭的抢救辅助用药。

【用法和用量】①急性胰腺炎、慢性复发性胰腺炎：静脉滴注，初始剂量为一次10万U，滴注1~2小时，一日1~3次。随症状缓解而减量。②急性循环衰竭：静脉给药，一次

10万U,一日1~3次,静脉滴注或缓慢静脉注射,静脉滴注一次持续1~2小时。可根据年龄、症状适当增减剂量。

【注意】本药用于急性循环衰竭时,不能代替一般的休克疗法(输液法、吸氧、外科处理、抗生素等),休克症状改善后即停止给药。

【制剂】注射用乌司他丁:每支2.5万U;5万U;10万U。乌司他丁注射液:每支5万U(1ml);10万U(2ml)。

(刘　腾　赵志刚)

第 8 篇

主要作用于血液和造血系统的药物

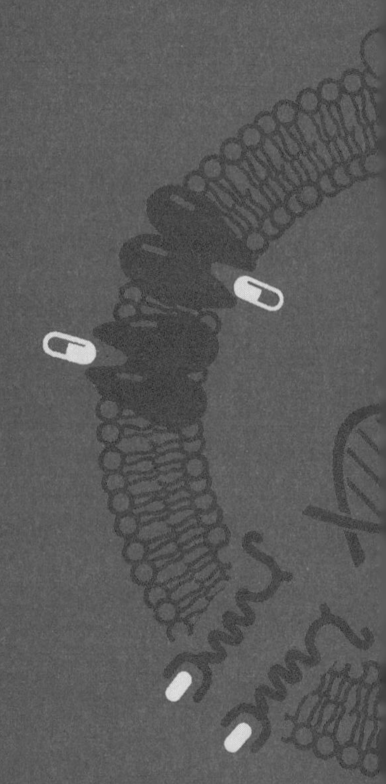

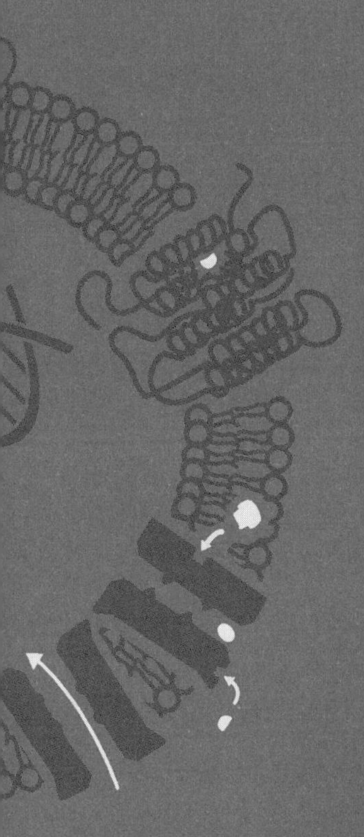

第 50 章
促凝血药

血液系统中存在着凝血和抗凝血两种对立统一的机制，并因此保证了血液的正常流动性。此过程极为复杂，必须在许多成分（凝血因子）的参与下方能进行（图 50-1）。其主要过程可概括为以下四个步骤：①在血管或组织损伤后，经一系列凝血因子的递变而形成因子Ⅹa；②在Ⅹa 与 Ca^{2+}、因子Ⅴ和血小板磷脂的作用下，使凝血酶原（因子Ⅱ）变成凝血酶（Ⅱa）；③在凝血酶的作用下，纤维蛋白原（因子Ⅰ）变成可溶性纤维蛋白，继而在Ⅲa 作用下成为难溶性纤维蛋白，产生凝血块而止血；④纤维蛋白在纤维蛋白溶酶的作用下成为纤维蛋白降解产物，而使纤维蛋白（凝血块）溶解。

促凝血药（止血药）是指能加速血液凝固或降低毛细血管通透性，促使出血停止的药物。其用于治疗出血性疾病。促凝血药按其作用机制可分为以下几类：

（1）促进凝血系统功能的止血药：本类药物能够促进肝脏合成凝血酶原和其他凝血因子，或提高它们的活性，进而加速血液凝固，主要用于手术前后的预防出血和止血。常用的有维生素 K、蛇毒血凝酶等。

（2）凝血因子制剂：本类制剂是从健康人体或动物血液中提取并经分离提纯、冻干而制成、含有各种凝血因子的制剂，主要用作凝血因子缺乏时的替代或补充疗法。常用的有人凝血因子Ⅷ、人凝血因子Ⅸ、凝血酶、凝血酶原复合物、人纤维蛋白原等。

（3）抑制纤维蛋白溶解系统的止血药（也称抗纤溶剂）：本类药物抑制纤溶酶原各种激活因子，使纤溶酶原不能转变为纤溶酶，或直接抑制纤维蛋白溶解而达到止血作用，主要用于手术创伤、体外循环、肝脏疾病或肿瘤等引起的纤溶亢进或原发性纤溶活性过强所引起的出血。特点：只适用于纤溶亢进性出血，但过量易致血栓。常用的有氨甲苯酸、氨甲环酸、氨基己酸、二乙酰氨乙酸乙二胺、抑肽酶等。

（4）作用于血管的止血药：这类药物直接作用于血管平滑肌，增强小动脉、小静脉和毛细血管收缩力，降低毛细血管通透性，从而产生止血效果，主要用于毛细血管出血。常用的有酚磺乙胺、卡络磺钠等。

（5）促血小板生成药：本类药物通过促进血小板生成，升高血中的血小板数量。包括重组人血小板生成素、重组人白介素-11 等。

（6）其他：包括鱼精蛋白、聚桂醇、云南白药等。

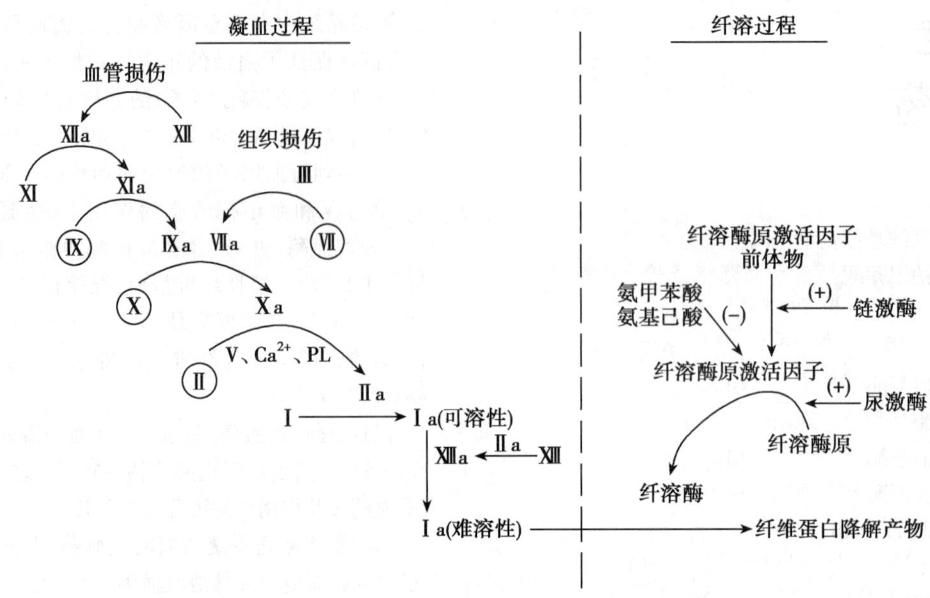

图 50-1　血液凝固和血块溶解过程及药物对其影响示意图

罗马数字表示各种凝血因子;a:活化型;PL:血小板磷脂;○:需维生素 K 参与合成,其拮抗剂为香豆素类;+:促进;-:抑制

50.1　促进凝血系统功能药物

亚硫酸氢钠甲萘醌〔药典(二);医保(甲、乙)〕

Menadione Sodium Bisulfite

天然的维生素 K 存在于苜蓿、菠菜、西红柿和鱼糜等中,分别命名为维生素 K_1 及维生素 K_2。维生素 K_3 及维生素 K_4 均为人工合成品,前者为亚硫酸氢钠甲萘醌,后者为甲萘氢醌。

【其他名称】维生素 K_3,Vitamin K_3。

【ATC 编码】B02BA02

【性状】为白色结晶性粉末;无臭或微有特臭;有引湿性;遇光易分解。在水中易溶,在乙醇或乙醚中几乎不溶。

【药理学】维生素 K 为肝脏合成凝血酶原(因子Ⅱ)的必需物质,还参与因子Ⅶ、Ⅸ、Ⅹ的合成。缺乏维生素 K 可致上述凝血因子合成障碍,影响凝血过程而引起出血。此时给予维生素 K 可达到止血作用。本品尚具镇痛作用,其机制可能与阿片受体和内源性阿片样物质介导有关。

天然的维生素 K_1、维生素 K_2 是脂溶性的,其吸收有赖于胆汁的正常分泌。维生素 K_3 是水溶性的,其吸收不依赖于胆汁。口服可直接吸收,也可肌内注射。吸收后随 β 脂蛋白转运,在肝内被利用。肌内注射后 8～24 小时起效,但需数日才能使凝血酶原恢复至正常水平。

【适应证】①止血:用于阻塞性黄疸、胆瘘、慢性腹泻、广泛肠切除所致肠吸收功能不全患者,早产儿、新生儿低凝血酶原血症,香豆素类或水杨酸类过量以及其他原因所致凝血酶原过低等引起的出血。亦可用于预防长期口服广谱抗生素类药物引起的维生素 K 缺乏症。②镇痛:用于胆石症、胆道蛔虫症引起的胆绞痛。③解救杀鼠药"敌鼠钠"中毒:此时宜用大剂量。

【用法和用量】①止血:成人口服,一次 2～4mg,一日 6～20mg;肌内注射,每次 2～4mg,一日 4～8mg。防止新生儿出血,可在产前 1 周给妊娠期妇女肌内注射,每日 2～4mg。②胆绞痛:肌内注射,每次 8～16mg。

【不良反应】①可致恶心、呕吐等胃肠道反应。②较大剂量可致新生儿、早产儿溶血性贫血、高胆红素血症及黄疸。在红细胞 G-6-PD 缺乏症患者可诱发急性溶血性贫血。③可致肝损害,肝功能不全患者可改用维生素 K_1。肝硬化或晚期肝病患者出血使用本品无效。

【禁忌证】禁用于对本品过敏者及妊娠晚期妇女。

【注意】①严格掌握用法、用量,不宜长期大量应用;②新生儿不宜使用本品;③用药期间应定期测定凝血酶原时间(PT)。

【药物相互作用】①口服抗凝药(如双香豆素类)可干扰维生素 K 的代谢,合用时作用相互抵消;②肌内注射给药时,如遇碱性药物或还原剂可使本品失效;③使用较大剂量水杨酸类药、磺胺类药、奎宁、奎尼丁等也可影响维生素 K 的疗效。

【制剂】片剂:每片 4mg。注射液:每支 2mg(1ml);4mg(1ml)。

【贮法】避光贮于干燥低温处。

甲萘氢醌〔药典(二);基;医保(甲)〕　Menadiol

【其他名称】醋酸甲萘氢醌，维生素 K_4，乙酰甲萘醌，Vitamin K_4。

【性状】为白色或类白色结晶性粉末；无臭或微臭。在甲醇或乙醇中微溶，在水中几乎不溶。

【药理学】作用与维生素 K_3 相同。人工合成的维生素 K_4 是水溶性的，其吸收不依赖于胆汁。口服吸收后主要暂时存储在肝脏中，极少分布于其他组织中。难以通过胎盘进入胎儿体内，也难进入乳汁中。在体内代谢快，先转成氢醌形式，再与葡糖醛酸或硫酸结合而经肾及胆道排泄，不易在体内蓄积。

【适应证】主要用于维生素 K 缺乏所致的凝血功能障碍性疾病。如阻塞性黄疸、慢性溃疡性结肠炎、慢性胰腺炎和广泛小肠切除后肠道吸收功能减低所致的维生素 K 缺乏；长期应用广谱抗生素或肠道灭菌药引起的维生素 K 缺乏；双香豆素等抗凝药过量，在体内干扰维生素 K 代谢引起的出血。

【用法和用量】口服，一次 2～4mg，一日 3 次。

【不良反应】可引起恶心、呕吐等胃肠道反应。

【禁忌证】对本品过敏者禁用。

【注意】①G-6-PD 缺陷者补给维生素 K 时需特别谨慎；②慎用于严重肝病患者；③对肝素引起的出血倾向及凝血酶原时间（PT）延长无效；④用药期间应定期监测 PT；⑤因维生素 K 依赖因子缺乏而发生严重出血时，由于维生素 K 短时间起效慢，可先静脉输注凝血酶原复合物、血浆或新鲜血；⑥肠道吸收不良患者宜经注射途径给药。

【药物相互作用】①口服抗凝药（如双香豆素类）可干扰维生素 K 代谢，合用时作用相互抵消；②水杨酸类、磺胺类、奎尼丁等均可影响维生素 K 的效应。

【制剂】片剂：每片 2mg；4mg。

【贮法】避光，密封保存。

维生素 K_1〔药典(二)；基；医保(甲、乙)〕 Vitamin K_1

【其他名称】Phytomenadione，植物甲萘醌。

【ATC 编码】B02BA01

药理作用及临床应用与维生素 K_3 相同。本品呈脂溶性，胆汁缺乏时口服吸收不良。注射后作用较维生素 K_3、维生素 K_4 迅速。肌内或静脉注射，每次 10mg，一日 1～2 次，或根据具体病情而定；口服，每次 10mg，一日 3 次。迅速静脉注射可出现面部潮红、出汗、胸闷等，甚至可致血压剧降而死亡。静脉注射应缓慢（$<$1mg/min）。新生儿应用后可能出现高胆红素血症、黄疸和溶血性贫血。注射剂：每支 10mg（1ml）。片剂：每片 5mg；10mg。均应避光保存。

矛头蝮蛇血凝酶〔医保(乙)〕
Hemocoagulase Bothrops Atrox

本品为从巴西矛头蝮蛇（*Bothrops atrox*）的蛇毒中分离和纯化的蛇毒血凝酶，不含神经毒素及其他毒素。

【其他名称】巴曲亭。

【ATC 编码】B02BX03

【性状】为白色或类白色冻干块状物或粉末。

【药理学】本品含两种类酶成分：类凝血酶（巴西矛头蝮蛇巴曲酶*）和类凝血激酶（磷脂依赖性凝血因子 X 激活物）。前者能切断纤维蛋白原 α 链 N 端的 A 纤维蛋白肽，形成一种不稳定的纤维蛋白，使血管收缩，促进凝血；后者能促进凝血酶原转变为凝血酶，能使即便是无钙的血浆也能产生不稳定的纤维蛋白；另外，本品可提高血小板聚集功能，使之发生不可逆性的聚集。以上三个方面共同作用，产生本品的止血效应。

试验表明，注射 1 单位本品 20 分钟后，健康成年人的出血时间测定会缩短至 1/2 或 1/3，这种止血作用能保持 2～3 天。注射用蛇毒血凝酶仅有止血功能，并不影响血液的凝血酶原含量，因此使用本品无血栓形成风险。

【适应证】可用于需减少流血或止血的各种医疗情况，如外科、内科、妇产科、眼科、耳鼻喉科、口腔科等临床科室的出血及出血性疾病；也可用于预防出血，如手术前用药，可避免或减少手术部位及手术后出血。

【用法和用量】静脉、肌内或皮下注射，也可局部用药。①一般出血：成人 1～2 单位，儿童 0.3～0.5 单位；②紧急出血：立即静脉注射 0.25～0.5 单位，同时肌内注射 1 单位；③各类外科手术：术前一天晚、术前 1 小时各肌内注射 1 单位，术前 15 分钟静脉注射 1 单位，术后 3 天每日肌内注射 1 单位；④咯血：每 12 小时皮下注射 1 单位，必要时，开始时再加静脉注射 1 单位，最好是加入 10ml 0.9% NaCl 液中混合注射；⑤异常出血：剂量加倍，间隔 6 小时肌内注射 1 单位，至出血完全停止。

【不良反应】不良反应发生率较低，偶见过敏样反应。如出现此类情况，可按一般抗过敏处理方法，给予抗组胺药和（或）糖皮质激素及对症治疗。

【禁忌证】①虽无关于血栓的报道，为安全起见，有血栓病史者禁用；②对本品或同类药品过敏者禁用。

【注意】①弥散性血管内凝血（DIC）及血液病所致的出血不宜使用本品。②血液中缺乏血小板或某些凝血因子（如凝血酶原）时，本品没有代偿作用，宜在补充血小板或缺乏的凝血因子，或输注新鲜血液的基础上应用本品。③本品溶解后应当日用完。④在原发性纤溶系统亢进（如内分泌腺、癌症手术等）的情况下，宜与抗纤溶酶的药物联合应用。⑤应防止用药过量，否则其止血作用会降低。根据文献报道，在大剂量（50～100 单位/次）时具有较强的去纤维蛋白原作用，能明显降低血液中的纤维蛋白原，而使血液黏度及凝血性下降。⑥使用期间应注意监测患者的出、凝血

---

* 巴曲酶是世界卫生组织（WHO）对毒蛇 Bothrops atrox（枪蝰、大具窍蝮蛇、矛头蛇）蛇毒中所含的纤维蛋白原促凝蛋白酶所命名的通用名（INN）。经进一步研究发现 Bothrops atrox 有 5 个亚种，有一种亚种 Bothrops moojeni 蛇毒中所含的巴曲酶与来自 B. atrox 者在理化性质（分子量、电泳特性）生化特点、作用等方面均不相同。由 B. atrox 蛇毒中分离到的巴曲酶具有促凝血特性，名为血凝酶，其商品（专利）名为立芷血（立止血，REPTILASE），而由 *B. moojeni* 蛇毒分离到的巴曲酶具有去纤维蛋白原作用，名为去纤酶，如东菱精纯抗栓酶。两者的作用及应用各异，而两者均曾简称为巴曲酶，欠妥，且易混淆，宜注意。

时间。⑦大、中动脉或大静脉受损出血必须及时用外科手术处理，配合应用本品可控制创面渗血，使手术视野清晰，提高手术效率，从而减少失血和输血量。⑧除非紧急情况，妊娠期妇女不宜使用；儿童用药剂量酌减。

【制剂】注射剂（冻干粉针剂）：每支 0.5 单位；1 单位；2 单位。

【贮法】遮光，凉暗处（不超过 20℃）保存。

蛇毒血凝酶〔医保（乙）〕 Hemocoagulase

【其他名称】速乐涓。

【ATC 编码】B02BX03

【性状】为无色澄明液体。

【药理学】本品含巴曲酶及磷脂依赖性凝血因子Ⅹ激活物，与矛头蝮蛇血凝酶（巴曲亭）所含成分相似。本品仅有止血功能，不影响凝血酶原含量，因而使用本品无血栓形成风险。本品静脉、肌内、皮下及腹腔给药均能被吸收，给药后 5～30 分钟即可产生止血作用，作用可持续 48～72 小时。在体内能与血浆蛋白结合，逐渐形成无活性的复合物，其代谢产物由肾脏排泄，3～4 天可全部清除。

【适应证】【用法和用量】【不良反应】【禁忌证】【注意】参见矛头蝮蛇血凝酶。

【制剂】注射液：每支 1 单位（1ml）。

【贮法】在冷处（2～10℃）密闭保存。

白眉蛇毒血凝酶〔医保（乙）〕 Hemocoagulase

本品是从长白山白眉蝮蛇［Agkistrodon halas（pallas）］的蛇毒中提取分离得到的血凝酶。

【其他名称】邦亭。

【性状】为白色或类白色块状物或粉末；无臭。易溶于水。

【药理学】本品含有类凝血酶和类凝血激酶，两种类酶为相似的酶作用物，在 Ca^{2+} 存在下能活化凝血因子Ⅴ、Ⅶ和Ⅷ，并刺激血小板聚集；类凝血激酶在血小板因子Ⅲ存在下，可促使凝血酶原变成凝血酶，也可活化因子Ⅴ，并影响因子Ⅹ。动物实验结果显示，本品小剂量时表现为促凝作用，大剂量时表现为抗凝作用。

给药后 5～30 分钟产生止血作用，作用可持续 48～72 小时。在体内与血浆蛋白结合形成无活性的复合物，代谢产物由肾脏排泄，3～4 天可全部清除。

【适应证】【用法和用量】【不良反应】【禁忌证】【注意】参见矛头蝮蛇血凝酶（巴曲亭）。

【药物相互作用】为防止药效降低，不宜与其他药物混合静脉注射。

【制剂】注射剂：每支 0.5 单位（KU）；1 单位（KU）；2 单位（KU）。

【贮法】密封，在凉暗处（避光并不超过 20℃）保存。

尖吻蝮蛇血凝酶〔医保（乙）〕 Hemocoagulase Agkistrodon

本品主要成分为从尖吻蝮蛇的蛇毒中分离提纯的血凝酶。

【其他名称】苏灵。

【性状】为白色冻干块状物。

【药理学】通过水解纤维蛋白原使其变为纤维蛋白而增强机体凝血功能，发挥止血作用。动物实验结果显示，本品能显著缩短小鼠剪尾出血时间和兔全血凝固时间。健康成人中，本品的体内过程呈一级线性动力学特征而无饱和性，在体内清除较快，血清清除率为 4.53～5.06L/h。$t_{1/2}$ 约为 2.5 小时，不随给药剂量变化而变化。

【适应证】用于外科手术浅表创面渗血的止血，是否使用需要根据外科医生对伤口出血情况的判断。

【用法和用量】单次静脉注射给药，每次 2 单位，缓慢静脉注射，注射时间不少于 1 分钟。用于手术预防性止血，术前 15～20 分钟给药。

【不良反应】罕见心悸、胸闷、血压降低、皮疹、皮肤瘙痒、红斑等过敏反应。

【禁忌证】①对本品任何成分过敏者禁用；②虽未见本品引起血栓的报道，为安全起见，有血栓病史者禁用。

【注意】①弥散性血管内凝血（DIC）及血液病所致的出血不宜使用；②血液中缺乏血小板或某些凝血因子时，宜在补充血小板和缺乏的凝血因子或输注新鲜血液的基础上应用本品；③动脉、大静脉受损的出血必须及时外科手术处理；④使用期间应注意监测患者的出、凝血时间；⑤本品为蛋白类物质，不能排除重复给药诱导产生抗体的可能性；⑥本品溶解后应当日用完。

【药物相互作用】为防止药效降低，不宜与其他药物混合静脉注射。

【制剂】注射剂（冻干粉针剂）：每瓶 1 单位。

【贮法】凉暗处保存（不超过 20℃）。

50.2 凝血因子制剂

人凝血因子Ⅷ〔药典（三）；基；医保（甲）〕 Human Coagulation Factor Ⅷ

健康人新鲜血浆分离、提纯后经冻干制成。

【其他名称】海莫莱士，抗甲种血友病因子，Antihaemophilic Factor。

【ATC 编码】B02BD02

【药理学】在内源性血凝过程中，凝血因子Ⅷ作为一种辅助因子，在 Ca^{2+} 和磷脂存在下，与激活的凝血因子Ⅸ参与凝血因子Ⅹ的激活凝血酶原，形成凝血酶，从而使凝血过程正常进行。生物半衰期为 8～12 小时。

【适应证】主要用于防治甲型血友病（第Ⅷ因子缺乏症）或因患获得性因子Ⅷ抑制物增多症而导致的出血症状，以及这类患者的手术出血治疗。本品对其他凝血因子缺乏疾病，如乙型血友病（FⅨ缺乏）和丙型血友病（FⅪ缺乏）无效。

【用法和用量】静脉滴注。下列公式可用于计算剂量：一次所需因子Ⅷ单位（IU）＝体重（kg）×需增加的因子Ⅷ活性水平(正常的%)×0.5。

(1) 轻至中度出血:一次10~15IU/kg,一日1~2次,连用1~4日,使因子Ⅷ水平提高到正常水平的20%~30%。

(2) 较严重的出血或小手术:首次15~25IU/kg,需要时每隔8~12小时给予维持剂量10~15IU/kg,使因子Ⅷ水平提高到正常水平的30%~50%。

(3) 大出血:首次40IU/kg,然后每隔8~12小时给予维持剂量20~25IU/kg。

(4) 手术:术前30~40IU/kg给药,术后4天内因子Ⅷ最低达正常水平的60%,接下去的4天减至40%。

(5) 获得性因子Ⅷ抑制物增多症:用量一般超过治疗血友病患者所需剂量1倍以上。

【不良反应】①大量输注本品可产生溶血反应(制品中含抗A、抗B红细胞凝集素)或超容量性心力衰竭,一日输注超过20IU/kg时可出现肺水肿。此外,尚有高凝血因子Ⅰ血症或血栓形成。②可能出现寒战、发热、荨麻疹、恶心、面红、皮疹、眼睑水肿及呼吸困难等过敏反应,严重者可致血压下降及休克。

【禁忌证】对本品过敏者禁用。

【注意】①稀释时应用塑料注射器,因为玻璃注射器表面可吸附因子Ⅷ。配制好的溶液勿激烈振荡,配制后的溶液不能再置入冰箱中。②输液器应带有滤网装置。③滴注速度一般宜为60滴/分左右,药液宜在1小时内输完。④大量或多次使用本品时应监测血细胞比容,以及时发现贫血。⑤对乙型血友病(FⅨ缺乏)及丙型血友病(FⅪ缺乏)无效。⑥对妊娠期妇女及胎儿影响尚不明确,仅在十分必需的情况下才用于妊娠期妇女。

【药物相互作用】应单独输注,不可与其他药物合用。

【制剂】注射剂:每瓶50IU;100IU;200IU;300IU;400IU。冻干粉针剂:每瓶100IU;200IU;250IU;300IU;400IU;1000IU。

【贮法】8℃以下避光保存。

重组人凝血因子Ⅷ[医保(乙)]
Recombinant Coagulation Factor Ⅷ

【其他名称】拜科奇,任捷。

本品是重组DNA产品,其功能特点及临床应用与从血浆中提纯的因子Ⅷ相当,给药后可升高因子Ⅷ的血浆水平。已知对制剂的任何成分或对仓鼠卵巢细胞(CHO细胞)蛋白有过敏的患者禁用。冻干粉:每瓶250IU;500IU;1000IU;2000IU。于2~8℃避光保存和运输。

重组人凝血因子Ⅸ[医保(乙)]
Recombinant Coagulation Factor Ⅸ

【其他名称】贝赋。

【性状】为白色饼状物,复溶后为无色、澄明溶液。

【药理学】本品是一种以重组DNA技术生产的纯化蛋白,其初级氨基酸序列与人凝血因子Ⅸ Ala148等位基因型一致,可暂时性替代缺失的有效凝血所需的凝血因子Ⅸ,使活化部分凝血酶原时间(APTT)恢复正常,从而暂时性纠正乙型血友病患者的凝血缺陷。

【适应证】主要用于防治乙型血友病(先天性凝血因子Ⅸ缺乏症或Christmas病)患者的出血症状和此类患者的围术期处理。

【用法和用量】静脉注射。下列公式可用于计算起始剂量:一次所需凝血因子Ⅸ单位(IU)=体重(kg)×因子Ⅸ期望增加量(%或IU/dl)×观察到的活性恢复值的倒数[(IU/kg)/(IU/dl)]。观察到的活性恢复值的倒数:成人患者(≥15岁)为1.3,儿童患者(<15岁)为1.4。

(1) 轻度出血:给药剂量应使因子Ⅸ水平增加20%~30%,一日1~2次,连用1~2日。

(2) 中度出血:给药剂量应使因子Ⅸ水平增加25%~50%,一日1~2次,直至停止出血,共2~7日。

(3) 重度出血:给药剂量应使因子Ⅸ水平增加50%~100%,一日1~2次,共7~10日。

【不良反应】常见头痛、头晕、恶心、注射部位反应、注射部位疼痛及与皮肤相关的变态反应(例如皮疹、荨麻疹)。严重者可发生全身性超敏反应,包括支气管痉挛性反应、低血压、过敏反应以及高滴度抑制物形成。

【禁忌证】对本品任何成分及对中国仓鼠卵巢细胞蛋白过敏者禁用。

【注意】①患者对本品的反应可能存在个体差异,在治疗过程中需要准确测定因子Ⅸ的水平,以指导给药的剂量和频率。②使用本品可能发生超敏反应,包括瘙痒、皮疹、荨麻疹、全身性荨麻疹、寒战(冷颤)、面部肿胀、头晕、低血压、恶心、血管性水肿、胸部压迫感、胸部不适、咳嗽、喉痉挛、支气管痉挛、呼吸困难、喘鸣、潮红、全身不适、疲劳、头昏、心动过速、视物模糊和过敏反应。如果发生变态反应,应立即停药,并进行紧急治疗。③本品有潜在发生血栓形成和弥散性血管内凝血(DIC)的风险,肝病患者、术后患者、新生儿、有血栓栓塞或DIC风险的患者慎用。

【药物相互作用】尚不明确。

【制剂】冻干粉:每瓶250IU;500IU;1000IU;2000IU。

【贮法】2~8℃避光保存和运输。

凝血酶[药典(二);基;医保(甲)]　Thrombin

从牛血或猪血浆中提取凝血酶原,然后经激活、精制得到的凝血酶无菌冻干品。

【ATC编码】B02BC06,B02BD30

【性状】为白色或类白色的冻干块状物或粉末。

【药理学】凝血酶使纤维蛋白原转化为纤维蛋白。局部应用后使病灶表面的血液很快形成稳定的凝血块,用于控制毛细血管、静脉出血,或作为皮肤、组织移植物的黏合、固定剂。也可口服或局部灌注用于消化道止血。止血作用快,局部止血时1~2分钟即可使出血停止。凝血酶对血液凝固系统的其他作用尚包括诱发血小板聚集及继发释放反应等。

【适应证】主要用于结扎止血困难的小血管、毛细血管以及实质性脏器出血,包括脏器表面的渗血、上消化道出血、各种手术中的小血管出血。

【用法和用量】①局部止血:以干燥粉末或溶液(50~200U/ml)喷洒或喷雾于创伤表面;②消化道止血:用生理盐水或温开水溶解成10~100U/ml的溶液,口服或局部灌注。也可根据出血部位及程度增减浓度、次数。

【不良反应】偶可致过敏反应,应及时停药。外科止血中可致低热反应。

【禁忌证】对本品过敏者禁用。

【注意】①本品严禁注射,如误入血管内可导致血栓形成、局部坏死而危及生命;②本品必须直接与创面接触才能起止血作用;③应新鲜配制使用。

【制剂】冻干粉针剂:每支100U;200U;500U;1000U;2000U;5000U;10 000U。

【贮法】密封,10℃以下保存。

凝血酶原复合物〔药典(三);基;医保(乙)〕
Prothrombin Complex

由健康人新鲜血浆分离提取,为含凝血因子Ⅱ、Ⅶ、Ⅸ、Ⅹ及少量其他血浆蛋白的混合制剂。

【性状】为白色或灰绿色疏松体,复溶后为无色、淡黄色、淡蓝色或黄绿色澄明液体,可带轻微乳光。

【药理学】本品含有凝血因子Ⅱ、Ⅶ、Ⅸ、Ⅹ,因子Ⅸ参与内源性凝血系统,因子Ⅶ参与外源性凝血过程。维生素K缺乏或严重肝脏疾患都可能造成上述4种因子缺乏而导致凝血功能障碍。输注本品可以提高血液中凝血因子Ⅱ、Ⅶ、Ⅸ、Ⅹ浓度。

【适应证】用于治疗先天性和获得性凝血因子Ⅱ、Ⅶ、Ⅸ、Ⅹ缺乏症(单独或联合缺陷),包括乙型血友病(因子Ⅸ缺乏症)、手术、急性肝坏死、肝硬化等所致出血的防治。对甲型和丙型血友病(分别缺乏因子Ⅷ和因子Ⅺ)无效。

【用法和用量】本品需用前新鲜配制,用带有滤网装置的输血器缓慢静脉滴注。滴速开始时约15滴/分,15分钟后可稍加快滴速(40~60滴/分)。首剂10~20IU/kg,之后对于凝血因子Ⅶ缺乏者每隔6~8小时、凝血因子Ⅸ缺乏者每隔24小时、凝血因子Ⅱ和凝血因子Ⅹ缺乏者每隔24~48小时可酌情减少剂量输注,一般历时2~3天。在出血量较大或大手术时可根据病情适当增加剂量。

【不良反应】快速滴注时可引起发热、潮红、头疼。偶有报道因大量输注导致弥散性血管内凝血、深静脉血栓和肺栓塞。

【禁忌证】对本品过敏者禁用。

【注意】①除肝脏疾病出血患者外,在用前应确诊患者存在凝血因子Ⅱ、Ⅶ、Ⅸ、Ⅹ缺乏。冠心病、心肌梗死、严重肝脏疾病、外科手术等患者如有血栓形成、弥散性血管内凝血倾向时应慎用。②本品不得用于静脉外的注射途径。③本品一旦开瓶应立即使用(不超过3小时),未用完部分不能保留再用。

【制剂】注射剂(冻干粉):每支100IU;200IU;300IU;400IU;1000IU。

【贮法】于2~8℃避光保存和运输。

人纤维蛋白原〔药典(三);基;医保(乙)〕
Human Fibrinogen

本品由健康人血浆分离、提纯、冻干制成。

【性状】为灰白色或淡黄色疏松体。复溶后为澄明液体,可带轻微乳光。

【药理学】在凝血过程中,纤维蛋白原(凝血因子Ⅰ)经凝血酶酶解变成纤维蛋白,在纤维蛋白稳定因子(因子ⅩⅢ)作用下形成坚实的纤维蛋白,发挥有效的止血作用。

【适应证】用于:①先天性纤维蛋白原减少或缺乏症。②获得性纤维蛋白原减少症:严重肝脏损伤;肝硬化;弥散性血管内凝血;产后大出血和因大手术、外伤或内出血等引起的纤维蛋白原缺乏而造成的凝血功能障碍。

【用法和用量】本品需用前新鲜配制,用带有滤网装置的输液器静脉滴注,滴注速度一般为每分钟60滴左右。用量:一般首次给1~2g,如需要可遵照医嘱继续给药。

【不良反应】少数过敏体质患者会出现过敏反应。

【禁忌证】对本品过敏者禁用。

【注意】①本品专供静脉输注。②本品允许有少量的絮状物或蛋白颗粒存在,因此用于输注的输血器应有滤网装置;但如发现有大量或大块不溶物时则不可使用。③配制时应特别注意先使本品和溶解液的温度升至30~37℃,然后再进行溶解。④本品一旦被溶解后,应立即使用,不得分次或给第二人输用。⑤使用本品期间应严密监测患者凝血指标和纤维蛋白原水平,根据结果调整用量。⑥由于体外凝结活性检测方法的局限性,不同厂家生产的纤维蛋白原可能活性不完全相同,在相互替换时需要注意用量的调整。⑦在治疗消耗性凝血病时,注意只有在肝素保护及抗凝血酶Ⅲ水平正常前提下,凝血因子替代疗法才有效。⑧静脉或动脉血栓、血栓性静脉炎或无尿症者应慎用或禁用。⑨输注速度快或剂量大可发生血管内凝血。

【药物相互作用】不可与其他药物同时合用。

【制剂】注射剂:每支0.5g;1.0g。

【贮法】8℃以下避光保存和运输。

50.3 抑制纤溶系统药物

氨甲苯酸〔基;医保(甲、乙)〕
Aminomethylbenzoic Acid

【其他名称】止血芳酸,对羧基苄胺,抗血纤溶芳酸,Pamba。

【ATC编码】B02AA03

【性状】为白色或类白色鳞片状结晶或结晶性粉末;无臭,味微苦。在水中略溶,在沸水中溶解,在乙醇、三氯甲烷、乙醚或苯中几乎不溶。为酸碱两性化合物,故在碱性或酸性溶液中均能溶解。

【药理学】能抑制纤维蛋白溶酶原的激活因子,使纤维蛋白酶原不能激活为纤维蛋白酶,从而抑制纤维蛋白的溶解,产生止血作用。作用机制与氨基己酸相同,但其作用较之强4～5倍。口服易吸收,生物利用度为70%。t_{max}为3小时,静脉注射后有效血浓度可维持3～5小时。经肾排泄,$t_{1/2}$为60分钟。毒性较低,不易生成血栓。

【适应证】用于纤维蛋白溶解过程亢进所致的出血,如肺、肝、胰、前列腺、甲状腺、肾上腺等手术时的异常出血,妇产科和产后出血以及肺结核咳血或痰中带血、血尿、前列腺肥大出血、上消化道出血等,对一般慢性渗血效果较显著,但对癌症出血以及创伤出血无止血作用。此外,尚可用于链激酶或尿激酶过量引起的出血。

【用法和用量】①口服,一次0.25～0.5g,一日2～3次,每日总量为2g;②静脉注射,每次0.1～0.3g,用5%葡萄糖注射液或0.9%氯化钠注射液10～20ml稀释后缓慢注射,一日最大用量为0.6g。

【不良反应】偶有头晕、头痛、腹部不适。

【注意】①用量过大可促进血栓形成,对有血栓形成倾向或有血栓栓塞病史者禁用或慎用;②一般不单独用于弥散性血管内凝血所继发的纤溶性出血,必要时,在肝素化的基础上应用以防止血栓的进一步形成;③可致继发性肾盂和输尿管凝血,故血友病患者发生血尿时或肾功能不全者慎用;④老年人多伴有血液黏滞性增加、血脂偏高、血管硬化等,故慎用本品。

【药物相互作用】与口服避孕药、雌激素或凝血因子Ⅰ复合物浓缩剂合用时有增加血栓形成的风险。

【制剂】片剂:每片0.125g;0.25g。注射液:每支0.05g(5ml);0.1g(10ml)。

【贮法】密封保存。

氨甲环酸〔药典(二);基;医保(甲、乙)〕

Tranexamic Acid

【其他名称】止血环酸,凝血酸。

【ATC编码】B02AA02

【药理学】药理学作用与氨甲苯酸相似,但较强。能与纤溶酶和纤溶酶原上的纤维蛋白亲和部位中的赖氨酸强烈吸附,阻止纤溶酶的形成,阻抑纤溶酶、纤溶酶原与纤维蛋白结合,从而强烈抑制纤维蛋白的分解,达到止血作用。本品尚能直接抑制纤溶酶活力,减少纤溶酶激活补体的作用,从而达到防止遗传性血管神经水肿的发生。

【适应证】主要用于纤溶亢进所致的外科手术出血和妇产科手术出血。由于能透过血脑屏障,故适用于中枢神经系统出血。

【用法和用量】①口服,每次1.0～1.5g,一日2～6g。②静脉注射或滴注,每次0.25～0.5g,一日0.75～2g。静脉注射液以25%葡萄糖注射液稀释,静脉滴注液以5%～10%葡萄糖注射液稀释。为防止手术前后出血,可参考上述剂量。治疗原发性纤维蛋白溶解所致出血时,剂量可酌情加大。

【不良反应】可见头痛、头晕、恶心、呕吐、胸闷等。

【禁忌证】由于有血栓形成趋向,禁用于尿道手术。

【注意】①肾功能不全者慎用;②本品对癌症出血以及大量创伤出血无止血作用。

【制剂】片剂:每片0.125g;0.25g。胶囊:每粒0.25g。注射剂:每瓶0.1g(2ml);0.2g(2ml);0.25g(5ml);0.5g(5ml);1.0g(10ml)。注射用氨甲环酸:每支0.2g;0.25g;0.4g;0.5g;1.0g。

【贮法】避光,密闭保存。

氨基己酸〔药典(二);医保(乙)〕

Aminocaproic Acid

$H_2N-CH_2CH_2CH_2CH_2CH_2COOH$

【其他名称】6-氨基己酸,ε-氨基己酸,ε-Aminocaproic Acid,Eaca。

【ATC编码】B02AA01

【性状】为白色结晶性粉末;无臭。在水中易溶,在乙醇中微溶,在三氯甲烷或乙醚中几乎不溶。其3.52%水溶液为等渗溶液。熔点为204～207℃。

【药理学】能抑制纤维蛋白溶酶原的激活因子,使纤维蛋白溶酶原不能激活为纤维蛋白溶酶,从而抑制纤维蛋白的溶解,产生止血作用。高浓度时,本品对纤维蛋白溶酶还有直接抑制作用,对于纤维蛋白溶酶活性增高所致的出血症有良好疗效。

口服吸收较完全,生物利用度为80%。服药后t_{max}为2小时左右,有效血药浓度为130μg/ml。大部分以原形经尿排泄,$t_{1/2}$为103分钟。

【适应证】用于纤溶性出血,如脑、肺、子宫、前列腺、肾上腺、甲状腺等外伤或手术出血。术中早期用药或术前用药可减少手术中渗血,并减少输血量。亦用于肺出血、肝硬化出血及上消化道出血。

【用法和用量】①静脉滴注,初始用量为4～6g,以5%～10%葡萄糖注射液或生理盐水100ml稀释,15～30分钟内滴完;维持量为每小时1g,维持时间依病情而定,一日量不超过20g,可连用3～4日。②口服,成人每次2g,依病情服用7～10日或更久。

【不良反应】①常见恶心、呕吐、腹泻,其次为头晕、耳鸣、皮疹、瘙痒、全身不适、鼻塞、射精障碍;②静脉给药过快可见低血压、心律失常。

【禁忌证】①禁用于对本品过敏者、弥散性血管内凝血(DIC)的高凝期患者、有血栓形成倾向或有血管栓塞性疾病史者;②注射剂禁用于早产儿。

【注意】①排泄较快,须持续给药,否则其血浆有效浓度迅速降低;②慎用于心、肝、肾功能不全者,妊娠期妇女,泌尿道术后出血患者(因从肾脏排泄,且能抑制尿激酶,可引起血凝块而形成尿路阻塞);③因不能阻止小动脉出血,术中如有活动性动脉出血,仍须结扎止血;④不可静脉注射给药。

【药物相互作用】①与避孕药或雌激素同用可增加血栓形成的可能性；②同时给予高浓度激活的凝血酶原复合物和抗纤维蛋白溶解药有增加血栓形成的风险；③可拮抗链激酶、尿激酶的作用。

【制剂】片剂：每片 0.5g。注射液：每支 2g(10ml)；4g(20ml)。

【贮法】密封保存。

二乙酰氨乙酸乙二胺 Ethylenediamine Diaceturate

$$\left[\begin{array}{l}NHCOCH_3\\ |\\ CH_2COOH\end{array}\right]_2 \cdot \begin{array}{l}H_2NCH_2\\ \quad|\\ H_2NCH_2\end{array}$$

【其他名称】醋甘氨酸乙二胺，双乙酰氨乙酸乙二胺，新凝灵。

【药理学】能抑制纤溶酶原激活物，使纤溶酶原不能激活为纤溶酶，从而抑制纤维蛋白的溶解，产生止血作用。并能促进血小板释放活性物质，增强血小板的聚集性和黏附性，缩短凝血时间，产生止血作用。增强毛细血管抵抗力，降低毛细血管的通透性，从而减少出血。

【适应证】用于预防和治疗各种原因引起出血，对手术渗血，外科、呼吸道、五官、妇科、痔、泌尿道、肿瘤、消化道、颅脑等出血均有较好疗效。

【用法和用量】①肌内注射，每次 0.2g，一日 1 或 2 次；②静脉注射，每次 0.2～0.4g，一日 1 或 2 次，以 25% 葡萄糖注射液 20ml 稀释后注射；③静脉滴注，每次 0.2～0.6g，以 5% 葡萄糖注射液 250～500ml 稀释后应用。

【不良反应】可能出现头昏、心率减慢、乏力、皮肤麻木、发热感，口干、呕吐、恶心等，大多能自行消失或停药后消失。

【注意】本品对血小板数量极少和严重肝功能不全的出血及咯血效果不佳。

【制剂】注射用二乙酰氨乙酸乙二胺：每支 0.2g；0.3g；0.4g；0.6g。注射液：每支 0.2g(2ml)；0.3g(5ml)；0.4g(2ml)；0.6g(5ml)；0.6g(10ml)。

抑肽酶 Aprotinin

本品为从牛胰提纯制得的一种能抑制肽酶的碱性多肽结晶。

【其他名称】赫泰林，澳立停，壹枚泰，屈来密多，抑胰肽酶，胰蛋白酶抑制剂，Antagosan，Trasylol。

【ATC 编码】B02AB01

【性状】为白色或类白色冻干块状物或粉末，易溶于水。

【药理学】本品为广谱蛋白酶抑制剂，能抑制纤维蛋白溶酶和纤维蛋白溶酶原的激活因子，阻止纤溶酶原的活化；由于对过度激活的纤溶酶的直接抑制作用，本品不但能保护直接的底物(纤维蛋白)不被纤溶酶降解，并且保护血浆中的纤维蛋白原、凝血因子Ⅴ、Ⅷ及血清中的 α_2 球蛋白，从而起到抗纤溶和止血作用。能抑制激肽释放酶(血管舒缓素)，从而抑制其舒张血管、增加毛细血管通透性、降低血压的作用，可用于治疗休克。能抑制胰蛋白酶及糜蛋白酶，阻止胰腺中其他活性蛋白酶原的激活及胰蛋白酶原的自身激活，可用于胰腺炎的治疗与预防。

静脉注射和滴注时 $t_{1/2}$ 约为 10 小时，经代谢后以无活性代谢产物形式由尿排出。

【适应证】①防治各种纤维蛋白溶解所引起的急性出血；②抑制血管扩张、血管通透性增加所引起的血压下降或休克状态；③预防和治疗各型胰腺炎；④在腹腔手术后直接注入腹腔，能预防腹腔粘连。

【用法和用量】静脉滴注或注射。临用前须做过敏反应试验，将本品制成每 1ml 含 1.4 单位(2500KIU)的溶液，静脉注射 1ml，严密观察 15 分钟，如果发生过敏反应，则不能使用。

(1) 纤维蛋白溶解引起的急性出血：立即静脉注射 224～336 单位(40 万～60 万 KIU)，每分钟静脉注射不超过 56 单位(10 万 KIU)，以后每 2 小时注入 56 单位(10 万 KIU)，直至出血停止。

(2) 手术出血：术前 112 单位(20 万 KIU)缓慢静脉注射，术中静脉注射 112 单位(20 万 KIU)，术后每日 112～278 单位(20 万～50 万 KIU)，连续 2～3 日。

(3) 体外循环心内直视手术：转流前在预充液中一次性加入 1112 单位(200 万 KIU)，以后每 2 小时增加 556 单位(100 万 KIU)。

(4) 创伤性或失血性休克：首剂 10 分钟内静脉注射 278 单位(50 万 KIU)，以后每 6 小时注入 224～336 单位(40 万～60 万 KIU)，6 分钟内注完，连续 48～96 小时。

(5) 连续性渗血：局部喷洒或在内镜直视下局部喷洒病灶，用量为 56～112 单位(10 万～20 万 KIU)。

(6) 婴幼儿用量：每次 84 单位(15 万 KIU)，或遵医嘱。

(7) 胰腺炎：发病第 1、第 2 日每日注射 224～336 单位(40 万～60 万 KIU)，首次用量大一些，静脉缓慢注射，每分钟不超过 56 单位(10 万 KIU)。维持剂量应采用静脉滴注，一般每日 4 次，每日总量为 56～112 单位(10 万～20 万 KIU)。

(8) 预防和治疗粘连：胸膜炎、腹膜结核病及腹腔手术关腹前，腹腔内或胸腔内直接注入 56～112 单位(10 万～20 万 KIU)，注意勿与伤口接触。

【不良反应】偶有恶心、呕吐、腹泻等。极少数患者有血清肌酐一过性增高、休克、心悸、胸闷、呼吸困难、发热等过敏反应及类过敏反应发生。

【禁忌证】对本品过敏者禁用。

【注意】①本品应通过中心静脉给药，不可经同一静脉输入其他药物；②少数过敏体质患者用药后可能引起过敏反应，应停药；③注射过快有时出现恶心、发热、瘙痒、荨麻疹等；④推荐使用抑肽酶的同时静脉给予 H_2 受体拮抗剂(抗组胺剂)；⑤避免与 β-内酰胺类抗生素合用。

【药物相互作用】①曾有报道抑肽酶可抑制血管紧张素转换酶抑制剂(如卡托普利)的降压作用，但尚无结论性意见;②可以拮抗纤维蛋白溶酶(如阿替普酶、阿尼普酶、链激酶、尿激酶等)的作用,用于抑制这些药品所引起的出血;③可干扰出凝血时间、血清肌酐激酶(CK)和血清肌酐的检验值。

【制剂】注射剂:每支 28 单位(5 万 KIU);56 单位(10 万 KIU);112 单位(20 万 KIU);278 单位(50 万 KIU)。

【贮法】遮光,密闭,在阴凉处(不超过 20℃)保存。

50.4　作用于血管的止血药

酚磺乙胺[医保(乙)]　Etamsylate

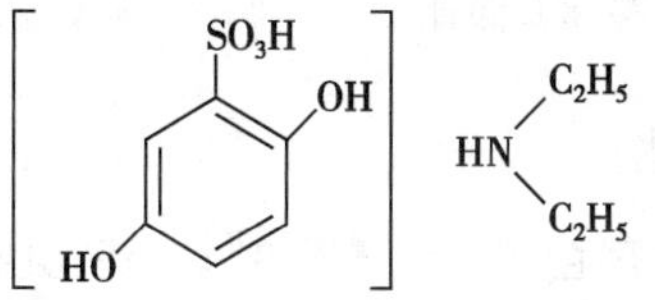

【其他名称】止血敏,止血定,羟苯磺乙胺,Dicynone。

【ATC 编码】B02BX01

【性状】为白色结晶或结晶性粉末;无臭,味苦;有引湿性;遇光易变质。在水中易溶,在乙醇中溶解,在丙酮中微溶,在三氯甲烷或乙醚中不溶。熔点为 127～131℃。

【药理学】能增强毛细血管抵抗力,降低毛细血管通透性,减少血液渗出。能增加血液中血小板数量,增强其聚集性和黏附性,促使血小板释放凝血活性物质,缩短凝血时间,加速血块收缩。止血作用迅速,静脉注射后 1 小时作用达高峰,作用维持 4～6 小时。口服也易吸收。

【适应证】用于预防和治疗外科手术出血过多,血小板减少性紫癜或过敏性紫癜,以及其他原因引起的出血,如脑、胃肠道、泌尿道、眼底、齿龈、鼻和皮肤等出血。

【用法和用量】①预防手术出血:术前 15～30 分钟静脉或肌内注射,一次 0.25～0.5g,必要时 2 小时后再注射 0.25g,一日 0.5～1.5g。②治疗出血:成人口服,每次 0.5～1g,一日 3 次;肌内或静脉注射,每次 0.25～0.5g,一日 2 或 3 次。也可与 5% 葡萄糖注射液或生理盐水混合静脉滴注,每次 0.25～0.75g,一日 2 或 3 次,必要时可根据病情增加剂量。

【不良反应】本品毒性低,可有恶心、头痛、皮疹、暂时性低血压、血栓形成等,偶有静脉注射后发生过敏性休克的报道。

【禁忌证】对本品过敏者禁用。

【注意】慎用于血栓栓塞性疾病或有此病史者、肾功能不全者。

【药物相互作用】①本品与其他类型止血药(如氨甲苯酸、维生素 K 等)合用可增强止血效果。②与氨基己酸混合注射时可引起中毒。③与右旋糖酐同用可降低本品疗效。如必须联用,应间隔一定时间(尽量先使用本品)。

【制剂】片剂:每片 0.25g;0.5g。注射剂:每支 0.25g(2ml);0.5g(2ml);1.0g(5ml)。

【贮法】避光,密闭保存。

卡络磺钠[医保(乙)]
Carbazochrome Sodium Sulfonate

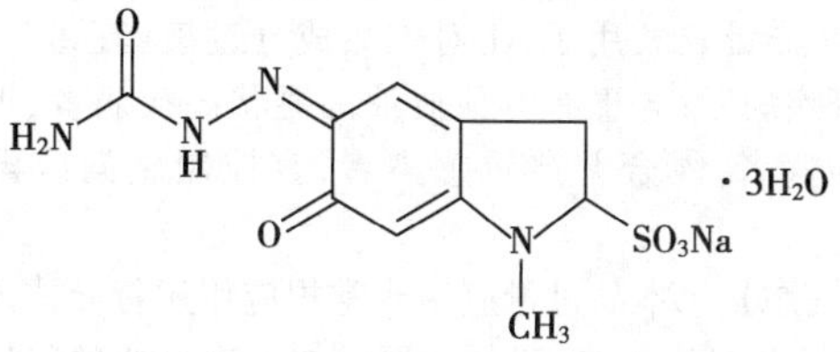

$\cdot 3H_2O$

卡巴克络是肾上腺素氧化产物肾上腺色素(Adrenochrome)的缩氨脲,包括水杨酸钠盐(卡络柳钠)或磺酸钠盐(卡络磺钠),我国应用的是卡络磺钠。

【其他名称】阿度那,阿洛那,肾上腺色素缩氨脲磺酸钠,新安络血,Adona。

【ATC 编码】B02BX02

【性状】为橙黄色冻干块状物或粉末;无臭。在热水中易溶,在水中略溶,在乙醇或三氯甲烷中几乎不溶解。

【药理学】能增强毛细血管对损伤的抵抗力,降低毛细血管通透性,促进受损毛细血管端回缩而止血,常用于毛细血管通透性增加而产生的多种出血。

【适应证】用于泌尿系统、上消化道、呼吸道和妇产科疾病出血,亦可用于外伤和手术出血。

【用法和用量】①口服,成人每日 30～90mg,每日 3 次。②肌内注射,每次 20mg,一日 2 次;静脉滴注,每次 60～80mg。

【不良反应】①少数患者口服后出现食欲缺乏、胃部不适、恶心和呕吐;②个别患者注射后出现恶心、眩晕及注射部位红、痛。

【禁忌证】对本品过敏者禁用。

【注意】尚不明确。

【药物相互作用】尚不明确。

【制剂】片剂:每片 10mg。注射剂:每支 20mg(2ml);20mg(5ml);60mg(10ml)。注射用卡络磺钠:每支 20mg;40mg;60mg;80mg。

【贮法】遮光,密闭保存。

50.5　促进血小板生成药物

重组人血小板生成素[医保(乙)]
Recombinant Human Thrombopoietin

【其他名称】特比澳,rhTPO,rHuTPO。

【药理学】血小板生成素是刺激巨核细胞增殖生长的内源性细胞因子,对巨核细胞生成的各阶段有刺激作用,包括前体细胞的繁殖及多倍体巨核细胞的发育和成熟,从而升高血小板计数。

【适应证】用于治疗实体瘤化疗后所致的血小板减少症,适用对象为血小板低于 50×10^9/L 且医生认为有必要升高血小板治疗的患者。

【用法和用量】恶性实体肿瘤化疗时,可于给药结束后 6～24 小时皮下注射本品,剂量为每日 300U/kg,每日 1 次,连续应用14天。

【不良反应】较少发生不良反应，偶有发热、肌肉酸痛、头晕等。

【禁忌证】禁用于：①对本品成分过敏者；②严重心、脑血管疾病者；③患有其他血液高凝状态疾病者、近期发生血栓病者；④合并严重感染者，宜控制感染后再使用本品。

【注意】①本品过量应用或常规应用于特异体质者可造成血小板过度升高，必须在医院并在有经验的临床医师指导下使用；②适用对象为血小板低于50×10^9/L且医生认为有必要升高血小板治疗的患者；③应在化疗结束后6～24小时开始使用；④使用本品过程中应定期检查血常规，一般应隔日1次，密切注意外周血小板计数的变化，血小板计数达到所需指标时应及时停药；⑤对妊娠期及哺乳期妇女用药安全性尚未确立，故原则上不宜应用。

【药物相互作用】尚不明确。

【制剂】注射剂：每支7500U(1ml)；15 000U(1ml)。

【贮法】2～8℃避光保存。

重组人白介素-11〔药典(三)；医保(乙)〕 Recombinant Human Interleukin-11

【其他名称】迈格尔，巨和粒，吉巨芬，rhIL-11。

【药理学】本品是应用基因重组技术生产的一种促血小板生长因子，可直接刺激骨髓造血干细胞和巨核祖细胞的增殖，诱导巨核细胞的成熟分化，增加体内血小板的生成，从而提高血小板计数，而血小板功能无明显改变。

【适应证】用于实体瘤和白血病放、化疗后血小板减少症的预防和治疗，及其他原因引起的血小板减少症的治疗。

【用法和用量】应用剂量为25μg/kg，于化疗结束后24～48小时起或发生血小板减少症后皮下注射，每日1次，疗程一般为7～14日。血小板计数恢复后应及时停药。

【不良反应】包括水肿、发热、心悸、心动过速、房颤、恶心、呕吐、眩晕、失眠、呼吸困难、皮疹、结膜充血，偶见用药后一过性视力模糊。

【禁忌证】本品有严重过敏反应风险，对重组人IL-11及本品中其他成分过敏者禁用。

【注意】①应在化疗后24～48小时开始使用，不宜在化疗前或化疗过程中使用；②使用过程中应定期检查血象(一般隔日1次)，注意血小板的变化，在血小板升至100×10^9/L时应及时停药；③器质性心脏病患者，尤其是有充血性心力衰竭及房颤、房扑病史的患者慎用；④使用前应注意毛细血管渗漏综合征监测，如体重增加、水肿、浆膜腔积液等；⑤对血液制品、大肠埃希菌表达的其他生物制剂有过敏史者慎用；⑥本品有严重过敏反应风险，在首次给药或多次给药后均可能发生，一旦发生过敏反应，应永久停用。

上市后监测已收集到本品引起的过敏反应报告，临床使用过程中应警惕可能发生的过敏反应，应告知患者出现过敏症状后需及时报告医务人员。已报道的过敏反应相关体征和症状包括面部、舌头或喉部水肿，呼吸急促，喘息，胸痛，低血压(包括休克)，发音困难，意识丧失，精神状态改变，皮疹，荨麻疹，潮红和发热等。过敏反应在本品首次给药或多次给药后均可能发生，一旦发生过敏反应，应永久停用。

【制剂】注射剂：每支0.75mg；1.0mg；1.5mg；2.0mg；3.0mg；5.0mg。

【贮法】2～8℃保存。

50.6 其他

鱼精蛋白〔药典(二)；基；医保(甲)〕 Protamine

【其他名称】硫酸鱼精蛋白。

【ATC编码】V03AB14

【性状】为白色或类白色的粉末。

【药理学】本品是一种碱性蛋白，具有强碱性基团，能与强酸性的肝素结合形成无活性的稳定复合物，这种拮抗作用使肝素失去抗凝血能力。注射后0.5～1分钟发挥止血作用，持续约2小时。$t_{1/2}$与用量相关，用量越大，$t_{1/2}$越长。

【适应证】①用于因注射肝素过量而引起的出血，以及其他自发性出血(如咳血)；②心血管手术、体外循环或血液透析过程中应用肝素者，在结束时用硫酸鱼精蛋白中和体内残余的肝素。

【用法和用量】①成人：静脉注射，用量应与最后一次所用肝素量相当(本品1mg可中和肝素100U)，但一次不超过50mg；静脉滴注，10分钟内注入量不超过50mg，2小时内不宜超过100mg。②儿童：抗自发性出血，静脉滴注，每日5～8mg/kg，分2次，间隔6小时，每次以生理盐水300～500ml稀释，3日后改用半量，一次用量不超过25mg；抗肝素过量，缓慢静脉注射，用其1%溶液，每次不超过2.5ml(25mg)。

【不良反应】注射后可有恶心、呕吐、面部潮红、疲倦及呼吸困难；静脉注射过快可导致血压下降、心动过缓及过敏性休克。

【禁忌证】对本品过敏者禁用。

【注意】①本品口服无效；②禁与碱性物质接触，注射器具不能带有碱性；③本品过敏反应少，但对鱼类过敏者使用时应注意；④妊娠期及哺乳期妇女慎用；⑤本品已显示与特定抗生素不相容，包括几种头孢菌素类和青霉素类抗生素。

【制剂】注射剂：每瓶50mg(5ml)；100mg(10ml)。

【贮法】密闭，在凉暗处(避光并不超过20℃)保存。

聚桂醇〔医保(乙)〕 Lauromacrogol

【其他名称】聚氧乙烯月桂醇醚。

【性状】为无色澄明液体，摇时有少量泡沫产生。

【药理学】本品是一种硬化剂，在曲张静脉旁注射后能使曲张静脉周围纤维化，压迫曲张静脉而止血；静脉内注射后，通过损伤血管内皮、促进血栓形成、阻塞血管而止血。

【适应证】用于内镜下食管曲张静脉出血的急诊止血及曲张静脉的硬化治疗。

【用法和用量】①食管曲张静脉活动出血：环绕出血点+出血点处直接注射止血，一个出血点局部用量为 10ml 左右，不超过 15ml。②曲张静脉硬化治疗：单纯静脉内注射 2～4 个点，每点注射剂量 3～15ml；静脉旁-静脉内联合注射时，静脉旁黏膜下多点注射，每点注射量以注射局部出现灰白色隆起为标准，通常用量不超过 1ml，静脉内注射每点 1～2ml；一次硬化治疗总剂量不超过 35ml。曲张静脉硬化治疗 4～6 周内完成；首次治疗后与第 2 次治疗的间隔不超过 1 周，以后每周 1 次，直到可见曲张静脉完全消失。

【不良反应】可出现暂时性胸痛、心功能降低、吞咽困难、胃灼热、反酸、便秘、局部组织坏死和食管溃疡（有时伴出血，个别有穿孔）、食管狭窄、胸腔积液等。偶见暂时性虚脱、头晕、呼吸困难、胸闷、恶心、视力障碍、局部感觉损害和金属味觉。

【禁忌证】①处于休克状态或对本品过敏者禁用；②妊娠头 3 个月和妊娠第 36 周后禁用。

【注意】①勿注射入动脉血管内；②严格按操作规程做好术前准备及术后护理；③急性严重心脏病，如心内膜炎、心肌炎等经过治疗病情稳定后可进行硬化疗法；④发热、急性肺部疾病包括呼吸困难时（如支气管哮喘），需根据具体病情决定能否应用本品。

【药物相互作用】与麻醉剂合用时，可以增加心脏麻醉的风险（抗心律失常作用）。

【制剂】注射剂：每支 100mg（10ml）。

【贮法】密闭，在凉暗处（避光并不超过 20℃）保存。

云南白药〔基〕

为治疗内外出血及血瘀肿痛之著名中成药，配方含多种中药，包括三七。可缩短凝血时间，具有止血作用。对跌打创伤，无论轻重，出血者用温开水送服；若瘀血肿痛与未流血者，用酒调服。妇科各症宜用酒调服，但月经流血过多者用温水送服。毒疮初起，内服 0.25g，并取药粉用酒调匀涂敷患处；如已化脓，只需内服。对上述各症，成人每次服 0.25～0.5g，每日 4 次（2～5 岁按 1/4 剂量服用；6～12 岁按 1/2 剂量服用）。每瓶内装保险子，凡遇严重的跌打损伤，可先用酒送服 1 粒，轻症及其他病症不必服。服后 1 日内禁食蚕豆、鱼类、酸冷等物。妊娠期妇女禁服。

（冯婉玉　司　霞）

第51章 抗凝血药

正常人由于有完整的血液凝固系统和抗凝及纤溶系统,所以血液在血管内既不凝固也不出血,始终自由流动完成其功能。但当机体处于高凝状态或抗凝及纤溶减弱时,则发生血栓栓塞性疾病。

抗凝血药是通过影响凝血过程中的某些凝血因子阻止凝血过程的药物。可用于防治血管内栓塞或血栓形成的疾病,预防脑卒中或其他血栓性疾病。抗凝血药可根据作用机制分为以下几类:

1. 影响凝血过程药

(1) 肝素类:是最经典的肠外用抗凝药物,通过激活抗凝血酶Ⅲ(ATⅢ)而对凝血过程的多个环节均有抑制作用,其作用迅速。可分为:①普通肝素:特点为作用强而快;体内外抗凝;必须静脉给药。主要不良反应为过量致出血,可用鱼精蛋白解救;久用可致血小板减少。常用的有肝素钠、肝素钙。②低分子量肝素:因能选择性地抑制凝血因子Ⅹa,故少致出血和血小板减少。常用的有达肝素钠、依诺肝素钠、那屈肝素钙。③肝素类似物:常用的有磺达肝癸钠(化学合成)、舒洛地特(新型药物,可口服、注射)。

(2) 维生素K拮抗剂:代表药物为华法林,为香豆素类维生素K拮抗剂,通过抑制维生素K而间接地抑制肝脏合成依赖于维生素K的凝血因子Ⅱ、Ⅶ、Ⅸ、Ⅹ,从而抑制血液凝固。具有价廉、有效、维持时间长的特点,口服有效。但治疗窗窄,个体差异大。

(3) 枸橼酸钠:通过络合血中游离钙离子使其减少而抗凝,仅用于体外抗凝。主要不良反应为过量输入库存血可致低血钙,需补钙。

2. 促纤溶药 本类药通过直接或间接激活纤溶酶原(使之转化为纤溶酶)而发挥溶栓和抗凝作用。特点为溶解新鲜血栓效果较好,主要用于急性血栓栓塞性疾病。主要不良反应为易致出血。常用的有链激酶、尿激酶、阿替普酶(t-PA)、瑞替普酶(r-PA)、去纤酶、纤溶酶、蚓激酶。

3. 新型口服抗凝血药 是指新上市的以口服为特点、具有单靶点凝血因子抑制作用的一类药物。包括:①直接Ⅱa因子(凝血酶)抑制剂:有阿加曲班、达比加群酯等;②直接Ⅹa因子抑制剂:有阿哌沙班、利伐沙班等。优点:口服起效快,相对于华法林半衰期较短,与食物和常用药物之间相互作用很少,口服使用无须监测常规凝血指标,且剂量的个体差异小,只需固定剂量服用,对医生及患者均很方便。

4. 抗血小板药 本类药通过多种机制抑制血小板的黏附、聚集和释放功能,从而防止血栓形成。静脉给药用于治疗急性血栓性脑梗死的有奥扎格雷。

51.1 影响凝血过程药

肝素钠〔药典(二);基;医保(甲)〕 Heparin Sodium

因最初得自肝脏,故名肝素,现多由猪、牛、羊肠黏膜或猪、牛肺中提得,是一类黏多糖的硫酸酯,由葡萄糖胺、葡糖醛酸和艾杜糖醛酸交替连接而成。按其分子量,肝素可分为普通肝素(Standard Heparin)和低分子量肝素。普通肝素又称为传统肝素（Conventional Heparin）或未分组分肝素（un-Fractioned Heparin，UFH），以示与低分子量肝素相区别。低分子量肝素是由肝素经酶学或化学方法解聚而成，其分子量是非均匀性的，因此其抗凝作用亦有不同。2015年版《中国药典》规定，按干燥品计算，每1mg肝素钠抗Ⅱa因子的效价不得少于180IU，抗Ⅹa因子效价与抗Ⅱa因子的效价比应为0.9～1.1。

【其他名称】Hepathrom，Lipohepin，Panheprin。

【ATC编码】B01AB01

【性状】为白色或类白色粉末；极具引湿性。在水中易溶。在水溶液中有强负电荷，能与一些阳离子结合成分子络合物。

【药理学】在体内外均有抗凝血作用，可延长凝血时间、凝血酶原时间和凝血酶时间。现认为肝素钠通过激活抗凝血酶Ⅲ（antithrombin Ⅲ，ATⅢ）而发挥抗凝血作用。ATⅢ是一种血浆α_2球蛋白，它作为肝素钠的辅助因子，可与许多凝血因子结合，并抑制这些因子的活性，因此影响凝血过程的许多环节：①灭活凝血因子Ⅻa、Ⅺa、Ⅸa、Ⅹa、Ⅱa和Ⅶa；②络合凝血酶原（Ⅱa）；③中和组织凝血酶原（Ⅲ）。肝素钠与ATⅢ结合后，可加速ATⅢ的抗凝血作用。肝素钠在体内还有降血脂作用，这是由于它能活化和释放脂蛋白脂酶，使乳糜微粒的甘油三酯和低密度脂蛋白水解之故。

口服无效，须注射给药。静脉注射后均匀分布于血浆，并迅即发挥最大抗凝效果，作用维持3～4小时。血浆蛋白结合率高，约为80%。V_d为0.06L/kg。在肝脏代谢，经肾排出。$t_{1/2}$约为1小时，可随剂量增加而延长。

【适应证】①预防血栓形成和栓塞，如深部静脉血栓、心肌梗死、肺栓塞、血栓性静脉炎及术后血栓形成等。②治疗各种原因引起的弥散性血管内凝血（DIC），如细菌性脓毒血症、胎盘早期剥离、恶性肿瘤细胞溶解所致的DIC，但蛇咬伤所致的DIC除外。早期应用可防止纤维蛋白原和其他凝血因子的消耗。③用于其他体内外抗凝血，如心导管检查、心脏手术体外循环、血液透析等。

【用法和用量】①深部皮下注射：首剂5000～10 000U，以后每8小时8000～10 000U或每12小时15 000～20 000U。②静脉注射：首剂5000～10 000U，以后按体重每4小时100U/kg，用氯化钠注射液稀释后应用。③静脉滴注：每24小时20 000～40 000U加于1000ml氯化钠注射液中持续滴注。滴注前可先静脉注射5000U作为初始剂量。④预防性治疗：多用于腹部手术之后，在外科手术（麻醉方式应避免硬膜外麻醉）前2小时先皮下注射5000U，然后每隔8～12小时5000U，共约7日。

儿童：①静脉注射：首剂按体重注入50U/kg，以后每4小时50～100U。②静脉滴注：首剂按体重注入50U/kg，以后按体表面积每24小时给予20 000U/m^2，加入氯化钠注射液中缓慢滴注。

【不良反应】①最常见出血，可能发生在任何部位。②常见寒战、发热、荨麻疹等过敏反应。③长期用药可致脱发和短暂的可逆性秃头症、骨质疏松和自发性骨折。④注射局部可见局部刺激、红斑、轻微疼痛、血肿、溃疡等。肌内注射后更严重，因此不宜肌内注射。⑤尚见短暂的血小板减少症。肝素诱发的血小板减少症（HIT）是由于肝素-血小板4因子抗体复合物结合于血小板4因子受体所致，如出现HIT应立即停用肝素。可激活血小板聚集，造成小动脉栓塞，虽少见，但可致死。

【禁忌证】对本品过敏者禁用；有出血倾向及凝血功能障碍、消化性溃疡、严重肝肾功能不全、严重高血压、颅内出血、细菌性心内膜炎、活动性结核、先兆流产或产后、内脏肿瘤、外伤及手术后患者均禁用。

【注意】①用药过量可致自发性出血，表现为黏膜出血（血尿、消化道出血）、关节积血和伤口出血等，用药期间应测定活化部分凝血酶原时间（APTT）。如APTT>90秒（>正常对照3倍）表明用药过量，应暂停静脉滴注，1小时后再根据APTT调整剂量。如发现自发性出血应立即停药。严重出血可静脉注射硫酸鱼精蛋白注射液以中和肝素钠，以注射速度不超过20mg/min或在10分钟内注射50mg为宜。通常1mg鱼精蛋白在体内能中和100U肝素钠。②60岁以上老人对本品更为敏感，应减少用量，并加强监测。③妊娠期妇女仅在有明确适应证时方可用肝素钠。本品不分泌入乳汁中。④肌内或皮下注射刺激性较大，应选用细针头做深部肌内或皮下脂肪组织内注射。

【药物相互作用】①肝素与下列药物合用可加重出血风险：香豆素及其衍生物、阿司匹林及非甾体消炎镇痛药、双嘧达莫、右旋糖酐、肾上腺皮质激素、促肾上腺皮质激素、组织纤溶酶原激活物、尿激酶、链激酶等。②肝素并用碳酸氢钠、乳酸钠等纠正酸中毒的药物可促进肝素的抗凝作用。③肝素与透明质酸酶混合注射，既能减轻肌内注射痛，又可促进肝素吸收。但肝素可抑制透明质酸酶活性，故两者应临时配伍使用，药物混合后不宜久置。④肝素可与胰岛素受体作用，从而改变胰岛素的结合和作用。⑤不能与碱性药物合用。

【制剂】注射剂：每支1000U（2ml）；5000U（2ml）；12 500U（2ml）。

【贮法】遮光，在凉处保存。

肝素钙[药典(二)]　Heparin Calcium

为氨基葡聚糖硫酸钙。

【ATC编码】B01AB01

【性状】为白色至类白色粉末；极具吸湿性。在水中易溶。

【药理学】与肝素钠相似。由于本品是以钙盐的形式在体内发挥作用，经皮下注射后，在血液循环中缓慢扩散，不会减少细胞间毛细血管的钙胶质，也不改变血管通透性，克服了肝素钠皮下注射易导致出血的不良反应。

【适应证】用于预防和治疗血栓栓塞性疾病以及血栓形成。本品具有较明显的抗醛固酮活性，故亦适于人工肾、人工肝和体外循环使用。

【用法和用量】成人：①深部皮下注射：首次5000～10 000U，以后每8小时5000～10 000U或每12小时10 000～20 000U，或根据凝血试验监测结果调整。②静脉注射：首次5000～10 000U，以后按体重每4小时50～100U/kg，或根据凝血试验监测结果确定。用前先以氯化钠注射液 50 ~ 100ml 稀释。③静脉滴注：每日 20 000 ~ 40 000U，加至氯化钠注射液 1000ml 中 24 小时持续点滴，之前常先以 5000U 静脉注射作为初始剂量。④预防性应用：术前 2 小时深部皮下注射 5000U，之后每 8 ~ 12 小时重复上述剂量，持续 7 天。

儿童：①静脉注射：首次剂量按体重 50U/kg，之后每 4 小时 50 ~ 100U/kg，或根据凝血试验监测结果调整。②静脉滴注：首次 50U/kg，之后 50 ~ 100U/kg，每 4 小时 1 次，或按体表面积 10 000 ~ 20 000U/m^2，24 小时持续点滴，亦可根据 APTT 或 KPTT 试验结果确定。对于心血管外科手术，其首次剂量及持续 60 分钟以内的手术用量同成人常用量。对于弥散性血管内凝血，每 4 小时 25 ~ 50U/kg 持续静脉点滴。若 4 ~ 8 小时后病情无好转即应停用。

【不良反应】基本同肝素钠，但皮下注射局部疼痛刺激较前者轻。

【禁忌证】对本品过敏者禁用；有出血倾向及凝血功能障碍、重度血管通透性病变、急性出血、外伤或术后渗血、消化性溃疡、溃疡性结肠炎、严重肝肾功能不全、重度高血压、颅内出血、先兆流产、内脏肿瘤、胃肠持续导管引流、腰椎留置导管者均禁用。

【注意】①经皮下注射，可能在注射部位引起局部小血肿、固定结节，数日后可自行消失。长期用药会引起出血、骨质疏松、血小板减少等。②应注意在腹、腰部的皮肤上注射时将皮肤用力捏起，将针头垂直快速扎入皮肤。③妊娠期妇女、服用影响凝血功能药物者及老年人慎用。④长期、大量用药者注意骨质病变。⑤使用过量可引起出血，应定期监测凝血时间。⑥勿肌内注射。⑦用药过量可导致自发性严重出血，静脉注射硝酸鱼精蛋白解救。⑧过敏反应少见，一旦出现过敏反应，应立即停药。

【药物相互作用】参见肝素钠。

【制剂】注射剂：每支 5000U（1ml）；7500U（1ml）；10 000U（1ml）；10 000U（2ml）。

【贮法】密封，避光，阴凉处保存。

低分子量肝素〔医保(乙)〕

Low Molecular Weight Heparin

为低分子量的硫酸氨基葡聚糖，平均分子量为 4000 ~ 6000Da，是由各种解聚分组分法制成的短链肝素制剂，根据分子量、链末端结构和化合物结合盐类的不同，可以分为不同的制剂，目前中国市场上使用的主要有达肝素钠、依诺肝素钠和那屈肝素钙，均为无色或淡黄色的澄明液体。

【药理学】具有明显而持久的抗血栓作用，其抗血栓形成活性强于抗凝血活性，因而在出现抗栓作用的同时出血的危险性较小。其机制在于通过与抗凝血酶Ⅲ（ATⅢ）及其复合物结合，加强对Ⅹa 因子和凝血酶的抑制作用。但由于其分子链较短，抗Ⅹa 活性较强而持久，对凝血酶抑制作用较弱。此外，还能促进组织型纤溶酶原激活物（t-PA）的释放，发挥纤溶作用，并能保护血管内皮，增强抗栓作用。对血小板的功能影响较小。不同的制剂的抗Ⅹa 活性特点及其生物利用度、$t_{1/2}$ 等药物代谢动力学均不相同。

【适应证】①预防深部静脉血栓形成和肺栓塞；②治疗已形成的急性深部静脉血栓；③在血液透析或血液滤过时，防止体外循环系统中发生血栓或血液凝固；④治疗不稳定型心绞痛及非 ST 段抬高心肌梗死。

【制剂】【用法和用量】（1）达肝素钠（法安明，吉派啉），Dalteparin Sodium（Fragmin），ATC 编码为 B01AB04，平均分子量为 5000Da。体外抗Ⅹa/Ⅱa 活性比值为 2.2∶1。皮下注射后生物利用度约 90%。静脉注射 3 分钟起效，$t_{1/2}$ 约为 2 小时；皮下注射后 2 ~ 4 小时起效，$t_{1/2}$ 为 3 ~ 4 小时。

用于：①治疗急性深静脉血栓：皮下注射 200IU/kg，每日 1 次，一日用量不超过 18 000IU。出血危险性较高的患者可给予 100IU/kg，一日 2 次。使用本品同时可立即口服维生素 K 拮抗剂，联合治疗至少持续 5 天。②预防术后深静脉血栓的形成：术前 1 ~ 2 小时皮下注射 2500IU，术后 12 小时注射 2500IU，继以每日 1 次，每次注射 2500IU，持续 5 ~ 10 天。③不稳定型心绞痛和非 ST 段抬高心肌梗死：皮下注射 120IU/kg，每日 2 次，最大剂量为每 12 小时 10 000IU，用药持续 5 ~ 10 天。推荐同时使用低剂量阿司匹林（每日 70 ~ 165mg）。④血液透析和血液过滤期间预防凝血：慢性肾衰竭无已知出血风险者可快速静脉注射 30 ~ 40IU/kg，继以每小时 10 ~ 15IU/kg 静脉输注；急性肾衰竭有高度出血风险者快速静脉注射 5 ~ 10IU/kg，继以每小时 4 ~ 5IU/kg 静脉滴注。

常用其注射剂：每支 2500IU（0.2ml）；5000IU（0.2ml）；7500IU（0.3ml）。

（2）依诺肝素钠（克赛），Enoxaparin Sodium（Clexane），ATC 编码为 B01AB05，分子量为 3500 ~ 5500Da。体外抗Ⅹa/Ⅱa 活性比值约 4∶1。皮下注射后生物利用度接近 100%，t_{max} 为 3 ~ 5 小时。主要在肝脏代谢，肾脏以原形清除约 10%，肾脏总清除率为 40%。

用于：①治疗深静脉血栓：每日 1 次，皮下注射 150IU/kg；或每日 2 次，每次 100IU/kg。疗程一般为 10 天，并应在适当时候开始口服抗凝剂治疗。②预防静脉血栓栓塞性疾病：外科患者有中度血栓形成风险时皮下注射 2000IU 或 4000IU，每日 1 次，首次注射于术前 2 小时给予；有高度血栓形成倾向的外科患者可于术前 12 小时开始给药，每日 1 次，每次 4000IU，皮下注射；内科患者预防应用每日 1 次皮下注射 4000IU，连用 6 ~ 14 天。③治疗不稳定型心绞痛或非 ST 段抬高心肌梗死：每日 100IU/kg，每 12 小时给药 1 次，应同时应用阿司匹林，一般疗程为 2 ~ 8 天。④防止血液透析体外循环的血栓形成：100IU/kg，于透析开始时由动脉血管通路给予。

常用其注射剂：每支 2000IU（0.2ml）；4000IU（0.4ml）；6000IU（0.6ml）；8000IU（0.8ml）；10 000IU（1.0ml）。

（3）那屈肝素钙（那曲肝素钙，低分子量肝素钙，速碧林，立迈青，博璞青），Nadroparin Calcium（Low-Molecular-Weight Heparins-Calcium，Fraxiparin Calcium），ATC 编码为 B01AB06，分子量为 3600 ~ 5000Da。体外抗Ⅹa/Ⅱa 活性比值为 4∶1。皮下注射后的生物利用度接近 100%，t_{max} 为 3 小时。经肾脏以少量代谢的形式或原形清除，$t_{1/2}$ 约 3.5 小时。

用于：①治疗血栓栓塞性疾病：皮下注射，每次可根据患者的体重范围按 1250IU/10kg 的剂量间隔 12 小时注射，治疗时间不应超过10天。除非禁忌，应尽早使用口服抗凝药物。②预防血栓栓塞性疾病：皮下注射。普外手术每日1次，每次3075IU，通常至少持续7日，首剂在术前2小时用药；骨科手术使用剂量应根据患者的体重进行调节，每日1次，至少持续10日，首剂于术前12小时及术后12小时给予。③血液透析时预防凝血：通过血管注射。透析开始时通过动脉端单次给药，体重<50kg者每次3075IU，体重在51～69kg者每次4100IU，体重≥70kg者每次6150IU。

常用其：①注射剂：每支3075IU（0.3ml）；4100IU（0.4ml）；6150IU（0.6ml）；8200IU（0.8ml）；10 250IU（1.0ml）。②注射用那屈肝素钙：每支3075IU；6150IU。

【不良反应】可能出现的不良反应为皮肤黏膜、牙龈出血，偶见血小板减少、肝脏氨基转移酶升高及皮肤过敏。详见肝素钠。

【禁忌证】禁用于严重出凝血疾患、组织器官损伤出血、细菌性心内膜炎、急性消化道和脑出血、对本品过敏者。

【注意】①宜皮下注射，不能肌内注射。皮下注射时，注射部位为前外侧或后外侧腹壁的皮下组织内，左右交替，针头应垂直进入捏起的皮肤皱褶，应用拇指与示指捏住皮肤皱褶至注射完成。②给药过量时可用鱼精蛋白拮抗，1mg硫酸鱼精蛋白可中和100IU本品。③有出血倾向者、妊娠期妇女、产后妇女慎用。④不同的低分子量肝素制剂特性不同，并不等效，切不可在同一疗程中使用两种不同产品。⑤不同浓度的低分子肝素可能用不同的单位系统（非标准单位或毫克表示），使用前要特别注意，须遵守各自的使用说明书规定。

【药物相互作用】参见肝素钠。

【贮法】30℃以下室温存放。

磺达肝癸钠〔医保(乙)〕　Fondaparinux Sodium

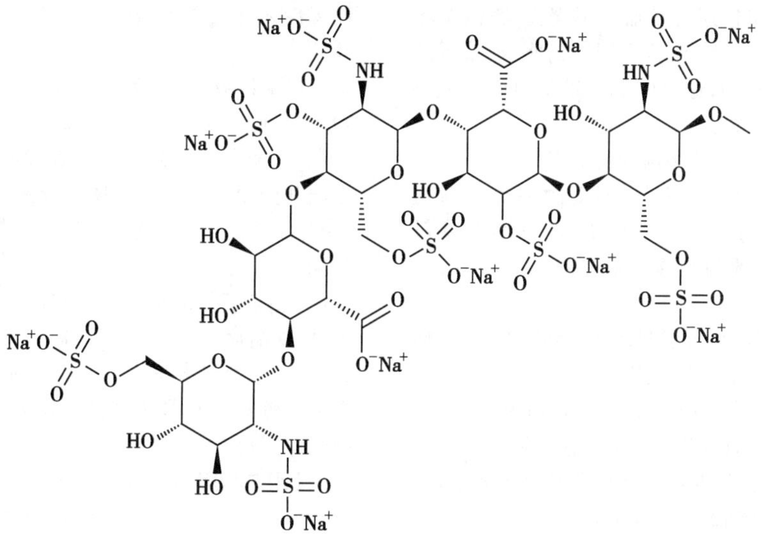

【其他名称】安卓，Arixtra。

【ATC编码】B01AX05

【药理学】是一种化学合成的高亲和力戊糖结构，选择性间接抑制Ⅹa因子。通过与抗凝血酶Ⅲ（ATⅢ）的活化部位特异性结合，加速Ⅹa因子复合物形成约340倍，快速抑制Ⅹa因子，进而减少凝血酶产生和纤维蛋白形成。本品不能灭活凝血酶（活化因子Ⅱ），并对血小板没有作用。

皮下给药后吸收完全、迅速，生物利用度达100%，2小时可达到血浆峰浓度，血浆分布容积为7～11L。在体外，本品以剂量依赖血浆浓度结合的形式高度特异性地结合于抗凝血酶蛋白（在0.5～2mg/L的浓度范围内为98.6%～97.0%），与其他血浆蛋白结合不明显。64%～77%以原形经肾脏排泄，消除半衰期约17小时。

【适应证】用于进行下肢重大骨科手术如髋关节骨折、膝关节手术或者髋关节置换术等患者，预防静脉血栓栓塞事件的发生。

【用法和用量】术后皮下注射给药，2.5mg，每日1次。初始剂量应在手术结束后6小时给予，并且需在确认已止血的情况下。治疗应持续到静脉血栓栓塞风险消失以后，通常到患者可以下床活动，至少在手术后5～9天。

【不良反应】①主要不良反应是出血，常见手术后出血、贫血；②少见鼻出血、胃肠道出血、咳血、血尿、血肿、血小板减少症、紫癜、血小板增生症、血小板异常、凝血功能异常。

【禁忌证】①对本品或其注射液中成分过敏者禁用；②具有临床意义的活动性出血、急性细菌性心内膜炎、肌酐消除率<20ml/min的严重肾脏损害者禁用。

【注意】①仅用于皮下注射，不能肌内注射；②以下情况需慎用：严重肝、肾功能损害，出血性疾病，活动性溃疡性胃肠疾病，近期颅内出血或接受脑、脊柱或眼科手术，同时使用能增加出血风险药物者；③由于缺乏安全性和疗效方面的数据，不推荐用于17岁以下的青少年或儿童；④在老年患者中应慎用，由于肾脏功能随年龄增长而降低，老年患者可以表现为本品排泄的减少以及暴露的增加；⑤本品的排泄随体重降低而减少，出血危险性会增加，体重<50kg的患者应谨慎使用；⑥除非明确需要，否则不应用于妊娠期和哺乳期妇女。

【药物相互作用】与可增加出血危险性的药物联合使

用时,出血风险会增加。口服抗凝药(华法林)、血小板抑制剂(阿司匹林)、非甾体抗炎药物(吡罗昔康)以及地高辛不影响本品的药动学。本品既不影响华法林 INR 的活性,也不影响在使用阿司匹林或吡罗昔康治疗时的出血时间,也不影响稳态下的地高辛的药动学。

【制剂】注射剂:每支 2.5mg(0.5ml)。

【贮法】遮光,密封,25℃条件下保存(不要冷冻)。

舒洛地特〔医保(乙)〕 Sulodexide

本品是一种新型天然糖胺聚糖、类肝素,由猪肠黏膜提取精制,含有低分子量肝素和硫酸皮肤素两个主要成分,由于作用机制不同而协同增效。本品平均相对分子质量<8000Da。

【其他名称】硫苯辛胺醇,苏罗西得,伟素,Vessel Due F。

【药理学】本品对动脉和静脉均有较强抗血栓活性,主要通过抑制Ⅹa 因子及一些凝血因子发挥抗血栓作用,与剂量相关。对凝血酶的干扰很小,可以避免一般的抗凝作用所导致的不良反应。还可以通过抗血小板聚集、激活循环和血管壁的纤溶系统而发挥抗血栓作用。此外,本品还具有激活脂蛋白脂肪酶的作用,通过降低纤维蛋白原的水平使已改变的血黏度参数恢复正常。

【适应证】用于有血栓形成风险的血管疾病。

【用法和用量】口服,每次 1 粒,每日 2 次,距用餐时间要长。肌内或静脉注射,每次 1 支,每日 1 次。通常用注射剂开始治疗,15~20 日后改为胶囊口服维持 30~40 天,每年至少重复 2 次。

【不良反应】①口服制剂可引起恶心、呕吐和上腹部痛等。②注射剂可致注射部位疼痛、烧灼感以及血肿。③过量时可发生出血。如果出血,需注射 1% 硫酸鱼精蛋白(3ml=30mg,iv),与肝素出血时一样使用。④罕见过敏反应。

【禁忌证】①对本品、肝素或肝素样药品过敏者禁用;②有出血体质或出血性疾病的患者禁用。

【注意】①同时使用抗凝剂治疗时,最好定期监测凝血指标。②本品是一种酸性多糖,静脉输液时可能与碱性物质作用形成复合物。常见的静脉输液时不相容的药物有维生素 K、维生素 B 复合物、氢化可的松、透明质酸酶、葡萄糖酸钙、季铵盐、氯霉素、四环素和链霉素等。③妊娠期妇女不建议使用本品。

【药物相互作用】由于本品是肝素样分子,可增加肝素或同时口服使用的其他抗凝剂的抗凝作用。

【制剂】胶囊:每粒 250 脂酶单位(LSU)。注射液:每支 600LSU(2ml)。

【贮法】在 30℃以下保存。

华法林〔药典(二);医保(甲)〕 Warfarin

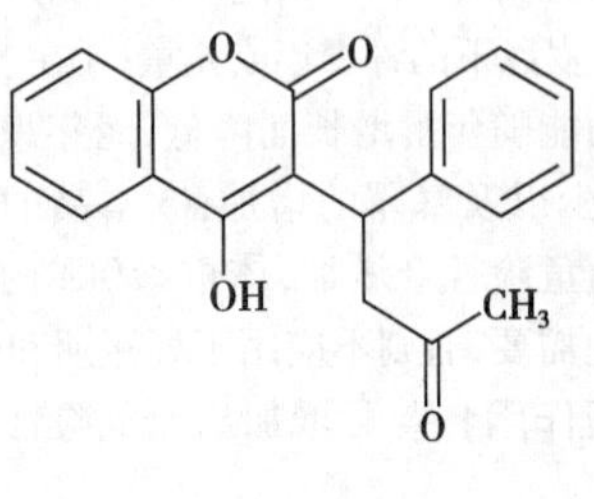

【其他名称】华法林钠,苄丙酮香豆素,Coumadin,Panawarfin,Warfilone,Warnerin。

【ATC 编码】B01AA03

【性状】常用其钠盐,为白色结晶性粉末;无臭,味微苦。在水中极易溶解,在乙醇中易溶,在三氯甲烷或乙醚中几乎不溶。

【药理学】为香豆素类口服抗凝血药,化学结构与维生素 K 相似。其抗凝血作用的机制是竞争性地拮抗维生素 K 的作用。维生素 K 环氧化物在体内必须转变为氢醌形式,方能参与凝血因子Ⅱ、Ⅶ、Ⅸ、Ⅹ的蛋白质末端谷氨酸残基的 γ-羧化作用,使这些因子具有活性。本品可阻断维生素 K 环氧化物转变为氢醌形式,致使这些凝血因子的 γ-羧化作用产生障碍,导致产生无凝血活性的Ⅱ、Ⅶ、Ⅸ、Ⅹ因子的前体,从而抑制血液凝固。此作用只发生在体内,故在体外无效。本品对已合成的上述凝血因子无对抗作用,在体内需待已合成的上述四种凝血因子耗竭后才能发挥作用,故起效缓慢,用药早期可与肝素并用。

口服易吸收,生物利用度达 100%,血浆蛋白结合率为 99.4%,V_d为 0.11~0.2L/kg,$t_{1/2}$为 40~50 小时。可通过胎盘,并经乳汁分泌。经肝脏代谢成无活性的代谢产物,由尿和粪便中排泄。口服后 12~24 小时出现抗凝血作用,1~3 日达高峰,持续 2~5 日。静脉注射和口服的效果相同。

【适应证】①防治血栓栓塞性疾病,可防止血栓形成与发展,如治疗血栓栓塞性静脉炎,降低肺栓塞的发病率和死亡率,减少外科大手术、风湿性心脏病、髋关节固定术、人工置换心脏瓣膜手术等的静脉血栓发生率;②心肌梗死的治疗辅助用药。

【用法和用量】口服。成人常用量:不建议给予负荷剂量,从小剂量开始,第 1~3 日 3~4mg(年老体弱及糖尿病患者半量),3 天后可给维持量一日 2.5~5mg(可参考凝血时间调整剂量使 INR 达 2~3)。本品起效缓慢,如须立即产生抗凝作用,可在开始同时应用肝素,待本品充分发挥抗凝效果后再停用肝素。

儿童:《中国国家处方集·化学药品与生物制品卷·儿童版》推荐:1 个月~18 岁小儿,首日 0.2mg/kg,一日 1 次口服,最大量 10mg,从第 2 天开始改为 0.1mg/kg,一日 1 次口服,最大量 5mg(但是如果 INR 低于 1.5,可应用 0.2mg/kg,一日 1 次口服,最大量 10mg;如 INR 高于 3.0 可下调剂量为 0.05mg/kg,一日 1 次口服,最大量 2.5mg,如 INR 高于 3.5 则须停药,此后根据 INR 调整剂量,一般维持量为 0.1~0.3mg/kg,一日 1 次)。

【不良反应】①主要不良反应是出血,最常见为鼻出血、齿龈出血、皮肤瘀斑、血尿、子宫出血、便血、伤口及溃疡处出血等;②偶有恶心、呕吐、腹泻、白细胞减少、粒细胞增高、肾病、过敏反应等;③出现丙氨酸转氨酶(ALT)、天冬氨酸转氨酶(AST)、碱性磷酸酶、胆红素升高。

【禁忌证】手术后 3 天内、妊娠期、有出血倾向患者(如血友病、血小板减少性紫癜)、严重肝肾疾病、活动性消化性溃疡,以及脑、脊髓及眼科手术患者禁用。

【注意】①用药期间应定时测定凝血酶原时间,应保持在25~30秒,而凝血酶原活性至少应为正常值的25%~40%。不能用凝血时间或出血时间代替上述两个指标。无测定凝血酶原时间或凝血酶原活性的条件时,切勿随便使用本品,以防过量引起低凝血酶原血症,导致出血。凝血酶原时间超过正常的2.5倍(正常值为12秒)、凝血酶原活性降至正常值的15%以下或出现出血时应立即停药。严重时可用维生素K,口服(4~20mg)或缓慢静脉注射(10~20mg),用药后6小时凝血酶原时间可恢复至安全水平。必要时也可输入新鲜全血、血浆或凝血酶原复合物。目前有的实验室采用"国际标准比值"(international normalized rate,INR),可靠性更高。②以下情况须慎用:恶病质、衰弱、发热、慢性酒精中毒、活动性肺结核、充血性心力衰竭、重度高血压、亚急性细菌性心内膜炎、月经过多、先兆流产等。③在长期应用最低维持量期间,如需进行手术,可先静脉注射50mg维生素K_1,但进行中枢神经系统及眼科手术前应先停药。胃肠手术后应检查大便潜血。④少量本品可分泌入乳汁中,但乳汁及婴儿血浆中的药物浓度极低,对婴儿的影响小。但仍应观察受乳儿有无出血症状。

【药物相互作用】①增强本品抗凝作用的药物有阿司匹林、水杨酸钠、胰高血糖素、奎尼丁、吲哚美辛、保泰松、奎宁、依他尼酸、甲苯磺丁脲、甲硝唑、别嘌醇、红霉素、氯霉素、某些氨基糖苷类抗生素、头孢菌素类、苯碘达隆、西咪替丁、氯贝丁酯、右旋甲状腺素、对乙酰氨基酚等。②降低本品抗凝作用的药物有苯妥英钠、巴比妥类、口服避孕药、雌激素、考来烯胺、利福平、维生素K类、氯噻酮、螺内酯、扑米酮、皮质激素等。③不能与本品合用的药物有盐酸肾上腺素、阿米卡星、维生素B_{12}、间羟胺、缩宫素、盐酸氯丙嗪、盐酸万古霉素等。④本品与水合氯醛合用,其药效和毒性均增强,应减量慎用。维生素K的吸收障碍或合成下降也影响本品的抗凝作用。

【制剂】片剂:每片1mg;2.5mg;5mg。

【贮法】15~30℃避光密封保存。

枸橼酸钠[药典(二)] Sodium Citrate

【其他名称】柠檬酸钠。

【ATC编码】B05CB02

【性状】为无色结晶或白色结晶性粉末;无臭,味咸、凉。在湿空气中微有潮解性,在热空气中有风化性。在水中易溶,在乙醇中不溶。

【药理学】枸橼酸根可与血中钙离子形成难解离的可溶性络合物,使血中游离钙离子减少,而阻止血液凝固。

【适应证】仅用于体外抗凝血。

【用法和用量】输血时预防凝血,每100ml全血加入2.5%输血用枸橼酸钠注射液10ml。

【不良反应】在正常输血速度下,本品不会出现不良反应。当输血速度太快或输血量太大(1000ml以上)时,因枸橼酸盐不能及时被氧化,可致低钙血症,引起抽搐和心肌收缩抑制。

【注意】①大量输入含有本品的血液时,应注射适量钙剂,以预防低钙血症;②大量快速输入时,肝、肾功能不全者可因蓄积发生中毒,故宜慎用;③肝、肾功能不全者或新生儿酶系统发育不全,不能充分代谢枸橼酸钠,即使缓慢输血也可能出现血钙过低现象,应特别注意。

【药物相互作用】尚不明确。

【制剂】输血用枸橼酸钠注射液:为枸橼酸钠的灭菌水溶液,含枸橼酸钠2.35%~2.65%。每瓶0.25g(10ml);6.4g(160ml);7.2g(180ml);8g(200ml)。

【贮法】密封保存。

51.2 促纤溶药

重组链激酶[医保(甲)]
Recombinant Streptokinase

本品来源是含有高效表达链激酶基因的大肠埃希菌,经发酵、分离和高度纯化后冻干制成。

【其他名称】溶栓酶,链球菌激酶,思凯通。

【ATC编码】B01AD01

【性状】为白色或微黄色疏松体。

【药理学】注射用重组链激酶的成分为重组链激酶,重组链激酶与纤溶酶原以1∶1分子比结合成复合物,然后把纤溶酶原激活成纤溶酶,纤溶酶催化血栓主要基质纤维蛋白水解,从而使血栓溶解,血管再通;同时重组链激酶的溶栓作用因纤维蛋白的存在而增强,因此重组链激酶能有效特异的溶解血栓或血块,能治疗以血栓形成为主要病理变化的疾病。静脉给药,进入体内后迅速分布全身,15分钟后主要分布在肝(34%),肾(12%),胃肠(7.3%),在血浆中的浓度呈指数衰减。从血浆中的消除有快慢两个时相,$t_{1/2}$分别为5~30分钟和83分钟,主要从肝脏经胆道排出,仍保留生物活性。

【适应证】急性心肌梗死等血栓性疾病。

【用法和用量】急性心肌梗死静脉溶栓治疗:一般推荐本品150万IU溶解于5%葡萄糖100ml,静脉滴注1小时。急性心肌梗死溶栓治疗应尽早开始,争取发病12小时内开始治疗。对于特殊病人(如体重过低或明显超重),医生可根据具体情况适当增减剂量(按2万IU/kg体重计)。

【不良反应】①发热、寒战、恶心、呕吐、肩背痛、过敏性皮疹;本品静脉滴注时可发生低血压,如血压下降应减慢滴注速度;过敏性休克罕见。轻度过敏反应不必中断治疗,重度过敏反应需立即停止静脉滴注。过敏反应可用抗组胺药物或激素处理。②出血,穿刺部位出血,皮肤瘀斑,胃肠道、泌尿道或呼吸道出血;重组链激酶用于急性心肌梗死溶栓治疗时,脑出血的发生率为0.1%~0.3%。大出血时可用6-氨基己酸止血,输新鲜血浆或全血。③可发生再灌注心律失常,偶见缓慢心律失常、加速性室性自搏性心率、室性早搏或室颤等;偶可引起溶血性贫血,黄疸及GPT升高;溶栓后可发生继发性栓塞，如肺栓塞、脑栓塞或胆固醇栓塞等。

【禁忌证】禁用于：①2 周内有出血、手术、外伤史、心肺复苏或不能实施压迫止血的血管穿刺等患者；②近 2 周内有溃疡出血病史、食管静脉曲张、溃疡性结肠炎或出血性视网膜病变的患者；③未控制的高血压，血压高于 180/110mmHg 以上或不能排除主动脉夹层患者；④凝血功能障碍及出血性疾病患者；⑤严重肝、肾功能障碍患者；⑥二尖瓣狭窄合并心房颤动伴左房血栓者（溶栓后可能发生脑栓塞）、感染性心内膜炎患者、链球菌感染和亚急性心内膜炎患者；⑦妊娠期妇女；⑧对链激酶过敏患者。

【注意】①急性心肌梗死溶栓治疗应尽早开始，争取发病 12 小时内开始治疗。②本品使用前用 5% 葡萄糖溶液溶解，溶解液应在 4 ~ 6 小时内使用。③用链激酶后 5 天 ~ 12 个月内不能用重组链激酶。④用本品治疗血管再通后，发生再梗死，可用其他溶栓药。

【药物相互作用】①与阿司匹林同时使用治疗急性心肌梗死具有良好的效果；②同时事先使用抗凝剂或右旋糖酐，可增加出血危险。

【制剂】注射用重组链激酶：每支 10 万 IU；50 万 IU；150 万 IU。

【贮法】2 ~ 8℃贮存。

尿激酶〔药典（二）；医保（甲）〕 Urokinase

本品是从健康人尿中提取的一种蛋白水解酶；亦可由人肾细胞培养制取，无抗原性。由低分子量（31 300Da）及高分子量（54 700Da）两种组成，高分子量者比低分子量者的溶解血栓能力快而强。

【其他名称】Uronase，Ukidan，Uk。

【ATC 编码】B01AD04

【性状】为白色或类白色粉末，能溶于水。

【药理学】可直接使纤维蛋白溶酶原转变为纤维蛋白溶酶，因而可溶解血栓。它对新鲜血栓效果较好。静脉注射后迅速由肝脏代谢，$t_{1/2}$ ≤20 分钟。

【适应证】①用于急性心肌梗死、肺栓塞、脑血管栓塞、周围动脉或静脉栓塞、视网膜动脉或静脉栓塞等；②也可用于眼部炎症、外伤性组织水肿、血肿等。

【用法和用量】临用前以注射用灭菌生理盐水或 5% 葡萄糖溶液配制。

（1）心肌梗死：以生理盐水配制后，按 6000U/min 速度冠状动脉内连续滴注 2 小时，滴注前应先行静脉给予肝素 2500 ~ 10 000U。也可将本品 200 万 ~ 300 万 U 配制后静脉滴注，45 ~ 90 分钟滴完。

（2）肺栓塞：初次剂量按体重 4400U/kg，以生理盐水或 5% 葡萄糖溶液配制，以 90ml/h 速度在 10 分钟内滴完，其后以 4400U/h 的给药速度，连续静脉滴注 2 小时或 12 小时。也可按体重 15 000U/kg 用生理盐水配制后肺动脉内注入；必要时，可根据情况调整剂量，间隔 24 小时重复一次，最多使用 3 次。

（3）外周动脉血栓：以生理盐水配制成浓度为 2500U/ml，以 4000U/min 速度经导管注入血凝块。每 2 小时夹闭导管 1 次可调整滴速为 1000U/min，直至血块溶解。

（4）防治心脏瓣膜替换术后的血栓形成：按体重 4400U/kg，以生理盐水配制后 10 ~ 15 分钟滴完。然后以每小时按体重 4400U/kg 的速度静脉滴注维持。当瓣膜功能正常后停止用药；如用药 24 小时仍无效或发生严重出血倾向应停药。

（5）脓胸或心包积液：可胸腔或心包腔内注入灭菌注射用水配制（5000U/ml）的本品 10 000U ~ 250 000U。

（6）眼科应用：前房冲洗液为每 2ml 生理盐水含 5000U。

【不良反应】①可引起出血。使用尿激酶剂量较大时，少数患者可能有出血现象，轻度出血如皮肤、黏膜、肉眼及显微镜下血尿、血痰或小量咳血、呕血等；严重出血可见大量咯血或消化道大出血、腹膜后出血及颅内、脊髓、纵隔内或心包出血等。②可见头痛、恶心、呕吐、食欲缺乏、疲倦、丙氨酸转氨酶（ALT）升高等。③可见皮疹、支气管痉挛等过敏反应，偶见过敏性休克。

【禁忌证】禁用于近期（14 天内）有活动性出血、手术后、活体组织检查、心肺复苏、不能实施压迫部位的血管穿刺以及外伤史、控制不满意的高血压或不能排除主动脉夹层者、出血性脑卒中史者、对扩容和血管加压药无反应的休克、妊娠期妇女、细菌性心内膜炎、二尖瓣病变并有房颤且高度怀疑左心腔内有血栓者、糖尿病合并视网膜病变者、出血性疾病或出血倾向、严重的肝肾功能障碍及进展性疾病、意识障碍患者、低纤维蛋白原血症及出血性素质者。

【注意】①在使用过程中需测定凝血情况，如发现有出血倾向，应立即停药，并给予抗纤维蛋白溶酶药。严重高血压、严重肝病及出血倾向者慎用。②除非明确需要，否则不应用于妊娠期和哺乳期妇女。③溶解后应立即应用，不得用酸性输液稀释，以免药效下降。其他请参阅链激酶。④肝功能损害者 $t_{1/2}$ 延长。

【药物相互作用】肝素和口服抗凝血药不宜与大剂量本品同时使用，以免出血风险增加。

【制剂】注射剂：每瓶 1 万 U；5 万 U；10 万 U；20 万 U；25 万 U；50 万 U；150 万 U；250 万 U。

【贮法】①冻干粉制剂 4 ~ 10℃避光，密闭贮存；②已配制的注射液在室温（25℃）下不能超过 8 小时，冰箱内（2 ~ 5℃）不可超过 48 小时。

阿替普酶〔医保（乙）〕 Alteplase

可由人体正常细胞培养方法生产 t-PA，用 DNA 重组技术合成 rt-PA 也获成功。

【其他名称】组织型纤溶酶原激活物，爱通立，Human Tissue-Type Plasminogen Activator，t-PA，rt-PA，Actilyse，Tisokinase，Plasvata，Hapase。

【ATC 编码】B01AD02，S01XA13

【药理学】为糖蛋白，含 526 个氨基酸。它可通过其赖氨酸残基与纤维蛋白结合，并激活与纤维蛋白结合的纤溶酶原转变为纤溶酶，这一作用较其激活循环中的纤溶酶原显著为强。由于本品选择性地激活与纤维蛋白结合的纤溶酶原，因而不产生应用链激酶时常见的出血并发症。此外，体外研究表明，本品还可抑制血小板活性。

静脉注射后 t-PA 迅速自血中消除，用药 5 分钟后总药量的 50% 自血中消除，用药 10 分钟后体内剩余药量仅占总给药量的 20%，用药 20 分钟后则仅剩余 10%。主要在肝脏代谢。

【适应证】用于急性心肌梗死和肺栓塞的溶栓治疗。

【用法和用量】①静脉注射：将本品 50mg 溶于灭菌注射用水中，使溶液浓度为 1mg/ml，给予静脉注射；②静脉滴注：将本品 100mg 溶于 0.9% 氯化钠注射液 500ml 中，在 3 小时内按以下方式滴完，即前 2 分钟先注入 10mg，以后 60 分钟内滴入 50mg，最后剩余时间内滴完所余 40mg。

【不良反应】本品不良反应较少，可有凝血功能障碍和出血、血细胞比容及血红蛋白降低、注射部位出血；偶见心律失常、体温升高；罕见血压下降、颅内出血、腹膜后出血、便血、血尿等。

【禁忌证】禁用于出血性疾病、近 10 日内进行过大手术或发生严重创伤、颅内肿瘤、动静脉畸形或动脉瘤、未能控制的严重原发性高血压、急性缺血性脑卒中可能伴有蛛网膜下腔出血或癫痫发作、脑出血或 2 个月内曾进行过颅脑手术者等。

【注意】①不良反应较少，可见注射部位出血，但不影响继续用药，如发现出血迹象，应停药；②妊娠期及产后 2 周以及 70 岁以上患者应慎用；③曾服用口服抗凝剂者用本品出血的危险性增加；④用药期间监测心电图；⑤不能与其他药配伍静脉滴注，也不能与其他药共用一个静脉滴注器具。

【药物相互作用】①与其他影响凝血功能的药物合用可增加出血风险；②硝酸甘油可加快本品消除，使血药浓度下降，冠状动脉的再灌注减少，再灌注时间延长，血管再闭塞的可能性增加。

【制剂】注射剂：每支 20mg；50mg。

【贮法】避光在 30℃ 以下保存，过期不能使用。已配制的药液在冰箱中可存放 24 小时，在 30℃ 室温下可存放 8 小时。

瑞替普酶　Reteplase

本品是一种新的重组的单链非糖基化的纤溶酶原激活剂，由 355 个氨基酸组成，分子量为 39kD，是利用基因工程在大肠埃希菌中合成，初合成的药物无活性，在体外通过肽链折叠后才被激活。

【其他名称】r-PA。

【ATC 编码】B01AD07

【性状】为白色或类白色冻干粉针剂。

【药理学】通过水解纤溶酶原肽链上第 560 位（精氨酸）和第 561 位（缬氨酸）之间的肽链，使无活性的纤溶酶原转化为有活性的纤溶酶，后者使不溶性成网状的纤维蛋白单体转变为可溶性的纤维蛋白降解产物，从而发挥溶栓作用。除溶解纤维蛋白外，纤溶酶还可使纤维蛋白原及凝血因子Ⅴ和Ⅷ降解。

相隔半小时 2 次静脉注射瑞替普酶 10U 后，C_{max} 达到 4200μg/L，$t_{1/2}$ 为 11～19 分钟，血浆总清除率为 18.4～22.3L/h。可经肝脏和肾脏排泄，肾脏排泄为主要途径，肝功能不全时对其排泄无明显影响，而严重肾功能不全时可使排泄延迟。

【适应证】用于成人由冠状动脉闭塞引起的急性心肌梗死的溶栓疗法，能改善心功能。

【用法和用量】10MU 缓慢静脉注射 2～3 分钟以上，间隔 30 分钟后可重复给药（10MU）1 次，目前尚无 2 次以上重复给药的经验。

【不良反应】①最常见出血，包括颅内、腹膜后或消化道、泌尿道、呼吸道、穿刺或破损部位出血；②可引起再灌注性心律失常；③恶心、呕吐、发热、呼吸困难及低血压、过敏反应；④其他不良反应有心源性休克、心律失常、肺水肿、心力衰竭、心搏骤停、再发性心绞痛、再梗死、心脏穿孔、二尖瓣反流、心包渗出、心包炎、急性心脏压塞、静脉血栓形成和栓塞及电机械分离。

【禁忌证】禁用于对本品过敏者，以及活动性内出血、脑血管意外史、新近（2 个月内）颅脑或脊柱手术及外伤史、颅内肿瘤、动静脉畸形或动脉瘤、已知的出血体质以及严重的未控制的高血压患者。

【注意】①应在症状发生后尽可能早期使用。注射时应使用单独的静脉通路，不能与其他药物混合后给药。②尽量避免不可压迫的大血管穿刺，在用药期间如必须进行动脉穿刺，应采用上肢末端血管。患者的肌内注射和非必需的搬动应尽量避免。③70 岁以上的高龄患者、妊娠期及哺乳期妇女慎用。

【药物相互作用】①没有研究本品与其他心脏活性药物的相互作用；②在本品治疗前及治疗后使用肝素、维生素 K 拮抗剂及抗血小板药（阿司匹林、双嘧达莫等）可能增加出血风险。

【制剂】注射剂：每支 5MU。

【贮法】置室温或冰箱（2～8℃）密封保存，切勿冷冻，避光保存。

去纤酶　Defibrase

本品系长白山白眉蝮蛇［Agkistrodon halys（ussriensis Emelianor）］或尖吻蝮蛇［Agkistrodon acutus（Guenther）］蛇毒中提取的蛋白水解酶，1mg 蛋白含降纤酶效价不得少于 1200U。

【其他名称】降纤酶，去纤维蛋白酶，Defrine，Defibrinogenase。

【性状】本品为白色或类白色冻干块状物或粉末，有引湿性，易溶于水。

【药理学】蛋白水解酶。能溶解血栓，抑制血栓形成，改善微循环。

【适应证】用于：①急性脑梗死，包括脑血栓、脑栓的预防,短暂性脑缺血发作(TIA)。②心肌梗死再复发的预防。③四肢血管病,包括股动脉栓塞,血栓闭塞性脉管炎,雷诺病。④血液呈高黏状态、高凝状态、血栓前状态。⑤突发性耳聋。⑥肺栓塞。

【用法和用量】临用前,用注射用水或0.9%氯化钠注射液适量使之溶解,加入至无菌生理盐水100~250ml中,静脉点滴1小时以上。①急性发作期:一次10U,一日1次,连用3~4日。②非急性发作期:首次10U,维持量5~10U,一日或隔日1次,两周为一疗程。

【不良反应】个别病人用药后可能出现少量瘀斑、鼻血或牙龈出血、或有一过性GOT或GPT轻度上升,停药后自行消失。

【禁忌证】禁用于:①具有出血疾病史者;②手术后不久者;③有出血倾向者;④正在使用具有抗凝作用及抑制血小板功能药物(如:阿司匹林)者;⑤正在使用具有抗纤溶作用制剂者;⑥重度肝或肾功能障碍及其他如乳头肌断裂、心室中隔穿孔、心源性休克,多脏器功能衰竭症者;⑦对本品有过敏史者。

【注意】①本品必须用足够量的输液稀释,并立即使用。②注意静脉点滴速度(点滴速度过快时,患者易有胸痛、心悸等不适症状)。③本制剂具有降低纤维蛋白原(fibrinogen)的作用,用药后可能有出血或止血延缓现象。因此,治疗前及给药期间应对患者进行血纤维蛋白原和其他出血及凝血功能的检查,并密切注意临床症状。给药治疗期间一旦出现出血和可疑出血时,应中止给药,并采取输血或其他措施。④如患者动脉或深部静脉损伤时,该药有可能引起血肿。因此,使用本制剂后,临床应避免进行如星状神经节封闭、动脉或深部静脉等的穿刺检查或治疗。对于浅表静脉穿刺部位有止血延缓现象发生时,应采用压迫止血法。⑤慎用于有药物过敏史者、有消化道溃疡病史者、患有脑血栓后遗症者或70岁以上高龄患者。

【药物相互作用】①应避免与水杨酸类药物(如阿司匹林)合用;②抗凝血药可加强本品作用,引起意外出血;③抗纤溶药可抵消本品作用,禁止联用。

【制剂】注射液:每支0.25U;5U;10U;100U。

【贮法】遮光、密封,在10℃以下保存。

纤溶酶〔医保(乙)〕 Fibrinogenase

【性状】为白色疏松冻干块状物或粉末。

【药理学】本品作用于纤维蛋白原及纤维蛋白,使其降解为小分子可溶性片段,产生去纤维蛋白效应。并促使组织纤溶酶原激活物(t-PA)由内皮细胞释放,增强其活性,从而具抗血栓功能。此外,本品还可降低血小板聚集及血液黏度,降低心肌耗氧量,改善微循环。

静脉注入人体内,3小时后达到最大血药浓度(C_{max}),药品本身及其降解产物均可通过血-脑脊液屏障,主要经肾脏、肝脏代谢后随尿液排出。

【适应证】用于脑梗死、高凝血状态、血栓性脉管炎等外周血管疾病。

【用法和用量】静脉滴注。①预防用:治疗高凝血状态时,一次100单位,一日1次,14天为一疗程。②治疗用:当患者一般状态较好时,首次使用100单位,以后每日使用1次,每次用200~300单位;当患者一般状况较差时,首次使用100单位,以后隔日用200单位。疗程均为7~10天。

【不良反应】可发生创面、注射部位、皮肤及黏膜出血,头痛、头晕或氨基转移酶升高。少数患者可发生过敏反应。

【禁忌证】①凝血功能障碍、出血倾向患者禁用;②严重肝肾功能损伤、活动性肺结核空洞及消化性溃疡患者禁用;③对本品过敏者禁用;④妊娠期及哺乳期妇女禁用。

【注意】①本品是一种蛋白酶制剂,具有抗原性,使用前应用0.9%氯化钠注射液稀释成1U/ml进行皮试,15分钟观察结果,红晕直径不超过1cm或伪足不超过3个为阴性。皮试阳性反应者禁用。②用药过程中如出现血尿或皮下出血点,应立即停止使用,并对症处理。③血小板$<80\times10^9/L$应停药观察。血压控制在180/110mmHg以下才能应用,如舒张压偏高应使用5%葡萄糖溶液作稀释液。糖尿病患者应使用0.9%氯化钠注射液作稀释液。④2个疗程之间应间隔5~7天。

【药物相互作用】尚不明确。

【制剂】注射剂:每支100单位(1ml)。冻干粉针剂:每支100单位。

【贮法】遮光,密闭,冷暗处(2~10℃)保存。

蚓激酶〔医保(乙)〕 Lumbrukinase

由人工养殖的赤子爱胜蚓中提取分离而得的酶复合物,为微黄色粉末。

【其他名称】博洛克,普恩复。

【药理学】本品含两种类型酶,即纤维蛋白溶酶原激活物(Plasminogen Activator,PA)和纤维蛋白溶酶(Plasmin),其中还有类似于t-PA的成分。临床试验表明本品可降低纤维蛋白原含量,缩短优球蛋白溶解时间,降低全血黏度及血浆黏度,t-PA活性增加;可使纤维蛋白溶酶原激活物抑制物(PAI)活性降低、纤维蛋白降解产物增加等。

【适应证】用于缺血性脑血管病中纤维蛋白原增高及血小板聚集率增高的患者。

【用法和用量】口服,一次60万单位,一日3次,餐前半小时服用。3~4周为一疗程,也可连续服用。

【不良反应】不良反应较少,个别患者出现头痛、头晕、皮疹、皮肤瘙痒、嗜酸性粒细胞增多、消化道反应等。

【禁忌证】对本品过敏者禁用。

【注意】①有出血倾向的患者、妊娠期、哺乳期妇女及儿童慎用;②老年患者对本品耐受性好,可按常规剂量用药。

【药物相互作用】与抑制血小板功能的药物有协同作用,使后者的抗凝作用增强。

【制剂】肠溶胶囊:每粒20万单位;30万单位;60万单位。

【贮法】密闭,阴凉干燥处保存。

51.3　新型口服抗凝血药

阿加曲班〔医保(乙)〕　Argatroban

【其他名称】诺保思泰，Novastan。

【ATC编码】B01AE03

【性状】为白色结晶或结晶体粉末；无臭，味苦。易溶于冰醋酸，极难溶于水，几乎不溶于丙酮、醋酸乙酯和乙醚。分子量为526.66。注射剂为无色透明液体，pH 5.2～7.2。

【药理学】为选择性的直接凝血酶抑制剂，对与纤维素凝块结合的凝血酶和血浆中游离的凝血酶都有作用，因此具有抑制凝血酶、抗凝血和抑制血管收缩作用。

其结构式包含精氨酸、哌啶、喹啉的三脚架结构，与凝血酶的活性部位呈立体性结合，可快速、选择性、可逆性地阻断凝血酶的催化位点及非极性区，从而抑制凝血酶在血栓形成过程中的三种作用——纤维蛋白生成作用、血小板聚集作用、血管收缩作用。本品还可抑制凝血酶导致的凝血因子Ⅷ的活化作用，使血栓更容易接受纤溶酶的作用，促进血栓溶解。

经静脉给药后，稳态 V_d 为(179±33)ml/kg，蛋白结合率为54%，$t_{1/2\alpha}$ 为15分钟，$t_{1/2\beta}$ 为30分钟。经肝脏代谢，至少有4种代谢产物，其中主要产物 M_1 的抗凝血酶能力是母药的30%。给药后24小时内，原形药物经尿液及粪便的排泄率分别为23%和12%。

【适应证】用于改善慢性动脉闭塞症(Buerger病、闭塞性动脉硬化症)患者的四肢溃疡、静息痛及冷感等。

【用法和用量】成人常用量为每次10mg，每日2次。每次用输液稀释后，进行2～3小时的静脉滴注，可依年龄、症状酌情增减药量。

【不良反应】主要不良反应为出凝血功能障碍(1%)、肝胆系统障碍(0.7%)、消化系统障碍(0.5%)等。

【禁忌证】禁用于出血性疾病患者、脑栓塞或有可能患脑栓塞症的患者、伴有高度意识障碍的严重梗死患者以及对本品成分过敏的患者。

【注意】①妊娠期妇女不宜使用，哺乳期妇女用药期间须停止哺乳；②有出血倾向者，正在使用抗凝药、抗血小板药、血栓溶解剂的患者，严重肝功能障碍者慎用；③使用时应严格进行血液凝固功能等出凝血检查。

【药物相互作用】本品与以下药物合并使用时可引起出血倾向增加，应注意减量：①抗凝剂如肝素、华法林等；②抑制血小板凝集作用的药物如阿司匹林、奥扎格雷钠、盐酸噻氯匹定、双嘧达莫等；③血栓溶解剂如尿激酶、链激酶等；④降低纤维蛋白原作用的去纤酶等。

【制剂】注射液：每支10mg(20ml)。

【贮法】遮光，密闭保存。

达比加群酯〔基；医保(乙)〕　Dabigatran Etexilate

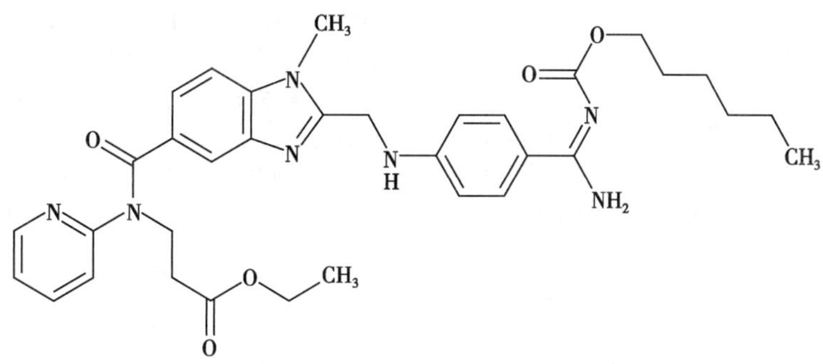

【其他名称】Pradaxa。

【ATC编码】B01AE07

【药理学】本品为一种小分子前体药物，在体内经过代谢后形成活性分子达比加群，后者为强效的、竞争性的、可逆性的凝血酶直接抑制剂。体内及体外动物实验表明，静脉输注达比加群或口服本品均具有抗凝、抗血栓作用。

口服易吸收，生物利用度为6.5%，给药后0.5～2小时达到血药峰浓度。食物不影响生物利用度，但推迟血药浓度达峰时间2小时。血浆蛋白结合率为65%。平均消除半衰期为12～14小时。约85%以活性药物原形的形式直接通过尿液排泄，约6%从粪便排出。

【适应证】预防存在以下一个或多个危险因素的成人非瓣膜性房颤患者的卒中和全身性栓塞(SEE)：先前曾有卒中、短暂性脑缺血发作或全身性栓塞；左心室射血分数<40%；伴有症状的心力衰竭、纽约心脏病协会(NYHA)心功能分级≥2级；年龄≥75岁；年龄≥65岁，且伴有糖尿病、冠心病或高血压。

【用法和用量】口服。成人推荐剂量为一次150mg，一日2次。需终生服药。80岁及以上老年患者每次110mg，一日2次。

【不良反应】主要不良反应是出血，常见术后伤口出血、皮肤黏膜出血。其他不良反应可见血肿、胃肠道反应、血尿、血红蛋白减少、贫血等。

【禁忌证】禁用于:①对本品或本品中任何辅料过敏的患者;②临床有明显活动性出血的患者、具有凝血功能异常和临床相关出血风险的肝病患者、严重肾功能不全患者。

【注意】①以下情况需慎用:先天性或后天性出血障碍,血小板减少症或血小板功能障碍,活动期胃肠溃疡性疾病,近期手术或创伤,近期颅内或脑内出血,近期接受脑、脊柱或眼科手术,细菌性心内膜炎患者,妊娠期及哺乳期妇女;②由于缺乏安全性和疗效方面的数据,不推荐用于18岁以下的青少年或儿童。

【药物相互作用】①抗凝药、抗血小板药物、NSAIDs类药物与本品合用通常会增加出血风险;②强效P糖蛋白(P-gp)抑制剂如胺碘酮、维拉帕米、克拉霉素等可增加本品血药浓度;③P糖蛋白诱导物如利福平、卡马西平、苯妥英等可降低本品血药浓度。④蛋白酶抑制剂(如利托那韦)会影响P-gp,不建议与本品联合使用。

【制剂】胶囊剂:每粒110mg;150mg。

【贮法】密封,在25℃以下干燥保存。

利伐沙班[基;医保(乙)] Rivaroxaban

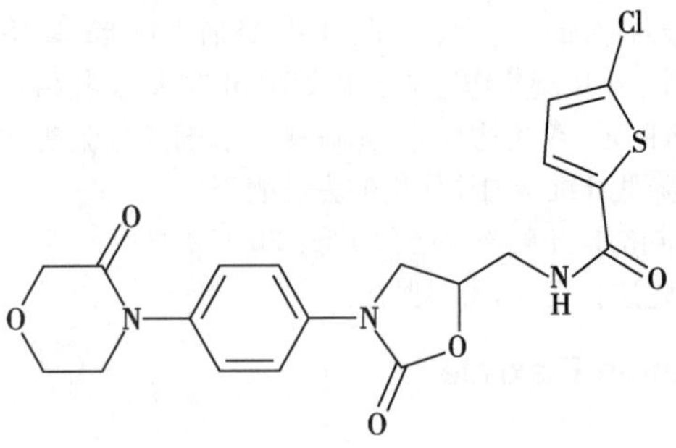

【其他名称】拜瑞妥,Xarelto。

【ATC编码】B01AF01,B01AX06

【药理学】本品是一种高选择性、剂量依赖性直接抑制因子Ⅹa的口服药物。通过抑制因子Ⅹa可以中断凝血瀑布的内源性和外源性途径,抑制凝血酶的产生和血栓形成。利伐沙班并不抑制凝血酶(活化因子Ⅱ),也并未证明其对于血小板有影响。利伐沙班对凝血酶原时间的影响具有量效关系。

口服易吸收,生物利用度较高(80%~100%),血浆蛋白结合率为92%。给药后2.5~4小时达到血药峰浓度。接近90%的药物在血浆中以原形存在,无主要或活性代谢物。约有2/3通过CYP3A4、CYP2J2和不依赖CYP机制进行代谢降解,由肾脏和粪便排出。其余1/3以活性药物原形的形式直接通过尿液排泄。平均消除半衰期为7~11小时。

【适应证】①用于接受髋关节或膝关节置换手术成年患者,以预防静脉血栓栓塞症(VTE)。②用于治疗成人静脉血栓形成(DVT)降低急性DVT后DVT复发和肺栓塞(PE)的风险。③用于具有一种或多种危险因素(如充血性心力衰竭、高血压、年龄≥75岁、糖尿病、卒中或短暂性脑缺血发作病史的非瓣膜性房颤成年患者,以降低卒中和全身性栓塞的风险。

【用法和用量】口服。①预防择期髋关节或膝关节置换手术成年患者的静脉血栓形成:10mg每日1次。如伤口已止血,首次用药时间应于手术后6~10小时进行。②治疗DVT,降低急性DVT后DVT复发和PE的风险:前3周15mg,每日2次;之后20mg,每日1次。③用于非瓣膜性房颤成年患者,降低卒中和全身性栓塞风险:20mg,每日1次,对于低体重和高龄(>75岁)的患者,可酌情给予15mg,每日1次。

【不良反应】①主要不良反应是出血,常见术后伤口出血,少见胃肠道出血、血尿症、生殖道出血、低血压、鼻出血等。出血可能并发贫血,表现为虚弱、无力、苍白、头晕、头痛或原因不明的肿胀。②肝损害,常见γ-谷氨酰转肽酶、氨基转移酶升高。

【禁忌证】禁用于对本品及其片剂中成分过敏的患者、有临床明显活动性出血的患者、具有凝血功能异常和临床相关出血风险的肝病患者、妊娠期及哺乳期妇女。

【注意】①在重度肾损害(肌酐消除率<30ml/min)和中度肝损害(Child-Pugh B类)的肝硬化患者中,本品的血药浓度可能显著升高,进而导致出血风险升高;②以下情况需慎用:先天性或后天性出血障碍,没有控制的严重动脉高血压,活动期胃肠溃疡性疾病,近期胃肠溃疡,血管源性视网膜病,近期颅内或脑内出血、脊柱内或脑内血管异常,近期接受脑、脊柱或眼科手术,同时使用能增加出血风险药物的患者;③由于缺乏安全性和疗效方面的数据,不推荐用于18岁以下的青少年或儿童;④对老年患者(>65岁)多数情况下无须调整剂量。

【药物相互作用】参见达比加群酯。①吡咯类抗真菌药(如酮康唑、伊曲康唑、伏立康唑和泊沙康唑)或HIV蛋白酶抑制剂可升高利伐沙班血药浓度;②强效CYP3A4诱导剂如苯妥英、卡马西平等可降低利伐沙班血药浓度;③抗凝药物如非甾体抗炎药、血小板聚集抑制剂或其他抗血栓药通常会提高出血风险。

【制剂】片剂:每片10mg;15mg;20mg。

【贮法】常温(10~30℃)密封保存。

阿哌沙班[医保(乙)] Apixaban

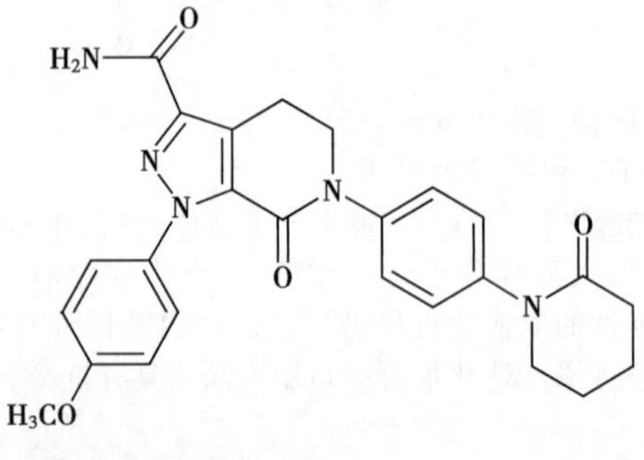

【其他名称】艾乐妥,Eliquis。

【ATC编码】B01AF02

【药理学】通过抑制Ⅹa因子,抑制凝血酶的产生,并抑制血栓形成,其抗血栓活性不依赖抗凝血酶Ⅲ。对血小板聚集无直接影响，但间接抑制凝血酶诱导的血小板聚集。

吸收迅速，服用后3~4小时达到最大血药浓度（C_{max}），血浆蛋白结合率约为87%，主要通过CYP3A4/5代谢，很少部分通过CYP1A2、2C8、2C9、2C19及2J2代谢。原形阿哌沙班是人血浆中的主要药物相关成分，未发现具有活性的循环代谢产物。通过多种途径清除，约25%以代谢产物形式出现，绝大多数在粪便中检出。$t_{1/2}$约为12小时。

【适应证】用于接受髋关节或膝关节择期置换术的成年患者，预防静脉血栓栓塞症（VTE）。

【用法和用量】口服，每次2.5mg，每日2次。对于接受髋关节置换术的患者，推荐疗程为32~38天；对于接受膝关节置换术的患者，推荐疗程为10~14天。

【不良反应】常见贫血、出血、淤青及恶心。

【禁忌证】①对本品、其活性成分或任何辅料过敏者禁用；②有临床明显活动性出血者禁用；③伴有凝血功能异常和临床相关出血风险的肝病患者禁用。

【注意】①用药过程中应严密监测出血征象，慎用于伴有以下出血风险的患者：先天性或获得性出血疾病；活动性胃肠道溃疡疾病；细菌性心内膜炎；血小板减少症；血小板功能异常；有出血性卒中病史；未控制的重度高血压；近期接受脑、脊柱或眼科手术。如果发生严重出血，应停止用药。②目前缺少临床试验评价，不推荐接受髋骨骨折手术患者服用本品。③因本品中含有乳糖，遗传学半乳糖不耐受、Lapp乳糖酶缺乏症或葡萄糖-半乳糖吸收不良患者不应服用。④如果发生一次漏服，应立即服用本品，随后继续每日服药2次。

【药物相互作用】参见达比加群酯。①服用强效CYP3A4及P糖蛋白（P-gp）抑制剂进行全身性治疗的患者不推荐服用本品，此类抑制剂包括吡咯类抗真菌药（如酮康唑、伊曲康唑、伏立康唑、泊沙康唑）和HIV蛋白酶抑制剂（如利托那韦）。这些药物可以使本品的平均AUC提高2倍。②CYP3A4及P-gp强诱导剂（如利福平、苯妥英、苯巴比妥）可使本品的平均暴露量降低约50%，合用时应谨慎。③本品与抗血小板药物合用增加出血风险。与非甾体抗炎药（NSAIDs）包括乙酰水杨酸合用时应特别慎重。手术后，不推荐本品与其他血小板聚集抑制剂或其他抗栓药物联合使用。

【制剂】片剂：每片2.5mg。

【贮法】在30℃以下保存。

51.4 抗血小板药

奥扎格雷〔药典（二）；医保（乙）〕 Ozagrel

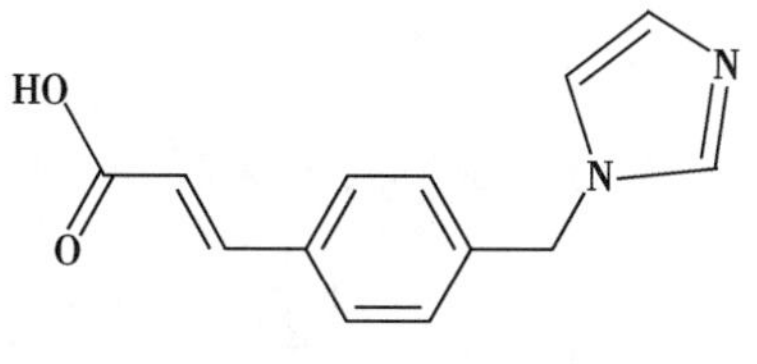

【性状】为白色或类白色疏松块状物。

【药理学】本品为血栓素合成酶抑制剂，通过抑制TXA_2生成发挥抗血小板聚集和扩张血管的作用。静脉滴注后，血药浓度-时间曲线符合二室开放模型，消除半衰期（$t_{1/2\beta}$）为（1.22±0.44）小时，半衰期最长为1.93小时，清除率（Cl）为（3.25±0.82）L/（h·kg），血药浓度可测到停药后3小时。血中主要成分除本品游离形式外，还有其β-氧化体和还原体，代谢物几乎无药理活性。几乎全部药物经尿排出体外。

【适应证】用于治疗急性血栓性脑梗死和脑梗死所伴随的运动障碍。

【用法和用量】静脉滴注，成人一次80mg，每日2次，两周为一疗程。

【不良反应】可发生出血，包括出血性脑梗死、硬膜外血肿、颅内出血、消化道出血、皮下出血等。偶有恶心、呕吐、腹泻、食欲缺乏、荨麻疹、皮疹、室上性心律失常、血压下降、头痛、发热、注射部位疼痛、休克及血小板减少等。

【禁忌证】禁用于：①对本品过敏者；②脑出血或脑梗死并出血者、大面积脑梗死伴深度昏迷患者；③有严重心、肺、肝、肾功能不全者，如严重心律不齐、心肌梗死者；④有血液病或有出血倾向者；⑤收缩压超过200mmHg严重高血压患者。

【注意】避免与含钙输液（林格溶液等）混合使用，以免出现白色混浊。

【药物相互作用】抗血小板聚集剂、血栓溶解剂及其他抗凝药可增强本品导致出血倾向，应慎重合用，必要时适当减量。

【制剂】粉针剂（按奥扎格雷钠计）：每支20mg；40mg；80mg。注射剂（按奥扎格雷钠计）：每支40mg（2ml）；80mg（4ml）；80mg（10ml）。

【贮法】遮光，密封保存。

51.5 其他

阿魏酸哌嗪〔医保（乙）〕 Piperazine Ferulate

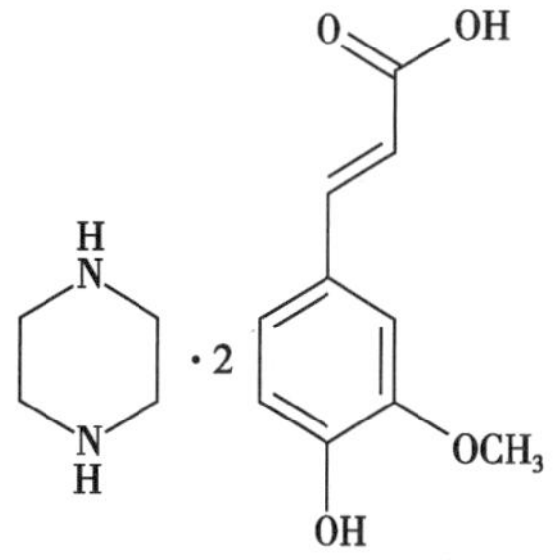

【性状】为白色或类白色片状结晶或结晶性粉末；无臭，味微涩。在水中微溶，在乙醇中极微溶解，在三氯甲烷中几乎不溶。

【药理学】本品具有抗凝、抗血小板聚集、扩张微血管、增加冠状动脉流量、解除血管痉挛的作用。口服吸收血药浓度达峰时间为29分钟，分布半衰期（$t_{1/2\alpha}$）为27分钟，消除半衰期($t_{1/2\beta}$)为5.5小时,广泛分布于体内,主要从尿、粪便中排出。能透过胎盘屏障。

【适应证】用于各类伴有镜下血尿和高凝状态的肾小球疾病,如肾炎、慢性肾炎、肾病综合征、早期尿毒症以及冠心病、脑梗死、脉管炎等的辅助治疗。

【用法和用量】口服,一次100~200mg,一日3次。

【不良反应】尚不明确。

【禁忌证】对本品过敏者禁用。

【注意】本品禁与阿苯达唑类和双羟萘酸噻嘧啶类药物合用。

【药物相互作用】尚不明确。

【制剂】片剂:每片50mg;100mg。

【贮法】遮光,密封保存。

(冯婉玉　司　霞)

第52章 血浆及血浆代用品

血浆及血浆代用品(plasma substitute)是一类分子量接近血浆白蛋白的胶体溶液,输入血管后依赖其胶体渗透压起到代替和扩张血容量的作用,在治疗失血性休克时可节约部分全血。血浆代用品主要用于纠正或预防血浆、全血容量缺乏引起的循环功能不全,改善微循环,适用于全血或血浆丢失、低血容量性休克以及填充心肺循环机等。对血浆代用品的要求是:①有一定胶体渗透压,可在血管内保持血容量;②排泄较慢,但亦不持久蓄积体内;③无抗原性,不引起严重不良反应。现用制剂有不同分子量的右旋糖酐、淀粉代血浆、聚烯吡酮、氧化聚明胶等。低分子右旋糖酐等还可以抑制红细胞和血小板聚集,降低血液黏滞性,改善微循环,防治休克后期弥散性血管内凝血和血栓性疾病。应用本类制品时,应严格执行无菌技术。

血浆代用品的不良反应包括:①偶有发热、荨麻疹、血压降低、呼吸困难、胸闷、血尿等不良反应。②用量过大,可致贫血、低血浆蛋白和凝血时间延长等现象,急救大出血时,最好能与全血并用。③本品利尿作用较强,故不宜用于肾病患者。④血小板减少症、出血性疾病患者禁用,心功能不全患者慎用。

临床应用:血或血浆丢失时,预防休克,500~1500ml;容量缺乏性休克,最多2000ml;急救,以血压作参考,按所需要量补充本品。当血细胞比容降至25%以下时,必须立即给予浓缩红细胞或全血。

右旋糖酐40〔药典(二);医保(甲)〕
Dextran 40

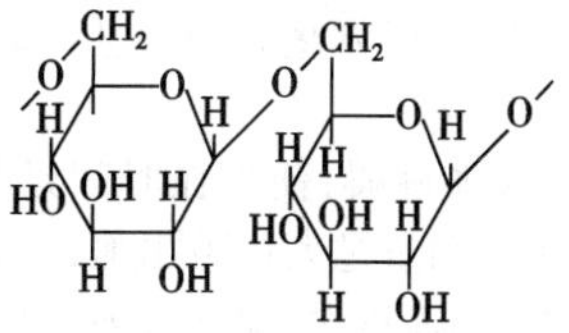

本品系蔗糖经肠膜状明串珠菌 L. M-1226(*Leuconostoc mesenteroides*)发酵后生成的高分子葡萄糖聚合物,经处理精制而得。其分子量约为40 000Da。

【其他名称】低分子右旋糖酐,Low Molecular Dextran,Rheomacrodex。

【ATC编码】B05AA05

【性状】为白色粉末,无臭、无味。在热水中易溶,在乙醇中不溶。

【药理学】本品能提高血浆胶体渗透压,吸收血管外的水分而补充血容量,维持血压;减低血小板黏附性并抑制红细胞凝聚,也能使已经聚集的红细胞和血小板解聚,降低血液黏稠度,改善微循环,防止休克后期的血管内凝血。其扩充血容量作用比右旋糖酐70弱且短暂,但改善微循环的作用比右旋糖酐70强,抗失血性休克的疗效优于右旋糖酐70。抑制凝血因子Ⅱ的激活,使凝血因子Ⅰ和Ⅷ活性降低,可防止血栓形成。还可使肾有效滤过压及肾小球滤过率增加,在肾小管内发挥渗透性利尿作用。本品具有强抗原性。鉴于正常肠道中有产生本品的细菌,因此,即使初次注射本品,部分患者也可有过敏反应发生。

静脉滴注后,立即开始从血流中消除。用药 1 小时内经肾脏排出 50%,24 小时排出 70%,少部分进入胃肠道,从粪便中排出。体内存留部分经缓慢氧化代谢。$t_{1/2}$约 3 小时。

【适应证】①各种休克:可用于失血、创伤、烧伤及中毒性休克,还可早期预防因休克引起的弥散性血管内凝血。②体外循环时,可代替部分血液预充心肺机。③血栓性疾病,如脑血栓形成、心绞痛和心肌梗死、血栓闭塞性脉管炎、视网膜动静脉血栓、皮肤缺血性溃疡等。④器官移植和血管外科手术,可预防术后血栓形成,并可改善血液循环,提高移植成功率。

【用法和用量】静脉滴注(10% 溶液),每次 250~500ml,成人和儿童每日不超过 20ml/kg。抗休克时,滴注速度为 20~40ml/min,在 15~30 分钟注入 500ml。对冠心病和脑血栓患者,应缓慢静脉滴注。使用前必须纠正脱水,预防术后血栓形成。疗程视病情而定,通常每日或隔日 1 次,7~14 次为 1 疗程。

儿童:《中国国家处方集·化学药品与生物制品卷·儿童版》中推荐:用于抗失血性休克、创伤、烧伤、中毒性休克,婴儿每日 5ml/kg,儿童每日 10ml/kg。

【不良反应】(1)偶见发热反应。一类为热原反应,多在用药 1~2 次时发生,可见寒战、高烧;另一类在多次用药或长期用药停药后,出现周期性高热或持续性低热,少数尚可见淋巴结肿大,关节痛。也有出现肺水肿、肾衰竭的报道。

(2)少数患者用药后可出现皮肤瘙痒、荨麻疹、红色丘疹等皮肤过敏反应,也可引起哮喘发作。重者发生过敏性休克,表现为口唇发绀、虚脱、血压剧降、支气管痉挛等,多在首次输入本品数滴至数毫升时发生,及时抢救一般可恢复。

(3)可引起凝血障碍,使出血时间延长,出现出血倾向,常与剂量有关。用量过大可致出血,如鼻出血、齿龈出血、皮肤黏膜出血、创面渗血、血尿、经血增多等。因此,每日用量不应超过 20ml/kg。

【禁忌证】充血性心力衰竭及其他血容量过多者、严重血小板减少及凝血障碍等出血性疾病患者、伴有急性脉管炎者、少尿或无尿者,对本品过敏者禁用。

【注意】①慎用于心、肝、肾疾病者,活动性肺结核患者。②初次滴注时,应缓慢静脉滴注,并应严密观察 5~10 分钟,发现不良反应症状,立即停注。③能吸附于红细胞表面,与红细胞形成假凝集,干扰血型鉴定。交叉配血试验应在使用右旋糖酐前进行,以确保输血安全。④避免用量过大,尤其是老年人、动脉粥样硬化、手术创面渗血较多者或补液不足者。⑤重度休克时,如大量输注本品,应同时给予一定量的全血,以维持血液携氧功能。否则血液过度稀释,携氧功能降低,组织供氧不足。⑥对脱水患者,应同时纠正水电解质紊乱情况。⑦每日用量不宜超过 1500ml,否则易引起出血倾向和低蛋白血症。⑧产妇分娩时不可与止痛药或硬膜外麻醉同时使用。因产妇对右旋糖酐发生过敏或类过敏性反应时,可导致子宫张力过高,使胎儿缺氧,有致死性危险或造成婴儿神经系统严重的后果。

【药物相互作用】①与肝素合用,有协同作用可增加出血倾向。②与卡那霉素、庆大霉素、巴龙霉素合用,增加后者的肾毒性。③本品不应与维生素 C、维生素 B_{12}、维生素 K、双嘧达莫、促皮质素、氢化可的松、琥珀酸钠在同一溶液中混合。

【制剂】右旋糖酐 40(低分子右旋糖酐)葡萄糖注射液:每瓶 10g(100ml);25g(250ml);50g(500ml);6g(100ml);15g(250ml);30g(500ml)。均含葡萄糖 5%。

右旋糖酐 40(低分子右旋糖酐)氯化钠注射液:每瓶 10g(100ml);25g(250ml);50g(500ml);6g(100ml);15g(250ml);30g(500ml)。均含氯化钠 0.9%。

【贮法】在 25℃以下保存。

右旋糖酐 70〔药典(二);医保(甲)〕 Dextran 70

来源同右旋糖酐 40,其平均分子量约 70 000Da。

【其他名称】中分子右旋糖酐,Medium Molecular Dextran,Macrodex。

【ATC 编码】B05AA05

【性状】同右旋糖酐 40。

【药理学】作用基本同右旋糖酐 40,但其扩充血容量、维持血压作用和抗血栓作用较右旋糖酐 40 强,几无改善微循环及渗透性利尿作用。静脉滴注后,在血液循环中存留时间较长,排泄较慢,部分以原形经肾排泄,1 小时排出 30%,24 小时排出 60%,少量由肠道排泄。

【适应证】用于防治低血容量休克如出血性休克、手术中休克、烧伤性休克。也可用于预防手术后血栓形成和血栓性静脉炎。

【用法和用量】静脉滴注,每次 500ml,每分钟注入 20~40ml。每日最大量不超过 1000~1500ml。

儿童:《中国国家处方集·化学药品与生物制品卷·儿童版》中推荐:用于抗低血容量休克,儿童一次 10~15ml/kg,滴速为每分钟 20~40ml。

【不良反应】同右旋糖酐 40,由于抗血栓作用强,因而更易致出血。

【禁忌证】禁用于:①出血性疾病患者;②充血性心力衰竭及其他血容量过多者;③严重肝、肾功能不全者。

【注意】慎用于:①心、肝、肾功能不全者;②有过敏史者。

【药物相互作用】①与肝素合用,有协同作用可增加出血倾向。②血浆制品和抗血小板药可增强本品作用。③与卡那霉素、庆大霉素、巴龙霉素合用,增加后者的肾毒性。

【制剂】右旋糖酐 70(中分子右旋糖酐)葡萄糖注射液:每瓶 30g(500ml),含葡萄糖 5%。

右旋糖酐 70(中分子右旋糖酐)氯化钠注射液:每瓶 30g(500ml),含氯化钠 0.9%。

【贮法】在 25℃以下保存。

琥珀酰明胶〔医保(乙)〕 Succinylated Gelatin

琥珀酰明胶由牛胶原经水解所得明胶经琥珀酰化制备而得。近年临床常用的有尿联明胶和琥珀明胶两种溶液。

【其他名称】佳乐施，血定安，Gelofusine。

【性状】注射液 pH (7.4±0.3)，相对黏稠度(37℃，与 0.9% NaCl 相比)1.9，胶体渗透压 4.439kPa(33.3mmHg)，渗透压 274mOsm/L。

【药理学】为胶体性代血浆，可有效维持血浆的胶体渗透压，可增加血浆容量，使静脉回流及心排血量增加，加快血液流速，改善微循环，增加血液的运氧能力；也能减轻组织水肿，有利于组织对氧的利用。但其扩容作用较右旋糖酐和羟乙基淀粉弱。本品的渗透性利尿作用也有助于维持休克患者的肾功能。本品的血浆 $t_{1/2}$ 为 4 小时，剂量的大部分在 24 小时内经肾排泄，3 日内完全从血液中清除。

【适应证】用于各种原因引起的低血容量休克的早期治疗，如失血、创伤或手术、烧伤、败血症、腹膜炎、胰腺炎或挤压伤等引起的休克。也可用于体外循环或预防麻醉时出现的低血压。

【用法和用量】静脉输入的剂量和速度取决于患者的实际情况。严重急性失血时可在 5～10 分钟内输入 500ml，直至低血容量症状缓解。快速输入时应加温液体但不超过 37℃。大量输入时应确保维持血细胞比容不低于 25%。大出血者，本品可与血液同时使用。可经同一输液器输入本品和血液。成人少量出血，可在 1～3 小时内输入 500～1000ml。

【不良反应】①可出现荨麻疹等过敏反应。②输用过量可造成凝血功能障碍及肾功能损害。

【禁忌证】对明胶类过敏者、循环超负荷者禁用。

【注意】①慎用于心力衰竭、肾衰竭、水肿、出血倾向、钠或钾缺乏的患者。②使用时注意观察血流动力学指标。③使用本品不会干扰交叉配血。琥珀酰明胶与枸橼酸化的血液或血制品有良好的相容性。④可能影响下列生化指标：血糖、血沉、尿液比重、蛋白、双缩脲、脂肪酸、胆固醇、果糖、山梨醇脱氢酶。⑤有关妊娠期或哺乳期妇女应用本品的资料不多，应用时应权衡利弊。老年用药，应控制血细胞比容不低于 30%，并注意防止循环超负荷。

【药物相互作用】血液可经相同输液器同时输入，其他水溶性药物(如血管活性药、巴比妥盐酸类、肌肉松弛药、肾上腺皮质激素和抗生素)一般也是可以同时输入的，但不主张。脂肪乳不可与本品一起经同一管道输注。

【制剂】注射液：每瓶 500ml(4%)。

【贮法】在 25℃以下保存。

羟乙基淀粉 200/0.5[医保(乙)]
Hydroxyethyl Starch 200/0.5

来源于天然玉米支链淀粉，经酸水解、羟乙基化后，再经处理精制而得。每 10 个葡萄糖单位中约含 5 个羟乙基基团，平均分子量为 200 000Da，属中分子量羟乙基淀粉。

【其他名称】贺斯，盈源，Haesteril。

【ATC 编码】B05AA07

【性状】为无色或微黄色稍带黏性的澄明液。

【药理学】为血容量扩充药，其提高胶体渗透压的强度和维持时间除取决于给药剂量和速度外，还取决于药物的浓度、分子量、克分子取代级(葡萄糖单位与羟乙基基团交联数目)和取代方式(羟乙基基团在葡萄糖单位上的位置，C2 与 C6 的比例，C2 位上的羟乙基基团较 C6 位对血清淀粉酶有较强的抵抗力)。本品比低分子羟乙基淀粉有较强的容量扩充效应和较长的维持时间，能维持中等强度的扩容作用达 4 小时。快速输注 10% 本品后，第 1 小时、4 小时、10 小时，扩容效应分别为输注量的 145%、100%、75%，其中高分子量的成分被血清淀粉酶持续裂解为低分子成分，平均分子量从 200 000Da 持续降至 70 000Da，肾脏排出低分子量成分。

本品可使扩容效力维持一个 3～4 小时的高平台期。给药 24 小时后，尿中排泄量为给药量的 54%，血清中药量为给药量的 10%，其余残存在组织中的药物被组织葡萄糖苷酶代谢，再经肾、胆汁和粪便排泄。

【适应证】①预防和治疗各种原因引起的血容量不足和休克，如手术、创伤、感染、烧伤等；②急性等容血液稀释，减少手术中对供血的需要，节约用血；③治疗性血液稀释，改善血液流变学指标，使红细胞聚集减少，血细胞和血液黏稠度下降，改善微循环。④防止和堵塞毛细血管漏，在毛细血管通透性增加的情况下使用本品，可减少白蛋白渗漏，减轻组织水肿，减少炎症介质产生，对危重患者更有利。

【用法和用量】静脉滴注。由于可能有过敏反应发生，开始的 10～20ml 应缓慢滴注，每日用量和滴注速度取决于失血量、血液浓缩程度，每日总量不应大于 33ml/kg(6% 浓度)，在心肺功能正常的患者，其血细胞比容应不低于 30%。

(1) 治疗和预防容量不足或休克(容量替代治疗)：使用不同浓度中分子羟乙基淀粉溶液最大剂量，见表 52-1。

表 52-1　不同浓度中分子羟乙基淀粉溶液最大剂量推荐表

浓度	6%	10%
最大剂量/日	33ml/kg	20ml/kg
最大滴速/小时	20ml/kg	20ml/kg

(2) 急性等容血液稀释(ANH)：手术前即刻开展 ANH，按 1∶1 比例，每日剂量(2～3)×500ml(6%)，采血量：(2～3)×500ml(自体血)，输注速度 1000ml/(15～30min)，采血速度 1000ml/(15～30min)。

(3) 治疗性血液稀释：治疗可分为等容血液稀释(放血)和高容血液稀释(不放血)，按药物不同浓度，给药剂量每日可分为低(250ml)、中(500ml)、高(1000ml)三种，滴注速度：0.5～2 小时内 250ml，4～6 小时内 500ml，8～24 小时 1000ml，建议治疗 10 日。

【不良反应】(1) 血液：可导致一过性凝血酶原时间、激活的部分凝血活酶时间及凝血时间延长。

(2) 过敏反应：少数患者可出现过敏反应，表现为眼睑水肿、荨麻疹及哮喘等。

（3）肝：多次用药的患者中，有间接胆红素升高的报道，并于末次注射后96小时恢复正常。

（4）其他：发热、寒战、流感样症状、呕吐、颌下腺及腮腺肿大、下肢水肿等，极个别患者可能出现肾区疼痛。长期用药，患者可出现难治性瘙痒，即使停药数周后，仍可能发生该症状，并可能持续数月。

【禁忌证】严重凝血功能异常、充血性心力衰竭、脑出血、肾衰竭合并无尿或少尿，对羟乙基淀粉过敏者、体液负荷过重（水分过多）或严重缺乏（脱水）者禁用。

【注意】①大剂量输注可抑制凝血因子，特别是Ⅷ因子的活性，可出现一过性凝血时间延长。②使用本品血清淀粉酶浓度可能升高，干扰胰腺炎诊断，但不影响血型鉴定。③目前尚无儿童和妊娠期用药研究资料。④对肝、肾功能异常者应监测肝功能和血清肌酸酐水平，大剂量使用者，应监测血细胞比容和血浆蛋白浓度。⑤必须避免由于输注过快和用量过大导致的循环超负荷。⑥心、肺功能正常的患者使用胶体扩容剂时，血细胞比容应不低于30%。

【药物相互作用】与卡那霉素、庆大霉素、巴龙霉素合用，增加后者的肾毒性。与双嘧达莫、维生素 B_{12} 混用时，药液会发生变化。

【制剂】6%中分子羟乙基淀粉200/0.5氯化钠注射液：每瓶500ml。10%中分子羟乙基淀粉200/0.5氯化钠注射液：每瓶500ml。

【贮法】室温保存。

羟乙基淀粉130/0.4〔医保(乙)〕
Hydroxyethyl Starch 130/0.4

来源和性状同羟乙基淀粉200/0.5，其平均分子量约为130 000Da。

【其他名称】万汶，Voluven。

【ATC编码】B05AA07

【性状】为无色或微黄色稍带黏性的澄明液体。

【药理学】作用与中分子羟乙基淀粉200/0.5相似，但本品在此基础上作了进一步改良处理：适当减少分子量；降低取代级，下降约20%（MS=0.4）；改变了取代方式（C2/C6=9∶1）；分子量分布更加集中（减少了对血液流变学和凝血有不利影响的大分子比例，也减少了分子量低于肾阈值而快速排出小分子的比例）。这些改进使其安全性、耐受性、提高胶体渗透压的作用均有所增加。给健康志愿者在30分钟内输注本品500ml后，其容量扩充效应为本品输注体积的100%，该容量效应可稳定维持4～6小时。半衰期缩短，$t_{1/2\alpha}$ 1.4小时，$t_{1/2\beta}$ 12小时。每日最大剂量可用至50ml/kg，可持续使用数日，组织蓄积较少。

【适应证】用于治疗和预防血容量不足、急性等容血液稀释（ANH）。

【用法和用量】同中分子羟乙基淀粉200/0.5，静脉滴注，初始的10～20ml应缓慢输入，并密切观察患者（防止过敏样反应）。每日剂量、输注速度及治疗持续时间应根据患者失血量、血液动力学参数的维持或恢复及稀释效果确定，每日最大剂量50ml/kg。在欧洲已批准用于0～2岁儿童。

【不良反应】（1）心血管系统：心动过缓或心动过速。

（2）血液系统：一过性PT、APTT及CT延长，一过性出血时间延长，大剂量用药可引起血液成分（如凝血因子、血浆蛋白）稀释及血细胞比容下降。

（3）消化系统：多次用药可有间接胆红素升高、呕吐。

（4）呼吸系统：支气管痉挛、非心源性肺水肿。

（5）皮肤：长期大剂量用药可引起皮肤瘙痒。

（6）其他：过敏反应、类似中度流感的症状、颌下腺及腮腺肿大、下肢水肿。

【禁忌证】液体负荷过重者（包括肺水肿）、少尿或无尿的肾衰竭者、接受透析治疗的患者、颅内出血、严重高钠或高氯血症、对羟乙基淀粉过敏者禁用。

【注意】（1）严重肝脏疾病者、严重凝血功能障碍者、有出血性疾病史者、肾清除率下降者、需预防颅内出血的神经外科手术患者、充血性心力衰竭患者慎用。

（2）相关检查/监测：监测肾功能、血清电解质水平；有肝病史者，注意监测肝功能；血清淀粉酶浓度可能升高，干扰胰腺炎诊断。

（3）无心血管或肺功能危险的患者使用胶体扩容剂时，血细胞比容应不低于30%。

（4）妊娠期妇女、儿童应权衡利弊。哺乳期妇女暂缺乏相关资料。严重肾功能不全者、心功能不全患者需调整剂量。对于非心脏手术的2岁以下的婴幼儿，围术期给予本品的耐受性与5%的白蛋白相当。运动员慎用。

【药物相互作用】参阅中分子羟乙基淀粉200/0.5。

【制剂】6%中分子羟乙基淀粉130/0.4氯化钠注射液：每瓶250ml；500ml。每袋250ml；500ml。

【贮法】室温密闭保存，不得冷冻。

羟乙基淀粉40〔医保(乙)〕
Hydroxyethyl Starch 40

【其他名称】淀粉代血浆，706代血浆。

【性状】本品为无色或微黄色稍带黏性的澄明液体，显轻微的乳光，味咸。

【药理学】本品能提高血浆渗透压，迅速增加血容量，稀释血液，抑制血管内红细胞聚集，使已聚集的细胞解聚，降低全身血黏度，改善微循环。静脉滴注后，24小时内尿中排出63%，大便中排出16.5%。

【适应证】为血容量扩充剂，用于各种手术、外伤及烧伤性的失血，中毒性休克等的补液。

【用法和用量】静脉滴注，用量视病情而定，一般为一日250～500ml。因有空气进入，剩余溶液不宜再用。

【不良反应】偶有过敏反应，表现为眼睑水肿、荨麻疹及哮喘等。亦可出现发热、寒战及流感样症状。尚可见呕吐、颌下腺与腮腺肿大及下肢水肿等。

【禁忌证】对本品过敏者禁用。

【注意】①有肝病史的患者使用本品应注意检查功能。②心功能不全或肾功能损害者慎用。③有出血性疾患或接受预防颅内出血的神经外科手术患者慎用。④妊娠期妇女尤其早期妇女不宜使用。

【制剂】6% 羟乙基淀粉40 氯化钠注射液；每瓶250ml；500ml。

包醛氧淀粉〔医保(乙)〕
Coated Aldehyde Oxystarch

本品系从氧化淀粉表面经复醛处理而制成的一种新型尿素氮吸附剂。

【其他名称】析清。

【性状】白色或类白色颗粒状粉末，无臭，无味。

【药理学】为尿素氮吸附药。胃肠道中的氨、氮可通过复醛处理与氧化淀粉中的醛基结合成席夫碱络合物从粪便中排出，故能代偿肾功能、降低血液中非蛋白氮和尿素氮的浓度，从而发挥治疗作用。由于本品中氧化淀粉的醛基不和胃肠道直接接触，消除了服用氧化淀粉所发生的不良生理反应。

【适应证】适用于各种原因造成的氮质血症。

【用法和用量】口服，餐后用温开水送服。一日2～3次，一次粉剂5～10g，胶囊8～16粒或遵医嘱。

【不良反应】个别患者偶见胃肠道反应。

【注意】①本品在胃肠道中不被吸收。②服用本品时要适当控制蛋白质摄入量，如能配合低蛋白饮食，将有助于提高疗效。③药品内容物受潮发霉后勿服用。

【制剂】胶囊剂：每粒0.625g。粉剂：每袋5g。

【贮法】遮光，密封，在干燥处保存。

人血白蛋白〔药典(三)；医保(乙)〕　Human Albumin

本品为人血液制品，因原料来自人血，虽然对原料血浆进行了相关病原体的筛查，并在生产中加入去除和灭活病毒的措施，但理论上仍存在传播某些病原体的潜在风险，临床使用时应权衡利弊。

【ATC 编码】B05AA01

【性状】黄色或绿色至棕色，略黏稠澄明液体。

【药理学】(1) 增加血容量和维持血浆胶体渗透压：白蛋白占血浆胶体渗透压的80%，主要调节组织与血管之间水分的动态平衡。

(2) 运输及解毒：白蛋白能结合阴离子或阳离子，可以输送不同的物质，也可将有毒物质输送到解毒器官。

(3) 营养供给：组织蛋白和血浆蛋白可互相转化，在氮代谢障碍时，白蛋白可作为氮源为组织提供营养。

【适应证】用于：①失血创伤、烧伤引起的休克。②脑水肿及损伤引起的颅压升高。③肝硬化及肾病引起的水肿或腹水。④低蛋白血症的防治。⑤新生儿高胆红素血症。⑥心肺分流术、烧伤、血液透析的辅助治疗和成人呼吸窘迫综合征。

【用法和用量】静脉滴注或静脉推注。为防止大量注射时机体组织脱水，可用5% 葡萄糖注射液或0.9% 氯化钠注射液适当稀释作静脉滴注（宜用备有滤网装置的输血器）。在开始15分钟内，应特别注意滴速缓慢，逐渐加速至每分钟不超过2ml。

使用剂量由医师酌情考虑，一般因严重烧伤或失血等所致休克，可直接注射本品5～10g，隔4～6小时重复注射1次。在治疗肾病及肝硬化等慢性白蛋白缺乏症时，可每日注射本品5～10g，直至水肿消失，血清白蛋白含量恢复正常为止。

【不良反应】偶可出现寒战、发热、颜面潮红、皮疹、恶心、呕吐等，快速输注可引起血管超负荷导致肺水肿，偶有过敏反应。

【禁忌证】对白蛋白严重过敏、高血压、急性心脏病、心力衰竭、严重贫血、肾功能不全者禁用。

【注意】①有明显脱水者应同时补液。②过量注射时，可造成脱水、机体循环负荷增加、充血性心力衰竭和肺水肿。③运输及贮存过程中严禁冻结。④对妊娠期妇女或可能妊娠的妇女应慎用，如确有必要，应在医师指导和严密观察下使用。

【药物相互作用】不宜与血管收缩药、蛋白水解酶或含酒精溶剂的注射液混合使用。

【制剂】注射液：20%，每瓶50ml；10%，每瓶50ml；20%，每瓶25ml；5%，每瓶40ml。

【贮法】室温（不超过30℃）

（李长龄　李玉珍）

第 53 章 抗贫血药

贫血的种类很多，病因各异，治疗药物也不同。本章主要介绍用于缺铁性贫血、巨幼细胞贫血和再生障碍性贫血的抗贫血药。

缺铁性贫血是由于铁的摄入不足或损失过多，导致体内供造血用的铁不足所致。常见于急慢性失血、儿童生长期、妇女妊娠期和哺乳期等。铁剂如硫酸亚铁、富马酸亚铁和枸橼酸铁铵等是防治缺铁性贫血的有效药物。

巨幼细胞贫血是由于缺乏叶酸和（或）维生素 B_{12}，使幼稚红细胞成熟过程受阻所致。由于内因子缺乏所致维生素 B_{12} 缺乏的恶性贫血在我国罕见。对于营养不良、婴儿期及妊娠期巨幼细胞贫血主要采用叶酸治疗，辅以维生素 B_{12}。对恶性贫血则用维生素 B_{12} 并辅以叶酸治疗。对叶酸拮抗剂如甲氨蝶呤、乙氨嘧啶所致的巨幼细胞贫血需用甲酰四氢叶酸钙治疗。

硫酸亚铁〔药典（二）；医保（甲）〕 Ferrous Sulfate

【其他名称】 硫酸低铁，Iron Sulfate。

【ATC 编码】 B03AA07，B03AD03

【性状】 为淡蓝绿色柱状结晶或颗粒；无臭，味咸、涩；在干燥空气中即风化，在湿空气中迅速氧化变质，表面生成黄棕色的碱式硫酸铁。在水中易溶，在乙醇中不溶。

【药理学】 铁是红细胞合成血红素必不可少的物质，吸收到骨髓的铁，进入骨髓幼红细胞，聚集到线粒体中，与原卟啉结合形成血红素，后者再与珠蛋白结合而成为血红蛋白，进而发育为成熟红细胞。缺铁时，血红素生成减少，但由于原红细胞增殖能力和成熟过程不受影响，因此红细胞数量不少，只是每个红细胞中血红蛋白减少，致红细胞体积较正常小，故也称低色素小细胞性贫血。

铁盐以 Fe^{2+} 形式在十二指肠和空肠上段吸收，进入血液循环后，Fe^{2+} 被氧化为 Fe^{3+}，再与转铁蛋白结合成血浆铁，转运到肝、脾、骨髓等贮铁组织中去，与这些组织中的去铁铁蛋白结合成铁蛋白而贮存。缺铁性贫血时，铁的吸收和转运增加，可从正常的 10% 增至 20% ~30%。铁的排泄是以肠道、皮肤等含铁细胞的脱落为主要途径，少量经尿、胆汁、汗、乳汁排泄。

【适应证】 用于慢性失血（月经过多、慢性消化道出血、子宫肌瘤出血、钩虫病失血等）、营养不良、妇女妊娠期、儿童发育期等引起的缺铁性贫血。

【用法和用量】 口服，成人，治疗用，每次 0.3g，一日 3 次，餐后服用；缓释片，1 次 0.45g，一日 2 次。预防用，每次 0.3g，一日 1 次。

儿童：《中国国家处方集·化学药品与生物制品卷·儿童版》推荐：

（1）硫酸亚铁片：①12 岁以上：预防量，一次 0.3g，一日 1 次，餐后服用，治疗量，一次 0.3g，一日 3 次。②12 岁以下：预防量，一日 5mg/kg；治疗量，1 岁以下，一次 60mg，一日 3 次；1 ~5 岁，一次 120mg，一日 3 次；6 ~12 岁，一次 0.3g，一日 2 次。

（2）硫酸亚铁缓释片：6 岁以上儿童 0.45g，一日 1 次；6 岁以下儿童 0.25g，一日 1 次。

【不良反应】 ①对胃肠道黏膜有刺激性，可致恶心、呕吐、上腹痛、腹泻、便秘等，餐后服可减少胃肠道反应。②大量口服可致急性中毒，出现胃肠道出血、坏死，严重时可引起休克，应立即救治。

【禁忌证】血红蛋白沉着症；含铁血黄素沉着症及非缺铁性贫血；肝、肾功能严重损害；对铁剂过敏者禁用。

【注意】①下列情况慎用：酒精中毒、肝炎、急性感染、肠道炎症、胰腺炎及消化道溃疡。②铁与肠道内硫化氢结合，生成硫化铁，使硫化氢减少，减少了对肠蠕动的刺激作用，可致便秘，并排黑便。③治疗期间需做下列检查：测定血红蛋白、网织红细胞计数、测定血清铁蛋白及血清铁。④由于恢复体内正常贮铁量需较长时间，故对重度贫血者需连续用药数月。注意去除贫血原因。⑤治疗剂量不得长期使用，应在确诊为缺铁性贫血后使用。⑥饭后或饭时服用，以减轻胃部刺激。

【药物相互作用】①与制酸药、磷酸盐类、含鞣酸的药物或饮料、西咪替丁、去铁胺、二巯丙醇、胰酶、胰脂肪酶合用，影响铁的吸收。②与稀盐酸、维生素C合用，有助于铁的吸收。③与四环素类、氟喹诺酮、青霉胺、锌制剂等同服，可妨碍铁的吸收。④本品可减少左旋多巴、卡比多巴、甲基多巴及喹诺酮类药物的吸收。

【制剂】硫酸亚铁片：每片0.3g。

硫酸亚铁缓释片：每片0.25g；0.45g。

硫酸亚铁维生素复合物：每片含硫酸亚铁525mg，维生素B_{12} 25μg，维生素B_6 5mg，维生素B_2 6mg，维生素B_1 6mg，泛酸钙10mg，烟酰胺30mg，维生素C 500mg。用于原因明确的缺铁性贫血及B族维生素的补充。成人常规剂量，每日口服给药1次，每次1片，连服4～6周。

【贮法】避光、密封，于干燥处保存。

乳酸亚铁　Ferrous Lactate

【其他名称】朴雪，尤尼雪，乳酸低铁，Iron Lactate。

【性状】绿白色结晶性粉末或结晶，常温常压下稳定。稍有异臭，略有甜的金属味。本品受潮或其水溶液氧化后变为含正铁盐的黄褐色。光照可促进氧化。铁离子与其他食品添加剂反应易着色。溶于水，成带绿色的透明液体，呈弱酸性。几乎不溶于乙醇。

【药理学】铁为血红蛋白（红细胞中的主要携氧成分）和肌红蛋白（肌肉细胞中贮存氧的部位，在肌肉运动时供氧）的主要组成成分，本药的亚铁离子在血中被铜蓝蛋白氧化成三价铁离子后，再与血浆中的转铁蛋白结合，被运送到体内各组织，通过转铁蛋白受体以胞饮的形式进入细胞内，在线粒体上与原卟啉及珠蛋白结合，形成血红蛋白。与三羧酸循环有关的大多数酶均含铁，或仅在铁存在时才能发挥作用。因此，对缺铁患者积极补充铁剂后，除血红蛋白合成加速外，与组织缺铁及含铁酶活性降低有关的症状（如生长迟缓、行为异常、体力不足、黏膜组织变化以及皮肤、指甲病变等）也能得以纠正。

本药口服后较易吸收，对胃肠道的刺激也较硫酸亚铁轻。口服铁剂不能自肠道吸收者均随粪便排出。经机体代谢的铁，主要通过肾脏排泄，经汗腺和上皮细胞也排泄一部分。

【适应证】用于预防和治疗各种原因，如慢性失血、钩虫病、蛋白质-能量营养不良（营养不良）、妊娠期等引起的缺铁性贫血。

【用法和用量】口服：胶囊剂和片剂，一次0.15～0.3g，一日3次。糖浆剂，一次10～20ml，一日3次，饭后服用。

【不良反应】偶有上腹部不适、食欲缺乏、恶心、呕吐、便秘等胃肠道刺激症状。

【禁忌证】①胃与十二指肠溃疡、溃疡性结肠炎。②血色病、含铁血黄素沉着症及非缺铁性贫血（如地中海贫血）。③肝、肾功能严重损害，尤其是伴有未经治疗的尿路感染者。

【注意】①饭后服用可减少胃肠道反应。②服药后2小时内忌饮茶及服用含鞣酸较多的药物或食物。③长期服用，可使机体铁过多，而引起慢性含铁血黄素症。④服用本品后可使大便变黑，较大剂量时可干扰大便的隐血试验，停药后消失。⑤妊娠期补充铁剂以在妊娠中、后期最为适当，因此时铁摄入量减少而需要量增加。治疗剂量铁对胎儿和哺乳的影响，未见报道。

【药物相互作用】①本品与制酸药如碳酸氢钠、磷酸盐类及含鞣酸的药物或饮料同用，易产生沉淀而影响吸收。②本品与西咪替丁、去铁胺、二巯丙醇、胰脂肪酶等同用，可影响铁的吸收；本品可影响四环素类药物、氟喹诺酮类、青霉胺及锌制剂的吸收。

【制剂】片剂：每片0.15g。胶囊剂：每粒0.15g。糖浆剂：每瓶0.1g(10ml)

【贮法】遮光，密闭，阴凉处保存。

葡萄糖酸亚铁[药典(二)；医保(乙)]

Ferrous Gluconate

$$[HOCH_2-\overset{H}{\underset{OH}{C}}-\overset{H}{\underset{OH}{C}}-\overset{OH}{\underset{H}{C}}-\overset{H}{\underset{OH}{C}}-COO^-]_2Fe^{2+}\cdot 2H_2O$$

【其他名称】Iron Gluconate。

【ATC编码】B03AA03

【性状】为灰绿色或微黄色结晶性粉末或颗粒；有焦糖臭，味涩。在热水中易溶，在水中溶解，在乙醇中几乎不溶。

【药理学】同硫酸亚铁，参与血红蛋白的合成，在传递氧和人体代谢活动中起重要作用。口服后经十二指肠吸收，对胃肠道刺激性小，作用温和、铁利用率高，起效快。

【适应证】用于各种原因引起的缺铁性贫血，如营养不良、慢性失血、月经过多、妊娠、儿童生长期等的缺铁性贫血。

【用法和用量】(1) 成人：口服。预防，每次0.3g，一日1次。治疗，每次0.3～0.6g，一日3次。

(2) 儿童：口服。①12岁以上，预防，一次0.3g，一日1次。治疗，一次0.3～0.6g，一日3次。②12岁以下，一日30mg/kg，分3次服用。

【不良反应】偶有胃肠刺激症状，如恶心、呕吐、上腹疼痛、便秘。餐后服用可减轻胃肠刺激症状。

【禁忌证】参阅硫酸亚铁。

【注意】①服药后 2 小时内忌饮茶和进食含鞣酸的食物。②细菌感染患者不宜应用本品。③服药后排黑色粪便易与上消化道出血混淆。④本品宜在饭后或饭时服用，以减轻胃部刺激。

【药物相互作用】参阅硫酸亚铁。

【制剂】片剂（糖衣片）：每片 0.1g；0.3g。胶囊剂：每粒 0.25g；0.3g；0.4g。糖浆剂：每瓶 0.25g(10ml)；0.3g(10ml)。

【贮法】密闭，避光于干燥处存放。

蔗糖铁[医保(乙)] Iron Sucrese

【其他名称】维乐福。

【性状】棕色或深棕色粉末，溶液为棕褐色胶体溶液。

【药理学】本品以非离子型的氢氧化铁为多核核心，其外包绕大量非共价键蔗糖分子，组成了氢氧化铁蔗糖复合物，平均分子量为 43 000Da。不易直接由肾脏排出（经肾排出在 5% 以下），几乎全部被利用且对肾脏无害。在生理条件下不会释放出铁离子。其结构与生理性铁蛋白相似。

给健康志愿者单剂量静脉注射含 100mg 铁的本品，10 分钟后铁的水平达到最高，平均为 538μmol/L。$t_{1/2}$ 约为 6 小时。注射后的前 4 小时铁清除量不到全部清除量的 5%。在 24 小时后，血浆中铁的水平下降到注射前铁的水平，约 75% 的蔗糖被排泄。

【适应证】主要用于治疗口服铁不能有效缓解的缺铁性贫血，如口服铁剂不能耐受或口服铁剂吸收不好的患者。

【用法和用量】(1) 以静脉滴注、缓慢静脉注射或直接注射到透析器的静脉端给药。

首次用药进行测试，成人用 1～2.5ml（20～50mg 铁），体重>14kg 的儿童用 1ml（含 20mg 铁），体重<14kg 的儿童用常用剂量的 1/2（1.5mg/kg）。应备有心肺复苏设备。如果在给药 15 分钟后未出现任何不良反应，继续给予剩余的药液。

(2) 用量计算公式：所需总铁量(mg) = 体重(kg)×[Hb 目标值(g/L)－Hb 实际值(g/L)]×0.24+贮存铁量(mg)。

转换成本品总量(ml) = 所需铁总量(mg)÷20mg/ml。

（注：①体重≤35kg：Hb 目标值 = 130g/L，贮存铁量 = 15mg/kg；②体重>35kg：Hb 目标值 = 150g/L，贮存铁量 = 500mg；③系数 0.24 = 0.0034×0.07×1000；④若所需总铁量超过了允许的最大单次剂量，则分次给药。）

(3) 失血和献血者所需补充铁量计算公式：

补充铁量(mg) = 失血的单位数×200

需要本品量(ml) = 失血的单位数×10

如果已知失血量，静脉给予 200mg 铁可使 Hb 升高相当一个单位血（一个单位血 = 400ml，Hb 含量 150g/L）。

静脉滴注：滴注速度为：100mg 铁滴注至少 15 分钟；200mg 铁至少滴注 30 分钟；300mg 铁至少滴注 1.5 小时；400mg 铁至少滴注 2.5 小时；500mg 铁至少滴注 3.5 小时。成人单次最大耐受量：将本品 25ml（500mg 铁）稀释于 500ml 生理盐水中，一周 1 次。

静脉注射：不用稀释，缓慢注射。速度为每分钟 1ml，一次最大注射剂量是 10ml。注射后应告诉患者伸展上肢。

(4) 常用剂量：根据血红蛋白水平而定：①成年人和老年人：一周 2～3 次，一次 5～10ml（100～200mg 铁）；②儿童：一周 2～3 次，一次 0.15ml/kg（3mg/kg 铁）。

【不良反应】较少引起过敏或过敏样反应。可见金属味、头痛、恶心、呕吐、腹泻、低血压；偶见肌肉痛、发热、风疹、面部潮红、四肢肿胀、呼吸困难、肺炎、咳嗽、瘙痒等；静脉注射部位可见静脉炎和静脉痉挛。

【禁忌证】禁用于非缺铁性贫血；铁过量或铁利用障碍；已知对单糖或二糖铁复合物过敏者。

【注意】①给药前须先确认其适应证。②非肠道使用铁剂会引起潜在致命的过敏反应或过敏样反应。③支气管哮喘、铁结合率低或叶酸缺乏的患者，应特别注意过敏反应或过敏样反应的发生。④慎用于严重肝功能异常者、急/慢性感染者。⑤注射速度过快，会引发低血压。⑥谨防静脉外渗漏。如发生静脉外渗漏，应按以下步骤处理：若针头仍然插着，用少量 0.9% 氯化钠注射液清洗。为加快铁的清除，可用黏多糖软膏或油膏涂在针眼处。禁止按摩，以避免铁的进一步扩散。⑦妊娠前 3 个月的妇女不建议使用，中晚期应慎用。对有感染的儿童会产生不利影响。

【药物相互作用】不宜与口服铁剂同时应用，应在停用本品 5 天后再口服铁剂。

【制剂】注射液：每支 100mg（铁元素）(5ml)。

【贮法】密闭，遮光，室温保存。

多糖铁复合物[医保(乙)] Polysaccharide Iron Complex

是一种铁元素含量高达 46% 的低分子量多糖铁复合物。

【其他名称】力蜚能，Niferex。

【性状】为棕黑色粉末，可溶于水，其水溶液无味无臭，因本品系有机复合物，故无游离铁离子。在 pH 4.6 以上时，呈负电荷，可溶解；pH 4.0～4.6 时系中性态，不溶解；pH 4.0 以下时，又呈正电荷而溶解。

【药理学】作为铁补充剂，可迅速提高血铁和血红蛋白水平。在消化道中以分子形式被吸收，吸收率不低于硫酸亚铁，且吸收率不受胃酸减少、食物成分的影响。本药对胃肠黏膜无刺激和腐蚀作用，避免了消化道的不良反应。

【适应证】用于慢性失血所致的缺铁性贫血，如月经过多、痔出血、子宫肌瘤出血等。也可用于营养不良、妊娠末期、儿童发育期等引起的缺铁性贫血。

【用法和用量】口服，成人每次 0.15～0.3g，每日 1 次。用药剂量应个体化。

【不良反应】不良反应较少，可有恶心、呕吐、腹泻或胃灼热感，但不影响治疗。

【禁忌证】血色素沉着症及含铁血黄素沉着症。

【注意】①如缺乏维生素 E 时，铁过量（每天超过 8mg/kg）可加重缺乏维生素 E 的早产儿的红细胞溶血现象。②婴儿补铁过量时，多数的新生儿易发生大肠埃希菌感染。③胃酸有利于铁的离子化，促进铁的吸收；反之，胃酸缺乏或服用抗酸药时，会阻碍铁的吸收和利用。④人体内的微量元素大多为过渡元素，其理化性质很多近似，故在代谢中常有互相干扰，如长期较大量补锌可影响铁的代谢。

【药物相互作用】制酸剂及四环素抑制其吸收。

【制剂】胶囊剂：每粒含铁元素0.15g。

【贮法】室温贮存。

去铁胺〔医保(甲)〕　Desferrioxamine B

本品为多毛链霉菌(*Stryptomyces pilosis*)的代谢产物，将其中一些含铁的胺类物质经化学处理，除去铁后制得。

【其他名称】除铁灵，去铁敏。

【性状】白色或近白色晶体或粉末。

【药理学】本品属羟肟酸络合剂，分子中的羟肟酸基团与游离或蛋白结合的3价铁(Fe^{3+})、铝(Al^{3+})形成稳定、无毒的水溶性铁胺和铝胺复合物(在酸性pH条件下结合作用加强)，由尿排出，因而能减少铁和铝在器官的病理性沉积。本品能清除铁蛋白和含铁血黄素中的铁离子，但对转铁蛋白中的铁离子清除作用不强，更不能清除血红蛋白、肌球蛋白和细胞色素中的铁离子，因此不会产生缺铁性贫血。

本品在胃肠道中吸收甚少(在15%以下)，可通过皮下、肌内或静脉注射吸收，并迅速分布到各组织。肌内注射后30分钟，血浆浓度达高峰，注射后1小时，铁胺达高峰浓度。本品在血浆组织中很快被酶代谢，$t_{1/2}$为1小时；而铁胺$t_{1/2}$为2.4小时。

【适应证】用于治疗急性铁中毒和慢性铁蓄积引起的疾病。本品主用于急性铁中毒的解救药。

【用法和用量】①误服大量亚铁盐类(如硫酸亚铁和枸橼酸铁铵等)所致急性中毒时：成人剂量，首次肌内注射0.5～1g，以后视病情每4～12小时1次肌内注射0.5g。若患者处于休克状态，除抗休克治疗外，可以按相同剂量，加入5%或10%葡萄糖注射液500ml中，静脉滴注，滴入速度宜控制在15mg/(kg·h)以下，24小时总剂量不超过5g。②慢性铁蓄积疾病，如原发性和继发性含铁血黄素沉着症的治疗：肌内注射，首次1.0g，以后每小时0.5g，给药2次。此后每4～10小时给0.5g，总量不超过每天5g。静脉滴注方法和剂量同①。口服，每次0.5g，每日2次。

【不良反应】本品口服给药，可有胃肠刺激症状，如恶心、腹部不适感。肌内注射可引起局部疼痛、视听障碍、晶状体混浊、全身发红、荨麻疹等。静脉给药除有上述反应外，偶有低血压、心悸、呼吸加快、低氧血症、惊厥、休克等。若剂量控制在15mg/(kg·h)或50mg/(kg·d)以下，则不良反应很少发生。

【禁忌证】对本品过敏者、肾功能不全者禁用。

【注意】①禁用于对活性物质过敏者，不包括脱敏后进行治疗的患者。②本品的溶液浓度大于10%可引起肾功能损害、视力与听力障碍、发育迟缓、急性呼吸窘迫征。③大剂量使用本品可使铝相关脑疾病患者的神经功能障碍恶化。④注射局部有疼痛，并可有腹泻、腹部不适、腿肌震颤等。⑤由于本品与其他金属的亲和力小，故不适于其他金属中毒的解毒。⑥妊娠期及哺乳期妇女慎用。

【药物相互作用】维生素C与本品合用可促进排铁作用，因维生素C可动员更多的铁转为可络合铁，但若可络合铁超过本品能络合的量，则多余的可络合铁将促进脂质过氧化作用，而引起组织损伤。

【制剂】片剂：每片0.1g；0.5g。注射剂：每支0.5g。

【贮法】避光，通风干燥处密闭保存。

叶酸〔药典(二)；医保(甲、乙)〕　Folic Acid

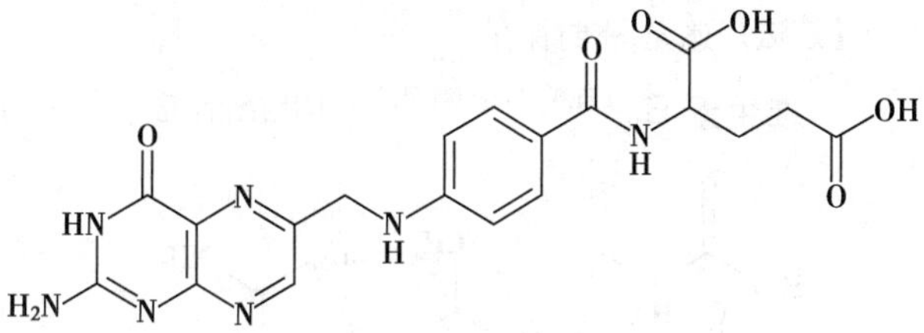

叶酸存在于肝、肾、酵母及菜蔬，如豆类、菠菜、番茄、胡萝卜等内，现已能人工合成。

【其他名称】维生素M，维生素Bc，维生素B_9，Vitamin M，Vitamin Bc。

【ATC编码】B03BB01

【性状】为黄色至橙黄色结晶性粉末；无臭，无味。在水、乙醇、丙酮、三氯甲烷或乙醚中不溶，在氢氧化钠或碳酸钠稀溶液中易溶。

【药理学】本品是由蝶啶、对氨基苯甲酸和谷氨酸组成的一种B族维生素，为细胞生长和分裂所必需的物质，在体内被叶酸还原酶及二氢叶酸还原酶还原为四氢叶酸。后者与多种一碳单位结合成四氢叶酸类辅酶，传递一碳单位，参与体内核酸和氨基酸的合成，并与维生素B_{12}共同促进红细胞的增殖和成熟。

口服后主要在十二指肠及近端空肠吸收，服后数分钟即出现于血液中。贫血患者吸收速度较正常人快。在肝中贮存量约为全身总量的1/3～1/2。$t_{1/2}$约为40分钟。治疗量的叶酸约90%自尿中排泄，大剂量注射后2小时，即有20%～30%出现于尿中。

【适应证】①用于各种巨幼细胞贫血，尤适用于由于营养不良或婴儿期、妊娠期叶酸需要量增加所致的巨幼细胞贫血。②治疗恶性贫血时，虽可纠正异常血象，但不能改善神经损害症状，故应以维生素B_{12}为主，叶酸为辅。③用于妊娠期和哺乳期妇女的预防用药。④预防胎儿神经管发育缺陷。

【用法和用量】口服：成人，每次5～10mg，一日5～30mg。肌内注射：每次10～20mg，一日1次。妊娠期和哺乳期妇女的预防用药：口服，一次0.4mg，一日1次。

【不良反应】不良反应较少，罕见过敏反应，长期服用可出现畏食、恶心、腹胀等。

【注意】①营养性巨幼细胞贫血常合并缺铁，应同时补铁，并补充蛋白质及其他B族维生素。②维生素B_{12}缺乏所致的贫血，应以维生素B_{12}为主，叶酸为辅。③不宜静脉注射，因易引起不良反应。④在叶酸拮抗剂甲氨蝶呤、乙胺嘧啶等所致的巨幼细胞贫血时，因二氢叶酸还原酶遭受抑制，四氢叶酸生成障碍，故需用甲酰四氢叶酸钙治疗。

【药物相互作用】①与维生素 C 合用,可抑制叶酸吸收。②与柳氮磺吡啶、胰酶合用,可减少合用药物的吸收。③与苯妥英钠、苯巴比妥、扑米酮合用,减弱合用药物的作用。④与甲氨蝶呤、乙胺嘧啶合用,药物疗效均可降低。

【制剂】叶酸片:每片 0.4mg;5mg。注射液:每支 15mg(1ml)。

复方叶酸注射液:每支 1ml,含叶酸 5mg、维生素 B_{12} 30μg。肌内注射:每日 1~2ml。须避光保存。

【贮法】遮光,密封保存。

维生素 B_{12}〔药典(二);医保(甲)〕 Vitamin B_{12}

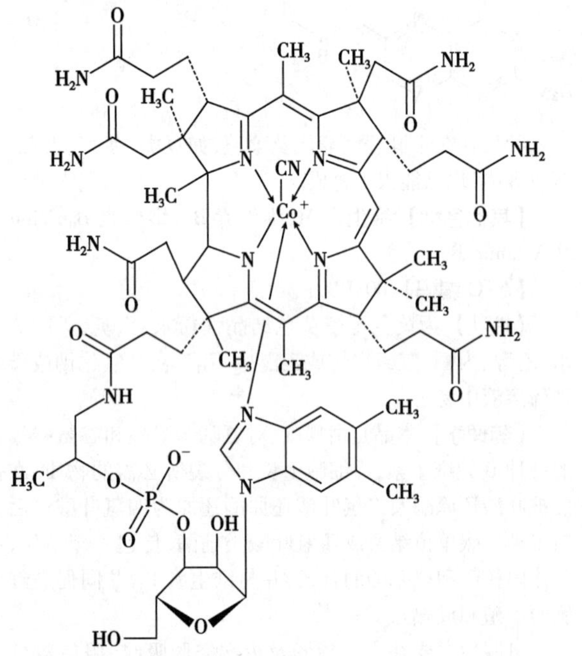

【其他名称】氰钴胺,钴胺素,Cyanocobalamin。

【ATC 编码】B03BA01

【性状】为深红色结晶或结晶性粉末;无臭,无味;引湿性强。能溶于水或乙醇,在丙酮、三氯甲烷或乙醚中不溶。其水溶液呈红色,在 pH 4.5~5.0 条件下最稳定,强酸(pH<2)或碱性溶液中分解,遇热有一定程度破坏,遇强光或紫外线易破坏。普通烹调过程损失量约 30%。

【药理学】为细胞合成核苷酸的重要辅酶,参与体内甲基转换及叶酸代谢,促进 5-甲基四氢叶酸转变为四氢叶酸。缺乏时,可致叶酸缺乏,并因此导致 DNA 合成障碍,影响红细胞的发育与成熟。维生素 B_{12} 缺乏与叶酸缺乏所致贫血的血细胞形态学异常基本相似,两药可互相纠正血象的异常。本品还促使甲基丙二酸转变为琥珀酸,参与三羧酸循环。此作用关系到神经髓鞘脂类的合成及维持有鞘神经纤维功能完整,维生素 B_{12} 缺乏症的神经损害可能与此有关。

正常人每日需维生素 B_{12} 1μg,主要由食物提供,肠道微生物亦能合成少量。食物中的维生素 B_{12} 必须与胃黏膜壁细胞分泌的“内因子”(一种不耐热的糖蛋白)结合,形成复合物后,方不易被肠液消化,在回肠远端被吸收入血。恶性贫血患者的胃黏膜萎缩,内因子缺乏,导致维生素 B_{12} 吸收障碍。维生素 B_{12} 肌内注射后迅速吸收,1 小时后血浆含量达峰值,主要分布于肝脏,约占体内总量的 50%~90%,少量经胆汁、胃液、胰液排入肠内,其中小部分可被再吸收入血。主要经肾排泄,大部分在最初 8 小时内排泄,剂量越大,排泄越多。

【适应证】用于治疗恶性贫血,亦与叶酸合用用于治疗各种巨幼细胞贫血、抗叶酸药引起的贫血及脂肪泻、全胃切除或胃大部切除。尚用于神经系统疾病(如神经炎、神经萎缩等)、肝脏疾病(肝炎、肝硬化等)等。

【用法和用量】肌内注射,成人,一日 0.025~0.1mg 或隔日 0.05~0.2mg。用于神经系统疾病时,用量可酌增。口服,每次 0.025mg,每日 3 次。

【不良反应】可致过敏反应,甚至过敏性休克,不宜滥用。偶可引起皮疹、瘙痒、腹泻及哮喘等。

【注意】①恶性贫血患者口服无效。②不可静脉给药。③痛风患者如使用本品,可发生高尿酸血症。④老人、素食且不吃蛋和奶制品的人、妊娠期及哺乳期妇女应补充维生素 B_{12}。

【药物相互作用】与氯霉素、考来烯胺、氨基糖苷类抗生素、对氨基水杨酸类、苯巴比妥、苯妥英钠、扑米酮等抗惊厥药、秋水仙碱等合用,可减少维生素 B_{12} 从肠道的吸收。维生素 C、重金属盐类及微生物均能使本品失效。

【制剂】片剂:每片 0.025mg。注射液:每支 0.05mg(1ml);0.1mg(1ml);0.25mg(1ml);0.5mg(1ml);1mg(1ml)。

【贮法】避光,密闭保存。

腺苷钴胺〔药典(二);医保(乙)〕 Cobamamide

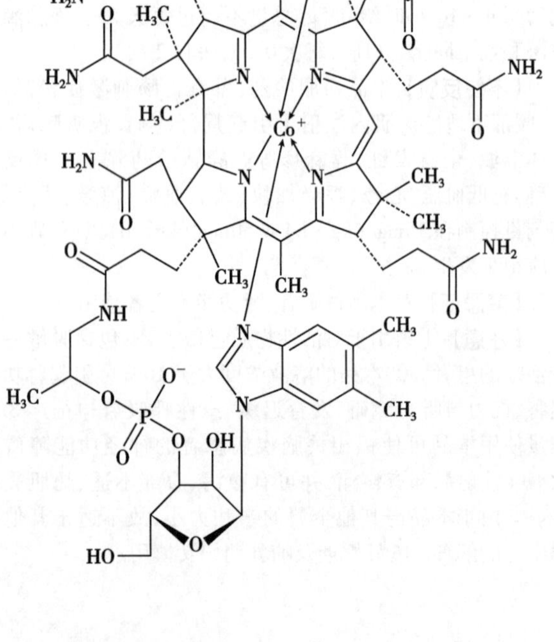

【其他名称】辅酶维 B_{12}，辅酶维生素 B_{12}，Coenzyme Vitamin B_{12}。

【ATC 编码】B03BA04

【性状】暗红色结晶或粉末；引湿性强；遇光极易分解。在水中略溶，在乙醇中几乎不溶，在丙酮、乙醚、三氯甲烷中不溶。

【药理学】是氰钴型维生素 B_{12} 的同类物，即其 CN 基被腺嘌呤核苷取代，成为 5'-脱氧腺苷钴胺，它是体内维生素 B_{12} 的两种活性辅酶形式之一，是细胞生长繁殖和维持神经系统髓鞘完整所必需的物质。

肌内注射后吸收迅速而且完全，1 小时后血浆浓度达峰值，贮存于肝脏，主要从肾排出，大部分在最初 8 小时排出。

【适应证】主要用于巨幼细胞贫血、营养不良性贫血、妊娠期贫血，亦用于神经性疾患如多发性神经炎、神经根炎、三叉神经痛、坐骨神经痛、神经麻痹、营养性神经疾患以及放射线和药物引起的白细胞减少症。

【用法和用量】口服，成人，每次 0.5～1.5mg，一日 1.5～4.5mg。肌内注射，每日 0.5～1mg，一日 1 次。

【不良反应】口服偶可引起过敏反应；肌内注射偶可引起皮疹、瘙痒、腹泻、过敏性哮喘、长期应用可出现缺铁性贫血。

【注意】①本品注射用制剂遇光易分解，启封或稀释后要尽快使用。②治疗后期可能出现缺铁性贫血，应补充铁剂。

【药物相互作用】①氯霉素、考来烯胺可减少本品吸收。②不宜与氯丙嗪、维生素 C、维生素 K 等混合于同一容器中。③与葡萄糖注射液有配伍禁忌。④与对氨基水杨酸钠不能并用。

【制剂】片剂：每片 0.25mg。注射液：每支 0.5mg (1ml)。冻干粉针：每支 0.5mg；1.0mg；1.5mg。

【贮法】避光、密闭存放。

甲钴胺〔药典(二)；基；医保(乙)〕 Mecobalamin

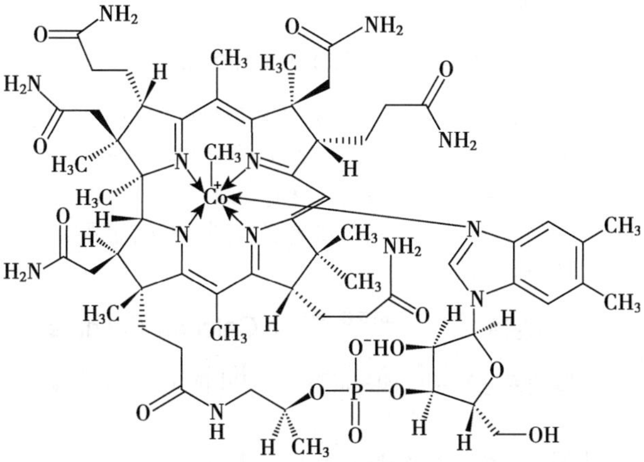

【其他名称】弥可保，Methycobal。

【ATC 编码】B03BA05

【性状】深红色结晶或结晶性粉末，有引湿性；见光易分解。在水或乙醇中略溶，在乙腈、丙酮或乙醚中几乎不溶。

【药理学】为一种内源性的辅酶 B_{12}，在由同型半胱氨酸合成蛋氨酸的转甲基反应过程中起重要作用。易向神经细胞内的细胞器转移，促进核酸和蛋白质的合成；促进轴索内物质的输送和轴索的再生；促进髓鞘的磷脂酰胆碱合成及受损神经组织的修复；促进正红血母细胞的成熟、分裂，增加红细胞的产生，改善贫血状态。

一次性给药：健康人一次分别肌内注射、静脉注射 500μg，达到最高血清中总 B_{12} 浓度的时间（t_{max}）分别是 (0.9±0.1) 小时和给药后 3 分钟内，最高血清中总 B_{12} 浓度增加部分（ΔC_{max}）分别为 (22.4±1.1) ng/ml 和 (85.0±8.9) ng/ml。

连续给药：健康人一日静脉注射 500μg，连用 10 日，初次给药 24 小时后血药浓度值为 (3.9±1.2) ng/ml，第二天给药 24 小时为 (5.3±1.8) ng/ml，第三天给药后则达 (6.8±1.5) ng/ml，该浓度一直持续到最后给药。

【适应证】用于治疗缺乏维生素 B_{12} 引起的巨幼细胞贫血，也用于周围神经病。

【用法和用量】肌内注射或静脉注射。①成人巨幼细胞贫血：通常一次 500μg，一日 1 次，隔日 1 次。给药约 2 个月后，可维持治疗，一次 500μg，每 1～3 个月 1 次。②周围神经病：通常成人一次 500μg，一日 1 次，一周 3 次，可按年龄、症状酌情增减。

【不良反应】偶见皮疹、头痛、发热感、出汗、肌内注射部位疼痛和硬结。可引起血压下降、呼吸困难等严重过敏反应。

【禁忌证】对本品过敏者禁用。

【注意】①避免同一部位反复注射；避开神经分布密集的部位；针扎入时，如有剧痛、血液逆流的情况，应立即拔出针头，换部位注射。②如果服用 1 个月以上无效，则无须继续服用。③妊娠期及哺乳期妇女用药尚不明确。④老年患者因身体功能减退，应酌情减少剂量。

【制剂】注射液：每支 500μg(1ml)。

【贮法】室温、避光保存。

重组人促红素〔基；医保(乙)〕 Recombinant Human Erythropoietin

是含唾液酸的酸性糖蛋白，由 165 个氨基酸组成，它主要来源于肾脏（少量来源于肝），临床应用的制剂由重组 DNA 技术合成，其理化性质和生物活性与天然内源性者相似，其不同点是基因位点在 7 号染色体为糖蛋白。

【其他名称】红细胞生成素，促红细胞生成素，促红素，怡泼津，利血宝，rHuEPO，Erythropoietin，α-Epoietin，Epoetinalfa，Epogen，Erypo。

【ATC 编码】B03XA01

【药理学】主要作用在于与红系祖细胞的表面受体结合，促进红系祖细胞增殖和分化，促进红母细胞成熟，增多红细胞数和血红蛋白含量；稳定红细胞膜，提高红细胞膜抗氧化酶功能。长期接受血液透析的患者应用本品后，血细胞比容增加。另外，本品还能改善血小板功能，对止血障碍有所改善。

在慢性肾衰的患者，一次静脉注射后，$t_{1/2}$为4～13小时；在长期血液透析的患者，一次静脉注射后，$t_{1/2}$为8～12小时；如重复用药，$t_{1/2}$可缩短为6小时。皮下注射t_{max} 8～12小时；有效浓度可维持12～16小时。生物利用度仅20%，大部分在肝代谢。

【适应证】用于慢性肾衰竭和晚期肾病所致的贫血，也用于多发性骨髓瘤相关的贫血和骨髓增生异常综合征(MDS)及骨癌引起的贫血。对结缔组织病(类风湿关节炎和系统性红斑狼疮)所致的贫血也有效。

【用法和用量】可静脉注射或皮下注射，剂量应个体化，一般开始剂量为50～150U/kg，每周3次。治疗过程中需视血细胞比容或血红蛋白水平调整剂量或调节维持量。建议以血细胞比容30%～33%或血红蛋白100～120g/L为指标，调节维持量。

【不良反应】主要是血压升高，偶可诱发脑血管意外、癫痫发作。可见血尿素氮、尿酸、血肌酐、丙氨酸转氨酶(ALT)、天冬氨酸转氨酶(AST)、碱性磷酸酶(ALP)、乳酸脱氢酶(LDH)升高。其他不良反应较小，如发热、恶心、头痛、关节痛、血栓等。偶可出现瘙痒、皮疹或荨麻疹等过敏反应和过敏性休克。

【禁忌证】对本品过敏者、血液透析者、难以控制的高血压患者、某些白血病患者、铅中毒患者、妊娠期妇女禁用。

【注意】①癫痫患者、脑血栓形成者慎用。②应用期间严格监测血压、血栓情况及血清铁含量。③治疗前后患者的最大血红蛋白浓度不超过120g/L。④合并感染者，宜控制感染后再使用本品。⑤高龄患者应用时，要注意监测血压及血细胞比容，并适当调整用药剂量与次数。

【药物相互作用】与抗高血压药物、肝素合用时，合用药物的作用被减弱。

【制剂】重组人促红素注射液(CHO细胞)：每支2000U(1ml)；4000U(1ml)；10 000U(1ml)。注射用重组人促红素(CHO细胞)：每支2000U；4000U；10 000U。

【贮法】冷藏于2～8℃，不可冻结或振荡。避免光线照射。

琥珀酸亚铁〔医保(甲,乙)〕 Ferrous Succinate

【其他名称】速力菲。

【ATC编码】B03AA06

药理作用同硫酸亚铁，含铁量较高(35%)。口服给药后有较高的吸收率，生物利用度高。对胃肠道黏膜刺激性明显轻于硫酸亚铁。用于缺铁性贫血。预防：成人每日0.1g；妊娠期妇女每日0.2g；儿童每日0.03～0.06g。治疗：成人一次0.1～0.2g，一日3次；儿童一次0.05～0.1g，一日1～2次，餐后服。禁用于对铁过敏、血色病含铁血黄素沉着症者及严重肝肾功能损害者。片剂：每片0.1g。胶囊剂：每粒0.1g。

富马酸亚铁〔药典(二)；医保(乙)〕 Ferrous Fumarate

【其他名称】富马铁。

【ATC编码】B03AA02，B03AD02

药理作用同硫酸亚铁，特点为含铁量较高，奏效较快，恶心、呕吐、便秘等不良反应较少。口服，一次0.2～0.4g，一日3次，疗程：轻症2～3周，重症3～4周。溃疡性结肠炎、肠炎、对铁过敏者禁用。片剂：每片0.2g；0.05g。胶囊剂：每粒0.2g；0.05g。

枸橼酸铁铵 Ferric Ammonium Citrate

【ATC编码】V08CA07

药理作用同硫酸亚铁，由于是三价铁，不如硫酸亚铁易于吸收，但无刺激性，适用于儿童及不能吞服药片的患者。由于含铁量低，不适于重症贫血病例。口服，一次0.5～2g，一日3次，餐后服。遇光易变质；服后应漱口，或以玻璃管吸服，以保护牙齿；腹泻患者慎用。溶液：10%。

右旋糖酐铁〔药典(二)；医保(甲)〕 Iron Dextran

【ATC编码】B03AB05，B03AC01，B03AD04

本品是铁和右旋糖酐的络合物，为可溶性铁，供注射，适用于不能耐受口服铁剂的缺铁性贫血患者或需要迅速纠正缺铁者。肌内注射期应停用口服铁剂。深部肌内注射：每日1ml。禁用于严重肝、肾功能减退者。肌内注射可有局部疼痛；静脉注射偶可引起过敏性休克，且不可溢出静脉。婴儿肌内注射后吸收缓慢，且易继发感染，应尽量避免。注射液：每瓶25mg(1ml)；50mg(2ml)；100mg(2ml)。

山梨醇铁〔医保(乙)〕 Iron Sorbitex

【其他名称】Iron Sorbitol。

同右旋糖酐铁，但吸收较快，局部反应较少。主要用于预防和治疗各种不宜口服铁剂者，如溃疡性结肠炎、口服治疗无效的缺铁性贫血、需要迅速纠正贫血状况者。深部肌内注射，成人：一次1～2ml(相当于铁50～100mg)，隔1～3日1次；儿童：体重大于6kg，一次1ml，一日1次，体重小于6kg，一次0.5ml，一日1次，贫血纠正后应继续使用一段时间以补充储存铁。

氯化钴 Cobalt Chloride

本品可刺激骨髓网状细胞增生，促进红细胞生成，用于再生障碍性贫血、肾性贫血。口服：一日20～60mg，每日3次，餐后服，3～4个月为1个疗程。可有畏食、恶心、腹痛，偶见色素沉着。对氯化钴过敏者、妊娠期妇女、哺乳期妇女禁用。片剂：每片20mg。

亚叶酸钙〔药典(二)；基；医保(甲)〕 Calcium Folinate

【其他名称】甲酰四氢叶酸钙，甲叶钙，Calcium Leucovorin，CF。

【ATC编码】V03AF04

与叶酸相似，主要用作叶酸拮抗剂(如甲氨蝶呤、乙胺嘧啶或甲氧苄啶等)的解毒剂，用于预防甲氨蝶呤过量所引起的严重毒性作用。尚可用于叶酸缺乏所引起的巨幼细胞贫血及白细胞减少症。与氟尿嘧啶合用，用于治疗晚期结肠癌、直肠癌。肌内注射：①抗叶酸代谢药中度中毒，一次 6～12mg，每 6 小时 1 次，共 4 次。②巨幼细胞贫血：一日 1mg，一日 1 次。③白细胞减少症：每次 3～6mg，每日 1 次。静脉滴注：抗叶酸代谢药重度中毒，75mg 于 12 小时内滴注完毕，随后改为肌内注射。偶有皮疹、荨麻疹或哮喘等过敏反应及胃部不适。禁用于维生素 B_{12} 缺乏引起的巨幼细胞贫血（亚叶酸钙不仅不能恢复该病引起的神经系统损害，反而可加重神经系统损害）。亚叶酸钙与苯妥英钠、巴比妥、扑米酮、乙胺嘧啶、甲氧苄啶及甲氨蝶呤等有相互拮抗作用。注射用冻干粉：每支 3mg；5mg。

（李长龄　李玉珍）

第 54 章
促进白细胞增生药

由于各种原因(如苯中毒,服用抗肿瘤药、解热镇痛药,X 射线及放射性物质、某些感染或疾病等)使末梢血白细胞总数少于 4.0×10^9/L 时,称为白细胞减少症。其中以中性粒细胞极度缺乏,低于 0.5×10^9/L 时,称为粒细胞缺乏症。由于白细胞减少症的发病机制不同,治疗时应针对发病机制选用不同药物。对由于造血功能低下者,一般采用兴奋骨髓造血功能、促进白细胞增生的药物(一类能提升体内白细胞数、有效治疗白细胞减少症的药物)。对由于免疫抗体形成而破坏中性粒细胞者,应采用糖皮质激素类药物抑制抗体生成,减少白细胞破坏。近年来,集落刺激因子(Colony Stimulating Factor,CSF)类药物的研究受到国内外的关注,其中粒细胞集落刺激因子(Granulocyte CSF,G-CSF)和粒细胞-巨噬细胞集落刺激因子(Granulocyte Macrophage CSF,GM-CSF)已用于临床,前者可用于肿瘤化疗过程中的中性粒细胞减少症,后者用于非恶性淋巴瘤、恶性淋巴瘤、急性淋巴细胞白血病的骨髓移植后促进定位。

促进白细胞增生药分为以下几类:①传统升白药物,如利可君、维生素 B_4、鲨肝醇等;②生物制品,如粒细胞集落刺激因子(G-CSF)、粒细胞-巨噬细胞集落刺激因子(GM-CSF)等;③植物提取物,如小檗胺、茜草双酯、苦参总碱、茴香烯、千金藤素等。

促进白细胞增生药的合理用药原则:①预防性应用:即在白细胞计数未明显下降时应用,以避免化疗或放疗引起严重骨髓抑制。一般从化疗或放疗后 48 小时开始,连续用药 5~7 天。停药的指标是白细胞计数超过 10×10^9/L 或化疗、放疗后白细胞一直在正常范围内。如果用药 7 天白细胞仍低于正常,应继续用药数日,直到达上述指标。②治疗性用药:即指白细胞已降低后用 G-CSF 迅速提高血象。为使白细胞尽快上升,一般用量较大。GM-CSF 对有粒细胞低下并有感染的患者疗效较好。③在高剂量化疗/放疗后配合自体骨髓或造血干细胞移植:选用高剂量的 GM-CSF 为好,可使患者较快度过骨髓严重抑制阶段,免疫和骨髓功能迅速恢复。④集落刺激因子类药物刺激骨髓造血效果良好,但价格较贵,有反跳现象。⑤注意促白细胞增生药的相互作用,如维生素 B_4 与化疗药合用有可能促进肿瘤的发展;生物制品类升白药与化疗药合用可影响生物制品类药物促白细胞增生的疗效,应于停用化疗药 1~3 日后再开始用药。

重组人粒细胞集落刺激因子
Recombinant Human Granulocyte Colony-Stimulating Factor

本药为含有 175 个氨基酸的糖蛋白,分子量约 20 000Da。此糖蛋白是由 DNA 重组技术制备的人粒细胞集落刺激因子(rhG-CSF),与天然的 G-CSF 的氨基酸序列和糖链完全相同,不同的是重组人 G-CSF 链的 N 端含有蛋氨酸。本制剂除活性成分外尚含有下列添加物:L-精氨酸 10mg,L-苯丙氨酸 10mg,L-蛋氨酸 1mg,单十二酸聚氧乙烯山梨聚糖 0.1mg,D-甘露醇 25mg。

【其他名称】非格司亭,非雷司替,重组人体白细胞生成素，惠尔血，优保津，格拉诺赛特，赛格力，赛强，吉粒芬，rhG-CSF，G-CSF，Filgrastim，Neupogen，Gram，Granocyte。

【ATC 编码】L03AA02

【性状】为白色粉末或块状（冻干粉针剂），附带溶解液（注射用水 1ml）。用附带溶解液溶解后的溶液 pH 为 6.0～7.5。

【药理学】本品在体内外生物活性与天然产品基本一致。rhG-CSF 是调节骨髓中粒系造血的主要细胞因子之一，可与靶细胞膜受体结合而起作用。主要刺激粒细胞系造血，也可使多能造血干细胞进入细胞周期；促进髓系造血祖细胞的增殖、分化和成熟，调节中性粒细胞系细胞的增殖、分化和成熟；并驱使中性粒细胞释放至血流，使外周的中性粒细胞数量增多，并提高其功能、吞噬活性及针对肿瘤细胞的抗体依赖细胞介导的细胞毒作用（ADCC）等。

将本品以每人 20μg 连续 5 天经静脉或皮下对健康成年男性给药时，均未见蓄积性。主要分布在肾脏、骨髓和血浆中，以氨基酸代谢途径被降解，并主要由尿排泄。经皮下注射时，半衰期为 3.5 小时。

【适应证】用于：①骨髓移植时促进中性粒细胞数的增加；②预防抗肿瘤化疗药物引起的中性粒细胞减少症及缩短中性粒细胞减少症的持续期；③骨髓增生异常综合征的中性粒细胞减少症；④再生障碍性贫血的中性粒细胞减少症；⑤先天性及原发性中性粒细胞减少症；⑥免疫抑制治疗（肾移植）继发的中性粒细胞减少症。

【用法和用量】①骨髓移植患者：成人及儿童于移植手术后的第 2～5 日内皮下注射或静脉滴注 2.5～5μg/kg，每日 1 次，待白细胞升至 2×10^9/L 时即可停用。②实体瘤患者：成人及儿童于化疗完成后次日开始皮下注射 2～3μg/kg，每日 1 次。由于潜血等原因导致皮下注射困难时，可静脉注射（含静脉滴注）5μg/kg，每日 1 次。待白细胞升至 5×10^9/L 时即可停用。③白血病患者：成人及儿童于化疗完成后次日开始静脉注射（含静脉滴注）5μg/kg，每日 1 次。如没有潜血等问题，可皮下注射 2μg/kg，每日 1 次。④伴骨髓发育不良综合征的中性粒细胞减少症：静脉滴注 2～5μg/kg，每日 1 次。⑤伴再生障碍性贫血的中性粒细胞减少症：通常成人的白细胞计数为 1×10^9/L 以下时，静脉滴注本品 2～5μg/kg，每日 1 次，通常 2 周为一疗程。⑥先天性及原发性中性粒细胞减少症：成年及小儿患者静脉或皮下注射 2μg/kg，每日 1 次。⑦免疫抑制治疗（肾移植）继发的中性粒细胞减少症：成年及小儿患者皮下注射 2μg/kg，每日 1 次。此外，无论何种情况均可视年龄、症状适当增减药量。

【不良反应】（1）严重的不良反应：休克、间质性肺炎、急性呼吸窘迫综合征、幼稚细胞增加。

（2）其他不良反应：①皮肤：皮疹、潮红、中性粒细胞浸润痛性红斑、伴有发热的皮肤损害；②肌肉、骨骼：骨痛、关节肌肉痛；③消化系统：恶心、呕吐；④肝、肾：ALT、AST、ALP 及血尿酸、血清肌酐升高；⑤发热、头痛等。

【禁忌证】①对本品及对大肠埃希菌表达的其他制剂过敏者；②严重肝、肾、心、肺功能障碍者；③骨髓中幼稚细胞未显著减少的髓细胞性白血病及外周血中存在骨髓幼稚细胞的髓细胞性白血病患者。

【注意】①下列患者慎用：既往有药物过敏史者、过敏体质者。②应用过程中应定期进行血液检查，以防止中性粒细胞（白细胞）过度增加。如发现过度增加，应减量或停药。③国外同类制剂曾发生少数过敏反应，表现为皮疹、荨麻疹、颜面水肿、呼吸困难、心动过速及低血压，多在使用本品 30 分钟内发生，应立即停用，经抗组胺、皮质激素、支气管解痉剂和（或）肾上腺素等处理后症状能迅速消失。这些病例不应再次使用致敏药物。为预测过敏反应，使用时应充分问诊，并建议预先做皮试。④对癌症化疗引起的中性粒细胞减少症患者，在给予化疗药物前 24 小时内以及给药后 24 小时内应避免使用本药。⑤对于急性髓细胞性白血病患者（化疗和骨髓移植时）应用本药前，建议对采集细胞进行体外实验，以确认本药是否促进白血病细胞增多。同时，应定期进行血液检查，发现幼稚细胞增多时应停药。⑥骨髓增生异常综合征中，由于已知伴有幼稚细胞增多的类型有转化为髓细胞性白血病的危险性，因此应用本药时，建议对采集细胞进行体外实验，以证实幼稚细胞集落无增多现象。⑦静脉滴注时，与 5% 葡萄糖溶液或生理盐水混合后注射，勿与其他药物混用。⑧静脉内给药时，速度应尽量缓慢。⑨有报告指出，再生障碍性贫血、骨髓增生异常综合征、先天性中性粒细胞减少症患者应用本品后有转变为骨髓增生异常综合征、急性白血病、染色体异常的病例。⑩有报告指出，本品对多种人膀胱癌及骨肉瘤细胞株具有促进增殖的倾向。⑪本品仅供在医生指导下使用。⑫对妊娠期妇女、早产儿、新生儿及婴儿使用本品的安全性尚未确认，故不建议使用本品；⑬对小儿患者给药时须严密观察，慎重给药；⑭老年患者一般生理功能降低，故在使用本制剂时应增加中性粒细胞数（白细胞数）的测定次数，为避免增加过多（以中性粒细胞数>5000/L 为准），可根据需要适当地调整给药持续时间，慎重给药。

【药物相互作用】化疗药物可影响本品的疗效，应于停用化疗药 1～3 天后再开始用药。本制剂不得和其他药剂混合注射。

【制剂】重组人粒细胞集落刺激因子注射液：每支 75μg；150μg；300μg。注射用重组人粒细胞集落刺激因子：每支 50μg；75μg；100μg；150μg；250μg；300μg；460μg。

【贮法】于 2～8℃避光保存，禁冷冻、振摇。

重组人粒细胞-巨噬细胞集落刺激因子
Recombinant Human Granulocyte-Macrophage Colony-Stimulating Factor（rhGM-CSF）

天然的 GM-CSF 主要是由 T 淋巴细胞在抗原或有丝分裂原的刺激下产生的，单核细胞、内皮细胞、成纤维细胞等也可产生。本品系在酵母表达系统通过重组 DNA 技术生产或由带有人类 GM-CSF 基因质粒的大肠埃希菌产生的非氨基化蛋白质，由 127 个氨基酸组成。分子中的氨基酸序列与天然人 GM-CSF 的差异是 23 位上被亮氨酸取代，分子量为 14 477。

【其他名称】 沙格司亭,生白能,沙格莫丁,莫拉司亭,特尔立,Sargramostim,GM-CSF,rhGM-CSF,Levcomax。

【ATC 编码】 B05AA05

【性状】 为白色粉末,可溶于水。

【药理学】 人粒细胞-巨噬细胞集落刺激因子作用于造血祖细胞,能刺激粒细胞、单核细胞和 T 细胞的增殖和分化,促进成熟细胞向外周血释放,并能促进巨噬细胞及嗜酸性细胞的多种功能。能诱导正常人骨髓细胞形成粒细胞集落形成单位(CFU-G)、巨噬细胞集落形成单位(CFU-M)和粒细胞-巨噬细胞集落形成单位(CFU-GM),使集落的大小和数目均增加。能促进早期的多能前体细胞生长和分化为集落形成单位(CFU)。主要促进单核细胞和粒细胞成熟,并可与红细胞生成因子(EPO)、M-CSF、G-CSF 等相互作用,促进巨核细胞生长。与高浓度的 EPO 有协同作用,促进红细胞的增殖。本品尚能克服化疗和放疗引起的骨髓毒性,缩短肿瘤化疗时中性粒细胞减少的时间,减少感染并发症,使患者易于耐受化疗,从而可给予全疗程化疗药,有利于大剂量强化化疗,缩短肿瘤化疗的周期。由于能增强单核细胞、粒细胞、嗜酸性粒细胞和巨噬细胞功能,故能提高机体的抗肿瘤及抗感染免疫力。

皮下注射 3μg/kg、10μg/kg 和 20μg/kg 及静脉注射 3~30μg/kg,其血药浓度峰值和药-时曲线下面积(AUC)均随剂量增加而增高。皮下注射时 t_{max} 为 3~4 小时。静脉注射时消除 $t_{1/2}$ 为 1~2 小时,皮下注射时 $t_{1/2}$ 为 2~3 小时。

【适应证】 用于各种原因引起的白细胞或粒细胞减少症,包括肿瘤化疗引起的白细胞减少症、药物反应性引起的白细胞减少症、慢性周期性白细胞减少症、再生障碍性贫血。骨髓移植后造血功能的恢复和后期移植排异反应的治疗、外周血造血干细胞移植前的干细胞动员。

【用法和用量】 静脉滴注:推荐剂量为每日 250μg/m^2,连续给药 21 日,在自体骨髓移植后 2~4 小时即可给药,约 2 小时滴完。亦可每日静脉滴注 5~10μg/kg,在 4~6 小时内滴完。

皮下注射:①骨髓增生异常综合征、再生障碍性贫血:每日 3μg/kg,一般 2~4 日白细胞开始升高,以后调节剂量,使白细胞升至所希望的水平;②肿瘤化疗:每日 5~10μg/kg,在化疗停止 1 日后用本品,持续 7~10 日,停药后至少间隔 48 小时,方可进行下一疗程的化疗;③艾滋病:单独用药时每日 1μg/kg,与齐多夫定(AZT)或 AZT/干扰素 α 合用时每日 3~5μg/kg,与更昔洛韦合用时每日 3~5μg/kg,一般 2~4 日后开始白细胞增多。

【不良反应】 用药后可见发热、寒战、恶心、骨痛、肌痛、胸膜渗液、肾功能减退、静脉炎、嗜睡、腹泻、乏力和短暂性心律失常,严重者可见心包炎、血栓形成、心力衰竭、呼吸困难等。偶可出现过敏反应,如皮肤瘙痒、皮疹、血管神经性水肿、支气管痉挛、呼吸困难、过敏性休克。不良反应发生多于静脉注射和快速滴注以及与剂量>每日 32μg/kg 有关。

【禁忌证】 骨髓及外周血中存在过多(≥10%)的未成熟细胞者、对本品中的任何成分过敏或自身免疫性血小板减少性紫癜患者禁用。

【注意】 ①恶性骨髓肿瘤患者慎用。②用药期间应定期检查血象。③对酵母制品或大肠埃希菌蛋白过敏的患者应用此药可出现交叉过敏反应。④由于迅速分化的造血细胞对放化疗敏感,故本品不宜在化疗前后 24 小时及放疗前后 12 小时内应用。⑤静脉滴注前先用无菌注射用水溶解,再以生理盐水稀释,本品的浓度应不低于 7μg/ml,若低于此浓度,应在将本品加入生理盐水前先加入浓度为 0.1% 的人血白蛋白,以避免输液系统对 rhGM-CSF 的吸附。滴注速度宜慢,每次剂量最好持续 4 小时滴注,输液过快可能出现严重不良反应。稀释后的药物宜于 6 小时内用完。⑥用药后有时可产生中和抗体,重复使用时应注意观察与监测。⑦体外实验证实,rhGM-CSF 对某些肿瘤细胞尤其是髓细胞性白血病细胞有刺激作用。用药过程中若肿瘤病情进展或原始细胞增多,应停用此药。⑧妊娠期及哺乳期妇女、儿童不宜使用。

【药物相互作用】 ①与化疗药物合用可影响本品的疗效,应于停用化疗药 1~3 天后再开始用药。②本品可引起血浆白蛋白降低,与血浆蛋白高结合力的药物合用时应调整沙格司亭的剂量。注射丙种球蛋白者,应间隔 1 个月以上再接种本品。

【制剂】 重组人粒细胞-巨噬细胞集落刺激因子注射液:每支 75μg;150μg;300μg。注射用重组人粒细胞-巨噬细胞集落刺激因子:每支 50μg;75μg;100μg;150μg;300μg。

【贮法】 于 2~8℃避光保存。

维生素 B_4〔医保(乙)〕 Vitamin B_4

$$
\begin{array}{c}
NH_2 \\
| \\
N=C-C-N(H)-CH=N \\
\text{(adenine: } C_5H_5N_5\text{)}
\end{array}
$$

【其他名称】 腺嘌呤,氨基嘌呤,Adenine。

【性状】 常用其磷酸盐,为白色针状结晶或结晶性粉末。易溶于水,微溶于乙醇,不溶于乙醚或三氯甲烷。其饱和水溶液呈中性。

【药理学】 维生素 B_4 是生物体内辅酶与核酸的组成成分,在体内参与 RNA 和 DNA 合成。当白细胞缺乏时,它能促进骨髓白细胞增生,一般用药 2~4 周白细胞数目可增加。

【适应证】 用于各种原因如放射治疗、苯中毒、抗肿瘤药和抗甲状腺药等引起的白细胞减少症,也用于急性粒细胞减少症。

【用法和用量】 口服,成人每次 10~20mg,一日 3 次;肌内或静脉注射,每日 20~30mg。

【不良反应】 推荐剂量下未见明显不良反应。

【注意】 ①注射时需溶于 2ml 磷酸氢二钠缓冲液中,缓慢注射,不能与其他药物混合注射;②单用本品治疗肿瘤放化疗引起的白细胞减少症时疗程较长,需连续使用 1 个月左右才能显效,一般与其他升白药物联合应用;③妊娠期和哺乳期妇女慎用;④此药是核酸前体,应考虑是否有促进肿瘤发展的可能性,权衡利弊后选用。

【药物相互作用】与化疗药物合用有促进肿瘤发展的可能性。

【制剂】片剂:每片 10mg;25mg。注射剂:每支 20mg。

复维 B_4 注射液(复方氨基嘌呤注射液):每支 5ml,内含维生素 B_4 10mg、卡巴克络(安络血)5mg,用于治疗各种原因引起的白细胞减少症、出血,对毛细血管脆弱所致疾病也可能有效。静脉注射,每次 1~2 支,一日 1~3 次,2~3 周为一疗程。注射速度宜慢。

复维 B_4 片:含量及应用同上,每次 1~2 片,一日 3 次。

【贮法】避光,密闭保存。

利可君[医保(乙)] Leucogen

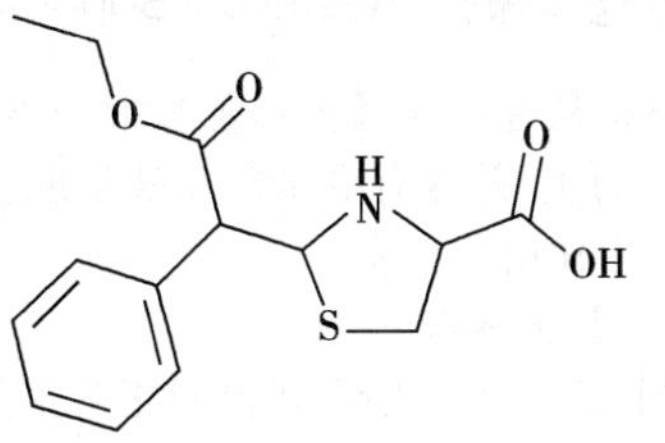

【其他名称】利血生,Leicosen,Leucozolidinum。

【性状】为白色或类白色粉末。

【药理学】本品为半胱氨酸的衍生物,能分解为半胱氨酸和醛,具有促进骨髓内粒细胞生长和成熟的作用,可促进白细胞增生。服用后在十二指肠碱性条件下与蛋白结合形成可溶性物质迅速被肠吸收,增强骨髓造血系统的功能。

【适应证】可用于预防和治疗肿瘤放化疗引起的白细胞减少症和再生障碍性贫血。

【用法和用量】口服,成人,一次 10~20mg,一日 3 次;儿童,一次 10mg,一日 2~3 次。疗程均为 1 个月。

【不良反应】尚未发现明显不良反应。

【禁忌证】对本品过敏者禁用。本品性状发生改变后禁止使用。

【注意】急、慢性髓细胞白血病患者慎用。妊娠期及哺乳期妇女用药尚不明确。

【药物相互作用】尚不明确。

【制剂】片剂:每片 10mg;20mg。

【贮法】遮光,密封,在干燥处保存。

茜草双酯 Rubidate

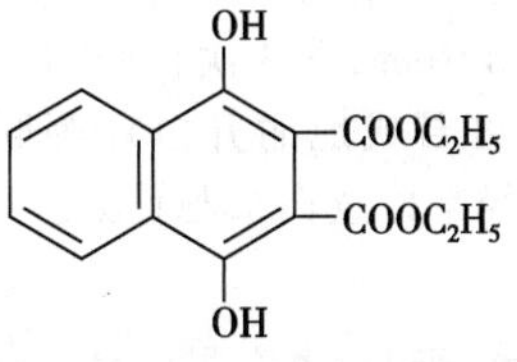

系中药茜草有效成分茜草酸的化学合成衍生物,化学名为1,4-萘二酚-2,3-二羟酸乙酯。

【性状】为白色或类白色结晶性粉末;无味。不溶于水,溶于丙酮、三氯甲烷等有机溶媒。其醇溶液有蓝色荧光。

【药理学】具有升高白细胞的作用,机制可能为促进造血干细胞增殖和加速成熟白细胞的释放。给小鼠及犬灌胃给药 6~8 小时后可见外周血白细胞显著增多,同时还能促进小鼠骨髓造血干细胞增殖和分化,并能防治环磷酰胺引起的犬的白细胞减少症。

【适应证】用于防治因肿瘤放射治疗和化疗以及苯中毒等各种原因引起的白细胞减少症。

【用法和用量】口服,成人,每次 300~400mg,一日 2~3 次。

【不良反应】可见口干、头痛、食欲缺乏及乏力等。

【禁忌证】对本品过敏者禁用。

【注意】遇光逐渐分解变色,受潮或遇碱会被破坏。

【药物相互作用】与利血生、鲨肝醇、维生素 B_4 等有协同作用。

【制剂】片剂:每片 100mg。

【贮法】遮光,密封,在阴凉干燥处保存。

地菲林葡萄糖苷 Diphyllin Glycoside

【其他名称】升白新,Cleistanthin-B。

【性状】为白色粉末。不溶于水,易溶于二甲基甲酰胺,微溶于丙酮、苯等有机溶媒。

【药理学】具有升高白细胞和预防白细胞减少的作用,这可能与其促进骨髓细胞增生有关。口服或肌内注射均可迅速吸收,后者吸收完全,前者只能吸收给药量的 50% 左右。体内分布甚广,肝、肾、心脏组织中含量最高,肾上腺、骨髓及骨组织中含量低。可透过血脑屏障。与维生素 B_4、鲨肝醇等比较,其升高白细胞作用强、波动幅度小,且其他药无效时,本品仍常有效。

主要经胆道及粪便排泄,其次为肾脏,自肾脏排泄的主要为本品的降解产物。自体内消除缓慢,服药 48 小时后血药浓度仍维持一定水平,肌内注射后 24 小时血中仍可测得。

【适应证】用于防治肿瘤患者因放疗和化疗所致白细胞减少症,用药后白细胞可持续上升。

【用法和用量】口服,每次 200mg(胶囊)或 50mg(微粒胶囊),一日 3 次。

【注意】剂量过大时可能对肝、肾功能有影响,故长期大量应用时应定期检查肝、肾功能。

【制剂】胶囊剂:每粒 200mg。微粒胶囊:每粒 50mg。

小檗胺 Berbamine

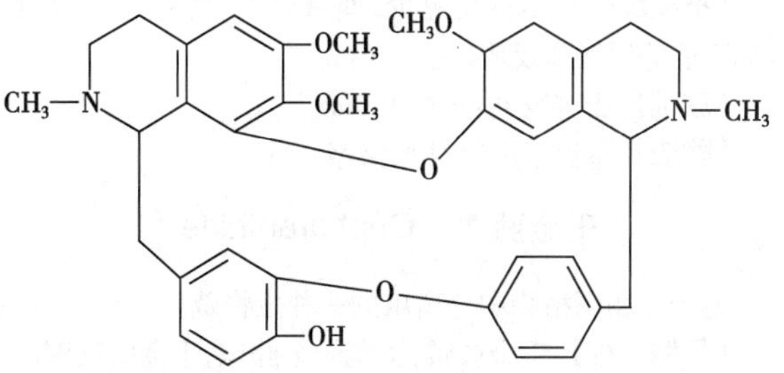

系从小檗属(*Berberis*)植物根中分离得到的一种双苄基异喹啉类生物碱。

【性状】为白色结晶性粉末;无臭,味苦。易溶于稀盐酸、硫酸、乙醇、三氯甲烷及丙酮,可溶于乙醚,微溶于沸水及石油醚,不溶于冷水、氨水、碳酸钠、氢氧化钙水溶液。

【药理学】作用广泛,能促进白细胞增生,增加外周白细胞计数;还具有抗炎、降血压、抗肿瘤、抗心肌缺氧缺血、抗心律失常等作用;能促进造血功能,增加末梢血白细胞。动物实验证明,对环磷酰胺引起的大鼠和犬的白细胞减少均有治疗作用;此外,尚具有防治动物实验性硅沉着病等作用。

【适应证】用于防治肿瘤患者由于化疗或放疗引起的白细胞减少症,以及苯中毒、放射性物质及药物等引起的白细胞减少症。

【用法和用量】口服,成人,每次50mg,一日3次;或遵医嘱。

【不良反应】少数患者服药后出现头痛、无力、便秘、口干并伴有阵发性腹痛、腹胀等症状,但继续服药均能耐受,服药1周后不适症状可自行减轻、消失,但严重者建议停药。偶见心慌,咳喘。

【禁忌证】对本品过敏者禁用。

【注意】对热和光不稳定。

【药物相互作用】①与氨硫脲并用能增强氨硫脲的抗结核疗效;②对环磷酰胺的抗癌疗效有相加作用。

【制剂】片剂:每片25mg。

【贮法】避光,密封,阴凉干燥处保存。

茴香烯 Anethole

$CH_3O-C_6H_4-CH=CHCH_3$

【其他名称】升血宁,升白宁,茴香脑。

【ATC 编码】A16AX02

【性状】为淡黄色油状液体;有八角茴香样臭。微溶于水,可溶于苯、乙酸乙酯、丙酮、二硫化碳及石油醚。

【药理学】有升高白细胞作用,主要升高中性粒细胞。其作用是使骨髓细胞呈现活跃状态,促进白细胞成熟和释放入外周血液中。口服易吸收,主要在肝脏代谢。

【适应证】用于因肿瘤化疗、放疗所致的白细胞减少症,以及其他原因所致的白细胞减少。

【用法和用量】口服,成人,一次450mg,一日2~3次。

【不良反应】不良反应少,偶有口干、食欲不佳、恶心、胃部不适等胃肠道反应。

【制剂】肠溶胶丸:每粒150mg。

【贮法】室温下密闭避光保存。

千金藤素 Cepharanthine

为千金藤属植物中分离出的一种生物碱。

【其他名称】千金藤碱,头花千金藤碱,千金藤啶碱。

【药理学】可使外周血白细胞增多。动物实验发现,可明显预防丝裂霉素引起的白细胞减少,但不抑制丝裂霉素的抗癌作用。其作用机制是促进骨髓组织增生,从而产生升高白细胞作用。

【适应证】用于因肿瘤化疗、放疗引起的粒细胞缺乏症和其他原因引起的白细胞减少症。

【用法和用量】口服,每次20mg,一日3次,每疗程1~2个月。

【不良反应】偶有恶心、呕吐、腹泻等轻度胃肠道反应。

【禁忌证】妊娠期妇女禁用。

【注意】本品不宜长期服用。禁与茶水同服。

【制剂】片剂:每片20mg。

【贮法】遮光,密封,在干燥处保存。

苦参总碱 Alkaloids Sophora

苦参总碱是从豆科槐属植物苦参中分离出的生物碱,以氧化苦参碱为主,并含有少量氧化槐果碱。氧化苦参碱是苦参总碱升白作用的有效成分。

【其他名称】苦参素。

【药理学】药理实验表明,本品对正常家兔和射线照射引起的白细胞低下家兔都有明显的升高白细胞作用;对丝裂霉素C引起的小鼠白细胞减少症也有明显疗效。此外,对实验性肝损伤模型有一定的保护作用。

【适应证】适用于肿瘤放疗、化疗及其他原因引起的白细胞减少症(包括再生障碍性贫血、慢性放射病、慢性肝炎等)。

【用法和用量】肌内注射,每次0.2g,一日2次。

【不良反应】常见头晕、恶心、呕吐、口苦、腹泻、上腹部不适或疼痛,偶见皮疹、胸闷、发热,症状一般可自行缓解。个别患者注射处发红、疼痛。

【禁忌证】对本品过敏者、肝功能衰竭者禁用。

【注意】①长期用药应密切注意肝功能变化,严重肾功能不全者不建议使用本品;②妊娠期妇女不宜使用;③哺乳期妇女慎用;④尚无儿童用药经验;⑤老年人用药减量或遵医嘱。

【药物相互作用】尚不明确。

【制剂】注射液:每支0.2g(1ml)。

鲨肝醇〔医保(乙)〕 Batilol

鲨肝醇在骨髓造血组织中的含量较多,是体内的造血因子之一。其有促进白细胞增生及抗放射线的作用,一般用于防治因放疗、化疗及苯中毒等引起的粒细胞减少症。一日50~150mg,分3次口服,4~6周为一疗程。与维生素 B_4、利可君或地榆升白片等联合应用效果较好。用药期间应经常检查白细胞计数。片剂:每片25mg;50mg。

肌苷〔药典(二);医保(甲)〕 Inosine

【ATC 编码】D06BB05,G01AX02,S01XA10,J05AX05

肌苷为人体的正常成分,为腺嘌呤的前体,能直接透过细胞膜进入体细胞，参与体内能量代谢及蛋白质合成。用于治疗各种原因所致的白细胞减少、血小板减少及急、慢性肝脏疾患和心肌损伤等。升白细胞作用较弱，对严重粒细胞减少无明显效果。因无明显的副作用，可与其他升白药物配合使用。口服，成人，一次200～600mg，一日3次；小儿一次100～200mg，一日3次。静脉注射或静脉滴注：一次200～600mg，一日1～2次。偶见胃部不适、轻度腹泻，静脉注射可有颜面潮红、恶心、腹部灼热感。不能与氯霉素、双嘧达莫、硫喷妥钠等注射液配伍。片剂：每片200mg。注射剂：每支100mg(2ml)；200mg(5ml)。

氨肽素〔医保(乙)〕　Amino-polypeptide

氨肽素是从动物脏器提取的活性物质，能促进血细胞增殖、分化、成熟和释放，增加白细胞和血小板。用于原发性血小板减少性紫癜、过敏性紫癜、白细胞减少症和再生障碍性贫血。一般用药1～2周后即可见效，大部分患者于服药后6～8周疗效最显著。本品与抗体、补体、白介素、干扰素等多种免疫物质有协同作用，又能产生免疫调节作用。口服，成人一次1g，一日3次；小儿酌减。用药至少4周，有效者可连续服用。片剂：每片0.2g。

辅酶A〔医保(乙)〕　Coenzyme A

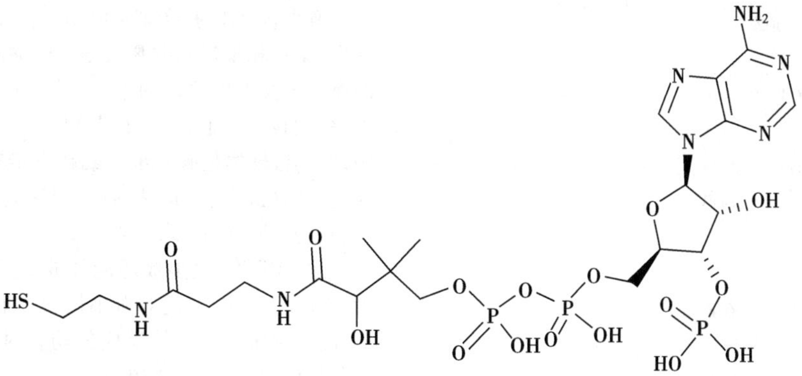

$$HS-CH_2CH_2-NH-CO-CH_2CH_2-NH-CO-CH(OH)-C(CH_3)_2-CH_2-O-P(=O)(OH)-O-P(=O)(OH)-O-CH_2-\text{ribose(3'-}OPO_3H_2\text{)-adenine}$$

【其他名称】辅酶甲，磷酸烟苷，CoA，CoASH。

【性状】为白色或类白色冻干块状或粉状物。注射剂为透明的金色液体，带有恶臭。沸点为146～147℃，在密闭容器中室温下稳定。

【药理学】辅酶A是乙酰化反应的辅酶，参与体内的乙酰化反应(主要参与脂肪酸以及丙酮酸的代谢)，对糖、脂肪和蛋白质的代谢起着重要作用。

【适应证】主要用于白细胞减少症、特发性血小板减少性紫癜(原发性血小板减少性紫癜)、功能性低热等。对脂肪肝，肝性脑病，急、慢性肝炎，冠状动脉硬化，慢性动脉炎，慢性肾功能减退引起的肾病综合征、尿毒症等可作为辅助治疗药。但目前对其治疗作用存在争议。

【用法和用量】静脉滴注，每次50～100U，每日1～2次或隔日1次，用0.9%氯化钠注射剂或5%葡萄糖注射剂500ml溶解稀释后静脉滴注；肌内注射，以0.9%氯化钠注射剂2ml溶解后肌内注射，每次50～100U，每日1次。一般7～14天为一疗程。

【不良反应】可见过敏反应，如头晕、心跳加快、手脚麻木、短暂性昏迷。

【禁忌证】急性心肌梗死患者、对本品过敏者禁用。

【注意】临床常用于组成"能量合剂"(辅酶A、ATP、胰岛素、葡萄糖和钾盐)，可提供能量，促进糖代谢和其他代谢，有利于肝功能恢复。辅酶A的主要成分在食物中广泛存在，也能由肠道细菌合成。辅酶A在细胞中的含量丰富，一般无须补充。

【药物相互作用】与三磷酸腺苷、细胞色素C等合用效果更好。

【制剂】注射用辅酶A：每支50U；100U；200U。

【贮法】密封，遮光，在阴凉处保存。

咖啡酸　Caffeic Acid

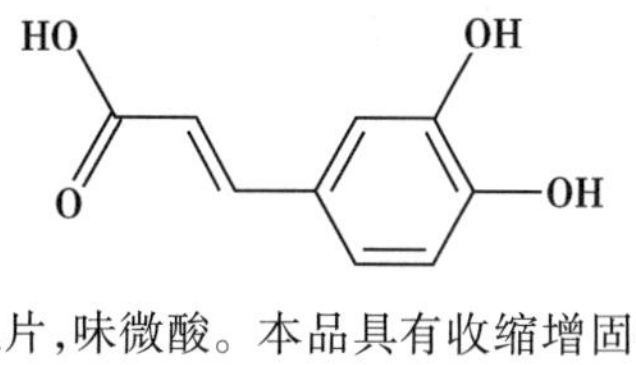

$$HOOC-CH=CH-C_6H_3(OH)_2$$

为淡黄色片，味微酸。本品具有收缩增固微血管、提高凝血因子功能、升高白细胞和血小板的作用。用于外科手术时预防出血或止血，以及内科、妇产科等出血性疾病的止血。也用于各种原因引起的白细胞减少症、血小板减少症。口服：一次0.1～0.3g，一日3次，14日为一疗程，可连续应用数疗程。片剂：每片0.1g。

(李长龄　李玉珍)

第 55 章 抗血小板药物

血液循环中的血小板除了主要参与止血功能外，还有许多其他的重要作用，如血小板可以贮存和分泌血管活性胺类，吞噬异性颗粒、病毒及细菌等，还可能参与炎症反应及血管通透性或张力的改变、免疫过程，同癌症的扩散也有关系。

日益增多的证据表明，血小板在动脉硬化发病、血栓（尤其是动脉血栓）形成过程中均起重要作用，因而抗血小板药物的临床应用目前多限于心血管系统疾病方面，如缺血性心脏病及血栓性疾病等。

正常血液循环中的血小板并不黏附在血管内皮上，而当血管壁损伤时，则血小板与内皮破损（如风湿性心脏病的瓣膜、动脉粥样硬化的斑块等）所暴露的胶原纤维等接触，可导致血小板黏附、聚集和释放反应，进而形成血栓。

血小板黏附在异常或损伤的内皮表面后，血小板互相聚集（第一相聚集），并释放出二磷酸腺苷（ADP），它使更多的血小板发生更致密的聚集（第二相聚集），形成牢固而不能解聚的团块（血栓）。由此可见，在动脉血栓的形成过程中，血小板聚集是起始步骤或触发步骤，进而与纤维蛋白形成稳固的血栓。因此，抗血小板聚集药物在防治动脉血栓疾病上就具有较重要的意义。

除 ADP 外，血小板还能释放 5-羟色胺（5-HT）、肾上腺素、组胺等物质，它们对血小板的聚集也起到重要作用。因此，能抑制血小板释放反应的药物对防止血栓形成及防止动脉粥样硬化也是有益的。

有研究指出，血小板的聚集及释放过程可受前列腺素（PG）的调节。血小板内含有大量 PG 的前体花生四烯酸（AA），许多刺激物包括胶原、ADP、凝血酶、血小板激活因子（PAF）等可激活血小板的磷脂酶而使 AA 游离出来，然后 AA 在 PG 合成酶（环氧酶）的作用下生成许多不稳定的 PG 内过氧化物，其中与血小板功能关系密切的是 PGG_2 和 PGH_2，两者对血小板聚集的作用并不大，而其代谢产物血栓素 A_2（TXA_2，即在 TXA_2 合成酶的作用下由 PGG_2 和 PGH_2 所生成）具有强烈的诱导血小板聚集的作用。

另外，近年来也发现在血管内皮细胞含有丰富的前列环素合成酶，它能使 PGG_2 和 PGH_2 转变为前列环素（PGI_2），其是一种强有力的血小板聚集抑制剂，而且还能解除已形成的血小板聚集。

综上所述，花生四烯酸代谢和血小板聚集及抗聚集的关系为：一方面，当血小板与胶原或凝血酶等接触后，经过一系列反应生成 TXA_2，诱发血小板聚集；另一方面，黏附在血管壁上的血小板释放出来的 PGG_2 和 PGH_2 通过 PGI_2 合成酶被转变成 PGI_2，以限制或抵消 TXA_2 的作用。由此可见，人体内血小板聚集功能可能由 TXA_2 和 PGI_2 之间的平衡来调节。

此外，除了对血小板聚集有调节作用外，TXA_2 和 PGI_2 对血管也有调节作用，前者使之收缩，后者使之舒张。

因此，药物尚可通过对前列腺素代谢的调节，如抑制 TXA_2 合成酶或使 PGI_2 合成酶活性增加来发挥抗血小板聚集作用。阿司匹林的抗血小板聚集作用与其抑制 PG 合成酶有关，在大剂量时因其专一性不强，故 TXA_2 及 PGI_2 均可减少，作为抗血小板药物尚不够理想；但在小剂量时则对 TXA_2 合成酶有一定的选择性。

阿司匹林[药典(二);基;医保(甲、乙)]　Aspirin

【其他名称】乙酰水杨酸,Acetylsalicylic Acid。

【ATC编码】A01AD05,B01AC06

【药理学】原为解热、镇痛抗炎药,后发现它还有抗血小板活性,可抑制血小板的释放反应(如肾上腺素、胶原、凝血酶等引起的释放)和聚集反应(第二相聚集)。在体内能延长出血时间,减少血栓形成。其抗血小板作用机制在于使血小板的环氧酶(即PG合成酶)乙酰化,从而抑制环内过氧化物的形成,TXA_2的生成也减少。另外,它还可使血小板膜蛋白乙酰化,并抑制血小板膜酶,这也有助于抑制血小板功能。

一般临床剂量的阿司匹林可达到30~50μmol/L血浆浓度,此浓度在血管内即可抑制血小板聚集。口服0.3~0.6g后对环氧酶的抑制作用达24小时之久,其后虽然血浆中水杨酸盐已消失,但其抑制血小板聚集作用可长达2~7天,这种独特的长效抑制作用是因为阿司匹林的不可逆性的乙酰化作用所致。这并不意味着只需每2~3日服用1次即可维持其抗血小板作用,因为循环的血小板每日约有10%更新,而且它们不受前1天服用的阿司匹林的影响,所以仍需每日服用。长期服用未见血小板有耐受现象。

阿司匹林对环氧酶的抑制作用也可影响血管壁合成PGI_2,这就使PGI_2在抗血小板聚集作用方面受到削弱,这可能是其预防心肌梗死效果不甚明显的原因。但也有研究结果指出在严重硬化的冠状动脉几乎没有产生PGI_2的细胞,因此它抑制TXA_2生成仍是其主要作用。另外,有研究表明血小板环氧酶对它的敏感性比血管合成PGI_2的环氧酶高,故低浓度时主要阻断血小板TXA_2的产生,如每日口服180mg阿司匹林就能使血小板TXA_2合成酶99%受到抑制;而高剂量时则TXA_2及PGI_2的生成均受影响。

【适应证】可用于预防心、脑血管疾病的发作及人工心脏瓣膜或其他手术后的血栓形成。

【用法和用量】用于防治短暂性脑缺血、卒中及缺血性心脏病(抑制血小板聚集):口服,一日1次,预防用量一般一日50~150mg,治疗用量一般一日300mg。

【不良反应】常见不良反应为胃肠道反应,如腹痛和肠道稍微出血,偶然出现恶心、呕吐和腹泻。胃出血和胃溃疡以及主要在哮喘患者中出现的过敏反应极少见。有报道个别病例出现肝肾功能障碍、低血糖及严重的皮肤病变。小剂量阿司匹林能减少尿酸的排泄,对易感者可引起痛风发作。有极少数会由于长期服用导致胃肠道出血而引发贫血,出现黑便。出现眩晕和耳鸣时可能为严重的中毒症状。

【禁忌证】下列情况应禁用:①活动性溃疡病或其他原因引起的消化道出血者;②血友病或血小板减少症;③有阿司匹林或其他非甾体抗炎药过敏史者,尤其是出现哮喘、血管神经性水肿或休克者;④G-6-PD缺陷者;⑤痛风患者;⑥肝、肾功能损害者;⑦心功能不全或高血压患者;⑧剖宫产或流产患者。

【注意】①用药期间应定期检测血小板计数和功能。其余见第15章解热镇痛抗炎药"阿司匹林"项下。②手术前1周应停用,避免凝血功能障碍,造成出血不止。③饮酒后不宜用,因为能加剧胃黏膜屏障损伤,从而导致胃出血。④潮解后不宜用,阿司匹林遇潮分解成水杨酸与乙酸,可造成不良反应。⑤凝血功能障碍者避免使用,如严重肝损害、低凝血酶原血症、维生素K缺乏者。⑥溃疡患者不宜使用,患有胃及十二指肠溃疡者服用阿司匹林可导致出血或穿孔。⑦哮喘患者应避免使用,有部分哮喘患者可在服用阿司匹林后出现过敏反应,如荨麻疹、喉头水肿、哮喘大发作。⑧不宜长期大量服用,否则可引起中毒,出现头痛、眩晕、恶心、呕吐、耳鸣、听力和视力减退,严重者酸碱平衡失调、精神错乱、昏迷,甚至危及生命。⑨妊娠期妇女避免使用。妊娠后3个月内服用可引起胎儿异常;定期服用可致分娩延期,并有较高的出血风险,在分娩前2~3周应禁用。⑩病毒性感染伴有发热的儿童不宜使用。有报道16岁以下的儿童、少年患流感、水痘或其他病毒性感染再服用阿司匹林,出现严重的肝功能不全合并脑病症状,虽少见,却可致死。⑪对12岁以下的儿童可能引起瑞夷综合征、高尿酸血症,长期使用可引起肝损害。⑫新生儿、幼儿和老年人似对阿司匹林影响出血特别敏感。治疗剂量能使2岁以下的儿童发生代谢性酸中毒、发热、过度换气及大脑症状。⑬本品可经乳汁排泄,哺乳期妇女长期大量用药时可能对婴儿产生不良影响。

【药物相互作用】①本品可增加以下药物的作用:抗凝血药、某些口服降血糖药、甲氨蝶呤、地高辛、巴比妥类、锂、某些镇痛药、抗炎药和抗风湿药、某些抗生素、三碘甲状腺原氨酸等。②可增强含可的松或可的松类似物的药物或同时饮酒时引起的胃肠道出血风险。③与糖皮质激素类药物合用可引起胃肠道出血风险增加。④本品可减弱以下药物的作用:某些利尿药、降压药、促尿酸排泄的抗痛风药。⑤苯巴比妥可使肝药酶活性增强,加速阿司匹林的代谢。⑥考来烯胺类与阿司匹林合用会形成复合物而妨碍药物吸收。⑦阿司匹林能减少维生素C在肠内的吸收,促进其排泄;维生素B_1能促进阿司匹林分解。

【制剂】肠溶片:每片25mg;40mg;100mg。

【贮法】密封,25℃以下保存。

磺吡酮　Sulfinpyrazone

【其他名称】硫氧唑酮,苯磺唑酮,苯磺保泰松。

【ATC编码】M04AB02

【性状】为白色或微黄色粉末;无臭,味微苦。溶于乙醇及丙酮,稍溶于稀碱溶液,几不溶于水。

【药理学】是保泰松的衍生物,它在体内和血管内具有类似于阿司匹林的抑制血小板释放反应和聚集的作用，但较弱。它对血小板 PG 合成酶也有抑制作用，但是可逆性的。它可延长血小板寿命。此外，它还有抑制血小板的黏附作用。它也可抑制血栓形成，对出血时间无影响。

口服后自胃肠道吸收完全、迅速，与血浆蛋白的结合率为 98% ~99%，$t_{1/2}$为 3 ~5 小时。

【适应证】多用于缺血性心脏病，它能显著减少新近发生心肌梗死患者在第 1 年内的心源性死亡率（猝死、死于心肌梗死及心力衰竭）。也用于脑血管疾病，可明显降低短暂性脑缺血的发作次数。还用于防治瓣膜性心脏病的动脉栓塞并发症及预防手术后静脉血栓形成的反复发作（使患者已缩短的血小板寿命恢复正常），如与抗凝剂合用效果更佳。在预防血液透析患者的血栓发生方面也有效。

【用法和用量】预防心肌梗死后猝死：口服，一次 0.2g，一日 3 ~4 次。

【不良反应】①常见不良反应有恶心、呕吐、胃肠道不适、水钠潴留、水肿、皮疹等；②也可引起腹泻、眩晕、头痛，长期大剂量致消化道溃疡及胃肠道出血；③偶可引起肝炎、黄疸、肾炎、血尿、剥脱性皮炎、多形红斑、甲状腺肿、粒细胞及血小板缺乏症。

【禁忌证】对阿司匹林过敏者、有溃疡病史、水肿、高血压、精神病、癫痫、支气管哮喘、心脏病及肝肾功能不全者、儿童、妊娠期妇女禁用。

【注意】①服药 1 周以上应检查血象、血尿酸和肾功能，如出现发热、咽痛、皮疹、黄疸及柏油样大便应立即停药；②长期服用有可能发生尿结石；③血液病、溃疡病、肾结石、肾功能不全者慎用；④服药初期宜加用碳酸氢钠片，服药期间忌酒和多饮水；⑤老年人慎用。

【药物相互作用】①本品对水杨酸类、吡嗪酰胺、依他尼酸、噻嗪类利尿药具有拮抗作用，不宜合用。②本品与香豆素类抗凝血药、青霉素及头孢菌素类、胰岛素、丙磺舒、磺脲类降血糖药合用，后者的作用增强。③与阿司匹林合用，可降低磺吡酮的排尿酸作用。两药合用抗血小板作用增强，并可通过抑制环氧化酶，激发阿司匹林诱发哮喘发作。④与糖皮质激素合用，使磺吡酮的作用增强。

【制剂】片剂：每片 0.1g；0.2g。

【贮法】遮光，密封保存。

双嘧达莫〔药典(二)；医保(甲、乙)〕 Dipyridamole

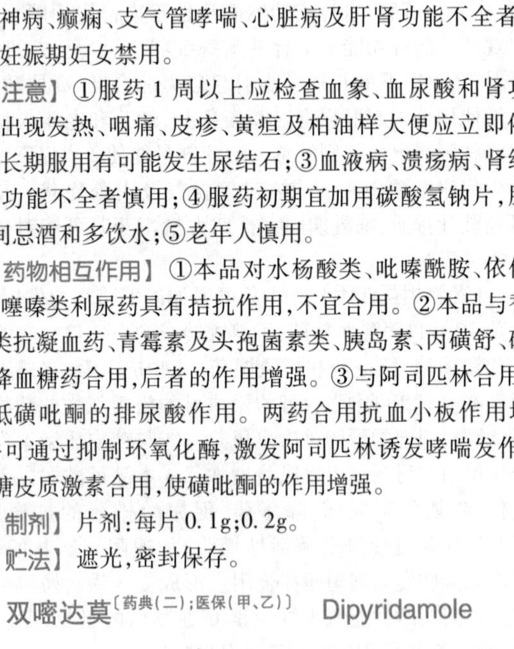

本品早年曾是治疗冠心病的常用药物，现已少用作抗心肌缺血。其抗血小板聚集作用可用于心脏手术或瓣膜置换术，可减少血栓栓塞的形成。

【其他名称】双嘧啶哌胺醇，联嘧啶氨醇，潘生丁，Persantin。

【ATC 编码】B01AC07

【性状】为黄色结晶性粉末；无臭。在三氯甲烷中易溶，在乙醇中溶解，在丙酮中微溶，在水中几乎不溶；在稀酸中易溶。

【药理学】具有抗血栓形成及扩张冠状动脉作用。它可抑制血小板的第一和第二相聚集，高浓度时（50μg/ml）可抑制血小板的释放反应。其作用机制可能包括：①抑制血小板摄取腺苷，而腺苷是一种血小板反应抑制剂；②抑制磷酸二酯酶，使血小板内的环磷酸腺苷（cAMP）增多；③抑制血栓烷素 A_2（TXA_2）形成，TXA_2 为血小板活性的强力激动剂；④增强内源性 PGI_2。抑制血小板中磷酸二酯酶活性，也有可能是通过增强内源性 PGI_2 而发生作用，因此它只有在人体内存在 PGI_2 时才有效；而当 PGI_2 缺乏或应用过大剂量的阿司匹林时则无效。具有抗血栓形成作用，对出血时间无影响。

口服后吸收迅速，血浆蛋白结合率高（约达 99%）。在肝内代谢，与葡糖醛酸结合后从胆汁排泌。$t_{1/2}$ 为 2 ~3 小时。

【适应证】用于血栓栓塞性疾病及缺血性心脏病。

【用法和用量】单独应用疗效不及与阿司匹林合用者。单独应用时，口服，每日 3 次，每次 25 ~100mg；与阿司匹林合用时其剂量可减少至每日 100 ~200mg。静脉滴注，每分钟 0.142mg/kg，共 4 分钟。

【不良反应】常见不良反应有头晕、头痛、呕吐、腹泻、脸部潮红、皮疹和瘙痒，罕见心绞痛、肝功能不全及出血倾向。不良反应持续或不能耐受者少见。长期大量应用可致冠状动脉盗血现象。

【禁忌证】对本品过敏者禁用。心肌梗死的低血压患者禁用。

【注意】①本品与抗凝剂、抗血小板聚集剂及溶栓剂合用时应注意出血倾向；②心肌梗死、低血压患者慎用；③不宜与葡萄糖以外的其他药物混合注射；④妊娠期及哺乳期妇女慎用；⑤12 岁以下儿童用药的安全性和效果未确定。

【药物相互作用】①与抗凝剂、抗血小板聚集剂、溶栓剂及头孢孟多、头孢替坦、普卡霉素或丙戊酸等合用可加重低凝血酶原血症或进一步抑制血小板聚集，有引起出血的风险；②与阿司匹林有协同作用，与其合用时剂量可减至一日 100 ~200mg；③本品与双香豆素抗凝药同用时出血并不增多或增剧。

【制剂】片剂：每片 25mg。缓释胶囊：每粒 25mg。注射剂：每支 10mg(2ml)。

【贮法】遮光，密闭保存。

西洛他唑〔药典(二);医保(乙)〕 Cilostazol

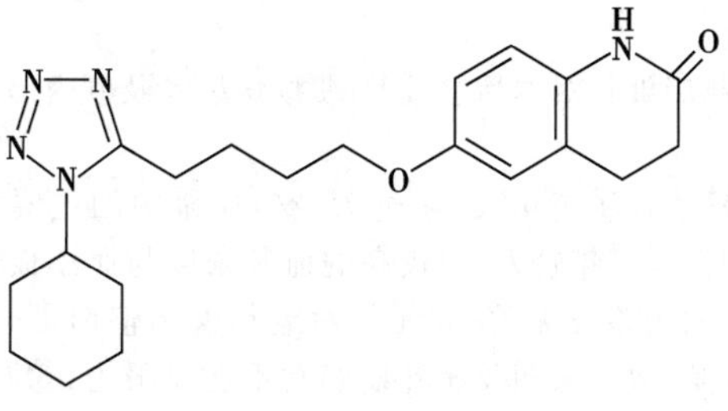

【其他名称】Pletaal。

【药理学】抑制血小板及平滑肌上磷酸二酯酶活性、扩张血管、抑制血栓素 A_2引起的血小板聚集,但不影响血小板的花生四烯酸代谢,对于由二磷酸腺苷或肾上腺素诱导引起的初级及二级聚集均有抑制作用。不干扰血管内皮细胞合成前列环素。对血小板聚集的抑制作用是可逆性的,停药后可迅速恢复。本品主要由肝酶 CYP3A4 代谢,一部分由 CYP2D6、CYP2C19 代谢。

【适应证】①用于慢性动脉闭塞症引起的溃疡、疼痛、冷感和间歇性跛行等缺血性症状;②预防脑梗死复发(心源性脑梗死除外)。

【用法和用量】口服,一日 2 次,每次 50～100mg。

【不良反应】①心脏:充血性心力衰竭、心肌梗死、心绞痛、室性心动过速;②出血:有发生颅内出血的可能性(初期症状为头痛、恶心、呕吐、意识障碍、半身不遂),也可发生肺出血、消化道出血、鼻出血、眼底出血等;③血液:有全血细胞减少的可能性;④间质性肺炎:有时出现伴随发热、咳嗽、呼吸困难、胸部 X 线异常、嗜酸性粒细胞增多的间质性肺炎;⑤消化系统:可有 AST、ALT、LDH 等升高和黄疸等,及腹胀、恶心、呕吐、胃不适、腹痛等;⑥泌尿系统:尿频,尿素氮、肌酐及尿酸值异常;⑦其他:偶见过敏反应,包括皮疹、瘙痒。

【禁忌证】出血性疾病患者(如血友病、毛细血管脆性增加性疾病、活动性消化性溃疡、血尿、咯血、子宫功能性出血等或有其他出血倾向者);充血性心力衰竭患者;对本品成分有过敏史的患者;妊娠或有可能妊娠的妇女禁用。

【注意】(1) 以下人群慎用:①口服抗凝药或已服用抗血小板药物、溶栓药、前列腺素 E_1类制剂(如华法林、阿司匹林、噻氯匹定、尿激酶、阿替普酶等)者。②合并冠状动脉狭窄及血压持续上升的高血压患者。③糖尿病或糖耐量异常的患者。④严重肝肾功能不全者;有严重合并症,如恶性肿瘤患者。⑤白细胞减少者。⑥过敏体质,对多种药物过敏或近期有过敏性疾病者。

(2) 本品有升高血压的作用,服药期间应加强原有的抗高血压治疗。

(3) 对脑梗死患者应在脑梗死症状稳定后开始给药。

(4) 由于西洛他唑与蛋白结合率高,在血液透析和腹膜透析时不易被有效去除。

(5) 哺乳期妇女服药时应避免授乳;月经期妇女慎用。

【药物相互作用】①由于西洛他唑片具有对血小板聚集的抑制作用,与抗凝药(华法林等)、抑制血小板聚集的药物(阿司匹林、噻氯匹定等)、血栓溶解药尿激酶、组织型纤溶酶原激活物(Tissue Plasminogen Activator,t-PA)、前列腺素 E_1制剂及其衍生物(前列地尔、前列腺素类等)等合用时可能促进或加重出血;②与 CYP3A4 抑制剂(地尔硫䓬、酮康唑、伊曲康唑、红霉素、西咪替丁及葡萄汁等)或 CYP2C19 抑制剂(奥美拉唑等)合用可使本品的血药浓度升高,作用增强。

【制剂】片剂:每片 50mg;100mg。

【贮法】室温保存。

噻氯匹定〔药典(二)〕 Ticlopidine

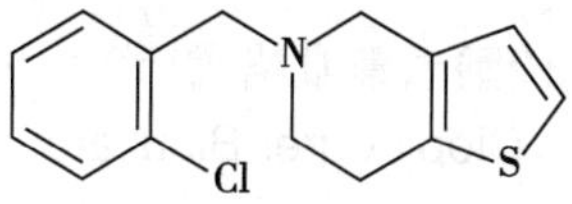

【其他名称】盐酸噻氯匹定,抵克力得,力抗栓,Ticlid。

【ATC 编码】B01AC05

【药理学】对二磷酸腺苷(ADP)诱导的血小板聚集有较强的抑制作用;对胶原、凝血酶、花生四烯酸、肾上腺素及血小板活化因子等诱导的血小板聚集亦有不同程度的抑制作用。它对血小板聚集还有一定的解聚作用,并可抑制血小板的释放反应,因而可阻止血小板聚集,减少血栓形成。此外,本品能与红细胞膜结合,降低红细胞在低渗溶液中的溶血倾向,增加红细胞的变形性和可滤性。本品也具有降低血液黏滞度、改善微循环的作用。

口服后易吸收,t_{max}1～2 小时,$t_{1/2}$6 小时左右。血药峰值与最大效应间有 24～48 小时的延迟,第 4～6 天达最大作用。其药效作用与血药浓度不相关,其作用时间与血小板存活半衰期(7 日)相关,故停药之后其抑制血小板聚集作用尚持续数日。在血浆中迅速清除,仅一小部分以原形药随尿排出。活性成分的 60% 转化为代谢物随粪便排泄。

【适应证】用于预防脑血管、心血管及周围动脉硬化伴发的血栓栓塞性疾病。亦可用于体外循环心外科手术以预防血小板丢失、慢性肾透析以增加透析器的功能。

【用法和用量】口服,每次 0.25g,每日 1～2 次。宜就餐时服用。

【不良反应】①常见不良反应为消化道症状(如恶心、腹部不适及腹泻)及皮疹,餐后服用可减少其发生。②偶可有中性粒细胞减少、血小板减少、瘀斑、齿龈出血、黏膜皮肤出血。如有发生,应立即停药,并按粒性白细胞缺乏症处理,一般 1～3 周可恢复正常。③皮疹、胆汁淤积、轻度氨基转移酶升高。所有不良反应多出现于用药后 3 个月之内。

【禁忌证】近期出血者、近期溃疡病者、外科手术患者、严重的肝功能损害患者、出血时间延长者、对本品过敏者、有白细胞减少或血小板减少病史者均禁用。

【注意】①严重肾功能损害患者导致血药浓度升高,使用本品应密切监测肾功能,必要时减量。②为避免外科及口腔科择期手术中出血量增多，术前10~14天应停用本药。③用药期间应定期监测血象，最初3个月内每2周1次。一旦出现白细胞或血小板下降即应停药，并继续监测至恢复正常。④服用本品时若患者受伤且有继发性出血的风险时，应暂停服本药。⑤本品可透过胎盘屏障及进入母乳中，避免用于妊娠期和哺乳期妇女。

【药物相互作用】①本品与其他血小板聚集抑制药、溶栓药及导致低凝血酶原血症或血小板减少的药物合用有加重出血的风险；②本品可使茶碱血药浓度升高；③本品可使环孢素的血药浓度降低。

【制剂】片剂：每片0.25g。

【贮法】遮光密闭保存。

硫酸氢氯吡格雷〔医保(乙)〕 Clopidogrel Bisulfate

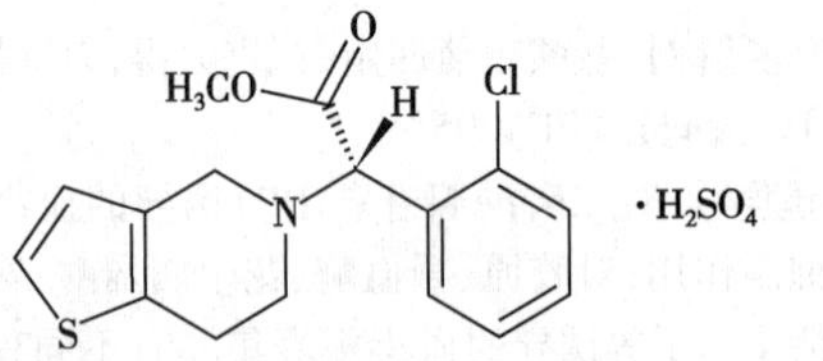

H_3CO · $\cdot H_2SO_4$

【其他名称】氯吡格雷，波立维，Iscover，Plavix。

【ATC编码】B01AC04

【性状】常用其二硫酸盐，为白色粉末。不溶于水，但在pH为1的溶液中易溶；易溶于甲醇。

【药理学】是血小板聚集抑制剂，选择性地抑制ADP与血小板受体的结合及抑制ADP介导的糖蛋白GPⅡb/Ⅲa复合物的活化，而抑制血小板聚集。也可抑制非ADP引起的血小板聚集。对血小板ADP受体的作用是不可逆性的。口服吸收迅速，血浆中蛋白结合率为98%。在肝脏代谢，主要代谢产物无抗血小板聚集作用。

氯吡格雷是一种前体药，主要经CYP3A4、CYP2B6、CYP2C19等氧化生成2-氧基-氯吡格雷，继之水解形成活性代谢物（一种硫醇衍生物）。

【适应证】①用于预防和治疗因血小板高聚集引起的心、脑及其他动脉循环障碍疾病，如近期发作的脑卒中、心肌梗死和确诊的外周动脉疾病；②与阿司匹林联合，用于非ST段抬高急性冠脉综合征（不稳定型心绞痛或非Q波心肌梗死）患者。

【用法和用量】口服，成人每日1次，每次75mg。对于非ST段抬高急性冠脉综合征（不稳定型心绞痛或非Q波心肌梗死）患者，以单次负荷剂量300mg开始，然后以75mg每日1次连续服药（合用阿司匹林每日50~100mg）。由于服用较高剂量的阿司匹林有较高的出血危险性，故推荐阿司匹林的剂量不应超过100mg。临床试验资料支持用药12个月，用药3个月后表现出最大效果。对于ST段抬高急性心肌梗死，以单次负荷剂量300mg开始，然后以75mg每日1次，合用阿司匹林，可合用或不合用溶栓剂。对于年龄超过75岁的患者，不使用氯吡格雷负荷剂量。在症状出现后应尽早开始联合治疗，并至少用药4周。

【不良反应】常见不良反应为消化道出血、中性粒细胞减少、腹痛、食欲减退、胃炎、便秘、皮疹等。偶见血小板减少性紫癜。

【禁忌证】对本品过敏者、溃疡病患者及颅内出血患者禁用。

【注意】①老年人（超过75岁）血浆中的主要代谢物浓度明显高于年轻人，但较高的血浆浓度与血小板聚集及出血时间的差异无关，故无须对老年人调整剂量；②可经乳汁分泌，故妊娠期及哺乳期妇女不建议服用；③肝、肾功能损害者慎用；④本品在儿科使用的安全性和有效性还未明确。

【药物相互作用】①阿司匹林、萘普生、华法林、肝素、溶栓药、月见草油、姜黄素、辣椒素、银杏属、大蒜、丹参等可增加本品出血风险；②奥美拉唑可降低本品的血药浓度，增加心血管事件风险。

【制剂】片剂：每片25mg；75mg。

【贮法】避光，密封，于阴凉干燥处保存。

吲哚布芬〔基；医保(乙)〕 Indobufen

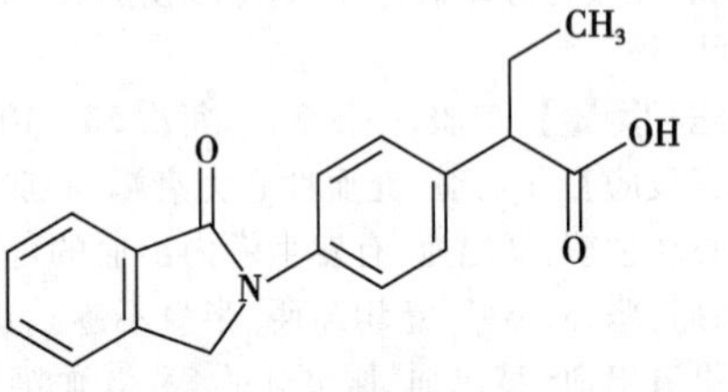

【其他名称】易抗凝，Ibustrin，K-3920。

【ATC编码】B01AC10

【药理学】可抑制某些血小板激活因子（如ADP、5-HT、血小板因子4、β-血小板球蛋白等）引起的释放反应以及影响花生四烯酸代谢而抗血小板聚集，但不影响PGI_2的血浓度。对血液凝固的各种参数无影响，但能中等程度地延长出血时间，停药后即可恢复，使异常的血小板功能恢复正常。

口服后吸收迅速，血浆浓度达峰时间为2小时；$t_{1/2}$为8小时；与血浆蛋白结合率为99%。

【适应证】用于动脉硬化所致的缺血性心、脑血管和周围血管疾病，静脉血栓形成，血脂或血糖代谢障碍等；也可用于体外循环手术时防止血栓形成。

【用法和用量】每日剂量为200~400mg，分2次口服、肌内或静脉注射。老年人及肾功能不全者宜减半。

【不良反应】①常见恶心、呕吐、消化不良、上腹部不适、腹痛、腹胀、便秘、头痛、头晕、皮肤过敏反应、齿龈出血及鼻出血等。如出现荨麻疹样皮肤过敏反应，应立即停药。②少数病例可出现胃溃疡、胃肠道出血及血尿。

【禁忌证】禁用于对本品过敏者、出血性疾病、凝血功能低下、妊娠期及哺乳期妇女。

【注意】①慎用于胃肠道活动性病变者、过敏性体质者、肾功能不全者、月经期妇女及老年患者；②治疗期间必要时需进行出血时间测定。

【药物相互作用】①与水合氯醛及保泰松等非甾体抗

炎药合用，本品的游离血药浓度升高；②阿司匹林等非甾体抗炎药与本品合用可增强抗凝效应，应避免同时服用；③与扩血管药物合用可增强疗效。

【制剂】片剂：每片 200mg。注射剂：每支 200mg(2ml)。

【贮法】片剂：密闭，阴凉处保存；注射剂：室温，密闭，避光保存。

依替巴肽[医保(乙)]　Eptifibatide

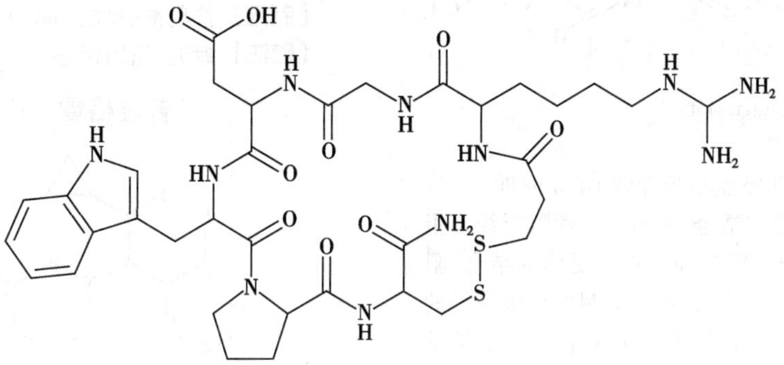

【其他名称】埃替非巴肽，以非巴肽，依菲巴特，依非巴肽，Integrelin，Integrilin。

【ATC 编码】B01AC16

【药理学】是血小板糖蛋白(GP)Ⅱb/Ⅲa 受体(血小板凝血因子Ⅰ受体)拮抗剂。GPⅡb/Ⅲa 是多种因素引起血小板聚集的最终共同通路。本品可选择性地、竞争性地阻断 GPⅡb/Ⅲa 受体，拮抗多种因素引起的血小板聚集和血栓形成，可逆转因血栓形成而导致的缺血状态。

静脉注射 5 分钟后血药浓度达峰值，用药后 4～6 小时血药浓度达稳态水平。静脉注射后 1 小时可出现显著的血小板抑制功能，作用可持续 2～4 小时。分布 $t_{1/2}$ 为 5 分钟，血浆蛋白结合率约 25%，V_d 约为 185ml/kg，药-时曲线下面积为 1.06μg·h/ml。体内代谢产物脱氨基依替巴肽等均无活性。肾消除率为 3.79L/h，总消除率为 55～58L/(kg·h)。肾排泄率为 71.4%，经呼吸排泄不到 1%，经粪排泄少于 1.5%。消除 $t_{1/2}$ 为为 1.1～2.5 小时。体外研究表明，本品可经血液透析清除。

【适应证】用于急性冠脉综合征及经皮冠状动脉介入治疗(PCI)。

【用法和用量】①急性冠脉综合征：静脉注射 180μg/kg，然后以 2μg/(kg·min)的速度持续静脉滴注，直至患者出院或开始进行冠状动脉旁路移植手术(CABG)，最多持续 72 小时。如使用阿司匹林，起始用量为 160mg，然后一日 75～325mg。如使用肝素，活化部分凝血酶原时间(APTT)宜达 50～70 秒。对 70kg 以上者，先给 5000U 静脉注射，然后以 1000U/h 的速度静脉滴注；对 70kg 以下者，先给 60U/kg 静脉注射，然后以 12U/(kg·h)静脉滴注。②PCI：手术前静脉注射 180μg/kg，然后以 2μg/(kg·min)的速度静脉滴注。第 1 次静脉注射后 10 分钟再给第 2 次静脉注射 180μg/kg，滴注时间应维持在 18～24 小时(至少 12 小时)。术前及术后使用阿司匹林者，每日 160～325mg。加入肝素者，调节肝素用量使活化凝血时间(ACT)为 200～300 秒。③急性 Q 波心肌梗死：静脉注射 180μg/kg，然后以 0.75μg/(kg·min)速度持续静脉滴注，同时使用常规剂量纤溶酶原激活物，用药时间少于 6 小时。

【不良反应】①血液系统不良反应：本品可增加出血的危险性，但大多较轻微，可见瘀斑、血肿、血尿、血小板减少。但有报道股动脉穿刺部位大出血、胃肠道出血、泌尿生殖道出血、颅内出血。②心血管系统不良反应：可出现血压降低。③中枢神经系统不良反应：可出现脑卒中，多为非出血性脑梗死，尤其是心率过快、年龄偏大及曾患前壁心肌梗死、暂时性脑缺血或脑卒中、糖尿病病史者。

【禁忌证】对本品过敏者，近 30 日内有异常出血或有出血倾向者，有出血性脑卒中病史或近 30 日内发生脑卒中的患者，肾透析患者，难控制的严重高血压[收缩压高于 26.7kPa(200mmHg)或舒张压高于 14.7kPa(110mmHg)]患者，近 6 周内接受过大手术的患者，血肌酐≥4mg/dl 者，血小板计数低于 100×10^9/L 者，同时胃肠外使用其他糖蛋白Ⅱb/Ⅲa 抑制剂的患者禁用。

【注意】①老年人药物清除率略有下降，一般无须调整剂量，但体重<50kg 者有加重出血的风险。②用药时应尽量减少血管和其他部位创伤，避免在不易压迫止血的部位静脉给药。③股动脉穿刺部位止血后及患者停用本品和肝素后，应至少观察 4 小时。④只有活化部分凝血酶原时间(APTT)<45 秒时才可拔掉动脉导管鞘。接受 PIC 的患者，应在停用肝素并使其药效消失后才可拔掉动脉导管鞘。⑤如发生不能控制的出血，应立即停用本品和肝素。

【药物相互作用】①与阿加曲班、噻氯匹定、双嘧达莫、低分子量肝素、维生素 A、非甾体抗炎药、抗凝药、溶栓药等合用有增加出血的风险；②与当归、茴香、山金车、小槲树、月见草、绣线菊、小白菊、越橘、红醋栗、墨角藻、睡菜、琉璃苣、猫爪草、芹菜、姜黄素、大蒜、黄芪、辣椒素、生姜、蒲公英、银杏、丁香油、山楂、甘草、益母草、黄芩、丹参、大黄、红花油合用有增加出血的风险；③与呋塞米存在配伍禁忌。

【制剂】注射剂：每支 20mg(10ml)；75mg(100ml)；200mg(100ml)。

【贮法】2～8℃保存。

替罗非班[医保(乙)] Tirofiban

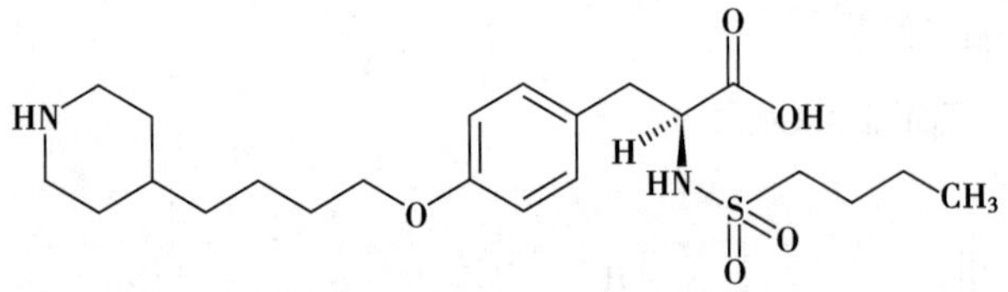

【其他名称】 欣维宁,Aggrastat。

【ATC 编码】 B01AC17

【药理学】 是一种非肽类血小板受体 GPⅡb/Ⅲa 高选择性拮抗剂,它能够与该受体结合,从而竞争性阻断纤维蛋白原及血管性血友病因子(vWF)与血小板受体的结合,阻止血小板聚集、黏附等活化反应,有效地抑制血小板介导的血栓形成并延长出血时间。研究显示,它对各种因素诱发的血小板聚集都有抑制作用,对急性冠脉综合征(不稳定型心绞痛、心肌梗死)和行冠状动脉介入治疗的患者也有抑制血小板聚集的作用,且抑制作用与剂量相关。以推荐剂量静脉给药时,在 30 分钟后对血小板聚集的抑制率可达 90%。停用后,血小板的聚集功能恢复,即抑制作用是可逆性的。持续静脉滴注可使血栓不易形成。

持续静脉滴注给药,血药浓度可达稳态,血浆蛋白结合率为 65%,稳态 V_d 为 22~42L。药物在体内很少代谢,主要以原形经肾和胆汁排泄,尿、粪中的排泄率分别为给药剂量的 65% 和 25%。$t_{1/2}$ 约 2 小时。

【适应证】 用于急性冠脉综合征、不稳定型心绞痛和非 Q 波心肌梗死、急性心肌梗死和急性缺血性心脏猝死等,包括可用药控制的患者和需做 PTCA、血管成形术或动脉粥样硬化血管切除术的患者。替罗非班可减少急性冠脉综合征和冠状动脉介入治疗后的冠心病事件发生率,改善患者症状和预后。

【用法和用量】 与肝素合用,静脉给药。开始 30 分钟给药速度为 0.4μg/(kg·min),然后速度减为维持量 0.1μg/(kg·min)。2~5 天为一疗程。患者至少给药 48 小时,此期间不进行手术治疗(除非患者发病为顽固性心肌缺血或新的心肌梗死)。

【不良反应】 常见不良反应有出血,如颅内出血、腹膜内出血、心包出血;其他尚有恶心,发热,头痛,皮疹,荨麻疹,血红蛋白、血细胞比容、血小板减少,尿粪隐血发生率增加等。一般均较轻微,无须治疗,停药后即可消失。

【禁忌证】 对本产品中任何成分过敏的患者,活跃的内出血或 30 天前有出血体质的历史,颅内出血史、颅内肿瘤、动静脉异常或动脉瘤,用本品前出现血小板减少症,30 天内有脑卒中史,严重高血压患者等禁用。

【注意】 ①与其他影响出血的药物合用应小心,若压力不能控制出血时应停用替罗非班和肝素,在出血症状明显时可减少肝素用量,若出血严重时应停药。②使用中须严密观察出血反应并检测出血时间和血小板计数等,应减少血管和其他创伤。③严重肾功能不全患者(肌酐消除率<30ml/min)应以普通速度的一半给药。④除非明确需要,否则不应用于妊娠期妇女;哺乳期妇女在用药期间应停止哺乳。

【药物相互作用】 ①与阿加曲班、阿司匹林、维生素 A、软骨素、低分子量肝素、抗凝药、溶栓药等合用有增加出血的风险;②不能与其他静脉注射的 GPⅡb/Ⅲa 受体拮抗剂合用。

【制剂】 注射液:每瓶 5mg(100ml)。

【贮法】 遮光,密闭保存。

普拉格雷 Prasugrel

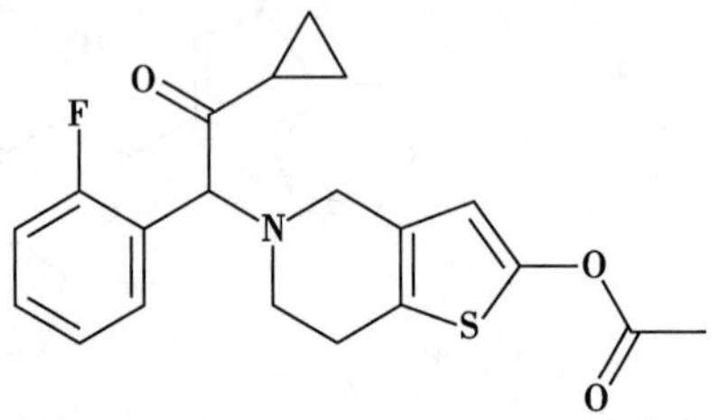

【其他名称】 Efient。

【ATC 编码】 B01AC22

【药理学】 为噻吩并吡啶类止血新药,是一种无活性的前体药物,需经细胞色素 P-450 酶系代谢转化至活性分子后才能与血小板上的 P2Y12 二磷酸腺苷受体特异性结合而发挥抗血小板聚集的活性。普拉格雷的疗效优于氯吡格雷,因其具有更高的生物利用度和更高的前体药至活性代谢物的转化率,所以起效更快并能降低个体间的疗效差异,更大程度地降低主要缺血性心血管事件的发生率。临床研究证明,普拉格雷能使患者心脏病发作、卒中、因心脏病死亡的综合风险降低 20%,并且有良好的耐药性及生物利用度、毒性也较低。

【适应证】 适用于心力衰竭、卒中、不稳定型心绞痛等心脑血管疾病,以及有急性冠脉综合征需要进行经皮冠状动脉介入术的患者。

【用法和用量】 口服,开始剂量为 60mg,维持剂量为 10mg,对体重低于 60kg 的患者可考虑剂量为每天 5mg。

【不良反应】 最常见的不良反应是出血。

【禁忌证】 禁用于对本品或本品任一成分过敏者,以及严重的肝脏损伤、活动性病理性出血如消化性溃疡或颅内出血等患者。

【注意】 ①本品明显增加出血风险,包括致死性出血。以往有过心肌梗死的患者服用本品有出血的高风险。②妊娠期和哺乳期妇女用药尚不明确。

【制剂】 片剂:每片 10mg。

【贮法】 密封保存。

沙格雷酯[医保(乙)] Sarpogrelate

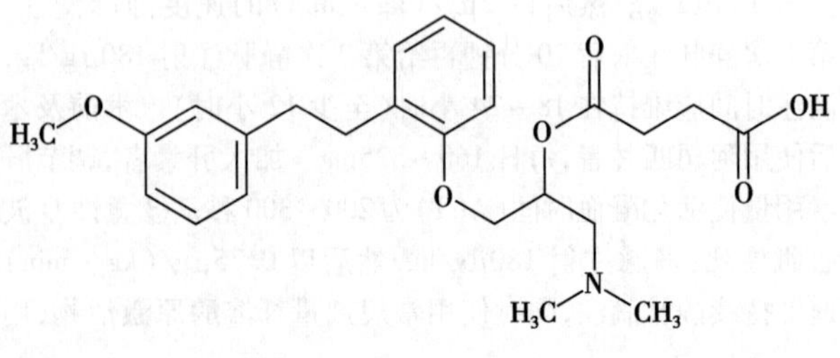

【其他名称】 盐酸沙格雷酯,安步乐克,Anplag。

【性状】 常用其盐酸盐,为白色结晶性粉末;无臭,味苦。易溶于甲醇,较难溶于水、乙醇及冰醋酸,难溶于无水乙酸,几乎不溶于乙醚。其水溶液无旋光性。熔点为155.2℃(分解)。

【药理学】 为5-羟色胺(5-HT_2)受体选择性拮抗剂,是在5HT_{2A}和5-HT_{2B}受体上作为拮抗剂的药物。其药理作用主要包括:①能选择性地拮抗血小板的5-HT受体,抑制5-HT引起的血小板聚集及血小板内5-HT的释放。②可选择性地拮抗血管平滑肌的5-HT受体,对抗5-HT引起的血管收缩和血小板聚集引起的血管收缩反应。③具有抗血栓形成作用。动物实验表明,本品可抑制动脉注入月桂酸引起的大鼠动脉血栓形成及动脉闭塞症的发生。④可改善外周循环。大鼠实验证实,本品对由5-HT引起的下肢侧支循环血流量的减少具有良好的改善作用。⑤对作为红细胞变形性指标的红细胞过滤速度有改善作用。

健康成人单次口服本品100mg,t_{max}为0.8小时,C_{max}为0.54μg/ml,$t_{1/2}$为0.7小时。对5-HT与胶原诱导的血小板聚集的抑制作用,在服药后1.5小时达最高峰,并可持续4~6小时。用药后24小时内随尿及粪便的排泄率分别为44.5%和4.2%(其中均未见原形药)。

【适应证】 用于改善慢性动脉闭塞症所引起的溃疡、疼痛及冷感等缺血性症状。

【用法和用量】 成人口服,一次100mg,一日3次,餐后服用。可根据年龄、症状适当增减剂量。

【不良反应】 主要不良反应为恶心、反酸、腹痛、腹泻等。严重不良反应有脑出血、消化道出血、血小板减少、肝功能障碍等。有时出现心悸、气短、胸痛、潮热、水肿等。偶有蛋白尿、尿潜血、尿素氮和肌酐升高等。

【禁忌证】 禁用于出血患者、妊娠期妇女及可能已妊娠的妇女。

【注意】 ①下列情况谨慎用药:月经期间的患者,有出血倾向及有关因素的患者,正在服用抗凝剂(如华法林等)或有血小板聚集抑制作用的药物(如阿司匹林、噻氯匹定、西洛他唑等)的患者,肾脏严重受损者,老年患者;②服药期间应定期进行血液检查,监测血小板和白细胞。

【药物相互作用】 与抗凝药(如华法林等)或抑制血小板聚集药(如阿司匹林、西洛他唑)合用可加剧出血或延长出血时间。

【制剂】 片剂:每片100mg。

【贮法】 室温保存。

奥扎格雷[药典(二);医保(乙)] Ozagrel

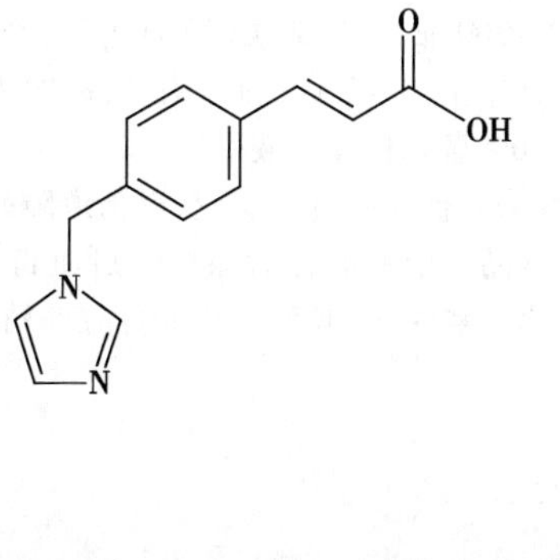

【其他名称】 Unblot,Xanbon,OKY-046。

【药理学】 本药能选择性地抑制血栓烷合成酶,从而抑制血栓烷A_2(TXA_2)的产生和促进前列环素(PGI_2)的产生,改善两者间的平衡,最终抑制血小板聚集和减轻血管痉挛,改善大脑局部缺血时的微循环和能量代谢障碍,抑制脑血栓形成和脑血管痉挛。

静脉注射后,在血中清除较快;静脉滴注后,血药浓度-时间曲线符合二室开放模型,半衰期为(1.22±0.44)小时,V_d为(2.32±0.62)L/kg,AUC为(0.47±0.08)μg·h/ml。半衰期最长为1.93小时,血药浓度可测到停药后3小时。停药24小时,几乎全部药物经尿排出体外。

【适应证】 用于治疗急性血栓性脑梗死及伴发的运动障碍,改善蛛网膜下腔出血手术后血管痉挛及其并发的脑缺血症状。

【用法和用量】 常用制剂为奥扎格雷钠注射液,每支20mg。以生理盐水或葡萄糖注射液稀释后静脉滴注,一日80mg。如与其他抗血小板药合用时,本品剂量宜酌减。①改善脑血栓症(急性期):每次40~80mg,每次滴注持续2小时,每日2次,连用1~2周,必要时可酌情减量;②改善蛛网膜下腔出血手术后的脑血管痉挛状态及伴随产生的脑缺血症状:每日80mg,24小时连续滴注,连用2周。可根据年龄及症状酌情调整剂量。

【不良反应】 ①常见恶心、呕吐、腹泻等胃肠道反应;②少见出血性脑梗死、硬膜外血肿、颅内出血、消化道出血、皮下出血等;③偶可引起休克、血小板减少、贫血、肝脏氨基转移酶升高。

【禁忌证】 禁用于:①出血性脑梗死或大面积脑梗死深昏迷者;②有严重的心、肺、肝、肾功能不全,如严重心律不齐、心肌梗死者;③有血液病或有出血倾向者;④严重高血压,收缩压超过26.6kPa以上(即200mmHg以上);⑤对本品过敏者。

【注意】 下列情况慎用:消化道出血、皮下出血者;血小板减少、重症高血压、重症糖尿病等有出血倾向者;使用抗血小板药、血栓溶解剂、抗凝血剂者;老年人、妊娠期及哺乳期妇女。

【药物相互作用】 与其他抗血小板药、溶栓药、抗凝血药合用有协同作用,可增强出血倾向。本品与含钙溶液存在配伍禁忌。

【制剂】 注射用奥扎格雷:每支20mg;40mg。奥扎格雷注射液:每支40mg(2ml);80mg(4ml)。

【贮法】 避光,密闭保存。

依前列醇 Epoprostenol

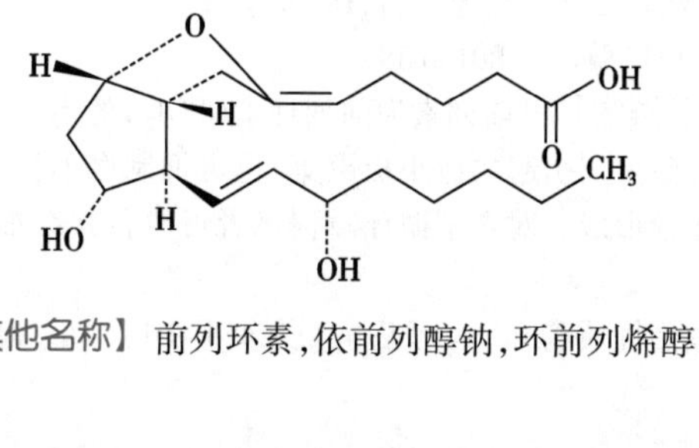

【其他名称】 前列环素,依前列醇钠,环前列烯醇,环依

前列烯醇，Prostacyclin，Cycloprostin，PGI_2，Flolan，Prostaglandin I_2。

【ATC 编码】B01AC09

【药理学】具有抗血小板聚集和释放及舒张血管作用，故可防止血栓形成。前者的作用机制可能在于激活腺苷酸环化酶，而使血小板内的 cAMP 浓度上升所致。依前列醇通过肺循环时不被代谢，可防止体外循环时血栓形成；较高剂量可使血小板凝块解聚，使皮肤出血时间延长；可降低血小板的促凝作用，并减少其肝素中和因子的释放。

本品不稳定，在体内迅速分解为6-酮-$PGF_{1\alpha}$，$t_{1/2}$为 2～3 分钟。其代谢物较稳定，但生物活性极弱。

【适应证】用于治疗某些心血管疾病（如心肺分流术、血液透析等）时作为抗血小板药以防止高凝状态；也用于严重外周血管性疾病（如雷诺病）、缺血性心脏病、原发性肺动脉高压和血小板消耗性疾病等。

【用法和用量】静脉滴注，每分钟 5～10ng/kg，临用时配制，连续滴注时间根据病情而定。

【不良反应】常见低血压、心率加速、面部潮红、头痛等，其发生率随剂量加大而增多。也可有胃痉挛、恶心、呕吐、胃部不适、血糖升高、嗜睡、胸痛等。

【禁忌证】禁用于对本品过敏者、有出血倾向者、因严重左室收缩功能障碍所致的充血性心力衰竭患者、用药初期出现肺水肿者。儿童不宜使用。

【注意】①老年人用药剂量应谨慎，通常开始宜给予小剂量。②除非明确需要，否则不应用于妊娠期妇女；哺乳期妇女需慎用。③在心肺分流术或血流灌注时不可代替肝素，仅在肾透析时代替肝素。④超剂量使用可发生降压，应减量或停药。

【药物相互作用】①与其他抗血小板或抗凝药合用可增加出血风险；②与利尿药、抗高血压药或其他扩血管药合用可使血压明显下降；③与抗凝剂以及影响心血管反射的药物并用时有协同作用，需慎重。

【制剂】注射剂：每支 500μg（附甘氨酸缓冲液 50ml）。

贝前列素〔医保（乙）〕 Beraprost

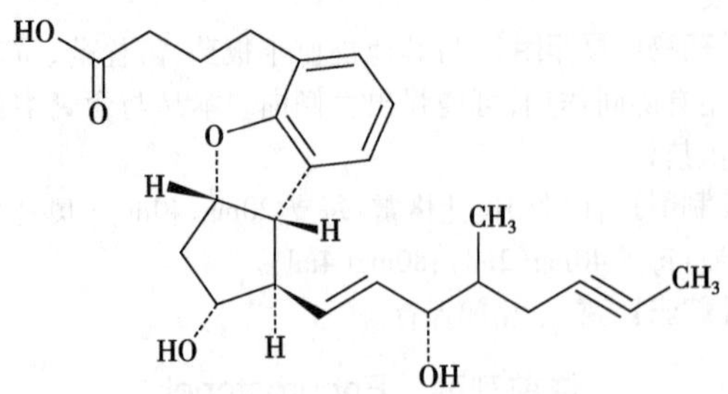

【其他名称】贝拉司特，Dorner。

【ATC 编码】B01AC19

【药理学】贝前列素为前列环素（PGI_2）的衍生物，可抑制多种致聚剂引起的血小板聚集，也可抑制血小板黏附，并防止血栓形成。对末梢循环障碍患者可改善其红细胞变形功能。

本品性质稳定，口服后 t_{max} 为 1.4 小时。$t_{1/2}$ 为 1.1 小时。约 15% 以原形排出，约 70% 以代谢物排出。

【适应证】用于慢性动脉闭塞性疾病，如雷诺病、雷诺综合征、慢性脑梗死等。

【用法和用量】口服，成人每日量为 120μg，分 3 次，餐后服用。

【不良反应】偶有过敏反应、头痛、恶心、腹泻、食欲缺乏、肝功能异常、颜面潮红、心悸等不良反应。

【禁忌证】对本品过敏者禁用。

【注意】①下列情况慎用：对前列环素衍生物过敏者、低血压（因服药后低血压有加剧倾向）、肾或肝功能不全、妊娠期及哺乳期妇女；②大量用药后可能引发出血或加剧出血倾向。

【药物相互作用】与抗凝血药、抗血小板药、阿司匹林、噻氯匹定、血栓溶解剂、尿激酶等药物合用有协同作用，可能增加出血倾向，应密切观察，如发现异常，应减少剂量或停止合并用药。与前列腺素 I_2 制剂可能有协同作用，合用时有可能导致血压下降，需密切监测血压。

【制剂】片剂：每片 20μg。

曲克芦丁〔药典（二）；医保（乙）〕 Troxerutin

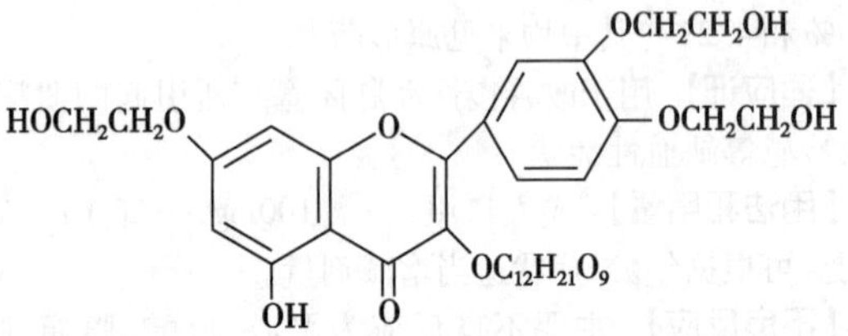

【其他名称】羟乙基芦丁，维脑路通，维生素 P_4，Trioxyethylrutin，Venoruton。

【ATC 编码】C05CA04

【性状】为黄色粉末；无臭，微咸。易溶于乙醇，不溶于三氯甲烷、乙醚。熔点为 156℃。

【药理学】能抑制血小板凝集，有防止血栓形成的作用。同时能对抗 5-羟色胺、缓激肽引起的血管损伤，增加毛细血管抵抗力，降低毛细血管通透性，可防止血管通透性升高引起的水肿。对急性缺血性脑损伤有显著的保护作用。

口服后，达峰时间为 1～6 小时，血浆蛋白结合率约 30%，消除半衰期（$t_{1/2\beta}$）为 10～25 小时，可能存在肝肠循环，代谢产物 70% 随粪便排出。

【适应证】用于脑血栓形成和脑栓塞所致的偏瘫、失语以及心肌梗死前综合征、动脉硬化、中心性浆液性脉络膜视网膜病变、血栓性静脉炎、静脉曲张、血管通透性升高引起的水肿等。

【用法和用量】口服，每次 300mg，一日 2～3 次；肌内注射，每次 100～200mg，一日 2 次，20 日为一疗程，可用 1～3 个疗程，每疗程间隔 3～7 日；静脉滴注，每次 400mg，每日 1 次，用 5%～10% 葡萄糖注射液稀释。

【不良反应】偶见有过敏反应、胃肠道障碍等。个别患者静脉滴注本品可引起心血管系统及肝脏毒性反应、急性脑水肿和心律失常等，严重者可产生暂时性精神失常，停药后可自愈。

【禁忌证】对本品过敏者禁用。

【注意】①用药期间避免阳光直射、高温及站立过久；②对儿童、妊娠期及哺乳期妇女的影响尚不明确。

【制剂】片剂：每片60mg；100mg；120mg。注射液：每支100mg(2ml)。

【贮法】遮光，密闭，于干燥处保存。

伊洛前列素 Iloprost

【其他名称】Ciloprost，Ilomedin。

【ATC编码】B01AC11

【性状】无色或微黄色的澄清液体。

【药理学】本品是依前列醇的同类物，为血小板活化的强抑制剂，能抑制血小板凝集而削弱血栓形成。本药可通过血小板受体激活腺苷酸环化酶，影响磷脂酶的活性和细胞液钙浓度，降低外周血管阻力、平均动脉压以及增加心率、心脏指数和肾血流量，促进尿钠排泄。另外，本药还具有保护细胞、心功能以及抗心律失常作用。本药与依前列醇比较，化学和生物学稳定性更高，可产生相似或更强的抗血小板效应。另外，对伴有周围动脉闭塞的2型糖尿病患者，输入本药可降低其血浆内的纤溶酶原激活剂抑制因子1(PAI-1)的活性。PAI-1可使组织型纤溶酶原激活物和尿激酶型血浆素原激活物失活，是一种有力的纤溶酶抑制剂。

本药按2ng/(kg·min)静脉给予健康志愿者，15分钟血药浓度达到85ng/L，血药浓度与剂量呈线性相关。母体药物半衰期为30分钟。在体内经β-氧化后完全代谢，代谢物的70%经肾排泄、12%～17%经粪排泄。严重肝病或需维持血液透析的肾功能不全患者其药物清除率降低2～3倍，血药浓度大幅上升。

【适应证】用于：①防治周围血管血栓形成和栓塞，如心肌梗死、闭塞性血栓性脉管炎等；②肝素诱导性血小板减少症；③动力性肺动脉高压。

【用法和用量】①周围血管疾病和糖尿病性血管病：每日以2ng/(kg·min)或更小的速度输注6小时，连续14～28天会起效。②伴有系统性硬化病的雷诺病：每日以0.5～3ng/(kg·min)的速度输注5～8小时，并连续使用3天。据报道，0.5ng/(kg·min)和标准剂量2ng/(kg·min)的治疗效果相同，但不良反应明显较少。③肝素诱发的血小板减少症：用肝素前，静脉输入本药3～36ng/(kg·min)能有效抑制肝素引起的血小板聚集，从而使急诊心血管手术能进行。静脉滴注，常用量为每分钟1～2ng/kg。

【不良反应】常有发热、头痛，其次为胃肠道反应如恶心、呕吐、腹痛和腹泻。不良反应的个体差异很大，但都与剂量相关。停药后，不良反应即迅速缓解。

【禁忌证】对本药过敏者禁用。妊娠期妇女不得使用。

【注意】①慎用于肝功能障碍者、低血压者、老年人；②药物对哺乳的影响尚不明确；③用药前后及用药时应当检查或监测血压、心率。

【药物相互作用】与吗多明合用可增强抑制血小板聚集的作用。

【制剂】注射剂：每支0.1mg。

达唑氧苯 Dazoxiben

选择性地抑制TXA_2合成酶，作用较咪唑强万余倍。对PGI_2合成酶的抑制较弱。口服后，血小板的花生四烯酸代谢明显被抑制，血小板的丙二醛生成减少，血浆TXB_2降低。口服后吸收良好，口服200mg后血药浓度约2ng/ml，TXA_2的生成可减少90%以上，6小时后仍可为60%。药物以原形和代谢产物由肾排泄。用于外周血管疾患及雷诺综合征。每日口服400～800mg。偶见的不良反应有恶心、头痛和心率加快。片剂：每片50mg；100mg。

氯贝丁酯[药典(二)] Clofibrate

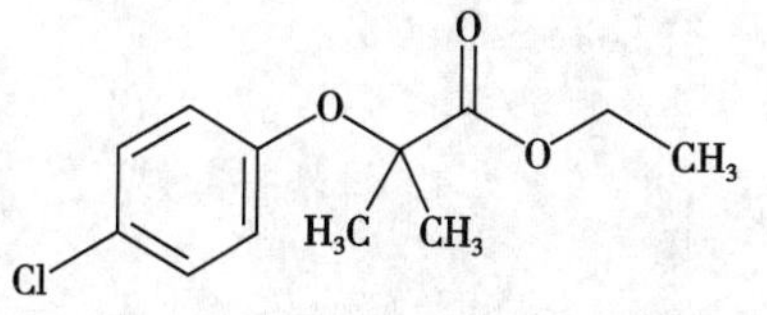

【ATC编码】C10AB01

氯贝丁酯能降低血小板的黏附作用，它能降低血小板对ADP和肾上腺素导致聚集的敏感性，并可抑制ADP诱导的血小板聚集。它还可延长血小板寿命。可单独应用或与抗凝剂合用于缺血性心脏病患者。口服，每日3次，每次0.25～0.5g。胶囊剂：每粒0.25g；0.5g。其余见第36章。

（李长龄 李玉珍）

第 9 篇

主要作用于泌尿系统和生殖系统的药物

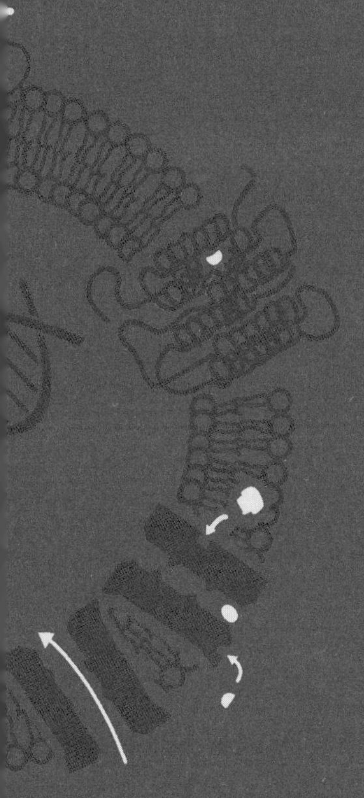

第56章
主要作用于泌尿系统的药物

56.1 利尿药及脱水药

泌尿系统用药种类较多，本章重点介绍利尿药和脱水药、治疗尿崩症用药及治疗良性前列腺增生症用药。

56.1.1 利尿药

利尿药是一类促进体内电解质（Na^+为主）和水分的排出而增加尿量的药物，通过影响肾小球的滤过、肾小管的重吸收和分泌等功能而实现其利尿作用，但主要是影响肾小管的重吸收。

正常人每天排尿（终尿）约 1～2L，但每天的肾小球滤过液（原尿）可达 180L 左右。可见原尿流经肾小管全长形成终尿时，99% 的水分被重吸收，这是由于肾小管对 Na^+或Cl^-重吸收的结果。肾小球对水和电解质的影响不大，利尿药对它的影响也很小。肾小管的重吸收作用对 Na^+、Cl^-的运转和潴留极为重要。根据肾小管对 Na^+、Cl^-、水的转运特点，将其分为近曲小管、髓袢升支髓质部位、皮质稀释段、远曲小管和集合管。利尿药的作用强度主要决定其作用部位。一般作用于髓袢升支的药物，由于影响尿的浓缩机制，同时又影响稀释机制，因而作用强。其中作用于髓袢升支髓质部位的利尿药作用最强（如呋塞米），而作用于近曲小管、远曲小管和集合管的利尿药作用则弱。能抑制近曲小管碳酸酐酶活性的药物，如乙酰唑胺使 Na^+-H^+交换减少，产生弱的利尿作用。远曲小管的 Na^+-K^+交换主要受醛固酮限制。醛固酮对抗剂（如螺内酯）或直接抑制 Na^+-K^+交换的药物（如氨苯蝶啶），均能产生留钾排钠的利尿作用。

常用的利尿药，根据其作用部位、化学结构及作用机制分为以下四类：

1. 主要作用于髓袢升支髓质部的利尿药（袢利尿药）：呋塞米、依他尼酸、布美他尼、吡咯他尼、阿佐塞米、托拉塞米、汞撒利等。它们主要作用于髓袢升支髓质部，抑制 Cl^-的主动重吸收，随之抑制了 Na^+的重吸收，影响尿液浓缩过程。其利尿作用强烈，为高效能利尿药。该类药在利尿的同时，能扩张全身动脉，降低外周血管阻力，增加肾血流量而不降低肾小球滤过率。依他尼酸有较强的耳源性毒性，目前已很少用。

2. 主要作用于髓袢升支皮质部的利尿药（噻嗪类利尿药）：此类药为基本结构相同的一系列衍生物，临床上最常用的为氢氯噻嗪，此外还有环戊噻嗪、苄氟噻嗪等。氯噻酮、美托拉宗、吲达帕胺在化学结构上与噻嗪类不同，但药理作用相似，一般也归为此类。它们主要作用于髓袢升支的皮质部和远曲小管的前段，抑制 Na^+、Cl^-在该处的重吸收，从而起到排钠利尿作用。利尿作用中等，为中效能利尿药。

3. 主要作用于远曲小管的利尿药（留钾利尿药）：氨苯蝶啶、阿米洛利，主要作用于远曲小管上皮细胞，抑制 Na^+的重吸收，增加 Na^+、Cl^-排泄而产生利尿作用，对钾则有潴留作用。螺内酯、依普利酮、坎利酸钾，为醛固酮拮抗剂，可在远曲小管和集合管竞争性地对抗醛固酮的作用，抑制 Na^+-K^+交换，增加 Na^+、Cl^-排泄，产生保钾排钠的利尿作用。该类药利尿作用弱，为低效能利尿药。

4. 主要作用于近曲小管的利尿药（碳酸酐酶抑制剂）：乙酰唑胺、双氯非那胺、醋甲唑胺等，主要作用于近曲小管，能阻止肾近曲小管和其他部位（如眼房）对碳酸氢钠的重吸收，而对远曲小管无作用，故利尿作用弱，目前主要用于治疗青光眼，以降低眼压。

除上述四类利尿药外，尚有不属于利尿药但有利尿作用的药物，即黄嘌呤类（如氨茶碱）、成酸性盐类（如氯化铵）以及渗透性利尿药（该类药现归类于脱水药）。

利尿药主要用于治疗水肿性疾病，单用或多与降压药合用治疗高血压。亦是唯一能够充分控制心力衰竭患者液体潴留的药物。在某些经过肾排泄的药物或毒物中毒时，该类药物能促使这些物质的排泄。

关于利尿药的选择，肾功能正常者常以噻嗪类为主，并酌情补充钾盐，必要时加用留钾利尿药，禁用于痛风患者；肾功能减退者适量选择袢利尿药如呋塞米为宜（忌用依他尼酸），因此时噻嗪类利尿效果欠佳，潴钾利尿药可能引起高钾血症，应慎用。袢利尿药是大多数心力衰竭患者的首选药。对顽固性水肿的患者，可联合使用袢利尿药、噻嗪类利尿药和潴钾利尿药，可同时阻断髓袢升支厚壁段和远端小管对钠的重吸收，有时产生明显的利尿效果，但应避免过度利尿和长期用药，防止发生不良反应。

利尿药的主要不良反应为水、电解质紊乱和酸碱平衡失调，也可直接损害肾脏。因此，若剂量、用法不当或利尿过度，常可出现血容量不足，低钠、低钾和低氯血症及代谢性碱中毒，亦可因排泄氢离子减少而导致代谢性酸中毒，甚至低钙、低磷和低镁血症等。此外，各种利尿药尚有各自不同的不良反应，如听力减退、高尿酸血症、肾石症、肾功能减退和渗透性肾病等。临床医师应根据患者病情，选择合适的利尿药及适当的剂量和用法。最好采用间歇疗法，避免过度利尿。特别对老年患者更应注意观察病情变化，及时调整剂量、用法或停药，防止不良反应。

56.1.1.1 高效能利尿药（袢利尿药）

呋塞米〔药典（二）；基；医保（甲）〕 **Furosemide**

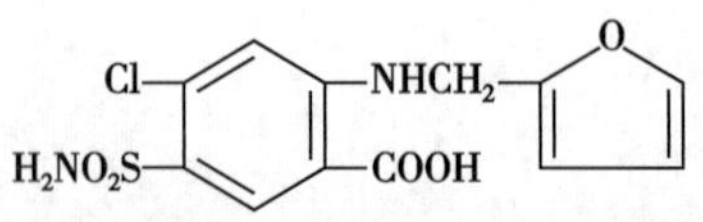

【其他名称】 速尿，呋喃苯胺酸，Frusemide，Fursemide，Lasix。

【ATC 编码】 C03CA01

【性状】 为白色或类白色的结晶性粉末；无臭，几乎无味。在丙酮中溶解，在乙醇中略溶，在水中不溶。水溶液 pH >8.0。熔点 206～210℃（分解）。

【药理学】①利尿作用：本品能增加水、钠、氯、钾、钙、镁、磷酸盐等的排泄。与噻嗪类利尿药比较，它存在明显的剂量-效应关系。随剂量加大，利尿效果明显增强，且药物剂量范围较大。其作用机制，主要抑制髓袢升支髓质部对 Na^+、Cl^- 的重吸收，对升支的皮质部也有作用。其结果是管腔液 Na^+、Cl^- 浓度升高，而髓质间液 Na^+、Cl^- 浓度降低，使渗透压梯度降低，肾小管浓缩功能下降，抗利尿激素的作用也减弱，从而导致水、Na^+、Cl^- 排泄增多。由于 Na^+ 重吸收减少，远端小管 Na^+ 浓度升高，促进了 Na^+-K^+ 和 Na^+-H^+ 交换增加，K^+ 和 H^+ 排出增多。至于本品抑制肾小管髓袢升支厚壁段重吸收 Cl^- 的机制，过去曾认为该部位存在氯泵，目前研究表明，该部位基底膜外侧存在与 Na^+-K^+-ATP 酶有关的 Na^+、Cl^- 配对转运系统，呋塞米通过抑制该系统功能而减少 Na^+、Cl^- 的重吸收。另外，呋塞米还可能抑制近端小管和远端小管对 Na^+、Cl^- 的重吸收，促进远端小管分泌 K^+。它通过抑制髓袢对 Ca^{2+}、Mg^{2+} 的重吸收而增加 Ca^{2+}、Mg^{2+} 的排泄。由于尿中 Cl^-、Na^+、K^+ 和 H^+ 排出增加而 HCO_3^- 的排出不增加，故长期反复用药可出现低盐综合征、低钾血症和低氯血症性碱血症。②对血流动力学的影响：呋塞米能抑制前列腺素分解酶的活性，使前列腺素 E_2 的含量升高，因而具有扩张血管的作用。扩张肾血管，降低肾血管阻力，使肾血流量尤其是肾皮质深部血流量增加，在它的利尿作用中具有重要意义，也是其预防急性肾衰竭的理论基础。与其他利尿药不同，袢类利尿药在肾小管液流量增加的同时肾小球滤过率不下降，可能与流经致密斑的氯减少，从而减少或阻断了球-管平衡有关。呋塞米能扩张肺部容量静脉，降低肺毛细血管通透性，加上其利尿作用，使回心血量减少，左心室舒张末期压力降低，有助于急性左心衰竭的治疗。由于它可降低肺毛细血管通透性，为用其治疗成人呼吸窘迫综合征提供了理论依据。

口服吸收迅速但不完全，生物利用度约为 50%～70%。口服后 30～60 分钟见效，1～2 小时血浓度达高峰，作用维持 6～8 小时。食物可延缓药物吸收速度，但并不影响药效。慢性肾病后期、严重充血性心力衰竭伴水肿等患者，由于肠壁水肿，口服吸收率下降到 43%～46%。肌内注射 t_{max} 为 30 分钟，作用维持 4～6 小时；静脉注射 2～5 分钟见效，作用维持 2 小时左右。吸收后的药物主要分布于细胞外液，V_d 为 0.1L/kg。血浆蛋白结合率为 95%～99%，但急性肾衰竭时结合率可减少 9%～14%。$t_{1/2}$ 为 30～70 分钟，无尿患者延长至 75～155 分钟；肝、肾功能同时损害者可达 11～20 小时；新生儿因肝肾廓清能力较差，$t_{1/2}$ 延长至 4～8 小时。88% 以原形经肾脏排泄，12% 经肝脏代谢（为葡糖醛酸结合物）由胆汁排泄。本品可透过胎盘，可经乳汁分泌。成人治疗的血药浓度为 0.2～0.3μg/ml，但血药浓度与利尿效应关系不恒定，因有较明显的个体差异。24 小时后本品在组织内无明显潴留。本药不被透析清除。

【适应证】(1) 水肿性疾病：包括心脏性水肿、肾性水肿（肾炎、肾病及各种原因所致的急、慢性肾衰竭）、肝硬化腹水、功能障碍或血管障碍所引起的周围性水肿，尤其是应用其他利尿药效果不佳时，应用本品仍可能有效。静脉给药或与其他药物合用，可治疗急性肺水肿和急性脑水肿等。

(2) 高血压：不作为原发性高血压的首选药，但当噻嗪类药物疗效不佳，尤其当伴有肾功能不全或出现高血压危象时，尤为适用。

(3) 预防急性肾衰竭：用于各种原因导致的肾脏血流灌注不足，例如失水、休克、中毒、麻醉意外以及循环功能不全等，及时应用可减少急性肾小管坏死的机会。

(4) 高钾血症及高钙血症。

(5) 稀释性低钠血症，尤其是当血钠浓度低于 120mmol/L 时。

(6) 抗利尿激素分泌过多症（SIADH）。

(7) 急性药物中毒，用本品可加速毒物排泄。

【用法和用量】成人：(1) 水肿：①口服，开始每日 20～40mg，一日 1～2 次，必要时 6～8 小时后追加 20～40mg，直至出现满意的利尿效果。最大剂量虽可达一日 600mg，但一般应控制在 100mg 以下，分 2～3 次服用。以防过度利尿和发生不良反应。部分患者剂量可减少至 20～40mg，隔日 1 次，或一周中连续服药 2～4 日，一日 20～40mg。②肌内注射或静脉注射，一次 20～40mg，隔日 1 次，根据需要亦可一日 1～2 次，必要时可每 2 小时追加剂量。一日量视需要可增至 120mg。静脉注射宜用氯化钠注射液稀释后缓慢注射，不宜与其他药物混合。

(2) 急性左心衰：起始 40mg 静脉注射，必要时每 1 小时追加 80mg，直至出现满意疗效。

(3) 急性肺水肿：成人静脉注射，20～40mg 加入氯化钠注射液 20～40ml 中，缓慢静脉注射，一般 5～10 分钟注射完毕，可根据病情连续静脉注射多次。

(4) 高血压：口服，起始每次 20～40mg，一日 2 次，并酌情调整剂量。治疗高血压危象时，起始 40～80mg 静脉注射，伴急性左心衰竭或急性肾衰竭时，可酌情增加剂量。

(5) 肾衰竭：①治疗急性肾衰，可用 200～400mg 加入 0.9% 氯化钠注射液 100ml 内静脉滴注，滴注速度每分钟不超过 4mg。有效者可按原剂量重复应用或酌情调整剂量。一日总量不超过 1g。利尿效果差时不宜再增加剂量，以免出现肾毒性，对急性肾衰功能恢复不利。②治疗慢性肾功能不全时，一般一日剂量 40～120mg。

(6) 高钙血症：口服，一日 80～120mg，分 1～3 次服。必要时可静脉注射，一次 20～80mg。

长期（7～10 日）用药后利尿作用消失，故需长期应用者，宜采取间歇疗法：给药 1～3 日，停药 2～4 日。

儿童，治疗水肿性疾病：①口服：起始量按体重 2mg/kg，必要时每 4～6 小时追加 1～2mg/kg。②静脉注射：起始量 1mg/kg，必要时每隔 2 小时追加 1mg/kg。一日最大剂量可达 6mg/kg。新生儿应延长用药间隔时间。

【不良反应】①常见口干、口渴、心律失常、肌肉酸痛、疲乏无力、恶心、呕吐等，主要与电解质紊乱有关。还可引起低血 Na^+、低血 K^+、低血 Ca^{2+}，长期用药可发生低 Cl^- 性碱中毒。②可引起高尿酸血症、高血糖、直立性低血压、听力障碍、视力模糊,有时可发生起立性眩晕等。③极少数病例可发生胰腺炎、中性粒细胞减少、血小板减少性紫癜、皮疹、多形性红斑、肝功能障碍而出现黄疸,长期应用可致胃及十二指肠溃疡。

【禁忌证】禁用于:①对本品及噻嗪类利尿药或其他磺酰胺类药物过敏者;②低钾血症、肝性脑病、超量服用洋地黄者。

【注意】(1) 通过胎盘屏障,妊娠期妇女尤其妊娠头3个月应尽量避免应用。动物实验表明,可致胎仔肾盂积水,流产和胎仔死亡率升高。

(2) 可经乳汁分泌,哺乳期妇女应慎用。

(3) 在新生儿体内的半衰期明显延长,故新生儿的用药间隔应延长。

(4) 老年人应用本品时发生低血压、电解质紊乱、血栓形成和肾功能损害的机会增多。

(5) 下列情况慎用:①无尿或严重肾功能损害者,后者因需加大剂量,故用药间隔应延长,以免出现耳毒性等不良反应;②糖尿病患者应用后可使血糖增高;③严重肝功能损害者,可因本品所致电解质紊乱而诱发肝性脑病;④急性心肌梗死,过度利尿可促发休克;⑤高尿酸血症或有痛风史者;⑥胰腺炎或有此病史者;⑦有低钾血症倾向者,尤其是应用洋地黄类药物或有室性心律失常者;⑧红斑狼疮,本药可加重病情或诱发活动;⑨前列腺肥大。

(6) 用药时应注意下列问题:①药物剂量应个体化,从最小有效剂量开始,然后根据利尿反应调整剂量,以减少水、电解质紊乱等不良反应。②肠道外给药宜静脉给药,不主张肌内注射。常规剂量静脉注射应超过1~2分钟,大剂量静脉注射时每分钟不超过4mg。静脉用药剂量为口服剂量的1/2时即可达到同样疗效。③本品注射剂为加碱制成的钠盐,碱性较高,故静脉注射时宜用氯化钠注射液稀释,而不宜用葡萄糖注射液稀释。④存在低钾血症或低钾血症倾向时,应注意补钾。⑤如每日用药1次,应早晨服药,以免夜间排尿次数增多。⑥少尿或无尿患者应用本品最大剂量后24小时仍无效时应停药。

(7) 大剂量静脉注射过快时,可出现听力减退或暂时性耳聋,故应缓慢注射。

(8) 在治疗进展中的肾脏疾患而有血清尿素氮值增加和少尿现象发生时,应立即停止使用本品。

(9) 随访检查:①血电解质,尤其对合用洋地黄类药物或皮质激素类药物、肝肾功能损害者更应注意;②血压,尤其是用于降压,大剂量应用或用于老年患者;③肾功能;④肝功能;⑤血糖;⑥血尿酸;⑦酸碱平衡情况;⑧听力。

(10) 对诊断的干扰:可致血糖升高、尿糖阳性,尤其是糖尿病或糖尿病前期患者。过度脱水可使血尿酸和尿素氮水平暂时性升高。血 Na^+、Cl^-、K^+、Ca^{2+}和 Mg^{2+}浓度下降。

【药物相互作用】(1) 本品与两性霉素、头孢菌素、氨基糖苷类等抗生素合用,肾毒性和耳毒性增加,尤其是原有肾损害时。

(2) 与抗组胺药合用时耳毒性增加,易出现耳鸣、头晕、眩晕。

(3) 与锂盐合用肾毒性明显增加,应避免。

(4) 本品引起的低钾可增强强心苷的毒性,故两者合用时应补钾。

(5) 本品加强非去极化肌松药的作用(如氯化筒箭毒碱),与血钾下降有关。手术中如用筒箭毒碱作肌松药,于术前一周应停用本品。

(6) 糖皮质激素、盐皮质激素、促肾上腺皮质激素及雌激素能降低本品的利尿作用,并增加电解质紊乱尤其是低钾血症的发生机会。

(7) 非甾体类抗炎镇痛药能降低本品的利尿作用,肾损害机会也增加,此与前者抑制前列腺素合成,减少肾血流量有关。

(8) 与拟交感神经药及抗惊厥药物合用,利尿作用减弱。

(9) 与苯妥英钠合用,可降低本品的利尿效应达50%。

(10) 本品能增强降压药作用,合用时,降压药的剂量应适当减少。

(11) 与氯贝丁酯(安妥明)合用,两药的作用均增强,并可出现肌肉酸痛、强直等全身不适症状。

(12) 与多巴胺合用,利尿作用加强。

(13) 饮酒及合用含酒精制剂或引起血压下降的药物,能增强本药的利尿和降压作用;与巴比妥类药物、麻醉药合用,易引起直立性低血压。

(14) 本品可使尿酸排泄减少,血尿酸升高,故与治疗痛风的药物合用时,后者的剂量应做适当调整。

(15) 本品可降低降血糖药物的疗效。

(16) 本品降低抗凝药物(如肝素、链激酶、尿激酶等)和抗纤溶药物的作用,其原因主要与利尿后血容量下降,致血中凝血因子浓度升高,以及利尿使肝血液供应改善,肝脏合成凝血因子增多有关。

(17) 服用水合氯醛后静脉注射本品,可致出汗、面色潮红和血压升高,此与甲状腺素由结合状态转为游离状态增多,导致分解代谢加强有关。

(18) 与碳酸氢钠合用,发生低氯性碱中毒机会增加。

(19) 与美托拉宗(利尿药)合用,可引起严重的电解质紊乱。

(20) 本品与阿司匹林相互竞争肾小管分泌,故两者合用可使后者排泄减少。

(21) 丙磺舒可减弱本品的利尿作用。

(22) 本品注射液的 pH 约为9,故不能用葡萄糖等酸性溶液稀释,否则析出沉淀。

(23) 本品与华法林、非诺贝特合用,可竞争性地与血浆蛋白结合,使后两者的血浆内的游离药物浓度增加,作用加强,从而导致不良反应增加。

【制剂】片剂:每片20mg。注射液:每支20mg(2ml)。

复方呋塞米片:每片含呋塞米20mg,阿米洛利2.5mg。成人,一次1片,一日1次,早晨服,必要时可增至一日2片。

【贮法】避光、密闭、干燥处保存。

布美他尼〔药典(二);医保(乙)〕 Bumetanide

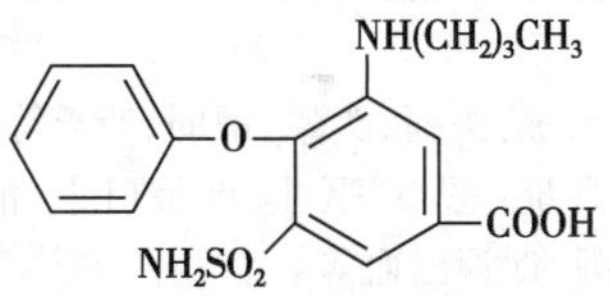

$$\text{NH(CH}_2)_3\text{CH}_3\text{、苯氧基、NH}_2\text{SO}_2\text{、COOH 取代苯环（结构式）}$$

【其他名称】丁苯氧酸,丁尿胺,Bumex,Aquazone。

【ATC 编码】C03CA02

【性状】为白色结晶或结晶性粉末;无臭,味微苦。在乙醇中溶解,在三氯甲烷中微溶,在水中不溶。熔点231～235℃。

【药理学】为呋塞米的衍生物,亦为髓袢类利尿药。其作用部位、作用机制、电解质丢失情况及作用特点均与呋塞米相似,具有高效、速效、短效和低毒的特点。本品的最大利尿效应与呋塞米相似,但相同剂量时其作用比呋塞米强20～40倍,因而临床上所用剂量仅为呋塞米的1/40。它对近曲小管也有明显作用,还可扩张肾血管,改善肾脏血流量;但对远曲小管无作用,抑制碳酸酐酶的作用较弱,因而其 K^+ 丢失较呋塞米轻。

本品口服吸收迅速且完全,生物利用度80%～95%,但严重水肿病例吸收可减少。V_d 为0.15L/kg,血浆蛋白结合率95%以上。一般口服后30～60分钟显效,t_{max} 为1～2小时,作用持续4～6小时;静脉注射约5分钟开始利尿,t_{max} 30分钟,持续2～4小时;$t_{1/2}$ 约1.5小时。但水肿患者伴明显钠潴留时,各项时间均延长。本品部分在肝脏降解代谢。77%～85%经尿排泄,其中45%为原形,15%～23%由胆汁和粪便排泄。用药后24小时内可排出服用量的65%,48小时排出80%。本品不被透析清除。

【适应证】同呋塞米。本品对某些呋塞米无效的病例仍可能有效。具体如下:

(1) 水肿性疾病:包括充血性心力衰竭、肝硬化、肾脏疾病(肾炎、肾病及各种原因所致的急、慢性肾衰竭),尤其是应用其他利尿药效果不佳时,应用本品仍然有效。与其他药物合用治疗急性脑水肿和急性肺水肿等。

(2) 高血压:在使用利尿药治疗高血压时,本品不作为原发性高血压的首选药,但当噻嗪类药物疗效不佳时,尤其是当伴有肾功能不全或出现高血压危象时,应用本品尤为适用。

(3) 预防急性肾衰竭:用于各种原因导致的肾脏血流灌注不足,例如失水、休克、中毒、麻醉意外以及循环功能不全等,在纠正血容量不足的同时及时应用,可减少急性肾小管坏死的机会。

(4) 高钾血症及高钙血症。

(5) 稀释性低钠血症,尤其是当血钠浓度低于120mmol/L时。

(6) 抗利尿激素分泌过多症(SIADH)。

(7) 急性药物或毒物中毒,如巴比妥类药物中毒等。

【用法和用量】(1) 成人:①治疗水肿或高血压:口服,一次0.5～2mg,一日1次,必要时每4～5小时重复,最大剂量可达一日10～20mg;肌内或静脉注射,起始0.5～1mg,必要时每隔2～3小时重复,最大剂量为一日10mg。②治疗急性肺水肿及左心衰:将本品2～5mg加入500ml 0.9%氯化钠注射液中静脉滴注,30～60分钟滴完。也可肌内注射或静脉注射,一次1～2mg,必要时隔20分钟再给药1次。

(2) 儿童:口服,一次0.01～0.02mg/kg,必要时4～6小时1次;肌内或静脉注射:剂量同口服。

【不良反应】基本同呋塞米,如引起低盐综合征、低氯血症、低钾血症、高尿酸血症和高血糖等。但低钾血症的发生率较噻嗪类利尿药、呋塞米为低。长期或大量应用本品应定期检查电解质。另外肾功能不全患者大剂量使用时,可发生皮肤、黏膜及肌肉疼痛,但多数轻微,1～3小时后自行缓解,如持续过久应停药。少数男性患者可出现乳房发育。偶见未婚男性遗精和阴茎勃起困难。其他同呋塞米。

【禁忌证】禁用于:①对本品、磺胺药和噻嗪类利尿药过敏者;②妊娠期妇女。

【注意】(1) 可增加近曲小管对钙的再吸收,使血钙升高,如同时补充排出的 Na^+,并使每小时尿量达到500～1000ml,可使每小时80mg的 Ca^{2+} 排出,4～8小时后血清 Ca^{2+} 浓度下降3%。

(2) 本品可经乳汁分泌,故哺乳期妇女慎用。

(3) 严重的肝、肾功能不全,糖尿病、高尿酸血症或痛风患者、急性心肌梗死、胰腺炎或有此病史者、有低钾血症倾向者、前列腺肥大者,以及小儿和老年人慎用。

(4) 可增加尿磷的排泄量,干扰尿磷的测定。

(5) 注射液不宜加入酸性溶液中静脉滴注,以免引起沉淀。

(6) 随访检查:同呋塞米。

【药物相互作用】参见呋塞米。

【制剂】片剂:每片1mg。注射液:每支0.5mg(2ml)。

【贮法】避光贮存。

托拉塞米〔医保(乙)〕 Torasemide

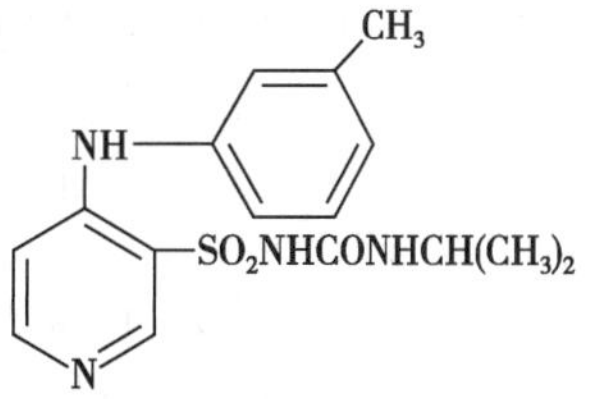

$$\text{CH}_3\text{、NH、SO}_2\text{NHCONHCH(CH}_3)_2\text{、N（吡啶环结构式）}$$

【其他名称】托拉沙得,伊迈格,特苏尼。

【ATC 编码】C03CA04

【药理学】本品为一种较新的髓袢利尿药,其作用如下:①作用于肾小管髓袢升支粗段(髓质部和皮质部)及远曲小管,抑制 Na^+-K^+-$2Cl^-$ 协同转运体系对 Na^+、K^+ 和 Cl^- 的重吸收,使尿中钠、氯和水的排泄量增加,发挥利尿作用,而不影响肾小球滤过率。还可抑制远曲小管上皮细胞醛固酮与其受体结合,进一步增加其利尿、排钠效果,且使其排钾作用明显弱于其他强效髓袢利尿药。这在治疗伴有低钾血症的心衰等疾病时具有特殊重要的临床意义。离体灌流实验证明,10～20mg本品与40mg呋塞米的排钠作用相当。髓袢利尿药的利尿强度排序大致为：布美他尼>托拉塞米>吡咯他尼>呋塞米。②扩张血管作用，可抑制前列腺素分解酶活性，增加血浆中 PGE_2、PGI_2浓度，竞争性拮抗 TXA_2、TXB_2 的缩血管作用，因而有扩张血管作用。由于肾脏血管扩张，肾血流阻力降低，因而肾皮质深部的血流量增加，可以在一定程度上预防急性肾衰竭，保护残余肾功能。③生物半衰期较呋塞米长，通常每日只需用药1次即可，几乎无利尿抵抗现象。口服生物利用度（80%～90%）高于呋塞米（40%～50%），口服与非肠道给药的疗效几乎相同。④在相当大的治疗剂量范围内，具有非常良好的量效关系，连续用药无蓄积，安全性远远高于其他同类药物，故根据适应证的不同，剂量调整范围可以从用于降压的2.5mg到用于严重肾衰的200mg。⑤通过增加尿量，减少机体水钠潴留，降低心脏前负荷，亦可扩张肺血容量而降低心脏后负荷，并有降低肺毛细血管通透性、抑制肺水肿形成和发展的作用。⑥对血清 Mg^{2+}、尿酸、糖和脂质类无明显影响。本品通过强效、迅速的利尿作用，配合充分的液体补充，不仅可以加速毒性物质和药物的排泄，而且由于其肾脏保护作用，还可减轻有毒物质对近曲小管上皮细胞的损害。

本品口服吸收迅速，t_{max}为0.8～1.25小时，剂量在2.5～200mg范围内，生物利用度为80%～90%，血浆蛋白结合率97%～99%，V_d为0.2L/kg。本品 C_{max}和AUC值与剂量成正比。与食物同服，本品血药浓度达峰时间延长30分钟，但总生物利用度及利尿作用不变。通过双通道途径代谢，80%经肝脏CYP2C9代谢，主要代谢产物是羧酸的衍生物，不具有生物活性，约20%以原形经尿排泄。在肾功能不全时很少产生蓄积，$t_{1/2}$不延长；但肝功能损害时可引起蓄积，并延长 $t_{1/2}$。健康青年人 $t_{1/2}$为3.3小时，健康老年人 $t_{1/2}$为3.7小时，严重肾衰竭者 $t_{1/2}$为4.9小时，肝硬化患者 $t_{1/2}$为8小时，充血性心力衰竭患者 $t_{1/2}$为6.6小时。

【适应证】①各种原因所致水肿：如，由于原发或继发性肾脏疾病及各种原因所致急、慢性肾衰竭、充血性心力衰竭，以及肝硬化等所致的水肿；与其他药合用治疗急性脑水肿等。②急、慢性心力衰竭。③原发或继发性高血压。④急、慢性肾衰竭，本品可增加尿量，促进尿钠排出。⑤肝硬化腹水。⑥急性毒物或药物中毒。

【用法和用量】（1）心力衰竭：口服或静脉注射（用5%葡萄糖注射液或0.9%氯化钠注射液稀释），初始剂量一般为一次5～10mg，一日1次，递增至一次10～20mg，一日1次。

（2）急性或慢性肾衰竭：口服，开始5mg，可增加至20mg，均为一日1次。需要时可静脉注射，一次10～20mg，一日1次。必要时可由初始剂量逐渐增加为每日100～200mg。

（3）肝硬化腹水：口服，开始5～10mg，一日1次；以后可增加至一次20mg，一日1次，但最多不超过40mg。静脉注射同口服，一日剂量不超过40mg。

（4）高血压：口服，开始一日2.5mg或5mg，需要时可增至每日10mg，单用或与其他降压药合用。

【不良反应】本品不良反应类似呋塞米，但产生失钾程度轻，对尿酸、血糖、血脂影响小，耐受性好。可能发生的不良反应如下：

（1）神经系统：头痛、头晕、虚弱、疲乏等。

（2）消化系统：恶心、呕吐、严重口干、消化不良、食欲缺乏、便秘、腹泻、食管出血等。

（3）内分泌代谢系统：高血糖、低血钾、高尿酸血症等。

（4）心血管系统：房颤、胸痛、心电图异常等。

（5）呼吸系统：鼻炎、咳嗽、咽喉痛。

（6）肌肉骨骼系统：肌肉痉挛、关节及肌肉痛。

（7）泌尿生殖系统：排尿过多、阳痿、肾前性氮血症。

（8）血液系统：低血容量、血栓形成。

（9）过敏反应：个别患者可出现皮肤过敏，偶见瘙痒、皮疹、光敏反应。

（10）其他：罕见视觉障碍。快速静脉注射或口服，可见耳鸣和听力下降（通常可恢复）。

【禁忌证】禁用于肾衰竭无尿、肝性脑病、低血压、低血容量、尿路梗阻所致严重排尿困难，以及对本品或其他磺酰胺类药物过敏者。

【注意】（1）快速静脉注射可能发生听力短时障碍，故单次注射不宜超过10mg，注射时间不短于2分钟。

（2）下列情况慎用：①儿童和哺乳期妇女；②妊娠期妇女用药应权衡利弊；③肝硬化脱水患者慎用，以防水、电解质平衡急剧失调而致肝性脑病。

（3）应用本品时应注意过度利尿引起的水、电解质失衡或血肌酐增高，此时须停用本品，待纠正后再用。

（4）长期大量应用本品，应定期检查电解质、血尿素氮、肌酸酐、尿酸、血糖、血脂。

【药物相互作用】（1）本品与水杨酸盐在肾小管的分泌竞争，合用时可能增加后者的毒性。

（2）本品与血管紧张素转换酶抑制药（ACEI）合用时可引起直立性低血压。

（3）本品与考来烯胺合用，使口服本品的吸收率下降，故不推荐合用。

（4）氯吡格雷可能干扰本品的代谢，其机制在于氯吡格雷高浓度时可抑制CYP2C9系统，而本品部分被CYP2C9代谢。

（5）与华法林合用时，本品竞争性抑制CYP2C9影响华法林的代谢，使其血药浓度升高，清除下降，INR升高。

（6）其余参见呋塞米。

【制剂】片剂：每片5mg；10mg；20mg。胶囊剂：每粒10mg。注射液：每支10mg（1ml）；10mg（2ml）；20mg（2ml）；50mg（5ml）。注射用粉针剂：每支10mg；20mg。

【贮法】避光，密封，置于干燥处保存。

依他尼酸[药典(二)] Ethacrynic Acid

【其他名称】利尿酸，Edecrin。

【ATC编码】C03CC01

本品利尿作用及机制、电解质丢失情况、作用特点等均与呋塞米类似。因可引起永久性耳聋，现已少用。用于充血性心力衰竭、急性肺水肿、肾性水肿、肝硬化腹水、肝癌腹水、血吸虫病腹水、脑水肿及其他水肿。用法：①水肿，仅用于其他利尿药无效者。口服，一次 25mg，一日 1～3 次，如效果不佳可逐渐加量，一般一日剂量不宜超过 100mg，3～5 日为一个疗程。②急性肺水肿，将本品 25～50mg 溶于 20～40ml 0.9% 氯化钠注射液中，在 10～20 分钟缓慢静脉注射或点滴。根据病情可增加剂量，但每次剂量不宜超过 100mg。③急性肾衰竭，用于早期，可望减轻急性肾小管坏死的发生。以本品 25～50mg 溶于 40～50ml 0.9% 氯化钠注射液中缓慢静脉注射，一次剂量不宜超过 100mg，必要时可于 2～4 小时后再注射一次。第 2 次注射时宜更换注射部位。本品不良反应类似呋塞米，严重者可引起永久性耳聋。对本品过敏者、妊娠期妇女、无尿患者和婴幼儿禁用。禁与氨基糖苷类抗生素合用，因可增加耳毒性。片剂：每片 25mg。注射用依他尼酸钠：每支含依他尼酸钠 25mg、甘露醇 31.25mg。

吡咯他尼　Piretanide

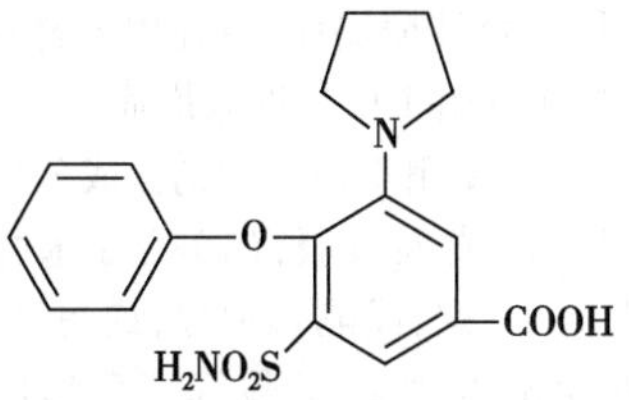

【其他名称】苯氧吡酸，吡咯速尿，Arelax，Diumax，Tauliz，Midaten，Perbilen。

【ATC 编码】C03CA03

【性状】为浅黄色晶体；熔点 225～227℃；在 366nm 产生强浅蓝色荧光。

【药理学】本品为作用于髓袢的高效能利尿药，其强度介于呋塞米和布美他尼之间。口服后不仅尿中的钠、氯离子排泄明显增加，而且钙和镁离子的排泄亦明显增加，但对钾离子的排出较少。本品除利尿作用外，尚能松弛肾外血管平滑肌，引起降压作用，并有类似呋塞米的纤维蛋白溶解与抗血小板作用。

口服吸收完全，口服 6mg，t_{max} 为 1.1～1.8 小时，C_{max} 0.2～0.3μg/ml，作用维持时间 2～6 小时。与血浆蛋白结合率高，$t_{1/2}$ 约 1 小时，经肾脏排泄。

【适应证】用于各种水肿和高血压。

【用法和用量】（1）治疗水肿：口服，一次 6mg，4 小时后可根据利尿情况增加 3～6mg。

（2）治疗高血压：口服，开始可予 9mg，于早晨一次服下或分次给药，也可加量至一日 12mg。

【不良反应】基本同呋塞米。主要不良反应为多尿、恶心和口渴等。长期应用或剂量过大时，可能引起水电解质平衡失调、高尿酸血症。其过度利尿作用可能导致疲乏、口干、头晕及多汗等。

【禁忌证】对本品过敏者，肾衰竭所致少尿或无尿、肝性脑病前期、洋地黄中毒、低钾血症及低钠血症、低血容量、严重低血压等患者均禁用。

【注意】①晚期肝硬化患者、妊娠期妇女应慎用。②长期应用者应定期复查电解质。痛风病人须注意血尿酸增高，糖尿病患者须定期查血糖及尿糖。

【药物相互作用】（1）本品与洋地黄合用，应注意低血钾可能增加心肌对洋地黄的敏感性。

（2）本品与升压药合用时，须注意本品可降低动脉对升压药的反应。

（3）其余基本同呋塞米。

【制剂】片剂：每片 3mg；6mg。缓释胶囊剂：每粒 6mg。

阿佐塞米　Azosemide

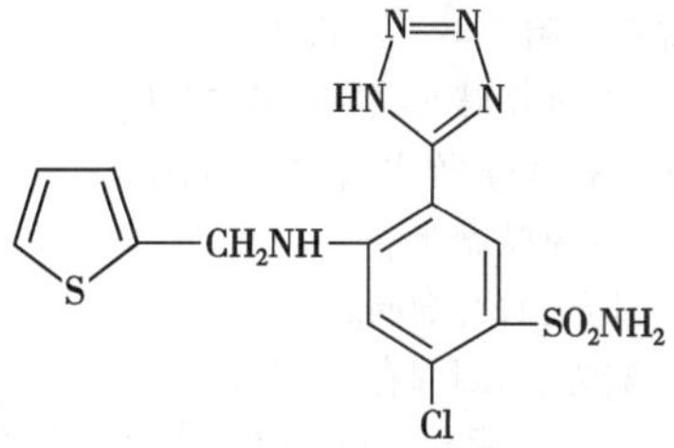

【其他名称】阿佐酰胺，Luret，Azadol。

【性状】为结晶状，熔点 218～221℃。

【药理学】本品为作用于髓袢的利尿药，其作用类似呋塞米，但降压作用较弱而抗 ADH（抗利尿激素）作用较强。

口服吸收较差，生物利用度仅 10%，明显低于其他髓袢利尿药。用于利尿时，口服 1 小时起效，2～4 小时达最大效应，3～4 小时达血药浓度峰值，单次给药后作用持续 9 小时。对水肿患者作用可持续 12 小时以上。主要在肝脏代谢，以原形和代谢产物的形式随尿排泄。本品总体清除率为 5.4L/h，口服 $t_{1/2}$ 为 2.3～2.7 小时，静脉注射 $t_{1/2}$ 为 2～2.5 小时，略长于其他磺胺类髓袢利尿药。口服及静脉注射后，药物原形随尿液排出率分别为 2% 和 20%。

【适应证】用于心源性（充血性心力衰竭）、肝及肾性水肿。

【用法和用量】口服：一次 30～60mg，一日 1 次，于早餐时服用。根据患者年龄、症状适当调整剂量。

【不良反应】（1）中枢神经系统：偶见头晕、头痛、耳鸣、疲倦，停药后可好转或消失。

（2）内分泌代谢系统：常见电解质紊乱（低血钾、低血钠、低血氯性碱中毒等）、高尿酸血症，偶见高血糖症、高脂血症等。

（3）消化系统：少见嗳气、呕吐、食欲缺乏、胃部不适、腹泻、口渴、便秘，偶见胰腺炎。此外，偶可发生 ALT、AST 上升，此时须减量或停药。

（4）泌尿系统：少见多尿，偶见尿素氮、肌酸酐上升，此时须停药或采取适当措施。

（5）肌肉骨骼系统：偶见四肢无力、肌肉痉挛、腓肠肌疼痛、关节痛等。

（6）过敏反应：偶见皮疹，此时须停药。

（7）其他：偶见胸闷、脱水、血栓栓塞、血象变化。

【禁忌证】禁用于：①对本品及磺脲类、磺胺类药物过敏者。②中毒患者、肝性脑病者、肾功能不全者、低钠及低钾患者、循环血容量减少者、低血压患者及无尿患者。

【注意】（1）下列情况慎用：①严重冠状动脉硬化或脑动脉硬化患者；②痛风或有既往史、遗传史者；③糖尿病或有既往史、遗传史者；④腹泻及呕吐患者；⑤高尿酸血症患者；⑥肝脏疾病患者；⑦妊娠及哺乳期妇女、新生儿及乳儿、老年患者。

（2）其他参见呋塞米。

【药物相互作用】（1）本品与血管紧张素转换酶抑制剂合用，可致严重的直立性低血压。

（2）本品与洋地黄类药物（如地高辛）合用，可致洋地黄中毒，应避免合用。

（3）本品与阿司咪唑、特非那定合用，可能导致 Q-T 延长，室性心律不齐，应避免与此二药合用。

（4）其他参见呋塞米。

【制剂】片剂：每片 30mg。

【贮法】避光，密封保存。

56.1.1.2　中效能利尿药（噻嗪类利尿药）

氢氯噻嗪〔药典(二)；基；医保(甲)〕 Hydrochlorothiazide

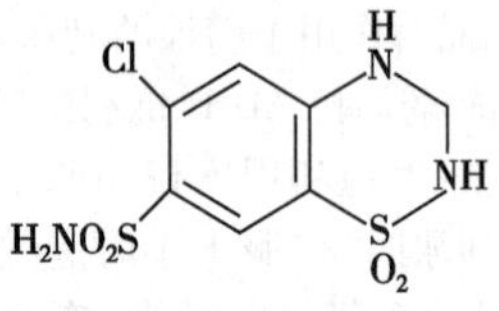

【其他名称】双氢氯噻嗪，双氢克尿塞，Esidrex，Hydrodiuril，Oretic。

【ATC 编码】C03AA03

【性状】为白色结晶性粉末；无臭，味微苦。在丙酮中溶解，在乙醇中微溶，在水、三氯甲烷或乙醚中不溶。

【药理学】①利尿作用：主要作用于肾小管髓袢升支的皮质段和远曲小管的前段，抑制 Na^+、Cl^- 在该处的重吸收，从而起到排钠利尿作用；由于流入远曲小管和集合管的 Na^+ 增多，使 Na^+-K^+ 交换增加，故也增加钾的排泄。此外，对碳酸酐酶也有轻微的抑制作用（相当于乙酰唑胺的 1/250），不会由此而产生利尿作用；但长期用药，氢离子产生减少，K^+-Na^+ 交换代偿性增强，也促进钾的丢失。还可增加 Mg^{2+} 的排泄，减少钙及尿酸的排泄。由于肾小管对水、Na^+ 重吸收减少，肾小管内压力升高，以及流经远曲小管的水、Na^+ 增多，刺激致密斑通过管-球反射，使肾内肾素、血管紧张素分泌增加，引起肾小管收缩，肾血流量下降，肾小球入球和出球小动脉收缩，肾小球滤过率也下降。由于肾血流量和肾小球滤过率下降，以及对髓袢升支的髓质部分无作用，不影响逆流倍增系统，因此其利尿作用远不如袢利尿药。它属于作用比较温和的中效能利尿药。②降压作用：有温和而确切的降压作用，对立位、卧位的收缩压、舒张压均可下降，也可增强其他降压药的降压作用。其作用机制与增加 Na^+ 从尿中排泄有关，但慢性肾衰竭无尿患者用此药也有一定的降压作用，因此认为还有肾外作用机制参与，可能与通过促使 Na^+ 从胃肠道排泄有关。③抗利尿作用：能减少肾原性尿崩症的尿量，有时达 50%，作用机制尚不十分清楚。

口服吸收迅速，但不完全，生物利用度为 65% ~ 70%。进食能增加药物吸收量，可能与药物在小肠的滞留时间延长有关。进入体内后分布于各组织，以肾脏含量最高，肝脏次之。本药部分与血浆蛋白结合，结合率为 40%，另一部分进入红细胞内。一般口服后 2 小时产生利尿作用，t_{max} 约 4 小时，维持约 6 ~ 12 小时。$t_{1/2}$ 约 15 小时，肾功能受损者延长。本药吸收后消除相开始阶段是血药浓度下降较快，随后血药浓度下降明显减慢，可能与后阶段药物进入红细胞内有关。主要以原形从近曲小管分泌，由尿排出。它可透过胎盘，并能从乳汁分泌。

【适应证】（1）各种水肿性疾病：排泄体内过多的钠和水，减少细胞外液容量，消除水肿。常见的适应证包括充血性心力衰竭、肝硬化腹水、肾病综合征、急慢性肾炎水肿、慢性肾衰竭早期、肾上腺皮质激素和雌激素治疗所致的钠、水潴留。

（2）高血压：可单独或与其他降压药联合应用，主要用于治疗原发性高血压。

（3）中枢性或肾性尿崩症：单独用于肾性尿崩症，与其他抗利尿药联合亦可用于中枢性尿崩症。

（4）肾结石：主要用于预防含钙盐成分形成的结石。

【用法和用量】成人口服：（1）治疗水肿性疾病：一次 25 ~ 50mg，一日 1 ~ 2 次，或隔日治疗，或每周连服 3 ~ 5 日。为预防电解质紊乱及血容量骤降，宜从小剂量（12.5 ~ 25mg/d）用起，以后根据利尿情况逐渐加量。

（2）心源性水肿：开始用小剂量，一日 12.5 ~ 25mg，以免因盐及水分排泄过快而引起循环障碍或其他症状；同时注意调整洋地黄用量，以免由于钾的丢失而导致洋地黄中毒。

（3）肝性腹水：最好与螺内酯合用，以防血钾过低诱发肝性脑病。

（4）高血压：常与其他药合用，可减少后者剂量，减少不良反应。开始一日 25 ~ 100mg，分 1 ~ 2 次服用，并按降压效果调整剂量，一周后减为每日 25 ~ 50mg 的维持量。老年人可从一次 12.5mg，一日 1 次开始，并按降压效果调整剂量，停用时应缓慢停药。

（5）尿崩症：成人口服：一次 25mg，一日 3 次；或一次 50mg，一日 2 次。

儿童口服：一日按体重 1 ~ 2mg/kg，或按体表面积 30 ~ $60mg/m^2$，分 1 ~ 2 次服用，并按疗效调整剂量。小于 6 个月的婴儿，剂量可达一日 3mg/kg。

【不良反应】本品虽毒性较低，但长期应用可出现乏力、倦怠、眩晕、食欲缺乏、恶心、呕吐、腹泻及血压降低等症状，减量或调节电解质失衡后症状即可消失。有时可出现较严重反应，应加注意。①低钠血症、低氯血症和低钾血症性碱中毒，尤其低钾血症是本品最常见的不良反应，为预防应采取间歇疗法，或与留钾利尿药合用，或及时补充钾盐。②高血糖症：长期服用可致糖耐量降低，血糖升高。这对一般病人影响不大，停药即可恢复；但对糖尿病患者可致病情加重，隐性糖尿病患者可因此出现症状。③高尿酸血症：可干扰尿酸自近曲小管的分泌而发生高尿酸血症。对一般病人,此为可逆性,临床上无多大意义;但对于有痛风史者,可引起痛风发作。④氮质血症:可降低肾小球滤过率,减少血容量,可加重氮质血症,对于肾功能严重损害者,可诱发肾衰竭。⑤升高血氨:长期应用时,H^+分泌减少,尿液偏碱性。在碱性环境中,肾小管腔内的 NH_3 不能转变为 NH_4^+ 排出体外,血氨随之升高。对于肝功能严重损害者,有诱发肝性脑病的危险。⑥长期用药可引起血清总胆固醇及三酰甘油中度升高,低密度脂蛋白和极低密度脂蛋白升高,高密度脂蛋白降低。⑦其他:可有电解质失衡的早期症状如口干、嗜睡、肌痛、腱反射消失等,此时应立即停药或减量。少数病例可发生皮疹、瘙痒症、光敏性皮炎。对于发生急性胰腺炎、高血钙、低血磷、中性粒细胞减少、血小板减少及肝内阻塞型黄疸而致死均有过报道,应加以注意。

【禁忌证】①对本品或其他含磺酰胺基类药物过敏者禁用。②无尿者。

【注意】(1) 服用应从最小有效剂量开始,以减少不良反应;每日用药1次时,应早晨用药,以免夜间排尿次数增多;停药时应逐渐减量,突然停药可能引起钠、氯及水的潴留。

(2) 与磺胺类药物、呋塞米、布美他尼、碳酸酐酶抑制剂有交叉过敏反应。

(3) 可透过胎盘,有可能使胎儿、新生儿产生黄疸、血小板减少症等,故一般妊娠期妇女不应使用。

(4) 可自乳汁分泌,故哺乳期妇女不宜使用。

(5) 慎用于有黄疸的婴儿,因本类药可使血胆红素升高。

(6) 糖尿病患者,高尿酸血症或有痛风史者,严重肝、肾功能损害者,高钙血症、低钠血症、红斑狼疮、胰腺炎患者及交感神经切除者(降压作用加强),均应慎用。

(7) 少尿或有严重肾功能障碍者,一般在最大剂量用药后24小时内如无利尿作用时应停用。

(8) 老年人应用本品较易发生低血压、电解质紊乱和肾功能损害,应注意。

(9) 可使糖耐量降低,血钙、血尿酸水平上升,可干扰蛋白结合碘的测定。

(10) 随访检查:①血电解质;②血糖;③血尿酸;④血肌酐,尿素氮;⑤血压。

(11) 对诊断干扰:可致糖耐量降低,血糖、尿糖、血胆红素、血钙、血尿酸、血胆固醇、甘油三酯、低密度脂蛋白浓度升高,血镁、血钾、血钠及尿钙降低。

【药物相互作用】(1) 本品引起的低血钾可增强洋地黄类药物的毒性。

(2) 糖皮质激素、促肾上腺皮质激素、雌激素、两性霉素B,能降低本品的利尿作用,增加发生电解质紊乱的机会,尤其是低钾血症。

(3) 本品可升高尿酸及血糖水平,同用抗痛风药或降血糖药时应注意调整剂量。

(4) 非甾体抗炎药尤其是吲哚美辛或交感神经节阻断药可减弱本品的利尿作用。

(5) 与多巴胺合用,利尿作用加强。

(6) 与降压药合用,利尿、降压作用均加强。

(7) 本品可使抗凝药作用减弱,主要是由于利尿后机体血浆容量下降,血中凝血因子水平升高,加上利尿使肝脏血液供应改善,合成凝血因子增多。

(8) 与锂盐合用,因本品可减少肾脏对锂的清除,从而增加锂的肾毒性。

(9) 考来烯胺能减少胃肠道对本品的吸收,故应在口服考来烯胺1小时前或4小时后服用本品。

(10) 乌洛托品与本品合用,转化为甲醛受抑制,因而疗效下降。

(11) 本品与可激动α受体的拟肾上腺素类药物合用,利尿作用减弱。

(12) 强心苷、胺碘酮等与本品合用时,应慎防因低钾血症引起的不良作用。

(13) 本品能增强非去极化型肌松药的肌松作用,此与血钾下降有关。

(14) 本品与碳酸氢钠合用,发生低氯性碱中毒机会增加。

(15) 与阿替洛尔合用除有协同降压作用外,控制心率效果优于单用阿替洛尔。

(16) 在用本药期间,给予静脉麻醉药可致严重低钾血症。

(17) 与巴比妥类药合用,可导致直立性低血压。

(18) 与β-肾上腺素受体拮抗药合用时,可使其升高血脂、血尿酸和血糖的作用增强。

(19) 与维生素D合用,需注意并发高钙血症。

(20) 与金刚烷胺合用,可产生肾毒性。

(21) 与吩噻嗪类合用,可导致严重的低血压或休克。

(22) 与二氮嗪合用,可使血糖升高作用增强。

(23) 与甲氧苄啶合用,易发生低钠血症。

(24) 溴丙胺太林可明显增加本药的胃肠道吸收。

【制剂】片剂:每片6.25mg;10mg;25mg;50mg。

【贮法】遮光,密闭保存。

环戊噻嗪 Cyclopenthiazide

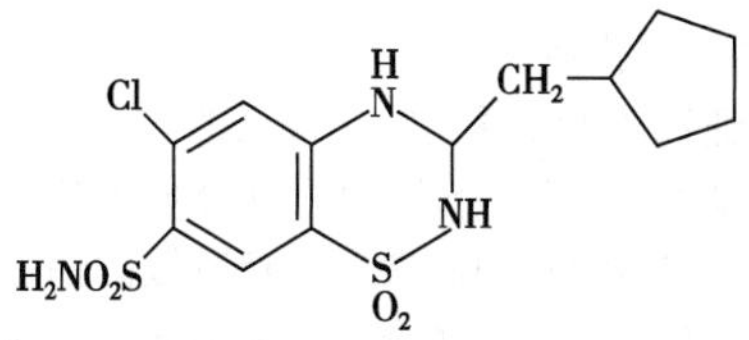

Cl H N CH$_2$ NH H_2NO_2S S O_2

【其他名称】环戊甲噻嗪,环戊氯噻嗪,Navidrex。

【ATC编码】C03AA07

【性状】为白色粉末,无臭,几乎无味;熔点235℃(同时分解)。溶于水(1∶12 000)、乙醇(1∶125)和三氯甲烷(1∶600),溶于丙酮和乙醚。

【药理学】作用同氢氯噻嗪,但利尿效价较其强100倍。服药后1~2小时开始利尿,约12小时达高峰,作用维持24~36小时。

【适应证】用于各种类型水肿，也用于治疗不同类型的高血压。如与其他降压药合用时，可产生协同作用，能减少降压药的用量及其不良反应。

【用法和用量】（1）治疗水肿：成人口服，一次0.25～0.5mg，一日2次。

（2）治疗高血压：口服，一次0.25mg，一日2次，维持量一次0.25mg，一日1次。

【不良反应】同氢氯噻嗪。

【禁忌证】禁用于对本品或其他含磺酰胺类药物过敏者；肝性脑病或有肝性脑病趋势的患者。

【注意】（1）妊娠期妇女及哺乳期妇女不宜使用。

（2）用本品时注意纠正体内电解质的不平衡。

（3）不必忌盐，长期使用者要给予钾盐。

（4）肝肾功能减退、高脂血症、糖尿病、痛风患者慎用。

（5）老年患者应用本品较易发生低血压、电解质紊乱、肾功能损害，故慎用。

【药物相互作用】参见氢氯噻嗪。

【制剂】片剂：每片0.25mg；0.5mg。

【贮法】密闭保存。

苄氟噻嗪[药典(二)] Bendroflumethiazide

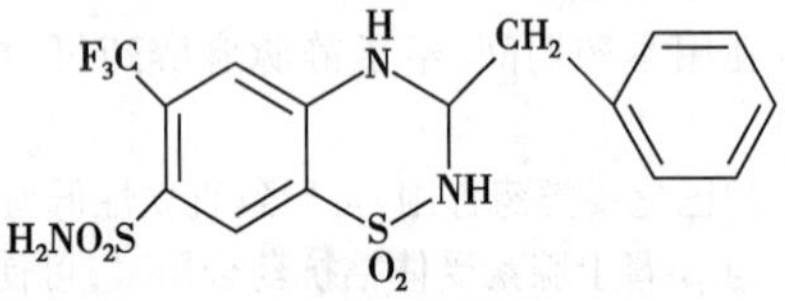

【其他名称】Bendrofluazide，Benuron，Naturetin。

【ATC编码】C03AA01

【性状】为白色或几乎白色结晶性粉末，无臭无味。熔点220℃（分解）。几乎不溶于水、三氯甲烷，溶于乙醇（1∶17）、丙酮（1∶1.5）、乙醚（1∶500）。

【药理学】本品为口服高效噻嗪类利尿药。作用与氢氯噻嗪相似，唯排泄较慢，持续时间较长（约18小时），钾离子和碳酸氢根的排出量较少。

口服吸收迅速完全，血浆蛋白结合率高达94%，服药后1～2小时起作用，为6～12小时达高峰，作用持续时间18小时以上，$t_{1/2}$为8.5小时。绝大部分由肾脏排泄（30%为原形），少量由胆汁排泄。

【适应证】治疗各种水肿，常见的包括充血性心力衰竭、肝硬化腹水、肾病综合征、急慢性肾炎水肿、慢性肾衰竭早期、肾上腺皮质激素和雌激素治疗所致的钠、水潴留。亦可单独或与其他降压药联合应用治疗原发性高血压。另外，还可用于中枢性或肾性尿崩症及肾石症，用于预防含钙盐成分形成的肾结石。

【用法和用量】（1）水肿或尿崩症：成人口服，开始一次2.5～10mg，一日1～2次，或隔日服用，或每周连续服用3～5日。维持阶段则2.5～5mg，一日1次，或隔日1次，或每周连续服用3～5日。小儿口服，开始一日0.4mg/kg或12mg/m²，单次或分2次服用。维持阶段，一日0.05～0.1mg/kg或1.5～3mg/m²。

（2）高血压：成人口服，开始一日2.5～20mg，单次或分2次服，并酌情调整剂量。小儿口服，一日0.05～0.4mg/kg，或1.5～12mg/m²，分1～2次服用，并酌情调整剂量。

【不良反应】与氢氯噻嗪相似。长期使用或易感病人可失钾，导致低钾血症。

【禁忌证】禁用于：①对本品或含磺酰胺基类药物过敏者；②肝性脑病或有肝性脑病趋势的患者；③无尿者。哺乳期妇女不宜使用。

【注意】（1）注意纠正体内电解质的不平衡。

（2）不必忌盐，长期使用者要给予钾盐，或与留钾利尿药合用。

（3）与磺胺类药物、呋塞米、布美他尼、碳酸酐酶抑制剂有交叉过敏反应。

（4）可致糖耐量减低，血糖、尿糖、血胆红素、血钙、血尿酸、血胆固醇、甘油三酯和低密度脂蛋白浓度均升高，血镁、钾、钠及尿钙降低。

（5）下列情况慎用：①无尿或严重肾功能减退者；②糖尿病；③高尿酸血症或有痛风病史者；④严重肝功能损害者，水、电解质紊乱可诱发肝性脑病；⑤高钙血症；⑥低钠血症；⑦红斑狼疮，可加重病情或诱发活动；⑧胰腺炎；⑨交感神经切除术（降压作用加强）；⑩有黄疸的婴儿。

（6）随访检查：①血电解质；②血糖；③血尿酸；④血肌酐，尿素氮；⑤血压。

（7）应从最小有效剂量开始用药，以减少不良反应，减少反射性肾素和醛固酮分泌。

（8）每日用药1次时，应在早晨用药，以免夜间排尿次数增多。间歇用药（非每日用药），能减少电解质紊乱发生的机会。

（9）妊娠期妇女慎用。美国FDA妊娠期用药安全性分级为口服给药C；D（如用于妊娠高血压）。

（10）老年人用药较易发生低血压、电解质紊乱和肾功能损害，故慎用。

【药物相互作用】参见氢氯噻嗪。

【制剂】片剂：每片2.5mg；5mg；10mg。

【贮法】密闭保存。

氯噻酮[药典(二)] Chlortalidone

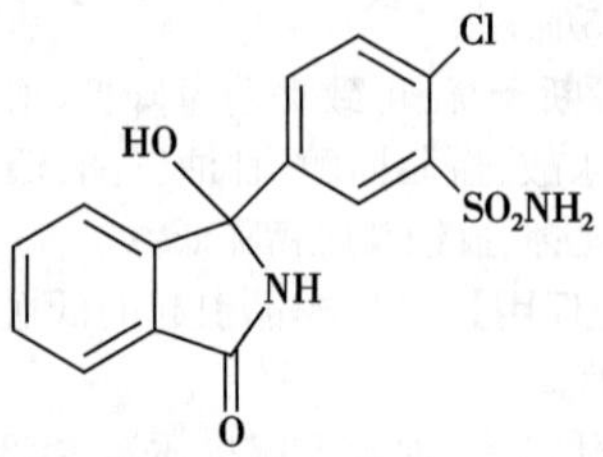

【其他名称】Hygroton。

【ATC编码】C03BA04

【性状】为白色或类白色结晶性粉末，无臭或几乎无臭、无味，熔点224～226℃（分解）。在甲醇或丙酮中溶解，在乙醇中微溶，在水、三氯甲烷或乙醚中几乎不溶。溶于氯化钾溶液。

【药理学】本品作用与噻嗪类利尿药相似,作用机制可能由于增加肾脏对氯化钠的排泄而利尿。主要作用在髓袢升支的皮质部分,但由于运输至远曲小管的钠增加,促进了钠钾交换,致使排钾增多。长期服用会引起低钾血症。本品除有利尿作用外,尚有降压作用,能增强其他降压药的降压作用。据资料报道,本品与氢氯噻嗪相比,降低收缩压的效果更好。

口服吸收慢且不完全,主要与红细胞内碳酸酐酶结合,而与血浆蛋白结合很少。服药后2小时出现利尿作用,8~12小时达血浓度高峰,作用维持时间为24~72小时。$t_{1/2}$为35~50小时。主要以原形从尿中排泄,部分在体内被代谢,由肾外途径排泄,胆道不是主要的排泄途径。

【适应证】用于治疗各种水肿和高血压。

【用法和用量】(1)成人口服,①治疗水肿:开始尽可能选择最小剂量,一次25~50mg,一日1次;或1次100mg,隔日1次。严重者每日或隔日150~200mg。一周连服3日。当肾小球滤过率低于10ml/min时,用药间隔应在24~48小时以上。②高血压:开始剂量12.5~25mg,一日1次。若不能满足要求,可增加至50~100mg,一日1次或隔日1次,但最多不能超过一日100mg。维持剂量视病情而异。增加剂量,可增加尿酸和降低血钾,故长期服用者应补钾。

(2)儿童口服,按体重2mg/kg,一日1次,1周连服3次,并根据疗效调整剂量。

【不良反应】偶见胃肠道反应,轻度眩晕、疲倦。有时会引起高尿酸血症,加重急性痛风发作;出现高血糖和高尿糖,加重糖尿病;可致低钾血症;偶见急性胰腺炎,重症肝病,粒细胞和血小板减少等。

【禁忌证】禁用于:①对本品或其他含磺酰胺基类药物过敏者。②严重肝、肾功能不全者,冠状动脉或脑动脉严重硬化者。③无尿者。

【注意】参见氢氯噻嗪。

【药物相互作用】参见氢氯噻嗪。

【制剂】片剂:每片50mg;100mg。

【贮法】密闭保存。

吲达帕胺〔药典(二);基;医保(甲)〕 Indapamide

【其他名称】寿比山,钠催离,Indamol,Natrilix。

作用与氢氯噻嗪相似,但比后者利尿作用强10倍。其特点兼具利尿与降压作用。其在肾功能损害时大部分从胆汁排出体外,故无积聚作用,可用于慢性肾衰竭,若同时有肝胆功能损害,则禁用。不良反应较噻嗪类轻。余见本书第34章抗血压药。用于:①水肿,口服,一次2.5mg,必要时5mg,一日1次;②降压,一次2.5mg,一日1次,维持量可每2日2.5~5mg。缓释制剂一次1.5mg,一日1次。老年人用量酌减。片剂:2.5mg。胶囊剂:2.5mg。缓释胶囊:1.5mg。

甲氯噻嗪 Methyclothiazide

利尿作用为氢氯噻嗪的10倍。口服2小时起效,6小时血浓度达峰,作用可持续24小时以上。注意事项参见氢氯噻嗪。治疗高血压时一般与降压药合用。用法:成人:①利尿,口服1次2.5~10mg,一日1次;维持量,一日2.5~5mg。②降压,口服1次2.5~5mg,一日1次。儿童:口服一日0.05~0.2mg/kg,一日1次。片剂:2.5mg;5mg。

56.1.1.3 低效能利尿药(留钾利尿药及碳酸酐酶抑制剂)

螺内酯〔药典(二);基;医保(甲)〕 Spironolactone

O
O
O
$SCOCH_3$

【其他名称】安体舒通,螺旋内酯固醇,Antisterone,Aldactone。

【ATC编码】C03DA01

【性状】为白色或类白色的细微结晶性粉末;有轻微硫醇臭。在三氯甲烷中极易溶解,在苯或醋酸乙酯中易溶,在乙醇中溶解,在水中不溶。熔点为203~209℃。

【药理学】本品与醛固酮有类似的化学结构,两者在远曲小管和集合管的皮质段部位起竞争作用,是在细胞质膜的盐皮质激素受体的水平上发生直接的拮抗作用,从而干扰醛固酮对上述部位钠重吸收的促进作用,阻断Na^+-K^+和Na^+-H^+交换,使Na^+、Cl^-和水排泄增多,K^+、Mg^{2+}和H^+排泄减少,故为留钾利尿药。对Ca^{2+}和PO_4^{3-}的作用不定。由于本品仅作用于远曲小管和集合管,对肾小管的其他各段无作用,故利尿作用弱,属于低效能利尿药。另外,本品对肾小管以外的醛固酮靶器官也有作用;对血液中醛固酮增高的水肿患者作用较好,反之,醛固酮浓度不高时则作用较弱。

本品口服后吸收较好,微粒制剂易吸收,生物利用度90%左右,血浆蛋白结合率90%以上,进入体内后80%由肝脏迅速代谢为有活性的坎利酮(canrenone)。后者可透入靶细胞与血浆中的醛固酮受体结合,竞争性地抑制醛固酮的作用。口服后1日左右起效,2~3日达高峰,停药后作用仍可维持2~3日。原形药物和代谢产物可通过胎盘,代谢产物坎利酮可通过乳汁分泌。依服药方式不同,$t_{1/2}$有所差异,每日服药1~2次时平均19小时(13~24小时),每日服药4次时缩短为12.5小时(9~16小时)。无活性的代谢产物主要经肾及部分经胆汁排泄,约有10%以原形从肾脏排泄。

【适应证】①治疗与醛固酮升高有关的顽固性水肿,故对肝硬化和肾病综合征的患者较有效,而对充血性心力衰竭效果较差(除非因缺钠而引起继发性醛固酮增多者外)。也可用于特发性水肿的治疗。单用本品时利尿作用往往较差,故常与噻嗪类、髓袢利尿药合用,既能增强利尿效果,又可防止低血钾。②治疗高血压,可作为原发性或继发性高血压的辅助用药,尤其是应用于有排K^+作用的利尿药时。③原发性醛固酮增多症的诊断与治疗。④低钾血症的预防，与噻嗪类利尿药合用，增强利尿效果并预防低钾血症。

【用法和用量】成人口服。(1)治疗水肿：一日 40 ~ 120mg，分2 ~4 次服用。至少连用5 日后，如疗效满意，继续用原量，或酌情调整剂量。

(2) 治疗高血压：开始每日 40 ~80mg，分2 ~4 次服用，至少2 周，以后酌情调整剂量。本品不宜与血管紧张素转换酶抑制剂合用，以免增加发生高钾血症的机会。

(3) 治疗原发性醛固酮增多症：手术前患者一日用量 100 ~400mg，分2 ~4 次服用。不宜手术的患者，则选用较小剂量维持。

(4) 诊断原发性醛固酮增多症：长期试验，一日400mg，分2 ~4 次服用，连续 3 ~4 周。短期试验，一日 400mg，分 2 ~4次服用，连续4 日。老年人对本药较敏感，开始用量宜偏小。

儿童口服，治疗水肿性疾病，开始一日按体重 1 ~3mg/kg 或按体表面积 30 ~90mg/m^2，单次或分 2 ~4 次服用，连服5 日后酌情调整剂量。最大剂量为一日 3 ~9mg/kg 或 90 ~270mg/m^2。本品有保钾作用，与含钾药合用需慎用。

【不良反应】(1) 常见的有：①高钾血症最为常见，尤其单用药、进食高钾饮食、与钾剂或含钾药物合用及存在肾功能损害、少尿、无尿时。即使与噻嗪类利尿药合用，高钾血症的发生率仍可达 8.6% ~26%，且以心律失常为首发表现，故用药期间必须密切监测血钾和心电图；②胃肠道反应，如恶心、呕吐、胃痉挛和腹泻。尚有报道可致消化性溃疡。

(2) 少见的有：①低钠血症(单独应用时少见，与其他利尿药合用时发生率增高)；②抗雄激素样作用或对其他内分泌系统的影响，长期服用本品可致男性乳房发育、勃起障碍、性功能低下，可致女性乳房胀痛、声音变粗、毛发增多、月经失调、性功能下降；③中枢神经系统表现，长期大量服用本品可发生头痛、嗜睡、精神紊乱、运动失调等。

(3) 罕见的有：①过敏反应，出现皮疹，甚至呼吸困难；②暂时性血浆肌酐、尿素氮升高，主要与过度利尿、有效血容量不足，引起肾小球滤过率下降有关；③轻度高氯性酸中毒；④肿瘤，有报道个别患者长期服用本药和氢氯噻嗪后发生乳腺癌；⑤皮肤溃疡；⑥粒细胞缺乏；⑦系统性红斑狼疮。

【禁忌证】对本品或其他磺酰胺类药物过敏者、高钾血症及肾衰竭者禁用。

【注意】(1) 服用时应注意以下事项：①给药应个体化，从最小有效剂量开始使用，以减少电解质紊乱等不良反应；②如每日给药 1 次，应于早晨给药，以免夜间排尿次数多；③用药前应了解患者血钾浓度(但在某些情况下血钾浓度并不能真正反映体内钾潴留，如酸中毒时钾从细胞内转移至细胞外而易出现高钾血症，酸中毒纠正后血钾浓度即可下降)；④服药期间如出现高钾血症，应立即停药；⑤应于进食时或餐后服药，以减少胃肠道反应，并可能提高本品的生物利用度。

(2) 可通过胎盘，对胎儿的影响尚不清楚，妊娠期妇女不宜使用。

(3) 其代谢物坎利酮可从乳汁分泌，哺乳期妇女慎用。

(4) 老年人较易发生高钾血症及利尿过度，应注意。

(5) 用药期间应注意监测血钾水平。如出现高钾血症，应立即停药。

(6) 在用药过程中切不可盲目使用氯化钾，以免引起钾中毒。

(7) 严重心衰患者使用本品可引起严重或致死性的高钾血症，须监测。

(8) 可引发或加重稀释性低钠血症，尤其对于合用利尿药治疗或高温气候下的水肿性患者。

(9) 失代偿性肝硬化患者使用本品，即使肾功能正常，也可发生高氯性代谢性酸中毒，但可逆转。

(10) 严重呕吐或接受输液的患者，出现水和电解质不平衡的风险增加。

(11) 下列情况慎用：①无尿；②肾功能不全；③肝功能不全，因本品可引起电解质紊乱，诱发肝性脑病；④低钠血症；⑤酸中毒，因本品可加重酸中毒或促发高钾血症；⑥乳房增大或月经失调者。

(12) 干扰下列检验项目：①可干扰用荧光法测定血浆皮质醇的浓度，故取血前 4 ~7 日应停用本品或改用其他测定方法；②服药后血浆肾素浓度升高；③失钠脱水时，血尿素氮及肌酐浓度可升高，尤其是对于肾功能不全者；④可使血清钾、镁升高；⑤尿钙排出可增高，干扰有关钙代谢紊乱疾病的诊断。

【药物相互作用】(1) 本品可与氢氯噻嗪利尿药合用，两者取长补短；本品虽然作用慢、弱，但维持时间较长，被后者作用较快、较强的特点所弥补，而后者的排钾作用被前者所抵消。故此二药合用，疗效增加，不良反应减轻。但要掌握好剂量和用法。

(2) 本品与引起血压下降的药物合用，可增强利尿和降压作用，与此类药物同用时应注意调整剂量。

(3) 治疗剂量的多巴胺可加强本品的利尿作用。

(4) 与下列药物合用时，发生高钾血症的机会增加，如：含钾药物、库存血(含钾 30mmol/L，如库存 10 日以上时含钾可高达 65mmol/L)、血管紧张素转换酶抑制剂、血管紧张素Ⅱ受体拮抗剂、精氨酸、他克莫司、环孢素以及其他留钾利尿药等。

(5) 雌激素能引起水钠潴留，从而减弱本品的利尿作用。

(6) 甘珀酸钠、甘草类制剂具有醛固酮样作用，可降低本品的利尿作用。

(7) 拟交感神经药物降低本品的降压作用。

(8) 肾上腺皮质激素(尤其是具有较强盐皮质激素作用者)及促肾上腺皮质激素，能减弱本品的利尿作用，而拮抗本品的潴钾作用。

(9) 非甾体抗炎镇痛药，尤其是吲哚美辛，能降低本品的利尿作用，且合用时肾毒性增加。

(10) 与锂盐合用，锂排出减少，血锂浓度增高。

(11) 与具有肾毒性药物合用时，肾毒性增加。

(12) 与氯化铵合用时，易发生代谢性酸中毒。

（13）与华法林、双香豆素等抗凝血药合用，降低抗凝作用。

（14）本品可使血糖升高，不宜与降糖类药合用。

（15）本品能使地高辛半衰期延长，可引起中毒。

（16）与葡萄糖胰岛素注射液、碱剂、钠型降钾交换树脂合用，发生高钾血症的机会减少。

（17）与三氧化二砷、氟哌利多、索他洛尔合用，如患者发生低血钾或低血镁，则增加Q-T间期延长风险。

【制剂】片剂：每片4mg，12mg，20mg；胶囊剂：每粒20mg（微粒制剂20mg与普通制剂100mg的疗效相仿）。

螺内酯-噻嗪片（ALDACTAZIDE）：每片含螺内酯25mg、氢氯噻嗪25mg。1次1片，1日1～4次。

【贮法】避光，密闭保存。

依普利酮　Eplerenone

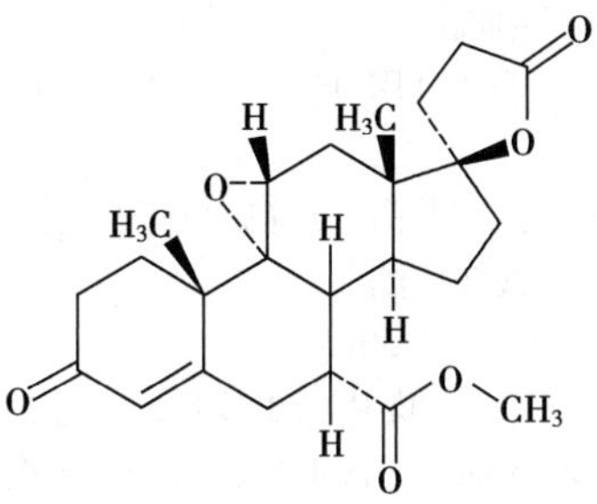

【其他名称】Elperenone，Eplerenone C24H3006，Epoxymexrenone，Inspra，Eplerenone。

【性状】为白色或类白色结晶性粉末，无味。密度：1.31g/m³，熔点：241～243℃，沸点：597.9℃（760mmHg大气压）。

【药理学】本品为选择性醛固酮受体拮抗药。醛固酮是人体内肾素-血管紧张素-醛固酮系统（RAAS）中的重要成分，在心血管系统的生理和病理调节中起重要作用。在病理条件下RAAS被激活，使醛固酮合成和释放增加，可引起：①电解质紊乱，水钠潴留，镁和钾排泄增加；②儿茶酚胺增加，大量醛固酮可阻断心肌对儿茶酚胺的摄取，从而使细胞外儿茶酚胺增多；③增加去甲肾上腺素的摄取；④心肌重构。故体内长期醛固酮增多可致高血压、心力衰竭、心律失常、水肿、蛋白尿和血管损伤的发生和发展。因此，阻断醛固酮与其受体结合，可拮抗醛固酮对血管、心、脑、肾等靶器官的损伤而产生保护作用。本品对于治疗高血压、心力衰竭和心肌梗死有确切的疗效。其突出优点为对联用多种降压药未能控制的重度高血压，加用本品可使血压明显降低，尤其收缩压下降更为显著。对严重心力衰竭和心肌梗死患者，本品与血管紧张素转换酶抑制剂（ACEI）和β-受体拮抗剂联用可提高生活质量，降低死亡率。本品抗肾上腺盐皮质激素受体的活性是螺内酯的2倍，而对雄激素和黄体受体的亲和力比螺内酯低，故对性激素的影响较螺内酯小，不良反应较少，耐受性好。

本品口服吸收好，食物不影响其吸收。口服后1.5小时达血药峰浓度，蛋白结合率为50%，$t_{1/2}$为4～6小时。肾功能不全者的血药峰浓度和药时曲线下面积有所增加，透析不能清除。在体内主要受肝细胞CYP3A4酶代谢，其中2/3由肾脏排除，1/3由粪便排出体外。

【适应证】可用于治疗高血压、心力衰竭和心肌梗死。

【用法和用量】成人口服：①高血压：开始一次50mg，一日1次，一般4周达最佳降压效果；根据需要可增至一日100mg，分2次服用。②心力衰竭和心肌梗死：起始剂量为一次25mg，一日1次，4周内逐渐加至一次50mg，一日1次。

【不良反应】较常见的有高钾血症、腹泻、血清氨基转移酶升高、眩晕、肌酐轻度升高、咳嗽、乏力及流感样症状等。偶见男性乳房发育、乳房疼痛等。

【禁忌证】（1）对本品过敏者。

（2）严重肾功能损害者。

（3）高钾血症（>5.5mmol/L）。

（4）伴有微量蛋白尿的2型糖尿病和（或）高血压患者。

【注意】（1）应用本品期间应注意电解质尤其是血钾的监测。肾功能减退者、伴有肾功能损害的心肌梗死后心衰患者或糖尿病患者（尤其有蛋白尿者）出现高钾血症的风险增高。如出现高钾血症宜停药。

（2）妊娠期应慎用本品。

（3）哺乳期应用本品不能排除对乳儿造成危险。

（4）目前尚未确定本药在儿童中使用的安全性和有效性。

（5）轻、中度肝功能损害者无须调整起始剂量。

【药物相互作用】（1）与血管紧张素转换酶抑制剂（ACEI）、血管紧张素Ⅱ受体拮抗药（AⅡR）、β-受体拮抗药联用，可增加降压作用且对心力衰竭有协同作用。与ACEI联用可致血钾升高，应加用排钾利尿药。

（2）禁止与强效CYP3A4酶抑制药（如克拉霉素、伊曲康唑、奈法唑酮、奈非那韦、利托那韦等）合用。

（3）与中效CYP3A4酶抑制药（如氟康唑、维拉帕米、红霉素、沙奎那韦等）合用时，本药剂量应减半，并应加强对血钾和肌酐的监测。

（4）与CYP3A4酶诱导剂（如卡马西平、苯巴比妥、苯妥英、利福平等）合用可使本药的血浆浓度降低。

（5）禁止与补钾药或其他留钾利尿药合用，如钾盐、阿米洛利、螺内酯、氨苯蝶啶等。

【制剂】片剂：每片25mg；50mg。

【贮法】密闭保存。

氨苯蝶啶〔药典（二）；基；医保（甲）〕　Triamterene

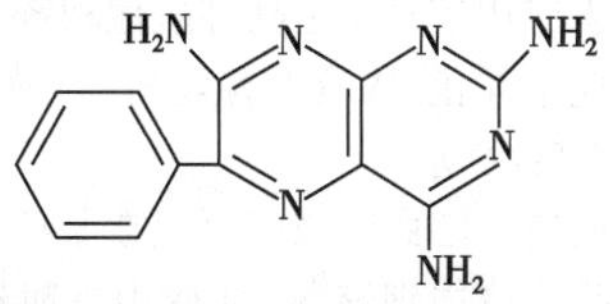

【其他名称】三氨蝶啶，Dyrenium，Urocaudol，Pterofen。

【ATC编码】C03DB02

【性状】为黄色结晶性粉末，无臭或几无臭，无味。在水、乙醇、三氯甲烷或乙醚中不溶，在冰醋酸中极微溶，在稀无机酸中几乎不溶，可溶于甲酸(1∶30)。本品的酸溶液显示蓝色荧光。

【药理学】本品为留钾利尿药，其保钾排钠作用与螺内酯相似，但其作用机制与后者不同。它不是醛固酮拮抗剂，而是直接抑制肾脏远曲小管和集合管的 Na^+ 进入上皮细胞，进而改变跨膜电位，而减少 K^+ 的分泌；Na^+ 的重吸收减少，从而使 Na^+、Cl^- 及水排泄增多，而 K^+ 排泄减少。作用较迅速，但较弱，属低效能利尿药，其留钾作用弱于螺内酯。

本品口服吸收迅速，但不完全，生物利用度约 50%。血浆蛋白结合率 40% ~70%。口服后 2 小时起效，t_{max} 为 6 小时，作用持续 12 ~16 小时。$t_{1/2}$ 为 1.5 ~2 小时，但无尿者的 $t_{1/2}$ 显著延长，可达 10 小时以上。本品在肝脏代谢，原形和代谢物主要由肾脏排泄，少部分经胆道排出。动物实验显示，本品可透过胎盘并分泌到乳汁中。

【适应证】用于治疗各类水肿，如心力衰竭、肝硬化及慢性肾炎引起的水肿或腹水，以及糖皮质激素治疗过程中发生的水钠潴留。常与留钾利尿药合用。亦用于对氢氯噻嗪或螺内酯无效的病例。

【用法和用量】口服：成人，开始 1 次 12.5 ~50mg，一日 2 次，餐后服，最大剂量每日不宜超过 300mg。维持阶段可改为隔日疗法。与其他利尿药合用时，两者均应减量。

儿童，开始一日按体重 2 ~ 4mg/kg 或按体表面积 120mg/m^2，分 2 次服，每日或隔日疗法。以后酌情调整剂量。最大剂量不超过每日 6mg/kg 或 300mg/m^2。

【不良反应】①大剂量长期使用或与螺内酯合用，可出现血钾过高现象，停药后症状可逐渐消失(如症状严重可作相应处理)，也可出现高尿酸血症，电解质失衡；②长期应用可使血糖升高；③可见胃肠道反应(如恶心、呕吐、胃痉挛、轻度腹泻)、低钠血症、头痛、头晕、嗜睡、软弱、口干及皮疹、光敏反应等；④偶见肝损害；⑤罕见：过敏反应，如皮疹、呼吸困难；血液系统损害，如粒细胞减少症、血小板减少性紫癜、巨幼细胞贫血(干扰叶酸代谢)；肾结石等。

【禁忌证】对本品过敏者，高钾血症，严重肝、肾功能不全者禁用。

【注意】(1) 服药后多数患者出现淡蓝色荧光尿。

(2) 下列情况慎用：①肝、肾功能不全；②糖尿病；③低钠血症；④酸中毒；⑤高尿酸血症或有痛风史者；⑥肾结石或有此病史者；⑦哺乳期妇女；⑧酸碱不平衡；⑨电解质不平衡。

(3) 妊娠期妇女不宜使用。

(4) 老年人应用较易发生高钾血症和肾损害。

(5) 给药应个体化，从最小有效剂量开始使用，以减少电解质紊乱等不良反应。

(6) 用药前应了解血钾浓度。但在某些情况下血钾浓度并不能真正反映体内钾潴留，如酸中毒时钾从细胞内转移至细胞外而易出现高钾血症，酸中毒纠正后血钾浓度即可下降。

(7) 应于进食时或餐后服用，以减少胃肠道反应，并可能提高生物利用度。

(8) 对诊断的干扰：①因与奎尼丁有相同的荧光光谱，可干扰奎尼丁的血浓度测定结果；②使下列测定值升高：血糖(尤其是糖尿病患者)、血肌酐和尿素氮(尤其是有肾功能损害时)、血浆肾素、血钾、血镁、血尿酸及尿尿酸排泄量；③使血钠下降；④尿钙排出可增高，干扰有关钙代谢紊乱疾病的诊断。

【药物相互作用】本品基本同螺内酯。此外尚有以下情况出现：

(1) 因本品可使血尿酸升高，与噻嗪类和袢利尿药合用时可进一步使血尿酸升高，故应与治疗痛风的药物合用。

(2) 与氯磺丙脲合用，可导致严重低钠血症。

(3) 与降糖药合用可使血糖升高，后者剂量应适当加大。

(4) 与甲氨蝶呤合用，对二氢叶酸还原酶的抑制作用相加，可出现骨髓抑制。

(5) 与吲哚美辛合用，可发生可逆性急性肾衰，应避免同时应用。

(6) 为避免血钾升高，应避免与其他潴钾利尿药合用。

(7) 其余参阅螺内酯。

【制剂】片剂：每片 50mg。

氨苯蝶啶-氢氯噻嗪片(DLAZIDE)：每片含氨苯蝶啶 50mg、氢氯噻嗪 25mg。一次 1 片，一日 1 ~4 次。

【贮法】密闭保存。

阿米洛利〔药典(二)；医保(乙)〕 Amiloride

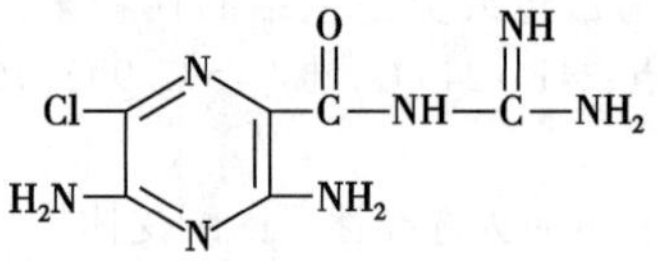

【其他名称】盐酸阿米洛利，氨氯吡咪，Amipromizide，Guanamprazine，Midamor，MK-870。

【ATC 编码】C03DB01

【性状】用其盐酸盐，为淡黄色或黄绿色粉末，无臭或几无臭，味苦。在沸水中溶解，在水中微溶，在乙醇中极微溶，在三氯甲烷或乙醚中几乎不溶。

【药理学】本品作用部位及作用机制与氨苯蝶啶相似，在肾的远曲小管及集合管皮质段抑制 Na^+ 和 Cl^- 的重吸收，增加 Na^+ 和 Cl^- 的排出，起利尿作用；同时抑制 Na^+-K^+ 和 Na^+-H^+ 的交换，使 K^+、H^+ 分泌减少，有留钾作用，但并非通过拮抗醛固酮而起作用。本药还使 Ca^{2+} 和 Mg^{2+} 排泄减少。其利尿作用比氨苯蝶啶强，为目前排钠留钾利尿药中作用最强者。40mg 的本品与 200mg 氨苯蝶啶的利尿作用相当。

本品吸收差，仅为 15% ~20%；空腹可使吸收加快，但吸收率并不明显增加。生物利用度约为 50%。单次口服显效时间为 2 小时，t_{max} 为 3 ~4 小时，有效持续时间为 6 ~10 小时。血浆蛋白结合率很低，在体内不被代谢。$t_{1/2}$ 为 6 ~9 小时。约 50% 经肾脏排泄，40% 左右随粪便排出。

【适应证】本品同氨苯蝶啶，主要用于治疗水肿性疾病，亦可用于难治性低钾血症的辅助治疗。氨苯蝶啶和螺内酯均大部分经肝脏代谢，当肝功能严重损害时，剂量不易控制，此时则可应用不经肝脏代谢的本品。另外，本品可增加氢氯噻嗪和依他尼酸等利尿药的作用，并减少钾的丢失，故一般不单独应用。

【用法和用量】口服：开始一次2.5～5mg，一日1次；必要时可增加剂量，但每日不宜超过20mg。

【不良反应】单独使用时，高钾血症较常见，偶尔引起低钠血症，高钙血症，轻度代谢性酸中毒，胃肠道反应（如恶心、呕吐、腹痛、腹泻或便秘），头痛，头晕，性功能下降，过敏反应（表现为皮疹，甚至呼吸困难）。也有关于发生直立性低血压的报道。

【禁忌证】对本品过敏、严重肾功能减退、高钾血症者、保钾治疗（使用保钾药或补充钾）者禁用。

【注意】（1）老年人应用较易出现高钾血症和肾损害等，用药期间应密切观察。儿童用药尚不明确。

（2）本品可能引起胎盘出血和胎儿营养不良，故妊娠期妇女慎用。有证据显示该药可改变乳汁的分泌与组成。哺乳期妇女不用为宜。

（3）下列情况慎用：①少尿；②肾功能损害；③糖尿病；④代谢性或呼吸性酸中毒和低钠血症；⑤电解质失衡和BUN增加。

（4）对诊断的干扰，可使下列测定值升高：血糖（尤其是糖尿病患者）、血肌酐、尿酸和尿素氮（尤其是老年人和已有肾功能损害者）、血钾、血镁及血浆肾素浓度。血钠浓度下降。

（5）用药前应监测血钾浓度（但在某些情况下血钾浓度并不能真正反映体内钾潴量，如酸中毒时钾从细胞内转移至细胞外而易出现高钾血症，酸中毒纠正后血钾浓度即可下降）。长期应用本品的患者应定期检查钾、钠、氯浓度水平。

（6）其他见螺内酯。

【药物相互作用】（1）与含碘对比剂合用，可增加急性肾功能不全的危险，因此在给予对比剂之前应补足水分。

（2）与他克莫司合用，易发生致死性高钾血症，尤其是肾功能不全者，避免合用。

（3）与吲哚美辛合用，可发生可逆性急性肾衰竭，避免同时应用。

（4）与含钾药物或其他留钾利尿药合用，可增加高钾血症的发生机会。

（5）与抗精神病药物合用，可增加发生直立性低血压的风险。

（6）与其他药物相互作用参阅螺内酯。

【制剂】片剂：每片含2.5mg；5mg。

复方盐酸阿米洛利片（武都力，MODRETIC）：每片含阿米洛利2.5mg，氢氯噻嗪25mg。一次1～2片，一日1次，必要时一日2次，早晚各1次，与食物同服。

复方呋塞米片（福洛必，FLB）：每片含阿米洛利2.5mg，呋塞米20mg。一次1片，一日1次（晨服为佳），必要时可增至每日2片。

【贮法】避光，密闭保存。

乙酰唑胺〔药典(二)；基；医保(甲)〕 Acetazolamide

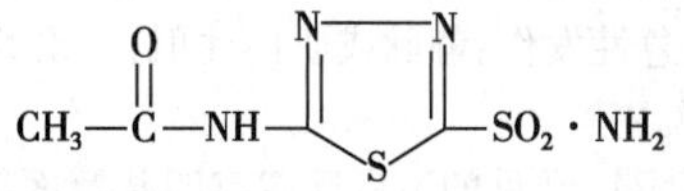

$$CH_3-\overset{O}{\overset{\|}{C}}-NH-\text{(1,3,4-thiadiazol-2,5-diyl)}-SO_2\cdot NH_2$$

【其他名称】醋唑磺胺，醋氮酰胺，Diamox。

【ATC编码】S01EC01

【性状】为白色针晶或结晶性粉末；无臭，味微苦。在沸水中略溶，在水或乙醇中极微溶，在三氯甲烷或乙醚中几乎不溶，在氨溶液中易溶。熔点为256～261℃。

【药理学】本品为碳酸酐酶抑制剂。在肾小管上皮细胞、胃黏膜、胰腺细胞、眼睫状体上皮细胞、红细胞和中枢神经细胞中均有碳酸酐酶的分布。该酶的主要功能是促进CO_2和H_2O结合为碳酸，并使碳酸再解离为H^+与HCO_3^-。当碳酸酐酶的功能被抑制时，任何需要H^+和HCO_3^-大量而连续供应的功能活动均受到影响，如：①肾小管近曲小管内的碳酸酐酶被抑制，H^+的产生减少，H^+与Na^+的交换减慢，Na^+重吸收减少，Na^+、H_2O与重碳酸盐排出增加，因而产生利尿作用，排出碱性尿。但本品利尿作用很弱，且长期服用会导致耐受性的发生，故目前很少单独用于利尿，然而，它对于伴有水肿的子痫患者则有良好的利尿降压作用。②眼内各部组织（如睫状体、视网膜、晶体）均有碳酸酐酶的存在，患青光眼时，睫状体上皮内碳酸酐酶的活性增高，眼压上升。本品抑制睫状体上皮细胞内碳酸酐酶的活性，使HCO_3^-生成减少，从而减少房水生成，使眼压下降。

本品具有类似磺胺结构，口服吸收良好。服药后30分钟即能影响尿液的pH，1～1.5小时开始降低眼压，t_{max}为2～4小时，作用持续8～12小时。$t_{1/2}$约为3～6小时。绝大部分药以原形由肾小管分泌，服用量的80%在8～12小时内排出，24小时可完全排尽。

【适应证】用于降眼压治疗各型青光眼、心脏性水肿、脑水肿，亦用于癫痫小发作。

【用法和用量】（1）青光眼：一般口服给药，①开角型青光眼，首量0.25g，一日1～3次。维持量根据患者对药物的反应而定，尽量使用较小剂量使眼压得到控制，一般1次0.25g，一日2次就可使眼压控制在正常范围。②继发性青光眼和手术前降眼压，一次0.25g，一般一日2～3次。③闭角型青光眼急性发作，首次0.5g，以后一次0.125～0.25g，一日2～3次维持。④青光眼急性发作时的抢救或某些恶心、呕吐不能口服的患者，可静脉或肌内注射本品。将本品0.5g溶于5～10ml灭菌注射用水静脉注射，或溶于2.5ml灭菌注射用水肌内注射；也可静脉注射0.25g和肌内注射0.25g交替使用。对于一些急性发作的青光眼患者，可在2～4小时内重复上述剂量，但继续治疗则应根据患者情况改为口服给药。

（2）脑水肿：口服，一次0.25g，一日2～3次。

（3）心源性水肿：口服，一次0.25～0.5g，一日1次，早餐后服用药效最佳。

（4）癫痫小发作：其作用可能与抑制脑组织中的碳酸

酐酶有关。口服，一次 0.5 ~ 1g，一日 1 次。与其他药物合用时则不超过 0.25g。

儿童：①青光眼：口服，一日 5 ~ 10mg/kg，分 2 ~ 3 次服用；②青光眼急性发作：静脉或肌内注射，一次 5 ~ 10mg/kg，每 6 小时 1 次。

【不良反应】常见的不良反应有四肢及面部麻木感、嗜睡等，偶见激动、口渴、头痛、运动失调、耳鸣及胃肠道症状（恶心、食欲缺乏、消化不良）。长期使用，可致高氯血症性酸中毒、低钾血症；也有关于粒细胞减少、肾结石的报道。眼部局部不良反应较少，包括暂时性药物性近视、睫状体水肿引起晶状体-虹膜隔前移所致的晶状体前移和前房变浅。

【禁忌证】禁用于：①对本品或其他碳酸酐酶抑制药、磺胺类药、噻嗪类利尿药过敏者；②肾上腺功能衰竭及肾上腺皮质功能减退者（艾迪生病）；③酸中毒、肝肾功能不全及肝硬化者，特别是有肝性脑病患者；④有尿道结石、菌尿和膀胱手术者；⑤严重糖尿病者（本品可增高血糖和尿糖浓度）。

【注意】（1）因具有磺胺类似结构，对磺胺过敏者也可对本品过敏。

（2）可引起肾脏并发症，如肾绞痛、结石症、磺胺尿结晶等。为预防其发生，除按磺胺类药物预防原则外，尚需加服钾盐、镁盐等。高钙尿患者应进低钙饮食。

（3）长期服用需同时加服钾盐，以防血钾过低。

（4）慢性闭角型青光眼不宜长期使用本品，以免造成眼压已经被控制的假象，而延误恰当的手术时机。

（5）前房积血引起的继发性青光眼要慎用本品，因本品会引起红细胞的镰状化变性，堵塞房角，使眼压更高。

（6）肺心病、心力衰竭、代谢性酸血症以及伴有低钾血症的水肿患者及妊娠和哺乳期妇女，均不宜用。老年人和小儿均慎用，在确定有应用指征时，应权衡利弊后决定是否使用。

（7）可增高血糖和尿糖的浓度，故糖尿病患者慎用。

（8）使用本品 6 周以上要定期检查血常规、尿常规、水和电解质平衡状态。

（9）可干扰以下检验结果：①血氨浓度、血清胆红素、尿胆素原、血浆氯化物的浓度可增高，血钾浓度可降低；②在尿蛋白测定中，由于尿碱化，可造成如溴酚蓝试验假阳性结果；③对尿 17-羟类固醇测定，因干扰 Glenn-Nelson 法的吸收，可产生假阳性结果；④血糖和尿糖测定：浓度均可增高，非糖尿病患者不受影响。

【药物相互作用】（1）口服本品和拉坦前列腺素滴眼有相加作用。

（2）在口服本品的同时服用等量或二倍量的碳酸氢钠，能够减轻患者的感觉异常和胃肠道症状，还能缓冲电解质失衡，减轻酸中毒和低钾血症的发生。

（3）本品与枸橼酸钾合用，不仅能控制眼压，而且能防止尿结石的发生和复发。

（4）与甘露醇或尿素联合应用，在增强降眼压作用的同时可增加尿量。

（5）与缩瞳药同时应用，可使本品作用增强（因本品使眼内压降低所致）。

（6）与促皮质激素、糖皮质激素、盐皮质激素合用，可导致严重低血钾，并造成骨质疏松。在与上述药物合用时，应注意监测血钾的浓度及心脏功能。

（7）与洋地黄苷类药物合用，可提高洋地黄的毒性，发生低钾血症。

（8）与抗糖尿病药（如胰岛素）联合应用，可减少低血糖反应，但因本品可造成高血糖和尿糖，故应调整剂量。

（9）不宜与排钾利尿药（如噻嗪类）合用，以免增加低钾血症的发生。

（10）可减少锂盐在近曲小管的重吸收，降低锂的血浓度。

（11）钙、碘及广谱抗生素可增强碳酸酐酶的活力而减弱本品的作用。

（12）与苯巴比妥、卡马西平或苯妥英联合应用，可使骨软化发病率上升。

（13）不宜与氯化铵合用，因氯化铵为酸性盐，可减弱本品的效力。

（14）勿与奎尼丁并用，因在碱性尿中增加奎尼丁在肾小管的再吸收量，使奎尼丁的血浓度增高，增强奎尼丁的毒性。

（15）本品使尿液碱化后，可使水杨酸类及呋喃妥因、诺氟沙星、巴比妥、磺胺等弱酸性药物排泄增多，影响疗效。

（16）本品与苯丙胺、抗 M 胆碱药，尤其是和阿托品等合用时，由于形成碱尿，本品排泄减少，会使不良反应加重或时间延长。

【制剂】片剂：每片 0.25g。注射液：每支 1g(2ml)；2.5g(5ml)；5g(10ml)。注射用乙酰唑胺：每支 500mg。

【贮法】避光，密闭保存。

双氯非那胺[药典(二)] Diclofenamide

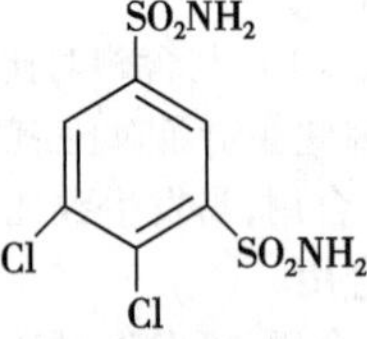

【其他名称】双氯磺酰胺，Dichlorophenamide，Daranide，Oratrol。

【ATC 编码】S01EC02

【性状】为白色或几乎白色结晶性粉末；几无臭，味微苦。几不溶于水和三氯甲烷，溶于乙醇和碱性溶液。熔点为 238 ~ 242℃。

【药理学】本品为碳酸酐酶抑制剂，使肾脏排泄钠、钾及重碳酸根离子增加，产生碱性尿，而具有利尿作用。本品较乙酰唑胺的作用缓慢。因其化学结构中含有两个磺酰胺基团，故对碳酸酐酶的抑制作用较强。本品 50mg 的疗效与 250mg 乙酰唑胺相当。本品可减少 39% 的房水生成量，从而使眼压下降。但本品没有增加房水排除功能。除可抑制 Na^+、K^+ 的再吸收外，亦可增加 Cl^- 的排出，故代谢性酸血症的发生较慢。

本品口服后0.5～1小时眼压开始下降，2～4小时作用达高峰，持续6～12小时。余同乙酰唑胺。

【适应证】可用于治疗肺功能不全并发的呼吸性酸中毒。由于本品能抑制眼睫状体细胞中的碳酸酐酶，使房水生成减少而降低眼压，故可用于治疗各型青光眼（开角型、闭角型及继发性青光眼），尤其适用于对乙酰唑胺有耐药性的患者。

【用法和用量】（1）治疗青光眼：口服，首次100～200mg，以后每隔12小时100mg，直到效果明显时改用维持量：一次25～50mg，一日2～3次。一个疗程约2个月。

（2）治疗呼吸性酸中毒：口服，一次50～100mg，一日2次。

【不良反应】本品常见的不良反应同乙酰唑胺，但其全身不良反应发生率和严重程度较乙酰唑胺大，主要有：眩晕、畏食、恶心、嗜睡、耳鸣、倦怠、舌感觉异常、手足麻木等。

【禁忌证】禁用于：①肝、肾功能不全致低钠血症、低钾血症、高氯性酸中毒患者；②肾上腺功能衰竭和肾上腺皮质功能减退（艾迪生病）者；③肝性脑病患者；④对本品过敏者。

【注意】（1）疗程不宜过长，以免引起代谢性酸血症及低钾血症。

（2）肝、肾功能不全者、糖尿病患者慎用。

（3）酸中毒及与食物同服可减少胃肠道反应。

（4）余见乙酰唑胺。

【药物相互作用】参见乙酰唑胺。

【制剂】片剂：每片25mg；50mg。

醋甲唑胺 Methazolamide

【其他名称】尼日克司，甲氮酰胺，Neptazane。

为碳酸酐酶抑制剂，作用同乙酰唑胺，起效较慢，但较缓和而持久。其优点是剂量和不良反应均较小。主要用于青光眼，适用于不能耐受乙酰唑胺的患者。最大作用出现于服药后6～8小时，持续10小时以上。注意事项参阅乙酰唑胺不良反应，类似乙酰唑胺，但较轻。用法：成人口服初始用药时，一次25mg，一日2次，早晚饭后各服1次。如用药后降眼压效果不理想，每次剂量可加为50mg，一日2次。片剂：每片25mg；50mg。

56.1.1.4 成酸性盐

最常用的成酸性盐为氯化铵。其他如硝酸铵和氯化钙的利尿效应较差，故一般不用。

服用氯化铵后，其阳离子（NH_4^+）在肝脏内转化为尿素，导致细胞外液中 Cl^- 增多，取代 HCO_3^-，后者生成碳酸，在肾小管内形成 CO_2 和水，其结果是血液中的缓冲体系 HCO_3^-/H_2CO_3 的比值改变，引起代谢性酸血症。细胞外液中过剩的 Cl^- 通过肾小球滤过，小管液中的 Cl^- 浓度也增多，除部分被再吸收外，大量未被再吸收的 Cl^- 携带阳离子（主要是 Na^+）和水排出体外，而引起利尿作用。肾小管对代谢性酸血症的反应，是增加氨（NH_3）的形成和 Na^+-H^+ 交换机制的活跃，H^+ 和 NH_3 结合生成 NH_4^+，与 Cl^- 排出体外。此时，代谢性酸血症得到纠正，细胞外液过剩的 Cl^- 随同 NH_4^+ 排出，细胞外液中主要的阳离子 Na^+ 通过 Na^+-H^+ 交换和肾小管再吸收机制又回到细胞外液，至此，氯化铵的利尿作用消失。故成酸性盐的利尿作用在初服后24小时内最为明显，继续服用则其作用锐减甚至无效。

本品需大量服用，每日8～12g，分数次在进餐时服用。因其对胃黏膜有刺激性，易引起恶心和呕吐。对肝脏病患者可能引起肝性脑病。肾功能不全时应禁用。一般与其他利尿药配伍，以发挥协同作用。本品不单独应用。

56.1.1.5 黄嘌呤类化合物

黄嘌呤类化合物有咖啡因、茶碱和可可碱。其中，茶碱的利尿作用较为明显。茶碱的利尿机制为：①抑制肾小管对 Na^+ 和 Cl^- 的再吸收，在远曲小管部位由于代偿性 Na^+-K^+ 交换增加，故 K^+ 的排出亦增加。②增强心肌收缩力，因而心排血量、肾血流量和肾小球滤过率亦增加而产生利尿。但茶碱对肾小管转运机制的直接作用不在髓袢段，故其利尿作用十分微弱，而茶碱通过兴奋心脏的间接的利尿作用对具有健康心脏的水肿患者也是十分微弱的，只有当心脏功能代偿不全时，才能显现其利尿效应。故茶碱主要用于心脏性水肿。通常是应用其可溶性盐氨茶碱，还可应用利尿素（diuretine，为含有等量的可可碱及水杨酸钠的制剂）。

56.1.2 脱水药

脱水药也称渗透性利尿药，是一种非电解质类物质。它们在体内不被代谢或代谢较慢，但能迅速提高血浆渗透压，无药理活性，很容易从肾小球滤过，在肾小管内不被重吸收或吸收很少，能提高肾小管内渗透压。由于上述特性，临床上可以使用足够大量，以显著增加血浆渗透压、肾小球滤过率和肾小管内液量，产生利尿脱水作用。这些药物在相同浓度时，分子量越小，所产生的渗透压越高，脱水能力也越强。属于本类的药物有：甘露醇、山梨醇、异山梨醇、尿素、甘油、高渗葡萄糖、甘油果糖等。目前临床常用的为甘露醇。关于甘油和高渗葡萄糖，已分别在本书“第45章泻药和止泻药”和“第72章调节水、电解质和酸碱平衡用药”详细介绍，本章只做简要介绍。山梨醇、尿素等因其不良反应较大，几乎不再使用。

甘露醇〔药典(二);基;医保(甲、乙)〕 Mannitol

```
        H   H   OH  OH
        |   |   |   |
HOCH2—C———C———C———C—CH2OH
        |   |   |   |
        OH  OH  H   H
```

【其他名称】Manita，Osmitrol。

【ATC编码】A06AD16

【性状】为白色结晶性或结晶性粉末；无臭，稍有甜味。易溶于水（1∶6），溶于甘油（1∶18），略溶于乙醇，在乙醚中几乎不溶。熔点为166～170℃。其5.07%水溶液与血液等渗。

【药理学】本品为单糖，在体内不被代谢。经肾小球滤过在肾小管内甚少被重吸收，起到渗透性利尿作用。其高渗溶液(20%)，静脉滴注后具有使组织脱水和利尿作用。①组织脱水作用：静脉滴注本品后，由于不易由毛细血管渗入组织，因而提高了血浆胶体渗透压，导致组织(包括眼、脑、脑脊液等)细胞内水分向细胞外转运，从而使组织脱水，减轻水肿，降低眼压、颅内压以及脑脊液容量和压力。②利尿作用：本品利尿作用机制分为两个方面，一为可增加血容量，并促进前列腺素(PGI_2)分泌，从而扩张肾血管，增加肾血流量(包括肾髓质血流量)；肾小球入球小动脉扩张，肾小球毛细血管压升高，皮质肾小球滤过率升高。二为可自肾小球滤过后极少(10%)由肾小管重吸收，故提高肾小管内液渗透压，减少肾小管对水及 Na^+、Cl^-、K^+、Ca^{2+}、Mg^{2+} 和其他溶质的重吸收，导致水和电解质经肾脏排出体外。过去认为本品主要作用于近端小管，但近年来发现，本品影响髓袢对水、Na^+ 的重吸收较近端小管显著。其原因可能是由于肾髓质血流量增加，髓质内尿素和 Na^+ 流失增多，从而破坏了髓质渗透压梯度差。另外，除上述作用外，由于输注甘露醇后肾小管液流量增加，当某些药物或毒物中毒时，这些物质在肾小管内浓度下降，对肾脏的毒害作用减小，而且经肾脏排泄加快。

口服吸收很少，静脉滴注后迅速进入细胞外液而不进入细胞内。其利尿作用，于静脉滴注后0.5~1小时出现，约维持3小时；其降低眼压和颅内压作用，于静脉滴注后15分钟内出现，t_{max} 为30~60分钟，维持4~8小时。在体内几乎不被代谢，仅一小部分在肝内转为糖原，大部分以原形从尿中排出。$t_{1/2}$ 约为1.5小时，但当急性肾衰竭时可延长至6小时。肾功能正常时，静脉滴注甘露醇100g，3小时内80%经肾脏排出。

【适应证】①治疗各种原因引起的脑水肿，降低颅内压，防止脑疝；②降低眼压：当在应用其他降眼压药无效或青光眼的术前准备时应用；③预防急性肾小管坏死：在大面积烧伤、严重创伤、广泛外科手术时，常因肾小球滤过率降低及血容量减少而出现少尿、无尿，极易发生肾衰竭，应及时用本品预防；④作为其他利尿药的辅助药，治疗某些伴有低钠血症的顽固性水肿(因本品排水多于排钠，故不适用于全身性水肿的治疗)、肾病综合征、肝硬化腹水，尤其是伴有低蛋白血症时；⑤鉴别肾前性因素或急性肾衰竭引起的少尿；⑥对于因某些药物过量或毒物引起的中毒，可促进上述物质的排泄，防止肾毒性；⑦术前肠道准备；⑧作冲洗剂，应用于经尿道内作前列腺切除术。

【用法和用量】成人：

(1)利尿：静脉滴注，按体重1~2g/kg，一般为20%溶液250ml，并调整剂量使尿量维持在每小时30~50ml。

(2)脑水肿、颅内高压和青光眼：静脉滴注，按体重1.5~2g/kg，配成15%~20%浓度于30~60分钟内滴完(当病人衰弱时，剂量可减为0.5g/kg)。

(3)预防急性肾小管坏死：先给予12.5~25g，10分钟内静脉滴注，若无特殊情况，再给50g，于1小时内静脉滴注，若尿量能维持在每小时50ml以上，则可继续应用5%溶液静脉滴注；若无效则立即停药。同时需注意补足血容量。

(4)鉴别肾前性少尿和肾性少尿：按体重0.2g/kg，以20%浓度于3~5分钟内静脉滴注。如用药2~3小时以后每小时尿量仍低于30~50ml/h，最多再试用1次，若仍无反应则应停药。心功能减退或心力衰竭者，慎用或不宜使用。

(5)药物或毒物中毒：50g以20%溶液静脉滴注，调整剂量使尿量维持在每小时100~500ml。

(6)术前肠道准备：口服，于术前4~8小时以10%溶液1000ml于30分钟内口服完毕。

儿童：(1)利尿：按体重0.25~2g/kg，或按体表面积60g/m²以15%~20%溶液于2~6小时内静脉滴注。

(2)治疗脑水肿、颅内高压和青光眼：按体重1~2g/kg，或按体表面积30~60g/m²以15%~20%溶液于20~60分钟内静脉滴注。患儿衰弱时剂量减至0.5g/kg。

(3)鉴别肾前性少尿和肾性少尿：按体重0.2g/kg，或按体表面积6g/m²以15%~20%溶液静脉滴注3~5分钟。如用药后2~3小时尿量无明显增多，可再用一次。如仍无反应则不再使用。

(4)治疗药物，毒物中毒：按体重2g/kg，或按体表面积60g/m²以5%~10%溶液静脉滴注。

【不良反应】①常见的为水和电解质紊乱。由于快速大量静脉滴注可引起体内甘露醇积聚，血容量大量迅速增多，导致心力衰竭(尤其有心功能损害时)、稀释性低钠血症，偶可致高钾血症。②静脉滴注速度过快，可致口干、口渴、恶心、呕吐、头痛、眩晕、视力模糊、寒战、发热、心动过速、胸痛、尿潴留、脱水等。③大剂量久用，可引起肾小管损害，称为渗透性肾病(或称甘露醇肾病)，常见于老年肾血流量减少及低钠、脱水患者。临床表现少尿、血尿、无尿等，甚至急性肾功能衰竭(罕见)。④偶尔可出现过敏反应，如皮疹、荨麻疹，极个别病例在静脉滴注3~5分钟后出现打喷嚏、流鼻涕、舌肿、呼吸困难、意识丧失等，应立即停药，对症处理。⑤在注射部位有轻度疼痛，也可出现血栓性静脉炎。如本品外渗，可致组织水肿，渗出较多时可引起组织坏死。

【禁忌证】本品禁用于：①已确诊为急性肾小管坏死及重度肾脏疾病所致的无尿者，包括对试用甘露醇无反应者。②严重失水者。③颅内活动性出血者，因扩容加重出血，但颅内手术时除外。④急性肺水肿或严重肺淤血。⑤充血性心力衰竭。⑥原有血浆高渗血症。⑦妊娠期妇女。⑧对本品过敏者。⑨静脉滴注本品后出现肾损害或肾功能障碍者以及进行性心力衰竭或肺充血者。

【注意】(1)慎用于：明显心肺功能损害者、高钾血症或低钠血症、低血容量者(可因利尿而加重病情)、肾功能不全及对甘露醇不能耐受者。

(2) 给大剂量甘露醇不出现利尿反应,但可使血浆渗透浓度显著升高,故应警惕血高渗发生。

(3) 老年人用本品易出现肾损害,且随年龄增长发生肾损害的机会增多,应适当控制用量。

(4) 是否经乳汁分泌尚不清楚,哺乳期妇女使用本药对乳儿的危害不能排除。

(5) 应随时检查血压、肾功能、血电解质浓度(尤其是 Na^+ 和 K^+)、尿量及尿渗透浓度。

(6) 本品在气温较低时,常析出结晶,可用热水(80℃)加温并振摇,待溶解后使用。当甘露醇的浓度高于15%时,应使用有过滤器的输液器。

(7) 根据病情选择合适的浓度,避免不必要的高浓度和大剂量。

(8) 用于治疗水杨酸盐和巴比妥类药物中毒时,应合用碳酸氢钠,以碱化尿液。

(9) 静脉滴注时如漏出血管外,可用0.5%普鲁卡因液局封,并热敷处理。

【药物相互作用】(1) 本品增加利尿药及碳酸酐酶抑制剂的利尿和降眼压作用,与这些药物合用时应注意调整剂量。利尿药可能强化甘露醇作用,合用也应注意调整甘露醇剂量。

(2) 不能与血液配伍,否则会引起血液凝集及红细胞不可逆皱缩。

(3) 避免与无机盐类药物(如氯化钠、氯化钾等)配伍,以免这些药物引起甘露醇结晶析出。

(4) 本品可增加强心苷的不良反应,与低钾血症有关。

(5) 本品与神经毒性药物(如氨基糖苷类)合用可能强化后者的神经毒性。

(6) 本品与肾毒性药物(如环孢素、氨基糖苷类)合用会增加肾衰竭的发生风险。

(7) 应用本品治疗由于增强肾脏的清除能力,可降低大部分经肾清除药物的疗效。如锂剂。

(8) 本品可引起低血钾或低血镁,与三氧化二砷、氟哌利多或索他洛尔合用,诱发Q-T间期延长的风险增加。

(9) 本品可降低亚硝脲类抗癌药及丝裂霉素的毒性,但不影响其疗效。

(10) 本品可降低两性霉素的肾毒性;降低秋水仙碱的不良作用。

【制剂】注射液:每瓶10g(50ml);20g(100ml);50g(250ml);100g(500ml);150g(3000ml)。

【贮法】避光,密闭保存。

甘油果糖氯化钠〔药典(二);医保(甲)〕

Glycerin Fructose and Sodium Chloride

【其他名称】固利压,布瑞得,甘果糖,甘瑞宁。

【性状】为无色澄明液体,pH为3~6,渗透压比约为7(与生理盐水相比)。

【药理学】本品为含有甘油、果糖和氯化钠的注射液,是安全而有效的渗透性脱水剂。其作用机制:①由于高渗,静脉注射后能提高血浆渗透压,导致组织内(包括眼、脑、脑脊液等)的水分进入血管内,从而减轻组织水肿,降低颅内压、眼压和脑脊液容量及其压力;②通过促进各组织中含有的水分向血液中移动,使血液得到稀释,降低了毛细血管周围的水肿,排出了机械压力,改善微循环,使脑灌注压升高,脑血流量增大,增加了缺血部位的供血量及供氧量;③为高能量输液,在体内代谢成水和二氧化碳,产生热量,为脑代谢的一种能量,促进脑代谢,增强脑细胞活力。组方中甘油有引起溶血的可能,加入果糖可阻止此不良反应。

与甘露醇相比,本品具有以下优点:①起效时间缓慢,维持作用时间较长(为6~12小时),且无"反跳"现象,因此尤其适用于慢性颅内压高的患者;②利尿作用小,对肾功能影响小,对病人电解质的平衡无明显影响,故尤其适用于颅内压高合并肾功能障碍的患者以及需要长期脱水降颅内压的患者;③由于可为病人提供一定的能量,这对于长期昏迷的病人尤为适用。

本品静脉给药后,(0.59±0.39)小时颅内压开始下降,达峰时间为(2.23±0.46)小时,降压可持续(6.03±1.52)小时。用药后血浆渗透压在1小时内可达峰值(310mOsm/L),随着时间延长而逐渐下降。本品经过血液进入全身组织,能很好地透过血-脑脊液屏障,其分布约2~3小时内达到平衡,进入脑脊液及脑组织较慢,清除也较慢,大部分代谢为二氧化碳和水排出。小部分在肝内转化为葡萄糖,可提供一定热量。它经肾脏排泄少,故肾功能不全者亦可用。

【适应证】①由脑血管疾病、脑外伤、脑肿瘤、颅内炎症及其他原因引起的急、慢性颅内压增高,脑水肿症;②改善下列疾病的意识障碍、神经障碍和自觉症状,如脑梗死(脑栓死、脑血栓)、脑内出血、蛛网膜下出血、头部外伤、脑脊髓膜炎等;③脑外科手术术前缩小脑容积;④脑外科手术后降颅内压;⑤青光眼患者降低眼压或眼科手术缩小眼容积。尤其适用于有肾功能损害而不能使用甘露醇的患者。

【用法和用量】静脉滴注。

(1) 治疗颅内压增高、脑水肿:成人一次250~500ml,一日1~2次;儿童用量为5~10ml/kg。每500ml需滴注2~3小时,连续给药1~2周。

(2) 脑外科手术时缩小脑容积:每次500ml,静脉滴注时间为30分钟。

(3) 降低眼压或眼科手术时缩小眼容积:每次250~500ml,静脉滴注时间为45~90分钟。

【不良反应】不良反应少而轻微。大量、快速输入时可产生乳酸中毒。偶见瘙痒、皮疹、溶血、血红蛋白尿、血尿,有时还可出现高钠血症、低钾血症、头痛、恶心、口渴,较少出现倦怠感。

【禁忌证】禁用于:①遗传性果糖不耐受者、低渗性脱水症患者。②对该制剂中任何一成分过敏者。③高钠血症及心功能不全者。

【注意】(1) 循环系统功能障碍、肾功能障碍、尿崩症、糖尿病患者及高龄患者慎用。妊娠期妇女及哺乳期妇女用药的安全性尚不明确,不推荐使用。

(2) 疑有急性硬膜下、硬膜外血肿者,应先处理出血,确认无再出血时方可使用本品。

(3) 眼科手术中,因会引起尿意,故应用本品时应在术前先行排尿。

(4) 本品因含氯化钠,对需要限制食盐摄取的患者,使用本品时应特别注意患者钠盐摄入量。

【制剂】注射液:每瓶 250ml;500ml(每 1ml 中含甘油 100mg、果糖 50mg、氯化钠 9mg)。

【贮法】在凉暗处保存。

葡萄糖〔药典(二);基;医保(甲、乙)〕 Glucose

【ATC 编码】V04CA02

静脉注射高渗的 25% ~50% 葡萄糖注射液可迅速提高血浆渗透压,具有利尿和脱水作用,但葡萄糖易在体内代谢,作用不持久。静脉注射后 15 分钟能起效,维持 1 ~2 小时。降颅内压<30%,其效果仅为尿素之一半,并可产生“反跳”现象。但由于使用方便,起效快,无特殊不良反应,故仍较广泛用于治疗脑水肿。用于治疗脑出血及颅脑外伤的脑水肿、颅内压增高,对青光眼也有降低眼压作用。

静脉注射:25% ~50% 注射液,成人一次 50 ~100ml,儿童一次 2 ~4ml/kg,可 4 ~6 小时重复 1 次,也可与其他脱水药交替配合使用。虽无毒性,但漏出血管外时对组织有刺激性。如反复在一处注射,易引起静脉炎,故应更换注射部位。冬季用药可于临用时将安瓿加热至与体温相同的温度,再缓慢静脉注射,以免引起血管痉挛和疼痛。

其他内容参见第 72 章调节水、电解质和酸碱平衡用药。

甘油〔药典(二);医保(乙)〕 Glycerol

【ATC 编码】A06AX01

进入体内后可迅速提高血浆渗透压,产生脱水作用,从而降低颅内压和眼压。口服后 30 ~60 分钟开始发生作用,维持时间达 3 小时,用药后不发生“反跳”现象。其脱水作用较高渗葡萄糖稍强,但不及其他脱水药。口服甘油无严重不良反应,不引起水及电解质紊乱。临床用于降低颅内压和眼压,治疗脑水肿和青光眼。

口服:50% 甘油溶液(含 0.9% 氯化钠),一次 200ml,一日 1 次,必要时一日 2 次,但要间隔 6 ~8 小时。

口服后有轻微不良反应,如头痛、咽部不适、口渴、恶心、呕吐、腹泻等,卧床休息后可消失。空腹服用时不良反应较明显。

其他内容参见第 45 章泻药和止泻药。

56.2 治疗尿崩症用药

尿崩症主要是一种水代谢紊乱症,以尿量过多、烦渴、低尿渗透压和高钠血症为特征。其病因有二:①中枢性尿崩症:由下丘脑-神经垂体病变致抗利尿激素(加压素)分泌或释放减少,致加压素部分性或完全性缺乏;②肾源性尿崩症:是肾脏对加压素无反应或某些药物所致。中枢性尿崩症以激素替补治疗,制剂中含自然激素或合成激素(垂体后叶粉、去氨加压素等)。如系部分性中枢性尿崩症,可用促内源性加压素释放或增强其外周作用的非激素类药物,如氯磺丙脲、氯贝丁酯等。此二药仅对轻度和中度的部分性中枢性尿崩症有一定疗效,但对重度病例疗效差。它们可各自单用、合用或分别与噻嗪类利尿药联用。噻嗪类利尿药对尿崩症患者有反常的抗利尿作用,其机制是削弱肾脏对游离水的排泄,虽然单独用于治疗中枢性尿崩症常难以奏效,但可作为肾源性尿崩症仅有的治疗药物。阿米洛利可防止锂在集合管内累积,故用于锂剂引起的多尿症。

垂体后叶粉〔药典(二);医保(甲、乙)〕 Powdered Posterior Pituitary

【其他名称】尿崩停,Insufflation Posterior Pituitary。

【性状】为类白色至淡黄色粉末,有特殊臭味;系用猪脑神经垂体经提取、精制、干燥加工而成。

【药理学】其有效成分为抗利尿激素(即加压素),具有加压、抗利尿等作用。其吸入剂吸入鼻腔内 15 ~30 分钟见效,维持 6 ~8 小时。

【适应证】治疗尿崩症。

【用法和用量】用特制小匙(每匙装量约为 30 ~40mg)取出本品 1 小匙,以小指头抹在鼻黏膜上;亦可将取出的粉剂倒在纸上,卷成纸卷,用左手压住左鼻孔,用右手将纸卷插入右鼻孔内,抬头轻轻将粉剂吸进鼻腔内。一日 3 ~4 次。

【不良反应】主要不良反应:变异性鼻炎、气喘、肺泡炎等。

【禁忌证】对本品过敏者禁用。有一定刺激性,故患有呼吸道炎症、副鼻窦炎、支气管哮喘者等禁用。

【注意】(1) 吸入时应注意避免打喷嚏、流鼻涕等,以保证疗效。

(2) 吸入不应过猛,否则易引起打喷嚏、鼻痒、流涕及咳嗽等症状。

(3) 吸入过深,可引起咽喉发紧、气短、气闷、胸痛等,吸入量过多可致腹胀痛。

(4) 因该药收缩鼻黏膜血管,长期用药可致鼻黏膜萎缩,引起萎缩性鼻炎,影响疗效。

【制剂】鼻吸入粉剂:每瓶 1g(附小匙)。

【贮法】密闭避光,在凉处保存。

鞣酸加压素〔医保(乙)〕 Vasopressin Tannate

【其他名称】长效尿崩停,Pitressin Tannate。

【ATC 编码】H01BA01

【药理学】本品通过提高集合管上皮细胞的通透性而增加水的重吸收,使尿量减少,尿渗透压升高,产生抗利尿作用。也可直接作用于平滑肌使之收缩。常用的为鞣酸加压素油注射液。其作用特点是吸收慢,维持时间长,可减少患者频繁注射的麻烦。

本品注射液吸收慢,具有长效抗尿崩症的作用,可减少用药次数。一次注射本品 0.3ml,可维持 2 ~6 日;注射 1ml,可维持 10 日左右。本品在肝脏、肾脏内失活,以代谢产物及药物原形从尿中排出。

【适应证】用于诊断和治疗由于缺乏抗利尿激素而引起的尿崩症,也用于其他药物效果不佳的腹部肌肉松弛。

【用法和用量】深部肌内注射：常用量0.2～1ml，或由医生据病情而定。初次剂量可自0.1～0.2ml开始，逐渐增加至有效量。该药不可作静脉注射。

【不良反应】①常见的为：对注射局部有刺激，易出现血栓，故应注意更换注射部位。②少见的为：腹部或胃部绞痛、嗳气、腹泻、肠蠕动增加、恶心、呕吐、头晕、出汗增多、皮肤和口唇周围苍白，以及肢体颤抖等，此与剂量过大或个体敏感性有关。③较少见的为：过敏反应，表现为发热，皮肤发红，荨麻疹，手、足、颜面、口唇肿胀，胸闷，支气管痉挛等。④偶见的为：大剂量应用时可出现血压升高、心律失常、心绞痛或心肌梗死，周围血管收缩引起血栓形成、坏疽等。

【禁忌证】禁用于：①对加压素和本品过敏者；②动脉硬化、心力衰竭、冠状动脉疾病、慢性肾炎氮质血症及高血压患者；③妊娠期妇女。

【注意】（1）下列患者慎用：①不能耐受快速细胞外液潴留的患者。②癫痫、偏头痛、哮喘患者。

（2）本品注射液使用前应摇匀。

（3）使用本品长效制剂比其他制剂更易出现水潴留。

【制剂】油质注射液：每支100mg(5ml)。

【贮法】避光，凉处保存。

去氨加压素[药典(二)；医保(甲、乙)]　Desmopressin

【其他名称】醋酸去氨加压素，弥凝，Minirin。

【ATC编码】H01BA02

【性状】为白色或类白色疏松粉末，在水、冰醋酸或乙醇中溶解。常用其醋酸盐。注射液和鼻吸液的pH为3.5～5.0。

【药理学】本品作用与人体加压素相类似，但显著增强了抗利尿作用，而对平滑肌的作用却很弱，因此避免了引起升压的不良反应。其抗利尿作用/加压作用比约为加压素的1200～3000倍，抗利尿作用时间也较加压素长，可达6～24小时。其催产素活性也明显减弱。另外，使用本品高剂量，即按0.3μg/kg静脉或皮下注射，可增加血浆内促凝血因子Ⅷ的活性2～4倍，也可增加血中血管性血友病抗原因子(vWF：AG)，与此同时释出纤维蛋白溶酶原激活剂(t-PA)，故可用于控制或预防某些疾病在小手术时的出血或药物诱发的出血。

本品经鼻、舌下、口腔或口服给药均能迅速吸收，皮下或肌内注射吸收迅速而完全。本药经鼻给药1小时，或口腔给药1～2小时产生抗利尿作用，口服4～7小时达最大效应。达血药浓度峰值时间(t_{max})分别为：口服54～90分钟，经鼻给药30～240分钟，皮下给药约87分钟，按0.3μg/kg剂量静脉给药后约为60分钟(C_{max}约为600pg/ml)。多次给药，抗利尿作用的持续时间分别为：口服6～12小时，经鼻给药5～24小时。血药浓度达峰值(C_{max})和血药浓度-时间曲线下面积(AUC)不随剂量成比例增加。经鼻给药生物利用度为10%～20%；口服给药后，大部分药物在肠道内被破坏，生物利用度仅为0.1%～0.16%，但能产生足够的抗利尿作用；皮下注射的生物利用度为静脉注射的85%。本品不能透过血-脑脊液屏障，分布容积为0.2～0.3L/kg。研究显示本品不经肝脏代谢。经鼻给药后血浆半衰期变化较大，约为24～240分钟，平均90分钟；静脉注射本品2～20μg后，血浆半衰期约为50～158分钟(呈剂量依赖性)。静脉注射后24小时内，尿液中检测到的药物原形为给药量的45%。

【适应证】①中枢性尿崩症及颅外伤或手术所致的暂时性尿崩症：用后可减少尿排出，增加尿渗透压，减低血浆渗透压，减少尿频和夜尿(一般对肾源性尿崩症无效)。②治疗5岁以上患有夜间遗尿症的患者。③肾尿液浓缩功能试验：有助于对肾功能的鉴别，对于诊断不同部位的尿道感染尤其有效。④对于轻度血友病及Ⅰ型血管性血友病患者，在进行小型外科手术时可控制出血或预防出血。⑤对于因尿毒症、肝硬化以及先天的或用药诱发的血小板功能障碍而引起的出血时间过长和不明原因的出血，用本品可使出血时间缩短或恢复正常。

【用法和用量】（1）中枢性尿崩症：①鼻腔给药：a. 鼻喷剂：成人开始10μg，睡前喷鼻，以后根据尿量每晚递增2.5μg，直至获得良好睡眠。若全天尿量仍较大，可于早晨再加10μg喷鼻，并根据尿量调整剂量，直至获得满意疗效。维持用药，一日10～40μg，分1～3次喷鼻。3个月至12岁儿童，开始时5μg，睡前喷鼻，以后根据尿量每晚递增2.5μg，直至获得良好睡眠。若全天尿量仍较大，可于早晨再加5μg喷鼻，并根据尿量调整剂量，直至获得满意疗效。维持用药，一日5～30μg喷鼻(一日总量不超过30μg)，一日1次或分3次给药。b. 滴鼻液：成人开始一次10μg，逐渐调整到最适剂量，一日3～4次。儿童用量酌减。用滴鼻剂对儿童易控制，更方便。②口服：因人而异，区分调整。成人一次100～200μg，一日3次，每日总剂量为200μg～1.2mg之间；儿童一次100μg，一日3次。③静脉注射：一日1～2次，成人一次1～4μg(0.25～1ml)，1岁以上儿童一次0.4～1μg(0.1～0.25ml)，1岁以下婴儿一次0.2～0.4μg(0.05～0.1ml)。

（2）夜间遗尿症：鼻腔给药：有效剂量在10～40μg，先从20μg开始，睡前给药，治疗期间限制饮水并注意观察。口服：首量为200μg，睡前服用，若疗效不显著可增至400μg。连续服用3个月后停药至少1周，以便评估是否需要继续治疗。

（3）肾尿液浓缩功能试验：鼻腔给药：成人40μg，1岁以上儿童10～20μg。肌内或皮下注射：成人4μg(1ml)，1岁以上儿童1～2μg(0.25～0.5ml)，1岁以下婴儿0.4μg(0.1ml)。上述两种给药途径均在1小时内，尽量排空尿液。用药后8小时应收集2次尿样，分析尿渗透压。

（4）治疗性控制出血或手术前预防出血：静脉滴注，按0.3μg/kg的剂量用0.9%氯化钠注射液稀释至50～100ml，在15～30分钟内静脉滴注。若效果显著，可间隔6～12小时重复输1～2次；若再多次重复此剂量，效果将会降低。

【不良反应】可见：头痛、恶心、胃痛、过敏反应、水潴留及低钠血症。偶见：血压升高、发绀、心肌缺血。高剂量时可见疲劳、短暂的血压降低、反射性心跳加快及面红、眩晕。注射给药时，可致注射部位疼痛、肿胀。极少数患者可引起脑血管或冠状血管血栓形成、血小板减少。

【禁忌证】禁用于:①对本品及防腐剂过敏者;②习惯性或精神性烦渴症患者、心功能不全或其他疾患需用利尿药的患者、中重度肾功能不全者、不稳定型心绞痛及ⅡB型血管性血友病患者。

【注意】(1) 超量给药会增加水潴留和低钠血症的危险。虽然治疗低钠血症时的用药应视具体情况而定,但以下的建议可采纳:对无症状的低钠血症病人,除停用去氨加压素外,应限制饮水;对有症状的病人,除上述治疗外,可根据症状输入等渗或高渗氯化钠注射液;当体液潴留症状严重时(抽搐或神志不清),需加服呋塞米。

(2) 应特别注意:在治疗遗尿症时,用药前1小时至用药后8小时内需限制饮水量。当用于诊断检查时,用药前1小时至用药后8小时内饮水量不得超过500ml。

(3) 用药期间需要监测患者的尿量、渗透压和体重,对有些病例还需测试血浆渗透压。

(4) 婴儿及老年患者、体液或电解质平衡紊乱及易产生颅内压增高的患者,均应慎用。

(5) 急迫性尿失禁患者、糖尿病患者及器官病变导致的尿频或多尿患者不宜使用。妊娠期妇女用药应权衡利弊。

(6) 1岁以下婴儿必须在医院监护下实行肾浓缩功能试验。

(7) 鼻腔用药后,鼻黏膜若出现瘢痕、水肿或其他病变时,应停用鼻腔给药法。

【药物相互作用】(1) 辛伐他汀、吲哚美辛会加强患者对本品的反应,但不会影响其反应持续时间。

(2) 一些可释放抗利尿激素的药物,如三环类抗抑郁药、氯丙嗪、卡马西平等,可增加抗利尿作用并有引起体液潴留的危险。

(3) 本品与洛哌丁胺合用,可使本品血药浓度上升3倍,增加了发生水潴留/低钠血症的概率。

(4) 格列本脲可抑制本药效应。

【制剂】片剂:每片100μg;200μg。鼻喷雾剂:每支250μg(2.5ml,每喷0.1ml,含10μg)。滴鼻液:每支250μg(2.5ml)。注射液:每支4μg(1ml);15μg(1ml)。

【贮法】滴鼻液、鼻喷雾剂和注射液均应冷藏(2~8℃)。片剂宜置干燥处(相对湿度不超过60%)保存,室温不超过25℃。

氯磺丙脲〔药典(二)〕 Chlorpropamide

【其他名称】Diabinses,P-607。

【ATC编码】A10BB02

【药理学】本品对中枢性尿崩症患者具有抗利尿作用,用于病情较轻、下丘脑可能尚有小量加压素合成的患者,最富疗效。其作用机制:本品及其降解产物,能增强肾小管上皮对加压素的敏感性,或提高肾渗透梯度,以促进水分重吸收,从而降低净水清除率。氯磺丙脲还能使加压素释放增加。每日250mg剂量可减少尿量60%左右。如单用的效果不满意,可加用氯贝丁酯或一种噻嗪类利尿药,一般能使病情有效地缓解。对肾源性尿崩症无效。

【适应证】治疗中枢性尿崩症。

【用法和用量】口服:成人一次250~500mg,一日1次;联合应用另一种口服抗利尿药时,每日用本品125mg即可。

【注意】(1) 能使尿崩者的空腹血糖降低,如减少其剂量并在治疗方案中增加一种口服抗利尿药,则可使低血糖效应的发生率降至最低。

(2) 口服出现低血糖反应者,最常见于儿童、腺垂体功能不足者和摄食减少者,故应告知患者不得误餐的重要性。还需告知患者不可饮用含酒精的饮料,否则可出现双硫仑样反应。

(3) 妊娠期妇女不宜用。

【制剂】片剂:每片100mg;250mg。

其他内容参阅第62章胰岛素和其他影响血糖的药物。

氯贝丁酯〔药典(二)〕 Clofibrate

【其他名称】氯贝特,安妥明,冠心平,Atromid-s,Cpib。

【ATC编码】C10AB01

【药理学】本品对病情较轻的中枢性尿崩症患者具有抗利尿作用。每日2g剂量可使尿量减少50%左右。其作用机制,可能是使神经垂体释放加压素增加,未见加压素外周作用增强的征象。氯贝丁酯用作抗利尿药时,其药效逊于氯磺丙脲。单用本品如疗效较差,可与小剂量氯磺丙脲联用,以增加疗效。对完全性的中枢性尿崩症及肾原性尿崩患者均无效。

【适应证】用于治疗病情较轻的中枢性尿崩症。

【用法和用量】口服,成人1次0.75~1g,一日2次。

【不良反应】主要表现为胃肠功能紊乱,如个别病人出现恶心、呕吐、食欲缺乏、肠胀气等症状。服药8周后,偶见氨基转移酶轻度上升。还可使胆石症的患病率升高。

【禁忌证】严重肝、肾功能不全的患者及妊娠期妇女禁用。

【注意】因有降低凝血作用,与抗凝剂合用时应调整后者的剂量。

其他内容参阅第36章调节血脂药及抗动脉粥样硬化药。

噻嗪类利尿药

噻嗪类利尿药对于尿崩症患者反而具有抗利尿作用。可能是通过轻度的容量缩减作用,该类药可增强近曲小管对肾小球滤过液的重吸收。此作用使到达远侧肾单位中加压素依赖节段的水分减少。噻嗪类利尿药主要用于治疗肾源性尿崩症,如同时加用吲哚美辛,可增强其抗利尿作用。对于中枢性尿崩症,单独应用本品难以奏效,但可与其他口服抗利尿药(如氯磺丙脲)联合应用。应用此类利尿药治疗尿崩症时,须限制摄钠,否则无效。

用法和用量:氢氯噻嗪:口服,成人,1次25mg,一日3次;或1次50mg,一日2次。

不良反应:一般易为患者耐受。长期治疗中,轻度的症状性低钾血症较为常见,若在治疗方案中加用一种留钾利尿药即可缓解。该类药能提高血清尿酸浓度,致使发生于某些原发性肾源性尿崩症成人患者的高尿酸血症加重。其他不良反应及注意事项参阅本章“氢氯噻嗪”。

56.3　治疗良性前列腺增生症用药

（一）良性前列腺增生症的发病机制

良性前列腺增生症(BPH)系前列腺组织异常增生而导致临床出现一系列尿路梗阻的临床症状，主要引起下尿路梗阻，表现为尿频、尿急、尿失禁、夜尿增多、排尿困难和尿潴留等。长期的尿梗阻还可造成肾功能损害。BPH 的病因尚未完全明了，一般认为年龄、激素是其发生的必需条件。关于该病的发病机制，近年来主要有 3 种学说：激素代谢失调，间质-上皮平衡机制，细胞增殖与凋亡学说。

多数研究认为，前列腺增生的原因是由于雄、雌激素间平衡失调而引起。已知雄激素在 BPH 的发生中起主要作用。睾丸分泌的雄激素为睾酮，BPH 的轻重程度与血清睾酮的高低成正比。睾酮在前列腺细胞内经 5α-还原酶转化为双氢睾酮。双氢睾酮与雄激素受体结合形成复合物。该复合物可直接调节细胞的基因表达和蛋白质合成。现在认为双氢睾酮在前列腺内的聚积是引起前列腺增生的原因。

最近在人类前列腺增生组织中发现许多多肽生长因子及其受体。其中胰岛素样生长因子-1(IGF-1)和表皮生长因子(EGF)等能够刺激前列腺上皮的生长，雄激素可使 EGF 和 IGF-1 水平升高。转化生长因子-β(TGF-β)可以抑制前列腺上皮细胞的增生，同时还可抑制 EGF 等的促细胞增生作用。因此认为 EGF/TGF-β、成纤维细胞生长因子(FGF)/TGF-β 的平衡调节着前列腺细胞的增生和死亡，该平衡的丧失可能是前列腺增生发生的重要原因。

（二）治疗前列腺增生症的药物

主要包括 α_1受体拮抗药、抗雄激素药、中药与天然植物制剂及其他药。各类药物的作用机制及包括品种如下：

1. α_1受体拮抗药　研究发现前列腺体、包膜及膀胱颈部含有丰富的受体。α_1-肾上腺素能受体拮抗药通过拮抗这些部位的 α_1受体，使前列腺平滑肌松弛及尿道闭合压下降，改善梗阻症状，缓解排尿困难。这类药物包括非选择性 α_1受体拮抗药，如酚苄明(因不良反应较大，目前使用较少)；选择性 α_1受体拮抗药，如特拉唑嗪、阿夫唑嗪和多沙唑嗪；高选择性 α_1受体拮抗药，如坦洛新和赛洛多辛。

2. 抗雄激素药物　前列腺增生依赖于雄激素，雌激素也有协同作用。抗雄激素的治疗可以使增生的前列腺缩小，包括两类药物：①5α-还原酶抑制剂：能抑制 5α-还原酶活性，使睾酮不能转化为双氢睾酮，阻止前列腺增生。这类药物有非那雄胺、依立雄胺和度他雄胺等。②雄激素受体拮抗剂：阻止双氢睾酮与受体结合，从而抑制前列腺增生，如普适泰。

3. 中药与天然植物制剂　由于中药和植物制剂成分复杂，其作用机制目前尚不明确。这类药物包括：普乐安、前列通、癃闭舒、锯叶棕果实和沙巴棕等。

4. 其他　谷丙甘氨酸。

（三）BPH 药物治疗的目的、临床应用及注意事项

1. 药物治疗目的　BPH 药物治疗的短期目标是缓解下尿路梗阻症状；长期目标是延缓疾病的进展，预防或延缓急性尿潴留等合并症的发生和对外科手术的需要，在减少药物不良反应的同时保持患者较高的生活质量。

2. 临床用药

(1) α_1受体拮抗药：适用于中、重度下尿路梗阻症状的 BPH 患者。比 5α-还原酶抑制剂起效快。一般用药 48 小时后即可出现症状改善。特别是该类药可使平滑肌和膀胱颈松弛，适用于尽快解决急性症状的患者。其症状缓解的高峰期需 4～6 周，然而选择性药物的缓释制剂和高选择性药物仅需要几天时间。若连用一个月症状无明显改善者不应继续应用。BPH 患者的基线前列腺体积和血清前列腺特异性抗原(PSA)水平不影响 α_1受体拮抗药的疗效，同时该类药也不影响前列腺体积和血清 PSA 水平。依然可将 PSA 作为前列腺癌高危人群的诊断标志物。临床常用选择性 α_1受体拮抗药(如特拉唑嗪、多沙唑嗪)和高选择性 α_1受体拮抗药(如坦洛新和赛洛多辛)，后者虽与前者疗效相当，当具有良好的心血管安全性，对血压影响相对较小，出现低血压的风险较低。

(2) 5α-还原酶抑制剂：能缩小前列腺体积，降低 PSA 水平，改善下尿路梗阻症状。适用于前列腺体积增大并伴有中度、重度下尿路梗阻症状的 BPH 患者。该类药对膀胱颈和平滑肌没有影响，无松弛作用。其最大临床疗效出现比较缓慢，通常需要 6～12 个月，不适用于需要尽快解决急性症状的患者。其改善患者症状的疗效也小于 α_1受体拮抗药。常作为 BPH 二线治疗药。该类药物的优势在于，长期用药能够降低 BPH 患者发生急性尿潴留和需要手术治疗的风险，延缓疾病进展。特别是对前列腺体积较大和(或)PSA 水平较高的患者治疗效果更好。临床常用非那雄胺、依立雄胺和度他雄胺。

(3) 联合用药：常选择一种 α_1受体拮抗药和一种 5α-还原酶抑制剂，联合两种药不同效应以产生协同作用，从而改善症状，预防疾病进展。适用于前列腺体积比较大，有中、重度下尿路梗阻症状并且前列腺增生存在进展风险的患者。研究显示，该联合方案在降低前列腺增生进展风险方面优于目前任何一种单药治疗，可显著降低患者急性尿潴留或良性前列腺增生需要手术治疗的风险。早期联合治疗较延迟联合治疗更能降低患者 BPH 进展风险。在缩小前列腺体积方面，联合治疗与单用 5α-还原酶抑制剂治疗效果相似。

3. 注意事项　针对药物的不良反应及作用特点，在应用时采取相应措施，达到安全有效合理用药。

α_1受体拮抗药常见的不良反应：头晕、头痛、无力、困倦、直立性低血压等。其中最值得关注的是直立性低血压。5α-还原酶抑制剂常见的不良反应：勃起功能障碍、射精异常、性欲低下等。该药作用缓慢，临床应根据病情选药。由于该类药物的不良反应及作用特点影响患者的接受程度和依从性，因此要进行用药教育。

(1) 直立性低血压一般防治方法：①小剂量开始，缓慢增加剂量，停药后需重新用药的患者亦从小剂量开始；②开

始用药和增加剂量时应避免突然改变体位，且不宜从事危险性工作（如驾驶、机械操作等）；③用药期间建议监测立卧位血压；④用药期间如出现直立性低血压，应立即减量，停药或更换药物，严重者立即就医；⑤体弱老年人慎用；已有直立性低血压或血压过低的老年人禁用；⑥α_1受体拮抗药与其他降压药合用，降压作用增强，需调整剂量，进行个体化治疗。

（2）重视给药的适宜时间与特殊剂型的服用方法：α_1受体拮抗药如特拉唑嗪、多沙唑嗪、坦洛新等半衰期较长，每日1次，应在睡前服用较为适宜，以减少夜尿增多、尿频、尿急症状，并有助于提高睡眠质量。对α_1受体拮抗药的缓释制剂，服用时不应掰开和咀嚼，应整片或整粒吞服，才能发挥较普通制剂更好的作用。发药时应告知患者，缓释骨架（药物空壳）会随粪便排出，且在粪便中可见到。

（3）关于5α-还原酶抑制剂所致的性功能障碍应告知患者，并进行用药教育。用药后性欲降低，阴茎勃起障碍，精液量减少等不良反应，随疗程增加而逐渐减少。半数性欲降低和勃起功能障碍患者的反应可逐渐消失。大部分反应在停药后可消失。根据上述情况患者可权衡利弊抉择是否用药。

（4）注意部分5α-还原酶抑制剂起效时间滞后：非那雄胺和依立雄胺起效缓慢，可见疗效时间为3～6个月。对于前列腺增生严重者、尿流速度严重减慢者、残余尿量较多者不宜选用。推荐应用度他雄胺。后者显效快，服用1个月即能缓解症状。据报道，2周可降低双氢睾酮90%，缩小前列腺体积30%，改善患者症状20%～30%。产生此种显著差异是由于度他雄胺具有双重作用，可用于阻断Ⅰ型和Ⅱ型两种5α-还原同工酶。

56.3.1 α受体拮抗药

酚苄明〔药典(二)；医保(乙)〕 **Phenoxybenzamine**

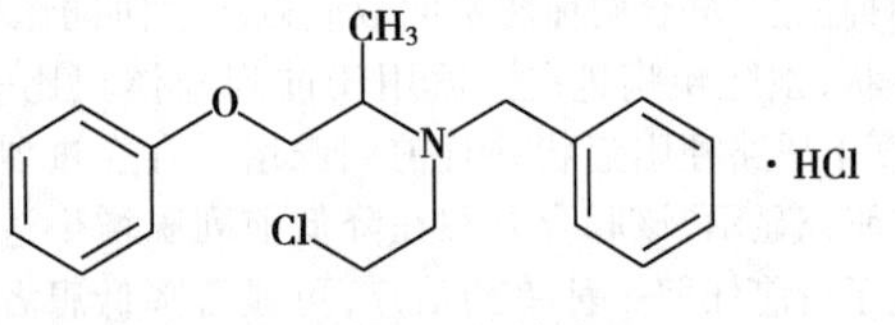

【其他名称】盐酸酚苄明，竹林胺。

【ATC编码】C04AX02

【药理学】本品为苄胺类化合物，是作用时间长的α肾上腺素能受体拮抗药，可选择性地松弛前列腺组织及膀胱颈平滑肌，而不影响膀胱逼尿肌的收缩，从而缓解梗阻，使排尿顺畅。

口服后约20%～30%在胃肠道以活性形式吸收。口服后数小时起效，作用可持续3～4日。$t_{1/2}$约为24小时。在肝内代谢，大部分于24小时内从肾和胆汁排出。

【适应证】①前列腺增生引起的尿潴留。②嗜铬细胞瘤的治疗和术前准备。③周围血管痉挛性疾病。

【用法和用量】给药须按个体化原则，开始宜用小剂量，渐增至有效剂量，根据临床反应和尿中儿茶酚胺及其代谢物含量调整剂量。开始时一次10mg，一日2次，以后隔日增加10mg，直至获得预期临床疗效，或出现轻微α受体拮抗的不良反应。以一次20～40mg，一日2～3次维持。

【不良反应】常见直立性低血压、鼻塞、口干、瞳孔缩小、反射性心跳加快和胃肠刺激。少见神志模糊、倦怠、头痛、阳痿、嗜睡。偶可引起心绞痛和心肌梗死。

【禁忌证】①低血压。②心绞痛、心肌梗死。③近期有严重心血管和脑血管疾病者。④对本品过敏者。

【注意】①用药前需先排除前列腺癌。②服药后应稍事休息，以防直立性低血压。用药期间需定时测血压。③脑供血不足时使用本品需注意血压下降，可能加重脑缺血。④冠心病患者可因反射性心跳加速而致心绞痛。代偿性心力衰竭者可引起反射性心跳加快，致心功能失代偿。出现反射性心率加速可加用β受体拮抗剂。⑤肾功能不全时可因降压和肾缺血导致肾功能进一步损害。⑥老年人、妊娠期妇女和哺乳期妇女慎用。⑦上呼吸道感染时，可因鼻塞而加重症状，应慎用。⑧与食物或牛奶同服可减少胃肠道刺激。⑨本品过量时，宜用去甲肾上腺素，不能使用肾上腺素，否则会进一步加剧低血压。

【药物相互作用】①与胍乙啶合用，易发生直立性低血压。②与拟交感胺类药合用，升压效应减弱或消失。③与二氮嗪合用，拮抗后者抑制胰岛素释放的作用。④本品可阻断左旋去甲肾上腺素引起的体温过高，亦可阻断利血平引起的体温过低症。

【制剂】片剂：每片10mg。

【贮法】遮光，密封保存。

有关该药的其他内容，可参阅第28章拟肾上腺素药和抗肾上腺素药物。

特拉唑嗪〔药典(二)；基；医保(甲)〕 **Terazosin**

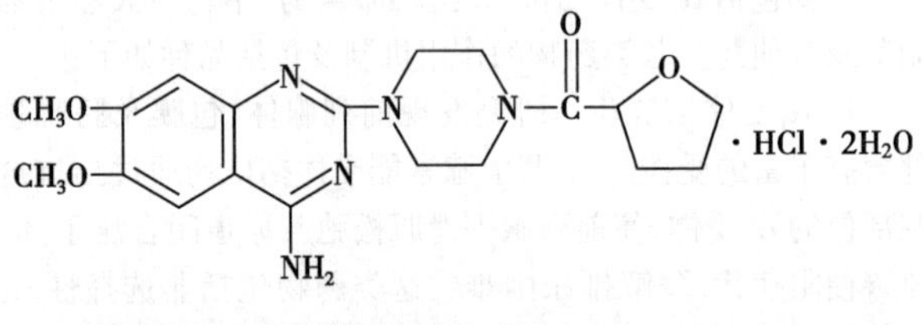

· HCl · $2H_2O$

【其他名称】高特灵，四喃唑嗪，Hytrin。

【ATC编码】G04CA03

【药理学】本品为选择性α_1肾上腺素受体拮抗剂，是喹唑啉的衍生物。可以降低膀胱出口部位的平滑肌张力，解除前列腺增生时由于平滑肌张力引起的排尿困难，使尿流动力学得到改善。本品还可降低外周血管的张力，使血压下降，不引起反射性心跳加快。对血脂有改善作用。

口服吸收好，生物利用度约为90%，服药后1小时血浆浓度达到峰值，其血浆蛋白结合率为90%～94%，$t_{1/2}$为12小时。本品药物原形自尿中排出约占口服剂量的10%，粪便中排出约占20%，代谢产物自尿中排出约40%，自粪便中排出约占60%。食物对生物利用度无影响。

【适应证】①用于改善良性前列腺增生引起的症状。②单独用或与其他降压药联合，用于治疗轻度或中度高血压，主要降低舒张压。

【用法和用量】口服：①良性前列腺增生：为尽可能减少首剂低血压事件的发生，初始剂量为每晚睡前 1mg，且不能超过 1mg。服用 1 周或 2 周后每日剂量可加倍以达预期疗效。维持剂量为一次 5～10mg，一日 1 次。②高血压：初始剂量为睡前服用 1mg，且不应超过，以尽量减少首剂低血压事件的发生。一周后，每日单剂量可加倍以达预期效应。常用维持剂量为一次 2～10mg，一日 1 次。

【不良反应】可见头晕、头痛、虚弱、背痛、恶心、心悸、嗜睡、眩晕、感觉异常、直立性低血压、晕厥、呼吸困难、鼻充血、鼻窦炎、视力模糊、阳痿、外周水肿、体重增加、抑郁、性欲减退等。较罕见的有皮疹、瘙痒、口干、腹泻等。罕见严重不良反应有：造血系统障碍、阴茎持续勃起、虹膜松弛综合征（白内障超声乳化手术中）。

【禁忌证】禁用于：①对本品或本品类似物过敏者；②肠梗阻、消化道出血、阻塞性尿道疾病、有排尿性晕厥史者；③妊娠期妇女及儿童。

【注意】①用药前需先排除前列腺癌。②病人在开始治疗及增加剂量时应避免突然改变体位，以免发生头晕、无力。当出现低血压症状时，患者应坐下或躺下。③因本品可能会产生晕厥或直立性低血压，于治疗初期，在首次给药后 12 小时内，增加剂量后或中断治疗后又重新用药时，勿驾车或从事操作危险机械等工作。④按时测量血压。⑤老年人对降压作用较敏感，应用本品须加注意。⑥服药时若发生胃肠不适，可与食物并服以减轻症状。⑦哺乳期妇女使用本品应停止授乳。⑧妊娠期。

【药物相互作用】①与其他降压药合用，降压作用增强，应注意调整剂量。②拟交感胺类药与本品同用，前者的升压作用与后者的降压作用均减弱。③非甾体抗炎药与本品同用，使本品降压作用减弱。④与 5 型磷酸二酯酶（PDE5）抑制剂合用可能导致低血压。⑤雌激素与本品同用，前者的液体潴留作用使降压作用减弱。

【制剂】片剂：每片 1mg；2mg；5mg。胶囊剂：每粒 2mg。

【贮法】遮光，密封保存。

有关该药的其他内容，可参阅第 34 章抗高血压药。

阿夫唑嗪〔医保（乙）〕　Alfuzosin

【其他名称】盐酸阿夫唑嗪，桑塔，桑塔前列泰，瑞通，Xatral。

【ATC 编码】G04CA01

【性状】为白色或几乎白色，有轻微吸湿性的结晶粉末；易溶于水，略溶于乙醇，几乎不溶于二氯甲烷。

【药理学】为一种新的喹唑啉类衍生物，它能选择性地拮抗存在于膀胱、尿道和前列腺三角区的突触后肾上腺素 α_1 受体，使膀胱颈部和前列腺部平滑肌舒张，降低尿道张力，减低尿流阻力，从而缓解排尿梗阻，改善良性前列腺增生患者排尿困难的相关症状。对血压的影响较小。

本品口服吸收迅速，口服生物利用度约为 64%，食物不影响本品的吸收。在治疗剂量范围内药动学呈线性。片剂和缓释片达峰时间分别为 1.5 小时和 9 小时，血浆蛋白结合率为 90%。本品在肝脏广泛代谢，仅有 11% 以原形药物形式由肾排泄，其代谢物的 15%～30% 随尿液排出，75%～91% 随粪便排出。片剂和缓释片 $t_{1/2}$ 分别为 3～5 小时和 9.1 小时。老年患者的血药浓度峰值和生物利用度增加，但 $t_{1/2}$ 不变。肝功能损伤患者的 C_{max} 和生物利用度增加，$t_{1/2}$ 延长。肾功能损伤患者可能由于蛋白结合下降导致分布容积和清除率增加，但 $t_{1/2}$ 不变。

【适应证】用于缓解良性前列腺增生引起的症状。

【用法和用量】口服，建议首剂量在睡前服用。①片剂：成人一次 2.5mg，一日 3 次，老人起始剂量一次 2.5mg，一日 2 次，最大剂量一日可用 10mg。肾功能损伤者，起始剂量应一次 2.5mg，一日 2 次，随后根据临床反应调整剂量。轻度及中度肝功能损伤患者，起始剂量应一次 2.5mg，一日 1 次，随后根据临床反应增至一次 2.5mg，一日 2 次。②缓释片：一次 10mg，一日 1 次，晚饭后立即用水整片吞服。

【不良反应】①常见：虚弱、头晕、头痛、恶心、腹痛、乏力等。②少见：晕厥、眩晕、心动过速、鼻炎、腹泻、皮疹、瘙痒、水肿、胸痛、直立性低血压、潮红、口干、发热等。③罕见：荨麻疹、血管性水肿、冠心病患者出现心绞痛。

【禁忌证】禁用于：①对本品过敏者；②血压过低者及出现直立性低血压的患者；③严重肝功能损伤患者；④儿童及妇女。

【注意】①用药前应排除前列腺癌。②正在接受抗高血压药物或硝酸盐类药物治疗的患者应慎用。③服用其他 α_1 受体拮抗药后有明显的低血压反应的患者应慎用。④冠心病患者不能单独服用本品，应继续对冠状动脉功能不全进行特定治疗。如果心绞痛复发或加重时，应停用本品。⑤严重肾功能不全（肌酐清除率低于 30ml/min）的患者使用本品，可因清除减少而使血药浓度升高，应适当调整剂量。⑥老年患者因其对药物有较大敏感性，可减少每日剂量。⑦服用本品初期可出现眩晕、头晕和乏力等症状，勿从事驾驶车辆或操纵机器等危险工作。⑧服药后在站立时出现出现血压降低，应让患者平卧，直至低血压所致症状完全消失。⑨注意监测血压。⑩患者需要手术全麻时，应在麻醉前停用本品，以免引起血压不稳定。⑪使用本品患者在做白内障超声乳化手术时，出现虹膜松弛综合征的风险增加，虽然发生率很低，但虹膜松弛综合征可导致手术并发症增加。因此术前应停用本品或眼科医生对手术技术进行可能的修改。⑫本品缓释制剂应在饭后用水吞服，不能咬碎或咀嚼。

【药物相互作用】①与其他 α 受体拮抗剂、钙拮抗剂合用，可能会引起低血压，应避免合用。②与其他抗高血压药、硝酸盐类合用应慎重。③与强效 CYP3A4 抑制剂（如伊曲康唑、利托那韦）合用，会升高本品血药浓度。④与莫西沙星合用，对心脏的作用相加，出现 Q-T 间期延长的风险增加。

【制剂】片剂:每片 2.5mg。缓释片:每片 10mg。

多沙唑嗪[医保(乙)] Doxazosin

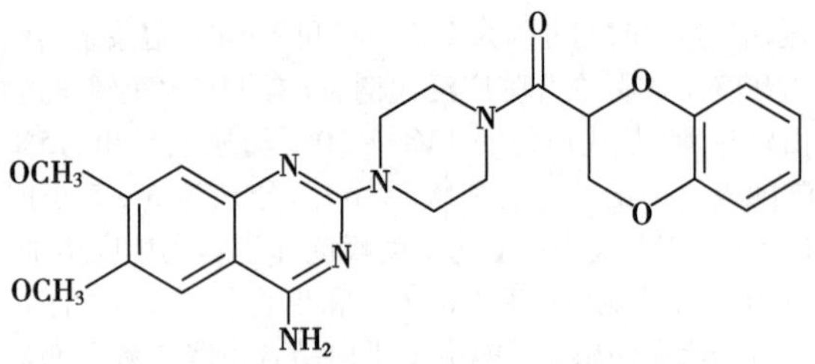

【其他名称】甲磺酸多沙唑嗪,可多华,立衡。

【性状】为白色结晶性粉末,在水中易溶解。

【药理学】本品为选择性 α_1 肾上腺素受体拮抗药。通过阻断突触后 α_1 肾上腺素受体使周围血管扩张、外周阻力降低而降压。其 α_1 肾上腺素受体拮抗作用也使膀胱颈、前列腺、前列腺包膜平滑肌松弛,从而使尿道阻力和压力、膀胱压力降低,用于治疗良性前列腺增生症。

本品普通片剂吸收良好,生物利用度约为 65%,口服 1.5~3.6 小时血药浓度达峰值。血浆蛋白结合率约为 98%,$t_{1/2}$ 为 19~22 小时。轻、中度肾功能不全时,$t_{1/2}$ 无改变。本品在肝脏广泛代谢,以原形药物排出体外低于 5%。主要由粪便排出,9% 经肾脏排泄。不能经血液透析清除。高血压患者给药 1 小时内血压轻度下降,2 小时后降压作用明显。对良性前列腺增生,1~2 周起效。该药对老年患者及肾脏损害患者药动学无明显改变。在中度肝功能损害患者中,单次口服多沙唑嗪药时曲线下面积升高 43%,清除率减少 40%。故肝功能受损患者使用本品应慎重。

缓释片具有比普通片更为平稳的血浆药物浓度参数。服药后 8~9 小时血药浓度达峰值,峰浓度约为同剂量普通片的三分之一。24 小时后两种剂型的谷浓度水平相似。

【适应证】①良性前列腺增生症;②高血压。

【用法和用量】口服:①良性前列腺增生症:普通片剂起始剂量为一次 1mg,一日 1 次,并在 7 周内缓慢增至 1 次 8mg,一日 1 次。缓释片一次 4mg,一日 1 次。应用足量的水将药片完整吞服,不得咀嚼、掰开或碾碎后服用。②轻、中度高血压普通片剂起始剂量为一次 1mg,一日 1 次,必要时在 5 周内缓慢增至 1 次 8mg,一日 1 次。缓释片服用方法同治疗良性前列腺增生症。

【不良反应】可见下述不良反应:①心血管系统:心悸、心动过速、低血压、直立性低血压。②耳及眼部:眩晕、耳鸣、视物模糊、白内障超声乳化手术中虹膜松弛综合征(IFIS)。③全身和给药部位:乏力、周围性水肿、胸痛。④消化系统:腹痛、腹泻、胃肠胀气、消化不良、恶心、呕吐、口干、胃肠道梗阻、便秘。⑤肝胆系统:胆汁淤积、肝炎、黄疸、肝功能检查异常。⑥感染和侵染:类流感样症状、呼吸道感染、尿路感染。⑦肌肉骨骼和结缔组织:背痛、肌痛、关节痛、肌肉痉挛、肌无力。⑧神经系统:头晕、头痛、嗜睡、感觉减退、感觉异常、晕厥、震颤。⑨呼吸系统:支气管炎、呼吸困难、咳嗽支气管痉挛加重、鼻炎、鼻出血。⑩泌尿与生殖系统:膀胱炎、尿失禁、排尿困难、血尿、尿频、阳痿、阴茎异常勃起、逆向射精。⑪内分泌系统:男性乳腺发育。⑫血液系统:白细胞减少、血小板减少、紫癜。⑬免疫系统:过敏反应。⑭精神异常:激越、焦虑、抑郁、失眠、神经质。⑮皮肤及其他:瘙痒、皮疹、荨麻疹、脱发。

【禁忌证】禁用于:①对本品所含活性成分或所含任何辅料过敏者。②近期发生心肌梗死者。③有胃肠道梗阻、食管梗阻或任何程度胃肠道腔径缩窄病史者。

【注意】①用药前需先排除前列腺癌。②对喹唑啉类(如哌唑嗪、特拉唑嗪)过敏者对本品有交叉过敏。③肝功能受损患者应慎用。④如需进行白内障手术,需告知眼外科医生正在服用本品。⑤儿童和妊娠妇女及哺乳期妇女应避免使用本品。⑥缓释片应完整吞服,不应咀嚼、掰开或碾碎。空壳将被排出体外。⑦如果药物过量导致低血压,患者应立即平卧。可根据个体情况,必要时采取其他支持治疗。由于本品与血浆蛋白结合率高,药物过量不宜采取透析法。

【药物相互作用】①与 5 型磷酸二酯酶(PDE5)抑制剂合用可能引起症状性低血压。②与其他降压药合用,降压作用可增强。③与非甾体抗炎药合用降压作用可降低。醋氯芬酸可降低本药的作用。

【制剂】片剂:每片 2mg。缓释片:每片 4mg。

【贮法】防潮,30℃以下贮存。

坦洛新 Tamsulosin

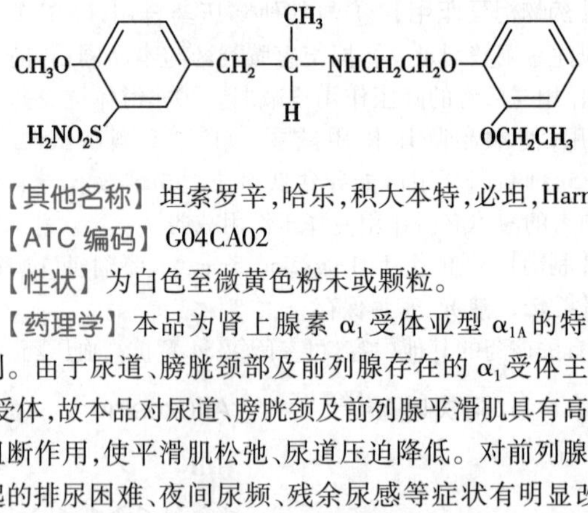

【其他名称】坦索罗辛,哈乐,积大本特,必坦,Harnal。

【ATC 编码】G04CA02

【性状】为白色至微黄色粉末或颗粒。

【药理学】本品为肾上腺素 α_1 受体亚型 α_{1A} 的特异拮抗剂。由于尿道、膀胱颈部及前列腺存在的 α_1 受体主要为 α_{1A} 受体,故本品对尿道、膀胱颈及前列腺平滑肌具有高选择性阻断作用,使平滑肌松弛、尿道压迫降低。对前列腺增生引起的排尿困难、夜间尿频、残余尿感等症状有明显改善。其抑制尿道内压上升的能力是抑制血管舒张压上升能力的 13 倍。因此不仅药效明显,而且可减少服药后发生直立性低血压的几率。本品可降低尿道内压曲线中的前列腺压力,而对节律性膀胱收缩和膀胱内压曲线无影响。此外,本品与其他抗高血压药无明显的相互作用。该药无首剂效应,首剂不必减少剂量或强调临睡前服药。

成人口服缓释制剂 0.2mg,达峰时间为(5.5±1.1)小时,峰浓度为(6.0±1.6)ng/ml,$t_{1/2}$ 为(8.1±3.8)小时。本品与血浆蛋白结合率约为 99%,主要与 α_1 酸性糖蛋白结合,分布体积较小(约 0.2L/kg)。连续服用 4 天,血药浓度达稳态。通过肝脏 CYP2D6 和 CYP3A4 代谢,本品及其代谢产物经尿液、胆汁及粪便排泄。其代谢产物 70%~75% 从尿中排出。给药后 30 小时内尿中原形药物排泄率为 12% ~ 24%，连续给药尿排泄率不变。

【适应证】主要用于治疗前列腺增生所致排尿障碍。适用于轻、中度患者及未导致严重排尿障碍者，如已发生严重尿潴留时不应单独服用此药。

【用法和用量】口服，一次 0.2mg，一日 1 次，饭后整片或整粒吞服。根据年龄及症状不同可适当增减。

【不良反应】①神经精神系统：头痛、头晕、失眠、嗜睡、乏力、蹒跚等症状。②循环系统：偶见直立性低血压、心率加快等。③消化系统：偶见恶心、呕吐、胃部不适、腹痛、食欲缺乏等。④肝功能：长期用药可见 AST、ALT 和 LDH 升高。⑤肌肉骨骼肌系统：背痛。⑥过敏反应：偶见皮疹。⑦其他：偶见鼻塞、水肿、吞咽困难、射精异常等。⑧严重不良反应有阴茎持续勃起，在白内障超声乳化手术中可能出现虹膜松弛综合征。

【禁忌证】对本药过敏者、肾功能不全者。

【注意】①用药前需先排除前列腺癌。②过量使用可致血压下降，尤其与降压药合用时，应注意血压变化。如引起血压下降，可平卧，必要时进行常规的治疗。③直立性低血压、肾功能不全及冠心病患者慎用。④高龄患者应注意服用后状况，如得不到期待的效果，不应继续增量，应改用其他方法治疗。⑤使用本品的患者在进行白内障超声乳化手术时因可出现虹膜松弛综合征，在术前应告知眼科医生，以便采取预防措施。⑥对磺胺过敏者，使用本药出现过敏反应的可能增加。⑦本品不适用于女性及儿童患者。

【药物相互作用】①与西咪替丁合用，可抑制本品代谢，增加本品血药浓度，从而导致毒性反应。②与受体拮抗药、利尿药、ACEI、钙通道阻滞药合用，降压作用增强。首次与β肾上腺素受体拮抗药合用，可增加发生低血压的危险。③与非甾体抗炎药合用，本品的降压作用降低。醋氯芬酸可降低本药的药理作用。④与 CYP2D6 的中效或强效抑制药（如氟西汀）或与 CYP3A4 的中效或强效抑制药（酮康唑、西咪替丁等）合用，可导致本药的清除率明显下降，血药浓度升高。

【制剂】缓释胶囊剂：每粒 0.2mg。缓释片剂：每片 0.2mg。

【贮法】密闭保存。

赛洛多辛[医保(乙)]　Silodosin

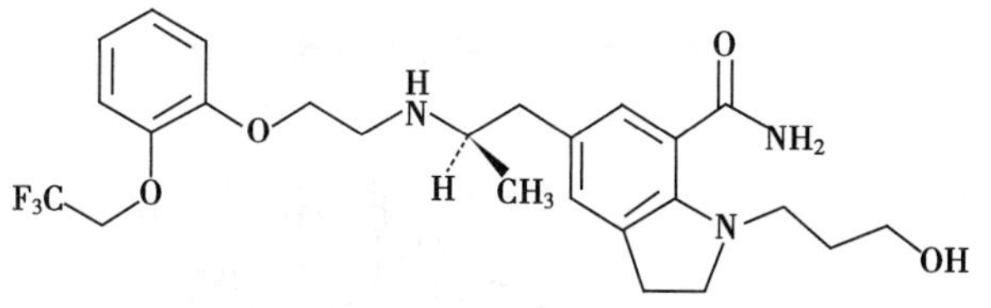

【其他名称】优利福。

【性状】白色至微黄色粉末或颗粒。

【药理学】本品是高选择性 α_{1A}-肾上腺受体拮抗药。α_{1A}-肾上腺受体主要分布于前列腺、膀胱基底部、膀胱颈和前列腺尿道平滑肌。本品通过阻断上述部位 α_{1A}-肾上腺受体与去甲肾上腺素的结合，使膀胱和前列腺平滑肌松弛，缓解膀胱出口动力性梗阻，改善良性前列腺增生引起的下尿路梗阻症状。

本品口服后约（2.0±1.5）小时达血药浓度峰值，主要与 α_1-酸性糖蛋白结合，血浆蛋白结合率为 95.6%（体外试验）。主要经 CYP3A4，UDP-葡萄糖醛酸转移酶，乙醇脱氢酶和乙醛脱氢酶代谢。血浆中主要代谢产物为赛洛多辛葡萄糖醛酸复合物及氧化代谢物。本品经肾脏和肠道双通道排泄。肾功能降低，本品血药浓度升高。

【适应证】用于治疗良性前列腺增生症引起的症状和体征。

【用法和用量】成人，一次 4mg，一日 2 次，早、晚餐后口服，根据症状酌情减量。

【不良反应】①泌尿及生殖系统：常见：射精障碍、勃起障碍、尿失禁；偶见：血尿素氮（BUN）增加、肌酐升高、性欲减退。②胃肠系统：常见：口干、胃部不适、腹泻、软便、便秘；偶见：食欲缺乏、恶心、呕吐、上腹部不适感、胃痛、腹痛、腹胀感、胃溃疡、胃炎、萎缩性胃炎、胃灼热、胃下垂感、十二指肠溃疡、排气增加、大便频率增多、残便感、肛门不适感。③神经系统：常见：头晕、起立性眩晕、步态蹒跚、头痛、失眠；偶见：头重感、嗜睡。④呼吸系统：常见：鼻塞、鼻出血、鼻咽炎、鼻窦炎、流涕，偶见：咳嗽。⑤心血管系统：常见：心动过缓；偶见：房颤、心悸、心动过速、心律失常、室上性期外收缩、直立性低血压、血压降低、血压升高。⑥皮肤及其附件：偶见：出疹、皮疹、湿疹、荨麻疹、瘙痒、紫癜。⑦肝胆系统：常见：总胆红素升高、天冬氨酸转氨酶（AST）升高、丙氨酸转氨酶（ALT）升高、γ-谷丙转氨酶（γ-GPT）升高、碱性磷酸酯（ALP）升高、乳酸脱氢酶（LDH）增加。⑧血液和淋巴系统：常见：白细胞减少、红细胞减少、血红蛋白减少、血细胞比容减少，偶见：白细胞增多、血小板减少。⑨眼部：偶见：眼部充血、眼部瘙痒、结膜出血，白内障超声乳化手术中出现虹膜松弛综合征。⑩其他：常见：甘油三酯升高、疲劳、C-反应蛋白（CRP）升高、总胆固醇升高、尿糖升高、尿沉渣增多；偶见：颜面潮红、耳鸣、胸痛、腰痛、下肢乏力感、出汗、身体发热、情绪不佳、血清钾浓度升高、总蛋白低下、前列腺特异抗原增加、尿酸升高、尿蛋白升高、男性乳房女性化。

【禁忌证】禁用于：①重度肾功能损害患者。②服用强效 CYP3A4 抑制剂（如克拉霉素、伊曲康唑、利托那韦）患者。③对本品成分过敏的患者。

【注意】①慎用于：直立性低血压患者，中度肾功能损害的患者，重度肝功能损害的患者，服用 5 型磷酸二酯酶（PDE5）抑制剂的患者。②本品可致头晕，因此从事高空作业和驾驶等危险操作的服药患者应充分注意。③由于本品具有α受体拮抗药的药理作用，可能引起直立性低血压，应注意换体位时血压变化。④同时服用降压药的患者，要注意血压变化，发现血压降低时，要采取减量或停止给药的相应措施。⑤本品应餐后服。

【药物相互作用】①本品与中效 CYP3A4 抑制剂（例如地尔硫䓬、红霉素、维拉帕米）并用，可能增加赛洛多辛的血药浓度，合用时应谨慎并密切监测。②体外研究表明，赛洛多辛是 P-糖蛋白（P-gp）底物，P-gp 的抑制可能导致赛洛多辛血药浓度增加，因此不推荐赛洛多辛与强效 P-gp 抑制剂合用。③赛洛多辛与其他 α-受体拮抗剂合用，可能发生相加作用，因此本品不应与其他 α-受体拮抗剂合并用药。④本品与 5 型磷酸二酯酶（PDE5）抑制剂合并用药时，可能增强 PDE5 抑制剂的血管扩张作用，从而增强降压作用。⑤本品可使服用抗高血压药的患者有发生直立时血压调节能力降低的情况，因此与抗高血压药合用应谨慎。⑥本品与地高辛合用，无须调整剂量。

【制剂】胶囊剂：每粒 4mg。

【贮法】常温，遮光，密封保存。

56.3.2　抗雄激素药

56.3.2.1　5α-还原酶抑制剂

非那雄胺〔医保（乙）〕　Finasteride

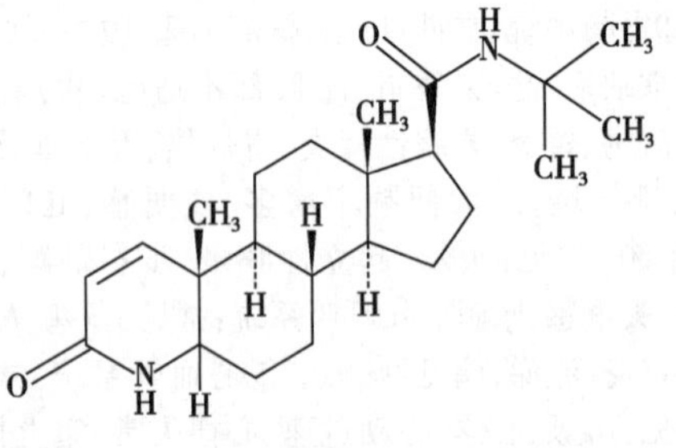

【其他名称】保列治，普洛平，蓝乐，保法止，非那司提，非那甾胺，Proscar。

【ATC 编码】D11AX10，G04CB01

【性状】为白色至灰白色结晶，微溶于水，易溶于三氯甲烷、二甲基亚砜、乙醇、甲醇，部分溶于丙二醇、聚乙二醇 400。

【药理学】本品属 4-氮杂甾体化合物，为细胞内酯-Ⅱ型 5α-还原酶特异性抑制剂。Ⅱ型 5α-还原酶能将睾酮代谢成更强效的雄激素双氢睾酮（DHT），双氢睾酮是前列腺生长所依赖的物质。本品与Ⅱ型 5α-还原酶缓慢形成稳定的酶复合物，抑制外周睾酮转化为二氢睾酮，降低血液和前列腺、皮肤等组织中二氢睾酮水平，从而抑制前列腺增生，改善良性前列腺增生的相关临床症状。本品对雄激素受体没有亲和力。良性前列腺增生患者口服本品每日 5mg，4 年，可减少血液循环中双氢睾酮浓度 70%，前列腺体积缩小 20%，前列腺特异性抗原（PSA）降低 50%。此外，毛囊内含有Ⅱ型 5α-还原酶，在男性秃发患者的秃发区头皮内毛囊变少，并且双氢睾酮增加。给予本品可使这些患者头皮及血清中的双氢睾酮浓度下降，从而抑制头皮毛囊变小，逆转脱发过程。

本品口服吸收，生物利用度为 80%，其生物利用度不受食物影响。血药浓度于服药后约 1～2 小时达峰值，平均血浆消除半衰期为 6 小时，血浆蛋白结合率约为 90%。多剂量口服后有少量缓慢蓄积。主要经肝脏通过 CYP3A4 酶代谢，其两个主要代谢产物，在非那雄胺对 5α-还原酶的抑制活性中仅起很少部分作用。给药剂量的 39% 从尿液中以代谢产物的形式排泄，57% 从粪便中排泄。老年患者对本品的清除率有一定程度的降低，随年龄的增加，虽然半衰期延长，70 岁以上男性的平均半衰期约为 8 小时，但不需减低剂量。伴有肾功能损害的非透析患者不需要调整剂量。

【适应证】①用于治疗和控制良性前列腺增生，预防泌尿系统事件（降低发生急性尿潴留的危险性；降低需进行尿道切除前列腺和前列腺切除术的危险性）；②前列腺肥大患者（可使肥大的前列腺缩小，改善尿流及改善前列腺增生有关的症状）。

【用法和用量】口服一次 5mg，一日 1 次。空腹服用或与食物同时服用均可。肾功能不全者、老年人不需调整剂量。

【不良反应】①发生率大于 1% 的不良反应：性功能障碍（阳痿、性欲减退、射精障碍）、乳房不适（乳腺增生和乳房触痛）和皮疹。②可见超敏反应，抑郁，停止治疗后继续存在的性欲降低。③本品上市后报道的不良反应：瘙痒、风疹、面唇部肿胀等过敏反应以及睾丸疼痛。

【禁忌证】①对本品过敏者禁用。②可引起男性胎儿外生殖器异常，因此妊娠或可能受孕的妇女禁用本品，也不应触摸本品的碎片和裂片。③本品不适用于妇女和儿童。

【注意】①本品主要在肝脏代谢，肝功能不全者慎用。②对于有大量残留尿和（或）严重尿流减少的患者，应密切监测其阻塞性尿路疾病。③治疗前期，须认真鉴别有无患前列腺癌和乳腺肿瘤的可能性，且随后要定期检查。④在评价 PSA 数据且不排除伴有前列腺癌时，应考虑服用本品会使血清 PSA 水平降低。治疗的第一个月 PSA 迅速降低，随后 PSA 水平稳定在一个新的基线上，治疗后基线约为治疗前基线值的一半，因此对应用本品三个月以上患者所测定的 PSA 值应乘以 2 才接近血清中真实的 PSA 水平。这在鉴别前列腺癌时应特别注意，以此水平评价患者是否可能存在前列腺癌，才不致延误病情。⑤由于非那雄胺起效慢，用药 3 个月才能发挥疗效，因此目前通常的治疗策略是在开始前列腺增生药物治疗时，非那雄胺和 α-受体拮抗药联合应用，以迅速改善患者排尿不畅的症状。

【药物相互作用】利托那韦可增加本药的血药浓度，可能的作用机制是利托那韦能抑制 CYP3A4 介导的非那雄胺的代谢，导致非那雄胺血药浓度升高，药物作用可能增强或不良反应可能增加。故此两药应谨慎合用。

【制剂】片剂：每片 5mg。胶囊剂：每粒 5mg。

【贮法】遮光，密封，30℃以下保存。

依立雄胺　Epristeride

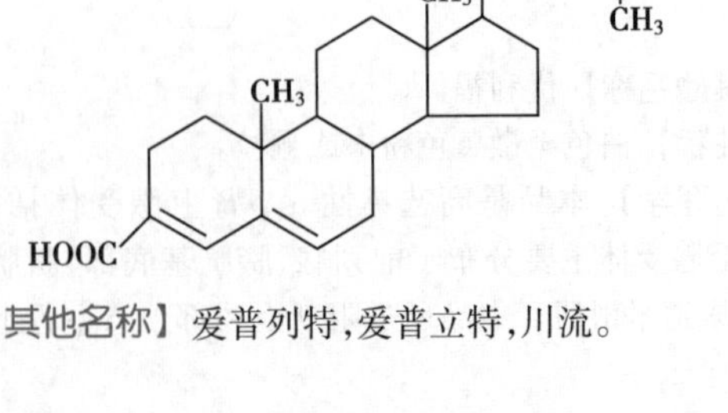

【其他名称】爱普列特，爱普立特，川流。

【药理学】本品为甾体-5α-Ⅱ型还原酶的选择性和非竞争性抑制剂，能抑制睾酮转化为双氢睾酮，使前列腺组织及血清中双氢睾酮水平降低，从而抑制前列腺的增长，减小前列腺体积。降低血清前列腺特异抗原水平（PSA），增加最大尿流率，改善尿梗阻症状和减少并发症。

口服后吸收迅速较完全，生物利用度约为93%，给药后15分钟即可自血清中检出，3～4小时血药浓度达峰值，$t_{1/2}$为7.5小时。在体内分布广泛，呈二室分布。连续给药（5mg/次，每日2次）第六天，血药浓度可达稳态。血浆蛋白结合率约为97%。在体内主要通过肝脏代谢，69%～80%经肠道排泄，经肾脏排泄少。

【适应证】用于治疗良性前列腺增生症。

【用法和用量】口服，一次5mg，一日2次，饭前饭后均可，疗程4个月或遵医嘱。

【不良反应】可见恶心、食欲缺乏、腹痛、腹泻、口干、头晕、失眠、全身乏力、皮疹、性欲降低、勃起功能障碍、射精量下降、耳鸣、耳塞、髋部痛、口唇肿胀等。关于对性功能的影响，伴随着疗程而减小，半数性欲降低和勃起功能障碍者的反应可逐渐消失。本品Ⅳ期临床研究，实验室检查可见肝功能异常（氨基转移酶升高、总胆红素升高）。

【禁忌证】①对本品过敏者禁用。②儿童、妇女禁用。

【注意】①治疗前需明确诊断，注意排除感染、前列腺癌、低张力膀胱及其他尿道梗阻性疾病等。②本品可降低血清PSA值，从而干扰前列腺癌的诊断。在使用血清PSA指标检测前列腺癌时，医生应考虑此因素。

【药物相互作用】①与特拉唑嗪合用，可使血浆峰浓度和药时曲线下面积明显增加。②与地高辛、华法林和氨茶碱无明显的相互作用。

【制剂】片剂：每片5mg。胶囊剂：每粒5mg。

【贮法】遮光，密闭，在阴凉干燥处保存。

度他雄胺　Dutasteride

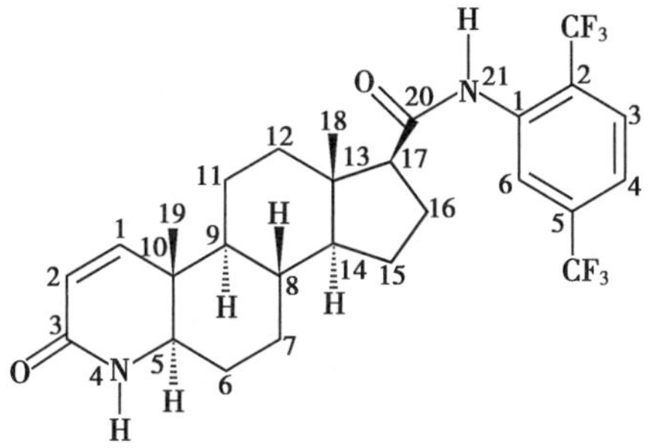

【其他名称】安福达。

【药理学】双氢睾酮（睾酮经5α-还原酶转化为双氢睾酮（DHT）在前列腺初期发育及随后增大过程中发挥作用。5α-还原酶有Ⅰ型和Ⅱ型两种同工酶，Ⅱ型同工酶主要分布在生殖组织，而Ⅰ型同工酶对睾酮在皮肤和肝脏中的转化也有作用。本品是5α-还原酶Ⅰ型和Ⅱ型同工酶的特异性竞争抑制剂，能与5α-还原酶形成稳定的酶复合物，从而抑制睾酮向双氢睾酮（DHT）的转化。在治疗早期可观察到症状改善，需要连续服药6个月才能达到治疗效果。

口服本品绝对生物利用度约为60%，生物利用度不受食物影响。达峰浓度时间约为为1～3小时，分布容积为300～500L，与血浆蛋白结合率>99.5%。每日给药1次连续用药一个月后，本品血药浓度达到稳态浓度的65%；连续用药三个月后约达到稳态浓度的90%；连续给药6个月后，可达到稳态血药浓度，约为40ng/ml。本品达到稳态血药浓度后，给药剂量的1.0%到15.4%（平均为5.4%）的药物经粪便以原形药物排泄，其余部分以代谢产物形式从粪便排泄。尿液中仅检测到低于给药量0.1%的原形药物。肾功能损害患者中，本品血浆浓度无临床意义的升高。老年人不需调整用药剂量。

【适应证】治疗中、重度症状的良性前列腺增生症。

【用法和用量】口服，成年人（包括老年人）：一次0.5mg，一日一次。

【不良反应】常见不良反应为：①生殖系统：阳痿、性欲降低、射精障碍；②乳腺：乳房增大、乳房触痛。其他可见：皮疹、瘙痒、局部水肿、血管性水肿、头晕等。

【禁忌证】禁用于：①女性。②儿童和青少年。③对本品和其他5α-还原酶抑制剂或任何辅料过敏者。④重度肝功能损害者。

【注意】①本品应整粒吞服，不可咀嚼或打开，因为内容物对口咽黏膜有刺激作用。②轻、中度肝功能损害患者慎用本品。③本品能影响健康男性的精液质量（精子数量和精液量减少，精子活动力减弱），因此可能导致男性生育力下降。④尚不清楚本品是否经人乳汁排泄。⑤本品可经皮肤吸收，因此妇女、儿童和青少年必须避免接触有漏泄的胶囊。如果不慎接触了有漏泄的胶囊，应立即用肥皂和清水洗涤接触部位。

【药物相互作用】①本品与CYP3A4酶强效抑制药物（如利托那韦、茚地那韦、奈法唑酮、伊曲康唑）长期联合应用，可增高本品的血药浓度。增加本品的暴露量不会进一步抑制5-α还原酶。为避免不良反应，可减少度他雄胺的给药频度。②一项群体药动学试验中，少数同时服用维拉帕米或地尔硫䓬（中度CYP3A4抑制剂和P-糖蛋白抑制剂）的患者，度他雄胺血清浓度较其他患者平均分别升高1.6至1.8倍。

【制剂】软胶囊：每粒0.5mg。

【贮法】密封，30℃以下保存。

56.3.2.2　雄激素受体拮抗剂

普适泰　Prostat

本品主要成分为水溶性花粉提取物P-5和脂溶性花粉提取物EA-10。

【其他名称】舍尼通，Cernilton。

【药理学】本品能有效地阻滞双氢睾酮与受体结合，从而抑制前列腺增生；通过松弛尿道平滑肌，增加膀胱逼尿肌收缩力，从而减轻前列腺增生所致的下尿路功能性梗阻，缓解前列腺增生的各种临床症状；并且能抑制内源性炎症介质白三烯和前列腺素的合成，具有抗炎、抗水肿作用。

【适应证】①良性前列腺增生；②慢性、非细菌性前列腺炎。

【用法和用量】口服,一次1片,一日2次,疗程3~6个月。可在进食时或单独服用。老年人或肾功能不全者无须改变剂量。

【不良反应】极少数患者有轻微的腹胀、胃灼热和恶心。

【禁忌证】①对本品过敏者禁用。②儿童禁用。

【注意】①前列腺感染、尿道狭窄、前列腺结石、膀胱颈硬化、前列腺癌和其他前列腺疾病都会引起类似良性前列腺增生的症状,所以在使用本品治疗之前应对上述疾病作出正确的判断。②本品易吸潮变质,不到服用时,不要将内包装撕开,以免药片吸潮变质。

【制剂】片剂:每片含花粉提取物 P-5 70mg,花粉提取物 EA-10 4mg。

【贮法】遮光、密闭、置阴凉干燥处保存。

56.3.3 其他

谷丙甘氨酸〔药典(二)〕

Glutamic Acid, Alanine and Glycine

本品为复方制剂,组分为谷氨酸、丙氨酸、甘氨酸。

【其他名称】普罗司泰。

【性状】为白色结晶性粉末。

【药理学】本品可调节体内氨基酸代谢平衡,具有使前列腺消炎、消肿、回缩的作用。

口服后迅速自胃肠道吸收,进入血液循环。谷氨酸、丙氨酸、甘氨酸的半衰期分别为(0.68±0.49)小时、(1.50±0.94)小时和(1.46±1.17)小时。

【适应证】用于前列腺增生引起的尿频、排尿困难及尿潴留症。

【用法和用量】口服,一次2片,一日3次,或根据病情适当增减。

【禁忌证】对本品过敏者禁用。

【注意】肾功能不全者慎用。

【制剂】胶囊剂:每粒0.41g,其中含谷氨酸0.265g、丙氨酸0.1g、甘氨酸0.045g。

【贮法】密封,干燥处保存。

(鲁云兰 梁 雁)

第57章 主要作用于生殖系统的药物

57.1　子宫收缩药及引产药

本类药物主要能选择性地兴奋子宫平滑肌，由于药物的不同、剂量的不同及子宫的生理状态的不同，用药后可表现为子宫节律性收缩或强直性收缩。引起子宫节律性收缩的药物，可用于产前的催产、引产；引起子宫强直性收缩的药物，则多用于产后止血或产后子宫复原。此外，有些药物也用于人工流产。常用的子宫收缩药物有三类：

（1）垂体后叶制剂：①垂体后叶素，从动物脑神经垂体中提取，其成分除含有缩宫素（催产素）外，还因含加压素量较多（抗利尿激素可致血压升高），故现产科已少用；②缩宫素，提取的制品中仅含少量加压素，而化学合成品中无加压素，目前常用于引产或催产，亦用于产后出血和子宫复原不全。该类药有：缩宫素、卡古缩宫素。本品一般剂量（引产、催产）对心血管无影响，也不影响体内水、电解质的代谢。在大剂量应用时（产后止血），则可能引起高血压和脉率增快，亦可因抗利尿作用出现水潴留（即使是人工合成的纯制剂也含有微弱的加压活力）。故应用时需掌握好适应证和禁忌证。

卡古缩宫素均为人工合成的缩宫素类似物，其作用和适应证与缩宫素基本相同。单剂量静脉注射本品对子宫的活性作用可维持约1小时，因此足以预防刚生产后的产后出血，优于缩宫素。产后给予本品，在子宫收缩的频度与幅度方面都比缩宫素为长。

（2）麦角制剂：如麦角流浸膏、麦角新碱、甲麦角新碱，主要用于产后子宫出血或子宫复原不佳。

甲麦角新碱是麦角新碱的半合成衍生物，二者作用基本相同，对子宫平滑肌有选择性兴奋作用，可增强宫缩。与缩宫素相比有以下不同：①作用强而持久；②不仅对子宫底，而且对子宫颈部都有很强的收缩作用，剂量稍大即产生强直性收缩。故不适用于催产或引产，应谨慎使用。

（3）前列腺素（PG）：是一类具有广泛生理活性的不饱和脂肪酸，分布于身体各组织及体液，最早从人的精液和羊精囊提取获得。与生殖药理密切相关的是前列腺素 E_1（PGE_1）、前列腺素 E_2（PGE_2）和前列腺素 $F_{2\alpha}$（$PGF_{2\alpha}$）3种。此外，还合成了多种前列腺素衍生物，如15-甲基前列腺素 $F_{2\alpha}$、15-甲基前列腺素 E_2 以及16,16-双甲基前列腺素 E_2 等。此类药能选择性地兴奋子宫平滑肌，使其产生节律性收缩，并软化和扩张子宫颈，促使宫口开全和胎儿娩出，临床用于中期引产、足月妊娠引产及治疗性流产。

目前用于产科临床的PG，除本章所列的地诺前列酮（PGE_2）、硫前列酮（PGE_2类似物）、地诺前列素（$PGF_{2\alpha}$）、卡前列素氨丁三醇、吉美前列素（PGE_1衍生物）外，尚有抗早孕药物卡前列甲酯（15-甲基 $PGF_{2\alpha}$ 甲酯）、米索前列醇（PGE_1

类似物)等,也均具有收缩子宫的作用。它们除用于抗早孕外,还可用于扩张宫颈及中期引产,故在本节中亦将予以简介。

其他用于中期引产的药物还有依沙吖啶、天花粉蛋白等。其中天花粉蛋白虽有疗效,但因其毒性大而趋向少用。

垂体后叶素〔基;医保(甲、乙)〕 Pituitrin

系由猪、牛、羊等动物的脑神经垂体中提取的水溶性成分,内含催产素及加压素。

【其他名称】Hypophysine,Posterior Pituitary。

【性状】为近白色粉末,味略臭,能溶于水。

【药理学】本品含有催产素,小剂量可增强子宫的节律性收缩,大剂量能引起强直性收缩,使子宫肌层内血管受压迫而起止血作用。其作用较麦角快,而维持时间短(约0.5小时),故常与麦角合用(其作用可持续1小时以上)。所含加压素有抗利尿和升压作用。由于有升高血压作用,现产科已少用。加压素能直接收缩小动脉及毛细血管(尤其对内脏血管),可降低门静脉压和肺循环压力,有利于血管破裂处血栓形成而止血,还能使肾小管和集合管对水分的重吸收增加。

本品口服能被消化液破坏,故不宜口服。肌内注射吸收良好,3~5分钟开始生效,维持时间为20~30分钟;静脉注射或静脉滴注起效更快,但维持时间很短。本品不与血浆蛋白结合,大部分经肝和肾代谢,少量以结合形式从尿排出。$t_{1/2}$约1~15分钟。

【适应证】产后出血、产后子宫复原不全、促进宫缩引产(由于有升高血压作用,现产科已少用)、肺出血、食管及胃底静脉曲张破裂出血和尿崩症等。

【用法和用量】(1)一般应用:肌内注射,每次5~10U。

(2)肺出血:可静脉注射或静脉滴注。静脉滴注:将本品5~10U加氯化钠注射液或5%葡萄糖注射液500ml稀释后慢滴;静脉注射:将本品5~10U加5%葡萄糖注射液20ml稀释后慢注。极量为每次20U。大量肺咯血,静脉注射10U。

(3)产后出血:必须在胎儿和胎盘均已娩出之后方可肌内注射10U,如作预防性应用,可在胎儿前肩娩出后立即静脉注射10U。

(4)临产阵缩弛缓不正常者(偶亦用于催生,但须谨慎):将5~10U本品以5%葡萄糖注射液500ml稀释后缓慢静脉滴注,并严密观察宫缩情况,适时调整滴速。

(5)尿崩症:肌内注射,常用量为每次5U,1日2次。

(6)消化道出血:本品对食管静脉曲张出血及结肠憩室出血有效,对胃或小肠黏膜损伤出血效果较差。可用本品静脉滴注,其用量和溶媒同肺出血,每分钟0.1~0.5U。

【不良反应】用药后可引起血压升高、尿量减少、尿急,如出现面色苍白、出汗、心悸、胸闷、腹痛、荨麻疹、支气管哮喘、过敏性休克等,应立即停药。

【禁忌证】禁用于:①妊娠高血压综合征、高血压、动脉硬化、冠心病、心力衰竭、肺源性心脏病患者。②双胎、羊水过多、子宫膨胀过度、胎位不正、骨盆过窄、产道阻碍及有剖宫史等妊娠期妇女。③对本品过敏或有过敏史者。

【注意】(1)因对子宫颈有强烈的兴奋作用,还有升压作用,故不宜用于引产或催产。

(2)静脉滴注时应注意药物浓度及滴速,一般为每分钟20滴。滴速过快或静脉推注均易引起腹痛或腹泻。

【药物相互作用】(1)本品与麦角制剂、麦角新碱合用时,有增强子宫收缩作用。

(2)本品中含有的缩宫素与肾上腺素、硫喷妥钠、乙醚、氟烷、吗啡等同用时,会减弱子宫收缩作用。

【制剂】注射液:每支5U(1ml);10U(1ml)。

【贮法】冷藏,避免冰冻。

缩宫素〔药典(二);基;医保(甲、乙)〕 Oxytocin

Cys−Tyr−Ile−Gln−Asn−Cys−Pro−Leu−Gly−NH_2

(Cys 与 Cys 之间以连线相连)

系自猪、牛、羊等动物的脑神经垂体中提取或化学合成而得。

【其他名称】催产素,Pitocin。

【ATC编码】H01BB02

【性状】为白色无定形粉末或结晶性粉末,能溶于水。其水溶液显酸性。

【药理学】作用详见垂体后叶素。缩宫素与子宫平滑肌的相应受体结合,引起妊娠子宫节律性收缩,频率和强度增加;对非妊娠子宫则无此作用。但人工合成的本品不含加压素,故无升压作用。它还能刺激兴奋乳腺平滑肌,使乳腺导管收缩,促使乳汁从乳房排出,但不能增加乳汁分泌量,仅能促进排乳。

本品为多肽类激素,口服易被胰蛋白酶破坏而失效,故宜采用胃肠外给药途径。肌内注射吸收良好,3~5分钟起效,可维持20~30分钟。静脉注射起效快,但维持时间很短,必要时可采用静脉滴注给药。吸收后主要经肝、肾代谢,经肾排泄,极少量呈原形,$t_{1/2}$受各种因素影响,差异较大,一般为3~10分钟。

【适应证】用于引产、催产、产后出血和子宫复原不全;滴鼻用于促排乳;催产素激惹试验。

【用法和用量】(1)引产或催产:静脉滴注,一次2.5~5U,用氯化钠注射液稀释至每1ml中含有0.01U。静脉滴注开始是每分钟不超过0.001~0.002U,每15~30分钟增加0.001~0.002U,至达到宫缩与正常分娩期相似,最快每分钟不超过0.02U,通常为每分钟0.002~0.005U。如静脉滴注太快,可使子宫收缩强直,而致胎死宫内、胎盘早期剥离或子宫破裂。

(2)防治产后出血或促进子宫复原:将本品5~10U加于5%葡萄糖注射液中静脉滴注,每分钟滴注0.02~0.04U,胎盘排出后可肌内注射5~10U。

(3)子宫出血:肌内注射,1次5~10U。肌内注射极量，1次20U。

（4）催乳：在哺乳前2～3分钟，用滴鼻液，每次3滴或少量喷于一侧或两侧鼻孔内。

（5）催产素激惹试验：试验剂量同引产，用稀释后的缩宫素作静脉滴注，直到10分钟内出现3次有效宫缩。此时注意胎心变化，若为阴性说明胎儿耐受力好，阳性者则应分析原因，尽早结束分娩。

【不良反应】（1）不良反应较少，很少发生过敏反应，偶见恶心、呕吐、血压下降等。

（2）大剂量时，可导致子宫强直性收缩，压迫子宫肌层血管，阻断胎盘的血流量，可使胎儿窒息而死或子宫破裂，故要严格掌握用量和静脉滴注速度。

【禁忌证】禁用于对本品过敏者、三胎以上的经产妇（易发生子宫破裂）、横位、骨盆过窄、产道受阻、明显头盆不称及胎位异常、有剖宫产史、子宫肌瘤剔除术史者及脐带先露或脱垂、完全性前置胎盘、前置血管、胎儿窘迫、宫缩过强、产前出血（包括胎盘早剥）、子宫过大（包括羊水过多）、需立即手术的产科急症或子宫收缩乏力长期用药无效患者。

【注意】（1）用于催产时必须指征明确，以免产妇和胎儿发生危险。

（2）静脉滴注时需使用滴速调节器控制用量。滴速应根据患者的具体情况而定。

（3）遇有子宫收缩乏力，注药时间不宜超过6～8小时。

（4）下列情况慎用：心脏病、临界性头盆不称、子宫过大、曾有宫腔内感染史、受过损伤的难产史、子宫或宫颈曾经手术治疗（包括剖宫产史）、宫颈癌、早产、胎头未衔接、妊娠期妇女年龄已超过35岁。

（5）骶管阻滞时用缩宫素，可发生严重的高血压，甚至脑血管破裂。

（6）用药前和用药时需检查及监护：①子宫收缩的频率、持续时间及程度；②妊娠期妇女脉搏及血压；③胎儿心率；④静止期间子宫肌张力；⑤胎儿成熟度；⑥骨盆大小及胎儿先露下降情况；⑦出入液量的平衡，尤其是长时间使用了缩宫素。

【药物相互作用】（1）与麦角制剂、麦角新碱合用时，有增加子宫收缩作用。

（2）环丙烷等碳氢化合物吸入全麻时，使用缩宫素可导致产妇出现低血压，窦性心动过缓和（或）房室节律失常。恩氟烷浓度>1.5%，氟烷浓度>1%吸入全麻时，子宫对缩宫素的效应减弱。恩氟烷浓度>3%，可使本品效应消失，并可致子宫出血。

（3）其他缩宫药与缩宫素同时用，可使子宫张力过高，产生子宫破裂和（或）宫颈撕裂。

【制剂】注射液：每支2.5U（0.5ml）；5U（1ml）；10U（1ml）。滴鼻剂：每支40U（1ml）。鼻喷雾剂：每瓶200U（5ml）（每喷0.1ml，相当于4U）。

【贮法】避光，密闭，20℃以下保存。

卡贝缩宫素〔医保(乙)〕 Carbetocin

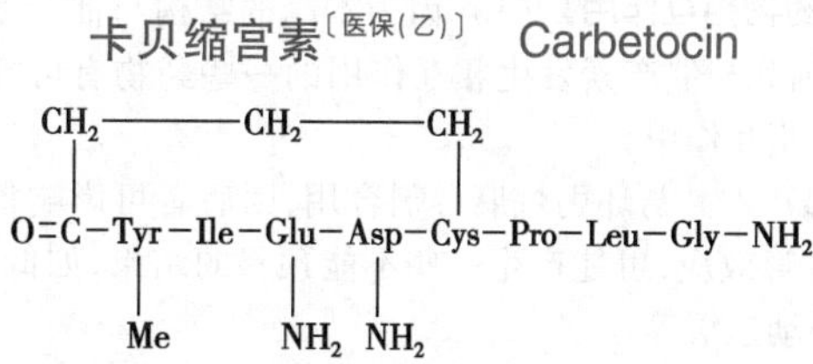

【其他名称】巧特欣，Duratocin。

【ATC编码】H01BB03

【性状】本品为无色澄明溶液。

【药理学】为一种合成的具有激动剂性质的长效催产素九肽类似物。硬膜外或腰麻下剖宫产后可立即单剂量静脉给药，以防子宫张力不足或产后出血。本品的临床和药理特性与天然催产素类似。它与催产素一样，与子宫平滑肌的催产素受体结合，引起子宫的节律性收缩，在原有的收缩基础上，增加其频率和子宫张力。在非妊娠状态下，子宫的催产素受体含量低，在妊娠期间增加，分娩时达高峰。因此本品对非妊娠的子宫没有作用，但对妊娠子宫和刚生产后的子宫具有有效的收缩作用。不论静脉注射还是肌内注射本品后，子宫迅速收缩，可在2分钟内达到一个明显强度。单剂量静脉注射本品对子宫的活性作用可持续大约1小时，因此足以预防刚生产后的产后出血。而且产后给予本品后，在收缩子宫的频率和幅度方面都比催产素长。若产后早期给予本品也可以促进子宫的复旧。

对非妊娠期妇女静脉给予本品400μg后，其分布和清除半衰期分别为（5.5±1.6）分钟和（41±11.9）分钟。本品从体内（全身和肾脏）的清除和分布容积没有剂量依赖性，但C_{max}和$AUC_{0-\infty}$显示有随剂量增加而呈比例的变化。约0.7%的本品以原形通过肾脏清除，说明它像催产素一样，主要由非肾脏途径清除。

【适应证】用于选择性硬膜外或腰麻下剖宫产术后立即单剂量静脉给药，预防子宫收缩乏力和产后出血。

【用法和用量】单剂量静脉注射100μg（1ml），只有在硬膜外或腰麻下剖宫产术完成并婴儿娩出后，缓慢地在1分钟内一次性给予。可以在胎盘娩出前或娩出后给予，或遵医嘱。

【不良反应】静脉注射后常发生的不良反应（10%～40%）为：恶心、腹痛、瘙痒、面红、呕吐、热感、低血压、头痛和震颤。不经常发生的（1%～5%）为：背痛、头晕、金属味、贫血、出汗、胸痛、呼吸困难、寒战、心动过速和焦虑。

【禁忌证】在妊娠期和婴儿娩出前、对催产素和本品过敏的患者及儿童禁用。

【注意】（1）单剂量注射后，一些患者可能没有产生足够的子宫收缩，此时不能重复给予，但可用附加剂量的其他子宫收缩药，如催产素或麦角新碱进行进一步的治疗。

（2）对持续出血的病例，需排除胎盘碎片的滞留、凝血疾病或产道损伤。

（3）对于血管疾病，特别是冠状动脉疾病的患者，使用必须非常谨慎。

（4）不推荐老年患者使用本品。

【药物相互作用】(1) 因为本品的结构与催产素非常相近,因此与催产素发生相互作用的一些药物有可能与本品发生相互作用。

(2) 本品与环丙烷麻醉剂合用,因后者可影响催产素的心血管效应,可能产生一些不能预料的结果,如低血压、窦性心动过缓等。

【制剂】注射液:每支100μg(1ml)。

【贮法】2~8℃保存,不能冻存。

麦角新碱[药典(二);基;医保(甲)] Ergometrine

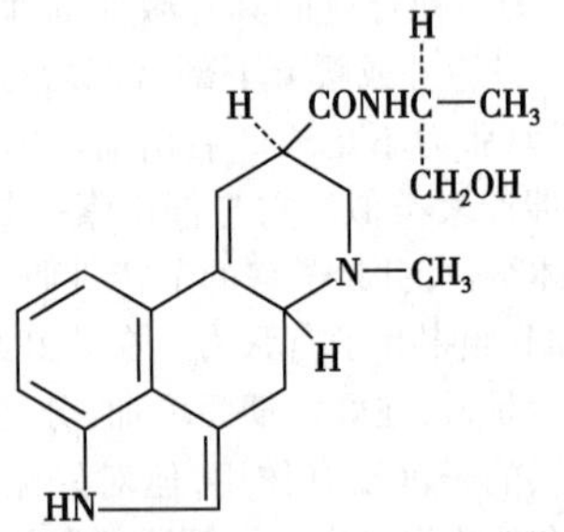

【其他名称】马来酸麦角新碱,Ergonovine。

【ATC 编码】G02AB03

【性状】常用其马来酸盐,为白色或类白色结晶性粉末;无臭,微有引湿性,遇光易变质;在水中略溶,在乙醇中微溶,在三氯甲烷或乙醚中不溶。

【药理学】对子宫平滑肌有高度选择性,直接作用于子宫平滑肌,作用强而持久。其作用的强弱与子宫的生理状态和用药剂量有关。妊娠子宫较未妊娠子宫敏感,成熟子宫较未成熟子宫敏感,对临产前的子宫或分娩后的子宫最为敏感。它与缩宫素作用的不同点主要是,不仅对子宫底而且对子宫颈部也有很强的收缩作用,剂量稍大即产生强直性收缩,故不适用于催产和引产;但由于子宫肌强直性收缩,机械压迫肌纤维中的血管,而阻止出血。

口服或肌内注射后吸收快而完全。口服后约6~15分钟,肌内注射后约2~3分钟,宫缩开始生效,作用持续3小时;静脉注射后立即见效,作用约45分钟,节律性收缩可持续3小时。在肝内代谢,经肾脏随尿排出。

【适应证】用于预防和治疗产后或流产后子宫出血、产后子宫复旧不全(加速子宫复原)等。

【用法和用量】口服:1次0.2~0.5mg,一日2~3次,共2~3日。多用于产后子宫复原不全。肌内或静脉注射:1次0.2~0.5mg,必要时每隔2~4小时重复给药,但最多限定5次。静脉注射时可用25%葡萄糖注射液20ml稀释。静脉滴注:1次0.2mg,加入5%葡萄糖注射液500ml稀释,缓慢滴入。剖宫产时可直接注射子宫肌层0.2mg;产后或流产后为了止血,可在子宫颈注射0.2mg(注射子宫颈左右两侧)。极量:每次0.5mg,每日1mg。

【不良反应】(1) 由于用药时间短,不良反应少见。部分患者用药后可发生恶心、呕吐、出冷汗、面色苍白等反应。静脉给药时,可出现头痛、头晕、耳鸣、腹痛、恶心、呕吐、胸痛、心悸、呼吸困难、心率过缓,故不宜以静脉注射作为常规使用。也有可能突然发生严重高血压,在用氯丙嗪后症状可以有所改善,甚至消失。下列不良反应虽少见,但应注意:如由于冠状动脉痉挛所致的胸痛,血压突然升高引起的严重头痛,皮肤瘙痒,四肢痛或腰痛,手足苍白发冷,两腿无力,呼吸短促(可能是过敏反应)。

(2) 如使用不当,可能发生麦角中毒,表现为持久腹泻、手足和下肢皮肤苍白发冷、心跳弱、持续呕吐、惊厥。

【禁忌证】①在胎儿及胎盘未剥离娩出前禁用本品,否则可使胎盘嵌留宫腔内。如胎儿娩出前使用本品,可能发生子宫强直性收缩,以致胎儿缺氧或颅内出血。②有妊娠期高血压疾病、冠心病患者及对本品过敏者禁用。

【注意】(1) 麦角制剂间显示交叉过敏反应,患者不能耐受其他麦角制剂,同样也不能耐受本品。

(2) 能经乳汁排出,使婴儿可能出现麦角样毒性反应;又可能抑制泌乳,哺乳期妇女不宜用。

(3) 患有严重高血压、血管硬化、血管痉挛、闭塞性周围血管病、冠心病、低血钙、妊娠高血压综合征、脓毒症、肝或肾功能不全者慎用。

(4) 子宫复原不全时常伴有宫腔内感染,单用麦角制剂有使感染扩散的危险,一般应联合应用抗感染药。

(5) 大量吸烟者应用后易发生血管收缩或痉挛。

【药物相互作用】(1) 本品与缩宫素和其他麦角制剂有协同作用,故不宜联用。

(2) 本品不宜与升压药合用,否则会使血压升高,引起剧烈头痛。

(3) 本品与麻醉乙醚、硫喷妥钠、氟烷以及吗啡等同用时,可减弱子宫收缩作用。

(4) 本品不得与血管收缩药(包括局麻药液中的肾上腺素)同用。

(5) 服用本品期间禁止吸烟过多,以免引起血管收缩或痉挛。

【制剂】片剂:每片0.2mg;0.5mg。注射液:每支0.2mg(1ml);0.5mg(1ml)。

【贮法】避光,在冷处保存。

甲麦角新碱 Methylergometrine

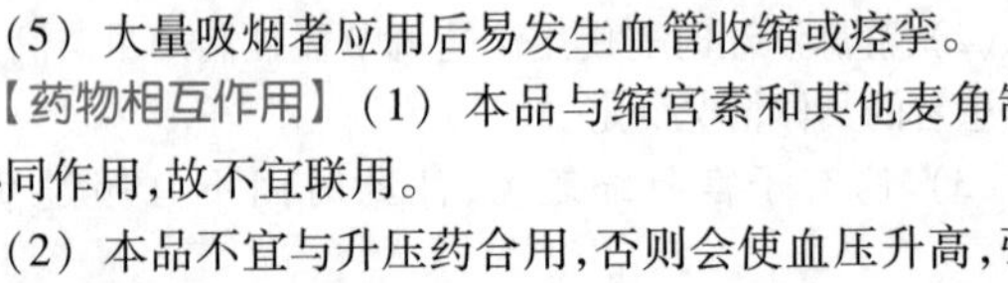

【其他名称】美飞占,Methylergonovine Maleate,Methergin。

【ATC 编码】G02AB01

【性状】为晶体,几乎不溶于水,易溶于乙醇、丙醇。常用其马来酸盐,为晶体,味苦,熔点185~195℃。微溶于水、醇,几乎不溶于三氯甲烷、醚。

【药理学】本品是麦角新碱的半合成衍生物,为一种强有力的子宫收缩剂，能直接作用于子宫平滑肌，作用强而持久。其作用的强弱与子宫生理状态和用药剂量有关。妊娠子宫对本品较未妊娠子宫敏感，在临产或产后子宫更为敏感。稍大剂量可引起子宫强直性收缩，对子宫体和子宫颈都有兴奋作用。大剂量时可使子宫肌强直性收缩，机械压迫肌纤维中的血管而阻止出血。与麦角胺类生物碱相比较，本品对周围血管的效应很弱，血压极少升高。

口服或肌内注射吸收快而完全。口服后 6～15 分钟起效，作用持续约 3 小时；肌内注射后 2～5 分钟起效，持续约 3 小时；静脉注射几乎立即起效，持续 45 分钟。节律性收缩可持续达 3 小时。$t_{1/2}$为 0.5～2 小时。本品经肝脏代谢失效，仅少量（低于 5%）经肾随尿排出。

【适应证】用于产后或流产后由于子宫收缩无力或恢复不佳引起的子宫出血，亦用于月经过多或其他原因引起的子宫出血。

【用法和用量】口服：一次 0.2～0.4mg，一日 2～4 次，直至纠正宫缩无力和流血停止。一般 48 小时为一个疗程。治疗子宫复原不全或产后康复：一次 125～250μg，一日 3～4 次，至少 7 日以上。

肌内或静脉注射：一次 0.2mg，必要时每 2～4 小时注射 1 次，最多注射 5 次。静脉给药用于急症或子宫大出血时，静脉注射时须稀释后缓慢注入，至少 1 分钟。

【不良反应】用药后可能发生恶心、呕吐、出冷汗、面色苍白等反应，故 1 次用量不应超过 0.5mg。大剂量时，可发生恶心、呕吐及腹痛。其他不良反应参见“麦角新碱”。

【禁忌证】胎儿及胎盘娩出前、子宫无力者、妊娠期、败血症、闭塞性血管疾病、压迫流产以及肝、肾疾病和对本品过敏者均禁用。

【注意】妊娠毒血症、高血压、冠心病、低血钙及存在感染期患者慎用。哺乳期不宜用。

【药物相互作用】本品与升压药合用有出现严重高血压，甚至脑血管破裂的危险。其他见“麦角新碱”项下。

【制剂】片剂：每片 0.2mg。注射液：每支 0.2mg(1ml)。

【贮法】密闭避光，于 2～10℃保存。

米非司酮〔药典(二)；基；医保(乙)〕 Mifepristone

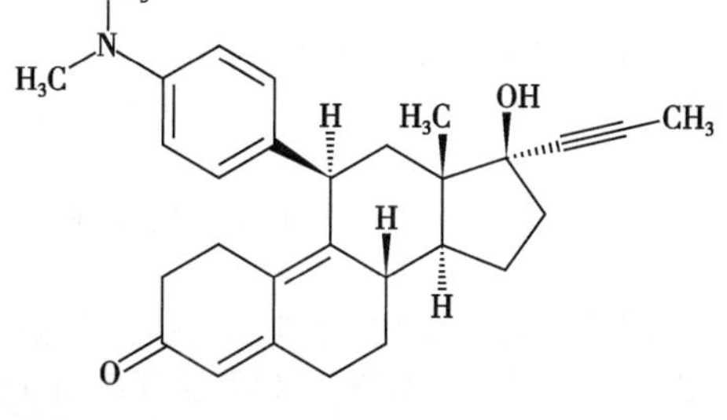

【其他名称】息隐，抗孕酮。

【性状】淡黄色固体。

【ATC 编码】G03XB01

【药理学】为强抗孕激素，能与孕酮受体及糖皮质激素受体结合，对子宫内膜孕酮受体的亲和力比黄体酮强 5 倍，对受孕动物各期妊娠均有引产效应，可作为非手术性抗早孕药。在有效剂量下对皮质醇水平无明显影响。由于该药不能引发足够的子宫活性，单用于抗早孕时不完全流产率较高，但能增加子宫对前列腺素的敏感性，故加用小剂量前列腺素后既可减少前列腺素的不良反应，又可使完全流产率显著提高（达 95% 以上）。本品同时具有软化和扩张子宫颈的作用。口服 t_{max}为 1～3 小时，生物利用度 70%，血浆蛋白结合率 98%，消除 $t_{1/2}$约 18 小时。一般口服后 30 小时开始有阴道流血，持续 1～16 天不等。

【适应证】与前列腺素药物序贯合并使用，可用于终止停经 49 天内的妊娠。

【用法和用量】停经≤49 天的健康早孕妇女，空腹或进食 2 小时后口服，25～50mg，每日 2 次，连服 2～3 天，总量 150mg，服药后禁食 2 小时。第 3～4 天清晨口服米索前列醇 600μg 或于阴道后穹窿放置卡前列甲酯栓 1mg，卧床休息 1～2小时门诊观察 6 小时，注意用药后出血情况，有无妊娠产物排出和副反应。

【不良反应】部分早孕妇女可见轻度恶心、呕吐、眩晕、乏力、下腹痛、肛门坠胀感和子宫出血等。

【禁忌证】有心、肝、肾脏疾病及肾上腺皮质功能不全者，有使用前列腺素类药物禁忌者：如青光眼、哮喘及对前列腺素类药物过敏等，带宫内节育器妊娠和怀疑异位妊娠者，年龄超过 35 岁的吸烟妇女禁用。

【注意】(1) 早孕有严重反应、恶心、呕吐频繁者不宜用本品，以免加重反应。

(2) 确诊为早孕者，停经时间不应超过 49 天，孕期越短，效果越好。

(3) 必须在具有急诊、刮宫手术和输液、输血条件下使用。

(4) 服药后，一般会较早出现少量阴道流血，部分妇女流产后出血时间较长。少数早孕妇女在用前列腺素药物前发生流产；约 80% 妊娠期妇女在使用前列腺素类药物后 6 小时内排出绒毛胎囊，约 10% 妊娠期妇女在服药后一周内排出妊娠物。

(5) 用药后 8～15 天应去原治疗单位复诊，确定流产效果，必要时可 B 超或测定血绒毛膜促性腺激素（HCG），如确诊为流产不全或继续妊娠，应及时处理。使用本品终止早孕失败者，必须进行人工流产终止妊娠。

【药物相互作用】不能与利福平、卡马西平、灰黄霉素、巴比妥类、苯妥英钠、非甾体抗炎药、阿司匹林、肾上腺皮质激素并用。

【制剂】片剂：每片 10mg；25mg；200mg。

【贮法】遮光、密封保存。

地诺前列酮〔医保(乙)〕 Dinoprostone

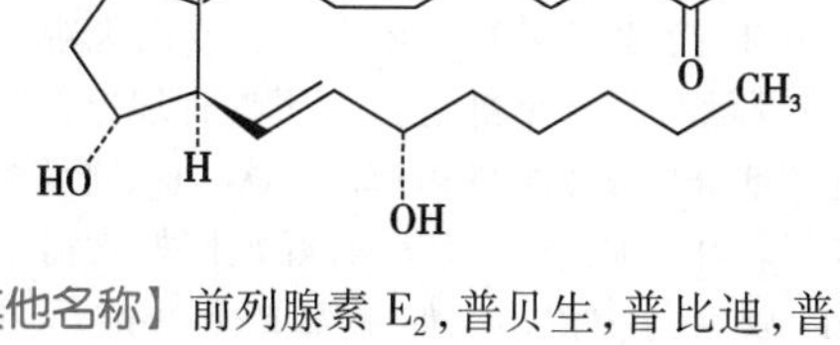

【其他名称】前列腺素 E_2，普贝生，普比迪，普洛舒定，

Prostaglandin E_2, PGE_2, Prostin E_2。

【ATC 编码】G02AD02

【性状】本品为白色或几乎白色结晶性粉末或无色结晶。几乎不溶于水，易溶于乙醇、丙酮、二氯甲烷、乙醚，极易溶于甲醇。熔点 60～68℃。

【药理学】为天然前列腺素（PG），对各期妊娠子宫均有收缩作用，但各期妊娠子宫对 PGE_2 的敏感性不一致，足月子宫反应最敏感。PGE_2 所致强烈子宫收缩，影响胎盘血液供应和胎盘功能，而发生流产。收缩子宫平滑肌的机制，可能与前列腺素使子宫平滑肌细胞内游离钙释放增加有关。PGE_2 不同于催产素，它对各期妊娠子宫均有兴奋作用，且比较温和。其缩宫作用较地诺前列素强 10～40 倍。对子宫颈有软化及扩张作用，可用于人流手术前扩张宫颈。这可能是由于前列腺素刺激宫颈纤维细胞，使胶原纤维排列改变所致。可使支气管平滑肌舒张，对下丘脑体温调节中枢有升温作用，用药后体温可升高 1～2℃。

本品吸收后，迅速在肺、肾、肝和其他组织中代谢，$t_{1/2}$ 仅几分钟。一次经过肺脏，可使 90% 的 PGE_2 失活；一次通过肝、肾，可被除去 80%。PG 在体内，先被 15-羟基脱氢酶代谢失活，再经过一系列代谢过程最后主要经尿液排泄。阴道栓放入阴道后 10 分钟开始宫缩，作用持续 2～3 小时，平均流产时间为 17 小时（12～24 小时）。

【适应证】可用于中期妊娠引产、足月妊娠引产和治疗性流产，对妊娠毒血症（先兆子痫、高血压）、妊娠合并肾疾患者、过期妊娠、死胎不下、水疱状胎块、羊膜早破、高龄初产妇等均可应用。

【用法和用量】（1）催产：普通阴道栓，一次 3mg，置于阴道后穹窿深处，6～8 小时后若产程无进展，可再放置一次。

（2）引产：①静脉滴注法：将本品注射液（2mg）和所附碳酸氢钠注射液（1mg）加入氯化钠注射液 10ml 中，摇匀后加入 5% 葡萄糖注射液 500ml 中，缓慢静脉滴注。对于足月或过期妊娠引产，滴速一般为 1μg/min（约 3～4 滴/分钟）；对于中期妊娠引产，滴速一般为 4～8μg/min（约 15～30 滴/分钟）。②宫腔内羊膜腔外注射法（中期妊娠引产）：将本品注射液（2mg）和所附碳酸氢钠注射液（1mg）加入氯化钠注射液 10ml 中，摇匀备用。给药时一次 0.2mg，每 2 小时 1 次，进行宫腔内羊膜腔外注射（方法见本节“依沙吖啶”宫腔内羊膜腔外注射法），给药 3 小时后，亦可酌情加适量缩宫素，以加速产程进展。③阴道内给药法：a. 控释阴道栓（普贝生），本品可以从一种水凝胶聚合物中缓慢且控制性释放 PGE_2，并带有可取出装置（终止带），在临产开始和出现不良反应时可立即取出，从而终止治疗。适用于需要引产的足月妊娠期妇女，促使宫颈成熟或使宫颈继续成熟。一次 10mg，置于阴道后穹窿深处平卧 2 小时。该药定量释放 PGE_2 0.3mg/h，持续 12 小时，12 小时后或出现规律性宫缩时取出。b. 凝胶剂（普洛舒定），用于具有理想引产条件的足月或近产期妊娠期妇女的引产。一次 1mg，将整个注射器内的凝胶轻轻注入阴道后穹窿内，妊娠期妇女需平卧至少 30 分钟，以减少药物流出。如果需要，6 小时后可再给予 1mg（如有反应）或 2mg（如无反应）。④宫颈内给药法：阴道凝胶（普比迪），用于足月或近足月妊娠期妇女引产前，为促进宫颈成熟。将本品 3g（PGE_2 0.5mg）通过导管将注射器内的凝胶徐徐注入宫颈管内（低于宫颈内口，不要将凝胶注入子宫峡部），注完后嘱妊娠期妇女平卧 15～30 分钟，以减少凝胶的流失。如宫颈/子宫对初次剂量无反应，可于 6 小时后重复给药，但 24 小时内最大累积剂量不超过 1.5mg（PGE_2）。

（3）产后出血：将本品注射液 5mg 用所附的稀释液稀释后溶于氯化钠注射液中，缓慢静脉滴注（开始宜慢，以后可酌情加快）。

【不良反应】①常见：腹泻、恶心、呕吐、发热（常在用药后 15～45 分钟出现，停药或药栓取出后 2～6 小时恢复正常）。②少见：畏寒、头痛、发抖；流产发生后第 3 天出现畏寒或发抖、发热。③用量过大或同时用其他缩宫药，可致子宫痉挛或张力过高，甚至挛缩，因而导致宫颈撕裂、宫颈后方穿孔、子宫破裂和（或）大出血。④约 10% 妇女用药后舒张压可降低 20mmHg，也可伴有血压升高。⑤静脉滴注时，少数可出现静脉炎，停药后自行消失。

【禁忌证】妊娠晚期头盆不称者，胎位异常者，可疑胎儿宫内窘迫者，羊膜已破或有子宫手术史者（如剖宫产或子宫切开术），多胎妊娠或多胎经产（3 次以上足月产），有难产史和创伤性分娩者，子宫收缩过强或过度反应者，盆腔炎或有此病史者，妊娠期间不明原因阴道出血者，溃疡性结肠炎、青光眼患者，以及对前列腺素或任何凝胶内含物过敏者，均禁用。

【注意】（1）有贫血史、哮喘史、癫痫病史、高血压史、糖尿病史、心血管病史、肝病及肾病史、活动性肺病、活动性心脏病、宫颈硬化、子宫纤维瘤、宫颈炎或阴道炎、子宫收缩过强、青光眼和哮喘的患者，视情况慎用或禁用。

（2）用药后如果产程进展缓慢，可加用适量缩宫素（10U 溶于 5% 葡萄糖注射液 500ml 中缓慢静脉滴注），以加快产程进展，缩短产程时间。但因缩宫素可加强 PGE_2 的作用而引起宫缩过强，故用药 6～12 小时后才可加用缩宫素，而且应仔细监测患者子宫活动，防止子宫收缩过度的发生。

（3）在催产、引产用药时需注意严密观察：①子宫收缩频率、时间、张力和强度等。②测量体温、脉搏和血压等。根据子宫收缩情况可随时调整给药剂量。若出现宫缩过强，则立即停药，必要时给予抑制宫缩药物，如利托君、特布他林等。

（4）流产或分娩后常规检查宫颈，及时发现宫颈裂伤，予以修补。

（5）动物实验表明，某些前列腺素对胎仔有致畸作用，故用前列腺素阴道栓终止妊娠失败后，必须改用其他方法终止妊娠。

（6）在应用本品之前，应停用非甾体抗炎药，包括阿司匹林。

【药物相互作用】本品与其他静脉用催产药和产后止血药，如缩宫素、卡贝缩宫素、麦角新碱、甲麦角新碱等合用，可能使子宫过度兴奋，导致子宫痉挛，甚至软产道损伤、子宫破裂。故本品不应与上述催产及产后止血药物同时使用。

【制剂】注射液：每支2mg(1ml)(另附每支1mg碳酸钠的溶液及10ml的氯化钠注射液)。阴道栓：每粒3mg;20mg。控释阴道栓(普贝生)：每粒10mg。凝胶剂：普比迪，每支0.5mg/3g;普洛舒定，每支1mg/3g;2mg/3g。

【贮法】普贝生控释阴道栓须贮藏在封闭的铝箔包装中，置于温度-20～-10℃之间的冰箱里，取出后须立即使用。其余剂型均应放在冰箱内冷藏。

硫前列酮 Sulprostone

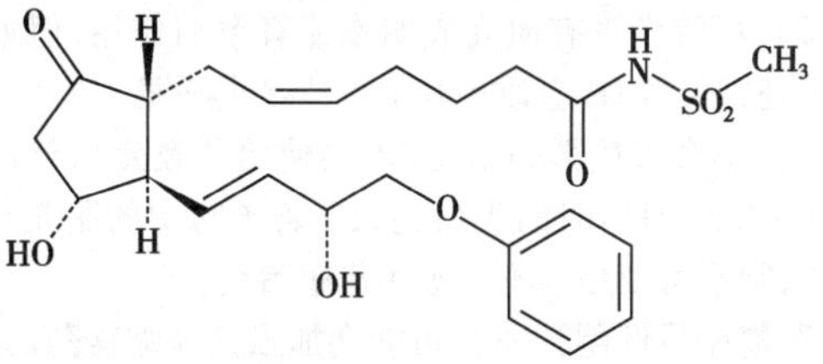

【其他名称】磺前列酮，塞普酮，Nalador。

【ATC编码】G02AD05

【药理学】本品为地诺前列酮类似物，其作用与地诺前列酮相似，对子宫平滑肌选择性较高，效力强而持久。其软化和扩张子宫颈管的作用优于卡前列甲酯。对产后宫缩乏力所致出血有良效，一般用药后10分钟内出血停止。

肌内注射吸收迅速，经20～30分钟血药浓度达峰值，从给药到宫缩开始时间仅0.2～6小时，作用维持4～8小时。

【适应证】用于中期引产或堕死胎，产后宫缩乏力出血。

【用法和用量】(1) 中期引产或堕死胎：肌内注射，一次0.5～1mg，每3～6小时1次，共3～4次。静脉滴注，一次0.5～1mg，溶于250ml氯化钠注射液中，缓慢滴注(滴速<0.5mg/h)。

(2) 产后宫缩乏力出血：静脉滴注，一次0.5mg，溶于250ml氯化钠注射液中，缓慢滴注。肌内或子宫肌内注射：一次0.5mg。

(3) 抗早孕：肌内注射，每8小时1次1mg，或每4小时1次0.5mg，共2次。若与米非司酮合用，先每天口服米非司酮50mg(分两次服)，连服4天，于第4天肌内注射1次硫前列酮0.25mg。

(4) 扩宫颈：人工流产术前3小时肌内注射1次，每次0.5mg或1mg，共3～4次。或将粉针溶于250ml生理盐水后静脉滴注，滴速不超过0.5mg/h。

【不良反应】常见子宫痛、恶心、呕吐、腹泻等。偶见支气管痉挛、心动过缓等。

【禁忌证】青光眼、重度高血压、严重肝肾疾病、曾做过子宫手术者、支气管哮喘、痉挛性支气管炎及对本品过敏者均禁用。

【注意】不能与缩宫素、非甾体抗炎药合用。

【制剂】注射用硫前列酮：每支0.25mg;0.5mg;1mg。

【贮法】于8℃保存。

地诺前列素 Dinoprost

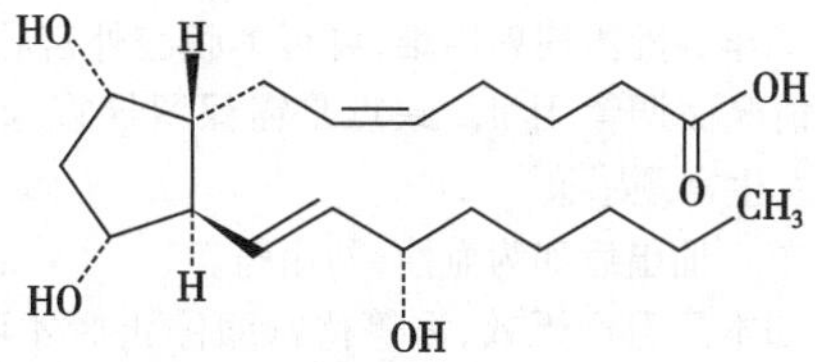

【其他名称】前列腺素 $F_{2\alpha}$，Amoglandin，Prostaglandin $F_{2\alpha}$，$PGF_{2\alpha}$。

【ATC编码】G02AD01

【性状】为白色或类白色结晶性粉末，有引湿性，熔点约100℃。对光、热、碱不敏感。在水中极易溶解，在甲醇中溶解，在三氯甲烷中微溶。水性注射液的pH为7.0～9.0。其注射液每1ml含氨丁三醇地诺前列素1.3mg(相当于地诺前列素1mg)。

【药理学】为人工合成的外源性前列腺素 $F_{2\alpha}$，具有刺激平滑肌收缩作用，可兴奋妊娠子宫的各个阶段。子宫对本品的反应随着妊娠时间而逐渐增加。可直接作用于子宫肌层，刺激妊娠子宫，使子宫肌收缩，子宫颈变软和扩张。这种收缩与足月分娩时宫缩相似，足以导致流产。平均流产时间为20～24小时。

羊膜腔内给药后吸收并缓慢进入体循环，在羊水中 $t_{1/2}$ 为3～6小时，静脉注射 $t_{1/2}$ 短于1分钟。羊膜腔内注射40mg后，血药 C_{max} 为3～7μg/ml，持续6～10小时。主要在肺、肝脏通过15-羟基脱氢酶降解代谢而活性消失，代谢物从肾脏排出，仅有5%随粪便排出。

【适应证】用于妊娠中期(16～20周)人工流产，也可用于过期流产、胎死宫内或较明显的胎儿先天性畸形的引产。低浓度药液静脉滴注，可用于足月妊娠时引产，也可用于动脉造影时作为血管扩张药动脉注射。

【用法和用量】(1) 中期妊娠引产：①羊膜腔内给药，一次40mg。②羊膜腔外宫腔内给药，一次0.75mg，2～3小时1次，根据宫缩情况而调整用量。③静脉滴注，1次2mg，与1mg碳酸钠和10ml氯化钠注射液混合加入5%葡萄糖注射液500ml中，滴速每分钟4～8μg。

(2) 足月妊娠引产：静脉滴注，用上述配制好的注射液，每分钟1μg，总量1～4mg。

【不良反应】常见的有腹泻、恶心、呕吐、发热，少见畏寒或寒战、头痛。流产发生后第3天可出现畏寒或发热。注射部位有红斑。约10%用药妇女舒张压可降低20mmHg，也可伴有血压升高。一过性白细胞增高及诱发哮喘等。

【禁忌证】高血压史、宫颈硬化、子宫纤维瘤、胎膜破裂、胎位异常、妊娠晚期有头盆不称者，对本品过敏者均禁用。

【注意】(1) 贫血、哮喘、活动性肺部疾病、癫痫、心脏病、宫颈炎或阴道炎、糖尿病、青光眼、肝病、肾病患者以及有子宫手术史者慎用或禁用。

(2) 用药时须严密观察血压、脉搏，以及子宫收缩频率、时间、张力和强度。

（3）用药前后可并用止吐、止泻药，以减少胃肠道不良反应。

（4）如羊膜腔内注射困难，可行羊膜腔外宫腔内注射，根据宫缩情况而调整用量。缺点是需保留导管，如超过36小时容易发生宫颈感染。

（5）羊水抽出后如为血性，勿用药。

（6）如本品引产无效，需等待宫缩停止后才可改用其他方法引产。

（7）同时使用宫缩药（如缩宫素等），必须慎重，严密监护，否则易使子宫破裂或宫颈撕裂。

（8）用药期间应密切观察，流产后或分娩后要常规检查宫颈。

【制剂】注射液：每支5mg（1ml）；20mg（4ml）；40mg（8ml）。

【贮法】于2～8℃，冰箱内保存。

卡前列素氨丁三醇〔医保（乙）〕

Carboprost Tromethamine

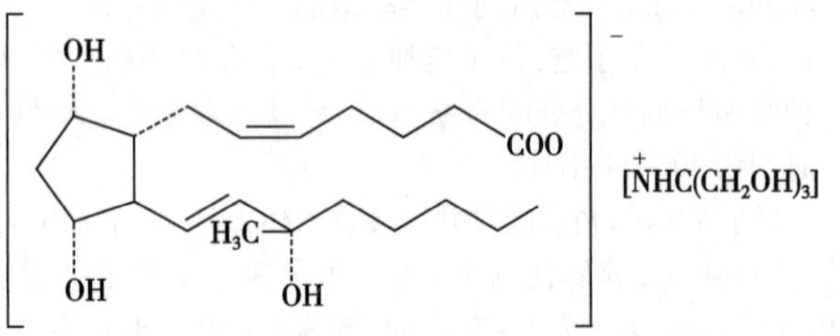

【其他名称】欣母沛，Hemabate。

【ATC 编码】G02AD04

【性状】为白色或类白色结晶性粉末。通常在95～105℃之间熔化（与加热速度有关）。室温下本品极易溶于水，溶解度大于75mg/ml。

【药理学】作用同卡前列素。

【适应证】用于妊娠为13～20周的引产，妊娠期从正常末次月经的第一天算起；亦可用于下述与中期流产有关的情况：①其他方法不能将胎儿排出；②采用宫内方法时，由于胎膜早破导致药物流失，子宫收缩乏力或无力；③需要进行宫内反复药物灌注，以使胎儿排出；④尚无存活能力的胎儿出现意外的或自发性胎膜早破，但无力将胎儿排出。适用于常规处理方法［包括静脉注射催产素、子宫按摩以及肌内注射麦角类制剂（非禁忌）］无效的因子宫收缩弛缓引起的产后出血现象。

【用法和用量】（1）引产及中期流产的有关适应证：开始剂量为1ml卡前列素氨丁三醇注射液（含相当于250μg卡前列素），用结核菌注射器做深部肌内注射，此后依子宫反应情况，间隔1.5～3.5小时再注射250μg。开始时亦可使用选择性的测试剂量100μg（0.4ml）。数次注射250μg（1ml）后子宫收缩力仍不足时，剂量可增至500μg（2ml）。卡前列素氨丁三醇总剂量不得超过12mg，且不建议连续使用超过2天以上。

（2）难治性产后子宫出血：开始剂量为250μg（1ml），做深部肌内注射。也有间隔15～90分钟多次注射的应用方法（应由专职医师根据病情来决定），总剂量不得超过2mg（8次剂量）。

【不良反应】一般为暂时性的，治疗结束后可恢复。常见的有呕吐、腹泻、恶心，还可出现潮红、体温升高等。在用药前或同时给予止吐剂或止泻剂，可使前列腺素类药物的胃肠道不良反应发生率大为降低。

【禁忌证】对本品注射液过敏的患者，急性盆腔炎患者以及有活动性心、肺、肝和肾疾病的患者禁用。

【注意】（1）有哮喘、低血压、高血压、心血管病、肝肾病变、贫血、黄疸、糖尿病或癫痫史的患者及瘢痕子宫，应慎用。

（2）尽管尚没有研究表明本品有致畸作用，但如用本品终止妊娠失败时，应改用其他方法终止妊娠。

（3）不会直接影响胎儿（不会使胎儿致死），流产出来的胎儿可能仍有暂时的生命迹象。若子宫中的胎儿已有生存能力，则不可使用。不应被用作堕胎剂。

【药物相互作用】本品可能会加强其他缩宫药的活性，故不推荐与其他宫缩药合用。

【制剂】注射液：每支（1ml）含相当于卡前列素250μg的卡前列素氨丁三醇，氨丁三醇83μg，氯化钠9mg及作为防腐剂的苯甲醇9.45mg。

【贮法】冷藏于2～8℃处。

卡前列素　Carboprost

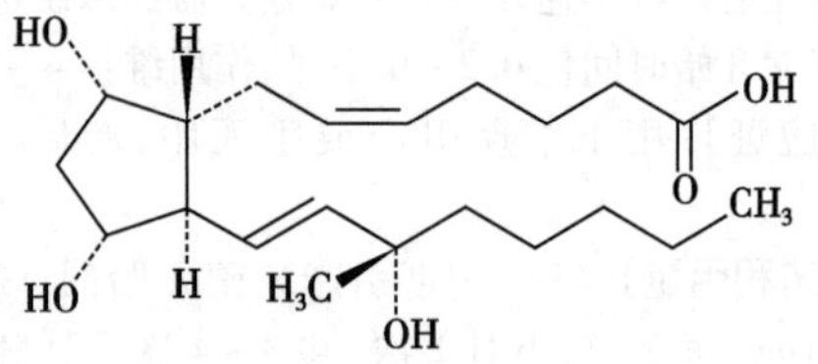

【ATC 编码】G02AD04

【性状】白色或近白色粉末，可溶于水。

【药理学】为$PGF_{2\alpha}$衍生物，比较稳定，作用较持久，肌内注射产生子宫收缩作用，并能抑制内源性黄体激素的分泌，降低血浆孕酮水平，终止妊娠。

【适应证】妊娠期为13～20周的流产。中期引产、常规处理方法无效的子宫收缩弛缓引起的及产后出血。

【用法和用量】阴道给药，用于抗早孕。

（1）空腹或进食后2小时，口服米非司酮片，一次25mg，一日2次，连服3日（或一次口服米非司酮片200mg，服药后禁食2小时），第4日晨于阴道后穹窿放置卡前列素栓1粒（1mg），卧床休息2小时，门诊观察6小时。

（2）先口服孕三烯酮每日9mg（3次分服），共4天，停药48小时后于阴道后穹窿放置卡前列素薄膜，每2.5小时1张（2mg），共4次，或放置1粒卡前列素栓剂（8mg），8小时后如无流产，再肌内注射卡前列素2mg。

（3）先肌内注射丙酸睾酮每日1次100mg，共3天，第4天于阴道后穹窿放置卡前列素海绵块1块（6mg），8小时后如无流产，再肌内注射卡前列素2mg。若无效，2天后重复一疗程。放置卡前列素后需卧床休息2～3小时，收集所有阴道排出物。

治疗产后出血：可深部肌内注射0.25mg，间隔约90分钟给药，必要时可缩短间隔时间，但不得少于15分钟，总量不得超过2mg。

【不良反应】可见恶心、呕吐、头晕、腹泻、体温暂时升高等。

【注意】有哮喘、高血压、肝、肾病者、过敏体质慎用。

【制剂】卡前列素氨丁三醇注射液：250μg(1ml)。

吉美前列素 Gemeprost

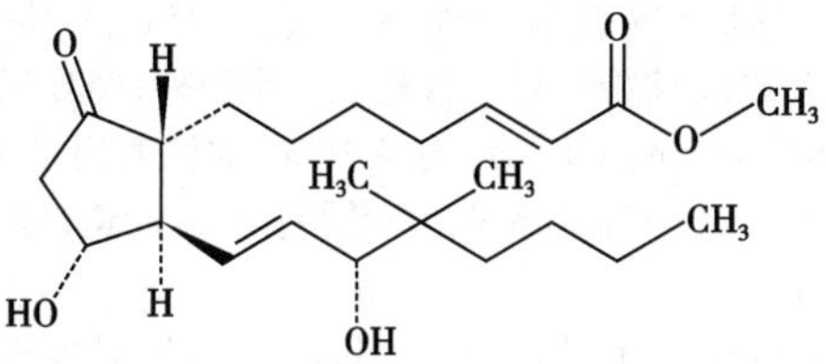

【其他名称】前列甲酯，ONO-802。

【ATC 编码】G02AD03

【药理学】本品为PGE_1衍生物，比较稳定，选择性高，不良反应少。有强烈收缩子宫平滑肌的作用，而对消化道平滑肌、血压等影响小。还有软化和扩张子宫颈管的作用，其效力大于$PGF_{2\alpha}$。

阴道给药后，1小时血药浓度达峰值，$t_{1/2}$为3小时。

【适应证】抗早孕、扩宫颈、中期引产。平均引流产时间为10小时10分钟，成功率90%。

【用法和用量】(1) 中期引产，堕死胎或子宫内容物，阴道给药：每次1mg放阴道后穹窿，每3~6小时给药1次。一般给药后10分钟即可有宫缩。如宫缩不强，可2小时给药1次；如3小时宫缩很好，可延长给药时间；当宫口已开大并建立规律性宫缩，可停止给药。如30小时后无效，可重复一个疗程。每个疗程放置栓剂不应超过5枚。

(2) 抗早孕：每3小时1枚置阴道后穹窿处，每日1~5次。若与米非司酮合用，先口服米非司酮每日150mg，连服4天，然后阴道给予本品1枚共2次。

(3) 扩宫颈：于负压吸宫或子宫检查前3小时于阴道后穹窿处放入1枚。

【不良反应】主要有腹痛、腹泻、恶心、呕吐、潮红、头痛和发热等，但并不严重，一般不必处理。

【禁忌证】前置胎盘、宫外孕、盆腔感染发热、宫颈炎或阴道炎、瘢痕子宫患者，青光眼、眼压高、哮喘、心脏病、心肌病、有心血管病史及对本品过敏者均禁用。

【注意】(1) 有宫颈炎、阴道炎者应治疗后再引产。

(2) 用药时应密切观察宫缩及产程进展，如遇宫缩过强，为避免子宫损伤可用前列腺素拮抗药，如阿司匹林、吲哚美辛等。

(3) 产程进展很快的初产妇，胎儿排出后需检查宫颈阴道段有无裂伤。

(4) 不能用于催产，也不能与缩宫素合用。

【制剂】栓剂：每枚1mg。

卡前列甲酯〔药典(二)；基；医保(乙)〕 Carboprost Methylate

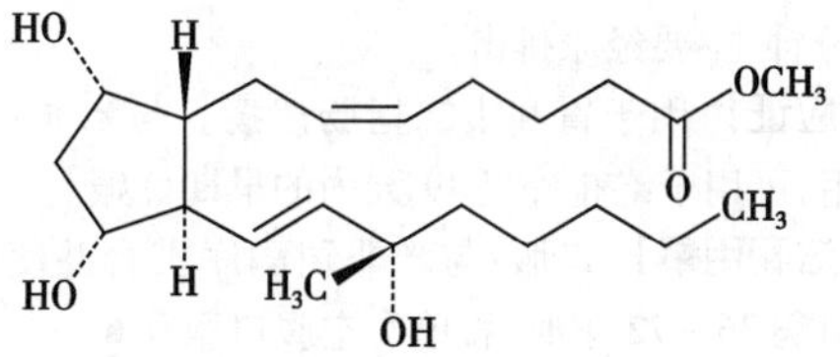

【其他名称】卡孕栓(为卡前列素的甲酯)。

【ATC 编码】G02AD04

【性状】白色或近白色粉末，可溶于水。

【药理学】作用与卡前列素相似，阴道给药有明显子宫收缩作用和扩宫颈作用。$t_{1/2}$约为30分钟，给药后约6~9小时主要由尿中代谢排出。

【适应证】终止妊娠药。本品不宜单独使用，须与米非司酮等序贯用，应用于终止早期妊娠。特别适合高危妊娠者，如多次人流史、子宫畸形、剖宫产后以及哺乳期妊娠者。预防和治疗宫缩迟缓所引起的产后出血。

【用法和用量】(1) 中期引产：每次1mg，2~3小时重复1mg，直至流产(平均用量约为6mg)。

(2) 抗早孕：①与米非司酮联合用药：第1天服200mg米非司酮，第3天阴道后穹窿放1粒卡前列甲酯栓(1mg)；或第1天服25mg米非司酮，每日2次，连续服用3天，第4天放置本品1mg。②与丙酸睾酮联合用药：第1天肌内注射丙酸睾酮100mg，连续3天，总量300mg，第4天放置本品1mg，2~3小时后重复1mg，直至流产(平均用量约为4mg)。

(3) 产后出血：于胎儿娩出后，立即带无菌手套，将本药0.5~1mg贴附于阴道前壁上1/3处，约2分钟。

【不良反应】主要有恶心、呕吐、腹泻、腹痛等，采用复方地芬诺酯片后，不良反应显著减少，停药后上述反应即可消失。

【禁忌证】前置胎盘及异位妊娠、急性盆腔感染、胃溃疡、哮喘及严重过敏体质、青光眼患者禁用。

【注意】糖尿病、高血压及严重心、肝、肾功能不全者慎用。本品应在医师监护下使用。如发现不可耐受性呕吐、腹痛或阴道大出血应立即停用。

【制剂】栓剂：每粒0.5mg；1mg。

【贮法】遮光、密闭、低温(低于-5℃)保存。

米索前列醇〔基；医保(甲)〕 Misoprostol

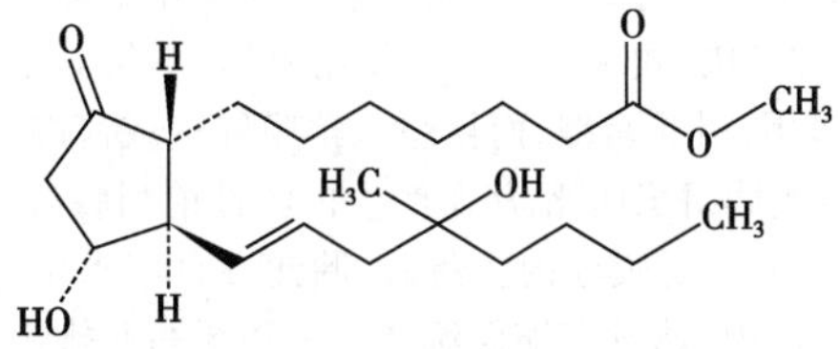

【ATC 编码】A02BB01，G02AD06

【性状】澄清无色或淡黄色吸湿的油状液，不溶于水，可溶于醇，微溶于丙酮。

【药理学】为PGE_1类似物，具有抑制胃酸分泌作用和胃黏膜保护作用。具有宫颈软化、增强子宫张力及宫内压作用。与米非司酮序贯合用可显著增高或诱发早孕子宫自发收缩的频率和幅度。口服 15 分钟活性代谢物达峰，$t_{1/2}$ 为 36～40 分钟，主要经尿排出。

【适应证】用于胃和十二指肠溃疡。与米非司酮序贯合并使用，可用于终止停经 49 天内的早期妊娠。

【用法和用量】口服：与米非司酮序贯合并使用，在服用米非司酮 36～72 小时后，单次空腹口服 0.6mg。

【不良反应】腹泻，轻度恶心、呕吐、头痛、眩晕、乏力和下腹痛等，极个别妇女可出现潮红、发热及手掌瘙痒，甚至过敏性休克。

【禁忌证】对本品过敏者及哺乳期妇女，心、肝、肾疾病患者及肾上腺皮质功能不全者，有使用前列腺素类药物禁忌者（如青光眼、哮喘及过敏体质），带宫内节育器妊娠和怀疑异位妊娠者禁用。

【注意】（1）本品用于终止早孕时，必须与米非司酮配伍，严禁单独使用。

（2）本品配伍米非司酮终止早孕时，必须有医生处方，并在医生监管下有急诊刮宫手术和输液、输血条件的单位使用。其他参见米非司酮。

【制剂】片剂：每片 0.2mg。

【贮法】遮光、密封，在阴凉（不超过 20℃）保存。

依沙吖啶〔药典（二）；基；医保（甲、乙）〕 Ethacridine

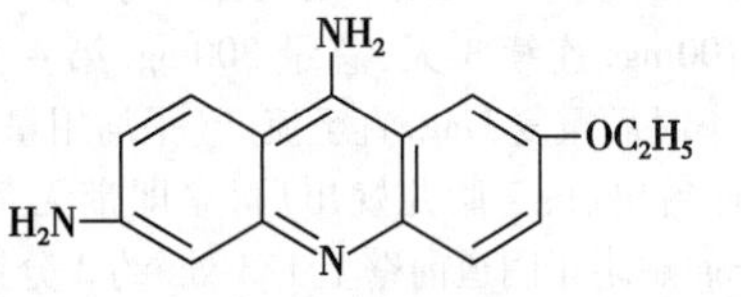

$$\text{[structure: 7-ethoxy-3,9-diaminoacridine; substituents } NH_2,\ OC_2H_5,\ H_2N,\ N]$$

【其他名称】乳酸依沙吖啶，利凡诺，雷佛奴尔，Rivanol。

【ATC 编码】B05CA08；D08AA01

【性状】常用其乳酸盐，为黄色结晶性粉末；无臭，味苦。在热水中易溶，在沸无水乙醇中溶解，在水中略溶，在乙醇中微溶，在乙醚中不溶。水溶液呈黄色，有绿色荧光，呈中性反应。水溶液不稳定，遇光逐渐变色。

【药理学】本品为外用杀菌防腐剂，能抑制革兰阳性菌，主要是球菌，尤其是链球菌。多用于外科创伤、皮肤黏膜的洗涤和湿敷。此外，经过提纯及消毒后本品能刺激子宫肌肉收缩，使子宫肌紧张度增加，可用于中期妊娠引产，成功率达 95% 以上。用药后除阵缩疼痛外无其他不适症状，胎儿排出快，效果尚满意。作用机制：不仅对子宫肌肉有兴奋作用，引起宫缩，而且注入羊膜腔内或宫腔内，可引起子宫内蜕膜组织坏死，从而产生内源性前列腺素，引起子宫收缩。另外，羊膜腔内注药后，胎儿吞食羊水中药物，中毒而死于宫内，诱发宫缩而流产。用药至胎儿排出的时间平均在 48 小时左右。

用于引产时，羊膜腔内注射本品后，经 12 小时羊水中药物浓度达高峰，少量进入母体循环。Lewis 等检测 24 小时后血中最高峰值为 0.02μg/ml，对母体较安全。大部分药物分布在胎儿的各种组织器官和体液中，其中胃液中含量最高。药物经产妇肝脏解毒后，自肾排泄，在 24～36 小时尿中排出量达最高峰，胎儿娩出后，尿中药物浓度急剧下降，并很快消失。

【适应证】①中期妊娠引产，终止 12～26 周妊娠。②用于外科创伤、黏膜感染等消毒。

【用法和用量】（1）羊膜腔内注射：由下腹壁向羊膜腔内注射本品 1% 溶液 5～10ml（含药 50～100mg）。每次用量不超过 100mg。妊娠在 20 周以内者用 50mg，在 20 周以上者用 100mg。

（2）羊膜腔外注射：先冲洗阴道，每天 1 次，冲洗 3 天。在消毒情况下，将橡皮导尿管送入羊膜腔外，经导尿管注入药液 50ml（取本品 1% 的注射液 10ml，加注射用水 40ml，含药 100mg）。注药后将导尿管折叠结扎放入阴道，保留 24 小时后取出。

（3）外用灭菌：用 0.1%～0.2%（用片剂溶解配制而成）溶液，局部洗涤、湿敷。

【不良反应】用于引产时，约有 3%～4% 的妊娠期妇女发热达 38℃以上。可发生胎盘滞留或部分胎盘、胎膜残留而引起大量出血。为减少出血，一般以用于妊娠 16～24 周的引产为宜。软产道损伤发生率为 0.5%～3%，常见为宫颈撕裂或宫颈管前壁或后壁穿孔。极个别的妊娠期妇女有过敏反应。长期外用本溶液时，可能延缓伤口愈合。少数患者有皮肤刺激反应。

【禁忌证】禁用于：①对本品过敏者。②肝、肾功能不全者。③严重贫血、心功能不全、急性传染病及生殖器官炎症患者。

【注意】（1）用于引产须掌握剂量，安全用量为 50～100mg，极量 120mg，中度剂量 500mg，超过 1000mg 可能引起急性肾功能损伤，甚至死亡。

（2）注射液应避光保存。注射用的乳酸依沙吖啶须于注射前现配，要用注射用水溶解，不能用氯化钠注射液作溶媒，也不能与氯化物的溶液或碱性溶液配伍，以免析出沉淀。

（3）为减少感染并发症，最好不用羊膜腔外给药法。

（4）羊膜腔内给药，其不良反应轻，因药物进入母体的量极微，即使注入 100mg，母体中药物的浓度也仅在 ng/ml 以下。但是，必须在妊娠 16 周以后，并且可经腹壁注入羊膜腔内者，才能使用此种给药途径。

（5）对有剖宫产史的妊娠期妇女需中期引产时，亦可在严密观察下用此法，因为用依沙吖啶引产时宫缩不甚强烈，不易引起子宫破裂。

（6）发热是常见的不良反应，发生率达 20% 以上，可以对症处理；但不可用前列腺素合成抑制剂，以免影响宫缩。如出现体温在 39℃以上，白细胞计数超过 20×10^9/L，应给予抗生素。

（7）胎膜残留率高达 50%～80%。

（8）若用药 72 小时后仍未发生规律性宫缩者，视为引产失败，可再次给药或改用其他方法。

（9）引产同时，慎用其他引产药（如催产素静脉滴注），以免导致软产道损伤。

【制剂】溶液：每瓶 100ml。注射用依沙吖啶：每支 50mg(2ml)。乳膏：0.1%。

【贮法】避光、密闭保存。

57.2　促进子宫颈成熟的药物

本类药物有松弛子宫颈管，促进宫颈成熟，使宫口开大，缩短分娩时间，提高引产成功率等作用。其代表药物有，同化激素类：普拉睾酮，前列腺素类：地诺前列酮等。

普拉睾酮〔基；医保(乙)〕　Prasterone

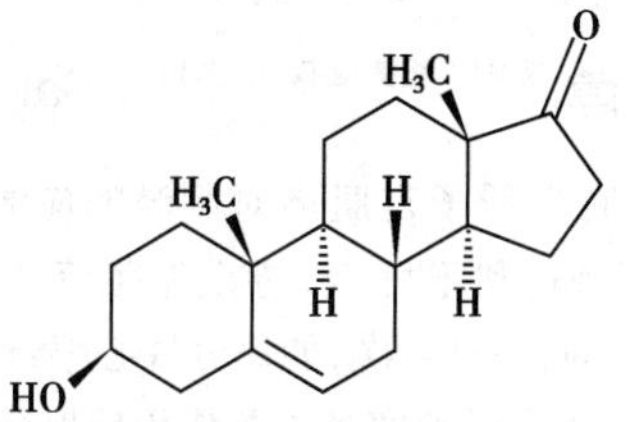

【其他名称】硫酸普拉睾酮，去氢表雄酮。

【ATC 编码】A14AA07

【性状】针状结晶；溶于苯、乙醇、乙醚，微溶于三氯甲烷、石油醚。

【药理学】为天然存在的肾上腺来源的激素，是雄激素和雌激素的前体。在 20 岁左右达到血清浓度的峰值，然后随年龄逐渐下降。

本品静脉给药 $t_{1/2}$17 分钟，分布容积 17～38L，肾排泄 51%～73%，消除相半衰期年轻人 8～11 小时，可能因年龄、内源性问题和外源性摄入而变化。

【适应证】妊娠足月引产前使宫颈成熟。

【用法和用量】静脉缓慢注射：0.2g 溶于 20ml 5% 葡萄糖注射液，每日 1 次，连用 3 日。

【不良反应】少见恶心、眩晕、行走乏力、胸闷、注射部位血管痛等一过性反应。

【禁忌证】动物实验有致畸作用，故妊娠初期不宜使用。癌症患者、哺乳期妇女禁用。

【注意】①胎儿生长迟缓的妊娠期妇女、体弱而不能坚持阴道分娩的妊娠期妇女慎用。②心功能不全、肝肾功能损害者亦慎用。③本品在 20℃以下较难溶解。不宜用生理盐水溶解，因可产生混浊。溶解后应尽快使用。④精神疾患者慎用，有加重的风险。

【药物相互作用】吸烟可使普拉睾酮水平明显增高。

【制剂】粉针剂：0.1g

地诺前列酮〔医保(乙)〕　Dinoprostone

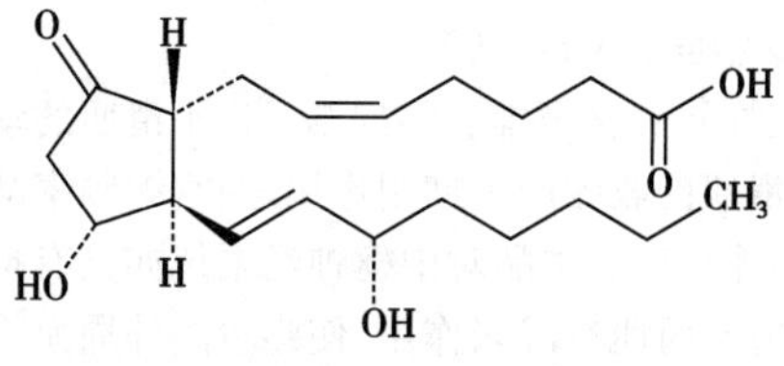

【其他名称】前列腺素 E_2，PGE_2。

【ATC 编码】G02AD02

【药理学】PGE2 除对各期妊娠子宫具有收缩作用外，还能激活宫颈组织内的胶原溶解酶，促使胶原纤维分解，使宫颈软化、成熟而扩张，不仅对足月妊娠的孕妇能促进分娩，且可使早期或中期妊娠子宫引起收缩，足以导致流产。

PGE_2的控释阴道栓（普贝生）和凝胶剂（普比迪）均为用于足月或近足月妊娠期妇女产前促进子宫颈成熟或子宫颈继续成熟，便于引产。其用法详见“第一节　子宫收缩药及引产药”中的“地诺前列酮”之【用法和用量】项下。

57.3　抗早产药物

早产，系指妊娠在 28 周至 37 周（196～259 天）之间结束者。此时娩出的新生儿发育尚未成熟，体重在 2500g 以下，称“未成熟儿”。未成熟儿的死亡率较高，占新生儿死亡率首位。因此防治早产是降低围产儿死亡率的关键。抗早产药物可松弛子宫平滑肌，抑制其收缩，有利于胎儿在宫内安全生长，防止早产。

用于抑制子宫收缩、抗早产的药物有：$β_2$肾上腺素受体激动剂（利托君、沙丁胺醇、特布他林）、硫酸镁及某些孕激素类药物（烯丙雌醇）和缩宫素受体拮抗药（阿托西班）。阿托西班是一种合成的肽类物质，可在受体水平上对人催产素产生竞争性抑制，从而抑制宫缩，抗早产。近年临床已在应用，其疗效较 $β_2$受体激动剂差，但耐受性较好。

利托君〔医保(乙)〕　Ritodrine

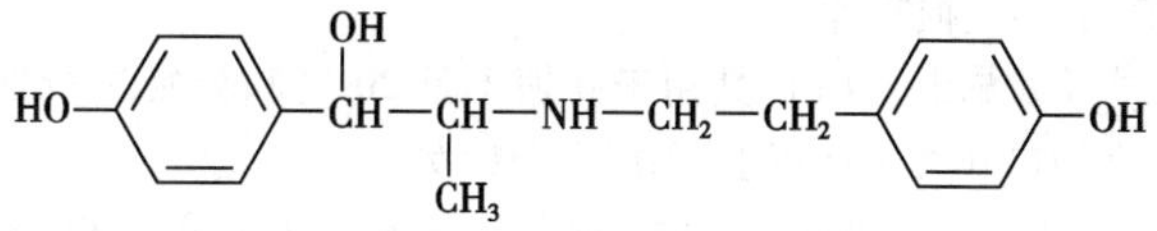

HO—C6H4—CH(OH)—CH(CH3)—NH—CH2—CH2—C6H4—OH

【其他名称】羟苄羟麻黄碱，利妥特灵，安宝，雷托君，柔托扒，Yutopar。

【ATC 编码】G02CA01

【性状】常用其盐酸盐，为白色结晶性粉末。

【药理学】本品为 $β_2$肾上腺素受体激动剂，可激动子宫平滑肌中的 $β_2$受体，抑制子宫平滑肌的收缩频率和强度，减少子宫的活动而延长妊娠期。同时由于本品可使腺苷酸环化酶的活性增强（cAMP 增多）而产生保胎作用。临床用于延长孕期，防止早产。

单次口服本品 10mg，t_{max} 为 30～60 分钟，C_{max} 为 5～15ng/ml，生物利用度约为 30%。口服后分两期消退，分布半衰期为 1.3 小时，消除半衰期为 12 小时。静脉滴注盐酸利托君 0.15mg/min，t_{max}为 1 小时，C_{max}为 32～52ng/ml。分布半衰期为 6～9 分钟；消除半衰期为 1.7～2.6 小时。无论何种途径给药，90% 的盐酸利托君在 24 小时内由尿液排出。药物能透过胎盘到达胎儿血液循环。

【适应证】预防妊娠 20 周以后的早产。

【用法和用量】诊断为早产并适用本品者，最初用静脉滴注，随后口服维持治疗，密切监测子宫收缩和不良反应，以确定最佳剂量。

静脉滴注：将本品 100mg，用 5% 葡萄糖注射液 500ml（糖尿病患者可用氯化钠注射液 500ml）稀释为 0.2mg/ml 的溶液，于 48 小时内使用完毕，溶液变色或出现沉淀（或结晶），则不可再用。

静脉滴注时应保持左侧卧位姿势，以减少低血压危险。开始时应控制滴速 0.05mg/min（5 滴/min，20 滴/ml），每 10 分钟增加 0.05mg/min，直至达到预期效果，通常保持在 0.15～0.35mg/min 之间（15～35 滴/min），待宫缩停止后持续输注 12～18 小时。

静脉滴注结束前 30 分钟，可以开始口服维持剂量 10mg。开始 24 小时内为每 2 小时 10mg，此后每 4～6 小时 10～20mg，每日总剂量不超过 120mg。为了抗早产的需要，维持治疗还可按此剂量继续口服。

【不良反应】（1）本品对 β_2 受体的激动作用选择性不强，用药者出现母亲和胎儿心率增快（分别平均为 130 次/min 和 164 次/min）、母亲血压升高。滴注速率宜控制避免母亲心率超过 140 次/min，减少剂量或停止输注心率很快恢复正常。

（2）用本品可出现：①心悸、心动过速、胸闷、胸痛、面红、发汗及心律失常等反应，严重者应中断治疗。②震颤、恶心、呕吐、头痛、神经过敏、心烦意乱、焦虑不适及红斑、皮疹等。③有升高血糖和降低血钾的作用。④罕见的严重不良反应：肺水肿、肺水肿合并心功能不全、白细胞减少、粒细胞缺乏、横纹肌溶解症、过敏性休克、呼吸困难、溶血性黄疸、肝功能损害等。

【禁忌证】（1）禁用于妊娠不足 20 周和分娩进行期（宫颈口开大 4cm 以上）的妊娠期妇女。

（2）继续妊娠对母体及胎儿均有害时，如产前出血、子痫或严重先兆子痫、胎儿死于宫内、绒毛膜羊膜炎（宫内感染）等患者禁用。

（3）母亲有心脏病、肺高压、甲状腺功能亢进、心律不齐伴有心动过速、未控制的高血压、未控制的糖尿病、嗜铬细胞瘤、支气管哮喘以及对本品中任何成分过敏者禁用。

【注意】（1）本品可升高血糖和降低血钾，糖尿病患者和使用排钾利尿剂的患者慎用。

（2）静脉滴注时，应密切监测母体及胎儿的心率、血压等情况，视情况及时调整剂量或停用。严格观察母体水分出入量，避免摄入液体过多。

（3）如母亲心率持久超过 140 次/min，为肺水肿先兆，应停止用药。一旦发生肺水肿，应积极常规处理。

（4）如胎膜已破，在推迟分娩和可能发生绒毛膜羊膜炎之间，要权衡利弊后再用药。

（5）在大鼠实验中，利托君可通过乳汁分泌，因此在分娩之前用药的情况下，建议避免分娩后立即哺乳。

（6）用药过程中需静脉给其他药时，则从"三通"给药，不得影响利托君的滴注速度。

【药物相互作用】（1）本品与糖皮质激素合用时，可引起肺水肿等严重反应，故不宜联用。

（2）本品不宜与排钾利尿剂合用，以防血钾降低过多。

（3）本品与下列药物同时使用，可加重对心血管的影响，特别是心律失常或低血压：①硫酸镁；②二氮嗪；③哌替啶；④强效麻醉剂。

（4）避免与 β 受体激动剂或拮抗剂同时使用。

【制剂】片剂：每片 10mg。注射液：每支 50mg（5ml）；150mg（10ml）。

【贮法】室温保存（最好低于 30℃）。

沙丁胺醇〔药典（二）；基；医保（甲、乙）〕 Salbutamol

沙丁胺醇有降低子宫肌肉对刺激的应激性，使子宫松弛，抑制子宫收缩，利于妊娠，防止先兆流产。用法：口服，一次 2.4～4.8mg，一日 4 次，如每分钟心率≥140 次应停药，一般应用 48～72 小时地塞米松起作用后停药。

【ATC 编码】R03AC02

本品其他有关内容参阅第 39 章平喘药。

特布他林〔药典（二）；医保（甲、乙）〕 Terbutaline

【其他名称】硫酸特布他林。

【ATC 编码】R03AC03

【药理学】该药作用与利托君相似，主要兴奋 β_2 受体，能减少宫缩频率和强度，缩短宫缩时间，利于妊娠。临床疗效，静脉给药时与利托君相当，不良反应也相似；而口服给药较优。据报道，对于胎膜未破的患者，利托君的心动过速发生率较高，而特布他林的高血糖发生率（口服时）较高。

【适应证】中期早产、胎儿宫内窘迫症。

【用法和用量】静脉滴注：开始时滴速为 2.5μg/min，以后每 20 分钟滴速增加 2.5μg/min，直至宫缩停止或达到滴速 17.5μg/min；再后可每 20 分钟滴速减少 2.5μg/min，直至最低有效滴速，维持 12 小时。若再出现宫缩，可再按上述方法增加滴速控制。口服：用于静脉滴注后维持治疗。在停止静脉滴注前 30 分钟口服给予 5mg，以后每 4 小时口服 1 次，每日极量为 30mg。

【制剂】片剂：每片 2.5mg；5mg。注射液：每支 1mg（1ml）。

本品其他有关内容参阅第 39 章平喘药。

硫酸镁〔药典（二）；基；医保（甲）〕 Magnesium Sulfate

【ATC 编码】V04CC02

【药理学】镁离子能直接抑制子宫平滑肌的动作电位，对子宫平滑肌的收缩产生抑制作用，使宫缩频率减少，强度减弱，可治疗早产。本品对中枢神经系统亦具有抑制作用，同时对血管平滑肌有舒张作用，使痉挛的外周血管扩张，降低血压，因而对子痫有治疗和预防作用。

【适应证】治疗早产、妊娠高血压综合征，治疗先兆子痫和子痫。

【用法和用量】(1) 治疗早产与妊娠高血压:用药剂量和方法相似,静脉注射与滴注:首次负荷量为4g,用25%葡萄糖注射液20ml稀释后5分钟内缓慢静脉注射,以后用25%硫酸镁注射液60ml,加于5%葡萄糖注射液1000ml中静脉滴注,速度为每小时2g,直至宫缩停止后2小时,以后口服β_2肾上腺受体激动药维持。

(2) 治疗中重度妊娠高血压综合征、先兆子痫和子痫:首次剂量为2.5~4g,用25%葡萄糖注射液20ml稀释后,5分钟内缓慢静脉注射,以后每小时1~2g静脉滴注维持,24小时总量不超过30g。

【不良反应】(1) 可有暂时性肌腱反射消失、血压下降、心悸、呼吸困难、胸闷等。

(2) 静脉注射硫酸镁可引起潮热、出汗、口干等症状,快速静脉注射时可引起恶心、呕吐、心慌、头晕,个别出现眼球震颤,减慢注射速度则症状可消失。

(3) 新生儿高镁血症,表现为肌张力低,吸吮力差,不活跃,哭声不响亮等,少数有呼吸抑制现象。

(4) 少数妊娠期妇女出现肺水肿。

(5) 极少数血钙降低,出现低钙血症。

(6) 肾功能不全、用药剂量大,可发生血镁积聚。血镁浓度达5mmol/L时,可出现肌肉兴奋性受抑制,感觉反应迟钝,膝腱反射消失,呼吸开始受抑制;血镁浓度达6mmol/L时,可发生呼吸停止和心律失常,心脏传导阻滞;浓度进一步升高,可使心脏停搏。

(7) 连续使用硫酸镁,可引起便秘,部分病人可出现麻痹性肠梗阻,停药后好转。

【禁忌证】心脏传导阻滞、心肌损害、严重肾功能不全(内生肌酐清除率每分钟低于20ml)的患者及对本品过敏者禁用。

【注意】(1) 肾脏功能不全、严重心血管疾病、呼吸系统疾病患者慎用或不用。

(2) 每次用药前和用药过程中,定时做膝腱反射检查,测定呼吸次数,观察排尿量,抽血查血镁浓度。如出现膝腱反射明显减弱或消失,或呼吸次数每分钟少于14~16次,每小时尿量少于25~30ml或24小时少于600ml,应及时停药。

(3) 用药过程中突然出现胸闷、胸痛、呼吸急促,应及时听诊,必要时胸部X线摄片,以便及早发现肺水肿。

(4) 保胎治疗时,不宜与肾上腺素β受体激动药(如利托君等)同时使用,因易引起血管的不良反应。

【药物相互作用】与硫酸镁配伍禁忌的药物有:硫酸多黏菌素B、硫酸链霉素、葡萄糖酸钙、盐酸多巴酚丁胺、盐酸普鲁卡因、四环素、青霉素和萘夫西林(乙氧萘青霉素)。

【制剂】注射液:每支1g(10ml);2g(20ml);2.5g(10ml)。

本品其他有关内容参阅第45章泻药和止泻药。

烯丙雌醇[医保(乙)] Allylestrenol

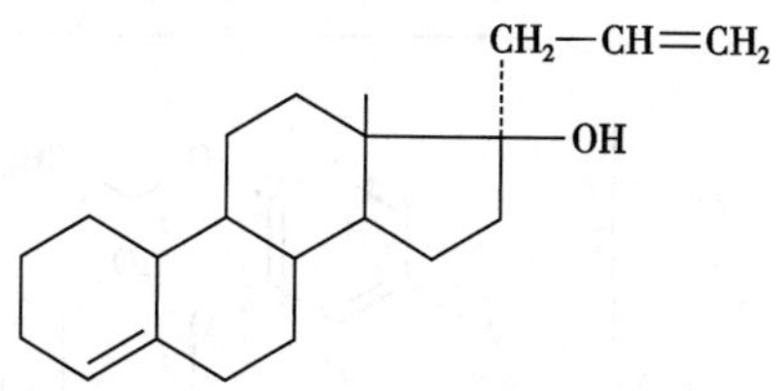

【其他名称】丙烯雌甾醇,多力妈。

【ATC编码】G03DC01

【性状】为结晶体,熔点79.5~80℃。几乎不溶于水,溶于醇、醚、丙酮、三氯甲烷。对氧化剂敏感。

【药理学】本品治疗自然流产和先兆早产的重要机制是孕激素替代作用。它可增强绒毛膜的活性,刺激内源性激素(包括雌三醇、孕二醇、人绒毛膜促性腺激素和人胎盘催乳激素等)显著增高,使胎盘功能正常化;另外还可升高催产素酶的浓度和活性,降解催产素,减轻前列腺素对子宫的刺激作用,抑制子宫收缩。口服吸收快且好。服后3~4天即能使上述激素升高2~4倍。长期使用对垂体-肾上腺-卵巢轴没有抑制作用,故不会出现内分泌紊乱。

口服吸收完全,服药后2小时内血药浓度达峰值。主要与白蛋白和性激素结合球蛋白(SHBG)结合。通过肝脏代谢为无活性的孕烷二醇。大部分代谢物与葡萄糖醛酸结合后随尿液在24~30小时完全排出。$t_{1/2\beta}$为16~18小时。

【适应证】先兆流产、习惯性流产和先兆早产。

【用法和用量】(1) 先兆流产:一次5mg,一日3次,连用5~7日至症状消失。必要时可增加剂量。

(2) 习惯性流产:从有妊娠征兆起,每日服用5~10mg,至少维持至危险期后的1个月,通常至妊娠的第5个月末。如流产发生于妊娠的第4或第5个月,应连续服用至妊娠的第6或第7个月。之后剂量可逐渐减少。

(3) 先兆早产:剂量因人而异,经常需要比上述剂量较高的剂量(每日5~20mg)。一般一次5mg,一日3次,连用5~7天。

【不良反应】偶见体液潴留、恶心和头痛。

【禁忌证】严重肝功能障碍、杜宾-约翰逊综合征及Rotor综合征、既往妊娠患有妊娠期高血压综合征、妊娠毒血症或有疮疹史者禁用。

【注意】(1) 患有糖尿病的妊娠期妇女慎用。

(2) 本品可降低糖耐量,患有糖尿病的妊娠期妇女服用本品期间应定期测定血糖水平。

【药物相互作用】酶诱导剂可能会降低本品的疗效,合用时应谨慎。

【制剂】片剂:每片5mg。

【贮法】避光及干燥处保存,保存温度15~30℃。

阿托西班 Atosiban

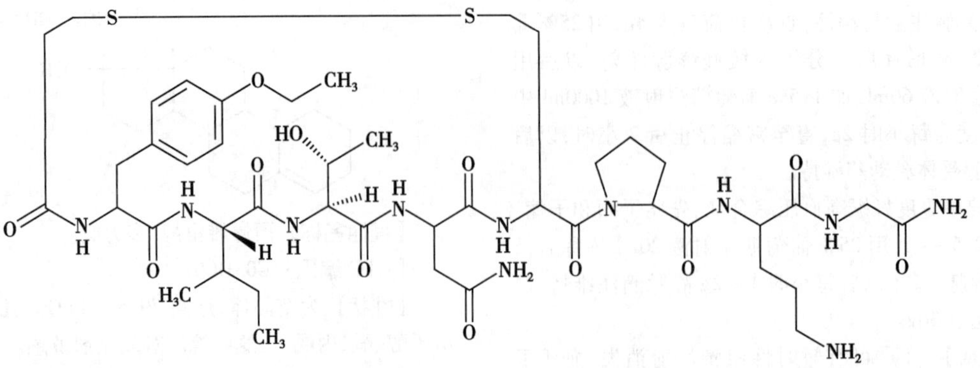

【其他名称】依保，Trctocile。

【ATC 编码】G02CX01

【性状】白色蓬松粉末，易溶于水。本品的注射液为醋酸盐。

【药理学】本品是一种合成的肽类物质，可在受体水平上对人催产素产生竞争性抑制作用。它与催产素受体结合后可降低子宫的收缩频率和张力，抑制子宫收缩。本品也与加压素受体结合抑制加压素的作用。动物实验中未见本品对心血管有影响。在人早产时，使用推荐剂量的本品可抑制子宫收缩，使子宫安静。给予本品后子宫很快发生松弛，10 分钟内子宫收缩显著降低，并维持子宫安静状态（≤4 次收缩/小时，达 12 小时）。

有早产征兆的妊娠期妇女静脉滴注本品后（300μg/min，6～12 小时）1 小时内达到稳态血药浓度［平均（442±73）ng/ml，范围 298～533ng/ml］。本品血浆蛋白结合率为 46%～48%，胎儿与母体中浓度比率是 0.12。其分布容积的平均值是（18.3±6.8）L。分布容积与剂量无关。静脉滴注结束以后，本品血药浓度迅速下降，消除率的平均值为（41.8±8.2）L/h。在分布期的 $t_{1/2\alpha}$ 和消除期的 $t_{1/2\beta}$ 分别为（0.21±0.01）小时和（1.7±0.3）小时。它的消除率和半衰期与剂量无关。在用药后的妊娠期妇女的血浆和尿中可鉴定出两种代谢物。体外试验中，主要代谢物 MI 与原化合物在抑制由催产素诱导的子宫收缩方面同样有效。代谢物 MI 可从乳汁分泌。静脉滴注第 2 个小时和结束时，主要代谢物 MI 与本品的血浆浓度比率分别是 1.4 和 2.8。本品在尿中的含量很少，仅为 MI 浓度的 1/50，尚不清楚在粪便中的含量。

【适应证】用于有下列情况的妊娠期妇女，以推迟即将来临的早产：年龄≥18 岁、孕龄 24～33 周、胎儿心率正常的妊娠期妇女，其规律性宫缩达每 30 分钟内≥4 次，每次持续至少 30 秒，并伴宫颈扩张 1～3cm（初产妇 0～3cm）和子宫软化度/变薄≥50%。

【用法和用量】本品必须由具有治疗早产经验的医师使用。

分三步静脉给药：初始静脉注射醋酸阿托西班注射液单剂量 6.75mg（用药规格为 6.75mg/0.9ml），注射速度持续 1 分钟以上；随即静脉滴注高剂量（用药规格为 37.5mg/5ml，已经稀释为 0.75mg/ml 的本品注射液），滴速为 300μg/min，持续 3 个小时；然后再静脉滴注低剂量（仍用已经稀释为 0.75mg/ml 的本品注射液），滴速为 100μg/min，最多达 45 小时。持续治疗时间不应超过 48 小时，整个疗程总剂量不宜超过 330mg。如在用本品治疗过程中，还有持续的子宫收缩，则应考虑其他的治疗。

重复治疗：若需要用本品重复治疗，也应该开始用 6.75mg 注射液单剂量静脉注射，随后再用已经稀释为 0.75mg/ml 的注射液静脉滴注。

静脉滴注用稀释液的配制：用氯化钠注射液或乳酸钠林格注射液或 5% 葡萄糖注射液将醋酸阿托西班注射液 7.5mg/ml 稀释为 0.75mg/ml 的静脉滴注液。

【不良反应】母体的不良反应一般都较轻。最常见的不良反应（发生率大于 10%）为恶心。常见的（发生率为 1%～10%）有头痛、头晕、呕吐、潮热、心动过速、低血压、高血糖及注射部位反应。少见的（发生率为 0.1%～1%）有发热、失眠、瘙痒和皮疹。罕见的（发生率少于 0.1%）有子宫出血和子宫张力缺乏的意外病例报道。

【禁忌证】有下列情况者禁用本品：孕龄小于 24 周或大于 33 足周，孕龄超过 30 周胎膜早破，宫内胎儿生长迟缓和胎儿心率异常，产前子宫出血须立即分娩，子痫和重度先兆子痫须立即分娩，宫内胎儿死亡，可疑宫内感染，前置胎盘，胎盘早期剥离，任何继续妊娠对母亲或胎儿有害者，已知对本品的活性成分或辅料过敏者。

【注意】（1）治疗应在确诊早产后尽快开始。宫缩持续存在时，应考虑替换疗法。

（2）对无法排除胎膜早破的妊娠期妇女使用本品应谨慎。

（3）本品用于多胎妊娠或孕龄 24～27 周的疗效尚未确定。

（4）尚无肝、肾功能不全的患者使用本品的经验。

（5）缺乏胎盘位置异常患者使用本品的经验，故应慎用。

（6）可以重复使用本品，但是多次重复应用（达 3 次）的临床经验有限。

（7）对宫内生长迟缓的病例，继续或重新开始给予本品治疗，要取决于对胎儿成熟度的评估。

（8）在给予本品治疗期间，应监测子宫收缩和胎儿心率。产后应监测失血量。

（9）本品因缺乏与其他药物配伍禁忌资料，故不应与其他药物混合使用。

【药物相互作用】（1）体外研究表明，本品不是细胞色素 P-450 酶系统的底物，也不抑制药物代谢的细胞色素 P-450 酶，因此本品不参与由细胞色素 P-450 酶介导的药物相互作用。

（2）临床研究表明，在健康女性中，本品与倍他米松间无药物相互作用。

（3）本品与拉贝洛尔同时给药时，拉贝洛尔的血药峰浓度降低 36%，达峰值时间延长 45 分钟，但拉贝洛尔的生物利用度没有改变。拉贝洛尔不影响本品的药动学。

【制剂】注射液：每支 6.75mg（0.9ml）；37.5mg（5ml）。

【贮法】贮存 2～8℃，避光。

57.4　退乳药物

泌乳素是产后开始和维持泌乳所必需的；但是，对于早产、死胎后或分娩后不需要或不宜哺乳者，就需要抑制乳汁分泌而退乳。另者，在哺乳期外，泌乳素增加会引起病理性泌乳（溢乳）和（或）造成闭经和不孕症等。上述情况，就需要抑制泌乳素释放的药物，用于预防和抑制生理性泌乳及病理性泌乳，以及伴随的闭经或不能排卵等症状。临床用于退乳的药物有两类：①多巴胺受体激动药，如溴隐亭、甲麦角林，它们能刺激丘脑下部泌乳素抑制因子（多巴胺）的释放，直接抑制腺垂体合成和释放泌乳素，使血清泌乳素浓度下降，乳汁分泌减少至停止，既可用于产后退乳，也可防治乳溢症。②雌激素：雌二醇、己烯雌酚。此二药在较大剂量时均能抑制腺垂体泌乳素的释放，从而减少乳汁分泌，用于退乳；但是，产后防止分泌乳汁所需的剂量，在子宫进行复旧时可刺激子宫内膜，引起血栓栓塞，故现临床少用。因此，本节仅叙述多巴胺受体激动药：溴隐亭和甲麦角林。

溴隐亭[基;医保(乙)]　Bromocriptine

【其他名称】溴麦亭，溴麦角隐亭，溴麦角环肽，Parodel，Parlodol。

【ATC 编码】G02CB01

【药理学】详见本书第 19 章抗震颤麻痹药。系多巴胺受体激动剂，是一种催乳激素的抑制剂，可制止生理性泌乳及伴随的闭经或不排卵。

【适应证】①分娩后、自发性、肿瘤性、药物等引起的闭经；②高泌乳素血症引起的月经紊乱、不孕、继发性闭经、排卵减少；③抑制泌乳，预防分娩后和早产后的泌乳；④产后的乳房充血、高泌乳素血症引起的特殊的乳房触痛、乳房胀痛和烦躁不安；⑤高泌乳素血症引起男性性功能低下（如阳痿和精子减少引起的不育）；⑥肢端肥大症的辅助治疗。

【用法和用量】（1）产后回乳：口服，如为预防性用药，分娩后 4 小时开始服用 2.5mg，以后改为一日 2 次，1 次 2.5mg，连用 14 天；如已有乳汁分泌，则每日用 2.5mg，2～3 天后改为一日 2 次，1 次 2.5mg，连用 14 天。

（2）高泌乳素血症引起的闭经溢乳、不孕症：口服，常用起始量为一次 1.25mg，一日 2～3 次；若症状未得到控制，可逐渐增量至一次 2.5mg，一日 2～3 次，餐后服用，直至月经恢复正常，再继续用药几个星期，完全停止则需 12～13 周，以防复发。

（3）产后乳房充血：轻者可口服，一次 2.5mg，如需要又没停止泌乳，则 6～12 小时后可重复 1 次。短时间用药不会抑制泌乳。

（4）男性高泌乳素血症引起的性功能低下：口服，1 次 1.25mg，一日 2～3 次，逐渐增加至一日 5～10mg，分 3 次服用。

（5）肢端肥大症：开始一日 2.5mg，经 7～14 日后根据临床反应可逐渐增至一日 10～20mg，分 4 次与食物同服。

（6）垂体泌乳素瘤：口服，起始量为每日 1.25mg，维持量为每日 5～7.5mg，最大量为每日 15mg。

【药物相互作用】（1）口服激素类避孕药可致闭经或溢乳，干扰本品的效应，不宜同时应用。

（2）氟哌啶醇、甲基多巴、单胺氧化酶抑制剂、甲氧氯普胺、吩噻嗪类、利血平、硫杂蒽类、各种镇静催眠药和 H_2 受体拮抗药等药物，能升高血清泌乳素浓度，干扰本品效应，必须合用时，应当调整本品剂量。

（3）与其他麦角碱衍生物合用时，可使本品偶可引起的高血压加重，但较为罕见。

（4）与降压药合用时，可加强降压效果，降压药的用量应酌减，因此应尽量减少合并用药。

（5）与左旋多巴合用治疗帕金森病时，能增强药效，故应适当减量。

（6）与红霉素和交沙霉素合用时，可增加本药的血药浓度，从而使毒性增强，故必须合用时应谨慎。

【制剂】片剂：每片 2.5mg。

本品其他有关内容，详见第 19 章抗震颤麻痹药。

甲麦角林　Metergoline

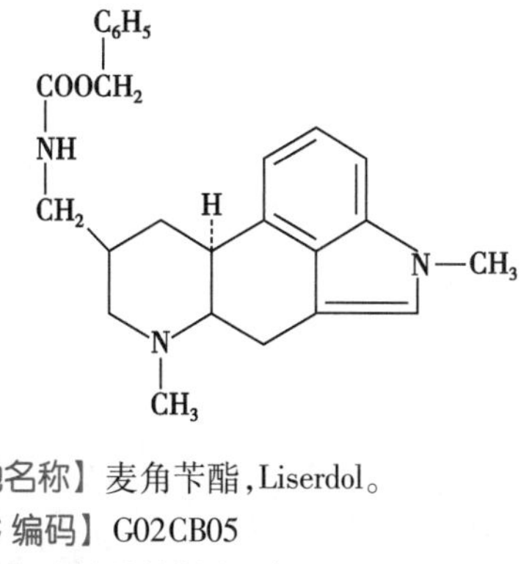

【其他名称】麦角苄酯，Liserdol。

【ATC 编码】G02CB05

【性状】为结晶性粉末，溶于乙醚、丙酮和三氯甲烷，不溶于水及乙醇。

【药理学】为麦角生物碱衍生物，其作用类似于溴隐亭，具有激动中枢多巴胺受体作用。此外，还有抗 5-羟色胺及抗催乳素的作用。能抑制乳汁分泌。

【适应证】抑制产后乳汁分泌，防治乳溢症，还可用于偏头痛的防治。

【用法和用量】预防或抑制乳汁分泌：口服一次 4mg，一日 3 次，共 7 日。

【不良反应】较轻，少数出现恶心、呕吐、失眠、困倦和眩晕等。其他参见溴隐亭。

【禁忌证】15 岁以下儿童、哺乳期妇女，有精神病史、严重心血管疾病、消化性溃疡、胃肠道出血史患者，均禁用。

【注意】(1) 驾驶员、机械操作者慎用。

(2) 服药期间如不想生育，应注意避孕，还要定期检查肝、肾功能和造血功能。

【药物相互作用】(1) 慎与红霉素、吩噻嗪类、多巴胺拮抗药等合用。

(2) 禁止与其他麦角生物碱类同用。

【制剂】片剂：每片 4mg。

己烯雌酚〔药典(二)；基；医保(甲)〕 Diethylstilbestrol

【其他名称】乙菧酚。

【ATC 编码】G03CC05

【性状】本品为无色结晶或白色结晶性粉末；几乎无臭。在甲醇中易溶，在乙醇、乙醚或脂肪油中溶解，在三氯甲烷中微溶，在水中几乎不溶；在稀氢氧化钠溶液中溶解。

【药理学】本品为人工合成的非甾体雌激素。主要作用有：①促使女性器官及副性征正常发育。②促使子宫内膜增生和阴道上皮角化。③增强子宫收缩，提高子宫对催产素的敏感性。④小剂量刺激而大剂量抑制腺垂体促性腺激素及催乳激素的分泌。⑤抗雄激素作用。

本品口服效果好，不易被肝破坏。

【适应证】用于：(1) 补充体内雌激素不足，如萎缩性阴道炎、女性性腺发育不良、绝经期综合征、老年性外阴干枯症及阴道炎、卵巢切除后、原发性卵巢缺如。

(2) 乳腺癌、绝经后及男性晚期乳腺癌，不能进行手术治疗者。

(3) 前列腺癌，不能手术治疗的晚期患者。

(4) 预防产后泌乳、退(回)乳。

【用法和用量】(1) 口服：①补充体内雌激素不足，一日 0.25～0.5mg，21 天后停药 1 周，周期性服用，一般可用 3 个周期(自月经第 5 天开始服药)；②乳腺癌，一日 15mg，6 周内无改善则停药；③前列腺癌，开始时一日 1～3mg，依据病情递增而后递减；维持量一日 1mg，连用 2～3 个月；④预防产后泌乳、退乳，一次 5mg，一日 3 次，连服 3 天。

(2) 肌内注射：一次 0.5～1mg，一日 0.5～6mg。

【不良反应】(1) 不规则的阴道流血、子宫肥大、尿频或小便疼痛。

(2) 引发血栓症以及心功能不全。

(3) 引起肝功能损害、高脂血症、钠潴留。

(4) 恶心、呕吐、畏食。

(5) 头痛、头晕等精神症状。

【禁忌证】(1) 有血栓性静脉炎和肺栓塞性病史患者。

(2) 与雌激素有关的肿瘤患者及未确诊的阴道不规则流血患者、高血压患者。

(3) 妊娠期妇女。

【注意】(1) 心功能不全、癫痫、糖尿病、肝肾功能障碍、抑郁症患者慎用。

(2) 长期使用应定期检查血压、肝功能、阴道脱落细胞，每年一次宫颈防癌刮片。

【药物相互作用】尚不明确。

【制剂】片剂：每片 0.5mg；1mg；2mg。注射液：0.5mg(1ml)；1mg(1ml)；2mg(1ml)。

【贮法】遮光，密封保存。

(周　颖)

第 10 篇

主要作用于内分泌系统的药物

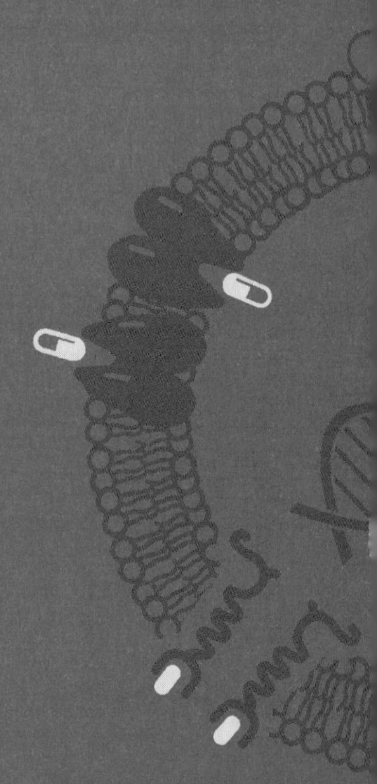

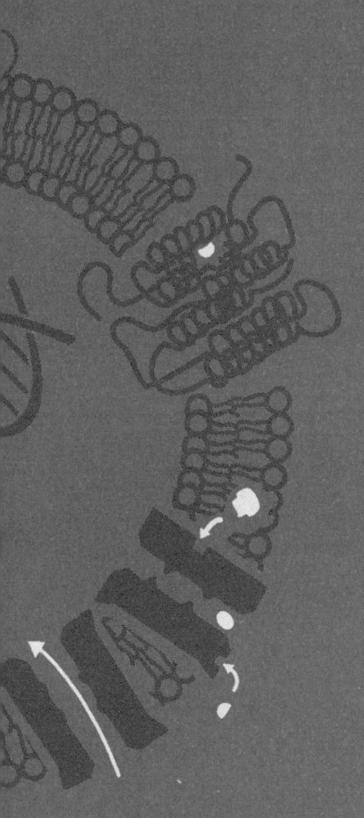

第58章 垂体激素及其有关药物

重组人生长激素〔基；医保（乙）〕
Recombinant Human Grouth Hormone

本品以基因工程技术由哺乳动物细胞产生，与天然人生长激素相同。

【其他名称】思真，Somatotrophin。

【性状】本品为白色或类白色粉末。

【药理学】本品具有与人生长激素同等的作用，即能促进骨骼、内脏和全身生长，促进蛋白质合成，影响脂肪和矿物质代谢，在人体生长发育中起着关键性作用。肌内注射3小时后达到平均峰浓度，皮下注射后约80%被吸收，4~6小时后达峰浓度，$t_{1/2}$约为4小时，两种给药途径的AUC十分接近。在肝、肾代谢，通过胆汁排泄。

【适应证】主要用于内源性生长激素分泌不足所致的生长障碍，性腺发育不全所致的生长障碍（特纳综合征）。此外，尚可用于治疗伴恶病质的艾滋病、短肠综合征等疾病。

【用法和用量】根据人生长激素的国际标准（2000年），rDNA来源的人生长激素的定义是每1安瓿内含有1.95mg蛋白质，每1mg含有活性成分3IU。1mg无水的生长激素约等于3.0IU生长激素单位。商品化的制剂在每1mg含有的单位数量上会有所不同，不同的制造商在评价生长激素IU/mg值时有所差异，因此给药剂量必须个体化，采用肌内注射或皮下注射。①内源性生长激素分泌不足所致的生长障碍：一般用量为每周4mg（12IU）/m^2，或每周0.2mg（0.6IU）/kg，分3次肌内注射，皮下注射分6次或7次给药，最好晚上给药。②性腺发育不全所致的生长障碍：每周6mg（18IU）/m^2，或每周0.2~0.23mg（0.6~0.7IU）/kg，治疗的第2年剂量可增至8mg（24IU）/m^2，或每周0.27~0.33mg（0.8~1.0IU）/kg，分7次单剂量于晚上皮下注射给药。

【不良反应】有些患者体内会产生抗生长激素抗体，但抗体很少会影响生长。偶可引起注射部位疼痛、麻木、发红和肿胀等。成年人使用生长激素替代治疗时可能发生与剂量相关的一过性液体潴留，水肿、关节肿胀、关节痛、肌肉疼痛和感觉异常都可能是液体潴留的临床表现。

【禁忌证】任何有进展迹象的潜在性脑肿瘤/颅内损伤患者、增生期或增生前期糖尿病视网膜病变患者、妊娠期妇女和哺乳期妇女均禁用。不得用于骨骺已闭合的儿童患者。

【注意】①糖尿病为相对禁忌证，给糖尿病患者应用时应进行严格的医学及实验室监控。②脑肿瘤引起的垂体侏儒病患者、心脏或肾脏病患者慎用。③使用前，需对脑垂体功能作详细检查，准确诊断后才能应用。④应临用时配制，用注射用水或含苯甲醇的生理盐水溶解，轻轻摇动，切勿振荡，以免变性。

【药物相互作用】大剂量糖皮质激素可能会抑制本品的作用。

【制剂】粉针剂：每支0.67mg（2IU）；1.0mg（2.5IU）；

1.2mg(3IU);1.33mg(4IU);1.5mg(4.5IU);2mg(6IU);3.33mg(10IU);5.33mg(16IU)。注射剂:2IU/0.66mg/0.4ml/支;2.5IU/0.85mg/1.0ml/瓶;4.0IU/1.33mg/1.0ml/瓶;4.5IU/1.7mg/1.0ml/瓶;4.5IU/1.5mg/0.9ml/支;10IU/3.7mg/1.0ml/瓶; 12IU/4.0mg/1.0ml/瓶; 15IU/5mg/3ml/瓶;15IU/5mg/1.5ml/瓶;30IU/10mg/3ml/瓶;60IU/20mg/3ml/瓶。

【贮法】避光于2~8℃保存。粉针剂以生理盐水溶解后应立即使用,未用完的药液应弃去。以含苯甲醇的生理盐水溶解的药液可于2~8℃下保存14天。

(都丽萍)

第 59 章
肾上腺皮质激素和促肾上腺皮质激素

肾上腺皮质分泌有多种激素，在化学结构上都属于甾醇类，为环戊烷多氢菲的衍生物。其构造上的共同点是：在 C_3 上有酮基，C_4 与 C_5 之间为双键，在 C_{17} 上有还原性的酮醇基侧链。基本结构如下：

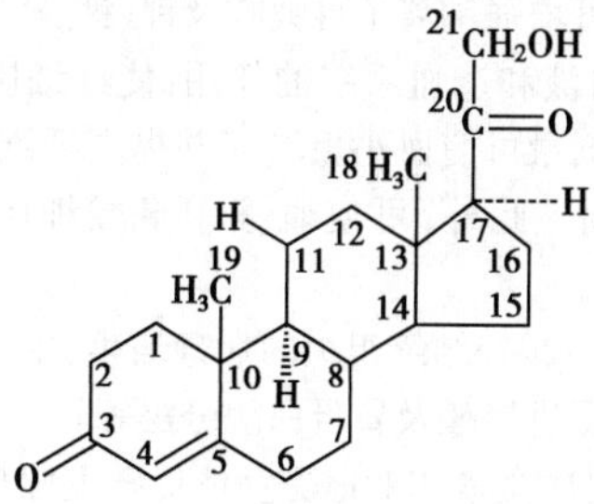

皮质酮

59.1　分类

肾上腺皮质分泌的激素，根据其生理功能可分为三类：

（1）糖皮质素类：在 C_{11} 上有氧原子，包括皮质酮、可的松和氢化可的松等。它们对糖的代谢作用强，而对钠及钾的作用相对较弱。由肾上腺皮质束状带细胞合成和分泌。

（2）盐皮质素类：在 C_{11} 上无氧原子，包括 11-去氧皮质酮及 17-羟基 11-去氧皮质酮。它们对于矿物质的代谢特别是促进钠的潴留及钾的排泄作用很强。醛固酮在 C_{11} 上虽有氧，但因在体内呈半缩醛式，氧原子被包围在内酯环中，故呈现较强的盐皮质激素类作用。由肾上腺皮质的球状带分泌。

（3）弱雄激素：雄烯二酮和去氢表雄酮。经对天然皮质激素的化学结构进行改造，人工合成了一些疗效好、不良反应少的皮质激素，如泼尼松、地塞米松和氟轻松等。

59.2　生理、药理作用

（1）抗炎作用：糖皮质激素在药理剂量时能抑制感染性和非感染性炎症，减轻充血，降低毛细血管的通透性，抑制炎症细胞（淋巴细胞、粒细胞、巨噬细胞等）向炎症部位移动，阻止炎症介质如激肽类、组胺、慢反应物质等发生反应，抑制吞噬细胞的功能，稳定溶酶体膜，阻止补体参与炎症反应，抑制炎症后组织损伤的修复等。

（2）免疫抑制作用：药理剂量的糖皮质激素可影响免疫反应的多个环节，包括可抑制巨噬细胞吞噬功能，降低单核吞噬细胞系统消除颗粒或细胞的作用，可使淋巴细胞溶解，以致淋巴结、脾及胸腺中淋巴细胞耗竭。此作用对 T 细胞较明显，其中辅助性 T 细胞减少更显著。还可降低自身免疫性抗体水平。基于以上抗炎及免疫抑制作用，可缓解过敏反应及自身免疫性疾病的症状，对抗异体器官移植的排异反应。

（3）抗毒素作用：糖皮质激素能提高机体对有害刺激的应激能力，减轻细菌内毒素对机体的损害，缓解毒血症症状，也能减少内热原的释放，对感染毒血症的高热有退热作用。

（4）抗休克作用：解除小动脉痉挛，增强心肌收缩力，改善微循环,对中毒性休克、低血容量性休克、心源性休克都有对抗作用。

(5) 对代谢的影响:糖皮质激素可增高肝糖原,升高血糖;提高蛋白质的分解代谢;可改变身体脂肪的分布,形成向心性肥胖;可增强钠离子再吸收及钾、钙、磷的排泄。

(6) 对血液和造血系统的作用:使红细胞和血红蛋白含量增加,大剂量可使血小板增多并提高纤维蛋白原浓度,缩短凝血时间。此外,可使血液中嗜酸细胞及淋巴细胞减少。

(7) 其他:减轻结缔组织的病理增生,提高中枢神经系统的兴奋性,促进胃酸及胃蛋白酶分泌等。

(8) 盐皮质激素相对地受垂体促肾上腺皮质激素的影响较少,受肾血流量和血中钠浓度影响较大。盐皮质激素的代表为醛固酮,主要作用是增加远曲肾小管对钠离子的重吸收和对钾离子的排出作用,即留钠、留水和排钾作用。

59.3 临床应用

(1) 急、慢性肾上腺皮质功能减退(包括肾上腺危象)、腺垂体功能减退及肾上腺次全切除术后作替代疗法。

(2) 严重感染并发的毒血症,如中毒性痢疾、中毒性肺炎、暴发型流行性脑脊髓膜炎、暴发型肝炎等。

(3) 自身免疫性疾病,如风湿热、风湿性心肌炎、风湿性及类风湿关节炎、全身性红斑狼疮、结节性动脉周围炎、皮肌炎、自身免疫性贫血和肾病综合征等,一般采用综合疗法。异体器官移植术后产生的免疫排异反应也可用皮质激素。

(4) 过敏性疾病,如荨麻疹、花粉症、血清病、血管神经性水肿、过敏性鼻炎、支气管哮喘和过敏性休克等,通过其抗炎、抗过敏作用缓解症状而达到治疗效果。

(5) 缓解急性炎症的各种症状,并可防止某些炎症的后遗症,如组织粘连、瘢痕。可用于结核性脑膜炎、胸膜炎、心包炎、虹膜炎、角膜炎、视网膜炎、视神经炎、睾丸炎和烧伤等。

(6) 各种原因引起的休克。

(7) 血液系统疾病,如白血病、恶性淋巴瘤、再生障碍性贫血、白细胞及血小板减少等。

(8) 其他肌肉和关节劳损,严重天疱疮、剥脱性皮炎,溃疡性结肠炎及甲状腺危象等。

59.4 用药方法

(1) 大剂量冲击疗法:用于严重中毒性感染及各种休克,宜短期内用大剂量,如氢化可的松首剂可静脉滴注200~300mg,1日量可达1g以上,用药时间一般不超过3日。

(2) 一般剂量长期疗法:用于结缔组织病、肾病综合征、顽固性支气管哮喘、中心视网膜炎、各种恶性淋巴瘤、淋巴细胞性白血病等。一般开始用泼尼松10~20mg,或等效的其他糖皮质激素,每日3次。产生疗效后,逐渐减至最小维持量,持续数月。对于已用皮质激素控制的某些慢性病,可改用隔日给药,即把48小时用量,在早晨8时一次服用,而对下丘脑、垂体、肾上腺皮质抑制较轻,不良反应较少。隔日服药以泼尼松、泼尼松龙较好。

(3) 小剂量代替疗法:每日给生理需要量。原发性肾上腺皮质功能不全时,体内氢化可的松及醛固酮都缺乏,需用糖、盐两类皮质激素补充。慢性肾上腺皮质功能不全宜用氢化可的松或可的松,对继发性肾上腺皮质功能不全,因盐皮质激素分泌未受影响,只需用糖皮质激素补充,并应给予促肾上腺皮质激素以促皮质功能恢复。一般上午8时给药,或早晨给药2/3、夜间给药1/3。

(4) 局部用药:用于眼病和皮肤病,可用氢化可的松及泼尼松龙等。

(5) 各药物的相对效价及等效剂量见表59-1。

表59-1 糖皮质激素类药物的相对效价及等效剂量

药物	大致的相对强度		抗炎等效剂量(mg)
	抗炎作用	钠潴留作用	
氢化可的松	1.0	1.0	20
可的松	0.8	0.8	25
泼尼松	4.0	0.8	5
泼尼松龙	4.0	0.8	5
甲泼尼龙	5.0	0.5	4
氟氢可的松	10.0	125	—
曲安西龙	5.0	很小	4
地塞米松	25.0	很小	0.75
倍他米松	25.0	很小	0.6

59.5 应用注意事项

(1) 开始治疗前,应考虑皮质激素的利与弊;只要合理,应先采用局部而非全身用药。应在尽可能短的时间内应用最低有效剂量;只有在危及生命的情况下才可应用大剂量皮质激素。

(2) 应用时必须严格掌握适应证,防止滥用,避免产生不良反应和并发症,以便使此类药物在某些疾病的抢救和治疗中起到应有的作用。

(3) 大剂量或长期应用本类药物,可引起肥胖、多毛、痤疮、血糖升高、高血压、眼压升高、钠和水潴留、水肿、血钾降低、精神兴奋、消化性溃疡、骨质疏松、脱钙、病理性骨折、伤口愈合不良等,老人、儿童某些不良反应风险更大,可造成儿童生长迟缓。因此,应尽量避免长期或大剂量用药。肾上腺皮质功能亢进、高血压病、动脉粥样硬化、心力衰竭、近期心梗、糖尿病、精神病、严重情感障碍、癫痫、手术后病人以及消化性溃疡和角膜溃疡、青光眼、甲状腺功能减退、骨质疏松应避免使用。

(4) 本类药物对病原微生物并无抑制作用,且由于其能抑制炎症反应和免疫反应,降低机体防御功能,反而有可能使潜在的感染病灶(如化脓性病灶、结核)活动和扩散,即易感性增大,应特别注意及时加以控制。一般感染不要用本类药物。急性感染中毒时,必须与足量的有效抗菌药物配合应用,对重度结核病应合并使用足量的抗结核药,并应掌握病情,及时减量和停用。

（5）如必须长期使用本类药物时,应给予促皮质素(每次12.5U,每周1～2次),以防肾上腺皮质功能减退。同时给予钾盐(氯化钾,每次服1.0g,每日3次),以防血钾过低,并限制钠盐的摄入。出现胃酸过多时,应加服抗酸药。长期大量用药还宜增加蛋白饮食,以补偿蛋白质的分解,并适当加服钙剂及维生素D,以防脱钙及抽搐。长期使用本类药物者,在病情得到控制后,可由原来的每日数次给药改为每日上午(6～8时)1次或隔日上午1次,用此方法不易发生库欣综合征等不良反应,疗效亦不降低。

（6）停药时应逐渐减量,不宜骤停,以免复发或出现肾上腺皮质功能不足症状。皮质激素引起的肾上腺抑制不仅与全身治疗有关,也与局部应用特别是强效皮质激素制剂有关。

（7）妊娠期妇女应慎用或禁用,妊娠期间特别是妊娠早期使用可能影响胎儿发育,有的可导致多发性畸形。

（8）对病毒性感染应慎用,因目前尚缺乏对病毒确实有效的药物。使用皮质激素抑制了机体免疫系统功能,可使病毒感染扩散和加重。

59.6　药物相互作用

（1）皮质激素可使血糖升高,减弱口服降血糖药或胰岛素的作用。

（2）苯巴比妥、苯妥英钠、利福平等肝药酶诱导剂可加快皮质激素代谢,故皮质激素需适当增加剂量。

（3）皮质激素与噻嗪类利尿药或两性霉素B均能促使排钾,合用时注意补钾。

（4）皮质激素可使水杨酸盐的消除加快而降低其疗效。此外,两药合用更易致消化性溃疡。

（5）皮质激素可使口服抗凝药效果降低,两药合用时抗凝药的剂量应适当增加。

（6）伊曲康唑会升高甲泼尼龙的血浓度并加强其肾上腺抑制作用,合用时注意激素减量。伊曲康唑对吸入布地奈德也有类似影响。

（7）地尔硫䓬可以降低甲泼尼龙的清除率。

氢化可的松[药典(二);基;医保(甲、乙)]

Hydrocortisone

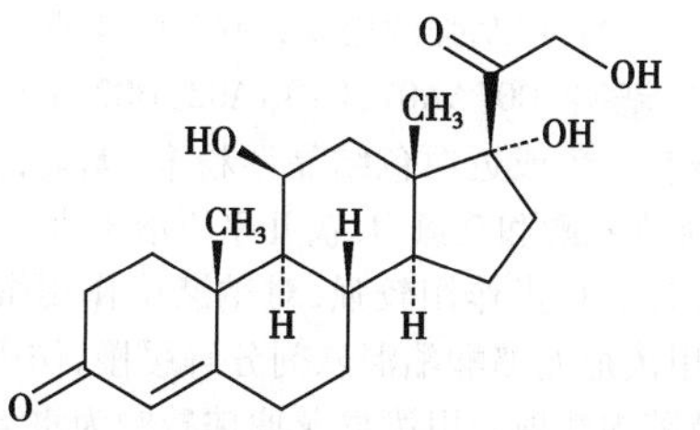

【其他名称】醋酸氢化可的松,可的索,皮质醇,Cortisol。

【ATC编码】A01AC03,A07EA02,C05AA01,D07AA02,D07XA01,H02AB09,S01BA02,S01CB03,S02BA01

【性状】常用其醋酸酯,白色或近白色结晶性粉末;无臭。在乙醇或三氯甲烷中微溶,在水中不溶。

【药理学】本品原为天然糖皮质激素,现已人工合成。抗炎作用为可的松的1.25倍,还具有免疫抑制和抗休克作用等。此外,也有一定程度的盐皮质激素活性,具有留水、留钠及排钾作用。其乙醇溶液注射剂及氢化可的松琥珀酸钠可用于静脉滴注。但本品醇溶液,在中枢抑制或肝功能不全的患者应尽可能不用,尤其是大剂量时。其血浆$t_{1/2}$约为1.5小时,但其生物学作用的$t_{1/2}$约8～12小时。

【适应证】参见泼尼松。

【用法和用量】①肾上腺皮质功能减退的替代治疗、过敏反应、自身免疫性及炎症性疾病:氢化可的松注射液:每次100～300mg,用0.9%氯化钠注射液或5%葡萄糖注射液稀释至0.2mg/ml后静脉滴注。注射用氢化可的松琥珀酸钠:每次100～300mg(按氢化可的松计算),临用时以0.9%氯化钠注射液或5%葡萄糖注射液稀释后静脉滴注;肌内注射每日50～100mg,分4次注射。醋酸氢化可的松片:每日20～30mg,分1～2次服用,应激状态时应适量加量,可增至每日80mg,分次服用。②软组织或关节腔注射:每次1～2ml(25mg/ml)。③过敏性皮炎、湿疹等皮肤病:局部外用,取适量涂于患处,每日2次。④角膜炎、结膜炎等眼部疾病:滴/涂入眼睑内,每日2～3次。

【制剂】氢化可的松注射液:每支10mg(2ml);25mg(5ml);50mg(10ml);100mg(20ml)(为氢化可的松的稀乙醇溶液)。

醋酸氢化可的松注射液:每支125mg(5ml)(为醋酸氢化可的松的无菌混悬液)。

注射用氢化可的松琥珀酸钠:每支50mg;100mg(按氢化可的松计算)。

氢化可的松片:每片10mg;20mg。

醋酸氢化可的松片:每片20mg。

氢化可的松乳膏:1%;0.25%。

丁酸氢化可的松乳膏:0.1%。

醋酸氢化可的松乳膏:1%。

醋酸氢化可的松眼膏:0.5%。

醋酸氢化可的松滴眼液:每支15mg(3ml);25mg(5ml)。

泼尼松[药典(二);基;医保(甲)]　Prednisone

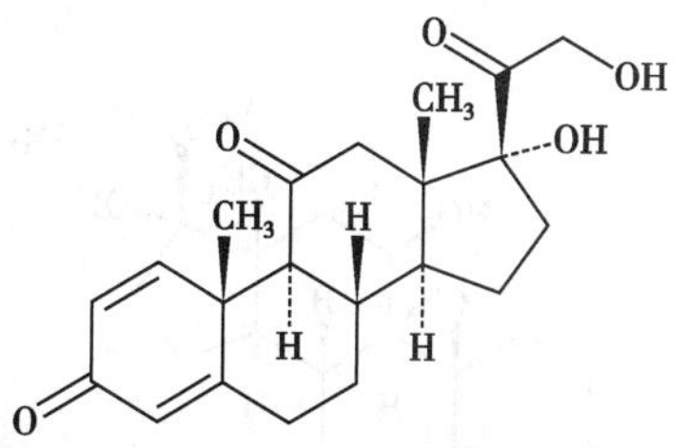

【其他名称】醋酸泼尼松,强的松,去氢可的松。

【ATC编码】A07EA03,H02AB07

【性状】常用其醋酸酯,为白色或几乎白色结晶性粉末；无臭，味苦。在三氯甲烷中易溶，在丙酮中略溶，在乙醇或乙酸乙酯中微溶，在水中不溶。

【药理学】本品具有抗炎、抗过敏、抗风湿和免疫抑制作用，能抑制结缔组织的增生，降低毛细血管壁和细胞膜的通透性，减少炎性渗出，并能抑制组胺及其他毒性物质的形成与释放。还能促进蛋白质分解转变为糖，减少葡萄糖的利用。因而使血糖及肝糖原都增加，可出现糖尿，同时增加胃液分泌，增进食欲。当严重中毒性感染时，与大量抗菌药物配合使用，可有良好的降温、抗炎、抗休克及促进症状缓解作用。其水钠潴留及排钾作用比可的松小，抗炎及抗过敏作用较强，不良反应较少，故比较常用。本品生物学上无活性，须在肝中转变为泼尼松龙而显药理作用，生理 $t_{1/2}$ 为60分钟。

【适应证】用于治疗结缔组织病、系统性红斑狼疮、严重的支气管哮喘、皮肌炎、血管炎等过敏性疾病，以及急性白血病、恶性淋巴瘤等病症。

【用法和用量】①补充替代疗法，口服，每次5～10mg，每日10～60mg，早晨起床后服用2/3，下午服用1/3。②抗炎，口服，每日5～60mg。剂量及疗程因病种及病情不同而异。根据皮质激素昼夜分泌的节律，采用隔日1次给药法，以减少不良反应。参见概述“59.4 用药方法”。③自身免疫性疾病，口服，每日40～60mg，病情稳定后可逐渐减量。④过敏性疾病，口服，每日20～40mg，症状减轻后减量，每隔1～2日减少5mg。⑤防止器官移植排异反应，口服，一般在术前1～2天开始每日100mg，术后一周改为每日60mg，以后逐渐减量。⑥治疗急性白血病、恶性肿瘤等，口服，每日60～80mg，症状缓解后减量。⑦过敏性皮肤病：外用，取适量涂患处，每日2～3次。⑧角膜炎、结膜炎等眼部疾病：每晚睡前1次，涂于结膜囊内。

【注意】①已长期应用本药的病人，在手术时及术后3～4日内常须酌增用量，以防皮质功能不足。一般外科病人应尽量不用，以免影响伤口的愈合。②本品及可的松均需经肝脏代谢活化为泼尼松龙或氢化可的松才有效，故肝功能不全者不宜应用。③本品因其盐皮质激素活性很弱，故不适用于原发性肾上腺皮质功能不全症。④其余参见概述“59.5 应用注意事项”。

【制剂】片剂：每片5mg。乳膏剂：0.1%；0.5%；1%。眼膏剂：0.5%。

【贮法】密闭，在干燥阴凉处保存。

泼尼松龙〔药典(二)；医保(乙)〕 Prednisolone

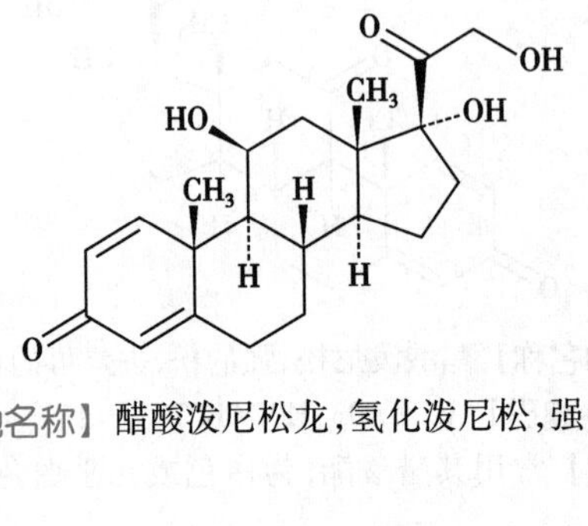

【其他名称】醋酸泼尼松龙，氢化泼尼松，强的松龙，百力特。

【ATC编码】A07EA01，C05AA04，D07AA03，D07XA02，H02AB06，R01AD02，S01BA04，S02BA03，S03BA02

【性状】常用其醋酸酯，为白色或几乎白色结晶性粉末；无臭，味苦。在乙醇或三氯甲烷中微溶，在水中几乎不溶。

【药理学】本品疗效与泼尼松相当，抗炎作用较强、水盐代谢作用很弱，故不适用于原发性肾上腺皮质功能不全症，因其不需经肝代谢而起作用故可用于肝功能不全者。口服易从胃肠道吸收，1～2小时血药浓度达峰，$t_{1/2}$ 约为4小时，在血中大部分与血浆蛋白结合，游离和结合型代谢物自尿中排出，部分以原形排出，少量可经乳汁排出。生物半衰期介于氢化可的松和地塞米松之间。

【适应证】用于过敏性与自身免疫性疾病。

【用法和用量】①口服：成人开始每日15～40mg（根据病情），需要时可用到60mg或每日0.5～1mg/kg，发热患者分3次服用，体温正常者每日晨起1次顿服。病情稳定后逐渐减量，维持量5～10mg，视病情而定。小儿开始用量1mg/kg。②肌内注射：每日10～30mg。静脉滴注：每次10～25mg，溶于5%～10%葡萄糖溶液500ml中应用。③关节腔或软组织内注射（混悬液）：每次5～50mg，用量依关节大小而定，应在无菌条件下操作，以防引起感染。④外用：取适量涂患处，每日2～4次。⑤滴眼：一次1～2滴，每日2～4次，治疗开始的24～48小时，剂量可酌情加大至每小时2滴，注意不宜过早停药。

【不良反应】眼部长期使用可能引起眼压升高、视觉功能下降。

【禁忌证】原发性肾上腺皮质功能不全患者不宜使用。

【注意】注射时应摇匀。

【制剂】片剂：每片5mg。注射液：每支125mg（5ml）；50mg（2ml）；25mg（1ml）。乳膏：0.5%。滴眼液：每支1%。

【贮法】避光、密封保存。

甲泼尼龙〔基；医保(乙)〕 Methylprednisolone

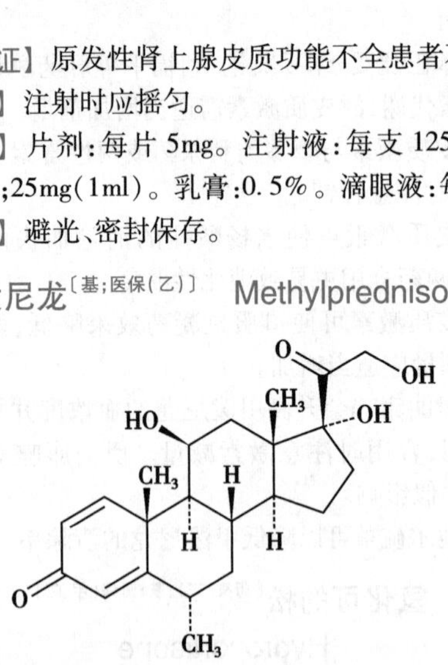

【其他名称】甲基强的松龙，甲强龙，美卓乐。

【ATC编码】D07AA01，D10AA02，H02AB04

【性状】白色或近白色结晶性粉末，无臭，初无味而后苦。溶于无水乙醇和三氯甲烷，几乎不溶于水。

【药理学】抗炎作用较强，对钠潴留作用微弱，作用同泼尼松。甲泼尼龙醋酸酯混悬剂分解缓慢，作用持久，可供肌内、关节腔内注射。甲泼尼龙琥珀酸钠为水溶性，可供肌内注射或静脉滴注。$t_{1/2}$ 为2～3小时，故治疗严重休克时，应于4小时后重复给药。

【适应证】用于治疗风湿性疾病、肌原疾病、皮肤疾病、过敏状态、眼部疾病、胃肠道疾病、呼吸道疾病、水肿状态；用于免疫抑制治疗、休克、内分泌失调等。

【用法和用量】①口服：初始每日 16～24mg，分 2 次，维持量每日 4～8mg。②关节腔内及肌内注射：1 次 10～40mg。③静脉给药：用于危重病情作为辅助疗法时，推荐剂量是 30mg/kg，至少静脉输注 30 分钟。此剂量可于 48 小时内，每 4～6 小时重复一次。类风湿关节炎的冲击疗法：每日 1g，静脉注射，使用 1～4 天，或每月 1g，静脉注射，使用 6 个月；系统性红斑狼疮：每日 1g，静脉注射，使用 3 天；多发性硬化症：每日 1g，静脉注射，使用 3 天或 5 天；肾小球肾炎、狼疮性肾炎：每日 1g，静脉注射，使用 3 天、5 天或 7 天。

【禁忌证】全身性真菌感染患者、对本品或任何辅料成分过敏者禁用。禁止鞘内注射途径给药。

【注意】注射液在紫外线和荧光下易分解破坏，故应避光，其他注意事项同泼尼松。

【制剂】片剂：每片 4mg；16mg。

甲泼尼龙琥珀酸钠注射液：每支相当于甲泼尼龙 20mg；40mg；125mg；250mg；500mg。

曲安西龙[药典(二)；医保(乙)]　Triamcinolone

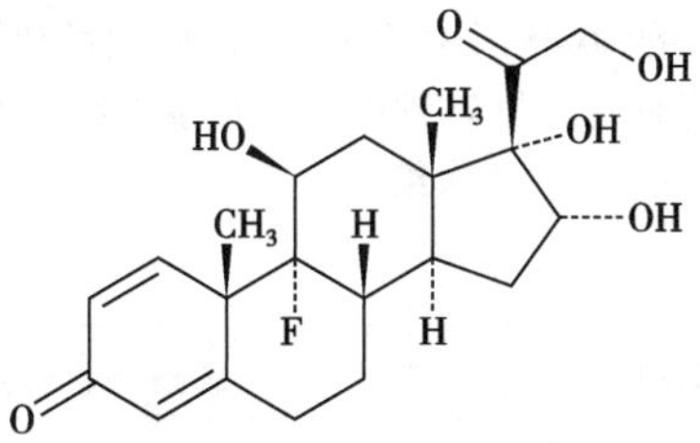

【其他名称】去炎松。

【ATC 编码】A01AC01，D07AB09，H02AB08，R01AD11，R03BA06，S01BA05

【性状】白色或近白色结晶性粉末，无臭，味苦。在甲醇或乙醇中微溶，在水或三氯甲烷中几乎不溶。

【药理学】抗炎作用较氢化可的松、泼尼松均强。水钠潴留作用则较轻微。口服易吸收。

【适应证】用于治疗类风湿关节炎、其他结缔组织疾病、支气管哮喘、过敏性皮炎、神经性皮炎、湿疹等，尤适用于对皮质激素禁忌的伴有高血压或水肿的关节炎患者。

【用法和用量】口服：初始剂量为每日 4～48mg，最好于每日早晨将全天剂量一次服用，以最大限度减少对下丘脑-垂体-肾上腺轴的干扰。维持量为每日 1 次，每次 4～8mg。

【不良反应】①可引起厌食、眩晕、头痛、嗜睡等，但一般不至于引起水肿、高血压、满月脸等反应。②长期使用或用量较大时可致胃溃疡、血糖升高、骨质疏松、肌肉萎缩、肾上腺功能减退以及诱发感染等。

【禁忌证】各种细菌性感染及全身性真菌感染者禁用。对本品过敏者禁用。

【注意】不宜用作肾上腺皮质功能减退者的替代治疗。结核病、消化性溃疡、糖尿病等患者及妊娠期、哺乳期妇女慎用。其余参见概述“59.5 应用注意事项”。

【制剂】片剂：每片 4mg。

曲安奈德[药典(二)；医保(乙)]

Triamcinolone Acetonide

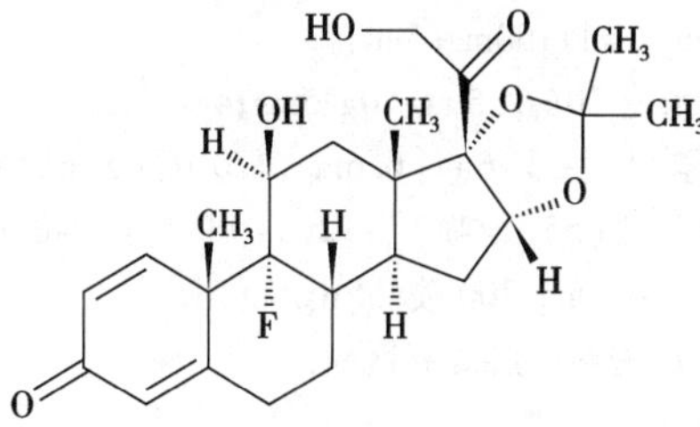

【其他名称】醋酸曲安奈德，曲安缩松，去炎舒松，去炎松 A，Kenacort A，康宁克通 A。

【ATC 编码】D07XB02

【性状】常用其醋酸酯，为白色或类白色结晶性粉末；无臭。在丙酮中略溶，在乙醇中微溶，在水中不溶。

【药理学】作用与曲安西龙相似，其抗炎和抗过敏作用较强且较持久。肌内注射后在数小时内生效，经 1～2 日达最大效应，作用可维持 2～3 周。

【适应证】用于各种皮肤病（如神经性皮炎、湿疹、银屑病等）、支气管哮喘、过敏性鼻炎、关节痛、肩周围炎、腱鞘炎、急性扭伤、慢性腰腿痛及眼科炎症等。鼻喷雾剂用于治疗常年性过敏性鼻炎或季节性过敏性鼻炎。

【用法和用量】(1) 支气管哮喘：①肌内注射，成人，每次 1ml(40mg)，每 3 周 1 次，5 次为一疗程，症状较重者可用 80mg；6～12 岁儿童减半，在必要时 3～6 岁幼儿可用成人剂量的 1/3。②穴位或局部注射，成人，每次 1ml(40mg)，在扁桃体穴或颈前甲状软骨旁注射，每周 1 次，5 次为一疗程，注射前先用少量普鲁卡因局麻。

(2) 过敏性鼻炎：①肌内注射，每次 1ml(40mg)，每 3 周 1 次，5 次为一疗程；②下鼻甲注射，鼻腔先喷 1% 利多卡因表面麻醉后，在双下鼻甲前端各注入本品 0.5ml，每周 1 次，4～5 次为一疗程。

(3) 各种关节病：每次 10～20mg，加 0.25% 利多卡因 10～20ml，用 5 号针头，一次进针直至病灶，每周 2～3 次或隔日 1 次，症状好转后每周 1～2 次，4～5 次为一疗程。

(4) 皮肤病：①直接注入皮损部位，通常每一部位用 0.2～0.3mg，视患部大小而定，每处每次不超过 0.5mg，必要时每隔 1～2 周重复使用。②局部外用：每日 2～3 次，一般早晚各 1 次。治疗皮炎、湿疹时，疗程 2～4 周。

(5) 鼻腔内用药：用前须振摇 5 次以上；12 岁以上的儿童、成人及老人，推荐剂量为每鼻孔 2 喷（共 220μg），每日 1 次。症状得到控制时，可降低剂量至每鼻孔 1 喷（共 110μg），每日 1 次。如 3 周后症状无改善应看医生。

【不良反应】可见月经紊乱、视力障碍、少数患者出现双颊潮红。有全身荨麻疹、支气管痉挛的报道。长期用于眼部可引起眼压升高。鼻喷雾剂可见咳嗽、鼻出血、咽炎、头痛和药物性鼻炎。

【禁忌证】病毒性、结核性或急性化脓性眼病、局部有严重感染者禁用。

【注意】①用前应摇匀，不得供静脉注射。②关节腔内注射可能引起关节损害。每次喷药后做捏鼻的动作。给药15分钟内应避免擤鼻。③妊娠期妇女不宜长期使用。

【制剂】注射液：每支40mg(1ml)；80mg(2ml)；5mg(1ml)；10mg(1ml)；50mg(5ml)。

乳膏：每支10g：2.5mg；10g：5mg；4g：4mg。

鼻喷雾剂：每支6ml[6.6mg，120喷(55μg/喷)]；9ml[9.9mg，180喷(55μg/喷)]；12ml[13.2mg，240喷(55μg/喷)]；15ml[16.5mg，300喷(55μg/喷)]。

【贮法】密封，在凉暗处保存。

布地奈德[基；医保(乙)] Budesonide

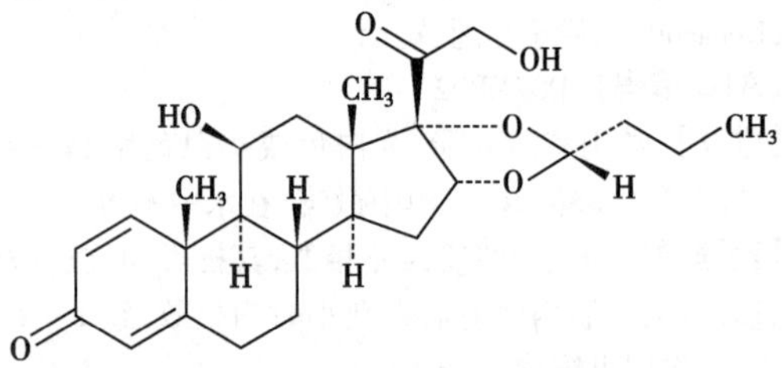

【其他名称】普米克，雷诺考特。

【ATC编码】A07EA06，D07AC09，R01AD05，R03BA02

【性状】白色或近白色结晶性粉末，几不溶于水，微溶于乙醇。

【药理学】本品为局部用皮质激素类药物，具有显著的抗炎、抗过敏、止痒及抗渗出作用。体内吸收后在肝脏内失去活性，作用持久。可改善肺功能，降低气道高反应性，缓解症状。成人经气雾吸入后的血浆 $t_{1/2}$ 为2小时，儿童为1.5小时，血浆峰浓度在用药后即刻出现。

【适应证】用于支气管哮喘的症状和体征的长期控制。粉吸入剂用于需使用糖皮质激素维持治疗以控制基础炎症的支气管哮喘、慢性阻塞性肺疾病患者。鼻喷雾剂用于治疗季节性和常年性过敏性鼻炎、血管运动性鼻炎；预防鼻息肉切除术后鼻息肉的再生，对症治疗鼻息肉。

【用法和用量】剂量应个体化，成人初始剂量为每天200～1600μg，分2～4次给药(较轻微的病例每天200～800μg，较严重的每天800～1600μg)。一般1次200μg，早晚各1次，病情严重时每日4次。7岁以上儿童：每天200～800μg，分成2～4次使用。2～7岁儿童：每天200～400μg，分成2～4次使用。吸入前充分振摇使内容物混匀，双唇包住接口端，通过接口端平静呼气。在吸气开始的同时，揿压气雾剂的药瓶，使其喷药1次，经口缓慢而深深地吸入，尽可能长地屏住呼吸，约10秒钟，然后再呼气。患者可以通过镜子确定雾状的气雾剂液体有没有经嘴或容器漏出。粉吸入剂为填入特制的吸入气流驱动的多剂量粉末吸入器中给药，由于药粉剂量很小，每次吸入时可能感觉不到它。根据原先的哮喘治疗状况，个体化给药，起始剂量和最高剂量见表59-2，用药时间为早晨或夜间。在重度哮喘和哮喘加重期时，每天剂量分3～4次给予。

表59-2 哮喘用激素量表

年龄	原有治疗	推荐起始剂量		最高推荐剂量	
		一次(μg)	一日(次)	一次(μg)	一日(次)
成人	无激素治疗	200～400	1	800	2
		或100～400	2		
	吸入糖皮质激素	200～400	1	800	2
		或100～400	2		
	口服糖皮质激素	400～800	2	800	2
6岁和6岁以上儿童	无激素治疗	200～400	1	400	2
		或100～200	2		
	吸入糖皮质激素	200～400	1	400	2
		或100～200	2		
	口服糖皮质激素	200～400	1	400	2

维持剂量成人每日100～1600μg，儿童100～800μg；当哮喘控制后可减量至最低有效维持剂量。本品的药物由患者吸入而到达肺中，因而指导患者通过吸嘴用力深度吸气是很重要的。为了将真菌性口腔炎的发生率降到最低，每次吸药后用水漱口。

吸入用细微颗粒混悬液可替代或减少口服类固醇治疗，建议在喷雾吸入或干粉制剂不满意时应用本品雾化。起始剂量、严重哮喘期或减少口服糖皮质激素时的剂量：成人每次1～2mg，每天2次，儿童每次0.5～1mg，每天2次；维持剂量应是使病人保持无症状的最低剂量而个体化，成人每次0.5～1mg，每天2次，儿童每次0.25～0.5mg，每天2次。使用时，未经医生许可，不要将药液稀释，按指导方法使用喷雾器，确保药杯里的药液全部用尽。使用后洗脸并漱口，以温水淋洗口(面)罩并晾干。应避免喷入眼内，不推荐使用超声喷雾器。

喷鼻，成人及6岁以上儿童，起始剂量为每日256μg，此剂量可于早晨1次喷入和早晚分2次喷入(即早晨每个鼻孔内喷入2喷;或早晚2次,每次每个鼻孔内喷1喷)。

【不良反应】可见过敏(速发或迟发的包括皮疹、接触性皮炎、荨麻疹、血管神经性水肿和支气管痉挛)、咽部轻微刺激作用及咳嗽,多数为可逆性声音嘶哑、口咽部念珠菌感染。

【禁忌证】中度及重度支气管扩张症患者禁用。

【注意】①肺结核患者特别是活动性肺结核患者慎用。2岁以下儿童慎用或不用气雾剂。②本品不应作为哮喘发作的首要治疗手段。③刺激症状可通过吸入辅助装置的应用而得到改善。④如果在妊娠期间母亲不能避免使用糖皮质激素,最好选用吸入性制剂,因为全身作用较低。

【药物相互作用】吸入用本品可与特布他林、沙丁胺醇、色甘酸钠或异丙托溴铵溶液混合使用。

【制剂】鼻喷雾剂:32μg/喷;64μg/喷。

吸入气雾剂:100μg/揿;200μg/揿。

吸入粉雾剂:100μg/吸;200μg/吸;400μg/吸。

吸入用混悬液:每支0.5mg(2ml);1mg(2ml)。

【贮法】气雾剂:阀门朝下,密闭,30℃以下阴凉处保存。鼻喷雾剂:30℃以下贮存,不可冷冻。布地奈德雾化混悬液:8~30℃贮存,不需冷藏。

氟替卡松[基;医保(乙)]　Fluticasone

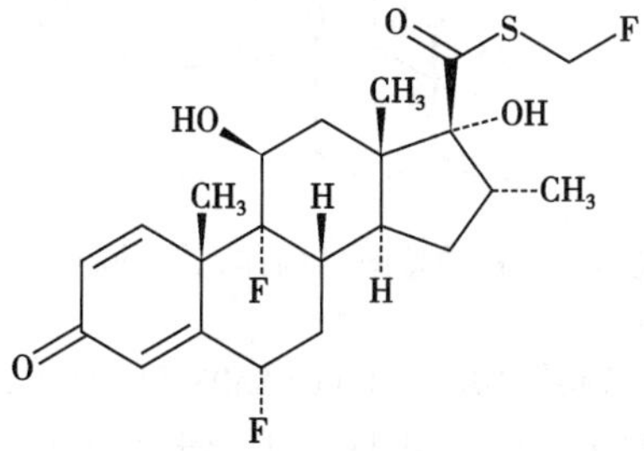

【其他名称】丙酸氟替卡松,辅舒良,辅舒酮,克廷肤。

【ATC编码】D07AC17,R01AD08,R03BA05

【性状】白色或近白色粉末,不溶于水,微溶于醇,极微溶于二氯甲烷。

【药理学】具有抗过敏、抗炎作用。

【适应证】用作持续性哮喘的长期治疗,季节性过敏性鼻炎(包括花粉症)和常年性过敏性鼻炎的预防和治疗。外用可缓解炎症性和瘙痒性皮肤病。吸入剂适用于12岁及以上患者预防性治疗哮喘。

【用法和用量】(1)过敏性鼻炎:①成人,老年患者和12岁以上儿童:每日1次,每个鼻孔各2喷,以早晨用药为好,某些患者需每日2次,每个鼻孔各2喷。当症状得到控制时,维持剂量为每日1次,每鼻孔各1喷。若症状复发,可相应增加剂量,每日最大剂量为每个鼻孔不超过4喷。②4~11岁儿童:每日1次,每个鼻孔各1喷。某些患者需每日2次,每鼻孔各1喷,最大剂量为每个鼻孔不超过2喷。

(2)炎症或瘙痒性皮肤病:湿疹/皮炎:成人及1岁以上儿童,每日1次涂于患处。银屑病、接触性过敏、单纯性苔藓、泛发性红斑等,每日2次。

(3)吸入剂:轻度哮喘:100~250μg,每天2次;中度哮喘:250~500μg,每天2次;重度哮喘:500~1000μg,每天2次。然后可依每个病人的效果调整剂量至哮喘控制或降低至最小有效剂量。另一种方法是,丙酸氟替卡松的开始剂量以定量气雾剂给药时的丙酸倍氯米松日剂量之半为标准或相当量。4岁以上儿童:每次50~100μg,每天2次。

【不良反应】鼻喷剂不良反应罕见,有经鼻应用皮质激素后发生鼻中隔穿孔的报道,通常见于做过鼻手术的患者。本品可引起鼻、喉部干燥、刺激,令人不愉快的味道。鼻出血、头痛,长期大剂量经鼻腔给予可能导致全身性反应。过敏反应有皮疹、面部或舌部水肿。

吸入气雾剂某些病人出现口腔和咽部白色念珠菌感染或嗓音嘶哑,吸入后用水漱口可能有益,也可继续吸入的同时局部用抗真菌药治疗白念珠菌感染。

【禁忌证】乳膏禁用于玫瑰糠疹、寻常痤疮、酒渣鼻、口周皮炎、原发性皮肤病毒感染(如单纯疱疹、水痘)、肛周及外阴瘙痒、真菌或细菌引发的原发皮肤感染、1岁以下婴儿的皮肤病。妊娠期妇女禁用。

【注意】①鼻腔感染时,应予恰当治疗。②儿童、哺乳期妇女慎用。③吸入气雾剂为预防性质,即使无症状也应定期使用,4~7天显效。与其他吸入疗法一样,给药后由于喘息立刻增加可出现相反的支气管痉挛,此时应立即吸入速效支气管扩张剂,立即停用丙酸氟替卡松气雾剂,检查病人,如需要,改用其他疗法。

【制剂】鼻喷剂:50μg×120喷。吸入气雾剂:每支125μg(60喷),每盒250μg(60泡)。乳膏剂:0.05%。

【贮法】30℃以下保存。吸入气雾剂遮光,密闭,在冷处保存。

莫米松[基;医保(乙)]　Mometasone

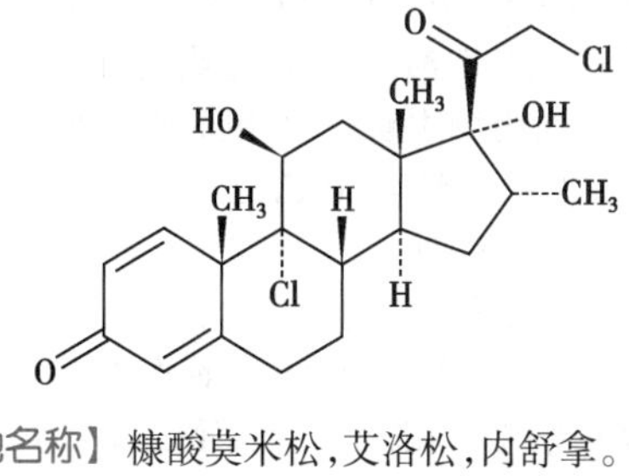

【其他名称】糠酸莫米松,艾洛松,内舒拿。

【ATC编码】D07AC13,D07XC03,R01AD09,R03BA07

【性状】白色或近白色粉末,不溶于水,微溶于醇,可溶于丙酮和二氯甲烷。

【药理学】本品具有抗炎、抗过敏、止痒及减少渗出等作用。

【适应证】用于治疗成人及12岁以上儿童的季节性或常年性鼻炎。对于中至重度季节性过敏性鼻炎患者,建议在花粉季节开始前2~4周使用本品作预防性治疗。也用于对皮质类固醇有效的皮肤病如异位性皮炎。

【用法和用量】鼻喷剂:成人(包括老年患者)和12岁以上儿童,常用推荐量为每侧鼻孔2喷(每喷为50μg),每日1次(总量为200μg)。当症状被控制时,可减至每侧鼻孔1

喷(总量为 100μg),如果症状未被有效控制,则可增至每侧鼻孔 4 喷(400μg),在症状控制后减少剂量。乳膏/凝胶:每日 1 次,涂于患处。

【不良反应】有鼻出血带血黏液和血斑,咽炎、鼻灼热感及鼻刺激。乳膏大面积、长期使用可出现刺激反应、皮肤萎缩、多毛症、口周围皮炎、皮肤浸润、继发感染、皮肤条纹状色素沉着等。

【禁忌证】本品不可用于眼部治疗。

【注意】鼻喷剂:未经处理的鼻黏膜局部感染,新近接受鼻部手术或受外伤的患者,在伤口愈合前不应使用鼻腔用皮质激素。长期使用的患者,应定期检查鼻黏膜。对于呼吸道结核感染、未经处理的真菌、细菌、全身性病毒感染或眼单纯疱疹的患者,以及妊娠期妇女、哺乳期妇女慎用。婴幼儿、儿童及皮肤萎缩的老年人慎用。

【制剂】鼻喷剂:每支 50μg×60(揿);50μg×(120 揿)。乳膏剂、凝胶剂、洗剂:0.1%。

【贮法】密闭,25℃以下保存。

地塞米松〔药典(二);基;医保(甲、乙)〕
Dexamethasone

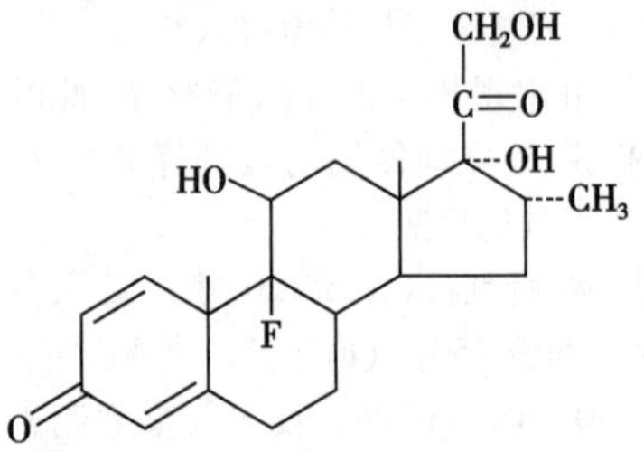

【其他名称】氟美松。

【ATC 编码】C05AA09,D07AB19,D07XB05,D10AA03,H02AB02,R01AD03,S01BA01,S01CB01,S02BA06,S03BA01

【性状】常用其醋酸酯,为白色或类白色结晶性粉末;无臭,味微苦。在丙酮中易溶,在甲醇或无水乙醇中溶解,在乙醇或三氯甲烷中略溶,在乙醚中极微溶解,在水中不溶。其磷酸钠盐易溶于水。

【药理学】本品的抗炎作用及控制皮肤过敏的作用比泼尼松更显著,而对水钠潴留和促进排钾作用较轻微,对垂体-肾上腺皮质轴的抑制作用较强。血浆蛋白结合率低,生物 $t_{1/2}$ 约为 190 分钟,组织 $t_{1/2}$ 约为 3 日。肌内注射地塞米松磷酸钠或醋酸地塞米松,分别于 1 小时或 8 小时血药浓度达峰。

【适应证】用于过敏性与自身免疫性炎症性疾病。多用于结缔组织病、活动性风湿病、类风湿关节炎、红斑狼疮、严重支气管哮喘、严重皮炎、溃疡性结肠炎、急性白血病等,也用于某些严重感染及中毒、恶性淋巴瘤的综合治疗。片剂还用于某些肾上腺皮质疾病的诊断。

【用法和用量】口服,每日 0.75～3mg,每日 2～4 次;维持剂量每日 0.75mg。一般剂量静脉注射每次 2～20mg;静脉滴注时,应以 5% 葡萄糖注射液稀释,可 2～6 小时重复给药至病情稳定,但大剂量连续给药一般不超过 72 小时。还可用于缓解恶性肿瘤所致的脑水肿,首剂静脉注射 10mg,随后每 6 小时肌内注射 4mg,一般 12～24 小时患者可有所好转,2～4 天后逐渐减量,5～7 天停药。对不宜手术的脑肿瘤,首剂可静脉注射 50mg,以后每 2 小时重复给予 8mg,数天后再减至每天 2mg,分 2～3 次静脉给予。用于鞘内注射每次 5mg,间隔 1～3 周注射 1 次;关节腔内注射一般根据关节腔大小每次注射 0.8～4mg,软组织注射剂量为 2～6mg,每隔 3～5 天至 2～3 周重复注射。

【不良反应】较大量服用,易引起糖尿及类库欣综合征。其余参见"59.5 应用注意事项"

【禁忌证】溃疡病、血栓性静脉炎、活动性肺结核、肠吻合手术后病人禁用。

【注意】①因本品潴钠作用微弱,不宜用作肾上腺皮质功能不全的替代治疗。②长期服用,较易引起精神症状及精神病,有癔病史及精神病史者最好不用。③其余注意事项,参见概述"59.5 应用注意事项"。

【制剂】醋酸地塞米松片:每片 0.75mg。地塞米松磷酸钠注射液:每支 2mg(1ml);5mg(1ml)。

【贮法】避光,密闭保存。

倍他米松〔药典(二);医保(乙)〕 Betamethasone

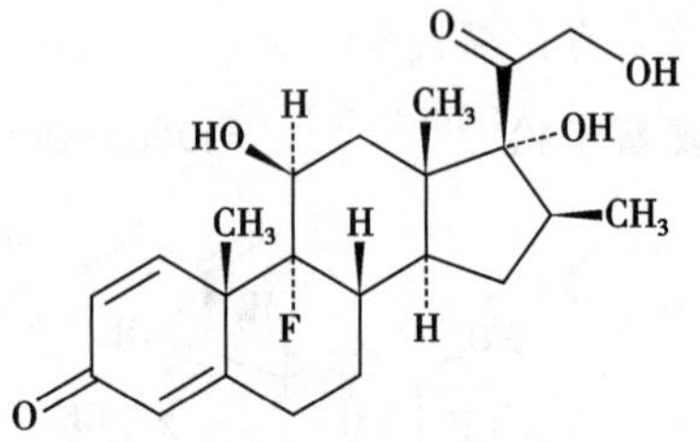

本品是地塞米松的差向异构体,其不同点仅在于 C_{16} 位的甲基为 β 位。

【ATC 编码】A07EA04,C05AA05,D07AC01,H02AB01,R01AD06,R03BA04,S01BA06,S01CB04,S02BA07,S03BA03

【性状】白色或类白色结晶性粉末;无臭,味苦。本品在乙醇中略溶,在二氯甲烷中微溶,在水或三氯甲烷中几乎不溶。

【药理学】作用与地塞米松同,但抗炎作用较地塞米松、曲安西龙等均强。

【适应证】用于治疗活动性风湿病、类风湿关节炎、红斑性狼疮、严重支气管哮喘、严重皮炎、急性白血病等,也用于某些感染的综合治疗。

【用法和用量】口服:成人,开始每日 0.5～2mg,分次服用。维持量为每日 0.5～1mg。肌内注射或静脉注射:每日 2～20mg,分次给药。局部软组织注射:4～8mg,如有需要可在 24 小时内重复给药 3～4 次。外用:涂于患处,每日 2～4 次。

【注意】同地塞米松。

【制剂】片剂:每片 0.5mg。

倍他米松磷酸钠注射液:每支 1ml:5.26mg(相当于倍他米松 4mg);1ml:2.63mg(相当于倍他米松 2mg)。

复方倍他米松注射液:每支 1ml[二丙酸倍他米松(以倍他米松计)5mg 与倍他米松磷酸钠(以倍他米松计)2mg]。

乳膏剂:0.1%。

【贮法】避光,密闭保存。

氟氢可的松〔药典(二)〕 Fludrocortisone

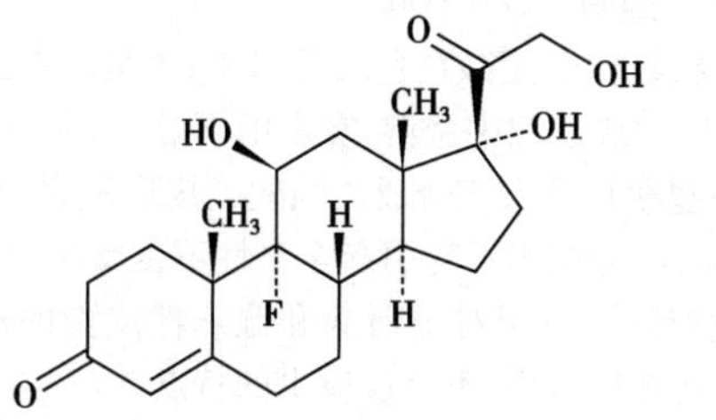

为氢化可的松的C9位F的衍生物。

【其他名称】醋酸氟氢可的松。

【ATC编码】H02AA02

【性状】常用其醋酸酯，为白色或微黄色的结晶性粉末；无臭，无味；有引湿性。在乙醇或三氯甲烷中略溶，在乙醚中微溶，在水中不溶。

【药理学】糖代谢及抗炎作用为氢化可的松的15倍，钠潴留作用为氢化可的松的百倍以上。

【适应证】可与糖皮质激素一起用于原发性肾上腺皮质功能减退症的替代治疗。也适用于低肾素低醛固酮综合征和自主神经病变所致直立性低血压等。因本品内服易致水肿，多供外用局部涂敷治疗皮脂溢性湿疹、接触性皮炎、肛门、阴部瘙痒等症。

【用法和用量】局部皮肤涂敷，每日2次。

【注意】不宜长期外用，并避免全身大面积使用。涂布部位如有灼烧感、瘙痒、红肿等，应停止用药、洗净。

【制剂】醋酸氟氢可的松软膏：0.025%。

【贮法】密闭，在凉处保存。

氯倍他索〔药典(二)；医保(乙)〕 Clobetasol

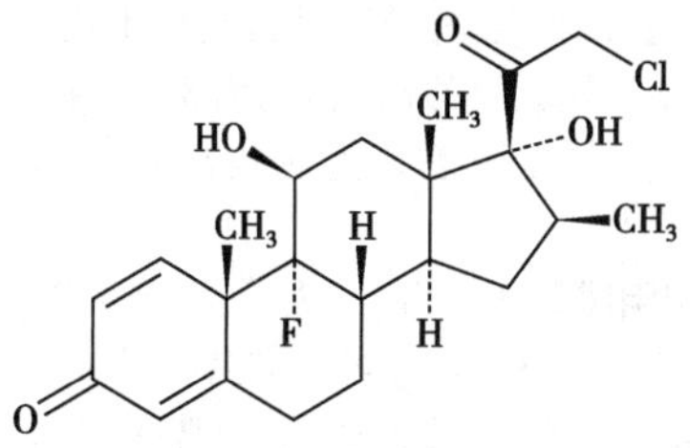

结构与倍氯米松相似，C_9为F，C_{21}为CH_2Cl。

【其他名称】丙酸氯倍他索，特美肤，蒽肤。

【ATC编码】D07AD01

【性状】常用其丙酸酯，为类白色或微黄色结晶性粉末。在三氯甲烷中易溶，在乙酸乙酯中溶解，在甲醇或乙醇中略溶，在水中不溶。

【药理学】为肾上腺皮质激素类药物，具有较强的抗炎、抗瘙痒和血管收缩作用，抗炎作用约为氢化可的松的112倍。特别适用于短期治疗的顽固性皮肤病，与皮肤渗透促进剂月桂氮酮等配成软膏。

【适应证】治疗皮肤炎症和瘙痒症，如神经性皮炎、接触性皮炎、脂溢性皮炎、湿疹、局限性瘙痒症、盘状红斑狼疮等。

【用法和用量】外用：涂患处，每日2～3次，待病情控制后，改为每日1次。

【不良反应】①可有局部烧灼感、瘙痒、潮红等不良反应。应用本品时如出现皮肤刺激，应即停用，并采取相应措施。②大面积涂搽、皮肤破损及在包敷下可充分吸收可引起全身作用。

【注意】①应用本品时如出现皮肤刺激，应立即停用，并采取相应措施。②妊娠期妇女、儿童，面部、腋窝及腹股沟处应慎用。

【制剂】乳膏：0.02%；0.05%。搽剂：5ml：1mg；10ml：2mg；20ml：4mg。

【贮法】密封，置干燥阴凉处保存。

氟轻松〔药典(二)；医保(甲)〕 Fluocinolone

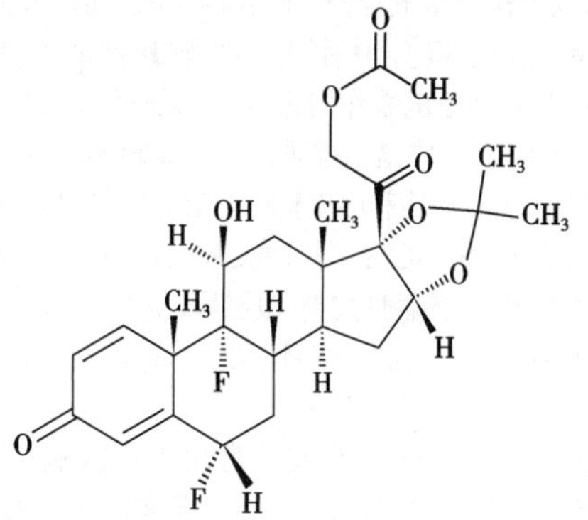

【其他名称】醋酸氟轻松，肤轻松，氟西奈德。

【ATC编码】C05AA10，D07AC04，S01BA15

【性状】常用其醋酸酯，为白色或类白色结晶性粉末；无臭，无味。略溶于丙酮，微溶于乙醇，不溶于水或石油醚。

【药理学】为外用皮质激素，其疗效显著而不良反应较小，涂敷于局部对皮肤、黏膜的炎症、瘙痒及皮肤过敏反应等均有效。奏效迅速，使用低浓度(0.025%)即有明显疗效。止痒作用较好。

【适应证】用于治疗湿疹(特别是婴儿湿疹)、神经性皮炎、皮肤瘙痒症、接触性皮炎、银屑病、盘状红斑狼疮、扁平苔癣、外耳炎、日光性皮炎等。

【用法和用量】皮肤洗净后局部外用，薄薄涂于患处，可轻揉促其渗入皮肤，每日3～4次。

【禁忌证】凡有结核或细菌感染、病毒感染(如水痘等)的皮肤病患者禁用。

【注意】①对皮肤病并发感染，需同时应用抗生素。②不宜长期或大面积使用，否则可诱发皮肤感染或加重感染性皮肤病变。

【制剂】软膏剂(乳膏剂)：0.025%。搽剂：20ml：5mg。

【贮法】密闭，在凉处保存。

倍氯米松〔药典(二)；医保(甲、乙)〕 Beclomethasone

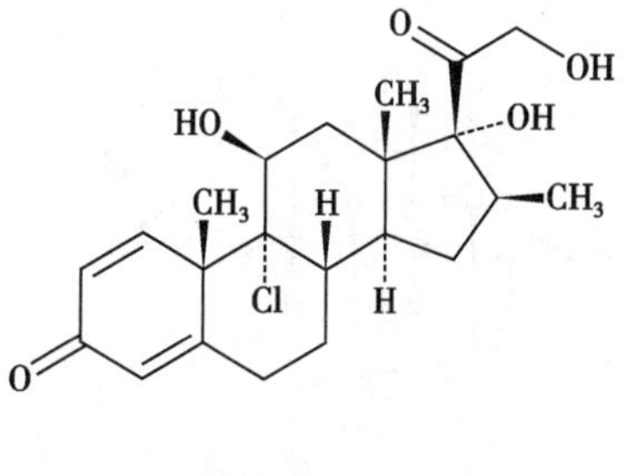

【其他名称】丙酸倍氯米松，倍氯美松双丙酸酯，丙酸培氯松，必可酮，伯可纳。

【ATC 编码】A07EA07，D07AC15，R01AD01，R03BA01

【性状】常用其丙酸酯，为白色或类白色粉末；无臭。在丙酮或三氯甲烷中易溶，在甲醇中溶解，在乙醇中略溶，在水中几乎不溶。

【药理学】系强效局部用糖皮质激素类药，具有抗炎、抗过敏和止痒等作用，能抑制支气管渗出物，消除支气管黏膜肿胀，解除支气管痉挛。对皮肤血管收缩作用远比氢化可的松强。

局部抗炎作用是氟轻松和曲安西龙的5倍。亲脂性较强，易渗透，涂于患处30分钟后即生效，软膏剂的 $t_{1/2}$ 约为3小时。钠潴留及肝糖原沉着作用很弱，也无雄性、雌性及蛋白同化激素样的作用，对体温和排尿也无明显影响。因此局部外用不会抑制人体皮质功能和因皮质功能紊乱所引起的不良反应。

【适应证】外用可治疗各种炎症皮肤病如湿疹、过敏性皮炎、神经性皮炎、接触性皮炎、银屑病、瘙痒等。气雾剂可用于缓解哮喘症状、预防和治疗常年性及季节性的过敏性鼻炎和血管舒缩性鼻炎。

【用法和用量】①乳膏或软膏用于皮肤病：每日2～3次，涂于患处，必要时包扎之。②气雾剂用于治疗哮喘：成人，每日3～4次，每次1～2揿，严重者每日12～16揿，每日最大剂量不超过20揿(1mg)；儿童，每日2～4次，每次1～2揿。③鼻气雾剂，用于防治过敏性鼻炎，鼻腔喷雾给药，成人，每次每鼻孔2揿，每日2次，也可每次每鼻孔1揿(50μg)，每日3～4次。一日总量不可超过8揿(400μg)。

【禁忌证】不宜用于结核、疱疹、水痘、皮肤化脓性感染等病症。

【注意】①气雾剂只用于慢性哮喘，急性发作时应使用较大剂量水溶性皮质激素，或用支气管扩张剂和抗组胺类药，待控制症状后再改用本品气雾剂治疗。②使用本品后应在哮喘控制良好的情况下逐渐停用口服皮质激素，一般在本气雾剂治疗4～5天后才慢慢减量停用。③气雾剂每日吸入量不可超过20揿。④本品乳膏不宜长期包封给药，因易引起红斑、丘疹、痂皮等，此时应减少用药量。⑤长期吸入可引起口腔、咽喉部白念珠菌感染，适当局部给予抗真菌治疗可迅速消除。吸药后立即漱口和咽部可减少刺激感。⑥妊娠期妇女慎用。

【制剂】软膏剂(乳膏剂)：0.025%。

气雾剂、鼻喷雾剂：每支200揿(每揿50μg)。

【贮法】气雾剂应密闭，置暗凉处，30℃以下存放，避免冷冻和日晒，喷口朝下放置。

哈西奈德[药典(二)；医保(乙)] Halcinonide

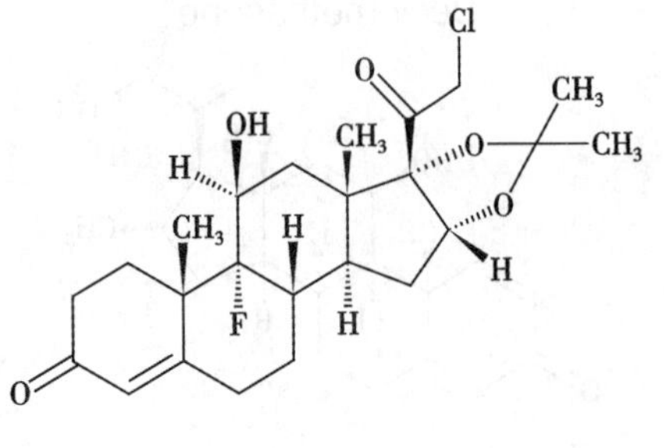

【其他名称】氯氟轻松，哈西缩松，肤乐。

【ATC 编码】D07AD02

【性状】白色至微黄色结晶粉末；无臭。在三氯甲烷中溶解，在甲醇或乙醇中微溶，在水中不溶。

【药理学】系人工合成之强效糖皮质激素，其特点为抗炎作用强，局部应用不易引起全身性不良反应。

【适应证】用于对银屑病和湿疹性皮炎的治疗。用于银屑病，具有疗程短、不良反应少的特点。

【用法和用量】每日2～3次，涂于患处。

【不良反应】少数患者在涂药部位出现局部烧灼感、刺痛、暂时性瘙痒、粟粒疹、毛囊炎等。

【注意】本品仅供外用，并避免接触眼睛。不宜大面积或长期局部外用。

【制剂】软膏剂(乳膏剂)：0.1%。

可的松[药典(二)；基；医保(甲、乙)] Cortisone

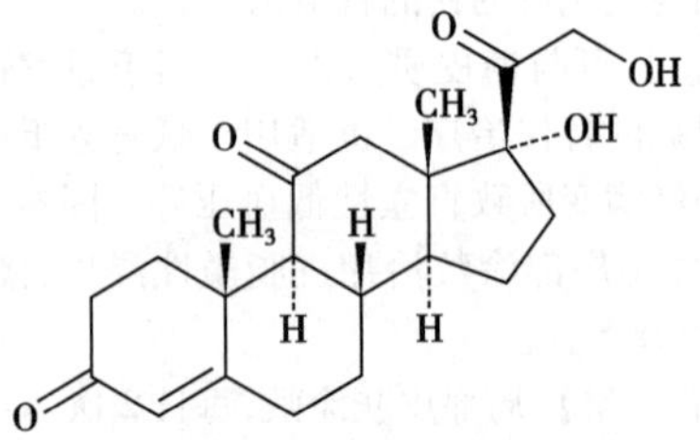

【其他名称】醋酸可的松，考的松，皮质素。

【ATC 编码】H02AB10，S01BA03

【性状】常用其醋酸酯，为白色或几乎白色的结晶性粉末；无臭，初无味，随后有持久的苦味。在三氯甲烷中易溶，在丙酮中略溶，在乙醇或乙醚中微溶，在水中不溶。

【药理学】同泼尼松，但疗效较差、不良反应较大。口服后在肝转化为氢化可的松，$t_{1/2}$ 约为30分钟。

【适应证】主要用于肾上腺皮质功能减退症的替代治疗。

【用法和用量】①口服：成人，每日剂量25～37.5mg，清晨服2/3，午后服1/3。当患者有应激状况时可适当加量，增到每日100mg。②眼用用于过敏性结膜炎：每日3～4次，每次1～2滴，用前摇匀；或用眼膏涂于眼睑内，每日3～4次，最后一次宜在睡前使用。

【注意】①同时存在严重醛固酮缺乏者，需合用氟氢可的松和氯化钠。②由于本品潴钠活性较强，一般不作为抗炎、抗过敏的首选药。③本品需经肝脏活化，因此肝功能不全者应采用氢化可的松。④本品皮肤局部外用或关节腔内注射无效。

【制剂】片剂：每片5mg；25mg。滴眼液：3ml：15mg。眼膏：0.25%；0.5%；1%。

氟米龙[医保(乙)] Fluorometholone

【ATC 编码】C05AA06，D07AB06，D07XB04，D10AA01，S01BA07，S01CB05

抗炎作用为氢化可的松的40倍，局部应用治疗皮肤疾患。口服用于乳腺癌及小儿白血病。滴眼治疗对类固醇敏感的眼球结膜、角膜及其他眼前段组织的炎症。局部外用涂患处。小儿白血病口服：每日2mg/kg。乳癌：每天20mg。滴眼每次1～2滴，每日2～4次，治疗开始的24～48小时可酌情增加至每小时2滴，注意逐步减量停药。注意事项同氢化可的松。滴眼剂：每支5mg(5ml)；1mg(5ml)。

卤米松[医保(乙)] Halometasone

【ATC编码】D07AC12

局部应用具有抗炎、抗过敏、收缩血管和抗增生作用，活性强作用快，能迅速减轻或消除瘙痒等症状。用于对外用肾上腺皮质激素类有反应的皮肤疾患如急慢性湿疹、普通银屑病等。外用涂患处，一日1～2次，并作轻度按摩。长期应用可出现皮肤萎缩、毛细血管扩张、色素沉着及毛发增生等，切勿接触眼结膜。应避免长期连续使用，本品有潜在的致畸性。乳膏剂：0.05%。

促皮质素[医保(甲)] Corticotrophin

由家畜脑下垂体前叶提制而得的一种蛋白质。

【其他名称】促肾上腺皮质激素，ACTH。

【ATC编码】H01AA01

【性状】白色或淡黄色粉末，能溶于水。在pH 4.6～4.8(等电点)时，可析出部分沉淀。其水溶液遇碱易于失效。

【药理学】本品能刺激肾上腺皮质合成和分泌氢化可的松、皮质酮等，故临床用途与皮质激素基本相同。在极少数情况下用皮质激素疗效不佳时，改用促皮质素后有较好疗效。但对肾上腺皮质已萎缩、肾上腺皮质功能完全丧失的病人无效，须改用皮质激素。

本品可被蛋白分解酶破坏，故不能口服。肌内注射也有部分破坏，故其效价较静脉注射为低。肌内注射后4小时达到最大作用，8～12小时作用消失。静脉注射于数分钟内起效。静脉滴注20～25U，维持8小时，可达到肾上腺皮质的最大兴奋。

【适应证】①兴奋肾上腺皮质功能。长期应用皮质激素在停药前或肾上腺皮质功能亢进实施肾上腺手术后，可短期(3～7日)应用促皮质素，以促进肾上腺皮质的功能。②诊断肾上腺皮质功能减退。

【用法和用量】①肌内注射：每次12.5～25U，一日2次。国外有长效促皮质素仅供肌内注射，1次20～60U，每24～72小时1次。②静脉滴注：以12.5～25U溶于5%～10%葡萄糖注射液500ml内于6～8小时内滴完，一日1次。③促皮质素试验，将25U溶于5%葡萄糖注射液中静脉滴注，维持8小时，留24小时尿检查17-酮类固醇及17-羟皮质类固醇。

【不良反应】①促皮质素促进肾上腺皮质分泌皮质醇和盐皮质激素，因此可产生糖皮质激素和盐皮质激素的不良反应，出现医源性库欣综合征及明显的水钠潴留、失钾。可引起过敏反应，甚至过敏性休克，尤其静脉注射时更易发生。②大量应用时可出现不良反应，如高血压、月经障碍、头痛、糖尿、精神异常等。

【注意】①静脉滴注时不宜与中性及偏碱性的注射液如氯化钠、谷氨酸钠、氨茶碱等配伍，以免产生混浊。②结核病、高血压、糖尿病、血管硬化症、胃溃疡等患者及妊娠期妇女，一般不宜应用。

【制剂】注射用促皮质素：每支25U。

【贮法】避光置阴凉处密闭保存。

（都丽萍）

第 60 章 性激素和促性腺激素

性激素为男女两性性腺所分泌,包括雄激素(雄激素兼有蛋白同化作用)、雌激素、孕激素,在化学上多属于甾族化合物(又称类固醇)。临床应用的为天然性激素或其人工合成品及其衍生物。促性腺激素是由腺垂体分泌的一组蛋白质激素。由下丘脑分泌的促性腺激素释放素(GnRH)或称促黄体形成素释放素(LHRH)及其类似物则是一类重要的多肽促性激素。这类药物的应用比较广泛,主要用于治疗两性性腺功能不全所致的各种病症,还用于避孕、妇产科及抗肿瘤等。

60.1 雄激素及同化激素

天然的雄性激素为睾丸素(睾酮),具有雄激素活性,并有一定的蛋白同化作用。目前临床应用的雄激素主要是睾酮的衍生物,常用品种有甲睾酮、丙酸睾酮、十一酸睾酮等。

睾酮经结构改造使雄激素活性减弱,而蛋白同化作用得以保留或加强,从而提高分化指数,这些药物又称为同化激素。目前临床应用的有苯丙酸诺龙、达那唑等。

睾酮 Testosterone

【其他名称】睾丸素,睾丸酮。

【ATC 编码】G03BA03

促进男性性器官及副性征的发育,并有蛋白同化作用。临床主要用于男性性腺功能减退的睾酮替代治疗,如睾丸切除后、无睾症、睾丸炎、克氏综合征、垂体功能低下、内分泌性阳痿;中、老年男性部分雄激素缺乏综合征等。每日 1 次,一次 4 贴,每晚约 10 点贴敷于背部、腹部、上臂或双股内侧清洁、干燥、无外伤的皮肤上。前列腺癌和乳腺癌患者禁用。贴剂:16.3mg(3.3cm×3.03cm)。

甲睾酮〔药典(二);医保(甲)〕 Methyltestosterone

【其他名称】甲基睾丸素。

【ATC 编码】G03BA02,G03EK01

【性状】白色或类白色结晶性粉末;无臭,无味;微有引湿性。在乙醇、丙酮或三氯甲烷中易溶,在植物油中溶解,在水中不溶。

【药理学】本品作用与天然睾酮相同,且口服有效,能促进男性性器官及副性征的发育、成熟;对抗雌激素,抑制子宫内膜生长及卵巢、垂体功能;促进蛋白质合成及骨质形成；刺激骨髓造血功能，使红细胞和血红蛋白增加。口服从胃肠道吸收，经1～2小时血浓度达峰值，$t_{1/2}$为10～100分钟；也可从口腔黏膜吸收。由于口服经肝脏代谢失活，故以舌下含服为宜，剂量可减半。

【适应证】原发性或继发性男性性腺功能减退；绝经期后女性晚期乳腺癌的姑息治疗。

【用法和用量】①男性性腺功能低下者激素替代治疗：口服或舌下含服，每次5mg，一日2次。②晚期乳腺癌：口服或舌下含服，每次25mg，一日1～4次。如果对治疗有反应，2～4周后可减至一日2次，每次25mg。

【不良反应】大剂量（每月300mg以上）可引起女性男性化、水肿、肝损害、黄疸、头晕、痤疮等。剂量大或长期应用易致胆汁淤积性肝炎、肝损害。舌下给药可致口腔炎，表现为疼痛、流涎等。

【禁忌证】前列腺癌患者、妊娠期及哺乳期妇女禁用。

【注意】心、肝、肾功能不良者，前列腺肥大、高血压患者慎用。

【药物相互作用】可减少甲状腺结合球蛋白，使甲状腺激素作用增强。

【制剂】片剂：每片5mg。

丙酸睾酮〔药典(二)；基；医保(甲)〕

Testosterone Propionate

【性状】白色结晶或类白色结晶性粉末；无臭。在三氯甲烷中极易溶解，在乙醇或乙醚中易溶，在植物油中略溶，在水中不溶。

【药理学】作用与睾酮、甲睾酮相同，但肌内注射作用时间较持久，每2～3日注射一次即可。

【适应证】原发性或继发性男性性腺功能减退，男性青春期发育迟缓；绝经期后女性晚期乳腺癌的姑息治疗等。

【用法和用量】①成人常用量：深部肌内注射，每次25～50mg，每周2～3次。儿童常用量：每次12.5～25mg，每周2～3次，疗程不超过4～6个月。②功能性子宫出血，配合黄体酮使用，肌内注射，每次25～50mg，每日1次，共3～4次。③绝经妇女晚期乳腺癌姑息性治疗，每次50～100mg，每周3次，共用2～3个月。

【不良反应】大剂量可引起女性男性化、水肿、肝损害、黄疸、头晕等。

【禁忌证】肝、肾功能不全，前列腺癌患者及妊娠期妇女禁用。

【注意】①注射液如有结晶析出，可加温溶解后给药。②本品局部注射可引起刺激性疼痛，长期注射吸收不良，易形成硬块，故应注意更换注射部位并避开神经走向部位。

【制剂】注射液（油溶液）：每支10mg（1ml）；25mg（1ml）；50mg（1ml）；100mg（1ml）。

【贮法】避光，密闭保存。

十一酸睾酮〔药典(二)；基；医保(乙)〕

Testosterone Undecanoate

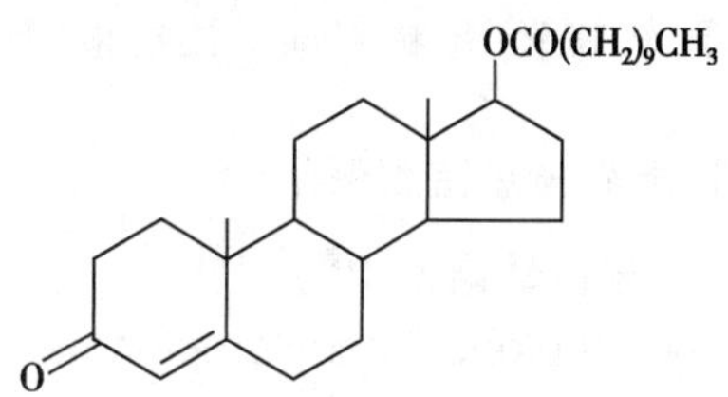

【其他名称】安雄，安特尔，思特珑。

【性状】为白色结晶或结晶性粉末；无臭。在乙醇中溶解，在植物油中略溶，在水中不溶。

【药理学】作用同睾酮，肌内注射为长效雄激素，作用维持约70天。口服后以乳糜微粒形式在小肠淋巴管吸收，经胸导管进入体循环淋巴液，酯键裂解后释出睾酮和双氢睾酮，避免了肝脏的首关效应。口服后4～5小时血浆睾酮水平达峰值，可维持8～12小时。消除过程与天然睾酮相同，通过葡萄糖醛酸反应完成，经肾排泄。

【适应证】男子原发性和继发性性腺功能低下的睾酮补充疗法，如睾丸切除后、无睾症、垂体功能低下、内分泌性阳痿、由于精子生成障碍所引起的不育症、男性更年期症状（性欲减退、脑力体力下降等）。乳腺癌转移女性患者的姑息性治疗、再生障碍性贫血的辅助治疗、类风湿关节炎。

【用法和用量】口服：起始剂量每日120～160mg，连服2～3周，餐时服用，早晚各一次，等分剂量，如不能等分，则早晨服较多的一份；维持剂量每日40～120mg。肌内注射：每次250mg，每月1次。

【不良反应】可有粉刺、男子乳房发育、水肿、精子发生减少、女性男性化、红细胞增多、恶心呕吐、皮疹、哮喘、神经血管性水肿、肝功能异常、HDL-C水平升高、欣快感、情绪不稳定、暴力倾向等。

【禁忌证】前列腺癌或乳腺癌的男性、妊娠期及哺乳期妇女禁用。

【注意】(1) 应在基线时及治疗中定期监测睾酮水平，针对个体调整剂量以确保维持正常的睾酮水平。

(2) 定期监控肿瘤（乳腺癌、肾上腺癌、支气管肺癌和骨转移）患者的血清钙浓度，当发生高钙血症时必须停止激素治疗，待恢复正常钙水平后再继续治疗。如患有隐性或显性心脏病、肾病、高血压，癫痫、三叉神经痛或有上述疾病史，应在医生密切监视下使用，以防疾病偶尔复发或加重。

(3) 长期治疗患者进行肝功能检查。

(4) 良性前列腺增生的男性慎用雄激素。

(5) 雄激素可以提高糖尿病患者糖耐量。可能使运动员兴奋剂测试呈阳性。

(6) 青春期前男孩应慎用雄激素以避免骨骺早闭及性早熟。应当定期监视骨骼成熟情况。

(7) 如发生与雄激素相关的不良反应,应立即停药。待症状消失后,再从较低剂量开始服用。

【药物相互作用】雄激素可增强香豆素类药物的抗凝作用。酶诱导剂可能增加或降低治疗对睾酮水平的影响,因此可能需要调整本品的剂量。

【制剂】软胶囊:每粒 40mg。注射液:每支 250mg (2ml)。

【贮法】避光、避热、室温保存。

苯丙酸诺龙〔药典(二);医保(甲)〕 Nandrolone Phenylpropionate

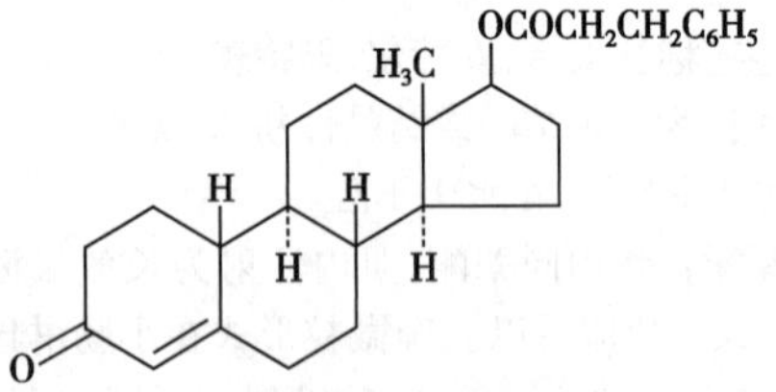

【ATC 编码】A14AB01

【性状】白色或乳白色结晶性粉末;有特臭。不溶于水,在乙醇中溶解,在植物油中略溶。

【药理学】本品蛋白同化作用为丙酸睾酮的 12 倍,雄激素活性仅为其 1/2,分化指数为 8。能促进蛋白质合成和抑制蛋白质异生,并有使钙磷沉积和促进骨组织生长等作用。其肌内注射作用可维持 1 ~ 2 周。

【适应证】伴有蛋白分解的消耗性疾病、女性晚期乳腺癌姑息性治疗。

【用法和用量】深部肌内注射:成人,每次 25mg,每 1 ~ 2 周 1 次;儿童,每次 10mg;婴儿,每次 5mg。女性转移性乳腺癌姑息性治疗,每周 25 ~ 100mg,疗程的长短视疗效及不良反应定。

【不良反应】妇女使用后,可有轻微男性化作用,如痤疮、多毛症、声音变粗、阴蒂肥大、闭经或月经紊乱等反应,应立即停药。治疗期间血清胆固醇可能升高。长期使用后可能引起黄疸及肝功能障碍,也可能使水钠潴留而造成水肿。发现黄疸应立即停药。

【禁忌证】前列腺癌、男子乳腺癌、高血压患者及妊娠期妇女禁用。

【注意】①心、肝、肾疾病,癌骨转移患者、糖尿病及前列腺肥大的患者慎用。②不宜作为一般营养品应用,因长期使用可能引起不良反应。

【药物相互作用】可增强华法林的抗凝作用;与皮质激素合用,可使血糖升高。

【制剂】注射液(油溶液):每支 10mg(1ml);25mg (1ml)。

【贮法】避光,密闭保存。

司坦唑醇〔药典(二);医保(乙)〕 Stanozolol

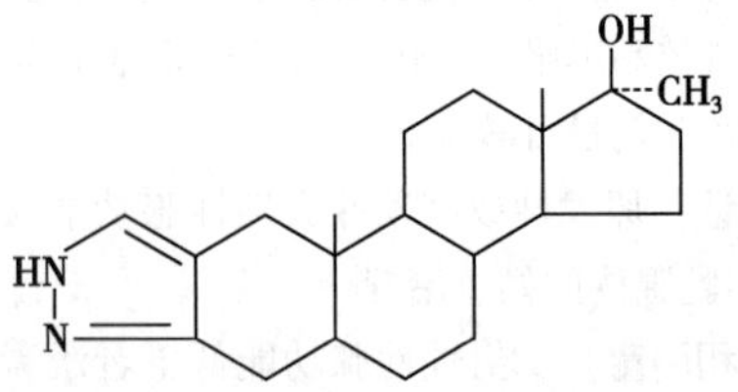

【ATC 编码】A14AA02

【性状】白色结晶性粉末;无臭。在乙醇中略溶,醋酸乙酯或丙酮中微溶,水中几乎不溶。

【药理学】蛋白同化作用为甲睾酮的 30 倍,雄激素活性仅为其 1/4,分化指数为 120。具有促进蛋白质合成、抑制蛋白质异生、降低血胆固醇和甘油三酯、促使钙磷沉积和减轻骨髓抑制等作用,能使体力增强、食欲增进、体重增加,而男性化不良反应甚微。

本品在肝脏代谢,先经高选择性 I 相羟化反应,第二阶段经 17β-硫酸化和葡萄糖醛酸化而生物转化。

【适应证】预防和治疗遗传性血管神经性水肿;严重创伤、慢性感染、营养不良等消耗性疾病。

【用法和用量】成人和青少年常用量:①预防和治疗遗传性血管神经性水肿:口服,开始一次 2mg,一日 3 次,女性可一次 2mg。应根据病人的反应,个体化给药。如治疗效果明显,可每间隔 1 ~ 3 个月减量,直至每日 2mg 维持量。但减量过程中,须密切观察病情。②用于慢性消耗性疾病、手术后体弱、创伤经久不愈等治疗:口服,一日 3 次,一次 2 ~ 4mg,女性酌减。小儿常用量:用于遗传性血管神经性水肿。6 岁以下,每日口服 1mg,仅在发作时应用;6 ~ 12 岁,每日口服 2mg,仅在发作时应用。

【不良反应】AST、ALT 上升、黄疸;恶心、呕吐、消化不良、腹泻、水钠潴留、皮疹、颜面潮红。女性长期服用,可出现痤疮、多毛、阴蒂肥大、闭经或月经紊乱等现象。男性长期使用可能会有痤疮、精子减少、精液减少。

【禁忌证】严重肝病、肾病、心脏病、高血压患者,妊娠期妇女及前列腺癌患者禁用。

【注意】卟啉病、糖尿病、前列腺肥大、高钾血症慎用。儿童慎用。老年易引起水钠潴留。运动员慎用。

【药物相互作用】与环孢素合用可增加后者中毒的风险;与华法林合用有增加出血的可能。

【制剂】片剂:每片 2mg。

【贮法】遮光,密闭保存。

达那唑〔药典(二);医保(乙)〕 Danazol

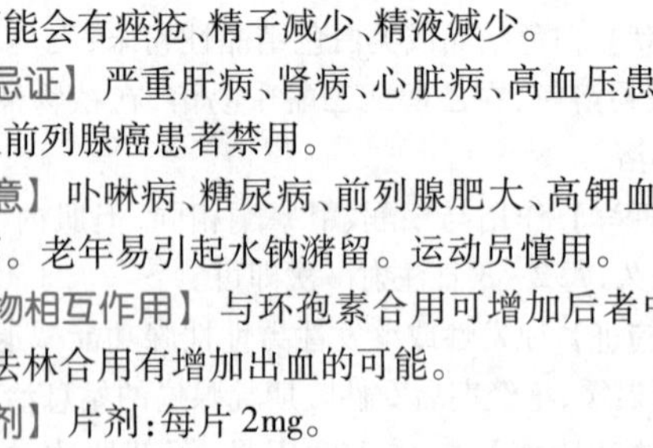

【其他名称】丹那唑,炔睾醇。

【ATC编码】G03XA01

【性状】白色或乳白色结晶性粉末。不溶于水,溶于丙酮,略溶于乙醇。

【药理学】为促性腺激素抑制药,可以抑制垂体-卵巢轴,减少FSH和LH的释放。直接抑制卵巢的性激素的合成,抑制雌激素的效能,使子宫正常的和异常的内膜萎缩和不活动,导致不排卵和闭经,可持续6~8个月之久。对纤维性乳腺病能有效地预防疼痛和结节。本品口服易从胃肠道吸收,$t_{1/2}$约为4~5小时。主要从尿中排泄,其代谢物为α-羟甲基乙炔睾酮和炔孕酮。

【适应证】治疗子宫内膜异位症。也可用于纤维囊性乳腺病、男子女性乳房、青春期性早熟、特发性血小板减少性紫癜、遗传性血管性水肿、系统性红斑狼疮等。

【用法和用量】(1) 子宫内膜异位症:口服,每日2次,每次200~400mg,总量一天不超过800mg,连续3~6个月,如停药后症状再出现,可再给药一疗程(在肝功能正常情况下)。

(2) 纤维囊性乳腺病:口服,从月经开始后第1天服用,每次50~200mg,每日2次,如停药后一年内症状复发,可再给药。

(3) 遗传性血管性水肿:口服,开始每次200mg,每日2~3次,直到疗效出现,维持量一般是开始量的一半或更少,在1~3个月或更长一些的间隔时间递减,根据治疗前发病的频率而定。

【不良反应】(1) 主要有闭经,突破性子宫出血,并可有乳房缩小、音哑、毛发增多;可出现痤疮、皮肤或毛发的油脂增多、下肢浮肿或体重增多,症状与药量有关。

(2) 可能有血尿、鼻出血、牙龈出血、白内障(视力逐渐模糊)、肝功能异常、颅内压增高、白细胞增多症、急性胰腺炎、多发性神经炎等。

(3) 罕见女性阴蒂增大、男性睾丸缩小;肝功能损害严重时,男女均可出现巩膜或皮肤黄染。

【禁忌证】血栓性疾病,心、肾、肝疾病,异常性生殖器出血,妊娠及哺乳期妇女禁用。

【注意】(1) 癫痫、偏头痛、糖尿病患者慎用。

(2) 治疗期间注意检查肝功能。男性特别是青年患者用药时,需检查精液量、黏度、精子数和活动力,每3~4个月检查一次。

(3) 对不明原因的男性乳房发育,在手术前可考虑先用本品治疗。

(4) 对青春期性早熟,仅限于对其他药物治疗无效的重度患者使用。

(5) 一般老年患者生理功能低下,应减量服用(如一日100~200mg)。

(6) 服药期间对一些诊断性实验有影响。如糖耐量试验、甲状腺功能试验、血清总T_4可降低而血清T_3则可增加。

(7) 用药时应注意有无心脏功能、肾功能损害。出现男性化症状,应停止治疗。

(8) 运动员慎用。

(9) 如果持续出现下述反应需引起注意:由于雌激素效能低下,可使妇女有阴道灼热、干枯及瘙痒,或阴道出血。可出现皮肤发红、情绪或精神状态的改变、神经质或多汗。有时可出现肌痉挛性疼痛,属于肌肉中毒症状。

【药物相互作用】与环孢素、他克莫司合用可增加中毒风险;与华法林合用有增加出血的可能;与辛伐他汀合用有增加横纹肌溶解的危险。与胰岛素同用时,容易产生耐药性。

【制剂】胶囊剂:每粒100mg;200mg。

【贮法】遮光,密封保存。

60.2　雌激素类

雌激素主要由卵巢和胎盘产生,男女两性的肾上腺皮质以及男性睾丸也能产生少量雌激素。天然的雌激素包括雌二醇、雌酮及雌三醇。

市售的产品有天然雌激素、人工合成品及其衍生物,如17β雌二醇、戊酸雌二醇和结合雌激素,注射用的长效雌激素苯甲酸雌二醇、戊酸雌二醇以及口服有效的炔雌醇、炔雌醚等,临床推荐应用天然雌激素。它们还与孕激素组成各种不同的复方制剂用作避孕。雌三醇的雌激素活性比雌二醇弱,其特点是对阴道和子宫颈管具有选择性,临床用于绝经期综合征、老年性阴道炎等,其长效衍生物为尼尔雌醇。

关于女性健康多年来广为研究,围绝经期激素治疗(menopausal hormone therapy, MHT,曾用激素替代治疗HRT)是针对女性因卵巢功能衰退、性激素不足所导致的健康问题而采取的一种临床医疗措施,可以有效缓解绝经相关症状,提高生命质量。在绝经早期(治疗“窗口期”)使用,还可在一定程度上预防老年慢性疾病的发生。不同的MHT药物,特别是孕激素,具有不同的风险和益处,必须遵循治疗规范,严格掌握治疗的适应证和禁忌证,在适宜人群中使用,避免滥用,使适龄妇女在低风险情况下获得最大收益。期间应至少每年进行1次个体化受益/危险评估,根据评估情况决定疗程长短,并决定是否继续应用。现有的循证医学证据,只要受益大于危险,即可继续MHT。具体方案包括单纯雌激素补充治疗、单纯孕激素补充治疗、雌-孕激素序贯用药、雌-孕激素连续联合用药、连续应用替勃龙等。对于有子宫的妇女,单用雌激素会增加子宫内膜癌发生的危险性,雌激素的致癌危险性随剂量加大和治疗时间延长而增加,因此加用孕激素保护子宫内膜。在雌激素持续用药的情况下,孕激素应持续或周期性添加(每月不短于10~14日)。

迄今为止,健康妇女进行绝经激素治疗发生乳腺癌的风险仍未明确,但至少可以肯定,即使有风险,年发生率也低于生活方式对乳腺癌风险的影响,且风险因素包括不同的绝经激素治疗方案、孕激素种类、治疗时间的长短,甚至启动时机、患者基因阳性等。是否增加卵巢上皮性癌和子宫颈腺癌发生的风险目前有争议;但至少规范应用孕激素不增加子宫内膜癌发生的风险。静脉血栓栓塞的风险相对提高,特别是存在一般危险因素者在开始治疗的第一年发生机会高于随后的治疗时间段,激素替代治疗会进一步增加这种风险。

总之,使用雌激素或雌/孕激素联合治疗的患者应根据治疗量尽可能地减少剂量和缩短使用时间,并根据症状和不良反应情况进行调节,摸索出适宜的维持剂量;定期监测血浆雌激素水平,仔细评估风险受益比,严格掌握其适应证、禁忌证,恰当选用雌激素的品种、剂型、剂量,严密观察其耐受性和不良反应而进行个体化给药。

雌二醇[药典(二);医保(乙)] Estradiol

OH

HO

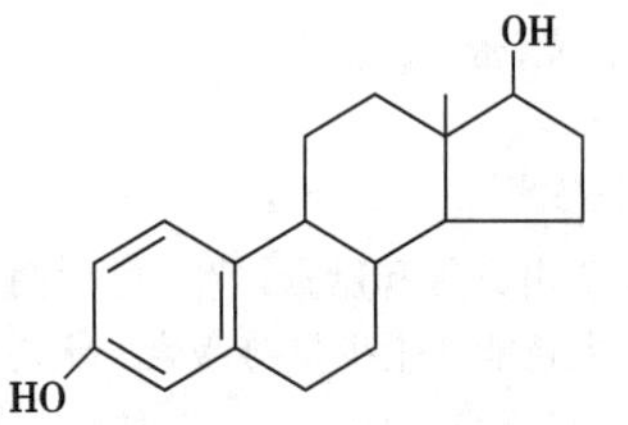

【其他名称】求偶二醇,爱斯妥。

【ATC 编码】G03CA03

【性状】白色或乳白色结晶性粉末;无臭。在丙酮中溶解,在乙醇中略溶,在水中不溶。

【药理学】为合成的17β 雌二醇,具有与人体内源性雌二醇相同的化学和生物学特性。其主要药理作用为:①促进子宫内膜增生;②增强子宫平滑肌的收缩;③促使乳腺导管发育增生,但较大剂量能抑制腺垂体催乳素的释放,从而减少乳汁分泌;④抗雄激素作用;⑤降低血中胆固醇,并能增加钙在骨中的沉着。本品可从胃肠道和皮肤吸收,但微粉化的制剂口服更易被吸收,在体内代谢为活性较弱的雌酮及雌三醇,并与葡萄糖醛酸和硫酸结合后灭活,从尿中排泄,消除相半衰期在 10 ~ 16 小时。经皮给药的雌二醇吸收量约为用药量的 10%,药物在表面角质层有短暂的贮存,自给药部位经毛细血管缓慢扩散进入血液循环。

【适应证】用于雌激素缺乏引起的各种症状,尤其是与绝经有关的症状(潮热、盗汗、泌尿系统症状、阴道干燥等)。

【用法和用量】口服:一天 1 片,每 28 天为一个疗程。如有子宫,应加用孕激素,在后 14 天服用。

贴片:贴于下腹或臀部。用雌二醇缓释贴片一周 1 片,连用 2 周。在后 2 周使用复方雌二醇贴片,每周 2 次,每次 1 片,连用 2 周。最后 1 片复方雌二醇贴片取下后马上贴上雌二醇缓释贴片。

外用凝胶剂:涂抹于较大面积的皮肤上(胳膊、臀部的上部、下腹部、腰部、大腿上部),涂抹后无须揉搓。疗程为每个月 24 ~ 28 天。

【不良反应】大剂量可有恶心、呕吐、乳房胀痛、子宫内膜过度增生。静脉和动脉血栓形成及胆汁淤积型黄疸。使用经皮吸收天然雌激素的不良反应十分罕见。

【禁忌证】血栓性疾病(血栓性静脉发炎、肺部血腔闭合、心肌梗死、与血栓相关的脑血管障碍)、某些肝脏疾病、已确诊或可疑的与雌激素相关的恶性肿瘤(某些乳房和子宫恶性肿瘤)、未确诊的阴道出血、妊娠期妇女和哺乳期妇女禁用。

【注意】①定期(每 6 或 12 个月)进行权衡利弊的再评估,以便在需要时调整或放弃治疗。②长期单独使用雌激素,可增加发生子宫内膜癌的危险性,特别建议每个月治疗周期中至少 12 天联用孕激素。③如果开始治疗后发生静脉血栓栓塞,则须停药。告知患者如出现可能的血栓症状,应立即与医生联系(如单腿胀痛,突然胸部疼痛和呼吸急促)。④凝胶剂不应该涂抹在乳房或黏膜区域。有些病人雌二醇透皮吸收不完全,若出现雌激素不足的症状,可提高剂量,改用其他剂型或通过其他途径给药。⑤贴片的部位应经常更换,同一部位皮肤不宜连续贴两次,不可贴于乳房部位。

【药物相互作用】卡马西平、利福平等会减低雌激素活性。

【制剂】片剂:每片 1mg。微粒化 17β 雌二醇片:每片 1mg;2mg。复方雌二醇片:每片含雌二醇 1mg、醋酸炔诺酮 0.5mg。雌二醇片/雌二醇地屈孕酮片复合包装:雌二醇片 2mg(砖红色)、雌二醇 2mg/地屈孕酮 10mg(黄色)。

贴片:雌二醇缓释贴片,每片 2.5mg(4.0cm×2.6cm)。复方雌二醇贴片:每贴含雌二醇 10mg+醋酸炔诺酮 30mg(5.0cm×4.1cm)。

凝胶:每支 80g;0.06%。

【贮法】片剂,30℃以下原包装内,遮光,密闭保存。贴片,密封阴凉处保存。凝胶剂,密闭阴凉处(不超过 20℃),保存。

苯甲酸雌二醇[医保(乙)] Estradiol Benzoate

【性状】白色结晶性粉末;无臭。在丙酮中略溶,在乙醇或植物油中微溶,在水中不溶。

【药理学】作用与雌二醇相同,但肌内注射后吸收较慢,作用维持时间 2 ~ 5 天。

【适应证】卵巢功能不全、闭经、绝经期综合征、退奶及前列腺癌等。

【用法和用量】(1) 绝经期综合征:肌内注射,每次 1 ~ 2mg,每 3 日 1 次。

(2) 子宫发育不良:肌内注射,每次 1 ~ 2mg,每 2 ~ 3 日 1 次。

(3) 子宫出血:肌内注射,每次 1mg,每日 1 次,一周后继续用黄体酮。

【不良反应】可有恶心、头痛、乳房胀痛等。

【禁忌证】血栓性静脉炎、肺栓塞、肝肾疾病、与雌激素有关的肿瘤患者(如乳腺癌、阴道癌、子宫颈癌)及妊娠期妇女禁用。

【注意】注射前充分摇匀,或加热摇匀。

【制剂】注射液:每支 1mg(1ml);2mg(1ml);5mg(1ml)。

【贮法】遮光,密闭保存。

戊酸雌二醇[药典(二);医保(乙)] Estradiol Valerate

【其他名称】补佳乐,克龄蒙。

【ATC 编码】G03CA03

【性状】白色结晶性粉末,无臭。不溶于水,易溶于乙醇、丙酮、三氯甲烷,微溶于植物油。

【药理学】为天然雌二醇的前体药物,微粉化后可达到足够的生物利用度。

【适应证】与孕激素联合使用建立人工月经周期中用于补充与自然或人工绝经相关的雌激素缺乏：血管舒缩性疾病(潮热)，生殖泌尿道营养性疾病(外阴阴道萎缩，性交困难，尿失禁)以及精神性疾病(睡眠障碍，衰弱)。预防原发性或继发性雌激素缺乏所造成的骨质丢失。

【用法和用量】口服：每天1~2mg，间断治疗(周期性)连续20~25天后，在治疗的最后12天给予孕激素，然后中断所有治疗5~7天。连续治疗则不停药，但推荐每月至少服用12天孕激素。

【不良反应】可有头痛、乳房胀痛、体重变化、子宫/阴道出血等。

【禁忌证】妊娠和哺乳、未确诊的阴道出血、已知或可疑乳腺癌、受性激素影响的癌前病变或恶性肿瘤、现有或既往有肝脏肿瘤病史、重度肝脏疾病、急性动脉血栓栓塞(如心肌梗死、卒中)、活动性深静脉血栓形成、血栓栓塞性疾病或有记录的这些疾病史、静脉或动脉血栓高危因素、重度高甘油三酯血症禁用。

【注意】对已在用药者，如预计择期手术后(尤其是腹部或下肢整形手术)长期不活动，必须考虑术前中断HRT 4~6周，并在患者完全恢复活动后再重新开始HRT。

【药物相互作用】长期使用酶诱导剂(如卡马西平、利福平、奥卡西平、托吡酯等)能加快性激素的清除并可能降低雌激素疗效。对乙酰氨基酚在吸收过程中竞争性抑制结合系统可能增加雌二醇的生物利用度。

【制剂】片剂：每片1mg。戊酸雌二醇片/雌二醇环丙孕酮片复合包装：戊酸雌二醇片2mg(白色)、戊酸雌二醇2mg/环丙孕酮1mg(浅橙红色)。

【贮法】30℃以下保存。

炔雌醇[药典(二)；医保(甲)]　Ethinylestradiol

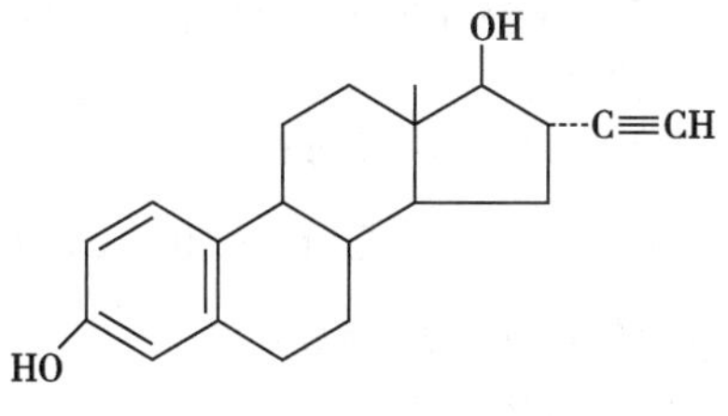

【ATC编码】G03CA01，L02AA03

【性状】白色或类白色结晶性粉末；无臭。在乙醇、丙酮中易溶，在水中不溶。

【药理学】为口服有效的强效雌激素，其活性为雌二醇的7~8倍、己烯雌酚的20倍。口服吸收好，经1.6小时血浓度达峰值，经肝首关效应被大量代谢，以游离或与葡糖苷酸或硫酸盐相结合的形式清除，血清水平在两个处理相下降，$t_{1/2}$分别为1小时和10~20小时。生物利用度约为45%，且个体差异很大。

【适应证】月经紊乱，如闭经、月经过少、功能性子宫出血、绝经期综合征，子宫发育不全，前列腺癌等。也作口服避孕药中常用的雌激素成分。还可治疗育龄女性雄激素敏感所致的中重度痤疮(有或无皮脂溢，不适宜用局部治疗或全身抗生素治疗的)和(或)多毛，包括需要治疗这些症状的多囊卵巢综合征患者。

【用法和用量】口服：每次0.0125~0.05mg，每晚服1次。用于前列腺癌，每次0.05~0.5mg，每日3次。炔雌醇环丙孕酮片治疗痤疮：在月经出血的第1天开始口服，每日1片，连服21天。停药7天后开始下一盒药。

【不良反应】可有恶心、呕吐、头痛、乳房胀痛等。偏头痛发作频率或严重程度增加。动/静脉血栓栓塞症、脑血管意外、高血压、高甘油三酯血症、葡萄糖耐量改变或外周胰岛素抵抗受影响、肝脏肿瘤(良性和恶性)、肝功能紊乱、黄褐斑、有遗传性血管性水肿妇女可能诱导或加重血管性水肿症状。

【禁忌证】肝、肾疾病患者、男性禁用。

【注意】(1) 症状减轻一般需至少3个月的持续治疗，治疗中应进行常规检查确定是否需要继续服药。

(2) 与不服药相比，服用炔雌醇环丙孕酮片会增加VTE风险，包括深静脉血栓和肺栓塞。首次服用复方口服避孕药第一年发生VTE的风险最高。注意不能与其他激素类避孕药共同使用；在开始使用炔雌醇环丙孕酮片前必须停止使用这些药物。合并使用其他激素类避孕药、个人或家庭中已知有特发性静脉血栓栓塞的必须立即停药。

【药物相互作用】(1) 与诱导微粒体酶药物(苯妥英钠、扑米酮、卡马西平和利福平)合用增加性激素清除率，可能引起突破性出血和(或)避孕失败；怀疑的药物还有奥卡西平、托吡酯及含圣约翰草的药品。

(2) HIV/HCV蛋白酶抑制剂、非核苷逆转录酶抑制剂会增加/降低雌激素和孕激素的血药浓度，这类变化在某些情况下可能有临床意义。

(3) 可能升高环孢素血浆和组织浓度、降低拉莫三嗪血浆和组织浓度。

(4) 可能影响某些实验室检查结果，包括肝脏、甲状腺、肾上腺和肾功能的生化指标，(载体)蛋白血浆水平，如皮质醇结合球蛋白和脂质/脂蛋白部分，碳水化合物代谢指标，及凝血和纤溶指标。

【制剂】片剂：每片0.005mg；0.0125mg。炔雌醇环丙孕酮片(达英35)：每片含醋酸环丙孕酮2mg和炔雌醇0.035mg。

【贮法】密闭，30℃以下保存。

炔雌醚[药典(二)]　Quinestrol

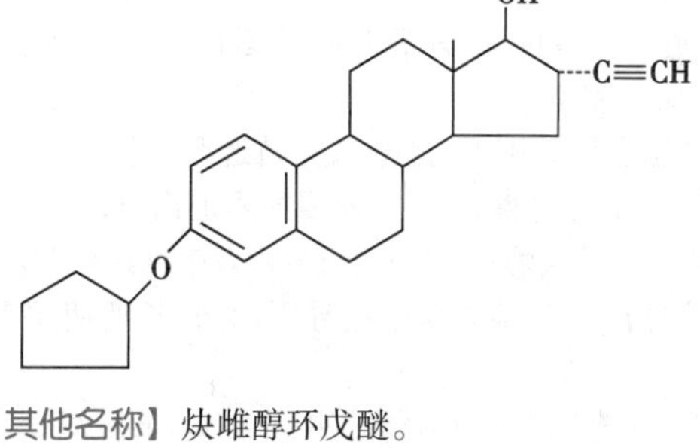

【其他名称】炔雌醇环戊醚。

【性状】白色或几乎白色结晶或结晶性粉末。在乙醇、丙酮中溶解,在水中几乎不溶。

【药理学】为作用较强的口服长效雌激素,其活性为炔雌醇的4倍。口服后贮存在体内脂肪中,并缓慢释放,代谢为炔雌醇而生效,作用可维持一个月以上。代谢物与葡萄糖醛酸结合缓慢从尿中排泄。

【适应证】与孕激素合用为口服长效避孕药。

雌三醇 Estriol

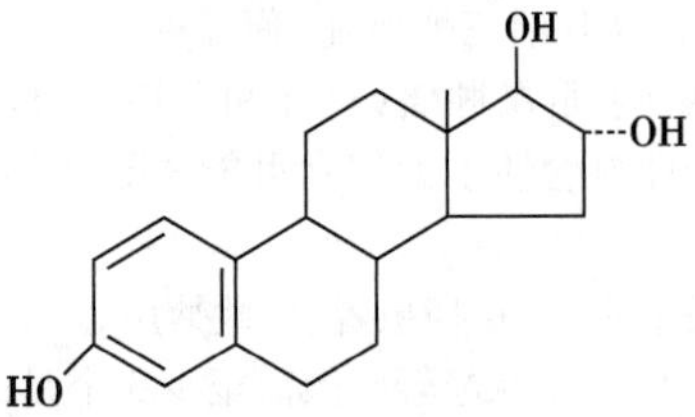

【其他名称】Oestriol,欧维婷。

【ATC 编码】G03CA04,G03CC06

【性状】白色结晶性粉末,无臭,无味,熔点282℃。不溶于水,溶于乙醇、乙醚、丙酮、三氯甲烷、植物油。

【药理学】本品是雌二醇的代谢物,其口服雌激素活性约为雌酮的6倍,但比雌二醇弱。特点是对阴道和子宫颈管具有选择性作用。对阴道上皮角化作用比雌二醇强,能促进阴道黏膜血管新生和阴道上皮损伤愈合;同时能增强子宫颈细胞功能,使子宫颈肌纤维增生,从而增加宫颈弹性和柔软性。此外,对下丘脑和垂体有反馈性抑制作用,但不抑制排卵,仅能对黄体产生明显影响。

【适应证】改善泌尿生殖道萎缩症状以及对肿瘤手术、盆腔放化疗及其他一些局部治疗后引起的症状性阴道萎缩和阴道狭窄者,表现为外阴或阴道干燥、瘙痒、灼热、阴道分泌物异常及性交疼痛或尿频、尿急、尿失禁等症状。

【用法和用量】阴道给药:用手指将药轻柔地推入阴道深处。常用推荐剂量为一日2mg,连续治疗一周,以后每周放置1粒维持或遵医嘱。根据个体差异,可酌情增减用药剂量及间隔时间。乳膏剂应在晚上就寝前通过给药器将药物送至阴道,第1周内每天使用1次,每次0.5g,然后根据缓解情况逐渐减低至维持量(如每周用2次)。有些尿失禁妇女可能需要较高的维持量。绝经后妇女阴道手术术前2周,每天使用1次0.5g乳膏,术后2周内每周用药2次。可疑宫颈涂片辅助诊断检查前1周内,每2天用药1次,每次用0.5g乳膏。

【不良反应】用药初期,偶有病人出现轻微乳胀,下腹胀或阴道灼热等症状,随着时间的延长,这些反应自行消失,一般不需处理。

【禁忌证】禁用于乳腺癌或生殖道恶性肿瘤;雌激素依赖肿瘤,如子宫内膜癌;不明原因的阴道出血;血栓性静脉炎;血栓栓塞性疾病;已知或可疑妊娠及哺乳期妇女。

【注意】(1)应在医生指导下用药,长期使用需定期检查。

(2)患有以下疾病者须慎用:心脏病、肝脏病、肾脏病、高血压、糖尿病、癫痫、偏头痛(含既往史)、子宫内膜异位、乳房纤维囊肿、卟啉病、高脂血症,及曾有孕期瘙痒、疱疹病史或服用雌激素时曾发生过耳硬化症者。

(3)如有宫颈糜烂,应作宫颈细胞涂片,防癌检查。

【制剂】栓剂:每枚0.5mg;1mg;2mg。乳膏:15g:15mg。

【贮法】栓剂密闭,阴凉处保存。乳膏2~25℃保存,忌冷冻。

尼尔雌醇[药典(二);基;医保(乙)] Nilestriol

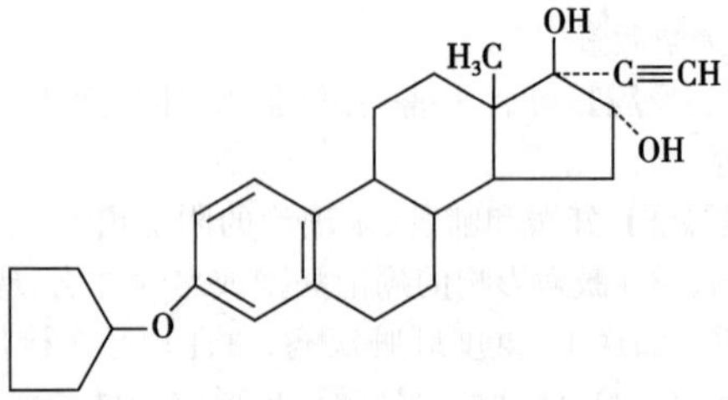

【其他名称】维尼安。

【性状】白色或类白色结晶性粉末。在三氯甲烷中易溶,在丙酮中溶解,在乙醇中略溶,在水中几乎不溶。

【药理学】是雌三醇衍生物,为口服长效雌激素。其雌激素活性为炔雌醚的3倍,作用维持时间较长。特点与雌三醇相同,能选择性作用于阴道和子宫颈管,而对子宫实体、子宫内膜作用很小。口服吸收优于雌三醇,在体内代谢为乙炔雌三醇和雌三醇,缓慢从尿中排泄。

【适应证】用于雌激素缺乏引起的绝经期综合征,如潮热、出汗、头痛、目眩、疲劳、烦躁易怒、神经过敏、外阴干燥、老年性阴道炎等。

【用法和用量】口服:1次2mg,每2周1次,或1次5mg,每月1次。症状改善后维持量为每次1~2mg,每月2次,3个月为一疗程。

【不良反应】轻度胃肠道反应,表现为恶心、呕吐、腹胀、头痛、头晕等。突破性出血、白带增多、乳房胀痛,高血压,偶有肝功能损害。

【制剂】片剂:每片1mg;2mg;5mg。

结合雌激素[医保(乙)] Conjugated Estrogens

【其他名称】妊马雌酮;倍美力。

【ATC 编码】G03CA57

【性状】浅黄色无定形粉末,无臭或微臭,溶于水。可与生理盐水配用,忌同酸性溶液配伍。

【药理学】是从妊马尿中提取的一种水溶性天然结合型雌激素或人工合成品,其中含50%~65%雌酮硫酸钠和20%~35%孕烯雌酮硫酸钠。其作用与雌酮、雌二醇相同,特点是口服有效,不易被肝脏灭活,且不良反应较小。尚有较好的止血作用,能促使血管周围酸性黏多糖增加,并增强毛细血管和小血管壁;同时能使凝血酶原、第Ⅴ凝血因子等增加,可控制毛细血管出血及手术出血等。

【适应证】卵巢功能不全、子宫发育不良、功能性子宫出血、绝经期综合征、老年性阴道炎、萎缩性阴道炎和外阴干皱、前列腺癌等。还用于鼻出血、妇产科出血及手术时出血。

【用法和用量】(1) 口服：通常从小剂量开始，然后根据个体反应调整剂量，每日1次。用于绝经期综合征，每日0.625或1.25mg。前列腺癌，每日7.5mg。

(2) 软膏剂根据症状严重程度，每天0.5～2g，阴道内给药。尽可能选用能够改善症状的最低剂量，短期、周期性使用，如连用3周，停用1周。对症状特别明显者，可先短期口服结合雌激素0.625mg/d，十天左右，以便使阴道黏膜能适应软膏涂敷。

【不良反应】可有子宫内膜增生、恶心、呕吐、乳房胀痛、体重增加、甘油三酯升高等。

【注意】肝功能不全者慎用。

【制剂】片剂：每片0.3mg；0.45mg；0.625mg。软膏剂：1g：0.625mg，14g/支。

己烯雌酚[药典(二)；基；医保(甲)]　Diethylstilbestrol

HO—C₆H₄—C(C₂H₅)=C(C₂H₅)—C₆H₄—OH

【其他名称】乙底酚，Stilbestrol。

【ATC编码】G03CB02，G03CC05，L02AA01

【性状】为白色或近白色结晶性粉末；几乎无臭。在乙醇、脂肪油中溶解，在水中几乎不溶，在稀氢氧化钠溶液中溶解。

【药理学】为合成的非甾体雌激素，口服作用为雌二醇的2～3倍，主要促使女性性器官及副性征正常发育；促使子宫内膜增生和阴道上皮角化；减轻妇女绝经期或妇科手术后因性腺功能不足而产生的全身性紊乱；增强子宫收缩，提高子宫对催产素的敏感性；小剂量刺激，而大剂量抑制腺垂体促性腺激素及催乳激素的分泌；抗雄激素作用。口服吸收良好，经肝缓慢灭活，代谢物从尿和粪便排泄。

【适应证】补充体内雌激素不足；不能进行手术治疗的乳腺癌、绝经后及男性晚期乳腺癌、前列腺癌。预防产后泌乳、退乳。

【用法和用量】(1) 用于补充体内不足，每日0.25～0.5mg，21天后停药一周，周期性服用，一般可用3个周期（自月经第5天开始服药）。

(2) 用于前列腺癌：开始时每日1～3mg，依据病情递增而后递减；维持量每日1mg，连用2～3个月。乳腺癌，一日15mg，6周内无改善则停药。

(3) 预防产后泌乳、退乳，一次5mg，一日3次，连服3天。

【不良反应】可有恶心、呕吐、畏食、头痛等。长期应用可使子宫内膜增生过度而导致子宫出血与子宫肥大、尿频或小便疼痛。有时引起肝功能不正常。

【禁忌证】肝、肾病患者，妊娠期妇女、哺乳期妇女、有血栓性静脉炎和肺栓塞性病史、与雌激素有关的肿瘤及未确证的阴道不规则流血者均禁用。

【注意】(1) 心功能不全、癫痫、糖尿病、肝肾功能障碍、精神抑郁等慎用。应按指定方法服药，中途停药可导致子宫出血。

(2) 易引起钠潴留和高钾血症，应慎用。

(3) 长期使用应定期检查血压、肝功能、阴道脱落细胞，每年一次宫颈防癌刮片。

(4) 在20世纪40年代至70年代期间，200多万名妇女在怀孕期间接受了己烯雌酚，以治疗复发性流产或预防其他妊娠并发症，特别是早孕期间给予母亲高剂量己烯雌酚后的16～20年，其子代阴道癌高发，故自20世纪90年代起，因在人和动物研究中均发现致出生缺陷或致癌，且本品能穿过胎盘，禁用于妊娠或备孕妇女，并在说明书中明确告知。2004年报告子宫内暴露于本品的女婴在阴道和宫颈透明细胞腺癌、生殖道结构异常、妊娠并发症和不孕方面的风险增加，男婴同样增加非癌性附睾囊肿的风险。2011年随访研究发现阴道上皮改变的女性暴露于此时，呈高聚集和过度风险。2015年禁用于绝经前妇女，2017年本品位列WHO国际癌症研究机构公布的一类致癌物清单。

【药物相互作用】本品与抗凝药合用，可降低后者的抗凝效应。与卡马西平、苯巴比妥、苯妥英钠、扑米酮、利福平等合用可降低本品的效应。与抗高血压药合用可降低高血压药的作用。

【制剂】片剂：每片0.5mg；1mg；2mg；3mg。注射液：每支0.5mg(1ml)；1mg(1ml)；2mg(1ml)；3mg(1ml)。

氯烯雌醚[药典(二)]　Chlorotrianisene

(结构式：三个对甲氧基苯基（H_3CO、OCH_3）连于氯乙烯（Cl）)

【其他名称】泰舒。

【ATC编码】G03CA06

【性状】白色或类白色结晶或结晶性粉末；无臭。在丙酮中易溶，在甲醇或乙醇中微溶，在水中几乎不溶。

【药理学】本品的雌激素活性约为己烯雌酚的1/10，但作用较持久，耐受性较好。口服吸收后贮存于体内脂肪中，并缓慢释放，经肝代谢后主要从粪便中排泄。

【适应证】更年期综合征、手术后因雌激素缺乏所引起的症状；青春期功能失调性子宫出血；妇女性腺功能不全的雌激素替代治疗；男性前列腺增生。

【用法和用量】(1) 妇女更年期综合征：每日4～12mg，分2～3次服用，餐后服。20～22天为一疗程，停药8～10天后，再开始第二个疗程。

(2) 青春期功能失调性子宫出血：每日20～80mg，分2～3次服，止血后酌情递减，每日维持量8mg。

(3) 妇女性腺功能不全：每日8～12mg，分2～3次服用，21日为一疗程，停药7日后再开始下一疗程。

（4）前列腺增生：每日 12～24mg，分 2～3 次服，4～8 周为一疗程，必要时可延长或遵医嘱。

【不良反应】偶有轻微胃部不适、恶心、头痛、乳房胀痛等，大多数在继续用药中自行好转。

【禁忌证】妊娠期妇女、乳腺癌、诊断未明的阴道出血患者，有胆汁淤积性黄疸的病史、已诊断或怀疑的雌激素依赖性肿瘤、血栓栓塞症患者均禁用。

【制剂】滴丸剂：每粒 4mg。

【贮法】密闭，阴凉处避光保存。

普罗雌烯〔医保(乙)〕 Promestriene

【ATC 编码】G03CA09

雌二醇衍生物，可作用于下生殖道黏膜，起局部的雌激素样作用，因而能够恢复下生殖道的滋养特性。阴道给药，未见全身性激素作用。临床用于除感染外任何原因引起的白带增多，雌激素缺乏性阴道萎缩性病变和产后、手术或理疗时子宫颈阴道及外阴愈合迟缓。乳膏用于外阴、前庭、阴道口，每日涂 1～2 次。阴道片或阴道胶丸，每日 1 片/粒，连用 20 天。将湿润过的片剂/胶丸放入阴道深部，根据需要可用普罗雌烯乳膏配合使用，推荐在晚间用药。有雌激素依赖性疾病者禁用。

60.3 孕激素类

孕激素主要由黄体分泌，妊娠后逐渐改由胎盘分泌。天然孕激素为黄体酮（孕酮），合成孕激素包括醋酸甲羟孕酮、炔诺孕酮等孕酮衍生物。环丙孕酮是具有很强抗雄激素作用的孕激素，还有如炔诺酮、甲地孕酮、己酸羟孕酮等，其中最接近天然孕激素的是地屈孕酮和屈螺酮，较接近天然孕激素的是甲羟孕酮。除用于一般孕激素适应证外，都是目前常用的避孕药物。天然孕激素如微粒化黄体酮或地屈孕酮、屈螺酮与口服或经皮雌二醇联合应用于 MHT，与其他合成孕激素相比，可能具有较低的乳腺癌发病危险。因此建议使用天然或接近天然的孕激素。

黄体酮〔药典(二)；基；医保(甲、乙)〕 Progesterone

CH_3 C=O O

【其他名称】安琪坦，益玛欣。

【ATC 编码】G03DA04

【性状】白色或几乎白色结晶性粉末；无臭，无味。在乙醇、植物油中溶解，在水中不溶。

【药理学】是由卵巢黄体分泌的天然孕激素，为维持妊娠所必需。其药理作用主要为：在月经周期后期使子宫黏膜内腺体生长，子宫充血，内膜增厚，为受精卵植入做好准备。受精卵植入后则使之产生胎盘，并减少妊娠子宫的兴奋性，抑制其活动，使胎儿安全生长。与雌激素共同作用，促使乳房充分发育，为产乳作准备。使子宫颈口闭合，黏液减少变稠，使精子不易穿透；大剂量时通过对下丘脑的负反馈作用，抑制垂体促性腺激素的分泌，产生抑制排卵作用。

注射后 6～8 小时血药浓度达峰，以后逐渐下降，可持续 48 小时，72 小时消失。本品口服经 2～3 小时血药浓度达峰，半衰期为 2.5 小时左右。故一般采用注射给药，但舌下含用或阴道、直肠给药也有效。经阴道黏膜吸收迅速，2～6 小时血浓度达峰值。

【适应证】①先兆流产和习惯性流产、经前期紧张综合征、子宫内膜异位症。②对功能性子宫出血或闭经等患者进行撤退出血。③早产的保胎治疗。④口服大剂量也用于黄体酮不足所致疾患。⑤与雌激素合用调节体内孕激素水平，治疗妇女更年期综合征，并能对抗单纯用雌激素对子宫内膜的促生长作用。

【用法和用量】（1）口服胶囊：在医生指导下，单独或与雌激素（见雌二醇）周期使用。

（2）先兆流产：一般 10～20mg，用至疼痛及出血停止；习惯性流产史者，自妊娠开始，一次 10～20mg，每周 2～3 次。

（3）经前期紧张综合征：在预计月经前 12 日，每天肌内注射 10～20mg，连续 10 日。

（4）闭经：在预计月经前 8～10 天，每日肌内注射 10mg，共 5 天；或每日肌内注射 20mg 连续 3～4 天。

（5）功能性出血：肌内注射，用于撤退性出血血红蛋白低于 70g/L 时，每日 10mg，连用 5 天，或一日 20mg，连续 3～4 天。

【不良反应】突破性出血，阴道点状出血，体重增加或减少，宫颈鳞柱交界改变，宫颈分泌物性状改变，乳房肿胀，可有头晕、头痛、恶心、倦怠感、发热、失眠、过敏伴或不伴瘙痒的皮疹、黑斑病、黄褐斑、阻塞性黄疸、肝功能异常。长期应用可引起子宫内膜萎缩、月经量减少或闭经。注射部位皮疹、瘙痒、疼痛、刺激、红肿，可形成局部硬结，严重者可发生局部无菌脓肿，也有人工性脂膜炎的病例报告。

【禁忌证】肝功能不全、不明原因阴道出血、血栓性静脉炎、血管栓塞、脑卒中或有既往病史者，乳腺肿瘤或生殖器肿瘤禁用。

【注意】①慎用于心血管疾患、肾功能不全、糖尿病、哮喘、癫痫、偏头痛或其他可能加重体液潴留病症患者。②服药时间最好远隔进餐时间。③如长期大剂量注射给药增加局部硬结风险，偶有发生局部无菌脓肿、人工性脂膜炎等严重的局部反应，通常形成的局部硬结、无菌脓肿的吸收恢复需较长时间。

【药物相互作用】与苯巴比妥、苯妥英钠、利福平等合用，可减弱本品的药效。

【制剂】注射液：每支 5mg（1ml）；10mg（1ml）；20mg（1ml）；50mg（2ml）。胶囊剂：每粒 50mg；100mg。

【贮法】遮光、密封、置阴凉干燥处（不超过 20℃）保存。

甲羟孕酮[药典(二);基;医保(甲、乙)]

Medroxyprogesterone

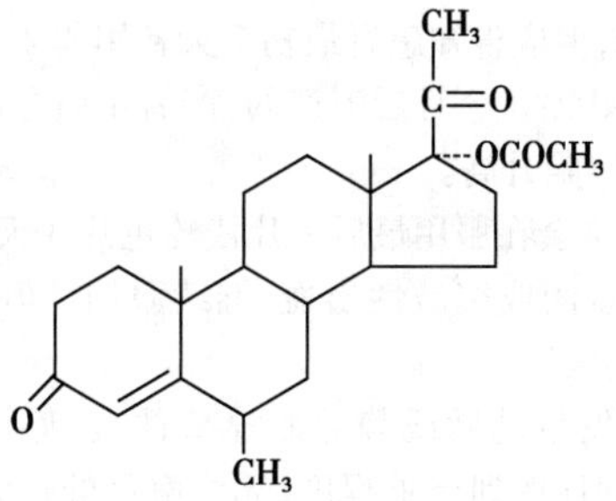

【其他名称】醋酸甲羟孕酮，甲孕酮，安宫黄体酮，法禄达。

【ATC 编码】G03AC06，G03DA02，L02AB02

【性状】常用其醋酸酯，为白色或类白色结晶性粉末；无臭。在三氯甲烷中极易溶解，在丙酮中溶解，在乙酸乙酯中略溶，在无水乙醇中微溶，在水中不溶。

【药理学】与天然孕酮有相似的结构，有孕激素样作用及抗雌激素和抗促性腺激素作用。在一定剂量下，能同时在内分泌系统及细胞水平上发挥作用。作用于子宫内膜，能促进子宫内膜的增殖分泌，通过对下丘脑的负反馈，抑制腺垂体促黄体生成激素的释放，抑制排卵过程。抗癌作用与抗雄激素作用有关。口服经肝代谢，1～2 天内以硫酸盐和葡萄糖醛酸盐形式从尿排泄。

【适应证】月经不调，功能性子宫出血、子宫内膜异位症等。还可用于晚期乳腺癌、子宫内膜癌、前列腺癌及肾癌等激素依赖性肿瘤。

【用法和用量】(1) 功能性闭经：每日口服 4～8mg，连用 5～10 天。

(2) 子宫内膜癌、前列腺癌及肾癌：口服，一次 100mg，每日 3 次；或口服 500mg，每日 1～2 次。乳腺癌：推荐每日 500～1500mg，甚至每日高达 2g(大剂量可分成每天 2～3 次用药)。

【不良反应】个别有不规则出血等。治疗剂量大可出现类库欣综合征，长期应用肝功能异常。

【禁忌证】肝、肾功能不全，脑梗死、心肌梗死、血栓性静脉炎等血栓病史、未确诊的性器官出血、尿路出血、妊娠期妇女和哺乳期妇女禁用。

【注意】(1) 心脏病、糖尿病、哮喘、癫痫、偏头痛、抑郁症、儿童慎用。

(2) 本品为产热物质，高剂量(≥500mg/d)治疗时会出现肾上腺皮质激素效应。

(3) 长期使用需注意检查肝功能、不宜吸烟。

(4) 本药不同适应证下剂量相差百倍，审方药师应予注意。

【药物相互作用】与化疗药合用，可增强其抗癌效果。与肾上腺皮质激素合用可促进血栓症。

【制剂】片剂：每片 2mg；4mg；10mg；100mg；250mg；500mg。分散片：每片 0.1g。胶囊剂：每粒 0.1g。

【贮法】片剂和胶囊剂遮光，密封保存。注射剂在 15～30℃密闭保存。

炔孕酮[药典(二)]　Ethisterone

【其他名称】乙炔睾酮。

【ATC 编码】G03DC04

【性状】白色或类白色结晶性粉末；无臭或几乎无臭。在三氯甲烷中微溶，在水中几乎不溶。

【药理学】为口服有效的孕激素，其作用与黄体酮相似，能使增生期子宫内膜转化为分泌期，并促进乳腺发育。口服时孕激素活性比黄体酮强 15 倍，而雄激素作用仅为睾丸素的 1/10。本品亦易从口腔黏膜吸收，因此舌下含用也有效。

【适应证】功能性子宫出血、月经异常、闭经、痛经等。也用于防止先兆性流产和习惯性流产，但由于维持妊娠作用较弱，效果并不好，如与炔雌醇合用则疗效较好。

【用法和用量】口服：1 次 10mg，一日 3 次。舌下含服：1 次 10～20mg，一日 2～3 次。

【不良反应】可有恶心、呕吐、畏食等胃肠道反应及头痛、嗜睡、水肿、体重增加、肝功能障碍等。

【禁忌证】严重心、肝、肾功能不全患者及妊娠期妇女禁用。

【制剂】片剂：每片 10mg。

【贮法】避光，密闭保存。

环丙孕酮　Cyproterone

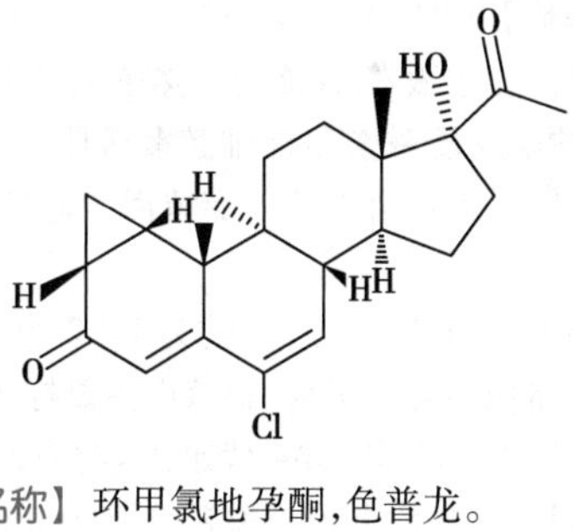

【其他名称】环甲氯地孕酮，色普龙。

【ATC 编码】G03HA01

【性状】白色或近白色结晶性粉末，不溶于水，易溶于丙酮，可溶于甲醇。

【药理学】抗雄激素作用很强，也有孕激素活性。能抑制垂体促性腺激素的分泌，使体内睾酮水平降低。对男性尚能抑制精子生成，明显减少精子数及其活动度，降低精液生化组成及精子穿透宫颈黏液的能力，但都是可逆的。本品口服 $t_{1/2}$ 为 38 小时，大部分以代谢物形式从尿和粪便排出。

【适应证】用于治疗男性性欲异常、妇女多毛症、痤疮、青春期早熟及前列腺癌等。对各种性变态(如同性恋、露阴癖、窥阴癖、恋童癖等)和异性恋者的性欲亢进具有抗性欲治疗效果。本品 2mg 与 0.035mg 炔雌醇组成复方制剂—炔雌醇环丙孕酮片可作短效口服避孕药，且对女性痤疮也有明显疗效。

【用法和用量】口服:1 次 50mg,一日 2 次,必要时(如用于前列腺癌),可增至每天 200mg 或 300mg(分 2 次服),直至生效,然后逐步降至维持剂量。

【不良反应】(1) 可有头痛、贫血、胃肠道反应、男性乳房发育等。

(2) 与炔雌醇组成口服避孕药,可有恶心、头痛、性欲降低、抑郁、不规则子宫出血、乳房痛等。

(3) 能减少精子生成,产生不正常精子,导致男性不育。

【禁忌证】肝病、恶病质或消瘦者,严重慢性抑郁、未发育青年人、有血栓史患者均禁用。

【药物相互作用】乙醇能降低本品作用,故对慢性酒精中毒者无效。

【制剂】片剂:每片 50mg。

【贮法】避光保存。

屈螺酮 Drospirenone

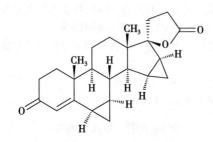

【ATC 编码】G03AA12,G03FA17

【药理学】为孕激素,性能与天然孕激素十分相似。还具有一定的抗盐皮质激素和抗雄激素活性,对抗与雌激素相关的钠潴留,能防止由于液体潴留而引起的体重增加和其他症状。

本品口服吸收迅速完全,t_{max} 约为 1 ~ 2 小时,生物利用度约为 76%,蛋白结合率 97%,血浆中主要打开内酯环而代谢,只有很小部分通过 CYP3A4 代谢,$t_{1/2}$ 约为 30 小时。

【适应证】≥14 岁、没有口服避孕药已知禁忌的已初潮女性的中度寻常痤疮。与雌激素复方用于女性避孕。

【用法和用量】须按包装所标明的顺序,在晚餐或睡前服。从月经的第 1 天开始,每日服 1 片浅粉红色药片,连用 24 天,随后在第 25 ~ 28 天每日服 1 片白色无活性片。

【不良反应】不规则子宫出血、恶心、乳房触痛、头痛。高风险患者中有导致高钾血症的可能,作用与 25mg 螺内酯相似。少数会发生血脂的不利变化。

【禁忌证】动/静脉血栓形成或血栓栓塞(如深静脉血栓或肺栓塞、心肌梗死)或脑血管意外,或有上述病史;存在血栓形成的前驱症状或有相关病史(如短暂脑缺血发作,心绞痛);静脉或动脉血栓形成的高风险;偏头痛病史伴有局灶性神经症状;累及血管的糖尿病;与重度高甘油三酯血症相关的胰腺炎或其病史;严重的肝脏疾病;重度肾功能不全或急性肾功能衰竭、肾上腺功能不全;肝脏良恶性肿瘤、性激素相关恶性肿瘤、原因不明的阴道出血、妊娠期妇女禁用。

【注意】(1) 如首次服药非月经出血的第 1 天,可在第 2 ~ 5 天开始,但应告知患者最初 7 天备用非激素避孕措施。对未哺乳或妊娠 3 个月后流产的,产后 4 周方可开始服药,因血栓栓塞风险升高。

(2) 通常会在服用最后一片浅粉色片 3 天内发生撤退性出血。如点滴或突破性出血,继续服用。但如出血时间延长,应咨询医生。

(3) 如发生动脉或静脉血栓事件,黄疸、血压显著升高,抑郁复发且达到严重程度,无法解释的视力下降、眼球突出、复视、视神经盘水肿或视网膜血管病变应停用本品。

(4) 发生胆囊疾病的相对风险有小幅升高,有妊娠相关胆汁淤积史者可能会发生口服避孕药相关性胆汁淤积。糖尿病前期和糖尿病女性可能会发生剂量依赖性糖耐量降低。高甘油三酯血症或有家族史者胰腺炎风险可能会升高。如发生反复性、持续性或严重头痛,应评估原因,必要时应停药。有黄褐斑倾向的应避免暴露在阳光下或紫外线辐射。

(5) 可能会改变凝血因子、血脂、葡萄糖耐量和结合蛋白等实验室检查结果,因其升高血浆肾素活性和血浆醛固酮活性。

【药物相互作用】(1) 合用 ACEI、ARB、保钾利尿剂、补钾剂、肝素、醛固酮拮抗剂或 NSAIDs 的长期治疗者,血清钾水平可能升高,应注意监测。

(2) 接受甲状腺素替代治疗的可能需增加甲状腺素剂量,因甲状腺结合球蛋白的血清浓度升高。

(3) CYP3A4 酶诱导剂可降低本品的有效性或加重突破性出血,如苯妥英、卡马西平、波生坦、奥卡西平、利福平、托吡酯和含圣约翰草的制剂。

(4) 阿托伐他汀与含有炔雌醇的口服避孕药合用可使炔雌醇的 AUC 升高约 20%。抗坏血酸、对乙酰氨基酚、伊曲康唑可升高血浆炔雌醇水平。合用 HIV 蛋白酶抑制剂或非核苷类逆转录酶抑制剂后可显著改变雌/孕激素的血浆水平(升高和降低)。同时使用激素避孕药和抗生素时,曾经有妊娠报告。可显著降低拉莫三嗪的血浆浓度,需要调整拉莫三嗪剂量。

【制剂】屈螺酮炔雌醇片:每片含屈螺酮 3mg 和炔雌醇 0.03mg。屈螺酮炔雌醇片(Ⅱ):每片含屈螺酮 3mg 和炔雌醇 0.02mg。雌二醇屈螺酮片(安今益):每片含雌二醇 1.0mg 和屈螺酮 2.0mg。

【贮法】30℃以下保存。

地屈孕酮[医保(乙)] Dydrogesterone

【其他名称】达芙通。

【药理学】孕激素。可使子宫和内膜进入完全的分泌相,从而防止由雌激素引起的子宫内膜增生和癌变风险。口服后迅速吸收,原形和主要代谢产物 DHD 分别在 0.5 和 2.5 小时达到峰值,平均最终半衰期分别为 5～7 小时和 14～17 小时,63% 随尿排出,72 小时体内完全清除。

【适应证】用于治疗内源性孕酮不足引起的疾病,如痛经、子宫内膜异位症、继发性闭经、月经周期不规则、功能失调性子宫出血、经前期综合征、孕激素缺乏所致先兆性流产或习惯性流产、黄体不足所致不孕症。

【用法和用量】口服。痛经从月经周期的第 5 至 25 天,每日 2 次,每次 1 片。子宫内膜异位症从月经周期的第 5 至 25 天,每天 2～3 次,每次 1 片。功能性出血止血每日 2 次,每次 1 片,连续 5～7 天。预防出血从月经周期的第 11 至 25 天,每日 2 次,每次 1 片。闭经从月经周期的第 1 至 25 天,每日 1 次服用雌二醇,从月经周期的第 11 至 25 天,联合用地屈孕酮,每日 2 次,每次 1 片。经前期综合征从月经周期的第 11 至 25 天,每日 2 次,每次 1 片。月经不规则从月经周期的第 11 至 25 天,每日 2 次,每次 1 片。先兆流产起始剂量为 1 次口服 4 片,随后每 8 小时服 1 片至症状消失。习惯性流产每日 2 次,每次 1 片至怀孕 20 周。内源性孕酮不足导致的不孕症从月经周期的第 14 至 25 天,每日 1 片,治疗应至少持续 6 个连续的周期,建议在怀孕的前几个月里连续采用该方法治疗,剂量应参照习惯性流产治疗剂量或遵医嘱。

【不良反应】常见月经紊乱、乳房敏感/疼痛、偏头痛/头痛、恶心。不常见的有抑郁情绪、眩晕、呕吐、肝功能损伤、过敏性皮炎、体重增加。自发报告的还有血管性水肿、溶血性贫血、孕激素相关肿瘤变大(如脑膜瘤),均为罕见。

【禁忌证】患有半乳糖不耐受症、Lapp 乳糖酶缺乏症或葡萄糖-半乳糖吸收障碍的罕见遗传性疾病患者禁用。已知或疑有孕激素依赖性肿瘤,或性激素相关的恶性肿瘤患者禁用。不明原因阴道出血禁用。严重肝功能障碍或严重肝病史、肝脏肿瘤、杜宾-约翰逊综合征、Potor 综合征、黄疸患者禁用。妊娠期或应用性激素时产生或加重的疾病或症状,如严重瘙痒症、阻塞性黄疸、妊娠期疱疹、卟啉病和耳硬化症、严重的抑郁症复发者禁用。母乳喂养期间禁用。

【注意】(1) 在启用地屈孕酮治疗功能失调性子宫出血前,应排除器质性病因。

(2) 首次用药时发生以下疾病或在使用过程中恶化则考虑停药:特别严重的头痛、偏头痛或可能导致脑缺血的症状;血压显著上升;发生静脉血栓栓塞。治疗开始的头几个月,可能发生突破性出血和点滴出血,如发生在治疗一段时间后,或治疗停止后继续存在,则应调查出血原因。

(3) 偶见肝功能改变,有时伴临床症状。因此,急性肝病或有肝病史且肝功能未恢复正常者应慎用。一旦出现严重肝损害时应停药。

(4) 应用于习惯性流产或先兆性流产时,应确定胎儿是否存活。

【制剂】片剂:每片 10mg。

【贮法】干燥处(15～30℃)保存。

替勃龙[医保(乙)]　Tibolone

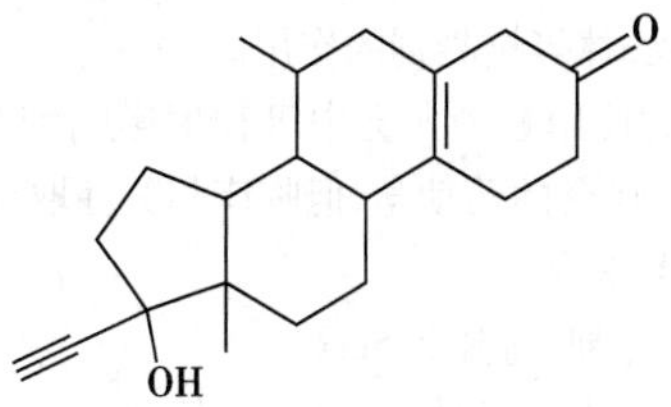

【其他名称】利维爱。

【ATC 编码】G03CX01

【药理学】为合成激素,口服后吸收迅速,代谢成三种化合物兼具弱雌激素、雄激素和孕激素活性,缓解雌激素缺乏症状。三个产物 $t_{1/2}$ 约为 7～10 小时。

【适应证】自然绝经和手术绝经所引起的低雌激素症状。

【用法和用量】口服:每日 1 次,一次 1.25～2.5mg,最好每天在同一时间服用。开始或维持治疗绝经症状,应使用最小剂量持续最短时间。如果从序贯联合治疗转换为替勃龙治疗,应从完成先前治疗方案后一天开始治疗。如果从连续联合 HRT 制剂转换,则随时可开始服用替勃龙治疗。

【不良反应】头晕、皮疹、瘙痒、脂溢性皮炎、头痛、偏头痛、视觉障碍(包括视力模糊)、胃肠道不适、抑郁、水肿、关节痛或肌痛,及肝功能参数的变化。与从未使用者比较,乳腺癌风险雌激素-孕激素联合治疗>单纯使用雌激素≈替勃龙。静脉血栓的相对风险发生增加 1.3～3 倍,更可能见于替代治疗的第一年。

【禁忌证】妊娠期妇女和哺乳期妇女、已确诊或怀疑乳腺癌、激素依赖性肿瘤、既往或当前的静脉血栓、已知的或近期动脉血栓性疾病、原因不明的阴道出血、未治疗的子宫内膜增生、急性肝病或有肝病史、肝功能检查未恢复正常者、卟啉病禁用。罕见的遗传性半乳糖不耐受症、葡萄糖-乳糖吸收障碍的患者均不能服用本品。

【注意】(1) 对情绪异常、睡眠障碍和性欲低下有较好的效果,对乳腺的刺激较小,可能具有更高的乳腺安全性。

(2) 自然绝经的妇女应在末次月经至少 12 个月后开始服用。如为手术绝经,可立即开始服用替勃龙治疗。在继续或停用 HRT 期间,出现任何不明原因的不规则阴道出血均应查明原因,排除恶性肿瘤后,再开始服用。漏服会使出血和点滴出血的可能性升高。

(3) 因其具有孕激素活性,有子宫的绝经后妇女应用本品时不必加用其他孕激素。

(4) 以下情况需监护用药:雌激素依赖性肿瘤的风险因素如直系亲属患有乳腺癌、高血压、肝脏疾患(如肝腺瘤)、伴或不伴有血管并发症的糖尿病、胆石病、偏头痛或(严重)头痛、系统性红斑狼疮、子宫内膜增生病史、癫痫症、哮喘、耳硬化症。

（5）替勃龙不能用于避孕。

【药物相互作用】（1）替勃龙可升高纤维蛋白溶解的活性，增强华法林等抗凝剂的作用。

（2）同时使用替勃龙会中等程度影响细胞色素 P-450 3A4 底物咪达唑仑的药动学，但临床相关性取决于合用底物的药理和药代性质。

【制剂】片剂：每片 2.5mg。

【贮法】避光干燥处（2～25℃）保存。

烯丙雌醇[医保(乙)] Allylestrenol

作用是孕酮的数倍，可使胎盘滋养层的内分泌活性增加，促进内源性孕酮及 HCG 的分泌，刺激功能不佳的胎盘，使胎盘功能正常化。同时升高催产素酶的浓度及活性，降低妊娠期妇女体内催产素的水平；拮抗前列腺素对子宫的刺激，抑制宫缩从而维持妊娠。本品无雌激素或雄激素作用。口服吸收完全，2 小时血药浓度达峰，$t_{1/2}$ 16～18 小时，70% 在肝代谢，24～30 小时经肾排出。用于先兆流产、习惯性流产。先兆流产：每日 1～3 片，用药 5～7 天或至症状消失。需要时可加量。习惯性流产应在明确怀孕后立即用药，每日服 1～2 片直至危象期后一个月，通常至妊娠的第 5 个月末。不良反应偶见体液潴留、恶心和头痛。严重肝肾功能障碍者、杜宾-约翰逊综合征和 Rotor 综合征、妊娠高血压综合征或既往期孕期感染疱疹病毒者禁用。本品可降低糖耐量，故糖尿病妊娠期妇女应定期测血糖。与酶诱导剂合用可能会降低本药药效。片剂 5mg，密封，阴凉处保存。

60.4 雌激素受体调节剂

雷洛昔芬[医保(乙)] Raloxifene

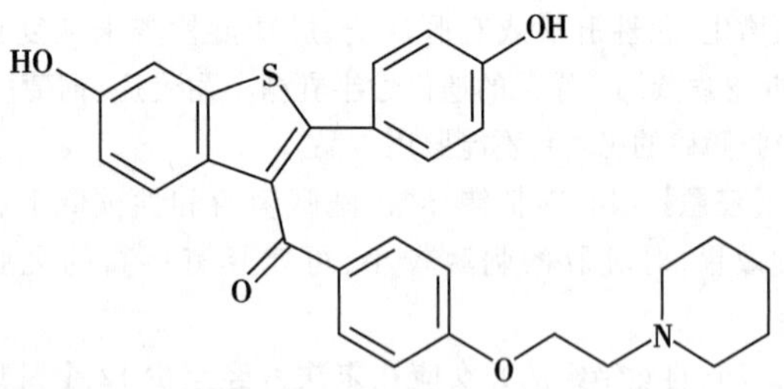

HO　S　OH　O　O　N

【其他名称】易维特。

【ATC 编码】G03XC01

【药理学】为选择性雌激素受体调节剂。口服生物利用度 2%，蛋白结合率 95%，表观分布容积 2348L/kg，肝首关效应代谢，原形经肾清除率小于 0.2%，主要经粪便排泄。

【适应证】用于预防和治疗绝经后妇女骨质疏松症。

【用法和用量】口服：每日 1 次，一次 1 片。

【不良反应】可能出现流感综合征。少数出现潮热、出汗和外阴阴道干燥。可能出现血 AST 和（或）ALT 轻度升高。

【禁忌证】禁用于妊娠期、育龄期、哺乳期妇女。既往有或现有静脉血栓栓塞性疾病、肝功能减退、严重肾功能减退、原因不明子宫出血、患有子宫内膜癌者均禁用。

【注意】（1）本品需长期服用，建议同时补钙和维生素 D。开始治疗的 4 个月静脉血栓栓塞性事件的危险性最大。

（2）已往用过雌激素使甘油三酯升高者不宜用。

（3）不推荐同时全身使用激素替代疗法。

（4）不适用于男性。

（5）运动员慎用。

【药物相互作用】同时服用华法林者，应在启动或停止雷洛昔芬治疗时，密切监测凝血酶原时间。

【制剂】片剂：每片 60mg。

【贮法】避光，30℃以下保存。

60.5 促性腺激素

绒促性素[药典(二)；基；医保(甲)] Chorionic Gonadotrophin

【其他名称】绒毛膜促性腺激素，HCG。

【ATC 编码】G03GA01

【性状】白色或黄白色无定形粉末。易溶于水。

【药理学】为妊娠期妇女尿中提取，促性腺激素药。对女性能促进和维持黄体功能使黄体合成孕激素。可促进卵泡生成和成熟，并可模拟生理性的促黄体生成素（LH）的高峰而促排卵。对男性能使垂体功能不足者的睾丸产生雄激素，促使睾丸下降和男性第二性征的发育。肌内注射，$t_{1/2}$ 为双相，分别为 11 和 23 小时，血药浓度达峰时间约为 12 小时，120 小时后降至稳定的低浓度，给药 32～36 小时内发生排卵。24 小时内 10%～12% 的原形经肾随尿排出。

【适应证】（1）青春期前隐睾症的诊断和治疗。

（2）垂体功能低下所致的男性不育，可与尿促性素合用。长期促性腺激素功能低下者，还应辅以睾酮治疗。

（3）垂体促性腺激素不足所致的女性无排卵性不孕症，常在氯米芬治疗无效后，联合应用本品与尿促性素合用以促进排卵。

（4）用于体外受精以获取多个卵母细胞，需与尿促性素联合应用。

（5）女性黄体功能不全的治疗。功能性子宫出血、妊娠早期先兆流产、习惯性流产。

【用法和用量】1. 成人用量：

（1）促排卵：用于女性无排卵性不孕或体外受精。于尿促性素末次给药后一天或氯米芬末次给药后 5～7 天肌内注射 1 次 5000～10 000 单位，连续治疗 3～6 周期，如无效应停药。

（2）黄体功能不全：于经期15～17天排卵之日起隔日注射一次1500单位，连用5次，可根据患者的反应作调整。妊娠后，须维持原剂量直至7～10孕周。

（3）功能性子宫出血：肌内注射1次1000～3000单位。

（4）男性促性腺激素不足所致性腺功能低下：肌内注射1次1000～4000单位，每周2～3次，持续数周至数月。为促发精子生成，治疗需持续6个月或更长，若精子数少于500万/ml，应合并应用尿促性素12个月左右。

（5）先兆流产或习惯性流产：肌内注射1次1000～5000单位。

2. 小儿用量

（1）青春期前隐睾症：肌内注射1次1000～5000单位，每周2～3次，出现良好效应后即停用。总注射次数不多于10次。

（2）发育性迟缓者隐睾功能测定：肌内注射2000单位，每日1次，连续3日。

【不良反应】（1）用于促排卵时，较多见者为诱发卵巢囊肿或轻到中度的卵巢肿大，伴轻度胃胀、胃痛、盆腔痛，一般可在2～3周内消退，少见者为严重的卵巢过度刺激综合征，由于血管通透性显著提高而致体液在胸腔、腹腔和心包腔内迅速大量积聚引起多种并发症，如血容量降低、电解质紊乱、血液浓缩、腹腔出血、血栓形成等。临床表现为腹部或盆腔部剧烈疼痛、消化不良、水肿、尿量减少、恶心、呕吐或腹泻，气促、下肢肿胀等。往往发生在排卵后7～10天或治疗结束后，反应严重可危及生命。

（2）治疗隐睾症时偶可发生男性性早熟，表现为痤疮、阴茎和睾丸增大、阴毛生长增多、身高生长过快。

（3）较少见乳房肿大、头痛、易激动、精神抑郁、易疲劳。偶有注射局部疼痛、过敏性皮疹。

【禁忌证】疑有垂体增生或肿瘤，前列腺癌或其他雄激素相关肿瘤者禁用。性早熟、诊断未明的阴道流血、子宫肌瘤、卵巢囊肿或卵巢肿大、血栓性静脉炎、对性腺刺激激素过敏者均禁用。

【注意】（1）前列腺肥大、哮喘、癫痫、心脏病、偏头痛、肾功能损害等患者应慎用。运动员、高血压患者慎用。

（2）发现卵巢过度刺激综合征及卵巢肿大、胸腔积液、腹水等合并症时应停药或征求医生意见。

（3）用本品促排卵可增加多胎率或新生儿发育不成熟、早产等。用前应向患者说明有多胎妊娠的可能性。使用中询问不良反应和定期进行有关的临床检查。

（4）妊娠试验可出现假阳性，应在用药10天后进行检查。

（5）本品宜用前临时配制。

（6）儿童用药应注意可能引起性早熟，骨端早期闭锁。老年患者应考虑潜在诱发与雄激素有关的肿痛的可能性，并由于生理功能低下而减量。

【药物相互作用】与脑垂体促性腺激素合用时（如HMG）可能使不良反应增加，应慎用。

【制剂】注射用绒促性素：每支500单位；1000单位；2000单位；3000单位；5000单位。

【贮法】密闭，在凉暗处（避光并不超过20℃）保存。

尿促性素〔药典（二）；医保（乙）〕　Menotropins

【其他名称】绝经促性素，HMG。

【性状】近白色或淡黄色粉末，可溶于水。

【药理学】由绝经期妇女尿中提取制得。主要具有促卵泡生成素（FSH）的作用，促进卵巢中卵泡发育成熟和睾丸生成并分泌甾体性激素。使女性子宫内膜增生，男性促进精曲小管发育，造精细胞分裂和精子成熟。本品肌内注射能吸收，血药浓度达峰时间为4～6小时，给药后血清雌二醇在18小时达峰，升高88%，静脉注射150单位后，药物的C_{max}为24单位/L，在15分钟达峰，消除为双相，主要经肾排泄。

【适应证】与绒促性素合用，用于促性腺激素分泌不足所致的原发性或继发性闭经、无排卵性月经稀发及所致的不孕症。

【用法和用量】溶于1～2ml氯化钠注射液，肌内注射。起始（或周期第5天起）一次75单位，一日1次，七日后视患者雌激素水平和卵泡发育情况调节剂量。若卵巢无反应，则至第二周起每隔7天增加75单位，但每次剂量最多不超过225单位，直至卵泡成熟后改用绒促性素（HCG）10 000单位，一次肌内注射诱导排卵。对注射3周后卵巢无反应者，则停止用药。

【不良反应】过量可致卵巢过度刺激综合征、卵巢增大、卵巢扭转或卵巢囊肿破裂、甚至有腹腔内积血的危险。也可导致多胎妊娠及早产等。常可增加发生动脉栓塞的危险性。

【禁忌证】原因不明的异常阴道出血，子宫肌瘤、卵巢囊肿、卵巢增大、肾上腺功能不全及原发性卵巢功能不全及原发性卵巢功能衰竭患者禁用。妊娠期妇女、儿童禁用。

【注意】（1）应在有经验的妇科、内分泌医生指导下用药。用药期间：①检查盆腔，了解卵巢的大小，特别从雌激素浓度开始上升后，每天检查直到加用绒促性素后至少2周；②每天测量基础体温，有助于了解卵巢排卵；③从用本品一周后，每天留尿或血测雌激素排泄，仅在雌激素高峰后24小时开始用绒促性素，如雌激素值过高，则不宜给大量HCG，以免引起对卵巢的过度刺激；④检查宫颈黏液以了解卵泡成熟程度或有否排卵；⑤查β-HCG检测早孕；⑥对LH值高的患者，如多囊卵巢综合征，应使用仅含FSH 75U的促性腺激素。

（2）哮喘、心脏病、癫痫、肾功能不全、垂体肿瘤或肥大、甲状腺或肾上腺皮质功能减退患者慎用。运动员慎用。

（3）在用本品治疗中，以超声波检查卵泡成熟时卵泡直径达20mm以上，雌激素含量24小时达100～150μg，可注射绒促性素，如超过以上指标者，出现卵巢过度刺激症状，应当停药。

（4）本品与绒促性素合用治疗后的妊娠有产生死胎、先天性畸形报道，但未证明与本品有直接关系。

【制剂】 注射用尿促性素：每支 75 单位；150 单位。

【贮法】 遮光，密闭，阴凉处保存。

氯米芬〔药典(二)；医保(乙)〕 Clomifene

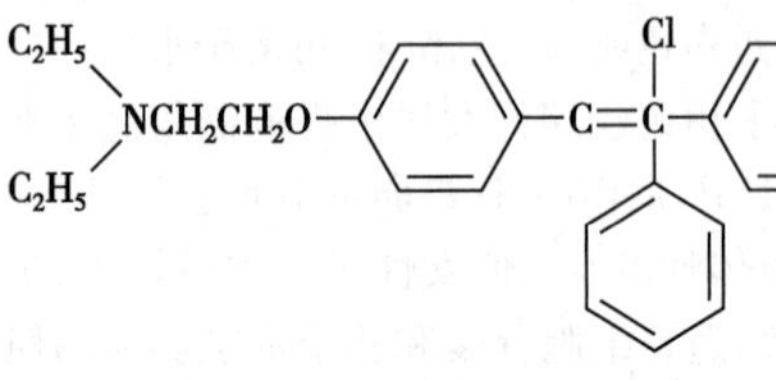

【其他名称】 枸橼酸氯米芬，舒经芬，克罗米芬，法地兰。

【ATC 编码】 G03GB02

【性状】 常用其枸橼酸盐，为白色或类白色粉末；无臭。在乙醇中略溶，在水中微溶。

【药理学】 竞争结合下丘脑内有效雌激素受体，导致促性腺激素释放激素刺激卵泡刺激素（FSH）和黄体生成素（LH）分泌，引发正常的月经周期。常用制剂是由顺式异构体（约 38%）和反式异构体（约 62%）组成，其中顺式诱导排卵作用更强，达血浓度峰值时间较迟，消除较慢，给药后 2 小时，顺式和反式的血浆浓度为 1∶1，24 小时后则为 6∶1，生物半衰期是 5 天。

【适应证】 用于诱导下述情况妇女的排卵：下丘脑垂体功能障碍（包括多囊性卵巢综合征 PCOS）、诱导接受辅助受孕技术如体外受精（IVF）而行超数排卵妇女的多卵泡发育。

【用法和用量】 口服：用于诱导排卵，有月经者自经期第 5 天开始每日 1 次，每次 50mg，连服 5 天；无月经者任意一天开始，每日 1 次，每次 50mg，连服 5 天。一般在服药后 7 天左右排卵，3 周后自然行经。连服 3 个周期为一疗程。如第一个疗程治疗后未出现排卵，应进行第二疗程，剂量为每天 100mg，服用 5 天。第二疗程应在第一疗程结束 30 天后尽早开始。每次适当的临床治疗应为 3 个疗程。如果排卵月经没有出现，应再评价并不建议此后再行治疗。

【不良反应】 通常与剂量相关，且在停药后通常是可逆的。卵巢增大和腹部/骨盆不适、血管舒缩性症状（非潮红）、恶心、呕吐、乳房不适和视觉症状；神经质、失眠、头痛、头晕、排尿次数增加、月经量大、抑郁、疲劳、皮肤反应（皮炎和荨麻疹）、体重增加和短暂性脱发罕见。

【禁忌证】 肝病和肝功能障碍；遗传性胆红素代谢缺陷；妊娠；子宫出血异常；卵巢囊肿（多囊性卵巢综合症除外）；卵巢子宫内膜异位；子宫内膜癌；器质性颅内肿瘤如垂体瘤；不能控制的甲状腺或肾上腺功能障碍禁用。

【注意】（1）多胎妊娠：下丘脑垂体功能障碍或 PCOS，治疗后多胎妊娠发生率为 8%、其中双胞胎占了 90%，出现卵巢过度增大时需调整方案。用于辅助受孕技术的超数排卵：通过吸出所有卵泡，可将过度兴奋发生率降至最低。

（2）如出现模糊、阴影，或闪视（罕见盲点）等视觉症状时应停药。

（3）对因如甲状腺功能减退、肾上腺皮质缺乏、高催乳素血症或垂体肿瘤可能的不育症应给予适当的治疗。对行排卵诱导的夫妇应提供可接受的精子分析。

（4）运动员慎用。

【药物相互作用】 达那唑可抑制氯米芬起作用；氯米芬能抑制炔雌醇的作用；本品与戈那瑞林合用可引起卵巢过度刺激。

【制剂】 片（胶囊）剂：每片（胶囊）50mg。

【贮法】 遮光，密闭保存。

戈那瑞林〔医保(乙)〕 Gonadorelin

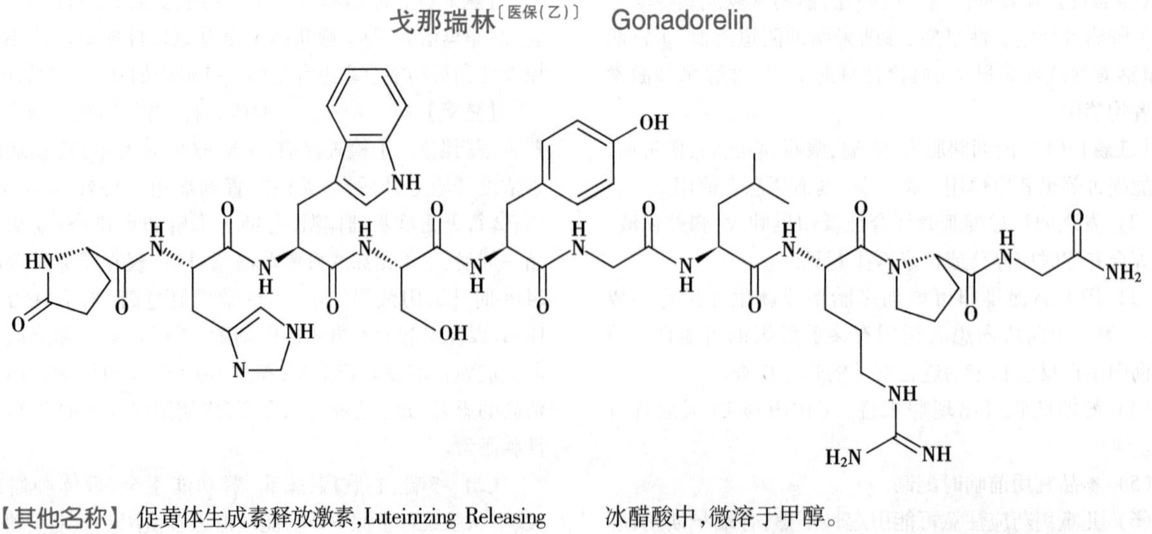

【其他名称】 促黄体生成素释放激素，Luteinizing Releasing Hormone，LRH。

【ATC 编码】 H01CA01，V04CM01

【性状】 白色或淡黄色粉末，可溶于水和 1%（V/V）的冰醋酸中，微溶于甲醇。

【药理学】 人工合成的促性腺素释放素（GnRH），又称促黄体生成素释放素（LHRH），在体内系由下丘脑分泌，它能刺激垂体合成和释放促性腺激素，即卵泡刺激素（FSH）

和促黄体生成素（LH）。促性腺激素则刺激性腺释放性激素。LH 能促使男性睾丸间质合成和分泌雄激素，LH 和 FSH 的双重作用则可促进女性卵巢合成和分泌雌激素。下丘脑分泌促性腺激素释放素受多种因素的调控，其中包括循环中的性激素。单剂使用时能增加循环中的性激素；连续使用可致腺垂体中促性腺激素释放素受体下调，从而减少性激素的分泌。本品静脉注射经 3 分钟血浓度达峰值，$t_{1/2}$ 约为 6 分钟，经肾迅速代谢后排泄。其对血浆中 LH 的升高作用较快、较强，而对 FSH 的升高作用较慢、较弱。

【适应证】鉴别诊断男性或女性由于下丘脑或垂体功能低下所引起的生育障碍，性腺萎缩性的性腺功能不足、乳溢性闭经、原发和继发性闭经、绝经和早熟绝经、垂体肿瘤、垂体的器官损伤和事实上的下丘脑功能障碍等。

【用法和用量】静脉注射。临用时每支用 2ml 灭菌生理盐水溶解，女性一次 25μg，男性一次 100μg，在注入前 0 分钟及注入后 25 分钟、45 分钟、90 分钟、180 分钟时各抽血 3ml，取血清保存，进行放免试法测定 LH 及 FSH 值，从而进行鉴别诊断。

【不良反应】注射部位瘙痒、疼痛或肿胀及全身性或局部性过敏、腹部或胃部不适；骨质疏松；血栓性静脉炎及性欲减退等。

【禁忌证】妊娠期妇女、垂体腺瘤患者、垂体相关性闭经者、对本品过敏者禁用。

【注意】（1）不宜同时接受直接影响垂体分泌促性腺激素的药物。

（2）在正常经期的卵泡期给药，应做好避孕措施。

【制剂】注射用粉针：每支 25μg；100μg。

【贮法】2～8℃避光保存。

普罗瑞林　Protirelin

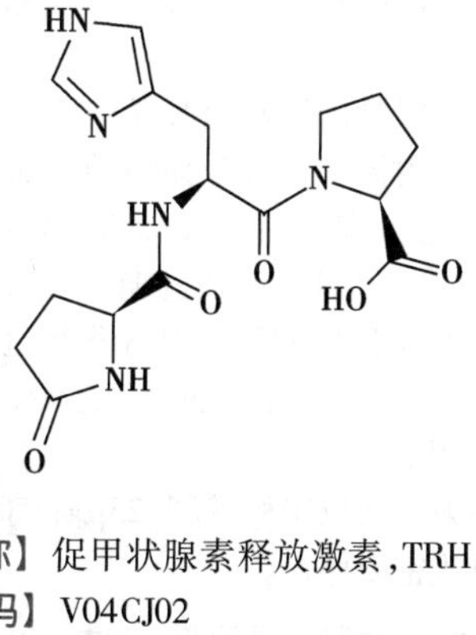

【其他名称】促甲状腺素释放激素，TRH。

【ATC 编码】V04CJ02

【性状】白色或黄白色无定形粉末，易溶于水，极易溶于甲醇。

【药理学】本品可刺激腺垂体分泌促甲状腺激素（TSH），从而刺激甲状腺，使其合成并分泌甲状腺素 T_3 和 T_4，血液循环中的甲状腺素对促甲状腺激素释放激素和促甲状腺激素的分泌又呈负（抑制性）反馈调节。本品还能刺激泌乳素的释放。

【适应证】用于诊断格雷夫斯病、甲状腺功能减退症以及促甲状腺素性突眼等。

【用法和用量】静脉注射本品 200～500μg，观察血中促甲状腺激素水平的变化，正常人于注射后 15～30 分钟达峰值，为基础值的 2～3 倍以上。

【不良反应】可见头痛，头晕，面部潮红，恶心及口腔奇腥味道。心悸，胸闷，心率增快，偶可致血压升高或低血压等。

【注意】明显心功能不全、支气管哮喘以及严重的垂体功能不足、妊娠期妇女及哺乳期妇女慎用。采用卧位给药可减少低血压的发生。试验前停用生长激素，肾上腺皮质激素，左旋甲基多巴，前列腺素，生长激素抑制激素以及女用避孕药。

【药物相互作用】多巴胺、溴隐亭、阿司匹林、糖皮质激素、孕激素、锂剂和雷尼替丁可降低本品作用；茶碱可增强本品作用；雌激素可增加本品在男性中的反应。

【贮法】避光避湿冷处保存。

亮丙瑞林〔医保（乙）〕　Leuprorelin

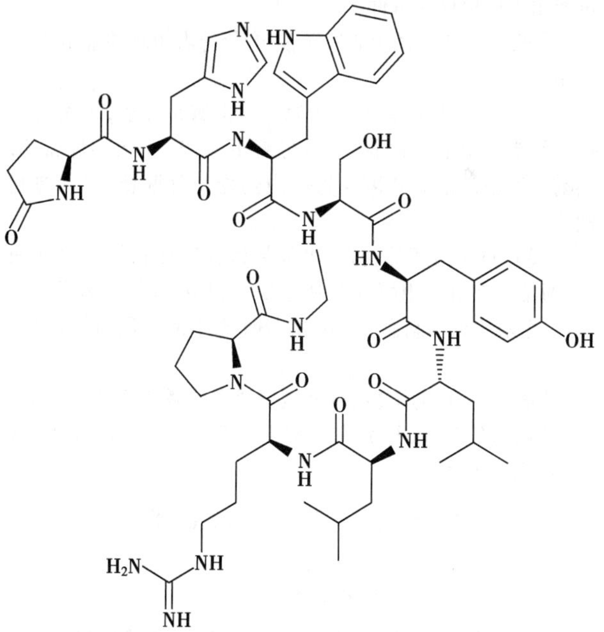

5-氧代-脯氨酰-组氨酰-色氨酰-丝氨酰-酪氨酰-D-亮氨酰-亮氨酰-精氨酰-*N*-乙基-脯氨酰胺醋酸盐

【其他名称】抑那通。

【ATC 编码】L02AE02

【性状】白色或近白色引湿性粉末。

【药理学】是高活性的促性腺激素释放激素衍生的类似物，口服无效，皮下注射吸收良好，对中枢性早熟者用药后至第 28 天止，原形物及代谢物 M-1 的尿中排泄率分别为 1.8% 和 7.1%。

【适应证】子宫内膜异位症;对伴有月经过多、下腹痛、腰痛及贫血等的子宫肌瘤,可使肌瘤缩小和(或)症状改善;雌激素受体阳性的绝经前乳腺癌;前列腺癌;中枢性性早熟。

【用法和用量】前列腺癌、乳腺癌:皮下注射每次3.75mg,每4周1次。子宫内膜异位症:通常成人皮下注射每次3.75mg,每4周1次,对体重低于50kg时可以使用1.88mg的制剂。初次给药于经期开始后的第1~5日。子宫肌瘤:通常成人皮下注射每次1.88mg,每4周1次,对体重过重或子宫明显增大的患者应注射3.75mg。初次给药于经期开始后的第1~5日。中枢性性早熟症:皮下注射,剂量范围30~180μg/kg,每4周1次,可根据患者性腺轴抑制情况适当调整。

【不良反应】发热、咳嗽、呼吸困难等间质性肺炎症状(<0.1%),应密切观察患者的状态。发汗、性欲减退、阳痿、男子女性化乳房、睾丸萎缩、恶心、呕吐、食欲缺乏、过敏样症状(<0.1%)、尿频、尿潴留、血尿、排尿障碍、腰肩四肢疼痛、步行困难、心电图异常、心胸比例增大、注射部位疼痛、硬结、发红、发冷、体重增加、知觉异常、耳鸣、听力衰退、头部多毛、血尿酸及甘油三酯上升、良性颅内压升高等。可能出现伴AST、ALT值升高的肝功能障碍或黄疸,可能引发或加重糖尿病症状,治疗期间应密切监测血糖或HbA1c水平。可能出现血栓栓塞事件。

【注意】(1)肾功能障碍者、老年患者生理功能低下者慎用。

(2)只供皮下注射,选上臂、腹部、臀部注射,每次需换位。针头不得插入血管,嘱咐患者不得按摩注射部位。给药前应用附加的2ml溶媒将瓶内药物充分混悬,注意勿起泡沫。

(3)首次给药的初期,可能导致临床症状的一过性加重,通常会在继续用药过程中消失。应用中应定期检测LH-RH。当未达到抑制血中LH和FSH水平的作用时,应终止用药。

【制剂】注射用亮丙瑞林微球或缓释微球:3.75mg/瓶。

【贮法】微球(抑那通):室温保存;缓释微球:遮光、密闭,阴凉处保存。

戈舍瑞林[医保(乙)] Goserelin

$$\begin{array}{c} CH_3 \\ H_3C-\!\!\!\!\!\!\!\!\!\!\!\!\!\!\!\quad \!\!\!\!\!\!\!\!\!\!\!\!\!\!\!\!\!-CH_3 \\ | \\ \text{5-oxo-Pro-His-Trp-Tyr-D-Ser-Leu-Arg-PrO-NH-NH-CO-NH}_2 \end{array}$$

【其他名称】诺雷德。

【ATC编码】L02AE03

【性状】白色或近白色粉末。可溶于水,易溶于冰醋酸,可溶于稀矿物油和氢氧化碱溶液。

【药理学】是促性腺素释放素的一种类似物,较长时间使用抑制脑垂体促黄体生成素的合成,引起男性血清睾酮、女性血清雌二醇下降,男性病人第一次注射后21天血清睾酮浓度下降达去势水平,女性病人在初次给药后21天血清中雌二醇浓度受到抑制,男性病人前列腺肿瘤可消退,女性病人在以后每28天的治疗中维持绝经后水平,$t_{1/2}$约为2~4小时,肾功能不全者半衰期将会增加。

【适应证】适用于可用激素治疗的前列腺癌、绝经前期及围绝经期妇女的乳腺癌、缓解症状包括减轻疼痛并减少子宫内膜异位损伤的大小和数目。

【用法和用量】腹部皮下注射,每28天1次,每次3.6mg,如果必要可使用局部麻醉。子宫内膜异位症者治疗不应超过6个月。

【不良反应】可能出现皮疹、偶见注射部位轻度瘀血。男性患者可有潮红、性欲下降、乳房肿胀及触痛、骨骼疼痛暂时性加重、尿道梗阻、脊髓压缩等反应。女性患者有潮红、多汗、性欲下降、头痛、抑郁、阴道干燥、出血、乳房大小变化。子宫内膜异位症者用药后可出现不可逆的闭经。

【禁忌证】妊娠期妇女、哺乳期妇女禁用。

【注意】(1)有尿道阻塞或脊髓压迫危险的男性患者慎用。

(2)对女性患者可能引起骨密度丢失,应注意。

【制剂】缓释植入剂:每支3.6mg。

【贮法】25℃以下保存。

丙氨瑞林[医保(乙)] Alarelin

【其他名称】阿拉瑞林。

【药理学】为人工合成的促性腺激素释放激素九肽类似物,用药初可刺激垂体激素释放促黄体生成素(LH)和促卵泡素(FSH),引起卵巢内源性甾体激素短暂升高,重复用药可抑制垂体释放LH和FSH,使血中雌二醇水平下降。

【适应证】子宫内膜异位症。

【用法和用量】皮下或肌内注射,从月经来潮的第1~2天开始治疗,每次150μg,每日1次,或遵医嘱。制剂在临用前用2ml灭菌生理盐水溶解。对子宫内膜异位症3~6个月为一疗程。

【不良反应】有因低雌激素状态引起的症状,如潮热、盗汗、阴道干燥或情绪改变,个别病人可出现皮疹。

【禁忌证】妊娠期妇女、哺乳期妇女及原因不明阴道出血者禁用。

【注意】撤药时除因子宫内膜异位症患者可采用突然停药外,其余病人均需采用逐步撤药的方法。如用药期间出现淋漓出血,应咨询医生调整剂量,剂量可调至每日200μg,皮下注射或肌内注射。用药期间应采取有效的避孕措施(但禁用甾体激素避孕药)。如疗程超过6个月以上应注意可能发生骨质丢失。有抑郁症的患者,使用本品时应密切注意情绪变化。

【制剂】注射用阿拉瑞林:每支25μg;150μg。

【贮法】遮光密闭保存。

曲普瑞林[药典(二);医保(乙)] Triptorelin

【其他名称】醋酸曲普瑞林,达必佳,达菲林。

【ATC编码】L02AE04

【药理学】是天然促性腺激素释放激素(GnRH)的类似

物。肌内注射缓释剂型后,先经历一个初始释放阶段,随后进入有规律的均匀释放阶段,持续释放 28 天。

【适应证】前列腺癌;性早熟、女性不孕症(在体外受精-胚胎移植程序(IVF-ET)中与 HMG、FSH、HCG 联合使用,诱导排卵)。

【用法和用量】缓释剂型仅可肌内注射。性早熟:按体重一次 50μg/kg,每 4 周 1 次。女性不孕症:在月经周期第 2 天注射 1 支,当垂体脱敏后(血浆雌激素<50pg/ml),一般在注射本品后 15 天,开始联合使用促性腺激素治疗。

用于不育治疗下所需的垂体降调节(如 IVF、配子输卵管内移植 GIFT 和无辅助治疗方法的促卵泡成熟等),皮下注射,每日 1 次 0.1mg,可使用不同的治疗方案。

【不良反应】同戈那瑞林。

【注意】同戈那瑞林。

【制剂】注射剂 0.1mg(1ml)。粉针剂:每支 0.1mg;注射用双羟萘酸曲普瑞林:每瓶 15mg(含 2ml 溶剂 1 支)。

【贮法】遮光 2~8℃保存。

(梅　丹　李大魁)

第 61 章 避孕药

目前常用的女用避孕药大多由孕激素和雌激素配伍而成复方口服避孕药(COC),也有单方孕激素的避孕药及一些非甾体药物,它们能影响生殖过程中的不同环节,从而达到控制生育的目的。COC 适用于健康育龄期妇女的常规避孕。

根据作用环节的不同,女用避孕药可归纳为如下四类:①主要抑制排卵的药物:多为雌激素和孕激素组成的复方制剂。②主要阻碍受精的药物:如低剂量孕激素、外用杀精子剂及绝育药等。③主要干扰孕卵着床的药物:如较大剂量孕激素及其他事后避孕药。④主要影响子宫和胎盘功能的药物:如抗孕激素、3β-羟甾脱氢酶抑制剂及前列腺素等。

男用避孕药的研究和使用进展缓慢,目前尚无满意的药物。

正确使用 COC 的避孕有效率可达 99% 以上,COC 对生育的影响是可逆的,停药后即可恢复,COC 本身无致畸作用,不增加胎儿先天性畸形的风险,对染色体无影响。COC 对生育力有保护作用,高效、方便、安全地保护妇女。COC 使用与静脉血栓栓塞、脑卒中和心肌梗死等心血管疾病风险增加相关,健康妇女使用 COC,可降低卵巢癌、子宫内膜癌和结直肠癌的发生风险;不增加或轻微增加乳腺癌的发生风险;可增加宫颈癌的发生风险(但并非主要风险)。产后 6 个月内的女性、吸烟量超过 15 支的女性禁用口服避孕药物。近年来降低口服避孕药中雌激素和孕激素的含量、或开发高选择性孕激素、或使用较少雄激素或抗雄激素的孕激素,提升了避孕可靠性和耐受性。

61.1 短效口服避孕药

大多数短效口服避孕药系由孕激素和雌激素配伍组成,主要作用是抑制排卵。目前常用的有炔诺酮、甲地孕酮、炔诺孕酮、左炔诺孕酮等孕激素,与炔雌醇组成各种复方制剂。去氧孕烯和孕二烯酮并无雄激素作用,不降低 HDL,故优于左炔诺孕酮,已被广泛应用。

单用孕激素可用作探亲避孕药或事后避孕药,主要作用是增加宫颈黏液稠度、抑制子宫内膜发育及影响孕卵运行速度等。除较大剂量炔诺酮、甲地孕酮、炔诺孕酮等用作探亲避孕药外,还有孕二烯酮、双炔失碳酯等亦已应用。为实现最大的避孕效果,须按说明书正确服药。每天同一时间口服。如漏服或服用不正确,失败率会升高。如果漏服,应在想起时尽快补服一片。

紧急避孕药不应与米非司酮混淆使用。紧急避孕药是不抗早孕或致畸的,而米非司酮有终止妊娠的作用。

炔诺酮〔药典(二);医保(乙)〕 Norethisterone

OH
C≡CH
O

【ATC 编码】 G03AC01,G03DC02

【性状】 白色或类白色结晶性粉末;无臭,味微苦。在乙醇中微溶,在丙酮中略溶,在水中不溶。

【药理学】 为 19-去甲基睾酮衍生物,是一种口服有效的孕激素。其孕激素作用为炔孕酮的 5 倍,并有轻度雄激素和雌激素活性。能抑制下丘脑促黄体释放激素(LHRH)的分泌,并作用于腺垂体,降低其对 LHRH 的敏感性,从而阻断促性腺激素的释放,产生排卵抑制作用,因此主要与炔雌醇合用作为短效口服避孕药。单独应用较大剂量时,能使宫颈黏液稠度增加,以防止精子穿透受精,同时抑制子宫内膜腺体发育生长,影响孕卵着床,可作为速效探亲避孕药。口服容易吸收,经 0.5~4 小时血浓度达峰值,$t_{1/2}$ 约 5~14 小时,血浆蛋白结合率约 80%,作用时间在 24 小时以上。生物利用度平均为 64%。经肝代谢,大部分从尿中排泄。

【适应证】 除作为口服避孕药外,还可用于月经不调、子宫内膜异位症等。

【用法和用量】 (1) 探亲避孕药:于探亲前一天或当日中午起服用 1 片,至少连服 10~14 天,如果需要,可以接着改服短效口服避孕药。

(2) 治疗功能性子宫出血:每 8 小时服 1 片,连用 3 天血止后改为每 12 小时 1 次,7 日后改为每次 2.5~3.75mg,维持连续用 2 周左右。

(3) 子宫内膜异位症:每日 10~30mg,开始时每日 10mg,每 2 周后增加 5mg,最高为每日 30mg,分次服,连续服用 6~9 个月。

(4) 痛经、子宫内膜增长过快:每日 2.5mg,连续 20 日,下次于月经周期第 5 日开始用药,3~6 个周期为一疗程。

【不良反应】 恶心、头晕、倦怠,突破性出血。

【禁忌证】 重症肝肾病、乳房肿块患者和妊娠期妇女禁用。

【注意】 (1) 妊娠最初 4 个月内慎用,不宜用作早孕试验。

(2) 心血管疾病、高血压、肾功能损害、糖尿病、哮喘病、癫痫、偏头痛、未明确诊断的阴道出血、有血栓病史(晚期癌瘤治疗除外)、胆囊疾病和有精神抑郁史者慎用。

(3) 长期用药需注意检查肝功能,特别注意乳房检查。

【药物相互作用】 与利福平、氯霉素、氨苄西林、苯巴比妥、苯妥英钠、扑米酮、氯氮䓬、对乙酰氨基酚等同服可产生肝微粒体酶效应,加速炔诺酮和炔雌醇在体内的代谢,导致避孕失败、突破性出血发生率增高。

【制剂】 片剂:每片 0.625mg;2.5mg。复方炔诺酮片:每片含炔诺酮 0.6mg 和炔雌醇 0.035mg。滴丸剂:每粒 3mg。

【贮法】 遮光、密闭保存。

甲地孕酮〔药典(二);医保(甲)〕 Megestrol

【其他名称】 醋酸甲地孕酮,去氢甲孕酮,妇宁,宜利治。

【ATC 编码】 G03AC05,G03DB02,L02AB01

【性状】 常用其醋酸酯,为白色或类白色结晶性粉末;无臭,无味。不溶于水,微溶于乙醇,可溶于丙酮。

【药理学】 为合成孕激素衍生物,对激素依赖性肿瘤有一定抑制作用。作用机制同甲羟孕酮,可能是通过对垂体促性腺激素分泌的影响,控制卵巢滤泡的发育与生长,从而减少雌激素的产生。作用于雌激素受体,阻止其合成和重新利用,干扰其与雌激素的结合,抑制瘤细胞生长。此外,还可拮抗糖皮质激素受体,干扰甾体激素受体与细胞生长分化相关的调节蛋白间的相互作用。口服时孕激素作用约为黄体酮的 75 倍,注射时约为后者的 50 倍。口服吸收迅速,t_{max}2 小时,在肝中代谢,主要以葡萄糖醛酸结合物形式经肾排泄,消除相 $t_{1/2}$为 32.5 小时。

【适应证】 主要用于晚期乳腺癌和子宫内膜癌,对肾癌、前列腺癌和卵巢癌也有一定疗效,并可改善晚期肿瘤患者的食欲和恶病质。作短效口服避孕药,也可作肌内注射长效避孕药。还用于治疗痛经、闭经、功能性子宫出血、子宫内膜异位症及子宫内膜腺癌等。

【用法和用量】 (1) 用作短效口服避孕药:于每次月经第 5 天开始,每天口服 1 片,连服 22 天,停药后 3~7 天内行经;然后于行经的第 5 天再服下一周期的药。如漏服,次日晨必须补服 1 片,以免突破出血或避孕失败。产后或流产后在月经来潮再服。服药一个月可以避孕 1 个月,因此需要每个月服药。

(2) 乳腺癌:口服,每日 160mg,一次或分次服用。子宫内膜癌:根据疾病情况,一日 40~320mg,一次或分次服用或遵医嘱。

【不良反应】 最常见体重增加,常有便秘、高血压、呼吸困难、轻度水肿,少数有头晕、恶心、呕吐等,偶有不规则出血。

【禁忌证】 严重肝功能不全、血栓性静脉炎及血栓患者禁用。

【注意】 (1) 用作避孕药一般在睡前服,可减少不良反应。

(2) 治疗前排除妊娠。治疗期间必须有安全的避孕措施。

(3) 不应推荐在妊娠最初四个月内使用孕酮类药物。如果在妊娠最初四个月内使用了本品,应将本品对胎儿的潜在危险告知患者。正在使用本品的育龄妇女应劝其不要怀孕。

(4) 常规的密切监测适用于所有用本品治疗的复发性或转移性肿瘤患者,血栓性静脉炎病史者慎用。

(5) 不同适应证的剂量相差数十倍,药师审方应予注意。

【制剂】 片剂:每片 1mg;2mg;4mg;160mg。分散片:每片 40mg;80mg;160mg。

复方醋酸甲地孕酮片:每片含甲地孕酮 1mg 和炔雌醇 0.035mg。复方炔雌醇片:每片含炔诺酮 0.3mg、醋酸甲地孕酮 0.5mg 和炔雌醇 0.035mg。胶囊剂:每粒 80mg;160mg。

软胶囊:每粒40mg。

【贮法】遮光、密封保存。

炔诺孕酮[药典(二)] Norgestrel

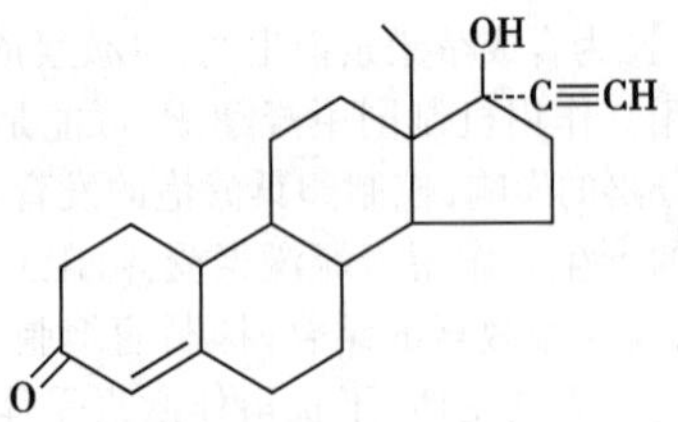

【其他名称】18-甲基炔诺酮。

【ATC编码】G03AC03,G03AA07,G03AB03,G03FA11,G03FB09,G03AA06,G03FA10,G03FB01

【性状】白色或近白色结晶性粉末;无臭,无味。不溶于水,微溶于醇,在三氯甲烷中溶解。

【药理学】为口服强效孕激素,其孕激素作用约为炔诺酮的5~10倍,并有雄激素、雌激素和抗雌激素活性。抗排卵作用较炔诺酮强,还能改变宫颈黏液稠度和抑制子宫内膜发育等作用。口服易从胃肠道吸收,经4~6小时血药浓度达峰值,$t_{1/2}$为27~35小时,主要代谢物从尿中排泄。

【适应证】单方或与炔雌醇组成复方用作短期避孕,也可通过剂型改变用作长效避孕药。还可用于治疗痛经、月经不调。

【用法和用量】在夫妇同居前两天开始服炔诺孕酮,每晚1片,连服10~15天,不能间断,如同居超过半个月应接服复方短效口服避孕药。复方炔诺孕酮片(长效口服避孕):于月经第5天口服用药1片,连服22天,服完等下次月经来后第5天重复服药。

【不良反应】可见恶心、呕吐、食欲缺乏、头昏、倦怠、痤疮、过敏性皮炎等。

【禁忌证】患有心血管疾病、肝肾病、糖尿病、哮喘病、癫痫、偏头痛、血栓性疾病、胆囊疾病以及精神病患者禁用。

【注意】(1)不能漏服,否则避孕会失败;如发生漏服时,应在24小时内补服。

(2)如发生突破性出血,可加服炔雌醇每日0.005~0.015mg。

【制剂】片剂:每片3mg。复方炔诺孕酮片:每片含炔诺孕酮0.3mg和炔雌醇0.03mg。

【贮法】遮光,密封保存。

左炔诺孕酮[药典(二)] Levonorgestrel

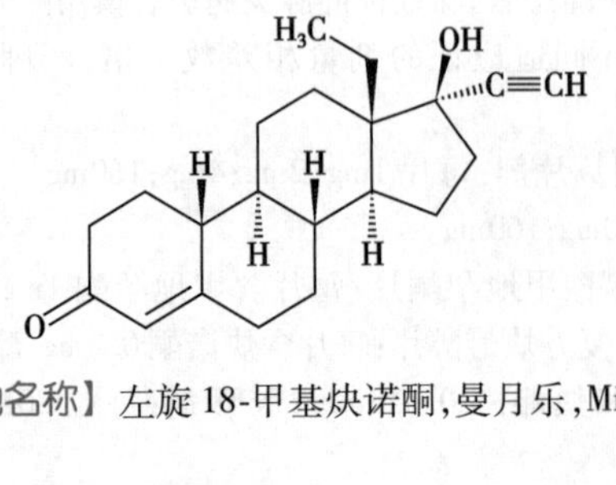

【其他名称】左旋18-甲基炔诺酮,曼月乐,Mirena。

【ATC编码】G03AC03

【性状】白色或近白色结晶性粉末;无臭,无味。不溶于水,微溶于醇,在三氯甲烷中溶解。

【药理学】为消旋炔诺孕酮的光学活性部分,其活性比炔诺孕酮强1倍,故使用剂量可减少一半。口服吸收迅速,经0.5~2小时血浓度达峰值,$t_{1/2}$约10~24小时。蛋白结合率93%~95%,生物利用度100%。较多分布在肝、肾、卵巢及子宫,代谢物主要以葡萄糖醛酸盐和硫酸盐形式从尿和粪便中排泄。

【适应证】与炔雌醇组成复方制剂作为短效口服避孕药。通过剂型改变,还可作成多种长效避孕药,如宫内节育器(曼月乐)、硅胶棒等。曼月乐还可治疗特发性月经过多,即非器质性病变引起的月经过多。

【用法和用量】单方制剂用作紧急避孕药,即在无防护措施或其他避孕方法偶然失误时使用:在房事后72小时内服一片/粒,如果是0.75mg的需隔12小时后再服1片。

宫内节育系统:育龄妇女须在月经开始的7天内放入宫腔,更换新的左炔诺孕酮宫内节育系统可以在周期的任何时间进行。该系统也可在妊娠早期流产后立即放置。产后放置应推迟至子宫完全复旧,最早不应早于分娩后6周。如果子宫复旧时间严重后推,应考虑等待直至产后12周再放置。

硅胶棒:于月经周期的1~5天,局麻下在上臂或股内侧做一长2~3mm的切口后,用埋植针将药棒呈扇形植入皮下,每人每次6支。伤口贴以"创可贴"后,纱布包扎即可。

【不良反应】偶有轻度恶心、呕吐,一般不需处理,其他见炔诺孕酮。

曼月乐放置后,大多数女性的月经模式会发生改变,出血时间延长或不规则出血,月经稀发。

硅胶棒:主要表现为月经紊乱(月经过频、经期延长、月经稀发、闭经或点滴出血等)、类早孕反应(恶心、头晕、乏力、嗜睡等),乳房胀痛,偶见体重增加、血压上升、痤疮、精神抑郁或性欲改变等,个别埋植局部发生感染。

【禁忌证】乳腺癌、生殖器官癌、肝功能异常或近期有肝病或黄疸史、静脉血栓病、脑血管意外、高血压、心血管病、糖尿病、高脂血症、精神抑郁及40岁以上妇女禁用。

曼月乐禁用于妊娠、现患盆腔炎或盆腔炎复发、下生殖道感染、产后子宫内膜炎、过去3个月内有感染性流产、宫颈炎、宫颈发育异常、子宫或宫颈恶性病变、孕激素依赖性肿瘤、不明原因的异常子宫出血、先天性或获得性子宫异常(包括使宫腔变形的肌瘤、增加感染易感性的疾病、急性肝脏疾病或肝肿瘤)。

硅胶棒:急慢性肝病、肾炎、肿瘤、糖尿病、甲亢、严重高血压、血栓性疾病、镰状细胞贫血、原因不明的阴道流血者、癫痫、可疑妊娠者和抗凝者禁用。

【注意】(1)紧急避孕药是避孕失误的紧急补救避孕药,不是引产药。越早服用越好。可在月经周期任何时间服用。也不宜作为常规避孕药。

(2)本品可能使下次月经提前或延迟,如逾期一周仍未来潮,应检查以排除妊娠。

（3）宫内节育系统为无菌包装，须注意无菌操作，若密封包装破损则应丢弃，或性状改变时禁用。本品放置于宫腔内可维持5年有效。如有下列任一情况或使用期间首次出现，应考虑取出该系统：偏头痛、局灶性偏头痛伴有不对称的视力丧失或提示有短暂性脑缺血的其他症状、特别严重的头痛、黄疸、血压明显增高、严重的动脉性疾病如卒中或心肌梗死。宫内节育系统不是年轻未产妇的首选方法，也不适合重度子宫萎缩的绝经后妇女。放置后4~12周必须随访检查，此后每年一次。

（4）硅胶棒应用于要求长期避孕的育龄妇女，既往月经不调、经常有闭经史者、产后或流产后尚未恢复正常月经者、哺乳期或45岁以上妇女不宜使用。计划妊娠者，需在取出六个月后方可受孕。埋植期间如妊娠，建议人工流产终止妊娠，并取出埋植剂。

【药物相互作用】如与苯巴比妥、苯妥英钠、利福平、利福布汀、卡马西平、大环内酯类抗生素、咪唑类抗真菌药、西咪替丁及抗病毒药（奈韦拉平，依法韦仑）等同时口服，可能影响本品的避孕效果。但其他途径因其作用机制是局部性的，故不认为会产生较大的影响。

【制剂】片剂：每片0.75mg，1.5mg；分散片：每片1.5mg；肠溶片：每片0.75mg，1.5mg。复方左炔诺孕酮片：每片含左炔诺孕酮0.15mg和炔雌醇0.03mg。左炔诺孕酮炔雌醇（三相）片：6片黄色：每片含左炔诺孕酮0.05mg和炔雌醇0.03mg；5片白色：每片含相应药物0.075mg和0.04mg；10片棕色：每片含相应药物0.125mg和0.03mg。左炔诺孕酮炔雌醚片：每片含左炔诺孕酮6mg和炔雌醚3mg。胶囊剂：肠溶胶囊：每粒1.5mg。滴丸剂：每粒0.75mg；复方左炔诺孕酮滴丸：每粒含左炔诺孕酮0.15mg，炔雌醇0.03mg。宫内节育系统（曼月乐）：每个放置套管含左炔诺孕酮52mg（20μg/24h）。埋植剂：左炔诺孕酮硅胶棒（Ⅰ）：36mg；左炔诺孕酮硅胶棒（Ⅱ）：75mg。

【贮法】遮光，密闭保存。

去氧孕烯　Desogestrel

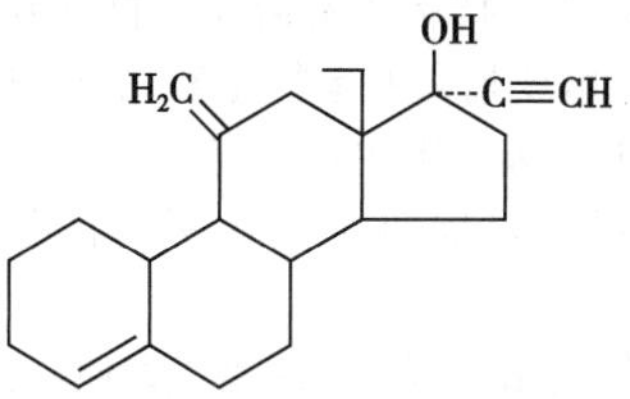

【其他名称】地索高诺酮。

【ATC编码】G03AC09

【性状】白色或近白色结晶性粉末；不溶于水，极易溶于无水乙醇，易溶于甲醇。

【药理学】为口服强效孕激素，其孕激素活性较炔诺酮强18倍、较炔诺孕酮强1倍。口服 $t_{1/2}$ 为21~42.5小时。最大特点是无雄激素作用，还可升高高密度脂蛋白（HDL）。抗雌激素活性亦强于炔诺酮和左炔诺孕酮。具有显著的排卵抑制作用，尚能改变宫颈黏液稠度、抑制子宫内膜发育等。本品及其代谢物与子宫内膜孕酮受体的亲和力高于黄体酮和炔诺酮。

【适应证】避孕。

【用法和用量】口服，在月经周期的第1天，即月经来潮的第一天开始服用，按照箭头所指的方向每日约同一时间服1片，连续服21天，随后停药7天，在停药的第8天开始服用新的一盒。

【不良反应】通常在使用复方口服避孕药的开始几个周期时会出现一些轻度的反应，如恶心、头痛、乳房胀痛以及在月经周期中点滴出血，少见呕吐、腹痛、腹泻；情绪低落、情绪改变；不能耐受隐形眼镜；乳房溢乳、阴道分泌物改变；各种皮肤不适（如皮疹、荨麻疹、光敏性、结节性红斑、多形性红斑）；体液潴留；体重改变；过敏反应；性欲改变等。

【禁忌证】严重肝功能障碍、血栓形成或栓塞、伴血管损害的糖尿病、严重高血压、严重异常脂蛋白血症、已知或怀疑的性激素依赖的生殖器官或乳腺恶性肿瘤、肝脏肿瘤（良性或恶性）、有或曾有严重肝脏疾病、肝脏功能未回复正常、不明原因的阴道出血、已妊娠或怀疑妊娠、哺乳期妇女禁用。

【注意】（1）以下情况慎用：肯定的静脉血栓家族病史、延长固定术、外科手术（尤其是腿部外科手术）或外伤、肥胖（体重指数超过30kg/m²）；吸烟（年龄超过35岁，每日吸烟>20支）、异常脂蛋白血症、肥胖（体重指数超过30kg/m²）、高血压、心脏瓣膜疾病、房颤、糖尿病，系统性红斑狼疮、溶血性尿毒症综合征、慢性肠炎性疾病（克罗恩病或溃疡性结肠炎）、高血脂患者。

（2）出现下列情况应停用并咨询医师：听力或视觉障碍、持续血压升高、胸部锐痛或突然气短、偏头痛、乳房肿块、癫痫发作次数增加、严重腹痛或腹胀、皮肤黄染或全身瘙痒等。

【药物相互作用】利福平、巴比妥类、苯妥英钠等可使去氧孕烯活性降低。奥卡西平、托吡酯和灰黄霉素可能也有影响。有报告氨苄西林和四环素可能使避孕失败。

【制剂】去氧孕烯炔雌醇片：每片含去氧孕烯0.15mg和炔雌醇20μg；去氧孕烯0.15mg和炔雌醇30μg。

孕二烯酮　Gestodene

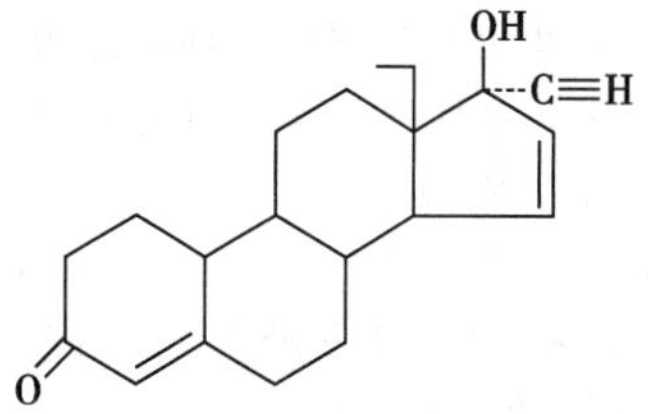

【ATC编码】G03AA10，G03AB06

【药理学】为迄今孕激素作用最强而使用剂量最低的一种避孕药。其孕激素活性为左炔诺孕酮的2倍，并无雄激素和雌激素活性，有抗雌激素作用。口服吸收迅速而完全，经1~2小时血浓度达峰值，生物利用度100%，消除 $t_{1/2}$ 为18小时。

【适应证】与炔雌醇组成复方制剂口服避孕。

【用法和用量】口服：从月经周期第1天开始，每天1片，连服21天；停药7日后，在第8日起开始服用新的一盒。

【不良反应】可有恶心、呕吐、头痛、体重增加、乳房胀、经间少量出血等。

【禁忌证】乳腺癌、生殖器官癌、肝功能异常或近期有肝病或黄疸史、阴道异常出血、镰状细胞性贫血、深部静脉血栓病、脑血管意外、高血压、心血管病、高脂血症、精神抑郁症及哺乳期妇女禁用。

【药物相互作用】(1) 可升高本品血药浓度的药物：如阿伐他汀、维生素 C 及药酶制剂如氟康唑等。三乙酰竹桃霉素与复方口服避孕药同时使用，可能会增加肝内胆汁淤积症的发生风险。

(2) 可使本品避孕效果降低的药物；抗菌药尤其是广谱抗菌药、药酶诱导剂如苯巴比妥、苯妥英钠、利福平等，应避免同时服用。

(3) 本品影响其他药物的疗效，使其作用减弱的有抗高血压药、抗凝血药及降糖药；使其疗效增强的有三环类抗抑郁药。

【制剂】片剂：复方孕二烯酮片：每片含孕二烯酮 75μg 和炔雌醇 30μg。

孕三烯酮[医保(乙)] Gestrinone

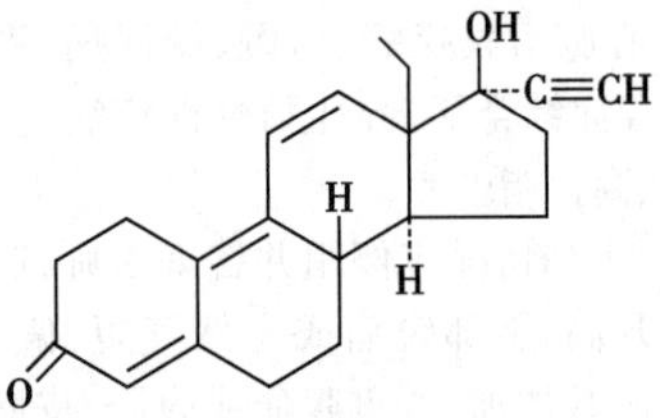

【其他名称】甲地炔诺酮，去氢炔诺酮，内美通。

【ATC 编码】G03XA02

【性状】白色或淡黄色结晶性粉末，无臭，无味。不溶于水，溶于乙醇、丙酮，易溶于三氯甲烷、甲醇。

【药理学】为中等强度孕激素，具有较强的抗孕激素和抗雌激素活性，亦有很弱的雌激素和雄激素作用。动物实验表明它能抑制孕激素分泌，也具有黄体酮对子宫内膜的作用，使子宫内膜及异位病灶细胞失活、退化，从而导致异位病灶萎缩，其抗生育作用可能是抑制排卵及抑制子宫内膜发育、改变宫颈黏液性质，影响卵子运行速度及拮抗内膜孕酮受体，从而干扰孕卵着床。

口服吸收快，t_{max}约为 3 小时，$t_{1/2}$为 24 小时，长期用药体内无药物蓄积现象。本品主要是通过羟基作用进行肝内代谢，形成成对结合的代谢产物。

【适应证】子宫内膜异位症。

【用法和用量】口服 1 次 2.5mg，每周 2 次，第一次于月经第 1 天服用，3 天后服用第 2 次，以后每周相同时间服用；如果发生一次漏服，应立即补服 2.5mg，再继续按时用药；对于多次漏服者，应暂停用药，待下次月经周期第一天重新开始用药。本品疗程为 6 个月。

【不良反应】少数人有头晕、乏力、胃部不适、痤疮、多毛及脂溢性皮炎、腿肿、体重增加、乳房缩小松弛等；也有月经周期缩短或延长、经量减少、不规则出血，但一般会自行减少。突破性出血发生率约 5%，国内临床观察见有氨基转移酶升高。

【禁忌证】妊娠、哺乳期妇女、严重心、肝或肾功能不全患者，以及既往在使用雌激素或孕激素治疗时有发生代谢或血管疾病患者禁用。

【注意】(1) 治疗前须排除怀孕的可能性。

(2) 服药期间要定期检查肝功能，氨基转移酶轻度升高者，服用保肝药，可继续治疗。如氨基转移酶明显升高且服保肝药也无效时则应停止治疗。

(3) 整个治疗期间须采取严格的避孕措施(禁用口服避孕药)，一旦发现妊娠，应停止治疗。

(4) 对伴高血脂患者，应监测 ALT、AST、胆固醇等水平，对有糖尿病的患者应监测血糖水平。

(5) 本品可引起体液潴留，故对心、肾功能不全者应密切观察。

(6) 运动员慎用。

【药物相互作用】同时服用利福平或抗癫痫药，能加速本品的代谢。

【制剂】胶囊剂：每粒 2.5mg。

【贮法】遮光，密闭保存。

双炔失碳酯 Anordrin

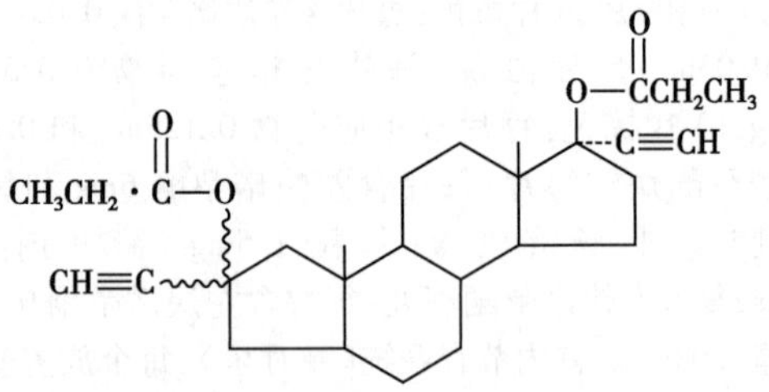

【性状】白色结晶性粉末，不溶于水，溶于乙醇，易溶于乙醚、三氯甲烷。

【药理学】为具有抗着床作用的避孕药，并无孕激素活性，其雌激素活性为炔雌醇的 1/36。小剂量与孕激素有协同作用，大剂量则有抗孕激素活性。能抑制子宫内膜腺体的发育，同时影响受精卵的运行速度，使其与内膜发育不同步，从而不利于着床。如在月经周期前期服药有排卵抑制作用。本品不受月经周期的限制，只需在房事后服用 1 片即可。

【适应证】适用于探亲或新婚夫妇使用，特别是探亲两周以上多次房事的妇女。

【用法和用量】口服：每次房事后立即服 1 片，但第一次房事后次日晨须加服 1 片；以后每天最多 1 片，每月不少于 12 片。如果探亲结束时还未服完 12 片，则需每天服 1 片，直至服满 12 片。

【不良反应】(1) 服药初期常见有恶心、呕吐、头晕、乏力、嗜睡等类早孕反应，必要时可对症处理，每天服用维生素 B_6 20mg 或维生素 C 100mg。偶有阴道出血、白带增多、乳胀、乳头发深色、腹胀、食欲缺乏、口干等。

(2) 少数人月经周期、经量有不同程度改变。对月经周期延长或闭经者，可加服甲羟孕酮25mg和炔雌醇0.015mg。

【禁忌证】肝、肾病患者，人工流产未满半年者、哺乳期妇女或腹泻妇女禁用。

【注意】如必须在房事前服药者，可在事前1小时内服用。

【制剂】肠溶片：每片含双炔失碳酯7.5mg、咖啡因20mg及维生素 B_6 30mg。

【贮法】遮光，密闭保存。

61.2 长效避孕药

多为孕激素与长效雌激素配伍或通过剂型改变而达到长效避孕的目的。

(1) 口服长效避孕药：左炔诺孕酮、氯地孕酮与炔雌醚配伍，均可作为每月口服一次的长效避孕药。

(2) 注射长效避孕针：复方己酸羟孕酮注射液、复方庚酸炔诺酮注射液均为每月一次的避孕药，周期控制则较好。

(3) 埋植剂：左炔诺孕酮埋植剂以低量恒定缓慢释药，有效期5年。

(4) 含药阴道环：左炔诺孕酮避孕环和甲硅环亦为低量恒定缓慢释放的剂型，有效期3～12个月。

(5) 含药宫内节育器：孕酮节育器也是一种缓释系统，能提高避孕有效率，降低脱落率，有效期5年。

氯地孕酮[药典(二)] Chlormadinone

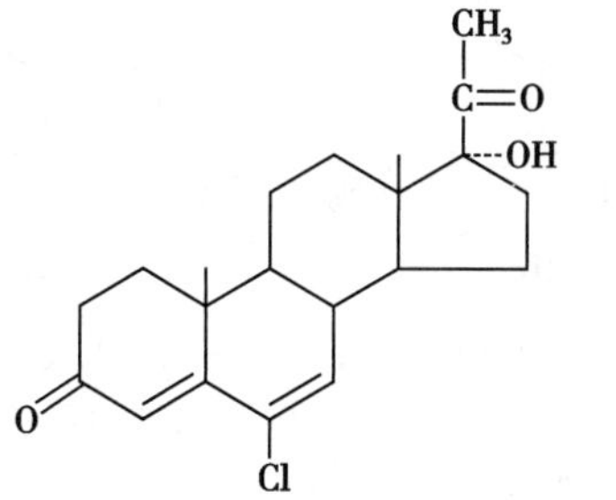

【其他名称】醋酸氯地孕酮。

【ATC编码】G03DB06

【性状】常用其醋酸酯，为白色或微黄色结晶性粉末；无臭，无味。在三氯甲烷中易溶，在甲醇中略溶，在水中不溶。熔点206～214.5℃。

【药理学】为口服强效孕激素，并无雌激素和雄激素活性。其抗排卵作用为炔诺酮的18.4倍。

【适应证】用于避孕。

羟孕酮 Hydroxyprogesterone

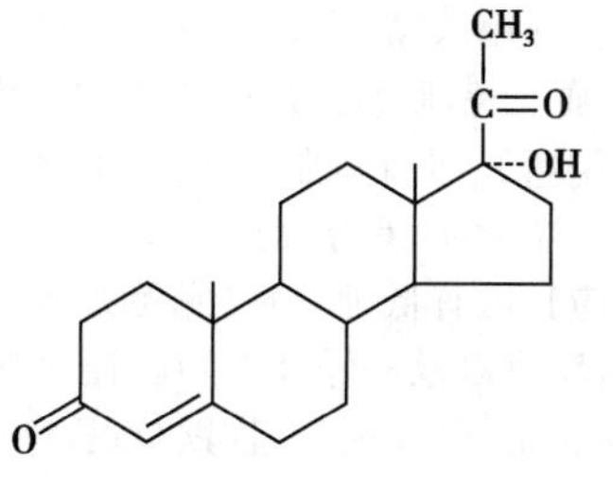

【其他名称】长效黄体酮。

【ATC编码】G03DA03

【性状】常用其己酸酯，为白色或乳白色结晶性粉末；无臭，微有气味。不溶于水，可溶于乙醚。

【药理学】本品为长效孕激素，其孕激素活性为黄体酮的7倍，并无雌激素活性。肌内注射后在局部沉积储存，缓慢释放，发挥长效作用，维持时间1～2周以上。

【适应证】本品与戊酸雌二醇配伍作长效注射避孕药，具有排卵抑制作用，每月肌内注射1次，避孕效果肯定。本品单用时可用于治疗习惯性流产、月经不调、子宫内膜异位症、功能性子宫出血等。

【用法和用量】复方己酸羟孕酮注射液：深部肌内注射，第一次于月经来潮第5天注射2支，以后每月1次，于月经来潮后10～12天注射1支(若月经周期短，宜在月经来潮的第10天注射，即药物必须在排卵前2～3天内注射，以提高避孕效果)。必须按月注射。注射液若有固体析出，可在热水中温热溶化后摇匀再用。

【不良反应】少数病人在用药后有恶心、呕吐、头昏、乏力、乳胀、疲乏等反应。

【禁忌证】肝肾病患者、心血管疾病和血栓史、高血压、糖尿病、甲状腺功能亢进、精神病或抑郁症、高血脂、子宫肌瘤、乳房肿块患者及妊娠期妇女禁用。

【注意】(1) 为保证避孕成功，并减少月经改变的不良反应，要按时注射，并须将药液抽净，作深部肌内缓慢注射。注射后留观15～20分钟，以防过敏。

(2) 注射后，一般维持14天左右后月经来潮。如注射后闭经，可隔28天再注射1次。如闭经达2个月，应停止注射，等待月经来潮。闭经期间要采用其他方法避孕，待月经来后再按第一次办法，重新开始注射。

(3) 子宫肌瘤、高血压患者慎用。使用过程中，定期体检，包括乳腺、肝功能、血压和宫颈刮片，发现异常者应即停药。

(4) 注射后，有人可出现月经改变(如经期延长、周期缩短、经量增多及不规则出血等，其发生率在用药半年以后即明显下降)，可及时按以下方法处理：①经期延长：已出血较多日期时，可口服复方炔诺酮片或复方甲地孕酮片，每日1～2片，连服4日，即可止血。在下次经前7天依同法连服4天，可预防出血，如此应用3个月后停用。如再出血，可依上法再用。②月经后出血：每天服炔雌醇0.0125～0.025mg，直至下次注射日期为止。但若已接近下次注射日期者，可不必处理。③月经周期缩短：注射后10天开始加服复方炔诺酮片或复方甲地孕酮片，每日1～2片，连用4～6天。④注射后长期出血不止：可口服复方炔诺酮片或复方甲地孕酮片4天。出血停止后一周，注射本品1支，于注射第11天，口服复方炔诺酮片或复方甲地孕酮片，每日1～2片，连服4天，可预防出血。

【制剂】复方己酸羟孕酮注射液：1ml中含己酸羟孕酮250mg和戊酸雌二醇5mg。

【贮法】密闭避光保存。

庚酸炔诺酮 Norethisterone Enanthate

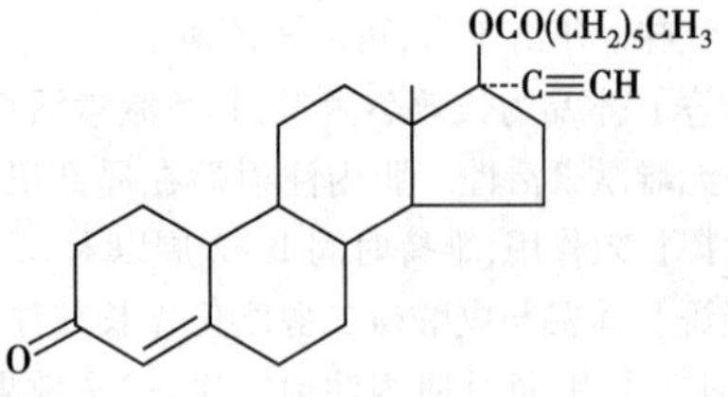

【其他名称】炔诺酮庚酸酯，Norigest。

【性状】白色或黄白色结晶性粉末，不溶于水，微溶于无水乙醇和丙酮，可溶于三氯甲烷。

【药理学】为长效孕激素，肌内注射后贮存在肌肉组织中逐步缓慢释放而发挥长效避孕作用。其主要作用为抑制排卵，尚能影响宫颈黏液稠度和抑制子宫内膜生长发育。注射后经5～7天血药浓度达峰值，$t_{1/2}$约为7.5～22.5天。单用肌内注射1次200mg，作用可维持2～3个月，可作为2个月一针的长效避孕药。本品与戊酸雌二醇配伍组成复方庚炔诺酮注射液，每月注射一次作用可维持30天，对月经周期的控制效果明显优于单用庚炔诺酮针。

【适应证】用于长效避孕。

【用法和用量】复方庚酸炔诺酮注射液：第一次于月经第5天肌内注射2支，第二周期起，每次于月经第10天肌内注射1支，每支可避孕1个月经周期。

【不良反应】可见恶心、呕吐、食欲缺乏、乳房胀痛、头晕、乏力、嗜睡等，但随用药次数增加而减少或消失。

【制剂】复方庚酸炔诺酮注射液：1ml含庚酸炔诺酮50mg和戊酸雌二醇5mg。

61.3 外用避孕药

主要是外用杀精子剂，除醋酸苯汞外，临床应用的有非离子型表面活性剂，如壬苯醇醚等。此外，老药新用如苯扎氯铵（洁尔灭）作为杀精子剂，临床也有满意效果。

壬苯醇醚[药典(二)] Nonoxinol

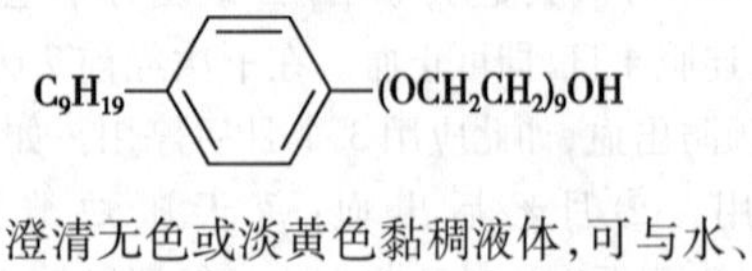

【性状】澄清无色或淡黄色黏稠液体，可与水、乙醇、玉米油混溶。

【药理学】为非离子型表面活性剂，是目前使用最普遍的一种外用杀精子药。主要作用是通过降低精子脂膜表面张力、改变精子渗透压而杀死精子或导致精子不能游动，从而使精子不能进入宫颈口，无法使卵受精，达到避孕的目的。本品避孕薄膜放入阴道深处后溶解成凝胶体（约5分钟），作用保持2小时。栓剂经10分钟生效，作用维持2～10小时。含药海绵放置后即可生效，作用维持至少24小时；它作为一种子宫颈口的机械性屏障，当精液与海绵接触即被吸收，同时海绵释放杀精剂，故避孕效果较好。

【适应证】女性外用短期避孕。

【用法和用量】（1）薄膜：女用时，于房事前10分钟，将药膜1张揉成松软小团推入阴道深处，使之溶解成凝胶体。每次性交须用新的药膜，最大用量每次不超过2张。

（2）栓剂：1次1粒，房事前10分钟放入阴道深处。

（3）凝胶剂：外用。阴道给药，一次3g。

【禁忌证】可疑生殖道恶性肿瘤者及有不规则阴道出血者禁用。

【不良反应】主要有阴道刺激局部反应，产生阴道分泌物增多及烧灼感。

【注意】（1）必须放入阴道深处，否则易导致避孕失败。本品放入约5分钟后，方可进行房事；若放入30分钟内未进行房事，再进行房事时，必须再次放药；重复房事者，需再次放药。

（2）房事后6～8小时内不要冲洗阴道。

【制剂】膜剂：每张膜含50mg（7cm×5cm）。栓剂：每粒50mg；80mg；100mg。凝胶剂：4%。

【贮法】膜剂，密闭在阴凉干燥处保存。栓剂，遮光，密闭保存。

61.4 男用避孕药

棉酚 Gossypol

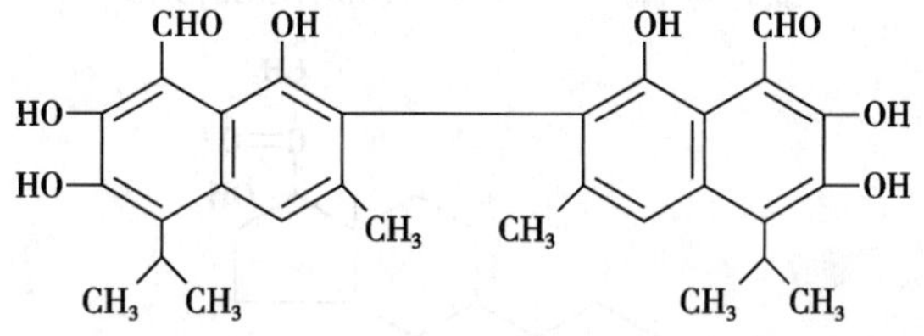

【性状】黄色粉末或结晶性粉末，无臭，无味。不溶于水，溶于甲醇、乙醇。本品至少有三种消旋体结晶，熔点相应为184℃、199℃及214℃。

【药理学】棉酚是锦葵科植物草棉、树棉或陆地棉成熟种子、根皮中提取的一种多元酚类物质，具有抑制精子发生和精子活动的作用。可作为一种有效的男用避孕药。其作用部位在睾丸生精上皮，以精子细胞和精母细胞最为敏感。由于破坏了生精上皮，从而导致精子畸形、死亡，直至无精子。临床上男性服药4个月后均出现无精子或极少精子，且不活动；停药后药效可持续3～5周，以后逐渐恢复生育功能。醋酸棉酚能保持抗生育活性，且不良反应略有降低。棉酚右旋体无效，左旋体为活性成分，因此，左旋棉酚的作用为棉酚的2倍。

【适应证】外用杀精子剂；还用于治疗妇科疾病，包括子宫功能性出血、子宫肌瘤并月经过多、子宫内膜异位症等。

【用法和用量】每日口服，1次1片，晚饭后服用。30天为一个疗程，常规为≤6疗程。

【不良反应】可有低钾血症、肌无力、食欲减退、恶心、呕吐等胃肠道反应以及心悸及肝功能轻度改变；可引起绝经的更年期症状出现，如闭经、性欲减退、潮热、皮肤瘙痒、出汗等。

【禁忌证】 妊娠期妇女及哺乳期的妇女、老年患者禁用。

【注意】 (1) 服药前有精索静脉曲张的病人在服用棉酚后特别容易发生生精上皮长期或永久性损伤，故需要恢复生精功能的服药者，应预先检查诊断。

(2) 心、肝、肾功能异常者慎用。

(3) 长期服用本品应注意检测血钾及心电图，如发生低钾血症，可口服或静脉补充钾盐，氯化钾每次 1mg，1 日 3 次。

【制剂】 复方片剂：每片含醋酸棉酚 20mg、氯化钾 250mg、维生素 B_1 10mg、维生素 B_6 10mg。

【贮法】 遮光，密闭保存。

（梅　丹　李大魁）

第62章 胰岛素和其他影响血糖的药物

胰岛中有7种细胞,各自分泌不同的激素。其中A细胞分泌高血糖素,可使血糖升高;B细胞分泌胰岛素,可使血糖降低;D细胞分泌生长抑素(somatostatin),可抑制生长激素、高血糖素及胰岛素的分泌。这三种激素共同调节和维持血糖的水平,也有效地互相调节这三种细胞的激素分泌(旁分泌系统)。

高血糖素主要用于治疗低血糖症。胰岛素是治疗糖尿病的主要药物。用于治疗糖尿病的药物尚有口服降血糖药及其他一些药物。

糖尿病是一种糖、蛋白质和脂肪代谢障碍性疾病,其原因众多,但主要是因为胰岛素分泌或生成异常。糖尿病可分为胰岛素依赖型糖尿病(insulin dependent diabetes mellitus,又称1型,T1DM)及非胰岛素依赖型糖尿病(noninsulin dependent diabetes mellitus,又称2型,T2DM)。T1DM患者内源性胰岛素分泌不足,需用胰岛素治疗。T2DM患者的高血糖血症与三种主要的代谢异常有关:葡萄糖引起的胰岛素分泌失常;肝向血释放葡萄糖增多;胰岛素刺激外周组织摄取葡萄糖的能力下降。也有人认为T2DM患者的有关细胞对胰岛素的敏感性降低了。胰岛素也可用于治疗T2DM,但用于治疗T2DM尚有口服降血糖药以及一些其他降血糖药。

62.1 高血糖素

高血糖素〔医保(乙)〕 Glucagon

His—Ser—Glu(NH_2)—Gly—Thr—Phe—Thr—Ser—Asp—Tyr—Ser—Lys—Tyr—Leu—Asp—Ser—Arg—Arg—Ala—Glu(NH_2)—Asp—Phe—Yal—Glu(NH_2)—Trp—Leu—Met—Asp(NH_2)—Thr

【其他名称】胰高血糖素,升血糖素。

【ATC编码】H04AA01

【性状】为白色或类白色细微结晶性粉末,无臭,无味。溶于稀酸及稀碱液。

【药理学】系胰岛 α_2 细胞分泌的一种单链多肽类激素:分子量为3482.8。可拮抗胰岛素的作用,对代谢的影响与肾上腺素有相似之处。具有:①升高血糖作用:促进肝糖原分解和促进糖异生,其代谢作用的主要靶器官是肝脏,促进cAMP的生成。②正性肌力作用:胰高血糖素的正性肌力作用不被普萘洛尔所阻断,可使心肌收缩力增加,心率加快,心排血量增加,血压上升。③对其他内分泌腺的作用:能兴奋肾上腺髓质。分泌儿茶酚胺类物质,也能增加胰岛素、甲状腺激素、降钙素及生长激素的分泌。④对消化系统的作用:可增加胆汁和肠液的分泌,抑制胃、小肠及结肠的蠕动等。此外,可增加肾血流量,促进尿中钠、钾、钙的排泄。

【适应证】用于严重低血糖症,在一时不能口服或静脉注射葡萄糖时特别有用。对心源性休克有效。

【用法和用量】肌内注射、皮下注射或静脉注射,用于低血糖症,每次0.5~1.0mg,5分钟左右即可见效。如10分钟仍不见效,则应尽快静脉使用葡萄糖。用于心源性休克,连续静脉滴注，每小时1～12mg。

【不良反应】偶见恶心、呕吐，可能会出现暂时心跳加速；有时出现血糖过高，低钾血症。

【禁忌证】对本品过敏者禁用。

【注意】①如对危急病例仅怀疑低血糖而尚未肯定时，不可代替葡萄糖静脉注射。②使用本品后，一旦低血糖昏迷患者恢复知觉，应及时给予葡萄糖(如可能，最好口服)，补充肝糖原储备，避免发生继发性低血糖。

【制剂】注射剂：每支1mg(1ml)。

62.2 胰岛素

62.2.1 药理作用及应用

胰岛素可增加葡萄糖的利用，能加速葡萄糖的无氧酵解和有氧氧化，促进肝糖原和肌糖原的合成和贮存，并能促进葡萄糖转变为脂肪，抑制糖原分解和糖异生，因而能使血糖降低。此外，本品能促进脂肪的合成；抑制脂肪分解，使酮体生成减少，纠正酮症酸血症的各种症状；能促进蛋白质的合成，抑制蛋白质分解。本品和葡萄糖同用时，可促使钾从细胞外液进入组织细胞内。

用于糖尿病，特别是胰岛素依赖型糖尿病：①重型、消瘦营养不良者；②轻、中型经饮食和口服降血糖药治疗无效者；③合并严重代谢紊乱(如酮症酸中毒、高渗性昏迷或乳酸酸中毒)、重度感染、消耗性疾病(如肺结核、肝硬化)和进行性视网膜、肾、神经等病变以及急性心肌梗死、脑血管意外者；④合并妊娠、分娩及大手术者。也可用于纠正细胞内缺钾。

62.2.2 应用胰岛素的注意事项

(1) 胰岛素过量可使血糖过低、其症状视血糖降低的程度和速度而定。可出现饥饿感、精神不安、脉搏加快、瞳孔散大、焦虑、头晕、共济失调、震颤、昏迷甚至惊厥。必须及时给予食用糖类。出现低血糖休克时，静脉注射50%葡萄糖注射液50ml，必要时再静脉滴注5%葡萄糖注射液。注意必须将低血糖性昏迷与严重酮症酸血症相鉴别。有时在低血糖后可出现反跳性高血糖，即索莫吉反应。若睡前尿糖阴性，而次晨尿糖强阳性，参考使用胰岛素剂量，应考虑夜间可能发生低血糖症，此时应试行减少胰岛素剂量，切勿再加大胰岛素剂量。

(2) 为了防止血糖突然下降，来不及呼救而失去知觉，应给每一患者随身携带记有病情及用胰岛素情况的卡片，以便不失时机及时抢救处理。

(3) 注射部位可有皮肤发红、皮下结节和皮下脂肪萎缩等局部反应。故须经常更换注射部位。

(4) 混悬型胰岛素注射液禁用于静脉注射，只有可溶性胰岛素如短效胰岛素(包括人和动物来源)可以静脉给药。

(5) 极少数患者可产生胰岛素耐受性：即在没有酮症酸中毒的情况下，每日胰岛素需用量高于200U。其主要原因可能为感染、使用皮质激素或体内存在有胰岛素抗体，能和胰岛素结合。此时可更换用不同动物种属的制剂或加服口服降血糖药。

(6) 低血糖、肝硬化、溶血性黄疸、胰腺炎、肾炎等患者禁用。

(7) 胰岛素可少量被聚氯乙烯注射器或输液管线吸附，含量愈低吸附愈高，使用剂量应考虑此因素。

(8) 过敏反应：动物胰岛素和人的胰岛素结构有差异，有抗原性；另外胰岛素制剂中混有的胰岛素原和其他杂质也有抗原性。动物胰岛素发生过敏者可换用人胰岛素。应用人胰岛素或提高制剂纯度，将有利于减少过敏反应。但仍有少数患者对人胰岛素制剂发生过敏，除一部分对添加剂过敏的患者外，确有一部分患者对人胰岛素分子过敏，可能是商品制剂中高度浓缩的人胰岛素分子多聚体的形成导致了抗原性的增加。对人胰岛素过敏者可试用胰岛素类似物。脱敏疗法在多种情况下均有效。少数发生荨麻疹等，偶见过敏性休克(可用肾上腺素抢救)。全身性的过敏反应偶有发生而且有些很严重，有可能危及生命。

62.2.3 胰岛素的贮藏

未开瓶使用的胰岛素应在2～8℃条件下冷藏密闭避光保存，不可冰冻。已开瓶使用的胰岛素注射液可在室温(最高25℃)保存最长4～6周(生物合成人胰岛素及预混胰岛素注射液为6周，其他注射液为4周)，避免光照和受热。使用中的胰岛素笔芯不要放在冰箱里，可以与胰岛素笔一起使用或者随身携带，在室温最长保存4周。冷冻后的胰岛素不可使用。

62.2.4 胰岛素的分类及其特点

胰岛素制剂的研制开发进展迅速，临床常用的胰岛素品种繁多，可按来源、作用时间、制备工艺等不同进行分类。

(1) 根据胰岛素来源不同分类：可将胰岛素分为人胰岛素、牛胰岛素和猪胰岛素。①人胰岛素分子量为5808，是一种小分子的蛋白质，是由胰腺胰岛的B细胞分泌的激素物质，由A、B两条氨基酸肽链组成，A链有21个氨基酸，B链有30个氨基酸，AB两链之间有两处以二硫键连接。②猪胰岛素与人胰岛素结构类似，仅有一个氨基酸不同，即将人胰岛素B30位上的苏氨酸换成了丙氨酸。③牛胰岛素与人胰岛素有3个氨基酸不同，首先是将人胰岛素B30位上的苏氨酸换成了丙氨酸，除此之外还将A8位上的苏氨酸和A10位上的异亮氨酸换成了丙氨酸和缬氨酸。

(2) 根据胰岛素制备工艺不同分类：可将胰岛素分为由动物胰腺提取、适当纯化的猪、牛胰岛素，以及酶修饰、重组DNA技术等不同制备工艺来源的胰岛素。

1) 经动物胰腺提取或适当纯化的猪、牛胰岛素：传统胰岛素(conventional insulin)是指早期由猪、牛胰脏或其混合物中提取的、只经过一步重结晶纯化得到的含有多种生物活性杂质的提取物，目前已逐渐被淘汰。①单峰胰岛素(single-peak insulin)：是指经凝胶过滤纯化处理后，胰岛素原含量显著降低的胰岛素。②单组分胰岛素(monocomponent insulin)和高纯化胰岛素(highly purified insulin)：是指经凝胶过滤处理后，再用离子交换色谱进行纯化的胰岛素，其中胰岛素原含量进一步降低,并能去除胰岛素衍生物和胰多肽等杂质。

2）半合成及合成人胰岛素:指采用不同制备工艺获得的、与人胰岛素氨基酸序列完全相同的胰岛素,如半合成人胰岛素(semisynthetic human insulin)。人胰岛素[human insulin emp(enzyme-modified pork insulin,emp)]是以猪胰岛素为原料,经过酶修饰后得到的人胰岛素;生物合成人胰岛素(biosynthetic human insulin),包括人胰岛素 crb[human insulin(chain recombinant by biotechnology,crb)]、人胰岛素 prb[human insulin prb(pro-insulin recombinant biosynthesis, prb)]和人胰岛素 pyr[human insulin pyr(precursor yeast recombinant,pyr)],是通过重组 DNA 技术,利用经过基因修饰的细菌产生的人胰岛素。

3）胰岛素类似物(insulin analogues):是利用重组 DNA 技术,通过对人胰岛素的氨基酸序列进行修饰生成的、可模拟正常胰岛素分泌和作用的一类物质,它们具有较普通胰岛素更适合人体生理需要的特性,目前已经用于临床的有赖脯胰岛素(insulin lispro)、门冬胰岛素(insulin aspart)和谷赖胰岛素(insulin glulisine)三种超短效胰岛素类似物,甘精胰岛素(insulin glargine)、地特胰岛素(insulin detemir)和德谷胰岛素(insulin degludec)等长效胰岛素类似物。

4）加入添加剂处理后的胰岛素制剂:为了延长胰岛素的作用时间,通常将胰岛素制成混悬液。其中一种是将蛋白质与胰岛素制成混合物后,使胰岛素在体内能够缓慢释放,例如"精蛋白锌胰岛素"(protamine zinc insulin),其中精蛋白含量高于胰岛素,以及"低精蛋白锌胰岛素"(neutral protamine hagedorn,NPH),其中含有等分子的胰岛素和精蛋白。另一种方法是对胰岛素粒子大小进行修饰,以延长胰岛素的作用时间,各种"胰岛素锌混悬液"(insulin zinc suspensions)就属于这种类型。

(3) 根据胰岛素作用时间长短,可将胰岛素分为:①超短效胰岛素(类似物):包括门冬胰岛素、赖脯胰岛素和谷赖胰岛素,其优点是和胰岛素相比,更加符合胰岛素的生理分泌模式,餐前注射吸收迅速,皮下吸收较人胰岛素快3倍,起效迅速,持续时间短,能更加有效地控制餐后血糖并减少低血糖的发生。其次是用药时间灵活,餐前或餐后立刻给药可以达到与餐前 30 分钟注射胰岛素相同的降血糖效果,有利于提高患者的依从性,通常与中效或长效胰岛素合并使用。②短效胰岛素[普通(常规)胰岛素,中性胰岛素]:目前主要有动物来源和重组人胰岛素来源两种。是指将结晶型胰岛素制成酸性或中性 pH 的溶液后供治疗用。外观为无色透明溶液,该胰岛素未经添加剂处理或结构修饰、不能延长胰岛素的作用时间,属于短效胰岛素,可在病情紧急情况下静脉输注,又称为"可溶性胰岛素"(soluble insulin)。③中效胰岛素:最常见的制剂是低精蛋白锌胰岛素(neutral protamine hagedorn,NPH);其他种类还有慢胰岛素(胰岛素锌混悬液,insulin zinc suspensions,lente insulin),但目前在国内极少使用。④长效胰岛素:包括精蛋白锌胰岛素(protamine zinc insulin)和特慢胰岛素(insulin ultralente,extended insulin zinc suspension),后者目前在国内极少使用。⑤超长效胰岛素(类似物):包括甘精胰岛素(insulin glargine)、地特胰岛素(insulin detemir)、德谷胰岛素(insulin degludec)。⑥预混胰岛素:"双(时)相胰岛素"(biphasic insulin)是指含有两种胰岛素的混合物,组合方式可以是短效或超短效胰岛素与中效或长效胰岛素混合。其优点是使用方便,注射次数相对少,并可以减少注射时混合可能造成的剂量不准确及避免相对较复杂的操作。缺点是由于是预混,只有有限的混合方案,对于一些比较特殊的混合要求难以达到。

(4) 根据胰岛素的制剂类型分类:除传统注射剂以外,目前胰岛素新开发了胰岛素笔芯、胰岛素笔、特充装置、胰岛素连续皮下注入装置(CSII)以及喷射注射器系统等。吸入性胰岛素目前在国外已有上市制剂(Exubera),但在国内尚未见应用于临床。

胰岛素〔药典(二);基;医保(甲)〕 Insulin

【其他名称】正规胰岛素,常规胰岛素,普通胰岛素,短效胰岛素,速效胰岛素,可溶性胰岛素,中性胰岛素,Regular Insulin,RI。

【ATC 编码】A10AB01,A10AC0,A10AD0,A10AE01,A10AB03,A10AC03,A10AD03,A10AE03

【性状】为白色或类白色结晶性粉末。在水、乙醇、三氯甲烷或乙醚中几乎不溶;在无机酸或氢氧化钠溶液中易溶。制剂为无色澄明液体,可供静脉使用。

【药理学】胰岛素根据来源可分为动物源性和人源性胰岛素,动物源性胰岛素由于氨基酸序列与人胰岛素有一定差异,过敏反应发生率比较高,而且剂量需要较大。

动物源性胰岛素皮下注射,0.5~1 小时起效,2~4 小时达峰,作用维持 6~8 小时;人源性胰岛素皮下注射,0.5 小时内起效,1~3 小时达峰,作用持续时间大约 8 小时。人源性胰岛素较动物源性胰岛素起效快,作用时间长。不同部位皮下注射的吸收差别很大。静脉注射后 10~30 分钟起效,10~30 分钟达峰,持续 0.5~1 小时,在血液循环中 $t_{1/2}$ 为 5~10 分钟。

【适应证】用于:①1 型糖尿病。②2 型糖尿病重度、消瘦、营养不良者。③轻、中度 2 型糖尿病经饮食和口服降血糖药治疗无效者。④糖尿病合并严重代谢紊乱(如酮症酸中毒、高渗性昏迷或乳酸酸中毒)、重度感染、消耗性疾病(如肺结核、肝硬化)和进行性视网膜、肾、神经等病变及急性心肌梗死、脑血管意外者;⑤合并妊娠、分娩及大手术者。⑥胰岛素与葡萄糖同时输注,可促使钾离子从细胞外液进入组织细胞内,而纠正高钾血症和细胞内缺钾。

【用法和用量】短效胰岛素用法一般为餐前 30 分钟皮下注射,用药后 30 分钟内须进食含碳水化合物的食物(以免给药后发生血糖过低症)。

每日 3~4 次。早餐前的一次用量最多,午餐前次之,晚餐前又次之,夜宵前用量最少。本品是可以静脉注射的胰岛素制剂,只有在急症时(如糖尿病性昏迷)才用。

因患者的胰岛素需要量受饮食热量和成分、病情轻重和稳定性、体型胖瘦、体力活动强度、胰岛素抗体和受体的数目和亲和力等因素影响，使用剂量应个体化。此外，小量(5～10U)尚可用于营养不良、消瘦、顽固性妊娠呕吐、肝硬化初期(同时注射葡萄糖)。本品还常与中效或长效胰岛素合并使用。

【禁忌证】对本品及其他成分过敏者禁用。

【注意】由于短效胰岛素皮下的吸收过程，导致其峰形较超短效胰岛素宽，和人的正常生理分泌模式有一定差异。餐前30分钟用药不易把握，进餐时间提前容易导致血糖控制不佳，进餐时间延后容易发生低血糖，血糖波动较大。余见62.2.2应用胰岛素的注意事项。

【药物相互作用】①口服抗凝血药、水杨酸盐、磺胺类药物、甲氨蝶呤，可与胰岛素竞争血浆蛋白，使血中游离胰岛素升高，增强胰岛素的作用。②口服降血糖药与胰岛素有协同作用。③蛋白同化激素能降低葡萄糖耐量，增强胰岛素的作用。④乙醇、氯霉素可加强胰岛素的作用。⑤肾上腺皮质激素、甲状腺素、生长激素能升高血糖，合用时能对抗胰岛素的降血糖作用。⑥噻嗪类利尿药可减低胰岛素的降血糖作用。⑦β受体拮抗剂可阻断肾上腺素的升高血糖反应，干扰机体调节血糖功能，与胰岛素合用时，要注意调整剂量，否则易引起低血糖。

【制剂】重组人胰岛素注射液：每瓶400U(10ml)。重组人胰岛素笔芯：300U(3ml)。生物合成人胰岛素注射液：每瓶400U(10ml)。生物合成人胰岛素笔芯：300U(3ml)。胰岛素(猪)注射液：每瓶400U(10ml)。

门冬胰岛素〔医保(乙)〕 Insulin Aspart

【其他名称】诺和锐。

【ATC编码】A10AB05，A10AD05

【性状】制剂为无色澄明液体，可供静脉使用。

【药理学】普通短效的可溶性人胰岛素皮下注射后形成六聚体，与单体形成一定的聚合-解离平衡，释放到血液需要一定的时间。门冬胰岛素注射到皮下后单体聚合成六聚体的倾向降低，能够快速释放入血，因此，与普通短效胰岛素相比，吸收速度快，起效迅速，作用持续时间短。属超短效胰岛素。皮下注射门冬胰岛素后，10～20分钟起效，最大作用时间为注射后1～3小时，降糖作用持续3～5小时。

【适应证】用于控制餐后血糖，也可与中效胰岛素合用控制晚间或晨起高血糖。

【用法和用量】于三餐前15分钟至进餐开始时皮下注射1次，根据血糖情况调整剂量。

【禁忌证】对本品及其他成分过敏者禁用。

【注意】由于超短效胰岛素比普通胰岛素起效快，持续作用时间短，所以一般须紧邻餐前注射，用药10分钟内须进食含碳水化合物的食物。如果注射后不进食或者进食时间延后将导致低血糖的发生，而且发生时间比普通胰岛素早。余见62.2.2应用胰岛素的注意事项。

【药物相互作用】同普通胰岛素。

【制剂】注射剂：每支300U(3ml)。

赖脯胰岛素〔医保(乙)〕 Insulin Lispro

【其他名称】优泌乐。

【ATC编码】A10AB04，A10AC04，A10AD04

【性状】制剂为无色澄明液体，可供静脉使用。

【药理学】作用机制同门冬胰岛素。15～20分钟起效，30～60分钟达峰，降糖作用持续4～5小时。它可以作为常规可溶性胰岛素的替代物，发挥速效降糖作用，属超短效胰岛素，也可与精蛋白结合作为中效制剂。

【适应证】用于控制餐后血糖，也可与中效胰岛素合用控制晚间或晨起高血糖。

【用法和用量】【禁忌证】【注意】【药物相互作用】同门冬胰岛素。

【制剂】注射液：300U(3ml)。

谷赖胰岛素〔医保(乙)〕 Insulin Glulisine

【其他名称】艾倍得。

【ATC编码】A10AB06

【性状】制剂为无色澄明液体。

【药理学】为与常规人胰岛素等效的一种重组人胰岛素类似物。比常规人胰岛素起效更快、作用时间更短。皮下给药时，其降糖作用在10～20分钟内开始起效。经静脉途径给药时，谷赖胰岛素与常规人胰岛素在降糖活性上是等效的。

【适应证】治疗成人糖尿病。

【用法和用量】本品应在餐前0～15分钟内或餐后立即给药，可按照与中效或长效胰岛素或基础胰岛素类似物联合使用的方案给药，也可联合口服降糖药使用。本品应以皮下注射或持续的皮下泵输注法给药。

【禁忌证】对活性成分或者其中任何辅料过敏者禁用，低血糖禁用。

【注意】本品可用于妊娠及哺乳期妇女，但剂量可能需要做相应的调整。其余见胰岛素。

【药物相互作用】同普通胰岛素。

【制剂】注射剂：每支300U(3ml)(预填充笔)。

低精蛋白锌胰岛素〔基；医保(甲)〕 Insulin Zinc Protamine

【其他名称】中效胰岛素，Neutral Protamine Hagedorn，NPH。

【ATC编码】A10AB，A10AC，A10AD，A10AE

【性状】制剂为白色或类白色混悬液，可肌内注射，严禁静脉使用。

【药理学】是胰岛素混合到锌和鱼精蛋白磷酸缓冲液复合物中的混悬剂，胰岛素和鱼精蛋白的分子比例为1∶1，所以又称"Isophane Insulin Suspension"。主要产品有动物来源和重组人胰岛素来源两种。NPH是在胰岛素中加入精蛋白，其机制是因为人胰岛素含酸性氨基酸较多，等电点在4

左右,与碱性蛋白(精蛋白或珠蛋白)结合后,等电点升高与体液 pH 接近,皮下注射后在注射部位形成沉淀(蛋白质在等电点时带净电荷为 0,溶解度最低,最容易形成沉淀),作用时间延长,加入微量锌使其稳定。皮下注射低精蛋白锌胰岛素,平均 1.5 小时起效,4~12 小时达峰,作用维持 18~24 小时。

【适应证】用于糖尿病控制血糖,一般与短效胰岛素配合使用,提供胰岛素的日基础用量。

【用法和用量】中效胰岛素可于睡前或早餐前每天一次给药,或者早晚每日 2 次给药。以控制空腹血糖。剂量根据病情而定,混悬型胰岛素在每次抽取前应缓慢摇动使其混匀,禁猛烈振荡。

【不良反应】与长效胰岛素相比释放曲线的变异较小。优点是皮下注射后缓慢平稳释放,引起低血糖的危险较短效制剂小,同时血液中始终保持一定浓度的胰岛素,对胰岛素基础分泌量低的患者控制血糖波动比较有利。

【禁忌证】对本品及鱼精蛋白过敏者禁用。

【注意】若患者对低精蛋白锌胰岛素过敏,则肝素过量时应禁用鱼精蛋白作拮抗治疗。余见 62.2.2 应用胰岛素的注意事项。

【制剂】注射剂:每瓶 400U(10ml);笔芯:300U(3ml)。

精蛋白锌胰岛素〔药典(二);医保(甲)〕 Protamine Zinc Insulin

【其他名称】长效胰岛素。

【性状】制剂为白色或类白色混悬液,严禁静脉使用。

【药理学】精蛋白锌胰岛素是在低精蛋白锌的基础上加大鱼精蛋白的比例,使其更接近人的体液 pH,溶解度更低,释放更加缓慢,作用持续时间更长。长效胰岛素的用法一般为每日注射 1 次,满足糖尿病患者的基础胰岛素需要量。皮下注射后 3~4 小时起效,12~20 小时达峰,作用维持 24~36 小时。

【适应证】用于糖尿病控制血糖,一般和短效胰岛素配合使用,提供胰岛素的日基础用量。

【用法和用量】于早餐前 0.5 小时或睡前皮下注射 1 次,剂量根据病情而定,每日用量一般为 10~20U。混悬型胰岛素在每次抽取前应缓慢摇动使其混匀,禁猛烈振荡。

【禁忌证】对本品及鱼精蛋白过敏者禁用。

【注意】长效胰岛素的特点是可减少注射次数,但由于长效制剂多是混悬液剂型,可能造成吸收和药效的不稳定。余见 62.2.2 应用胰岛素的注意事项。

【制剂】注射剂:每支 400U(10ml);800U(10ml)。

甘精胰岛素〔基〕 Insulin Glargine

【其他名称】超长效胰岛素,来得时,Lantus。

【ATC 编码】A10AE04

【药理学】甘精胰岛素在中性 pH 液中溶解度低,在酸性(pH=4)注射液中完全溶解,注入皮下组织后酸性溶液被中和,形成细微沉淀物,持续释放少量甘精胰岛素,具有长效、平稳的特点,无峰值血药浓度。属每日用药 1 次的长效制剂。皮下注射起效时间为 1.5 小时,较中效胰岛素慢,有效作用时间达 22 小时左右,同时几乎没有峰值出现,作用平稳。

【适应证】用于基础胰岛素替代治疗。一般也和短效胰岛素或口服降糖药配合使用。

【用法和用量】睡前皮下注射 1 次,每次 0.3~0.4U/kg,满足糖尿病患者的基础胰岛素需要量。

【制剂】注射剂:每支 300U(3ml)。

地特胰岛素 Insulin Detemir

【其他名称】诺和平,Levemir。

【ATC 编码】A10AE05

【药理学】地特胰岛素注射后可在皮下形成独特的双六聚体,该聚合过程使地特胰岛素的作用延迟。

【适应证】用于治疗糖尿病。

【用法和用量】与口服降糖药联合治疗:起始剂量为 10U 或 0.1~0.2U/kg,每天 1 次皮下注射。以后根据早餐前平均自测血糖浓度进行个体化的调整。作为基础-餐时胰岛素给药方案的一部分。

【制剂】注射剂:每支 300U(3ml)(笔芯)。

德谷胰岛素 Insulin Degludec

【其他名称】诺和达。

【ATC 编码】A10AE06

【药理学】首个超长效基础胰岛素类似物,注射后可在皮下形成多种六边结构,给药后的 3~4 天德谷胰岛素浓度达到稳态水平,皮下给药达稳态时半衰期接近 25 小时,与剂量无关。

【适应证】用于治疗糖尿病。

【用法用量】本品可在一天的任何时间皮下注射,每天 1 次,根据患者的血糖监测结果调整剂量,每 3~4 天调整 1 次。未接受过胰岛素治疗的 1 型糖尿病患者,推荐开始剂量是每天总胰岛素剂量的约三分之一至半量。初始每天胰岛素总剂量可以按 0.2~0.4U/kg 计算。每天总胰岛素量的其余部分应给予一种短效胰岛素,在用餐时使用。未接受过胰岛素治疗的 2 型糖尿病患者,推荐开始剂量是 10U,每天 1 次。

【注意】见 62.2.2 应用胰岛素的注意事项。

【禁忌证】对本品及其任一辅料过敏者禁用。

【制剂】注射剂:每支 100U(3ml);200U(3ml)(预填充笔)。

胰岛素预混制剂〔医保(甲)〕

【其他名称】双(时)相胰岛素,诺和灵,优泌林,Biphasic Insulins,Novolin,Humulin。

【药理学】预混胰岛素含有标示百分比的短效胰岛素和中效胰岛素,可同时具有短效和长效胰岛素的作用。制剂中短效成分起效迅速,可以较好地控制餐后高血糖,中效成分持续缓慢释放,主要起替代基础胰岛素分泌作用。例如中性胰岛素30%/低精蛋白锌胰岛素(NPH)70%,0.5小时内起效,2~8小时达峰,作用最长持续24小时。中性胰岛素50%/低精蛋白锌胰岛素(NPH)50%,0.5小时内起效,2~12小时达峰,作用最长持续16~24小时。

【适应证】用于糖尿病控制血糖。

【用法和用量】于早餐前0.5小时皮下注射1次,剂量根据病情而定。有时需要于晚餐前再注射1次。混悬型胰岛素在每次抽取前应缓慢摇动使其混匀,禁猛烈振荡。

【禁忌证】对本品及鱼精蛋白过敏者禁用。

【注意】见62.2.2应用胰岛素的注意事项。

【制剂】注射剂:每支400U(10ml)。笔芯:每支300U(3ml)。诺和灵30R:含30%的短效胰岛素(R)和70%的中效胰岛素。诺和灵50R:含短效胰岛素和中效胰岛素各50%。优泌林70/30:含30%的短效胰岛素和70%的中效胰岛素。

胰岛素类似物预混制剂[医保(乙)]

【其他名称】门冬胰岛素30,门冬胰岛素50,精蛋白锌赖脯胰岛素混合注射液25R,精蛋白锌赖脯胰岛素混合注射液50R。

【药理学】预混胰岛素类似物是一种双时相胰岛素类似物,含有不同比例的短效胰岛素类似物和精蛋白短效胰岛素类似物。短效胰岛素类似物与人胰岛素相比起效迅速,可在更接近用餐时(餐前0~10分钟)给药。精蛋白短效胰岛素类似物作用特点类似于低精蛋白锌胰岛素(NPH),作用持续时间可达14~24小时。

【适应证】用于糖尿病控制血糖。

【用法和用量】紧邻早餐前皮下注射1次,剂量根据病情而定。有时需要于晚餐前再注射1次。混悬型胰岛素在每次抽取前应缓慢摇动使其混匀,禁猛烈振荡。本品比预混人胰岛素起效更快,所以一般在就餐前注射。必要时,可在餐后立即给药。本品决不能经静脉给药,也不可用于肌内注射。

【禁忌证】对本品及鱼精蛋白过敏者禁用。

【注意】见62.2.2应用胰岛素的注意事项。

【制剂】笔芯:每支300U(3ml)。

门冬胰岛素30注射液:含30%可溶性门冬胰岛素和70%精蛋白门冬胰岛素。

门冬胰岛素50注射液:含50%可溶性门冬胰岛素和50%精蛋白门冬胰岛素。

精蛋白锌重组赖脯胰岛素混合注射液(25R):含赖脯胰岛素25%,精蛋白锌赖脯胰岛素75%。

精蛋白锌重组赖脯胰岛素混合注射液(50R):含赖脯胰岛素50%,精蛋白锌赖脯胰岛素50%。

62.3 口服及其他降糖药

口服及其他降糖药包括以下几类:①磺酰脲类:第一代如甲苯磺丁脲、氯磺丙脲等;第二代如格列本脲、格列吡嗪、格列齐特、格列美脲、格列喹酮等。②促胰岛素分泌剂:如瑞格列奈,那格列奈。③双胍类:如二甲双胍。④α-葡萄糖苷酶抑制剂:如阿卡波糖、伏格列波糖。⑤噻唑烷二酮类胰岛素增敏剂:如吡格列酮,罗格列酮。⑥DDP-4抑制剂如西格列汀、沙格列卡维格列汀、利格列汀、阿格列汀。⑦钠-葡萄糖协同转运蛋白2(SGLT-2)抑制剂,如达格列净、恩格列净、卡格列净。⑧胰高血糖素样肽-1(GLP-1)相关降糖药物:GLP-1受体激动剂,如艾塞那肽、利拉鲁肽。

磺脲类降糖药可刺激胰岛B细胞释放胰岛素,因此仅对B细胞尚有一定功能的患者有用。第一代磺脲类药物并不常用,因为其作用持续时间较长,发生低血糖及低钠血症等不良反应的风险较高,且早期研究表明心血管风险也较高(甲苯磺丁脲)。建议使用较短效的格列吡嗪、格列齐特,或者格列美脲。使用甲苯磺丁脲、格列本脲的患者中,尤其是年龄较大者,低血糖和其他不良反应的发生率相对较高。

甲苯磺丁脲[药典(二)] Tolbutamide

$$CH_3-C_6H_4-SO_2NHC(=O)-NHC_4H_9$$

【其他名称】D-860。

【ATC编码】A10BB03,V04CA01

【性状】为白色结晶或结晶性粉末,无臭,无味。在丙酮或三氯甲烷中易溶,在乙醇中溶解,在水中几乎不溶,在氢氧化钠溶液中溶解。

【药理学】为磺脲类口服降血糖药,主要选择性地作用于胰岛B细胞,促进胰岛素的分泌。还能纠正2型糖尿病患者外周组织的胰岛素抵抗。半衰期4~7小时,作用持续约10小时。

【适应证】一般用于成年后发病,单用饮食控制无效而胰岛功能尚存的轻、中度糖尿病患者。对胰岛素抵抗患者,可加用本品。

【用法和用量】餐前服药效果较好,如有胃肠反应,进餐时服药可减少反应。口服,每日剂量1~2g,每日2~3次。从小剂量开始,每1~2周加量一次。

【不良反应】主要是低血糖,胃肠道反应可有腹胀、腹痛、厌食、恶心、呕吐等,餐后服药可减轻。少见皮疹、骨髓抑制、粒细胞减少、血小板减少、严重黄疸、肝功能损害等。

【禁忌证】外科手术、妊娠期妇女、哺乳期妇女、对磺胺及本品过敏者、严重肝肾功能不全者、胰岛素依赖型糖尿病、非胰岛素依赖型糖尿病伴酮症酸中毒、昏迷、严重烧伤、感染、外伤、白细胞减少者禁用。

【注意】①体质虚弱、高热、恶心和呕吐、甲状腺功能不正常者、老人等慎用。②服用本类药物可增加体重,加重肥胖糖尿病患者病情,应限制每日摄入总热量。

【药物相互作用】见表62-1口服降血糖药的药物相互作用。

表 62-1　口服降血糖药的药物相互作用

药物	相互作用的药物	相互作用的结果
甲苯磺丁脲、醋酸己脲、格列本脲、格列吡嗪、格列齐特、格列喹酮	乙醇、西咪替丁、氯霉素、氟康唑、磺胺类药物和抗凝药	可延缓降糖药的代谢,增加降糖作用
	双香豆素类抗凝血药、水杨酸盐、贝特类降脂药、磺胺类药物	竞争降糖药与蛋白结合,增加降糖作用
	乙醇、水杨酸类、胍乙啶、单胺氧化酶抑制剂、奎尼丁、胰岛素和其他口服降糖药	药物本身具有降糖作用,增加降糖效果
	β 受体拮抗剂	增加低血糖危险,掩盖低血糖症状
	噻嗪类利尿药、糖皮质激素、雌激素、苯妥英和利福平	使降糖药的降血糖效果降低,可能需增加用药剂量
	乙醇	磺脲类药物可增强乙醇毒性,治疗期间宜戒酒
格列美脲	磺胺、水杨酸、保泰松、双香豆素等	格列美脲作用被增强
二甲双胍	维生素 B_{12}	可减少肠道吸收维生素 B_{12},使血红蛋白减少,产生巨红细胞贫血
	双香豆素类药	抗凝血作用加强,可致出血倾向
	加压素	升压作用增强
瑞格列奈、那格列奈	二甲双胍	发生低血糖的危险性增加
	单胺氧化酶抑制剂、非选择性 β 受体拮抗剂、ACE 抑制剂、非甾体抗炎药、水杨酸盐、奥曲肽、乙醇及促合成代谢的激素	降糖作用增强
	β 受体拮抗剂	可能掩盖低血糖症状
	口服避孕药、噻嗪类药物、肾上腺皮质激素、达那唑、甲状腺激素、拟交感神经药	降糖作用削弱
	酮康唑、伊曲康唑、红霉素、氟康唑	升高降糖药血药浓度
	利福平、苯妥英钠	降低降糖药血浆水平
阿卡波糖、伏格列波糖	胰岛素、其他口服降糖药	可能导致低血糖反应
	抗酸剂、考来烯胺、消化酶制剂	可降低降糖作用

【制剂】片剂:每片 0.5g。

【贮法】常温密闭保存。

格列本脲〔药典(二);基;医保(甲)〕 Glibenclamide

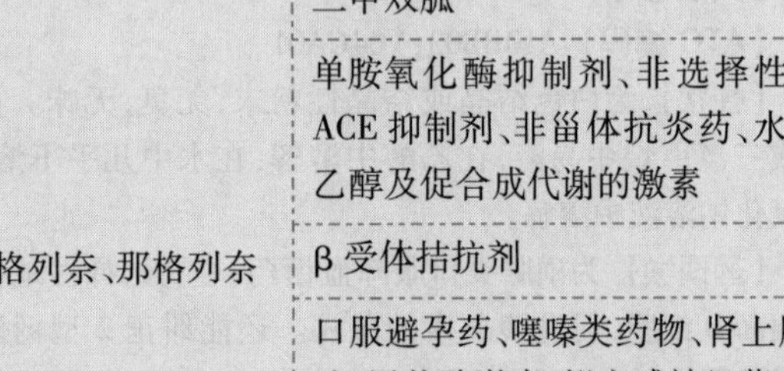

【其他名称】优降糖。

【ATC 编码】A10BB01

【性状】为白色结晶性粉末,几乎无臭,无味。在三氯甲烷中略溶,在甲醇或乙醇中微溶,在水或乙醚中不溶。

【药理学】第二代磺脲类口服降糖药。降血糖作用机制同甲苯磺丁脲。其作用较甲苯磺丁脲强 200~250 倍。口服后 30 分钟出现作用,半衰期为 10 小时,持续约 16~24 小时,蛋白结合率达 95%。

【适应证】用于饮食不能控制的轻、中度 2 型糖尿病。

【用法和用量】开始时每日剂量 2.5~5mg,早餐前一次服;或一日 2 次,早晚餐前各 1 次,然后根据情况每周增加 2.5mg,一般每日量为 5~10mg,最大不超过 15mg。

【不良反应】与甲苯磺丁脲相似,但本品为长效药物,更易发生严重低血糖反应,应从小剂量开始使用本品。

【禁忌证】参见甲苯磺丁脲。

【注意】参见甲苯磺丁脲。复方降糖药“消渴丸”中含有格列本脲成分,使用中应注意相应不良反应和禁忌证。

【药物相互作用】见表62-1口服降血糖药的药物相互作用。

【制剂】片剂：每片2.5mg。

【贮法】常温密闭保存。

格列吡嗪[药典(二);基;医保(甲、乙)] Glipizide

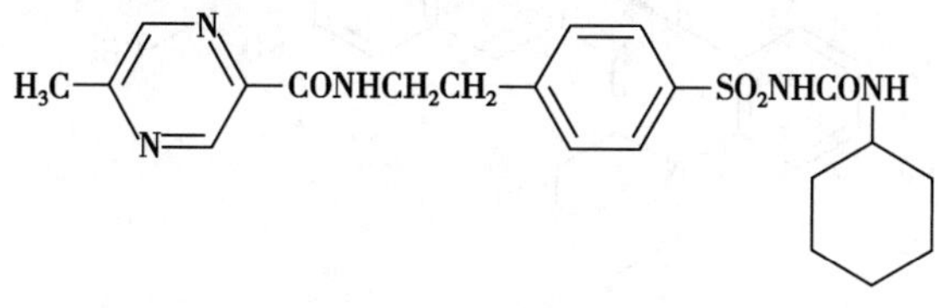

【其他名称】瑞易宁。

【ATC编码】A10BB07

【性状】为白色结晶粉末，无臭，不溶于水和乙醚，略溶于乙醇和三氯甲烷。

【药理学】第二代磺脲类口服降糖药，降血糖作用机制同甲苯磺丁脲。口服吸收快，t_{max}约1～2小时，持续作用时间约24小时。其代谢物无活性，由肾排出。$t_{1/2}$为2～4小时。1日内可排泄药量的97%。3日内可全部排出，无明显蓄积，故较少引起低血糖。

【适应证】本品主要用于单用饮食控制治疗未能达到良好控制的轻、中度非胰岛素依赖型患者。

【用法和用量】一般一日2.5～20mg，先从小量2.5～5mg开始，餐前30分钟服用。一日剂量超过15mg时，应分成2～3次餐前服用。控释片：一日1次，1次5～10mg，根据血糖指标调整剂量，部分患者需15mg，最大日剂量20mg。

【不良反应】较少引起低血糖，程度亦较轻。

【禁忌证】参见甲苯磺丁脲。

【注意】参见甲苯磺丁脲。控释片需整片吞服，不能嚼碎分开和碾碎；患者不必担心在粪便中偶然出现类似药片样的东西（为不吸收的外壳）；对严重胃肠道狭窄的患者（病理性或医源性）应慎用。

【药物相互作用】见表62-1口服降血糖药的药物相互作用。

【制剂】片剂：每片2.5mg；5mg。控释片：每片5mg。

【贮法】常温、密闭保存。

格列齐特[药典(二);基;医保(乙)] Gliclazide

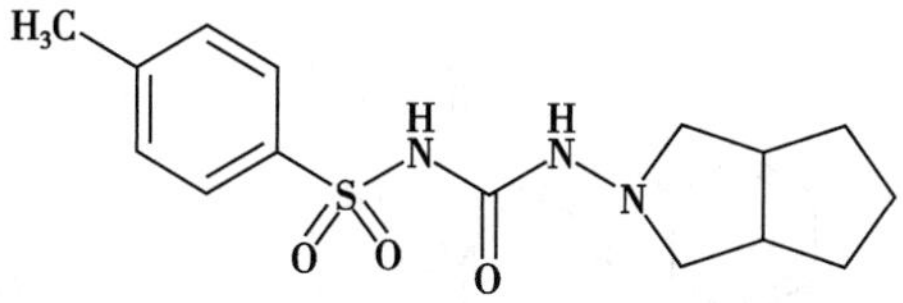

【其他名称】达美康。

【ATC编码】A10BB09

【性状】白色或近白色粉末，不溶于水，微溶于乙醇，极微溶于丙酮，易溶于三氯甲烷。

【药理学】第二代磺脲类口服降糖药，降血糖作用机制同甲苯磺丁脲。口服t_{max}为2～6小时，$t_{1/2}$约为10～12小时，大部分在肝脏代谢，代谢产物无显著降糖活性，主要由肾排出。

【适应证】用于成人2型糖尿病。

【用法和用量】（1）缓释片：①初始剂量建议为每日30mg，每日服药1次，于早餐时服用。如血糖水平控制不佳，剂量可逐次增至每日60mg、90mg或120mg，每次增量间隔至少4周（如治疗2周后血糖仍无下降时除外），通常日剂量范围为30～120mg，最大日剂量为120mg。②65岁以上患者开始治疗时每天1次，每次30mg。③高危患者如严重或代偿较差的内分泌疾病（腺垂体功能不足、甲状腺功能减退、肾上腺功能不足）、长期和（或）大剂量皮质激素治疗撤停、严重心血管疾病（严重冠心病、颈动脉严重受损、弥漫性血管病变）建议以每天30mg最小剂量开始治疗。

（2）普通片：开始时一日2次，一日40～80mg，早晚两餐前服用；连服2～3周，然后根据血糖调整用量；一般剂量一日80～240mg，最大日剂量不超过240mg。

（3）用格列齐特缓释片代替其他口服降糖药，应考虑先前使用药物的降糖强度和代谢半衰期，以免药物累加引起低血糖风险。用格列齐特缓释片代替格列齐特普通片时，一片80mg普通片相当于一片缓释片，替代时必须监测血糖。

【不良反应】【禁忌证】【注意】参见甲苯磺丁脲。

【药物相互作用】见表62-1口服降血糖药的药物相互作用。

【制剂】片剂：每片80mg。缓释片：每片30mg。

【贮法】常温密闭保存。

格列喹酮[药典(二);基;医保(乙)] Gliquidone

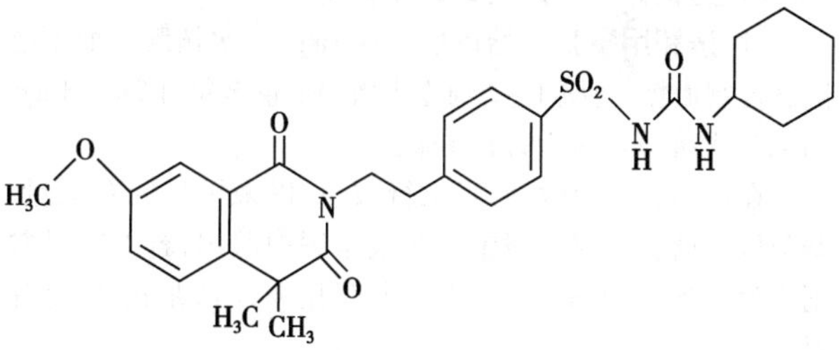

【其他名称】糖适平。

【ATC编码】A10BB08

【性状】本品为白色粉末，熔点178～182℃。

【药理学】第二代磺脲类口服降糖药。口服吸收快，t_{max}为2～3小时，$t_{1/2}$为1～2小时。95%经肝脏代谢，主要经胆汁从粪便排出，只有5%经肾排泄。本品起效和餐后血糖上升高峰时间比较一致，半衰期短，持续时间短，引起严重持久的低血糖危险性较小。

【适应证】用于2型糖尿病合并轻至中度肾病者，但严重肾功能不全时，则应改用胰岛素治疗。

【用法和用量】口服，开始时15mg，应在餐前30分钟服用。1周后按需调整，必要时逐步加量。一般日剂量为15～120mg，日剂量为30mg以内者可于早餐前一次服用，更大剂量应分3次，分别于三餐前服用，最大日剂量不得超过180mg。

【注意】本品很少经肾脏排泄,适用于有轻度至中度肾功能损害的患者。

【药物相互作用】见表62-1口服降血糖药的药物相互作用。

【制剂】片剂:每片30mg。

【贮法】常温、密闭保存。

格列美脲〔药典(二);医保(甲)〕 Glimepiride

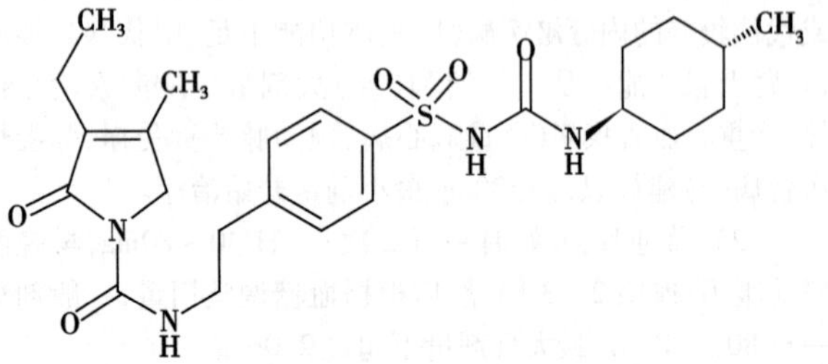

【其他名称】亚莫利。

【ATC编码】A10BB12

【性状】白色或近乎白色粉末。可呈多晶现象,几乎不溶于水,微溶于三氯甲烷,极少量溶于甲醇、乙醇。

【药理学】属磺脲类促胰岛素分泌剂,但与受体结合及离解的速度皆较格列本脲为快,较少引起较重的低血糖。本品的胰外作用,可增加葡萄糖的摄取。本品口服后较迅速而完全吸收,空腹或进食时对吸收无明显影响。t_{max}为2~3小时,口服4mg后C_{max}为300ng/ml。$t_{1/2}$约为5~8小时。在肝脏内通过细胞色素P-450酶氧化代谢,代谢物无活性。

【适应证】用于成人2型糖尿病。

【用法和用量】开始用量一日1mg,一次顿服。如不能满意控制血糖,每隔1~2周逐步增加剂量至每日2mg、3mg、4mg,最大推荐剂量为每日6mg。

在达到满意疗效后,可试行减量,以采用最低有效量,避免低血糖。建议早餐前不久或早餐中服用,若不吃早餐则于第一次正餐前不久或餐中服用。以适量的水整片吞服。

从其他口服降糖药改用本品时,一般考虑原使用药物的降糖强度和代谢半衰期,以免药物累加引起低血糖风险;从胰岛素改用本品应在医生严密监测下进行。

【不良反应】可见肝酶升高,极个别肝功能进展损害,如肝炎可能发展成肝功能衰竭;皮肤过敏如瘙痒、皮疹和荨麻疹;个别病例可出现对光过敏以及血钠降低。少见恶心、呕吐和腹泻、胃内压迫或饱胀感和腹痛。罕见中度血小板、白细胞、红细胞和粒细胞减少、溶血性贫血和全血细胞减少。

【禁忌证】参见甲苯磺丁脲。

【注意】服药时用水整片吞服,不要嚼碎。定期检查肝功能和血液学检查(尤其是白细胞和血小板)。

【药物相互作用】见表62-1口服降血糖药的药物相互作用。

【制剂】片剂:每片1mg;2mg。胶囊剂:每粒2mg。

【贮法】常温、密闭保存。

瑞格列奈〔药典(二);基;医保(乙)〕 Repaglinide

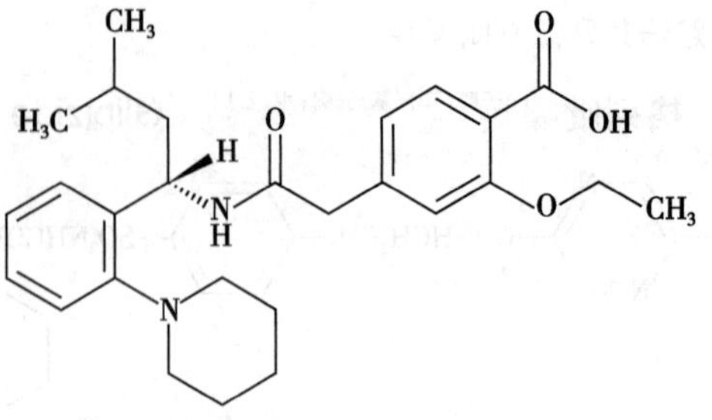

【其他名称】诺和龙。

【ATC编码】A10BX02

【性状】为白色结晶性粉末,无臭。

【药理学】为新型的非磺酰脲类短效口服促胰岛素分泌降糖药。刺激胰腺释放胰岛素使血糖水平快速降低,此作用依赖于胰岛中有功能的B细胞。与其他口服促胰岛素分泌降糖药的不同在于其通过与不同的受体结合以关闭B细胞膜中ATP-依赖性钾通道,使B细胞去极化,打开钙通道,使钙的流入增加,诱导B细胞分泌胰岛素。本品促胰岛素分泌作用较磺酰脲类快,降餐后血糖亦较快。

【适应证】用于饮食控制、降低体重与运动不能有效控制高血糖的2型糖尿病。与二甲双胍合用对控制血糖有协同作用。

【用法和用量】应在餐前30分钟内服用。剂量依个人血糖而定,推荐起始剂量为0.5mg,最大的推荐单次剂量为4mg,但最大日剂量不超过16mg。

【不良反应】可能发生低血糖,通常较轻微。腹痛、恶心罕见,腹泻、呕吐和便秘和视觉异常、肝脏异常非常罕见。皮肤过敏反应如瘙痒、皮疹、荨麻疹。转氨酶指标升高,多为轻度和一过性。

【禁忌证】对本品过敏者、1型糖尿病、伴随或不伴昏迷的糖尿病酮症酸中毒、严重肝肾功能不全、妊娠期或哺乳期妇女、12岁以下儿童禁用。

【药物相互作用】参见表62-1口服降血糖药的药物相互作用。

【制剂】片剂:每片0.5mg;1mg;2mg。

【贮法】常温、密闭保存。

那格列奈〔药典(二);医保(乙)〕 Nateglinide

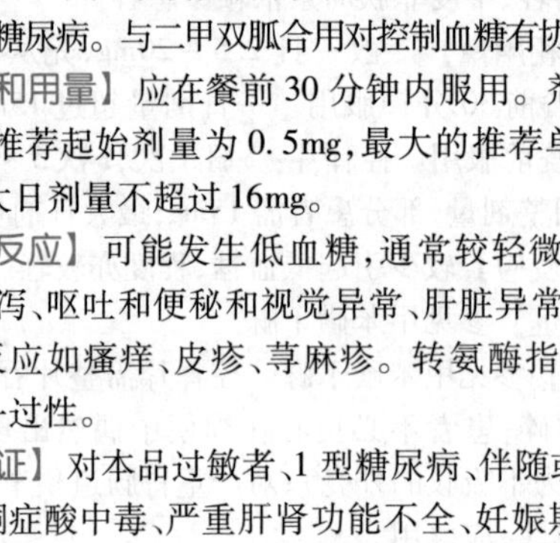

【其他名称】唐力。

【ATC编码】A10BX03

【药理学】【适应证】同瑞格列奈。

【用法和用量】本品可单独应用，也可与二甲双胍合用，起始剂量一次 60mg，一日 3 次，餐前 15 分钟服药。常用剂量为餐前 60～120mg，并根据糖化血红蛋白（HbAlc）检测结果调整剂量。

【不良反应】少见低血糖、皮肤瘙痒、皮疹、荨麻疹，极少患者出现肝酶增高，其程度较轻且为一过性，很少导致停药。

【禁忌证】对本品过敏者、1 型糖尿病、糖尿病酮症酸中毒、妊娠期或哺乳期妇女、儿童禁用。

【药物相互作用】参见表 62-1 口服降血糖药的药物相互作用。

【制剂】片剂：每片 30mg；60mg；120mg。胶囊剂：每粒 30mg。

【贮法】常温、密闭保存。

二甲双胍〔药典（二）；基；医保（甲、乙）〕 Metformin

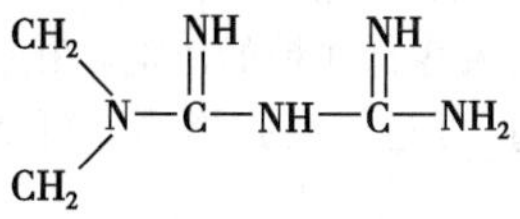

$$(CH_3)_2N-\underset{\|}{\overset{NH}{C}}-NH-\underset{\|}{\overset{NH}{C}}-NH_2$$

【其他名称】盐酸二甲双胍，格华止。

【ATC 编码】A10BA02

【性状】常用其盐酸盐，为白色结晶或结晶性粉末；无臭。在水中易溶，在甲醇中溶解，在乙醇中微溶，在三氯甲烷或乙醚中不溶。

【药理学】为双胍类口服降血糖药，作用较苯乙双胍弱。口服后吸收率仅 50%。t_{max}约为 2 小时，在血浆中不与血浆蛋白结合。几乎全部由尿排泄，第一相 $t_{1/2}$约为 3 小时，第二相 $t_{1/2}$约为 12～14 小时，降糖作用可持续 8 小时。

【适应证】①首选用于单纯饮食控制及体育锻炼治疗无效的 2 型糖尿病，特别是肥胖的 2 型糖尿病。②本品与胰岛素合用，可减少胰岛素用量，防止低血糖发生。③可与磺酰脲类降血糖药合用，具协同作用。

【用法和用量】①普通片：开始时一次 0.5g，一日 2 次，或 0.85g，一日 1 次。以后可根据病情调整用量。逐渐加至一日 2g，分次服用。成人最高推荐剂量为每日 2.55g。餐中服药，可减轻胃肠反应。②缓释片：开始时每日 1 次，每次 0.5g，晚餐时服用。后根据血糖调整药量。日最大剂量不超过 2g。③肠溶片：起始剂量 0.25g，一日 2 次，餐前服用。根据血糖调整剂量，可加至一日 3 次，每次 0.25g，成人最大推荐剂量为每日 1.8g。

【不良反应】①偶见恶心、呕吐、腹泻、腹痛、腹胀、消化不良、乏力等。②偶有疲倦、体重减轻、头痛、头晕、味觉异常、皮疹、寒战、流感样症状、心悸、潮红等现象。③罕见乳酸性酸中毒，表现为呕吐、腹痛、过度换气、意识障碍。

【禁忌证】对本品过敏者、糖尿病酮症酸中毒、肝及肾功能不全（血清肌酐超过 1.5mg/dl）、肺功能不全、心力衰竭、急性心肌梗死、严重感染和外伤、重大手术以及临床有低血压和缺氧情况、酗酒、维生素 B_{12}、叶酸缺乏者、合并严重糖尿病肾病、糖尿病眼底病变者、妊娠及哺乳期妇女禁用。

【注意】①既往有乳酸酸中毒史者及老年患者慎用，由于本品累积可能发生乳酸酸中毒，一旦发生，会导致生命危险，因此应监测肾功能和给予最低有效量，降低乳酸酸中毒的发生风险。②接受外科手术前 48 小时必须停止服用二甲双胍，术后至少 48 小时或恢复进食并且复查肾功能正常后才可以重新治疗。③碘剂 X 线摄影检查：对于 eGFR>60ml/min/1.73m^{2}的患者，检查前应停止服用二甲双胍，在检查完成至少 48 小时后且在再次检查肾功能无恶化的情况下才可以恢复服用。对于中度肾功能不全（eGFR 在 45～60ml/min/1.73m^2）的患者，在检查前 48 小时必须停止服用二甲双胍，在检查完成至少 48 小时后且在再次检查肾功能无恶化的情况下才可以恢复服用。④应激状态：如发热、昏迷、感染和外科手术时，应暂时停用本品，改用胰岛素，待应激状态缓解后再恢复使用。⑤本品与磺酰脲类药物、胰岛素合用时，可引起低血糖。服用本品时应尽量避免饮酒。易导致低血糖或乳酸酸中毒。肝功能不良者慎用。⑥本品可干扰维生素 B_{12}吸收，建议监测血象。

【药物相互作用】参见表 62-1 口服降血糖药的药物相互作用。

【制剂】片剂：每片 0.25g；0.5g；0.85g。缓释片：每片 0.5g。

【贮法】常温、密闭保存。

罗格列酮〔医保（乙）〕 Rosiglitazone

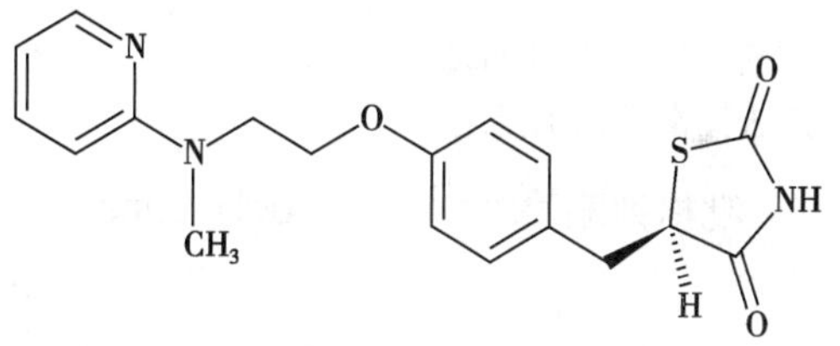

【其他名称】文迪雅。

【ATC 编码】A10BG02

【药理学】属噻唑烷二酮类胰岛素增敏剂，其作用机制与特异性激活过氧化物酶体增殖因子激活的 γ 型受体（PPARγ）有关。通过增加骨骼肌、肝脏、脂肪组织对胰岛素的敏感性，提高细胞对葡萄糖的利用而发挥降低血糖的疗效，可明显降低空腹血糖及胰岛素和 C 肽水平，对餐后血糖和胰岛素亦有降低作用。糖化血红蛋白（HbA1c）水平明显降低。但要求患者尚有一定的分泌胰岛素的能力。

口服生物利用度为 99%，t_{max}为 1 小时，$t_{1/2}$约为 3～4 小时，进食对吸收总量无明显影响，但达峰时间延迟 2.2 小时，峰值降低 20%，99.8% 与血浆蛋白结合。部分经肝药酶代谢，64% 以原形经肾排出体外。

【适应证】本品仅适用于其他降糖药无法达到血糖控制目标的 2 型糖尿病患者。

【用法和用量】单独用药：初始剂量为每日 4mg，单次或分 2 次口服，12 周后如空腹血糖下降不满意，剂量可加至每日 8mg，单次或分 2 次口服。与二甲双胍合用的初始剂量为每日 4mg，单次或分 2 次口服，12 周后如空腹血糖下降不满意,剂量可加至每日 8mg,单次或分 2 次口服。与磺酰脲类合用的剂量为每日 2mg 或 4mg,单次或分 2 次口服。本品可空腹或进餐时服用。

【不良反应】可见肝功能异常、头晕、头痛、腹泻。本品可造成血浆容积增加和由前负荷增加引起的心脏肥大,诱发心力衰竭。合并使用其他降糖药物时,有发生低血糖的风险。老年患者可能有轻中度水肿及轻度贫血。

【禁忌证】禁用于:①对本品过敏者;②Ⅲ级和Ⅳ级(NYHA)心力衰竭者;③有心脏病病史,尤其是缺血性心脏病病史的患者;④骨质疏松症或发生过非外伤性骨折病史的患者;⑤严重血脂紊乱的患者;⑥严重活动性肝病患者,氨基转移酶超过正常上限 2.5 倍者;⑦儿童和 18 岁以下青少年,妊娠期妇女、哺乳期妇女。

【注意】①噻唑烷二酮类药物,包括罗格列酮,在少数患者中有导致或加重充血性心衰的危险。开始使用本品或用药剂量增加时,应严密监测患者心衰的症状和体征(包括体重异常快速增加、呼吸困难和/或水肿)。如果出现心力衰竭的症状和体征,应按照标准心衰治疗方案进行控制,此外应考虑停用本品或减少剂量。有心衰病史或有心衰危险因素的患者禁用本品。②可使伴有胰岛素抵抗的绝经前期和无排卵型妇女恢复排卵,随着胰岛素敏感性的改善,女性患者有妊娠的可能。③有罕见肝功能异常报告,建议定期进行肝功能测定。④65 岁以上老年患者慎用。

【药物相互作用】参见表 62-1 口服降血糖药的药物相互作用。

【制剂】片剂:每片 2mg;4mg;8mg。

【贮法】常温、密闭保存。

吡格列酮[基;医保(乙)] Pioglitazone

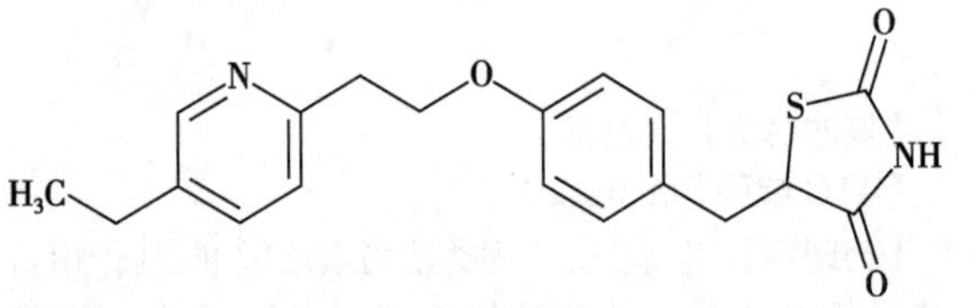

【其他名称】盐酸吡格列酮,瑞彤,艾可拓。

【ATC 编码】A10BG03

【性状】为无色针状结晶,熔点 183~184℃。

【药理学】属噻唑烷二酮类胰岛素增敏剂,为高选择性过氧化物酶体增殖因子激活剂的 γ 型受体(PPARγ)的激动剂。其主要作用机制为激活脂肪、骨骼肌和肝脏等胰岛素所作用组织的 PPAR 核受体,从而调节胰岛素应答基因的转录,控制血糖的生成、转运和利用。

口服后 t_{max} 约为 2 小时,$t_{1/2}$ 为 3~7 小时,总吡格列酮(吡格列酮和其活性代谢产物)的 $t_{1/2}$ 为 16~24 小时,进食不改变吸收率,但达峰时间延迟 3~4 小时,表观分布容积为(0.63±0.4)L/kg,血浆蛋白结合率大于 99%。通过羟基化和氧化作用代谢,部分代谢产物有活性。

【适应证】用于 2 型糖尿病,可与饮食控制和体育锻炼联合以改善血糖控制,可单独使用,当饮食控制、体育锻炼和单药治疗不能满意控制血糖时,它也可与磺脲、二甲双胍或胰岛素合用。

【用法和用量】口服:单药治疗,初始剂量可为 15mg 或 30mg,每日 1 次;反应不佳时可加量直至 45mg,每日 1 次。与磺脲类合用时,本品可为 15mg 或 30mg,每日 1 次,当开始本品治疗时,磺脲类药物剂量可维持不变,当患者发生低血糖时,应减少磺脲类药物用量。与二甲双胍合用时,本品可为 15mg 或 30mg,每日 1 次,开始本品治疗时,二甲双胍剂量可维持不变,一般而言,二甲双胍无须降低剂量也不会引起低血糖。与胰岛素合用时,本品为 15mg 或 30mg,每日 1 次,开始本品治疗时,胰岛素用量可维持不变,出现低血糖时可降低胰岛素量。本品最大推荐量单用不应超过每日 45mg,每日 1 次,联合用药勿超过 30mg,每日 1 次。

【不良反应】可见轻中度水肿、贫血。本品可造成血浆容积增加和由前负荷增加引起的心脏肥大,诱发心力衰竭,但仅见于 NYHA 标准心功能Ⅲ和Ⅳ级的病人。合并使用其他降糖药物时,有发生低血糖的风险。肝功能异常,均为轻中度转氨酶升高,可逆。血脂增高。可能使膀胱癌风险增加。

【禁忌证】禁用于以下情况:对本品过敏者;心功能Ⅲ级或Ⅳ级;心衰或有心衰病史;严重活动性肝病,肝酶超过正常上限 2.5 倍者;酮症酸中毒,糖尿病性昏迷或昏迷前,1 型糖尿病;严重肾功能障碍;严重感染,手术前后;严重创伤;妊娠期妇女、哺乳期妇女;有活动性膀胱癌或膀胱癌病史的患者。

【注意】服药与进食无关。建议定期进行肝功能测定,并定期测定空腹血糖和 HbA1c 以监测血糖对本品的反应。对于绝经期前无排卵的胰岛素抵抗患者,本品可使排卵重新开始,有可能需考虑采取避孕措施。

【药物相互作用】参见表 62-1 口服降血糖药的药物相互作用。

【制剂】片剂:每片 15mg。

【贮法】常温、密闭保存。

阿卡波糖[药典(二);医保(甲)] Acarbos

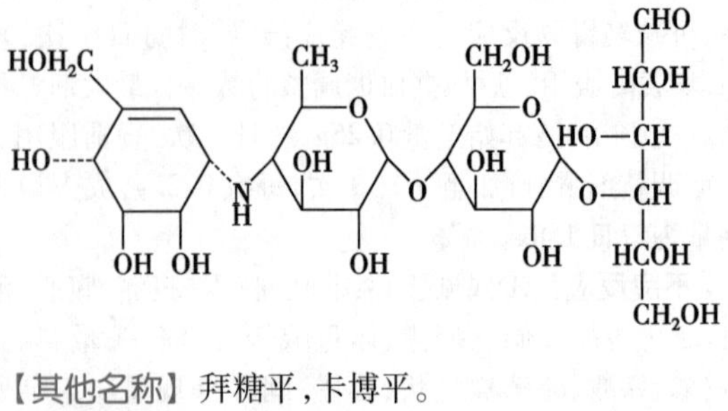

【其他名称】拜糖平,卡博平。

【ATC 编码】A10BF01

【性状】白色或淡黄色的非结晶吸湿性粉末。极易溶于水。

【药理学】在肠道内竞争性抑制葡萄糖苷酶,可降低多糖及蔗糖分解生成葡萄糖,减少并延缓吸收,因此具有降低餐后高血糖和血浆胰岛素浓度的作用。本品口服较少吸收,生物利用度小于2%。$t_{1/2}$约为2小时。

【适应证】用于2型糖尿病,以及降低糖耐量低减者的餐后血糖。

【用法和用量】口服剂量需个体化,一般维持量为一次50～100mg,一日3次,餐前即刻吞服或与第一口主食一起咀嚼服用。开始时从小剂量25mg,每日3次,6～8周后加量至50mg,必要时可加至100mg,每日3次,一日量不宜超过300mg。

【不良反应】胃肠道功能紊乱。因糖类在小肠内分解及吸收障碍,而在结肠内由细菌作用于未吸收的糖类而导致胃肠胀气,如腹胀、腹泻和腹痛。有报道本品可引起肝细胞性肝损伤。伴有黄疸和转氨酶升高,停药可缓解。过敏反应、皮肤反应少见。

【禁忌证】对本品过敏者禁用。禁用于炎性肠病,特别是伴有溃疡和胃肠道梗阻,腹部手术史的患者禁用,因产气增加可使病情恶化。肌酐清除率低于25ml/min者、18岁以下患者、妊娠期妇女及哺乳期妇女禁用。

【注意】应在开始服药时定期检查肝功能,并避免大剂量用药。如出现低血糖反应,应使用葡萄糖,本品抑制双糖水解,饮糖水和进食效果差。

【药物相互作用】参见表62-1口服降血糖药的药物相互作用。

【制剂】片剂:每片50mg;100mg。

【贮法】常温、密闭保存。

伏格列波糖〔医保(乙)〕　Voglibose

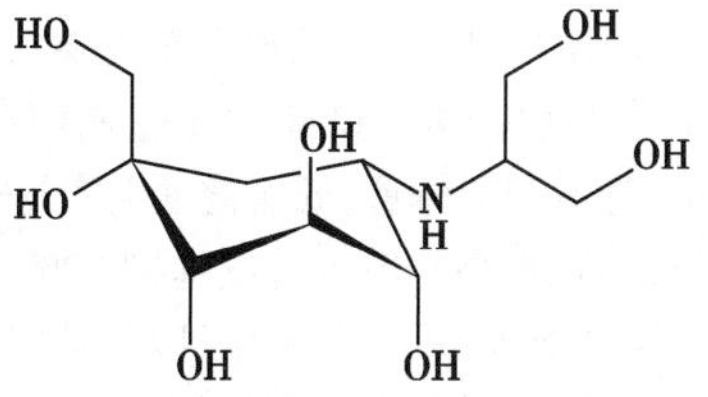

【其他名称】倍欣,Basen。

【ATC编码】A10BF03

【性状】本品为白色至灰白色结晶粉末。

【药理学】选择性抑制肠道内双糖类水解酶α-葡萄糖苷酶,延迟双糖水解、糖分的消化和吸收,使餐后高血糖得到改善。

【适应证】改善糖尿病餐后高血糖。

【用法和用量】口服,成人1次200μg,一日3次,餐前服。疗效不明显时根据临床观察可将一次量增至300μg。

【不良反应】与其他降糖药合用可出现低血糖,胃肠道症状(胃胀、肠鸣音活跃、排气增加、腹泻、腹痛、便秘、恶心、呕吐),肝转氨酶升高,贫血,高钾血症,血淀粉酶升高。罕见急性重症肝炎,严重肝功能障碍及黄疸。

【禁忌证】严重酮症酸中毒,糖尿病昏迷,严重感染,手术及严重创伤等情况禁用。余见阿卡波糖。

【注意】①严重肝硬化患者用药时,应注意观察排便情况,发现异常立即停药及适当处理。②一旦发生低血糖,应给予葡萄糖(单糖),不用蔗糖等双糖类进行治疗。③余同阿卡波糖。

【药物相互作用】参见表62-1口服降血糖药的药物相互作用。

【制剂】片剂:每片0.2mg。

【贮法】常温、密闭保存。

艾塞那肽　Exenatide

【其他名称】百泌达,Byetta。

【ATC编码】A10BX04

【性状】本品为无色透明液体。

【药理学】是胰高血糖素样肽-1(GLP-1)类似物,其氨基酸序列与人类GLP-1部分重叠。是人类GLP-1受体激动剂,可与之结合并模拟肠降血糖素发挥多种抗高血糖作用。在葡萄糖浓度升高的情况下,使葡萄糖依赖性胰岛素合成及分泌增加。抑制餐后胰高血糖素释放,降低血清胰高血糖素浓度,使肝葡萄糖输出量降低,减少胰岛素需求。减少食物摄取,减慢胃排空及食物中葡萄糖进入循环中的速度,可减轻体重。艾塞那肽能降低餐后血糖、空腹血糖及糖化血红蛋白水平。但在血糖水平较低时不抑制胰高血糖素的分泌。

最大作用出现在用药后3小时,作用可持续5小时。半衰期较长为2.4小时,主要经肾清除。

【适应证】用于改善2型糖尿病患者的血糖,适用于单用二甲双胍、磺脲类以及二甲双胍和磺脲类联用不能有效控制血糖的2型糖尿病患者。

【用法和用量】①艾塞那肽注射液:本品仅用于皮下注射。应在大腿、腹部或上臂皮下注射给药。推荐起始剂量为5μg,每日2次,于早餐和晚餐(或每日2次正餐前,大约间隔6小时或更长时间)前60分钟内给药,餐后不可给药。治疗1个月后,可根据临床反应将剂量增加至10μg。每一次给药剂量都是固定的,不需要根据血糖水平作随时调整。②艾塞那肽缓释剂注射用混悬液:通过皮下注射每7天1次(每周)给予2mg,在白天任何时间给药,与进餐无关。如忘记给药,应注意在距下一周期给药5天以内可补打一针,而后恢复既往每7天1次(每周)给药方案。如前1次剂量丢失5天以上,不应补打上一针,应在下一周期继续开始治疗。

【不良反应】常见低血糖,但严重的低血糖事件较少,恶心,呕吐,腹泻,消化不良,产生抗艾塞那肽抗体,头晕,头痛,紧张。严重不良反应有脱水,急性肾衰,急性出血性或坏死性胰腺炎,过敏反应,血管水肿。

【禁忌证】禁用于已知对艾塞那肽或本品其他成分高度敏感的患者。

【注意】①本品不适用于1型糖尿病患者及糖尿病酮症酸中毒者。②本品与磺脲类联用时,为降低低血糖风险可考虑减少磺脲类用药剂量。③警惕持续性呕吐、严重腹痛等急性胰腺炎症状。及时停用本品及其他可疑药物。④应注意是否有过敏性反应症状和体征。少部分患者可产生抗艾塞那肽抗体,可能导致血糖控制作用减弱,应考虑选择其他降糖药。⑤不推荐肾病终末期、透析或严重肾功能损伤(肌酐清除率<30ml/min)患者使用本品。肾移植患者

慎用。⑥本品胃肠道不良反应较常见,故严重胃肠病患者慎用。

【药物相互作用】①本品减慢胃排空可能降低口服药物吸收程度和速度。服用需胃肠道快速吸收的口服药物,如避孕药和抗生素,应至少在注射艾塞那肽前1小时服药。艾塞那肽也可降低对乙酰氨基酚生物利用度,可在注射前1小时给药。②本品可降低洛伐他汀生物利用度,应关注血脂变化。③本品不改变华法林的药动学特点,但有INR升高及出血的报道,应关注出血的症状和指标。④左甲状腺素可能干扰本品的降糖效果。

【制剂】注射笔:每支0.25mg(1.2ml/支,60剂量/支,每剂5μg);0.25mg(2.4ml/支,60剂量/支,每剂10μg)。艾塞那肽缓释剂注射用混悬液:每支2mg。

【贮法】使用前于2~8℃冷藏。首次使用后可于25℃以下避光保存30天。不可冷冻。

利拉鲁肽[基;医保(乙)] Liraglutide

【其他名称】诺和力,Victoza。

【ATC编码】A10BX07

【药理学】利拉鲁肽是GLP-1类似物,与天然GLP-1有95%同源,其降糖机制同艾塞那肽。在临床研究中发现其抗体产生率较低,但对疗效的影响有待评价。半衰期约12~14小时,每天1次皮下给药就能起到良好的降糖作用。其t_{max}为9~13小时。

【适应证】成人2型糖尿病:适用于单用二甲双胍或磺脲类药物最大可耐受剂量治疗后血糖仍控制不佳的患者;与二甲双胍或磺脲类药物联合应用。

【用法和用量】本品仅用于皮下注射。应在大腿、腹部或上臂皮下注射给药。每日1次,可在日间任意时间注射,但应维持每日用药时间恒定。注射时间与进食无关。

开始剂量时每日0.6mg,从小剂量开始是为了降低本品的胃肠道反应。一周后加量至1.2mg,如血糖控制不佳还可加量至1.8mg。

【不良反应】最常见胃肠道不适,恶心、呕吐、腹泻、消化不良,常见于治疗后第1周,腹泻和恶心发生最频繁,其中多数为短暂、轻微或可耐受且与剂量有关。缓慢提高利拉鲁肽剂量可减少相关胃肠道不适发生。其他不良反应有荨麻疹等过敏样反应。可增加胰腺炎风险。动物实验有引起甲状腺瘤,人类数据缺乏。严重的低血糖事件较少。

【禁忌证】①1型糖尿病或糖尿病酮症酸中毒患者。②有个人及家族甲状腺髓样癌病史的患者及多发性内分泌腺肿瘤综合征的2型糖尿病患者。③已知对本品或其他成分高度敏感的患者。

【注意】①本品与磺脲类联用时,为降低低血糖风险可考虑减少磺脲类用药剂量。②警惕持续性呕吐、严重腹痛等急性胰腺炎症状。及时停用本品及其他可疑药物。有胰腺炎病史的患者应慎用。③应注意是否有过敏性反应症状和体征。少部分患者可产生抗体,应密切观察降糖效果。④肾病终末期、透析或严重肾功能损伤患者慎用本品。⑤尚无Ⅲ-Ⅳ级的充血性心力衰竭患者中应用的经验。⑥LEADER研究结果显示,利拉鲁肽可显著降低2型糖尿病患者的主要小血管不良事件风险,是GLP-1类药物中首个被证明具有心血管保护作用的药物。

【药物相互作用】本品减慢胃排空,可降低某些口服药物吸收程度和速度,如地高辛、赖诺普利、阿托伐他汀、对乙酰氨基酚、灰黄霉素、口服避孕药等。虽然可能不影响药物的效果,但应当提起注意,观察其他口服药的疗效。

【制剂】预填充注射笔:每支18mg(3ml)。

【贮法】使用前于2~8℃冷藏。首次使用后可于25℃以下避光保存30天。不可冷冻。

西格列汀[基;医保(乙)] Sitagliptin

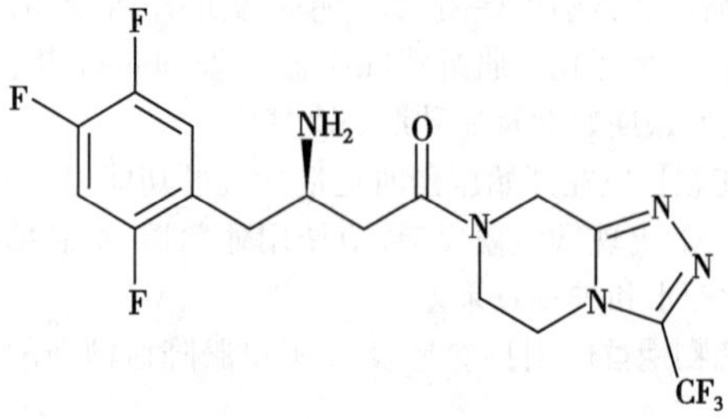

【其他名称】捷诺维。

【ATC编码】A10BH01

【药理学】为一种高选择性二肽基肽酶-4(DPP-4)抑制剂,通过选择性抑制DPP-4活性,可以升高内源性胰高血糖素样肽-1(GLP-1)浓度和活性,从而调节血糖。所以在发挥降糖作用同时不会引起因GLP-1含量过高而产生的恶心、呕吐等副作用,且不增加体重,低血糖发生率与安慰剂相似。

口服100mg后24小时内可持续抑制80%以上的DPP-4活性,每日口服1次即可达到治疗目标,且200mg并不优于100mg。药物吸收速度较快,平均达峰时间为1~4小时,且不受饮食影响,$t_{1/2}$为12.4小时,生物利用度为87%,血浆蛋白结合率约38%,组织分布较广,分布容积为198L,79%以上以原形经尿液排出。

【适应证】用于经生活方式干预无法达标的2型糖尿病患者。可采用单药治疗或与其他口服降糖药联合治疗。

【用法和用量】本品单药治疗的推荐剂量为100mg,每日1次。本品可与或不与食物同服。对于肾功能损害(肌酐清除率为30~50ml/min)患者,只需1/2用量,对于重度肾功能损害(肌酐清除率<30ml/min)患者,只需1/4用量。

【不良反应】可见肝酶升高,上呼吸道感染,鼻咽炎,恶心,腹泻,腹痛,急性胰腺炎,头痛,急性肾衰。有报道可发生严重过敏反应,包括血管性水肿和剥脱性皮肤损害、史-约综合征等。如有可疑反应,应停用本品。

【禁忌证】1型糖尿病患者或糖尿病酮症酸中毒者,对本品中任何成分过敏者禁用。

【注意】①本品与磺脲类联用时,为降低低血糖风险可考虑减少磺脲类用药剂量。②本品通过肾脏排泄,肾功能不全患者应调整剂量并密切监测。③警惕持续性呕吐、严重腹痛等急性胰腺炎症状。及时停用本品及其他可疑药物。有胰腺炎病史患者应密切监测。④注意过敏反应症状和体征。

【药物相互作用】与地高辛联用时,地高辛血浆浓度略有升高。应该进行适当监测,但不需要对地高辛或本品的使用剂量进行调整。

【制剂】片剂:每片25mg;50mg;100mg。

西格列汀二甲双胍片:每片含磷酸西格列汀50mg(以西格列订计)和盐酸二甲双胍500mg;每片含磷酸西格列汀50mg(以西格列汀计)和盐酸二甲双胍850mg。

【贮法】密封,阴凉干燥保存。

沙格列汀〔医保(乙)〕　Saxagliptin

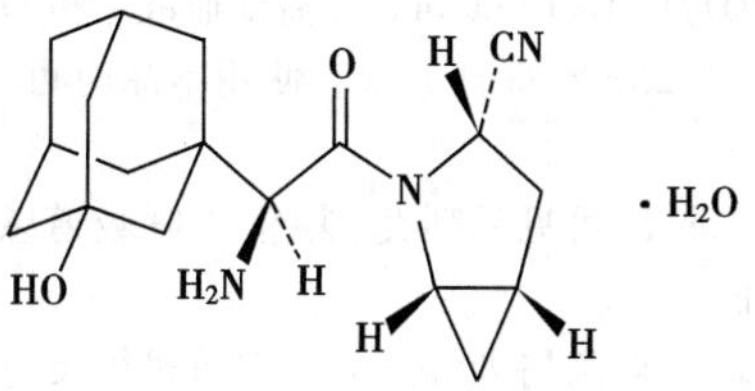

$\cdot H_2O$

【其他名称】安立泽。

【ATC 编码】A10BH03

【药理学】沙格列汀及其活性代谢物5-羟基沙格列汀的药动学特性相似。在2.5~400mg剂量间,沙格列汀及其活性代谢物的血浆峰浓度(C_{max})和AUC值呈比例性增长。健康志愿者单次口服5mg沙格列汀后,沙格列汀及其代谢产物的平均血浆AUC值分别为78ng·h/ml和214ng·h/ml,对应的C_{max}分别/为24ng/ml和47ng/ml。沙格列汀及其活性代谢物的AUC和C_{max}的平均变异性均小于25%。

【适应证】用药2型糖尿病,可与盐酸二甲双胍联合使用。

【用法和用量】口服,推荐剂量5mg每日1次,服药时间不受进餐影响。轻度肾功能不全患者无须调整剂量。中或重度肾功能不全的患者应将剂量调整为2.5mg,每日1次。重度肾功能不全慎用。本品不推荐用于需要进行血液透析的终末期肾病患者。中度肝功能受损慎用,不推荐用于严重肝功能受损患者。

【不良反应】可见鼻窦炎、腹痛、胃肠炎、呕吐、外周性水肿(没有因外周性水肿的不良反应而中止研究药物治疗的病例)、低血糖和过敏反应。

【禁忌证】参见西格列汀。

【注意】有心衰和肾衰者,如出现心衰应停药。其余见西格列汀注意事项。

【药物相互作用】阿扎那韦、克拉霉素、茚地那韦、伊曲康唑、奈法唑酮、奈非那韦、利托那韦、沙奎那韦和泰利霉素等CYP3A4/5强抑制剂提高了沙格列汀的血浆药物浓度。合用时,应将沙格列汀剂量限制在2.5mg。

【制剂】片剂:每片2.5mg;5mg。

沙格列汀二甲双胍缓释片:每片含沙格列汀5mg和盐酸二甲双胍500mg;每片含沙格列汀5mg和盐酸二甲双胍1000mg;每片含沙格列汀2.5mg和盐酸二甲双胍1000mg。

【贮法】30℃以下保存。

维格列汀〔医保(乙)〕　Vildagliptin

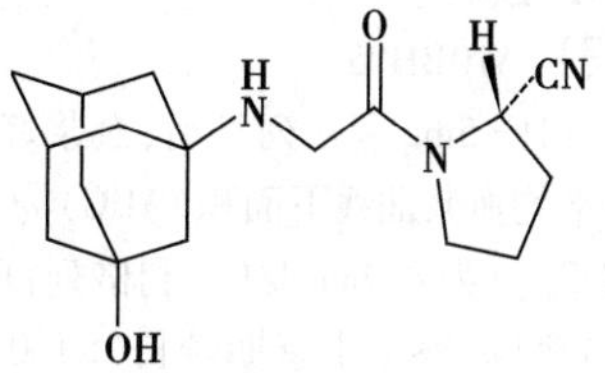

【其他名称】佳维乐。

【ATC 编码】A10BH02

【药理学】空腹口服维格列汀能够迅速吸收,其血浆药物峰浓度出现在给药后1.7小时。食物略微延迟达峰时间至2.5小时,进食后血浆药物达峰浓度C_{max}降低19%,该药物的绝对生物利用度在85%。口服维格列汀的消除半衰期约为3小时。约有23%的维格列汀以原形药物从肾脏中排泄。

【适应证】用于2型糖尿病,可与二甲双胍合用。

【用法和用量】口服,成人:当维格列汀单药治疗或与二甲双胍合用时,一次50mg,一日2次。不推荐使用100mg以上的剂量。中度或重度肾损伤患者或进行血液透析的终末期肾病(ESRD)患者,剂量为一次50mg,一日1次。

【不良反应】可见眩晕、头痛、便秘、关节痛、低血糖、鼻咽炎和外周水肿,临床试验中报告的主要不良反应均较轻微且为暂时性反应,无须停药。未发现药物不良反应与患者的年龄、种族、药物暴露时间或每日给药剂量相关。罕见有肝功能障碍(包括肝炎)报告。

【禁忌证】见西格列汀。

【注意】①本品给药前进行肝功能检测,用药后在第一年需每3个月测定一次。肝功能不全患者,包括开始给药前ALT、AST大于正常值上限(ULN)3倍的患者不能使用本品。②Ⅰ~Ⅱ级的充血性心力衰竭患者慎用。③片剂中含有乳糖。有罕见的遗传性半乳糖不耐受、Lapp乳糖酶缺陷或葡萄糖-半乳糖吸收不良的患者不能服用。④服药后有眩晕不良反应的患者,应避免驾车或操控机器。⑤其余见西格列汀注意事项。

【药物相互作用】维格列汀与其他药物发生相互作用的可能性较低。因为维格列汀不是CYP-450酶系的底物,对CYP-450酶无诱导或抑制作用。

【制剂】片剂:每片50mg。

维格列汀二甲双胍片:每片含维格列汀片50mg和盐酸二甲双胍850mg;每片含维格列汀片50mg和盐酸二甲双胍1000mg。

【贮法】密封,常温(10~30℃)贮存。

利格列汀[基;医保(乙)] Linagliptin

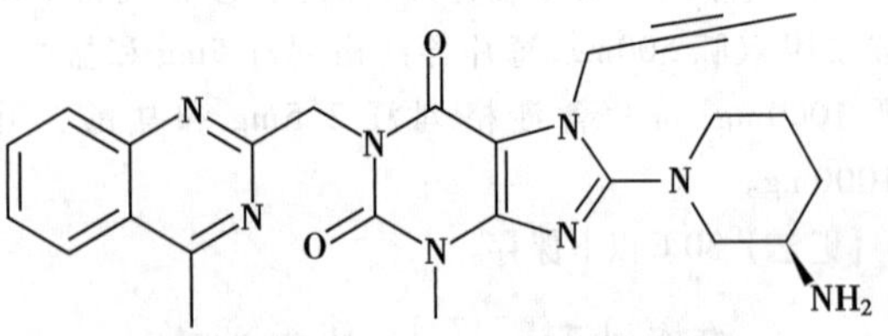

【其他名称】欧唐宁。

【ATC 编码】A10BH05

【药理学】口服5mg 利格列汀后,血浆峰浓度出现在给药后1.5 小时;平均血浆曲线下面积(AUC)为139nmol·h/L,最大血浆浓度(C_{max})为8.9nmol/L。利格列汀的血浆浓度以至少二相的方式消除,终末半衰期较长(>100 小时),但并不会引起药物的蓄积。经过5mg 剂量利格列汀多次口服可以确定,利格列汀的有效半衰期约为12 个小时。每日给药1 次,5mg 利格列汀在第3 次给药以后达到稳态血药浓度。

【适应证】适用于治疗2 型糖尿病。作为饮食控制和运动的辅助治疗,改善2 型糖尿病患者的血糖控制。

【用法和用量】成人:推荐剂量为5mg,每日1 次。可在每天的任意时间服用,餐时或非餐时均可服用。肝/肾功能受损的患者不必调整剂量。

【不良反应】可见:①急性胰腺炎,包括致命的胰腺炎;②皮疹。

【禁忌证】禁用于对利格列汀有过敏史,诸如荨麻疹、血管性水肿或支气管高敏反应的患者。

【注意】见西格列汀。

【药物相互作用】CYP3A4 的诱导剂(如利福平)会使本品暴露水平降低到亚治疗水平,很可能会降至无效的浓度。因此,若患者需要使用DPP-4 类药品时,应选择利格列汀以外的药品。

【制剂】片剂:每片5mg。

利格列汀二甲双胍片:每片含利格列汀2.5mg 和盐酸二甲双胍500mg;每片含利格列汀2.5mg 和盐酸二甲双胍850mg;每片含利格列汀2.5mg 和盐酸二甲双胍1000mg。

【贮法】密闭,不超过25℃保存。

阿格列汀[医保(乙)] Alogliptin

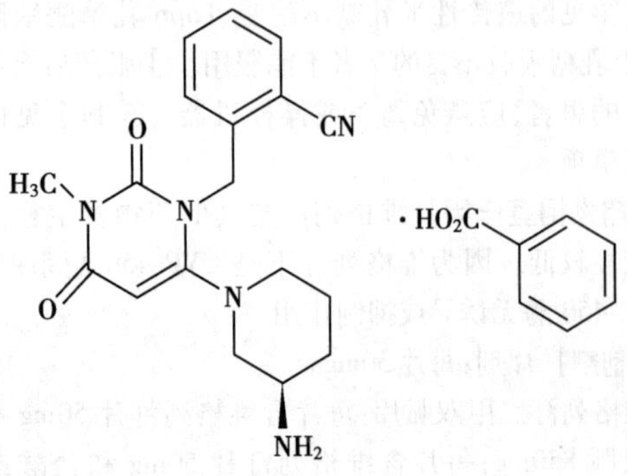

【其他名称】尼欣那。

【ATC 编码】A10BH04

【药理学】口服阿格列汀25mg 时,平均终末期半衰期(T1/2)约为21 小时。对2 型糖尿病患者最高剂量400mg 重复给药14 天后,阿格列汀的蓄积量很小,总暴露量(AUC)和峰值(Cmax)分别升高34% 和9%。当在剂量范围25mg 至400mg 进行阿格列汀单次给药或重复给药时,总暴露量和峰值升高与剂量增加成比例。在健康志愿者和2 型糖尿病患者间,药动学特征相似。

【适应证】适用于治疗2 型糖尿病。

【用法和用量】口服,每次25mg,每日1 次。可与食物同时或分开服用。肾功能受损患者轻度肾功能受损患者(肌酐清除率CL≥60ml/min)使用本品时不需调整剂量。中度肾功能受损患者(肌酐清除率30≤CL<60ml/min)使用本品的剂量为12.5mg,每日1 次。重度肾功能受损(肌酐清除率15≤CL<30ml/min)或终末期肾功能衰竭(end stage renal disease,ESRD)(CL<15ml/min 或需要血液透析)患者使用本品的剂量为6.25mg,每日1 次。使用本品时可不考虑透析时间。

【不良反应】可见鼻咽炎、头痛、上呼吸道感染胰腺炎、过敏反应、低血糖。

【禁忌证】对阿格列汀产品有严重过敏反应史的患者,包括发生过敏反应、血管性水肿或严重皮肤不良反应的患者。

【注意】①胰腺炎:如果怀疑发生急性胰腺炎,立即停用并采取适当的治疗措施。②过敏反应:包括血管性水肿和严重史-约综合征。如果怀疑发生严重过敏反应应停药,评估原因并采取其他方法治疗糖尿病。③肝功能:上市后已有发生致死和非致死性肝功能衰竭的报告。开始治疗前,推荐评估患者的肝功能。肝功检验异常者应慎重开始治疗。如患者发生可能提示肝损伤的症状(包括疲劳、食欲减退、右上腹不适、尿色加深或黄疸),应进行肝功能检查。④与其他已知可能引起低血糖的药物合并应用如胰岛素、胰岛素促泌剂可引起低血糖。

【药物相互作用】见西格列汀。

【制剂】片剂:每片25mg。

阿格列汀二甲双胍片:每片含阿格列汀12.5mg 和盐酸二甲双胍500mg;每片含阿格列汀12.5mg 和盐酸二甲双胍1000mg。

【贮法】密闭,不超过25℃保存。

达格列净[基] Dapagliflozin

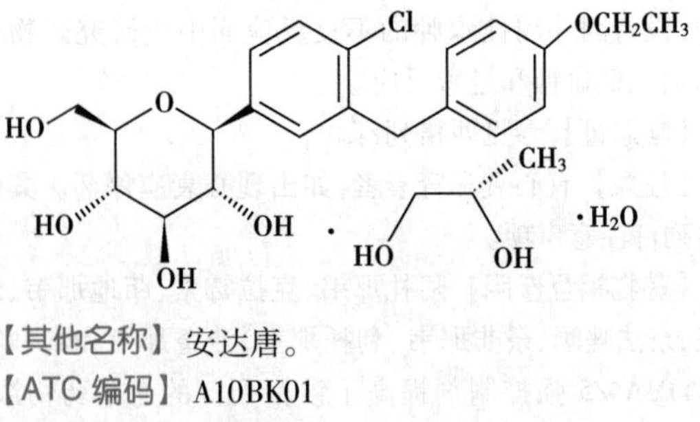

【其他名称】安达唐。

【ATC 编码】A10BK01

【药理学】钠-葡萄糖共转运体(sodium-glucose linked

transporter，SGLT）一种葡萄糖转运蛋白，有两种亚型即SGLT1和SGLT2，分别分布于小肠黏膜和肾小管，能够将葡萄糖转运进血液。达格列净通过抑制SGLT2的作用抑制葡萄糖重吸收，降低肾糖阈而促进尿葡萄糖排泄，从而达到降低血液循环中葡萄糖水平的作用。

【适应证】配合饮食控制和运动，改善2型糖尿病患者的血糖控制。

【用法和用量】①推荐起始剂量为5mg，每日1次，晨服，不受进食限制。对于需要加强血糖控制且耐受5mg者，可增至10mg，每日1次。②肾功能不全患者：eGFR≥60ml/min/1.73m²的患者无须调整剂量；30ml/min/1.73m²≤eGFR<60ml/min/1.73m²的患者不推荐使用本品；eGFR<30ml/min/1.73m²的患者，禁用本品。③肝功能受损患者：轻、中度或重度肝功能受损者无须调整剂量，尚无重度肝功能受损患者的安全性和疗效研究，应单独评估该人群使用本品的获益风险。

【不良反应】可见低血压、酮症酸中毒、急性肾损害及肾功能不全、尿路感染及肾盂肾炎、生殖器真菌感染、低密度脂蛋白胆固醇（LDL-C）增高。

【禁忌证】禁用于对本品有严重过敏者；重度肾功能损害、晚期肾病患者；透析患者。

【注意】①不推荐用于1型糖尿病或糖尿病酮症酸中毒的患者。②可导致血容量降低，故肾功能不全、老年、低收缩压及正在服用利尿剂患者服用时可能导致低血压。③治疗前需考虑患者病史中有无可能导致酮症酸中毒的因素，包括胰岛素分泌不足、热量限制和酗酒等。④如患者饮食量下降或体液丢失时可暂时停药。⑤上市后报告SGLT2抑制剂可能导致严重尿路感染如肾盂肾炎。⑥不建议使用SGLT2抑制剂的患者通过尿糖试验监测血糖控制情况，因为SGLT2抑制剂可增加尿糖排泄，并将导致阳性尿糖试验结果。使用其他方法监测血糖控制情况。

【药物相互作用】与利尿剂联合给药可导致尿量增加和尿频，从而可能增加血容量不足的风险；与胰岛素或胰岛素促泌剂联合给药可增加低血糖风险。

【制剂】片剂：每片5mg；10mg。

【贮法】密闭，不超过25℃保存。

卡格列净　Canagliflozin

$\cdot 1/2H_2O$

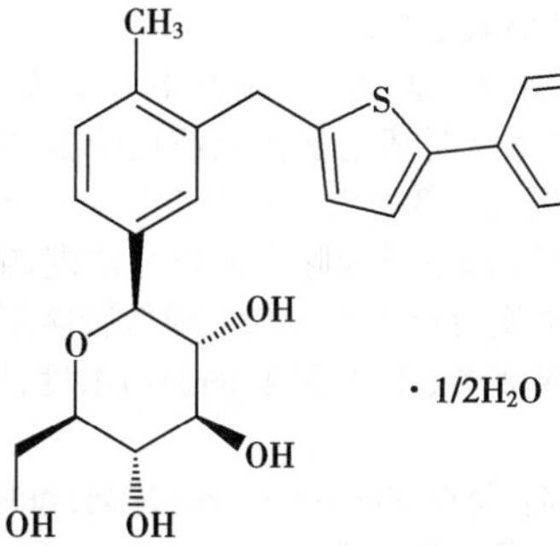

【其他名称】Invokana。

【ATC编码】A10BK02

【药理学】卡格列净抑制SGLT2的作用，进而抑制葡萄糖重吸收，降低肾糖阈而促进尿葡萄糖排泄，从而达到降低血液循环中葡萄糖水平的作用。

【适应证】配合饮食控制和运动，改善2型糖尿病患者的血糖控制。

【用法和用量】口服，推荐剂量100mg，每日早餐前晨服1次。可耐受或需要进一步控制血糖的患者，如eGFR≥60ml/min/1.73m²，可调整至300mg，每日1次。

【禁忌证】【药物相互作用】参见达格列净。

【注意】①卡格列净可引起高钾血症，中度肾功能不全及合并用药（如保钾利尿剂、ACEI、ARB）可导致高血钾的风险增加，应监测患者的血钾水平。②骨折风险增高，最早可发生于开始治疗后第12周，治疗前应评估骨折风险。③与地高辛同服时应监测地高辛血药浓度。④伴有心血管疾病（CVD）或心血管疾病风险的2型糖尿病患者服用本品有一定的截肢风险，如使用本品时应密切关注，如有下肢感染或溃疡，立即停药。其余参见达格列净。

【制剂】片剂：每片100mg；300mg。

【贮法】密闭，不超过25℃保存。

恩格列净　Empagliflozin

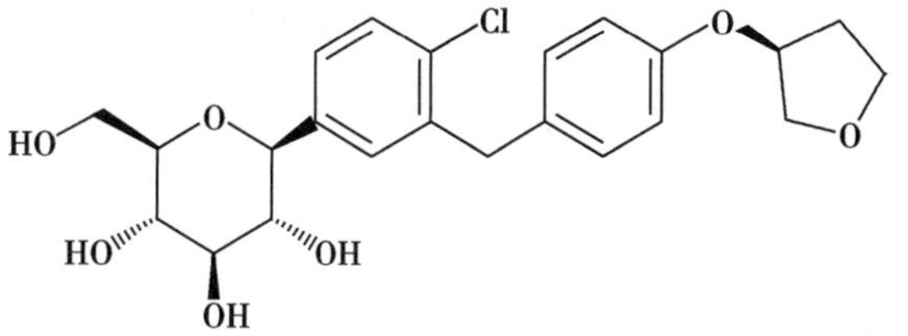

【其他名称】欧唐静。

【ATC编码】A10BK03

【药理学】钠葡萄糖共转运体2（SGLT-2）是将肾小球滤液中的葡萄糖重吸收进入血液循环的主要转运蛋白。恩格列净是一种SGLT2抑制剂，通过减少肾脏的葡萄糖重吸收，降低肾糖阈，促进葡萄糖从尿液排出。口服给药后1.5小时达到血浆峰浓度。

【适应证】配合饮食控制和运动，改善2型糖尿病患者的血糖控制。降低2型糖尿病合并心血管疾病风险。

【用法和用量】口服，10mg，晨服。耐受者可调整剂量至25mg；可以在进食后或空腹时给予。容量不足的患者，用药前应先纠正。肾小球滤过率（eGFR）<60ml/min/1.73m²，应监测肾功能；<45ml/min/1.73m²，不推荐用药；<30ml/min/1.73m²，则禁用。

【注意】本品是首个可以减少糖尿病患者的心血管事件风险的口服降糖药物。余见达格列净。

【不良反应】【禁忌证】【药物相互作用】参见达格列净。

【制剂】片剂：每片10mg；25mg。

【贮法】密闭，不超过25℃保存。

（唐彦　梅丹）

第63章 抗肥胖症药

奥利司他 Orlistat

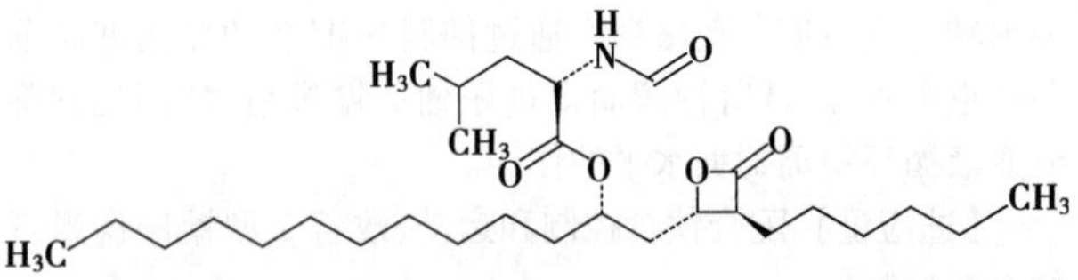

【其他名称】 Tetrahydolipstatin, Orlipastate, Xenical。

【ATC 编码】 A08AB01

【性状】 为白色或类白色粉末,不溶于水,溶于三氯甲烷,易溶于乙醇。

【药理学】 为局部作用的胃肠脂肪酶抑制剂,可减少食物脂肪的吸收,而使体重减轻。其作用机制在于它在消化道中可与胃及胰的脂肪酶的丝氨酸残基结合,使脂肪酶失活,而不能将食物中的脂肪分解为游离脂肪酸,因而脂肪不能被吸收、利用。在常用剂量下,脂肪的吸收可被抑制30%。口服后很少吸收。在肠道内可被代谢失活。

【适应证】 用于已进行适度饮食控制和运动锻炼的肥胖和超重者,包括已经出现与肥胖相关的危险因素(糖尿病、高血压、血脂异常等)患者的长期治疗。

【用法和用量】 一般情况下可一次口服 120mg,一日 3 次,于餐中或餐后 1 小时服用。服药 2 周后体重可开始下降。可连续服用 6~12 个月。如剂量增大至每日 400mg 以上时,其作用不再增强。

【不良反应】 ①多见胃肠道不良反应。大便次数增多、软便、稀便、脂肪便、腹痛、恶心、呕吐及油性呃逆等;②较少见上呼吸道和下呼吸道感染、头痛、疲劳、焦虑、泌尿系感染、月经失调等;③偶有过敏反应、皮肤瘙痒、皮疹、荨麻疹、血管神经性水肿;④可引起脂溶性维生素的血浆浓度下降(尤其是维生素 E),宜适当补充维生素。⑤上市后有报道急性肾衰竭、大疱性皮肤病、下消化道出血、肝衰竭、肝炎、血清碱性磷酸酶升高等。

【禁忌证】 慢性吸收不良综合征及胆汁淤积症患者禁用。

【注意】 ①2 型糖尿病的肥胖患者用本品治疗后体重减轻,常伴有血糖控制改善,需调整降血糖药,避免低血糖发生。②妊娠期和哺乳期妇女,16 岁以下儿童及青少年安全性尚不清楚,不要使用。

【药物相互作用】 ①脂溶性维生素(如维生素 A、D、E、K)与本品同时服用吸收减少,补充复合维生素片时应错后 2 小时或睡前服。②原使用环孢素(制剂中含聚氧乙烯蓖麻油等)的患者,服用本品时环孢素血浆浓度降低,需加强血药浓度监测,调整用量。③可增强抗凝药物(如华法林)的抗凝血效应。④可降低左甲状腺素的血清浓度,需间隔至少 4 小时服用,或更换治疗方案。⑤可降低胺碘酮、普罗帕酮和抗惊厥药物(苯妥英、硫喷妥钠)的血清浓度,用药时应严密监测。

【制剂】 胶囊剂:每粒 60mg;120mg。片剂:每片 120mg。

【贮藏】 25℃以下防潮保存。

(唐 彦)

第 64 章
甲状腺激素类药物和抗甲状腺药物

甲状腺滤泡分泌的甲状腺激素，包括甲状腺素（四碘甲状腺原氨酸，T_4）和碘甲腺氨酸（三碘甲状腺原氨酸，T_3）。内源性或外源性 T_3、T_4 进入血液后，绝大部分与血浆蛋白结合。T_3 是主要的生理活性物质，与血浆蛋白的结合较松，游离较多，作用快而强、排泄也较快，维持时间短。T_4 要转变为 T_3 才起作用，且与血浆蛋白结合较牢固，游离较少，故作用慢而弱，但消除较慢、作用持久。T_4 与 T_3 之间的转化见图 64-1。

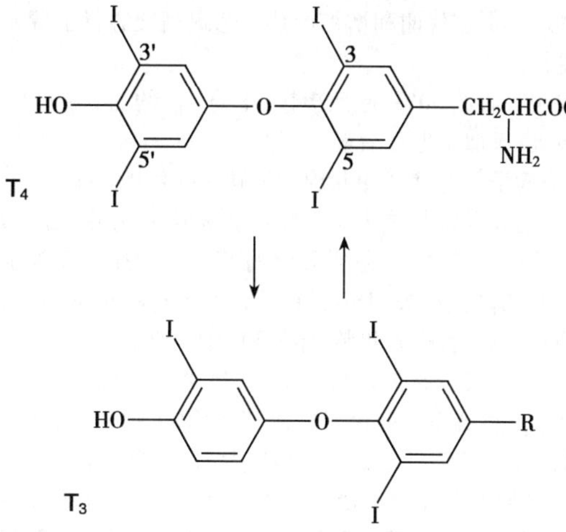

图 64-1　T_4 与 T_3 之间的转化路径

甲状腺激素能促进蛋白质合成，维持机体正常生长发育，同时促进代谢、提高基础代谢率，维持正常物质代谢，此外，还能加强儿茶酚胺对神经、心血管、胃肠道等脏器的兴奋和刺激，甲状腺激素本身对上述组织也有直接兴奋作用。当体内甲状腺激素水平低下或过高时，可导致甲状腺功能低下或亢进，进而引起各种症状。如胎儿、新生儿缺碘或甲状腺功能先天不足时，甲状腺激素合成不足可致呆小病，表现为生长发育迟缓、身材矮小、智力不足；幼年或成年人甲状腺激素分泌不足，则为甲状腺功能减退症（以下简称甲减），表现为基础代谢率降低，怕冷、便秘、少汗，严重时可发生黏液性水肿。而甲状腺功能亢进时，会出现怕热多汗、易饿、消瘦乏力等物质代谢加速、分解代谢加强的表现，且因兴奋神经和心血管系统，易出现心悸、血压增高、失眠、大便次数增多等症状。甲状腺激素类药物主要用于甲状腺功能低下症、单纯性甲状腺肿及甲状腺癌手术后的辅助治疗，亦可用于诊断甲状腺功能亢进的抑制试验。而抗甲状腺药则用于治疗甲状腺功能亢进症、缓解亢进症状及术前准备等。

64.1　甲状腺激素类药物

左甲状腺素〔基；医保（甲）〕　Levothyroxine

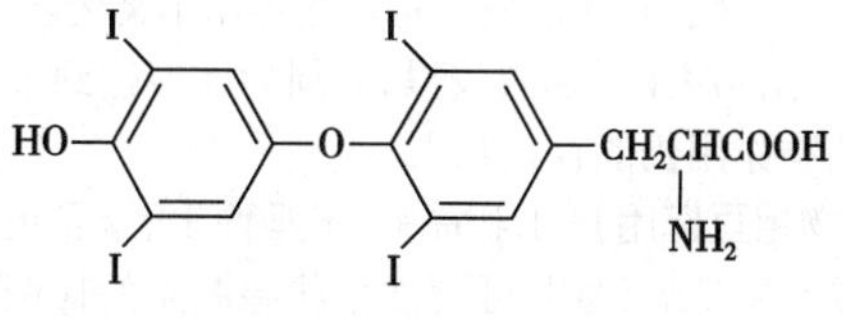

【其他名称】优甲乐，加衡，雷替斯，Thyroxine，T_4，Eltroxin。

【ATC 编码】H03AA01

【性状】淡黄色到米黄色的粉末，无味，有吸湿性。极微溶于水，微溶于乙醇，不溶于丙酮、三氯甲烷和乙醚中。

【药理学】为人工合成的四碘甲状腺原氨酸，常用其钠盐，甲状腺素主要作用为：①维持正常生长发育，甲状腺功能不足可引起呆小病（克汀病），患者身体矮小，肢体短粗、发育缓慢、智力低下。成人甲状腺功能不全时，则引起黏液性水肿。②促进代谢和增加产热。③提高交感肾上腺系统的感受性。

口服吸收约 50%，起效缓慢、平稳，$t_{1/2}$ 约为 6～7 天，体内贮量大，近似于生理激素。

【适应证】适用于甲状腺激素缺乏的替代治疗。

【用法和用量】成人甲状腺功能减退症，左甲状腺素是主要替代治疗药物，一般需要终身替代。治疗目标为临床甲减症状和体征消失，TSH、TT_4、FT_4 值维持在正常范围内。剂量取决于患者病情、年龄、体重和个体差异。

口服，一般开始剂量每日 1 次，每次 25～50μg，每 2 周增加 25μg，直到完全替代剂量，一般为 100～150μg，成人维持量约为每日 75～125μg。高龄患者、心功能不全者及严重黏液性水肿患者开始剂量应减为每日 12.5～25μg，以后每 2～4 周递增 25μg，不必要求达到完全替代剂量，一般每日 75～100μg 即可。婴儿及儿童甲状腺功能减退症，每日完全替代剂量为：6 个月以内 6～8μg/kg；6～12 个月 6μg/kg；1～5 岁 5μg/kg；6～12 岁 4μg/kg。开始时应用完全替代量的 1/3～1/2，以后每 2 周逐渐增量。

静脉注射适用于黏液性水肿昏迷，首次剂量宜较大，200～400μg，以后每日 50～100μg，直到患者清醒，改为口服。

【不良反应】长期过量可引起甲状腺功能亢进症的临床表现，如心悸、手震颤、多汗、体重减轻、神经兴奋性升高和失眠。在老年和心脏病患者可发生心绞痛和心肌梗死，可用 β 受体拮抗剂对抗，并立即停用本品。心功能不全者慎用。

【禁忌证】对本品过敏者禁用。

【注意】（1）因甲状腺激素只有极少量可透过胎盘，由乳汁排泌亦甚微，故妊娠期妇女或哺乳期妇女服用适量甲状腺素对胎儿或婴儿无不良影响。

（2）老年患者对甲状腺激素较敏感，超过 60 岁者甲状腺激素替代需要量比年轻人约低 25%。

（3）下列情况慎用：①心血管疾病，包括心绞痛、动脉硬化、冠心病、高血压、心肌梗死等；②病程长、病情重的甲状腺功能减退或黏液性水肿患者使用本类药应谨慎小心，开始用小剂量，以后缓慢增加直至生理替代剂量；③伴有腺垂体功能减退或肾上腺皮质功能不全患者，应先用皮质类固醇，等肾上腺皮质功能恢复正常后再用本类药。

（4）本品服用后起效较慢，几周后才能达到最高疗效。停药后药物作用仍能存在几周。

【药物相互作用】①利福平、卡马西平、苯妥英钠、氯喹和巴比妥有酶诱导作用，可增加甲状腺激素的代谢，降低其疗效，需要增加替代治疗的剂量。②甲状腺素能增强香豆素类口服抗凝药的作用，两药合用时需要对口服抗凝药进行密切监测。③硫糖铝、氢氧化铝、碳酸钙、考来烯胺和铁盐可降低本品在胃肠道的吸收，应间隔 4～5 小时服用。④雌激素或避孕药，因血液中甲状腺素结合球蛋白水平增加，合用时甲状腺激素剂量应适当增加。⑤胺碘酮和 β 受体拮抗剂可减少外周组织 T_4 向 T_3 的转化，合用时应予注意。⑥本品可能会增加胰岛素或者口服降糖药的需要量。⑦本品可增强三环类抗抑郁药的作用和不良反应。⑧舍曲林可降低本品的作用，可能需要增加本品的剂量。

【制剂】片剂：每片 25μg；50μg；100μg。

【贮法】室温、避光、密闭保存。

甲状腺片〔药典（二）；基；医保（甲）〕
Thyroid Tablets

【其他名称】干甲状腺。

【性状】由猪、牛、羊等食用动物的甲状腺体脱脂、干燥、研碎而制得。为淡黄色粉末，微有肉臭，不溶于水。主要成分为甲状腺素。

【药理学】参见左甲状腺素。

【适应证】临床上主要用甲状腺功能减退症的治疗，包括甲减引起的呆小病及黏液性水肿等。

【用法和用量】本品 T_3 和 T_4 的含量比例不恒定，用药应高度个体化，治疗期间应根据症状、体征及有关实验室检查的结果调整剂量。伴有心血管病的甲减患者，要注意心肌缺血或心律失常的出现，防止用药过快或过量。

常用量，开始时，每日 1 次，每次 10～20mg，逐渐加量，维持量一般为每日 40～80mg。

【不良反应】【禁忌证】【注意】【药物相互作用】参见左甲状腺素。

【制剂】片剂：每片 10mg；40mg；60mg。

【贮法】避光，密封保存。

碘塞罗宁〔医保（乙）〕 Liothyronine

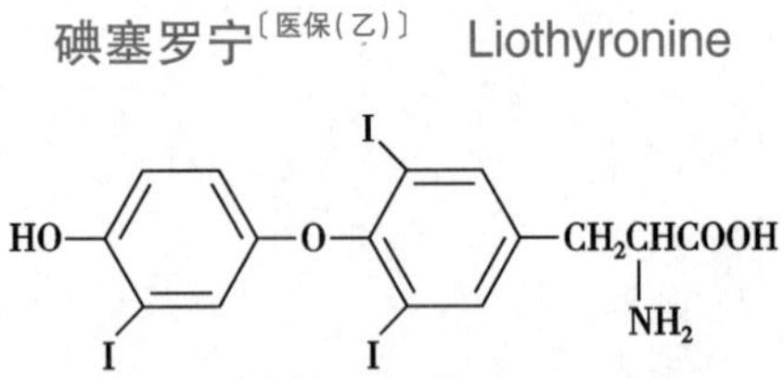

【其他名称】三碘甲状腺原氨酸，甲碘安，Triiodothyronine，T_3。

【ATC 编码】H03AA02

【性状】常用其钠盐，为白色或黄白色结晶固体或结晶性粉末。微溶于乙醇，几乎不溶于水。

【药理学】为人工合成的三碘甲状腺原氨酸钠，作用与甲状腺素相似，而效力为甲状腺素的 3～5 倍。口服吸收约 90%，作用出现快，排泄亦快，所以维持的时间短。T_3 在血清中的 $t_{1/2}$ 约 33 小时。

【适应证】用于黏液性水肿及其他严重甲状腺功能低下状态，还可用作甲状腺功能诊断药。

【用法和用量】①黏液性水肿及甲状腺功能低下：成人

开始时一日10～20μg，分2～3次口服，每1～2周递增15～20μg，直至甲状腺功能恢复正常，维持量每天25～50μg。儿童体重在7kg以下者，开始时一日2.5μg，7kg以上者，一日5μg。以后每隔1周，用量增加，维持量为一日15～20μg，分2～3次口服。②三碘甲状腺原氨酸抑制试验：用于对摄碘率高的患者作鉴别诊断。摄碘高患者一日口服80μg，分3次服用，共6日，重复作^{131}I摄碘试验，正常人及单纯性甲状腺肿者摄碘率受抑制数超过服本品前之基数的50%以上，而甲状腺功能亢进症者受抑制的数值低于50%。

【不良反应】【禁忌证】【注意】【药物相互作用】参见左甲状腺素。

【制剂】片剂：每片20μg。

64.2　抗甲状腺药

能消除（暂时或长期）甲状腺功能亢进症（以下简称甲亢）症状的药物为抗甲状腺药。临床上常用的抗甲状腺药有丙硫氧嘧啶、甲巯咪唑、卡比马唑及碘制剂（主要用于治疗甲状腺危象和甲亢术前准备）。

丙硫氧嘧啶〔药典（二）；基；医保（甲）〕 Propylthiouracil

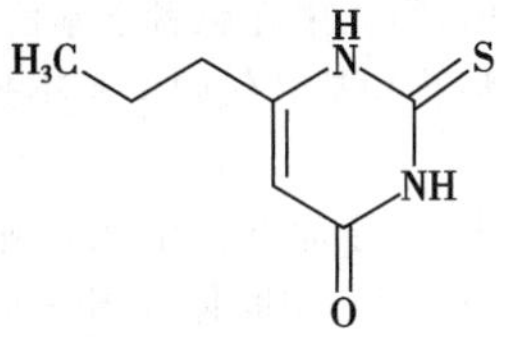

【其他名称】丙基硫氧嘧啶。

【ATC编码】H03BA02

【性状】为白色结晶或结晶性粉末；无臭，味苦。在乙醇中略溶，在水中极微溶解，在氢氧化钠试液或氨试液中溶解。熔点218～221℃。

【药理学】能抑制过氧化酶系统，使被摄入到甲状腺细胞内的碘化物不能氧化成活性碘，从而酪氨酸不能碘化；同时，一碘酪氨酸和二碘酪氨酸的缩合过程受阻，以致不能生成甲状腺激素。由于本品不能直接对抗甲状腺激素，待已生成的甲状腺激素耗竭后才能产生疗效，故作用较慢。本品在甲状腺外能抑制T_4转化为T_3，与其疗效亦有关系。

【适应证】用于：①甲亢的内科治疗：适用于轻症和不适宜手术或放射性碘治疗者，如儿童、青少年及手术后复发而不适于放射性碘治疗者。也可作为放射性碘治疗时的辅助治疗。②甲状腺危象的治疗：除应用大剂量碘剂和采取其他综合措施外，大剂量本品可作为辅助治疗以阻断甲状腺素的合成。③术前准备：为了减少麻醉和术后并发症，防止术后发生甲状腺危象，术前应先服用本品使甲状腺功能恢复到正常或接近正常，然后术前两周左右加服碘剂。

【用法和用量】用药剂量应个体化，根据病情、治疗反应及甲状腺功能检查结果随时调整。每日剂量分次口服，间隔时间尽可能平均。①甲亢：初始口服常用量，每日150～450mg，分3～6次口服，每日最大量600mg。1～3周后可见症状缓解，1～2月后症状可以得到控制，患者甲状腺功能正常后，应逐渐减量至维持量，通常每次50～100mg，每日1次。②甲状腺危象：一日400～800mg，分3～4次服用，疗程不超过1周，作为综合治疗措施之一。③甲亢的术前准备：术前服用本品，每次100mg，每日3～4次，使甲状腺功能恢复到正常或接近正常，然后加服两周碘剂再进行手术。

【不良反应】①不良反应多发生在用药首2个月，较多见的有皮肤瘙痒和皮疹，可停药或减量或换用其他制剂。②严重不良反应为血液系统异常，轻度的有白细胞减少，严重的有粒细胞缺乏，再生障碍性贫血，因此，在治疗开始后应定期检查血象。罕见的不良反应有肝炎，可发生黄疸，应定期检查肝功。肝功能异常患者慎用。丙硫氧嘧啶较其他硫脲类药物与肝毒性的相关性更大，其中无症状的肝损害较常见，如肝酶升高等，但肝炎、肝坏死等严重反应较少见。肾功能不全者应减量。③其他不良反应有胃肠道反应、关节痛、头痛、脉管炎和红斑狼疮样综合征；罕见的不良反应有间质性肺炎、肾炎和脉管炎等。④硫脲类抗甲状腺药物之间存在交叉过敏反应。

【禁忌证】严重肝功能损害、粒细胞缺乏、对本品过敏者禁用。

【注意】①抗甲状腺药物可透过胎盘并引起胎儿甲状腺功能减退及甲状腺肿大，甚至在分娩时造成难产、窒息。另一方面有明显甲亢的妊娠期妇女如不加以控制，对母亲及胎儿皆有不利影响，因此对患甲亢的妊娠期妇女宜采用本品最小有效剂量，维持甲状腺功能在正常上限。本品可由乳汁分泌，母乳服用较大剂量抗甲状腺药物时，可能引起婴儿甲状腺功能减退，应严密监测乳儿的生长发育和甲状腺功能，可停止哺乳或使用最低有效剂量的药物，其中甲硫氧嘧啶较卡比马唑或甲巯咪唑更不易进入乳汁，因此更适用。②小儿用药应根据病情调节用量，老年人尤其肾功能减退者，用药量应减少。外周血白细胞数偏低；对硫脲类药物过敏者慎用。如出现粒细胞缺乏或肝炎的症状和体征，应停止用药。③治疗中应监测甲状腺激素水平。治疗过程中出现甲状腺功能减退时应及时减量、停药或酌情加用左甲状腺素或甲状腺片。

【药物相互作用】①与有抑制甲状腺功能和引起甲状腺肿大作用的药物合用须注意，如磺胺类、保泰松、巴比妥类、磺酰脲类等。②在用本品前避免服用碘剂。③使香豆素类抗凝药作用降低。

【制剂】片剂：每片50mg；100mg。

【贮法】常温遮光密闭保存。

甲巯咪唑〔药典（二）；基；医保（甲）〕 Thiamazole

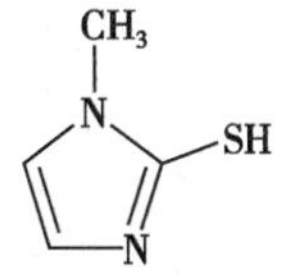

【其他名称】他巴唑，Tapazole。

【ATC编码】H03BB02

【性状】为白色至淡黄色结晶性粉末；微有特臭。易溶于醇和水。在水、乙醇或三氯甲烷中易溶，在乙醚中微溶。熔点 144～147℃。

【药理学】作用较丙硫氧嘧啶强，且奏效快而代谢慢，维持时间较长。

【适应证】参见丙硫氧嘧啶。

【用法和用量】①成人：开始时每日 30mg，可按病情轻重调节为每日 15～40mg，每日最大量 60mg，分 2～3 次口服，病情控制后，逐渐减量，维持量：每日 1 次，每次 5～15mg，疗程一般 12～18 个月。②小儿：开始时剂量为每日按体重 0.4mg/kg，分 3 次口服。维持量减半或按病情轻重调节。

【不良反应】参见丙硫氧嘧啶。

【禁忌证】对本品过敏者禁用。

【注意】【药物相互作用】参见丙硫氧嘧啶。

【制剂】片剂：每片 5mg；10mg；20mg。

【贮法】常温、遮光、密闭保存。

卡比马唑〔药典(二)；医保(乙)〕 Carbimazole

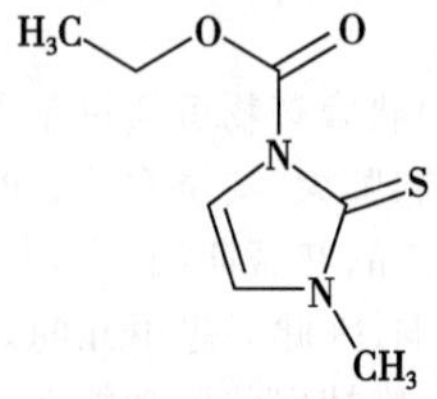

【其他名称】甲亢平。

【ATC 编码】H03BB01

【性状】为白色或类白色的结晶性粉末；有特臭，初无味，后有苦味。在三氯甲烷中易溶，在乙醇中略溶，在水或乙醚中微溶。熔点 122～125℃。

【药理学】在体内逐渐水解，游离出甲巯咪唑而发挥作用，故作用开始较慢、维持时间较长。据临床观察，本品在疗效与不良反应方面，优于其他硫脲类药，但在甲状腺危象时不适用。

【适应证】参见丙硫氧嘧啶。

【用法和用量】①成人：开始时每日 30mg，可按病情轻重调节为每日 15～40mg，每日最大量 60mg，分 3 次口服，病情控制后，逐渐减量；维持量：每日 1 次，每次 5～15mg，疗程一般 12～18 个月。②小儿：开始时剂量为每日按体重 0.4mg/kg，分 3 次口服。维持量约减半或按病情轻重调节。

【不良反应】参见丙硫氧嘧啶。

【禁忌证】对本品过敏者禁用。

【注意】【药物相互作用】参见丙硫氧嘧啶。

【制剂】片剂：每片 5mg。

【贮法】常温遮光密闭保存。

碘和碘化物 Iodine and Iodides

【药理学】碘为合成甲状腺激素的原料。当人体缺碘时，甲状腺体呈代偿性肥大，引起地方性甲状腺肿，可用含碘食盐（食盐中含碘酸钾）或海带及其他含有机碘的海产品，或肌内注射碘化油，加以预防。

【适应证】小剂量碘剂作为供碘原料以合成甲状腺素，纠正原来垂体促甲状腺素分泌过多，而使肿大的甲状腺缩小。可治疗地方性甲状腺肿。大剂量的碘有抗甲状腺的作用，在甲亢患者表现尤为明显。但由于其作用时间短暂（最多维持 2 周），且服用时间过长时，不仅作用消失，且可使病情加重，因此不能作为常规的抗甲状腺药。现主要用于两种情况：①甲状腺危象：碘剂的抗甲状腺作用快而强，用后能迅速改善症状，且必须同时配合应用硫脲类药物。②甲亢的术前准备：碘剂能使甲状腺组织变硬，血管减少，有利于部分切除手术的进行。甲亢患者于术前多先服一段时间的硫脲类药物，使症状和基础代谢率基本控制后，术前两周再加用碘剂。

【用法和用量】治疗地方性甲状腺肿：早期患者每日 1～10mg，连服 1～3 个月，中间休息 30～40 天。1～2 个月后剂量可逐渐增至 20～25mg。总疗程约 3～6 个月。

【不良反应】长期应用可出现口内铜腥味、喉部烧灼感、鼻炎、皮疹等，停药即可消退。少数对碘过敏患者，在用药后立即或几小时后发生血管神经性水肿、上呼吸道黏膜刺激症状，甚至喉头水肿引起窒息。

【禁忌证】对碘有过敏史者禁用。妊娠期妇女、哺乳期妇女、婴幼儿禁用。

【注意】①大量饮水和增加食盐，均能加速碘的排泄。②可影响甲状腺吸收 ^{131}I 的检查结果。③碘主要由肾脏排泄，因此，肾功能受损者慎用。

【制剂】片剂：每片 10mg。

【贮法】避光，密封，在干燥处保存。

（都丽萍）

第 65 章
影响骨代谢的药物

影响骨代谢的药物主要用于防治骨质疏松症。骨质疏松症是一种全身性代谢性骨病,其特征为骨量降低,骨组织细微结构破坏,骨的力学功能减弱,骨脆性增加,易发生骨折,并引起其他并发症,为老年人致残、致死的主要原因之一。骨质疏松是一种多病因疾病,其基本病理机制是在骨代谢过程中骨吸收与骨形成的偶联出现缺陷。人的一生中,骨骼不断地进行新陈代谢,即骨的重构(骨的吸收与骨的形成之间达到平衡的过程)。成年人骨重构率约为每年 5% ~15%。成骨细胞负责骨形成,破骨细胞负责骨吸收。两种细胞在骨表面同一部位相继进行活动,称为基本多细胞单位(BMU)。在一个 BMU 完成过程中,骨的重构分为 3 个阶段:破骨细胞吸附在骨表面,吸收少量骨,形成凹陷;成骨细胞进入凹陷,形成新骨;骨基质矿化,新形成的骨量相当于吸收的骨量。若形成的新骨量少于被吸收的骨量时即发生负平衡,从而导致骨总量的丢失,引起骨质疏松。

骨质疏松症可分为 3 类:①原发性骨质疏松症:包括绝经期后骨质疏松症、老年性骨质疏松症。②继发性骨质疏松症:是由于某些疾病或药物所引起,如长期大量使用糖皮质激素、先天或后天的营养素(主要是构成骨骼的矿物质和有机质)缺乏、糖尿病、慢性肾衰竭、慢性肝病、甲状旁腺(甲状腺)功能亢进、恶性肿瘤(如多发性骨髓瘤)、库欣综合征等引起的骨质疏松。③特发性骨质疏松症:常见于青少年和成人,多伴有遗传性家族史。

目前防治骨质疏松症的常用药物包括:

(1) 抑制骨吸收的药物:如双膦酸盐类(依替膦酸二钠、氯屈膦酸二钠、帕米膦酸二钠、阿仑膦酸钠、伊班膦酸钠、利塞膦酸钠、唑来膦酸等),依普黄酮,雷洛昔芬,降钙素等。雌激素类另行叙述(见第 60 章)。

(2) 促进骨形成的药物:如甲状旁腺激素、生长激素、骨生长因子等。

此外,钙剂(如碳酸钙)、维生素 D 及其活性代谢物(如骨化三醇、阿法骨化醇)、锶盐和维生素 K_2 等,对抑制骨的吸收、促进骨的形成也起作用。

65.1　骨质疏松用药

依替膦酸二钠〔药典(二)〕
Etidronate Disodium

```
          O     CH3    O
          ‖     |      ‖
NaO — P — C ——— P — ONa
          |     |      |
          HO    OH     OH
```

【其他名称】羟乙膦酸钠,洛迪,依膦。

【ATC 编码】M05BA01

【药理学】本品为双膦酸盐类骨代谢调节药。具有双向作用,小剂量(每日 5mg/kg)时抑制骨吸收,大剂量(每日 20mg/kg)时抑制骨形成。对体内磷酸钙有较强的亲和力,能抑制人体异常钙化和过量骨吸收,减轻骨痛;降低血清碱性磷酸酶和尿羟脯氨酸的浓度;在低剂量时可直接抑制破骨细胞形成及防止骨吸收,降低骨转换率,增加骨密度等达到骨钙调节作用。每日5mg/kg用药5天抑制骨吸收30%～39%;用药14天,骨吸收几乎完全被抑制。还可抑制因低钙饲料喂养的孕产牛或EDTA处理造成的低血钙所致的骨钙分解和骨动员。对切除大鼠后肢神经造成的制动性骨质疏松有明显的防止作用。另外,本品可抑制植入骨的吸收,对非肿瘤性卵巢切除性骨质疏松、绝经期后骨质疏松具有明显作用,同时对局部肿瘤侵入或循环中的体液因子所致的骨吸收也有明显作用。大量研究结果证明本品具有抑制钙化和骨化的作用。体外试验可抑制磷酸钙沉淀形成,抑制磷灰石晶体的聚集与生长。体内试验可抑制雏鸡骨矿化,明显减少植入骨的灰分,对主动脉钙化、肾钙盐沉积、心脏生物瓣膜钙化及髋关节成形术后关节周围骨化等均有显著的抑制作用。

正常成人一次口服20mg/kg,1小时后血清中浓度达到最高2.2μg/L,半衰期为2小时,24小时后为0.03μg/ml,连续服药7天未见蓄积倾向。吸收率约为6%,食物或两价钙的制剂可使其吸收率降低。进入体内后在骨及肾脏中浓度最高,随尿液排出8%～16%,随粪便排出82%～94%。

【适应证】用于绝经后骨质疏松症、增龄性骨质疏松症。

【用法和用量】口服,每次0.2g,一日2次,两餐间服用。

【不良反应】腹部不适、腹泻、便软、呕吐、口炎、咽喉灼热感、头痛、皮肤瘙痒、皮疹等症状。

【禁忌证】严重肾损害者、骨软化症患者禁用。

【注意】①本品需间隙、周期服药,即服药2周后需停药11周为1周期,然后重新开始第2周期。停药期间需补充钙剂和维生素D_3。②若出现皮肤瘙痒、皮疹等过敏症状时应停药。③肾功能损害者慎用。④妊娠期妇女和可能妊娠的妇女不宜使用,哺乳期妇女慎用。⑤儿童慎用。

【药物相互作用】①与食物同服会干扰本药的吸收。②含铝、钙、铁、镁的化合物及抗酸药、矿物质添加剂和某些渗透性导泻剂能削弱本品的吸收。③与非甾体抗炎药联用会增加消化道及肾脏不良反应的发生率。④与氨基糖苷类联用可能加重低钙血症。

【制剂】片剂:每片0.2g。

【贮法】遮光,密封,干燥处保存。

氯膦酸二钠〔药典(二);医保(乙)〕

Clodronate Disodium

```
     OH    Cl    OH
     |     |     |
O==P-----C-----P==O
     |     |     |
    ONa    Cl   ONa
```

【其他名称】氯甲双磷酸二钠,骨膦,洛屈,德维,迪盖纳,雅坤宇,固令,Bonefos。

【ATC编码】M05BA02

【药理学】本品为双膦酸盐类骨代谢调节剂。能进入骨基质羟磷灰石晶体中,当破骨细胞溶解晶体,药物被释放,能抑制破骨细胞活性,并通过成骨细胞间接起抑制骨吸收作用。可导致破骨细胞产生形态学变化,例如细胞包含物(如溶酶体)的损耗和绉状缘收缩。可抑制各种不同的中介物,例如抑制酸液的产生、前列腺素的合成及溶酶体的释放,间接降低破骨细胞的活性。理化性质与羟乙膦酸钠相似,但其潜在的抑制破骨细胞活性的功能比后者强10倍,而对骨矿化作用则无影响。本品对钙及骨矿物质具有极强的吸附性,故主要分布在骨骼中发挥疗效。在一般用量范围内,不影响骨组织中矿物质的正常代谢过程。临床研究证明,能控制骨溶解,修复溶骨病灶,减少病理性骨折产生。骨溶解减少使血钙升高来源随之减少,血钙趋于正常。使用本品后,3～5天产生止痛作用,维持时间长。对多发性骨转移者的疼痛缓解程度似较单发性骨转移者明显。

本品口服生物利用度约为1%～2%,给药后很快从血中清除,其清除由骨转化率所控制。血清半衰期为2小时,30%被骨吸收,70%以原形在24小时内随尿排出,在动物(大鼠)骨内半衰期至少3个月。主要分布于骨组织,消除缓慢;其次为肾、肺、皮肤和小肠,消除迅速。血浆蛋白结合率很低,并且受一同服下的含钙液体的影响,但它的药动学研究未发现明显与剂量相关的改变。

【适应证】用于:①各种类型骨质疏松。②恶性肿瘤并发的高钙血症。③溶骨性癌转移引起的骨痛。④可避免或延迟恶性肿瘤溶骨性骨转移。

【用法和用量】①口服:早期或未发生骨痛的各类型骨质疏松症,每日0.4g,分2次服用,连用3个月为一个疗程,必要时可重复疗程;严重或已发生骨痛的各类型骨质疏松症,每日1.6g,分2次服用,或遵医嘱。恶性肿瘤患者,每日2.4g,可分2～3次服用,对血清钙水平正常的病人,可减为每日1.6g,若伴有高钙血症,可增至每日3.2g,必须空腹服用,最好在进餐前1小时服用。②静脉滴注:高钙血症,每日0.3g,静脉滴注3～5日,或一次给予1.5g静脉滴注,血钙正常后改口服。变形性骨炎(佩吉特病),每日0.3g,静脉滴注3小时以上,共5日,以后改口服。

【不良反应】①开始治疗时,可能会出现腹痛、腹胀和腹泻,少数情况下也会出现眩晕和疲劳,但往往随治疗的继续而消失。②有时可出现血清乳酸脱氢酶、转氨酶水平升高,白细胞减少及肾功能异常等不良反应。③可使甲状旁腺素暂时性升高,血清碱性磷酸酶的水平也可能有改变,无症状的低血钙有时发生于静脉治疗期间。④静脉给药剂量显著高于推荐剂量时可能引起严重的肾功能损害,尤其在静脉滴注速度过快时。

【禁忌证】禁用于:①对双膦酸盐类过敏者;②严重肾损害者、骨软化症患者。

【注意】①用于治疗骨质疏松症时,应遵医嘱决定是否需要补钙。如需要补钙,本品与钙剂应分开应用,用本品后2小时再用钙剂,以免影响本品的吸收,降低疗效。②用药期间,对血细胞数、肾脏和肝功能应进行监测。③妊娠期妇女及哺乳期妇女不宜使用。小儿长期用药可能影响骨代谢,应慎用。

【药物相互作用】①本品可与二价金属阳离子形成复

合物,故本品与牛奶、抗酸剂及含二价阳离子的药物合用时,会显著降低其生物利用度。②与非甾体类抗炎镇痛药同时使用,有引起肾功能不全的报道。③由于有增加低钙血症的危险,本品与氨基糖苷类同时使用时应谨慎。

【制剂】片剂:每片0.2g;0.4g。胶囊剂:每粒0.2g;0.4g。注射剂:每支0.3g(5ml)。

【贮法】密封,在干燥处保存。

帕米膦酸二钠〔药典(二);医保(乙)〕

Pamidronate Disodium

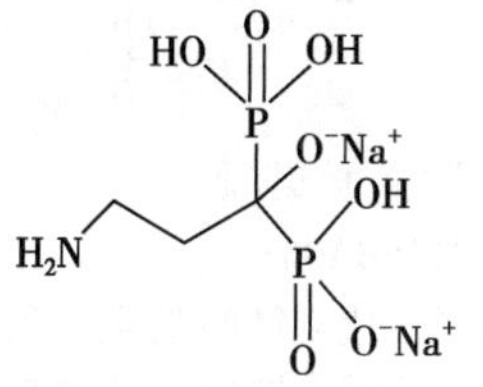

【其他名称】丙氨膦酸钠,阿可达,博宁,Aminomux,Aredia。

【ATC编码】M05BA03

【性状】本品为白色或近白色的粉末,溶于水和2mol/L的氢氧化钠,微溶于0.1mol/L盐酸和0.1mol/L醋酸,几乎不溶于有机溶剂。

【药理学】为双膦酸盐类药物,是第二代钙代谢调节药。对磷酸钙有很强的亲和性,能抑制人体异常钙化和过量骨吸收,减轻骨痛,降低血清碱性磷酸酶和尿羟脯氨酸的浓度。本品抑制吸收作用比氯膦酸二钠强10倍,比依替膦酸二钠强100倍,在对骨质生长的矿质化无明显不良影响的剂量下本品有很强的抑制骨质再吸收的作用。与第一代非氨基取代双膦酸类药物相比,本品最大优点是作用更为持久和抑制新骨形成的作用极低。体外试验证明,它能与羟基磷灰石结合,抑制这些结晶体在体外的形成和溶解。在体内,能牢固地吸附在骨小梁的表面,形成一层保护膜,阻止破骨前体细胞吸附于矿物质性的骨基质上,并抑制破骨前体细胞转化为成熟破骨细胞的过程。在大多数高血钙患者中,本品通过降低血清钙水平,改善肾小球滤过率,并降低血清肌酐水平。

口服生物利用度很低(1%~3%)。吸收后约50%进入骨,其余在72小时内随尿排出。癌症病人以本品45mg溶于500ml生理盐水后静脉滴注4小时以上,滴注结束后血药浓度为0.96μg/ml,平均有51%的药物以原形从尿中排泄;尿的排泄显示双相处置动力学特点,α和β半衰期分别为1.6小时和27小时。动物实验表明:给药后迅速从循环系统消除,主要分布在骨骼、肝脏、脾脏和气管软骨中。本品可长期滞留于骨组织中,半衰期最长可达300天。

【适应证】①主要用于治疗恶性肿瘤病人骨转移疼痛和高钙血症。②治疗和预防骨质疏松症及骨质愈合不良。③也用于甲状旁腺功能亢进症。

【用法和用量】本品临用前稀释于不含钙离子的0.9%生理盐水或5%葡萄糖液中,缓慢静脉滴注4小时以上,浓度不得超过60mg/250ml,滴速不得大于60mg/h,肾功能损害患者滴速不超过20mg/h。①用于防治骨质疏松症:治疗:每月1次30mg,静脉滴注,连续6个月,改为预防量;预防:每3个月1次30mg,静脉滴注,连续2年。②治疗癌症骨转移性疼痛:每次用药30~90mg,通常每4周1次,对3周接受一次化疗的骨转移患者,也可按每次90mg每3周1次给药。③治疗高钙血症:总剂量15~90mg,取决于治疗前的血钙浓度,当血钙浓度<3.0mmol/L、3.0~3.5mmol/L、3.5~4.0mmol/L、>4.0mmol/L时,本品剂量分别为15~30mg、30~60mg、60~90mg、90mg。总剂量可单次滴注,也可在2~4日内分次滴注。④治疗变形性骨炎及骨质愈合不良:每日30mg,连续3天,总剂量90mg;或每周1次,每次30mg,连续6周,总剂量180mg。

【不良反应】①少数病人可出现轻度恶心、胸痛、胸闷、头晕乏力及轻微肝、肾功能改变等,偶见发热反应。②有时出现一过性感冒样症状,一般在输液后3~24小时内发生,持续24小时。但再次输入时,很少再发生同样症状。此外,还可见发热、寒战、头痛、肌肉酸痛和胃肠道反应,如:厌食、腹痛、便秘或腹泻等。③偶可发生过敏反应和静脉滴注部位的局部反应。④淋巴细胞、血小板减少和低钙血症也有发生。

【禁忌证】禁用于:①对本品和其他双膦酸盐类有过敏史者;②儿童、妊娠期妇女及哺乳期妇女。

【注意】①本品需以不含钙的液体稀释后立即静脉缓慢滴注,不可将本品直接静脉注射。②不得与其他种类双膦酸盐类药物合并使用。③肾功能损伤者慎用。本品可能使肾功能进一步恶化,特别是多发性骨髓瘤和乳腺癌的患者,也有患者在停药后肾功能逐渐恢复。④用于治疗高钙血症时,应同时注意补充液体,使每日尿量达2L以上。⑤治疗期间应定期检查血清电解质,尤其是钙和磷、血小板数及肾功能。⑥过量或速度过快,可能引起低钙血症,出现抽搐、手指麻木症状,可适量补钙。

【药物相互作用】①与非甾体抗炎药联用会增加消化道及肾脏不良反应的发生率。②与氨基糖苷类联用可能加重低钙血症。

【制剂】注射剂:每支15mg(5ml);30mg(10ml)。粉针剂:每支15mg;30mg;60mg。

【贮法】遮光,密闭,在阴凉处保存。

阿仑膦酸钠〔药典(二);基;医保(乙)〕

Alendronate Sodium

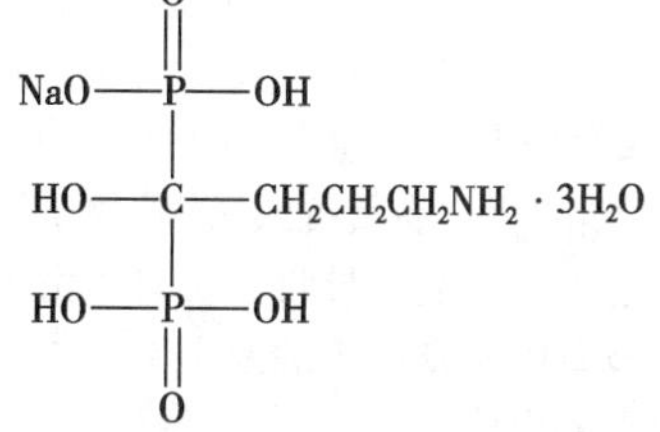

【其他名称】福善美,固邦,天可,Fosamax。

【ATC编码】M05BA04

【性状】本品为白色结晶状、不吸湿的粉末,微溶于乙醇,几乎不溶于三氯甲烷。

【药理学】为第三代氨基双膦酸盐类骨代谢调节剂，与骨内羟基磷灰石有强亲和力，能进入骨基质羟磷灰石晶体中，当破骨细胞溶解晶体，药物被释放，能抑制破骨细胞活性，并通过成骨细胞间接起抑制骨吸收作用。其抗骨吸收作用较依替膦酸二钠强1000倍，并且没有骨矿化抑制作用。使用本品治疗的患者96%脊椎的骨量增加，绝经后有骨质疏松的妇女的椎体畸变、身高缩短、骨折发病率（包括髋骨、脊椎骨、腕骨）等均获得改善。

口服后主要在小肠内吸收，但吸收程度很差，生物利用度约为0.7%，且食物和矿物质可显著减少其吸收。血浆蛋白结合率约为80%；血清半衰期短，吸收后的药物大约20%～60%被骨组织迅速摄取，骨中达峰时间约为用药后2小时，其余部分迅速以原形经肾脏排泄消除。服药后24小时内99%以上的体内存留药物集中于骨组织，在骨内的半衰期长，约10年以上。

【适应证】用于治疗绝经后妇女的骨质疏松症，以预防髋部和脊柱骨折（椎骨压缩性骨折），也适用于男性骨质疏松症以增加骨量。

【用法和用量】口服，每日1次10mg，或每周1次70mg，早餐前30分钟用至少200ml白开水送服，不要咀嚼或吮吸药片。

【不良反应】①本品耐受性良好，少数患者可见胃肠道反应，如腹痛、腹泻、恶心、便秘、消化不良，如不按规定方法服用者可有食管溃疡，偶有头痛、骨骼肌疼痛、血钙降低、短暂白细胞升高、尿红细胞、白细胞升高，罕见皮疹或红斑。②和其他双膦酸盐一样，本品可能对上消化道黏膜产生局部刺激。已报道的食管不良反应有食管炎、食管溃疡和食管糜烂，罕有食管狭窄和穿孔的报道。③血清钙和磷呈轻度且短暂的下降，无临床症状。

【禁忌证】①对本品和其他双膦酸盐类过敏、明显低钙血症、骨软化症患者禁用。②食管动力障碍，如食管迟缓不能、食管狭窄者禁用。③严重肾功能不全者禁用。

【注意】①开始使用本品治疗前，必须纠正钙代谢和矿物质代谢紊乱、维生素D缺乏及低钙血症。②胃肠道功能紊乱、胃炎、十二指肠炎、溃疡病患者慎用。③如果同时服用钙补充剂、抗酸药物和其他口服药物可能会干扰本品的吸收。因此，服用本品后应至少推迟半小时再服用其他药物。④如食物中摄入不足，所有骨质疏松患者都应补充钙和维生素D。⑤服药前后30分钟内不宜饮用牛奶、奶制品、含钙较高的饮料、橘子汁和咖啡。⑥为避免药物刺激食管，服药后30分钟内不要躺卧。⑦妊娠期、哺乳期妇女及儿童不宜使用。

【药物相互作用】①与食物同服会干扰本药的吸收。②含铝、钙、铁、镁的化合物及抗酸药、矿物质添加剂和某些渗透性导泻剂能削弱本品的吸收。③与非甾体抗炎药联用会增加消化道及肾脏不良反应的发生率。④与氨基糖苷类联用可能加重低钙血症。

【制剂】片剂：每片10mg；70mg。

阿仑膦酸钠维D_3片（福美加）：每片含阿仑膦酸钠（以阿仑膦酸计）70mg，维生素D_3 2800IU。阿仑膦酸钠维D_3片（Ⅱ）（福美加）：每片含阿仑膦酸钠（以阿仑膦酸计）70mg，维生素D_3 5600IU。

【贮法】密闭、15～30℃保存。

伊班膦酸钠〔医保(乙)〕

Ibandronate Sodium

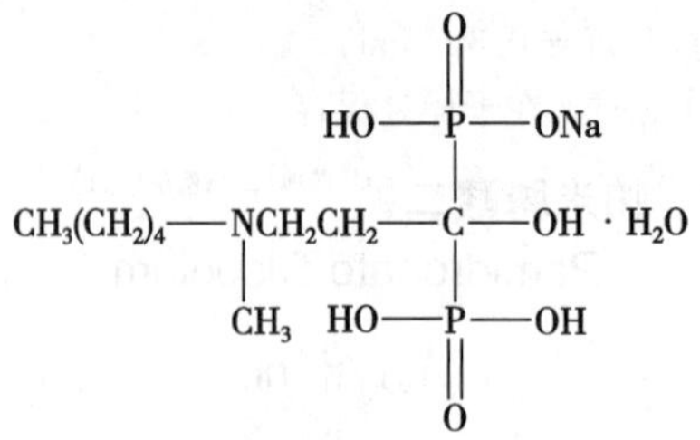

```
                                O
                                ‖
                        HO—P—ONa
                                |
CH3(CH2)4—NCH2CH2—C—OH · H2O
                |               |
               CH3      HO—P—OH
                                ‖
                                O
```

【其他名称】艾本，佳诺顺。

【ATC编码】M05BA06

【药理学】为第三代双膦酸盐类骨吸收抑制剂，主要通过与骨内羟基磷灰石结合，抑制羟基磷灰石的溶解和形成，从而产生抗骨吸收的作用。另外，本品的抗骨吸收作用可能还与直接改变骨细胞的形态学或直接抑制成骨细胞介导的细胞因子有关。在小鼠体内对氯膦酸盐、帕米膦酸盐和本品的抗骨吸收作用进行了比较，提示本品的抗骨吸收作用最强，分别是前两者的500倍和50倍。本品的肾脏安全性好，毒副作用低。作为骨质吸收抑制剂，其作用机制为：①抑制破骨细胞的活性，并诱导破骨细胞凋亡。②抑制肿瘤细胞与骨组织的黏附，防止出现新的转移灶和已转移灶的进一步进展、扩大。③抑制肿瘤细胞产生的基质金属蛋白酶的水解活性，从而抑制骨溶解过程。④对受累骨的修复作用。

单次静脉给药4mg，血浆峰浓度为159ng/ml，AUC为577(ng·h)/ml，半衰期为1.56小时，药物清除率为130ml/min。在剂量为2mg、4mg和6mg时，AUC和血浆峰浓度与剂量呈线性相关。主要排泄途径为肾脏，大部分药物以原形自尿中排泄。

【适应证】用于伴有或不伴有骨转移的恶性肿瘤引起的高钙血症。

【用法和用量】将本品1～4mg稀释于不含钙离子的0.9%氯化钠注射液或5%葡萄糖注射液500～750ml中，缓慢静脉滴注，滴注时间不得少于2小时。治疗高钙血症，应严格按照血钙浓度，治疗前适当给予0.9%氯化钠注射液进行水化治疗。中、重度患者可单剂量给2～4mg。

【不良反应】少数患者可出现体温升高或类似流感样症状，如发热、寒战、类似骨骼或肌肉疼痛等症状。多数情况下不需特殊治疗；个别患者还可能出现胃肠道不适。

【禁忌证】①严重肾功能不全者禁用。②儿童、妊娠期妇女及哺乳期妇女禁用。③对本品和其他双膦酸盐类过敏者禁用。

【注意】①应用本品后，患者常伴有血清磷酸盐水平降低，而血钙水平也可能降至正常以下。②由于本品对肝、肾有一定毒性作用，故肝肾功能不正常者慎用。③本品不得与其他双膦酸盐类药物合用。④使用本品过程中，应注意监测血清钙、磷、镁等电解质水平及肝、肾功能。⑤有心功能衰竭危险的患者应避免过度水化治疗。

【药物相互作用】①与非甾体抗炎药联用会增加消化道及肾脏不良反应的发生率。②与氨基糖苷类联用可能加重低钙血症。

【制剂】注射剂:每支1mg(1ml)。

【贮法】遮光、密闭保存。

利塞膦酸钠[医保(乙)] Risedronate Sodium

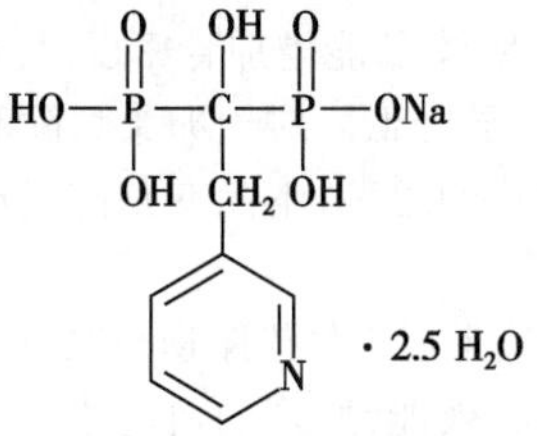

(结构式:HO—P(=O)(OH)—C(OH)(CH$_2$-3-吡啶基)—P(=O)(OH)—ONa · 2.5 H_2O)

【其他名称】唯善,积华固松,Actonel。

【ATC 编码】M05BA07

【性状】白色结晶性粉末。

【药理学】为最新一代的口服双膦酸盐类骨代谢调节剂。能够与骨中羟磷灰石结合,具有抑制骨吸收的作用。抗骨吸收强度:本品是阿仑膦酸钠的5倍;溃疡发生率:阿仑膦酸钠是本品的3倍。在细胞水平,本品抑制破骨细胞。对大鼠、狗、小猪进行组织形态测定,发现本品可减少骨转换(活化频率,即骨组织重构部位被活化的速率)和骨再塑部位的吸收。动物实验提示,本品可抑制骨质疏松模型大鼠和小型猪的破骨细胞,抑制骨吸收。大鼠和小型猪分别经口给予本品,骨量和骨生物力学强度增加,骨密度的增加与骨生物力学强度呈现正相关,对骨结构和骨矿化无明显影响。

本品口服后由上消化道迅速吸收,血药浓度达峰时间约为服药后1小时。连续用药57天内可达到稳态血浆浓度。平均绝对口服生物利用度为0.63%,与食物同服时生物利用度降低。本品在早餐前至少30分钟给药是有效的。人血浆蛋白结合率约为24%。给大鼠和狗静脉注射单剂量^{14}C标记的本品,吸收量的大约60%分布到骨组织,其余随尿液排出,软组织分布极少。本品在体内无明显代谢。口服给药后,吸收量的约一半在24小时内随尿排出,未吸收的药物以原形随粪便排出。终末半衰期达480小时,代表本品从骨组织的解离速率。

【适应证】①用于治疗和预防绝经后妇女的骨质疏松症,男性骨质疏松症,糖皮质激素诱导的骨质疏松症。②治疗佩吉特病。

【用法和用量】口服,需至少餐前30分钟直立位服用,以促进药物到达胃部,200ml左右清水送服,服药后30分钟内不应躺下。治疗和预防绝经后妇女的骨质疏松症,用量为一日1次,一次5mg(1片)。或应用大剂量规格的片剂:15mg/片,一日1片;35mg/片,一周1片;75mg/片,一月连服2片;150mg/片,一月1片。治疗男性骨质疏松:35mg/片,一周1片。治疗糖皮质激素诱导骨质疏松:15mg/片,一日1片。治疗佩吉特病:30mg/片,一日1片,连续服用2月。

【不良反应】①可引起上消化道紊乱,表现为吞咽困难、食管炎、食管或胃溃疡,还可引起腹泻、腹痛、恶心、便秘等。②可造成低钙血症和矿物质代谢紊乱。③肌肉骨骼疼痛。④肾损害。⑤其他如流感样综合征、头痛、头晕、皮疹、关节痛等。

【禁忌证】对本品过敏者、低钙血症、30分钟内难以坚持站立或端坐位者禁用。

【注意】①严重肾功能损害者慎用。②妊娠期妇女慎用。本品对哺乳婴儿有严重的不良反应,哺乳期妇女应停药或停止哺乳。③服药后2小时内,避免食用高钙食品(例如牛奶或奶制品)以及服用补钙剂或含铝、镁等的抗酸药物。④饮食中钙、维生素D摄入不足者,应加服这些药品。⑤勿嚼碎或吸吮本品。

【药物相互作用】①与食物同服会干扰本药的吸收。②含铝、钙、铁、镁的化合物及抗酸药、矿物质添加剂和某些渗透性导泻剂能削弱本品的吸收。③与非甾体抗炎药联用会增加消化道及肾脏不良反应的发生率。④与氨基糖苷类联用可能加重低钙血症。

【制剂】片剂:每片5mg;15mg;30mg;35mg;75mg;150mg。

【贮法】密封,阴凉干燥处保存。

唑来膦酸[医保(乙)] Zoledronic Acid

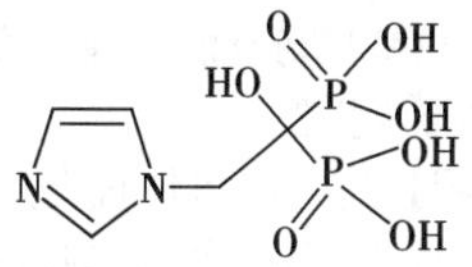

(结构式:咪唑-1-基—CH$_2$—C(OH)(P(=O)(OH)$_2$)$_2$)

【其他名称】密固达,艾朗,天晴依泰,博来宁。

【ATC 编码】M05BA08

【药理学】唑来膦酸属于含氮双膦酸化合物,主要作用于人体骨骼,通过对破骨细胞的抑制,从而抑制骨吸收。双膦酸化合物对矿化骨具有高度亲和力,可以选择性地作用于骨骼。唑来膦酸静脉注射后可以迅速分布于骨骼当中并像其他双膦酸化合物一样,优先聚集于高骨转化部位。唑来膦酸的主要分子靶点是破骨细胞中法尼基焦磷酸合成酶,但并不排除还存在其他作用机制。雌激素缺乏的动物的长期实验表明,在给药剂量相当于人体剂量的0.03~8倍时,唑来膦酸可以抑制骨细胞的重吸收,增加骨密度。研究显示骨骼强度和其他骨骼机械性能呈剂量依赖性增加。在给药剂量相当于人体剂量的0.8~8倍时,与未切除卵巢动物(对照组)相比,唑来膦酸可以明显改善卵巢切除动物的骨骼机械性能。组织形态分析显示:骨骼对抗骨吸收药物的典型反应是呈剂量依赖性抑制破骨细胞活性、骨小梁和哈佛氏系统重建位点活化频率。给予和临床相关剂量的唑来膦酸进行治疗的动物骨骼样本中可观察到持续的骨骼重建。在治疗动物中没有发现钙化缺陷、异常的类骨质堆积和编织骨生成。

【适应证】用于治疗绝经后妇女的骨质疏松症;治疗佩吉特病(变形性骨炎);治疗恶性肿瘤溶骨性骨转移引起的骨痛。

【用法和用量】①对于骨质疏松症的治疗,推荐剂量为一次静脉滴注5mg,每年1次,目前尚无足够证据支持可连续用药3年以上。②对于佩吉特病的治疗,推荐剂量为一次静脉滴注 5mg，再治疗可以在初次治疗一年或更长时间间隔后再次静脉滴注 5mg，目前尚无关于再治疗（1 年后）安全性和有效性的数据。③对于恶性肿瘤溶骨性骨转移引起的骨痛，成人每次 4mg，用 100ml 0.9% 氯化钠注射液或 5% 葡萄糖注射液稀释后静脉滴注，每 3～4 周给药 1 次或遵医嘱。本品通过输液管以恒定速度滴注，滴注至少 15 分钟以上，给药前患者必须进行适当的补水，特别是同时接受利尿剂治疗的患者，使用前嘱患者多喝水或予以 0.9% 氯化钠注射液 250ml 静脉滴注。④对于骨质疏松症女性患者，若饮食摄入量不足，有必要适当补充钙剂和维生素 D。此外，对于佩吉特病患者，强烈建议在接受本品治疗后 10 天内确保补充维生素 D 和足量的钙剂，保证每次至少补充元素钙 500mg 和维生素 D，每日 2 次。

【不良反应】常见发热、肌痛、流感样症状、关节痛和头痛。大多数出现于用药后 3 天内且多为轻到中度，一般在 3 天内缓解。

【禁忌证】对本品或其他双膦酸类药物过敏者；肌酐清除率小于 35ml/min 者；妊娠期及哺乳期妇女禁用。

【注意】低钙血症者慎用，严重维生素 D 缺乏者需注意补充充足的维生素 D。患者在首次输注药物后可能出现发热、肌肉疼痛等流感样症状，多数在 1～3 天内缓解，严重者可予以非甾体类解热镇痛药对症处理。接受治疗的患者应尽可能避免损伤性牙科操作。

【药物相互作用】①与非甾体抗炎药联用会增加消化道及肾脏不良反应的发生率。②与氨基糖苷类联用可能加重低钙血症。

【制剂】注射剂：每瓶 5mg（100ml）；4mg（5ml）；粉针剂：每瓶 4mg。

【贮法】遮光、密闭，阴凉处（不超过 20℃）保存。

英卡膦酸二钠〔医保（乙）〕 Incadronate Disodium

【ATC 编码】M05BA

英卡膦酸二钠为氨基双膦酸盐类，是骨吸收的有效抑制剂。静脉滴注治疗恶性肿瘤引起的高钙血症及骨转移疼痛。一次 5～10mg，静脉滴注时间 2～4 小时。如有必要，每隔一周可重复给药 1 次。可发生发热、低钙血症和低血压。严重肾功能障碍患者、心脏疾病患者及老年患者慎用。注射剂：每瓶 10mg。

依普黄酮〔药典（二）〕 Ipriflavone

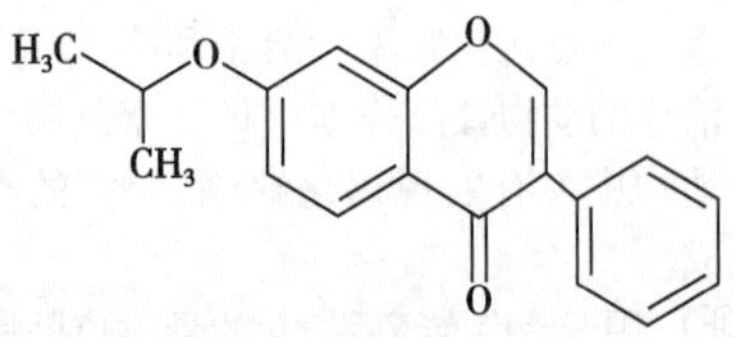

H_3C O CH₃ O O

【其他名称】固苏桉，双锐安。

【ATC 编码】M05BX01

【药理学】为 7-异丙氧基异黄酮，是合成的一种异黄酮衍生物。在动物和人体中均不具有雌激素对生殖系统的影响，但却能增加雌激素的活性，具有雌激素样的抗骨质疏松特性。在各种骨质疏松实验模型中均能减少骨丢失。本品抗骨质疏松作用的机制主要是：①促进成骨细胞的增殖，促进骨胶原合成和骨基质的矿化，增加骨量；②减少破骨细胞前体细胞的增殖和分化，抑制破骨细胞的活性，降低骨吸收；③通过雌激素样作用增加降钙素的分泌，间接产生抗骨吸收作用。临床研究表明，治疗 6 个月后，骨转换率显著降低，桡骨骨密度明显增加。在老年性骨质疏松妇女，骨密度减低伴椎体骨折者，本品能增加骨密度，且有很好的镇痛效果，骨转换指标明显降低。对于卵巢切除和促性腺激素释放激素激动剂治疗的患者，本品在预防绝经后骨质疏松方面有明显的作用。

口服后在小肠形成 7 种代谢物与原形一起吸收，其中 4 种代谢物具有生物效能，原形的血药浓度达到峰值时间约为 1.3 小时。本品吸收后主要分布在胃、肠、肝和骨中，主要在肝脏代谢。单剂量 200mg 口服，半衰期为 9.8 小时，AUC 为 632（ng·h）/ml；48 小时内尿中总排泄率为 42.9%，均为代谢产物形式。每日 600mg，连续服药 6 天，血药浓度达稳态，半衰期为 23.6 小时，AUC 为 1455（ng·h）/ml。连续服药后原形及代谢物无体内蓄积，血药浓度不再升高。

【适应证】用于改善原发性骨质疏松症的症状，提高骨量减少者的骨密度。

【用法和用量】餐后口服，每次 0.2g，每日 3 次。此剂量应根据年龄及患者的症状进行调整。

【不良反应】少数患者可出现食欲缺乏、胃部不适、恶心、呕吐、口腔炎、口干、舌炎、味觉异常、腹胀、腹痛、腹泻和便秘等；可出现消化性溃疡、胃肠道出血或恶化原有消化道症状。偶见红细胞、白细胞减少，血胆红素、LDH、血清氨基转移酶和 BUN 升高，皮疹和瘙痒，眩晕、倦怠和舌唇麻木。

【禁忌证】①对本品过敏者、低钙血症患者禁用。②妊娠期及哺乳期妇女、儿童及青少年不宜使用。

【注意】①本品的用药对象为确认为骨质疏松症的患者。②重度食管炎、胃炎、十二指肠炎、消化性溃疡和胃肠功能紊乱者慎用。③中、重度肝肾功能不全者慎用。④高龄患者宜慎用。⑤对男性骨质疏松患者尚无用药经验。⑥服药期间须补钙。

【药物相互作用】与雌激素、茶碱和香豆素类抗凝剂合用时，可增强它们的作用，给药应慎重。

【制剂】片剂：每片 0.2g。

【贮法】室温密封保存，开封后注意防潮。

雷洛昔芬〔医保（乙）〕 Raloxifene

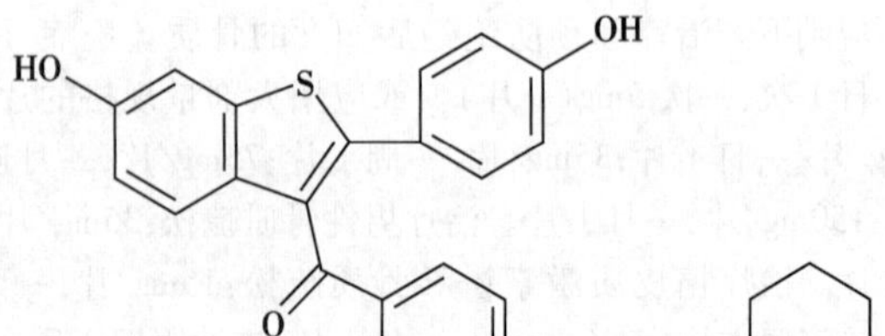

HO S OH O O N

【其他名称】盐酸雷洛昔芬，易维特，Evista。

【ATC编码】G03XC01

【药理学】本品为选择性雌激素受体调节剂，对雌激素作用的组织有选择性的激动或拮抗活性。是一种对骨骼和部分对胆固醇代谢（降低总胆固醇和低密度脂蛋白）的激动剂，但对下丘脑、子宫和乳腺组织无此激动作用。本品的生物学作用，如同雌激素一样是通过与高亲和力的雌激素受体结合和基因表达的调节为介导的。这种结合引起不同组织的多种雌激素调节基因的不同表达。在绝经后骨质疏松妇女中，本品可以降低椎体骨折的发生率，保持骨量和增加骨矿盐密度。

口服后迅速吸收，大约60%被吸收，进入循环前被大量葡萄糖醛化。绝对生物利用度为2%。本品在全身广泛分布，与血浆蛋白紧密结合（98%～99%）。通过肝肠循环维持本品的水平，血浆半衰期为27.7小时。服入体内的本品及其葡糖苷酸代谢物的绝大部分在5日内排泄，主要通过粪便，经尿排出的部分少于6%。

【适应证】主要用于预防绝经后妇女的骨质疏松症。

【用法和用量】口服，每日1次，每次60mg，可以在一天中的任何时候服用，且不受进餐的限制。老年人无须调整剂量。由于疾病的自然过程，本品需要长期使用。建议饮食钙摄入量不足的妇女服用钙剂和维生素D。

【不良反应】常见潮热、头痛、水肿、腿痛性痉挛、恶心、呕吐、腹痛和消化不良；罕见静脉血栓栓塞、可见血小板减少、白细胞减少等。

【禁忌证】①妊娠期妇女服用本品可能引起胎儿损害，因此可能妊娠的妇女禁用。②对本品过敏、正在或既往患有静脉血栓栓塞性疾病、肝功能减退包括胆汁淤积、严重肾功能减退、难以解释的子宫出血者禁用。③本品不能用于有子宫内膜癌症状和体征者，因为对这类患者的安全性尚未充分研究。

【注意】①本品可增加静脉血栓栓塞事件的危险性。②本品不引起子宫内膜增生。治疗期间的任何子宫出血都属意外并应请专家做全面检查。③在治疗中如发现血清总红素、γ-谷氨酰转氨酶、碱性磷酸酶、ALT和AST有升高，应严密监测。④有高甘油三酯血症病史的病人使用本品时应监测血清甘油三酯水平。⑤乳腺癌病人只有已完成针对其乳腺癌的治疗，包括辅助治疗后再应用本品进行骨质疏松的预防及治疗。⑥本品对减少血管扩张（潮热）无作用，对其他与雌激素有关的绝经期症状也无效。⑦仅用于绝经后妇女。不适用于男性患者。

【药物相互作用】①与华法林合用可降低华法林的作用。②考来烯胺可减少本品的吸收和肝肠循环，两者不应同时使用。

【制剂】片剂：每片60mg。

【贮法】避光，30℃以下干燥处保存，不得冷冻。

降钙素[医保(乙)]　Calcitonin

【其他名称】鲑降钙素，鳗鱼降钙素，依降钙素，密盖息，益钙宁，Elcatonin，Salcalcitonin，Calcimar，Cibacalcin，Miacalcic。

【ATC编码】H05BA，H05BA01，H05BA02，H05BA03

【性状】为白色粉末，易溶于水及碱性溶液，不溶于丙酮、乙醇、三氯甲烷和乙醚。

【药理学】降钙素为参与钙及骨质代谢的一种多肽类激素，具有32个氨基酸。鱼降钙素与哺乳动物的降钙素受体的结合能力超过哺乳动物的降钙素，因此目前临床应用的均为鱼降钙素。降钙素具有以下作用：①直接抑制破骨细胞的活性，从而抑制骨盐溶解，阻止钙由骨释出，而骨骼对钙的摄取仍在进行，因而可降低血钙。可对抗甲状旁腺素促进骨吸收的作用并使血磷降低。②抑制肾小管对钙和磷的重吸收，使尿中钙和磷的排泄增加，血钙也随之下降。③可抑制肠道转运钙。④有明显的镇痛作用，对肿瘤骨转移，骨质疏松所致骨痛有明显治疗效果。妇女绝经后骨丢失增加，相关的现象是血钙和血降钙素水平降低，应用降钙素治疗可减轻这种骨的不断丢失。降钙素除可抑制骨吸收外，对许多骨代谢疾病所引起的骨痛症状也有很好的疗效，其作用机制可能在于：抑制前列腺素的合成；通过中枢神经系统直接导致中枢镇痛作用；与其具有β内啡肽作用有关。除此以外，降钙素尚能抑制枸橼酸和乳酸溶酶体酶等疼痛因子的释放，并能增强其他止痛剂的效果，减少止痛剂的用量，因而使卧床老人减轻骨痛，缩短卧床时间，减少并发症。

肌内或皮下注射后，绝对生物利用度大约为70%，1小时达到最高血浆浓度，半衰期为70～90分钟。95%的药物经肾排泄，其中2%是原形排出，30%～40%是蛋白结合型。健康成人肌内注射依降钙素0.5mg/kg时，30分钟后血药浓度达峰值，持续时间120分钟，肌内注射的消除半衰期为4.8小时。喷鼻剂的生物利用度大约是注射剂的50%。

【适应证】用于治疗：①绝经后骨质疏松症，老年骨质疏松症。②乳癌、肺或肾癌、骨髓瘤和其他恶性肿瘤骨转移所致的大量的骨溶解和高钙血症。③各种骨代谢疾病所致的骨痛。④甲状旁腺功能亢进、缺乏活动或维生素D中毒（包括急性或慢性中毒）导致的变应性骨炎。⑤佩吉特病。⑥高钙血症和高钙血症危象。

【用法和用量】（1）绝经后或老年骨质疏松症：①皮下或肌内注射，每日50～100IU；或隔日100IU。②鼻内用药，每次100IU，每日1～2次；或每次50IU，每日2～4次；或隔日200IU。12周为一疗程。为防止骨质进行性丢失，治疗期间根据病情，每日服钙元素0.5～1.0g，维生素D 400U。

（2）佩吉特病：①皮下或肌内注射，每日100IU，临床和体征改善之后，可隔日或每日注射50IU，必要时每日剂量可增至200IU。②鼻内用药，每次100IU，每日2次；或每次50IU，每日4次，少数病例可能需要每次200IU，每日2次。

（3）高钙血症：高钙血症危象的紧急处理每日5～10IU/kg，溶于500ml的生理盐水中，静脉滴注至少6小时或每日剂量分2～4次缓慢静脉注射，同时补充液体。在紧急处理后，对原发病应进行特殊的治疗。慢性高钙血症的长期处理，剂量为每日5～10IU/kg，1次或分2次皮下或肌内注射。如果注射剂量超过2ml，应在不同部位肌内注射。也可每日200～400IU，分数次鼻内给药。

（4）痛性神经营养不良症：①皮下或肌内注射，每日100IU，持续2～4周，然后每次100IU，每周3次，维持6周以上。②鼻内给药，每日200IU，分2～4次给药，持续2～4周，然后每次200IU，每周3次，维持6周以上。

【不良反应】①可出现恶心、呕吐、头晕、轻度的面部潮红伴发热感。常常自发性地消退，仅极少数病例需暂时性减少剂量。②在罕见的病例中，可导致过敏反应，包括注射部位的局部反应或全身性皮肤反应，个别人可出现心动过速、低血压和虚脱。③其他不良反应有皮疹、腹痛、头痛、发冷、胸压迫感、虚弱、头昏、鼻塞、气短、眼痛、尿频、下肢水肿等。应警惕由低血钙造成的四肢抽搐现象。④在动物实验中，对大鼠进行大剂量皮下注射1年后，可见垂体肿瘤发生率增加，故不得长期用药。⑤长期用药亦可见药物失效，即出现“脱逸”现象，这可能是药物的受体结合部位饱和所致，与抗体的产生无关。停止用药后，降钙素的治疗反应可恢复。

【禁忌证】①对本品过敏者禁用。②妊娠期妇女及哺乳期妇女、14岁以下儿童禁用。

【注意】①过敏体质者、有支气管哮喘或病史者、肝功能异常者慎用。②应用动物来源的降钙素时，可引起过敏反应。治疗过程中如出现耳鸣、眩晕、哮喘和便意等应停用。③变形性骨炎及有骨折史的慢性疾病患者，应根据血清碱性磷酸酶及尿羟脯氨酸排出量决定停药或继续治疗。④本品大剂量作短期治疗时，少数病人易引起继发性甲状旁腺功能低下。⑤2012年7月，欧洲药品管理局（EMA）对含降钙素药品的利益/风险评估认为：有证据显示，长期使用此类药品可导致癌症风险小幅增高，口服剂型增高幅度最小（0.7%），鼻用剂型的增高幅度最大（2.4%）。考虑到长期用药的癌症发生率增高以及抗骨质疏松症疗效有限，EMA认为降钙素长期治疗的益处未超过其风险。美国食品药品监督管理局（FDA）经过内部评价，同样认为降钙素作为骨质疏松治疗药物的潜在益处未超过其风险，如需使用，应将其使用时间限制在6个月以内。

【药物相互作用】①抗酸药和导泻剂因常含钙或其他金属离子如镁、铁而影响本品吸收。②与氨基苷类合用会诱发低钙血症。

【制剂】鲑降钙素注射剂：每支50IU（1ml）；100IU（1ml）；2ml（含20μg）。冻干粉针剂：每瓶50IU；100IU。喷鼻剂：每瓶2ml（含4400IU；1000IU）。依降钙素注射剂：每支1ml（含10U；20U；40U）。

【贮法】避光，在2～8℃保存。

碳酸钙〔药典（二）；医保（乙）〕 Calcium Carbonate

【其他名称】协达利，盖森，固元，凯方。

【ATC编码】A02AC01，A12AA04

【药理学】为无机碳酸钙盐，用作钙补充剂。参与骨骼的形成与骨折后骨组织的再建，并能维持神经与肌肉的正常兴奋性，降低毛细血管的通透性。

【适应证】用于预防和治疗钙缺乏症，如骨质疏松，手足抽搐症，骨发育不全，佝偻病，以及妊娠期和哺乳期妇女、绝经期妇女钙的补充。

【用法和用量】口服，一日0.5～3g，分次服用。也可根据人体需要及膳食钙的供给情况酌情进行补充。

【不良反应】①可见胃肠不适、嗳气、便秘。②与牛奶同服，偶可发生奶-碱综合征，表现为高血钙、碱中毒及肾功能不全。③过量长期服用可引起胃酸分泌反跳性增高，并可发生高钙血症。

【禁忌证】①高钙血症、高钙尿症、含钙肾结石或有肾结石病史者禁用。②服用洋地黄类药物期间禁用。

【注意】①心肾功能不全者慎用。②儿童必须在成人监护下使用。

【药物相互作用】①大量饮用含酒精和咖啡因的饮料以及大量吸烟，均会抑制口服钙剂的吸收。②大量进食富含纤维素的食物，能抑制钙的吸收，因钙与纤维素结合成不易吸收的化合物。③维生素D、避孕药、雌激素能增加钙的吸收。④含铝的抗酸药与本品同服时，铝的吸收增多。⑤与苯妥英钠类以及四环素同用，两者吸收均减低。⑥与钙通道阻滞剂（如硝苯地平）同用，血钙可明显升高，但盐酸维拉帕米等的作用则降低。⑦与噻嗪类利尿药合用时，因增加肾小管对钙的重吸收，易发生高钙血症。⑧与含钾药物合用时，应注意心律失常。⑨与氧化镁等有轻泻作用的制酸药合用或交叉应用，可减少嗳气、便秘等副作用。

【制剂】片剂：每片含碳酸钙0.5g（相当于钙0.2g）；每片含碳酸钙0.75g（相当于钙0.3g）。咀嚼片：每片1.25g（含钙0.5g）。

碳酸钙维生素D_3片（钙尔奇D）：每片含维生素D_3 125U，碳酸钙600mg。

碳酸钙维生素D_3颗粒：每袋含维生素D_3 200U，碳酸钙1250mg。

碳酸钙D_3咀嚼片（凯思立）：每片含维生素D_3 200U，碳酸钙1250mg。

【贮法】密封，干燥处保存。

骨化三醇〔医保（乙）〕 Calcitriol

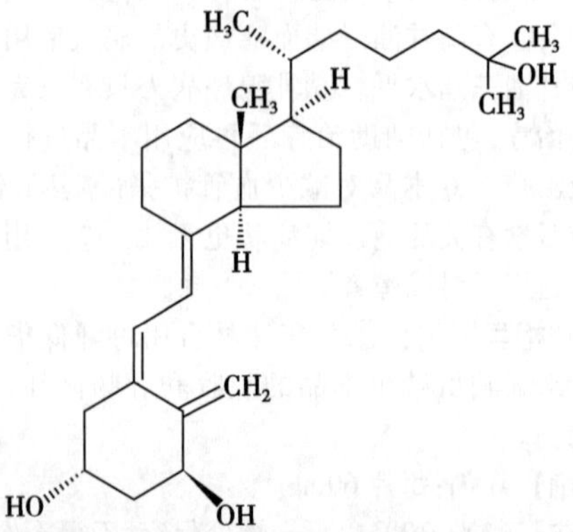

【其他名称】钙三醇，罗盖全，Rocalirol，Calcijex。

【ATC编码】A11CC04，D05AX03

【性状】本品为胶丸，内含黄色或淡黄色的油状液体。

【药理学】骨化三醇是维生素D_3的最重要活性代谢产

物之一，通常在肾脏内由其前体25-羟基维生素D_3(25-HCC)转化而成。本品能促进肠道对钙的吸收，并且调节骨质的钙化。对于严重肾衰竭，特别是长期接受血液透析的患者，内源性骨化三醇的合成明显减少甚至完全停止。骨化三醇的缺乏对于肾性营养不良症的形成起着关键的作用。使用本品可恢复肠道对钙的正常吸收，纠正低血钙，缓解肌肉骨骼疼痛，并有助于恢复或降低过高的血清碱性磷酸酶和甲状旁腺激素的水平。对于手术后甲状旁腺功能低下和假性甲状旁腺功能低下，本品可缓解低血钙及其临床症状。对于绝经后及老年性骨质疏松症，本品能增加肠道钙的吸收，调节骨的矿化，刺激骨骼中成骨细胞活性，提高血清钙浓度，并减少椎体骨折的发生率。本品能减轻骨与肌肉疼痛，并矫正发生在纤维性骨炎和其他矿化不足病人中的组织学改变。维生素D依赖性佝偻病病人，血中骨化三醇水平降低或缺失，由肾脏合成的内源性骨化三醇不足，可考虑本品作为一种替代性治疗。对于抗维生素D型佝偻病，虽然长期疗效尚未肯定，但某些患者服用本品后能缓解低血磷症。

口服本品能被人体迅速吸收，3～6小时血浆浓度达到峰值，半衰期约3～6小时，服用7小时后尿排钙明显增高，这是由于迅速吸收的结果。单次口服剂量可持续药理活性3～6日。

【适应证】用于治疗：①绝经后及老年性骨质疏松症。②肾性骨营养不良症(如慢性肾衰竭，特别是进行血液透析或腹膜透析的患者)。③特发性、假性或手术后甲状旁腺功能低下。④维生素D依赖型佝偻病，低血磷性抗维生素D型佝偻病。

【用法和用量】①绝经后及老年性骨质疏松症：推荐剂量为每次0.25μg，每日2次，最大剂量可至每次0.5μg，每日2次。用药后第1、3、6个月应监测血钙及血肌酐，如正常以后可每6个月监测1次。在调整剂量期间，需每周监测血钙。②肾性骨营养不良症(接受血液透析治疗的患者)：最初剂量为0.25μg，每日口服1次，连服2～4周。对血清钙浓度正常或偏低的患者，口服0.25μg，每2日1次即可。注射剂的剂量为开始每次0.5μg(0.01μg/kg)，每周3次。如用药后2～4周患者生化指标和临床症状无明显改善，可每隔2～4周将每日用量增加0.25μg。在此期间，应每周检测血钙至少2次。③甲状旁腺功能低下和佝偻病：最初剂量为0.25μg，每日清晨服用。如生化指标和临床症状无明显改善，可每隔2～4周提高药物剂量。

【不良反应】可能发生的不良反应与维生素D过量相似。如高血钙综合征或钙中毒(取决于高钙的严重程度及持续时间)。偶见的急性症状包括食欲减退、头痛、呕吐和便秘。慢性症状包括营养不良、感觉障碍，伴有口渴的发热、尿多、脱水、情感淡漠，发育停止及泌尿道感染。

【禁忌证】对本品或者同类药过敏者、有维生素D中毒征象者、高钙血症者禁用。

【注意】①妊娠期和哺乳期妇女应权衡利弊，谨慎使用。有甲状旁腺功能低下的妊娠期妇女用本品治疗时，妊娠末期应加大剂量，哺乳期减少剂量，须严密监测血钙。②儿童应避免使用。③本品对于肠道、肾脏、骨骼内磷的转运也起作用，所以必须根据血磷浓度来调整磷结合剂的用量。当高血钙和高血磷症同时存在时，可能引起软组织钙化。④肾功能正常的患者服用本药，需要预防脱水，应当保证充足的液体摄入。

【药物相互作用】①在应用本品期间禁止使用药理学剂量的维生素D及其衍生物制剂，以避免可能发生的附加作用和高钙血症。②与噻唑类利尿剂合用会增加高钙血症的危险。对正在进行洋地黄类药物治疗的病人，应谨慎制定本品的用量，因为这类病人如发生高钙血症可能会诱发心律失常。③考来烯胺能降低肠道对本品的吸收，应避免合用。④因含镁的药物能诱发高镁血症，因而对于长期接受血液透析的患者在使用本品时应避免合用含镁的制剂。⑤使用二苯乙内酰胺或苯巴比妥等酶诱导剂可能会增加本品的代谢，从而使其血浓度降低。

【制剂】软胶囊剂：每粒0.25μg；0.5μg；1.0μg。注射剂：每支1μg(1ml)；2μg(1ml)。

阿法骨化醇〔药典(二)；基；医保(乙)〕

Alfacalcidol

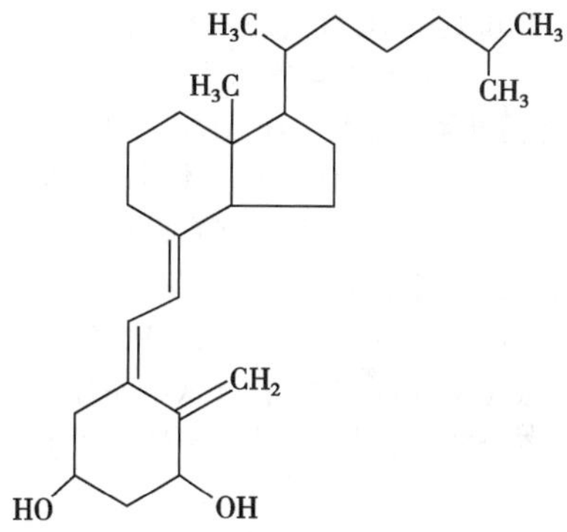

【其他名称】1α-羟化维生素D_3，阿尔法骨化醇，阿法D_3，法能，萌格旺，Alpha-D_3。

【ATC编码】A11CC03

【性状】本品为白色结晶或结晶状粉末，易溶于甲醇和无水乙醇，可溶于丙酮、乙醚，不溶于水，遇空气及光易变质。

【药理学】本品药效学同骨化三醇，具有促进血钙值的正常化和骨病变等的改善作用，对骨质疏松症产生的腰背等疼痛及骨病变，具有明显的改善作用。其作用机制为：①增加小肠和肾小管对钙的重吸收，抑制甲状旁腺增生，减少甲状旁腺激素合成与释放，抑制骨吸收。②增加转化生长因子-β(TGF-β)和胰岛素样生长因子-Ⅰ(IGF-Ⅰ)合成，促进胶原和骨基质蛋白合成。③调节肌肉钙代谢，促进肌细胞分化，增强肌力，增加神经肌肉协调性，减少跌倒倾向。

口服经小肠吸收后在肝内经25-羟化酶作用转化为维生素D代谢物1,25-二羟维生素D_3[1,25$(OH)_2D_3$]，后者是体内生物活性最强的维生素D活性形式，通过对成骨细胞和破骨细胞的作用，参与骨形成和骨吸收的代谢调节。现知成骨细胞也表达25-羟化酶mRNA，也可将1α-OH-D_3转化为活性形式。转化后的血1,25-$(OH)_2D_3$高峰出现于用药后8～12小时,半衰期17.6小时。

【适应证】用于:①防治骨质疏松症。②佝偻病和软骨病。③肾原性骨病。④甲状旁腺功能减退症。

【用法和用量】口服。骨质疏松症:成人初始剂量为每日0.5μg,维持量为每日0.25～0.5μg。其他指征患者:初始剂量为成人及体重在20kg以上的儿童为每日1μg,老年人每日0.5μg,维持量为每日0.25～1μg。

【不良反应】①小剂量单独服用(每日<1.0μg)一般无不良反应,长期大剂量用药或与钙剂合用可能会引起高钙血症和高钙尿症。②偶见恶心、嗳气、胃部不适、消化不良、腹痛、便秘、头痛、失眠、四肢无力、血压轻度上升、血清氨基转移酶轻度上升、瘙痒、皮疹、结膜充血、关节周围钙化。罕见目眩、胸痛、背痛、麻木、肩膀酸痛、耳鸣、心悸、肾结石。

【禁忌证】对维生素D及其类似物过敏者、高钙血症患者、有维生素D中毒征象者禁用。

【注意】①用药过程中应注意监测血钙、血尿素氮、肌酐,以及尿钙、尿肌酐。②青年患者只限于青年特发性骨质疏松症及糖皮质激素过多引起的骨质疏松症。③妊娠期用药安全性尚无足够证据,哺乳期母乳中1,25(OH)$_2$D$_3$的含量可能有所增加,由于这会影响婴儿的钙代谢,故哺乳期应考虑停药。④出现高钙血症时须停药,并予有关处理,待血钙恢复正常,按末次剂量减半给药。

【药物相互作用】①与大剂量磷剂合用,可诱发高磷血症。②与钙剂合用可能会引起血钙升高,应监测血钙。③与噻嗪类利尿药合用,有发生高钙血症的危险。④应用洋地黄类药物的患者若出现高钙血症易诱发心律失常,若与本药合用应严密监测血钙。⑤与巴比妥类药物合用,加速维生素D代谢物在肝脏代谢,降低本品疗效。⑥考来烯胺或含铝抗酸药可减少本品吸收,两者不宜同服,应间隔2小时先后服药。

【制剂】胶囊剂:每粒0.25μg;0.5μg;1μg。片剂:每片0.25μg;0.5μg。

【贮法】密闭,置阴凉处保存。

特立帕肽 Teriparatide

【药理学】特立帕肽是人工合成多肽,由人甲状旁腺激素的活性片段1～34氨基酸组成。用于治疗绝经后骨质疏松症,尤其是高骨折风险者以及骨折风险增高的原发性或性腺功能减低性骨质疏松症男性。特立帕肽还可用于长期皮质激素治疗相关的骨折风险增高的男、女性患者骨质疏松症的治疗。特立帕肽皮下注射后绝大部分可被吸收,血浆浓度达峰时间约为30分钟。绝对生物利用度约为95%。静脉给药血半衰期为5分钟,皮下注射约为1小时(反映从注射部位到吸收需要的时间)。还没有针对特立帕肽代谢和排泄的研究,甲状旁腺激素被认为在肝中经酶代谢,经肾排出体外。

【适应证】用于骨折高风险的绝经后骨质疏松症的治疗。

【用法和用量】常用剂量为每日在大腿或腹壁皮下注射20μg。治疗时间总计不得超过2年。静脉滴注特立帕肽可用于鉴别诊断甲状旁腺功能减退症和假性甲状旁腺功能减退症。

【不良反应】皮下注射特立帕肽后,最常见的不良反应为胃肠道功能紊乱、注射肢体疼痛、头痛和头晕。部分患者的头晕、眩晕及晕厥可能与一过性直立性低血压有关,尤其是在刚开始治疗的时候。受影响的患者不得驾驶或操作有潜在危险性的机械。无力、关节痛、贫血、心动过速、肺气肿及鼻炎可能发生。心绞痛、抑郁、呼吸困难、下肢痉挛、肺炎、排尿异常及坐骨神经痛也有报道。肌肉痉挛常见,有时发生在第一次用药后,严重背部痉挛罕见。静脉滴注偶可出现口内金属味、肢端刺痛和注射部位疼痛。作为肽类可能引起全身超敏反应。有肾功能不全的报道。正常血钙患者注射特立帕肽后观察到有血清钙浓度的一过性增高,也有高胆固醇血症和高尿酸血症的报道。

【禁忌证】禁用于合并畸形性骨炎、骨骼疾病放射治疗史、肿瘤骨转移及合并高钙血症者;肌酐清除率小于35ml/min者;小于18岁的青少年和骨骺未闭合的青年;对本品过敏者。

【注意】用药期间应监测血钙水平,防止高钙血症的发生,少数患者注射特立帕肽后血钙浓度有一过性的轻微升高,并在16～24小时内回到基线水平。血液学检查应在最近一次注射至少16小时后进行。治疗时间不超过2年。活动性或近期肾结石患者慎用。

【制剂】特立帕肽注射液(注射笔):20μg:80μl,2.4ml/支;注射用重组特立帕肽:200U(20μg)。

维生素D〔药典(二);医保(甲、乙)〕 Vitamin D

【其他名称】骨化醇(维生素D$_2$),胆维丁(维生素D$_3$)。

【ATC编码】A11CC,A11CC55

【性状】维生素D$_2$和维生素D$_3$均为无色针状结晶或白色结晶性粉末;无臭、无味;遇光或空气易变质。在植物油中略溶,在水中不溶。

【药理学】维生素D是与甾醇复合物密切相关的一系列物质,主要包括维生素D$_2$和维生素D$_3$。维生素D促进小肠黏膜刷状缘对钙的吸收及肾小管重吸收磷,提高血钙、磷浓度,协同甲状旁腺激素、降钙素,促进旧骨释放磷酸钙,维持及调节血浆钙、磷正常浓度。维生素D促使钙沉着于新骨形成部位,使枸橼酸盐在骨中沉积,促进骨钙化及成骨细胞功能和骨样组织成熟。维生素D摄入后,在肝细胞微粒体中受25-羟化酶系统催化生成骨化二醇,后者再经肾近曲小管细胞在1-羟化酶系统催化下,生成具有生物活性的骨化三醇。

【适应证】①用于维生素D缺乏症的预防与治疗。如:绝对素食者、肠外营养病人、胰腺功能不全伴吸收不良综合征、肝胆疾病、小肠疾病、胃切除等。②用于慢性低钙血症、低磷血症、佝偻病及伴有慢性肾功能不全的骨软化症、家族性低磷血症及甲状旁腺功能低下的治疗。③用于治疗急、慢性及潜在手术后手足抽搐症及特发性手足抽搐症。

【用法和用量】维生素D滴剂400U,口服,成人与儿童一日1~2粒。

胆维丁乳30万U,口服,一次1支,并根据病情轻重,可相隔一个月再服1支,以每年不超过4支为宜。

维生素D_3注射液,肌内注射一次7.5~15mg(30万~60万U),病情严重者可于2~4周后重复注射1次。

成人维生素D缺乏,采用维生素D_2或维生素D_3 50 000U,每周1次,共8周,或采用维生素D_2或维生素D_3每天6000U,使血25-(OH)D水平达到30ng/ml以上,之后,每天1500~2000U维持。

对肥胖、吸收不良综合征和服用影响维生素D代谢药物者采用大剂量维生素D(2~3倍剂量,至少每天6000~10 000U)治疗维生素D缺乏,使血25-(OH)D水平达到30ng/ml以上之后,每天3000~6000U维持。

【不良反应】可见:①腹泻、持续性头痛、食欲减退、口内有金属味、恶心呕吐、口渴、疲乏、无力。②骨痛、尿混浊、惊厥、高血压、眼对光刺激敏感度增加、心律失常、偶有精神异常、皮肤瘙痒、肌痛、严重腹痛(有时误诊为胰腺炎)、夜间多尿、体重下降。

【禁忌证】禁用于高钙血症、维生素D增多症、高磷血症伴肾性佝偻病。

【注意】①治疗低钙血症前,应先控制血清磷的浓度,定期复查血钙等有关指标。②由于个体差异,维生素D_3用量应依据临床反应作调整。③大量使用时需要注意检查定期检查血清尿素氮、肌酐和肌酐清除率、血清碱性磷酸酶、血磷、24小时尿钙、尿钙与肌酐的比值、血钙(用治疗量维生素D_3时应定期作监测,维持血钙浓度2.00~2.50mmol/L),以及骨X线检查等。④吸收不良者可采用注射制剂。

【药物相互作用】①含镁制酸药与维生素D同用,特别在慢性肾功能衰竭患者,可引起高镁血症。②巴比妥、苯妥英钠、抗惊厥药、扑米酮等可通过诱导肝细胞微粒体酶、促进维生素D代谢而减低维生素D的疗效,因此长期服用抗惊厥药时应补充维生素D,以防骨软化症。③降钙素与维生素D同用可抵消前者对高钙血症的疗效。④大剂量钙剂与利尿药与常用量的维生素D并用,有发生高钙血症的危险。⑤考来烯胺、矿物油、硫糖铝等均能减少小肠对维生素D的吸收。⑥洋地黄与维生素D同用时应谨慎,因维生素D如引起高钙血症,易诱发心律失常。⑦大量含磷药物与维生素D合用,可诱发高磷血症。

【制剂】维生素D滴剂(粒):每粒400U。维生素D_2软胶囊:每粒0.25mg(1万U)。胆维丁乳:8ml:15mg(含维生素$D_3$30万U)。维生素D_3注射液:每支7.5mg(1ml)(30万U);15mg(1ml)(60万U)。

雷奈酸锶〔医保(乙)〕 Strontium Ranelate

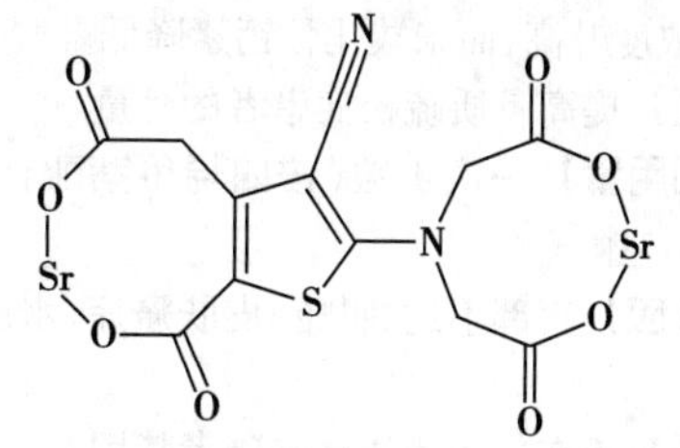

【其他名称】雷尼酸锶。

【ATC编码】M05BX03

【药理学】为具双重作用的骨形成药,可促进骨的形成并降低骨的再吸收。生物利用度低(约为25%),并随剂量增加而减少,口服3~5小时达峰,受试者每天服用本品50~400mg,共25天,于15天达到稳态,C_{max}约为(0.79±0.36)mg/L,半衰期为(3.3±2.3)天。

【适应证】用于治疗妇女绝经后骨质疏松。

【用法和用量】口服,每日2g,睡前或餐后至少2小时服用。

【不良反应】可见胃肠道功能紊乱,静脉栓塞(包括肺栓塞)危险加大,头痛、意识障碍、记忆丧失、癫痫、肌酸激酶升高、皮疹等。

【禁忌证】对本品过敏者禁用。

【注意】2012年3月,欧洲药品管理局(EMA)在发现关于静脉血栓和严重过敏性皮肤反应后,对雷奈酸锶的获益/风险进行了回顾性分析,建议该药物禁用于有血栓性疾病、有血栓病史以及短期或长期制动的患者。2013年4月,因为严重的心脏问题风险增加,EMA建议雷奈酸锶仅用于治疗骨折高危的绝经后女性的严重骨质疏松症以及骨折风险增高的男性严重骨质疏松症,同时限制雷奈酸锶在患心脏疾病或循环疾病患者中的使用。EMA下属药物安全监视风险评估委员会(PRAC)经过深度分析,认为雷奈酸锶(Protelos/Osseor)风险大于效益,建议停止使用其治疗骨质疏松症,直到进一步分析出该药适用于哪类人群。而FDA一直未同意使用该药。

【制剂】干混悬剂:每袋2g。

四烯甲萘醌 Menatetrenone

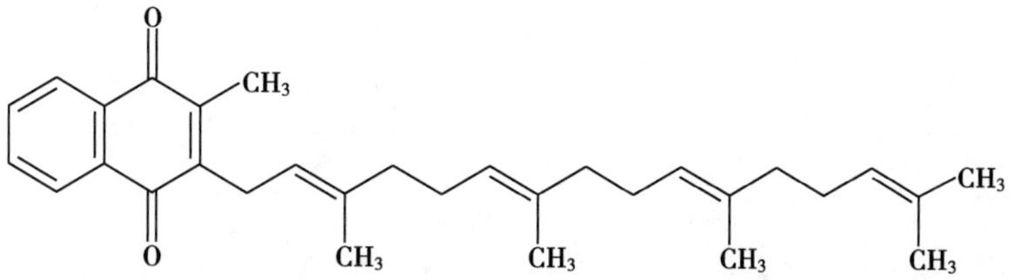

【药理学】在人类成骨细胞培养体系中,浓度为2.25×10^{-6}mol/L的四烯甲萘醌或四烯甲萘醌联合1,25-$(OH)_2D_3$均可促进骨的钙化。与1,25$(OH)_2D_3$联合用药还可增加细胞层中的骨钙素量。在小鼠颅骨的器官培养体系中,浓度

为 $3\times10^{-6}\sim3\times10^{-5}$mol/L 的四烯甲萘醌可抑制 IL-1α、$PGE_2$、PTH 及 1,25$(OH)_2D_3$ 所引起的骨重吸收作用。另外,在小鼠骨髓细胞培养体系,浓度为 $3\times10^{-6}\sim1\times10^{-5}$mol/L 的四烯甲萘醌可抑制 1,25-$(OH)_2D_3$ 引起的破骨细胞的释放。骨质疏松症患者连续 2 年使用四烯甲萘醌,每天 45mg,可见血清中骨钙素浓度升高,而未羧化骨钙素降低。

【适应证】提高骨质疏松症患者的骨量。

【用法和用量】一次 1 粒(按四烯甲萘醌计 15mg),一日 3 次,饭后口服。

【不良反应】胃部不适、腹痛、皮肤瘙痒、水肿和转氨酶轻度升高。

【禁忌证】正在使用华法林抗凝者禁用。

【注意】出现皮疹、皮肤发红、瘙痒时,应停止用药。本品系脂溶性制剂,空腹服用时吸收较差,必须让患者饭后服用。且饮食中脂肪含量较少时本品的吸收率也会降低。

【药物相互作用】本品会减弱华法林的疗效。如果必须使用华法林,应停止使用本品。

【制剂】四烯甲萘醌胶囊:每粒 15mg。

65.2 骨质增生用药

氨基葡萄糖〔医保(乙)〕 Glucosamine

【其他名称】葡立,维固力。

【ATC 编码】M01AX05

【性状】本品为白色或类白色粉末。

【药理学】骨性关节炎是关节软骨蛋白多糖生物合成异常而呈现退行性变的结果。本品是一种天然的氨基单糖,可以刺激软骨细胞产生有正常多聚体结构的蛋白多糖,抑制损伤软骨的酶如胶原酶和磷脂酶 A2,并可防止损伤细胞的超氧化自由基的产生,从而可延缓骨性关节炎的病理过程和疾病的进展,改善关节活动,缓解疼痛。

【适应证】用于治疗和预防全身所有部位的骨关节炎,包括膝关节、肩关节、手腕关节、颈及脊椎关节和踝关节等。可缓解和消除骨关节炎的疼痛、肿胀等症状,改善关节活动功能。

【用法和用量】口服,每次 0.24~0.75g,一日 3 次,一般疗程 4~12 周,如有必要在医师指导下可延长服药时间。每年重复治疗 2~3 次。

【不良反应】罕见轻度的胃肠不适,如恶心、便秘、腹胀和腹泻;有些病人可能出现过敏反应,包括皮疹、瘙痒和皮肤红斑。

【禁忌证】对本品过敏者禁用。

【注意】①本品宜在餐时或餐后服用,可减少胃肠道不适,特别是有胃溃疡的患者。②严重肝、肾功能不全者慎用。③过敏体质者慎用。④妊娠期妇女和哺乳期妇女慎用。

【药物相互作用】①本品可增加四环素类药物在胃肠道的吸收,减少口服青霉素或氯霉素的吸收。②同时服用非甾体抗炎药的患者需降低本品的服用剂量,或降低非甾体抗炎药的服用剂量。③本品与利尿药可能存在相互作用,两药同时服用时可能需增加利尿药的剂量。

【制剂】胶囊剂:每粒 0.24g;0.25g;0.48g;0.75g。

【贮法】遮光,密封,在干燥处保存。

(都丽萍)

第 11 篇 主要影响变态反应和免疫功能的药物

本类药物可通过影响机体的免疫应答反应和免疫病理反应而增强或抑制机体的免疫功能，临床上多用以防治免疫功能异常所致的疾病。本类药物可分为抑制免疫和增强免疫功能两大类，前者称为免疫抑制药，后者称为免疫增强药。

免疫系统由免疫器官、免疫细胞、免疫分子和淋巴循环网络组成，其主要功能是识别和清除外来入侵的抗原（如病原生物），体内发生突变、衰老、死亡的细胞或其他有害成分，这个过程称为免疫应答。免疫应答可分为固有免疫和适应性免疫。

（1）固有免疫：也称先天性免疫或非特异性免疫，是机体抵御病原体的第一道防线，其不需要接触抗原，缺乏特异性，但作用广泛。固有免疫由巨噬细胞、树突状细胞、中性粒细胞、嗜碱性粒细胞、天然杀伤细胞和补体组成。它们通过识别病原体表面的特征性分子模式，抑制其在体内繁殖、扩散或将之清除，但无免疫记忆功能。

（2）适应性免疫：也称获得性免疫或特异性免疫，是抗原特异性的，依赖于抗原暴露和接触，具有非常高的特异性。主要由 T 淋巴细胞（胸腺依赖淋巴细胞，thymus dependent lymphocyte）和 B 淋巴细胞（骨髓依赖淋巴细胞，bone marrow dependent lymphocyte）组成。T、B 淋巴细胞接受抗原刺激后，自身活化、增殖、分化为效应细胞，产生一系列生物学效应。B 细胞主要参与体液免疫，可通过其表面的受体（BCR）识别抗原后被活化、增殖、分化为浆细胞和记忆细胞，前者能合成与分泌抗体（免疫球蛋白），后者则具有免疫记忆功能。抗体的 Fab 段（抗原识别部位）与微生物结合后，通过激活补体直接杀伤微生物，抑制微生物感染其他细胞。抗体分子的 Fc 段与吞噬细胞结合使抗原-抗体复合物被捕捉和清除。T 细胞则主要介导细胞免疫。T 细胞根据其表面抗原分化簇（cluster of differentiation，CD）被分为不同亚群，包括：①辅助 T 细胞（helper T cell，T_h），占 T 细胞的 65% 左右，其重要标志是有表面抗原 CD4。T_h 细胞能识别抗原，分泌多种淋巴因子，它既能辅助 B 细胞产生体液免疫应答，又能辅助 T 细胞产生细胞免疫应答，是扩大免疫应答的主要成分。②细胞毒性 T 细胞（cytotoxic T cell，T_C），占 T 细胞的 20%～30%，表面标志主要为 CD8 抗原。T_C 细胞能识别结合在抗原提呈细胞（APC）表面的主要组织相容性（MHC-1）抗原（异抗原），如被巨噬细胞吞噬的微生物被消化后产生的肽段或在细胞质中合成的病毒蛋白质大分子的降解片段等。在异抗原的刺激下可增殖形成大量效应性 T_C 细胞，能特异性地杀伤靶细胞，是细胞免疫应答的主要成分。③调解性 T 细胞（regulatory T cell，T_{reg}），占 T 细胞的 10% 左右。

T_{reg}细胞分泌的抑制因子可减弱或抑制免疫应答。故T细胞群不仅在抗感染和抗肿瘤的正常免疫应答中起重要作用，也介导器官移植的排异反应和自身免疫反应。T细胞和B细胞活化后，释放多种细胞因子和淋巴因子，它们可作为免疫应答的效应分子和调节因子。

免疫病理是指免疫系统因原发或继发因素造成的功能紊乱或功能不全，可导致免疫缺陷、超敏反应和自身免疫病，继发引起肿瘤、感染性疾病、炎症反应以及移植排斥反应等免疫相关疾病。

免疫系统对外来微生物或异物抗原作出免疫应答常伴有局部炎症反应，如此种反应过强时，导致严重病理损伤，即为超敏反应（亦称变态反应）。超敏反应的主要类型及疾病如下：

Ⅰ型（速发型）：过敏性鼻炎、荨麻疹、哮喘、青霉素过敏性休克、血清过敏性休克等。

Ⅱ型（溶细胞型）：自身免疫溶血性贫血、血小板减少性紫癜、粒细胞减少症、新生儿溶血症及输血反应、肺出血-肾炎综合征等。

Ⅲ型（免疫复合物型）：Arthus反应、血清病、药物过敏性血细胞减少症、肾小球肾炎、类风湿关节炎、系统性红斑狼疮、过敏性肺泡炎等。

Ⅳ型（迟发型）：结核菌素反应、接触性皮炎、移植排异反应、肉芽肿、慢性哮喘等。

免疫系统具有区别“自我”和“非我”的能力，通常只对外来抗原产生免疫应答，对自身抗原则处于免疫耐受状态。但在一些情况下，免疫系统对自身抗原产生免疫应答，伤及自身组织和器官，则产生自身免疫性疾病，如类风湿关节炎、系统性红斑狼疮、1型糖尿病和自身免疫性甲状腺炎等。免疫系统对异体移植的组织和器官也产生免疫反应（排异反应），成为器官移植的主要障碍。目前，用药物控制移植排异反应是移植成功与否的重要保证。此外，诱导抗肿瘤免疫应答反应亦是免疫药理学研究的热点。

第 66 章
抗变态反应药

变态反应也称为过敏反应，属于Ⅰ型超敏反应。它是机体受抗原性物质（如细菌、病毒、寄生虫、花粉等）刺激后引起的组织损伤或生理功能紊乱，属于异常的或病理性的免疫反应。其机制为过敏原进入过敏者体内后产生特异性的抗体 IgE，后者结合在肥大细胞的表面，使机体呈致敏状态，当再次接触过敏原时，肥大细胞脱颗粒，释放多种化学介质，如5-羟色胺、慢反应物质、组胺、白三烯等。这些介质诱发的病理改变和症状，称为速发型过敏反应的速发相。在上述过敏介质、细胞因子、黏附因子及炎性细胞（特别是嗜酸性粒细胞）的参与下，引发的过敏反应性炎症，称为速发型过敏反应的迟发相。用于防治变态反应性疾病的药物为抗变态反应药物，又称抗过敏药物。根据作用机制的不同，可将其分为：

（1）抗组胺药：主要是组胺 H_1 受体拮抗药，如苯海拉明、异丙嗪、氯苯那敏等，是目前应用最广泛的非特异性抗变态反应药，能与组胺竞争效应细胞上的组胺 H_1 受体，使组胺不能同 H_1 受体结合，从而抑制其引起过敏反应的作用。

（2）过敏反应介质阻释药：能稳定肥大细胞膜，阻止组胺及其他过敏反应介质（如慢反应物质、缓激肽等）的释放，产生抗过敏效应，如色甘酸钠、酮替芬等。

（3）组胺脱敏药：如组胺 H_1 受体激动药倍他司汀、小剂量组胺稀释液，粉尘螨注射液等对患者反复注射，以提高对组胺的耐受性。

（4）白三烯受体拮抗药：如曲尼司特、孟鲁司特、扎鲁司特等，主要用于呼吸系统过敏症（见第6篇主要作用于呼吸系统的药物）。

（5）抑制抗原抗体反应药：如肾上腺糖皮质激素类药、免疫抑制药等。

（6）改善或控制变态反应症状药：包括平滑肌解痉药，如异丙肾上腺素、沙丁胺醇等（见第6篇主要作用于呼吸系统的药物）；减轻过敏所致水肿药，如萘唑林、氯化钙、葡萄糖酸钙等钙制剂。

（7）其他抗变态反应药：包括组胺脱羧酶抑制药、组胺酶和组胺酶促进药、拮抗过敏性慢反应物质药物等，但尚未在临床使用。

66.1 抗组胺药

体内组胺受体有 H_1、H_2 和 H_3 三种亚型，其中 H_1 受体多分布于毛细血管、支气管、肠道平滑肌，当 H_1 受体活化时，可引起过敏性荨麻疹、血管神经性水肿伴随的瘙痒、喉痉挛及支气管痉挛等反应。用于防治变态反应的抗组胺药物均能选择性地拮抗组胺 H_1 受体、拮抗组胺的作用。H_2 受体则主要分布于胃壁细胞及血管平滑肌细胞，具有促进胃酸分泌及毛细血管扩张等作用，H_2 受体拮抗药如西咪替丁、雷尼替丁等，主要用于治疗消化性溃疡（见第41章治疗消化性溃疡和胃食管反流病药物）。

66.1.1 抗组胺药的分类

按其化学结构可将临床常用的组胺 H_1 受体拮抗药分为：①烷基胺类：具有明显的镇静作用，属于强效 H_1 受体拮抗药，如氯苯那敏、阿伐斯汀等；②乙醇胺类：具有显著的镇静和抗胆碱作用，但胃肠道副作用发生率低，如苯海拉明、氯马斯汀等；③乙二胺类：为选择性 H_1 受体拮抗药，有中度镇静作用、胃肠道不适及皮肤过敏反应，如美吡拉敏、安他唑啉等；④吩噻嗪类：有明显的镇静作用及显著的止吐和抗胆碱作用，可发生光过敏反应，如异丙嗪等；⑤哌嗪类：具有中度镇静作用和显著的止吐作用，如赛克利嗪、羟嗪、西替利嗪等；⑥哌啶类：具有中度或低度镇静作用，是高度选择性 H_1 受体拮抗药，如咪唑斯汀、依巴斯汀、阿扎他定、赛庚啶及新型抗组胺药阿司咪唑、特非那定、氯雷他定、地氯雷他定、左卡巴斯汀等；⑦其他类：多赛平等。

各类组胺 H_1 受体拮抗药见表66-1。

表66-1 各类组胺 H_1 受体拮抗药

类别	药　物	药理学特点
烷基胺	溴苯那敏 Bromphenamine　右氯苯那敏 Dexchlorphenamine　非尼拉敏 Pheniramine 氯苯那敏 Chlorphenamine　二甲茚定 Dimetindene　托普帕敏 Tolpropamine 右溴苯那敏 Dexbromphenamine　曲普利定 Triprolidine　*阿伐斯汀 Acrivastine	有的药物可有中枢兴奋作用的倾向
乙醇胺	溴苯海拉明 Bromodiphenhydramine　苯海拉明 Diphenhydramine　美芬铵 Mefenidramium 卡巴沙明 Carbinoxamine　多西拉敏 Doxylamine　苯托沙敏 Phenyltoloxamine 茶苯海明 Dimenhydrinate　恩布拉敏 Embramine　曲美苄胺 Trimethobenzamide	有较强的镇静作用和抗毒蕈碱样胆碱作用
乙二胺	安他唑啉 Antazoline　美吡拉敏 Mepyrilamine　宋齐拉敏 Thonzylamine 氯吡拉敏 Chloropyramine　美沙吡林 Methapyrilene　曲吡那敏 Tripelennamine 希司咯定 Histapyrrodine　西尼二胺 Thenyldiamine	有中等强度的镇静作用，可引起胃不适和过敏反应
吩噻嗪	二甲替嗪 Dimetotiazine　甲地嗪 Methdilazine　丙酰马嗪 Propiomazine 羟乙异丙嗪 Hydroxyethylpromethazine　奥索马嗪 Oxomemazine　噻丙铵 Thiazinamium 异西喷地 Isothipendyl　异丙嗪 Promethazine　阿利马嗪 Alimemazine 美喹他嗪 Mequitazine	有明显的抗毒蕈碱样胆碱及镇吐作用，可引起镇静和光敏感反应

续表

类别	药　物	药理学特点
哌嗪	布可利嗪 Buclizine　氯桂嗪 Clocinizine　羟嗪 Hydroxyzine　* 西替利嗪 Cetirizine 赛克利嗪 Cyclizine　美可洛嗪 Meclozine　氯环利嗪 Chlorcyclizine　氟桂利嗪 Flunarizine 尼普拉嗪 Niaprazine　桂利嗪 Cinnarizine　高氯环嗪 Homochlorcyclizine 奥沙米特 Oxatomide　去氯羟嗪 Decloxizine	具有镇吐作用
哌啶	* 氯雷他定 Loratadine　* 特非那定 Terfenadine　阿扎他定 Azatadine 地洛他定 Desloratodine　非索非那定 Fexofenadine　赛庚啶 Cyproheptadine * 依巴斯汀 Ebastine　左卡巴斯汀 Levocabastine　* 阿司咪唑 Astemizole 咪唑斯汀 Mizolastine	
其他	二苯拉林 Diphenylpyraline　派海茶碱 Piprinhydrinate　* 司他斯汀 Setastine * 氮斯汀 Azelastine　* 他齐茶碱 Tazifylline　巴米品 Bamipine　* 替美斯汀 Temelastine 氯马斯汀 Clemastine　美海曲林 Mebhydrolin　克立咪唑 Clemizole * 诺贝斯汀 Noberastine　西那利定 Thenalidine　苯茚胺 Phenindamine 地普托品 Deptropine　匹美噻吨 Pimethixene　曲托喹啉 Tritoquiline	

注：* 无镇静作用

66.1.2　抗组胺药的药理与应用

本类中的大多数药物具有以下药理作用：①抗外周组胺 H_1 受体作用：与组胺竞争效应细胞上的 H_1 受体，拮抗组胺的作用，可抑制血管渗出、减轻组织水肿，此为其最主要的药理作用，故对于某些以组织水肿为特征的变态反应，如血管神经性水肿、荨麻疹、湿疹、急性喉水肿、过敏性鼻炎、内耳迷路水肿等疗效较好。但抑制平滑肌收缩作用远不及交感神经兴奋药和茶碱类，故对于支气管哮喘、过敏性胃肠痉挛等效果差，与肾上腺素有一定的协同作用。②镇静作用：治疗量抗组胺药可致中枢抑制如镇静和嗜睡作用，可能与拮抗中枢 H_1 受体有关，作用强度因个体敏感性、药物的种类和剂量而异。③抗乙酰胆碱、局部麻醉和奎尼丁样作用：抗组胺药在一定程度上与东莨菪碱、阿托品相似，具有抑制分泌、扩张支气管及松弛胃肠平滑肌作用，其抗震颤麻痹、防止呕吐、制止眩晕等作用亦可能与抗胆碱作用有关。亦可见心率加快、口干等副作用，但较少引起瞳孔散大。

本类药物主要用于防治：

（1）各种过敏性疾病：主要为Ⅰ型变态反应（速发型超敏反应），对各种过敏性皮肤疾患疗效佳，尤其是过敏性药疹及湿疹、血管神经性水肿、荨麻疹等。呼吸道过敏中，过敏性鼻炎及花粉性鼻炎较支气管喘息疗效好。其他Ⅰ型超敏反应中，凡属毛细血管通透性增加引起的渗出、水肿、分泌增加的疾病疗效较好，而以平滑肌痉挛为主的疾病疗效较差，外源性过敏较内源性过敏疗效好。

（2）非过敏性疾病：①恶心、呕吐和眩晕：如苯海拉明、茶苯海明等，其强力的止吐作用可用于晕动病、放疗及手术后、妊娠、药物、梅尼埃病、内耳迷路炎症等前庭功能障碍所致的恶心、呕吐和眩晕。②镇咳：尤以异丙嗪作用为显著，常作为复方镇咳祛痰药成分之一。③镇静：可用于镇静、安眠和手术前给药。④抗帕金森病和药物引起的锥体外系症状。本类药物已经成为临床抗变态反应最常用的药物之一。其对急性（速发型）变态反应的疗效较慢性（迟发型）变态反应为佳，起病早期用药的疗效比长期反复使用为佳。

66.1.3　抗组胺药的不良反应

抗组胺药的常见不良反应包括：①中枢抑制作用：大部分传统的抗组胺药可通过血脑屏障进入中枢，有明显的中枢抑制作用，表现为镇静、嗜睡、疲倦、乏力、眩晕等。应用日久后此副作用减轻乃至消失，但同时抗过敏疗效也可随之而减弱。新型抗组胺药，如氯雷他定、特非那定、西替利嗪等，对中枢神经系统穿透性很弱，对外周 H_1 受体亲和力更强，因此镇静作用较弱。②胃肠道反应：恶心、呕吐、腹泻、腹痛、食欲减退等。③中枢兴奋性：少数患者，特别是儿童，用药后出现精神兴奋、失眠、肌颤等。④心悸、心律失常，但较少见。⑤本类药物虽有抗过敏作用，但有少数患者可以对它产生过敏反应，类似药物间还可能产生交叉过敏。⑥其他常见不良反应：还有头痛、精神运动性损伤和抗胆碱作用，如口干、呼吸道分泌物黏稠、视力模糊、排尿困难或尿潴留、便秘、胃反流增加等，新型抗组胺药的抗胆碱作用较轻或没有。

66.1.4　抗组胺药的应用注意事项

应用抗组胺药的注意事项包括：①车船、飞机的驾驶人员，精密仪器操作者在工作前禁止服用有中枢神经抑制的抗组胺药物。②患闭角型青光眼、尿潴留、前列腺增生、幽门十二指肠梗阻、癫痫的患者慎用，新型抗组胺药的抗胆碱不良反应较轻。③某些抗组胺药经肾排泄，有肾功能损害的患者，服用时可能需降低药量；有肝功能损害的患者，服用吩噻嗪类抗组胺药时应注意。④妊娠期及哺乳期妇女慎用。⑤新生儿和早产儿对本类药物抗胆碱作用的敏感性较高，不宜使用。⑥老年人对抗组胺药的不良反应较敏感，应用本药时易发生低血压、精神错乱、痴呆和头晕等不良反应。

66.1.5 抗组胺药的药物相互作用

抗组胺药的相互作用有:①与酒精及其他中枢神经抑制药,如巴比妥酸盐类、催眠药、阿片类镇痛药、抗焦虑镇静药、抗癫痫药合用,可增加抗组胺药的中枢神经抑制作用,但新型抗组胺药此相互作用较弱。②与其他有抗胆碱作用的药物,如阿托品、三环类抗抑郁药、单胺氧化酶抑制剂合用,可加强本类药物的抗胆碱作用。③部分经肝代谢的抗组胺药与肝药酶抑制药合用时,可致不良反应增加。④一些抗组胺药可能会掩盖某些具有耳毒性的药物,如氨基苷类抗生素的毒性症状。⑤抗组胺药可抑制过敏原性物质的皮试反应,因此在皮试前若干天应停止使用一切抗组胺药物,以免影响皮试结果。

氯苯那敏〔药典(二);基;医保(甲、乙)〕

Chlorphenamine

Cl-C₆H₄ / C₅H₄N — $CHCH_2CH_2N(CH_3)_2$

【其他名称】马来酸氯苯那敏,扑尔敏,氯苯吡胺,氯屈米通,Chlorpheniramine,Chlor-trimeton。

【ATC 编码】R06AB04,R06AB54

【性状】常用其马来酸盐,为白色结晶性粉末;无臭,味苦。在水、乙醇或三氯甲烷中易溶,在乙醚中微溶。水溶液的 pH 为 4~5。

【药理学】为烃烷基胺类抗组胺药。其特点是抗组胺作用较强,用量小,具有中等程度的镇静作用和抗胆碱作用,适用于各种过敏性疾病。与解热镇痛药配伍用于治疗感冒。

本药经胃肠道吸收相对较慢,口服后 2.5~6 小时血浆浓度达峰值,首关代谢显著,生物利用度较低(25%~50%),蛋白结合率约为 70%,药动学个体差异较大,半衰期 $t_{1/2}$ 为 2~43 小时,体内分布广泛,可通过血脑屏障。代谢机制多样,原形药及代谢物主要经尿排泄。

【适应证】用于过敏性鼻炎、感冒和鼻窦炎及过敏性皮肤疾患如荨麻疹、过敏性药疹或湿疹、血管神经性水肿、虫咬所致皮肤瘙痒。

【用法和用量】口服,成人一次量 4mg,一日 3 次。肌内注射,一次 5~20mg,一日 3 次。

【不良反应】①见本节概述。②本药的不良反应较轻。有时有轻微的口干、眩晕、恶心。服用量过大致急性中毒时,成人常出现中枢抑制,儿童多呈中枢兴奋。

【禁忌证】对本药过敏者禁用。

【注意】①注射剂有刺激性,静脉注射过快可致低血压或中枢神经兴奋。②不宜与氨茶碱作混合注射。③有交叉过敏现象,对其他抗组胺药或麻黄碱、肾上腺素、异丙肾上腺素、去甲肾上腺素及碘过敏者,也可能对本药过敏。④余见“66.1.4 抗组胺药的应用注意事项”。

【药物相互作用】①见“66.1.5 抗组胺药的药物相互作用”。②本药与苯妥英合用可能抑制其肝脏代谢,使其毒性增加,应注意监测苯妥英浓度。③可增强金刚烷胺、抗胆碱药、氟哌啶醇、吩噻嗪类及拟交感神经药等的作用。④同时饮酒或服用中枢神经抑制药,可使本药药效增强。

【制剂】片剂:每片 1mg;4mg。胶囊剂:每粒 8mg。注射液:每支 10mg(1ml);20mg(2ml)。

苯海拉明〔药典(二);基;医保(甲)〕

Diphenhydramine

$(C_6H_5)_2CH—O—CH_2—CH_2—N(CH_3)_2$

【其他名称】盐酸苯海拉明,苯那君,可他敏,Benadryl,Benadrin。

【ATC 编码】D04AA32

【性状】常用其盐酸盐,为白色结晶性粉末;无臭,味苦,随后有麻痹感。在水中极易溶解,在乙醇或三氯甲烷中易溶,在丙酮中略溶,在乙醚或苯中极微溶解,光照条件下缓慢变黑。

【药理学】为乙醇胺类抗组胺药。能对抗或减弱组胺对血管、胃肠和支气管平滑肌的作用,对中枢神经系统有较强的抑制作用,也有镇吐和抗胆碱(M 受体)作用。

本药经胃肠道给药吸收良好,但首关效应明显(50%),可影响系统生物利用度(42%~62%),口服后 1~4 小时血浆浓度达峰值,半衰期 $t_{1/2}$ 为 4~7 小时,口服后 15~60 分钟起效,一次给药后可维持 3~6 小时。本药在体内分布广泛,包括中枢神经系统,可穿透胎盘屏障并经乳汁分泌,蛋白结合率高,代谢机制多样,主要经尿以代谢物形式排出,原形药很少。

【适应证】①过敏性疾病:主要用于Ⅰ型和Ⅳ型变态反应,对毛细血管通透性增加所致渗出、水肿、分泌物增多的疾病疗效较好,尤其适用于皮肤黏膜的过敏性疾病,如过敏性药疹、过敏性湿疹、血管神经性水肿和荨麻疹等。对平滑肌痉挛所致支气管哮喘的效果较差,须与氨茶碱、麻黄碱等合用。②镇静安眠和手术前给药。③抗帕金森病和药物所致锥体外系症状。④防晕止吐:可用于乘船乘车所致晕动病,以及放射病、手术后及药物引起的恶心呕吐。⑤乳膏外用,治虫咬、神经性皮炎、瘙痒症等。

【用法和用量】可口服、肌内注射及局部应用。不能皮下注射,因有刺激性。成人:口服,一次 25~50mg,一日 2~3 次。饭后服。肌内注射,一次 20mg,一日 1~2 次。儿童:口服:体重超过 9.1kg,一次 12.5~25mg,一日 3~4 次;或一日 5mg/kg,分 2 次给药。

【不良反应】①常见的不良反应为头晕、头痛、嗜睡、口干、恶心、倦乏,停药或减药后可消失。②偶可引起皮疹、粒细胞减少,长期应用(6 个月以上)可引起贫血。

【禁忌证】对本药过敏者禁用。

【注意】①有头晕、嗜睡等副作用，故驾驶员、精密仪器操作者不宜使用。②药物过量中毒：发生频率和强度与血药浓度有关，最常见的表现为意识障碍，另外还有精神病症状、抽搐及抗胆碱样症状，如瞳孔扩大、心动过速、心率加快和呼吸衰竭等。儿童对药物过量更为敏感，特别易导致兴奋，偶可见急性谵妄、幻听和幻视。③余见“66.1.4 抗组胺药的应用注意事项”。

【药物相互作用】①见“66.1.5 抗组胺药的药物相互作用”。②本药可干扰口服抗凝药（如华法林）的活性，降低其疗效。③可抑制美托洛尔等 β 受体拮抗药代谢，使其毒性增加。④本药可增强乙醇及其他中枢神经抑制药的作用。⑤本药能掩盖氨基苷类抗生素等药物的耳毒性。

【制剂】片剂：每片 25mg；50mg。注射液：每支 20mg（1ml）。乳膏：每支 20g。

曲吡那敏　Tripelennamine

$$\text{(2-pyridyl)}-N(CH_2-C_6H_5)CH_2CH_2N(CH_3)_2$$

【其他名称】去敏灵，扑敏宁，吡乍明，苄吡二胺，Pyribenzamin。

【ATC 编码】D04AA04

【性状】常用其盐酸盐，为白色结晶性粉末，有苦味，极易溶于水。

【药理学】为乙二胺类抗组胺药。抗组胺作用比苯海拉明略强而持久。

【适应证】用于过敏性皮炎、湿疹、过敏性鼻炎、哮喘等。

【用法和用量】口服，成人：一次 25mg，一日 3 次；儿童：一日 5mg/kg，分 4～6 次服。服下时不宜嚼碎。

【不良反应】副作用较少，偶有轻度嗜睡和粒细胞减少，局部应用可引起皮炎。

【禁忌证】对本药过敏者禁用。

【注意】①癫痫患者，妊娠期妇女及哺乳期妇女慎用。②余见“66.1.4 抗组胺药的应用注意事项”。

【制剂】片剂：每片 25mg；50mg。

异丙嗪[药典(二)；基；医保(甲)]　Promethazine

$$\text{phenothiazine-}N-CH_2CH(CH_3)N(CH_3)_2$$

【其他名称】盐酸异丙嗪，非那根，抗胺荨，盐酸普鲁米近，Phenergan。

【ATC 编码】D04AA10

【性状】常用其盐酸盐，为白色或几乎白色粉末或颗粒；几乎无臭；味苦；在空气中日久氧化变为蓝色。在水中极易溶解，在乙醇或三氯甲烷中易溶，在丙酮或乙醚中几乎不溶。

【药理学】为吩噻嗪类抗组胺药。作用较苯海拉明持久，亦具明显的中枢镇静作用，但比氯丙嗪弱；能增强麻醉药、催眠药、镇痛药和局部麻醉药的作用，降低体温，有镇吐作用。

本药肌内注射或口服吸收良好，用药后 2～3 小时血浆浓度达峰值，肝脏首关效应显著，生物利用度较低，体内分布广泛，可透过血脑屏障和胎盘屏障，并可经乳汁分泌，血浆蛋白结合率高（76%～93%），代谢机制多样，主要以代谢物形式经尿及胆汁缓慢排泄，消除半衰期为 5～14 小时。

【适应证】①抗过敏：适用于各种过敏症（如哮喘、荨麻疹等）。②镇吐抗眩晕：可用于一些麻醉和手术后的恶心呕吐，乘车、船等引起的眩晕等。③镇静催眠：可在外科手术和分娩时与哌替啶合用，缓解患者紧张情绪，或用于晚间催眠药。亦可与氯丙嗪等配成冬眠注射液用于人工冬眠。

【用法和用量】①抗过敏：成人，口服，一次 6.25～12.5mg，一日 3 次，饭后及睡前服用，必要时睡前 25mg；儿童，口服，每次按体重 0.125mg/kg 或按体表面积 7.5～15mg/m²，每 4～6 小时 1 次，或睡前按体重 0.25～0.5mg/kg 或按体表面积 7.5～15mg/m²；按年龄计算，每日量 5 岁 5～15mg，6 岁以上 10～15mg，可每日 1 次或分 2 次给予。肌内注射，每次按体重 0.125mg/kg 或按体表面积 3.75mg/m²，每 4～6 小时肌注 1 次。②止吐：成人，口服，开始时一次 12.5～25mg，必要时可每 4～6 小时服 12.5～25mg，通常 24 小时不超过 100mg。③抗眩晕：成人，旅行前口服，一次 12.5～25mg，必要时每日 2 次；儿童，口服，剂量减半。④镇静催眠：成人，口服，一次 12.5～25mg，睡前服用。儿童，口服，5 岁 6.25mg，6～12 岁 6.25～12.5mg。

【不良反应】①见本节概述。②本药注射给药后最常见的不良反应为心血管副作用，如心动过缓或过速，一过性血压升高或血压下降。③黄疸或血脂紊乱。④大剂量给药时易引起锥体外系症状。⑤注射部位可发生静脉血栓。如因疏忽误插入动脉，可引起动脉痉挛和坏死。

【禁忌证】对本药过敏者禁用。

【注意】①本药注射剂具有强烈刺激性，应特别注意避免静脉外渗漏或误插入动脉，本药不能皮下注射。不宜与氨茶碱混合注射。②肝功能减退者慎用。③老年人用本药易发生头晕、呆滞、低血压及锥体外系症状。④儿童应用大剂量时可出现谵妄、心血管系统反应等，故 2 岁以下儿童不推荐使用。⑤余见“66.1.4 抗组胺药的应用注意事项”。

【药物相互作用】①见“66.1.5 抗组胺药的药物相互作用”。②能增强麻醉药、催眠药、镇痛药和局部麻醉药的作用，应避免与哌替啶、阿托品多次合用。③与溴苄胺或胍乙啶合用降压作用增强。④不宜与茶碱及生物碱类药物同时配伍注射。

【制剂】片剂：每片 12.5mg；25mg。注射液：每支 25mg（1ml）；50mg（2ml）。

美喹他嗪 Mequitazine

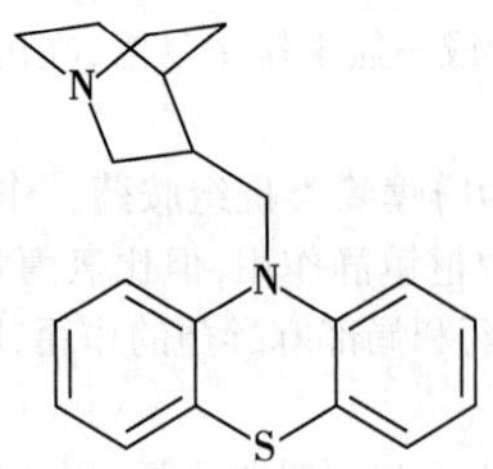

【其他名称】甲喹吩嗪，甲噻吩嗪，玻丽玛朗，Metaplaexan，Instotal，Primalan，Mircol，Vigigan。

【ATC 编码】R06AD07

【药理学】为吩噻嗪的衍生物，可选择性地拮抗外周组胺 H_1 受体，并能抑制肥大细胞脱颗粒，调节迷走神经紧张性。它具有中等强度的抗组胺作用，也具有镇静作用及抗毒蕈碱样胆碱作用。

口服吸收较快，2～4 小时起效，6 小时后血药浓度达峰值。在肝中被代谢。本药及其代谢物自胆汁排出。血浆半衰期 $t_{1/2}$ 为 18 小时。不易透过血脑屏障。

【适应证】本药主要用于过敏性鼻炎、过敏性结膜炎、荨麻疹、过敏性皮肤病等。

【用法和用量】口服。成人：一次 5mg，早、晚各 1 次，或于睡前服 10mg，每日 1 次。儿童，口服，每日 0.5 片（0.25mg/kg）。

【不良反应】①见本章概述。②本药在前述剂量下镇静作用较少见，如增加剂量至一次 10mg，每日 2 次，可出现镇静副作用。③药物过量可出现困倦、恶心、呕吐及轻微抗胆碱症状，处理方法为对症治疗。

【禁忌证】①对本药过敏者禁用。②青光眼和前列腺肥大者禁用。

【注意】①妊娠期妇女慎用。②机动车驾驶员及机械操作者在治疗期间应注意嗜睡作用。

【制剂】片剂：每片 5mg。

去氯羟嗪[药典(二)；医保(乙)] Decloxizine

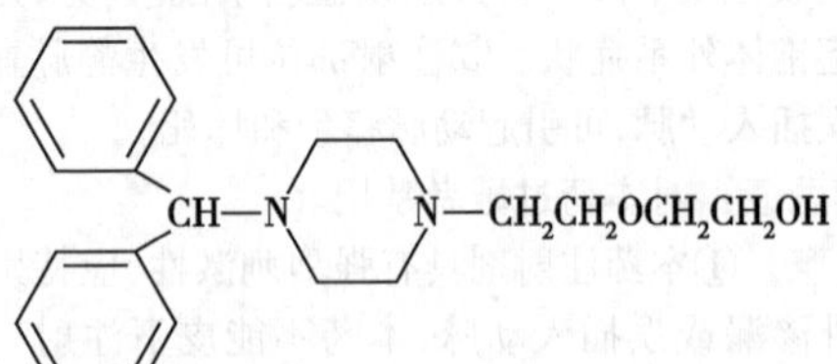

【其他名称】盐酸去氯羟嗪，克敏嗪，克喘嗪。

【ATC 编码】R06AD07

【性状】常用其盐酸盐，为白色或微黄色粉末；无臭，味苦；具有引湿性。在水中极易溶解，在乙醇中易溶，在三氯甲烷中略溶，在丙酮中极微溶解，在乙醚中不溶。

【药理学】为哌嗪类抗组胺药。有抗组胺作用，H_1 受体作用较强，作用时间较长，并有平喘和镇静效果，抗 5-羟色胺作用强。

【适应证】可用于支气管哮喘、急慢性荨麻疹、皮肤划痕症、血管神经性水肿、接触性皮炎、光敏性皮炎、季节性花粉症、过敏性鼻炎及结膜炎等。

【用法和用量】口服：一日 3 次，一次 25～50mg。

【不良反应】①可有困倦、口干、视力模糊、痰液变稠、大便秘结等，停药后可消失。②久用突停时，少数人可见撤药综合征，如烦躁、失眠、心悸等。

【禁忌证】对本药过敏者禁用。

【注意】①早产儿及新生儿、妊娠期及哺乳期妇女、老年人慎用。②余见“66.1.4 抗组胺药的应用注意事项”。

【药物相互作用】与中枢抑制药合用及饮酒，可相互增强中枢抑制作用。

【制剂】片剂：每片 25mg；50mg。

氯马斯汀[药典(二)] Clemastine

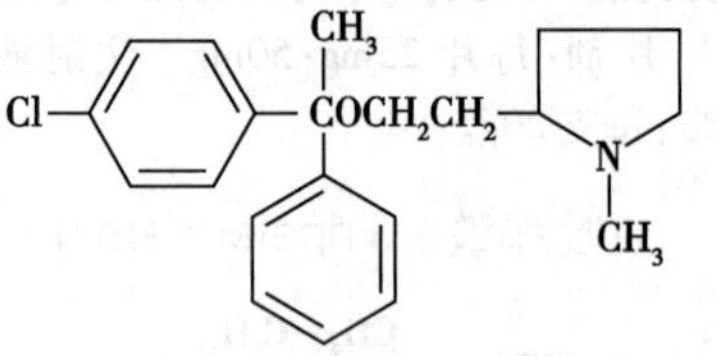

【其他名称】富马酸氯马斯汀，吡咯醇胺，克立马丁，克敏停，Meclastin，Mecloprodin，Tavegil，Tavist。

【ATC 编码】D04AA14

【性状】常用其富马酸盐，为白色或类白色结晶性粉末；无臭，味微苦。在甲醇中微溶，在水或三氯甲烷中极微溶解。

【药理学】为组胺 H_1 受体拮抗剂，其特点不仅是强效与长效，尚具有显著的止痒作用，而中枢抑制作用微弱，因而嗜睡不良反应轻微且少见。作用较氯苯那敏强约 10 倍。服用 30 分钟后见效，1～6 小时达作用最高峰，作用可维持 12 小时。

【适应证】用于过敏性鼻炎、荨麻疹、湿疹及其他过敏性皮肤病，也可用于支气管哮喘。

【用法和用量】口服：每次 1.34mg（富马酸氯马斯汀，相当于氯马斯汀 1mg，以下同），一日 2 次，早晚各服 1 次。60 岁以上老年人应减量服用。肌内注射：一日 1.34～2.68mg。

【不良反应】①偶见轻度嗜睡、食欲缺乏、疲乏、恶心、呕吐、口干等。②偶见皮肤瘙痒、荨麻疹及过敏性休克。

【禁忌证】①对本药过敏者禁用。②下呼吸道感染者、婴幼儿禁用。

【注意】见“66.1.4 抗组胺药的应用注意事项”。

【制剂】片剂：每片 1.34mg。口服溶液：8.04mg（60ml）。注射液：每支 1.34mg（1ml）。

阿伐斯汀[医保(乙)] Acrivastine

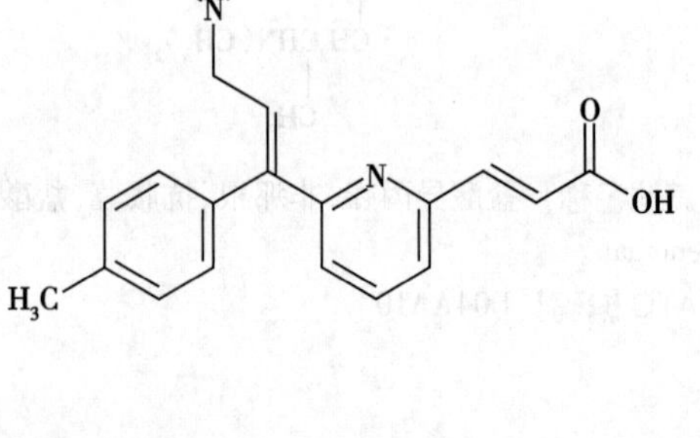

【其他名称】艾克维斯定，新敏灵，新敏乐，欣民立，Uact，Semprex。

【ATC 编码】R06AX18

【药理学】为曲普利啶（triprolidine）的衍生物，可选择性地拮抗组胺 H_1受体的作用，具有良好的抗组胺作用。因不易通过血脑屏障，故无镇静作用。也无抗毒蕈碱样胆碱作用。

口服后吸收良好，0.5 小时左右起效，血药浓度达峰时间 t_{max}为 1 ~5 小时。有少量在肝中被代谢，代谢产物仍具有药理活性。由尿排泄，原形药物占 80%。$t_{1/2}$为 1 ~5 小时。

【适应证】用于过敏性鼻炎及荨麻疹等。

【用法和用量】成人及 12 岁以上儿童口服：1 次 8mg，一日不超过 3 次。

【不良反应】不良反应较少。偶可引起皮疹。

【禁忌证】对本药或曲普利啶过敏者禁用。

【注意】①老年人及肾功能低下者慎用。②治疗期间避免饮酒或服用其他中枢神经系统抑制药。③12 岁以下儿童不推荐使用，妊娠期及哺乳期妇女不宜应用。④余见“66.1.4 抗组胺药的应用注意事项”。

【药物相互作用】见“66.1.5 抗组胺药的药物相互作用”。

【制剂】胶囊剂：每粒 8mg。

左卡巴斯汀〔医保(乙)〕　Levocabastine

【其他名称】立复汀，Livostin。

【ATC 编码】R01AC02

【药理学】为哌啶类衍生物，起效快、作用强而持久的抗组胺药，作用可维持数小时。本药经鼻或眼给药后被吸收，其系统生物利用度分别为 60% ~80% 和 30% ~60%，但其绝对血浆峰浓度较低。血浆蛋白结合率大约为 55%。$t_{1/2}$为 35 ~40 小时，有 70% 的原形药物和 10% 的非活性代谢产物经肾排泄，剩余 20% 的原形药物经粪便排泄。经鼻、眼给药后在乳汁中可发现微量本药。

【适应证】用于局部治疗的滴眼剂和喷鼻剂，缓解过敏性鼻炎，预防包括鼻炎及结膜炎在内的过敏反应。

【用法和用量】①喷鼻：成人及 12 岁以上儿童的常用量为每个鼻孔喷 2 下，每日 2 次。必要时可增至每次喷 2 下，每日 3 ~4 次。连续用药直至症状消除。②滴眼：每次 1 滴，一日 2 ~4 次。

【不良反应】最常见的不良反应为一过性局部刺激，如鼻眼的刺痛和烧灼感，头痛、乏力或嗜睡也有发生。

【禁忌证】对本药及其制剂成分过敏者禁用。妊娠期及哺乳期妇女避免使用。

【注意】喷雾剂为微悬浮液，用前必须摇匀。12 岁以下儿童不宜使用。肾功能损害者慎用。

【药物相互作用】①不排除与酒精有轻微的相互作用。②余见“66.1.5 抗组胺药的药物相互作用”。

【制剂】喷鼻剂（微悬浮液）：每支 10ml（0.5mg/ml）。滴眼剂：0.5mg/ml。

咪唑斯汀〔医保(乙)〕　Mizolastine

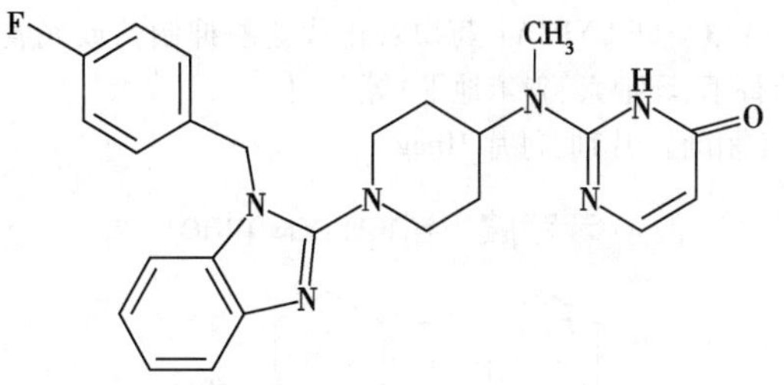

【其他名称】皿治林。

【ATC 编码】R06AX25

【性状】为白色结晶性粉末；无臭。

【药理学】本药属于哌啶类抗组胺药，为强效、高选择性组胺 H_1受体拮抗剂，还可抑制活化的肥大细胞释放组胺及抑制炎性细胞的趋化作用，亦可抑制变态反应时细胞间黏附性分子-1 的释放，具有抗组胺和抗过敏反应炎症介质的双重活性。在抗组胺剂量下没有抗胆碱能作用和镇静作用。

口服后吸收迅速，约 1 小时起效并达峰浓度，t_{max}为 1 ~5 小时，C_{max}为 276ng/ml，作用持续时间为 24 小时，生物利用度为 65% ~90%，消除半衰期 $t_{1/2}$为 13 小时，与血浆蛋白结合率约为 98.4%。本药主要在肝脏代谢，大部分以葡萄糖醛酸化和硫酸化形式代谢，少部分经 CYP3A4 和 CYP2D6 羟基化代谢，目前尚未发现有药理活性的代谢物，给药剂量的 84% ~95% 由粪便排泄，仅极少量（0.5%）以原形药经肾排泄。血液透析不能清除本药。肝功能不全者吸收较慢，分布相较长，AUC 增加约 50%。

【适应证】本药为长效 H_1受体拮抗药，适用于季节性过敏性鼻炎、花粉症、常年性过敏性鼻炎及荨麻疹等皮肤过敏症状。

【用法和用量】口服，成人（包括老年人）和 12 岁以上儿童，推荐剂量为 1 次 10mg，每日 1 次。

【不良反应】①偶见头痛、乏力、口干、胃肠功能紊乱（腹泻或消化不良）、低血压、焦虑、抑郁等。②偶见中性粒细胞计数减少、肝转氨酶升高、血糖和电解质（血钾）的轻度异常。③与某些抗组胺药合用时，可见 Q-T 间期延长等心律失常。

【禁忌证】对本药过敏者禁用。

【注意】①缓释制剂不得嚼碎服用。②如有心脏病、心源性不适、晕厥病史或心悸病史者，用药前请征求医生的意见。严重的心脏病史者慎用，如心律失常（心动过缓、心律不齐或心动过速）、心电图有或可疑有 Q-T 间期延长，尤其伴有低血钾的患者。③多数患者可以驾驶车船或完成需要精神集中的工作，在给药前，需要识别对药物有异常反应的易感人群，建议在驾驶车船和进行复杂工作之前，先进行个体反应性评估。④妊娠期及哺乳期妇女应避免使用。⑤肝功能不全者慎用。

【药物相互作用】①慎与已知的延长 Q-T 间期药物，如Ⅰ类和Ⅲ类抗心律失常药合用，以免诱发严重的心律失常。

②与大环内酯类抗生素(如红霉素、克拉霉素或交沙霉素)或咪康唑等合用时,可使本药血药浓度升高,引发心律失常。③慎与肝 CYP3A4 药物氧化代谢酶抑制药或底物(如西咪替丁、环孢素、硝苯地平)等合用。

【制剂】 片剂:每片 10mg。

苯茚胺 Phenindamine

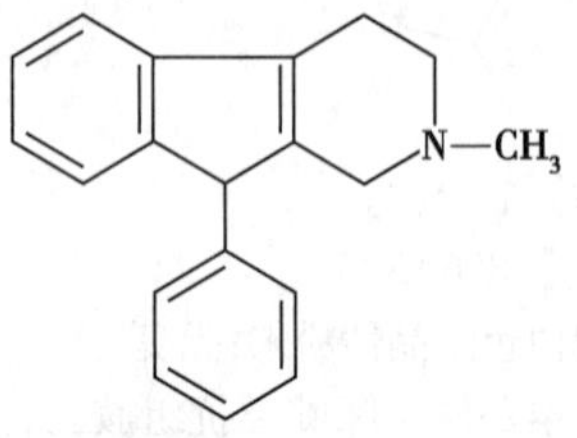

【其他名称】 酒石酸苯茚胺,抗敏胺,Thephorin。

【ATC 编码】 R06AX04

【性状】 常用其酒石酸盐,为白色或近白色粉末,几乎无臭,味苦。略溶于水,微溶于乙醇。熔点:160~166℃(分解)。

【药理学】 为抗组胺药,对各种常见过敏性疾病有效。作用缓和,无嗜睡不良反应,故服后不影响正常工作。也可配合其他药物治疗震颤麻痹及伤风感冒等。

【适应证】 用于各种常见过敏性疾病;也用于治疗震颤麻痹及伤风感冒。

【用法和用量】 口服,每次 25~50mg,一日 2~3 次,24 小时内总量不超过 150mg。

【不良反应】 可见口干、失眠、食欲缺乏、恶心、尿潴留等。

【禁忌证】 对本药过敏者禁用。

【注意】 见"66.1.4 抗组胺药的应用注意事项"。

【制剂】 片剂:每片 25mg。

赛庚啶[药典(二);基;医保(甲)] Cyproheptadine

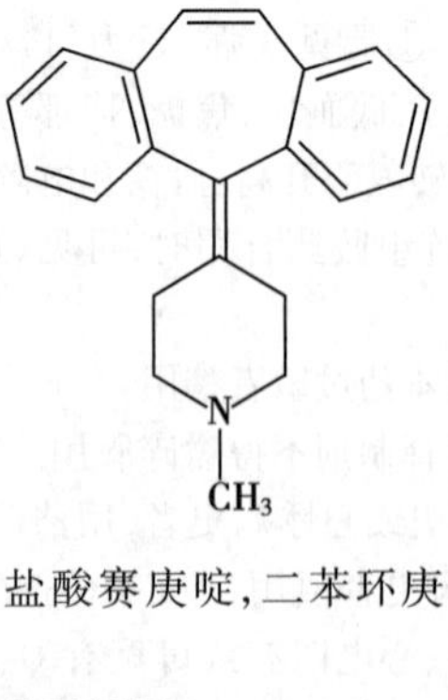

【其他名称】 盐酸赛庚啶,二苯环庚啶,普力阿克丁,Periactin。

【ATC 编码】 R06AX02

【性状】 常用其盐酸盐,为白色或微黄色结晶性粉末;几乎无臭,味微苦。在甲醇中易溶,在三氯甲烷中溶解,在乙醇中略溶,在水中微溶,在乙醚中几乎不溶。

【药理学】 其 H_1 受体拮抗作用较氯苯那敏、异丙嗪强,尚可抑制肥大细胞产生组胺等介质,并具有轻中度的抗 5-羟色胺作用,以及较弱的抗胆碱作用和中枢安定作用。此外尚有刺激食欲的作用,服用一定时间后可见体重增加。其食欲增进作用可能是由于抑制下丘脑饱觉中枢所致。

口服吸收快,半小时血药浓度即可达峰值,主要经肝脏代谢,消除半衰期 $t_{1/2}$ 约 3 小时。

【适应证】 用于荨麻疹、湿疹、过敏性和接触性皮炎、皮肤瘙痒、鼻炎、偏头痛、支气管哮喘等。皮肤瘙痒通常在服药后 2~3 日内消失。对库欣病、肢端肥大症也有一定疗效。

【用法和用量】 ①口服,成人,一次 2~4mg,一日 2~3 次。老年人及 2 岁以下小儿慎用,儿童用量请咨询医师或药师。作为食欲增进剂应用时,用药时间不超过 6 个月。②乳膏外用。

【不良反应】 可见倦怠、口干、尿潴留、食欲增强、体重增加(长期应用时)。亦可见药疹、过敏性休克。

【禁忌证】 对本药过敏者禁用。

【注意】 ①驾驶汽车或操作机器者慎用。②2 岁以下儿童及虚弱的老人不推荐使用。③不宜长时间暴露于阳光或日光灯下。④余见"66.1.4 抗组胺药的应用注意事项"。

【制剂】 片剂:每片 2mg。糖浆剂:4mg(10ml)。霜剂:每支 10g(0.5%);20g(0.5%)。乳膏剂:0.5%。

氯雷他定[药典(二);医保(甲)] Loratadine

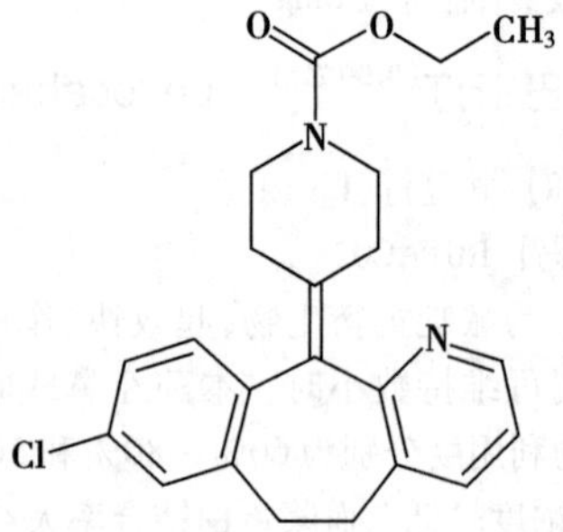

【其他名称】 氯羟他定,诺那他定,克敏能,开瑞坦,Clarityne,Claritine,Lisino,Fristamin。

【ATC 编码】 R06AX13

【药理学】 哌啶类抗组胺药,为阿扎他定(azatadine)的衍生物,具有选择性地拮抗外周组胺 H_1 受体的作用。其抗组胺作用起效快、效强、持久。其作用比阿司咪唑及特非那定均强。本药无镇静作用,无抗毒蕈碱样胆碱作用。对乙醇无强化作用。

口服后吸收迅速、良好。血药浓度达峰时间 t_{max} 为 1.5 小时。与血浆蛋白结合率为 98%。大部分在肝中被代谢,代谢产物去羧乙氧基氯雷他定(decarboethoxyloratadine)仍具有抗组胺活性。本药及其代谢物均自尿和粪便排出,$t_{1/2}$ 约为 20 小时。

本药及其代谢物均不易通过血脑屏障,但可出现于乳汁中。

【适应证】 用于过敏性鼻炎、急性或慢性荨麻疹、过敏性结膜炎、花粉症及其他过敏性皮肤病。

【用法和用量】 口服,成人及 12 岁以上儿童,1 次 10mg,每日 1 次,空腹服用。日夜均有发作者,可一次 5mg,

每日晨、晚各服一次。儿童,口服,2～12岁,体重大于30kg者,一次10mg,一日1次;体重小于30kg者,一次5mg,一日1次。复方氯雷他定片:成人及12岁以上儿童,一次1片,一日2次。

【不良反应】①较少。偶有口干、头痛等。②偶见肝功能异常、黄疸、肝炎、肝坏死,肝功能受损者应减量。③罕见多形红斑及全身过敏反应。

【禁忌证】对本药过敏者禁用。

【注意】2岁以下儿童不推荐使用。妊娠期及哺乳期妇女慎用。

【药物相互作用】①经肝脏CYP450酶代谢,因此抑制肝药酶活性的药物,如大环内酯类抗生素等,可减缓本药的代谢,增加本药的血药浓度,有可能导致不良反应增加。②与其他中枢抑制药、三环类抗抑郁药合用或饮酒,可引起严重嗜睡。③单胺氧化酶抑制药可增加本药不良反应。

【制剂】片剂:每片10mg。胶囊剂:每粒10mg。颗粒剂:每袋5mg;10mg。糖浆剂:60mg(60ml)。

复方氯雷他定伪麻黄碱缓释片剂:每片含氯雷他定5mg,硫酸伪麻黄碱120mg。

西替利嗪[医保(乙)]　Cetirizine

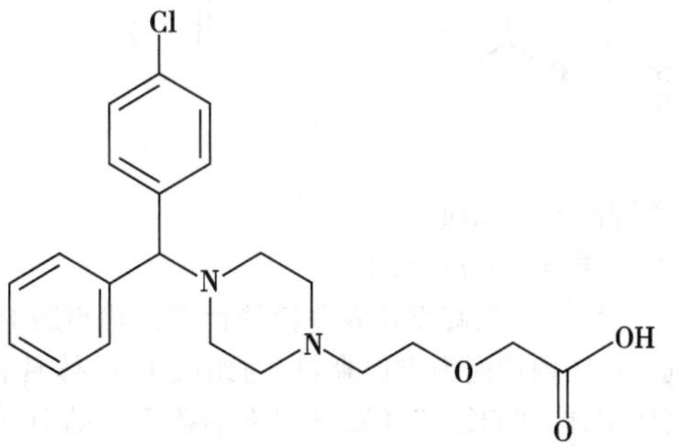

【其他名称】仙特敏,赛特赞,疾立静,Zyrtec,Cetrizet。

【ATC编码】R06AE07

【性状】本药制品为盐酸盐,为白色或类白色粉末,极易溶于水,5%的水溶液pH为1.2～1.8。

【药理学】为哌嗪类抗组胺药,是羟嗪的代谢产物,作用强而持久,具有选择性地抗H_1受体的特性,并具有稳定肥大细胞的作用,无明显的中枢抑制作用及抗胆碱作用。

口服吸收迅速,血药浓度达峰时间t_{max}为0.5～1小时,与血浆蛋白的结合率较高,$t_{1/2}$约为11小时。不易透过血脑屏障,在乳汁中可检测出,基本上以原形由肾脏排泄。

【适应证】用于季节性和常年性过敏性鼻炎、结膜炎及过敏反应所致的瘙痒和荨麻疹。

【用法和用量】口服,成人,一次10～20mg,一日1次,或早晚各服5mg。肾功能损害者需减量。儿童:《中国国家处方集·化学药品与生物制品卷·儿童版》推荐:口服:①12岁以上儿童,一次10mg,一日1次或遵医嘱。如出现不良反应,可改为早、晚各5mg。②6～11岁儿童,根据症状的严重程度不同,推荐起始剂量为5mg或10mg,一日1次。③2～5岁儿童,推荐起始剂量为2.5mg,一日1次,最大剂量可增至5mg,一日1次,或2.5mg每12小时1次。

【不良反应】①偶见焦虑、口干、嗜睡或头痛。②余见"66.1.3抗组胺药的不良反应"。

【禁忌证】对本药过敏者禁用。

【注意】①肾功能损害者需减量。②妊娠期及哺乳期妇女应避免使用。

【药物相互作用】①与中枢抑制药合用及饮酒,可引起严重嗜睡。②茶碱可增加本药不良反应。

【制剂】片剂:每片10mg。胶囊剂:每粒10mg。分散片:每片10mg。口服液:10mg(10ml)。

【贮法】25℃以下干燥保存,有效期内使用。

特非那定[药典(二)]　Terfenadine

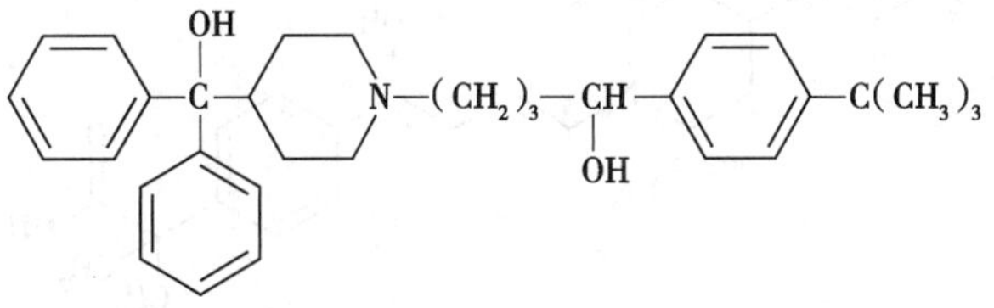

【其他名称】丁苯哌丁醇,叔哌丁醇,司立泰,敏迪,得敏功,Teldan,Nebracin,Seldane,Tamagon。

【ATC编码】R06AX12

【性状】本药为白色结晶性粉末,在水中微溶。

【药理学】哌啶类抗组胺药,可选择性地拮抗组胺H_1受体。具有良好的抗组胺作用。无镇静及抗毒蕈碱样胆碱作用。其作用起效较阿司咪唑快,持续时间比阿司咪唑短。

口服后吸收迅速、良好。血药浓度达峰时间t_{max}为2小时。与血浆蛋白结合率为97%。本药不易通过血脑屏障。大部分经肝代谢,主要代谢产物有二,一为羧酸衍生物,仍具抗组胺药理活性,少量活性代谢产物在乳汁中有分泌;二为吡啶伯醇衍生物,无活性。其代谢物及少量原形药物由尿及粪便排出。$t_{1/2}$为16～23小时。

【适应证】用于过敏性鼻炎和荨麻疹,也可用于过敏性皮肤病和花粉症。

【用法和用量】成人及12岁以上儿童:1次30～60mg,一日2次。儿童,6～12岁者,1次30mg,一日2次;3～5岁者,1次15mg,一日2次。均于饭后服用。

【不良反应】①大剂量可引起室性心律失常。②偶有头痛,轻度胃肠反应,肝功能异常。③偶可致过敏反应。

【禁忌证】①有心脏病史者、有已知或疑似低血钾或其他电解质紊乱、心电图Q-T间期延长者禁用。②禁用于肝功能低下或对本药过敏者。

【注意】①为降低室性心律失常的发生危险,本药用药不宜超过推荐剂量。②避免与影响本药肝脏代谢、易引起心律失常或电解质紊乱的药物合用。③如出现心悸、头晕、晕厥、惊厥,应立即停药,并进行观察。④本药在国外因严重不良反应而少用。

【药物相互作用】①具有肝脏药物代谢酶抑制作用的药物,如抗真菌药氟康唑、伊曲康唑、咪康唑;大环内酯类抗生素克拉霉素、红霉素等;5-羟色胺再摄取抑制药舍曲林、

HIV 蛋白酶抑制药茚地那韦、利托那韦等,可致严重室性心律失常,应避免合用。②避免与可导致心律失常的药物,如抗心律失常药、三环类抗抑郁药、抗疟药、抗精神病药、西沙必利等合用。③与利尿药合用时,应注意电解质失衡所致的低血钾。④不宜与阿司咪唑同时使用。

【制剂】 片剂:每片 60mg。颗粒剂:每包 5mg;30mg。胶囊剂:每粒 30mg;60mg。混悬液剂:30mg(5ml)。

非索非那定 Fexofenadine

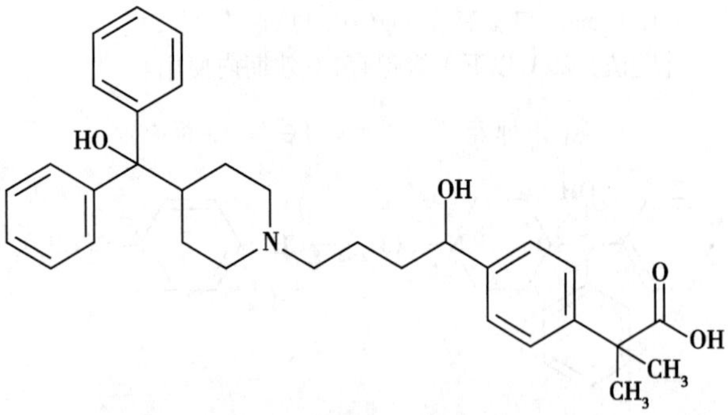

【其他名称】 非索那丁,非索那定,Allegra。

【ATC 编码】 R06AX26

【性状】 常用其盐酸盐,易溶于甲醇和乙醇,微溶于三氯甲烷和水,不溶于己烷。

【药理学】 为哌啶类抗组胺药,属第二代 H_1 受体拮抗剂,是特非那定的活性代谢产物,可选择性地拮抗 H_1 受体,具有良好的抗组胺作用,但无镇静作用及口干和尿潴留不良反应。不能透过血脑屏障,故与其他非镇静性抗组胺药相比,镇静作用较弱。在本药血药浓度升高时,尚未发现有心脏毒性,因此本药可作为特非那定的替代品。

本药口服吸收迅速,约 1 ~ 2 小时起效,t_{max} 为 2 ~ 3 小时,且疗效最大,作用持续 12 ~ 24 小时,蛋白结合率约为 60% ~ 70%。几乎不被代谢,仅有 0.5% ~ 1.5% 的口服剂量经肝脏代谢,3.5% 经肠壁代谢,其余大部分药物以原形由尿和粪便排泄,血液透析不能有效清除。消除半衰期 $t_{1/2}$ 为 14 ~ 18 小时。

【适应证】 用于季节性过敏性鼻炎和慢性特发性荨麻疹。

【用法和用量】 (1) 慢性特发性荨麻疹:①成人:口服,一次 60mg,一日 2 次。②儿童:6 ~ 11 岁,一次 30mg,一日 2 次;12 岁以上,一次 60mg,一日 2 次。

(2) 季节性过敏性鼻炎:①成人:口服,一次 60mg,一日 2 次;或一次 180mg,一日 1 次。②儿童:6 ~ 11 岁,一次 30mg,一日 2 次。12 岁以上,一次 60mg,一日 2 次;或一次 180mg,一日 1 次。

(3) 上述两种病兼有肾衰患者:成人,一次 60mg,一日 1 次。儿童:6 ~ 11 岁,一次 30mg,一日 1 次;12 岁以上,一次 60mg,一日 1 次。

【不良反应】 ①常见不良反应包括头痛、嗜睡、恶心、消化不良、头昏、疲倦。②有报道可引起中性粒细胞和血小板降低。③目前尚无非索非那定引起严重心脏毒性的报道。

【禁忌证】 对本药过敏者禁用。

【注意】 ①肝功能不全患者不需要调整剂量。②透析患者:肾衰患者的药物浓度增加,半衰期延长,且血透不能有效清除,应降低用药剂量。③6 岁以下儿童勿用。④余见"66.1.4 抗组胺药的应用注意事项"。

【药物相互作用】 ①在服用盐酸非索非那定之前 15 分钟服用含铝或镁的抗酸药可降低非索非那定的生物利用度和血药浓度,故两者不能同时服用,如服用含铝或镁的抗酸剂,应间隔 2 小时。②与红霉素合用时,可使本药血药浓度升高。③任何可致 Q-T 间期延长的药物,如其他抗组胺药、氟哌利多等均可与本药发生药效学相互作用,引起心律失常,故应避免合用。④与食物和果汁,如橙汁、苹果汁和西柚汁合用,均可引起生物利用度降低,从而使疗效降低。

【制剂】 片剂:每片 60mg。微囊薄膜包衣片剂:每片 120mg。

依巴斯汀[医保(乙)] Ebastine

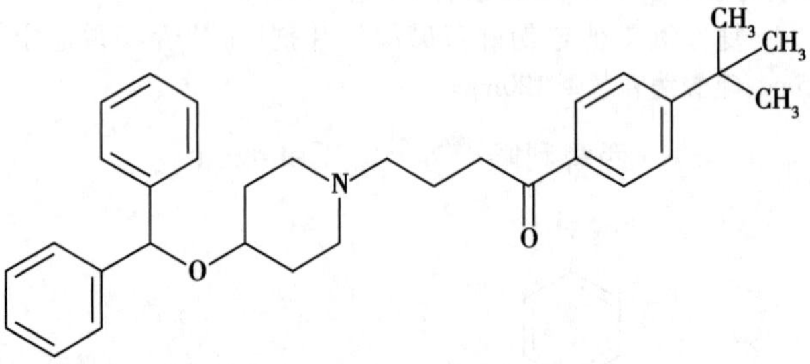

【其他名称】 苏迪。

【ATC 编码】 R06AX22

【药理学】 为哌啶类长效非镇静性第二代组胺 H_1 受体拮抗剂。在体内代谢为卡巴斯汀,对组胺 H_1 受体具有选择性抑制作用,能抑制组胺释放,对中枢神经系统的 H_1 受体拮抗作用和抗胆碱作用很弱。

口服吸收较完全,极难通过血脑屏障,用药 1 ~ 2 小时起效,4 ~ 6 小时体内活性代谢产物卡巴斯汀达峰值,作用可维持 24 小时。过敏性鼻炎一般于 1 周内达全效。食物因素对血药浓度无影响。卡巴斯汀大约 98% 与血浆蛋白结合,表观分布容积(V_d)很大,约为 90 ~ 140L,主要在肝脏经 CYP450 酶系统代谢,代谢产物绝大部分为卡巴斯汀,消除半衰期($t_{1/2}$)长达 14 ~ 16 小时,经尿(40%)、粪便(6%)排出。

健康老年人及 6 ~ 12 岁儿童的药动学特性与健康成年人类似。肝、肾脏损害患者不影响卡巴斯汀的生物利用度,但明显延长药物消除半衰期。与红霉素配伍用在健康志愿者显示代谢明显减缓,消除半衰期明显延长。

【适应证】 用于季节性、常年性过敏性鼻炎和慢性荨麻疹、湿疹、皮炎、痒疹、皮肤瘙痒症等。

【用法和用量】 口服。成人及 12 岁以上儿童:1 次 1 片(10mg)或 2 片(20mg),一日 1 次;6 ~ 11 岁儿童:1 次半片(5mg),一日 1 次;2 ~ 5 岁儿童:常用量为 1 次 2.5mg,一日 1 次。本品适用于 2 岁以上儿童,对 2 岁以下儿童的安全性有待进一步验证。

【不良反应】①可见皮疹、水肿等过敏反应，但较罕见。②罕见心动过速，尿潴留。③偶见口干、恶心、呕吐、食欲亢进、腹泻、便秘等消化道症状。④可引起肝功能异常，偶见转氨酶升高。⑤偶可致困倦、头痛、头昏、嗜酸性粒细胞增多。

【禁忌证】对本药及其辅料过敏者禁用。

【注意】①对其他 H_1 受体拮抗药有不良反应者慎用。②已确定有心电图 Q-T 间期延长或心律失常患者慎用。③肝、肾功能不全者应慎用。严重肾功能不全患者，血浆半衰期有所延长，可减量或停用。④哮喘和上呼吸道感染患者慎用。⑤驾驶或操纵机器期间慎用。⑥因本药可进入乳汁，故妊娠期及哺乳期妇女慎用。⑦本药需于皮试前 3～5 天停药，以避免引起假阴性反应，而干扰皮试结果。

【药物相互作用】①与具有肝 CYP450 药酶抑制作用的抗真菌药如伊曲康唑、氟康唑、咪康唑等合用时，应慎重。②大环内酯类抗生素如红霉素等可使本药代谢物卡巴斯汀的血浆浓度升高 1～2 倍。③与丙卡巴肼、氟哌利多等合用时，应注意中枢抑制和心脏毒性的发生。

【制剂】片剂：每片 10mg。

地氯雷他定[基;医保(乙)]　Desloratadine

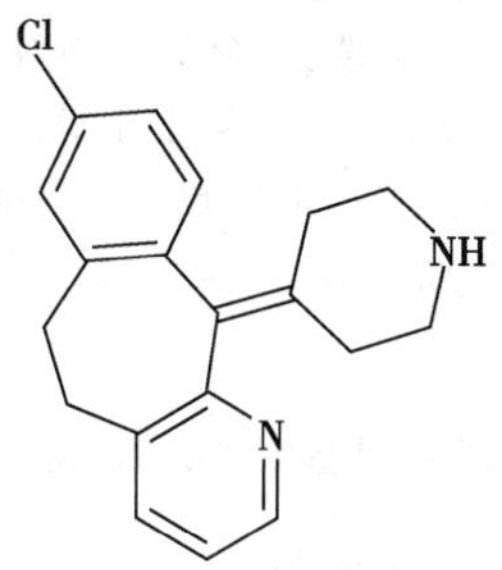

【其他名称】地洛他定。

【ATC 编码】R06AX27

【性状】微溶于水，易溶于乙醇。

【药理学】属哌啶类抗组胺药，是氯雷他定的主要活性代谢物，本药不易通过血脑屏障，可选择性地拮抗外周 H_1 受体，与受体结合能力强，具有长效抗组胺作用。无镇静作用。体外研究显示，还具有抑制炎性细胞因子的释放等抗变态反应作用。

口服吸收良好，30 分钟内可从血浆中检测出，血药浓度达峰时间（t_{max}）为 3 小时。消除半衰期（$t_{1/2}$）为 27 小时，可每日给药 1 次。血浆蛋白结合率为 82%～87%。主要在肝脏代谢，CYP3A4 有可能参与。有研究报道表明，本药可与 CYP3A4 抑制剂合用，但应慎重。主要以代谢产物经肾（40.6%）和粪便（46.5%）排泄。

【适应证】用于治疗慢性特发性荨麻疹、常年过敏性鼻炎及季节性过敏性鼻炎。

【用法和用量】（1）慢性特发性荨麻疹、常年过敏性鼻炎及季节性过敏性鼻炎：成人，口服，每次 5mg，每日 1 次。

（2）慢性特发性荨麻疹和常年过敏性鼻炎：儿童，口服，12 岁以上者，每次 5mg，每日 1 次；6～11 岁者，每次 2.5mg，每日 1 次；12 个月～5 岁者，每次 1.25mg，每日 1 次；6～11 个月者，每次 1mg，每日 1 次。季节性过敏性鼻炎：儿童口服，12 岁以上者，每次 5mg，每日 1 次；6～11 岁者，每次 2.5mg，每日 1 次；2～5 岁者，每次 1.25mg，每日 1 次。

（3）肝、肾功能不全患者，在开始治疗时可隔日服用 5mg。

【不良反应】①可有口干、咽炎、咽干、肌痛、头痛、头晕；②可见嗜睡、疲乏、感冒样症状；③罕见过敏反应和肝转氨酶升高。

【禁忌证】对氯雷他定或地氯雷他定过敏者禁用。

【注意】①慎与具有肝脏 CYP3A4 抑制作用的药物合用。②肾功能不全者需要调整剂量。③6 个月以下幼儿慎用，妊娠期及哺乳期妇女慎用。④肝功能障碍者慎用。⑤余见“66.1.4 抗组胺药的应用注意事项”。

【制剂】片剂：每片 5mg。

司他斯汀　Setastine

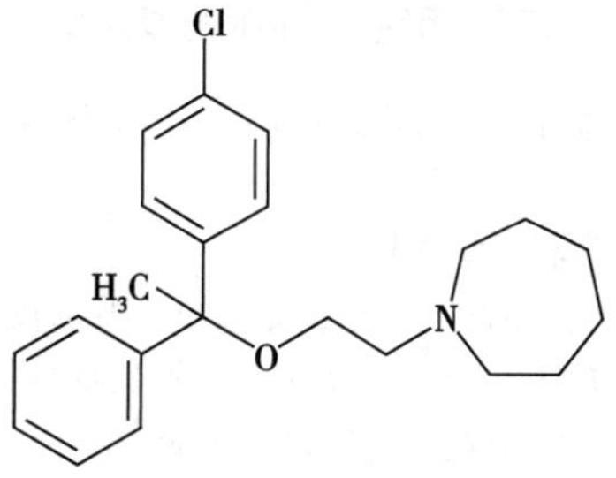

【其他名称】齐齐。

【药理学】本药为 H_1 受体拮抗剂，对抗组胺引起的支气管痉挛和血管通透性增强。

本药口服吸收快，30 分钟内起效，口服 2mg 血药峰浓度可达 10～13ng/ml，组织分布广，生物半衰期为 14.5 小时，本药代谢物通过尿和粪便排出。

【适应证】本药为抗组胺药，主要用于治疗急、慢性荨麻疹，常年性变应性鼻炎，也可用于其他急、慢性过敏反应症状。

【用法和用量】口服，成人每次 1mg，每日 2 次。必要时可增量，每日最高量不超过 6mg。

【不良反应】可见疲乏、困倦、头痛、头晕、胃部不适、口干、饥饿、恶心等，偶见腹泻、便秘及失眠、反应迟钝等。

【禁忌证】①对本药过敏者禁用。②妊娠期及哺乳期妇女、3 岁以下儿童禁用。③严重肝、肾疾病患者禁用。

【注意】①驾驶机动车及操纵机器者慎用。②余见“66.1.4 抗组胺药的应用注意事项”。

【药物相互作用】①本药可加强并延长乙醇及其他镇静催眠药的作用，应用本药时应禁酒。②与单胺氧化酶抑制药合用可加强抗胆碱作用。

【制剂】片剂：每片 1mg。

非尼拉敏　Pheniramine

【其他名称】苯吡丙胺，抗感明，屈米通，Prophenpyridamine, Trimeton。

【ATC 编码】R06AB05

丙胺类抗组胺药，镇静作用弱。用于皮肤黏膜过敏性疾病，对眼部过敏性疾病疗效好。口服：1 次 25～50mg，一日 3 次。有嗜睡及胃肠刺激症状。片剂：每片 25mg；缓释片：每片 75mg；眼膏剂：1%～3%。

溴苯那敏 Brompheniramine

【其他名称】溴苯吡丙胺，溴抗感明，Parabromdylamine，Dimegan，Veltan。

【ATC 编码】R06AB01

药理及应用同上，但作用较强。还可用于慢性荨麻疹。口服：一次 4～8mg，一日 3～4 次。有嗜睡及胃肠刺激症状。片剂：每片 4mg；缓释片：每片 12mg。

去氧肾上腺素溴苯那敏胶囊（尔可安）：每粒含马来酸溴苯那敏 4mg，盐酸去氧肾上腺素 10mg。口服，成人每次 1～2 粒，每日 3 次或遵医嘱服用。

二甲茚定 Dimetindene

【其他名称】吡啶茚胺，Dimethindene，Dimethylpyrindene，Fenistil，Triten。

【ATC 编码】D04AA13

烷基胺类抗组胺药，止痛效果好。用于皮肤过敏性疾病。口服：一次 1～2mg，一日 3 次。不良反应及注意同上，服缓释片时不得嚼碎。片剂：每片 1mg。

茶苯海明[药典(二)；医保(乙)] Dimenhydrinate

【其他名称】乘晕宁，晕海宁，捉迷明，Theohydramine，Dramamine。

为苯海拉明和 8-氯茶碱的复合物，有镇吐、防晕作用，可用于妊娠、晕动病、放射线治疗及术后等引起的恶心、呕吐。用法及用量：口服：一次 25～50mg，一日 3 次，如乘舟、车，可于乘前半小时服。有嗜睡及皮疹等不良反应。片剂：每片 25mg；50mg。

多西拉敏 Doxylamine

【其他名称】苯吡甲醇胺，Decapryn，Mereprime。

【ATC 编码】R06AA09

药理及应用同上，但镇静作用明显，尚有轻微的解痉作用和局麻作用。口服：一次 12.5～25mg，一日 4 次。不良反应及注意同上。片剂：每片 12.5mg；25mg。

安他唑啉[药典(二)] Antazoline

【其他名称】盐酸安他唑啉，安他心，Imidamine，Phenazoline，Antistin。

【ATC 编码】R01AC04

为乙二胺类抗组胺药，有抗胆碱及局麻作用，可用于抗过敏和抗心律失常，作用短暂。口服：一次 100mg，一日 3～4 次。长期服用可致免疫性血小板减少性紫癜。片剂：每片 100mg。

氯环利嗪 Chlorcyclizine

【其他名称】氯赛克静。

【ATC 编码】R06AE04

药理及应用同上。主要用于过敏性疾病及镇吐。口服：一次 100mg，一日 1～2 次。不良反应及注意同上。片剂：每片 50mg。

羟嗪[医保(甲)] Hydroxyzine

【ATC 编码】N05BB01

为哌嗪类抗组胺药。镇静作用明显，还有抗焦虑、止吐、止痒作用，可用于过敏性皮肤病及瘙痒症。口服：一次 25～50mg，一日 3 次。偶见药疹，罕见骨髓抑制。妊娠期妇女禁服。片剂：每片 25mg。

奥沙米特 Oxatomide

【其他名称】苯咪唑嗪，Oxatimide，Tinset，Atoxan，Tanza。

【ATC 编码】R06AE06

为哌嗪衍生物，选择性拮抗组胺 H_1 受体，有一定的抗毒蕈碱胆碱作用。可能还有肥大细胞稳定作用。用于荨麻疹、过敏性鼻炎或结膜炎、食物过敏等。口服：成人，一次 30～60mg，一日 2 次。5～14 岁儿童，一次 15～30mg，一日 2 次。早、晚饭后服。不良反应有嗜睡、头痛、胃肠不适。大剂量时可增加食欲。妊娠期妇女慎用。片剂：每片 30mg。

阿扎他定 Azatadine

【其他名称】Indulian，Lergocil，Zadin。

【ATC 编码】R06AX09

作用类似赛庚啶。具有抗组胺、抗胆碱、抗 5-HT 及镇静作用。用于各种过敏性疾病。口服：一次 1mg，一日 2 次。

左西替利嗪[医保(乙)] Levocetirizine

【其他名称】左旋西替利嗪。

【ATC 编码】R06AE08

是第二代抗组胺药西替利嗪的单一光学异构体。抗过敏作用起效快。口服，成人及 6 岁以上儿童一次 5mg，每日 1 次。2～6 岁儿童，一次 2.5mg，每日 1 次。不良反应较轻，适用人群较广泛，妊娠期妇女及儿童包括婴儿应用比较安全。片剂：每片 5mg。

奥洛他定[医保(乙)] Olopatadine

【其他名称】奥帕他定，帕坦洛。

【ATC 编码】R01AC08

本药为相对选择性 H_1 受体拮抗药及肥大细胞膜稳定药，能稳定肥大细胞膜，抑制炎症细胞因子和化学介质释放；同时拮抗组胺 H_1 受体，抑制血管扩张和局部水肿，并能减少花生四烯酸的释放，干扰磷脂酶 A_2 活性，减轻变态反应引起的血管通透性增加，炎性渗出，水肿等，但对 5-羟色胺或血小板激活因子所致血管通透性改变效果不明显。口服用于荨麻疹及其他皮肤过敏症（如湿疹、皮肤瘙痒症、多型性渗出红斑）、哮喘和季节性过敏性鼻炎。过敏性结膜炎：滴眼，一次 1～2 滴，一日 2 次（应间隔 6～8 小时）滴患眼，6 周为一疗程。过敏性鼻炎、皮肤过敏症：一次口服 5mg，一日 1 次。防治哮喘：一次 10～20mg，一日 1 次。滴眼可见烧灼感、刺痛、眼干、异物感、充血、角膜炎、眼睑水肿和瘙痒。应用滴眼液前应摘掉隐形眼镜，并防止滴管污染。口服可见头痛、嗜睡、倦怠、感冒样症状、味觉异常等。片剂：每片 10mg；滴眼液：5mg（5ml）。

卢帕他定　Rupatadine

【其他名称】邦宓敏，富马酸卢帕他定片。

【ATC 编码】R06AX28

【药理学】本药是一种长效抗组胺剂，通过选择性拮抗组胺 H_1 受体而发挥作用。在临床研究对照试验显示，10～80mg 的富马酸卢帕他定对于因组胺产生的红斑有显著疗效。推荐剂量 10mg 应用于抗组胺治疗，30 分钟内起作用，疗效可持续 24 小时。

本药具有抗过敏作用，对因免疫系统或非免疫系统刺激引起的肥大细胞脱颗粒和对炎性介质细胞因子释放具有抑制作用，尤其是对肥大细胞和人类单核细胞的 TNF-α 释放的抑制作用。此外，体外和体内试验还发现该药物具有拮抗血小板活化因子（PAF）的作用。以上临床表现还有待于进一步的确定。

【适应证】季节性及长年性过敏性鼻炎。

【用法和用量】口服，每次 10mg，一日 1 次。

【不良反应】常见症状：困倦、虚弱无力、疲乏；不常见症状：口干、咽炎、消化不良、食欲增加、鼻炎。

【禁忌证】对富马酸卢帕他定过敏或对本药赋型剂成分过敏者禁用。

【注意】①建议不要与酮康唑、红霉素或其他任何细胞色素 P-450 同工酶 CYP3A4 抑制剂等合用，这些药物增加富马酸卢帕他定的血浆药物浓度。②对肾功能或肝功能不全的病例尚无临床经验，目前针对这一类患者不建议服用 10mg 剂量的富马酸卢帕他定。

【药物相互作用】①20mg 剂量的富马酸卢帕他定会加强酒精的作用。②不能忽略其与中枢神经系统抑制药物的相互作用。

【制剂】片剂：每片 10mg（按 $C_{26}H_{26}ClN_3$）。

【贮法】密封，在常温（10～30℃）干燥处保存。

依美斯汀〔医保（乙）〕　Emedastine

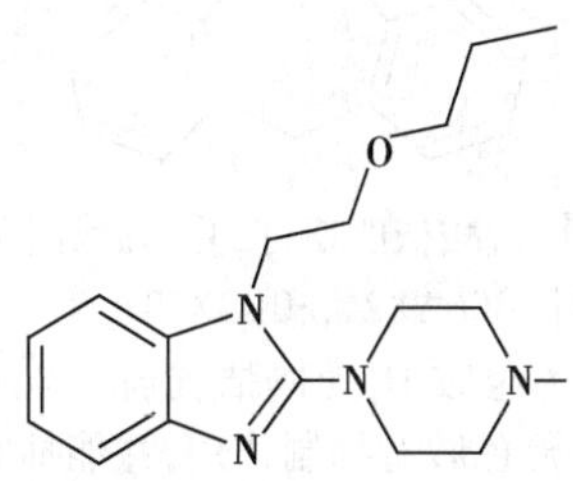

【其他名称】埃美丁，Emadine。

【ATC 编码】S01GX06

【药理学】依美斯汀为相对选择性的 H_1 受体拮抗剂。体外实验证明，依美斯汀对组胺 H_1 受体具有选择性。体内实验表明，本药对组胺引起的结膜血管通透性的改变呈剂量依赖性。依美斯汀对肾上腺素受体、多巴胺受体和 5-羟色胺受体无作用。

【适应证】滴眼液用于暂时缓解过敏性结膜炎的体征和症状；缓释胶囊用于过敏性鼻炎和荨麻疹。

【用法和用量】滴眼液：推荐量为患眼每次 1 滴，每日 2 次，如需要可增加到每日 4 次；缓释胶囊：成人通常剂量每天 2 次，每次 1～2mg，早饭后和睡前口服。

【不良反应】滴眼液：最常见的不良反应是头疼（11%）。小于 5% 的患者出现：异梦、乏力、怪味、视物模糊、眼部灼热或刺痛、角膜炎、眼干、异物感、充血、皮炎、瘙痒、鼻炎、鼻窦炎和流泪。

缓释胶囊：主要包括嗜睡、困乏、口渴、腹痛、蹒跚、头痛、头沉、头晕等。另外少见胸闷、心悸、瘙痒、皮疹、恶心、呕吐、食欲缺乏、上腹不适、腹痛、腹泻、便秘、耳鸣、皮肤感觉异常、肝功能异常、血小板减少、尿检异常（尿蛋白、尿潜血、血尿）、血压升高等。

【禁忌证】对富马酸依美斯汀和本药中任何成分过敏者禁用。

【注意】滴眼液：只用于眼部滴用，不能用于注射或口服；缓释胶囊：①由于本药有出现肝功能异常的可能，故肝功能异常的患者慎用；②本药可引起倦睡等不良反应，因此服用本药后应避免执行可能发生危险的任务，包括开车、操作机器等；③对于长期接受类固醇治疗的患者，欲通过本药给药而减少类固醇给药量时，应在密切观察下逐渐替代；④对于季节性发病患者，针对好发病的季节，最好此季节前开始给药，持续给药到此季节结束；⑤本药为缓释制剂，请勿嚼服而直接用水送服；⑥本药可抑制变态反应原皮内反应，故进行变态反应检查前请勿使用本药。

【制剂】滴眼液：2.5mg（5ml）（以依美斯汀计，0.05%）；缓释胶囊：每粒 1mg；2mg。

【贮法】滴眼液：保存于 4～30℃。远离儿童，开盖 1 个月后应丢弃。缓释胶囊：密封保存。

依匹斯汀 Epinastine

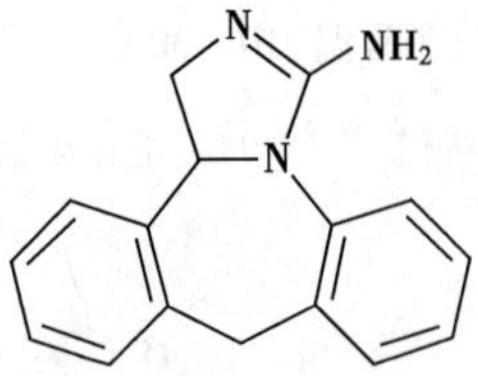

【其他名称】盐酸依匹斯汀，爱理胜，凯莱止。

【ATC 编码】R06AX24，S01GX10

【药理学】为组胺 H_1 受体拮抗剂。本药对组织胺、白三烯 C_4、PAF、5-羟色胺有抑制作用，并能抑制组胺、慢反应物质 A（SRS-A）化学介质的释放。由于本药化学结构的特点，本药难以通过血脑屏障，对中枢神经系统的 H_1 受体拮抗作用弱。

【适应证】适用于成人所患的过敏性鼻炎、荨麻疹、湿疹、皮炎、皮肤瘙痒症、痒疹、伴有瘙痒的寻常性银屑病及过敏性支气管哮喘的防治。

【用法和用量】过敏性鼻炎：成人，口服，1 次 10～20mg，一日 1 次，或按病情遵医嘱服用。荨麻疹、湿疹、皮炎、皮肤瘙痒症、银屑病、支气管哮喘：成人，口服，1 次 20mg，一日 1 次，或按年龄、症状遵医嘱服用。

【不良反应】过敏症：当出现皮疹或偶见荨麻疹、瘙痒、瘙痒性红斑时，应停止用药。精神神经系统：偶见困倦、倦怠感、头痛。消化系统：胃肠功能紊乱或消化不良。可见 AST、ALT 升高，偶见 ALP、总胆固醇升高和黄疸。肾脏：偶见蛋白尿出现。循环系统：心悸。呼吸系统：偶见呼吸困难、咳痰困难、鼻塞等。血液：罕见白细胞数增多。

【禁忌证】对本药任何一种成分过敏者禁用。

【注意】①长期接受类固醇剂治疗的患者在开始服用本药时，应适当减少类固醇剂的服用量。②大多数服用本药的患者可以驾驶或完成需精神集中的工作，但对于药物反应敏感的人群，建议服药后不进行驾驶或操纵精密机器。③本药和支气管扩张剂、类固醇等不同，它不是快速减轻气喘发作和症状的药物，所以在用于支气管哮喘的治疗时应对患者作出必要说明。④置于儿童不易取到处。

【制剂】片剂：每片 10mg。胶囊剂：每粒 10mg。

【贮法】密封，置干燥处保存。

贝他斯汀[医保(乙)] Bepotastine

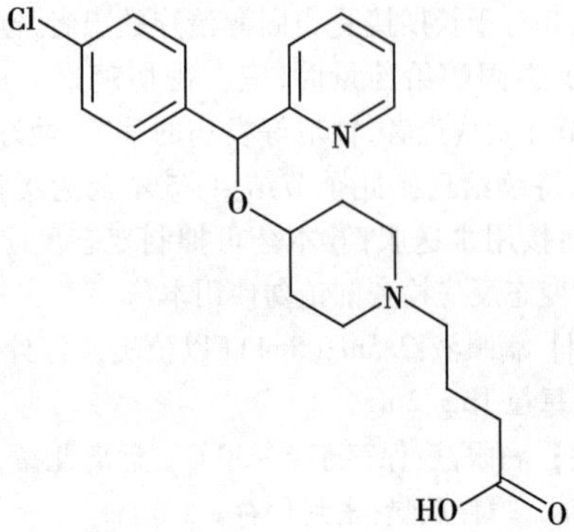

【其他名称】坦亮。

【药理学】苯磺贝他斯汀对组胺 H_1 受体具有选择性的抑制作用，对 5-HT_2、α_1、α_2 受体无亲和性，能够抑制过敏性炎症时嗜酸性粒细胞向炎症部位的浸润，抑制活化嗜酸性粒细胞 IL-5 的生成。

【适应证】过敏性鼻炎；荨麻疹；皮肤疾病引起的瘙痒（湿疹、皮炎、痒疹、皮肤瘙痒症）。

【用法和用量】成人口服，每次 10mg，每日 2 次。根据年龄、症状适当增减剂量，或遵医嘱。

【不良反应】困倦、口渴、恶心、胃痛、腹泻、胃部不适、疲倦感、呕吐等。

【禁忌证】对坦亮（苯磺贝他斯汀片）的成分有过敏史的患者。

【注意】(1) 有肾功能障碍的患者应慎重给药，可能使坦亮的血药浓度上升，并可能持续维持高血药浓度，因此应从低剂量（例如 1 次量 5mg）开始慎重给药，出现异常时采取适当的处置，如减量，停药等。

(2) 重要的基本注意事项：①因可能引起困倦，服用坦亮（苯磺贝他斯汀片）的患者，在进行汽车驾驶等伴有危险的机械操作时，应加以注意。②长期接受类固醇疗法的患者，想通过坦亮的使用来减少类固醇剂量时，应严格管理缓慢进行。③对季节性患者，应考虑多发季节因素，最好在发病季节到来之前开始给药，并持续到多发季节结束。④使用坦亮（苯磺贝他斯汀片）不见效果时，应注意不要盲目长期服用。

【制剂】片剂：每片 10mg。

【贮法】密封保存。

曲普利啶[医保(乙)] Triprolidine

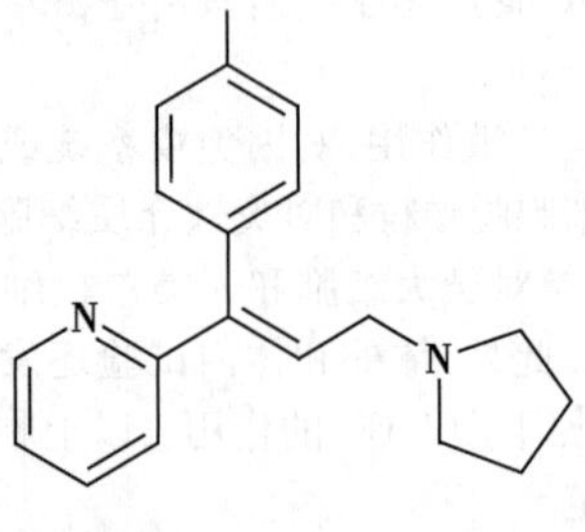

【其他名称】刻免。

【ATC 编码】R06AX07。

【性状】白色粉末，味微苦。

【药理学】本药为哌啶类抗组胺药，在体内与组胺竞争效应细胞上的 H_1 受体，使组胺类物质完全丧失同 H_1 受体结合的机会，从而抑制过敏反应的发生。因而本药对于拮抗 H_1 受体具有较高的选择性。本药具有强效、长效、低毒和无中枢抑制不良反应等特点。

【适应证】用于各种过敏性疾病，包括过敏性鼻炎、结膜炎、荨麻疹、支气管哮喘、花粉症、动植物与食物引起的过敏等。

【用法和用量】口服，成人每次 2.5～5mg，每日 2～3 次；婴幼儿和儿童遵医嘱。

【不良反应】除个别对药物有特异性过敏者禁用外，本药毒性及副作用极小，偶有嗜睡、恶心不适等，减量或停药后症状自行消失。

【禁忌证】已知对本药有过敏反应的患者、急性哮喘发作期内的患者、早产婴及新生儿、哺乳期妇女均禁用。

【注意】眼内压增高、闭角型青光眼、甲状腺功能亢进、血管性疾患及高血压、支气管哮喘、前列腺增生、膀胱颈阻塞、消化道溃疡患者及12岁以下儿童，均需慎用。

【药物相互作用】服药期间不可同时服用单胺氧化酶(MAO)抑制药、中枢性镇静或催眠药及含有酒精的饮品。

【制剂】胶囊剂：每粒2.5mg。

【贮法】防潮避光，密封于阴凉干燥处保存。

多塞平〔药典(二)；基；医保(甲、乙)〕 Doxepin Hydrochloride

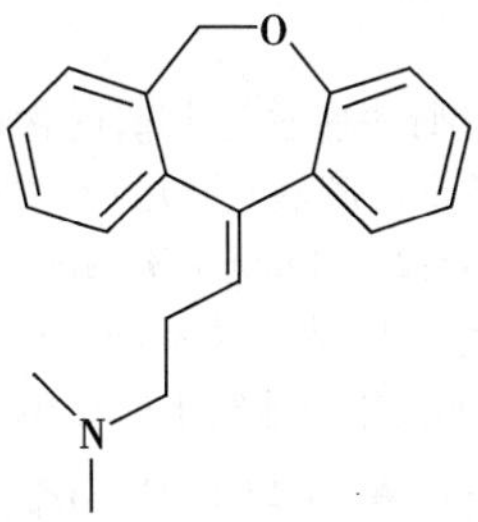

【其他名称】盐酸多塞平，多虑平，丽科宁，普爱宁。

【性状】常用其盐酸盐。为白色粉末，在水中易溶，在乙醇或氯仿中溶解，在苯中不溶。

【药理学】本药具有拮抗 H_1 和 H_2 受体的作用，同时也是胆碱能受体和肾上腺素受体拮抗剂，其拮抗 H_1 受体效价比苯海拉明强775倍，比羟嗪强56倍，比赛庚啶强11倍。

【适应证】用于慢性单纯性苔癣，局限性瘙痒症，恶急性、慢性湿疹及异位性皮炎引起的瘙痒。

【用法和用量】外用涂于患处，每日2～3次。

【不良反应】①全身的不良反应一般为嗜睡，还可有口干、头痛、眩晕、疲倦、情绪改变、味觉改变、恶心、焦虑和发热等。②局部的不良反应有一过性刺痛感和(或)烧灼感、瘙痒、红斑、皮肤发干等。

【禁忌证】①未治疗的窄角性青光眼或有尿潴留倾向者，心功能不全，严重肝、肾损伤者以及有癫痫病史者禁用。②既往有严重药物过敏史者禁用。

【注意】①本药不能用于眼部及黏膜部位。②由于外用后仍可吸收入血，20%的患者外用后可有嗜睡，特别外用超过10%体表面积时，应提醒患者不要驾驶车辆或操作危险的机器。本药连续使用不得超过8天。③用药时应避免饮酒，因酒能加剧此药的作用。④使用本药前至少两周应停用单胺氧化酶(MAO)抑制剂类药物。

【药物相互作用】与单胺氧化酶抑制剂、三环类抗抑郁药、西咪替丁、乙醇等均有不同程度的相互作用。

【制剂】乳膏剂：5%。

【贮法】遮光、密闭、阴凉(不超过20℃)处保存。

吡嘧司特钾 Pemirolast Potassium

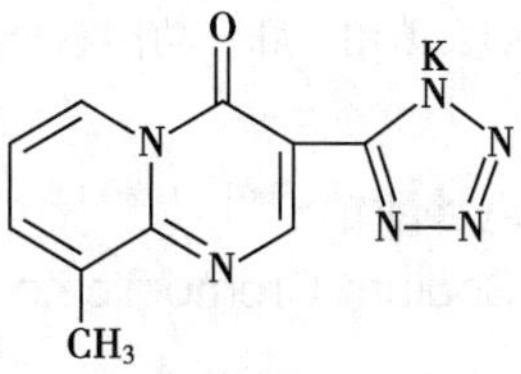

【其他名称】普利敏，珉思通。

【药理学】为特异性Ⅰ型变态反应抑制剂，能剂量依赖性地抑制抗原-抗体反应引起的组胺、白三烯D4和B4、PAF、PGD2、TXA2和B细胞激活因子等的释放。

【适应证】滴眼液：用于过敏性结膜炎、春季卡他性结膜炎；片剂：用于支气管哮喘的长期治疗。

【用法和用量】滴眼液：滴入眼睑内，一次1滴，一日2次(早、晚)；片剂：成人常用量每次10mg，一日2次，早、午餐后或临睡前服用。

【不良反应】滴眼液：过敏反应，有时会发生眼睑炎、眼睑皮肤炎等，一旦出现这些症状应中止给药；眼有时会出现结膜充血、刺激感等症状。片剂：可见头痛、呕吐、胃痛、便秘、口干、恶心和过敏症状如皮疹和瘙痒，偶见血小板计数增加、血红蛋白浓度减少、ALT和AST升高等，副作用发生率低，毒性较小，耐受性良好。

【禁忌证】禁用于对本药过敏的患者，禁用于妊娠期妇女。

【注意】本药对迅速缓解急性哮喘发作和明显的哮喘症状不能立刻起效，支气管哮喘患者服用本药时如出现严重的哮喘急性发作，应给予支气管扩张药或皮质激素。长期应用皮质激素治疗的患者使用本药以减少皮质激素的剂量时，应在密切监护下逐渐用本药来替换。当患者在成功地减少皮质激素维持剂量之后才可以中断服用本药，但仍要警惕哮喘的复发。

【制剂】滴眼液：10ml：10mg(0.1%)。片剂：每片10mg。

【贮法】滴眼液：密闭，冷处(2～10℃)避光保存；片剂：遮光，密封保存。

66.2 过敏反应介质阻释药

肥大细胞脱颗粒是过敏反应的最重要环节，当过敏原再次进入致敏者体内，可与两个或两个以上的IgE分子结合，发生桥联反应，触发肥大细胞膜上的一系列生化反应。由于钙离子向肥大细胞内流动，触发一系列酶促反应，肥大细胞膜稳定药的作用机制是能稳定肥大细胞的细胞膜，阻止肥大细胞脱颗粒，从而抑制组胺、白三烯、5-羟色胺、慢反应物质等过敏介质的释放，进而阻止过敏反应介质对组织的不良作用。其作用可能是通过抑制细胞内环磷腺苷(cAMP)的浓度增加，阻止钙离子转运入肥大细胞内，从而稳定肥大细胞膜，阻止过敏反应介质的释放。

临床上常用的肥大细胞膜稳定药有色甘酸钠、富马酸酮替芬等。

本类药物常见的不良反应有：胃肠道反应、倦怠、头晕、头痛等。用药期间，驾车或操作有潜在危险的仪器需谨慎。妊娠期及哺乳期妇女慎用。肝肾功能不全者使用时需调整剂量。

色甘酸钠〔药典(二)；医保(乙)〕 Sodium Cromoglicate

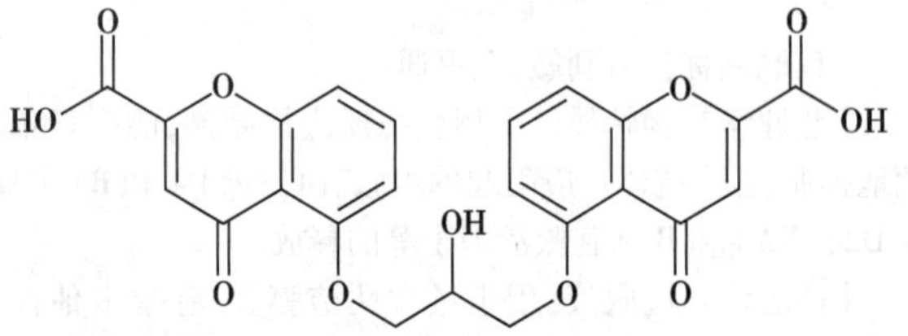

【其他名称】 咽泰，咳乐钠，色甘酸二钠，Cromoglycate Sodium，Cromolyn，Intal。

【ATC 编码】 A07EB01

【药理学】 对速发型过敏反应有着良好的预防与治疗作用。其作用机制是能稳定肥大细胞的细胞膜，阻止肥大细胞脱颗粒，从而抑制组胺、5-羟色胺、慢反应物质等过敏反应介质的释放，进而阻抑过敏反应介质对组织的不良作用。其抑制过敏反应介质释放的作用，可能是通过抑制细胞内环磷腺苷磷酸二酯酶，致使细胞内环磷腺苷（cAMP）的浓度增加，阻止钙离子转运入肥大细胞内，从而稳定肥大细胞膜，阻止过敏反应介质的释放。

口服后极少（低于1%）吸收，干粉喷雾给药时50%～80%沉着于口腔和咽部，仅约8%经肺以及胃肠道进入血液中。肺中吸收迅速，吸入 t_{max} 为15～20分钟，$t_{1/2}$ 为1～1.5小时。由于在胃肠道吸收极少，口服或灌肠可在胃肠道内维持较高浓度，发挥良好的局部抗过敏作用。色甘酸钠毒性极低，曾有报道每日口服2g，连服数月尚未发现有何不良反应。

【适应证】 用于预防过敏性哮喘的发作，改善主观症状，增加患者对运动的耐受能力，对于依赖皮质激素的患者，服用本药后可使之减量或完全停用。患有慢性难治性哮喘的儿童应用本药者大都部分或完全缓解。与异丙肾上腺素合用，较单用时有效率显著增高。但本药起效较慢，须连续用药数天后才能见效。如已发病，用药多无效。临床研究尚发现，色甘酸钠不仅对变态反应因素起主要作用的过敏性哮喘有效，对变态反应作用不明显的慢性哮喘也有效。用于过敏性鼻炎和季节性花粉症，能迅速控制症状。软膏外用于慢性过敏性湿疹及某些皮肤瘙痒症也见显著疗效。2%～4%滴眼液适用于花粉症、结膜炎和春季角膜炎。

【用法和用量】 (1) 支气管哮喘：干粉喷雾吸入，成人，一次20mg，一日4次；症状减轻后，一日2～3次；维持量一日20mg。5岁以上儿童用量同成人。气雾吸入，6岁以上儿童，一日吸2次，一次3.5～7mg；6岁以下儿童，很难做到使患儿协调吸药，故较少选用本药。

(2) 过敏性鼻炎：干粉鼻吸入，一次10mg，一日4次；2%或4%溶液滴鼻或喷雾，每次用药量约含色甘酸钠5mg，一日6次。

(3) 食物过敏：成人，一次200mg，一日4次，饭前口服。2岁以上儿童，一次100mg，一日4次。如2～3周疗效不显著，剂量可增加，但每日不应超过40mg/kg，症状控制后应减量。

(4) 滴眼：2%或4%滴眼剂滴眼，一日数次。

(5) 外用：5%～10%软膏，涂患处，一日2次。

【不良反应】 不良反应较少见，偶有恶心、呕吐、头痛、头晕及关节痛和肿胀的报道。

【禁忌证】 对本药过敏者禁用。

【注意】 ①干粉吸入时可能有直接的刺激作用，导致支气管痉挛、气喘、咳嗽、鼻腔充血和咽喉刺激。常与小剂量异丙肾上腺素合用。②对哮喘只起预防作用，保持规律用药非常重要。③本药对急性哮喘发作和哮喘持续状态无作用。④停药时应逐渐减量，以预防因突然停药致哮喘复发。⑤妊娠期及哺乳期妇女慎用。⑥肝、肾功能减退者应减量。

【制剂】 气雾剂：每瓶总量14g，内含色甘酸钠0.7g，每揿含色甘酸钠3.5mg。胶囊（胶丸）剂：每粒20mg。软膏：5%～10%。滴眼剂：2%（8ml）；4%（8ml）。

复方麻黄碱色甘酸钠贴膜：1cm×1cm，含盐酸麻黄碱1mg，色甘酸钠0.4mg，醋酸地塞米松0.04mg。

酮替芬〔药典(二)；医保(乙)〕 Ketotifen

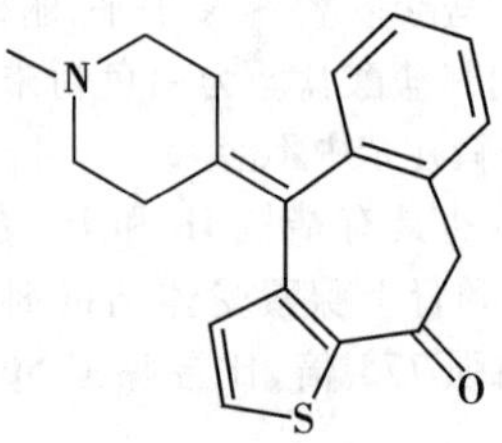

【其他名称】 富马酸酮替芬，甲哌噻庚酮，噻喘酮，萨地同，Zaditen。

【ATC 编码】 R06AX17

【性状】 常用其富马酸盐，为类白色结晶性粉末；无臭；味苦。熔点191～195℃（分解）。在甲醇中溶解，在水或乙醇中微溶，在丙酮或三氯甲烷中极微溶解。

【药理学】 为抗变态反应药物。其特点是兼具有很强的组胺 H_1 受体拮抗作用和抑制过敏反应介质释放的作用。其抗组胺作用约为氯苯那敏的10倍，且长效。另一方面，不仅抑制支气管周围黏膜下肥大细胞释放组胺、慢反应物质，而且也抑制血液中嗜酸性粒细胞释放组胺、慢反应物质等，产生很强的抗过敏作用，较色甘酸钠强。在人体，不仅能阻抑Ⅰ型变态反应中肥大细胞和嗜碱性粒细胞释放组胺、慢反应物质等反应介质，在Ⅲ型变态反应中对中性粒细胞也有作用。口服有效，作用持续时间较长，一日仅需给药2次。

【适应证】 ①用于多种类型的支气管哮喘，均有明显疗效，对过敏性哮喘疗效尤为显著，混合型次之，感染型约半数以上有效。对过敏性哮喘的预防效果优于色甘酸钠。②也可用于过敏性鼻炎，过敏性结膜炎，花粉症，急慢性荨麻疹，药物、食物或昆虫所致变态反应的预防和治疗。

【用法和用量】①口服：成人，一次1mg，早、晚各服1次；若困意明显，可只在睡前服1次；3岁以上儿童，一次0.5～1mg，一日1～2次。②滴眼，1次1～2滴，1日4次（早、中、晚及睡前），或遵医嘱。③滴鼻，一次1～2滴，一日1～3次。④鼻用气雾剂：鼻腔喷雾，一次1～2喷（0.15～0.30mg），一日1～3次。

【不良反应】主要有胃肠道反应、嗜睡、倦怠、头晕、头痛等。

【禁忌证】对本药过敏者禁用。

【注意】①本药对已发作的急性哮喘无效，对持续状态的哮喘也无帮助。临床显效缓慢，服药数月后才能达到最大的效果，少于4周的治疗基本无效。②服药期间，驾车或操作有潜在危险的仪器要谨慎。③避免同时服用其他镇静、催眠药或饮酒。④妊娠期及哺乳期妇女慎用。

【药物相互作用】①酒精及镇静催眠药可增加酮替芬的中枢抑制作用，应避免合用。②与口服降糖药合用时，少数患者可见血小板减少，两者不宜合用。③酮替芬抑制齐多夫定在肝内的代谢，应避免合用。

【制剂】片剂：每片1mg。胶囊剂：每粒1mg。口服溶液：每支1mg（5ml）。分散片：每片1mg。滴眼液：2.5mg（5ml）。滴鼻液：15mg（10ml）。鼻吸入气雾剂：25.5mg（14g）。

曲尼司特[药典(二)]　Tranilast

H_3CO, H_3CO—C₆H₃—$CH_2CH{=}CHCONH$—C₆H₄—COOH

【其他名称】肉桂氨茴酸，利喘平，利喘贝。

【性状】为带微黄色泽的白色结晶性粉末，无臭。不溶于水，可溶于碱性水溶液。

【药理学】为抗变态反应药物，能抑制肥大细胞脱颗粒，阻滞组胺等过敏反应介质的释放。口服有效，对被动皮肤过敏反应的抑制作用，口服t_{max}为30～60分钟，240分钟后消失。静脉注射t_{max}为5分钟，120分钟后仍有显著作用。与色甘酸钠不同的是，色甘酸钠仅抑制反应素抗体介导的过敏反应，本药尚能抑制局部过敏反应（arthus reaction）。

【适应证】用于支气管哮喘患者，能有效地阻止哮喘的发作，也可用以防治过敏性皮炎及其他过敏性疾病。

【用法和用量】口服，成人，一次100mg，一日3次；儿童，每日5mg/kg，分3次服用。

【不良反应】①可见嗜睡、疲倦、头痛、头昏、食欲缺乏、恶心、呕吐、腹痛、腹胀或便秘等。②偶见嗜酸性粒细胞增多症、肝功异常，必要时减量或停药。偶见皮疹、全身瘙痒过敏反应。

【禁忌证】妊娠期及哺乳期妇女、对本药过敏者禁用。

【注意】①本药只阻断过敏反应发生的环节，在好发季节前半月服用才能起预防作用。对已发作的症状不能迅速显效。由于只起预防作用，保持规律用药非常重要。对哮喘急性发作无效。②若出现皮疹、全身瘙痒或膀胱刺激症状，应及时停药。③服药期间，驾车或操作有潜在危险的机械要谨慎。④激素依赖者使用本药时，激素应逐渐减量，不可突然停药。

【制剂】胶囊剂：每粒100mg。

塞曲司特　Seratrodast

【其他名称】赛曲司特。

【ATC编码】R03DX06

为新型抗变态反应药，不仅能抑制速发型变态反应，而且能抑制迟发型变态反应及气管的反应性亢进，疗效显著，不良反应发生率低。口服，成人，一次80mg，一日1次，餐后服。片剂：每片40mg。颗粒剂：每袋80mg。

66.3　其他抗变态反应药

粉尘螨注射液

【来源及性状】系由粉尘螨（Dermatophagoides farinae）浸出液配制成的无色灭菌水溶液。每1ml相当于干尘螨0.1mg或0.2mg，标示浓度为1∶10 000和1∶5000。

【药理学】是由粉尘螨提取的有效抗原，为一种强烈的过敏原，用于脱敏治疗。其作用机制是通过少量多次地给予过敏原，使人体产生较多的特异性阻断抗体（IgE），后者占据了肥大细胞及嗜酸性粒细胞抗体及抗原联接位置，从而产生免疫耐受性，经较长时期的注射给药后可使体内IgE减少而脱敏。

【适应证】用于过敏性哮喘有显著疗效，对过敏性皮炎的疗效较一般抗组胺药为佳。适用于吸入型哮喘、过敏性鼻炎、异位性皮炎、泛发性湿疹、慢性荨麻疹等。

【用法和用量】皮下注射，成人通常每周1次，15次为一疗程：第1～3周，用1∶100 000浓度，各周剂量相应为0.3ml、0.6ml、1.0ml；第4～6周，用1∶10 000浓度，各周剂量相应为0.1、0.3、0.6ml；第7～15周，用1∶5000浓度，前2周剂量相应为0.3ml、0.6ml，以后每周1.0ml；如疗程结束时效果明显，可改用维持量，每2周1次，每次1∶5000浓度1ml。儿童以25周为一疗程，第1～10周，用1∶100 000浓度，自0.1ml开始，每周递增0.1ml；第11～20周，用1∶10 000浓度，自0.1ml开始，每周递增0.1ml；第21～25周，用1∶5000浓度，各周剂量相应为0.6ml、0.7ml、0.8ml、0.9ml、1.0ml，如疗程结束时效果明显，可改用维持量，每2周1次，每次1∶5000浓度1ml。

【不良反应】可见局部红肿、皮疹或轻微哮喘、过敏性休克。

【禁忌证】严重心血管疾患和肾功能严重低下者禁用。对本药过敏者禁用。

【注意】①应在医师指导下应用。注射前应先用1∶100 000的药液（将1∶10 000的药液用0.9%氯化钠注射液稀释10倍）0.1ml作皮试，观察半小时，如丘疹反应直径大于10mm，则第一次注射量应比规定剂量适当减少。治疗5～10次后再按上述剂量注射。②凡注射后24小时内有局部红肿、皮疹等反应者，下次注射剂量宜减半或不增。③6岁以下儿童以不用为妥。④每次注射后需观察半小时，如发生休克，其处理方法与青霉素休克时相同，因此，使用本药时应配备肾上腺素等救治过敏性休克的药械。⑤停药2周以上再次用药时仍需从小剂量开始，逐渐减量。

【制剂】注射液：每支1∶10 000(1ml)；1∶5000(1ml)。

组胺〔药典(二)〕 Histamine

【其他名称】组织胺。

【ATC编码】L03AX14

【性状】盐酸组胺为无色或白色结晶性粉末，有引湿性，1.66mg相当于1mg组胺，极易溶于水，可溶于乙醇，微溶于醚。磷酸组胺为无色无味长斜方体结晶，2.76mg相当于1mg组胺，可溶于水，微溶于乙醇。

【药理学】组胺是广泛分布于体内的具有多种生理活性的自体活性物质之一，是引起变态反应的重要介质。天然组胺以无活性形式(结合型)存在，在组织损伤、炎症、神经刺激、某些药物或一些抗原抗体反应条件下，以活性(游离型)形式释放。组胺激活H_1受体，产生支气管、胃肠道平滑肌兴奋，毛细血管通透性增加和部分血管扩张效应；激活H_2受体，产生胃酸分泌、部分血管扩张等作用，小剂量即可促使胃液分泌。

皮下、肌内和静脉注射后作用迅速短暂。经甲基化和氧化被代谢，代谢产物经尿排出。

【适应证】①主要用于胃分泌功能的检查，以鉴别胃癌和恶性贫血患者是否发生真性胃酸缺乏症。目前临床多用五肽促胃酸激素代替，本药已少用。②麻风病的辅助诊断。③临床亦用之脱敏，即采用小剂量的组胺进行反复递增注射，可提高患者对组胺的耐受性，临床采用此法治疗各种经特异性检查过敏原因不明的患者，有一定防治效果。

【用法和用量】(1) 组胺脱敏：依脱敏皮下注射常规方法从低浓度开始，分别配制成1ml内含1.0×10^{-1}mg、1.0×10^{-2}mg、1.0×10^{-3}mg、1.0×10^{-4}mg、1.0×10^{-5}mg本药的多种注射液，先从1ml含1.0×10^{-5}mg本药的注射液开始皮下注射，每次0.5～1ml，以后每日增加10倍浓度，即可达到脱敏目的。

将1mg/ml的注射液稀释10倍成0.1mg/ml，先抽取0.1ml皮下注射，以后每日增加0.1ml，直至1ml，也可脱敏。

脱敏维持量：皮下注射，每周2次，每次0.5mg。

(2) 用于胃分泌功能的检查：晨起空腹时，皮下注射本药0.25～0.5mg，然后化验胃液，如果仍无胃酸分泌，即可断定为真性胃酸缺乏症。

(3) 用于麻风病的辅助诊断：即用1∶1000的磷酸组胺注射液作皮内注射，观察反应，正常皮肤应出现完整的三联反应(即注射后立即出现一个红斑，直径不大于10mm；注射后半分钟，在第一个红斑周围又出现直径为30～40mm的红斑；注射部位出现风团)，如周围神经受损，则出现不完整的三联反应。

【不良反应】本药注射可能发生过敏反应。

【禁忌证】禁用于妊娠期妇女、支气管哮喘及有过敏史者。

【注意】①用于脱敏时的多次抽取用注射液，应酌加抑菌剂。②如发生过敏性休克，可用肾上腺素解救。

【制剂】注射剂：每支1mg(1ml)；0.5mg(1ml)；0.2mg(5ml)。

倍他司汀〔药典(二)；基；医保(甲、乙)〕 Betahistine

【其他名称】盐酸倍他司汀，培他司汀，培他啶，甲胺乙吡啶，抗眩定。

【ATC编码】N07CA01

【药理学】是组胺H_1受体激动药，具有扩张血管作用，可促进脑干和迷路的血液循环，纠正内耳血管痉挛，减轻膜迷路积水；并有抗血小板聚集及抗血栓形成作用。

【适应证】①内耳眩晕病：能解除眩晕、耳鸣、恶心及头痛等症状，近期治愈率较高。②多种原因引起的头痛。③慢性缺血性脑血管病、脑动脉硬化、头部外伤或高血压所致眩晕、耳鸣等。

【用法和用量】①口服，一次4～8mg，一日2～4次。②肌内注射，一次2～4mg，一日2次。

【不良反应】偶有口干、恶心、胃部不适、头晕等症状。应及时停药。

【制剂】片剂：每片4mg；5mg；10mg。注射液：每支2mg(2ml)；4mg(2ml)。

(林志彬　杨宝学)

第 67 章
免疫抑制药

多数免疫抑制药(immunosuppressants)对机体免疫系统的作用缺乏特异性和选择性,既可抑制免疫病理反应,又干扰正常免疫应答反应,既抑制体液免疫,又抑制细胞免疫。

免疫抑制药现已广泛用于防止器官与组织(如肾、肝、肺、心、胰腺、小肠、骨髓)移植的排异反应,效果比较肯定。对自身免疫性疾病(包括自体免疫性溶血性贫血、特发性血小板减少性紫癜、类风湿关节炎、全身性红斑狼疮、肾病综合征、慢性肾小球性肾炎等)的疗效,尤其是长期疗效,尚难肯定,一般可暂时缓解症状,延缓病变的进展,但不能根治。

根据其作用方式可将免疫抑制药分为:①钙神经蛋白抑制药:如环孢素、他克莫司,可通过抑制神经钙蛋白活化,而防止形成细胞毒性 T 细胞,该活化作用是辅助性 T 细胞释放细胞因子如白细胞介素-2(IL-2)过程中的重要步骤。②抗增殖药:如硫唑嘌呤、吗替麦考酚酯、西罗莫司,可通过防止淋巴细胞分化与增殖、抑制 T 细胞对细胞因子的反应而发挥作用。③糖皮质激素类药(见第 10 篇):可影响免疫级联反应中多个环节,包括抗原识别和淋巴因子的产生。④多克隆或单克隆抗体,如抗淋巴细胞免疫球蛋白、莫罗单抗-CD3,可与 T 细胞群结合并使之耗竭。巴利昔单抗、达克珠单抗、英夫利昔单抗等则可对 IL-2、表皮生长因子(HER-2)等受体产生拮抗作用。⑤传统中药及其有效成分:如雷公藤总苷等。近年来临床常采用三联疗法(triple therapy)的方式给药,即钙神经蛋白抑制药、抗增殖药以及糖皮质激素类药三种合用,以增强疗效,并减少不良反应。亦可采用序贯四联疗法(sequential quadruple therapy),即在三联疗法的基础上,于移植术后给予多克隆或单克隆抗体类,以进行诱导治疗。一旦移植物开始发挥良好的功能,即终止抗体作用。

免疫抑制剂共同的不良反应有:①长期应用可降低机体的抗感染免疫力,易诱发细菌、病毒和真菌感染。②致畸胎及不育,以细胞毒类药物最为严重。妊娠期用药可致胎儿畸形,也可引起卵巢功能降低和闭经。男性可致精子缺乏或无精子症。③长期用药可增加肿瘤的发病率,尤以器官移植患者为著。此外,此类药物尚各具有特殊的毒副作用,故宜采用多种药物小剂量合用,以增效减毒。

环孢素〔医保(甲、乙)〕 Ciclosporin

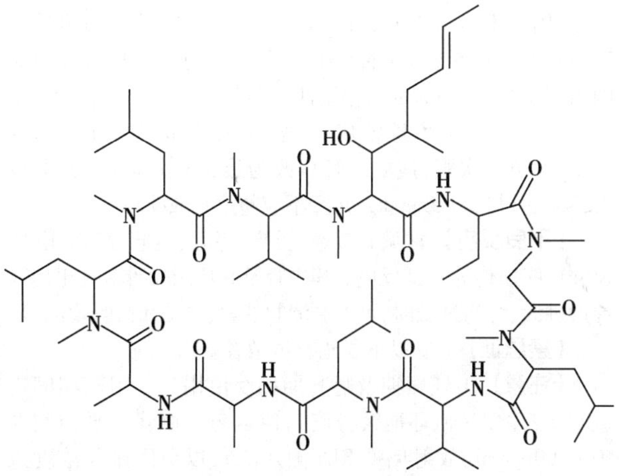

【其他名称】环孢霉素 A，环孢多肽 A，环孢灵，山地明，新山地明，赛斯平，金格福，田可，Cyclosporin A，cyclosporin Sandimmune，Csa，Sandimmun Neoral，Cyspin。

【ATC 编码】L04AD01

【性状】本药是由真菌 *Tolypocladium inflatum* 或 *Cylindrocarpon incidum* 培养液中分离到的中性环状多肽混合物，由 11 种氨基酸组成。为白色或类白色粉末，几乎不溶于水，溶于乙醇、丙酮、三氯甲烷、二氯甲烷、乙醚、甲醇，微溶于饱和烃。微乳化软胶囊制剂（新山地明）内容物为黄色至淡棕色澄清液体。

【药理学】本药主要抑制 T 细胞功能。可选择性地及可逆性地改变淋巴细胞功能，抑制淋巴细胞在抗原或分裂原刺激下的分化、增殖，抑制其分泌细胞因子如白介素-2（IL-2）及干扰素（IFN）等，抑制 NK 细胞的杀伤活力。环孢素与靶细胞质受体亲环蛋白（cyclophilin，又称为神经钙蛋白，calcineurin）结合后，形成环孢素-cyclophilin 复合物，此复合物可抑制 Ca^{2+} 依赖性的丝氨酸/苏氨酸磷酸酶（该酶亦称为钙调磷酸酶或钙神经蛋白，calcineurin）活性，并抑制该酶活性，阻断了细胞质调节蛋白的去磷酸化，因而抑制 T 细胞活化及细胞因子如 IL-2 的基因表达。此外，环孢素还增加 T 细胞中转化生长因子 β（TGF-β）的表达，亦与其免疫抑制作用有关，本药亦可影响 B 淋巴细胞功能，抑制某些非 T 细胞依赖性抗原刺激的抗体反应。本药对血细胞生成和吞噬细胞功能影响较小，较少引起骨髓抑制。

口服后吸收慢而不完全，生物利用度 20% ~50%，血药浓度达峰时间为 3.5 小时，与血浆蛋白结合率为 90%。大部分从胆汁经粪便排出。主要在肝中被 CYP3A 代谢，至少有 15 种代谢物在人的胆汁、粪便、血液、尿液中分离出来。有明显的肝肠循环，经尿排出者仅 10%，0.1% 为原形药物。消除半衰期 $t_{1/2}$ 为 6 ~30 小时。

【适应证】主要用于肾、肝、心、肺、骨髓移植的抗排异反应，可与肾上腺皮质激素或其他免疫抑制剂合用，也可用于治疗类风湿关节炎、系统性红斑狼疮、肾病型慢性肾炎、自身免疫性溶血性贫血、银屑病、葡萄膜炎等自身免疫性疾病。

【用法和用量】（1）器官移植：①口服：于移植前 12 小时起每日服 8 ~10mg/kg，维持至术后 1 ~2 周，根据血药浓度减至每日 2 ~6mg/kg 的维持量。如与其他免疫抑制剂合用，则起始剂量应为每日 3 ~6mg/kg，分 2 次服。②静脉滴注：仅用于不能口服的患者，于移植前 4 ~12 小时每日给予 3 ~5mg/kg，以 5% 葡萄糖或生理盐水稀释成 1∶20 至 1∶100 的浓度于 2 ~6 小时内缓慢滴注。

（2）自身免疫性疾病：口服，初始剂量为每日 2.5 ~5mg/kg，分 2 次服；症状缓解后改为最小有效量维持，但成人不应超过每日 5mg/kg，儿童不应超过 6mg/kg。

【不良反应】常见有震颤、畏食、恶心、呕吐、高血压、肾及肝功能损伤等不良反应。其中肾及肝功能障碍多见于用药剂量过大、时间过长时，可见血清胆红素、尿酸和肌酐增高等。

【禁忌证】1 岁以下婴儿及过敏者禁用。

【注意】①妊娠期及哺乳期妇女慎用。②用药期间需监测血药浓度（血环孢素谷值），使本药的血浆水平控制在 50 ~300ng/ml（放射免疫 RIA 测定法），以免因血药浓度过高导致肾毒性或过低导致排异反应。亦应监测血象、肝功能、肾功能。③本药吸收较缓慢，故服用过量药物 2 小时内，经催吐尚可将未吸收的药物除去。出现肝肾毒性时则应对症处理，体内药物消除后症状可消失。透析和药用炭吸附血液灌流均不能有效清除本药。

【药物相互作用】①与肾上腺皮质激素、环磷酰胺、硫唑嘌呤等其他免疫抑制药合用时，可降低机体抵抗力，增加感染的概率。②本药为细胞色素 P-450 3A（CYP3A）药酶的代谢底物，故与抑制 CYP3A 活性的雌激素、雄激素、西咪替丁、雷尼替丁、地尔硫䓬、维拉帕米、尼卡地平、柳氮唑酮、大环内酯类抗生素（红霉素、克拉霉素、交沙霉素、麦迪霉素、醋酸麦迪霉素）、酮康唑、氟康唑、伊康唑、喹诺酮类抗生素、依托泊苷、美法仑、考来烯胺、甲氧氯普胺、葡萄柚汁合用时，可致本药的血药浓度增高，肝肾毒性增加。

【制剂】胶囊剂：每粒 25mg；100mg。微乳化软胶囊：每粒 10mg；25mg；50mg；100mg。

口服液：100mg/ml（50ml）。微乳化口服液：100mg/ml（50ml）。静脉滴注浓缩液：250mg（5ml）；500mg（10ml）。

【贮法】避光密封，在阴凉干燥处保存。

他克莫司[医保(乙)] Tacrolimus

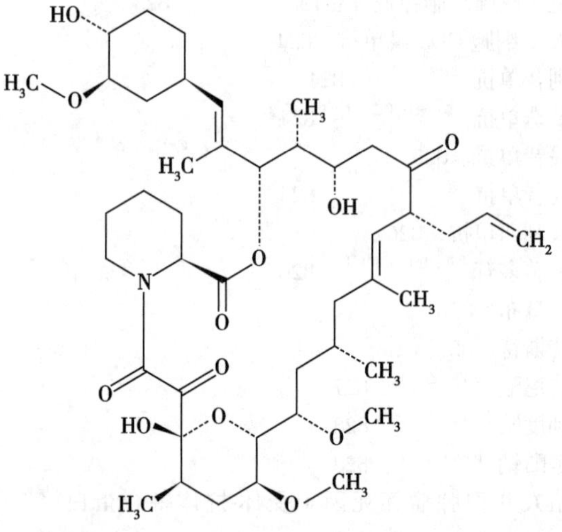

【其他名称】他克罗姆，普乐可复，普特彼，藤霉素，大环哌南，FK-506，Prograf。

【ATC 编码】L04AD02

【性状】白色粉末或棱状结晶，几乎不溶于水，溶于多数有机溶剂如甲醇、乙醇、丙酮、乙酸乙酯、三氯甲烷。本药注射剂含聚氧乙烯氢化蓖麻油，外观为无色澄清液体。

【药理学】系从放线菌 *Streptomyces tsukubaensis* 中提取的大环内酯类抗生素，其免疫抑制作用与环孢素相似，在体内和体外抑制淋巴细胞活性的能力分别比环孢素强 10 ~100 倍。它可与淋巴细胞内 FK506 结合蛋白-12（FKBP-12）结合，形成药物-FKBP-12 复合物，并进一步与 Ca^{2+}、钙调素、钙调磷酸酶结合，抑制后者的活性，阻断了对早期淋巴细胞基因表达必需的去磷酸化过程，进而抑制 T 细胞特异性的转录因子（NF-AT）的活化及白介素类（ILs）细胞因子的合成。并可直接抑制B细胞的激活，抑制移植物抗宿主反应和迟发型超敏反应。本药肝毒性较环孢素小，且有刺激肝细胞再生的作用。

口服吸收不完全，生物利用度为25%。食物可影响其吸收。服药后1~3小时达血药峰浓度。一般有效浓度为5~20ng/ml。与血浆蛋白结合率为99%。大部分在肝中被CYP3A代谢，主要经胆汁及粪便排泄，自肾排泄的原形药物不足1%。半衰期较长，肝移植患者中成人和儿童分别平均为12.4小时和11.7小时，肾移植成人为15.6小时。

【适应证】主要用于器官移植的抗排异反应，尤其适于肝移植，还可用于肾、心、肺、胰、骨髓及角膜移植等。

【用法和用量】通常开始采用每日0.05~0.1mg/kg(肾移植)，或0.01~0.05mg/kg(肝移植)持续静脉滴注。能进行口服时，改为口服胶囊，开始剂量为每日0.15~0.3mg/kg，分2次服；再逐渐减至维持量，每日0.1mg/kg，分2次服，亦可根据实际情况调整，通常低于首次免疫抑制剂量。本药外用皮肤涂布可用于其他免疫抑制药疗效不佳或无法耐受的中重度特应性皮炎。

【不良反应】主要为肾毒性。也可见头痛、失眠、震颤、肌痛、乏力、嗜睡、视觉或听觉异常(白内障、青光眼、弱视、耳鸣、耳聋)、味觉丧失等神经毒性；以及腹泻、恶心、高血压、心律失常、高血钾、高血钙、低血镁、高尿酸血症及高血糖等。可诱发肿瘤或感染。偶见皮疹等过敏反应。

【禁忌证】妊娠及哺乳期妇女禁用。

【注意】①用药过程中，应监测血压、心电图、血糖、血钾、血镁、血肌酐、尿素氮、血液学参数及肝、肾功能。亦应进行血药浓度监测：通常于移植后最初12小时，全血谷浓度控制在5~20ng/ml范围内。②本药延长环孢素的半衰期，并有累加的肾毒性，故不宜与环孢素合用，患者由环孢素转换为本药时应特别注意。③聚氯乙烯可吸附本药，所用输液用具应用聚乙烯制品。④与强碱性药液配伍，本药可被分解。

【药物相互作用】①经肝药酶CYP3A4同工酶代谢并可抑制CYP3A4及P-糖蛋白(P-gp)转运活性的药物，可抑制本药代谢及排泄，增加本药的血药浓度和毒性：环孢素、可的松、溴麦角环肽、麦角胺、孕二烯酮、炔雌醇、红霉素、交沙霉素、氟康唑、咪康唑、咪达唑仑、尼伐地平、奥美拉唑、维拉帕米、他莫昔芬、两性霉素B、氨基苷类抗生素、万古霉素、阿昔洛韦、环丙沙星、布洛芬、奎尼丁以及葡萄柚黄酮等。②诱导肝药酶CYP3A4活性的药物，可降低本药的血药浓度，降低疗效：苯巴比妥、苯妥英、利福平、卡马西平、安乃近、异烟肼。③口服抗凝血药、口服降血糖药可与本药竞争血浆蛋白结合，使血药浓度升高。④本药与保钾利尿药合用，可致血钾升高。

【制剂】胶囊剂：每粒0.5mg；1mg；5mg。注射液：每支5mg(1ml)，用时稀释在5%葡萄糖或生理盐水中缓慢静脉滴注。外用软膏剂：3mg(10g)；10mg(10g)。

【贮法】避光，25℃以下贮藏。

西罗莫司[医保(乙)] Sirolimus

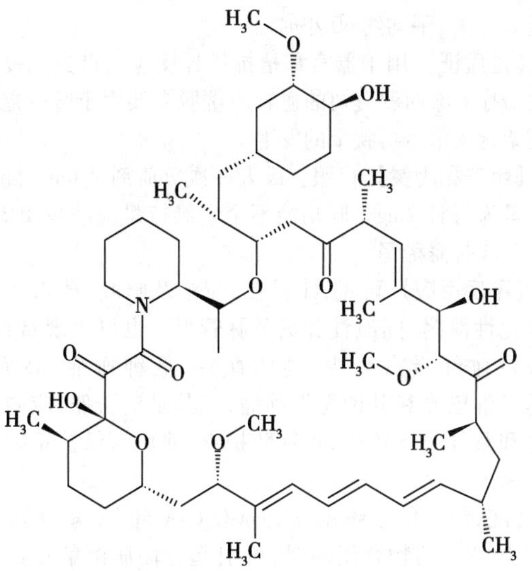

【其他名称】雷帕霉素，雷帕鸣，宜欣可，瑞帕霉素，Rapamycin，Rapamune，Rapmic。

【ATC编码】L04AA10

【性状】为白色结晶状粉末，难溶于乙醚和石油醚，不溶于水，可溶于甲醇、乙醚、丙酮、三氯甲烷、乙酸乙酯、二氯甲烷等有机溶剂。口服液为淡黄色或黄色的澄清油状黏稠液体。

【药理学】本药为链霉菌 *Streptomyces hygroscopicus* 培养液中提取的三烯大环内酯类抗生素，其化学结构与他克莫司相似。本药为T细胞活化和增殖抑制剂，可通过与环孢素和他克莫司不完全相同的机制抑制抗原和细胞因子(IL-2、IL-4和IL-15)激发的T淋巴细胞的活化和增殖，亦抑制B细胞增殖和抗体的产生，具有优于环孢素、FK-506的免疫抑制活性。它进入细胞后与细胞质内FK结合蛋白(FKBP)结合，生成西罗莫司-FKBP免疫抑制复合物。该复合物抑制丝氨酸/苏氨酸蛋白激酶活性，使40S核糖体蛋白S6不能磷酸化，从而抑制蛋白质合成，阻止了细胞因子活化的T细胞的增殖。与环孢素与FK506不同，它不仅抑制Ca^{2+}依赖性T、B细胞活化，也抑制Ca^{2+}不依赖性T、B细胞活化，并可抑制金黄色葡萄球菌引起的B细胞免疫球蛋白的合成及淋巴细胞激活的杀伤细胞(LAK)、自然杀伤细胞(NK)和抗体依赖性细胞毒作用，可治疗和逆转发展中的急性排异反应。由于可抑制生长因子导致的成纤维细胞、内皮细胞、肝细胞和平滑肌细胞的增生，并抑制血管内皮细胞增殖，故对预防慢性排异反应也有效。

口服后吸收快，片剂和口服液的生物利用度分别为27%和15%。吸收后可分布于组织和血细胞(主要是红细胞)。约40%西罗莫司与血浆蛋白结合。经肝CYP3A4代谢，并经P-糖蛋白转运，在血中检测到7个代谢产物。尽管一些代谢物仍具活性，但90%的免疫抑制作用是由西罗莫司本身引起的。主要(91%)经粪便排泄，仅少量(2.2%)经尿液排泄。剂量为2mg/d时血谷浓度均值为8.59ng/ml。

每日给药 2 次，连续 6 日达到稳态血药浓度（C_{ss}），此时平均谷浓度增加了约 2～3 倍，一次给予负荷量，多数可在 1 日内接近 C_{ss}。$t_{1/2}$平均约 60 小时。

【适应证】用于器官移植抗排异反应及自身免疫性疾病的治疗。涂西罗莫司的血管内洗脱支架用于减少冠状动脉支架置入术后再狭窄的发生。

【用法和用量】口服。成人一次负荷剂量 6mg，随后的维持量为每日 2mg。肝功能不全者维持量应减少 1/3。服用口服液时需稀释。

【不良反应】可见：①畏食、腹泻及呕吐，严重者可出现消化性溃疡、间质性肺炎及脉管炎。也可出现贫血、血小板及血红蛋白减少、高脂血症、低钾血症、高血压。②诱发淋巴瘤和其他恶性肿瘤，尤其是皮肤癌，应减少在阳光和紫外线下接触，可穿防护衣、使用高保护系数的防晒用品。

【注意】①与环孢素、HMG-CoA 还原酶抑制剂和（或）贝特类药物合用品时，可引起骨骼肌溶解症或肾毒性，应监测血肌酐等肾功能水平。②建议在移植后进行为期 1 年的预防肺孢子菌肺炎的抗微生物治疗；在移植后进行 3 个月的巨细胞病毒预防治疗，特别是对该病毒易感者。③本药可减弱疫苗的效能，应避免使用减毒活疫苗。

【药物相互作用】①经肝药酶 CYP3A4 代谢并抑制 CYP3A4 活性的药物，如环孢素、溴隐亭、西咪替丁、西沙必利、克拉霉素、红霉素、克霉唑、氟康唑、伊曲康唑、酮康唑、伏立康唑、甲氧氯普胺、尼卡地平、维拉帕米、地尔硫䓬、茚地那韦、利托那韦、安波那韦、醋竹桃霉素、葡萄柚汁等可抑制本药代谢，使本药的血药浓度增加，加重本药所致高血脂症和骨髓抑制。②他克莫司可加重本药的肾毒性。③苯巴比妥、苯妥英、利福平、卡马西平、奈韦拉平可诱导肝药酶 CYP3A4，降低本药的血药浓度，降低疗效。

【制剂】①口服液：1mg/ml（60ml）。②片剂：每片 1mg。③涂层支架。

【贮法】避光保存于 2～8℃冰箱内。

依维莫司 Everolimus

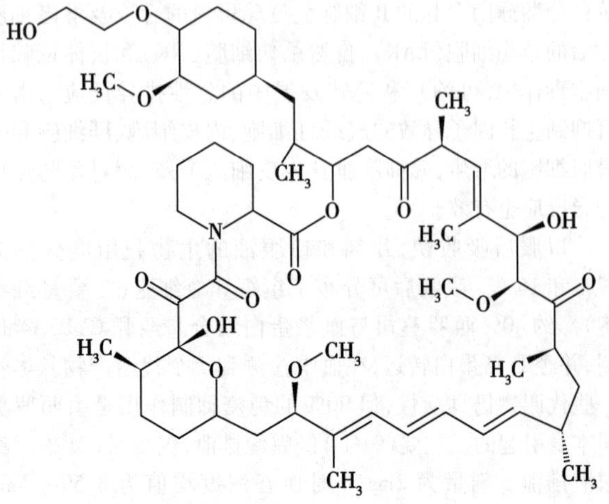

【其他名称】Everolimusum，RAD-001，SDZ-RAD。

【ATC 编码】L04AA18

【药理学】本药是西罗莫司衍生物，与西罗莫司相似，通过与细胞中的 FK 结合蛋白（FKBP）结合，抑制 T 淋巴细胞增殖以及抑制细胞因子的信号转导而发挥免疫抑制作用。与环孢素以及他克莫司之间有协同作用。亦可抑制血管内皮细胞增殖。

口服本药后血药浓度达峰时间为 1～2 小时。血浆蛋白结合率约为 74%。主要在肝脏经 CYP 代谢，部分在胃肠道代谢；大部分代谢产物经粪便排出，少量经尿液排出。

【适应证】用于预防肾移植、心移植术后患者移植物排异反应发作。涂依维莫司的洗脱支架用于减少冠状动脉支架置入术后再狭窄的发生。有报道，本药可用于治疗晚期肾癌。

【用法和用量】口服，成人每日 0.75mg，分 2 次服，移植术后尽早服用。

【不良反应】主要常见不良反应包括白细胞减少、血小板减少及贫血等。偶见溶血现象。其他常见不良反应有高脂血症、高胆固醇血症、高甘油三酯血症、高血压、囊性淋巴管瘤、静脉血栓形成以及胃肠道不适。亦可发生肺炎、肝炎、黄疸、肾小管坏死、肾盂肾炎等。常见痤疮及水肿；偶见皮疹及肌痛。

【注意】①肝损伤患者本药清除率明显降低。对于轻度至中度肝损伤患者，用药剂量应减少 50%。②使用本药时应进行血药浓度监测。③本药可减弱疫苗的效能，应避免使用减毒活疫苗。

【药物相互作用】①维拉帕米、环孢素通过抑制 P-糖蛋白（P-gp）的转运外排，可增加本药口服生物利用度。②抑制肝药酶 CYP3A4 的药物，如氟康唑、咪康唑、红霉素、克拉霉素、地西泮、维拉帕米等可增加本药血药浓度。③诱导肝药酶 CYP3A4 的苯巴比妥、苯妥英、利福平、利福喷丁、卡马西平可增加本药清除率，使其本药血药浓度降低。

【制剂】片剂：每片 0.25mg；0.5mg；0.75mg。

【贮法】避光、密闭保存。

吗替麦考酚酯[基；医保（乙）]

Mycophenolate Mofetil

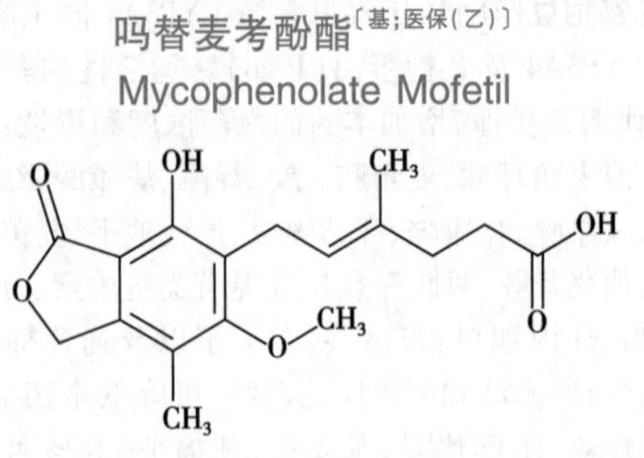

【其他名称】霉酚酸吗啉乙酯，霉酚酸酯，麦考酚酸酯，骁悉，麦考酚吗乙酯，吗考酚酯，赛可平，Cellcept，RS-61443。

【ATC 编码】L04AA06

【性状】为麦考酚酸（mycophenolic acid）的半合成酯类衍生物。白色或近于白色结晶性粉末，熔点 93～94℃，几乎不溶于水；微溶于无水乙醇；易溶于丙酮。

【药理学】本药为一前药，口服后迅速在体内水解转化为活性代谢物麦考酚酸(MPA),通过非竞争性抑制嘌呤合成途径中次黄嘌呤核苷酸脱氢酶(IMPDH)的活性,阻断淋巴细胞内鸟嘌呤核苷酸(GMP)的合成,使 DNA 合成受阻,从而抑制 T 和 B 淋巴细胞的增殖反应,抑制 B 细胞抗体形成和细胞毒 T 细胞的分化。

对于其他细胞仅有轻度的抑制作用,与环孢素、硫唑嘌呤、环磷酰胺等相比,较少发生骨髓抑制和肝、肾损害及致癌变作用等。

口服或静脉注射后在肝中代谢为麦考酚酸而起作用。口服后 6~12 小时出现 MPA 的血药浓度高峰,进食影响 MPA 吸收。97%与血浆蛋白结合。MPA 在肝脏代谢为无活性的葡萄糖苷酸酚(MPAG),并大部分由尿液中排出。少量未代谢的 MPA 亦经肾排泄。肾功能不全者 MPA 和 MPAG 的血浓度均增加。消除半衰期 11~18 小时。

【适应证】本品适用于接受同种异体肾脏或肝脏移植的患者,预防器官的排斥反应。可与环孢素或他克莫司和皮质类固醇同时应用。也可用于不能耐受其他免疫抑制剂或疗效不佳的类风湿关节炎、全身性红斑狼疮、原发性肾小球肾炎、银屑病等自身免疫性疾病。

【用法和用量】用于器官移植:空腹口服,成人每日 1.5~2.0g,小儿 10~30mg/kg,分 2 次服,首剂应在器官移植后 72 小时内服用;静脉注射,主要用于口服不能耐受者,每次注射时间多于 2 小时。用于自身免疫病:成人每日 1.5~2.0g,维持量 0.25~0.5g,一日 2 次,空腹服用。

【不良反应】可见畏食、腹泻、食管炎、胃炎、胃肠道出血、干咳、呼吸困难。偶见血小板减少、贫血及中性粒细胞减少。可致皮肤疱疹病毒和巨细胞病毒感染。偶见发热、皮疹、腿痛、骨痛及乏力、头痛等。

【禁忌证】妊娠期和哺乳期妇女禁用。

【注意】①有严重慢性肾功能损害者(每分钟肾小球滤过率<25ml/1.73m^2),用量不宜超过每次 1g,一日 2 次。②本药主要由尿排出,不可与抑制肾功能的药物同用。③进食可降低本药的血浆峰值近 40%,故应空腹服药。

【药物相互作用】①氢氧化铝(镁)可减少本药吸收。②考来烯胺降低本药活性代谢物(MPA)的血浓度。③阿昔洛韦、更昔洛韦、丙磺舒可与本药代谢产物(MPAG)竞争肾小管排泄,这些药物与本药合用可使两者血药浓度增加。

【制剂】胶囊剂:每粒 250mg。片剂:每片 500mg。注射剂:每支 500mg。

【贮法】密闭保存。

咪唑立宾〔医保(乙)〕 Mizoribine

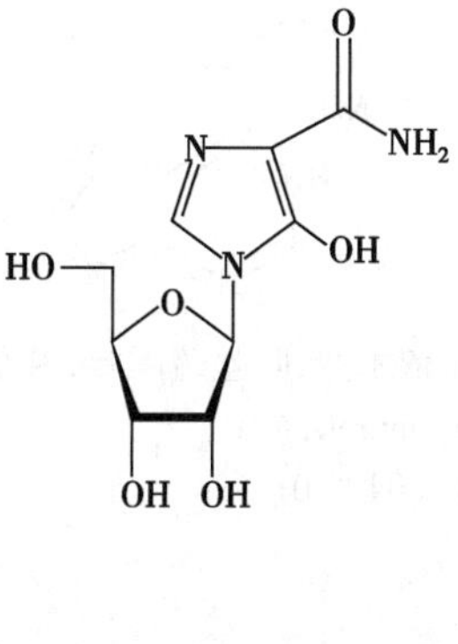

【其他名称】优青糖苷,咪唑糖苷,布雷青霉素,布累迪宁,Bredinin,Mzr。

【性状】白色结晶性粉末。可溶于水,稍溶于甲醇、乙醇,不溶于大多数有机溶剂。在水溶液中稳定。

【药理学】本药为咪唑核苷类抗代谢药,其免疫抑制作用是通过抑制嘌呤合成途径中的次黄苷酸脱氢酶(IMPDH)和单磷酸鸟嘌呤核苷合成酶(GMP),使鸟苷酸合成减少,细胞内 RNA 和 DNA 合成减少,可阻止增殖的淋巴细胞由 G_1 期进展为 S 期,抑制抗体的产生及记忆 B 细胞和记忆辅助性 T 细胞的产生,可延长移植物的存活。

本药为一前药,需在细胞内磷酸化才产生免疫抑制作用。口服后可吸收,生物利用率较低,平均 41%。服药后 3~4 小时达血药浓度峰值。一般有效浓度为 0.1~3μg/ml。V_d为 0.4L/kg。以原形由肾排泄,半衰期约 2~18 小时。肾功能损害者排泄延迟。

【适应证】用于抑制肾移植时的排异反应,其效果与硫唑嘌呤相当,而骨髓抑制等不良反应较硫唑嘌呤小。也可用于肝移植和自身免疫性疾病。

【用法和用量】口服:初剂量为每日 2~3mg/kg,维持量为每日 1~2mg/kg,分 2~3 次服用。一般须在器官移植后连续服用 3 个月。可根据病情适当调整。还可用于类风湿关节炎,每日剂量 300mg。

【不良反应】①主要有腹痛、食欲缺乏、白细胞减少、红细胞或血小板减少、皮疹、药热等不良反应。②有时出现肺炎、脑膜炎、败血症、带状疱疹等感染。③肝、肾功能异常,个别严重者可出现急性肾衰竭。

【禁忌证】对本药过敏者,白细胞计数在 3×10^9/L 以下者,以及妊娠、哺乳期妇女均禁用。

【注意】骨髓抑制者、术后伴有细菌或病毒感染者、有出血倾向者、肝肾功能不全者均慎用。

【制剂】片剂:每片 25mg;50mg。

【贮法】密闭保存。

来氟米特〔药典(二);基;医保(乙)〕 Leflunomide

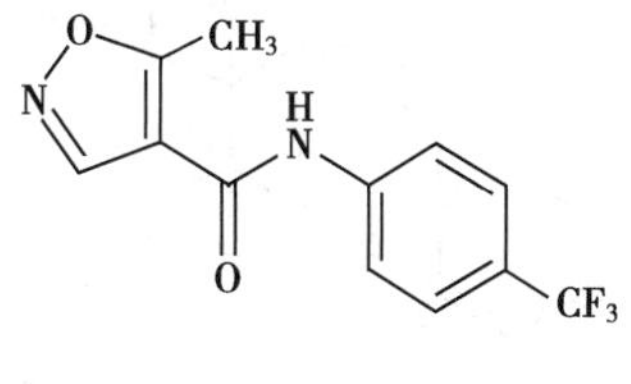

【其他名称】来氟洛米,爱诺华,乐瓦,Arava,Hwa486,Suioi。

【ATC 编码】L04AA13

【药理学】为人工合成的异唑衍生物类抗炎及免疫抑制剂。本药口服后在肠壁和肝脏迅速转化成活性代谢产物 A771726,后者通过抑制 IL-2 受体相关的酪氨酸激酶活性,抑制 IL-2 刺激后 T 细胞中酪氨酸的磷酸化作用。抑制二氢乳清酸脱氢酶活性,阻断嘧啶核苷酸的生物合成,抑制 T 细胞、B 细胞及非免疫细胞的增殖。抑制 NF-κB 的活化及抑制 NF-κB 所调控的基因(如 IL-1 和 TNF)的表达,这一作用可能与本药治疗类风湿关节炎的机制有关。还能通过抑制环氧化酶-2的活性而抑制前列腺素的合成,并可抑制肥大细胞和嗜碱性粒细胞中组织胺的释放。

本药口服后生物利用度达80%,血浆蛋白结合率达99.3%。在肠壁和肝脏内迅速转化为其主要活性代谢物A771726。A771726主要分布在肝、肾和皮肤组织。本药一日20mg,连服30天,血药浓度方可接近稳态(C_{ss})。而给予负荷量一日100mg,连服3天,可以快速达到稳态血药浓度。A771726在人体内的半衰期长达15~18小时甚至数天,主要是因为药物的肝肠循环所致。A771726在体内进一步代谢,43%经肾从尿排泄,48%经胆汁从粪便排出。

【适应证】用于治疗风湿性关节炎、系统性红斑狼疮等自身免疫性疾病,有改善病情作用。亦用于器官移植抗排异反应。

【用法和用量】口服,成人常用量:①类风湿关节炎、系统性红斑狼疮及银屑病关节炎,一次20mg,一日1次;病情控制后可以一日10~20mg维持。②韦格纳肉芽肿病,一日20~40mg。③器官移植,负荷剂量一日200mg,维持剂量一日40~60mg。

儿童:《中国国家处方集·化学药品与生物制品卷·儿童版》推荐:口服。体重<20kg的儿童,隔日10mg;体重20~40kg,每日10mg;体重>40kg,每日20mg。

【不良反应】可有畏食、恶心、呕吐、腹痛、腹泻、胃肠炎等胃肠道反应,其他尚有高血压、头昏、瘙痒、皮疹、消瘦、白细胞减少及可逆性脱发等不良反应。

【禁忌证】妊娠期及哺乳期妇女禁用。

【药物相互作用】考来烯胺、活性炭可抑制本药在肠道的吸收,降低其血药浓度。

【制剂】片剂:每片10mg;20mg;100mg。

【贮法】密闭避光,阴凉干燥处保存。

泼尼松[药典(二);基;医保(甲)] Prednisone

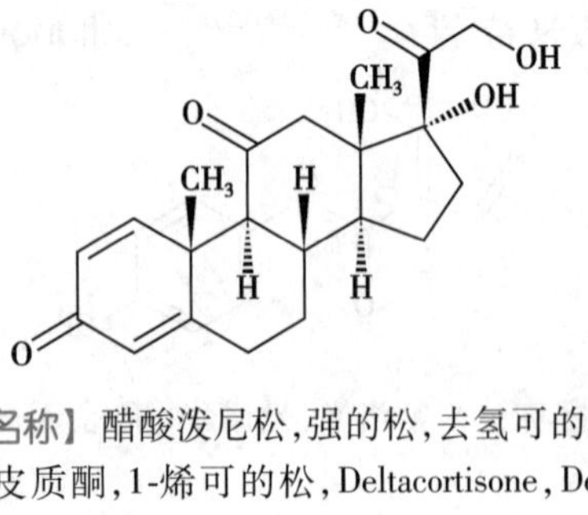

【其他名称】醋酸泼尼松,强的松,去氢可的松,去氢皮质素,去氢皮质酮,1-烯可的松,Deltacortisone,Deltacortone,Meticorten。

【ATC编码】A07EA03

【药理学】泼尼松等糖皮质激素是广泛应用的免疫抑制药。糖皮质激素有很强的抗炎作用,也能减少Ⅰ型变态反应中内源性活性物质从肥大细胞的释放,尚能稳定溶酶体膜,阻止多型核白细胞溶酶体中水解酶的释放,另一方面糖皮质激素能改变淋巴细胞的功能,并通过直接的细胞溶解作用或淋巴细胞在全身的再分布,从而减少循环中的淋巴细胞数。淋巴细胞减少的程度与剂量有关,大剂量时可减少50%~75%。在T细胞与B细胞绝对数降低的同时,T细胞下降的比例大。糖皮质激素主要是抑制细胞免疫,对抗原刺激后的抗体生成无抑制作用,但对自身抗体有一定的抑制作用。

【适应证】糖皮质激素对Ⅰ、Ⅱ、Ⅲ、Ⅳ型变态反应性疾病具有程度不同的治疗效果。

(1) 在Ⅰ型变态反应性疾病中,糖皮质激素应用广泛,可全身给药或局部用药,如用于过敏性鼻炎、异位性皮炎、过敏性哮喘等。

(2) 糖皮质激素用于治疗Ⅱ型的自身免疫性疾病往往有效,是寻常性天疱疮、自身免疫性溶血性贫血的首选药物,如泼尼松可使60%~80%的自身免疫性溶血性贫血缓解。

(3) 糖皮质激素广泛应用于治疗免疫复合物疾病(Ⅲ型变态反应性疾病),主要是依靠其抗炎作用,但仅可起到缓解症状的效果,无消除病因的作用。对全身性红斑狼疮,糖皮质激素往往可降低抗核抗体的滴度以及减少狼疮红细胞的出现,且有某些证据表明,对有肾损伤的患者应用大剂量糖皮质激素能改善肾功能并延长患者生命。

(4) 糖皮质激素是Ⅳ型变态反应性疾病的强力抑制剂,临床上用于移植器官或组织的排异反应、接触性皮炎等。

【用法和用量】(1) 成人,口服,一般每日20~60mg,如疗效不明显可逐渐增至每日100mg,维持量为每日10mg。用于肾、肝、心等器官移植:一般术后每日4mg/kg,加硫唑嘌呤每日5mg/kg;维持量每日10~20mg,加硫唑嘌呤每日1~2mg/kg。

(2) 儿童:《中国国家处方集·化学药品与生物制品卷·儿童版》推荐:①口服:一日1~2mg/kg,分2~3次,最大量60mg。用于系统性红斑狼疮、溃疡性结肠炎、肾病综合征、自身免疫性贫血等,一日1~2mg/kg,一日最大量60mg,病情稳定后逐渐减量。用于药物性皮炎、支气管哮喘,荨麻疹等过敏性疾病,一日20~40mg,症状减轻后逐渐减量,每隔1日减少5mg。用于急性淋巴性白血病及恶性淋巴瘤,一日1~2mg/kg,一日最大量60mg,待症状缓解后减量。②外用,用于过敏性皮炎、湿疹,用量依病变大小和用药部位而定,一日1~2次。③滴眼:一次1~2滴,一日2~4次。

【制剂】片剂:每片5mg。

硫唑嘌呤[药典(二);基;医保(甲)] Azathioprine

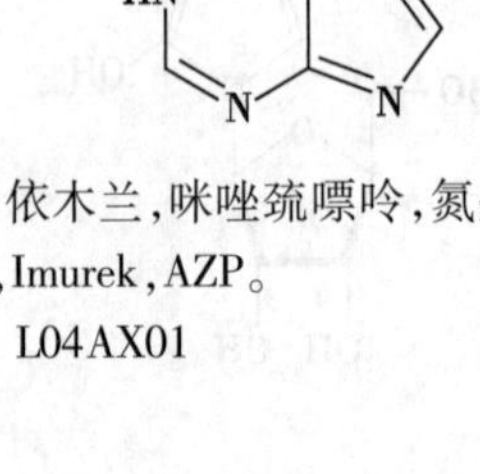

【其他名称】依木兰,咪唑巯嘌呤,氮杂硫代嘌呤,义美仁,Imuran,Imurel,Imurek,AZP。

【ATC编码】L04AX01

【性状】为淡黄色粉末或结晶性粉末；无臭；味略苦。在乙醇中极微溶解，在水中几乎不溶；在氨试液中易溶。

【药理学】系巯嘌呤（6-MP）的咪唑衍生物，在体内分解为巯嘌呤而起作用。其免疫抑制作用机制与巯嘌呤相同，即具有嘌呤拮抗作用，由于免疫活性细胞在抗原刺激后的增殖期需要嘌呤类物质，此时给以嘌呤拮抗剂即能抑制DNA、RNA及蛋白质的合成，从而抑制淋巴细胞的增殖，即阻止抗原敏感淋巴细胞转化为免疫母细胞，产生免疫抑制作用。本药对T淋巴细胞的抑制作用较强，对B细胞的抑制作用较弱。

【适应证】主要用于器官移植时抗排异反应，多与皮质激素并用，或加用抗淋巴细胞球蛋白（ALG），疗效较好。也广泛用于类风湿关节炎、系统性红斑狼疮，自身免疫性溶血性贫血、特发性血小板减少性紫癜、活动性慢性肝炎、溃疡性结肠炎、重症肌无力、硬皮病等自身免疫性疾病。对慢性肾炎及肾病综合征，其疗效似不及环磷酰胺。由于其不良反应较多而严重，对上述疾病的治疗不作为首选药物，通常是在单用皮质激素不能控制时才使用。

【用法和用量】口服：每日1～3mg/kg，一般每日100mg，一次服用，可连服数月。用于器官移植：每日2～5mg/kg，维持量每日0.5～3mg/kg。

【不良反应】①毒性反应与巯嘌呤相似，大剂量及用药过久时可有严重骨髓抑制，可导致粒细胞减少，甚至再生障碍性贫血，一般在6～10天后出现。也可有中毒性肝炎、胰腺炎、脱发、黏膜溃疡、腹膜出血、视网膜出血、肺水肿以及畏食、恶心、口腔炎等。②增加细菌、病毒和真菌感染的易感性。③可能致畸胎。此外尚可诱发癌瘤。

【禁忌证】肝功能损伤者禁用。

【注意】①妊娠期妇女慎用。②肾功能不全患者应适当减量。③与别嘌醇、奥昔嘌醇或巯嘌呤合用时，应将硫唑嘌呤的剂量减少3/4。④药物过量时一般采用对症处理，严重者可考虑透析排出。

【药物相互作用】①别嘌醇、奥昔嘌醇或巯嘌呤可抑制本药代谢，增加本药的疗效和毒性。②本药可增强琥珀胆碱的神经肌肉阻滞作用。③本药具有减弱筒箭毒碱的神经肌肉阻滞作用。

【制剂】片剂：每片25mg；50mg；100mg。注射剂：每支50mg（以硫唑嘌呤计量）。

【贮法】干燥、密封，阴凉处保存。

甲氨蝶呤〔药典（二）；基；医保（甲）〕 Methotrexate

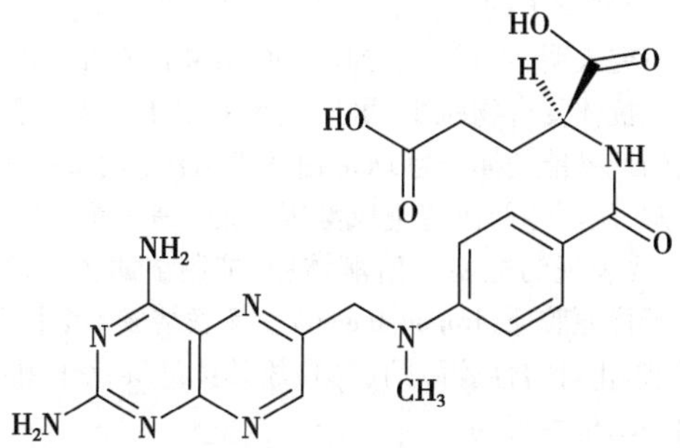

【其他名称】氨甲蝶呤，氨克生，川桑，美索生。

【ATC编码】L04AX03

【药理学】为叶酸拮抗剂（参见第69章抗肿瘤药），具有很强的免疫抑制作用。它选择性地作用于增殖中的细胞，阻止免疫母细胞的进一步分裂增殖。对体液免疫的抑制作用较对细胞免疫的作用为强。甲氨蝶呤还具有很强的抗炎作用，其抗炎作用部分是由于抑制细胞增殖的结果，部分是由于能抑制对组胺等炎症性介质的反应。本药注射给药起效迅速，常于1～2天内见效。

【适应证】本药原为抗肿瘤药，经剂量、用法调整后用作免疫抑制药。主要用于类风湿关节炎、银屑病关节炎、红斑性狼疮、脊柱关节病的周围关节炎、多肌炎、皮肌炎、多发性肉芽肿等自身免疫性疾病。甲氨蝶呤间歇疗法治疗多发性肉芽肿，起效较皮质激素、烷化剂或硫唑嘌呤迅速，故急性患者应首选本药。用于皮质激素无效的多肌炎、皮肌炎均见肌力改善、皮疹消退。据报道甲氨蝶呤特别适用于顽固的进行性多发性肌炎和顽固的进行性眼色素层炎，治疗1～2周后可使麻痹或失明的患者恢复一定的功能。其作用机制不明，可能与其抗炎作用有关。

应用免疫抑制量的甲氨蝶呤后24小时内再给适量的甲酰四氢叶酸，可对抗甲氨蝶呤的毒性，但几乎不影响其免疫抑制作用。

【用法和用量】口服：初始量一次7.5mg，一周1次；可酌情增加至20mg，一周1次，分2次服。肌内注射：每次10mg，一周1次。静脉注射：每次10～15mg，每周1次。银屑病（牛皮癣），口服，一次0.25～5mg，一日1次，6～7日为一疗程。

【制剂】片剂：每片2.5mg；5mg；10mg。注射剂：每支5mg；10mg；20mg；25mg；50mg；100mg。

【贮法】密封，避光保存。

羟基脲〔药典（二）；基；医保（甲）〕

Hydroxycarbamide

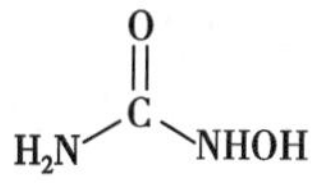

【ATC编码】L01XX05

【药理学】为核苷酸还原酶抑制剂（参见第69章抗肿瘤药）。其作用机制是抑制核苷二磷酸还原酶，阻止核苷酸还原为脱氧核苷酸，从而抑制脱氧核糖核酸的合成，而不干扰核糖核酸或蛋白质的合成。是细胞周期特异性药物，对分化增殖的细胞较敏感，毒性也较低。

【适应证】用于顽固性银屑病和脓疱性银屑病均有效，能减轻全身性脓疱性银屑病的脓疱、发热和中毒症状。短期用药，其毒性作用较甲氨蝶呤小，对有肝脏损伤不宜应用甲氨蝶呤或用甲氨蝶呤无效的严重银屑病患者，可选用本药治疗。

【用法和用量】口服：每日0.5～1.5g，4～8周为一疗程。

【制剂】片剂:每片 400mg;500mg。胶囊剂:每粒 250mg;400mg;500mg。

【贮法】干燥,密封,阴凉处保存。

环磷酰胺〔药典(二);医保(甲)〕 Cyclophosphamide

【其他名称】癌得星,安道生,癌得散。

【ATC 编码】L01AA01

【药理学】是烷化剂及细胞周期非特异性抗肿瘤药,具有强大免疫抑制作用(参见第 69 章抗肿瘤药)。本药在体外无活性,进入体内后经肝脏中细胞色素 P-450 药酶水解成醛磷酰胺,后者再转运至组织中形成磷酰胺氮芥而发挥其免疫抑制作用。其机制是通过与 DNA 发生交叉联结,抑制 DNA 合成和细胞分裂,从而抑制细胞的增殖,非特异性地杀伤抗原敏感性小淋巴细胞,限制其转化为免疫母细胞。环磷酰胺对受抗原刺激进入分裂象的 B 细胞和 T 细胞均有作用,对体液免疫和细胞免疫均有抑制作用,可减少抗体生成,抑制淋巴细胞增殖,抑制迟发性过敏反应。此外,环磷酰胺尚具有抗炎作用,这主要是由于干扰细胞的增殖;部分是由于直接的抗炎作用。

【适应证】用于各种自身免疫性疾病,对严重类风湿关节炎及全身性红斑狼疮,大部分病例有效;对儿童肾病综合征,其疗效较硫唑嘌呤为好,可长期缓解。可单独用药,但与皮质激素并用则疗效较佳,且不良反应较少。对多发性肉芽肿亦常用。与皮质激素并用于治疗天疱疮疗效也较好。此外,也用于治疗溃疡性结肠炎、特发性血小板减少性紫癜等自身免疫性疾病。也用于器官移植时抗排异反应,通常是与泼尼松、抗淋巴细胞球蛋白并用,其效果与硫唑嘌呤、泼尼松、抗淋巴细胞球蛋白的效果相似,且可避免硫唑嘌呤对肝脏可能产生的不良影响。

【用法和用量】自身免疫性疾病:口服,一日 2~3mg/kg,一次服,维持量减半;静脉注射,每次 100~200mg,每日 1 次或隔日 1 次,连用 4~6 周。器官移植:口服,一日 50~150mg;静脉注射,一次 0.2g,一日 1 次或隔日 1 次,总量 8~10g 为一疗程。

儿童:《中国国家处方集·化学药品与生物制品卷·儿童版》推荐:可用于各种自身免疫性疾病,如严重类风湿关节炎、活动性系统性红斑狼疮、狼疮肾炎、系统性血管炎。①静脉注射:儿童一次 10~15mg/kg,加氯化钠注射液 20ml 稀释后缓慢注射,每周 1 次,连用 2 次,休息 1~2 周重复。活动性系统性红斑狼疮、狼疮肾炎:其剂量为 0.5~1g/m^2,最大量为一次 1g,每月 1 次,连用 6~8 次。首次剂量为 0.5g/m^2,如无不良反应,第 2 个月可增至 0.8~1g/m^2,最大量为 1g。第 8 次后改为每 3 个月 1 次,维持 1~3 年。②口服:儿童一日 13mg/kg,连用 10~14 日,休息 1~2 周重复。

【制剂】片剂:每片 50mg。注射剂:每支 100mg;200mg。

【贮法】避免高热及日光照射。

苯丁酸氮芥〔药典(二);医保(乙)〕 Chlorambucil

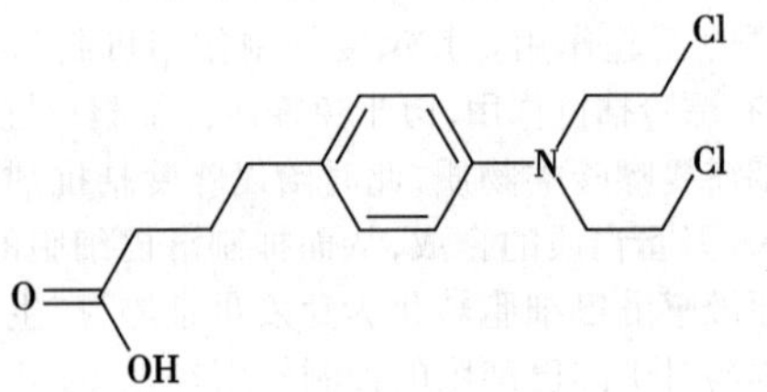

【其他名称】丁苯酸氮芥,留可然,瘤可宁,氯恩巴锡,Leukeran。

【ATC 编码】L01AA02

【药理学】为烷化剂类(参见第 69 章抗肿瘤药)的口服免疫抑制剂。对淋巴组织有较高的选择性抑制作用。动物实验表明,低于中毒剂量时即能迅速、明显地使淋巴样组织萎缩,抑制抗体的合成。其免疫抑制诱导时间明显地较环磷酰胺长,但较少发生严重的骨髓抑制。

【适应证】用于白塞病红斑狼疮病有较好疗效。尚用于治疗类风湿关节炎并发的脉管炎、伴有寒冷凝集素的自身免疫性溶血性贫血以及依赖皮质激素的肾病综合征,与泼尼松龙并用于频发的肾病综合征。用于硬皮病可迅速阻止其发展,使皮肤溃疡痊愈,肺功能改善。

【用法和用量】口服:每日 3~6mg,早饭前 1 小时或晚饭后 2 小时服用,连服数周,待疗效或骨髓抑制出现后减量,总量一般为 300~500mg。

【不良反应】①有骨髓抑制作用,主要为淋巴细胞减少,对粒细胞和血小板的抑制较轻。②可见恶心、呕吐等胃肠道反应,偶见黄疸和肝功能异常。③可见精子减少,累积剂量达 400mg 时曾见精子活力缺乏。

【制剂】片剂:每片 1mg;2mg。纸型片:每格 2mg。

青霉胺〔药典(二);基;医保(甲)〕 Penicillamine

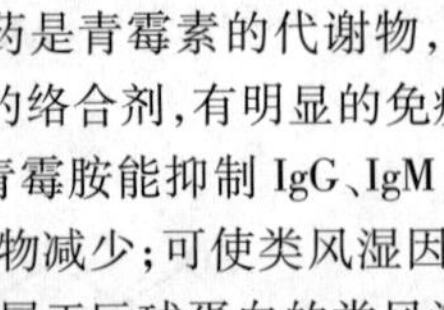

【其他名称】D-青霉胺二甲基半胱氨酸,Atamir,Cuprenil,Trolovol。

【ATC 编码】M01CC01

【药理学】本药是青霉素的代谢物,为作用较强的铅、汞、铜等金属离子的络合剂,有明显的免疫抑制作用。实验与临床研究表明,青霉胺能抑制 IgG、IgM 的产生,也可使血清中抗原抗体复合物减少;可使类风湿因子减少,这可能是青霉胺的巯基能使属于巨球蛋白的类风湿因子的二硫链断裂而分解,从而降低血清类风湿因子的水平;青霉胺有抗炎作用,主要表现为能稳定溶酶体膜,抑制溶酶体酶的释放;它尚能干扰原胶原(tropocollagen)交叉联结成不溶性胶原组织,且能阻止可溶性胶原的成熟,故其抗纤维化作用可用于结缔组织增生性疾病。

本药口服后约 57% 在肠道吸收，血药浓度 1 小时达峰值，主要分布于皮肤和血浆蛋白，半衰期 $t_{1/2}$ 为 90 小时。本药在肝脏氧化代谢为二硫化物，经尿排泄。一次静注，24 小时内可有尿排出 80% 的二硫化物。

【适应证】用于类风湿关节炎、慢性活动性肝炎、硬皮病干燥综合征等疾病，有明显疗效。对类风湿关节炎，可使关节疼痛、肿胀及渗液情况、晨起关节僵硬、血沉率等临床症状明显改善，一般需经数周方可显效，过早停药易于复发。用于慢性活动性肝炎，半数以上病例丙氨酸氨基转移酶下降或转为正常。用于治疗硬皮病，可使皮肤原胶原交叉联结减少，张力增加。

【用法和用量】①口服：用于自身免疫性疾病，每日 0.5 ~ 1.0g，分 3 ~ 4 次服。②滴眼：滴入眼结膜囊内，每次 1 ~ 2 滴，1 ~ 2 小时 1 次。

【不良反应】①可见有皮肤瘙痒、皮疹、食欲缺乏、恶心、呕吐、味觉减退、白细胞及血小板减少、蛋白尿、肌无力等。②偶见有丙氨酸氨基转移酶升高。妊娠期妇女大量用药后可引起婴儿发育异常。

【药物相互作用】①本药可加重抗疟药、金制剂、免疫抑制药、保泰松对造血系统和肾脏的不良反应。②口服铁制剂者，宜在服用铁制剂前 2 小时口服，以免减弱本药疗效。

【制剂】片剂：每片 100mg；125mg；250mg。胶囊剂：每粒 125mg；250mg。滴眼液：含盐酸青霉胺 417mg、2mol/L 氢氧化钠 1.1ml、蒸馏水 15ml。

【贮法】密闭，阴凉干燥处保存。

抗人 T 细胞免疫球蛋白
Antihuman T Lymphocyte Globulin(ALG)

【其他名称】抗淋巴细胞免疫球蛋白，淋巴细胞免疫球蛋白，立复宁，Lymphoglobuline，Antilymphocyte Immunoglogulins，Inmunoglobulinas Antilinfocitarias。

【ATC 编码】M01CC01

【来源与性状】抗淋巴细胞免疫球蛋白是对人淋巴细胞的多克隆抗体，从免疫动物的纯化血清制得。即以人的淋巴样细胞免疫马、兔、猪等动物，然后从免疫动物采血分离抗淋巴细胞血清（ALS），精制得 ALG。制品应冻干保存。目前临床应用的主要是马 ALG 和兔 ALG 两种，采用兔 ALG 不良反应较少较轻。

【药理学】为强免疫抑制剂，可抑制经抗原识别后的淋巴细胞激活过程，特异性地破坏淋巴细胞。其特点是对骨髓没有毒性作用。其破坏淋巴细胞的途径主要是直接的淋巴细胞毒性以及在补体协助下对淋巴细胞产生细胞溶解作用。

注射后 ALG 即对淋巴细胞进行攻击，约 6 小时由循环中消除。由于 ALG 分子大，大量地停留在循环中，组织液内浓度甚低，故仅循环的淋巴细胞暴露在高浓度的 ALG 下，但在大多数情况下组织与循环中淋巴细胞是不断交换的，故 ALG 仍能发挥其作用。如果活性淋巴细胞局限在组织内，如排异危象时在移植物周围，则 ALG 疗效不佳。

【适应证】①抑制器官移植时的免疫排异作用。用于人的同种移植有明显疗效，特别是对肾脏移植的患者。主要是对急性排异期有效，对体液免疫所致的超急性排异无效。与硫唑嘌呤、泼尼松合用可提高脏器移植的成功率。骨髓移植时，供者与受者双方在术前均给以抗淋巴细胞球蛋白，有防止移植物抗宿主反应的作用。②自身免疫性疾病。ALG 对肾小球肾炎、红斑狼疮、类风湿关节炎、重症肌无力等自身免疫性疾病有效，对顽固性皮炎、脉管炎、原发性肝炎、交感性眼炎等也有一定疗效。

【用法和用量】预防移植排异反应：手术当日起一日 2 ~ 5mg/kg，加在 250 ~ 500ml 氯化钠注射液中，静脉滴注，共 10 ~ 14 日。治疗移植排异反应和急性移植物抗宿主病：一日 3 ~ 5mg/kg，至临床症状和生物学指标改善。

【不良反应】①静脉滴注可见短时高热、寒战，有时伴有关节痛、低血压、心率增快、呼吸困难等。②注射局部疼痛及末梢血栓性静脉炎。③可致过敏反应。④采用 ALG 治疗自身免疫性疾病应特别慎重，因长期应用使机体的免疫监视功能降低，可能诱发肿瘤。

【禁忌证】过敏体质者禁用。

【注意】有急性感染者慎用。

【制剂】注射液：每支 100mg(5ml)（马或兔 ALG）。注射用抗人 T 细胞免疫球蛋白：每支 250mg(5ml)（猪 ALG）。

【贮法】2 ~ 8℃避光保存，不能冷冻。

兔抗人胸腺细胞免疫球蛋白〔医保(乙)〕
Rabbit Anti Human Thymocyte Immunoglobulin

【其他名称】抗胸腺细胞球蛋白，即复宁，Thymoglobuline，Atg。

【ATC 编码】L04AA04

【性状】白色疏松体粉剂，用 5ml 注射用水溶解粉剂，供静脉滴注用。

【药理学】本药是一种作用于 T 淋巴细胞的选择性免疫抑制剂，其基本原理包括：①促使 T 淋巴细胞衰竭：可识别器官排异反应时出现的大多数 T 细胞表面的活性物质如：CD2、CD3、CD4、CD8、CD11a、CD18、CD25、HLA-RD 和 HLA-1。T 细胞被补体依赖性溶解和由单核细胞和吞噬细胞作用形成的 Fc-依赖性调理素机制从循环中清除。本药还可激发其他引起免疫抑制活性的淋巴细胞功能，激活 IL-2 和 IFN-γ 合成，抑制淋巴细胞对其他促细胞分裂素的增殖反应，对多种淋巴细胞亚群均产生抑制，但 CD4 的衰竭时间更为持久，可导致 CD4/CD8 比例倒置。②对 B 淋巴细胞无激活作用，故不会造成浆母细胞分化，对 B 淋巴细胞和成淋巴细胞有抗增殖作用。

【适应证】用于预防和治疗器官移植后的急性排异反应、激素耐受的移植物抗宿主病（GvHD）；亦可用于再生障碍性贫血的治疗。

【用法和用量】静脉滴注：每日 1 次，可合用皮质激素或硫唑嘌呤。①肾脏、胰腺、肝脏、心脏等器官移植后的免疫抑制治疗：每日 1.0 ~ 1.5mg/kg，连用 2 ~ 9 日，其中相应的心脏移植累积剂量为 2 ~ 7.5mg/kg，其他器官移植累积剂量为2～13.5mg/kg。②激素耐受的移植物抗宿主病：通常2～5mg/kg，连用5日。③再生障碍性贫血：每日2.5～3.5mg/kg，连用5日，相应的累积剂量为12.5～17.5mg/kg。

【不良反应】不良反应主要为寒战、发热、低血压、心动过速、呼吸困难、呕吐等。局部副作用可见输液处疼痛及末梢血栓性静脉炎。偶可见严重速发性过敏反应。过度抑制免疫反应可导致感染或诱发肿瘤，尤其是与其他免疫抑制剂合用时，可增加淋巴细胞增生症（淋巴瘤）发生的风险。

【禁忌证】禁用于对本药过敏的患者。

【制剂】注射粉剂：5mg/ml，每瓶5ml。注射剂：每支1500IU；1万IU；2万IU；4万IU。

【贮法】密闭保存。

抗人T细胞CD3鼠单抗 Mouse Monoclonal Antibody Against Human CD3 Antigen of T Lymphocyte

【其他名称】莫罗单抗-CD3，莫罗莫那-CD3，鼠单克隆抗体-CD3，CD3-单克隆抗体，鼠抗人T淋巴细胞CD3抗原单克隆抗体，Muromonab-CD3，Orthoclone，OKT3。

【ATC编码】L04AA04

【药理学】本药为一种鼠类单克隆抗体，由纯化的免疫球蛋白IgG_{2a}组成，具有一重链（分子量约5万Da）及一轻链（分子量约2.5万Da），能特异地与人T细胞的抗原（CD3）结合，而阻断T细胞的再生及其功能，因而起到免疫抑制作用，但对骨髓无影响。

【适应证】可用于器官移植后的急性排异反应。对肾移植的排异反应效果较好，也适用于心、肝的移植。

【用法和用量】静脉滴注，每日1次，5～10mg，连用10～14日。可合用皮质激素或硫唑嘌呤。

【不良反应】主要为寒战、发热、呼吸困难、呕吐、腹泻、震颤等。可致过敏反应。

【禁忌证】禁用于对本药过敏的患者。

【注意】可服用对乙酰氨基酸或抗组胺药防止早期过敏反应。

【药物相互作用】与其他免疫抑制药合用时，可增加感染的概率。

【制剂】注射剂：每支5mg（5ml）。

【贮法】不能冷冻保存，不能振摇。

巴利昔单抗[医保(乙)] Basiliximab

【其他名称】舒莱，巴西单抗，巴士单抗，巴希利玛，Simulect，Basiliksimabi，Basiliximabum，SDZ-CHI-621。

【ATC编码】L04AC02

【性状】白色冻干粉，用5ml注射用水溶解粉剂，供静脉滴注用。

【药理学】本药为一种鼠/人嵌合的单克隆抗体（$IgG_{1\kappa}$），能定向拮抗白细胞介素-2（IL-2）的受体α链（CD25抗原），CD25抗原在抗原的激发反应中，表达于T淋巴细胞表面。激活的T淋巴细胞对IL-2受体具有极高的亲和力，本药则能特异地与激活的T淋巴细胞上的CD25抗原结合，从而组断了T淋巴细胞与IL-2结合，亦即阻断了使T细胞增殖的信息。本药不会造成细胞因子释放或骨髓抑制。

成人在静脉推注本药20mg后30分钟，其血药浓度达峰值（为7～12mg/L），稳态分布容积为6～12L，消除半衰期为4～10日。12岁以下儿童中，药物的分布容积和清除速率约为成人的一半。

【适应证】用于预防肾移植术后的早期急性器官排斥。本品通常与环孢素和皮质类固醇激素为基础的二联免疫抑制剂治疗方案（成人和儿童）或长期的环孢素、皮质类固醇激素和硫唑嘌呤/吗替麦考酚酯为基础的三联免疫抑制剂治疗方案（仅成人）联合使用。

【用法和用量】静脉滴注，亦可一次性静脉推注（20～30分钟内）。成人，标准总剂量为每日40mg，分2次给予。首次20mg于移植前2小时给予，第2次20mg于移植术后4天给予。如发生移植物失功等术后并发症，则应停止第2次给药。儿童，剂量减半。

【不良反应】可见恶心、便秘、尿路感染、水肿、高血压、头痛及高血钾。

【禁忌证】对本药及其赋形剂成分过敏者禁用。

【注意】①仅限于对器官移植术后进行免疫抑制治疗、且有经验的医师使用。②妊娠期及哺乳期妇女不宜使用。

【制剂】注射用粉针剂：每支10mg；20mg。

【贮法】避光，2～8℃贮存，不可冷冻。

曲妥珠单抗[基;医保(乙)] Trastuzumab

【其他名称】赫赛汀，Herceptin。

【ATC编码】L01XC03

【性状】本药为白色至淡黄色冻干粉末，溶于水，配制成溶液后为无色或淡黄色澄清或微乳光色液，供静脉输注用。

【药理学】本药为一种重组DNA衍生的人源化单克隆抗体，可选择性地作用于人表皮生长因子受体-2（HER-2）的细胞外部位。此抗体属于IgG_1型。约25%～30%的原发性乳腺癌患者观察到可有HER-2的过度表达。本药可抑制HER-2过度表达的肿瘤细胞的增殖，介导抗体依赖的细胞毒反应（ADCC）。

本药以4mg/kg首次负荷量和2mg/kg的每周维持量静脉滴注给药后，其平均半衰期为5.8天。在16～32周时达到稳态血药浓度。平均谷浓度约为75μg/ml。

【适应证】本品适用于HER-2过度表达的转移性乳腺癌：作为单一药物治疗已接受过一个或多个化疗方案的转移性乳腺癌；与紫杉醇或者多西他赛联合，用于未接受化疗的转移性乳腺癌患者。本品单药适用于接受了手术、含蒽环类抗生素辅助化疗和放疗（如果适用）后的HER-2过度表达乳腺癌的辅助治疗。本品联合卡培他滨或5-氟尿嘧啶和顺铂适用于既往未接受过针对转移性疾病治疗的HER-2过度表达的转移性胃腺癌或胃食管交界腺癌患者。

【用法和用量】初次负荷量为每次4mg/kg，每周1次，90分钟内静脉滴入。维持量为每次2mg/kg，每周1次。

【不良反应】常见发热、寒战等输液相关不良反应。亦可见腹痛、乏力、胸痛、头痛、关节或肌肉痛、心律失常、低血压，及白细胞减少、呼吸困难、皮疹等过敏反应。

【禁忌证】对本药及制剂中的赋形剂成分过敏者禁用。

【注意】因5%葡萄糖溶液可使本药蛋白凝固，故不能用其溶解冻干粉制剂，而应采用无菌注射用水配制药液。溶解后本药浓度为21mg/ml。

【制剂】冻干粉注射剂：每瓶440mg。

【贮法】本药应贮藏在2～8℃冰箱，禁止冷冻，开启后应立即使用。

西妥昔单抗　Cetuximab

【其他名称】爱必妥，Erbitux。

【ATC编码】L01XC06

【性状】本药为注射用溶液，无色，溶于水，可能含有与产品相关的白色可见的无定形颗粒。

【药理学】本药为一种嵌合型 IgG_1 单克隆抗体，分子靶点为表皮因子受体（EGFR）。EGFR信号途径参与控制细胞的存活、增殖、血管生成、细胞运动、细胞的侵袭及转移等。本药可以高出内源性配体约5～10倍的亲和力与EGRF特异结合，可阻碍EGFR内源性配体的结合，从而抑制受体的功能，进一步诱导EGFR内吞，从而导致受体数量的下调。故本药可通过靶向诱导细胞毒免疫效应细胞，抑制表达EGFR的肿瘤细胞的增殖并诱导其凋亡。本药还可抑制肿瘤细胞分泌的血管生成因子并阻遏内皮细胞的移动，从而抑制肿瘤血管的新生和转移。

本药在初始剂量为400mg/m^{2}体表面积静脉滴注给药后，平均分布容积大致与血容量相同。本药的血清浓度在单药治疗3周后达到稳态水平，抗体在体内最终代谢为小分子短肽或氨基酸，在体内的消除半衰期 $t_{1/2}$ 为70～100小时。

【适应证】本药与伊立替康合用于表达EGFR的、伊立替康单用无效的转移性结直肠癌。

【用法和用量】静脉滴注，初始剂量为每次400mg/m^{2}体表面积，每周1次；维持量为每次250mg/m^{2}体表面积，每周1次。

【不良反应】常见恶心、呕吐、腹泻、口腔黏膜炎、白细胞减少、脱发等。偶可见发热、寒战、呼吸困难、皮疹等过敏反应。

【禁忌证】对本药及制剂中的赋形剂成分过敏者禁用。

【注意】①首次静脉滴注本药前，须给予患者抗组胺药物治疗；在用药过程中及用药结束后1小时内，须密切观察患者情况，并配备复苏设备。②给药期间必须使用0.2μm或0.22μm孔径过滤器进行过滤。首次滴注时间为120分钟，最大滴注速率不得超过5ml/min。

【制剂】注射剂：每瓶100mg（50ml）。

【贮法】本药应贮藏在2～8℃冰箱，禁止冷冻，开启后应立即使用。

利妥昔单抗[基;医保(乙)]　Rituximab

【其他名称】美罗华，Mabthera。

【ATC编码】L01XC02

【性状】本药为无色或淡黄色澄明液体，无异物、絮状物及沉淀。

【药理学】本药为一种人鼠嵌合性单克隆抗体，能特异性地与跨膜抗原CD20结合，CD20位于前B和成熟B淋巴细胞的表面，而造血干细胞、前B细胞、正常浆细胞或其他正常组织不表达CD20。95%以上的B细胞性非霍奇金淋巴瘤瘤细胞表达CD20。抗原抗体结合后，CD20不会发生内在变化，或从细胞膜上脱落进入周围的环境。CD20不以游离抗原的形式在血浆中循环，因此不可能与抗体竞争性结合。

本药与B细胞上的CD20抗原结合后，启动介导B细胞溶解的免疫反应。B细胞溶解的可能机制包括：补体依赖的细胞毒作用（CDC）、抗体依赖细胞的细胞毒作用（ADCC）。第1次输注利妥昔单抗后，外周B淋巴细胞计数明显下降，低于正常水平。6个月后开始恢复，治疗完成后9～12个月之间恢复正常。

本药以375mg/m^{2}体表面积剂量、每周1次静脉输注，连续给药4周，其中首次和第4次输注后的血药浓度峰值（C_{max}）分别为205.6μg/ml和464.7μg/ml；首次和第4次输注后的平均血浆半衰期分别为76.3小时和205.8小时。本药在血浆中的浓度于最后1次输注后的3～6个月仍可测到。

【适应证】本品适用于复发或耐药的滤泡性中央型淋巴瘤（国际工作分类B、C和D亚型的B细胞非霍奇金淋巴瘤）的治疗；先前未经治疗的CD20阳性Ⅲ～Ⅳ期滤泡性非霍奇金淋巴瘤，患者应与化疗联合使用；CD20阳性弥漫大B细胞性非霍奇金淋巴瘤（DLBCL）应与标准CHOP化疗（环磷酰胺、多柔比星、长春新碱、泼尼松）8个周期联合治疗。

【用法和用量】（1）滤泡性非霍奇金淋巴瘤：静脉输入：①初始剂量为成人每次375mg/m^{2}体表面积，每周1次，连续8个周期（21天/周期）。每次先口服皮质类固醇，然后在化疗周期的第1天给药。②复发后的再治疗：每次375mg/m^{2}体表面积，每周1次，连续4周。

（2）弥漫大B细胞性非霍奇金淋巴瘤：本药应与标准CHOP化疗方案（环磷酰胺75mg/m^2，第1天，阿霉素50mg/m^2，第1天，长春新碱1.4mg/m^2，最大量高达2mg，第1天，以及第1～5天泼尼松40mg/m^2）联合应用。推荐剂量为每次375mg/m^{2}体表面积，每隔化疗周期的第1天使用。化疗的其他组分应在利妥昔单抗给药后使用。

【不良反应】可见发热、寒战、腹痛、恶心、呕吐、乏力、胸痛、头痛、关节或肌肉痛、皮疹心律失常、低血压等，以及白细胞减少、血小板减少、呼吸困难、皮疹等过敏反应。

【禁忌证】对本药及制剂中的赋形剂成分过敏者禁用。

【注意】（1）本药给药应在具有完备应对过敏反应的复苏设备的病区内、并在有经验的医师直接监督下进行。

（2）每次滴注本药前20～30分钟，应预先使用止痛剂（例如对乙酰氨基酚）和抗组胺药（例如苯海拉明）。

（3）滴注速度：①初次滴速：推荐起始滴注速度为50mg/h，最初60分钟过后，可每30分钟增加50mg/h，直至最大速度400mg/h。②以后的滴速：开始可为100mg/h，每30分钟增加100mg/h，直至最大速度400mg/h。

(4) 治疗期间的剂量调整：不推荐利妥昔单抗减量使用。本药与标准化疗合用时，可减少标准化疗的剂量。

【制剂】注射液：每瓶 100mg(10ml)；500mg(50ml)。

【贮法】本药应贮藏在 2～8℃冰箱，禁止冷冻，开启后应立即使用。

英夫利西单抗　Infliximab

【其他名称】英夫利昔单抗，因福利美，类克，Remicade。

【ATC 编码】L04AB02

【性状】白色固体，溶解后为无色至淡黄色液体，泛乳白色光，无异物。

【药理学】本药为一种人/鼠嵌合性单克隆抗体，可与 TNF 的可溶形式和透膜形式以高亲和力结合，抑制 TNFα 与受体结合，从而使 TNFα 失去生物活性。TNFα 的生物活性包括：活化致炎细胞因子，如白细胞介素-1(IL-1)和白介素-6(IL-6)，增加内皮层通透性、增加内皮细胞及白细胞表达黏附分子以增强白细胞迁移、活化中性粒细胞和嗜酸性粒细胞的功能活性、诱生急性期反应物和其他肝脏蛋白质以及诱导滑膜细胞和(或)软骨细胞产生组织降解酶。

对于类风湿关节炎，本药可减少炎性细胞向关节炎症部位的浸润，减少接到细胞黏附的分子如内皮细胞选择素、细胞间黏附分子-1(ICAM-1)和血管细胞黏附分子-1(VCAM-1)的表达；减少化学诱导作用如白介素-8(IL-8)和单核细胞趋化蛋白(MCP-1)及组织降解作用如基质金属蛋白酶(MMP)1 和 3 等。

单次静脉输注本药 3～20mg/kg，最大血清药物浓度与剂量呈线性关系。稳态时的分布容积与剂量无关，说明本药主要分布于血管腔隙内。类风湿关节炎治疗剂量为 3～10mg/kg 和克罗恩病治疗剂量为 5mg/kg 时的结果显示，本药半衰期为 7.9～9.5 天。

【适应证】本品是类风湿关节炎疾病控制性抗风湿药物。对于中重度活动性类风湿关节炎患者，本品与甲氨蝶呤合用可减轻症状和体征：改善身体功能，预防患者残疾。对于接受传统治疗效果不佳的中重度活动性克罗恩病患者，本品可减轻症状和体征，达到并维持临床疗效，促进黏膜愈合，改善生活质量，减少皮质激素用量或停止使用皮质激素。对于瘘管性克罗恩病患者，本品可减少肠-皮肤瘘管和直肠-阴道瘘管的数量，促进并维持瘘管愈合，减轻症状和体征，改善生活质量。对于活动性强直性脊柱炎患者，本品可减轻症状和体征，增加活动幅度，改善身体机能，改善生活质量。

【用法和用量】静脉输注：①类风湿关节炎：首次给予本药 3mg/kg，然后在首次给药后第 2 周、第 6 周及以后每隔 8 周各给予 1 次相同剂量。本药应与甲氨蝶呤合用。对于疗效不佳的患者，可考虑将剂量调整至 10mg/kg，和(或)将用药间隔调整为 4 周。②中重度活动性克罗恩病、瘘管性克罗恩病：首次给予本药 5mg/kg，然后在首次给药后的第 2 周、第 6 周及以后每隔 8 周各给予 1 次相同剂量。对于疗效不佳的患者，可考虑将剂量调整至 10mg/kg。③强直性脊柱炎：首次给予本药 5mg/kg，然后在首次给药后第 2 周、第 6 周及以后每隔 8 周各给予 1 次相同剂量。

【不良反应】可见发热、寒战等输液反应；亦可见恶心、呕吐、瘙痒、皮疹、低血压、呼吸困难、头痛、肌肉痛、关节痛等过敏反应。尚可通过免疫抑制作用而诱发恶性肿瘤或感染。

【禁忌证】已知对鼠源性蛋白或本药其他成分过敏的患者禁用。本药剂量高于 5mg/kg 时禁用于中重度心力衰竭患者。

【注意】输液时间不得少于 2 小时，输液装置上应配有一个内置的无菌、无热原、低蛋白结合率的滤膜(孔径<1.2μm)。本药不应与其他药物同时进行输注。

【制剂】注射液：每瓶 100mg。冻干粉注射剂：每支 100mg。

【贮法】避光，2～8℃贮存，不可冷冻。

雷公藤多苷〔基；医保(甲)〕 Tripterygium Glycosides

【其他名称】雷公藤苷，雷公藤总苷，雷公藤内酯。

【来源与性状】本药是从卫矛科植物雷公藤(*Tripterygium WilfordiI* Hook. f)的去皮根部提取的总苷。

【药理及应用】实验证明，本药具有较强的抗炎及免疫抑制作用。在抗炎作用方面，它能拮抗和抑制炎症介质的释放及实验性炎症及关节炎的反应程度。在抑制免疫作用方面，它能抑制 T 细胞功能，抑制延迟型变态反应，抑制白介素-1 的分泌，抑制分裂原及抗原刺激的 T 细胞分裂与繁殖。

【适应证】可用于类风湿关节炎、红斑性狼疮、皮肌炎、白塞综合征、肾小球肾炎等。外用于银屑病(牛皮癣)的治疗。

【用法和用量】口服，一日剂量 0.3～0.5mg/kg，分 3～4 次服。病情控制后可减量或间歇疗法。1 个月为一疗程。外用：涂患处，一日 2～3 次。

儿童：《中国国家处方集·化学药品与生物制品卷·儿童版》推荐：口服，一日剂量 1mg/kg，分 3 次餐后服，最大量一日≤60mg，控制症状后减量，疗程 3～6 个月。

【不良反应】主要为胃肠反应，一般可耐受。可能产生白细胞减少；偶可见血小板减少；停药后可恢复。

【制剂】片剂(雷公藤总苷)：每片 10mg。片剂(雷公藤多苷)：每片 30mg；50mg；100mg。雷公藤内酯醇软膏：200μg(10g)；400μg(20g)。

【贮法】密闭保存。

托法替布　Tofacitinib

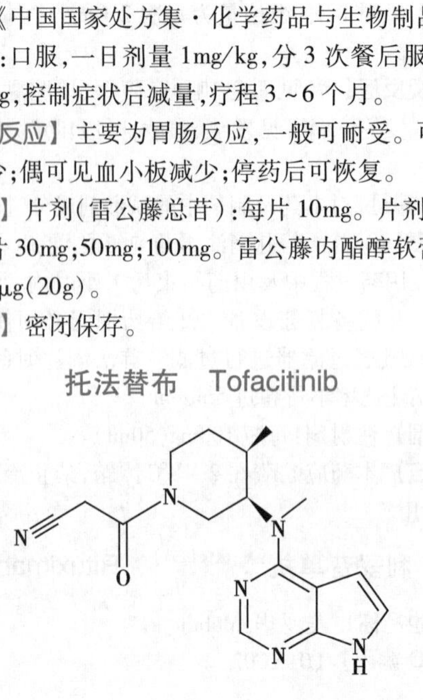

N O N N N N N H

【其他名称】尚杰,Xeljanz,枸橼酸托法替布片。

【药理学】托法替布是一种 Janus 激酶(JAK)抑制剂,可调节 JAK 信号转导通路,防止 STAT 磷酸化和激活。

【适应证】适用于甲氨蝶呤疗效不足或对其无法耐受的中度至重度活动性类风湿关节炎(RA)成年患者,可与甲氨蝶呤或其他非生物改善病情抗风湿药(DMARD)联合使用。不建议将托法替布与生物 DMARD 类药物或强效免疫抑制剂(如硫唑嘌呤和环孢素)联用。

【用法和用量】(1) 类风湿关节炎。托法替布可与甲氨蝶呤或其他非生物 DMARD 药物联合使用。托法替布的推荐剂量为 5mg,每天 2 次。口服给药。

(2) 因严重感染和血细胞减少进行剂量调整。不建议在淋巴细胞绝对计数低于 500 细胞/mm^3、中性粒细胞绝对计数(ANC)低于 1000 细胞/mm^3 或血红蛋白水平低于 9g/dL 的患者中开始托法替布用药。

(3) 因药物相互作用进行剂量调整。在下列患者中:①同时接受细胞色素 P-450 3A4(CYP3A4)的强效抑制剂(如酮康唑)治疗;②接受一种或多种可同时导致 CYP3A4 中等抑制和 CYP2C19 强效抑制的合并用药(如氟康唑)。托法替布的推荐剂量应为 5mg,每天 1 次。

(4) 对肾或肝功能损伤患者进行剂量调整。①中度或重度肾功能不全;②中度肝功能损伤。托法替布的推荐剂量应为 5mg,每天 1 次。

【不良反应】①严重感染:最常见的严重感染包括肺炎、蜂窝织炎、带状疱疹,泌尿系统感染。②结核病。③机会感染。④恶性肿瘤:长期扩展研究期间观察到的恶性肿瘤,为肺癌和乳腺癌,其次为胃癌、结直肠癌、肾细胞癌、前列腺癌、淋巴瘤、恶性黑色素瘤。⑤实验室检查异常:淋巴细胞减少症,中性粒细胞减少症,肝酶升高,血脂升高,血清肌酐升高。⑥其他:腹泻,鼻咽炎,上呼吸道感染,头痛,高血压。

【注意】①严重活动性感染患者,包括局部感染患者不宜使用本药,应用本药的患者出现严重感染、机会性感染或脓毒症,应该中断给药。②结核病在给药之前,应该对患者进行潜伏性或活动性感染的评价和检测,再使用标准的抗分枝杆菌疗法对潜伏性结核病患者进行治疗。③在接受本药治疗的患者中,带状疱疹风险会升高。④由于糖尿病患者的感染发生率通常较高,因此糖尿病患者应慎用。

【药物相互作用】①本药与细胞色素 P-450(CYP)3A4 强效抑制剂(如酮康唑)合用时,其暴露量增加。②本药与可导致中效和强效 CYP3A4 抑制作用的药物(如氟康唑)合用时,其暴露量增加。③本药与强效 CYP3A4 诱导剂(如利福平)合用时,其暴露量下降。④本药与强效免疫抑制剂(如硫唑嘌呤,他克莫司,环孢素)合用时,具有增强免疫抑制剂作用的风险。不建议本药与生物性 DMARD 或强效免疫抑制剂(如硫唑嘌呤和环孢素)联用。

【制剂】片剂:每片 5mg(以托法替布计)。

【贮法】密封,不超过 30℃保存。

阿普斯特　Apremilast

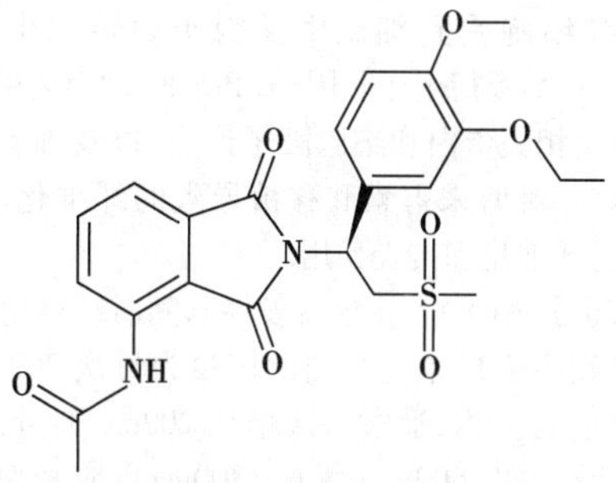

【其他名称】阿普司特,阿米司特,N/A,CC-10004,Otezla。

【ATC 编码】L04AA32

【药理学】本药为特异性 PDE-4 抑制剂,通过调控先天免疫细胞中促炎和抗炎介质的表达,降低炎症反应的应答,抑制免疫细胞的炎性浸润,同时减少角质形成细胞和滑膜细胞的增殖激活,降低银屑病的表皮增厚以及关节炎中的滑膜损害。

【适应证】适用于治疗有活动性银屑病关节炎的成年患者。

【用法和用量】(1) 为减低胃肠道症状,按照以下给药方式:静脉滴注。第 1 天:早晨 10mg;第 2 天:早晨 10mg 和傍晚 10mg;第 3 天:早晨 10mg 和傍晚 20mg;第 4 天:早晨 20mg 和傍晚 20mg;第 5 天:早晨 20mg 和傍晚 30mg;第 6 天和其后:30mg,每天 2 次。

(2) 在严重肾受损中的剂量:推荐剂量是 30mg,每天 1 次。

【不良反应】常见的不良反应有恶心、腹泻、头痛、上呼吸道感染、鼻咽炎和上腹痛等,绝大多数属轻度或中度,大多在 4 周内消失。

【禁忌证】对本药或制剂中任何赋形剂过敏者。

【注意】①有抑郁和(或)自杀倾向或行为史的患者使用本药前,应仔细权衡利弊。②使用本药治疗的患者应定期监测体重,如发生体重减轻,应进行评价,并考虑终止用药。

【药物相互作用】CYP-450 诱导剂利福平(600mg,qd,po,共 15 天)与阿普斯特(30mg,qd,po)同时服用,结果导致阿普斯特的 AUC 和 C_{max} 分别降低 72% 和 43%。

【制剂】片剂:每片 10mg;20mg;30mg。

【贮法】贮存在低于 30℃。

吡非尼酮[医保(乙)]　Pirfenidone

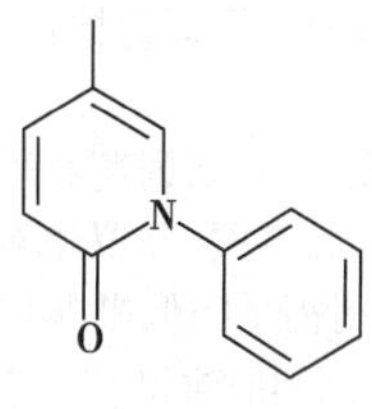

【其他名称】艾思瑞。

【性状】为白色至淡黄色粉末。

【药理学】本药能抑制多种刺激引起的炎症细胞积聚，抑制成纤维细胞受到细胞生长因子如转化生长因子β(TGF-β)和血小板衍生生长因子(PDGF)刺激后引起的细胞增殖、纤维化相关蛋白和细胞因子产生、以及细胞外基质的合成和积聚。对博来霉素和移植导致的纤维化动物模型，本药具有抗纤维化和抗炎作用。

【适应证】用于轻、中度特发性肺间质纤维化。

【用法和用量】本药的初始用量为每次200mg，每日3次，在两周的时间内，通过每次增加200mg剂量，最后将本药用量维持在每次600mg(每日1800mg)；应密切观察患者用药耐受情况，若出现明显胃肠道症状、对日光或紫外线灯的皮肤反应、肝功能酶学指标的显著改变和体重减轻等现象时，可根据临床症状减少用量或者停止用药，在症状减轻后，可再逐步增加给药量，最好将维持用量调整在每次400mg(每日1200mg)以上。

【不良反应】严重不良反应：肝功能损害、黄疸；严重的过敏反应(超敏反应)，如：面部肿胀、喉头水肿、呼吸困难、喘憋等；严重的光敏反应罕见，日光或紫外灯照射可致严重皮肤光敏反应，如水疱和(或)明显的剥脱。在服药其间需尽量避开日光或紫外灯的照射。外出时需涂抹防晒乳、穿戴防晒的服饰，以避免四肢和头面部直接暴露于日光下。

【禁忌证】对本药任何成分过敏的患者禁用；重度肝病患者禁用；妊娠及哺乳期患者禁用；严重肾功能障碍或需要透析患者禁用；需要服用氟伏沙明者(一种治疗抑郁症或者强迫性精神障碍的药物)禁用。

【注意】(1) 本药可以改善轻中度特发性肺间质纤维化患者的肺功能指标，尚未发现本药可以逆转肺纤维化，故重度特发性肺间质纤维化患者应用本药可能无法受益。

(2) 以下患者慎重使用：①肝功能受损的患者，应用本药可能会进一步损害肝功能或者使之恶化，轻度或中度肝功能不全患者慎用；肝病患者在使用本药前及使用过程中均应定期检查肝功能。②高龄者。

(3) 本药可导致严重的过敏反应，长期暴露在光线下，有导致皮肤癌的可能。尽量避免合并使用其他药物，如四环素抗生素类药物(多西环素)等。因其可增加光敏反应的概率。

(4) 应用本药会发生嗜睡、头晕等相关情况，因此使用本药的患者不要驾车或从事危险的机器操作。

(5) 吸烟可降低本药疗效，故服药前及用药期间需戒烟。

(6) 吡非尼酮可致体重降低，用药期间需密切观察体重变化。

(7) 服药期间请勿饮用葡萄柚汁，葡萄柚汁可干扰吡非尼酮的疗效。

【药物相互作用】(1) 下列药物可影响吡非尼酮的治疗效果：①环丙沙星、胺碘酮、普罗帕酮增加吡非尼酮不良反应。②奥美拉唑、利福平降低吡非尼酮疗效。服用上述药物前请听取医生或药师的建议。

(2) 本药与CYP1A2强抑制剂氟伏沙明合用时，可导致明显药物相互作用，其清除率可显著降低。联合使用氟伏沙明10日，可使吡非尼酮 $AUC_{(0-\infty)}$ 增加约6倍。因此，吡非尼酮不应与CYP1A2中效或强效抑制剂联合使用。

(3) 本药可被多种CYP酶(CYP1A2、2C9、2C19、2D6、2E1)代谢，故与其他药物合用时，较易受其他药物所引发的CYP酶活性抑制或诱导的影响。

(4) 本药与抗酸药Mylanta Ⅱ(主要含有氢氧化镁和氢氧化铝)合用，其药物代谢动力学特征不受影响。

【制剂】胶囊剂：每粒100mg。

【贮法】密闭保存。

沙利度胺[医保(乙)] Thalidomide

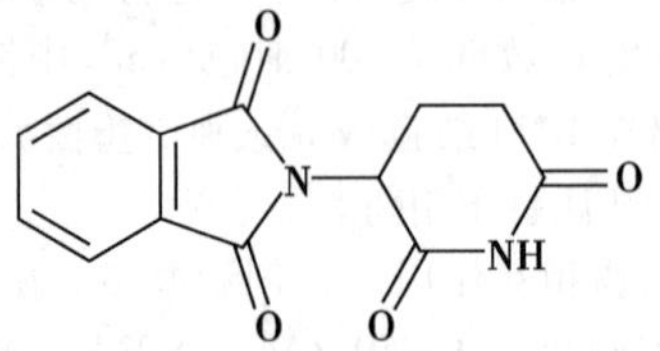

【性状】为白色或类白色颗粒或粉末。

【药理学】推测本药有免疫抑制、免疫调节作用，通过稳定溶酶体膜，抑制中性粒细胞趋化性，产生抗炎作用。尚有抗前列腺素、组胺及5-羟色胺作用等。

【适应证】可用于中到重度麻风结节性红斑皮肤病症状急性期的治疗。合并中到重度神经炎的患者不建议单独应用沙利度胺治疗麻风结节性红斑。本药还可以作为维持治疗以预防和控制麻风结节性红斑皮肤症状的复发。

【用法和用量】口服：一次25～50mg，一日100～200mg。餐后至少1小时后和(或)睡前服用，或遵医嘱。

【不良反应】本药对胎儿有严重的致畸性。常见的不良反应有口鼻黏膜干燥、倦怠、嗜睡、眩晕、皮疹、便秘、恶心、腹痛、面部水肿，可能会引起多发性神经炎、过敏反应等。

【禁忌证】妊娠期及哺乳期妇女禁用。儿童禁用。对本药有过敏反应的患者禁用。本药可导致倦怠和嗜睡，从事危险工作者禁用，如驾驶员、机器操纵者等。

【注意】因在妊娠期间服用沙利度胺会对未出生胎儿引起严重的出生缺陷和死亡，所以在妊娠期间禁用本药。服用本药可能会引起外周神经病变，其早期有手足麻木、麻刺感或灼烧样痛感，出现上述情况应及时告知医师。

【药物相互作用】能增强其他中枢抑制剂，尤其是巴比妥类药的作用。

【制剂】胶囊剂：每粒25mg。片剂：每片25mg。

【贮法】遮光，密封保存。

麦考酚钠[医保(乙)] Mycophenolate Sodium

活性成分为麦考酚酸，化学式为：

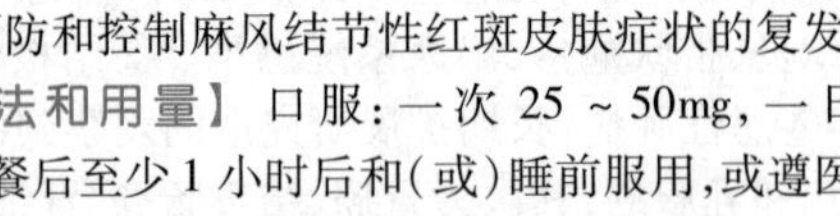

【其他名称】米芙，Myfortic。

【药理学】本药是麦考酚酸(MPA)的钠盐。MPA 是一种选择性、非竞争性、可逆的次黄嘌呤单磷酸脱氢酶(IMPDH)抑制剂，能够抑制鸟嘌呤核苷酸的经典合成途径而不损伤 DNA 的合成。MPA 对淋巴细胞的抑制作用较对其他细胞强。

【适应证】适用于与环孢素和皮质类固醇合用，用于接受同种异体肾移植成年患者急性排斥反应的预防。

【用法和用量】麦考酚钠肠溶片推荐的起始剂量为每日 2 次，每次 720mg(总剂量 1440mg/d)，在进食前 1 小时或进食后 2 小时空腹服用；随后可根据患者的临床表现及医生的判断进行剂量调整。不要碾碎、咀嚼或切割本药，应整片吞服以保持片剂肠溶衣的完整性。

【不良反应】①接受免疫抑制剂治疗，包括接受 MPA 联合用药方案治疗的患者，有诱发淋巴瘤或其他恶性肿瘤的风险，特别是皮肤癌。②增加移植患者机会感染的风险，风险随免疫抑制剂的总使用量的增加而增加。③引起结肠炎、食管炎(包括巨细胞病毒引起的结肠炎和食管炎)，巨细胞病毒胃炎，胰腺炎，肠穿孔，胃肠出血，胃溃疡，十二指肠溃疡，肠梗阻。④诱发免疫抑制相关疾病，包括脑脊髓膜炎、感染性心内膜炎、结核和非典型性分枝杆菌感染。⑤引起嗜中性白血球减少症、全血细胞减少症。

【禁忌证】对麦考酚钠、麦考酚酸和吗替麦考酚酸酯以及对本产品所含任何赋型剂成分过敏者禁用。

【注意】(1) 应当避免用于患有罕见的次黄嘌呤-鸟嘌呤磷酸核糖基转移酶(HGPRT)遗传缺陷的患者，如 Lesch-Nyhan 综合征和 Kelley-Seegmiller 综合征。

(2) 在妊娠期间使用可能会增加流产和先天性畸形的风险。

(3) 接受免疫抑制剂(包括与麦考酚钠联合用药)治疗的患者，有增加发生淋巴瘤或其他恶性肿瘤，特别是皮肤癌的风险。

(4) 致命性感染会出现在接受免疫抑制的患者中，患者一旦出现任何感染迹象、意外擦伤、流血或骨髓抑制现象要立即报告医生。

(5) 患者需要注意可能出现的中性粒细胞减少症的患者应当在第一个月内每周，第二、三个月内每两周进行完整的血细胞计数检查，然后在第一年内每月进行完整的血细胞计数检查。若发现中性粒细胞减少症(中性粒细胞绝对计数 $<1.5\times10^3$/ml=恶化)，则需要暂停或停用麦考酚钠。

(6) 在接受麦考酚酸治疗期间，疫苗的作用会减弱并且应该避免使用减毒活疫苗。

(7) 患有严重消化系统疾病的患者应当谨慎使用麦考酚酸。

【药物相互作用】①建议不要将麦考酚钠与硫唑嘌呤联合使用。②在肾功能不全时可能出现麦考酚酸葡萄糖醛酸苷和阿昔洛韦的血浆浓度升高。③含有镁和铝氢氧化物的抗酸剂会减少麦考酚钠的吸收。④由于具有阻断药物肠循环的作用，考来烯胺可能会降低麦考酚酸的整体暴露量。

【制剂】片剂：每片 180mg；360mg。

【贮法】保存于原包装盒中，于 30℃以下保存。

重组人Ⅱ型肿瘤坏死因子受体-抗体融合蛋白〔医保(乙)〕

Recombinant Human Tumor Necrosis Factor Receptor Ⅱ

【其他名称】益赛普，强克。

【性状】无菌白色冻干粉针剂，加注射用水复溶后为无色至淡黄色澄清、透明液体。

【药理学】本药通过抑制 TNF 与细胞表面的 TNF 受体结合从而阻断了 TNF 介导的炎症反应。

【适应证】本品用于常规治疗无效的成人活动性强直性脊柱炎、中度及重度活动性类风湿关节炎以及成人中度及重度斑块状银屑病。

【用法和用量】皮下注射，注射部位可为大腿、腹部或上臂。成人推荐剂量为每次 25mg，每周 2 次，每次间隔 3～4 天。注射前用 1ml 注射用水溶解，溶解后密闭环境可于 2～8℃冷藏 72 小时。在不同部位注射时，每次与前次注射部位至少相距 3cm。禁止注射于皮肤柔嫩、瘀伤、发红或发硬部位。

【不良反应】常见不良反应是注射部位局部反应，包括轻至中度红斑、瘙痒、疼痛和肿胀等，注射部位反应通常发生在开始治疗的第一个月内，在随后的治疗中发生频率降低。注射部位反应平均持续 3～5 天。其他不良反应包括头痛、眩晕、皮疹、失眠、咳嗽、腹痛、上呼吸道感染、血压升高、外周血淋巴细胞比例增多、鼻炎、发热、关节酸痛、肌肉酸痛、困倦、面部肿胀、转氨酶升高等。

【禁忌证】败血症、活动性结核病患者、对本药或制剂中其他成分过敏者禁用。

【注意】如果患者有反复发作的感染病史或者有易导致感染的潜伏疾病时，在使用本药时应极为慎重。当发生严重感染如糖尿病继发感染、结核杆菌感染等时，患者应暂停使用本药。在使用本药的过程中，应注意过敏反应的发生，包括血管性水肿、荨麻疹以及其他严重反应，一旦出现过敏反应，应立刻中止本药的治疗，并予适当处理。在使用本药时，应充分考虑到可能会影响患者的抗感染作用及引起恶性肿瘤等情况。

【制剂】注射剂：每瓶 12.5mg；25mg。

【贮法】置于 2～8℃避光保存和运输，不可冷冻。

（林志彬　杨宝学）

第 68 章
免疫增强药

免疫增强药能增强机体的非特异和特异性免疫功能，使低下的免疫功能恢复正常；或能增强与之合用的抗原的免疫原性，加速诱导免疫应答反应；或能替代体内缺乏的免疫活性物质发挥作用等。临床主要用于：①原发性或继发性免疫缺陷性疾病；②难治性细菌、真菌和病毒感染；③肿瘤的辅助治疗。

胞壁酰二肽　Muramyl Dipeptide

【其他名称】莫拉二肽，胞壁二肽，卡介苗细胞壁骨架，努卡菌壁架，红色诺卡菌细胞壁，壁醛，胞必佳，BCG-cws，MDP，Nocadia Rubra Cell Wall，N-CWS。

【药理学】本药是结核分枝杆菌细胞壁中具有免疫佐剂活性的最小结构单位，与分枝杆菌相似，可促进机体对外源性抗原的特异性免疫反应，还能在一定程度上增强机体对感染和肿瘤的非特异性抵抗力，抑制肿瘤生长。本药可增强辅助性 T 细胞的功能，促进抗体形成，从而增强体液免疫功能。可促进淋巴细胞转化与增殖，促进单核-巨噬细胞趋化、黏附及释放大量过氧化物，进而杀伤病原体及肿瘤细胞。还能诱导内皮细胞和单核-巨噬细胞产生集落刺激因子（CSF），促进骨髓细胞性多能干细胞和脾粒细胞增殖，亦能增加 IL-1 的分泌。

【适应证】用于各种肿瘤引起的胸腔积液、腹水的控制，也可用于恶性黑色素瘤、肺癌、子宫癌、膀胱癌、消化道癌、恶性淋巴瘤等术后辅助放疗或化疗。

【用法和用量】①皮下注射：肿瘤术后一个月内：每次 100～200μg，注入两上臂皮下；或直接注入肿瘤内，每次 200～500μg，每周或隔周 1 次。一个月后：每月 1 次。共 2～3 个月。②腔内灌注：恶性胸腹水应在预先尽量抽空胸腔积液或腹水后，胸腔内一次注射 600μg（以氯化钠注射液 20ml 稀释后注入）；腹腔内一次注射 800μg（以氯化钠注射液 50ml 稀释后注入），一周 1～2 次，共 2～4 次。③膀胱保留灌注：膀胱癌术后，一次注入 800μg（以氯化钠注射液 50ml 稀释后注入），保留 2 小时，一周 1 次，连续 5～6 次后，改为 1 个月 1 次；第 2 年改为 2 个月 1 次。

【不良反应】可出现发热、注射部位皮肤发红、硬结、溃疡、肝功能异常等。

【制剂】注射液：每支 2mg（1ml）。冻干粉制剂：每支 200μg。

卡介苗　Bacillus Calmette-Guerin Vaccine

【其他名称】结核活菌苗，Bcg，Tuberculosis Vaccine Calmette Guerin，Vcg。

【性状】本药为无毒型结核菌混悬液。

【药理学】BCG 以无毒牛型结核菌悬液制成，为非特异性免疫增强剂，具有免疫佐剂作用，能增强抗原的免疫原性，加速诱导免疫应答反应。能增强单核-巨噬细胞系统的吞噬功能，促进白介素 1（IL-1）的生成。促进 T 细胞增殖并增强其功能。增强体液免疫反应。增强天然杀伤细胞（NK）的功能。用于治疗恶性黑色素瘤，或在肺癌、急性白血病、恶性淋巴瘤根治性手术或化疗后作为辅助治疗，均有一定疗效。此外，由于应用活卡介苗可形成经久不愈的溃疡，故多改用死卡介苗（简称“死卡”）。还用于小儿哮喘性支气管炎的治疗、小儿感冒的预防以及成人慢性气管炎的防治。

【适应证】用于：①肿瘤的辅助治疗；②预防结核病；③治疗小儿哮喘性支气管炎及预防小儿感冒。

【用法和用量】（1）用于肿瘤的辅助治疗：①皮肤划痕：在四肢皮肤上纵横划痕各 10 条，每条长 5cm，交叉成为方块，以刺破表皮微微渗血为度，向划痕处置卡介苗 1～2ml（75mg 活菌/ml），每周 1～2 次，10～20 次为一疗程。②皮内针刺：用无针注射器作 20 点、40 点或 60 点针刺接种卡介苗于四肢。③瘤内注射：将卡介苗注入肿瘤结节内，多用于恶性黑色素瘤，剂量为卡介苗悬液 0.05～0.15ml。④口服：每周口服 75～150mg（最多 200mg）1～2 次，1 个月后改为每周或两周 1 次，第 3 个月后每月 1 次，直至 1 年以上。服时或将卡介苗置于胶囊中或混在一杯水中一次服下。⑤胸腔内注射：应用于肺癌手术后，在术后 3～5 天由胸腔引流管内注入卡介苗 10^7 个活菌。

（2）预防结核病：1 岁以内健康婴儿，一般可直接接种结核活菌苗，但有明显结核病接触史者及应用皮内注射菌苗时，以及 1 岁以上的儿童或成年人，必须先作结核菌素试验，阴性的方可接种。接种后 4～8 周才产生免疫力（免疫可维持 3～4 年），2～3 个月后再作结核菌素试验，阳性者表示接种成功，阴性者应再补种。以后每 3～4 年复种 1 次，复种前也应先作结核菌素试验。接种方法：①口服法：限用于出生后 2 个月以内婴儿，生后次日开始服用，隔日 1 次，共服 3 次；或每日 1 次，连服 3 次，每次用量 1ml。②皮上划痕法：主要用于 1 岁以下健康儿童（1 岁以上也可用），用乙醇消毒三角肌处皮肤，待干后滴 1～2 滴菌苗，用针通过菌苗划长 1～1.5cm 的“井”字，以划破表皮略有出血为度，划后用针涂抹数次，使菌苗充分渗入划痕处，等 5～10 分钟局部隆起时再穿衣服。③皮内注射法：主要用于 1 岁以上健康儿童，每次注射 0.1ml。

（3）治疗小儿哮喘性支气管炎及预防小儿感冒：小儿手臂或下腿内侧皮肤以 75% 酒精消毒，干后滴“死卡”1 滴，用消毒的针划痕（长 1cm），以不出血为度。每周 1 次，共 50 次。

【不良反应】瘤内注射、胸腔内注射及皮肤划痕均可引起全身性反应（如发热）。

【禁忌证】有活动性结核病的患者禁用。

【注意】①皮内注射时切不可注射到皮下，否则会引起严重深部脓肿，长期不愈。②活菌苗用时禁日光曝晒。注射器要专用。③结核菌素反应强阳性的患者慎用。

【制剂】①卡介苗冻干粉：每支 60mg 活菌。②卡介苗注射剂（供皮上划痕用）：每支 50mg（0.5ml）；75mg（1ml）。③卡介苗注射剂（供皮内注射用）：每支 0.5mg（1ml）；0.75mg（1ml）；1.5mg（2ml）。④卡介苗口服混悬液：每支 10mg（1ml）。

【贮法】2～10℃暗处保存。液体菌苗有效期 4～6 周；干燥菌苗有效期为 1～2 年。

卡介菌多糖核酸制剂
BCG Polysaccharide and Nucleic Acid Fraction Preparation

【其他名称】卡介苗素，卡舒宁，卡提素，维尔本，迪苏，斯奇康。

【性状】本药为无色透明液体。

【药理学】①影响机体细胞免疫、体液免疫，刺激网状内皮系统，激活单核-巨噬细胞功能，激活T淋巴细胞；增加T辅助细胞(CD4)数量，提高免疫指数(CD4/CD8比值)，增强自然杀伤细胞功能来增强机体细胞免疫功能及抗病能力。②稳定肥大细胞、封闭IgE功能，减少脱颗粒细胞释放活性物质，并具有抗乙酰胆碱所致的支气管痉挛作用，达到抗过敏及平喘作用。

【适应证】与卡介苗相似，主要用于预防和治疗慢性支气管炎、感冒及哮喘。

【用法和用量】肌内注射：每次1ml，每周2～3次，3个月为一个疗程。小儿酌减或遵医嘱。

【不良反应】偶见红肿、结节，热敷后一周内自然消退。

【注意】①本药不应有摇不散的凝块及异物。②患急性传染病(如麻疹、百日咳、肺炎等)、急性眼结膜炎、急性中耳炎及对本药有过敏史者暂不宜使用。

【制剂】注射剂：每支0.5mg(1ml)(含卡介菌多糖0.35mg、核酸不低于30μg)。

【贮法】密闭保存。

短棒状杆菌制剂
Corynebacterium Parvum Preparation

【其他名称】短棒菌苗，丙酸杆菌，可化舒，厌氧棒状杆菌菌苗，克派威，Propionibacterium Acnes，Coparvax。

【药理学】为短小棒状杆菌(*Corynebacterium parvum*)的死菌悬液，是一种强的非特异性免疫增强剂。它的作用机制尚不太清楚，可能主要通过激活巨噬细胞，使其吞噬活性加强，亦有认为系刺激B细胞增生，促进高效价IgM、IgG抗体的合成。

【适应证】用于恶性黑色素瘤、乳腺癌及肺的小细胞型未分化癌。腔内注射对癌性胸水、腹水也有治疗作用。

【用法和用量】(1) 皮内注射：最好注射在淋巴结引流区内，每点0.5mg，共8点，后可增加到12点，两点相距1～2cm，每周1～2次。

(2) 皮下注射或肌内注射：一般选择上臂三角肌处注射，每次3.5～4mg。注射前加等量的2%利多卡因以减轻疼痛。每周注射2次。

(3) 静脉滴注：常用4～10mg，加于250～500ml生理盐水或5%葡萄糖液中1～4小时内滴完。

(4) 瘤内或瘤周注射：一般采用多点注射可减轻局部反应。初次注射0.5～1.0ml，以后可酌情逐次增加0.5ml，直至2ml，一般注射4～5次可达治疗效果。

【不良反应】副作用有注射局部肿痛、硬结，亦可见寒战、发热、恶心、呕吐、头痛、嗜睡、氨基转移酶升高、血压波动等。

【禁忌证】妊娠期妇女、哺乳期妇女及儿童禁用。

【注意】①心血管疾病患者慎用。②患者体温高于39℃以上时可给解热剂或物理降温。必要时给予输液或其他支持治疗。在静脉滴注本药前可给予氢化可的松100mg，以减轻副作用。③菌苗中含有防腐剂甲醛。

【制剂】注射液：每支7mg(1ml)($6.0×10^9$个菌)；14mg(2ml)($1.2×10^{10}$个菌)；35mg(5ml)。注射用菌苗粉针剂：每支7mg。

【贮法】低温4℃保存。

A群溶链球菌
Group A Streptococcus Preparation

为溶血性链球菌A组3型(*Streptococcus pygenes*，type 3 group A)低毒变异株Su株冷冻干燥的菌体制剂，其中尚含有青霉素G钾盐等。

【其他名称】沙培林，Picibanil，Sapylin。

【性状】白色或类白色冻干粉末，有吸湿性，微有异臭。10℃以下贮存，但不可冰冻。

【药理学】A群链球菌具有直接杀伤肿瘤细胞和激活宿主细胞免疫功能的作用。实验与临床研究表明，它可使T淋巴细胞数增多，T淋巴细胞亚群中CD3、CD4及CD4/CD8比率上升，对辅助性T淋巴细胞有激活作用，能活化NK细胞，对B淋巴细胞数无影响。能提高淋巴母细胞转化率，并增强迟发型皮肤反应，也见IgG、IgM略有上升。能促进各种细胞因子(干扰素、白介素-2、TNF、NK因子)的分泌。还可促进网状内皮系统功能，促进巨噬细胞的吞噬功能。本药还可抑制RNA和DNA合成，直接杀伤肿瘤细胞。

【适应证】用于消化道癌(胃癌、肝癌、胆道癌、大肠癌、直肠癌)、头颈部癌(上颌癌、咽喉癌、舌癌)、甲状腺癌、肺癌等恶性肿瘤的辅助治疗，可配合提高手术、放疗或化疗的疗效，减轻化疗药的骨髓抑制作用，并增强患者的免疫功能。

【用法和用量】①肌内注射或皮下注射：一般开始时0.2～0.5KE(注：1KE=0.1mg干菌丝A群链球菌)，一日或隔日1次，每3～5日增量1次，渐增至每天1～5KE。维持量为1次1～5KE，每周1～3次。②静脉注射、静脉滴注：开始时每次0.2～1KE，每周2～3次，视患者情况酌情增减，增量时可渐增至每次1～3KE，每周2～3次。溶于生理盐水或5%葡萄糖注射液内注入或加于输液内滴注。③局部注射：注入肿瘤内、肿瘤周围或浆膜腔内，一般每次5～10KE，溶于生理盐水中注入，一日或数日1次。

【不良反应】①本药虽是一种低毒变异株的制剂，但其菌体仍具有细菌内毒素的作用，故不良反应较多，常见有发热反应和注射部位疼痛、红肿硬结、水疱等不良反应，反复注射时应注意避开同一部位，疼痛剧烈时可用0.2%利多卡因稀释本药。尚见有食欲减退、恶心、呕吐、倦怠、头痛、关节痛以及轻度贫血等症状。②大量静脉注射可见恶寒、战栗，继而高热，应予解热剂作对症处理或停止用药。③偶见血中碱性磷酸酶、氨基转移酶 ALT、AST 升高,应停药。④偶见过敏性休克。由于本药含有青霉素 G,注射前应进行皮试。使用时亦应注意充分观察过敏反应的发生。若见有不适、口内异常感、眩晕、耳鸣等症状应即停药,并对症治疗。停药一周以上者,再使用本药须重新做青霉素皮试,给药剂量仍宜从小剂量开始,慎重用药。⑤大剂量长期用药可能产生溶血性链球菌感染时所致的肾与心脏损伤。

【禁忌证】有青霉素过敏史者禁用。

【注意】①溶解后的注射液应及时使用,应按规定一次用完,不得多次使用。②过敏体质患者应慎用。③有心、肾疾患者慎用。④妊娠期妇女慎用。

【制剂】注射用冻干粉:每支 0.05mg(0.5KE);0.1mg(1KE);0.5mg(5KE);1mg(10KE);2.5mg(25KE)(注:1KE=0.1mg 干菌丝 A 群链球菌)。

沙培林(Sapylin)为国产的同类制剂。

【贮法】10℃以下保存,避免 0℃以下冻结。

铜绿假单胞菌制剂
Pesudomonas Aeruginosa Preparation

【其他名称】假单胞菌,治疗用铜绿假单胞菌菌苗,绿慕安,佳代胞,Pesudomonas Aeruginosa Msha Vaccine。

【性状】本药为铜绿假单胞菌菌毛株经灭活后制成,为混悬液水针剂,乳白色,有微粒,无异物。

【药理学】为双向免疫调节剂,能调整人体体液免疫及细胞免疫的不平衡情况,增加巨噬细胞及 NK 细胞的活性,维持 T 细胞的数量与比例,调节白细胞介素-2、干扰素与抗体的协同作用。

【适应证】用于治疗恶性淋巴瘤、肺癌、急性白血病、膀胱癌等的辅助用药,改善机体免疫功能,降低感染的发生率。

【用法和用量】注射于三角肌皮下。首次注射 0.5ml,以后每次 1ml,隔日注射一次,30 次为一疗程。膀胱癌、脂肪瘤可局部注射,儿童用量减半。

【不良反应】可见注射部位局部红肿及低烧等过敏反应症状。

【禁忌证】对本药有过敏史者禁用。

【注意】①宜保存在 2~8℃处,使用前将本药移至基本接近于常温之处,并充分摇匀后注射。②本药不应有摇不散的凝块或异物,不得与其他药液混合使用。③妊娠期妇女、婴儿慎用。

【制剂】注射液:每支 1ml(含菌 1.6×10^9~2.0×10^9);2ml(含菌 1.2×10^{10})。

细菌溶解物　Bacterial Lysates

【其他名称】泛福舒,Broncho-Vaxom,兰菌净。

【性状】本药为下列细菌的冻干溶解物:流感嗜血杆菌 b 型、肺炎双球菌、肺炎克雷伯菌、金黄色葡萄球菌、化脓性链球菌 A 组、卡他奈瑟菌。

【药理学】本药为免疫刺激剂。在人体中,该药可加快 T 淋巴细胞循环,提高唾液中 SIgA 的分泌水平,增进多克隆有丝分裂的非特异性反应和增强混合的异源淋巴细胞的反应。

【适应证】用于免疫治疗。可预防呼吸道的反复感染及慢性支气管炎急性发作。可作为急性呼吸道感染治疗的合并用药。

【用法和用量】12 岁以上的儿童或成人每次 15 滴,早晚舌下滴服,6 个月~12 岁以下儿童,每次 7 滴,早晚舌下滴服。

【不良反应】可见恶心、呕吐、腹痛等消化道反应,偶有发热、皮疹、呼吸困难等过敏反应。

【禁忌证】对本药成分过敏者禁用。

【制剂】滴剂:每瓶 18ml。

草分枝杆菌 F. U. 36[医保(乙)]
Mycobacterium Phlei F. U. 36

【其他名称】乌体林斯,Utilins。

【药理学】本药为免疫增强剂,其主要成分为灭活的草分枝杆菌,主要通过影响免疫应答反映而调节机体免疫功能,特别是细胞免疫功能。可增强 Th 细胞活性,促进特异性抗体形成,刺激 T 淋巴细胞释放巨噬细胞凝集因子(macrophage-agglutinating factor,MAF)等,促进干扰素-γ、IL-2 等各种细胞因子的产生,并显著增强 NK 细胞酶活性,具有非特异性抗感染及抗肿瘤作用。

【适应证】用于肺和肺外结核病的辅助治疗。

【用法和用量】深部肌内注射,从低浓度开始使用,逐步向中、高浓度过度,每次 1 支,每周 1 次,10 次为一疗程。

【不良反应】可见发热、皮疹等过敏反应。注射局部可有红肿、硬结、疼痛,应暂停注射。

【禁忌证】发热患者禁用。

【药物相互作用】与免疫抑制药合用,可降低本药疗效。

【制剂】注射液:每支 0.172μg(1ml)(含菌 4.6×10^5);1.72μg(1ml)(含菌 4.6×10^6);17.2μg(1ml)(含菌 4.6×10^7);172μg(1ml)(含菌 4.6×10^8)。

匹多莫德　Pidotimod

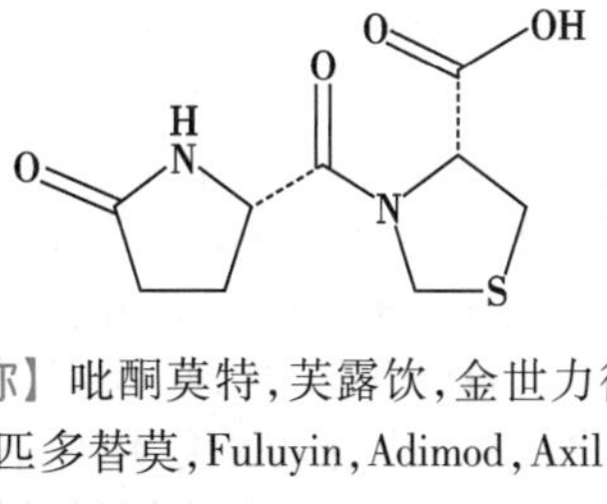

【其他名称】吡酮莫特,芙露饮,金世力德,普利莫,万适宁,普利莫,匹多替莫,Fuluyin,Adimod,Axil,Onaka,Pigtil,Polimod Poli。

【ATC 编码】L03AX05

【性状】白色结晶状粉末,无味,微溶于水,几乎不溶于三氯甲烷。注射液为物色或微黄色的澄明液体,无臭。

【药理学】本药为免疫增强剂,既能促进非特异性免疫反应,又促进特异性免疫反应。可促进巨噬细胞及中性粒细胞的吞噬活性,提高其趋化性。激活自然杀伤细胞。促进有丝分裂原引起的淋巴细胞增殖，使免疫功能低下时降低的辅助性T细胞($CD4^+$)与抑制性T细胞($CD8^+$)的比值恢复正常；促进白介素2和干扰素γ生成，促进细胞免疫反应。

口服可吸收，生物利用度45%，2小时达血药浓度峰值，与血浆蛋白结合率很低，在体内不被代谢，几乎全部为原形从尿排出，半衰期4小时。

【适应证】本药适用于反复发作的呼吸道感染、反复发作的尿路感染及慢性支气管炎的治疗。还适用于免疫功能低下的其他慢性病患者。

【用法和用量】口服：成人每次800mg，儿童400mg，一日2次，与抗感染药物联合应用。

【不良反应】常见的不良反应有皮疹、恶心、呕吐、头痛、头晕等。

【禁忌证】妊娠头3个月内禁用。妊娠期、哺乳期妇女及2岁以下儿童不宜应用。

【制剂】片剂：每片200mg；400mg。口服液：每支200mg(10ml)；400mg(10ml)。

注射用(粉针剂)：每支400mg。

咪喹莫特 Imiquimod

【其他名称】Aldara。

【ATC编码】D06BB10

【药理学】为人工合成的免疫调节剂，可诱导细胞因子如干扰素-α、白细胞介素-6、肿瘤坏死因子-α等的基因转录；增加肿瘤组织中淋巴细胞、树突细胞、巨噬细胞浸润；显著减少人类乳头状瘤病毒(HPV)DNA、mRNA水平，但并无直接的抗病毒活性。

【适应证】外用治疗成人外生殖器、肛周疣或尖锐湿疣，日光性角化病(位于头、面部)，以及表浅的原发性基底细胞皮肤癌。治疗皮肤癌仅限于瘤体小于2.0cm的躯干部(不包括肛门及生殖器)、颈部、四肢(不包括手足)基底细胞癌，尤其是不适合外科手术治疗的肿瘤患者。

【用法和用量】治疗外生殖器疣，每周用药3次，共不超过16周。治疗日光性角化病，单独用于头、面部病变(面积小于5cm×5cm)，每周用药2次，共不超过16周。治疗表浅的基底细胞皮肤癌，每周用药5次，共不超过6周，需在治疗后12周进行随访观察疗效。每次用药可在临睡前使用，用药前使用温肥皂水清洗患处，使其完全干燥至少10分钟，用药后约8小时用温肥皂水清洗将其去除。

【不良反应】用药后常见局部皮肤反应，如刺痒、灼热、疼痛、红斑、水肿、渗出、糜烂等。可伴有"流行性感冒"样症状，如头痛、发热、恶心、肌痛、背痛等，此时可暂停给药。局部皮肤亦可能出现永久性色素沉着或色素减退。

【注意】①用药期间应尽量避免光照。②若出现过敏反应则需停药。合并自身免疫病的患者需慎用此药。③妊娠期及哺乳期妇女慎用。

【制剂】5%外用乳膏：250mg/5g(每克乳膏中含有50mg咪喹莫特)。

云芝多糖K
Polysaccharide of Coriolus Versicolor

【其他名称】云芝孢内多糖，云星，Krestin，PS-K。

【性状】系由担子菌纲云芝(*Coriolus versicolor*)CM-101菌株培养的菌丝体中提取而得的多糖或糖肽，蛋白质含量占25%。褐色粉末，微具特异臭，无味。熔点120℃。可溶于水，几乎不溶于甲醇、三氯甲烷、苯、环已烷等。

【药理学】动物实验表明，云芝多糖K能增强NK细胞、巨噬细胞、T细胞的活力，促进IFN、ILs、TNF等细胞因子分泌，增强细胞免疫功能，对迟发型超敏反应、周围血液淋巴细胞转化试验均有促进作用。对正常小鼠抗体生成无影响，但对接种肉瘤180后的抗体下降有恢复功能。尚能增强荷瘤鼠巨噬细胞吞噬功能。PS-K能显著地阻止因带瘤状态而降低的迟发型皮肤反应。与化疗药物并用，能增强其效果。如在放射治疗时使用，则可使肿瘤细胞对放射线更为敏感。

【适应证】主要用于消化道(胃、食管、结肠、直肠)癌、肺癌、乳腺癌等，有改善症状的效果，如食欲增进，体重增加，疼痛减轻，有时可见胸、腹水减少。对食管癌、肺癌、子宫癌、乳癌等术后复发有一定预防效果。与丝裂霉素、环磷酰胺、阿糖胞苷、氟尿嘧啶等化疗药物合用时能增强其抗肿瘤作用。与小剂量局部放射线合用于治疗子宫颈癌，其效果与大剂量放射线照射治疗效果相同。

【用法和用量】口服：一日3g，1次服或3次分服，连服数月，剂量可视症状增减。

【制剂】片剂：每片0.1g；0.5g；1g。胶囊剂：每粒0.2g；0.5g。

【贮法】密闭，避光保存。

白山云芝多糖
Polyporus versicolor Polysacchride

【其他名称】长白山云芝多糖，云芝肝泰。

系由担子菌纲白山云芝子实体经提取制成的以β(1→3)糖苷链为主链、β(1→6)为侧链的葡聚糖。能增强人体细胞免疫功能，增强机体对化疗的耐受性。与化疗合用于白血病和多种实体癌瘤患者。亦可用于慢性肝炎，改善症状。注射液：每支40mg(2ml)。肌内注射：每次40mg，1日或隔日1次，可连用1~2个月。注射部位可见轻度疼痛。云芝糖肽胶囊剂：每粒340mg。口服，一次3粒，一日3次。

薄芝糖肽 Bozhi Glycopeptide

【其他名称】赛升，扶尔泰。

【性状】本品是由GC1菌株经液体发酵培养法制得的灵芝属薄树芝[*Ganoderma capense*(Lloyd)Teng]干燥菌丝体

粉末中提取制得的灭菌水溶液。其组分为多糖和多肽。

【药理学】本品具有免疫调节作用，对机体非特异性免疫、体液免疫及细胞免疫等均有促进作用。此外，具有抗氧化作用、清除氧自由基作用、保肝作用以及体外抑制醛缩酶活性。

【适应证】用于进行性肌营养不良、萎缩性肌强直，及前庭功能障碍、高血压等引起的眩晕和植物神经功能紊乱、癫痫、失眠等症。亦可用于肿瘤、肝炎的辅助治疗。

【用法用量】肌内注射。一次2ml（1支），一日2次。静脉滴注。一日4ml（2支），用250ml 0.9%氯化钠注射液或5%葡萄糖注射液稀释后静脉滴注。1～3个月为一疗程或遵医嘱。

【不良反应】偶有发热，皮疹等。

【禁忌证】对本品过敏者禁用。

【制剂】注射液：每支2ml（含5mg多糖，1mg多肽）

银耳孢糖
Polysaccharide of Tremella fuciformis spore

【性状】系由担子菌亚纲银耳（*Tremella fuciformis*）经深层培养制得的多糖，是一种酸性异多糖，水解后其组成中有木糖、甘露糖、岩藻糖、葡萄糖和葡萄糖醛酸等。含糖量在75%以上。其制品中除多糖外尚含有孢子。为白色粉末。溶于热水，不溶于醇、醚等有机溶剂。

【药理学】为担子菌纲真菌多糖类免疫增强剂，有改善机体免疫功能及提升白细胞的作用。实验研究表明，能显著提高小鼠网状内皮细胞的吞噬功能，提高猕猴外周血中E玫瑰花结和EAC玫瑰花结形成率，提高免疫球蛋白、血清总补体的水平，促进细胞因子产生，对环磷酰胺所致的大鼠白细胞减少有预防和治疗作用。

【适应证】用于肿瘤化疗或放疗所致的白细胞减少症和其他原因所致的白细胞减少症。此外，尚可用于治疗慢性支气管炎。

【用法和用量】口服：银耳孢糖，每次1g，一日2～3次。银耳芽孢糖浆，每次10ml，一日3次。

【制剂】胶囊剂：每胶囊含银耳孢糖250mg；500mg。糖浆：每瓶100ml；500ml（每1ml含多糖不少于4mg，含葡萄糖醛酸不少于0.6mg）。

猪苓多糖〔医保（乙）〕
Polysaccharide of Polyporus Umbellatus

本药为由中药猪苓（*Polyporus Umbellatus*）提取的多糖类物质，系以β(1→3)糖苷链为主、β(1→4)为辅的葡聚糖。

【药理学】猪苓多糖与已知的担子菌类多糖药物相似，主要是提高机体的细胞免疫功能。实验表明，正常人连续给药10天，可见淋巴细胞转化率显著上升。

【适应证】用于肺癌，可见巨噬细胞功能明显增强，并能提高E玫瑰花结形成率和OT试验等免疫功能。对白血病患者可减少出血和感染，减轻化疗的某些不良反应，并可延长患者生存期。

【用法和用量】肌内注射：每次40mg，一日1次。口服：一日3次，每次0.5g。

【制剂】注射液：每支20mg（2ml）；40mg（2ml）。片剂：每片0.1g；0.5g。胶囊剂：每粒0.25g。

【贮法】密闭保存。

香菇多糖 Lentinan

【其他名称】香菇糖，能治难，瘤停能，天地欣，Entnan，LC-33。

【ATC编码】L03AX01

【性状】本药为香菇（*Lentinus edodes*）子实体或菌丝体提取的多糖，其基本结构为每5个β(1→3)结合的葡萄糖直链上有2个β(1→6)结合侧链的高分子葡聚糖，分子量约50万Da。为白色多孔性固体，遇湿吸收水分，对温度和光稳定，不溶于水。

【药理及应用】能增强淋巴细胞增殖反应，促进IL-1和IL-2生成，诱导干扰素生成。可使被抑制的Th和Tc细胞恢复。此外，它亦增强巨噬细胞和NK细胞的功能。对小鼠移植性肿瘤生长具有抑制作用。

【适应证】用于急慢性白血病、胃癌、肺癌、乳腺癌等肿瘤的辅助治疗，提高患者免疫功能，减轻放射治疗和化学治疗的副作用。亦可用于治疗乙型病毒性肝炎。

【用法和用量】口服：成人每次12.5mg，一日2次；儿童每次5～7.5mg，一日2次。静脉注射或静脉滴注：一次2mg，每周1次。一般3个月为一疗程。

【不良反应】不良反应发生率较低，偶见胸闷、休克、皮疹、恶心、呕吐等。停药后即可消失。

【注意】与维生素C混合，可致溶液变混浊，故应避免混用。

【制剂】片剂：每片2.5mg。注射剂：每支1mg。

【贮法】密闭保存。

转移因子 Transfer Factor

【其他名称】P-转移因子，人（猪）脾转移因子，牛转移因子，白细胞转移因子，百佳，悦康佳，Bovine Transfer Factor，P-TPO，TF。

【性状】注射液为无色和淡黄色透明液体，冰冻后再融化，允许有微量颗粒存在。本药具有可溶、可透析、可超滤、可冷冻干燥的性质，低温时（-20℃）性质稳定，但不耐热。

【药理学】转移因子是从健康人血或动物脾脏提取的多核苷酸肽，分子量小于5000Da，可将细胞免疫活性转移给受体以提高后者的细胞免疫功能。由于它没有抗原性，所以不存在输注免疫活性细胞的配型和相互排异问题。能增强细胞免疫功能，使机体的免疫功能紊乱得以纠正。

【适应证】用于治疗某些抗生素难以控制的病毒性或霉菌性细胞内感染（如带状疱疹、流行性乙型脑炎、白念珠菌感染等）。对恶性肿瘤可作为辅助治疗剂，对自身免疫性疾病和细胞免疫功能低下的有关疾病也有一定治疗作用。

【用法和用量】一般采用皮下注射，注于上臂内侧或大腿内侧腹股沟下端，一次注射1支，每周1～2次，1个月后改为每2周1次。对带状疱疹，一般只需注射1次。

【制剂】注射剂(牛转移因子):每支20mg。注射液:1单位(2ml)(每单位含3mg多肽,100μg核糖);3单位(2ml)。粉针剂:1单位;2单位;4单位[每单位相当于1×10^9白细胞提取物(上海产)至5×10^9~10×10^9白细胞提取物(北京产)。各地产品含量不完全一致]。

【贮法】-20℃以下保存。禁止反复冻融。短期内可置冰箱内冰冻保存。

脾多肽 Lienal Polypeptide

【其他名称】保尔佳,斯普林,小牛脾提取物,脾氨肽,复可托,Polyerga,Calf Spleen Extract。

【药理学】本药可激活免疫系统,提高T细胞活性,促进干扰素释放,而使细胞分裂抑制素增加,提高整体的机体免疫力和抗癌作用。本药亦可抑制糖酵解,导致癌细胞能量代谢障碍,癌细胞由G_0、G_1期向G_2、S期转变过程遭到抑制,使肿瘤生长遭受抑制。

【适应证】用于辅助治疗肿瘤,可单独或和手术、放疗、化疗、生物治疗联合应用。亦可用于免疫缺陷病及免疫力低下疾病,提高患者免疫功能,如各种急慢性肝病、肾病、病毒性心肌炎,血液病、感染等。

【用法和用量】①肌内注射:一次2~8ml,一日1次,或遵医嘱。②静脉注射:一次10ml,溶于500ml的0.9%氯化钠注射液或5%~10%葡萄糖注射液中,一日1次,或遵医嘱。儿童酌减或遵医嘱。

【禁忌证】对本品过敏者禁用。

【注意】发现溶液混浊、颜色异常或有沉淀异物、瓶身细微破裂、瓶口松动或漏气,不得使用。

【制剂】注射剂:每支2ml。

【贮法】室温避光保存。

免疫核糖核酸 Immune RNA

【其他名称】免疫核酸,瑞浩,iRNA。

【药理学】免疫核糖核酸(iRNA)存在于淋巴细胞中,其分子量较转移因子(TF)大(13 500Da),可以用人肿瘤组织免疫的羊或其他动物的脾脏、淋巴结提取(也可从正常人周围血白细胞和脾血白细胞中提取)。它使未致敏的淋巴细胞转变为免疫活性细胞。后者与肿瘤细胞直接接触或通过细胞介导的免疫,损伤肿瘤细胞胞膜,致使肿瘤细胞死亡。免疫核糖核酸在体内亦可产生特异性抗肿瘤IgG抗体,后者与肿瘤细胞表面抗原结合后与肿瘤细胞抗体结合,进一步激活杀伤细胞,杀伤肿瘤细胞。

【适应证】主要用于恶性肿瘤如肾癌、肺癌、消化道癌及神经母细胞瘤和骨肉瘤等的辅助治疗。也试用于慢性乙型肝炎和流行性乙脑,可使细胞免疫功能低下的部分患者恢复正常。

【用法和用量】①治肿瘤:皮下注射,多注射于引流淋巴区的皮下,如腋下或腹股沟,每次2~4mg,一日或隔日一次注射,连续2~3个月;静脉滴注,溶于5%葡萄糖液中滴注。②治慢性肝炎:每周注射1次,每次2~3mg(正常人周围血白细胞免疫核糖核酸,每支含量3mg;正常人脾血白细胞免疫核糖核酸,每支含量2mg),疗程一般为4~6个月。6个月以上者改为2周注射1次,最长者注射到1年。

【注意】各单位试制的免疫核糖核酸含量很不一致,但至少应含10^9免疫活性细胞提取物。免疫核糖核酸本身无特殊反应,但由于制备过程不同,有的产品含有微量蛋白,故应注意过敏反应,并由低剂量开始应用。

【制剂】粉针剂:每支3mg(相当于1g白细胞所含的核糖核酸);6mg;10mg;50mg。注射剂:每支50mg(1ml)。

【贮法】低温0℃以下保存。

胸腺素 Thymosin

【其他名称】胸腺肽,胸腺多肽,日达仙,欣乐维,迪赛,奇莫欣,胸腺肽α-1,迈普新,基泰,和日,胸腺喷丁,替波定,胸腺因子,赛威,康达先,泰普生,Thymosin α-1,Thymopentin,Zadaxin。

【性状】目前临床应用的主要是由小牛胸腺素纯化而得的胸腺素组分5(胸腺素F5,thymosin fraction 5),它含12种主要的多肽和20余种次要的多肽,分子量1000~15 000Da。胸腺肽α-1(thymosin α-1,迈普新)是乙酰化多肽,其分子量为3108Da,为一种精制的、化学合成的消毒干粉制剂。胸腺五肽(胸腺喷丁,替波定,thymopentin)是由精氨酸、赖氨酸、天门冬氨酸、缬氨酸、酪氨酸5种氨基酸组成,分子量为679.8Da。国产猪胸腺素(猪胸腺素F5)系由猪胸腺提取的含8~9种不同等电点的蛋白质组分的混合物,相对分子质量为9000~68 000,低相对分子质量组分占70%~80%。

【药理学】胸腺素可使由骨髓产生的干细胞转变成T细胞,因而有增强细胞免疫功能的作用,对体液免疫的影响甚微。胸腺素的作用可能是:①能连续诱导T细胞分化发育的各个阶段。②能增强成熟T细胞对抗原或其他刺激的反应。③促进T细胞产生各种细胞因子,如干扰素-α(IFN-α)、IFN-γ、白细胞介素-2(IL-2)等,并增加IL-2受体表达。

【适应证】用于胸腺发育不全综合征、运动失调性毛细血管扩张症、慢性皮肤黏膜真菌病等免疫缺陷病。对胸腺发育不全症患儿可长期用作替代性治疗。用于肿瘤患者,可见大部分患者T细胞数增多,也见有临床症状改善。对全身性红斑狼疮、类风湿关节炎等自身免疫性疾病有一定疗效。国内猪胸腺素试用于治疗复发性口疮、麻风、重症感染、慢性肾炎等伴有细胞免疫功能低下的患者时,发现对麻风和重症感染的效果最为满意。对乙型肝炎患者可使氨基转移酶恢复正常,与干扰素-α合用,较两药单用效更佳。

【用法和用量】肌内注射:每次2~10mg,每日或隔日1次。用于胸腺发育不良症幼儿,每天1mg/kg,症状改善后,改维持量为每周1mg/kg,作长期替代治疗。

【不良反应】常见的不良反应为发热。少数患者有荨麻疹、皮疹,个别患者出现头昏等。

【注意】注射前或停药后再次注射时须作皮试。

【制剂】注射液(猪胸腺素):每支2mg(2ml);5mg(2ml)。注射用胸腺肽:每支2mg;4mg。注射用胸腺肽α-1粉剂:每支1.6mg。注射用胸腺喷丁:每支1mg;2mg;5mg;

10mg;50mg;100mg。

【贮法】阴凉处或冰箱保存。

重组人白介素-2〔医保(乙)〕

Recombinant Human Interleukin-2

【其他名称】白介素-2,阿地白介素,T 细胞生长因子,德路生,辛洛尔,英路因,欣吉尔,欧耐特,金路康,因特康,安特鲁克,赛迪恩,博捷速,泉奇,Aldesleukin,Inleusin,TCGF,γhIL-2。

【性状】白色粉末状,易溶于水,溶解后呈透明液体。

【药理学】白细胞介素-2(IL-2)是由 133 个氨基酸组成的多肽,分子量 15 420Da,可作用于 IL-2 受体而发挥作用。本药为免疫调节剂,是一种淋巴因子,可促进和维持 T 细胞的增殖与分化;诱导及增强自然杀伤(NK)细胞的活力;能诱导及增强依赖 IL-2 而获得对自身肿瘤具有细胞毒样活力的杀伤细胞(淋巴因子活化的杀伤细胞,lymphokine activated killer cells,简称 LAK 细胞);诱导及增强杀伤性 T 细胞、单核细胞、巨噬细胞的活力;增强 B 淋巴细胞的增殖及抗体分泌;诱导干扰素生成等。

吸收后主要分布在肾、肝、脾和肺中,主要在肾脏经组织蛋白酶 D 分解代谢。血清中分布和消除半衰期($t_{1/2}$)分别为 13 分钟和 85 分钟。

【适应证】用于肾细胞癌、黑色素瘤,控制癌性胸、腹水及其他晚期肿瘤;先天或后天免疫缺陷症,如艾滋病等;细菌、真菌及病毒感染,如慢性活动性乙型肝炎、慢性活动性 EB(Epstein Barr)病毒感染、麻风病、肺结核、白念珠菌感染等。

【用法和用量】皮下注射:每日 20 万～40 万 U/m^2,加入无菌注射用水 2ml,一天 1 次,每周连用 4 日,4 周为一疗程。肌内注射:慢性乙型肝炎每次 20 万 U,隔日一次。静脉滴注:20 万～40 万 U/m^2,加入注射用生理盐水 500ml,每日 1 次,每周连用 4 日,4 周为一疗程。腔内灌注:癌性胸、腹水时先抽去腔内积液,再将本药 40 万～50 万/m^2 加入生理盐水 20ml 注入,每周 1～2 次,3～4 周为一疗程。瘤内或瘤周注射:10 万～30 万 U/m^2,加至 3～5ml 注射用生理盐水中,分多点注射到瘤内或瘤周。每周 2 次,连用 2 周为一疗程。

【不良反应】本药的不良反应有寒战、发热、乏力、畏食、恶心、呕吐、腹泻和皮疹。大剂量可致低血压、肺水肿和肾损伤、骨髓抑制、嗜睡、谵妄等严重反应。

【禁忌证】高热、严重心肾功能不全、进行过器官移植、对本药过敏者禁用。

【注意】①药瓶开启后须一次用完,不得分次或给第二人使用。②妊娠期及哺乳期妇女、小儿、有严重心脑肾等并发症老年人需慎用。

【药物相互作用】抑制肝微粒体细胞色素 P-450 药酶,可影响合用药物的代谢消除。

【制剂】注射剂:每支 2.5 万 U;5 万 U;10 万 U;20 万 U;50 万 U;100 万 U;200 万 U。

【贮法】4℃贮存。

重组人白介素-11〔药典(三);医保(乙)〕

Recombinant Human Interleukin-11

【其他名称】白细胞介素-11,迈格尔,特尔康,吉巨芬。

【药理学】本药是一种新型促血小板生长因子,可直接刺激造血干细胞和巨核母细胞增殖,诱导巨核细胞的成熟分化,增加体内血小板的生长生成,从而提高血液血小板计数,而血小板功能无明显改变。

【适应证】用于实体瘤、非髓性白血病化疗后Ⅲ、Ⅳ度血小板减少症的治疗。

【用法和用量】皮下注射,一次 25～50μg/kg(以 1ml 注射用水稀释),每日 1 次,7～14 日为一疗程。于化疗结束后 24～48 小时开始或发生血小板减少症后给药,血小板计数恢复后应及时停药。

【不良反应】可见乏力、疼痛、寒战、腹痛、感染、恶心、便秘、消化不良、皮肤瘀斑、肌痛、骨痛、神经紧张及脱发等。

【禁忌证】对本药过敏者、妊娠期妇女禁用。

【注意】①应于化疗 24～48 小时后开始使用,不宜在化疗前或化疗过程中使用。②定期检查血象,注意血小板数值的变化。③有器质性心脏病史的患者、哺乳期妇女、对血液制品及大肠埃希菌表达的生物制剂有过敏史者慎用。

【药物相互作用】抑制肝微粒体细胞色素 P-450 药酶,可影响合用药物的代谢消除。

【制剂】注射用粉针剂:每支 0.75mg(600 万 U);1.5mg(1200 万 U);3mg(2400 万 U)。

【贮法】2～8℃避光密闭保存。

重组人干扰素〔基〕

Recombinant Human Interferon(rhIFN)

干扰素(IFN)是宿主细胞受到病毒感染或干扰素诱生剂等激发后,诱导产生的一类具有多种生物活性的糖蛋白,分子量 2 万～16 万 Da。干扰素不被免疫血清中和,也不被核酸酶破坏,但可被蛋白酶灭活。根据其理化性质及抗原特性,干扰素可分为 α、β、γ 三种类型。

人白细胞产生的干扰素为干扰素 α(IFN-α),又称人白细胞干扰素。由于其蛋白分子的变异和肽类氨基酸序列第 23 位和第 34 位的不同,又可分为 α-2a(23 位为赖氨酸、34 位为组胺酸)、α-1b(23 位为精氨酸、34 位为组胺酸)、α-2b(23 位及 34 位均为精氨酸)三种。

人成纤维细胞产生者为干扰素 β(IFN-β),又称人成纤维细胞干扰素,其结构与干扰素 α 相似。

干扰素 α 和干扰素 β 又统称为Ⅰ型干扰素。均可由病毒感染或应用多核苷酸后产生。由特异性抗原刺激 T 淋巴细胞可产生干扰素 γ(IFN-γ),亦称免疫干扰素或Ⅱ型干扰素,其结构与Ⅰ型者不同。

干扰素无抗原性,但有高度种属特异性,故只有人的干扰素才对人有效。干扰素也可通过大肠埃希菌、酵母菌基因工程重组(recombinant)而得,这些基因重组人源化干扰素制品常冠以"rh",其中"h"表示人,如 rhIFN α-2b。它们的纯度均较高。

【药理学】干扰素具有抗病毒、抗肿瘤活性和免疫调节作用。它与细胞膜表面的特异性干扰素受体结合后,可启动一系列细胞内反应,如:诱导外周血中单核细胞的2′5′-寡核苷酸合成酶,抑制细胞增殖,阻止受病毒感染细胞中病毒的复制及保护未感染的细胞免遭病毒的攻击,此种免疫调节活性亦可增强 NK 细胞和巨噬细胞等的吞噬功能,同时增强细胞毒 T 淋巴细胞对靶细胞的杀伤作用等。最近发现干扰素的抗肿瘤作用还与其抑制血管内皮细胞增殖,抑制肿瘤内新生血管的生成有关。干扰素 α 和干扰素 β 具有共同的受体,因此两者无协同作用;而干扰素 γ 的受体与干扰素-α 或干扰素-β 的受体均不同,故干扰素 γ 与干扰素 α 或干扰素 β 均有协同作用。

【适应证】可用于肿瘤、病毒感染及慢性活动性乙型肝炎等。

【用法和用量】各种不同干扰素制剂的用法不同,详见下述干扰素 α、β、γ 各亚型内容。

【不良反应】常见的不良反应有发热、疲乏、食欲下降、恶心、呕吐、头晕、流感样症状等。偶有嗜睡和精神混乱、呼吸困难、肝功能降低、白细胞减少及过敏反应等。其中干扰素 α-2a 较干扰素 α-2b 发生率稍低,皮下注射较肌内注射的发生率相对低。

【禁忌证】严重心、肝、肾功能不全,骨髓抑制者禁用。

【注意】妊娠期妇女、哺乳期妇女慎用。

【药物相互作用】本药抑制多种肝 CYP450 同工酶的代谢活性,影响合用药物如茶碱、安定、心得安、西咪替丁、华法林的代谢清除,使两者血药浓度增加。

【制剂】详见下述干扰素 α、β、γ 各亚型内容。

重组人干扰素 α-2a〔医保(乙)〕
Recombinant Human Interferon α-2a
(rhIFN α-2a)

【其他名称】罗荛愫,罗扰素,贝尔芬,利能,安福隆,惠福仁,干复津(α),因特芬(α-2a),迪恩安(α-2a),人体淋巴母(胚)细胞样干扰素,人白细胞干扰素,复合 α 干扰素,Roferon-A,Wellfeon,Infergen,Intefen,Human Leukocyte Interferon,Human Lymphoblastoid Interferon-α。

【ATC 编码】L03AB04

【性状】白色粉末状,易溶于水,溶解后呈透明液体。

【药理学】本药为通过人源化基因重组技术制得的含有 165 个氨基酸的蛋白质,具有天然的人干扰素 α-2a 特性。其抗病毒作用是通过在细胞内诱发抗病毒状态和调节免疫系统的效应,从而起到中和病毒或清除受病毒感染的细胞等作用。本药抗肿瘤机制尚不明确,但能使人类肿瘤细胞 DNA、RNA 和蛋白质合成减少,并能抑制某些人类肿瘤细胞的体外增殖和在裸鼠体内的生长。

本药口服不吸收。肌内或皮下注射,吸收率大于 80%,注射后 4~8 小时达血药浓度峰值,$t_{1/2}$为 4~12 小时。肾脏分解代谢为其主要清除途径,本药不能透过血脑屏障。

【适应证】用于治疗:①某些病毒性疾病:乙型肝炎、丙型肝炎、尖锐湿疣、带状疱疹、小儿病毒性肺炎和上呼吸道感染、慢性宫颈炎等。②某些恶性肿瘤:毛细胞白血病、慢性粒细胞白血病、多发性骨髓瘤、非霍奇金淋巴瘤、卡波济氏肉瘤、肾癌、喉乳头状瘤、黑色素瘤、蕈样肉芽肿、膀胱癌、基底细胞癌等。

【用法和用量】皮下或肌内注射给药,剂量和疗程如下:

(1) 慢性活动性乙型肝炎:每次 500 万 U,一周 3 次,共用 6 个月。一个月后病毒复制标志物如未见下降,剂量可增加至患者能够耐受的水平;如治疗 3~4 个月后症状未获改善,则应停止治疗。

(2) 急、慢性丙型肝炎:起始剂量为一次 300 万~500 万 U,一周 3 次,持续 3 个月。对血清谷丙转氨酶(ALT)正常的患者给予维持治疗:一次 300 万 U,一周 3 次,持续 3 个月。ALT 异常者停止治疗。

(3) 多发性骨髓瘤:起始剂量为一次 300 万 U,一周 3 次,可根据患者的耐受性,逐周增加至最大耐受剂量(900 万~1800 万 U)。

(4) 毛细胞白血病:起始剂量为一次 300 万 U,一日 1 次,持续 16~24 周。如患者难以耐受,则剂量减为一次 150 万 U,一周 3 次。维持剂量为一次 300 万 U,一周 3 次。如患者难以耐受,则将剂量减少为一次 150 万 U,一周 3 次。

(5) 慢性粒细胞白血病:采用逐渐增加剂量的给药方案,即第 1~3 天,每日 300 万 U;第 4~6 天,每日 600 万 U;第 7~84 天,每日 900 万 U。治疗 8~12 周后,视其疗效决定是否继续治疗。

(6) 非霍奇金淋巴瘤:作为肿瘤化疗的辅助用药,推荐剂量为一次 300 万 U,一周 3 次,至少持续 12 周。

(7) 尖锐湿疣:皮下或肌内注射,一次 100 万~300 万 U,一周 3 次,使用 1~2 个月。

(8) 宫颈糜烂:非月经期睡前用手指将 1 枚栓剂放入阴道贴近子宫颈处,隔日一次,9 次为一疗程。

【不良反应】①大部分患者可出现感冒样症状,如发热、寒战、乏力。干扰素 α-2a 较干扰素 α-2b 发生率稍低,皮下给药较肌内给药的发生率相对低。②恶心、呕吐、腹痛、腹泻等胃肠道反应。③嗜睡、精神错乱等神经毒性,老年患者中发生率较高,停药 1~2 周后可恢复。④抑制骨髓造血:使中性粒细胞、血小板、血红蛋白生成减少,从而增加感染及出血的危险。⑤其他:可见脱发、低血压、心律紊乱、肝功能损害(ALT 和 AST 升高),偶见皮疹等。⑥阴道局部用药可有烧灼感,一般无须处理。

【禁忌证】(1) 以下情况禁用本药:①对重组人干扰素 α-2a 或其制剂成分过敏者;②心肌梗死病史或其他严重心血管病史者;③严重的肝、肾或骨髓功能不正常者;④癫痫及中枢神经系统功能损伤者;⑤伴有晚期失代偿性肝病或肝硬化的肝炎患者;⑥正在接受或近期内接受免疫抑制剂治疗的慢性肝炎患者;⑦即将接受同种异体骨髓移植的 HLA 抗体识别相关的慢性髓性白血病患者;⑧有自身免疫性疾病史者、或器官移植后正在接受免疫抑制治疗者。

(2) 妊娠期妇女、哺乳期妇女、儿童不宜应用。

【注意】①本药冻干制剂溶解后如出现混浊、沉淀等异常现象，则不得使用。②以注射用水溶解时应沿瓶壁注入，以免产生气泡，溶解后宜于当日用完，不得放置保存。

【药物相互作用】①本药可抑制肝脏微粒体内细胞色素P-450药酶代谢活性，与苯巴比妥等镇静催眠药合用，可增加苯巴比妥的血药浓度，并增强本药对中枢神经系统的毒性。②与卡托普利、依那普利、齐多夫定合用，可导致粒细胞或血小板减少，增加血液学毒性。③本药可降低茶碱的清除率，导致茶碱蓄积中毒，诱发其恶心、呕吐、便秘、癫痫发作等神经毒性反应。④用药期间接种活疫苗，可增加被活疫苗感染的风险。

【制剂】注射剂：每支100万U；300万U；450万U；500万U；600万U；900万U；1800万U。栓剂：每支6万U；50万U。

【贮法】冰箱内2～8℃条件下冷藏，不可冷冻。

重组人干扰素α-1b〔医保(乙)〕

Recombinant Human Interferon α-1b

(rhIFN α-1b)

【其他名称】赛诺金(α-1b)，赛若金，干扰灵(α-1b)，运德素(α-1b)，Hapgen，Sinogen。

【药理学】本药通过重组质粒转染大肠埃希菌，使后者高效表达，再经高度纯化制备而得，具有广谱的抗病毒、抗肿瘤及免疫调节作用。作用机制同干扰素α-2b。

健康志愿者单次皮下注射本药60μg，注射后3.99小时血药浓度达最高峰，吸收半衰期为1.86小时，清除半衰期为4.53小时。本药吸收后分布于各脏器，于注射局部含量最高，其次为肾、脾、肺、肝、心脏及脂肪组织，本药在体内降解，少量随尿及粪便排泄。

【适应证】用于病毒性疾病和某些恶性肿瘤。①慢性乙型肝炎、丙型肝炎和毛细胞白血病。②带状疱疹、尖锐湿疣、流行性出血热和小儿呼吸道合胞病毒性肺炎等病毒性疾病，以及慢性粒细胞白血病、黑色素瘤、淋巴瘤、肝细胞癌、肺癌、直肠癌、膀胱癌、多发性骨髓瘤等恶性肿瘤。③滴眼液可用于眼部病毒性疾病。

【用法和用量】皮下或肌内注射给药，一次30～50μg，隔日或每日1次，疗程4～6个月或视病情而定。

【不良反应】常在用药初期出现发热、疲劳等反应，可随治疗时间的延长而减轻。亦可见头痛、肌痛、关节痛、食欲缺乏、恶心等。还可见白细胞减少、血小板减少。

【禁忌证】下列患者禁用本药：①有过敏史者。②有心肌梗死病史及其他严重心血管病史者。③癫痫或其他中枢神经系统功能损伤者。④有自身免疫性病史或器官移植后正在接受免疫抑制治疗者。

【制剂】注射剂：每支10μg(100万U)；20μg(200万U)；30μg(300万U)；50μg(500万U)。滴眼液：20万U(2ml)。

【贮法】冰箱内2～8℃条件下冷藏，不可冷冻。

重组人干扰素α-2b〔医保(乙)〕

Recombinant Human Interferon α-2b

(rhIFN α-2b)

【其他名称】甘乐能，干扰能，安达芬，英特龙，隆化诺，万复因，安福隆，利芬能，Intron A。

【ATC编码】L03AB05

【性状】重组人干扰素α-2b的分子量约19 300Da。本药为无色澄明的无菌水针剂。

【药理学】本药可特异性地与细胞表面特殊的膜受体结合，发挥抗DNA和RNA的作用，包括对某些酶的诱导作用；能阻止受病毒感染的细胞中病毒的复制，可抑制细胞增殖；有免疫调节作用，可增强巨噬细胞的吞噬活性和淋巴细胞的靶细胞的特殊细胞毒性；与放疗或其他抗肿瘤药有协同作用。

本药经皮下或肌内注射后，血药浓度达峰时间为3.5～8小时，消除半衰期为4～12小时。本药主要在肾脏内代谢降解，仅极微量以原形药重新进入血液循环。

【适应证】用于：①慢性活动性乙型、丙型、丁型病毒性肝炎、带状疱疹、尖锐湿疣等病毒性疾病；②毛细胞性白血病、慢性粒细胞性白血病、多发性骨髓瘤、非霍奇金淋巴瘤、艾滋病相关的喉乳头状瘤或卡波西肉瘤、肾细胞癌、卵巢癌、恶性黑色素瘤等恶性肿瘤。

【用法和用量】(1) 推荐的给药途径、剂量及疗程如下：①慢性乙型、丙型肝炎：皮下注射，一次300万～500万单位(3～5MIU)，每日或隔日1次，3～6个月为一个疗程。②慢性丁型肝炎：皮下注射，一次300万U，一周3次，至少使用3～4个月。③毛细胞性白血病或喉乳头状瘤：皮下注射，一次300万U，一周3次(隔日1次)。④慢性粒细胞性白血病：单药治疗，皮下注射，一次400万～500万U，一日1次，至白细胞基数得到控制后，给予最大耐受量维持治疗；与阿糖胞苷合用，先用本药一次500万U，每日1次，两周后加用阿糖胞苷。若以上方案8～12周未见奏效则应停止治疗。⑤多发性骨髓瘤：皮下注射，一次300万～500万U，一周3次(隔日1次)。⑥非霍奇金淋巴瘤：皮下注射，一次500万U，一周3次(隔日1次)，与化疗药合用。⑦艾滋病相关的卡波氏肉瘤：皮下注射，一次300万U，一周3～5次，也可每天1000万～1200万U。⑧肾细胞癌：皮下注射或静脉给药，单药治疗，一次300万～400万U，可以一周3次、5次或一日1次。⑨转移性类癌瘤：皮下注射，一次300万U，一周3次，每日或隔日1次。⑩恶性黑色素瘤：诱导治疗，可先静脉给药，剂量为一次2000万U，一周5次，共4周，然后皮下注射，一次1000万U，一周3次，共48周。⑪尖锐湿疣：皮下注射，一次100万～300万U，一周隔日注射3次，1～2个月为一疗程。

(2) 栓剂：直接将本品放置于阴道后穹隆接近宫颈口处，睡前使用。每次1粒，隔日一次，9粒为一疗程。

【不良反应】最常见的不良反应为发热、疲倦，停药可恢复。亦可见头痛、肌痛、关节痛、食欲缺乏、恶心、腹泻、转氨酶ALT和AST升高、血小板或白细胞减少；偶见低血压、关节痛、精神错乱、运动失调、焦虑、抑郁、瘙痒、脱发及皮炎等。

【禁忌证】下列患者禁用本药：①对本药或其他干扰素制剂有过敏史者。②严重肾功能衰竭或肌酐清除率<50ml/min者。③有自身免疫性病史或器官移植后正在接受免疫

抑制治疗者。④有癫痫、抑郁症或曾有严重精神病史者。⑤有心肌梗死病史及其他严重心血管病史者。

【注意】本药不能与5%葡萄糖注射液混合静脉滴注。

【药物相互作用】干扰素α-2b 抑制细胞色素 P-450 的活性,可影响西咪替丁、华法林、茶碱、地西泮、普萘洛尔等药物的代谢。在与具有中枢作用的药物合用时,亦会产生相互作用。

【制剂】注射用粉针剂:每支100万U;300万U;500万U;1000万U;1800万U(18MIU);3000万U(30MIU)。注射液(多剂量笔):180万U/1(2)ml。栓剂:每支50万U。

【贮法】冰箱内2~8℃条件下冷藏,切勿冷冻。

重组人干扰素β
Recombinant Human Interferon β(hrIFN-β)

【其他名称】利比,人成纤维细胞干扰素,Rebif。

【性状】本药是由哺乳动物(中国仓鼠)卵巢细胞产生,因而糖基化方式与天然蛋白相似,具有人干扰素β天然氨基酸序列组成。本药11μg为安瓿装冷冻干燥的白色无菌粉末;本药22μg和44μg为0.5ml预装针剂,外观为无色澄明液体。

【药理学】干扰素(IFNs)是一组内源性的糖蛋白,具有免疫调节、抗病毒及抗肿瘤作用。

【适应证】①用于病毒性疾病的防治,对RNA、DNA病毒均敏感,皮下或肌内注射给药用于治疗慢性活动性肝炎、新生儿巨细胞病毒性脑炎。外涂、滴鼻、病灶局部注射给药用于防治流感A2和B病毒、鼻病毒所致感冒、带状疱疹、生殖器疱疹、扁平和尖锐湿疣病毒感染等。②用于多发性硬化疾病。③用于肿瘤性胸腔积液、毛细胞性白血病、宫颈上皮肿瘤,或乳腺及子宫内膜肿瘤的甾体激素受体诱导治疗。

【用法和用量】①多发性硬化疾病:皮下注射,每次44μg(1200万U,12MIU),每周3次。②生殖器疱疹、带状疱疹:肌内注射,一次200万U,每日1次,连续10日。③扁平和尖锐湿疣:皮下或病灶局部注射,每日100万~300万U,连用5日为一疗程,每次1~3个疗程。或肌内注射,每日200万U,连续10日。④慢性乙型肝炎:肌内注射,一次500万U,每周3次,连续6个月。慢性丙型及戊型肝炎:前2个月每次600万U,每周3次;后改为每次300万U,每周3次,连用3~6个月。⑤宫颈上皮肿瘤:病灶内注射,300万U,每日1次,连续5日。5日后改为隔日1次注射,连续2周。⑥肿瘤性胸腔积液:胸穿后将500万U(50ml生理盐水稀释)的本药注入胸膜腔。若7~15天后又出现胸水,再做胸穿,注入本药1000万U(50ml生理盐水稀释)。若15天后再复发,用50ml生理盐水稀释2000万U药物注入胸膜腔。⑦毛细胞性白血病:静脉内缓慢滴注,诱导剂量为每天600万U,连用7天为一个周期,共3个周期,每周期之间间隔一周。维持剂量为每次600万U,每周2次,连续24周。⑧乳腺肿瘤和子宫内膜肿瘤的甾体激素受体诱导治疗:肌内注射,每次200万~600万U,每周3次(隔天1次),共两周。此方案在激素治疗期间每间隔4周可重复使用。

【不良反应】①流感样综合征:表现为发热、寒战、乏力、头痛、肌肉痛、关节痛、嗜睡、恶心、腹泻等。②丙氨酸转氨酶(ALT)、尿素氮(BUN)升高、蛋白尿等肝肾功能损伤。③可见皮疹、瘙痒、血管神经性水肿等过敏反应。④偶见白细胞减少、血小板减少、甲状腺功能障碍、心律失常、低血压、脱发等。

【禁忌证】下列情况禁用本药:①对本药或其他干扰素制剂过敏者。②癫痫、严重抑郁或中枢神经系统功能受损者。③伴有晚期代谢失调肝硬化的慢性肝炎。④有自身免疫性病史,或器官移植后正在接受免疫抑制治疗者。⑤妊娠期及哺乳期妇女。

【注意】严重心、肝及肾功能损害及严重骨髓抑制者慎用。

【药物相互作用】抑制肝微粒体细胞色素P-450药酶,可影响合用药物的代谢消除。

【制剂】注射用冻干粉剂:每安瓿11μg(2ml)(300万U,即3MIU)。注射液(预装式注射器):每支22μg(0.5ml)(600万U,即6MIU);44μg(0.5ml)(1200万U,即12MIU)。

【贮法】冰箱内2~8℃条件下冷藏,不可冷冻。

重组人干扰素γ
Recombinant Human Interferon γ(hrIFN-γ)

【其他名称】克隆伽玛,人淋巴母细胞干扰素,丽珠因德福,上生雷泰。

【ATC编码】L03AB03

【药理学】干扰素γ具有较强的免疫调节功能,能增强抗原递呈细胞功能,加快免疫复合物的清除和提高吞噬异物功能。对淋巴细胞具有双向调节功能,提高抗体依赖的细胞毒反应,增强某些免疫活性细胞HLA-Ⅱ表达、对肝星状细胞的活化、增生和分泌细胞外基质具有很强的抑制作用,并能抑制胶原合成,促进胶原降解。本药对类风湿关节炎患者的滑膜成纤维细胞有抑制作用。

本药口服不吸收,肌内或皮下注射后被缓慢吸收,生物利用度高于89%以上,皮下注射的消除半衰期为9.35小时,皮下注射后的浓度最高峰出现在3.4小时以后,最高峰浓度达37.4IU/mg。

【适应证】用于类风湿关节炎、迁延性肝病及肝纤维化的治疗。

【用法和用量】①类风湿关节炎:皮下注射,初始剂量为一次50万U,每日1次,连续3~4日,如无明显不良反应,将剂量增至每日100万U;第2个月改为一次150万~200万U,隔日1次,总疗程为3个月。②肝纤维化:皮下注射,前3个月,一次50万U,一日1次,后6个月,一次100万U,隔日1次。

【不良反应】常见发热,常在注射后数小时出现,发热时患者有头痛、肌肉痛、关节痛等流感样症状。一般用药3~5天后发热反应可消失。可见疲劳、食欲缺乏、恶心、皮疹、注射部位疼痛和红斑等。偶见白细胞减少、血小板减少、血清胆红素和ALT升高,一般为一过性和可逆性。如出现上述患者不能耐受的严重不良反应,应减少剂量或停药,并给予必要的对症治疗。

【禁忌证】以下情况禁用本药：①对本药或其他干扰素制剂过敏者；②癫痫、严重抑郁或中枢神经系统功能受损者；③伴有晚期代谢失调肝硬化的慢性肝炎；④有自身免疫性病史或器官移植后正在接受免疫抑制治疗者；⑤有心绞痛、心肌梗死病史以及其他严重心血管病史者。

【注意】①妊娠期、哺乳期妇女及儿童慎用。②使用前应仔细检查瓶子，如瓶或瓶塞有裂缝、破损不可使用。在加入灭菌注射用水后稍加振摇，制品应溶解良好，如有不能溶解的块状或絮状物，不可使用。③凡有明显过敏体质、特别是对抗生素有过敏史者应慎用，必须使用时应先用本药做皮肤试验（5000U 皮内注射），阴性者方可使用。在使用过程中如发生过敏反应，应立即停药，并给予相应治疗。④每瓶制品用灭菌注射用水 1ml 溶解，溶解后应一次用完，不得分次或给第二个人使用。

【药物相互作用】①抑制肝微粒体细胞色素 P-450 药酶，可影响合用药物的代谢消除。②不能与抑制骨髓造血功能的药物同时使用。

【制剂】注射剂：每支 50 万 IU；100 万 IU；200 万 IU。

【贮法】冰箱内 2～8℃条件下冷藏，不可冷冻。

聚乙二醇干扰素 α-2a〔医保(乙)〕

Peginterferon alfa-2a

【其他名称】派罗欣，Pegasys。

【ATC 编码】L03AB11

【性状】本药为透明无色至淡黄色液体。

【药理学】本药由 1 分子基因重组干扰素 α-2a 和 2 个聚乙二醇长链（相对分子量 20 000），与 1 分子赖氨酸相联结而成。干扰素与长链聚乙二醇结合，具有以下优点：①延长作用时间，一次用药可维持一周；②增加水溶性，制剂相对稳定；③免疫性不良反应相对减轻。

【适应证】用于治疗慢性丙型肝炎，适用于无肝硬化和非肝硬化代偿期的患者。

【用法和用量】皮下注射，一次 180μg（1ml），每周 1 次，共 48 周。可根据发生的不良反应调整剂量，可减至 45～90μg 乃至 135μg，不良反应减轻后可增加或恢复至规定剂量。

【不良反应】参见第 11 章抗病毒药重组人干扰素 α-2a。

【禁忌证】①对 α-干扰素、大肠埃希菌产物、聚乙二醇过敏者禁用。②自身免疫性肝炎者禁用。③持续肺浸润或原因不明的肺功能异常、甲状腺功能异常、使用低剂量本药仍 ALT 持续升高者均应停药。④本药含苯甲醇，禁用于新生儿、婴幼儿。

【注意】①妊娠期及哺乳期妇女慎用。②心脏疾病患者慎用。③用药期间不要驾驶车辆或操纵机器。

【药物相互作用】干扰素 α-2a 可抑制 CYP1a2 同工酶的活性，抑制茶碱的代谢清除，需监测茶碱并调整用量。与依赖 CYP3A4、CYP2C9、CYP2C19 代谢的药物之间无相互作用。

【制剂】注射剂：每支 45μg（1ml）；90μg（1ml）；135μg（1ml）；180μg（1ml）。注射剂（预充式注射器）：每支 135μg（0.5ml）；180μg（0.5ml）。

【贮存】冰箱内 2～8℃条件下冷藏，不可冷冻。

聚乙二醇干扰素 α-2b〔医保(乙)〕

Peginterferon alfa-2b

【其他名称】佩乐能。

【性状】白色冻干粉术，溶解后为清澈无色液体，无可见颗粒物。

【药理学】是重组人干扰素 α-2b 与单甲氧基聚乙二醇的一种共价结合物，通过人类白细胞的干扰素 α-2b 基因在重组大肠埃希菌中表达获得。体外与体内研究结果提示，聚乙二醇干扰素 α-2b 的生物活性来自于其结构中的重组人干扰素 α-2b 部分，干扰素通过与细胞表面特异性细胞膜受体结合，可启动一系列复杂的细胞内过程，包括在感染了病毒的细胞内抑制病毒复制、抑制细胞增殖以及增强巨噬细胞吞噬活动、增加淋巴细胞对靶细胞的特异性细胞毒性等一系列免疫调控活动。重组人干扰素 α-2b 在体内和体外均可抑制病毒复制，其抗病毒作用的机制尚不清楚，可能与改变宿主细胞的代谢有关。此作用可抑制病毒复制，或病毒复制后使子代病毒不能离开细胞。

【适应证】①慢性丙型肝炎。患者年龄须≥18 岁，患有代偿性肝脏疾病。②慢性乙型肝炎。患者年龄须≥18 岁，患有代偿性肝脏疾病。

【用法和用量】①慢性丙型肝炎：皮下注射，每周 1 次。体重 65kg 以下者，每次 40μg。体重 65kg 以上者，每次 50μg。同时口服利巴韦林。②慢性乙型肝炎：推荐剂量为 1.0μg/kg，每周 1 次，皮下注射。疗程：24 周。

【不良反应】最为常见（≥10% 的患者）的包括注射部位疼痛，炎症、疲乏感、寒战、发热、抑郁、关节痛、恶心、脱发、骨骼肌疼痛、易激动、流感样症状、失眠、腹泻、腹痛、虚弱、咽炎、体重下降、畏食、焦虑、注意力障碍、头晕及注射部位反应。

【禁忌证】①对聚乙二醇干扰素 α-2b 或任何一种干扰素或某一赋形剂过敏者。②自身免疫性肝炎或有自身免疫性疾病病史者。③肝功能失代偿者。④未控制的甲状腺疾病。⑤有严重心脏病史，包括既往 6 个月内不稳定或未控制的心脏病。⑥禁止与替比夫定合用。

【注意】（1）精神及中枢神经系统方面：对于患有严重精神病或有病史的成年患者，只有在确保患者的精神疾患得到正确的个体化诊断和治疗的前提下，才能开始用药。如出现严重的神经精神方面的不良反应，尤其是抑郁症，应停止治疗。

（2）心血管方面：对有充血性心衰史、心肌梗死和（或）既往或目前有心律失常者，应用本药治疗时需要密切监测。

（3）急性过敏：急性过敏反应要立即停药并进行适当的药物治疗。一过性皮疹不需要终止用药。

（4）肾功能：应密切监测肾功能不全患者的毒性症状和体征。严重肾功能不全、慢性肾衰竭或肌酐清除率<50ml/min 时不应使用本药。

（5）脱水：某些患者在使用本药时可见与脱水有关的低血压，故用药患者应保持充足的水分，必要时补液。

【药物相互作用】文献报道当 CYP1A2 底物（如茶碱）与其他 α 干扰素一起使用时，其清除降低 50%。如果患者同时被 HIV 感染并接受高效抗逆转录病毒治疗（HAART），会增加乳酸中毒的可能性。对于接受 HAART 的患者应谨慎使用本药和利巴韦林。

【制剂】注射剂：每支 50μg；80μg；100μg。复溶后体积为 0.5ml。

【贮法】贮存在 2～8℃条件下，不可冷冻。远离儿童放置。配制后的待用溶液在 2～8℃条件下、24 小时内必须使用。未用完的溶液必须丢弃。发现溶液变色时不要使用。

聚肌苷酸-聚胞苷酸 Polyinosinic Acid-Polycytidylic Acid

【其他名称】聚肌苷酸胞嘧啶核苷酸，聚肌胞苷酸，聚肌胞，抑氨肽霉素，Poly（I：C）。

【药理学】干扰素诱导剂，有广谱抗病毒作用及免疫抑制作用。本药肌注后血药浓度于 10～20 分钟内迅速达到峰值，代谢物主要经尿液排泄。

【适应证】用于治疗带状疱疹、疱疹性角膜炎、病毒性肝炎等及预防流感，有一定疗效。

【用法和用量】肝炎：肌内注射，每次 1～2mg，每周 2 次，2～3 月为一疗程。预防流感：应用滴鼻剂。

【不良反应】注射后少数患者可发生一过性低热。

【制剂】注射液：每支 1mg（2ml）；2mg（2ml）（注射液中含 1.5mmol 磷酸盐，0.4mmol $CaCl_2$，100 万 U 卡那霉素）。

【贮法】密闭保存。

盐酸左旋咪唑〔药典（二）〕 Levamisole Hydrochloride

【其他名称】左咪唑，L-Tetramisol。

【ATC 编码】P02CE01

【药理学】为四咪唑（驱虫净）的左旋体，其活性约为四咪唑（混旋体）的 1～2 倍，后发现它有免疫增强作用。能使处于免疫缺陷或免疫抑制状态的机体免疫功能恢复正常，对正常机体的影响并不显著。它能使年老小鼠免疫功能低下状态恢复到正常。在体外，可使巨噬细胞数增加并使巨噬细胞吞噬活性增强。它虽无抗微生物的作用，但可提高机体对细菌及病毒感染的抵抗力。

【适应证】用于肺癌、乳腺癌手术后或急性白血病、恶性淋巴瘤化疗后的辅助治疗。此外尚可用于自身免疫性疾病如类风湿关节炎、红斑性狼疮、银屑病以及上呼吸道感染、小儿呼吸道感染、肝炎、菌痢、疮疖、脓肿等。对顽固性支气管哮喘的近期疗效显著。

【用法和用量】①癌瘤的辅助治疗：1 日量 150～250mg，每日 3 次，连服 3 日，休息 1 周，然后再进行下一疗程。②类风湿关节炎等：每次 50mg，每日服 2～3 次，可连续服用。③支气管哮喘：每次 50mg，一日 3 次，连服 3 日，停药 1 周，6 个月为一疗程。④银屑病（牛皮癣）：外用涂布，每次 5ml，每 3～5 日 1 次，涂布剂需保持 24 小时以上。

【不良反应】偶有头晕、恶心、呕吐、腹痛、食欲缺乏、发热、嗜睡、乏力、皮疹、发痒等，停药后能自行缓解。个别患者可有白细胞减少、剥脱性皮炎及肝功能损伤。

【制剂】片剂：每片 15mg；25mg；50mg。涂布剂：500mg（5ml）。

【贮法】密闭保存。

异丙肌苷 Inosine Pranobex

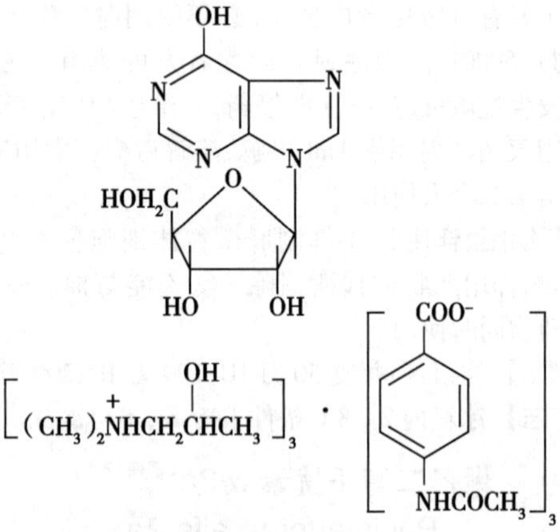

$$\left[(CH_3)_2\overset{+}{N}HCH_2CH(OH)CH_3\right]_3 \cdot \left[\text{4-}(CH_3CONH)C_6H_4COO^-\right]_3$$

【其他名称】Inosiplex，Methisoprinol，Isoprinosine，Anavir，Imunovir，Isoviral。

【ATC 编码】D06BB05

【药理学】抗病毒药，是 1：3的肌苷与乙酰胺基苯甲酸二甲胺基异丙醇酯。对人体疱疹、流感及鼻病毒感染有效。用于单纯疱疹病毒感染的患者疗效显著。据认为本药的抗病毒疗效，除由于其直接的抗病毒作用外，也与其免疫增强作用有关。现发现异丙肌苷具有增强机体免疫功能的作用，主要是增强细胞免疫功能。临床研究表明，可增加致有丝分裂因子所致的淋巴细胞增殖，增加抗体的生成，以及增加细胞因子，如白介素 2（IL-2）等的生成。

【适应证】用于单纯疱疹病毒感染所致多发性口角炎、局灶性生殖器炎，疗效显著。

【用法和用量】口服，每次 1～1.5g，一日 2～3 次。

【制剂】片剂：每片 0.5g。

【贮法】密闭保存。

人免疫球蛋白〔药典（三）；医保（乙）〕 Human Immunoglobulin

【其他名称】丙种球蛋白，人乙型肝炎免疫球蛋白，蓉生，蓉生静丙，γ-Globulin，HBIG。

【ATC 编码】J06BA01

【药理学】为健康人血浆或血清来源的人免疫球蛋白，其中丙种球蛋白（主要为 IgG）含量占 90% 以上。含有健康人群血清所具有的各种抗体，因而有增强机体抵抗力以预防感染的作用。其作用机制有两种：一种是“被动免疫”，注射较大剂量的被动抗体后，使受者得到完全保护而不被感染；另一种是“被动-自动免疫”，注射小剂量后使受者得到部分保护,虽似被感染,但在被动抗体的保护下症状很轻,甚至没有明显的临床症状而产生自动免疫。其中,人乙型肝炎免疫球蛋白,系指采用乙型肝炎疫苗免疫健康献血员后采集的高效价乙型肝炎表面抗体血浆,经低温乙醇蛋白分离法提取,并经病毒灭活处理所制备的特异性免疫球蛋白,能与相应的乙型肝炎表面抗原专一性结合,而起到被动免疫的作用。

【适应证】主要用于免疫缺陷病以及传染性肝炎、麻疹、水痘、腮腺炎、带状疱疹等病毒感染和细菌感染的防治,也可用于哮喘、过敏性鼻炎、湿疹等内源性过敏性疾病。

【用法和用量】肌内注射:①预防麻疹,0.05～0.15ml/kg 或儿童 5 岁以内 1.5～3ml,成人不超过 6ml,预防效果 1 个月。②预防甲型肝炎,0.05～0.15ml/kg 或儿童 1.5～3ml,成人每次 3ml,预防效果 1 个月。③预防乙型肝炎:成人一次 200IU,儿童 100IU,必要时间隔 3～4 周再注射一次。母亲为乙型肝炎表面抗原(HbsAg)和核心抗原(e 抗原)双阳性者,婴儿出生 24 小时内注射 100IU,以进行母婴阻断性预防。

【不良反应】偶见过敏反应如荨麻疹、喉头水肿,严重者可见过敏性休克。注射大量时可见局部疼痛、心悸、恶心和暂时性体温升高。

【注意】①为肌内注射用,不可静脉注射。②药瓶开启后须 1 次用完。

【制剂】①人免疫球蛋白注射液(10%):每支 150mg(1.5ml);300mg(3ml);500mg(5ml)。②注射用冻干人免疫球蛋白:每支 150mg;300mg;500mg。③乙肝免疫球蛋白注射剂:每支 100IU;200IU;400IU。

【贮法】2～8℃避光密闭保存。

静脉注射用人免疫球蛋白〔医保(乙)〕 Haman Immunoglobulin for Intravenous Injection(IVIG)

【ATC 编码】J06BA02

【药理学】系由人血浆中分离纯化制得。直接补充免疫球蛋白。调节白细胞和上皮细胞的 Fc 受体表达及功能。干扰补体活化及细胞因子的生成,如使血浆 IL-1 水平明显降低。本药中所含的大量抗独特性抗体,能中和致病性自身抗体。影响 T 和 B 淋巴细胞的活化和功能。静脉注射后,血浆中 IgG 水平迅速达峰值(15 分钟),半衰期($t_{1/2}$)3～4 周。

【适应证】用于原发性和继发性免疫球蛋白缺乏症如 X 联锁低免疫球蛋白血症、重症感染、艾滋病;自身免疫性疾病如原发性血小板减少性紫癜、川崎病、重症系统性红斑狼疮等。

【用法和用量】本药按无菌操作程序用灭菌注射用水稀释后,用带有滤网的输液器进行静脉滴注。①免疫球蛋白缺乏或低下症:按体重一日 400mg/kg,维持量一日 200～400mg/kg,用药间隔视血清中 IgG 水平而定。②特发性血小板减少性紫癜:开始剂量一日 400mg/kg,连续 5 日,维持量一次 400mg/kg,每周一次或视血小板计数和病情而定。③川崎病:发病 10 日内使用。儿童一次 2.0g/kg,一次静脉滴注。④严重感染:一日 200～400mg/kg,连续 3～5 日。

【不良反应】少数患者在输注过程中出现头痛、寒战、肌痛、恶心、发热、关节痛和血压升高;输注本药可使大多数患者血液黏滞性增加,伴有心血管或肾脏疾病的老年患者,输注者应特别注意减慢速度,保证溶液量充足,以防发生中风、肺栓塞或心肌梗死;少数患者输注本药后 48～72 小时,可发生无菌性脑膜炎伴有脑脊液细胞数增多,症状可自行缓解。

【禁忌证】对本药过敏或有其他严重过敏史者,选择性 IgA 缺乏而 IgA 抗体阳性者禁用。

【注意】①本药专供静脉输注用。应单独使用,不得与其他药物混合输注。输注本药时,应先慢后快,开始时每分钟 1ml(10～20 滴);15 分钟后,可增至每分钟 2ml(20～30 滴);30 分钟后,每分钟 3～5ml(40～50 滴)。儿童滴速酌情减慢。输注过程中若出现寒战、发热,应暂停或减缓滴注速度,并加用异丙嗪或皮质激素。本药应一次输注完毕,不得分次或给第二人使用。②由于本药的原料为人血浆,故有传播血源病毒性疾病的可能。严格筛查献血员和在加工工艺中引入去除、灭活病毒的步骤,可使其传播病毒性传染病的概率大为减少。

【制剂】静注用人免疫球蛋白(pH 4):每瓶 1g;1.25g;2.5g;4g。

【贮法】2～8℃避光密闭贮存。

奥马佐单抗 Omalizumab

【ATC 编码】R03DX05

为抗免疫球蛋白 E(IgE)的人源化单克隆抗体,能特异性地识别循环 IgE 的 Fc 段,阻断 IgE 与其高亲和力受体的结合。用于中度或重度常年性过敏性哮喘。静脉滴注:2.5μg/kg,与口服或吸入糖皮质激素联用。其中第 1 日、第 4 日给予半量,第 7 日给予全量,以后每 2 周给予全量 1 次,共 20 周。可见头痛、头晕、疲乏、皮疹等不良反应。对本药过敏者禁用,肝肾功能不全者慎用。注射剂:每支 150mg(1.2ml)。

乌苯美司〔药典(二);医保(乙)〕 Ubenimex

【其他名称】抑氨肽酶素,抑氨肽酶 B,由必尼美,百士欣,Bst Bestatin。

可竞争性地抑制氨肽酶 B(aminopeptidase B)及亮氨酸肽酶(leucine aminopeptidase)。增强 T 细胞的功能,使其 DNA 合成增加,使 NK 细胞的杀伤活力增强,且可使 CSF 合成增加而刺激骨髓细胞的再生及分化。口服,每日 30～100mg,1 次或分 2 次服。也可每周服用 2～3 日,10 个月为 1 疗程。偶见皮疹、腹泻、头痛、水肿及肝功能受损。剂量超过每日 200mg 可致 T 细胞减少。片剂:每片 10mg;胶囊剂:每粒 10mg;30mg。

白芍总苷〔医保(乙)〕 Total Glucosides of Paeony

【其他名称】帕夫林。

本品为抗炎免疫调节药，用于改善类风湿关节炎患者的症状和体征。口服：一次 300～600mg，一日 2～3 次。不良反应及注意：偶有软便，不需处理，可自行消失。胶囊剂：每粒 300mg。

人参多糖　Ginseng Polysaccharide

【其他名称】安尔欣，奥康莱。

用于肿瘤的辅助治疗，减轻肿瘤放疗、化疗引起的副作用以及急慢性肝炎及各种肝损伤，各种慢性感染，糖尿病等，增强免疫功能。肌内注射：一次 12mg，一日 2 次。不良反应及注意：可见局部红肿。对本药过敏者禁用。注射剂：每支 6mg(2ml)。

羟氯喹〔基；医保(乙)〕　Hydroxychloroquine

【其他名称】硫酸羟氯喹，纷乐。

【性状】薄膜衣片，除去包衣后显白色或类白色。

【药理学】为 4-氨基喹啉类，用于治疗盘状红斑狼疮及系统性红斑狼疮的药物。其作用机制可能与其免疫抑制与抗炎作用有关。

【适应证】用于对潜在严重副作用小的药物应答不满意的以下疾病：类风湿关节炎，青少年慢性关节炎，盘状红斑狼疮和系统性红斑狼疮，以及由阳光引发或加剧的皮肤病变。

【用法和用量】口服。成年人（包括老年人）首次剂量为每日 0.4g，分次服用。当疗效不再进一步改善时，剂量可减至 0.2g 维持。维持时，若治疗反应有所减弱，维持剂量应增加至每日 0.4g。应使用最小有效剂量维持，不应超过 6.5mg/(kg·d)（自理想体重而非实际体重算得）或 0.4g/d，甚至更小量。每次服药应同时进餐或饮用牛奶。羟氯喹具有累积作用，需要几周才能发挥它有益的作用，而轻微的不良反应可能发生相对较早。如果风湿性疾病治疗 6 个月没有改善，应终止治疗。在治疗光敏感疾病时，治疗应仅在最大程度暴露于日光下时给予。

【不良反应】(1) 中枢神经系统：易怒、神经质、情绪改变、噩梦、精神病、头痛、头昏、眩晕、耳鸣、眼球震颤、感音性耳聋、惊厥、共济失调。

(2) 神经肌肉：骨骼肌瘫痪或肌病或神经肌病导致进行性无力和近端肌群萎缩，可合并轻度感觉异常、腱反射减弱和神经传导异常。

(3) 眼部：①睫状体调节障碍可出现视物模糊，此具有反应剂量依赖性，停药后可逆转。②一过性角膜水肿和混浊、角膜敏感性下降。③视网膜黄斑水肿、萎缩，异常色素沉积中心凹反射消失，暴露于强光后黄斑恢复时间延长，黄斑、黄斑旁及周围视网膜区对红光的阈值增加。④视盘苍白和萎缩，视网膜动脉变细，视网膜周围细颗粒样色素沉积，以及病变进展期脉络膜改变。⑤旁中心盲点、中心盲点以及视觉灵敏度下降，罕见的有视野缩窄色视觉异常。

(4) 皮肤反应：头发变白、脱发、瘙痒症、皮肤黏膜色素变化、光过敏和皮损（荨麻疹、多形红斑、苔藓样变、斑丘疹、紫癜、离心形环形红斑、Stevens-Johnson 综合征、急性泛发性发疹性脓胞病和剥脱性皮炎）。

(5) 血液系统：多种血液系统异常，如再生障碍性贫血、粒细胞缺乏、白细胞减少、贫血、血小板减少。

(6) 肠胃道：可出现畏食、恶心、呕吐、腹泻、腹部痉挛。

(7) 过敏反应：荨麻疹、血管性水肿和支气管痉挛。

(8) 心血管系统影响：仅发生于大剂量应用羟氯喹的患者。

(9) 其他影响：体重下降，倦怠，卟啉病和非光敏感的银屑病病情恶化。

【禁忌证】①对任何 4-氨基喹啉化合物治疗可引起的视网膜或视野改变的患者禁用。②已知对 4-氨基喹啉化合物过敏的患者禁用。③妊娠期及哺乳期妇女禁用。

【注意】(1) 银屑病患者及卟啉症患者使用本药均可使原病症加重。

(2) 接受长期或高剂量治疗的某些患者，已观察到有不可逆视网膜损伤。

(3) 服用本药应进行初次（基线）以及定期（每 3 个月 1 次）的眼科检查（包括视敏度、输出裂隙灯、眼底镜以及视野检查）。

(4) 如果视敏度、视野或视网膜黄斑区出现任何异常的迹象（如色素变化，失去中心凹反射）或出现任何视觉症状（如闪光和划线），且不能用调节困难或角膜混浊完全解释时，应当立即停药，并密切观察其可能的进展。

(5) 使用本药长期治疗的所有患者应定期随访和检查，包括检查膝和踝反射，以及发现肌肉软弱的任何迹象。如发现肌软弱，应当停药。

(6) 肝病或醇中毒患者，或者与已知有肝脏毒性的药物合用时，应慎用。

(7) 对长期接受本药治疗的患者应定期作血细胞计数。如出现不能归因于所治疾病的任何严重血液障碍，应当考虑停药。缺乏葡萄糖-6-磷酸脱氢酶（G-6-PD）的患者应慎用本药。

(8) 服用本药可出现皮肤反应，因此对接受药物后有产生皮炎的明显倾向的任何患者给予本药时，应适当注意。

(9) 因过量或过敏而出现严重中毒症状时，建议给予氯化铵口服（成人每日 8g，分次服用），每周 3 或 4 日，在停止治疗后使用数月，因为尿液酸化可使 4-氨基喹啉化合物的肾排泄增加 20%～90%，然而对肾功能损伤的患者及或代谢性酸中毒患者应当谨慎。

【制剂】片剂：每片 0.1g；0.2g。

【贮法】遮光，密封保存。

艾拉莫德〔医保(乙)〕　Iguratimod

【其他名称】艾得辛。

【药理学】本药可以抑制胶原性关节炎模型大鼠的足肿胀，缓解大鼠骨和软骨组织的破坏。其作用机制尚不完全清楚。文献报道，在体外艾拉莫德可以抑制核因子-κB（NF-κB）的活性，进而抑制炎性细胞因子（IL-1、IL-6、IL-8、TNF-α）的生成。艾拉莫德还可以在体外与小鼠和人的 B 细胞直接发生作用，抑制免疫球蛋白的生成。此外有文献报道，艾拉莫德在体外可抑制纯化的环氧酶-2（COX-2）的活性（$IC_{50}=7.7\mu g/ml$），但对环氧酶-1（COX-1）的活性无影响。

【适应证】用于活动性类风湿关节炎的症状治疗，适用于男性及治疗期间无生育要求的妇女。

【用法和用量】口服。一次 25mg，饭后服用，一日 2 次，早、晚各 1 次。

【不良反应】常见有上腹部不适、氨基转移酶升高、恶心、食欲缺乏、皮疹或皮肤瘙痒、头痛、头晕、白细胞下降、耳鸣或听力下降、乏力、腹胀、下肢水肿、心悸、血红蛋白下降、失眠、多汗、呕吐、胸闷、血小板升高、血小板下降、心电图异常、畏寒、嗜睡、精神不佳、双手肿胀、月经失调、牙龈出血、面部水肿。

少数主要有腹泻、消化不良、嗳气、胃溃疡、反流性食管炎、十二指肠溃疡、胃窦部出血、发热、咳嗽、口干、口腔溃疡、皮肤水肿、胸痛、尿蛋白阳性、总胆红素升高、流感样症状、上呼吸道感染、痘疹样胃炎。

【禁忌证】下列患者禁用：①妊娠期妇女或有妊娠可能性的妇女；②患有严重肝病的患者；③患有消化性溃疡的患者，或有消化性溃疡既往史的患者；④对本药所含成分有过敏既往史的患者。

【注意】①有肝脏损害和明确乙型肝炎或者丙型肝炎血清学指标阳性的患者慎用。用药前及用药后每月检查 ALT，检查时间间隔视患者具体情况而定。②对于有活动性胃肠疾病的患者慎用，患者一旦发生黑便、贫血、异常胃/腹疼痛等症状，需及时通知医生并尽早去医院就诊，一旦确诊为胃溃疡或十二指肠溃疡，应立即停药并进行对症治疗。③服药期间不应使用免疫活疫苗。④免疫缺陷、未控制的感染、肾功能不全、骨髓发育不良的患者慎用。⑤本药未进行系统法致癌性试验，故累计用药时间暂限定在 24 周内。

【制剂】片剂：每片 25mg。

【贮法】遮光，密封保存。

重组人粒细胞刺激因子〔医保（乙）〕

Recombinant Human Granulocyte Colony-stimulating Factor

【其他名称】瑞白，吉粒芬，特尔津，立生素，吉赛欣，洁欣，百特喜，里亚金，欣粒生。

【性状】无色透明液体。

【药理学】为利用基因重组技术生产的人粒细胞刺激因子（rhG-CSF），是调节骨髓中粒系造血的主要细胞因子之一，选择性作用于粒系造血祖细胞，促进其增殖、分化，并可增加粒系终末分化细胞的功能。

【适应证】各种原因导致中性粒细胞减少症。

【用法和用量】化疗药物给药结束后 24～48 小时起皮下或静脉注射本药，每日一次，本药的用量和用药时间应根据患者化疗的强度和中性粒细胞下降的程度决定。

【不良反应】肌肉酸痛、骨痛、腰痛、胸痛、食欲缺乏、肝脏谷丙转氨酶及谷草转氨酶升高、发热、头痛、乏力、皮疹、ALP 及 LDH 升高，极少数会出现休克、间质性肺炎、成人呼吸窘迫综合征、幼稚细胞增加。

【禁忌证】①对粒细胞刺激因子过敏者以及对大肠埃希菌表达的其他制剂过敏者禁用。②严重肝、肾、心、肺功能障碍者禁用。③骨髓中幼稚粒细胞未显著减少的骨髓性白细胞患者或外周血中检出幼稚粒细胞的骨髓性白血病患者禁用。

【注意】①本药应在化疗药物给药结束后 24～48 小时开始使用。②使用本药过程中应定期每周检测血象 2 次，特别是中性粒细胞数目变化的情况。③对髓性细胞系统的恶性增殖（急性粒细胞性白血病等）患者，本药应慎重使用。④本药仅供在医生指导下使用。

【制剂】注射液：每瓶 75μg；100μg；150μg；200μg；250μg；300μg。

【贮法】2～8℃避光保存，应避免冻结和剧烈振摇。

聚乙二醇化重组人粒细胞刺激因子〔医保（乙）〕

Pegylated Recombinant Human Granulocyte Colony Stimulating Factor（PEG-rhG-CSF）

【其他名称】新瑞白，津优力。

【性状】澄明液体。

【药理学】粒细胞刺激因子与造血细胞的表面受体结合后作用于造血细胞，从而刺激增殖、分化、定型与成熟细胞功能活化。与 rhG-CSF 相比，PEG-rhG-CSF 能降低血浆清除率，延长半衰期。

【适应证】适用于非骨髓性癌症患者在接受骨髓抑制性抗癌药物治疗时，降低以发热性中性粒细胞减少症为表现的感染的发生率。不用于造血干细胞移植的外周血祖细胞的动员。

【用法和用量】在每个化疗周期抗肿瘤药物给药结束后皮下注射。推荐使用剂量为一次注射固定剂量 6mg。本药也可按患者体重，以 100μg/kg 进行个体化治疗。请勿在使用细胞毒性化疗药物前 14 天到化疗后 24 小时内给予，本药注射前，应当检测本药溶液是否澄清透明，如果有悬浮物质产生或变色，不得继续使用。

注射 6mg 或 100μg/kg 剂量不推荐用于婴儿、儿童和体重低于 45kg 的发育期少年。

【不良反应】骨骼肌肉痛、便秘、恶心、呕吐、腹泻、食欲缺乏、乏力、发热、头晕、失眠、心率及心律紊乱、免疫原性。

【禁忌证】已知对聚乙二醇化重组人粒细胞刺激因子、重组人粒细胞刺激因子及对大肠埃希菌表达的其他制剂过敏者禁用。严重肝、肾、心、肺功能障碍者禁用。

【注意】①应在化疗药物给药结束后 48 小时使用。②使用本药过程中应注意血常规的监测，特别是中性粒细胞计数的变化情况。③如使用本药出现过敏症状或疑似过敏症状，需对症治疗，如重复使用本药后过敏症状仍然出现，建议不再使用本药。④本药仅供在医生指导下使用。

【制剂】注射剂：每支 1.35×10^8IU（3.0mg）（1.0ml）（安瓿）；1.35×10^8IU（3.0mg）（1.0ml）（预装式注射器）。

【贮法】于 2～8℃避光处保存和运输。

重组人粒细胞巨噬细胞刺激因子〔医保(乙)〕 Recombinant Human Granulocyte/Macrophage Colony-stimulating Factor，rhGM-CSF

【其他名称】金扶宁，里亚尔，华北吉姆欣，金磊赛源。

【性状】外用凝胶：微黄色半透明凝胶制剂，溶于水；注射用：白色冻干粉末，加入标示量注射水后应迅速复溶为澄明液体。

【药理学】作用于造血祖细胞，促进其增殖和分化，其主要作用是刺激粒细胞、单核巨噬细胞成熟，促进成熟细胞向外周血释放，并能促进巨噬细胞及嗜酸性粒细胞的多种生理功能。

【适应证】外用凝胶：促进创面愈合，用于深Ⅱ度烧伤创面；注射用：预防和治疗肿瘤放疗或化疗后引起的白细胞减少症。治疗骨髓造血功能障碍及骨髓增生异常综合征。预防白细胞减少引发的潜在的感染并发症。使感染引起的中性粒细胞减少的恢复加快。

【用法和用量】外用凝胶：常规清创后用无菌生理盐水清洗创面，再将适量本药均匀涂于患处。如需包扎，仅需在直接接触创面的消毒纱布内层上均匀地涂布适量本药，即可常规包扎。用量视创面大小而定，推荐剂量为 $100cm^2$ 创面面积/支，每日一次，疗程 7～28 天。

注射用：癌症化疗或放疗后 3～10μg/(kg·d)，皮下注射持续 5～7 天，根据白细胞回升速度和水平，确定维持量。用 1ml 的无菌生理盐水溶解（切勿剧烈振荡），可在腹部、大腿外侧或上臂三角肌进行皮下注射。

【不良反应】外用凝胶：偶见局部红肿、疼痛等过敏反应，停药后自行消失。

注射用：安全性与剂量和给药途径有关。大部分不良反应多属轻到中度，严重的不良反应罕见。最常见不良反应为发热、寒战、恶心、呼吸困难、腹泻，一般的常规对症处理便可使之缓解；其次有皮疹、胸痛、骨痛和腹泻等。据国外报道，低血压和低氧综合征在首次给药时可能出现，但以后给药则无此现象。不良反应发生多于静脉注射和快速滴注以及剂量大于 32μg/(kg·d)时。

【禁忌证】对 rhGM-CSF 或制剂中任何其他成分有过敏史者、自身免疫性血小板减少性紫癜的患者禁用。

【注意】外用凝胶：为无菌包装，可作为手术室用药。伴有严重感染的创面需同时应用抗生素治疗或停用本药。使用本药前洁净双手；操作时避免污染；用毕即时旋紧管口。本药应 2～8℃冷藏保存，不可冷冻保存。本药性状发生改变时禁用。打开包装后，需在 7 天内用完。请置于儿童不可及处。儿童必须在成人监护下使用。如意外大量口服，请及时就医。如出现严重过敏症状，请立即停用本药，并及时就医。

注射用：①应在专科医生指导下使用。患者对 rhGM-CSF 的治疗反应和耐受性个体差异较大，为此应在治疗前及开始治疗后定期观察外周血白细胞或中性粒细胞，血小板数据的变化。血象恢复正常后立即停药或采用维持剂量。②本药属蛋白质类药物，用前应检查是否发生混浊，如有异常，不得使用。③本药不应与抗肿瘤放、化疗药同时使用，如要进行下一疗程的抗肿瘤放、化疗，应停药至少 48 小时后，方可继续治疗。④妊娠期妇女、高血压患者及有癫痫病史者慎用。⑤使用前仔细检查，如发现瓶子有破损，溶解不完全者均不得使用。⑥四环素过敏者不得使用。

【药物相互作用】外用凝胶：本药遇到酒精、碘酒、龙胆紫和双氧水等，可能会使 rhGM-CSF 活性降低，因此常规清创消毒后，应再次使用无菌生理盐水清洗创面后，方可使用本药。含可能使蛋白质变性成分（如含重金属、鞣酸、生物碱等）的外用药物建议不与本药同时使用。

注射用：与化疗药物同时使用，可加重骨髓毒性，应于化疗结束后 24～48 小时使用；本药可引起血浆白蛋白降低，因此，同时使用具有血浆白蛋白高结合的药物应注意调整药物的剂量；注射丙种球蛋白者，应间隔 1 个月以上再接种本药。

【制剂】外用凝胶：每支 100mg rhGM-CSF/10g。注射用：每瓶 75 万 IU/75μg(1.0ml)；150 万 IU/150μg(1.0ml)；300 万 IU/300μg(1.0ml)。

【贮法】外用凝胶：2～8℃避光密闭贮藏和运输；注射用：2～8℃避光保存及运输，如用无菌溶媒溶解后，2～8℃可保存 7 天。

氨肽素〔医保(乙)〕 Amino-polypeptide

【其他名称】迪银，复方氨肽素片。

本药主要成分氨肽素是从动物脏器提取的活性物质。能增强机体代谢和抗病能力，有助于血细胞增殖、分化、成熟与释放，对提取白细胞和血小板均有较好的作用。用于原发性血小板减少性紫癜、再生障碍性贫血、白细胞减少症，亦可用于银屑病。口服。一次 5 片，一日 3 次，儿童用药酌减或遵医嘱。片剂：每片 0.2g。

鲨肝醇〔医保(乙)〕 Batilol

本药即正十八碳甘油醚，为动物体内固有物质，在骨髓造血组织中含量较多，可能是体内造血因子之一。有促进白细胞增生及抗放射线的作用，还可对抗由于苯中毒和细胞毒类药物引起的造血系统抑制。用于治疗各种原因引起的白细胞减少症，如放射性、抗肿瘤药物等所致的白细胞减少症，及治疗不明原因所致的白细胞减少症。口服。成人一日 50～150mg，分 3 次服，4～6 周为一个疗程。儿童一次 1～2mg/kg，一日 3 次。片剂：每片 20mg。

维生素 B_4〔医保(乙)〕 Vitamin B_4

【其他名称】磷酸腺嘌呤，6-氨基嘌呤，腺嘌呤，Adenine。

为升白细胞药。维生素 B_4 是核酸的组成部分，在体内参与 RNA 和 DNA 合成，当白细胞缺乏时，它能促进白细胞增生。用于防治各种原因引起的白细胞减少症、急性粒细胞减少症，尤其是对肿瘤化学和放射治疗以及苯中毒等引起的白细胞减少症。口服，成人每次 10～20mg，一日 3 次。儿童每次 5～10mg，每日 2 次。片剂：每片 10mg；25mg。

（林志彬　杨宝学）

第 12 篇
抗肿瘤药

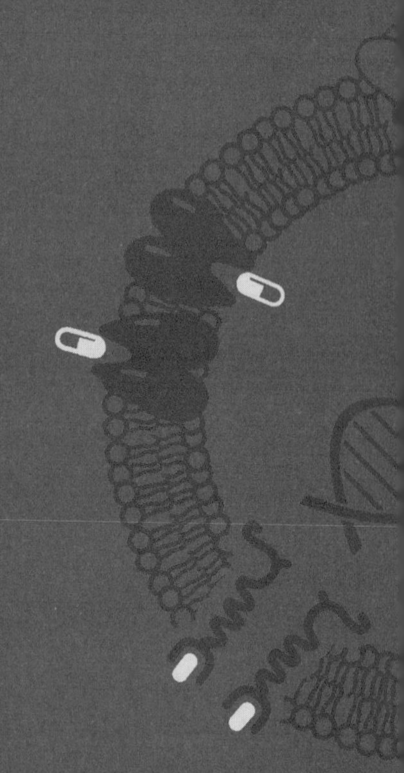

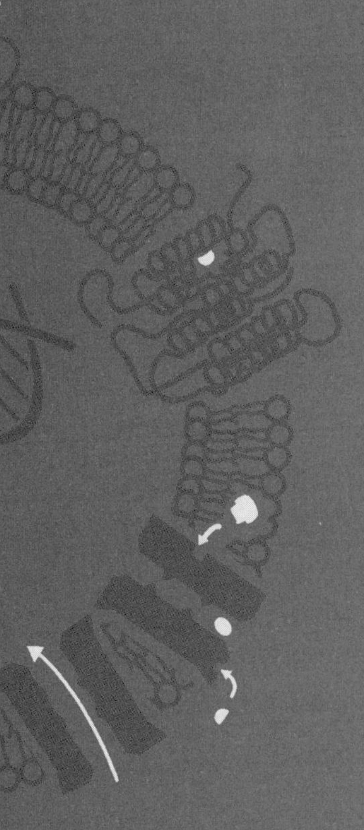

第69章 抗肿瘤药

肿瘤的治疗是一项综合工程，需要手术、放射治疗、内科治疗相结合，才能达到提高治愈率和改善患者生活质量的目的。

肿瘤的内科治疗是当前最活跃的研究领域之一。近年来，随着分子生物学技术的提高和对发病机制从细胞、分子水平的进一步认识，肿瘤的生物治疗已进入了一个全新时代。这些领域包括采用新型作用机制的药物和疗法，如具有靶向性的表皮生长因子受体（epidermal growth factor receptor，EGFR）拮抗剂、针对某些特定细胞标志物的单克隆抗体、针对某些癌基因和癌的遗传学标志的药物、抗肿瘤血管生成的药物、抗肿瘤疫苗、基因治疗、免疫治疗等。它们的共同特点是：具有非细胞毒性和靶向性；具有调节作用和细胞稳定性作用；毒性的作用谱和临床表现与现在常用的细胞毒类（cytotoxics）药物有很大的区别，与常规治疗（化疗、放疗）合用有更好的疗效。

抗肿瘤药物的主要适应证是：①对某些全身性肿瘤如白血病、绒毛膜上皮癌、恶性淋巴瘤等作为首选的治疗方法，在确诊后应尽早开始应用；②对多数常见肿瘤如骨及软组织肉瘤、睾丸肿瘤、消化道癌、肺癌和乳腺癌等可在术后作为辅助或巩固治疗，以处理可能存在的远处播散；对某些肿瘤如视网膜母细胞瘤、肾母细胞瘤等辅助应用抗肿瘤药物可提高放射治疗的疗效；③对晚期肿瘤作为姑息治疗，以减轻患者的痛苦，延长寿命；④对某些表浅肿瘤如皮肤癌等可试行局部治疗，部分可以治愈。此外，多种抗肿瘤药还具有免疫抑制作用，可用于治疗某些自体免疫性疾病，有暂时缓解症状的效果，又可用于防止器官移植的排异反应。

目前在国际上，临床常用的抗肿瘤药物已百余种。传统上，抗肿瘤药物皆根据其来源和作用机制进行分类。一般分为烷化剂、抗代谢物、抗生素、植物药、激素和其他（包括铂类、门冬酰胺酶、靶向治疗等）六大类。这显然不能概括目前抗肿瘤药物的发展，更未能包括生物反应剂和基因治疗。另一分类是根据药物作用的分子靶点而分为：作用于DNA化学结构的药物、影响核酸合成的药物、作用于DNA模板影响DNA转录或抑制DNA依赖RNA聚合酶而抑制RNA合成的药物、影响蛋白质合成的药物、其他类型的药物。但目前抗肿瘤药物发展很快，以上分类多不能概括现有的药物和即将进入临床的药物。

近年来，随着分子生物学技术的提高，在分子水平对肿瘤发病机制和增殖有了比较深入的认识，开始了针对细胞受体、关键基因和调控分子为靶点的治疗。这些领域包括：具有靶向性的表皮生长因子受体（EGFR）拮抗剂，针对某些与增殖相关受体的单克隆抗体，针对某些癌基因和癌的细胞遗传学标志的药物，抗肿瘤血管生成的药物，抗肿瘤疫苗，基因治疗等，都有了长足的进步。

例如，目前进入临床的单克隆抗体，有利妥昔单抗（rituximab）、曲妥珠单抗（trastuzumab）、西妥昔单抗（cetuximab）、贝伐珠单抗（bevacizumab）等；信号传导抑制剂（signal transduction inhibitor），最主要的有选择性抑制酪氨酸激酶及 BCR-ABL 异常融合蛋白的表达并抑制有 BCR-ABL 表达的白血病细胞增殖的伊马替尼（imatinib，STI 571）、EGFR 酪氨酸激酶抑制剂吉非替尼（gefitinib，ZD1839）和厄洛替尼（erlotinib，OSI-774）等。抗肿瘤血管生成的药物方面，已有新生血管抑制剂的血管内皮抑素等。这样，肿瘤的治疗实际上超越了传统的细胞毒治疗，而属于病理生理学治疗，也就是封闭肿瘤发展过程中的关键受体和纠正某些病理过程。它们在临床上的共同特点是：①具有非细胞毒性和靶向性；②起调节作用和细胞稳定性（cytostatic）作用；③临床研究中不一定非达到剂量限制性毒性（DLT）和最大耐受剂量（MTD）；④不良反应的范围和临床表现与细胞毒性药物有很大区别；⑤与常规治疗（化疗、放疗）合用有更好的效果等。

抗肿瘤药物需要合理应用，因为药物本身可能引起严重不良反应。医生必须对药物有较深的了解，包括药动学特点、药物之间的相互作用、是否有器官特异性毒性、预防和谨慎观察过敏反应。合理用药是相对的，要不断学习、不断提高业务水平，才能胜任临床工作。并根据循证医学、规范化和个体化的原则减少失误，使患者获益。

69.1　烷化剂

烷化剂（alkylating agents），是细胞毒类抗肿瘤药物，分子中含有烷化基团，化学性质活泼，在体内能形成正碳基团或其他活泼的亲电性基团，与细胞中的生物大分子（如 DNA、RNA、蛋白质等）中的亲核基团如氨基、巯基、羟基、羧基、磷酸基等共价结合，发生烷化反应，使其丧失活性或使核苷酸发生配对错误，DNA 分子发生断裂，影响核酸、蛋白质的结构和功能，使细胞的分裂增殖受到抑制或引起细胞死亡，属于细胞周期非特异性药物。

烷化剂是临床最早使用细胞毒类药物，抗瘤谱较广，抗肿瘤活性强，应用广泛。烷化剂对肿瘤细胞和正常细胞选择性不强，不仅可作用于肿瘤细胞，也影响正常细胞，尤其对人体生长较快的组织有损伤和抑制作用，不良反应多。骨髓抑制、胃肠道反应和脱发最常见，烷化剂可能导致严重的骨髓抑制，在高剂量时表现更为明显，能致癌、致畸、致突变。异环磷酰胺和环磷酰胺存在特异性不良反应，出血性膀胱炎。烷化剂的不良反应与其作用的剂量、时间及个体敏感性等因素有关。在使用中应掌握剂量和疗程，并定期检查血象等指标。

烷化剂可分为以下几类：氮芥类、亚硝基脲类、乙撑亚胺类、甲烷磺酸酯类等。氮芥类代表药物有氮芥、苯丁酸氮芥、环磷酰胺等。盐酸氮芥是第一个在临床中使用的抗肿瘤药物，是双功能基团烷化剂，对淋巴瘤有效，选择性差，毒性大。为了提高氮芥类药物的选择性，降低毒副作用，对其进行了结构改造，例如芳香氮芥苯丁酸氮芥；用苯丙氨酸为载体设计的美法仑；环磷酰胺是将氮芥基团磷酰化，是目前广泛应用的氮芥类药物；异环磷酰胺是环磷酰胺的类似物，两者作用机制相似，抗瘤谱不完全相同。亚硝基脲类药物包括卡莫司汀、洛莫司汀、司莫司汀、尼莫司汀等，有较强的亲脂性，易通过血脑屏障进入脑脊液，适用于原发或转移性脑瘤、中枢神经系统肿瘤和恶性淋巴瘤。乙撑亚胺类代表药物是塞替派，治疗乳腺癌、卵巢癌、膀胱癌等。甲烷磺酸酯类有白消安，其口服吸收良好，组织分布迅速，用于慢性粒细胞白血病的治疗。

烷化剂药物造成的 DNA 损伤可以被 DNA 修复机制切除和修复，细胞得以存活，从而降低药物的细胞毒性，产生耐药。DNA 烷基化损伤修复机制包括：DNA 错配修复，MGMT（O_6-甲基鸟嘌呤-DNA 甲基转移酶）直接修复，碱基切除修复，DNA 双键断裂修复，交联修复等。

氮芥〔药典（二）；医保（甲）〕　Chlormethine

$$CH_3-N\begin{matrix}\diagup CH_2CH_2Cl \\ \diagdown CH_2CH_2Cl\end{matrix}$$

氮芥是最早用于临床并取得突出疗效的抗肿瘤药物。为双氯乙胺类烷化剂的代表，它是一个高度活泼的化合物。在中性或弱碱条件下迅速与多种有机物质的亲核基团（如蛋白质的羧基、氨基、巯基，核酸的氨基、羟基、磷酸根）结合。

【其他名称】 盐酸氮芥，Nitrogen Mustard，HN_2。

【ATC 编码】 L01AA05

【性状】 常用其盐酸盐，为白色结晶性粉末；有引湿性与腐蚀性。在水中极易溶解，在乙醇中易溶。熔点为 108～111℃。

【药理学】 氮芥最重要的反应是与鸟嘌呤第 7 位氮共价结合，产生 DNA 的双链内的交叉联结或 DNA 的同链内不同碱基的交叉联结。G_1期及 M 期细胞对氮芥的细胞毒作用最为敏感，由 G_1期进入 S 期延迟。大剂量时对各周期的细胞和非增殖细胞均有杀伤作用。

氮芥进入血中后迅速水解或与细胞的某些成分结合，在血中停留的时间只有 0.5～1 分钟，90% 在 1 分钟内由血中消失。24 小时内 50% 以代谢物形式排出。

【适应证】 主要用于恶性淋巴瘤及癌性胸腔、心包及腹腔积液。目前已很少用于其他肿瘤，对急性白血病无效。

【用法和用量】 每次 6mg/m^2（一般为 5～10mg），静脉注射，由近针端输液管中冲入。体腔内注射时用生理盐水 20～40ml 稀释，在抽液后即时注入。

【不良反应】 消化道反应、骨髓抑制（9～14 日最低，16～20 日恢复）、脱发、注射于血管外时可引起溃疡。

【禁忌证】 骨髓严重抑制者及其他不适合化疗者禁用。对本品过敏者禁用。孕期及哺乳期妇女禁用。

【注意】 老年、小儿剂量应恰当掌握；肝、肾功能不全者慎用。

【药物相互作用】 与氯霉素、磺胺药等可能影响造血功能的药物联用，可加重骨髓功能。

【制剂】 注射液：每支 5mg（1ml）；10mg（2ml）。

【贮法】 在避光阴凉处保存。

环磷酰胺〔药典(二);医保(甲)〕 Cyclophosphamide

$$(ClCH_2CH_2)_2N-P(=O)(NH-CH_2CH_2CH_2-O-)$$

环磷酰胺(CTX)是进入体内被肝脏或肿瘤内存在的过量的磷酰胺酶或磷酸酶水解,变为活化型的磷酰胺氮芥而起作用的氮芥类衍生物。抗瘤谱广,是第一个所谓"潜伏化"广谱抗肿瘤药,对白血病和实体瘤都有效。

【其他名称】环磷氮芥,癌得星,Cytoxan,Endoxan,Neosar,CTX。

【ATC 编码】L01AA01

【性状】为白色结晶或结晶性粉末(失去结晶水即液化),在室温中稳定。在水中溶解。水溶液不稳定,故应在溶解后短期内使用。易溶于乙醇。

【药理学】本品在体外无活性,它主要通过肝 P-450 酶水解成醛磷酰胺再运转到组织中形成磷酰胺氮芥而发挥作用。环磷酰胺可由脱氢酶转变为羧磷酰胺而失活,或以丙烯醛形式排出,导致泌尿道毒性。属于周期非特异性药,作用机制与氮芥相同。对环磷酰胺的耐药实验动物模型中主要表现为:①醛脱氢酶的活性增高;②通过谷胱甘肽转移酶与谷胱甘肽结合;③DNA 的修复增加,在临床上耐药的机制正在研究,很多学者认为与多药耐药基因和 P 糖蛋白相关。

环磷酰胺口服后易被吸收,生物利用度为 74% ~97%。约 1 小时后血浆浓度达最高峰。与血浆结合不足 20%。在体内 $t_{1/2}$为 4 ~6.5 小时。在 48 小时内可由肾脏排出 50% ~70%(大部为代谢物仅 10% 为原形)。环磷酰胺大部不能透过血脑屏障,脑脊液中的浓度仅为血浆的 20%。

【适应证】为目前广泛应用的烷化剂。对恶性淋巴瘤、白血病、多发性骨髓瘤均有效,对乳腺癌、睾丸肿瘤、卵巢癌、肺癌、鼻咽癌、神经母细胞瘤、横纹肌瘤、骨肉瘤也有一定疗效。

【用法和用量】静脉注射,联合用药一次 500mg/m^2,每周静脉注射 1 次,3 ~4 周为一疗程。口服每次 50 ~100mg,每日 2 ~3 次,一疗程总量 10 ~15g。

儿童:《中国国家处方集·化学药品与生物制品卷·儿童版》推荐:

诱导治疗:静脉给药,一次 10 ~20mg/kg,或一日 100 ~300mg/m^2,加氯化钠注射液 100ml 缓慢注射,连用 1 ~5 天,每 21 ~28 天重复。

实体瘤:250 ~1800mg/m^2,一日 1 次,1 ~4 天,每 21 ~28 天重复。

【不良反应】骨髓抑制(最低值 1 ~2 周,一般维持 7 ~10 天,3 ~5 周恢复)、脱发、消化道反应、口腔炎、膀胱炎,个别报道有肺炎、过量的抗利尿激素(ADH)分泌等。一般剂量对血小板影响不大,也很少引起贫血。此外,环磷酰胺可杀伤精子,但为可逆性。超高剂量时(>120mg/kg)可引起心肌损伤及肾毒性。

【禁忌证】感染、肝肾功能损害者禁用或慎用(国内外存在不同建议)。对本品过敏者禁用。妊娠及哺乳期妇女禁用。

【注意】CTX 大量给药时应注意膀胱炎,对于有痛风病史、泌尿系统结石史或肾功能损害者应慎用。常规剂量的 CTX 不产生心脏毒性,高剂量时可产生心肌坏死,偶可发生肺纤维化。肝功能不全者,一方面使其疗效降低,另一方面还增加了其毒性。

【药物相互作用】CTX 可增加血清尿酸水平,与抗痛风药如别嘌醇等同用,应调整抗痛风药的剂量;别嘌醇可增加 CTX 的骨髓毒性,如同用应密切观察其毒性作用。与皮质激素同用可增加急性毒性。与多柔比星同用可增加心脏毒性,多柔比星总剂量不应超过 400mg/m^2。

【制剂】注射用环磷酰胺:每瓶 100mg;200mg。片剂:每片 50mg。

【贮法】25℃以下保存,避免日光照射。

异环磷酰胺〔药典(二);基;医保(乙)〕 Ifosfamide

$$ClCH_2CH_2NH-P(=O)(N(CH_2CH_2Cl)-CH_2CH_2CH_2-O-)$$

异环磷酰胺(IFO)为磷酰胺类衍生物,多年前已经能够合成,但直到 20 世纪 80 年代有了尿路保护剂美司钠(mesna)后才进入临床。目前已在各国广泛应用,对多种实体瘤和某些白血病均有效,其抗瘤谱与环磷酰胺不完全相同。

【其他名称】和乐生,Holoxan,IFO。

【ATC 编码】L01AA06

【性状】本品为白色结晶性粉末。

【药理学】与环磷酰胺相比仅是一个氯乙基的位置不同,也是一种"潜伏化"药物,需要在进入体内经肝脏活化后才有作用。IFO 在肝脏水解过程较 CTX 慢,部分 IFO 在活化前经过脱氯乙基作用而形成氯乙醛和去氯乙基异环磷酰胺。这些代谢物无抗肿瘤作用,但有潜在细胞毒作用。而环磷酰胺只有很小部分去氯乙基化。所以血浆等效剂量 IFO 3.5g/m^{2}和 CTX 1.0g/m^{2}相等。IFO 为双功能烷化基团,主要作用于 DNA 鸟氨酸 N_7位置,与 CTX 不同之处是 IFO 不形成去甲氮芥。

IFO 口服吸收良好,生物利用度接近 100%。剂量为1 ~2g/m^{2}时多数患者可耐受,但在较大剂量时患者呕吐严重,且有神经毒性。与血浆结合不足 20%,排出 $t_{1/2}$为 6 小时,主要以代谢物形式,只有 15% ~30% 以原形由尿中排出,脑脊液浓度为血浆浓度的 20%。连续 5 天给药可使 IFO 清除快,因而毒性减低而作用不减,尿中羟基异环磷酰胺的排出因人而异,所以必须应用尿路保护剂。

【适应证】用于骨及软组织肉瘤、非小细胞肺癌、乳腺癌、头颈部癌、子宫颈癌、食管癌。

【用法和用量】单药治疗一日 1.2 ~2.4g/m^2,静脉滴注 30 ~120 分钟,连续 5 天为一疗程。联合用药一日 1.2 ~

2.0g/m²,静脉滴注,连续5天为1疗程。每疗程间隔3～4周。给异环磷酰胺的同时及其后第4、8、12小时各静脉注射美司钠1次。一次剂量为本品的20%,并需补充液体。

【不良反应】尿路毒性,限制剂量提高的主要毒性为泌尿道刺激,易引起出血性膀胱炎,此系其活性代谢产物丙烯醛经肾脏排出的刺激所致。骨髓抑制也是剂量限制性毒性,白细胞和血小板下降常出现于给药后第8～12天。其他也可有恶心呕吐、脱发等。个别报道在高剂量可有肺炎和心脏毒性。剂量过高、肾功能不全和既往用过顺铂的患者可有神经毒性,常表现为昏睡、意识不清,常在药物治疗期内或停药后短期内出现。一般认为是异环磷酰胺去氯乙基后形成的氯乙醛引起。

【禁忌证】已知对异环磷酰胺高度过敏者禁用;严重骨髓抑制者禁用;严重感染者禁用;肾功能不全和(或)尿路梗阻者禁用;膀胱炎患者禁用;妊娠及哺乳期妇女禁用。

【注意】应用时应同时配合应用尿路保护剂美司钠及适当水化。肾毒性表现为血肌酐升高,高剂量时甚至可导致肾小管坏死。儿童长期应用异环磷酰胺可引起范科尼综合征。所以肾功能不全的患者应慎用。忌与中枢神经抑制药(镇静药、镇痛药、抗组胺药、麻醉药)并用。应当小心监察患者在接受异环磷酰胺治疗时,可能会出现的中枢神经系统毒性反应。脑病症状一经出现,应该停止使用异环磷酰胺,即使患者在恢复正常后,也不应该再次使用该药。

【药物相互作用】当与其他细胞生长抑制剂或放疗合用时其骨髓毒性会增加。若同时服用别嘌醇,则可引起更加严重的骨髓抑制。本品可能加重放疗导致的皮肤反应。如患者曾经或同时接受具有肾毒性的药物如顺铂、氨基苷类、阿昔洛韦或两性霉素B等药物时,本品的肾毒性会加剧,继之骨髓毒性和神经(中枢神经)毒性也会加剧。因本品对免疫系统产生抑制,所以有可能减弱患者对疫苗的反应,接种活性疫苗时会加剧疫苗引起的损害。与华法林同时使用可能增强后者的抗凝血作用而导致出血的危险性增加。作用于中枢神经系统的药物(如止吐药、镇静药、麻醉药或抗组胺药)应非常谨慎使用或在必要时停止使用,尤其在本品引发的脑病患者中。

【制剂】注射用异环磷酰胺:每瓶0.5g;1.0g;2.0g。

【贮法】室温下保存,不能超过25℃。部分厂家2～10℃。

美法仑〔医保(乙)〕 Melphalan

$$(ClCH_2CH_2)_2N-C_6H_4-CH_2CH(NH_2)-COOH$$

其左旋体为L-苯丙氨酸氮芥(L-PAM),其消旋体名溶肉瘤素。

【其他名称】苯丙氨酸氮芥,癌可安,米尔法兰,Phenylalanine Mustard,Alkeran,MEL。

【ATC编码】L01AA03

【性状】为白色粉末,可溶于水。

【药理学】与其他烷化剂相同,直接与DNA结合,导致细胞死亡。耐药机制为谷胱甘肽水平提高,药物运转缓慢,DNA修复增强。抑制谷胱甘肽S转移酶可加强本品的抗肿瘤作用。

口服吸收个体差异较大。药物代谢呈二室模型,$t_{1/2\alpha}$为6～10分钟,$t_{1/2\beta}$为40分钟到2小时。尿中以原形排出的不足15%,大部为代谢物。脑脊液浓度不足血浆浓度的10%。在骨髓瘤患者,如肾功能不全,骨髓抑制会加重。

【适应证】①多发性骨髓瘤、乳腺癌、卵巢癌、慢性淋巴细胞和粒细胞白血病、恶性淋巴瘤、骨软骨病等;②动脉灌注,治疗肢体恶性黑色素瘤、软组织肉瘤及骨肉瘤。

【用法和用量】口服8～10mg/m²,每日1次,共4～6日,间隔6周重复,动脉灌注,一般每次20～40mg,视情况而定。

【不良反应】有消化道反应和骨髓抑制。可能发生皮疹或超敏反应包括过敏。有报道心跳停搏可能与此有关。报道有溶血性贫血、脉管炎、肺纤维化、肝炎和黄疸等肝功能异常发生。

【禁忌证】严重贫血者、妊娠期妇女禁用。

【注意】根据肾功能及骨髓抑制程度增减剂量。本品与放疗合用时应严密观察骨髓抑制情况。

【药物相互作用】儿童使用萘啶酸和高剂量美法仑静脉给药导致致命的出血性小肠结肠炎。

【制剂】片剂:每片2mg。

【贮法】密闭、避光、阴凉处保存。

卡莫司汀〔药典(二);医保(乙)〕 Carmustine

$$ClCH_2CH_2-NH-C(=O)-N(NO)-CH_2CH_2Cl$$

卡莫司汀(BCNU)为亚硝脲类烷化剂,虽然其结构上有一个氯乙基,但化学反应与氮芥不同。由于能透过血脑屏障,故常用于脑瘤和颅内转移瘤。

【其他名称】卡氮芥,氯乙亚硝脲,BCNU。

【ATC编码】L01AD01

【性状】为无色至微黄或微黄绿色的结晶或结晶性粉末,无臭。溶于乙醇、聚乙二醇,不溶于水。熔点30～32℃(熔融时分解)。

【药理学】现认为本品进入体内后,在生理条件下经过OH^-的作用形成异氰酸盐和重氮氢氧化物。异氰酸盐使蛋白质氨甲酰化,重氮氢氧化物生成正碳离子使生物大分子烷化。异氰酸盐可抑制DNA聚合酶,抑制DNA修复和RNA合成。产生DNA交叉链的第一步反应是使G-O^6部位烷化,再在C-N^1和G-N^3之间以2碳键联生成链间交联。O^6-烷基-鸟嘌呤(O^6-A-G)转移酶可以除去第一步反应中生成的G-O^6-烷基,从而防止交联的生成。缺少O^6-A-G转移酶的细胞称为MER^-细胞,对亚硝脲类烷化剂敏感,而MER^+细胞则对其耐药,这是检测肿瘤的MER从而达到一定选择性化疗的基础。本品属周期非特异性药,与一般烷化剂无完全的交叉耐药。亚硝脲类药物的耐药与多药耐药基因(mdr)关系不大。

本品注射后在血中的 $t_{1/2}$ 为1.5小时,第一相为6分钟,第二相为68分钟。注射后48小时有60%以降解产物形式由尿中排出。静脉注射后有相当部分进入脑脊液中,能透过血脑屏障。

【适应证】临床上主要用于脑瘤、恶性淋巴瘤及小细胞肺癌,对多发性骨髓瘤、恶性黑色素瘤、头颈部癌和睾丸肿瘤也有效。

【用法和用量】静脉滴注,一日125mg(或100mg/m^2),连用2天。使用时与生理盐水或5%葡萄糖液200ml混合。

儿童:《中国国家处方集·化学药品与生物制品卷·儿童版》推荐:100mg/m^2,一日一次,连用2~3日,或200mg/m^2,一日一次;每6~8周重复。溶入5%葡萄糖或0.9%氯化钠注射液150ml中快速静脉滴注。

【不良反应】静脉注射后骨髓抑制见于4~6周,白细胞最低值见于5~6周,在6~7周恢复。多次给药,可延迟至10~12周恢复。一次静脉注射后,血小板最低值见于4~5周,在6~7周恢复。血小板下降较白细胞严重。消化系统:恶心、呕吐、食欲减退、腹泻、呃逆。长期治疗可致肺间质炎、肺纤维化、肺并发症。大剂量可产生脑脊髓病。静脉注射部位可产生血栓性静脉炎。对肝、肾均有影响,肝脏损害可恢复,肾毒性可见氮质血症、功能减退、肾缩小。有继发白血病报道。有致畸可能。抑制睾丸或卵子功能,引起闭经或精子缺乏。

【禁忌证】严重骨髓抑制者,严重肝、肾功能损害者禁用。对本品过敏者禁用。妊娠及哺乳期妇女禁用。

【注意】高剂量时可引起迟发的骨髓抑制和肾功能损伤。用药期间应定期检查血象。肝肾功能不全者慎用。

【药物相互作用】西咪替丁加重其白细胞和血小板下降程度。

【制剂】注射液:每支125mg(2ml)。

【贮法】对热极不稳定(超过32℃即分解),应置冰箱内5℃以下保藏。运送时需装在冰盒中,不冷冻(2~10℃)。

洛莫司汀〔药典(二);医保(乙)〕 Lomustine

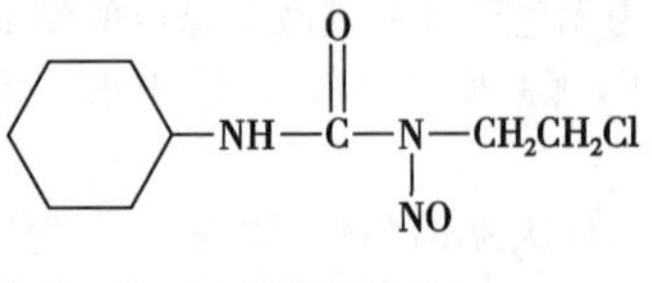

$$\text{C}_6\text{H}_{11}-NH-\overset{\overset{O}{\|}}{C}-\underset{\underset{NO}{|}}{N}-CH_2CH_2Cl$$

【其他名称】环己亚硝脲,CCNU。

【ATC编码】L01AD02

【性状】为淡黄色结晶或结晶性粉末,无臭。几乎不溶于水,溶于乙醇,易溶于三氯甲烷。遇热不稳定。熔点为88~91℃。

【药理学】作用原理与卡莫司汀相近,能口服,主要用于脑肿瘤及小细胞和非小细胞肺癌。

口服后吸收很快,在生理条件下 $t_{1/2}$ 为53分钟,迅速转化为代谢物。血浆中氯乙基 $t_{1/2}$ 为72小时,环己基为5小时,在48小时内60%以上以代谢物形式由尿中排出。本品能透过血脑屏障,脑脊液中的浓度为血浆的50%~55%。

【适应证】临床主要用于脑瘤、恶性淋巴瘤、肺癌及恶性黑色素瘤。

【用法和用量】口服,一次120~140mg/m^2,每6~8周口服1次。

儿童,《中国国家处方集·化学药品与生物制品卷·儿童版》推荐:口服:每次80~100mg/m^2,间隔6~8周。

【不良反应】与卡莫司汀相同,主要是消化道反应及迟发的骨髓抑制。

【禁忌证】严重骨髓抑制者,严重肝、肾功能损害者禁用。对本品过敏者禁用。妊娠及哺乳期妇女禁用。

【注意】用药期间应严格检查血象。

【药物相互作用】西咪替丁可能加重其骨髓抑制。

【制剂】胶囊剂:每粒40mg;100mg。

【贮法】置冰箱密闭、避光保存。运送时需装在冰盒中(2~10℃)。

司莫司汀〔药典(二);基;医保(甲)〕 Semustine

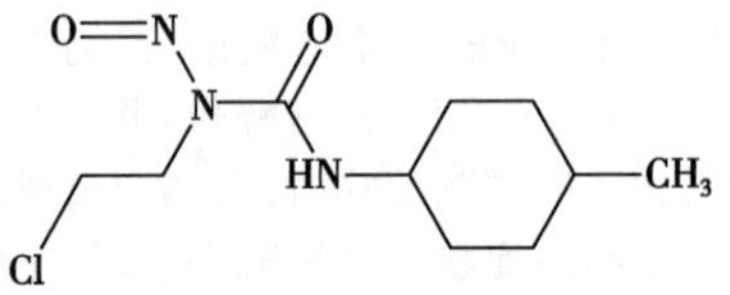

$$O=N-N(CH_2CH_2Cl)-C(=O)-NH-\text{C}_6\text{H}_{10}-CH_3$$

为洛莫司汀(CCNU)的甲基衍生物。

【其他名称】甲环亚硝脲,甲基-CCNU,me-CCNU。

【ATC编码】L01AD03

【性状】为微黄带淡红色结晶性粉末,对光敏感。几乎不溶于水,溶于乙醇。25℃下放置3个月未见分解。口服胶囊在0℃密封贮放4~5年无变化。

【药理学】作用机制与CCNU相同。在多数实验肿瘤中作用与卡莫司汀(BCNU)和洛莫司汀(CCNU)相似,但对Lewis肺癌、小鼠自发乳腺癌、B_{16} 恶性黑色素瘤疗效优于BCNU及CCNU,而毒性则较低。治疗指数为这两药的2~4倍。为一周期非特异性药物,但对M期和 G_1/S 期的细胞有较大的杀伤力。

耐药研究表明此药的耐药与mdr基因无关,主要由于细胞内 C^6-烷基-鸟嘌呤转移酶增高。此酶可在C-6位置鸟氨酸结合的氯乙基脱落,因之阻止交叉键的形成。而对BCNU的耐药则是由于细胞内的谷胱甘肽和谷胱甘肽S转移酶的增加。所以检测肿瘤内的 O^6-烷基-鸟嘌呤转移酶,可在一定程度上预测此药的疗效。

本品很可能在进入体内后水解成为近似CCNU的环己基而起作用。人服用 ^{14}C 标记的本品后在胃中迅速分解。服药后呕吐物和粪便中均无原药存在。将环己基及氯乙基分别标记的本品120~290mg/m^2 给患者服用,服后10分钟血浆中即可测到两部分物质,1~8小时吸收的环己基部分达到最高值,6小时氯乙基部分达到最高峰。血浆环己基α相 $t_{1/2}$ 为24小时,β相 $t_{1/2}$ 为72小时;氯乙基 $t_{1/2}$ 为36小时。服药30分钟后在脑脊液中可测到的放射性约为血浆浓度的15%~30%。约有47%的标记物在24小时中可从尿中回收，从粪便排泄的在5%以内，由呼气中排出的不足10%。本品服后以肝、肾、胃、肺、肠中分布浓度较高。

【适应证】对恶性黑色素瘤、恶性淋巴瘤、脑瘤、肺癌等有较好的疗效。和氟尿嘧啶并用，对直肠癌、胃癌和肝癌均有效。

【用法和用量】口服，一次100～200mg/m^2，每6～8周给药1次；也可36mg/m^2，每周1次，6周为1个疗程。合并其他药物时可给75～150mg/m^2，6周给药1次；或30mg/m^2，每周1次，连给6周。

儿童：《中国国家处方集·化学药品与生物制品卷·儿童版》推荐：口服，一次80～100mg/m^2，间隔6～8周。

【不良反应】与BCNU、CCNU一样，对骨髓、消化道及肝肾有毒性。口服后最早在45分钟可出现恶心、呕吐，迟者到6小时出现，通常在次日可消失。如在服药前给予止呕剂，或将服药时间改在睡前，均可减轻消化道反应。血小板减少低谷出现在服药后4周左右，白细胞减少的低谷出现在5～6周，持续6～10天。其他如口腔炎、脱发、肝功能损伤均是轻度。

【禁忌证】对本品过敏者禁用。严重骨髓抑制者，严重肝肾功能损害者禁用。妊娠及哺乳期妇女禁用。

【注意】3种亚硝脲类药物的中等毒性剂量为：本品225mg/m^2相当于BCNU 250mg/m^2，CCNU 130mg/m^2。用药期间应定期检查血象。

【药物相互作用】以本品组成联合化疗时，应避免合用有严重降低白细胞和血小板作用的抗癌药。

【制剂】胶囊剂：每粒10mg；50mg。

【贮法】防潮，在25℃以下保存。长期保存最好冷藏放置于8℃以下。

尼莫司汀〔医保(乙)〕　Nimustine

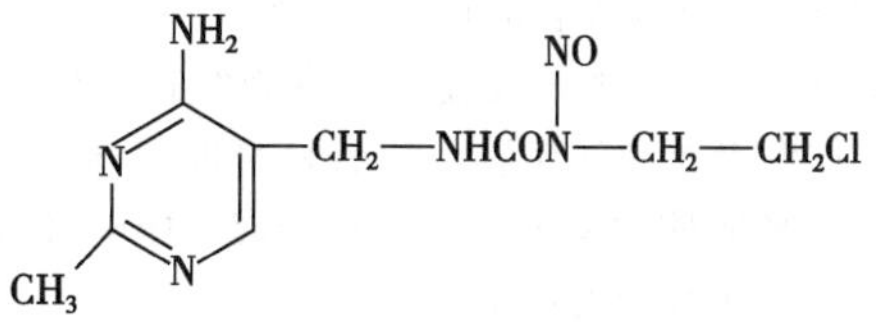

NH$_2$ / NO / CH$_2$—NHCON—CH$_2$—CH$_2$Cl / N / N / CH$_3$

【其他名称】尼氮芥，嘧啶亚硝脲，宁得朗，Nidran，ACNU。

【ATC编码】L01AD06

【性状】为白色或黄白色结晶状粉末。易溶于水，遇光易分解。

【药理学】属亚硝脲类药物，具有烷化作用，能抑制DNA和RNA的合成。可通过血脑屏障。动物实验表明，静脉注射后有7%～16%进入脑脊液，最高可达30%。

【适应证】用于肺癌、胃癌、直肠癌、食管癌和恶性淋巴瘤等，可与其他抗肿瘤药物合并使用。

【用法和用量】每次剂量为2～3mg/kg或90～100mg/m^2，以注射用水溶解（5mg/ml），缓慢静脉注射或静脉滴注。6周后可重复使用，总剂量300～500mg。本品还可用于胸腹腔注射、动脉注射和膀胱内给药。

【不良反应】有食欲缺乏、恶心、呕吐、乏力、发热、皮疹、脱发，对肝功能有一定影响（用药后1～3周氨基转移酶可升高，2～3周后自然恢复），并有迟缓性骨髓抑制。

【禁忌证】对本品过敏者禁用。严重骨髓抑制者，严重肝肾功能损害者禁用。妊娠及哺乳期妇女禁用。

【注意】治疗中应观察血象变化以决定用药量。

【药物相互作用】以本品组成联合化疗时，应避免合用有严重降低白细胞和血小板作用的抗癌药。

【制剂】注射用尼莫司汀：每支25mg；50mg。

【贮法】避光保存。

福莫司汀〔医保(乙)〕　Fotemustine

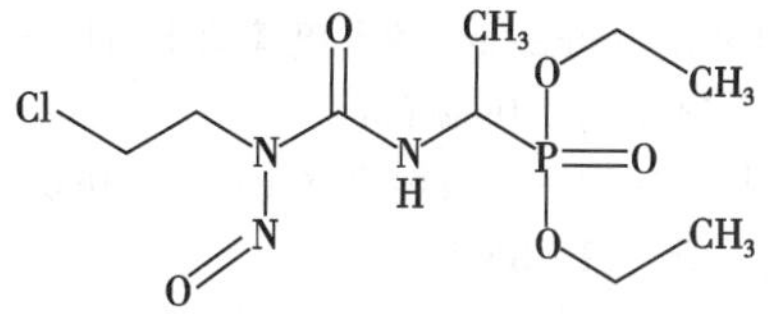

O / CH$_3$ / O / CH$_3$ / Cl / N / N / H / P═O / N / O / CH$_3$ / O

【其他名称】武活龙。

【ATC编码】L01AD05

【性状】淡黄色冻干粉末，易溶于乙醇和水，对光敏感。

【药理学】为亚硝基脲类抗有丝分裂的细胞抑制剂，具有烷化和氨甲酰基化作用，动物实验显示其有广谱抗肿瘤活性。其化学结构中含有一个丙氨酸的生物等配物（1-氨乙基磷酸），易于穿透细胞和通过血脑屏障。

静脉滴注后，其血浆清除率依单次或二次幂动态变化，半衰期很短。其分子几乎全部经代谢分解，而且血浆蛋白结合率较低（25%～30%）。在一线化疗中，本品可提高血液方面的耐受性，以往未进行化疗的患者白细胞减少40.4%，曾经化疗过的患者白细胞减少48.9%；以往未进行化疗的患者血小板减少33.9%，曾经化疗过的患者血小板减少40.4%（n=153）。

【适应证】原发性脑内肿瘤和播散性恶性黑色素瘤（包括脑内部位）。

【用法和用量】准确取4ml无菌的乙醇溶媒，溶解小瓶中的福莫司汀，剧烈振摇，直到粉剂完全溶解，将福莫司汀溶液加入5%的葡萄糖溶液250ml，作静脉滴注。依此法制备药液时应避光，静脉缓慢滴注1小时。单一药物化疗包括诱导治疗：连续用药3次，各间隔1周；然后是治疗休息期4～5周；维持治疗：每3周用药1次。标准剂量均为100mg/m^2。在联合化疗时，免去诱导治疗的第3次用药，剂量仍维持不变。

【不良反应】主要为血液学方面的影响，以血小板减少和白细胞减少为特征，发生较晚，分别在应用首剂诱导治疗后4～5周和5～6周达最低点。若在本品治疗之前进行过其他化疗和（或）与其他可能诱发血液毒性的药物联合应用时，可加重血液学毒性。此外，用药后2小时内出现中度恶心和呕吐、中度暂时性可逆性转氨酶、碱性磷酸酶及胆红素升高、发热、注射部位静脉炎、腹泻、腹痛、暂时性血尿素氮升高、瘙痒、暂时性可逆性神经功能障碍（意识障碍、感觉异常、味觉缺失）。

【禁忌证】对本品过敏者禁用。严重骨髓抑制者，严重肝肾功能损害者禁用。妊娠及哺乳期妇女禁用。

【注意】不推荐将本品用于过去4周内用过化疗或6周内用过亚硝基脲类药物治疗的患者。本品只可考虑用于血小板和(或)粒细胞计数分别≥1×10^{12}/L和≥2×10^{9}/L的患者。每次用药前，都应做血细胞计数，并根据血液学状态调整剂量。从诱导治疗开始到维持治疗开始，推荐的间隔是8周，在2个维持治疗周期之间，推荐的间隔期是3周。推荐在诱导治疗中或后进行肝功能检查。

【药物相互作用】本品与大剂量的达卡巴嗪(400~800mg/m^2)合用出现肺部毒性表现(成人呼吸窘迫综合征)，当联合应用时，推荐按照下列交替用药方案：本品第1日和第8日各用100mg/m^2；达卡巴嗪第15日、16日、17日、18日连续用，剂量为250mg/(m^2·d)。

【制剂】注射用冻干粉剂：208mg/瓶；200mg/4ml。

【贮法】避光，2~8℃贮存。

雌莫司汀[医保(乙)] Estramustine

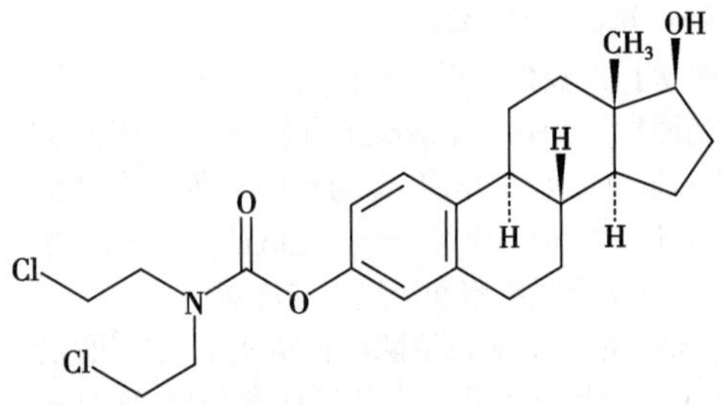

【其他名称】雌二醇氮芥，依立适。

【ATC编码】L01XX11

【性状】白色或近白色粉末。易溶于水和甲醇。微溶于乙醇和三氯甲烷。

【药理学】为雌二醇和氮芥的结合物，雌激素活性弱于雌二醇，抗肿瘤活性弱于大多数其他烷化剂。在体内主要以氧化的异构体雌酮氮芥存在，两种形式在前列腺内都有累积。部分氨基甲酸酯键在肝中水解，释放出雌二醇、雌酮和氮芥。雌莫司汀和雌酮氮芥的血浆半衰期为10~20小时，代谢物主要经粪便排泄。

【适应证】用于治疗晚期前列腺癌。

【用法和用量】口服，每次2~3粒，每日2次。如经3~4周后无效，即应停止治疗。治疗开始亦可用静脉注射，300mg/d，3周后改口服，或继续静脉注射，每周2次，每次300mg。胶囊应在饭前1小时以前或饭后2小时以后用水送服。

【不良反应】最常见男子女性化乳房和阳痿；恶心、呕吐；体液潴留、水肿。严重：血栓栓塞、缺血性心脏病和充血性心衰，罕见：血管神经性水肿。其他：腹泻，超敏反应，体液潴留，高血压，血栓栓塞等。

【禁忌证】禁用于对雌二醇或氮芥过敏者，既往严重的白细胞减少和(或)血小板减少，严重肝脏或心脏疾病，缺血性、血栓栓塞性或体液潴留引发的并发症。

【注意】慎用于具有血栓性静脉炎、血栓形成或血栓栓塞病史，有脑血管及冠状动脉疾病的患者，与高钙血症有关的骨代谢疾病患者，以及肝肾功能不全的患者。①为减少注射部位出现血栓性静脉炎，静脉注射应用细针缓慢注入(3~5分钟)。②本品可静脉滴入(但不能超过3小时)。将本品溶液加入250ml 5%葡萄糖注射液内。如发现注射液漏至脉管旁，应立即停止注射。本品注射溶液的配制是将8ml稀释液缓缓地注入含药的安瓿内，不能振荡以防止产生泡沫，不可用盐水。③必须定期复查血细胞计数及肝功能，应注意液体潴留，可能影响癫痫，偏头痛或肾功能。④糖尿病患者服用本品应检查糖耐量，定期检查血压，预防高血压。

【药物相互作用】本品不能和牛奶、奶制品及含钙药物(如含钙的抗酸剂)一起服用，因为钙可能影响其吸收。使用ACEI的患者使用本品偶尔会发生超敏反应，包括血管性水肿。

【制剂】胶囊剂：140mg。粉针剂：150mg。

【贮法】避光。

氮甲[医保(乙)] Formylmerphalan

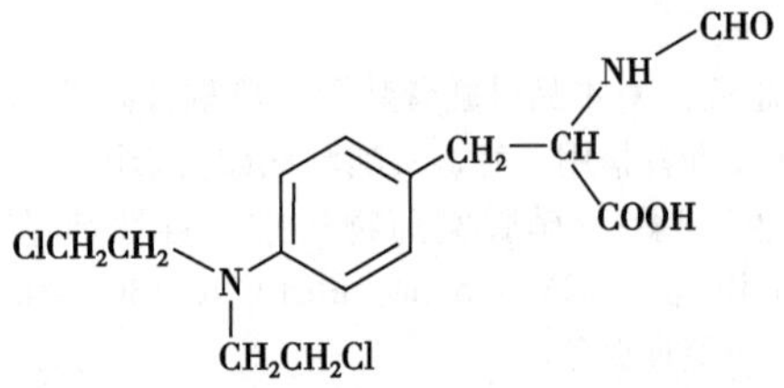

【其他名称】N-甲，N-甲酰溶肉瘤素，甲酰溶肉瘤素，N-formylsarcolysin，N-F。

【性状】本品为白色或类白色的结晶性粉末；遇光变色。在乙醇或丙酮中略溶，在水中不溶。熔点为150~155℃。

【药理学】药理作用同氮芥。本品是我国自行研制的抗肿瘤化学药，为美法仑的衍生物。特点是对某些肿瘤细胞的选择性较高，对生长旺盛的正常组织损害较小。对肿瘤细胞的核酸及蛋白质生物合成有显著抑制，而对小肠、淋巴组织及骨髓的核酸及蛋白质生物合成的影响较轻。故本品比美法仑作用强而毒性小。

口服后30~60分钟在血中即可测出，t_{max}为1~2小时，3~4小时逐渐消失。静脉注射后在血中迅速消失，血中的生物半衰期为15分钟。在体内以肾脏含量最高，肝脏次之。本品经尿排出，其代谢产物为羟基水解物。

【适应证】临床主要适用于：①睾丸精原细胞瘤，疗效较突出。②多发性骨髓瘤，疗效较明显，缓解期较长。③恶性淋巴瘤，也有效，但显效较慢，可作为维持治疗。

【用法和用量】成人每日剂量为150~200mg(每千克体重3~4mg)，分3~4次或睡前1次口服(与氯丙嗪或异丙嗪在睡前同服可减轻不良反应)，总剂量6~8g为1疗程。

【不良反应】主要为胃肠道反应如食欲缺乏、恶心，少数病人有呕吐和腹泻，无力和头昏等，但多较轻。骨髓抑制以白细胞下降较明显，部分病人有血小板下降。一般在停药后2~3周血象即可恢复。对血红蛋白的影响不大。少数病人有脱发。本品与氯丙嗪、碳酸氢钠同服，可减少胃肠道反应。

【禁忌证】对本品过敏者禁用。严重骨髓抑制者，严重肝肾功能损害者禁用。妊娠及哺乳期妇女禁用。

【注意】骨髓功能低下、肿瘤细胞浸润骨髓或以前接受过化疗或放疗者慎用。用药期间定期查血常规，测定血清尿酸水平。

【制剂】片剂：每片 50mg；100mg。

【贮法】遮光，密封保存。

硝卡芥〔医保(乙)〕 Nitrocaphane

【其他名称】消瘤芥，AT-1258。

【性状】本品为淡棕黄色疏松块状物或粉块。

【药理学】本品为我国创制的氮芥类抗肿瘤药。作用机制与氮芥相似，作用迅速，抗瘤谱较广。

口服后2小时，静脉注射后1小时，广泛分布到各组织。分布含量由高到低依次为：肾、肝、肺、胸腺、胃、脾、肠、肌肉、骨、脑等。肿瘤中含量较高。本品能通过血脑屏障，主要经尿和粪便排出。

【适应证】癌性胸腹水，肺小细胞癌及鳞状细胞癌、鼻咽癌、喉癌及淋巴肉瘤等。食管癌、肝癌、脑瘤、多发性骨髓瘤及绒癌。乳腺癌、宫颈癌的局部注射用药。

【用法和用量】静脉注射：每次 20～40mg，每日或隔日1次，10～20次为1疗程（疗程总量为 200～400mg）。动脉注射：剂量同静脉注射。腔内注射：每次 60～80mg，1次/周，注射前应尽量抽出胸腔积液。瘤内注射：20mg/d 或隔日 40mg，溶于生理盐水中分点注射。口服：60mg/d，分2～3次服，连续10～14日为1疗程。

【不良反应】常见有胃肠道反应，如恶心、呕吐、食欲下降等。多数病人有骨髓毒性表现：白细胞和血小板减少，少数较严重，停药后2～3周可恢复。其他不良反应有脱发、皮疹、倦怠、乏力和血栓性静脉炎等。

【禁忌证】对本品过敏者禁用。严重骨髓抑制者，严重肝肾功能损害者禁用。妊娠及哺乳期妇女禁用。

【注意】用药期间应密切随访白细胞和血小板。肝肾功能损伤者慎用。骨髓抑制、严重感染、肿瘤细胞浸润骨髓、曾接受过化疗或放疗者慎用。

【制剂】粉针剂：20mg；40mg。片剂：5mg；10mg。

苯丁酸氮芥〔药典(二)；医保(乙)〕 Chlorambucil

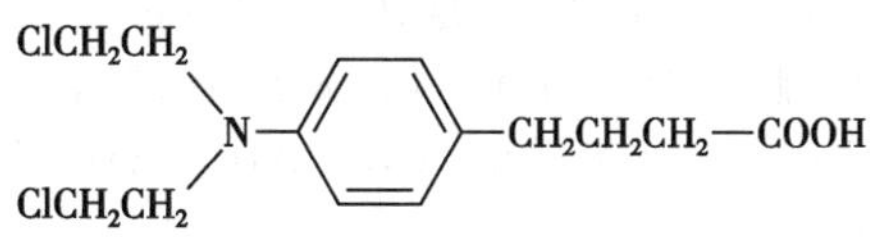

【其他名称】瘤可宁，Leukeran，CB-1348。

【ATC编码】L01AA02

【性状】为类白色结晶性粉末，微臭。遇光或放置日久，色渐变深。不溶于水，易溶于乙醇、三氯甲烷。熔点为 64～68℃。

【药理学】作用机制与其他氮芥类药物相同，主要引起DNA链的交叉连接而影响DNA的功能。耐药主要由于谷胱甘肽S转移酶活性增加。苯丁酸氮芥进入体内后丙酸侧链在β-位氧化成苯乙酸氮芥。虽然苯乙酸氮芥的抗肿瘤作用低于苯丁酸氮芥，但脱氯乙基作用缓慢，所以作用时间较长。

口服吸收良好，生物利用度大于70%。消除半衰期为 1.5(1～2)小时。不能透过血脑屏障。

【适应证】主要用于慢性淋巴细胞白血病、卵巢癌和低度恶性非霍奇金淋巴瘤。

【用法和用量】口服，每日 0.1～0.2mg/kg(或 4～8mg/m^2)，一日1次，连服3～6周，疗程总量 300～500mg。也可 10～15mg/(m^2·d)，每2周1次。

【不良反应】消化道反应、骨髓抑制均较轻，但如为高剂量或长期应用则骨髓抑制较深沉，恢复缓慢。少数可有过敏、皮疹、发热。长期或高剂量应用可导致间质性肺炎及抽搐。

【禁忌证】对本品过敏者禁用。严重骨髓抑制者，严重肝肾功能损害者禁用。妊娠及哺乳期妇女禁用。

【注意】剂量过大可出现肝功能损害和黄疸。用药期间应严格检查血象。

【药物相互作用】其产生的免疫抑制作用能降低疫苗的反应，而且还可能导致给予活体疫苗后出现的全身感染。所以应避免接种活疫苗。

【制剂】片剂或纸型片剂：每片 2mg。

【贮法】2～8℃干燥处贮藏。

六甲蜜胺〔药典(二)；医保(乙)〕 Altretamine

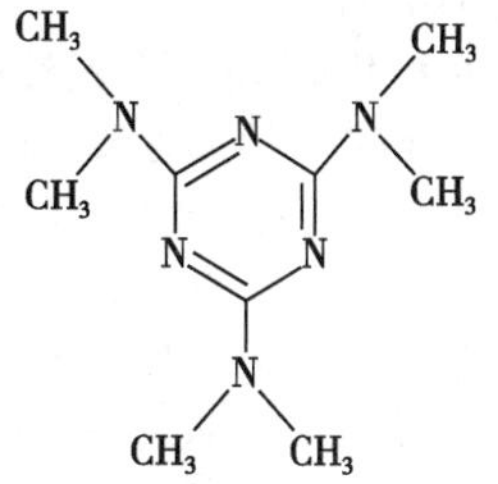

【其他名称】Hexamethylmelamine，HMM。

【ATC编码】L01XX03

【性状】为白色结晶性粉末，无臭，能升华。不溶于水。熔点 170～174℃。

【药理学】结构与烷化剂三乙撑蜜胺(TEM)相似，对动物肿瘤瓦克癌肉瘤-256有抑制作用，但药理研究表明其作用与TEM不同，为一种嘧啶类抗代谢药物，抑制二氢叶酸还原酶，抑制胸腺嘧啶和尿嘧啶掺入DNA和RNA。为S期周期特异性药物。本品与顺铂和烷化剂无交叉耐药。

口服后吸收良好，0.5～3小时血药浓度达最高，血浆消除呈二室模型，$t_{1/2}\alpha$ 约为13小时，$t_{1/2}\beta$ 为 2.9～10.2 小时。在肝脏中迅速脱甲基化，甲基氧化成 CO_2。代谢物由尿中排出，24小时排出量为62%，72小时为89%。由粪中排出量在48小时只有0.2%。

【适应证】用于卵巢癌、小细胞肺癌、恶性淋巴瘤、乳腺癌等。亦可用于治疗慢性粒细胞白血病，比较安全。

【用法和用量】口服：一般为每日 300mg/m²，分 4 次服，14～21 天为 1 疗程；与其他药物联合应用剂量为 100～225mg/m²，每周期为 7～14 天。饭后 1～1.5 小时服药能减少胃肠道反应。

【不良反应】(1) 胃肠道反应：表现恶心、呕吐，一般不严重。

(2) 骨髓抑制：主要是白细胞下降，偶有血小板下降。

(3) 神经系统毒性：长期服用对中枢及周围神经系统有一定影响。

【禁忌证】对本品过敏者禁用。严重骨髓抑制者，严重肝肾功能损害者禁用。妊娠及哺乳期妇女禁用。

【注意】因有骨髓抑制作用，与其他细胞毒药物联合应用需减量。

【药物相互作用】本品与抗抑郁药联合应用，可产生直立性低血压。与甲氧氯普胺合用可产生肌张力障碍，应慎用。本品与维生素 B_6 同时使用，可能减轻周围神经毒性。

【制剂】片(胶囊)剂：每片(粒)50mg；100mg。

【贮法】室温下保存。

塞替派〔药典(二)；医保(甲)〕 Thiotepa

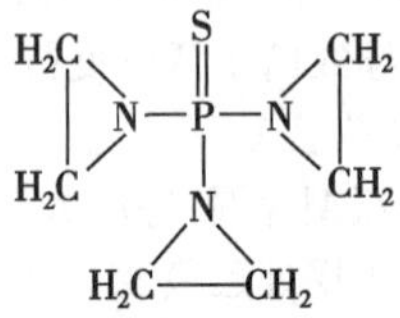

【其他名称】Thiophosphoramide，Tespamin，TSPA。

【ATC 编码】L01AC01

【性状】为白色鳞片状结晶或结晶性粉末，无臭或几乎无臭。易溶于水和乙醇中。熔点为 52～57℃。

【药理学】本品作用原理类似氮芥，活性烷化基团为在体内产生的乙烯亚胺基，为细胞周期非特异性药。实验研究证明对多种动物实体肿瘤均有明显的抑制作用，抑制 DNA 的合成。在组织培养中，可以抑制动物胚胎细胞、人体细胞及肿瘤细胞的有丝分裂。腹腔注射可使卵巢滤泡萎缩，并可影响睾丸功能。进一步发现本品对垂体促滤泡激素(FSH)含量有影响。

本品在酸中不稳定，故不能口服。静脉注射后在肝脏中为细胞色素酶 P-450 氧化成替派(tepa)，在血浆中消失呈二室模型 $t_{1/2\alpha}$ 为 6 分钟，$t_{1/2\beta}$ 为 10 分钟，1～4 小时内血浆浓度降低 90%。24～48 小时大部以代谢物形式由尿中排出，原药不足 1%。本品可透过血脑屏障，脑脊液中的浓度为血浆的 60%～100%。

【适应证】主要治疗卵巢癌、乳腺癌、膀胱癌和消化道癌。

【用法和用量】静脉或肌内注射：每次剂量 6mg/m² 或 0.2mg/kg，成人一般每次 10mg，每日 1 次，连用 5 日后改为每周 3 次。目前多采用每次 20～30mg，每 1～2 周注射 1 次。总量 200～300mg 为 1 疗程，最多可给 400mg。胸腹腔及心包腔内注射：每次 10～50mg，每周 1～2 次。注射前应尽量抽出积液。膀胱内灌注：每次 60mg，溶于生理盐水或注射用水 30～60ml 中，将尿排出后经导尿管注入，变换体位，保留 2 小时，每周 1 次，4 周后改为每月 1 次，共 10 次。

【不良反应】主要为骨髓抑制、消化道反应，但一般较轻微，本品可引起男性患者无精子，女性无月经，少数患者尚可有发热、皮疹。

【禁忌证】对本品过敏者禁用。严重骨髓抑制者，严重肝肾功能损害者禁用。妊娠及哺乳期妇女禁用。

【注意】骨髓抑制、有痛风病史、肝肾功能损害、感染、肿瘤细胞浸润骨髓、泌尿系结石史者应慎用。用药期间应严格检查血象。复溶稀释后如发现混浊，即不得使用。本品可增加血尿酸水平，为了控制高尿酸血症可给予别嘌醇。

【药物相互作用】与放疗同时应用时，应适当调整剂量。与琥珀胆碱同时应用可使呼吸暂停延长，在接受本品治疗的病人，应用琥珀胆碱前必须测定血中假胆碱酯酶水平。与尿激酶同时应用可增加本品治疗膀胱癌的疗效，尿激酶为纤维蛋白溶酶原的活化剂，可增加药物在肿瘤组织中的浓度。

【制剂】注射液：每支 10mg(1ml)。

【贮法】应在干燥、避光、低温(12℃以下)处贮存。

白消安〔药典(二)；基；医保(甲、乙)〕 Busulfan

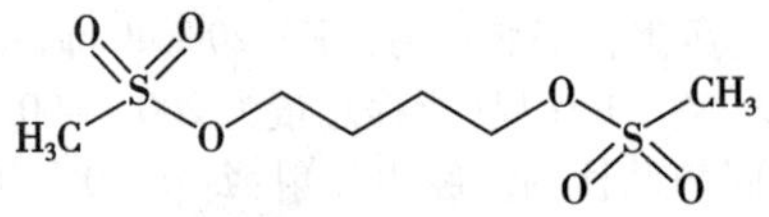

为 1951 年合成的甲烷磺酸类烷化剂。

【其他名称】白血福恩，马利兰，Busulphan，Myleran，BUS。

【ATC 编码】L01AB01

【性状】为白色结晶性粉末，几乎无臭。在水中微溶(1∶750)。熔点为 114～118℃。

【药理学】示踪物研究表明它在体内可解离出甲烷磺酸基因，而余下的丁烷基团联结到 DNA 的鸟嘌呤上，例如生成 7-羟丁基鸟嘌呤及 1,4-双嘌呤基丁烷。说明本品可与 DNA 双开链形成交叉联结。本品主要治疗慢性粒细胞白血病，可能粒细胞膜对药物的通透性较强。本品为周期非特异性药，主要作用于 G_1 及 G_0 期细胞，对非增殖细胞也有效。

本品口服吸收良好，迅速分布到各组织中去，$t_{1/2}$ 约为 2～3 小时。几乎所有药物经代谢后均以甲烷磺酸形式自尿中缓慢排出。24 小时排出不足 50%，反复用药可引起蓄积。但 5 例患者服用本品 1mg/kg 每 6 小时 1 次，连服 4 日，首剂后 $t_{1/2}$ 为 3.4 小时，末剂后 $t_{1/2}$ 为 2.3 小时。说明长期用药可促进自身代谢。

【适应证】慢性粒细胞白血病。

【用法和用量】口服，一日 2～8mg，分 3 次服。维持量，一次 0.5～2mg，一日 1 次。小儿每日 0.05mg/kg。

儿童：《中国国家处方集·化学药品与生物制品卷·儿童版》推荐：慢性粒细胞性白血病一日 2～4mg/m²，如白细胞数下降至 20×10^9/L，则需酌情减量或停药。维持剂量调整在维持白细胞计数在 10×10^9/L 左右。

【不良反应】主要为消化道反应及骨髓抑制，白细胞、血小板减少，肺纤维化。有的患者可有头昏、面红、男性乳腺发育或睾丸萎缩；妇女无月经，可能致畸胎。

【禁忌证】急性白血病、再生障碍性贫血或其他出血性疾病患者禁用。

【注意】慢性粒细胞白血病急性变时应停药。肾上腺皮质功能不全者慎用。用药期间应严格检查血象。本品应用中易发生惊厥，年长儿童推荐用苯妥英钠预防。

【药物相互作用】苯妥英使本品的清除率增加。当硫鸟嘌呤联合本品用于治疗慢性髓性白血病时，出现了多例肝结节再生性增生，伴肝功能检测异常、门静脉高压和食管静脉曲张。单独使用本品没有出现上述情况。使用高剂量本品作为干细胞移植前清髓治疗的患者，使用甲硝唑显著增加了本品的血浆浓度和相关毒性反应，包括肝功能测试升高，静脉闭塞性病变和黏膜炎。使用本品和干扰素-α 的患者出现严重血细胞减少。

【制剂】片剂：每片 0.5mg；2mg。

【贮法】密闭，避光保存。

69.2　抗代谢药

属于细胞周期特异性抗肿瘤药，其化学结构与体内某些代谢物相似，但不具备其功能，从而干扰核酸蛋白质的生物合成和利用，导致肿瘤细胞死亡。该类药物包括：

1. 二氢叶酸还原酶抑制剂　二氢叶酸还原酶作为 DNA 代谢途径中最重要的酶之一被广泛应用于临床。代表药物有甲氨蝶呤和培美曲塞等，均具有良好的抗肿瘤活性。甲氨蝶呤（methotrexate，MTX）不可逆性地抑制二氢叶酸还原酶，之后胸腺嘧啶核苷合成酶也受到抑制，使细胞阻断在 S 期，还原型叶酸不足，导致嘌呤及胸腺嘧啶核苷酸合成的障碍，抑制 DNA、RNA 及蛋白质合成。甲氨蝶呤用于治疗儿童急性淋巴细胞白血病、绒毛膜癌、非霍奇金淋巴瘤以及许多实体瘤。鞘内注射甲氨蝶呤用于治疗急性淋巴细胞白血病颅内受侵或缓解后预防中枢神经系统（CNS）受侵以及脑膜转移癌。此外美国和欧洲的药品说明书中甲氨蝶呤还适用于类风湿关节炎。培美曲塞（pemetrexed）是多靶点的抗肿瘤药，具有抗胸苷酸合成酶、二氢叶酸还原酶以及甲酰甘氨酰胺核苷酸转移酶等作用。培美曲塞现已作为晚期非小细胞肺癌一线、维持和二线治疗的标准药物，较传统的抗肿瘤药物具有高效低毒的特点，顺铂联合培美曲塞可用于恶性胸膜间皮瘤及非鳞非小细胞肺癌，单药培美曲塞用于晚期或转移性非小细胞肺癌的二线治疗。

2. 胸腺核苷合成酶抑制剂　代表药物有氟尿嘧啶、卡培他滨等。氟尿嘧啶特异性作用于 S 期，是消化道癌的基本药物以及乳腺癌常用方案组成之一。氟尿嘧啶口服吸收不稳定，多采用静脉、动脉及腔内注射，大剂量用药能透过血脑屏障。黏膜炎是氟尿嘧啶的特征性消化道反应。目前临床上广泛应用氟尿嘧啶持续静脉输注。卡培他滨为选择性的氟尿嘧啶口服衍生物，通过胸腺嘧啶磷酸化酶（TP）激活，因肿瘤内 TP 酶活性较高。手足综合征是比较特殊的皮肤毒性，另外一种为高胆红素血症。在美国 FDA 说明书中，卡培他滨没有胃癌适应证。用药警示：老年人，肝肾功能不全，特别是有骨髓抑制者，应减少剂量。使用卡培他滨过程中若发生严重皮肤反应，应永久性停用。

3. 嘌呤核苷合成酶抑制剂　代表药物有 6-巯基嘌呤、硫鸟嘌呤等。化学结构与嘌呤类似，属于抑制嘌呤合成途径的细胞周期特异性药物，对处于 S 期细胞最敏感，除能抑制细胞 DNA 的合成外，对于 RNA 的合成亦有轻度的抑制作用。代表药物巯嘌呤用于急性白血病的维持治疗，口服给药用于缓和急性髓性白血病。美国 FDA 批准上市的还有嘌呤核苷类似物奈拉滨，用于治疗至少对两种以上化疗方案无应答或复发的急性 T-细胞淋巴母细胞性白血病和 T-细胞淋巴母细胞性淋巴瘤患者。用药警示：老年患者服用本品需加强支持治疗，严密观察症状、体征及周围血管等动态改变。适当增加液体摄入量，保持尿液呈碱性，以防止患者血清尿酸含量的增高及尿酸性肾病的形成。

4. 核苷酸还原酶抑制剂　可阻止核苷酸还原为脱氧核苷酸，干扰嘌呤及嘧啶碱基生物合成，选择性地阻碍 DNA 合成，对 RNA 及蛋白质合成有轻度抑制作用。该类药物为周期特异性药，对 S 期细胞敏感，并能使部分细胞阻滞在 G_1/S 期的边缘，故可用作使癌细胞部分同步化或放射增敏的药物。代表性药物如羟基脲。用药警示：该类药物可抑制免疫功能，用药期间避免接种病毒疫苗。服用该类药物时应适当增加液体的摄入量，以增加尿量和尿酸的排泄。

5. DNA 多聚酶抑制剂　代表药物有氟达拉滨、吉西他滨、克拉屈滨、安西他滨及阿糖胞苷等。氟达拉滨用于治疗 B 细胞性慢性淋巴细胞白血病（CLL）患者，该药可导致骨髓抑制，并可能累积，对于慢性白血病及低度恶性淋巴瘤、巨球蛋白血症、蕈样霉菌病、霍奇金病以外的其他实体瘤无效。氟达拉滨联合利妥昔单抗，氟达拉滨联合米托蒽醌及地塞米松联合利妥昔单抗用于滤泡性淋巴瘤的一线治疗。目前在国外上市的还有氯法拉滨，其结合了氟达拉滨和克拉屈滨的优点，既抑制 DNA 聚合酶，又抑制核糖核酸还原酶；对不同的细胞株和肿瘤模型都表现出了很强的抗癌活性。吉西他滨静脉注射后在细胞内经过核苷激酶的作用转化成具有活性的二磷酸（dFdCDP）及三磷酸（dFdCTP），dFdCDP 抑制核苷酸还原酶的活性，使合成 DNA 必需的三磷酸脱氧核苷产生抑制。吉西他滨用于非小细胞肺癌、晚期膀胱癌，局部晚期或转移性胰腺癌。NCCN（2017 年）推荐，吉西他滨联合紫杉醇用于治疗转移性乳腺癌。此外，美国药品说明书中吉西他滨还适用于卵巢癌患者。阿糖胞苷在国内批准的适应证主要是急性白血病的诱导缓解期及维持巩固期，对急性非淋巴细胞性白血病效果好，同时对于慢性粒细胞白血病的急变期、恶性淋巴瘤也有一定的疗效。美国 FDA 还批准阿糖胞苷鞘内注射以预防和治疗脑膜白血病和脑膜肿瘤。用药警示：应用吉西他滨时延长输液时间和增加给药频率可能增加毒性。接受吉西他滨单药或联合其他化疗药物治疗的患者中，有可逆性后脑部综合征（PRES）的报告。PRES 具有潜在的严重后果。吉西他滨患者中少见类似溶血性尿毒症综合征(HUS)的临床表现。HUS 具有潜在的危及生命风险。接受或已经接受氟达拉滨治疗的患者,在需要输血时应该只接受经过照射处理的血液以降低输血相关的移植物抗宿主病。

甲氨蝶呤〔药典(二);基;医保(甲)〕 Methotrexate

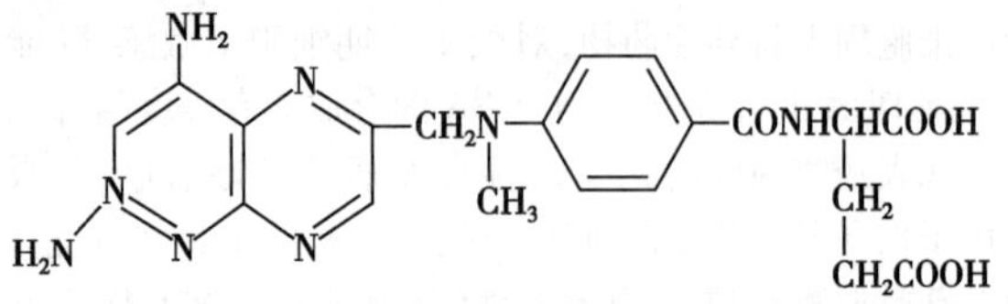

本品是最早应用于临床并取得成功的抗叶酸制剂,不但对白血病有效,而且对实体瘤也有良好的疗效,为临床基本抗肿瘤药物之一。

【其他名称】氨甲蝶呤,MTX。

【ATC 编码】L01BA01,L04AX03

【性状】为橙黄色结晶性粉末,几不溶于水,溶于稀盐酸,易溶于稀碱溶液。

【药理学】四氢叶酸(FH_4)是叶酸的活性型,为核酸及某些氨基酸如甲硫氨酸、丝氨酸等生物合成过程中一碳单位的运载体。在细胞内叶酸变成 FH_4 需要叶酸还原酶参与。口服、肌内或静脉注射 MTX 后,几分钟内叶酸还原酶即受到不可逆性抑制。1～24 天后胸腺嘧啶核苷合成酶也受到抑制。这样,MTX 可使细胞阻断在 S 期,是否影响从 G_1 期进入 S 期,目前认识尚不一致。此外,由于还原型叶酸不足,可导致嘌呤及胸腺嘧啶核苷酸合成的障碍,从而引起 DNA、RNA 及蛋白质合成的抑制。

MTX 在高浓度时可通过被扩散使进入细胞内的数量增高,达到 10^{-7} mol/L 以上的有效浓度。此外,进入细胞内的 MTX 向外运转也较慢,因而可以提高选择性抑制。在此基础上发展的大剂量 MTX-亚叶酸钙解救疗法(HDMTX-CF)在骨肉瘤的治疗上取得很大成功。由于所用浓度高,药物可进入瘤细胞抑制二氢叶酸还原酶,而肉瘤细胞对 MTX 及四氢叶酸所共用的运转系统不全,加上解救时四氢叶酸的浓度远低于 MTX 的浓度,故正常组织得到解救而瘤细胞却得不到。近年来还发现低浓度的 MTX 比高浓度的 MTX 易为胸腺嘧啶核苷所逆转,因之临床上已开始应用胸腺嘧啶核苷解救。

MTX 除口服、肌内注射、动脉静脉注射或滴注外,尚可鞘内注射。一般剂量吸收良好,1～4 小时在血浆中达高峰。MTX 的血浆消失曲线呈三相型,其半衰期分别为 0.75、3.5 及 2.7 小时,这些对临床应用,尤其是大剂量给药都具重要意义。但大剂量时口服吸收不全。MTX 进入血浆后有 50% 与血清蛋白结合,其分布容积占体重的 67%～91%,在组织中的分布取决于细胞运转的能力和二氢酸还原酶在细胞内的水平。药物在 24 小时内由尿中以原形排出 50%～90%。在肝、肾及胸腹腔积液中可潴留数周排出很慢。

【适应证】对急性白血病、绒毛膜癌、骨肉瘤、乳腺癌、睾丸肿瘤等都有效。为联合化疗方案中常用的周期特异性药物。

【用法和用量】①白血病,每日 0.1mg/kg,一次口服,一般有效疗程的安全剂量为 50～150mg,总剂量应视骨髓情况而定。对急性淋巴细胞白血病,有颅内受侵的患者或作为缓解后预防其复发,可鞘内注射每次 10～15mg,每 5～14 日 1 次,共 5～6 次。②绒毛膜癌,剂量较大,成人一般 1 次 10～30mg 口服或肌内注射,每日 1 次,连续 5 日,以后视患者反应可再重复疗程。③实体瘤,根据情况可给 10～20mg 静脉注射,每周 2 次,连续 6 周为 1 疗程。④骨肉瘤等,采用大剂量 3～15g/m^2,溶于 5% 葡萄糖液 500～1000ml 静脉滴注,4 小时滴完后 2～6 小时开始应用亚叶酸钙(CF),剂量为6～12mg 肌内注射或口服,每 6 小时 1 次,共 3 日,为了保证药物能迅速从体内排出,应在前 1 日及给药后的第 1、2 日补充电解质、水分及碳酸氢钠,使尿量每日在 3000ml 以上,并保持碱性。对肝功能、肾功能、血象及血浆 MTX 的浓度均应逐日检测,并防止口腔炎、发热、骨髓抑制等毒性反应。

儿童:《中国国家处方集·化学药品与生物制品卷·儿童版》推荐:口服、肌内注射、静脉注射:连续一日 3.2mg/m^2,间歇 15～20mg/m^2,每周 2 次。静脉注射:白血病时可达 1～5g/m^2,实体瘤 8～12g/m^2,每 3 周 1 次,需用四氢叶酸钙解救。鞘内注射:根据不同年龄一次可用8～15mg。

【不良反应】有骨髓抑制(最低值在 7～10 天,14～16 天恢复),口腔炎,恶心呕吐(高剂量始有),腹泻,皮疹,肝肾功能损伤,脱发,肺炎,吸收不良,骨质疏松,色素沉着等,妊娠早期可致畸胎。少数患者有月经延迟及生殖功能减退。大剂量鞘内注射可致抽搐、惊厥和其他难以处理的不良反应,主要表现在神经系统。

【禁忌证】肾功能已受损害、妊娠期和哺乳期妇女、营养不良、肝肾功能不全或伴有血液病者,如白细胞、血小板减少、贫血及骨髓抑制。

【注意】用药期间应严格检查血象。肝、肾功能不全患者慎用。大剂量用药时注意补液、碱化尿液及 CF 的应用。

【药物相互作用】当本品在蛋白质结合位点上被其他药物所替代时,将产生潜在的药物毒性的相互作用,这些药物包括:水杨酸盐、非甾体类抗炎药、磺胺、苯妥英。口服抗生素如四环素、氯霉素和不能吸收的广谱抗生素可能通过抑制肠道菌群或通过细菌抑制药物代谢,从而降低本品肠道吸收或干扰肝肠循环。青霉素和磺胺类可能降低本品肾清除率。丙磺舒能减少肾小管的转运功能,因此,本品与丙磺舒合用时应仔细监测。

【制剂】片剂:每片 2.5mg;5mg;10mg。注射用甲氨蝶呤:每瓶 5mg;10mg;25mg;50mg;100mg;1000mg。近年来国外也有更高剂量注射液供治疗用。

【贮法】密闭,避光保存。

氟尿嘧啶〔药典(二);基;医保(甲、乙)〕 Fluorouracil

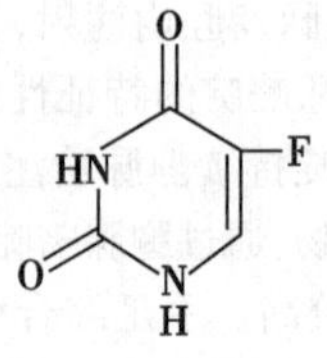

本品是第一个根据一定设想而合成的抗代谢药，并在临床上是目前应用最广的抗嘧啶类药物，对消化道癌及其他实体瘤有良好疗效，在肿瘤内科治疗中占有重要地位。

【其他名称】5-氟尿嘧啶，5-FU。

【ATC 编码】L01BC02

【性状】为白色或类白色结晶性粉末。略溶于水，在稀酸或碱溶液中溶解。熔点 281～284℃。

【药理学】本品需经过酶转化为5-氟脱氧尿嘧啶核苷酸而具有抗肿瘤活性。5-FU 通过抑制胸腺嘧啶核苷酸合成酶而抑制 DNA 的合成。此酶的作用可能把甲酰四氢叶酸的一碳单位转移给脱氧尿嘧啶核苷一磷酸合成胸腺嘧啶核苷一磷酸。5-FU 对 RNA 的合成也有一定抑制作用。

5-FU 可以静脉及腔内注射。口服吸收不完全。在人一次快速推注 5-FU 后，血浆中可达相当高的水平，但迅速清除，其血浆半衰期为 10～20 分钟，在脑脊液中的峰值出现于 90 分钟，在 8 小时内可保持相当水平。胸腔或腹腔内注射，在 24 小时内可维持相当水平。本品主要在肝代谢，开环后变成α-氟-β-脲基丙酸。再进一步分解为 α-氟-β-丙氨酸、氨、尿素及 CO_2，故大部由呼吸中排出，只 10%～30% 由尿中排出。在缓慢静脉滴注时，其分解代谢比快速注射明显，毒性降低。

【适应证】对多种肿瘤如消化道肿瘤、乳腺癌、卵巢癌、绒毛膜上皮癌、子宫颈癌、肝癌、膀胱癌、皮肤癌（局部涂抹）、外阴白斑（局部涂抹）等均有一定疗效。

【用法和用量】①静脉注射，一次 0.25～0.5g，1 日或隔日 1 次，一疗程总量 5～10g。②静脉滴注，一次 0.25～0.75g，一日 1 次或隔日 1 次，一疗程总量 8～10g。治疗绒毛膜癌时可将剂量加大到每日 25～30mg/kg，溶于 5% 葡萄糖液 1000ml 中静脉滴注 6～8 小时，每 10 天为 1 疗程。

儿童：《中国国家处方集·化学药品与生物制品卷·儿童版》推荐：静脉注射：起始量一日 12mg/kg，用 4～5 天，连续静脉注射时一日 500mg/m^2 持续 4 小时以上共 5 天，21 天为 1 个疗程。

【不良反应】有骨髓抑制，消化道反应，严重者可有腹泻，局部注射部位静脉炎，少数可有神经系统反应，如小脑变性、共济失调，亦有人出现皮疹、色素沉着、甲床变黑等。

【禁忌证】伴发水痘或带状疱疹时禁用。过敏者禁用。禁用于衰弱病人。妊娠及哺乳期妇女禁用。二氢嘧啶脱氢酶缺乏的患者禁用。

【注意】对广泛骨转移或曾接受大面积骨盆放射的患者应降低剂量。肝肾功能不全者慎用。使用本品时不宜饮酒或同用阿司匹林类药物，以减少消化道出血的发生。消化道梗阻、感染、出血者慎用。本品能生成神经毒性代谢产物——氟代柠檬酸而致脑瘫，故不能作鞘内注射。用药期间应严格检查血象。

【药物相互作用】曾报告多种药物可在生物化学上影响本品的抗癌作用或毒性，包括甲氨蝶呤、甲硝唑及四氢叶酸。与甲氨蝶呤合用，应先给甲氨蝶呤 4～6 小时后再给予本品，否则会减效。先给予四氢叶酸，再用本品可增加其疗效。别嘌醇可以减低本品所引起的骨髓抑制。

【制剂】注射液：每支 125mg（5ml）；250mg（10ml）。软膏：0.5%；2.5%。

【贮法】避光置阴暗处保存，温度不应低于 10℃，亦不宜超过 35℃。

替加氟〔药典（二）；医保（甲、乙）〕 Tegafur

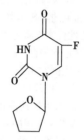

【其他名称】喃氟啶，呋氟尿嘧啶，呋喃氟尿嘧啶，Ftorafur，Futraful，FT-207。

【ATC 编码】L01BC03

【性状】为白色结晶性粉末，味苦，无臭。可以口服。对热、光、湿较稳定。略溶于水。熔点 164～169℃。

【药理学】在体内逐渐变为氟尿嘧啶而起作用。其作用与氟尿嘧啶相同，在体内能干扰、拮抗 DNA、RNA 及蛋白质的合成。但在体外并无这些作用。动物实验表明其毒性只有氟尿嘧啶的 1/7～1/4；化疗指数为氟尿嘧啶的 2 倍。慢性毒性实验中未见到严重的骨髓抑制，对免疫的影响亦较轻微。

口服后吸收良好，给药后 2 小时对 DNA、RNA 和蛋白质合成的抑制作用达最高峰，持续时间亦较长为 12～20 小时。在血中的 $t_{1/2}$ 为 5 小时。静脉注射后，均匀地分布于肝、肾、小肠、脾和脑，而以肝、肾中的浓度较高，且可通过血脑屏障。主要由尿和呼吸道排出，给药后 24 小时内由尿中以原形排出 23%，由呼吸道以 CO_2 形式排出 55%。

【适应证】①消化系癌：对胃癌、结肠癌、直肠癌、胰腺癌有一定疗效。②对乳腺癌和肝癌亦有效。

【用法和用量】口服，一次 0.2～0.4g，一日 0.6～1.2g。总量 20～40g 为 1 个疗程。静脉滴注，每日 1g。

【不良反应】与氟尿嘧啶相似但较轻微。常见外周水肿和呼吸困难、肝功能监测升高，有致命的暴发性肝炎的报道。

【禁忌证】过敏者禁用。妊娠及哺乳期妇女禁用。严重肝肾功能损害者禁用。

【注意】肝损伤患者使用本品时应检测肝功能。

【药物相互作用】不应和抑制二氢尿嘧啶脱氢酶的药物同时使用，使用本品和索立夫定的患者中出现死亡。有报道使用本品和尿嘧啶与苯妥英合用时，增加苯妥英的血浆药物浓度，出现毒性症状。

【制剂】片剂：每片 50mg；100mg。胶囊剂：每粒 100mg；200mg。注射液：每支 200mg（5ml）。注射用替加氟：每支 200mg。

【贮法】密封、避光、阴凉处保存。

替加氟/尿嘧啶　Ftorafur/Uracil

本品为替加氟（FT-207）与尿嘧啶的复合制剂。相对说来治疗指数较高，主要用于日本和我国。

【其他名称】优福定，优氟泰，UFT。

【性状】为白色粉末，无臭，味苦。对热、光、湿均较稳定。

【药理学】与替加氟相同，在体内逐渐转变为氟尿嘧啶而起干扰、拮抗 DNA、RNA 及蛋白质合成的作用。实验研究证明，尿嘧啶可拮抗替加氟的降解作用，可特异性地提高肿瘤组织中氟尿嘧啶及其活性代谢物质的浓度。通过对替加氟与尿嘧啶不同的配比，并测定动物血(B)、肿瘤(T)中氟尿嘧啶的浓度，说明二者以分子比例 1∶4配比时，肿瘤和血中氟尿嘧啶浓度的比值(T/B)最大。投药后 4 小时，肿瘤中氟尿嘧啶的浓度最高，T/B 比值为 23，远比其他正常组织如脾、肺、脑、肌肉、骨髓、肝、胸腺、肾及睾丸组织中要高。在患者中给予替加氟 300mg 及不同配比的尿嘧啶，然后进行手术，并比较血浆(B)、肿瘤内(T)及周围正常组织(N)中氟尿嘧啶的浓度，也说明当配比为 1∶4时，T/B 及 T/N 比值最大，分别为 10.0 及 4.1。本品的作用机制，有人解释为加入尿嘧啶后，抑制了氟尿嘧啶在肿瘤组织中的分解，因而相对地提高了氟尿嘧啶的浓度；此外，氟尿嘧啶主要在肝脏中及部分在肿瘤组织中分解，加尿嘧啶后，在肿瘤组织中只有微量分解，也可能与肿瘤中氟尿嘧啶的磷酸化产物较多有关。临床药理与替加氟相似。

【适应证】主要用于消化系癌、乳腺癌及甲状腺癌等。国内将 UFT 试用于 289 例各种癌症，疗效较好的为胃癌、大肠癌、乳腺癌和食管癌，有效率分别为 30.6%、50.0%、34.6%和 23.1%。本品与丝裂霉素联合应用治疗晚期胃癌，有效率可达 54.3% ~56.9%。本品与阿霉素、平阳霉素联合应用治疗食管癌也有较好的疗效。

【用法和用量】口服，每次 2 ~3 片，一日 3 ~4 次，总量 400 ~600 片为 1 疗程。也可服用本品的胶囊，每日 3 ~4 次，每次 1 ~2 粒。

【不良反应】与替加氟相同，主要为消化道反应及骨髓抑制。本品的消化道反应较替加氟略重，但对血象影响轻微。

【禁忌证】过敏者禁用。妊娠及哺乳期妇女禁用。严重肝肾功能损害者禁用。

【注意】肝损伤患者使用替加氟时应检测肝功能，在严重肝损伤患者中不应使用替加氟。

【药物相互作用】所含的替加氟呈碱性且含碳酸盐，避免与含钙、镁离子及酸性较强的药物合用。

【制剂】片剂：每片含替加氟 50mg，尿嘧啶 112mg。胶囊剂：每粒含替加氟 100mg，尿嘧啶 224mg。

【贮法】密封、避光、阴凉处保存。

阿糖胞苷〔药典(二)；基；医保(甲)〕 Cytarabine

NH₂ … N … O … N … H₂COH … O … HO … OH

【其他名称】盐酸阿糖胞苷，Cytosine Arabinoside，Cytosar，Ara-C。

【ATC 编码】L01BC01

【性状】常用其盐酸盐，为白色晶末。极易溶于水。熔点 189 ~195℃(分解)。

【药理学】为抗嘧啶药物，在细胞内先经脱氧胞苷酶催化磷酸化，转变为有活性的阿糖胞苷酸(Ara-C)，再转为二磷酸及三磷酸阿糖胞苷(Ara-CDP 及 Ara-CTP)而起作用，主要用于急性白血病，但对少数实体瘤也有效。现认为本品主要通过与三磷酸脱氧胞苷竞争，而抑制 DNA 多聚酶，干扰核苷酸掺入 DNA。并能抑制核苷酸还原酶，阻止核苷酸转变为脱氧核苷酸。但对 RNA 和蛋白质的合成无显著作用。属于作用于 S 期的周期特异性药物，并对 G_1/S 及 S/G_2转换期也有作用。

本品口服吸收少，且易在消化系统内脱氨失活。静脉注射后迅速从血中消失，$t_{1/2}$为 3 ~15 分钟，消除相的 $t_{1/2}$为 2 ~3 小时，药物在体内主要在肝中由苷脱氨酶催化脱氨，转变为无活性的阿糖尿苷。24 天后从尿中排出 70% ~90%，主要为代谢物。静脉滴注药物可通过血脑屏障，脑脊液浓度为血浆中的 40%，因脑脊液中脱氨酶含量低，其 $t_{1/2}$长达 2 ~11 小时。

【适应证】主要治疗急性白血病，对多数实体肿瘤无效。眼部带状疱疹、单纯疱疹性结膜炎也有一定疗效。

【用法和用量】成人诱导缓解：①低剂量化疗，一日 200mg/m²，持续输入 5 日，总剂量 1g/m²，2 周一次，需要根据血象反应作调整。②高剂量化疗，一次 2g/m²，12 小时一次，输入时间>3 小时，第 1 ~6 日给药；或者一次 3g/m²，12 小时一次，输入时间>1 小时，第 1 ~6 日给药；或者一次 3g/m²，每 12 小时一次，输入时间>75 分钟，第 1 ~6 日给药。③联合化疗：一日 100mg/m²，持续静脉注射，第 1 ~7 日给药。维持治疗对诱导方案作适当调整，疗程间歇时间较诱导阶段延长。儿童：诱导及巩固治疗参照成人剂量计算，可根据儿童年龄、体重、体表面积等因素作相应调整。脑膜白血病的鞘内应用：一次 5 ~75mg/m²，一日 1 次，连续 4 日或每隔 4 日一次。最常用方法是 30mg/m²，4 日一次，直至脑脊液检查正常，再给予 1 个疗程治疗，鞘注时不能用含抑菌剂的溶媒溶解。本品 30mg/m²，氢化可的松琥珀酸钠 15mg/m²和甲氨蝶呤 15mg/m²联用预防治疗能防止中枢神经系统受累。

儿童：《中国国家处方集·化学药品与生物制品卷·儿童版》推荐：静脉注射或静脉滴注。①皮下注射或静脉注射一日 75 ~200mg/m²，5 ~7 天，可用至 10 天。大剂量 1 ~3g/m²，每 12 小时 1 次，4 ~6 剂。②脑膜白血病的鞘内注射：一次 25 ~30mg/m²。

【不良反应】骨髓抑制、消化道反应常见，少数患者可有肝功能异常、发热、皮疹。

【禁忌证】过敏者禁用。妊娠及哺乳期妇女禁用。严重肝肾功能损害者禁用。

【注意】大剂量用药可出现眼结膜疼痛、畏光，用可的松眼药水滴眼能减轻症状。肝功能不全者应减少剂量。应用于高白细胞白血病化疗时，应注意肿瘤细胞溶解而致的高尿酸血症的防治。过去接受过门冬酰胺酶治疗的患者再用阿糖胞苷时可能发生急性胰腺炎。用药期间应严格检查血象。本品不应与5-FU并用。

【药物相互作用】四氢尿苷可抑制脱氨酶,延长本品血浆半衰期,提高血中浓度,起增效作用。使用胞苷也有类似增效作用。本品可使细胞部分同步化,继续应用柔红霉素、阿霉素、环磷酰胺及亚硝脲类药物可以增效。在用药后6~8小时,再用6-MP可加强对粒细胞白血病的疗效。

【制剂】注射用阿糖胞苷:每支50mg;100mg。

【贮法】避光,严封,在冷处保存。干燥的药粉在22℃下可保存2年不变。配制好的注射液可在冰箱中保存7天,室温下仅能保存24小时。

吉西他滨〔药典(二);基;医保(乙)〕 Gemcitabine

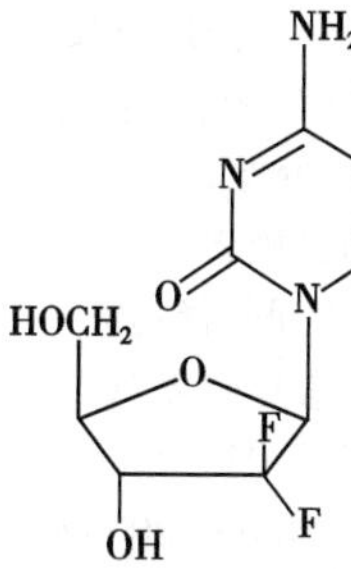

本品为一新的胞嘧啶核苷衍生物。

【其他名称】盐酸吉西他滨,双氟脱氧胞苷,健择,Gemzar,dFdC。

【ATC编码】L01BC05

【性状】常用其盐酸盐,白色或类白色结晶性粉末。

【药理学】本品和阿糖胞苷一样,进入体内后由脱氧胞嘧啶激酶活化,由胞嘧啶核苷脱氨酶代谢。本品为嘧啶类抗肿瘤药物,作用机制和阿糖胞苷相同,其主要代谢物在细胞内掺入DNA,主要作用于G_1/S期。但不同的是双氟脱氧胞苷除了掺入DNA以外,还能抑制核苷酸还原酶,导致细胞内脱氧核苷三磷酸酯减少;和阿糖胞苷另一不同点是它能抑制脱氧胞嘧啶脱氨酶减少细胞内代谢物的降解,具有自我增效的作用。在临床上,本品和阿糖胞苷的抗瘤谱不同,对多种实体肿瘤有效。

按常用量500~2592mg/m^{2}静脉滴注0.4~1.2小时后,血浆C_{max}为3.2~45.5μg/ml,$t_{1/2}$为32~94分钟。每周用药一次无蓄积。本品在体内由胞苷脱氧酶在肝脏、肾、血液和其他组织中快速代谢。主要由肾脏排泄,其中原形不超过10%。

【适应证】用于局部晚期或已转移的非小细胞肺癌和胰腺癌。此外与紫杉醇联合适用于经辅助/新辅助化疗后复发,不能切除的、局部复发或转移性乳腺癌(既往化疗中应使用过蒽环类抗生素)。

【用法和用量】一般用法为800~1250mg/m^2,静脉滴注于30~60分钟滴完,每周一次,连续2周停一周(即在第1、8日静脉滴注,第15日休息),每3周重复一次为一周期,连续2周期为一疗程。美国FDA批准的具体用法是:胰腺癌:每4周为一疗程,每次1000mg/m^2,静脉滴注,每周一次,连续3周,第4周休息;肺癌:每4周为一疗程,每次1000mg/m^2,静脉滴注,第1、8、15日各一次,第4周休息。同时在第1日滴注后给予顺铂100mg/m^{2}静脉滴注。

【不良反应】本品的剂量限制性毒性是骨髓抑制,对中性粒细胞的抑制和血小板均较常见。4周方案(第1、8、15日给药)比3周方案(第1、8日给药)对血象的影响大。本品常会引起轻到中度的消化系统不良反应,如便秘、腹泻、口腔炎等。此外,还可引起发热、皮疹和流感样症状。少数患者可有蛋白尿、血尿,肝肾功能异常和呼吸困难。

【禁忌证】对本品过敏者禁用。妊娠及哺乳期妇女禁用。忌与放射治疗联合应用(由于辐射敏化和发生严重肺及食管纤维样变性的危险)。严重肾功能不全患者中禁忌联合使用本品与顺铂。

【注意】剂量调整主要根据血液学毒性,肝肾功能作为参考。老年患者由于肾功能储备较差,应适当降低剂量。如果本品与放射治疗连续给予,由于严重辐射敏化的可能性,本品化疗与放射治疗的间隔至少4周,如果患者情况允许可缩短间隔时间。

【药物相互作用】与其他抗肿瘤药物配伍进行联合化疗或序贯化疗时,应考虑对骨髓抑制作用的蓄积。

【制剂】注射用吉西他滨:每瓶200mg;1000mg。

【贮法】室温(15~30℃)保存。

地西他滨〔医保(乙)〕 Decitabine

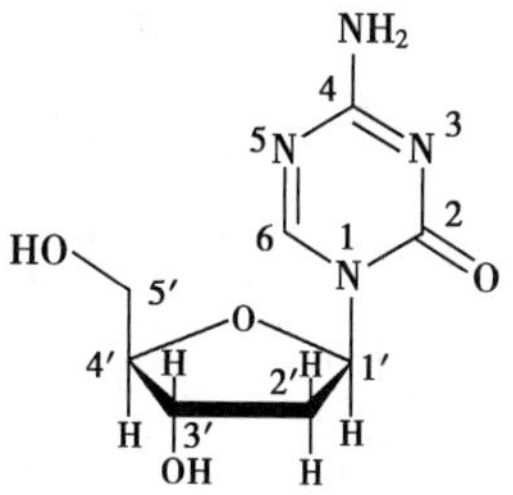

【其他名称】昕美,达珂。

【ATC编码】L01BC08

【性状】无菌、冻干白色粉末和疏松块状物。

【药理学】通过磷酸化后直接掺入DNA,抑制DNA甲基化转移酶,引起DNA低甲基化和细胞分化或凋亡而发挥抗肿瘤作用。本品为线性二室模型,几乎不与血浆蛋白结合,静脉滴注后,在0.5小时内达到稳态浓度。

【适应证】主要用于IPSS评分系统为中危-1、中危-2和高危的初治、复治骨髓增生异常综合征(MDS)患者,包括原发性和继发性MDS。按照FAB分型为:难治性贫血、难治性贫血伴环形铁粒幼细胞增多、难治性贫血伴原始细胞增多、难治性贫血伴原始细胞增多-转化型、慢性粒-单核细胞白血病。

【用法和用量】①3天方案:推荐剂量15mg/m^2,连续静脉滴注3小时以上,每8小时给药一次,连用3天(即每个治疗周期给药9次),6周为一个周期。每日总剂量不得超过45mg/m^2,每个治疗周期的总剂量不得超过135mg/m^2。②5

天方案：推荐剂量 20mg/m²，连续静脉滴注 1 小时以上，每日重复一次，连用 5 日（即每个治疗周期给药 5 次），4 周期为一疗程。每日剂量不得超过 20mg/m²，每个治疗周期的总剂量不得超过 100mg/m²。如果遗漏一次给药，应尽快重新给予治疗。

【不良反应】骨髓抑制和其导致的临床结果是最重要和常见的不良反应。其他：疲乏、发热、恶心、咳嗽、瘀点、便秘、腹泻、高血糖症和感染。

【禁忌证】妊娠期妇女禁用。对本品及其辅料过敏者禁用。

【注意】①用药期间密切监测患者血象。第一周期按推荐剂量给药，若发生骨髓抑制和相关并发症，则随后周期剂量相应调整。②肝脏、肾脏损害患者慎用本品，并密切监测患者肝肾功能。③育龄期妇女接受本品时应采取避孕措施，男性患者接受本品治疗期间及治疗完成后 3 个月内不宜使人受孕。④对驾驶或操作机器的患者，治疗期间可能出现贫血等不良反应，驾驶或操作机器时应小心。

【药物相互作用】本品可能与其他药物发生相互作用，这些药物经连续磷酸化作用激活，和（或）被酶代谢，这些酶与地西他滨失活有关（如胞啶脱氨酶）。因此，与这些药物联合应用时应谨慎。

【制剂】注射用地西他滨：50mg。

【贮法】贮藏在 25℃或以下。

安西他滨 Ancitabine

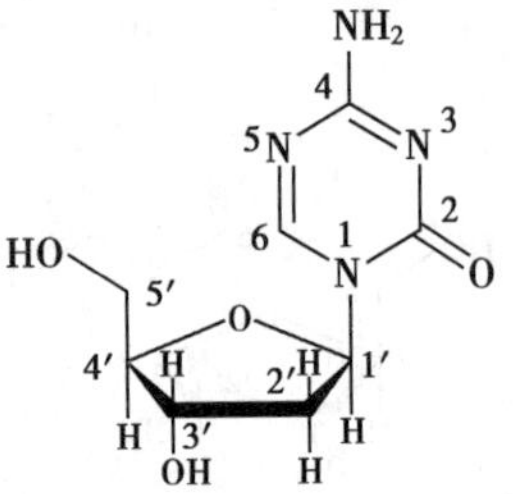

【其他名称】环胞苷。

【性状】白色疏松块状物或粉末。

【药理学】本品为阿糖胞苷的衍生物，其特点是对胞嘧啶脱氨酶稳定，对其他代谢酶也很稳定。本品在体内先磷酸化再与胞嘧啶核苷酸竞争 DNA 聚合酶，抑制 DNA 的合成，或以伪代谢物形式掺入 DNA 链，阻止 DNA 链的延长和引起链的断裂。本品为细胞周期特异性药物，主要作用于 S 期，并对 C_1/S 期和 S/C_2期转换有延缓作用。对单纯疱疹病毒的 DNA 合成亦有抑制作用。本品在体内作用时间较长，半衰期为 8 小时，毒性较小。口服可吸收且不易被胃肠道黏膜和肝脏中的酶脱氨失活。单次静脉注射本品 200mg/m² 于 24 小时排泄 95%，其中 85% 为原药，10% 为阿糖胞苷和阿糖尿苷。

【适应证】用于各类急性白血病，对急性粒细胞白血病的治疗较佳，对脑膜白血病亦有良好疗效。与其他抗肿瘤药合用可提高疗效，多与其他药物联合应用于实体瘤。对阿糖胞苷耐药的患者应用本品仍有效。外用用于治疗单纯疱疹病毒性角膜炎。

【用法和用量】常用量：静脉滴注、静脉注射或肌内注射，一日 100～400mg，分 1～2 次注射，5～14 天为一疗程，疗程间歇 7～14 天。白血病：每日 5～10mg/kg，溶于 0.9% 氯化钠注射液或 5% 葡萄糖注射液 500ml 后静脉注射，也可作肌内注射，每日 1 次，一般 5～10 天为一疗程，间歇 7～14 天，可根据幼稚细胞消失或白细胞下降等适当掌握。脑膜白血病有报告以 50～100mg 的剂量溶于氯化钠注射液 2ml 中，做鞘内注射获得较满意的疗效。眼科：单疱角膜炎应用 0.05% 滴眼液，每 1～2 小时滴眼 1 次，晚间加眼膏 1 次或单用眼膏每日 4～6 次，用药期间必须合并应用抗菌素，防止细菌及真菌混合感染。

【不良反应】①造血系统：骨髓抑制，白细胞及血小板减少，严重者可发生再生障碍性贫血或巨幼细胞贫血。②白血病、淋巴瘤患者治疗初期可发生高尿酸血症，严重者可发生尿酸性肾病。③口腔炎、食管炎、肝功能异常、发热反应及血栓性静脉炎等少见。

【禁忌证】对本品过敏者。

【注意】应定期检查肝、肾功能。

【药物相互作用】参见阿糖胞苷。

【制剂】①滴眼剂：0.025%，0.05%；②眼膏剂：0.05%，0.1%；③注射剂：50mg，100mg，200mg。

【贮法】遮光，密闭，在阴凉处保存。

巯嘌呤[药典（二）；基；医保（甲）] Mercaptopurine

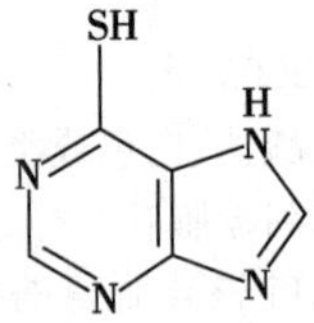

【其他名称】6-巯基嘌呤，乐疾宁，6-MP。

【ATC 编码】L01BB02

【性状】黄色结晶性粉末。几乎不溶于水，微溶于乙醇，在碱性氢氧化物溶液中溶解。

【药理学】属于抑制嘌呤合成途径的细胞周期特异性药物，化学结构与次黄嘌呤相似，因而能竞争性地抑制次黄嘌呤的转变过程。本品进入体内，在细胞内必须由磷酸核糖转移酶转为 6-巯基嘌呤核糖核苷酸后，方具有活性。

口服胃肠道吸收不完全，约 50%。广泛分布于体液内。血浆蛋白结合率约为 20%。本品吸收后的活化分解代谢过程主要在肝脏内进行，在肝内经黄嘌呤氧化酶等氧化及甲基化作用后分解为硫尿酸等而失去活性。静脉注射后的半衰期约为 90 分钟，约半量经代谢后在 24 小时即迅速从肾脏排泄，其中 7%～39% 以原药排出。

【适应证】适用于绒毛膜上皮癌、恶性葡萄胎、急性淋巴细胞白血病及急性非淋巴细胞白血病、慢性粒细胞白血病的急变期。

【用法和用量】绒毛膜上皮癌：成人常用量，每日 6.0～6.5mg/kg，分早、晚 2 次服用，以 10 日为一疗程，疗程间歇为 3～4 周。白血病：开始，每日 2.5mg/kg，一日 1 次或分次服用，一般于用药后2～4周显效，如用药4周后，仍未见临床改进及白细胞数下降，可考虑在仔细观察下，加量至每日5mg/kg；维持，每日1.5～2.5mg/kg或50～100mg/m^2，一日1次或分次口服。

儿童用药：小儿常用量，每日1.5～2.5mg/kg或50mg/m^2，一日1次或分次口服。老年患者用药：由于老年患者对化疗药物的耐受性差，服用本品时，需加强支持疗法，并严密观察症状、体征及血象等的动态改变。

【不良反应】（1）较常见的为骨髓抑制，可有白细胞及血小板减少。

（2）肝脏损害：可致胆汁淤积出现黄疸。

（3）消化系统：恶心、呕吐、食欲减退、腹泻和口腔炎，但较少发生，可见于服药量过大的患者。

（4）高尿酸血症：多见于白血病治疗初期，严重的可发生尿酸性肾病。

（5）间质性肺炎及肺纤维化少见。

【禁忌证】对本品过敏者禁用。妊娠及哺乳期妇女禁用。严重肝肾功能损害者禁用。

【注意】（1）对诊断的干扰：白血病时有大量的白血病细胞破坏，在服用本品时则破坏更多，致使血液及尿中尿酸浓度明显增高，严重者可产生尿酸盐肾结石。

（2）下列情况应慎用：骨髓已有显著的抑制现象（白细胞减少或血小板显著降低）或出现相应的严重感染或明显的出血倾向，肝功能损害、胆道疾患者、有痛风病史、尿酸盐肾结石病史者，4～6周内已接受过细胞毒药物或放射治疗者。

（3）用药期间应注意定期检查外周血象及肝、肾功能，每周应随访白细胞计数及分类、血小板计数、血红蛋白1～2次，对血细胞在短期内急剧下降者，应每日观察血象。

【药物相互作用】与别嘌呤同时服用时，由于其抑制了本品的代谢，明显增加了本品的效能与毒性。本品与对肝细胞有毒性的药物同时服用时，有增加对肝细胞毒性的危险。本品与其他对骨髓有抑制的抗肿瘤药物或放射治疗合并应用时，会增强本品效应，因而必须考虑调节本品的剂量与疗程。

【制剂】片剂：25mg；50mg；100mg。

【贮法】遮光，密封保存。

硫鸟嘌呤〔药典（二）；医保（乙）〕 Thioguanine

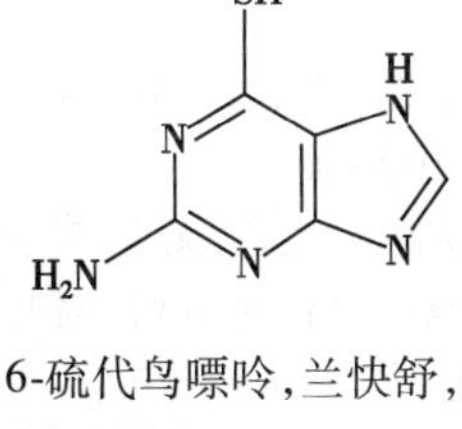

SH; H; N; N; N; H_2N; N

【其他名称】6-硫代鸟嘌呤，兰快舒，兰快疗。

【ATC编码】L01BB03

【性状】本品为淡黄色结晶性粉末；无臭或几乎无臭。本品在水、乙醇或三氯甲烷中不溶；在稀氢氧化钠溶液中易溶。

【药理学】为天然存在的嘌呤、鸟嘌呤的类似物，作用和用途类似巯嘌呤。

在胃肠道中吸收不完全，变化大，口服平均约30%剂量被吸收。在体内通过细胞内转化成它的核苷酸，硫鸟嘌呤和磷酸硫鸟嘌呤核苷酸衍生物迅速活化。本品的灭活主要通过甲基化成为氨甲基硫嘌呤，少量脱氨成为硫代黄嘌呤，进一步被黄嘌呤氧化酶氧化为硫尿酸，但本品的失活基本上不依赖于黄嘌呤氧化酶，抑制酶的活性不影响灭活。几乎全部以代谢物的形式由尿中排泄，能够检测到原药的量几乎可以忽略不计。本品能通过胎盘。

【适应证】用于各类急性白血病，均有较好的疗效。临床与阿糖胞苷合用为目前治疗急性粒细胞白血病常用方案之一。对慢性粒细胞白血病及其急性变也有一定疗效。

【用法和用量】口服：2mg/kg，每日1次，一般以5～7日为1疗程。间歇7～14日后再进行下一疗程。

儿童：《中国国家处方集·化学药品与生物制品卷·儿童版》推荐：口服：一日2～3mg/kg，1次或分次服，或75～100mg/m^2连用5～7天。

【不良反应】有骨髓抑制，故要经常观察血象、骨髓象的变化。对肝肾功能有损害，有时会出现黄疸。胃肠道反应有恶心、呕吐，但较轻。此外，本品对睾丸和卵巢功能可能有不可逆的抑制功能，从而引起闭经或精子缺乏。

【禁忌证】对本品过敏者禁用。妊娠及哺乳期妇女禁用。严重肝肾功能损害者禁用。

【注意】经常检查血细胞计数，尤其是在诱导期和联合其他抗肿瘤药物时。出现严重骨髓抑制的第一个征兆时，应停止治疗。因为肝毒性的高风险，不推荐长期持续治疗。

【药物相互作用】和巯嘌呤不同，正常剂量的本品可以和别嘌醇同时使用。在使用本品和白消安的患者中有许多门静脉高压和肝结节再生性增生的病例报道。柔红霉素可能加强本品的肝毒性。

【制剂】片剂：每片25mg；50mg。

【贮法】遮光，密封保存。

去氧氟尿苷〔药典（二）；医保（乙）〕 Doxifluridine

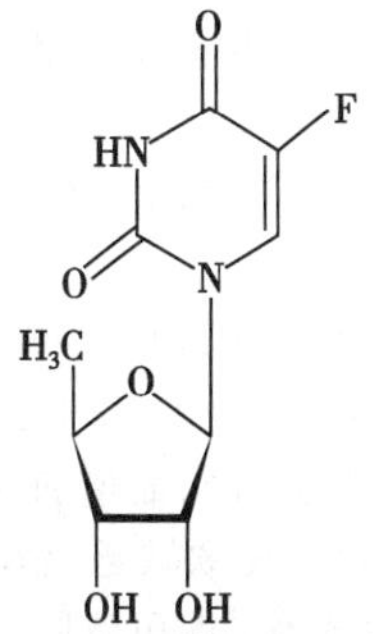

O; F; HN; O; N; H_3C; O; OH OH

【其他名称】氟铁龙，脱氧氟尿苷，Furtulon。

【性状】为白色或类白色针状结晶或结晶性粉末。

【药理学】在体内转化成氟尿嘧啶发挥作用。口服后被迅速吸收，主要经肾脏排泄，包括原形、氟尿嘧啶及其代谢物。

【适应证】胃癌、结肠癌、直肠癌、乳腺癌、宫颈癌、膀胱癌。

【用法和用量】每日 800 ~ 1200mg，分 3 ~ 4 次口服，可按年龄、症状适当增减。

【不良反应】骨髓抑制、肝肾毒性、消化道反应、神经系统反应、皮肤反应、过敏、循环系统表现等。

【禁忌证】对本品过敏者禁用。妊娠及哺乳期妇女禁用。严重肝肾功能损害者禁用。

【注意】骨髓抑制，肝、肾功能障碍，并发感染，心脏疾病或有心脏病史，水痘患者慎用。对早产儿、新生儿、乳婴或小儿的安全性尚未确定。一般高龄者的生理功能低下，应慎用。

【药物相互作用】抗病毒药索立夫定与本品合用时药物代谢受阻，血液中浓度上升引起严重的血液障碍等副作用。

【制剂】胶囊剂：每粒 100mg；200mg。分散片：每片 200mg。

【贮法】遮光、密闭保存。

卡莫氟[药典(二)；医保(乙)] Carmofur

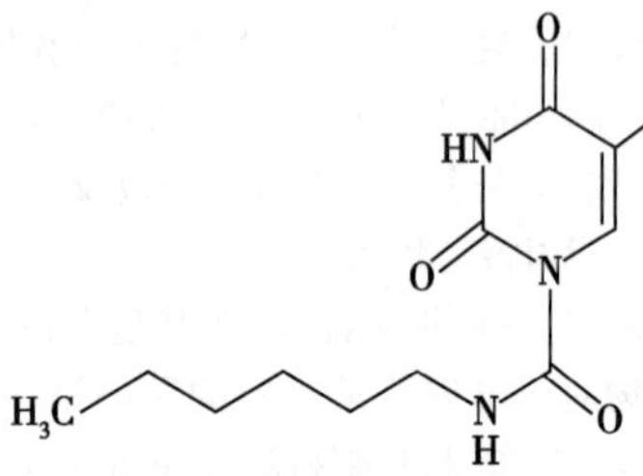

【其他名称】喀福禄，Miforol，Yamfur。

【ATC 编码】L01BC04

【性状】本品为白色结晶性粉末；无臭。在 *N*,*N*-二甲基甲酰胺中极易溶解，在三氯甲烷中易溶，在甲醇或乙醇中微溶，在水中几乎不溶。

【药理学】为氟尿嘧啶活性衍生物，与氟尿嘧啶有相似作用。

口服后迅速吸收，t_{max}为 2 ~ 4 小时，胃、膀胱、肾、肝、肺及小肠浓度较高。主要由肾脏排泄，48 小时后尿中排出 80%。

【适应证】主要用于治疗消化道癌症（胃癌、结直肠癌），乳腺癌，卵巢癌。

【用法和用量】口服，每日 600 ~ 800mg，分 2 ~ 4 次。

【不良反应】有引起白质脑病可能，出现言语、步行、意识、知觉等障碍及记忆力下降，需增加观察。造血系统抑制不明显，消化道反应可有食欲缺乏、恶心、呕吐等。有时有腹泻、口炎、腹部不适感等。偶可致肝、肾功能异常，部分病例有尿频、尿急、尿痛，尿频是由于中间代谢产物刺激脑干排尿反射中枢所致；少数患者可有明显热感，亦系本品及其中间代谢产物刺激视束前野的温觉中枢所引起。药疹偶见。

【禁忌证】对本品过敏者禁用。妊娠及哺乳期妇女禁用。严重肝肾功能损害者禁用。

【注意】用药期间出现下肢乏力、步行摇晃、说话不清、头晕麻木、站立不稳和健忘等症状时宜及时停药，以免演进为白质脑病。慎用于营养状况差或有肝病、肾病的患者，肝、肾功能不全者宜减量。

【药物相互作用】与胸腺嘧啶、尿嘧啶并服，可提高肿瘤组织中的氟尿嘧啶浓度，提高疗效。与抗胆碱药、镇静药并用，相互拮抗。

【制剂】片剂：每片 50mg；100mg。

【贮法】遮光、密闭保存。

甲异靛[医保(乙)] Meisoindigo

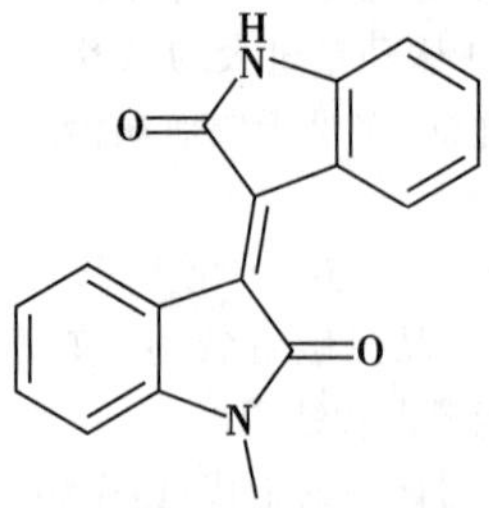

【药理学】本品对小鼠 Lewis 肺癌及大鼠 Waker-256 有明显抑瘤作用。腹腔或口服给药均可抑制肿瘤细胞 DNA 的生物合成。口服 1 次给药可引起麻醉的大鼠心率和呼吸频率减慢，呼吸幅度降低。长期给药的大鼠及犬均出现不同程度的胃肠道反应。

大鼠口服，血中放射性高峰在 1 小时，药物（包括肺癌组织）分布较广。给药后 48 小时，自粪及尿中排出原药量的 51.6%，肾脏是主要排泄途径。

【适应证】用于治疗慢性粒细胞白血病等。

【用法和用量】口服，成人每次 50mg，每日 2 ~ 3 次。

【不良反应】常见食欲缺乏、恶心、呕吐，偶见关节痛、肌痛、骨髓抑制等。

【禁忌证】妊娠及哺乳期妇女禁用。

【注意】年老体弱者慎用。

【制剂】片剂：25mg。

羟基脲[药典(二)；基；医保(甲)] Hydroxycarbamide

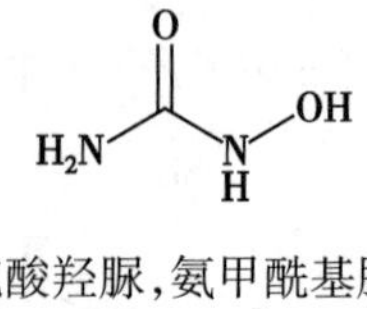

【其他名称】硫酸羟脲，氨甲酰基脲，氨甲酰羟基脲。

【ATC 编码】L01XX05

【性状】白色结晶性粉末，无臭，味微涩。在室温下久置易引起分解，吸湿后更促进分解，对热不稳定。易溶于水，水溶液亦不稳定。

【药理学】为一种核苷二磷酸还原酶抑制剂，可以阻止核苷酸还原为脱氧核苷酸，因而选择性抑制 DNA 的合成，能抑制胸腺嘧啶核苷酸掺入 DNA，并能直接损伤 DNA，但对 RNA 及蛋白质的合成并无抑制作用。本品作用于 S 期，并能使部分细胞阻滞在 G_1/S 期的边缘,故可用作使癌细胞部分同步化或放射增敏的药物。

口服给药吸收良好。无论口服或静脉注射给药血中药物浓度均在1~2小时内很快达到高峰,然后迅速下降。24小时已不能测出。$t_{1/2}$为1.5~5小时,本品在肝、肾中代谢形成尿素,由尿中排出。12小时内排出80%。

【适应证】用于恶性黑色素瘤、胃癌、肠癌、乳癌、膀胱癌、头颈部癌、恶性淋巴瘤、原发性肝癌及急、慢性粒细胞白血病。并与放疗、化疗合并治疗脑瘤。

【用法和用量】常用剂量为每日40~60mg/kg,每周2次,6周为1疗程。亦有人采用大剂量间歇给药法,每8小时给药1次,剂量60mg/kg;或6小时给药1次,剂量100mg/kg,24小时为1疗程,间歇4~7日。

儿童:《中国国家处方集·化学药品与生物制品卷·儿童版》推荐:口服,慢性粒细胞性白血病一日20~60mg/kg,白细胞下降后减量,直至达到血液学完全缓解,以后用小剂量将白细胞维持在正常范围内。

【不良反应】主要为骨髓抑制,白细胞和血小板下降,停药1~2周后可恢复。有时出现胃肠道反应。有人报告可引起睾丸萎缩及致畸胎作用。偶有脱发、皮疹等。

【禁忌证】对本品过敏者禁用。严重骨髓抑制者,严重肝肾功能损害者禁用。妊娠及哺乳期妇女禁用。水痘、带状疱疹及各种严重感染者禁用。

【注意】用药期间应定期检查血象。肝、肾功能不全者慎用。

【药物相互作用】由于本品有可能提高服用者血尿酸的浓度,因此与别嘌醇、秋水仙碱、丙磺舒等合用治疗痛风时,必须调节上述痛风药物剂量,以控制痛风病变及血尿酸的浓度。本品与别嘌醇合用时能预防并逆转本品所致的高尿酸血症。

【制剂】胶囊剂:每粒400mg。片剂:每片500mg。

【贮法】阴凉处密闭保存,保持干燥。

氟达拉滨〔医保(乙)〕 Fludarabine

【其他名称】氟阿糖腺苷酸,Fludara,2-F-ara-AMP。

【ATC编码】L01BB05

【性状】本药为白色冻干块状物,在水中易溶。

【药理学】本品为阿糖腺苷的氟化核苷酸衍生物,某些药理作用与阿糖胞苷相似。阿糖腺苷很快被腺苷脱氨酶作用而失活,而本品却不被这种酶灭活。口服后,加磷酸化成为活性代谢物2-氟-阿糖腺苷二、三磷酸盐,可抑制DNA合成。

【适应证】本品对B-细胞慢性淋巴细胞白血病(CLL)疗效显著,特别是对常规治疗方案失效的患者有效。

【用法和用量】推荐剂量为25mg/m²,每日静脉滴注30分钟,连用5天,隔28天重复给药1次。

【不良反应】主要为剂量依赖性的骨髓抑制,如中性粒细胞减少、贫血等。其他副作用有恶心、呕吐、腹泻、畏食、药疹、咳嗽、肺炎等。严重的还可引起失明、死亡等。

【禁忌证】对本品过敏者禁用。严重肝肾功能损害者禁用。妊娠及哺乳期妇女禁用。

【注意】配制后8小时内使用,配制时应戴乳胶手套并用安全杯以免药瓶破损或其他意外溢出;给药期间应慎重进行血液监测。注意神经毒性、骨髓抑制、输血相关的移植物抗宿主病、疾病进展及转化、既往的皮肤癌病变加重、肿瘤溶解综合征、自身免疫现象。严重骨髓功能障碍、免疫缺陷或有机会性感染病史的患者慎用。不得与其他药物混合使用。

【药物相互作用】一项临床研究中本品合用喷司他丁治疗难治性CLL时出现了高发生率的致命性肺毒性。因此,在使用本品时不推荐合用喷司他丁。本品的治疗效果会被双嘧达莫及其他腺苷吸收抑制剂所减弱。

【制剂】粉针剂:50mg。

【贮法】避光、密闭、冷藏。

替吉奥〔医保(乙)〕 Tegafur, Gimeracil and Oteracil Potassium

【其他名称】S-1。

【性状】白色或类白色颗粒或细粉。

【药理学】为复方的氟尿嘧啶衍生物口服抗癌剂,它含有替加氟(FT)和以下两类调节剂:吉美嘧啶(CDHP)及奥替拉西钾(Oxo),它们含量的摩尔比为1:0.4:1。其三种组分的作用如下:FT是5-FU的前体药物,具有优良的口服生物利用度,能在活体内转化为5-FU。CDHP能够抑制在二氢嘧啶脱氢酶作用下从FT释放出来的5-FU的分解代谢,有助于长时间血中和肿瘤组织中5-FU有效深度,从而取得与5-FU持续静脉输注类似的疗效。Oxo能够拮抗5-FU的磷酸化,口服给药之后,Oxo在胃肠组织中具有很高的分布浓度,从而影响5-FU在胃肠道的分布,进而降低5-FU毒性的作用。替吉奥与5-FU相比具有以下优势:①能维持较高的血药浓度并提高抗癌活性;②明显减少药毒性;③给药方便。

【适应证】不能切除的局部晚期或转移性胃癌。

【用法和用量】体表面积<1.25m²的患者,每次用40mg,每日2次,早餐和晚餐后服用;28天为一个周期,间隔14天再重复。体表面积在1.25m²和1.5m²之间的患者,每次用50mg,每日2次,早餐和晚餐后服用;28天为一个周期,间隔14天再重复。体表面积≥1.5m²的患者,每次用60mg,每日2次,早餐和晚餐后服用;28天为一个周期,间隔14天再重复。如果患者在服药期间肝肾功能正常,血液抽检正常,胃肠无不适,间隔时间可以缩短为7天。每次用量可以依次调高到50mg,60mg,75mg。不能与其他氟尿嘧啶类药

物和抗真菌类药物联用。

【不良反应】骨髓抑制，肝功能损伤，食欲减退，转氨酶升高，严重腹泻的发生率0.4%，严重肠炎的发生率0.2%，间质性肺炎的发生率0.4%，严重口腔溃疡和出血的发生率0.2%，可能发生急性肾衰、皮肤毒性、嗅觉缺失症。

【禁忌证】禁用于对本品成分有严重过敏史的患者，严重的骨髓抑制患者（可能导致症状恶化），严重的肾功能障碍患者，严重的肝功能障碍患者，正在使用其他氟尿嘧啶类抗肿瘤药（包括与这些药物的联合化疗）的患者，正在使用氟胞嘧啶的患者。

【注意】停用本品后，至少间隔7天以上再给予其他氟尿嘧啶类抗肿瘤药或抗真菌药氟胞嘧啶。停用氟尿嘧啶类抗肿瘤药或抗真菌药氟胞嘧啶后，亦需间隔适当的时间再给予本品。曾有报道，由于骨髓抑制引起严重感染（败血症），进而导致败血症性休克或弥散性血管内凝血甚至死亡，因此须注意感染、出血倾向等症状的出现或恶化。育龄期患者需要给药时，应考虑对性腺的影响。曾有报道，不排除本品可导致间质性肺炎恶化甚至死亡，因此在使用本品时，须确认有无间质性肺炎。

【药物相互作用】本品中的吉美嘧啶可抑制合用药物中5-FU的分解代谢，使血中5-FU浓度显著升高；本品可增强双香豆素的作用，导致凝血功能异常。

【制剂】胶囊剂：每粒20mg（含替加氟20mg、吉美嘧啶5.8mg与奥替拉西钾19.6mg）；25mg（含替加氟25mg、吉美嘧啶7.25mg与奥替拉西钾24.5mg）。

【贮法】室温、密闭保存。

卡培他滨[基;医保(乙)] Capecitabine

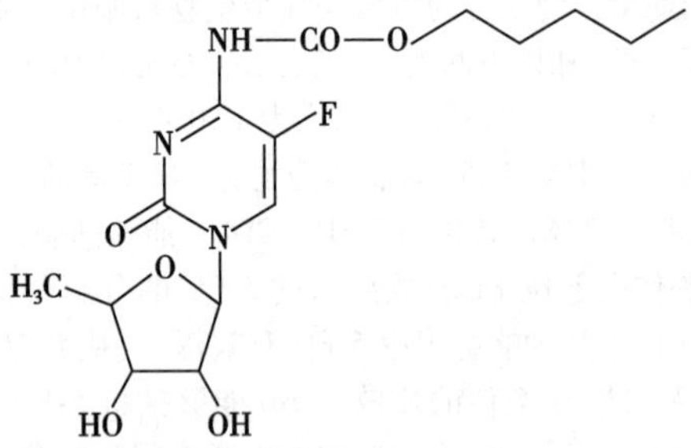

【其他名称】希罗达，Xeloda。

【ATC编码】L01BC06

【性状】白色或类白色结晶性粉末。

【药理学】本品口服后经肠黏膜迅速吸收，然后在肝脏被羧基酯酶转化为无活性的中间体5′-脱氧-5′-氟胞苷（5′-deoxy-5-fluorocytidine，5′-DFCR），以后经肝脏和肿瘤组织的胞苷脱氨酶的作用转化为5′-脱氧-5-氟尿苷（5′-deoxy-5-fluorouridine，5′-DFUR），最后在肿瘤组织内经胸苷磷酸化酶催化为5-FU而起作用。

临床前研究表明：本品口服后肿瘤组织内5-FU的浓度明显高于血液（100倍以上）和肌肉（2倍）水平。对多种动物肿瘤疗效显著高于5-FU。本品和多种抗肿瘤药物有协同作用。

口服后迅速完全转化为5′-DFCR和5′-DFUR。$t_{1/2}$为0.5～1.0小时。和血浆蛋白结合率低，大部从尿中排出。

【适应证】主要用于晚期乳腺癌、大肠癌，可作为蒽环类和紫杉类治疗失败后的乳腺癌解救治疗。

【用法和用量】每日2500mg/m²，连用2周休息1周。每日总剂量分早晚两次于饭后半小时用水吞服。如病情恶化或产生不能耐受的毒性应停止治疗。

【不良反应】可有腹泻，恶心，呕吐，胃炎。几乎在一半的患者中出现手足综合征，表现为：麻木，感觉迟钝，感觉异常，麻刺感，无痛感或疼痛感，皮肤肿胀或红斑，水疱或严重的疼痛。皮炎或脱发较常见。常有疲乏、黏膜炎、发热、虚弱、嗜睡，还有头痛、味觉障碍、眩晕、失眠、中性粒细胞减少、贫血、脱水。

【禁忌证】对本品过敏者禁用。严重骨髓抑制者，严重肝肾功能损害者禁用。妊娠及哺乳期妇女禁用。

【注意】二氢嘧啶脱氢酶缺乏可引起严重毒性反应。严重皮肤反应者应永久性停药。

【药物相互作用】使用华法林或苯丙香豆素的患者给予本品出现凝血参数改变和出血。有报道本品可增加苯妥英的血药浓度和毒性症状。由于会导致致命的氟尿嘧啶毒性，本品禁止与索立夫定或其他类似物合用。抗酸药含有氢氧化铝或氢氧化镁引起本品血药浓度小幅度增加。本品与亚叶酸或干扰素-α合用时，最大耐受剂量降低。

【制剂】片剂：每片150mg；500mg。

【贮法】低于30℃保存。

培美曲塞[基;医保(乙)] Pemetrexed

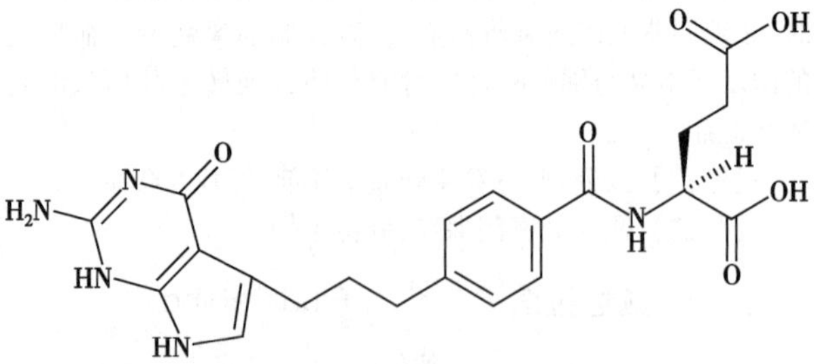

【其他名称】Alimta，力比泰。

【ATC编码】L01BA04

【性状】为白色至淡黄色或绿黄色冷冻干燥固体。

【药理学】为一种多靶点抗叶酸代谢的抗肿瘤药物，它通过干扰细胞复制过程中叶酸依赖性代谢过程而发挥作用。体外试验显示，本品可以抑制胸苷酸合成酶、二氢叶酸还原酶、甘氨酸核糖核苷甲酰基转移酶等叶酸依赖性酶，这些酶参与胸腺嘧啶核苷和嘌呤核苷的生物合成。

主要经尿清除。肾功能正常的患者（肌酐清除率为90ml/min）总清除率为91.8ml/min，清除半衰期为3.5小时。体内药物大约81%与血浆蛋白结合。曲线下面积（AUC）和最大血清浓度随剂量等比增高。与顺铂、叶酸、维生素B_{12}联合应用时不影响本品的药动学。

【适应证】用于恶性胸膜间皮瘤及非小细胞肺癌一线治疗。

【用法和用量】仅可静脉滴注，与顺铂联用，推荐剂量为500mg/m²，第1天，滴注超过10分钟，21天为一个周期。顺铂推荐剂量为75mg/m²，在本品滴注结束后30分钟开始滴注，时间超过2小时。

【不良反应】主要为骨髓抑制，表现为中性粒细胞、血小板减少症和贫血。还有发热、感染、口腔炎/咽炎、皮疹/脱皮等。

【禁忌证】禁用于对本品或其处方中任何成分过敏的患者。禁用于妊娠及哺乳期妇女。肌酐清除率 < 45ml/min 的患者禁用本品。

【注意】接受本品治疗的患者应同时应用叶酸和维生素 B_{12}，可减少治疗相关的血液学毒性和胃肠道毒性。具体用量推荐，在开始用药前每日口服叶酸400μg一次，整个治疗期间均予补充；在第一次注射本品前肌内注射维生素 B_{12} 1000μg，以后每3周期给予维生素 B_{12} 1000μg一次。本品主要经尿排出，应用本品前必须检查肾功能。肌酐清除率>45ml/min 的患者不需调整剂量，肌酐清除率<45ml/min 的患者不建议使用本品。

【药物相互作用】高剂量非甾体抗炎药(NSAIDs)和阿司匹林可能降低本品的消除。在轻到中度肾损伤患者中(肌酐清除率45~79ml/min)，本品使用2天前到使用结束2天后应避免使用高剂量 NSAIDs 和阿司匹林；半衰期更长的 NSAIDs，例如吡罗昔康，应在使用本品5天前到用药结束2天后避免使用。

【制剂】注射用培美曲塞：每支500mg。

【贮法】室温保存。配好的本品溶液如未用完可置于冰箱冷藏(2~8℃)或室温保存(15~30℃)，无须避光，其物理、化学特性在24小时内保持稳定。没有光敏性。

雷替曲塞 Raltitrexed

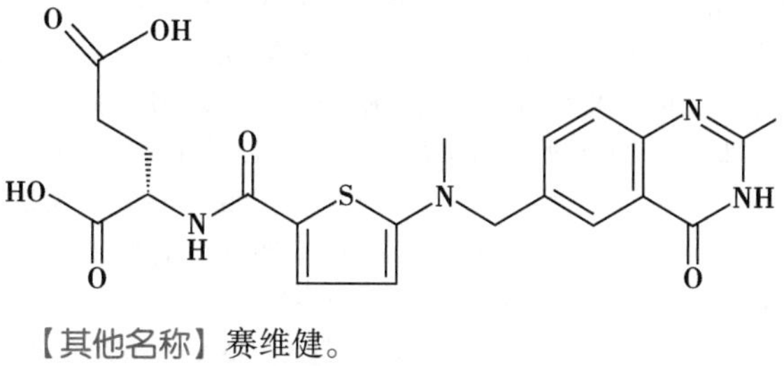

【其他名称】赛维健。

【ATC 编码】L01BA03

【性状】白色或类白色疏松块状物或粉末。

【药理学】为抗代谢类叶酸类似物，特异性地抑制胸苷酸合酶(TS)。TS 是胸腺嘧啶脱氧核苷三磷酸盐(TTP)合成过程的关键酶，而 TTP 又是 DNA 合成的必须核苷酸。抑制 TS 可导致 DNA 断裂和细胞凋亡。本品经还原叶酸载体摄入细胞并被叶酰聚谷氨酸合成酶转化成聚谷氨酸盐形式贮存细胞中，发挥更强 TS 抑制作用。本品的聚谷氨酸盐通过增强 TS 抑制能力、延长抑制时间而提高其抗肿瘤活性。但其在正常组织中的贮留可能会使其毒性增加。

本品药物浓度与时间呈三室模型。注射结束时浓度达最高峰，然后迅速下降，之后进入慢消除相。其最初分布相 $t_{1/2\alpha}$ 约为10分钟，反映本品在体内的分布变化非常迅速，由于时间短，这项测定结果的可靠性不如 $t_{1/2\beta}$ 和 $t_{1/2\gamma}$，消除相 $t_{1/2\gamma}$ 代表了药物从体内清除的速率。本品的平均最大浓度在1.6~3mg/m²剂量范围内成比例的增加。在临床剂量范围内本品的 C_{max} 与用药剂量呈线性关系。本品主要以原形经尿排出(40%~50%)。

【适应证】用于治疗不适合5-FU/亚叶酸钙的晚期结直肠癌患者。

【用法和用量】推荐剂量为3mg/m²，用50~250ml 0.9%氯化钠注射液或5%葡萄糖注射液溶解稀释后静脉输注，给药时间15分钟，如果未出现毒副作用，可考虑按上述治疗，3周为一个疗程。本品应避免与其他药物混合静脉输注。

【不良反应】①胃肠道系统：最常见恶心、呕吐、腹泻和食欲缺乏；较少见黏膜炎、口炎、消化不良和便秘。②血液系统：常见白细胞减少、中性粒细胞减少、贫血和血小板减少。③肝脏系统：常见 AST 和 ALT 可逆性升高，较少见体重下降、脱水、外周性水肿、高胆红素和碱性磷酸酶升高。④心血管系统：心律失常和心功能异常，包括窦性心动过速、室上性心动过速、房颤和充血性心衰。⑤肌肉骨骼和神经系统：关节痛和肌痉挛。⑥皮肤、附件和特殊感官：常见皮疹，有时伴瘙痒，较少见脱皮、脱发、出汗、味觉异常和结膜炎。⑦全身：常见乏力，较少见腹痛、疼痛、头痛、蜂窝织炎和败血症。

【禁忌证】妊娠或哺乳期妇女禁用。重度肾损害患者禁用。

【注意】①本品应避免与其他药物混合静脉输注。②剂量增加会导致危及生命或致死性毒性反应，所以不推荐剂量大于3mg/m²。③每次用药前需检查全血细胞计数和肝、肾功能。④造血功能低下、一般状况差、既往经放疗者和轻度到中度的肝功能损害者慎用。⑤老年患者更易出现毒副反应，尤其是胃肠道反应(腹泻或黏膜炎)，应严格监护。⑥夫妻任何一方接受本品治疗期间以及停药后至少6个月内应避孕。⑦此前使用5-FU治疗方案仍然进展患者可能会对本品产生耐药。

【药物相互作用】本品与叶酸、亚叶酸及包含这些成分的维生素制剂合用会降低药物的作用，所以在使用本品前和使用中禁用此类药物。

【制剂】注射用雷替曲塞：2mg。

【贮法】密闭，在凉暗处保存。

克拉屈滨 Cladribine

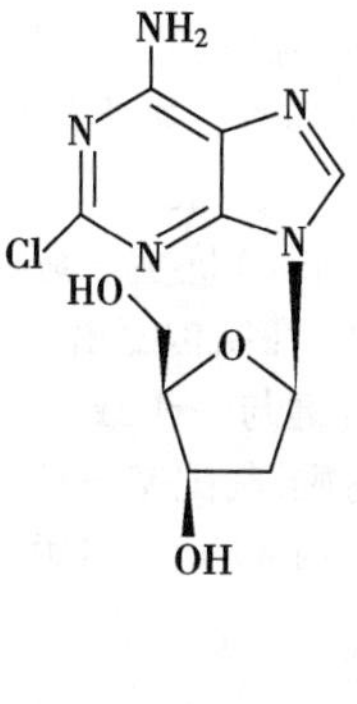

【其他名称】艾博定。

【ATC 编码】L01BB04

【性状】无色或几乎无色的澄明液体。

【药理学】本品的抑瘤活性与脱氧胞苷激酶和脱氧核苷酸激酶活性有关。主要以被动转运进入细胞，在细胞内被脱氧胞苷激酶磷酸化，转化为克拉屈滨三磷酸，掺入 DNA 分子中，妨碍 DNA 断裂后的修复作用，造成 NAD 和 ATP 的耗竭，破坏细胞代谢，影响细胞的 DNA 合成，因此对分化或静止期的淋巴细胞和单核细胞均有抑制 DNA 合成和修复的作用。

【适应证】用于经干扰素治疗失败后活动性的伴有临床意义的贫血、中性粒细胞减少、血小板减少以及疾病相关症状的毛细胞白血病（HCL）治疗。

【用法和用量】静脉滴注。治疗多毛细胞白血病时的建议剂量为每日 0.09mg/kg，24 小时连续滴注，连用 7 天。

【不良反应】①全身反应：发热、疲劳、寒战、虚弱、发汗、不适、躯干痛。②胃肠道系统：恶心、食欲减退、呕吐、腹泻、便秘、腹痛。③神经系统：头痛、头昏、失眠。④心血管系统：水肿、心动过速。⑤呼吸系统：异常呼吸、咳嗽、异常胸音、呼吸短促。⑥皮下组织：皮疹、注射部位反应、瘙痒、红斑。⑦肌肉骨骼系统：肌痛、关节痛。⑧血/淋巴系统：紫癜、瘀点、鼻出血。⑨与静脉注射有关：注射部位反应（变红、肿胀、疼痛），血栓、静脉炎、导管破裂，这些不良反应由静脉输注过程和导管（而不是药物或溶媒）引起。

【禁忌证】对本品过敏者。

【注意】①应定期监测血液学及肝、肾功能。②如遇严重骨髓造血功能的抑制情况，应按有关治疗原则，如静脉输注血液成分、给予抗生素等处理。③本品不得以含有葡萄糖的注射液作为稀释剂，因葡萄糖可以促进本品的分解。本品的输液中不得随意加入其他药物。

【药物相互作用】尚不明确本品与其他药物的相互作用。给予本品期间如同时使用对骨髓造血功能、免疫功能和肾功能有损害作用的药物，可能加重本品在这些方面的毒性。

【制剂】注射液：10ml。

【贮法】密闭、阴凉（不超过 20℃）处保存。

69.3 抗肿瘤抗生素

抗肿瘤抗生素是由微生物代谢产生的具有抗肿瘤活性的化学物质。微生物代谢产物具有化学结构与作用机制的高度多样性，一些产物具有强大的生物活性和药理作用。根据化学结构可分为：蒽环类、多肽及蛋白质类、双烯二炔类、大环内脂类、醌类、苯并二吡咯类、色霉素类、氨茴类、苯蒽醌类等。

蒽环类（Anthracycline）抗生素是临床使用最广泛的一类抗肿瘤抗生素药物。在结构上由一个具有蒽并六元环为基础的配基通过糖苷键与一个或多个糖或氨基糖连接而成。不同的蒽环类物质，其配基或糖互有差异。主要代表药物有柔红霉素（daunorubicin）、多柔比星（doxorubicin）、表柔比星（epirubicin）、阿柔比星（aclacinomycin）、吡柔比星（pirarubicin）、米托蒽醌（mitoxantrone）以及伊达比星（idarubicin）等。蒽环类药物的蒽醌环通过非特异性插入双链 DNA 的碱基对之间，形成相对稳定的蒽环-DNA 复合物；氨基糖部分的氨基与 DNA 的磷酸基以离子键结合，从而改变 DNA 的模板性质。作用机制包括：嵌入 DNA 碱基对之间，干扰 DNA 转录、mRNA 合成；促使拓扑异构酶Ⅱ裂解 DNA，破坏其三级结构；抑制 DNA 多聚酶Ⅰ，抑制 DNA 合成；产生氧自由基，破坏细胞膜功能。属周期非特异性药物，G_1 和 S 期细胞最为敏感。蒽环类药物抗瘤谱广，作用强，广泛用于治疗血液系统恶性肿瘤和实体肿瘤，包括急性白血病、淋巴瘤、乳腺癌、卵巢癌、胃癌及软组织肉瘤等。不良反应主要为骨髓抑制、胃肠道反应、心脏毒性和脱发等。蒽环类药物的作用呈现出剂量效应线性关系，随着剂量的增加，不良反应也更加明显，尤其是心脏毒性。心脏毒性是蒽环类药物的特异性不良反应，往往呈进展性和不可逆，慢性和迟发性心脏毒性与药物的累积剂量呈正相关。蒽环类药物在使用中不能超过最大累积剂量，并进行心脏毒性的早期监测和预防。右丙亚胺对蒽环类药物引起的心脏毒性有一定保护作用。蒽环类药物增加继发性脊髓发育不良和白血病的危险性。蒽环类药物属于强刺激性药物，输液过程中如果发生外渗，可能造成组织损伤或坏死。目前对蒽环类药物剂型的优化包括脂质体、PEG 化脂质体等取得了进展，有助于减少心脏毒性。脂质体与其传统形式制剂，以及不同的脂质体制剂之间不可以互换使用。

多肽类及蛋白类抗肿瘤抗生素主要有博来霉素，放线菌素 D 等。博来霉素（bleomycin，BLM）族抗生素，包括博来霉素（主要成分 $BLMA_2$ 和 $BLMB_2$）、博安霉素（BAM）、博宁霉素、平阳霉素等。BLM 族抗生素的抗肿瘤作用机制为：在体内与 Fe^{2+} 形成复合物潜入 DNA 链中，引发 DNA 解链断裂，阻止 DNA 复制，影响肿瘤细胞 DNA 合成。BLM 抗癌活性强，对淋巴癌、鳞状细胞癌、肺癌和睾丸癌等具有良好的疗效。无明显骨髓抑制，不抑制机体的免疫功能，但能引起肺纤维化。BAM、博宁霉素的肺毒性明显低于 BLM，平阳霉素是由我国生物学家从浙江省平阳县土壤中的放线菌培养液中分离获得的抗肿瘤抗生素，与国外进口的博来霉素成分相近，还可以破坏脱氧核糖核酸模板，阻止其复制。放线菌素 D 能够嵌入 DNA 的双螺旋，抑制 DNA 为模板的 DNA 聚合酶和 RNA 聚合酶，阻断蛋白质的合成，使其无法增殖。用于绒毛膜上皮瘤、神经母细胞瘤、肾母细胞瘤、睾丸肿瘤等疾病。

双烯二炔类抗肿瘤抗生素根据其结构主要分为两大类，即九元环烯二炔和十元环烯二炔。代表药物有力达霉素（九元环烯二炔类），双烯二炔是这类抗生素共有的结构，是裂解 DNA 的活性中心。九元环烯二炔都是由一个蛋白质和一个发色团以非共价键结合而成，使得其分子量较大，多数药物自然条件下不太稳定。十元环烯二炔无蛋白质部分，稳定性相对较高。

大环内酯类代表药物西罗莫司，是具有一个环内共轭三烯的 35 元环大环内酯类化合物。通过与 FK506 蛋白

(FKBP-12)结合形成复合物,与靶分子(mTOR)结合,阻断T淋巴细胞及其他细胞由G_1期至S期的进程。西罗莫司除抑制T细胞及B细胞活化外．还可抑制其他非免疫细胞。明显抑制肿瘤生长,并具有浓度依赖性,对人乳腺癌、神经胶质瘤、白血病、前列腺癌、卵巢癌和肾癌等更为敏感。

放线菌素D〔药典(二);医保(甲)〕 Dactinomycin

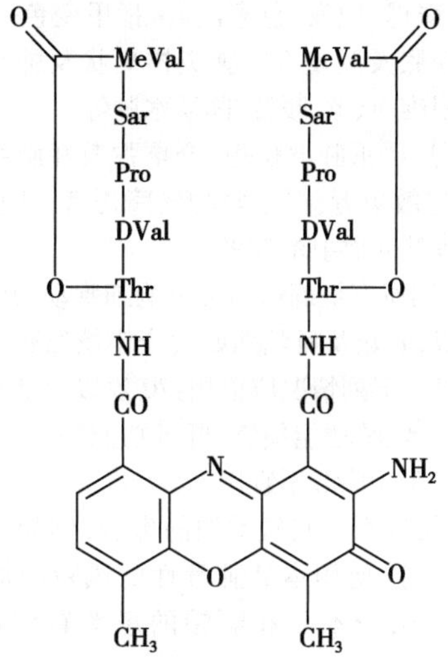

为由我国桂林土壤中分离出的放线菌(Streptomyces melanochlomogenes)的发酵液中得到的抗生素。与国外的放线菌素D结构相同。

【其他名称】更生霉素,Actinomycin D,ACTD。

【ATC编码】L01DA01

【性状】为鲜红色结晶或橙红色结晶性粉末,无臭,有引湿性,遇光及热不稳定,使其效价降低。几不溶于水(但在10℃水中溶解)。熔点243～248℃(分解)。

【药理学】本品能抑制RNA的合成,作用于mRNA干扰细胞的转录过程。静脉注射后迅速由血中消失,在24小时内12%～25%由肾脏,50%～90%由胆汁中排出。与放射并用可提高肿瘤对放射的敏感性。

【适应证】本品对肾母细胞瘤(Wilms瘤)、横纹肌肉瘤、神经母细胞瘤、霍奇金病及绒毛膜癌有效,对睾丸肿瘤也有一定疗效。

【用法和用量】一次0.2～0.4mg,溶于5%葡萄糖液500ml中静脉滴注,或溶于生理盐水20～40ml中静脉注射,1日或隔日1次,一疗程总量4～6mg。两疗程间隔2周。

儿童:《中国国家处方集·化学药品与生物制品卷·儿童版》推荐:静脉注射,一日15μg/kg,连用5日,3～6周为1个疗程。

【不良反应】有消化道反应、骨髓抑制,少数患者有脱发、皮炎、发热及肝功能损伤等。

【禁忌证】对本品过敏者禁用。严重骨髓抑制者,严重肝肾功能损害者禁用。妊娠及哺乳期妇女禁用。

【注意】水痘或最近患过水痘者不宜用本品。骨髓功能低下,有痛风病史,肝功能损害,感染,有尿酸盐性肾结石病史,近期接受过放射治疗或抗癌药治疗者慎用。用药期间应严格检查血象。定期查肝肾功能。毒副作用出现后可考虑减量或停药。注射时防止药液漏出血管外。本品可能使尿及血内尿酸升高。

【药物相互作用】本品可提高放射敏感性,与放射治疗同时应用,可能加重放射治疗降低白细胞作用和局部组织损害作用。本品也可能削弱维生素K的疗效。

【制剂】注射用放线菌素D:每瓶200μg;500μg。

【贮法】应在避光、阴凉处保存。

博来霉素〔医保(乙)〕 Bleomycin

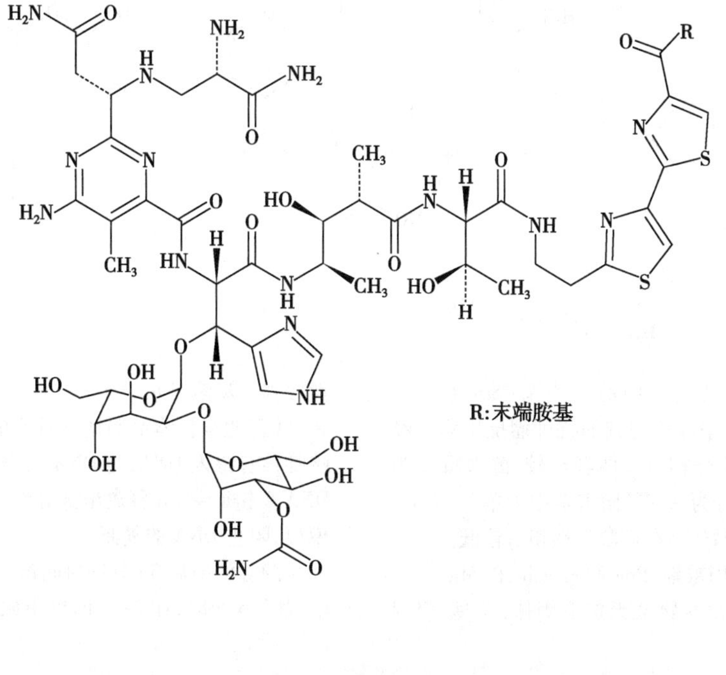

R:末端胺基

【其他名称】争光霉素，博莱霉素，Bleocin，BLM。

【ATC 编码】L01DC01

【性状】黄白或白色冻干粉末、块状松散物。易溶于水，不溶于丙酮和己基醋酸盐。

【药理学】本品与铁的复合物嵌入 DNA，引起 DNA 单链和双链断裂。它不引起 RNA 链断裂。作用的第一步是本品的二噻唑环嵌入 DNA 的 G-C 碱基对之间，同时末端三肽氨基酸的正电荷和 DNA 磷酸基作用，使其解链。作用的第二步是本品与铁的复合物导致超氧或羟自由基的生成，引起 DNA 链断裂。

口服无效。需经肌内或静脉注射。注射给药后，在血中消失较快，广泛分布到肝、脾、肾等各组织中，尤以皮肤和肺较多，因该处细胞中酰胺酶活性低，本品水解失活少。在其他正常组织则迅速失活。部分药物可透过血脑屏障。血浆蛋白结合率仅为1%。连续静脉滴注 4～5 日，每日 30mg，24 小时内血药浓度稳定在 146ng/ml，静脉滴注后，$t_{1/2}$为 1.3 小时及 8.9 小时。快速静脉注射，$t_{1/2}$为 24 分钟及 4 小时。3 岁以下小儿 $t_{1/2}$为 54 分钟及 3 小时。肌内注射或静脉注射本品 15mg，血药峰浓度分别为 1μg/ml 及 3μg/ml。有可能在组织细胞内由酰胺酶水解而失活。主要经肾排泄，24 小时内排出 50%～80%。不能被透析清除。

【适应证】用于头颈部、食管、皮肤、宫颈、阴道、外阴、阴茎的鳞癌和霍奇金病及恶性淋巴瘤、睾丸癌等，亦可用于治疗银屑病。

【用法和用量】肌内、静脉及动脉注射，成人每次 15mg，每日 1 次或每周 2～3 次，总量不超过 400mg；小儿每次按体表面积 10mg/m²。第 1 次用药时，先肌内注射 1/3 量，若无反应再将全部剂量注射完。静脉注射应缓慢，不少于 10 分钟。

儿童：《中国国家处方集・化学药品与生物制品卷・儿童版》推荐：静脉注射：0.3～0.6mg/kg，每周 1～2 次，或每 2～4 周 1 次，并与其他药物合用。

【不良反应】常见的有恶心、呕吐、口腔炎、皮肤反应、药物热、食欲减退、脱发、色素沉着、指甲变色、手足指（趾）红斑、硬结、肿胀及脱皮等。肺炎样症状及肺纤维化症状，表现为呼吸困难、咳嗽、啰音、间质水肿等。

【禁忌证】严重肺部疾患、严重弥散性肺纤维化者；对本类药物有过敏史者；严重肾功能障碍者；严重心脏疾患；胸部及其周围接受放射治疗者。

【注意】因所有抗癌药均可影响细胞动力学，并引起诱发和畸形形成，妊娠及哺乳期妇女应谨慎给药，特别是妊娠初期的 3 个月。下列情况应慎用：70 岁以上老年患者、肺部经过放射治疗者、肺功能损害、肝肾功能损害。发热患者及白细胞低于 2.5×10^9/L 不宜用。

【药物相互作用】吸氧增加的患者，例如，作为全身麻醉程序的一部分，使用本品肺毒性的风险增加，推荐减少吸氧的浓度。给予本品和顺铂的患者有增加肺毒性的报道。

【制剂】注射用盐酸博来霉素：每瓶 15mg 效价。

【贮法】密封、凉暗干燥处保存。

平阳霉素〔药典（二）；基；医保（甲）〕 Bleomycin A_5

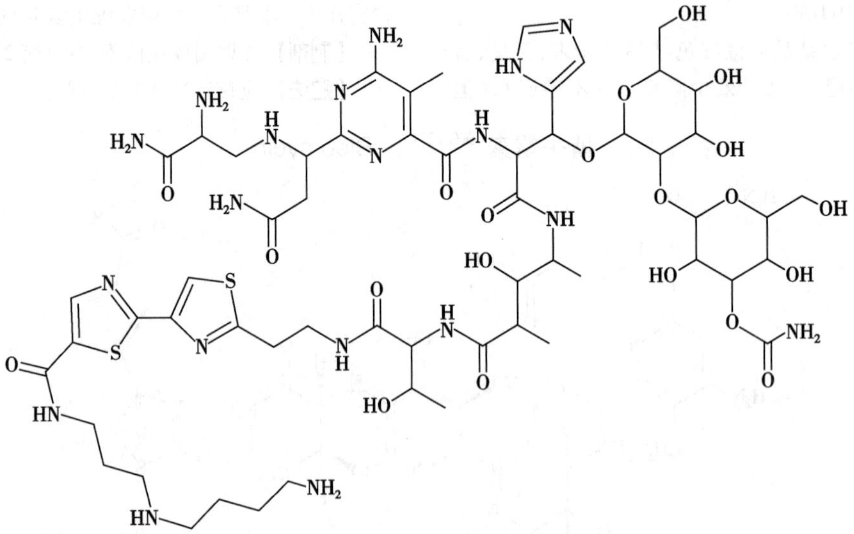

为从我国浙江平阳县土壤中的放线菌（*Streptomyces pingyangensis* n. sp）培养液中分离得到的抗肿瘤抗生素。经研究与国外的博来霉素成分相近。两者比较，博来霉素为多组分的复合药，主要成分为 A_2；平阳霉素则为单一的 A_5。实践证明本品对鳞癌有较好疗效，而肺毒性相对较低。

【其他名称】盐酸平阳霉素，Pingyangmycin，PYM。

【性状】为白色疏松块状物或无定形固体，无臭，引湿性较强。易溶于水。

【药理学】本品与博来霉素的作用相近，主要抑制胸腺嘧啶核苷掺入 DNA，与 DNA 结合使之破坏。另外它也能使 DNA 单链断裂，并释放出部分游离碱基，可能因此破坏 DNA 模板，阻止 DNA 的复制。

静脉注射后 30 分钟血药浓度达最高峰，以后迅速下降。$t_{1/2}$为 1.5 小时，在 24 小时内由尿中排出 25%～50%。

【适应证】用于头颈部鳞癌、恶性淋巴瘤、乳腺癌、食管癌及鼻咽癌等,亦可用于其他处如肺、子宫颈及皮肤的鳞癌。

【用法和用量】肌内、静脉或肿瘤内注射,一次 8mg,隔日一次,一疗程总量 240mg。

【不良反应】可有发热、胃肠道反应、皮肤反应(色素沉着、皮炎、角化增厚、皮疹等)、脱发、肢端麻痛、口腔炎等。本品与博来霉素相比引起化学性肺炎或肺纤维变的机会较小。

【禁忌证】对本品过敏者禁用。

【注意】应用时须先接受试验剂量,一般可以小剂量 2mg 以下开始。用药期间应注意检查肺部,如出现肺炎样变,应停药。

【制剂】注射用平阳霉素:每支 8mg。

【贮法】干燥、阴凉处保存。

丝裂霉素〔药典(二);医保(甲)〕 Mitomycin

(结构式:H_2N、CH_2OCONH_2、OCH_3、H_3C、NH、N、O、H)

为从放线菌(*Streptomyces caespitosus*)的培养液中分离出的抗肿瘤药物,对多种实体瘤有效,为常用的周期非特异性药物之一。

【其他名称】自力霉素,Mutamycin,MMC。

【ATC 编码】L01DC03

【性状】为深紫色结晶性粉末,无臭,在酸、碱及日光下均不稳定。微溶于水。其水溶液在 pH 为 6~9 时较稳定。

【药理学】从结构上看具有苯醌、乌拉坦及乙烯亚胺基三种有效基团。在细胞内通过还原酶活化后起作用,可使 DNA 解聚,同时拮抗 DNA 的复制。高浓度时对 RNA 和蛋白质的合成亦有抑制作用。本品分子上的烷化基团可与 DNA 链中鸟嘌呤 N_7 结合,形成链间交叉联结,它亦可与胞嘧啶碱基结合,与其他碱基的结合较少。主要作用于晚 G_1 期和早 S 期。在酸性和乏氧条件下也有作用。耐药主要由细胞膜通透性降低,以致细胞内浓度下降;降解加快和所谓的突变——选择机制。

虽然本品口服后亦能吸收,但血中浓度只能达到静脉注射的 1/20,故一般采用静脉冲入。静脉注射本品 30mg、20mg、10mg 后,血中最高浓度分别为 2.7μg/ml、1.5μg/ml 及 0.5μg/ml,其廓清也不相同(表 69-1)。

表 69-1　丝裂霉素的廓清

给药剂量(mg)	2	10	20	30
$t_{1/2\alpha}$(min)	6	9	10	17
$t_{1/2\beta}$(min)	28	52	73	112

本品主要从肾小球过滤,肝、脾、肾、脑及心脏等组织参与本品的失活,最可能是在肝由微粒体代谢。静脉注射后有相当剂量由尿中排出,数小时内有 10% 以原形排出。

【适应证】对多种实体肿瘤有效,特别是对消化道癌为目前各国常用的抗肿瘤药物之一。

【用法和用量】静脉注射,1 日 2mg;或每周 2 次,每次 4~6mg,40~60mg 为一疗程。或 8~10mg/m² 静脉冲入,每 3 周 1 次。

【不良反应】本品与其他烷化剂的毒性相近,主要为骨髓抑制、消化道反应。此外,对肾脏、肺亦有毒性,个别患者可引起发热、乏力、肌肉痛及脱发。用药期间应严格检查血象。本品对局部有刺激作用,不可漏于血管外。

【禁忌证】水痘或带状疱疹患者禁用。用药期间禁用活病毒疫苗接种和避免口服脊髓灰质炎疫苗。妊娠及哺乳期妇女禁用。

【注意】本品溶解后需在 4~6 小时内应用。与维生素 C、维生素 B_6 等配伍静脉应用时,可使本品疗效显著下降。

【药物相互作用】本品与阿霉素同时应用可增加心脏毒性,建议阿霉素的总量限制在按体表面积 450mg/m² 以下。

【制剂】注射用丝裂霉素:每瓶 2mg;4mg;8mg;10mg。

【贮法】应避光,阴冷处贮存。

柔红霉素〔药典(二);基;医保(甲)〕 Daunorubicin

(结构式:O、OH、$COCH_3$、OH、H_3CO、O、OH、O、O、CH_3、HO、NH_2)

本品为由 *Streptomyces peucetins* 提出的一种抗生素。从我国河北正定县土壤中亦获得同类放线菌株并提出同类物质(即柔红霉素)。主要用于对常用抗肿瘤药耐药的急性淋巴细胞或粒细胞白血病,但缓解期短,故需与其他药物合并应用。

【其他名称】盐酸柔红霉素,柔毛霉素,红比霉素,正定霉素,Daunomycin,Rubidomycin,DNR。

【ATC 编码】L01DB02

【性状】为橙红色针状结晶,易溶于水。其水溶液相当稳定,在 0℃ 或 37℃ 能保存 3 周活力不变。

【药理学】作用与阿霉素相同,嵌入 DNA,可抑制 RNA 和 DNA 的合成,对 RNA 的影响尤为明显,选择性地作用于嘌呤核苷。

在血中 $t_{1/2}$ 为 30~50 小时。转化为醇的形式由尿中排出,也有相当部分由胆汁排泄。

【适应证】主要治疗急性粒细胞及急性淋巴细胞白血病。

【用法和用量】静脉滴注，30～60mg/m²，用0.9%氯化钠注射液250ml溶解后滴注，1小时内滴完，每周1次，也可每日1次，连用3天。

儿童：《中国国家处方集·化学药品与生物制品卷·儿童版》推荐：一日25～45mg/m²，每周1次连用4周，或一日30～45mg/m²，连用3天；2岁以下一日1mg/m²。儿童累计总剂量低于360mg/m²为宜。肝功能不良的患者须减量，以避免药物毒性的增强。

【不良反应】（1）骨髓抑制：较严重，故不应用药过久。如出现口腔溃疡（此反应多在骨髓毒性之前出现），应即停药。

（2）胃肠道反应：恶心、呕吐、腹痛、口腔溃疡。

（3）心脏毒性：可引起心肌损害，心电图异常，心律失常，严重者可有心力衰竭，故总量不应超过25mg/kg。滴速快时也可出现心律失常。

（4）漏出血管外时，可致局部组织坏死。

【禁忌证】对本品过敏者禁用。严重骨髓抑制者，严重肝肾功能损害者禁用。妊娠及哺乳期妇女禁用。有心脏病者忌用。如既往使用过最大累积剂量的盐酸柔红霉素或其他蒽环类药物，则不得继续使用盐酸柔红霉素。

【注意】对肝功能不全者慎用。不宜与过酸、过碱的药物混用，以免降低效价或失效。在治疗前和治疗过程中监测患者的血细胞计数。建议在治疗前、治疗中及治疗后仔细监测心脏功能（ECG、LVEF）。成人的最大累积剂量约为550mg/m²，2岁以上儿童约为300mg/m²，2岁以下儿童约为10mg/kg。发生心脏毒性的风险因素包括活动性或隐匿性心血管疾病、目前或既往接受过纵膈/心脏周围区域的放疗、既往采用其他蒽环类或蒽二酮类药物治疗、同时使用其他抑制心肌收缩功能的药物或具有心脏毒性的药物（如曲妥珠单抗）。患者在停止使用其他具有心脏毒性的药物，特别是具有长半衰期的药物之后接受蒽环类药物，也可能会增加发生心脏毒性的风险。因此，当成人累积剂量超过400mg/m²时，需要特别小心。老年患者、有心脏病史或明显高血压和胸部放疗史的患者，发生心脏毒性的程度会更重。

【药物相互作用】对心脏或肝脏有毒性的药物不能与柔红霉素同用。本品可能与多柔比星有交叉耐药性，但与阿糖胞苷、甲氨蝶呤、环磷酰胺和亚硝脲类药物无交叉耐药性。用药期间及停用本品后3～6个月内禁用病毒疫苗接种。

【制剂】注射用柔红霉素：每瓶10mg；20mg。

【贮法】密闭、干燥，室温下保存。

多柔比星〔药典(二)；基；医保(甲)〕 Doxorubicin

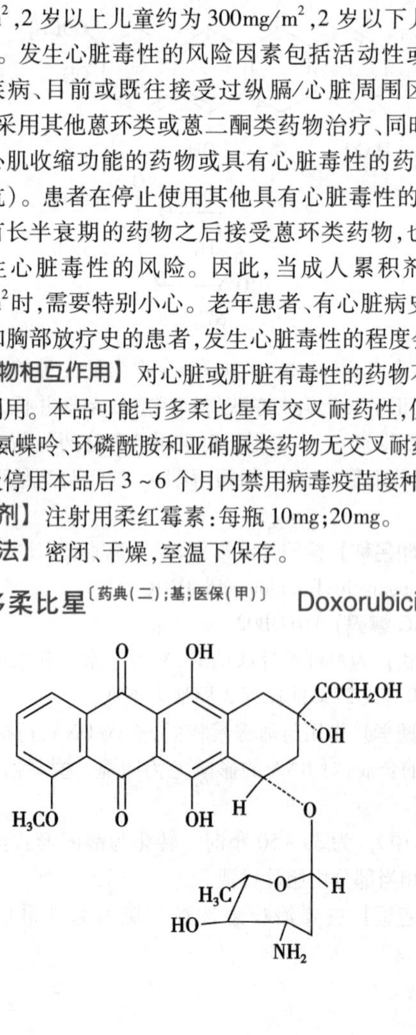

本品为由 *Streptomyces peucetium* var. *caesius* 的发酵液提出的一种糖苷抗生素，由于其抗瘤谱广，且对乏氧细胞也有效，故在肿瘤化学治疗中占有重要地位，但本品对心肌有毒性。

【其他名称】盐酸多柔比星，阿霉素，Adriamycin，Adriblastin，ADM。

【ATC编码】L01DB01

【性状】盐酸盐为橘红色针状结晶，易溶于水，水溶液稳定。在碱性溶液中迅速分解。

【药理学】蒽环类化合物的主要作用机制是直接嵌入DNA核碱对之间，干扰转录过程，阻止mRNA的形成起到抗肿瘤作用。它既抑制DNA的合成又抑制RNA的合成，所以对细胞周期各阶段均有作用，为一细胞周期非特异性药物。此外，本品还可导致自由基的生成，能与金属离子结合，与细胞膜结合。自由基的形成与心脏毒性有关。本品对乏氧细胞也有作用。

本品静脉注射后血浆浓度迅速下降，呈三室模型，$t_{1/2}$分别为8～25分钟，1.5～10小时，24～48小时。本品和柔红霉素的主要代谢物分别为阿霉醇和柔红霉醇，其代谢物主要在肝脏。配氧糖基也是本品的代谢产物，可能与心脏毒性有关；而表柔比星的脱氧配基的产生率较低，因之心脏毒性也低。本品大部由胆汁排出，48小时由尿中排出10%，4天内胆道排出40%。其中绝大部分以原形及阿霉醇排出。

【适应证】本品为广谱抗肿瘤抗生素，对急性白血病、淋巴瘤、乳腺癌、肺癌及多种其他实体肿瘤均有效。

【用法和用量】静脉注射，一般主张间断给药，40～50mg/m²，每3周1次；也有人给予20～30mg/m²，每周1次，连用2次静脉注射。目前认为总量不宜超过450mg/m²，以免发生心脏毒性。

儿童：《中国国家处方集·化学药品与生物制品卷·儿童版》推荐：静脉滴注。临用前加灭菌注射用水溶解，浓度为2mg/ml。静脉冲入。①一日20～25mg/m²，连用3日，停用2～3周后重复。②联合用药为40mg/m²，每3周1次或25mg/m²，每周1次，连续2周，3周重复。总剂量一般不宜超过400mg/m²。分次用药心肌毒性、骨髓抑制、胃肠道反应（包括口腔溃疡）较3周一次为轻。

【不良反应】骨髓抑制、脱发、消化道反应均较常见；本品可引起心脏毒性，轻的表现为心电图室上性心动过速、室性期外收缩及ST-T改变，重者可出现心肌炎，而发生心力衰竭与所用总剂量相关，大多发生于总量超过400mg/m²的患者。

【禁忌证】曾用其他抗肿瘤药物或放射治疗已引起骨髓抑制者禁用；心肺功能失代偿者、严重心脏病患者禁用；妊娠及哺乳期妇女禁用；周围血象中白细胞低于3.5×10⁹/L或血小板低于50×10⁹/L患者禁用；明显感染或发热、恶病质、失水、电解质或酸碱平衡失调者禁用；胃肠道梗阻、明显黄疸或肝功能损害者禁用；水痘或带状疱疹患者禁用。

【注意】老年、2岁以下幼儿或原有心脏病者要特别慎用。肝功能不全者应减量或慎用。过去曾用过足量柔红霉素或多柔比星者不能再用本药。与其他抗肿瘤药物联用时不能在同一注射器内混用。用药后1~2日内可出现红色尿，一般在2日后消失。肾功能不全者要警惕高尿酸血症的出现；痛风患者使用本品，别嘌醇用量要相应增加。可用于浆膜腔内给药和膀胱灌注，但不能用于鞘内注射。外渗后可引起局部组织坏死，需确定静脉通畅后才能给药。

【药物相互作用】各种骨髓抑制细胞毒药物特别是亚硝脲类、大剂量环磷酰胺或甲氨蝶呤、丝裂霉素或放射治疗，如与本品同用，后者一次量或总剂量均应酌减。本品如与链佐星同用，后者可延长本品的半衰期，因此前者剂量应予酌减。任何可能导致肝脏损害的药物如与本品同用，可增加本品的肝毒性；与阿糖胞苷同用可导致坏死性结肠炎；与肝素、头孢菌素等混合应用易产生沉淀。本品与柔红霉素呈交叉耐药性。与阿糖胞苷、甲氨蝶呤、氟尿嘧啶、氮芥、丝裂霉素、博来霉素、环磷酰胺和亚硝脲类药物无交叉耐药性。且与环磷酰胺、氟尿嘧啶、顺铂及亚硝脲类药物同用，有不同程度的协同作用。用药期间慎用活病毒疫苗接种。

【制剂】注射用多柔比星：每瓶10mg；20mg；50mg。

【贮法】密闭、干燥、避光保存。

表柔比星〔药典(二)；医保(乙)〕　Epirubicin

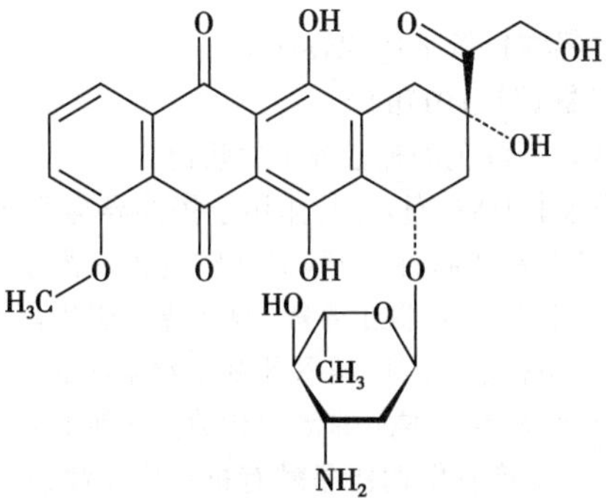

为多柔比星的同分异构体，4′-位置上的羟基由顺位变为反位。经20余年的临床应用，证明其疗效与多柔比星相同，而毒性尤其是心脏毒性低于多柔比星。

【其他名称】盐酸表柔比星，表阿霉素，Pharmorubicin，EPI。

【ATC编码】L01DB03

【性状】为橘红色粉末状结晶，可溶于水，在生理盐水中稳定。微溶于酒精，不溶于丙酮、三氯甲烷等。当pH为7时呈橘红色，如pH超过9则变成蓝紫色。其盐酸盐在4℃避光条件下至少可保存1年以上。冷冻干燥的制剂在室温中可保存3年以上。但在日光下、高温和高湿度下不稳定，在碱性溶液中可迅速分解成有色素的混合物。

【药理学】本品的作用机制是直接嵌入DNA核碱对之间，干扰转录过程，阻止mRNA的形成，从而抑制DNA和RNA的合成。此外，本品对拓扑异构酶Ⅱ也有抑制作用。为一细胞周期非特异性药物，对多种移植性肿瘤均有效。与多柔比星相比，疗效相等或略高。

体内代谢与多柔比星相近，但有一些特点：①在带瘤动物中给药后1、24、48小时，本品在心脏、脾脏的浓度以及48小时在肾脏的浓度低于多柔比星；②在体内代谢、排出均较多柔比星快。血浆$t_{1/2}$为30小时，$t_{1/2\alpha}$为(3.1±4.8)分钟，$t_{1/2\beta}$为1.3~2.6小时，$t_{1/2\gamma}$为20~40小时；而多柔比星为43小时。血浆清除率本品为1440ml/min，而多柔比星为880ml/min。本品与多柔比星一样主要经胆道排泄，48小时尿中排出10%，4天内胆道排出40%，其中绝大部分以原形及与葡萄糖醛酸的结合物排出。这可能与本品排出较快有关。90%以上与血浆蛋白结合。在血浆中和尿中可测出本品的主要代谢产物为表阿霉醇，以及表柔比星和表阿霉醇与葡萄糖醛酸的结合物。其血浆清除率高，而排泄相对缓慢，表明其与组织广泛结合。本品不能透过血脑屏障。尿中排出为注射剂量的7%~23%，肾功能正常与否对本品的药代动力影响不大。但由于主要由肝胆系统排出，约占40%~45%，对有肝转移和肝功能受损的患者，本品在血浆中的浓度维持时间较长，故应适当减低剂量，一般可给半量。

【适应证】治疗恶性淋巴瘤、乳腺癌、肺癌、软组织肉瘤、食管癌、胃癌、肝癌、胰腺癌、黑色素瘤、结肠直肠癌、卵巢癌、多发性骨髓瘤、白血病。膀胱内给药有助于浅表性膀胱癌、原位癌的治疗和预防其经尿道切除术后的复发。

【用法和用量】静脉冲入，①单独用药时，成人剂量一次60~120mg/m²，当本品用来辅助治疗腋下淋巴阳性的乳腺癌患者联合化疗时，推荐的起始剂量为100~120mg/m²静脉注射，间隔21天重复。②高剂量可用于治疗肺癌和乳腺癌。单独用药时成人推荐起始剂量可达135mg/m²，联合化疗时推荐起始剂量可达120mg/m²，3~4周一次。静脉注射。根据患者血象可间隔21天重复使用。③膀胱内给药：本品导管灌注并应在膀胱内保持一小时左右。在灌注期间应时常变换体位，以保证膀胱黏膜能最大面积地接触药物。告知患者灌注前12小时不要饮用任何液体。治疗结束时排空尿液。浅表性膀胱癌，本品50mg溶于25~50ml氯化钠注射液中，一周1次，灌注8次。对于有局部毒性(化学性膀胱炎)剂量减少至30mg，也可接受50mg一周1次共4次、然后每月一次共11次的同剂量药物膀胱灌注。

儿童：《中国国家处方集·化学药品与生物制品卷·儿童版》推荐：静脉滴注：一次25~35mg/m²，每3周1次。

【不良反应】与多柔比星相同，但毒副作用一般较轻，尤其是心脏毒性和骨髓抑制毒性；其他：脱发，男性有胡须生长受抑；黏膜炎，常见舌侧及舌下黏膜；胃肠功能紊乱，恶心、呕吐、腹泻；偶有发热、寒战、荨麻疹、色素沉着、关节疼痛。注射处如有药液外溢，可致红肿、局部疼痛、蜂窝织炎或坏死。肝肾功能损害罕见，有慢性肝病或肝转移时可引起血清丙氨酸氨基转移酶升高甚或黄疸。

【禁忌证】禁用于因用化疗或放疗而造成明显骨髓抑制的患者；禁用于已用过大剂量蒽环类药物(如多柔比星或柔红霉素)的患者；禁用于近期或既往有心脏受损病史的患者。禁用于血尿患者膀胱内灌注。

【注意】定期查血象、心电图、肝功能，如有异常及时处理。既往放疗、化疗的患者、老年人、骨髓功能低下、心功能异常等应适当减量，或将每次剂量分次给药。联合用药及肝胆疾患者亦应适当减量。用过多柔比星者，则本品的总量应控制在800mg/m²以下。

【药物相互作用】本品不可与肝素混合注射。在本品给药前使用紫杉醇类药物会引起本品药物原形及代谢物血药浓度升高，其中代谢物既没有活性也没有毒性。当紫杉醇或多西他赛药物和本品联合用药时，先予本品则对其药动学没有影响。

【制剂】注射用表柔比星：每安瓿10mg。

【贮法】室温避光下保存。

吡柔比星〔医保(乙)〕 Pirarubicin

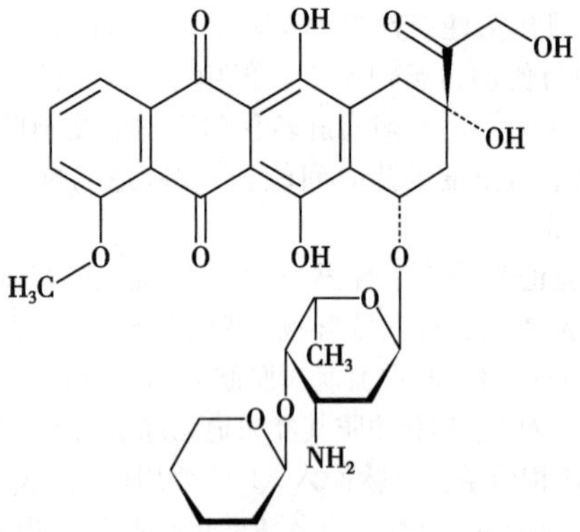

本品是半合成的蒽环类抗癌药，其化学结构式与多柔比星相似。

【其他名称】吡喃阿霉素，THP。

【ATC编码】L01DB08

【性状】为橙红色固体或粉末，溶于甲醇和水。在pH为6的水溶液(1mg/ml)中最稳定。

【药理学】对白血病P388和L1210、Lewis肺癌、吉田肉瘤、黑色素瘤B_{16}、结肠癌26和38等多种动物肿瘤有抑制作用，对Lewis肺癌的肺转移抑制明显。通过直接嵌入DNA双螺旋链，抑制DNA聚合酶，阻止核酸合成，在G_2期使细胞不能进行分裂，而导致肿瘤细胞死亡。对耐ADM肿瘤细胞也有效。在体内分布较快，主要经胆道从粪便排出。

【适应证】对头颈部癌、乳腺癌、膀胱癌、输尿管癌、肾盂癌、卵巢癌、宫颈癌、恶性淋巴瘤和急性白血病有效，单药有效率为20%～30%，恶性淋巴瘤为50%。动脉给药和膀胱内给药的疗效则明显提高。

【用法和用量】以5%葡萄糖注射液或蒸馏水10ml溶液溶解，静脉冲入。本药难溶于氯化钠注射液，故不宜用氯化钠注射液溶解。①一次25～40mg/m²，静脉冲入，3～4周重复；②7～20mg/m²，静脉冲入，一日1次，连用5日，3～4周重复；③每次15～30mg/15～30ml溶液，膀胱内注入，保留1～2小时，每周3次，2～3周为1疗程。

儿童：静脉注射，一次25～40mg/m²，每3周一次。

【不良反应】为骨髓抑制，表现为白细胞减少和血小板减少、食欲缺乏、恶心、呕吐、口腔炎、乏力、发热，少数有腹泻、肝肾功能损伤。脱发、心脏毒性和胃肠道反应较ADM为轻。静脉注射时药液漏至皮下，可引起局部炎症。

【禁忌证】因化疗或放疗而造成明显骨髓抑制者禁用。严重器质性心脏病或心功能异常者及对本品过敏者禁用。已用过大剂量蒽环类药物(如多柔比星或柔红霉素)的患者禁用。妊娠期、哺乳期及育龄期妇女禁用。

【注意】本品不可静脉推注。慎与碱性药物配伍。肝肾功能不全者慎用本品。

【药物相互作用】本品与其他有潜在心脏毒性药物或细胞毒药物合用时，可能出现心脏毒性或骨髓抑制作用的叠加，应密切注意心脏功能和血液学的检测。

【制剂】注射用吡柔比星：每支10mg；20mg。

【贮法】室温阴凉处保存。

伊达比星〔医保(乙)〕 Idarubicin

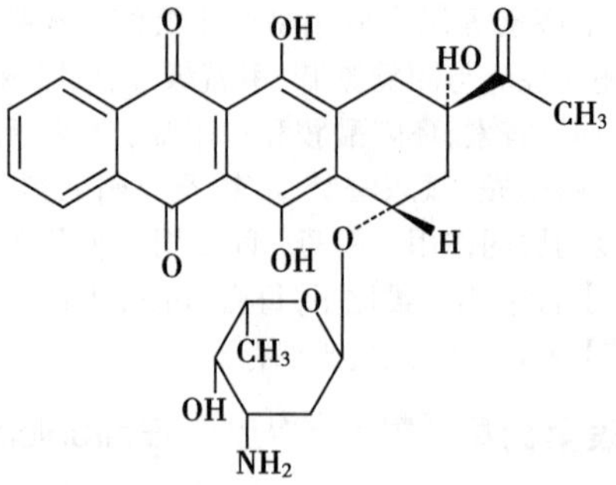

【其他名称】善唯达，Zavedos。

【ATC编码】L01DB06

【性状】橙红色的疏松冻干块状物。

【药理学】DNA嵌入剂，作用于拓扑异构酶Ⅱ，抑制核酸合成。具有高亲脂性，细胞对药物的摄入高于阿霉素和柔红霉素。活性高于柔红霉素，静脉或口服用药对鼠白血病和淋巴瘤均有效。蒽环类耐药细胞对本品交叉耐药低于阿霉素和柔红霉素。本品的治疗指数高于阿霉素和柔红霉素，其主要代谢产物伊达比星醇有抗肿瘤活性，心脏毒性明显低于本品。

肝肾功能正常的患者静脉给药，本品终末血浆半衰期11～25小时。活性代谢产物伊达比星醇血浆半衰期41～69小时。绝大部分药物以伊达比星醇的形式经胆汁和尿液排出体外。白血病患者细胞内药物浓度(有核血细胞和骨髓细胞)的研究表明，注射本品几分钟后即达到细胞浓度峰值。本品和伊达比星醇在有核血细胞和骨髓细胞中的浓度比在血浆中的浓度高一百倍以上。本品和伊达比星醇在血浆和细胞中的消除速率相当，其终末半衰期约15小时。伊达比星醇的终末半衰期约72小时。

【适应证】用于成人急性非淋巴细胞性白血病(ANLL)的一线治疗，以及复发和难治患者的诱导缓解治疗。作为二线治疗药物用于成人和儿童的急性淋巴细胞性白血病(ALL)。

【用法和用量】仅用于静脉注射。滴注0.9%氯化钠注射液确认静脉通路，将本品溶于注射用水，经过通畅的输注通路与0.9%氯化钠注射液一起在5～10分钟静脉内注入。成人急性非淋巴细胞性白血病，与阿糖胞苷联合用药时的推荐剂量12mg/m²，连用3天。另一种单独和联合用药的用法，推荐剂量8mg/m²，连用5天。急性淋巴细胞性白血病，单独用药,成人推荐剂量12mg/m^2,连用3天。儿童:①急性髓性白血病与阿糖胞苷联用,一日8～10mg/m^{2}连续3日。②急性淋巴细胞性白血病10mg/m^2,每疗程1～3次,按方案安排用药时间。所有的给药方案均应考虑到病人的血象,以及在联合用药期间其他细胞毒药物的使用剂量而调整给药剂量。

【不良反应】最严重是骨髓抑制,但这对清除白血病细胞是必要的。累积性的剂量限制性毒性充血性心力衰竭是蒽环类引起的最严重的心肌病。给药部位可能有静脉炎/血栓性静脉炎,静脉渗漏可能会导致蜂窝织炎和组织坏死。极常见感染、贫血、白细胞减少、中性粒细胞减少、血小板减少、畏食、恶心呕吐、黏膜炎、口腔炎、腹泻、腹痛或烧灼感、脱发、尿液红染持续1～2天、发热、头痛、寒战等;常见充血性心力衰竭、心律失常、左室射血分数降低、心动过缓、心肌病、出血、静脉炎、消化道出血、腹痛、肝酶及胆红素升高、皮疹、瘙痒、放射性皮炎等;偶见脓毒血症/败血症、继发性白血病、脱水、高尿酸血症、心电图异常、心肌梗死、休克、皮肤和指甲色素沉着、荨麻疹等。

【禁忌证】对本品或其辅料、其他蒽环类或蒽二酮类药物过敏、严重肝功能损害、严重肾功能损害、严重心肌病、近期发生过心肌梗死、严重心律失常、持续的骨髓抑制、曾以本品和(或)其他蒽环类和蒽二酮类药物最大累积剂量治疗。

【注意】治疗前及整个治疗期间监测心脏功能。推荐基线进行心电图、多门核素血管造影术或者超声心动图,尤其是高危风险患者。定期监测左室射血分数。本品的累积剂量上限尚不明确。据报道静脉注射累积达150～290mg/m^{2}的患者中有5%发生心肌病。本品和其他蒽环类或蒽二酮类药物的毒性作用可能具有累积性。发生心脏毒性的危险因素包括心血管疾病、纵膈/心脏周围区域的放射治疗,之前用过其他蒽环类或者蒽二酮药物、同时使用其他抑制心肌收缩功能的药物或者具有心脏毒性的药物(例如曲妥珠单抗)。婴儿和儿童似乎对伊达比星诱发的心脏毒性更加易感。治疗前及治疗过程中应进行血液学检查、肝肾功能的实验室检查。在治疗开始后监测血尿酸、钾、磷酸钙、肌酐等,防止高尿酸血症的出现,减少肿瘤溶解综合征的发生。患者可能继发性白血病,下列情况更为常见:与破坏DNA结构的药物联合使用,或既往多次使用细胞毒药物,或者蒽环类药物治疗剂量加量时。此类白血病的潜伏期通常为1～3年。男性患者在治疗期间和治疗后3个月内应采取避孕措施,治疗还可能导致不可逆的生育功能损伤。育龄妇女应采取避孕措施。化疗期间避免哺乳。药液渗出用1%次氯酸钠溶液处理,然后用水冲洗,右丙亚胺可防止或减少外渗时的组织损伤。本品含有乳糖,半乳糖不耐受、缺少Lapp乳糖酶或葡萄糖-半乳糖吸收不良的患者,不应使用本品。

【药物相互作用】与其他骨髓抑制剂联合化疗骨髓抑制作用相加。同时应用其他作用于心脏的药物(如钙离子通道拮抗剂)时,需要严密监测心脏功能。停止使用其他心脏毒性的药物之后接受蒽环类药物,也可能会增加发生心脏毒性的风险。停用曲妥珠单抗之后的27周内避免使用本品。治疗同时或之前的2～3周内放疗可导致骨髓抑制累加。治疗期间避免接种活疫苗,可以接种死疫苗或者灭活疫苗,但免疫应答可能会降低。合用口服抗凝剂时建议增加INR监测频率。

【制剂】注射用盐酸伊达比星:5mg;10mg。

【贮法】25℃以下贮存。

米托蒽醌〔药典(二);医保(乙)〕 Mitoxantrone

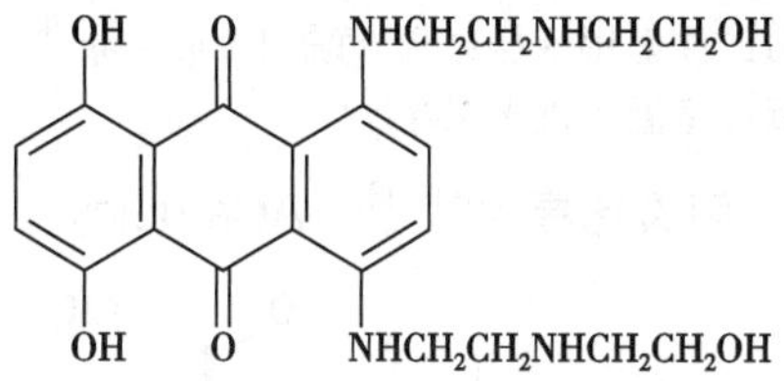

米托蒽醌为合成的蒽环类抗肿瘤药物,结构与多柔比星近似。

【其他名称】Novantrone,Dhad。

【ATC编码】L01DB07

【性状】为蓝黑色结晶,无臭,易吸潮。易溶于水形成色泽深的蓝色溶液。在乙醇中微溶,在三氯甲烷中不溶。

【药理学】作用机制与其他蒽环类相似,主要作用为嵌入DNA和形成交叉连接,对RNA的合成也有抑制,为周期非特异性药物。对G_0期细胞也有作用,耐药主要由于细胞膜的P糖蛋白。

进入血中后大部分(95%以上)与血浆蛋白结合,也与血细胞结合包括红细胞、白细胞及单核细胞。排出呈三室模型$t_{1/2\alpha}$为0.1小时,$t_{1/2\beta}$为1.1小时,$t_{1/2\gamma}$为42.6小时。在体内因与组织结合排出缓慢。在肝中代谢,主要通过氧化或与葡萄糖醛酸或硫酸盐结合。尿中在5天内才有6.5%排出,另由胆汁中排出2.7%,粪便18%。肝功能不全的患者排出更为缓慢。因之严重肝功能损害的患者应减低剂量。

【适应证】主要用于乳腺癌、恶性淋巴瘤、急性白血病,对肺癌、黑色素瘤、软组织肉瘤、多发性骨髓瘤、肝癌、大肠癌、肾癌、前列腺癌、子宫内膜癌、睾丸肿瘤、卵巢瘤和头颈部癌也有效。

【用法和用量】实体瘤:10～14mg/m^2,静脉冲入,每3～4周1次。在骨髓移植的患者可一次给75mg/m^2。白血病:2～20mg/m^2,静脉注射,连续5～7天;也可10～14mg/m^2,静脉注射,每3～4周1次。联合化疗:剂量可酌减到8～10mg/m^2,每3周1次。

儿童:静脉滴注:单用12～14mg/m^{2}每3～4周一次,或4～8mg/m^{2}一日一次,连用3～5日,间隔2～3周。联合用药:5～10mg/m^2。溶于50ml以上氧化钠或葡萄糖中滴注,不少于30分钟。

【不良反应】骨髓抑制是限制剂量提高的毒性,可使白细胞减少,给药8～15天达最低值,22天时恢复。消化道反应常见,但多不严重,心脏毒性低于多柔比星,但如既往用过蒽环类药物或积累剂量超过140～160mg/m^{2}者中约10%可有明显心脏毒性。如既往患者应用多柔比星的剂量超过

$350mg/m^2$者,必须心功能正常才可给予此药。脱发远轻于多柔比星。

【禁忌证】对本品过敏者禁用。妊娠及哺乳期妇女禁用。有心脏疾病的患者禁用或慎用。

【注意】注意既往蒽环类药物的用药总量,按规定禁止超过总限制量。

【药物相互作用】与多柔比星同用可加重心脏毒性。本品有骨髓抑制作用,与其他抗肿瘤药物联合应用时应注意。

【制剂】注射用米托蒽醌:每瓶 10mg;4mg。

【贮法】室温中避光保存。

阿柔比星[医保(乙)] Aclarubicin

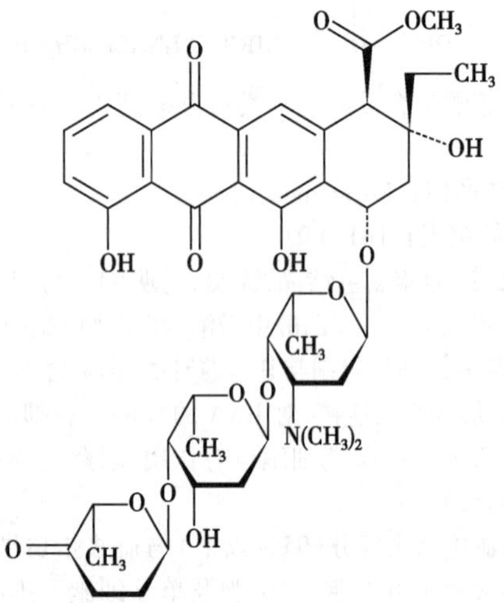

【其他名称】阿克拉霉素,阿拉霉素,阿那霉素,Aclacinomycin,ACM,Aclacinon。

【ATC 编码】L01DB04

【性状】为橙红色固体或粉末,溶于甲醇和水。在 pH 为 6 的水溶液(1mg/ml)中最稳定。

【药理学】抗癌谱与多柔比星相似,与 DNA 螺旋链结合,阻止和干扰核酸合成,选择性抑制 RNA 的合成,对 $G_1 \rightarrow$ S 期和 S 后期敏感。对多种动物肿瘤有抑制作用。

主要在肝脏代谢,其代谢产物随尿及粪排出。静脉注射一次 40~100mg,其血浆浓度在给药后迅速下降,但活性产物可维持在 20~30μg/ml 的浓度大 12 小时以上。其活性代谢产物在肺、脾、淋巴结分布较多。

【适应证】对急性白血病、恶性淋巴瘤、胃癌、肺癌、乳腺癌和卵巢癌等有卓越疗效,对多柔比星、柔红霉素耐药的病例亦有效,并且脱发、口腔炎等均较轻。

【用法和用量】静脉注射或静脉滴注:20mg 溶于 10ml 等渗盐水或 5% 葡萄糖液中静脉注射或滴注。急性白血病:每次 20mg(0.4mg/kg),每日 1 次,连用 10~15 日。恶性淋巴瘤和实体瘤:每次 40~50mg(0.8~1.0mg/kg),每周 2 次,第 1、2 或第 3、4 日用;或每次 20mg,每日 1 次,连用 7 日,每隔 1 周给药。

【不良反应】可有心脏毒性(如心电图变化、心动过速、心律失常及心力衰竭)、白细胞减少、血小板减少、贫血、出血、恶心、呕吐、畏食、口腔炎、腹泻、转氨酶升高、蛋白尿、皮疹、脱发、色素沉着、头痛、发热等。

【禁忌证】心功能不全、妊娠期妇女(致畸胎)及对本品过敏者禁用。

【注意】老年患者、肾功能不全者、水痘患者、骨髓抑制患者慎用;勿将药物漏出血管外。

【药物相互作用】与 pH > 7 以上的注射剂配伍时,有可能发生混浊。

【制剂】粉针剂:ACM-A,20mg;ACM-B,6mg。

【贮法】密封,在干燥凉暗处保存。

69.4 植物来源的抗肿瘤药及其衍生物

植物来源的抗肿瘤药及其衍生物类药物在治疗肿瘤疾病方面扮演着重要的角色,主要包括紫杉醇、喜树碱、长春花碱、白藜芦醇、鬼臼毒素等。按作用机制又分为拓扑异构酶抑制剂、干扰有丝分裂及抗微管药物等。

拓扑异构酶抑制剂包括两个部分:拓扑异构酶Ⅰ抑制剂和扑异构酶Ⅱ抑制剂。拓扑异构酶Ⅰ抑制剂的代表性药物有伊立替康、羟喜树碱和托泊替康。拓扑异构酶Ⅱ抑制剂的代表性药物有依托泊苷、替尼泊苷。研究表明,多种肿瘤细胞,特别是结肠癌、宫颈癌、卵巢癌等细胞内的拓扑异构酶Ⅰ含量大大高于正常组织,尤其在 S 期肿瘤细胞中活性大幅度提高。

伊立替康(Irinotecan)是水溶性的喜树碱类药物。在体内经肝酶 CYP 依赖性脂酶代谢成为有活性的 10-羟基衍生物 SN-38。用于结直肠癌、非小细胞肺癌、小细胞肺癌、宫颈癌和卵巢癌等的治疗,对其他肿瘤,如乳腺癌、恶性神经胶质瘤和胃癌也有一定效果。伊立替康的不良反应多数为轻度、一过性的,严重者可给予阿托品缓解,预防性给予阿托品可降低其发生率。托泊替康(拓扑替康),临床用于治疗肺癌、卵巢癌。依托泊苷主要用于治疗急性粒细胞白血病、小细胞未分化型肺癌、恶性淋巴瘤、睾丸恶性生殖细胞瘤。替尼泊苷主要用于恶性淋巴瘤、急性淋巴细胞白血病、中枢神经系统肿瘤和膀胱癌。

主要作用于有丝分裂 M 期,干扰微管蛋白合成的药物包括三大类,即长春碱类、紫杉烷类和高三尖杉酯碱,它们的共同特点是均为植物提取物或其半合成衍生物,作用机制为影响微管蛋白装配、干扰有丝分裂中纺锤体的形成,使细胞生长停滞于分裂中期。

长春碱类包括硫酸长春新碱(硫酸醛基长春碱 vincristine sulfate),硫酸长春碱(硫酸长春花碱,vinblastine sulfate),硫酸长春地辛(硫酸长春花碱酰胺,vindesine sulfate)和酒石酸长春瑞滨(vinorelbine tartrate),用于治疗多种肿瘤,包括白血病、淋巴瘤和一些实体瘤(例如乳腺癌和肺癌)。前两者抗癌活性与其剂量有很大关系,后两者为人工半合成长春碱衍生物。其中长春瑞滨在美国 FDA 批准的适应证中只有非小细胞肺癌而没有乳腺癌的适应证。用药警示:使用长春瑞滨治疗期间,应密切监测血液学毒性(每次用药前均需测定血红蛋白、白细胞、中性粒细胞和血小板计数)。剂量限制性不良反应主要是嗜中性粒细胞减少,该效应是非累积的。

紫杉烷类药物是一类新型抗微管药物,可促进微管双聚体装配成微管并通过干扰去多聚化过程使微管稳定,从而抑制微管网正常动力学重组导致细胞分裂受阻,是一类广谱抗肿瘤药,包括紫杉醇(Paclitaxel,PTX)和多西他赛(Docetaxel),两药的作用机制相似,但抗瘤谱不完全一致,不良反应亦不完全一致,如紫杉醇因其用特殊溶媒聚氧乙烯蓖麻油进行溶解而可能导致严重的超敏反应,需常规进行皮质类固醇、抗组胺药和组胺 H_2 受体拮抗剂的预处理,以防止严重的超敏反应。因此使患者被动接受了大剂量激素所带来的不良反应。尽管如此,不同程度的过敏反应仍时有发生。紫杉醇的外周神经毒性也更为常见,具体机制尚未明确,可能与剂量累积或溶媒的神经毒性有关;紫杉醇另一重要不良反应为心脏毒性,常见的有心动过缓和无症状的低血压。国内外对 PTX 新剂型的研究已取得一些具有应用价值的成果,其中以脂质体为载体制成的注射用 PTX 脂质体(paclitaxel liposome for injection,L-PTX)已在国内上市,脂质体药物采用由磷脂、胆固醇等构成的磷脂双分子层结构包裹紫杉醇,提高水溶性而无须添加聚氧乙烯蓖麻油,该剂型解决了紫杉醇的溶解性问题,可大大降低由此引发的过敏反应和其他不良反应,使患者对药物的耐受性提高。另一种新型紫杉醇纳米制剂注射用紫杉醇(白蛋白结合型)是国际公认的紫杉醇较先进的制剂。人血白蛋白既作为紫杉醇药物的载体又起到稳定的作用,水溶性增加。纳米白蛋白紫杉醇不含聚氧乙烯蓖麻油,完全不需要激素预处理。其体内药动学特征也与传统紫杉醇不同、耐受剂量大幅提高、治疗效果得到了明显改善。多西他赛神经毒性和心脏毒性都较轻,但其骨髓抑制较明显,为主要剂量限制性毒性,另外可导致持续的液体潴留,也会发生超敏反应,因此建议口服地塞米松以减少液体潴留和超敏反应。此外在美国 FDA 批准的适应证中多西他赛亦适用于头颈部肿瘤。用药警示:美国 FDA 警示,静脉用化疗药物多西他赛制剂中含有乙醇,向患者开具处方或给药时,应考虑多西他赛药品中的乙醇含量,避免与某些药物(如止痛药和安眠药)同时使用,进而加剧中毒效应。加拿大卫生部警示,多西他赛有可能增加呼吸相关严重不良反应的风险,如肺炎、间质性肺炎、肺部浸润和呼吸衰竭。

三尖杉酯碱和高三尖杉酯碱是从三尖杉属植物中提取的生物碱。可抑制蛋白合成的起始阶段,并使核蛋白体分解,为细胞周期非特异性药物,对 S 期细胞作用明显。对急性粒细胞白血病疗效较好,也可用于急性单核细胞白血病及慢性粒细胞白血病、恶性淋巴瘤等治疗。不良反应包括骨髓抑制、消化道反应、脱发等,偶有心脏毒性。

长春碱〔药典(二);医保(乙)〕 Vinblastine

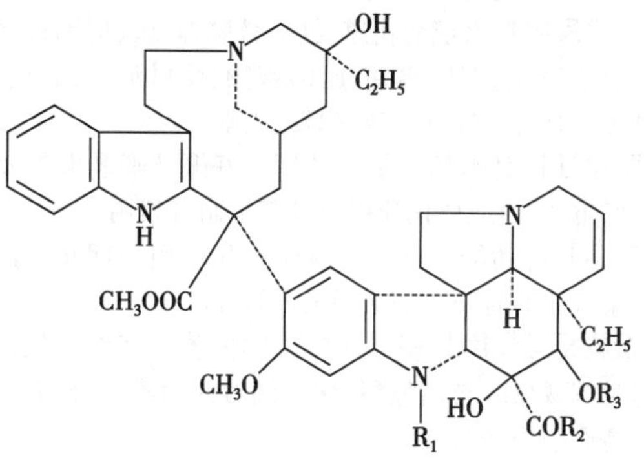

长春碱	R_1=CH_3	R_2=OCH_3	R_3=$COCH_3$
长春新碱	R_1=CHO	R_2=OCH_3	R_3=$COCH_3$
长春地辛	R_1=CN_3	R_2=NH_2	R_3=H

为由夹竹桃科植物长春花(*Catharanthus roseus* 或 *Vinca rosea*)中提取的干扰蛋白质合成的抗癌药物。

【其他名称】 硫酸长春碱,长春花碱,威保定,Vincaleukoblastine,VLB。

【ATC 编码】 L01CA01

【性状】 常用其硫酸盐,为白色或类白色结晶性粉末,无臭,有引湿性,遇光或热易变黄。易溶于水。

【药理学】 主要抑制微管蛋白的聚合,而妨碍纺锤体微管的形成,使核分裂停止于中期。它与秋水仙碱相似,可引起核崩溃、呈空泡状式固缩。但它也作用于细胞膜,干扰细胞膜对氨基酸的运转,使蛋白质的合成受抑制;它可通过抑制 RNA 综合酶的活力而抑制 RNA 的合成,将细胞杀灭于 G_1 期。

患者静脉标记的 VLB 后血浆药物的清除呈双相型,$t_{1/2}$ 分别为 4.5 分钟及 190 分钟。VLB 在血中与血浆、血小板、红细胞及白细胞结合。用药后有 33% 自胆囊中排出,主要为代谢物,21% 以原形由尿中排出。四种长春碱类的临床药动学参数如表 69-2 所示。

表 69-2 四种长春碱类抗肿瘤药物的临床药物代谢动力学参数

	长春新碱(VCR)	长春碱(VLB)	长春地辛(VDS)	长春瑞滨(NVB)
每周剂量(mg/m^2)	1.4	8	3.5	30
$t_{1/2\alpha}$(min)	2~6	2~6	1~3	2~6
$t_{1/2\beta}$(h)	2.27	1.64	0.912	1.9
$t_{1/2\gamma}$(h)	85	24.8	24.2	40
V_d(L/kg)	8.42	27.3	8.84	27
清除率[L/(h·kg)]	0.053	0.740	0.252	0.8

【适应证】主要用于恶性淋巴瘤、绒毛膜癌及睾丸肿瘤，对肺癌、乳腺癌、卵巢癌及单核细胞白血病也有效。

【用法和用量】静脉注射，成人一次 10mg（或 6mg/m^2）；用生理盐水或 5% 葡萄糖 20~30ml 稀释后静脉注射或在输液时冲入，每周 1 次。一疗程总量 60~80mg。

儿童：《中国国家处方集·化学药品与生物制品卷·儿童版》推荐：静脉注射或滴注，严禁鞘内注射。一次 2.5~7.5mg/m^2，不得超过 12.5mg/m^2，每周 1 次，剂量逐渐递增。

【不良反应】出现消化道反应、骨髓抑制及周围神经炎如指（趾）尖麻木、四肢疼痛、肌肉震颤、反射消失、头痛等。少数患者可有直立性低血压、脱发、失眠等。

【禁忌证】对本品过敏者禁用。妊娠及哺乳期妇女禁用。恶病质、贫血或放化疗引起骨髓抑制者禁用。

【注意】肝功能不佳者应减量慎用。用药期间应严格检查血象。注射时防止药液漏出血管外。

【药物相互作用】联合化疗方案内若有其他降低白细胞药物时应减量。与别嘌醇、秋水仙碱或丙磺舒合用，长春碱可升高血中尿酸浓度。

【制剂】注射用硫酸长春碱：每支 10mg；15mg。

【贮法】本品对光敏感，故应避光、严封、在 2~10℃保存。

长春新碱〔药典(二)；基；医保(甲)〕 Vincristine

本品是由长春花中提出的有效成分。在化学结构上是长春碱的 CH_3 为 CHO 所取代。在临床上应用较广。

【其他名称】醛基长春碱，Oncovin，VCR。

【ATC 编码】L01CA02

【性状】常用其硫酸盐，为白色或类白色结晶性粉末，无臭，有引湿性；遇光或热易变黄。易溶于水。

【药理学】本品除作用于微管蛋白外，还可干扰蛋白质代谢及抑制 RNA 多聚酶的活力，并抑制细胞膜类脂质的合成和氨基酸在细胞膜的运转。因此除作用于 M 期外，对 G_1 期也有作用。

静脉注射后血中浓度很快下降，继续缓慢消失，其药物代谢动力学参数见表 69-2。主要由胆汁中排出，由尿中排出不足 5%。

【适应证】主要用于急性及慢性白血病、恶性淋巴瘤、小细胞肺癌及乳腺癌，亦用于治疗睾丸肿瘤、卵巢癌、消化道癌及恶性黑色素瘤等。

【用法和用量】静脉注射，成人，1 次 1~2mg（或 1.4mg/m^2），每周 1 次静脉注射或冲入。

儿童：《中国国家处方集·化学药品与生物制品卷·儿童版》推荐：静脉注射或冲入：一次 1~2mg/m^2 或一次 0.05mg/kg，一周 1 次。联合化疗，连续 2 周为 1 个周期。

【不良反应】与长春碱相似，但骨髓抑制和消化道反应轻而周围神经系统毒性较大。

【禁忌证】对本品过敏者禁用。严重骨髓抑制者，严重肝肾功能损害者禁用。妊娠及哺乳期妇女禁用。

【注意】年老体弱、有心血管病患者慎用。用药期间应严格检查血象。注射局部有刺激作用，不能外漏。严禁鞘注。

【药物相互作用】本品可阻止甲氨蝶呤从细胞内渗出，提高后者的细胞内浓度，故常先注射本品，再用甲氨蝶呤。与门冬酰胺酶、异烟肼、脊髓放疗合用可加重神经系统毒性。

【制剂】注射用长春新碱：每瓶 1mg。

【贮法】对光敏感，应避光保存，冲入静脉时应避免日光直接照射。

长春地辛〔药典(二)；医保(乙)〕 Vindesine

本品为半合成的长春碱衍生物。化学名为 23-氨基-4-去乙酰氧基-23-去甲氧基-4-羟基长春花碱。

【其他名称】硫酸长春地辛，长春花碱酰胺，癌的散，去乙酰长春，花碱酰胺，西艾克，艾得新，Desacetylvinblastine Amide，Eldisine，VDS。

【ATC 编码】L01CA03

【性状】其硫酸盐为白色结晶性粉末，易溶于水。遇热易分解，对光较稳定。

【药理学】对移植性动物肿瘤的抗瘤谱较广，对小鼠白血病 P_{388}、P_{1534} 和乳腺癌 CA_{735} 的疗效与长春新碱相近，又可以延长带黑色素瘤 B_{15} 小鼠中数生存期，且与长春碱和长春新碱无交叉耐药性。为一周期特异性药物，在组织培养中它作用于瘤细胞的有丝分裂中期（M 期），较低剂量的作用强度为长春新碱的 3 倍，为长春碱的 10 倍；在高剂量作用强度与长春新碱相等，为长春碱的 3 倍。但本品对体外培养的叙利亚地鼠卵细胞的杀伤作用最强是在 S 期，对 G_2、M 和 G_1 期细胞无作用。给大鼠注射后分布在脾、肺、肝、周围神经和淋巴结等的浓度高于血浆浓度数倍，但在脊髓和脑中不高。

用放射免疫学方法测定本品在患者中的代谢为典型的三相衰减：α 相在静脉给药后 2 分钟即可出现，β 相约 1 小时，γ 相在 24 小时左右，见表 69-2。在动物中与血浆蛋白不结合，在人血浆中的 $t_{1/2}$ 短于长春新碱，血清清除率是长春新碱的 3.5 倍。药物主要由肝、胆系统排泄。

【适应证】①肺癌，对非小细胞肺癌有效率为 23%，对治疗比较困难的肺腺癌有效率达 29%。与阿霉素及环磷酰胺并用，或与顺铂及环磷酰胺并用，有效率在 35%~43%。②恶性淋巴瘤，对霍奇金病和非霍奇金淋巴瘤都有相当疗效。在长春新碱由于神经系统毒性不能使用时可作为第二线药物。③乳腺癌，单用对晚期乳腺癌的有效率为 23%~31%，与阿霉素并用有效率达 69%。④食管癌，与顺铂、博来霉素并用（PVB 方案）有效率可超过 50%。⑤恶性黑色素瘤，单用对恶性黑色素瘤的有效率为 16%~30%，与达卡巴嗪、顺铂及博来霉素并用，疗效可有一定提高。⑥其他，对白血病、生殖细胞肿瘤、头颈部癌和软组织肉瘤，也有一定疗效。

【用法和用量】静脉注射或连续 24 小时以上静脉滴注。连续滴注的方法为：将药物溶于 0.9% 氯化钠注射液 200ml 中缓慢滴注。常用剂量为 3mg/m^2，每周给药 1 次，连用 4~6 周为 1 疗程。

儿童：单药 3mg/m^2，一周一次，联合用药酌减。连续用药 4~6 次。

【不良反应】毒性介于长春碱与长春新碱之间。神经毒性只有长春碱的 1/2；骨髓抑制较长春碱轻，但较长春新碱强。本品常引起白细胞减少，但严重的白细胞减少并不多见。对血小板影响不明显。神经毒性主要表现为感觉异常、深腱反射消失或降低、肌肉疼痛和肌无力。神经毒性与剂量有关,停药后可逐渐恢复。此外,便秘、脱发、贫血、发热、静脉炎也常见。

【禁忌证】骨髓功能低下和严重感染者禁用或慎用。妊娠及哺乳期妇女禁用。

【注意】本品不应与 VCR 或 VLB 同时使用,因可加重剂量累积性神经毒性;近期用过中等量的 VLB 的患者要减少本品的剂量和次数。

【药物相互作用】联合化疗方案内若有其他降低白细胞药物时应减量。与脊髓放疗等合用可加重神经系统毒性。

【制剂】注射用长春地辛:每支 1mg;4mg(冷冻干燥粉,内装甘露醇 20mg)。

【贮法】冰箱内 2~10℃贮存。经氯化钠注射液稀释后可在室温中放置 24 小时。

长春瑞滨〔药典(二);医保(乙)〕 Vinorelbine

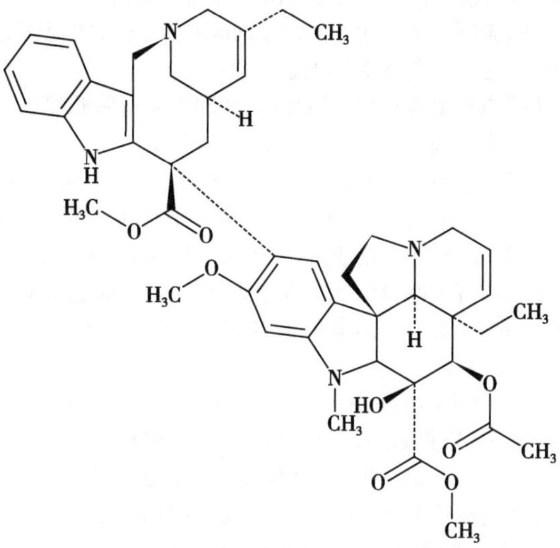

【其他名称】酒石酸长春瑞滨,去甲长春花碱,诺威本,民诺宾,盖诺,Navelbine,NVB。

【ATC 编码】L01CA04

【性状】为淡黄色透明液体,可溶于甲醇、二甲基亚砜。熔点为 210℃。

【药理学】主要作用是与微管蛋白结合,因之使细胞在有丝分裂过程中微管形成障碍。为周期特异药物,作用近似 VCR,浓度>12nmol 时可拮抗 G_2-M 期,除了对有丝分裂的微管以外,对轴突微管也有亲和力,因之可引起神经毒性,但较 VCR 要轻。

进入血液后大部(80%)与蛋白结合,96 小时后降到 50%。清除呈三室模型,其参数见表 69-2。通过放射性核素标记的药物说明在 72 小时内尿中排出不足 12%,在人和猿中 50%~70% 由粪中排出(3~4 周)。所以肾功能异常的患者可用此药,但因主要由胆道排出,所以有胆管阻塞的人应减量。

【适应证】主要用于非小细胞肺癌(NSCLC)、乳腺癌、卵巢癌、淋巴瘤等。此药治疗 NSCLC 已有较多的资料,单药应用有效率为 14%~33%。与顺铂联合应用有效率为 36%~52%。对乳腺癌也有较好的疗效,有效率在 35%~52% 之间。与多柔比星联合应用疗效有进一步提高。对卵巢癌也有相当疗效。

【用法和用量】给药方法一般为:25~30mg/m²,静脉滴注,每周 1 次,连用 2 次为一疗程。

儿童:《中国国家处方集·化学药品与生物制品卷·儿童版》推荐:本品只能静脉给药。

(1)单药治疗:推荐剂量为一次 2530mg/m²,21 天为 1 个周期,分别在第 1、8 天各给药一次,2~3 周期为 1 个疗程。

(2)联合用药:用药剂量和给药时间随化疗方案有所不同。

(3)本品必须先用氯化钠注射液稀释至 50ml,于短时间(6~10 分钟)内经静脉输入,然后用 250~500ml 氯化钠注射液冲洗静脉。必须确认注射针头在静脉内方可开始注射,药物若渗出静脉将引起局部强烈刺激反应,一旦药液外漏应立即停止注药,余药另换静脉注入。如药物不慎进入眼睛应立即用大量清水或等渗液冲洗。

【不良反应】骨髓抑制较明显,主要是白细胞减少,多在 7 天内恢复。血小板减少和贫血不足 2%。神经毒性主要表现为腱反射减低(约 25%)及便秘(17%~41%),个别患者可有肠麻痹,多为卵巢病患者既往作过腹腔手术或肝功能不佳且与顺铂并用的患者。2%~6% 的患者有指(趾)麻木,但发生率远低于 VCR 和 VDS。出现恶心呕吐和脱发的也较少(<10%)。

【禁忌证】对本品过敏者禁用。严重骨髓抑制者,严重肝肾功能损害者禁用。妊娠及哺乳期妇女禁用。

【注意】此药对静脉有刺激性,应避免漏于血管外,注药完毕后应再给 100~250ml 生理盐水冲洗静脉。

【药物相互作用】与 CYP3A4 强抑制剂合用可能会降低本品血液浓度,与该酶强诱导剂合用可能会降低本品血液浓度;与其他已知的骨髓性药物合用可能会加重骨髓抑制。

【制剂】注射用长春瑞滨:每支 10mg;50mg。

【贮法】避光冰箱(4℃)内保存。

依托泊苷〔药典(二);基;医保(甲、乙)〕 Etoposide

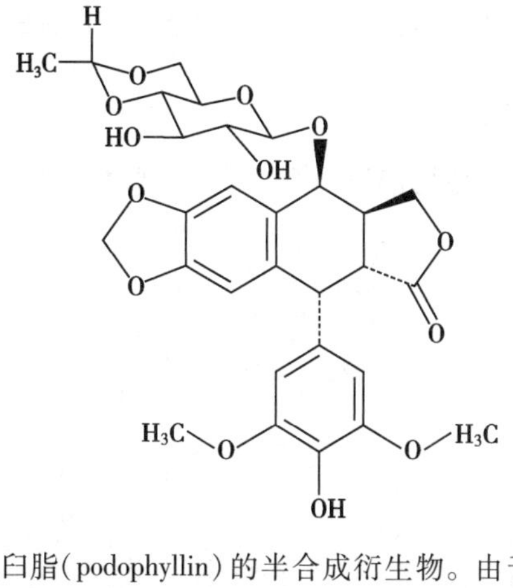

为鬼臼脂(podophyllin)的半合成衍生物。由于在同类药物中毒性较低,对小细胞肺癌和淋巴瘤、睾丸肿瘤等疗效也较突出,目前成为常用抗肿瘤药物之一。

【其他名称】鬼臼乙叉苷,足叶乙苷,Vepesid,Lastet,VP-16。

【ATC 编码】L01CB01

【性状】本品为白色或类白色结晶性粉末；无臭，有引湿性。

【药理学】研究表明 VP-16 很可能主要不是作用于分裂中期，而对 S 及 G_2期有较大的杀伤作用，使细胞期阻滞于 G_2期。VP-16 可能在体内激活某些内切酶，或通过其代谢物作用于 DNA。VP-16 的非糖苷同系物 4-去甲基表鬼臼毒素可以抑制微管的组装和拓扑异构酶Ⅱ使 DNA 不能修复。

静脉注射后，$t_{1/2\alpha}$为(1.4±0.4)小时，$t_{1/2\beta}$为(5.7±1.8)小时，74%~90%的药物与血白蛋白结合，主要经由尿中排出，72 小时内排出 45%，其中 15%为代谢物，仅 15%~16%由粪中排出。口服 VP-16 胶囊，生物利用度为 50%，血中浓度仅为静脉注射的 52%±8%；口服药物后 0.5~4 小时血药浓度可达高峰，$t_{1/2}$为(4.9±0.4)小时。

【适应证】主要用于治疗小细胞肺癌、淋巴瘤、睾丸肿瘤、急性粒细胞白血病，对卵巢癌、乳腺癌、神经母细胞瘤、非小细胞肺癌、胃癌和食管癌亦有效。

【用法和用量】一日 60~100mg/m^2，静脉注射(一般应用生理盐水稀释，每次 100mg)，每日 1 次，连续 5 日，每 3~4 周重复 1 次。口服相同剂量，连服 10 日或加倍剂量连服 5 日，亦每 3~4 周重复一次。

儿童：《中国国家处方集·化学药品与生物制品卷·儿童版》推荐：①静脉滴注，一日 100~150mg/m^2，连续 3~5 日。②口服：一日 70~100mg/m^2，连续 5 日或连续 10~14 日，3~4 周为 1 个疗程。

【不良反应】骨髓抑制较明显(最低值 2 周，3 周时可恢复)，消化道反应，脱发，直立性低血压(快速滴注时)。注射于血管外可引起局部刺激。

【禁忌证】骨髓抑制，白细胞、血小板严重低下者禁用；心、肝、肾功能有严重障碍者禁用。

【注意】本品在 5%葡萄糖液中不稳定，可形成微细沉淀。与长春新碱合用可增强长春新碱的神经毒性。

【药物相互作用】本品与血浆蛋白结合率高，因此，与血浆蛋白结合的药物可影响本品排泄。

【制剂】注射用依托泊苷：每支 50mg；100mg。胶囊剂：每粒 50mg；100mg。

【贮法】避光保存。

替尼泊苷[医保(乙)] Teniposide

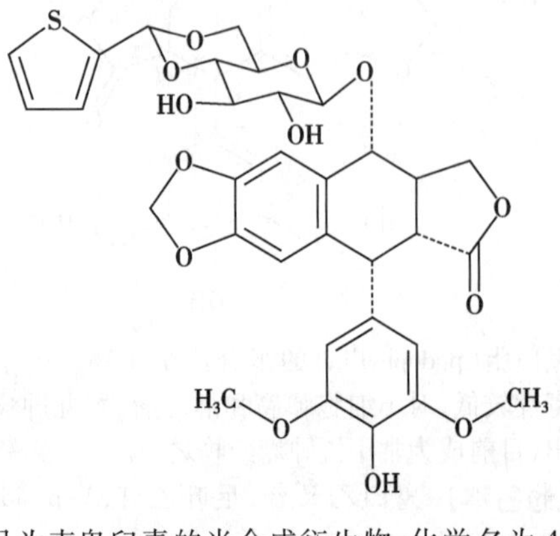

本品为表鬼臼毒的半合成衍生物，化学名为 4-*O*-去甲基-1-*O*(4,6-*O*-2-噻吩甲叉-β-D-吡喃葡萄糖苷)表鬼臼毒。虽然进入临床比依托泊苷早，但应用不如后者广。

【其他名称】卫萌，威猛，邦莱，Vumon，VM-26。

【ATC 编码】L01CB02

【性状】为中性亲脂性物质，几乎不溶于水，必须溶于有机溶媒使用。

【药理学】主要作用机制与依托泊苷一样是作用于 DNA 拓扑异构酶Ⅱ，导致双链或单链破坏使细胞不能通过 S 期，停于晚 S 期或早 G_2期。但本品的作用为 VP-16 的 5~10 倍。本品与 VP-16 有交叉耐药。

进入人体后几乎全部(>99%)与蛋白质结合，血浆消失呈三室模型 $t_{1/2\alpha}$为(56±23)分钟，$t_{1/2\beta}$为(4.45±1.47)小时，$t_{1/2\gamma}$为(20.3±4.94)小时。清除率为(16.8±5.35)ml/(min·m^2)。只有不足 10%由尿中以原形排出，大部由胆汁中与葡萄糖醛酸或硫酸盐结合形式排出。本品可通过血脑屏障，虽然在脑脊液中很难测出，但在脑组织中可测出。

【适应证】主要用于治疗小细胞肺癌、急性淋巴细胞白血病、神经母细胞瘤和淋巴瘤。

【用法和用量】单药治疗：恶性淋巴瘤和膀胱癌。初始治疗，一日 30mg/m^2，连续 5 日，停药 10 日，15 日为一疗程；或 40~50mg/m^2，每周 2 次，至少治疗 6~9 周。维持剂量：100mg/m^2，10~14 日一次。单药治疗中枢神经系统肿瘤：100~130mg/m^{2}输注给药，每周 1 次。用药 6~8 次后停药，2 周为一疗程。联合治疗霍奇金病：用甲基苄肼和泼尼松治疗的患者，在治疗的第 1、4、8、11 和 14 日可用药 40mg/m^2，随后停药 14 天。

儿童，《中国国家处方集·化学药品与生物制品卷·儿童版》推荐：静脉滴注，每疗程总剂量为 300mg/m^2，在 3~5 日给予，每 3 周或待骨髓功能恢复后可重复一个疗程。

【不良反应】恶心、呕吐、骨髓抑制(最低在给药后第 13~18 天)、脱发，输注过快可有过敏反应。

【禁忌证】对聚氧乙基代蓖麻油过敏者禁用本品；严重白细胞减少或血小板减少患者禁用本品。

【注意】肝功能障碍时剂量酌减。用药期间常规检测血压，不宜直接静脉推注，静脉滴注时间不少于 30 分钟。

【药物相互作用】苯妥英和苯巴比妥显著提高本品的清除率，作用的结果降低了抗肿瘤药物的全身暴露，可能降低疗效，接受这些药物的患者可能需要提高剂量以保证有相当的暴露。有报道使用环孢素和本品，使本品清除率下降，终末半衰期、血浆峰浓度和毒性上升。

【制剂】注射用替尼泊苷：每支 50mg。

【贮法】室温下保存。

三尖杉酯碱[医保(乙)] Harringtonine

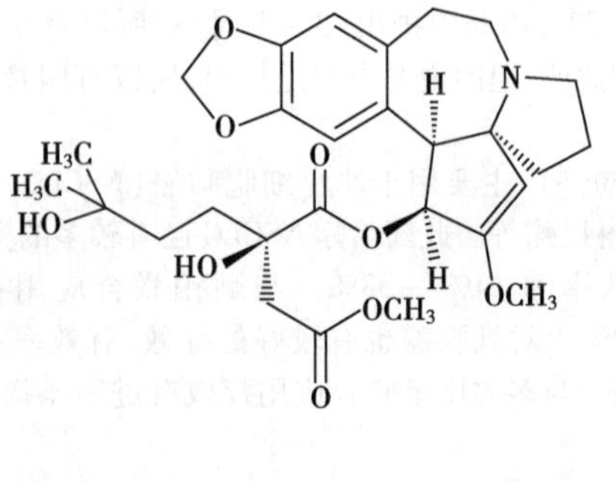

【性状】无色澄明液体。

【药理学】本品为细胞周期非特异性药物，对S期作用明显。其作用机制为抑制蛋白质合成的起始阶段，抑制DNA聚合酶，导致DNA合成降低，从而抑制蛋白质的合成。此外还可以诱导细胞分化，提高cAMP含量，抑制糖蛋白合成。

动物实验表明本品静脉注射15分钟后广泛分布于各脏器，2小时后各脏器药物浓度下降很快，但骨髓中的浓度降低较慢。血液中分布半衰期为3.5分钟，消除半衰期为50分钟，24小时尿中排出原药约12.9%，粪便中排出原药约1.6%。

【适应证】用于治疗急性髓细胞性白血病，对骨髓增生异常综合征（MDS）、真性红细胞增多症、慢性髓细胞性白血病亦有一定的疗效。

【用法和用量】静脉滴注：成人一日1～4mg，儿童一日0.05～0.1mg/kg，加入5%或10%葡萄糖注射液200～500ml缓慢滴注（每分钟30～40滴），一日1次，5～7天为一疗程，每疗程间隔14～21日。

【不良反应】骨髓抑制：白细胞和血小板减少。胃肠道反应：食欲减退、恶心和呕吐。心脏毒性：心动过速、胸闷、心悸，偶有心律失常，甚至心衰。其他：发热、头晕、乏力、注射部位局部疼痛。

【禁忌证】严重或频发的心律失常及器质性心血管疾病患者。

【注意】①高白细胞血症的白血病，应用本品时由于大量白细胞破坏，血液及尿液的尿酸浓度可能增高，应充分水化，同时服用别嘌醇。②骨髓显著抑制，肝、肾功能损害，有痛风或肾尿酸盐结石患者，心律失常及各类器质性心血管疾病患者慎用。③用药期间密切监测血象，肝、肾功能，心脏体征及心电图检查。

【药物相互作用】慎与碱性药物配伍使用。慎与蒽环类药物联用，以免增加心脏毒性。本品与其他易引起骨髓抑制的抗癌药物或放疗联用应适当调整剂量。

【制剂】注射液：1ml：1mg；2ml：2mg。

【贮法】避光，密闭保存。

高三尖杉酯碱〔药典（二）；基；医保（甲、乙）〕
Homoharringtonine

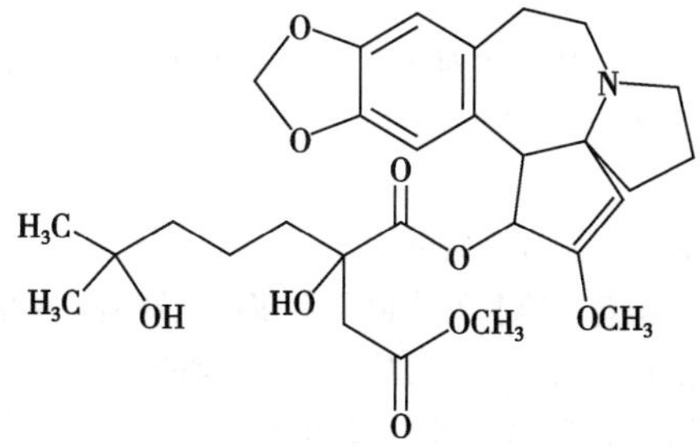

为从三尖杉科植物三尖杉（*Cephalotaxus fortunei* f.）或其同属植物中得到的生物碱。

三尖杉科三尖杉属植物共9种，其中8种产于我国。此属植物中含有多种生物碱，即三尖杉酯碱（harringtonine）、高三尖杉酯碱（homoharringtonine）、异三尖杉酯碱（isoharringtonine）及脱氧三尖杉酯碱（deoxyharringtonine），此外还提得非酯碱的三尖杉碱［即粗榧碱（cephalotaxine）］等。国内研究了三尖杉（*C. fortunei*）、中华粗榧（*C. sinensis*）、海南粗榧（*C. hainanensis*）、篦子三尖杉（*C. omeii*）等物种，提得的生物碱与国外报道者相似，并广泛开展了临床研究证明对白血病和淋巴瘤有效。目前高三尖杉酯碱已经美国NCI组织的多中心临床试用，主要应用于急性非淋巴细胞白血病。在其他方面的应用尚在开发中。

【性状】为类白色或微黄色结晶性粉末或无定形疏松固体，味苦。有引湿性，遇光颜色变深。微溶于水，易溶于乙醇、三氯甲烷。

【药理学】对^{3}H标记的门冬酰胺掺入蛋白质有抑制作用，对^{3}H标记的胸腺嘧啶核苷掺入DNA也有影响。高三尖杉酯碱还能诱导细胞分化，提高cAMP的含量，抑制糖蛋白合成。电子显微镜下可以看到染色质向核边缘集中、浓缩、形成染色体团块向核外膨出，发展成为与核分离的“凋落小体”，最后核碎裂。

用^{3}H标记物的高三尖杉酯碱静脉注射给大鼠，15分钟后放射性分布于肾、肝、骨髓、心、胃肠等。2小时后各脏器放射性明显降低，骨髓中降低较缓慢。高三尖杉酯碱在血中的$t_{1/2\alpha}$为2.1分钟，$t_{1/2\beta}$为53.7分钟，24小时由尿中排出42.2%，粪中排出6.3%。其中原形药占15.9%。48小时自胆汁排出57.7%，原形药为20.2%。

【适应证】用于治疗急性粒细胞白血病，与VCR、Ara-C、泼尼松合用，可提高疗效。用于急性单核细胞性白血病及恶性淋巴瘤也有一定疗效。也可用于真性红细胞增多症、慢性粒细胞性白血病及早幼粒细胞性白血病等。

【用法和用量】静脉滴注，一日1～4mg，加于10%葡萄糖注射液250～500ml中，缓慢滴注，4～6日为1疗程，间歇1～2周后可再用。

儿童：《中国国家处方集·化学药品与生物制品卷·儿童版》推荐：静脉滴注，一日0.08～0.1mg/kg，以4～9日为1个疗程；或间歇给药，一日0.1～0.15mg/kg，以5～10日为一个疗程，停药1～2周再重复用药。

【不良反应】可有白细胞数下降，多数患者可以恢复。有时出现恶心、呕吐、畏食、口干等。曾引起心房扑动，应即停药。部分病例可见心肌损害。

【禁忌证】对本品过敏者禁用。严重骨髓抑制者，严重肝肾功能损害者禁用。妊娠及哺乳期妇女禁用。严重或频发的心律失常及器质性心血管疾病患者禁用。

【注意】心律失常器质性心脏病，肝、肾功能不全患者慎用。用药期间检测血象。

【药物相互作用】蒽醌类抗生素有慢性心肌毒性作用，因此在本品用量偏大或用于老年人时会产生急性心肌毒性，应避免对已反复采用阿霉素或柔红霉素等蒽醌类抗生素治疗的患者应用本品，以免有增加心脏毒性的可能。

【制剂】注射液：每支1mg（1ml）；2mg（2ml）。

【贮法】避光、密闭阴凉处保存。

羟喜树碱〔医保(甲)〕 Hydroxycamptothecine

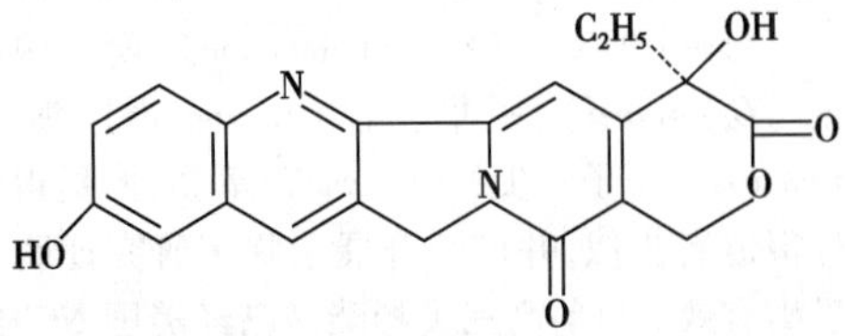

为从珙桐科落叶植物喜树(*Camptotheca acuminata*)的种子或根皮中提出的一种生物碱。喜树碱因泌尿系统毒性较大,临床应用受到限制。本品为喜树碱的羟基衍生物,作用机制与喜树碱相似,但毒性较小。近年来由于发现此药物可抑制拓扑异构酶Ⅰ,又重新受到广泛重视。

【其他名称】HCPT。

【性状】为黄色柱状结晶,不溶于水,微溶于有机溶剂。溶液具有荧光。

【药理学】为DNA合成抑制剂,实验研究表明它主要作用于DNA合成期(即S期),对G_0期细胞没有作用,对G_1、G_2与M期细胞有轻微杀伤力。对多种动物肿瘤有抑制作用。作用机制为抑制DNA拓扑异构酶Ⅰ。与常用抗肿瘤药物无交叉耐药性。动物实验显示其抗瘤谱较广。对核酸特别是DNA的合成有明显抑制作用。

^3H标记的羟喜树碱静脉注射后$t_{1/2\alpha}$为4.5分钟,$t_{1/2\beta}$为29分钟。主要从粪便中排出,12小时排出29.6%,48小时为47.8%,24小时排出8.8%,48小时排出12.8%。

【适应证】主要对肝癌、大肠癌、肺癌和白血病有效。

【用法和用量】静脉注射,成人每次8mg,每周2~3次。1疗程60~120mg。

【不良反应】胃肠道反应:恶心、呕吐。骨髓抑制主要为白细胞下降。少数患者有脱发、心电图改变及泌尿道刺激症状,但远较喜树碱为轻。

【禁忌证】妊娠期妇女、肾功能不佳者禁用。

【注意】本品用药期间应严格检查血象。本品仅限用0.9%氯化钠注射液稀释。静脉给药时,药液切勿外溢,否则会引起局部疼痛及炎症。

【制剂】注射用羟喜树碱:每支8mg。

【贮法】密闭避光,阴凉处保存。

拓扑替康 Topotecan

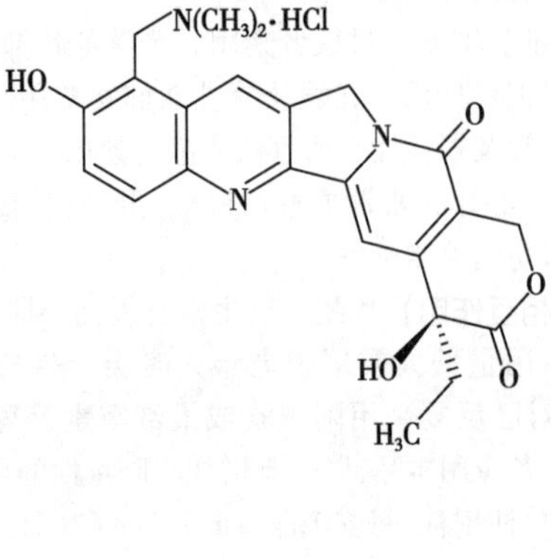

【其他名称】托泊替康,和美新,喜典,金喜素,Hycamtin,TPT。

【ATC编码】L01XX17

【性状】为黄色至淡黄绿色冻干粉末,无臭,易溶于水。

【药理学】本品是一种水溶性半合成的喜树碱衍生物,为拓扑异构酶Ⅰ(TopoⅠ)抑制剂。TopoⅠ可诱导DNA单链可逆性断裂,使DNA螺旋链松解,TPT与TopoⅠ-DNA复合物结合并阻止这些单股断链的重新连接,影响NA的合成,是S期细胞周期特异性药物。TPT、TopoⅠ和DNA形成的三元复合物与复制酶相互作用可产生双股DNA的损伤,而哺乳动物的细胞不能有效地修复这些双股DNA链的中断。在体内动物的抑瘤试验中,对P_{388}及L_{1210}白血病、B_{16}黑色素瘤、B_{16}/F_{10}黑色素瘤亚株、Lewis肺癌、ADJ-PC6浆细胞瘤、M_{5076}卵巢肉瘤、乳腺癌$_{16}$/C、结肠腺癌38及51、Wadison肺癌株均有较好的疗效,为一对动物移植性肿瘤的广谱抗癌药。以TPT与喜树碱、10-羟基喜树碱对动物肿瘤模型的疗效比较,结果表明TPT优于其他二药。

药动学研究表明,在体内呈二室模型,分布非常快,很容易分布到肝、肾等血流灌注好的组织,单次30分钟静脉滴注1.5mg/m^2,其$t_{1/2}\alpha$为4.1~8.1分钟。内酯式TPT的$t_{1/2\beta}$为1.7~8.4小时,总TPT $t_{1/2\beta}$为2.4~4.3小时,与血浆蛋白结合率为6.6%~21.3%。药物可进入脑脊液,在脑脊液中有蓄积。大部分(26%~80%)经肾排泄,其中90%在用药后12小时排泄,小部分经胆汁排泄,肾功能不全的患者对TPT清除率降低,其MTD亦降低,肝功能不全患者对TPT的代谢和毒性与正常人无明显差异。

【适应证】用于小细胞肺癌(SCLC)和晚期卵巢癌治疗,疗效较好。

【用法和用量】单药每次剂量为1.2mg/m^2,静脉滴注,每日1次,连用5日,21日为1周期,与其他抗癌药物合并使用时需减少剂量。

【不良反应】主要是血液学毒性,白细胞、血小板和血红蛋白减少。非血液学毒性有食欲缺乏、恶心、呕吐、乏力、脱发、口腔炎、腹泻、腹痛、头痛、发热、便秘,一过性氨基转移酶升高,偶见呼吸困难、血尿及心电图异常。

【禁忌证】禁用于对本品或其处方中的任何成分有过敏反应史的病人。禁用于妊娠、哺乳或有重度骨髓抑制的病人。

【注意】用药期间检测血象。

【药物相互作用】有本品降低多西他赛清除率的报道。

【制剂】注射用拓扑替康:每支2mg;4mg。

【贮法】避光、室温干燥处保存。

伊立替康〔医保(乙)〕 Irinotecan

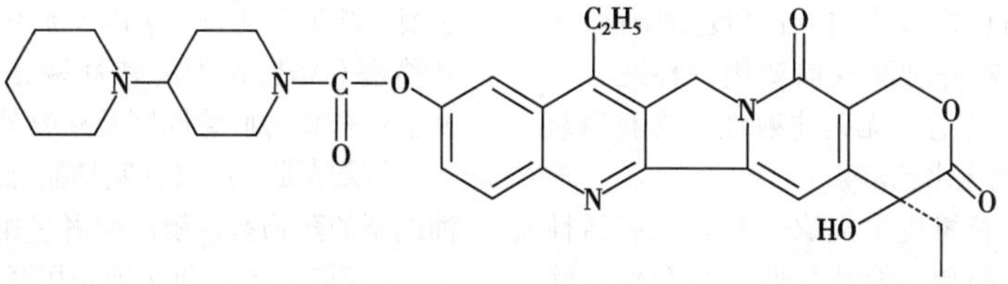

【其他名称】Campto，CPT-11，开普拓。

【ATC 编码】L01XX19

【性状】为淡黄色澄明液体。

【药理学】为半合成水溶性喜树碱类衍生物。本品及其代谢产物 SN38 为 DNA 拓扑异构酶Ⅰ(TopoⅠ)抑制剂，其与 TopoⅠ及 DNA 形成的复合物能引起 DNA 单链断裂，阻止 DNA 复制及抑制 RNA 合成，为细胞周期 S 期特异性。临床前研究 CPT-11 及其代谢物 SN38 对体外多株肿瘤细胞系(包括鼠白血病，人胃癌，肺癌，乳腺癌等)及体内多种实验肿瘤模型(Co-4 结肠癌，St-15 和 Sc-16 胃癌，Mx-1 乳腺癌等)有广谱抗瘤活性。它在体内很少被表达 MDR 基因的肿瘤识别，对 VCR 或 ADM 耐药的 P388 鼠白血病同样有效。

静脉输注后，大部分药迅速转化为活性代谢物 SN38，其消除呈三相，$t_{1/2\alpha}$很短，约为 6 分钟，$t_{1/2\beta}$为 2.5 小时，$t_{1/2\gamma}$为 16.5 小时。平均分布容积为 150L/m²，总体血浆清除率为 14.5L/(m²·h)。药物主要经胆道排泄，24 小时尿中排泄量为原药量的 20%，而 SN38 尿排泄仅为 0.1～0.2%。

【适应证】为晚期大肠癌的一线用药，也可用于术后的辅助化疗；对肺癌、乳腺癌、胰腺癌等也有一定疗效。

【用法和用量】三周给药方法：300～350mg/m²，加生理盐水或 5% 葡萄糖 200ml，静脉滴注 30 分钟，每 3 周一次；每周给药方法：100～150mg/m²，加生理盐水或 5% 葡萄糖 200ml，静脉滴注 30 分钟，每周一次连用 2 周，休息 1 周。均每 2 周期为一疗程。

【不良反应】本品的主要剂量限制性毒性为延迟性腹泻和中性粒细胞减少。

(1) 延迟性腹泻：发生率为 80%～90%，其中严重(3～4 度)占 39%。中位发生时间为用药后第 5 天，平均持续 4 天，严重者可致死。用药 24 小时后出现的腹泻均应视为延迟性腹泻，一旦出现第一次水样便或腹部异常肠蠕动，应立即开始口服洛哌丁胺，首剂 4mg，以后 2mg，每 2 小时一次，至少 12 小时，直到末次水样便后继续用药 12 小时，最长用药时间不超过 48 小时。若 48 小时后仍有腹泻，应开始预防性口服广谱抗生素(喹诺酮类)7 天，并换用其他止泻治疗。

(2) 严重中性粒细胞减少(3～4 度)：发生率为 39.6%。胃肠反应(恶心、呕吐)常见，但不严重(3～4 度占 19%)。中性粒细胞减少不推荐预防性应用非格司亭(G-CSF)或沙格司亭(GM-CSF)。若第一周期出现严重延迟性中性粒细胞减少，可考虑应用。

(3) 其他如乙酰胆碱综合征，包括"早期"腹泻(24 小时内出现)，出汗，唾液增多，视力障碍，痉挛性腹痛，流泪。若出现严重上述症状，可给予阿托品 0.25mg 皮下注射。第一周期不主张预防性用阿托品，但若出现严重症状，包括早期腹泻，下一周期可预防性给阿托品 0.25mg 皮下注射。黏膜炎，脱发，乏力和皮肤毒性等均较轻。

(4) 对肝功能的影响：在无进展性肝转移的患者中单药治疗，血清中短暂、轻至中度氨基转移酶、碱性磷酸酶、胆红素水平升高的发生率分别为 9.2%、8.1% 和 1.8%。7.3% 的患者出现短暂的轻至中度血清肌酐水平升高；在无进展性肝转移的患者中联合治疗，血清中暂时性的(1 度和 2 度)AST、ALT、碱性磷酸酶或胆红素水平升高的发生率分别为 15%、11%、11% 和 10%。暂时性的 3 度升高的发生率分别为患者的 0%、0%、0% 和 1%。未观察到 4 度升高。

【禁忌证】禁用于有慢性肠炎和(或)肠梗阻，对盐酸伊立替康三水合物或本品中的赋形剂有严重过敏反应史，孕期和哺乳期妇女，胆红素超过正常值上限 3 倍，严重骨髓功能衰竭，WHO 一般状态评分>2 的患者。

【注意】用药期间检测血象。本品代谢产物 SN-38 在尿中易形成结晶，引起肾脏损害，用药期间应多饮水并碱化尿液。老年患者生理功能减退，使用本品时应谨慎。

【药物相互作用】本品与神经肌肉阻滞剂之间的相互作用不可忽视，具有抗胆碱酯酶的活性，凡具有抗胆碱酯酶的活性药物可延长琥珀胆碱的神经肌肉阻滞作用，非去极化神经肌肉阻滞剂可能被拮抗。

【制剂】注射液：每支 40mg(2ml)；100mg(5ml)。

【贮法】未开瓶的药品储存期为 36 个月。本品溶液内不含抑菌剂，故一旦溶解稀释后应立即使用。如在严格的无菌条件下(生物安全柜)进行溶解、稀释，本品溶液在首次打开后可在室温下保存 12 小时，在 2～8℃保存 24 小时。

紫杉醇〔药典(二)；基；医保(甲)〕 Paclitaxel

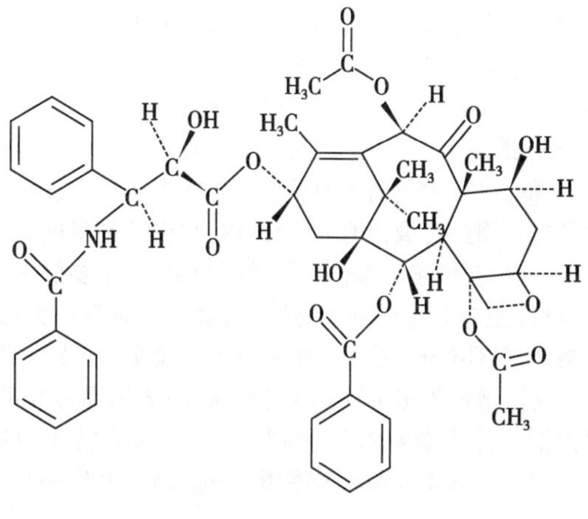

【其他名称】泰素,安素泰,紫素,特素,Taxol,PTX。

【ATC 编码】L01CD01

【性状】为白色或类白色粉末状,具有高度亲脂性,不溶于水。由于其非水溶性,在静脉滴注前要用一种适合于注射的溶液加以稀释。稀释的消毒无菌注射液中含有聚氧乙基代蓖麻油和 USP 规格的无水乙醇。

【药理学】系从短叶紫杉树皮中提取的具有抗癌活性物质,为一种新型的抗微管药物。能特异性地结合到小管的 β 位上,导致微管聚合成团块和束状,通过防止多聚化过程使微管稳定化而抑制微管网的正常重组。对小鼠 L_{1210}、P_{388} 和 P_{1534} 白血病、B_{16} 黑色素瘤有显著的抗瘤活性,能使细胞停止于对放射敏感的 G_2 和 M 期。

静脉滴注后,血浆中药物清除呈双相消除,消除 $t_{1/2}$ 平均为 5.3～17.4 小时,89%～98% 的药物与血浆蛋白结合,血浆 C_{max} 与剂量及滴注时间相关。在人体内的分布至今尚未充分阐明,在尿中获得的原形药物累积总量的均值仅占给药剂量 1.3%～12.6%,主要经肝代谢,随胆汁进入肠道,经粪便排出体外。

【适应证】对卵巢癌、乳腺癌、非小细胞肺癌有较好的疗效,对头颈癌、食管癌、胃癌、膀胱癌、恶性黑色素瘤、恶性淋巴瘤等有效。

【用法和用量】单药剂量一般为 135～200mg/m²,每 3 周 1 次。如配合 G-CSF,剂量可高达 250mg/m²。联合用药需减少剂量,一般为 135～175mg/m²,静脉滴注 3 小时,3 周为 1 周期,3 周期为 1 疗程。亦有采用每周方案,单药每次剂量为 50～80mg/m²,每周 1 次,连用 2～3 周、休息 1 周,为 1 周期,3～4 周期为 1 疗程,与其他抗癌药联合应用时亦要减少剂量。

为预防过敏反应,在 PTX 用药前必须给预防用药,在 PTX 前 12 小时和 6 小时分别口服地塞米松 10mg,在静脉滴注前 30 分钟口服或肌内注射苯海拉明 50mg 及静脉注射 H_2 受体拮抗剂西咪替丁 300mg 或雷尼替丁 50mg。

儿童:《中国国家处方集·化学药品与生物制品卷·儿童版》推荐:

(1) 预防用药:治疗前 12 小时及 6 小时口服地塞米松 20mg,治疗前 30～60 分钟肌内注射苯海拉明 50mg,以及治疗前 30～60 分钟静脉注射西咪替丁 300mg 或雷尼替丁 50mg。

(2) 静脉给药:滴注时间>3 小时。①单药,一次 135～200mg/m²,在 G-CSF 支持下剂量可达 250mg/m²。②联合用药,一次 135～175mg/m²,3～4 周一次。

【不良反应】①过敏反应:主要表现为支气管痉挛性呼吸困难、低血压、血管神经性水肿、全身荨麻疹。过敏反应通常发生在用药后最初的 10 分钟内,与用药剂量的大小不相关,为剂量非依赖性毒性。②骨髓抑制:为主要的剂量限制性毒性,主要是中性粒细胞减少,血小板减少较少见,应用非格司亭(G-CSF)可降低骨髓抑制的程度。延长 PTX 的输注时间可增加骨髓毒性。③神经毒性:为周围神经毒性,表现为指(趾)末端麻木及感觉异常,每周给药方案可减轻神经毒性。④骨关节和肌肉疼痛:一般较轻,发生率与严重程度明显与剂量相关。⑤心血管毒性:主要为低血压,心动过缓及心电图异常。⑥胃肠道反应:恶心、呕吐、腹泻和黏膜炎。⑦肝脏毒性:与 PTX 剂量相关,表现为胆红素、氨基转移酶(AST、ALT)、碱性磷酸酶(AKP)升高。⑧脱发。⑨输注药物的血管周围及药物外渗局部偶见炎症反应。

【禁忌证】严重骨髓抑制、感染及曾对聚氧乙基代蓖麻油配制的药物有过敏反应者忌用。

【注意】治疗前必须采用肾上腺皮质激素、抗组胺药物及 H_2 受体拮抗剂预防过敏反应。给药期间尤其输注开始的 15 分钟内应密切观察有无过敏反应。药液不能接触聚氯乙烯塑料(PVC)的器械,必须使用玻璃容器、一次性非聚氯乙烯材料的输液瓶和输液管,并通过所连接的过滤器过滤后静脉滴注。

【药物相互作用】倘若先给予顺铂之后再给予本品可产生更为严重的骨髓抑制,因为前者使后者的清除率降低约三分之一。

【制剂】注射液:每支 30mg(5ml);150mg(25ml)。

【贮法】避光、密封,室温(15～30℃)下保存。

多西他赛〔医保(乙)〕 Docetaxel

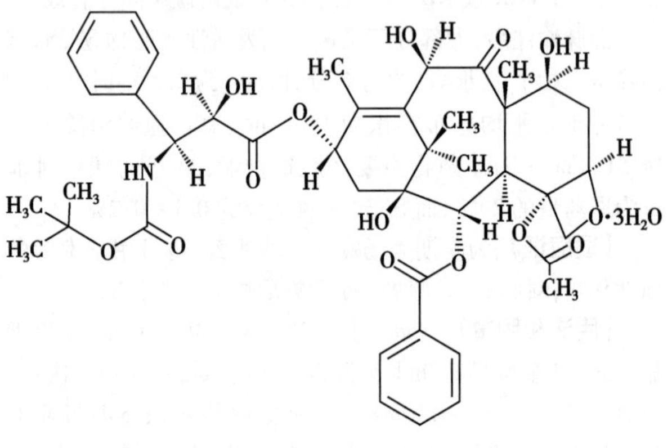

【其他名称】紫杉特尔,多西紫杉醇,泰索帝,Taxotere,TXT。

【ATC 编码】L01CD02

【性状】为白色粉末状,不溶于水,可溶于甲醇、氯甲烷等有机溶剂。

【药理学】作用与 PTX 相同,为 M 期周期特异性药物,促进小管聚合成稳定的微管并抑制其解聚,从而使小管的数量显著减少,并可破坏微管网状结构。体外实验表明,对多种小鼠及人体肿瘤细胞株有细胞毒作用,抗瘤谱较 PTX 广。对 5 种人体卵巢癌细胞株有效,疗效优于 DDP、CTX 和 ADM。研究表明本品与 PTX 之间具有不完全交叉耐药,与 DDP 和 5-FU 无交叉耐药。在细胞内浓度高,且潴留时间长,对过度表达 P-糖蛋白的许多肿瘤细胞株具有活性。体内试验显示对肺癌、结肠癌、乳腺癌、黑色素瘤、卵巢癌等多种小鼠移植人体肿瘤有效。临床前研究表明与 CTX、VP-16、5-FU 联合应用有协同作用,但与 DDP、ADM 联合未显示协同作用。本品对放射线也有增敏作用。小鼠静脉注射的 LD_{50} 为 414mg/m²,主要为造血系统、消化道、睾丸和神经系统毒性。一次静脉给药与每日给药,连用 5 日相比,后者的毒性较大。

1小时内静脉滴注100mg/m²,平均血峰浓度为3.7μg/ml,总清除率和稳态分布容积分别为21L/(h·m²)与113L,与蛋白结合率超过95%。本品及其代谢产物主要从粪便排泄,从粪便和尿排出的量分别为所给剂量的75%和6%,仅有少部分以原形排出。

【适应证】对晚期乳腺癌、卵巢癌、非小细胞肺癌有较好的疗效。对头颈部癌、胰腺癌、小细胞肺癌、胃癌、黑色素瘤、软组织肉瘤也有一定的疗效。

【用法和用量】单药剂量为100mg/m²,静脉滴注1小时,3周重复。联合用药一般为75mg/m²,国内用60mg/m²,较易耐受。每周方案,可分次给药,每周1次。本品应以提供的溶剂溶解,然后以生理盐水或5%葡萄糖液稀释。

为预防液体潴留综合征和过敏反应,推荐在用药前12小时、3小时及1小时开始口服地塞米松,每次8mg。

【不良反应】①骨髓抑制:剂量限制性毒性为中性粒细胞减少,与PTX不同的是白细胞减少呈剂量依赖性而非时间依赖性,贫血常见,少数患者有重度血小板减少。②过敏反应:发生率明显较PTX低,轻度过敏反应表现为瘙痒、潮红、皮疹、药物热、寒战等,严重过敏反应不多见,其特征为支气管痉挛、呼吸困难和低血压。③体液潴留和水肿:毛细血管通透性增加及体重增加,当累积剂量达400mg/m²后,可出现下肢液体潴留,甚至发展至全身水肿,体重可增加3kg以上,一般停止治疗后液体潴留逐渐消失。极少数患者可出现胸腹腔积液、心包积液。④皮肤反应:主要见于手、足,亦可在臂部、脸部和胸部出现皮疹,可伴瘙痒,常在用药后1周内发生,可在下次用药前恢复。部分患者可发生指(趾)甲改变,色素沉着,甚至指(趾)甲脱落。⑤胃肠道反应:恶心、呕吐和腹泻。⑥其他:脱发、乏力、黏膜炎、关节痛、肌肉痛、注射部位反应、神经毒性及心血管毒性。

【禁忌证】对本品过敏者禁用。严重骨髓抑制者,严重肝肾功能损害者禁用。妊娠及哺乳期妇女禁用。

【注意】治疗期间要密切监测血象。出现严重的过敏反应需中断治疗,停止滴注并作相应处理。液体潴留是本药独特的不良反应,尤其在用药4周期后常见,应给预防用药。糖尿病患者慎用本品。

【药物相互作用】与顺铂联合使用时,宜先用本品后用顺铂,以免降低本品的清除率;而与蒽环类药物联合使用时,给药顺序与上述相反,宜先给予蒽环类药物后予本品。

【制剂】注射用多西他赛:每瓶20mg;80mg,附有1.5ml或6ml溶剂。

【贮法】避光,放置于2~8℃下保存。

69.5 抗肿瘤激素类

抗肿瘤激素类药物根据化学结构可分为类固醇类及非类固醇类。非类固醇类包括治疗甲状腺癌的左甲状腺素,治疗乳腺癌的非甾体类芳香化酶抑制剂等。类固醇类激素,包括雌激素、孕激素、雄激素和肾上腺皮质激素及其类似物等,这些激素都有共同的基本结构——甾核。激素类药物在乳腺癌、前列腺癌及子宫内膜癌的内分泌治疗中发挥了重要作用。内分泌治疗的特点是用药时间长,主要以口服药物为主,不良反应通常较轻,常见的不良反应包括激素撤退症状,如潮热、多汗、阴道干涩、代谢异常等。在治疗过程中应密切观察肿瘤疗效、药物毒性,并在肿瘤进展或毒性超出获益时,对治疗药物进行替换。

雌激素主要包括:己烯雌酚、炔雌醇。己烯雌酚(Diethylstilbestrol/stilboestrol,二乙基己烯雌酚/乙酚)的作用机制一般认为是利用雌激素对下丘脑-垂体-性腺轴的负反馈作用。由于其不良反应较多,目前已很少用于治疗前列腺癌。有时用于治疗绝经后乳腺癌。

抗雌激素类药物主要包括他莫昔芬(tamoxifen)、托瑞米芬(toremifene)及雷洛昔芬(raloxifene),其中他莫昔芬是目前临床应用时间最长,应用最广泛的内分泌治疗药物,主要用于治疗激素受体阳性的乳腺癌患者,且不受绝经状态影响,患者绝经前、后均可使用。乳腺癌细胞的胞质内存在雌激素受体,雌激素可自由地通过细胞膜,并与细胞质内的雌激素受体形成他莫昔芬蛋白复合物,该复合物进入细胞核内促使DNA与mRNA结合从而促进乳腺癌细胞增殖。他莫昔芬作为雌激素类似物,可竞争性地与雌激素受体结合形成他莫昔芬-受体结合复合物。该复合物虽然可以进入细胞核,但无法诱导遗传物质结合和复制,达到抑制乳腺癌细胞增殖的目的。用药警示:警惕应用他莫昔芬后出现子宫内膜癌的可能性。

孕激素类药物主要包括甲羟孕酮(medroxyprogesterone)及甲地孕酮(megestrol acetate),主要用于激素依赖性恶性肿瘤的姑息治疗,如乳腺癌、子宫内膜癌、前列腺癌等。此外,孕激素类药物还可以提高食欲、防治慢性疾病导致恶病质的作用。血栓性静脉炎、血栓栓塞性疾病、严重的肝功能不全和因骨转移产生的高钙血症患者禁用。妊娠和已知对甲羟孕酮过敏者禁用。另外,因孕激素能明显增加体重及食欲,正在接受治疗的糖尿病及高血压患者不宜长期使用。

雄激素主要包括丙酸睾酮等。可用于多线治疗失败的晚期乳腺癌的姑息治疗,但目前已基本上被其他药物所替代,临床并不常用。这类药物用于乳腺癌治疗的作用机制还不明确,可能是通过抑制垂体分泌促卵泡生成素,使卵巢分泌雌激素减少,并可对抗雌激素的作用。长期应用雄激素,可能出现肝癌、前列腺癌和肾细胞癌。此类药物有水钠潴留作用,可引起水肿,肾病和心衰患者慎用。妊娠期妇女、前列腺癌者禁用。

抗雄激素类主要包括氟他胺、比卡鲁胺。该类药物为非类固醇的雄激素拮抗剂,可以与内源性雄激素在靶器官上竞争受体结合,在胞质内通过与双氢睾酮受体结合,抑制双氢睾酮进入细胞核,从而阻断雄激素对前列腺癌细胞的作用达到治疗作用。用药警示:如出现黄疸加重或氨基转移酶高于正常值的2~3倍,即使无临床症状,亦应停药。

促黄体生成素释放激素类似物(luteinizing hormone releasing hormone analog,LHRHa)包括戈舍瑞林、亮丙瑞林及曲普瑞林。该类药主要作用于垂体-性腺轴,通过负反馈机制抑制垂体促性腺激素释放激素(gonadotropin-releasing hormone,GnRH),又称促黄体生成激素释放激素(luteinizing hormone,releasing hormone,LHRH)的生成和释放,导致垂体分泌促黄体生成素(luteinizing hormone,LH)和促卵泡激素(follicle-stimulating hormone,FSH)的水平下降,进而抑制睾丸和卵巢生成睾酮和雌二醇。用药警示:该类药物一般不用于垂体瘤患者,因可能发生垂体卒中。男性患者治疗的第一个月应密切监测,警惕肿瘤复发。伴糖尿病患者使用过程中应监测血糖。

芳香化酶抑制剂(aromataseinhibitor,AI)按其结构可分为甾体和非甾体两类。甾体类AI包括依西美坦、福美坦,非甾体类AI包括阿那曲唑、来曲唑及氨鲁米特等。其能特异性导致芳香化酶失活,阻断芳构化反应,抑制雌激素生成,降低血液中雌激素水平从而达到治疗乳腺癌的目的。多用于抗雌激素(他莫昔芬)治疗失败的绝经后晚期乳腺癌患者。第一代AI——氨鲁米特相关的不良反应主要包括疲劳乏力、视物模糊、嗜睡、共济失调、皮肤瘙痒、皮疹等。第三代AI并无上述不良反应,其常见不良反应为骨丢失、骨质疏松及骨折发生率升高、关节、肌肉及骨骼疼痛、阴道干燥、皮疹、恶心、腹泻、头痛、毛发稀疏、衰弱、碱性磷酸酶升高、丙氨酸转氨酶和天冬氨酸转氨酶升高等。该类药物与他莫昔芬比较,其生殖系统不良反应显著减少,血栓栓塞病变发生率明显下降。绝经前妇女,妊娠期或哺乳期妇女,严重肾功能损害的病人(肌酐清除率小于20ml/min),中到重度肝病患者禁用。用药警示:不应与其他含雌激素的药物联合使用,否则将会降低其药理作用。

他莫昔芬[药典(二);基;医保(甲)] Tamoxifen

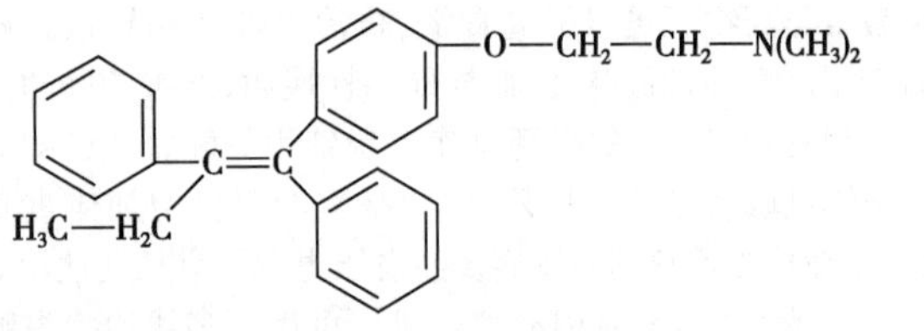

【其他名称】枸橼酸他莫昔芬,三苯氧胺,Nolvadex,Tamofen,TAM。

【ATC编码】L02BA01

【性状】为白色或淡黄色晶末,无臭。熔点96~98℃。其枸橼酸盐结晶熔点为140~142℃。

【药理学】为雌激素的部分激动剂,具有雌激素样作用,但强度仅为雌二醇的1/2。动物实验表明它能促使阴道上皮角化和子宫重量增加,并能防止受精卵着床,延迟排卵。它与雌二醇竞争雌激素受体,这种药物受体复合物可转位入细胞核内,阻止染色体基因活化,从而抑制肿瘤细胞生长。

口服后迅速被吸收,口服4~7小时后血中浓度达高峰。消除半衰期7天。连续给药7天后血中稳定在高水平。其代谢产物为*N*-去甲基他莫昔芬和4-羟他莫昔芬。大部分以结合物形式由粪便排出,少量从尿中排出。

【适应证】用于治疗晚期乳腺癌和卵巢癌。临床治疗乳腺癌,有效率一般在30%左右,雌激素受体阳性患者疗效较好(49%),阴性患者疗效差(7%)。绝经前和绝经后患者均可使用,而绝经后和60岁以上的人较绝经前和年轻患者的效果为好。从病灶部位来看,皮肤、淋巴结和软组织的疗效好,骨和内脏转移的效果差。

【用法和用量】口服,每次10mg,一日2次,可连续使用。

【不良反应】胃肠道反应,食欲减退、恶心、呕吐、腹泻。继发性抗雌激素作用,面部潮红、月经失调、闭经、阴道出血等。神经精神症状,头痛、眩晕、抑郁等。视力障碍。骨髓抑制。其他如皮疹、脱发、体重增加、肝功能异常等。

【禁忌证】禁用于妊娠期妇女。

【注意】所有考虑接受本品治疗的患者应评估任何血栓栓塞增加的风险。用药前检查有视力障碍、肝肾功能不全者慎用。

【药物相互作用】与华法林或任何其他香豆素类抗凝药联合应用时可发生抗凝作用显著增高,故联合应用时应密切监测患者。与细胞毒药物联合使用时,血栓栓塞的风险增加。骨转移患者使用本品治疗初期,如同时使用那些能够降低肾脏钙排泄的药物如噻嗪类利尿药,可能增加高钙血症的风险。

【制剂】片剂:每片含枸橼酸他莫昔芬15.2mg(相当于他莫昔芬10mg)。

【贮法】避光,密闭保存。

福美坦 Formestane

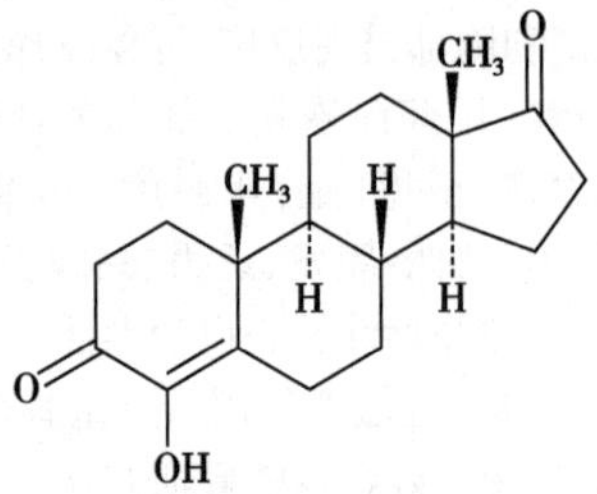

【其他名称】兰特隆,Lentaron,FMT。

【ATC编码】L02BG02

【性状】白色粉末。

【药理学】为雄烯二酮的衍生物。在生理情况下,它可竞争性地抑制合成酶而使组织中的雌激素的生物合成减少,继而发挥其抗癌作用。

一次注射250mg,30~48小时后,其血浆浓度为10~18ng/ml。其后2~4日内血药浓度迅速下降,$t_{1/2}$约为5~6日。

【适应证】用于自然或人工绝经后的乳腺癌。

【用法和用量】250mg以生理盐水稀释后作深部肌内注射,每2周注射一次。

【不良反应】绝大多数患者可以耐受(其中58.6%患者无不良反应),少数病例需减量或暂时停药或中断治疗。不良反应为恶心、呕吐、腹泻,月经失调、停经、阴道出血,颜面潮红、脱发、皮疹,头痛、眩晕,体重增加,下肢水肿,骨痛,肿瘤处疼痛,长期大量使用可出现视力障碍。偶有白细胞和血小板减少。

【禁忌证】绝经前、妊娠期及哺乳期妇女禁用。

【注意】对胎儿有影响,妊娠期妇女不宜用。血象和肝功能异常者应慎用。

【药物相互作用】至今尚无本药与其他抗癌药联合用药的资料。

【制剂】注射用福美坦:每支250mg。

氨鲁米特〔药典(二);医保(甲)〕 Aminoglutethimide

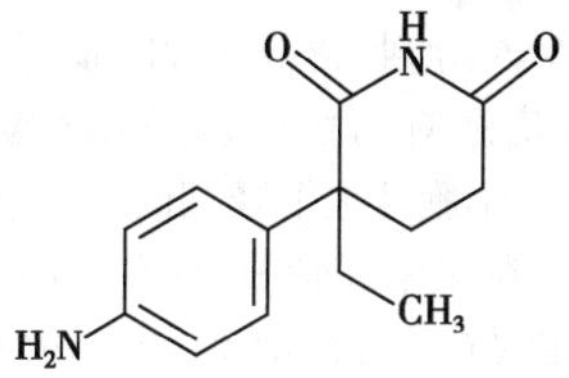

【其他名称】氨基导眠能,氨格鲁米特,氨苯哌酮,奥美定,Orimenten,Aminoblastin,AG。

【ATC编码】L02BG01

【性状】为白色或微黄色结晶性粉末,味苦。难溶于水。易溶于有机溶剂。

【药理学】为镇静催眠药格鲁米特(导眠能)的衍生物。曾作为抗惊厥药用于临床,因具有抑制肾上腺皮质激素合成的作用,长期服用能引起肾上腺皮质功能减退,后来发现本品能特异性地抑制芳香化酶,从而能阻止雄激素转变雌激素。绝经期妇女的雌激素主要来源是雄激素,这样本品可以完全抑制雌激素的生成。本品还能刺激肝脏混合功能氧化酶系,促进雌激素的体内代谢,加速在血中的清除。

口服后吸收良好,生物利用度为75%左右。1.3小时(0.3~2.0小时)后血药浓度达高峰。只有21.7%~25%与血浆蛋白结合。长期高剂量每日500mg口服,平均峰值为9μg/ml,长期低剂量每日125~250mg口服,平均峰值为0.5~1.5μg/ml。1次用药$t_{1/2}$为12.5小时。用药2周后$t_{1/2}$为6~7.3小时。平均代谢物清除率为2.61/h,本品主要由尿中以原形排出(54%),25%以代谢物*N*-乙基氨鲁米特的形式排出,胆汁中排出很少。

【适应证】用于绝经后晚期乳腺癌,有效率约30%;对雌激素受体阳性患者有效率更高,达50%~60%。对骨转移者本品疗效较他莫昔芬为好,对软组织转移的疗效不如他莫昔芬,对肝转移的疗效差。本品对他莫昔芬无效者仍可奏效。对卵巢切除术后恶化者有效。应用时可合并化学疗法。

也可用于库欣综合征。可代替肾上腺切除术或垂体切除术,术后无效者,本品仍可能有效。垂体分泌的促皮质素(ACTH)能对抗本药抑制肾上腺的作用,故使用本药时应合用氢化可的松以阻滞ACTH的这种作用。

【用法和用量】口服每次250mg,一日2次,两周后改为每日3~4次,但每日剂量不要超过1g。可与氢化可的松同时服用。开始每日100mg(早晚各20mg,睡前再服60mg),两周后减量,每日40mg(早晚各10mg,睡前再服20mg)。

【不良反应】有嗜睡、困倦、头晕、皮疹、运动功能失调等。皮疹常发生在用药后10~15天,持续约5天,多数可自行消退。有的患者可引起胃肠道反应,如恶心、呕吐、食欲缺乏和腹泻。偶可出现白细胞或血小板减少和甲状腺功能减退。

【禁忌证】对妊娠或哺乳期妇女及儿童禁用。

【注意】不宜与他莫昔芬合用,因疗效不增而不良反应增加。用药期间应检查血象和血浆电解质。

【药物相互作用】香豆素类抗凝药、口服降糖药及地塞米松等药物可加速本品的代谢,合用时应注意观察。

【制剂】片剂:每片125mg;250mg。

【贮法】在室温下保存。

来曲唑〔基;医保(乙)〕 Letrozole

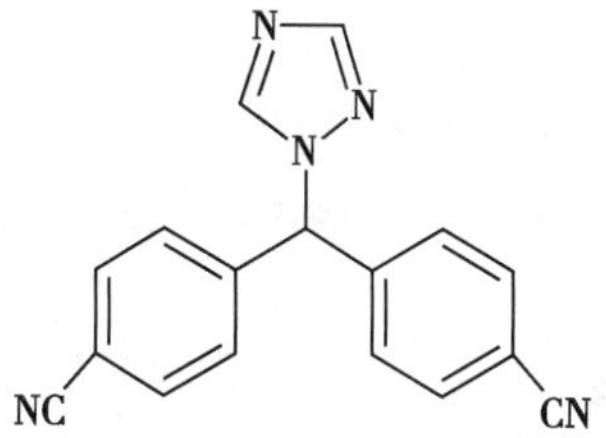

【其他名称】Femara。

【ATC编码】L02BG04

【药理学】通过抑制芳香化酶,使雌激素水平下降,从而消除雌激素对肿瘤生长的刺激作用。体内外研究显示,本品能有效抑制雄激素向雌激素转化,而绝经后妇女的雌激素主要来源于雄激素前体物质在外周组织的芳香化,故特别适用于绝经后的乳腺癌患者。本品体内活性比第一代芳香化酶抑制剂氨鲁米特强150~250倍。由于其选择性较高,不危及糖皮质激素、盐皮质激素和甲状腺功能,大剂量使用对肾上腺皮质类固醇类物质分泌无抑制作用,因此具有较高的治疗指数。新近的临床研究证明本品常规剂量对雌激素的抑制水平明显高于同类药物,如阿那曲唑(anastrozole)等。

各项临床前研究表明,本品对全身各系统及靶器官没有潜在的毒性,具有耐受性好、药理作用强的特点。与其他芳香化酶抑制剂和抗雌激素药物相比,抗肿瘤作用更强。

口服后,药物很快在胃肠道完全吸收,1小时达最高血清浓度,并很快分布到组织。血清蛋白结合率低,仅60%,血清终末消除相半衰期约2日。其清除主要通过代谢成无药理作用的羟基代谢产物。几乎所有代谢产物和约5%原药通过肾脏排泄。

本品对雌激素受体(ER)、孕激素受体(PR)阳性绝经后的晚期乳腺癌的有效率,从治疗到进展的时间、2年生存率均明显高于他莫昔芬。

【适应证】主要用于绝经后ER、PR受体阳性的晚期乳腺癌。

【用法和用量】每次2.5mg,口服,每日1次。性别、年龄及肝肾功能与本品无临床相关关系,故老年患者和肝肾功能受损的患者不必调整剂量。

【不良反应】发生率为33%（明显低于氨鲁米特）。多为轻度或中度，以恶心（2% ~9%）、头痛（0 ~7%）、骨痛（4% ~10%）、潮热（0 ~9%）和体重增加（2% ~8%）为主要表现，其他少见的还有便秘、腹泻、瘙痒、皮疹、关节痛、胸痛、腹痛、疲倦、失眠、头晕、水肿、高血压、心律失常、血栓形成、呼吸困难、阴道流血等。

【禁忌证】对活性药物和（或）任意一种赋形剂过敏的患者禁用。妊娠和哺乳期妇女及儿童禁用。

【注意】与他莫昔芬或其他芳香化酶抑制剂联合用药，疗效并无提高。

【药物相互作用】在一项研究中，患有乳腺癌的绝经后妇女，加用他莫昔芬使本品血药浓度平均降低38%左右，本品对激素浓度的影响没有改变。这种相互作用的机制和临床影响尚不清楚。

【制剂】片剂：每片2.5mg。

【贮法】密闭，室温干燥处保存。

依西美坦[药典（二）；医保（乙）] Exemestane

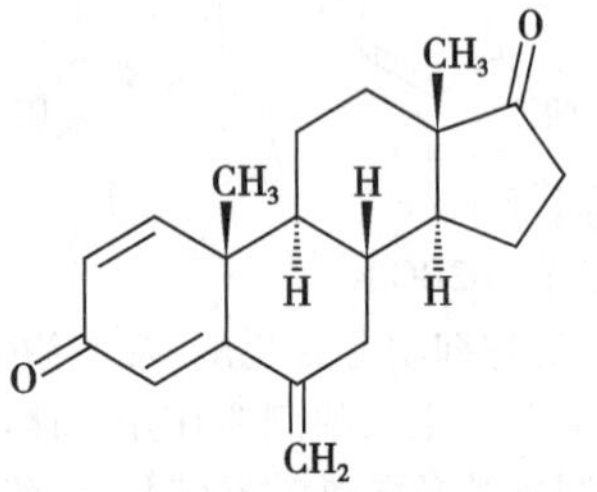

【其他名称】依斯坦。

【ATC编码】L02BG06

【性状】本品为白色或类白色结晶性粉末；无臭。本品在三氯甲烷中易溶，在乙酸乙酯、丙酮、甲醇或乙醇中溶解，在水中几乎不溶。熔点为192 ~196℃。

【药理学】乳腺癌细胞的生长可依赖于雌激素的存在，女性绝经期后循环中的雌激素（雌酮和雌二醇）主要由外周组织中的芳香酶将肾上腺和卵巢中的雄激素（雄烯二酮和睾酮）转化而来。通过抑制芳香酶来阻止雌激素生成是一种有效的选择性治疗绝经后激素依赖性乳腺癌的方法。本品为一种不可逆性甾体芳香酶灭活剂，结构上与该酶的自然底物雄烯二酮相似，为芳香酶的伪底物，可通过不可逆地与该酶的活性位点结合而使其失活（该作用也称“自毁性抑制”），从而明显降低绝经妇女血液循环中的雌激素水平，但对肾上腺中皮质类固醇和醛固醇的生物合成无明显影响。在高于抑制芳香酶作用浓度的600倍时，对类固醇生成途径中的其他酶不产生明显影响。

绝经的健康女性口服放射标记的本品后，吸收迅速，至少42%在胃肠道被吸收；食用高脂肪餐后，血浆中水平上升约40%。在各组织中广泛分布，其血浆蛋白结合率为90%。代谢率广泛，主要通过6-位亚甲基的氧化和17-位酮基还原进行代谢，代谢产物无活性或抑制芳香酶活性较弱，其代谢物主要从尿和粪中排泄，各占40%左右，尿中排出的原形药物低于给药量的1%。平均终末半衰期为24小时。

乳腺癌晚期绝经后女性的吸收较健康绝经女性快，达峰时间分别为1.2小时和2.9小时。重复给药后，乳腺癌晚期患者的平均口服清除率较健康绝经女性低45%，而循环中的水平较高；其平均AUC是健康女性的2倍。中或重度肝肾功能不全者，单次口服后的AUC较健康志愿者高3倍。

【适应证】用于以他莫昔芬治疗后病情进展的绝经后晚期乳腺癌患者。

【用法和用量】一次1片（25mg），一日1次，饭后口服。轻度肝肾功能不全者不需调整给药剂量。

【不良反应】主要有：恶心、口干、便秘、腹泻、头晕、失眠、皮疹、疲劳、发热、水肿、疼痛、呕吐、腹痛、食欲增加、体重增加等。文献报道还有高血压、抑郁、焦虑、呼吸困难、咳嗽。其他还有淋巴细胞计数下降、肝功能指标（如丙氨酸转氨酶等）异常等。在临床试验中，只有3%的病人由于不良反应终止治疗，主要在治疗的前10周内，由于不良反应在后期终止治疗者不常见（0.3%）。

【禁忌证】对本品或本品内赋形剂过敏的患者禁用。妊娠及哺乳期妇女禁用。

【注意】绝经前的女性患者一般不宜使用。不可与雌激素类药物联用，以免出现干扰作用。中、重度肝功能、肾功能不全者慎用。超量服用本品可使非致命性不良反应增加。

【药物相互作用】不宜与雌激素类药物合用，以免拮抗本品的药效作用。本品主要经细胞色素P-450 3A4（CYP3A4）代谢，但与强效的CYP3A4抑制剂合用时，本品的药动学未发生改变，因此似乎CYP同工酶抑制剂对本品的药动学无显著影响，但不排除已知的CYP3A4诱导剂降低血浆中本品水平的可能性。

【制剂】片剂：每片25mg。

【贮法】遮光，密封，置阴凉处保存。

阿那曲唑[药典（二）；医保（乙）] Anastrozole

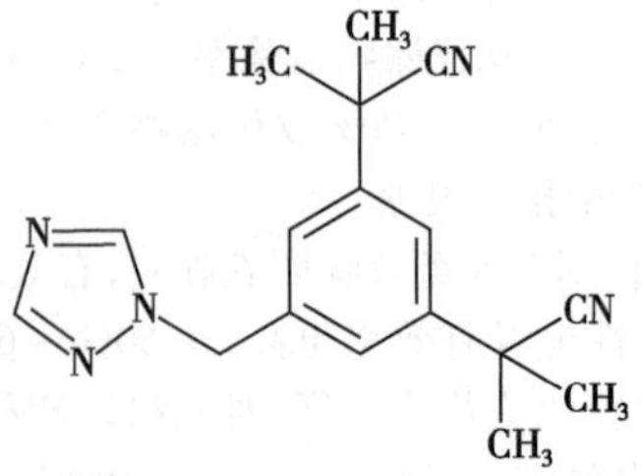

【其他名称】阿那舒唑，艾达，瑞斯意，瑞婷，瑞宁得。

【ATC编码】L02BG03

【性状】本品为白色或类白色结晶性粉末；无臭。本品在乙腈或乙酸乙酯中易溶，在乙醇中溶解，在水中几乎不溶。熔点为81 ~84℃。

【药理学】为一种强效、选择性非甾体类芳香化酶抑制剂。可抑制绝经期后患者肾上腺中生成的雄烯二酮转化为雌酮，从而明显地降低血浆雌激素水平，产生抑制乳腺肿瘤生长的作用。另外，对肾上腺皮质类固醇或醛固酮的生成没有明显影响。

口服吸收较快，在体内约40%与血浆蛋白结合，大部分代谢成无活性产物经尿排除，约10%以原形从尿排除。据资料报道，健康男性受试者口服本品1mg后，血药浓度达峰时间为(1.22±0.46)小时，血药峰浓度为(9.99±3.24)ng/ml，消除半衰期为(35.96±14.17)小时。

【适应证】用于经他莫昔芬及其他抗雌激素疗法仍不能控制的绝经后妇女的晚期乳腺癌。对雌激素受体阴性的患者，若其对他莫昔芬呈现阳性的临床反应，可考虑使用。

【用法和用量】片剂：每日口服1次，每次1片(1mg)。对轻度肝功能或轻至中度肾功能损害患者一般可无须调整剂量。

【不良反应】主要包括皮肤潮红、阴道干涩、头发油脂过度分泌、胃肠功能紊乱(畏食、恶心、呕吐和腹泻)、乏力、忧郁、头痛或皮疹等。通常为轻度或中度，容易为病人所耐受。子宫出血现象偶见报告，主要出现在患者从现有的激素疗法改为本品疗法的前几周，如有持续出血现象，需进行进一步的评价。在应用本品的晚期乳腺癌患者中有肝功能改变的报道，但这些患者中许多人都已经有肝脏转移或骨转移。临床观察表明本品可以轻微提高血浆总胆固醇水平。

【禁忌证】禁用于以下情况：绝经前妇女，妊娠期或哺乳期妇女，有严重肾损害的患者(肌酐清除率<20ml/min)，有中到重度肝损害患者，已知对本品及其制剂辅料过敏的患者。

【注意】对中度到重度肝损害及重度肾损害患者，尚无有关本品应用的安全性方面的资料。本品对患者驾驶和机械操作能力无明显影响。但有报道一些患者中有乏力和抑郁症状，在上述症状持续出现时，患者在驾车和操作机械时应特别注意。

【药物相互作用】含有雌激素的疗法可降低本品疗效，故不宜合用。

【制剂】片剂：每片1mg。

【贮法】30℃以下保存。

戈舍瑞林[医保(乙)] Goserelin

是一种可在体内逐渐进行生物降解的多聚缓释植入剂。

【其他名称】诺雷德，Zoladex。

【ATC编码】L02AE03

【性状】白色结晶性粉末。

【药理学】多用其醋酸盐。本品属促黄体生成素释放激素的一种类似物，长期使用可抑制垂体促黄体生成素的合成，从而引起男性血清睾酮和女性血清雌二醇的下降，停药后这一作用可逆。初期用药可暂时增加男性血清睾酮和女性血清雌二醇的浓度。男性患者在第一次注射本品后21天左右血清睾酮浓度下降至去势水平；女性患者在初次给药后21天左右血清中雌二醇浓度受到抑制。这种抑制与激素依赖性的乳腺癌、子宫肌瘤和子宫内膜异位症相关。可导致子宫内膜变薄及多数患者闭经。在急性毒性实验中，大鼠、小鼠对一次性大剂量给予本品耐受性良好。在动物实验中，除对LH和雌二醇产生预期的内分泌效应外，本品对心血管系统、肾脏、呼吸系统、胃肠道、中枢神经系统功能均无任何影响。本品具有几乎完全的生物利用度，每四周用药一次，在无组织蓄积的情况下保持有效的血药浓度，与血浆蛋白的结合能力较弱，在肾功能正常情况下血浆清除半衰期为2～4小时，对肾功能不全的患者其半衰期将会增加，此改变在每月一次的治疗中影响很小，故不需要调整剂量，在肝功能不全的患者中其药动学无明显变化。

【适应证】用于可用激素治疗的前列腺癌；绝经前期及绝经期内分泌敏感的妇女乳腺癌；子宫内膜异位症。

【用法和用量】前列腺癌：3.6mg腹壁皮下注射，每4周一次；或10.8mg植入剂，每12周一次。乳腺癌：3.6mg腹壁皮下注射，每4周一次。其他疾病：同乳腺癌用法。

【不良反应】曾有报道出现皮疹，多为轻度，不需中断治疗即可恢复，偶然出现的局部反应包括在注射位置上有轻度瘀血。男性患者不良反应包括潮红和性欲下降，少有必须中断治疗；偶见乳房肿胀和触痛，给药初期前列腺癌症患者可能有骨骼疼痛暂时性加重，应对症处理；尿道梗阻和脊髓压迫的个别病例也曾有报道。女性患者不良反应有潮红，多汗及性欲下降，无须中止治疗；也曾观察到头痛，情绪变化如抑郁，阴道干燥及乳房大小的变化。治疗初期乳腺癌的患者会有症状的加剧，应按症状进行处理。

【禁忌证】已知对LHRH类似物过敏的患者禁用。妊娠期妇女禁用。

【注意】对有发展为尿道阻塞或脊髓压迫危险的男性患者本品应慎用；已存在由脊髓压迫或尿潴留引起的肾功能障碍者或者是有重新发作可能性的患者及高龄者慎用。治疗时一定要确认患者未妊娠，且于月经周期的1～5天开始给药，在治疗期内应采用非激素性方法避孕。应尽可能检查骨密度，慎重用药。在哺乳期间不推荐使用本品。

【制剂】注射用醋酸戈舍瑞林(以戈舍瑞林计)：每支3.6mg；10.8mg。

【贮法】储存在25℃以下。

亮丙瑞林[医保(乙)] Leuprorelin

【其他名称】抑那通，Lucrin，Lupron。

【ATC编码】L02AE02

【药理学】醋酸亮丙瑞林的促LH释放活性约为LH-RH的100倍，它的抑制垂体-性腺系统功能的作用也强于LH-RH。醋酸亮丙瑞林是高活性的LH-RH衍生物，由于它对蛋白分解酶的抵抗力和对LH-RH受体的亲和力都比LH-RH强，所以能有效地抑制垂体-性腺系统的功能。

给药后能立即产生一过性的垂体-性腺系统兴奋作用(急性作用)，然后抑制垂体生成和释放促性腺激素。它还进一步抑制卵巢和睾丸对促性腺激素的反应，从而降低雌二醇和睾酮的生成(慢性作用)。此外，醋酸亮丙瑞林又是一种缓释制剂，它恒定地向血液中释放醋酸亮丙瑞林，故能有效地降低卵巢和睾丸的反应，产生高度有利的垂体-性腺系统的抑制作用。对促性腺激素的抑制作用：①对子宫内膜异位症、子宫肌瘤或闭经前乳腺癌患者；②对前列腺癌患者;③对患有中枢性性早熟的男孩和女孩起抑制作用。

【适应证】主要用于闭经前乳腺癌,且雌激素受体阳性患者;前列腺癌;也可用于良性疾病如子宫内膜异位症、中枢性性早熟症伴有月经过多、严重出血和腹痛的子宫肌瘤。

【用法和用量】本品只作为皮下给药(静脉注射可能会引起血栓形成)。前列腺癌、闭经前乳腺癌:成人每4周1次,皮下注射3.75mg;子宫内膜异位症/子宫肌瘤:成人每4周1次,皮下注射3.75mg,初次给药应从月经周期的1~5日开始;中枢性性早熟症:通常每4周1次,皮下注射30μg/kg,根据患者症状可增量至90μg/kg。

【不良反应】间质性肺炎、过敏样症状及子宫内膜异位症、子宫肌瘤、闭经前乳腺癌患者由于雌激素降低作用而出现的更年期综合征样的精神抑郁状态。对前列腺癌研究已报道出现抑郁状态,由于本品对垂体-性腺系统的刺激作用而引起的血清睾酮浓度升高,并发骨疼痛一过性加重,泌尿道梗阻或脊髓压迫。

【禁忌证】对本制剂成分、合成的LH-RH或LH-RH衍生物有过敏史;妊娠期妇女或有可能怀孕的妇女,或哺乳期妇女;有性质不明的、异常的阴道出血者(有可能为恶性疾病)禁用。

【注意】用药初期由于高活性的LH-RH衍生物对垂体-性腺系统的刺激作用,使血中睾丸素水平一过性增高,可使前列腺癌患者骨转移灶疼痛加剧,排尿困难或有脊髓压迫,故开始用药时应密切观察,出现症状时采取适当的措施。

【制剂】注射液:3.75mg(2ml)。

【贮法】遮光、密闭保存。

曲普瑞林〔药典(二);医保(乙)〕 Triptorelin

$$\text{(5-oxo-L-prolyl)}\text{-His-Trp-Ser-Tyr-D-Trp-Leu-Arg-Pro-Gly-NH}_2$$

【其他名称】硫酸曲普瑞林,达菲林。

【ATC编码】L02AE04

【性状】为白色粉末或疏松块状物。

【药理学】本品为人工合成的促性腺素释放素(GnRH)的类似物,其结构是将天然分子结构中的第六个左旋甘氨酸,以右旋色氨酸取代。曲普瑞林作用与GnRH相同,但其血浆半衰期较长且对GnRH受体的亲和力更强,因此曲普瑞林成为GnRH受体的强力激动剂。曲普瑞林注射后,最初会刺激垂体促黄体生长素(LH)及卵泡刺激素(FSH)。当垂体经过长期的刺激后,会进入不应期。此时,促性腺激素的释放会减少,因而使性类固醇(睾丸酮或雌激素)降低至去势水平。上述作用是可逆的。

本品口服不能发挥其生物学效应。①健康志愿者皮下注射本品100mg可迅速被机体吸收,$t_{max}=(0.63±0.26)$h,$C_{max}=(1.85±0.23)$ng/ml,经过3~4小时的分布期后,$t_{1/2}=(7.6±1.6)$h,总血浆清除率为(161±28)ml/min,分布容积为(104±11.71)L。②在前列腺患者中皮下注射本品100mg,t_{max}为注射后1小时,$C_{max}=(1.28±0.24)$ng/ml。注射后24小时血药浓度达到最低点,为(0.28±0.15)ng/ml,生物半衰期因病人个体差异有所不同,平均为(11.7±3.4)h。在前列腺癌患者中,曲普瑞林的血浆清除率较低约为(118±32)ml/min,分布容积与健康者较为接近为(113.4±21.6)L。

【适应证】男性激素依赖性前列腺癌,女性子宫内膜异位症,子宫肌瘤或辅助生育技术。

【用法和用量】每日皮下注射0.5mg,连用7日,之后维持每日皮下注射0.1mg。

【不良反应】①男性:热潮红,阳痿及性欲减退。②女性:热潮红,阴道干涸,出血斑及由于雌激素的血浓度降低至绝经后水平所引起的轻微小梁骨基质流失。③其他少见反应:注射部位局部反应,轻微过敏症状(发烧、发痒、出疹),男子女性型乳房,头痛,疲惫及睡眠紊乱。

【禁忌证】非激素依赖性前列腺癌或前列腺切除术后患者禁用。对本品过敏或对GnRH及其类似物过敏的患者禁用。治疗期间,若患者发现已怀孕,应停用本品。

【注意】①治疗期间应密切监测类固醇血清水平。②运动员慎用。

【药物相互作用】无与其他药物相互作用报道。

【制剂】醋酸曲普瑞林注射液:1ml:0.1mg。注射用醋酸曲普瑞林:0.1mg;3.75mg。

【贮法】闭光,2~8℃保存。

甲羟孕酮〔药典(二);基;医保(甲、乙)〕 Medroxyprogesterone

本品为合成的黄体酮衍生物,作用类似天然黄体酮。

【其他名称】醋酸甲羟孕酮,羟甲孕酮,甲孕酮,安宫黄体酮,Provera,MPA。

【ATC编码】G03AC06,G03DA02,L02AB02

【性状】醋酸甲羟孕酮为白色或类白色结晶性粉末,无臭。不溶于水,易溶于三氯甲烷,微溶于无水乙醇。熔点202~208℃。

【药理学】通过多年的实验和临床研究说明本类制剂可有双重作用,并与剂量相关。①通过负反馈作用抑制腺垂体,使促黄体激素(LH)、促肾上腺皮质激素(ALTH)及其他生长因子的产生受到抑制;②在高剂量照射对敏感细胞具有直接细胞毒作用。主要通过使细胞内的雌激素受体(ER)不能更新,抵消雌激素的促进肿瘤细胞生长的效应,而在耐药的细胞则无此种作用。对子宫内膜癌病理检查可看到染色体的损伤。还可通过增强E_2-脱氧酶的活性从而降低细胞内雌激素的水平,诱导肝5α还原酶使雄激素不能转变为雌激素等。

不论口服或肌内注射后血浆浓度迅速上升,肌内注射时血药高峰低于口服,但持续时间较长,超过1周。口服后吸收良好,峰值明显较高,经肝脏代谢,持续时间较短,故应根据治疗的需求选择给药方法和途径。主要与葡萄糖醛酸结合后由肾脏代谢排出。

【适应证】主要用于肾癌、乳腺癌、子宫内膜癌、前列腺癌及增强晚期癌症患者的食欲,改善一般状况和增加体重。

【用法和用量】每日500~1000mg,一次或分2次口服,连用10日。以后视情况改为每日250～500mg,可连续服用。

肌内注射:开始每日1次500mg,最多4周,以后改为每周3次。

【不良反应】可引起孕酮类反应如乳房疼痛、溢乳、阴道出血、闭经、月经不调、宫颈分泌异常等;长期应用也有肾上腺皮质功能亢进的表现如满月脸、库欣综合征、体重增加等。曾有报道可有阻塞性黄疸。本品可引起凝血功能异常,所以栓塞性疾病或在应用过程中有血栓形成的征象如头痛、视力障碍等应立即停药。

【禁忌证】合并血栓性静脉炎、血栓栓塞性疾病的患者禁用。有严重肝功能损害,有高钙血症倾向的患者应禁用。尿路出血、月经过多、妊娠或哺乳期妇女及对本品过敏者禁用。

【注意】糖尿病、高血压患者慎用。

【药物相互作用】尚不明确。

【制剂】片剂:每片250mg;500mg。

【贮法】室温下保存。

甲地孕酮〔药典(二);医保(甲)〕 Megestrol

本品为另一合成的黄体酮衍生物,作用机制和临床药理均与甲羟孕酮相似。

【其他名称】醋酸甲地孕酮,美可治,Megace,MA。

【ATC编码】G03AC05,G03DB02,L02AB01

【性状】为白色结晶性粉末,无臭,不溶于水,溶于乙醇、丙酮、乙醚、苯、醋酸乙酯,易溶于三氯甲烷。

【药理学】药理作用和作用机制均与甲羟孕酮相似。

【适应证】用于治疗子宫内膜腺癌。由于具有抗雌激素活性,近也用于乳腺癌的姑息治疗。

【用法和用量】一般每次160mg,一日1次,也可1日给2～3次,可连续服药。

【不良反应】【禁忌证】【注意】与甲羟孕酮相近。

【药物相互作用】尚不明确。

【制剂】片剂:每片160mg。

【贮法】在室温下,避光、密闭保存,避免超过40℃。

氟维司群〔医保(乙)〕 Fulvestrant

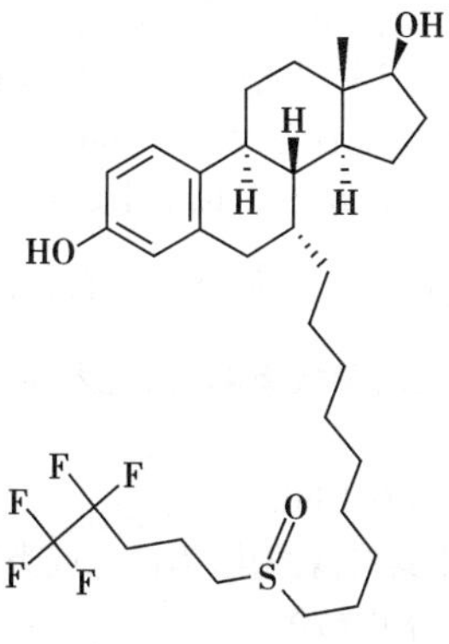

【其他名称】芙仕得。

【ATC编码】L02BA03

【性状】为无色或黄色的澄明黏稠液体。

【药理学】氟维司群为竞争性的雌激素受体拮抗剂,其亲和力与雌二醇相似。氟维司群阻断了雌激素的营养作用而本身没有任何部分激动(雌激素样)作用。其作用机制与下调雌激素受体(ER)蛋白水平有关。肌内注射其长效制剂后,氟维司群被缓慢吸收,约在7日后达最大血药浓度,并可维持一个月以上,每月给药一次可引起约两倍的蓄积作用。每月注射一次氟维司群,约在6剂后达稳态。其稳态分布容积(V_{dss})非常大(约3～5L/kg);且与血浆蛋白高度结合(99%)。主要以代谢物形式消除,主要的排泄途径是通过粪便(约90%)和尿液(少于1%)。清除率很高,为(11±1.7)ml/(min·kg)。肌内注射后终末半衰期($t_{1/2}$)由吸收速率控制,约50天。

【适应证】用于在抗雌激素辅助治疗后或治疗过程中复发的,或在抗雌激素治疗中进展的绝经后(包括自然绝经和人工绝经)雌激素受体阳性的局部晚期或转移性乳腺癌。

【用法和用量】臀部缓慢肌内注射:每月一次,一次250mg。不推荐在儿童及青少年中使用本品。轻度至中度肾功能损害的患者(肌酐清除率≥30ml/min),无须调整剂量。严重肾功能损害的患者(肌酐清除率<30ml/min)慎用。轻度至中度肝功能损害的患者无须调整剂量,但需慎用本品。目前尚无重度肝功能损害患者使用本品的研究资料。

【不良反应】①全身及注射部位:注射部位反应,虚弱无力。②肝胆系统:常见肝酶升高(ALT、AST、ALP)及胆红素升高,偶见肝衰竭,肝炎,r-GT升高。③胃肠道反应:恶心、呕吐、腹泻。④神经系统:头痛。⑤血管:潮热。⑥代谢及营养:畏食。⑦皮肤及皮下组织:皮疹。⑧感染及侵染:泌尿道感染。⑨免疫系统:过敏反应。

【禁忌证】本品禁用于:①已知对本品活性成分或任何辅料过敏的患者;②妊娠期妇女及哺乳期妇女;③严重肝功能损害的患者。

本品含苯甲醇,禁止用于儿童肌内注射。

【注意】因本品的给药途径为肌内注射,有出血体质或血小板减少症或正接受抗凝剂治疗的患者应慎用。需关注乳腺癌妇女中血栓栓塞和骨质疏松症发生的潜在风险。

【药物相互作用】与咪达唑仑(CYP3A4的底物)相互作用的临床研究表明氟维司群对CYP3A4无抑制作用;同时使用氟维司群与CYP3A4抑制剂或诱导剂时无须调整氟维司群给药剂量。

【制剂】氟维司群注射液:每瓶0.25g(5ml)。

【贮法】避光,2～8℃保存。

氟他胺〔药典(二);医保(乙)〕 Flutamide

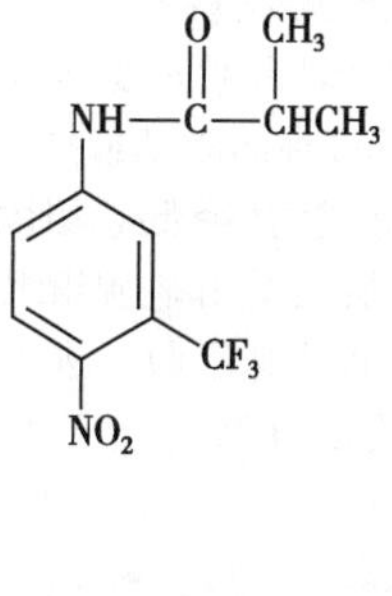

【其他名称】福至尔,缓退瘤,Flutan。

【ATC编码】L02BB01

【性状】本品为淡黄色结晶或结晶性粉末;无臭。本品在甲醇或乙醇中易溶,在三氯甲烷中溶解,在水中几乎不溶。熔点为110~114℃。

【药理学】为非甾体类雄性激素拮抗剂。本品及其代谢产物α-羟基氟他胺可与雄性激素竞争雄激素受体。并与雄激素受体结合成复合物,进入细胞核,与核蛋白结合,抑制雄激素依赖性的前列腺癌细胞生长。同时本品能抑制大鼠睾丸微粒体17-α-羟化酶和17,20裂合酶的活性,因而能抑制雄性激素生物合成。

口服迅速全部吸收,大部分在体内进行生物转化。原药及其主要活性代谢产物α-羟基氟他胺的血浆蛋白结合率均在85%以上。后者的$t_{1/2}$为6小时。在老年患者$t_{1/2}$可延长至8小时。α-羟基氟他胺达峰时间为2小时。组织分布中原形药及α-羟基氟他胺均以前列腺及肾上腺为最高,其他组织含量较低。本品及α-羟基氟他胺在尿、粪、胆汁中的累积排泄百分率均甚少。本品不能被透析清除。

【适应证】用于前列腺癌,以往未经治疗或对激素治疗无效或复发的患者。对良性前列腺增生也有一定的疗效。

【用法和用量】每次250mg,口服,每日3次,饭后服,每次间隔8小时。一般应与LHRH激动剂联合应用,放疗期间可不停药。

【不良反应】男性乳房女性化,乳房触痛,有时伴有溢乳,如减少剂量或停药则可消失。少数患者可有腹泻、恶心、呕吐、食欲增加、失眠和疲劳。罕见性欲减低、一过性肝功能异常及精子计数减少。本品对心血管的潜在性影响比己烯雌酚小。

【禁忌证】对本品过敏者禁用。

【注意】需长期服用本品时应定期检查肝功能和精子计数,如发生异常应减量或停药,一般可恢复正常。严重肝功能不全和心血管疾病患者应当慎用。如有肝肾功能异常应当及时停药。治疗期间应避孕。治疗期间应检查肝脏功能、血压、精子计数和前列腺特异性抗原(PSA)水平。

【药物相互作用】促性腺激素释放激素类似物如醋酸亮丙瑞林等可抑制睾酮的分泌,与本品合用可增加疗效。与华法林并用能增加出血倾向,可以调整华法林的剂量。

【制剂】片剂:每片250mg。胶囊:每粒125mg。

【贮法】遮光、密封,在干燥处保存。

雷洛昔芬[医保(乙)] Raloxifene

【其他名称】易维特,Evista。

【ATC编码】G03XC01

【性状】为白色椭圆形薄膜衣片。

【药理学】为选择性雌激素受体调节剂(SERM),对雌激素作用的组织有选择性的激动或拮抗活性。它是一种对骨骼和部分对胆固醇代谢(降低总胆固醇和LDL-胆固醇)的激动剂,但对下丘脑、子宫和乳腺组织无作用。

口服后,约60%被迅速吸收。进入循环前被大量葡糖醛化。绝对生物利用度为2%。达到平均最大血浆浓度的时间取决于本品和其葡糖醛化代谢物全身内转换和肝肠循环。在全身广泛分布,分布容积不依赖于剂量。与血浆蛋白紧密结合(98%~99%)。大量参与首关代谢为葡糖醛基结合物:雷洛昔芬-4-葡糖苷酸,雷洛昔芬-6-葡糖苷酸和雷洛昔芬-4,6-葡糖苷酸。未检出其他代谢物。雷洛昔芬包含低于其结合浓度的1%和葡糖苷酸代谢物。通过肝肠循环维持本品的水平,血浆半衰期为27.7小时。通过单次用药的结果推测多次用药的药动学。增加本品的剂量导致血浆时间浓度曲线下面积(AUC)增加的比例轻度下降。本品及其葡糖苷酸代谢物绝大部分在5日内排泄,主要通过粪便,经尿排出的部分少于6%。

【适应证】主要用于预防和治疗绝经后妇女的骨质疏松症,能显著地降低椎体骨折发生率,但髋部骨折发生率的降低未被证实。

【用法和用量】每日口服1片(以盐酸雷洛昔芬计60mg),可以在一天中的任何时候服用且不受进餐的限制。老年人无须调整剂量。由于疾病的自然过程,需要长期使用。通常建议饮食钙摄入量不足的妇女服用钙剂和维生素D,或遵医嘱。

【不良反应】所有安慰剂对照的临床研究中静脉血栓栓塞事件,包括深静脉血栓,肺栓塞和视网膜静脉血栓发生率约0.7%或3.25例/(每1000患者·年)。与安慰剂比较,使用本品的患者血管扩张(潮热)发生轻度增加,小腿痛性痉挛。

【禁忌证】可能妊娠的妇女绝对禁用。正在或既往患有静脉血栓栓塞性疾病者(VTE),包括深静脉血栓、肺栓塞和视网膜静脉血栓者禁用。对本品中所含的任何赋形剂成分过敏者禁用。

【注意】①本品可增加静脉血栓栓塞事件的危险性,这点与目前使用的激素替代治疗伴有的危险性相似。对任何原因可能造成静脉血栓事件的患者均需考虑危险-益处的平衡。②本品在一些因疾病或其他情况而需要长时间制动的患者应停药。在出现上述情况时立即或在制动之前3天停药,直到上述情况被解决或病人可以完全活动才能再次开始使用。③当决定给绝经后妇女选择使用本品或其他(包括雌激素)治疗时,需考虑绝经期症状,对子宫和乳腺组织的作用及对心血管的危险性和有利影响。

【药物相互作用】同时服用本品和华法林不改变两种化合物的药动学。但发现能轻度减少凝血酶原时间。

【制剂】盐酸雷洛昔芬片:每片60mg。

【贮法】避光,密闭,30℃以下干燥处保存。

氯米芬[药典(二);医保(乙)] Clomifene

【其他名称】枸橼酸氯米芬,克罗米芬,氯底酚胺,舒经芬。

【ATC编码】G03GB02

【性状】常用其枸橼酸盐,为白色或类白色粉末;无臭。在乙醇中略溶,在水中微溶。

【药理学】为非甾体化合物,具有较强的抗雌激素作用和较弱的雌激素活性。低剂量能促进腺垂体分泌促性腺激素,从而诱发排卵;高剂量则明显抑制垂体促性腺激素的释放。对男性则有促进精子生成的作用,用于治疗少精症有效。常用制剂是由顺式异构体(约38%)和反式异构体(约62%)组成,其中顺式诱导排卵作用更强,达血浓度峰值时间较迟,消除较慢,给药后2小时,顺式和反式的血浆浓度为1∶1,24小时后则为6∶1。

口服可吸收。血浆 $t_{1/2}$ 约5天。在肝内代谢,其代谢产物和原形药物缓慢通过胆汁从粪便中排出,有肝肠循环。一次口服后6周,粪便中仍可查出微量。顺式异构体的吸收较反式异构体差,而消除较快。本品亦可促进男性性腺激素的分泌,提高血清睾酮浓度,增加精子数目及其活力,使不育症男子产生精子。

【适应证】详见第60章性激素和促性腺激素。

【用法和用量】口服:有月经者自经期第5日开始每日1次50mg,连服5日;无月经者任意1日开始,每日1次50mg,连服5日。一般在服药后7日左右排卵,3周后自然行经。连服3个周期为1疗程。闭经病人可先用黄体酮(肌内注射每日1次20mg)或人工周期(己烯雌酚每日1次1mg,连服20日,以后每日加黄体酮10mg肌内注射,每日1次)催经,在撤退性出血第5天开始服用本品。每日剂量不宜超过100mg。用于男性不育症,每日1次25mg,连服25日为1疗程。停药5日后,重复服用,直至精子数达到正常标准,一般3～12个月疗效较好。

【不良反应】可有面部潮红、恶心、头晕、乏力、腹胀、乳胀、皮疹、肝功能障碍等,停药可消失。

【禁忌证】视觉异常者禁用。肝病、肾病、卵巢囊肿及其他妇科肿瘤患者禁用。器质性颅内肿瘤、不能控制的甲状腺或肾上腺功能障碍患者禁用。

【注意】治疗男性不育症时,服药前必须进行精液检查、内分泌检查以及睾丸活检,以确定不育原因主要在于精子数量减少;用药期间要定期检查精液常规、FSH和睾酮水平;服药后一般经2～3个月始能生效。用药原则是低剂量、长疗程,要注意高剂量会抑制精子的发生。对男性无精子患者,除睾丸活检证明尚有精子发生外,一律不得使用。服药后有严重过敏反应者应停用。剂量过大,可引起卵巢肥大。视力模糊和闪烁盲点与剂量有关,停药可逆转。

【制剂】片剂:每片50mg。胶囊剂:每粒50mg。

【贮法】避光、密闭保存。

托瑞米芬〔药典(二);医保(乙)〕 Toremifene

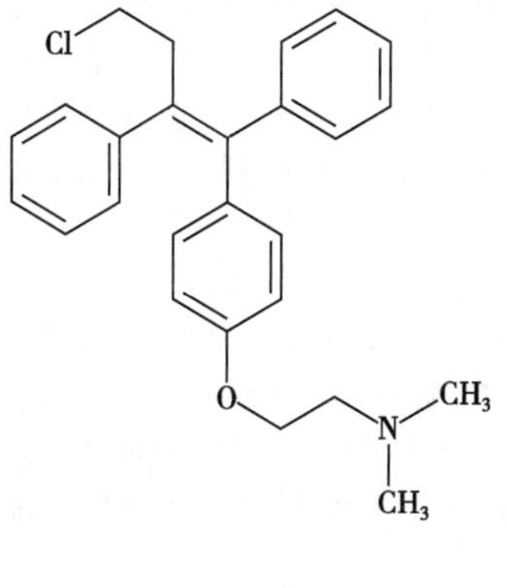

【其他名称】枸橼酸托瑞米芬,法乐通,枢瑞。

【ATC编码】L02BA02

【性状】枸橼酸托瑞米芬为白色或类白色结晶性粉末;无臭。在甲醇或乙醇中微溶,在丙酮中极微溶解,在水中几乎不溶;在冰醋酸中易溶。本品的熔点为159～163℃,熔融同时分解。

【药理学】为非类固醇类三苯乙烯衍生物,与同类其他药物如他莫昔芬和氯米芬相比,本品与雌激素受体结合,可产生雌激素样或抗雌激素作用,或同时产生两种作用,这主要依赖疗程长短、动物种类、性别和靶器官的不同而定。一般来说,非类固醇类三苯乙烯衍生物在人和大鼠中主要表现为抗雌激素作用,在小鼠身上表现为雌激素样作用。绝经后乳癌患者应用本品后引致血清总胆固醇和低密度脂蛋白(LDL)中度下降。本品与雌激素竞争性地与乳腺癌细胞浆内雌激素受体相结合,阻止雌激素诱导的癌细胞DNA的合成及增殖。一些试验性肿瘤应用大剂量本品,显示出有非雌激素依赖的抗肿瘤作用。本品的抗乳腺癌作用主要是抗雌激素作用,还可能有其他抗癌机制(改变肿瘤基因表达、分泌生长因子、诱导细胞凋亡及影响细胞动力学周期)。

口服后被迅速吸收。3小时(介于2～5小时)内血清达峰浓度。进食对吸收无影响,但会使峰浓度延迟1.5～2小时出现。主要以代谢物从粪便中排出。可有肝肠循环。口服量约10%以代谢物的形式从尿中排泄。由于排泄缓慢,故血清中的稳态浓度要4至6周才可达到。

【适应证】用于治疗绝经后妇女雌激素受体阳性或不详的转移性乳腺癌。

【用法和用量】口服,每日一次,每次1片(60mg)。肾功能不全患者,不需调整剂量。肝功能损害者,应谨慎服用。

【不良反应】常见有面部潮红、多汗、子宫出血、白带、疲劳、恶心、皮疹、瘙痒、头晕、抑郁,一般较为轻微,主要因为本品的激素样作用。血栓栓塞事件包括深静脉栓塞及肺栓塞。用本品治疗有肝酶水平改变(转氨酶升高)及在非常罕有情形下出现较严重肝功能异常(黄疸)。有几个报告在骨转移患者开始用本品治疗时,有高钙血症。由于本品的部分类雌激素作用,子宫内膜改变可能在治疗期间发生。子宫内膜的改变包括增生,息肉及肿瘤的风险增加。

【禁忌证】预先患有子宫内膜增生症或严重肝衰竭患者禁止长期服用。禁用于已知对本品及辅料过敏者。

【注意】治疗前进行妇科检查,严格检查是否已患有子宫内膜异常,之后最少每年复查。附加子宫内膜癌风险患者,例如高血压或糖尿病患者,肥胖高体重指数(>30)患者,或有用雌激素替代治疗史患者应严密监测。既往有血栓性疾病历史的患者一般不接受本品治疗。对非代偿性心功能不全及严重心绞痛患者要密切观察。骨转移患者在治疗刚开始时可能出现高钙血症,故对这类患者要严密监测。尚无系统性数据用于不稳定的糖尿病、严重功能状况改变或心力衰竭患者。可影响驾驶及操作机械的能力。

【药物相互作用】未进行特别的相互作用研究。减少肾排泄钙的药物例如噻嗪类利尿剂可增加高钙血症。酶诱导剂如苯妥英钠、苯巴比妥和卡马西平可加速本品的排泄,使稳态血清浓度下降，出现这种情况时可能要将每日剂量加倍。已明确抗雌激素药物与华法林类抗凝血药物有协同作用，引起出血时间严重增长，所以应避免与此类药物同时服用。理论上本品的主要代谢途径为 CYP3A 酶系统，对该酶系统有抑制作用的药物某些抗真菌药，红霉素和三乙酰夹竹桃霉素均可抑制本品的代谢，故与此类药物同时应用要小心考虑。

【制剂】片剂：每片 40mg；60mg。

【贮法】室温（15～25℃）保存，远离儿童。

比卡鲁胺[医保(乙)] Bicalutamide

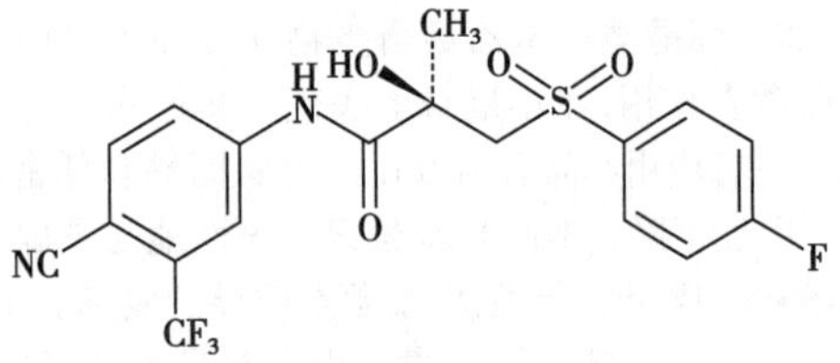

【其他名称】康士得，Casodex。

【ATC 编码】L02BB03

【性状】为白色或类白色结晶性粉末。

【药理学】属于非甾体类抗雄激素药物，没有其他激素的作用，它与雄激素受体结合而使其无有效的基因表达，从而抑制了雄激素的刺激，导致前列腺肿瘤的萎缩。康士得是消旋物，其抗雄激素作用仅仅出现在(*R*)-结构对映体上。

口服吸收良好。没有证据表明食物对其生物利用度存在任何临床相关的影响。(*S*)-异构体相对(*R*)-异构体消除较为迅速，后者的血浆半衰期为 1 周。在每日用量下，(*R*)-异构体因其半衰期长，在血浆中蓄积了约 10 倍，因此非常适合每日 1 次服用。与血浆蛋白高度结合（96%），并被广泛代谢（经氧化及葡萄糖醛酸化），其代谢产物以几乎相同的比例经肾及胆消除。

【适应证】与黄体生成素释放激素（LHRH）类似物或外科睾丸切除术联合应用于晚期前列腺癌的治疗。

【用法和用量】口服，每次一片（50mg），每日 1 次，应与 LHRH 类似物或外科睾丸切除术治疗同时开始。肾损害的患者无须调整剂量。轻度肝损害的患者无须调整剂量，中、重度肝损害的患者可能发生药物蓄积。

【不良反应】面色潮红，瘙痒，乳房触痛和男性乳房女性化，腹泻、恶心、呕吐，乏力。暂时性肝功改变（转氨酶升高，黄疸）。心力衰竭。畏食、口干、消化不良、便秘、腹痛、胃肠胀气。头晕、失眠、嗜睡、性欲减低。呼吸困难。阳痿、夜尿增多。贫血。脱发、皮疹、出汗、多毛。糖尿病、高血糖、周围性水肿、体重增加或减轻。胸痛、头痛、骨盆痛、寒战。

【禁忌证】对本品过敏者，以及妇女、儿童禁用。

【注意】中、重度肝损害的患者可能发生药物蓄积，因此应慎用。

【药物相互作用】与黄体生成素释放激素（LHRH）类似物之间无任何药效学或药动学方面的相互作用。与常见的处方药合用未出现相互作用。在每天剂量高达 150mg 时未发现酶诱导作用。体外研究表明，可以与双香豆素类抗凝剂，如华法林竞争其血浆蛋白结合点，因此建议在已经接受双香豆素类抗凝剂治疗的患者，如果开始服用本品，应密切监测凝血酶原时间。

【制剂】片剂：每片 50mg。

【贮法】在 30℃以下保存。

阿比特龙[医保(乙)] Abiraterone

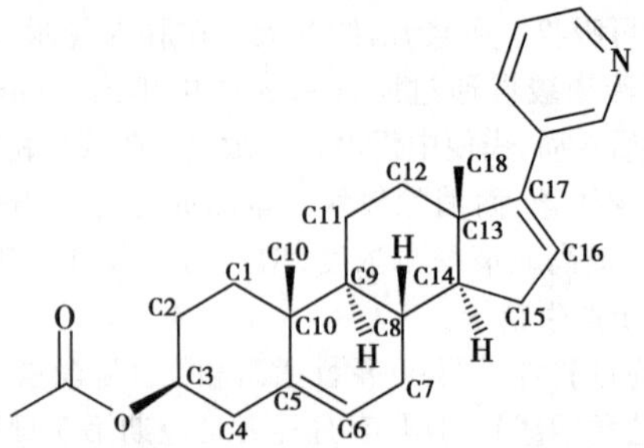

【其他名称】泽珂，Zytiga，坦度酮罗。

【ATC 编码】L02BX03

【性状】白色结晶性粉末。

【药理学】本品是雄激素生物合成抑制剂，可抑制 17α-羟化酶/C17，20-裂解酶（CYP17），后者在睾丸、肾上腺和前列腺肿瘤组织中表达并且是雄激素生物合成所必需的。雄激素敏感性前列腺癌可对雄激素水平降低治疗法产生应答。醋酸阿比特龙引起患者血清睾酮及其他雄激素水平降低。临床使用中，无须监测本品对血清睾酮水平的影响。

转移性去势抵抗性前列腺癌（mCRPC）患者口服后，本品中位达峰时间为 2 小时。稳态下本品蓄积，稳态 AUC 是单次给药 1000mg 的 2 倍。mCRPC 患者 1000mg 每日 1 次，C_{max}和 AUC 稳态值分别为（226±178）ng/ml 和（1173±690）ng·h/ml。在 250～1000mg 剂量范围内，未观察到剂量比例性的重大偏离。剂量从 1000mg 增至 2000mg 时，暴露量没有显著增加。与食物同时服用时全身暴露量升高且易变。本品与人血浆蛋白、白蛋白和 α-1 酸性糖蛋白高度结合（>99%）。稳态表观分布容积（19 669±13 358）L。本品是 P-糖蛋白的抑制剂。醋酸阿比特龙被水解成活性代谢物。本品在 CYP3A4 和 SULT2A1 作用下生成无活性两个主要代谢物硫酸阿比特龙和 *N*-氧化硫酸阿比特龙，各占暴露量的 43%左右。本品平均终末半衰期（12±5）小时。粪便和尿液中排出分别是 88%和 5%。

【适应证】与泼尼松合用，治疗转移性去势抵抗性前列腺癌（mCRPC）。

【用法和用量】推荐剂量 1000mg 口服每日一次，与泼尼松 5mg 口服每日 2 次联用。须空腹整片吞服，不要掰碎或咀嚼，在服用本品之前至少 2 小时和服用本品之后至少 1 小时内不得进食。如果出现漏服本品、泼尼松或泼尼松龙，应以常规剂量于次日重新开始治疗。

【不良反应】最常见外周水肿、低钾血症、高血压和尿路感染。重要的不良反应包括心脏疾病、肝脏毒性、横纹肌溶解、骨折和过敏性肺泡炎。联合应用皮质类固醇能够降低这些不良反应的发生率和严重程度。其他：疲乏、关节肿胀或不适、潮热、腹泻、呕吐、咳嗽、呼吸困难、挫伤、贫血、碱性磷酸酶升高、高甘油三酯血症、淋巴细胞减少症、高胆固醇血症、高血糖症、血清转氨酶(ALT 和 AST)升高、高钠血症等。

【禁忌证】对本品活性成分或辅料存在超敏反应者禁用。妊娠或有妊娠可能的妇女禁用。严重肝功能损害患者(Child-Pugh C 级)禁用。

【注意】本品对 CYP17 的抑制作用会导致盐皮质激素水平升高,可能会引起高血压、低钾血症和体液潴留。合用皮质类固醇可抑制促肾上腺皮质激素,降低不良反应。对于患有基础疾病、心血管疾病病史以及心力衰竭、近期发生心肌梗死或室性心律失常的患者,慎用本品。治疗前和治疗期间应控制高血压并纠正低钾血症。前 3 个月应每两周监测一次血压、血钾、体液潴留(体重增加、外周水肿)及其他充血性心力衰竭的体征和症状,此后每月监测一次。治疗前或治疗期间出现低钾血症的患者,应注意维持血钾水平不低于 4.0mmol/L。评估心脏功能,应采取适当处理措施。不能完全排除本品可能小幅延长 QTc 间期。治疗应监测肾上腺皮质功能不全的症状和体征并慎用本品,尤其是对于停用或降低泼尼松剂量或出现异常应激状态的患者,出现应激情况之前、期间和之后可能要增加皮质类固醇剂量。治疗前、治疗开始后前 3 个月内每 2 周一次,以及其后每月 1 次监测血清转氨酶(ALT 和 AST)和胆红素水平。基线轻度肝功能损害的患者不需要调整剂量。对于基线中度肝功能损害(Child-Pugh B 级)的患者推荐剂量应降低至 250mg,每日一次。此类患者于开始治疗前、治疗第 1 个月内每周 1 次、随后 2 个月内每 2 周一次、以及之后的每月 1 次监测 ALT、AST 和胆红素水平。如果出现提示肝毒性的临床症状或体征须及时进行监测。如 AST、ALT 或胆红素较基线值升高,须增加监测频率。一旦 AST 或 ALT 升高至 5×ULN 以上,或胆红素升高至 3×ULN 以上,须中断本品并密切监测肝功能。仅在恢复至基线水平或 AST 和 ALT≤2.5×ULN 且总胆红素≤1.5×ULN 后,可降低至 750mg 每日 1 次再次治疗,并至少每 2 周监测 1 次血清转氨酶和胆红素水平,3 个月后每月监测 1 次。如果 750mg 每日 1 次再次发生肝毒性,可在肝功能恢复到基线水平或 AST 和 ALT≤2.5×ULN 并且总胆红素≤1.5×ULN 后,降低剂量至 500mg 每日 1 次再次治疗。如果 500mg 每日 1 次时发生肝毒性须停药。严重肝功能损害(Child-Pugh C 级)患者不得使用本品。对肾功能损害患者无须进行剂量调整,但重度肾功能损害的患者谨慎使用。mCRPC 患者可能出现骨密度降低,本品与糖皮质激素联合使用可增强这种效应。使用糖皮质激素会增加高血糖症风险,应经常测量糖尿病患者的血糖。对合并使用已知与肌病/横纹肌溶解有关的药物治疗的患者慎用。本品含乳糖,半乳糖不耐受症、Lapp(拉普)乳糖酶缺乏症或葡萄糖-半乳糖吸收障碍症等患者不应服用。本品每 4 片剂量的钠含量超过 1mmol(或 27.2mg),限钠摄入的患者应予以考虑。本品可能有贫血和性功能障碍的风险。本品不适用于女性,禁用于妊娠或服药期间可能妊娠的女性。此类女性应避免在没有保护措施下(如手套)接触本品。

【药物相互作用】本品是 CYP3A4 的底物,是 CYP1A2、CYP2D6 和 CYP2C8 的强抑制剂,是 CYP2C9、CYP2C19 和 CYP3A4/5 的中度抑制剂。治疗期间应避免使用强 CYP3A4 诱导剂。如果必须合用强 CYP3A4 诱导剂,则需要增加本品的给药频率至每日 2 次。在停止合并使用强 CYP3A4 诱导剂后,应将本品调整至原给药剂量和频率。应避免与治疗窗窄的 CYP2D6 底物(如硫利达嗪)合用。如无其他疗法,须慎用并考虑降低合并使用的 CYP2D6 底物剂量。合用与主要经 CYP2C8 消除的药物时,预计暴露量不会明显增加,但应监测治疗指数窄的 CYP2C8 底物的毒性。体外研究表明,本品的主要代谢物硫酸阿比特龙和 *N*-氧化硫酸阿比特龙能够抑制肝脏摄取转运蛋白 OATP1B1,可能增加经 OATP1B1 消除的药物浓度。

【制剂】片剂:250mg。

【贮法】不超过 25℃保存,置于儿童不能触及处。

69.6 抗肿瘤靶向药物

抗肿瘤靶向药物根据其来源、作用机制可分为小分子靶向药物(如酪氨酸激酶抑制药)和抗体靶向药物(如单克隆抗体药物)两大类。

(一) 酪氨酸激酶抑制药

1. BCR-ABL 酪氨酸激酶抑制剂 第一代的代表药物为甲磺酸伊马替尼,作用机制是抑制酪氨酸激酶的磷酸化,阻止其细胞增殖和肿瘤形成,还可以选择性地抑制血小板源性生长因子(PDGF)等酪氨酸激酶下游信号转导通路。第二代的代表药物有达沙替尼和尼罗替尼。达沙替尼是一种强效的、次纳摩尔(subnanomolar)的 BCR-ABL 激酶抑制剂,可抑制 BCR-ABL 激酶和 SRC 家族激酶及其他选择性的致癌激酶。用药警示:伊马替尼和达沙替尼均应慎用于肝功能损害的患者。

2. 表皮生长因子受体(EGFR)酪氨酸激酶抑制剂 代表药物有吉非替尼、厄洛替尼及奥希替尼等,作用机制为竞争性抑制 EGFR 酪氨酸激酶活性,起到抑制肿瘤细胞增殖的作用。均经肝脏代谢,可引起无症状的肝转氨酶升高,治疗中应加以监测。常见不良反应是皮肤反应、腹泻等。皮疹往往为痤疮样,皮疹的严重程度可以预示疗效。另一个皮肤反应表现为手足皮肤综合征,轻中度的皮疹无须特殊处理,可采取避免日晒、涂抹润肤露和含皮质类固醇的软膏,可口服抗过敏药如氯苯那敏、阿司咪唑和氯雷他定等,伴发感染时可局部涂抹抗生素软膏或口服抗生素处理。用药警示:有出现急性或亚急性肺炎的报道。因此患者服药期间一旦发生包括咳嗽、呼吸困难和发热等呼吸系统症状时应密切关注并及时处置。

3. 血管内皮生长因子受体(VEGFR)酪氨酸激酶抑制剂 代表药物有索拉非尼、舒尼替尼、阿帕替尼、阿昔替尼、安罗替尼及培唑帕尼等。索拉非尼是是一种新型激酶信号转导抑制剂,具有双重抗肿瘤作用,是通过抑制部分信号转导通路,直接抑制肿瘤生长;又可以通过抑制部分受体拮抗肿瘤新生血管的形成,间接抑制肿瘤生长。舒尼替尼的作用机制是抑制多种受体酪氨酸激酶,使酪氨酸残基自身发生磷酸化,阻断其信号转导通路,最终抑制肿瘤的生长。阿昔替尼能有效抑制 VEGFR1、VEGFR2、VEGFR3。安罗替尼为我国自主研发的独立创新药物，横跨多癌种的血管抑制剂，作为晚期非小细胞肺癌的三线治疗新选择。培唑帕尼作用机制与索拉非尼、舒尼替尼、阿昔替尼类似。此类药物均可引起高血压，并可能增加出血和心脑血管事件的风险。消化系统毒性反应主要表现为腹痛、腹泻，如中重度腹泻可口服洛哌丁胺，注意同时补充液体和电解质，严重患者短暂停药可迅速缓解症状。舒尼替尼还可引起 Q-T 间期延长、有症状的心功能不全和甲状腺功能减低。此外，索拉非尼和舒尼替尼均可致甲状腺功能减低，推荐患者治疗时监控 TSH 和 T4 基线水平，每 4 周一次，然后每 2～3 个月一次。用药警示：多靶点酪氨酸激酶抑制剂可使 QTc 延长，还可导致腹泻并继发电解质紊乱及动脉血栓事件。

4. BTK（Bruton 酪氨酸激酶）抑制剂　代表药物为伊布替尼，作用机制是与 BTK 活性位点的半胱氨酸残基形成共价键，从而抑制 BTK 的酶活性。用药警示：短期使用强效 CYP3A 抑制剂期间，应考虑中断应用本品。避免合并使用需长期用药的强效 CYP3A 抑制剂。

5. BRAF 激酶抑制剂　代表药物为维莫非尼，能靶向性抑制 MAPK 信号通路中的 BRAF 激酶。维莫非尼为首个用于治疗 BRAFV600 突变阳性的无法手术切除或转移性黑色素瘤的靶向新药。索拉非尼也可抑制 BRAF 激酶受体。

（二）抗体靶向药物

主要为单克隆抗体靶向药物，是以肿瘤细胞或肿瘤微环境中特定的受体或基因表达产物作为靶点的一类新型药物，此类药物具有高度特异性，可在体内靶向性分布，选择性杀伤特定细胞。能特异性地与靶细胞表面或循环中的配体结合，影响与该配体相关的功能，通常与靶细胞的增殖、凋亡等相关，能与细胞表面分子受体结合的单抗都有一个共有的作用机制，即补体依赖的细胞毒作用和抗体依赖细胞的细胞毒作用杀伤肿瘤细胞，诱导肿瘤细胞凋亡和提高肿瘤细胞对化疗的敏感性也是其重要的作用机制。其中曲妥珠单抗、利妥昔单抗、西妥昔单抗、尼妥珠单抗主要通过上述机制发挥作用，常见的不良反应为过敏样反应或其他超敏反应，少数患者可发生严重过敏反应，出现血压下降、气管痉挛、呼吸困难等，大多数发生在第一次用药时，尤其是剂量较高时，故首次用药开始时应缓慢输注，并密切观察呼吸、血压、心率、体温等。如出现轻度过敏反应，可不必停药，减慢输注速度或暂停输注多可缓解，缓解后再继续用药，须密切观察。发生严重过敏反应时必须立即永久停药，并立即使用肾上腺素、抗组胺药和皮质激素等，缓解后应延长足够的监护时间。利妥昔单抗和尼妥珠单抗均可导致血压下降；西妥昔单抗还可出现皮疹和胃肠道反应等。皮疹主要变现为痤疮样皮疹和（或）较少出现瘙痒、皮肤干燥、皮肤脱屑、多毛症或指甲异常等。大多在治疗的前 3 周内出现。通常中断治疗后上述症状可自行消退。曲妥珠单抗常见的不良反应为充血性心力衰竭，可致命。可引起左心室功能不全、心律失常、高血压、有症状的心力衰竭、心肌病和心源性死亡，也可引起有症状的左心室射血分数降低。治疗前应进行全面的基础心脏评价，大多数发生心力衰竭或无症状的心功能不全的患者治疗后症状好转。贝伐珠单抗作用机制较为特殊，主要通过与循环中血管内皮生长因子（VEGF）结合，阻碍 VEGF 与其受体在内皮细胞表面药物相互作用而发挥作用。贝伐珠单抗不良反应是蛋白尿、出血和血栓及高血压，为了避免贝伐珠单抗治疗影响伤口愈合、伤口开裂，一般要求术前 28 日内，术后至少 28 日及伤口完全恢复之前不能使用。临床上通常使用血管紧张素转换酶抑制剂、利尿剂、钙通道阻滞剂等抗高血压药物进行控制。

用药警示：①注意单抗类药物的输注相关反应，首次用药应缓慢滴注，密切监测。②警惕利妥昔单抗、西妥昔单抗的严重皮肤反应，加拿大卫生部提示利妥昔单抗的中毒性表皮坏死松解症和 Stevens-Johnson 综合征风险，病例少见但部分具有致死性，如发生严重皮肤反应，应停药。③警惕西妥昔单抗、贝伐珠单抗坏死性筋膜炎的风险，澳大利亚将贝伐珠单抗坏死性筋膜炎的风险纳入了注意事项。一旦诊断为坏死性筋膜炎，建议立即停药并给予适当治疗。④曲妥珠单抗、贝伐珠单抗、西妥昔单抗治疗前应进行心脏评价，警惕曲妥珠单抗、贝伐珠单抗的充血性心力衰竭，心脏高危患者慎用；对有心脏病史患者利妥昔单抗治疗期间应密切监测。⑤美国 FDA 对利妥昔单抗增加乙型肝炎病毒感染再激活风险的新的黑框警告信息，治疗前应进行乙肝病毒筛查。⑥美国 FDA 修改贝伐珠单抗说明书，增加可逆性脑后部白质脑病综合征的神经科疾病警告。⑦警惕曲妥珠单抗、西妥昔单抗肺部事件的发生，严重者应立即停药。

（三）其他小分子靶向药物

硼替佐米是一种小分子蛋白酶体抑制剂，是双肽基硼酸盐类似物，主要机制是选择性地与细胞中蛋白酶体的活性位点苏氨酸结合，可逆地抑制蛋白酶体 26S 亚单位的糜蛋白酶和胰蛋白酶活性，抑制细胞增殖相关基因的表达，减少骨髓瘤细胞生长因子的分泌和黏附因子的表达，诱导肿瘤细胞凋亡。伏立诺他为第一个抑制组蛋白脱乙酰基酶的新型抗肿瘤药物，主要用于治疗后加重、持续和复发或用两种全身性药物治疗后无效的皮肤 T 细胞淋巴瘤。依维莫司为 mTOR 抑制剂小分子类化合物，它与细胞内的 FK506 结合蛋白 12 结合，形成抑制性复合物，从而抑制 mTOR 激酶激活，影响 mTOR 对下游效应物的调节作用。芦可替尼是目前唯一针对骨髓纤维化发病机制的靶向治疗药物，特异地阻断异常的信号通路，来达到控制疾病目的的激酶抑制剂。

伊马替尼[基;医保(乙)]　Imatinib

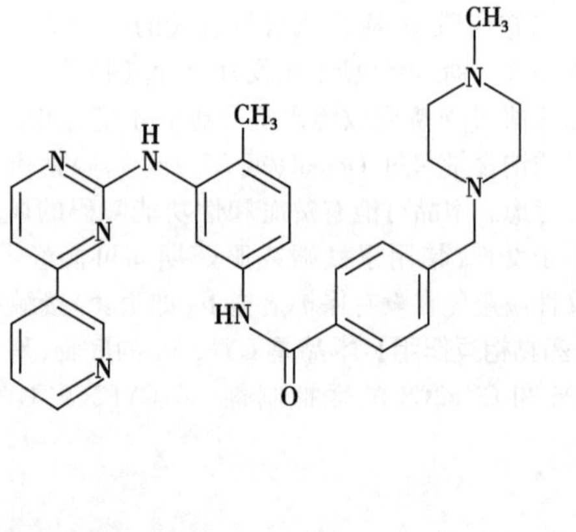

本品为苯氨嘧啶的衍生物，属蛋白酪氨酸激酶抑制剂。

【其他名称】格列卫，Glivic，Gleevec。

【ATC 编码】L01XE01

【性状】常用其甲磺酸盐，为白色或微黄色结晶性粉末，易溶于水。

【药理学】慢性粒细胞白血病患者95%左右均有第9号染色体和22号染色体长臂的异位，被称之为Ph1染色体，实际上是一段原癌基因。9号染色体的原癌基因abl异位到22号染色体的一段称为断裂点成簇区（bcr）的癌基因上。两种基因重组在一起，产生融合蛋白p-210，定位于细胞膜，与正常的C-abl蛋白p-150相比，p-210为具有较高酪氨酸激酶活性的致癌蛋白，从而刺激白细胞增殖，导致白血病的形成。而且这一改变早于血液和骨髓的改变。所以，目前Ph1染色体已经是慢性粒细胞白血病诊断和治疗的重要指标。

本品在体内外均可强烈抑制abl酪氨酸激酶的活性，特异性地抑制v-abl的表达和bcr-abl细胞的增殖。所以，本品并非广谱抗肿瘤药，而是选择性地抑制bcr-abl阳性克隆的特异酪氨酸激酶抑制剂。此外，它可抑制血小板衍化生长因子（PDGF）和干细胞因子（stem cell factor，SCF）受体的酪氨酸激酶。并能抑制PDGF和SCF介导的生化反应。但是，它不影响其他刺激因子如表皮生长因子等的信号传导。

口服易于吸收，2～4小时后达血药浓度峰值。生物利用度98%。与蛋白的结合率为95%。在肝中被代谢为有活性的代谢物。7日内可从尿中排出服用量的81%。其原形药和代谢物的$t_{1/2}$分别为18小时和40小时。

【适应证】治疗慢性粒细胞白血病（CML）。

【用法和用量】口服，每日1次，于进餐同时服用。慢性CML：400mg/d；加速期的CML：600mg/d；急变期600mg/d。

【不良反应】大多数较轻或中度，如恶心、液体潴留、肌肉痉挛、腹泻、呕吐、出血、肌肉骨骼疼痛、皮肤潮红、头痛、乏力、关节疼痛、气短。较为严重的有肝脏损伤、液体潴留、血细胞降低。有1%的慢性期、2%加速期、5%急变期患者因为不良反应而不能继续用药。

【禁忌证】妊娠期妇女或可能怀孕的妇女禁用，正在进行母乳喂养的妇女禁用。

【注意】（1）如果病情继续发展（至少3个月的治疗后没有获得满意的疗效，或不能获得以往曾经有过的疗效），且患者没有严重药物不良反应和严重的白血病非相关的中性粒细胞下降或血小板下降情况下，在慢性期患者的剂量可以从400mg升到600mg；加速期或急变期的剂量可以从600mg升到最高800mg（一次400mg，每日2次）。提高剂量后应该密切注意患者的情况，以防治在高剂量时出现不良反应。服药时应同时进餐并饮一大杯水以最大限度地降低消化道反应。

（2）本品主要在肝脏代谢，只有13%通过肾脏排泄，故不能用于严重肝功能不全的患者。用药期间要经常查血象和肝功能。如出现了严重非血液学的不良反应，应经处理后才能继续使用，根据不良反应发生的程度调整剂量。

【药物相互作用】细胞色素P-450抑制酶的药物如吡咯类抗真菌药物、大环内酯抗菌药物，可能提高本品的血药浓度。同工酶诱导剂（如卡马西平、地塞米松、苯巴比妥和利福平）可能降低本品的血药浓度。

【制剂】胶囊剂：每粒100mg。片剂：每片100mg。

【贮法】在原包装中存放，储存温度不能高于30℃。

厄洛替尼〔医保(乙)〕 Erlotinib

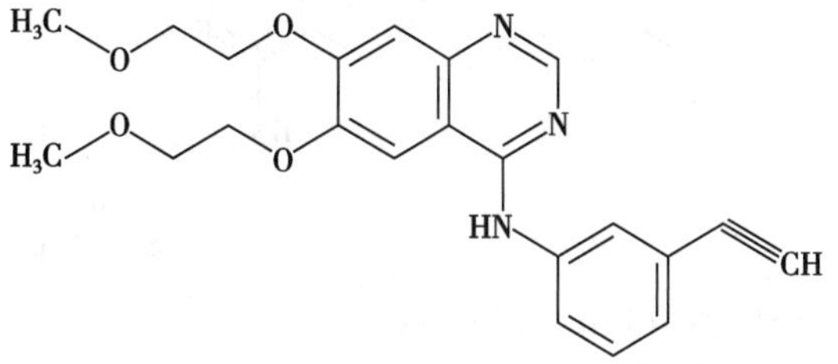

【其他名称】Tarceva。

【ATC 编码】L01XE03

【性状】白色结晶性粉末。

【药理学】为一种1型人表皮生长因子受体/表皮生长因子受体酪氨酸激酶抑制剂。口服后大约60%被吸收，半衰期约36小时，主要通过亲环素3A4代谢途径清除。主要经过肝脏代谢，83%通过粪便，8%通过尿液排出。

【适应证】既往接受过至少一个化疗方案失败后的局部晚期或转移的非小细胞肺癌。

【用法和用量】推荐每日剂量为150mg，在饭前1小时或饭后2小时服用。直至病情进展或出现无法接受的毒副反应才停药。

【不良反应】最常见为皮疹和腹泻。3/4级的皮疹和腹泻的发生率分别是9%和6%。皮疹和腹泻分别使1%的患者停止治疗，6%和1%的患者需要减少剂量。皮疹发生的中位时间是8天，腹泻发生的中位时间是12天。肝功能异常往往为一过性。临床研究中有报道少数患者出现胃肠道出血，部分与合并抗凝治疗有关。有少量报道本品治疗非小细胞肺癌或其他晚期实体瘤出现严重的间质性肺病，甚至是致命的，发生率大约是0.6%。间质性肺病包括局限性肺炎、间质性肺炎、闭塞性细支气管炎、肺纤维化、急性呼吸窘迫综合征和肺浸润。在开始治疗5天到9个月（中位47天）可出现症状。大多数的病例与联合化疗或既往化放疗、存在右肺实质病变、转移性肺病变或肺部感染有关。当出现急性进展且无法解释的一些症状时，如呼吸困难、咳嗽和发热时，应暂停治疗以待诊断性评价。如果确诊为间质性肺病，应停药并给予必要的处理。

【禁忌证】对本品过敏者禁用。妊娠及哺乳期妇女应避免使用本品。

【注意】当出现以下症状或体征时，患者应就医：严重或持续的腹泻、恶心、呕吐、食欲差；出现难以解释的气促或咳嗽，或以上表现进行性加重；眼部刺激症状。

【药物相互作用】细胞色素P-450抑制酶的药物如吡咯类抗真菌药物、大环内酯抗菌药物，可能提高其血药浓度。同工酶诱导剂（如卡马西平、地塞米松、苯巴比妥和利福平）可能降低其血药浓度。

【制剂】片剂:每片 25mg;100mg;150mg。

【贮法】保存于 25℃(15~30℃)。

吉非替尼[基;医保(乙)] Gefitinib

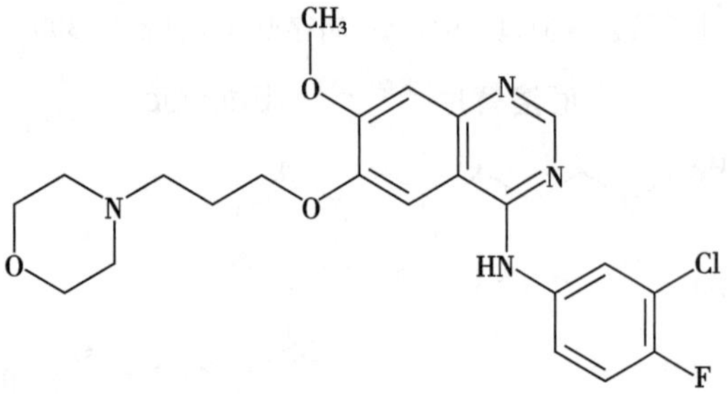

【其他名称】Iressa,易瑞沙。

【ATC 编码】L01XE02

【性状】白色粉末。

【药理学】为苯胺喹唑啉化合物(anilinoquinazoline),一个强有力的表皮生长因子受体(EGFR)酪氨酸激酶抑制剂,对癌细胞的增殖、生长、存活的信号传导通路起拮抗的作用。现在已知 EGFR 在肿瘤细胞的生长、修复和存活等方面起了极重要的作用,它的过度表达常与预后差、转移快、生存短等相关。EGFR 抑制剂可能是通过促凋亡、抗血管生成、抗分化增殖和抗细胞迁移等方面而实现抗癌的。

本品单次口服生物利用度为 59%。血浆蛋白结合率为 90%,口服不同剂量本品后血浆浓度呈二室模型,单次给药 225mg,C_{max}(188±120)μg/ml,t_{max}为 4.0 小时,$t_{1/2}$为(30.1±4.6)小时,AUC(4968±2125)ng·h/ml,多次给药每日 225mg 和 525mg 7~10 日后血浆浓度呈稳定状态。饭后给药比空腹给药 C_{max}和 AUC 均提高 32% 和 37%。本品进入血浆后转变为 5 种代谢物(M1~5),经肝酶代谢特别是和 CYP3A4 酶的活性相关。单次口服后 10 日内有 90% 主要由粪便中排出,尿中排出量不足 4%。

【适应证】表皮生长因子受体(EGFR)基因具有敏感性突变的局部晚期或转移性晚期非小细胞肺癌患者的一线治疗。

【用法和用量】推荐每日剂量为 250mg。

【不良反应】主要是皮疹和腹泻,但均较轻微、可逆,偶尔可发生急性间质性肺病,部分患者可因此死亡。伴发先天性肺纤维化、间质性肺炎、肺尘病、放射性肺炎、药物诱发性肺炎的患者出现这种情况时死亡率增加。

【禁忌证】对本品严重过敏者禁用。

【注意】如果患者气短、咳嗽和发热等呼吸道症状加重,应中断治疗,及时查明原因。当证实有间质性肺病时,应停止使用本品并对患者进行相应的治疗。已观察到无症状性肝氨基转移酶升高。因此,建议定期检查肝功能。可谨慎地用于肝氨基转移酶轻中度升高的患者。如果肝功能损害严重,应考虑停药。有资料表明本品在女性、亚洲、腺癌及肺泡癌患者中由于 ERFG 基因突变较多疗效也较好,目前正在进一步观察中。现有资料说明与化疗药物并用不能增加疗效,所以不应和化疗同时应用。

【药物相互作用】细胞色素 P-450 抑制酶的药物如吡咯类抗真菌药物、大环内酯抗菌药物,可能提高其血药浓度。同工酶诱导剂(如卡马西平、地塞米松、苯巴比妥和利福平)可能降低其血药浓度。与华法林合用时可增加出血危险。

【制剂】片剂:每片 250mg。

【贮法】30℃以下,储存在原包装内。

舒尼替尼 Sunitinib

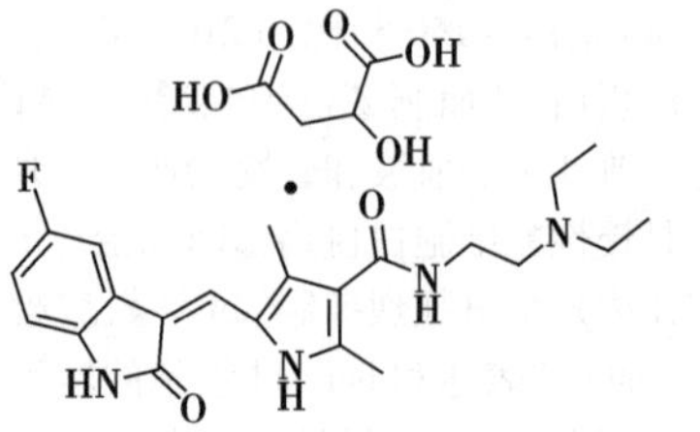

【其他名称】索坦。

【ATC 编码】L01XE04

【性状】白色粉末。

【药理学】本品是一种能抑制多个受体酪氨酸激酶(RTK)的小分子,其中某些受体酪氨酸激酶参与肿瘤生长、病理性血管形成和肿瘤转移的过程。一般在口服给药后 6~12 小时(t_{max})本品达到最大血浆浓度(C_{max})。其主要活性代谢物占总暴露量的 23%~37%,61% 是通过粪便排出,而肾脏排泄的药物和代谢物约占剂量的 16%。

【适应证】用于伊马替尼治疗失败或不能耐受的胃肠道间质瘤(GIST),不能手术的晚期肾细胞癌(RCC),不可切除的转移性高分化进展期胰腺神经内分泌瘤(pNET)成年患者。作为一线治疗的经验有限。

【用法和用量】胃肠间质瘤和晚期肾细胞癌:口服,50mg,一日 1 次,服药 4 周,停药 2 周。胰腺神经内分泌瘤:口服,37.5mg,一日 1 次,连续服药,无停药期。

【不良反应】①全身反应:乏力、发热。②胃肠道反应:食欲减退、恶心、腹泻、腹痛、便秘、消化不良、味觉改变、呕吐。③代谢与营养:畏食、外周性水肿、体重增加、体重改变、低血钾、高血钠。④心血管系统:左心室功能障碍、Q-T 间期延长、左室射血分数下降、高血压。⑤精神神经系统:精神功能改变、可逆性后脑白质脑病综合征(RPLS)、头晕、头痛、嗜睡。⑥皮肤及皮下组织:皮疹、手足综合征、皮肤变色。⑦肝胆胰系统:AST/ALT、脂肪酶、碱性磷酸酶、胆红素、淀粉酶升高。⑧血液系统:血小板减少、白细胞减少、淋巴细胞减少。⑨眼部疾病:视力丧失、结膜炎。⑩骨关节系统疾病:背痛、关节痛、肢痛。⑪肾脏系统:肌酐升高。⑫血管系统:静脉血栓。⑬呼吸系统:呼吸困难。⑭其他:出血、黏膜炎/口腔炎。

【禁忌证】对本品或非活性成分严重过敏者禁用。

【注意】①若出现充血性心力衰竭的临床表现应停药。无充血性心力衰竭临床证据但射血分数<50% 以及射血分数低于基线 20% 的患者也应停药或减量。②本品可延长 Q-

T间期，且呈剂量依赖性，应慎用于已知有Q-T间期延长病史、服用抗心律失常药物或有相应基础心脏疾病、心动过缓和电解质紊乱的患者。③用药期间如果发生以下情况应暂停使用：严重高血压时，直至高血压得到控制；出现胰腺炎症状；如果患者癫痫发作或出现符合RPLS（可逆性后部白质脑病综合征）的体征/症状；正在进行重大手术的患者。④本品治疗前应考虑进行牙科检查及适当的预防性措施。⑤用药期间出现以下情况应终止本品治疗：出现坏死性筋膜炎的患者；对肾病综合征患者或降低剂量后尿蛋白≥3g仍重复的患者。⑥在本品治疗和停药后，定期检查血糖水平。⑦育龄妇女用药应避孕；哺乳期妇女用药应停止哺乳。

【药物相互作用】①CYP3A4诱导剂，如利福平等可降低本品的血药浓度。②CYP3A4强抑制剂可增加本品的血药浓度。

【制剂】胶囊剂：12.5mg；25mg；37.5mg；50mg。

【贮法】常温（15～30℃）保存。

达沙替尼[医保（乙）]　Dasatinib

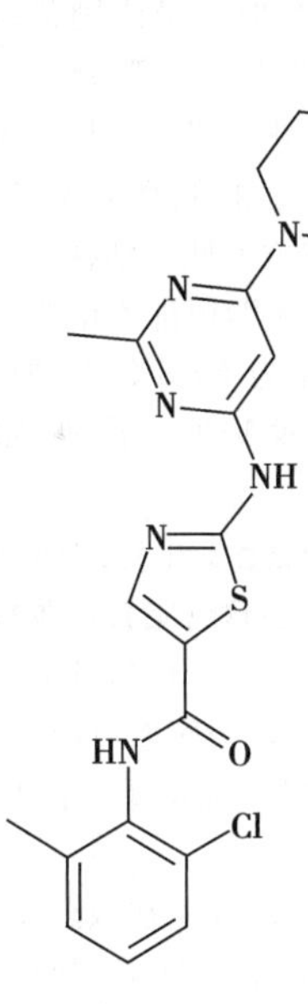

【其他名称】依尼舒。

【ATC编码】L01XE06

【性状】灰白至黄色固体。

【药理学】属于蛋白激酶抑制剂，可抑制BCR-ABL激酶和SRC家族激酶以及其他选择性的致癌激酶，包括c-KIT，ephrin（EPH）受体激酶和PDGFβ受体。本品是一种强效的、次纳摩尔（subnanomolar）的BCR-ABL激酶抑制剂，其在0.6～0.8nmol/L的浓度下具有较强的活性。口服后可被快速吸收，在0.5～3小时内达到峰值浓度；在25mg至120mg，每日2次的剂量范围内，平均暴露的增加约与剂量的增加呈正比；总体平均终末半衰期约为5～6个小时。在人体被广泛代谢，CYP3A4是主要代谢酶。大部分以代谢产物的形式，主要通过粪便清除。原形分别占尿液和粪便中剂量的0.1%和19%，其余的剂量为代谢产物。

【适应证】用于甲磺酸伊马替尼耐药，或不能耐受的费城染色体阳性（ph+）慢性髓细胞白血病（CML）慢性期、加速期和急变期（急粒变和急淋变）成年患者。

【用法和用量】ph+慢性期CML患者推荐起始剂量：100mg，每日1次；可增加至140mg，每日1次，服用时间应当一致，早晚均可。ph+加速期、急变期（急粒变和急淋变）CML患者推荐起始剂量：70mg，每日2次，分别于早晚口服。对于进展期（加速期或急变期）CML患者，剂量可增加至90mg，每日2次。

【不良反应】发热、疲劳、感染、恶心、腹痛、腹泻、呕吐、皮疹、肌肉骨骼疼痛、头痛、咳嗽、呼吸困难、体液潴留（包括胸腔积液）、出血。

【禁忌证】对本品或任何一种辅料过敏的患者。

【注意】轻度、中度或重度肝功能损害的患者可以接受推荐的起始剂量，但应慎用于肝功能损害的患者。

【药物相互作用】本品是CYP3A4的底物。与强效抑制CYP3A4的药物（如伊曲康唑、红霉素、克拉霉素、利托那韦、替利霉素）同时使用可增加本品的暴露。长期使用H_2拮抗剂或质子泵抑制剂（如法莫替丁、奥美拉唑）抑制胃酸分泌可能会降低本品的暴露。本品与CYP3A4底物同时使用可能会增加CYP3A4底物的暴露（如辛伐他汀、匹莫齐特、奎尼丁等）。本品具有与CYP2C8底物（如格列酮类）相互作用的潜在风险。

【制剂】片剂：20mg；50mg；75mg。

【贮法】遮光，密封；常温（10～30℃）保存。

阿昔替尼　Axitinib

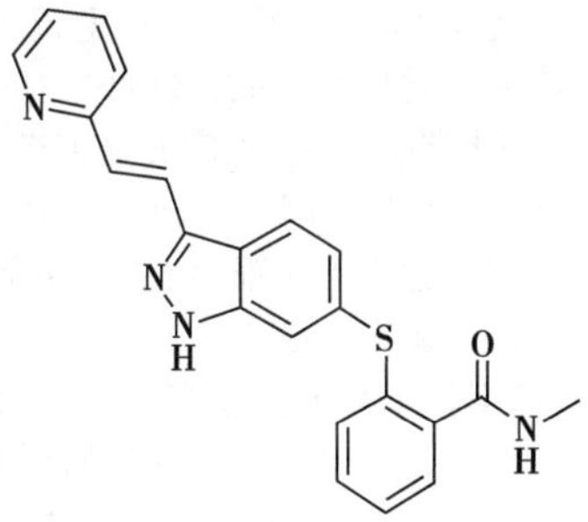

【其他名称】英立达，Inlyta。

【ATC编码】L01XE17

【性状】灰黄色粉末。

【药理学】抑制酪氨酸激酶受体，包括血管内皮生长因子受体（VEGFR-1、VEGFR-2和VEGFR-3）。这些受体与病理性血管生成、肿瘤生长和癌症进展相关。临床前试验中药物抑制VEGF介导的内皮细胞增殖与存活；抑制肿瘤生长及VEGFR-2的磷酸化。

单次口服5mg后，中位t_{max}为2.5～4.1小时，绝对生物利用度58%。以5mg每日2次给药约1.4倍蓄积。稳态时在1～20mg范围内表现出线性药动学。可与食物同服或空腹给药。与人血浆蛋白高度结合（>99%），优先与白蛋白结合，与α1-酸性球蛋白的结合率适中。晚期RCC患者（$n=20$），进食状态下每日2次5mg剂量，C_{max}和$AUC_{0\sim24}$的几何平均值(CV%)分别为 27.8ng/ml(79%)、265ng·h/ml(77%),清除率和表观分布容积的几何平均值(CV%)分别为 38L/h(80%)、160L(105%)。血浆半衰期 2.5~6.1 小时。主要经肝脏 CYP3A4/5 代谢,少量经 CYP1A2、CYP2C19、UGT1A1 代谢。口服 5mg 后,约 41% 从粪便中回收,主要是原形药物;23% 从尿液中回收,主要是羧酸和亚砜代谢产物。

【适应证】用于既往接受过一种酪氨酸激酶抑制剂或细胞因子治疗失败的进展期肾细胞癌(RCC)的成人患者。

【用法和用量】起始口服 5mg,每日 2 次,间隔约 12 小时。可与食物同服或空腹给药,用水送服。持续治疗直至进展或毒性不能耐受。如果发生呕吐或漏服一次剂量,按常规服用下一次剂量,不应另外补服。根据患者安全性和耐受性的个体差异增加或降低剂量。

【不良反应】特别关注:高血压、动脉静脉血栓栓塞、出血、心衰、胃肠穿孔和瘘管形成、甲状腺功能不全、伤口愈合并发症、RPLS、蛋白尿、肝酶升高、肝损害和胎儿发育。最常见(≥20%)腹泻、疲乏、食欲减退、恶心呕吐、发声困难、手足综合征、体重减轻、乏力和便秘。其他:头晕、腹痛、肌痛、脱水、鼻出血、贫血、血红蛋白下降、淋巴细胞下降、血小板下降、白细胞下降、高血糖、脂肪酶升高、电解质紊乱等。

【禁忌证】对本品任何成分过敏者禁用。

【注意】治疗前应控制好血压并监测,动脉、静脉血栓栓塞,有相关风险或病史的患者慎用;血红蛋白或血细胞比容升高,出血,未经治疗的脑转移患者或近期内出现活动性胃肠道出血患者不宜使用。心衰,胃肠穿孔和瘘管形成,甲状腺功能不全,伤口愈合并发症,术前至少 24 小时停止药物治疗并根据伤口是否完全愈合决定术后重新开始治疗的时间。可逆性后部脑白质病综合征、蛋白尿、肝酶升高、肝损害、中度肝损害患者降低剂量,重度肝损害患者不宜使用。育龄妇女需避孕。半乳糖不耐受、Lapp 乳糖酶缺乏或葡萄糖-半乳糖吸收不良的患者不应服用本品。可能出现头晕和(或)疲劳谨慎驾驶或操作机器。

【药物相互作用】本品主要经 CYP3A4/5 代谢,少量经 CYP1A2、CYP2C19 和尿苷二磷酸-葡萄糖醛酸基转移酶(UGT)1A1 代谢。与强效 CYP3A4/5 抑制剂(如伊曲康唑、克拉霉素、红霉素、阿扎那韦、茚地那韦、奈法唑酮、那非那韦、利托那韦、沙奎那韦及替利霉素)合用可能升高本品血浆浓度,也包括葡萄柚。如果必须合用,建议将本品剂量减半。与强效 CYP3A4/5 诱导剂(如利福平、地塞米松、苯妥英、卡马西平、利福布汀、利福喷汀、苯巴比妥及圣约翰草)合用可能降低本品血浆浓度。如果必须合用,建议逐渐增加本品的剂量并密切监测毒性。停止合用后应立即恢复原剂量。少量本品(<10%)经 CYP1A2 和 CYP2C19 代谢。这些同工酶的强效抑制剂可能会增加本品血浆浓度,应慎用。治疗血浆浓度下可能抑制 CYP1A2,与 CYP1A2 底物合用可能导致 CYP1A2 底物(如茶碱)血浆浓度升高。可能抑制 CYP2C8,但与紫杉醇(CYP2C8 底物)合用,没有导致紫杉醇血浆浓度升高。

【制剂】片剂:1mg;5mg。

【贮法】30℃以下保存。置于儿童不可触及处。

阿帕替尼[医保(乙)] Apatinib

【其他名称】艾坦。

【ATC 编码】L01XE07

【性状】白色粉末。

【药理学】一种小分子血管内皮细胞生长因子受体 2(VEGFR-2)酪氨酸激酶抑制剂,可抑制肿瘤血管生成。转移性实体瘤患者单次空腹口服 500mg、750mg 和 850mg 后,平均达峰时间约为 3.9~5.1 小时,峰浓度 840~2528ng/ml,暴露水平随剂量增加而增加,但不呈比例关系。进食对吸收无明显影响。健康受试者平均表观分布容积为 929~2165L。血浆蛋白结合率>86%。平均消除半衰期为 8.5~9.0 小时。主要由 CYP3A4 代谢,其次经 CYP2D6、CYP2C9 和 CYP2E1 代谢,主要代谢物没有明显活性。健康受试者本品及其主要代谢产物经粪和尿累积排泄量约为服药剂量的 77%,其中经粪便的排泄量为 69.8%,主要以原形排泄(59.0%)。尿样中主要以代谢物形式排泄,原形几乎检测不到。

【适应证】单药用于既往至少接受过两种系统化疗后进展或复发的晚期胃腺癌或胃-食管结合部腺癌患者。

【用法和用量】推荐剂量 850mg,每日 1 次。餐后半小时以温开水送服(每日服药的时间应尽可能相同)。连续服用,直至疾病进展或出现不可耐受的不良反应。漏服的剂量不能补服。

【不良反应】血压升高大多发生在服药 2 周左右,蛋白尿发生在服药 3 周左右,手足综合征多在服药 3 周左右发生,出血尤其是上消化道出血,心脏毒性,肝脏毒性。其他:腹泻、白细胞减少、粒细胞减少、血小板减少、乏力、声音嘶哑、食欲减退等。

【禁忌证】禁用于对本品任何成分过敏者;活动性出血、溃疡、肠穿孔、肠梗阻、大手术后 30 天内、药物不可控制的高血压、3~4 级心功能不全(NYHA 标准)、重度肝肾功能不全(4 级)患者。

【注意】慎用于以下患者:凝血功能异常、有 Q-T 间期延长病史、服用抗心律失常药物或有相关基础心脏疾病、心动过缓和电解质紊乱,血清转氨酶和总胆红素升高。用药期间应密切监测相关指标。以下情况应暂停用药:手术前及术后 30 天内,胃肠道穿孔,需要临床处理的伤口裂开、瘘、肾病综合征的患者。服药期间常规监测血压,定期检查尿常规。用药期间可能会出现乏力,建议患者谨慎驾驶或操纵机器。育龄期患者用药期间及停药后8周内应避孕。哺乳妇女用药应停止母乳喂养。不推荐用于18岁以下儿童。

【药物相互作用】合用华法林的患者应监测凝血酶原时间(APTT)和国际标准化比率(INR)。合用CYP3A4强抑制剂,如伊曲康唑、伏立康唑、克拉霉素、替利霉素、沙奎那韦、利托那韦等药物可能会增加本品的暴露;同时使用CYP3A4诱导剂,如地塞米松、苯妥英、卡马西平、利福平、苯巴比妥、利福喷丁等可能减低本品的暴露。本品对CYP3A4和CYP2C9有较强的抑制作用,合用经CYP3A4代谢的药物,如尼索地平、乐卡地平、辛伐他汀、洛伐他汀、咪达唑仑以及经CYP2C9代谢的药物,如华法林、苯妥英、某些磺脲类降糖药格列本脲等应谨慎。

【制剂】片剂:0.25g;0.375g;0.425g。

【贮法】遮光、密封,25℃以下保存。置于儿童不可触及处。

拉帕替尼[医保(乙)] lapatinib

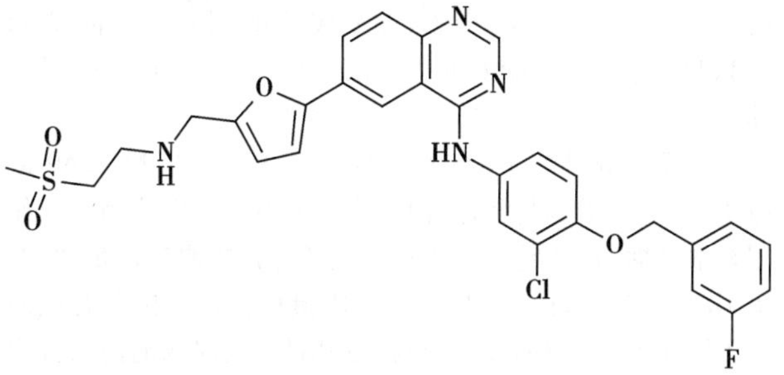

【其他名称】泰立沙,Tykerb。

【ATC编码】L01XE07

【性状】淡黄色至黄色结晶性粉末。

【药理学】4-苯胺喹唑啉类酪氨酸激酶抑制剂,能选择性、可逆地抑制表皮生长因子受体ErbB1和(或)ErbB2胞内的酪氨酸激酶结构域。结合后解离慢,抑制ErbB引起的肿瘤细胞生长。单药具有活性,体外研究联用5-氟尿嘧啶具有活性。对曲妥珠单抗耐药的乳腺癌细胞系有明显抑制作用。ErbB1或ErbB2酪氨酸激酶抑制剂可改善内分泌疗法治疗激素敏感乳腺癌的疗效。

口服吸收不完全,变异高,约4小时后达到血浆峰浓度(C_{max}),连续给药6~7日达到稳态,半衰期24小时。每日给药1250mg,C_{max}稳态几何平均值2.43μg/ml(1.57~3.77μg/ml),血浆浓度时间曲线下面积(AUC)为36.2μg·h/ml(23.4~56μg·h/ml)。与食物同服AUC增加3~4倍。与白蛋白及α1酸性糖蛋白结合率高(>99%)。主要由CYP3A4和CYP3A5代谢,小部分由CYP2C19和CYP2C8代谢。体外能抑制CYP3A和CYP2C8。单剂量终末半衰期为14.2小时,随剂量增加而增加,多次给药后有效半衰期延长至24小时,有一定蓄积。肾脏排泄少于2%,粪便中原药回收率约为口服剂量的27%(3%~67%)。

【适应证】联合卡培他滨,用于治疗HER-2过度表达的既往接受过包括蒽环类、紫杉醇和曲妥珠单抗治疗的晚期或转移性乳腺癌。用于接受曲妥珠单抗治疗后进展的复发转移的患者。

【用法和用量】推荐剂量1250mg,每日1次,空腹服用,21日为一周期。卡培他滨2000mg/d,分2次间隔12小时服用,连服14日休息7日,21日为一周期。如发生漏服,第2日不需剂量加倍,正常服用即可。治疗应持续至疾病进展或出现不能耐受的毒性。可能需要根据药物不良反应调整剂量。

【不良反应】重要的不良反应包括左室射血分数降低、肝毒性、间质性肺病/肺炎、过敏。单药治疗主要为畏食、左室射血分数降低、恶心呕吐、腹泻、皮疹、甲沟炎、乏力等。其他:黏膜炎、肢体疼痛、呼吸困难、失眠等。

【禁忌证】对本品过敏患者禁用。

【注意】以下患者慎用:左室功能受损、已经或可能发生QTc延长患者(如低钾血症或低镁血症,先天性长QT综合征,服用抗心律失常药物或其他导致Q-T延长的药品,及累积高剂量蒽环类药物治疗的患者)。严重肝受损患者应考虑减低剂量。治疗前及治疗期间应评价LVEF和肝功能,监测间质性肺疾病的症状。用药前应纠正低钾血症或低镁血症。出现腹泻应立即治疗。育龄期妇女用药期间应避孕。哺乳妇女用药应停止母乳喂养。

【药物相互作用】合用CYP3A4抑制剂(如伊曲康唑、或葡萄柚汁)应谨慎,理论上本品预期应减量至500mg/d,停用强抑制剂时应经约1周的洗脱期后上调剂量;合用CYP3A4诱导剂(如利福平、苯妥英或卡马西平)应谨慎,理论上本品剂量应逐步增加至4500mg/d,停用强诱导剂时应在2周逐步降低剂量。服用质子泵抑制剂能降低本品暴露量。

本品能抑制CYP3A4、CYP2C8和P糖蛋白,应避免和治疗窗窄的CYP3A4底物的口服药品同时使用。同时使用治疗窗窄的CYP2C8底物或Pgp底物应谨慎。合用紫杉醇或多西他赛应谨慎不良反应增加。合用伊立替康使SN-38的AUC升高。本品是转运蛋白Pgp和乳腺癌耐药蛋白BCRP的底物,这些蛋白的诱导剂和抑制剂能改变本品的暴露。本品能抑制转运蛋白BCRP和OATP1B1。

【制剂】片剂:250mg。

【贮法】30℃以下贮藏。置于儿童不可触及处。

克唑替尼 Crizotinib

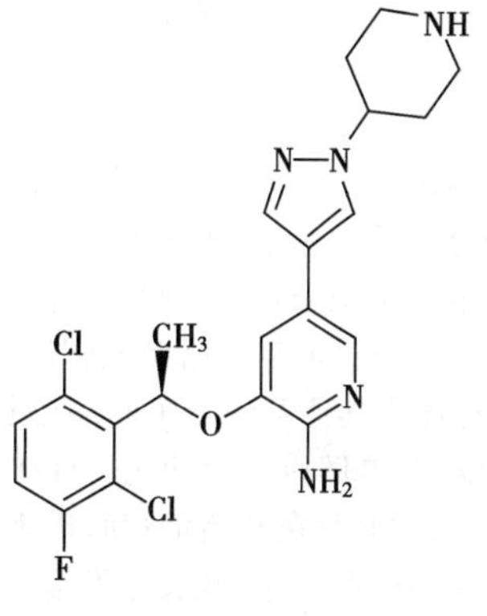

【其他名称】赛可瑞,Xalkori。

【ATC 编码】L01XE16

【性状】胶囊剂，内容物为白色至淡黄色粉末。

【药理学】酪氨酸激酶受体抑制剂，包括 ALK、肝细胞生长因子受体（HGFR，c-Met）、ROS1（c-cos）和 RON。ALK 融合蛋白形成可引起基因表达和信号的激活和失调，进而促使表达这些蛋白的肿瘤细胞增殖和存活。本品在肿瘤细胞株中对 ALK、ROS1 和 c-Met 的磷酸化具有浓度依赖性抑制作用，对表达 EML4-ALK 或 NPM-ALK 融合蛋白或 c-Met 的异种移植荷瘤小鼠具有抗肿瘤活性。

单剂量口服平均 4～6 小时吸收达到峰值。250mg 每日 2 次，15 日内达到稳态血药浓度，平均累积率为 4.8。当剂量超出每日 2 次、每次 200～300mg 的剂量范围，稳态系统药物暴露的增加略高于剂量的增加比例。单剂量口服 250mg 后，平均绝对生物利用度 43%（32%～66%）。药物广泛分布至组织内。血浆蛋白结合率为 91%，与药物浓度无关。本品为 P-糖蛋白（P-gp）的底物。血液-血浆浓度比率约为 1。主要经 CYP3A4/5 代谢，主要代谢途径是哌啶环氧化得到克唑替尼酰胺和 O-脱羟产物，并在随后的第二步中 O-脱羟产物形成共轭。单剂量表观终末半衰期 42 小时。服用单剂量 250mg，粪便和尿液中的药物分别为 63% 和 22%，其中原形药物分别占 53% 和 2.3%。250mg 每日两次稳态时平均表观清除率（CL/F）60L/h，低于单剂量 250mg 给药后 100L/h，可能归因于多次给药后 CYP3A 的自动抑制。

【适应证】用于间变性淋巴瘤激酶（ALK）阳性的局部晚期或转移性非小细胞肺癌（NSCLC）。

【用法和用量】推荐剂量，250mg 口服，每日 2 次，直至疾病进展或患者无法耐受。本品应整粒吞服。可与食物同服。可能需要根据不良反应调整剂量。若漏服一剂本品，在距下次服药时间长于 6 小时的情况下可补服漏服剂量。如果在服药后呕吐，则在正常时间服用下一剂药物。对于无须透析的严重肾损害（肌酐清除率<30ml/min）患者推荐剂量 250mg 口服，每日 1 次。

【不良反应】最常见为视觉异常、恶心呕吐、腹泻便秘、水肿、转氨酶升高及疲乏。致死性不良反应包括肝毒性、急性呼吸窘迫综合征、心律不齐、心力衰竭、呼吸困难、肺炎、非感染性肺炎、肺栓塞、间质性肺病（ILD）、呼吸衰竭、脓毒血症、胃肠道穿孔。其他：中性粒细胞减少症、白细胞减少症、QTc 间期延长、心动过缓、咳嗽、晕眩、贫血、口腔炎、低蛋白血症、神经病变、味觉障碍、肾囊肿等。

【禁忌证】禁用于对本品中任一成分过敏及严重肝损害患者。

【注意】监测肝毒性，最初两个月应每周 1 次，之后每月 1 次，转氨酶水平升高的患者频繁检测。监测 ILD/非感染性肺炎，尤其在最初两个月。监测 Q-T 间期延长，尤其是充血性心力衰竭、缓慢性心律失常和电解质异常，及正在服用抗心律失常药物或其他可致 Q-T 间期延长药物的患者，定期监测其心电图、电解质和肾功能。首次给药前建议监测 ECG 和电解质，尤其是在开始治疗时出现呕吐、腹泻、脱水或肾功能损害情况时。先天性长 Q-T 综合征患者应避免服用本药。药物可能导致心动过缓，避免与其他导致心动过缓的药物（β-受体拮抗剂、非二氢吡啶类钙通道阻滞剂、可乐定、地高辛）同时使用，监测心率和血压。每月和出现临床指征时监测全血细胞计数。有胃肠道穿孔风险（憩室炎史、肿瘤转移至胃肠道、合用胃肠道穿孔风险的药物）的患者慎用。育龄妇女或伴侣，治疗过程中及治疗结束至少 90 天内应避孕。哺乳期妇女用药期间停止哺乳。

【药物相互作用】CYP3A 强抑制剂可能会导致本品血药浓度升高，应避免合用，包括：阿扎那韦、克拉霉素、印地那韦、伊曲康唑、奈法唑酮、奈非那韦、利托那韦、沙奎那韦、克拉霉素、替利霉素、醋竹桃霉素和伏立康唑。避免同时食用西柚或西柚汁。与中度 CYP3A 抑制剂合用时应谨慎。CYP3A 强诱导剂可能会导致本品血药浓度降低，应避免合用，包括：卡马西平、苯巴比妥、苯妥英钠、利福平、利福布丁和圣约翰草。

本品可抑制 CYP3A。应避免合用治疗指数较窄的 CYP3A 底物，包括阿芬太尼、环孢素、双氢麦角胺、麦角胺、芬太尼、匹莫齐特、奎尼丁、西罗莫司和他克莫司。如果无法避免，可能需要减少 CYP3A 底物的剂量。本品抑制 CYP2B6，与主要经 CYP2B6 代谢的药物合用时可能会增加其血药浓度。

本品介导抑制 UGT1A1、UGT1A4、UGT1A6、UGT1A9 或 UGT2B7 底物的药物代谢，但在临床上不会发生药物相互作用。本品抑制 P-糖蛋白（P-gp），包括肝脏摄取转运蛋白、有机阳离子转运蛋白 1（OCT1）、肾脏摄取转运蛋白和有机阳离子转运蛋白 2（OCT2）。与相关 P-糖蛋白底物的药物合用时可能增加其血药浓度。

【制剂】胶囊剂：0.2g；0.25g。

【贮法】30℃以下保存。置于儿童不可触及处。

埃克替尼〔基；医保（乙）〕 Icotinib

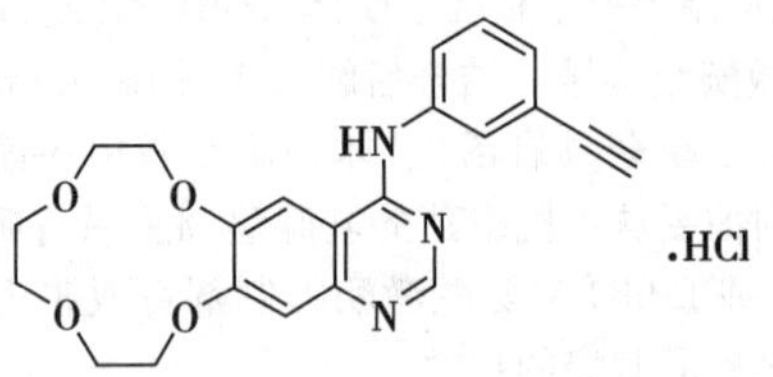

.HCl

【其他名称】凯美纳。

【性状】白色或类白色粉末。

【药理学】选择性表皮生长因子受体酪氨酸激酶抑制剂（IC_{50}＝5nmol/L）。体外研究和动物实验表明可抑制多种人肿瘤细胞株的增殖。

口服吸收迅速，分布广泛。平均血浆半衰期约 6 小时，口服 7～11 日达稳态，没有明显蓄积。晚期 NSCLC 患者单次口服 125mg 达峰时间 t_{max} 为 0.5～4 小时，平均 C_{max} 为（1400±547.52）ng/ml，平均 $AUC_{0\text{-}last}$ 为（3.4±1.21）h · mg/L，健康受试者中高热卡食物可显著增加其吸收。组织内分布广泛，空腹和餐后的平均分布容积分别为 355L 和 113L。肾累积排泄量 Ae_{24h} 为（0.234±0.1）mg，经尿排泄 0.187%。单次口服 150mg 后，平均 CL/F 为（13.3±4.78）L/h；平均 Vz/F 为（115±63.26）L。主要通过 CYP2C19 和 CYP3A4 代谢。空腹和餐后服用本品总血浆清除率分别为46L/h和22L/h。主要通过粪便与尿液排泄(79.5%)，其中粪便排泄占74.7%。排出形式以代谢产物为主(81.4%)，原形药物占18.6%。

每日3次，每次125mg，连续7～11日达稳态。稳态后单次服用125mg的t_{max}为1.5h(0～4h)；平均C_{max}为(1860±721.84)ng/ml；平均$AUC_{0\text{-}last}$为(5.89±2.21)h·mg/L。肾累积排泄Ae_{8h}为(0.544±0.31)mg，经尿排泄百分比为0.436%。

【适应证】单药用于治疗既往接受过至少一个化疗方案失败后的局部晚期或转移性非小细胞肺癌，既往化疗主要是指以铂类为基础的联合化疗。

【用法和用量】每次125mg，每日3次。空腹或与食物同服，高热量食物可能明显增加药物的吸收。

【不良反应】最常见：皮疹、腹泻和转氨酶升高。严重：间质性肺炎等。其他：食欲缺乏、呕吐、腹痛、皮肤干燥等。

【禁忌证】已知对活性物质或赋形剂有严重过敏者。

【注意】治疗期间应密切监测间质性肺病的迹象，定期检查肝功能。肝转氨酶轻度升高者慎用。中度或以上转氨酶升高者需暂停用药。建议育龄女性用药期间避免妊娠，哺乳期妇女用药期间停止母乳喂养。不推荐用于18岁以下儿童。如出现以下情况应即刻就医：新的急性发作或进行性加重的呼吸困难、咳嗽；严重或持续的腹泻、恶心、呕吐或畏食。治疗期间可能出现乏力，应谨慎驾驶或操纵机器。

【药物相互作用】本品主要通过CYP2C19和CYP3A4代谢，对CYP2C9和CYP3A4有明显的抑制作用，未发现对大鼠肝P-450酶明显诱导作用。在与下列药物合用时应注意潜在的药物相互作用：CYP2C19诱导剂(如氨鲁米特)和CYP3A4诱导剂(如奈夫西林、奈韦拉平、苯巴比妥和利福霉素类)；CYP2C9底物(如华法林)和CYP3A4底物(如苯二氮䓬类、钙通道阻滞剂、那格列奈、麦角碱衍生物等)。

【制剂】片剂：125mg。

【贮法】遮光、密封保存。置于儿童不可触及处。

奥希替尼 Osimertinib

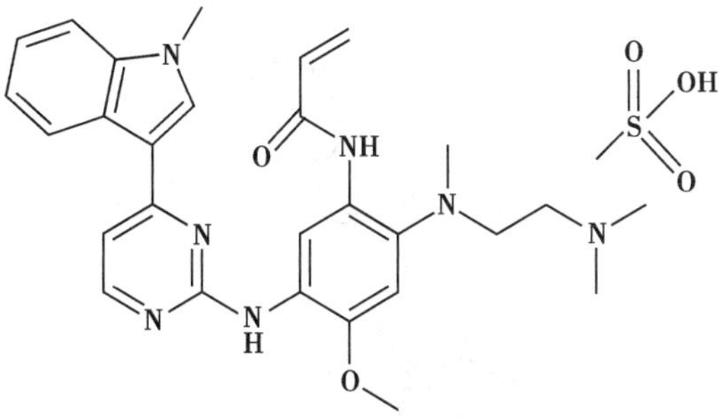

【其他名称】泰瑞沙。

【ATC编码】L01XE35

【性状】白色至浅棕色粉末。

【药理学】本品是表皮生长因子受体(EGFR)的激酶抑制剂，与EGFR某些突变体(T790M、L858R和外显子19缺失)不可逆性结合的浓度较野生型低约9倍。在细胞培养和动物肿瘤移植瘤模型中，本品对携带EGFR突变的非小细胞肺癌具有抗肿瘤作用，对野生型EGFR基因扩增的抗肿瘤活性较弱。本品的血浆峰浓度在中位t_{max}(最小值-最大值)6(3-24)小时达到，部分患者在给药后的首个24小时内会出现数个峰值。平均稳态分布容积(V_{ss}/F)为986L。本品主要通过CYP3A4和CYP3A5代谢。本品以20mg的剂量单次口服给药后，截至第84日收集样品结束时，从粪便中收集的剂量占总剂量的67.8%(1.2%为原形药物)，从尿液中收集的剂量占总剂量的14.2%(0.8%为原形药物)。本品原形约占消除总量的2%，其中经尿液和粪便消除的分别占0.8%和1.2%。

【适应证】用于既往经表皮生长因子受体(EGFR)酪氨酸激酶抑制剂(TKI)治疗时或治疗后出现疾病进展，并且经检测确认存在EGFR T790M突变阳性的局部晚期或转移性非小细胞肺癌(NSCLC)成人患者的治疗。

【用法和用量】每日80mg口服，直至疾病进展或出现无法耐受的毒性。如果漏服本品1次，则应补服本品，除非下次服药时间在12小时以内。每日相同的时间服用，进餐或空腹时服用均可。

【不良反应】①血液系统毒性：血小板计数下降、白细胞减少、中性粒细胞减少。②胃肠道毒性：恶心、腹泻、食欲缺乏、便秘、口腔炎。③皮肤及皮下组织毒性：皮疹、皮肤干燥、指(趾)甲毒性、瘙痒。④眼部毒性：干眼、视力模糊、角膜炎、白内障、眼刺激、眼睑炎、眼痛、流泪增加等。⑤全身性毒性：疲劳。⑥肌肉骨骼系统毒性：背痛。⑦呼吸、胸部及纵膈系统疾病：感染性肺炎、间质性肺炎。⑧血管系统毒性：静脉血栓栓塞。

【禁忌证】对本品或任何辅料过敏的患者。禁止与圣约翰草制剂合并使用。

【注意】①仔细检查出现肺部症状(呼吸困难、咳嗽、发热)急性发作和(或)不明原因加重的患者，排除ILD。对上述症状查找病因，并暂停用药。如果确诊ILD，则应永久停用。②患有先天性长Q-T间期综合征的患者应避免使用。③患有充血性心力衰竭、电解质异常或使用已知能够延长QTc间期的药物的患者应定期接受心电图(ECG)和电解质的监测。④至少两次独立心电图检测提示QTc间期>500ms的患者应暂时停用。⑤合并出现QTc间期延长和下列任何一种情况的患者需永久停用本品：尖端扭转性室性心动过速、多形性室性心动过速、严重性心律失常的症状或体征。⑥对于有已知心血管风险及存在可能影响LVEF情况的患者，需要考虑监测心脏功能。⑦如果合并服用依赖BCRP进行分布且治疗指数较窄的药物，则应对其进行严密监测，以便及时发现因合并用药的暴露量增加而出现耐受性方面的变化。

【药物相互作用】与CYP3A的强诱导剂(如苯妥英、利福平和卡马西平)合并用药可降低本品的血浆浓度，避免同时使用。CYP3A4的中度诱导剂(如波生坦、依法韦仑、依曲韦林和莫达非尼)可降低本品的暴露量，慎用。

【制剂】片剂：40mg；80mg。

【贮法】 30℃以下保存。

阿法替尼 afatinib

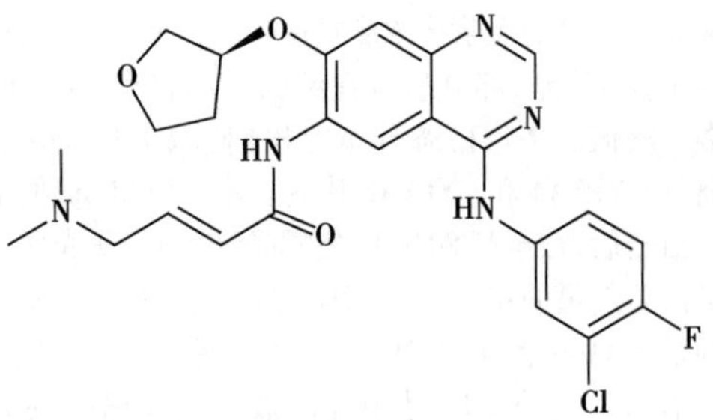

【其他名称】 吉泰瑞，Gilotrif。

【ATC 编码】 L01XE13

【性状】 灰黄色粉末。

【药理学】 本品与 EGFR（ErbB1）、HER2（ErbB2）和 HER4（ErbB4）的激酶区域共价结合，不可逆地抑制酪氨酸激酶自磷酸化，导致 ErbB 信号下调。对部分细胞系的体外增殖表现出抑制作用，这些细胞系表达野生型 EGFR、或表达选择性 EGFR 外显子 19 缺失突变或外显子 21 L858R 突变（包括某些表达继发 T790M 突变的细胞系）。此外本品还抑制 HER2 过表达细胞系的体外增殖。荷瘤裸鼠给予本品，肿瘤生长受到抑制，这些肿瘤模型有的过量表达野生型 EGFR 或 HER2，有的具有 EGFR L858R/T790M 双突变。

本品口服后约 2～5 小时达最大血药浓度（C_{max}）。从 20～50mg 平均 C_{max} 和 $AUC_{0-\infty}$ 值的升高略微超出剂量比例。高脂餐减少本品的全身暴露量。人血浆蛋白的结合率约 95%。体内的酶促代谢反应可忽略，主要循环代谢物是蛋白质共价加合物。85.4% 的剂量经粪便排出，4.3% 经尿排出。表观终末半衰期 37 小时，88% 的剂量以原形排出。多次给药后 8 天内达到稳态血浆浓度，药物蓄积 2.77 倍（AUC）和 2.11 倍（C_{max}）。本品单次给药通过肾脏的排泄量不足 5%，轻度或中度肾功能损害的患者无须调整剂量。主要通过胆汁/粪便排泄消除。对于轻度或中度肝功能损害的患者无须调整起始剂量。

【适应证】 用于具有表皮生长因子受体（EGFR）基因敏感突变的局部晚期或转移性非小细胞肺癌（NSCLC），既往未接受过 EGFR 酪氨酸激酶抑制剂（TKI）治疗。含铂化疗期间或化疗后疾病进展的局部晚期或转移性鳞状组织学类型的非小细胞肺癌（NSCLC）。

【用法和用量】 推荐剂量为 40mg，每日 1 次整片用水吞服，在进食后至少 3 小时或进食前至少 1 小时服用。持续治疗直至疾病发生进展或患者不能耐受。无须基于患者年龄、种族或性别调整剂量。发生漏服时，如果距下次服药不到 8 小时不需补服；超过 8 小时应尽快补服。

如果患者无法吞咽药物，则可将药片溶于 100ml 不含碳酸盐的水中，无须压碎，搅拌约 15 分钟直至分散成极小颗粒后立即吞服，用水冲洗杯子饮用。不应添加其他液体。分散液也可通过胃管给药。

【不良反应】 最常见腹泻和皮肤相关不良事件，以及口腔炎和甲沟炎。非常常见：食欲下降、鼻衄、恶心呕吐等，常见：膀胱炎、脱水、低血钾、味觉障碍、结膜炎、干眼症、鼻溢、消化不良、转氨酶升高、手足综合征、肌肉痉挛、肾功能损伤、发热等。其他：间质性肺炎、胰腺炎、肝功能衰竭等。

【禁忌证】 禁用于已知对本品或任何辅料过敏的患者。

【注意】 治疗可能导致腹泻，在最初出现腹泻症状时即可开始抗腹泻剂（如洛哌丁胺）治疗，并持续到腹泻停止 12 小时。严重腹泻需要中断和减少剂量，或停药。脱水的患者可能需要经静脉给予电解质和液体。对于暴露于日光的患者，建议穿防护衣和（或）使用防晒品。对皮肤病反应的早期干预（如润肤剂、抗生素）有利于治疗的持续。女性患者、较低体重患者以及有潜在肾功能损害患者中阿法替尼暴露量更高。对出现肺部症状（呼吸困难、咳嗽、发烧）急性发作和（或）不可解释恶化的患者应进行仔细评估以排除 ILD。对于预先存在肝病的患者建议定期检查肝功能。角膜炎、溃疡性角膜炎或严重干眼症病史的患者应慎用。治疗中出现急性或恶化的眼部炎症、流泪、光敏感、视力模糊、眼痛和（或）红眼等症状应及时就诊眼科。有心脏风险因素的患者和具有影响 LVEF 因素的患者，应当考虑心脏监测（包括基线时和治疗期间评估 LVEF）。育龄妇女治疗期间以及末次给药后至少 2 周内应采取避孕措施。治疗时停止母乳喂养。

【药物相互作用】 本品是 P-糖蛋白（P-gp）的底物。P-gp 抑制剂（如利托那韦）可与本品同时给药或在其后给药。如果在本品之前给药，P-gp 强抑制剂（利托那韦、环孢素、伊曲康唑、红霉素、维拉帕米、奎尼丁、他克莫司、奈非那韦、沙奎那韦和胺碘酮等）可能会增加本品的暴露量，应慎用。P-gp 强诱导剂（利福平、卡马西平、苯妥因、苯巴比妥或贯叶连翘等）可能会减少本品的暴露量。高脂餐会导致本品暴露量显著降低。

【制剂】 片剂：40mg。

【贮法】 不超过 25℃保存，置于儿童不能触及处。

伊布替尼 Ibrutinib

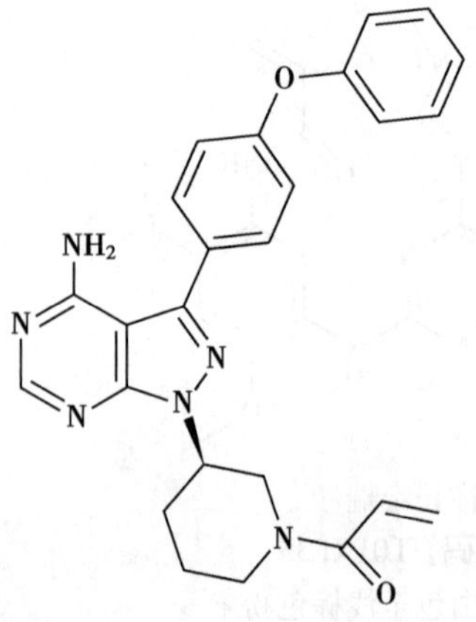

【其他名称】 亿珂。

【ATC 编码】 L01XE27

【性状】白色或类白色粉末。

【药理学】本品为小分子 BTK(Bruton 酪氨酸激酶)抑制剂。本品与BTK活性位点的半胱氨酸残基形成共价键,从而抑制BTK的酶活性。BTK是B细胞抗原受体(BCR)和细胞因子受体通路的信号分子。BTK通过B细胞表面受体活化的信号通路为B细胞迁徙、趋化和黏附的必需途径。本品口服吸收的中位 t_{max} 是1～2小时。随着剂量升高到840mg,暴露量增加。本品在体外与人血浆蛋白的可逆结合率为97.3%,在50～1000ng/ml范围内没有浓度依赖性。本品主要通过细胞色素P-450 CYP3A代谢成多种代谢产物,一小部分通过CYP2D6代谢。空腹和进食状态下的静脉清除率分别为62L/h和76L/h。本品大多以代谢产物的形式经粪便消除。

【适应证】单药用于既往至少接受过一种治疗的套细胞淋巴瘤和慢性淋巴细胞白血病/小淋巴细胞淋巴瘤患者的治疗。

【用法和用量】口服,每日1次,固定时间服药,用水整粒送服。套细胞淋巴瘤(MCL):560mg,每日1次。慢性淋巴细胞白血病(CLL)/小淋巴细胞淋巴瘤(SLL):420mg,每日1次。

【不良反应】①胃肠系统:腹泻、恶心、便秘、腹痛、呕吐、口腔黏膜炎、消化不良。②感染与传染:感染。③呼吸系统:间质性肺疾病。④心血管系统:房颤、高血压。⑤血液系统:白细胞淤滞、血细胞减少。⑥其他:出血、继发恶性肿瘤、肿瘤溶解综合征。

【禁忌证】已知对本品或辅料过敏的患者。

【注意】①本品可能会增加接受抗血小板或抗凝血治疗患者的出血风险,应监测出血体征。②每月监测一次全血细胞计数。③监测间质性肺疾病的症状。④定期监测心功能。⑤治疗期间出现房颤的患者充分评估其血栓栓塞疾病的风险。⑥治疗后监测血压水平。

【药物相互作用】①本品主要通过细胞色素P-450 3A(CYP3A)酶代谢。短期使用强效CYP3A抑制剂时,如抗真菌药和抗生素(伊曲康唑、伏立康唑、泊沙康唑、克拉霉素、替利霉素)7日或更短时间,应考虑在使用抑制剂期间中断本品。避免合并使用需长期用药的强效CYP3A抑制剂。如果必须使用中效CYP3A抑制剂,应减少本品剂量至140mg。合并使用强效或中效CYP3A4抑制剂时,应密切监测本品的毒性体征。与轻度抑制剂合用时不需进行剂量调整。②本品与强效CYP3A诱导剂利福平同时给药时,本品的 C_{max} 和AUC值分别降低约13倍和10倍。避免与强效CYP3A诱导剂(卡马西平、利福平、苯妥英和贯叶连翘)合并用药,考虑使用CYP3A诱导作用较弱的替代药物。③本品给药前后至少6小时内不应使用治疗指数窄的P-gp或BCRP底物类药物(如地高辛或甲氨蝶呤)。本品亦可全身性抑制BCRP,增加经BCRP介导的肝脏外排代谢药物的暴露量,如瑞舒伐他汀。

【制剂】胶囊剂:140mg。

【贮法】30℃以下保存。

尼洛替尼 Nilotinib

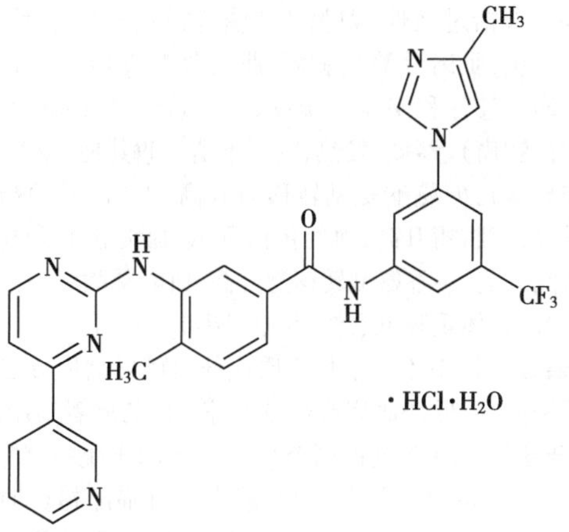

$$\cdot HCl \cdot H_2O$$

【其他名称】达希纳。

【ATC编码】L01XE08

【性状】白色至黄色粉末。

【药理学】本品是一种BCR-ABL激酶抑制剂,可结合并稳定ABL蛋白激酶位点的非活性构象,抑制BCR-ABL激酶介导的鼠科白血病细胞系的增殖和来源于Ph+CML患者的细胞系增殖。本品在口服给药3小时后,达到峰浓度,吸收大约为30%,与口服溶液(pH为1.2～1.3)相比,相对生物利用度大约为50%。本品经肝脏代谢。主要代谢途径是通过CYP3A4去甲基和羟基化。本品原形是血清中的主要成分(87.5%)。单次口服放射标记的本品后,超过90%的剂量在7日内消除,主要从粪便中消除。原形药物占给药剂量的68.5%,以代谢产物形式排泄占21.4%,尿中排泄占4.5%(以葡萄糖苷酸的形式)。按每日一次方案多日给药的药动学研究中得出的消除半衰期约为17小时。

【适应证】用于对既往治疗(包括伊马替尼)耐药或不耐受的费城染色体阳性的慢性髓性白血病(Ph+ CML)慢性期或加速期成人患者。

【用法和用量】推荐剂量为每日2次,每次400mg,间隔约12小时,用水整粒吞服。不得与食物一起服用。只要患者持续受益,本品治疗应持续进行。

【不良反应】①感染和侵染:毛囊炎、上呼吸道感染。②良性、恶性肿瘤及性质未明肿瘤:皮肤乳头状瘤。③血液和淋巴系统:嗜酸性粒细胞增多、发热性中性粒细胞减少、全血细胞减少、淋巴细胞减少症。④免疫系统异常。⑤代谢和营养失衡:低磷血症(包括血磷下降)、电解质失调(包括低镁、高钾、低钾、低钠、低钙、高钙、高磷)、糖尿病、高血糖、高胆固醇血症、高脂血症、高甘油三酯血症。⑥精神异常:抑郁、失眠、焦虑。⑦神经系统:头昏、周围神经病变、感觉减退、感觉异常。⑧眼异常:眼睛出血、眼窝外周水肿、眼瘙痒、结膜炎、眼干(包括干眼病)。⑨耳和迷路异常:眩晕。⑩心血管异常:心绞痛、心律不齐、心悸、Q-T间期延长。⑪血管异常:高血压、潮红。⑫呼吸道:呼吸困难、劳力性呼吸困难、鼻衄、咳嗽、发声困难。⑬消化系统:胰腺炎、腹部不适、腹胀、消化不良、味觉障碍、胃肠胀气。⑭肝胆系统异常:高胆红素血症(包括血液胆红素升高)、肝功能异常。⑮皮肤和皮下组织:夜汗、湿疹、风疹、红斑、多汗、挫伤、痤疮、皮炎(包括过敏性、剥脱性和痤疮样)、皮肤干燥。⑯肌肉骨骼系统:肌肉骨骼性胸痛、肌肉骨骼疼痛、背痛、颈痛、胁腹部痛。⑰肾和泌尿系统:尿频。⑱全身性:胸痛(包括非心源性胸痛)、疼痛、发热、胸部不适。⑲其他(3/4 级实验室检查异常):丙氨酸氨基转移酶升高,天门冬氨酸氨基转移酶升高,脂肪酶升高,血红蛋白降低、血淀粉酶升高、血碱性磷酸酶升高、γ-谷氨酰转移酶升高、肌酸磷酸激酶升高、血胰岛素升高、体重降低、体重增加、脂蛋白升高。

【禁忌证】对本品活性物质或任何赋形剂成分过敏者;伴有低钾血症、低镁血症或长 Q-T 综合征的患者禁用。

【注意】①在最初的两个月,应每隔 2 周做一次全血细胞计数,之后可每月检测一次,或者在有临床指征时进行。骨髓抑制一般是可逆的,可暂时停用或降低剂量来控制。②本品能延长心室复极,可通过心电图上的 Q-T 间期检测出来,呈剂量依赖性。在基线时、服药开始 7 日后、有临床指征时应定期做心电图,剂量调整后也需要做心电图。③使用本品之前,应纠正低钾、低钙、低钠和低镁血症,并在治疗期间定期监测电解质。

【药物相互作用】①在接受 CYP3A4 诱导剂(利福平,每日 600mg,持续给药 12 日)的患者中,本品的系统暴露量(AUC)大约下降了 80%。②CYP3A4 活性诱导剂可提高本品的代谢,从而降低本品的血药浓度。同时服用 CYP3A4 诱导剂(如利福平、卡马西平、苯巴比妥、苯妥英和贯叶连翘)可能减少本品的暴露。③慎用于患有或可能发生 Q-T 间期延长的患者,包括服用抗心律失常药物,如服用胺碘酮、丙吡胺、普鲁卡因胺、奎尼丁、索他洛尔,或服用其他可能导致 Q-T 间期延长的药物,如氯喹、克拉霉素、氟哌啶醇、美沙酮、莫西沙星、苄普地尔和匹莫齐特等。④与食物一同摄入时,本品的吸收和生物利用度会增加,导致血药浓度升高。应避免摄入葡萄柚汁和其他抑制 CYP3A4 的食物。

【制剂】胶囊剂:150mg;200mg。

【贮法】25℃以下,干燥保存,避免潮湿和阳光直射。

芦可替尼 Ruxolitinib

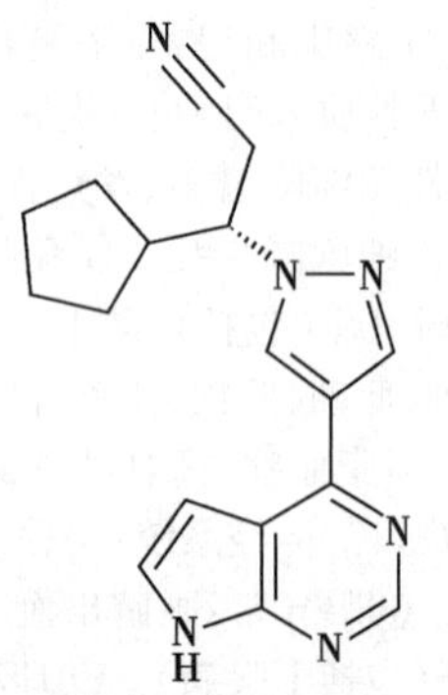

【其他名称】捷恪卫。

【ATC 编码】L01XE18

【性状】白色至类白色粉末。

【药理学】本品是一种非受体型酪氨酸激酶 JAK1/2 抑制剂,其通过阻断 JAK1/2 信号转导及转录激活因子通过而发挥作用。

【适应证】用于①骨髓纤维化中度或高风险的骨髓纤维化包括原发性骨髓纤维化,真性红细胞增多症继发的骨髓纤维化,原发性血小板增多症继发骨髓纤维化患者。②真性红细胞增多症对羟基脲无应答或不耐受的真性红细胞增多症患者。

【用法和用量】骨髓纤维化:根据血小板计数来进行剂量调整。初始剂量,血小板>200×10^9/L,20mg/次,每日 2 次;血小板:100×10^9/L ~ 200×10^9/L,15mg/次,每日 2 次;血小板:50×10^9/L ~ 100×10^9/L,5mg/次,每日 2 次;血小板计数<50×10^9/L 中断治疗。中断给药后再重新给药的最大剂量,血小板≥125×10^9/L,20mg/次,每日 2 次;100×10^9/L ~ 125×10^9/L,15mg/次,每日 2 次;73×10^9/L ~ 100×10^9/L,10mg/次,每日 2 次,至少两周;如稳定可增加至 15mg/次,每日 2 次;50×10^9/L ~ 75×10^9/L,5mg/次,每日 2 次,至少两周;如稳定可增加至 10mg/次,每日 2 次;<50×10^9/L,继续保持。

【不良反应】贫血、血小板减少、中性粒细胞减少、感染、非黑色素瘤皮肤癌、血脂升高等。

【禁忌证】无。

【注意】①患者发生贫血可能需要输血。对发生贫血患者也可能考虑调整用药剂量。②开始用药前须解决患者的严重感染问题。③中断或停止给药后症状恶化:停药后,骨髓增殖性疾病的症状可能经过 1 周的时间恢复到治疗前水平。有的骨髓纤维化的患者,在停药后出现一个或多个不良事件:发热、呼吸窘迫、低血压、DIC、多器官衰竭。如果出现上述不良事件可考虑恢复本品的用药或增加用药剂量。④非黑色素瘤皮肤癌:在接受本品治疗期间可能出现非黑色素瘤皮肤癌,包括:基底细胞、鳞状细胞和 Merkel 细胞癌。须对患者定期进行皮肤检查。⑤血脂升高:在治疗开始后的 8 ~ 12 周评估血脂参数,并及时调整用药剂量。

【药物相互作用】本品主要被 CYP3A4 代谢,以及小部分由 CYP2C9 代谢。本品与轻度或中度 CYP3A4 抑制剂同时使用时,无须进行剂量调整;与强 CYP3A4 抑制剂同时用药时,需减少剂量,并严密监视,根据药物的安全性和有效性进行剂量调整。与 CYP3A4 诱导剂共同给药时无须剂量调整。应密切监视,根据药物的安全性和有效性进行剂量调整。

【制剂】片剂:10mg;15mg;20mg;25mg。

【贮法】贮存在室温 20 ~ 25℃,最大允许温度范围为 15 ~ 30℃。

索拉非尼 Sorafenib

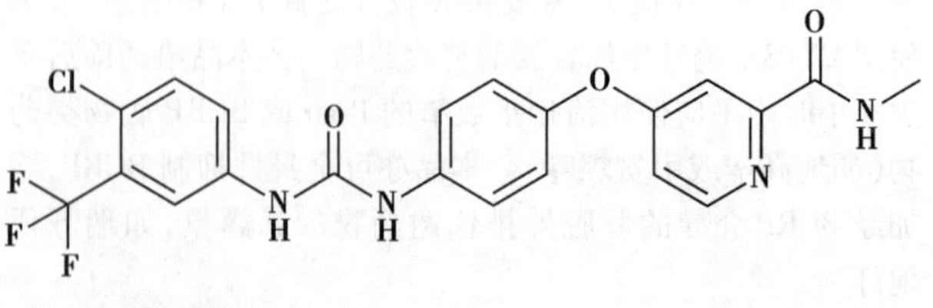

【其他名称】多吉美。

【ATC 编码】L01XE05

【性状】白色粉末。

【药理学】本品是多种激酶抑制剂，可抑制肿瘤细胞增殖。平均相对生物利用度为38%～49%。清除半衰期约为25～48小时。与单剂量给药相比，重复给药7日可达到2.5～7倍的蓄积。口服后约3小时达到最高血药浓度。主要在肝脏内通过CYP3A4介导的氧化作用代谢，此外，还有UGT1A9介导的糖苷酸代谢。口服后，96%的药物在14日内被消除，其中77%通过粪便排泄，19%以糖苷酸化代谢产物的形式通过尿液排泄。有51%的原形药物随粪便排泄，尿液中未发现原形药物。

【适应证】用于治疗不能手术的晚期肾细胞癌，无法手术或远处转移的原发肝细胞癌。

【用法和用量】口服，每日1次，固定时间服药，用水送服。套细胞淋巴瘤(MCL)：560mg，每日1次。套细胞淋巴瘤(MCL)：420mg，每日1次。

【不良反应】①感染与传染：毛囊炎、感染。②血液和淋巴系统：淋巴细胞减少、白细胞减少、中性粒细胞减少、贫血及血小板减少。③免疫系统：超敏反应(包括皮肤反应和荨麻疹)。④内分泌系统：甲状腺功能减退。⑤营养代谢：低磷血症、畏食。⑥精神和神经系统：抑郁、外周感觉神经病变。⑦心血管系统：充血性心力衰竭。⑧血管异常：胃肠出血、呼吸道出血及脑出血。⑨呼吸、胸和纵膈：声嘶、间质性肺炎。⑩胃肠道系统：腹泻、恶心、呕吐、便秘、口腔炎、消化不良、吞咽困难。⑪皮肤及皮下组织异常：皮疹、脱发、手足皮肤反应、瘙痒、红斑，皮肤干燥、剥脱性皮炎。⑫痤疮、脱屑。⑬骨骼肌肉、结缔组织和骨：关节痛、肌痛。⑭生殖系统：勃起功能障碍。⑮肾脏和泌尿系统：肾衰。⑯全身状况：乏力、疼痛、虚弱、发热、流行性感冒症状。⑰耳和迷路异常：耳鸣。⑱实验室检查：淀粉酶升高、脂肪酶升高、体重减轻、转氨酶短暂升高。

【禁忌证】对本品或药物的非活性成分有严重过敏症状的患者禁用。

【注意】①育龄妇女在治疗期间应避孕。②哺乳期妇女在治疗期间应停止哺乳。③服用本品的患者高血压的发病率会增加。④对合用华法林的患者应定期监测凝血酶原时间的改变、INR值并注意临床出血迹象。⑤需要做大手术的患者建议暂停用药。

【药物相互作用】①CYP3A4诱导剂，如贯叶连翘、苯妥英、卡马西平、苯巴比妥和地塞米松等可能加快本品的代谢，因而降低本品的药物浓度。②CYP3A4抑制剂影响本品代谢的可能性很小。③多西他赛与本品联合应用时可导致多西他赛的AUC增加36%～80%，C_{max}提高16%～32%。建议本品与多西他赛联合应用时，需谨慎。

【制剂】片剂：0.2g。

【贮法】25℃以下密封保存。

瑞戈非尼 Regorafenib

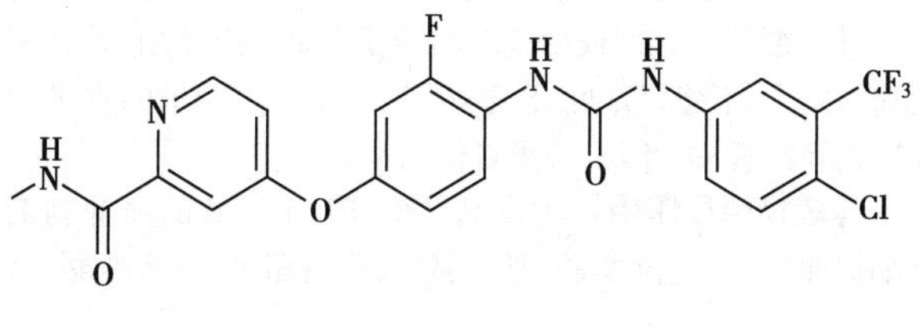

【其他名称】拜万戈。

【ATC编码】L01XE21

【性状】白色粉末。

【药理学】本品为多靶点的、细胞内激酶的小分子抑制剂，参与正常细胞功能及病理过程，如肿瘤发生、肿瘤血管生成以及肿瘤微环境维护。口服160mg本品后大约3～4小时平均峰值血浆浓度达到2.5mg/L。主要在肝脏通过CYP3A4介导氧化代谢，以及由葡糖醛酸通过UGT1A9介导。口服给药本品及其代谢产物M-2在血浆中的平均消除半衰期为20～30小时。代谢产物M-5的平均消除半衰期约为60小时。

【适应证】①用于治疗既往接受过以氟尿嘧啶、奥沙利铂和伊立替康为基础的化疗，以及既往接受过或不适合接受抗VEGF治疗、抗EGFR治疗(RAS野生型)的转移性结肠癌(mCRC)患者。②既往接受过甲磺酸伊马替尼及苹果酸舒尼替尼治疗的局部晚期的、无法手术切除或转移性的胃肠道间质瘤(GIST)患者。

【用法和用量】推荐剂量为160mg，每日1次，连续服用3周，停1周，4周为一疗程。应在每日同一时间，在低脂早餐(脂肪含量30%)后随水整片吞服。不得在同一日服用两剂药物以弥补(前一日)漏服的剂量。如果服用后出现呕吐，同一日内患者不得再次服药。

【不良反应】手足皮肤反应、腹泻、食欲下降、疲劳、言语障碍、高血压、黏膜炎症、发热、皮疹、口腔炎和体重下降。

【注意】以下情况可考虑终止服用本品：①对严重或威胁生命的出血永久停用本品；②严重及持久的皮肤学毒性；③严重或不能控制的高血压；④心脏缺血和梗死；⑤可逆性后部白质脑病综合征(RPLS)；⑥胃肠道穿孔或瘘管；⑦伤口愈合并发症。

【药物相互作用】①CYP3A4和UGTIA9的抑制剂或CYP3A4的诱导剂。避免与强CYP3A4抑制剂(克林霉素、葡萄柚汁、伊曲康唑、泊沙康唑、替利霉素和伏立康唑)同时使用。②强CYP3A4诱导剂(利福平)联合单剂量本品给药，导致本品的AUC减少，活性代谢产物M-5的平均暴露量增加，避免同时使用。

【制剂】片剂：40mg。

【贮法】低于25℃密封保存。

维莫非尼 Vemurafenib

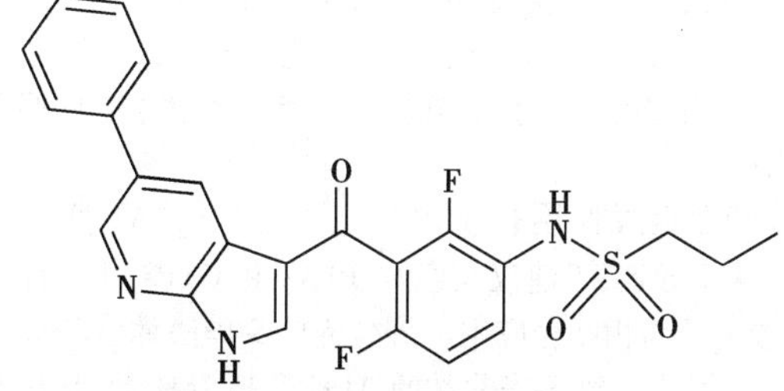

【其他名称】佐博伏。

【性状】白色至灰白色粉末。

【药理学】本品是 BRAF 丝氨酸-苏氨酸激酶的某些突变体(包括 BRAF V600E)的口服小分子抑制剂,在有效浓度时在体外也可抑制其他激酶,如 CRAF、ARAF、野生型 BRAF、SRMS、ACK1、MAP4K5 和 FGR。某些 BRAF 基因突变体(包括 V600E)可产生结构性激活的 BRAF 蛋白,这种蛋白在细胞增殖通常所需的生长因子缺乏之时也可引起细胞增殖。本品 960mg,每日 2 次给药方案下,吸收的中位 t_{max} 约为 4 小时。食物(高脂饮食)可增加单次 960mg 本品给药的相对生物利用度。餐后和空腹状态之间,C_{max} 和 AUC 的几何平均值之比分别为 2.5 和 4.7 倍。平均来说,给药剂量的 95% 在 18 日内回收。在粪便中回收到绝大多数的给药剂量(94%),在尿液中回收到小于 1% 的给药剂量。在转移性黑色素瘤患者中,本品的人群表观清除率估计值为 29.3L/d。本品的清除半衰期中位值约为 56.9 小时。

【适应证】在众多 BRAF 表达阳性的转移性黑色素瘤中有效,对表达 BRAF V600 突变的非小细胞肺癌同样具有疗效。

【用法和用量】推荐剂量为 960mg,每日 2 次,可随餐或空腹服用。如果漏服一剂药物,可在下一剂服药 4 小时以前补服漏服的药物,以维持每日两次的给药方案。不应同时服用两剂药物。

【不良反应】①皮肤和皮下组织:皮疹、光敏反应、脱发、瘙痒、皮肤角化症、皮肤干燥、丘疹样皮疹、红斑、掌跖红肿疼痛综合征。②肌肉骨骼及结缔组织:关节痛、肌痛、四肢疼痛、背痛、关节炎。③全身性及给药部位反应:疲乏、外周水肿、发热、虚弱。④胃肠系统:恶心、腹泻、呕吐、便秘。⑤神经系统:头痛、味觉障碍、周围神经病。⑥良性、恶性和性质不明的肿瘤(包括囊状和息肉状):皮肤乳头状癌、皮肤鳞状细胞癌、脂溢性角化症。⑦代谢和营养:食欲下降。⑧呼吸系统、胸和纵膈:咳嗽。⑨各类检查:γ-谷氨酰转移酶升高、体重降低。

【禁忌证】禁用于已知对本品及其任何辅料过敏的患者。

【注意】①建议所有患者在开始治疗前接受一次皮肤评估,在治疗过程中接受常规监测。②患者应接受头部和颈部检查,应包含治疗开始前的至少一次口腔黏膜视诊和淋巴结触诊,并在治疗期间每 3 个月检查一次。患者在开始治疗前还应接受一次胸部 CT 扫描,并在治疗期间每 6 个月接受一次扫描。在治疗前和治疗结束时,或有临床指征时,建议进行盆腔检查(针对女性)和肛门检查。③对于既往发生或合并发生 RAS 突变相关癌症的患者,应谨用。④治疗前和剂量调整后,应监测心电图和电解质。⑤在服用本品期间避免日光暴露。⑥定期监测患者是否发生某些眼部不良反应。

【药物相互作用】①本品是中度 CYP1A2 抑制剂和 CYP3A4 诱导剂,不建议与经 CYP1A2 和 CYP3A4 代谢的治疗窗较窄的药物联合应用。②本品与 *S*-华法林(CYP2C9 底物)联合用药导致 *S*-华法林的 AUC 升高 18%,与华法林联合用药应谨慎,并监测 INR。

【制剂】片剂:240mg。

【贮法】30℃以下保存,防止受潮。

培唑帕尼 Pazopanib

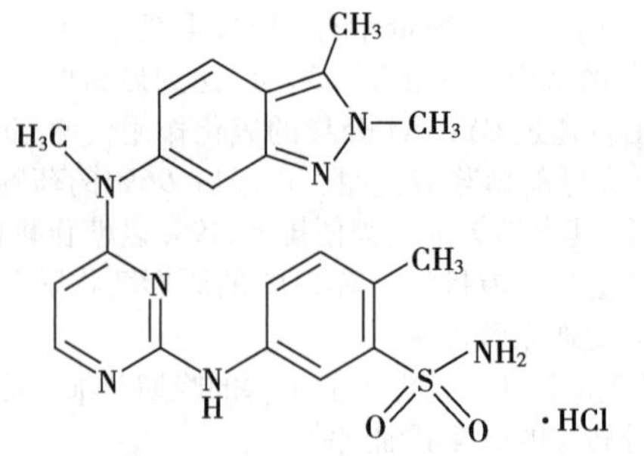

·HCl

【其他名称】维全特。

【ATC 编码】L01XE11

【性状】白色至微黄色的固体。

【药理学】本品是血管内皮生长因子受体(VEGFR)-1、-2 和-3,血小板衍生生长因子(受体)α 和 β,成纤维细胞生长因子受体(FGFR)-1 和-3,细胞因子受体(Kit)、白细胞介素-2 受体诱导的 T 细胞激酶(Itk)、白细胞特异性蛋白酪氨酸激酶(LcK)以及跨膜糖蛋白受体酪氨酸激酶(c-Fms)的多靶点酪氨酸激酶抑制剂。

【适应证】用于晚期肾细胞癌患者的一线治疗和曾接受细胞因子治疗的晚期肾细胞癌患者的治疗。

【用法和用量】推荐剂量为 800mg,每日 1 次。如果漏服剂量,且距下次剂量的服用时间不足 12 小时,则不应补服。本品不应与食物同时服用,餐前至少 1 小时或餐后至少 2 小时服用。应整片用水吞服,请勿掰开或嚼碎。剂量调整应根据个体耐受情况,按 200mg 的幅度逐步递增或递减,以控制不良反应。本品的剂量不应超过 800mg。

【不良反应】①血液和淋巴系统:血小板减少、中性粒细胞减少、白细胞减少。②内分泌系统:甲状腺功能减退。③代谢和营养:低磷血症、脱水。④精神神经系统:失眠;味觉障碍,头痛、眩晕、昏睡、感觉异常。⑤眼部疾病:食物模糊。⑥血管类:高血压、潮热、静脉血栓栓塞事件、血尿。⑦呼吸系统:呼吸困难、鼻衄、咳血、发声困难。⑧胃肠道系统:腹泻、恶心、呕吐、腹痛、口腔炎、消化不良、肠胃胀气、腹胀、口腔溃疡、口干。⑨肝胆系统:高胆红素血症、肝功能异常、肝毒性。⑩皮肤和皮下组织:手足综合征、脱发、皮疹、皮肤色素减少、皮肤干燥、瘙痒、红斑、多汗。⑪肌肉骨骼系统:关节痛、肌痛、肌肉痉挛。⑫全身性及给药部位反应:疲劳、黏膜炎、乏力、水肿、胸痛。⑬实验室检查:丙氨酸氨基转移酶升高、天门冬氨酸氨基转移酶升高、脂肪酶升高、白细胞减少、血促甲状腺激素升高、淀粉酶升高、γ-谷氨酰转移酶升高、血压升高、血尿素升高、体重降低。

【禁忌证】对活性成分或任何辅料过敏者禁用。

【注意】①轻度或中度肝功能损害患者应慎用,并且密切监测。②不建议重度肝损害(定义为无论 ALT 的水平如何,总胆红素>3 倍 ULN)患者使用本品。

【药物相互作用】①本品与 CYP3A4 家族的强抑制剂(如伊曲康唑、克拉霉素、阿扎那韦、茚地那韦、奈法唑酮、奈非那韦、利托那韦、沙奎那韦、替利霉素和伏立康唑）同时给药可能会升高本品的血药浓度。西柚汁含有 CYP3A4 抑制剂，也可能会升高本品的血药浓度。②本品与 CYP3A4、P-gp 以及 BCRP 抑制剂（如拉帕替尼）同时给药将导致血浆中本品的浓度增加。与 P-gp 或 BCRP 的强抑制剂同时给药也可能改变本品的暴露量和分布。③CYP3A4 的诱导剂，如利福平，可降低本品血浆浓度。④避免本品与能升高胃内 pH 的药物合并使用。⑤CYP3A4 的诱导剂，如利福平，可降低本品血浆浓度。⑥本品与高脂或低脂饮食同时服用时，其 AUC 和 C_{max} 升高约 2 倍。因此，本品应在饭前至少 1 小时或饭后至少 2 小时给药。

【制剂】片剂：200mg；400mg。

【贮法】30℃以下保存。

依维莫司　Everolimus

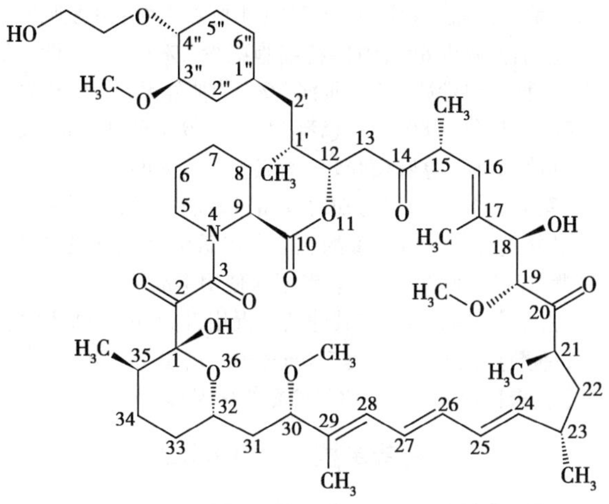

【其他名称】飞尼妥。

【ATC 编码】L01XE10，L04AA18

【性状】灰白色至淡黄色粉末。

【药理学】本品为 mTOR 的选择性抑制剂，与胞内蛋白 FKBP12 结合形成抑制性的复合体 mTORC1，该复合体可抑制 mTOR 的活性。mTOR 信号通路的抑制可导致转录调节因子 S6 核糖体蛋白激酶（S6K1）和真核生物延伸因子 4E-结合蛋白（4E-BP）的活性降低，从而干扰细胞周期、血管新生、糖酵解等相关蛋白的翻译和合成。本品可使血管内皮生长因子（VEGF）的表达减少。晚期实体瘤患者中，口服本品 5mg 至 70mg 后 1～2 小时达到浓度峰值。单次给药后，5mg 和 10mg 之间的 C_{max} 与剂量呈比例。剂量为 20mg 及更高时，C_{max} 增加小于剂量升高比例，但 AUC 在 5～70mg 范围内与剂量呈比例。每日 1 次给药后，于两周内达到稳态。

本品是 CYP3A4 和 PgP 底物。口服给药后，人体血液循环中的主要成分是本品。

【适应证】①既往接受舒尼替尼或索拉非尼治疗失败的晚期肾细胞癌成人患者。②不可切除的、局部晚期或转移性的、分化良好的进展期胰腺神经内分泌瘤成人患者。③需要治疗干预但不适于手术切除的结节性硬化症（TSC）相关的室管膜下巨细胞星形细胞瘤（SEGA）成人和儿童患者。本品的有效性主要通过可持续的客观缓解（即 SEGA 肿瘤体积的缩小）来证明。④用于治疗不需立即手术治疗的结节性硬化症相关的肾血管平滑肌脂肪瘤（TSC-AML）成人患者。

【用法和用量】推荐剂量为 10mg 每日 1 次。在每日同一时间服用，可与食物同服。用水整片送服，不应咀嚼或压碎。对于无法吞咽的患者，将本品放入约 30ml 水中轻轻搅拌至完全溶解后立即服用。

【不良反应】口腔炎、皮疹、疲劳、腹泻、感染、恶心、食欲下降、贫血、味觉障碍、非感染性肺炎、周围水肿、高血糖、虚弱、瘙痒、体重下降、高胆固醇、鼻衄、咳嗽和头痛。

【禁忌证】对本品有效成分、其他雷帕霉素衍生物或本品中任一辅料过敏者禁用。

【注意】①放射学改变提示有非感染性肺炎但患者仅有极少（或没有）症状时，可继续本品治疗，无须调整剂量。如果为中度症状，考虑中断治疗直至症状改善。可考虑使用皮质类固醇。可以按之前所用剂量的一半重新开始本品治疗。对于 4 级非感染性肺炎病例，停止本品治疗。②服用本品时应警惕感染的症状和体征；如果诊断为感染或侵入性全身真菌感染，应立即停药并进行相应治疗。③同时使用血管紧张素转化酶（ACE）抑制剂的治疗中发生的血管性水肿。④建议在开始本品治疗前监测肝肾功能、血糖、血脂等水平。

【药物相互作用】本品是 CYP3A4 底物，①CYP3A4 抑制剂和 PgP 抑制剂可升高本品血药浓度，谨慎合用。②CYP3A4诱导剂可降低本品血药浓度。

【制剂】片剂：2.5mg；5mg；10mg。

【贮法】30℃以下贮藏。避光、防潮。

曲妥珠单抗[基；医保（乙）]　Trastuzumab

【其他名称】HER-2 单抗，赫赛汀，Herceptin。

【ATC 编码】L01XC03

【药理学】为重组 DNA 人源化的抗 p185 糖蛋白单克隆抗体。属 IgG 抗体，轻链可变区由鼠源部分组成可以识别 p185 糖蛋白，而重链固定区和大部轻链区均是人源部分。本品进入人体后能选择性地和由细胞核内表皮生长因子 2（Her-2）基因调控的 p185 糖蛋白结合。是抗体依赖性细胞介导的细胞毒性（antibody-dependent cell-mediated cytotoxicity，ADCC）的潜在介质，本身具有抗肿瘤作用，此外还可以提高肿瘤细胞对化疗的敏感性从而提高化疗的疗效。

人类生长因子 2 的异常表达可见于很多常见恶性肿瘤特别是乳腺癌、卵巢癌、肺腺癌、胰腺癌、胃癌和大肠癌等，一般认为 Her-2 的过度表达标志着肿瘤细胞增殖迅速。

半衰期和剂量相关。10mg 和 500mg 的半衰期分别为 1.7 天和 12 天。分布容积大致和血浆容积相近（44ml/kg）。在每周给药一次时，血浆平均峰值为 319～435μg/ml。本品与常用抗癌药同时应用，对其半衰期、清除无影响。

【适应证】主要用于有 Her-2 过度表达的晚期乳腺癌。最初报道每周 2mg/kg 静脉滴注连续 4～8 周治疗的有效率为21%。有报道表明本品与紫杉醇或AC(环磷酰胺+多柔比星)疗效均有明显提高,2年生存率也明显高于单化疗组。但在AC化疗组心脏毒性有明显增加,所以目前很多是和紫杉醇联合应用。联合卡培他滨或5-氟尿嘧啶和顺铂适用于既往未接受过针对转移性疾病治疗的HER-2过度表达的转移性胃腺癌或胃食管交界腺癌患者。

【用法和用量】首次应用4mg/kg加0.9%氯化钠注射液稀释后缓慢静脉滴注,以后每周2mg/kg静脉滴注,连续4~8周为一疗程。

【不良反应】常见的不良反应:①过敏反应,表现为发热、寒战、头痛、皮疹等。在首次4mg/kg剂量较高时比较明显,主要发生于首次滴注后30~120分钟内,所以必须在给药30~60分钟前给予对乙酰氨基酚和苯海拉明。滴注开始时应当缓慢,并密切观察。一般在以后注射时可减轻,但仍可有轻度的发热。皮疹比较少见。绝大多数患者均可比较顺利完成疗程。②心脏毒性:虽然本品本身心脏毒性并不显著,但如果和多柔比星同时应用,心脏毒性比较明显,表现为呼吸困难、水肿、左心射血减少,甚至可以导致心力衰竭。对既往曾经应用过多柔比星和做过胸部照射的患者也需注意,因为本品可以使心脏毒性重现。③血液学毒性:很小部分患者可以有贫血、白细胞和血小板减少,但一般较轻,如果与抗肿瘤药物联合应用,需注意血液学毒性有可能加重。④本品对肝肾功能无明显影响。

【禁忌证】对本品或其他成分过敏的患者禁用。

【注意】本品不可与其他药物混用,也不可静脉注射。应用同时配送的稀释液稀释后的溶液可多次使用,但超过28天应丢弃。

【制剂】注射用曲妥珠单抗:每瓶440mg。

【贮法】2~8℃冷藏。

利妥昔单抗〔基;医保(乙)〕 Rituximab

【其他名称】美罗华,Rituxan,Mabthera,Bexxar,IDEC-102。

【ATC编码】L01XC02

【药理学】为一种抗人CD_{20}的单克隆抗体,用于治疗B细胞淋巴瘤。本品和B细胞非霍奇金淋巴瘤(NHL)细胞表面的CD_{20}抗原有专一和很强的结合力,通过补体依赖性细胞毒性(complement-dependent cytotoxicity,CDC)和抗体依赖性细胞介导的细胞毒性(antibody-dependent cell-mediated cytotoxicity,ADCC)作用介导从而破坏肿瘤细胞。此外,本品还能在体外诱导细胞凋亡和对抗增殖。

【适应证】主要适用于中低度恶性非霍奇金淋巴瘤,使用前需要对淋巴瘤切片进行CD_{20}表达的检测,有效率为46%。疗效和病理分型、分期、患者的一般状况和既往治疗均关系不大。如与化疗联合应用疗效更显著。此外,在造血干细胞移植前用美罗华清除B细胞肿瘤已经取得一定结果。

NHL有75%~80%来自B淋巴细胞,15%~20%来自T淋巴细胞。在B淋巴细胞成熟的过程中在相当长的阶段(从前B到成熟B细胞)均表达CD_{20},但在造血干细胞和其他细胞均无表达。所以90%以上的B细胞淋巴瘤细胞均有CD20的表达。这些患者都可成为用本品治疗的对象。

【用法和用量】推荐剂量为365mg/m²,用生理盐水稀释到1mg/ml后摇匀静脉缓慢滴注,每周一次。每4~8次为一疗程。由于部分患者可以对本品过敏,所以必须在给药30~60分钟前给予对乙酰氨基酚和苯海拉明。滴注开始时应当缓慢,并密切观察。

【不良反应】(1)本品常有不同程度的过敏反应,如发热、寒战、发抖,主要发生于首次滴注后30~120分钟内,一般在以后注射时减轻,但仍可有轻度的发热。皮疹比较少见。绝大多数患者均可比较顺利完成疗程。

(2)本品无明显造血系统和肝肾功能毒性。常见的不良反应为:①全身反应:发热49%,寒战32%,衰弱16%,头痛14%,腹痛6%,咽痒6%;②心血管系统:低血压10%;③消化系统:恶心18%,呕吐7%;④血液系统:白细胞减少11%,血小板减少8%,中性粒细胞减少7%;⑤血管性水肿13%;⑥肌肉和骨骼系统:肌痛7%;⑦神经系统:头晕7%;⑧呼吸系统:鼻炎8%,支气管痉挛8%;⑨皮肤和其他:皮痒10%,潮红10%,荨麻疹8%。总发生率为89%。

【禁忌证】禁用于已知对本品过敏的患者,及对本品的任何组分或对鼠蛋白过敏的患者。严重活动性感染或免疫应答严重损害及严重心衰患者不应使用本品治疗。

【注意】本品不可与其他药物混用,也不可静脉注射。

【制剂】注射液:每支500mg(50ml);100mg(10ml)。

【贮法】避光,在2~8℃冷藏箱中保存。

西妥昔单抗 Cetuximab

【其他名称】Erbitux,爱必妥,C225。

【ATC编码】L01XC06

【药理学】可与人的正常细胞及肿瘤细胞的表皮生长因子受体(EGFR)的胞外激酶特异性结合,竞争性抑制EGFR和其他配体的结合,从而拮抗受体相关激酶的磷酸化作用,抑制细胞生长,诱导凋亡,减少金属蛋白激酶和血管内皮生长因子的产生。体内外研究已证实本品可以抑制EGFR过度表达的肿瘤细胞的生长和增殖。

单药或与化疗放疗联合均无线性药动学表现。曲线下面积(AUC)随给药剂量增加而增加。剂量从20mg/m²增至200mg/m²时,廓清率从0.008L/(h·m²)增至0.02L/(h·m²)。本品400mg/m²,2小时静脉滴注,平均血清最高浓度为184μg/ml,中位清除半衰期为97小时。250mg/m²,1小时静脉滴注,则平均血清最高浓度为140μg/ml。按推荐的用药方法给药(首次400mg/m²,以后250mg/m²每周一次,直至病变进展),本品在第三周达到血清稳态浓度(168~235μg/ml),平均清除半衰期为114小时。已经证明和依立替康和氟尿嘧啶有协同作用,可以使耐药患者恢复敏感。

【适应证】与伊立替康联合用药治疗表达表皮生长因子(EGFR)、经含伊立替康治疗失败后的转移性结直肠癌。

【用法和用量】首次400mg/m²,滴速5ml/min,以后

$250mg/m^2$每周一次，1小时以上滴注，直至病变进展或不能耐受。建议用药前给予H_1受体拮抗剂。

【不良反应】常见的有皮疹，疲倦，腹泻，恶心，呕吐，腹痛，便秘等。少数可发生严重不良反应，包括：①输液反应；②肺毒性；③皮肤毒性；④其他：发热，败血症，肾功能衰竭，肺栓塞，脱水等。

【禁忌证】对本品严重过敏者禁用。

【注意】本品属于生物制剂，在使用前应当询问患者有无过敏史；对其他鼠源性或人源性单克隆抗体过敏者应当慎用；高血压或冠心病患者，既往曾经接受过蒽环类药物、胸部照射和有肺部疾病的患者也需特别谨慎使用；妊娠期和哺乳期妇女最好不用。肝肾功能不全、老年患者应用时剂量需要调整和谨慎观察。

【制剂】注射液：每瓶100mg(50ml)。

【贮法】2～8℃冷藏，禁止冰冻。

贝伐珠单抗〔医保(乙)〕 Bevacizumab

【其他名称】Avastin。

【ATC编码】L01XC07

【药理学】为重组的人源化Ig G_1单克隆抗体，可与血管内皮生长因子(VEGF)结合，阻碍VEGF与其受体在内皮细胞表面相互作用。体外的血管生成模型显示VEGF与其受体作用可导致内皮细胞增殖和新的血管形成。

由于不能区分血清中游离的本品和已与VEGF配体结合的本品，因此通过测定总的血清浓度来评估它的药代学特点。对491例接受每周20mg/kg治疗的患者进行测定，半衰期大约为20天(11～50天)。本品的清除随体重、性别及肿瘤负荷不同而不同。对体重进行调整后的结果显示，男性廓清率高于女性(0.262L/d比0.207L/d)，肿瘤负荷大的患者廓清率高于负荷小者(0.249L/d比0.199L/d)。但另一个随机研究中并未显示用量与临床疗效有相关性。剂量不需按年龄和性别进行调整。尚无肝肾功能损伤患者的用药经验。

【适应证】主要用于治疗转移性结直肠癌，联合氟尿嘧啶为基础的化疗适用于转移性结直肠癌。

【用法和用量】5mg/kg，静脉滴注，每2周一次(每一种肿瘤推荐剂量不同)。应用时先用生理盐水稀释到1mg/ml后摇匀静脉缓慢滴注。首次滴注速率为50mg/h，如无反应速率可以加快，最高400mg/h；用药前可以给予苯海拉明预防过敏反应；为预防高血压，服抗高血压药的患者可以在用药前12小时适当调整抗高血压药物；本品不可与其他药物混用，也不可静脉注射。

【不良反应】①高血压：半数的舒张压升高超过110mmHg。②出血：有两种形式，一种为少量出血，以鼻出血常见；另一种为严重的致命性肺出血，但有关脑转移患者出现脑出血的情况尚不明确。③胃肠道穿孔。④充血性心衰。⑤肾病综合征：表现为蛋白尿。⑥其他：输液反应，衰弱，疼痛，腹泻，白细胞减少等。

【注意】由于本品能影响手术切口的愈合，术后至少28天才能开始本品治疗；有严重高血压和心血管疾病的患者应慎用。

【制剂】注射液：每瓶100mg(4ml)；400mg(16ml)。

【贮法】必须储存在原包装内，冷藏于2～8℃，避光保存。不能冷冻，不能摇动。

尼妥珠单抗〔医保(乙)〕 Nimotuzumab

【其他名称】泰欣生。

【性状】为无色澄明液体，可带轻微乳光。

【药理学】可阻断EGFR与其配体的结合，并对EGFR过度表达的肿瘤具有抗血管生成、抗细胞增殖和促凋亡作用。用药后24小时内，不同剂量的排出量占注射剂量的比例分别为：50mg排出21.08%，100mg排出28.20%，200mg排出27.36%，400mg排出33.57%。在人体内生物学分布的主要器官为肝脏、脾脏、心脏、肾脏和胆囊，其中肝脏摄取量最高。

【适应证】用于与放疗联合治疗表皮生长因子受体(EGFR)表达阳性的Ⅲ/Ⅳ鼻咽癌。

【用法和用量】静脉输注，100mg本品稀释到250ml 0.9%氯化钠注射液中，给药持续60分钟以上。首次给药应在放疗的第一日，并在放疗开始前完成。之后每周1次，共8周，患者同时接受标准的放疗。

【不良反应】主要有发热、寒战、恶心、呕吐、血压下降、虚弱、头晕、头痛、皮疹、贫血、肢端青紫；罕有吞咽困难、口感、潮红、心前区痛、嗜睡、定向障碍、肌痛、血尿、转氨酶升高、肌酐升高。

【禁忌证】禁用于对本品或任一组分过敏者。

【注意】本品应在具有同类药物使用经验的临床医师指导下使用，并具备相应抢救措施；应由熟练掌握EGFR检测技术的专职人员进行EGFR表达水平的检测。严禁冷冻，稀释于0.9%氯化钠注射液后，在2～8℃可保持稳定12小时，在室温下可保持稳定8小时。本品可通过胎盘屏障，妊娠或没有采取避孕措施的妇女应慎用。本品可能通过乳汁分泌，建议哺乳期妇女在治疗期间和最后一次给药后60日内停止哺乳。

【制剂】注射液：每瓶500mg。

【贮法】在2～8℃储存和运输，不得冷冻。

重组人血管内皮抑素〔医保(乙)〕 rh-Endostatin

【其他名称】恩度，Endostar，YH-16。

【药理学】大肠埃希菌高效表达且经修饰的基因工程产品。对毛细血管内皮细胞、主动脉内皮细胞有特异的抑制增殖作用，而对非血管内皮细胞系细胞、平滑肌细胞等则无增殖抑制作用。免疫组化表明本品能拮抗血管生成。它的作用与时相有关，具浓度依赖性，肿瘤对本品无抗药性。但是，抑制肿瘤血管的产生的治疗途径不能消除所有的肿瘤细胞，只能阻止肿瘤细胞的生长，因之被称为“休眠诱导”方式，单次30分钟内静脉滴注$30mg/m^2$和$60mg/m^2$，及120分钟内静脉滴注$120mg/m^2$和$210mg/m^2$的最高血药浓度(C_{max})分别为(4.30±0.69)μg/ml、(13.87±0.61)μg/ml、(11.49±3.29)μg/ml和(29.23±13.98)μg/ml；0～24小时血药浓度-时间曲线下面积($AUC_{0\sim24h}$)分别为(9.64±1.29)μg·h/ml、(18.67±4.99)μg·h/ml、(58.94±22.52)μg·h/ml 和(124.78±42.94)μg·h/ml,试验结果表明,健康志愿者静脉滴注不同剂量本品后,在研究剂量范围内药动学呈近似线性的特征。滴注速率、时间和总剂量均可影响 AUC 和峰浓度水平。

【适应证】用于配合化疗治疗不能手术的非小细胞肺癌。本品虽然可以单独应用但有效率较低,提高剂量也未能提高疗效。与 NP 方案联合治疗非小细胞肺癌具有协同作用,且不增加 NP 的不良反应。本品与 NP 联合是一安全、有效的晚期非小细胞肺癌治疗方案。

【用法和用量】静脉滴注,7.5mg/m^2,维持 3~4 小时,第 1~14 天,每 3 周重复一次。

【不良反应】单次给药个别患者有一过性心律失常或心前区闷痛,呼吸、血压、体重给药前后无改变,血常规、尿常规、便常规+潜血、肝功能、肾功能等项检查,均在正常范围之内,试验前后无显著差异,连续 28 天给药后除个别患者有一过性心律失常或心前区闷痛外,呼吸、血压、体重给药前后无改变,血常规、尿常规、便常规+潜血、肝功能、肾功能等项检查,均在正常范围之内,试验前后无显著差异。

【禁忌证】对本品过敏者禁用。

【注意】过敏体质或对蛋白类生物制品有过敏者慎用。有严重心脏病或病史者及顽固性高血压患者慎用。心肾功能不全者慎用。

【制剂】注射液:每支 15mg(3ml)。

【贮法】2~8℃避光保存。

硼替佐米[医保(乙)] Bortezomib

【其他名称】万珂。

【性状】为白色或类白色块状物或粉末。

【药理学】是哺乳动物细胞中 26S 蛋白酶体糜蛋白酶样活性的可逆抑制剂。泛素蛋白酶体通道在调节特异蛋白在细胞内的浓度中起到重要作用,以维持细胞内稳态。蛋白水解会影响细胞内多级信号级联反应,这种对正常稳态机制的破坏会导致细胞的死亡。而对 26S 蛋白酶体的抑制可阻止这种靶向蛋白水解。体外实验显示本品对多种类型的癌细胞具有细胞毒性。临床前肿瘤模型体内试验证明本品能延缓包括多发性骨髓瘤在内的肿瘤生长。本品药动学参数在不同患者中存在一定差异。随着患者年龄增加,具有药物在体内达峰时间缩短、吸收峰浓度提高的趋势;在相同服药剂量下,男性患者的平均药物暴露量(单位 AUC_{last} 值)约为女性患者的 80%。药物吸收后大部分经过肾脏由尿液排出体外,占总服药量的 67.6%±12.7%,粪便排出占总服药量的 12.6%±7.7%。本品原形药的排出占总服药量的 37.6%±9.2%,约占尿液排泄量的 39.4%;粪便中绝大部分为原形药,约占粪便总排出量的 86.9%。

【适应证】联合美法仑和泼尼松(MP 方案)用于既往未经治疗的且不适合大剂量化疗和骨髓移植的多发性骨髓瘤;或单药用于至少接受过一种或一种以上治疗后复发的多发性骨髓瘤患者。用于复发或难治性套细胞淋巴瘤患者。

【用法用量】仅用于静脉注射给药,两次给药至少间隔 72 小时。

未经治疗的多发性骨髓瘤:联合美法仑和泼尼松治疗时,于 3~5 秒内静脉推注,每个疗程 6 周,共 9 个疗程。在第 1~4 疗程内,每周 2 次(第 1、4、8、11、22、25、29、32 日,)在第 5~9 疗程内,每周 1 次(第 1、8、22、29 日)。

复发的多发性骨髓瘤、复发的套细胞淋巴瘤:单药推荐剂量 1.3mg/m^2,每周 2 次,连用 2 周(第 1、4、8、11 日)后停药 10 日,3 周为一疗程。对于超过 8 个疗程的延续性治疗,可按标准方案给药。对于复发的多发性骨髓瘤,也可每周 1 次,连续 4 周给药,随后停药 13 日。

剂量调整见说明书。

【不良反应】①骨髓抑制。②心脏器官疾病:心律失常、心动过速、房颤、心悸、心力衰竭、肺水肿。③视力模糊、结膜感染。④胃肠道反应:便秘、腹泻、腹胀、恶心、呕吐、疼痛、消化不良、胃食管反流、口腔炎和口腔溃疡、吞咽困难、胃肠道/直肠出血。⑤全身反应:虚弱、疲乏、困倦、不适、发热、寒战、下肢水肿、神经性疼痛、胸痛、低血压、瘀点。⑥感染:呼吸道感染、鼻咽炎、肺炎、疱疹、支气管炎、鼻窦炎、咽炎、口腔念珠菌病、尿道感染、败血症、菌血症、胃肠炎、插管相关感染和并发症。⑦转氨酶升高、碱性磷酸酶升高。⑧代谢及营养疾病:食欲减退、畏食、脱水、高血糖症、低血糖症、低钠血症。⑨肌痛、关节痛。⑩神经精神系统疾病:周围神经病变、感觉异常、头晕、头痛、味觉障碍、多发性神经病变、晕厥、惊厥、焦虑。⑪肾损伤、排尿困难、血尿。⑫呼吸系统:鼻出血、咳嗽、呼吸困难。⑬皮肤反应:皮疹、血管炎、荨麻疹等。

【禁忌证】对本品、硼或甘露醇过敏者禁用。

【注意】如已知患者有晕厥病史,服用导致低血压药物或脱水者慎用。如发生可逆性后部脑病综合征,表现为癫痫发作、高血压、头痛、昏睡、意识模糊、失明及其他视觉和神经障碍,应停药。治疗前处于高肿瘤负荷的患者具有肿瘤溶解综合征的风险。用药期间不建议驾驶及操作机械。发生任何 3 级非血液学毒性或任何 4 级血液学毒性,应暂停使用。

【药物相互作用】与 CYP3A4 抑制剂如利托那韦合用时应密切监测患者。避免与 CYP3A4 强诱导剂如利福平、卡马西平、苯妥英、苯巴比妥、圣约翰草合用。用药期间应密切监测口服降糖药患者的血糖水平,并注意调节降糖药剂量。谨慎合用可能引起周围神经病变的药物(如胺碘酮、抗病毒药、异烟肼、呋喃妥因或他汀类)及引起血压降低的药物。

【制剂】注射用硼替佐米：每瓶3.5mg。

【贮法】避光，不超过30℃保存。

去甲斑蝥素 Norcantharidin

【其他名称】依尔康，利佳。

【性状】为无色结晶性粉末，无臭，稍有刺激性。略溶于水及乙醇，易溶于热水、丙酮。

【药理学】对肝癌、食管鳞癌等细胞株的形态、增殖有破坏或抑制作用，可提高癌细胞呼吸控制率及溶酶体酶活性，干扰癌细胞分裂，抑制其DNA合成。对骨髓细胞无抑制作用，并能升高白细胞。吸收后在肝、肾、胃、肠、癌组织中均有较高药物浓度。给药后15分钟在肝脏、癌组织达高峰浓度，6小时后浓度显著下降，24小时内大部分经肾脏排泄，体内蓄积甚少。

【适应证】用于原发性肝癌，也用于食管癌、胃及贲门癌。亦可用于联合化疗，与其他化疗药物联用能提高疗效、减少不良反应。用于乙型肝炎亦有效。

【用法和用量】口服：一次5～20mg（重症可加至30mg），一日3次，空腹服。静脉注射或静脉滴注：一日10～20mg，溶入适量葡萄糖注射液内缓慢推注，或加入葡萄糖注射液250～500ml中缓慢滴注。

【不良反应】较少见，但口服剂量过大时可能出现恶心、呕吐等症状，应减量或停药。较常见：过敏反应、肝损害、胰腺炎、食欲减退，凝血因子Ⅴ、Ⅶ、Ⅷ、Ⅸ及纤维蛋白原减少等，过敏反应的主要表现为突然发作的呼吸困堆、关节肿痛、皮疹、皮肤瘙痒、面部水肿，严重者可发生呼吸窘迫、休克甚至致死。其他尚有恶心、呕吐、腹泻等。

【制剂】片剂：每片5mg。注射液：每支10mg(2ml)。

斑蝥酸钠 Disodium Cantharidinate

【性状】白色或类白色疏松块状物或粉末。

【药理学】本品可直接进入小鼠腹水肝癌细胞的核及核仁。抑制癌细胞内DNA和RNA含量及前体的渗入，作用于癌细胞的核酸代谢，继而使癌细胞形态和功能发生变化，杀灭癌细胞。本品可降低肿瘤细胞CANP磷酸二酯酶活性，提高过氧化氢酶活力。本品尚能刺激骨髓造血系统，升高白细胞。本品从消化道吸收快而完全，以^3H为标记，12小时血中浓度达峰值，24小时后只有微量放射性可测出；口服及静脉注射后膀胱及胆汁放射性高，其次为肾、肝、心、肺和胃等组织；同时大部份药物从尿中排出。

【适应证】用于原发性肝癌。

【用法和用量】静脉滴注。一日1次，每次2～10ml，以0.9%氯化钠注射液、5%或10%葡萄糖注射液适量稀释后滴注。

【不良反应】部分患者泌尿系统可能出现刺激反应，局部静脉注射时偶见红肿、疼痛、压痛。

【禁忌证】尚不明确。

【注意】①肾功能不全者慎用。②泌尿系统出现刺激反应，可减低用量或暂时停药。

【药物相互作用】尚不明确。

【制剂】注射液：2ml：0.1mg；5ml：0.25mg；10ml：0.5mg。

【贮法】遮光，密闭保存。

维A酸〔药典(二)；基；医保(甲)〕 Tretinoin

【其他名称】维甲酸，全反式维A酸，Retinoic Acid，All-trans Retinoic Acid，RA，ATRA。

【ATC编码】D10AD01，L01XX14

【性状】为黄色至淡橙色的结晶性粉末。本品在乙醇、异丙醇或三氯甲烷中微溶，在水中几乎不溶。

【药理学】实验研究表明维生素A及其酯和本品对多种化学致癌物的致癌过程、对肿瘤病毒MSV的诱癌作用等均有抑制作用。近年来的研究指出本品可抑制白血病细胞的增殖，诱导白血病细胞分化成熟，对急性早幼粒白血病M_3型的完全缓解率可达90%左右，其疗效已被证实和公认。

【适应证】用于癌的预防及治疗癌前病变，如口腔黏膜白斑、喉乳头状瘤、发育不良症等。皮肤恶性肿瘤如鳞癌、基底细胞癌、蕈样霉菌病等。急性早幼粒细胞白血病。

【用法和用量】治疗急性早幼粒细胞白血病，一般每日45mg/m^2分次口服（每次20mg，每日3～4次，也可增至每日100mg）。6～8周为一疗程，达完全缓解所需总剂量平均4000mg。完全缓解后，应继续治疗（与其他化疗药物交替治疗）至少维持3年。

儿童：《中国国家处方集·化学药品与生物制品卷·儿童版》推荐：急性早幼粒细胞白血病：儿童剂量一日0.5～1mg/kg，分1～3次口服，6～8周为一个疗程。

【不良反应】长期大量使用易引起维生素A中毒。少数患者可出现转氨酶及血清甘油三酯升高、蛋白尿、血沉加快等。少数急性早幼粒细胞白血病治疗过程中发生维A酸综合征。

【禁忌证】妊娠期妇女禁用。

【注意】肝功能不全者慎用。

【制剂】片剂：每片10mg，20mg。

门冬酰胺酶〔药典(二)；基；医保(甲)〕 Asparaginase

【其他名称】左旋门冬酰胺酶，L-Asparaginase，Elspar，Erwinase，Laspar，Leucigen，Leunase，ASP。

【ATC编码】L01XX02

【性状】为白色结晶，对热稳定。50℃ 15分钟活力降低30%，60℃ 1小时内失活。冻干品在2～5℃可稳定数月，但其溶液只能保存数日。纯酶的分子量从130 000到140 000不等。

【药理学】肿瘤细胞不能自己合成对生长必要的氨基酸门冬酰胺，必须依赖宿主供给，本品能使门冬酰胺水解，使肿瘤细胞缺乏门冬酰胺，从而起到抑制生长的作用。正常细胞由于能够自己合成门冬酰胺，故受影响较少。因此，这是一种对肿瘤细胞具有选择性抑制作用的药物。本品在实验动物中对实体瘤和白血病均有效，且与常用的巯嘌呤、甲氨蝶呤、长春新碱、阿糖胞苷等无交叉耐药现象。

口服后血中无可测出的酶活力，肌内注射后血中浓度为静脉注射者的1/10。静脉注射后酶活力维持的时间因产品来源而不同，一般在 3～24 小时后活力消失一半，3～10 天后即降至微量或不能测出。酶从尿中排出极微，体内无蓄积。

【适应证】对急性淋巴细胞白血病的疗效最好，缓解率在 50% 以上，缓解期为 1～9 个月。对急性粒细胞白血病和急性单核细胞白血病也有一定疗效。对恶性淋巴瘤也有较好的疗效。其优点是对于常用药物治疗后复发的病例也有效，缺点是单独应用不但缓解期短，而且很易产生耐受性，故目前大多与其他药物合并应用。

【用法和用量】可用于静脉注射、静脉滴注、肌内注射和鞘内注射。一般剂量：10 000～15 000 单位/m^2，每周 3～7 次，亦可每周用 1 次。一般 3～4 周为 1 疗程。总剂量应根据所用药物的纯度和毒性而定。静脉注射以 0.9% 氯化钠注射液 20～40ml 稀释，静脉滴注用 5% 葡萄糖液或 0.9% 氯化钠注射液 500ml 稀释。

儿童：《中国国家处方集·化学药品与生物制品卷·儿童版》推荐：静脉滴注：根据病种和治疗方案的不同，用量存在较大差异。以急淋的诱导缓解方案为例，一日 500U/m^2，或一日 1000U/m^2，最高可达一日 2000U/m^2，10～20 日为 1 个疗程程。本品用量存在较大差异，根据国内外儿童白血病、淋巴瘤治疗常规，其剂量可达到一日 6000～10 000U/m^2。

【不良反应】（1）大肠埃希菌门冬酰胺酶含有内毒素，故可引起发热现象。此外还常有食欲减退、恶心、呕吐、腹泻等反应，有的患者有头痛、头昏、嗜睡、精神错乱等。由于门冬酰胺酶能影响蛋白质低下、血脂过高或过低。氮质血症和肝功能损伤。约 1/3～1/2 患者有骨髓抑制，表现为白细胞和血小板下降，有的患者可有贫血、凝血障碍、局部出血、感染等。还有人报道有的患者有心血管系统症状、脱发、蛋白尿等。极少数患者且可发生胰腺炎。

（2）可引起过敏反应，故用药前必须先作皮试，一般用 10～50 单位/0.1ml 作皮内注射。观察 3 小时，如有红肿、斑块，则为过敏反应。有过敏史的患者应十分小心或不用。

【禁忌证】胰腺炎或患过胰腺炎者，尤其是急性出血性胰腺炎禁用。对本品有过敏者禁用。有致畸胎作用，妊娠早期应禁用。肝肾、造血、神经功能严重损害者禁用。

【注意】不同药厂、不同批号的产品，其纯度和过敏反应均有差异，使用时必须慎重。溶解后，不宜长时间放置，以免丧失活力。

【药物相互作用】泼尼松或促皮质素或长春新碱与本品同用时，会增强本品的致高血糖作用，并可能增大本品引起的神经病变及红细胞生成紊乱的危险性，但有报告如先用前述各药后再用本品，则毒性似较先用本品或同时用两药者为轻。由于本品可增高血尿酸的浓度，故当与别嘌醇或秋水仙碱、磺吡酮等抗痛风药合用时，要调节上述抗痛风药的剂量以控制高尿酸血症及痛风。本品与甲氨蝶呤同用时，可通过抑制细胞复制的作用而阻断甲氨蝶呤的抗肿瘤作用。有研究说明如本品在给甲氨蝶呤 9～10 日前应用或在给甲氨蝶呤后 24 小时内应用，可以避免产生抑制甲氨蝶呤的抗肿瘤作用，并可减少甲氨蝶呤对胃肠道和血液系统的不良反应。

【制剂】注射用门冬酰胺酶：每支含 1000 单位；2000 单位；10 000 单位。

【贮法】冷暗干燥处保存。

培门冬酶〔基〕 Pegaspargase

【ATC 编码】L01XX24

【性状】无色澄明液体，微有乳光。

【药理学】通过选择性耗竭血浆中的门冬酰胺而杀伤白血病细胞。这些白血病细胞由于缺乏门冬酰胺合成酶不能合成门冬酰胺，而依赖外来的门冬酰胺存活。

【适应证】用于儿童急性淋巴细胞白血病一线治疗。可用于联合化疗，推荐与长春新碱、泼尼松和柔红霉素联合使用。

【用法用量】联合使用时，肌内注射，2500IU/m^2，每 14 日一次。在单一部位注射给药量应少于 2ml；如需要使用的体积超过 2ml，则应在多个部位注射。

【不良反应】最常见有过敏反应（包括支气管痉挛、低血压、喉水肿、局部红斑或肿胀、全身性风疹或皮疹）、高血糖症、血栓、凝血功能异常、转氨酶升高、高胆红素血症、胰腺炎。还有可能发生恶心、呕吐、畏食、腹痛、食欲增加、低蛋白、血细胞和淋巴细胞异常、头晕、情绪不稳定、脱发、疼痛、跛行、黏膜溃疡、巩膜黄染、腮腺肿胀等。

【禁忌证】对本品有严重过敏史者；既往使用左旋门冬酰胺酶治疗出现急性血栓症、胰腺炎、严重出血事件者禁用。

【注意】给药后 1 小时密切观察，应备有复苏装置及抗组胺药物、肾上腺素、氧气和静脉内注射类固醇药物，以防急性过敏反应。严重血栓现象、矢状窦血栓、胰腺炎出现时，停止用药。给药期间和给药后应定期检测相关凝血参数，对有急性凝血征兆的患者在给药前应用新鲜冷冻的血浆替代凝血因子。

【药物相互作用】尚不明确。

【制剂】注射液：5ml：3750IU。

【贮法】遮光，密闭，2～8℃保存，避免冷冻结冰。

干扰素〔药典（三）；医保（乙）〕 Interferon

干扰素是细胞受病毒感染后释放出来的免疫物质。其他物质如植物血凝素、刀豆素 A、商陆有丝分裂原及有些多糖也能刺激免疫活性细胞产生干扰素。由病毒和病毒以外物质诱发的干扰素分别称为Ⅰ型和Ⅱ型干扰素。干扰素是一类在同种细胞上具有广谱抗病毒活性的蛋白，其活性的发挥又受细胞基因组的调节和控制，涉及 RNA 和蛋白质的合成。Ⅱ型干扰素在实验研究中抑制肿瘤的效应比Ⅰ型强。已用于临床的干扰素有三类：干扰素 α 是病毒诱导白细胞产生的干扰素，β 是病毒诱导成纤维细胞产生的干扰素，γ 是病毒诱导淋巴样细胞产生的干扰素。目前大都是基因工程 DNA 重组制备的产品。干扰素 γ 属于Ⅱ型，虽已进行临床研究，尚无正式产品。

【其他名称】干扰素 α-2a，罗扰素，Roferon A，干扰素 α-2b，干扰能，Intron A，IFN。

【ATC编码】S01AD05

【药理学】药理作用是多方面的，包括抑制病毒繁殖、免疫调节和抗肿瘤效应。通过调动机体细胞免疫功能、促分化、抑制增殖及调控某些致癌基因表达，干扰素对迅速分裂的肿瘤细胞有选择性抑制作用。具体机制还包括防止病毒整合到细胞DNA中，阻止肿瘤细胞生长、转移及除去封闭抗体，促进自然杀伤(NK)和巨噬细胞的功能等。

干扰素不能由胃肠道吸收。肌内或皮下注射后IFNα 80%以上可被吸收，IFNβ、γ则吸收较差。天然或重组IFNα肌内注射后一般在4～8小时后血浆中达到基本相近的峰值。$t_{1/2}$约为4～12小时，个体差异很大，与所用剂量相关。血浆浓度与疗效并不相关，但与毒性相关。本品大部分不与血浆蛋白结合，基本不能透过血脑屏障，可通过胎盘和进入乳汁。主要由肾小球滤过降解，部分在肝中降解。尿中原形排出很少。

【适应证】主要用于治疗晚期毛细胞白血病、肾癌、黑色素瘤、Kaposi肉瘤、慢性粒细胞性白血病和中低度恶性非霍奇金淋巴瘤，其他曾用于骨肉瘤、乳腺癌、多发性骨髓瘤、头颈部癌和膀胱癌等。对慢性乙、丙型肝炎也有效。

【用法和用量】第1周每次300万单位，皮下注射，每周3次，第2周每次加到600万单位，第3周加到900万单位，连续6周，共8周为1疗程。

干扰素亦可局部注射(瘤周浸润)、腔内注射(癌性胸腹腔积液)或膀胱内灌注。

【不良反应】高剂量干扰素具有一般生物制剂的反应即发热、流感样症状，肌肉酸痛等，其次是轻度骨髓抑制。一般对肝肾功能无影响，少数有氨基转移酶、血肌酐升高。

【禁忌证】已知对干扰素制品过敏者禁用。有心绞痛、心肌梗死病史以及其他严重心血管病史者禁用。癫痫和其他中枢神经系统功能紊乱者禁用。有其他严重疾病不能耐受本品的副作用者禁用。

【注意】过敏体质，特别是对抗生素有过敏者，应慎用。用药过程中如发生过敏反应则应立即停药，并给予相应治疗。本品在妊娠期妇女及哺乳期妇女中使用经验不多，应慎用。在病情十分需要时由医生指导使用。

【药物相互作用】使用本品时应慎用安眠药及镇静剂。

【制剂】注射用干扰素：每支100万单位；300万单位；500万单位。

【贮法】需在冰箱内冷藏。

亚叶酸钙〔药典(二)；基；医保(甲)〕 Calcium Folinate

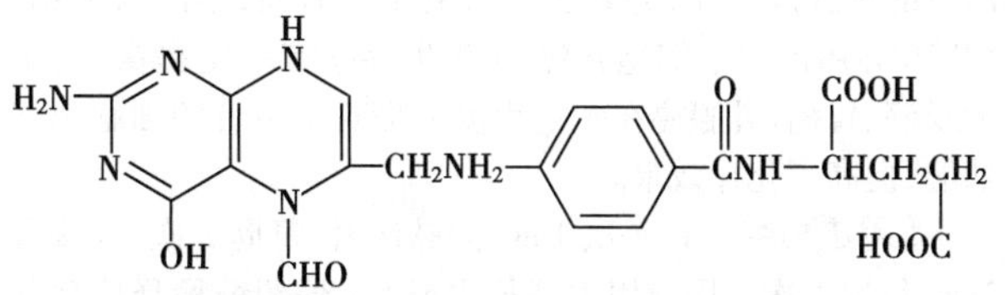

为四氢叶酸的甲酰衍生物，本品无抗肿瘤作用，主要用于高剂量甲氨蝶呤滴注时解救和与氟尿嘧啶同时应用加强后者的治疗作用。

【其他名称】亚乙酸，甲酰四氢叶酸钙，立可林，Citrovorum Factor，Leucovorin，CF。

【ATC编码】V03AF03

【性状】本品为类白色至微黄色结晶或无定形粉末；无臭。本品在水中溶解，在乙醇或乙醚中几乎不溶；在0.1mol/L氢氧化钠溶液中溶解。

【药理学】甲氨蝶呤(MTX)的主要作用是在细胞内与二氢叶酸还原酶结合，拮抗二氢叶酸转变为四氢叶酸(THF)而抑制DNA的合成。本品进入体内后通过四氢叶酸还原酶转变为THF，从而能有效地对抗甲氨蝶呤的作用。即所谓高剂量甲氨蝶呤-亚叶酸钙解救(HDmTX-CF)疗法是应用比常规剂量高100倍以上的MTX静脉滴注(一般为2～5g/m^2滴注4～6小时)，使一段时间内血液中药物浓度达到较高水平，促使MTX进入细胞内，达到10^{-5}mol/L以上的有效浓度。血中药物浓度的增高可以扩散到血运较差的实体瘤中，并可通过血脑、血眼和睾丸等生理屏障。因之高剂量MTX可以取得较好的疗效。但高剂量MTX可以引起致命的毒性反应，所以在MTX静脉滴注后一定时间内必须采取解毒措施。本品解救一般在静脉滴注结束后2～18小时开始。6～15mg/m^2肌内注射或静脉注射，每6小时1次，一般用药3天(12次)。本品的剂量及注射时间因MTX滴注的剂量和时间而定。一般根据MTX的血药浓度降到安全阈以下，10^{-7}mol/L以下时停止。此外，还要水化、碱化和给予一定的支持治疗。这样应用本品一般为6mg的注射液。

另一应用是与氟尿嘧啶并用提高氟尿嘧啶的疗效。在DNA合成过程中脱氧尿苷酸(dUMP)需在胸苷酸合成酶(TMPS)的催化下接受THF转来的甲基形成脱氧胸苷酸(dTMP)。这时，需要二氢叶酸还原酶使二氢叶酸转变为THF。而氟尿嘧啶的主要作用机制是进入体内后先变为氟尿嘧啶脱氧核苷酸，抑制胸苷酸合成酶(TMPS)。在反应过程中TMPS与THF、dUMP三者形成一个过渡性复合物。一般反应结束后复合物分解，释放二氢叶酸、TMPS酶和dTMP。但在给予氟尿嘧啶后形成的三联复合物不能分解，酶的功能受到抑制，不能生成dTMP。而氟尿嘧啶脱氧核苷酸与酶的结合力与THF的浓度成正比，提高THF的供给可使氟尿嘧啶抑制TMPS酶的作用增强。

【适应证】用于大剂量甲氨蝶呤的解毒治疗。与氟尿嘧啶联用使其增效。可用于口炎性腹泻、营养不良、妊娠期或婴儿期引起的巨幼细胞贫血。

【用法和用量】临床上需用高剂量CF静脉滴注，一般用法为200～500mg/m^2静脉滴注2小时，在滴注后静脉注射氟尿嘧啶370mg/m^2，一般连用5天。21～28天可重复治疗。这种CF-5FU联合治疗方法在大肠癌的治疗中取得较氟尿嘧啶单用更好的疗效。

【不良反应】很少见，偶见皮疹、荨麻疹或哮喘等过敏反应，大剂量给药时胃部有不适感。

【制剂】注射液：每支3mg(2ml)；6mg(2ml)。注射用亚叶酸钙：每支3mg；5mg；15mg；25mg；100mg；300mg。

昂丹司琼〔药典(二);医保(甲、乙)〕 Ondansetron

抗肿瘤药物如铂类和蒽环类化合物的强烈致吐,是由于抗肿瘤药物刺激消化道嗜铬细胞释放 5-HT_3,作用于 5-HT_3受体,通过延髓的呕吐中枢和化学感受器引起呕吐反射。因此 5-HT_3拮抗剂,可以拮抗外周神经元的兴奋和迷走神经的活动而止吐(详见第 43 章)。这类化合物中有代表性的为昂丹司琼,为当前重要的放、化疗辅助药。

【其他名称】盐酸昂丹司琼,恩丹西酮,枢复宁,Zofran。

【ATC 编码】A04AA01

【药理学】具有良好的止吐作用。主要作用机制是和 5-HT_3竞争 5-HT_3受体。

静脉注射 $t_{1/2}$为 4.5 小时。口服生物利用度为 60% ~ 85%。进入血流后与血浆蛋白结合,经羟化后与葡萄糖醛酸或硫酸结合,经尿或胆汁排出(尿粪排出比例为 5∶1)。

【适应证】用于预防或治疗化疗药物(如顺铂、阿霉素等)和放射治疗引起的恶心呕吐。

【用法和用量】预防用药首先在化疗前 0.5 小时静脉注射 8mg,以后在化疗后 4、8 小时各再注射 1 次。可在化疗前先注射 1 次,其他 2 次改为口服。治疗用药:患者有剧烈恶心呕吐时及时注射 8mg,以后每日用药 2 ~ 3 次。

儿童:《中国国家处方集·化学药品与生物制品卷·儿童版》推荐:4 岁以上儿童,化疗前 15 分钟内静脉滴注 5mg/m^2,接着每 8 小时服 4mg,连用 5 日。

【不良反应】一般耐受良好,少数有头痛、头昏、便秘、乏力或腹痛、腹泻。过量应用可有幻视、血压升高。

【禁忌证】对本品过敏者禁用,胃肠道梗阻者禁用。

【注意】少儿、老人及妊娠期妇女并非严格禁忌,但应控制每天用量不得超过 0.15mg/kg。不推荐早孕期间使用本品。

【制剂】注射液:每支 4mg(2ml);8mg(2ml)。片剂:每片 4mg;8mg。

【贮法】避光室温保存。

附:格拉司琼(康泉,Granisetron,Kytril),托烷司琼(呕必停,Tropisetron,Navoban)均为同类化合物。动物实验表明三药的作用强度,如以昂丹司琼为 1,则格拉司琼为 5 ~ 10,托烷司琼为 3 ~ 5。格拉司琼 $t_{1/2}$为 9 ~ 11 小时,托烷司琼的 $t_{1/2}$为 7.3 小时。临床应用两药均为注射液:格拉司琼每支 3mg;托烷司琼每支 5mg。预防用药均在化疗前 0.5 小时静脉注射,格拉司琼为 3mg,托烷司琼为 5mg,1 日 1 次。治疗应用均为 1 支,静脉注射。

美司钠〔基;医保(乙)〕 Mesna

$Na^+ \left[HS \quad SO_3 \right]^-$

【ATC 编码】R05CB05,V03AF01

【性状】为有特殊气味的白色物质,有吸湿性。完全溶于水,略溶于甲醇。

【药理学】由于具有巯基(SH)可与丙烯醛结合形成无毒的化合物。也可与 4-OH-环磷酰胺和 4-OH-异环磷酰胺结合,因而避免了膀胱炎的发生。

口服吸收良好,但与静脉注射相比排出略慢,所以应每 4 小时给药 1 次。其剂量的计算应为异环磷酰胺(IFO)总剂量的 60%,但在应用高剂量 IFO 时,本品的剂量应适当提高到 IFO 剂量的 120% ~160%。

【适应证】①任何应用 IFO 的化疗方案。②高剂量 CTX。③既往应用 CTX 有出血性膀胱炎的患者。④既往曾作过盆腔照射的患者。

【用法和用量】每次 400mg,一般在注射 IFO 的 0、4、8 小时静脉冲入,IFO 的用量一般为本品的 5 倍。其后的口服剂量为 480mg/m^2。

儿童:《中国国家处方集·化学药品与生物制品卷·儿童版》推荐:静脉注射,常用剂量为异环磷酰胺和环磷酰胺的 20%,时间为 0 时段、4 小时后以及 8 小时后的时段。

【禁忌证】对含巯基化合物过敏者禁用。

【注意】本品的保护作用只限于泌尿系统的损害。使用本品治疗时可引起尿酮试验假阳性反应,但反应颜色为红色,且不稳定,加冰醋酸后即褪色。使用本品一次剂量不宜超过 60mg/kg,否则可出现胃肠道反应。

【药物相互作用】在试管实验中,本品与顺铂和氮芥并不相容。

【制剂】注射用美司钠:每支 200mg;400mg。片剂:每片 200mg。

【贮法】室温保存。

香菇多糖 Lentinan

本品是从香菇(*Lentinus edodes*)子实体中提取、纯化的多糖。基本结构为每 5 个 β-(1→3)结合的葡萄糖直链上有 2 个 β(1→3)结合侧链的高分子葡聚糖。

【其他名称】能治难,Entnan。

【ATC 编码】L03AX01

【性状】为白色多孔性固体,易溶于水。

【药理学】实验研究表明在多种动物肿瘤中能使肿瘤缩小及延长动物的生存时间。可能是通过激活宿主的防病机制,其中包括杀伤 T 细胞和活化巨噬细胞、自然杀伤细胞(NK)和抗体依赖性巨噬细胞的细胞毒作用(ADMC)。

静脉注射后,血中浓度迅速下降,以后变缓。血中的廓清呈二室模型。给药后 5 分钟各脏器中均有分布,依次为肝、脾、肺、肾。给药初期大部由尿中排出,以后相当长的时间由尿和粪中慢慢排出。

【适应证】为化放疗辅助药,主要用于胃癌、肺癌和乳腺癌。有报道将此药与 FT-207 并用治疗晚期胃癌,可增强后者的抗肿瘤作用,并延长患者的生存时间;本品与卡铂、VP-16 并用治疗小细胞肺癌,3 年生存率有一定提高;用于大肠癌、胃癌、乳腺癌在一定程度上提高了患者的细胞免疫功能,提高了化疗效果。

【用法和用量】每次 1mg,静脉注射,每周 2 次,或每次 2mg,每周 1 次。用前用生理盐水或 5% 葡萄糖稀释后静脉注射。

【不良反应】一般有6.8%的患者有一过性皮疹或潮红、恶心、头昏、胸部压迫感、多汗等。

【注意】儿童、妊娠和育龄妇女慎用。

【制剂】注射用香菇多糖:每瓶1mg。

【贮法】室温保存。

亚砷酸[基;医保(乙)] Arsenious Acid

【性状】为无色澄明液体,味微咸。

【药理学】目前的研究显示,染色体t易位(15:17)是急性早幼粒细胞性白血病的重要细胞遗传学特征,该易位导致早幼粒细胞白血病基因PML和维A酸受体a(RARa)基因融合,表达PML-RARa蛋白,这种融合蛋白的过度表达是APL发病的主要机制之一,过度表达的PML-RARa可抑制细胞的分化凋亡。实验发现,三氧化二砷通过调节NB4细胞内PML-RARa的水平,使细胞重又纳入程序化死亡的正常轨道。

经维A酸预处理的NB4细胞,三氧化二砷诱导其发生凋亡的作用并没有受到影响,这说明该药以一种不依赖于维A酸调节途径的方式在发挥作用,二者之间不存在交叉耐药。

静脉给药,组织分布较广,停药时检测组织中砷含量由高到低次为皮肤、卵巢、肝脏、肾脏、脾脏、肌肉、睾丸、脂肪、脑组织等。停药四周后检测,皮肤中砷含量与停药时基本持平,脑组织中含量有所增加,其他组织中砷含量均有所下降。8例APL患者的药动学参数显示,在开始静脉滴注后4小时达到峰浓度,随即被血浆快速清除,每日尿砷排泄量约为每日药物剂量的1%~8%。停药后尿砷即开始下降,停药1~2个月尿砷排泄可下降25%~75%不等。

【适应证】用于急性早幼粒细胞性白血病。

【用法和用量】亚砷酸注射液(10mg)加入250~500ml生理盐水或5%葡萄糖溶液中,每日一次静脉滴注,3~4小时滴完。

儿童:《中国国家处方集·化学药品与生物制品卷·儿童版》推荐:一日0.16~0.20mg/kg,日剂量不超过10mg,加入250mg;500ml氯化钠注射液或5%葡萄糖溶液中,一日1次,静脉滴注,3~4小时滴完。一般连续用药14~28日为1个疗程。未缓解者继续治疗直至完全缓解。复发及难治患者连续用药28日而效果不明显者可适当增加剂量。更详细用量用法应根据具体治疗方案。

【不良反应】主要为皮肤干燥、丘疹、红斑或色素沉着,恶心,胃肠胀满,指尖麻木,血清氨基转移酶升高。心电异常改变等、停药或相应处理后可逐渐恢复正常。对本品过敏者、严重肝、肾功能不全者。请在专科医生指导下观察使用。有肝、肾功能损害者慎用。使用过程中如出现肝、肾功能损害应即停药,并进行对症治疗,待恢复后再继续使用。如肝功能异常是因白血病细胞浸润所致者,应同时并用保肝治疗。

【禁忌证】非白血病所致的严重肝肾功能损害、妊娠期妇女及长期接触砷或有砷中毒者禁用。

【注意】哺乳期妇女用药的安全性尚不明确。对儿童的影响,未发现儿童用药引起异常情况的报道。对老年患者的影响,未发现老年患者使用本品引发异常情况的报道。

【制剂】注射液:每支10mg(10ml)。注射用亚砷酸:每支10mg。

【贮法】避光、常温保存,不得冰冻。

安吖啶[医保(乙)] Amsidine

【其他名称】胺苯吖啶,胺苯比啶,安沙克林,Acridiylaminon,Amsarcrine,Amsidine,Amsa,M-AMSA。

【ATC编码】L01XX01

【性状】为橙红色结晶性粉末,在碱性条件下,乙酸乙酯几乎能定量地吸收水中的本品原形物,并能使药物与蛋白解离或与胆汁中的主要代谢物分离。本品的盐酸盐,水溶性差,另含有甲碘酸盐、乳酸盐和葡萄糖酸盐等。

【药理学】为合成的吖啶类衍生物中筛选出来的抗肿瘤新药,具有广谱的抗瘤活性、免疫抑制和抗病毒作用。本品主要是能和细胞DNA5′末端起共价结合或抑制核内DNA拓扑异构酶Ⅱ的活力,干扰RNA的合成和DNA的复制;干扰细胞膜蛋白质构象。在细胞周期中主要作用于G_2期及G_2/M边界期细胞,对G_1期和S期作用较小。

本品口服吸收较差,通常静脉给药。口服90mg/m^2,4~6小时血药浓度达峰值(0.63~1.3μg/ml)。静脉滴注90mg/m^{2}后,体内血浆清除呈双相曲线,$t_{1/2\alpha}$为10~15分钟,$t_{1/2\beta}$为8~9小时。本品吸收后,广泛分布于肾、肺、心、脾和肝中,均比血中高。在肝脏内浓度最大,主要以代谢物吸收形式存在,在脑脊液中最低。在血清内浓度为1~100μg/ml时,与蛋白结合占80%~90%。本品主要经肝脏代谢、失活,最终代谢产物为9-氨基吖啶(9-AA),肝功能不全可影响其代谢;主要从胆汁排泄,胆汁药物浓度与血浆药物浓度的比为400:1,在胆汁中的峰值时间为5小时,部分经肾排泄,肾功能不全对其排泄影响不大。

【适应证】本品是继蒽环类、阿糖胞苷后又一种治疗急性粒细胞白血病有效的药物,对急性粒细胞白血病的缓解率为50%;与大剂量Ara-C、6-TG、VP-16等联合治疗晚期急性粒细胞白血病可提高疗效。对蒽环类和Ara-c已产生耐药性的患者,改用本品仍有缓解作用,无交叉耐药性。本品对恶性淋巴瘤也有较好疗效,亦可用于乳腺癌。

【用法和用量】静脉滴注:急性白血病,75mg/m^2,连用7日;最大耐受量为150mg/m^2,连用5日。实体瘤,75~120mg/m^2,3~4周1次,总量500~700mg/m^{2}为1周期。

【不良反应】①骨髓抑制:为剂量限制毒性,用药后10~14日白细胞达最低点,21~25日恢复;亦有血小板及血红蛋白减少等。②胃肠道反应:食欲缺乏、恶心、呕吐、腹泻等。③心脏毒性:部分患者有心悸、胸闷、心力衰竭、室性纤维颤动等，总发生率<5%。④肝功能损害：较大剂量可出现血清碱性磷酸酶和胆红素升高，发生率为35%，但多数为可逆性反应。⑤其他：黏膜炎、皮疹、感觉异常、头痛、头晕、关节痛，静脉炎与脱发较常见，偶见癫痫大发作。

【注意】严格掌握剂量，在用药期间应监测病情变化，及时调整剂量。每次使用时以5%葡萄糖150ml以上将药液稀释，静脉滴注1小时，及时更换注射部位。凡能影响微粒体酶的药物如苯巴比妥、西咪替丁等均可影响本品药动学参数。本品与Ara-C、Vp-16合用能增强疗效。

【制剂】注射液：每支75mg(1.5ml)，附稀释剂。

【贮法】室温，阴凉处保存，勿冻结。

甘氨双唑钠〔药典(二)；医保(乙)〕 Glycididazole Sodium

【其他名称】希美纳。

【性状】为类白色至微黄色的疏松块状物或粉末。

【药理学】为肿瘤放疗的增敏剂，属于硝基咪唑类化合物，可将射线对肿瘤乏氧细胞DNA的损伤固定，抑制其DNA损伤的修复，从而提高肿瘤乏氧细胞对辐射的敏感性。

静脉滴注后，原形药在注药后即刻达到高峰，随后迅速下降，4小时后一般已测不出原药。给药后1～3小时其代谢产物甲硝唑达峰值，24～48小时已测不出代谢产物。给药剂量为800mg/m^{2}的C_{max}为(36.54±9.62)μg/ml，$t_{1/2\beta}$为(0.9956±0.5)小时，AUC为(25.3780±7.1)μg·h/ml。给药后4小时内可由尿中排出总药量的53.1%～77.5%。平均蛋白结合率为(14.2±2.2)%。

【适应证】放射增敏药，适用于对头颈部肿瘤、食管癌、肺癌等实体肿瘤进行放射治疗的患者。

【用法和用量】静脉滴注，每次800mg/m^2，于放射治疗前加入到100ml生理盐水中充分摇匀后，30分钟内滴完。给药后60分钟内进行放射治疗。建议于放射治疗期间按隔日一次，每周三次用药。

【不良反应】使用中有时会出现ALT、AST的轻度升高和心悸、窦性心动过速、轻度ST段改变，偶尔出现皮肤瘙痒、皮疹和恶心、呕吐等。

【禁忌证】肝功能、肾功能和心脏功能严重异常者禁用。妊娠及哺乳期妇女禁用。

【注意】本品必须伴随放射治疗使用，单独使用本品无抗癌作用。在使用本品时若发生过敏反应，应立即停止给药并采取适当的措施。使用本品时应注意监测肝功能和心电图变化，特别是肝功能、心脏功能异常者。包装破损或稀释液不澄明者禁止使用。

【制剂】注射用甘氨双唑钠：每瓶0.25g，0.6g。

【贮法】密封，在凉暗干燥处保存。

榄香烯〔医保(乙)〕 Elemene

【性状】为乳白色的均匀乳状液体。

【药理学】为姜科植物温郁金中提取的抗癌有效成分。其主要生物学活性为降低肿瘤细胞有丝分裂能力，诱发肿瘤细胞凋亡，抑制肿瘤细胞的生长。药理实验表明，腹腔注射本品对肿瘤细胞的DNA、RNA及蛋白质合成有明显的抑制作用。该药还能直接作用于细胞膜，使肿瘤细胞破裂，可以改变和增强肿瘤细胞的免疫原性，诱发和促进机体对肿瘤细胞的免疫反应。本品毒副作用较小，对正常细胞和周围白细胞影响较小。静脉注射LD_{50}为(270.07±18.93)mg/kg，口服LD_{50}大于5g/kg。常用量对小鼠无致畸致突变作用。

血浆中药物的动态变化属二室模型，药物自血浆消除较快，且呈线性动力学，在各组织中药物浓度降低速度较慢。静脉注射本品15分钟后，药物在脑、心、肺、肾、脾、脂肪和肝中含量较多。腹腔注射后，药物在脂肪组织含量最高。口服吸收差，生物利用度仅为18.8%。自尿、粪、胆汁中的排出量很小，从呼吸道排出及体内生物转化是其重要消除途径。平均血浆蛋白结合率为97.7%。

【适应证】对癌性胸、腹水及某些恶性实体瘤有一定疗效。本品与放化疗同步治疗，可增强疗效，可用于介入、腔内化疗及癌性胸腹水的辅助治疗。

【用法和用量】静脉注射：一次0.4～0.6g，一日1次，2～3周为一疗程。

【不良反应】部分病人用药后可有静脉炎、发热、局部疼痛、过敏反应、轻度消化道反应。

【禁忌证】对本品过敏者禁用。

【注意】本品对高热病人、胸腹水合并感染的患者慎用。对血小板减少症，或有进行性出血倾向者应慎用；部分病人初次用药后，可有轻微发热，多在38℃以下，于给药之前30分钟口服泼尼松或解热镇痛药可预防或减轻发热；本品腔内注射时可致少数病人疼痛，使用前应根据患者的具体情况使用局麻药，可减轻或缓解疼痛，使病人能够耐受。

【药物相互作用】与放疗或其他化疗药物及生物反应调节剂联合应用有协同作用，合用加温疗法有协同作用。

【制剂】注射液：每支25mg(5ml)。

【贮法】遮光，密闭阴凉处保存。

右丙亚胺〔医保(乙)〕 Dexrazoxane

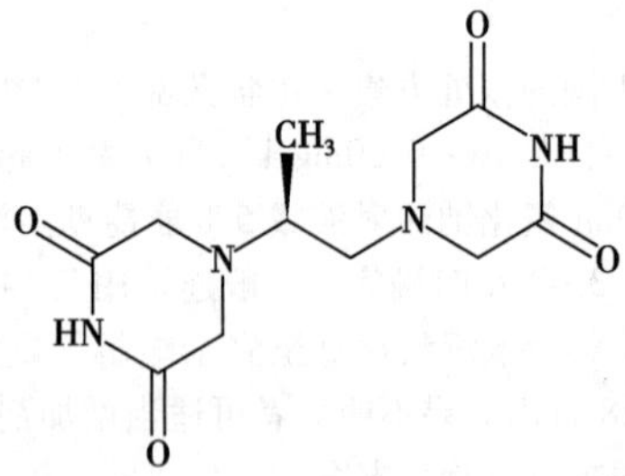

【其他名称】右雷佐生，奥诺先，得拉唑沙，Cardioxane，Eucardion，Zinecard。

【ATC编码】V03AF02

【适应证】减轻或减少蒽环类抗生素(如多柔比星)化疗引起的心肌毒性(国外资料)。

【用法和用量】用0.167mol的乳酸钠注射液将本药配制成10mg/ml浓度，然后用生理盐水或5%葡萄糖稀释至浓度为1.3～5mg/ml，稀释液在2～8℃或室温下可稳定6小时。本药用量为多柔比星剂量的10倍。从开始给药计算，至少给予本药30分钟后使用多柔比星，应缓慢注射或较快的滴注。有亚硝基脲用药史者，本药最大耐受量为750mg/

m^2;无亚硝基脲用药史者,本药最大耐受量为1250mg/m^2。

【不良反应】①内分泌/代谢系统:高TG血症、血清铁浓度增高、血清锌和钙浓度降低。②血液系统:骨髓抑制(为最主要的毒性,儿童发生血液毒性和凝血障碍的危险性更大)、白细胞和血小板减少(常在第8~15天降至最低点,在21~22天时可恢复,高剂量时更明显)、凝血障碍、贫血。③消化系统:恶心、呕吐、腹泻、肝酶升高、血淀粉酶升高(但出现胰腺炎的可能性很小)。④皮肤:注射局部炎症、皮肤及皮下坏死、脂膜炎。高剂量可致脱发。

【禁忌证】对本品过敏者禁用。

【注意】肝功能不全者、高胆红素血症患者使用多柔比星时应减量,并按比例减少本品用量。用药相关检查/监测项目:血常规,肝功能,定期监测血清铁、锌浓度。多柔比星累积剂量达300mg/m^2者,也应在使用本品期间密切监测心脏毒性。本品不能用于非蒽环霉素类药物引起的心脏毒性。

【制剂】片剂:每片25mg;50mg。粉针剂(盐酸盐):每瓶250mg;500mg。

氯氧喹 Chloroxoquinoline

【其他名称】安体舒。

【性状】胶囊内容物为白色或类白色结晶性粉末。

【药理学】动物实验显示,本品对小鼠肉瘤S-180和艾氏癌腹水型有一定的抑制作用,可能与抑制肿瘤细胞的DNA合成有关。健康志愿者的药动学符合口服给药二室开放模型。胃肠道吸收快,1.25小时血药浓度达峰值;分布较快$t_{1/2\alpha}$为(2.094±0.958)小时,$t_{1/2\beta}$为(20.283±1.491)小时。鼻咽癌患者药动学结果符合一级吸收、二室开放模型。1.6小时血药浓度达峰值,$t_{1/2\alpha}$为(1.91±0.07)小时,$t_{1/2\beta}$为(16.93±1.29)小时。

【适应证】用于乳腺癌、非小细胞肺癌治疗。

【用法和用量】口服,一次2粒,一日3次;或每日20~30mg/kg,分三次服用。连服4周为一疗程。

【不良反应】胃肠道反应:胃部不适、食欲欠佳、恶心、呕吐等。血液系统:白细胞减少,血红蛋白减少。

【禁忌证】对本品成分过敏者禁用。

【注意】长期服用应定期检查血象及肝功能。

【药物相互作用】本品具有中枢神经抑制作用,与中枢抑制药合用时,后者剂量应酌减。本品具有肝药酶诱导作用,注意由此而产生的药物相互作用。

【制剂】胶囊:200mg。

【贮法】常温、避光、密封保存。置于儿童不可触及处。

氨磷汀 Amifostine

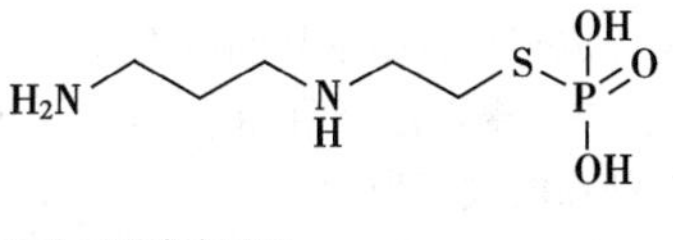

【其他名称】阿米福汀。

【ATC编码】V03AF05

【性状】白色结晶粉末或冻干块状物;有特臭。

【药理学】本品为一种有机硫化磷化合物,在组织中被与细胞结合的碱性磷酸酶水解脱磷酸后,成为具有活性的代谢产物WR-1065,其化学结构式为$H_2N-(CH_2)_3-NH-(CH_2)_2-SH$,因巯基具有清除组织中自由基的作用,故能减低顺铂、环磷酰胺及丝裂霉素等的毒性。本品15分钟能达到最大的血药浓度,在血浆中快速地被清除,其分布半衰期($t_{1/2\alpha}$)小于1分钟,排除半衰期约8分钟。在用药6分钟后仅有少于10%在血浆中残存,被快速地代谢为活性的游离巯基化合物。

【适应证】本品为正常细胞保护剂,用于各种癌症的辅助治疗。在对肺癌、卵巢癌、乳腺癌、鼻咽癌、骨肿瘤、消化道肿瘤、血液系统肿瘤等多种癌症患者进行化疗前应用本品,可减轻化疗药物所产生的肾脏、骨髓、心脏、耳及神经系统的毒性,而不降低化疗药物的药效。放疗前应用本品可减少口腔干燥和黏膜炎的发生。

【用法和用量】化疗:起始剂量为一次500~600mg/m^2,溶于0.9%氯化钠注射液50ml中,在化疗开始前30分钟静脉滴注,15分钟滴完。放疗:起始剂量为一次200~300mg/m^2,溶于0.9%氯化钠注射液50ml中,在放疗开始前15分钟静脉滴注,15分钟滴完。

【不良反应】头晕、恶心、呕吐、乏力等。

【禁忌证】对本品有过敏史及对甘露醇过敏患者禁用。

【注意】①低血压及低血钙患者慎用。②由于用药时可能引起短暂的低血压反应,应注意采用平卧位。③本品只有在放化疗前即刻使用才显示出有效的保护作用,而在放化疗前或后数小时应用则无保护作用。

【药物相互作用】尚不明确。

【制剂】注射用氨磷汀:0.4g。

【贮法】遮光、密闭,于2~8℃保存。

西达本胺[医保(乙)] Chidamide

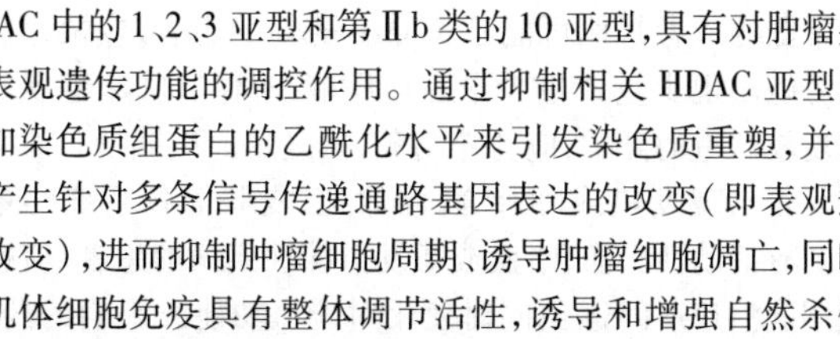

【其他名称】爱谱沙,Epidaza。

【性状】类白色片。

【药理学】本品为苯酰胺类组蛋白去乙酰化酶(Histone Deacetylase,HDAC)亚型选择性抑制剂,主要针对第Ⅰ类HDAC中的1、2、3亚型和第Ⅱb类的10亚型,具有对肿瘤异常表观遗传功能的调控作用。通过抑制相关HDAC亚型以增加染色质组蛋白的乙酰化水平来引发染色质重塑,并由此产生针对多条信号传递通路基因表达的改变(即表观遗传改变),进而抑制肿瘤细胞周期、诱导肿瘤细胞凋亡,同时对机体细胞免疫具有整体调节活性,诱导和增强自然杀伤细胞(NK)和抗原特异性细胞毒T细胞(CTL)介导的肿瘤杀伤作用。还通过表观遗传调控机制,具有诱导肿瘤干细胞分化、逆转肿瘤细胞的上皮间充质表型转化(EMT)等功能,进而在恢复耐药肿瘤细胞对药物的敏感性和抑制肿瘤转移、复发等方面发挥潜在作用。

T细胞淋巴瘤患者单次餐后口服本品30mg后,达峰时间(t_{max})约4小时,血浆药物峰浓度(C_{max})约60ng/ml,药时曲线下面积(AUC_{0-t})约660ng·h/ml,终末消除半衰期($t_{1/2\_z}$)约17小时。连续多次口服30mg,第8次服药后的AUC_{0-t}值升高1.8倍。本品体内暴露量随服药剂量的增加呈现非等比关系,可能具有剂量饱和趋势。进食后本品暴露量高于空腹2.3倍。餐后服用可能有助于缓解胃肠道刺激所引起的不适。药物在体内具有较为广泛的分布。在20~150ng/ml浓度范围,本品与人血浆蛋白结合率为89.1%~99.3%。经肝代谢,主要有两种代谢途径,单氧化和酰胺键水解,生成5个主要代谢产物。服药后168小时尿液和粪便中总排泄量占80.2%±9.5%,绝大部分的排出集中于前72小时。大部分(67.6%±12.7%)经过肾脏由尿液排出,粪便排出12.6%±7.7%。原形药的排出37.6%±9.2%,约占尿液排泄量的39.4%;粪便中绝大部分为原形药,约占粪便总排出量的86.9%。

【适应证】用于既往至少接受过一次全身化疗的复发或难治的外周T细胞淋巴瘤(PTCL)患者。

【用法和用量】口服,成人推荐每次30mg,每周2次,服药间隔不应少于3天,早餐后30分钟服用。若病情未进展或未出现不能耐受的不良反应,建议持续服药。相关指标满足以下条件方可开始用药:中性粒细胞绝对值≥1.5×10^9/L,血小板≥75×10^9/L,血红蛋白≥9.0g/dl。

【不良反应】常见血小板计数减少、白细胞或中性粒细胞计数减少、血红蛋白降低、乏力、发热、腹泻、恶心和呕吐、食欲下降、低钾血症和低钙血症、头晕、皮疹等。

【禁忌证】对本品或其任何成分过敏患者、妊娠期、严重心功能不全患者禁用。

【注意】治疗期间每周检查一次血常规。出现≥3级血液学不良反应时,暂停用药对症处理。治疗前,如果γ-GGT、ALT或AST>正常上限2.5倍,暂缓用药。至少每三周检测一次肝功能和肾功能,如果出现≥3级功能异常,暂停用药对症治疗,直至不良反应缓解至≤1级或用药前水平,减量使用。中/重度肝功能损伤患者应谨慎服用。定期监测心脏相关指标,作用机制相似的药物已有导致严重QTc间期延长的报道,建议治疗前检查血钾、血钙或血镁,正常后方可用药。每3周进行一次心电图和电解质检查。如出现QTc>500ms,应暂停用药,恢复用药应减量。对于有QTc间期延长病史、先天性Q-T延长综合征患者、正在服用抗心律失常药物或者其他可能延长QTc药物的患者,应慎用。患者可能出现少量或极少量心包积液,不伴有临床症状。如出现较严重的异常,应暂停用药,恢复用药应减量。注意检查是否出现发热或呼吸道、泌尿道、皮肤等各系统感染症状。有活动性出血、咯血或新发血栓性疾病的患者,应避免使用。治疗期间避免同时使用对凝血功能有影响的药物。本品可能影响男性生殖能力,治疗期间及治疗后3个月内应避免生育计划。育龄妇女治疗期间避免怀孕。哺乳期妇女治疗时停止哺乳。

【药物相互作用】体外研究显示本品对人肝微粒体CYP-450酶各主要亚型均无明显的直接抑制作用。对肝细胞CYP3A4和CYP1A2均无诱导作用。

【制剂】片剂:5mg。

【贮法】遮光,密封,25℃以下保存,置于儿童不能触及处。

来那度胺〔医保(乙)〕 Lenalidomide

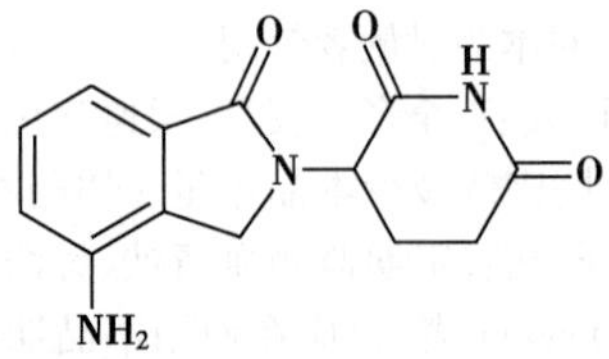

【ATC编码】L04AX04

【性状】白色至类白色的粉末。

【药理学】本品是沙利度胺的类似物,作用机制尚未完全阐明,已知包括抗肿瘤、抗血管生成、促红细胞生成和免疫调节等特性。本品可抑制某些造血系统肿瘤细胞(包括多发性骨髓瘤浆细胞和存在5号染色体缺失的肿瘤细胞)的增殖,提高T细胞和自然杀伤细胞介导的免疫功能,提高自然杀伤T细胞的数量,通过阻止内皮细胞的迁移和黏附以及阻止微血管形成来抑制血管生成,通过$CD34^+$造血干细胞增加胎儿血红蛋白的生成,抑制由单核细胞产生的促炎性细胞因子(如TNF-α和IL-6)的生成。

健康受试者空腹口服本品,吸收快速,血浆浓度在0.5~1.5小时达到最高。最大血浆浓度(C_{max})和药时曲线下面积(AUC)随剂量的增加而成比例地增加,没有显著的药物蓄积。*S*-和*R*-对映异构体相对暴露分别约56%和44%。本品可与食物同服,也可空腹服用,但是高脂和高热量食物会降低吸收程度。本品与血浆蛋白的结合率较低。本品不是肝脏代谢酶的底物。本品原形药物是循环中的主要成分。已鉴定出来的两种代谢产物为5-羟基-来那度胺和*N*-乙酰基-来那度胺,浓度低于原形药物的5%。本品从尿液和粪便中的清除分别约90%和4%。原药形式约82%,几乎全部通过尿路排泄。肾清除率超过了肾小球滤过率,存在某种程度的主动分泌。推荐的剂量范围内(5~25mg/d),健康受试者和多发性骨髓瘤患者的血浆半衰期分别为3小时和3~5小时。肾功能轻度受损的患者药动学特征与健康人相似。中重度肾功能不全的患者半衰期延长了3倍,总清除率降低了66%~75%。血液透析患者的半衰期延长了4.5倍,总清除率降低了80%。肾功能不全患者经过4小时透析后可以清除体内大约30%的药物。轻度肝损伤不影响本品在体内的分布。体重、性别、种族和不同类型的恶性血液肿瘤均不影响在成年患者中本品的清除率。

【适应证】与地塞米松合用,治疗曾接受过至少一种疗法的多发性骨髓瘤的成年患者。

【用法和用量】若患者的中性粒细胞绝对计数(ANC)<1.0×10^9/L,或患者的血小板计数<50×10^9/L,且其骨髓中浆

细胞占有核细胞的比例<50%，或患者的血小板计数<30×10^9/L，且其骨髓中浆细胞占有核细胞的比例>50%，则不得开始本品的治疗。

推荐起始剂量25mg。28日一周期，第1～21日，每日口服本品25mg，直至疾病进展。第1、8、15和22日口服40mg地塞米松。根据患者的肾功能状况谨慎选择起始剂量和随后的剂量调整，根据患者的年龄选择地塞米松的起始剂量和随后的剂量调整。

本品应于每日大致相同的时间服用。不应打开、破坏和咀嚼胶囊，应将胶囊完整吞服，最好用水送服。若错过规定的服药时间小于12小时，可补服该次用药。若错过规定的服药时间大于12小时，则不应再补服该次用药，而应在第二日的正常服药时间服用下一剂量。

对每日用药的患者在治疗期间和重新开始治疗时推荐剂量调整。

在发生3级或4级中性粒细胞减少或血小板减少时，或发生经判定与来那度胺相关的其他3级或4级毒性时推荐调整剂量。如果本品剂量是因血液学毒性而下调，则可根据其对骨髓功能恢复的判断将剂量回调至高一级的剂量水平（最高可至起始剂量）。如果发生了与本品相关的3/4级毒性反应，则需暂停治疗，待毒性反应缓解至≤2级时，再按低一级的剂量水平重新开始治疗。

【不良反应】最严重：静脉血栓（深静脉血栓、肺栓塞）、4级中性粒细胞减少。最常见：疲乏、中性粒细胞减少、便秘、腹泻、贫血、血小板减少、白细胞减少、低血钾、上呼吸道感染、肺炎和皮疹。其他：高血糖、骨痛、肌肉痉挛、感觉减退、咳嗽、高血压、心动过缓、心绞痛、肝功检查异常、失明、甲状腺功能异常等。

【禁忌证】妊娠期妇女。对本品活性成分或其中任何辅料过敏者。

【注意】本品会导致显著的中性粒细胞减少和血小板减少。治疗的前12周内每2周进行一次全血细胞计数监测，之后每月1次。与其他骨髓抑制性药物合用时应谨慎。发生深静脉血栓和肺栓塞的风险升高，尤其是合并使用促红细胞生成素或曾有血栓病史的患者，应谨慎使用促红细胞生成素或可能会使血栓风险升高的其他药物。建议使用预防性的抗凝血药物，特别是对于存在其他血栓风险因素的患者。如发生血管性水肿、4级皮疹、剥脱性或大疱性皮疹或可疑的Stevens-Johnson综合征和中毒性表皮坏死溶解症，必须永久停药。在治疗前具有高肿瘤负荷的患者有发生肿瘤溶解综合征的风险，应密切监测并采取适当的预防措施。第二原发肿瘤的发生率有所升高。有甲状腺功能减退和甲状腺功能亢进的报告，应监测甲状腺功能。应谨慎驾驶和操作机器。哺乳期妇女在治疗期间停止哺乳。

【药物相互作用】对正接受本品联合地塞米松治疗的多发性骨髓瘤患者，促红细胞生成类药物或其他药物（如激素替代治疗）可能会使血栓风险升高，故应谨慎使用。

【制剂】胶囊：5mg。

【贮法】密封，常温（10～30℃）保存。置于儿童不可触及处。

69.7 其他抗肿瘤药及辅助治疗药

未涵盖在前面所述的抗肿瘤药物之外还有铂类、达卡巴嗪、替莫唑胺、门冬酰胺酶等。铂类临床应用广泛，主要作用靶点为DNA，通过作用于DNA链间及链内交链，形成DDP-DNA复合物，干扰DNA复制，或与核蛋白及胞浆蛋白结合而抑制肿瘤生长。铂类在临床使用时，主要为消化道毒性反应、骨髓抑制及神经毒性，与所用剂量的大小及总量有关，尤其要注意顺铂进行水化以减轻肾毒性不良反应。达卡巴嗪具有直接细胞毒作用，主要作用于G_2期，抑制嘌呤、RNA和蛋白质的合成，也影响DNA的合成。替莫唑胺能通过血脑屏障，用于治疗恶性胶质细胞瘤。门冬酰胺酶能使门冬酰胺水解，使肿瘤细胞缺乏门冬酰胺，从而起到抑制生长的作用。亚砷酸为我国自主研发，主要用于急性早幼粒细胞性白血病，使用过程中如出现肝、肾功能损害应即停药，并进行对症治疗，待恢复后再继续使用。注意亚砷酸须按毒性药物进行管理。

丙卡巴肼[药典(二);医保(甲)] Procarbazine

HN—NH—CH₂—C₆H₄—C(=O)—NH—CH(CH₃)₂（HN上连 CH₃）

【其他名称】盐酸丙卡巴肼，甲苄肼，甲基苄肼，Methylhydrazine，Natulan，Matulan，PCZ，PCB。

【ATC编码】L01XB01

【性状】常用其盐酸盐，为白色结晶性粉末。在水中易溶，在乙醇中略溶。熔点218～226℃（分解）。

【药理学】为周期非特异性药，抑制DNA和蛋白质的合成。进入人体后自身氧化形成H_2O_2和OH基，可引起类似电离辐射样作用，特别是可使鸟嘌呤的第3位和腺嘌呤的第1位上甲基化。与其他抗肿瘤药和放射线无交叉耐药性。药理研究发现有多种生物效应，如抑制有丝分裂、使染色体排列紊乱、致畸胎、致癌、抑制免疫、细胞毒作用。

口服后吸收良好。血浆半衰期为7～10分钟。主要分布于肝、肾，可进入脑脊液。在肝和红细胞中迅速去甲基化形成代谢物。主要由尿中排出（6小时为55%，24小时为70%，只有5%以原形排出）。另有10%由肺排出。

【适应证】主要用于霍奇金病，有1/3～1/2的患者能获得完全缓解，缓解期为3周～6个月或更长。对其他恶性淋巴瘤、多发性骨髓瘤和肺癌亦有一定疗效。

【用法和用量】一般每日150～200mg，分3～4次服用。一疗程总量可根据血象而定。

儿童：《中国国家处方集·化学药品与生物制品卷·儿童版》推荐：小儿一日3～5mg/kg或100mg/m^2，分次口服，服药1～2周，停药2周。

【不良反应】①胃肠道反应，主要为恶心、呕吐，多数能耐受。②骨髓抑制，一般出现较晚，多在服药后4～6周出现，主要表现为白细胞和血小板下降，其程度与剂量有关。停药后2～3周可恢复到正常水平。③神经系统，部分患者可出现中枢神经系统毒性如眩晕、嗜睡、精神错乱、脑电图不正常等。亦可出现下肢感觉异常、深反射消失、麻痹等周围神经炎的表现。④其他，如皮炎、脱发。

【禁忌证】严重肝肾功能损害者及妊娠期妇女禁用。

【注意】本品为弱的单胺氧化酶抑制剂，服药期间凡含有高酪胺成分的食物如乳酪和香蕉等均不宜食用。酒类宜少用。本品可引起溶血性贫血，对肝、肾功能或骨髓功能不全的患者应减少剂量。少数年轻妇女服药后可引起闭经。

【药物相互作用】与苯噻嗪类药物有协同的镇静作用，与巴比妥类、麻醉药、抗组胺类和利血平等合用亦应谨慎。同时应用拟交感神经药和抗抑郁药时应注意。

【制剂】片剂：每片 50mg。

【贮法】密闭、避光保存。

达卡巴嗪〔医保(乙)〕 Dacarbazine

【其他名称】氮烯咪胺，甲嗪咪唑胺，DTIC。

【ATC 编码】L01AX04

【性状】为碱性棕红色固体粉末，遇热分解，遇酸和光不稳定。

【药理学】为嘌呤生物合成的中间体，进入体内后由肝微粒体去甲基形成单甲基化合物，具有直接细胞毒作用。主要作用于 G_2 期。抑制嘌呤、RNA 和蛋白质的合成，也影响 DNA 的合成。所以也有人认为是一种烷化剂。

一次静脉注射后 30 分钟，血浆中浓度达最高峰。血浆中消失呈二室模型，$t_{1/2}\alpha$ 为 19 分钟，$t_{1/2}\beta$ 为 5 小时。在 0 ~ 6 小时内由尿中排出 45%（50% 为原形药，50% 为代谢药）。不能通过血脑屏障。

【适应证】主要用于霍奇金病、黑色素瘤和软组织肉瘤。

【用法和用量】静脉注射：每日 200 ~ 400mg/m²，连用 5 ~ 10 天。为减少对血管的刺激，可用 5% 葡萄糖液 25ml 稀释后快速静脉注射。间隔 4 ~ 8 周后可进行第 2 疗程。联合用药时，每次 200mg/m²，静脉滴注，连用 5 天，3 周重复 1 次。对于四肢的黑色素瘤，可用同样剂量作动脉内滴注。

【不良反应】（1）胃肠道反应：较明显，注射后 1 ~ 1.5 小时可出现恶心、呕吐或腹泻，2 ~ 8 小时后可减轻或消失。

（2）骨髓抑制：主要为白细胞及血小板下降，部分患者可出现贫血。高剂量应用时骨髓抑制更为明显。一般在用药后 3 ~ 4 周出现血象下降，第 5 ~ 6 周可恢复至正常水平。

（3）局部反应：注射部位可有血管刺激。

（4）其他：部分患者可有类似“流感”症状，全身不适，肌肉酸痛、高热等。有的患者可有肝肾功能失常。

【禁忌证】妊娠期妇女禁用。水痘或带状疱疹患者及有严重过敏史者禁用。

【注意】用药期间禁止活病毒疫苗接种。肝肾功能损害、感染患者慎用本品。用注射用水溶解后只能在棕色瓶中保存 1 ~ 3 天，最好临时配制。

【药物相互作用】与其他对骨髓有抑制的药物或放射治疗联合应用时，应减少本品的剂量。

【制剂】注射用达卡巴嗪：每瓶 200mg。

【贮法】避光、冰箱内保存。

顺铂〔药典(二)；基；医保(甲、乙)〕 Cisplatin

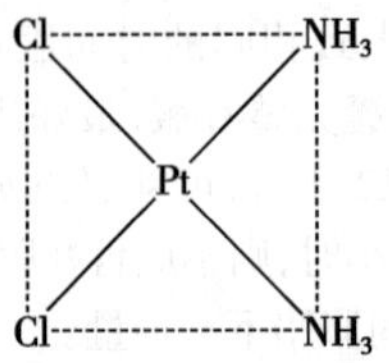

【其他名称】顺氯氨铂，Platinol，DDP。

【ATC 编码】L01XA01

【性状】为黄色结晶性粉末，无臭，微溶于水，在水溶液中可逐渐转化成反式和水解。

【药理学】能与 DNA 结合形成交叉键，从而破坏 DNA 的功能不能再复制；高浓度时也抑制 RNA 及蛋白质的合成。为一种周期非特异性药物。本品作用的另一特点是对乏氧细胞也有作用。进入人体后可扩散通过带电的细胞膜。在 Cl^- 浓度高的条件下较稳定，进入细胞后由于细胞内 Cl^- 浓度低，药物水解为阳离子水化物，具有类似烷化剂的双功能基团的作用，主要与 DNA 链上的碱基作用。

静脉注射时在肝、肾、膀胱中分布最多。在血浆中迅速消失，呈双相型，快相 $t_{1/2}$ 为 41 ~ 49 分钟，慢相 $t_{1/2}$ 为 57 ~ 73 小时。静脉注射后 1 小时血浆含量为 10% 左右，90% 中与血浆蛋白结合。排出较慢，1 天内尿中排出 19% ~ 34%，4 天内尿中仅排出 25% ~ 44%。

【适应证】对多种实体肿瘤均有效，如睾丸肿瘤、乳腺癌、肺癌、头颈部癌、卵巢癌、骨肉瘤及黑色素瘤等。为当前联合化疗中最常用的药物之一。

【用法和用量】静脉滴注，1 次 20mg，溶于 0.9% 氯化钠注射液 200ml 中滴注，并适当水化利尿，连用 5 天；或每次 30mg/m²，每日 1 次，连用 3 天。间隔 3 ~ 4 周可再重复给药。或以高剂量 80 ~ 120mg/m² 静脉滴注，每 3 ~ 4 周重复 1 次，需配合水化利尿，使每日尿量保持在 2000 ~ 3000ml。本品亦可动脉注射或胸、腹腔内注射。

【不良反应】主要为消化道反应、肾脏毒性、骨髓抑制及听神经毒性，与所用剂量的大小及总量有关。少数患者并有胰腺毒性可诱发糖尿。因此，在用本品前，尤其是高剂量时，应先检查肾脏功能及听力，并注意多饮水或输液强迫利尿。

【禁忌证】禁用于对本品或其他含铂化合物有过敏史的患者，妊娠期妇女或哺乳期妇女以及肾功能不全的患者。

【注意】只有对于有抗癌治疗有经验者才可用本品。

【药物相互作用】本品可减少 BLM 的肾排泄而增加其肺毒性。与氨基苷类抗生素合用可发生致命性肾衰，并可能加重耳毒性。与呋塞米或依他尼酸合用可增加对耳的损害，抗组胺类、吩噻嗪类药等可能会掩盖本品的耳毒性。

【制剂】注射用顺铂：每瓶10mg；20mg；30mg。注射液：10mg(1ml)；50mg(2ml)。

【贮法】密闭、避光保存。

卡铂〔药典(二)；基；医保(甲)〕 Carboplatin

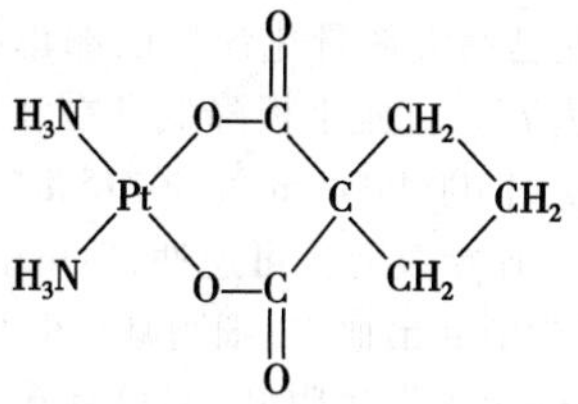

本品为第二代铂类抗肿瘤药，其生化特征与顺铂相似，但肾毒性、消化道反应及耳毒性均较低，是近年来受到广泛重视的新药。

【其他名称】伯尔定，碳铂，Paraplatin，Carboplat，Ercar，CBP。

【ATC编码】L01XA02

【性状】为白色粉末，易溶于水，对光敏感，易分解。

【药理学】作用机制仍待深入研究，主要是引起靶细胞DNA的链间及链内交联，破坏DNA而抑制肿瘤的生长。

在体内大部分不与血浆蛋白结合，稳定性较高。主要经肾小球滤过排出。在体外人血浆中半衰期较长$t_{1/2}$为29小时而顺铂则较短($t_{1/2}$为1.5～3.7小时)。在大鼠体内$t_{1/2\alpha}$和$t_{1/2\beta}$各为3分钟和26分钟；而顺铂则分别为2分钟和10分钟。给予患者静脉滴注20～520mg/(m^2·h)，24小时尿中共排出铂67%(63%～73%)。如为一次推注(11～99mg/m^2)，24小时排出铂平均值为54%。大鼠注射卡铂20mg/kg后与蛋白结合的卡铂20%是可逆的，在1小时内基本稳定；而给予顺铂后(2mg/kg)游离的铂仅存在5～10分钟，与蛋白迅速结合，到60分即无游离铂检出。家兔注入卡铂后，70%在1小时内，大部在4小时内排出；而顺铂在1小时、4小时和21天由尿中的排出量为32%、57%和68%。卡铂通过大量实验与临床研究，在体内存留时间比顺铂短；肾毒性、毒性及神经毒性均比顺铂低；但骨髓抑制相等或略高。与顺铂有不完全交叉耐药，既往用过顺铂无效的患者，改用卡铂仍有可能取得疗效。

【适应证】为广谱抗肿瘤药，主要用于小细胞肺癌、卵巢癌、睾丸肿瘤、头颈部鳞癌等，也可用于非小细胞肺癌、膀胱癌、子宫颈癌、胸膜间皮瘤、黑色素瘤及子宫内膜癌等。

【用法和用量】用药前先用5%葡萄糖注射液溶解，浓度为10mg/ml。再稀释到0.15mg/ml静脉滴注。单药化疗每次400mg/m^2，联合化疗每次300mg/m^2，4周给药1次；也可采用每次60mg/m^2，每天1次，连续5天，间隔4周重复1次。以给药2～4次为一疗程。近年多采用以曲线下面积(AUC)来计算剂量，一般按AUC 5左右给药。

【不良反应】骨髓抑制，半数以上患者可有不同程度的白细胞和血小板减少，一般在用药后14～21天出现，停药后可自行恢复。肾毒性较轻，因此不必像顺铂那样需要水化。但既往有肾功能损伤的患者用药后可能加重，应慎用或减量。其他如恶心呕吐较顺铂轻微而少见，神经毒性、耳毒性及脱发均较罕见。

【禁忌证】禁用于严重肾功能不全者及严重骨髓抑制患者。禁用于对本品和其他含铂类化合物曾有过敏史的患者。禁用于出血性肿瘤患者。禁用于妊娠期妇女和哺乳期妇女，一般禁用于儿童患者。

【注意】检测血象。仔细评估肾功能。

【药物相互作用】本品通常与其他药物联合应用，因此必须警惕毒性的相加，特别是与有骨髓抑制或肾毒性的药物合用时。本品与氨基苷类药物联合应用时，可导致耳毒性和肾毒性增加。本品与其他致呕吐药物联合应用时，呕吐增加。本品应避免与其他有肾毒性的药物联合应用。

【制剂】注射用卡铂：每瓶100mg；150mg。

【贮法】室温、避光保存。

奥沙利铂〔药典(二)；医保(乙)〕 Oxaliplatin

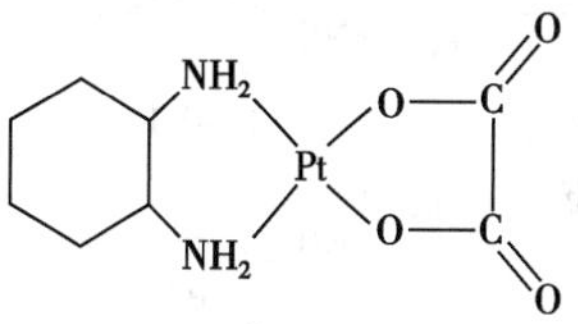

【其他名称】草酸铂，L-OHP，OXA。

【ATC编码】L01XA03

【性状】为白色晶体粉末，微溶于水，难溶于甲醇，不溶于乙醇和丙酮。

【药理学】为第3代铂类抗癌药，为二氨环己烷的铂类化合物，即以1,2-二氨环己烷基团代替顺铂的氨基。与其他铂类药作用相同，即均以DNA为靶作用部位，铂原子与DNA形成交叉联结，拮抗其复制和转录。抗瘤谱筛选实验发现，L-OHP对多种鼠和人肿瘤细胞有效，其中包括对顺铂已耐药的细胞株(卵巢A_{2780}、白血病L_{1210}等)，此外本品对人大肠癌细胞株HT29及其他铂类耐药株具有特别显著的抑制作用；与5-FU联合应用具有协同作用；体外和体内研究表明与顺铂之间无交叉耐药性。

药动学符合二室模型，在15分钟内完成全部DNA结合，排出相很慢，半衰期为24小时，给药3周后仍可测出残余铂，终末半衰期为230小时。蛋白结合率为90%。给药48小时内，尿排出率为40%～50%，粪排出很少。

【适应证】对大肠癌、卵巢癌有较好疗效，对胃癌、非霍奇金淋巴瘤、非小细胞肺癌、头颈部肿瘤有一定疗效。对5-FU治疗无效的大肠癌患者，对其他铂类耐药者仍有效。

【用法和用量】每次单药剂量为130mg/m^2，联合用药剂量为100mg/m^2或130mg/m^2，静脉滴注2小时，21日后重复1次。

【不良反应】①神经毒性：剂量限制性毒性为剂量相关性、蓄积性和可逆性的外周神经毒性，主要表现为感觉迟钝、感觉异常，遇冷加重，偶见可逆性急性咽喉感觉异常。②胃肠道反应：一般多为轻、中度，有恶心、呕吐和腹泻，而腹泻反应较常见，有的腹泻频繁，程度较重。③血液学毒性:发生率不高,多为轻、中度,严重者少见。④其他:局部静脉炎,轻度氨基转移酶升高,罕见发热、便秘、皮疹,无肾毒性和脱发。

【禁忌证】对铂类药过敏者禁用。

【注意】勿与具有潜在性神经毒性的药物合并使用。不要用生理盐水溶解稀释本药。用药期间,勿吃冷食,禁用冰水漱口。禁与碱性药物或碱性溶液配伍输注。在制备药液和输注时勿与铝制品接触。

【药物相互作用】本品与伊立替康合用时发生胆碱能综合征的危险增高,应注意观察并应用阿托品预防。联合氟尿嘧啶有协同抗癌作用。

【制剂】注射用奥沙利铂:每瓶 50mg;100mg。

【贮法】避光、密闭,在 25℃以下保存。

洛铂〔医保(乙)〕 Lobaplatin

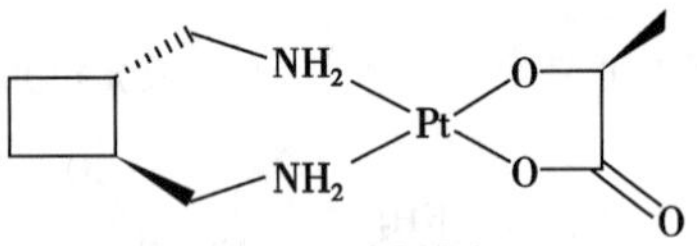

LP-D1

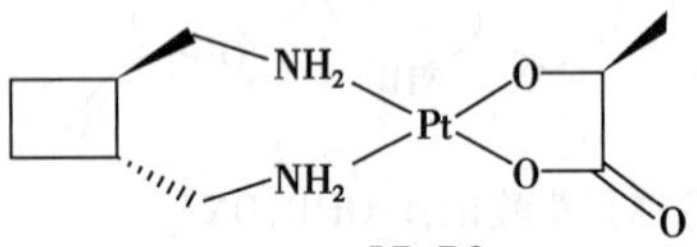

LP-D2

(LP-D1:SSS 构型;LP-D2:RRS 构型)

【性状】为白色粉末。

【药理学】对多种动物和人肿瘤细胞株有明确的细胞毒作用,与顺铂的抑瘤作用相似和较强,对耐顺铂的细胞株,仍有一定的细胞毒作用。大鼠、犬的长期毒性实验表明,其毒性与卡铂相似,主要毒性为骨髓造血抑制。肾毒性较低,在体内外试验均表现出致突变作用,尚未进行致癌试验,但这类烷化剂均有致畸和致癌的潜在作用。

静脉注射后,血清中游离铂的血药浓度-时间曲线与完整的洛铂基本上相同,在血液循环中没有或很少有代谢产物存在。本品的两种立体异构体曲线也完全相同。用药患者的血清总铂和游离铂的浓度时间曲线,在 1 小时内相似,在 11 小时后,血液循环中约 25% 的总铂浓度和血清蛋白结合。

游离铂的终末半衰期($t_{1/2}$)为(131±15)min,总铂为(6.8±4.3)天。游离铂标准化曲线下面积(AUC)(50mg/m^2)为(13.9±1.8)min·m^2/L,总铂为(57±19)min·m^2/L。游离铂标准化平均血浆清除率(1.73m^2)约为(125±14)ml/min,总铂为(34±11)ml/min。游离铂平均分布容积为(0.28±0.51)L/kg,总铂为(4.8±2.61)L/kg。主要经肾脏排出。

【适应证】主要用于治疗乳腺癌、小细胞肺癌及慢性粒细胞白血病。

【用法和用量】使用前用 5ml 注射用水溶解,此溶液应 4 小时内应用(存放温度 2~8℃)。静脉注射按体表面积一次 50mg/m^2,再次使用时应待血液毒性或其他临床副作用完全恢复,推荐的应用间歇为 3 周。如副作用恢复较慢,可延长使用间歇。

用药的持续时间:治疗持续时间应根据肿瘤的反应,最少应使用 2 个疗程。如肿瘤开始缩小,可继续进行治疗,总数可达 6 个疗程。

【不良反应】①血液毒性:剂量限制性毒性中,血小板减少最为强烈。约有 26.9% 实体瘤患者的血小板计数低于 50 000/mm^3。在已用大剂量化疗后的卵巢癌患者中,血小板减少发生率达 75%。血小板降低常在注射后两周开始,下降后一周恢复到 100 000/mm^3。在 15% 的患者中白细胞低于 2000/mm^3。血象改变呈可逆性,但可引起继发的副作用,如血小板减少引起出血,白细胞减少引起感染。②胃肠道毒性:34.3% 的患者发生呕吐,但仅有 6.7% 的患者较严重;14.8% 的患者发生恶心,建议预防使用止吐剂;3.5% 的患者发生腹泻。

【注意】患者如果发生严重的不良反应,必要时应减少剂量。

【制剂】注射用洛铂:每瓶 50mg。

【贮法】遮光、密闭 25℃以下保存。

奈达铂〔医保(乙)〕 Nedaplatin

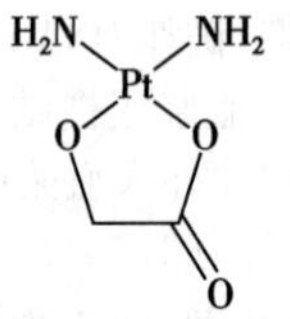

【性状】为类白色或淡黄色疏松块状物或粉末。

【药理学】广谱抗癌药,是一种疗效好、毒副作用少的新一代的铂类抗癌药。它水溶性高,对各种动物肿瘤,在范围较宽的给药量下都显示了较好的效果,动物的肾毒性、消化器官毒性也较低。作用机制同顺铂,与肿瘤细胞的 DNA 碱基结合,阻碍 DNA 复制,而发挥其抗肿瘤效果。本品使用时不需要水化过程。

【适应证】用于头颈部癌、小细胞肺癌、非小细胞肺癌、食管癌、膀胱癌、睾丸癌、卵巢癌、子宫颈癌。

【用法和用量】将本品 100mg/m^2 溶于 300ml 以上生理盐水或 5% 葡萄糖注射液,60 分钟以上静脉滴注完,给药后接着进行 1000ml 以上静脉输液,每四周给药 1 次,共用 4 个疗程。

【不良反应】主要为骨髓抑制;其他较常见的不良反应包括恶心、呕吐、食欲缺乏等消化道症状及肝肾功异常,耳神经毒性,脱发等。

【禁忌证】有明显骨髓抑制及严重肝肾功能不全者禁用;对其他铂类制剂及右旋糖苷过敏者禁用;妊娠期妇女、可能妊娠及有严重并发症的患者禁用。

【注意】听力损害、骨髓、肝、肾功能不全,合并感染和水痘患者及老年人慎用。定期查血常规及肝肾功能。本品主要由肾脏排泄,应用时须确保充分的尿量以减少尿中药物对肾小管的毒性损伤。

【药物相互作用】与氨基苷类抗生素及盐酸万古霉素合用时对肾功能和听觉器官的损害可能增加。

【制剂】注射用奈达铂：每支10mg，冻干。

【贮法】避光，密闭，室温保存。

替莫唑胺〔药典（二）；医保（乙）〕　Temozolomide

【其他名称】Temodar。

【ATC编码】L01AX03

【药理学】为前体药物，转化为活性化合物MTIC［5-(3-甲基三氮烯-1-)咪唑-4-酰胺］，也是达卡巴嗪的活性代谢物。MTIC是烷化剂，烷基化主要发生在鸟嘌呤的O6和N7位。

本品迅速完全地从胃肠道吸收；血浆药物峰浓度出现在0.5～1.5小时。食物降低其吸收速率和程度。本品消除迅速，平均半衰期为1.8小时，在治疗剂量范围内呈线性动力学。大部分由肾排泄。

【适应证】用于治疗恶性胶质细胞瘤，例如多形性恶性胶质瘤、多形性成胶质细胞瘤和恶性黑色素瘤。

【用法和用量】剂量必须根据上一治疗周期的中性粒细胞和血小板计数谷值和下一周期开始时的中性粒细胞和血小板计数调整。以150mg/m^2为起始剂量，28天为一治疗周期，在头5天连续给予本品，每日一次。若在第29天即下一周期给药的第1天，绝对中性白粒胞计数（ANC）谷值≥1.5×10^9/L（1500/μl），血小板计数≥100×10^9/L（10万/μl），应将本品剂量增至200mg/（m^2·d）。在治疗第22天（第一次给药21天后）或该天的48小时内必须进行完整的血液计数，并且每周一次，直至ANC>1.5×10^9/L（1500/μl），血小板计数>100×10^9/L（10万/μl）。在ANC和血小板计数超过这些数值之前，不得开始下一周期治疗。如果在任一周期中，ANC低于1.0×10^9/L（1000/μl）或血小板计数<50×10^9/L（5万/μl），下一周期的剂量应减少50mg/m^2，但不得低于最低建议剂量100mg/m^2。在病情恶化前可持续本品的治疗。在临床试验中，治疗最长可持续2年；但最佳治疗持续时间未知。

儿童：《中国国家处方集·化学药品与生物制品卷·儿童版》推荐：口服，在以前曾接受过化疗3岁或3岁以上的患儿中，每28日周期中本品口服起始剂量是一日150mg/m^2，共5日；如没有出现毒性，下个周期的剂量增至一日200mg/m^2，治疗可继续到病变出现进展，最多为2年。

【不良反应】骨髓抑制是剂量限制毒性。其他不良反应包括胃肠道不适、头痛、皮疹、发热和嗜睡。无力、头晕、不适、疼痛、瘙痒和感觉异常也有报道。超敏反应包括过敏和多形性红斑报道少见。

【禁忌证】对本品及辅料过敏者禁用。由于与达卡巴嗪均代谢为MTIC，对达卡巴嗪过敏者禁用。

【注意】对儿科患者的安全性和有效性尚未确定。本品有致癌、致畸和生殖毒性，治疗时必须注意。对重度肝肾功能不全的患者和70岁以上患者给药时，应谨慎。

【制剂】胶囊剂：每粒20mg；100mg。

【贮法】遮光，密封，在冷处保存。

（张艳华　戴媛媛）

第 13 篇

维生素、营养类药物、酶抑制药物及调节水、电解质和酸碱平衡用药物

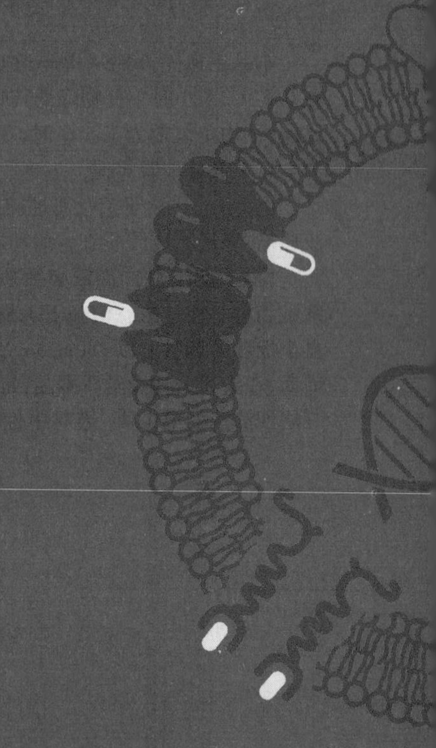

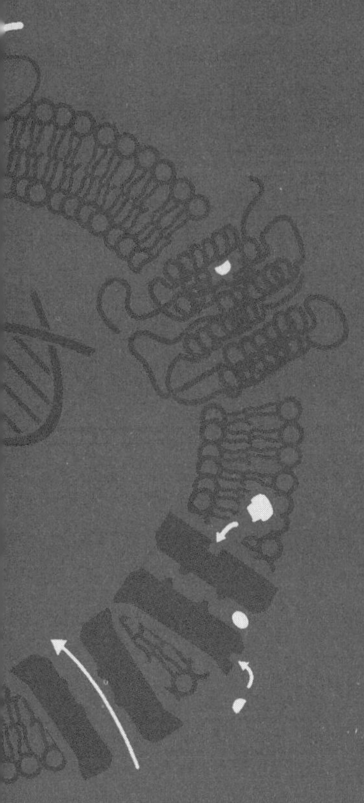

第 70 章 维生素类

维生素是机体维持正常代谢和功能所必需的一类低分子化合物。它是人体六大营养要素（糖、脂肪、蛋白质、盐类、维生素和水）之一，大多数必须从食物中获得，仅少数可在体内合成或由肠道细菌产生。

人体每日对维生素的需要量甚微，但缺乏时，可引起一类特殊的疾病，称“维生素缺乏症”。由于食物中缺乏维生素或用餐量过少，致摄入的维生素不足，可引起原发性维生素缺乏症。机体吸收维生素的能力发生障碍、机体维生素的需要量增加或一些药物的干扰作用都能导致继发性维生素缺乏症。

目前已发现的维生素有 60 余种，多已能人工合成。但迄今被世界公认的维生素有 14 种，它们是：维生素 A、维生素 B_1、维生素 B_2、泛酸、烟酸、维生素 B_6、生物素、叶酸、维生素 B_{12}、胆碱、维生素 C、维生素 D、维生素 E 和维生素 K。临床上主要用于维生素缺乏症或补充特殊需要，也可作为某些疾病的辅助用药。但不应把维生素视为营养品而不加限制地使用。如饮食合理，又无特殊需要时，把维生素当补品服用，有时反而有害。

维生素可分为脂溶性及水溶性维生素两类。脂溶性维生素易溶于大多数有机溶剂，不溶于水。在食物中常与脂类共存，脂类吸收不良时其吸收亦减少，甚至发生缺乏症。常用的脂溶性维生素有：维生素 A、维生素 D、维生素 E 和维生素 K 等。水溶性维生素易溶于水，常用的水溶性维生素有：维生素 B_1、维生素 B_2、烟酸、维生素 B_6、维生素 C、叶酸和维生素 B_{12}等。

人体对各种维生素的需要量，因生理、职业、患病等因素而有差异。人体需要的重要维生素有：维生素 A、维生素 B_1、维生素 B_2、烟酸、维生素 C 及维生素 D。其他维生素的需要量则较小。表 70-1 所列数据，为人们补充重要维生素时提供参考。

表 70-1　脂溶性和水溶性维生素的推荐摄入量(recommended nutrient intake,RNI)或适宜摄入量(adequate intake,AI)*

人群	维生素 A/(μgRAE/d)[c]		维生素 D/(μg/d)	维生素 E/(mgα-TE/d)[d]	维生素 K/(μg/d)	维生素 B_1/(mg/d)		维生素 B_2/(mg/d)		维生素 B_6/(mg/d)	维生素 B_{12}/(μg/d)	泛酸/(mg/d)	叶酸/(μgDFE/d)[e]	烟酸/(mgNE/d)[f]		胆碱/(mg/d)		生物素/(μg/d)	维生素 C/(mg/d)
	RNI		RNI	AI	AI	RNI		RNI		RNI	RNI	AI	RNI	RNI		AI		AI	RNI
	男	女				男	女	男	女					男	女	男	女		
0 岁～	300(AI)		10(AI)	3	2	0.1(AI)		0.4(AI)		0.2(AI)	0.3(AI)	1.7	65(AI)	2(AI)		120		5	40(AI)
0.5 岁～	350(AI)		10(AI)	4	10	0.3(AI)		0.5(AI)		0.4(AI)	0.6(AI)	1.9	100(AI)	3(AI)		150		9	40(AI)
1 岁～	310		10	6	30	0.6		0.6		0.6	1.0	2.1	160	6		200		17	40
4 岁～	360		10	7	40	0.8		0.7		0.7	1.2	2.5	190	8		250		20	50
7 岁～	500		10	9	50	1.0		1.0		1.0	1.6	3.5	250	11	10	300		25	65
11 岁～	670	630	10	13	70	1.3	1.1	1.3	1.1	1.3	2.1	4.5	350	14	12	400		35	90
14 岁～	820	630	10	14	75	1.6	1.3	1.5	1.2	1.4	2.4	5.0	400	16	13	500	400	40	100
18 岁～	800	700	10	14	80	1.4	1.2	1.4	1.2	1.4	2.4	5.0	400	15	12	500	400	40	100
50 岁～	800	700	10	14	80	1.4	1.2	1.4	1.2	1.6	2.4	5.0	400	14	12	500	400	40	100
65 岁～	800	700	15	14	80	1.4	1.2	1.4	1.2	1.6	2.4	5.0	400	14	11	500	400	40	100
80 岁～	800	700	15	14	80	1.4	1.2	1.4	1.2	1.6	2.4	5.0	400	13	10	500	400	40	100
妊娠期妇女(早期)	—[a]	+0[b]	+0	+0	+0	—	+0	—	+0	+0.8	+0.5	+1.0	+200	—	+0	—	+20	+0	+0
妊娠期妇女(中期)	—	+70	+0	+0	+0	—	+0.2	—	+0.2	+0.8	+0.5	+1.0	+200	—	+0	—	+20	+0	+15
妊娠期妇女(晚期)	—	+70	+0	+0	+0	—	+0.3	—	+0.3	+0.8	+0.5	+1.0	+200	—	+0	—	+20	+0	+15
哺乳期妇女	—	+600	+0	+3	+5	—	+0.3	—	+0.3	+0.3	+0.8	+2.0	+150	—	+3	—	+120	+10	+50

注：* 中国营养学会:《中国居民膳食营养素参考摄入量》(2013 年版)。

[a]未制定参考值"—"表示。

[b]"+"表示在同龄人群参考值基础上额外增加量。

[c]视黄醇活性当量(RAE, μg)= 膳食或补充剂来源全反式视黄醇(μg)+1/2 补充剂纯品全反式 β-胡萝卜素(μg)+1/12 膳食全反式 β-胡萝卜素(μg)+1/24 其他膳食维生素 A 原类胡萝卜素(μg)。

[d] α-生育酚当量(α-TE,mg),膳食中总 α-TE 当量(mg)= 1×α-生育酚(mg)+0.5×β-生育酚(mg)+0.1×γ-生育酚(mg)+0.02×δ-生育酚(mg)+0.3×α-三烯生育酚(mg)。

[e] 膳食叶酸当量(DFE, μg)= 天然食物来源叶酸(μg)+1.7×合成叶酸(μg)。

[f] 烟酸当量(NE,mg)= 烟酸(mg)+1/60 色氨酸(mg)

70.1 维生素 A、D 属药物

维生素 A[药典(二);医保(乙)] Vitamin A

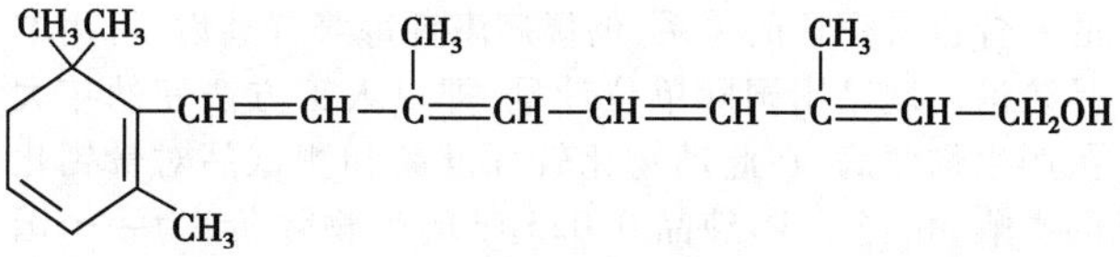

维生素 A 包括 A_1(视黄醇)与 A_2(3-脱氢视黄醇)两种，A_2效力约为 A_1的 1/3，维生素 A 一般指 A_1。鱼肝油中富含维生素 A。若干黄绿色植物如胡萝卜、番茄等含有维生素 A 原。胡萝卜含有 β-胡萝卜素(β-carotene)，吸收入体内能转化成维生素 A。在肝脏、蛋类、乳类及肉类中，含有维生素 A。

【其他名称】维生素甲，视黄醇，甲种维生素，Retinol。

【ATC 编码】A11CA01

【性状】维生素 A 在常温为淡黄色油状物质，无败油臭。不溶于水，微溶于乙醇，与三氯甲烷、乙醚、环己烷或石油醚能任意混合。在空气中易氧化，遇光易变质。

【药理学】维生素 A 具有促进生长，维持上皮组织如皮肤、结膜、角膜等正常功能的作用，并参与视紫红质的合成。增强视网膜感光力，参与体内许多氧化过程，尤其是不饱和脂肪酸的氧化。维生素 A 缺乏时，则生长停止，骨骼成长不良，生殖功能衰退，皮肤粗糙、干燥，角膜软化，并发生干燥性眼炎及夜盲症。

口服极易吸收。食物中脂肪、蛋白质及肠道内的胆盐与维生素 A 和维生素 E 吸收有密切关系，缺乏上述物质则吸收降低。吸收后贮存于肝脏中。从肝脏释放的维生素 A 90% ~95% 与维生素 A 结合蛋白结合，当储存达到饱和时，给予大剂量维生素 A 将超过结合能力，游离的维生素 A 增高是造成中毒的主要原因。维生素 A 几乎全部在体内代谢，其代谢物由尿及粪便排出。哺乳期妇女有部分维生素 A 分泌于乳汁中。

现采用国际单位作为计量单位。其效价是以幼年大鼠，喂以缺乏维生素 A 的标准食物，在此动物比较标准品与受试品促进发育率的程度，其相当于标准品维生素 A 乙酸盐 0. 344μg 的生物效价为一个国际单位。

【适应证】用于:①维生素 A 缺乏症，如夜盲症、眼干燥症、角膜软化症和皮肤粗糙等。②用于补充需要，如妊娠、哺乳期妇女和婴儿等。

【用法和用量】(1) 成人:①严重维生素 A 缺乏症:口服，每日 10 万 U，3 日后改为每日 5 万 U，给药 2 周，然后每日 1 万 ~2 万 U，再用药 2 个月。吸收功能障碍或口服困难者可用肌内注射，成人每日 5 万 ~10 万 U，3 日后改为每日 5 万 U，给药 2 周。②轻度维生素 A 缺乏症:每日 1 万 ~2. 5 万 U，分 2 ~3 次口服。③补充需要:每日 5000U，哺乳期妇女每日 5000U。

(2) 儿童:《中国国家处方集·化学药品与生物制品卷·儿童版》推荐:口服，预防维生素 A 缺乏:每日 1500U，或<6 个月婴儿单次口服 5 万 U;6 ~12 个月婴儿每隔 4 ~6 个月单次口服 10 万 U;>1 岁儿童每隔 4 ~6 个月单次口服 20 万 U，脂质血清维生素 A 维持正常。治疗维生素 A 缺乏:婴幼儿每日口服 1 万 U。重症有角膜软化者，<6 个月，诊断当日口服 5 万 U，隔天及 2 周后各 5 万 U;6 ~12 个月婴儿，诊断当日口服 10 万 U，隔天及 2 周后各 5 万 U;>1 岁儿童，诊断当日口服 20 万 U，隔天及 2 周后各 20 万 U。症状改善后减少剂量，痊愈后改为预防量。治疗麻疹:<6 个月婴儿每日 5 万 U，连续 2 日;6 ~12 个月婴儿每日 10 万 U，连续 2 日;>1 岁儿童每日 20 万 U，连续 2 日;如果麻疹患儿伴有眼部维生素 A 缺乏症状或严重营养不良，必须在 2 ~4 周服用第 3 次药物。预防完全胆道阻塞患儿维生素 A 缺乏，肌内注射，新生儿或婴儿，每月 5 万 U。

【不良反应】婴幼儿对大量或超量维生素 A 较敏感，应谨慎使用。长期应用大剂量可引起维生素 A 过多症，甚至发生急性或慢性中毒，以 6 个月 ~3 岁的婴儿发生率最高。表现为食欲缺乏、皮肤发痒、毛发干枯、脱发、口唇皲裂、易激动、骨痛、骨折、颅内压增高(头痛、呕吐、前囟宽而隆起)。停药 1 ~2 周后可消失。成人一次剂量超过 100 万 U，小儿一次超过 30 万 U，即可致急性中毒。不论成人或小儿，如连续每日服 10 万 U 超过 6 个月，可致慢性中毒，须注意。

【注意】妊娠期妇女的维生素 A 用量每日不超过 5000U。

【制剂】胶丸剂:每丸 5000U;2. 5 万 U。其他制剂见维生素 D。

【贮法】纯品使用铝制或其他合适容器，充氮，密封，在凉暗处保存，制剂使用棕色瓶。

倍他胡萝卜素 Betacarotene

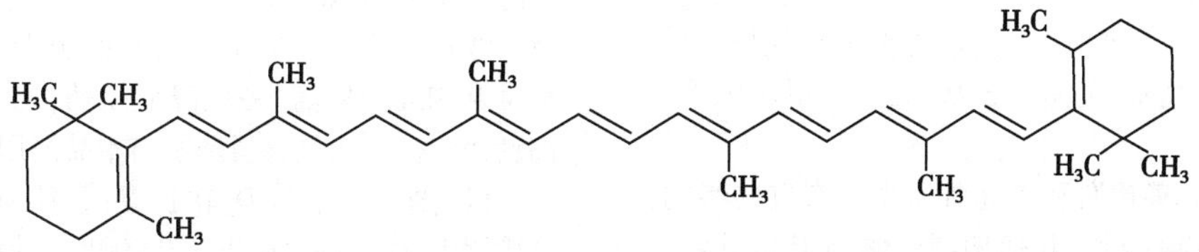

【ATC 编码】A11CA02

【药理学】倍他胡萝卜素是维生素 A 的前体，在体内酶的催化下，可根据人体需要转化成维生素 A。因此，本品不仅可补充人体缺乏的维生素 A，又不致造成维生素 A 过量中毒。此外，还具有下列药理作用:①抗癌作用:能有效地抑制氧自由基的活性，保护细胞免受损害，从而避免细胞发生癌变。②防治动脉硬化:据报道本品可抑制低密度脂蛋白(low density lipoprotein，LDL)氧化为氧化型 LDL，从而减慢动脉粥样硬化，降低冠心病、脑卒中和白内障的发病率。③减弱放疗对机体的毒副作用：许多资料表明，本品在降低放射线对机体组织损伤的同时可提高对肿瘤放射治疗的疗效，还能减少由放射线诱发产生的自由基，有利于维护线粒体膜的完整性。④提高人体的免疫力：能促进吞噬细胞和淋巴细胞的功能，促进细胞因子的释放，提高宿主的免疫力，延缓细胞和机体衰老，减少疾病的发生。⑤抗皮肤光敏反应：能使光敏化皮肤中前列腺素合成酶和组胺含量显著降低。

【适应证】①防治肿瘤，国外研究资料表明，本品的摄入量与乳腺癌、胃癌、膀胱癌、宫颈癌、前列腺癌、口腔癌等的发生率呈负相关，所以临床上曾用于肿瘤的预防和辅助治疗。②防治动脉硬化、冠心病、脑卒中、白内障、老年性痴呆。③防治维生素 A 缺乏症。④治疗红细胞生成性原卟啉症引起的光敏性皮炎。⑤免疫性疾病辅助用药。

【用法和用量】口服，用于红细胞生成性原卟啉症，每次 60mg，每日 3 次，每日 30 ~ 200mg，饭后服用，一个疗程 8 周。儿童：口服，一日 30 ~ 150mg，分 1 ~ 3 次。

【制剂】咀嚼片：每片 15mg。软胶囊：每粒 15mg。

维生素 D〔药典(二)；医保(甲、乙)〕 Vitamin D

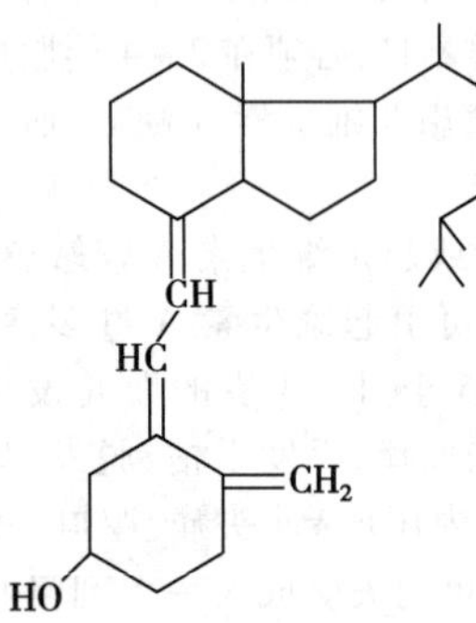

维生素D_2 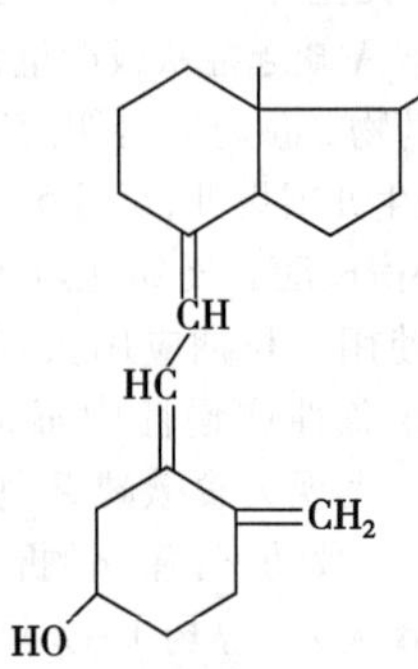　　维生素D_3

维生素 D 常与维生素 A 共存于鱼肝油中，此外，鱼类的肝脏或脂肪组织中以及蛋黄、乳汁、奶油、猪肝、鱼籽中也含有。常见的维生素 D 有两种，即维生素 D_2（骨化醇，麦角骨化醇或称钙化醇，calciferol，ergocalciferol）和维生素 D_3（胆钙化醇，胆骨化醇，activated-7-dehydrocholesterol，cholecalciferol，colecalciferol）。动物组织、人体皮肤内均含有维生素 D_3 的前体 7-脱氢胆固醇，经日光（或紫外线）照射后，转变成维生素 D_3。酵母等含有麦角固醇，经紫外线照射后转变成维生素 D_2。D_2 与 D_3 两者作用相同。

【ATC 编码】A11CC

【性状】为无色结晶形粉末，无臭，遇光或空气易变质。不溶于水，略溶于植物油，易溶于乙醇，在三氯甲烷中极易溶解。

【药理学】对钙、磷代谢及小儿骨骼生长有重要影响，能促进钙、磷在小肠内吸收，其代谢活性物质能促进肾小管对钙的吸收，也可能促进对磷的吸收。维生素 D 缺乏时，人体吸收钙、磷能力下降，血中钙、磷水平降低，钙、磷不能在骨组织上沉积，成骨作用受阻，甚至骨盐再溶解。在儿童称佝偻病（又称维生素 D 缺乏病），在成人称为骨软化病。如血钙明显下降，出现手足搐搦、惊厥等症状，常见于缺乏维生素 D 的婴儿，亦称为婴儿手足搐搦症。故用于防治佝偻病、骨软化症和婴儿手足搐搦症等。本品与牙齿的发育也有密切的关系，佝偻病患者每兼有龋齿，可用本品防治。现已用国际单位计量，即以人工方法使幼年大鼠产生佝偻病，在此动物比较标准品和测试品对骨钙化的影响，相当于 D_2 纯品 0.025μg 的生物效价，为一个国际单位。

【适应证】①用于维生素 D 缺乏症的预防与治疗。如：绝对素食者、肠外营养病人、胰腺功能不全伴吸收不良综合征、肝胆疾病（肝功能损害、肝硬化、阻塞性黄疸）、小肠疾病（脂性腹泻、局限性肠炎、长期腹泻）、胃切除等。②用于慢性低钙血症、低磷血症、佝偻病及伴有慢性肾功能不全的骨软化症、家族性低磷血症及甲状旁腺功能低下（术后、特发性或假性甲状旁腺功能低下）的治疗。③用于治疗急、慢性及潜在手术后手足搐搦症及特发性手足搐搦症。

【用法和用量】成人，口服每日 400 ~ 800U，肌内注射一次 7.5 ~ 15mg（30 万 ~ 60 万单位），病情严重者可于 2 ~ 4 周后重复注射 1 次。

儿童：《中国国家处方集·化学药品与生物制品卷·儿童版》推荐：口服或肌内注射。①预防维生素 D 缺乏：母乳喂养者应每日口服补充 400 ~ 800U；早产/低出生体重婴儿每日口服 800 ~ 1000U，3 个月后改为每日 400U。②治疗维生素 D 缺乏性佝偻病：每日口服 2000 ~ 4000U（每日 50 ~ 100μg），1 个月后改为每日 400U。口服困难或慢性腹泻患儿，可采用肌内注射，轻度患者一次 10 万 ~ 15 万 U（2.5 ~ 3.75mg），中重度患者一次 20 万 ~ 30 万 U（5.0 ~ 7.5mg），1 ~ 3 个月痊愈后继续口服预防剂量每日 400U。③治疗甲状旁腺功能不足引起的低钙血症：口服，>1 岁儿童，每日 5 万 ~ 20 万 U，同时补充钙剂。

【注意】①大量久服，可引起高血钙、食欲缺乏、呕吐、腹泻甚至软组织异位骨化等。若肾功能受损，可出现多尿、蛋白尿、肾功能减退等。应及时停用本品及钙剂。②妊娠期妇女使用过量，可致胎儿瓣膜损伤、主动脉狭窄、脉管受损、甲状旁腺功能抑制而使新生儿长期低血糖抽搐，故应予注意。③市售鱼肝油制剂中，内含大量维生素 A，长期大量使用，易引起维生素 A 慢性中毒，故治疗佝偻病时宜用纯维生素 D 制剂。此外，注射比口服易中毒。

【药物相互作用】①与巴比妥类或苯妥英钠合用可加速维生素 D 代谢。②与考来烯胺合用可减少维生素 D 吸收。③正在使用洋地黄类药物的患者，应慎用本品。④大剂量钙剂或利尿药（一些降血压药）与本品同用，可能发生高钙血症。⑤大量含磷药物与本品同用，可发生高磷血症。

【制剂】维生素 D_2 软胶囊：每粒 400U；5000U；1 万 U。维生素 D_2 片：每片 5000U；10 000U。维生素 D_2 注射液：每支 1ml：10mg（40 万 U）；1ml：5mg（20 万 U）。

维生素 D_3 胶囊型滴剂：每支 400U。

维生素 D_3 注射液：每支 0.5ml：3.75mg（15 万 U）；1ml：7.5mg（30 万 U）；1ml：15mg（60 万 U）。用前及用时需服

钙剂。

维生素AD软胶囊：每粒含维生素A 10 000U与维生素D 1000U；维生素A 3000U与维生素D 300U；维生素A 1500U与维生素D 500U；维生素A 2000U与维生素D 700U。

维生素AD滴剂：每1g含维生素A 5000U，维生素D 500U；每1g含维生素A 5万U，维生素D 5000U；每1g含维生素A 9000U，维生素D 3000U。

维生素AD滴剂（胶囊型）：每粒含维生素A 1500U与维生素D 500U；每粒含维生素A 2000U与维生素D 700U。

维生素AD糖丸：每丸含维生素A 1800U与维生素D_2 600U；含维生素A 2000U与维生素D_2 200U。

【贮法】避光、密闭、阴凉处保存。

骨化二醇　Calcifediol

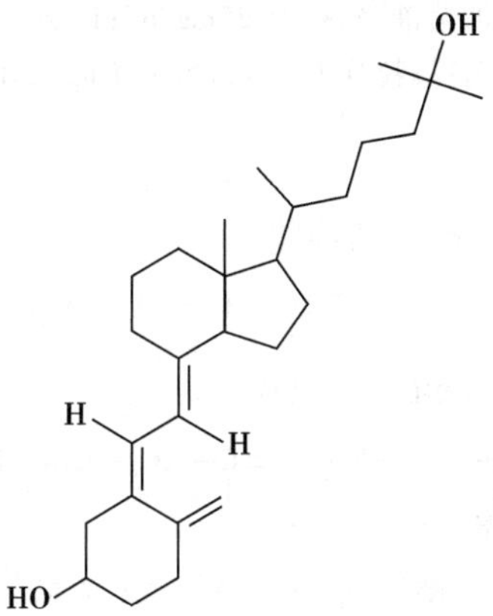

骨化二醇又称为25-羟维生素D_3一水合物，分子式为$C_{27}H_{46}O_3$，分子量418.65。

【ATC编码】A11CC06

【用法和用量】成人初始口服剂量为一周0.3～0.35mg，一日或隔日服药1次，有必要时4周后增加剂量。大多数患者一日口服0.05～0.1mg或隔日服0.1～0.2mg可产生疗效。血钙正常患者隔日口服0.02mg可有效。儿童，口服，2岁以上，一日0.02～0.05mg；2～10岁，一日0.05mg；10岁以上参考成人用量。

【制剂】胶囊剂：每粒0.02mg；0.05mg。

骨化三醇[医保(乙)]　Calcitriol

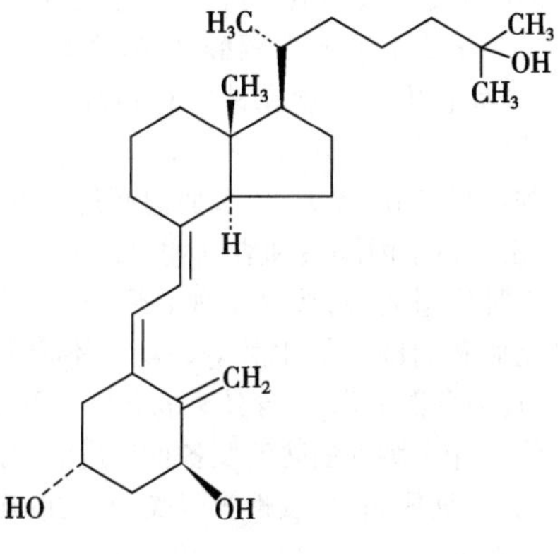

为维生素D_3经肝脏和肾脏羟化酶代谢、抗佝偻病活性最强的1,25-双羟代谢物。

【其他名称】罗钙全，1,25-二羟胆钙化醇，1,25-二羟胆骨化酸，1,25-Dihydroxycholecalciferol，Rocaltrol。

【ATC编码】A11CC04

【药理学】作用同维生素D_3。口服吸收快，3～6小时达高峰，$t_{1/2}$ 3～6小时，经7小时后尿钙浓度增加，单次口服剂量可持续药理活性3～5日。

【适应证】应用于甲状旁腺功能低下症及慢性肾功能衰竭尤其是血液透析患者的肾性骨营养不良症，绝经后和老年性骨质疏松症，维生素D依赖性佝偻病（肾小管缺乏1α-羟化酶）。

【用法和用量】口服剂量应根据患者的血钙浓度来决定。初始剂量应使用最小剂量，并且不能在没有监测血钙水平的情况下增加用量。

（1）肾性骨营养不良（包括透析患者）：起始阶段每日剂量为0.25μg，如患者血钙浓度正常或略低隔日0.25μg即可。如2～4周内生化指标及病情无明显改善，则一日剂量可达到0.5μg。每周应测两次血钙浓度，随时调整剂量。多数患者每日最佳用量为一日0.5～1.0μg。

（2）甲状旁腺功能低下和佝偻病：推荐起始剂量为每日0.25μg，晨服。如生化指标和病情未见明显改善，则每隔2～4周增加0.25～0.5μg。此期间至少每周测定2次血钙。

（3）绝经后和老年性骨质疏松：推荐剂量为每次0.25μg，每日2次。分别于服药后第4周、第3个月、第6个月监测血钙和血肌酐浓度，以后每6个月监测一次。

静脉注射：抗低钙，推荐剂量是0.5μg（0.01μg/kg），每周3次，隔天静脉推注1次，透析后可从血液透析管给予。必要时每2～4周增加0.25～0.5μg。维持量，一次0.3～0.5μg（0.01～0.05μg/kg），一周3次。

儿童：口服，一日0.25μg，必要时每2～4周增加0.25μg，最高至下列剂量：维生素D依赖佝偻病，一日1μg；慢性透析患者低钙，一日0.25～2μg；甲状旁腺功能低下，一日0.04～0.08μg/kg；肾性骨萎缩，一日0.014～0.041μg/kg；患肝病小儿开始一日口服量可提高至0.01～0.02μg/kg。

【禁忌证】与高血钙相关的疾病禁用，对维生素D及其类似物过敏者禁用。

【注意】①用药过量可引起高钙血症，表现为眩晕、恶心、呕吐、腹痛、肌无力、精神错乱、烦渴、多尿、骨痛、肾结石、肾钙质沉着，严重可导致心律不齐等。②治疗初期，补钙是必要的。用药过程中应检测血钙、血磷浓度。③不能与维生素D类同时应用。④甲状旁腺功能低下者，偶见吸收不佳现象，需较大剂量。⑤对患有甲状旁腺功能低下的妊娠期妇女用本品治疗时，在妊娠后期应加大剂量，在产后及哺乳期应减小剂量。

【制剂】胶囊剂：每粒0.25μg；0.5μg；1.0μg。胶丸：每丸0.25μg。注射液：每支1μg（1ml）；2μg（1ml）。

阿法骨化醇〔药典(二);基;医保(乙)〕 Alfacalcidol

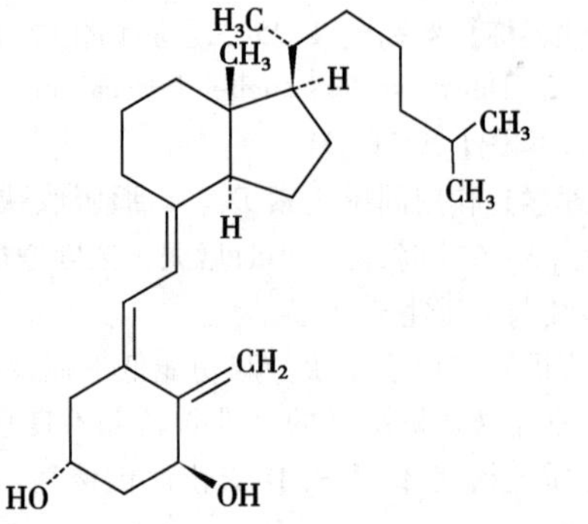

为骨化三醇类似物,只需在肝脏羟化即成为具有活性的1α,25-$(OH)_2D_3$。

【其他名称】1α-Hydroxycholecalciferol。

【ATC 编码】A11CC03

【药理学】口服易吸收,t_{max}为8~24小时,在肝脏迅速代谢为1α,25-$(OH)_2D_3$,大部分由尿及粪便排出,$t_{1/2}$为2~4日。

【适应证】用于慢性肾衰合并骨质疏松症、甲状旁腺功能低下及抗维生素D的佝偻病患者。

【用法和用量】口服,成人初始剂量,一日1μg,每2~4周增加至每日0.5~2.0μg,必要时可增至每日3μg,维持量每日0.25~1μg。①慢性肾衰合并骨质疏松:成人,口服,一次0.5~1.0μg,一日1次。②甲状旁腺功能低下和抗维生素D的佝偻病:成人,口服,一日1.0~4.0μg,一日2~3次。

儿童:低钙血症,口服,一日0.25~1.0μg,分2次服用。

【注意】①治疗期间应定期测血钙,按血钙浓度调整剂量,如出现高血钙,应停药,血钙降至正常浓度后,应从低剂量重新开始。②骨化三醇可增加血无机磷水平,高磷酸盐血症者应避免使用本品。③少数出现胃肠道反应、肝功能异常、精神和神经系统症状等。

【制剂】片剂:每片0.25μg;0.5μg。胶囊剂:每粒0.5μg。软胶囊:每粒0.25μg;0.5μg。

双氢速甾醇 Dihydrotachysterol

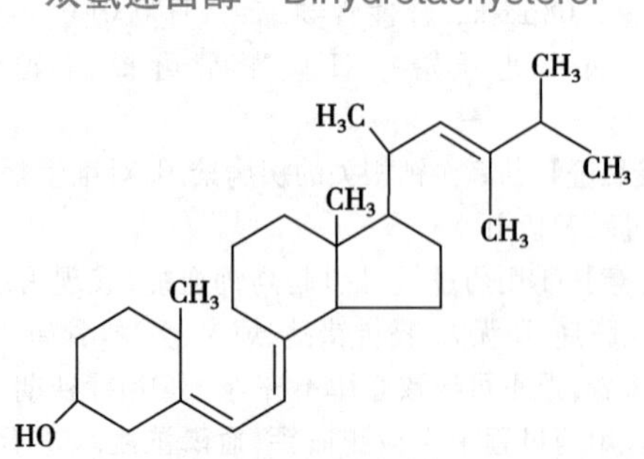

【其他名称】双氢速变固醇,AT-10,DT-10。

【ATC 编码】A11CC02

【性状】为无臭、无色或白色结晶形粉末,难溶于水;溶于三氯甲烷、乙醚及乙醇等溶剂中。

【药理学】化学结构与骨化三醇相似,在肝脏羟化为具有活性的25-羟基双氢速甾醇,是1,25-双羟维生素D的类似物。其作用与其他维生素D类相似,特点是作用缓慢、持久,长期应用无耐受性。

【适应证】用于甲状旁腺功能低下及手足搐搦症。

【用法和用量】成人,口服,一日0.125~2mg。家族性低磷血症:初始剂量每日0.5~2mg,维持量每日0.2~15mg。低钙抽搐:初始剂量,急性每日0.75~2.5mg,共3日,维持量每周0.25mg,必要时每日1mg。甲状旁腺功能低下:初始剂量每日0.75~2.5mg,数日后改为每日0.2~1mg。肾性骨萎缩:初始剂量每日0.1~0.25mg,维持量每日0.2~1mg。

儿童:甲状腺功能低下:初始剂量每日1~5mg,共4日,以后逐渐减至1/4量,维持量每日0.5~1.5mg。家族性低磷血症同成人用量。

【注意】①同维生素D类。②停药后,其作用尚可持续4周。③治疗量和中毒量差距较小,用量须个体化。

【制剂】油溶液:每瓶0.25mg/ml;1mg/ml。片剂:每片0.2mg。胶囊剂:每粒0.1mg;0.25mg;1mg。口服溶液:每支0.2mg(1ml)。

70.2 维生素B属药物

维生素B_1〔药典(二);基;医保(甲、乙)〕 Vitamin B_1

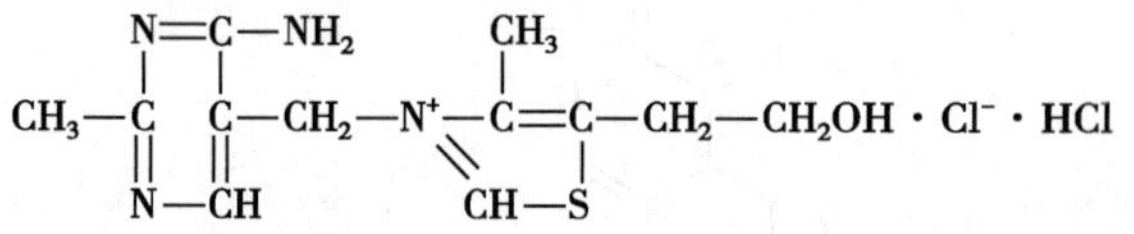

天然存在于酵母、猪肉(瘦)、米糠、麦麸、车前子、杨梅、花生等中,粗粮比精白米、面粉中的含量高。现主要由人工合成。

【其他名称】硫胺,Thiamine。

【ATC 编码】A11DA01

【性状】常用盐酸硫胺,呋喃硫胺,白色结晶性粉末,有微弱的异臭,味稍苦。露置空气中,能吸收水分。易溶于水,微溶于醇,不溶于乙醚。在碱性溶液中(尤其加热时)易分解破坏。遇碱性药物(如苯巴比妥钠、碳酸氢钠、枸橼酸钾)能引起变质。因能吸湿,可渐起化学变化。在酸性溶液中较稳定,pH在3.5时可耐100℃灭菌,pH大于5时则渐失效。

【药理学】在体内与焦磷酸结合成辅羧酶,参与糖代谢中丙酮酸和α-酮戊二酸的氧化脱羧反应,是糖类代谢所必需。缺乏时,氧化受阻形成丙酮酸、乳酸堆积,并影响机体能量供应。其症状主要表现在神经和心血管系统,出现感觉神经与运动神经均受影响的多发性周围神经炎,表现为感觉异常、神经痛、四肢无力,以及肌肉酸痛和萎缩等症状。心血管方面由于血中丙酮酸和乳酸增多,使小动脉扩张,舒张压下降,心肌代谢失调,故易出现心悸、气促、胸闷、心脏肥大、肝肺充血和周围组织水肿等心功能不全的症状。消化道方面表现为食欲下降,可导致衰弱和体重下降等。

【适应证】用于脚气病防治及各种疾病的辅助治疗(如全身感染、高热、糖尿病、多发性神经炎、小儿麻痹后遗症以及小儿遗尿症、心肌炎、食欲缺乏、消化不良、甲状腺功能亢进和妊娠期等)。对某些药物如链霉素、庆大霉素等引起的听觉障碍有帮助。

【用法和用量】成人每日的最小必需量为1mg,妊娠期妇女及小儿因发育关系需要量较多。在治疗脚气病及消化不良时可根据病情调整。成人1次10~20mg,一日3次,口服;或1次50~100mg,一日1次,肌内注射。不宜静脉注射。

儿童:《中国国家处方集·化学药品与生物制品卷·儿童版》推荐:口服,预防小儿维生素 B_1 缺乏症:婴儿一日0.3~0.5mg,儿童一日0.5~1mg。治疗维生素 B_1 缺乏:儿童一日10~50mg,连续2周,然后一日5~10mg,持续1个月。肌内注射:用于重型脚气病,一日10~25mg,症状改善后改为口服。

【注意】①注射时偶见过敏反应,个别甚至可发生过敏性休克,故除急需补充的情况外很少采用注射给药。②增大口服剂量时,并不增加吸收量。

【制剂】片剂:每片5mg;10mg。注射液:每支50mg(2ml);100mg(2ml)。维生素 B_1 丸:每丸5mg;10mg。

维生素 B_2〔药典(二);基;医保(甲、乙)〕 Vitamin B_2

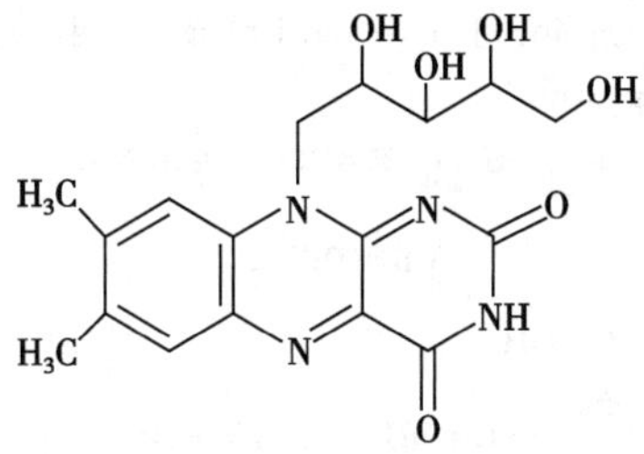

主要来源为酵母、肝、肾与肉类,乳类中亦含有少量,现在应用者多为人工合成品。

【其他名称】核黄素,维生素乙$_2$,Riboflavin,Vitamin G。

【ATC编码】A11HA04

【性状】为橙黄色结晶粉末,稍有臭及苦味,难溶于水,水溶液呈黄绿色并有荧光,几不溶于乙醇。遇光线(尤其是溶液)易破坏,应贮于有色瓶中。遇碱或加热时易分解。遇还原剂易引起变质而褪色。

【药理学】为体内黄素酶类辅基的组成部分(黄素酶在生物氧化还原中发挥递氢作用),当缺乏时,影响机体的生物氧化,使代谢发生障碍。其病变多表现为口、眼和外生殖器部位的炎症,如口角炎、唇炎、舌炎、眼结膜炎和阴囊炎等。

【适应证】用于上述疾病的防治。

【用法和用量】成人每日的需要量为2~3mg。治疗口角炎、舌炎、阴囊炎等时,一次口服5~10mg,一日3次,或皮下注射或肌内注射5~10mg,每日1次,连用数周,至病势减退为止。

儿童:《中国国家处方集·化学药品与生物制品卷·儿童版》推荐:治疗维生素 B_2 缺乏:口服,12岁以下,一日3~10mg,分2~3次服用;12岁及12岁以上者,一次5~10mg,一日3次。肌内注射,一次2.5~5mg,一日1次。预防维生素 B_2 缺乏:口服,一日1~2mg。

【注意】①空腹吸收不如进食时,宜在餐时或餐后立即服用。②服后尿呈黄绿色。

【药物相互作用】与甲氧氯普胺合用可降低疗效。

【制剂】片剂:每片5mg;10mg。注射液:每支5mg(1ml);1mg(2ml);5mg(2ml);10mg(2ml)。

月桂酸维生素 B_2 Vitamin B_2 Laurate

【其他名称】长效维生素 B_2,月桂酸核黄素,长效核黄素,Riboflavin Laurate。

【药理学】为核黄素月桂酸酯,在体内缓慢释出游离型核黄素,从而发挥长效作用。注射一次在体内可维持有效浓度60~90日。

【适应证】用于病后恢复期及因缺乏核黄素而引起的各种疾病。

【用法和用量】肌内注射,一次150mg,可保持有效2~3个月。

【制剂】注射液:每支150mg(1ml)。

烟酸〔药典(二);医保(乙)〕 Nicotinic Acid

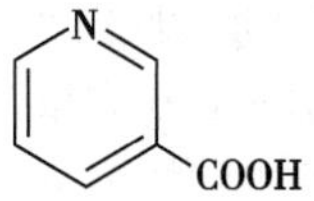

【ATC编码】C10AD02

【性状】白色结晶或结晶性粉末,无臭或微臭,味微酸,在沸水中溶解,略溶于水。

【药理学】烟酸属维生素B类,在体内转化为烟酰胺,再与核糖腺嘌呤等组成烟酰胺腺嘌呤二核苷酸(辅酶Ⅰ)和烟酰胺腺嘌呤二核苷酸磷酸(辅酶Ⅱ),是脂质、氨基酸、蛋白质、嘌呤代谢,组织呼吸的氧化作用和糖原分解所必需的辅酶。烟酸可降低辅酶A的利用,通过抑制极低密度脂蛋白(VLDL)的合成而影响血中胆固醇的运载,大剂量可降低血清胆固醇和甘油三酯浓度。此外,烟酸还具有周围血管扩张作用。摄入不足可引起烟酸缺乏的糙皮病(皮肤损伤、色素沉着、角化过度等症状)。

【适应证】用于预防和治疗因烟酸缺乏引起的糙皮病等。也用作血管扩张药,及治疗高脂血症。对于严格控制或选择饮食或接受肠道外营养的病人,因营养不良体重骤减,妊娠期、哺乳期妇女,以及服用异烟肼者,严重烟瘾、酗酒、吸毒者,烟酸的需要量均需增加。

【用法和用量】(1)推荐膳食每日摄入量:新生儿~3岁2~8mg,4~6岁8~11mg,7~10岁11~14mg,男性青少年及成人15~20mg,女性青少年及成人13~15mg,妊娠期妇女17mg,哺乳期妇女20mg。

(2)糙皮病:成人,口服:1次50~100mg,一日500mg,如有胃部不适,宜与牛奶同服或进餐时服,一般同时服用维生素 B_1、B_2、B_6 各5mg;肌内注射:一次50~100mg,一日5次;静脉缓慢注射:一次25~100mg,一日2次或多次。

(3)抗高血脂:成人口服,缓释片或缓释胶囊,推荐1~

4 周一次 0.5g,一日 1 次;5 ~ 8 周为一次 1g,一日 1 次;8 周后,根据病人的疗效和耐受性渐增加,如有必要,最大剂量可加至 2g。应在少量低脂肪饮食后睡前服用。须整片(粒)吞服。维持剂量:每日 1 ~ 2g。女性患者的剂量低于男性患者。

儿童:《中国国家处方集·化学药品与生物制品卷·儿童版》推荐:口服或静脉注射。口服,每次 25 ~ 50mg,每日 2 ~ 3 次。静脉注射,一次 25 ~ 100mg,一日 2 次,缓慢静脉注射。

【不良反应】①烟酸在肾功能正常时几乎不会发生毒性反应。②静脉注射可引起过敏反应,如皮肤红斑或瘙痒,甚至出现哮喘。③烟酸有血管扩张的作用,因此治疗量时可出现潮红、热感(特别在面颈部),头痛,晕厥;用烟酰胺代替可无此副作用。④大量烟酸可导致皮肤干燥、瘙痒、眼干燥、头晕、乏力、腹泻、恶心、呕吐、胃痛、厌食、消化性溃疡等。⑤偶尔大剂量烟酸还可致高血糖、高尿酸、心律失常、肝毒性反应。

【注意】①下列情况慎用:动脉出血、糖尿病、青光眼、痛风、高尿酸血症、肝病、溃疡病、低血压。②一般服用烟酸 2 周后,血管扩张及胃肠道不适可逐渐适应,逐渐递增用量可避免上述反应,如有严重皮肤潮红、瘙痒、胃肠道不适,应减小剂量。③给药过程中应注意检查肝功能、血糖。④烟酸在儿童中降血脂作用未经临床试验,2 岁以下小儿胆固醇为正常发育所需,不推荐应用烟酸降血脂。⑤采用本品单一治疗高血脂疗效不佳,可以联合胆汁酸结合树脂或 HMG-CoA 还原酶抑制剂进行治疗。

【药物相互作用】①异烟肼可阻止烟酸与辅酶Ⅰ结合,引起烟酸缺乏。②烟酸与肾上腺素受体拮抗剂型抗高血压药合用,血管扩张作用协同增强,并可产生直立性低血压。

【制剂】片剂(胶囊剂):每片(粒)50mg;100mg。缓释片:每片 0.25g;0.5g;0.75g。注射剂:每支 20mg(2ml);100mg(2ml);50mg(5ml)。

烟酰胺〔药典(二);医保(乙)〕 Nicotinamide

【其他名称】Nicotinic Acid Amide。

【ATC 编码】A11HA01

【性状】为白色结晶性粉末,无臭,味苦,易溶于水和乙醇。具有微弱的吸湿性。性质较稳定,可耐酸碱及高温。

【药理学】为辅酶Ⅰ及Ⅱ的组成部分,许多脱氢酶的辅酶,缺乏时可影响细胞的正常呼吸和代谢而引起糙皮病。主要用于防治糙皮病、口炎、舌炎等。此外,尚有防治心脏传导阻滞和提高窦房结功能及抗快速型实验性心律失常的作用,能显著改善维拉帕米(异搏停)引起的心率减慢和房室传导阻滞。维拉帕米为钙拮抗剂,因此本品可能是通过促进钙内流而奏效。

【适应证】用于冠心病、病毒性心肌炎、风湿性心脏病及少数洋地黄中毒等伴发的心律失常(多为其他药物无效后应用)。一般对各度房室传导阻滞均有明显疗效,基本上经治疗后,传导阻滞均能消失,对病态窦房结综合征也有明显疗效,对束支传导阻滞疗效差。

【用法和用量】成人:①防治糙皮病、口炎及舌炎:口服,一次 50 ~ 200mg,一日 3 次。如口服吸收不良,可加入葡萄糖注射液静脉滴注,每次 25mg,一日 2 次。同时加服其他维生素 B 族及维生素 C。②防治心脏传导阻滞:一次 300 ~ 400mg,一日 1 次,加入 10% 葡萄糖注射液 250ml 中静脉滴注,30 日为 1 疗程。

儿童:《中国国家处方集·化学药品与生物制品卷·儿童版》推荐:口服给药,一日 100 ~ 300mg,分 2 ~ 3 次服用。静脉注射,一次 25 ~ 100mg,一日 2 次。

【不良反应】个别患者可引起头晕、恶心、上腹不适、食欲缺乏等,可自行消失。

【注意】①肌内注射可引起疼痛,故少用。②妊娠初期过量服用有致畸的可能。③长期服用异烟肼者,应补充烟酰胺。

【药物相互作用】烟酰胺与异烟肼有拮抗作用,因此长期服用异烟肼者,应适当补充烟酰胺的用量。

【制剂】片剂:每片 50mg;100mg。注射液:每支 50mg(1ml);100mg(1ml)。

维生素 B_6〔药典(二);基;医保(甲、乙)〕

Vitamin B_6

吡多醇

吡多醛

吡多胺

维生素 B_6 包括吡多醇、吡多醛和吡多胺,三者可互相转化。

【其他名称】吡多辛,Pyridoxine。

【ATC 编码】A11HA02

【性状】为白色结晶性粉末,无臭,味酸苦。易溶于水,微溶于乙醇。高温、碱性溶液中及遇光均易破坏。

【药理学】在体内与 ATP 经酶作用生成具有生理活性的磷酸吡多醛和磷酸吡多胺。它是某些氨基酸的氨基转移酶、脱羧酶及消旋酶的辅酶,参与许多代谢过程,如脑中抑制性递质 γ-氨基丁酸是由谷氨酸脱羧产生,色氨酸转化为烟酸亦需维生素 B_6 参与。此外,磷酸吡多醛可参与亚油酸转变为花生四烯酸的过程。动物缺乏维生素 B_6 时可致动脉粥样硬化病变。

【适应证】用于：①防治因大量或长期服用异烟肼、肼屈嗪等引起的周围神经炎、失眠、不安；减轻抗癌药和放射治疗引起恶心、呕吐或妊娠呕吐等。②治疗婴儿惊厥或给妊娠期妇女服用以预防婴儿惊厥。③白细胞减少症。④局部涂搽治疗痤疮、酒糟鼻、脂溢性湿疹等。

【用法和用量】成人：口服：一次10～20mg，一日3次（缓释片一次50mg，一日1～2次）。皮下注射、肌内注射、静脉注射：一次50～100mg，一日1次。治疗白细胞减少症时，以50～100mg，加入5%葡萄糖注射液20ml中，作静脉注射，每日1次。

儿童：《中国国家处方集·化学药品与生物制品卷·儿童版》推荐：口服，肌内注射或静脉注射。①维生素B_6代谢异常或铁粒幼细胞贫血：口服，新生儿每次50～100mg，每日1～2次；婴儿或儿童每次50～250mg，每日1～2次。②治疗异烟肼中毒：口服，新生儿每日5～10mg；婴儿或儿童每次10～20mg，每日2～3次。③预防异烟肼中毒：口服新生儿每日5mg，婴儿或儿童每日5～10mg。④维生素B_6依赖性抽搐：肌内注射100mg一次；以后肌内注射2～10mg，或口服每日10～100mg。

【不良反应】罕见发生过敏反应。

【药物相互作用】与左旋多巴合用，左旋多巴的药效降低。

【制剂】片剂：每片10mg。缓释片：每片50mg。注射液：每支25mg(1ml)；50mg(1ml)；100mg(2ml)。霜剂：每支含0.12g(12%)。

生物素　Biotin

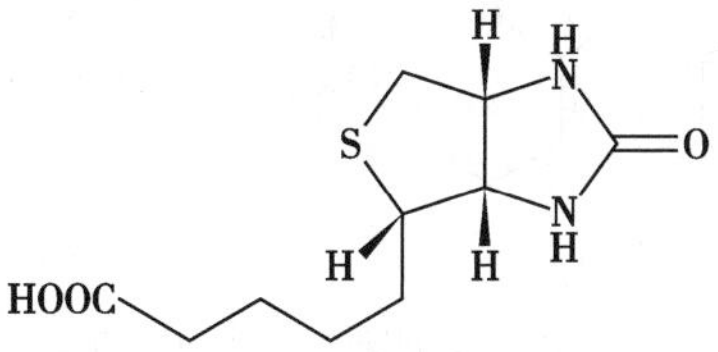

本品属于维生素B类，以低浓度广泛分布于所有的动物和植物组织中，在蛋黄、酵母、牛奶及家禽的内脏中含量较高，人体肠道细菌亦能大量合成。

【其他名称】维生素H，辅酶R。

【ATC编码】A11HA05

【性状】白色结晶粉末，极微溶于水，在中等强度的酸及中性溶液中可稳定数月，在碱性溶液中的稳定性较差。其水溶液极易被真菌污染。

【药理学】生物素是每一个活细胞都含有的微量生长因子，是脂肪代谢及羧化反应的重要辅酶，在可逆性羰基的生成及二氧化碳的传递中发挥重要的作用，是维持正常生长发育、保持皮肤和骨髓健康不可缺少的物质。

由于生物素的来源丰富，因而人类很少缺乏。但长期采用胃肠外营养的病人以及某些缺乏生物素代谢基因的儿童会出现生物素缺乏。另外，生物素能与抗生物素蛋白（生蛋清中所含有的一种糖蛋白）结合而被灭活，长期大量摄入生的蛋白可导致特发性的生物素缺乏。生物素缺乏时可出现有脂溢性皮炎、厌食、肌肉痛和脱发。近年来，大量应用抗生素常使患者的肠道菌群受到抑制，致使某些患者体内经肠道菌产生生物素的途径受阻，从而导致生物素缺乏。人体中生物素的含量随年龄增加而降低，所以老年人需要补充生物素。

【适应证】生物素酶(Biotinidase)缺失的儿童。

【用法和用量】口服，一日10mg。

复合维生素B[医保(乙)]　Vitamin B Compound Tablets

【适应证】用于B族维生素缺乏所致的各种疾病的辅助治疗，如营养不良、厌食、脚气病和糙皮病等。

【用法与用量】口服：每次1～3片，一日3次。注射剂：按病情需要给药。

儿童：《中国国家处方集·化学药品与生物制品卷·儿童版》推荐：口服。片剂：按病情需要，一次1～2片，一日3次。溶液剂：<10岁儿童，一次1ml，一日3次；≥10岁儿童，一次10ml，一日3次。

【制剂】复合维生素B片：每片含维生素B_1 3mg，维生素B_2 1.5mg，维生素B_6 0.2mg，烟酰胺10mg，泛酸钙1mg。复合维生素B溶液：每支2ml：含维生素B_1 20mg、核黄素磷酸钠（以核黄素计）2mg、维生素B_6 2mg、烟酰胺30mg、右旋泛酸钙1mg。

呋喃硫胺　Fursultiamine (Thiamine Tetrahydrofuryl Disulfide，TTFD)

药理学和适应证同盐酸硫胺，但疗效较持久，毒性较低。口服：每次25～50mg，一日3次；肌内注射：一日20～40mg。片剂：每片25mg；50mg。注射液：每支20mg(2ml)。

泛酸钙[药典(二)]　Calcium Pantothenate

【ATC编码】A11HA31，D03AX04

为辅酶A的组成部分，参与蛋白质、脂肪、糖的代谢，用于预防和治疗泛酸钙缺乏（如吸收不良综合征、热带口炎性腹泻、乳糜泻、局限性肠炎或应用泛酸钙拮抗药物时）。还可用于维生素B缺乏症的辅助治疗。口服：①预防用药：在刚出生至3岁的儿童中，一日2～3mg；4～6岁，一日3～4mg；7～10岁，一日4～5mg。②泛酸钙缺乏时应根据严重程度给药，一般一次10～20mg，一日30～60mg。

片剂：每片5mg；10mg。

干酵母[医保(乙)]　Dried Yeast（食母生）

含多种B属维生素，用于营养不良、消化不良、食欲缺乏及B族维生素缺乏症。为酵母科啤酒酵母菌或葡萄汁酵母菌或隐球酵母科产朊假丝酵母菌未经提取的干燥菌体。含有硫胺、核黄素、烟酸、维生素B_6、维生素B_{12}、叶酸、肌醇、转化糖及麦糖酶等。口服：成人，一次0.5～4g；小儿一次0.3～0.9g，均为一日3次，服时嚼碎。片剂：每片0.2g；0.3g；0.5g（以干酵母计）。

70.3 维生素C及其他

维生素C〔药典(二);基;医保(甲、乙)〕 Vitamin C

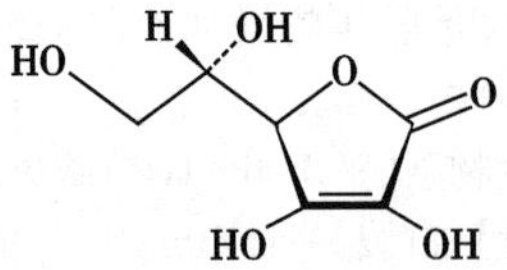

含于新鲜蔬菜和水果如番茄、菠菜、桔、橙、枣等中。临床应用的是人工合成品。

【其他名称】抗坏血酸,维生素丙,丙种维生素,丙素,Ascorbic Acid。

【性状】为白色结晶性粉末,味酸,无臭,久置变色微黄,遇日光颜色可变深。易溶于水。水溶液显酸性反应,不稳定,有还原性。遇空气或加热易变质,在酸性溶液中比较稳定。

【药理学】在体内抗坏血酸和脱氢抗坏血酸形成可逆的氧化还原系统,此系统在生物氧化及还原作用及细胞呼吸中起重要作用。维生素C参与氨基酸代谢、神经递质的合成、胶原蛋白和组织细胞间质的合成。可降低毛细血管的通透性,加速血液的凝固,刺激凝血功能,促进铁在肠内吸收,促使血脂下降,增加对感染的抵抗力,参与解毒功能,且有抗组胺的作用及阻止致癌物质(亚硝胺)生成的作用。正常人每日需要量自每日新鲜蔬菜、水果中一般能满足,但遇到特殊情况(如患传染病时),可引起缺乏症和坏血病。

【适应证】用于:①维生素C缺乏症的预防及治疗。②急慢性传染病时,消耗量增加,宜适当补充。病后恢复期,创伤愈合不良者,也应适当补充。③克山病患者在发生心源性休克时,可用大剂量治疗。④用于肝硬化、急性肝炎和砷、汞、铅、苯等慢性中毒时的肝脏损害。⑤其他:用于各种贫血、过敏性皮肤病、口疮、促进伤口愈合等。有报道,本品对感冒、某些癌症、高脂血症等均有一定作用,但临床疗效尚未能肯定。

【用法和用量】(1) 一般治疗:口服(饭后),一日50~100mg;慢性透析患者:一日100~200mg;维生素C缺乏:一次100~200mg,一日3次。至少服用2周。静脉注射:维生素C缺乏:一次0.5~1g,临用时5%或10%葡萄糖注射液稀释后滴注。

(2) 酸化尿液:口服:一日4~12g,分次服用,每4小时一次。

(3) 特发性高铁血红蛋白血症:一日300~600mg,分次服用。

(4) 克山病心源性休克:首剂5~10g,加入25%葡萄糖注射液中,缓慢静脉注射。以后视病情2~4小时重复1次,24小时总量可达15~30g。

(5) 口疮:将本品1片(0.1g)压碎,撒于溃疡面上,令患者闭口片刻,一日2次,一般3~4次即可治愈。

儿童:《中国国家处方集·化学药品与生物制品卷·儿童版》推荐:口服,肌内注射或静脉注射。①治疗维生素C缺乏:口服,一日100~300mg,分2~3次服。肌内注射,100~300mg,分次注射,至少2周。②预防维生素C缺乏:口服,一日25~75mg。③克山病心源性休克:静脉注射,首剂5~10g,加入25%葡萄糖注射液中缓慢静脉注射。

【注意】①不宜与碱性药物(如氨茶碱、碳酸氢钠、谷氨酸钠等)、核黄素、三氯叔丁醇、铜、铁离子(微量)的溶液配伍,以免影响疗效。②过量服用可引起不良反应:每日服1~4g,可引起腹泻、皮疹、胃酸增多、胃液反流,有时尚可见泌尿系结石、尿内草酸盐与尿酸盐排出增多、深静脉血栓形成、血管内溶血或凝血等,有时可导致白细胞吞噬能力降低。每日用量超过5g时,可导致溶血,重者可致命。妊娠期妇女服用大量时,可产生婴儿出生后维生素C缺乏症。③大量长期服用突然停药,有可能出现维生素C缺乏症症状,故宜逐渐减量停药。④可破坏食物中维生素B_{12},与食物中的铜、锌离子络合,阻碍其吸收,从而可能产生维生素B_{12}或铜、锌缺乏症状。在碱性溶液中易于氧化失效,氧化剂、光、热、维生素B_2及微量的铜、铁等能加速其失效。⑤制剂色泽变黄后不可应用。⑥儿童长期大量服用偶可引起尿酸盐、半胱氨酸盐或草酸盐结石、腹泻、皮肤红而亮、头痛、尿频、恶心、呕吐、胃痉挛等。

【制剂】片剂:每片20mg;25mg;50mg;100mg;250mg。咀嚼片剂:每片100mg。泡腾片:每片500mg。丸剂:每丸50mg;100mg。颗粒剂:2g(含维生素C 0.1g)。注射液:每支100mg(2ml);250mg(2ml);500mg(5ml);2.5g(20ml)。

【贮法】避光,密闭保存。

维生素E〔药典(二)〕 Vitamin E

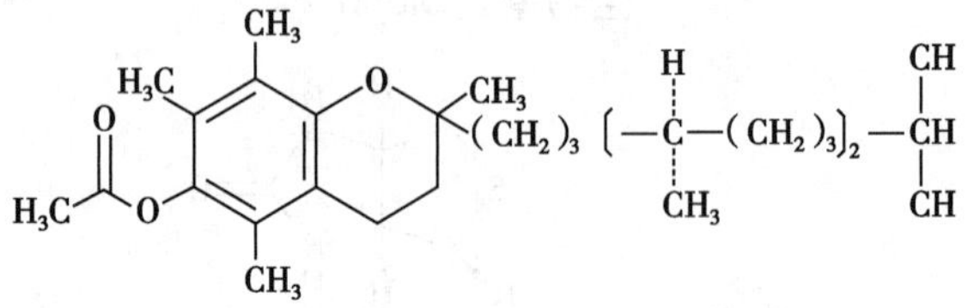

维生素E有α、β、γ、δ四种,活性以α最强,δ最弱。

【其他名称】生育酚,产妊酚,Tocopherol,Ephynal。

【ATC编码】A11HA03

【性状】常用其醋酸盐,为淡黄色的黏稠液,几无臭。遇光色渐变深。不溶于水,易溶于三氯甲烷、醚、乙醇。

【药理学】根据动物实验,维生素E有下列作用,但尚缺乏一致意见。主要包括:①增强细胞的抗氧化作用,在体内能阻止多价不饱和脂肪酸的过氧化反应,抑制过氧化脂质的生成,减少过氧化脂质对机体生物膜的损害,被认为有一定的抗衰老作用和抗癌作用。②参与多种酶活动:本品可增强δ-氨基-γ-酮戊酸合成酶及δ-氨基-γ-酮戊酸脱氢酶的活性,从而促进血红素的合成;同时还抑制某些分解代谢酶。③维持和促进生殖功能:本品能使腺垂体促性腺激素分泌增加,促进精子生成和活动,促进卵泡生长发育,并促进排卵和黄体生成,使黄体分泌孕酮增加。④维持骨骼肌、心肌和平滑肌的正常结构与功能,减少组织中氧的消耗,提高氧的利用率。⑤维持毛细血管的正常通透性,增加血流量,增加对寒冷的防御能力,并能修复血管壁损伤后的瘢痕,抑制血小板聚集,防止血栓形成。还能改善脂质代谢,缺乏时可使动物的胆固醇、甘油三酯等的含量增加,导致动脉粥样硬化;补充本品,可防止动物实验性动脉硬化症的发生。

【适应证】用于:①未进食强化奶或有严重脂肪吸收不良母亲所生的新生儿、早产儿、低出生体重儿。②未成熟儿、低出生体重儿常规应用预防维生素E缺乏。但也有人认为可能有引起坏死性结肠炎的潜在危险。③进行性肌营养不良的辅助治疗。④维生素E需要量增加的情况,如甲状腺功能亢进、吸收功能不良综合征、肝胆系统疾病等。

【用法和用量】成人,口服或肌内注射:一次10~100mg,一日1~3次。

儿童:《中国国家处方集·化学药品与生物制品卷·儿童版》推荐:口服:用量随维生素E缺乏程度而定。常用口服量,儿童一日1mg/kg,早产儿每日15~20mg;慢性胆汁淤积:每日服水溶性制剂15~25mg。肌内注射:5mg,一日1次。

【注意】①长期(6个月以上)应用,易引起血小板聚集和血栓形成。大剂量长时服用,部分病例有恶心、头痛、疲劳、眩晕、视力模糊、月经过多、闭经等。个别患者有皮肤皲裂、唇炎、口角炎、胃肠功能紊乱、肌无力,停药后上述反应可逐渐消失。此外,偶可引起低血糖、血栓性静脉炎、凝血酶原降低。每日用量超过400mg,疗程超过1年,特别是与雌激素并用时,诱发血栓性静脉炎的机会增加。另有报道,1日量在300mg以上且长期服用时,尚可能引起出血、高血压、荨麻疹、生殖功能障碍、糖尿病和心绞痛加重,甚至可导致乳癌。又据报道,大剂量(1日300mg以上)不仅能引起不良反应,且可影响免疫功能使之下降。②如食物中硒、维生素A、含硫氨基酸不足时,或含有大量不饱和脂肪酸时,其需要量将大为增加,如不及时补充本品,则可能引起其缺乏症。③儿童长期使用易引起血小板聚集。

【药物相互作用】①与维生素K_3合用,两者疗效减弱或消失。②与肝素或华法林合用,凝血酶原时间缩短。

【制剂】片剂:每片5mg;10mg;100mg。胶丸:每丸5mg;10mg;50mg;100mg;200mg。粉剂:每克粉剂中含维生素E 0.5mg。注射液:每支5mg(1m);50mg(1ml)。

多维元素片

本品含有多种维生素和微量元素。

【适应证】用于预防和治疗因维生素与矿物质缺乏引起的各种疾病。

【用法和用量】口服,成人每日1片。

【禁忌证】慢性肾功能衰竭、高钙血症、高磷血症伴肾性佝偻病及对本品过敏者。

【注意】①严格按规定的剂量服用,需要大剂量时请咨询医师或药师。过量出现严重不良反应应停服并立即就医。②本品含维生素A,可经乳汁分泌,哺乳期妇女服用可引起婴儿食欲缺乏、易激动、颅压增高等不良反应。③过敏体质者慎用。

(李晓蓉)

第 71 章 酶类和其他生化制剂

71.1 酶类药物

胰蛋白酶〔药典(二);医保(乙)〕 Trypsin

由牛、羊或猪的胰腺中分离而得。

【ATC 编码】B06AA07

【性状】为白色或类白色结晶性粉末,能溶于水,不溶于醇。水溶液对热不稳定,在室温中经过 3 小时其效力损失 75%,60℃以上变性失效。故贮藏温度不应超过 20℃。溶液最好新鲜配用,以防失效和变性。《中国药典》(2015 年版)规定,按干燥品计算,每 1mg 中胰蛋白酶的活力不得少于 2500 单位(U)。

【药理学】属丝氨酸蛋白水解酶,具有分解蛋白质中由赖氨酸或精氨酸构成的酯键或肽键的作用,能消化溶解变性蛋白质,对未变性的蛋白质无作用,因此能使脓、痰液、血凝块等消化变稀,易于引流排出,加速创面净化,促进肉芽组织新生,而不损伤正常组织或损伤极微(因血清内有胰蛋白酶抑制物)。此外,有抗炎作用。

【适应证】临床上主要用于脓胸、血胸、外科炎症、溃疡、创伤性损伤、瘘管等所产生的局部水肿、血肿、脓肿等,虹膜睫状体炎、急性泪囊炎、视网膜周围炎、眼外伤等。喷雾吸入,用于呼吸道疾病。因对蛇毒蛋白(蛇毒的主要毒成分)有水解作用,故有将本品用于治疗毒蛇咬伤,曾试用于竹叶青、银环蛇、眼镜蛇、蝮蛇等毒蛇咬伤的各型病例。

【用法和用量】(1) 一般应用:每次 5000U,每日 1 次,肌内注射,用量斟酌情况决定。为防止疼痛,可加适量普鲁卡因。局部用药视情况而定,可配成溶液剂(pH 7.4~8.2,微碱性时活性最强)、喷雾剂、粉剂、软膏等,用于体腔内注射、患部注射、喷雾、湿敷、涂搽等。

(2) 滴眼:0.25% 溶液,一日 4~6 次。冲洗泪道:0.25%~0.5%溶液(内加 2%普鲁卡因少量),1 次/日。眼浴:1∶5000~1∶10 000 溶液 10~20ml,一次 10~15 分钟,一日 1 次,适用于角膜溃疡等。球结膜下注射 1 次 0.5~2.5mg,一日 1 次,或隔日 1 次。球后注射 1 次 1~2.5mg,隔日 1 次。肌内注射 1 次 2.5~5mg,一日 1~2 次。

(3) 治蛇毒:取注射用结晶胰蛋白酶 2000~6000U,加 0.25%~0.5%盐酸普鲁卡因(或注射用水)4~20ml 稀释,以牙痕为中心,在伤口周围作浸润注射,或在肿胀部位上方作环状封闭 1~2 次。如病情需要,可重复使用。若伤肢肿胀明显,可于注射 30 分钟后,切开伤口排毒减压(严重出血者例外),也可在肿胀部位针刺排毒。如伤口已坏死、溃烂,可用其 0.1%溶液湿敷患处。

【不良反应】较常见的不良反应为寒战、发热、头痛、头晕、胸痛、腹痛等,但并不影响继续用药,一般给予抗组胺药和解热药,即可控制或预防。

【禁忌证】①不可用于急性炎症及出血空腔中。②肝、肾损伤和功能不全,血液凝固障碍和有出血倾向的患者禁用。

【注意】①结核病患者慎用。②用前须作划痕试验,应注意可能产生过敏反应。吸取注射液后应另换针头,以免注射时疼痛。③不可作静脉注射。④外用时可采用注射用制剂以缓冲液溶解，但必须在3小时内用毕。

【制剂】注射用胰蛋白酶：每支1.25万U；2.5万U；5万U；10万U（附灭菌缓冲液1瓶）。

【贮法】密闭，在阴凉处保存。

糜蛋白酶〔药典（二）；医保（乙）〕 Chymotrypsin

为由胰脏中分离制得的另一种蛋白酶。

【其他名称】α糜蛋白酶，胰凝乳蛋白酶，Chymar。

【ATC编码】B06AA04

【性状】为白色或类白色结晶或无定形粉末，无臭，易溶于水。pH 7～8时活性最强。在固体状态时比较稳定，水溶液以pH 3～4时最稳定，可在临用前溶解供用。《中国药典》（2015年版）规定，按干燥品计算，每1mg中糜蛋白酶的活力不得少于1000单位（U）。

【药理学】作用于芳香族氨基酸的羟基形成的肽键、酰胺键及酯键，能迅速分解蛋白质，可激活纤维蛋白溶酶，而表现出抑制血液凝固或消炎作用。能选择性溶解晶状体悬韧带和影响眼组织的其他蛋白质。能使痰液中纤维蛋白和黏蛋白等水解为多肽或氨基酸，使黏稠痰液液化便于咳出，对脓性或非脓性痰液均有效。本药和胰蛋白酶均是强有力的蛋白水解酶，仅水解部位有差异，蛇毒神经毒含有碱性氨基酸，可被本药和胰蛋白酶分解为无毒蛋白质，本药对蝮亚科蛇咬伤的疗效优于胰蛋白酶，两者合用疗效更佳。

【适应证】主要用于创伤或手术后创口愈合、抗炎及防止局部水肿、积血、扭伤血肿、乳房手术后水肿、中耳炎、鼻炎、角膜溃疡、泪道疾病、眼外伤、眼睑水肿、出血和玻璃体积血、慢性支气管炎、支气管扩张、肺脓肿以及毒蛇咬伤等。

【用法和用量】（1）肌内注射：以0.9%氯化钠注射液5ml溶解4000U后注射。

（2）经眼用药：本品对眼球睫状韧带有选择性松弛作用，故可用于白内障摘除，使晶状体比较容易移去。眼科注入后房，一次800U，以0.9%氯化钠注射液配成1∶5000溶液，由瞳孔注入后房，经2～3分钟，在晶状体浮动后以生理盐水冲洗前后房中遗留的本品。

（3）喷雾吸入：每次5mg，以0.9%氯化钠注射液配成0.5mg/ml浓度溶液使用。

（4）用于处理软组织炎症或创伤，800U糜蛋白酶溶于1ml 0.9%氯化钠注射液注于创面。

（5）毒蛇咬伤：糜蛋白酶10～20mg用注射用水4ml稀释后，以蛇牙痕迹为中心区域向周围浸润注射，并在伤口中心区域注射2针，再在肿胀上方3cm作环状封闭1～2层，根据不同部位0.3～0.7ml，至少10针，最多26针。

【注意】①不可作静脉注射。②因可导致玻璃体液丧失，20岁以下的眼病患者或玻璃体液不固定的创伤性白内障患者忌用。③用前须做过敏试验。④如引起过敏反应，应立即停止使用，并用抗组胺类药物治疗。⑤水溶液不稳定，须现配现用。

【制剂】注射用糜蛋白酶：每支800U；4000U。

【贮法】密闭，遮光，在阴凉处保存。

糜胰蛋白酶 Trypsin-Chymotrypsin

为从动物胰腺中提取糜蛋白酶与胰蛋白酶的精制共晶体（其比例为3∶2），经无菌冷冻干燥而得。

【药理学】具有糜蛋白酶与胰蛋白酶协同水解蛋白质肽链的作用，能液化脓液和坏死组织，净化创面，有利于新生肉芽的生长，并促进伤口愈合。

【适应证】用于治疗各种炎症、炎性水肿、血肿、术后粘连、溃疡、血栓等。对慢性支气管炎、支气管哮喘、胃炎、宫颈炎、盆腔炎、化脓性中耳炎、角膜炎、前列腺炎、栓塞性静脉炎、脑血栓形成等，有一定疗效。

【用法和用量】①肌内注射：临用前，用氯化钠注射液溶解。肌内注射，一次糜蛋白酶4000U，胰蛋白酶6000U，一日1次。②外用：以生理盐水溶解后纱布浸湿外敷，或与抗生素软膏拌匀后涂纱布上外敷，每日换药1～2次。

【注意】①本品与抗生素、磺胺药等合用，有助于上述药物渗入病灶，增加疗效。②注射局部有疼痛，有时可引起局部红肿，停药后自行消退。个别有荨麻疹、轻度恶心、头晕等反应。

【制剂】糜胰蛋白酶注射液：每支含糜蛋白酶4000U，胰蛋白酶6000U。

糜木瓜酶 Chymopapain

从木瓜汁中分离提取的一种蛋白水解酶，但与木瓜蛋白酶不同。

【其他名称】法洛肯，Disken。

【ATC编码】M09AB01

【药理学】可能通过对蛋白多糖的降解作用使脱出的髓核缩小而减轻对神经根压迫，缓解疼痛。

【适应证】临床上将本品作椎间盘注射治疗椎间盘脱出或继发于腰髓疝的坐骨神经痛。

【用法和用量】每椎间盘每次注射剂量为3～5纳卡托（nanokatals，nKat，催化酶的活性单位），每个患者每次最大用量10nKat。

【不良反应】①约1%使用者可发生危及生命的过敏反应，女性的发生率大于男性。②常见的其他不良反应为：肌肉痉挛、背痛、头痛、恶心、呕吐、麻痹性肠梗阻、下身麻痹、急性横贯性脊髓炎、蛛网膜炎、蛛网膜下腔出血等。

【禁忌证】禁用于已知对木瓜蛋白过敏的患者。禁用于瘫痪、脊髓肿瘤、马尾损伤或严重脊椎前移的患者。

【注意】①作椎间盘注射时，应确保药物准确注入椎间盘，勿将药物注入鞘内。②为避免过敏反应的产生，每位患者只用一次本品。使用时，应准备好应急药品（抗组胺药和皮质激素类药物）和抢救仪器。

【制剂】注射用糜木瓜酶：每支7.5nKat；12.5nKat。

菠萝蛋白酶 Bromelains

从菠萝液汁中提出的一种蛋白水解酶。

【其他名称】菠萝酶。

【ATC编码】B06AA11

【性状】为浅黄色无定形粉末，微有特异臭。稍溶于水，不溶于乙醇等。

【药理学】用作抗水肿和抗炎药。口服后能加强体内纤维蛋白的水解作用，将阻塞于组织的纤维蛋白及血凝块溶解，从而改善局部循环，导致炎症和水肿的消除。与抗生素、化疗药物并用，能促进药物对病灶的渗透和扩散。它的优点是：分解纤维蛋白的大分子，但不破坏凝血所必需的纤维蛋白原。

【适应证】可用于各种原因所致的炎症、水肿、血肿、血栓症如支气管炎、支气管哮喘、急性肺炎、产后乳房充血、乳腺炎、产后血栓静脉炎、视网膜炎等，与抗菌药物合并治疗关节炎、关节周围炎、蜂窝织炎、小腿溃疡等，均有效。

【用法和用量】①口服：一次3万~9万U，一日9万~12万U。②外用：0.1%~0.2%生理盐水溶液外敷，一日1~2次。

【禁忌证】胃肠道溃疡、严重肝肾疾病或血液凝固功能不全的患者禁用。

【注意】遇胃蛋白酶被破坏，故片剂宜吞服，不可嚼碎。

【制剂】肠溶片剂：每片1万U；3万U；10万U。肠溶胶囊：每粒4万U。

链道酶 Streptodornase

从哺乳动物胰腺或溶血性链球菌培养基中分离提取而得。

【其他名称】脱氧核糖核酸酶，链脱酶，DNA酶，Deoxyrib-onuclease，DNAase。

【性状】为类白色粉末，易溶于水，在室温中或过度稀释可迅速灭活。

【药理学】具有使脱氧核糖核酸和脱氧核糖核蛋白解聚的作用，吸入本品气溶胶可使含有大量脱氧核糖核蛋白的渗出物和脓痰液化，易于咳出。

【适应证】用于支气管扩张、肺脓肿等，吸入或肌内注射。若胸膜腔有纤维蛋白膜块沉积或有黏性渗出物堵塞，可直接行腔内注射。

【用法和用量】①吸入或腔内注射：每次可达5万U。②肌内注射：每次100万U，2日1次。③局部涂搽：浓度为1250~2500U/ml，常与链激酶合用。

【不良反应】注射后可能引起无力、胃肠道反应，偶见皮疹。

【禁忌证】急性化脓性蜂窝织炎、有支气管胸腔瘘管的活动性结核患者禁用。

【注意】①禁与肝素、枸橼酸盐等配伍。②溶液须临用前配制，贮存温度不得超过4℃。

【制剂】注射用链道酶：每支含25 000U；10万U。供局部或注射用。

双链酶 Streptokinase and Streptodornase

从溶血性链球菌的培养液中经提取、精制所得的一种链激酶（SK）与链道酶（SD）的混合酶。

【性状】为白色或类白色结晶性或无定形粉末，能溶于水。

【药理学】链激酶具有溶解血栓血块的作用；链道酶则能分解大分子的脱氧核糖核酸及核蛋白（这两种在脓液及痰液中占30%~70%），可溶解血栓、血块，清洁创面，清除炎症，液化痰液及脓液，使其易于排除及引流。

【适应证】用于溶解血栓、血块，清洁创面，清除炎症，液化痰液及脓液。

【用法和用量】（1）撒粉或湿敷：用于各种伤口及术后感染，一般化脓性疾患（如蜂窝织炎、乳腺炎等）、慢性溃疡、各种烫伤感染等，创口清洗后在湿润状态下撒一薄层药粉，覆以湿纱布或凡士林纱布；或将外用片1片溶于冷开水10ml中，采用湿敷、滴注等方法用于患部，上覆以湿纱布或凡士林纱布。

（2）口含：每日4次，每次含1片，用于多种炎症的缓解，消除水肿、血肿、脓肿等，或用于支气管炎（液化分泌物）、肺脓肿。

（3）局部注射：如球后注射、球结膜下注射，用于眼前房出血、玻璃体积血等。每周2~3次，每次1000~2000U。

（4）滴用：浓度为1000U/ml，每1~2小时滴一次，用于化脓性中耳炎、化脓性齿龈炎、卡他性鼻炎、卡他性结膜炎等。

【注意】①使用时如大量出血，即应暂停使用，必要时给予止血药。②一些杀菌剂或重金属剂如呋喃西林、红汞等对酶有破坏作用，不宜同时应用。③由外用片或注射剂制备的溶液需置冰箱中保存，药效可保持24小时。④不能作静脉注射。

【制剂】外用粉剂：每克含SK 10 000U，SD 5000U，适量磺胺。外用片剂：每片含SK 10 000U，SD 5000U。口含片剂：每片含SK 10 000U，SD 5000U。注射用双链酶：每支含SK、SD各2500U或各5000U。

抑肽酶〔药典（二）〕 Aprotinin

从牛胰提纯制得的一种能抑制肽酶的碱性多肽结晶。

【其他名称】赫泰林，Antagosan，Trasylol。

【ATC编码】B02AB01

【性状】为白色或米黄色粉末，无臭。有引湿性，能溶于水。

【药理学】抑肽酶是一种广谱蛋白酶抑制剂，对各种激肽释放酶、胰蛋白酶、糜蛋白酶、纤溶酶和凝血酶等均有抑制作用，对溶酶体内的水解酶也有一定的抑制作用，可用于调节心脏体外循环（CPB）手术引起的机体炎性反应（SIR）。SIR可以激活相关的出血、纤溶以及细胞和体液炎症系统。而抑肽酶通过其对多种介质的抑制作用（如舒血管素、纤维蛋白溶酶）可以降低炎性反应、纤溶反应和凝血酶的产生。抑肽酶可以抑制炎性细胞因子的释放，维持体内糖蛋白的稳定。抑肽酶可以减少血小板糖蛋白的缺失，阻止粒细胞中炎性胶黏糖蛋白的表达。

【适应证】用于各型胰腺炎的治疗与预防；能抑制纤维蛋白溶酶和纤维蛋白溶酶原的激活因子，阻止纤维蛋白溶酶原的活化，用于治疗和预防各种纤维蛋白溶解所引起的急性出血;能抑制血管舒张素,从而抑制其舒张血管、增加毛细血管通透性、降低血压的作用,用于各种严重休克状态。此外,在腹腔手术后直接注入腹腔,能预防肠粘连。

【用法和用量】(1) 过敏反应试验:临用前,将本品 1 支溶于 5% 葡萄糖注射液 10ml,抽出 1ml,再用 5% 葡萄糖注射液稀释成每 1ml 含 2500KIU 抑肽酶的溶液,静脉注射 1ml,严密观察 15 分钟,如果发生过敏反应,则不能使用。

(2) 纤维蛋白溶解引起的急性出血:立即静脉注射 224 ~ 336 单位(40 万 ~ 60 万 KIU,KIU 为激肽释放酶抑制单位,kallikvein inhibitory unit),每分钟静脉注射不超过 56 单位(10 万 KIU),以后每 2 小时注入 56 单位(10 万 KIU),直至出血停止。

(3) 手术出血:术前 112 单位(20 万 KIU)缓慢静脉注射,术中静脉注射 112 单位(20 万 KIU),术后 112 ~ 278 单位(20 万 ~ 50 万 KIU)/日,连续 2 ~ 3 日。

(4) 体外循环心内直视手术:转流前在预充液中一次性加入抑肽酶 1112 单位(200 万 KIU),此后每 2 小时增加 556 单位(100 万 KIU)。

(5) 创伤性或失血性休克:首剂 10 分钟内静脉注射 278 单位(50 万 KIU),以后每 6 小时补充注入 224 ~ 336 单位(40 万 ~ 60 万 KIU),6 分钟内注完,连续 48 ~ 96 小时。

(6) 治疗连续性渗血:局部喷洒或在内镜直视下,作病灶局部喷洒,用量 56 ~ 112 单位(10 万 ~ 20 万 KIU)。

(7) 婴幼儿抑肽酶用量以 84 单位(15 万 KIU)/次,或遵医嘱。

(8) 各型胰腺炎:发病第 1、2 日,静脉注射 224 ~ 336 单位(40 万 ~ 60 万 KIU)/日,首剂用量大一些,静脉缓推[每分钟不超过 56 单位(10 万 KIU)]。维持剂量应使用静脉滴注,4 次/日,56 ~ 112 单位(10 万 ~ 20 万 KIU)/日。

(9) 预防和治疗粘连:胸膜炎、腹膜结核病及腹腔手术关腹前,腹腔内或胸腔内直接注入 56 ~ 112 单位(10 万 ~ 20 万 KIU)。

【注意】①少数过敏体质患者用药后可能引起过敏反应,应停药。②注射过快,有时出现恶心、发热、瘙痒、荨麻疹等。③推荐使用抑肽酶的同时,静脉给予 H_2 受体拮抗剂(抗组胺剂)。④避免与 β-内酰胺类抗生素合用。

【制剂】注射用抑肽酶:本品为白色或类白色冻干块状物或粉末,使用前用 5% 葡萄糖溶液或氯化钠溶液溶解。每支 28 单位(5 万 KIU);56 单位(10 万 KIU);112 单位(20 万 KIU);278 单位(50 万 KIU)。

玻璃酸酶[药典(二)]　Hyaluronidase

由动物睾丸或微生物提制而得。

【其他名称】透明质酸酶,玻糖酸酶,Ronidase。

【ATC 编码】B06AA03

【性状】为白色或微黄色粉末,无臭。易溶于水,水溶液无色无臭。遇热易变质。在乙醇、丙酮、乙醚中不溶。本品在 pH5.5 ~ 6.6 及温度为 37 ~ 38℃时酶活力最高。

【药理学】能水解透明质酸(透明质酸为组织基质中具有限制水分及其他细胞外物质扩散作用的成分),可促使皮下输液或局部积贮的渗出液或血液加快扩散而利于吸收。

【适应证】一些以缓慢速度进行静脉滴注的药物如各种氨基酸、水解蛋白等,在与本品合用的情况下可改为皮下注射或肌内注射,使吸收加快。

【用法和用量】①本品以适量氯化钠注射液溶解,制成 150U/ml 或适宜浓度的溶液。皮试:取上述药液,皮内注射约 0.02ml。如 5 分钟内出现具有伪足的疹块,持续 20 ~ 30 分钟,并有瘙痒感,示为阳性。但在局部出现一过性红斑,是由于血管扩张所引起,则并非阳性反应。②促进皮下输液的扩散:皮下注射大量的某些抗生素(如链霉素)或其他化疗药物(如异烟肼等)以及麦角制剂时,合用本品,可使扩散加速,减轻痛感。在皮下输液每 1000ml 中添加本品 150U,可根据输液品种的不同(黏度和刺激性等)适当增加。③以 150U 溶解在 25 ~ 50ml 局部麻醉药中,如加入肾上腺素,可加速麻醉,并减少麻醉药的用量。④与胰岛素合用,可防止注射局部浓度过高而出现脂肪组织萎缩。胰岛素休克疗法中用本品 100 ~ 150U,促使胰岛素吸收量增加,注射较小量即可达血中有效浓度,因而减少其危险性。⑤球后注射促进玻璃体混浊或出血的吸收,1 次 100 ~ 300U/ml,1 次/日。⑥结膜下注射促使球后血肿的吸收,1 次 50 ~ 100U/0.5ml,1 日或隔日一次。⑦滴眼预防结膜化学烧伤后睑球粘连,治疗外伤性眼眶出血、外伤性视网膜水肿,150U/ml,每 2 小时滴眼一次。⑧关节腔内注射,一次 2ml,一周 1 次,连续 3 ~ 5 周。

【注意】恶性肿瘤患者禁用,以防止本品促进肿瘤的扩散。心衰或休克病人禁用。本品有导致感染扩散的危险,不得注射于感染炎症区及其周围组织。其他部位有感染者应慎用。不可作静脉注射。不能直接应用于角膜。不能用于被虫叮螫引起的肿胀。水溶液极不稳定,宜临用前配制。剩余溶液可在 30℃ 以下保存 2 周,但若有变色或沉淀则不可再用。

【制剂】注射用玻璃酸酶:每支 150U;1500U。

【贮法】贮于冷暗处。

溶菌酶　Lysozyme

从鲜鸡蛋清中提取的一种能分解黏多糖的多肽酶。

【其他名称】Muramidase。

【ATC 编码】D06BB07

【药理学】有抗菌、抗病毒、止血、消肿及加快组织恢复功能等作用。

【适应证】用于慢性鼻炎、急慢性咽喉炎、口腔溃疡、水痘、带状疱疹和扁平疣等。也可与其他抗菌药物合用治疗各种细菌和病毒感染。

【用法和用量】口服:每次 30 ~ 50mg(肠溶片),一日 3 次。口含:每次 20mg,一日 4 ~ 6 次。外用:用生理盐水或注射用水或甘油配成 1% ~ 2% 溶液外搽。治水痘时,每日 10mg/kg,分 3 ~ 4 次服。

【制剂】片剂(肠溶片):每片 10mg(6.25 万单位);25mg(15.625 万单位);50mg(31.25 万单位)。口含片:每片 20mg(12.5 万单位)。

【贮法】阴凉干燥密闭处保存。

复合磷酸酯酶 Phosphoesterases Complex

【性状】自大麦芽中提制而得,为褐黄色细粉,含水量在10%以下,在微碱性溶液中溶解较好。

【药理学】为具有磷酸酯酶活性的一种多酶制剂,能促进或调节人体的正常代谢,有利于增进食欲,增强体质及疾病的改善或痊愈。

【适应证】用于迁延性肝炎、早期肝硬化、冠心病、硬皮病、小儿顽固性银屑病、再生障碍性贫血、白细胞减少症等的辅助治疗剂。

【用法和用量】常用量:每次100~150mg,每日3次,饭后服;1~2个月为一疗程。

【制剂】片剂:每片50mg(16万单位)。

【贮法】片剂应避光,密封凉暗处保存。

泛癸利酮 Ubidecarenone

【其他名称】辅酶 Q_{10},癸烯醌,Co-Q_{10},Coenzyme Q_{10},Ubiquinone。

【ATC编码】C01EB09

【性状】为黄色或淡黄色结晶性粉末,无臭,无味。易溶于三氯甲烷,难溶于乙醇,不溶于水。遇光分解。

【药理学】在人体内呼吸链中质子移位及电子传递中起作用,它不仅可作为细胞代谢和细胞呼吸激活剂,还可作为重要的抗氧化剂和非特异性免疫增强剂,促进氧化磷酸化反应,保护生物膜结构完整性。作用:①抗冠心病作用,可防止急性缺血时的心肌收缩力减弱,磷酸肌酸与三磷酸腺苷含量减少,能保持缺血心肌细胞线粒体的形态结构,同时使实验性心肌梗死范围缩小,对缺血心肌有一定保护作用。②增加心排血量,降低外周阻力,具有抗心衰作用,还能抑制醛固酮的合成与分泌及阻断其对肾小管的效应。③抗心律失常作用,在缺氧条件下灌流离体心室肌时,可使动作电位时程缩短,电刺激测定其产生室性心律失常阈值较对照组少,冠状动脉开放后,阈值恢复亦较快。④降压作用,使外周血管阻力下降,并有抗醛固酮作用。此外,还有抗阿霉素的心脏毒性作用及保肝等作用。

【适应证】可作为充血性心力衰竭、冠心病、高血压、心律不齐的辅助治疗药物。此外,亦试用于原发性和继发性醛固酮增多症、颈部外伤后遗症、脑血管障碍、出血性休克及肝炎等。

【用法和用量】口服:每次10~15mg,一日3次,饭后服,2~4周为1疗程。延长疗程或适当加大剂量可提高疗效。肌内注射:一次5~10mg,一日1次,2~4周为一个疗程。静脉注射:剂量、疗程同肌内注射,重症患者必要时每次剂量可增至50mg以上。

儿童:《中国国家处方集·化学药品与生物制品卷·儿童版》推荐:口服。<1岁者,一次5mg,一日2次;>1岁者,一次10mg,一日2~3次,饭后服用。

【不良反应】可出现恶心、胃部不适、食欲减退,但不必停药。偶见荨麻疹及一过性心悸。

【制剂】片剂:每片5mg;10mg;15mg。胶囊剂:每粒5mg;10mg;15mg。注射液:每支2ml(5mg)。

【贮法】避光保存。

超氧化物歧化酶 Superoxide Dismutase

由红细胞、肝和其他哺乳动物组织分离的一种大分子肽链金属酶,含有两个亚单位。按其金属辅因子的不同分成三种类型:第一种类型含有铜和锌,分子量约32 000,第二种类型含锰,分子量约40 000,第三种类型含铁,分子量约38 000。

【其他名称】SOD,Orgotein,Ormetein。

【药理学】自由基可造成对机体的损害。本品能清除炎症中伴随产生的自由基,发挥抗炎作用;无免疫调节及镇痛作用,也不影响前列腺素等炎症介质的合成。

【适应证】用于前列腺癌或膀胱癌放射治疗后遗症、类风湿关节炎。

【用法和用量】慢性风湿性关节炎:肌内注射,每次8mg,每周3~4次。骨关节炎:关节腔内注射,每次4mg,每2周1次。治疗放射后遗症如放射性膀胱炎:深部肌内注射,每次4mg,在放疗后半小时注射。

【不良反应】注射后少数可出现局部疼痛、荨麻疹和蛋白尿等。

【制剂】注射用超氧化物歧化酶:每支4mg;8mg。

胶原酶 Collagenase

从溶组织梭状芽孢杆菌发酵而得的蛋白酶。

【ATC编码】D03BA02

【药理学】具有独特的消化天然胶原和变性胶原的能力。由于对坏死组织有较强的消化作用,故可促进上皮细胞生长,加快创口愈合而不影响人体正常神经血管和肌肉组织。

【适应证】外用油膏用于Ⅱ度灼伤的清创、脱痂和减少瘢痕增生、慢性溃疡、压疮等。注射用于经保守疗法无效的腰椎间盘突出症。

【用法和用量】外用,用前先进行外科清创处理,控制感染后应用本品油膏效果显著。使用时先用盐水及酒精棉球清洗、消毒周围皮肤和创面,然后涂上0.1cm厚的胶原酶油膏,再用灯烤20分钟,以加速酶活力扩散,加强药物的渗透,最后包扎消毒纱布。注射,临用前,用氯化钠注射液2ml溶解,椎间孔内硬膜外或椎间盘内注射一次1200U。注射方法:患者侧卧,从脊柱后侧旁进针,在X光电视屏幕透视下,针沿腰椎横突插入L4-L5或L5-S1的椎间孔内硬膜外或椎间盘内注射。

【注意】①为防止过敏反应,在注射本品前应先静脉注射用50%葡萄糖注射液20ml稀释的地塞米松磷酸钠注射液5mg。②本品仅供经过专业培训的医师使用。注射时,应严密观察准确的注射部位,严禁损伤神经根及周围组织。

【制剂】胶原酶软膏:每支15g:3750U。注射用胶原酶无菌冻干粉:每支600U;1200U。

阿糖苷酶 Alglucerase

【其他名称】 Credase。

【ATC 编码】 A16AB01

【药理学】 人体胎盘组织提取物，是葡萄糖脑苷脂酶的修饰形式，可被需要酶的巨噬细胞所摄取，从而发挥治疗作用。

【适应证】 可用于Ⅰ型戈谢病(Gaucher disease)患者进行长期酶置换疗法。长期应用明显减小肝、脾大，改善血红蛋白、血细胞比容、红细胞和血小板计数，减少儿童恶病质和消瘦。

【用法和用量】 静脉滴注：剂量应个体化，初始剂量为60U/kg，用生理盐水稀释，每2周静脉滴注1次。起效后以3～6个月间隔逐渐减少剂量，同时严密监测。

【不良反应】 可出现发热、寒战、腹部不适、恶心和呕吐等。

【制剂】 注射液：每瓶400U(4ml)。溶液内含1%的人血白蛋白，不得振摇，以免失活。

71.2 其他生化制剂

三磷酸腺苷 Adenosine Triphosphate

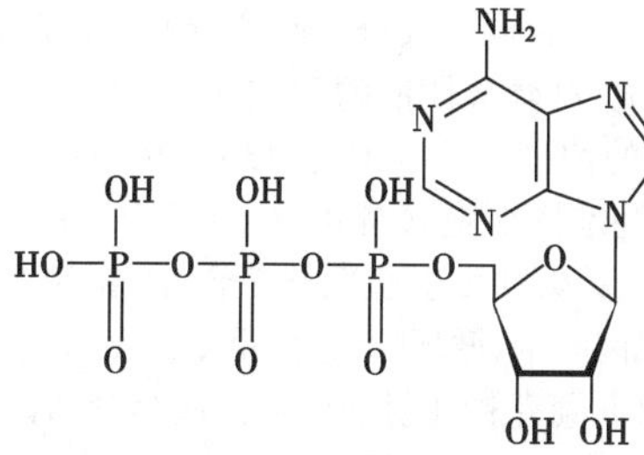

【其他名称】 三磷腺苷，腺三磷，Atriphos，ATP。

【性状】 为白色或类白色无定形冻干块状物或粉末，无臭，微有酸性。易溶于水，不溶于有机溶剂。在碱性溶液中稳定。常用制剂为三磷酸腺苷二钠盐。

【药理学】 本品为一种辅酶。三磷酸腺苷二钠是核苷酸衍生物，参与体内脂肪、蛋白质、糖、核酸以及核苷酸的代谢。当体内吸收、分泌、肌肉收缩及进行生化合成反应等需要能量时，三磷酸腺苷即分解成二磷酸腺苷及磷酸基，同时释放出能量。三磷酸腺苷二钠能够穿透血脑屏障，能提高神经细胞膜性结构的稳定性和重建能力、促进神经突起的再生长。

【适应证】 用于进行性肌萎缩、脑出血后遗症、心功能不全、心肌疾患及肝炎等的辅助治疗。

【用法和用量】 口服，一次1～2片，一日3次。用量可根据年龄及症状酌情增减。肌内注射或静脉注射，1次10～20mg，一日10～40mg。肌内注射多用注射液，静脉注射多用注射用三磷酸腺苷，另附缓冲液溶解，再以5%～10%葡萄糖注射液10～20ml稀释后缓慢静脉注射，也可用5%～10%葡萄糖注射液稀释后静脉滴注。1%生理盐水溶液滴眼，治疗弥漫性表层角膜炎和角膜外伤。

【禁忌证】 脑出血初期禁用。有过敏史者禁用。

【注意】 ①静脉注射宜缓慢，以免引起头晕、胸闷及低血压等。另外本药对窦房结有明显抑制，因此对病窦综合征或窦房结功能不全者或老年人慎用或不用。②本品受热后易降低效价，应在低温干燥处保存。

【制剂】 三磷酸腺苷二钠片：每片20mg。三磷酸腺苷二钠胶囊：每粒20mg。三磷酸腺苷二钠注射液：每瓶10mg(1ml)；20mg(2ml)。注射用三磷酸腺苷二钠冻干粉：每支20mg；10mg。

脑蛋白水解物 Cerebrolysin

是从猪脑中提取的无蛋白质的特异性氨基酸混合物的水溶液。内含游离氨基酸及低分子肽，包括各种必需氨基酸(异亮氨酸、亮氨酸、赖氨酸、蛋氨酸、苯丙氨酸、苏氨酸、色氨酸、缬氨酸)及非必需氨基酸(丙氨酸、精氨酸、门冬氨酸、胱氨酸、谷氨酸、甘氨酸、脯氨酸、酪氨酸)，此外还有谷酰胺、门冬酰胺、鸟氨酸，瓜氨酸、γ-氨基丁酸和γ-氨基β-羟丁酸等。1ml相当于1g脑蛋白中含氮物质，但应用合成氨基酸混合物时，至今未发现相似作用。

【药理学】 本品约50%～80%游离氨基酸可通过血脑屏障进入神经细胞，分子量在1万以下的小分子肽也可透过血脑屏障，为一种大脑所特有的肽能神经营养药物。能以多种方式作用于中枢神经，调节和改善神经元的代谢，促进突触的形成，诱导神经元的分化，并进一步保护神经细胞免受各种缺血和神经毒素的损害。促进脑内蛋白质的合成，影响呼吸链，具有抗缺氧的保护能力，改善脑内能量代谢。激活腺苷酸环化酶和催化其他激素系统。提供神经递质、肽类激素及辅酶前体。

【适应证】 用于颅脑外伤、脑血管病后遗症伴有记忆减退及注意力集中障碍的症状改善。

【用法和用量】 剂量及时间依年龄、体重及病情而定。口服，一日3次，成人一次1～2片或2～4片，儿童酌减或遵医嘱。肌内注射：使用前每支加入5ml注射用水溶解，每日一次，不超过30mg。静脉滴注：一般使用60mg(2支)，用生理盐水溶解并稀释于250ml生理盐水中缓慢滴注(本品动物实验显示轻度血管刺激性)，每日1次，约60～120分钟滴完，连续使用10～14天为一疗程。或遵医嘱。

【不良反应】 偶见过敏反应如发热或寒战。

【禁忌证】 肾功能障碍及妊娠早期患者禁用。

【注意】 注射过快可出现中度灼热感。

【制剂】 注射液：每支2ml；5ml；10ml。脑蛋白水解物片：每片13mg(按照氨基酸计)：28.8(按照总氮计)；6.5mg(按照氨基酸计)：14.4mg(按照总氮计)。脑蛋白水解物口服液：每瓶50mg(10ml)。

(李晓蓉)

第72章 调节水、电解质和酸碱平衡用药

水、电解质和酸碱平衡是人体细胞进行正常代谢所必需的条件,也是维持人体生命和各脏器生理功能所必要的条件。因疾病、创伤、感染、物理化学因素及不恰当的治疗而使平衡失调时,如果机体调节能力差或超过了机体的代偿能力,将会出现水、电解质和酸碱平衡紊乱。水、电解质和酸碱平衡紊乱一旦发生,除了调整失衡,还须针对其原发病进行治疗,但是当疾病发展到一定阶段,水、电解质和酸碱平衡紊乱成为威胁生命的主要因素,则必须及早发现和纠正以挽救患者的生命。

72.1 电解质平衡调节药

氯化钠[药典(二);基;医保(甲)] Sodium Chloride

由普通食盐加以精制而得医用氯化钠。

【ATC编码】S01XA03

【性状】为无色透明立方形结晶或白色结晶粉末,无臭,味咸。露置于空气中有引湿性。易溶于水(1:3)、沸水(1:2.7)、甘油(1:10)中,难溶于醇。水溶液呈中性。

【药理学】正常人体内总钠量平均为150g,大部分(44%)以氯化钠形式存在于细胞外液,小部分(约9%)存在于细胞内。机体内恒定的渗透压为维持生命所必需,细胞外液中钠离子占阳离子含量的90%。故钠是保持细胞外液渗透压和容量的重要成分。此外,钠还以碳酸氢钠形式构成缓冲系统,对调节体液的酸碱平衡具有重要作用。血液中氯化钠的浓度经常保持于136~145mmol/L的水平。此浓度的钠是维持细胞兴奋性、神经肌肉应激性的必要条件。体内大量丢失钠可引起低钠综合征,表现为全身虚弱、表情淡漠、肌肉阵挛、循环障碍等,重则谵妄、昏迷以致死亡。

【适应证】氯化钠注射液可补充血容量和钠离子,用于各种缺盐性失水症(如大面积烧伤、严重吐泻、大量发汗、强利尿药、出血等引起)。在大量出血而又无法进行输血时,可输入氯化钠注射液以维持血容量进行急救。暑天高温下劳动,大量出汗,丢失氯化钠量很大,常引起"中暑",可在饮水中加以0.1%~1%的氯化钠,或以含盐清凉片溶于开水内饮用。还用于慢性肾上腺皮质功能不全(艾迪生病)治疗过程中补充氯化钠,每日约10g。此外,生理盐水可用于洗伤口、洗眼、洗鼻以及产科水囊引产等。

【用法和用量】(1)口服:用于轻度急性胃肠患者恶心、呕吐。

(2)高渗性失水:高渗性失水时,患者脑细胞和脑脊液渗透浓度升高,若对其治疗时使血浆和细胞外液钠浓度和渗透浓度下降过快,可致脑水肿。故一般认为,在治疗开始的48小时内,血浆钠浓度每小时下降应不超过0.5mmol/L。血浆渗透浓度>350mOsm/L时,可给予0.6%低渗氯化钠注射液。待血浆渗透浓度<330mOsm/L,改用0.9%氯化钠注射液。补液总量根据下列公式计算,作为参考:

$$所需补液量(L)=\frac{[血钠浓度(mmol/L)-142]}{血钠浓度(mmol/L)}\times 0.6\times 体重(kg)$$

一般第一日补给半量,余量在以后2~3日内补,并根据

心、肺、肾功能酌情调节。

（3）等渗性失水：原则给予等渗溶液，如0.9%氯化钠注射液或复方氯化钠注射液，但上述溶液氯浓度明显高于血浆，单独大量使用可致高氯血症，故可将0.9%氯化钠注射液和1.25%碳酸氢钠或1.86%（1/6M）乳酸钠以7∶3的比例配制后补给。后者氯浓度为107mmol/L，并可纠正代谢性酸中毒。补给量可按体重或血细胞比容计算，作为参考。①按体重计算：补液量（L）=［体重下降（kg）×142］/154；②按血细胞比容计算：补液量（L）=（实际血细胞比容-正常血细胞比容）×体重（kg）×0.2/正常血细胞比容。正常血细胞比容男性为48%，女性为42%。

（4）低渗性失水：严重低渗性失水时，脑细胞内溶质减少以维持细胞容积。若治疗时使血浆和细胞外液钠浓度和渗透浓度迅速回升，可致脑细胞损伤。一般认为，当血钠低于120mmol/L时，治疗使血钠上升速度在每小时0.5mmol/L，不超过每小时1.5mmol/L（稀释性低钠血症无须补钠）。当急性血钠低于120mmol/L或出现中枢神经系统症状时，可给予3%氯化钠注射液静脉滴注。一般要求在6小时内将血钠浓度提高至120mmol/L以上。参考补钠量为3%氯化钠1ml/kg，可提高血钠1mmol/L。待血钠回升至120～125mmol/L以上，可改用等渗溶液。慢性缺钠时补钠速度要慢，剂量要少，使血钠浓度逐日回升至130mmol/L。

（5）低氯性碱中毒：给予0.9%氯化钠注射液或复方氯化钠注射液（林格液）500～1000ml，以后根据碱中毒情况决定用量。

（6）外用：用生理氯化钠溶液洗涤伤口、冲洗眼部。

【禁忌证】肺水肿患者禁用。

【注意】①脑、肾、心脏功能不全及血浆蛋白过低者慎用。②生理盐水含钠、氯离子各154mmol，比血浆氯离子浓度高出50%，对已有酸中毒者如大量应用，可引起高氯性酸中毒。故可采用碳酸氢钠生理盐水或乳酸钠生理盐水。③静脉滴注时要注意无菌操作，严防污染。开瓶后24小时，不宜再继续使用。④如发生输液反应，应及时检查及对症处理，输入过量可引起组织水肿。

【制剂】注射液：为含0.9%氯化钠的灭菌水溶液。每支（瓶）2ml；10ml；250ml；500ml；1000ml。静脉滴注或皮下滴注，剂量根据病情决定，一般每次500～1000ml。

浓氯化钠注射液：每支1g（10ml）；0.3g（10ml）。临用前稀释。

复方氯化钠注射液（林格液，Ringer's Injection）：灭菌溶液，每100ml中含氯化钠0.85g，氯化钾0.03g，氯化钙0.033g。比生理盐水成分完全，可代替生理盐水用。

乳酸钠林格注射液（Sodium Lactate Ringer's Injection）：每100ml中，含氯化钙0.02g，氯化钾0.03g，氯化钠0.6g，乳酸钠0.31g。可代替生理盐水用，特别适用于酸中毒或有酸中毒倾向的脱水病例。

葡萄糖氯化钠注射液：每1000ml中含葡萄糖5%及氯化钠0.9%。每瓶250ml；500ml；1000ml。

直肠透析液（直肠灌肠液）：每100ml中含氯化钠0.6g，碳酸氢钠0.2g，氯化钾0.048g，硫酸镁0.031g，乳酸钙0.077g，葡萄糖1.5g。用于治疗肾盂肾炎、尿毒症等的酸中毒，改善体内电解质平衡。一般每次用1000ml，以每分钟15～20滴的速度缓慢滴入直肠。天冷时可将溶液微温后应用。

清凉盐片（盐汽水片）：每片含氯化钠0.65g，酒石酸（或枸橼酸）0.07g，糖精0.007g。作为解渴饮料并补充盐分。一次1～2片，以适量冷开水溶解后供于高温车间工作人员饮用。

复方沸腾散（盐汽水散）：由氯化钠2.5g、碳酸氢钠7.8g、酒石酸7.2g、糖精钠0.2g配成1剂，并能补充体内的盐分和水分，用时以适量冷开水溶解1剂服下。

口服补液盐［Oral Rehydration Salt（ORS）］：①口服补液盐Ⅰ：每包14.75g（大包中含氯化钠1.75g，葡萄糖11g；小包中含氯化钾0.75g，碳酸氢钠1.25g）。②口服补液盐Ⅱ：每包13.95g（氯化钠1.75g，葡萄糖10g，枸橼酸钠1.45g，氯化钾0.75g）。治疗和预防轻度急性腹泻。

氯化钾［药典（二）；基；医保（甲）］
Potassium Chloride

【ATC编码】A12BA01

【性状】为无色长菱形或立方形结晶或白色结晶粉末，无臭，味咸涩。水中易溶，不溶于乙醇或乙醚。

【药理学】正常人体内总钾量平均为120g，其中仅约2%存在于细胞外液，其余几乎集中在细胞内。钾为细胞内主要阳离子，是维持细胞内渗透压的重要成分。钾通过与细胞外的氢离子交换参与酸碱平衡的调节，当体内缺钾时，细胞内钾离子外移而细胞外氢、钠离子内移，其结果为细胞内酸中毒，血钾过高时则相反。

钾参与糖、蛋白质的合成及二磷酸腺苷转化为三磷酸腺苷的能量代谢。钾也参与神经冲动传导和神经递质乙酰胆碱的合成。缺钾时心肌兴奋性增高，钾过多时则抑制心肌的自律性、传导性和兴奋性。因而钾浓度变化影响洋地黄对心脏的作用。当钾摄入量不足，排出量增多或在体内分布异常可引起低钾血症。

【适应证】用于低钾血症（多由严重吐泻不能进食、长期应用排钾利尿剂或肾上腺皮质激素所引起）的防治，亦可用于强心苷中毒引起的阵发性心动过速或频发室性期前收缩。

【用法和用量】口服钾盐用于治疗轻型低钾血症或预防性用药。常规剂量成人每次0.5～1g（6.7～13.4mmol），每日2～4次，饭后服用，并按病情调整剂量。一般成人每日最大剂量为6g（80mmol）。静脉给药用于严重低钾血症或不能口服者。一般用法将10%氯化钾注射液10～15ml加入5%葡萄糖注射液500ml中滴注（忌直接静脉滴注与推注）。补钾剂量、浓度和速度根据临床病情和血钾浓度及心电图缺钾图形改善而定。钾浓度不超过3.4g/L（45mmol/L），补钾速度不超过0.75g/小时（10mmol/小时），每日补钾量为3～4.5g（40～60mmol）。在体内缺钾引起严重快速室性异位心律失常时，如尖端扭转型室性心动过速、短阵、反复发作多形性室性心动过速、心室扑动等威胁生命的严重心律失常时，钾盐浓度要高(0.5%，甚至1%)，滴速要快，1.5g/小时(20mmol/小时)，补钾量可达每日10g或以上。如病情危急，补钾浓度和速度可超过上述规定。但需严密动态观察血钾及心电图等，防止高钾血症发生。

儿童:《中国国家处方集·化学药品与生物制品卷·儿童版》推荐:静脉滴注和口服。静脉滴注:一般用法:将10%氯化钾注射液10～15ml加入5%葡萄糖注射液500ml中滴注，补充速率控制在每小时2.4mmol/kg以下，生理需要补充量为1日1～2mmol/kg。如病情危急，补钾浓度和速度可超过上述规定。但需严密动态观察血钾及心电图。口服:治疗轻度低钾血症或预防性用药，用冷开水、饮料或葡萄糖溶液稀释10%氯化钾溶液至2%以下，进食后口服。

【禁忌证】肾功能严重减退者，尿少时慎用，无尿或血钾过高时禁用。

【注意】①静脉滴注过量时可出现疲乏、肌张力减低、反射消失、周围循环衰竭、心率减慢甚至心搏骤停。②脱水病例一般先给不含钾的液体(也可给复方氯化钾液，因其含钾浓度低，不致引起高钾血症)，等排尿后再补钾。③静脉滴注时，速度宜慢，溶液不可太浓(一般不超过0.2%～0.4%，治疗心律失常时可加至0.6%～0.7%)，否则不仅引起局部剧痛，且可导致心脏停搏。④口服本品溶液或无糖衣片，对胃肠道有较强的刺激性，部分患者难以耐受。当患者服后出现腹部不适、疼痛等症状时，应加警惕，因服用氯化钾片等制剂时，有造成胃肠溃疡、坏死或狭窄等并发症的可能，宜采用本品的10%水溶液稀释于饮料中在餐后服用，以减少刺激性。如有氯化钾控释片则更好。

【制剂】片剂:每片0.25g;0.5g。缓释片:每片0.5g。颗粒剂:每袋10g(含氯化钾1.5g)。注射液:每支1g(10ml);1.5g(10ml)。注射用氯化钾:每支1.0g;1.5g。

复方氯化钾注射液:内含氯化钾0.28%、氯化钠0.42%及乳酸钠0.63%，可用于代谢性酸血症及低钾血症。用量视病情而定，一般每日量500～1000ml，静脉滴注。

谷氨酸钾[药典(二)] Potassium Glutamate

【适应证】用于伴有高氯血症或代谢性酸中毒的低钾血症。用于血氨过多所致的肝性脑病、肝昏迷及其他精神症状伴低钾血症的治疗。

【用法和用量】静脉滴注，为维持电解质平衡，谷氨酸钾常与谷氨酸钠合用，以1:3或1:2的比例混用。治疗肝昏迷:将谷氨酸钾18.9g溶于5%或10%葡萄糖注射液500～1000ml中缓慢滴注，一日1～2次。

【不良反应】静脉滴注过快可引起流涎、皮肤潮红和呕吐。小儿可见震颤等。静脉滴注期间应注意电解质平衡，可能时测定血二氧化碳结合力及钾、钠、氮含量。合并焦虑状态者可有晕厥、心动过速、流泪及恶心等。

【制剂】注射液:每瓶6.3g(20ml)。

门冬氨酸钾镁[医保(乙)] Potassium Magnesium Aspartate

本品为门冬氨酸钾盐和镁盐的混合物。

【药理学】门冬氨酸是体内草酰乙酸的前体，在三羧酸循环中起主要作用。门冬氨酸还参与鸟氨酸循环，促进氨和二氧化碳的代谢，使之生成尿素，降低血氨和血二氧化碳的含量。门冬氨酸与细胞亲和力强，有助于钾进入细胞内，故本品纠正细胞内缺钾作用较其他钾盐快。镁离子是生成糖原和高能磷酸酯不可缺少的物质，可增强门冬氨酸钾盐的治疗效应。因此本品能同时提高细胞内钾、镁的浓度，加速肝细胞三羧酸循环，对改善肝功能、降低血清胆红素浓度有一定作用。

【适应证】用于低钾血症、低钾及洋地黄中毒引起的心律失常、病毒性肝炎、肝硬化和肝性脑病的治疗。

【用法和用量】口服:每次1～2片，每日3次。静脉滴注:心律失常、心肌梗死，每次10～20ml，加入5%～10%葡萄糖液50～100ml中缓慢滴注，4～6小时后有必要可重复。

儿童:《中国国家处方集·化学药品与生物制品卷·儿童版》推荐:静脉滴注:1日0.15～0.33ml/kg，10ml加入5%葡萄糖注射液250ml中稀释，缓慢滴注，通常情况下1日总量为10ml，1日1次。口服:儿童酌减。

【注意】使用本品应监测血钾、血镁浓度。不良反应等参见氯化钾。

【制剂】片剂:每片含无水门冬氨酸钾79mg，无水门冬氨酸镁70mg;无水门冬氨酸钾158mg，无水门冬氨酸镁140mg。注射剂:每瓶10ml(钾114mg、镁42mg);20ml(钾228mg，镁84mg)。口服溶液:每瓶10ml(钾103mg，镁34mg);5ml(钾103mg，镁34mg)。

枸橼酸钾[药典(二);医保(乙)] Potassium Citrate

【ATC编码】A12BA02

本品为枸橼酸钾的一水合物，每克相当于钾9.3mmol，在体内代谢为碳酸氢钾，因此为碱性钾盐。优点是口服刺激性较氯化钾低。成人:颗粒剂温开水冲服，每次1～2包，1日3次或遵医嘱。根据血钾水平调整剂量。儿童:《中国国家处方集·化学药品与生物制品卷·儿童版》推荐:口服:口服液，10%枸橼酸钾每日0.5～1mmol/kg，1日3次或遵医嘱。颗粒剂(剂量以枸橼酸钾为准)温开水冲服，1日3次或遵医嘱。颗粒剂:每包2g，含枸橼酸钾1.46g。口服液:每瓶1.46g(20ml)。缓释片:每片0.54g(5mEq);1.08(10mEq)(按$C_6H_5K_3O_7 \cdot H_2O$计)。

氯化钙[药典(二);医保(乙)] Calcium Chloride

【ATC编码】B05XA07

【性状】为白色半透明的坚硬碎块或颗粒，极易潮解。无臭，味稍苦。极易溶于水，易溶于乙醇。

【药理学】正常人含钙总量约1400g，其中99%以骨盐形式存在于骨中以保持骨的硬度。

(1) 正常人血清钙含量约9～11mg/100ml，血清钙降低时可出现神经肌肉兴奋性升高，甚至昏迷。

(2) 钙离子可促进心肌兴奋-收缩耦联的形成，高浓度的钙可引起心律失常，并可使心跳停止于收缩期。钙盐可促进骨骼和牙齿的钙化形成，钙离子还参与凝血过程。

（3）能降低毛细血管通透性，增加毛细血管壁的致密性，使渗出减少，有消炎、消肿及抗过敏等作用，可用于荨麻疹、渗出性水肿、瘙痒性皮肤病。

（4）与镁离子有竞争性拮抗作用，可解救镁盐中毒。

（5）用于防治慢性钙缺乏症，常用于维生素D缺乏性佝偻病、软骨病、妊娠期妇女及哺乳期妇女钙盐补充。

（6）对抗高钾血症：当高血钾引起室性心律失常时，应立即静脉注射钙盐制剂。钙离子虽不能影响血钾浓度，但可拉开心肌细胞静息电位与阈电位之间的差距，从而降低心室肌的兴奋性。

【适应证】本品可用于血钙降低引起的手足搐搦症以及肠绞痛、输尿管绞痛，荨麻疹、渗出性水肿、瘙痒性皮肤病，镁盐中毒，佝偻病、软骨病、妊娠期妇女及哺乳期妇女钙盐补充，高钾血症等。

【用法和用量】（1）成人：①治疗低钙血症，500～1000mg（含 Ca^{2+} 136～272mg）缓慢静脉注射，速度不超过每分钟50mg，根据反应和血钙浓度，必要时1～3天后重复。②心脏复苏：静脉或心室腔内注射，每次200～400mg。应避免注入心肌内。③治疗高钾血症：在心电图监视下用药，并根据病情决定剂量，一般可先应用500～1000mg缓慢静脉注射，以后酌情用药。④治疗高镁血症：先静脉注射500mg，每分钟速度不超过100mg，以后酌情用药。

（2）小儿：①治疗低钙血症，按体重25mg/kg（含 Ca^{2+} 6.8mg）缓慢静脉注射。但一般情况下本品不用于小儿，因刺激性较大。②心脏复苏心室内注射，一次10mg/kg，间隔10分钟可重复注射。

【禁忌证】在应用强心苷期间或停药后7日以内，禁用本品。

【注意】①静脉注射时可有全身发热感。注射宜缓慢（每分钟不超过2ml），因钙盐兴奋心脏，注射过快会使血内浓度突然增高，引起心律失常，甚至心搏骤停。②有强烈刺激性，其5%溶液不可直接静脉注射，应在注射前以等量葡萄糖液稀释。亦不宜作皮下注射或肌内注射。③注射液不可漏于血管之外，否则导致剧痛及组织坏死。如有外漏，应立即用0.5%普鲁卡因液作局部封闭。

【制剂】注射液：每支0.3g（10ml）；0.5g（10ml）；0.6g（20ml）；1g（20ml）。

葡萄糖氯化钙注射液：为含氯化钙5%及葡萄糖25%的灭菌溶液。葡萄糖是人体主要的热量来源之一。钙可以维持神经肌肉的正常兴奋性，促进神经末梢分泌乙酰胆碱。血清钙降低时可出现神经肌肉兴奋性升高，发生抽搐，钙过高则兴奋性降低，出现软弱无力等。钙离子能改善细胞膜的通透性，增加毛细血管的致密性，使渗出减少，发挥抗过敏作用。钙离子能促进骨骼与牙齿的钙化形成，高浓度钙离子与镁离子之间存在竞争性拮抗作用。本品用于因血钙降低而致的手足搐搦、荨麻疹、血清反应、镁中毒时的解救等，静脉注射，1次10～20ml，每日或隔日1次。禁用于肌内注射，以免引起组织坏死。注射液：每瓶20ml（葡萄糖5g与氯化钙1g）；20ml（葡萄糖2g与氯化钙0.4g）。

氯化钙溴化钠注射液（痒苦乐民注射液）：每支5ml（含氯化钙0.1g，溴化钠0.25g）。钙离子能改善细胞膜的通透性，增加毛细血管壁的致密性，使渗出减少，起抗过敏作用。溴离子能加强大脑皮层的抑制过程，产生镇静作用，并能使兴奋与抑制过程产生的平衡失调恢复正常。主要用于荨麻疹、过敏接触性皮炎、虫咬皮炎及药物性皮炎。每次静脉注射5ml（重症可用10ml），每日或隔日1次。静脉注射时宜缓慢，每分钟不超过2ml，以免引起全身发热反应。禁用于肌内注射。

碳酸钙〔药典（二）；医保（乙）〕 Calcium Carbonate

1g碳酸钙含元素钙为400mg。

【ATC编码】A02AC01

【药理学】可中和或缓冲胃酸，作用缓和而持久，但对胃酸分泌无直接抑制作用，并可提高胃酸pH而消除胃酸对壁细胞分泌的反馈性抑制。本品与胃酸作用产生二氧化碳与氯化钙，前者可引起嗳气，后者在碱性液中再形成碳酸钙而引起便秘。对肾功能不全继发甲状旁腺功能亢进，肾病患者的高磷血症，本品可结合食物中磷酸盐以减轻机体磷酸盐负荷，一般多用氢氧化铝作磷酸结合剂，但因可发生铝中毒，且本品能更有效结合磷酸盐，近年来主张在应用低钙含量透析液基础上，选用本品作磷酸盐结合剂，可防止并发高钙血症。口服应用，在慢性肾衰竭时，既可纠正低钙高磷血症，又可纠正轻度代谢性酸中毒。

【用法和用量】（1）低钙血症：成人，口服：每次1.25～1.5g，每日1～3次，进食时或进食后服用。尤其慢性肾衰竭伴高磷血症患者。

（2）抗酸：成人，口服：1次0.5～2g，每日3～4次。

（3）高磷血症：成人，口服，每日3～12g，分次在进食时服用。每日2g以上时即可发生高钙血症，故应密切监测血清钙浓度。

儿童：《中国国家处方集·化学药品与生物制品卷·儿童版》推荐：口服：可根据人体需要及膳食钙的供给情况酌情进行补充，一般一日0.2～1.0g，分次服用。一日需要钙剂量（元素钙）：0～3岁，400～800mg，4～6岁，800mg；7～10岁，800mg；>10岁，800～1200mg。维生素D缺乏需同时服用维生素D。

【不良反应】可见嗳气，便秘、碱中毒。偶可发生乳-碱综合征，表现为高血钙、碱中毒及肾功能不全，因服牛奶及碳酸钙，或单用碳酸钙引起。长期大量服用本品可引起胃酸分泌反跳性升高（因胃酸中和后对壁细胞分泌的反馈性抑制消失所致）。

【制剂】片剂：每片0.2g；0.25g；0.3g（以Ca计）。咀嚼片：每片0.125g；0.5g（以Ca计）。胶囊剂：每粒0.5g（相当于钙0.2g）。

葡萄糖酸钙〔药典（二）；医保（甲、乙）〕 Calcium Gluconate

【ATC编码】A12AA03

【性状】为白色颗粒性粉末，无臭，无味。在沸水中易溶，在水中缓缓溶解，在无水乙醇、三氯甲烷中不溶。

【药理学】作用同氯化钙,但含钙量较氯化钙低。对组织的刺激性较小,注射比氯化钙安全,常与镇静剂并用。其余同氯化钙。

【适应证】用于预防和治疗钙缺乏症,如骨质疏松、手足搐搦症、骨发育不全、佝偻病以及儿童、妊娠期和哺乳期妇女、绝经期妇女、老年人钙的补充。急性血钙过低、碱中毒及甲状腺功能低下所致手足搐搦症。过敏性疾患,镁中毒时解救,氟中毒,心脏复苏时应用(如高血钾或低血钙,或钙通道阻滞引起的心功能异常的解救)。

【用法和用量】成人:①低钙血症:1g静脉注射,每分钟不超过2ml(1ml:0.1g)。需要时可重复注射至搐搦控制。②抗高血钾、高血镁:1~2g静脉注射,每分钟注射量不超过2ml,心电图监测以控制用量。③氟中毒解救:可口服10%葡萄糖酸钙溶液,使氟化物成为不溶性氟化钙;静脉注射本品1g,1小时后重复;如有皮肤组织氟化物损伤,每平方厘米受损面积应用10%葡萄糖酸钙50mg,灼伤皮肤用2.5%葡萄糖酸钙凝胶涂敷。以上成人用量1日不超过15g(1.42g元素钙)。

儿童:《中国国家处方集·化学药品与生物制品卷·儿童版》推荐:①低钙血症:剂量由疾病情况和血清钙水平决定。静脉注射,新生儿1日200~800mg/kg,婴儿或儿童1日200~500mg/kg,连续静脉滴注或分4次静脉注射。②治疗低钙性手足搐搦:静脉注射,新生儿、婴儿或儿童1次100~200mg/kg,在5~10分钟内静脉推注,6小时后可重复或继续静脉滴注,最大剂量不超过1日500mg/kg。

【注意】参见氯化钙。

【制剂】片剂:每片0.1g;0.5g。含片:每片0.1g;0.15g;0.2g。口服液:每支10ml(1ml含葡萄糖酸钙100mg,相当于钙9mg)。注射液:每支0.1g(2ml);0.5g(10ml);1g(10ml)。颗粒剂:每包1.0g(以 $C_{12}H_{22}CaO_{14} \cdot H_2O$ 计)。

戊酮酸钙 Calcium Levulinate

$[CH_3CO(CH_2)_2COO]_2Ca$

【其他名称】果糖酸钙。

【性状】为白色结晶或粉末,味微苦涩,易溶于水,微溶于乙醇。

【药理学】作用与氯化钙相似,又能降低毛细血管的通透性。

【适应证】用于低血钙,荨麻疹、血管神经性水肿等过敏疾患。

【用法和用量】静脉注射:1次1.0g,加等量葡萄糖注射液稀释后,缓慢静脉注射。

【注意】参见氯化钙。

【制剂】注射液:每支1g(10ml)。

乳酸钙〔药典(二)〕 Calcium Lactate

$[CH_3CH(OH)COO]_2Ca$

【ATC编码】A12AA05

【性状】为白色颗粒或粉末,几无臭,微有风化性。能溶于水,易溶于热水,几乎不溶于醇、三氯甲烷、乙醚。

【药理学】其作用略同于氯化钙。因其水中溶解度较小,一般均供内服,无前者的苦咸味及刺激性,但吸收缓慢。

【适应证】用于防治钙缺乏症如手足搐搦症、骨发育不全、佝偻病,以及结核病、妊娠和哺乳期妇女的钙盐补充。

【用法和用量】成人:口服,一次0.5~1.5g,1日2~3次。小儿:口服:根据年龄及膳食钙摄入酌情进行补充,或遵医嘱。一般每次0.3~0.6g,1日2~3次。需要时服维生素D以促进钙吸收。

【制剂】片剂:每片0.25g;0.5g。颗粒剂:每包0.5g。口服液:按Ca计,每瓶10ml:0.065g;10ml:0.13g;20ml:0.13g。咀嚼片:每片0.3g。

甘油磷酸钙 Calcium Glycerophosphate

【ATC编码】A12AA08

白色或乳白色粉末,易溶于冷水(有的产品难溶),略溶于热水,溶于甘油,不溶于醇。滋补药,多用于病后恢复期,一次量0.2~0.6g,一日3次,饭后服。

甘油磷酸钠〔药典(二);医保(乙)〕 Sodium Glycerophosphate

为α-甘油磷酸钠和β-甘油磷酸钠的混合物。注射液1ml含无水甘油磷酸钠216mg(相当于磷酸盐1mmol、钠2mmol)。

【其他名称】格里福斯,Glycophos。

【ATC编码】B05XA14

【药理学】磷是机体的一个重要组成元素,具有结构和代谢方面的功能,如构成骨骼和组成细胞膜,形成高能磷酸键,参与能量代谢,调节酶的活性,通过2,3-磷酸甘油浓度的变化,参与组织的氧交换等。临床上,病人因戒酒、急性糖尿病、严重烧伤利尿期和严重呼吸性酸中毒,往往血磷浓度下降。此时实施肠外营养治疗往往发生低磷血症,补充本品能满足机体对磷的需求。

【适应证】在进行全胃肠外营养(total parenteral nutrition,TPN)期间,特别是以大量葡萄糖为能源时,由于糖能促进磷从细胞外液进入细胞内,往往发生低磷血症。在所用的营养液中,虽然脂肪乳剂每500ml可提供7.5mmol的磷(来自磷脂),蛋白水解液中有少量的磷,但结晶氨基酸输液中几乎没有磷。一般病人每天需要15mmol的磷,对于手术后的病人为每天0.2mmol/kg,而严重分解代谢的病人应每天给予0.5mmol/kg或更多。按照需要将注射液(格里福斯)加入高营养液中静脉滴注。

磷的添加剂目前国际上有两大类,一类为无机物,另一类为有机磷制剂,Glycophos就是代表品,无机磷酸盐在配制中与钙、镁离子相遇易形成沉淀析出,特别是在配制"全合一"混合液时最易发生。而使用有机磷制剂Glycophos就可以避免沉淀的产生。

【用法和用量】成人:静脉滴注。本品每天用量通常为10ml(含无水甘油磷酸钠2.16g,相当于磷10mmol,钠20mmol)。对接受静脉营养治疗的病人则应根据病人的实际需要酌情增减。通过周围静脉给药时，本品10ml可加入复方氨基酸注射液或5%、10%葡萄糖注射液500ml中，4～6小时内缓慢滴注。稀释应在无菌条件下进行，稀释后应在24小时内用完，以免发生污染。

儿童：《中国国家处方集·化学药品与生物制品卷·儿童版》推荐：静脉滴注。本品加入复方氨基酸注射液或5%、10%葡萄糖注射液输注。①0～12个月婴儿，1日0.5ml/kg（磷0.5mmol）。②1～12岁儿童，1日0.2ml/kg（磷0.2mmol）。③>12岁儿童，1日10ml（磷2.16g）。④对接受静脉营养支持治疗的患者应根据实际情况酌情增减。

【禁忌证】严重肾功能不足，休克和脱水患者禁用。

【注意】①肾功能损伤病人慎用。②本品必须稀释后使用，输液时间至少8小时。

【制剂】注射剂：2.16g（10ml）（相当于磷10mmol，钠20mmol）。

硫酸镁[药典(二);基;医保(甲)]　Magnesium Sulfate

【其他名称】硫苦，泻盐。

【ATC编码】B05XA05

【药理学】本品具有抗惊厥和抗肌肉痉挛作用。注射后能抑制中枢神经兴奋，减少神经肌肉接头乙酰胆碱的释放，并抑制运动神经终板对乙酰胆碱的敏感性，从而抑制肌肉收缩。本品还具有导泻和利胆作用，口服硫酸镁不被吸收，在小肠内造成高渗状态，并刺激肠蠕动，从而起导泻作用。小剂量硫酸镁还可使胆总管括约肌松弛，胆囊收缩，加强胆汁引流，发挥利胆作用。

【适应证】①可预防和治疗低镁血症，特别是急性低镁血症伴有肌肉痉挛、手足搐搦。②用于先兆子痫和子痫、早产子宫肌肉痉挛等。③用于导泻、利胆。

【用法和用量】（1）防治低镁血症：成人，轻度镁缺乏，1g硫酸镁，肌内注射或溶于500ml 5%葡萄糖注射液内缓慢滴注，每日总量2g。重度镁缺乏，1次按体重0.25mmol/kg给予硫酸镁，也可静脉滴注，将2.5g硫酸镁溶于5%葡萄糖注射液或氯化钠注射液500ml中，缓慢滴注3小时。严密观察呼吸等生命体征。

（2）全静脉内营养，按体重每日镁0.125～0.25mmol/kg添加。儿童全静脉内营养，按体重每日镁0.125mmol/kg添加。

（3）治疗先兆子痫和子痫，肌内注射：每次1～2.5g硫酸镁，根据病情决定剂量，最多每日肌注6次，并监测心电图、肌腱反射、呼吸和血压。静脉注射：将1～2g硫酸镁，以5%葡萄糖液稀释，推注速度每分钟不超过150mg，静注硫酸镁可使血镁浓度突增至接近中毒浓度，必须严格掌握剂量，并严密观察呼吸、肌腱反射和心电图。静脉滴注：4g硫酸镁加入5%葡萄糖注射液或氯化钠注射液250ml内，滴注速度每分钟不超过4ml。

（4）导泻：成人，口服：1次5～20g，用水200～400ml溶解后顿服。

（5）利胆：成人，口服：1次2～5g，一日3次，用水配成33%溶液服用。

儿童：《中国国家处方集·化学药品与生物制品卷·儿童版》推荐：口服、深部肌内注射、静脉注射。

（1）治疗低镁血症：①轻度镁缺乏，25%硫酸镁注射液1g，深部肌内注射，或溶于5%葡萄糖注射液500ml中静脉滴注，每日总量为2g。②重度镁缺乏，60mg/kg，肌内注射，或将2.5g硫酸镁溶于5%葡萄糖注射液或氯化钠注射液500ml中缓慢静脉滴注3小时，并严密观察呼吸等生命体征。

（2）预防镁缺乏：①0～12个月婴儿按一日50mg/kg。②1～12岁儿童按一日25mg/kg。③>12岁儿童按一日600～1200mg给予口服或静脉滴注。

（3）抗惊厥：20～40mg/kg，配成20%注射液，深部肌内注射；或按30mg/kg，计算25%的溶液用量，用5%～10%葡萄糖注射液稀释成1%或5%浓度后静脉滴注。

（4）20～50mg/kg静脉注射，输注时间为10～20分钟，较快输注（数分钟内）用于尖端扭转型室性心动过速，最大单剂药量2g。

【不良反应】口服和静脉给药均可引起高镁血症，特别是肾功能不全时。一般血镁浓度超过2mmol/L时，可出现皮肤潮红、口渴、血压下降、倦怠乏力、腱反射消失、呼吸抑制、心律失常、心电图P-R间期延长及QRS波增宽，甚至心搏骤停、昏迷、体温不升。脱水、导泻时溶液浓度过高或用量过大，可导致严重腹泻。

【禁忌证】禁用于心脏传导阻滞、心肌损害、严重肾功能不全，内生肌酐清除率低于每分钟20ml者。

【注意】①肾功能不全可导致镁排泄减少，易发生蓄积中毒，应监测血镁浓度。②因心肺毒性特别是呼吸抑制是本品最严重的副作用，故用药前应了解患者心肺状况，有心肺疾病史的患者应慎用。③静脉注射易引起呼吸抑制和低血压，应注意用量及给药速度，观察血压、呼吸及键反射。④妊娠期妇女用药时应注意，本品静脉注射可迅速通过胎盘，胎儿血药浓度与母体相等，镁对胎儿的作用与成人一样，因此除非必须，否则在产前2小时不应使用。⑤用于导泻时，可导致水钠潴留，妊娠期妇女慎用。⑥本品是否经乳汁分泌尚不清楚。未发现本品对小儿和老年人有其他特殊作用，但老年人可能存在肾功能减退，而镁主要经肾脏排泄，故肾功能不全时应酌情减量。

【制剂】注射剂：每支1g（10ml）；2.5g（10ml）。口服粉剂，按需要取用，配成溶液服用。

氯化镁[药典(二)]　Magnesium Chloride

1g氯化镁含元素镁120mg。

【ATC编码】B05XA11

【药理学】本品为可溶性镁盐，口服后约1/3自小肠缓慢吸收，维生素D类药物加强其吸收，吸收后经肾排泄，乳汁、唾液内分泌少量，并可通过胎盘。

【适应证】防治低镁血症和用于配制血液透析液和腹

膜透析液。

【用法和用量】(1) 防治低镁血症,尤其适用于伴有低氯血症时。①轻度镁缺乏:1g 氯化镁(10.4mmol)溶于5%葡萄糖注射液500ml内缓慢滴注。②重度镁缺乏:2g 氯化镁(20.8mmol)溶于5%葡萄糖注射液500ml内缓慢滴注。

(2) 配制血液透析液和腹膜透析液:一般血液透析液镁浓度为0.75mmol/L,腹膜透析液镁浓度为0.5～0.85mmol/L。

【不良反应】【注意】参见硫酸镁。

【制剂】注射剂:每支0.5g(3ml);1g(6ml)。

聚磺苯乙烯 Polystyrene Sulfonate

【其他名称】降钾树脂,聚苯乙烯磺酸钠,Kayexalate,Reronium-A。

【ATC编码】V03AE01

【性状】常用其钠盐,为浅黄色细颗粒或粉末,无臭,无味。不溶于水。

【药理学】为钠型阳离子交换树脂,口服后在胃部酸性环境中分子上的钠离子被氢离子取代成氢型树脂。当氢型树脂进入肠内即与肠道中的钾、铵等离子进行交换,吸附钾后随粪便排出体外,从而清除体内钾离子。本品尚可与少量镁、钙离子交换。开始作用时间需数小时至数日。虽然1g干树脂含4.1mmol钠,15g树脂含46.5mmol钠可等量交换46.5mmol钾,但本品实际有效交换量约为33%。钠型树脂的优点是既不会加重酸中毒,又能摄取尿毒症患者肠道内的铵离子,因此可减少尿素的合成。

【适应证】可用于治疗各种原因引起的高钾血症,特别是急慢性肾衰竭时的高钾血症。急慢性肾衰竭患者由于肌肉受损、感染、溶血、组织代谢亢进等原因,使钾离子自细胞内释出增多,并因患者尿量减少,钾离子无法排出,致使血清钾离子浓度增高。高钾血症可导致心搏骤停,是肾衰竭患者死亡的主要原因之一。高钾血症虽可用透析法治疗,限于设备条件,仅少数医院可以施行。因此,本品为肾衰竭引起的高钾血症提供简易的治疗手段,具有一定临床价值。

用于治疗急慢性肾衰竭、肾病综合征、狼疮性肾炎、肝肾综合征等并发的高钾血症(血钾>5.5mmol/L者)。

【用法和用量】口服:成人每次15～30g,事先可用温水或饮料20～100ml调匀,每日服1～3次或遵医嘱,连用2～3日。若有便秘,可与甘露醇粉或山梨醇粉等量同时服用。直肠给药:若患者呕吐、禁食或上消化道病变不能口服给药,先灌肠清洗肠腔后,将本品30～60g溶于50～100ml液体(水或20%甘露醇),经Foley导管注入直肠腔保留时间从30～45分钟至4～10小时,越长越好。肛门给药疗效较口服差。

儿童:口服,每日1g/kg,用温水或饮料20～100ml调匀,一日1～3次,连用2～3日,复查血钾后酌情调整剂量。肛门给药,同成人。

【不良反应】不良反应轻微,少数患者可发生轻度恶心、呕吐、血压升高、便秘等症状。

【注意】①有严重高血压及心力衰竭者慎用。②治疗期间应经常测定血钾水平,避免血钾过低,血钾降至4.5mmol/L时即应停药。

【制剂】粉剂:每袋15g。

聚苯乙烯磺酸钙[医保(乙)]

Calcium Polystyrene Sulfonate

【药理学】本品口服后,在胃部酸性环境下,其分子上的钙离子被氢离子取代成氢型树脂。后者进入肠道与钾离子及少量铵、镁离子进行交换,从而清除钾离子。每克干树脂可清除钾离子0.9mmol。本品在肠道不易被吸收。

【适应证】参见"聚磺苯乙烯"。用以治疗轻型高钾血症。对需严格限制钠摄入及低钙患者尤为适用。

【不良反应】本品不引起高钠血症和低钙血症。但偶可引起高钙血症。口服离子交换树脂在肠内易形成团块,产生便秘。

【注意事项】需随访血钾、钠、钙、镁和酸碱平衡情况。本品仅用于治疗轻型高钾血症。

【用法与用量】成人,口服,一次15～20g,用温水或饮料50～150ml混匀,一日1～3次,连用2～3日,复查血钾后酌情调整剂量。

儿童:口服,每日不超过1g/kg,用温开水或饮料(牛奶、咖啡、蜂鹰)50～150ml,调匀,分1～3次,2～3日后复查血钾酌情调整剂量。

【制剂】粉剂:每袋5g;10g。

72.2 酸碱平衡调节药

属于本类药物的除下列药物外,还有碳酸氢钠、氯化铵。

乳酸钠[药典(二);医保(甲)]

Sodium Lactate Solution

$CH_3CH(OH)COONa$

【性状】为无色或几乎无色澄明黏稠液体。能与水、乙醇或甘油任意混合。

【药理学】为纠正酸血症的药物,其高渗溶液注入体内后,在有氧条件下经肝脏氧化、代谢,转化成碳酸根离子,纠正血中过高的酸度。

【适应证】可用于纠正代谢性酸血症。由于作用不及碳酸氢钠迅速,现已渐少用。但在高钾血症或普鲁卡因胺等引起的心律失常伴有酸血症者,仍以应用本品为宜。

【用法和用量】①代谢性酸中毒:按酸中毒程度计算剂量,静脉滴注碱缺失(mmol/L)×0.3×体重(kg)=所需乳酸钠(mol/L)的体积(ml),目前已不用乳酸钠纠正代谢性酸中毒。②高钾血症:首次可予静脉滴注11.2%注射液40～60ml,以后酌情给药。严重高钾血症导致缓慢异位心律失常,特别是心电图QRS波增宽时,应在心电图监护下给药。

有时须高达200ml才能奏效，此时应注意血钠浓度及防止心衰。③乳酸钠需在有氧条件下经肝脏氧化代谢成碳酸氢根才能发挥纠正代谢性酸中毒的作用，故不及碳酸氢钠作用迅速和稳定，现已少用。但在高钾血症伴酸中毒时，仍以使用乳酸钠为宜。④制剂为11.2%高渗溶液，临床应用时可根据需要配制成不同渗透压浓度；等渗液浓度为1.86%。

儿童：《中国国家处方集·化学药品与生物制品卷·儿童版》：静脉滴注。①代谢性酸中毒：应根据患儿碱缺失情况计算用量，所需碱剂量=碱缺失(mmo/L)×0.3×体重(kg)，1.87%乳酸钠(11.2%乳酸钠原液稀释6倍)3ml可以提高HCO_3^-约1mmol/L。②高钾血症：若血清钾>6.5mmol/L，首次可静脉滴注本品11.2%注射液0.7~1ml/kg，稀释后使用，以后根据血气分析结果酌情给药。严重高钾血症患者应于心电图监护下输注，并监测相关酸碱平衡指标，以防出现血钠过高及心力衰竭。

【禁忌证】肝病、休克缺氧、心功能不全者禁用。

【注意】①如过量，会造成碱血症。②在一般情况下，不宜用0.9%氯化钠注射液或其他含氯化钠溶液稀释本品，以免成为高渗溶液。

【制剂】注射液：每支1.12g(10ml)；2.24g(20ml)；5.60g(50ml)。

氨丁三醇 Trometamol

【其他名称】三羟甲基氨基甲烷，缓血酸铵，Trishydroxyme-thylaminomethane，Tham，Tromethamine。

【ATC编码】B05BB03

【性状】为白色结晶性固体或粉末，易溶于水(1:1.25)。其0.3mol/L水溶液的pH为10.2(室温)。

【药理学】为氨基缓冲剂，能摄取氢离子而纠正酸血症，其作用较强，且能透过细胞膜。

【适应证】常用于急性代谢性及呼吸性酸血症。亦可用于不宜使用钠盐的酸血症。

【用法和用量】静脉滴注：2~3mg/kg，于1~2小时内滴完，严重者可再用1次。

【不良反应】本品可引起低血糖、低血压、恶心、呕吐，亦可抑制呼吸甚至使呼吸停止。

【禁忌证】慢性呼吸性酸血症及肾性酸血症患者禁用。

【注意】①注射时勿溢出静脉外，以免局部坏死。②可使肺泡通气量显著减少，故用于呼吸性酸中毒时，必须同时给氧。③注射后常可在30~40分钟内纠正酸度，亦有4~6小时方见好转者。④应注意避免剂量过大，滴速过快。

【制剂】注射液：每支3.60g(100ml)；9.0g(250ml)。

72.3 葡萄糖及其他

葡萄糖[药典(二)；基；医保(甲、乙)] Glucose

由淀粉加硫酸分解制得。为供注射用的纯品。

【其他名称】右旋糖，Dextrose。

【ATC编码】B05CX01

【性状】为无色结晶、白色结晶性或颗粒性粉末，无臭，味甜。有吸湿性。易溶于水，微溶于乙醇。水溶液呈中性。

【药理学】是机体所需能量的主要来源，在体内被氧化成二氧化碳和水并同时供给热量，或以糖原形式贮存。对肝脏具有保护作用。此外，静脉注射20%以上高渗葡萄糖溶液可提高血液渗透压，使组织脱水及具短暂利尿作用。当葡萄糖和胰岛素一起静脉滴注时，糖原的合成需要钾离子，促使钾离子进入细胞内，血钾浓度降低。

【适应证】用于：①腹泻、呕吐、重伤大失血等，体内损失大量水分时，可静脉滴注含本品5%~10%的溶液200~1000ml，同时静脉滴注适量生理盐水，以补充体液的损失及钠的不足。②不能摄取食物的重病患者，可注射本品或灌肠，以补充营养。③血糖过低症或胰岛素过量，静脉注射50%溶液40~100ml，以保护肝脏。对糖尿病的酮中毒须与胰岛素同用。④降低眼压及因颅压增加引起的各种病症如脑出血、颅骨骨折、尿毒症等，25%~50%溶液静脉注射，因其高渗压作用，可将组织(特别是脑组织)内液体吸引进入血液内由肾排出。注射时切勿注于血管之外，以免刺激组织。⑤高钾血症。

【用法和用量】(1)补充热能：患者因为某些原因进食减少或不能进食，一般可予10%~25%葡萄糖注射液静脉滴注，并同时补充体液。葡萄糖用量根据所需热能计算。

(2)全静脉营养疗法：葡萄糖是此疗法中最重要的能量供给物质。在非蛋白质热能中，葡萄糖与脂肪供给热量之比为2:1。具体用量依据临床热量需要量决定。根据补液量的需要，葡萄糖可配制成25%~50%不同浓度，必要时可加胰岛素，每5~10g葡萄糖加正规胰岛素1个单位。由于常应用高渗溶液，对静脉刺激性较大，并需要输注脂肪乳剂，故一般选用较深部的大静脉，如锁骨下静脉、颈静脉。

(3)低糖血症：轻者口服，重者可先给予50%葡萄糖注射液20~40ml静脉注射。

(4)饥饿性酮症：轻者口服，重者可先给予5%~25%葡萄糖注射液静脉滴注，每日100g葡萄糖可基本控制病情。

(5)失水：等渗性失水给予5%葡萄糖注射液静脉滴注。

(6)高钾血症：应用10%~25%注射液，每2~4g葡萄糖加正规胰岛素1个单位，可降低血清钾浓度。但此疗法仅使细胞外钾离子进入细胞内，体内总钾含量不变。如不采取排钾措施，仍有再次出现高钾血症的可能。

(7)组织脱水：高渗溶液(一般采用50%注射液)快速静脉注射20~50ml，但作用短暂。应注意防止高血糖，目前少用。用于调节腹膜透析液渗透压时，50%葡萄糖注射液20ml即10g葡萄糖可使1L透析液渗透压提高55mOsm/($kg\cdot H_2O$)，亦即透析液中糖浓度每升高1%渗透压升高55mOsm/($kg\cdot H_2O$)。

(8)葡萄糖耐量试验：清晨空腹口服无水葡萄糖75g(或一水葡萄糖82.5g)，溶于250~300ml水中，5分钟之内服完，于服后0.5小时、1小时、2小时、3小时抽血测血糖。血糖浓度正常上限分别为 6.9mmol/L、11.1mmol/L、10.5mmol/L、8.3mmol/L、6.9mmol/L。

儿童:《中国国家处方集·化学药品与生物制品卷·儿童版》推荐:静脉滴注或推注。①补充液体:静脉滴注,对于不能进食的患儿控制补液量,按体重计算,每小时 3~5ml/kg 为宜,浓度≤13%。1g 葡萄糖=4kcal 热能,一般不超过每日供给热能的 40%~50%。②新生儿低血糖:首次给予 10%葡萄糖 1~2mg/kg,5 分钟以上推注;随后使用 5%~10%葡萄糖,常规滴速按照补充葡萄糖每分钟 6~8mg/kg 给予,根据血糖监测指标调整输注速率、葡萄糖浓度。③低血糖:婴儿或儿童,5ml/kg 的 10%葡萄糖静脉推注。④高血糖患儿,如需补充葡萄糖溶液,可以按照 4g 葡萄糖+1U 正规胰岛素,同时加用氯化钾溶液。⑤急性脑水肿患儿可以选择静脉推注 1~2mg/kg 的 50%的葡萄溶液。

【注意】①葡萄糖有引湿性,且易发霉,为细菌的良好培养基,故在配制注射液时,必须特别注意;夏季细菌易于繁殖,尤应注意消毒。②冬季注射前须先将安瓿加热至与体温相同的温度,再徐徐注入静脉,可避免痉挛。③高渗溶液应缓慢注射。

【制剂】粉剂:每袋 250g;500g。注射液:每支(瓶)50g(1000ml);100g(1000ml);50g(500ml);25g(500ml);12.5g(250ml);25g(250ml);1g(20ml);5g(20ml);10g(20ml);2g(10ml);0.5g(10ml)。葡萄糖氯化钠注射液:(见氯化钠制剂项)。

果糖〔药典(二);医保(乙)〕 Fructose

为葡萄糖的异构体,具左旋性。

【其他名称】左旋糖。

【ATC 编码】V06DC01

【药理学】基本上与葡萄糖同,具有直接供给热能、补充体液及营养全身的功效,但本品在从血液中移出、转化成肝糖原等方面比葡萄糖快,并能在无胰岛素情况下转化成糖原,因此比葡萄糖容易吸收、利用。

【适应证】对糖尿病、肝病患者供给能量、补充体液。此外,能加速乙醇代谢,用于急性中毒的辅助治疗。

【用法和用量】用以静脉注射或静脉滴注,用量视病情而定。常用量为每次 500~1000ml。

【制剂】注射液:每瓶 12.5g(250ml);25g(250ml);25g(500ml);50g(500ml)。注射用果糖:每支 12.5g;25g。

【贮法】避光保存。

口服补液盐〔药典(二)〕 Oral Rehydration Salt

【其他名称】ORS。

【ATC 编码】A07CA

【药理学】经口补液和电解质,用以治疗和预防急性腹泻造成脱水的疗法称为口服补液疗法。本品除能补充水、钠和钾外,尚对急性腹泻有治疗作用。ORS 中含有葡萄糖,肠黏膜吸收葡萄糖的同时可吸收一定量的钠离子,从而使肠黏膜对肠液的吸收增加。

【适应证】用于水、钠和钾丢失的失水及急性腹泻。

【用法和用量】每份必须加水 500ml 溶解混匀后服用。

(1) 预防和治疗因腹泻、呕吐、经皮肤和呼吸道等液体丢失引起的轻、中度失水,可补充水、钾和钠,重度失水需静脉补液。①轻度失水:成人口服,开始时 50ml/kg,4~6 小时内饮完,以后酌情调整剂量。②中度失水:成人口服,开始时 50ml/kg,6 小时内饮完,其余应以静脉补液。

(2) 急性腹泻:①轻度腹泻,口服,成人每日 50ml/kg。②重度腹泻,应以静脉滴注为主,直至腹泻停止。

儿童:《中国国家处方集·化学药品与生物制品卷·儿童版》推荐:口服。将每包散剂溶于 750ml 的温开水中,搅匀,充分溶解后口服。①轻度脱水,开始时 30~50ml/kg,8~12 小时内分次服用,至脱水纠正。②中度脱水,每日 50~100ml/kg,分次于 8~12 小时内服完。③还可用于补充继续丢失,原则是失多少补多少,不好估计的情况下,根据患儿腹泻情况,按照 10~40ml/kg,给予补充。世界卫生组织(WHO)和世界儿童基金会(UNICEF)于 1978 年建议口服补液盐作为腹泻病治疗的首选药,2006 年 3 月 23 日推荐使用口服补液盐Ⅲ(氯化钠 0.65g,枸橼酸钠 0.725g,氯化钾 0.375g,无水葡萄糖 3.375g)。

【不良反应】可见:①高钠血症。②水过多,出现上述两种情况应立即停药。③呕吐,多为轻度,常于开始服用时发生,此时可分次少量服用。

【注意】①一般不用于早产儿。婴幼儿应用本品时需要少量多次给予。剂量超过每日 100ml/kg 时,需给予饮水,以免发生高钠血症。②严重失水或应用本品后失水无明显纠正时,须改为静脉补液。少尿、无尿、严重失水或有休克征象时应静脉补液。③严重腹泻,粪便量超过每小时 30ml/kg,此时病人口服往往不能吸收足够量的 ORS;葡萄糖吸收障碍;由于严重呕吐等原因不能口服者;肠梗阻、肠麻痹和肠穿孔等需静脉补液。

【制剂】口服补液盐Ⅰ:每包总重 14.75g(大包中含氯化钠 1.75g,葡萄糖 11g;小包中含氯化钾 0.75g,碳酸氢钠 1.25g)(为 500ml 用量)。

口服补液盐Ⅱ:每包总重 13.95g(含氯化钠 1.75g,葡萄糖 10g;枸橼酸钠 1.45g,氯化钾 0.75g)(为 500ml 用量)。

72.4 复方电解质输液及透析液

临床应用的复方电解质输液大致分为 4 种:①一号液(起始液),用于手术前后和脱水患者的初期水和电解质的补充。其中 KN-1B 用于婴儿和新生儿。②二号液(脱水补充液,亦称细胞内修复液),用于脱水或手术前后水和电解质的补充,纠正钾、钠离子平衡。③三号液(维持液),主要用于不能经口摄取或摄取量不足时来维持水分和电解质平衡及给机体提供能量,其配方种类较多。④四号液(恢复液),主要用于新生儿、老年及术后患者的水分、电解质的补充及维持。其配方特点是电解质浓度低。此外,在特殊用液中,胃液补充液(EL-G)用于胃液丢失患者;十二指肠补充液(EL-I)用于肠液丢失患者。现将它们的组成成分列于表 72-1。

表 72-1　各种复方电解质输液的组成

分类	品名	阳离子浓度(mmol/L)			阴离子浓度(mmol/L)				电解质浓度(mmol/L)	糖%	渗透压比值
		钠	钾	钙	镁	氯	磷酸	乳酸醋酸			
类细胞外液(平衡盐液)	血浆	142	5	2.5		103		29	281.5		1
	生理盐水	154				154			308	—	约 1
	葡萄糖+生理盐水	154				154			308	葡萄糖 5%	约 2
	葡萄糖+林格液	146	4	2.5		155			307.5	—	约 1
	林格液(复方 NaCl)	146	4	2.5		155			307.5	葡萄糖 5%	约 2
	乳酸钠林格液(平衡盐液)	130	4	1.5		109		28	272.5	—	约 1
	山梨醇 +乳酸钠林格液	130	4	1.5		109			272.5	山梨醇 5%	约 2
	葡萄糖									葡萄糖 5%	约 2
	果糖									果糖 5%	约 2
	麦芽糖									麦芽糖 5%	约 1.5
起始液(一号液)	1/2 生理盐水(KN-IA)	77				77			45	葡萄糖 2.5%	约 1
	1/4 生理盐水(KN-IB)	38.5				38.5			77	葡萄糖 3.75%	约 1
	2/3 乳酸+生理盐水	90				70		20	180	葡萄糖 2.6%	约 1
										山梨醇 2.6%	
脱水补充液(二号液)	Butler 液	57	25		2.5	49	13	25	171.5	葡萄糖 5% 10%	约 2
	KN-2A	60	25		1	49	13	25	173	葡萄糖 2.35%	约 3
	KN-2B	77.5	30			59		48.5	215	葡萄糖 2.6%	约 1
										山梨醇 1.45%	约 1
										葡萄糖 3.2%	约 1
维持液(三号液)	Talbot 液	40	35			40	15	20	150	葡萄糖 5%	约 2
	2KN-3B 液(M3B 液)	50	20			50		20	140	葡萄糖 2.7%	约 1
	KN-3A 液(M3A 液)	60	10			50		20	140	葡萄糖 2.7%	约 1
	葡萄糖电解质液	35	20			20		20	95	葡萄糖 4.3%	约 1
恢复液(四号液)	改良 Bulter 液	25	20		1.5	22	3	23	94.5	葡萄糖 5%	约 1
	1/5 乳酸盐	30				20		10	60	葡萄糖 4%	约 1
	1/4 Darrow 液	30	8			28		10	76	葡萄糖 10%	约 2
	KN-4B	30	8			28		10	76	葡萄糖 3.7%	约 1
特殊	胃液补充液(EL-G)*	63	17			150			230	葡萄糖 10%	约 3
	十二指肠补充液(EL-I)	138	12			100		50	300	葡萄糖 7.5% D-甘露糖 15%	约 3

注：* 含 3% 右旋醣酐 70

复方电解质葡萄糖注射液-M3A
Compound Electrolytes and Glucose Injection-M3A

每1000ml含氯化钠2.34g，氯化钾0.75g，乳酸钠2.24g，葡萄糖27g。

【药理学】在经口摄取不能或不充分时，补充并维持机体水分和电解质。

【适应证】用于肾功能及血钾正常的患者维持输液。

【用法和用量】静脉滴注：成人，500～1000ml/次。给药速度300～500ml/h（约80～130滴/分钟），小儿，50～100ml/h，按年龄、症状和体重可适当增减。

【禁忌证】乳酸血症患者，高钾血症、少尿、艾迪生病、重症烧伤及高氮质血症患者禁用。

【注意】①最好在患者的尿量为1日500ml或每小时20ml以上时使用本品。②急速大量给药时，有可能出现肺水肿、脑水肿、末梢水肿、水中毒、高钾血症。

复方电解质葡萄糖注射液-M3B
Compound Electrolytes and Glucose Injection-M3B

每1000ml含氯化钠1.75g，氯化钾1.5g，乳酸钠2.24g，葡萄糖27g。

【药理学】在经口摄取不能或不充分时，补充并维持机体水分和电解质。

【适应证】适用于肾功能正常但血钾偏低的患者维持输液。

【用法和用量】静脉滴注：成人，500～1000ml/次。给药速度：成人为300～500ml/h（约80～130滴/分钟），小儿为50～100ml/h，按年龄、症状、体重可适当增减。

【禁忌证】禁用于乳酸血症患者，高钾血症、艾迪生病、重症烧伤、高氮质血症患者。

【注意】（1）以下患者慎用：①不伴有高钾血症的肾功能不全患者；②心功能不全患者；③重症肝功能障碍患者；④因阻塞性尿路疾患而引起尿量减少患者；⑤糖尿病患者。

（2）最好在患者的尿量为500ml/d或20ml/h以上时使用。

（3）急速大量给药时，有可能出现肺水肿、脑水肿、末梢水肿、高钾血症。

复方电解质葡萄糖MG3注射液
Compound Electrolytes and Glucose Injection MG3

每1000ml含氯化钠1.75g，氯化钾1.50g，乳酸钠2.24g，葡萄糖100g。

【药理学】可补充一日所需的水分和电解质，为维持性输液剂，含有10%的葡萄糖；其电解质组成是根据正常人对水分和电解质的平均需要量算出的。

【适应证】用于一般因手术等经口摄取水分和电解质发生困难时，或伴有低钾血症的高渗性脱水症时，作为维持液使用，并可补充热量。

【用法和用量】成人静脉滴注一次500～1000ml。给药速度按年龄、体重及症状的不同可适量增减。最好在患者的尿量为1日500ml或每小时20ml以上时使用。

【禁忌证】乳酸血症患者，高钾血症、少尿、艾迪生病、重症灼伤、高氮血症患者禁用。

【注意】①以下患者慎用：不伴有高钾血症的肾功能不全患者、心功能不全患者、重症肝功能障碍患者、因阻塞性尿路疾患而引起尿量减少的患者和糖尿病患者。②急速大量给药时，有可能出现脑水肿、肺水肿、末梢水肿、水中毒、高钾血症，偶尔出现血栓性静脉炎。

复方电解质葡萄糖R2A注射液
Compound Electrolytes and Glucose Injection R2A

每1000ml含氯化钠1.92g，氯化钾1g，乳酸钠2.80g，氯化镁0.1g，磷酸二氢钠0.14g，磷酸二氢钾1g，葡萄糖23.5g。

【药理学】供一般脱水状态下的患者补充水分，用于脱水症及手术前后的水分和电解质的补充、调整。最适用于小儿。

【适应证】可用于开始修复时的重度呼吸性及代谢性酸中毒、重度中毒症状及合并代谢性酸中毒的患者。

【用法和用量】成人静脉滴注一次500～1000ml。成人每小时为300～500ml（每分钟约80～130滴），小儿每小时50～100ml，按年龄体重及症状的不同可适量增减。最好在患者的尿量为1日500ml或每小时20ml以上时使用本品。

【禁忌证】以下患者禁用：①高乳酸血症患者。②电解质代谢异常，如：高钾血症（少尿、艾迪生病、重症烧伤、高氮血症等）、低钙血症、高磷血症（甲状旁腺功能低下症等）、高镁血症（甲状腺功能低下症等）等患者。

【注意】①以下患者慎用：不伴有高钾血症的肾功能不全患者、心功能不全患者、重症肝功能障碍患者、高渗性脱水症患者、因阻塞性尿路疾患而引起尿量减少的患者和糖尿病患者。②最好在患者的尿量为每日500ml或每小时20ml以上时使用本品。③急速大量给药时，有可能出现脑水肿、肺水肿、末梢水肿、高钾血症。对未满一周岁的小儿急速给药时（超过100ml/h），有可能出现高钾血症。④遇钙离子会产生沉淀，切勿与含钙的药剂配合使用。

复方电解质葡萄糖注射液-R4A
Compound Electrolytes and Glucose Injection R4A

每1000ml含氯化钠1.17g，乳酸钠1.12g，葡萄糖40g。

【药理学】发热或其他病理状态会造成机体失水的同时会丧失少量电解质，因此补充水分与糖的同时，应补充低量的Na^+、Cl^-。本品是不含钾的低钠、低氯注射液，对肾脏发育不成熟的患儿、肾功能障碍患者(排钾功能障碍)、组织破坏伴有高钾血症者为适宜。

【适应证】用于手术后早期及婴幼儿手术后电解质的补充。用于有钾潴留可能性时的水分和电解质的补充。

【用法和用量】成人静脉滴注一次500~1000ml。按年龄、体重及症状的不同可适量增减。给药速度:成人每小时为300~500ml(每分钟约80~130滴),小儿每小时50~100ml。

【注意】以下患者慎用:乳酸血症患者、因肾疾患所引起的肾功能不全患者、心功能不全患者、重症肝功能障碍患者、因阻塞性尿路疾患而引起尿量减少的患者和糖尿病患者。

复合磷酸氢钾注射液[基;医保(乙)]

Compound Potassium Hydrogen Phosphate Injection

主要成分为三水合磷酸氢二钾和磷酸二氢钾的灭菌水溶液,约7.4mmol/ml。

【药理学】健康成人每日约需0.9g磷,每日排泄量与之相当,所需磷约60%由空肠迅速吸收,余者在肠道其他部位吸收。维生素D、甲状旁腺激素可促进磷的肠道吸收,降钙素可抑制磷的肠道吸收,食物中Ca^{2+}、Mg^{2+}、Fe^{2+}、Al^{3+}等金属离子过多,能与磷酸结合成不溶性的盐,阻碍磷的吸收。肾是调节磷平衡的主要器官,每日由尿排出的磷相当于摄取量的90%,其余由肠道及皮肤排泄。

磷参与糖代谢中糖的磷酸化,构成膜成分中的磷脂质,是组成细胞内RNA、DNA及许多辅酶的重要成分之一。磷还参与能量的贮藏转运、输送及体液缓冲功能的调节。主要用于完全胃肠外营养疗法中作为磷的补充剂,如中等以上手术或其他创伤需禁食5日以上患者的磷补充剂。

【适应证】主要用于胃肠外营养疗法中作为磷的补充剂,如中等以上手术或其他创伤需禁食5天以上的病人的磷的补充剂。本品亦可用于某些疾病所致的低磷血症。

【用法和用量】静脉滴注:对长期不能进食的患者,根据病情、监测结果由医生决定用量。将本品稀释200倍以上,供静脉滴注。一般在完全胃肠外营养疗法中,每4.184MJ(1000kcal)热量加入本品2.5ml(相当于PO_4^{3-} 8mmol),并控制滴注速度。

【注意】①严禁直接注射。必须在医师指导下,稀释200倍以上,方可静脉滴注,并必须注意控制滴注速度。②仅限于不能进食的患者使用。③严重肾功能不全、休克、脱水患者禁用,对本品过敏者禁用。④与钙注射液配伍时易析出沉淀,不宜合用。本品每支含K^+346mg,限钾患者慎用。⑤如过量使用本品可出现高磷血症、低钙血症、肌肉颤搐、痉挛、胃肠道不适等,出现中毒症状,应立即停药。

【制剂】注射液:每支2ml:磷酸二氢钾0.4354g与磷酸氢二钾0.639g。遮光,密闭保存。

腹膜透析液[医保(甲)]

Peritoneal Dialysis Solution

【药理学】腹膜透析液由钠、钾、钙、镁、氯、缓冲物质(碱性基团)和葡萄糖等配制而成的澄明、无菌、无热原和pH适宜的溶液。

腹膜是一种生物半透膜,具有分泌、吸收、扩散和渗透作用。按杜南平衡原理,将含有与机体细胞外液近似的电解质和葡萄糖等透析溶液通过透析管输入腹腔,腹膜毛细管内血浆及淋巴液中积聚的尿素、肌酐、钾、硫酸、磷酸盐、胍类等分子代谢物及其他电解质等,利用浓度梯度和渗透压梯度,经过腹膜进入腹腔透析液中,而透析液中的物质也同样通过腹膜进入循环,不断交换、透析,清除了患者体内的氮质及其他代谢物,并保持水、电解质平衡,代替了肾脏的部分功能。

腹膜透析液的基本组分和作用是:

(1)透析液电解质浓度与正常血浆相近,不同制剂按临床需要可有所不同,但透析液中的基本组分为:①钠离子浓度为132mmol/L,略低于正常血浆浓度,有利于纠正肾功能衰竭时钠潴留;②氯离子浓度为103mmol/L;③钙离子浓度为1.25~1.75mmol/L;④镁离子浓度为0.25~0.75mmol/L。透析液中一般不含钾离子,有利于清除体内过多钾离子,维持正常血钾浓度,但有低钾血症时,可临时在透析液中加入钾盐,每升腹膜透析液加10%氯化钾溶液3ml,其钾浓度近4mmol/L。

(2)透析液浓度一般略高于血浆渗透浓度,有利体内水清除,故可根据体内水潴留程度适当提高透析液的渗透浓度。目前多以葡萄糖维持渗透浓度,一般用1.5%葡萄糖腹膜透析液作为基础,其渗透浓度为346mOsm/L;若需增加体内水分清除,可用2.5%葡萄糖浓度。每升透析液中每提高1%葡萄糖浓度可增加渗透浓度55mOsm/L。现有腹膜透析液中最大葡萄糖浓度为4.25%,其渗透浓度最高者为490mOsm/L(一般每日限用一次或不用),除非严重水肿或急性肺水肿尽量避免使用高浓度葡萄糖透析液以免过度脱水、引起严重高糖血症和高糖刺激腹膜导致腹膜丧失超滤功能。

(3)腹膜透析液pH为5.0~5.8。目前均以乳酸盐为碱基,它进入体内后经肝脏代谢为碳酸氢根。

【适应证】可用于:①急性或慢性肾衰竭;②药物中毒;③顽固性心力衰竭;④电解质紊乱和酸碱平衡失调;⑤急性出血性胰腺炎和广泛化脓性腹膜炎等。

【用法和用量】(1)治疗急、慢性肾功能衰竭伴水潴留者,用间歇性腹膜透析每次2L,留置1~2小时,每日交换4~6次。无水潴留者,用连续性不卧床腹膜透析(continuous ambulatory peritoneal dialysis, CAPD),一般每日4次,每次2L,日间每次间隔4~5小时,夜间一次留置9~12小时,以增加中分子尿毒症毒素清除。一般每日透析液量为8L。

(2)治疗急性左心衰竭,酌情用2.5%或4.25%葡萄糖透析液 2L;后者留置 30 分钟,可脱水 300 ~ 500ml;前者留置 1 小时,可脱水 100 ~ 300ml。

(3) 儿童:每次交换量一般为 50ml/kg。

【不良反应】常见不良反应有:①脱水;②低钾血症;③高糖血症;④低钠、低氯血症、代谢性碱中毒;⑤化学性腹膜炎。

【禁忌证】下列情况禁用:①广泛肠粘连及肠梗阻。②严重呼吸功能不全。③腹部皮肤广泛感染。④腹部手术 3 日以内,且腹部有外科引流者。⑤腹腔内血管疾患。⑥腹腔内巨大肿瘤、多囊肾等。⑦高分解代谢者。⑧长期不能摄入足够蛋白质及热量者。⑨疝未修补者。⑩不合作或精神病患者。⑪妊娠晚期。

【注意】①每日多次灌入或放出腹膜透析液,应严格按腹膜透析常规进行无菌操作。②注意水、电解质、酸碱平衡。③腹膜透析时以含 1.5% ~ 2.5% 葡萄糖的透析液为主,超滤脱水欠佳者只能间歇用 4.25% 的浓度;糖尿病患者应严密观察血糖。④剩余药液不得再用。⑤若较长时间使用本品,应避免引起腹膜失超滤,并应遵医嘱补钾。⑥本品不能用于静脉注射。⑦若肝功能不全时,不宜使用含乳酸盐的腹膜透析液。⑧尽可能不用高渗透析液,以免高糖血症及蛋白质丢失过多。⑨使用前应加热至 37℃左右;并应检查透析液是否有渗漏、颗粒物质、絮状物及变色、混浊等。⑩一般情况下,不得随意向腹膜透析液内加药;特殊情况可根据病情变化做加药处理,但应注意避免刺激腹膜。

【制剂】(1) 腹膜透析液(乳酸盐):①含 1.5% 葡萄糖(1L,1.5L,2L,2.5L,5L,6L);②含 2.5% 葡萄糖(1L,1.5L,2L,2.5L,5L,6L);③含 4.25% 葡萄糖(1L,1.5L,2L,2.5L,5L,6L);④含葡萄糖 4.0%(1000ml)。

(2) 腹膜透析液(乳酸盐)(低钙):①含 4.0% 葡萄糖(2000ml);②含 2.5% 葡萄糖(1000ml);③含 2.5% 葡萄糖(2000ml);④含 1.5% 葡萄糖(2000ml)。

(李晓蓉)

第73章
营养药

临床上对某些患者给予营养支持是非常重要的措施。营养支持不仅供给氮(蛋白质和氨基酸)和能量(糖和脂肪),且对液体、电解质和维生素等也能满足需要。它一般用于严重营养不良和严重创伤及长时期不能较好进食的患者。

营养支持的途径有胃肠内和胃肠外两种。消化道功能正常者,主要采用口服;昏迷或其他不能进食患者,可采用管饲;口服或管饲都有困难或不能满足营养要求时,采用肠外营养支持。

73.1 肠内营养药

肠内营养(Enteral Nutrition,EN)制剂是对有正常或部分正常肠道功能的患者进行基本营养补充及营养治疗。EN可分为通用型和疾病特异型两大类。通用型(standard,balanced):一般营养型,包括含有膳食纤维、不含膳食纤维、含有中链甘油三酯或不含。疾病特异型(disease specific,disease oriented):糖尿病型、肿瘤型、肺病型、免疫增强型、蛋白过敏型、胃肠功能障碍型、低蛋白血症型、创伤型等。两型又各自包括氨基酸型及短肽型、整蛋白型等。EN制剂有乳剂、混悬剂等液体制剂和粉剂。后者便于运输,保质期较长,但应用不方便,容易被污染。液体制剂应用方便,减少被微生物污染的机会。在临床已经应用多年,且种类繁多、大同小异。现介绍一些有代表性的制剂,其他品种则列表其成分,详细内容请参阅相关的产品说明书。

73.1.1 通用型肠内营养药

要素膳 Elemental Diet

要素膳是氨基酸(或蛋白质水解物)、葡萄糖、脂肪、矿物质和维生素的混合物,营养成分齐全、不需或稍经消化即可吸收的低渣膳食,可供口服或管饲用。其组成一般按人体营养素需要量为标准,并参照优质蛋白如人乳、鸡蛋等氨基酸模式和糖、脂肪、维生素、无机盐等营养素配制而成。

【药理学】要素膳含必需氨基酸、非必需氨基酸、电解质、维生素、微量元素和少量脂肪等,在肠内占很小容积,通过肠道直接吸收。

【适应证】可用于有胃肠道功能或部分胃肠道功能障碍、不能摄取足量常规食物以满足机体营养需求的患者如代谢性胃肠道功能障碍、危重疾病、营养不良患者的术前营养支持及内科疾病的营养缺乏症患者。

【用法和用量】口服、鼻饲入胃或直接灌入小肠:应用时先配成25%浓度,再稀释1~2倍至接近等渗时应用。成人每日输入约12.56kJ热量。幼儿或儿童应用浓度小于12.5%。

【注意】①使用的浓度和量应逐渐增加,约5~7日达到需要的供应量。小肠管饲需10日左右才能达到正常稀释浓度。可随意饮水,以防高渗而脱水。②部分患者开始应用时可出现恶心、腹痛和腹泻等,长期应用会引起肠内细菌改变,导致凝血酶原活性降低。③使用时应把要素膳液加温至与体温相接近,不要与其他粉末药合并应用,以防导管堵塞。使用时应用温开水先调成糊状,然后调至适当浓度。室温存放不超过4~6小时。

【制剂】见表73-1。

表73-1 要素膳的商品名及其组分和含量(每1000卡的含量*)

商品名	VivonexSTD	VivonexHN	Flexical	ED-AC	要素合剂**(沪)	复方营养要素
氮源(相当蛋白质)	氨基酸20.4g	氨基酸41.7g	水解蛋白22.5g	氨基酸43.8g	水解蛋白42.5g	水解蛋白40g
糖类	葡萄糖、低聚糖226g	葡萄糖、低聚糖202g	蔗糖、糊精、柠檬酸154g	糊精212g	葡萄糖、淀粉168.9g	葡萄糖、糊精205g
脂肪	红花油1g	红花油1g	大豆油 MCT34g	大豆油、磷脂1.7g	大豆油、鲨鱼油20g	玉米油2.25g
无机物	钠、钾、钙、磷、镁、铜、锌、铁、锰、碘、氯					
维生素等***	维生素A、D、E、K、C、B_1、B_2、B_6、B_{12}、烟酰胺、泛酸、叶酸、生物素、胆碱					

注:*营养学上的卡即等于物理学上的大卡;**合剂中含镁、氯、碘未标明;***国产要素膳中不含生物素及胆碱

肠内营养粉(AA)〔医保(乙)〕 Enteral Nutritional Powder(AA)

商品名为爱伦多(Elental),由L型结晶氨基酸、糊精、补给必需脂肪酸所需的最小限量脂质(大豆油)、多种维生素、微量元素和电解质组成的速溶粉剂。每100g可供热375kcal(1.56MJ)。其成分参见表73-2。

【药理学】属完全要素膳。氮源是氨基酸,营养价值高,可直接通过上消化道吸收。热量与氮的比值为128∶1。能源来自糊精,脂肪来自大豆油,其含量控制在需要量的最低限,以减少对胰外分泌系统和肠管蠕动的刺激。还含有促进肠黏膜细胞再生的特异营养物和肠道细胞氧化代谢反应的谷氨酰胺。由于低脂肪可减少大肠蠕动频率和对胰外分泌的刺激,适用于胰腺疾病、克罗恩病、炎症性肠道疾病及胃或回盲部切除后造成脂肪消化吸收紊乱的患者。

表 73-2　通用型肠内营养制剂成分表

药品名称	氨基酸型		短肽型	整蛋白型								
	肠内营养粉（AA）	肠内营养粉（AA）	短肽型肠内营养剂	肠内营养乳剂（TP）	肠内营养混悬液（TP）	肠内营养粉（TP）	肠内营养混悬液（TPF）			肠内营养乳剂（TPF）	肠内营养混悬液（TPF-FOS）	整蛋白型肠内营养剂（粉剂）
商品名	维沃	爱伦多	百普素	瑞素	纽荃力	安素	能全力 1.5	能全力 1.0	能全力 0.75	瑞先	佳维体	能全素
配置或计算单位	100ml 含粉剂 26.8g	100ml 含粉剂 26.7g	100ml 含粉剂 25.0g	100ml	100ml	100g	100ml	100ml	100ml	100ml	100ml	100ml 含粉剂 21.5g
能量（kcal）	100	100	100	100	100	450	150	100	75	150	105	100
渗透压（mOsm/L）	610	760	47	250	260	379	335	250	188	300		363
碳水化合物（g）	20.5	20.1	17.7	13.8	12.3	60.7	18.5	12.3	9.24	17	14.05	12.1
糖（g）			1.5	0.5	1		1.47	0.97	0.75	1		2.2
特殊糖			多糖 15.9g，乳糖 0.1g	乳糖 0.01g	乳糖 <0.02g	不含乳糖	多糖 16.6g，乳糖<0.025g	多糖 11.1g，乳糖 <0.025g	多糖 8.28g，乳糖 <0.02g	乳糖 0.06g		乳糖 <0.03g
膳食纤维（g）	0	0	0		0	—	1.5	1.5	1.5	0	1.06	0
脂肪（g）	0.27	0.17	1.7	3.4	3.9	15.9	5.83	3.89	2.92	5.8	3.47	3.9
饱和脂肪酸			1	1.6	1.8		0.44	0.29	0.22	3.5		1.8
必须脂肪酸	0.2		0.454	1.3	0.732		1.669	1.113	0.835			0.736
中链甘油三酯（g）			0.8	1.2						3.3		
单不饱和脂肪酸（g）			0.2		2.3		3.47	2.31	1.73			1.4
多不饱和脂肪酸（g）			0.5		1.2		1.84	1.23	0.92	1.6		0.8
ω-3 脂肪酸（g）			0.055		0.112		0.287	0.192	0.14			0.112
蛋白质（g）	3.8	4.5	3.7	3.8	4	15.9	6	4	3	7.5	4	4
谷氨酰胺（g）	0.65	0.64	0.703		1		1.5	1	0.75	1.44		0.951
精氨酸（g）			0.128		0.16		0.24	0.16	0.12			0.152
维生素 A	250IU	216IU	0.082mg	0.06mg	273IU	1170IU	410IU	273IU	203IU	0.07mg	51μg RE	0.082mg
维生素 D_3	20IU	0.4μg	0.7μg	0.35μg	0.7μg	95IU	1.06μg	0.7μg	0.53μg	0.46μg	0.75μg	0.7μg
维生素 E	1.5IU	1.1mg	1.3mg	0.75mg	1.94mg	10.7IU	2.81mg	1.87mg	1.4mg	1mg	2.3mg	1.3mgα-TE

续表

药品名称	氨基酸型		短肽型	整蛋白型								
	肠内营养粉(AA)	肠内营养粉(AA)	短肽型肠内营养剂	肠内营养乳剂(TP)	肠内营养混悬液(TP)	肠内营养粉(TP)	肠内营养混悬液(TPF)			肠内营养乳剂(TPF)	肠内营养混悬液(TPF-FOS)	整蛋白型肠内营养剂(粉剂)
维生素 K_1(μg)	4	3	5.3	5	5.3	18	8	5.3	4	6.7	6.2	5.3
维生素 B_1(mg)	0.15	0.65	0.15	0.1	0.15	0.72	0.23	0.15	0.11	0.13	0.17	0.15
维生素 B_2(mg)	0.17	0.08	0.16	0.13	0.16	0.8	0.24	0.16	0.12	0.17	0.2	0.16
维生素 B_6(mg)	0.2	0.09	0.17	0.12	0.17	1	0.26	0.17	0.13	0.16	0.23	0.17
维生素 B_{12}(μg)	0.6	0.2	0.21	0.2	0.21	3.1	0.32	0.21	0.16	0.26	0.39	0.21
烟酸(mg)	2	0.73	1.8	0.9	0.87	10	1.3	0.876	0.65	1.2	1.8	1.8
叶酸(μg)	40	14.7	27	10	27	200	40	27	20	13	27	27
泛酸(mg)		0.4	0.53	0.35	0.53	5	0.8	0.53	0.4	0.46	0.93	0.53
生物素(μg)	30	13	4	10	4	150	6	4	3	13	5	4
维生素 C(ng)	6	2.6	10	4.5	10	68	15	10	7.5	6	10	10
Na(mg)	60		100	75	100	360	134	100	75	120	93	100
Cl(mg)	85		125	85	125	610	167	125	93.8	184	131	130
K(mg)	95		150	125	150	670	201	150	113	234	157	150
Ca(mg)	50		80	60	80	230	108	80	60	80	92	80
Mg(mg)	20		21	20	23	90	34	23	16.9	27	22	23
P(mg)	50		66	47	72	230	108	72	54	63	72	72
Fe(mg)	0.9		1.6	1	1.6	4.37	2.4	1.6	1.2	1.33	1.4	1.6
I(μg)	8		13	10	13	34	20	13	10	13.3	13	13
硒(μg)	3.7		5.7	3.75	5.7	20	8.6	5.7	4.28	5	5.3	5.7
Zn(mg)	1.1		1.2	0.75	1.2	5.4	1.8	1.2	0.9	1	1.1	1.2
锰(mg)	0.1		0.33	0.2	0.33	1.2	0.5	0.33	0.25	0.27	0.35	0.33
Cu(mg)	0.1		0.18	0.1	0.18	0.52	0.27	0.18	0.135	0.13	0.15	0.18
钼(μg)	3.7		11	7.5	10	38	15	10	7.5	10	11	10
铬(μg)	6		6.7	5	6.7	20	10	6.67	5	6.67	6.8	6.7
胆碱(mg)	20	6	37	20	37	136	55	37	27.5	26.7	46	36
左旋肉碱(mg)	6										8.4	
牛磺酸(mg)	6		10								10	

【适应证】应用本品可减少肠内细菌数、清净肠内粪便量,对需要保持肠内净化和术前作肠道准备的患者尤为适用。应激状态下(严重创伤、烧伤、感染)高分解代谢和营养不良的患者亦适用。

【用法和用量】成人每日用量480~640g(1800~2400kcal),可根据年龄、体重、病情作适量增减。管饲或口服。通常用1袋(80.4g)加温热开水溶解成300ml乳状液(1kcal/ml),略呈特殊味道。一般初期可从标准量的1/8(60~80g)、浓度减半(0.5kcal/ml)开始给予,经4~10日逐渐增至标准量。管饲滴注速度一般为50~100ml/h,口服可根据需要分一次或数次给予。

【不良反应】可见腹泻(2.9%),腹部饱食感(4.4%),氨基转移酶升高(3.7%),恶心、嗳气(2.1%),呕吐(1.6%),腹痛(1.5%)。管饲速度不当比浓度不当更易引起腹泻。有报道当滴速超过100ml/h(1kcal/ml)时,腹泻发生机会明显增加(15%~50%以上)。

【禁忌证】下列患者禁用:①严重消化或吸收功能不良、胃肠道功能衰竭者。②消化道出血患者。③急性胰腺炎患者。④严重腹腔内感染(包括腹膜炎)患者。⑤胃肠张力下降的患者。⑥肠梗阻患者。⑦急腹症患者。⑧对本药中所含物质有先天性代谢障碍的患者。⑨严重肝、肾功能不全者。⑩1岁以下婴儿禁用本药混悬液和粉剂。

【注意】①由于吸收效率高,给予后血糖可出现上升现象。对重症糖尿病或经大量给予类固醇药物后糖代谢有异常倾向者不得应用。对小肠大面积切除后造成短肠综合征的患者应先行肠外营养支持,术后4日左右才可谨慎开始给予。②管饲使用输液泵或控制器以稳定输入速度为佳。已配制的营养液如不立即使用应在冰箱内保存,但不能以冰凉状态滴注。③对儿童和初次应用者应以低速度、低浓度开始,分阶段达到标准维持量以免产生腹泻,一旦发生可中止给予或回到原低速度、低浓度使用阶段。

【制剂】粉剂:每袋80.4g。

短肽型肠内营养剂[医保(乙)]

Short Peptide Enteral Nutrition Powder

本品为微黄色或淡黄色细粉,略有芳香气,味微苦涩。含水解乳清蛋白、麦芽糖糊精、植物油、矿物质、维生素、微量元素等。

【适应证】本品适用于胃肠道功能有损失,而不能或不愿进食足够数量的常规食物以满足机体营养需求的应进行肠内营养治疗的病人,主要用于:①代谢性胃肠道功能障碍:胰腺炎、感染性肠道疾病、放射性肠炎及化疗、肠瘘、短肠综合征。②危重疾病:严重烧伤、创伤、脓毒症、大手术后的恢复期。③营养不良病人的手术前喂养:本品能用于糖尿病病人。

【用法和用量】口服或管饲喂养。在洁净的容器中注入50ml冷水,加入本品1袋,充分混合。待粉剂完全溶解后,再加冷水至500ml,轻轻搅拌均匀即可。管饲喂养时,先置一根喂养管到胃、十二指肠或空肠上端部分。正常滴速为每小时100~125ml(开始时滴速宜慢)。

一般病人,每天给予2000kcal(4袋)即可满足机体对营养成分的需求。

高代谢病人(烧伤、多发性创伤),每天可用到4000kcal(8袋)以适应机体对能量需求的增加。

对初次胃肠喂养的病人,初始剂量最好从每天1000kcal(2袋)开始,在2~3天内逐渐增加至需要量。

剂量和使用方法根据病人需要,由医师处方而定。

【不良反应】摄入过快或严重超量时可能会出现恶心、呕吐、腹泻和腹痛等胃肠道不适反应。

【禁忌证】①肠道功能衰竭患者禁用;②完全性肠道功能梗阻患者禁用;③严重腹腔内感染患者禁用;④对本品中任一成分过敏的患者禁用;⑤对本品中任一成分有先天性代谢障碍的患者禁用;⑥顽固性腹泻等需要进行肠道休息处理的患者禁用。

【注意】①严禁经静脉输注。②溶解配制时应谨慎操作以保证产品的卫生;溶解配制好的产品应尽量一次用完。若有剩余,应置于有盖容器中,4℃条件下保存,但不得超过24小时。③严重糖代谢异常的患者慎用。④严重肝肾功能不全的患者慎用。

【制剂】粉剂:每袋125g(500ml,4kcal/g)。

肠内营养粉剂(TP)[医保(乙)]

Enteral Nutritional Powder(TP)

本品为整蛋白型肠内营养剂,其主要成分见表73-2及详见产品说明书。

【其他名称】安素(Ensure)。

【药理学】本品与水混合后为低渣流质,可作为日常营养补充或完全饮食替代,口服或管饲后能提供均衡的营养。

【适应证】用于乳糖不耐受患者,无法进固体饮食的外伤、慢性病、年老体弱、产妇、术前后及某些必须限制饮食的患者等。适用于成人及四岁或四岁以上儿童,可口服或管饲。

【用法和用量】口服或管饲:①营养补充:每次250ml,一日3次。②全营养:剂量应该根据个体的热量需要。口服:制备250ml服用量,在杯中加入本品55.8g,用凉水或温开水200ml,缓慢搅拌直至溶解为250ml。管饲:在医生指导下使用。根据患者的条件和耐受量调整流速、体积和稀释量。连续管饲时,胃内的残留物应每2小时或4小时检查一次。间歇管饲时,在每次管饲前检查一次。如患者表现出不能忍受(比如恶心,腹部绞痛,腹胀或腹泻),给药速度应减至25ml/h,接着再缓慢地增加至正常速度。此时患者应全浓度供给,速度和浓度不宜同时改变。如患者仍不能忍受,可将配方稀释。在连续进食时,每3到6小时或每次间歇进食后,用水(如25至100ml)清洗管道,预防管道堵塞并且提供额外水分。

【不良反应】参阅“肠内营养乳剂”。

【注意】本品的正确冲调对于防止插管堵塞和保证全部的营养转运是重要的，本品不能胃肠外注射或静脉注射。

【制剂】粉剂：每罐400g。

肠内营养乳剂（TP）〔医保（乙）〕
Enteral Nutritional Emulsion（TP）

其主要成分见表73-2及详见产品说明书。

【其他名称】瑞素，Fresubin。

【药理学】是营养完全的肠内营养制剂，可提供人体必需的营养物质和热量。

【适应证】用于有胃肠功能的营养不良或摄入障碍、重症或手术后需要补充营养的患者。本品作为不含膳食纤维的肠内营养制剂，还适用于需减少肠道内容物的情况，直肠功能紊乱，如憩室炎、结肠炎、直肠炎，直肠检查准备期间，结肠手术准备期间。

【用法和用量】通过管饲或口服使用，应按照患者的体重和营养状况计算每日用量。

（1）对作为唯一营养来源的患者：推荐剂量为一日30ml/kg（30kcal/kg）。

（2）作为补充营养的患者：根据患者需要推荐剂量为一日500～1000ml。

（3）管饲给药时，应逐渐增加给药速度，第一天的速度约为20ml/h，以后每日逐渐增至最大滴速150ml/h。通过重力或泵调整输注速度。

【禁忌证】禁用于胃肠张力下降、急性胰腺炎、急腹症、胃肠功能衰竭和严重消化、吸收不良、严重肝肾功能不全以及对本品所含成分有先天性代谢障碍者。

【注意】①给药速度过快或过量时，可能发生恶心、呕吐或腹泻。②注意本品中所含成分（例如维生素K）的药物相互作用。

【制剂】乳剂：每瓶500ml。

【贮法】25℃以下，不得冰冻，应密闭保存。

肠内营养乳剂（TPF）〔医保（乙）〕
Enteral Nutritional Emulsion（TPF）

其主要成分见表73-2及详见产品说明书。

【其他名称】瑞先。

【药理学】是高能量的平衡的肠内营养制剂，为不能耐受大容量喂养的患者或需要高能量的患者提供全部营养或营养补充。

【适应证】本品可作为全部营养来源或营养补充剂提供给无法正常进食的病人，尤其是不能耐受大容量喂养或需要高能量的病人。适用于以下情况：高分解代谢状况、液体入量受限（如心功能不全病人）、恶液质、厌食症、康复期、咀嚼或吞咽困难以及营养不良病人的术前准备。本品含丰富的膳食纤维，有利于维持患者肠道结构和功能，适于长期应用。

【用法和用量】通过管饲或口服使用，应按照患者的体重和营养状况计算每日用量。

（1）对作为唯一营养来源的患者：一般能量需求时，推荐剂量为一日20ml/kg（30kcal/kg）；高能量需求时，每日30ml/kg（45kcal/kg）。

（2）作为补充营养的患者：推荐剂量为一日500ml。

（3）管饲给药时，应逐渐增加给药速度，第一天的速度约为20ml/h，以后每日逐渐增至最大滴速150ml/h。通过重力或泵调整输注速度。

【禁忌证】禁用于胃肠功能衰竭、严重消化和吸收障碍、严重肝肾功能不全、肠梗阻、消化道出血以及对本品所含成分有先天性代谢障碍者。

【注意】①给药速度过快或过量时，可能发生恶心、呕吐或腹泻。②注意本品中所含成分（例如维生素A和K）的药物相互作用。

【制剂】乳剂：每瓶500ml。

【贮法】25℃以下，不得冰冻，应密闭保存。

73.1.2 疾病特异型肠内营养药

肠内营养乳剂（TPF-D）〔医保（乙）〕
Enteral Nutritional Emulsion（TPF-D）

其主要成分见表73-3及详见产品说明书。

【其他名称】瑞代，Fresubin Diabetes。

【药理学】糖尿病型肠内营养乳，配方符合国际糖尿病协会的推荐和要求，提供的营养物质符合糖尿病患者的代谢特点，处方中主要是碳水化合物，来源于木薯淀粉和谷物淀粉，能减少糖尿病患者与糖耐受不良患者的葡萄糖负荷。所含膳食纤维有助于维持胃肠道功能。体内消化吸收过程同正常食物。

【适应证】用于有糖尿病的患者，或糖耐量不正常合并营养不良，有肠道功能而又不能正常进食的患者。

【用法和用量】通过管饲或口服使用，应按照患者体重和消耗状况计算每日用量。

（1）对作为唯一营养来源的患者：推荐剂量为一日30ml/kg，平均剂量为一日2000ml（1800kcal）。

（2）作为部分营养补充者：推荐剂量为一日500ml（500kcal）。管饲给药时，应逐渐增加给药速度，第一天的速度约为20ml/h，以后每天逐日增至125ml/h。通过重力或泵调整输注速度。

【禁忌证】禁用于胃肠张力下降、急性胰腺炎和严重消化、吸收障碍、肝肾功能不全以及对本品所含成分有先天性代谢障碍者。

【注意】①给药速度过快或过量时，可能发生恶心、呕吐或腹泻。②对糖尿病患者应适当调节降糖药用量或将每天用量分成几小部分给予。③注意本品中所含成分（例如维生素A和K）的药物相互作用。

【制剂】乳剂：每瓶500ml。

【贮法】12～25℃，应密闭保存。

表 73-3　疾病特异型肠内营养制剂成分表

药品名称	氨基酸型	短肽型	整蛋白型							
	肠内营养粉（AA-PA）	肠内营养混悬剂（SP）	肠内营养混悬液（TPF-DM）	肠内营养乳剂（TPF-D）	肠内营养混悬液（TPF-D）	肠内营养乳剂（TPF-T）	肠内营养乳剂（TP-HE）	肠内营养混悬液（TP-MCT）	肠内营养混悬液（TPSPA）	肠内营养混悬液Ⅱ（TP）
商品名	纽英特	百普力	康全力	瑞代	伊力佳	瑞能	瑞高	康全甘	士强	益菲佳
主要适应证	蛋白过敏	胃肠道功能障碍	糖尿病高血糖	糖尿病高血糖	糖尿病高血糖	肿瘤	低蛋白血症	低蛋白血症	免疫增强危重病人	慢阻肺
配置或计算单位	100ml 含粉剂 15g	100ml	100ml	100ml	100ml	100g	100ml	100ml	100ml	100ml
能量（kcal）	71	100	75	90	99	130	150	100	125	150
渗透压（mOsm/L）	360	455	225	320		350	300	265	380	372
碳水化合物（g）	8. 1	17. 6	8. 4	12	8. 14	10. 4	17	12. 6	14. 5	10. 5
糖（g）	0. 7	1. 69	1. 79	3. 5	1. 47	0. 6	1	1	0. 53	
特殊糖	多糖 5. 9g，无乳糖	多糖 14. 6g，乳糖 0. 1g	多糖 6. 52g，乳糖<0. 01g	木薯及谷物淀粉 7g		乳糖≤0. 1g	乳糖 0. 06g	多糖 11. 2g，乳糖<0. 02g	乳糖<0. 01g	乳糖 0g
膳食纤维（g）		<500ppm	1. 5	1. 5	1. 44	1. 3	0	0	0. 9	
脂肪（g）	3. 5	1. 7	3. 2	3. 2	5. 44	7. 2	5. 8	3. 3	4. 17	9. 32
饱和脂肪酸	1	0. 96	0. 37	0. 5	0. 44	2. 9	3. 5	2. 3	2. 09	
必须脂肪酸		0. 473	0. 53	1. 9		0. 9		0. 333	1. 261	
中链甘油三酯（g）		0. 76				2. 3	3. 3	2	1. 72	
单不饱和脂肪酸（g）	1. 6	0. 19	2. 23					0. 6	0. 68	
多不饱和脂肪酸（g）	0. 6	0. 52	0. 6				1. 6	0. 4	1. 4	
ω-3 脂肪酸（g）		0. 0397	0. 0595			0. 3		0. 0515	0. 3	
蛋白质（g）	1. 95	4	3. 2	3. 4	4. 18	5. 85	7. 5	5	7. 5	6. 24
谷氨酰胺（g）		0. 768	0. 656				1. 44	1. 25	1. 3	
精氨酸（g）		0. 14	0. 25					0. 2	0. 89	
维生素 A	0. 079mg	273IU	0. 06mg RE	0. 06mg	546IU	0. 2mg	0. 07mg	0. 08mg RE	223IU	1198IU
维生素 D_3	1. 3μg	0. 7μg	0. 53μg	0. 35μg	28IU	0. 46μg	0. 46μg	0. 75μg	0. 5μg	42IU
维生素 E	0. 5mg α-TE	1. 94mg	1. 9mg α-TE	0. 75mg	3. 2IU	2. 7mg	1mg	1. 3mg α-TE	4. 92mg α-TE	8. 4IU
维生素 K_1（μg）	3. 2	5. 3	4	5	5. 6	6. 6	6. 7	5. 3	4	8. 4
维生素 B_1（mg）	0. 06	0. 15	0. 11	0. 1	0. 16	0. 13	0. 13	0. 15	0. 1	0. 32

续表

药品名称	氨基酸型	短肽型	整蛋白型							
	肠内营养粉（AA-PA）	肠内营养混悬剂（SP）	肠内营养混悬液（TPF-DM）	肠内营养乳剂（TPF-D）	肠内营养混悬液（TPF-D）	肠内营乳剂（TPF-T）	肠内营养乳剂（TP-HE）	肠内营养混悬液（TP-MCT）	肠内营养混悬液（TPSPA）	肠内营养混悬液Ⅱ（TP）
维生素 B_2(mg)	0.09	0.16	0.12	0.13	0.18	0.17	0.17	0.16	0.11	0.36
维生素 B_6(mg)	0.08	0.17	0.13	0.12	0.21	0.16	0.16	0.17	0.13	0.42
维生素 B_{12}(μg)	0.19	0.21	0.38	0.2	0.3	0.26	0.26	0.21	0.2	1.3
烟酸(mg)	0.68	0.8	1.35	0.9	1.7	1.2	1.2	1.8	1.2	4.2
叶酸(μg)	5.7	27	28.5	10	42	13	13	27	13	84
泛酸(mg)	0.4	0.53	0.4	0.35	0.75	0.46	0.46	0.53	0.4	2.1
生物素(μg)	3.9	4	3	10	4	13	13	4	10	63.3
维生素 C(ng)	6	10	11	4.5	11	8	6	10	13.3	32
Na(mg)	18	100	75	63	93	160/80	120	100	115	131
Cl(mg)	43.5	125	94	64	125	160/124	184	125	125	169
K(mg)	63	150	113	107	130	240/172	234	150	233	196
Ca(mg)	49	80	60	60	70	67/52	80	80	67	105
Mg(mg)	5.1	23	17	20	20	27/22	27	22.6	20	42.2
P(mg)	35	72	54	47	65	62/52	63	72	67	105
Fe(mg)	1.05	1.6	1.2	1	1.3	1.3	1.33	16	1	1.9
I(μg)	7	13	10	10	11	13.3	13.3	13.3	10	16
硒(μg)	1.65	5.7	5.6	3.75	4.9	6.7	5	5.7	5	7.6
Zn(mg)	0.75	1.2	0.9	0.75	1.2	1	1	1.2	1	2.4
锰(mg)	0.06	0.33	0.25	0.2	0.35	0.27	0.27	0.33	0.3	0.55
Cu(mg)	0.06	0.18	0.14	0.1	0.14	0.13	0.13	0.18	0.15	0.21
钼(μg)	2.14	10	7.5	10	10	10	10	10	8	16
铬(μg)	1.5	6.7	9	5	7	6.6	6.67	6.68	7	13
胆碱(mg)	7.5	37	28	20	42	26.6	26.7	37	20	63.3
左旋肉碱(mg)	9.5mg/100g				7.8					15
牛磺酸(mg)	30mg/100mg	10			11					15

肠内营养乳剂(TPF-T)〔医保(乙)〕
Enteral Nutritional Emulsion(TPF-T)

其主要成分见表73-3及详见产品说明书。

【其他名称】瑞能,Suportan。

【药理学】为肿瘤型肠内营养乳。是一种高脂肪、高能量、低碳水化合物含量的肠内营养制剂,适用于癌症患者的代谢需要。其中所含ω-3脂肪酸以及维生素A、维生素C和维生素E能够改善免疫功能。

【适应证】用于营养不良和可能发生营养不良癌症患者的肠内营养。

【用法和用量】通过管饲或口服使用,应按照患者的体重和营养状况计算每日用量。

(1) 对作为唯一营养来源的患者:推荐剂量为按体重一日20~30ml/kg,每日总剂量为1500~2000ml。

(2) 作为补充营养的患者:根据患者需要推荐剂量为一日400~1200ml(520~1460kcal)。

(3) 管饲给药时,应逐渐增加给药速度,第一天的速度约为20ml/h,以后每日逐渐增至最大滴速150ml/h。通过重力或泵调整输注速度。

【禁忌证】禁用于胃肠张力下降、急性胰腺炎和严重消化、吸收障碍、严重肝肾功能不全、肠梗阻、消化道出血以及对本品所含成分有先天性代谢障碍者。

【注意】①给药速度过快或过量时,可能发生恶心、呕吐或腹泻。②注意本品中所含成分(例如维生素K)的药物相互作用。

【制剂】乳剂:每袋200ml;500ml。

【贮法】12~25℃,不得冰冻,密闭保存。

肠内营养乳剂(TP-HE)〔医保(乙)〕
Enteral Nutritional Emulsion(TP-HE)

其主要成分见表73-3及详见产品说明书。

【其他名称】瑞高,Fresubin 750MCT。

【药理学】是一种高分子量、易于代谢的肠内营养制剂。

【适应证】本品适用于需要高蛋白、高能量、易于消化的脂肪以及液体入量受限的病人,包括:代谢应激病人,特别是烧伤病人;心功能不全病人的营养治疗;持续性腹膜透析病人;黏稠物阻塞症(胰纤维性囊肿病)。

【用法和用量】通过管饲或口服使用,应按照患者的体重和营养状况计算每日用量。

(1) 对作为唯一营养来源的患者:推荐剂量为一日20~30ml/kg(30~45kcal/kg)。

(2) 作为补充营养的患者:推荐剂量为一日500ml(750kcal)。

(3) 管饲给药时,应逐渐增加给药速度,第一天的速度约为20ml/h,以后每日逐渐增至最大滴速125ml/h。通过重力或泵调整输注速度。

【禁忌证】禁用于小肠无力、肠梗阻、急性胰腺炎、严重肝肾功能不全、蛋白质耐量下降及对本品所含成分有先天性代谢障碍者。

【注意】①给药速度过快或过量时,可能发生恶心、呕吐或腹泻。②注意本品中所含成分(例如维生素K)的药物相互作用。

【制剂】乳剂:每瓶500ml。

【贮法】25℃以下,不得冰冻,应密闭保存。

肠内营养混悬液Ⅱ(TP)〔医保(乙)〕
Enteral Nutritional Suspension Ⅱ(TP)

其主要成分见表73-3及详见产品说明书。

【其他名称】益菲佳,Pulmocare。

【性状】本品为浅棕黄色不透明的溶液。

【药理学】为肺病型肠内营养混悬液,本品浓缩热量的配方(>1.0cal/ml),比标准1.0cal/ml配方的渗透压要高。本品是专门用于肺部疾病患者的营养制剂,是高脂、低碳水化合物的肠内营养配方,可减少二氧化碳的生成,从而减少慢性阻塞性肺部疾病(COPD)或急性呼吸衰竭引起的二氧化碳滞留。

【适应证】用于慢性阻塞性肺部疾病、呼吸衰竭、呼吸机依赖、囊性纤维化的患者。

【用法和用量】使用前仔细振摇,使混悬液内容物充分混合。本品用于口服或管饲可作为营养的唯一来源。根据个人能量需要决定用量。①口服:本品可单独作为全营养来源,或者在饮食中及两餐之间使用,作为额外的营养支持。②管道给食:应在室温下进行管饲。根据患者的营养需要和耐受性来调节管道给食的容量、流动速度和强度。如果没有不良反应发生,给食的速度和容量可以逐渐增加,直至达到所需要的能量。

【注意】①使用过程中应注意避免污染。②当进行胃内给食时,每次间歇给食之间或持续给食每2~4小时要检查胃的残留。如果出现胃肠道的不适(如恶心、腹部绞痛、腹胀、腹泻),要降低或回到先前能够耐受的速度,患者情况稳定后再增加至希望达到的速度。③1岁以下儿童不能使用,4岁以下儿童慎用。④为保证有足够的液体摄入,必须仔细监控液体和电解质的平衡,提供所需的额外的水和电解质。

【制剂】混悬液:每瓶500ml;1000ml。

73.2 肠外营养药

全胃肠外营养(Total Parenteral Nutrition,TPN)是用完全的营养要素由胃肠外途径输入到血液为患者提供营养成分,其中包括氨基酸、糖、脂肪、维生素和微量元素等,使不能正常进食或超高代谢及危重患者仍能维持一般营养状态,帮助渡过危重病程,纠正负氮平衡,促进伤口愈合,提高抵抗力和存活率。

全胃肠外营养制剂种类很多,内含成分、量及渗透压各有差异,应根据患者病情选择使用。本节介绍氨基酸类制剂、静脉输注脂肪乳剂、微量元素和维生素制剂。氨基酸类制剂则又可分为用于补充营养的平衡型、疾病适用型和小儿用氨基酸三类。

73.2.1　氨基酸类制剂

本类制剂按含有氨基酸种类划分为3种、6种、9种、14种、15种、17种、18种、20种等;按照含有总氨基酸的浓度可分为3%～12%不等。

水解蛋白　Protein Hydrolysate

系以酸或酶水解卵蛋白、乳酪素或动物血浆蛋白而制得。水解酪蛋白(casein hydrolysate)为水解蛋白之一种。

【ATC编码】B05BA94

【性状】为白色或黄白色粉末,有特殊气味,露置空气中稍有引湿性,主要组成成分为17种或18种氨基酸,其中含有8种人体必需氨基酸(色氨酸、赖氨酸、亮氨酸、异亮氨酸、苏氨酸、蛋氨酸、苯丙氨酸、缬氨酸)、多肽、糖和铁、锌、钙等。

【药理学】成人每日需要食物蛋白1g/kg以维持体内氮的平衡。当重症感染、胃肠道外科手术、胃肠溃疡、肝胰疾病而致食物蛋白消化或吸收障碍时,或因肾病而致蛋白质大量排出体外时,均可出现氮的负平衡,产生低蛋白血症。

【适应证】用于各种原因的蛋白质缺乏和衰弱患者以及对一般蛋白质消化吸收障碍的病例。用量视病情酌定。

【用法和用量】口服。一日1次。一般病人:一次5g,加适量温开水溶解后服用;重症、大手术前后以及放、化疗前后的病人:一次5～20g,或遵医嘱;进膳困难的病人:一日5～30g,加适量温开水后管饲,或遵医嘱。静脉滴注:一次500～1000ml。

【禁忌证】充血性心衰、肝性脑病和酸血症患者禁用。

【注意】①静脉滴注速度不可过快,每分钟30～40滴。如出现腹痛、抽搐、注射部位局部肿胀时应停药。②禁与磺胺类药配伍。③不能使用曾输过血浆的注射器具。

【制剂】口服液:每盒5g。注射用水解蛋白:每瓶500g。注射液:每瓶25g(500ml)。

【贮法】因易生长细菌,宜存放于阴冷干燥处。

73.2.1.1　平衡型氨基酸制剂

11氨基酸注射液-833
11 Amino Acid Injection-833

为含11种L型氨基酸的无色澄明灭菌溶液。其成分见表73-4和详见相应的产品说明书。

表73-4　平衡型氨基酸制剂的主要成分与含量Ⅰ(g/1000ml)

氨基酸	11氨基酸注射液-833	复方结晶氨基酸注射液	复方氨基酸注射液(14AA)	复方氨基酸注射液(17AA)	复方氨基酸注射液(17AA-1)
L-苯丙氨酸#	9.6	8.7	4.8	2.5	1.03
L-蛋氨酸#	6.8	7.1	4.5	2.7	1.12
L-赖氨酸#	15.4	22.3	6.2	4.21	1.74
L-亮氨酸#	10.0	12.3	7.7	2.85	1.18
L-色氨酸#	3.0	1.8	1.3	1.05	0.43
L-苏氨酸#	7.0		3.4	2.7	1.12
L-缬氨酸#	6.4	6.1	5.6	2.3	0.95
L-异亮氨酸#	6.6	5.5	5.9	2.1	0.87
L-组氨酸	3.5	4.0	2.4	2.36	0.98
L-半胱氨酸				0.54	0.22
L-丙氨酸			6.0	13.0	5.33
L-脯氨酸			9.5	7.0	2.9
L-谷氨酸				5.5	2.278
L-胱氨酸					
L-精氨酸	9.0	8.0	8.1	8.47	3.5
L-酪氨酸				0.398	0.165
L-门冬氨酸					
L-丝氨酸		5.4	5.0	7.0	2.9
甘氨酸	6.0	10.0	11.9	7.8	3.23
山梨醇		50		50	50
总氨基酸含量(g/L)	83.3		82.3		
含氮量(g/L)	13.13	13.13	13		

续表

氨基酸	11氨基酸注射液-833	复方结晶氨基酸注射液	复方氨基酸注射液(14AA)	复方氨基酸注射液(17AA)	复方氨基酸注射液(17AA-1)
电解质浓度(mmol/L)	Na^+ 17;Cl^- 162		Na^+ 8;醋酸根离子96;Cl^-<2		
总能量					
pH	6.0	5.0~7.0	6.0	5.5~7.0	
渗透压(mOsm/L)	770		850	1050	

注:#为必需氨基酸

【药理学】按人体生理氨基酸需要量和一定比例配制,其中必需氨基酸和非必需氨基酸亦按一定比例,可供机体有效利用,纠正因蛋白质供给不足引起的恶性循环。

【适应证】主要用于:①改善大型手术前的营养状态。②供给消化吸收障碍患者蛋白质营养成分。③创伤、烧伤、骨折、化脓及术后蛋白质严重损失的患者。④低蛋白血症。

【用法和用量】静脉滴注常用量一日250~1000ml,经中心静脉插管滴注或与高渗葡萄糖注射液(25%以上)混合后经中心静脉滴注。与10%葡萄糖注射液混合,由周围静脉徐缓滴注,成人滴速每分钟不超过40滴。儿童、老人及重病者滴速宜更慢,按年龄、病情和体重增减剂量。本品不含非蛋白能源,使用时需与葡萄糖等混合使用,以提高氨基酸利用率。用量遵医嘱。严重消耗性疾病可采用中心静脉给药,但一般应尽量采用周围静脉给药。

【禁忌证】肝性脑病、氮质血症、严重肾功能障碍、氨基酸代谢障碍的患者禁用。

【注意】①注射过快可引起恶心、呕吐、心悸、胸闷和头痛等。酸中毒、充血性心衰患者慎用。②使用时应供给足够量的葡萄糖,以防止氨基酸进入体内后被消耗。长期使用应加强电解质、pH及肝功能的监测,及时纠正代谢性酸中毒和肝功能异常的发生。③易繁殖微生物,使用前应仔细检查,如外观异常则不能应用。药瓶开用后,剩余溶液不可再供使用。④同时用电解质液时,注意本品的钠、氯离子量。⑤冬季使用前,将本品加温至接近体温。

【制剂】注射液:每瓶200ml;250ml;1000ml。

【贮法】置25℃以下冷暗处保存。本品遇冷易析出结晶,用前可置于50℃热水中使完全溶解后,放置接近体温时再用。

复方结晶氨基酸注射液
Compound Amino Acid Crystal Injection

为含11种结晶L-型氨基酸及山梨醇组成的无色或淡黄色澄明水溶液。其成分见表73-4和详见相应的产品说明书。

【其他名称】氨复命,11S注射液。

【制剂】注射液:每瓶100ml;250ml;500ml。

其他内容见11氨基酸注射液-833。

复方氨基酸注射液(14AA)
Compound Amino Acid Injection(14AA)

系14种氨基酸组成的无色或几乎无色的澄明灭菌溶液。其成分见表73-4和详见相应的产品说明书。

【其他名称】14复方氨基酸注射液-823,14 Amino Acid Injection-823。

【药理学】由8种人体必需氨基酸和6种非必需氨基酸组成,含有人体合成蛋白时可利用的各种氨基酸。经静脉给药时,可防止氮的丢失,纠正负氮平衡及减少蛋白质的消耗。

【适应证】用于:①手术前后、创伤、烧伤、骨折等分解代谢旺盛及低蛋白血症等患者。②由于肠道功能失调引起消化和吸收障碍的患者。③由于畏食、拒食或限食等引起蛋白质摄取量不足所致的营养不良者。④其他原因引起的慢性消耗性疾病。

【用法和用量】静脉滴注。常用量:一日250~500ml,严重消耗性疾病可增至1000ml。与高渗葡萄糖注射液(25%以上)混匀后经中心静脉插管滴注,与5%~10%葡萄糖注射液混匀后经外周静脉缓慢滴注。滴注速度宜慢,每分钟以20~30滴为宜。

【注意】见11氨基酸注射液-833。

【制剂】注射液:每瓶250ml(总氨基酸7.5g);250ml(总氨基酸21.2g)。

复方氨基酸注射液(17AA)
Compound Amino Acid Injection(17AA)

系17种结晶氨基酸和山梨醇组成的无色或微黄色的澄明水溶液。其成分见表73-4和详见相应的产品说明书。

【其他名称】17复合结晶氨基酸注射液,Compound 17-Amino Acid Crystal Injection。

【药理学】含必需氨基酸与非必需氨基酸比(E/N)为1:2.5,其中丙氨酸、脯氨酸含量较高,为创伤患者氨基酸代谢之需,不含门冬氨酸,有适量的谷氨酸,有利于代谢,又可减少不良反应。内含D-山梨醇为非蛋白质热量,性质稳定,与氨基酸配伍在加热、贮存中不起褐变反应,不会使赖氨酸的有效氨基失去生理活性,使制剂保持无色或微黄色。具有促进人体蛋白质代谢正常,纠正负氮平衡,补充蛋白质,加快伤口愈合的作用。

【适应证】用于手术、严重创伤、大面积烧伤引起的氨基酸缺乏及各种疾病引起的低蛋白血症等。

【用法和用量】静脉滴注。常用量：一日 250～1000ml，经中心静脉插管或由周围静脉滴注，成人滴速每分钟 40 滴。儿童、老人及重病者滴速宜更慢，按年龄、病情和体重等增减剂量和用法。输注时按每克氮供给 337～628kJ 非蛋白质热量计算，用时应补足热量。

【禁忌证】严重肝肾功能障碍患者慎用或禁用；对氮质血症、无尿症、心力衰竭及酸中毒等未纠正前禁用。

【注意】①注射速度过快可引起恶心、呕吐、头痛和气喘等。②注射后剩余药液不能贮存后再用。③本品遇冷能析出结晶，应微温溶解，待冷至 37℃，溶液澄明后才可使用。但药液如发生混浊、沉淀时不可使用。

【制剂】注射液：每瓶 250ml（总氨基酸 19.133g）；500ml（总氨基酸 38.266g）。

【贮法】置凉暗处保存。

复方氨基酸注射液（17AA-Ⅰ）
Compound Amino Acid Injection（17AA-Ⅰ）

系 17 种结晶氨基酸和山梨醇组成的无色或微黄色的澄明水溶液。其成分见表 73-4 和详见相应的产品说明书。除处方外，其他均同复方氨基酸注射液（17AA）。

复方氨基酸注射液（18AA）〔药典（二）；基；医保（甲）〕
Compound Amino Acid Injection（18AA）

其含量见表 73-5 和详见相应的产品说明书。

【其他名称】普洛氨，Propleamin。

【药理学】含有合成人体蛋白质所需的 18 种必需和非必需氨基酸，能维持营养不良患者的正氮平衡。

【适应证】用于营养不良或有发生营养不良危险的患者，分解代谢旺盛疾病的营养支持和蛋白质消耗或丢失过多或合成障碍引起的低蛋白血症。

【用法和用量】静脉滴注，250～500ml/次，1～4 次/日，滴速 40～50 滴/分。

【禁忌证】对本品所含成分过敏者、肝性脑病或有向其发展的患者、严重肾衰竭以及对氨基酸有代谢障碍者禁用。

【注意】滴注过快可引起恶心、呕吐、发热及头痛；也可能导致血栓性静脉炎。

【制剂】注射剂：每瓶 250ml（总氨基酸 12.5g）；500ml（总氨基酸 25g）；500ml（总氨基酸 60g）。

复方氨基酸注射液（18AA-Ⅰ）〔医保（甲）〕
Compound Amino Acid Injection（18AA-Ⅰ）

其含量见表 73-5 和详见相应的产品说明书。

【其他名称】凡命，Vamin。

【药理学】含有合成人体蛋白质所需的 18 种必需和非必需氨基酸，能维持营养不良患者的正氮平衡，不含有过量的甘氨酸，可避免发生高氨血症。

【适应证】用于因各种疾病不能进食或需要特殊高能量及氨基酸的患者得到合理营养，促进机体康复。

【用法和用量】①成人：根据病情需要，静脉滴注，常用量一日 500～2000ml，每分钟滴速约 40～50 滴。如果同时滴注脂肪乳剂，1L 凡命注射液的滴速应控制在 40 滴/分钟，恰好同时输注完毕。②新生儿和婴儿：在开始应用的一周内逐渐增加剂量。最大剂量为一日 30ml/kg。

【禁忌证】严重肝和肾功能不全、尿毒症和氨基酸代谢障碍者禁用。

【注意】①输注前，需纠正患者电解质、体液和酸碱紊乱。为提高氨基酸的利用，须同时供给葡萄糖、脂肪乳以补充足够能量。此外，电解质、微量元素和维生素也须考虑补充。②对肾功能损害和用洋地黄治疗的心脏病患者，使用本品要谨慎，因血钾和组织内水平可能不一致，补充钾要注意。③严重疾病早产婴儿，由于有高苯丙氨酸血症的危险，应注意使用。④本品不得加入其他药品。注射液发生混浊或沉淀等不应使用。

【制剂】注射液：每瓶 250ml；500ml。

【贮法】5～25℃保存。

复方氨基酸注射液（18AA-Ⅱ）〔医保（甲）〕
Compound Amino Acid Injection（18AA-Ⅱ）

其含量见表 73-5 和详见相应的产品说明书。

【其他名称】乐凡命，Novamin。

【用法和用量】5%（总氨基酸）和 8.5%（总氨基酸）者可经中心静脉或外周静脉滴注；11.4%（总氨基酸）者如单独使用时可经中心静脉滴注；如与其他营养制剂混合或串输，可经外周静脉滴注。其他内容参见复方氨基酸注射液（18AA-I）。

各种浓度的制剂均有 250ml 和 500ml 的两种规格。

复方氨基酸注射液（18AA-Ⅲ）〔医保（甲）〕
Compound Amino Acid Injection（18AA-Ⅲ）

其含量见表 73-5 和详见相应的产品说明书。

【其他名称】复方氨基酸注射液（18F），Compound Amino Acid Injection（18F）。

本品含 60mmol/L 的醋酸，大量应用或合用电解质输液时，注意电解质或酸碱平衡。其他内容参见复方氨基酸注射液（18AA-Ⅰ）。制剂为每瓶 250ml（总氨基酸 25.9g）。

复方氨基酸注射液（18AA-Ⅳ）〔医保（甲）〕
Compound Amino Acid Injection（18AA-Ⅳ）

其含量见表 73-5 和详见相应的产品说明书。

本品含葡萄糖，可明显改善氨基酸代谢、提供合成蛋白质的能量、抑制氨基酸异生糖原和充分利用氨基酸。但对糖尿病患者应慎用。其他内容参见复方氨基酸注射液（18AA-Ⅰ）。制剂为每瓶 250ml（总氨基酸 8.7g）或每瓶 500ml（总氨基酸 17.4g）。

复方氨基酸注射液(18AA-Ⅴ)〔医保(甲)〕

Compound Amino Acid Injection(18AA-Ⅴ)

其含量见表73-5和详见相应的产品说明书。

本品含木糖醇，可改善氨基酸的代谢；并含有多种氨基酸的盐酸盐，大量输液注时可能导致酸碱失衡。其他内容参见复方氨基酸注射液(18AA-Ⅰ)。制剂为每瓶250ml(总氨基酸含量3.2%)。

表73-5 平衡型氨基酸制剂的主要成分与含量Ⅱ(g/1000ml)

氨基酸	复方氨基酸注射液(18AA)		复方氨基酸注射液(18AA-Ⅰ)	复方氨基酸注射液(18AA-Ⅱ)			复方氨基酸注射液(18F,18AA-Ⅲ)	复方氨基酸注射液(18AA-Ⅳ)	复方氨基酸注射液(18AA-Ⅴ)	小儿复方氨基酸注射液(18AA-Ⅰ)	小儿复方氨基酸注射液(18AA-Ⅱ)
	5%	12%		5%	8.5%	11.4%					
L-苯丙氨酸$^{\#}$	5.33	12.80	5.5	3.5	5.9	7.9	9.35	3.11	2.83	2.7	2.9
L-蛋氨酸$^{\#}$	2.25	5.40	1.9	2.5	4.2	5.7	3.50	1.17	1.06	1.3	2.0
L-赖氨酸$^{\#}$	4.30*	10.32*	4.9*	5.5$^{\triangle}$	9.5$^{\triangle}$	12.7$^{\triangle}$	8.80$^{\triangle}$	4.13$^{\triangle}$	3.33*	7.9$^{\triangle}$	4.9
L-亮氨酸$^{\#}$	4.90	11.76	5.3	3.4	5.9	7.9	12.50	4.17	3.79	7.0	8.4
L-色氨酸$^{\#}$	0.90	2.16	1.0	0.85	1.4	1.9	1.30	0.52$^{\triangle\triangle}$	0.39	1.4	1.2
L-苏氨酸$^{\#}$	2.50	6.00	3.0	2.5	4.2	5.7	6.50	2.17	1.98	3.6	2.5
L-缬氨酸$^{\#}$	3.60	8.64	4.3	3.2	5.5	7.3	4.50	1.50	1.36	3.6	4.7
L-异亮氨酸$^{\#}$	3.52	8.45	3.9	2.5	4.2	5.7	5.6	1.87	1.70	3.1	4.9
L-组氨酸	2.50*	6.00*	2.4	3.0	5.0	6.8	6.00	2.00	2.46*	2.1	2.9
L-半胱氨酸			0.145*				1.00	0.48*	0.44*	1.0*	<0.2*
L-丙氨酸	2.00	4.80	3.0	7.2	12.2	16.3	6.20	2.07	1.88	6.3	3.2
L-脯氨酸	1.00	2.40	8.1	2.9	5.0	6.8	3.30	1.10	1.00	5.6	4.1
L-谷氨酸	0.75	1.80	9.0	2.5	4.2	5.7	6.50	2.17	1.97	7.1	3.0
L-胱氨酸	0.10	0.24		0.2	0.2	0.2					
L-精氨酸	5.00*	12.00*	3.3	4.9	8.4	11.2	7.90	2.63	2.89*	4.1	7.3
L-酪氨酸	0.25	0.60	0.5	0.2	0.2	0.3	0.35	0.116	0.11	0.6$^{\triangle\triangle}$	1.4
L-门冬氨酸	2.50	6.00	4.1	1.5	2.5	3.3	3.80	1.27	1.15	4.1	1.9
L-丝氨酸	1.00	2.40	7.5	1.9	3.4	4.5	2.20	0.73	0.67	3.8	2.3
甘氨酸	7.60	18.24	2.1	3.5	5.9	7.9	10.70	3.57	3.24	2.1	2.2
牛磺酸											0.15
氯化钙			0.368								
氯化钾			0.375								
硫酸镁			0.37								
氢氧化钠			2.0								
氢氧化钾			0.84								
抗氧化剂				0.03	0.03	0.03					

续表

氨基酸	复方氨基酸注射液(18AA)		复方氨基酸注射液(18AA-Ⅰ)	复方氨基酸注射液(18AA-Ⅱ)			复方氨基酸注射液(18F,18AA-Ⅲ)	复方氨基酸注射液(18AA-Ⅳ)	复方氨基酸注射液(18AA-Ⅴ)	小儿复方氨基酸注射液(18AA-Ⅰ)	小儿复方氨基酸注射液(18AA-Ⅱ)
	5%	12%		5%	8.5%	11.4%					
焦亚硫酸钠			0.3	0.3	0.3	0.3				0.001	
亚硫酸氢钠	0.5	0.5									
山梨醇	50.00	50.00									
木糖醇									50.00		
葡萄糖·H_2O								75			
冰醋酸				约1.3ml	约2.5ml	约2.75ml					
总氨基酸含量				50	85	114	103.60			67.4g/L	60g/L
游离氨基酸含量							100.00(10%)				
必需氨基酸/非必需氨基酸							1.09				
含氮量				7.9	14	18	1.52%			9.24g/L	9.3g/L
电解质浓度							①			②	③
总能量				0.88(210)	1.46(350)	1.92(460)					
pH				约5.6	约5.6	约5.6	5.2~6.8			5.5~7.0	5.5~7.0
渗透压				约450	约810	约1130	约3			约619mOsm/L	约525mOsm/L

注:#为必需氨基酸

*代表盐酸盐,△代表醋酸盐,△△代表*N*-乙酰基

①$Na^+ \leqslant$(5mEq/L)(每瓶1.2mEq以下),$Cl^-=0$,$K^+=0$,CH_3COO^-约(60mEq/L)

②Na^+约64mmol/L,Cl^-约9mmol/L,醋酸盐约38mmol/L

③Na^+约5mmol/L,$Cl^-<3$mmol/L,醋酸盐约56mmol/L

73.2.1.2 疾病适用型氨基酸制剂

73.2.1.2.1 用于肾病的氨基酸制剂

复方氨基酸注射液(9AA)〔医保(乙)〕

Compound Amino Acid Injection(9AA)

系9种结晶L-型氨基酸组成的无色或微黄色澄明水溶液。其成分见表73-6和详见相应的产品说明书。

【药理学】可补充体内必需氨基酸,使蛋白质合成显著增加而改善营养状况。慢性肾衰时,体内大多数必需氨基酸血浆浓度下降,而非必需氨基酸血浆浓度正常或升高。本品可使下降的必需氨基酸血浆浓度恢复。如同时供给足够能量,可加强同化作用,使蛋白质无须作为能源被分解利用,不产生或极少产生氮的终末代谢产物,有利于减轻尿毒症症状。亦有降低血磷,纠正钙磷代谢紊乱的作用。

【适应证】用于急性和慢性肾功能不全患者的肠道外支持;大手术、外伤或脓毒血症引起的严重肾衰竭以及急性和慢性肾衰竭。

【用法和用量】静脉滴注:成人一日250~500ml,缓慢滴注。小儿用量遵医嘱。进行透析的急、慢性肾衰竭患者一日1000ml,最大剂量不超过1500ml。滴速不超过每分钟15滴。

儿童:《中国国家处方集·化学药品与生物制品卷·儿童版》推荐:①>12岁儿童,一日250~500ml,缓慢滴注。②<12岁儿童在专科医师指导下使用。

【注意】(1) 凡用本品患者,均应低蛋白、高热量饮食。热量摄入应为2000kcal/d以上。如饮食摄入量达不到此值,应给予葡萄糖等补充,否则输入本品后,转变为热量,不能达到合成蛋白作用。

表 73-6 疾病适用型氨基酸注射液成分与含量（g/1000ml）

氨基酸	用于肾病			用于肝病					用于创伤（应激）		
	复方氨基酸注射液（9AA）	复方氨基酸颗粒（9AA）##	复方氨基酸注射液（18AA-N）	复方氨基酸注射液（6AA）	14氨基酸注射液-800	复方氨基酸注射液（14AA）（8.5%）	复方氨基酸注射液（17AA-H）	复方氨基酸注射液（20AA）	复方氨基酸注射液（15）	复方氨基酸注射液（15AA）	复方氨基酸注射液（18-B）
L-苯丙氨酸#	8.8	37.931	5.0		1.0	4.8	0.3	1.6	3.2	1.0	1.40
L-蛋氨酸#	8.8	37.931	5.0		1.0	4.5	0.44	1.2	2.5	1.0	0.88
L-赖氨酸#	9.0△	27.586	7.0△		7.6	8.7	3.95△	7.51	5.8△	8.6	2.00△
L-亮氨酸#	8.8	37.931	1.0	16.6	11.0	7.7	9.5	13.6	13.78	11.0	2.58
L-色氨酸#	2.0	8.621	2.5		0.76	1.3	0.7	1.5	0.9	0.66	0.26
L-苏氨酸#	4.0	17.241	2.5		4.5	3.4	2.14	4.6	2.0	4.5	1.50
L-缬氨酸#	6.4	28.0	7.5	12.2	8.4	5.6	8.9	10.6	8.86	8.4	2.80
L-异亮氨酸#	5.6	24.138	7.5	11.0	9.0	5.9	9.2	8.8	7.66	9.0	1.82
L-组氨酸	2.5	18.996	2.5		3.24	2.4	3.1	4.7	1.6	2.4	
L-半胱氨酸	0.1*		0.25				0.25	0.59	<0.2*	<0.2*	
L-丙氨酸			3.0		7.5	6.0	8.4	8.3	4.0	7.7	1.42
L-脯氨酸			2.0		8.0	9.5	5.3	7.1	6.3	8.0	
L-谷氨酸			2.5	18.6				5.7			
L-精氨酸			3.0	22.0	7.26	8.1	15.37	8.8	5.8	6.0	1.80
L-酪氨酸			0.5				0.4	0.67			
L-门冬氨酸			2.5	4.0			0.2	2.5			
L-门冬酰胺								0.48			

续表

氨基酸	用于肾病			用于肝病					用于创伤(应激)		
	复方氨基酸注射液(9AA)	复方氨基酸颗粒(9AA)[##]	复方氨基酸注射液(18AA-N)	复方氨基酸注射液(6AA)	14氨基酸注射液-800	复方氨基酸注射液(14AA)(8.5%)	复方氨基酸注射液(17AA-H)	复方氨基酸注射液(20AA)	复方氨基酸注射液(15)	复方氨基酸注射液(15AA)	复方氨基酸注射液(18-B)
L-鸟氨酸								1.3			
L-丝氨酸			1.0		5.0	5.0	2.6	3.7	3.3	5.0	
甘氨酸			1.5		9.0	11.9	5.4	6.3	3.3	9.0	
氯(mmol/L)								10			
醋酸盐(mmol/L)								51			
总氨基酸(g/L)	55.3		61.25	84.4	80	82.3	75.85	100	69★	80	103.25
游离氨基酸总量(g/L)			59				74.7				100.35
支链氨基酸比率											35.90%
必需氨基酸/非必需氨基酸			3.21								1.7
总氮量(g/L)	6.5		8.1			13		15.3	9.75		15.2
电解质浓度(mmol/L)			Na^+ 2mEq/L,Cl^-不含,CH_3COO^- 47mEq/L			Na^+ 8;Cl^- <2;CH_3COO^- 96	Na^+ 3mEq/L,Cl^- 不含,CH_3COO^- 100mEq/L		Na^+约10,Cl^-约<3,CH_3COO^-约57		Na^+ < 2.9mEq/L,Cl^- 不含,CH_3COO^- 80mEq/L
渗透压(mOsm/L)	430					850			约620		
pH					6.15	6.0			约6.5		

注:[#]为必需氨基酸,[##]为g/1000g

[*]代表盐酸盐。[△]代表醋酸盐。[★]其中支链氨基酸为45%,其他氨基酸为55%

（2）除可与葡萄糖注射液混合滴注外，不宜与其他药物混合。

（3）静脉滴注要慢（15滴/分钟），如速度过快能引起恶心、呕吐、心悸、自觉身热等反应，应及时减慢给药速度，年老和危重者尤要注意。

（4）应用中，应监测血糖、血清蛋白、肾功能、肝功能、电解质、二氧化碳结合力、血钙、血磷等，必要时检查血镁和血氨。如出现低钾、低磷、低镁血症，应注意纠正。

（5）因患者本身存在酸碱平衡失调，故定期分析电解质及酸碱平衡情况及时处理。同时注意水平衡，防止血容量不足或过多。

（6）糖尿病肾病患者常需适当应用胰岛素，将血糖控制在较满意的水平。非糖尿病尿毒症患者如输注高渗葡萄糖，亦应同时应用小剂量胰岛素。维生素 B_6、苯丙酸诺龙等也可适当应用，以增强蛋白合成作用。

（7）为防止高氯血症及纠正酸中毒，也可常规应用碳酸氢钠（3～6g/d），但需注意防止水钠潴留。

（8）尿毒症性心包炎、尿毒症脑病、无尿、高钾血症等应首先用透析治疗。

（9）使用本品前应详细检查药液无混浊、密封完好才能使用。本品遇冷偶见结晶析出，可置于50℃温水中溶解后，凉到37℃左右再应用，药液一经使用后，剩余药液切勿保存再用。

【制剂】注射液：每瓶250ml。

复方氨基酸颗粒（9AA）[医保(乙)]
Compound Amino Acid Granules（9AA）

所含氨基酸组成、药理、应用及注意均同复方氨基酸注射液（9AA），其含量见表73-6。

用法：口服，一日4次，一次1袋（每袋3.45g总氨基酸）。

复方氨基酸注射液（18AA-N）
Compound Amino Acid Injection（18AA-N）

系18种L-型氨基酸组成的无色或微黄色澄明水溶液。其成分见表73-6和详见相应的产品说明书。

【其他名称】绿参安，Neoamiyu 6.1%。

【药理学】可改善肾功能不全时的氨基酸代谢和蛋白质代谢。

【适应证】用于急、慢性肾功能不全患者出现低蛋白血症、低营养状态和手术前后的氨基酸补充。

【用法和用量】静脉滴注。

（1）慢性肾功能不全：①外周静脉滴注：一般为一日1次，一次200ml，缓慢滴注（2～3小时滴完）。透析者在透析结束前60～90分钟由透析回路的静脉一侧注入。②中心静脉滴注：一般为一日400ml。

（2）急性肾功能不全：一般为一日400ml。由中心静脉滴注。

儿童：《中国国家处方集·化学药品与生物制品卷·儿童版》推荐：①>12岁儿童：外周静脉给药，适用于慢性肾功能不全，一日200ml，缓慢静脉滴注；并根据年龄、症状和体重适当增减；透析时在透析结束前60～90分钟由透析回路的静脉一侧注入；使用本品时热量摄入应>1500kcal。中心静脉给药，适用于急性肾功能不全，一日400ml，并根据年龄、症状和体重适当增减。②<12岁儿童在专科医生指导下使用。

【不良反应】偶见全身瘙痒、过敏、恶心、呕吐、胸部不适、心悸等。

【禁忌证】禁用于肝昏迷或有肝昏迷倾向、高氮血症、先天性氨基酸代谢异常的患者。

【注意】①滴注速度过快可能引起酸中毒。②对非透析患者可能引起血浆尿素氮升高和碳酸氢根下降，需进行肾功能监测。③循环系统或肝功能障碍、消化道出血、严重电解质或酸碱平衡紊乱以及妊娠者慎用。

【制剂】注射液：每瓶200ml（总氨基酸12.25g）。

复方α-酮酸片[医保(乙)] Compound α-Ketoacid Tablets

本品为复方制剂，含4种酮氨基酸钙、1种羟氨基酸钙和5种氨基酸。其组分为每片含消旋酮异亮氨酸钙67mg，酮亮氨酸钙101mg，酮苯丙氨酸钙68mg，酮缬氨酸钙86mg，消旋羟蛋氨酸钙59mg，L-赖氨酸醋酸盐105mg，L-苏氨酸53mg，L-色氨酸23mg，L-组氨酸38mg，L-酪氨酸30mg。每片总氮量36mg，每片总钙量1.25mmol≈50mg。

【其他名称】复方氨基酸片，肾灵片，Ketosteril。

【药理学】支链氨基酸的α-酮酸具有独特特性。由于氨基转移至酮基类似物利用了氮，故而抑制了尿素产生。尿素生成抑制能持续至停补酮基类似物后8天（滞留现象）。这种抑制与支链氨基酸转移酶活性增加、导致支链酮基类似物不易发生氧化脱羧相关。可以纠正有毒的氮代谢物在体内的潴留以及由于蛋白质摄取量不足导致的体内必需氨基酸缺乏。

【适应证】配合低蛋白质和高热量饮食，预防和治疗因慢性肾功能不全而造成蛋白质代谢失调引起的损害，延缓肾脏病进展。

【用法和用量】口服：慢性肾功能不全，一般每次4～8片，每日3次，饭时服用；代偿期：每次4～6片，每日3次，服药期间配合低蛋白、高热量饮食。蛋白质摄入量为一日0.5～0.6g/kg，高热量饮食为一日146.44～167.36kJ/kg；失代偿期：每次4～8片，每日3次，配合低蛋白、高热量饮食。蛋白质摄入量为一日0.3～0.4g/kg，高热量饮食为146.44～167.36kJ/kg。

儿童：《中国国家处方集·化学药品与生物制品卷·儿童版》推荐：口服：①>12岁儿童，一日3次，一次4～8片，用餐期间整片吞服。此剂量按成人70kg体重计算。②<12岁儿童，一日0.1～0.2g/kg，或在专科医生指导下使用。

【禁忌证】高钙血症、氨基酸代谢紊乱和遗传性苯丙酮尿患者禁用。

【注意】①必须保证足够的热卡饮食供给，患者的热量摄入必须达到一日146.44～167.36kJ/kg。②可能发生高钙血症。如出现高钙血症，建议减少维生素 D 的摄入量。如高钙血症持续发生，将本品减量并减少其他含钙物质的摄入。必须定期测定血钙浓度，为保证该药的吸收，凡使钙微溶的配伍药物（如四环素）不能合并使用。血钙升高可增加强心苷药物的敏感性，因此也增加发生心律失常的风险。③在尿毒症患者服用本品进行治疗时，如同时使用氢氧化铝药物，需减少氢氧化铝的服用量。注意血磷水平的下降。

【制剂】片剂：每片 0.63g。

73.2.1.2.2 用于肝病的氨基酸制剂

复方氨基酸注射液(3AA)〔医保(乙)〕
Compound Amino Acid Injection(3AA)

由单一的 3 种支链氨基酸组成的无色或几乎无色的澄明水溶液。每 100ml 中内含 L-异亮氨酸 1.35g，L-亮氨酸 1.65g，L-缬氨酸 1.26g。pH 为 5.5～7.5，渗透压为 382mOsm/L。

【其他名称】支链氨基酸 3H 注射液。

【药理学】系支链氨基酸组成，是唯一主要在肝外组织代谢的必需氨基酸。它具有下列重要功能：①代谢生成丙氨酸及酮体，为机体提供能源；②促进胰岛素的分泌；③胆固醇合成的前体；④供给合成蛋白质的必需氨基酸原料；⑤促进蛋白质的合成；⑥抑制蛋白质的分解。

【适应证】用于：①急性、亚急性、慢性重症肝炎以及肝硬化、慢性活动性肝炎等；②各种原因引起的肝性脑病（肝昏迷）；③肝胆外科手术前、后患者。

【用法和用量】静脉滴注：一日 250～500ml，或用 5%～10% 葡萄糖注射液适量混合后，缓慢静脉滴注，每分钟不超过 40 滴。一般昏迷期可酌加量，疗程根据病情遵医嘱。

儿童：《中国国家处方集·化学药品与生物制品卷·儿童版》推荐：>12 岁儿童静脉滴注，紧急或危重患儿一日 2 次，一次 250ml，同时与等量 10% 葡萄糖注射液稀释后缓慢静脉滴注，一般每分钟不超过 40 滴。其他肝病引起的氨基酸代谢紊乱患儿一日 1 次，一次 250ml，加等量 10% 葡萄糖注射液稀释后缓慢静脉滴注。<12 岁儿童减量使用。

【注意】①使用前应检查药液，如有混浊、包装破裂等切勿使用。输注后的剩余药液切勿保存再用。②高度食管静脉曲张时，要注意输注速度和用量，以免静脉压增高。③高度腹水、胸水时，应注意水的平衡，避免输入量过多。④输注过快时，可引起恶心、呕吐等反应，故输注速度宜慢。⑤遇冷易析出结晶，可微温溶解后再使用。

【制剂】注射液：每瓶 250ml。

【贮法】置冷暗处保存，防止冻结。

复方氨基酸注射液(6AA)〔医保(乙)〕
Compound Amino Acid Injection(6AA)

系由 6 种氨基酸组成，其成分见表 73-6 和详见相应的产品说明书。

【其他名称】六合氨基酸注射液，肝醒灵。

【药理学】含亮氨酸、异亮氨酸及缬氨酸 3 种支链氨基酸和其他 3 种氨基酸，可补给支链氨基酸，调节肝脏病患者氨基酸代谢紊乱及支链氨基酸与芳香族氨基酸比例失调引起的假性神经递质出现的肝性脑病。

【适应证】用于慢性肝性脑病、慢性迁延性肝炎、慢性活动性肝炎及亚急性与慢性重型肝炎引起的氨基酸代谢紊乱。

【用法和用量】静脉滴注：紧急或重病患者，1 日 2 次，1 次 250ml，使用时将本品与等量 10% 葡萄糖注射液稀释后，缓慢滴注（<40 滴/分钟）；病情改善后 1 日 1 次 250ml，连用 1 周为一疗程。其他肝病引起的氨基酸代谢紊乱患者每日 1 次 250ml，与等量 10% 葡萄糖注射液稀释后，缓慢滴注。

【注意】同复方氨基酸注射液(3AA)。

【制剂】注射液：每瓶 250ml（总氨基酸 21.1g）。

复方氨基酸颗粒(6AA)〔医保(乙)〕
Compound Amino Acid Granules(6AA)

本品为复方制剂，每袋含：L-亮氨酸 2.075g、L-异亮氨酸 1.375g、L-缬氨酸 1.525g、L-天门冬氨酸 0.5g、L-精氨酸 2.75g 和 L-谷氨酸 2.325g。药理、适应证及注意等与复方氨基酸注射液(6AA)同。

【其他名称】六合氨基酸颗粒。

【用法和用量】口服。一次 1 袋，一日 2～3 次，或遵医嘱。

【制剂】颗粒剂：每袋 20g。

14 氨基酸注射液-800
14 Amino Acid Injection-800

系 14 种氨基酸组成的几乎无色的澄明灭菌溶液。其成分见表 73-6 和详见相应的产品说明书。

【适应证】应用于肝性昏迷和严重肝功能不全的蛋白质营养缺乏症。

【用法和用量】静脉滴注，成人常用量 1 日 250～500ml，每分钟不超过 40 滴，常与葡萄糖输液合并用。

【禁忌证】氨基酸代谢失调，心、肾功能不全者禁用。

【注意】注意水电解质平衡的监测，滴速过快可引起恶心、呕吐等。

【制剂】注射液：每瓶 250ml。

复方氨基酸注射液(17AA-H)
Compound Amino Acid Injection(17AA-H)

系 17 种氨基酸组成的几乎无色的澄明灭菌溶液。其成分见表 73-6 和详见相应的产品说明书。

【其他名称】绿甘安。

【药理学】为必需氨基酸和非必需氨基酸的复方制剂。可提供营养支持，改善体内的氮平衡。

【适应证】用于肝性脑病、高氨血症。

【用法和用量】成人一日 1 次 500ml，缓慢静脉滴注（不少于 3 小时）。

【不良反应】偶见全身瘙痒等过敏反应、恶心、呕吐、胸部不适、心悸、低血糖等。

【禁忌证】禁用于严重肾功能障碍或非肝功能障碍导致的氨基酸代谢异常的患者。

【注意】①滴注速度过快可能引起酸中毒,偶见一过性血氨值升高。②重度酸中毒和心衰患者慎用。

【制剂】注射剂:每瓶500ml(37.925g总氨基酸)。

复方氨基酸注射液(20AA)〔医保(乙)〕
Compound Amino Acid Injection(20AA)

系20种氨基酸组成的几乎无色的澄明灭菌溶液。其成分见表73-6和详见相应的产品说明书。

【其他名称】复方氨基酸注射液,Compound Amino Acid Injection,安平10%,Aminoplasmal-Hepa 10%。

【药理学】20种左旋结构氨基酸可满足肝功能衰竭状态、尤其是支链氨基酸与芳香氨基酸之间的不平衡的特殊代谢需要。

【适应证】用于预防和治疗肝性脑病。肝病时肝性脑病急性期或表现期的静脉营养。

【用法和用量】经中央静脉滴注。成人:特别情况时每日可达15ml/kg;一般情况时为7~10ml/kg;滴速为每小时1ml/kg。对昏迷患者,最初数小时滴速可加快:如第1~2小时为每小时2ml/kg;第3~4小时为每小时1.5ml/kg;第5小时开始为每小时1ml/kg。

【禁忌证】禁用于非肝源性的氨基酸代谢紊乱、酸中毒、水潴留、休克者。

【注意】①如输注速度过快,可能出现不耐受。②应密切注意水、电解质和酸碱平衡。根据血清离子谱补充电解质。③为支持输入氨基酸参与合成代谢,达到最好利用,能量物质(葡萄糖和脂肪)应同时输入。

【制剂】注射剂:每瓶500ml(50g总氨基酸)。

73.2.1.2.3 用于颅脑损伤的氨基酸制剂

赖氨酸注射液〔药典(二)〕 Lysine Injection

【适应证】适用于颅脑损伤综合征、脑血管病、记忆力减退等,但缺乏循证医学研究的证明。

【药理】本品为人体必需氨基酸之一,具有促进脑组织新陈代谢的作用。余参阅“复方氨基酸注射液(18AA)”。

【不良反应】少数患者出现轻度胃肠反应。余参阅“复方氨基酸注射液(18AA)”。

【用法和用量】静脉滴注,每日1次,每次10ml,用生理盐水或5%葡萄糖注射液250ml稀释后,缓慢静脉滴注,20次为一个疗程,或遵医嘱。

【制剂】注射液:每瓶10ml(3g赖氨酸)。

73.2.1.2.4 用于创伤(应激)的氨基酸制剂

复方氨基酸注射液(15)
Compound Amino Acid Injection(15)

系15种氨基酸组成的几乎无色的澄明灭菌溶液。其成分见表73-6和详见相应的产品说明书。

【药理学】氨基酸是构成人体蛋白和酶类的基本单位,是合成激素的原料,参与人体新陈代谢和各种生理功能,在生命中显示特殊的作用。

【适应证】用于大面积烧伤、创伤及严重感染等应激状态下肌肉分解代谢亢进、消化系统功能障碍、营养恶化及免疫功能下降患者的营养支持;以及用于手术后患者营养的改善。

【用法和用量】①输注量应以患者的年龄、体重、营养状态、病情不同而定,一般成人每日250~1000ml(按氨基酸含量计算为0.5~1.5g/kg)。静脉滴注。②本品经中心静脉长时间应用时,应与葡萄糖(或脂肪乳)、维生素、电解质、微量元素等注射液联合应用,以期达到营养全面支持的目的。中心静脉输液时遵医嘱。③经外周静脉应用时,可用等量5%葡萄糖注射液稀释后,缓慢滴注一般以30~40滴/分钟为宜。

【禁忌证】严重肝、肾功能损害的患者禁用。

【注意】①输注过快或过浓时,可产生呕吐、发热等不良反应。②由于含有抗氧化剂焦亚硫酸钠,因此偶可诱发过敏反应(尤其哮喘患者)。③使用时应监测肝功能,肝功能明显异常时慎用。④使用前应仔细检查药液,如有药液混浊、生霉、瓶身和瓶口破裂、封口松动漏气等情况时切勿使用。⑤本品遇冷析出结晶,用前可浸泡于40~50℃温水中使其溶解,放至体温后再用。

【制剂】注射剂:每瓶250ml;500ml。

复方氨基酸注射液(15AA)〔医保(乙)〕
Compound Amino Acid Injection(15AA)

系15种氨基酸组成的几乎无色的澄明灭菌溶液。其成分见表73-6和详见相应的产品说明书。

【药理学】具有促进人体蛋白质正常代谢,纠正负氮平衡,补充蛋白质,加快伤口愈合的作用。

【适应证】用于大面积烧伤、创伤及严重感染等应激状态下肌肉分解代谢亢进、消化系统功能障碍、营养恶化及免疫功能下降的患者的营养支持,亦用于手术后患者,改善其营养状态。

【用法和用量】静脉滴注一日250~500ml,用适量5%~10%葡萄糖注射液混合后缓慢滴注。滴速不宜超过每分钟20滴。

【禁忌证】尿毒症、肝性脑病和氨基酸代谢障碍者禁用。

【注意】①滴注速度不宜过快,过快可致心悸、恶心、呕吐等反应。②严重酸中毒和充血性心力衰竭患者慎用。③本品遇冷能析出结晶,应微温溶解至37℃,澄明后方可使用。但药液如发生混浊、沉淀时不可使用。

【制剂】注射剂:每瓶250ml(20g总氨基酸)。

复方氨基酸注射液(18-B)〔医保(乙)〕
Compound Amino Acid Injection(18-B)

系18种氨基酸组成的几乎无色的澄明灭菌溶液。其成分见表73-6和详见相应的产品说明书。

【药理学】作为氨基酸补充剂,可调节氮平衡,促进机体蛋白合成和创伤的愈合。

【适应证】用于低蛋白血症、低营养状态、手术前后等状态时补充氨基酸。

【用法和用量】最好与糖类同时输注以提高人体对氨基酸的利用率。静脉滴注:①周围静脉给药:通常为成人一次 200~400ml,缓慢静脉滴注。每瓶输注时间不应少于 4 小时(25 滴/分钟)。②中心静脉给药:通常为成人一日 400ml。

【注意】①老年患者用药应减少用量、减慢滴速。②严重酸中毒患者、低钠血症患者及充血性心功能不全患者慎用。

【制剂】注射剂:每瓶 200ml(20.65g 总氨基酸)。

73.2.1.2.5 免疫调节型氨基酸注射液

丙氨酰谷氨酰胺注射液〔医保(乙)〕
Alanyl Glutamine Injection

本品为无色澄明液体。

【药理学】谷氨酰胺是机体免疫细胞和黏膜细胞等快速生长细胞的主要能源,但其不能耐受高温高压的灭菌过程。而 N(2)-L-丙氨酰-L-谷氨酰胺双肽可在体内分解为谷氨酰胺和丙氨酸的特性,使肠外营养输液补充谷氨酰胺成为可能。双肽分解释放出的氨基酸作为营养物质各自储存在身体的相应部位,并随机体的需要进行代谢。许多病症可出现体内谷氨酰胺的耗减,应用肠外营养支持时输注本品可遏制这一情况的出现。

【适应证】适用于需要补充谷氨酰胺患者的肠外营养,包括处于分解代谢和高代谢状况的患者。由于目前市售的其他复方氨基酸注射液不含谷氨酰胺,故本品主要用来补充其他氨基酸注射液的不足,为接受肠外营养的患者提供谷氨酰胺。

【用法和用量】本品渗透压为 900~1180mOsm/kg,是一种高浓度、高渗溶液,不可直接输注。在输注前,必须与可配伍的氨基酸溶液或含有氨基酸的输液相混合,然后与载体溶液一起输注。一体积的本品应与至少五体积的载体溶液混合(例如:100ml 本品应加入至少 500ml 氨基酸溶液),混合液中本品的最大浓度不应超过 3.5%。剂量根据分解代谢的程度和氨基酸的需要量而定。胃肠外营养每天供给氨基酸的最大剂量为 2g/kg,通过本品供给的丙氨酸和谷氨酰胺量应计算在内。通过本品供给的氨基酸不应超过全部氨基酸供给量的 20%。

每日剂量:按体重 1.5~2.0ml/kg,相当于 0.3~0.4g *N*(2)-L-丙氨酰-L-谷氨酰胺/kg 体重(例如:70kg 体重病人每日需本品 100~140ml)。

每日最大剂量:2.0ml/kg 体重。

加入载体溶液时,用量的调整:当氨基酸需要量为 1.5g/(kg·d)时,其中 1.2g 氨基酸由载体溶液提供,0.3g 氨基酸由本品提供。

当氨基酸需要量为 2g/(kg·d)时,其中 1.6g 氨基酸由载体溶液提供,0.4g 氨基酸由本品提供。

输注速度依载体溶液而定,但不应超过 0.1g 氨基酸/(kg·h)。

本品连续使用时间不应超过三周。

儿童静脉滴注:1 日 300mg/kg。混合液中最大浓度不超过 3.5%。本品供给的氨基酸量不应超过全部氨基酸供给量的 20%。

【禁忌证】严重肾功能不全(肌酐清除率<25ml/分钟)或严重肝功能不全的患者禁用。

【注意】①对于代偿性肝功能不全的患者,建议监测肝功能。②妊娠期妇女、哺乳期妇女和儿童使用本品的临床资料不足,故这类患者不推荐使用。③应监测碱性磷酸酶、转氨酶和酸碱平衡。其余参阅“复方氨基酸注射液(18AA)”。

【制剂】注射液:每瓶 50ml(10g 谷丙酰谷氨酰胺);100ml(20g 谷丙酰谷氨酰胺)。

73.2.1.3 小儿用氨基酸注射液

小儿复方氨基酸注射液(18AA-Ⅰ)〔医保(甲)〕
Paediatric Compound Amino Acid Injection(18AA-Ⅰ)

系由 18 种氨基酸组成的无色或微黄色的澄明溶液。其成分见表 73-5 和详见相应的产品说明书。

【其他名称】爱咪特。

【药理学】氨基酸在婴幼儿与成人体内有不同代谢作用,婴幼儿体内苯丙氨酸羟化酶和胱硫醚酶的活性低,易产生高苯丙氨酸血症和高蛋氨酸血症,又因组氨酸合成速度较慢,易产生低组氨酸血症。本品适应婴幼儿代谢特点,降低苯丙、蛋、甘氨酸用量,增加半胱、组氨酸的用量,以满足小儿营养需要。

【适应证】可用于小儿消化系统疾病不能由胃肠摄取食物者;小儿严重创伤、烧伤及败血症等体内氮平衡失调者;小儿由各种疾病引起的低蛋白血症等。

【用法和用量】静脉滴注:本品经中心静脉长时间应用时,应与高渗葡萄糖(或葡萄糖和脂肪乳剂)、电解质、维生素、微量元素等联合应用,以期达到营养支持的目的。本品经外周静脉应用时,可用 10% 葡萄糖注射液稀释后缓慢滴注。输注速度:外周静脉全营养输注时,将药液稀释后,全日用量不少于 16 小时,均匀滴注,部分静脉营养输注、中心静脉输注时遵医嘱。输注量应以小儿的年龄、体重、病情等不同而定,一般用量,开始时氨基酸每日 15ml/kg(相当氨基酸约 1g),以后递增至每日 30ml/kg(相当氨基酸 2.0g),疗程结束时,应注意逐渐减量,防止产生低血糖症。

【禁忌证】严重肝、肾功能损害及氨基酸代谢障碍的患者禁用。

【注意】①本品经中心静脉长时间应用时,应与高渗葡萄糖(或葡萄糖和脂肪乳剂)、电解质、维生素、微量元素等联合应用,以达营养支持目的。经外周静脉应用时,可用 10% 葡萄糖注射液稀释后缓慢滴注。部分营养输注和中心静脉输注时应遵医嘱。②本品输注速度过快,易出现心率加速、发热及胃肠道反应等。③用前检查药液,有混浊、霉变、漏气等禁用,药液应一次用毕,剩下药液不能保存再用。本品遇冷可能析出结晶,可置温水中使其溶解,放至体温后使用。

【制剂】注射液：每瓶20ml(1.348g总氨基酸)；100ml(6.74g总氨基酸)；250ml(16.85g总氨基酸)。

【贮法】凉暗处保存，有效期内使用。

小儿复方氨基酸注射液(18AA-Ⅱ)〔医保(甲)〕 Paediatric Compound Amino Acid Injection(18AA-Ⅱ)

系由18种氨基酸组成的无色或微黄色的澄明溶液。其成分见表73-5和详见相应的产品说明书。

【药理学】本品在8AA-Ⅰ的基础上添加了牛磺酸，牛磺酸具有保护细胞膜、促进脑发育、维持视网膜正常功能、防止胆汁淤积和增强心肌细胞功能等作用。但婴幼儿肝酶系统不健全，易致牛磺酸不足。此外，本品中还含有适量的谷氨酸和门冬氨酸，都是适应婴幼儿的代谢特点和需要。

【适应证】【用法和用量】【注意】均同小儿用氨基酸注射液(18AA-Ⅰ)。用量为每日每千克体重20～35ml，或遵医嘱。

【制剂】注射剂：每瓶50ml(氨基酸总量3g)；100ml(氨基酸总量6g)；250ml(氨基酸总量15g)。

73.2.2 脂肪乳制剂

脂肪乳剂按其中甘油三酯所结合的脂肪酸链的长短分为长链甘油三酯脂肪乳剂(简称长链脂肪乳剂，long-chain triglyceride，LCT)和中/长链甘油三酯脂肪乳剂(简称中/长链脂肪乳剂，medium-chain triglyceride/long-chain triglyceride，MCT/LCT)。中/长链脂肪乳剂分为等质量物理混合型，以及通过化学反应将中链及长链脂肪酸随机结合到甘油三酯的3个碳键上形成的结构型中/长链脂肪乳剂。

长链脂肪乳多以大豆油(富含ω-6脂肪酸)为原料，橄榄油(富含ω-9脂肪酸)及鱼油(富含ω-3脂肪酸)来源的长链脂肪乳，除了提供热量外还有一定的药理作用。如ω-3脂肪酸可下调炎症反应；ω-9脂肪酸可减轻脂质过氧化反应等。脂肪乳剂可提供能量(1g脂肪可提供9kcal热量)和必需脂肪酸，后者主要由长链脂肪乳提供。中链脂肪酸具有代谢较快、供能迅速、进入肝脏线粒体代谢不依赖肉毒碱转运、较少影响免疫系统等优点，但属于饱和脂肪酸，且不含必需脂肪酸。

脂肪乳剂多为等渗液体，与氨基酸、葡萄糖、电解质等混合后还可降低后者的渗透压，可经周围静脉输注。

各种静脉脂肪乳剂的适应证、用法用量、不良反应、禁忌证、注意事项等方面基本相似，但是由于成分和制造工艺的差别，也带来临床效果和不良反应的差别。

脂肪乳注射液($C_{14\sim24}$)〔医保(乙)〕 Fat Emulsion Injection($C_{14\sim24}$)

为长链脂肪乳制剂，系由大豆油加入一定量的卵磷脂乳化而成的无菌、无热原的脂肪乳剂，并含有一定量的甘油，各药厂生产的产品在脂肪含量上均相同(即10%、20%或30%)，其乳化剂卵磷脂的含量也一样(每100ml均含1.2g)，甘油的含量稍有差异(自22%～25%)。但作用及应用均相同。

【其他名称】英特利匹特，乐可仙，力能，力基，Intralipid，Infatmul，Liposyn。

【ATC编码】B05BA02

【药理学】为一种静脉应用的营养药，提供营养所需的热量和必需脂肪酸，如10%乳剂含1100kcal/L，20%乳剂含2000kcal/L，30%乳剂含3000kcal/L，且无氨基酸和糖类溶液高渗透压的缺点。脂肪酸是人体主要能源物质，其氧化是体内能量的重要来源。在氧供给充足的情况下，脂肪酸在体内分解成CO_2和H_2O并释出大量能量，以ATP形式供机体利用。除脑组织外，大多数组织均能氧化脂肪酸，尤其是肝脏和肌肉组织。某些不饱和脂肪酸，机体自身不能合成，需主要从植物油中摄取，称为必需脂肪酸。本品必需脂肪酸含量较高(约60%)。

【适应证】本品是肠外营养的组成部分之一，为机体提供能量和必须脂肪酸，用于胃肠外营养补充能量及必须脂肪酸，预防和治疗人体必须脂肪酸缺乏症，也为经口服途径不能维持和恢复正常必需脂肪酸水平的患者提供必需脂肪酸。用于需要高热量的患者(如肿瘤及其他恶性疾病)、肾损害、禁用蛋白质的患者和由于某种原因不能经胃肠道摄取营养的患者，以补充适当热量和必需脂肪酸。对糖尿病患者、糖耐量差或有胰岛素抵抗的患者，本品既可补充能量又可减轻血糖的升高。对肾功能损害者，供给足够的能量来降低蛋白质的分解。30%脂肪乳注射液更适合输液量受限制和能量需求量增加的患者。

【用法和用量】患者在使用肠外营养期间均可使用本品，应按照患者廓清脂肪的能力来调整剂量。成人静脉滴注：按脂肪量计，最大推荐剂量为按体重一日3g(甘油三酯)/kg。第一日脂肪量不应超过1g/kg，以后剂量可酌增。静脉滴注速度最初10分钟为20滴/分钟，如无不良反应出现，以后可逐渐增加，30分钟后维持40～60滴/分钟，输注时间不能少于5小时。30%脂肪乳注射液($C_{12\sim24}$)250ml的输注时间不少于4小时。

儿童：10%、20%的脂肪乳一日0.5～3g(甘油三酯)/kg，输注速度不超过每小时0.17g/kg。早产儿及低体重儿，最好是24小时连续输注，开始为每日0.5～1g/kg，以后逐渐增加到每日3g/kg。

【不良反应】(1) 体温升高、面部潮红，偶见发冷、畏寒及恶心、呕吐、腹泻、烦渴、嗜睡、胸骨痛、血管痛、静脉炎等。

(2) 比较罕见的即刻和早期不良反应为变态反应、皮疹、荨麻疹，呼吸影响(呼吸急促、呼吸困难、发绀)和循环影响(高血压、低血压、心动过速)。溶血、出血倾向、网织红细胞增多、静脉栓塞、腹痛、头痛、疲倦、阴茎异常勃起等。

(3) 比较罕见的迟发不良反应，长期输注本品，婴儿可能发生血小板减少及出血倾向。用本品6～8周后，可出现转氨酶、碱性磷酸酶和胆红素升高的情况，减小剂量(每2～3天给药1次)或停止输注可迅速恢复。脂肪浸润、胆汁淤积性黄疸、脾大、贫血、白细胞减少等。脂肪廓清能力下降时，还可能出现脂肪超载综合征，表现为高血脂、发热、头痛、胃痛、疲倦，停止输注后，上述症状即可消失，检测血中甘油三酯水平恢复正常后方可再次使用或降低剂量后再输入。

【禁忌证】严重急性肝损害及严重代谢紊乱特别是脂肪代谢紊乱(脂质肾病,严重高脂血症)患者禁用。

【注意】(1) 长期使用应注意脂肪排泄量及肝功能,每周应作血象、血凝、血沉、血小板计数等检验。如血浆有乳光或乳色出现,应推迟或停止应用。

(2) 使用本品时不可将电解质溶液直接加入脂肪乳剂,以防乳剂破坏而使凝聚脂肪进入血液。

(3) 使用前应先检查是否有变色或沉淀。启封后应一次用完。如瓶内出现油、水分离,则不能应用。

(4) 置于4~8℃保存,过高或过低温度均导致乳剂破坏。本品在加入其他成分后不能继续储存。

(5) 在本品还未从血流中完全清除时采血,可干扰其他实验室检测项目(如胆红素、乳酸脱氢酶、氧饱和度、血红蛋白等),绝大多数患者从血液清除本品为输注后5~6小时。

(6) 对大豆蛋白、鸡蛋蛋白和蛋黄、花生或处方中任一成分过敏者慎用本品,实用前必须做过敏试验。

(7) 连续使用本品1周以上的患者,应做脂肪廓清试验以检查患者的脂肪廓清能力。血脂应在2次(天)输液之间清除。

(8) 当以超过最大推荐输注速率输注时可能会出现恶心、呕吐、出汗。太快或过量输入脂肪乳剂会引起液体和(或)脂肪负荷过重,导致血浆中电解质浓度稀释、高血糖、血渗透压升高、体内水潴留、肺水肿、肺弥散功能受损。如出现过速、过量使用症状时,则减慢输注速率或停止输注。极少数严重患者可能需要血液透析,血液过滤。

(9) 水、电解质代谢紊乱的患者在使用本品前须纠正相关电解质指标。

(10) 妊娠期妇女及哺乳期妇女用药:已有报道表明妊娠期妇女使用10%和20%脂肪乳剂(英脱利匹特)是安全和成功的。不过在妊娠头3个月不宜用药,除非用药的好处大于给胎儿带来的危害。理论上30%与10%和20%脂肪乳剂(英脱利匹特)一样,也能用于妊娠期妇女,但尚缺乏动物生殖研究的证据。

(11) 儿童用药:因缺乏30%脂肪乳注射液($C_{14\sim24}$)用于婴儿和儿童的经验,所以30%脂肪乳注射液暂不推荐给婴儿和儿童使用。

【制剂】注射乳剂:每支10g(大豆油):1.2g(卵磷脂)(100ml);25g(大豆油):3g(卵磷脂)(250ml);50g(大豆油):6g(卵磷脂)(500ml);20g(大豆油):1.2g(卵磷脂)(100ml);50g(大豆油):3g(卵磷脂)(250ml);100g(大豆油):6g(卵磷脂)(500ml);30g(大豆油):1.2g(卵磷脂)(100ml);75g(大豆油):3g(卵磷脂)(250ml)。

ω-3鱼油脂肪乳注射液[医保(乙)]

ω-3 Fish Oil Emulsion Injection

ω-3鱼油系指ω-3多不饱和脂肪酸的鱼油,主要含有二十碳五烯酸(EPA)和二十二碳六烯酸(DHA)的酯类,本品为其脂肪乳剂。

【药理学】作用同脂肪乳剂。ω-3脂肪酸有一定的调节免疫和炎症介质释放的功能。

【适应证】用于全身炎症反应综合征较严重但又需要肠外营养的患者。

【用法和用量】按体重一日1~2ml/kg,即按体重一日0.1~0.2g鱼油/kg,70kg患者每日用量不超过140ml。最大输注速率按体重不超过每小时0.5ml/kg。必须与其他类型脂肪乳剂同时输注时,推荐的鱼油量应占其中的10%~20%。

【不良反应】参见脂肪乳。

【禁忌证】严重肝肾功能异常、新生儿、婴幼儿、儿童禁用。

【注意】使用前振摇,与其他输液混合后,应注意药物相容性。

【制剂】注射剂:每瓶50ml;100ml。每100ml含精制鱼油10g,每10g精制鱼油含EPA 1.25~2.82g,DHA 1.44~3.09g。

长链(橄榄油)脂肪乳注射液(OO)

Long Chain Fat Emulsion Injection(OO)

【药理学】本品为橄榄油及大豆油混合物,可提供的脂肪酸比例大约如下:15%的饱和脂肪酸;65%的单不饱和脂肪酸;20%多不饱和必需脂肪酸。富含单不饱和脂肪酸和维生素E可明显减轻患者的脂质过氧化反应。

【适应证】用于口服或肠道营养摄取不能、不足或禁忌的患者,通过肠外营养补充脂肪。

【用法与用量】成人剂量范围为1~2g/(kg·d)。开始输注的10分钟内,输注速率需缓慢且不超过每分钟0.1g或0.5ml,随后逐渐增加,直到半小时后达到要求的速率。最大输注速率不得超过0.15g脂质/(kg·h)[0.75ml/(kg·h)]。

儿童使用本品,应连续24小时输注给药。建议每天输注剂量不超过3g脂质/kg体重,且输注速率为0.15g脂质/(kg·h)。治疗第一周,逐渐增加每日剂量。妊娠28周以上的早产儿和低体重儿,起始每日剂量为0.5~1.0g脂质/kg体重。该剂量可每24小时增加0.5~1.0g脂质/kg体重,最高至每日剂量为2g脂质/kg体重。

【不良反应】【禁忌证】【注意】参阅“脂肪乳注射液($C_{14\sim24}$)”。

【制剂】注射剂(非PVC多层共挤输液用袋):每袋1000ml[20g脂肪(橄榄油约80%和大豆油约20%的混合物)与1.2g卵磷脂];2500ml(50g脂肪与3g卵磷脂);1000ml(200g脂肪与12g卵磷脂)。

中/长链脂肪乳注射液($C_{6\sim24}$)[基;医保(乙)]

Medium and Long Chain Fat Emulsion Injection($C_{6\sim24}$)

【药理学】长链甘油三酯(LCT)和可快速转换的中链甘油三酯(MCT),既能满足机体能量需要,又可保证必需脂肪酸的供给。正常人输入本品后的甘油三酯半衰期是16分钟,单纯输入LCT后甘油三酯的半衰期约33分钟,表明使用本品使甘油三酯利用率加快。

【适应证】用于需要接受胃肠外营养和(或)必需脂肪酸缺乏的患者。

【用法和用量】按体重一日静脉滴注本品10% 10～20ml/kg或本品20% 5～10ml/kg,相当于1～2g(2g为最大推荐剂量)脂肪/kg。静脉滴注速度:最大速度为按体重1小时静脉滴注本品10% 1.25ml/kg或本品20% 0.625ml/kg(相当于0.125g脂肪/kg)。

【不良反应】【禁忌证】参阅"脂肪乳注射液($C_{14\sim24}$)"。

【制剂】中/长链脂肪乳注射液($C_{14\sim24}$):每瓶含大豆油12.5g与中链甘油三酯12.5g与卵磷脂1.5g(250ml);大豆油25g与中链甘油三酯25g与卵磷脂3g(250ml);大豆油25g与中链甘油三酯25g与卵磷脂3g(500ml);大豆油50g与中链甘油三酯50g与卵磷脂6g(500ml)。

中/长链脂肪酸注射液($C_{8\sim24}$)[医保(乙)]

【适应证】【不良反应】【禁忌证】参阅"中/长链脂肪乳注射液($C_{14\sim24}$)"。

【用法和用量】(1) 成人:1～2g脂肪/(kg·d),相当于5～10ml/(kg·d)。输注应尽可能缓慢。特别是在最初的15分钟内,脂肪输注速度不应超过0.05～0.1g脂肪/(kg·h)[相当于0.25～0.5ml/(kg·h)]。最大输注速度0.25滴/(kg·min)。对于体重70kg的患者,相当于50ml/h(点滴速度最多18滴/分),24小时内输注,至少于16小时内输入。

(2) 儿童用药:静脉滴注,新生儿每日10～15ml/kg,学龄儿童每日5～10ml/kg,滴注速度在最初15分钟不应超过每小时0.25～0.5ml/kg。

【制剂】注射剂:每瓶100ml:5g(大豆油):5g(中链甘油三酸酯):1.2g(卵磷脂):2.5g(甘油);100ml:10g(大豆油):10g(中链甘油三酸酯):1.2g(卵磷脂):2.5g(甘油);250ml:25g(大豆油):25g(中链甘油三酸酯):3g(卵磷脂):6.25g(甘油);250ml:12.5g(大豆油):12.5g(中链甘油三酸酯):3g(卵磷脂):6.25g(甘油);500ml:25g(大豆油):25g(中链甘油三酸酯):6g(卵磷脂):12.5g(甘油);500ml:50g(大豆油):50g(中链甘油三酸酯):6g(卵磷脂):12.5g(甘油)。

结构脂肪乳注射液($C_{6\sim24}$)[医保(乙)]

Structural Fat Emulsion Injection($C_{6\sim24}$)

【药理学】结构甘油三酯是将等摩尔数的长链甘油三酯(LCT)和中链甘油三酯(MCT)混合后,在一定的条件下,进行水解和酯化反应后形成的混合物。其中约75%为混合链甘油三酯,即结构脂肪乳中大部分甘油三酯的结构为同一甘油分子既结合长链脂肪酸(LCFA)又结合中链脂肪酸(MCFA)。LCFA和MCFA呈随机分布,其余少部分为LCT和MCT。LCFA提供亚油酸和亚麻酸,防止必需脂肪酸缺乏症。LCFA和MCFA提供能量。

【适应证】作为肠外营养的组成部分,提供能量和必需脂肪酸。

【用法和用量】根据患者临床状况及其清除所输脂肪的能力,决定滴注剂量和速度。推荐剂量:按体重一日静脉滴注本品5～7.5ml/kg,相当于1～1.5g甘油三酯/kg;一般于10～24小时内滴注完毕。滴注速度:按体重不应超过一小时0.75ml/kg,相当于0.15g甘油三酯/kg。

儿童用法参照"中/长链脂肪乳注射液($C_{8\sim24}$)"。

【制剂】结构脂肪乳注射液($C_{6\sim24}$)(塑料袋装):每瓶含结构甘油三酯50g(250ml);结构甘油三酯100g(500ml)。

脂肪乳氨基酸(17)葡萄糖(11%)注射液[基;医保(乙)]

Fat Emulsion,Amino Acids(17) and Glucose(11%) Injection

【其他名称】卡文。

【性状】葡萄糖注射液、氨基酸注射液为无色/微黄色的澄明液体,脂肪乳注射液为白色乳状液体。

【药理学】本品采用非蛋白能源葡萄糖和脂肪乳的双能源同时输入方式,可降低高血糖的危险、减轻液体负荷、保证必需脂肪酸的供给。

【适应证】本品用于不能或功能不全或被禁忌经口/肠道摄取营养的成人患者。

【用法和用量】可经周围静脉或中心静脉进行输注。维持机体氮平衡所需的氮量应根据患者实际情况(如营养状况与代谢应激等)决定。一般营养状况或轻度应激的患者,其氮的需要量为按体重一日0.10～0.15g/kg;有中度或重度代谢应激(无论有无营养不良)的患者,其氮需要量为按体重一日0.15～0.30g/kg(相当于氨基酸量一日1.0～2.0g/kg)。而葡萄糖与脂肪一般推荐需要量分别为按体重一日2.0～3.0g/kg与1.0～1.5g/kg。

按患者体重计算葡萄糖的最大输注速率为按体重一小时0.25g/kg,氨基酸的输注速率按体重不宜超过一小时0.1g/kg,脂肪按体重则不超过一小时0.15g/kg。本品输注速率按患者体重不宜超过一小时3.7ml/kg(相当于0.25g葡萄糖、0.09g氨基酸、0.13g脂肪/kg)。推荐输注时间为12～24小时。

患者总的能量需要量由其实际临床状况决定,通常情况下,普通成人按体重一日20～30kcal/kg。

肥胖患者则根据其理想体重决定。儿童蛋白质与能量的单位体重需要量可能会大于成人需要量。老年患者蛋白质与能量的单位体重需要量可能会小于成人需要量。

为满足患者全部的营养需求,应考虑添加微量元素以及维生素。

【不良反应】本品如采用中心静脉输注的方式,可能会增加感染的机会,因此应注意在无菌条件下进行静脉插管。如采用周围静脉输注有可能发生静脉炎。导致静脉炎的因素包括输液管类型、直径与长度、输注时间、液体的pH和渗透压、感染/静脉穿刺的操作次数等。因此建议已输注本品的静脉不再用于其他输液或添加剂注射使用,并建议每日更换输液针刺入的位置。

对营养不良患者开始进行营养支持时由于体液的变化,可能会诱发肺水肿、充血性心力衰竭,还可能在24～48小时内出现血钾、血磷、血镁以及血中水溶性维生素浓度的降低,因此在给予静脉营养初期应小心,密切观察并调整液体、电解质、矿物质与维生素的用量。

【注意】①经常检查脂肪廓清能力。推荐检测方法是在输注结束后5～6小时后进行。输注期间甘油三酯不宜超过3mmol/L。②对脂质代谢受损，如肾功能不全、失代偿糖尿病、胰腺炎、肝功能受损、甲状腺功能低下以及败血症患者，应谨慎使用本品。如需使用应密切观察血清甘油三酯浓度。③应监测血糖、血电解质、血浆渗透压、水电解质平衡与酸碱平衡以及肝功能。④长期输注脂肪，应检测血细胞计数与凝血状况。⑤伴肾功能不全时应监测磷与钾的摄入，以防产生高磷血症与高钾血症。⑥禁止本品与输血/血制品用一根输液管。⑦本品不宜新生儿与2岁以下婴幼儿使用。⑧当需要有其他治疗药物或营养制剂加入到本品中时，应首先确保药物间的相容性。⑨添加药物后，混合液应立即使用。如需存放，2～8℃下混合液的放置时间不宜超过24小时。

【制剂】注射剂：每瓶2400ml；1920ml；1440ml。

【贮法】25℃下保存，不得冰冻。使用前开通腔室间的可分离封条，使三个腔内的液体混合均匀，混合液在25℃可放置24小时。

脂肪乳氨基酸(17)葡萄糖(19%)注射液〔基;医保(乙)〕 Fat Emulsion,Amino Acids(17) and Glucose(19%) Injection

【药理学】【适应证】【不良反应】【禁忌证】【注意】参阅“脂肪乳氨基酸(17)葡萄糖(11%)注射液”。

【用法和用量】因渗透压较高，本品仅推荐经中心静脉进行输注。输注速率按患者体重不宜超过每小时2.0ml/kg。推荐输注时间为12～24小时。余参阅“脂肪乳氨基酸(17)葡萄糖(11%)注射液”。

【制剂】脂肪乳氨基酸(17)葡萄糖(19%)注射液(三腔袋装)：每袋2566ml[包括19%葡萄糖1316ml，氨基酸(凡命18Novum)750ml，脂肪乳(英脱利匹特20%)500ml，总能量2300kcal]；2053ml[包括19%葡萄糖1053ml，氨基酸(凡命18Novum)600ml，脂肪乳(英脱利匹特20%)400ml，总能量1900kcal]；1540ml[包括19%葡萄糖790ml，氨基酸(凡命18Novum)450ml，脂肪乳(英脱利匹特20%)300ml，总能量1400kcal]；1026ml[包括19%葡萄糖526ml，氨基酸(凡命18Novum)300ml，脂肪乳(英脱利匹特20%)200ml，总能量900kcal]。使用前，须拉开腔室间的可分离封条，将三个腔室中的液体混匀。混合均匀后，重量渗透压约1230mOsm/(kg·H_2O)；容积渗透压约1060mOsm/L，pH约为5.6。

脂肪乳(20%)氨基酸(15)葡萄糖(30%)注射液〔基;医保(乙)〕 Fat Emulsion(20%), Amino Acids(15) and Glucose (30%) Injection

【药理学】【适应证】【不良反应】【禁忌证】【注意】参阅“脂肪乳氨基酸(17)葡萄糖(11%)注射液”。

【用法与用量】仅用于中央静脉输注和使用于2岁以上的儿童和成人。应根据患者的代谢需求、能量消耗和临床状况来确定剂量。成人最大剂量是40ml/(kg·d)(相当于1.36g氨基酸，4.8g葡萄糖和1.6g脂肪)。2岁以上的儿童剂量平均氮需求在0.35～0.45g/(kg·d)(氨基酸约2～3g/kg)，输入量须逐日增加。推荐的每日液体摄入量[除肾病患者和(或)心脏病患者]为：体重11～20kg时1000ml。超过10kg每增加1kg体重就增加本品50ml。体重≥21kg时1500ml，超过20kg每增加1kg体重就增加本品25ml。液体的摄入不可超过100ml/(kg·d)。最大剂量除特殊病例，应避免氨基酸超过3g/(kg·d)和(或)葡萄糖超过17g/(kg·d)和(或)脂肪超过3g/(kg·d)。

【制剂】脂肪乳(20%)氨基酸(15)葡萄糖(30%)注射液(三腔袋装)：每袋2L(20%脂肪乳400ml，8.5%氨基酸800ml，30%葡萄糖800ml)；1.5L(20%脂肪乳300ml，8.5%氨基酸600ml，30%葡萄糖600ml)；1L(20%脂肪乳200ml，8.5%氨基酸400ml，30%葡萄糖400ml)。混匀后渗透压1190mOsm/L，pH为6。

脂肪乳(10%)氨基酸(15)葡萄糖(20%)注射液〔基;医保(乙)〕 Fat Emulsion(10%), Amino Acids(15) and Glucose(20%) Injection

【药理学】【适应证】【不良反应】【禁忌证】【注意】【用法和用量】参阅“脂肪乳氨基酸(17)葡萄糖(11%)注射液”。

【制剂】脂肪乳(10%)氨基酸(15%)葡萄糖(20%)注射液(三腔袋装)：每袋2L(包括10%脂肪乳400ml，5.5%氨基酸800ml，20%葡萄糖800ml)；1.5L(包括10%脂肪乳300ml，5.5%氨基酸600ml，20%葡萄糖600ml)；1L(包括10%脂肪乳200ml，5.5%氨基酸400ml，20%葡萄糖400ml)。混合均匀后，重量渗透压约1230mOsm/(kg·H_2O)；渗透压约810mOsm/L，pH约为6。

73.2.3　其他

低分子右旋糖酐氨基酸注射液 Dextran and Amino Acid Injection

含有低分子右旋糖酐(平均分子量约4万)6%和11种氨基酸制成的含总氨基酸为2.72%的无色或微黄色稍带黏性的澄明无菌溶液。1ml含右旋糖酐为60mg，氨基酸总量为27.2mg，有效含氮量为4.2mg。每100ml中含L-亮氨酸0.41g，L-异亮氨酸0.18g，L-苯丙氨酸0.29g，L-苏氨酸0.18g，L-缬氨酸0.20g，L-蛋氨酸0.24g，L-色氨酸0.06g，L-赖氨酸0.50g，L-精氨酸0.22g，L-组氨酸0.10g，甘氨酸0.34g，低分子右旋糖酐6.0g。本品电解质浓度钾离子约为7mmol/L、氯离子约为53mmol/L。pH约为6.0。渗透压约为300mOsm/L。

【适应证】营养性血容量补充药，用于治疗兼有蛋白质缺乏的血容量减少的患者。

【用法和用量】静脉滴注：一次500ml，每日1次，可连续用药4～5日或遵医嘱。

【禁忌证】对充血性心力衰竭和有严重出血性疾病患

者禁用。

【注意】①偶有过敏反应。②心、肝、肾功能不全者慎用。③药液须澄清透明方可应用。开启后应一次用完，切勿中途停注或贮藏再用。④本品遇冷时易析出结晶，须经适当加温经溶解后方可使用。

【制剂】注射液：每瓶250ml；500ml。

【贮法】在25℃以下避光保存。

木糖醇[药典(二)]　Xylitol

【性状】为白色结晶粉末，无臭，有似蔗糖甜味，易溶于水。4.65%水溶液与血液等渗。

【药理学】为营养药，能补充热量，改善糖代谢。在体内代谢不依赖胰岛素的参与，直接透过细胞膜参与糖代谢而不增加血糖浓度，其甜味及产热量与葡萄糖相仿，可用于糖尿病患者作为糖的代用品。此外，尚有抑制酮体生成的作用，能使血浆脂肪酸生成减少。

【适应证】糖尿病患者将其作为糖的代用品。

【用法和用量】口服：口服片剂，一次10g，一日3～4次。嚼碎服、含化服或调和于饮食中服用。口服散剂：成人一次1袋，一日3～5次。静脉注射：滴注速度，按木糖醇计，每千克体重每小时应在0.3g以下。或遵医嘱，一般一次20～50g，一日1次，每日剂量不超过100g。

【不良反应】口服偶可引起肠鸣、腹泻，减少用量可减轻其不良反应。

【禁忌证】胰岛素诱发的低血糖症禁用。

【注意】静脉注射浓度过高，速度过快，可致代谢性酸中毒，引起肾脏、大脑功能损伤。

【制剂】片剂：每片0.5g；5g。颗粒剂：每袋10g。注射剂：每瓶12.5g(250ml)；25g(250ml)；25g(500ml)；50g(500ml)。注射用木糖醇：每支25g。

多种微量元素注射液(Ⅰ)[医保(乙)]

Multi-trace Element Injection(Ⅰ)

含有多种微量元素和电解质的无色浓溶液。1ml含有 Ca^{2+} 0.15mmol，Mg^{2+} 25μmol，Fe^{2+} 0.5μmol，Zn^{2+} 0.15μmol，Mn^{2+} 0.25μmol，Cu^{2+} 0.075μmol，F^- 0.75μmol，I^- 0.01μmol，P^{3-} 75μmol，Cl^- 0.35μmol，山梨醇0.3g，其渗透压为2350mOsm/L，pH为2.0。

【其他名称】派达益儿，PED-EL。

【适应证】本品用于新生儿和婴儿全肠外营养时补充电解质和微量元素日常需求。

【用法和用量】新生儿和婴儿：一般每日用本品4ml/kg，可根据病儿对电解质和微量元素需要的不同而调节用量。

【禁忌证】不能耐受果糖和肾功能不全者禁用。

【注意】①本品须用5%～10%葡萄糖注射液稀释后才输注，输注速度要很慢，须在监护下使用。②不可添加其他药物，以免发生沉淀。③须在输液前1小时内，将本品加入葡萄糖注射液(每10ml本品加入葡萄糖液量不宜少于42ml)，输注时间不超过12小时，以免污染。

【制剂】注射液：每支10ml。

多种微量元素注射液(Ⅱ)[医保(乙)]

Multi-trace Element Injection(Ⅱ)

为含电解质和微量元素的淡黄色无菌浓缩液，在成人肠外营养中应用以满足对微量元素的基本需要。10ml(1安瓿)含有：氯化铬53.3mg(Cr^{3+} 0.2μmol)；氯化铜3.4mg(Cu^{2+} 20μmol)；氯化铁5.4mg(Fe^{3+} 20μmol)；氯化锰0.99mg(Mn^{2+} 5μmol)；钼酸钠48.5mg(MoO_4^{2-} 0.2μmol)；亚硒酸钠105mg(SeO_3^{2-} 0.4μmol)；氯化锌13.6mg(Zn^{2+} 100μmol)；碘化钠166mg(I^- 1μmol)；氟化钠2.1mg(F^- 50μmol)；山梨醇3g。pH为2.2，渗透压约1900mOsm/(kg·H_2O)。

【其他名称】安达美，Addamel。

【适应证】一般饮食摄入不会引起微量元素的缺乏和过量，但长期肠外营养，可造成微量元素摄入不足，本品可满足成人每日对所含微量元素的生理需要。仅用于15kg以上儿童及成人长期肠外全营养时补充电解质和微量元素。妊娠期妇女对微量元素的需要量轻度增高，本品也适用于妊娠期妇女。

【用法和用量】成人推荐剂量为每日10ml。加于复方氨基酸注射液或葡萄糖注射液500ml内滴注，滴注时间为6～8小时。配制好的输液必须在24小时内输注完毕，以免被污染。

【禁忌证】肾功能不全和不耐受果糖的患者禁用。

【注意】①微量元素代谢障碍和胆道功能明显减退以及肾功能障碍者应慎用。②因本品渗透压较高和pH较低，故未经稀释不能输注。③经外周静脉输注时，每500ml复方氨基酸注射液或葡萄糖注射液中最多可加入本品10ml。不可加入其他药物，以避免可能发生的沉淀。④输注速度不宜过快。

【制剂】注射液：每支10ml。

脂溶性维生素注射液(Ⅰ)[医保(乙)]

Fat-soluble Vitamin Injection(Ⅰ)

每10ml含维生素A 0.69mg；维生素D_2 10μg；维生素E 6.4mg；维生素K_1 0.20mg；注射用大豆油1g；注射用卵磷脂0.12g；甘油(无水)0.22g；氢氧化钠调pH约为8。

【其他名称】维他利匹特(儿童)，Vitalipid N Infant。

【性状】白色乳状液。

【适应证】为长期肠外全营养患者补充需要量的脂溶性维生素A、D、E、K。

【用法和用量】本品适用于11岁以下儿童及婴儿，每日1ml/kg体重，每日最大剂量10ml。使用前在无菌条件下，将本品加入到脂肪乳注射液内(100ml或以上量)，轻轻摇匀后输注，并在24小时内用完。

本品可用于溶解注射用水溶性维生素，使用前，在无菌条件下，将本品10ml加入一瓶注射用水溶性维生素，溶解后再加入到脂肪乳注射液中。

【不良反应】偶见体温上升和寒战；经 6～8 周输注后，可能出现血清氨基转氨酶、碱性磷酸酶和胆红素升高，减量或暂停药即可恢复正常。

【注意】必须稀释后静脉滴注。用前 1 小时配制，24 小时内用完。婴幼儿对大量或超量维生素 A 较敏感，应谨慎使用。慢性肾功能减退时慎用。长期大剂量应用时应随访监测暗适应、眼震颤电动图、血浆胡萝卜素及血清视黄醇水平。维生素 A 慢性中毒时，血糖、尿素氮、血钙、血胆固醇和甘油三酯水平增高。大剂量应用时可能出现红细胞和白细胞计数下降、红细胞沉降率加快、凝血酶原时间缩短。

【药物相互作用】本药内含维生素 K_1，可对抗香豆素类抗凝血剂作用，故不宜合用。

【制剂】注射液：每支 10ml。

【贮法】2～10℃避光保存，不能暴露于阳光之下。

脂溶性维生素注射液（Ⅱ）〔医保(乙)〕

Fat-soluble Vitamin Injection（Ⅱ）

每 10ml 中分别含维生素 A 0.99mg，维生素 D_2 5μg，维生素 E 9.1mg，维生素 K_1 0.15mg。本品辅料为注射用大豆油，注射用卵磷脂，甘油（无水），氢氧化钠和注射用水。适量氢氧化钠调节 pH。

【其他名称】维他利匹特（成人），Vitalipid N Adult。

【性状】白色乳状液。

【适应证】本品用于满足成人每日对脂溶性维生素 A、D_2、E、K_1 的生理需要。

【用法和用量】成人和 11 岁以上儿童一日 1 支（10ml）。在可配伍性得到保证的前提下，使用前在无菌条件下，将本品加入脂肪乳注射液 500ml 内，轻轻摇匀后即可输注，并在 24 小时内用完。本品可用于溶解注射用水溶性维生素。使用前在无菌条件下，将本品 10ml 加入一瓶注射用水溶性维生素内，溶解后再加入脂肪乳注射液中。

【注意】必须在用前 1 小时内配制，24 小时内用完。须稀释后才能静脉滴注。

【药物相互作用】本品含维生素 K_1，不宜与双香豆素类抗凝血药合用。

【制剂】注射液：每支 10ml。

【贮藏】2～10℃避光保存，不能暴露于阳光之下。

注射用水溶性维生素〔医保(乙)〕

Water-soluble Vitamin for Injection

【其他名称】水乐维他，Soluvit N。

【适应证】用于长期肠外全营养患者补充水溶性维生素。

【用法和用量】成人及 10kg 以上儿童，每日 1 瓶，新生儿及体重不足 10kg 的儿童，每日按 1kg 体重给予 1/10 瓶。在无菌条件下，在可配伍得到保证时本品可用下列溶液 10ml 加以溶解：①脂溶性维生素注射液（Ⅱ）（供成人和 11 岁以上儿童使用）；②脂溶性维生素注射液（Ⅰ）（供 11 岁以下儿童使用）；③脂肪乳注射液；④无电解质的葡萄糖注射液；⑤注射用水。用上述方法①、②或③配制的混合液须加入脂肪乳注射液后再经静脉输注，而用方法④或⑤配制的混合液可加入脂肪乳注射液中也可加入葡萄糖注射液中再经静脉输注。

【注意】临用前溶解，溶后须在 24 小时内用毕。混合液应避光。

【制剂】冻干粉：每瓶含有硝酸硫铵 3.1mg，核黄素磷酸钠 4.9mg，烟酰胺 40mg，盐酸吡哆辛 4.9mg，泛酸钠 16.5mg，维生素 C 钠 113mg，生物素 60μg，叶酸 0.4mg，维生素 B_{12} 5.0μg。

（李晓蓉）

第 14 篇
五官、皮肤及外用药物

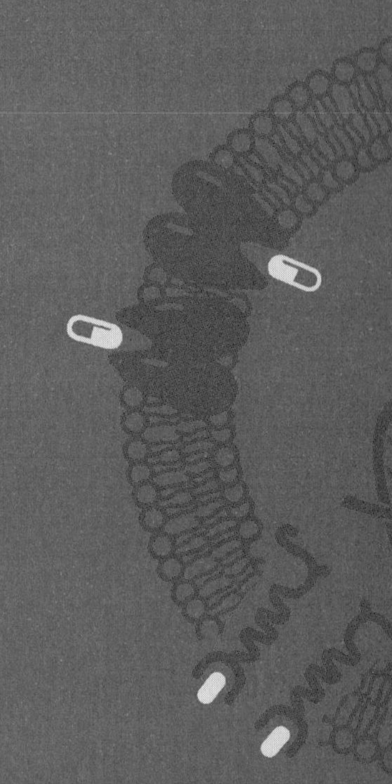

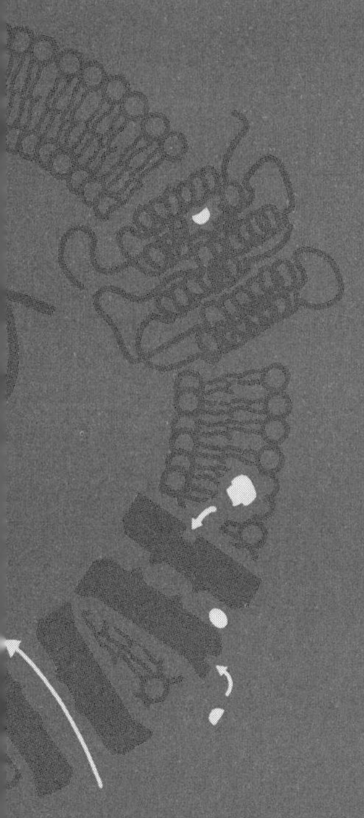

第 74 章 五官科用药

74.1　眼科用药

眼是视觉器官,由两个眼球及其周围协助眼球运动和保护它的附属器、视路和视中枢组成。眼球分为眼球壁和眼球内容两个部分。眼球壁由外、中、内三层膜构成,外膜包括角膜和巩膜,中层膜为葡萄膜,内层是视网膜。眼球内容包括眼内腔和眼内容,眼内腔主要是前房、后房和玻璃体腔。前房和后房腔内充满房水,玻璃体腔内填充透明的玻璃体。眼内容包括房水、晶状体和玻璃体,三者均透明而又有一定屈光指数,是光线进入眼内到达视网膜的通路,它们与角膜一并构成眼的屈光系统。眼附属器包括眼睑、结膜、泪器、眼外肌和眼眶。

眼科疾病涉及眼球、眼内容、眼睑及附属器等,按药物作用机制以及临床应用情况,眼科用药涉及眼局部使用的包括抗感染药、糖皮质激素类药、非甾体抗炎药、抗变态反应药、散瞳与睫状肌麻痹药、血管收缩剂和减充血剂、免疫抑制剂,以及青光眼治疗药物、干眼症治疗药物、白内障治疗药物、眼用抑制新生血管药物、眼科诊断用药等。其中,抗感染药物在各种细菌性、真菌性、病毒性眼部疾病中的应用极为广泛,如睑腺炎、泪囊炎、结膜炎、蜂窝织炎、围术期感染等,眼局部的糖皮质激素类药物、非甾体抗炎药亦是眼部炎症的主要用药,抗变态反应药、免疫抑制剂等在眼科过敏性疾病、重度干眼症、角膜移植抗排异等疾病治疗中的地位极其重要,但因篇幅所限,以上药物相应的眼用剂型介绍见其他相应章节。以下将重点围绕眼科疾病特有的治疗用药予以介绍。

1. 青光眼用药　青光眼是一种进行性视神经病变,可能导致严重的视力损害,使患者的健康状况、生活质量乃至经济状况均受到影响。眼压(intraocular pressure,IOP)为房水、晶状体和玻璃体等眼球内容物作用于眼壁的、超过大气的压力。正常眼压范围为 11~21mmHg。眼压升高是引起视神经、视野损害的主要因素,也是目前青光眼治疗中唯一被证实能够有效控制的危险因素。通过充分降低眼压能够改善或者抑制视神经损害,对预防和延缓青光眼的进展有积极作用,也是目前临床治疗青光眼的重要方法。

青光眼涉及的用药包括如下几类:拟胆碱药,通过缩瞳促进房水流出,代表药物毛果芸香碱;β 受体拮抗剂,减少睫状体的房水生成,代表药物有噻吗洛尔、倍他洛尔、卡替洛尔、左布诺洛尔、美替洛尔;α_2 受体激动剂,促进房水流出和减少房水生成,代表药物有溴莫尼定、安普乐定;碳酸酐酶抑制剂,减少房水生成,如局部使用的布林佐胺,全身使用的醋甲唑胺;前列腺素衍生物,通过影响葡萄膜巩膜通道促进房水流出,代表药物有拉坦前列素、曲伏前列素、贝美前列素、他氟前列素;复方制剂,代表药物有拉坦噻吗、曲伏噻吗、贝美素噻吗洛尔、布林佐胺噻吗洛尔。复方制剂的使用既可以减少药物滴眼的次数,提高用药依从性,又可以减少抑菌剂对眼部的不良影响,已成为未来发展的趋势。

2. 干眼症用药　干眼是指由于泪液或眼表异常引起的泪膜不稳定和眼部不适以及视觉障碍,通常伴有泪液渗透压的升高和眼表组织的炎症。按病因可分为泪液缺乏性和蒸发过强性两大类，其治疗药物主要为不同类型的人工泪液类：润滑作用类，主要成分是高分子聚合材料，玻璃酸钠、羟丙甲纤维素、羧甲纤维素钠、卡波姆、聚乙二醇、右旋糖酐70 等，这些成分黏度高，保湿性好；牛血清提取物，包括小牛血去蛋白提取物、小牛血清去蛋白等，可促进细胞能量代谢，改善组织营养，刺激细胞再生和加速组织修复；细胞因子类，包括碱性成纤维细胞生长因子、表皮生长因子，促进角膜上皮细胞的再生，缩短受损角膜愈合时间。

3. 血管内皮生长因子抑制剂(抗 VEGF 类药物)　新生血管可以出现在任何含正常血管组织的眼结构，包括结膜、角膜、虹膜、脉络膜及视网膜等，常见的有糖尿病视网膜病变、年龄相关性黄斑病变、缺血性视网膜中央静脉阻塞等。其中，血管内皮生长因子(VEGF)是最主要的血管生成调节因子。目前已有多种抑制血管内皮生长因子(VEGF)活性的药物应用于临床，如雷珠单抗、康柏西普、阿柏西普。作用机制是竞争性地抑制 VEGF 与受体的结合，从而抑制内皮细胞增殖和血管新生。

此类药物多为眼内注射剂，通常需要玻璃体腔注射，由有资质的医院和眼科医生使用。玻璃体腔注射药物时需注意：进行玻璃体腔注药前 3 天滴用抗菌药物，一天 4 次，注药后涂抗菌药眼膏后加眼垫包扎，次日用抗菌药物滴眼 2 ~ 3 天，每日 4 次；在注射给药后会出现暂时性的眼压升高，因此，应监测眼压并确认未发生视网膜循环障碍。

4. 白内障用药　白内障的治疗方法包括手术治疗和药物治疗，目前有研究认为抗氧化剂、营养药及中药可预防或延缓老年性白内障的发生或发展，但相关的循证证据并不充分，目前唯一能够治愈白内障的方式只有手术。

5. 其他类眼科用药　缓解视疲劳类的药物多以对症治疗为主，如含有血管收缩剂萘甲唑啉成分，可收缩结膜血管，减轻眼部充血症状，但不宜长期用药。散瞳类药物包括不同浓度的阿托品、消旋山莨菪碱、托吡卡胺滴眼液等，多用于屈光检查、治疗虹膜-睫状体炎、解除调节痉挛治疗假性近视、治疗恶性青光眼等。眼局部麻醉药是眼科手术常用药物，如丙美卡因，点于角膜和结膜表面，产生局麻作用。此外，眼科独有的诊断用药，荧光素钠和吲哚菁绿已经在诊断用药中介绍，在此不做赘述。

那他霉素[医保(乙)]　Natamycin

【其他名称】那特真，匹马霉素，游霉素，Natacyn，Pimaricin。

【ATC 编码】A01AB10，A07AA03，D01AA02，G01AA02，S01AA10

【性状】为白色或黄白色结晶粉末，极不溶于水、乙醇、丙酮和三氯甲烷等，水中溶解度为 0.005% ~0.01%，干燥遮光条件下稳定，遇光即分解失效。其滴眼液为乳白色混悬液体。

【药理学】为链霉菌 *Streptomyces natalensis* 培养液中分离所得的一种四烯类抗真菌抗生素。在体外具有抗多种酵母菌和丝状真菌作用，包括念珠菌、曲霉菌、头孢子菌、镰刀霉菌和青霉菌，对病毒和细菌无效。通过和敏感真菌的细胞膜上的固醇结合，形成多烯固醇复合物，改变膜的渗透性，导致细胞内重要物质如钾离子、核苷酸和氨基酸等外漏，从而影响真菌细胞的正常代谢而抑制其生长，达到抑菌或杀菌的作用。治疗真菌性外眼感染疗效优于两性霉素 B。

【适应证】常用于对本品敏感的微生物引起的真菌性眼睑炎、结膜炎和角膜炎，包括腐皮镰刀菌角膜炎。

【用法和用量】使用前充分摇匀。滴眼：真菌性角膜炎，开始剂量为一次 1 滴，每 1 ~2 小时 1 次，滴入结膜囊内。3 ~4 天后改为一次 1 滴，一日 6 ~8 次。治疗一般要持续 14 ~21 天，或者一直持续到活动性真菌性角膜炎消退。大多数病例，每隔 4 ~7 天逐渐减少药物剂量。治疗真菌性眼睑炎和结膜炎初始剂量可以小一些，为一次 1 滴，一日 4 ~6 次。

【不良反应】偶见眼部异物感、刺激、疼痛、瘙痒感、结膜轻度充血、水肿、角膜上皮轻度糜烂等，多为一过性的轻微反应，不影响疗效，且无后遗症。

【禁忌证】有药物过敏史及对本品中任何一种成分过敏者禁用。

【注意】①口服几乎不吸收，静脉给予有较强的肝、肾和内分泌腺毒性，故仅限用于滴眼，不能用于注射。②使用本品 7 ~10 天后，若角膜炎没有好转，则提示引起感染的微生物对那他霉素不敏感，应根据临床再次检查和其他实验室检查结果决定是否继续治疗。③妊娠期妇女和哺乳期妇女慎用。④混悬液滴眼的角膜透性极差，不能透过角膜、结膜或其他黏膜表面，无全身吸收。因此，滴眼仅用于治疗外眼的真菌感染。

【制剂】滴眼液：每支 5%(15ml)。

【贮法】遮光，密封，在凉处保存。

吡嘧司特　Pemirolast

【其他名称】研立双，倍米司特，哌罗司特，眼立爽，Alegysal。

【性状】为浅黄色结晶性粉末，无臭，味苦。易溶于水，略溶于甲醇、乙醇，几乎不溶于乙醚。其滴眼液为无色透明水溶液。

【药理学】为肥大细胞稳定剂，效应与酮替芬相当，优于色甘酸钠。其抗过敏作用的机制尚不明确，可能与抑制细胞外钙内流以及细胞内钙释放有关。0.1%本品的抗过敏作用可至少持续12小时。

【适应证】过敏性结膜炎、春季结膜炎等。

【用法和用量】滴眼：一日2次，一次1～2滴，治疗春季结膜炎一般可连续用药4周。

【不良反应】滴眼时偶见烧灼感、眼干、异物感和一般性眼部不适。

【禁忌证】对本品过敏者禁用。

【制剂】滴眼液：每支0.1%（5ml）。

【贮法】遮光，密封，在凉处保存。

非尼拉敏/萘甲唑啉 Pheniramine/Naphazoline

【其他名称】那素达，Naphcon-A。

【药理学】本品所含非尼拉敏为抗组胺药，可减轻过敏症状；萘甲唑啉为血管 α_1 受体激动剂，可收缩眼部血管而缓解眼部炎症所致的充血。

【适应证】用于各种原因引起的眼部充血和瘙痒，各种眼部过敏性炎症。也用于缓解因尘埃、感冒、过敏、揉眼、配戴角膜接触镜、游泳以及眼睛疲劳等引起的眼睛充血、瘙痒、灼热感以及其他刺激症状。

【用法和用量】滴眼：每3～4小时1次，一次1～2滴，以症状轻重而定。

【不良反应】①偶见瞳孔散大，眼压增高症状。②长期使用可能产生全身反应，如高血压、心律失常及高血糖等，但罕见，且停药可恢复。

【禁忌证】对本品过敏者、闭角型青光眼患者禁用。

【注意】①患有严重心血管疾病的老年患者、妊娠期妇女和哺乳期妇女以及未控制好的高血压及糖尿病患者慎用。②服用单胺氧化酶抑制剂者慎用。③在使用过程中，如发现眼红、疼痛等情况，应停药就医。④配戴角膜接触镜者，滴药前摘下，滴入后15分钟再戴上。

【药物相互作用】单胺氧化酶抑制剂或拟交感神经药物与本品合用可加强前者的药效。

【制剂】滴眼液：每支15ml（含马来酸非尼拉敏0.3%，盐酸萘甲唑啉0.025%）。

【贮法】遮光，密封，在凉处保存。

奥洛他定[医保(乙)] Olopatadine

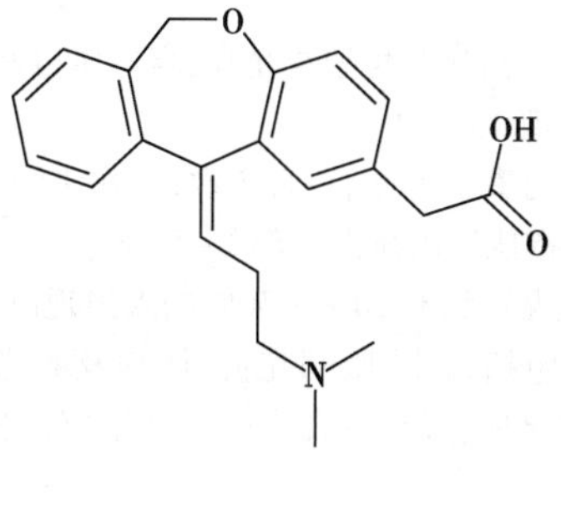

【其他名称】盐酸奥洛他定，帕坦洛，Patanol。

【ATC编码】R01AC08

【性状】其盐酸盐为白色结晶性粉末，溶于水。

【药理学】为抗过敏药，结构与酮替芬相似，但活性更强。具选择性 H_1 受体抑制和肥大细胞膜稳定的双重作用。能有效抑制由组胺引起的结膜血管透性增加，起效快，作用持续时间长，眼痒、充血等症状的缓解作用可维持8小时以上。对 α 肾上腺素受体，多巴胺受体，M_1、M_2 受体无作用。

【适应证】用于过敏性结膜炎。

【用法和用量】滴眼：一次1～2滴，一日2次，间隔时间6～8小时以上。

【不良反应】头痛发生率7%，其他有乏力、视力模糊、烧灼或刺痛感、眼干、异物感、充血、眼睑水肿等。

【禁忌证】对本品过敏者禁用。

【注意】①配戴角膜接触镜者，在使用本品时，请暂时不要配戴角膜接触镜。②本品开盖4周后，应不再使用。③哺乳期妇女慎用。

【制剂】滴眼液：每支1%（5ml）。

【贮法】遮光，密封，在凉处保存。

吡诺克辛 Pirenoxine

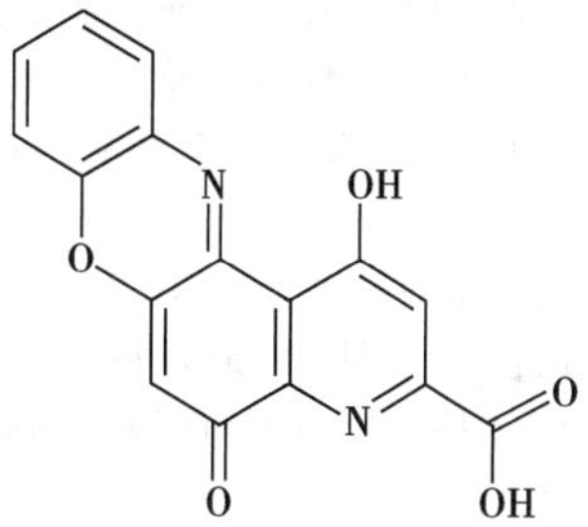

【其他名称】白内停，卡他灵，睛明，Berneitine Sodium，Catarast，Kary。

【性状】常用其钠盐，为淡黄色或橙黄色液体，药片为橙红色片，专用溶剂为无色澄明液体。

【药理学】白内障形成的原因之一是由于晶状体内可溶蛋白质受醌类物质作用，逐渐变成不溶性蛋白质所致。醌类物质系由体内重要功能氨基酸——色氨酸的异常代谢所形成。此种醌类物质对晶状体可溶性蛋白质的作用可被本品竞争性抑制。另外，本品还可对抗自由基对晶状体损害而导致的白内障。因此，本品对白内障的发展具有一定的抑制功效。动物实验显示，本品还能减少白内障囊外摘除术后后囊膜混浊的发生率。

【适应证】用于老年性白内障、外伤性白内障、轻度糖尿病性白内障、并发性白内障和先天性白内障。

【用法和用量】滴眼，用前充分摇匀，一日3～5次，一次1～2滴。

【注意】①使用前须将药片投入溶剂中，待药物完全溶解后，方可使用。②片剂溶入溶剂后，应连续使用，在20天内用完。③滴眼时，应避免眼药瓶滴口与眼接触，以防止滴眼液被污染。

【制剂】滴眼液:包装中药片含约 0.8mg,用溶剂 15ml 溶解药片。

【贮法】遮光,密封,在凉处保存。

苄达赖氨酸[药典(二)] Bendazac Lysine

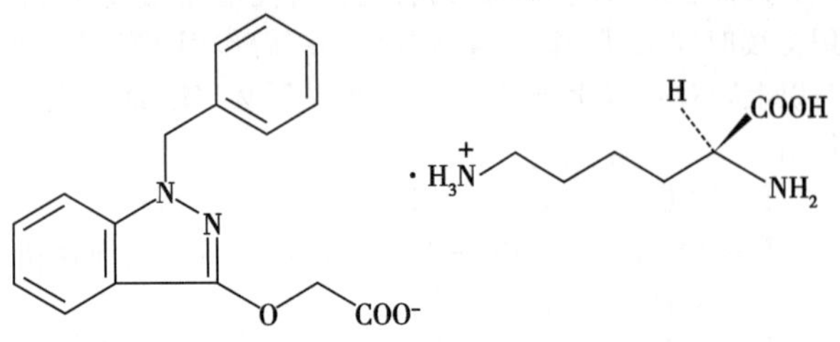

【其他名称】莎普爱思。

【性状】本品为无色或微黄色的澄明液体。

【药理学】本品是醛糖还原酶(AR)抑制剂,滴眼液能进入眼内组织和房水,并在晶体内浓集,对晶状体 AR 有抑制作用,抑制眼睛中 AR 的活性,达到预防或治疗白内障的目的。

【适应证】用于早期老年性白内障。对由糖尿病、X 射线、晶体蛋白氧化等原因引发的白内障有较好的作用。

【用法和用量】滴眼,一日 3 次,一次 1~2 滴或遵医嘱。滴后闭目 3~5 分钟,以使药物充分地吸收。

【不良反应】可见一过性灼烧感,流泪等反应,但能随着用药时间延长而适应。极少可有吞咽困难、恶心、呕吐、腹泻、流泪、接触性皮炎等。

【注意】①对本品过敏者,应慎用。②眼部有感染或炎症的白内障者在使用本品时,最好同时治疗上述眼疾。③本品经冰箱冷藏(4℃左右)后可以降低刺激性的发生率和强度。

【制剂】滴眼液:每支 25mg(5ml);40mg(8ml)。

【贮法】遮光,密封,在凉处保存。

卵磷脂络合碘 Iodized Lecithin

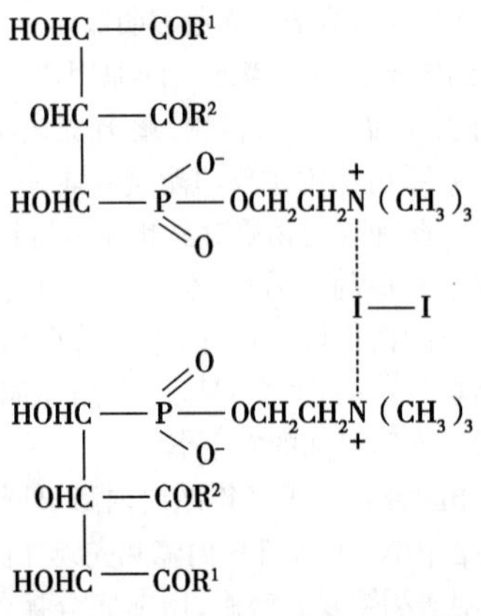

—COR¹ =亚油酸残基

—COR² =硬脂酸残基

【其他名称】沃丽汀,Joletin。

【性状】为棕黄色颗粒或粉末,有特殊气味,易溶于三氯甲烷、四氯化碳和苯中,不溶于乙醚和乙醇。在水中形成胶体溶液。含碘量 6.5%~7.0%。在非极性溶剂中稳定,但在极性溶剂中逐渐分解并释放出碘。

【药理学】本品为碘的络合物,可避免碘化物口服对胃部的损害,且作用也更持久。以无机碘的形式被甲状腺摄取,可治疗由于缺乏碘引起的甲状腺肿或儿童的甲状腺功能减退。促进视网膜组织呼吸,增进视网膜的新陈代谢。动物实验发现,本品具有明显的抗炎和改善视网膜电流图的作用。

口服后,大部分成为无机碘在血中被吸收,给药后 1 小时达峰值。24 小时内由尿排出,粪中排出量为 10% 以下。

【适应证】用于血管痉挛性视网膜炎、出血性视网膜炎、玻璃体积血、玻璃体混浊、中央静脉闭合性视网膜炎和婴儿哮喘、支气管炎、缺碘性甲状腺肿、缺碘性甲状腺功能减退。

【用法和用量】口服:成人一日常规剂量为 3~6 片(含碘 300~600μg),分 2~3 次服用。

【不良反应】偶尔发生胃肠不适。

【禁忌证】对碘过敏者禁用。

【注意】患有慢性甲状腺疾病的,曾患突眼性甲状腺肿的,内源性甲状腺素合成不足的患者慎用。

【制剂】片剂:每片 1.5mg(含碘 100μg)。

【贮法】遮光,密封保存。

溴莫尼定[医保(乙)] Brimonidine

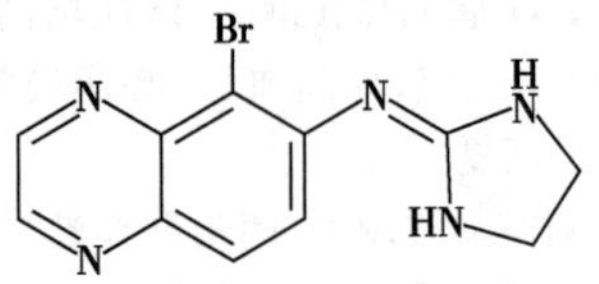

【其他名称】阿法根,Alphagan。

【ATC 编码】S01EA05

【药理学】为 α_2 肾上腺素受体激动药,对 α_2 受体有高度选择性。本品可使实验动物和人眼的房水生成率减少和葡萄膜巩膜外流增加,从而导致眼压下降。对青光眼和正常眼都有降眼压作用,对心血管系统和呼吸系统的影响很小。用本品滴眼后,1~4 小时,血浆浓度达到峰值,$t_{1/2}$ 约为 3 小时。正常人滴药 5 天后眼压降低 16%~22%。开角型青光眼和高眼压患者滴用 4 周,眼压降低 0.77kPa(5.8mmHg),下降率为 30.1%。连续用药 1 年,降眼压作用稳定。本品主要通过肝脏代谢,药物和其代谢产物大部分由尿排出。

【适应证】治疗开角型青光眼、高血压以及防治眼前房激光手术后的眼压升高。

【用法和用量】滴眼,一日 3 次,一次 1 滴,滴于结膜囊内,滴后用手指压迫内眦泪囊部 3~5 分钟。

【不良反应】约有 10%~30% 的人出现以下不良反应,按降序排列,包括口干,眼部充血、烧灼及刺痛感,头痛,视物模糊、眼睛异物感,乏力或倦怠,结膜滤泡,眼部过敏反应以及眼部瘙痒。约有3%～9%的人出现以下不良反应，按降序排列，包括角膜染色或溃疡、畏光、眼睑红斑、眼部酸痛或疼痛、干燥、流泪，上呼吸道症状，眼睑水肿、结膜水肿，头晕，睑炎、眼部刺激，胃肠道症状，虚弱无力，结膜变白，视物异常以及肌肉痛。有少于3%的患者出现以下不良反应，包括眼睑痂，结膜出血，味觉异常，失眠，结膜分泌物增多，精神抑郁，高血压，焦虑，心悸，鼻干以及晕厥。

【禁忌证】①应用单胺氧化酶抑制剂（如异卡波肼、苯乙肼、丙卡巴肼等）的患者禁用。②严重的心、肝疾患，精神抑郁、大脑或冠状功能不全、雷诺病、直立性低血压、血栓闭塞性脉管炎以及同时应用β肾上腺素受体拮抗药、抗高血压药或糖苷类心脏病药物者禁用。

【注意】①妊娠期妇女使用本品的安全性尚未确定，故妊娠期妇女使用本品时，应权衡利弊，慎用。②哺乳期妇女和小儿宜慎用。③老年人视健康状况，慎用。④虽然用本品滴眼进入体内的量非常少，但对心血管疾病患者或低血压患者的血压可能有影响。⑤肝肾功能不良者血液内有较高水平的溴莫尼定可导致情绪低沉，用本品滴眼可能使这种情况恶化。⑥滴眼液中的防腐剂可能被软接触镜吸收。滴本品后至少15分钟才能戴软接触镜。

【药物相互作用】不宜与肾上腺素受体拮抗药、抗高血压药或糖苷类心脏病药物同时应用，与其他降眼压药物联合应用有加强作用。

【制剂】滴眼液：每支0.2%（5ml）。

【贮法】遮光，密封，在凉处保存。

布林佐胺〔医保（乙）〕　Brinzolamide

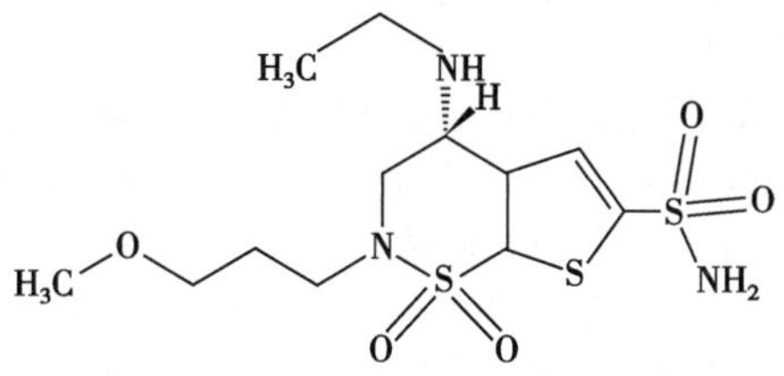

【ATC编码】S01EC04

【药理学】布林佐胺通过抑制眼部睫状突的碳酸酐酶以减少房水的分泌，也可能是通过减少碳酸氢盐离子的生成从而减少了钠和水的转运，最终降低了眼压。本品滴眼后被吸收进入全身循环。由于它与碳酸酐酶Ⅰ型同工酶的高度亲和力，广泛分布于红细胞中，在全血中具有较长的$t_{1/2}$（平均接近24周）。布林佐胺蛋白结合率约60%。主要经肾脏排泄（约60%）。

【适应证】用于降低高眼压症和开角型青光眼患者升高的眼压。

【用法和用量】用前摇匀，滴眼，一日2～3次，一次1滴，滴于结膜囊内，滴后用手指压迫内眦泪囊部3～5分钟。如果漏用一次，继续按原计划下一次给药治疗。一天用量不超过每日3次，每次1滴。

【不良反应】①眼部可有一过性视物模糊、短暂烧灼感和刺痒感、异物感和充血。通常不需停药。②滴眼后可全身吸收，常见不良反应为头痛、味觉异常（苦、酸味和异味），还可能产生磺胺类药物的过敏反应。

【禁忌证】对磺胺类药物过敏和不能耐受者，严重肝肾功能障碍者禁用。

【注意】①妊娠期妇女和小儿慎用。②哺乳期妇女最好停用本品。③本品不得与碳酸酐酶抑制剂同用。④长期使用应进行血、尿常规检查和肝肾功能检查。

【制剂】滴眼液：每支1%（5ml∶50mg）。

【贮法】遮光，密封，在凉处保存。

拉坦前列素〔医保（乙）〕　Latanoprost

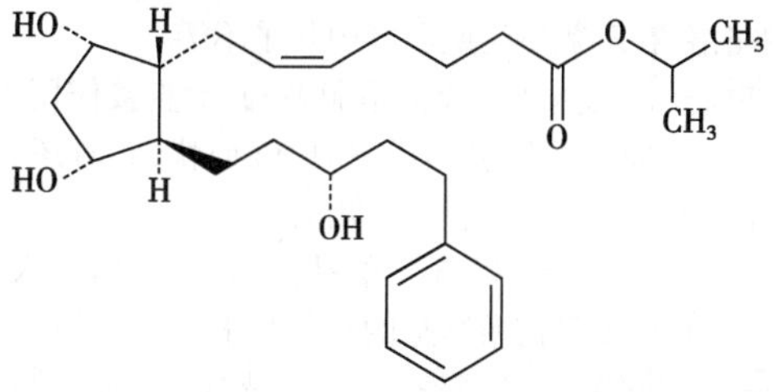

【其他名称】适利达，拉坦前列腺素，Xalatan。

【ATC编码】S01EE01

【药理学】为前列腺素$F_{2\alpha}$异丙基酯前药的类似物。其降眼压的机制不同于以前的各类降眼压药物，动物和人体研究证实，本品既不使房水生成减少，也不使通过小梁网的房水排出增加，而是通过松弛睫状肌，增宽肌间隙，使房水通过葡萄膜巩膜途径外流增加使眼压下降，降眼压作用比多佐胺、噻吗洛尔均强。本品对正常眼压青光眼也有较好的降眼压效果，对视力调节、瞳孔直径、泪液分泌均无影响，亦不影响全身的血压和心率。用0.005%本品滴眼后3～4小时开始起效，8～12小时达峰值，降眼压效果持续20～23小时，但血浆浓度很低，$t_{1/2}$仅17分钟，全身不良反应很少。

【适应证】用于治疗青光眼、高眼压症和其他各种眼压升高。

【用法和用量】滴眼，一日1次，一次1滴，最好在睡前用。

【不良反应】本品通常耐受良好，偶见视力模糊、烧灼痛、刺痛、结膜充血、短暂点状角膜糜烂和异物感，少数出现皮疹。某些患者还会出现虹膜的棕色色素沉着（6个月后有7%，12个月后达16%）。停药后即可停止进展，但明显不能恢复。

【禁忌证】对本品过敏者，严重哮喘或眼睛发炎充血期间等患者禁用。

【注意】①本品不适用于治疗闭角型或先天性青光眼、色素沉着性青光眼以及假晶状体症的开角型青光眼。②配戴角膜接触镜者，应先摘掉镜片，滴入药物15分钟后才能戴上镜片。

【药物相互作用】本品与噻吗洛尔、毛果芸香碱、地匹福林、碳酸酐酶抑制剂（口服乙酰唑胺或用多佐胺滴眼）联合应用，都能使降眼压作用增强。

【制剂】滴眼液：每支125μg（2.5ml）。

【贮法】遮光,密封,在凉处保存。

卡巴胆碱〔药典(二)〕 Carbachol

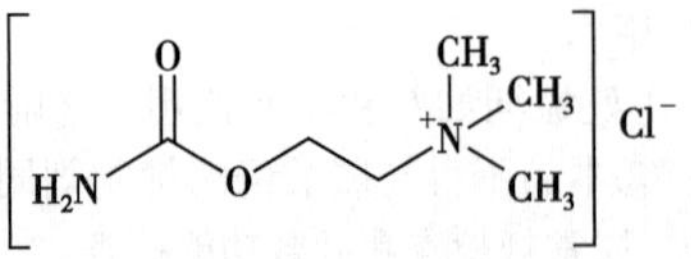

【其他名称】氨甲酰胆碱,碳酰胆碱,米可林,Carbacholine,Miostat。

【ATC 编码】N07AB01,S01EB02

【性状】为白色结晶,有引湿性。在水中极易溶解,在乙醇中略溶,在三氯甲烷或乙醚中几乎不溶。

【药理学】为人工合成的拟胆碱药,能直接作用于瞳孔括约肌,产生即刻的缩瞳作用,作用强而快,同时还有抗胆碱酯酶的作用,能维持较长的作用时间。

【适应证】用于治疗青光眼;用于人工晶体植入、白内障摘除、角膜移植等需要缩瞳的眼科手术。

【用法和用量】滴眼液:治疗青光眼,一次 1 滴,一日 1~3 次。注射液:眼科手术时,一次在前房内注射 0.2~0.5ml。

【不良反应】滴药后短时间内,远视力和近视力均模糊。开车、使用机器或做其他危险工作者,要特别注意,以防发生危险。

【禁忌证】禁用于口服、肌内注射及静脉注射。

【注意】①妊娠期妇女、哺乳期妇女及对本品过敏者慎用。②使用本品滴眼时,不要戴软接触镜。

【药物相互作用】本品不宜与以下药物同时使用:阿司匹林及局部非甾体抗炎药(如氟比洛芬、环氟拉嗪和酮咯酸)。眼局部同时使用非甾体抗炎药时,使用本品无效。

【制剂】滴眼液:每支 0.25%;0.75%;1.5%;2.25%;0.3%(15ml;30ml)。注射液:每支 0.1mg(1ml)。

【贮法】遮光,密封,在凉处保存。

维替泊芬 Verteporfin

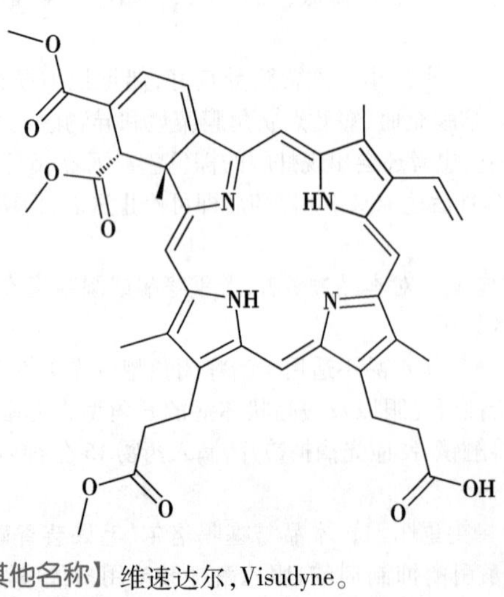

【其他名称】维速达尔,Visudyne。

【ATC 编码】S01LA01

【性状】本品为深绿色粉末。

【药理学】为苯唑卟啉衍生物,第二代卟啉类光敏剂。可选择性地进入不正常的血管,通过非热能激光照射患者的视网膜,而产生一种活性氧,闭塞不正常血管,从而终止血管的渗漏。正常的视网膜血管不受影响。可限制异常细胞生长而造成的视力损失。

【适应证】静脉注射本品配合激光,用于继发于年龄相关性黄斑变性,病理性近视或下脉络膜新生血管形成等症。此疗法还可用于治疗巴雷特食管病、近视眼、皮肤癌、银屑病等疾病。本品在光的作用下,能产生有毒性的氧基,导致癌细胞死亡,故也用于皮肤癌的治疗。

【用法和用量】治疗分为两个步骤,第一步静脉输注本品,第二步用非热性二极管激光活化本品。用于黄斑退化的治疗:按 $6mg/m^2$ 体表面积剂量配制,溶解于 5% 葡萄糖注射液,配成 30ml 溶液。用合适的注射泵和过滤器,以每分钟 3ml 的速度在 10 分钟完全经静脉输注完毕。自输注开始后 15 分钟,用波长 689nm 激光照射患者。治疗脉络膜新生血管形成时,在病灶局部推荐使用激光剂量为 $50J/cm^2$,激光强度 $600mW/cm^2$。此剂量在 83 秒内照射完毕。

每支维替泊芬用 7ml 无菌注射用水配制成 7.5ml 浓度为 2mg/ml 的注射液。配制好的溶液必须遮光保存,并且在 4 小时内使用。建议在注射前观察配制好的溶液是否出现沉淀和变色现象。配制好的溶液是一种深绿色的透明液体。

【不良反应】可见头疼,注射局部反应(包括药液外渗和皮疹)和视力障碍(视物模糊,视敏度下降,视野缺损)。

【禁忌证】对本品或其他卟啉类衍生物有高度过敏反应的患者禁用。

【注意】①有肝肾功能不全的患者和以前对光动力学疗法不适应的患者慎用。②患者在注射本品后 6 天内,要避免阳光直接照射皮肤、眼睛。③一旦在输注过程中出现药液外渗,外渗局部必须完全遮光,直到局部肿胀和变色完全消失,否则会出现严重局部灼伤。④在接受本品治疗后,可能会出现短暂的视力紊乱,因此,当症状存在时,患者不要驾车或者操作机器。⑤本品会在盐溶液中发生沉淀,不要使用盐溶液和其他注射液溶解药物,不要将本品和其他药物溶解于同一溶液中。⑥避免药物受到直接光照。

【药物相互作用】根据本品的作用机制,许多药物联合使用会影响本品的疗效。比如:钙通道阻滞剂、多黏菌素 B 或放疗会增加血管内皮细胞摄取本品。其他光敏剂(如四环素,磺胺类药物,吩噻嗪,磺脲类降血糖药,噻嗪类利尿药和灰黄霉素)可以增加皮肤光敏反应性。可以消除活性氧类或清除自由基的复合物,如二甲基亚砜,β-胡萝卜素,乙醇,甲酸盐和甘露醇可能会降低本品的活性。减少凝血、血管收缩和血小板聚集的药物如血栓素 A_2 抑制剂,也可以降低本品的疗效。

【制剂】注射剂:每支 15mg。

【贮法】遮光,在凉处保存。

托吡卡胺〔药典(二);基;医保(甲)〕　Tropicamide

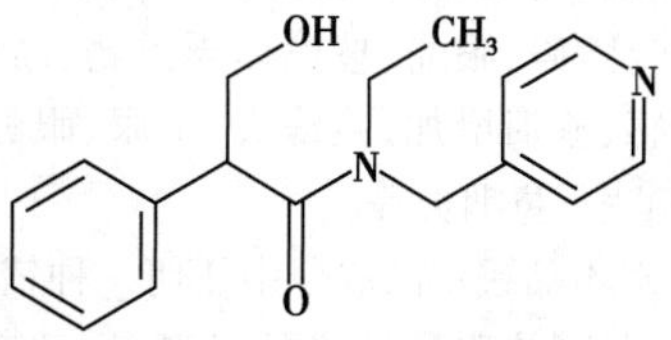

【其他名称】托品酰胺,托品卡胺,双星明,Mydriacyl。

【ATC 编码】S01FA06

【性状】为白色结晶性粉末,无臭。在乙醇或三氯甲烷中易溶,在水中微溶,在稀盐酸或稀硫酸中易溶。

【药理学】本品为合成的 M 胆碱受体拮抗药,能松弛瞳孔括约肌及睫状肌,出现瞳孔扩大和调节麻痹,滴眼后 20～35 分钟作用最强,随即降低,6 小时后恢复至用药前水平。

【适应证】用于散瞳检查眼底和散瞳验光。

【用法和用量】滴眼,一次 1 滴,间隔 5 分钟滴第 2 次,即可满足散瞳检查之需要。

【不良反应】①本品 0.5% 溶液滴眼一日 1～2 次,一次 1 滴时不良反应罕见,1% 溶液可能产生暂时的刺激症状。②婴幼儿对本品极为敏感,用 0.25% 的滴眼液,滴眼液吸收后可引起眼局部皮肤潮红、口干等。③老年人易产生类阿托品样毒性反应,可使闭角型青光眼眼压急剧升高,也有可能诱发未经诊断的闭角型青光眼。

【禁忌证】对本品过敏者,闭角型青光眼,婴幼儿有脑损伤,痉挛性麻痹,唐氏综合征患者禁用。

【注意】①为避免药物经鼻黏膜吸收,滴眼后应压迫泪囊部 2～3 分钟。②小儿慎用。③出现眼压升高,应立即停药。

【药物相互作用】与单胺氧化酶抑制剂或三环类抗抑郁剂同时应用可引起血压明显增高。

【制剂】滴眼液:每支 0.25%(6ml);0.5%(6ml);1%(8ml)。

【贮法】遮光,密封,在凉处保存。

依美斯汀〔医保(乙)〕　Emedastine

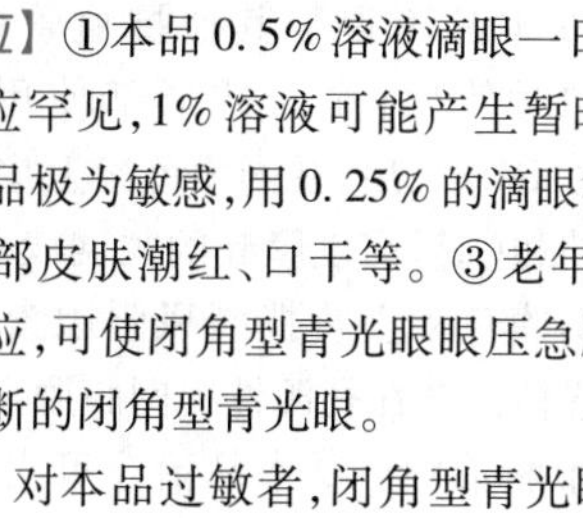

【其他名称】富马酸依美斯汀,埃美丁,Emadine。

【ATC 编码】S01GX06

【药理学】依美斯汀是一种相对选择性的组胺 H_1 受体拮抗剂。

【适应证】用于暂时缓解过敏性结膜炎的体征和症状。

【用法和用量】推荐量为患眼每次 1 滴,每日 2 次,如需要可增加到每日 4 次。

【不良反应】最常见眼部疼痛,其他包括头痛、眼部刺激、视物模糊、眼睛瘙痒、眼干、角膜染色、结膜充血等。

【禁忌证】对产品中任何成分过敏者禁用。

【注意】①由隐形眼镜引起的眼部刺激症状不能应用本药治疗。若与其他眼科用药同时使用,两次用药之间应间隔 10 分钟。②哺乳期妇女慎用。③3 岁以下儿童使用本品的安全性和有效性尚未确定。

【制剂】滴眼液:每支 2.5mg(5ml)。

【贮法】保存于 4～30℃。

普拉洛芬〔医保(乙)〕　Pranoprofen

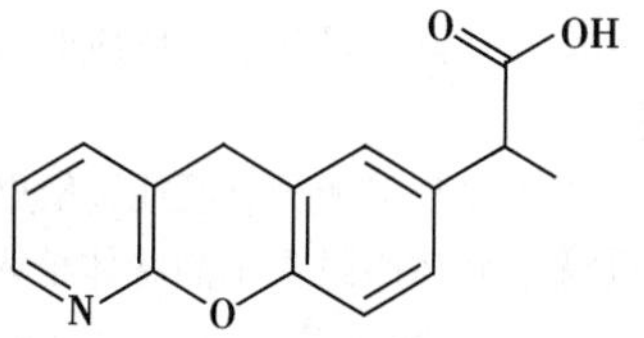

【其他名称】普南扑灵,卫晶。

【ATC 编码】S01BC09

【药理学】本药具有抑制前列腺素的生成和稳定细胞膜的作用。

【适应证】用于外眼及眼前节炎症的对症治疗(眼睑炎、结膜炎、角膜炎、巩膜炎、浅层巩膜炎、虹膜睫状体炎、术后炎症)。

【用法和用量】滴眼每次 1～2 滴,每日 4 次。根据症状可以适当增减次数。

【不良反应】主要不良反应为刺激感、结膜充血、瘙痒感、眼睑发红/肿胀、眼睑炎、分泌物、流泪、弥漫性表层角膜炎、异物感、结膜水肿等。

【禁忌证】对本品任何成分过敏者禁用。本品禁用于服用阿司匹林或其他非甾体抗炎药后诱发哮喘、荨麻疹或过敏反应的患者。

【注意】本品只是对症治疗。本品可掩盖眼部感染,因此对感染引起的炎症一定要仔细观察并慎用。

【制剂】滴眼液:每瓶 5mg(5ml)。

【贮法】室温保存。开封后必须避光保存。

他氟前列素　Tafluprost

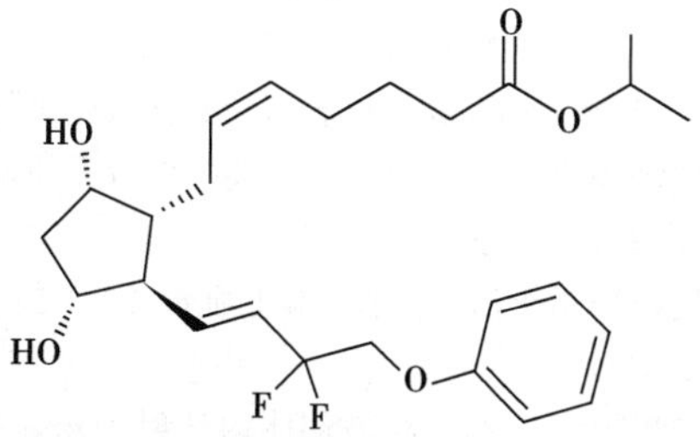

【其他名称】泰普罗斯,Zioptan。

【ATC 编码】S01EE05

【药理学】本药为前列腺素类似物，是一种选择性前列腺素 FP 受体激动药，可通过增加葡萄膜巩膜途径房水流出量而降低眼压，但其确切的作用机制尚不明确。动物实验表明，将 0.005% H-他氟前列素滴眼液对猴单次滴眼时，放射能立刻在组织内分布，滴眼后 5～15 分钟后在角膜和结膜，滴眼后 2 小时在房水、虹膜、睫状体和晶状体，分别显示最高放射能强度，之后快速消失。

【适应证】用于降低开角型青光眼和高眼压症患者升高的眼压。

【用法和用量】每日 1 次，每次 1 滴，滴于患眼。本品多次滴眼后降眼压效果可能会减弱，因此 1 天滴眼不可超过 1 次。

【不良反应】主要为结膜充血、睫毛异常、眼痒、眼刺激感、虹膜色素沉着等。当发现有不良反应时，应采取停止用药等适当措施。

【禁忌证】对本品任何成分有既往过敏史禁用。

【注意】①无晶状体眼或人工晶状体植入的患者、支气管哮喘患者或有此既往史的患者、眼内炎（虹膜炎、葡萄膜炎）患者需慎用本品。②使用本品可引起因虹膜和眼睑处的色素沉着（黑色素的增加）而产生颜色变化，或眼周围毛发增多。此变化随着持续用药而逐渐产生，用药终止后停止。③本品滴眼后可能会出现暂时性视物模糊，此症状恢复前应注意不要从事机械操作及驾车等工作。④哺乳期妇女应避免使用本品。

【制剂】滴眼液：每支 37.5μg(2.5ml)(0.0015%)。

【贮法】密封 1～30℃保存。开封后请在 28 天内使用，过期应丢弃。

雷珠单抗〔医保(乙)〕 Ranibizumab

【其他名称】诺适得，Lucentis。

【ATC 编码】S01LA04

【性状】透明至微乳白色液体。

【药理学】本品是一种抗人血管内皮因子 A(VEGF-A) 的人源化重组单克隆抗体的 Fab 片段。VEGF-A 通过引起新生血管的形成和渗漏。致新生血管性年龄相关性黄斑变性(AMD)、视网膜静脉阻塞(RVO)继发黄斑水肿、糖尿病视网膜病变(DR)等。本药通过与活性 VEGF-A 受体部位结合，从而阻止 VEGF-A 与内皮细胞的表面受体结合，减少内皮细胞增生、新生血管形成及血管渗漏。AMD 患者玻璃体内注射本药（患侧一次 0.5mg，每月 1 次），给药 1 日后达血药峰浓度。玻璃体内药物浓度较血清药物浓度高约 9 万倍，其平均消除半衰期约为 9 日。肾功能损伤者无须调整剂量。肝功能损伤者尚无相关药动学研究。

【适应证】用于治疗湿性（新生血管性）年龄相关性黄斑病变(AMD)。

【用法和用量】本品经玻璃体内注射给药。推荐剂量为每次 0.5mg（相当于 0.05ml 的注射量），每月 1 次给药。连续注射 3 次后，根据定期评估，减少给药次数。注射后必须监测患者的眼内压和眼内炎。

【不良反应】可见眼内炎症、玻璃体炎、玻璃体脱离、视网膜出血、视觉障碍、眼痛、玻璃体漂浮物、结膜出血、眼部刺激、眼异物感、流泪增加、睑缘炎、干眼、眼充血、眼瘙痒、眼压升高、关节痛、鼻咽炎等。

【禁忌】对本品或本品成分中任何一种辅料过敏者；活动的或怀疑的眼部或眼周感染的患者；活动期眼内炎症的患者禁用。

【注意】①玻璃体内注射，与眼内炎、眼内感染、孔源性视网膜脱离、视网膜撕裂和医源性外伤性白内障有关。本品注射时必须采用合格的无菌注射技术。此外，注射后一周内应监测患者的情况，从而早期发现感染并治疗。②本品注射后 60 分钟内可观察到眼压升高。因此须同时对眼压和视神经乳头的血流灌注进行监测和适当治疗。③玻璃体内使用血管内皮生长因子(VEGF)抑制剂后，存在潜在的动脉血栓栓塞事件的风险。④与所有治疗用蛋白质药物一样，本品有潜在的免疫原性。⑤如果双眼同时接受治疗，可能会使全身暴露量升高，从而导致全身不良事件的风险升高。⑥本品不得与其他抗血管内皮生长因子(VEGF)药物同时使用（全身或局部使用）。⑦接受抗 VEGF 治疗湿性 AMD 之后，视网膜色素上皮撕裂的风险因素包括大面积的和（或）高度隆起的视网膜色素上皮脱离。在具有这些视网膜色素上皮撕裂风险因素的患者中开始本品治疗时应谨慎。⑧在孔源性视网膜脱离或 3、4 级黄斑裂孔患者中应中断治疗。⑨本品治疗可引起短暂的视觉障碍，这可能影响驾驶或机械操作的能力。⑩本品不得用于妊娠期妇女，除非预期利益超过对于胎儿的潜在风险时才可考虑使用。

【制剂】注射剂；0.20ml(10mg/ml)。

【贮法】2～8℃避光保存，不得冷冻。

康柏西普〔基；医保(乙)〕 Conbercept

【其他名称】朗沐。

【性状】本品为无色的澄明液体。

【药理学】血管生长因子 A(VEGF-A) 和胎盘生长因子(PIGF)是血管生长因子家族中的成员，在激活受体后会导致新生血管生成并影响血管通透性。康柏西普是 VEGF 受体-抗体重组融合蛋白，能竞争性地抑制 VEGF 与受体结合并阻止 VEGF 家族受体的激活，从而抑制内皮细胞增殖和血管新生。本品主要通过玻璃体腔注射在局部发挥作用，玻璃体腔内的康柏西普剂量很低，作为 142kDa 的生物大分子，很难透过正常的血眼屏障，因此在大多数患者的多数采血点，均无法检出药物。

【适应证】用于①新生血管性（湿性）年龄相关性黄斑变性(nAMD)；②继发于病理性近视的脉络膜新生血管(pm-CNV)引起的视力损伤。

【用法和用量】①本品仅用于经玻璃体腔内注射给药。②新生血管性（湿性）年龄相关性黄斑变性(nAMD)。推荐给药方案为:每次 0.5mg(相当于 0.05ml 的注射量),初始 3 个月,每个月玻璃体腔内给药 1 次,之后每 3 个月玻璃体腔内给药 1 次。或者,在初始 3 个月连续每月玻璃体腔内给药 1 次,之后按需给药。两次注射之间的间隔时间不得小于 1 个月。③继发于病理性近视的脉络膜新生血管(pmCNV)引起的视力损伤。推荐的给药方案为:推荐剂量为每次 0.5mg(相当于 0.05ml 的注射量),初始 3 个月连续每月玻璃体腔内给药 1 次,之后按需给药。两次注射之间的间隔时间不得小于 1 个月。

【不良反应】最常见注射部位出血、结膜充血和眼压增高,这 3 种不良反应均由玻璃体腔内注射引起,且程度较轻,大多数无须治疗即可恢复。其他包括结膜炎、玻璃体混浊、视觉灵敏度减退、前房性闪光、眼炎症、白内障和角膜上皮缺损等,极少数患者出现虹膜睫状体炎、虹膜炎、葡萄膜炎、视网膜破裂、眼充血、眼痛、眼内炎等偶发的不良反应。

【禁忌证】对于康柏西普或药品成分中任何一种辅料过敏的患者禁用。过敏反应可引发严重的眼内炎反应。眼部或眼周感染的患者禁用。活动性眼内炎症患者禁用。

【注意】①注射后一周内应监测患者的情况,以便早期发现感染并治疗。②须同时对眼压和视神经乳头的血流灌注进行监测和适当治疗。③使用 VEGF 抑制剂后,存在潜在的动脉血栓栓塞风险。④长期过度使用本品有出现地图样萎缩的可能。⑤如果双眼同时接受治疗,可能会使全身暴露升高,从而导致全身不良事件的风险升高。⑥本品不得与其他 VEFG 药物同时使用(全身或局部)。⑦接受抗 VEGF 治疗湿性 AMD 之后,视网膜色素上皮撕裂的风险因素包括大面积的和(或)高度隆起的视网膜色素上皮脱离。在具有这些视网膜色素上皮撕裂风险因素的患者中开始本品治疗时应谨慎。⑧在孔源性视网膜脱离或 3 级或 4 级黄斑裂孔患者中应中断治疗。⑨本品治疗可引起短暂的视觉障碍,这可能影响驾驶或机械操作的能力。⑩不得用于妊娠期妇女,除非预期利益超过其对于胎儿的潜在风险时才可考虑使用;育龄期女性在治疗期间采取有效的避孕措施;建议患者在本品治疗期间不要哺乳。

【制剂】注射剂:每支 0.2ml(10mg/ml)。

【贮法】2 ~ 8℃避光保存和运输,不得冷冻。

阿柏西普　Aflibercept

【其他名称】艾力雅,Eylea。

【ATC 编码】L01XX44,S01LA05

【性状】澄清、无色至淡黄色的等渗溶液。

【药理学】血管内皮生长因子-A(VEGF-A)和胎盘生长因子(PIGF)属于血管生成因子 VEGF 家族成员,是内皮细胞的促有丝分裂因子、趋化因子和血管通透性因子。VEGF 通过内皮细胞表面的 VEGFR-1 和 VEGFR-2 两种酪氨酸激酶受体发挥作用。PIGF 仅与 VEGFR-1 结合,VEGFR-1 亦在白细胞的表面表达。VEGF-A 对这些受体的过度激活将导致病理性新生血管形成和血管通透性增加。阿柏西普是一种可与 VEGF-A、PIGF 结合的可溶性诱骗受体,可抑制内源性 VEGF 受体与 VEGF-A 和 PIGF 的结合和激活。玻璃体内注射后,阿柏西普在眼部缓慢吸收并进入体循环,阿柏西普主要以稳定的无活性的复合物(与 VEGF 结合)形式存在于体循环中;然而只有游离阿柏西普能够与内源性 VEGF 结合。游离阿柏西普结合 VEGF 以形成稳定的惰性复合物。类似其他大分子蛋白,游离和结合阿柏西普预计均由蛋白质水解分解而清除。静脉内给予 2 ~ 4mg/kg 阿柏西普后,血浆游离阿柏西普终末消除半衰期($t_{1/2}$)约为 5 ~ 6 天。

【适应证】本品适用于治疗成人的糖尿病性黄斑水肿(DME)。

【用法和用量】本品仅供眼玻璃体内注射用,必须且只能有具备丰富玻璃体内注射经验的医生注射本品。推荐剂量为 2mg 阿柏西普,相当于 50μl。治疗方式为初始 5 个月连续每月注射 1 次给药,然后每两个月注射 1 次。

【不良反应】非常常见视力下降、结膜出血、眼痛,常见视网膜色素上皮撕裂、视网膜色素上皮脱离、视网膜变性、玻璃体出血、白内障、角膜糜烂、角膜磨损、眼压升高、玻璃体飞蚊症、玻璃体脱离、注射部位疼痛、咽部异物感、流泪增加、眼睑水肿、注射部位出血、点状角膜炎、结膜出血、眼部出血等。

【禁忌证】禁用于以下情况:对活性成分阿柏西普或本品中任一辅料过敏。活动性或疑似眼部或眼周感染。严重的活动性眼内炎症。

【注意】①作为治疗用蛋白质药物,本品有潜在的免疫原性。曾有玻璃体内注射 VEGF 抑制剂之后出现全身不良事件的报告,包括非眼部出血和动脉血栓栓塞事件。如果同时进行双侧眼治疗,可能会导致全身暴露量增加,从而有可能增加全身不良事件的风险。在孔源性视网膜脱离患者或 3 期或 4 期黄斑裂孔患者中,拒绝给予治疗。如果出现视网膜裂孔,则应暂停给药,只有在裂孔得到充分修复之后方可恢复治疗。②本品在糖化血红蛋白(HbA1c)超过 12% 或增殖性糖尿病性视网膜病变的糖尿病患者或者 1 型糖尿病导致的 DME 患者中进行治疗的经验有限。③育龄期妇女:对于育龄期妇女而言,在初次给药前、治疗期间以及末次玻璃体内注射阿柏西普后至少 3 个月内必须使用有效的避孕方式。本品不得用于妊娠期妇女,除非潜在的获益超过了对胎儿的潜在风险。

【制剂】注射剂:每盒 1 瓶(40mg/ml)[每瓶(Ⅰ型玻璃)可抽取体积为 0.1ml 溶液,配备了胶塞(弹性体橡胶)以及 18G 过滤针头]。

【贮法】将西林瓶置于外包装纸盒中,于 2 ~ 8℃避光贮存和运输。不得冷冻。

因篇幅所限,正文中未提及的部分常用眼科用制剂详见表 74-1。

表 74-1 常用眼科用制剂

制剂名	分类	药理学及适应证	用法和用量	注意
妥布霉素滴眼液/眼膏	抗感染	适用于外眼及附属器敏感菌株感染的局部抗感染治疗	①轻度及中度患者,每4小时一次,每次1~2滴点入患眼;重度感染的患者,每小时1次,每次2滴。病情缓解后减量使用,直至病情痊愈。②妥布霉素滴眼液可与眼膏合用,即白天使用滴眼液,晚上使用眼膏	与其他抗菌药物一样,长期应用将导致非敏感菌株的过度生长,甚至引起真菌感染。如果出现二重感染,应及时给予适当的治疗
氯霉素滴眼液	抗感染	用于治疗由大肠埃希菌、流感嗜血杆菌、克雷伯菌属、金黄色葡萄球菌、溶血性链球菌和其他敏感菌所致眼部感染,如沙眼、结膜炎、角膜炎、眼睑缘炎等	一次1~2滴,一日3~5次	大剂量长期使用(超过3个月)可引起视神经炎或视神经乳头炎(特别是小儿)
红霉素眼膏	抗感染	用于沙眼、结膜炎、眼睑缘炎及眼外部感染	涂于眼睑内,一日2~3次,最后一次宜在睡前使用	
夫西地酸滴眼液	抗感染	用于急性细菌性结膜炎	每次1滴,每12小时1次,用药至少持续到症状消除后2天	
左氧氟沙星滴眼液	抗感染	用于眼睑炎、睑腺炎、泪囊炎、结膜炎、睑板腺炎、角膜炎、术后感染性疾病	一般1天3次,每次滴眼1滴	为了防止耐药菌的出现等,原则上应确认敏感性,尽量将用药时间控制在治疗疾病所需的最少时间以内
加替沙星眼用凝胶	抗感染	用于急性细菌性结膜炎	每次1滴,每天3次	
庆大霉素氟米龙滴眼液	抗感染	用于对庆大霉素易感的细菌引起的眼前段细菌性感染(如细菌性结膜炎)。眼前段炎症,有发生细菌性感染的危险(如眼科术后治疗)	建议每天滴用5次,每次1滴滴入结膜囊内。眼科术后治疗:第一周,每天4次,每次1滴滴入结膜囊内,之后酌减使用次数。使用前先用力摇匀	长期使用类固醇或抗菌药物治疗,可能会增加继发性真菌或非易感细菌感染,故使用本复方制剂,请勿超过两周
阿昔洛韦滴眼液	抗感染	阿昔洛韦(ACV)对Ⅰ、Ⅱ型单纯疱疹病毒(HSV)有效,其次对水痘-带状疱疹病毒(VZV)也有效,而对EB病毒及巨细胞病毒作用较弱。主要用于单纯疱疹性角膜炎	滴入眼睑内,每2小时1次	本品在低温条件下易析出结晶。若有结晶,应将塑瓶放置在热水中使其溶解后再使用
更昔洛韦眼用凝胶	抗感染	广谱抗病毒药,更昔洛韦(GCV)对疱疹病毒具有广谱抑制作用,对巨细胞病毒作用最强,对Ⅰ、Ⅱ型单纯疱疹病毒(HSV-Ⅰ、HSV-Ⅱ)、水痘-带状疱疹病毒(VZV)和EB病毒有效。主要用于单纯疱疹性角膜炎	滴入眼睑内,一次2滴,每2小时1次,一日给药7~8次	精神病患者及神经中毒症状者慎用;严禁过量用药

续表

制剂名	分类	药理学及适应证	用法和用量	注意
重组人干扰素α2b滴眼液	抗感染	具有广谱抗病毒、抑制细胞增殖以及提高免疫功能等作用	直接将本品滴于患眼的结膜囊内，每日6次，每次1～2滴，滴后闭眼1～2分钟。一般2周为一疗程	
双氯芬酸钠滴眼液	非甾体抗炎药	用于治疗葡萄膜炎、角膜炎、巩膜炎，抑制角膜新生血管的形成，治疗眼内手术后、激光滤帘成形术后或各种眼部损伤的炎症反应，抑制白内障手术中缩瞳反应	一日4～6次，一次1滴；眼科手术用药：术前3小时、2小时、1小时和0.5小时各滴眼1次，一次1滴	
溴芬酸钠滴眼液	非甾体抗炎药	外眼及眼前节炎症的对症治疗（眼睑炎、结膜炎、角膜炎、巩膜炎、浅层巩膜炎、虹膜睫状体炎、术后炎症）	滴眼每次1～2滴，每日4次。根据症状可以适当增减次数	
氯替泼诺滴液		①当使用皮质类固醇可以安全地减轻水肿和炎症的情况下，本品可以适用于治疗眼睑和球结膜炎、葡萄膜炎、角膜和眼前节的炎症等对皮质类固醇敏感性的炎症。②也适用于治疗各种眼部手术后的术后炎症	通常每日4次，用前应用力摇匀	
丙美卡因滴眼液	麻醉药	表面麻醉，主要用于眼科检查	滴眼，操作前1～2滴，或者1～2滴/5～10分钟，根据手术时间调整给药频次	癫痫病、心脏病患者、甲状腺功能亢进或有呼吸问题的患者使用本品应特别慎重。使用本品时应避免接触皮肤
噻吗洛尔滴眼液	青光眼用药	主要用于原发性开角型青光眼及无晶体青光眼，某些继发性青光眼和高眼压。也可试用于某些对药物或手术治疗后无效的青光眼	成人用0.25%的滴眼液，一日2次，一次1滴。如疗效不佳，可改用0.5%浓度的本品，一日1～2次，一次1滴。如眼压已得到控制，则可改为一日1次维持	如原用其他药物进行治疗时，不宜突然停用原药，应自改用本品后之第2日起逐渐停用。对病较重者，更应谨慎
左布诺洛尔滴眼液	青光眼用药	对原发性开角型青光眼具有良好的降低眼压疗效。对于某些继发性青光眼，高眼压症，手术后未完全控制的闭角型青光眼以及其他药物及手术无效的青光眼，加用本品滴眼可进一步增强降眼压效果	滴眼，一日1～2次，一次1滴。滴于结膜囊内，滴后用手指压迫内眦角泪囊部3～5分钟	
卡替洛尔滴眼液	青光眼用药	其机制、药理学及适应证与左布诺洛尔滴眼液相同		

续表

制剂名	分类	药理学及适应证	用法和用量	注意
曲伏前列素滴眼液	青光眼用药	为前列腺素 $F_{2\alpha}$ 类似物，是一种高选择性和高亲和力的前列腺素 FP 受体激动剂，通过增加经由小梁网和葡萄膜巩膜通路的房水外流的机制降低眼压。已有曲伏噻吗滴眼液（复方制剂）	推荐每晚 1 次，每次 1 滴。剂量不能超过每天 1 次，因为频繁使用会降低药物的降眼压效应	用药后可能发生：①眼部颜色变化；②眶周和（或）眼睑皮肤变黑；③眼的睫毛变长、浓密；④无晶状体、虹膜炎/葡萄膜炎与患者应慎用
贝美前列素滴眼液	青光眼用药	其机制、药理学及适应证与曲伏前列素滴眼液相同		
卡波姆滴眼液/眼用凝胶	干眼症用药	卡波姆是一种与季戊四醇烯丙醚或蔗糖交联的聚丙烯酸聚合物。凝胶剂可以黏附于角膜的表面并且可以贮留液体。凝胶的结构会被泪液中的盐分破坏，释放出其中的水分。滴眼液可黏着在角膜表面，并在眼球表面形成液体储库	凝胶：本品用于治疗干眼症时，针对不同个体，剂量可有所不同。根据症状的严重性，在泪囊旁滴入 1 滴，每天 3 ~ 5 次或更多，在入睡前大约 30 分钟时使用。滴眼液：每日 3 ~ 5 次或更多次，每次 1 滴	
聚乙二醇滴眼液	干眼症用药	本品属高分子聚合物，具有亲水性和成膜性，在适宜浓度下，能起人工泪液的作用。用于暂时缓解由于眼睛干涩引起的灼热和刺痛症状	根据病情需要滴眼，每次 1 ~ 2 滴；使用前摇匀	
重组牛碱性成纤维细胞生长因子滴眼液/眼用凝胶	干眼症用药	牛碱性成纤维细胞生长因子(bFGF)对来源于中胚层和外胚层的细胞具有促进修复和再生作用	凝胶：涂于眼部伤患处，每日早晚各 1 次，或遵医嘱。 滴眼液：滴眼，每次 1 ~ 2 滴，每日 4 ~ 6 次，或遵医嘱	本品为蛋白类药物，应避免置于高温或冰冻环境。保存条件：2 ~ 8℃保存
小牛血去蛋白提取物眼用凝胶	干眼症用药	本品能促进眼部组织及细胞对葡萄糖和氧的摄取与利用，可促进细胞能量代谢，从而改善组织营养，刺激细胞再生和加速组织修复，并能使过度增生的肉芽组织蜕变，胶原组织重组，减少或避免瘢痕形成	外用，将适量凝胶涂于眼部患处，每日 3 ~ 4 次，或遵医嘱	①为保证本品生物活性及治疗效果，应避免将本品置于高温环境。②使用时，管口不要触及眼部，开启一周后不可再用。③本品可能会减弱抗病毒药物（如阿昔洛韦、三氟胸苷等）的药效
硫酸阿托品眼用凝胶	散瞳药	虹膜睫状体炎、检查眼底前的散瞳、验光配镜屈光度检查前的散瞳	一次 1 滴，滴于结膜囊内，一天 3 次	青光眼及前列腺肥大病人禁用

74.2　耳鼻喉科和口腔科用药

耳鼻喉科用药相对较少，主要为局部使用的抗菌药物以及糖皮质激素类药物。如治疗中耳炎、外耳道炎的氧氟沙星滴耳液、环丙沙星滴耳液等。鼻炎的药物治疗主要包括鼻用糖皮质激素、抗组胺药、减充血剂等。口腔科用药亦相对较少，主要是抗菌药物、糖皮质激素的口腔制剂，以及消毒防腐类如碘甘油、西地碘等。在口腔局部治疗中，药物剂型丰富，如溶液剂或者含漱剂用于口腔含漱、冲洗等，软膏剂用于牙体牙髓病、牙周病治疗；口腔药膜用于治疗口腔溃疡等。

抗菌药物及糖皮质激素类药物在耳鼻喉和口腔中的制剂请参考相关章节，本章节不再赘述。

左卡巴斯汀〔医保(乙)〕　Levocabastine

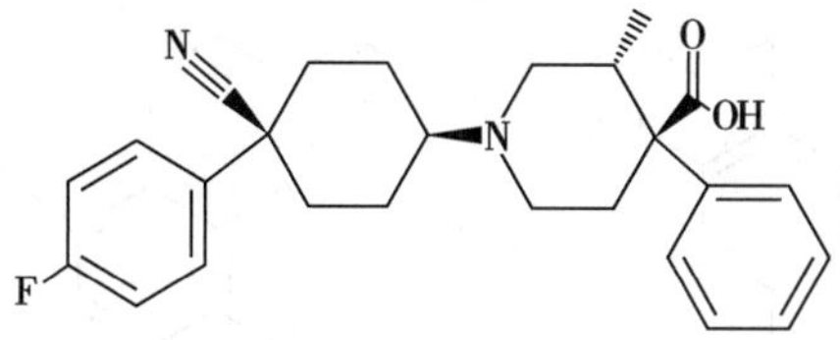

【其他名称】盐酸左卡巴斯汀，立复汀。

【ATC 编码】R01AC02，S01GX02

【药理学】盐酸左卡巴斯汀是一种强效、长效、速效、具有高度选择性的组胺 H_1 受体拮抗剂，局部应用于鼻部，几乎立刻起效，清除过敏性鼻炎的典型症状（喷嚏、鼻痒、流涕），作用可维持数小时。鼻内喷一次，大约有 30 ~ 40μg 盐酸左卡巴斯汀被吸收，并主要以原形药的形式由尿排出（约为吸收量的 70%）。盐酸左卡巴斯汀的血浆半衰期 35 ~ 40 小时。

【适应证】用于过敏性鼻炎的症状。

【用法和用量】鼻喷雾剂，用前必须摇匀。成人和儿童：常规剂量每鼻孔每次喷两下，每日 2 次，也可增加至每次每鼻孔喷两下，每日 3 ~ 4 次，连续用药直至症状消除。患者在用前必须清洗鼻道（如擤鼻涕等），喷药时将药物吸入。

【不良反应】偶有使用本品后，出现暂时而轻微的局部刺激（鼻刺痛和烧灼感）的报道。

【禁忌证】对所含成分过敏者禁用。

【注意】由于盐酸左卡巴斯汀由肾脏排泄，故肾损伤患者使用时应特别注意。盐酸左卡巴斯汀鼻喷雾剂无镇静作用，对精神运动性活动亦无影响。故汽车驾驶员和机械操作患者可以使用本品。需警告的是嗜睡仍可能发生。妊娠期不宜使用本品。哺乳期妇女严格按本说明书用药是安全的。

【制剂】鼻喷剂：50mg(10ml)。

【贮法】贮藏于 15 ~ 30℃。

呋麻〔医保(乙)〕

【其他名称】信龙。

【性状】为黄色的澄明液体。

【药理学】本品中呋喃西林对革兰阳性、阴性菌均有抑制作用；盐酸麻黄碱为拟肾上腺素药，可直接激动血管平滑肌的 α、β 受体，使皮肤、黏膜以及内脏血管收缩。用于鼻部则可收缩鼻黏膜血管，因此可作为鼻用减充血剂，缓解鼻黏膜充血、水肿、鼻塞。

【适应证】用于缓解急、慢性鼻炎的鼻塞症状。

【用法和用量】滴鼻用。一次 1 ~ 3 滴，一日 3 ~ 4 次。

【不良反应】偶见一过性轻微烧灼感、干燥感、头痛、头晕、心率加快，长期使用可致心悸、焦虑不安、失眠。

【禁忌证】鼻腔干燥、萎缩性鼻炎患者禁用。对本品过敏者禁用。

【注意】频繁使用可产生“反跳”现象，出现更为严重的鼻塞，长期使用可造成鼻黏膜损伤。冠心病、高血压、甲状腺功能亢进、糖尿病、闭角型青光眼患者慎用。小儿、妊娠期妇女慎用。

【制剂】滴鼻液：本品为复方制剂，每 10ml 含呋喃西林 2mg，盐酸麻黄碱 100mg。

【贮法】遮光，密闭，在阴凉处（不超过 20℃）保存。

羟甲唑啉〔基；医保(乙)〕　Oxymetazoline

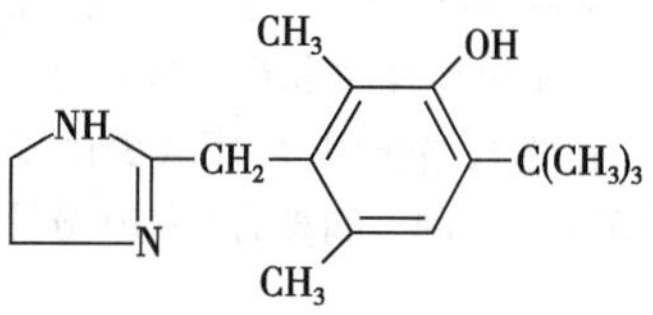

【其他名称】盐酸羟甲唑啉，甲酚唑啉，氧甲唑啉，羟间唑啉，Drixine，Nafrine。

【ATC 编码】R01AA05，R01AB07，S01GA04

【性状】为白色或近白色的结晶性粉末，有引湿性。溶于水及乙醇。

【药理学】为咪唑啉类衍生物，是 α 肾上腺素受体激动剂，具有良好的外周血管收缩作用，直接激动血管 α_1 受体，引起鼻黏膜血管收缩，从而减轻炎症所致的充血和水肿。作用迅速，在几分钟内发生作用，可维持数小时，能有效地解除鼻充血。本品还有抗过敏及抑菌消炎作用。

【适应证】用于急、慢性鼻炎，过敏性鼻炎，鼻窦炎，肥厚性鼻炎。

【用法和用量】每喷定量为 0.065ml。将 1/4 喷头伸入鼻孔内，按压喷鼻。成人和 6 岁以上儿童，一次一侧 1 ~ 3 喷，早晨和睡前各 1 次；或滴鼻，一日 2 ~ 3 次，一次 1 ~ 2 滴。若需长时间用药，可采用每连续用 7 日后停药几日再使用的间歇用药方式。

【不良反应】①喷雾或滴用药过频易致反跳性鼻充血，久用可致药物性鼻炎。②少数人有轻微烧灼感、针刺感、鼻黏膜干燥以及头痛、头晕、心率加快等反应。③罕见过敏反应。

【禁忌证】禁用于：①对本品过敏者；②萎缩性鼻炎，干燥性鼻炎；③正在接受单氨氧化酶抑制剂治疗的患者；④妊娠期妇女、哺乳期妇女及 3 岁以下小儿。

【注意】①高血压、冠心病、甲状腺功能亢进以及糖尿病患者慎用。②严格按推荐用量使用,连续使用不得超过7天。③儿童必须在成人监护下使用。④如使用过量或发生严重不良反应时,应立即就医。

【药物相互作用】使用本品时不能同时使用其他收缩血管类滴鼻剂。

【制剂】滴鼻液:每支1.5mg(3ml);2.5mg(5ml);5mg(10ml)。喷雾剂:每支2.5mg(5ml);5mg(10ml)。

赛洛唑啉〔药典(二);医保(乙)〕 Xylometazoline

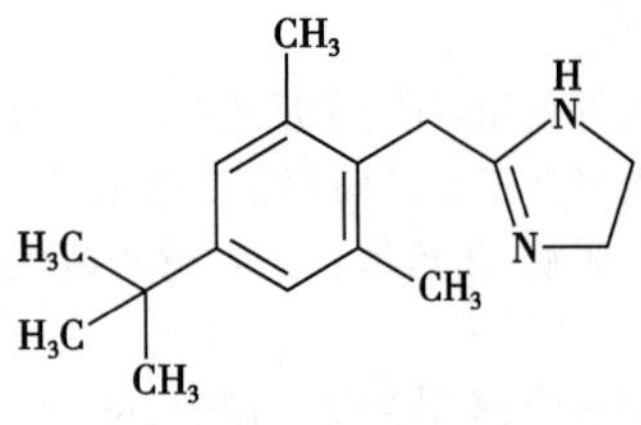

【其他名称】盐酸赛洛唑啉,诺通,丁苄唑啉,叔丁唑啉,Novorin。

【ATC编码】R01AA07,R01AB06,S01GA03

【药理学】为咪唑啉类衍生物,属于肾上腺素受体激动药,直接作用于拟交感神经胺和鼻黏膜小血管上的肾上腺素α_1受体,产生血管收缩作用,从而减少血流量,减轻炎症所致的鼻黏膜充血和水肿。滴鼻后5~10分钟起效,可持续5~6小时。

【适应证】用于减轻急、慢性鼻炎、鼻窦炎、过敏性和肥厚性鼻炎所致的鼻塞症状。

【用法和用量】滴鼻,一次1~2滴,一日2次。喷鼻,一次2~3喷,一日2次。连续使用不得超过7日,长期大量使用的患者疗程之间须有间隔。

【不良反应】①偶见一过性烧灼感、针刺感、鼻黏膜干燥以及头痛、头晕、心率加快等反应。②滴药过频易致反跳性鼻充血,久用可致药物性鼻炎。

【禁忌证】禁用于萎缩性鼻炎及鼻腔干燥者。

【注意】①妊娠期妇女、冠心病、高血压、甲状腺功能亢进、糖尿病、闭角型青光眼患者慎用。②儿童必须在成人监护下使用。③如使用过量或发生严重不良反应时,应立即就医。④如正在服用其他药物,使用本品前,应咨询医师或药师。

【药物相互作用】不能和单胺氧化酶抑制剂、三环类抗抑郁剂或其他收缩血管类滴鼻剂合用。

【制剂】滴鼻液:每支5mg(10ml)(儿童用);10mg(10ml)(成人用)。鼻用喷雾剂:每支0.1%(10ml)。

【贮法】遮光,密封,在凉处保存。

西地碘〔药典(二)〕 Cydiodine

【其他名称】华素。

【药理学】为口腔、咽喉局部的消毒抗感染药。在唾液作用下,可迅速释放出碘,直接氧化或卤化菌体蛋白,对多种微生物,包括细菌繁殖体、真菌、芽孢病毒等,均有杀灭作用。且不易产生耐药性。本品尚有收敛、止痛、消除黏膜水肿、消除口臭等作用。

【适应证】用于治疗慢性咽喉炎、白念珠菌性口炎、口腔溃疡、慢性牙龈炎、牙周炎及糜烂扁平苔藓等。

【用法和用量】含化,一次1.5mg,一日3~5次。

【不良反应】偶见皮疹、皮肤瘙痒等过敏反应。

【禁忌证】禁用于妊娠期妇女及哺乳期妇女。

【注意】①甲状腺疾病患者及对本品或碘过敏者慎用。②长期含服可导致舌苔染色,停药后可消退。③本品可能影响甲状腺^{131}I功能检查结果。

【制剂】含片:每片1.5mg。

地喹氯铵 Dequalinium Chioride

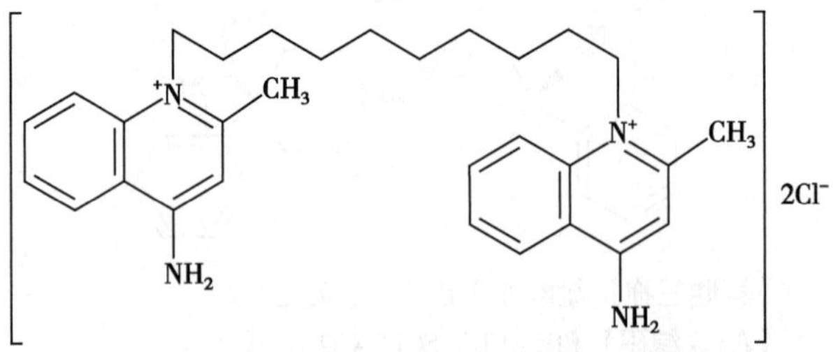

【其他名称】克菌定,特快灵,利林,Dequadin,Delin。

【药理学】为阳离子表面活性剂,能吸附于细菌的细胞壁改变其通透性,使菌体内酶、辅酶和代谢中间产物外漏,妨碍细菌的呼吸和糖酵解过程,并使菌体蛋白变性,从而发挥杀菌作用。其作用较广而快,效力较强,且不受血清等有机物影响而降低。本品对革兰阳性菌、革兰阴性菌、抗酸菌及真菌均有较强的抗菌作用,对厌氧菌也有抑菌作用。包括金黄色葡萄球菌、铜绿假单胞菌、化脓性链球菌、肺炎球菌、白念珠菌等。

【适应证】用于急慢性咽喉炎、口腔黏膜溃疡、齿龈炎等。

【用法和用量】含服,一次0.25~0.5mg,每2~3小时1次,必要时可重复给药。

【不良反应】偶有恶心、胃部不适,罕见皮疹等过敏反应。

【禁忌证】禁用于对本品过敏者。

【注意】①本品遇光易引起变质。不宜与肥皂、苯酚、阳离子表面活性剂等配伍。②本品只用于体表及开放体腔,不用于体内给药。

【制剂】含片:每片0.25mg。

【贮法】遮光,密封保存。

碘甘油〔药典(二)〕 Iodine Glycerol

【性状】本品为红棕色的黏稠液体,有碘的特臭。

【药理学】本品为消毒防腐剂,其作用机制是使菌体蛋白质变性、死亡,对细菌、真菌、病毒均有杀灭作用。

【适应证】用于口腔黏膜溃疡、牙龈炎及冠周炎。

【用法和用量】外用,用棉签蘸取少量本品涂于患处,一日2~4次。

【不良反应】偶见过敏反应。

【禁忌证】对本品过敏者禁用。

【注意】新生儿慎用。本品仅供口腔局部使用。如误服中毒,应立即用淀粉糊或米汤灌胃,并送医院救治。用药部位如有烧灼感、瘙痒、红肿等情况应停药,并将局部药物洗净,必要时向医师咨询。如果连续使用5日无效,应咨询医师。

【制剂】溶液剂:1%(本品每瓶20ml含碘200mg;每瓶500ml含碘5g)。

【贮法】遮光,密封保存。

复方苯佐卡因　Compound Benzocaine

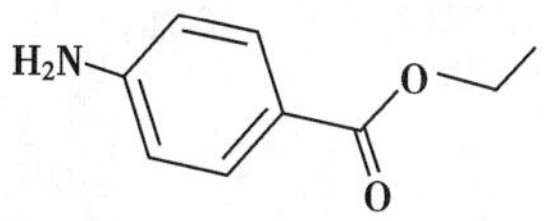

【其他名称】立蒂诺。

【ATC编码】C05AD03,D04AB04,N01BA05,R02AD01

【性状】本品为白色结晶性粉末,无臭,遇光色渐变黄。本品在乙醇、三氯甲烷或乙醚中易溶,在脂肪油中略溶,在水中极微溶解。

【药理学】苯佐卡因为局部麻醉药,可以止痛;氧化锌为弱收敛剂,有滋润保护及收敛干燥的作用。

【适应证】用于复发性口腔溃疡的止痛及治疗。

【用法和用量】成人及2岁以上儿童:涂于患处,每日3~4次,最多不超过4次。

【不良反应】部分患者使用本品时有一过性局部刺激症状,一般2分钟内可消失。

【禁忌证】对局麻药(例如普鲁卡因、丁基卡因、苯佐卡因或其他"卡因"类麻醉剂)过敏患者禁用。

【注意】①本品通常不应连续使用超过7日。②如出现7日内口腔溃疡未愈合,疼痛、发红持续无好转;症状恶化或出现肿胀;伴有皮疹或发热应及时停用。③2岁以下儿童、妊娠期妇女及哺乳期妇女应在医师指导下使用。

【制剂】凝胶:5g:含苯佐卡因1g,氯化锌0.005g。

【贮法】密闭,在阴凉处保存。

依沙吖啶〔药典(二);基;医保(甲、乙)〕　Ethacridine

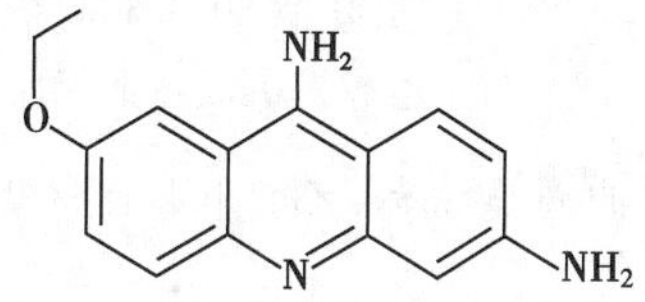

【ATC编码】B05CA08,D08AA01

【性状】本品为黄色结晶性粉末;无臭。本品在热水中易溶,在沸无水乙醇中溶解,在水中略溶,在乙醇中微溶,在乙醚中不溶。

【药理学】能抑制革兰阳性菌,主要是球菌。

【适应证】用于小面积、轻度外伤创面及感染创面的消毒。

【用法和用量】外用。洗涤或涂抹患处。

【不良反应】偶见皮肤刺激如烧灼感,或过敏反应如皮疹、瘙痒等。

【禁忌证】尚不明确。

【注意】①本品见光容易分解变色,应避光保存。②本品仅供外用,切忌口服。③用药部位如有烧灼感、瘙痒、红肿等情况应停药,并将局部药物洗净,必要时向医师咨询。

【制剂】溶液剂:每瓶100ml;500ml。软膏剂:10g:10mg(0.1%)。

【贮法】遮光,密闭保存。

氯己定〔药典(二);医保(乙)〕　Chlorhexidine

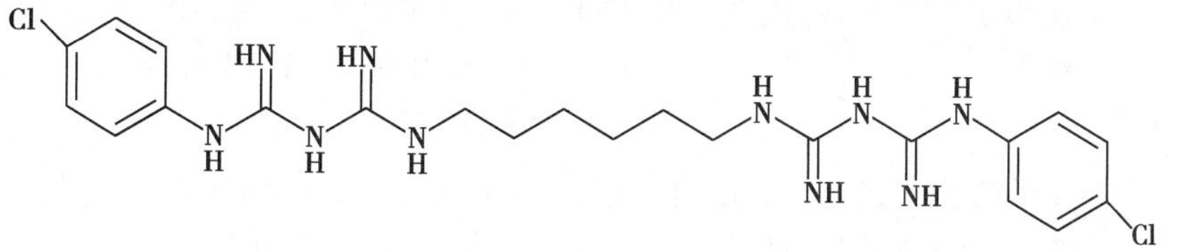

【其他名称】口泰,洗必泰。

【ATC编码】A01AB03,B05CA02,D08AC02,D09AA12,R02AA05,S01AX09,S02AA09,S03AA04

【性状】本品为白色或几乎白色的结晶性粉末;无臭。本品在乙醇中溶解,在水中微溶。

【药理学】本品为抗菌药。其中所含葡萄糖酸氯己定为广谱杀菌剂。

【适应证】用于牙龈炎、口腔黏膜炎、咽炎及牙科手术后控制口腔感染。用于牙龈炎、冠周炎、口腔黏膜炎等引致的牙周脓肿、口腔黏膜溃疡等病症的辅助治疗。

【用法和用量】含漱,成人:一次10ml;儿童:一次5ml,一次含漱2~5分钟后吐弃。

【不良反应】①偶见过敏反应或口腔黏膜浅表脱屑。②长期使用能使口腔黏膜表面和牙齿着色,舌苔变黑,味觉改变,咽部烧灼感,停药后可恢复。

【禁忌证】门牙填补者禁用;对本品过敏者禁用。

【注意】①避免接触眼睛。②供含漱用,含漱后应吐出,不得咽下。③含漱3日后症状未见缓解,应向医师咨询。

【制剂】含漱液:200ml。复方氯己定含漱液:每500ml含葡萄糖酸氯己定0.6g,甲硝唑0.1g。

耳鼻喉科用制剂,见表74-2;口腔科用制剂,见表74-3。

表 74-2 耳鼻喉科用制剂

制剂名	处方内容	用途	用法与注意
氯霉素滴耳液	氯霉素 2g，乙醇 16ml，甘油加至 100ml	用于外耳炎、中耳炎	滴耳，一日 3 次。宜遮光保存
氧氟沙星滴耳液	氧氟沙星 0.3g，醋酸适量，甘油 20ml，乙醇(70%)加至 100ml	用于化脓性中耳炎	耳浴，一日 1~2 次
卡那霉素滴耳液	硫酸卡那霉素 5g，氢化可的松 1g，冰片 1g，吐温 80 0.5ml，依地酸二钠 0.05g，乙醇 210ml，蒸馏水加至 1000ml	用于化脓性中耳炎	滴耳，一日 3 次
苯氧乙醇甘油滴耳液	苯氧乙醇 2ml，甘油加至 100ml	用于慢性化脓性中耳炎	滴耳，一日 3 次。遮光密封保存
新可滴耳液	硫酸新霉素 0.5g，氢化可的松 0.5g，甘油 60ml，吐温 80 0.5ml，蒸馏水加至 100ml	急、慢性化脓性中耳炎	滴耳，一日 3 次
酚甘油	酚 2g，甘油加至 100ml	有消炎杀菌及止痛作用，用于急性及慢性中耳炎及外耳道炎	滴耳，一日 3 次
硼酸滴耳液	硼酸 2~3g，乙醇(70%)加至 100ml	用于慢性化脓性中耳炎	滴耳，一日 3 次
碳酸氢钠滴耳液(耵聍液)	碳酸氢钠 5g，甘油 30ml，蒸馏水加至 100ml	软化耵聍(耳垢)及冲洗耳道	滴耳，一日 3 次。每次用量要大，应将药液充满耳内
碘甘油	碘 2g，碘化钾 1g，甘油加至 100ml	有防腐消毒作用，用于咽部慢性炎症及角化症，也可用于慢性萎缩性鼻炎	涂抹患部，一日 2~3 次
利巴韦林滴鼻液	利巴韦林 1g，氯化钠 0.8g，羟苯乙酯 0.025g，蒸馏水加至 100ml	用于病毒引起的上呼吸道感染	滴鼻，一日 3~4 次
复方薄荷滴鼻液	薄荷脑 1g，樟脑 1g，液状石蜡加至 100ml	用于干燥性鼻炎、萎缩性鼻炎、鼻出血，有除臭及滋润黏膜的功效	滴鼻或涂鼻
盐酸麻黄碱滴鼻液	盐酸麻黄碱 1g，氯化钠 0.6g，羟苯乙酯 0.03g，蒸馏水加至 100ml	有收缩血管作用，用于急性鼻炎、鼻窦炎、慢性肥大性鼻炎	滴鼻，一日 3 次
新麻滴鼻液	硫酸新霉素 0.5g，盐酸麻黄碱 1g，羟苯乙酯 0.03g，蒸馏水加至 100ml	用于慢性鼻炎、慢性中耳炎(除杀菌外，还可使鼻黏膜收缩，有助于鼻窦及咽鼓管的引流)	滴鼻，一日 3 次
复方硼砂漱口片(多贝尔漱口片)	每片含硼砂 0.324g，碳酸氢钠 0.162g，氯化钠 0.162g，麝香草酚 0.0032g	用于口腔炎、咽喉炎及扁桃体炎等	1 片加温开水 1 杯(60~90ml)溶后含漱，一日数次
呋喃西林漱口片	每片含呋喃西林 50mg	同上	1 片溶于 500ml 温开水中含漱，一日多次

表74-3　口腔科用制剂

制剂名	处方内容	用途及用法
牙周塞治剂	粉剂：氧化锌40g，松香粉60g，鞣酸10g，白陶土2.5g；液体：麝香草酚2g，丁香油100ml	塞治牙周袋
牙龈按摩剂	五倍子10g，三聚甲醛2g，氯化钠1g，氟化钠0.1g，白陶土47g，丁香油0.5ml，薄荷油1ml，甘油40ml	本品用于牙龈的炎症性增生和较严重的牙周炎，在洁治和刮治术后，用手指蘸药早晚按摩牙龈数分钟，可消炎、消肿和脱敏
甲醛甲酚液	三甲酚10ml，甲醛溶液10ml，无水乙醇5ml	常用于坏疽或有严重感染根管的消毒，又可用于处理干髓治疗时的根髓断面，以及根管内有少量残髓时，封入本品可使残髓失去活力并起杀菌作用
氟化钠甘油糊（氟膏）	氟化钠75g，甘油加到100g	定期涂搽牙面，可防龋，也可用于牙颈部过敏时的脱敏
氨制硝酸银溶液	硝酸银30g，水10ml，浓氨水适量（加至沉淀全溶）	供牙本质脱敏用，用时用丁香油还原，密封遮光保存
碘酚涂剂	碘100g，酚100g	用于牙周溃疡病
樟脑酚液	樟脑60g，酚30g，乙醇10ml	用于消毒窝洞及感染较轻的根管，也可用于牙髓炎的镇痛及牙周脓肿，用时用线条蘸取药液置牙周袋中，有消炎镇痛作用
麝丁液	麝香草酚1g，丁香油加至50ml	用于牙周炎及龋洞、根管的消炎、杀菌，用时将药液浸泡的线条送入牙周袋内
口腔溃疡膜	庆大霉素8万单位，达克罗宁0.3g，倍他米松1mg，浓鱼肝油滴剂5滴，内服香精2滴，甘油15滴，糖精适量，羧甲基纤维素钠3g，蒸馏水50ml	用于口腔黏膜溃疡，干槽症，或拔牙后的创口愈合不良

（王家伟　宋智慧）

第 75 章 皮肤科用药

皮肤病是机体对各种内外刺激的一种反应。皮肤病病种繁多,病因复杂各异,因此治疗手段也是多种多样的,有药物治疗(包括内服及外用)、物理治疗(包括光疗、水疗、药浴、激光、冷冻等)、放射治疗、手术治疗、辅助治疗等。理想的治疗是去除病因,例如脓疱疮、丹毒等感染性皮肤病,使用敏感抗生素;手足癣、体癣、股癣等浅表真菌感染,以抗真菌药物外用;变态反应或免疫相关性皮肤病,有明确原因的如接触性皮炎,只要不再接触致敏物,再给予适当处置,皮疹可以逐渐消退。但如皮炎湿疹、银屑病、白癜风等发病与免疫异常相关,确切病因却不清楚,只能针对发病机制中免疫或炎症的某些环节进行治疗或作对症治疗。皮肤肿瘤一般采用手术切除;还有些皮肤病如遗传性皮肤病、代谢性皮肤病等,尚无有效的治疗手段。

本章主要讲述皮肤病的药物治疗,可分为系统用药及局部用药两大类。系统用药如抗生素、抗组胺药、免疫抑制剂、糖皮质激素类等;局部用药主要是外用的治疗药物,如皮肤科常用的抗感染药物、消毒防腐药及皮肤清洁剂、糖皮质激素制剂。药物外用后可直接作用于病变部位,经皮吸收是决定外用药临床疗效的一个关键因素,临床上需要根据患者皮损的特点,来选用适当的药物、剂型和给药方式,以提高治疗效果。本章还简要介绍妇科外用药,主要为用于外阴及阴道疾病,如各种阴道炎及外阴感染的药物,大多为抗感染药和雌激素类药物。

莫匹罗星〔基;医保(乙)〕 Mupirocin

【其他名称】假单胞菌酸,假单胞酸 A,百多邦,Bactroban。

【ATC 编码】D06AX09,R01AX06

【药理学】本品化学结构独特,为局部外用抗生素,是由荧光假单胞菌产生的一种物质(假单胞菌酸),其抗菌作用是通过可逆性结合于异亮氨酸合成酶,阻止异亮氨酸渗入,从而使细胞内异亮氨酸的蛋白质合成中止而起到抑菌和杀菌作用。对皮肤感染有关的金黄色葡萄球菌、表皮葡萄球菌、化脓性链球菌有很强的抗菌活性。对耐药金黄色葡萄球菌也有效。对流感嗜血杆菌、淋球菌有一定的抗菌作用。外用于皮肤后,吸收很少,且吸收后可迅速代谢为无活性产物,并经尿液排出。

【适应证】用于革兰阳性球菌引起的皮肤感染和湿疹、皮炎、糜烂、溃疡等继发感染。有报告称,本品预防或治疗给药,对降低皮肤外科手术后伤口化脓十分有效。

【用法和用量】涂患处,也可用敷料包扎或覆盖,一日 3 次,5 天为一疗程。必要时可重复一个疗程。

儿童:《中国国家处方集·化学药品与生物制品卷·儿童版》推荐:一日 2~3 次,一日最多使用 3 次,连续外用不应超过 10 日。

【不良反应】偶见局部瘙痒或烧灼感。

【注意】(1) 对本品过敏者,有中、重度肾损伤者,妊娠期、哺乳期妇女慎用。

(2) 不宜用于眼内及鼻腔内。误入眼内时,用水冲洗即可。

【制剂】软膏:2%。

【贮法】密封,室温保存。

［附］夫西地酸〔医保(乙)〕(Fusidic acid):本品对与皮肤感染有关的各种革兰阳性球菌,尤其对葡萄球菌高度敏感,对耐药金黄色葡萄球菌也有效,对某些革兰阴性菌也有一定的抗菌作用。与其他抗生素无交叉耐药性。在正常皮肤条件下,本品渗透进入皮肤深层的量很低。但在皮肤病理条件下,本品易透入深层皮肤,进入感染病灶部位。因此,常外用于各种细菌性皮肤感染,主要用于革兰阳性球菌引起的皮肤感染,如脓疱病、疖肿、毛囊炎、甲沟炎、须疮、汗腺炎、红癣、寻常痤疮、创伤合并感染、湿疹合并感染和溃疡合并感染等。2%乳膏:局部涂于患处,并缓和地涂搽;必要时可用多孔绷带包扎患处。一日2~3次,7天为一疗程,必要时可重复一个疗程。

过氧苯甲酰〔药典(二);医保(乙)〕
Benzoyl Peroxide

【其他名称】过氧化苯酰。

【ATC编码】D10AE01

【性状】为白色结晶性粉末;有特殊臭味;在水中或乙醇中微溶,在丙酮、三氯甲烷或乙醚中溶解。含水分约26%。

【药理学】为强氧化剂,极易分解,遇有机物分解出新生态氧而发挥杀菌除臭作用,可杀灭痤疮丙酸杆菌,并有使皮肤干燥和脱屑作用。

【适应证】用于皮脂腺分泌过多而引起的痤疮。夏季可用于防治疖肿、痱子等。还可用于慢性皮肤溃疡的治疗。

【用法和用量】涂患处,一日2~3次。

儿童:《中国国家处方集·化学药品与生物制品卷·儿童版》推荐:用温和的香皂和清水清洗患处,一日1~2次涂用本药。

【不良反应】可见皮肤烧灼感、瘙痒、发红、肿胀等。

【注意】(1)对本品过敏者,皮肤有急性炎症、破溃者慎用。

(2)本品易燃,受热、摩擦或撞击,易发生爆炸,故要小心轻放,避免碰撞,并远离火源,遮光密封保存。保存时,必须含有一定水分,以保证安全性。

(3)不可使本品接触眼睛及其他黏膜(如口、鼻等)。

(4)使用1~2周后,可能出现皮肤过度干燥及脱皮现象。

(5)长期使用能发生接触性皮炎。

(6)本品能漂白头发,可使衣服脱色。

【药物相互作用】本品与肥皂,清洁剂,含有过氧苯甲酰、间苯二酚、硫、维A酸等的痤疮制剂,含有乙醇的制剂及药用化妆品等同用,会增加局部刺激或干燥作用。

【制剂】乳膏:5%;10%。凝胶:0.25%;5%;10%。

【贮法】密封,在阴凉处保存。

环吡酮胺〔药典(二);医保(乙)〕
Ciclopirox Olamine

【其他名称】环吡司胺,环匹罗司,环匹罗司胺,环利。

【性状】为白色结晶性粉末,无臭,味苦;易溶于甲醇、乙醇或三氯甲烷,略溶于二甲基甲酰胺或水,微溶于乙醚。本品1%水溶液的pH为8.0~9.0。

【药理学】本品为广谱抗真菌药。其特点是毒性低,渗透力强,它不仅能透入表皮,还能渗入皮肤各层,能深入至深部皮脂腺和毛囊。本品能抗皮肤癣菌、酵母菌、放线菌、腐生霉菌等真菌及对多种革兰阳性、阴性菌均有作用。对衣原体及毛滴虫也有抑制作用。

【适应证】外用于治疗各种皮肤浅表或黏膜的癣菌病(包括甲癣及阴道念珠菌病)。

【用法和用量】涂患处,一日1~2次。甲癣病人,先用温水泡软灰指甲,再削薄病甲,涂药包扎。疗程一般为2~4周(甲癣需3~6个月)。阴道栓则用于治疗阴道念珠菌感染。

【不良反应】偶见局部轻度反应,如局部刺激、红肿、烧灼感或瘙痒感等,但停药后症状消失。

【禁忌证】有过敏史者禁用。儿童禁用。

【注意】本品应避免接触眼睛和其他黏膜(如口、鼻等)。妊娠期及哺乳期妇女慎用。

【制剂】溶液或乳膏:均为1%。阴道栓:每个含药50mg或100mg。

【贮法】遮光,密封,在阴凉处(不超过20℃)保存。

联苯苄唑〔药典(二);医保(乙)〕　Bifonazole

【其他名称】白肤唑,苯苄咪唑,孚琪,Bifazole。

【ATC编码】D01AC10

【性状】为类白色至微黄色结晶性粉末;无臭,无味;在三氯甲烷中易溶,在甲醇或无水乙醇中略溶,在水中几乎不溶。

【药理学】为咪唑类外用抗真菌药,具有较强的抗真菌(表皮癣菌属、毛癣菌属、小孢子菌属、酵母样菌、白念珠菌、短小棒状杆菌等)作用,作用机制是抑制细胞膜的合成,低浓度时抑制真菌的麦角固醇合成,使真菌细胞形成受阻;高浓度时与细胞膜磷脂发生特异性结合,使细胞膜结构及功能受损,最终杀灭真菌。另外,对革兰阳性球菌也有较强的抗菌作用。本品在皮肤存留时间长,吸收很少,吸收后的大部分从尿和粪便中排出,无蓄积作用。

【适应证】用于体癣、股癣、手足癣、花斑癣、红癣及皮肤念珠菌病等浅表皮肤真菌感染及短小棒状杆菌引起的感染及念珠菌性外阴阴道炎。

【用法和用量】涂患处,一日1次,2~4周为一疗程。阴道给药,于睡前将阴道片放入阴道深处,一日1次,一次1片。

儿童:《中国国家处方集·化学药品与生物制品卷·儿

童版》推荐：涂于患处：一日 1 次，并轻轻揉搓几分钟，2～4 周为一个疗程。

【不良反应】有时能发生接触性皮炎。

【禁忌证】妊娠 3 个月内妇女及哺乳期妇女禁用阴道片。

【注意】（1）对咪唑类药过敏或对本品过敏者慎用，患处有糜烂、渗液和皲裂时慎用。

（2）避免接触眼睛和其他黏膜（如口、鼻等）。

【制剂】溶液：1%。乳膏：1%。凝胶：1%。阴道片：每片 100mg。

【贮法】遮光、密封，在阴凉干燥处保存。

噻康唑 Tioconazole

【其他名称】妥善，噻庚唑，Trosyd，Trosyl。

【ATC 编码】D01AC07，G01AF08

【药理学】为合成的咪唑类广谱抗真菌药，实验表明，对致病性表皮癣菌、白念珠菌、酵母菌等真菌感染有杀灭作用。其作用机制为对真菌细胞膜的功能和构造造成伤害，使细胞内容物迅速造成外漏。其抗真菌作用对 pH 的变化很稳定。临床研究证明，本品对所有常见的嗜人血及嗜动物血的致病性皮肤真菌感染都有疗效，特别是深红色发癣菌、须发癣菌、念珠菌病、花斑癣以及由棒状杆菌所致红癣。本品对毛滴虫、沙眼衣原体也有抑制作用。使用本品时，在治疗的最初几日内，即见皮肤感染症状明显减轻。

【适应证】用于敏感真菌所致的皮肤、阴道感染和阴道滴虫病。

【用法和用量】涂患处，一日 1～2 次。阴道局部给药，每晚 1 次，睡前用所附设投药器给药 1 枚，疗程为 3 日、6 日或 14 日。

【不良反应】局部可出现灼烧感、痒感、红肿和丘疹。

【禁忌证】对本品或咪唑类抗真菌药过敏者禁用。妊娠 3 个月内妇女及哺乳期妇女禁用栓剂。

【注意】（1）月经期停用。

（2）使用栓剂时应尽量将药物置于阴道深处，上药前先将阴道冲洗干净。

【制剂】乳膏：1%。软膏：2%。栓剂：每个 0.1g。

【贮法】密封，在阴凉处保存。

奥昔康唑 Oxiconazole

【其他名称】醋苯苄肟唑，Oceral，Derimine。

【ATC 编码】D01AC11，G01AF17

【药理学】本品在体外有广谱抑制真菌作用，尤其对白念珠菌及须发癣菌显示杀菌活性。且对革兰阳性细菌也具高度活性。体内试验中本品与咪康唑及益康唑显示相等疗效。其作用机制为抑制麦角甾醇合成中 14α-甲基羊毛甾醇的脱 14α-甲基阶段。

【适应证】本品局部用于因红色毛癣菌、须癣毛癣菌或絮状表皮癣菌感染所致的足癣、股癣、体癣，因糠秕孢子菌所致的糠疹。

【用法和用量】涂患处，一日 1～2 次，连用 2 周。足癣需连用 4 周。

【不良反应】罕见皮肤反应如轻度烧灼感或显著疼痛。

【禁忌证】对本品过敏者及明显糜烂部位禁用。12 岁以下儿童禁用。

【注意】（1）妊娠早期应避免使用。哺乳期妇女应慎用。

（2）本品不能接触眼及其他黏膜。

【制剂】乳膏：1%。

【贮法】遮光，密封，在阴凉处保存。

芬替康唑 Fenticonazole

【其他名称】芬昔康唑，芬康唑，Lomexin。

【ATC 编码】D01AC12，G01AF12

【药理学】为抗真菌药物。

【适应证】用于真菌引起的皮肤真菌病、皮肤念珠菌病，玫瑰糠疹，耳真菌病，红癣，伴有革兰阳性菌重复感染的真菌感染。也用于生殖道黏膜的念珠菌感染（外阴炎、阴道炎、感染性白带等）。

【用法和用量】乳膏、喷雾剂、粉剂等外用于患处，一日 1～2 次。阴道丸，每日临睡前给药 1 次。

【制剂】乳膏：2%。喷雾剂：2%。粉剂：2%。阴道丸：每粒 200mg。

【贮法】密封，在阴凉干燥处保存。

克霉唑〔药典（二）；基；医保（甲、乙）〕 Clotrimazole

【其他名称】凯妮汀，友南，正美汀。

【ATC 编码】D01AC01

【性状】本品为白色至微黄色的结晶性粉末；无臭。本品在甲醇或三氯甲烷中易溶，在乙醇或丙酮中溶解，在水中几乎不溶。

【药理学】系广谱抗真菌药，作用机制是抑制真菌细胞膜的合成，以及影响其代谢过程。对浅部、深部多种真菌有抗菌作用。

【适应证】用于体癣、股癣、手癣、足癣、花斑癣、头癣以及念珠菌性甲沟炎和念珠菌性外阴阴道炎。

【用法和用量】皮肤感染：涂于洗净患处，一日 2～3 次。外阴阴道炎：涂于洗净患处，每晚 1 次，连续 7 日。体股癣疗程一般需 2～4 周，手足癣需要 4～6 周。阴道念珠菌病用克霉唑阴道片，每晚一次，每次一片，10 天为一个疗程。月经期停用。

【不良反应】偶见过敏反应。偶可引起一过性刺激症状，如瘙痒、刺痛、红斑、水肿等。

【禁忌证】对唑类药物过敏者禁用。

【注意】哺乳期、妊娠期妇女慎用。避免接触眼睛和其他黏膜。

【制剂】溶液:1.5%。乳膏:1%;3%。阴道片:每片0.5g。栓剂:每个0.15g。

【贮法】遮光,密封,在阴凉处保存。

二硫化硒〔药典(二);医保(乙)〕　Selenium Sulfide

【其他名称】硫化硒,硒硫砂,希尔生。

【ATC 编码】D01AE13

【性状】橙黄色至橙红色粉末,微有硫化氢臭味;不溶于水,微溶于三氯甲烷,极微溶于乙醚,基本不溶于其他有机溶剂。

【药理学】本品具有抗皮脂溢出作用,能抑制核分裂而造成表皮细胞更替生成减少并促成角化。它还具有抗菌、杀真菌、杀寄生虫(如疥虫、蚤等)等作用。

【适应证】用于头屑过多、皮脂溢出、头皮脂溢性皮炎、花斑癣及杀蚤类寄生虫等症状。

【用法和用量】(1) 治疗头屑过多及头皮脂溢性皮炎:用水洗头皮及头发,然后将药液洒于头部,并用手轻轻搓揉,直至形成肥皂样泡沫,然后保留2~3分钟,最后用水冲净(彻底冲去药液),每日按上法重复洗揉1~2次,每周至少洗2次,皮损控制后,每1~2周1次,2~4周为一疗程,必要时可重复1个或2个疗程。

(2) 治疗花斑癣:用肥皂水洗净全身,然后用药液均匀涂搽患处,加少量水使起泡沫,保留10~30分钟后,彻底冲洗全身,每周2次,一个疗程2~4周,必要时可重复1个或2个疗程。

【不良反应】(1) 偶有头发脱落、褪色,可通过充分冲洗用药后的头发,冲去残留药液,以避免和减少上述反应。

(2) 可引起接触性皮炎,头皮或头发异常干燥或油腻,脱发。

(3) 对黏膜有刺激作用。

【禁忌证】过敏者及黏膜头皮有水疱、糜烂或渗出液区禁用。外生殖器部位禁用。

【注意】(1) 婴幼儿及皮肤有急性炎症时慎用。

(2) 药液不得进入眼睛。

(3) 本品有剧毒,切忌口服。

(4) 用前应充分振摇。

(5) 染发或烫发后两天内不得使用本品。

(6) 使用本品后,应仔细洗手。

(7) 不能与金属物件接触。在使用本品时,所有银器首饰、发夹及其他金属物品均应除去。

【制剂】洗剂(分中性、油性、干性三种):1%(120ml)。

【贮法】遮光、阴凉处(不超过20℃)、密封保存。

酞丁安〔药典(二)〕　Ftibamzone

【其他名称】华太,Phthiobuzin。

【性状】为黄色结晶性粉末;无臭,味微苦;遇光颜色渐变深。

【药理学】为抗病毒药。对单纯疱疹Ⅰ型或Ⅱ型病毒,水痘带状疱疹病毒有抑制作用,其作用机制是抑制病毒DNA和蛋白质的早期合成,而不影响病毒从Vero细胞内的释放。对皮肤癣菌具有一定的抗真菌作用,还有止痒作用和抗沙眼衣原体活性。

【适应证】用于带状疱疹、单纯疱疹、尖锐湿疣、浅部真菌感染及各型沙眼等。

【用法和用量】涂患处,一日2~3次,体股癣连用3周,手足癣连用4周;滴眼,一次1~2滴,一日3~4次,连用4周。

【不良反应】偶有局部刺激反应,如皮肤红斑、丘疹及刺痒感。

【禁忌证】过敏者及妊娠期妇女禁用。

【注意】(1) 育龄妇女慎用。

(2) 使用时勿入口及眼内。

【制剂】乳膏:3%。搽剂:0.5%(5ml)。滴眼液:0.1%(8ml)。

【贮法】密封,在阴凉处保存。

鬼臼毒素〔医保(乙)〕　Podophyllotoxin

【其他名称】足叶草毒素,鬼臼脂素,鬼臼酸内酯,足叶草脂毒素,尤特,尤脱欣,疣敌,Wartec。

【ATC 编码】D06BB04

【性状】为白色针状结晶性粉末;易溶于三氯甲烷、丙酮、乙酸乙酯和苯,在甲醇、乙醇中溶解,在乙醚中微溶,不溶于水。

【药理学】本品是从北美或西藏小檗科鬼臼属植物桃儿七的根茎中提取、分离而得的一种细胞毒性药物。它容易穿过细胞膜,能抑制正常皮肤角质生成细胞的分裂增殖,抑制细胞对核苷酸的摄取和DNA的合成。外用时,通过抑制人乳头瘤病毒感染上皮细胞的分裂增殖,使之坏死脱落,起到治疗尖锐湿疣的作用。

【适应证】用于治疗外生殖器或肛门周围的尖锐湿疣。

【用法和用量】涂患处,一日2次,连续3天,然后停用药观察4天为一疗程。若疣体未见消退,可同法重复治疗,最多不超过3疗程。

【不良反应】(1) 本品对皮肤有较强的刺激性。

(2) 本品涂在松脆、出血或新近活检疣的部位,可有发生肾衰竭和肝脏中毒(血清乳酸脱氢酶、天冬氨酸转氨酶和碱性磷酸酶增高)的危险。

【禁忌证】对本药过敏者,妊娠期及哺乳期妇女、手术后未愈合创口禁用。

【注意】(1) 外用和误服可引起严重系统性毒性作用,通常是可逆的,但亦有致死的。口服本品300mg即可致死。大面积外涂、过量涂搽、较长时间涂用可发生严重毒性反应。

(2) 本品能穿过胎盘,且有致畸作用。

(3) 疣体直径大于2cm或病损范围巨大广泛者,不宜使用。

(4) 本品不能接触眼和其他黏膜(如口、鼻等)。

【制剂】酊剂:15mg(3ml)。软膏:0.5%。

【贮法】密封,在阴凉处保存。

咪喹莫特 Imiquimod

【其他名称】艾特乐,天锐,丽科杰。

【ATC 编码】D06BB10

【药理学】为局部免疫反应调节剂。在体内、外均能有效地诱导局部产生干扰素和肿瘤坏死因子、细胞因子等,从而产生抗病毒、抗增生及调节局部炎症反应的作用。外用本品后通过皮肤吸收进入人体内的量极微。

【适应证】用于治疗外生殖器及肛门周围的尖锐湿疣。

【用法和用量】涂药前先将患处洗净、擦干,然后用棉签将本品均匀涂于疣体一层,保留 6~10 小时后用清水和中性皂将药物洗掉。睡前涂抹,隔日 1 次,8~12 周为一疗程,最多不超过 16 周。

【不良反应】用药数次后,临床上可能出现的不良反应多为轻、中度的局部皮肤炎症反应,如局部皮肤出现红斑、水肿、糜烂、溃疡、脱屑、灼热、疼痛、瘙痒等;偶有短暂低热,以上症状停药后均能迅速恢复。

【禁忌证】①对咪喹莫特或其赋形剂过敏者禁用;②不推荐用于尿道、阴道内、子宫颈、直肠或肛门内的 HPV 感染;③不推荐在其他药物或外科治疗后立即使用 5% 咪喹莫特乳膏剂治疗;④不推荐 5% 咪喹莫特乳膏剂与其他治疗外生殖器疣的药配伍使用。

【注意】(1) 不要封包。用药 6~10 小时后将药物清洗掉。

(2) 局部破损时不宜用。

(3) 不适于尿道、阴道内、子宫颈和肛管内尖锐湿疣的治疗。

(4) 用药期间避免性生活。

(5) 对有包皮患者,若疣患发生在包皮内,应每天将包皮翻起,清洗用药部位。

(6) 妊娠期及哺乳期妇女,尚未发现用药禁忌,但也要慎用。

【制剂】乳膏:0.05%。

【贮法】密封,在阴凉处保存。

克罗米通〔药典(二);医保(乙)〕 Crotamiton

【其他名称】克罗他米通,优力斯,优力肤。

【性状】为无色至淡黄色油状液体,微臭。在低温下可部分或全部固化,在乙醇或乙醚中极易溶解,在水中微溶。

【药理学】本品具有局部麻醉作用,可治疗各型瘙痒症。并有特异性杀灭疥螨作用,可作用于疥螨的神经系统,从而使疥螨麻痹死亡。另外,对链球菌和葡萄球菌的生长也有抑制作用。它易于透入皮肤,作用迅速,可持续作用6小时。

【适应证】用于治疗疥疮、皮肤瘙痒及继发性皮肤感染。

【用法和用量】(1) 疥疮:治疗前应洗澡并擦干,将本品从颈部以下涂搽全身皮肤,特别应涂搽在手足、指趾间、腋下和腹股沟;24 小时后涂第 2 次,再隔 48 小时洗澡将药洗去,更换干净衣服和床单。必要时,1 周后重复 1 次;也可一日涂搽 1 次,连续 5~7 天。

(2) 瘙痒症:局部涂于患处,一日 3 次。

(3) 脓性皮肤病:将患处用浸渍本品的敷料覆盖。

【禁忌证】急性渗出性皮肤病禁用。

【注意】(1) 对本品过敏者,急性炎症性、糜烂性或渗出性皮肤损害患者慎用。

(2) 勿将药接触眼或其他黏膜(如口、鼻等)。

(3) 疥疮治疗期间不应洗浴,在完成治疗后再彻底清洗;与患者同居住的人应一起治疗。

(4) 不能大面积用于婴儿及低龄儿童的皮肤。

【制剂】乳膏:10%。

【贮法】遮光,密封,在阴凉处保存。

林旦〔药典(二);医保(乙)〕 Lindane

【其他名称】丙体六六六,疥灵,γ-六六六,林丹。

【ATC 编码】P03AB02

【性状】为白色结晶性粉末,微臭。在丙酮、乙醚中易溶,在无水乙醇中溶解,在水中不溶。

【药理学】本品与疥虫或虱体的体表直接接触后,透过体壁,引起神经系统麻痹而致死。它是杀灭疥虫的有效药物,也可杀灭虱和虱卵。

【适应证】外用于疥疮、阴虱病。

【用法和用量】疥疮:治疗前应洗澡并擦干,然后将本品自颈部以下搽全身皮肤,尤其应涂搽至皱褶部位。成人一次不超过 30g(儿童酌减量)。24 小时后可洗澡,更换干净衣被及床单。必要时,1 周后重复 1 次。

阴虱病:剃去阴毛后涂搽本品,一日 3~5 次。

【不良反应】(1) 可有局部刺激症状,数日后消退。

(2) 搽药后偶有头晕,1~2 日后可消失。

(3) 长期大量使用后,也可能由于药物经皮肤吸收后,对中枢神经系统产生较大的毒性作用,致癫痫发作等。

(4) 少数患者可出现荨麻疹。

【禁忌证】对本品过敏及有癫痫病史者禁用。4 岁以下婴幼儿、妊娠期妇女禁用。

【注意】(1) 哺乳期妇女慎用,如若使用本品需停药 4 日后方可哺乳。

(2) 勿用于皮肤破溃处。

(3) 避免与眼及其他黏膜接触。

(4) 使用中若出现过敏症状或中枢神经系统不良反应,应立即停药。

【制剂】乳膏:1%。

【贮法】密封,在阴凉处保存。

维 A 酸〔药典(二);基;医保(甲)〕 Tretinoin

【其他名称】维甲酸,维生素 A 酸,维生素甲酸,Vitamin-

A Acid, Retinoic Acid, Retin-A。

【ATC 编码】D10AD01, L01XX14

【性状】本品为黄色或淡黄色结晶性粉末；在乙醇或三氯甲烷中微溶，在水中几乎不溶。

【药理学】本品是维生素A的代谢中间体，为细胞诱导分化药。主要是调节表皮细胞的有丝分裂和表皮细胞的更新，促进正常角化，影响上皮代谢，对上皮角细胞的生长和角质层的脱落有明显的促进作用，可促使已有的粉刺去除，同时又抑制新的粉刺；可阻止角质栓的堵塞，对角蛋白的合成有抑制作用。

外用可有少量经皮吸收。吸收后主要在葡萄糖醛酸转移酶的催化下生成葡萄糖醛酸酯代谢物而排出体外。

【适应证】用于寻常性痤疮、扁平苔藓(包括口腔扁平苔藓)、白斑、毛发红糠疹和面部单纯糠疹等。本品还可作银屑病的辅助治疗药物，亦可用于治疗多发性寻常疣以及角化异常类的各种皮肤病如鱼鳞病、毛囊角化症等。

【用法和用量】口服：一日2～3次，一次10mg。外用0.025%乳膏或软膏治疗痤疮、面部单纯糠疹；0.1%乳膏或软膏治疗扁平苔藓、毛发红糠疹、白斑等其他皮肤病，一日涂药2次，或遵医嘱。

儿童：《中国国家处方集·化学药品与生物制品卷·儿童版》推荐：乳膏或软膏涂于患处：每晚一次。

【不良反应】偶见不良反应。外用时，用药部位可能发生红斑、肿胀、脱屑、结痂、色素增加或减退等。口服可见：①唇炎、黏膜干燥、结膜炎、甲沟炎、脱发。②高血脂，多发生于口服治疗后3个月。③引起胚胎发育畸形。④肝功能受损。⑤可出现头痛、头晕(50岁以内者较老年人多)、骨增厚、口干、脱屑以及对光过敏、皮肤色素变化等。

【禁忌证】对本品及阿维A酯、异维A酸或其他维生素A衍生物过敏者，急性或亚急性皮炎、湿疹类皮肤病患者，妊娠期妇女禁用。

【注意】(1) 本品有致畸性，育龄妇女及其配偶在口服本品期间及服药前3个月及服药后1年内应严格避孕。

(2) 可引起肝损害，肝、肾功能不全者慎用。

(3) 外用应避免使用于皮肤较薄的皱褶部位，并注意浓度不宜过高(0.3%以下较为适宜)，以免引起红斑、脱皮、灼热感及微痛等局部刺激。这些反应如果轻微，应坚持继续治疗。如反应严重，应立即停药。

(4) 用于治疗痤疮时，起初数周可见病情暂时加剧，仍应继续治疗6周以上才能达到最佳疗效。

(5) 日光可加重本品对皮肤的刺激，导致本品分解，动物实验提示，本品可增强紫外线的致癌能力，故本品宜夜间睡前使用，用药部位应避免强光照晒。

(6) 在治疗严重类型的皮肤病时，可与其他药物如皮质激素、抗生素等合并使用，以增加疗效。

(7) 口服本品出现不良反应时，应控制剂量或与谷维素、维生素 B_1、维生素 B_6 等同服，可使头疼等症状减轻或消失。

【药物相互作用】(1) 与光敏感药合用有增加光敏性的危险。

(2) 与肥皂等清洁剂、含脱屑药制剂(如过氧苯甲酰、间苯二酚、水杨酸、硫等)、含乙醇制剂、异维A酸等共用，可加剧皮肤刺激或干燥，因此必须慎用。

(3) 避免与维生素A及四环素同服。

【制剂】片剂：每片10mg；20mg。乳膏或软膏：0.025%；0.05%；0.1%。

【贮法】遮光，密封，在阴凉干燥处保存。

异维A酸〔药典(二)；医保(乙)〕 Isotretinoin

【其他名称】保肤灵，13-顺维甲酸，Roaccutane。

【ATC 编码】D10AD04, D10BA01

【性状】橘红色或橘黄色结晶性粉末；在三氯甲烷或乙醚中溶解，在乙醇或异丙醇中微溶，在水中几乎不溶；对空气、热、光敏感，尤其在溶液中。

【药理学】本品系维A酸的光学异构体。具有缩小皮脂腺，抑制皮脂腺活性，减少皮脂分泌，以及减轻上皮细胞分化和减少毛囊中痤疮丙酸杆菌的作用。内服后，皮肤尤其是头面部的油脂分泌会明显减少。对严重的结节状痤疮有高效。

口服后迅速由胃肠道吸收，蛋白结合率在99%以上，2～4小时达血药浓度高峰，$t_{1/2}$ 为10～20小时。血中代谢物为4-氧代异维A酸，原形及代谢物均经肾脏和胆汁排泄。

【适应证】用于其他药物治疗无效的严重痤疮，尤其是囊肿性痤疮及聚合性痤疮。

【用法和用量】口服：开始量为每日0.5mg/kg，4周后改用维持量，每日按0.1～1mg/kg计，视患者耐受情况决定，但最高每日也不得超过1mg/kg。饭间或饭后服用，用量大时分次服，一般16周为一疗程。如需要，停药8周后，再进行下一疗程。局部外用：取适量涂于患处，每晚睡前涂1次。

【不良反应】外用可见用药部位发生红斑、肿胀、脱屑、结痂、色素增加或减退。口服可见：

(1) 口唇及皮肤干燥、唇炎、脱屑、疼痛、皮疹、皮肤脆性增加、掌跖脱皮、瘀斑，还可出现继发感染等。

(2) 结膜炎，严重者角膜混浊、视力障碍、视乳头水肿，头痛、头晕、精神症状、抑郁、良性脑压增高。

(3) 毛发疏松，指甲变软。

(4) 骨质疏松、肌肉无力、疼痛、胃肠道症状、鼻出血等。

(5) 妊娠服药可导致自发性流产及胎儿发育畸形。

(6) 实验室检查可引起血沉快、肝酶升高、血脂升高、血糖升高、血小板下降等。

上述不良反应大多为可逆性，停药后可逐渐得到恢复。轻度不良反应，不必停药，可减量使用。

【禁忌证】禁用于：①对维A酸类药物过敏者；②肝肾功能不全者；③妊娠期及哺乳期妇女；④高血脂者。

【注意】(1) 本品有致畸胎作用，育龄期妇女或其配偶服药期间及服药前、后3个月内应严格避孕。接受治疗前2周应作妊娠试验，以后每月1次，确保无妊娠。

(2) 服药期间应定期作血、尿常规、血脂、肝功能等检查。

(3) 可发生光敏感反应，在服药期间应避免过度日光照射。

(4) 不宜用于皮肤皱褶处，避免接触眼睛和其他黏膜（如口、鼻等）。

(5) 糖尿病、肥胖症、酗酒及脂质代谢紊乱者慎用。

【药物相互作用】(1) 与阿维A酯、维A酯或维A酸合用，可增加不良反应的发生率和严重程度。

(2) 与卡马西平合用，可导致卡马西平的血药浓度下降；与华法林合用，可增强华法林作用；与甲氨蝶呤合用，可因后者血药浓度增加而加重对肝脏的损害。

(3) 与光敏感药物合用，可加剧光敏感作用。

(4) 应避免与四环素同时服用。

【制剂】胶丸：每粒10mg。凝胶：0.05%。

【贮法】遮光，密封，在阴凉干燥处保存。

维胺酯 Viaminate

【其他名称】维甲酰胺，痤疮王。

【药理学】为维A酸衍生物，口服具有调节和控制上皮细胞分化与生长、抑制角化、减少皮脂分泌、抑制角质形成细胞的角化过程，使角化异常恢复正常；具有抑制痤疮丙酸杆菌生长，并能提高细胞免疫功能。还具有除皱褶、减轻色斑、增加皮肤弹性作用。

【适应证】用于中、重度痤疮，对鱼鳞病、银屑病、苔藓类皮肤病，及某些角化异常性皮肤病也有一定疗效。

【用法和用量】口服：一日1.0~2.0mg/kg，成人一次25~50mg，一日2~3次。脂溢性皮炎服4周，痤疮服6周为一疗程。外用：涂搽患处，一日1次，宜夜间使用。

【不良反应】与异维A酸引起的不良反应相似，但相对较轻，且大多为可逆性，停药后可逐渐得到恢复。其轻重与本品的剂量大小、疗程长短及个体耐受有关。

【禁忌证】妊娠期妇女，哺乳期妇女，重症糖尿病者，脂代谢障碍者，肝肾功能不全者禁用。

【注意】(1) 本品有强致畸性，女性患者服药期间及停药后半年内严禁怀孕。

(2) 用药期间忌饮酒。

(3) 不宜用于急性和亚急性皮炎、湿疹类皮肤病患者及皮肤皱褶部位。

(4) 避免接触眼和其他黏膜。

(5) 用药部位应避免强烈日光照晒。

【药物相互作用】(1) 与异维A酸或四环素类合用，可致"假性脑瘤"，引起颅压升高、头痛及视力障碍。

(2) 与维生素A合用，可致维生素A过量症状。禁与维生素A同服。

(3) 本品可使甲氨蝶呤血药浓度升高而加重肝脏的毒性。

【制剂】胶囊剂：每粒25mg。乳膏：每100g含维胺酯3g，维生素E 5g。

【贮法】密封，在阴凉干燥处保存。

他扎罗汀[药典(二)] Tazarotene

【其他名称】乙炔维甲酸，乙炔维A酸。

【ATC编码】D05AX05

【性状】为白色至淡黄色结晶或结晶性粉末，无臭；在苯甲醇中易溶，在乙酸乙酯中溶解，在乙腈中略溶，在乙醇中微溶，在水中几乎不溶。

【药理学】为皮肤外用的维A酸类的前体药，具有调节表皮细胞分化和增殖以及减少炎症等作用。在动物体内和人体中通过快速的脱酯作用而转化为他扎罗汀酸，该活性产物可相对选择性地与维A酸受体β和γ亚型结合，但其治疗银屑病和寻常痤疮的确切机制尚不清楚。

【适应证】用于治疗寻常性斑块型银屑病和寻常痤疮。

【用法和用量】银屑病：外用，每晚临睡前半小时将适量本品涂于患处。用药前，先清洗患处；待皮肤干爽后，将药物均匀涂布于皮损上，形成一层薄膜；涂药后应轻轻揉擦，以促进药物吸收；之后再用肥皂将手洗净。痤疮：清洁面部，待皮肤干爽后，取本品适量($2mg/cm^2$)涂于患处，形成一层薄膜，每晚用药1次。

【不良反应】银屑病：本品外用后，主要不良反应为瘙痒、红斑和灼热，少数患者(10%以下)有皮肤刺痛、干燥和水肿，有的出现皮炎、湿疹和银屑病恶化。寻常痤疮：用药后主要的不良反应有脱屑、皮肤干燥、红斑、灼热，少数患者(1%~5%)出现瘙痒、皮肤刺激、疼痛和刺痛。

【禁忌证】禁用于：①妊娠期妇女、哺乳期妇女及近期有生育愿望的妇女。②对本品或其他维甲酸类药物过敏者。

【注意】(1) 育龄妇女在开始用本品治疗前2周内，必须进行血清或尿液妊娠试验，确认为妊娠试验阴性后，在下次正常月经周期的第2天或第3天开始治疗。在治疗前，治疗期间和停止治疗后一段时间内，必须使用有效的避孕方法。若治疗期间发生妊娠，应立即与医生联系，共同讨论对胎儿的危险性及是否继续妊娠等。

(2) 避免药物与眼睛、口腔和黏膜接触，并尽量避免药物与正常皮肤接触。如果与眼接触，应用水彻底冲洗。

(3) 如出现瘙痒等皮肤刺激作用，尽量不要搔抓，可涂少量润肤剂；严重时，医生应建议患者停用本品或隔天使用1次。

(4) 本品不宜用于急性湿疹类皮肤病。

(5) 治疗期间，要避免在阳光下过多暴露。

(6) 12岁以下儿童使用本品的疗效和安全性资料尚未建立。

【药物相互作用】(1) 患者在同时服用具有光敏性药物时（例如四环素、氟喹诺酮、吩噻嗪、磺胺），应小心使用，因为该类药物增加光敏性。

（2）应避免同时使用能使皮肤变干燥的药物和化妆品。

【制剂】乳膏：0.1%。凝胶：0.05%。

【贮法】密封，在阴凉处（不超过20℃）保存。

阿达帕林[医保(乙)]　Adapalene

【其他名称】达芙文，Differin。

【ATC编码】D10AD03

【性状】白色或类白色粉末。在水中不溶。

【药理学】类似维A酸，具有抑制角质形成细胞过度增生并促使其分化的作用，可溶解粉刺，还具有抗炎作用，可抑制中性粒细胞趋化因子，并抑制花生四烯酸酯氧化酶的作用而减少白三烯形成。本品很少经皮吸收，对光和氧的稳定性较强，主要通过胆汁排泄。

【适应证】用于以粉刺、丘疹和脓疱为主要表现的寻常痤疮，亦可用于治疗面部、胸和背部的痤疮。

【用法和用量】涂患处，一日1次，睡前用肥皂清洗患处后使用。

【不良反应】本品在最初治疗的2～4周里最常见的不良反应为红斑、干燥、鳞屑、瘙痒、灼伤或刺痛，在程度上多为轻、中度。较少发生的不良反应有晒伤、皮肤刺激、皮肤不适的烧灼和刺痛。极少发生不良反应包括：痤疮红肿、皮炎和接触性皮炎、眼浮肿、结膜炎、皮肤变色、红疹和湿疹等。如不良反应严重，减少用药次数或停药后可恢复。

【注意】（1）对本品过敏者禁用，妊娠期及哺乳期妇女慎用。

（2）不能用于有显著渗出的皮肤损害及有创伤的皮肤或湿疹、皮炎部位。

（3）不能同时使用酒精或香水。

（4）应避免本品进入眼睛及其他黏膜。

（5）用药期间避免过度日晒。

（6）本品仅供外用。

【药物相互作用】（1）不宜同时使用其他有相似作用机制的药物（如维A酸等）。

（2）不应与含硫、间苯二酚或水杨酸的制剂合用，应在这类药物作用消退后再开始应用本品。

【制剂】凝胶：0.1%。

【贮法】密封，在阴凉处保存。

阿维A酯　Etretinate

【其他名称】银屑灵，依曲替酯，Tigason。

【ATC编码】D05BB01

【药理学】本品为维A酸衍生物之第二代，供口服，具有促进表皮细胞增生、分化、角质溶解等作用。疗效优于维A酸，毒副作用小。口服后3～4小时血药浓度达高峰，24小时消失。通常C_{max}为200～800μg/ml，此浓度对育龄妇女有影响。蛋白结合率为99%。口服后，大部分以代谢物形式经肝胆排出，少量由肾排泄。

【适应证】用于严重的顽固银屑病、局部及全身脓疱病、先天性鱼鳞癣和毛囊角化病。

【用法和用量】口服：开始每日0.75～1mg/kg，分2～3次，疗程2～4周，一日最大用量不得超过75mg。维持量根据疗效及耐受程度而定，通常按每日0.5mg/kg计，用6～8周，即可获得明显疗效。银屑病治愈后即可停药，如复发，可重复治疗。儿童因耐受性较大，故用成人量。

本品与地蒽酚、外用皮质激素、光化疗、紫外线疗法综合使用，可获取最佳疗效。

【不良反应】出现在皮肤黏膜、肌肉、骨骼、肝和中枢神经系统的不良反应与高维生素A综合征类似：较常见皮肤干燥、发红、脱屑、瘙痒、皮疹、对日光敏感性增加、指尖及掌趾皮肤脱屑、头痛、疲乏、眼睑异常（烧灼、发红、瘙痒、干燥、疼痛、溢泪等）、对角膜接触镜的敏感性增加、唇皲裂、鼻干燥、鼻出血、骨或关节疼痛、压痛或僵直。少见指或趾甲松离、甲沟炎、发热、头晕、口干、恶心、肝炎、视物模糊、复视或其他视力变化。罕见皮肤变薄、鳞屑、遗忘、焦虑、精神萎靡、抑郁、耳部感染、视网膜出血、虹膜炎、白内障、畏光、齿龈出血或炎症、大脑假性肿瘤。尿液、血液检查可见丙酮尿、糖尿、管型尿、血尿、蛋白尿、脓尿、转氨酶增高、胆固醇增高、甘油三酯增高、高密度脂蛋白降低等。

【禁忌证】禁用于：①对本品、维生素A及其他视黄醛或维A酸类药物过敏者。②严重肝、肾功能不全者。③妊娠期妇女、哺乳期妇女及计划在2年内怀孕者。④血脂过高者。⑤维生素A过量者。

【注意】（1）用药中定期检查肝功能，如出现异常，应立即进行治疗或停药。

（2）本品有致畸作用，育龄妇女在用药期间及停药后12个月内，应采取有效的避孕措施。

（3）用药期间及治疗2个月内饮酒可发生高脂血症，故应避免饮酒或含乙醇饮料。与牛奶和高脂肪食物同服可增加本品吸收。

（4）大剂量用药，可发生甘油三酯升高，尤其是糖尿病、肥胖、酗酒及脂代谢不良者，更易发生。

（5）长期大量用药，进行维持治疗的患者，曾发生过骨骼变化和良性颅内压升高。

（6）有脂代谢障碍、糖尿病、肥胖症、酒精中毒的高危患者或长期服用本品者，应定期检查胆固醇、甘油三酯及有无骨异常。

【药物相互作用】（1）与痤疮制剂、含脱屑药制剂（如过氧苯甲酰、间苯二酚、水杨酸、硫、维A酸）联合外用，可加剧皮肤局部刺激或干燥作用。

（2）与异维A酸、维A酸合用，可增加毒性，应避免同服。

（3）与甲氨蝶呤、苯妥英及其他有肝毒性的药物合用，可增加肝毒性。

（4）与光敏药物合用，可增强光敏作用。

（5）与四环素合用，可增加大脑假性肿瘤发生的可能性。

（6）不宜与维生素 A 同服。

【制剂】胶囊：每粒 10mg；50mg。

【贮法】密封，在阴凉干燥处保存。

阿维 A〔药典（二）；医保（乙）〕 Acitretin

【其他名称】阿维 A 酸，新体卡松，新银屑灵，Etretin。

【ATC 编码】D05BB02

【药理学】为视黄醛类药物，阿维 A 酯的活性代谢产物。具有促进表皮细胞分化和增殖等作用，但其治疗银屑病和其他角化性皮肤病的机制尚不明确。口服 2 ~ 5 小时血药浓度达高峰，C_{max} 为 196 ~ 728ng/ml，$t_{1/2}$ 为 48 小时，血浆蛋白结合率大于 99%。其脂溶性低于阿维 A 酯，不能在组织中大量储存。血中代谢产物（13-顺式异构体）具有生物活性，原形及代谢物经尿液和胆汁等量排泄。

【适应证】用于严重银屑病，包括红皮病型银屑病、脓疱型银屑病；其他角化性皮肤病，如毛发红糠疹、毛囊角化病等。

【用法和用量】本品个体差异较大，剂量需要个体化，以达到最佳疗效和减少不良反应。银屑病：开始治疗时为一次 25mg 或 30mg，一日 1 次，进主食时服用。如用药 4 周未达满意疗效，且无毒性反应，一日最大剂量可逐渐增至 60 ~ 75mg。治疗开始有效后，可给予一日 25 ~ 50mg 的维持剂量。其他角化性疾病：维持剂量为一日 10mg，最大剂量为一日 50mg。

儿童：《中国国家处方集 · 化学药品与生物制品卷 · 儿童版》推荐：起始剂量为一日 0.5 ~ 0.75mg/kg，最大量不超过 1mg/kg。

【禁忌证】禁用于：①眼干燥、结膜炎、骨质增生患者。②对本品、阿维 A 酯、维生素 A 及其他视黄醛或维 A 酸类药物过敏者。③妊娠期妇女、哺乳期妇女及计划 2 年内怀孕者。④维生素 A 过多症及高脂血症。⑤严重肝、肾功能不全者。

【注意】（1）乙醇可使本品转变为阿维 A 酯，其半衰期为 120 天。服药期间或治疗后的 2 个月内应避免饮酒。

（2）在服用本品前和治疗期间，应定期检查肝功能。若出现肝功能异常，应每周再检查。若肝功能未恢复正常或进一步恶化，必须停止治疗，并继续监测肝功能至少 3 个月。

（3）有脂代谢障碍、糖尿病、肥胖症、酒精中毒的高危患者或长期服用本品患者，要定期检查血清胆固醇、甘油三酯及有无骨异常。

（4）正在服用维甲酸类药物治疗及停药后 2 年内，患者不得献血。

（5）治疗期间，不要使用含维生素 A 的制剂或保健食品，要避免在阳光下过多暴露。

【药物相互作用】（1）本品可干扰去氧孕烯、炔雌醇、依托孕烯、美雌醇、去甲基孕酮、炔诺酮和炔诺孕酮等药的避孕效果。

（2）体内研究尚未发现本品与西咪替丁、地高辛、格列苯脲及苯丙香豆素之间有药动学的相互作用。

（3）与主食同服，可增加本品吸收。其他同阿维 A 酯。

【制剂】胶囊：每粒 10mg。

【贮法】密封，在阴凉干燥处保存。

阿达木单抗 Adalimumab

【其他名称】修美乐。

【ATC 编码】L04AB04

【性状】本品为预填充于注射器中的澄明液体。

【药理学】阿达木单抗可以与肿瘤坏死因子-α（TNF）特异性结合，通过阻断 TNF 与 p55 和 p75 细胞表面 TNF 受体的相互作用从而消除其生物学功能。还可以调节由 TNF 介导或调控的生物学效应，包括改变对白细胞游走起到重要作用的黏附分子的水平（ELAM-1、VCAM-1 和 ICAM-1，半数抑制浓度为 0.1 ~ 0.2nmol/L）。类风湿关节炎患者接受本品治疗后，与基线水平相比较，急性期炎性反应物 C 反应蛋白（CRP）、红细胞沉降率（ESR）和血清细胞因子（IL-6）水平快速下降。导致组织重塑并使软骨破坏的基质金属蛋白酶（MMP-1 和 MMP-3）的血清水平也会出现下降。接受本品治疗的患者通常会出现慢性炎症的血液学指标改善。

【适应证】用于中度至重度银屑病关节炎，对系统治疗（包括环孢素和甲氨蝶呤）及光疗无效的成人重症斑块型银屑病，或者由于不能耐受系统治疗或对系统治疗有禁忌的成人重症斑块型银屑病。

【用法和用量】皮下注射，第一周 80mg，第二周 40mg，随后每隔一周 40mg。

儿童：《中国国家处方集 · 化学药品与生物制品卷 · 儿童版》推荐：用于 13 ~ 17 岁，皮下注射，一次 40mg，每 2 周一次。

【不良反应】具有注射部位的疼痛反应；罕见的严重感染和恶性肿瘤报告；无肾脏或中枢神经系统并发症的狼疮，血细胞减少，多发性硬化症，以及充血性心力衰竭的恶化或发病。

【禁忌证】对于本品或制剂中其他成分过敏者。活动性结核或者其他严重的感染疾患，诸如败血症和机会感染等。中度到重度心衰患者（NYHA 分类Ⅲ/Ⅳ级）。

【注意】用药前需排除结核感染，并进行全血细胞分析、肾功能及肝炎全套检测。定期询问病史、监测患者体格检查变化、检测 PPD、全血细胞分析及肾功能。

【药物相互作用】（1）与作为单药治疗相比，本品与甲氨蝶呤同时使用时产生的抗体较低。不使用甲氨蝶呤会造成抗体形成增加，加快清除，减少阿达木单抗疗效。

（2）不推荐本品和阿那白滞素联合用药。

（3）不推荐本品和阿巴西普联合用药。

【制剂】预填充于注射器中的澄明液体：40mg(0.8ml)。

【贮法】在冰箱内储存(2～8℃)，注射器或药物应保存在包装盒内，不能进行冷冻。

地蒽酚〔药典(二)；医保(乙)〕 Dithranol

【其他名称】蒽林，蒽三酚，Anthralin。

【ATC 编码】D05AC01

【性状】为黄色至淡黄棕色结晶或粉末，无臭。在三氯甲烷中溶解，在乙醇中极微溶，在水中几乎不溶，在冰醋酸中微溶。

【药理学】本品通过抑制酶代谢、降低增生表皮的有丝分裂活动，使表皮细胞生成速度和皮肤角化速度恢复正常，缩小和消退皮损。外用后能通过皮肤少量吸收，代谢后从尿中排出。

【适应证】用于治疗寻常型斑块银屑病、斑秃等。

【用法和用量】(1) 浓度递增疗法：开始治疗时，使用低浓度至少 5 天，待皮肤适应后，再增加浓度，递增浓度从 0.05%、0.1%、0.25%、0.5%、0.8%、1.0% 到 3%。门诊病人可每日一次治疗，入睡前涂药，第二天清晨用肥皂洗去，白天涂润肤剂以保持皮肤润滑。住院病人可每日早晚两次治疗，每次治疗前进行焦油浴可增加疗效。

(2) 联合疗法：地蒽酚可与其他药物或疗法联合应用。经典联合应用是地蒽酚与中波红斑效应紫外线(UVB)联合应用或是与焦油浴和 UVB 联合应用。与 UVB 联用可显著延缓复发并能减轻红斑刺激的症状。与焦油联合应用，比单用地蒽酚刺激性小，而且不影响其抗银屑病活性。对于较厚的皮损，可先用角质溶解剂处理，然后应用地蒽酚。当皮损消退后，酌情维持治疗。

【不良反应】对皮肤有刺激作用，可引起发红、灼热、瘙痒等症状。

【禁忌证】禁用于：①对地蒽酚类化合物过敏者。②进展期脓疱性银屑病。③急性皮炎、有糜烂或渗出的皮损部位、面部、外生殖器及皱褶部位。

【注意】(1) 肝功能障碍者慎用。不推荐用于妊娠期妇女。

(2) 避免接触眼和其他黏膜。

(3) 与内服具有光敏性的药物共用，能引起光敏感反应。

(4) 本品可将皮肤、头发、衣服、床单、浴缸染成红色。皮肤染色可外用水杨酸软膏，在 2～3 周内即可去除。

【药物相互作用】(1) 与皮质激素合用可减轻本品的刺激性，并缩短皮损的清除期，但两者合用时银屑病的复发率较高，且可引起脓疱型银屑病反跳，故应慎与皮质激素药合用。

(2) 尿素能增加本品的透皮吸收，从而降低本品的使用浓度，以减轻本品对皮肤的刺激。

(3) 水杨酸可防止本品被氧化为蒽酮，故可保护本品的药理作用。

(4) 胺类药物可通过促进本品氧化而使其失活，故可用脂溶性胺抑制存留于角质层中的本品所引起的炎症反应。

(5) 与焦油合用比单用本品刺激性小，且不影响本品抗银屑病活性。

【制剂】软膏：0.5%；1%。蜡棒：0.5%；1%。

【贮法】密封，在阴凉处保存。

他卡西醇 Tacalcitol

【其他名称】他骨化醇。

【ATC 编码】D05AX04

【药理学】为活性维生素衍生物，能抑制皮肤角质形成细胞的过度增生和诱导其分化，从而使银屑病表皮细胞的增生及分化异常得以纠正。局部应用本品后 2～3 周开始发挥作用，主要经粪便排泄，部分自尿中排泄。

【适应证】用于寻常性银屑病。

【用法和用量】涂患处，一日 2 次。有效后可减少为一日 1 次。

【不良反应】偶见皮肤瘙痒、发红、刺激感、微痛感。

【禁忌证】对本品过敏者禁用。

【注意】(1) 不宜全身大面积、长期使用。

(2) 避免涂于眼角膜、结膜上。

(3) 大量涂搽有引起血清钙升高的可能性。

(4) 老年人、妊娠期妇女、哺乳期妇女及婴幼儿慎用。

【药物相互作用】(1) 本品不抑制表皮生长因子受体，与地蒽酚、维 A 酸及糖皮质激素局部合用，可增加治疗银屑病等疾病的疗效。

(2) 与维生素 D 及其衍生物(α-骨化醇、骨化二醇、骨化三醇、马沙骨化醇等)合用可能使血清钙值上升。

【制剂】软膏：0.0002%。

【贮法】遮光，密封，在 2～25℃下保存。

糠酸莫米松〔基；医保(乙)〕 Mometasone Furoate

【其他名称】艾洛松，糠酸莫美松，莫美达松，Nasonex。

【药理学】本品具有局部抗炎、止痒作用。优点是作用强，其不良反应并不随强度而成比例增加。每日用药 1 次的作用比每日 3 次的氟轻松或每日 2 次的曲安奈德显著，安全性与氢化可的松相当。本品对垂体轴的作用较弱。局部涂布软膏或乳膏后的吸收都极少。

【适应证】用于缓解对皮质激素有效的湿疹、接触性皮炎、特应性皮炎、神经性皮炎及皮肤瘙痒症等。

【用法和用量】涂患处，一日 1 次，不应封闭敷裹。

【不良反应】(1) 偶见烧灼感、瘙痒刺痛和皮肤萎缩等。

(2) 长期局部外用可发生皮肤萎缩、毛细血管扩张、多毛症、痤疮样皮炎、口周皮炎、继发感染、皮肤条纹状色素沉着等。

【禁忌证】对本品或其他糖皮质激素过敏者禁用。

【注意】(1) 不能用于皮肤破溃处。

(2) 少数人可能更瘙痒、灼伤及皮肤萎缩。如出现皮肤刺激，应停药或对症治疗。如出现皮肤感染，应使用适当的抗菌药，如疗效不明显，还应将本品停用，直至感染被控制为止。

(3) 儿童应尽可能使用小剂量，并在用药时，注意由皮质激素可能诱发的垂体轴抑制及库欣综合征。

(4) 长期外用于面部，可发生痤疮样皮炎。

【药物相互作用】与氯雷他定合用，对氯雷他定及其主要代谢物的血药浓度未见明显影响。

【制剂】乳膏或软膏：0.1%。

【贮法】密封，在2~25℃下保存。

醋丙氢可的松 Hydrocortisone Aceponate

【其他名称】醋酸丙酸氢化可的松，益芙可。

【ATC编码】D07AC16

【药理学】为外用糖皮质激素类药，具有抗炎、抗过敏和止痒等作用，疗效优于醋酸氢可的松。

【适应证】用于湿疹、皮炎、牛皮癣等。

【用法和用量】涂患处，成人一日1~2次，待病变消除后可减少用药次数，连续用药不宜超过3周。婴幼儿一般一日1次，限用1周。

【不良反应】长期用药后可见皮肤萎缩、毛细血管扩张、出现斑纹、类固醇性痤疮、口周皮炎、多毛症，偶见过敏反应、毛囊炎及色素移位。

【禁忌证】特殊皮肤病变(梅毒、结核)，静脉曲张，接种反应，真菌性或细菌性皮肤感染，口周皮炎，酒渣鼻患者禁用。

【注意】(1) 霜剂专供治疗急性皮肤病，如小面积脓疱病及渗液牛皮癣。油膏专供治疗慢性及干性皮肤病。

(2) 涂药后不可使用封闭式绷带。

(3) 在妊娠头3个月及哺乳期用药应严格遵守医嘱。

(4) 本品不可用于治疗眼病。

【药物相互作用】与肾上腺皮质激素同用(口服或注射)，更易出现全身不良反应。

【制剂】软膏：0.127%。

【贮法】密封，在凉处保存。

地奈德〔医保(乙)〕 Desonide

【其他名称】地索奈德，Hydroxyprednisolone Acetonide，Tridesilon。

【ATC编码】D07AB08，S01BA11

【药理学】为糖皮质激素类药物，具有抗炎、抗过敏、止痒及减少渗出作用；可以减轻和防止组织对炎症的反应，能消除局部非感染性炎症引起的发热、发红及肿胀，从而减轻炎症的表现；具有防止或抑制细胞免疫反应、抑制初次免疫应答的免疫抑制作用。

【适应证】用于对皮质类固醇治疗有效的各种皮肤病，如接触性皮炎、神经性皮炎、脂溢性皮炎、湿疹、银屑病、扁平苔藓、单纯性苔藓、汗疱症等引起的皮肤炎症和皮肤瘙痒的治疗。

【用法和用量】涂患处，一日2~4次。银屑病及其他顽固性皮肤病可采用本品封包治疗，若发生感染则应结束封包，并使用适当抗菌药物治疗。

【不良反应】偶可引起灼热、瘙痒、刺激、皮肤干燥、毛囊炎、多毛症、痤疮样皮疹、色素脱失、口周炎、继发感染以及皮肤萎缩等。

【禁忌证】对外用皮质激素过敏者禁用。

【注意】(1) 大面积、长时间使用本品治疗或采用封包治疗的患者，应定期检测尿游离皮质醇或ACTH释放试验来评估药物对HPA轴的抑制作用。如果出现HPA轴的抑制则应考虑停药，减少给药次数或换用作用较弱的皮质类固醇。

(2) 仅供外用，避免接触眼睛。

(3) 妊娠期和哺乳期妇女应允分权衡利弊后慎用本品。妊娠期妇女不应大剂量、大面积长期使用此类药品。

【药物相互作用】肝药酶诱导剂如苯巴比妥、苯妥英钠等可使糖皮质激素的代谢加快。

【制剂】乳膏：0.05%。

【贮法】密封，在阴凉处保存。

［附］泼尼卡酯(Prednicarbate)：本品为不含卤素的供局部使用的强效皮质激素，其消炎、抗过敏、抗渗出、止痒作用明显，疗效相当于倍他米松等含卤素皮质激素。它能轻度地影响胶原合成和皮肤成纤维细胞的生长而产生使皮肤萎缩的作用。局部大面积使用，也未见垂体轴的抑制反应。常用于各种炎性皮肤病的局部治疗。0.25%乳膏：涂患处，一日1~2次。

甲氧沙林〔医保(乙)〕 Methoxsalen

【其他名称】8-甲氧补骨脂素，花椒毒素，敏白灵，制斑素，Meladinine，8-MOP。

【ATC编码】D05AD02，D05BA02

【性状】为针状结晶，味苦；不溶于水，溶于沸水、沸乙醇、丙醇、冰醋酸、苯等，易溶于三氯甲烷。

【药理学】本品为色素形成剂，能加速色素的形成。本品的胃肠吸收不规律，血中蛋白结合率高，$t_{1/2}$为1.1小时，在肝中代谢后经肾排出，8小时约排泄80%~90%，10%在粪便中。

【适应证】与黑光或长波紫外线合用于白癜风、银屑病、蕈样肉芽肿及玫瑰糠疹等的治疗。

【用法和用量】白癜风或银屑病：成人，在接受长波紫外线(或日光)照射前2~4小时服20~50mg，每周2~3次(至少间隔48小时)。1小时后最好用矿泉水浸洗全身20~30分钟，2小时后紫外线照射，照射量从小量开始，以后逐渐增加，皮肤色淡者，首次量不得超过10分钟，中等肤色者，不得超过20分钟。以后根据红斑及压痛程度，每次延长2~5分钟，如使用人工光源，时间应适当缩短。好转后，还应长时间维持治疗。维持量改为每周1~2次至每月1~2次(逐减)。外用洗剂于照射前涂布。

蕈样肉芽肿：在照射前的2~3小时内按0.6mg/kg服用，每周2~3次(至少间隔48小时)，次数可逐减至维持。

小儿，12岁以上同成人(12岁以下禁用)。

外用：涂布于白癜风或玫瑰糠疹患处，1~2分钟干后再涂一次,2 小时后用光照射,其后用肥皂水清洗皮肤并覆盖一层遮光膜。

【不良反应】少数患者配合长波紫外线照射后,常见的反应是红斑。它常在照射 24～48 小时出现,皮肤色素沉着、瘙痒。若照射剂量过大或时间过长,照射不当,皮肤上可出现红肿、水疱、疼痛、脱屑等。内服可引发白内障,还有头晕、头痛、精神异常、失眠、皮肤瘙痒、恶呕、水肿等反应,偶可致肝功能损害。

【禁忌证】严重肝病及心血管病、夏令水疱病、传染源白斑、消化道疾病、糖尿病、有光敏性疾病(如红斑狼疮、皮肌炎、卟啉症、多形性日光疹、着色性干皮病等)、白内障或其他晶体疾病患者,12 岁以下儿童,年老体弱者,妊娠期妇女,哺乳期妇女禁用。

【注意】(1) 下列情况慎用:慢性感染、皮肤癌变史、日光敏感家族史、近期接受过 X 线、细胞毒或砷治疗(皮肤癌变危险性增强)。

(2) 治疗期间不宜食用酸橙、无花果、香菜、芥末、胡萝卜、芹菜等含呋喃香豆素类食物,以免增加光毒性。外用比内服更易引发光敏反应。

(3) 每次照射时,均应注意防止光照过度,以免引起晒伤。

【药物相互作用】(1) 不得服用其他光敏性药物,与吩噻嗪类药物同用可加剧对眼脉络膜、视网膜和晶体的光化学损伤。

(2) 苯妥英钠会降低本品的作用,在使用苯妥英钠的患者中,可加大本品剂量,如仍无效可改用其他抗癫痫药。

(3) 与咖啡因合用,能有效地抑制咖啡因的代谢,降低咖啡因的清除率,使咖啡因的 $t_{1/2}$ 大大增加,而峰浓度和达峰时间不受影响。

【制剂】片剂:每片 5mg;10mg。溶液:0.1%;0.2%;0.5%。搽剂:0.75%。

【贮法】密封,在阴凉干燥处保存。

尿囊素　Allantoin

【其他名称】脲基海因,脲咪唑二酮,皮尔复,Cordianine。

【性状】为白色结晶性粉末。溶于水(1∶130)、乙醇(1∶500),热水和热乙醇中易溶,几乎不溶于乙醚。

【药理学】正常皮肤的湿润度,主要取决于角质细胞黏合质吸湿能力的大小,而角质蛋白所起的吸湿作用较小。黏合质吸湿能力强,可使皮肤湿润且光泽。皮肤患病时(如银屑病)黏合质的吸湿能力降低,于是皮肤粗糙、脱屑。本品不仅能增加黏合质的吸湿效能,还能直接作用于角质蛋白分子,促使其结合能力增强,使其能吸收更多水分。并使角质蛋白分散,鳞屑松解、脱落,皮肤变得光滑、细腻、柔软。

本品还有局麻作用,因此可以减弱其刺激性。它还能刺激上皮增生,促进肉芽生长,创伤愈合。

【适应证】常用于皮肤干燥、皲裂、皮炎等,也可用于促进皮肤溃疡的愈合。

【用法和用量】涂患处,一日 3～4 次。

儿童:《中国国家处方集·化学药品与生物制品卷·儿童版》推荐:一次 2～3g,一日 2～3 次。

【不良反应】外用时,罕见皮肤刺激症状。

【注意】外用时应避免进入眼内。

【制剂】乳膏:1%。

【贮法】密封,在阴凉处保存。

有关皮肤科用制剂,见表 75-1。

表 75-1　皮肤科用制剂

	制剂名	处方内容	应　用
溶液剂	硼酸溶液	硼酸 3g,热水加至 100ml	供湿疹等冷湿敷用
	0.025%～0.01% 高锰酸钾溶液	高锰酸钾 1g,水加至 4000～10 000ml 也可用高锰酸钾外用片配制,0.1g/片	用于急性皮炎和急性湿疹,清除皮损表面的脓性分泌物和恶臭,清洗小面积溃疡,供冷湿敷或泡洗用
	乳酸依沙吖啶溶液(利凡诺溶液,雷佛奴尔溶液)	乳酸依沙吖啶 0.1g,硫代硫酸钠 0.01g,蒸馏水加至 100ml	供感染性皮肤疾患冷湿敷用
	40% 硫代硫酸钠溶液	硫代硫酸钠 40g,蒸馏水加至 100ml	用于花斑癣、疥疮
	止痒水	甘油 28ml,乙醇 14ml,蒸馏水加至 100ml	
	泼尼松二甲亚砜液(强万)	泼尼松 2.5g,二甲亚砜 600ml,蒸馏水 400ml	外用涂搽,治疗各种瘙痒性皮肤病及神经性皮炎,关节痛及无实质性病变的各种疼痛
	氟轻松二甲亚砜擦剂(松万)	含氟轻松 0.025%、二甲亚砜、间苯二酚、冰片和甘油等	外用,神经性皮炎,阴囊湿疹等
	地塞米松二甲亚砜液(氟万)	地塞米松 0.5g,二甲亚砜 600ml,蒸馏水 400ml	同上

续表

	制剂名	处方内容	应　用
各种醇溶液酊、醑剂	3%～5%水杨酸酊	水杨酸3～5g,乙醇加至100ml	用于花斑癣(汗斑)、手足癣及体癣
	止痒酊	液化酚、薄荷脑各1g,水杨酸2g,80%乙醇加至100ml	用于瘙痒性皮肤病
	虫咬水	浓氨溶液100ml,薄荷脑15g,乙醇加至1000ml	治疗昆虫咬伤
	足癣药水	水杨酸6g,苯甲酸12g,樟脑10g,10%碘酊2ml,乙醇加至100ml	有溶解角质、收敛、抗真菌的作用,用于治疗手足癣及体癣等
	搽头水	水杨酸10g,间苯二酚50g,蓖麻油50ml,乙醇加至1000ml	除头屑、止痒,用于干性皮脂溢及脂溢性皮炎
	甲醛溶液醑(福尔马林醑)	福尔马林(含甲醛36%～40%)5%～10%,90%乙醇加至100ml	用于手足多汗或腋臭
	樟脑醑	樟脑10g,90%乙醇加至100ml	用于瘙痒性皮肤病、冻疮或局部发赤
	复方水杨酸酊	水杨酸3g,苯甲酸6g,70%乙醇加至100ml	用于表皮癣症,外涂患处
气雾剂	神经性皮炎气雾剂	氢化可的松0.25%,成膜材料5%,丙酮44.75%,加氟利昂至100%	对神经性皮炎有较好疗效。喷涂于患处,干后即成一薄膜。每日或隔日喷涂1次
洗剂	炉甘石洗剂	炉甘石8g,氧化锌8g,甘油2ml,氢氧化钙溶液加至100ml	适用于无渗出性的急性或亚急性皮炎、湿疹
	含酚炉甘石洗剂	上述处方中加0.5%～1%的液化酚	用途同上,唯止痒作用较强
	复方硫黄洗剂	沉降硫3g,硫酸锌3g,樟脑醑(含10%樟脑)25ml,甘油10ml,5%苯扎溴铵2ml,蒸馏水加至100ml	消炎、抗菌、抑制皮脂溢出,用于痤疮、酒渣鼻及脂溢性皮炎
	白色洗剂	氧化锌60g,液化酚10ml,甘油20ml,氢氧化钙溶液加至100ml	用于皮炎或广泛性瘙痒症
外用散剂	复方扑粉	硼酸10g,氧化锌、滑石粉各等量加至100g	用于急性、亚急性皮炎、湿疹等
	脚癣粉	水杨酸50g,硼酸10g,氧化锌20g,滑石粉加至100g	治疗足癣或足多汗症
	痱子粉	薄荷0.2g,水杨酸0.3g,硼酸20g,氧化锌10g,次没食子酸铋1g,滑石粉30g	治疗痱子或急性皮炎、湿疹
油糊剂	锌氧油(氧化锌油)	氧化锌40g,花生油加至100g	吸水、消炎、止痒、保护皮肤。用于急性皮炎、湿疹,于湿敷的间歇期外涂于患部。加0.1%依沙吖啶或0.25%呋喃西林,可用于急性湿疹的继发感染
	复方锌糊	氧化锌25g,淀粉25g,凡士林50g(根据治疗要求不同,可加入2%水杨酸、5%～10%鱼石脂等,有消炎、止痒、止痛等作用)	用于急性、亚急性、慢性皮炎或湿疹
	5%～10%糠馏油糊	糠馏油5～10g,复方锌糊加至100g	用于慢性瘙痒性皮肤病,如亚急性皮炎、湿疹等,为加强止痒作用,可加入1%的液化酚
	2%～10%黑豆馏油糊	黑豆馏油2%～5%～10%,复方锌糊加至100g	2%用于亚急性皮炎、湿疹,5%～10%用于慢性皮炎、湿疹及神经性皮炎

续表

	制剂名	处方内容	应　用
软膏及乳膏剂	硼酸软膏	硼酸10g,凡士林加到100g	用于化脓性皮肤病或软化痂皮
	鱼肝油软膏	鱼肝油20ml,羊毛脂5g,凡士林加至100g	用于鱼鳞病、慢性湿疹、射线皮炎等
	压疮软膏	硫酸锌5g、醋酸铅10g、没药酊2ml,凡士林加至100g	用于坏死性及溃疡性压疮
	2.5%～5%白降汞软膏	白降汞2.5～5.0g,凡士林加到100g	化脓性皮肤病
	5%～10%水杨酸软膏	水杨酸5～10g,凡士林加到100g	真菌性皮肤病或手足皲裂
	鱼石脂软膏	鱼石脂10g,凡士林加到100g	用于疖、丹毒或蜂窝织炎等
	硫软膏(硫黄软膏)	升华硫10g,凡士林加至100g	脂溢性皮肤病、疥或银屑病等
	达克罗宁氯己定硫软膏	升华硫15g,盐酸达克罗宁0.2g,醋酸氯己定0.1g,凡士林加至100g	用于各种疥疮
	冻疮膏	硼酸5g,樟脑3g,甘油5g,凡士林加至100g	冻疮
	氧化锌软膏	氧化锌15g,凡士林加至100g	保护创面
	杀癣灵软膏(发癣退软膏)	杀癣灵2g,羊毛脂、凡士林各等量加至100g	手足癣、体癣或花斑癣
	复方水杨酸软膏(复方苯甲酸软膏)	水杨酸3～6g,苯甲酸6～12g,凡士林加至100g	皮肤真菌病,手足皲裂等
	呋锌软膏	呋喃西林0.25g,15%氧化锌膏加至100g	皮肤感染、小伤口及化脓性皮肤病
	黄连软膏	黄连20g,制成浓煎液,加凡士林80g	亚急性皮炎或湿疹
	复方氟米松软膏	匹伐酸氟米松0.02g,水杨酸3g,凡士林加至100g	用于脂溢性皮炎、接触性皮炎、异位性皮炎、局限性神经性皮炎、寻常型银屑病、扁平苔藓以及掌跖角化过度症
	鸡眼糊	水杨酸150g,磺胺嘧啶50g,乳酸50g,冰片10g,朱砂25g,淀粉115g,研匀,加乙醇调成糊状	用于鸡眼、胼胝
	酚软膏	苯酚2g,甘油1.5ml,凡士林加至100g	外用防腐、止痒
	煤焦油软膏	煤焦油5g,氧化锌5g,淀粉25g,单软膏加至100g	用于慢性湿疹、神经性皮炎、银屑病、扁平苔藓等
	基础乳膏*	硬脂酸300g,液状石蜡及凡士林的混合物500g,三乙醇胺80ml,甘油200ml,羟苯乙酯2g,水920ml,硼砂2g,香精适量	供配制各种乳膏(霜剂)用*
	尿素乳膏	尿素15g,甘油12ml,单硬脂酸甘油酯12g,基础乳膏加至100g	促进角质与水结合,使皮肤软化,防止手足皲裂。每日涂搽数次
	醋酸曲安奈德尿素乳膏	醋酸曲安奈德0.1g,尿素10g,枸橼酸、十八醇、平平加、丙二醇、二甲基亚砜适量,乳膏基质加至100g	用于扁平苔藓的对症治疗
	萘替芬酮康唑乳膏	盐酸萘替芬1g,酮康唑0.25g,乳膏基质加至100g	用于手足癣、体股癣、头癣、皮肤念珠菌病等
	复方酮康唑乳膏	酮康唑1g,丙酸氯倍他索0.025g,硫酸新霉素50万单位,乳膏基质加至100g	用于手足癣、体股癣等皮肤浅表真菌感染

续表

	制剂名	处方内容	应　用
软膏及乳膏剂	硅霜	甲基硅油 20ml，硬脂酸 15g，羊毛脂 2g，凡士林 7g，羟苯乙酯 0.1g，三乙醇胺 2ml，甘油 4ml，水 50ml	防治皮肤皲裂
	益康唑曲安奈德霜	硝酸益康唑 1g，曲安奈德 0.1g，苯甲酸适量，霜剂基质加至 100g	用于湿疹、过敏性皮炎等（过敏性皮肤病，手癣、体癣、足癣、股癣等真菌感染所致的皮肤病），亦适用于甲沟炎，念珠菌性口角炎，尿布疹，浅表性脓皮病等
	维 A 酸氢醌霜	维 A 酸 0.1g，氢醌 5g，地塞米松 0.1g，基础乳膏加至 100g	用于治疗皮肤色素沉着，疗效较好
凝胶剂	盐酸布替萘芬凝胶	盐酸布替萘芬 1g，卡波姆、乳化剂 O-15、乙醇、甘油、三乙醇胺、依地酸二钠、无水亚硫酸钠适量，制成 100g	用于敏感真菌所致的手癣、足癣、体癣、股癣、花斑癣等
	米诺地尔凝胶	米诺地尔 2.2g，卡波姆、乙醇、丙二醇、硫代硫酸钠、三乙醇胺适量，制成 100g	用于治疗脱发
	异维 A 酸/红霉素凝胶	每 10g 含异维 A 酸 5mg，红霉素 0.02mg	用于轻、中度寻常型痤疮的局部治疗，对炎性和非炎性皮损均有效。涂患处，一日 1～2 次
	过氧化苯酰/红霉素凝胶	含过氧化苯甲酰 5%，红霉素 3%	主要用于寻常型痤疮。将少许凝胶在患处抹一薄层，早晚各一次。勿与其他治疗痤疮的药物同时使用

注：* 本方为基础处方，加 0.25% 泼尼松为泼尼松霜；加 0.1% 氟氢化可的松为氟氢可的松霜；加 2% 盐酸苯海拉明及 1% 吐温-80 则为苯海拉明霜；加 2% 咪康唑则为咪康唑霜（治皮肤真菌病）；加 2% ～5% 过氧苯甲酰则为粉刺霜（治痤疮）

地瑞舒林　Dicresulene

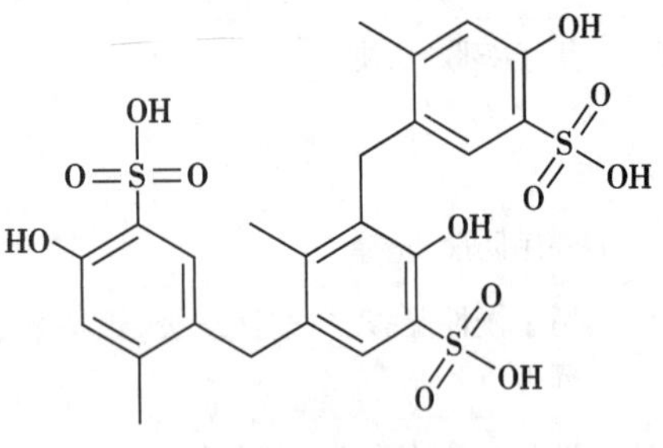

【其他名称】聚甲酚磺醛，的克瑞索，爱宝疗，Policresulen，Albothyl。

【性状】略溶于水，微溶于乙醇的无定形固体。

【药理学】本品为强酸性物质，选择性地作用于坏死或病变组织及异位柱状上皮并使之变性，但对正常鳞状上皮无影响，使用时无须保护正常皮肤。通过强酸性和蛋白凝固作用杀灭细菌，具有广谱的抗菌作用，包括革兰阳性菌、革兰阴性菌和某些真菌，尤其是对加那菌、厌氧菌和滴虫有效。用于抗细菌、真菌和原虫感染；并通过使血浆蛋白凝固和显著的刺激血管收缩而起止血作用。

【适应证】用于宫颈糜烂、宫颈炎、各类阴道感染（如细菌、滴虫和真菌引起的白带增多）、外阴瘙痒、使用子宫托造成的压迫性溃疡及宫颈息肉切除或切片检查后的止血；皮肤伤口与病变的局部治疗（如烧伤、肢体溃疡、压疮、慢性炎症）；尖锐湿疣；口腔黏膜和齿龈的炎症；口腔溃疡及扁桃体切除后的止血。

【用法和用量】(1) 宫颈糜烂：浓缩液按 1∶80～1∶100 稀释，行阴道冲洗，然后将浸有浓缩液的长棉签伸入宫颈管，转动 1～2 分钟后取出。将浸有浓缩液的棉片贴于糜烂面，至黏膜变白，通常每周 1～2 次。隔日上阴道栓剂 1 枚，上栓剂前用 1∶80～1∶100 稀释的浓缩液冲洗阴道。

(2) 尖锐湿疣：将浸有浓缩液的棉片直接贴于疣体，一般 5～10 分钟，到疣体变白，最后应在根部加压涂擦，一日 1 次，直到疣体完全脱落。

(3) 阴道炎：隔日上栓剂 1 枚，置于阴道深部，用前先用 1∶80～1∶100 稀释的浓缩液冲洗阴道。

(4) 外科与皮肤科：伤口止血，治疗局部烧伤、压疮和肢体溃疡，可将浸有本品溶液的纱布块压在出血部位或溃疡部位 1～2 分钟，然后擦干残留药液。

(5) 口腔科：应将本品按 1∶5的比例以水稀释，将浸药液纱布块压在出血部位或溃疡部位 1～2 分钟，然后漱口。

【不良反应】用药初期，偶有局部刺激症状，少有肛门下坠感，一般均可耐受，但通常会很快消失。其高酸性可能损伤牙釉质。在使用本品浓缩液治疗后必须彻底漱口。

【禁忌证】禁用于妊娠期妇女（尤其是最后 3 个月）及

哺乳期妇女。

【注意】①本品可促进坏死组织从病灶处脱落，有时甚至是大片的脱落，为药物治疗的正常反应。脱落组织应予清除，以免发生刺激。②本品的高酸性可能损伤牙釉质，口腔用药后必须彻底漱口。③治疗期间避免性交，不要使用刺激性肥皂清洗患处。④行经时应停止用药。

【药物相互作用】本品仅限局部应用，由于不能排除与其他药物的相互影响的可能性，故同一部位应避免同时使用两种以上的药物。

【制剂】栓剂：每个 90mg。浓缩液：36%（w/w）25ml。洗剂：36%（10ml）。

【贮法】密封，在阴凉处保存。

普罗雌烯〔医保（乙）〕　Promestriene

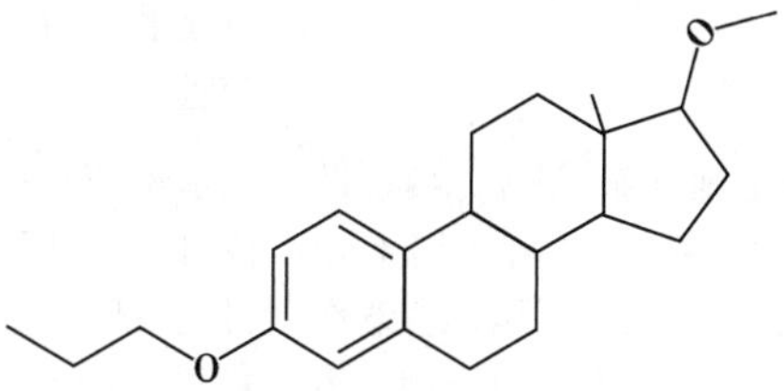

【其他名称】更宝芬，三烯甲雌醇，Colpotrofine。

【性状】栓剂、乳膏为白色；胶丸为椭圆形，内含乳白色黏稠液体；片剂为乳白色。

【药理学】本品为雌二醇羟基的氢被丙基和甲基取代的衍生物，可作用于下生殖道黏膜，具有雌激素的特性，发挥局部的雌激素样作用，恢复下生殖道的滋养特性，促进阴道底层细胞增生，而演变成中层与表层细胞，使整个上皮厚度增加，中层及表层上皮细胞分化成熟，合成及分泌糖原；同时，能促使阴道乳酸杆菌的再生，产生乳酸，恢复其正常的阴道酸性的生理环境。从而促进宫颈-阴道-外阴黏膜上皮损伤的修复。与传统的局部用雌激素制剂比较，因本品吸收至全身循环的量很小，故全身性激素作用较轻微。

【适应证】外用于外阴及阴道疾病，如萎缩性阴道炎、外阴萎缩、阴道口萎缩等；亦可用于皮脂溢性皮炎。

【用法和用量】栓剂，一日 1 枚，置入阴道深部，连用 20 天；乳膏，一日 2 次，涂于局部并轻轻按摩；胶丸、软胶囊、片，一日 1 粒或 1 片，将湿润过的阴道胶丸或软胶囊或片放入阴道深部，连用 20 天。

【不良反应】偶有局部刺激，瘙痒，过敏反应等。

【禁忌证】禁用于有雌激素依赖性癌病史者。

【注意】妊娠期妇女及哺乳期妇女不宜使用。

【制剂】栓剂：每粒 10mg。乳膏：1%，15g 或 30g。胶丸：每粒 10mg。软胶囊：每粒 10mg。片剂：每片 10mg。

【贮法】密封，在阴凉干燥处保存。

复方莪术油栓〔药典（二）；医保（乙）〕
Compound Zedoary Turmeric Oil Suppositories

【其他名称】康妇特。

【性状】本品为乳黄色至浅黄棕色鸭舌型栓剂，有特臭。

【药理学】为硝酸益康唑和莪术油的复方制剂，硝酸益康唑，抗菌谱广，对皮肤丝状菌、念珠菌、酵母菌、黑色丝状菌、曲霉属、青霉属、放线菌等有抗菌作用。同时对某些革兰阳性菌具有抗菌活性。其作用机制为作用于致病菌的细胞膜，改变其通透性，阻止营养摄取，导致其死亡。其中莪术油具有行气活血、消积止痛、活血化淤、去腐生肌、增强机体免疫能力之功效；且可以预防宫颈癌之发生；对细菌、真菌、滴虫、病毒等病原微生物具有协同杀灭作用，并能修复病变组织、促进创面愈合。

【适应证】用于治疗白念珠菌引起的阴道感染，霉菌性阴道炎，滴虫性阴道炎及宫颈糜烂。

【用法和用量】（1）术前用药：一日 2 次，于每晚及次日晨各 1 枚，连用 1 周。

（2）各种阴道炎症：真菌性、滴虫性、老年性、急性、细菌性等阴道炎症，一日 1 次，一次 1 枚，6 日为一疗程，坚持使用 2 个疗程。临床症状严重者，一日 2 次，于每晚及次日晨各 1 枚，6 日为一疗程，坚持使用 2 个疗程。

（3）宫颈糜烂：一度宫颈糜烂，一日 1 次，一次 1 枚，6 日为一疗程，坚持使用 2 个以上疗程。二度宫颈糜烂（或颗粒型），一日 1 次，一次 1 枚，症状重者一日 2 次，一次 1 枚，6 日为一疗程，坚持使用 3～4 个疗程以上。三度宫颈糜烂（或乳头型），一日 2 次，于每晚及次晨各 1 枚，6 日为一疗程，坚持使用 5～7 个疗程。乳头型合并宫颈腺体囊肿者，可采用碘酒（0.5%）局部消毒，用穿刺针头刺破囊肿壁，使液体流出后使用本品，一日 2 次，一次 1 枚，坚持用药 5～7 个疗程。

【不良反应】仅个别患者有恶心及局部烧灼感，停药即消失。

【禁忌证】禁用于①对本品或其他咪唑类药物过敏者；②妊娠 3 个月内妇女及哺乳期妇女。

【注意】①本品为外用药，禁止入口。②若遇夏日高温，药栓有变软现象，应在低温条件下，放置至变硬后，再用。③用药前洗净双手。

【药物相互作用】与两性霉素 B 合用，在药效上呈相互拮抗作用。

【制剂】栓剂：每个含硝酸益康唑 50mg、莪术油 0.2ml、冰片 3mg。

【贮法】密封，在阴凉处保存。

妇产科外用制剂，见表 75-2。

表 75-2　妇产科外用制剂

药　名	制　剂	作用与用途	用　法
氯喹那多普罗雌烯阴道片(可宝净)	每片含氯喹那多 200mg 和普罗雌烯 10mg	氯喹那多是一种接触性广谱抗菌剂;普罗雌烯可作用于下生殖黏膜,起局部的雌激素样作用,因而能够恢复下生殖道的滋养特性。用于除淋球菌感染外,任何原因引起的白带增多	阴道给药,一日 1 片,连续应用 18 天。用药方法亦可根据医嘱调整
硝呋太尔制霉素阴道软胶囊	每粒含硝呋太尔 0.5g,制霉素 20 万单位	硝呋太尔制霉素在体外具有抗真菌、抗滴虫、抗细菌的广谱活性。用于细菌性阴道病、滴虫性阴道炎、念珠菌性外阴阴道炎、阴道混合感染	阴道给药,每晚 1 粒,连用 6 天。亦可遵医嘱调整
三维制霉素栓	每个含制霉素 20 万单位,维生素 E 10mg,维生素 A、维生素 D_2	具广谱抗真菌作用,对念珠菌最敏感,对隐球菌和滴虫也有抑制作用。用于念珠菌性外阴阴道炎	阴道给药,每晚 1 粒,7 天为一疗程,慢性病可延长使用 1 ~ 3 个疗程
甲硝唑呋喃唑酮栓	每个含明矾 79mg、乳香 11mg、冰片 1.2mg、呋喃唑酮 5.2mg、甲硝唑 5.2mg	乳香、明矾、冰片具活血止痛、化腐生肌、散结消肿、解毒杀虫、燥湿止疮、清热消炎作用;呋喃唑酮具抗滴虫引起的阴道感染作用;甲硝唑具杀灭滴虫和抗厌氧菌作用。用于治疗宫颈炎、宫颈糜烂、滴虫性阴道炎、细菌性阴道炎、霉菌性阴道炎。也可用于盆腔炎、附件炎	阴道给药,一次 1 个,隔日 1 次,睡前用药。月经后用药,5 次为一疗程
复方甲硝唑阴道栓	主要含甲硝唑、四环素、制霉素	抗滴虫和抗菌药。用于治疗滴虫性阴道炎、霉菌性阴道炎、细菌性阴道炎和老年性阴道炎、非特异性阴道炎及支原体感染、淋病双球菌感染等病症	阴道用药,每晚 1 个,连用 7 ~ 10 天
保妇康栓	主要含莪术油、冰片	行气破瘀,清热解毒,生肌止痛。用于霉菌性阴道炎、宫颈糜烂等妇科疾病	阴道给药,每晚 1 个

(周　颖)

第76章 消毒防腐收敛药

消毒防腐药是指用化学方法达到杀菌、抑菌和防腐目的的抗菌药。其中,消毒药可杀灭病原微生物,而防腐药则能抑制病原微生物的生长繁殖,两者之间没有严格界限,消毒药低浓度时仅有抑菌作用,而防腐药高浓度时亦有杀菌作用。该类药物主要用于体表、器械、排泄物和周围环境的消毒,或用于黏膜、创面、腔道的冲洗以预防或治疗病原微生物所致的感染,也作为防腐添加剂广泛应用于食品、制药等方面。

与抗生素不同,消毒防腐药没有严格的抗菌谱,在杀灭或抑制病原微生物的浓度下,往往也可能对人体造成损害。该类药物种类繁多,杀菌或抑菌机制各有不同,并且效果与药物浓度、作用时间、溶剂、pH、对病原微生物的敏感性等多方面因素有关。因此,充分了解药物特点,安全合理使用至关重要。消毒防腐药的分类及主要作用特点如下:

1. 醇类 如乙醇(酒精)、异丙醇等,能使蛋白质脱水、变性或沉淀而发挥一定的杀菌作用。其优点在于性质稳定、作用较快、刺激性小、基本无毒,并可与药物配成酊剂、醑剂等而达到增效作用;然而,该类药物对芽胞、病毒、真菌无效。

2. 酚类 如甲酚、苯酚、间苯二酚、松馏油等,可以使蛋白质变性、沉淀而发挥杀菌作用。其性质稳定、杀菌力较醇类强、使用浓度基本对人体无害;然而,对芽胞、病毒无效,有一定的组织刺激性,对物品有轻度腐蚀性。

3. 醛类 如甲醛、戊二醛等,可与蛋白质中的氨基结合成亚胺类而使蛋白质变性。该类药物杀菌作用强大,较酚类强,对细菌、芽胞、真菌、病毒有效;然而刺激性强,有特臭,并具有一定毒性。

4. 酸类 如醋酸、乳酸、苯甲酸、水杨酸、硼酸、十一烯酸等,可解离产生氢离子或脂溶性弱酸分子渗入菌体,使胞质膜破裂。通常性质稳定、无刺激性;然而在碱性环境中作用减弱,且大多抗菌谱窄。

5. 氧化剂类 如过氧乙酸、过氧化氢、高锰酸钾等,遇有机物释放新生态氧而氧化微生物原浆蛋白的活性基团,从而发挥杀菌和除臭作用,使用方便、作用迅速。过氧乙酸对细菌、芽胞、真菌、病毒都有效,且分解产物无毒、无残留。

6. 卤素类 如氯消毒剂、碘、聚维酮碘等,通过卤化和氧化微生物原浆蛋白的活性基团而发挥广谱杀菌作用。该类药物在有效浓度时毒性低;然而易受酸碱度影响,含碘消毒剂对物品有着色作用。

7. 重金属盐类 如汞溴红、氧化锌、炉甘石等,金属离子解离后与蛋白质结合而杀菌。优点在于对组织刺激性小、毒性低,主要用于体表消毒;然而作用强度决定于金属离子浓度,而后者又与解离度有关,此外该类药物穿透力弱,易受有机物、酸碱度等因素的影响。

8. 表面活性剂类 如苯扎溴铵、度米芬为阳离子表面活性剂,一方面吸附于菌体表面改变胞质膜的通透性,使菌体内容物外漏而发挥杀菌作用;另一方面阳离子与蛋白质的阴离子结合使菌体蛋白变性,而产生抑菌作用。该类药物抗菌谱广、作用迅速强大,且毒性低、无刺激性、无腐蚀性、不污染物品;缺点是对结核杆菌、病毒和芽胞作用弱,且配伍禁忌较多,效果受有机物、酸碱度影响大。

9. 染料类　如甲紫、依沙吖啶等,其阳离子或阴离子能与细菌蛋白质的羧基或氨基结合而产生抑菌作用。该类药物无组织刺激性,对 G^+ 菌作用较好,而对 G^- 菌作用弱。

10. 其他　如羟苯酯类为优良防腐剂,稳定无毒,对霉菌、酵母抑制作用强,对细菌作用差;氯己定类能够破坏菌体胞浆膜,使内容物外漏,高浓度时使胞浆组分凝聚使细菌死亡,为强效杀菌剂,对病毒也有杀灭作用,但对抗酸性细菌、芽胞均无效。

收敛药是能够沉淀组织内部分蛋白质而促使组织皱缩的药物,有消炎退肿的作用,用于治疗皮肤黏膜炎症。常用的如鞣酸,有收敛止血作用,可用于皮肤溃疡、压疮、湿疹等;重金属盐类消毒防腐剂氧化锌和炉甘石等,除了抗菌作用外,也具有干燥、收敛作用,用于皮炎、湿疹等的皮肤保护。

过氧乙酸　Peracetic Acid

```
     H   O
     |   ||
 H—C—C—O—OH
     |
     H
```

由浓过氧化氢液作用于乙酸酐制成,为过氧乙酸与乙酸的混合物,含过氧乙酸量为 20%,也有含量为 30% 和 40% 的制品。

【其他名称】 过氧醋酸,过醋酸,过乙酸。

【性状】 为无色液体,有酸败臭,可与水以任何比例混合,对皮肤有腐蚀性;遇热不稳定,加热可发生爆炸。

【药理学】 为强氧化剂,遇有机物放出新生态氧而起氧化作用,可以迅速杀灭各种微生物,包括病毒、细菌、真菌及芽胞,属杀菌能力较强的高效消毒剂。

【适应证】 用于空气、环境消毒和预防消毒。

【用法和用量】 用前按规定比例用水稀释。最常用的稀释倍数为 500 倍(1∶500),即用 20% 的本品 2ml 加水 998ml 制得,含过氧乙酸实际浓度为 0.04%。

(1) 空气消毒:1∶200 液对空气喷雾,每立方米空间用药 30ml。

(2) 预防性消毒:食具、毛巾、水果、蔬菜等用 1∶500 液洗刷浸泡,禽蛋用 1∶1000 液浸泡,时间为 5 分钟,密封 50 ~ 60 分钟。

有可能被污染时,依下法消毒:①诊断检查后洗手:1∶500 液洗刷 2 分钟;接触肺结核或麻风时应用 1∶200 浓度,消毒液每天更换 1 ~ 2 次。②体温表:1∶200 液浸泡 30 分钟,消毒液每天更换 1 ~ 2 次。③食具、药瓶、注射器、玻片、吸管等玻璃或瓷器器皿上的油污和血迹应先洗去,再用 1∶200 液浸泡,肺结核患者的器皿用 1∶100 液浸泡。④地表、墙壁、家具、浴盆、运输车等用 1∶500 液喷雾或擦洗,注意要喷洗均匀。⑤衣服、被单、玩具用 1∶1000 液浸泡 2 小时;肺结核患者用品用 1∶200 液。⑥垃圾废物用 1∶500 液喷雾或浸泡,肺结核患者的物品用 1∶100 液。⑦生活污水:按 1∶10 万浓度加药并混匀,放置 2 小时。

【不良反应】 可见接触性皮炎、急性湿疹、酸性眼结膜损伤,可诱导支气管哮喘、过敏性鼻炎史者旧病复发。

【禁忌证】 过敏体质禁用。

【注意】 (1) 对金属有腐蚀性,避免用于金属器械的消毒。

(2) 有漂白作用,可使有色织物褪色。

(3) 其稀释液易分解,宜临用现配。

(4) 本品的作用与温度有关,如气温低于 10℃时,则应延长消毒时间。

(5) 贮存中有分解,应注意有效期。

(6) 若为二元瓶装,可将甲、乙液混合摇匀后放置 24 ~ 48 小时后使用。

【药物相互作用】 本品遇热、金属离子、碱性物质和有机物可加速分解,分解产物均为无毒物质。

【制剂】 过氧乙酸溶液:甲液 500ml,乙液 400ml。

【贮法】 遮光,密封,在凉处保存。

聚维酮碘〔药典(二)〕　Povidone Iodine

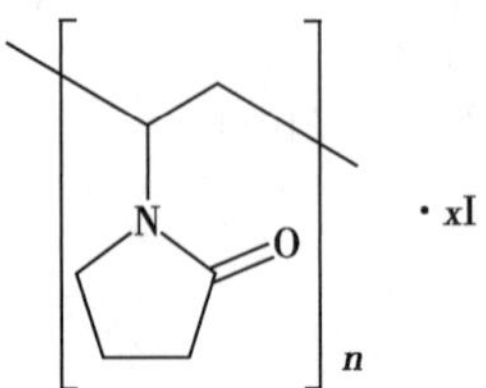

【其他名称】 碘伏,碘附,强力碘,Iodophor,Betadine。

【ATC 编码】 D08AG02,D09AA09,D11AC06,G01AX11,R02AA15,S01AX18

【性状】 为黄棕色至红棕色无定形粉末。在水或乙醇中溶解,在乙醚或三氯甲烷中不溶。

【药理学】 本品是碘与表面活性剂聚维酮(聚乙烯吡咯烷酮)相结合而成的松散络合物。聚维酮起载体和助溶作用,有助于溶液对物体的润湿和穿透,从而加强碘的杀菌作用。本品可使细菌胞壁通透性屏障破坏,核酸漏出,酶活性降低而死亡。其杀菌作用随溶液中所含游离碘的增多而加强。有广谱的抗微生物作用,对细菌、芽胞、真菌、衣原体、支原体、病毒均有效,顽固者需较高浓度和较长时间。本品是深红色透明溶液,含有效碘 9% ~ 12%,其中 80% ~ 90% 的结合碘在溶液中可解聚成游离碘,性质稳定、气味小、毒性低、对黏膜也无刺激性,故不需用乙醇脱碘,脱碘反可使其作用下降。

【适应证】 用于皮肤、黏膜的创口消毒,也用于化脓性皮炎、皮肤真菌感染、小面积轻度烧烫伤,念珠菌性阴道炎、细菌性阴道炎、混合感染性阴道炎、老年性阴道炎,口腔炎、咽喉炎、口腔溃疡等口腔疾病等。

【用法和用量】 (1) 外科手术消毒,0.5% 溶液刷洗 5 分钟。注射部位消毒,30 秒钟以上。

(2) 术野皮肤消毒,0.5% 溶液均匀涂擦 2 次。

(3) 黏膜创伤或感染,用 0.025% ~ 0.1% 溶液冲洗或软膏(乳膏、凝胶)涂抹病患部位。

(4) 皮肤感染,0.5% 溶液局部涂擦或软膏(乳膏、凝胶)涂抹病患部位。

(5) 阴道或直肠给药，每晚睡前 1 次，一次 1 支软膏(乳膏、凝胶)或 1 个栓剂，7～10 日为一疗程。

(6) 口腔疾病，1% 含漱液 10ml 直接漱口或用等体积温水稀释后漱口，每日重复 4 次，连续使用可至 14 天。

【不良反应】偶见过敏、局部刺激、烧灼感或瘙痒。

【注意】(1) 对碘过敏者慎用。

(2) 伤面过大者不宜用。

(3) 有机物可降低本品作用。

【药物相互作用】(1) 本品不得与碱、生物碱、水合氯醛、酚、硫代硫酸钠、淀粉、鞣酸同用或接触。

(2) 不可与汞溴红溶液同时涂用。

(3) 在高 pH 下杀菌活性降低。本品与过氧化氢混合可引起爆炸。

【制剂】聚维酮碘溶液：1%；5%；10%。聚维酮碘乳膏：10%。聚维酮碘栓：每枚含聚维酮碘按有效碘计算为 0.02g。聚维酮碘含漱液：250ml：2.5g。

【贮法】遮光，密封，在阴凉干燥处保存。

氯己定[药典(二)；医保(乙)]　Chlorhexidine

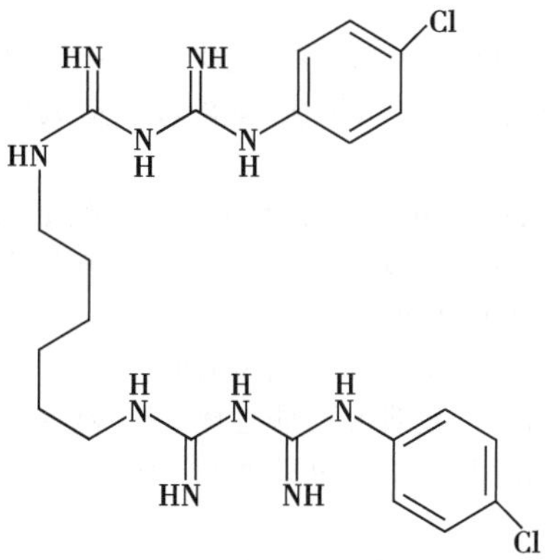

【其他名称】洗必泰，Hibitane。

【ATC 编码】A01AB03，B05CA02，D08AC02，D09AA12，R02AA05，S01AX09，S02AA09，S03AA04

【性状】常用其醋酸盐，为白色结晶性粉末，无臭，有苦味。溶于乙醇，微溶于水(1：400)。

【药理学】本品为表面活性剂，是一种相当强的广谱杀菌消毒药。对革兰阳性和阴性菌的抗菌作用，比苯扎溴铵等表面活性消毒药强。本品因带阳性电荷，口腔含漱时吸附在带阴性电荷的齿、斑块和口腔黏膜表面，随后吸附的药物从这些部位弥散，逐渐析出，产生持续的作用，直至 24 小时后在唾液中浓度降低。本品吸附在细菌胞浆膜的渗透屏障，使细胞内容物漏出，低浓度时呈抑菌作用，高浓度时则呈杀菌作用。即使在有血清、血液等存在时仍有效。对芽胞、杆菌、真菌和病毒无效。

【适应证】用于皮肤、创面、妇产科、泌尿外科的消毒及卫生用品的消毒，也可用于急性坏死性溃疡性齿龈炎、牙科手术后口腔感染，预防和治疗癌肿和白血病患者的口腔感染、义齿引起的创伤性磨损继发细菌或真菌感染、滤泡性口炎等。

【用法和用量】(1) 手的消毒：以 1：5000 水溶液泡手 3 分钟。

(2) 术野消毒：用 0.5% 乙醇(70%)溶液，其效力约与碘酊相当，但无皮肤刺激，亦不染色，因而特别适用于面部、会阴部及儿童的术野消毒。

(3) 创伤伤口消毒：用 1：2000 水溶液冲洗。

(4) 含漱：以 1：5000 溶液漱口，对咽峡炎及口腔溃疡有效。

(5) 烧伤、烫伤：用 0.5% 乳膏或气雾剂。

(6) 分娩时产妇外阴及其周围皮肤的消毒，阴道镜检的润滑：用 0.1% 乳膏涂抹。

(7) 器械消毒：消毒用 1：1000 水溶液，贮存用 1：5000 水溶液，加入 0.1% 亚硝酸钠浸泡，隔 2 周换 1 次。

(8) 房间、家具等消毒：用 1：200 水溶液喷雾或擦拭。

(9) 尿路感染：用 0.02% 溶液膀胱冲洗。

(10) 滴眼液防腐：用 0.01% 溶液。

(11) 伤口护理：用贴剂，清洁患处后，将中间护创垫贴在创伤处，两端用胶带固定。

(12) 阴道感染或子宫糜烂：用栓剂，一次 20mg，一日 1～2 次。

(13) 内痔、外痔等肛肠疾病及其手术前后的消毒和预防感染：用栓剂，一次 20mg，躺卧 15 分钟，一日 1～2 次。

【注意】(1) 本品含漱液使用 1 周后，能使口腔黏膜着色，使用 6 个月后可使牙齿着色。

(2) 偶可引起皮肤过敏或接触性皮炎，对本品过敏者慎用。

(3) 高浓度溶液对眼结膜刺激性强，可软化口腔上皮而发生溃疡。

(4) 误用高浓度溶液作膀胱冲洗可引起血尿，意外静脉用药可造成溶血。

【药物相互作用】(1) 与苯扎溴铵合用，对大肠埃希菌有协同杀菌作用，两药混合液的消毒效力呈相加作用。

(2) 与肥皂、碱、碘酊同用，效力减弱。

(3) 当遇到悬浮剂如藻酸盐、黄芪胶、不溶性粉末如白陶土或不溶性化合物如钙、镁和锌时，药效会降低。

【制剂】葡萄糖酸氯己定含漱剂：200ml：16mg；500ml：40mg。葡萄糖酸氯己定溶液：250ml：50g。稀葡萄糖酸氯己定溶液：250ml：12.5g。醋酸氯己定软膏：0.5%。醋酸氯己定栓：20mg。

【贮法】密封，在阴凉干燥处保存。

戊二醛[药典(二)]　Glutaral

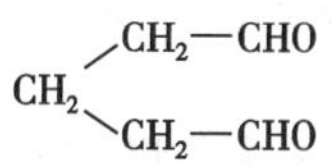

$$CH_2\begin{cases}CH_2—CHO\\CH_2—CHO\end{cases}$$

【其他名称】胶醛，Glutaraldehyde，Pentanedial，Sonacide。

【性状】为无色油状液体，味苦。有微弱的甲醛气味，但挥发度较低，18℃时相对密度为 0.9945。沸点为 187～189℃(分解)。溶于水和醇，溶液呈微酸性。在 4℃时稳定，其碱性水溶液(pH7.5～8.5)可保存 14 天。pH 高于 9 时，可迅速聚合。

【药理学】(1) 本品的碱性水溶液有较好的杀菌作用,其作用主要依靠醛基,此类药物主要作用于菌体蛋白的巯基、羟基、羧基和氨基,可使之烷基化,引起蛋白质凝固造成细菌死亡。当 pH 为 7.5～8.5 时作用最强,可杀灭细菌繁殖体、芽胞、真菌、病毒,作用较甲醛强 2～10 倍,是一种较好的灭菌剂。

(2) 1.5%碱性水溶液(加入 0.3%碳酸氢钠,将 pH 调为 7.7～8.3),在 20℃下,可以杀灭金黄色葡萄球菌、酿脓链球菌、肺炎双球菌、大肠埃希菌、铜绿假单胞菌等繁殖体,作用时间只需 1～2 分钟;杀灭真菌所需的时间相同。其 2%的碱性水溶液杀灭结核杆菌的作用时间需 30 分钟以上;杀灭各种病毒如脊髓灰质炎病毒、柯萨奇病毒、疱疹病毒、牛痘病毒、腺病毒、流感病毒等,需作用 10 分钟;但杀灭细菌的芽胞则需 3 小时左右。

(3) 2%碱性异丙醇水溶液(70%异丙醇加 0.3%碳酸氢钠),能在数分钟内杀灭结核杆菌,于 2～3 小时内杀灭枯草杆菌、短小杆菌、破伤风杆菌、产碱杆菌等的芽胞,可用于消毒内镜、温度计、橡胶与塑料制品以及不能用加热法来消毒的各种医疗器械。

戊二醛原为一种病理标本固定剂,近 20 余年来始发现其具有较好的杀菌作用,且在某些方面较甲醛优越(表 76-1),故正在逐渐推广使用。

表 76-1 戊二醛与甲醛主要性能的比较

项目	戊二醛	甲醛
杀菌能力	强于甲醛 2～10 倍	
溶剂	水与醇均可	水与醇均可
酸碱度影响	碱性(pH7.5～8.5)作用较好	不大
有机物影响	不大	不大
温度系数	较低	高(对芽胞比对繁殖体高)
刺激性	弱	强
腐蚀性	无	可使金属生锈
稳定性	pH 高于 9 时可迅速聚合	易聚合(加 10%甲醇可防止)

【适应证】用于器械消毒,也可用于治疗寻常疣、甲癣和多汗症。

【用法和用量】(1) 碱性戊二醛水溶液或异丙醇溶液(浓度为 2%,pH 为 7.5～8.5):对细菌繁殖体的作用时间为 10～20 分钟,对细菌芽胞为 4～12 小时。用于消毒不宜加热处理的内镜等器械,浸泡 10 小时。10%溶液用于治疗寻常疣、甲癣和多汗症,局部涂擦,一日 1～2 次。配制好的 2%碱性水溶液在室温下经 14 天后,杀菌作用即明显减退。

(2) 酸性强化戊二醛液:是在 2%戊二醛溶液中加入某些非离子型化合物作为强化剂配制而成。所加强化剂既有稳定作用,又有协同增效作用。国外商品名为 Sonacide。国内曾用 0.25%聚氧乙烯脂肪醇醚(Polyoxyethylene fatty alcohol ether)作为强化剂配制。此种强化戊二醛溶液,因仍保持酸性(pH3.4),故较稳定,在室温下放置 18 个月,杀菌效能不减(虽然酸性戊二醛较碱性戊二醛聚合倾向低,但不加强化剂者在室温中放置 6 个月即失去杀菌效能)。同时因加入聚氧乙烯脂肪醇醚,加强了药物的表面活性作用,并影响微生物反相转录酶活性的作用,故可协同增效。其溶液虽为酸性,但杀菌力与碱性戊二醛相似,故用法也与碱性戊二醛相同。唯一缺点是易致金属器械生锈。

(3) 人造心脏瓣膜消毒液:为其 0.65%溶液,pH(7.4)与血液相似,系磷酸盐缓冲液,每 100ml 中含 KH_2PO_4 1.82g,$Na_2HPO_4 \cdot 12H_2O$ 19.10g。

(4) 戊二醛气体:用于密封空间内表面的熏蒸消毒,因其不易在物体表面聚合,故优于甲醛。曾有报道,用于微生物操作防护箱的消毒,每升容积蒸发 10%溶液 1.06ml,在室温下,相对湿度大于 75%时,使之密封过夜,即可达到消毒目的。

【不良反应】(1) 常规治疗浓度下,本品溶液剂可引起接触性皮炎或皮肤过敏反应,浓溶液可造成皮肤变白和变硬。

(2) 本品蒸气对鼻、眼和上呼吸道有刺激性,可引起咳嗽、吞咽困难、喉头痉挛和水肿、气管炎或肺炎,甚至导致罕见肺水肿,反复吸入可发生哮喘。

【注意】(1) 对皮肤与黏膜的刺激性较甲醛小,但重复使用,也可引起皮炎和皮肤过敏。2%碱性水溶液对眼黏膜的刺激作用轻于 4%甲醛溶液。对人体组织具有中等毒性。

(2) 本品蒸气对鼻、眼、呼吸道有刺激,可引起咳嗽、吞咽困难、喉头痉挛、气管炎和肺炎,反复吸入可发生哮喘。

(3) 勿用于面部、肛门、生殖器等部位,以免刺激黏膜。

(4) 误服可使消化道黏膜产生炎症、坏死和溃疡,引起剧痛、呕吐、呕血、便血、血尿、尿闭、酸中毒、眩晕、抽搐、意识丧失和循环衰竭。误服后可服用水、牛奶、药用炭或其他可缓和胃肠道刺激的药物,但应避免洗胃和使用催吐药,如有必要可进行辅助通气并治疗休克,纠正酸中毒。

(5) 各种物品消毒后,放置 2 小时以上未用时,需重新消毒后再用。

(6) 戊二醛可以凝固蛋白,但菌悬液中若存在有 20%的血清,对其杀菌效果影响不大。

(7) 温度增加,其杀菌效果增强,但温度系数(指在一定条件下,温度每增加 10℃,杀灭微生物所需的时间变化)较甲醛低。

(8) 其碱性溶液对光学仪器无损害,但可腐蚀铝制品。

(9) 器械消毒时需加 0.5%亚硝酸钠,以防锈蚀。

【药物相互作用】本品对绝大多数材质不具有腐蚀性。

【制剂】稀戊二醛溶液:2%。浓戊二醛溶液:25%。

【贮法】遮光,密封,在凉暗处保存。

洗 消 净

由次氯酸钠溶液(含氯量不得低于 5%)和 40% 十二烷基磺酸钠溶液等量混合配制而成。

【药理学】是一种新型的含氯消毒洗涤剂,对细菌、芽胞、病毒均可杀灭,为广谱、高效、快速的杀菌剂。

【适应证】使用范围广泛,可供下列物品消毒之用:医疗单位的医疗器械及各种用具;饭店、招待所的餐具、用具;传染病患者的用具、内衣裤及排泄物等。

【用法和用量】取本品 50ml,用 10kg 水稀释,将被洗涤物品放在上述溶液中刷洗,即可达到消毒洗净的目的。油污较多的物品需在溶液中浸泡 3～5 分钟,再刷洗,刷洗后用自来水冲洗干净即可。配制本品可用自来水。

冬季油垢易凝固,故水温应保持在 40℃左右。另外,未经稀释的原液,有较强的漂白及腐蚀作用,故使用时注意不要滴在带色衣物上。使用时可按表 76-2 稀释。

表 76-2　洗消净使用稀释配比

消毒物	使用浓度(按含氯量计,‰)	每千克原液加水量(kg)	消毒方法
茶具、餐具等	0.15～0.25	100～150	浸泡 2 分钟
食品、厨房用品	0.15～0.3	80～175	洗涤
浴池、厕所、便盆	0.25	100	刷洗
地面、家具、汽车	0.2	125	揩拭
生鱼、生肉	0.005～0.01	2500～5000	洗泡
蔬菜、水果等	0.004～0.005	5000～6250	洗涤
痰、粪及血污物	1	25	搅拌 10 分钟

【贮法】遮光,密封,在阴凉处存放。

三氯生[医保(乙)]　Triclosan

(结构式:OH、O、Cl、Cl、Cl)

【其他名称】氯羟二苯醚,三氯新,Cloxifenol,Adasept,Irgasan。

【ATC 编码】D08AE04,D09AA06

【性状】为白色结晶粉末,无臭,无味。溶于乙醇、异丙醇、丙二醇等有机溶剂,微溶于水。熔点 55～58℃。

【药理学】直接作用于微生物细胞壁,破坏细胞壁的通透性,使细胞内容物大量漏出或有害物质大量渗入,均可使微生物致死。本品对细菌繁殖体有较强的杀灭作用,对革兰阳性菌比革兰阴性菌作用强,对真菌、病毒也有明显的杀菌作用。其杀菌作用与氯己定类似,比季铵盐类作用略强,对耐甲氧西林金黄色葡萄球菌的杀灭作用比氯己定强,但对铜绿假单胞菌效果不如氯己定。

【适应证】用于皮肤、口腔黏膜及怕腐蚀表面的消毒。

【用法和用量】先用少量乙醇将其溶解,然后用蒸馏水稀释成使用浓度的溶液。

(1) 皮肤的消毒:0.5%～1.0% 乙醇溶液,直接浸泡、冲洗或擦拭。

(2) 表面消毒:0.5%～1.0% 水溶液,适用于怕腐蚀表面的消毒。

(3) 口腔黏膜的消毒:0.5% 水溶液,漱口、涂擦或冲洗。

【注意】(1) 原粉剂储存稳定,配制成使用浓度时,水溶液稳定性有所下降。

(2) 临床发现:个别人有皮肤过敏现象。

【制剂】卤米松/三氯生乳膏:含三氯生(1%)。

【贮法】遮光,密封,在阴凉干燥处存放。

鱼石脂[药典(二);基;医保(甲)]　Ichthammol

本品系植物油(豆油、桐油、玉米油等)经硫化、磺化,再与氨水反应后得到的混合物。含有机硫(S)不得少于 5.5%,含氨(NH_3)不得少于 2.5%。

【其他名称】依克度,Ichthyol。

【性状】棕黑色的黏稠性液体;有特臭。在水中溶解。

【药理学】本品具有温和的消炎防腐作用。局部外用制剂用于治疗皮肤疾病;也可用于栓剂中,治疗肛门直肠疾病。

【适应证】用于疖肿等多种皮肤病、外耳道炎。

【用法和用量】(1) 疖肿:10% 软膏外涂,一日 2 次。

(2) 外耳道炎:10% 滴耳液,一日滴药 3 次,一次 2 滴。

【不良反应】对皮肤有轻微刺激,偶可引起接触性皮炎,但罕有皮肤过敏反应的报道。

【注意】(1) 不得用于皮肤破溃处。

(2) 避免接触眼睛和其他黏膜(如口、鼻等)。

(3) 连续使用不超过 7 日。

(4) 用药部位如有烧灼感、红肿等情况应停药。

(5) 过敏体质慎用。

【药物相互作用】与酸、碱、生物碱、碘化物、铁和铅盐有配伍禁忌。

【制剂】鱼石脂软膏:10%。鱼石脂颠茄软膏:每克含鱼石脂 88.8mg,颠茄流浸膏 29.06mg。

【贮法】密封,在阴凉处保存。

硼酸〔药典(二);医保(乙)〕 Boric Acid

【ATC 编码】S02AA03

【性状】为无色微带珍珠光泽的结晶或白色疏松的粉末,有滑腻感;无臭;水溶液显弱酸性反应。在沸水、沸乙醇或甘油中易溶,在水或乙醇中溶解。

【药理学】(1) 药效学:本品为弱防腐药,对细菌和真菌有弱的抑制作用,刺激性小,常用作皮肤、鼻腔、口腔、膀胱、阴道冲洗以及治疗细菌和真菌感染。

(2) 药动学:本品口服可经胃肠道吸收;局部使用不易穿透完整皮肤,但可从破损皮肤、伤口和黏膜等处吸收;阴道途径给药,生物利用度为 6%。主要分布在脑、肝和肾。约有 50% 吸收量在 12 小时内从尿中排出,其余于 3~7 天内排泄,半衰期 10.5~21 小时,血浆置换和腹膜透析可加速消除。

【适应证】用作皮肤和黏膜损害的清洁药,包括急性湿疹和急性皮炎伴大量渗液、口腔炎和咽喉炎、外耳道真菌病、脓疱疮、小腿慢性溃疡、压疮。FDA 批准用于外耳道炎。可用于治疗对一线药物耐药的慢性真菌性阴道炎。

【用法和用量】(1) 3%~4% 溶液用于皮肤、鼻腔、阴道、膀胱以及角膜伤口的冲洗清洁,口腔炎和咽喉炎时含漱,急性湿疹和急性皮炎伴大量渗液时湿敷。

(2) 以 3% 硼酸乙醇溶液或硼酸甘油作滴耳药,一次 1~2 滴,一日 3 次,治疗外耳真菌病。

(3) 以 5%~10% 软膏治疗脓疱疮、小腿慢性溃疡和压疮,一日外涂 1~2 次。

【不良反应】外用一般毒性不大。用于大面积损害,吸收后可发生急性中毒,早期症状为呕吐、腹痛和腹泻、皮疹、中枢神经系统先兴奋后抑制,可有脑膜刺激症状和肾损伤,严重者发生循环衰竭和(或)休克,于 3~5 天内死亡。致死量成人约为 15~20g,小儿为 3~6g。由于本品排泄缓慢,反复应用可产生蓄积,导致慢性中毒,表现为畏食、乏力、精神错乱、皮炎、秃发、贫血和月经紊乱。

【禁忌证】大面积皮肤损害禁用本品。婴儿禁用。

【注意】(1) 本品溶液不能口服,特别是幼儿,以免发生中毒。

(2) 滑石粉中硼酸浓度规定在 0.5%~5%,不得超过。

(3) 避免用于 3 岁以下的儿童,避免长期应用(包括成人),避免大面积用于体表。含超过 5% 的硼酸的化妆品不得用于婴儿和破损皮肤。注意切勿将硼酸粉撒布在小儿破损的皮肤上。市售的硼酸软膏不得用于眼睛。

【药物相互作用】本品与聚乙烯醇和鞣酸呈配伍禁忌。勿与碘苷合用于眼睛,会导致沉积形成,刺激眼睛。

【制剂】硼酸软膏:5%。硼酸氧化锌软膏:每 10g 含硼酸 0.5g,氧化锌 0.5g。硼酸氧化锌冰片软膏:10g 含硼酸 0.2g、氧化锌 1.8g、冰片 50mg。硼酸洗液:3%。硼酸冰片滴耳液:硼酸 9%,冰片 0.4%。

【贮法】密封保存。

甲紫〔药典(二);医保(乙)〕 Methylrosanilinium Chloride

【其他名称】龙胆紫,Methyl Violet,Gentian Violet。

【性状】为深绿紫色的颗粒性粉末或绿紫色有金属光泽的碎片;臭极微。在乙醇或三氯甲烷中溶解,在水中略溶,在乙醚中不溶。

【药理学】本品属三苯甲烷类抗菌性染料,对某些革兰阳性菌,特别是葡萄球菌有杀菌作用。还对一些致病性真菌如念珠菌有效。对革兰阴性菌作用较差,对抗酸菌或芽胞没有作用。抗菌活性随 pH 升高而升高。能与坏死组织结合形成保护膜起收敛作用。

【适应证】本品 0.25%~2% 的水溶液可外用,治疗皮肤或黏膜的细菌或真菌性感染,如化脓性感染、白念珠菌性口腔炎等。但目前因考虑到动物实验的致癌性,英国已将本品适应证限制在只用于没有破损的皮肤表面,并禁止在食品中使用。

【用法和用量】(1) 治疗黏膜感染用 1% 水溶液外涂,一日 2~3 次。

(2) 用于烧伤、烫伤用 0.1%~1% 水溶液外涂。

【不良反应】(1) 本品外用可产生黏膜刺激或溃疡,包括外生殖器和口腔黏膜的坏死性溃疡。有报道本品 1% 水溶液外用造成坏死性皮肤反应。

(2) 长期或反复使用本品治疗口腔念珠菌病,可因摄入本品而导致食管炎、喉炎、喉头阻塞和气管炎,还可引起恶心、呕吐、腹泻和腹痛等症。

(3) 污染衣物和皮肤。

(4) 意外的尿道或膀胱用药(1% 水溶液),可引起严重出血性膀胱炎。

【禁忌证】在英国本品已不再推荐用于黏膜和开放性伤口,并避免与眼睛及破损的皮肤接触。

【注意】(1) 治疗鹅口疮时,只在患处涂药,因本品吞下时可引起食管炎、喉炎或气管炎。

(2) 治疗婴儿口腔念珠菌病时,涂药后需将患儿面向下以减少本品咽下的可能性。

(3) 本品可能与卟啉症的急性发作有关,因此患有卟啉症者应慎用。

(4) 面部有溃疡损害时应慎用。应避免造成皮肤着色。

(5) 勿长期使用。大面积破损皮肤不宜使用。

(6) 哺乳期妇女乳房部位用药,需防止婴儿经口吸入。

【药物相互作用】本品的抗菌活性会因不恰当的药物配伍、pH 降低或与有机物相结合而降低,如与皂土悬浮液可形成稳定的复合物,从而抑制本品的抗菌活性。

【制剂】甲紫溶液:1%。

【贮法】遮光,密封保存。

乳酸依沙吖啶〔药典(二);基;医保(甲、乙)〕

Ethacridine Lactate

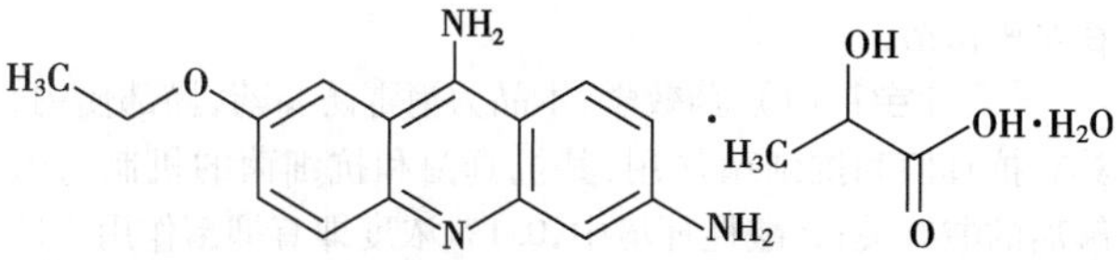

【其他名称】利凡诺,雷夫奴尔,Rivanol。

【ATC 编码】B05CA08,D08AA01

【性状】为黄色结晶性粉末;无臭。在热水中易溶,在沸无水乙醇中溶解,在水中略溶,在乙醇中微溶,在乙醚中不溶。

【药理学】本品主要对革兰阳性及少数阴性菌有较强抑制作用,尤其是对链球菌有效,多用于防腐杀菌。

【适应证】用于外科创伤、皮肤黏膜感染等的冲洗和湿敷,并可用于化脓性皮肤病。本品还可用于妊娠中期引产,参阅第57章"主要作用于生殖系统的药物"。

【用法用量】(1) 外用消毒:用片剂配成0.1%~0.2%的溶液,洗涤、湿敷,也可口腔含漱、滴鼻。1%软膏剂也用于皮肤化脓性感染,适量涂于患处,每日一次或数次,亦可用灭菌纱布覆盖固定。用于黏膜湿敷时,浸液棉片要保持药液饱和状态,湿敷后若病损结痂未变软,则应继续湿敷,直至结痂变软。

(2) 妊娠中期引产参阅第57章"主要作用于生殖系统的药物"。

【不良反应】一般治疗浓度对组织无刺激性。

【注意】(1) 如果用于伤口患处,依沙吖啶溶液应经灭菌处理。

(2) 本品水溶液不稳定,遇光逐渐变色。

(3) 粉针剂要用灭菌注射用水溶解,忌用氯化钠注射液溶解,以免析出沉淀。

【药物相互作用】本品与含氯溶液、升汞、苯酚、碘制剂、碱性药物配伍禁忌。

【制剂】乳酸依沙吖啶溶液:0.1%。乳酸依沙吖啶软膏:10g:10mg。

【贮法】密封保存。

高锰酸钾〔药典(二);医保(乙)〕

Potassium Permanganate

【其他名称】P. P.。

【ATC 编码】D08AX06,V03AB18

【性状】为黑紫色、细长的棱形结晶或颗粒,带蓝色的金属光泽;无臭;与某些有机物或易氧化物接触,易发生爆炸。在沸水中易溶,在水中溶解。

【药理学】(1) 本品为强氧化剂,具有杀菌和抑菌作用。杀菌作用较过氧化氢强。本品用后被还原成二氧化锰,产生的亚锰、高锰离子有收敛作用。可与皮肤、黏膜的蛋白结合成复合物,覆盖于皮肤、黏膜的受损面上。体外试验表明,其杀菌效果易被体液干扰而迅速减弱。

(2) 低浓度本品有收敛作用,高浓度则有腐蚀作用。本品可氧化许多药物,因此有时用于某些食物或药物中毒时的洗胃。

【适应证】用于急性皮肤炎症或急性湿疹(特别是继发感染时)的湿敷或冲洗,清洁溃疡、脓肿或伤口。还用于口服吗啡、阿片、马钱子碱或有机毒物等中毒时洗胃及蛇咬伤急救治疗。也用于水果、食具等的消毒。

【用法和用量】(1) 急性皮肤病或急性湿疹伴继发感染:以0.025%溶液进行湿敷,湿敷料放置患处0.5~1小时,一日重复3~5次,若损害广泛,渗出液多,可用本品药浴。

(2) 冲洗溃疡或脓肿用0.1%溶液。

(3) 用于吗啡等中毒时的洗胃液用0.01%~0.02%溶液。

(4) 处理蛇咬伤用0.1%溶液。

(5) 水果等食物消毒用0.1%溶液。

【不良反应】(1) 本品结晶和高浓度溶液有腐蚀性,即使是稀溶液仍对组织有刺激性,可使皮肤发红、疼痛和有烧灼感并可染成棕色,反复多次使用亦可引起腐蚀性灼伤。

(2) 本品可使皮肤、指(趾)甲着色,亦能使衣服染色。

(3) 阴道用药可引起腐蚀性灼伤、严重阴道出血或阴道壁穿孔,进而导致腹膜炎。

(4) 与眼睛接触可造成眼部刺激和灼伤。

【注意】(1) 药液需新鲜配制。

(2) 需严格掌握用药浓度,针对不同适应证采用不同浓度,过浓溶液有刺激性,会损伤皮肤。

(3) 本品与某些有机物或易被氧化的物质接触可能会发生爆炸反应,应谨慎操作。

(4) 口服本品稀溶液后可出现口腔及咽喉染色、咽痛、吞咽困难、腹痛、腹泻和呕吐等症状;口服本品结晶或浓溶液可致口腔、咽喉、胃肠道和上呼吸道的水肿和坏死。

(5) 吸入本品可导致咽喉痛、咳嗽和气短气促。长期吸入或服用可导致中枢神经系统症状,如嗜睡、腿软、震颤、痉挛步态和跌倒等。

(6) 中毒症状除恶心、呕吐棕色样物、口腔黏膜腐蚀、水肿等,还包括胃肠出血,甚至肝肾损伤和心血管功能抑制、循环衰竭等多器官功能障碍。致死量约为5~10g,死亡原因多是咽喉水肿及心血管或多器官功能衰竭。死亡时间可延迟到中毒后1个月。误服或中毒后可对症处理,禁止催吐,活性炭及糖皮质激素、乙酰半胱氨酸疗效不确切,谨慎服用水或牛奶进行稀释。

【药物相互作用】与碘化物、还原剂和大多数有机物有配伍禁忌。

【制剂】高锰酸钾外用片:0.1g;0.2g。

【贮法】密封保存。

度米芬〔药典(二)〕 Domiphen Bromide

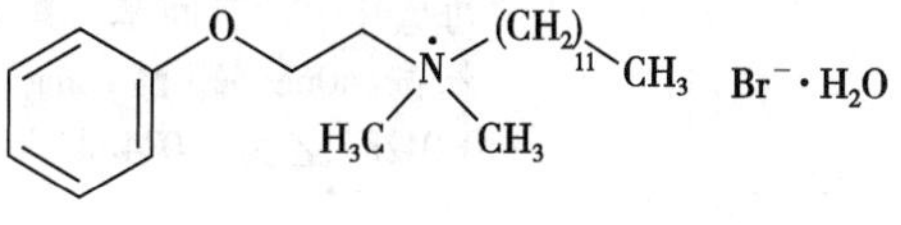

【其他名称】杜灭芬。

【ATC 编码】A01AB06

【性状】为白色至微黄色片状结晶；无臭或微带特臭；振摇水溶液，则发生泡沫。在乙醇或三氯甲烷中极易溶解，在水中易溶，在丙酮中略溶，在乙醚中几乎不溶。

【药理学】本品为季铵类表面活性剂，属广谱杀菌药。

【适应证】本品 0.1% ~1.0% 的水溶液用于皮肤消毒、创伤和烧伤感染的消毒等，一般经浓溶液稀释后配制而成。含片用于口腔和咽喉的轻度感染，如咽喉炎、扁桃体炎。

【用法用量】（1）清洁伤口、处理感染（湿敷）：0.02% ~0.05%溶液。

（2）消毒皮肤：0.05% ~0.1%溶液。

（3）治疗咽喉炎和扁桃体炎：含片，每次口含 0.5 ~1.0mg，每 2 ~3 小时一次。

【不良反应】偶见过敏反应。

【注意】（1）季铵类表面活性剂，其杀菌强度中等，作为外科手术器械和不耐热物品的杀菌剂，其药效不确切，因此目前已多被其他低毒高效的消毒药所代替，尽量不用于上述物品的消毒。

（2）本品溶液剂不能用于软质角膜接触镜的消毒。

（3）本品水溶液可被微生物污染，为降低污染发生的危险，应采用无菌操作或在使用前再进行稀释，按所需浓度新鲜配制，并在保存和稀释过程中，采取适当措施防止本品可能受到的污染。

（4）勿与肥皂、盐类或其他合成洗涤剂同时使用，避免使用铝制容器。消毒金属器械需加 0.5% 亚硝酸钠防锈。

【药物相互作用】本品与肥皂和其他阴离子表面活性剂、无机碱、毒扁豆碱和荧光素有配伍禁忌。水溶液可与金属发生反应。抗菌活性可因被吸收、与其他有机物相结合或 pH 降低而减弱。

【制剂】度米芬含片：0.5mg。度米芬滴丸：20mg。

【贮法】遮光，密封保存。

苯甲酸[药典(二)；医保(乙)] Benzoic Acid

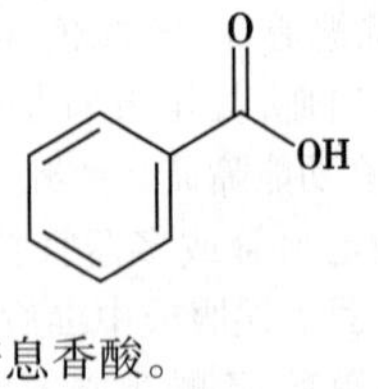

【其他名称】安息香酸。

【性状】为白色有丝光的鳞片或针状结晶或结晶性粉末；质轻；无臭或微臭；在热空气中微有挥发性；水溶液显酸性反应。在乙醇、三氯甲烷或乙醚中易溶，在沸水中溶解，在水中微溶。

【药理学】（1）药效学：本品为消毒防腐药，局部使用，具有抗真菌和抗细菌作用，其抗真菌和抗细菌的机制与未解离的酸有关；在酸性环境中，0.1% 浓度即有抑菌作用。通常 pH 低时效果较好，如 pH 3.5 时，0.125% 的浓度在 1 小时内可杀灭葡萄球菌；在碱性环境下作用减弱。将 0.05% ~0.1% 浓度本品加入药品制剂和食品作防腐药，可阻抑细菌和真菌生长。

（2）药动学：口服迅速从消化道吸收，与甘氨酸在肝内结合形成马尿酸，后者在 12 小时内迅速从尿中排出，在最初 4 小时内即达用量 97%。如口服剂量大，部分可以耦合为苯甲酰基葡糖醛酸从尿中排泄。

【适应证】局部用药。本品与水杨酸合用治疗成人皮肤真菌病，浅部真菌感染如体癣、手癣及足癣等，但因目前有更多的高效抗真菌药（如咪唑类），本品可作为二线治疗药。也用于食品和药物制剂的防腐剂，一般浓度为 0.2%，或用 0.5% 的苯甲酸钠替代，溶解度更好。

【用法用量】（1）本品常以 6% ~12% 浓度与水杨酸配制成酊剂和软膏治疗皮肤浅部真菌感染，外涂皮损，一日 1 ~2 次，治疗周期可根据感染情况为数周或数月。

（2）作为药物制剂和食物防腐药，有效浓度为 0.05% ~0.3%。

【不良反应】口服可发生哮喘、皮疹、唇和舌水肿、鼻炎、荨麻疹及血管性水肿等过敏反应（发生率 3% ~7%）。外涂可发生接触性皮炎，还能刺激眼睛和黏膜。较大剂量口服可引起水杨酸盐类样反应。

【注意】（1）外用本品局部可能有轻度刺激。

（2）应用本品时不仅需注意浓度，尚需注意 pH，在微酸性环境下比在碱性环境中有效。

（3）油膏剂不宜贮存于温度过高处。

【药物相互作用】本品与铁盐和重金属盐配伍禁忌。

【制剂】水杨酸苯甲酸松油搽剂：1ml 含水杨酸 44mg，苯甲酸 60mg，松馏油 0.3ml。复方苯甲酸酊：1ml 含苯甲酸 100mg，水杨酸 80mg，碘 6mg。

【贮法】密封保存。

其他消毒防腐收敛剂，见表 76-3。

表 76-3 其他消毒防腐收敛剂

药　名	制　剂	作用与用途	用法与注意
苯酚[药典(二)] Phenol（酚，石炭酸，Carbolic Acid）	水杨酸苯酚贴膏：每克含水杨酸 0.78g、苯酚 40mg；樟脑苯酚溶液：每毫升中含樟脑 0.6g，苯酚 0.3g；复方间苯二酚苯酚搽剂：每毫升中含有间苯二酚 80mg，苯酚 40mg，硼酸 8mg，丙酮 0.042ml，乙醇 0.084ml	常用于消毒痰、脓、粪便和医疗器械。液化苯酚（加水 10% 加温制得）用于涂拭阑尾残端。酚软膏用于皮科防腐止痒。酚甘油用于中耳炎	外用消毒防腐剂。本品对人有腐蚀性、毒性，可引起新生儿黄疸，不宜长期应用

续表

药　名	制　剂	作用与用途	用法与注意
甲酚[药典(二)] Cresol（煤酚）	甲酚皂溶液:50%;加香甲酚皂溶液:20%	杀菌力强于苯酚,腐蚀性及毒性则较低。常用的是2%～5%甲酚皂溶液,供手术部位、用具、痰、绷带等的消毒	外用消毒防腐剂。禁用于伤口,不能用于橡皮、塑料或织物的消毒,以防人体吸收后皮肤再接触致灼伤
间苯二酚[药典(二)] Resorcinol(雷琐辛,Resorcin)	复方间苯二酚乳膏:间苯二酚1.5%,醋酸曲安奈德0.016%;复方间苯二酚水杨酸酊:20ml:1g	杀菌力弱于苯酚,腐蚀性也较小。尚有角质促成作用,高浓度(20%以上)有角质溶解作用。常用于皮肤科癣症、胼胝、鸡眼、寻常疣、银屑病、湿疹的止痒、防腐	仅供配外用制剂用
愈创蓝油烃 Guaiazulene		有消炎及促进组织肉芽再生作用,能促进烧烫伤创面愈合,并有防热、防辐射、防皲裂作用。用于烧烫伤、皲裂、冻疮、湿疹、皮炎的治疗及预防高热辐射	外用涂搽,一日2～3次
二氧化钛 Titanium Dioxide		有吸收紫外线的作用及止痒作用,可用于光感性皮肤病及皮肤瘙痒症	外用涂搽
铬酸 Chromic Acid(三氧化铬)		为腐蚀收敛剂,其25%～100%溶液,用于治慢性宫颈炎;其结晶用于烧灼鼻或口腔之出血点	治慢性宫颈炎,每月涂1次,共涂2次
鞣酸 Tannic Acid		能沉淀蛋白质,有收敛止血作用,可用于皮肤溃疡、压疮、湿疹等	外用涂搽
獾油 Badger Fat	獾油搽剂:15g;30g	有清热解毒、消肿止痛作用,治疗小面积烧伤	外用涂搽
松节油 Turpentine Oil	松节油搽剂(含松节油65%,软皂7.5%,樟脑5%)	有局部刺激作用,可促进血液循环,用于肌肉痛、风湿痛或神经痛	局部涂搽
乙醇[药典(二)] Ethanol（酒精,Ethyl Alcohol）	各种不同浓度的乙醇溶液	75%用于杀菌消毒。50%稀醇用于防压疮。25%～50%乙醇擦浴用于高热患者的物理退热。此外还可用于小面积烫伤的湿敷浸泡。在配制剂时作溶剂用	用作消毒剂时应注意浓度,过高、过低均影响杀菌效果。不宜用于伤口或破损的皮肤面
甲醛溶液[药典(二)] Formaldehyde Solution（福尔马林,Formalin）	按需要稀释后使用	本品15ml加水20ml,加热蒸发,可消毒空气1m^3(4小时)。稀释10倍,可用于生物标本的防腐。5%～10%溶液用于止汗及表面消毒等	外用消毒。产生白色絮状物为多聚甲醛,加少量乙醇可防止,已产生的絮状物可加热使之分解为甲醛
乳酸[药典(二)] Lactic Acid		空气消毒:1ml/1m^3,稀释10倍后加热熏蒸;1%溶液用于阴道滴虫病;也可代替枸橼酸配制盐汽水	高浓度对皮肤和黏膜有强刺激和腐蚀性。空气消毒对金属等有腐蚀性
硼砂[药典(二);医保(甲)] Borax	复方硼砂溶液	为天然硼酸钠,有防腐作用,毒性极低。其制剂可用于口腔、扁桃体炎、咽喉炎等	外用漱口,禁止内服

续表

药　名	制　剂	作用与用途	用法与注意
碘[药典(二);医保(甲)] Iodine	碘酊;碘甘油	消毒、杀菌,2%用于皮肤消毒;3%、5%用于术野消毒;5%、10%用于毛囊炎、甲癣、传染性软疣。碘甘油用于口腔、咽部、齿龈涂搽杀菌	(1) 对碘过敏者忌用。(2) 高浓度碘酊可造成皮肤、黏膜损伤,擦拭后1分钟再用70%乙醇脱碘。(3) 密封保存
过氧化氢溶液[药典(二);医保(乙)] Hydrogen Peroxide Solution(双氧水)	本品为过氧化氢的3%水溶液	为强氧化剂,具有消毒、防腐、除臭及清洁作用,用于清洗创面、溃疡、脓窦、耳内脓液;涂搽治疗面部褐斑(肝斑);在换药时用以去痂皮和黏附在伤口上的敷料(可减轻疼痛);稀释至1%浓度用于扁桃体炎、口腔炎、白喉等的含漱	除用于有恶臭不洁的创面外,尤适用于厌氧菌感染以及破伤风、气性坏疽的创面,用3%溶液冲洗或湿敷,根据情况每日可多次使用
呋喃西林 Nitrofural(Nitrofurazone)	呋喃西林乳膏:0.1%,0.2%;呋喃西林凝胶:0.1%	有广谱抗菌活性,但对假单胞菌属疗效甚微,对真菌和病毒无效。表面消毒用0.001%～0.01%水溶液,冲洗、湿敷患处,冲洗腔道或用于滴耳、滴鼻	(1) 对本品过敏者禁用。(2) 口服毒性较大,目前仅供外用
升汞 Mercuric Chloride(二氯化汞,氯化高汞)		杀菌力极强,但对组织有刺激性。不能用于金属器械的消毒和粪便消毒。多用于非金属用具及聚乙烯类制品的消毒	本品有剧毒,不可内服,不可与伤口接触,应妥善保管。溶液应着色,以引起警惕
氯化氨基汞 Mercuric Aminochloride(白降汞)	氯化氨基汞软膏:2.5%;5%	有收敛和防腐作用,无腐蚀性,软膏供治疗各种化脓性皮肤病及褐斑(肝斑)用	遮光,密封保存
汞溴红 Merbromin(红汞,Mercurohrome)	汞溴红溶液:2%	防腐作用较弱,刺激性小,可用于外用皮肤、黏膜、伤口的消毒	外用,不可与碘酊同时涂用
硝酸银 Silver Nitrate	硝酸银软膏:0.1%	有腐蚀和收敛作用,用于烧灼黏膜溃疡及出血点、裂口等,用后用盐水冲去。近年曾试用于大面积烧伤	遮光保存,配制溶液必须用蒸馏水
硫酸铜 Copper Sulfate(胆矾)		有收敛、腐蚀、抑菌作用,多用于治沙眼	治沙眼,用0.5%～1%溶液点眼,或用硫酸铜棒涂搽
氧化锌[药典(二);医保(乙)] Zinc Oxide(锌氧粉)	15%氧化锌软膏;复方锌糊;水杨酸锌糊(拉沙糊);锌氧油(含氧化锌40%);扑粉;痱子粉等	有弱的收敛及抗菌作用,常与其他药物配成复方制剂,用于各种皮肤病如湿疹、溃疡以及肠瘘周围的皮肤保护	外用局部涂搽
炉甘石[基;医保(甲)] Calamine(异极石)	炉甘石洗剂(含炉甘石15%、氧化锌5%;或炉甘石、氧化锌各8%)	有收敛及轻度防腐作用,用于急性、亚急性皮炎,湿疹,痱子及止痒	用前摇匀,外用局部涂搽
冬青油 Methyl Salicylate(柳酸甲酯)		外用发赤剂,可促进局部血液循环,用于肌肉痛、关节痛及神经痛	外用局部涂搽

续表

药 名	制 剂	作用与用途	用法与注意
冰片 Borneol(龙脑,梅片)	冰硼散(冰片、硼砂、朱砂及元明粉配成)	有止痛消肿作用,治口腔溃疡及小儿鹅口疮。也用于配制安宫牛黄丸、小儿至宝丹等中成药	口腔溃疡可用冰硼散涂布患处
苯扎溴铵[药典(二)] Benzalkonium Bromide(新洁尔灭)	苯扎溴铵溶液:5%;苯扎溴铵酊:0.1%	为一种季铵盐阳离子表面活性广谱杀菌剂,杀菌力强,对皮肤和组织无刺激性,对金属、橡胶制品无腐蚀作用。1:1000~1:2000溶液广泛用于手、皮肤、黏膜、器械等的消毒。可长期保存效力不减	(1) 不可与普通肥皂配伍。 (2) 泡器械加0.5%亚硝酸钠。 (3) 不适用于膀胱镜、眼科器械、橡胶、铝制品及排泄物的消毒
薄荷脑 Menthol	复方薄荷脑软膏;复方水杨酸甲酯薄荷脑油;复方薄荷脑鼻用吸入剂	局部应用时,有促进液血液循环及消炎、止痒等作用,可用于消炎、止痒、止痛、减轻水肿等	滴鼻、口含或吸入用
冰醋酸[药典(二)] Acetic Acid(乙酸)	水杨酸冰醋酸溶液:10%;食醋(含醋酸约5%)	0.1%~0.5%溶液用于阴道滴虫;1%~3%溶液用于铜绿假单胞菌感染;0.3%溶液50~200ml加温口服,用于缓解胆道蛔虫病的疼痛;食醋熏蒸(2ml/m^3)预防流感及感冒。30%溶液用于鳞屑型手足癣、水疱型足癣及甲癣	按需要而定
十一烯酸[药典(二);医保(乙)] Undecylenic Acid	复方十一烯酸锌软膏:十一烯酸锌20%,十一烯酸5%;十一烯酸酊:10%	本品及其锌盐有抗真菌作用,常用于皮肤真菌感染	外用。用于黏膜时浓度不宜超过1%
水杨酸[药典(二);基;医保(甲)] Salicylic Acid(柳酸)	3%~5%~10%酒精溶液,搽头水,脚癣水,痱子粉,5%~10%水杨酸膏等	有抗真菌、止痒、溶解角质等作用,常与苯甲酸等配成外用制剂,治疗多种慢性皮肤病	外用涂搽
水杨酰苯胺 Salicylanilide		本品为抗真菌药	外用涂搽
松馏油 Pine Tar		有止痒、收敛、溶解角质、防腐等作用,常用于湿疹等皮肤病	外用涂搽
糠馏油[医保(乙)] Pityrol	糠馏油软膏	有促使角质新生及止痒、消炎、收敛等作用,用于治皮炎、湿疹	外用涂搽
黑豆馏油	黑豆馏油软膏:10%	有止痒、溶解角质等作用,用于神经性皮炎、湿疹等	外用涂搽或贴敷
煤焦油[医保(乙)] Coal Tar	浓煤焦油溶液:8%(按苯酚计)	有防腐、止痒作用,用于慢性湿疹等	外用涂搽
升华硫[药典(二);医保(乙)] Sublimated Sulfur	5%~10%~25%软膏	有杀菌(包括真菌)及杀疥虫的作用。它本身并无此作用,系与皮肤接触后变为硫化氢与五硫黄酸($H_2S_5O_6$)后显效。硫黄对皮肤还具有溶解角质作用	治疥疮时,可用10%~25%的软膏,于夜间涂搽。治疗皮脂漏、痤疮等,可用5%~10%的软膏

续表

药　名	制　剂	作用与用途	用法与注意
氯化铝 Aluminum Chlorid		有收敛、防腐作用，溶液用于除腋臭	外用涂搽
山梨酸 Sorbic Acid		有抗真菌和较弱的抗细菌活性。在 pH>6 时，基本上失去抗菌活性。多用作药物制剂、食品、化妆品的防腐剂，一般用 0.05% ~0.2%	(1) 本品在酸性条件下才有作用。 (2) 40℃以下密封遮光保存
羟苯乙酯 Ethylparaben（对羟基苯甲酸乙酯，尼泊金乙酯，Ethyl Hydroxybenzoate）		抗真菌效果显著，对细菌效果较差。在 pH7 ~9 时有效。用作药物制剂、食品、化妆品的防腐剂。0.2%溶液作为食物的防腐，0.3%浓度作为各种酶制剂的防腐剂	有非离子表面活性剂存在时，本品防腐作用降低
三氯叔丁醇 Chlorobutanol		有抗细菌和抗真菌作用，对革兰阳性和革兰阴性菌（包括铜绿假单胞菌）均有效。此外尚有局部止痛作用。防腐用 0.5%，镇痛用 0.3% ~0.5%	用作制剂的防腐剂时，制剂的 pH 不能超过 5，以免影响其作用
乌洛托品[药典(二)] Methenamine（Urotropine，Hexamine）	片剂：0.3g；0.5g	在酸性尿液中缓慢水解成氨和甲醛，甲醛能使蛋白变性而发挥非特异性抗菌作用。主用于尿路感染用其他抗菌药物控制后，用以保持无菌，以预防再感染	(1) 肝肾功能不全及脱水者禁用。 (2) 可干扰对尿儿茶酚胺、尿雄三醇等的测定
异丙醇 Isopropyl Alcohol（Isopropanol）		为中等效果的消毒剂。可杀灭细菌繁殖体、真菌、分枝杆菌及灭活病毒，但不能杀灭细菌芽胞。对乙肝病毒的灭活效果比乙醇更强	本品在欧洲使用较广泛

（张　波　范倩倩）

第 15 篇
其他类药物

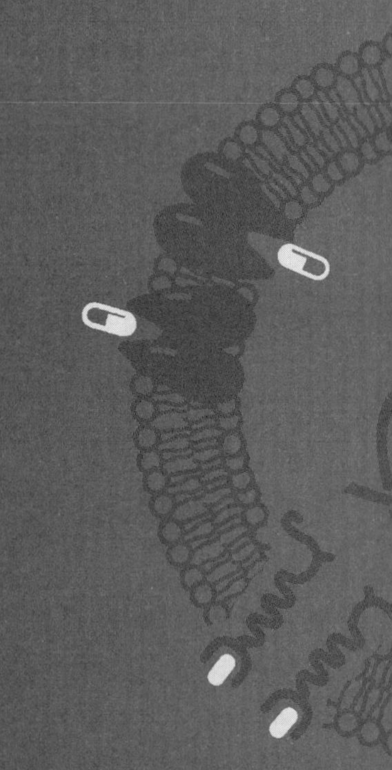

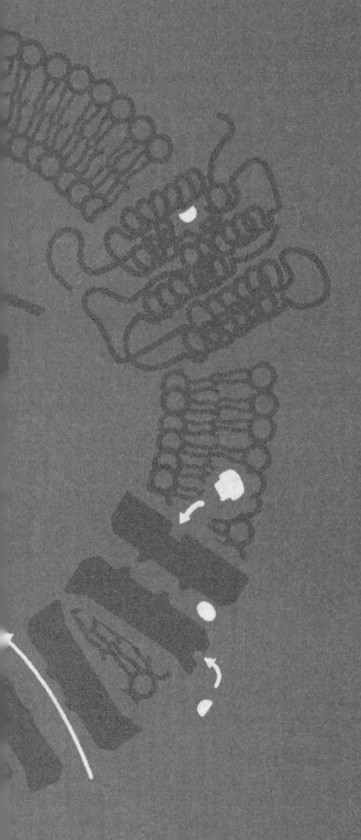

第77章 解毒药

临床上用于解救急性中毒病例的药物,称为"解毒药"。

77.1 急性中毒的一般处理

1. 除去毒物 如毒物是口服的,可用高锰酸钾溶液(1:1000~1:5000)洗胃,或用催吐剂,如:①皮下注射阿扑吗啡。②内服硫酸锌0.2%~1%溶液50~200ml,或硫酸铜1%溶液25~50ml,或用一杯温开水,服下食盐15g。此外,口服硫酸钠导泻并灌肠,使毒物排出体外。

2. 固定毒物 以药用炭50g、氧化镁25g、鞣酸25g混合后,以温开水送下,可以吸着及沉淀毒物,以减少毒物的吸收与活动。

对于轻度或中度中毒的患者,可使用一些药物来阻止毒物的吸收而不必进行洗胃。常用的药物有:药用炭、泻盐、生大黄浸泡液、考来烯胺等。过去认为这些药物只能阻止尚未吸收的药物吸收,但研究表明,口服药用炭加泻盐,剂量为1g/kg能有效地减少毒物吸收,随后给药0.5g/kg,2~4小时1次,还能缩短已吸收药物的半衰期,增加药物清除率。另有报道,多剂量药用炭加泻盐治疗卡马西平、地高辛、阿司匹林中毒,也能降低血药浓度。药用炭对重金属、锂盐、乙醇无吸附作用,因而不能防止此类药物吸收。但生大黄浸泡液合并泻盐用于有机磷中毒、考来烯胺用于六六六中毒,都有满意的疗效。

3. 支持体力和促使已吸收的毒物排泄 保持患者体温,必要时进行人工呼吸,或给以混有5%二氧化碳的氧气吸入;静脉滴注5%~10%葡萄糖液,以冲淡体内毒物浓度,并可保护肝肾,增加尿量,加速肾脏对毒物的排泄。

4. 对症治疗 例如中枢抑制药(如镇静催眠药)中毒,除保持呼吸通畅及吸氧外,还可用中枢兴奋剂。反之,中枢兴奋药中毒而有惊厥时,可用中枢抑制药。

5. 应用特殊解毒剂 砷及重金属类如锑、汞中毒用二巯丙醇、二巯丙磺钠、二巯丁二钠;铅中毒用依地酸钙钠;铊中毒用普鲁士蓝、二巯丙磺钠;氰化物中毒用亚硝酸钠、亚硝酸异戊酯、亚甲蓝;有机磷中毒用碘解磷定及阿托品;亚硝酸盐中毒用亚甲蓝。

77.2 金属中毒解毒药

谷胱甘肽〔医保(乙)〕 Glutathione

【其他名称】阿拓莫兰,L-谷胱甘肽,L-谷胱甘肽还原型。

【ATC编码】V03AB32

【药理学】本品为保护性解毒剂,即使大量长期使用,不良反应也极少见。谷胱甘肽是甘油醛磷酸脱氢酶的辅基,又是乙二醛酶及磷酸丙糖脱氢酶的辅酶,参与体内三羧酸循环及糖代谢,使人体获得高能量。它能激活各种酶,如体内的巯基(—SH)酶等,从而促进糖类、脂肪及蛋白质代谢,也能影响细胞的代谢过程。

【适应证】临床上用于:①解毒:对丙烯腈、氟化物、一氧化碳、重金属及有机溶剂等的中毒均有解毒作用。对红细胞膜有保护作用，故可防止溶血，从而减少高铁血红蛋白。②对某些损伤的保护作用：由于放射线治疗、放射性药物或由于使用肿瘤药物所引起白细胞减少症以及由于放射线引起的骨髓组织炎症，本品均可改善其症状。③保护肝脏：能抑制脂肪肝的形成，也能改善中毒性肝炎和感染性肝炎的症状。④抗过敏：能纠正乙酰胆碱、胆碱酯酶的不平衡，从而消除由于这种不平衡所引起的过敏症状。⑤改善某些疾病的症状：对缺氧血症的不适、恶心、呕吐、瘙痒等症状以及由于肝脏疾病引起的其他症状，均有改善作用。⑥防止皮肤色素沉着：可防止新的黑色素形成并减少其氧化。⑦眼科疾病：可抑制晶体蛋白质巯基的不稳定，因而可以抑制进行性白内障及控制角膜及视网膜疾病的发展等。

【用法和用量】①化疗患者：给化疗药物前15分钟内将1.5g/m^2本品溶解于100ml生理盐水中，于15分钟内静脉输注，第2～5天每天肌内注射本品600mg。使用环磷酰胺（CTX）时，为预防泌尿系统损害，建议在CTX注射完后立即静脉注射本品，于15分钟内输注完毕；用顺氯铵铂化疗时，建议本品的用量不宜超过35mg/mg顺氯铵铂，以免影响化疗效果。②肝脏疾病：每天肌内注射本品300mg或600mg。肝脏疾病一般30天为一疗程，其他情况根据病情决定。③其他疾病：如低氧血症，可将1.5g/m^2本品溶解于100ml生理盐水中静脉输注，病情好转后每天肌内注射300～600mg维持。滴眼，一次1～2滴，一日4～8次。

【不良反应】偶见过敏反应，罕见突发性皮疹。偶有食欲缺乏、恶心、呕吐、胃痛等症状。注射部位有轻度疼痛。滴眼时，局部有刺激感、瘙痒、结膜充血、视物模糊等。停药后可消失。

【禁忌证】对本品过敏者。

【注意】①本品应在医生监护下使用。如果出现皮疹、面色苍白、血压下降、脉搏异常等症状，应立即停药。②溶解后的药液应立即使用，剩余药液放置后不得再用。

【药物相互作用】注射时不得与维生素B_{12}、维生素K_3、泛酸钙、乳清酸、抗组胺制剂、磺胺制剂及四环素制剂混合使用。本品可减轻丝裂霉素的毒副作用。

【制剂】静脉注射剂：每支300mg；600mg，将之溶解于注射用水后，加入100ml生理盐水中静脉滴注，或加入少于20ml的生理盐水中缓慢静脉注射；肌内注射：将之溶解于注射用水后肌内注射。滴眼剂：还原型谷胱甘肽片0.1g，专用溶剂5ml；制成的滴眼液每瓶（5ml）含还原型谷胱甘肽0.1g。

【贮法】遮光，密封保存。

二巯丙醇〔药典（二）；医保（甲）〕 Dimercaprol

```
CH2—SH
|
CH—SH
|
CH2—OH
```

【其他名称】巴尔，双硫代甘油，Dimercapto-propanol，BAL。

【ATC编码】V03AB09

【性状】为无色或几乎无色易流动的液体，有强烈异臭（似葱蒜臭）。本品的相对密度在25℃时为1.235～1.255，在甲醇、乙醇及苯甲酸苄酯中极易溶解，在水中溶解，但其溶液不稳定故需配成10%的油溶液（其中加有9.6%的苯甲酸苄酯）供肌内注射用。

【药理学】一种竞争性解毒剂，因此必须及早并足量使用。当大量重金属中毒或解救过迟时疗效不佳。

本品以及下面的二巯丙磺钠、二巯丁二钠等，均因分子中具有2个活性巯基，与金属亲和力大，能夺取已与组织中酶系统结合的金属，形成不易离解的无毒性络合物而由尿排出，使巯基酶恢复活性，从而解除金属引起的中毒症状。由于形成的络合物可有一部分逐渐离解出二巯丙醇并很快被氧化，游离的金属仍能引起中毒现象，因此必须反复给予足够量，使游离的金属再度与二巯丙醇相结合，直至排出为止。肌内注射后30分钟，其血药浓度达最高峰，吸收与解毒于4小时内完成，经肾排出。超过6小时再给本品，作用减弱。因此本品对急性金属中毒有效，而对慢性中毒虽能增加尿中金属排泄量，但已被金属抑制，带有巯基细胞酶的活力已不能恢复，临床症状常无明显好转。对其他金属的促排效果，排铅不及依地酸钙钠，排铜不及青霉胺，对锑和铋无效。本品与镉、铁、硒、银、铀结合形成复合物，但其毒性反应比原金属为大，故应避免应用，甲基汞慢性和其他有机汞化合物中毒时应用本品，可使汞进入脑组织，故应禁用。

【适应证】对砷、汞及金的中毒有解救作用，但治疗慢性汞中毒效果差。对锑中毒的作用因锑化合物的不同而异，它能减轻酒石酸锑钾的毒性而能增加锑波芬与新斯锑波散等的毒性。能减轻镉对肺的损害，但是由于它能影响镉在体内的分布及排出，增加了它对肾脏的损害，故使用时要注意掌握。它还能减轻发泡性砷化合物战争毒气所引起的损害。

【用法和用量】成人，肌内注射，按体重2～3mg/kg，最初2日，每4小时注射1次。第3日，每6小时注射1次，以后每12小时注射1次，一个疗程为10日。小儿用量同成人。治疗小儿铅脑病，与依地酸钙钠同用，用量参阅依地酸钙钠项下。

【不良反应】本品有特殊气味。常可有恶心、头痛、唇和口腔灼热感、咽和胸部紧迫感、流泪、流涕、流涎、多汗、腹痛、肢端麻木和异常感觉、肌肉和关节酸痛。本品有收缩小动脉作用，当剂量超过5mg/kg时，可使心动过速、血压上升，抽搐和昏迷，暂时性ALT、AST增高。持续应用，能损伤毛细血管，引起血浆渗出，导致低蛋白血症、代谢性酸中毒、血浆乳酸增高和肾损害。儿童不良反应与成人同，且多有发热和暂时性中性粒细胞减少。一般不良反应多在给药后10～30分钟出现，30～60分钟后消失。

【禁忌证】①对花生或花生制品过敏者。②严重高血压及心、肾衰竭患者。

【注意】（1）老年人（心、肾代偿功能减退）及有心脏病、高血压、肝肾功能不良者慎用。

（2）用药注意：①应用本品前后，应注意监测血压和心率。治疗过程中要检查尿常规及肾功能。大剂量长期应用时，要定期检查血浆蛋白。②本品是与金属结合的络合物，在酸性条件下容易离解，故应碱化尿液，保护肾脏。二次给药间隔时间不得少于 4 小时。本品肌内注射局部可引起疼痛，并可引起无菌坏死，注射部位应交替进行，并注意局部清洁消毒。③禁用于铁、硒、镉中毒，因与这些物质形成的化合物毒性更大。

【制剂】注射液：每支 0.1g(1ml)；0.2g(2ml)。

【贮法】在阴凉处保存。

二巯丁二钠〔药典(二)；医保(甲)〕

Sodium Dimercaptosuccinate

$$\begin{array}{c} COONa \\ | \\ HC-SH \\ | \\ HC-SH \\ | \\ COONa \end{array}$$

【其他名称】二巯琥钠，DMS。

【性状】为带有硫臭的白色粉末，易吸水潮解。在水中易溶，溶液为白色或微红色，不稳定，易混浊或呈土黄色。

【药理学】本品系我国研制的解毒剂。作用大致与二巯丙醇同，能与机体组织蛋白质和酶的巯基竞争结合金属离子，并能夺取已与酶结合的金属离子，从而保护和恢复酶的活性，本品与金属离子结合形成的复合物主要由尿排出。对酒石酸锑钾的解毒效力较之强 10 倍(但因能提高锑的排泄率，使血吸虫患者血液内的含锑量降低，以致使锑剂的疗效亦降低)，且毒性较小。从血液中消失快，4 小时排出 80%。

【适应证】用于治疗锑、铅、汞、砷、铜的中毒(治疗汞中毒的效果不如二巯丙磺钠)及预防镉、钴、镍中毒，对肝豆状核变性病有驱铜及减轻症状的作用。

【用法和用量】(1) 成人解毒：1g，临用时配成 10% 溶液，立即缓慢静脉注射，10～15 分钟注射完毕。

(2) 急性锑中毒引起的心律失常：本品首次剂量为 2g，用 5% 葡萄糖液 20ml 溶解后，静脉缓慢注射。以后每小时 1g，共 4～5 次。用于亚急性金属中毒：每次 1g，每日 2～3 次，共用 3～5 日。用于慢性中毒；每日 1g，共 5～7 日，或每日 1g，连续 3 日，停药 4 日为 1 疗程，按病情可用 2～4 疗程。

(3) 小儿急性中毒：首次 30～40mg/kg，以注射用水配成 5%～10% 的溶液，于 15 分钟静脉注射，之后每次 20mg/kg，1 次/h，连用 4～5 次。

【不良反应】可有口臭、头痛、恶心、乏力、四肢酸痛等反应，注射速度越快反应越重，但可于数小时内自行消失，个别出现血清 ALT 和 AST 暂时增高。本品对肾脏无损害。

【禁忌证】严重肝肾功能不良者。

【注意】(1) 有肝脏疾病者慎用(在应用本品前及用药过程中，要每 1～2 周检查肝功能)。

(2) 粉剂溶解后立即使用，水溶液不稳定，不可久置，也不可加热。正常者为无色或微红色，如呈土黄色或混浊，则不可用。

(3) 临用时用氯化钠注射液或 5% 葡萄糖注射液配制成 10% 溶液，即刻静脉注射，因易分解，分解物有毒性，故不可静脉滴注。

【制剂】注射剂：每支 0.5g；1g。

【贮法】在阴凉处保存。

二巯丙磺钠〔医保(甲)〕

Sodium 2,3-Dimercaptopropane Sulfonate

【性状】白色结晶性粉末，溶于水，溶液无色透明，微有硫化氢臭味。

【药理学】对汞中毒疗效较二巯丙醇好，毒性也较低。对砷、铬、铋、铜、锑等中毒也有效。

【适应证】①治疗砷、汞、锑、铋、铬等和路易气中毒。②治疗毒蘑菇毒素毒肽、毒伞肽中毒。③治疗沙蚕毒素类农药中毒。

【用法和用量】成人：①急性中毒，250mg，肌内注射，第一日 3～4 次，第二日 2～3 次，以后一日 1～2 次，连用 7 日。严重中毒则可酌情增加剂量，并可静脉注射。②慢性中毒：125～250mg，肌内注射，一天 1～2 次，连用 3 日，间隔 4 日为一疗程，一般需 2～3 个疗程。③毒鼠强中毒：首剂 0.125～0.25g 肌内注射，必要时 0.5～1 小时后，再追加 0.125～0.5g，直至基本控制抽搐。

【不良反应】静注过快可引起恶心、头晕、面色苍白、口唇发麻、心跳加快等。个别人有过敏反应，如皮疹、寒战、发热和剥脱性皮炎，甚至过敏性休克。轻症者可用抗组胺药，反应严重者应用肾上腺素或肾上腺皮质激素。

【禁忌证】对本品过敏者。

【注意】①本品为无色透明液体，若混浊、变色则不能再用。②静脉注射要慢(5 分钟以上)，过快可引起反应。一般多采用肌内注射。

【制剂】注射液：0.25g(5ml)。

【贮法】避光阴暗处保存。

依地酸钙钠〔药典(二)；医保(甲、乙)〕

Calcium Disodium Edetate

$$\begin{array}{l} NaOOCCH_2-N-CH_2-CH_2-N-CH_2COONa \\ \quad\quad H_2C \quad\quad Ca \quad\quad CH_2 \\ \quad O=C-O \quad\quad\quad O-C=O \end{array}$$

【其他名称】依地钙，乙二胺四乙酸二钠钙，EDTA $Ca\text{-}Na_2$。

【性状】为白色结晶或颗粒性粉末，无味无臭。露置空气中易潮解。易溶于水，不溶于醇醚。

【药理学】本品能与多种金属结合成为稳定而可溶的络合物，由尿中排泄，故适用于多种金属中毒的解毒。本品对无机铅中毒效果较好(但对四乙基铅中毒无效)，对钴、铜、铬、镉、锰及放射性元素(如镭、钚、铀、钍等)均有解毒作用，但对锶无效(表 77-1)。注意：依地酸或依地酸钠与本品不同，由于它们易与钙络合，静脉注射时(特别在静脉注射速度快时)能使血中游离钙浓度迅速下降，严重者引起抽搐甚至心脏停搏，因此它们绝对不能用作金属解毒剂。本品与汞的络合力不强，很少用于汞中毒的解毒。

表 77-1 依地酸钙钠-金属络合物的稳定常数(log *K*)

金属名称	log *K*	金属名称	log *K*	金属名称	log *K*
钠	1.7	锰	14.0	镍	18.6
银	7.3	铁$^{2+}$	14.3	铜	18.8
钡	7.8	钴	16.3	汞	21.8
锶	8.6	镉	16.5	钍	23.2
镁	8.7	锌	16.5	钚	24.0
钙	10.8	铅	18.0	铁$^{3+}$	25.1
钒$^{2+}$	12.7	钇	18.1	钒$^{3+}$	25.9

胃肠道吸收差，不宜口服给药。静脉注射后在体内不被破坏，迅速自尿排出，1 小时内约排出 50%，24 小时排出 95% 以上。仅少量通过血脑屏障。

【用法和用量】以短程间歇疗法为原则，长期连续使用则排毒率低，副作用大。

(1) 成人：①静脉滴注：一日 1g，加入 5% 葡萄糖注射液 250～500ml，静脉滴注 4～8 小时，连续用药 3 天，停药 4 天为 1 疗程。注射一般可连续 3～5 个疗程。必要时，可间隔 3～6 个月再重复。以静脉滴注疗效最高。②肌内注射：用 0.5g 加 1% 盐酸普鲁卡因 2ml 稀释后作深部肌内注射，一日 1 次，疗程参照静脉滴注。

(2) 小儿：一日按体重 25mg/kg，静脉用药法参照成人。

(3) 铅移动试验：成人每次 1g，加入 5% 葡萄糖注射液 500ml，4 小时静脉滴注完毕。自用药开始起留 24 小时尿。24 小时尿铅排泄量超过 2.42μmol(0.5mg)，认为体内有过量铅负荷。

(4) 局部用药(治疗眼部金属异物损害)：0.5% 溶液，于每晨作电离子透入 1 次，然后每 0.5～1 小时滴眼 1 次，每晚结膜下注射 1 次。

【不良反应】部分患者可有短暂的头晕、恶心、关节酸痛、腹痛、乏力等。个别患者于注入 4～8 小时后可出现全身反应，症状为疲软、乏力、头昏、前额痛、过度口渴、突然发热及寒战，继以食欲缺乏等。少数有尿频、尿急、蛋白尿、低血压和心电图 T 波倒置。也有报告出现类组胺反应(流涕、流泪等)和维生素 B_6 缺乏样皮炎者。也有患者用本品后出现高血钙症。

【禁忌证】①对本品过敏者(本品与乙二胺有交叉过敏反应)。②少尿或无尿及肾功能不良者。③妊娠期妇女。

【注意】(1) 老年人(心、肾功能减退，应减少用量和疗程)及肾病患者慎用。

(2) 用药注意：①大剂量时可有肾小管水肿等损害，用药期间应注意查尿，若出现管型、蛋白、红细胞、白细胞甚至少尿或肾衰竭等，应立即停药，停药后可逐渐恢复正常。②每一疗程治疗前后，应检查尿常规，多疗程治疗过程中应检查尿素氮、肌酐、钙和磷。③本品对正在接触铅的患者，不宜口服，因它反可增加铅在胃肠道的吸收。④本品可络合锌，干扰精蛋白锌胰岛素的作用时间。⑤注射剂为 20% 水溶液，肌内注射可引起局部疼痛，一般用 0.5%～1% 盐酸普鲁卡因溶液稀释到 0.5%～1.5% 的浓度，以减轻疼痛。每日剂量不宜超过 1.5g，每一疗程联合用药不宜超过 5 天。需要进行第二疗程前必须停药 4～7 天。剂量过大疗程过长，不一定成比例地增加尿中金属排泄量，相反还可引起急性肾小管坏死。严重中毒患者，不宜应用较大剂量，否则尿中金属-本品络合物增加量过大，来不及从尿中排出，反而增加铅对人体的毒性。儿童急性严重铅脑病如不治疗，其死亡率高达 65%，存活者也遗留脑损伤后遗症。⑥如静脉注射过快、血药浓度超过 0.5% 时，可引起血栓性静脉炎。⑦对铅脑病的疗效不高，与二巯丙醇合用可提高疗效和减轻神经症状(具体用法：二巯丙醇按体重 4mg/kg，每 4～6 小时一次，同时应用本品按体重 12.5mg/kg，每日 2 次，疗程 3～5 天)。治疗铅脑病及脑压增高患者，应避免给予过多水分，可由肌内给药，同时给予甘露醇等脱水剂。

【制剂】片剂：每片 0.5g。注射液：每支 0.2g(2ml)；1g(5ml)。

【贮法】遮光，密闭保存。

青霉胺〔药典(二)；基；医保(甲)〕 Penicillamine

```
CH3
   \
    C—CH—COOH
   /|   |
CH3 HS  NH2·HCl
```

【其他名称】D-盐酸青霉胺。

【ATC 编码】M01CC01

【性状】为白色或类白色结晶性粉末。在水中易溶，在乙醇中微溶，在三氯甲烷或乙醚中不溶。1% 水溶液的 pH 为 4.0～6.0。

【药理学】本品作用比二巯丙醇强。对铅、汞中毒亦有解毒作用，但不及依地酸钙钠及二巯丙磺钠。在汞中毒治疗中，以 *N*-乙酰-DL-青霉胺 1 为好。本品为青霉素的代谢产物，系含有巯基的氨基酸，对铜、汞、铅等重金属离子有较强的络合作用，性质稳定、溶解度高，口服后吸收良好，在体内不易被破坏，故可用于口服。

【适应证】广泛用于肝豆状核变性病(由于铜在各组织中沉积所引起)，用药后，可使尿铜排出增加 5～20 倍，症状也可改善。此外，尚可治疗某些免疫性疾病，如类风湿关节炎、与自体免疫有关的慢性活动性肝炎等。

【用法和用量】(1) 成人：①治疗肝豆状核变性病：一日量约为 20～25mg/kg(每日服 1.0～1.5g)，长期服用，症状改善后可间歇给药。②铅、汞中毒：用量为每日 1g(常用 0.5～1.5g)，分 4 次服，5～7 日为 1 疗程，停药 2 日开始下 1 疗程。一般可用 1～3 个疗程。③胱氨酸尿患者的本品用量：可参考尿中胱氨酸排出量而定，最大量为每日 2g。有结石的患者，每日要求尿中排出胱氨酸 100mg 以下，无结石患者，每日尿中排出胱氨酸量为 100～200mg。④免疫性疾病：成人用量为 1.5～1.8g/d，分 3～4 次服，可用 6 个月以上。以上均宜空腹服。

（2）小儿：按体重一日30mg/kg，分2～3次口服。

【不良反应】①常见的有畏食、口腔炎和溃疡。20%服药者有味觉异常。偶可引起头痛、咽痛、乏力、恶心、腹痛、腹泻等反应。②过敏反应：皮肤瘙痒、荨麻疹、发热、关节痛和淋巴结肿大。还包括狼疮样红斑和天疱疮样皮损。本品抑制原胶原交叉连接，使皮肤变脆和出血，并影响伤口愈合。③少数患者，还可出现白细胞减少、血小板减少、粒细胞缺乏、再生障碍性贫血、嗜酸性粒细胞增多、溶血性贫血和血小板减少性紫癜。④6%～20%服药者出现蛋白尿，有时有血尿和免疫复合物型肾小球肾炎所致的肾病综合征。⑤个别出现秃发、胆汁潴留、Goodpasture（古得帕斯丘）综合征、重症肌无力或耳鸣，实验室检查有IgA降低。⑥药物不良反应大多在停药后自动缓解和消失。过敏反应用皮质激素和抗组胺药治疗有效。味觉异常，除Wilson病患者外，可用4%硫酸铜溶液5～10滴，加入果汁中口服，每日2次，有助于味觉恢复。

【禁忌证】①对本品过敏者禁用。用前应做青霉素皮试（过敏者忌用）。②肾脏病患者忌用。本品对肾脏有刺激，用药时可出现蛋白尿及肾病综合征，故用药中应经常检查尿蛋白。③妊娠期妇女忌服（若必须服用，每日剂量不超过1g。预计妊娠期妇女需作剖宫产者，应在妊娠末6周起，到产后伤口愈合前，每日剂量不超过250mg）。

【注意】（1）老人（65岁以上）慎用，容易有造血系统毒性反应。

（2）用药注意：①监测：白细胞计数和分类、血红蛋白、血小板和尿常规等检查，应在服药初6个月内，每2周检查一次，以后每月1次。肝功检查应每6个月1次，以便早期发现中毒性肝病和胆汁潴留。Wilson病患者，初次应用本品时，应在服药当天，留24小时尿测尿铜，以后每3个月如法测尿铜1次。②长期服用，可引起视神经炎（由于抗吡哆醛所致，可用维生素B_6治疗）。长期应用本品，应加用维生素B_6每日25mg，以求补偿。③本品每日连续服用，即使暂时停药数日，再次服用时，亦可发生过敏反应，因此，又要从小剂量开始。手术患者在伤口未愈合时，每日用量应限制为250mg，出现不良反应，要减量或停药。有造血系统和肾功能损害，应视为严重不良反应，必须停药。Wilson病，服本品1～3个月才能见效。类风湿关节炎，服2～3个月见效，若治疗3～4个月无效时，则应停服本品，改用其他药物治疗。

【药物相互作用】本品可加重抗疟药、金制剂、免疫抑制剂等对造血系统和肾脏的不良反应。口服铁剂患者，本品应在服铁剂前2小时服，以免减弱本品疗效。

【制剂】片剂：每片0.125g。

【贮法】遮光，密闭保存。

去铁胺[医保(甲)] Deferoxamine

$$H_2N-(CH_2)_5-N(OH)-C(=O)-(CH_2)_2-C(=O)-NH-(CH_2)_5-N(OH)-C(=O)-(CH_2)_2-C(=O)-NH-(CH_2)_5-N(OH)-C(=O)-CH_3$$

【其他名称】去铁敏，DFM。

【ATC编码】V03AC01

【性状】本品为白色结晶性粉末，溶于水（1∶4）。

【药理学】本品为铁中毒的专用解毒剂，对三价铁的亲和力极强（K_a=1031），而对钙的亲和力却非常低（K_a=102）。故它易与铁蛋白和血铁黄素竞争铁，能移去铁蛋白中少量的铁，而对细胞色素和血红蛋白中的铁几乎无影响。

【适应证】本品主要用于急性铁中毒和海洋性贫血、铁粒幼细胞贫血、溶血性贫血、再生障碍性贫血或其他慢性贫血，因反复输血引起的继发性含铁血黄素沉着症；亦用于特发性血色病有放血禁忌证者。对慢性肾衰竭伴有铝过量负荷引起的脑病、骨病和贫血，在进行透析过程中亦可应用。本品还可用作铁负荷试验。

【用法和用量】（1）成人：①急性铁中毒，肌内注射，首次0.5～1g，隔4小时0.5g，共2次，以后根据病情4～12小时1次，24小时总量不超过6g。静脉滴注，一次0.5g，加入5%～10%葡萄糖注射液50～500ml中滴注，滴注速度，按体重1小时不超过15mg/kg，24小时总量不超过90mg/kg。②慢性铁负荷过量，肌内注射，一日0.5～1g。腹壁皮下注射，按体重20～40mg/kg，8～24小时，以微型泵作动力。

（2）小儿：①急性铁中毒，按体重一次20mg/kg，静脉滴注，隔6小时1次，滴注速度，按体重不超过15mg/kg。②慢性铁负荷过量，按体重一日10mg/kg，腹壁皮下注射，8～12小时或24小时，用微量泵作动力。③慢性肾衰伴铁负荷过量：按体重20mg/kg，一周1～2次，在透析初2小时通过动脉导管滴注，一周总量一般不超过6g。铁负荷实验：成人肌内注射本品0.5g。注射前，排空膀胱内剩余尿，注射后留6小时尿。尿铁超过1mg，提示有过量铁负荷；超过1.5mg，对机体可引起病理性损害。

【不良反应】①肌内注射局部有疼痛。皮肤潮红、心动过速、低血压甚至休克，可发生在过敏和静脉滴注速度过快者。应及时用抗组胺药或抗休克药，可使反应缓解。②长期用药可发生视力减退、视野缩小、辨色和夜视困难、视网膜色素异常，个别发生白内障。耳鸣和听力减退，可在视力受影响时同时出现，亦可急性起病。眼和耳的损害，可在停药后，获得部分和完全恢复。③少数患者有眩晕、惊厥、腿部肌肉痉挛、腹痛、腹泻、心动过速、心律失常、血小板减少、排尿困难和发热。④本品可激发和加重隐匿性肾盂肾炎，还可增加小肠结肠炎耶尔森菌所引起的肠道感染。发生肠炎时应停药，并用抗菌药治疗。

【禁忌证】①对本品过敏者。②严重肾功能不良者。③妊娠期妇女及3岁以下小儿（易引起眼和耳的损害）。

【注意】（1）哺乳期妇女、肾盂肾炎患者慎用。

（2）用药注意：①老年人应用本品时，不宜同时加用大剂量维生素C，否则容易导致心脏失去代偿功能。中青年人加用维生素C，最适宜的给药时间是开始应用本品后1～2小时，每日剂量是150～250mg。每日服维生素C 150～250mg，可增加本品与铁的结合和促进去铁胺的排泄，但同时也增加组织的铁毒性，老年人尤其应注意。②注射本品时，应注意过敏反应和静脉滴注速度。长期用药过程中，要随访血浆铁蛋白和肝、肾功能,每3个月检查视力和听力。③临用前加注射用水2ml使其溶解,供肌内注射。静脉注射,应将已溶解的本品,再用250~500ml的NS、5%葡萄糖液或林格液稀释,静脉滴注速度按体重每小时不得超过15mg/kg。④治疗急性铁中毒的给药途径为肌内注射;休克时可用静脉滴注,一旦休克被控制,应改为肌内注射,以避免药物不良反应。给药前、给药后2~6小时及以后,均应测定血清铁、总铁结合力、铁蛋白和尿铁胺(呈橘红色)。若给药后2小时尿无变色,且患者无症状,提示体内铁负荷不过量,不必继续给药。但要警惕有些严重急性患者的尿,在用药后不一定变色。急性铁中毒患者,即使无症状,至少也要观察24~48小时。⑤慢性铁负荷过量的给药途径,以肌内注射或皮下注射为宜。皮下给药的效果与静脉注射相似,要比肌内注射效果大2~3倍。皮下注射部位在腹壁,需用微型泵作动力。

【制剂】注射剂:0.5g。

【贮法】避光,密封,30℃以下保存。

77.3 有机磷中毒解毒药

碘解磷定〔药典(二);医保(甲)〕

Pralidoxime Iodide

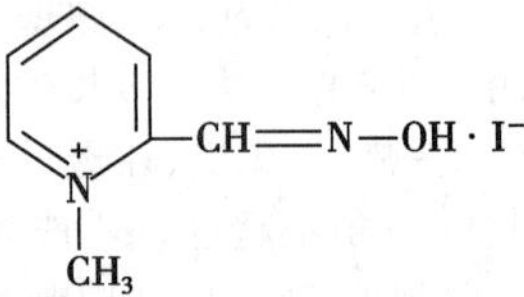

【性状】本品为碘化物,系黄色结晶性粉末,遇光易变质。可缓慢地溶于水(1:20),水溶液为淡黄色,不稳定。

【药理学】本品为有机磷农药中毒的解毒剂,对轻度有机磷中毒,可单独应用本品或阿托品以控制症状;中度、重度中毒时则必须合并应用阿托品,因对体内已蓄积的乙酰胆碱几无作用。静脉给药后,血中很快达到有效浓度,大剂量时还能通过血脑屏障进入脑组织,由肾很快排出,无蓄积中毒现象。当有机磷酸酯类杀虫剂(如敌敌畏、1609、1059等)进入机体后,与体内胆碱酯酶结合,形成磷酰化酶而使之失去水解乙酰胆碱的作用,因而体内发生乙酰胆碱的蓄积,出现一系列中毒症状。碘解磷定等解毒药在体内能与磷酰化胆碱酯酶中的磷酰基结合,而将其中胆碱酯酶游离,恢复其水解乙酰胆碱的活性,故又称胆碱酯酶复活剂。碘解磷定等尚能与血中有机磷酸酯类直接结合,成为无毒物质由尿排出。本品的特点为:①只对中毒时间不长、形成不久的磷酰化酶有重活化作用,如已经过一定时间,磷酰化酶已老化(脱烷基)后,再不能被重活化,胆碱酯酶的活性则难以恢复。故应用肟类重活化剂,治疗有机磷类中毒时,用药越早越好。②本品对不同有机磷化合物的作用不同,一般认为对沙磷、对硫磷、内吸磷、硫特普、马拉硫磷、乙硫磷的疗效较好,对塔崩、敌敌畏、敌百虫的效果较差,对索曼无效,对罗果、氧化罗果尚有争议。③不同的重活化剂其作用的强弱不同,即对有机磷的抗毒效价不同。④给药后虽能消除肌肉震产、肌无力等外周性烟碱样症状,但不能直接对抗乙酰胆碱的大部分效应,即不能消除中枢症状、毒蕈碱样症状及其他烟碱症状,故对中重度中毒患者,必须与抗胆碱药合用。⑤肟类重活化剂都是季铵盐,脂溶性差,不能进入血脑屏障进入中枢神经系统,对中枢的中毒活化酶没有明显的重活化作用,故对中枢的中毒症状无明显的效果。⑥口服吸收很差且不规则,一般都通过静脉给药。

【适应证】有机磷中毒。

【用法和用量】(1)治疗轻度中毒:成人0.4~0.8g/次,以葡萄糖液或生理盐水稀释后静脉滴注或缓慢静脉注射,必要时2~4小时重复一次。小儿1次15mg/kg。

(2)治疗中度中毒:成人首次0.8~1.6g,缓慢静脉注射,以后每1小时重复0.4~0.8g,肌颤缓解和血液胆碱酯酶活性恢复至正常的60%以上后逐情减量或停药。或以静脉滴注给药维持,每小时给0.4g,共4~6次。小儿1次20~30mg/kg。

(3)治疗重度中毒:成人首次用1.6~2.4g,缓慢静脉注射,以后每小时重复0.8~1.6g,肌颤缓解和血液胆碱酯酶活性恢复至正常以后的60%以上后逐情减量或停药。小儿1次30mg/kg。

【不良反应】有时可引起咽痛及腮腺肿大等碘反应,注射过快可引起心率增快、眩晕、视力模糊、恶心、呕吐、心动过缓、严重者可发生乏力、头痛、动作不协调、阵挛性抽搐,甚至抑制呼吸中枢,引起呼吸衰竭。局部刺激性较强,注射时若漏流至皮下,可致剧痛及周围皮肤发麻。

【禁忌证】对碘过敏者(可改用氯解磷定)。

【注意】(1)要根据病情掌握剂量及给药时间,用药过程中要密切观察病情变化及测定血液胆碱酯酶活性,以作为用药指标。有机磷农药口服中毒时,由于它在下消化道排泄较慢,因此口服患者应用本品,至少要维持48~72小时。停药指征以烟碱症状(肌颤、肌无力)消失为主,血液胆碱酯酶活性应维持在50%~60%以上。

(2)粉针可用NS或5%、10%葡萄糖溶液溶解,不易溶解时,可振摇或加温至40~50℃。在碱性溶液中易水解,故忌与碱性药物配伍。

(3)在体内迅速被分解而维持时间短(仅1.5~2小时),故根据病情必须反复静脉给药,不宜静脉滴注(尤其是首次给药)。老年人,应适当减少用量和减慢滴注速度。

【药物相互作用】本品与阿托品有明显的协同作用,两者联合应用时,要适当减少阿托品的用量。

【制剂】注射剂:0.5g(20ml);0.4g(10ml)。

【贮法】避光贮存于阴暗处。

氯解磷定〔基;医保(甲)〕

Pralidoxime Chloride

【其他名称】氯磷定,PAM-Cl。

【性状】白色结晶粉末,无引湿性,极易溶于水(1:<1~2),其2.87%水溶液与血液等渗;遇碱分解。

【药理学】本品的抗毒机制与碘解磷定相同,但重活化作用较强,1g氯解磷定的作用相当于碘解磷定的1.53倍。

对人的不良反应较小,对碘过敏者也可使用。治疗有机磷中毒,应与抗胆碱药合用,单用疗效差。

【适应证】有机磷中毒。

【用法和用量】(1) 成人:①轻度中毒:0.5~0.75g 肌内注射,必要时一小时后重复一次。②中度中毒:首次 0.75~1.5g,肌内注射或稀释后缓慢静脉注射,以后每小时重复 0.5~1.0g,肌颤消失或胆碱酯酶活性恢复至正常的 60% 以上后,逐渐减量或停药。③重度中毒:首次 1.5~2.5g 分两处肌内注射或稀释后缓慢静脉注射,以后每 0.5~1 小时重复 1.0~1.5g,肌颤消失或血液胆碱酯酶活性恢复至正常的 60% 以上后,酌情减量或停药。

(2) 小儿:用法与成人同,①轻度中毒:按体重 15~20mg/kg;②中度中毒:按体重 20~30mg/kg;③重度中毒:按体重 30mg/kg。

【不良反应】健康人肌内注射后会自觉面部发热、咽部发凉与面肌无力。静脉注射后的反应与碘解磷定相同,注射速度过快,可引起恶心、呕吐、心率增快,严重时有头晕、头痛、复视、视力模糊、动作不协调,但比碘解磷定的反应小。

【注意】(1) 根据病情掌握剂量及间隔时间,用药过程中应密切掌握病情变化及测定胆碱酯酶活性,以作为用药指标。有机磷农药口服时,由于有机磷可在下消化道吸收及排泄较慢,因此口服患者应用本品,至少要维持 48~72 小时。停药指征以烟碱症状(肌颤、肌无力)消失为主,血液胆碱酯酶活性应维持在 50%~60% 以上。

(2) 因生物半衰期短,故给药途径以稀释后静脉注射为好,不宜静脉滴注(尤其是首次给药)。肌内注射可引起局部疼痛。

(3) 老年人,应适当减少用量和减慢滴注速度。

【药物相互作用】在碱性溶液中易水解,故忌与碱性药物配伍。

【制剂】注射液:0.5g(2ml)。

阿托品〔药典(二);基;医保(甲)〕 Atropine

【其他名称】硫酸阿托品。

【ATC 编码】A03BA01,S01FA01

【性状】常用其硫酸盐,为无色结晶或白色结晶性粉末,无臭。极易溶于水,易溶于乙醇。其水溶液呈中性反应,能在 100℃ 灭菌 30 分钟,遇碱性药物(如硼砂)可致分解。

【药理学】本品为拮抗胆碱受体的抗胆碱药。有机磷农药类是使胆碱酯酶失活,而使乙酰胆碱过剩积聚而出现中毒,本品系直接拮抗积聚的乙酰胆碱而解毒,使用时,既要防止过量中毒又要避免用量不足。本品的半衰期甚短,必须反复静脉注射给药或连续静脉滴注,维持量的反复给予,必须坚持,重者可长达 1~2 日,直至恢复正常为止。

【适应证】作解毒药使用时:①治疗有机磷类(包括有机磷农药及军用神经性毒剂)与氨基甲酸酯类农药中毒。应与胆碱酯酶复活剂合用,单独使用效果差(除西维因中毒外)。②治疗胃肠型毒蕈(如捕蝇蕈)中毒。③治疗中药乌头中毒。④治疗锑剂中毒引起的心律失常与钙通道阻滞剂引起的心动过缓。

【用法和用量】静脉注射或静脉滴注。

(1) 成人:①治疗有机磷中毒:首次,轻度中毒,2.0~4.0mg;中度中毒,4.0~10mg;重度中毒,10~20mg。重复用药剂量为其半数,重复的次数依病情而异,达到阿托品化后减量或改用维持量。②治疗氨基甲酸酯类农药中毒,根据病情给药,首次应给足量,用量范围为 0.5~3.0mg,经口严重中毒可用 5mg;如毒蕈碱症状未消失,可重复给 0.5~1mg,除经口严重中毒外,一般不需达到阿托品化。③治疗锑剂中毒引起的阿-斯综合征,立即静脉注射 1.0~2.0mg,15~30 分钟后在注射 1mg。④治疗乌头中毒及钙拮抗剂过量,按消化系统用药的用量给药,一次 0.5~1mg,肌内注射,1~4 小时一次,至中毒症状缓解为止。

(2) 小儿:用量可根据体重折算,用法与成人同。

【不良反应】(1) 治疗有机磷农药中毒及氨基甲酸酯类农药中毒(特别是经口服后的严重中毒)时,要求达到阿托品化,即出现口干、皮肤干燥、颜面潮红,心率增快至 100 次/min 左右,体温 37.3~37.5℃,或小有躁动,此为治疗的正常反应,不属于药物不良反应范畴。但治疗锑剂中毒阿-斯综合征、乌头中毒及钙拮抗剂过量中毒时,出现上述症状时,则为副作用。

(2) 严重的阿托品过量或中毒,可出现谵妄、狂躁、两手抓空、胡言乱语、幻视幻听、定向力丧失、昏迷。心率增快至每分钟 120 次以上,体温高达 38~40℃,甚至可发生肺水肿及脑水肿而危及生命。

【注意】(1) 治疗有机磷农药中毒时,为疗获得最好的疗效,阿托品必须与胆碱酯酶复活剂伍用。复活剂不仅能恢复胆碱酯酶的活性起治本作用,且对有机磷肿毒所引起的外周 N 样症状(肌颤、肌无力、肌麻痹等)有直接对抗作用,弥补了阿托品作用之不足。

(2) 治疗阿托品农药中毒所需阿托品化量、维持量及总量,与毒物种类、中毒程度、染毒途径、急救时机、伍用复活剂情况、并发症、年龄及个体差异有关,使用阿托品期间,必须密切观察病情变化,即时调整剂量,既要防止过量中毒又要避免用量不足。

【药物相互作用】治疗有机磷农药中毒时,阿托品能拮抗人体积聚的乙酰胆碱对 M 受体的作用;胆碱酯酶复活剂可恢复磷酰化酶水解乙酰胆碱的能力,直接减少乙酰胆碱的积聚且对 N_2 受体(骨骼肌神经肌肉接头)有拮抗作用,可治疗肌颤、肌无力等。故两者联合应用有协同作用,联合应用时,要适当减少阿托品的用量。其他内容可参见消化系统章中胃肠用药节阿托品项下。

【制剂】注射液:每支 0.5mg(1ml);1mg(2ml);5mg(1ml)。

东莨菪碱〔药典(二);医保(乙)〕 Scopolamine

【其他名称】氢溴酸东莨菪碱。

【ATC 编码】A03BB01

【性状】其氢溴酸盐为无色结晶或白色结晶性粉末,无臭,微有风化性。在水中易溶,在乙醇中略溶。

【药理学】为抗乙酰胆碱解毒剂。

【适应证】有机磷农药类中毒的治疗。

【用法和用量】皮下或肌内注射，成人首次为：轻度中毒：0.3～0.5mg；中度中毒：0.5～1mg；重度中毒：2.0～4.0mg。重复用药量0.3～0.6mg。

【不良反应】与阿托品相同，但中枢神经症状更明显。

【禁忌证】青光眼、前列腺肥大、严重心脏病、器质性幽门狭窄或麻痹性肠梗阻。

【注意】婴幼儿及小儿均慎用，其他参见消化系统用药本品项下。

【药物相互作用】不能与抗抑郁、治疗精神病和帕金森病的药物合用。

【制剂】注射液：0.3mg(1ml)；0.5mg(1ml)。

戊乙奎醚〔基；医保(乙)〕 Penehyclidine

【其他名称】长托宁，戊羟利定。

【药理学】常用其盐酸盐，为选择性胆碱能受体拮抗药，能阻滞乙酰胆碱的中枢M和N受体的激动作用，拮抗有机磷所引起的惊厥、中枢性的呼吸和循环衰竭、烦躁不安等中毒症状，并能阻滞外周M受体，缓解或减轻支气管和消化道的平滑肌痉挛和收缩、腺体分泌、出汗、流涎等症状，并能增强呼吸频率和流量。由于本品选择性地阻断M_1和M_3受体，而对M_2受体无明显作用，故对心率影响不大。对外周N受体也无明显作用。

【适应证】治疗有机磷类中毒。但单用疗效差，应与胆碱酯酶复活剂合用。

【用法和用量】(1) 成人：首次用量，轻度中毒：1～2mg；中度中毒：2～4mg；重度中毒：4～6mg。并分别伍用氯解磷定250～750mg、750～1500mg、1500～2500mg。重复用药量为1～2mg。一般急性有机磷农药轻、中、重度的用药总量分别为2～3mg、5～7mg、10～14mg。

(2) 小儿：参照成人量，以体重计算。

【不良反应】与阿托品相同，但口干、皮肤干燥及中枢神经系统的症状比阿托品明显，持续时间较长。停药后可恢复正常。

【禁忌证】青光眼。

【注意】(1) 当用本品治疗有机磷毒物(农药)中毒时，不能以心跳加快来判断是否"阿托品化"，而应以口干和出汗消失或皮肤干燥等症状判断"阿托品化"。

(2) 因抑制呼吸道腺体分泌，故对于严重的呼吸道感染伴痰少、黏稠者，慎用。

(3) 心跳不低于正常值时，一般不需伍用阿托品。

(4) 本品消除半衰期较长，每次用药间隔时间不宜过短，剂量不宜过大。

【药物相互作用】当本品与其他抗胆碱药(阿托品、东莨菪碱和山莨菪碱等)伍用时有协同作用，应酌情减量。

【制剂】注射液：0.5mg(1ml)；1mg(1ml)；2mg(2ml)。

【附】复方氯解磷定注射液 Compound Pralidoxime Chloride Injection

【药理学】本品是将具有较强中枢作用和外周作用的抗胆碱药(硫酸阿托品与盐酸苯那辛)与起效快的胆碱酯酶重活化剂(氯解磷定)配伍而成。

【适应证】有机磷类中毒的特效急救药。

【用法和用量】用法：轻度中毒，每次肌内注射本品0.5～1支；中度中毒，每次肌内注射本品1～2支，同时伴用氯解磷定注射液1支(0.5g/2ml)；重度中毒，每次肌内注射本品2～3支，同时伴用氯解磷定1～2支。

【注意】(1) 患者确诊后，应立即注射本品，然后进行催吐、洗胃或采取其他措施。

(2) 首次用药后0.5～2小时，根据症状缓解程度和全血胆碱酯酶检验结果，酌情重复用药。出现毒蕈碱症状时可加用阿托品，使患者轻度阿托品化(指征为口干、皮肤干燥、心率90～100次/min)，切忌用量过大而致中毒。有烟碱样症状或全血胆碱酯酶活力较低及中度中毒时，加用本品，每次1支；重度中毒，加用本品每次1～2支。

(3) 中毒症状基本消失，全血胆碱酯酶活力达正常值的60%以上时，可停药观察。停药后，病情能稳定达12小时以上者，方可出院。

77.4 氰化物中毒解毒药

亚甲蓝〔药典(二)；基；医保(甲)〕

Methylthioninium Chloride

N S $(CH_3)_2N$ $N(CH_3)_2$ Cl^-

【其他名称】次甲蓝，美蓝，Methylene Blue。

【ATC编码】V03AB17，V04CG05

【性状】本品为深绿色有铜样光的柱状结晶或结晶性粉末，无臭。在水或乙醇中易溶，在三氯甲烷中溶解。

【药理学】本品为治疗氰化物中毒的解毒剂，作用与用量密切有关。本品为一氧化还原剂，高浓度时直接使血红蛋白氧化为高铁血红蛋白；低浓度时，在还原型辅酶Ⅰ脱氢酶(NADPH)的作用下，本品还原成为还原型亚甲蓝，能将高铁还原型蛋白还原为血红蛋白。所以临床使用本品低浓度(1～2mg/kg；1%溶液5～10ml)以治疗亚硝酸盐、氯酸盐、醌类、醌亚胺类、苯胺及硝基苯等所引起的高铁血红蛋白血症；高浓度(5～10mg/kg；1%溶液25～50ml)则对血红蛋白起氧化作用，使生成高铁血红蛋白。原因是大量本品进入体内，还原型辅酶Ⅰ脱氢酶(NADPH)生成减少，不能使本品全部转变为还原型亚甲蓝，氧化型亚甲蓝量多，血红蛋白被氧化为高铁血红蛋白。高浓度的本品其氧化作用可用于治疗氰化物中毒。原理与亚硝酸钠相同，但不如亚硝酸钠作用强。

小剂量在临床上用于治疗高铁血红蛋白血症(如硝基苯、硝酸甘油、苯胺、非那西丁、伯氨喹、肠源性青紫症)，但剂量切忌过大，否则会生成高铁血红蛋白而使症状加重。

大剂量用于轻度氰化物中毒，并在静脉注射本品后，再给予硫代硫酸钠静脉注射，以使游离的氰离子和已与高铁血红蛋白结合的氰离子结合成硫氰酸盐（毒性仅为氰化物的1/200）而从尿中排出。

【适应证】（1）治疗亚硝酸盐（包括烂白菜及腌渍不好的蔬菜、酸菜等）及苯胺类引起的中毒（高铁血红蛋白症）。

（2）治疗氰化物中毒。

【用法和用量】（1）治疗亚硝酸盐中毒：用1%溶液5～10ml（1～2mg/kg），稀释于25%葡萄糖溶液20～40ml中，缓慢静脉注射（10分钟注完）。若注射后30～60分钟发绀不消退，可重复注射首次剂量一次。3～4小时后，根据病情还可注射半量。若口服本品，可用150～250mg，每4小时1次。

（2）治疗氰化物中毒：用1%溶液50～100ml（5～10mg/kg），以25%葡萄糖注射液稀释后缓慢静脉注射，而后，再注入25%硫代硫酸钠20～40ml。严重者两者交替使用。

【不良反应】静脉注射剂量过大（500mg）或注射速度过快时，可引起恶心、腹痛、眩晕、头痛、呼吸困难、血压降低、心前区痛、心律失常、出汗和神志不清等，严重者有心肌损害（一般静脉注射速度，稀释后的溶液每分钟2ml左右。一次注射剂量不得超过200mg，24小时总量不得超过500mg）。用药后，尿呈蓝绿色，有时有尿路刺激症状，如尿道灼痛等。

【注意】（1）肾功能不全者慎用。

（2）用药注意：①不可作皮下、肌内或鞘内注射，以免造成局部坏死和中枢器质性损害。②治疗高铁血红蛋白症，本品一日用量约120mg即可，重者可用2～3日，不需大量反复应用。因本品排泄需要3～5日，大量反复应用，可导致体内蓄积而产生不良反应。③对先天性还原型辅酶Ⅱ（NADPH）及高铁血红蛋白还原酶缺乏所引起的高铁血红蛋白症，效果差（可每日口服本品300mg和给予大剂量维生素C）。对异常血红蛋白M伴有的高铁血红蛋白症无效。④葡萄糖-6-磷酸脱氢酶缺乏患者和小儿，若应用剂量过大，可引起溶血。

【药物相互作用】本品能与苛性碱、重铬酸盐、碘化物、升汞、还原剂等起化学变化，故不宜与之配伍。

【制剂】注射液：20mg（2ml）。

【贮法】避光保存于阴凉处。

硫代硫酸钠〔药典（二）；基；医保（甲）〕 Sodium Thiosulfate

【其他名称】次亚硫酸钠，大苏打，海波，Hypo。

【性状】本品为无色、透明的结晶或结晶性细粒；无臭；在干燥空气中有风化性，在湿空气中有潮解性；水溶液显微弱的碱性反应。在水中极易溶解，在乙醇中不溶。

【药理学】①为氰化物的解毒剂之一（与高铁血红蛋白形成剂合用于氰化物过量中毒），在酶的参与下能和体内游离的（或与高铁血红蛋白结合的）氰离子相结合，使变为无毒的硫氰酸盐排出体外而解毒。②抗过敏作用。临床上用于皮肤瘙痒症、慢性荨麻疹、药疹等。③治疗降压药硝普钠过量中毒。④治疗可溶性钡盐（如硝酸钡）中毒。⑤治疗砷、汞、铋、铅等金属中毒（但应首选二巯基丙醇类及依地酸类药物）。

【适应证】①抢救氰化物中毒。②抗过敏。③治疗降压药硝普钠过量中毒。④治疗可溶性钡盐（如硝酸钡）中毒。⑤治疗砷、汞、铋、铅等金属中毒。

【用法和用量】（1）成人：①抢救氰化物中毒：由于本品解毒作用较慢，须先用作用迅速的亚硝酸钠、亚硝酸异戊酯或亚甲蓝，然后缓慢静脉注射10～30g（25%～50%溶液40～60ml），每分钟5ml以下。必要时，1小时后再与高铁血红蛋白形成剂合用半量至全量。口服中毒者，还须用5%溶液洗胃，洗后留本品溶液适量于胃内。②硝普钠过量中毒：单独使用25%溶液20～40ml，缓慢静脉注射。③可溶性钡盐中毒：缓慢静脉注射25%溶液20～40ml。④治疗砷、汞、铋、铅等金属中毒：静脉注射，0.5～1.0g/次。⑤抗过敏：0.5～1.0g（5% 10～20ml）静脉注射，每日1次，10～14日为1疗程。

（2）小儿：按体重计算，25%溶液1.0～1.5ml/kg（250～375mg/kg）。

【不良反应】偶见头晕、乏力、恶心呕吐等，还可引起血压下降（尤其是注射过快时）。

【注意】①静脉注射量大时，应注意不良反应，注射速度不宜过快，以免引起血压下降。②不能与亚硝酸钠混合后同时静脉注射，以免引起血压下降。在亚硝酸钠静脉注射后，不需拔出针头，立即由原注射针头注射本品。③不能与其他药物混合注射，否则会发生沉淀或降低疗效。

【制剂】注射用硫代硫酸钠：无水硫代硫酸钠0.32g（相当于0.5g的 $Na_2S_2O_3 \cdot 5H_2O$）；无水硫代硫酸钠0.64g（相当于0.5g的 $Na_2S_2O_3 \cdot 5H_2O$）。注射液：每支0.5g（10ml）；1.0g（20ml）。

亚硝酸钠〔药典（二）；医保（甲）〕 Sodium Nitrite

【ATC编码】V03AB08

【药理学】本品治疗氰化物中毒的机制亦系使血红蛋白变成高铁血红蛋白，本品必须在中毒早期应用，使用越早，效果越好。其解毒过程与亚甲蓝同，但作用较亚甲蓝强。本品能扩张血管平滑肌，故静脉滴注时不能过快，以免引起血压骤降。由于氰离子与细胞色素氧化酶的亲和力稍小于与高铁血红蛋白的亲和力，故本品的用量不可过小，应使患者稍呈现青紫，即有相当量的高铁血红蛋白以使其充分与氰离子结合，才能迅速有效地解毒。

【适应证】治疗氰化物中毒及硫化氢中毒。

【用法和用量】（1）成人，静脉注射：每次3%溶液10～15ml（或6～12mg/kg），注射速度宜慢（按2ml/min）。和用氯化钠注射液稀释至100ml后静脉注射（5～20分钟），随后静脉注射25%硫代硫酸钠40ml（硫化氢中毒不需用注射硫代硫酸钠）。必要时，0.5～1小时后可重复给半量或全量。

（2）小儿：按体重3%溶液0.15～0.3mg/kg。最好按表77-2所示，按血红蛋白的含量来调节亚硝酸钠的用量，见表77-2。本品为3%溶液，仅供静脉注射用，每次10～20ml，每分钟注射 2 ~ 3ml;需要时在一小时后重复半量或全量。

表 77-2 按照血红蛋白的含量调节亚硝酸钠的用量

血红蛋白(g/L)	3%亚硝酸钠用量(ml/kg)
70	0.19
80	0.22
90	0.25
100	0.27
110	0.30
120	0.33
130	0.36
140	0.39

【不良反应】①本品有扩张血管作用,注射速度过快时,可致血压下降、心动过速、头痛、出冷汗,甚至晕厥、休克、抽搐。②用量过大时,形成过多的高铁血红蛋白而形成发绀、呼吸困难等症状。对儿童要特别注意本品的使用量,国外报道,曾有儿童氰化物中毒不严重,却因本品用量过大,形成过多的高铁血红蛋白而致死者。必要时,应同时用抗休克治疗。

【禁忌证】休克患者。

【注意】①注射中,如出现不良反应,应立即停药。②氰化物中毒时,单用本品,仅可暂时地延缓其毒性。因此要在应用本品后,立即通过原静脉注射针头注射硫代硫酸钠,使其与 CN-结合,变成毒性较小的硫氰酸盐,由尿排出。本品与硫代硫酸钠,均可引起血压下降,故应密切观察血压变化。③如用量过大,会导致过多的高铁血红蛋白形成,可静脉注射 1% 亚甲蓝 5 ~ 10ml(0.1 ~ 0.2ml/kg)以促进高铁血红蛋白还原为血红蛋白。

【制剂】注射液:0.3g(10ml)。

亚硝酸异戊酯〔医保(甲)〕 Amyl Nitrite

【ATC 编码】V03AB22

【适应证】用于氰化物的中毒急救(为静脉注射亚硝酸钠前的应急措施)及心绞痛发作。

【用法和用量】氰化物的中毒急救:每次 1 ~ 2 支,将小安瓿包在一层手帕或纱布内,拍断小安瓿给患者吸入,每分钟吸 30 秒,直至开始静脉注射亚硝酸钠或肌内注射 4-二甲基对氨基酚为止,总量不超过 5 ~ 6 支。

【不良反应】①吸入后因心血管扩张,可致剧烈头痛、暂时心血压下降、心动过速,甚至晕厥。②用量过大时,因形成过多的高铁血红蛋白,而出现头晕、心悸、气短等缺氧症状。

【禁忌证】休克、青光眼、近期脑外伤或脑出血患者。

【注意】本品易燃,不可近火。

【制剂】吸入剂(小安瓿):每支 0.2ml。

【附】羟钴胺治疗氰化物中毒,能与氰化物络合,且无严重不良反应。推荐用量为 70mg/kg。

77.5 有机氟中毒解毒药

乙酰胺〔药典(二);基;医保(甲)〕 Acetamide

【其他名称】解氟灵。

【性状】为白色结晶性粉末,无臭,溶于水。

【药理学】本品为氟乙酰胺(一种有机氟杀虫农药)和氟乙酸钠等有机氟化合物中毒的解毒剂,具有延长中毒潜伏期、减轻发病症状或制止发病的作用。其解毒机制可能是由于本品的化学结构和氟乙酰胺相似,故能竞夺某些酶(如酰胺酶)使不产生氟乙酸,从而消除氟乙酸对机体三羧酸循环的毒性作用。

【适应证】有机氟化合物中毒。

【用法和用量】(1) 成人:肌内注射:每次 2.5 ~ 5g,一日 2 ~ 4 次;或每日总量按 0.1 ~ 0.3g/kg,分 2 ~ 4 次注射。一般连续注射 5 ~ 7 日。严重中毒者,首次给全日量的一半(10g),疗效更佳。

(2) 小儿:肌内注射:一天总量按体重 0.1 ~ 0.3g/kg,分 2 ~ 4 次,连用 5 ~ 7 天。

【不良反应】本品毒性较低,使用安全,但注射局部有疼痛,剂量过大或长期用药,均可引起血尿。

【注意】①所有氟乙酰胺中毒患者,包括可疑中毒者,不管发病与否,都应及时给予本品,尤其在早期,应给予足量,至关重要。危重病例一次可给予 5.0 ~ 10g。早期给药可挽救生命。晚期给药,可减少后遗症。有报道,迟至中毒后 5 ~ 7 天给药,仍有一定作用。②本品 pH 低,刺激性较大,注射可引起局部疼痛,故本品一次量(2.5 ~ 5g)需加普鲁卡因液 1 ~ 2ml(含 20 ~ 40mg)或 4% 利多卡因液 1 ~ 2ml 混合注射以减轻疼痛,还可防治有机氟引起的心律失常。③本品与半胱氨酸(解痉药)合用,疗效较好。

【制剂】注射液:2.5g(5ml)。

77.6 苯二氮䓬类中毒解毒药

氟马西尼〔药典(二);基;医保(甲)〕 Flumazenil

CH_3 O N O F N CH_3 O

【其他名称】安易醒,Anexate。

【ATC 编码】V03AB25

【药理学】本品为有选择性的苯二氮䓬类拮抗药。其化学结构与苯二氮䓬类近似,作用于中枢的苯二氮(BZD)受体,能阻断受体而无 BZD 样作用。动物实验证明,它能逆转对中枢 BZD 受体有亲和力的 BZD 类和非 BZD 类(如佐匹克隆等),对人的作用也一致。它还能部分地拮抗丙戊酸钠的抗惊厥作用。抗精神药物多能增加人体催乳素的分泌水平，而 BZD 类抗焦虑药则可使其降低，本品能拮抗 BZD 类的降低效应。

对地西泮、劳拉西泮或三唑仑等所形成的耐受性及有躯体依赖的动物，使用本品后可产生戒断症状。本品为弱亲脂性碱，血浆蛋白结合率约为 50%，且多为白蛋白。

【适应证】苯二氮草类药物之中毒解救。也可用于乙醇中毒之解救。

【用法和用量】成人常用量 0.5 ~ 2mg，静脉注射。小儿常用量：0.01mg/kg，静脉注射。最大剂量 1mg。

（1）麻醉后：因苯二氮草类常用于术前的麻醉诱导和术中的麻醉维持。本药则于术后使用，以终止 BZD 类的镇静作用。开始用量是 15 秒内缓慢静脉注射 0.2mg，如 30 秒内尚未清醒，可再注射 0.1 ~ 0.3mg，必要时，60 秒重复一次，直至总量达 3mg 为止。通常使用 0.3 ~ 0.6mg 即可。

（2）急救：对原因不明的神志丧失患者，可用本品来鉴别是否为苯二氮草类所致，如反复给药也不能使意识或呼吸功能改善，则可判定为非苯二氮草所致。开始用量是 0.2mg，以氯化钠注射液或 5% 葡萄糖注射液稀释后静脉注射；重复给药每次增加 0.1mg，或每小时 0.1 ~ 0.4mg 静脉滴注，至患者清醒为止。一般最大剂量为 0.5mg。但大剂量苯二氮草类中毒，可用至 1 ~ 2mg 以上。如清醒后又困睡，则可静脉滴注 0.1 ~ 0.4mg/h，滴速个体化，直至清醒为止。

【不良反应】麻醉后使用，偶有潮红、恶心、呕吐等。快速注射后可见焦虑、心悸、恐惧等反应。

【禁忌证】①对本品过敏者。②妊娠头 3 个月的妊娠期妇女。③麻醉后肌松剂作用尚未消失的患者。

【注意】（1）哺乳期妇女、混合性药物中毒者慎用。

（2）用药注意：①使用本品前，曾经长期使用苯二氮草类的患者，如快速注射本品，会出现戒断症状，如焦虑、心悸、恐惧等，故应缓慢注射。戒断症状较重者，可缓慢静脉注射地西泮 5mg 或咪达唑仑 5mg。②使用本品的患者清醒后，但由于残留的苯二氮草类仍在发挥作用，故这类患者不得进行精细操作、高空作业或驾驶。

【制剂】注射液：每支 0.2mg（2ml）；0.5mg（5ml）；1.0mg（10ml）。

77.7　吗啡类中毒解毒药

纳洛酮〔药典（二）；基；医保（甲）〕　Naloxone

【其他名称】盐酸纳洛酮。

【ATC 编码】V03AB15

【性状】其盐酸盐为微灰白色粉末，溶于水。

【药理学】其化学结构与吗啡相似，但对阿片受体的亲和力却比吗啡大，能阻止吗啡样物质与阿片受体结合，为阿片类的解毒剂，还有增加急性中毒的呼吸抑制者的呼吸频率，并能对抗镇静作用及使血压上升等优点。

【适应证】①治疗阿片类药物及其他麻醉性镇痛药（如哌替啶、阿法罗定、美沙酮、芬太尼、二氢埃托啡、依托尼秦等）中毒。②治疗镇静催眠药与急性酒精中毒。③阿片类及其他麻醉性镇痛药依赖性的诊断。

【用法和用量】成人：静脉注射 0.4 ~ 0.8mg（小儿用量与成人同）。治疗阿片类、镇静催眠药类与急性酒精中毒，首剂 0.4 ~ 0.8mg，无效时可重复一次。因纳洛酮的作用只能持续 45 ~ 90 分钟，以后必须根据病情重复用药，以巩固疗效。

【不良反应】个别患者出现口干、恶心呕吐、畏食、困倦或烦躁不安、血压升高和心率加快，大多数可不用处理而自行恢复。但有报道，个别患者可诱发心律失常、肺水肿、甚至心肌梗死。

【注意】（1）高血压及心功能不良患者慎用。

（2）用药注意：①应根据患者具体情况和病情，选用适当的剂量和给药速度。②密切观察患者的体征变化，如呼吸、血压、心率，并及时采取相应措施。③阿片类及其他麻醉性镇痛药成瘾者，注射本品时，会立即出现戒断症状，故要注意掌握剂量。

【制剂】注射液：0.4mg（1ml）；1mg（1ml）；2mg（2ml）；4mg（10ml）。

纳美芬〔药典（二）；医保（乙）〕　Nalmefene

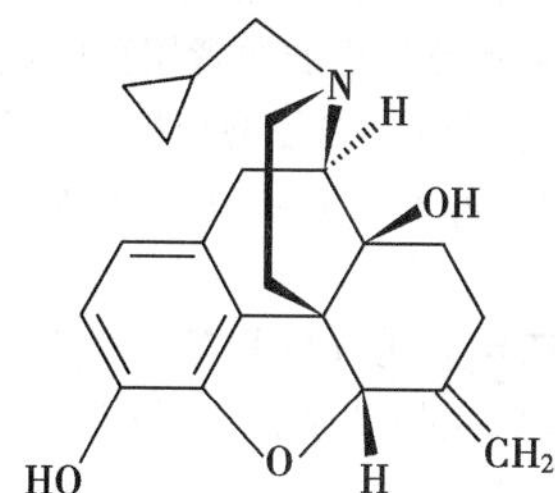

【其他名称】盐酸纳美芬。

【性状】盐酸纳美芬为白色至类白色结晶性粉末；无臭；有引湿性或略有引湿性。注射液为无色澄明液体。

【药理学】纳美芬为阿片拮抗剂，是纳曲酮的 6-亚甲基类似物。纳美芬能抑制或逆转阿片药物的呼吸抑制、镇静和低血压作用。药效学研究显示，在完全逆转剂量下纳美芬的作用持续时间长于纳洛酮。纳美芬无阿片激动活性，不产生呼吸抑制、致幻效应或瞳孔缩小。

【适应证】用于完全或部分逆转阿片类药物的作用，包括由天然的或合成的阿片类药物引起的呼吸抑制。

【用法和用量】纳美芬注射液一般为静脉注射，也可肌内注射或皮下注射。逆转术后阿片类药物抑制的推荐剂量：使用 100μg/ml 的剂量浓度，初始剂量为 0.25μg/kg，2 ~ 5 分钟后可增加剂量 0.25μg/kg，当达到了预期的阿片类药物逆转作用后立即停药，累积剂量大于 1.0μg/kg 不会增加疗效。对已知的心血管高危患者用药时，应将本品与氯化钠注射液或无菌注射用水按 1∶1 的比例稀释，并使用 0.1μg/kg 作为初始剂量和增加剂量。对阿片类药物耐受或产生躯体依赖的患者，在初次或持续用药时应密切观察这些患者是否出现戒断症状，至少应在 2～5 分钟后再次用药，以增加剂量达到最大疗效。如果复发呼吸抑制，应再增加剂量来达到临床治疗效果，增加剂量时应避免过度逆转。

【不良反应】对健康用药者，即使剂量达到推荐剂量的 15 倍或 15 倍以上，纳美芬的耐受性都很好、没有出现严重的不良反应。对少数患者，当本品的剂量超过推荐剂量时，纳美芬产生的症状显示出对内源性阿片类药物（例如以前报道的其他麻醉剂拮抗剂）作用的逆转。这些症状（如恶心、寒战、肌痛、烦躁不安、腹部痉挛和关节痛）常为一过性的且发生率低。

【禁忌证】禁用于已知对本品过敏患者。

【注意】（1）妊娠期妇女、儿童及心血管高危患者或使用了可能有心脏毒性药物的患者应慎用患者。

（2）本品与其他同类药一样，不是治疗通气衰竭的主要手段。在大部分紧急情况下，应先建立人工气道、辅助通气、给氧和建立循环通道。

（3）纳美芬的作用时间较纳洛酮长，应提醒医生注意可能出现呼吸抑制的复发。

（4）丁丙诺啡对阿片受体亲和力强，被置换的速度慢，纳美芬不能完全逆转丁丙诺啡的呼吸抑制作用。

（5）纳美芬像其他阿片类拮抗剂一样，会出现急性戒断反应症状。因此，在对阿片类药物出现躯体依赖或手术中使用了大剂量阿片类药物的患者用药时应格外谨慎。在术后草率或过量使用阿片类药物拮抗剂会引起高血压、心动过速，并增加处于心血管系统并发症高危状态患者的死亡率。

【药物相互作用】①在使用苯二氮䓬类、吸入性麻醉剂、肌肉松弛剂和肌肉松弛拮抗剂后使用纳美芬会引起感觉缺失。②临床前试验显示纳美芬联合氟马西尼能诱发动物的癫痫发作。

【制剂】注射液：0.1mg（1ml）。

77.8 对乙酰氨基酚中毒解毒药及其他解毒药

乙酰半胱氨酸〔药典（二）；基；医保（乙）〕

Acetylcysteine

【其他名称】痰易净，易咳净，NAC。

【ATC 编码】R05CB01，S01XA08，V03AB23

【药理学】本品为对乙酰氨基酚的特异解毒剂。本品在我国过去一直用为祛痰药，它可降低对乙酰氨基酚的血药水平，开始应用得越早越好，以减少肝脏损害。静脉注射与口服给药无显著差异。对 10 小时内的中毒和 10～24 小时内的中毒，同样有效。对乙酰氨基酚（扑热息痛）引起的肝功能减退者则应延长给药间隔时间。其他对症治疗和支持疗法可常规采用。

维持和恢复解除对乙酰氨基酚代谢产物毒性所需要的肝脏谷胱甘肽水平。用于短期内服用超过 150mg/kg，或服用 4 小时后，对乙酰氨基酚血浓度超过 150μg/ml，或出现严重肝毒性者。

【适应证】对乙酰氨基酚中毒。

【用法和用量】5% 乙酰半胱氨酸（痰易净）水溶液加果汁内服，如服后 1 小时呕吐，可再补服 1 次，如连续呕吐可下胃管将药液直接导入十二指肠内。用量：140mg/kg 为起始量，70mg/kg 为后续量，每 4 小时一次，17 次可达解救的负荷量。

静脉滴注：成人，第 1 阶段，140mg/kg 加入 5% 葡萄糖液 200ml 中，静脉滴注 15～120 分钟。第 2 阶段，70mg/kg 加入 5% 葡萄糖液 500ml 中静脉滴注。每 4 小时 1 次，共给 17 次。儿童，根据患儿的年龄和体重调整用量，解毒剂量同成人，但需按体重折算（将成人剂量按 50～69kg 折算成每千克的剂量）。

【不良反应】口服后，偶见恶心、呕吐，罕见支气管痉挛和皮疹等过敏反应。静脉注射和过量，可引起血管扩张、皮肤潮红、恶心呕吐、支气管痉挛和水肿、心动过速和血压降低。

【注意】（1）严重支气管哮喘及糖尿病患者慎用。

（2）用药注意：①每日测定转氨酶，血胆红素和凝血时间，以监测肝损伤。②在中毒后 8～12 小时使用，效果最好，超过 15 小时疗效降低，24 小时后可能无效。③与铁、铜等金属及橡胶、氧气接触时间较长，易失效。

【药物相互作用】①本品禁与青霉素、头孢菌素类混合使用。②药用炭易吸附本品，故口服本品时，不得再给药用炭。

【制剂】颗粒剂：100mg；200mg。泡腾片：600mg。

注射剂：①3ml，0.3g；②20ml，4g。

亚叶酸钙〔药典（二）；基；医保（甲）〕

Calcium Folinate

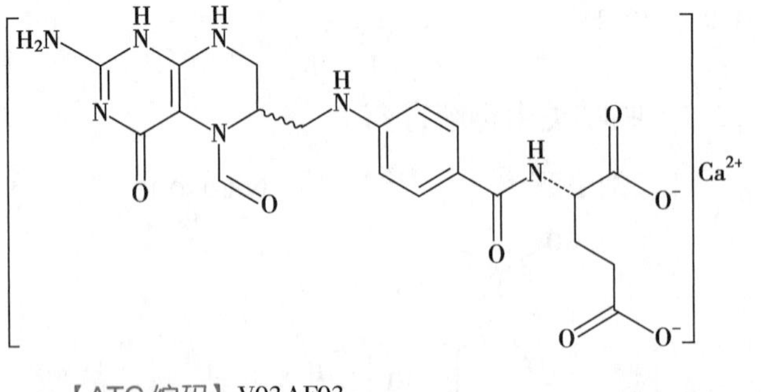

【ATC 编码】V03AF03

【性状】为微黄色或黄色结晶或无定形粉末，无臭。易溶于水及氢氧化钠溶液。

【药理学】本品为抗贫血药。作为解毒药，主要用于：①抗叶酸代谢药过量中毒。②甲醇中毒的辅助治疗。③用于高剂量甲氨蝶呤亚叶酸钙（HDMTX-CF）的解救疗法，以提高甲氨蝶呤的疗效。

【适应证】(1) 抗叶酸代谢药过量中毒:用量相当于抗叶酸代谢药的剂量(15～100mg),静脉注射。以后,如为甲氨蝶呤过量中毒,每 3～6 小时再注射或口服 15mg,共 8 次;如为甲氧苄啶过量中毒,口服 15mg,一日 1 次,共 5～7 天。

(2) 甲醇中毒:亚叶酸钙 50mg,静脉注射,每 4 小时 1 次,共 2 天。

【不良反应】静脉注射较易发生反应,但肾功能正常者很少发生中毒。个别长期使用者出现畏食、腹胀、恶心等,偶尔发生过敏反应。大量服用时尿呈黄色。亚叶酸制剂含有防腐剂,偶可致变态反应。对叶酸过敏者,可出现皮疹和支气管痉挛,甚至诱发癫痫。

【注意】①本品为叶酸拮抗剂(如甲氨蝶呤)的解毒剂,临床常用于预防甲氨蝶呤过量或大剂量治疗后所引起的毒性反应;②由于亚叶酸钙注射液含有钙,所以每分钟静脉内注入不得超过 160mg(16ml);③亚叶酸钙不适合用于恶性贫血或者其他因维生素 B_{12} 缺乏引起的贫血。可能会发生血液学缓解,但神经系统的症状会进展。

【药物相互作用】①一般不宜与甲氨蝶呤同时使用。②大剂量的亚叶酸可以抵消苯巴比妥、苯妥英和扑米酮的抗癫痫作用,使患儿的癫痫发作频率增加。③亚叶酸钙可以加强氟嘧啶(如氟尿嘧啶)的毒性。

【制剂】注射液:30mg(3ml);50mg(5ml);100mg(10ml)。片剂:15mg(以亚叶酸计)。

【贮法】遮光,密闭保存。

(张相林　李　沭)

第 78 章 防治放射病的药物

巯乙胺〔医保(甲)〕 Mercaptamine

$HS—CH_2—CH_2—NH_2$

【其他名称】 半胱胺,β-巯基乙胺,Mercamine。

【ATC 编码】 A16AA04,S01XA21

【性状】 均为白色结晶性粉末,熔点 70~72℃(盐酸盐),104~106℃(水杨酸盐)。有特殊臭,易溶于水。水溶液与金属接触即变暗色,有时会产生沉淀。本品对光不稳定。

【药理学】 本品可用于预防和治疗因 X 线或其他放射能引起的放射病综合征(表现为恶心、呕吐、全身乏力、嗅觉及味觉障碍等)。也可治疗某些金属急性中毒(如四乙基铅中毒)。当机体应用本品后受到照射时,即产生大量的游离羟基(—OH),从而出现抗氧化作用。此外本品亦能与机体内某些酶相互作用,因而使之对放射能稳定。还能解除金属对细胞中酶系统活动的抑制,用于急性四乙基铅中毒,效果较好,能解除其症状(尤其是神经系统症状),但尿铅排泄则未见增加。

【适应证】 防治放射病等。

【用法和用量】 (1) 防治放射病:预防时,首次照射 10~30 分钟后,静脉注射 10% 盐酸盐溶液 1~2ml,必要时每隔 5~7 日进行重复注射,在一放射疗程中共注射 4~7 次。或口服其水杨酸盐,于照射前 30~60 分钟服 0.2~0.3g。治疗时,每次服水杨酸盐 0.2~0.3g,一日 3 次,5~7 日为 1 疗程,必要时重复,但应用 2~3 日无效者应停用。

(2) 治疗金属急性中毒(如四乙基铅中毒):静脉注射其盐酸盐 0.2g,每日 1~2 次,症状改善后可逐渐减量;亦可加入 5%~10% 葡萄糖液中静脉滴注。

(3) 治疗慢性中毒:每次肌内注射盐酸盐 0.2g,每日 1 次,10~20 日为 1 疗程。

【不良反应】 注射中可能出现呼吸抑制,故注射速度宜缓慢,患者宜取卧位。注射溶液忌与金属接触,必须用玻璃注射器和不锈钢针头,以免引起变化。

【禁忌证】 肝肾功能不良的患者。

【制剂】 注射液:每支含盐酸盐 0.2g(2ml)。片剂:每片含水杨酸盐 0.2g;0.3g。

【贮法】 避光保存于阴暗处。

半胱氨酸〔药典(二);医保(甲)〕 Cysteine

$HS—CH_2—CH(NH_2)—COOH$

【其他名称】 盐酸半胱氨酸,L-半胱氨酸。

【性状】 其盐酸盐为白色粉末,有微臭,易溶于水,水溶液呈酸性。

【药理学】 本品系自头发中提制而得,常用其盐酸盐。具有保肝作用。本品为一种含巯基的氨基酸,参与细胞的还原过程和肝脏内的磷脂代谢,它有保护肝细胞不受损害、促使肝脏功能旺盛的作用。

【适应证】 放射性药物等的中毒。

【用法和用量】 适用于放射性药物中毒、锑剂中毒、肝炎、预防肝坏死等。每次肌内注射0.1～0.2g，一日1～2次。临用前将注射粉剂溶于所附的磷酸氢二钠缓冲液2ml中注射。

【注意】同其他含巯基药物一样，半胱胺酸在用于对糖尿病患者和可疑肝细胞损伤患者进行酮体检验的硝普盐试验中产生假阳性结果。

【制剂】注射剂：每支0.1g。

【贮法】遮光，密封，在阴凉干燥处保存。

（张相林　李　沭）

第 79 章
诊断用药物

79.1 对比剂 contrast media

随着影像诊断仪器设备的迅速发展，不仅有了 X 线对比剂，还有超声对比剂、计算机体层摄影、数字减影动脉造影光声成像、近红外荧光成像及核磁共振成像等所用的特殊对比剂，如超声微泡对比剂、载药超声微泡对比剂、金纳米颗粒、吲哚菁绿、超小超顺磁性氧化铁粒子。下面主要介绍以碘对比剂为主的 X 线对比剂。

含碘对比剂可以分为离子型或非离子型、单体或二聚体，它们之间的重要差别影响它们的应用。对于含碘对比剂，X 线密度仅依赖于碘浓度，但不良反应很大程度上取决于溶液的渗透压，低渗溶液更容易被耐受。核磁共振对比剂可分为顺磁性物质、超顺磁性物质和铁磁性物质。根据磁性物质的分子大小和颗粒形状不同，又分为小分子顺磁性对比剂、大分子顺磁性对比剂、超顺磁性粒子和铁磁性粒子、纳米结构对比剂等。常见的小分子顺磁性对比剂是 Gd-DTPA 及其线型、环型多胺多羧类螯合物和锰的卟啉螯合物。

对比剂的优劣，主要从下述五方面评价：

（1）水溶性：分配系数越小，水溶性越高，如碘曲仑为 0.005，甲泛葡胺为 0.37。水溶性好的同时还必须稳定，如甲泛葡胺虽可水溶，但稳定性差，故需制成粉针。

（2）黏滞性：高黏滞性可损伤微循环，血管对比剂及 CT 需要低黏度；脊髓造影则需要高黏度。血液的黏度为 4mPa·s，泛影葡胺为 5.2，甲泛葡胺为 6.6，碘曲仑为 9.3，碘帕醇为 20.9，碘海醇为 11.6，碘普罗胺为 8.7。而后者是专用于脊髓的对比剂。

（3）渗透压：是对比剂临床使用中极为关键的问题。离子型的渗透压较高，易出现不良反应，如肺动脉压升高、血管内皮损伤、损害血脑屏障、血栓形成、心动过缓（心血管造影时），脊髓造影时可致蛛网膜炎，以及新生儿水电平衡失调等。已知渗透压大小与单位体积中溶质的颗粒数成正比。显然，离子型较非离子型、单体较二聚体的渗透压高。多年来，临床应用的对比剂的渗透压比血液渗透压[300mOsm/（kg·H_2O）]约高 5～8 倍。例如离子型，单体泛影葡胺的渗透压为 2100mOsm/（kg·H_2O），非离子型、单体甲泛葡胺的渗透压为 430，而非离子型、二聚体碘曲仑为 300，与血液等渗。不良反应率由离子型对比剂的 13.54%，降低到非离子型的 4.2%。

（4）电荷离子型对比剂可干扰电解质平衡与钙离子的作用，引起负性肌力，还可损伤脑组织而引起癫痫发作，故脊髓对比剂以选用非离子型的二聚体碘曲仑（伊索显）为优。

（5）化学毒性如果其 LD_{50} 按 g/kg 计，则泛影葡胺为 12.7，甲泛葡胺为 36.72，碘曲仑（伊索显）则>57.7。

79.1.1 X 线与 CT 对比剂

79.1.1.1 血管对比剂与血管内给药增强对比剂

碘比醇〔医保(甲)〕 Iobitridol

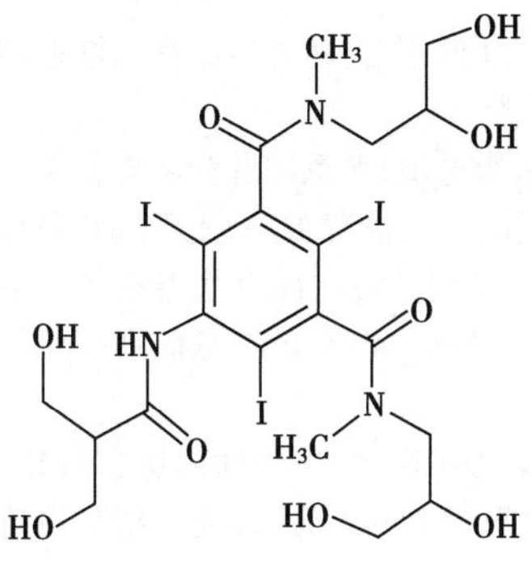

【ATC 编码】V08AB11

【性状】本品为无色至淡黄色澄清液体。

【药理学】属于非离子型单聚体含碘 X 线造影剂，碘比醇注射液通过血管注射，药物分布在血管内和间质中。药物通过肾小球的过滤，以原形状态快速从尿液中排出(8 小时达 98%)，半衰期为 1.8 小时。肾衰患者，经胆道途径排出。碘比醇是可以透析的。

【适应证】用于多种检查包括血管造影、关节造影、胰胆管造影以及子宫输卵管造影。也用于 CT 增强造影检查。

【用法和用量】可以经静脉、动脉或者滴注入体腔给药。常规用法是配制成 54.84% ~76.78% 的碘比醇溶液(相当于含碘 250 ~350mg/ml)，使用剂量和浓度依检查方法和途径而定。

【不良反应】(1) 轻微不良耐受反应：咳嗽、感觉呼吸抑制；恶心、呕吐；发热、焦虑、激动、头痛；面色潮红、皮肤瘙痒、局部或全身风疹、皮疹、眼睑水肿。

(2) 偶尔发生的较严重的不良反应；过敏发应(呼吸困难、血压降低、罕见过敏性休克、支气管痉挛、喉头水肿、肺水肿、罕见血管水肿)；心血管功能紊乱(心律失常、脸色苍白、发绀、罕见引起心衰和心血管萎缩)；神经功能紊乱(手足抽搐、抽搐、昏迷)，对比剂意外流到血管外将引起局部疼痛和炎性反应。

【禁忌证】骨髓 X 线造影术。

【制剂】注射液：100ml：35g(I)；100ml：30g(I)；75ml：22.5g(I)；50ml：17.5g(I)；50ml：15g(I)。

【贮法】避光保存。

碘普罗胺〔医保(甲)〕 Iopromide

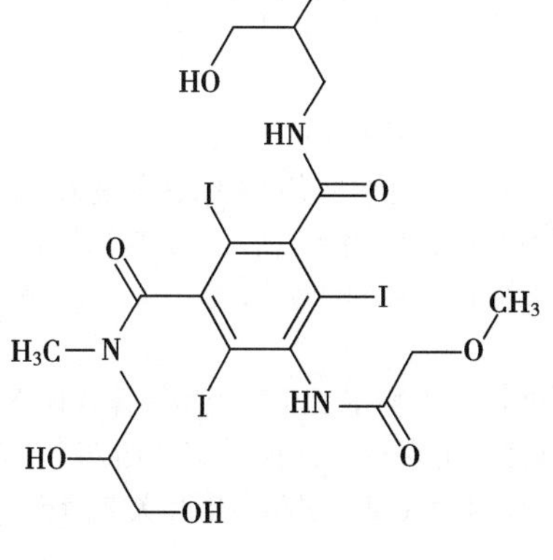

【ATC 编码】V08AB05

【性状】碘普胺含碘约 48.1%，白色至浅黄色粉末，易溶于水和二甲亚砜，几乎不溶于乙醇、丙酮和乙醚。

【药理学】经血管内给药后，碘普罗胺迅速分布到细胞外液，在体内不进行代谢以原形从尿液排出，约 2% 从粪便排出。据报道消除半衰期约 2 小时。3 小时内约 60% 的剂量经尿液排出，24 小时内排出约 92%，与血浆蛋白结合率较低。在对未用麻醉或药物抑制的大鼠注射碘普罗胺和其他低渗或高渗造影剂，结果表明碘普罗胺和甲泛酸胺一样具有良好耐受性，比甲醇异泛影酸盐和碘肽盐远为优越；而因其渗透性低，造成的疼痛也比后者为轻。

【适应证】用于血管造影、关节造影、子宫输卵管造影、尿路造影和透析旁路开放的检测。也用于 CT 增强对比。

【用法和用量】常规应用的是 31.2% ~76.9% 的碘普罗胺溶液(相当于 150 ~370mg/ml 的碘)，应用剂量和浓度依检查方法和途径不同而异。

(1) 静脉尿路造影：①成人：如临床要求充分充盈输尿管，剂量按体重一次应不少于 1ml/kg 本品 300mgI/ml(或 0.8ml 本品 370mgI/ml，或 1.3ml 本品 240mgI/ml)。在特殊情况下，如患者肥胖或有肾功能损害时，剂量可以增加。②儿童肾脏的肾单位尚未成熟，浓缩功能生理性不足，需要较高剂量的造影剂。新生儿 1.5g I/kg，相当于碘普罗胺 300，5ml。婴儿：1.0g I/kg，相当于碘普罗胺 300，3ml。幼儿：0.5g I/kg，相当于碘普罗胺 300，1.5ml。

(2) 摄片时间：依上述剂量，注射本品 300/370 需 1 ~2 分钟(注射本品 240 则需 3 ~5 分钟)。一般肾实质在开始注射后 3 ~5 分钟显影最佳，肾盂和尿路则在 8 ~15 分钟时显示最好(本品 240 为 12 ~20 分钟)。年青患者应较早摄片，老年患者宜较晚摄片。婴幼儿应提早，于注射后 2 分钟摄第一片。对比不佳应延迟摄片。

(3) 计算机体层(CT)增强：①头颅 CT：碘普罗胺注射液规格为 300mgI/ml：1 ~2ml/kg 给药；碘普罗胺注射液规格为 370mgI/ml：1 ~1.5ml/kg 给药。②全身 CT：全身 CT 的造影剂用量、注射速率依检查部位、诊断目的，尤其是所用扫描及重建影像的时间而异。使用低速扫描机宜行滴注，使用快速扫描机则应快速注射。

(4) 血管造影：用量视患者年龄、体重、心输出量、患者的一般情况，临床目的，被检查血管床的性质和容量而不同。如选用与常规离子型造影剂碘浓度相同的本品溶液，则其用量亦相同。

参考剂量

脑血管造影

主动脉弓血管造影 50 ~80ml	规格 300mgI/ml
逆行颈动脉造影 30 ~40ml	规格 300mgI/ml
选择性血管造影 6 ~15ml	规格 300mgI/ml
胸动脉造影 50 ~80ml	规格 300mgI/ml
腹主动脉造影 40 ~60ml	规格 300mgI/ml
上肢：	
动脉造影 8 ~12ml	规格 300mgI/ml
静脉造影 50 ~80ml	规格 240mgI/ml
15 ~30ml	规格 300mgI/ml

下肢：

动脉造影 20～30ml	规格 300mgI/ml
静脉造影 50～80ml	规格 240mgI/ml
30～60ml	规格 300mgI/ml

心血管造影

特定心腔选择性造影 40～60ml	规格 370mgI/ml
冠状动脉造影 5～8ml	规格 370mgI/ml

（5）数字减影血管造影（DSA）：根据使用离子型造影剂的经验，建议静脉“团注”，注射 30～60ml 本品 300 或本品 370（肘静脉流速 8～12ml/s，腔静脉流速 10～20ml/s）以清晰地显示大动脉，肺动脉、以及头部、颈部、肾及四肢动脉，然后，立即“团注”20～40ml 等渗盐水，以减少造影剂与血管壁的接触时间。动脉法 DSA 比静脉法造影剂用量及浓度均可降低。选择性越高，造影剂用量越少。故肾功能损害者宜选用动脉法。与传统的血管造影比较，动脉法 DSA 所采用的造影剂浓度、用量及速率均可减少。

【不良反应】静脉注射造影剂有关的不良反应通常是轻微至中等程度而且是暂时的，但严重反应，甚至致命性的反应也曾有报告。①恶心、呕吐、红斑、疼痛和湿热感是最常见的反应。湿热感或恶心感可以通过减慢注射速率，或暂停注射来改善。②其他可能发生的症状是：寒战、发热、出汗、头痛、晕眩、面色苍白、虚弱、窒息感、喘气、血压升高或降低、荨麻疹、各类皮疹、水肿、痉挛、发抖、喷嚏和流泪。这些反应可能是休克的先兆而与造影剂的用量及给药方式无关。这时，应立即停止注入造影剂，必要时，进行诊断性的静脉给药治疗。③严重反应需要急救的情况可能有：循环紊乱伴有外周血管舒张、血压下降、反射性心跳过速、呼吸困难、激动、精神错乱、发绀以至于意识丧失，血管外注射造影剂很少导致严重的组织反应。④可引发神经症状如昏迷、短暂性精神错乱和嗜眠症，一过性轻瘫，视力障碍，面肌松弛及癫痫症发作，有癫痫病史或有脑损伤性癫痫的患者较易发作。⑤罕见短暂的肾功能衰竭，延迟反应偶尔发生。

【禁忌证】①有严重肝或肾损伤、有肾损伤的糖尿病患者以及有肾衰竭高危因素的患者应慎用。②对有严重高血压、心脏疾病晚期、嗜铬细胞瘤、镰状细胞疾病或甲状腺功能亢进、癫痫以及身体衰弱、病情严重、老年或年幼的患者也有必要提高警惕。③严重的甲状腺功能亢进、妊娠及急性盆腔炎禁做子宫输卵管造影。

【注意】（1）使用造影剂前应做碘过敏试验。经验表明，有过敏倾向的患者较他人更易发生过敏反应。对这种病例，有些医师预防性地给予抗组胺药或皮质类固醇。但造影剂与预防性药物不可混合注射。

（2）检查当日患者须空腹但予以充足水分。必须先纠正水、电解质紊乱，对有这种倾向者尤为重要。检查前日，患者应于下午 6 时后禁食，当晚宜服缓泻剂。婴幼儿检查前不应长时间禁食和使用泻剂。

（3）使患者镇静的措施和给予适当药物可使患者避免过度兴奋、不安和疼痛。这些因素可诱发副作用或加剧造影剂反应。

（4）将造影剂加热至体温，可增加其耐受性。

（5）造影剂应尽可能在患者仰卧时注入，给药后应继续观察患者至少 30 分钟，因严重的副作用大多发生在这段时间内。

（6）非立即使用时，勿将本品吸入注射器内，检查后所剩造影剂必须废弃。

（7）碘造影过敏、严重的肝肾功能损害、心脏和循环功能不全、肺气肿，一般情况极差，重度脑动脉硬化、长期的糖尿病、脑性痉挛状态，潜在性甲状腺功能亢进、良性结节性甲状腺肿、多发性骨髓瘤患者需特别仔细地权衡检查的利弊。

（8）多发性骨髓瘤、长期糖尿病、多尿、少尿、痛风、婴幼儿及一般情况极差的患者，即使注射低渗造影剂，术前亦不应限制液体入量。

（9）妊娠期妇女使用本品是否安全尚无定论，但妊娠期应避免辐射，故要仔细权衡 X 线检查的利害得失，而不论其是否使用造影剂。

（10）嗜铬细胞瘤患者术前宜给予 α 受体拮抗剂，以防止高血压危象。

（11）注射经肾排泄的含碘造影剂后，甲状腺组织摄取诊断甲状腺异常的放射性同位素的能力降低可达 2 周，个别患者甚可更长。

（12）应付极少见的造影剂意外的最好预防措施是做好立即抢救的准备，这包括及时提供给药的血管通路，常备所需药品（如皮质类固醇），气管插管及呼吸器。

【药物相互作用】使用造影剂可能会导致短暂性肾功能不全，这可使服用降糖药（二甲双胍）的糖尿病患者发生乳酸性中毒。作为预防，在使用造影剂前 48 小时应停服双胍类降糖药，只有在肾功能稳定后再恢复用药。

【制剂】注射液：20ml：12.47g；50ml：31.17g；50ml：38.44g；75ml：46.76g；100ml：62.34g。

【贮法】避光保存。

碘美普尔〔医保（乙）〕 Iomeprol

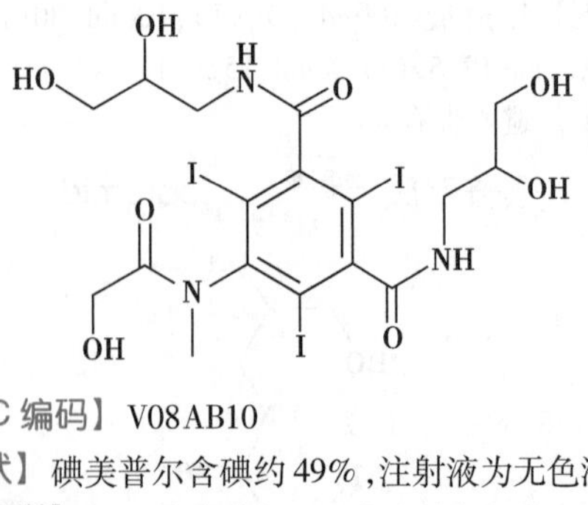

【ATC 编码】V08AB10

【性状】碘美普尔含碘约 49%，注射液为无色澄明液体。

【药理学】经血管用药之后，碘美普尔迅速以原形随尿液排出，终末消除半衰期约为 1.9 小时，与血浆蛋白无明显结合。

【适应证】碘美普尔是非离子型单体含碘 X 线对比剂，可经静脉、动脉、鞘内或者向体腔滴注给药，用于 X 线检查包括脊髓造影、血管造影、尿路造影和关节造影。也用于 CT

增强对比。

【用法和用量】常规应用的是 30.62% ~81.65% 的碘美普尔溶液(相当于 150 ~400mg/ml 的碘),应用剂量和浓度依检查方法和途径不同而异。

【不良反应】不良反应一般为轻或中度且为一过性的,但是也可出现比较严重的过敏反应,并有致死性过敏样反应的报告。血管注射造影剂后,多数不良反应在几分钟内即可出现,但也有迟发的通常是过敏反应。最常见的是脸发红或发热,是由于对溶液渗透压的反应导致的血管舒张引起的。注射部位疼痛也常见,对比剂外漏可导致组织损伤或血栓性静脉炎。

【药物相互作用】(1) 双胍类:为避免在肾功能损伤的患者及正在接受口服双胍类药物降糖治疗的患者中发生乳酸中毒,必须在使用造影剂 48 小时前停止服用双胍类药物,且只能在肾功能恢复后才能重新服用。

(2) 苯二氮䓬类精神抑制剂或抗焦虑药:由于该类药物可以降低癫痫病的发病阈值,因此应在注射造影剂 48 小时前停药,且检查结束后 24 小时才可重新用药,但抗惊厥药一定不能中止治疗,且应保证最佳疗效剂量。

(3) 免疫调节药:在接受免疫调节药物治疗的患者中,更易发生造影剂的过敏样反应,且可能表现为迟发型。

【禁忌证】①在副蛋白血症、多发性骨髓瘤和严重肝、肾损害及已知对碘美普尔及其所用辅料过敏的患者中应避免使用。②当怀疑或确定为妊娠时,以及在急性炎症期间,禁忌对女性生殖器官进行放射学检查。

【制剂】注射液:50ml:12.5g(I);100ml:25g(I);50ml:15g(I);75ml:22.5g(I);100ml:30g(I);50ml:17.5g(I);100ml:35g(I);50ml:20g(I);100ml:40g(I)。

【贮法】遮光,密闭保存。

复方泛影葡胺〔药典(二);医保(乙)〕

Compound Meglumine Diatrizoate

【性状】泛影酸钠 1 份与泛影葡胺 6.6 份加适量氢氧化钠制成的灭菌水溶液,为无色至淡黄色澄明液体。

【药理学】本品为诊断用药,其 76% 溶液的含钠离子浓度约 136mmol/L,与血浆内浓度接近,对心肌细胞功能影响较小。

泛影酸钠为离子型单体碘造影剂,碘能吸收较多量的 X 线,注入体内后与周围组织在 X 线下形成密度对比而显影。用直接引入法造影时,将它直接注入血管或其他腔道后,能显示其管腔形态。用生理吸收法造影时,注入血管的造影剂可通过受损的血管内皮或受损的血脑屏障进入病变组织而显示病灶。经肾脏排泄时可显示尿路形态。泛影葡胺;同泛影酸钠。

【适应证】适用于泌尿系造影,心脏血管造影,脑血管造影,其他脏器和周围血管造影,CT 增强扫描和其他各种腔道、瘘管造影,也可用于冠状动脉造影。

【用法和用量】(1) 心血管造影或主动脉造影:经导管注入心腔:①成人:40 ~60ml(76%),或按体重 1ml/kg,用压力注射器在 2 秒钟左右注入,重复注射或与其他造影同时进行时,总量不宜超过 225ml。②小儿:常用量按体重 1.0 ~1.5ml/kg(76%),重复注射总量不宜超过 4ml/kg。婴幼儿不超过 3ml/kg。

(2) 冠状动脉造影:经导管注入,成人:常用量一次 4 ~10ml(76%),可重复注射,需在心电图监护下注射。

(3) 脑血管造影:经导管颈总动脉内注入,成人常用量一次 10ml(60%),注射速度每秒不大于 5ml。经导管椎动脉内注入,成人常用量一次 6 ~10ml。

(4) 四肢动脉造影:经导管或经皮穿刺锁骨下动脉或股动脉注入,成人常用 10 ~40ml(60%),2 ~3 秒内注完。

(5) 肾动脉造影:经导管注入肾动脉内,成人常用量 5 ~10ml(60%)。

(6) 腹腔动脉造影:经导管注入腹腔动脉内,成人常用量 30 ~50ml(76%),经压力注射器快速注入。

(7) 下肢静脉造影:经皮穿刺足背或外侧浅静脉注射,成人常用量 20 ~100ml(30% ~50%)。

(8) 上肢静脉造影:经皮穿刺前臂或手浅静脉注射,成人常用量 20 ~50ml(30% ~50%)。

(9) CT 增强扫描:50 ~150ml(60% 或 76%),静脉推注或静脉滴注。

(10) 排泄性(静脉)尿路造影:静脉推注(常规法),成人常用量 20 ~40ml(60% 或 76%)。小儿常用量按体重 0.5 ~1ml/kg(60% 或 76%),或:6 个月以下 5ml(60%)或 4ml(76%);6 ~12 个月 8ml(60%)或 6ml(76%);1 ~2 岁 10ml(60%)或 8ml(76%);2 ~5 岁的 12ml(60%)或 10ml(76%);5 ~7 岁 15ml(60%)或 12ml(76%);7 ~10 岁 18ml(60%)或 14ml(76%);10 ~15 岁的 20ml(60%)或 16ml(76%)。静脉滴注,成人常用量按体重 2.2ml/kg(60% 或 76%),加入等量 5% 葡萄糖注射液,快速滴注。老年人和心脏病患者速度减慢。注:肾功能减退者在 48 小时内不宜重复造影。

(11) 逆行肾盂输尿管造影:30% 经输尿管导管缓慢注入,成人常用量单侧 10 ~15ml(30%)。

(12) 子宫输卵管造影:经宫颈口注入:10ml(76%)。

(13) 术中或术后 T 管胆管造影:10ml(60%)。

(14) 经皮肝穿刺胆管造影:20 ~40ml(60%)。

【不良反应】可能出现恶心、呕吐、流涎、眩晕、荨麻疹等反应。

【禁忌证】禁用于:①对碘过敏者。②肝肾功能减退、活动性肺结核、多发性脊髓瘤及甲状腺功能亢进患者。③高胱氨酸尿症者(否则会引起血栓形成或栓塞)。

【注意】(1) 本品和其他含碘对比剂可引起过敏反应,并有交叉过敏现象,在应用前应做碘过敏试验。

(2) 本品可通过胎盘并分布到胎儿组织中,造影时腹部多次接受 X 线曝射,对胎儿不利,妊娠期妇女使用时应权衡利弊。

(3) 婴儿注入后较易产生惊厥,发绀婴儿注入本品后易发生呼吸困难、心率缓慢、心律失常、显著疲怠。

(4) 使用后出现恶心、呕吐、流涎、眩晕、荨麻疹等反应时,应减慢注射速度,反应严重者停止注射。

（5）由于本品有渗透利尿作用，可使脱水状况加重，对已有脱水状况、多尿、尿少或糖尿病患者需加以注意，宜在注射前补充足量水分。

（6）对诊断的干扰：①甲状腺功能测定，在应用本品后一周到数月内可以引起血清蛋白结合碘增高，放射性碘摄取减少，但对其他不依赖碘测定的甲状腺功能试验，如三碘甲状腺原氨酸树脂摄取试验等无影响。②酚磺酞排泄试验，在肾功能严重损害时，本品可影响酚磺酞从肾排泄，接受酚磺酞排泄试验者不宜同时血管内应用本品。③血液中白细胞、红细胞计数可以减少。④凝血酶原时间、凝血激酶时间延长。⑤血清转氨酶（ALT、AST）可有暂时性轻度升高。⑥用直接法胰胆管造影后，由于本品进入胰管，血清淀粉酶可在6～18小时内出现增高。

（7）本品严禁注入脑室、颅内、椎管内蛛网膜下腔、与蛛网膜下腔交通的囊腔和瘘管。

【药物相互作用】（1）在服用胆囊造影剂后紧接血管内注射本品，会增加对肾脏的毒性影响，尤其在肝功能已有损害患者中显著。

（2）在主动脉造影时应用血管加压药物虽可提高造影对比度，但由于内脏血管收缩，迫使多量造影剂进入脊髓血管而增大本品的神经毒性，可致截瘫。

（3）本品忌与抗组胺药品混和注射，与盐酸异丙嗪、盐酸苯海拉明、马来酸氯苯那敏（扑尔敏）等混合可发生沉淀。

【制剂】注射液：0.3g(1ml)；12g(20ml)；15.2g(20ml)。

【贮法】遮光，密闭保存。

碘海醇〔药典(二)；基；医保(甲)〕 Iohexol

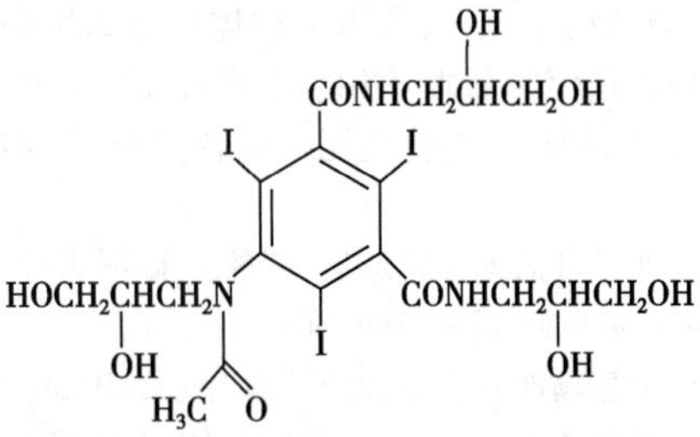

【其他名称】碘苯六醇，欧米帕克，Omnipaque。

【ATC编码】V08AB02

【性状】本品为白色或类白色粉末或结晶性粉末；无臭；有引湿性。在水或甲醇中极易溶解，在三氯甲烷或乙醚中几乎不溶。

【药理学】它是一种门诊鞘内注射的安全对比剂。本品为单环非离子型水溶性对比剂。水溶液稳定（优于甲泛葡胺），毒性很小。以原形经肾排出，24小时排出100%。由于渗透压低，毒性小，故可广泛应用于蛛网膜下腔造影。国内报道鞘内注射造影1000例，无一例发生粘连性蛛网膜炎。一般不良反应也低于甲泛葡胺，仅为19.6%。

【适应证】心血管造影、冠状动脉造影、尿路造影、CT增强扫描及脊髓造影等。

【用法和用量】①脊髓造影：腰穿注入对比剂7～10ml。②泌尿系造影（300mgI/ml）：成人，静脉注射40～80ml；儿童，<7kg，3ml/kg；>7kg，2ml/kg（最高40ml）。③主动脉血管造影：注射30～40ml/次。④CT增强扫描（300mgI/ml）：成人，100～180ml静脉注射；儿童，按1.5～2ml/kg体重计。

【不良反应】①常见的反应为感觉异常，如热感或暂时性的金属味觉。胃肠反应（如恶心、呕吐）和严重过敏反应也极少见。多为轻度的呼吸道或皮肤反应，如呼吸困难、皮疹、荨麻疹、瘙痒和血管神经性水肿，它们可能在注射后立即出现，或在几天后出现。严重反应如喉头水肿、支气管痉挛或肺水肿非常少见。②在动脉内注射对比剂所引起的不良反应，性质与注射部位和剂量有关。外周血管造影常会引起远端的热感和疼痛（发病率较多见）。③鞘内注射后的不良反应，可能在检查后几小时，甚至几天后延迟出现。其发生率与单独腰穿相似。头痛、恶心、呕吐、头晕很常见，主要与穿刺点脑脊液渗漏所引起的蛛网膜压力下降有关。

【禁忌证】对碘过敏者。碘对比剂可能激发过敏反应，要做好急救准备。

【注意】（1）慎用：①有过敏、哮喘或对碘有不良反应者，需特别注意。这些患者，可考虑使用预防用药，如皮质激素、H_1、H_2组胺受体拮抗剂等。②妊娠期妇女。

（2）用药注意：①体外试验中，非离子型对比剂对凝血系统的影响较离子性对比剂为轻。在施行血管造影术时，要十分小心在血管内的技术操作，不时地用肝素化的氯化钠注射液灌洗导管，以减少与造作有关的血栓形成与栓塞。②使用对比剂，可能会导致短暂的肾功能不全，这可使服用二甲双胍类的糖尿病患者，发生乳酸性酸中毒。作为预防，在使用对比剂前48小时，应停服双胍类降糖药，只有在肾功能稳定后，再恢复服用降糖药。③所有碘对比剂均可影响甲状腺功能的测定，甲状腺碘结合能力下降，会持续几周。血清或尿中高浓度的对比剂，会影响胆红素、蛋白或无机物（如铁、铜、钙和磷）的实验测定结果。在使用对比剂的当天，不应作这些检查。④虽然没有明确的配伍禁忌，碘海醇仍不应与其他药物混合使用，应使用单独的注射器。

【药物相互作用】二周内应用白介素-2治疗的患者，其延迟反应的危险性会增加（感冒样症状和皮肤反应）。

【制剂】注射液：3g(10ml)；6g(20ml)；7g(20ml)；7g(50ml)；9g(50ml)；12g(50ml)；15g(50ml)；17.5g(50ml)；22.5g(75ml)；26.25g(75ml)；30g(100ml)；35g(100ml)；70g(200ml)。

【贮法】避光，密封，在干燥处保存。

碘佛醇〔药典(二)；医保(甲)〕 Ioversol

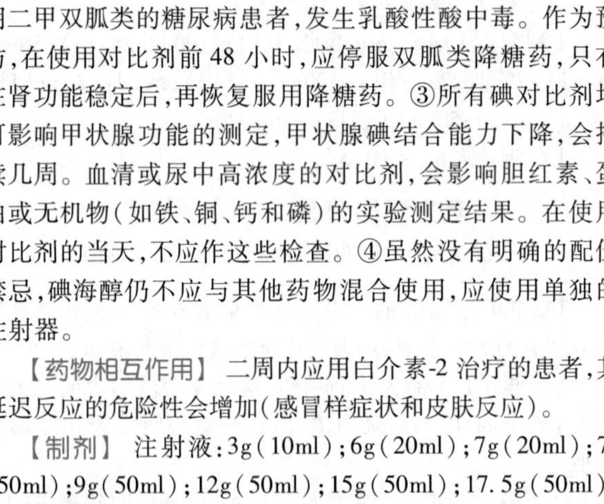

【其他名称】伊奥索，安射力，Optiray。

【ATC 编码】V08AB07

【性状】本品为白色粉末；有引湿性，水中易溶，在乙醇中微溶，在三氯甲烷中几乎不溶，碘佛醇含碘约 47.2%。

【药理学】本品为一种新型的含三碘低渗非离子型对比剂。血管内注射后，由于含碘量高，使所途经的血管显像清楚，直至稀释后为止。本品造影较清晰，静脉注射对比剂后 15～120 秒，正常和异常组织的对比增强达到最大程度，因此在注射后 30～90 秒内进行的动态 CT 扫描，可以提高增强效果及诊断效率，这在增强 CT 检查时，尤其有用。

正常人血管内注射碘佛醇后，其清除药动学呈两室模型（药物分布的快速 α 期及药物排出的较慢 β 期）。其注射液含碘量分别为 240、320、350mgI/ml，血管内注射后，碘佛醇主要通过肾脏排泄。尿液中药物浓度在注射后 2 小时达峰值。其他可参见碘海醇。

【不良反应】轻微，发生率约为 6/300。

【禁忌证】碘过敏者。

【制剂】注射液：每支 20ml：13.56g；50ml：33.9g；100ml：74.1g；100ml：67.8g。

【贮法】密封，在凉暗处保存。

碘帕醇[医保(甲)]　Iopamidol

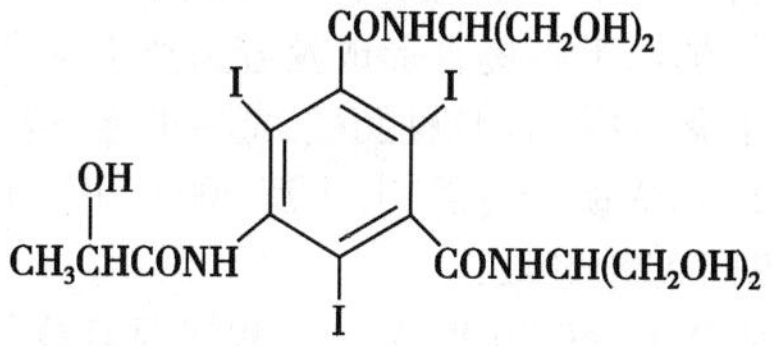

$$\text{CH}_3\text{CH(OH)CONH}-\text{C}_6\text{I}_3-[\text{CONHCH(CH}_2\text{OH)}_2]_2$$

【其他名称】碘必乐，碘异肽醇，Iopamiron。

【ATC 编码】V08AB04

【性状】白色或几乎白色粉末。易溶于水，几乎不溶于乙醇和二氯甲烷；极微溶于甲醇，碘帕醇含碘约 49%。

【药理学】本品为单体非离子型对比剂。注入人体后，主要由肾排泄，半衰期为 2～4 小时，20 小时肾排出 100%。它对血管及神经的毒性均低，局部及全身的耐受性均好，渗透压低，注射液也很稳定。

【适应证】主要适用于腰、胸及颈段脊髓造影，脑血管造影，周围动、静脉造影，心血管造影，冠状动脉造影，尿路、关节造影及 CT 增强扫描等。

【用法和用量】脊髓造影，成人用浓度为 200～300mgI/ml 溶液 5～15ml。大脑血管造影用 300mgI/ml 溶液 5～10ml（成人）。3～7ml（儿童）。周围动静脉造影用 300mgI/ml 溶液 20～50ml（成人）。冠状动脉造影用 370mgI/ml 溶液 4～8ml（成人）。主动脉造影（逆行）用 370mgI/ml 溶液 50～80ml（成人）。尿路造影用 300～370mgI/ml 溶液 20～50ml（成人），1～2.5ml（儿童）。CT 扫描用 300～370mgI/ml 溶液 50～100ml（成人）等。

【不良反应】有头痛、脱水等反应，有时发生眩晕、恶心、呕吐及精神症状，老年患者、患氮质血症及衰弱患者可能发生休克。鞘内给药罕见轻度癫痫发作。

【禁忌证】①对碘过敏者。②甲状腺功能亢进、心功能不全及癫痫患者。

【注意】（1）慎用：①肝、肾功能不全，患有心血管病、糖尿病、老年人及有过敏、哮喘史者。②妊娠期妇女不宜作腹部造影。③患嗜铬细胞瘤或可疑者，用前应测血压。

（2）忌与其他药物配伍使用。

【制剂】注射液：每支：30ml：9g（I）；30ml：11.1g（I）；50ml：15g（I）；50ml：18.5g（I）；100ml：30g（I）；100ml：37g（I）；200ml：74g（I）；200ml：60g（I）。

【贮法】避光保存。

碘克沙醇[医保(乙)]　Iodixanol

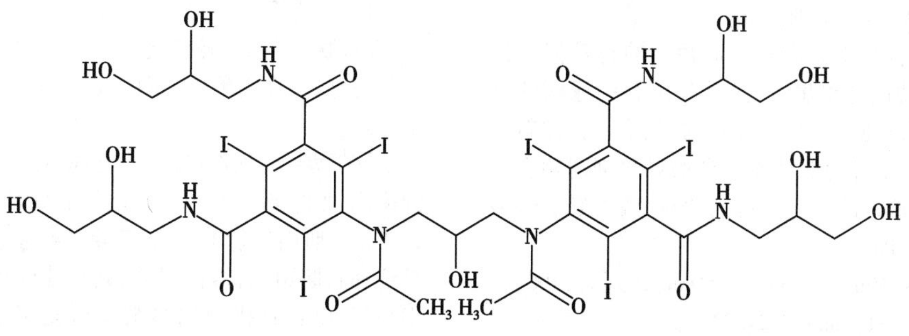

【ATC 编码】V08AB09

【性状】白色至米色、无定形、无臭、吸湿性粉末。易溶于水，碘克沙醇含碘约 49.1%。

【药理学】本品是可用于成人的心、脑血管对比剂，用途较为广泛。注射后，有机碘在血管组织中吸收射线，从而产生较好的人工对比度。

本品在体内快速分布，平均分布半衰期约为 21 分钟。碘克沙醇仅分布在细胞外，蛋白结合率低于 2%，平均排泄半衰期为 2 小时，主要由肾小球滤过经肾脏排泄。

【适应证】成人的心、脑血管造影（常规的与 i.a.DSA）、外周动脉造影（常规的与 i.a.DSA）腹部血管造影（i.a.DSA）尿路造影、静脉造影以及 CT 增强检查。

【用法和用量】用药剂量取决于检查类型、年龄、体重、心输出量和患者全身情况及所使用的技术（表 79-1）。与其他对比剂一样，在给药前后应保持充足的水分。

表 79-1 碘克沙醇在正常成人的平均用量

适应证/检查	浓度（mgI/ml）	用量（ml）
动脉内使用动脉造影		
选择性脑动脉造影	270/320	每次注射 5～10
选择性脑 i. a. DSA	150	每次注射 5～10
主动脉造影	270/320	每次注射 40～60
外周动脉造影片	270/320	每次注射 30～60
外周 i. a. DSA	150	每次注射 30～60
选择性内脏 i. a. DSA	270	每次注射 10～40
心血管造影		
左心室与主动脉根注射	320	每次注射 30～60
选择性冠状动脉造影片	320	每次注射 4～8
静脉内造影		
尿路造影	270/320	40～80
静脉造影	270	50～150/腿
CT 增强		
头部 CT	270/320	50～120
身体 CT	270～320	75～150

【不良反应】较轻微。最常见的是在注射部位有热感、冷感或疼痛感等短暂的不适。短暂的副作用如视觉紊乱、头痛、恶心、呕吐以及味觉紊乱偶有发生。皮疹、荨麻疹、瘙痒、嗅觉异常、血管神经性水肿和呼吸道症状也有可能发生。

【禁忌证】严重肝、肾功能不全者。

【注意】（1）慎用：①有过敏史、哮喘或对碘对比剂有不良反应史者需特别注意，对这类病例可以考虑预先给予皮质激素或抗组胺药。②对老年患者、甲状腺功能亢进患者以及心血管病患者，也需特别注意。

（2）用药注意：①碘对比剂可引起短暂的肾功能障碍或肾衰。先天性肾功能障碍患者，尤其是患有糖尿病的肾病患者和骨髓瘤患者在使用碘对比剂时有危险。在注射对比剂前应避免脱水。②肾功能障碍患者的对比剂清除会延迟，对严重的肝肾功能紊乱患者需特别留意，因为它们会显著地延迟对比剂的清除。

【制剂】注射液：50ml：13. 5g（I）；50ml：16g（I）；100ml：27g（I）；100ml：32g（I）；100ml：65. 2g（I）。

【贮法】15～30℃避光保存。

79. 1. 1. 2 胃肠对比剂

硫酸钡〔药典（二）；基；医保（甲，乙）〕 Barium Sulfate

【ATC 编码】V08BA，V08BA01，V08BA02

【性状】本品为白色疏松的细粉；无臭；在水、有机溶剂、酸或氢氧化钠溶液中均不溶解。

【药理学】本品为 X 线双重对比剂。系高密度胃肠对比剂，可制成不同比例混悬液单独使用，但通常与低密度气体一起使用，以达到双重造影的目的。常用于消化道造影，据国内使用者报道，粗细不匀型硫酸钡，优于细而匀的硫酸钡。

【适应证】适用于上、下消化道造影。

【用法和用量】（1）上消化道造影，根据检查部位和检查方法不同，加适量水调成不同浓度的混悬液，通常成人使用量如表 79-2：

表 79-2 硫酸钡使用量

检查部位	检查方法	硫酸钡浓度%（W/V）	用量（ml）
食管	经口	100～180	50～150
胃、十二指肠	经口	100～180	50～150

（2）下消化道造影：经肛门灌入肠内。灌前准备：按常规结肠清洗（控制饮食、大量饮水、加用泻剂），肌内注射解痉灵（可根据医院临床经验及习惯选择）。使用前，加适量水调成 180%（W/V）浓度混悬液，按照自动灌肠机操作程序进行，250～300ml/次。

【不良反应】一般无反应，偶有排便困难（为了防止便秘，检查后应充分饮水，必要时可服缓泻药或用开塞露）。

【禁忌证】疑有消化道穿孔患者。肠梗阻患者。急性胃肠出血患者。全身衰弱患者。（泻剂禁用甘露醇）。

【注意】慎用于肠瘘管形成及容易产生穿孔的某些肠道病，如阑尾炎、憩室、溃疡性肠炎、寄生虫感染等。

【制剂】硫酸钡干混悬剂：Ⅰ型 500g、Ⅱ型 150g、200g、300g；硫酸钡Ⅰ型混悬液：

70%（W/V）、160%（W/V）；硫酸钡混悬液：100%（W/V）、120%（W/V）、130%（W/V）、140%（W/V）。

【贮法】密封保存。

79. 1. 1. 3 支气管对比剂

碘化油〔药典（二）；基；医保（甲）〕 Iodinated Oil

【性状】本品为淡黄色至黄色的澄清油状液体；微有类似蒜的臭气，在丙酮、三氯甲烷、乙醚或石油醚中溶解，在水中不溶。

【药理学】除造影外，我国现用以防治地方性甲状腺肿的碘化油是碘化核桃油或碘化豆油，含碘量 37. 0%～42. 0%。肌内注射 1 次后，碘化油贮存于人体单核吞噬细胞系统和脂肪组织，缓慢释放，其疗效维持时间可达 2～3 年。用药后，患者碘代谢的参数均恢复正常，甲状腺肿逐渐消退，其有效率随时间的延长而增加。用药 2 年后，地方性甲状腺肿的治愈率为 59. 8%～70. 1%。对那些不能或不易实行碘盐供应的偏远地区尤为适用。此外，应用本品尚可有效地控制地方性克汀病的发生。在妇女怀孕前即给予碘化油，可保证母体在整个妊娠期间乃至哺乳期间都有足够的碘补充，从而有效地预防克汀病。

【适应证】主要用于支气管及子宫、输卵管、瘘管、腔道等的造影检查，亦用于肝癌的栓塞治疗及地方性甲状腺肿。

【用法和用量】①支气管造影：经气管导管直接注入气管或支气管腔内。成人单侧15～20ml（40%），双侧30～40ml；小儿酌减。注入应缓慢，采用体位使各叶支气管充盈。②子宫输卵管造影：经宫颈管直接注入子宫腔内，5～12ml（40%）。③各种腔室（如鼻旁窦、腮腺管、泪腺管等）和窦道、瘘关造影：依据病灶大小酌量直接注入。④肝癌栓塞治疗：先作选择性或超选择性肝动脉插管造影，将与抗癌药混合的碘化油5～10ml注入肿瘤供血动脉内。⑤预防地方甲状腺肿：多用肌内注射，亦可口服（应用其胶丸剂）。肌内注射：学龄前儿童1次剂量0.5ml，学龄期儿童或成人1次量1ml，每2～3年注射1次；口服，学龄前儿童每次服0.2～0.3g，学龄期至成人服0.4～0.6g，每1～2年服1次。

【禁忌证】①对碘过敏者。②甲状腺功能亢进、老年结节型甲状腺肿、甲状腺癌患者。③有发热、或有心、肝、肺疾患者。

【注意】（1）慎用：①活动性肺结核。②有对其他药物、食物过敏史或有过敏性疾病者。③下列情况慎作子宫输卵管造影：子宫癌（有导致扩散可能）、子宫内膜结核（易引起碘化油返流入血管，产生肺动脉碘油栓塞）。

（2）用药注意：①碘化油注射液较黏稠，注射时需选用较粗大的针头。②少数患者对碘发生过敏反应，在给药后立刻或数小时后发生，主要表现为血管神经性水肿、呼吸道黏膜刺激、肿胀或分泌物增多等症状。用本品作支气管造影、子宫输卵管造影、应先作口服碘过敏试验（瘘管、窦道等造影，因碘化油不在体内潴留，故不作过敏试验）。③碘遇高热和日光照射，易游离析出，故本品不宜在日光下或空气中暴露过久。④支气管造影前，要作支气管表面麻醉。为避免本品进入细支气管以下呼吸单位，干扰诊断和引起肉芽肿，除在灌注时控制用量和速度外，还常在碘化油内，加入研成细末的磺胺药粉，研匀，以增加稠度，一般每20ml碘化油中加入5～10g，视原有制品稠度和室温适当增减（对磺胺过敏者禁用）。碘化油对组织的刺激轻微，一般不会引起局部症状，但进入支气管后可刺激黏膜而引起咳嗽，析出游离碘后刺激性更大，且易发生碘中毒。造影结束后，利用体位引流，并鼓励患者咳出对比剂（不能咽下）。若有大量碘化油误入消化道，宜采用机械刺激催吐或洗胃吸出，以避免碘中毒。⑤子宫输卵管造影时，要注意控制注射量或压力，在透视下进行，避免挤破血窦，引起肺血管栓塞，且易引起局部粘连，对子宫结核宫腔黏连者，尤应注意。本品进入肺泡、腹腔等组织内，可引起异物反应（生成肉芽肿）。

【制剂】油注射液：每支10ml（含碘40%）；胶丸剂：每丸0.1g，0.2g。

【贮法】遮光，密封，在凉暗干燥处保存。

79.1.1.4　淋巴对比剂

乙碘油　Ethiodized Oil

【性状】含35%～39%的结合碘。

【药理学】本品口服$t_{1/2}$为6个月，肌内注射则为5.7个月。注入支气管的乙碘油，在3～4小时内60%～80%从气管咳出，在24～48小时内基本排完。注入子宫、输卵管的乙碘油大部分从阴道排出，小部分进入腹腔，缓慢吸收消除。

【适应证】用于淋巴管、输卵管及窦道造影。

【用法和用量】淋巴管造影：单侧不超过15ml，双侧同时注射，总量不超过25ml，注射速度要缓慢。

【不良反应】大量吞入乙碘油可引起碘中毒，症状有畏食、恶心、呕吐、唾液腺肿胀、流涎、口内铜臭味、后部烧灼感、咳嗽、气急、胸闷、眼炎、鼻窦炎、皮疹等。还可引起肉芽肿，并可促使结核病灶恶化。

【禁忌证】①甲状腺功能亢进，甲状腺肿瘤患者。②有严重心、肝、肺疾患，急性支气管炎者和发热患者。

【注意】用前作碘过敏试验，有碘过敏史者慎用。

【制剂】罂粟乙碘油注射液：10ml（含碘（I）480mg/ml）。

其他X线对比剂见表79-3。

表79-3　其他X线对比剂

药名	制剂	药理及应用	用法和用量	注意
泛影酸钠[药典(二);医保(乙)] Sodium Diatrizoate （Hypaque Sodium）	注射液：①1ml：0.3g；②20ml：10g	为水溶性对比剂，静脉注射后从尿中排出，主要用于泌尿系造影，亦用于心血管、脑血管、周围血管、胆管等造影及各种注入法造影如关节腔、子宫输卵管及瘘管等造影	①静脉尿路造影：每次50% 20～30ml。②心脏大血管造影：每次50% 40ml。③周围血管：每次50% 10～40ml。④脑血管造影：每次45%以下10ml，连续使用，不能超过4次。⑤胆管造影：每次25%～50% 10～15ml。⑥子宫输卵管造影：每次50% 6～10ml。⑦逆行性肾盂造影：单侧每次20% 6～10ml，小儿5岁以下单侧20% 1.5～3ml，5岁以上单侧20% 4～5ml	①重肝、肾功能不全、甲状腺功能亢进、活动性肺结核、对碘过敏及妊娠患者忌用。②使用前须先做碘过敏试验并做好预防和解救措施。③用本品造影后，须间隔8～10周以上才能使用碘制剂，否则碘吸收结果偏低。④检查前2～3日禁服重金属药物，前1日进少渣饮食，睡前服泻剂，检查当日晨空腹摄影。⑤使用前应将药液温热至37℃。如有结晶析出，则应加温溶解后再用。⑥可引起恶心、呕吐、流涎、眩晕、潮红、皮肤过敏、肌肉震颤等反应。⑦注后有过敏性休克及低血压时，可用肾上腺素抢救

续表

药名	制剂	药理及应用	用法和用量	注意
泛影葡胺[药典(二);基;医保(甲)] Meglumine Diatrizoate (Cardiografin, Urografin)	注射液:60% 20ml;76% 20ml	为水溶性对比剂,静脉注射后从尿中排出,常用于尿路造影,也可用于可用肾上腺肾盂、心、脑血管等的造影	①尿路造影:60%~76%,20ml。②周围血管造影:60%或76%,10~40ml。③心血管造影:76% 40ml。④脑血管造影60% 20ml	①严重肝、肾功能障碍、活动性结核、甲状腺功能亢进及对碘过敏者禁用。②用后可有恶心、呕吐、流涎、眩晕、荨麻疹等反应。③注后有过敏性休克及低血压时,可用肾上腺素抢救
碘奥酮 Diodone(碘吡啦啥 Iodopyracet, Diodrast)	注射液:35%;70% 20ml	用于静脉尿路造影、心脏造影。显影效果尚好,毒性及刺激性较小,唯黏度较高	静脉注射前如有固体析出,可用温水浴使之溶化。尿路造影:35% 20ml;心脏造影:70% 30~45ml	①肝、肾疾病、甲状腺功能亢进、严重尿路症及对碘过敏者禁用。②注射后可能有暂时不适,如血压过低时可给予适量肾上腺素
碘卡酸 Iocamic Acid(Myelotrast)	注射液:60% 5ml	为离子型双聚体碘对比剂,水溶性三碘环对比剂。其作用与泛影葡胺等离子型单聚体对比剂相似,由于其渗透压低,因此对神经组织及血脑屏障的损害轻,其毒性低,造影清晰。可用于脑室及腰椎以下的椎管造影	脑室造影:通过颅骨钻孔,穿刺导管抽出脑脊液5ml,与碘卡酸(60%)5ml混合后注入,必要时可用至10ml。椎管造影:腰椎穿刺放出脑脊液5ml,与碘卡酸(60%)5ml混合后注入。注入药液时,应变动患者头位与体位,以使药液分布均匀。双重对比膝关节造影:4ml(60%)注入膝关节,在用药前后同时注入空气	①少数患者可有轻度反应,包括:头痛、腰痛、恶心、呕吐、寒战、发热、下肢肌肉痉挛,偶见低血压、晕厥等。②使用前需作碘过敏试验。对碘过敏、气喘、癫痫、低血压者忌用。年老及心血管疾患者慎用。③应避免过量对比剂进入颅内或颈、胸段的蛛网膜下腔。④忌与其他药物混合使用。⑤腰椎椎管造影时要避免对比剂上行刺激脊髓
碘化钠[药典(二)] Sodium Iodide	12.5%灭菌溶液	用于膀胱造影、逆行尿路造影、经T形管胆道造影及瘘管造影等	按需要量注入造影部位	毒性大,不宜静脉注射。肝、肾功能不全及对碘过敏者禁用
胆影葡胺[药典(二);医保(甲)] Meglumine Adipiodone (Chologra-fin)	注射液:30%或50% 20ml	为静脉胆道对比剂,注射后26分钟,在胆管即有足够的造影浓度,注射后2~2.5小时,胆囊中浓度最高。胆功能减退者也可用	静脉注射:一般用30% 20ml,体胖者用50% 20ml,小儿按体重(30%)0.6ml/kg,不超过33ml。造影当日早晨禁食。造影前1日可用缓泻药排出肠中积气。 静脉滴注:成人按体重1.0ml/kg,加入5%葡萄糖注射液150ml,缓慢滴注维持30分钟以上	①肝、肾功能严重减退、甲状腺功能亢进及对碘过敏者禁用。②静脉注射必须缓慢,如注射过快,可出现不安、上腹发闷、恶心、呕吐等反应。也可于20分钟内滴入

续表

药名	制剂	药理及应用	用法和用量	注意
碘番酸[药典(二);医保(甲)] Iopanoic Acid	片剂:0.5g	口服胆囊对比剂,服用后在肠道吸收,经门静脉进入血液循环,部分由肝分泌入胆汁,被胆囊浓缩而显影。用于X线诊断用阳性对比剂,用于胆囊及胆管造影	口服。成人常用量一次6片(3g)。极量:24小时内一次12片(6g)。小儿常用量:体重<13kg,按体重口服一次150mg/kg;体重13~23kg,口服一次4片(2g);体重≥23kg,口服一次6片(3g)。在X线检查前10~15小时(一般为造影前一日晚餐)进低脂或无脂饮食后服用本品,其后禁食,但宜多饮水。摄X线片前宜清洁灌肠排除肠道内存留的粪便和对比剂,禁用泻剂清洁肠道	禁用:①严重肝、肾疾病。②肾功能严重损害(可致急性肾功能衰竭)。③碘过敏者。④胃肠道病变,如急性胃肠炎、幽门梗阻等能影响对比剂的吸收,一般不采用口服法造影。⑤胆囊炎急性发作。⑥胆囊胆道手术后。服后有轻度恶心、呕吐、腹泻、咽喉烧灼、小便烧灼感及假性蛋白尿等。本品只供口服,不可注射
碘苯酯[药典(二);医保(甲)] Iophendylate(Myodil)	注射液:30% 3ml	X线诊断用阳性对比剂。主要用于椎管内蛛网膜下腔造影(脊髓造影)也用于脑室和脑池造影,也可用于瘘管造影、手术后T形管胆道造影及淋巴管造影	椎管内蛛网膜下腔造影(脊髓造影)经腰椎穿刺抽得脑脊液后缓慢注入。成人常用量:腰段,3~12ml;胸段,9~12ml;颈段,6ml;椎管阻塞者用量酌减。脑池造影:经腰椎穿刺抽得脑脊液后缓慢注入,常用量,1~1.5ml。脑室造影:脑室穿刺后经导管注入,2~3ml	禁用:①对碘或本品过敏者。②有脑脊髓疾患者。③妊娠期妇女。④下列情况禁用本品作蛛网膜下腔造影:禁作腰椎穿刺的各种情况、中枢神经系统炎症、蛛网膜下腔出血;两周内作过腰椎穿刺者,可致本品漏出蛛网膜下腔,影响诊断和引起椎管内油质瘤或肉芽肿和粘连等并发症;疑为或患有多发性硬化症者
丙碘酮 Propyliodone(Dionosil)	有油混悬剂及水混悬剂两种	用于支气管造影。极易吸收和排空完全。不良反应较碘化油少	视需要注入造影部位	对碘或本品过敏者禁用。上呼吸道感染、肺出血、心肺、肾功能不全者忌用。用前应作碘过敏试验。水混悬剂的刺激性较大

79.1.2 磁共振显像(MRI)对比剂

磁共振对比剂的种类很多,目前大部分使用和开发的对比剂都是迅速改变质子的 T_1 和 T_2 的弛豫时间,以增强或降低组织或病变的信号强度,从而达到造影目的。

常用的MRI对比剂有顺磁性和超顺磁性物质以及磁铁性物质。顺磁性物质含有不成对电子,它与质子一样具有磁矩,使 T_1 和 T_2 弛豫时间缩短。磁铁性物质为一组具有磁矩且紧密排列的原子组成的晶体,主要应用超磁性物质 Fe_3O_4,与顺磁性物质的区别在于使 T_2 弛豫时间缩短,而对 T_1 弛豫时间影响较小。

目前临床应用的多为含钆对比剂。含钆对比剂不良反应的发生率较低,但程度可能很严重。静脉注射含钆对比剂发生的不良反应约为0.15%,绝大多数程度很轻。类过敏反应非常少见,发生率大约为0.004%~0.7%,最常见的症状是风疹或荨麻疹。严重的、危及生命的过敏反应十分少见,发生率约0.001%~0.01%。致死性不良反应有发生但十分罕见。

由国家药品监督管理局发布的《药品不良反应信息通报(第13期)》和《药品不良反应信息通报(第76期)》分别提示"警惕含钆磁共振造影剂引起的肾源性系统纤维化"和"关注含钆对比剂反复使用引起脑部钆沉积的风险",因此,对于急、慢性严重肾功能损伤(GFR<30ml/min/1.73m^2)和由于肝肾综合征导致的各种程度的肾功能不全的患者,应谨慎使用;使用钆对比剂时,应用最低批准剂量,并在重复

给药前仔细进行获益风险评估。目前钆对比剂对妊娠期和哺乳期妇女的风险未知,对于妊娠期和哺乳期妇女,应进行仔细的获益风险评估才可应用钆对比剂。

此外还有两种不含钆剂的特异性对比剂,主要用于肝脏,不良反应发生率较钆剂略高。

钆喷酸葡胺〔药典(二);医保(乙)〕 Gadopentetate

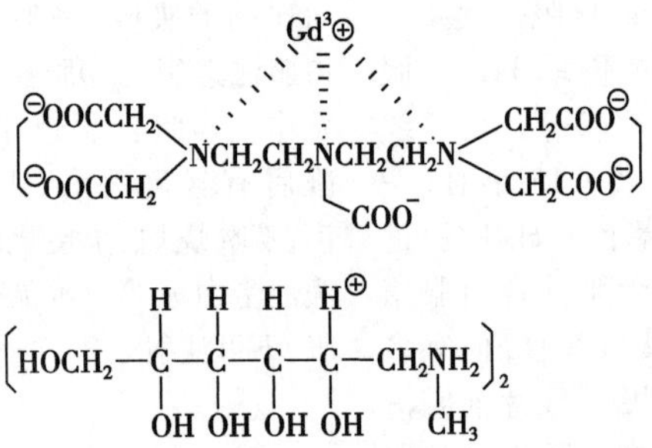

【其他名称】钆喷酸二甲葡胺,马根维显,Megnevist,GD-DTPA。

【性状】本品为无色至黄色或黄色澄明液体。

【药理学】本品是一种用于磁共振成像的顺磁性对比剂,进入体内后能缩短组织中质子的 T_1 及 T_2 弛豫时间,从而增强图像的清晰度和对比度。经静脉注射后迅速分布于细胞外液,约 1 分钟血和组织中浓度已达到高峰,消除半衰期约 20~100 分钟,24 小时内约 90% 以原形由尿排出。血液透析可将本品从体内排出。

【适应证】本品适用于中枢神经(脑脊髓)、腹、盆腔、四肢等人体脏器和组织的磁共振成像。也用于肾功能评估。还可代替 X 线含碘对比剂,用于不能使用者。

【用法和用量】(1) 静脉注射:成人及 2 岁以上儿童,按体重一次 0.2ml/kg(或 0.1mmol/kg),最大用量为按体重一次 0.4ml/kg。①颅脑及脊髓磁共振成像:必要时可在 30 分钟内再次给药。②全身磁共振成像:为获得充分的强化,可按体重一次 0.4ml/kg 给药。最佳强化时间,一般在注射后数分钟之内(不超过 45 分钟)。为排除成人病变或肿瘤复发,可将用量增至按体重一次 0.6ml/kg,以增加诊断的可信度。

(2) 将 1ml 钆喷酸葡胺(相当于 2mmol/L GD-DTPA)加 249ml 氯化钠注射液或用 1ml GD-DTPA 加 49ml 氯化钠注射液稀释后,可直接用于体腔的造影,如关节造影或腹腔造影等。

(3) 将 1ml 钆喷酸葡胺+15g/L 甘露醇和 25mmol/L 缓冲剂枸橼酸钠配合,有较佳效果,胃肠涂布穿透力强,不易产生腔内浓缩的胃肠道阳性磁共振对比剂。尽管钆喷酸葡胺在大鼠脑池内注射的神经毒性,低于泛影葡胺及优维显等含碘对比剂,但目前仍不主张将它用于直接鞘内注射造影。

(4) 利用钆喷酸葡胺中 Gd 元素原子序数高(157.3)有吸收 X 线的特点,可用于碘过敏患者的肾动脉 X 线造影或肾排泄性造影(即代替 X 线含碘对比剂)。

【不良反应】磁共振对比剂不良反应极少,个别患者给药后,出现面部潮红、荨麻疹、恶心、呕吐、味觉失常,注射部位轻度热痛感、支气管痉挛、心悸、头疼、头晕、寒战、惊厥、低血压等。偶有过敏、喉头水肿、休克等反应。亦有重症肌无力急剧恶化的报道。

【禁忌证】①对本品过敏及严重肾损害者。②婴幼儿。

【注意】(1) 慎用:①有过敏倾向者。②对有肾功能不良、癫痫、低血压、哮喘及其他变态反应性呼吸道疾病患者。③妊娠及哺乳期妇女。

(2) 用药注意:①注射时,注意避免药液外渗,防止引起组织疼痛。②部分患者用药后血清铁及胆红素值略有升高,但无症状,可在 24 小时内恢复正常。③本品的有效增强时间为 45 分钟,静脉注射后,应立即进行 MRI 检查。④一次检查后所剩下的药液,应不再使用。⑤应用本品时,应遵守磁共振检查中有关的安全规定。⑥小儿:16 岁以上的儿童在进行中枢神经系统、颅外组织及躯体的磁共振成像时,可使用本品。因本品主要经肾脏消除,婴幼儿的肾功能尚未发育成熟,故禁用。

【制剂】注射液:每支 4.69g(10ml);5.63g(12ml);7.04g(15ml);9.38g(20ml)。

【贮法】遮光,密闭保存。

钆双胺〔医保(甲)〕 Gadodiamide

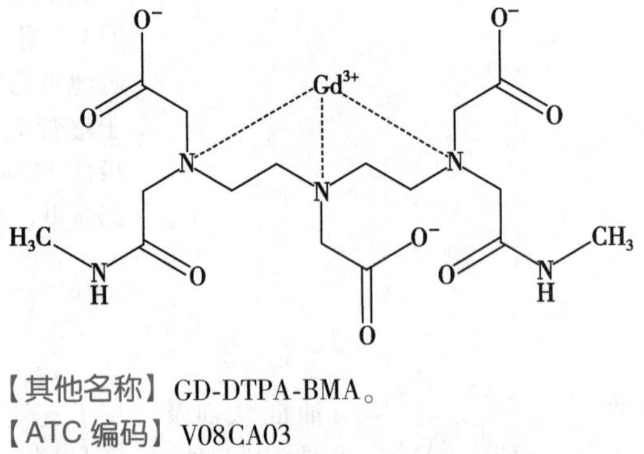

【其他名称】GD-DTPA-BMA。

【ATC 编码】V08CA03

【性状】本品为无色或淡黄色澄明液体。

【药理学】钆双胺的顺磁性使 MRI 的对比增强。健康志愿者接受静脉注射钆双胺后,其血液动力学及血、尿的实验室参数与注射前相比都无临床意义上的明显偏差。但其血清铁离子浓度在注射钆双胺后 8~48 小时内有微小暂时的变化。钆双胺不能通过健全的血脑屏障。注射钆双胺后,疾病所致血脑屏障失常区域可以明显增强,从而使所提供的诊断信息超过了未增强 MRI。由于某些恶性分化程度较低或非活动性多发性硬化斑是不增强的,所以 MRI 上不显示增强时并不表明没有病变。本品能用于不同疾病的鉴别诊断。钆双胺作为 MRI 中造影增强剂的有效性在一系列动物实验中已得到证实。在狗和大鼠的安全性药理试验中表明:钆双胺对心血管系统无甚影响。体外试验还表明:本品对肥大细胞的组胺释放、血清补体激活、红细胞胆碱酯酶活性、溶酶体活性、红细胞脆性及形态、离体牛血管的血管张力等均无(显著)影响。在豚鼠的皮肤实验中未见它具有抗原性质。

几种动物的药动学证明：钆双胺很快在细胞外液中扩散，通过肾小球滤过而定量地由肾脏排泄。人和猴子的排泄半衰期相似。分布体积约为身体的 25%。

毒理学实验表明：钆双胺的急性耐受力高，大鼠的 LD_{50} 约为大于 30mmol/kg。一次性高剂量或反复使用会引起可逆转的近似管状的空泡形成，但不会引起肾功能改变。钆双胺在静脉内、动脉内、静脉旁、肌肉和皮下、皮肤、眼部给药无刺激。钆双胺对大鼠的生育能力或繁殖无影响，大鼠和兔子的畸变学研究也未见母体遗传毒性。

【适应证】本品适用于中枢神经（脑脊髓）、腹、盆腔、四肢等人体脏器和组织的磁共振成像。还可代替 X 线含碘对比剂，用于不能使用者。

【用法和用量】（1）中枢神经系统造影：体重小于或等于 100kg 者，成人和儿童的剂量推荐剂量为 0.1mmol/kg（相当于 0.2ml/kg）；体重大于 100kg 者，通常用 20ml 就足以提供造影诊断所需剂量。对怀疑有脑转移性疾病的患者，体重小于或等于 100kg 者，0.3mmol/kg（相当于 0.6ml/kg）；体重大于 100kg 者，通常用 60ml 就可满足造影诊断所需剂量。注射剂量为 0.3mmol/kg（相当于 0.6ml/kg）可采用静脉弹丸式注射。注射 0.1mmol/kg 后进行双重扫描的患者在第一次注射后的 20 分钟内，进行剂量为 0.2mmol/kg（相当于 0.4ml/kg）的弹丸式注射具有加和的诊断效果。

（2）全身造影：体重小于或等于 100kg 者，成人的推荐剂量通常为 0.1mmol/kg（相当于 0.2ml/kg）或 0.3mmol/kg（相当于 0.6ml/kg）；体重大于 100kg 者，通常用 20ml 或 60ml 就足以提供造影诊断所需剂量。6 月以上儿童的推荐剂量为 0.1mmol/kg（相当于 0.2ml/kg）。65 岁及 65 岁以上的老年人无须调整用药剂量。

【不良反应】全部不良反应均短暂、大多数轻微。偶见：注射部位有不适伴热感或冷感，或有局部压力感及痛感。头晕、恶心、头痛和嗅觉、味觉的减退则更少报道。罕见：呕吐、瞌睡、感觉异常、视觉障碍、腹泻、焦虑、呼吸困难、胸疼、心动过速、震颤、关节痛或过敏样症状如荨麻疹、皮肤瘙痒或喉部刺激。过敏反应也可能发生。同其他顺磁性 MRI 对比剂一样，注射钆双胺后曾偶见惊厥。曾有肾源性系统性纤维化（NSF）病例的报告。

【禁忌证】①已知对钆双胺注射液或其组成成分有过敏的病。②严重肾损害（GFR<30ml/min/1.73m^2）或急性肾损伤患者，进行过或正在接受肝移植患者，以及不超过 4 周的新生儿。

【注意】（1）注意严重过敏性样的或心血管反应或特异性的反应。对临床高敏性或有哮喘病史或其他的过敏性呼吸系统疾病的患者，应预先安排一套救护的方案，并准备好紧急救护药物和设备以防严重不良反应的发生。

（2）部分患者注射钆双胺后血清铁离子浓度有短暂的变化（大多数病例在正常范围）。钆双胺对医院通常使用的比色（络合）法测血清钙浓度有影响。它对其他电解质的测定也有影响（如铁离子）。因此不建议使用钆双胺后 12～24 小时内进行以上检测。如必须这样测定，建议使用其他方法。

（3）对一些严重肾功能不全的患者（GFR<10ml/min），在注射钆双胺后可观察到 GFR 值有小幅下降，但无肾中毒症状。因这缺乏临床相关性报道，以上患者需慎用钆双胺。

（4）本品不建议应用于妊娠期妇女，除非 MRI 增强检查很有必要且无其他适当方法替代。哺乳期用法虽然预计分泌至人乳中的浓度极低，但分泌的程度仍然未知。钆双胺给药前及给药后至少 24 小时内不应哺乳。

（5）对于肾功能不全患者，缺乏重复给药信息，不应重复使用，如必须重复使用，也应间隔 7 天以上。

【制剂】注射液：2.87g（10ml）；4.305g（15ml）；5.74g（20ml）。

钆贝葡胺〔药典（二）；医保（乙）〕

Gadobenate Dimeglumine Multihance

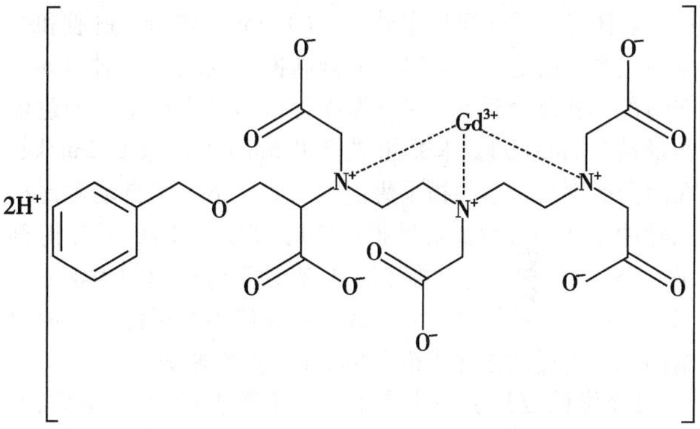

【其他名称】Gd-BOPTA。

【性状】本品为无色至微黄色的澄明液体。

【药理学】本品 529mg，其中有钆贝酸 334mg+葡甲胺 195mg。钆贝葡胺为钆喷酸葡胺（Gd-DTPA）的衍生物，是一顺磁性磁共振对比剂。人体在注射 0.1mmol/kg 后 1 小时，肝脏强化程度达到 100%，而肿瘤（特别是转移瘤）却不能像正常肝细胞那样正常转运本品进入肝细胞内，并且不能分泌含有 Gd-BOPTA 的胆汁。因此，肿瘤组织的强化不明显，与正常的肝实质形成鲜明对比。钆贝葡胺主要缩短人体组织水质子的纵向弛豫时间（T_1），并且在较小程度上同时缩短横向弛豫时间（T_2）。

本品的人体药动学描述，呈 2 指数衰败形式。静脉注射钆贝葡胺，其分布和消除半衰期分别为 0.085～0.117 小时和 1.17～1.68 小时。总的分布容积为 0.170～0.248L/kg 体重，化合物分布于血浆及细胞外。钆贝酸离子快速从血浆中清除，并且主要从尿中排出，很少量的从胆汁中排泄。在 24 小时内，注射剂量 78%～98% 的钆贝酸离子以原形从尿中排除。总血清除率为 0.098～0.133L/kg 体重，肾脏清除率为 0.128～0.014L/kg 体重，由肾小球过滤排出。给药剂量的 2%～4% 可从粪便中检出。钆贝酸离子不能穿过完整的血脑屏障，因此，它不会在组织或具有正常的血脑屏障的损伤脑组织中堆积。然而，当血脑屏障遭到破坏或血管不正常时，则钆贝酸离子会渗入到损伤的部位中。

【适应证】钆贝葡胺是一种双功能对比剂，具有 Gd-DTPA 同样的性能和适应证，且剂量可以减半。是一种适用于肝脏、中枢神经系统和血管的诊断性磁共振成像（MRI）的顺磁性对比剂。肝脏:适用于探测已知或怀疑患有原发性肝癌(例如:肝细胞癌)或转移性癌患者的局灶性肝损伤。中枢神经系统:钆贝葡胺也适用于成人和2岁以上儿童脑和脊柱的MRI增强检查,可以增强损害的检出,与未增强的磁共振影像相比,可以提供更多的诊断信息。核磁共振血管造影(MRA)适用于对已知或怀疑患有狭窄-闭塞性血管病灶的成人患者进行核磁共振造影检查。

【用法和用量】 肝脏造影对成年人的推荐量为0.1mmol/kg。相当于0.5mol/L的溶液0.2ml/kg。对比剂静脉注射后,可以立刻进行动态增强成像。在肝脏,完成动态早期增强成像,可以在注射后40~120分钟之间进行延迟成像。中枢神经系统系统造影对成年患者的建议剂量是0.1mmol/kg体重,相当于0.5mol/L溶液0.2ml/kg,对比剂给药后图像的采集可以在给药后60分钟内进行。肝脏和中枢神经系统给药方式为以快速静脉推注或缓慢注射(10ml/min)的形式静脉给药。磁共振血管造影对成年患者的建议剂量是0.1mmol/kg体重,相当于0.5mol/L溶液0.2ml/kg,在给药后即刻延迟扫描采集成像。如果不应用自动对比检测脉冲序列进行快速静脉推注定时,则应采用药品注射剂量≤2ml进行快速静脉推注测试,来计算合适的扫描延迟时间。应以快速静脉推注的方式手动或使用高压注射器静脉给药。注射后随之注入至少5ml生理盐水冲洗。

【不良反应】 其发生率<1%。主要表现为:①头痛、恶心、呕吐、味觉异常。②心动过速、心律失常、心电图异常。③肝肾功能轻度改变。④过敏反应等。

【禁忌证】 禁用对本品的组成成分过敏、对其他钆螯合物有过敏反应史或既往不良反应史、肾功能损伤(肌酐清除率<30ml/分)的患者及妊娠期妇女和哺乳期妇女。

【注意】 应考虑有出现包括严重的、威胁生命的、致命的、过敏性的和过敏样的反应的可能性,特别是对于那些对任何组成成分呈高度敏感,有哮喘史,或有其他过敏性疾病史的患者。

【制剂】 注射液:0.5mol/L(5ml);0.5mol/L(10ml);0.5mol/L(15ml);0.5mol/L(20ml)。

【贮法】 避光,密闭,常温保存。

钆布醇注射液 Gadobutrol Injection

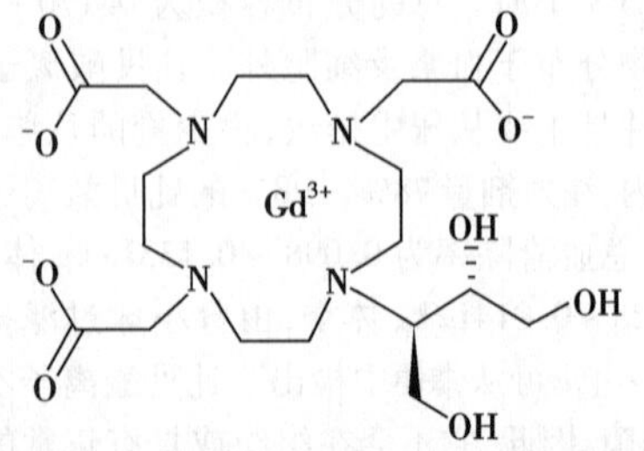

【其他名称】 加乐显,Gadovist,Gadavist。

【ATC 编码】 V08CA09

【性状】 本品为无色的澄明液体。

【药理学】 钆布醇注射液是一种用于磁共振成像(MRI)的顺磁性对比剂,对比增强效果是由钆布醇产生的,钆布醇是一个非离子型化合物,由钆(Ⅲ价)和大环配基二羟基-羟甲基丙基-四氮杂环十二烷-三乙酸(布醇)构成。在临床剂量下,钆布醇能导致组织液中质子的弛豫时间缩短。在pH7,磁场强度为0.47T和40℃,弛豫率(r_1)约为5.61/(mmol sec)-由血浆中质子的自旋-晶格弛豫时间(T_1)的所决定,弛豫率(r_2)约为6.51/(mmol sec)-由自旋-自旋弛豫时间(T_2)的影响所决定。弛豫率仅轻度依赖磁场强度。钆布醇不能通过完整的血脑屏障,因此不会在健康脑组织或具有完整血脑屏障的病灶中蓄积。如果钆布醇局部组织浓度高,T_2效应可引起信号强度减弱。

【适应证】 用于诊断,仅供静脉内给药。颅脑和脊髓磁共振成像(MRI)的对比增强对比增强磁共振血管造影。

【用法和用量】 静脉团注方式给予所需剂量,给药后可立即开始MRI对比增强扫描(间隔时间取决于所使用的脉冲序列和检查方案)。对比增强磁共振血管造影在注射钆布醇注射液后的动脉首过期可观察到最佳成像,颅脑和脊髓磁共振成像的病例在注射钆布醇注射液后大约15分钟内可观察到最佳成像效果(间隔时间取决于病灶/组织的类型)。组织增强通常持续到注射钆布醇注射液后45分钟。成人颅脑和脊髓磁共振成像推荐给药剂量为0.1mmol/kg体重,相当于0.1ml/kg体重的1.0mol/L溶液。如果MRI增强扫描未见异常而临床仍高度怀疑有病灶存在,或更精确的信息会影响患者的治疗时,可在第一次给药后的30分钟内再注射至多0.2mmol/kg体重的钆布醇注射液,来提高诊断的准确率。对比增强磁共振血管造影一个观察视野的成像:体重低于75kg,使用7.5ml;体重大于或等于75kg,使用10ml(相当于0.1~0.15mmol/kg体重);多于一个观察视野的成像:体重低于75kg,使用15ml;体重大于或等于75kg,使用20ml(相当于0.2~0.3mmol/kg体重)。儿童对于未接受过心电图检查的儿童,在给予钆布醇注射液之前必须排除先天性长Q-T综合征的可能。对于上述适应证,在2岁及以上的儿童和青少年中的推荐剂量为0.1mmol钆布醇注射液/kg体重(相当于0.1ml/kg体重)。对于儿童和青少年不应给予>0.1ml/kg体重的剂量。不推荐对2岁以下的患者使用钆布醇注射液。

【不良反应】 在接受本品的患者中最常观察到的(≥0.5%)药物不良反应为头痛、恶心、注射部位反应、味觉异常和热感。在接受本品的患者中观察到的最严重的药物不良反应有心脏停搏、呼吸停止和过敏性休克。极少观察到迟发性过敏反应(若干小时后或长达几日后)。大部分不良反应为轻度到中度。

【禁忌证】 对本品的组成成分过敏者禁用。对其他钆螯合物有过敏反应或可疑过敏反应史的患者也不应使用本品。

【注意】 ①如未作相容性试验,此药物不得与其他药物混合。②对于已知对钆布醇注射液过敏的患者,必须谨慎评估风险/收益。③在给予本品前,应通过获取病史和(或)实验室检查,对所有患者进行肾功能障碍筛选。对于肾功能严重损害的患者,必须谨慎地对其进行风险/收益评估。对肾功能障碍患者再次给予钆布醇前,应保证钆布醇已在充分的时间段内经肾排泄。急性或慢性重度肾损伤及因肝肾综合征或肝移植围手术期引起的急性肾功能不全患者中使用本品前,必须谨慎对其进行风险/收益评估。④对于已知患有Q-T间期延长的患者,低钾血症的患者,接受Ⅰa类(如奎尼丁、普鲁卡因胺)或Ⅲ类(如胺碘酮、索他洛尔)抗心律失常药物的患者使用本品时需要格外小心,钆布醇注射液与其他延长Q-T间期的药物(西沙必利)或红霉素或抗精神病药或三环抗抑郁剂同时使用时应该小心。

【制剂】注射液:4.5354g(7.5ml);9.0708g(15ml)。

【贮法】密闭保存。

钆特酸葡胺注射液[医保(乙)]

Gadoteric Acid Meglumine Salt Injection

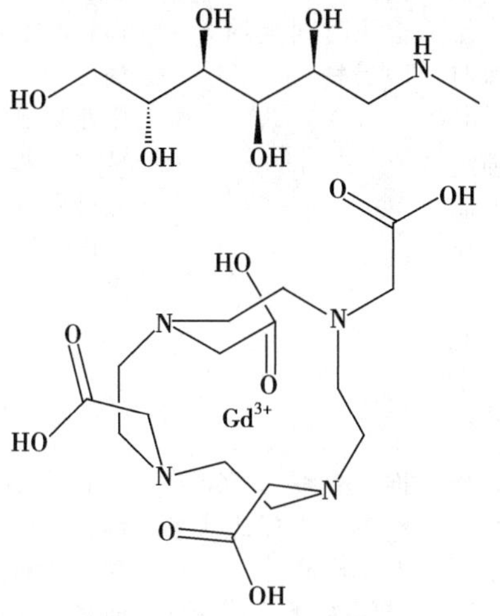

【其他名称】Dotarem(Gadoteite Meglumine)。

【性状】本品为无色至黄色的澄明液体。

【药理学】本品为静脉注射造影剂,用于磁共振检查。由于钆特酸具有顺磁性质,可以增加磁共振的影像对比,其本身不具有药理活性,为惰性强的化和物。经静脉注射后,钆特酸主要分布于体内细胞外液,不与血清白蛋白结合或透过健康的血-脑屏障。

【适应证】用于以下疾病的核磁共振检查:大脑及脊柱病变、脊柱病变、其他全身性病理检查(包括血管造影)。

【用法和用量】推荐剂量为成人、儿童及婴儿均可按每千克体重0.1mmol,即每千克体重0.2ml静脉注射。根据检查结果的显示情况,如有必要,可进行二次给药。特殊情况下,如脑膜瘤的鉴别或游离性转移的确认,可以按每千克体重0.2mmol进行二次注射;仅供静脉注射。

【不良反应】在临床试验中,头痛和感觉异常很常见(>10%);注射部位暖、冷或疼痛,恶心、呕吐和皮肤反应如红疹和瘙痒常见(>1%~<10%)。上市后报道的其他不良反应:过敏反应。

【禁忌证】对本品的组成成分过敏者禁用。对其他钆螯合物有过敏反应或可以过敏反应史的患者也不应使用本品。

【注意】①禁止用于蛛网膜下腔(或硬膜外)注射。②在注射前必须询问每个患者是否有过敏史(如花粉过敏,荨麻疹,哮喘等)和(或)有造影剂过敏史。③在发生紧急情况时,应准备好合适的药物(如肾上腺素、抗组胺药)、气管内插管及呼吸机。④避免用于急、慢性严重肾功能损伤的患者和由于肝肾综合征导致的各种程度的急性肾功能不全或肝移植手术前后的患者。⑤当给予钆类对比剂时,不应超过推荐剂量并且应在下次给药前留出足够的时间,以便从体内清除该药。⑥妊娠期间,只有必须使用时才可应用本品;哺乳期间,建议注射本品后几日内暂停母乳喂养。

【制剂】注射液:377mg/ml(进口);5.654g(15ml)(国产)。

【贮法】遮光保存。

钆塞酸二钠注射液

Gadoxetic Acid Disodium Injection

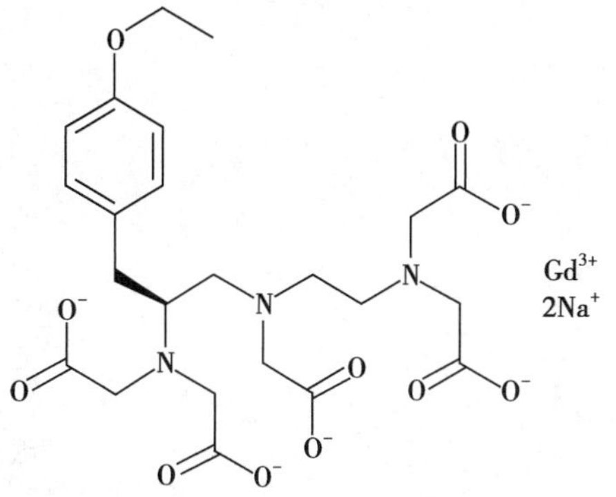

【其他名称】Gd-EOB-DTPA。

【性状】本品为无色至微黄色的澄明液体。

【药理学】本品是用于磁共振成像的顺磁性对比剂,其对比增强作用是由钆塞酸,一种由钆(Ⅲ)和乙氧基苯甲基二乙烯三胺五乙酸组成的离子型复合物介导的。在质子磁共振成像中使用T_1加权扫描序列时,钆离子诱导处于激发态的原子核,使其自旋-晶格弛豫时间缩短,导致信号强度增加,进而导致某些组织的图像对比增强。

【适应证】用于诊断,仅供静脉内给药。用于检测肝脏局灶性病变,在T_1加权磁共振成像中提供病灶特征信息。

【用法和用量】钆塞酸二钠注射液是一种即用型水溶液,无须稀释,通过大孔的注射针头或留置管(推荐用18~20G)静脉团注给药,注射速率约为1~2ml/s。对比剂注射完毕后应使用生理盐水冲洗静脉内插管。钆塞酸二钠注射液的推荐剂量为:①成人:0.1ml/kg体重钆塞酸二钠注射液(相当于25μmol/kg体重)。②新生儿、婴儿、儿童及青少年:对18岁以下患者尚无临床使用经验。③年龄大于等于65岁的患者:无须调整剂量。④肾损害的患者:无须调整剂量,但是对于严重肾损害的患者需要谨慎使用。⑤肝损害的患者:无须调整剂量。

【不良反应】最常观察到的药物不良反应(≥0.5%)是恶心、头痛、热感,血压升高和头晕。最严重的药物不良反应是过敏性休克。绝大多数不良反应为轻到中度。

【禁忌证】对本品组成成分过敏的患者禁用。

【注意】①患者在检查前2小时内应禁食,以降低呕吐和误吸的风险。②有对比剂过敏史、支气管哮喘病史、过敏性疾病史和正在使用 β 受体拮抗剂的患者发生过敏反应的风险较高，应注意。③避免用于急、慢性严重肾功能损伤（GFR<30ml/min/1.73m^2）和由于肝肾综合征导致的各种程度的剂型肾功能不全的患者，除非该诊断信息是必需的，且不能通过非对比增强 MRI 获得。肝移植手术前后的患者，需经过慎重的风险/收益评估后才可使用本品。④所有患者在使用本品前都应手机病史和（或）进行实验室检查，以了解肾功能不全的情况。⑤对于应用本品时已经接受血液透析的患者，可考虑在注射本品后短时间内进行血液透析，以加强对比剂的清除。⑥对于妊娠期、哺乳期妇女，必须在进行仔细的收益-风险权衡后方可使用本品。

【制剂】注射液：1.8143g（10ml）。

【贮法】密闭保存。

其他磁共振显像对比剂见表 79-4。

表 79-4　其他磁共振显像对比剂

药名	制剂	药理及应用	用法和用量	注意
锰福地吡三钠 Mangafodipir Trisodium	注射液：0.01mmol/ml：50ml	锰福地吡是一含金属锰的螯合物，锰有顺磁性，并且在磁共振造影中具增强效果。在磁共振造影时本产品的作用是缩短靶组织的纵向弛豫时间（T_1），加强信号强度（亮度），例如肝脏实质信号强度的加强。肝脏的增强。本品为诊断用磁共振（MRI）对比剂，用于检查肝脏局灶性病变，鉴别肝细胞性与非肝细胞性病变。也可用于胆道、肾上腺和胰腺检查	按 0.5ml/kg 计，经静脉单次输注，速度为 2～3ml/min，输注时间大约 8～10 分钟	①使用本品时，须特别注意严重的心脏病、血脑屏障损伤和严重的脑部疾病患者。②长期使用非肠道营养补充锰，会引起锰在基底神经节的积聚，当接受这类治疗的患者注射锰福地匹三钠时，应予注意
超顺磁性氧化铁 Superparama Gnetic Iron Oxide	注射液：56mg（5ml）	本品是一种网状内皮系统特异性 MRI 对比剂。本品注射后，主要被体内的网状内皮系统摄取，缩短周围氢质子的弛豫时间，降低正常组织的信号强度，使 T_2 加权图像信号明显下降。网状内皮系统（RES）功能减弱的组织（如转移瘤、原发性肝癌等）保留了自身的信号，因此，加大了与正常组织的信号对比。用于伴有网状内皮系统改变的肝脏病变的检出和定性评价	推荐剂量 0.56mg/kg 稀释于葡萄糖溶液 100ml 中，注射时间大于 3 分钟，速率为 2～4ml/min	①已知注射用铁剂、右旋糖酐、右旋糖酐铁和多聚糖铁前体过敏或高敏者。②妊娠及哺乳期妇女只有在权衡增强后影像的优势大于风险时，才进行增强检查

79.1.3　超声对比剂

注射用六氟化硫微泡[医保(乙)]

Sulphur Hexafluoride Microbubbles for Injection

$$SF_6$$

【其他名称】声诺维，SonoVue。

【ATC 编码】V08DA05

【性状】本品为白色粉末，加入注射用生理盐水（0.9% NaCl）5ml 振摇后溶解，为乳白色液体。每瓶含：SF6 气体 59mg；冻干粉 25mg。

【药理学】在冻干粉末中加入注射用生理盐水，随即用力振摇，即可产生六氟化硫微泡。微泡平均直径为 2.5μm 左右，90% 的微泡直径低于 6μm，99% 的微泡直径低于 11μm。SF6 微泡与溶液介质的接触界面是超声波的反射介质，这样就可提高血液超声回波率，从而提高血液与周围组织之间的对比度。回波的信号强度取决于微泡的浓度和超声波的频率。使用临床推荐剂量，本品可以显著地增强 B 型超声心动图的信号强度（持续时间超过 2 分钟），同时也可以显著增强大血管和小血管的多普勒信号强度（持续时间为 3～8 分钟）。六氟化硫是一种惰性无毒气体，在水溶液中溶解度极低。

【适应证】本品仅用于临床诊断。在超声影像中应用本品可以提高血液回波，从而提高信噪比。本品只在必须使用对比剂增强才能得出结论的患者中使用。

（1）超声心动（检查）：六氟化硫微泡是一种可以通过肺部的超声心动图对比剂，在用于已确诊或怀疑为心血管疾病的患者时可以增强心脏腔室的混浊度，从而清楚地描绘出左室心内膜边缘线。

（2）大血管多普勒（检查）：六氟化硫微泡可以提高多普勒信噪比，从而提高发现及排除脑动脉、颅外颈动脉或外周动脉疾病的准确性。本品可以提高多谱勒成像质量，在门静脉方面还可以延长有临床意义的信号增时间。

（3）小血管多普勒（检查）：在多普勒检查时，六氟化硫微泡增强肝脏和乳腺病变血管成形的显像效果，从而可以更准确地对病灶定性。

【用法和用量】使用前向小瓶内注入注射用生理盐水，即0.9%（W/V）无菌氯化钠注射液5ml，然后用力振摇瓶子20秒，直至冻干粉末完全分散并得到均一的白色乳状液体。将微泡混悬液抽吸至注射器后应立即注入外周静脉。混悬液配制后6小时内的任何时候都可将所需容量抽吸到注射器中使用。在使用前，应振摇瓶子使微泡重新均匀分散后，抽吸至注射器中立即注射。每次注射本品混悬液后，应随之应用0.9%（W/V）无菌氯化钠注射液5ml冲注。

推荐剂量：心脏B型超声成像（常规或负荷检查）时用量为2ml；血管多普勒成像时用量为2.4ml。在单次检查过程中，如果医生认为有必要，可以第二次注射推荐剂量的六氟化硫微泡。

【不良反应】总的来说，本品的不良反应是轻微、短暂且可以自行恢复并无遗留效应的。①常见不良反应（1% ~ 10%）：头痛、恶心、注射部位疼痛、注射部位反应。②较少见不良反应（0.1% ~1%）：高血糖、头昏、失眠、味觉异常、视觉模糊、血管舒张、咽炎、鼻窦痛、腹痛、瘙痒、皮疹红斑、背痛、胸痛、虚弱。③上市后监测中，罕见过敏反应，包括有过敏性休克的报道。

【禁忌证】对六氟化硫或其他组分有过敏史的患者禁用；伴有右向左分流的心脏病患者、重度肿高压患者（肺动脉压>90mmHg）、未控制的高血压患者和成人呼吸窘迫综合征患者禁用；妊娠及哺乳期妇女禁用本品。

【注意】对那些正在进行药理学负荷试验（如用多巴酚丁胺）的患者用本品增强超声心动图检查时，应进行心电图和血压监测。同样，对临床确认的高危患者亦应行心电图监测。对严重的心脏功能衰竭（NYHAⅣ级）和有临床意义的肺部疾患（包括严重的慢性阻塞性肺部疾患）的患者亦应谨慎用药。

以下患者使用时应注意：①严重的心律不齐；②近期发生的心肌梗死并伴有进行性和（或）不稳定性心绞痛者；③急性心内膜炎；④瓣膜修复；⑤急性全身感染和（或）败血症；⑥高凝状态和（或）近期的血栓栓塞；⑦肝、肾疾患的晚期。

【制剂】注射用冻干粉：59mg六氟化硫。

【贮法】30℃以下干燥处保存。

其他超声对比剂见表79-5。

表79-5 其他超声对比剂

药名	制剂	药理及应用	用法和用量
双重造影产气剂[医保(乙)]	颗粒剂	遇水溶解并产生大量气泡。 ①适用于胃溃疡，十二指肠溃疡，急性胃黏膜病变，复合性溃疡，反流性食管炎的诊断检查；②用于胃癌早期发现的诊断；③用于全消化道其他疾病的诊断检查	少量水冲服

79.2 器官功能检查及其他诊断剂

组胺[药典(二)] Histamine

本品存在于动物体组织内，也能合成制得。

【其他名称】组织胺。

【ATC编码】V04CG03

【性状】常用其磷酸盐，为无色长菱形的结晶，无臭，在日光下易变质。在水中易溶，在乙醇中微溶。

【药理学】本品能使平滑肌痉挛，毛细血管扩张和通透性增加。对胃液分泌有高度选择作用，小剂量即可促使其分泌。

【适应证】主要用于胃分泌功能的检查和脱敏。

【用法和用量】在晨起空腹时，皮下注射本品0.25 ~ 0.5mg后化验胃液，如仍无胃酸分泌，即可断定为真性胃酸缺乏症。恶性贫血和多数胃癌患者都有真性胃酸缺乏或过少症。

此试验也可用于麻风病的辅助诊断，即用1∶1000的磷酸组胺作皮内注射，观察反应，正常皮肤应出现完整的三联反应（即注射后立即出现一个红斑，直径不大于10mm；注射后半分钟，在第一个红斑周围又出现直径约30 ~40mm的红斑；注射部位出现风团），如周围神经受损，则出现不完整的三联反应。三联反应完整可排除麻风病；三联反应不完整则有患麻风病可能。

它也可用于脱敏：①将注射液配成每毫升内含0.1mg、0.01mg、0.001mg、0.0001mg、0.00001mg多种，先从每毫升含0.00001mg开始皮下注射，每次0.5 ~1ml，以后每日增加10倍浓度，即可达脱敏目的。②将1mg/ml的注射液稀释10倍成0.1mg/ml，先抽取0.1ml皮下注射，以后每日增加0.1ml，直至1ml，也可脱敏。

【禁忌证】①有过敏史的患者。②支气管哮喘患者。③妊娠期妇女。

【注意】①用于脱敏时的多次抽取用注射液，应酌加抑菌剂。②如发生过敏性休克，可用肾上腺素（0.5mg）解救。

【制剂】注射液:1mg(1ml)。

【贮法】避光保存于阴凉处。

吲哚菁绿〔药典(二);医保(乙)〕 Indocyanine Green

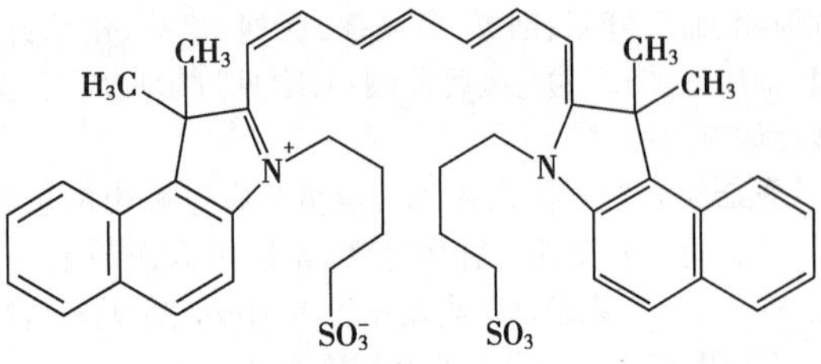

【其他名称】靛氰绿,Cardio Green。

【性状】为暗绿青色或暗棕红色粉末,无臭,遇光热易变质。在水中或甲醇中溶解,在丙酮中几乎不溶。

【药理学】本品为诊断用药。是用来检查肝脏功能和肝有效血流量的染料药。静脉注入体内后,立刻和血浆蛋白结合,随血液循环迅速分布于全身血管内,高效率、选择地被肝细胞摄取,又从肝细胞以游离形式排泄到胆汁中,经胆道入肠,随粪便排出体外。由于排泄快,一般正常人静脉注射20分钟后约有97%从血中排除、不参与体内化学反应、无肝肠循环(进入肠管的ICG不再吸收入血)、无淋巴逆流、不从肾等其他肝外脏器排泄。静脉注射后2~3分钟瞬即形成均一单元达到动态平衡,约20分钟血中浓度被肝细胞以一级速率消失,即成指数函数下降。当肝脏病变,肝有效血流量和肝细胞总数降低时,血浆ICG消除率 K 值明显降低;血中ICG滞留率 R 值明显升高。

【适应证】本品用于诊断肝硬化、肝纤维化、韧性肝炎,对职业和药物中毒性肝病的诊断极有价值。也可用于循环系统功能(心输出量、平均循环时间或异常血流量)的检查测定。

【用法和用量】试验前用"ICG试敏针"于患者前臂掌侧皮内注射0.1ml,10~15分钟,观察有无红晕,确无无过敏反应后,再按下法进行肝脏功能检查。

静脉注射:①测定血中滞留率或血浆消失率时:以灭菌注射用水将ICG稀释成5mg/ml,按每千克体重相当于0.5mg的ICG溶液,由肘静脉注入,边观察患者反应,边徐徐地注入,一般在10秒钟内注完。②测定肝血流量时:25mg ICG溶解在尽可能少量的灭菌注射水中,再用生理盐水稀释成2.5~5.0mg/ml浓度,静脉注入相当于3mg ICG的上述溶液。接着,以每分钟0.27~0.49mg比例持续以一定速度静脉滴注约50分钟,直至采完血样为止(同时需采周围静脉和肝静脉血)。③用于循环功能检查:通常从前臂腕静脉注入,成人1次量5~10mg,小儿按体重酌减。

【不良反应】本制剂不完全溶解时,可能发生恶心、发热、休克等反应。

【禁忌证】(1) 对本制剂有过敏既往史的患者。

(2) 有碘过敏既往史的患者(本制剂含碘,故可引起碘过敏的可能)。

【注意】(1) 为防止过敏性休克,要充分问诊,对过敏性体质者慎重使用。用药前应预先备置抗休克急救药及器具,注射ICG后要注意观察有无口麻、气短、胸闷、眼结膜充血、水肿等症状,一旦发生休克反应立即中止ICG试验,迅速采取急救措施,如输液、给升压药、强心剂、副肾皮质激素、吸氧、人工呼吸等。

(2) 一定要用附带的灭菌注射用水溶解ICG,并使其完全溶解。不得使用其他溶液如生理盐水等。可用注射器反覆抽吸、静脉推注,使其完全溶解后,水平观察玻璃壁确证无残存不溶药剂,方可使用。

(3) 临用前调配注射液,已溶解的溶液不能保存再使用。

(4) 请患者早晨空腹、仰卧位、安静状态下进行该项试验检查。脂血症、乳糜血对本试验有影响。水肿、消瘦、肥胖及失血过多的患者可产生测定值的误差。

(5) 胆囊对比剂、利胆剂、利福平、抗痛风剂可造成本试验误差。

(6) 本试验对甲状腺放射性碘摄取率检查有影响,应间隔1周以上再检查。

(7) 妊娠及哺乳期妇女慎用。

【制剂】注射剂:每支10mg;25mg。

【贮法】遮光,密封,在阴凉干燥处保存。

其他诊断剂见表79-6。

表79-6 其他诊断剂

药名	制剂	药理及应用	用法和用量	注意
倍他唑 Betazole(氨乙吡唑,Histalog)	注射液:50mg(1ml)	为组胺的同分异构体,作用较缓慢、明显而持久,不良反应较少。主要用于胃酸分泌功能的检查	肌内或皮下注射:一次0.5mg/kg	
五肽胃泌素〔药典(二)〕 Pentagastrin	注射液:①250μg(2ml);②400μg(1ml)	本品能促进胃酸、胃蛋白酶及内因子的分泌,其促胃酸分泌作用相当于内源性胃泌素的1/4,但强于磷酸组胺和盐酸培他唑,作用可持续10~40分钟。 肌内注射本品后20~40分钟,出现胃酸分泌高峰。主要用于胃酸分泌功能的检查	皮下注射:一次6μg/kg,或按此量在1小时内静脉滴注	①本品可引起恶心、潮红、头痛、眩晕、胃肠痉挛和低血压等。②对本品过敏及严重消化道溃疡患者忌用。③胰、肝、胆道疾病患者慎用

续表

药名	制剂	药理及应用	用法和用量	注意
靛胭脂 Indicarmine(Indigo Carmine)	注射液:40mg(10ml)	为蓝色染料,主要由肾小管排泄。用于测定肾功能	静脉或肌内注射后10分钟内,尿液如显蓝色为正常	
糖精钠[药典(二)] Saccharin Sodium	注射液:1g(2ml)	用于测定血液循环时间	静脉注射:每次1g。由臂静脉迅速注射至感到有甜味为止,正常者为8~16秒	明显的心力衰竭患者免用
乙醚 Ether	注射液3ml	测定血液循环时间,主要测定臂到肺的血液循环	将1ml乙醚与2ml灭菌生理盐水相混合,自臂静脉注入至嗅到乙醚味为止,正常者为4~6秒	①注射部位有疼痛感。②勿漏出血管外。③明显的心力衰竭者免用
依文思蓝 Azoblue(偶氮蓝,Evan's Blue)	注射液:25mg(5ml)	染色原理同靛胭脂,在pH为10时变色,常用0.6%的溶液内镜下喷洒。用于测定血浆和血容量,也可作动脉插管(化疗)时定位用	每次以25mg用1~2ml生理盐水稀释后空腹时静脉注射,9分钟后抽血测定	①剂量和时间都要求准确。②不可漏出血管外
酚磺酞 Phenolsulfonphthalein(酚红,PSP,Phenol Red)	注射液:6mg(1ml)	为肾功能诊断药,测定肾小管排泄功能、分侧肾功能及肾血流量。静脉注射后,根据尿内排泄的快慢,以测定肾功能是否正常	每次静脉注射1ml,15分钟后,尿量超过50ml,尿中本品含量应占注入量的25%以上,1小时应排出35%~40%,2小时总量应排出55%~75%	注射前应饮水300~400ml,并把尿排空。偶可发生过敏反应,如皮疹、瘙痒等
荧光素钠[药典(二);医保(乙)] Fluorescein Sodium	滴眼液:2%;注射液:0.4g(2ml)	①滴眼液用于眼科诊断,正常角膜不显色,异常角膜显色。②针剂用于测血液循环时间,静脉注射后,在紫外线灯下观察,以10~15秒内唇部黏膜能见到黄绿色荧光为正常	①滴眼后于角膜显微镜下观察颜色。②测血液循环时间,于臂静脉注2ml,每次用量0.4~0.8g(2~4ml)	①滴眼剂应注意灭菌并防止污染。②测血液循环时,先天性缺血性心脏病患者,肝、肾功能严重不良及妊娠期妇女禁用,有药物过敏史者慎用
刚果红 Congo Red	注射液:0.15g(15ml)	用于诊断淀粉样病变。注射后1小时内自血浆排出不超过40%,尿中排泄也不显著者为正常。如血浆中排出超过60%,尿中排出仍不显著者,则可能有淀粉样病变。如尿中有大量刚果红,表示可能有肾小管脂肪性病变或类似病变	静脉注射:每次0.1g	①本品为澄清的亮红溶液,如稍有沉淀析出,即有毒性,不可使用。②忌与氯化钠或葡萄糖液配伍

续表

药名	制剂	药理及应用	用法和用量	注意
妊娠诊断剂		用于诊断妊娠。由于妊娠期妇女尿中绒毛膜促性腺激素含量高，可与抗血清作用，而使乳胶抗原加入后不起作用而呈均匀乳液。非妊娠期妇女尿则不妨碍抗血清与胶乳抗原结合而出现均匀一致的凝集颗粒	在黑色方格内滴尿一滴，再加滴抗血清一滴，用玻棒搅匀，然后滴加一滴乳胶抗原，继续摇动2～3分钟，在较强光线下观察，出现明显均匀一致的凝集颗粒为阴性，仍保持乳状液为阳性	

（张相林　李　沐）

第80章
药用辅料

依地酸钙钠〔药典(二);医保(甲、乙)〕
Calcium Disodium Edetate

【其他名称】Ethylenediaminetetra-acetic Acid Disodium Calcium Salt,乙二胺四乙酸钙二钠盐,EDTA 钙钠。

【性状】本品为白色或乳白色结晶或颗粒性粉末,无臭、无味或微臭微咸,在空气中易吸潮,能溶于水,不溶于醇醚。

【用途和用量】本品为络合剂,用作抗氧增效剂、稳定剂及水软化剂等,能与多价离子络合而释放钙离子,因本品不螯合钙离子,故不致使人体产生低钙反应。每日允许摄入量为2.5mg/kg。

【注意】本品不可与EDTA-2Na混同。

【贮存】密封保存。

二甲硅油〔药典(二、四);医保(乙)〕　Dimethicone

$$(CH_3)Si[OSi(CH_3)_2]nCH_3$$
$$(n=180\sim350)$$

【其他名称】二甲基硅油。

【ATC 编码】A03AX13

【性状】为无色澄清的油状液体;无臭或几乎无臭,无味。在三氯甲烷、乙醚、甲苯或二甲苯中能任意混合,在水或乙醇中不溶。相对密度0.97~0.98。折光率为1.40~1.41。黏度在25℃时为500~1000mm^2/s。

【用途和用量】本品在药剂制备中作抗水剂、抗黏结剂、润滑剂、脱模(膜)剂、消泡剂,是乳剂或乳膏基质的组成成分。本品对皮肤无毒、无刺激性。每日允许摄入量为1.5mg/kg。

二甲亚砜　Dimethyl Sulfoxide

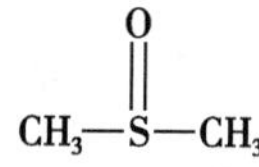

【其他名称】DMSO,万能溶媒。

【ATC 编码】G04BX13,M02AX03

【性状】本品吸湿性强,在20℃时相对湿度为60%,可吸收相当于本身重量70%的水分。在18.5℃时易结晶。能与水、醇、醚、苯、三氯甲烷等任意混溶。2.16%水溶液与血液等渗。

【用途和用量】(1)作透皮促进剂,常用于氢化可的松、地塞米松、氟轻松、睾酮、胰岛素、肝素、维生素类、水杨酸类等的制剂。5%以下无透皮作用,5%以上随浓度增加而作用增强,常用其30%~50%水溶液。目前仅供外用。

(2)作溶剂和防冻剂,60%水溶液能降低冰点至-80℃。

【注意】高浓度可使皮肤有烧灼不适感,或瘙痒或出现红斑,偶可发生疱和皮炎。有时可致恶心、呕吐,高浓度大面积使用可引起溶血。

十二烷硫酸钠　Sodium Dodecyl Sulfate

$$\left[CH_3-(CH_2)_{10}-CH_2-O-\overset{\overset{\displaystyle O}{\|}}{\underset{\underset{\displaystyle O}{\|}}{S}}-O \right]^- Na^+$$

【其他名称】月桂(醇)硫酸钠，Sodium Lauryl Sulfate（缩写 SLS）。

【用途和用量】本品为烷基硫酸钠的混合物，主要含十二烷基硫酸钠，混合的氯化钠和硫酸钠不得大于 8%。为阴离子表面活性剂，广泛用作乳化剂、去垢剂、分散剂、起泡剂、湿润剂，用于片剂、颗粒剂、胶囊剂、乳膏剂等。

【注意】本品无毒，急性毒性 LD_{50} 为 1.0～2.7g/kg。

月桂氮䓬酮〔药典(四)〕　Laurocapram

$$N-(CH_2)_{11}-CH_3$$

【其他名称】氮䓬酮，Azone。

【性状】为无色透明的黏稠液体，几乎无臭，无味。在无水乙醇、醋酸乙酯、乙醚、苯及环己烷中极易溶解，在水中不溶。相对密度 0.096～0.926。折光率为 1.470～1.473。黏度在 25℃时为 32～34mm^2/s。

【用途和用量】本品为非极性透皮促进剂，它可使角质软化，增强通透性，使药物透过皮肤屏障，提高局部或全身血药浓度，提高制剂生物利用度。对亲脂性亲水性药物均有透皮促进作用。毒性低，口服 LD_{50}>7g/kg。

【注意】不宜与强酸或凡士林配伍，以免降效。

【贮法】遮光，密封保存。

甲基纤维素〔药典(四)〕　Methylcellulose

【其他名称】纤维素甲醚，MC。

【ATC 编码】A06AC06

【性状】本品为白色、无臭、无味粉末或颗粒，具吸湿性，在冷水中膨胀成胶体悬浮液，不溶于热水、醇、醚、三氯甲烷及饱和盐液中。溶于冰醋酸及等量混合的醇和三氯甲烷溶液中，其溶液可被盐、多元酸、酚及鞣质凝聚，加乙醇可防凝聚。

【用途和用量】(1) 黏合剂，低或中等黏度级较好，加入粉末或溶液均可，用于改进崩解或溶出速率，一般浓度为 1%～20%。

(2) 凝胶剂，增稠凝胶及霜剂，宜选高黏度级。

(3) 悬浮剂及增稠剂，溶液可代替糖浆，增稠用浓度可达 5%。

(4) 片剂包衣，可应用高置换低黏度级作薄膜包衣，亦可用于包糖衣前包于核外作隔离层。

(5) 崩解剂，常用浓度为 2%～10%。

(6) 乳化剂，宜选用低黏度级的，一般浓度为 1%～5%。

(7) 滴眼剂，宜选用高黏度级的。

【注意】有报道本品与氨基吖啶盐酸盐、氯甲苯酚、氯化高汞、酚、间苯二酚、鞣酸、硝酸银、对羟基苯甲酸、对氨基苯甲酸、对羟基苯甲酸酯均有配伍禁忌。

【贮法】密闭保存。

羟苯乙酯〔药典(四)〕　Ethylparaben

$$HO-C_6H_4-COOC_2H_5$$

【其他名称】尼泊金乙酯，对羟基苯甲酸乙酯，Nipagin B。

【ATC 编码】D01AE10

【性状】为白色晶性粉末；几无臭或有轻微的特殊香气，味微苦、灼麻。在乙醇或乙醚中易溶，在三氯甲烷中略溶，在甘油中微溶，在水中几乎不溶。pH 在 3～6 时稳定，能在 120℃灭菌 20 分钟不水解，pH>8 时易水解。熔点为 115～118℃。

【用途和用量】本品对真菌的抑菌效果较强，但对细菌的抑菌效果较弱。用作抑菌防腐剂，0.3% 溶液广泛用于液体制剂及半固体制剂的防腐，0.2% 溶液用于食品及化妆品的防腐。

【注意】(1) 本品与非离子表面活性剂(如吐温-20、吐温-80)、聚乙二醇-6000 等合用，能增加本品的水溶度，但也能形成络合物而影响其抑菌作用。

(2) 遇铁变色，遇强酸、强碱易水解。

(3) 当液体制剂中含有低浓度(2%～15%)的丙二醇时，则其防腐作用增强。

(4) 不良反应：可引起接触性皮炎、荨麻疹、血管神经性水肿，接触眼睛可引起疼痛和刺激，接触口唇，可引起发麻感。

【贮法】密闭保存。

羧甲基纤维素钠　Carmellose Sodium

【其他名称】羧甲基纤维素，Carboxymethyl Cellulose Sodium，CMC。

【性状】本品为纤维素羧甲基醚的钠盐，为白色或乳白色纤维状粉末或颗粒，几无臭、无味，具吸湿性。易于分散在水中成澄明胶状液，在乙醇等有机溶媒中不溶。1% 水溶液 pH 为 6.5～8.5，当 pH>10 或<5 时，胶浆黏度显著降低，在 pH7 时性能最佳。对热稳定，在 20℃以下黏度迅速上升，45℃时变化较慢，80℃以上长时间加热可使其胶体变性而黏度明显下降。

【用途和用量】本品具有黏合、助悬、增稠、乳化、缓释等作用，在液体制剂中用为助悬剂、增稠剂、乳化剂，在半固体制剂中作凝胶基质。在片剂中作黏合剂、崩解剂及缓释辅料。

【注意】①本品与强酸、强碱、重金属离子(如铝、锌、汞、银、铁等)配伍均属禁忌。②本品允许摄入量为 0～

25mg/(kg·d)。

【贮法】密封,在干燥处保存。

羧丙甲纤维素 Hypromellos

【其他名称】羟丙基甲基纤维素,HPMC,Hydroxypropyl Methylcellulose,Cellulose Hydroxypropyl Methyl Ether,Methyl Hydroxypropyl Cellulose。

【ATC编码】S01KA02

【性状】本品为白色至乳白色、无臭无味、纤维状或颗粒状易流动的粉末,在水中溶解形成澄明至乳白色具有黏性的胶体溶液,一定浓度的溶液可因温度变化出现溶胶-凝胶互变现象。不溶于无水乙醇、三氯甲烷和乙醚,有部分型号的产品在70%的乙醇或丙酮中易溶,于甲醇和氯甲烷的混合溶剂中可溶。本品在干燥环境中稳定,溶液在pH 3~11亦稳定,但是水溶液易受微生物污染,水溶液耐热,1%水溶液pH 4~8。

【用途和用量】本品具有乳化、增稠、助悬、黏合、胶凝和成膜等特性和作用,在药剂中具有广泛的用途。本品无毒、安全。每日允许摄入量为0~25mg/kg。

(1) 本品低黏度者用作片剂、丸剂的水溶性的薄膜包衣料,高黏度者用于非水性薄膜包衣,使用浓度为2%~10%。

(2) 本品低黏度者作片剂、丸剂、颗粒剂的黏合剂和崩解剂,高黏度者仅作黏合剂,用量因型号和要求不同而异,一般为2%~5%。

(3) 本品作增稠剂,常用浓度为0.45%~1.0%。用于增加疏水胶的稳定性,防止离子聚集、沉淀,常用浓度为0.5%~1.5%。

(4) 另外本品可作阻滞剂、控释剂、致孔道剂和助悬剂。助悬剂宜用高黏度者。常用量为0.5%~1.5%;制作混合材料骨架缓释片和亲水凝胶骨架缓释片的阻滞剂及控释剂,宜用高黏度型号;低黏度型号用于缓释或控释片的致孔道剂。

【注意】本品应置于密闭容器中,避免与小于3或大于11的极端pH条件及与抗氧剂接触。

羧甲基淀粉钠 Sodium Carboxymethyl Starch

【其他名称】淀粉甘醇酸钠,淀粉乙醇酸钠,CMS-Na,SCM-S。

【性状】本品是淀粉中大约25%的葡萄糖单元引入羧甲基钠基团制得的多糖衍生物,为细微的白色无定形粉末,无臭、无味,在空气中有引湿性。溶于冷水形成网络结构的胶体溶液,不溶于乙醇和乙醚。其2%水溶液pH7~7.5,水溶液在碱性条件下稳定。本品具有良好的亲水性、吸水性和膨胀性以及优良的可压性和流动性。

【用途和用量】本品在药剂中主要用作片、丸剂的崩解剂和黏合剂,以及液体药剂的助悬剂。作崩解剂优于淀粉和羧甲基纤维素钠。一般用量为2%~6%。外加比内加效果佳,与离子交换树脂合用效果更为满意。用10%本品制得的混悬剂,静置后的沉淀容积、外观以及重分散性都优于纤维素衍生物、硅酸镁铝、西黄芪胶、海藻酸盐、胶性二氧化硅以及其他变性淀粉,是内服制剂的良好助悬剂。

【注意】①遇酸会析出沉淀,遇多价金属盐,则产生不溶于水的金属盐沉淀。②密闭贮存于阴凉干燥处,防止吸潮。

甲壳素 Chitin

【其他名称】几丁质,壳多糖,甲壳质,聚*N*-乙酰葡萄糖胺,oly-*N*-acetyl-D-glucosamine。

【性状】本品为甲壳类动物(虾、蟹、乌贼等)的骨骼和菌类(地衣)等细胞膜的重要成分。是白色半透明固体,属含氮多糖类物质,具纤维素结构。溶于浓盐酸、硫酸冰醋酸和78%~97%磷酸,不溶于水、稀酸、碱、醇及其他有机溶剂。本品的溶解度、分子质量、乙酰化值、比旋度因来源不同而异。

【用途和用量】本品在药剂中用作填充剂、黏合剂、薄膜包衣材料、缓释材料和透皮给药制剂的基质等;还可用制调味品和酒石酸等。本品为结构复杂的无毒含氮多糖类,一般认为是安全的。

【注意】本品应置于密闭容器中,贮存于阴凉、干燥处。

聚乙烯醇[药典(四)] Polyvinyl Alcohol

【其他名称】PVA。

【性状】本品为白色至奶油色无臭、无味的粉末或颗粒。易溶于水,在较高的温度下溶解更快,颜色更深。4%水溶液pH为5~8,具有极强的亲水性和极好的成膜性,乙醇中微溶,在丙酮中几乎不溶。本品的溶解性与聚合度有关,分子质量越大,结晶性越强,则水溶性越差,水溶液的黏度也相应增加。

【用途和用量】本品是一个很好的助悬剂、油/水(o/w)乳化剂和乳化稳定剂;可在各种眼用制剂(如抗充血滴眼剂、人工泪液以及视镜产品)中作增稠剂、润滑剂和保护剂;还可作为凝胶剂、透皮制剂、涂膜剂、膜剂的优良胶凝剂和成膜材料,使药物易于释放并与皮肤或病灶紧密接触,以提高疗效;同时本品可作缓释材料,用于制备缓释骨架片剂等。本品口服、外用无毒、无刺激性。

【注意】①本品与大多数无机盐有配伍禁忌,特别是硫酸盐与磷酸盐。磷酸盐能使5%的聚乙烯醇溶液沉淀。②置于密闭容器中,贮存于阴凉干燥处。

磷酸二氢钠[药典(二)] Sodium Dihydrogen Phosphate

【性状】为无色结晶或白色结晶性粉末;无臭,味咸、酸;微有潮解性。在水中易溶,在乙醇中几乎不溶。5%水溶液的pH为4.1~4.5。

【用途和用量】本品在配制药剂中用作酸化剂、缓冲剂。

【注意】①本品口服LD_{50}>2g/kg。②无水物、一水合物、二水合物相互代用时,在质量标准允许下,要加以折算。

【贮法】密封保存。

磷酸氢二钠[药典(四)]

Disodium Hydrogen Phosphate

【性状】无水物为白色结晶性粉末，易吸潮，在空气中逐渐成为七水合物。溶于水，不溶于乙醇，水溶液呈碱性，在25℃时，10%水溶液的pH为9.1。

【用途和用量】本品具有络合、缓冲、碱化等作用，在配制药剂中作缓冲剂、pH调节剂等。常与磷酸二氢钠（或钾）制成磷酸盐缓冲液，故为滴眼剂及注射剂之辅料。

【贮法】密封保存。

亚硫酸氢钠[药典(四)] Sodium Bisulfite

【其他名称】重亚硫酸钠，酸式亚硫酸钠。

【性状】本品为白色结晶性粉末，有强烈的二氧化硫气味，久置空气中析出二氧化硫，能缓慢地氧化成硫酸氢钠，与强酸反应放出二氧化硫，温度高于65℃时分解出二氧化硫，密度为1.48g/cm^3，易溶于水，难溶于乙醇或乙醚；水溶液呈酸性，具还原性。

【用途和用量】本品为抗氧剂，水溶液呈酸性，具还原性，适用为偏酸性药物的抗氧剂，常用于液体制剂，尤其是灭菌溶液，常用浓度为0.1%～0.2%，在此用量下极其安全。

【贮法】遮光，密封保存。

亚硫酸钠[药典(四)] Sodium Sulfite

【性状】为白色结晶性粉末，无臭或几乎无臭。遇高温易分解，遇强酸生成相应的盐而放出二氧化硫，久置空气中暴露，也易逐渐分解而放出二氧化硫。溶于水、甘油，不溶于高浓度乙醇，乙醚中几乎不溶，水溶液呈碱性。

【用途和用量】用作抗氧剂，浓度为0.1%～0.5%。

【注意】密闭保存。

丙二醇[药典(四)] Propylene Glycol

$$\begin{array}{ccccc} CH_3 & - & CH & - & CH_2 \\ & & | & & | \\ & & OH & & OH \end{array}$$

【性状】本品为无色澄明、黏稠、具引湿性的液体，几乎无臭，有甘油样甜和微辛味，几无毒，冰点-59℃，具可燃性，与水、丙酮、乙醇、甘油、三氯甲烷能混溶，能按1∶6溶于乙醚，常温中稳定，高温易分解，有还原性。相对密度在25℃时为1.035～1.037。折光率为1.431～1.433。

【用途和用量】药剂中用为溶剂、湿润剂、保湿剂、防腐剂。参与浓度均在10%以上。用于房间空气消毒时，每100m^{3}用50～100ml熏蒸。

【不良反应】丙二醇的全身毒性在低剂量口服时不会发生，除非大量摄入或将含丙二醇的制剂给予新生儿或肾衰竭患者时。全身毒性最常见的表现是中枢神经系统抑制，尤其是在新生儿和儿童中。其他报告的不良反应包括肝损伤或肾损伤、血管内溶血、癫痫、昏迷、心律失常和心脏呼吸停止。会出现高渗血症，尤其在小婴儿和肾损伤患者中极为显著；在后者，乳酸酸中毒也许是更严重的问题。

【注意】局部使用丙二醇后会产生局部的刺激，尤其是用于封闭敷裹或用于黏膜上时；敷于烧伤患处会产生毒性。注射含高浓度二丙醇的注射液也许会引起疼痛或刺激。

【贮法】密封，在干燥处避光保存。

大豆油[药典(二、四)] Soybean Oil

本品系从豆科植物大豆提取得的不挥发油。

【其他名称】豆油。

【性状】本品为淡黄色的澄清液体；无臭或几乎无臭。本品可与乙醚或三氯甲烷混溶，在乙醇中极微溶解，在水中几乎不溶。本品的相对密度为0.916～0.922。折光率为1.472～1.476。酸值不大于0.2。皂化值为188～200。碘值为126～140。

【用途和用量】本品除作静脉乳剂，供肠外高营养使用外，在药剂中用作各种溶剂和基质。

【贮法】遮光，密封，在凉暗处保存。

山梨酸钾[药典(四)] Potassium Sorbate

【性状】为白色结晶性粉末，有轻微的特异臭。熔点270℃（分解），溶解度（20℃）水：58.2%，乙醇：6.5%；溶于丙二醇；易溶于三氯甲烷、丙酮、乙醚、脂肪和油中。结晶密度：1.363g。

【用途和用量】本品为抑菌防腐剂，在酸性条件下才有作用，用量为0.05%～0.2%。由于本品稳定性差，常与其他抑菌防腐剂合用，以便协同。本品较山梨酸水溶性好，使用时较方便。

【注意】①本品有刺激性，可引起接触性皮炎。山梨酸偶可引起皮肤过敏反应。②山梨酸可因氧化作用而失活，会因某些非离子表面活性剂或塑料而作用下降。山梨酸钾会因pH的升高而活性下降。③本品应避光、密闭保存，贮存温度不得超过40℃。

环糊精[药典(四)] Cyclodextrin

【其他名称】环状糊精，CD，CYD。

【性状】本品为*Bacillus*属杆菌所产生的环糊精苷转移酶与淀粉作用生成的，含有6～12个葡萄糖分子，以α-1，4相连结形成的多糖化合物。分α-C、β-CD、γ-CD三种，因β-环糊精（β-CD）具有7个葡萄糖单位，内径约0.6nm，有较佳的包合作用，其溶解度又小，所以很容易从酶反应液中析出结晶，故目前工业制造和实际应用的环糊精，均以β-CD为主。近年来，由于膜分离技术的应用及嗜碱性生产菌筛的成功，环糊精糖苷转移酶在制造CD时用液化淀粉（85～90℃）生产β-CD和膜利用法及无溶剂法二种新生产方法的应用等，大大降低了成本，使CD在工业上特别是食品和药剂工业上的应用，都取得了飞速的发展。

环糊精的分子呈环状结构，其内径为0.7～0.8nm；葡萄糖苷基上的羟基均位于环状结构的外围，故外围是亲水性，内部为疏水性，很多小分子有机物都可以包含在内部空隙内而形成包合物，在药剂应用中，它有分子微囊的雅号。它与非极性分子所形成的包合物，一般都溶于水，在甲醇、乙醇、丙酮或乙醚中几乎不溶。其分子上可以交链许多官能团，也可以交链许多聚合物，进行化学改性；其单位也可以聚合。

【用途和用量】由于它具有多种功能，所以，在药剂上具有广泛的发展和应用前途。目前，常用于下列各方面：

（1）增加药剂稳定性，本品包合各种药物后使之更加稳定：①防挥发、升华。②防氧化。③防光、热分解破坏。④防化学物质分解。

（2）提高生物利用度，使多种药物包合后，吸收增多，疗效提高，毒性显著降低。

（3）减少毒副作用。如减轻胃刺激和包合后可防止氯丙嗪引起溶血等。

（4）用于矫味，防潮等。

（5）用于乳剂，微囊剂、胶囊剂、栓剂、片剂和颗粒剂中包合药物。

（6）有些药物包合后还可延效。近年其衍生物之出现，使上述优越性更有所延伸和发展。

【注意】环糊精注射给药后，在体内不代谢，以不溶性胆固醇复合物形式蓄积在肾脏，容易导致严重肾毒性，肾损伤患者应谨慎含环糊精辅料的药物。

【贮法】密闭，在干燥处保存。

卡波姆[药典(四)] Carbomer

【其他名称】丙烯酸聚合物，聚羧乙烯，卡波普尔，Carbopol Cb。

【性状】本品为白色、疏松、酸性、吸湿性强、微有特臭的粉末，平均含水量为8%。可溶于水、乙醇和甘油，1%水溶液pH=3，可用三乙醇胺等使之在非极性介质中成凝胶剂，从而与多种碱性药物形成可溶凝胶，且在pH 5～11范围内稳定。高压灭菌及β射线照射也不分解。常加适量防腐剂（如硫柳汞钠0.01%）以防霉。

【用途和用量】在药剂中用作乳化增稠剂、基质、黏合剂及包衣，最佳用途为缓释剂的包衣。

【注意】本品极易吸水，应尽可能保持干燥，有效期一般为2年。常加适量防腐剂（如硫柳汞钠0.01%）以防霉。

【贮法】密闭保存。

泊洛沙姆[药典(四)] Poloxamer

【其他名称】普流罗尼克，泊洛晒醇，Poloxalkol，Monolan，Supronic，Polyvethylene，Propylene Glycol，Pluronic。

【性状】本品为一大类非离子高分子表面活性剂，规格型号有多种，随聚合度增大，物态从液体、半固体至蜡状固体，从难溶于水的液体到易溶于水的固体，均有较高的HLB值。本品多数型号的产品在水中易溶，溶解度随分子中氧乙烯含量的增加而增加，在矿物油中不溶，在乙醚和石油醚中几乎不溶，溶于无水乙醇、乙酸乙酯、三氯甲烷。

【用途和用量】（1）作乳化剂和稳定剂：用本品制备的乳剂，乳粒小，一般在1μm以下，吸收率高，物理性质稳定，不易分层，可热压蒸汽灭菌。

（2）作增溶剂：本品可以因表面活性剂形成胶团，增加多种难溶性药物的表观溶解度。

（3）作吸收促进剂：一方面由于本品使肠道蠕动变慢，药物在胃肠道中滞留时间增长，吸收增加，从而提高口服制剂的生物利用度。另一方面，本品与皮肤相溶性佳，增加皮肤通透性，可助进外用药剂的吸收。

（4）作固体分散的载体：固体型号的产品可作为一些固体分散物的载体（如灰黄霉素、地高辛、洋地黄毒苷等）从而大大地提高这些药物的溶解度，促进这些药物的吸收。用量一般为2%～10%。

（5）作乳膏剂、栓剂基质：固体型号的本品，可作基质使用，起到缓释与延效的作用。

（6）作缓释材料：分子质量大的固体产品，用作黏合剂、包衣材料，可使制剂达到缓释、控释的目的。用量5%～15%。

本品无毒，对皮肤黏膜无刺激性、过敏性，对人十分安全。

【注意】本品与酚、间苯二酚、β-萘酚和羟基苯甲酸酯类有禁忌，并取决于相应的浓度。

【贮法】遮光，密闭保存。

其他常用的药用附加剂见表80-1。

表80-1 其他常用的药用附加剂

药名	作用	用途	注意
丙烯酸树脂 Eudragit	为新型辅料，有黏合和成膜作用，可用于包衣、缓释和成膜	主要用作片、丸或颗粒剂的包衣，因型号不同而有用于胃溶衣、肠溶衣之分，也可与其他高分子材料合用于缓释剂、膜剂等	经实验证明，本品完全无毒
海藻酸钠 Sodium Alginate	有助悬、乳化、增溶、黏合等作用	可用为微囊的囊材，或包衣、成膜等的材料	①遇强酸则析出海藻酸。②完全无毒，每日摄入量为0.25mg/kg
二氧化钛 Titanium Dioxide	有吸收紫外线作用，还可使片剂外衣包上亮白色，为着色剂	用为包衣、着色和紫外线吸收剂，供片、丸、颗粒、胶囊和外用制剂的辅料	不被人体吸收，无积蓄、无致癌性

续表

药名	作用	用途	注意
聚山梨酯-80 Polysorbate(吐温-80,tween-80)	吐温-20为月桂酯;吐温-60为硬脂酸酯;吐温-80为油酸酯,均有乳化作用	供配制水包油乳剂或乳膏,也可用于油类(如挥发油)的助溶	①有溶血作用,以吐温-80作用最低。②水溶液加热后可产生混浊,冷后澄明,不影响质量。③在溶液中可干扰抑菌作用
司盘Span(山梨醇脂肪酸酯)	为山梨醇与不同高级脂肪酸所形成的酯,如司盘-20为月桂酸酯;司盘-80为单油酸酯。均有乳化作用	供配制油包水乳剂之用	
微晶纤维素 Microcrystalline	Cellulose本品为纤维浆中的α-纤维素水解后制成的多孔性颗粒	直接压片时用作黏合剂、崩解剂和填充剂,但有吸水膨胀作用	对水分敏感的药物如阿司匹林、维生素等要慎用
阿拉伯胶 Gum Arabic(Acacia)	为阿拉伯树所渗出的胶,有乳化、黏合和混悬等作用	用为乳化剂、黏合剂及混悬剂	
微粉硅胶(白炭黑)	有良好的润滑、助流作用,且有吸水性能,可加速片剂的崩解	用于黏性较大药物的制片	
三乙醇胺 Triethanolamine	可与硬脂酸形成胺肥皂而具乳化作用	用为乳膏基质的乳化形成	
聚乙二醇 Macrogol(聚氧乙烯二醇,PEG)	为高分子聚合物。分子量在200~700者为液体,1000以上者为固体。易溶于水,较易吸收,不易发霉,无刺激性	用为水溶性基质	
蜂腊 Wax	熔点62~67℃,可增加软膏稠度	用为软膏基质辅料	
香果脂 Linder Oil	熔点30~34℃,遇体温可熔化	用为栓剂基质	保存于20℃以下
花生油 Arachis Oil	润滑、保护剂	用为基质	
羊毛脂 Lanolin(无水羊毛脂)	较易吸收,性质稳定,有良好的吸水性能	用作基质	含水羊毛脂中含水30%
凡士林 Vaselin	有润滑、防皲裂等作用,性质稳定,不易酸败	用作基质	含氯的白凡士林有刺激性,禁用于配制眼膏
硬脂酸镁 Magnesium Stearate	有润滑作用	压片时用作润滑剂,用量为1%~2%	
硬脂酸 Stearic Acid	能与醇类生成酯。与钠、钾、铵离子生成皂,有乳化和滑润作用	用为乳膏(霜)的基质	
淀粉 Starch	药用淀粉多为马铃薯淀粉精制而成	用为撒粉剂或各种赋形剂	

续表

药名	作用	用途	注意
滑石 Talc	主要成分为硅酸镁，有润滑和使皮肤干燥的作用	①粉剂。②赋形剂。③手术用手套的涂粉。④润滑剂（压片时用1%~5%）	①可直接用于创面，以免引起肉芽肿。②手套上的涂粉应于用前冲净。③应注意滑石粉的致癌性，尽管没有确切证据证明，但多个研究显示妇女使用滑石粉后患卵巢癌的几率上升。但含有石棉杂质的滑石粉已被证明对人类有致癌性，因此在药物制剂中应该使用不含石棉的滑石粉

（张相林　李　沭）

第 81 章 生物制品

81.1 概述

81.1.1 定义和分类

生物制品系指以微生物（细菌、噬菌体、立克次体、病毒等）、细胞、动物或人源组织和体液等为原料，应用现代生物技术或传统技术而制成的制品，用于多种人类疾病的预防、治疗和诊断。人用生物制品包括：细菌类疫苗（含类毒素）、病毒类疫苗、抗毒素及抗血清、血液制品、细胞因子、生长因子、酶、体内及体外诊断制品，以及其他生物活性制剂，如毒素、抗原、变态反应原、单克隆抗体、抗原抗体复合物、免疫调节剂及微生态制剂等。

本章所收载的生物制品有以下几类：①预防用生物制品-疫苗（含细菌类疫苗、病毒类疫苗）。②治疗用生物制品（包括抗毒素及人血液制品等）。③体内诊断试剂。

微生态制剂也是生物制品，请参见第45章微生态药物；其他生物制品还可参见免疫调节药相关章节药物项下。

81.1.2 保存和运输

生物制品多是用微生物或其代谢产物所制成，从化学成分上看，多具蛋白特性，而且有的制品本身就是活的微生物。因此，生物制品一般都怕热、怕光，有的还怕冻，保存条件直接会影响到制品质量。一般来说，温度越高，保存时间越短。最适宜的保存条件是2～8℃干燥暗处。除小儿麻痹等活疫苗及干燥制品不怕冻结外，其他制品一般不能在0℃以下保存，否则会因冻结而造成蛋白变性，融化后会发生大量溶菌或出现摇不散的絮状沉淀而影响免疫效果，甚至会加重接种后的反应。

各种生物制品对热的稳定性又根据其性质和质量不同而有区别，一般疫苗均怕热，如麻疹疫苗，在室温中放置，效力就明显下降，因此必须在2～8℃保存；抗毒素等虽较稳定，但最好也保存在2～8℃暗处，如保存温度过高，则会影响质量。

生物制品多标有失效期及有效期，如已过期即不可使用，这在"生物制品检定法规贮存规则"中规定："凡超过规定贮存时间之半成品或过效期之成品，除另有规定经再次检定可以延长效期者外，须由库中提出废弃之"。

运输中：①采用最快速运输法，缩短运输时间。②一般应用冷链方法运输。③运输时应防止制品冻结。

81.1.3 使用注意

生物制品在使用时，常常发生各种反应，特别是各种血清、疫苗等，反应较多。

反应发生的原因，一般可分为两个方面：

（1）生物制品的质量：质量不好的制品可以引起严重反应，例如疫苗的毒种不好，血清纯度低或发生污染等，接种后都可以引起人数较多的严重反应。

（2）使用方面：不能正确地使用生物制品，也是引起不良反应的重要原因之一，如接种剂量过大，接种途径的错误和操作的不正确（如皮内注射的，误为皮下注射，就会发生局部脓肿）以及不能正确地掌握禁忌证等都是发生反应的原因。

生物制品使用后发生的反应，可分为一般反应及异常反应两类：一般反应有局部（如红、肿、热、疼等）和全身反应（如发热、头痛、寒战、恶心、呕吐、腹痛、腹泻等）；异常反应有晕厥、过敏性休克、血清病（多发生在注射后1～2周，表现为皮疹、肌肉关节痛、全身淋巴结肿大）等。

为了预防严重异常反应的发生，要注意下列事项：

（1）注射动物血清制品之前，必须作过敏试验，阴性者方可注射，阳性者必须进行脱敏后才可注射。反复注射的间隔时间，超过5天者，必须作过敏试验后，方可注射。

（2）详细询问病史，有过敏史（如哮喘、荨麻疹、花粉症等）的患者，易发生过敏性休克，有晕针史及癔症、癫痫的患者易发生晕厥，因此要特别注意。

（3）反应发生后，应立即皮下注射或静脉注射0.1%肾上腺素0.3～0.5ml，必要时可重复注射，然后再根据反应的不同症状，给予必要的治疗。

（4）安瓿有裂纹、标签不清、药液变色、有摇不散的异物、絮状物或经冻结者，均不可用。

81.2 用于预防的生物制品

用于预防的生物制品，无论它来自细菌或病毒，国际上统称为疫苗。

伤寒疫苗[药典(三)] Typoid Vaccine

【ATC编码】J07AP

【性状】为乳白混悬液，含苯酚防腐剂。

【药理学】本品系用伤寒沙门菌培养后，取菌苔制成悬液，经甲醛杀菌，以PBS稀释制成。接种本疫苗后，可使机体产生免疫应答。用于预防伤寒。

【适应证】用于预防伤寒每瓶5ml（接种本疫苗后，可使机体产生免疫应答）。主要用于部队、港口、铁路沿线工作的工作人员，下水道、粪便、垃圾处理人员、饮食行业、医务防疫人员及水上居民，或有本病流行地区的人群。

【用法和用量】（1）于上臂外侧三角肌处皮下注射。

（2）初次注射本疫苗者，需注射3次，每次间隔7～10天，注射用剂量如表81-1：

表81-1 伤寒疫苗注射剂量表

1～6周岁	7～14周岁	14周岁以上
第1针0.2ml	第1针0.3ml	第1针0.5ml
第2针0.3ml	第2针0.5ml	第2针1.0ml
第3针0.3ml	第3针0.5ml	第3针1.0ml

注：加强注射用量与第3针同

【不良反应】局部反应可出现红肿，有时有寒战、发热或头痛。一般可自行缓解。

【注意】①用前摇匀。如出现摇不散的凝块、异物、疫苗瓶有裂纹或标签不清者，均不得使用。②接受注射者，在注射后，应在现场至少观察30分钟（应备有肾上腺素等药物，以备偶有发生严重过敏反应时急救用）。③严禁冻结。

【禁忌证】禁用于①发热，患严重高血压，心、肝、肾脏病及活动性结核者;②妊娠期妇女,月经期及哺乳期妇女;③有过敏史者。

【制剂】每瓶5ml。每1次人用剂量0.2~1.0ml(根据年龄及注射针次不同),含伤寒沙门菌6.0×10^7~3.0×10^8。

【贮法】于2~8℃避光保存与运输。有效期18个月。

伤寒甲型乙型副伤寒联合疫苗〔药典(三)〕
Typhoid and Paratyphoid A & B Combined Vaccine

【性状】为乳白混悬液,含苯酚防腐剂。

【药理学】本品系用伤寒沙门菌、甲型、乙型副伤寒沙门菌分别培养后,取菌苔制成悬液,经甲醛杀菌,以PBS稀释制成。

【适应证】用于预防伤寒及甲乙型副伤寒。每瓶5ml(接种本疫苗后,可使机体产生免疫应答)。主要用于部队、港口、铁路沿线工作的工作人员,下水道、粪便、垃圾处理人员、饮食行业、医务防疫人员及水上居民,或有本病流行地区的人群。

【用法和用量】(1)于上臂外侧三角肌下缘附着处皮下注射。

(2)初次注射本菌苗者,需注射3次,每次间隔7~10天,注射用剂量如表81-2:

表81-2 伤寒甲型乙型副伤寒联合疫苗注射剂量表

1~6周岁	7~14周岁	14周岁以上
第1针0.2ml	第1针0.3ml	第1针0.5ml
第2针0.3ml	第2针0.5ml	第2针1.0ml
第3针0.3ml	第3针0.5ml	第3针1.0ml

注:加强注射用量与第3针同

【不良反应】局部反应可出现红肿,有时有寒战、发热或头痛。一般可自行缓解。

【禁忌证】禁用于①发热,患严重高血压,心、肝、肾脏病及活动性结核者;②妊娠期妇女,月经期及哺乳期妇女;③有过敏史者。

【注意】①用前摇匀。如出现摇不散的凝块、异物、疫苗瓶有裂纹或标签不清者,均不得使用。②接受注射者,在注射后,应在现场至少观察30分钟(应备有肾上腺素等药物,以备偶有发生严重过敏反应时急救用)。③严禁冻结。

【制剂】注射混悬液:每瓶5ml。每1次人用剂量0.2~1.0ml(根据年龄及注射针次不同),含伤寒沙门菌3.0×10^7~1.5×10^8,甲型、乙型副伤寒沙门菌各为1.5×10^7~7.5×10^7。

【贮法】于2~10℃避光保存与运输。有效期18个月。

A群C群脑膜炎球菌多糖疫苗〔药典(三)〕
Group A and C Meningococcal Polysaccharide Vaccine

【其他名称】梦灵康,美宁安A+C。

【性状】为白色疏松体,加入所附PBS后可迅速溶解,复溶后为澄明液体。

【药理学】本品系用A群和C群脑膜炎奈瑟球菌培养液,分别提取和纯化A群和C群脑膜炎奈瑟球菌荚膜多糖抗原,混合后加入适宜稳定剂冻干制成。接种疫苗后,可使机体产生体液免疫应答。

【适应证】用于预防A群C群脑膜炎球菌引起的流行性脑脊髓膜炎。接种对象为2岁以上儿童及成人。

【用法和用量】①按标示量加入所附PBS复溶,摇匀后立即使用。②于上臂外侧三角肌下缘附着处皮下注射。③接种1次,每1次人用剂量为0.5ml,接种应于流行性脑脊髓膜炎流行季节前完成。

【不良反应】(1)常见不良反应:①接种后24小时内,注射部位可出现红肿、疼痛和触痛,注射局部红肿浸润为轻、中度反应,多数情况下2~3天内可自行缓解。②一般在接种疫苗后,可出现一过性发热反应。其中大多数为轻度反应,一般持续1~2天后可自行缓解,不需处理;对中度发热反应或发热时间超过48小时者,可给予对症处理。

(2)罕见不良反应:①严重发热反应,应给予对症处理,以防高热惊厥。②注射局部重度红肿或出现其他并发症时,应对症处理。

(3)极罕见不良反应:①过敏性皮疹:一般在接种疫苗后72小时内出现荨麻疹,应及时就诊,给以抗过敏治疗。②过敏性休克:一般在注射疫苗后1小时内发生,应及时抢救,注射肾上腺素(0.5mg)进行治疗。③过敏性紫癜:出现时应及时就诊,应用皮质激素类药物,给予抗过敏治疗,治疗不当或不及时,有可能并发紫癜性肾炎。④偶见血管神经性水肿或变态反应性神经炎:应及时就诊。⑤有文献报道可出现变态反应性剥脱性皮炎。

【禁忌证】禁用于①已知对该疫苗的任何成分过敏者;②患急性疾病、严重慢性疾病、慢性疾病的急性发作期和发热者;③患脑病、未控制的癫痫和其他进行性神经系统疾病者。

【注意】(1)慎用:家族和个人有惊厥史者,患慢性疾病者,有癫痫病史者,过敏体质者,及哺乳期妇女。

(2)疫苗瓶有裂纹、标签不清或失效者,疫苗复溶后,出现混浊等外观异常者,均不得使用。

(3)接受注射者,在注射后,应在现场至少观察30分钟(应备有肾上腺素等药物,以备偶有发生严重过敏反应时急救用)。

(4)严禁冻结。

【制剂】注射剂:复溶后每瓶0.5ml,每1次人用剂量为0.5ml,含A群C群脑膜炎多糖各50μg。

【贮法】于2~8℃避光保存与运输。有效期24个月。

吸附百白破联合疫苗〔药典(三)〕
Diphtheria, Tetanus and Pertussis Combined Vaccine, Adsorbed

【性状】为乳白混悬液,放置后佐剂下沉,摇动后即成均匀悬液,含防腐剂。

【药理学】本品系由百日咳疫苗原液、白喉类毒素原液及破伤风类毒素原液加氢氧化铝佐剂制成。接种本疫苗后,可使机体产生免疫应答。

【适应证】用于预防百日咳、白喉、破伤风。接种对象为3月龄~6周岁儿童。

【用法和用量】①于臀部或上臂外侧三角肌处肌内注射。②自3月龄开始免疫,至12月龄完成3针免疫,每针间隔4~6周,18~24月龄注射第4针。每1次注射剂量为0.5ml。

【不良反应】(1)常见不良反应:①注射局部可出现红肿、疼痛、发痒。②全身反应可有低热、哭闹、烦躁、畏食、呕吐、精神不振等,一般不需处理即自行缓解。③中度发热,应对症处理。

(2)罕见不良反应:①重度发热反应,应给予对症处理,以防高热惊厥。②局部硬结,1~2个月即可吸收。严重者可伴有淋巴结或淋巴管炎,应及时就诊。

(3)极罕见不良反应:①局部无菌化脓,一般须反复抽出脓液,严重时(破溃)扩创清除坏死组织。②过敏性皮疹:一般在接种疫苗后72小时内出现荨麻疹,应及时就诊,给予抗过敏治疗。③过敏性休克:一般在注射疫苗后1小时内发生,应及时抢救,注射肾上腺素(0.5mg)进行治疗。④血管神经性水肿:应及时就诊。⑤过敏性紫癜:出现时应及时就诊,应用皮质激素类药物,给予抗过敏治疗,治疗不当或不及时,有可能并发紫癜性肾炎。⑥神经系统反应:临床表现为抽搐、痉挛、惊厥、嗜睡及异常哭叫等症状,神经炎及神经根炎,变态反应性脑脊髓膜炎。

【禁忌证】禁用于①已知对该疫苗的任何成分过敏者;②患急性疾病、严重慢性疾病、慢性疾病的急性发作期和发热者;③患脑病、未控制的癫痫和其他进行性神经系统疾病者;④注射百日咳、白喉、破伤风疫苗后,发生神经系统反应者。

【注意】(1)慎用:家族和个人有惊厥史者,患慢性疾病者,有癫痫病史者,过敏体质者。

(2)使用时应充分摇匀,如出现摇不散的凝块、异物、疫苗瓶有裂纹或标签不清者,均不得使用。

(3)疫苗开启后应立即使用,如需放置,应置于2~8℃处,并于1小时内用完。其余均应废弃。

(4)注射后局部可能有硬结,1~2个月即可吸收。注射第2针时,应换另一侧部位。

(5)接受注射者,在注射后,应在现场至少观察30分钟(应备有肾上腺素等药物,以备偶有发生严重过敏反应时急救用)。

(6)注射第1针后出现高热、惊厥等异常情况者,不得再注射第2针。

(7)严禁冻结。

【制剂】注射混悬液:每瓶0.5ml;1.0ml;2.0ml;5.0ml。每1次人用剂量0.5ml,含百日咳疫苗效价不低于4.0IU、白喉疫苗效价不低于30IU、破伤风疫苗效价不低于40IU(豚鼠法)或60IU(小鼠法)。

【贮法】于2~8℃避光保存与运输。有效期18个月。

皮上划痕人用炭疽活疫苗[药典(三)]

Anthrax Vaccine(Live) for Percutaneous Scarification

【性状】为灰白色均匀悬液。

【药理学】本品系用炭疽芽孢杆菌的弱毒株经培养、收集菌体后稀释制成。为灰白色均匀悬液。接种本疫苗后可使机体产生免疫应答。

【适应证】用于预防炭疽。接种对象为炭疽常发地区人群,皮毛加工与制革工人、放牧员以及其他与牲畜密切接触者。

【用法和用量】(1)于上臂外侧三角肌附着处皮上划痕接种。用消毒注射器吸取疫苗,在接种部位滴2滴,间隔3~4cm,划痕时,用手将皮肤绷紧,用消毒划痕针在每滴疫苗处作"#"字划痕,每条痕长约1~1.5。划破表皮,以出现间断小血点为宜。

(2)用同一划痕针反复涂压,使疫苗充分进入划痕处。接种后局部至少应裸露5~10分钟,然后用消毒干棉球搽净。

(3)接种后24小时,接种部位无任何反应者,应重新接种。

【不良反应】(1)常见不良反应:①接种后24小时内,在注射部位可出现疼痛和触痛,注射局部红肿浸润,为轻中度反应,多数情况于2~3天内消失。②接种疫苗后,可出现一过性发热反应。其中大多数为轻度反应,持续1~2天后可自行缓解,一般不需处理;对中度发热反应或发热时间超过48小时者,可给予对症处理。

(2)罕见不良反应:严重发热反应,应给予对症处理,以防高热惊厥。

(3)极罕见不良反应:淋巴结肿大,血管神经性水肿。

【禁忌证】禁用于①已知对该疫苗的任何成分过敏者;②患急性疾病、严重慢性疾病、慢性疾病的急性发作期和发热者;③免疫缺陷,免疫功能低下或正在接受免疫抑制治疗者;④妊娠期妇女及6个月内的哺乳期妇女。

【注意】(1)本品仅供皮上划痕用,严禁注射!

(2)慎用:家族或个人有惊厥史者、患慢性疾病者、有癫痫史者、过敏体质者、6个月以上的哺乳期妇女。

(3)疫苗瓶有裂纹或标签不清或失效者,疫苗溶液如出现混浊等外观异常者,均不得使用。

(4)疫苗开启后应立即使用,如需放置,应置于2~8℃处,并于1小时内用完。其余均应废弃。

(5)接受注射者,在注射后,应在现场至少观察30分钟(应备有肾上腺素等药物,以备偶有发生严重过敏反应时急救用)。

(6)注射免疫球蛋白者,应至少间隔1个月以上接种本品,以免影响免疫效果。

(7)开启疫苗瓶和接种时,切勿使消毒剂接触疫苗。

(8)消毒皮肤,只可用酒精,不可用碘酒,并在酒精挥发后再行接种。

(9)本品与抗菌药同时应用时,可能影响疫苗的免疫效果。

(10) 本品为减毒活疫苗,不推荐在该疾病流行季节使用。

(11) 剩余疫苗、空疫苗瓶及用具,需用3%碱水煮沸30分钟。

(12) 严禁冻结。

【制剂】 皮上划痕液:每瓶0.25ml(5人用剂量)含菌1.0×10^9,0.5ml(10人用剂量)含菌2.0×10^9,1ml(20人用剂量)含菌4.0×10^9。每1次人用剂量含活菌数应不低于8.0×10^7。

【贮法】 于2~8℃避光保存与运输。有效期24个月。

钩端螺旋体疫苗〔药典(三)〕

Leptospira Vaccine

【性状】 本品为微带乳光的液体,含苯酚防腐剂。

【药理学】 本品系用各地区主要的钩端螺旋体流行菌型的菌株,经培养、杀菌后,制成单价或多价疫苗。接种本疫苗后,可使机体产生免疫应答。

【适应证】 用于预防钩端螺旋体病。对象为流行地区7~60岁的人群。

【用法和用量】 ①于上臂外侧三角肌下缘附着处皮下注射。②共注射2针,间隔7~10天。第1针注射0.5ml,第2针1.0ml。

7~13周岁用量减半。必要时7周岁以下儿童可酌量注射,但不超过成人量的1/4。应在流行季节前完成注射。

【不良反应】 (1) 常见不良反应:接种后可出现短暂发热,注射部位可出现疼痛,触痛和红肿,多数情况于2~3天内自行消退。

(2) 极罕见不良反应:过敏性皮疹,应及时就诊。

【禁忌证】 禁用于①已知对该疫苗的任何成分过敏者;②患急性疾病、严重慢性疾病、慢性疾病的急性发作期和发热者;③妊娠期妇女和哺乳期妇女;④患脑病、未经控制的癫痫和其他进行性神经系统疾病者。

【注意】 (1) 慎用:家族和个人有惊厥史者,患慢性疾病者,有癫痫病史者,过敏体质者。

(2) 使用时应充分摇匀,如出现摇不散的凝块、异物、疫苗瓶有裂纹或标签不清者,均不得使用。

(3) 疫苗开启后应立即使用,如需放置,应置于2~8℃处,并于1小时内用完。其余均应废弃。

(4) 注射免疫球蛋白者,应至少间隔1个月以上接种本品,以免影响免疫效果。

(5) 月经期妇女暂缓注射。

(6) 接受注射者,在注射后,应在现场至少观察30分钟(应备有肾上腺素等药物,以备偶有发生严重过敏反应时急救用)。

(7) 严禁冻结。

【制剂】 注射液:每瓶5ml。

【贮法】 2~8℃避光保存和运输,有效期18个月。

乙型脑炎减毒活疫苗〔药典(三)〕

Japanese Encephalitis Vaccine, Live

【其他名称】 杰益维。

【ATC编码】 J07BA02

【性状】 为淡黄色疏松体,复溶后为橘红色或淡粉红色澄明液体。

【药理学】 本品系将流行性乙型脑炎病毒减毒株接种原代地鼠肾细胞,经培养、收获病毒液,加入适宜稳定剂冻干制成。接种本疫苗后,可刺激机体产生抗乙型脑炎病毒的免疫力。

【适应证】 用于预防流行性乙型脑炎。接种对象主要为8月龄以上健康儿童和由非疫区进入疫区的儿童和成人。

【用法和用量】 ①按标示量加入所附疫苗稀释剂(灭菌注射用水或灭菌PBS),待疫苗复溶并摇匀后使用。②于上臂外侧三角肌下缘附着处皮下注射。③8月龄儿童首次注射1次,于2岁再注射1次,每次注射0.5ml,以后不再免疫。

【不良反应】 (1) 常见不良反应:①一般接种疫苗24小时内,注射部位可出现疼痛或触痛,多数于2~3天内自行消失。②一般在接种疫苗后1~2周内,可能出现一过性发热反应,其中大多数为轻度,一般持续1~2天后可自行缓解,不需处理,必要时适当休息,多喝开水,注意保暖,防止继发感染。中度或发热超过48小时者,可采用物理方法或药物对症处理。③皮疹:接种疫苗后,偶有散在皮疹出现,一般不需特殊处理,必要时可对症治疗。

(2) 罕见不良反应:重度发热反应,可采用物理方法或药物对症处理,以防高热惊厥。

(3) 极罕见不良反应:①过敏性皮疹:一般接种后72小时内可能出现荨麻疹,出现时,应及时就诊,给以抗过敏治疗。②过敏性休克:接种后1小时内发生,应及时注射肾上腺素(0.5mg)等抢救措施进行治疗。③过敏性紫癜:出现反应时,应及时就诊,给以皮质激素类给予抗过敏规范治疗。治疗不当或不及时,有可能并发紫癜性肾炎。④出现血管神经性水肿:应及时就诊。

【禁忌证】 禁用于①已知对该疫苗的任何成分(包括辅料及抗菌药)过敏者;②患急性疾病、严重慢性疾病、慢性疾病的急性发作期和发热者;③妊娠期妇女;④免疫缺陷,免疫功能低下或正在接受免疫抑制治疗者;⑤患脑病、未经控制的癫痫和其他进行性神经系统疾病者。

【注意】 (1) 慎用:家族和个人有惊厥史者,患慢性疾病者,有癫痫病史者,过敏体质者。

(2) 开启疫苗瓶或注射时,切勿使消毒剂接触疫苗。

(3) 疫苗瓶有裂纹或标签不清或失效者,疫苗复溶后出现混浊等外观异常者,均不得使用。

(4) 疫苗开启后应立即使用,如需放置,应置于2~8℃处,并于半小时内用完。其余均应废弃。

(5) 接受注射者,在注射后,应在现场至少观察30分钟(应备有肾上腺素等药物,以备偶有发生严重过敏反应时急救用)。

(6) 注射免疫球蛋白者,应至少间隔3个月以上接种本品，以免影响免疫效果。

（7）使用其他减毒活疫苗，与接种本疫苗，应至少间隔1个月。

（8）本品为减毒活疫苗，不推荐在该病流行季节使用。

（9）育龄妇女注射本疫苗后，应至少3个月内避免怀孕。

（10）严禁冻结。

【制剂】注射剂；复溶后每瓶0.5ml；1.5ml；2.5ml。每1次人用剂量为0.5ml。含乙型脑炎活病毒5.4lgPFU。

【贮法】2～8℃避光保存和运输，有效期18个月。

森林脑炎灭活疫苗〔药典（三）〕
Teck-borne Encephalitis Vaccine, Inactivated

【其他名称】森泰保。

【性状】为乳白色混悬液体，含硫柳汞防腐剂。

【药理学】本品系用森林脑炎病毒"森林"株接种于原代地鼠肾细胞，经培养、收获病毒液，病毒灭活、纯化后，加入稳定剂和氢氧化铝佐剂制成。为乳白色混悬液体，含硫柳汞防腐剂。有效成分为灭活的森林脑炎病毒。接种本疫苗后，可刺激机体产生抗森林脑炎病毒的免疫力。

【适应证】用于预防森林脑炎。在有森林脑炎发生的地区居住的及进入该地区的8岁以上人员为接种对象。

【用法和用量】①于上臂外侧三角肌肌内注射。②基础免疫为2针，于0天（第1天，当天），14天（第15天）各注射本疫苗1剂，以后可在流行季节前加强免疫1剂。

【不良反应】（1）常见不良反应：①接种疫苗后，注射部位可出现局部疼痛、发痒及轻微红肿。②全身性反应可有轻度发热反应、不适、疲倦等，一般不需处理，可自行消退。

（2）罕见不良反应：①短暂中度以上的发热：应采取物理方法或药物对症处理，以防高热惊厥或诱发其他疾病。②局部中度以上红肿：一般3天内即可自行消退，不需任何处理，适当休息即可恢复正常。但反应较重的，局部红肿可用干净的毛巾热敷，1日数次，每次一般10～15分钟，可助红肿消退。

（3）极罕见不良反应：①过敏性皮疹：一般在接种疫苗后72小时内出现荨麻疹，出现反应时，应及时就诊，给以抗过敏治疗。②过敏性休克：一般在注射疫苗后1小时内发生，应及时抢救，注射肾上腺素（0.5mg）等进行治疗。③过敏性紫癜：出现时应及时就诊，应用皮质激素类药物，给予抗过敏治疗，治疗不当或不及时，有可能并发紫癜性肾炎。④周围神经炎：应及时就诊。

【禁忌证】禁用于①已知对该疫苗的任何成分，包括辅料、甲醛及抗菌药过敏者；②患急性疾病、严重慢性疾病、慢性疾病的急性发作期和发热者；③患未控制的癫痫和其他进行性神经系统疾病者；④妊娠期妇女及哺乳期妇女。

【注意】（1）慎用：家族和个人有惊厥史者，患慢性疾病者，有癫痫病史者，过敏体质者。

（2）使用时应充分摇匀，如出现摇不散的凝块、异物、疫苗瓶有裂纹或标签不清者，均不得使用。

（3）注射免疫球蛋白者，应至少间隔1个月以上接种本品，以免影响免疫效果。

（4）接受注射者，在注射后，应在现场至少观察30分钟（应备有肾上腺素等药物，以备偶有发生严重过敏反应时急救用）。

（5）严禁冻结。

【制剂】注射混悬液：每瓶1ml，每1人次用量为1ml。

【贮法】于2～8℃避光保存和运输，有效期21个月。

双价肾综合征出血热灭活疫苗（Vero细胞）〔药典（三）〕
Haemorrhagic Fever with Renal Syndrome Bivalent Vaccine (Vero Cell), Inactivated

【其他名称】汉普威，佑尔健。

【性状】为乳白色混悬液体，含硫柳汞防腐剂。

【药理学】本品系用Ⅰ型或Ⅱ型肾综合征出血热病毒分别接种vero细胞，经培养、收获、病毒灭活、纯化、混合后加入稳定剂和氢氧化铝佐剂制成。有效成分为灭活的Ⅰ型或Ⅱ型肾综合征出血热病毒。接种本疫苗后，可刺激机体产生针对Ⅰ型或Ⅱ型肾综合征出血热病毒的免疫力。

【适应证】用于预防Ⅰ型或Ⅱ型肾综合征出血热。接种对象为：有肾综合征出血热疫区的居民及进入该地区的人员，主要是16～60岁的高危人群。

【用法和用量】①于上臂外侧三角肌处肌内注射。②基础免疫为2针，于0天（第1天，当天），14天（第15天）各注射本疫苗1剂，基础免疫后1年，应加强免疫1剂。

【不良反应】（1）常见不良反应：①接种疫苗后，注射部位可出现局部疼痛、发痒、局部轻微红肿。②全身性反应可有轻度发热反应、不适、疲倦等，一般不需处理，可自行消退。

（2）罕见不良反应：①短暂中度以上的发热：应采取物理方法或药物对症处理，以防高热惊厥或诱发其他疾病。②局部中度以上红肿，一般三天内可自行消退，不需任何处理，适当休息即可恢复正常。但反应较重的，局部红肿可用干净的毛巾热敷，1日数次，每次一般10～15分钟，可助红肿消退。

（3）极罕见不良反应：①过敏性皮疹：一般在接种疫苗后72小时内出现荨麻疹，出现反应时，应及时就诊，给以抗过敏治疗。②过敏性休克：一般在注射疫苗后1小时内发生，应及时抢救，注射肾上腺素（0.5mg）等进行治疗。③过敏性紫癜：出现时应及时就诊，应用皮质激素类药物，给予抗过敏治疗，治疗不当或不及时，有可能并发紫癜性肾炎。④周围神经炎：应及时就诊。

【禁忌证】禁用于①已知对该疫苗的任何成分，包括辅料及抗菌药过敏者；②患急性疾病、严重慢性疾病、慢性疾病的急性发作期和发热者；③患未控制的癫痫和其他进行性神经系统疾病者；④妊娠期妇女及哺乳期妇女。

【注意】（1）慎用：家族和个人有惊厥史者，患慢性疾病者，有癫痫病史者，过敏体质者。

（2）疫苗瓶有裂纹或标签不清或失效者、疫苗瓶内有异物者，均不得使用。

（3）疫苗瓶开启后，应立即使用。

（4）注射免疫球蛋白者，应至少间隔1个月以上接种本品，以免影响免疫效果。

（5）接受注射者，在注射后，应在现场至少观察30分钟（应备有肾上腺素等药物，以备偶有发生严重过敏反应时急救用）。

（6）严禁冻结。

【制剂】注射混悬液：每瓶1ml，每1人次用量为1ml。

【贮法】于2～8℃避光保存和运输，有效期20个月。

冻干人用狂犬病疫苗（Vero细胞）〔药典（三）；医保（乙）〕

Rabies Vaccine（Vero Cell）for Human Use，Freeze-dried

【ATC编码】J07BG01

【性状】为白色疏松体，复溶后为澄明液体，不含任何防腐剂。

【药理学】本品系用狂犬病病毒固定毒，接种vero细胞，经培养、收获、浓缩、灭活病毒、纯化后，加入适宜的稳定剂制成。有效成分为灭活的狂犬病病毒固定毒。接种本疫苗后，可刺激机体产生抗狂犬病病毒的免疫力。

【适应证】用于预防狂犬病。凡被狂犬或其他疯动物咬伤、抓伤时，不分年龄、性别均应立即处理局部伤口（用清水或肥皂水反复冲洗后，再用碘酊或酒精消毒数次），并及时按暴露后免疫程序注射本疫苗；凡有接触狂犬病病毒危险的人员（如兽医、动物饲养员、林业从业人员、屠宰场工人、狂犬病实验人员等），按暴露前免疫程序预防接种。

【用法和用量】按标示量加入所附灭菌注射用水，待疫苗复溶并摇匀后注射。

（1）于上臂三角肌处肌内注射，幼儿可在大腿前外侧区肌内注射。

（2）暴露后免疫程序：一般咬伤者于0天（第1天，当天）、3天（第4天，以下类推）、7天、14天和28天各注射本疫苗1剂，全程免疫共注射5剂，儿童用量相同。对有下列情况之一的，建议首剂狂犬疫苗剂量加倍给予：①注射疫苗前一天或更早一些时间内，注射过狂犬病人免疫球蛋白或狂犬病血清的慢性患者。②先天性或获得性免疫缺陷患者。③接受免疫抑制剂（包括抗疟疾药物）治疗的患者。④老年人。⑤于暴露后48小时或更长时间后才注射狂犬疫苗的人员。⑥暴露后免疫程序按下述伤及程度分级处理：Ⅰ级暴露：触摸动物，被动物舔及无破损皮肤，一般不需处理，不必注射狂犬病疫苗。Ⅱ级暴露：未出血的皮肤咬伤、抓伤，应按暴露后免疫程序接种狂犬病疫苗。Ⅲ级暴露：一处或多处皮肤出血性咬伤或被抓伤出血，可疑或确诊的疯动物唾液污染黏膜，破损的皮肤被舔，应按暴露后程序立即接种狂犬病疫苗和抗狂犬病血清或抗狂犬病人免疫球蛋白，抗狂犬病血清按40IU/kg给予，或抗狂犬病人免疫球蛋白按20IU/kg给予。将尽可能多的抗狂犬病血清或抗狂犬病人免疫球蛋白做咬伤局部浸润注射，剩余部分做肌内注射，抗狂犬病血清或抗狂犬病人免疫球蛋白仅为单次应用。

（3）暴露前免疫程序：按0天、7天、21天或28天各注射1剂，全程免疫共注射3剂。

（4）对曾经接种过狂犬病疫苗的一般患者，再需接种疫苗的建议：①1年内进行过全程免疫，被可疑疯动物咬伤者，应于0天或3天各注射1剂疫苗。②1年前进行过全程免疫，被可疑疯动物咬伤者，则应全程接种疫苗。③3年内进行过全程免疫，并且进行过加强免疫，被可疑疯动物咬伤者，应于0天或3天各注射1剂疫苗。④3年前进行过全程免疫，并且进行过加强免疫，被可疑疯动物咬伤者，应全程接种疫苗。

【不良反应】（1）常见不良反应：①一般接种疫苗后24小时内，注射部位可出现红肿、疼痛、发痒，一般不需处理，可自行缓解。②全身性反应可有轻度发热反应、无力、头痛、眩晕、关节痛、肌肉痛、呕吐、腹痛等，一般不需处理，可自行消退。

（2）罕见不良反应：短暂中度以上的发热：应采取物理方法或药物对症处理，以防高热惊厥或诱发其他疾病。

（3）极罕见不良反应：①过敏性皮疹：一般在接种疫苗后72小时内出现荨麻疹，出现反应时，应及时就诊，给以抗过敏治疗。②过敏性休克：一般在注射疫苗后1小时内发生，应及时抢救，注射肾上腺素（0.5mg）等进行治疗。③过敏性紫癜：出现时应及时就诊，应用皮质激素类药物，给予抗过敏治疗，治疗不当或不及时，有可能并发紫癜性肾炎。④血管神经性水肿和神经系统反应：出现时应及时就诊。

【禁忌证】由于狂犬病是致死性疾病，暴露后接种疫苗无任何禁忌证。

暴露前接种时：禁用于①已知对该疫苗的任何成分，包括辅料及抗菌药过敏者；②患急性疾病、严重慢性疾病、慢性疾病的急性发作期和发热者；③患未控制的癫痫和其他进行性神经系统疾病者。

【注意】（1）慎用：家族和个人有惊厥史者，患慢性疾病者，有癫痫病史者，过敏体质者，妊娠期妇女及哺乳期妇女。

（2）疫苗开启后应立即使用，使用时应充分摇匀，如出现摇不散的凝块、异物、疫苗瓶有裂纹、标签不清或失效者，均不得使用。

（3）注射免疫球蛋白者，应至少间隔1个月以上接种本品，以免影响免疫效果。

（4）接受注射者，在注射后，应在现场至少观察30分钟（应备有肾上腺素等药物，以备偶有发生严重过敏反应时急救用）。

（5）忌饮酒、浓茶等刺激性食物及剧烈运动。

（6）禁止臀部注射，不得进行血管内注射。

（7）抗狂犬病血清或抗狂犬病人免疫球蛋白，不得与疫苗使用同一注射器，不得在同侧肢体注射。

（8）暴露后免疫应遵循及时、足量、全程的原则，发生过敏者，可到医院就诊，进行抗过敏治疗，完成全程疫苗的注射。

（9）使用皮质激素或免疫抑制剂治疗时，可干扰抗体产生,并导致免疫接种失败。

(10) 严禁冻结。

【制剂】注射液:每瓶1ml,每1人次用量为1ml。狂犬病疫苗效价应不低于2.5IU。

【贮法】于2~8℃避光保存及运输。

甲型乙型肝炎联合疫苗〔药典(三)〕
Hepatitis A and B Combined Vaccine

【性状】为乳白色混悬液体,不含防腐剂。

【药理学】本品系用甲型肝炎(简称甲肝)病毒抗原与重组酿酒酵母表达的乙型肝炎(简称乙肝)病毒表面抗原(HBsAg)分别经铝佐剂吸附后,按比例混合制成。为乳白色混悬液体,不含防腐剂。主要成分为灭活的甲型肝炎病毒和HBsAg。接种本疫苗后,可刺激机体产生抗甲型肝炎病毒和抗乙型肝炎病毒的免疫力。

【适应证】预防甲型肝炎病毒和乙型肝炎病毒的感染。适用于1岁以上甲型和乙型肝炎病毒的易感者。

【用法和用量】①于上臂外侧三角肌处肌内注射。②免疫程序为3针,分别于0、1、6月接种。1~15岁人群接种用儿童剂量,16岁及以上人群用成人剂量,每次接种1剂。

【不良反应】(1) 常见不良反应:一般接种疫苗24小时内,注射部位可出现疼痛或触痛,多数于2~3天内自行消失。

(2) 罕见不良反应:①一般在接种疫苗后72小时内,可能出现一过性发热反应,一般持续1~2天后,可自行缓解。②接种部位轻、中度的红肿、疼痛,一般持续1~2天后,可自行缓解,不需处理。③接种部位可出现硬结,一般1~2个月,可自行吸收。

(3) 极罕见不良反应:①局部无菌性化脓:一般要用注射器反复抽出脓液,严重时(如出现破溃)需扩创清除坏死组织,病时较长,最后可吸收愈合。②过敏反应:过敏性皮疹、阿瑟反应。阿瑟反应一般出现在接种后10天左右,局部红肿持续时间长,可用皮质激素类药物进行全身或局部治疗。③过敏性休克:一般在接种疫苗后1小时内发生,应及时注射肾上腺素(0.5mg)等抢救措施进行治疗。

【禁忌证】禁用于①已知对该疫苗的任何成分,包括辅料及甲醛过敏者;②患急性疾病、严重慢性疾病、慢性疾病的急性发作期和发热者;③妊娠期妇女;④患未控制的癫痫和其他进行性神经系统疾病者。

【注意】(1) 慎用:家族和个人有惊厥史者,患慢性疾病者,有癫痫病史者,过敏体质者。

(2) 使用时应充分摇匀,如出现摇不散的凝块、异物、疫苗瓶有裂纹、标签不清或失效者,均不得使用。

(3) 疫苗开启后应立即使用,接受注射者,在注射后,应在现场至少观察30分钟(应备有肾上腺素等药物,以备偶有发生严重过敏反应时急救用)。

(4) 注射第1针后出现高热、惊厥等异常情况者,不再注射第2针。

(5) 严禁冻结。

【制剂】注射混悬液:每瓶0.5ml或1.0ml。每1次成人用剂量为1.0ml。含灭活甲型肝炎病毒抗原应符合批准的要求、HbsAg 10μg;每1次儿童用剂量为0.5ml,含灭活甲型肝炎病毒抗原应符合批准的要求、HbsAg 5μg。

【贮法】2~8℃避光保存和运输。有效期24个月。

麻疹减毒活疫苗〔药典(三)〕
Measles Vaccine, Live

【ATC编码】J07BD01

【性状】为乳酪色疏松体,复溶后为橘红色或淡粉红色澄明液体。

【药理学】本品系用麻疹病毒减毒株接种原代鸡胚细胞,经培养、收获病毒液,加入适当稳定剂冻干制成。为乳酪色疏松体,复溶后为橘红色或淡粉红色澄明液体。有效成分为麻疹减毒活病毒。接种本疫苗后,可刺激机体产生抗麻疹病毒的免疫力。

【适应证】用于预防麻疹。接种对象:年龄为8个月以上的麻疹易感者。

【用法和用量】①按标签规定量加入所附灭菌注射用水,待疫苗复溶并摇匀后使用。②于上臂外侧三角肌下缘附着处皮下注射0.5ml。

【不良反应】(1) 常见不良反应:①一般接种疫苗24小时内,注射部位可出现疼痛或触痛,多数于2~3天内自行消失。②一般在接种疫苗后1~2周内,可能出现一过性发热反应,其中大多数为轻度,一般持续1~2天后可自行缓解,不需处理,必要时适当休息,多喝开水,注意保暖,防止继发感染。中度或发热超过48小时者,可采用物理方法或药物对症处理。③皮疹:一般在接种疫苗后6~12天内少数儿童可能出现一过性皮疹,一般不超过2天可自行缓解,通常不需特殊处理,必要时可对症治疗。

(2) 罕见不良反应:重度发热反应,可采用物理方法或药物对症处理,以防高热惊厥。

(3) 极罕见不良反应:①过敏性皮疹:一般在接种疫苗后72小时内出现荨麻疹,出现反应时,应及时就诊,给予抗过敏治疗。②过敏性休克:一般在注射疫苗后1小时内发生,应及时抢救,注射肾上腺素(0.5mg)等进行治疗。③过敏性紫癜:出现时应及时就诊,应用皮质激素类药物,给予抗过敏治疗,治疗不当或不及时,有可能并发紫癜性肾炎。④血小板减少性紫癜:应及时就诊。

【禁忌证】禁用于①已知对该疫苗的任何成分(包括辅料及抗菌药)过敏者;②患急性疾病、严重慢性疾病、慢性疾病的急性发作期和发热者;③妊娠期妇女;④免疫缺陷,免疫功能低下或正在接受免疫抑制治疗者;⑤患脑病、未经控制的癫痫和其他进行性神经系统疾病者。

【注意】(1) 慎用:家族和个人有惊厥史者,患慢性疾病者,有癫痫病史者,过敏体质者,哺乳期妇女。

(2) 开启疫苗瓶或注射时,切勿使消毒剂接触疫苗。

(3) 疫苗瓶有裂纹或标签不清或失效者,疫苗复溶后出现混浊等外观异常者,均不得使用。

(4) 疫苗开启后应立即使用,如需放置,应置于2~8℃

处,并于半小时内用完。其余均应废弃。

(5) 接受注射者,在注射后,应在现场至少观察 30 分钟(应备有肾上腺素等药物,以备偶有发生严重过敏反应时急救用)。

(6) 注射免疫球蛋白者,应至少间隔 3 个月以上接种本品,以免影响免疫效果。

(7) 使用其他减毒活疫苗,与接种本疫苗,应至少间隔 1 个月;但风疹和腮腺炎减毒活疫苗,可同时接种。

(8) 本品为减毒活疫苗,不推荐在该病流行季节使用。

(9) 育龄妇女注射本疫苗后,应至少 3 个月内避免怀孕。

(10) 严禁冻结。

【药物相互作用】注射过球蛋白者,接种本疫苗应间隔 1 个月以上。

【制剂】注射剂:复溶后每瓶 0.5ml;1.0ml;2.0ml。每 1 次人用剂量为 0.5ml。含麻疹活病毒 3.0lg $CCID_{50}$。

【贮法】于 2~8℃避光保存和运输,有效期 18 个月。

麻腮风联合减毒活疫苗〔药典(三)〕
Measles,Mumps and Rubella Combined Vaccine,Live

【ATC 编码】J07BD52

【药理学】本品系麻疹病毒减毒株和用腮腺炎病毒减毒株分别接种原代鸡胚细胞,风疹病毒减毒株接种人二倍体细胞,经培养、收获病毒液,按比例混合配制,加入适宜稳定剂冻干制成。为乳酪色疏松体,复溶后为橘红色澄明液体。有效成分为麻疹、风疹和腮腺炎减毒活病毒。接种本疫苗后,可刺激机体产生抗麻疹病毒、腮腺炎病毒和风疹病毒的免疫力。

【适应证】用于预防麻疹、腮腺炎和风疹。年龄为 8 个月以上的麻疹、腮腺炎和风疹易感者。

【用法和用量】①按标签规定量加灭菌注射用水,待疫苗复溶并摇匀后使用。②于上臂外侧三角肌下缘附着处皮下注射 0.5ml。

【不良反应】(1) 常见不良反应:①一般接种疫苗 24 小时内,注射部位可出现疼痛或触痛,多数于 2~3 天内自行消失。②一般在接种疫苗后 1~2 周内,可出现一过性发热反应,轻度者,一般持续 1~2 天后可自行缓解,不需处理,必要时适当休息,多喝开水,注意保暖,防止继发感染。中度或发热超过 48 小时者,可采用物理方法或药物对症处理。③皮疹:接种疫苗后 6~12 天,有可能出现散在皮疹,出疹时间不超过 2 天,通常不需特殊处理,必要时对症治疗。④可有轻度腮腺和唾液腺肿大,一般在一周内自行好转,必要时对症处理。

(2) 罕见重度发热反应,可采用物理方法或药物对症处理,以防高热惊厥。

(3) 极罕见不良反应有:①过敏性皮疹:发现时应及时就诊,给以抗过敏治疗。②过敏性休克:接种后 1 小时内可能发生,应及时注射肾上腺素(0.5mg)等抢救措施进行治疗。③过敏性紫癜:出现反应时,应及时就诊,应用皮质激素类给予抗过敏规范治疗。治疗不当或不及时,有可能并发紫癜性肾炎。④血小板减少性紫癜。⑤成年人接种后可发生关节炎,大关节疼痛或肿胀。

【禁忌证】禁用于①已知对本疫苗所含任何成分(包括辅料)及对抗菌药有过敏史者;②患急性疾病、严重慢性疾病,慢性疾病的急性发作期和发热者;③妊娠期妇女;④免疫缺陷、免疫功能低下或正在接受免疫抑制治疗者;⑤患脑病、未控制的癫痫和其他进行性神经系统疾患者。

【注意】(1) 慎用:家族和个人有惊厥史者,患慢性疾病者,有癫痫病史者,过敏体质者。

(2) 开启疫苗瓶或注射时,切勿使消毒剂接触疫苗。

(3) 疫苗瓶有裂纹或标签不清或失效者,疫苗复溶后出现混浊等外观异常者,均不得使用。

(4) 疫苗开启后应立即使用。

(5) 接受注射者,在注射后,应在现场至少观察 30 分钟(应备有肾上腺素等药物,以备偶有发生严重过敏反应时急救用)。

(6) 注射免疫球蛋白者,应至少间隔 3 个月以上接种本品,以免影响免疫效果。

(7) 使用其他减毒活疫苗,与接种本疫苗,应至少间隔 1 个月。

(8) 本品为减毒活疫苗,不推荐在疾病流行季节使用。

(9) 育龄妇女注射本疫苗后,应至少 3 个月内避免怀孕。

(10) 严禁冻结。

【药物相互作用】注射过球蛋白者,接种本疫苗应间隔 1 个月以上。

【制剂】注射剂:复溶后每瓶 0.5ml,每一次人用剂量为 0.5ml 含麻疹和风疹病毒均不低于 3.0lg $CCID_{50}$,含腮腺炎活病毒不低于 3.7lg $CCID_{50}$。

【贮法】于 2~8℃避光保存和运输。有效期 18 个月。

流感全病毒灭活疫苗〔药典(三)〕
Influenza Vaccine(Whole Virion), Inactivated

【性状】为乳白色液体,含硫柳汞防腐剂。

【药理学】本品系用世界卫生组织(WHO)所推荐的甲型和乙型流行性感冒(简称流感)病毒株分别接种鸡胚,经培养、收获病毒液、灭活病毒、浓缩、纯化后制成。接种本疫苗后,可刺激机体产生抗流行性感冒病毒的免疫力。

【适应证】预防本株病毒引起的流行性感冒。接种对象为 12 岁以上儿童、成人及老年人。

【用法和用量】于上臂外侧三角肌处肌内注射,每次注射 1 剂。

【不良反应】(1) 常见不良反应:①一般接种疫苗 24 小时内,注射部位可出现疼痛或触痛,多数于 2~3 天内自行消失。②接种疫苗后可能出现一过性发热反应,短期内自行消失,不需处理。

(2) 罕见不良反应:①接种部位出现严重红肿,可采取热敷等物理方式治疗。②重度发热反应:应采用物理方法及药物进行对症处理,以防高热惊厥。

(3) 极罕见不良反应:①过敏性皮疹:一般接种疫苗后 72 小时内出现荨麻疹,出现反应时,应及时就诊,给予抗过敏治疗。②过敏性紫癜:出现反应时,应及时就诊,应用皮质激素类给予抗过敏治疗。治疗不当或不及时,有可能并发紫癜性肾炎。③过敏性休克:一般接种疫苗后 1 小时内发生,应及时注射肾上腺素(0.5mg)等抢救措施进行治疗。

【禁忌证】禁用于①已知对本疫苗所含任何成分,包括辅料、甲醛及对抗菌药过敏者;②患急性疾病、严重慢性疾病,慢性疾病的急性发作期和发热者;③妊娠期妇女;④未控制的癫痫和其他进行性神经系统疾病者,有吉兰-巴雷综合征病史者。

【注意】(1) 慎用:家族和个人有惊厥史者,患慢性疾病者,有癫痫病史者,过敏体质者。

(2) 疫苗瓶有裂纹或标签不清或失效者,疫苗复溶后出现混浊等外观异常者,均不得使用。

(3) 疫苗开启后应立即使用。

(4) 接受注射者,在注射后,应在现场至少观察 30 分钟(应备有肾上腺素等药物,以备偶有发生严重过敏反应时急救用)。

(5) 注射免疫球蛋白者,应至少间隔 1 个月以上接种本疫苗,以免影响免疫效果。

(6) 注射后出现任何神经系统反应者,应禁止再次使用。

(7) 严禁冻结。

【制剂】注射液:每瓶 0.5ml 或 1.0ml,每 1 次人用剂量为 0.5ml 或 1.0ml。含各型流感病毒株血凝素应为 15μg。

【贮法】于 2 ~ 8℃避光保存和运输。有效期 12 个月。

脊髓灰质炎减毒活疫苗糖丸(人二倍体细胞)〔药典(三)〕
Poliomyelitis Vaccine in Dragee Candy (Human Diploid Cell), Live

【性状】白色固体糖丸。

【药理学】本品系用脊髓灰质炎病毒的Ⅰ、Ⅱ、Ⅲ型减毒减毒株分别接种于人二倍体细胞,经培养、收获病毒液制成。本疫苗服用后,可刺激机体产生抗脊髓灰质炎病毒的免疫力。

【适应证】用于预防脊髓灰质炎。服用对象主要为 2 个月龄以上儿童。

【用法和用量】基础免疫为 3 次,首次免疫从 2 个月龄开始,连续口服 3 次,每次间隔 4 ~ 6 周,4 岁再加强免疫 1 次,每次人用剂量 1 粒。其他年龄组在需要时也可以服用。

【不良反应】(1) 常见不良反应:有轻度发热反应,恶心、呕吐、腹泻和皮疹。一般不需特殊处理,必要时可对症治疗。

(2) 极罕见不良反应:引起脊髓灰质炎疫苗相关病例(VAPP)。

【禁忌证】禁用于①已知对该疫苗的任何成分(包括辅料及抗菌药)过敏者;②患急性疾病、严重慢性疾病、慢性疾病的急性发作期和发热者;③免疫缺陷,免疫功能低下或正在接受免疫抑制治疗者;④妊娠期妇女;⑤未控制的癫痫和患其他进行性神经系统疾病者。

【注意】(1) 慎用:家族和个人有惊厥史者,患慢性疾病者,有癫痫病史者,过敏体质者。

(2) 本品系活疫苗,应使用 37℃以下温水送服,切勿用热水送服。

(3) 疫苗糖丸内包装开封后,切勿使消毒剂接触疫苗,并应立即使用,如未能立即用完,应置于 2 ~ 8℃处,并于当天内用完,剩余均应废弃。

(4) 应备有肾上腺素等药物,以备偶有发生严重过敏反应时,急救用(接种服用后,应在现场至少观察 30 分钟)。

(5) 注射免疫球蛋白者,应至少间隔 3 个月以上接种本品,以免影响免疫效果。

(6) 使用其他不同的减毒活疫苗进行预防接种时,与接种本疫苗,应间隔至少 1 个月以上。

【制剂】糖丸:每粒糖丸重 1g。每 1 次人用剂量为 1 粒,含脊髓灰质炎活病毒应不低于 5.95lg $CCID_{50}$,其中Ⅰ型应不低于 5.8lg $CCID_{50}$,Ⅱ型应不低于 4.8lg $CCID_{50}$,Ⅲ型应不低于 5.3lg $CCID_{50}$。

【贮法】于-20℃以下或 2 ~ 8℃避光保存和运输。-20℃以下有效期为 24 个月;2 ~ 8℃有效期为 5 个月(标签只能规定一种保存温度及有效期)。

b 型流感嗜血杆菌结合疫苗〔药典(三)〕
Haemophilus Influenzae Type b Conjugate Vaccine

【性状】为无色透明液体。

【药理学】本品系用纯化的 b 型流感嗜血杆菌荚膜多糖与破伤风类毒素共价结合而成。接种疫苗后,可使机体产生体液免疫应答。

【适应证】用于预防由 b 型流感嗜血杆菌引起的侵袭性感染(包括脑膜炎、肺炎、败血症、蜂窝织炎、关节炎、会厌炎)。接种对象为 2 或 3 月龄婴儿 ~5 周岁儿童。

【用法和用量】臀部外上方 1/4 处或上臂外侧三角肌肌内注射。自 2 或 3 月龄开始,每隔 1 个月或 2 个月接种 1 次(0.5ml),共 3 次,在 18 个月时进行加强接种 1 次;6 ~ 12 月龄儿童,每隔 1 个月或 2 个月注射 1 次(0.5ml),共 2 次,在 18 个月时进行加强接种 1 次;1 ~ 5 周岁儿童,仅需注射 1 次(0.5ml)。

【不良反应】注射后一般反应轻微,接种部位可出现轻微红肿、硬结、压痛,偶有局部瘙痒感,一般不需特殊处理,即自行消退。必要时可对症治疗。

全身反应:主要为发热反应(多在 38.5℃以下),偶有烦躁、嗜睡、呕吐、腹泻、食欲缺乏,偶见非典型的皮疹,一般可自行缓解。

【禁忌证】禁用于①患急性疾病、严重慢性疾病者、慢性疾病的急性发作期和发热者。②已知对该疫苗的任何成分过敏,特别对破伤风类毒素过敏者。③患严重心脏疾病、高血压、患肝脏疾病、肾脏疾病者。

【注意】(1) 以下情况者慎用:家族和个人有惊厥史者、患慢性疾病者、有癫痫史者、过敏体质者。

(2) 使用前应充分摇匀,如出现摇不散的凝块、异物,疫苗瓶有裂纹、标签不清或过期失效者,均不得使用。

(3) 接受免疫抑制治疗或免疫缺陷者注射本疫苗可能影响疫苗的免疫效果。

(4) 应备有肾上腺素等药物,以备偶有发生严重过敏反应时急救用。接受注射者在注射后应在现场观察至少30分钟。

(5) 本疫苗如与其他疫苗同时接种,应在不同的部位注射。

(6) 在任何情况下,疫苗中的破伤风类毒素不能代替常规破伤风类毒素的免疫接种。

(7) 严禁冻结。

【制剂】 每瓶为0.5ml,每1次人用剂量为0.5ml,含纯化b型流感嗜血杆菌荚膜多糖应不低于10μg。

【贮法】 于2~8℃避光保存与运输。有效期24个月。

HPV 疫苗
Human Papillomavirus Vaccine

【药理学】 HPV(人乳头状瘤病毒)家族中有100多号成员,其中部分和恶性肿瘤关系密切,被称为高危型HPV,目前全球上市的HPV疫苗有二价、四价、九价三种,"价"代表了疫苗可预防的病毒种类。二价疫苗,可以预防HPV16和HPV18型病毒感染,四价疫苗可以预防6、11、16、18型HPV感染,九价疫苗可预防HPV6、11、16、18、31、33、45、52、58九种亚型病毒感染。

【适应证】 用于预防HPV病毒感染引起的系列疾病,主要为宫颈癌。

【用法和用量】 肌内注射:(1)二价疫苗:接种时间在0个月、1个月、6个月,每次分别接种1剂次,共接种3剂,根据国外研究数据,第2剂可在第1剂后1~2.5个月之间接种,第3剂可在第1剂后5~12个月之间接种,推荐用于9~25岁的女性。

(2) 四价疫苗:接种时间在0个月、2个月、6个月,每次分别接种1剂次,共接种3剂,根据国外研究数据,首剂与第2剂的接种间隔至少为1个月,而第2剂与第3剂的接种间隔至少3个月,所有3剂应在一年内完成。适用于20~45岁的女性。

(3) 九价疫苗:接种时间在0个月、2个月、6个月,每次分别接种1剂次,共接种3剂,如果时间不允许,首剂与第2剂的接种间隔为2~9个月之间,第2剂与第3剂的接种间隔应大于3个月,所有3剂建议要在一年内完成。适用于16~26岁的女性。

【不良反应】 大部分都是比较轻微的,有注射部位出现红疹、疼痛及肿胀,或发生过敏反应。报告过的副作用有发热、作呕、眩晕、肌无力以及麻痹。

【禁忌证】 对HPV疫苗的活性成分或任何辅料成分或有超敏反应者禁用。既往注射HPV疫苗发生过超敏反应这也不应再次接种。

【注意】(1) 对酵母过敏的人群不应接种HPV疫苗。

(2) 免疫妥协者(免疫缺陷疾病患者、接受化疗、激素、免疫抑制剂治疗的患者)接种疫苗可能无效。

(3) 不推荐妊娠期和哺乳期妇女接种HPV疫苗。

【贮法】 于2~8℃避光保存与运输。

流感病毒裂解疫苗[药典(三)]
Influenza Vaccine(Spilt Virion), Inactivated

【性状】 为微乳白色液体,可含硫柳汞防腐剂。

【药理学】 本品系用世界卫生组织(WHO)推荐的甲型和乙型流行性感冒病毒(简称流感)病毒株,分别接种鸡胚,经培养、收获病毒液、病毒灭活、纯化、裂解后制成。接种疫苗后,可刺激机体产生抗流感病毒的免疫力。

【适应证】 用于预防本株病毒引起的流行性感冒。接种对象为易感者及易发生相关并发症的人群,如儿童、老年人、体弱者、流感流行地区人员等。

【用法和用量】(1) 于上臂外侧三角肌肌内注射。

(2) 于流感流行季节前或期间进行预防接种。成人及3岁以上儿童接种1针,每次接种剂量为0.5ml;6个月至3岁儿童接种2针,每针接种剂量为0.25ml,间隔2~4周。

【不良反应】(1) 常见不良反应:①一般接种后24小时内,注射部位可出现疼痛、触痛、红肿和瘙痒,多数情况下于2~3天内自行消失。②接种疫苗后可能出现一过性发热反应,短期内自行消失,不需处理。

(2) 罕见不良反应:①可出现一过性感冒症状和全身不适,可自行消失,不需特别处理。②重度发热反应:应采用物理方法及药物对症处理,以防高热惊厥。

(3) 极罕见不良反应:①过敏性皮疹:一般在接种疫苗后72小时内出现荨麻疹,出现反应时,应及时就诊,给予抗过敏治疗。②过敏性紫癜:出现过敏性紫癜反应时应及时就诊,应用皮质固醇类药物给予抗过敏治疗,治疗不当或不及时有可能并发紫癜性肾炎。③过敏性休克:一般在接种疫苗后1小时内发生。应及时注射肾上腺素等抢救措施进行治疗。

【禁忌证】 禁用于①已知对该疫苗所含任何成分,包括辅料、甲醛、裂解剂及抗生素过敏者。②患急性疾病、严重慢性疾病、慢性疾病的急性发作期、感冒和发热者。③妊娠期妇女。④未控制的癫痫和患其他进行性神经系统疾病者,有吉兰-巴雷综合征病史者。

【注意】(1) 以下情况者慎用:家族和个人有惊厥史者、患慢性疾病者、有癫痫史者、过敏体质者。

(2) 疫苗瓶有裂纹、标签不清或失效者、疫苗出现混浊等外观异常者均不得使用。

(3) 疫苗瓶开启后应立即使用。

(4) 应备有肾上腺素等药物,以备偶有发生严重过敏反应时急救用。接受注射者在注射后应在现场观察至少30分钟。

（5）注射免疫球蛋白者应至少间隔1个月以上接种本疫苗，以免影响免疫效果。

（6）注射后出现任何神经系统反应者，禁止再次使用。

（7）严禁冻结。

【制剂】每瓶（支）0.25ml 或 0.5ml。每1次人用剂量为0.25ml（6个月至3岁儿童用），含各型流感病毒株血凝素应为7.5μg 或 0.5ml（成人及3岁以上儿童），含各型流感病毒株血凝素应为15μg。

【贮法】于2～8℃避光保存与运输。有效期12个月。

重组B亚单位/菌体霍乱疫苗（肠溶胶囊）〔药典（三）〕

Recombinant B-subunit/Whole Cell Cholera Vaccine（Enteric-coated Capsule）

【性状】为肠溶胶囊。

【药理学】本品系用工程菌制备重组霍乱毒素B亚单位，与灭活的O1型古典生物型或Eltor生物型霍乱弧菌菌体，经冷冻干燥成干粉，与适宜辅料混合后制成肠溶胶囊，用于预防霍乱和产毒性大肠埃希菌旅行者腹泻。

【适应证】接种疫苗后可使机体产生免疫应答。用于预防霍乱和预防产毒性大肠埃希菌旅行者腹泻。接种对象为2岁或2岁以上的儿童、青少年和有接触或传播危险的成人，主要包括以下人员：

（1）卫生条件较差的地鼠、霍乱流行和受流行感染威胁地区的人群；

（2）旅游者、旅游服务人员，水上居民；

（3）饮食业与食品加工业、医务防疫人员；

（4）遭受自然灾害地区的人员；

（5）军队执行野外战勤任务的人员；

（6）野外特种作业人员；

（7）港口、铁路沿线工作人员；

（8）下水道、粪便、垃圾处理人员。

【用法和用量】（1）初次免疫者须服本制剂3次，分别于第0天、第7天、第28天口服，每次1粒。

（2）接受过本品免疫的人员，可视疫情于流行季节前加强1次，方法、剂量同（2）。

【不良反应】口服本品后一般无不良反应，有的可有轻度腹痛、荨麻疹、恶心、腹泻等，一般不需处理，可自愈。如有严重不良反应，应及时诊治。

【禁忌证】禁用于①发热，患严重高血压，心、肝、肾脏病，艾滋病及活动性结核者。②妊娠期妇女及2岁以下婴幼儿。③对本品过敏或服后发现不良反应者，停止服用。

【注意】（1）为取得更好效果应于餐后2小时服苗，服苗后1小时勿进食。

（2）服苗后2天内忌食生冷、油腻、酸辣食品。

（3）本品忌冻结，在低温冻结后不能使用。

（4）胶囊经密封处理，裂开后不能使用。

（5）任何急性感染或发热性疾病患者都需推迟口服本品，除非医生认为不服苗会导致更大的危险。

（6）由于肠溶胶囊质地较脆，应从铝箔无字面沿椭圆形边缘轻启，将胶囊取出，谨防胶囊破损。

【制剂】每粒胶囊装量240mg，每1次人用剂量为1粒，含灭活霍乱弧菌5.0×10^{10}个，重组霍乱毒素B亚单位1mg。

【贮法】于2～8℃干燥保存。有效期24个月。

皮内注射用卡介苗〔药典（三）〕

BCG Vaccine for Intradermal Injection

【性状】为白色疏松体或粉末，复溶后为均匀悬液。

【药理学】本品系用卡介菌经培养后收集菌体，加入稳定剂冻干制成。

【适应证】接种疫苗后可使机体产生细胞免疫应答。用于预防结核病。接种对象为出生3个月以内的婴儿或用5IU PPD试验阴性的儿童（PPD试验后48～72小时局部硬结在5mm以下者为阴性）。

【用法和用量】（1）10次人用剂量卡介苗加入1ml所附稀释剂，5次人用剂量卡介苗加入0.5ml所附稀释剂，放置约1分钟，摇动使之溶解并充分混匀。疫苗溶解后必须在半小时内用完。

（2）用灭菌的1ml蓝芯注射器（25～26号针头）吸取摇匀的疫苗，在上臂外侧三角肌中部略下处皮内注射0.1ml。

【不良反应】（1）常见不良反应：①接种后2周左右，局部可出现红肿浸润，若随后化脓，形成小溃疡，一般8～12周后结痂。一般不需处理，但要注意局部清洁，防止继发感染。脓疱或浅表溃疡可涂1%甲紫（龙胆紫），使其干燥结痂，有继发感染者，可在创面撒布消炎药粉，不要自行排脓或揭痂。②局部脓肿和溃疡直径超过10mm及长期不愈（大于12周），应及时诊治。③淋巴结反应：接种侧腋下淋巴结（少数在锁骨上或对侧腋下淋巴结）可出现轻微肿大，一般不超过10mm，1～2个月后消退。如遇局部淋巴结肿大软化形成脓疱，应及时诊治。④接种疫苗后可出现一过性发热反应。其中大多数为轻度发热反应，持续1～2天后可自行缓解，一般不需处理；对于中度发热反应或发热时间超过48小时者，可给予对症处理。

（2）罕见不良反应：①严重淋巴结反应：在临床上分为干酪性、脓肿型、窦道型等。接种处附近如腋下、锁骨上下或颈部淋巴结强反应，局部淋巴结肿大软化形成脓疱，应及时诊治。②复种时偶见瘢痕疙瘩。

（3）极罕见不良反应：①骨髓炎。②过敏性皮疹和过敏性紫癜。

【禁忌证】禁用于①已知对该疫苗的任何成分过敏者。②患急性疾病、严重慢性疾病、慢性疾病的急性发作期和发热者。③免疫缺陷、免疫功能低下或正在接受免疫抑制治疗者。④患脑病、未控制的癫痫和其他进行性神经系统疾病者。⑤妊娠期妇女。⑥患湿疹或其他皮肤病患者。

【注意】（1）严禁皮下或肌内注射。

（2）接种卡介苗的注射器应专用，不得用作其他注射，以防止产生化脓反应。

（3）以下情况者慎用：家族和个人有惊厥史者、患慢性疾病者、有癫痫史者、过敏体质者、哺乳期妇女。

（4）开启疫苗瓶和注射时，切勿使消毒剂接触疫苗。

（5）疫苗瓶有裂纹、标签不清或失效者、疫苗复溶后出现混浊等外观异常者均不得使用。

（6）疫苗开启后应立即使用，如需放置，应置2～8℃，并于半小时内用完，剩余均应废弃。

（7）应备有肾上腺素等药物，以备偶有发生严重过敏反应时急救用。接受注射者在注射后应在现场观察至少30分钟。

（8）注射免疫球蛋白者，应至少间隔1个月以上接种本品，以免影响免疫效果。

（9）使用时应注意避光。

【制剂】按标示量复溶后每瓶1.0ml（10次人用剂量），含卡介菌0.5mg；按标示量复溶后每瓶0.5ml（5次人用剂量），含卡介菌0.25mg。每1mg卡介菌含活菌数应不低于1.0×10^6CFU。

【贮法】于2～8℃避光保存和运输。按批准的有效期执行。

伤寒Vi多糖疫苗〔药典（三）〕

Vi Polysaccharide Typhoid Vaccine

【性状】为无色澄明液体。

【药理学】本品系用伤寒沙门菌培养液纯化的Vi多糖，经用PBS稀释制成。

【适应证】接种疫苗后可使机体产生体液免疫应答。用于预防伤寒。接种对象为主要用于部队、港口、铁路沿线的工作人员，下水道、粪便、垃圾处理人员，饮食行业、医务防疫人员及水上居民或有本病流行地区的人群。

【用法和用量】（1）上臂外侧三角肌肌内注射。

（2）注射1针，剂量为0.5ml。

【不良反应】（1）常见不良反应：可出现短暂低热，局部稍有压痛感，一般可自行缓解，不需特殊处理。

（2）极罕见不良反应：过敏性皮疹：一般接种疫苗后72小时内出现，应及时就诊。

【禁忌证】禁用于①已知对该疫苗的任何成分过敏者。②患急性疾病、严重慢性疾病、慢性疾病的急性发作期和发热者。③妊娠期妇女。

【注意】（1）以下情况者慎用：家族和个人有惊厥史者、患慢性疾病者、有癫痫史者、过敏体质者、哺乳期妇女。

（2）用前摇匀。如出现摇不散的凝块、异物、疫苗瓶有裂纹或标签不清者，均不得使用。

（3）疫苗开启后应立即使用，如需放置，应置2～8℃，并于1小时内用完，剩余均应废弃。

（4）应备有肾上腺素等药物，以备偶有发生严重过敏反应时急救用。接受注射者在注射后应在现场观察至少30分钟。

（5）严禁冻结。

【制剂】每瓶5ml（10次人用剂量）、1ml（2次人用剂量）、0.5ml（1次人用剂量）。每1次人用剂量0.5ml，含伤寒Vi多糖应不低于30μg。

【贮法】于2～8℃避光保存和运输。有效期24个月。

口服脊髓灰质炎减毒活疫苗（猴肾细胞）〔药典（三）〕

Poliomyelitis (Live) Vaccine (Monkey Kidney Cell), Oral

【性状】为橘红色液体。

【药理学】本品系用脊髓灰质炎病毒Ⅰ、Ⅱ、Ⅲ型减毒株分别接种于原代猴肾细胞，经培养、收获病毒液制成。

【适应证】本疫苗服用后，可刺激机体产生抗脊髓灰质炎病毒免疫力。用于预防脊髓灰质炎。接种对象主要为2个月龄以上的儿童。

【用法和用量】基础免疫为3次，首次免疫从2月龄开始，连续口服3次，每次间隔4～6周，4岁再加强免疫1次，每1次人用剂量为2滴（相当于0.1ml）。其他年龄组在需要时也可以服用。

【不良反应】（1）个别人有轻度发热、恶心、呕吐、腹泻和皮疹。一般不需特殊处理，必要时可对症治疗。

（2）极罕见口服后引起脊髓灰质炎疫苗相关病例（VAPP）。

【禁忌证】禁用于①已知对该疫苗的任何组分，包括辅料及抗生素过敏者。②患急性疾病、严重慢性疾病、慢性疾病的急性发作期、发热者。③免疫缺陷、免疫功能低下或正在接受免疫抑制剂治疗者。④妊娠期妇女。⑤患未控制的癫痫和其他进行性神经系统疾病者。

【注意】（1）本品为口服疫苗，严禁注射。

（2）有以下情况者慎用：家族和个人有惊厥史者、患慢性疾病者、有癫痫史者、过敏体质者。

（3）本品系活疫苗，应使用37℃以下温水送服，切勿用热水送服。

（4）疫苗容器开启后，如未能立即用完，应置2～8℃并于当天内用完，剩余均应废弃。

（5）应备有肾上腺素等药物，以备偶有发生严重过敏反应时急救用。接种者在接种后应在现场观察至少30分钟。

（6）应避免反复冻融，以免影响免疫效果。

（7）注射免疫球蛋白者应至少间隔3个月以上接种本疫苗，以免影响免疫效果。

（8）使用不同的减毒活疫苗进行预防接种时，应间隔至少1个月以上。

【制剂】每瓶1.0ml。每1次人用剂量为2滴（相当于0.1ml），所含脊髓灰质炎活病毒总量应不低于6.15lg $CCID_{50}$，其中Ⅰ型应不低于6.0lg $CCID_{50}$，Ⅱ型应不低于5.0lg $CCID_{50}$，Ⅲ型应不低于5.5lg $CCID_{50}$。

【贮法】于-20℃以下或2～8℃避光保存和运输。-20℃以下有效期为24个月；2～8℃有效期为12个月（标签只能规定一种保存温度及有效期）。

水痘减毒活疫苗〔药典（三）〕

Varicella Vaccine, Live

【性状】为乳白色或白色疏松体，复溶后为澄明液体，可微带乳光。

【药理学】本品系用水痘-带状疱疹病毒减毒株接种人二倍体细胞，经培养、收获病毒液，加适宜稳定剂冻干制成。

【适应证】接种本疫苗后，可刺激机体产生抗水痘-带状疱疹病毒的免疫力。用于预防水痘。接种对象为12个月龄以上的水痘易感者。

【用法和用量】(1) 按标示量加入所附灭菌注射用水，待疫苗复溶并摇匀后立即使用。

(2) 于上臂外侧三角肌下缘附着处皮下注射0.5ml。

【不良反应】(1) 常见不良反应：①一般接种疫苗后24小时内，在注射部位可出现疼痛和触痛，多数情况下于2~3天内自行消失。②一般接种疫苗后1~2周内，可能出现一过性发热反应。其中大多数为轻度发热反应，一般持续1~2天后可自行缓解，不需处理，必要时适当休息，多喝水，注意保暖，防止继发感染；对于中度发热反应或发热时间超过48小时者，可采用物理方法或药物对症处理。③皮疹：一般接种疫苗后72小时内可能有轻微皮疹，可给予适当对症治疗，出疹时间一般不超过2天。

(2) 极罕见不良反应：①过敏性皮疹：一般接种疫苗后72小时内出现荨麻疹，出现反应时，应及时就诊，给予抗过敏治疗。②过敏性休克：一般接种疫苗后1小时内发生。应及时注射肾上腺素等抢救措施进行治疗。③过敏性紫癜：出现过敏性紫癜反应时应及时就诊，应用皮质固醇类药物给予抗过敏治疗，治疗不当或不及时有可能并发紫癜性肾炎。

【禁忌证】禁用于①已知对该疫苗所含任何成分，包括辅料以及抗生素过敏者。②患急性疾病、严重慢性疾病、慢性疾病的急性发作期和发热者。③妊娠期妇女。④免疫缺陷、免疫功能低下或正在接受免疫抑制治疗者。⑤患脑病、未控制的癫痫和其他进行性神经系统疾病者。

【注意】(1) 以下情况者慎用：家族和个人有惊厥史者、患慢性疾病者、有癫痫史者、过敏体质者、哺乳期妇女。

(2) 开启疫苗瓶和注射时，切勿使消毒剂接触疫苗。

(3) 疫苗瓶有裂纹、标签不清或失效者、疫苗复溶后出现混浊等外观异常者均不得使用。

(4) 疫苗瓶开启后应立即使用，如需放置，应置2~8℃，并于30分钟内用完，剩余均应废弃。

(5) 应备有肾上腺素等药物，以备偶有发生严重过敏反应时急救用，接受注射者在注射后应在现场观察至少30分钟。

(6) 注射免疫球蛋白者应至少间隔3个月以上接种本疫苗，以免影响免疫效果。

(7) 使用其他减毒活疫苗与接种本疫苗应至少间隔1个月；但本疫苗与麻疹、风疹和腮腺炎减毒活疫苗可同时接种。

(8) 本品为减毒活疫苗，不推荐在该疾病流行季节使用。

(9) 育龄妇女注射本疫苗后，应至少3个月内避免怀孕。

(10) 严禁冻结。

【制剂】复溶后每瓶0.5ml。每1次人用剂量为0.5ml，含水痘-带状疱疹活病毒应不低于3.3 lg PFU。

【贮法】于2~8℃避光保存和运输。有效期按批准的执行。

81.3 用于治疗的生物制品

A型肉毒毒素〔药典(三)；医保(乙)〕
Botulinum Toxin Type A

【性状】本品为白色疏松体，生理氯化钠溶液溶解后为澄清透明或淡黄色溶液。

【药理学】A型肉毒毒素(BTX-A)是一种神经肌肉阻滞剂，注入肌肉终板区后，抑制突触前运动神经释放乙酰胆碱，从而导致肌肉无力。双盲试验显示，BTX-A用于治疗多种以不自主肌肉收缩为特征表现的运动障碍性疾病有明显疗效及良好的安全阈。在异常兴奋的肌肉直接注射少量的BTX-A，通过化学性去神经作用，消除或缓解异常及过度的肌肉神经收缩，重建主动肌与拮抗肌之间的力量平衡，达到减轻症状、矫正姿势、提高和改善运动能力的目的。70%以上的患者症状明显好转，可持续3~6个月。

【适应证】主要用于治疗：①原发性眼睑痉挛、口-下颌肌张力障碍、痉挛性斜颈、痉挛性构音障碍、偏侧面肌痉挛、书写痉挛、扭转痉挛等。②某些斜视特别是麻痹性斜视、共同性斜视、内分泌疾病引起的斜视以及无法用手术矫正或手术矫正效果不好的12岁以上的斜视患者。

【用法和用量】(1) 眼睑痉挛，注射部位：共注射6个点，上下眼睑中内1/3段交界处及中外1/3段交界处，注射点距睑缘2~3mm，共4个注射点，第5个注射点为外眦部颞侧眼轮匝肌，注射点距外眦1cm，眉弓中央部为第6个注射点。每点注射2.5U。

(2) 口-下颌肌张力障碍，注射部位：选择咬肌、颞肌、翼内外肌、二腹肌，每块肌肉分3~5点注射，严重者可在口腔内上颚部分5点注射，还可注射颏下肌，每点注射2.65U。

(3) 痉挛性斜颈，注射部位：注射肌肉为胸乳突肌、斜方肌、头肌、颈后肌、背阔肌，必要时颈部深层肌肉都在考虑之列。每次选择2、3块肌肉进行BTX-A治疗，每个注射点6.2~12.5U。一般一次总剂量为110~220U，不主张超过280U。

(4) 挛性构音障碍，须经耳鼻喉科医师用纤维喉镜，在EMG(肌电图)指导下选择相应的注射点，如内收缩肌型选择甲勺肌、外展肌型选择勺后肌，重者尚需选择环甲肌内注射射。一般每次注射总量为5~10U(Botox)。

(5) 书写痉挛及其他局限性四肢肌张力障碍，书写痉挛，通常注射于手和前臂肌肉，因其肌腹薄且肌肉多交叠，要把针置于大块肌肉的终板区注射，需要EMG仪引导。注射剂量为每块肌肉10~200U(Botox)，每次总量10~300U。

【不良反应】(1) 本品注射治疗的副作用主要是疼痛、肌无力等。

(2) 注射于不同的肌肉，所产生的并发症，各不相同。

例如:治疗眼睑痉挛、斜视,可出现眼睑下垂、复视等;治疗口-下颌肌张力障碍,可出现吞咽困难、构音障碍、咀嚼无力;治疗痉挛性斜颈,可出现颈肌无力、吞咽困难等;治疗痉挛性构音障碍,可出现失声、吞咽困难、饮水呛咳及喘鸣;治疗偏侧面肌痉挛和/或书写痉挛,可出现面肌、手部肌肉短暂无力或瘫痪。此与该毒素向邻近肌肉弥散有关,数周内可自然恢复。

【禁忌证】禁用于过敏体质及对本品过敏者。

【注意】(1) 凡有发烧、急性传染病者缓用;有心、肝、肺疾患、活动性结核、血液病患者及妊娠期妇女和12岁以下儿童均慎用。

(2) 对大于50三棱镜度斜视、固定性斜视、外直肌无力的Duane综合征、手术过矫性斜视、慢性麻痹性斜视、慢性Ⅳ或第Ⅲ对颅神经麻痹、严重的肌肉纤维挛缩者,疗效不佳或无效。

(3) 治疗前,须向患者及家属解释清楚,BTX-A注射治疗尚属对症措施,对一些复杂的运动功能障碍,很难恢复正常,避免不切实际地追求完全缓解,盲目地多次追加注射量。

(4) 应正确选择注射肌肉、注射位点及注射剂量,是决定疗效的关键。尽可能将药物注射于神经肌肉接头处,即自主肌肉收缩、肌电发放最明显处。一次足量的BTX-A可以很快减轻或消除肌肉痉挛,纠正姿势异常,而不适当的少量多次,则达不到应有的疗效,剂量过大则会使肌肉发生明显无力。

(5) 大剂量、频繁注射及患者年轻是产生抗体的主要因素,故宜尽可能小剂量注射和尽可能长的注射间期,原则上注射间期不应短于3个月。

(6) 患者在注射后,应留下短期观察30分钟(并应备有肾上腺素等药物,以备偶有发生严重过敏反应时急救用)。

(7) 制品稀释:应根据瓶、盒签实际标示的单位量,参照表81-3进行稀释,并按需要选用不同稀释度。

表 81-3 稀释时氯化钠注射液加量(ml)举例

0.1ml 稀释毒素含量/U(单位)	每瓶标示量/U(单位)			
	50	100	120	150
10.0	0.5	1.0	1.2	1.5
5.0	1.0	2.0	2.4	3.0
2.5	2.0	4.0	4.8	6.0
1.25	4.0	8.0	9.6	12.0

加氯化钠注射液后,轻轻振荡直至完全溶解。毒素稀释后应立即使用,亦可置2~8℃冰箱于4小时内用完。残液、容器、注射用具等应消毒处理。

(8) 本品有剧毒,必须由专人保管、发放、登记造册,按规定适应证使用。

(9) 使用本品者,特别是治疗斜视的医生,应为受过专门训练的人员。操作者应熟悉眼外肌的解剖位置,熟练掌握肌电放大器使用技术,并尽量做到准确、定量、慢注并减少渗漏。

【药物相互作用】氨基苷类抗生素(如庆大霉素等)能加强本品的作用,故使用本品期间应禁用上述抗生素。

【制剂】注射液:每瓶含A型肉毒毒素50单位(U);100单位(U)。

【贮法】于-5~-20℃避光保存和运输。有效期3年。

白喉抗毒素〔药典(三);医保(甲)〕
Diphtheria Antitoxin

【ATC 编码】J06AA01

【性状】本品为无色或微黄色的澄明液体。含适量防腐剂,久置后可析出少量能摇散的沉淀。冻干品为白色或乳白色的疏松体,按标签规定量加灭菌注射用水,溶解后呈无色或微黄色的澄明液体。

【药理学】本品系由白喉类毒素免疫马所得的血浆,经胃酶消化后纯化制成的液体抗毒素球蛋白制剂。含有特异性抗体[包括特异性IgG及F(ab')2],具有中和白喉毒素的作用,用于白喉感染的治疗和被动免疫预防。作预防注射是使可疑感染者及时、快速地获得保护水平的抗体,从而起到预防作用,但其作用维持时间不长。为避免使个体受到异性蛋白的致敏或可能引发过敏反应(约5%~10%),此种应急预防措施,不能用以代替常规的白喉疫苗免疫。

【适应证】本品用于预防和治疗白喉。已出现白喉症状者,应及时使用抗毒素治疗。未接受过白喉疫苗免疫或免疫史不清者,如已与白喉患者有密切接触,应及时注射抗毒素以紧急预防,但也应同时进行白喉疫苗预防注射,以获得持久免疫。

【用法和用量】(1) 预防用:皮下或肌内注射,一次1000~2000IU。

皮下注射应在上臂外侧三角肌处,同时注射疫苗时注射部位须分开。肌内注射应在三角肌或臀部。

(2) 治疗用:肌内注射或静脉注射(见表81-4的治疗用量)。只有经皮下或肌内注射未发生异常反应者,方可作静脉注射,静脉注射应缓慢,开始每分钟不超过1ml,以后每分钟亦不宜超过4ml,一次静脉注射总量不应超过40ml。儿童每千克体重不宜超过0.8ml,亦可将抗毒素加入葡萄糖注射液或氯化钠注射液等溶液中静脉滴注。静脉注射前应将安瓿在温水中加温至接近体温,注射中如发现异常反应,应立即停止。

表81-4 治疗用量表(可供参考,应力争早期大量注射)

假膜所侵范围	注射与发病相距时间(小时)	应注射抗毒素剂量(IU)
一侧扁桃体	24	8000
	48	16 000
	72	24 000
二侧扁桃体	24	16 000
	48	32 000
	72	48 000
二边扁桃体、悬雍垂鼻咽或喉部	24	24 000
	48	48 000
	72	72 000
白喉病变(仅限于鼻部)		8000~16 000

【不良反应】本品在使用中可能出现的过敏反应及处理。

(1) 过敏性休克:可在注射中或注射后数分钟至数十分钟内突然发生。患者突然表现沉郁或烦躁、脸色苍白或潮红、胸闷或气喘、出冷汗、恶心或腹痛、脉搏细速、血压下降、重者神志不清或虚脱,如不及时抢救可能迅速死亡。轻者注射肾上腺素(0.5mg)后即可缓解,重者需输液输氧,使用升压药物维持血压,并使用抗过敏药物及皮质激素等进行抢救。

(2) 血清病:主要症状为荨麻疹、发热、淋巴结肿大、局部水肿,偶有蛋白尿、呕吐、关节痛,注射部位可出现红斑、瘙痒及水肿。一般系在注射后7~14天发病,称为延缓型。亦有在注射后2~4天发病,称为加速型。对血清病应进行对症治疗。可使用钙剂或抗组胺药,一般数日至十数日即可痊愈。

【禁忌证】过敏试验为阳性反应者慎用,详见脱敏注射法。

【注意】(1) 液体或冻干注射剂复溶后如混浊有摇不散的沉淀、异物、瓶壁有裂纹或标签不清或超过有效期者,均不得使用。

(2) 开瓶后应一次用完。冻干制品应按标签规定量加入灭菌注射用水,轻摇使完全溶解后使用。

(3) 每次注射时需保存详细记录,包括姓名、年龄、性别、住址、注射次数、上次注射后的反应情况、本次过敏试验结果及注射反应情况、所用抗毒素的生产单位名称及批号等。

(4) 注射器及注射部位须经严格消毒,同时注射类毒素时,注射器须分开。

(5) 注射前须详询问既往过敏史。凡曾患有支气管哮喘、花粉症、湿疹或有血管神经性水肿等病史,或对某种物质过敏,或过去注射过马血清制剂者,均须特别提防过敏反应的发生。

(6) 患者注射抗毒素后,须观察至少30分钟,方可离开。

(7) 给药说明:本品系源自动物血清蛋白,给药时应特别注意防止发生过敏反应。注射前必须先作过敏试验,阴性者方可按【用法和用量】项说明给药,阳性者必须采用脱敏注射法。①过敏试验:用氯化钠注射液将抗毒素稀释20倍(取0.1ml抗毒素加1.9ml氯化钠注射液混匀),在前臂掌侧皮内注射0.1ml,观察30分钟。注射部位无明显反应者,即为阴性,可在严密观察下直接注射抗毒素。如注射局部出现皮丘增大、红肿、浸润,特别是形似伪足或有痒感者,为阳性反应,必须用脱敏法进行注射。如注射局部反应特别严重或除局部反应外,并伴有全身症状反应,如荨麻疹、鼻咽刺痒、喷嚏等,则为强阳性反应,应尽量避免使用抗毒素。如必须使用时,亦必须采用脱敏注射,并做好一切准备,一旦发生过敏性休克,立即抢救。②脱敏注射法:在一般情况下,可用氯化钠注射液将抗毒素稀释10倍,分小量数次作皮下注射,每次注射后观察30分钟。第1次可注射0.2ml,观察无紫癜、气喘或显著呼吸短促、脉搏加速时,即可注射第2次0.4ml,如仍无反应则可注射第3次0.8ml,如仍无反应即可将瓶中未稀释的抗毒素全量作缓慢地肌内注射。③无过敏史或过敏试验阴性者,也并非没有发生过敏性休克的可能。为慎重起见,可先用小剂量作皮下注射,观察30分钟,无异常反应,再将全量注射于皮下或肌内。

【制剂】注射液:①预防用:每瓶1000IU;②治疗用:每瓶8000IU。

【贮法】本品应于2~8℃避光保存和运输。抗毒素装10%(应不低于8%)超量者有效期为3年;冻干抗毒素装20%(应不低于16%)超量者有效期为5年。

破伤风抗毒素[药典(三);基;医保(乙)]

Tetanus Antitoxin

【ATC编码】J06AA02

【性状】破伤风抗毒素为无色或淡黄色的澄明液体,含少量防腐剂,久置可析出少量能摇散的沉淀。冻干破伤风抗毒素为白色或乳白色的疏松体,按标签规定量加灭菌注射用水,溶化后呈无色或淡黄色的澄明液体。

【药理学】本品系由破伤风类毒素免疫马所得的血浆,经胃酶消化后纯化制成的液体抗毒素球蛋白制剂。含有特异性抗体[包括特异性IgG及F(ab')2],具有中和破伤风毒素的作用,用于破伤风梭菌感染的治疗和被动免疫预防。作预防注射是使可疑感染者,及时、快速地获得保护水平的抗体,从而起到预防作用,但其作用维持时间不长。为避免使个体受到异性蛋白的致敏或可能引发过敏反应(约5%~10%),此种应急预防措施,不能用以代替常规的破伤风疫苗免疫。

【适应证】本品用于预防和治疗破伤风。已出现破伤风或可疑症状时,应在进行外科处理及其他疗法的同时,及时使用抗毒素治疗。开放性外伤(特别是伤口深、污染严重者)有感染破伤风的危险时,应注射抗毒素进行紧急预防。凡已接受过破伤风疫苗免疫注射者,应在受伤后,再注射1

剂疫苗,以加强免疫,不必注射抗毒素;如受伤者未接受过破伤风疫苗免疫或免疫史不清者,须注射抗毒素预防,但也应同时开始疫苗预防注射,以获得持久免疫。

【用法和用量】(1) 预防用:皮下或肌内注射,一次1500～3000IU,儿童与成人用量相同;伤势严重者可增加用量1～2倍。经5～6日,如破伤风感染危险还未消除,应重复注射。

(2) 治疗用:肌内注射或静脉注射,第1次肌内或静脉注射50 000～200 000IU,儿童与成人用量相同;以后视病情决定注射剂量和间隔时间,同时还可将适量的抗毒素注射于伤口周围的组织中。

初生儿破伤风,24小时内分次或1次肌内或静脉注射20 000～100 000IU。

皮下注射应在上臂三角肌处,同时注射疫苗时,注射部位应分开。肌内注射应在上臂三角肌处或臀部。只有经过皮下或肌内注射未发生异常反应者,方可作静脉注射。静脉注射应缓慢,开始每分钟不超过1ml,以后每分钟亦不宜超过4ml。一次静脉注射总量不应超过40ml。儿童每千克体重不宜超过0.8ml。亦可将抗毒素加入葡萄糖注射液或氯化钠注射液等溶液中静脉滴注。静脉注射前应将安瓿置温水浴中加温至接近体温,注射中如发现异常反应,应立即停止。

【不良反应】本品在使用中可能出现的过敏反应及处理。

(1) 过敏性休克:可在注射中或注射后数分钟至数十分钟内突然发生。患者突然表现沉郁或烦躁、脸色苍白或潮红、胸闷或气喘、出冷汗、恶心或腹痛、脉搏细速、血压下降、重者神志不清或虚脱,如不及时抢救可能迅速死亡。轻者注射肾上腺素(0.5mg)后即可缓解,重者需输液输氧,使用升压药物维持血压,并使用抗过敏药物及皮质激素等进行抢救。

(2) 血清病:主要症状为荨麻疹、发热、淋巴结肿大、局部水肿,偶有蛋白尿、呕吐、关节痛,注射部位可出现红斑、瘙痒及水肿。一般系在注射后7～14天发病,称为延缓型。亦有在注射后2～4天发病,称为加速型。对血清病应进行对症治疗。可使用钙剂或抗组胺药,一般数日至十数日即可痊愈。

【禁忌证】过敏试验为阳性反应者慎用,详见脱敏注射法。

【注意】(1) 液体或冻干注射剂复溶后如混浊有摇不散的沉淀、异物、瓶壁有裂纹或标签不清或超过有效期者,均不可使用。

(2) 开瓶后应一次用完。冻干注射剂应按标签规定量加入灭菌注射用水,轻摇使完全溶解后使用。

(3) 每次注射时需保存详细记录,包括姓名、年龄、性别、住址、注射次数、上次注射后的反应情况、本次过敏试验结果及注射反应情况、所用抗毒素的生产单位名称及批号等。

(4) 注射器及注射部位须经严格消毒,同时注射类毒素时,注射器须分开。

(5) 注射前须详询问既往过敏史。凡曾患有支气管哮喘、花粉症、湿疹或有血管神经性水肿等病史,或对某种物质过敏,或过去注射过马血清制剂者,均须特别提防过敏反应的发生。

(6) 患者注射抗毒素后,须观察至少30分钟,方可离开。

(7) 给药说明:本品系源自动物血清蛋白,给药时应特别注意防止发生过敏反应。注射前必须先作过敏试验,阴性者方可按【用法和用量】项说明给药,阳性者必须采用脱敏注射法。①过敏试验:用氯化钠注射液将抗毒素稀释20倍(取0.1ml抗毒素加1.9ml氯化钠注射液混匀),在前臂掌侧皮内注射0.1ml,观察30分钟。注射部位无明显反应者,即为阴性,可在严密观察下直接注射抗毒素。如注射局部出现皮丘增大、红肿、浸润,特别是形似伪足或有痒感者,为阳性反应,必须用脱敏法进行注射。如注射局部反应特别严重或除局部反应外,并伴有全身症状反应,如荨麻疹、鼻咽刺痒、喷嚏等,则为强阳性反应,应尽量避免使用抗毒素。如必须使用时,亦必须采用脱敏注射,并做好一切准备,一旦发生过敏性休克,立即抢救。②脱敏注射法:在一般情况下,可用氯化钠注射液将抗毒素稀释10倍,分小量数次作皮下注射,每次注射后观察30分钟。第1次可注射0.2ml,观察无紫癜、气喘或显著呼吸短促、脉搏加速时,即可注射第2次0.4ml,如仍无反应则可注射第3次0.8ml,如仍无反应即可瓶中未稀释的抗毒素全量作缓慢地肌内注射。③无过敏史或过敏试验阴性者,也并非没有发生过敏性休克的可能。为慎重起见,可先用小剂量作皮下注射,观察30分钟,无异常反应,再将全量注射于皮下或肌内。

【制剂】注射液:①预防用:每瓶1500IU;②治疗用:每瓶10 000IU。

【贮法】本品应于2～8℃避光保存和运输。抗毒素装20%(应不低于16%)超量者有效期为5年;抗毒素装10%(应不低于8%)超量者有效期为3年。冻干抗毒素装20%(应不低于16%)超量者有效期为7年;抗毒素装10%(应不低于8%)超量者有效期为5年。

多价气性坏疽抗毒素〔药典(三);医保(甲)〕

Gas-gangrene Antitoxin(Mixed)

【性状】本品为无色或淡黄色的澄明液体,含适量防腐剂,久置后可析出少量能摇散的沉淀。冻干品为白色或乳白色的疏松体,按标签规定量加灭菌注射用水,溶解后呈无色或淡黄色的澄明液体。

【药理学】本品系由产气荚膜、水肿、败毒和溶组织梭菌的毒素或类毒素免疫马所得的血浆,经胃酶消化后纯化制成的液体多价抗毒素球蛋白制剂。含有特异性抗体[包括特异性IgG及F(ab')2],具有中和相应气性坏疽毒素的作用,用于产气荚膜、水肿、败毒和溶组织等梭菌感染的治疗和被动免疫预防。作预防注射是使可疑感染者,及时、快速地获得保护水平的抗体,从而起到预防作用,但其作用维持时间不长。为避免使个体受到异性蛋白的致敏或可能引发过敏反应(约5%～10%),此种应急预防措施不能用以代替常规的疫苗免疫程序。

【适应证】用于预防及治疗气性坏疽。当受严重外伤，认为有发生气性坏疽危险时或不能及时进行外科处理。应及时注射本品预防。一旦病症出现，除及时采取其他治疗措施外，应尽快使用大量抗毒素进行治疗。

【用法和用量】(1) 预防用：皮下或肌内注射，一次10 000IU 左右（混合品），紧急时可酌增，亦可采用静脉注射。伤口感染危险未消除者，可每隔 5 ~ 6 天反复注射一次。

(2) 治疗用：肌内注射或静脉注射，第一次肌内或静脉注射 30 000 ~ 50 000IU（混合品），同时还可将适量的抗毒素注射于伤口周围健康组织中，以后视病情，经适当的间隔时间（如 4 ~ 6 或 24 ~ 48 小时）反复注射。病情开始好转后，可酌情减量（如减半）或延长间隔时间（例如 24 ~ 48 小时）直至确认无须注射为止。

皮下注射应在上臂外侧三角肌处，肌内注射应在三角肌或臀部。只有经皮下或肌内注射未发生异常反应者，方可作静脉注射。静脉注射应缓慢，开始每分钟不超过 1ml，以后每分钟亦不宜超过 4ml，一次静脉注射总量不应超过 40ml。儿童每 1kg 体重不宜超过 0.8ml，亦可将抗毒素加入葡萄糖注射液或氯化钠注射液等溶液中静脉滴注。静脉注射前应将安瓿在温水中加温至接近体温，注射中如发现异常反应，应立即停止。

【不良反应】本品在使用中可能出现的过敏反应及处理。

(1) 过敏性休克：可在注射中或注射后数分钟至数十分钟内突然发生。患者突然表现沉郁或烦躁、脸色苍白或潮红、胸闷或气喘、出冷汗、恶心或腹痛、脉搏细速、血压下降、重者神志不清或虚脱，如不及时抢救可能迅速死亡。轻者注射肾上腺素（0.5mg）后即可缓解，重者需输液输氧，使用升压药物维持血压，并使用抗过敏药物及皮质激素等进行抢救。

(2) 血清病：主要症状为荨麻疹、发热、淋巴结肿大、局部水肿，偶有蛋白尿、呕吐、关节痛，注射部位可出现红斑、瘙痒及水肿。一般系在注射后 7 ~ 14 天发病，称为延缓型。亦有在注射后 2 ~ 4 天发病，称为加速型。对血清病应进行对症治疗。可使用钙剂或抗组胺药，一般数日至十数日即可痊愈。

【禁忌证】过敏试验为阳性反应者慎用，详见脱敏注射法。

【注意】(1) 液体或冻干注射剂复溶后如混浊有摇不散的沉淀、异物、瓶壁有裂纹或标签不清或超过有效期者，均不可使用。

(2) 开瓶后应一次用完。冻干注射剂应按标签规定量加入灭菌注射用水，轻摇使完全溶解后使用。

(3) 每次注射时需保存详细记录，包括姓名、年龄、性别、住址、注射次数、上次注射后的反应情况、本次过敏试验结果及注射反应情况、所用抗毒素的生产单位名称及批号等。

(4) 注射器及注射部位须经严格消毒，同时注射破伤风疫苗时，注射器须分开。

(5) 注射前须详询问既往过敏史。凡曾患有支气管哮喘、花粉症、湿疹或有血管神经性水肿等病史，或对某种物质过敏，或过去注射过马血清制剂者，均须特别提防过敏反应的发生。

(6) 患者注射抗毒素后，须观察至少 30 分钟，方可离开。

(7) 给药说明：本品系源自动物血清蛋白，给药时应特别注意防止发生过敏反应。注射前必须先作过敏试验，阴性者方可按【用法和用量】项说明给药，阳性者必须采用脱敏注射法。①过敏试验：用氯化钠注射液将抗毒素稀释 20 倍（取 0.1ml 抗毒素加 1.9ml 氯化钠注射液混匀），在前臂掌侧皮内注射 0.1ml，观察 30 分钟。注射部位无明显反应者，即为阴性，可在严密观察下直接注射抗毒素。如注射局部出现皮丘增大、红肿、浸润，特别是形似伪足或有痒感者，为阳性反应，必须用脱敏法进行注射。如注射局部反应特别严重或除局部反应外，并伴有全身症状反应，如荨麻疹、鼻咽刺痒、喷嚏等，则为强阳性反应，应尽量避免使用抗毒素。如必须使用时，亦必须采用脱敏注射，并做好一切准备，一旦发生过敏性休克，立即抢救。②脱敏注射法：在一般情况下，可用氯化钠注射液将抗毒素稀释 10 倍，分小量数次作皮下注射，每次注射后观察 30 分钟。第 1 次可注射 0.2ml，观察无紫癜、气喘或显著呼吸短促、脉搏加速时，即可注射第 2 次 0.4ml，如仍无反应则可注射第 3 次 0.8ml，如仍无反应即可瓶中未稀释的抗毒素全量作缓慢地肌内注射。③无过敏史或过敏试验阴性者，也并非没有发生过敏性休克的可能。为慎重起见，可先用小剂量作皮下注射，观察 30 分钟，无异常反应，再将全量注射于皮下或肌内。

【制剂】每瓶 5.0ml，含多价气性坏疽抗毒素 5000IU。

【贮法】本品应于 2 ~ 8℃ 避光保存和运输。抗毒素装 20%（应不低于 16%）超量者有效期为 5 年；抗毒素装 10%（应不低于 8%）超量者有效期为 3 年。冻干抗毒素装 20%（应不低于 16%）超量者有效期为 7 年；抗毒素装 10%（应不低于 8%）超量者有效期为 5 年。

抗蛇毒血清〔基；医保（乙）〕

Snake Antivenins

【ATC 编码】J06AA03

【性状】抗蛇毒血清为无色或淡黄色的澄明液体，含适量防腐剂，久置后可析出少量能摇散的沉淀。冻干品本品为白色或乳白色疏松体，按标签规定量加灭菌注射用水，溶解后呈无色或淡黄色的澄明液体。

【药理学】本品系用某种蛇毒或经减毒处理的蛇毒免疫马，使其产生相应的采集含有抗体的血清或血浆精制而成。抗蛇毒血清可中和相应的蛇毒，是一种特异性被动免疫反应。抗蛇毒血清有单价和多价两类，单价抗蛇毒血清特异性强、效价高、疗效好；多价抗蛇毒血清特异性小、效价低、疗效差。

【适应证】用于毒蛇咬伤中毒。

【用法和用量】稀释后静脉注射或静脉滴注，也可肌内或皮下注射。用量根据被咬伤者的受毒量及血清效价而

定。以下为中和一条蛇毒的剂量:

(1) 抗蝮蛇毒血清:主要用于蝮蛇咬伤的治疗,对竹叶青和烙铁头蛇毒也有交叉中和作用。一次用 6000 ~ 16 000IU,以氯化钠或 25% 葡萄糖注射液稀释 1 倍,缓慢静脉注射。

(2) 抗五步蛇毒血清:主要用于五步蛇咬伤的治疗,对蝮蛇蛇毒也有交叉中和作用。每次用 8000IU,以氯化钠注射液稀释 1 倍,缓慢静脉注射。

(3) 抗银环蛇毒血清:主要用于银环蛇咬伤的治疗,一次用 10 000IU,缓慢静脉注射。

(4) 抗眼镜蛇毒血清:主要用于眼镜蛇咬伤的治疗,对其他科的毒蛇蛇毒也有交叉中和作用。一次用 2500 ~ 10 000IU,缓慢静脉注射。

【不良反应】 因马血清为异体蛋白,故可发生过敏反应。即刻表现为胸闷、气短、恶心、呕吐、腹痛、抽搐及血压下降。迟发反应表现为发热、皮疹、荨麻疹等。

【禁忌证】 过敏试验为阳性反应者慎用。

【注意】 (1) 使用前应询问马血清制品注射史和过敏史,并做皮肤过敏试验。过敏试验法:取本品 0.1ml 氯化钠注射液 1.9ml,在前臂掌侧皮内注射 0.1ml,经 20 ~ 30 分钟判定结果。可疑阳性者,预先注射氯苯拉明 10mg(儿童酌减),15 分钟后再注射本品。

(2) 皮肤试验阴性者,可缓慢静脉注射抗毒血清,但不排除发生严重过敏反应的可能性。如注射过程中发生过敏反应,应立即停止注射,并按过敏反应处理原则治疗,如注射肾上腺素。

(3) 皮肤过敏试验阳性者,应权衡利弊,作风险与效益分析。对严重蛇毒咬伤中毒有生命危险者,可作脱敏注射法。脱敏注射法:抗毒血清以氯化钠注射液稀释 20 倍,分次小量作皮下注射,每次注射后观察 20 ~ 30 分钟,第 1 次可注射 0.4ml,如无反应,可酌情增量,3 次以上无反应,即可静脉、肌内或皮下注射。注射前应使本品的温度接近体温,缓慢注射,开始每分钟不超过 1ml,以后每分钟亦不宜超过 4ml。注射时如反应异常,应立即停止,及时处理。

(4) 毒蛇咬伤时,应立即作局部处理,并服用中成药蛇药及对症治疗。

(5) 静脉给药前,应做好抗过敏反应的准备。注射过程中,应严密监护患者,如有过敏反应,应立即停止,并及时处理。

(6) 应详细了解咬伤的毒蛇种类,采用单价抗蛇毒血清治疗。如为未知的毒蛇咬伤,则给予多价抗蛇毒血清治疗。

(7) 本品一般不作首选,症状不发展的蛇咬伤,不必注射抗蛇毒血清。但也应根据症状,及时判断,争取尽早注射,最好在 4 小时内静脉给药。

(8) 不管是否毒蛇咬伤,伤口有污染者,应同时注射破伤风抗毒素 1500 ~ 3000 单位。

【制剂】 注射液:(1)抗蝮蛇毒血清:每瓶含抗蝮蛇毒血清 6000IU。

(2) 抗五步蛇毒血清:每瓶含抗五步蛇毒血清:2000IU。

(3) 抗银环蛇毒血清:每瓶含抗银环蛇毒血清:10 000IU。

(4) 抗眼镜蛇毒血清:每瓶含抗眼镜蛇毒血清:1000IU。

【贮法】 本品应于 2 ~ 8℃ 避光保存和运输。有效期为 36 个月(冻干品为 60 个月)。

抗炭疽血清〔药典(三);医保(乙)〕
Anthrax Antiserum

【性状】 抗炭疽血清为无色或淡黄色的澄明液体。含适量防腐剂,久置可析出少量能摇散的沉淀。冻干抗炭疽血清为白色或乳白色的疏松体,按标签规定量加灭菌注射用水,溶解后呈无色或淡黄色的澄明液体。

【药理学】 本品系由炭疽杆菌抗原免疫马所得的血浆,经胃酶消化后纯化制成的液体抗炭疽球蛋白制剂。含有特异性抗体[包括特异性 IgG 及 F(ab')2],具有中和炭疽杆菌的作用,用于炭疽病的治疗和被动免疫预防。作预防注射是使可疑感染者,及时、快速地获得保护水平的抗体,从而起到预防作用,但其作用维持时间不长。为避免使个体受到异性蛋白的致敏或可能引发过敏反应(约 5% ~ 10%),此种应急预防措施,不能用以代替常规的炭疽疫苗免疫。

【适应证】 用于炭疽患者或有炭疽感染危险者。

【用法和用量】 (1) 预防用:皮下或肌内注射,一次 20ml。

(2) 治疗用:可根据病情肌内注射或静脉滴注。早期应给予大剂量,第 1 天可注射 20 ~ 30ml。待体温恢复正常,水肿消退后,临床医生可根据病情给予维持量。

【不良反应】 本品在使用中可能出现的过敏反应及处理。

(1) 过敏性休克:可在注射中或注射后数分钟至数十分钟内突然发生。患者突然表现沉郁或烦躁、脸色苍白或潮红、胸闷或气喘、出冷汗、恶心或腹痛、脉搏细速、血压下降、重者神志不清或虚脱,如不及时抢救可能迅速死亡。轻者注射肾上腺素(0.5mg)后即可缓解,重者需输液输氧,使用升压药物维持血压,并使用抗过敏药物及皮质激素等进行抢救。

(2) 血清病:主要症状为荨麻疹、发热、淋巴结肿大、局部水肿,偶有蛋白尿、呕吐、关节痛,注射部位可出现红斑、瘙痒及水肿。一般系在注射后 7 ~ 14 天发病,称为延缓型。亦有在注射后 2 ~ 4 天发病,称为加速型。对血清病应进行对症治疗。可使用钙剂或抗组胺药,一般数日至十数日即可痊愈。

【禁忌证】 过敏试验为阳性反应者慎用,详见脱敏注射法。

【注意】 (1) 液体或冻干注射剂复溶后如混浊有摇不散的沉淀、异物、瓶壁有裂纹或标签不清或超过有效期者,均不可使用。

(2) 开瓶后应一次用完。冻干注射剂应按标签规定量加入灭菌注射用水,轻摇使完全溶解后使用。

(3) 每次注射应保存详细记录，包括姓名、年龄、性别、住址、注射次数、上次注射后的反应情况、本次过敏试验结果及注射反应情况、所用抗毒素的生产单位名称及批号等。

(4) 注射前须详询问既往过敏史。凡曾患有支气管哮喘、花粉症、湿疹或有血管神经性水肿等病史，或对某种物质过敏，或过去注射过马血清制剂者，均须特别提防过敏反应的发生。

(5) 注射器及注射部位须经严格消毒。

(6) 患者注射血清后，须观察至少30分钟，方可离开。

(7) 给药说明：本品系源自动物血清蛋白，给药时应特别注意防止发生过敏反应。注射前必须先作过敏试验，阴性者方可按【用法和用量】项说明给药，阳性者必须采用脱敏注射法。①过敏试验：用氯化钠注射液将抗毒素稀释20倍(取0.1ml血清加1.9ml氯化钠注射液)，在前臂掌侧皮内注射0.1ml，观察30分钟。注射部位无明显反应者，即为阴性，可在严密观察下直接注射血清。如注射局部出现皮丘增大、红肿、浸润，特别是形似伪足或有痒感者，为阳性反应，必须用脱敏法进行注射，并做好一切准备，一旦发生过敏性休克，立即抢救。②脱敏注射法：在一般情况下，可用氯化钠注射液将血清稀释10倍，分小量数次作皮下注射，每次注射后观察30分钟。第1次可注射10倍稀释的血清0.2ml，观察无紫癜、气喘或显著呼吸短促、脉搏加速时，即可注射第2次0.4ml，如仍无反应则可注射第3次0.8ml，如仍无反应即可瓶中未稀释的血清全量作皮下或肌内注射。③无过敏史或过敏试验阴性者，也并非没有发生过敏性休克的可能。为慎重起见，可先用小剂量作皮下注射，观察30分钟，无异常反应，再将全量注射于皮下或肌内。

【制剂】注射液：每瓶20ml。

【贮法】本品应于2～8℃避光保存和运输。有效期为36个月(冻干品为60个月)。

抗狂犬病血清〔药典(三)；基；医保(甲)〕

Rabies Antiserum

【ATC编码】J06AA06

【性状】无色或淡黄色澄明液体。

【药理学】本品系由狂犬病病毒固定毒免疫马所得的血浆，经胃酶消化后纯化制得的液体抗狂犬病球蛋白制剂。含有特异性抗体[包括特异性IgG及F(ab')2]，具有中和狂犬病毒的作用，用于狂犬病的被动免疫预防。作预防注射是使可疑感染者，及时、快速地获得保护水平的抗体，从而起到预防作用，但其作用维持时间不长，故应在使用后或同时注射狂犬病疫苗，以获得持久性免疫。

【适应证】用于配合狂犬病疫苗预防狂犬病。对被疯动物严重咬伤如头、脸、颈部或多部位咬伤者进行预防注射。被疯动物咬伤后注射越早越好，咬后48小时内注射本品，可减少发病率。已有狂犬病者注射本品无效。

【用法和用量】受伤部位应先进行处理。若伤口曾用其他化学药品处理过时，应用肥皂水或灭菌注射用水冲洗干净。先用本品在受伤部位进行浸润注射，余下的血清进行肌内注射(头部咬伤可肌内注射于颈背部)。被狂犬咬伤后越早注射狂犬疫苗和抗血清越好。

注射总剂量按体重计算，每千克体重注射40IU(特别严重者可酌情增至80～100IU)，在1～2日内分数次注射，注射完毕后，开始注射狂犬疫苗。亦可同时注射狂犬疫苗，但注射部位应分开。

【不良反应】本品在使用中可能出现的过敏反应及处理。

(1) 过敏性休克：可在注射中或注射后数分钟至数十分钟内突然发生。患者突然表现沉郁或烦躁、脸色苍白或潮红、胸闷或气喘、出冷汗、恶心或腹痛、脉搏细速、血压下降、重者神志不清或虚脱，如不及时抢救可能迅速死亡。轻者注射肾上腺素(0.5mg)后即可缓解，重者需输液输氧，使用升压药物维持血压，并使用抗过敏药物及皮质激素等进行抢救。

(2) 血清病：主要症状为荨麻疹、发热、淋巴结肿大、局部水肿，偶有蛋白尿、呕吐、关节痛，注射部位可出现红斑、瘙痒及水肿。一般系在注射后7～14天发病，称为延缓型。亦有在注射后2～4天发病，称为加速型。对血清病应进行对症治疗。可使用钙剂或抗组胺药，一般数日至十数日即可痊愈。

【注意】(1) 液体或冻干注射剂复溶后，如混浊、有摇不散的沉淀、异物、瓶壁有裂纹或标签不清或超过有效期者，均不可使用。

(2) 开瓶后应一次用完。冻干注射剂应按标签规定量加入灭菌注射用水，轻摇使完全溶解后使用。

(3) 每次注射应保存详细记录，包括姓名、年龄、性别、住址、注射次数、上次注射后的反应情况、本次过敏试验结果及注射反应情况、所用抗毒素的生产单位名称及批号等。

(4) 注射前须详询问既往过敏史。凡曾患有支气管哮喘、花粉症、湿疹或有血管神经性水肿等病史，或对某种物质过敏，或过去注射过马血清制剂者，均须特别提防过敏反应的发生。

(5) 注射器及注射部位须经严格消毒。同时注射狂犬疫苗时，注射器及注射部位须分开。

(6) 患者注射血清后，须观察至少30分钟，方可离开。

【制剂】注射液：每瓶400IU。

【贮法】本品应于2～8℃避光保存和运输。有效期为36个月。

人血白蛋白〔药典(三)；医保(乙)〕

Human Albumin

【ATC编码】B05AA01

【药理学】本品系由健康人血浆，经低温乙醇蛋白分离法或经批准的其他分离法分离纯化，并经60℃10小时加温灭活病毒后制成。含稳定剂，不含防腐剂和抗菌药。有注射液及冻干品两种剂型。本品有增加循环血容量和维持血浆渗透压的作用。白蛋白占血浆胶体渗透压80%，主要调节血管与组织之间水分的动态平衡。由于白蛋白分子较高，透过膜的速度较慢，使白蛋白的胶体渗透压与毛细血管的静力压抗衡，以此维持正常与恒定的血容量；同时在血液循环中,1g 白蛋白可保障 18ml 水,每 5g 白蛋白在维持机体胶体渗透压方面约相当于 100ml 血浆或 200ml 全血的功能,从而起到增加循环血容量和维持血浆渗透压的作用。白蛋白能结合阳离子和阴离子,可以输送不同的物质,也可以将有毒物质输送到解毒器官,具有运输和解毒作用。由于组织蛋白和血浆蛋白可以互相转化,在氮代谢障碍时,白蛋白可作为氮原为组织提供营养。

【适应证】用于治疗因失血、创伤及烧伤等引起的休克,脑水肿及大脑损伤所致的脑压增高,防治低蛋白血症以及肝硬化或肾病引起的水肿和腹水,有较好的疗效。

【用法和用量】静脉滴注,用量由医师酌定。一般因严重烧伤或失血等所致的休克可直接注射本品 5~10g,隔 4~6 小时重复注射一次。在治疗肾病及肝硬化等慢性白蛋白缺乏症时,可每日注射本品 5~10g,直至水肿消失、血清白蛋白恢复正常为止。

【不良反应】偶见寒战、发热、颜面潮红、皮疹、恶心、呕吐等症状和过敏反应。快速输注时,可引起血管超负荷而导致肺水肿。

【禁忌证】禁用于急性肺水肿患者。

【注意】(1) 本品打开后,应一次用完,不得分次使用或给第二人使用。

(2) 输注过程中,如发现患者有不适反应,应立即停止输注。

(3) 给药说明:①本品仅供静脉滴注用,滴注时,应选用有滤网的输液器。②冻干制剂,可用 5% 葡萄糖注射液或注射用水溶解,液量根据需要而定。一般根据白蛋白装量加入适量溶解液,使成 10%(g/ml)白蛋白溶液,可在 15 分钟内溶解完毕。当需要获得 20%~25%(g/ml)的高浓度白蛋白时,则溶解时间较长。③为防止大量输注本品时,导致机体组织脱水,必要时可用 5% 葡萄糖注射液适当稀释后作静脉滴注。滴注速度以每分钟不超过 2ml(约 60 滴)为宜,但在开始 15 分钟内,应特别注意速度,要缓慢,逐渐加速至上述速度。④本品不宜过量使用,以免引起循环血量过大和组织脱水。⑤严重贫血、心力衰竭者应严格掌握用量。⑥本品不能与其他药物混溶使用。

【制剂】注射液:1g(10ml);2g(10ml);2.5g(10ml);5g(10ml);10g(50ml);12.5g(50ml);20g(100ml);25g(125ml)。冻干品:10g;20g。

【贮法】本品应于 2~8℃避光保存和运输。

人免疫球蛋白〔药典(三);医保(乙)〕

Human Immunoglobulin

【其他名称】丙种球蛋白。

【ATC 编码】J06BA

【性状】为澄明或微带乳光液体,有时有微量沉淀,但可摇散。

【药理学】本品系采用健康人血浆或血清、分离、纯化、并经灭活、去除病毒等步骤加工制备而成。人免疫球蛋白中丙种球蛋白含量占 90% 以上,含有多种抗体。其作用机制有两种:一种是"被动免疫",注射较大剂量的被动抗体后,使受者得到完全保护而不被感染;另一种是"被动-自动免疫",注射小剂量后,使受者得到部分保护,虽似被感染,但在被动抗体保护下症状很轻,甚至没有明显的临床症状而产生自动免疫。

【适应证】主要用于预防麻疹和甲型肝炎等病毒性感染。

【用法和用量】(1) 预防麻疹:0.05~0.15ml/kg 或 5 岁以内儿童注射 1.5~3ml,成人不得超过 6ml,预防效果为 1 个月。

(2) 预防甲型肝炎:按每千克体重注射 0.05~0.1ml/kg 或儿童每次注射 1.5~3ml,成人每次注射 3ml。1 次注射,预防效果为 1 个月。

【不良反应】偶见过敏反应,如荨麻疹、喉头水肿,严重者可见过敏性休克。剂量大或滴注速度过快时,可见头痛、心悸、恶心和暂时性体温升高。

【注意】①本品为肌内注射制剂,不可静脉注射。②制剂过期、安瓿破裂或有摇不散的沉淀时禁用;开启后应一次用完。

【制剂】注射液:每瓶 150mg(10%,1.5ml);300mg(10%,3ml)。注射剂冻干品:每瓶 2.5g(以 IgG 来计)。

【贮法】本品应于 2~8℃避光保存和运输。

乙型肝炎人免疫球蛋白〔药典(三)〕

Human Hepatitis B Immunoglobulin

【ATC 编码】J06BB04

【性状】为澄明或微带乳光液体,有时有微量沉淀,但可摇散。

【药理学】本品系由含高效价乙型肝炎表面抗体的健康人血浆,经低温乙醇蛋白分离法或经批准的其他分离法分离纯化,并经病毒去除和灭活处理制成。含适宜稳定剂,不含防腐剂和抗菌药。本品系免疫球蛋白,其中丙种球蛋白含量占 90% 以上。本品含有高效价的乙型肝炎表面抗体,能与相应抗原专一结合起到被动免疫作用,有提高人体对乙型肝炎病毒免疫功能的作用。注射乙型肝炎免疫球蛋白,可在乙型肝炎疫苗主动免疫尚未产生前,为 HBV 感染者提供被动免疫保护。

【适应证】用于乙型肝炎的预防。主要适用于:①乙型肝炎表面抗原阳性母亲的新生儿。②预防意外感染人群,如血友病患者、肾透析患者、医务人员或皮肤破损被乙型肝炎表面抗原阳性的血液或分泌物污染的人员等。③与乙型肝炎患者或携带者密切接触的易感人群。

【用法和用量】(1) 母婴阻断:乙型肝炎表面抗原阳性母亲的婴儿出生 24 小时内,肌内注射 100~200IU,同时联合乙型肝炎疫苗,按乙型肝炎疫苗注射程序全程注射(按照 0 个月、1 个月、6 个月或医生推荐的适宜方案);亦可在婴儿出生 24 小时内肌内注射 100~200IU,1 个月时再注射一次,同时按乙型肝炎疫苗注射程序全程注射。单独使用乙型肝炎免疫球蛋白很少获得满意结果,如果单独使用应多次注射,每 3~4 周 1 次,每次肌内注射 100~200IU。

(2) 乙型肝炎预防:用于预防意外暴露时,注射越早越好,一般应在 24 小时内进行肌内注射,最迟不超过 7 天。一次注射量,儿童为 100IU,成人为 200IU,必要时剂量可加倍,每 3 ~ 4 周再注射 1 次,必要时按注射程序全程注射乙型肝炎疫苗。

（3）意外感染者,立即(最迟不超过 7 天)按体重注射 8 ~ 10IU/kg,隔月再注射 1 次。

【不良反应】个别患者注射后出现头痛、心慌、恶心等反应,大多轻微,无须特殊处理,可自行恢复。

【禁忌证】禁用于①对人免疫球蛋白过敏或有其他严重过敏史者;②有 IgG 抗体的选择性,IgA 缺乏者。

【注意】（1）制剂久贮,可能出现微量沉淀,但一轻摇应立即消散,如有摇不散的沉淀或异物,则不可使用。

（2）冻干制剂用灭菌注射用水溶解成 100IU/ml 溶液,溶液应澄明或为带乳光的液体。

（3）安瓿打开后,应一次用完,不得分次使用或给第二人使用。

（4）只限于肌内注射,不得用于静脉输注。

（5）本品应多次连续注射,以获得持久的保护作用。与乙型肝炎疫苗联合使用,可获得较为满意的预防效果。

【制剂】注射剂(冻干品):乙型肝炎免疫球蛋白 100IU;200IU;400IU。

【贮法】本品应于 2 ~ 8℃避光保存和运输。

破伤风人免疫球蛋白〔药典(三);基;医保(乙)〕

Human Tetanus Immunoglobulin

【性状】冻干品应为白色疏松体,液体原液及冻干品复溶后应为无色或淡黄色澄明液体,可带乳光,不应出现混浊。

【药理学】本品系用吸附破伤风疫苗对健康献血员进行免疫后,获得的特异免疫血浆,经低温乙醇法提纯制成的,含高效价破伤风的免疫球蛋白制剂。其中含量占 90% 以上为丙种球蛋白;为保护临床使用的安全性,生产工艺中已增加了特定的清除和灭活病毒的步骤。本品含特异破伤风抗体,具有中和破伤风毒素的作用。进入机体后,使患者及时、快速地获得高效价的破伤风抗体,从而起到急救治疗和被动免疫预防作用。作预防注射,是使机体从低或无免疫状态,很快变成暂时的免疫保护状态,在破伤风疫苗的主动免疫尚未发挥作用前,起到预防破伤风梭菌感染的作用,但其作用维持时间不长,故本品作被动免疫的同时,可使用吸附破伤风疫苗进行主动免疫,以取得持久的免疫效果。本品系来自人血浆为原料的制剂,不存在异体蛋白的过敏作用,因此特别适用于对马血清制备的破伤风抗毒素(TAT)有过敏反应的患者使用。

【适应证】用于预防和治疗破伤风,尤其适用于对破伤风抗毒素(TAT)有过敏反应的患者。

【用法和用量】肌内注射。①预防用:儿童、成人一次用量均为 250IU。创面严重或创面严重和感染严重者可加倍注射。②治疗用:3000 ~ 6000IU。可多点注射。

【不良反应】偶有注射部位红肿、疼痛感,可自行恢复。

【禁忌证】禁用于对人免疫球蛋白类制剂有过敏史者。

【注意】（1）故应用本品作被动免疫的同时,可使用吸附破伤风疫苗进行自动免疫,但注射部位和用具应分开。

（2）液体或冻干制剂溶解后,应为接近无色、可带乳光或淡黄澄明液体,如有异物、混浊或有摇不散的沉淀时,均不可使用。

（3）冻干注射剂应按标签规定量加入灭菌注射用水,轻摇、使完全溶解后使用。

（4）安瓿打开后,应一次用完,不得分次使用或给第二人使用。

（5）只限于臀部肌内注射,不需作皮试,不得用于静脉注射。

【制剂】注射液:250IU(2.5ml);500IU(5ml)

注射剂(冻干品):100IU;200IU;250IU。

【贮法】本品应于 2 ~ 8℃避光保存和运输。

狂犬病人免疫球蛋白〔药典(三)〕

Human Rabies Immunoglobulin

【性状】冻干品应为白色或灰白色疏松体,液体原液及冻干品复溶后应为无色或淡黄色澄明液体,可带乳光,不应出现混浊。

【药理学】本品系用人狂犬病疫苗对健康献血员进行免疫后,获得的特异免疫血浆,经低温乙醇法提纯制成的,含高效价狂犬病抗体的免疫球蛋白制剂。其中含量占 90% 以上为丙种球蛋白;为保护临床使用的安全性,生产工艺中已增加了特定的清除和灭活病毒的步骤。本品含特异性狂犬病抗体,进入机体后可及时中和侵入的狂犬病病毒。对潜伏期短的严重咬伤者,单纯注射狂犬病疫苗不能很快产生免疫应答,此时注射狂犬病免疫球蛋白可延长潜伏期,为注射狂犬病疫苗后机体产生自动免疫提供所需时间,更好发挥其特异性免疫作用。最好能在严重咬伤感染后 24 ~ 48 小时内进行注射,因当病毒一旦到达中枢神经系统,或已出现狂犬病症状者,虽注射大量免疫球蛋白,也不再起作用。

【适应证】本品主要配合狂犬病疫苗使用,当被狂犬或其他疯动物严重咬伤者,进行狂犬病疫苗预防注射的同时,配合使用本品,对狂犬病作紧急的被动免疫,以提高预防性治疗效果。

【用法和用量】肌内注射:动物咬伤部位及时清创后,于受伤部位用本品总剂量的 1/2 作皮下浸润注射,余下制剂进行肌内注射(头部咬伤者可于背部肌内注射)。按体重每千克 20IU(或遵医嘱),一次注射,如所需总剂量大于 10ml,可于 1 ~ 2 日内分次注射。同时或随后即可进行狂犬病疫苗注射,但两种制品的注射部位和器具应严格分开。

【不良反应】偶有注射部位红肿、疼痛感,可自行恢复。

【禁忌证】禁用于对人免疫球蛋白类制剂有过敏史者。

【注意】①液体或冻干制剂溶解后,应为接近无色、可带乳光或淡黄色澄明液体,如有异物、混浊或有摇不散的沉淀时,均不可使用。②冻干注射剂应按标签规定量加入灭菌注射用水,轻摇、使完全溶解后使用。③安瓿打开后,应一次用完,不得分次使用或给第二人使用。④只限于肌内注射,不需作皮试,不得用于静脉注射。

【药物相互作用】治疗性疫苗启动后，不再推荐再次使用狂犬病人免疫球蛋白，因为会妨碍主动免疫的充分表达。使用本品后三个月内不能接种麻疹等活病毒疫苗，因为抗体干扰免疫应答。

【制剂】注射液：100IU（1ml）；200IU（2ml）；500IU（5ml）。

注射剂（冻干品）：100IU；200IU；500IU。

【贮法】本品应于2～8℃避光保存和运输。

人纤维蛋白原〔药典（三）；医保（乙）〕

Human Fibrinogen

【ATC 编码】B02BC10

【性状】为灰白色或淡黄色疏松体。复溶后应为澄明溶液，可带轻微乳光。

【药理学】本品系由健康人血浆，经分离、提纯，并经病毒去除和灭活处理后冻干制成。含适宜稳定剂，不含防腐剂和抗生素。它亦称为凝血因子Ⅰ，是由肝细胞合成的340k糖蛋白。它参与血纤维蛋白液凝固的最后阶段，即纤维蛋白生成阶段。在凝血酶的作用下，纤维蛋白原丢失酸性纤维蛋白肽后，其单体先聚合成不稳定的纤维毒蛋白聚合体，继而在因子Ⅷa与钙离子作用下，进一步相互交联，形成稳定的纤维蛋白。正常血浆纤维蛋白原含量约为1600～4000mg/L。临床血浆纤维蛋白原有效止血浓度约为500～1000mg/L。

【适应证】①遗传性纤维蛋白原减少症，包括遗传性异常纤维蛋白原血症或遗传性纤维蛋白原缺乏症。②获得性纤维蛋白原减少症，主要见于严重肝脏损害所致的纤维蛋白原合成不足及局部或弥散性血管内凝血导致纤维蛋白原消耗量增加。

【用法和用量】静脉滴注：其用量视血浆纤维蛋白原水平及要达到止血所需的纤维蛋白原水平（>1g/L）而定。由于纤维蛋白原的生物半衰期长达96～144小时，故开始每1～2天，以后每3～4天，滴注1次即可。能够按每2g纤维蛋白原可使血浆纤维蛋白原水平升至0.5g/L的原则推算所需剂量，一般首次用量1～2g，必要时可加量。大出血时应立即给予4～8g。

【不良反应】少数患者使用本品后，出现过敏反应或发热。

【禁忌证】对本品过敏者禁用。

【注意】（1）本品专供静脉滴注，以注射用水溶解后，应立即使用。

（2）配制前，应先将本品与溶解液放至室温，温度过低，会造成溶解困难，并导致蛋白变性。

（3）加入溶液后，应将瓶轻轻转动，直至完全溶解。切忌剧烈摇动，以免引起蛋白变性。

（4）输注本品所用输液器应带有滤网，若发现块状不溶物时，则不宜使用。

（5）用于弥散性血管内凝血时，在肝素化基础上给予本品更好。

（6）使用本品期间，应严密监测患者凝血指标和纤维蛋白原水平，根据结果调整本品的用量。

（7）由于体外酶活性的检测方法的局限性，不同厂家生产的纤维蛋白原可能活性不完全相同，在相互替换时，注意用药的调整。

【制剂】注射剂（冻干品）：每支0.5g；1.0g。

【贮法】本品应于2～8℃避光保存和运输。

重组人凝血因子Ⅷ〔医保（乙）〕

Recombinant Coagulation Factor Ⅷ for Injection

【性状】乳白色疏松体，按标示量加入稀释液复溶后应为澄明液体，无可见不溶性微粒。

【药理学】活化因子Ⅷ是活化因子Ⅸ的辅因子，可加快因子Ⅹ转化为活化因子Ⅹ。活化的因子Ⅹ可将凝血酶原转化为凝血酶，凝血酶将纤维蛋白原转化为纤维蛋白，纤维蛋白可形成不溶性凝块。本品是重组DNA产品，其功能特点与内源性因子Ⅷ相当。因子Ⅷ是甲型血友病（典型性血友病）患者缺乏的特异性凝血因子。本品给药可升高因子Ⅷ的血浆水平，并可使这些患者的凝血缺陷得到暂时纠正。

【适应证】甲型血友病患者出血的治疗和预防。

【用法和用量】本品的剂量和治疗持续时间取决于患者因子Ⅷ缺乏的严重程度、出血的部位与范围以及患者的临床状况。应根据患者的临床反应调整给药剂量。在大手术或危及生命的出血事件中，对此替代治疗进行监控尤为重要。本品所标示的一个国际单位（IU）的因子Ⅷ的活性大约相当于1ml正常人血浆中的因子Ⅷ的含量。所需因子Ⅷ剂量的计算基于实践经验，即每千克体重的1IU因子Ⅷ平均可使血浆因子Ⅷ的活性升高约2IU/dl。可用下面的公式计算所需剂量：需要剂量（IU）=体重（kg）×因子Ⅷ期望升高值（IU/dl或%）×0.5[（IU/kg）/（IU/dl）]。

对表81-5出血的控制和手术预防，根据表81-5的分期，因子Ⅷ活性不应低于下述相应阶段的特定血浆因子活性水平（以正常值的%或IU/dl表示）。

表81-5 控制出血和手术预防的给药剂量指导

出血类型	所需Ⅷ水平（%）	给药频率（小时）/治疗持续时间（天）
少量出血		
早期关节积血、浅表肌肉或软组织和口腔出血	20～40	根据需要，每12～24小时重复给药，直至缓解。根据出血的严重程度，至少治疗1天

续表

出血类型	所需Ⅷ水平(%)	给药频率(小时)/治疗持续时间(天)
中度出血和小手术		
中度肌肉内出血;轻度头部外伤。小手术,包括拔牙。口腔出血	30~60	每12~24小时重复输注,治疗3~4天,或直到止血和伤口愈合。在拔牙时,1小时内接受单次输注加口服抗纤溶药物可能足够
大出血和大手术		
胃肠道出血;颅内、腹腔或胸腔内出血;骨折。大手术	60~100	每8~24小时重复输注,直至危险消除,或止血和手术伤口愈合

推荐应用测定血浆中因子Ⅷ活性的方法监测本品的替代治疗,尤其对于外科手术的干预。临床数据支持使用一期法监测本品的治疗。根据每个甲型血友病患者当前的治疗方案,应建议在旅行时携带充足的因子Ⅷ产品,以满足预期的治疗需要。应建议患者在旅行之前咨询医师。

【不良反应】不良反应包括寒战、恶心、头晕或头痛,这些症状通常是暂时的,有可能发生过敏反应。

【禁忌证】本品禁用于已知对制剂的任何成分有超敏反应史的患者和已知对仓鼠蛋白有超敏反应史的患者。

【注意】(1) 大量反复输入本品时,应注意出现过敏反应,溶血反应及肺水肿的可能性,对有心脏病的患者尤应注意。

(2) 本品溶解后,一般为澄清略带乳光的溶液,允许微量细小蛋白颗粒存在,为此用于输注的输血器必须带有滤网装置,但如发现有大块不溶物时,则不可使用。

(3) 对于因缺乏因子Ⅸ所致的乙型血友病,或因缺乏因子Ⅺ所致的丙型血友病均无疗效,故在用前应确诊患者系属因子Ⅷ缺乏,方可使用本品。

(4) 不得用于静脉外的注射途径。

(5) 本品一旦被溶解后应立即使用。未用完部分必须弃去。

【制剂】250IU/瓶,500IU/瓶,1000IU/瓶,1500IU/瓶,2000IU/瓶。

【贮法】2~8℃避光保存和运输,有效期24个月。

人纤维蛋白黏合剂〔药典(三)〕
Human Fibrin Sealant Kit

【性状】冻干人纤维蛋白原:灰白色或淡黄色疏松体。重溶后溶液为澄明或带轻微乳光,允许有少量细小絮状物或蛋白颗粒。冻干人凝血酶:白色或淡黄色疏松体,无融化迹象,溶解后应为无色或淡黄色溶液,带轻微乳光,允许有微量细小蛋白颗粒。

【药理学】本品主要由人血浆制备的纤维蛋白原和凝血酶组成。两种成分混合时,模拟血液凝固过程的最后一步,通过凝血酶对纤维蛋白原的激活作用,使纤维蛋白原逐渐聚合,最终形成纤维蛋白网络,起到术前和术后止血和组织黏合作用。

【适应证】局部止血药。辅助用于处理烧伤创面、普通外科腹部切口、肝脏手术创面和血管外科手术创面的渗血。

【用法和用量】(1) 用法:①用双联混药系统同时喷涂:无菌的双联混药系统采用一个双联注射架固定两个同容积的一次性注射器,并通过联动推杆的推进,即可将等量的黏合剂两种组分经过一个复式注射座均匀混合,并通过注射头或喷头送出。将分别装有纤维蛋白原溶液以及凝血酶溶液的两个注射器装上双联注射架,两个注射器中所装溶液的体积须相等。安装注射器时必须小心谨慎,勿使任何一种溶液意外地流出注射器。将两个注射器与材料包内的复式注射座套接。注意使联接牢固,并使其固定在注射架上。将包装内的平头针或喷头之一装到复式注射座上。对大面积创伤表面可用材料包中提供的喷头喷涂。两表面之间进行黏合,可在其中的一面上薄而均匀地涂抹一层。②轮换涂抹方法:将纤维蛋白原溶解液涂抹于给药部位,然后立即涂抹高浓度的凝血酶溶液。需要组织黏合时,应将待黏合组织定位数分钟以达到黏合效果。

(2) 用量:使用的剂量与所要覆盖的表面积、涂药方法有关,用2.0ml规格的纤维蛋白胶可以覆盖面积大约为20cm^{2}的创面。为避免黏合剂长时间不被吸收,建议涂抹黏合剂溶液时应尽量使形成的凝胶薄一些。为使外用冻干人纤维蛋白黏合剂能迅速凝固,凝血酶溶液浓度的选择是很重要的。凝血酶溶液浓度的选择要视具体情况而定。若使用约500IU/ml的凝血酶溶液,仅需数秒钟即可凝固。若需延长凝固时间,可用40mmol/L的$CaCl_2$溶液对凝血酶溶液进行适当的稀释。

【不良反应】据文献报道,反复多次用药,有可能会发生过敏反应。

【禁忌证】对本品过敏者禁用。动脉及大静脉的大出血禁用以免延误处理,应紧急采取其他外科止血措施。警告:本品仅供局部使用,严禁血管内注射。国外同类品种临床使用过程中,至今尚未发现任何致血栓的报导。如不慎静脉使用,可能造成严重的血栓并发症。

【注意】(1) 一般注意事项:①人纤维蛋白原和人凝血酶两种组分配制后应在4小时内使用。一旦开启,应尽快使用。未用完部分应废弃,不要留作下次使用。②用药时,应尽量使给药部位干燥。涂胶体之前,吸干伤口表面,提供一个干爽的表面,10秒内就会开始凝固。涂上胶体后,最少在60秒内不要吸干或压迫伤口。

(2) 配置和使用时注意事项:①请使用与本品配套的注射器和注射针,分别溶解、抽吸冻干人纤维蛋白原溶解液和冻干人凝血酶溶解液。②制备纤维蛋白原溶液的器具绝对不能与制备凝血酶溶液的混用，以免凝胶提前形成。③纤维蛋白原溶解时，先将制品及其溶解液的温度平衡至30～37℃，注入该溶解液后静置1～2分钟，再轻轻转动，至冻干制剂完全溶解，以避免产生泡沫。④使用过程中，若发现注射针针管或喷嘴被蛋白凝块阻塞，请更换一个新的注射针或喷嘴。⑤一旦开始输送胶体，就不能往回拔针管活塞，否则会使胶体回到"Y"形接头中，这就会堵塞涂药器的尖端，需要再打开一个新的"Y"形接头。

【贮法】避光保存于2～8℃的干燥环境。不得冰冻。有效期36个月。

人凝血酶原复合物〔药典(三)；医保(乙)〕

Lyophilized Human Prothrombin Complex Concetrate

【性状】本品为白色或灰绿色疏松体。重溶后为淡黄色或淡蓝色或黄绿色澄明液体。

【药理学】本品含有维生素K依赖的在肝脏合成的四种凝血因子Ⅱ、Ⅶ、Ⅸ、Ⅹ。维生素K缺乏和严重肝脏疾患均可造成这四个因子的缺乏。而上述任何一个因子的缺乏都可导致凝血障碍。输注本品能提高血液中凝血因子Ⅱ、Ⅶ、Ⅸ、Ⅹ的浓度。

【适应证】本品主要用于治疗先天性和获得性凝血因子Ⅱ、Ⅶ、Ⅸ、Ⅹ缺乏症包括：①血因子Ⅱ、Ⅶ、Ⅸ、Ⅹ缺乏症包括乙型血友病；②抗凝剂过量、维生素K缺乏症；③因肝病导致的凝血机制紊乱；④各种原因所致的凝血酶原时间延长而拟作外科手术患者；⑤治疗已产生因子Ⅷ抑制物的甲型血友病患者的出血症状；⑥逆转香豆素类抗凝剂诱导的出血。

【用法和用量】(1) 用法：①本品专供静脉输注，应在临床医师的严格监督下使用。②用前应先将本品和灭菌注射用水或5%葡萄糖注射液预温至20～25℃，按瓶签标示量注入预温的灭菌注射用水或5%葡萄糖注射液，轻轻转动直至本品完全溶解(注意勿使产生很多泡沫)。③可用氯化钠注射液或5%葡萄糖注射液稀释成50～100ml，然后用带有滤网装置的输血器进行静脉滴注。滴注速度开始要缓慢，15分钟后稍加快滴注速度，一般每瓶200血浆当量单位(PE)在30～60分钟左右滴完。④滴注时，医师要随时注意使用情况，若发现弥散性血管内凝血或血栓的临床症状和体征，要立即终止使用。并用肝素拮抗。

(2) 用量：①使用剂量随因子缺乏程度而异，一般每千克体重输注10～20血浆当量单位，以后凝血因子Ⅶ缺乏者每隔6～8小时，凝血因子Ⅸ缺乏者每隔24小时，凝血因子Ⅱ和凝血因子Ⅹ缺乏者，每隔24～48小时，可减少或酌情减少剂量输用，一般历时2～3天。②在出血量较大或大手术时可根据病情适当增加剂量。③凝血酶原时间延长患者如拟作脾切除者要先于手术前用药，术中和术后根据病情决定。

【不良反应】一般无不良反应，快速滴注时可引起发热、潮红、头疼等副反应，减缓或停止滴注，上述症状即可消失。

【注意】(1) 除肝病出血患者外，一般在用药前应确诊患者是缺乏凝血因子Ⅱ、Ⅶ、Ⅸ、Ⅹ方能对症下药。

(2) 本品不得用于静脉外的注射途径。

【制剂】注射剂：每瓶100IU；200IU；300IU；400IU；1000IU。

【贮法】8℃以下避光保存。

注射用重组链激酶〔药典(三)〕

Recombinant Streptokinase for Injection

【性状】本品为白色冻干粉末。

【药理学】注射用重组链激酶的成分为重组链激酶，重组链激酶与纤溶酶原以1∶1克分子比结合成复合物，然后把纤溶酶原激活成纤溶酶，纤溶酶催化血栓主要基质纤维蛋白水解，从而使血栓溶解，血管再通；同时重组链激酶的溶栓作用因纤维蛋白的存在而增强，因此重组链激酶能有效特异地溶解血栓或血块，能治疗以血栓形成为主要病理变化的疾病。

【适应证】急性心肌梗死等血栓性疾病。

【用法和用量】急性心肌梗死静脉溶栓治疗：一般推荐本品150万IU溶解于5%葡萄糖100ml，静脉滴注1小时。急性心肌梗死溶栓治疗应尽早开始，争取发病12小时内开始治疗。对于特殊患者(如体重过低或明显超重)，医生可根据具体情况适当增减剂量(按2万IU/kg体重计)。

【不良反应】(1) 发热、寒战、恶心呕吐、肩背痛、过敏性皮疹；本品静脉滴注时可发生低血压，如血压下降应减慢滴注速度；过敏性休克罕见。轻度过敏反应不必中断治疗，重度过敏反应需立即停止静脉滴注。过敏反应可用抗组胺药物或激素处理。

(2) 出血，穿刺部位出血，皮肤瘀斑，胃肠道，泌尿道或呼吸道出血；重组链激酶用于急性心肌梗死溶栓治疗时，脑出血的发生率为0.1%～0.3%。大出血时可用6-氨基己酸，输新鲜血浆或全血。

(3) 其他反应，用于急性心肌梗死溶栓治疗时可出现再灌注心律失常，偶见缓慢心律失常、加速性室性自搏性心率、室性期前收缩或室颤等；偶可引起溶血性贫血，黄疸及ALT升高；溶栓后可发生继发性栓塞，如肺栓塞、脑栓塞或胆固醇栓塞等。

【禁忌证】禁用于：①两周内有出血、手术、外伤史、心肺复苏或不能实施压迫止血的血管穿刺等患者。②近两周内有溃疡出血病史、食管静脉曲张、溃疡性结肠炎或出血性视网膜病变患者。③未控制的高血压，血压>180mmHg/110mmHg以上或不能排除主动脉夹层动脉瘤患者。④凝血障碍及出血性疾病患者。⑤严重肝肾功能障碍患者。⑥二尖瓣狭窄合并心房颤动伴左房血栓者(溶栓后可能发生脑栓塞)、感染性心内膜炎患者。⑦妊娠期妇女。⑧对链激酶过敏患者。

【注意】(1) 本品应严格在临床医师的指导下用药。

(2) 急性心肌梗死溶栓治疗应尽早开始，争取发病12小时内开始治疗。

(3) 本品使用前用 5% 葡萄糖溶液溶解,溶解液应在 4~6 小时内使用。

(4) 用链激酶后 5 天至 12 个月内不能用重组链激酶。

(5) 用本品治疗血管再通后,发生再梗死,可用其他溶栓药。

【药物相互作用】与阿司匹林同时使用治疗急性心肌梗死具有良好的效果,同时事先使用抗凝剂或右旋糖酐,可增加出血危险。

【制剂】注射剂:每瓶 10 万 IU;50 万 IU;150 万 IU。

【贮法】2~8℃保存。

注射用重组人干扰素 α1b〔药典(三);医保(乙)〕

Recombinant Human Interferon α1b for Injection

【性状】应为白色薄壳状疏松体,按标示量加入灭菌注射用水后迅速复溶为澄明液体。

【药理学】本品系由高效表达人干扰素 α1b 基因的大肠埃希菌,经发酵、分离和高度纯化后,获得的重组人干扰素 α1b 制成。含稳定剂,不含防腐剂和抗菌药。具有广谱的抗病毒、抗肿瘤及免疫调节功能。

【适应证】用于病毒性疾病和某些恶性肿瘤。①已批准用于治疗慢性乙型肝炎、丙型肝炎和毛细胞白血病。②已有临床试验结果或文献报告,用于病毒性疾病,如带状疱疹、尖锐湿疣、流行性出血热和小儿呼吸道合胞病毒肺炎等。③用于治疗恶性肿瘤,如慢性粒细胞白血病、黑色素瘤、淋巴瘤等。④滴眼液,可用于眼部病毒性疾病。

【用法和用量】肌内或皮下注射,剂量和疗程如下:

(1) 慢性乙型肝炎:一次 30~50μg,隔日一次,疗程 4~6 个月,可根据病情延长疗程至一年,也可进行诱导治疗,即在治疗开始时,每天用药 1 次,0.5~1 个月后改为每周 3 次,直到疗程结束。

(2) 慢性丙型肝炎:一次 30~50μg,隔日一次,疗程 4~6 个月,无效者停用。有效者可继续治疗至 12 个月。根据病情需要,可延长至 18 个月。在治疗的第 1 个月,一日 1 次。疗程结束后随访 6~12 个月。急性丙型肝炎,应及早使用本品治疗,可减少慢性化。

(3) 慢性粒细胞白血病:一次 30~50μg,一日 1 次,连续用药 6 个月以上。可根据病情适当调整,缓解后可改为隔日注射。

(4) 毛细胞白血病:一次 30~50μg,一日 1 次,连续用药 6 个月以上。可根据病情适当调整,缓解后可改为隔日注射。

(5) 尖锐湿疣:一次 10~30μg,或一次 10μg,疣体下局部注射,隔日 1 次,连续 3 周为 1 个疗程。可根据病情延长或重复疗程。

(6) 肿瘤:视病情可延长疗程。如患者未出现病情恶化或严重不良反应,应当在适当剂量下继续用药。

【不良反应】常在用药初期出现发热、疲劳等反应,多为一过性或可逆性反应;其他可能有头痛、肌痛、关节痛、食欲缺乏、恶心等;少数患者,可能出现白细胞减少、血小板减少等血象异常,停药后可恢复。如出现上述患者不能忍受的不良反应时,应减少剂量或停药,并给以必要的对症治疗。

【禁忌证】禁用于①已知对干扰素制品过敏者;②有心绞痛、心肌梗死病史以及其他严重心血管病史者;③癫痫和其他中枢神经系统功能紊乱者;④有其他严重疾病不能忍受本品的副作用者。

【注意】(1) 慎用于:①过敏体质,特别是对抗生素过敏者。在用药过程中,如发生过敏反应,则应立即停药,并给以相应治疗。②妊娠期妇女及哺乳期妇女,在病情十分需要时,由医师指导使用。

(2) 治疗儿童病毒性疾病时,应在儿科医师严密观察下,适当控制剂量。

(3) 对年老体衰者耐受性差,对可能发生不良反应者,应十分谨慎,应在医师严密观察下应用。当使用较大剂量时,尤应谨慎,必要时,可先用小剂量,再逐渐加大,以减少不良反应。

(4) 给药说明:①使用前应仔细检查瓶子,如瓶或瓶塞有裂缝、破损,则不可使用。在加入灭菌注射用水后,可稍加振摇,制品应溶解良好,如有不能溶解的块状物或絮状物,则不可使用。②每支制品用灭菌注射用水 1ml 溶解,溶解后应一次用完,不得分次使用或给第二人使用。

【药物相互作用】使用本品时,应慎用镇静安眠药。

【制剂】注射剂(冻干品):10μg(10 万 IU);20μg(20 万 IU);30μg(30 万 IU);50μg(50 万 IU)。

【贮法】本品应于 2~8℃避光保存和运输。

注射用重组人干扰素 α2b〔药典(三);医保(乙)〕

Recombinant Human Interferon α2b for Injection

【性状】白色壳状疏松体,加入标示量注射用水后应迅速复溶为澄明液体。

【药理学】本品系由高效表达人干扰素 α2b 基因的大肠埃希菌,经发酵、分离和高度纯化后获得的重组人干扰素 α2b 冻干制成。

【适应证】(1) 用于治疗某些病毒性疾病,如急慢性病毒性肝炎、带状疱疹、尖锐湿疣。

(2) 用于治疗某些肿瘤,如毛细胞性白血病、慢性髓细胞性白血病、多发性骨髓瘤、恶性黑色素瘤、肾细胞癌、喉乳头状瘤、卡波西肉瘤、卵巢癌、基底细胞癌。

【用法和用量】肌肉、皮下或病灶注射,剂量和疗程如下:

(1) 慢性乙型肝炎:皮下或肌内注射,300 万~600 万 IU/d,连用四周后改为 3 次/周,连用 16 周以上。

(2) 急慢性丙型肝炎:皮下或肌内注射,300 万~600 万 IU/d,连用四周后改为 3 次/周,连用 16 周以上。

(3) 丁型肝炎:皮下或肌内注射,400 万~500 万 IU/d,连用四周后改为 3 次/周,连用 16 周以上。

(4) 带状疱疹:肌内注射,100 万 IU/d,联用 6 天,同时口服无环鸟苷。

(5) 尖锐湿疣:可单独应用,肌内注射 100 万 ~300 万 IU/d,连用四周。

(6) 毛细胞白血病:200 万 ~800 万 IU/(m^2 · d),连用至少 3 个月。

(7) 慢性粒细胞白血病:300 万 ~500 万 IU/(m^2 · d)肌内注射,可与化疗药物联合应用。

(8) 多发性骨髓瘤:作为诱导或维持治疗 300 万 IU/m^2,肌内注射,3 次/周,并与 VMCP 等化疗方案合用。

(9) 非霍奇金淋巴瘤:作为诱导或维持治疗 300 万 IU/m^2,肌内注射,3 次/周,并与 CHVP 等化疗方案合用。

(10) 恶性黑色素瘤:600 万 IU,肌内注射,3 次/周,与化疗药物合用。

(11) 肾细胞癌:600 万 IU,肌内注射,3 次/周,与化疗药物合用。

(12) 喉乳头状瘤:300 万 IU/m^2,肌内注射或皮下注射,每周三次(隔日一次)。

(13) 卡波式肉瘤:5000 万 IU/(m^2 · d),连用 5 天,每次静脉滴注 30 分钟,至少间隔 9 天再进行下一个五天的治疗期。

(14) 基底细胞癌:500 万 IU,瘤灶内注射,3 次/周,3 周。

(15) 卵巢癌:500 万 ~800 万 IU,肌内注射,3 次/周,与化疗药物合用。

【不良反应】①常见有发热、头痛、寒战、乏力、肌痛等症状,常出现在用药第一周,多在注射 48 小时后消失;②少数患者可出现白细胞减少、血小板减少等血象异常,停药后可恢复;③过敏反应偶有发生,一旦出现应立即停药;④偶见畏食、恶心、腹泻等不良反应。

【禁忌证】禁用于①已知对重组人干扰素 α2b 或改制剂的任何成分过敏者;②患有严重心脏病者;③严重的肝、肾或骨髓功能不正常者;④癫痫及中枢神经系统功能损伤者;⑤有其他严重疾病不能耐受本品者。

【注意】(1) 慎用于:①妊娠期和哺乳期患者;②心血管病、原有精神障碍患者;③支气管狭窄、红斑狼疮、银屑病、重症肌无力或甲状腺炎患者。

(2) 在使用本品的全过程中注意监测不良反应,患者发生的不良反应常出现在用药初期,多为一过性和可逆性反应,如发生中等程度不良反应,可调节给药剂量。

(3) 因含苯甲醇,禁用于儿童肌内注射。

(4) 为避免可能的污染,对于任何已开启的药瓶,抽取所需剂量后应弃去,如遇到药瓶有裂缝或混浊现象不得使用。

【制剂】注射剂:每支 600 万 IU。

【贮法】于 2 ~8℃避光保存和运输。

注射用重组人白介素-2〔药典(三);医保(乙)〕

Recombinant Human Interleukin-2 for Injection

【性状】为白色或微黄色疏松体,按标示量加入灭菌注射用水后,迅速复溶后应为澄明液体。

【药理学】本品系由高效表达人白细胞介素-2(简称人白介素-2)基因的大肠埃希菌,经发酵、分离和高度纯化后获得的重组人白细胞介素-2 冻干制成。含适宜稳定剂,不含防腐剂和抗菌药。白介素-2 是由 133 个氨基酸组成的多肽,分子量为 15 420,可作用于白介素受体而发挥作用。本品能促进 T 细胞的增殖与分化;诱导及增强天然杀伤细胞(NK)的活力;可以诱导及增强依赖白介素-2 而获得对自身肿瘤具有细胞毒样活力的杀伤细胞(淋巴因子活化的杀伤细胞,Lymphokine-activated Killer cells,简称 LAK);诱导及增强杀伤性 T 细胞、单核细胞、巨噬细胞的活力;增强 B 淋巴细胞的增殖及抗体分泌,诱导及产生干扰素,通过以上机制提高人体细胞免疫功能和抗感染能力。

【适应证】①用于肾细胞癌、黑色素瘤,用于控制晚期腹水及其他晚期肿瘤。②用于先天或后天免疫缺陷症,如艾滋病等。③对某些病毒性、细菌性疾病、胞内寄生感染性疾病,如乙型肝炎、麻风病、肺结核、白念珠菌感染等,有一定作用。

【用法和用量】皮下注射:20 万 ~40 万 IU/m^2加入灭菌注射用水 2ml,每日 1 次,每周注射 4 天,4 周为 1 疗程。

肌内注射:慢性乙型肝炎,一次 20 万 IU,隔日 1 次。

静脉滴注:20 万 ~40 万 IU/m^2,加入注射用生理盐水 500ml,每日 1 次,每周连用 4 天,4 周为 1 疗程。

腔内注射:先抽去腔内积液,再将本品 40 万 ~50 万 IU/m^2加入注射用生理盐水 20ml 注入,一周 1 ~2 次,3 ~4 周为 1 疗程。

瘤内或瘤周注射:10 万 ~30 万 IU 加入注射用生理盐水 3 ~5ml,分多点注射到瘤内或瘤周,一周 2 次,连用 2 周为 1 疗程。

【不良反应】常见有寒战、发热、乏力、畏食、恶心、呕吐、腹泻和皮疹。大剂量可致低血压、肺水肿、肾损伤、骨髓抑制、嗜睡、谵妄等严重不良反应。本品的不良反应与剂量、滴注速度和疗程长短有关,减量可减少不良反应。

【禁忌证】禁用于对本品过敏、高热、严重心脏病、低血压、严重心肾功能不全、或进行过器官移植者。

【注意】(1) 慎用:妊娠期妇女、哺乳期妇女、小儿及有严重心、脑、肾合并症的老年人。

(2) 药物过量可引起毛细血管渗漏综合征,表现为低血压、末梢水肿、暂时性肾功能不良等,应立即停用,并对症处理。

(3) 本品必须在有经验的专科医师指导下,谨慎地使用。

(4) 如药瓶或瓶塞有裂缝、破损者,则不可使用。本品加生理盐水溶解后,为透明液体,如有混浊、沉淀等现象,则不可使用。药瓶后应一次用完,不得多次使用,或给其他人使用。

(5) 使用本品应从小剂量开始,逐渐加大剂量,应严格掌握安全剂量。使用本品低剂量、长疗程,可降低毒性,并且可维持较久的抗肿瘤活性。

(6) 为预防患者发热,可于给药前使用解热镇痛药,对乙酰氨基酚口服 0.5g;或吲哚美辛栓 50mg,肛塞。

【制剂】 注射剂(冻干品):每支 10 万 IU;20 万 IU;50 万 IU;100 万 IU;150 万 IU;200 万 IU。

【贮法】 本品应于 2 ~ 8℃避光保存和运输。

注射用重组人白介素-11〔药典(三);医保(乙)〕

Recombinant Human Interleukin-11 for Injection

【性状】 为白色疏松体,加注射用水后能迅速溶解。

【药理学】 本品系由高效表达人白细胞介素-11(简称人白介素-11)基因的甲醇酵母或大肠埃希菌,经发酵、分离和高度纯化后获得的重组人白介素-11 冻干制成。可直接刺激造血干细胞和巨核祖细胞的增殖,诱导巨核细胞的成熟分化,增加体内血小板的生成,从而提高血液血小板计数,而血小板功能无明显改变。

【适应证】 用于实体瘤、非髓性白血病化疗后Ⅲ、Ⅳ度血小板减少症的治疗。

【用法和用量】 皮下注射。用量:根据本品临床研究结果,推荐本品应用剂量为 25 ~ 50μg/kg 体重,于化疗结束后 24 ~ 48 小时开始或发生血小板减少症后皮下注射,每日一次,疗程一般 7 ~ 14 天。血小板计数恢复后应及时停药。

【不良反应】 重组人 IL-11 的大部分不良反应均为轻至中度,且停药后均能迅速消退。常见的不良反应包括乏力、疼痛、寒战、腹痛、感染、恶心、便秘、消化不良、瘀斑、肌痛、骨痛、神经紧张及脱发等。

【禁忌证】 对重组人 IL-11 及本品中其他成分过敏者禁用,

【注意】 (1) 对血液制品、大肠埃希菌表达的其他生物制剂有过敏史,器质性心脏病患者,尤其充血性心衰及房颤、房扑病史者慎用。

(2) 本品应在化疗后 24 ~ 48 小时开始使用,不宜在化疗前或化疗过程中使用。

(3) 使用本品过程中应定期检查血象(一般隔日一次),注意血小板数值的变化。在血小板升至 100×10^9/L 时应及时停药。

(4) 使用期间应注意毛细血管渗漏综合征的监测。如体重、水肿、胸腹腔积液等。

【制剂】 注射剂:每瓶 0. 75mg(600 万 U);1mg(800 万 U);1. 5mg(1200 万 U);2mg(1600 万 U);3mg(2400 万 U);5mg(4000 万 U)。

【贮法】 本品应于 2 ~ 8℃避光保存和运输。

注射用鼠神经生长因子〔药典(三);医保(乙)〕

Mouse Nerve Growth Factor for Injection

【性状】 本品为白色冻干疏松体。按瓶标示量溶解后溶液为无色澄明液体,不应有异物、混浊和沉淀。

【药理学】 本药有促进损伤神经恢复的作用,可改善因大鼠中毒性周围神经病(由己二酮和丙烯酰胺造成)所致的运动功能障碍,缩短神经-肌肉动作电位潜伏期,提高神经-肌肉动作电位幅度。本药亦可减少动物胫神经的髓鞘肿胀发生率和变性胫神经纤维数量。

【适应证】 用于治疗视神经损伤。

【用法和用量】 临用前每瓶用 2ml 氯化钠注射液(或灭菌注射用水)溶解。肌内注射,每日 30μg(一瓶),一日 1 次,3 ~ 6 周为一疗程。

【不良反应】 无严重不良反应,常见注射部位痛或注射侧下肢疼痛,偶见荨麻疹及中性粒细胞增加,荨麻疹可自行恢复,或给予抗过敏治疗。

【禁忌证】 对本品过敏者禁用。

【注意】 (1) 过敏体质者慎用。

(2) 本品加注射用水振荡后即可完全溶解,如有不溶的沉淀、混浊或絮状物时不可使用。

(3) 使用前应仔细检查药瓶,如有裂缝或破损等异常情况时不可使用。

【制剂】 注射剂:每瓶 18μg(9000U);20μg(9000U);30μg(15000U)。

【贮法】 于 2 ~ 8℃避光保存和运输。

尼妥珠单抗注射液〔药典(三);医保(乙)〕

Nimotuzumab Injection

【性状】 无色澄明液体。

【药理学】 EGFR 是一种跨膜糖蛋白,其胞内区具有特殊的酪氨酸激酶活性,尼妥珠单抗可阻断 EGFR 与其配体的结合,并对 EGFR 过度表达的肿瘤具有抗血管生成、抗细胞增殖和促凋亡作用。

【适应证】 用于与放疗联合治疗表皮生长因子受体(EGFR)表达阳性的Ⅲ/Ⅳ期鼻咽癌。

【用法和用量】 将两瓶(100mg)尼妥珠单抗注射液稀释到 250ml 生理盐水中,静脉输液给药,给药过程应持续 60 分钟以上。首次给药应在放射治疗的第一天,并在放射治疗开始前完成。之后每周给药 1 次,共 8 周,患者同时接受标准的放射治疗。

【不良反应】 表现为轻度发热、血压下降、恶心、头晕、皮疹。

【禁忌证】 对本品或其任一组分过敏者禁用。

【注意】 (1) 冻融后抗体的大部分活性丧失,故本品在储存和运输过程中严禁冷冻。

(2) 应在具有同类药品使用经验的临床医师指导下使用,并具备相应抢救措施,在给药过程中及给药结束后 1 小时内,需密切监测患者的状况。

(3) 本品稀释于生理盐水后,在 2 ~ 8℃可保持稳定 12 小时,在室温下可保持稳定 8 小时,如稀释后储存超过上述时间,不宜使用。

(4) 应由熟练掌握 EGFR 检测技术的专职人员进行 EGFR 表达水平的检验,检验中若出现组织样本质量较差、操作不规范、对照使用不当等情况,均可导致结果偏差。

【制剂】 注射剂:每瓶 50mg(10ml)。

【贮法】 于 2 ~ 8℃避光保存和运输。

注射用重组人促红素(CHO细胞)〔药典(三);医保(乙)〕

Recombinant Human Erythropoietin for Injection(CHO Cell)

【性状】白色疏松体,复溶后为无色澄明液体。

【药理学】主要成分为基因重组人促红素,系由含有高效表达人红细胞生成素(简称人促红素)基因的中国仓鼠卵巢(CHO)细胞,经细胞培养、分离和高度纯化后冻干制成。作用于骨髓中红系造血祖细胞,促进其增殖、分化。本品能经由后期母红细胞祖细胞(CFU-E)引导出明显的刺激集落的生成效果,在高浓度下,亦可刺激早期母红细胞祖细胞(BFU-E)而引导出集落的形成。

【适应证】肾功能不全所致贫血,包括慢性肾功能衰竭进行血液透析、腹膜透析治疗和非透析患者。

【用法和用量】皮下注射或静脉注射,每周分2~3次给药,分为治疗期和维持期,给药剂量需依据患者的贫血程度、年龄及其他相关因素调整。①治疗期:开始推荐剂量血液透析患者每周100~150IU/kg,腹膜透析和非透析患者每周75~100IU/kg,若血细胞比容每周增加少于0.5vol%,可于4周后按15~30IU/kg增加剂量,但最高增加剂量不可超过30IU/kg/周。血细胞比容应增加到30~33vol%,但不宜超过36vol%(34vol%)。②维持期:如果血细胞比容达到30~33vol%和(或)血红蛋白达到100~110g/L,则进入维持治疗阶段。推荐将剂量调整至治疗剂量的2/3然后每2~4周检查血细胞比容以调整剂量,避免红细胞生成过速,维持血细胞比容和血红蛋白在适当水平。

【不良反应】(1)一般反应:少数患者用药初期可出现头疼、低热、乏力等,个别患者可出现肌痛、关节痛等。绝大多数不良反应经对症处理后可以好转,不影响继续用药,极个别病例上述症状持续存在,应考虑停药。

(2)过敏反应:极少数患者用药后可能出现皮疹或荨麻疹等过敏反应,包括过敏性休克。因此初次使用本品或重新使用本品时,建议先使用少量,确定无异常反应后,再注射全量,如发现异常应立即停药并妥善处理。

(3)心脑血管系统:血压升高、原有的高血压恶化和因高血压脑病而有头痛、意识障碍、痉挛发生,甚至可引起脑出血。因此在促红素注射液治疗期间应注意并定期观察血压变化,必要时应减量或停药,并调整降压药的剂量。

(4)血液系统:随着血细胞比容增高,血液黏度可明显增高,因此应注意防止血栓形成。

(5)肝脏:偶有AST、ALT的上升。

(6)胃肠:有时会有恶心、呕吐、食欲缺乏、腹泻等情况发生。

【禁忌证】禁用于①未控制的重度高血压患者;②对本品及其他哺乳动物细胞衍生物,对人血清白蛋白过敏者;③合并感染者,宜控制感染后再使用本品。

【注意】(1)本品用药期间应定期检查血细胞比容(用药初期每星期一次,维持期每两星期一次),注意避免过度的红细胞生成(确认血细胞比容在36vol%以下),如发现过度的红细胞生长,应采取暂停用药等适当处理。

(2)应用本品有时会引起血清钾轻度升高,应适当调整饮食,若发生血钾升高,应遵医嘱调整剂量。

(3)慎用于:①心肌梗死、肺梗死、脑梗死患者;②有药物过敏病史的患者及有过敏倾向的患者。

【制剂】注射剂:每瓶1000IU;2000IU;3000IU;4000IU。

【贮法】于2~8℃避光保存。

重组人粒细胞刺激因子注射液〔药典(三);医保(乙)〕

Recombinant Human Granulocyte Colony-stimulating Factor Injection

【性状】无色透明液体。

【药理学】本品为利用基因重组技术生产的人粒细胞刺激因子(G-CSF)。与天然产品相比,生物活性在体内、外基本一致。rhG-CSF是调节骨髓中粒系造血的主要细胞因子之一,选择性作用于粒系造血祖细胞,促进其增殖、分化,并可增加粒系终末分化细胞的功能。

【适应证】(1)促进骨髓移植后中性粒细胞计数增加。

(2)癌症化疗引起的中性粒细胞减少,包括恶性淋巴瘤、小细胞肺癌、胚胎细胞瘤(睾丸肿瘤、卵巢肿瘤)神经母细胞瘤。

(3)骨髓异常增生综合征伴发的中性粒细胞减少症。

(4)再生障碍性贫血伴发的中性粒细胞减少症。

(5)先天性、特发性中性粒细胞减少症。

【用法和用量】(1)肿瘤:用于化疗所致的中性粒细胞减少症等,成年患者化疗后,中性粒细胞数降至1000/mm^3(白细胞计数2000/mm^3)以下者,在开始化疗后2~5g/kg,每日1次皮下或静脉注射给药。儿童患者化疗后中性粒细胞数降至500/mm^3(白细胞计数1000/mm^3)以下者,在开始化疗后2~5g/kg,每日1次皮下或静脉注射给药。当中性粒细胞数回升至5000/mm^3(白细胞计数10 000/mm^3)以上时,停止给药。

(2)急性白血病化疗所致的中性粒细胞减少症白血病患者化疗后白细胞计数不足1000/mm^3,骨髓中的原粒细胞明显减少,外周血液中未见原粒细胞的情况下,成年患者2~5g/kg每日1次皮下或静脉注射给药;儿童患者2g/kg每日1次皮下或静脉注射给药。当中性粒细胞数回升至5000/mm^3(白细胞计数10 000/mm^3)以上时,停止给药。

(3)骨髓增生异常综合征伴中性粒细胞减少症成年患者在其中性粒细胞不足1000/mm^{3}时,2~5g/kg每日1次皮下或静脉注射给药。中性粒细胞数回升至5000/mm^{3}以上时,停止给药。

(4)再生障碍性贫血所致中性粒细胞减少成年患者在其中性粒细胞低于1000/mm^{3}时,2~5g/kg每日1次皮下或静脉注射给药。中性粒细胞数回升至5000/mm^{3}以上时,酌情减量或停止给药。

(5)周期性中性粒细胞减少症、自身免疫性中性粒细胞减少症和慢性中性粒细胞减少症①成年患者中性粒细胞低于1000/mm^{3}时,1g/kg每日1次皮下或静脉注射给药。②儿童患者中性粒细胞低于1000/mm^{3}时,1g/kg每日1次皮下或静脉注射给药。中性粒细胞数回升至5000/mm^{3}以上时，酌情减量或停止给药。

（6）用于促进骨髓移植患者中性粒细胞增加。①成人在骨髓移植的第2日至第5日开始用药，2～5g/kg每日1次皮下或静脉注射给药。②儿童在骨髓移植的第2日至5日开始用药，2g/kg每日1次皮下或静脉注射给药。中性粒细胞回升至5000/mm^3（白细胞计数10 000/mm^3）以上时，停止给药。

【禁忌证】不应用于对其活性降解产物或其副产物过敏的患者。

【不良反应】（1）肌肉骨骼系统：有时会有肌肉酸痛、骨痛、腰痛的现象。

（2）消化系统：有时会出现食欲缺乏的现象，或肝脏AST、ALT升高。

（3）其他：有人会出现发热、头疼、乏力、胸痛及皮疹，ALP、LDH升高。

（4）极少数人会出现休克、间质性肺炎、成人呼吸窘迫综合征、幼稚细胞增加。

【注意】（1）本品应在化疗药物给药结束后24～48小时开始使用；

（2）使用本品过程中应定期每周监测血象2次，特别是中性粒细胞数目变化的情况；

（3）髓性细胞系统的恶性增殖（急性粒细胞性白血病等）患者应慎重使用本品。

【制剂】注射液：每瓶75μg；100μg；150μg；200μg；250μg；300μg。

【贮法】2～8℃避光保存，有效期24个月。

注射用重组人粒细胞巨噬细胞刺激因子〔药典（三）；医保（乙）〕

Recombinant Human Granulocyte/Macrophage Colony-Stimulating Factor for Injection

【性状】白色或乳白色疏松体。

【药理学】重组人粒细胞巨噬细胞集落刺激因子（rhGM-CSF）作用于造血祖细胞，促进其增殖和分化，其重要作用是刺激粒、单核巨噬细胞成熟，促进成熟细胞向外周血释放，并能促进巨噬细胞及嗜酸性细胞的多种功能。

【适应证】（1）预防和治疗肿瘤放疗或化疗后引起的白细胞减少症。

（2）治疗骨髓造血功能障碍及骨髓增生异常综合征。

（3）预防白细胞减少可能潜在的感染并发症。

（4）使感染引起的中性粒细胞减少的恢复加快。

【用法和用量】放、化疗停止24～48小时后方可使用本品，用1ml注射用水溶解本品（切勿剧烈振荡），在腹部、大腿外侧或上臂三角肌处进行皮下注射（注射后局部皮肤应隆起约1cm^2，以便药物缓慢吸收），3～10μg/（kg·d），持续5～7天，根据白细胞回升速度和水平，确定维持量。本品停药后至少间隔48小时方可进行下一疗程的放、化疗。

【禁忌证】禁用于①对rhGM-CSF或该制剂中任何其他成分有过敏史的患者；②自身免疫性血小板减少性紫癜的患者。

【不良反应】本品的安全性与剂量和给药途径有关。大部分不良反应多属轻到中度，严重的反应罕见。最常见的不良反应为发热、寒战、恶心、呼吸困难、腹泻，一般的常规对症处理便可使之缓解；其次有皮疹、胸痛、骨痛和腹泻等。据国外报道，低血压和低氧综合征在首次给药时可能出现，但以后给药则无此现象。不良反应发生多于静脉注射和快速滴注以及剂量大于32μg/（kg·d）有关。

【注意】（1）本品应在专科医生指导下使用。患者对rhGM-CSF的治疗反应和耐受性个体差异较大，为此应在治疗前及开始治疗后定期观察外周血白细胞或中性粒细胞，血小板数据的变化。血象恢复正常后立即停药或采用维持剂量。

（2）本品属蛋白质类药物，用前应检查是否发生混浊，如有异常，不得使用。

（3）不应与抗肿瘤放、化疗药同时使用，如要进行下一疗程的抗肿瘤放、化疗，应停药至少48小时后，方可继续治疗。

（4）妊娠期妇女、高血压患者及有癫痫病史者慎用。

（5）使用前仔细检查，如发现瓶子有破损，溶解不完全者均不得使用，溶解后的药剂应一次用完。

【制剂】注射剂：每支75μg；150μg；300μg。

【贮法】于2～8℃密封、遮光处保存。

81.4　体内诊断试剂

结核菌素纯蛋白衍生物〔药典（三）；医保（乙）；基〕

Purified Protein Derivative of Tuberculin（TB-PPD）

【性状】冻干品应为白色疏松体，液体原液及冻干品复溶后均呈棕黄色澄明液体，无不溶物或杂质。

【药理学】本品系由结核分枝杆菌经培养、杀菌、过滤除去菌体后纯化制成的纯蛋白衍生物。本品经皮内试验后，对已受结核菌感染或已接种卡介苗者可引起特异性的皮肤变态反应（迟发性超敏反应）。致敏机体注射结核菌素后，24小时出现红晕，48～72小时反应明显，表现为血管充血扩张，细胞渗出浸润，主要是淋巴浸润。反应分两个阶段，当致敏机体注射结核菌素（以下简称结素）时，由于结素刺激或催化作用，有大量多核白细胞和淋巴细胞渗出，渗出的致敏淋巴细胞合成释放淋巴因子（前后约需6小时左右）。其中有一种直接干预皮肤反应的物质为移动抑制因子（MIF），能抑制单核细胞或巨噬细胞的移动，在局部造成细胞的积聚，出现结素反应的基础，这一阶段是抗原与致敏淋巴细胞结合的阶段。第二反应阶段主要以单核细胞浸润为主。第一阶段反应中致敏淋巴细胞释放淋巴因子除MIF外，还有趋化因子、凝结因子、皮肤反应因子等，由于趋化因子的作用使单核细胞积极渗出，向反应局部移动，当到达局部时,由于 MIF 的作用而停止移动,在局部停留积聚,发育繁殖,形成更多巨噬细胞,使皮肤反应达到可见程度。这一阶段是释放淋巴因子的非特异性作用阶段。由于注射部位血管外组织间隙内纤维蛋白原从血管进入周围组织中后变为纤维蛋白;由于注射部位血管外组织间隙内纤维蛋白的沉积和 T 细胞及单核细胞的聚集而引起组织红肿和硬结。硬结为 DTH 反应最主要的特征。

【适应证】本品 5U 用于结核病的临床诊断,卡介苗接种对象的选择及卡介苗接种后机体免疫反应的监测。2U 制品用于临床诊断及流行病学监测。

【用法和用量】①婴儿、儿童及成人均可用。②皮内注射,吸取本品 0.1ml(5U),皮内注射于前臂掌侧,于注射后 48~72 小时检查注射部位反应。测量应以硬结的横径及其垂直径的毫米数记录之。5U 制品反应平均直径应不低于 5mm 为阳性反应。凡有水泡、坏死、淋巴管炎者均属强阳性反应,应详细注明。

【不良反应】曾患过重度结核病者或过敏体质者,局部可出现水泡、浸润或溃疡,有的出现不同程度的发热,一般能自行消退或自愈。偶有严重者,可作局部消炎或退热处理。

【禁忌证】禁用于患急性传染病(如麻疹、百日咳、流行性感冒、肺炎等),急性结合膜炎、急性中耳炎、广泛性皮肤病者及过敏体质者。

【注意】①注射本品之注射针头应当专用,不得作其他注射之用。②安瓿有裂纹、制品内有异物者不可使用。③安瓿开启后,应在半小时内使用。④进行学校集体 PPD 皮试时,应加强宣传,解除精神紧张,接种前做好健康咨询与检查工作,避免发生群体性癔症。

【制剂】注射剂:每瓶 1ml;2ml。①每 1 次人用剂量为 0.1ml 含 5U TB-PPD。②每 1 次人用剂量为 0.1ml 含 2U TB-PPD。

【贮法】于 2~8℃避光保存与运输。有效期 12 个月。

卡介苗纯蛋白衍生物〔药典(三)〕

Purified Protein Derivative of BCG (BCG-PPD)

本品系每 1ml 含 50IU 卡介苗纯蛋白衍生物(BCG-PPD)的稀释制剂。

【性状】为无色澄明液体,含苯酚防腐剂,不得含有不溶物和异物。

【药理学】本品系用卡介菌经培养、杀菌、过滤除去菌体后纯化制成的纯蛋白衍生物。本品经皮内试验后,对已接种卡介苗或曾受结核菌感染者可引起特异性的皮肤变态反应结核菌素纯蛋白衍生物(迟发性超敏反应)。其作用机制详见结核菌素纯蛋白衍生物。

【适应证】用于卡介苗接种对象的选择及卡介苗接种后机体免疫反应的监测及结核病的临床诊断。对象为婴儿、儿童和成人。

【用法和用量】吸取本品 0.1ml(5IU),皮内注射于前臂掌侧,于注射后 48~72 小时检查注射部位反应。测量应以硬节的横径及纵径的毫米数做记录。反应平均直径应不低于 5mm 为阳性反应。凡有水泡、坏死、淋巴管炎者均属强阳性反应,应详细注明。

【不良反应】曾经患过结核病者或过敏体质,局部可出现水泡、浸润、溃疡或淋巴管炎,有时出现不同程度的发热,一般能自行消退或自愈。偶有严重者可作局部消炎或退热处理。

【禁忌证】禁用于患急性传染病(如麻疹、百日咳、流行性感冒、肺炎等)、急性眼结合膜炎、急性中耳炎、广泛皮肤病患者及过敏体质者。

【注意】①注射器及针头应当专用,不可作其他注射用。②安瓿有裂纹、制品内有异物者不可使用。③安瓿开启后,应在半小时内使用。④该制品由卡介菌培养物中提取其功能与结核菌素纯蛋白衍生物一致,但免疫性略低于结核菌素纯蛋白衍生物,结核病感染者注射后引起的不良反应也低于结核菌素纯蛋白衍生物,由于其抗原提取自卡介菌,更适合用于卡介苗接种后的阳转考核。其他请详见结核菌素纯蛋白衍生物。

【制剂】注射液:每安瓿装量为 1ml;2ml。每 1 次人用剂量为 0.1ml 含 5IU BCG-PPD。

【贮法】于 2~8℃避光保存及运输,有效期 12 个月。

布氏菌纯蛋白衍生物〔药典(三)〕

Purified Protein Derivative of Brucellin (BR-PPD)

【性状】冻干品应为白色疏松体,液体原液及冻干品复溶后均呈棕黄色澄明液体,无不溶物或杂质。

【药理学】本品系由布氏菌经培养、杀菌、除去菌体后的上清液制成的纯蛋白衍生物。本品经皮内试验后,对已接种布氏菌疫苗或曾受布氏菌感染者,可引起特异性皮肤变态反应(迟发型超敏反应)。其作用机制详见结核菌素纯蛋白衍生物(TB-PPD)。

【适应证】可用于布氏疫苗接种对象的选择及布氏疫苗接种后机体免疫反应的监测和布氏菌的临床诊断与流行病学调查。

【用法和用量】用药途径:吸取本品 0.1ml(1U)皮内注射于前臂掌侧。于注射后 48~72 小时检查注射部位反应,测量时应以硬节的横径及其垂直径的毫米数记录之。反应平均直径应不低于 5mm 为阳性。凡有水泡、坏死、淋巴管炎者,均为强阳性反应,应详细注明。

【不良反应】曾患过布氏病者或过敏体质者,局部可出现水泡、浸润或溃疡,有的会出现不同程度的发热,一般能自行消退或自愈。偶有严重者,可作局部消炎或退热处理,个别人可出现皮肤过敏症状。

【禁忌证】禁用于患急性传染病(如麻疹、百日咳、流感、肺炎等),急性眼结合膜炎,急性中耳炎,广泛性皮肤病患者及过敏体质者。

【注意】①注射器及针头应当专用,不可作其他任何注射之用。②安瓿有裂纹、制品内有异物者,不可使用。③安瓿开启后应在 30 分钟内使用。④其他详见结核菌素纯蛋白衍生物。

【制剂】注射剂：每支1ml；2ml。每人用量为0.1ml含1U BR-PPD。

【贮法】于2～8℃避光保存及运输，有效期12个月。

锡克试验毒素〔药典(三)〕
Schick Test Toxin

【性状】应为无色或淡乳白色澄明液体，无不溶物或杂质。

【药理学】本品系用纯化白喉毒素经稀释制成。

【适应证】用于测定人体对白喉的敏感性。

【用法和用量】（1）取0.1ml本品皮内注射于前掌侧下1/3处，观察注射部位应有小皮丘隆起。

（2）注射后72小时判定结果。注射部位呈10mm×10mm或以上的红肿反应者判为阳性，10mm×10mm以下或无反应者判为阴性。

【不良反应】注射本品后局部有红肿、硬结、压痛、发痒，一般较轻微，全身反应如低热、嗜睡、不适、呕吐、头痛、休克等偶有发生。

【注意】（1）使用时如出现凝快、异物、安瓿有裂纹、制品曾经冻结、标签不清及过期失效者均不可使用。

（2）应备有1∶1000肾上腺素，当偶有休克发生时急救用。

【禁忌证】禁用于严重疾病、发热或有过敏史者。

【制剂】注射液：每瓶1ml含白喉毒素0.2MLD。

【贮法】于2～8℃避光保存及运输，有效期24个月。

（张相林　李　沭）

附录

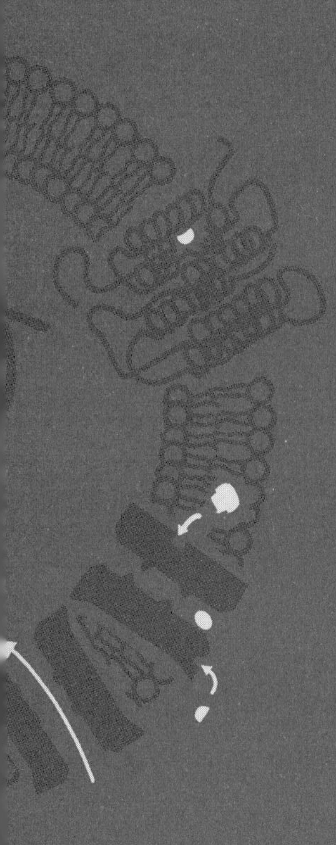

附录一
麻醉药品和精神药品目录

附件 1

麻醉药品品种目录(2013 年版)

序号	药品名称	CAS 号	备注
1	醋托啡 Acetorphine	25333-77-1	
2	乙酰阿法甲基芬太尼 Acetyl-*alpha*-methylfentanyl	101860-00-8	
3	醋美沙多 Acetylmethadol	509-74-0	
4	阿芬太尼 Alfentanil	71195-58-9	
5	烯丙罗定 Allylprodine	25384-17-2	
6	阿醋美沙多 Alphacetylmethadol	17199-58-5	
7	阿法美罗定 Alphameprodine	468-51-9	
8	阿法美沙多 Alphamethadol	17199-54-1	
9	阿法甲基芬太尼 Alpha-methylfentanyl	79704-88-4	
10	阿法甲基硫代芬太尼 Alpha-methylthiofentanyl	103963-66-2	
11	阿法罗定 Alphaprodine	77-20-3	
12	阿尼利定 Anileridine	144-14-9	
13	苄替啶 Benzethidine	3691-78-9	
14	苄吗啡 Benzylmorphine	36418-34-5	
15	倍醋美沙多 Betacetylmethadol	17199-59-6	
16	倍他羟基芬太尼 Beta-hydroxyfentanyl	78995-10-5	
17	倍他羟基-3-甲基芬太尼 Beta-hydroxy-3-methylfentanyl	78995-14-9	
18	倍他美罗定 Betameprodine	468-50-8	
19	倍他美沙多 Betamethadol	17199-55-2	
20	倍他罗定 Betaprodine	468-59-7	
21	贝齐米特 Bezitramide	15301-48-1	
22	大麻和大麻树脂与大麻浸膏和酊 Cannabis and Cannabis Resin and Extracts and Tinctures of Cannabis	8063-14-7 6465-30-1	
23	氯尼他秦 Clonitazene	3861-76-5	
24	古柯叶 Coca Leaf		
25	可卡因* Cocaine	50-36-2	
26	可多克辛 Codoxime	7125-76-0	

续表

序号	药品名称	CAS 号	备注
27	罂粟浓缩物* Concentrate of Poppy Straw		包括罂粟果提取物*，罂粟果提取物粉*
28	地索吗啡 Desomorphine	427-00-9	
29	右吗拉胺 Dextromoramide	357-56-2	
30	地恩丙胺 Diampromide	552-25-0	
31	二乙噻丁 Diethylthiambutene	86-14-6	
32	地芬诺辛 Difenoxin	28782-42-5	
33	二氢埃托啡* Dihydroetorphine	14357-76-7	
34	双氢吗啡 Dihydromorphine	509-60-4	
35	地美沙多 Dimenoxadol	509-78-4	
36	地美庚醇 Dimepheptanol	545-90-4	
37	二甲噻丁 Dimethylthiambutene	524-84-5	
38	吗苯丁酯 Dioxaphetyl Butyrate	467-86-7	
39	地芬诺酯* Diphenoxylate	915-30-0	
40	地匹哌酮 Dipipanone	467-83-4	
41	羟蒂巴酚 Drotebanol	3176-03-2	
42	芽子碱 Ecgonine	481-37-8	
43	乙甲噻丁 Ethylmethylthiambutene	441-61-2	
44	依托尼秦 Etonitazene	911-65-9	
45	埃托啡 Etorphine	14521-96-1	
46	依托利定 Etoxeridine	469-82-9	
47	芬太尼* Fentanyl	437-38-7	
48	呋替啶 Furethidine	2385-81-1	
49	海洛因 Heroin	561-27-3	
50	氢可酮* Hydrocodone	125-29-1	
51	氢吗啡醇 Hydromorphinol	2183-56-4	
52	氢吗啡酮* Hydromorphone	466-99-9	
53	羟哌替啶 Hydroxypethidine	468-56-4	
54	异美沙酮 Isomethadone	466-40-0	
55	凯托米酮 Ketobemidone	469-79-4	
56	左美沙芬 Levomethorphan	125-70-2	
57	左吗拉胺 Levomoramide	5666-11-5	
58	左芬啡烷 Levophenacylmorphan	10061-32-2	
59	左啡诺 Levorphanol	77-07-6	
60	美他佐辛 Metazocine	3734-52-9	

续表

序号	药品名称	CAS 号	备注
61	美沙酮*　Methadone	76-99-3	
62	美沙酮中间体　Methadone Intermediate	125-79-1	4-氰基-2-二甲氨基-4,4-二苯基丁烷
63	甲地索啡　Methyldesorphine	16008-36-9	
64	甲二氢吗啡　Methyldihydromorphine	509-56-8	
65	3-甲基芬太尼　3-Methylfentanyl	42045-86-3	
66	3-甲基硫代芬太尼　3-Methylthiofentanyl	86052-04-2	
67	美托酮　Metopon	143-52-2	
68	吗拉胺中间体　Moramide Intermediate	3626-55-9	2-甲基-3-吗啉基-1,1-二苯基丁酸
69	吗哌利定　Morpheridine	469-81-8	
70	吗啡*　Morphine	57-27-2	包括吗啡阿托品注射液*
71	吗啡甲溴化物　Morphine Methobromide	125-23-5	包括其他五价氮吗啡衍生物,特别包括吗啡-*N*-氧化物,其中一种是可待因-*N*-氧化物
72	吗啡-*N*-氧化物　Morphine-*N*-oxide	639-46-3	
73	1-甲基-4-苯基-4-哌啶丙酸酯　1-Methyl-4-phenyl-4-piperidinol propionate(ester)	13147-09-6	MPPP
74	麦罗啡　Myrophine	467-18-5	
75	尼可吗啡　Nicomorphine	639-48-5	
76	诺美沙多　Noracymethadol	1477-39-0	
77	去甲左啡诺　Norlevorphanol	1531-12-0	
78	去甲美沙酮　Normethadone	467-85-6	
79	去甲吗啡　Normorphine	466-97-7	
80	诺匹哌酮　Norpipanone	561-48-8	
81	阿片*　Opium	8008-60-4	包括复方樟脑酊*、阿桔片*
82	奥列巴文　Oripavine	467-04-9	
83	羟考酮*　Oxycodone	76-42-5	
84	羟吗啡酮　Oxymorphone	76-41-5	
85	对氟芬太尼　*Para*-fluorofentanyl	90736-23-5	
86	哌替啶*　Pethidine	57-42-1	
87	哌替啶中间体 A　Pethidine Intermediate A	3627-62-1	4-氰基-1-甲基-4-苯基哌啶
88	哌替啶中间体 B　Pethidine Intermediate B	77-17-8	4-苯基哌啶-4-羧酸乙酯
89	哌替啶中间体 C　Pethidine Intermediate C	3627-48-3	1-甲基-4-苯基哌啶-4-羧酸

续表

序号	药品名称	CAS 号	备注
90	苯吗庚酮 Phenadoxone	467-84-5	
91	非那丙胺 Phenampromide	129-83-9	
92	非那佐辛 Phenazocine	127-35-5	
93	1-苯乙基-4-苯基-4-哌啶乙酸酯 1-Phenethyl-4-phenyl-4-piperidinol acetate(ester)	64-52-8	PEPAP
94	非诺啡烷 Phenomorphan	468-07-5	
95	苯哌利定 Phenoperidine	562-26-5	
96	匹米诺定 Piminodine	13495-09-5	
97	哌腈米特 Piritramide	302-41-0	
98	普罗庚嗪 Proheptazine	77-14-5	
99	丙哌利定 Properidine	561-76-2	
100	消旋甲啡烷 Racemethorphan	510-53-2	
101	消旋吗拉胺 Racemoramide	545-59-5	
102	消旋啡烷 Racemorphan	297-90-5	
103	瑞芬太尼* Remifentanil	132875-61-7	
104	舒芬太尼* Sufentanil	56030-54-7	
105	醋氢可酮 Thebacon	466-90-0	
106	蒂巴因* Thebaine	115-37-7	
107	硫代芬太尼 Thiofentanyl	1165-22-6	
108	替利定 Tilidine	20380-58-9	
109	三甲利定 Trimeperidine	64-39-1	
110	醋氢可待因 Acetyldihydrocodeine	3861-72-1	
111	可待因* Codeine	76-57-3	
112	右丙氧芬* Dextropropoxyphene	469-62-5	
113	双氢可待因* Dihydrocodeine	125-28-0	
114	乙基吗啡* Ethylmorphine	76-58-4	
115	尼可待因 Nicocodine	3688-66-2	
116	烟氢可待因 Nicodicodine	808-24-2	
117	去甲可待因 Norcodeine	467-15-2	
118	福尔可定* Pholcodine	509-67-1	
119	丙吡兰 Propiram	15686-91-6	
120	布桂嗪* Bucinnazine		
121	罂粟壳* Poppy Shell		

注:1. 上述品种包括其可能存在的盐和单方制剂(除非另有规定)。

2. 上述品种包括其可能存在的异构体、酯及醚(除非另有规定)。

3. 品种目录有*的麻醉药品为我国生产及使用的品种

附件 2

精神药品品种目录(2013 年版)

第一类

序号	药品名称	CAS 号	备注
1	布苯丙胺　Brolamfetamine	64638-07-9	DOB
2	卡西酮　Cathinone	71031-15-7	
3	二乙基色胺　3-[2-(Diethylamino)ethyl]indole	7558-72-7	DET
4	二甲氧基安非他明　(±)-2,5-Dimethoxy-*alpha*-methylphenethylamine	2801-68-5	DMA
5	(1,2-二甲基庚基)羟基四氢甲基二苯吡喃　3-(1,2-dimethylheptyl)-7,8,9,10-tetrahydro-6,6,9-trimethyl-6*H*dibenzo[*b*,*d*]pyran-1-ol	32904-22-6	DMHP
6	二甲基色胺　3-[2-(Dimethylamino)ethyl]indole	61-50-7	DMT
7	二甲氧基乙基安非他明　(±)-4-ethyl-2,5-dimethoxy-α-methylphenethylamine	22139-65-7	DOET
8	乙环利定　Eticyclidine	2201-15-2	PCE
9	乙色胺　Etryptamine	2235-90-7	
10	羟芬胺　(±)-*N*-[*alpha*-methyl-3,4-(methylenedioxy)phenethyl]hydroxylamine	74698-47-8	*N*-hydroxy MDA
11	麦角二乙胺　(+)-Lysergide	50-37-3	LSD
12	乙芬胺　(±)-*N*-ethyl-*alpha*-methyl-3,4-(methylenedioxy)phenethylamine	82801-81-8	*N*-ethyl MDA
13	二亚甲基双氧安非他明　(±)-*N*, *alpha*-dimethyl-3, 4-(methylenedioxy)phenethylamine	42542-10-9	MDMA
14	麦司卡林　Mescaline	54-04--6	
15	甲卡西酮　Methcathinone	5650-44-2(右旋体), 49656-78-2(右旋体盐酸盐), 112117-24-5(左旋体),66514-93-0(左旋体盐酸盐)	
16	甲米雷司　4-Methylaminorex	3568-94-3	
17	甲羟芬胺　5-methoxy-α-methyl-3,4-(methylenedioxy)phenethylamine	13674-05-0	MMDA
18	4-甲基硫基安非他明　4-Methylthioamfetamine	14116-06-4	
19	六氢大麻酚　Parahexyl	117-51-1	
20	副甲氧基安非他明　P-methoxy-*alpha*-methylphenethylamine	64-13-1	PMA
21	赛洛新　Psilocine	520-53-6	
22	赛洛西宾　Psilocybine	520-52-5	
23	咯环利定　Rolicyclidine	2201-39-0	PHP

续表

序号	药品名称	CAS 号	备注
24	二甲氧基甲苯异丙胺　2,5-Dimethoxy-*alpha*,4-dimethylphenethylamine	15588-95-1	STP
25	替苯丙胺　Tenamfetamine	4764-17-4	MDA
26	替诺环定　Tenocyclidine	21500-98-1	TCP
27	四氢大麻酚　Tetrahydrocannabinol		包括同分异构体及其立体化学变体
28	三甲氧基安非他明　(±)-3,4,5-Trimethoxy-*alpha*-methylphenethylamine	1082-88-8	TMA
29	苯丙胺　Amfetamine	300-62-9	
30	氨奈普汀　Amineptine	57574-09-1	
31	2,5-二甲氧基-4-溴苯乙胺　4-Bromo-2,5-dimethoxyphenethylamine	66142-81-2	2-CB
32	右苯丙胺　Dexamfetamine	51-64-9	
33	屈大麻酚　Dronabinol	1972-08-3	δ-9-四氢大麻酚及其立体化学异构体
34	芬乙茶碱　Fenetylline	3736-08-1	
35	左苯丙胺　Levamfetamine	156-34-3	
36	左甲苯丙胺　Levomethamfetamine	33817-09-3	
37	甲氯喹酮　Mecloqualone	340-57-8	
38	去氧麻黄碱　Metamfetamine	537-46-2	
39	去氧麻黄碱外消旋体　Metamfetamine Racemate	7632-10-2	
40	甲喹酮　Methaqualone	72-44-6	
41	哌醋甲酯*　Methylphenidate	113-45-1	
42	苯环利定　Phencyclidine	77-10-1	PCP
43	芬美曲秦　Phenmetrazine	134-49-6	
44	司可巴比妥*　Secobarbital	76-73-3	
45	齐培丙醇　Zipeprol	34758-83-3	
46	安非拉酮　Amfepramone	90-84-6	
47	苄基哌嗪　Benzylpiperazine	2759-28-6	BZP
48	丁丙诺啡*　Buprenorphine	52485-79-7	
49	1-丁基-3-(1-萘甲酰基)吲哚　1-Butyl-3-(1-naphthoyl)indole	208987-48-8	JWH-073
50	恰特草　Catha edulis Forssk		Khat
51	2,5-二甲氧基-4-碘苯乙胺　2,5-Dimethoxy-4-iodophenethylamine	69587-11-7	2C-I
52	2,5-二甲氧基苯乙胺　2,5-Dimethoxyphenethylamine	3600-86-0	2C-H
53	二甲基安非他明　Dimethylamfetamine	4075-96-1	
54	依他喹酮　Etaqualone	7432-25-9	
55	[1-(5-氟戊基)-1*H*-吲哚-3-基](2-碘苯基)甲酮　(1-(5-Fluoropentyl)-3-(2-iodobenzoyl)indole)	335161-03-0	AM-694

续表

序号	药品名称	CAS 号	备注
56	1-(5-氟戊基)-3-(1-萘甲酰基)-1*H*-吲哚　1-(5-Fluoropentyl)-3-(1-naphthoyl)indole	335161-24-5	AM-2201
57	γ-羟丁酸* Gamma-hydroxybutyrate	591-81-1	GHB
58	氯胺酮* Ketamine	6740-88-1	
59	马吲哚* Mazindol	22232-71-9	
60	2-(2-甲氧基苯基)-1-(1-戊基-1*H*-吲哚-3-基)乙酮　2-(2-Methoxyphenyl)-1-(1-pentyl-1H-indol-3-yl)ethanone	864445-43-2	JWH-250
61	亚甲基二氧吡咯戊酮　Methylenedioxypyrovalerone	687603-66-3	MDPV
62	4-甲基乙卡西酮　4-Methylethcathinone	1225617-18-4	4-MEC
63	4-甲基甲卡西酮　4-Methylmethcathinone	5650-44-2	4-MMC
64	3,4-亚甲二氧基甲卡西酮　3,4-Methylenedioxy-*N*-methylcathinone	186028-79-5	Methylone
65	莫达非尼　Modafinil	68693-11-8	
66	1-戊基-3-(1-萘甲酰基)吲哚　1-Pentyl-3-(1-naphthoyl)indole	209414-07-3	JWH-018
67	他喷他多　Tapentadol	175591-23-8	
68	三唑仑* Triazolam	28911-01-5	

第二类

序号	药品名称	CAS 号	备注
1	异戊巴比妥* Amobarbital	57-43-2	
2	布他比妥　Butalbital	77-26-9	
3	去甲伪麻黄碱　Cathine	492-39-7	
4	环己巴比妥　Cyclobarbital	52-31-3	
5	氟硝西泮　Flunitrazepam	1622-62-4	
6	格鲁米特* Glutethimide	77-21-4	
7	喷他佐辛* Pentazocine	55643-30-6	
8	戊巴比妥* Pentobarbital	76-74-4	
9	阿普唑仑* Alprazolam	28981-97-7	
10	阿米雷司　Aminorex	2207-50-3	
11	巴比妥* Barbital	57-44-3	
12	苄非他明　Benzfetamine	156-08-1	
13	溴西泮　Bromazepam	1812-30-2	
14	溴替唑仑　Brotizolam	57801-81-7	
15	丁巴比妥　Butobarbital	77-28-1	
16	卡马西泮　Camazepam	36104-80-0	
17	氯氮䓬　Chlordiazepoxide	58-25-3	
18	氯巴占　Clobazam	22316-47-8	
19	氯硝西泮* Clonazepam	1622-61-3	
20	氯拉䓬酸　Clorazepate	23887-31-2	
21	氯噻西泮　Clotiazepam	33671-46-4	

续表

序号	药品名称	CAS 号	备注
22	氯噁唑仑　Cloxazolam	24166-13-0	
23	地洛西泮　Delorazepam	2894-67-9	
24	地西泮* Diazepam	439-14-5	
25	艾司唑仑* Estazolam	29975-16-4	
26	乙氯维诺　Ethchlorvynol	113-18-8	
27	炔己蚁胺　Ethinamate	126-52-3	
28	氯氟䓬乙酯　Ethyl Loflazepate	29177-84-2	
29	乙非他明　Etilamfetamine	457-87-4	
30	芬坎法明　Fencamfamin	1209-98-9	
31	芬普雷司　Fenproporex	16397-28-7	
32	氟地西泮　Fludiazepam	3900-31-0	
33	氟西泮* Flurazepam	17617-23-1	
34	哈拉西泮　Halazepam	23092-17-3	
35	卤沙唑仑　Haloxazolam	59128-97-1	
36	凯他唑仑　Ketazolam	27223-35-4	
37	利非他明　Lefetamine	7262-75-1	SPA
38	氯普唑仑　Loprazolam	61197-73-7	
39	劳拉西泮* Lorazepam	846-49-1	
40	氯甲西泮　Lormetazepam	848-75-9	
41	美达西泮　Medazepam	2898-12-6	
42	美芬雷司　Mefenorex	17243-57-1	
43	甲丙氨酯* Meprobamate	57-53-4	
44	美索卡　Mesocarb	34262-84-5	
45	甲苯巴比妥　Methylphenobarbital	115-38-8	
46	甲乙哌酮　Methyprylon	125-64-4	
47	咪达唑仑* Midazolam	59467-70-8	
48	尼美西泮　Nimetazepam	2011-67-8	
49	硝西泮* Nitrazepam	146-22-5	
50	去甲西泮　Nordazepam	1088-11-5	
51	奥沙西泮* Oxazepam	604-75-1	
52	奥沙唑仑　Oxazolam	24143-17-7	
53	匹莫林* Pemoline	2152-34-3	
54	苯甲曲秦　Phendimetrazine	634-03-7	
55	苯巴比妥* Phenobarbital	50-06-6	
56	芬特明　Phentermine	122-09-8	
57	匹那西泮　Pinazepam	52463-83-9	
58	哌苯甲醇　Pipradrol	467-60-7	
59	普拉西泮　Prazepam	2955-38-6	
60	吡咯戊酮　Pyrovalerone	3563-49-3	
61	仲丁比妥　Secbutabarbital	125-40-6	
62	替马西泮　Temazepam	846-50-4	

续表

序号	药品名称	CAS 号	备注
63	四氢西泮 Tetrazepam	10379-14-3	
64	乙烯比妥 Vinylbital	2430-49-1	
65	唑吡坦* Zolpidem	82626-48-0	
66	阿洛巴比妥 Allobarbital	58-15-1	
67	丁丙诺啡透皮贴剂* Buprenorphine Transdermal Patch		
68	布托啡诺及其注射剂* Butorphanol and Its Injection	42408-82-2	
69	咖啡因* Caffeine	58-08-2	
70	安钠咖* Caffeine Sodium Benzoate		CNB
71	右旋芬氟拉明 Dexfenfluramine	3239-44-9	
72	地佐辛及其注射剂* Dezocine and Its Injection	53648-55-8	
73	麦角胺咖啡因片* Ergotamine and Caffeine Tablet	379-79-3	
74	芬氟拉明 Fenfluramine	458-24-2	
75	呋芬雷司 Furfennorex	3776-93-0	
76	纳布啡及其注射剂 Nalbuphine and Its Injection	20594-83-6	
77	氨酚氢可酮片* Paracetamol and Hydrocodone Bitartrate Tablet		
78	丙己君 Propylhexedrine	101-40-6	
79	曲马多* Tramadol	27203-92-5	
80	扎来普隆* Zaleplon	151319-34-5	
81	佐匹克隆 Zopiclone	43200-80-2	

注:1. 上述品种包括其可能存在的盐和单方制剂(除非另有规定)。

2. 上述品种包括其可能存在的异构体(除非另有规定)。

3. 品种目录有*的精神药品为我国生产及使用的品种

附录二 运动员禁忌的药物

下列药物目录节选自世界反兴奋剂协会(WADA)和国家体育总局等发布的《2018 年兴奋剂目录》。为节约篇幅,现节选部分临床常用品名,可能不全,请运动员仔细阅读药品说明书。

药品名称	药品名称	药品名称
(一) 蛋白同化制剂品种 Clenbuterol 克仑特罗 Danazol 达那唑 Ethylestrenol 乙雌烯醇 Fluoxymesterone 氟甲睾酮 Gestrinone 孕三烯酮 Mestanolone 美雄诺龙 Mesterolone 美睾酮 Metandienone 美雄酮 Metenolone 美替诺龙 Methandriol 美雄醇 Methylnortestosterone 甲诺睾酮 Methyltestosterone 甲睾酮 Oxymesterone 羟甲睾酮 Oxymetholone 羟甲烯龙 Prasterone 普拉睾酮 Stanozolol 司坦唑醇 Testosterone 睾酮 Tibolone 替勃龙 (二) 肽类激素品种 Alexamorelin 艾瑞莫瑞林 Buserelin 布舍瑞林 Corticotrophins 促皮质素类 Corticorelin 可的瑞林 Darbepoetin(Depo) 达促红素 Deslorelin 地洛瑞林 Erythropoietins(EPO) 促红素(EPO)类 Erythropoietin-Receptor Agonists 促红素受体激动剂类 Fibroblast Growth Factors(Fgfs) 成纤维细胞生长因子类 GATA Inhibitors GATA 抑制剂类 GH-Releasing Peptides(Ghrps) 生长激素释放肽类(GHRPs) Gonadorelin 戈那瑞林 Goserelin 戈舍瑞林 Growth Factors 生长因子类 Growth Factors Modulators 生长因子调节剂类	Growth Hormone(GH) 生长激素(GH) Growth Hormone Releasing Factors 生长激素释放因子类 Growth Hormone Releasing Hormone(GHRH)and Its Analogues 生长激素释放激素(GHRH)及其类似物 Hepatocyte Growth Factor(HGF) 肝细胞生长因子(HGF) Insulins 胰岛素类 Leuprorelin 亮丙瑞林 Luspatercept 罗特西普 Methoxy Polyethylene Glycol-Epoetin Beta(CERA) 培促红素 β Nafarelin 那法瑞林 Peptide Hormones and Hormone Modulators 肽类激素和激素调节剂类 Platelet-Derived Growth Factor(PDGF) 血小板衍生生长因子(PDGF) Sermorelin 舍莫瑞林 Tesamorelin 替莫瑞林 Triptorelin 曲普瑞林 Vascular-Endothelial Growth Factor(VEGF) 血管内皮生长因子(VEGF) (三) 麻醉药品品种 Cocaine 可卡因 Fentanyl and Its Derivatives 芬太尼及其衍生物 Hydromorphone 氢吗啡酮 Methadone 美沙酮 Morphine 吗啡 Nicomorphine 尼可吗啡 Oxycodone 羟考酮 Oxymorphone 羟吗啡酮 Pethidine 哌替啶 (四) 刺激剂(含精神药品)品种 Amfepramone 安非拉酮 Amfetamine 苯丙胺 Amfetaminil 安非他尼 Amiphenazole 阿米苯唑 Buprenorphine 丁丙诺啡	Cathine 去甲伪麻黄碱 Cathinone 卡西酮 Epinephrine(Adrenaline) 肾上腺素(肾上腺素与局麻药合用或局部使用如鼻、眼等不禁用) Fenbutrazate 芬布酯 Fenfluramine 芬氟拉明 Levmetamfetamine 左去氧麻黄碱 Mesocarb 美索卡 Metamfetamine(D-) 甲基苯丙胺(右旋) Methylphenidate 哌甲酯 Modafinil 莫达非尼 Nikethamide 尼可刹米 Pemoline 匹莫林 Pentazocine 喷他佐辛 Pentetrazol 戊四氮 Selegiline 司来吉兰 Sibutramine 西布曲明 (五) 药品类易制毒化学品品种 Ephedrine 麻黄碱 Methylephedrine 甲基麻黄碱 Pseudoephedrine 伪麻黄碱 (六) 医疗用毒性药品品种 Strychnine 士的宁 (七) 其他品种 Acebutolol 醋丁洛尔 Acetazolamide 乙酰唑胺 Alprenolol 阿普洛尔 Amiloride 阿米洛利 Aminoglutethimide 氨鲁米特 Anamorelin 阿那瑞林 Atenolol 阿替洛尔 Betamethasone 倍他米松 Betaxolol 倍他洛尔 Bisoprolol 比索洛尔 Budesonide 布地奈德 Bumetanide 布美他尼 Canrenone 坎利酮 Carteolol 卡替洛尔

续表

药品名称	药品名称	药品名称
Carvedilol　卡维地洛	Indacaterol　茚达特罗	氧诱导因子——脯氨酸羟化酶抑制剂)
Celiprolol　塞利洛尔	Indapamide　吲达帕胺	Salbutamol　沙丁胺醇(吸入,24 小时内最多不超过 1600μg,任意 12 小时不超过 800μg)
Chlorothiazide　氯噻嗪	Labetalol　拉贝洛尔	Salmeterol　沙美特罗(吸入,24 小时内最多不超过 200μg)
Chlortalidone　氯噻酮	Letrozole　来曲唑	Sotalol　索他洛尔
Clomifene　氯米芬	Levobunolol　左布诺洛尔	Spironolactone　螺内酯
Cortisone　可的松	Methylprednisolone　甲泼尼龙	Tabimorelin　他莫瑞林
Deflazacort　地夫可特	Metipranolol　美替洛尔	Tamoxifen　他莫昔芬
Desmopressin　去氨加压素	Metolazone　美托拉宗	Terbutaline　特布他林
Dexamethasone　地塞米松	Metoprolol　美托洛尔	Timolol　噻吗洛尔
Esmolol　艾司洛尔	Nadolol　纳多洛尔	Tolvaptan　托伐普坦
Etacrynic Acid　依他尼酸	Olodaterol　奥达特罗	Toremifene　托瑞米芬
Exemestane　依西美坦	Pindolol　吲哚洛尔	Triamcinolone　曲安西龙
Fenoterol　非诺特罗	Prednisolone　泼尼松龙	Triamterene　氨苯蝶啶
Fluticasone　氟替卡松	Prednisone　泼尼松	Trimetazidine　曲美他嗪
Formoterol　福莫特罗(吸入,24 小时内最大摄入剂量不超过 54μg)	Probenecid　丙磺舒	Tulobuterol　妥洛特罗
Furosemide　呋塞米	Procaterol　丙卡特罗	Vilanterol　维兰特罗
Fulvestrant　氟维司群	Propranolol　普萘洛尔	
Hydrochlorothiazide　氢氯噻嗪	Raloxifene　雷洛昔芬	
Hydrocortisone　氢化可的松	Reproterol　瑞普特罗	
	Roxadustat(FG-4592)　罗沙司他(缺	

注:1. 运动员治疗用药　运动员确因治疗需要使用含有《兴奋剂目录》中所列物质的药物,或含有由国家体育总局规定的部分特殊项目所禁用,但不包含在《兴奋剂目录》中所列物质的药物,应向国家体育总局有关部门申请治疗用药豁免。紧急救治时允许遵医嘱先使用,再申报。

2. 一些特殊说明

(1) 有关利尿剂和掩蔽剂:利尿剂和掩蔽剂以及其他具有相似化学结构和相似生物作用的物质禁用,包括但不仅限于下列物质:血容量扩充剂类,如静脉输入白蛋白(albumin)、右旋糖酐(dextran)、羟乙基淀粉(hydroxyethyl starch)和甘露醇(mannitol)。

屈螺酮(drospirenone)及眼科使用的碳酸酐酶抑制剂(carbonic anhydrase inhibitors)如多佐胺(dorzolamide)和布林唑胺(brinzolamide)不禁用。牙科局部麻醉中使用苯赖加压素(felypressin)不禁用。

(2) 有关糖皮质激素:所有糖皮质激素赛内禁止口服、静脉注射、肌内注射或直肠给药。

(3) 有关绒促性素(CG)和促黄体生成素(LH)及其释放因子:绒促性素(CG)及促黄体生成素(LH)及其释放因子,如布舍瑞林(Buserelin)、地洛瑞林(Deslorelin)、戈那瑞林(Gonadorelin)、戈舍瑞林(Goserelin)、亮丙瑞林(Leuprorelin)、那法瑞林(Nafarelin)和曲普瑞林(Triptorelin),男性禁用。

附录三
中国老年人潜在不适当用药判断标准

药物名称	用药风险点/使用建议	风险强度
	A 级警示药物(24 种/类)	
神经系统用药		
1 劳拉西泮	①神经系统不良反应(镇静时间延长、健忘、共济失调、认知功能障碍、行为异常);②跌倒;③低血压;④呼吸抑制	高
2 阿普唑仑	①老年人体内半衰期延长;②神经系统不良反应(镇静时间延长、嗜睡、健忘、共济失调、认知功能障碍、情绪激动、烦躁不安、幻觉、精神错乱、抑郁);③跌倒和骨折;④低血压;⑤呼吸抑制	高
3 苯海索	①抗胆碱能不良反应(口干、视物模糊、心动过速、恶心、呕吐、尿潴留、便秘);②长期应用可出现神经系统不良反应(嗜睡、抑郁、记忆力下降、幻觉、意识混乱)	高
4 二氢麦角碱	①疗效不确切;②用药风险大于获益;③血管收缩可引起心绞痛、高血压	低
5 艾司唑仑	①神经系统不良反应(镇静时间延长、嗜睡);②跌倒	低
6 尼麦角林	①疗效不确切;②用药风险大于获益;③直立性低血压;④跌倒	低
7 唑吡坦	①神经系统不良反应(认知功能障碍、激越、烦躁不安、幻觉、精神错乱、反应时间延长);②跌倒和骨折	低
精神药物		
8 氟西汀	①神经系统不良反应(失眠、头晕、意识不清、烦乱、激越);②低钠血症;③半衰期长	低
9 利培酮	①避免用于痴呆患者行为异常的治疗,仅在非药物治疗失败或患者对自己及他人造成威胁时应用;②增加痴呆患者的脑血管意外及死亡风险	低
10 奥氮平	①神经系统不良反应(镇静时间延长、认知功能障碍);②锥体外系和抗胆碱能不良反应(帕金森病、肌张力减退);③跌倒;④增加精神病患者的病死率	低
11 喹硫平	①避免用于痴呆患者行为异常的治疗,仅在非药物治疗失败或患者对自己或他人造成威胁时应用;②增加痴呆患者的脑血管意外及死亡风险	低
解热、镇痛、抗炎与抗风湿药		
12 萘丁美酮	①避免长期使用,除非其他可选择药物疗效不佳,应同时服用胃黏膜保护剂;②消化道出血、溃疡(年龄>75 岁,口服或肠外给予糖皮质激素、抗凝药物及抗血小板药物)	高
13 双氯芬酸	①消化道出血、溃疡;②肝损伤;③肾损害;④高血压	低
14 布洛芬	①消化道出血、溃疡;②肝损伤;③肾损害;④高血压	低
心血管系统用药		
15 利血平(>0.1mg/d,降压 0 号和复方利血平片等)	①神经系统不良反应(镇静、抑郁、嗜睡);②直立性低血压;③胃肠功能紊乱	高
16 多沙唑嗪	①直立性低血压、脑血管和心血管疾病;②尿失禁/排尿障碍;③神经系统不良反应(眩晕、轻微头晕、嗜睡)	高
17 地高辛(>0.125mg/d)	严重心律失常(Q-T 间期延长和尖端扭转性心律失常)	低
18 胺碘酮	严重心律失常(Q-T 间期延长和尖端扭转性心律失常)	低

续表

药物名称		用药风险点/使用建议	风险强度
抗过敏药			
19	氯苯那敏	①抗胆碱能不良反应(便秘、口干、尿潴留);②神经系统不良反应(镇静时间延长、嗜睡、意识不清、谵妄);③心电图变化(Q-T间期延长);④老年人过敏反应首选非抗胆碱能抗组胺药	低
内分泌系统用药			
20	胰岛素	低血糖风险(谨慎增加剂量)	低
血液系统用药			
21	华法林	①个体差异大,蛋白结合率高,过量易致大出血;②老年人服用药物多,且生理状态改变,可能的相互作用及单药导致的不良反应风险增加;③常规监测凝血指标	低
22	氯吡格雷	①血液系统不良反应(血小板减少、中性粒细胞减少、胃肠道出血、紫癜、鼻出血、眼部出血、血尿、颅内出血);②神经系统不良反应(头痛、头晕、意识混乱、幻觉)	低
泌尿系统用药			
23	螺内酯(>25mg/d)	①心力衰竭患者高血钾风险增加,尤其剂量>25mg/d、合并使用非甾体抗炎药、血管紧张素转化酶抑制剂、血管紧张素受体拮抗剂或补钾制剂;②避免用于心力衰竭或内生肌酐清除率<30ml/min的患者	低
呼吸系统用药			
24	茶碱	①心脏不良反应(心房纤维化、心房扑动和心动过速等);②神经系统不良反应(癫痫、失眠、易激惹);③恶心及腹泻(剂量相关性)	低
		B级警示药物(48种/类)	
25	氯氮䓬	①老年人体内半衰期延长;②神经系统不良反应(镇静时间延长、嗜睡、健忘、共济失调、认知功能障碍、激越、烦躁不安、幻觉、精神错乱、抑郁);③跌倒和骨折;④低血压;⑤呼吸抑制	高
26	硝西泮	①神经系统不良反应(镇静时间延长、认知功能障碍、嗜睡、健忘、共济失调、情绪激动、烦躁不安、幻觉、精神错乱、抑郁);②跌倒和骨折;③低血压;④呼吸抑制	高
神经系统用药			
27	巴比妥类(除外苯巴比妥)	①比大多数镇静催眠药更易产生依赖性、耐受性和撤药反应;②神经系统不良反应(意识不清);③跌倒和骨折	高
28	苯巴比妥	①神经系统不良反应(镇静时间延长、逆转性兴奋作用、嗜睡、记忆减退、异常反应、激越);②运动障碍、共济失调;③呼吸抑制	高
29	氯硝西泮	①神经系统不良反应(镇静时间延长、健忘、认知功能障碍、行为异常、谵妄、抑郁);②呼吸抑制;③共济失调和跌倒	高
30	地西泮	①老年人体内半衰期延长;②神经系统不良反应(镇静时间延长、嗜睡、健忘、共济失调、认知功能障碍、激越、烦躁不安、幻觉、精神错乱、抑郁);③跌倒和骨折;④低血压;⑤呼吸抑制	高
31	苯妥英	①神经系统不良反应(谵妄、震颤、共济失调、眼震);②贫血;③骨软化症;④跌倒	高
32	己酮可可碱	①疗效不确切;②用药风险大于获益;③直立性低血压和跌倒	低
精神药物			
33	阿米替林	①较强的抗胆碱能不良反应(便秘、口干、尿潴留、青光眼);②神经系统不良反应(镇静时间延长、嗜睡、意识不清、认知功能障碍、谵妄);③过量产生心脏毒性;④直立性低血压;⑤跌倒;⑥风险大于获益	高

续表

	药物名称	用药风险点/使用建议	风险强度
34	氯丙嗪	①直立性低血压、心悸或心电图改变;②锥体外系不良反应(震颤、僵直、流涎、运动迟缓、静坐不能、急性肌张力障碍),长期大量服药可引起迟发性运动障碍;③次选药物	高
35	多塞平	①较强的抗胆碱能不良反应(便秘、口干、尿潴留、青光眼);②神经系统不良反应(镇静时间延长、嗜睡、意识不清、认知功能障碍、谵妄);③过量产生心脏毒性;④直立性低血压;⑤跌倒;⑥风险大于获益	高
36	马普替林	①较强的抗胆碱能不良反应(便秘、口干、尿潴留、青光眼);②神经系统不良反应(镇静时间延长、嗜睡、意识不清、认知功能障碍、谵妄);③过量产生心脏毒性;④直立性低血压;⑤跌倒;⑥风险大于获益	高
37	氯氮平	①神经系统不良反应(帕金森样症状、肌张力障碍、镇静);②抗胆碱能不良反应;③粒细胞缺乏症;④心肌炎;⑤增加精神病患者的死亡风险	高
38	奋乃静	①神经系统不良反应(迟发性运动障碍、帕金森样症状、肌张力障碍、静坐不能、认知功能障碍、镇静时间延长);②抗胆碱能不良反应(尿潴留、便秘、视觉改变);③直立性低血压;④跌倒;⑤增加精神病患者的死亡风险	低
39	氟奋乃静	①神经系统不良反应(迟发性运动障碍、帕金森样症状、肌张力障碍、静坐不能、认知功能障碍、镇静时间延长);②抗胆碱能不良反应(尿潴留、便秘、视觉改变);③直立性低血压;④跌倒;⑤增加精神病患者的死亡风险	低
40	氟哌啶醇	①神经系统不良反应(迟发性运动障碍、帕金森样症状、肌张力障碍、静坐不能、认知功能障碍、镇静时间延长);②抗胆碱能不良反应(尿潴留、便秘、视觉改变);③直立性低血压;④跌倒;⑤增加精神病患者的死亡风险	低
41	阿立哌唑	①避免用于痴呆患者行为异常的治疗,仅在非药物治疗失败或患者对自己或他人造成威胁时应用;②增加痴呆患者的脑血管意外及死亡风险	低
42	氟伏沙明	①恶心、呕吐;②困倦、头晕;③抗胆碱能不良反应(口干、便秘)	低
43	舒必利	①锥体外系不良反应;②迟发性运动障碍	低
解热、镇痛、抗炎与抗风湿药			
44	吲哚美辛	①神经系统不良反应多于其他非甾体抗炎药;②消化道出血、溃疡或穿孔;③肝损伤;④肾损伤	高
45	≥2 种非甾体抗炎药合用	未见疗效提高,但发生不良反应的风险增加	高
46	保泰松	①消化道出血、溃疡或穿孔;②血液系统不良反应	高
47	吡罗昔康	①消化道出血、溃疡或穿孔;②肾损伤;③高血压	高
48	萘普生	①消化道出血、溃疡;②肾损伤;③高血压	高
49	酮洛芬	①消化道出血、溃疡或穿孔;②高血压;③肝损伤;④肾损伤	低
50	依托考昔	①消化道出血、溃疡或穿孔;②存在心血管方面的禁忌证	低
心血管系统用药			
51	可乐定	①直立性低血压;②心动过缓;③晕厥	高
52	普鲁卡因胺	①避免作为心房颤动的一线用药;②对于老年患者,控制心率比控制心律可更多获益	高
53	硝苯地平(常释剂型)	①心肌梗死或中风的风险增加;②低血压;③便秘	低

续表

药物名称		用药风险点/使用建议	风险强度
抗感染药物			
54	加替沙星	①血糖异常改变（高血糖、低血糖）；②神经系统不良反应（头晕、痉挛、抽搐、晕厥、意识模糊、昏迷、癫痫、精神异常）；③心脏不良反应（心悸、心动过缓、Q-T 间期延长）	低
55	氨基糖苷类抗生素	①肾损害；②耳毒性	低
56	万古霉素	①皮肤反应（Stevens-Johnson 综合征、中毒性表皮坏死症、剥脱性皮炎）；②肝损伤；③肾损伤；④休克、过敏样症状	低
57	克林霉素	①过敏样反应（过敏性休克、高热、寒战、喉头水肿、呼吸困难）；②泌尿系统不良反应（血尿、急性肾损伤）	低
抗过敏药			
58	异丙嗪	①抗胆碱能不良反应（口干、视物模糊、胃肠道反应）；②神经系统不良反应（镇静、嗜睡、意识障碍）；③老年人过敏反应首选非抗胆碱能抗组胺药	低
59	苯海拉明	①抗胆碱能不良反应（口干、视物模糊、胃肠道反应）；②神经系统不良反应（镇静、头晕、意识障碍）；③心电图变化；④老年人过敏反应首选非抗胆碱能抗组胺药	低
内分泌系统用药			
60	生长激素	①体液潴留（水肿、关节痛、腕管综合征）；②男性乳房女性化；③空腹血糖受损	高
61	格列本脲	长效药物，可引起低血糖	低
62	甲地孕酮	①增加血栓风险；②增加老年患者死亡风险	低
血液系统用药			
63	噻氯匹定	①防治血栓作用并不优于阿司匹林；②血液系统不良反应（中性粒细胞减少/粒细胞缺乏、血栓性血小板减少性紫癜、再生障碍性贫血、出血倾向）	高
消化系统用药			
64	莨菪碱类	①疗效不确切；②抗胆碱能作用强；③避免使用（特别是长期使用）	高
65	颠茄生物碱	①疗效不确切；②抗胆碱能作用强；③避免使用（特别是长期使用）	高
66	西咪替丁	①神经系统不良反应（意识障碍、谵妄）；②比其他 H_2 受体拮抗剂更多的相互作用	低
麻醉药与麻醉辅助用药			
67	哌替啶	①神经系统不良反应（意识不清、谵妄、癫痫发作、镇静）；②呼吸抑制；③跌倒	高
68	吗啡、吗啡缓释片	①使用过量易出现呼吸抑制；②一旦发生呼吸抑制则持续时间长	低
69	曲马多	①神经系统不良反应（癫痫发作、谵妄、眩晕）；②呕吐；③便秘	低
骨骼肌松弛药			
70	巴氯芬	①跌倒；②神经系统不良反应（健忘、意识障碍、嗜睡、谵妄、头痛、镇静）	低
71	氯唑沙宗	①难以耐受的抗胆碱能不良反应；②可耐受剂量的疗效不确切；③镇静；④骨折	低
泌尿系统用药			
72	托特罗定	①抗胆碱能不良反应（便秘、口干、加重青光眼）；②神经系统不良反应（谵妄、认知功能障碍）	低

注：药理类别按照《中华人民共和国药典临床用药须知》（2015 年版化学药和生物制品卷）的分类方法，该须知中未收录的药品，参考《新编药物学（第 17 版）》和《马丁代尔药物大典》（原著第 35 版）进行补充

附录四

中国老年人疾病状态下潜在不适当用药判断标准

编号	疾病状态	潜在不适当药物	用药风险点	使用建议
		A 级判断标准(25 疾病状态下 35 种/类药物)		
	神经系统			
1	癫痫或癫痫发作	抗精神病药	降低癫痫发作阈值	谨慎使用
2	谵妄	苯二氮䓬类、氯丙嗪、三环类抗抑郁药、糖皮质激素、抗胆碱药	诱发或加重谵妄	避免用于有谵妄高风险者,停药需缓慢
3	痴呆或认知功能受损	苯二氮䓬类	中枢神经系统不良影响	避免使用
4	失眠	去氧肾上腺素、匹莫林	中枢神经系统兴奋作用	避免使用
5	帕金森病	抗精神病药、甲氧氯普胺、异丙嗪	加重帕金森病症状	避免使用
		氟哌啶醇	锥体外系症状	谨慎使用
6	认知功能受损	抗胆碱药	中枢神经系统不良反应,增加痴呆患者的卒中及死亡风险	避免使用
	心血管系统			
7	心力衰竭	非甾体抗炎药、地尔硫䓬、维拉帕米、吡格列酮、罗格列酮、西洛他唑	液体潴留,加重心力衰竭	避免使用
8	晕厥	氯丙嗪、奥氮平、多沙唑嗪、特拉唑嗪、胆碱酯酶抑制药	直立性低血压或心动过缓的风险	避免使用
9	直立性低血压	氯丙嗪	增加直立性低血压和摔倒风险	换用强效抗精神病药如氟哌啶醇,并连续监测血压
10	高血压	非甾体抗炎药	水钠潴留,导致高血压	换用对乙酰氨基酚或阿司匹林,密切监测血压
11	凝血障碍或接受抗凝治疗	噻氯匹定、氯吡格雷	增加出血风险	谨慎使用
		非甾体抗炎药	延长凝血时间或抑制血小板聚集,增加潜在出血风险	采用非药物治疗,换用对乙酰氨基酚,与胃黏膜保护剂联合使用
	泌尿系统			
12	肾功能不全	非甾体抗炎药	水钠潴留,加重或导致肾衰竭	避免使用
13	慢性肾病Ⅳ/Ⅴ期	氨苯蝶啶	增加肾损伤风险	避免使用
14	尿失禁	雌激素(除外阴道用药)多沙唑嗪、哌唑嗪、特拉唑嗪	加重尿失禁	避免用于女性
15	下尿路症状、前列腺增生	抗胆碱药	尿流变细,尿潴留	避免用于男性
	消化系统			
16	消化性溃疡	非甾体抗炎药	加剧原发溃疡,导致新溃疡	避免长期使用,仅在其他药物疗效不佳且同时服用胃黏膜保护剂时才可使用
		糖皮质激素	加重消化性溃疡	谨慎使用

续表

编号	疾病状态	潜在不适当药物	用药风险点	使用建议
17	慢性便秘	抗精神病药、三环类抗抑郁药、溴丙胺太林、托特罗定、抗胆碱药	加重便秘	避免使用，除非无其他选择
		氯苯那敏、氯马斯汀、苯海拉明	加重便秘	短期使用
	呼吸系统			
18	慢性阻塞性肺疾病（史）	苯二氮䓬类	呼吸抑制	谨慎使用
19	睡眠呼吸暂停综合征	苯二氮䓬类	呼吸抑制	谨慎使用
	内分泌系统			
20	骨质疏松	糖皮质激素	加速骨流失	谨慎使用
21	糖尿病	糖皮质激素（长期使用）	加重糖尿病	采用吸入糖皮质激素，密切监测血糖
	其他			
22	跌倒或骨折史	苯二氮䓬类、扎来普隆	精神运动功能受损、跌倒	避免使用，除非其他可选药物不可用
		抗精神病药、三环类抗抑郁药	共济失调、精神运动功能受损、晕厥及跌倒	抗精神病药避免使用；三环类抗抑郁药谨慎使用
23	青光眼	三环类抗抑郁药	加重青光眼	换用选择性5-羟色胺再摄取抑制剂
		抗胆碱药	加重青光眼	谨慎使用
24	疼痛	哌替啶（长期使用）	跌倒、骨折，药物依赖	采用非药物治疗，若必须行药物治疗，则换用对乙酰氨基酚或可待因、吗啡
25	痛风	噻嗪类利尿药	加重或导致痛风	换用其他降压药
		B级判断标准（9种疾病状态下9种/类药物）		
	神经系统			
1	癫痫或癫痫发作	硫利达嗪、安非他酮、马普替林	降低癫痫发作阈值	避免使用
2	谵妄	硫利达嗪	诱发或加重谵妄	避免用于有谵妄高风险者，停药须缓慢
4	失眠	三唑仑	认知障碍和行为异常	采用非药物治疗，若必须行药物治疗，或选用半衰期短的苯二氮䓬类药物
8	晕厥	硫利达嗪	直立性低血压或心动过缓	谨慎使用
26	预防中风	双嘧达莫	无效	换用阿司匹林或噻氯匹定
27	抑郁	利血平	加重抑郁	谨慎使用
	心血管系统			
10	高血压	利血平	高剂量可能导致抑郁症和锥体外系反应	换用其他降压药
17	慢性便秘	赛庚啶	加重便秘	短期使用
		奥昔布宁（口服）	加重便秘	避免使用，除非无其他选择
	其他			
22	跌倒或骨折史	右佐匹克隆	共济失调、损伤精神运动功能、晕厥及跌倒	避免使用，除非无其他的安全替代药物

注：相同疾病状态使用同一个编号

附录五
某些对胎儿有影响的药物

药物种类及名称	对胎儿的影响
抗微生物药及消毒防腐药	
磺胺类药物	定氧血红蛋白,出血,贫血,黄疸
呋喃妥因	出血,贫血
氯霉素	灰婴综合征的危险性增加,唇裂,腭裂
四环素	牙齿染黄,釉质发育不全,骨生长迟缓
新霉素	干扰胆红素结合
灰黄霉素	骨骼畸形△,眼缺陷△,中枢功能障碍△
金刚烷胺	单心室,肺闭锁,骨骼畸形△
碘苷	眼球突出△,畸形足
聚维酮碘	甲状腺肿大,甲状腺功能低下
抗寄生虫药	
奎宁	智力迟钝,耳毒性,先天性青光眼,生殖泌尿道畸形,胎儿死亡,贫血
氯喹	耳毒性
中枢神经兴奋药	
咖啡因	新生儿兴奋,缺肢性畸形△,产仔体重减轻△,成骨作用降低△,心动过速
镇痛药及其他成瘾性药物	
可待因、喷他佐辛、美沙酮、吗啡、海洛因、哌替啶	新生儿戒断症状,婴儿突然死亡,呼吸及中枢抑制,血小板增多症,宫内生长迟缓,新生儿依赖性
苯环利啶	面部畸形,髋脱位,大脑性麻痹
麦角酰二乙胺	神经行为异常,致畸形成△
印度大麻	神经管胚缺陷△,胎仔死亡△,宫内生长迟缓,产仔行为异常
苯丙胺类	宫内生长迟缓,心血管畸形,胆道闭锁,早熟,新生儿昏睡戒断症状
麦司卡林	吸收率增加△,中枢神经缺陷△,宫内生长迟缓△
解热、镇痛、抗炎药	
对乙酰氨基酚	胎儿肾损伤,肾衰竭,先天性白内障,羊水过多症
吲哚美辛	新生儿肺高压症,心肺适应性障碍,唇裂,腭裂,婴儿死亡
水杨酸盐	消化道出血,新生儿瘀点,头水肿,出血倾向,体重减轻,围生期儿死亡率增加,新生儿肺高压
抗精神失常药	
氯丙嗪、哌啶醇、阿利马嗪	锥体外系功能不全,新生儿中枢抑制,先天性畸形(?),胃肠道功能不全,卷曲趾△,宫内生长迟缓△
氯氮草	新生儿戒断症状
地西泮	Floppy 婴儿综合征,新生儿行为异常,唇裂及腭裂
锂盐	先天性心脏病,甲状腺肿大,张力降低,体温降低,新生儿发绀,吸吮困难
丙米嗪	呼吸困难,兴奋,喂养困难,尿潴留,肢体畸形,露脑畸形多汗,骨骼畸形

续表

药物种类及名称	对胎儿的影响
抗癫痫药	
苯妥英钠	胎儿苯妥英钠综合征:①颅面畸形,②肢体畸形,③智力及生长发育不足,④先天性心脏病及疝症。凝血障碍,新生儿出血
三甲双酮	特殊脸型(V形眉及低位耳),心脏畸形及眼畸形,发育迟缓,智力低下,生长迟缓,传导性听力消失
镇静、催眠药	
溴化物	出生后生长迟缓,神经行为性异常,痤疮样疹
副醛	宫外生活适应性降低
甲喹酮	脊椎及肋缺陷
甲丙氨酯	先天性心脏病,戒断症状,膈畸形,行为异常△
格罗米特	戒断症状,吸收率增加
全身麻醉药及局部麻醉药	
氟烷	新生儿不能熟悉声觉刺激
甲氟烷	中枢神经抑制,骨骼畸形
甲哌卡因	胎儿心动过缓
利多卡因	癫痫
布比卡因	兴奋性增强,哭闹,胎粪色素斑,代谢性酸中毒,张力降低,呼吸暂停,定氧血红蛋白
抗胆碱药	
阿托品	心动过速,无反应性瞳孔散大,骨骼畸形△,脑溶细胞性反应
东莨菪碱	昏睡,心动过速,发热,呼吸抑制
降压药	
普萘洛尔	低血糖,心动过缓,呼吸暂停,产程延长,低钙血症,宫内生长延缓,分娩期窒息
利血平	鼻充血及流涕,嗜睡,体温降低,心动过缓
二氮嗪	高血糖,胎毛过多,秃顶
抗凝血药	
华法林	胚胎病,如鼻发育不全,骨彩点;眼异常,如视神经萎缩性内障及小眼;发育迟缓,癫痫,胎儿死亡
肝素	围生期儿及新生儿死亡率高于华法林
平喘药及镇咳药	
茶碱	心动过速,呕吐,畸胎形成△
氨茶碱	心动过速,张口,呕吐,神经质,角弓反张,肢端缺陷
非诺特罗、特布他林、沙丁胺醇、异克舒令	胎儿心率增加,胎儿心律失常,胎儿高血糖,低血压
右美沙芬	呼吸抑制,戒断症状
可待因	唇裂,腭裂,戒断症状,骨化迟缓
抗酸药	
碳酸氢钠	代谢性碱中毒,循环性超负荷,水肿,充血性心衰竭
三硅酸镁	肾损伤
子宫药物	
麦角	自然流产,中枢性症状,Poland 综合征
缩宫素	高胆红素血症,宫外生活适应性延缓,惊厥
硫酸镁	张力降低,反射性降低,中枢神经及呼吸抑制,宫外生活适应力下降

续表

药物种类及名称	对胎儿的影响
利尿药	
氢氯噻嗪	血小板减少症，低血糖，电解质紊乱
乙酰唑胺	电解质紊乱，血象变化，上肢缺陷△
抗组胺药	
苯海拉明	震颤，腹泻，呼吸抑制，戒断症状
赛可利嗪	唇裂△，小颌△，小口△
美可洛嗪	脐突出，缺肢畸形，胎儿死亡，腭裂△，成骨不全△，颊横裂△
羟嗪	张力降低，神经质，肌阵挛性反射，喂养困难
西咪替丁	性功能异常
激素类药物	
皮质激素类	
泼尼松、地塞米松、倍他米松	小异位肾，产儿体重减轻，出生前死亡率增加，电解质紊乱，肺成熟增加，感染的危险性增加，腭裂△，骨畸形△
雄激素类	
甲睾酮	雌性胎儿假两性畸形
孕激素类	
炔诺酮	雌性胎儿雄性化
甲羟孕酮	阴蒂增大
炔孕酮	腰骶联合，VACTEL 畸形（脊椎、肛门、心脏、气管、食管、肢体畸形）
口服避孕药	先天性心脏缺陷
雌激素	
炔雌二醇	VACTEL 畸形，先天性心脏缺陷，雄性胎儿雌性化，大血管畸形
己烯雌酚	阴道腺瘤，阴道腺病，阴茎畸形，附睾囊肿，睾丸生长不全，子宫发育不全，宫颈畸形
氯米芬	脊髓脊膜突出，出生儿体重减轻
胰岛素	生长迟缓△，骨骼畸形△，低血糖
口服降血糖药	
氯磺丙脲	低血糖
甲苯磺丁脲	胎儿死亡，生长迟缓，呼吸暂停
抗甲状腺药	
放射性碘	甲状腺功能低下，智力发育迟缓，眼球突出，甲状腺肿大
甲硫氧嘧啶	甲状腺功能低下，甲状腺肿大
丙硫氧嘧啶	甲状腺肿大，胎儿死亡，甲状腺功能低下
卡比马唑	甲状腺功能低下，甲状腺肿大
维生素类	
维生素 A	自然流产，脑积水，心脏畸形，形成畸形△，行为及学习能力低下，出生后生长迟缓
维生素 D	瓣上性主动脉狭窄，鬼样面容，智力低下，胎儿死亡率增加，骨骼畸形
维生素 B_6	惊厥

续表

药物种类及名称	对胎儿的影响
抗肿瘤药	
环磷酰胺	肢端缺陷，平鼻梁，缺趾畸形，腭畸形，单冠状动脉，骨髓抑制
苯丁酸氮芥	肾发育不全，各种胎儿畸形
氮芥	小异位肾，骨髓抑制
白消安	子宫内及出生后生长迟缓
甲氨蝶呤	额骨发育不全，颅骨联结，流产，面容异常，出生后生长迟缓
氨基蝶呤	多巨畸形，胎儿死亡，出生前或出生后生长迟缓，肾畸形，颅面畸形
巯嘌呤、氟尿嘧啶	流产，颅面畸形
硫唑嘌呤	出生时淋巴细胞线粒体异常
阿糖胞苷	先天性畸形△，腭裂△，畸形足△
羟基脲	小眼△，脑积水△，出生后学习能力下降△，腭及骨畸形△
丝裂霉素	腭、骨、脑畸形
丙卡巴肼	小异位肾△，无脑畸形△，先天性畸形△，中枢神经缺陷
长春新碱	小异位肾△，眼缺陷△，颅畸形△，骨畸形△

注：△为动物实验结果

附录六 临床药动学的数学术语、某些药物血药浓度和药动学参数

一、临床药动学的数学术语及其定义

术语	定义
α	在二室模型描述药物在体内分布的表观一级混合速率常数
β	在二室模型描述药物消除的表观一级混合速率常数
τ	给药间隔
τ_1	肾衰竭时的给药间隔
AUC, $\int_0^\infty C \cdot dt$	血药浓度对时间曲线下的总面积
C	在 t 时的血药浓度
dc/dt	血药浓度的变化速率
$\int_0^\tau C \cdot dt$	血药浓度对时间曲线下，从时间 $0 \to t$ 时的面积
$\bar{C}_\infty$	稳态时的“平均”血药浓度
C_{max}	一次给药后的最大血药浓度
C_{min}	一次给药后的最小血药浓度
C_n	在第 n 次给药间隔期间任何时间 t 时的血药浓度
$\bar{C}_n$	在第 n 个给药间隔期间的“平均”血药浓度
C_{ss}	在零级过程滴注（即恒速静脉滴注）后达稳态时的血药浓度
C_0	静脉注射后瞬时的血药浓度
$(C_1)_{max}$	反复用药后第 1 次用药中最大血药浓度
$(C_1)_{min}$	反复用药在第 1 次用药后最小血药浓度
$\bar{C}_1$	反复用药在第 1 次用药后的“平均”血药浓度
C_∞	反复用药达稳制时每一给药间隔期间内任一时间 t 时的血药浓度
$\int_0^\tau C_\infty \cdot dt$	稳态时每一给药间隔期间血药浓度对时间曲线下的面积
$(C_\infty)_{max}$	稳态时每一给药间隔期间的最大血药浓度
$(C_\infty)_{min}$	稳态时每一给药间隔期间的最小血药浓度
f_p	血浆中未结合药物的分数
f_s	唾液中未结合药物的分数
K	在一定模型的表观一级消除速率常数
K_e	表观一级吸收速率常数
K_o	在一室模型表观一级肾脏排泄速率常数
K_m	在一室模型代谢转化的表观一级速率常数，也有代表 Michaelis 常数
K_i	在肾衰竭时的处置速率常数
K_o	零级输入或滴注速率常数
K_{10}	从中央室消除的表观一级速率常数
dm/dt	体内代谢物的变化速率
M_u	到 t 时尿中排泄的代谢物量
dM_u/dt	尿中代谢物出现的速率
M_u^∞	最终尿中排出的代谢物总量
n	多次用药所给剂量的次数
Q	总体清除率
Q_o	肾清除率
Q_c	肌酐清除率
t_d	作用持续时间
t_p	一次给药后最大血药浓度出现的时间
t_p	反复用药达稳态时，在每一给药间隔期间最大血药浓度出现的时间
$t_{1/2}$, $t_{0.5}$	半衰期
$t_{1/2\alpha}$	在二室模型分布相的半衰期
$t_{1/2\beta}$	在二室模型消除相的半衰期
V	在一室模型药物的表观分布容积
V_d	在多室模型药物的表观分布容积，系指体内药量和后分布相血药浓度之间的一个比例常数
V_c	中央室的表观分布容积
V_m	用Michaelis-Menten 动力学所描述过程的理论上的最大速率
X	在 t 时体内的药量
dx/dt	体内药量的变化速率
X	稳态时体内的“平均”药量
X_A	在 t 时吸收到体循环中的药量
X_A^∞	在 $t=\infty$ 时，吸收到体循环中的药量
X_a	吸收部位的药量
dX_a/dt	吸收速率
X_c	在 t 时中央室的药量
X_n	反复用药在第 n 个给药间隔期间任何时间 t 时的体内药量
X_t	在周边室的药量

dX_t/dt	在周边室药量的变化速率	dX_u/dt	原形药物肾脏排泄速率
$(X_t)_\infty$	稳态时每一给药间隔期间任何时间，在周边室的药量	X_u^∞	最终尿中排泄原形药物的累积药量
		X_0	负荷剂量或初剂量
X_{SS}	连续静脉滴注达稳态时体内的药量	X_∞	稳态时每一给药间隔期间任何时间的体内药量
X_u	尿中排泄的原形药物累积药量		

二、某些药物及化学物品的血药浓度

类　别	名　称	治疗或正常血药浓度* (mg%)	中毒血药浓度** (mg%)	致死血药浓度*** (mg%)
麻醉药	乙醚	90～100		140～189
	三氯甲烷		7～25	39
	氯乙烷			40
催眠药	苯巴比妥	1.0	4～6	8～15
	巴比妥	1.0	6～8	10
	中效巴比妥类	0.1～0.5	1～3	3
	短效巴比妥类	0.1	0.7	1.0
	水合氯醛	1.0	10	25
	副醛	5.0	20～40	50
	格鲁米特	0.02	1～8	3～10
	甲喹酮	0.5	1～3	>3
镇静药	溴化物	5.0	50～150	200
抗癫痫药	苯妥英钠	0.5～2.2	5	10
	扑米酮	1.0	5～8	10
	乙琥胺	2.5～7.5		
	甲琥胺	0.25～0.75	0.1～0.15	
	苯琥胺	1～1.9		
安定药	氯丙嗪	0.05	0.1～0.2	0.3～1.2
	硫利达嗪	0.1～0.15	1.0	2～8
	甲哌氟丙嗪		0.1	
	奋乃静		0.1	
	泰尔登	0.004～0.03		
	氯氮䓬	0.1～0.3	0.55	2
	地西泮	0.05～0.25	0.5～2.0	>5
	甲丙氨酯	1	10	20
镇痛药	吗啡	0.00001		0.005～0.4
	可待因	0.0025		
	哌替啶	0.06～0.065	0.5	3
	美沙酮	0.048～0.086	0.2	>0.4
	镇痛新	0.014～0.016	0.2～0.5	1～2
解热镇痛药	水杨酸盐	2～10	15～30	50
	对乙酰氨基酚	1～3	40	150
	保泰松	10		
抗痛风药	丙磺舒	10～20		
中枢兴奋药	咖啡因			>10
	茶碱	2～10		
	士的宁		0.2	0.9～1.2

续表

类　别	名　称	治疗或正常血药浓度* (mg%)	中毒血药浓度** (mg%)	致死血药浓度*** (mg%)
抗忧郁药	苯丙胺	0.002～0.003		0.2
	阿密替林	0.005～0.02	0.04	1.0～2.0
	地昔帕明	0.059～0.14		1～2
	丙米嗪	0.005～0.016	>0.07	0.2
	去甲替林	0.00012～0.00016	0.5	1.3
	多塞平			>1.0
拟胆碱药	烟碱		1	0.5～5.2
平喘药	氨茶碱	2～10		
强心苷	洋地黄毒苷	0.00017～0.00021		0.032
	地高辛	0.00006～0.00013	0.0002～0.0009	
抗心律失常药	奎尼丁	0.3～0.6	1.0	3～5
	普鲁卡因胺	0.6	1.0	
	利多卡因	0.2	0.6	
	普萘洛尔	0.0025～0.02		0.8～1.2
利尿药	乙酰唑胺	1～1.5		
抗凝药	华法林	0.1～1.0		
抗组胺药	异丙嗪	340		
	苯海拉明	0.5	1	
	氯苯那敏		2～3	
降血糖药	甲苯磺丁脲	5.3～9.6		
	氯磺丙脲	3.0～14.0		
磺胺类及呋喃类药物	磺胺嘧啶	8～15		
	磺胺二甲氧嗪	8～10		
	磺胺异噁唑	9～10		
	呋喃妥英	0.18		
抗疟药	奎宁			1.2
其他	氨	0.05～0.17		
	砷	0～0.002	0.1	1.5
	苯		任何可测浓度	0.094
	一氧化碳	1% Hb 饱和	15%～35% Hb 饱和	50% Hb 饱和
	四氯化碳		2～5	
	二硝基邻甲酚		0.003～0.004	7.5
	乙醇		150	>350
	氟化物	0～0.05		0.2
	铁	50(红细胞)	0.6(血清)	
	铅	0.005～0.013	0.07	
	锂	0.42～0.83 (0.6～1.2mmol/L)	1.39(2.0mmol/L)	1.39～3.47 (2.0～5.0mmol//L)
	汞	0.006～0.012		
	甲醇		20	>89
	锡	0.012		
	锌	0.008～0.136		
	三溴乙醇			9.0
	罂粟碱	0.1		

注：* 治疗血药浓度：指服用治疗量后的血药浓度。
** 中毒血药浓度：可致严重毒性症状的血药浓度。
*** 致死血药浓度：根据报道可致死或判定可致死的血药浓度

三、某些药物的药动学参数

药　物	$t_{1/2}$或$t_{1/2}\beta$ (h)	K或β (h^{-1})	Δ' 分布容积/体重 (ml/g)	吸收分数 F	尿中排出原药分数	蛋白结合率 (%)	最低有效浓度或最低抑制浓度 (μg/ml)	pK_a	给药途径	剂量 X_0(mg)	时间间隔 τ (h)
抗生素类											
阿莫西林	1	0.7	0.2	1	0.8	17	2~6		po	500	6
两性霉素B	24	0.029			0.05	48	0.03~1.0		iv	<1/kg	24
氨苄西林	1	0.7	0.385	po:0.5 im:0.9	0.90	20	2~8	2.54 7.22	po iv;im	250~500	6
黏菌素	1.5	0.46			0.30				局部	—	—
羧苄西林	0.75	0.92	0.25	po:0.5 im:0.65	0.85	50	10 50~125		im iv	4000~5000	4
头孢唑林	1.8	0.385	0.14		0.96	86	0.1~6.3	2.3	im	250~500	8
头孢来星	0.9	0.77	0.23	po:0.9	0.96	15	6~50		po	250	6
头孢噻啶	1.12	0.62	0.23		0.85	20	10~20	2.25	im;iv	500~1000	6~8
头孢噻吩	0.47	1.47	0.26		0.52	65	10~35	2.5	im;iv	500~1000	6
氯霉素	2.7	0.26	0.57	0.9	0.05~ 0.15	60	1~12.5	5.5	po	250	4
金霉素	5.6	0.126	1.74		0.18	54	1.6		po;iv	250~500	6
克林霉素	2.4	0.29	1.0	0.9	0.1	90	0.2~0.5	7.72	po	150~450	6
氯唑西林	0.5	1.39	0.15	0.8	0.3	94	0.6	2.9	po	500	6
多黏菌素	4.5	0.15			0.7		0.6~6		po;im	1.5mg/kg	12
地美环素	13.5	0.051	1.79		0.42	75	1.6	3.34 7.24 9.41	po	300	12
双氯西林	0.7	0.99	0.13	0.8	0.73	96	0.6	2.67	po	500	6
多西环素	20	0.035	0.748	1.0	0.33	82	0.8	3.4 7.7 9.7	po	100	24
红霉素	1.2	0.58	0.57		0.15	73	0.5~2.5	8.8	po; rect; im;iv	250	6
庆大霉素	2	0.35	0.28	im:1.0	0.9	30	2~8		im	1mg/kg	8
灰黄霉素	20	0.035			0.01				po	250	12
酮氨苄西林	1.3	0.53	0.4		0.9	20	1.6~6.25		po; im;iv	225~450	6
卡那霉素	2.3	0.30	0.19	im:0.7	1	0	2~8	7.2	im	7.5mg/kg	12
林可霉素	4.6	0.15	0.33	po:0.3	0.15	72	0.2~0.5	7.5	po; im;iv	500	6~8
美他环素	14.3	0.048	0.97	0.6	0.6	79	1.6		po	125	6
甲氧苯西林	1.1	0.628	0.31		0.67	40	1.6~6.25	3.01	im;iv	1000	4

续表

药　　物	$t_{1/2}$或$t_{1/2}\beta$(h)	K或β(h^{-1})	Δ′分布容积/体重(ml/g)	吸收分数F	尿中排出原药分数	蛋白结合率(%)	最低有效浓度或最低抑制浓度(μg/ml)	pK_a	给药途径	剂量X_0(mg)	时间间隔τ(h)
米诺环素	12.6	0.055	0.98	0.9	0.1	76	1.6	2.8 5.0 7.8	po iv	100	12
乙氧萘西林	0.5	1.39	0.29	0.5	0.38	90	1.6	2.65	iv;im; po	500	4~6
苯唑西林	0.5	1.39	0.19	0.67	0.55	90	0.1~0.8	2.88	im;iv; po	500	6
土霉素	9.2	0.075	1.89		0.70	35	0.6	3.5 7.6 9.2	po im iv	250	6
青霉素G	0.7	0.99	0.47	0.3	0.79	65	0.003~0.6		po;im	600	6
青霉素V	0.6	1.16	0.73		0.26	80	0.03~0.6		po	250~500	6
青霉素B	1.3	0.53	0.348			82	0.1~0.8	2.73	po	250~500	8
多黏霉素B	4.4	0.158			0.60		0.5~2.5~ 4.0	8.9	im;iv; po	po100 im0.5~ 0.8mg/kg	6 8~12
利福平	2.0	0.35	0.93	1.0	0.15	87	0.5~10		po	600	24
氢吡多西环素	10.0	0.069	im 0.58	0.72	0.60	50	1.6		iv;im	iv350; im150	12 8~12
大观霉素	1.03	0.671	0.12	1.0	0.74		7.5~20	6.95 8.7	im	男2000 女4000	一次
链霉素	2.4	0.29	0.26		0.3~ 0.8	34	1~16		im iv	3.5mg/kg	6
四环素	9.0	0.077	1.46	0.8	0.6	55	0.8	8.3	po; im;iv	250	6
醋竹桃霉素	4.5	0.154	2.304		0.36		1.25	6.6	po iv;po	250~500 500	6 6
万古霉素	6.0	0.116	0.47		0.95	10	0.4~1.6~ 5.0				
紫霉素	2.0	0.35	0.24		0.8	0	25~100	2.8 5.87 13.4	im	500	12
磺胺类											
磺胺嘧啶	17.0	0.041	0.92	0.9	0.5~ 0.7	45	100~150	6.4	po;iv	1000~1500	4~6
磺胺对甲氧嘧啶	69.3	0.01	0.645	1.0	0.58	99	1~50	6.1	po	500	24
磺胺乙噻二唑	7.7	0.09	0.176	0.93		99	0.57	5.6	po	650~2000	12
磺胺甲基嘧啶	23.5	0.029	0.36			75	3~20 (0.25)	7.0	po	1000	8

续表

药　物	$t_{1/2}$或$t_{1/2}\beta$(h)	K或β(h^{-1})	Δ'分布容积/体重(ml/g)	吸收分数F	尿中排出原药分数	蛋白结合率(%)	最低有效浓度或最低抑制浓度(μg/ml)	pK_a	给药途径	剂量X_0(mg)	时间间隔τ(h)
磺胺二甲嘧啶	7.0	0.099	0.61	0.85	0.1～0.3	80	10～100	7.4	po	1000	6
磺胺甲嘧唑	11.0	0.063	0.22	0.9	0.3	68	0.2～50	6.0	po	1000	8～12
磺胺甲氧嘧啶	36.6	0.019	0.261	1.0		87	1～20	6.54	po	500	24
磺胺二甲异嘧啶	7.4	0.094	0.316	0.78	0.09	86	12.5～50	7.4	po	1000	4～6
磺胺二甲异噁唑	6.0	0.12	0.16	1.0	0.53	86	1～20	4.9	po;im	1000～2000	4～6
乙酰磺胺异噁唑	10.5	0.066	1.19			85	1～20	50	po	1000～2000	4～6
心血管系统药物											
乙酰基毛花丙苷	44	0.0157	4.41	iv:1.0 po:0.77	0.62	25			iv;im	0.2	12
洋地黄毒苷	120	0.00577	0.5	0.9	0.08	97	0.014～0.03		po;iv	po 0.1～0.2	24
地高辛	40.8	0.0169	5.27	po:0.5～0.75 im:0.8	0.76	23	0.002～0.02		po;im iv	po 0.25～0.75	24
苯妥英钠	25	0.0277	0.60	po:0.98	0.05	88	10～20	8.3	iv;im po	po 100～200	6
利多卡因	1.5	0.46	1.70 Δ′c 0.50	1.0	0.10	66	1.5～5	7.86	iv	20μg/(min·kg)	滴注
哇巴因(毒毛旋花子苷G)	21.8	0.032	12.53	1.0 rect 0.31	0.37	42	0.0002		iv	0.25～0.5	24
普鲁卡因胺	3.5	0.196	2.0 Δ′c 0.65	0.95	0.48	15	4～8	9.4	po;im;iv	500～750	4～6
普萘洛尔	2.5	0.277	2.1	po:0.3(0.15～0.6) im:1.0	0	93	0.04～0.085		po;iv	10～40	6
奎尼丁葡萄糖醛酸盐	8.56	0.081	1.12	1.0	0		4～7	5.4	po;iv	300	6～8
奎尼丁硫酸盐	7.2	0.096	0.47	po:0.9	0.15	82	2～5	8.8	po;im;iv	300	6～8
其他											
异戊巴比妥	21.35	0.033	1.0	1.0	0	34		7.94	iv;po rect	15～100	8
双香豆素	8.2	0.085	0.119	1.0	0	99			po	25～150	24

续表

药　　物	$t_{1/2}$或$t_{1/2}\beta$ (h)	K或β (h^{-1})	Δ′分布容积/体重(ml/g)	吸收分数F	尿中排出原药分数	蛋白结合率(%)	最低有效浓度或最低抑制浓度(μg/ml)	pK_a	给药途径	剂量X_0(mg)	时间间隔τ (h)
氨甲酸氯苯甘油醚酯	3.4	0.204	0.82	1.0	0				po	400	6
环磷酰胺	6.46	0.107	0.765	1.0	0.14	10	N. A.		iv po	po1~3mg/kg	24
氟氢可的松	4.8	0.144	0.06	po:1.0	0.84	0.82	42		po iv	0.05~0.1	24
碳酸锂	5.1	0.136	0.33	po:0.97	0.95	0	37~111	6.8	po	200~300	8
美沙酮	7.6	0.091	1.39	im:1.0	0.1	87.3	0.04~0.06	8.62	im;sc;po	2.5~10	6~8
喷他佐辛	1.85	0.375	5.19	iv:1.0 po:0.53	0.15		0.05		iv;im;po;sc	po50 iv;im 30	3~4 3~4
戊巴比妥	46	0.015	0.71	po:1.0	0	35~45		8.1	iv;po;rect	30~100	8
解磷定	1.22	0.568	1.78	1.0	0.9		4.0		iv;im		
华法林钠	54.0	0.0128	0.114	1.0	0	97		5.05	po;im;iv	5~10	24

注:给药途径:po=口服;iv=静脉注射;im=肌内注射;sc=皮下注射;rect=直肠给药

附录七
处方常用缩略语

缩写词	中文意义	缩写词	中文意义
[给药途径]		a. c.	饭前
p. o	口服	p. c.	饭后
p. r	灌肠	p. j.	早饭后
i. v	静脉注射	p. prand.	午饭后
i. m	肌内注射	p. coen	晚饭后
i. h/s. c	皮下注射	h. s.	睡时
i. c	皮内注射	a. m.	上午
i. p	腹腔注射	p. m.	下午
c. t.	皮试	[制剂]	
Ad us. ext./	外用	Co./Comp.	复方
pro us. ext.		Tab.	片剂
i. v. gtt	静脉滴注	Caps.	胶囊剂
i. v. drip	静脉滴注	Inj.	注射液
[给药次数、时间]		Pil.	丸剂
q. d.	每日 1 次	Gran.	颗粒剂
b. i. d.	每日 2 次	Supp.	栓剂
t. i. d.	每日 3 次	Gtt.	滴剂
q. i. d.	每日 4 次	Lot.	洗剂
q. o. d.	隔日 1 次	Neb.	喷雾剂
q. n.	每晚 1 次	Mist.	合剂
q. h.	每小时	Liq./Sol.	溶液剂
q. 4h.	每 4 小时	Em./Emuls.	乳剂
Emp.	硬膏剂	Cap.	应服用
Ung.	软膏剂	Stat./st.	立即
Syr.	糖浆剂	p. r. n.	必要时
Lin.	搽剂	s. o. s.	需要时
[其他]		Ut dict	遵医嘱
Rp.	请取	Feb. urg	发热时
Cit.	紧急	q. s.	足够量
S. i. g	注明用法;标记		

索引

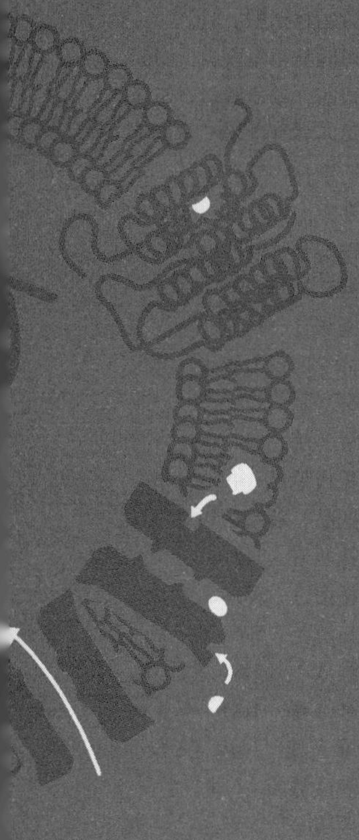

中文药名索引

B

C

D

E

F

G

H

J

K

L

M

Q

R

S

T

Y

Z

英文药名索引

B

C

D

F

G

M

Q

R

S

T